妇产科诊断病理学

Diagnostic Gynecologic and Obstetric Pathology

注　意

医学在不断进步。虽然有关安全问题的注意事项必须遵守，但是由于新的研究和临床经验在不断拓展我们的知识，在治疗和用药方面做出某些改变也许是必需或适宜的。建议读者核对所开每种药品的生产厂商的最新产品信息，确认推荐剂量、服用方法与时间及相关的禁忌证。决定患者服药剂量和最佳治疗方式是经治医师的责任，这有赖于其个人经验和对每位患者的了解。出版商和著者对于因本出版物而引起的任何人身财产损伤和(或)损失，均不承担任何责任。

出版者

妇产科诊断病理学

Diagnostic Gynecologic and Obstetric Pathology

主　编　Christopher P. Crum
Kenneth R. Lee
副主编　David R. Genest
Scott R. Granter
Hope K. Haefner
George L. Mutter
Marisa R. Nucci
Bradley J. Quade
主　译　回允中

北京大学医学出版社
Peking University Medical Press

Diagnostic Gynecologic and Obstetric Pathology
Christopher P. Crum, Kenneth R. Lee, et al.
ISBN-13: 978-0-721-60005-5
ISBN-10: 0-721-60005-0

Authorized Simplified Chinese translation from English language edition published by the Proprietor.
978-981-259-747-2
981-259-747-6

Elsevier (Singapore) Pte Ltd.
3 Killiney Road, #08-01 Winsland House I, Singapore 239519
Tel: (65) 6349-0200, Fax: (65) 6733-1817
First Published 2007
2007 年初版

北京市版权局著作权合同登记号：图字：01-2006-5581

图书在版编目（CIP）数据

妇产科诊断病理学/（美）克拉姆（Crum, C. P.），（美）李（Lee, K. R.）主编；回允中等译. —北京：北京大学医学出版社，2007.7

书名原文：Diagnostic Gynecologic and Obstetric Pathology

ISBN 978-7-81116-068-0

Ⅰ. 妇… Ⅱ. ①克 …②李…③回… Ⅲ. 妇产科病－诊断学：病理学 Ⅳ. R710. 2

中国版本图书馆 CIP 数据核字 (2007) 第 087159 号

妇产科诊断病理学

主　　译：回允中
出版发行：北京大学医学出版社（电话：010-82802230）
地　　址：（100083）北京市海淀区学院路 38 号　北京大学医学部院内
网　　址：http://www.pumpress.com.cn
E－mail：booksale@bjmu.edu.cn
印　　刷：北京圣彩虹制版印刷技术有限公司
经　　销：新华书店
责任编辑：马联华　畅晓燕　李海燕　**责任校对**：杜悦　**责任印制**：郭桂兰
开　　本：889mm × 1194mm　1/16　**印张**：75　**字数**：2489　千字
版　　次：2007 年 8 月第 1 版　2007 年 8 月第 1 次印刷
书　　号：ISBN 978-7-81116-068-0
定　　价：768.00 元

著者名单

Theonia K. Boyd MD
Assistant Professor of Pathology
Harvard Medical School
Department of Pathology
Children's Hospital
Boston, MA
USA

Priscilla S. Chang MD PhD
Clinical Fellow in Pathology
Harvard Medical School
Department of Pathology
Brigham and Women's Hospital
Boston, MA
USA

Christopher P. Crum MD
Professor of Pathology
Harvard Medical School
Director
Division of Women's and Perinatal Pathology
Department of Pathology
Brigham and Women's Hospital
Boston, MA
USA

Ronny L. Drapkin MD PhD
Instructor in Pathology
Harvard Medical School
Associate Pathologist
Department of Pathology
Brigham and Women's Hospital and Dana Farber Cancer Institute
Boston, MA
USA

Linda R. Duska MD
Assistant Professor of Obstetrics and Gynecology
Harvard Medical School
Assistant in Gynecology and Obstetrics
Massachusetts General Hospital Cancer Center
Boston, MA
USA

Julia A. Elvin MD
Clinical Fellow in Pathology
Harvard Medical School
Fellow in Women's and Perinatal Pathology
Department of Pathology
Brigham and Women's Hospital
Boston, MA
USA

David R. Genest MD
Associate Professor of Pathology
Harvard Medical School
Division of Women's and Perinatal Pathology
Department of Pathology
Brigham and Women's Hospital
Boston, MA
USA

Scott R. Granter MD
Associate Professor of Pathology
Harvard Medical School
Division of Dermatopathology
Department of Pathology
Brigham and Women's Hospital
Boston, MA
USA

Hope K. Haefner MD
Associate Professor of Obstetrics and Gynecology
University of Michigan Medical School
Department of Obstetrics and Gynecology
University of Michigan Hospital
Ann Arbor, MI
USA

Jonathan L. Hecht MD PhD
Assistant Professor of Pathology
Harvard Medical School
Department of Pathology
Beth Israel Deaconess Medical Center
Boston, MA
USA

Michelle S. Hirsch MD PhD
Instructor in Pathology
Harvard Medical School
Division of Women's and Perinatal Pathology
Department of Pathology
Brigham and Women's Hospital
Boston, MA
USA

Mark D. Hornstein MD
Associate Professor of Obstetrics, Gynecology and Reproductive Medicine
Harvard Medical School
Director, Division of Reproductive Endocrinology
Department of Obstetrics and Gynaecology
Brigham and Women's Hospital
Boston, MA
USA

David W. Kindelberger MD
Clinical Fellow in Pathology
Harvard Medical School
Fellow in Women's and Perinatal

Pathology
Department of Pathology
Brigham and Women's Hospital
Boston, MA
USA

Alexander J. F. Lazar MD PhD
Assistant Professor of Pathology and Dermatology
Department of Pathology
University of Texas
M.D. Anderson Cancer Center
Houston, TX
USA

Kenneth R. Lee MD
Associate Professor of Pathology
Harvard Medical School
Division of Women's and Perinatal Pathology
Department of Pathology
Brigham and Women's Hospital
Boston, MA
USA

Phillip H. McKee MD FRCPath
Associate Professor of Pathology
Harvard Medical School
Formerly Director
Division of Dermatopathology
Department of Pathology
Brigham and Women's Hospital
Boston, MA
USA

Fabiola Medeiros MD
Clinical Fellow in Pathology
Harvard Medical School
Fellow in Women's and Perinatal Pathology
Department of Pathology
Brigham and Women's Hospital
Boston, MA
USA

Michael G. Muto MD
Associate Professor of Obstetrics Gynecology and Reproductive Biology
Harvard Medical School
Division of Gynecologic Oncology
Department of Obstetrics and Gynecology
Brigham and Women's Hospital
Boston, MA
USA

George L. Mutter MD
Associate Professor of Pathology
Harvard Medical School
Division of Women's and Perinatal Pathology
Department of Pathology
Brigham and Women's Hospital
Boston, MA
USA

Alessandra F. Nascimento MD
Instructor of Pathology
Harvard Medical School
Associate Pathologist
Brigham and Women's Hospital
Department of Pathology
Brigham and Women's Hospital
Boston, MA
USA

Marisa R. Nucci MD
Assistant Professor of Pathology
Harvard Medical School
Division of Women's and Perinatal Pathology
Department of Pathology
Brigham and Women's Hospital
Boston, MA
USA

Kirstine Y-T. Oh MD
Clinical Fellow in Pathology
Harvard Medical School
Department of Pathology
Brigham and Women's Hospital
Boston, MA
USA

Joel M. Palefsky MD
Professor, Laboratory Medicine, Medicine and Stomatology
University of California at San Francisco
Director
UCSF General Clinical Research
University of California at San Francisco
San Francisco, CA
USA

Mana M. Parast MD PhD
Clinical Fellow in Pathology
Harvard Medical School
Fellow
Division of Women's and Perinatal Pathology
Department of Pathology
Brigham and Women's Hospital
Boston, MA
USA

Bradley J. Quade MD PhD
Assistant Professor of Pathology
Harvard Medical School
Division of Women's and Perinatal Pathology
Department of Pathology
Brigham and Women's Hospital
Boston, MA
USA

Peter G. Rose MD
Professor and Director of Gynecologic Oncology
Cleveland Clinic Foundation
Cleveland, OH
USA

Kathleen F. Sirois
Laboratory Specialist Placental–Perinatal Service
Division of Women's and Perinatal Pathology
Department of Pathology
Brigham and Women's Hospital
Boston, MA
USA

Elizabeth A. Stewart MD
Associate Professor of Obstetrics and Gynecology
Harvard Medical School
Clinical Director
Center for Uterine Fibroids
Department of Obstetrics and Gynecology
Brigham and Women's Hospital
Boston, MA
USA

译者名单

主　　　译　回允中

译（校）者

北京大学人民医院病理科

回允中　戴　林　沈丹华　谢大鹤
钱利华　鲍冬梅　陈定宝　孙昆昆
郑红芳　刘芳芳　王功伟　邵汇琳

北京大学医学部病理学系

郑　杰　刘从容　杨邵敏　刘翠玲
常　青　梅　放

北京大学临床肿瘤学院，北京肿瘤医院暨北京市肿瘤防治研究所病理科

薛卫成

大连医科大学病理学教研室

唐建武　李连宏

上海交通大学附属第一人民医院病理科

陈嘉薇

北京五洲女子医院病理科

回允中　丁效蕙

译者的话

在妇产科病理学领域中，Dr. Crum 和 Dr. Lee 编著的《妇产科诊断病理学》(Diagnostic Gynecologic and Obstetric Pathology) 是一部最新的综合性病理学教科书。这本书组织得很好，其根据临床和病理需要划为不同的章节，讨论正在接受训练的病理医师和普通外科病理医师日常遇到的常见诊断问题，并能满足特殊专业对不常见的疾病的诊断要求。本书重点集中在经常遇到的诊断难题和陷阱，并附加了最新的文献。本书还着力探讨病理学诊断与临床结果的相互关系。书中图片非常漂亮，并有许多非常有用的表格。

本书作者在前言中提到，综合性妇产科病理学教科书的三种作用是：第一，为医学生和临床住院医师提供一般性和引导性的信息；第二，训练病理住院医师进行常见疾病的病理学诊断；第三，帮助病理医师处理疑难的或罕见的病例。本书对妇科和妊娠病理学进行了比较全面的论述，探讨的题目非常实用，能够帮助病理医师全面了解妇产科病理学诊断的确定性和诊断陷阱，既可以培训刚刚入门的病理医师，又可以传递解决复杂问题的原则，是一本优秀的妇产科诊断病理学教科书和参考书。除了执业病理医师、接受训练的病理医师外，本书对于涉及女性生殖系统疾病的妇科医师和产科医师也很实用，具有指导作用。

最后我想引用 Dr. Shutter 和 Dr. Stoler 为本书撰写的书评中的一段话作为结尾：“总的说来，本书对于其他综合性妇产科病理学专业教科书来说是一个挑战。作者尽量满足从初学者到专家的所有读者的需要。因此，我们向正在接受培训的病理医师、普通外科病理医师以及所有对妇产科病理学特别有兴趣的人推荐本书”(引自 Am J Surg Pathol 2006, 30: 1343)。翻译水平有限，错误在所难免，敬请批评指正。

北京大学人民医院病理科
北京五洲女子医院病理科

回允中
2007 年 5 月 20 日

著者前言

撰写任何综合性妇产科病理学教科书都应该至少达到三个目的。首先，为缺乏病理学经验的医学生或临床住院医师提供一般性或引导性的信息。其次，指导病理学住院医师或实习医师进行常见疾病的病理学诊断。第三，帮助处理诊断上有困难的或罕见的病例。一本书是否能够达到这些目的，取决于它的任务和读者的期望两个方面。

无论是院校病理学家还是临床病理医师都面临着不断增长的需求。在这种充满压力的情况下，理想的书籍应该能够提供用以处理复杂问题的方案，复杂问题是现代实践的特点。令人遗憾的是，现在的事情并不那么单纯。大量知识的涌入已使诊断病理学从一个"通过判定诊断"（diagnosis by decree）的纯粹的描述性领域，发展到一个由普通病理医师和亚专业病理医师通过视觉做出的假设不断受到新知识挑战的领域。幸好，我们还有"Aunt Minnies"，一些罕见但较熟悉的病理学改变在HE染色切片上仍然可以立即辨认出来。但是，我们在日常工作中还是会遇到一些令人烦恼的疾病，要处理好这些疾病就必须有客观的标志物。例如，一个喜欢追根究底的病理医师会要求应用免疫组化染色去证实一个宫颈活检的疑难诊断，这样在手术与单纯进行巴氏涂片随访之间就可以更有把握地做出选择。一个谨慎的病理医师对绝经后妇女的刮宫标本中有特殊表现的腺体可能会进行 p53 免疫染色，这样最后有可能得到致死性浆液性癌的诊断。在日常工作中，病理医师要通过不断总结各种诊断方法的适用性认清这些挑战，经验的获得不是假设的产物，而是重复自身分析的结果，不要总是将权威的意见信以为真，而要通过比较客观的方法进行检测。

本书是由 Brigham and Women 医院的妇产科和围生期病理科成员撰写和编辑的，并得到了科内同事以及临床妇产科权威人士的帮助。本书的目的是对妇产科和妊娠病理学进行全面评述。为了帮助背景不同的读者，探讨的题目多数是实用性的，每一个题目均从处于危险中的患者开始，并以处理结束。但各章的编排不尽相同，主要取决于题目。例如，子宫内膜癌（第 19 章）可能有四个要点需要进行病理学解释，即宫颈细胞学评估、子宫内膜活检或刮宫、术中会诊以及术后子宫评估。这个评估过程的每一部分均有其要求和陷阱。病理医师在冰冻切片实验室所做的工作对卵巢肿瘤的处理具有重要意义。因此，第 26 章特别针对面临的挑战而撰写。性索间质肿瘤涵盖了最罕见的和最容易混淆的疾病，因此第 29 章编写了诊断流程图。妊娠滋养层细胞疾病（第 32 章）收在早期妊娠中，因为这种疾病多数是在妊娠早期遇到的。第 33 章总结了胎盘检查的系统方法，收到的胎盘可能缺乏明显的临床疾病。相反，胎盘也可能在已知有病的情况下收到，此时胎盘检查的目的是为了迅速缩小搜寻相关病理学改变的范围，正如第 34 章描述的那样。全书自始至终都有为读者提供相当详细的病理学论述，这是基于这样一个前提：包括医学生、住院医师、培训中的病理医师和执业病理医师在内的所有人，只要他们关心女性生殖道疾病，都必须全面了解病理学诊断的确定性和陷阱。诊断病理学只有通过应用多种手段应对其种种复杂性，才能充分理解。我们正在探索一种新的诊断体系，如同图书管理员是按照一定的常规对图书进行编目和整理一样。另外，为了病理学的发展，我们必须定期重组我们医学知识库中的论著，后者是教科书不断更新的资源。

Christopher P. Crum, MD
Kenneth R. Lee, MD
回允中译

致　谢

感谢我们的前辈和导师，是他们将我们带入妇产科病理学领域，并拓展了我们的眼界，其中包括 Kurt Benirschke、Shirley Driscoll、Cecilia Fenoglio、Alex Ferenczy、Yao-Shi Fu、Arthur Hertig、Ralph M. Richart、Robert E. Scully 和 Saul J. Silverstein，并且感谢我们的许多学生和同事，他们的学识和专门知识最终都已融于这本书中。

目　录

1 女性生殖道发育和儿童期疾病

Female genital tract development and disorders of childhood

Theonia K. Boyd、
Julia A. Elvin 和
Christopher P. Crum 著
回允中 丁效蕙译

生殖道发育概述 Overview of reproductive tract development

女性生殖道从胚胎第 4 周开始发育，需要经过一系列的复杂过程才能形成。这个过程包括：生殖细胞从卵黄囊迁移到肠系膜背侧后形成性腺，Müller 管形成及融合并产生子宫体和输卵管，阴道和子宫颈鳞状黏膜产生，以及阴道入口和外阴部位的一系列上皮-间叶交互间作用形成阴蒂和阴唇。根据定义，这一系列发育过程的顺利完成需要相互间的协同作用，从而形成腹壁，分隔直肠与尿生殖窦，诱导泌尿道上皮分化，以及完成直肠和尿道的发育（表 1.1，图 1.1-1.5）[1, 2]。

上述发育过程可分为四个部分，包括生殖嵴的发育，卵巢的发育，子宫的发育，以及阴道和外生殖器的发育。每一个部分都直接或间接地受到一系列转录因子表达、X 染色体整合（X chromosome integrity）、生殖细胞发育和性类固醇激素分泌的影响。这些影响因子的相应输入最后决定了内外性器官的表型。

生殖嵴 THE GENITAL RIDGE

泌尿生殖系统在妊娠（性交后）第 5 周时开始发育，表现为一个由未分化间充质细胞构成的纵嵴，并向两侧延伸至肠系膜根的侧面（图1.2）。除了膀胱和外生殖器之外，泌尿生殖系统的其余部分最后均由这个间充质的增厚区发育而来。这个部位的未分化间充质构成了生殖嵴，最后发育成卵巢髓质，而体腔上皮变成了卵巢皮质和卵巢表面上皮（图1.3）。生殖嵴的发育受家族同源基因的控制，后者的表达可稳定中间中胚层[3]。一系列转录因子参与生殖嵴的发育，敲除小鼠的这些基因，会造成其生殖嵴以及邻近的肾和肾上腺不能发育[4]。几种基因（Lhx1、Emx2 和 Pax2）共同参与尿生殖间充质的形成（图 1.4）[5-7]。

表 1.1　生殖道发育重要阶段时间表

妊娠后时期	卵巢	输卵管 / 子宫 / 阴道	外阴
第 3 周	后肠卵黄囊壁出现原始生殖细胞		原始条纹状间充质形成中线生殖结节、成对的泄殖皱襞
第 4 ~ 6 周	生殖细胞沿着背侧肠系膜迁移进入尿生殖嵴	生殖嵴间充质皱襞由柱状内陷成腔形成副中肾（Müller）导管	泄殖皱襞分化成尿道和肛门皱襞；两侧的泄殖皱襞形成阴唇阴囊突
第 7 ~ 8 周	表面体腔上皮穿透间充质形成皮质条索；间质雌二醇产物决定卵巢结局	头侧导管分化形成成对的输卵管，尾侧导管融合形成子宫、宫颈和阴道；子宫和上部阴道导管结合成腔形成单一的子宫和阴道腔	外生殖器呈中性
第 4 ~ 5 个月	皮质条索细胞围绕卵原细胞形成颗粒细胞；原始滤泡达到最大的数目（> 7 百万）	直到第 5 个月末下部阴道仍为实性，然后除了处女膜外形成管道，处女膜是区分上部 Müller 管 / 下方尿生殖窦起源的接合处	外生殖器发育完全： （1）生殖结节 → 阴蒂 （2）尿道皱襞 → 小阴唇 （3）阴唇阴囊突 → 大阴唇
第 7 个月	卵原细胞停止增生，进入减数分裂前期		
足月	生殖细胞数目减少至 70%		

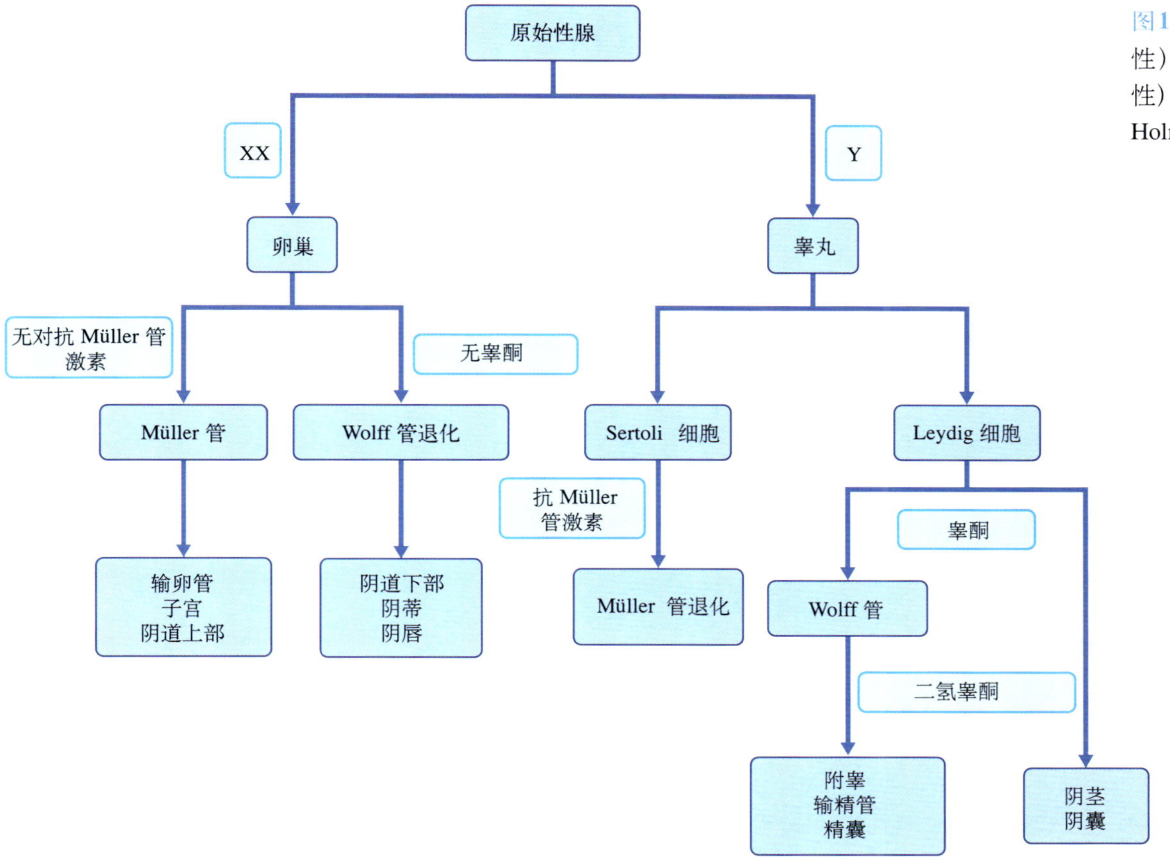

图1.1 Müller 导管（女性）与 Wolff 导管（男性）发育途径概览。(From Holm,[8] with permission.)

卵巢发育和性别决定 OVARY DEVELOPMENT AND SEX DETERMINATION

人的生殖细胞在妊娠 4 ~ 6 周之间进入生殖嵴。当表现为Y染色体上含有的性别决定部位（SRY）的男性基因型时，或者倘使为 XX 基因型，其 SRY 部位经由易位依然保留时，胚胎将发育成男性。即使还没有确定，SRY 的假定靶基因是 SOX9，一种在某些 XX 个体中能“拯救”男性表型的HMG框基因[8, 9]。在缺乏SRY的情况下，支持性间质细胞发育成颗粒细胞，形成单层，包绕原始卵母细胞。这些原始滤泡可迅速增殖，到第 22 周时可超过 7 百万个。此时，细胞分裂停止，出生时细胞数降低 2/3 以上，到了青春期，再降低 90%，其时卵巢中成熟卵母细胞的数目大约维持在 300 000 个左右[10]。遗传学上是女性的胎儿，到第 2 个月末，由于间质可产生雌二醇，性腺可以区分出来[11]。原始生殖细胞增生并分化为卵原细胞，从卵巢中心开始且随着时间的推移向周围移动（图 1.5）。卵原细胞开始由一层中肾管来源的体腔上皮的滤泡细胞包绕[12]，继而变成卵母细胞并形成原始滤泡。到第 15 周时最早的滤泡发育。妊娠第 7 个月末时，所有的生殖细胞停止增生，进入减数分裂前期直到排卵。与睾丸不同，卵巢生殖细胞主要是由它们的支持性间质细胞发育而来。在缺乏间质细胞的情况下，前滤泡细胞不能维持，条纹性腺（streak gonad）将形成[13]。

在妊娠15 ~ 20周，生殖细胞表现出高水平的增生活性，伴有皮质和髓质的高水平的 Ki-67 表达（图 1.6 a）。与这种增生活性同时发生的是 Oct 4 的表达。Oct 4 是一种转录因子，在胚胎发生早期有表达，并已被证实能参与原始生殖细胞团块的生存能力的维持（图 1.6 b）[14]。此时，Oct 4 染色主要集中在原始卵巢的外缘。在中心

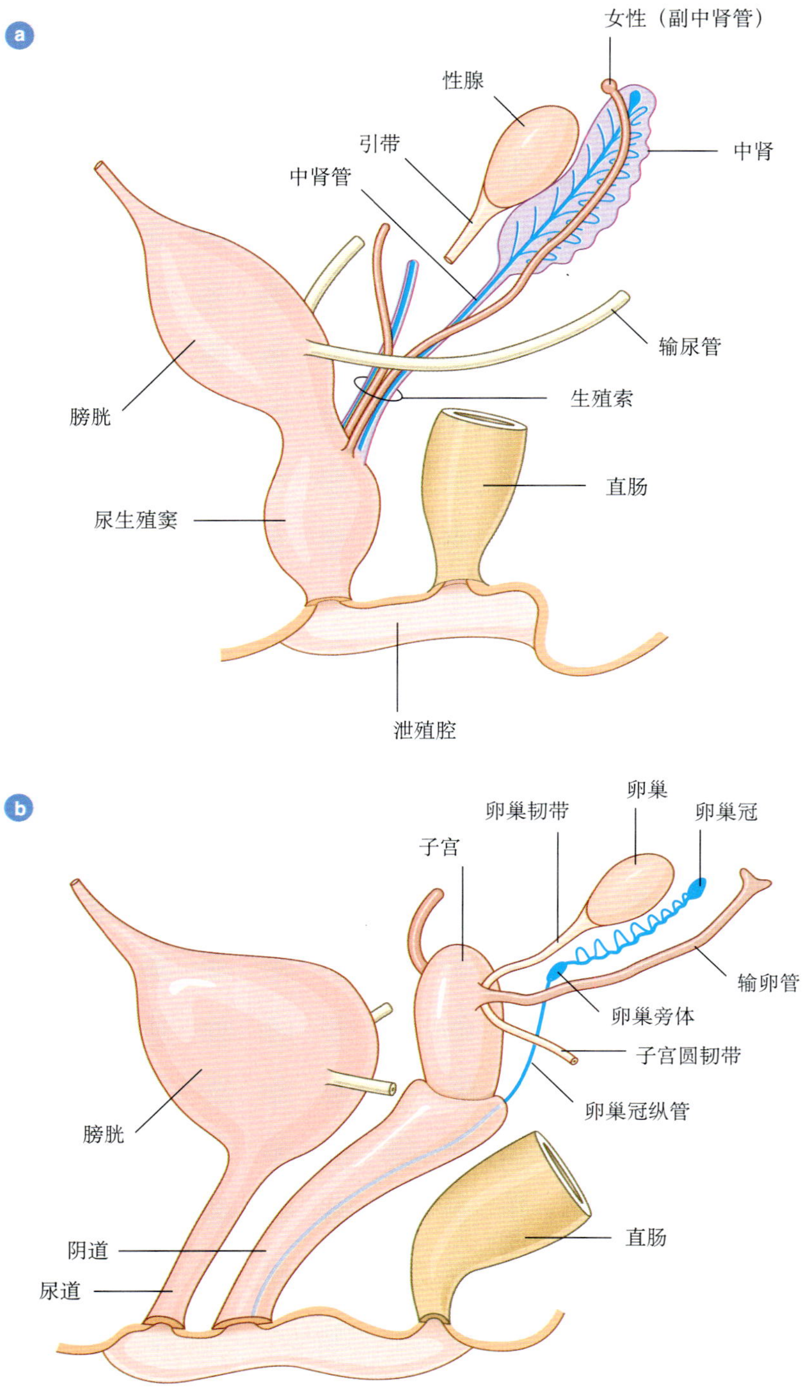

图 1.2 Müller 导管发生前（a）和发生后（b）的下生殖道发育。（Redrawn from *Grays Anatomy*,[2] Fig.2.158A,B, with permission）

部位可见增大的卵母细胞逐渐增加，这些细胞 p63 染色核呈强阳性（图 1.6 c）。在 20 周和足月之间，周围的生殖细胞 Oct 4 染色百分数进行性下降，而当生殖细胞数目下降时，p63 阳性细胞进行性增加。出生后，所有可辨认的卵母细胞显示 p63 核阳性染色（图 1.6 d）。

上述免疫染色变化与 Oct 4 在妊娠早中期增生维持原始生殖细胞的作用相符合。一些未知的因素可导致其余的生殖细胞在妊娠晚期发生程序性细胞死亡。保留的散在的少数生殖细胞与p63的表达一致，随后卵巢皮质的卵母细胞终生有 p63 表达。

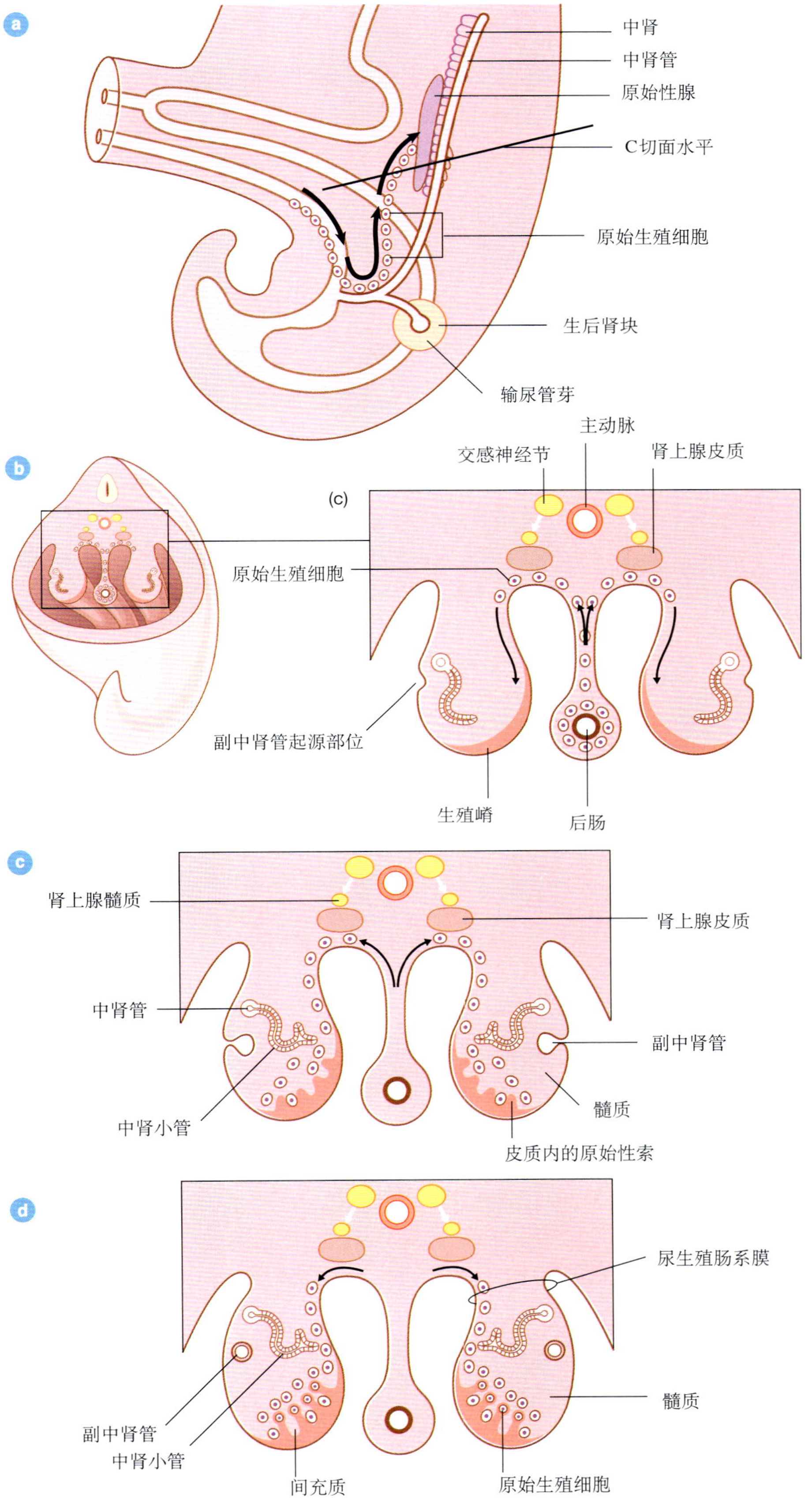

图 1.3　生殖嵴的发育和早期卵巢的发育。（Redrawn from Moore.[9]）

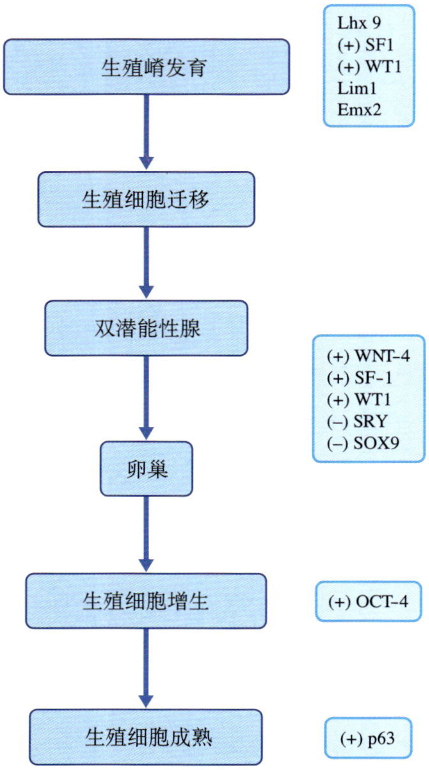

图 1.4　基因参与生殖嵴形成、性腺发育和性别决定的图解。

上述过程的关键之处是由几个基因控制的。Lhx9 表达对于支持性间质的发育好像是必需的。在缺乏这个基因的鼠模型，生殖细胞虽迁移正常，但是生殖嵴的躯体细胞不能增生伴性腺形成障碍[15-18]。Lhx9 突变不显示其他障碍，因此这种基因成为孤立性性腺发育不全的具有吸引力的候选基因。然而，在人类，Lhx9基因突变尚未发现[19]。

卵巢生殖细胞的维持依赖于X染色体的完整。X 染色体异常与滤泡闭锁加速有关。这些异常包括 Xp11、Xp13 以及诸如 Zfxa 和 Dazla 等特异性基因的缺失[20]。

子宫和阴道 THE UTERUS AND VAGINA

妊娠第4周时，生殖嵴形成和生殖细胞迁移同时发生，生殖嵴的间充质内折形成生殖柱，生殖柱变成副中肾（Müller）管。生殖柱向尾侧延伸到泄殖腔开口，到妊娠第5周时出现腔隙并形成导管。副中肾管在头侧侧向中肾（Wolff）管，在尾侧横穿中肾管腹外侧并在中线会合，到妊娠第 8 周时，它们融合在一起。中线融合以后，它们逐渐消失，而形成子宫阴道的腔。较靠尾侧的阴道部分仍然为实性，并与向内生长的、来自尿生殖窦的实性内胚层结合。妊娠第 20 周时，这些实性结构出现管腔，留有处女膜将副中肾（头侧）和内胚层（尾侧）组织分开。阴道来自Müller 导管远侧末端，其上极为中肾导管来源的隐窝，隐窝最后形成阴道穹窿（图 1.7）。

阴道和宫颈的最终上皮化有两种理论可以解释。第一种理论是，来自阴道入口的鳞状上皮向内生长形成鳞状黏膜。第二种理论是，阴道和宫颈的鳞状黏膜是经由宫颈和阴道的 Müller 上皮基底细胞诱导而形成的。后一种假设有几个方面的证据支持[21, 22]。首先，在这个间期内，p63 表达不仅见于阴道，也见于尿道全长，说明尿道上皮和鳞状上皮的发生是经由同样的过程（图 1.8 a–c）。其次，虽然新生婴儿的阴道完全由鳞状上皮被覆，但是新生鼠的阴道却内衬分泌黏液的宫颈内膜型柱状上皮，而其下有一排储备细胞。随着动情期开始，储备细胞扩增并发生鳞状分化，此后阴道永久性地内衬成熟鳞状上皮。p63 阴性的鼠缺乏基底细胞诱导的这个过程，阴道仍然内衬 Müller 上皮和原始尿生殖窦上皮[21]。

外生殖器 THE EXTERNAL GENITALIA

在妊娠第7周前，后肠和尿生殖窦共同开口于泄殖腔。此处的间充质嵴（尿道直肠隔）向尾侧迁移至泄殖腔膜，并将泌尿生殖系统与直肠分开。外中线隆凸在这个部位出现，即生殖结节，它的背侧与生殖皱襞相接；

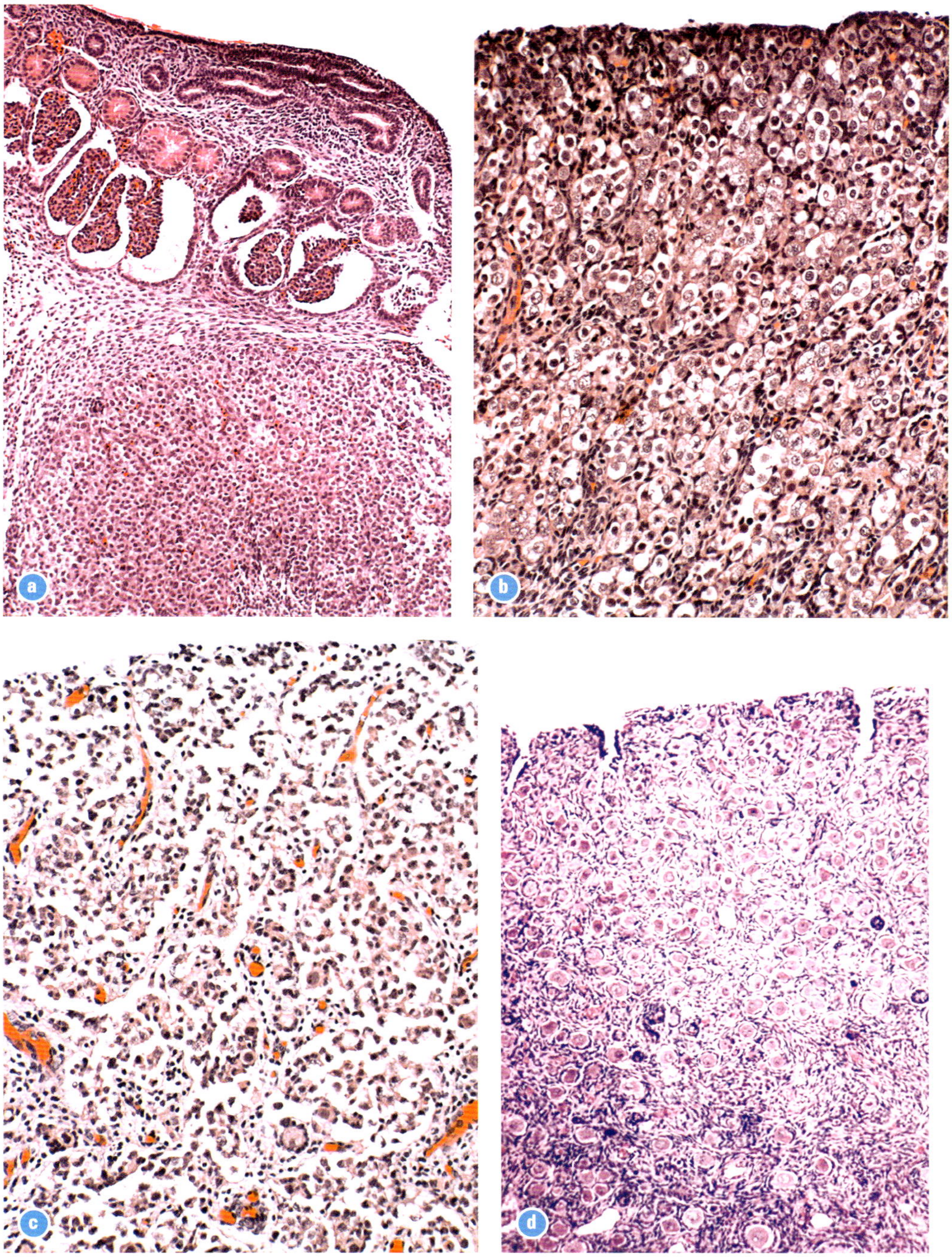

图 1.5 人类的卵巢发育。(a) 第 6 周时未分化的性腺中可见原始生殖细胞（下方）。后肾位于上方。(b) 第 19 周时的生殖细胞。原始滤泡尚不显著。(c) 第 22 周时，髓质内可见少数原始滤泡。(d) 足月时皮质内充满原始滤泡。

而生殖皱襞的侧面靠近阴唇阴囊隆突。生殖结节最终变成阴蒂，生殖皱襞最后形成小阴唇，而阴唇阴囊隆突分化成大阴唇（图 1.9）。

与外生殖器形成有关的因素是多方面的，包括调节基因的序列表达和由特异性上皮-间质相互作用诱导的基因表达。研究显示，声波刺猬基因（sonic hedgehog gene，Shh）调节间充质的基因表达，包括修补基因 1（patched 1, Ptch1）、骨形成蛋白（bone morphogenetic protein，Bmp4）、Hoxd13 和纤维母细胞生长因子（fibroblastic growth factor, Fgf10）。缺乏 Shh（在缺乏 Shh 的鼠）与生殖结节发育不全、细胞死亡增加、细胞生长减少以及 Bmp4 表达从间充质异常转换到上皮有

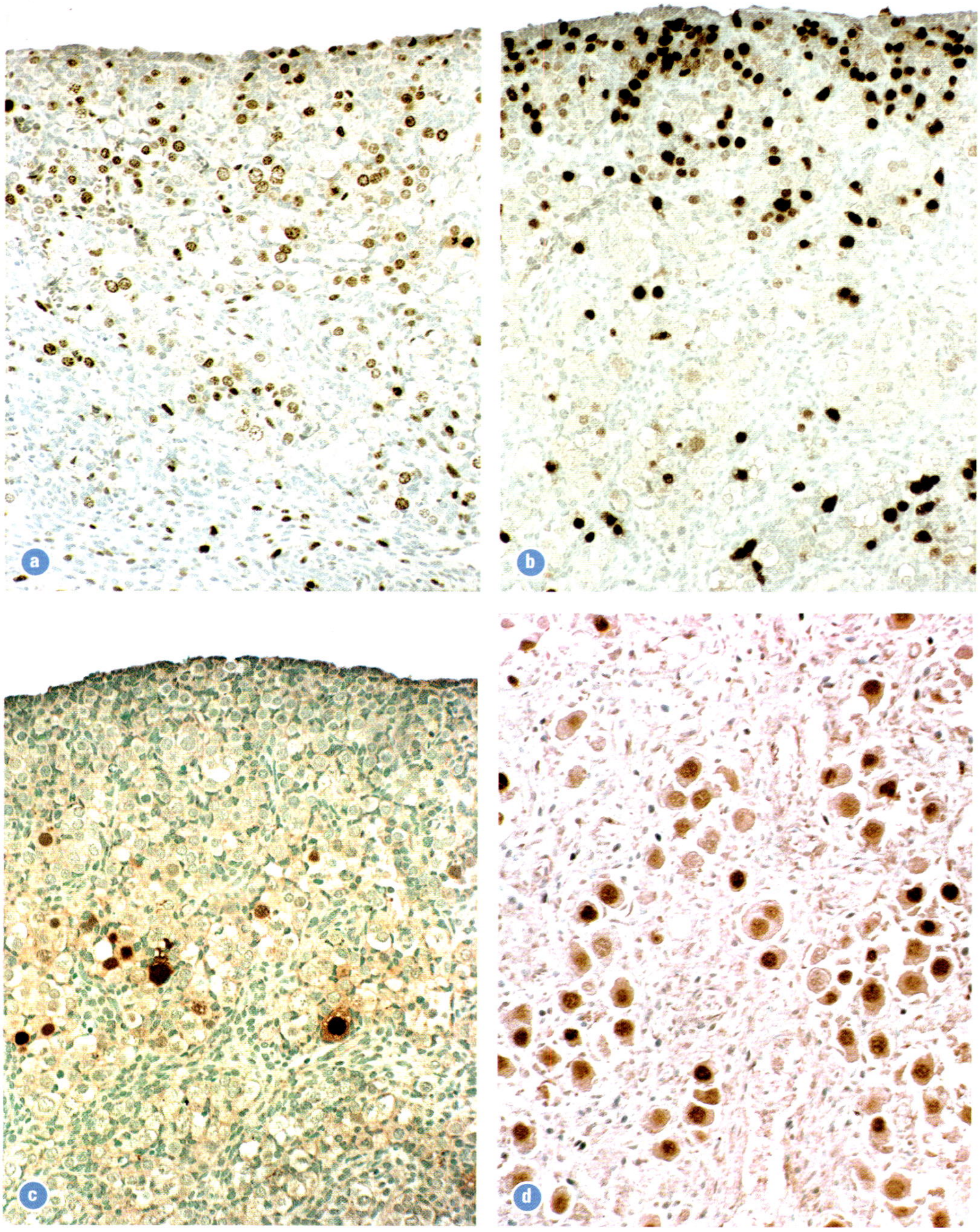

图 1.6 妊娠19周时Oct 3/4、Ki-67和p63TA的表达。(a)未成熟的生殖细胞和间质细胞均表达 Ki-67，主要在皮质。(b) Oct 4 的表达主要在未成熟的皮质生殖细胞。(c) p63TA 的表达局限于原始滤泡的成熟卵母细胞。(d) 出生时，卵巢皮质的大量卵母细胞 p63TA 阳性。在这个时期，Ki-67 和 Oct 3/4 没有表达。(From McKeon F and Crum CP, unpublished.)

关。因此，Shh 被认为能增加生殖结节的生长和分化[23]。可以预言，黏膜皮肤性生殖黏膜上皮的维持是发生适当间充质反应的关键。缺乏 p63 的鼠没有皮肤和鳞状黏膜，不能形成尿直肠隔，表现为膀胱和阴茎发育异常，出生时有一个共同的泄殖腔[21]。有p63突变的人会有毛发生长、牙齿和肢体末端发育缺陷。他们的生殖器异常表现不太显著，但表现为生殖器发育不全，类似于缺乏 p63 的鼠的表现。从这些模型得出的结论是，完整的鳞状黏膜也是正常尾部尿生殖间充质发育的关键。

女性生殖表型曾经被认为是一种“缺陷”表型

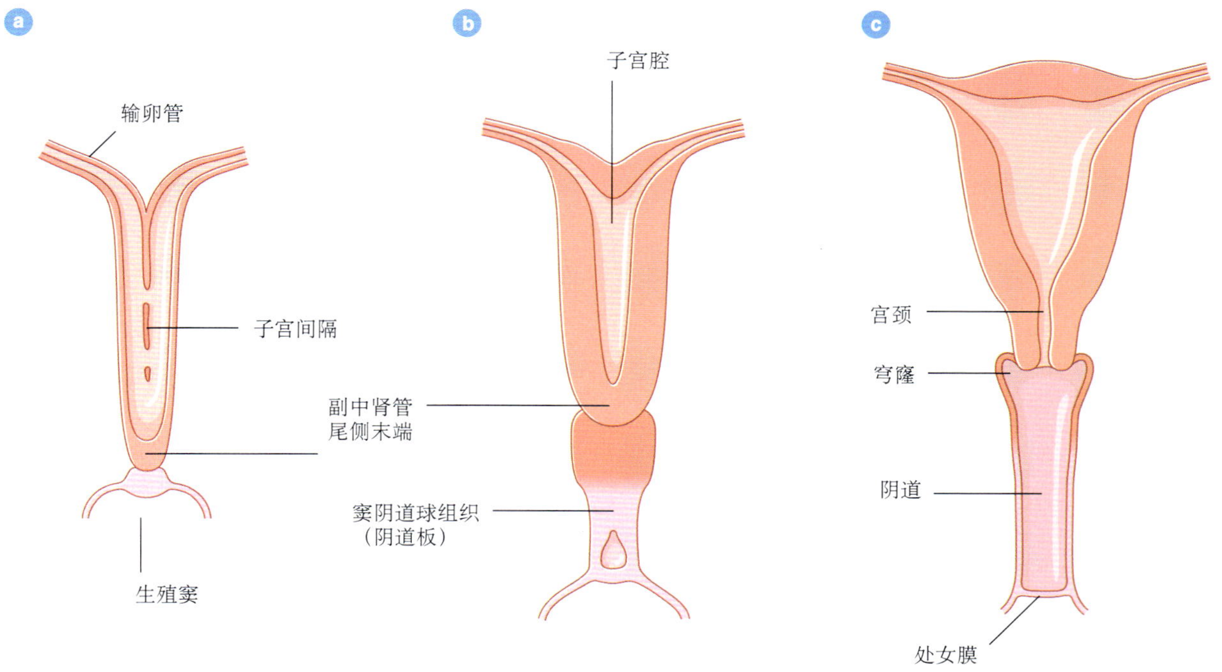

图 1.7　子宫和阴道的发育图解。(Redrawn from Sadler,[1] with permission.)

（“default”表型），起因于缺乏雄性激素的干预，尽管雌

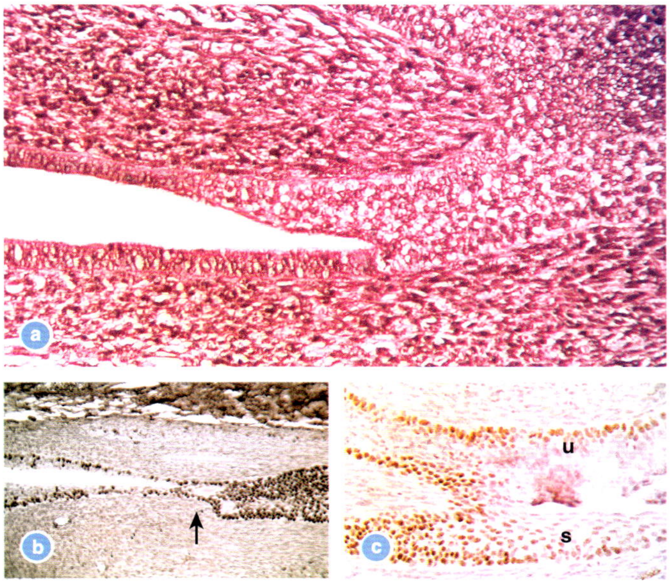

图 1.8　(a) 鼠胚胎的Müller上皮（左）和阴道鳞状上皮（右）。(b) 后者的p63表达突出了诱导的鳞状分化（右）。(c) 高倍镜下，在尿道上皮（u）和鳞状上皮（s）分化期间，胎鼠的尿道（左上）和阴道（左下和右下）均表达 p63。

激素受体蛋白或芳香酶已经灭活[24, 25]。SRY，性别决定基因，位于Y染色体的短臂，对于性腺性别分化起关键作用，因此，SRY 缺乏使得或“允许”女性性腺分化。然而，现有的证据也表明，女性表型发生活跃，是经由诸如位于1号染色体短臂上的WNT4这样的常染色体基因，WNT4 在DAX-1 的通路上起作用，DAX-1 是一个X 染色体基因，能够对抗 SRY 的表达[26]。与基因性腺调节无关的替代通路，例如子宫内接触己烯雌酚(DES)，可导致不适当的雌激素表达，导致阴道腺病以及子宫和宫颈结构畸形[27]。

性腺和生殖道发育的常见疾病 Common disorders of gonadal and genital tract development

卵巢和输卵管 OVARY AND FALLOPIAN TUBE

发育异常 Developmental abnormalities

输卵管和卵巢发育异常可通过三种机制发生，包括Müller 管和性腺发育障碍以及性别染色体异常。

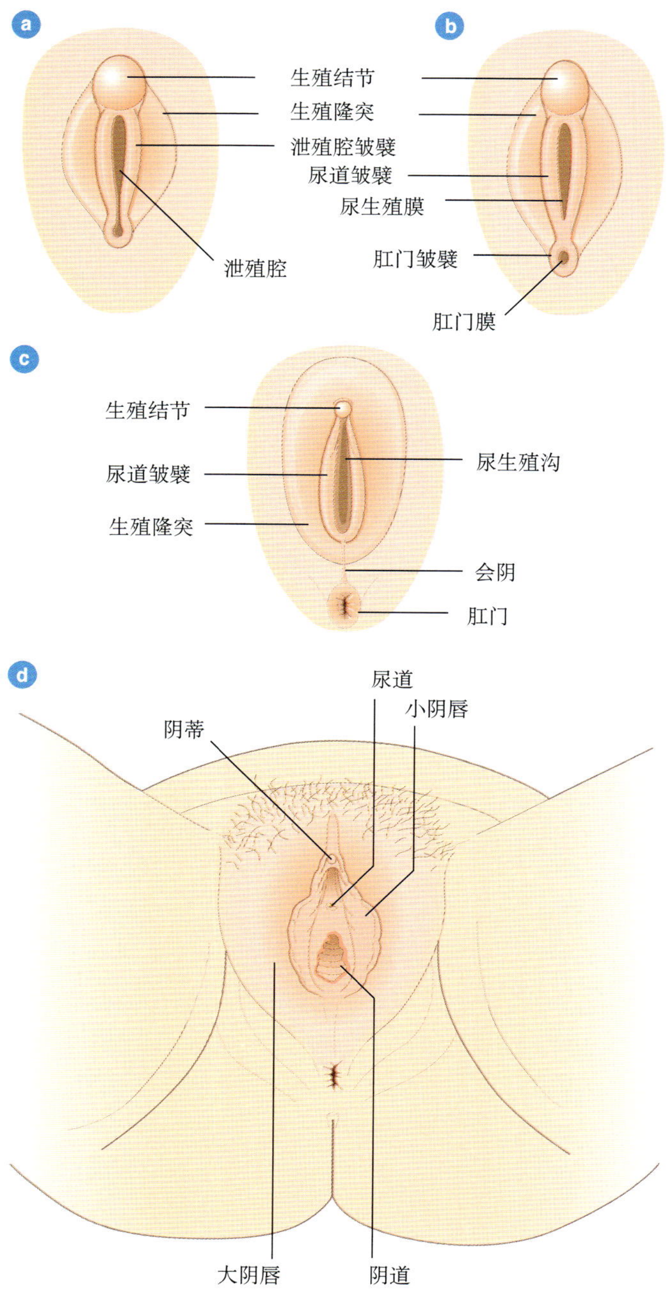

图 1.9　外生殖器发育图解。(a) 尿直肠隔完成发育之前的早期发育。(b) 肛门与被覆尿道皱襞的尿生殖窦分开。(c) 生殖隆突发育。(d) 阴道、阴唇和阴蒂发育完成。

卵巢发育低下 Ovarian hypoplasia

发病机制　典型的卵巢发育低下病例伴有 Turner 综合征（45, X 核型，又称 45, XO 或 X 单染色体）。原始生殖细胞向生殖嵴迁移，但是未能诱导滤泡发育和退化，到 6 个月时形成了一个没有生殖细胞的卵巢。由于缺乏 Y 染色体，生殖器-子宫发育正常。然而，由于卵巢不能促进滤泡发育并产生雌激素，外部性别特征仍然幼稚。纯粹 45, X 基因型的患者发生性腺肿瘤的危险并不增高；而伴有 Y 染色体隐匿 SRY 基因成分的 Turner 综合征的女性表型患者才真正处于发生性腺肿瘤的危险之中，亦即处于发生性腺母细胞瘤以及后期发生无性细胞瘤（精原细胞瘤）的危险之中[28]。

组织病理学　典型的 XO 卵巢是一个条索卵巢 (streak ovary)。卵巢小，主要由少量含有一些模糊的性索结构的皮质间质构成。卵母细胞看不到（图 1.10 a-c）。

卵巢发育不全 Agenesis and dysgenesis of the ovary

发病机制　本病与染色体异常无关；患者核型正常 (46, XX)。原始生殖细胞既不发育也不迁移，性腺也不发育。母体胎盘雌激素完成了外生殖器和 Müller 管的发育，但是没有发现 Turner 综合征的特征。

组织病理学　这种卵巢与 Turner 综合征的卵巢组织学表型无法区别。

睾丸女性化综合征 Testicular feminization syndrome

发病机制　患者具有正常的 46, XY 男性核型，对睾酮没有反应，且外生殖器表型为女性。然而，副中肾管系统受到抑制，子宫发育减弱或缺如，且阴道末端是一个盲袋。睾丸不下降，仍然停留在腹股沟部位，随着时间的推移，患者有发生生殖细胞肿瘤的危险[29]。

组织病理学　睾丸可表现至少四种独特的特征：仅有 Sertoli 细胞的小管，Leydig 细胞增生，结节状 Sertoli 细胞团块，以及生殖细胞非典型性/肿瘤形成（图1.11-1.13）。“背景”结构由没有精原细胞的 Sertoli 小管组成，混有丰富的 Leydig 细胞（图 1.12 a-b）。在这种背景之中，常见散在分布的结节状 Sertoli 小管团块，其大小形状不定，被描述为增生性、肿瘤性或错构性（图 1.11）。小管内可能出现散在的大而深染的生殖细胞，胎盘碱性磷酸酶染色阳性（图 1.13 a-c），提示早期生殖细胞肿瘤形成（性腺母细胞瘤），后者可能进展为或伴有生殖细胞肿瘤，特别是精原细胞瘤[30]。

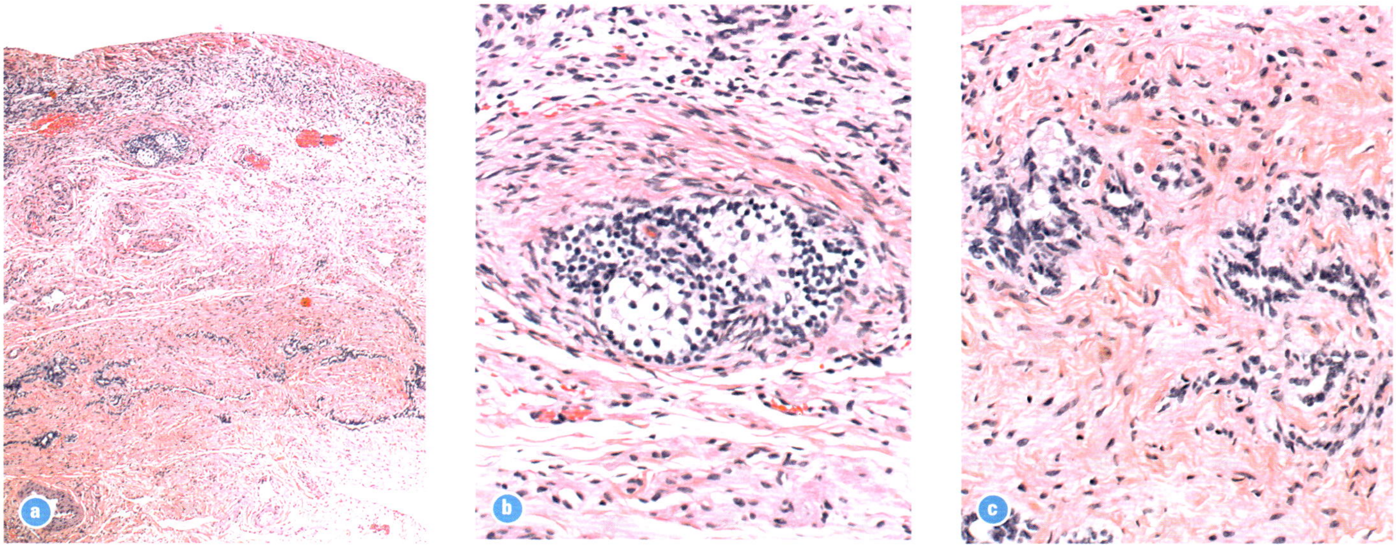

图 1.10 XO 基因型的条索性腺。(a) 发育不完全的皮质伴有 (b) 局灶性岛状性索衍生物。(c) 萎缩的 Wolff 管残余。

性别决定异常（雌雄间体疾病）[31, 32]Abnormalities in sex determination (disorders of intersex)

两性畸形（hermaphrodites）和假两性畸形（pseudohermaphrodites）（表 1.2）。根据定义，真性两性畸形有外生殖器和两性性腺，而假两性畸形则要么有卵巢要么

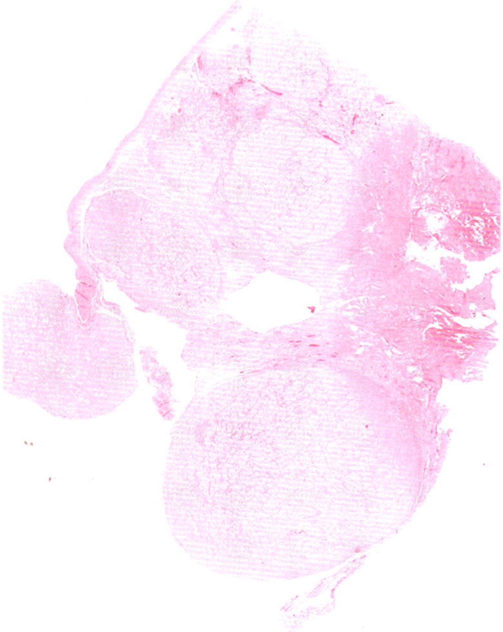

图 1.11 来自 1 例睾丸女性化综合征患者的睾丸，含有结节状 Sertoli 小管团块。

表 1.2 两性生殖器及其原因

- 女性假两性畸形
  - 先天性肾上腺增生（胎儿雄激素过多）
    - 21 羟化酶缺乏症
    - 11β-羟化酶缺乏症
    - 3β-羟甾类脱氢酶缺乏症
  - 外源性雄激素
    - 母亲摄入雄激素、孕激素
    - 母亲先天性肾上腺增生
    - 致男性化的肾上腺或卵巢肿瘤
  - 胎盘雄激素产物过多
    - 胎盘 P450 芳香酶缺乏症
  - 医源性胎儿男性化
  - 女性假两性畸形伴有先天性畸形
  - 特发性
- 男性假两性畸形
  - Leydig 细胞活性减低
    - 睾酮生物合成缺陷
    - Leydig 细胞发育低下；LH 受体缺陷
    - 20, 22-碳链裂解酶（先天性脂质肾上腺增生）
    - 3β- 羟甾类脱氢酶
    - 17, 20-羟化酶（17, 20-碳链裂解酶）
    - 17β-羟甾类脱氢酶（17-酮甾类还原酶）
  - 睾丸发育或维持缺陷
    - XY 性腺发育不全
    - 混合性性腺发育不全
    - 睾丸退化综合征
  - 终末器官抗雄激素（雄激素不敏感综合征）
    - 完全性
    - 部分性
    - 睾酮细胞内代谢缺陷（5α-还原酶缺乏症）
  - 其他
    - 持续性 Müller 管综合征
    - 医源性男性假两性畸形
    - 特发性男性假两性畸形
    - 真性两性畸形

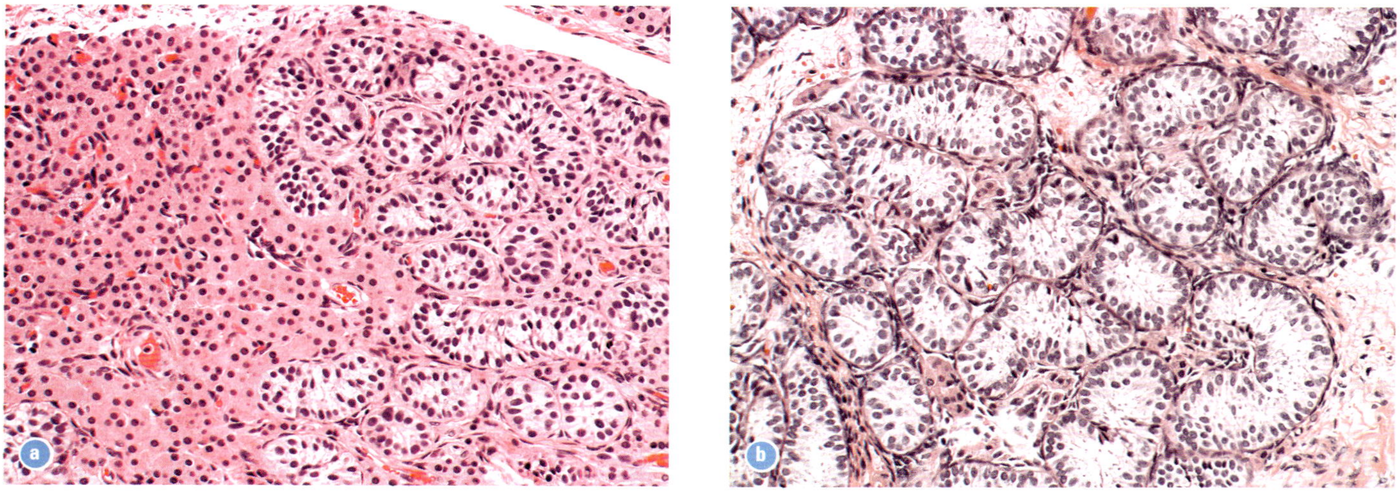

图 1.12　睾丸女性化综合征。(a) Sertoli 小管（右）与 Leydig 细胞增生（左）混合存在。(b) 个别结节内 Sertoli 细胞完全分化。

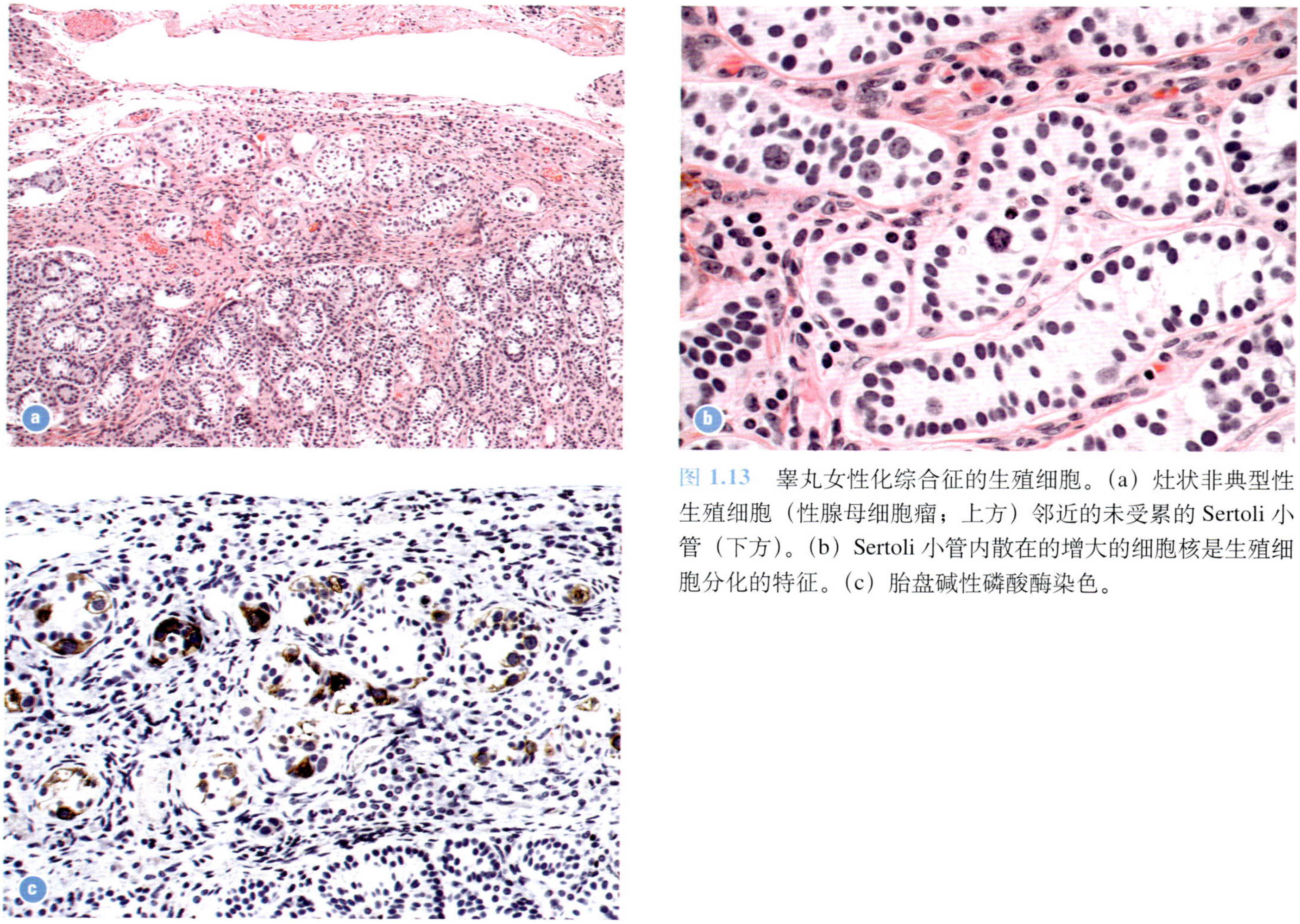

图 1.13　睾丸女性化综合征的生殖细胞。(a) 灶状非典型性生殖细胞（性腺母细胞瘤；上方）邻近的未受累的 Sertoli 小管（下方）。(b) Sertoli 小管内散在的增大的细胞核是生殖细胞分化的特征。(c) 胎盘碱性磷酸酶染色。

有睾丸，并且其生殖器官的表型与遗传学的性别不符。两性畸形非常罕见，性腺类型表现为如下之一：两侧卵巢睾丸并存（ovotestes），一侧卵巢睾丸并存与一个卵巢或一个睾丸配对，以及单侧一个卵巢 / 对侧一个睾丸。两性畸形的诊断完全根据性腺；性器官的表型是可变的，从完全女性（Bergman 1型）到完全男性（Bergman 5 型）。中间表型以模棱两可的两性生殖器为特征。

两性畸形性腺的表现各异。卵巢和睾丸可以并列，也可以在一个单个器官内混合存在，后者表现为在卵巢皮质内有排列成小管的 Sertoli 细胞，伴有 Leydig 细胞和 Wolff 管残余（图 1.14 a-c）。一般来说，卵巢比较突出，可以出现伴有黄体的囊状滤泡。相反，睾丸组织通常较少发育，精子发生罕见。然而，尽管至少半数病例为XX核型，但是2/3的真性两性畸形外部表型为男性。

假两性畸形的生殖器表型模棱两可，具有一种类型的性腺，或为睾丸（男性假两性畸形），或为卵巢（女性假两性畸形）。女性假两性畸形的病例包括肾上腺生殖器综合征（adrenogenital syndrome），基因型为女性（46, XX）的个体出现男性化的外生殖器，从阴蒂肥大到阴唇融合。男性假两性畸形具有男性基因型（46, XY）和不同程度的女性化外部性别特征，取决于雄激素刺激的强度。假两性畸形的生殖器的类型见图1.15，鉴别诊断见图 1.16，一个男性假两性畸形的病例见图 1.17[33, 34]。

儿童期与性腺异常相关的获得性疾病 Acquired disorders of childhood associated with gonadal abnormalities

性早熟 Precocious puberty

性早熟定义为 8 岁或 8 岁以前具有如下特征：(a) 乳腺发育；(b) 阴毛或腋毛；(c) 开始有月经；(d) 痤疮；(e) 体臭。性早熟的发生率为 1 ~ 5 例 /10 000 儿童[35, 36]。

性早熟可以分为如下几个病因学类别：促性腺激素-依赖性、促性腺激素-非依赖性和摄入雌激素的结果（假性早熟）。年轻女孩的促性腺激素 - 依赖性性早熟大部分为特发性的（95%），伴有丘脑下部促性腺激素释放激素（GnRH）脉冲发生器活性早现，导致垂体激素释放

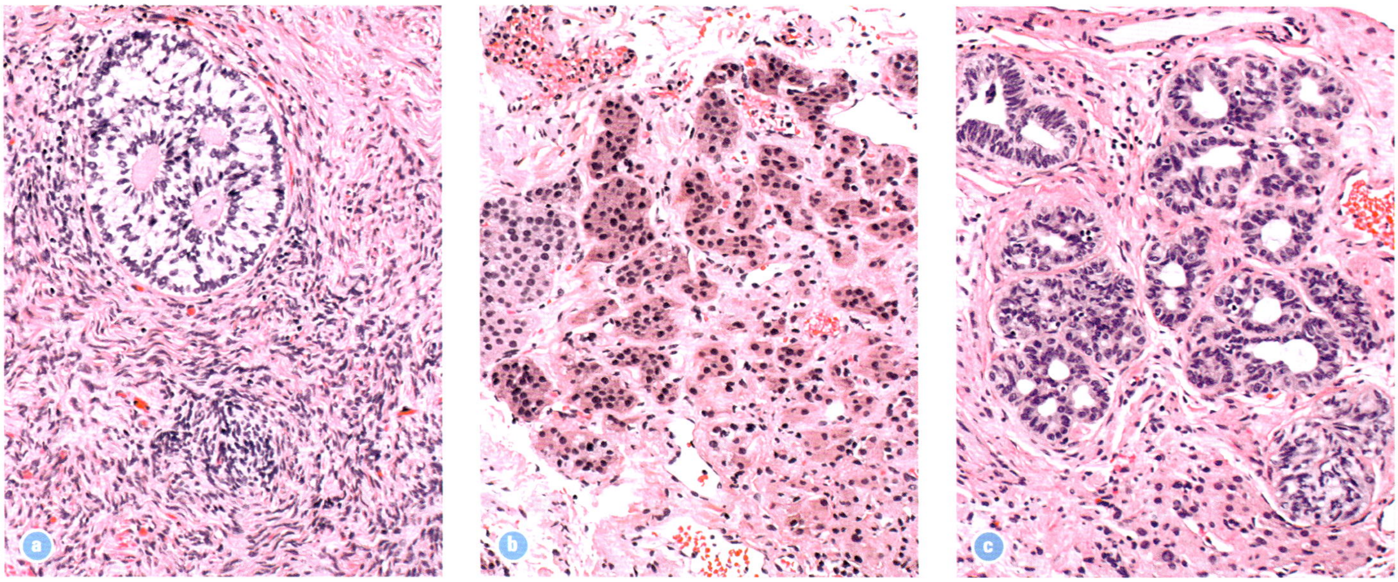

图 1.14 真性两性畸形的性腺。(a) Sertoli 细胞分化出现在卵巢皮质间质内。(b) 卵巢门 Leydig 细胞增生。(c) 发育良好的 Wolff 管残余。

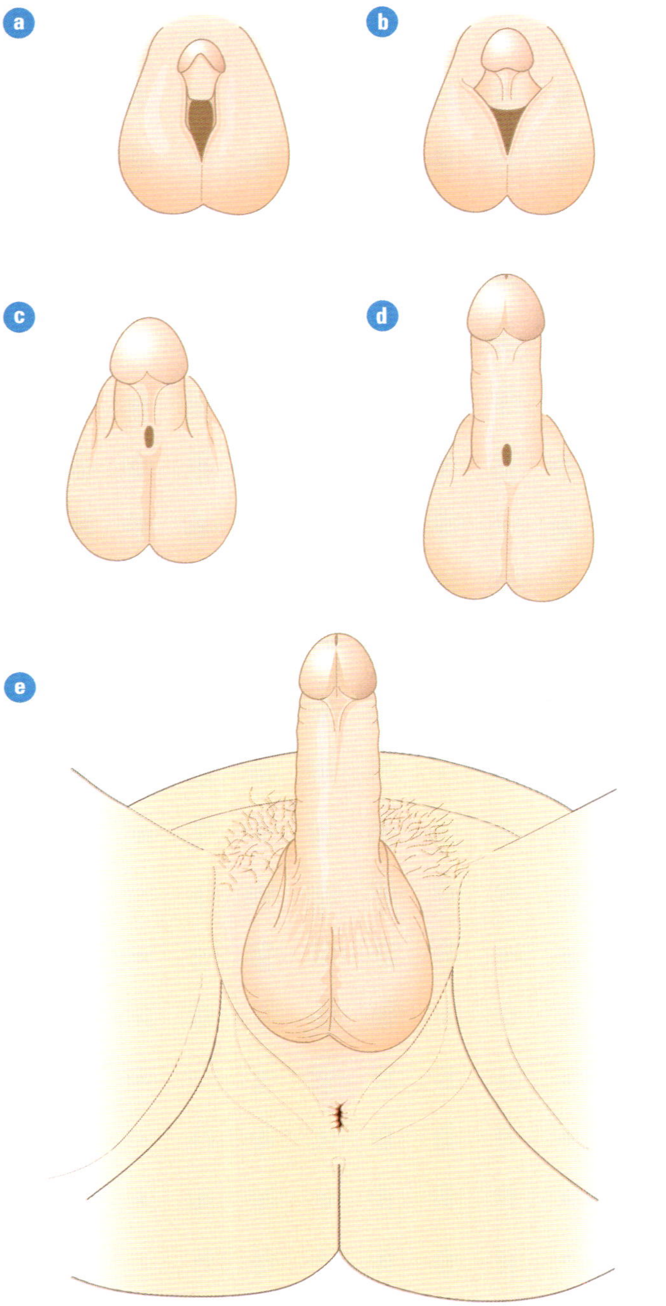

图 1.15 两性生殖器的五个阶段，包括：(a) 阴蒂增大；(b) 阴蒂增大伴有阴唇融合；(c) 阴茎增大，伴有阴唇阴囊完全融合和尿生殖窦；(d) 阴囊完全融合，伴有阴茎基底尿生殖窦；(e) 正常男性生殖器[33]。(Redrawn from *Neonatal Handbook*, copyright 1999 Lippincott, Williams andWilkins.[34])

促卵泡素和促黄体素[34]。较少见的是，一系列中枢神经系统疾病或肿瘤会引起 GnRH 分泌早现。罕见的是，产生性类固醇的肿瘤治疗之后可能促发促性腺激素 - 依赖性性早熟，当激素水平下降时，GnRH 开始释放。

产生激素的卵巢肿瘤可在促性腺激素 - 非依赖性性早熟中起作用，也称为“假青春期”(pseudopuberty)。这些被列于表 1.3 中，包括所有产生性类固醇和促性腺激素的肿瘤。其他机制包括肾上腺皮质肿瘤和外源性雌激素摄入。反复接触，诸如食品中或其他局部应用的产品中存在的低水平的内在性雌激素，对加速青春期的作用目前还有争论，但是得到了流行病学研究的支持。

卵巢肿瘤形成 Ovarian neoplasia

儿童的卵巢肿块一般是良性的（表 1.4 和 1.5）。在一项有 134 例的病例研究中，60% 以上是良性功能性囊肿。肿瘤多半超过 10cm。大多数肿瘤是生殖细胞肿瘤（大约 2/3）[37, 38]。在一项研究中，44 例儿科卵巢肿瘤病例中有 27 例是良性囊性畸胎瘤；另外 6 例是恶性生殖细胞肿瘤[39]。另一种看法认为，发生在儿科年龄组的相当比例的卵巢肿瘤是恶性的。在一项有 67 例肿瘤病例的研究中，Schultz 等人发现，55% 是恶性肿瘤[40]。

婴儿期的生殖细胞肿瘤一般发生在性腺外，而青春期后发生的绝大多数生殖细胞肿瘤却是性腺来源的[41]。少数儿童卵巢肿瘤是上皮性肿瘤（16%）。其中大多数是良性或交界性囊腺瘤。少数黏液性囊腺癌已有报道[36]。

子宫和子宫颈 UTERUS AND CERVIX

发育异常 Developmental anomalies

子宫发育不良分为七种类型，其中包括许多发育异常（图 1.18）。

发育低下 / 发育不良 Hypoplasia/agenesis

这是一种难以理解的异常，以 Müller 管发育缺如或发育低下为特征，影响从阴道到输卵管的整个生殖道，具有不同程度的严重性。典型的病例与尿道异常并存，因为尿生殖窦接近 Müller 管和中肾管。

单角子宫 Unicornuate uterus

单角子宫是由于一条 Müller 管未能形成，导致形成一个单一的输卵管。然而，在大约 2/3 受累女性，残角子宫来源于发育不良的 Müller 管。发育不全的 Müller 管管腔可能不完全或闭塞，导致月经期疼痛。最严重的后遗症是胚胎种植和生长，导致子宫破裂，后者发生于

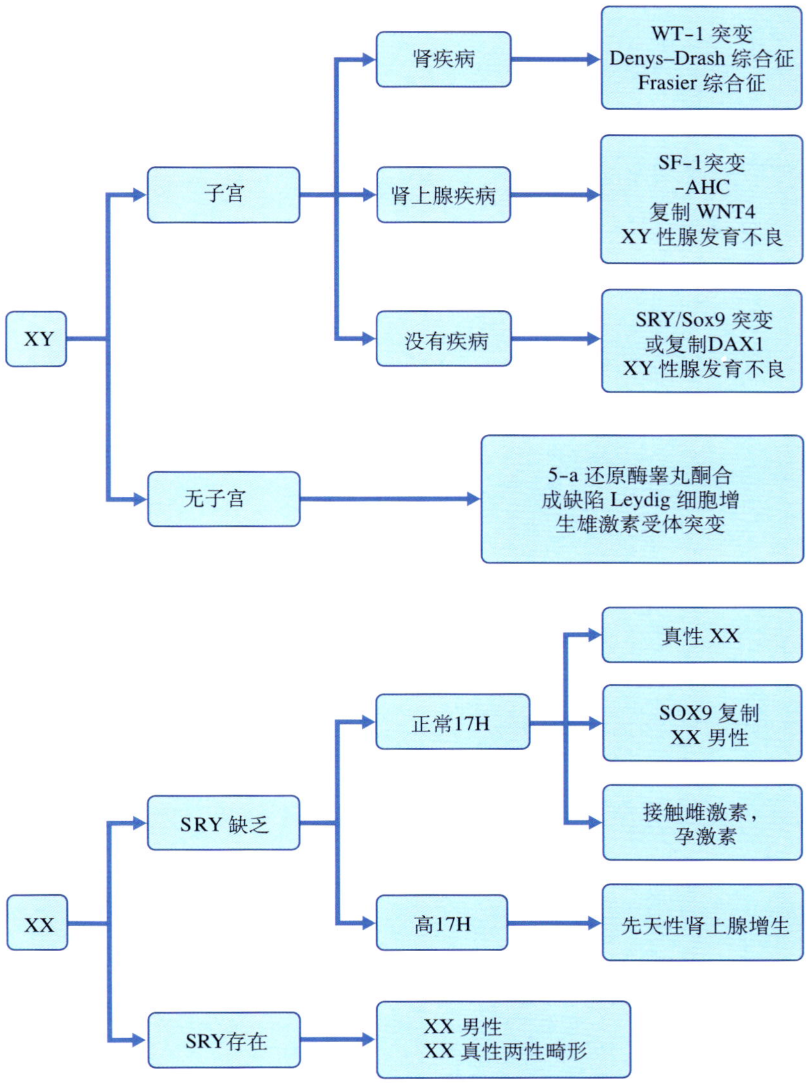

图 1.16 两性间体鉴别诊断图解。(From Dewing et al, copyright 2002 Thieme Medical Publishers.[36])

90% 的残角妊娠（图 1.19）[42]。

双子宫 Uterus didelphys

双子宫是 Müller 管未能融合的结果。产生的两个角可以共有一个宫颈或各有各自的宫颈（图1.20）。在大多数病例中，成对的宫颈可延续到有隔的阴道。

双角子宫 Bicornuate uterus

双角子宫是最常见的异常，几乎占先天性子宫缺陷的一半。在子宫顶端 Müller 管未能融合，导致产生两个宫角，两个宫角终止于单个一个宫颈。分离的程度可能不同。在有些缺陷中，两个分隔的宫角在宫颈处融合；在另外一些缺陷中，子宫的尾部形成一个单腔，单腔分支进入接近宫底的宫角。

有隔子宫 Septate uterus

在有隔子宫中，虽然 Müller 管融合，但是由两个 Müller 管对合形成的隔却未退化。间隔存留的程度决定了间隔是部分性的还是完全性的。

弓形子宫 Arcuate uterus

弓形子宫的形状基本正常，但在宫底中线处有一个

表 1.3　性早熟的原因

促性腺激素-依赖性	
特发性（95%）	
家族性（罕见）	
中枢神经系统疾病	炎症、感染、放射、化疗、外伤
中枢神经系统肿瘤	下丘脑错构瘤、神经胶质瘤、颅咽管瘤、室管膜瘤、分泌促黄体素的腺瘤、松果体瘤
先天性畸形	蛛网膜囊肿、蝶鞍上囊肿、斑痣性错构瘤病、脑积水、透明隔 - 视神经乳头发育不良
同质异形综合征	Williams-Beuren 综合征、Klinefelter 综合征
中枢神经系统被周围“启动”	先天性肾上腺增生、产生性类固醇性激素的疾病和肿瘤
促性腺激素-非依赖性	
卵巢疾病	颗粒细胞-卵泡膜细胞瘤
	卵泡膜细胞瘤
	分泌雌激素或促性腺激素分泌的生殖细胞肿瘤（无性细胞瘤、绒毛膜癌、畸胎瘤、胚胎癌）
	产生类固醇的肿瘤
	伴有环状小管的性索肿瘤
	McCune-Albright 综合征
其他肿瘤	肾上腺腺瘤
	肾上腺癌（通常为致男性化的）
	先天性肾上腺增生
	松果体瘤、肝母细胞瘤、绒毛膜癌、畸胎瘤（HCG）
外源性来源	产生类固醇的药丸、食品添加剂、化妆品
短暂的	短暂的滤泡囊肿

Adapted from Partsch and Sippell.[35]

表 1.4　儿童卵巢肿块的原因

类型	数目	(%)
功能性囊肿	81	60.4
肿瘤性	44	32.8
良性囊性畸胎瘤	27	
恶性生殖细胞肿瘤	5	
上皮性肿瘤	6	
其他	9	
合计	134	

From de Silva et al.[39]

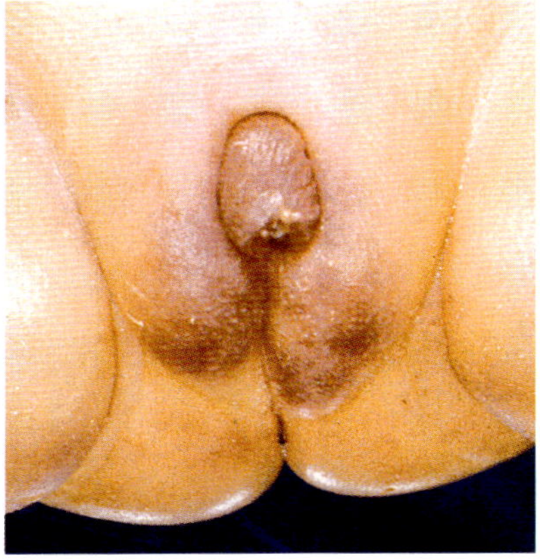

图 1.17　一新生儿的两性生殖器。其表型表现为一个小阴茎，伴有阴唇阴囊皱襞部分融合，基因型为 XY。

表 1.5　在儿童医院医学中心治疗的原发性卵巢肿瘤（1928 ~ 1992）

分类	数目	(%)
成熟性畸胎瘤	78	47
囊性	76	
实性	2	
常见上皮性肿瘤	27	16
黏液性	12	
浆液性	14	
混合性	1	
性索间质肿瘤	21	13
颗粒细胞瘤	10	
卵泡膜细胞瘤	2	
纤维瘤	1	
Sertoli-Leydig 细胞瘤	7	
不能分类的	1	
非成熟性畸胎瘤	17	10
卵黄囊癌	14	8
无性细胞瘤	8	5
绒毛膜癌	1	-
合计	166	100

From Lack and Goldstein.[38]

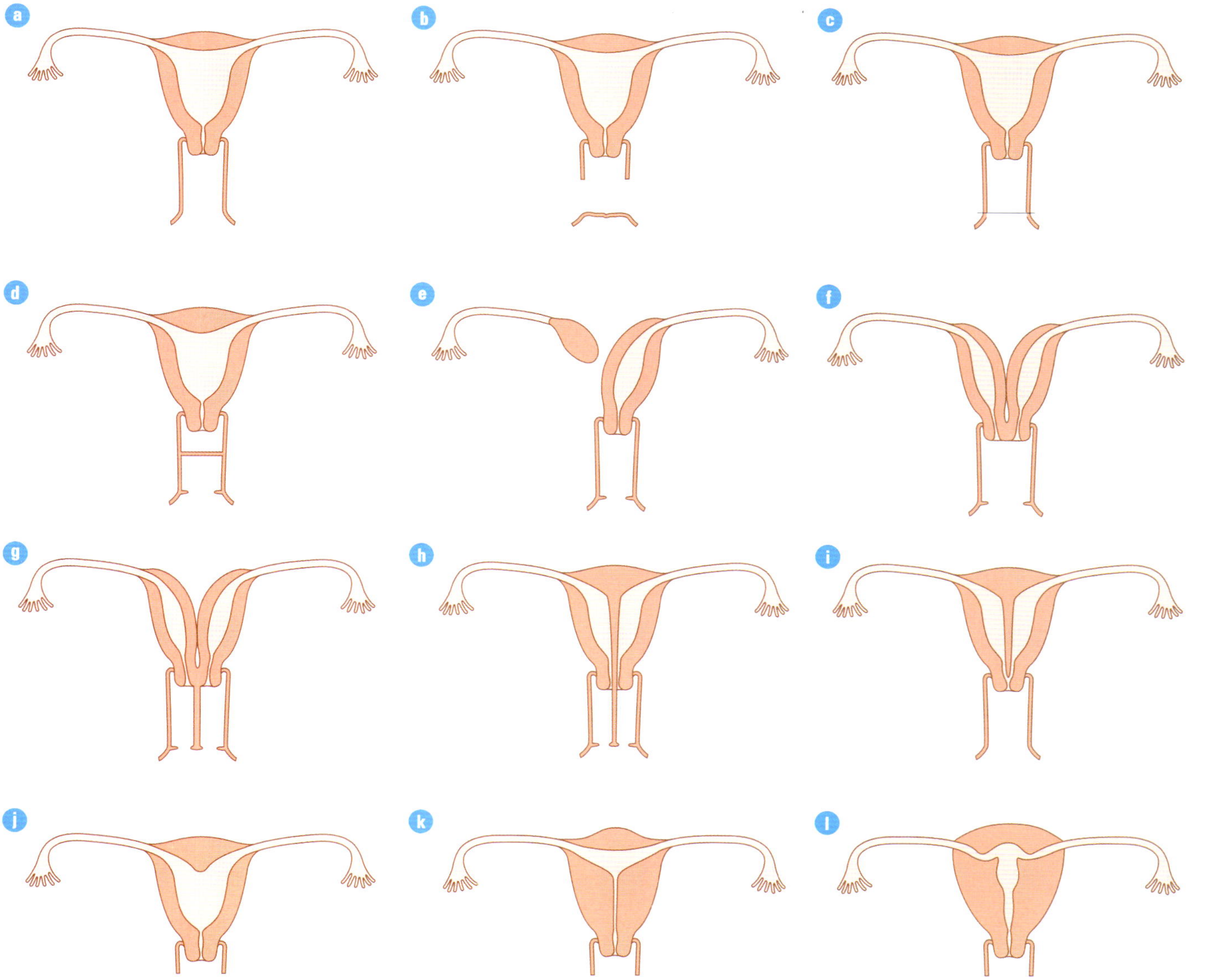

图 1.18 子宫发育异常图解。(a) 正常解剖。(b) 阴道发育不良。(c) 处女膜闭锁。(d) 阴道横隔。(e) 单角子宫伴有残角。(f) 双子宫伴有共同的阴道。(g) 双子宫伴有阴道隔。(h) 子宫和阴道完全分隔。(i) 有隔的子宫。(j) 弓形子宫。(k) 接触己烯雌酚妇女的 T 形子宫。(l) 接触己烯雌酚妇女的 T 形子宫伴有宫角扩张。(Redrawn from Laufer et al.,[44] with permission.)

小的切迹，这是由于中隔没有完全消失造成的。这是一个单独的分类，但它对妊娠似乎并没有什么不良的影响[43]。

己烯雌酚 Diethylstilbestrol

应用己烯雌酚（diethylstilbestrol，DES）引起的宫颈阴道异常将在下面讨论。母亲应用 DES 者，2/3 的女儿有子宫发育异常，包括一般的子宫发育低下，不规则的 T 形子宫腔，以及在接触过 DES 的妇女中，50% 宫颈发育不完全。子宫异常的主要后果是影响正常妊娠[44]。对于有 3 次或 3 次以上连续流产的、接触过 DES 的妇女，子宫异常的可能性是 8% ~ 10%[45]。

儿童期的获得性疾病
Acquired disorders of childhood

在缺乏先天性解剖学缺陷和葡萄状胚胎性横纹肌肉瘤的情况下，儿童期基本上没有子宫或宫颈的特征性获

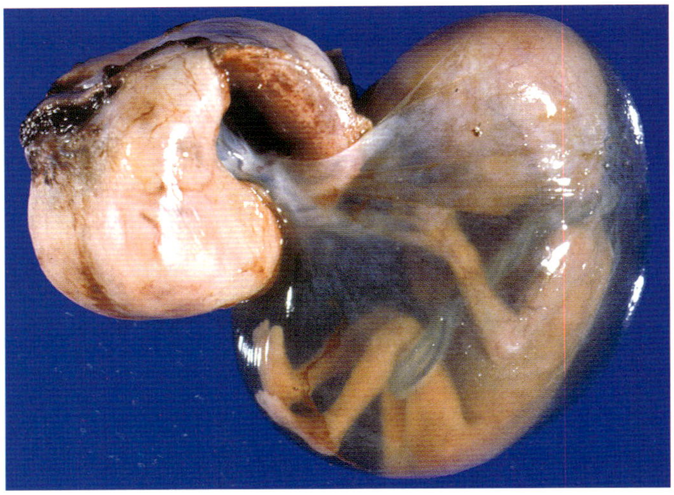

图 1.19 妊娠期的单角子宫破裂。

得性疾病。

阴道 VAGINA

发育异常 Developmental anomalies

阴道缺如 Absent vagina

阴道发育不良是一种罕见的疾病，推测是由于缺乏 Müller 管结构，常常伴有宫颈和子宫缺如[46]。

有隔的阴道 Septate vagina

有隔阴道异常据推测是由于 Müller 管融合后未能成腔而发生的。从理论上讲，如果融合发生在从尾侧到头的方向，当阴道累及时，诸如子宫、宫颈和阴道腔重复等复合性异常应该最为严重[47]。新近的研究认为，这个规则有些例外，并假定 Müller 管融合从子宫开始，成腔是向尾侧和头侧两个方向进行[48-50]。阴道腔重复几乎总是与其他下 Müller 管衍生物重复（有隔）一并发生，也就是与宫颈和子宫腔重复一并发生。一些伴有 Müller 管未融合的疾病，例如 13 号染色体三体，导致体内的 Müller 管结构有隔或重复。

处女膜闭锁 Imperforate hymen

处女膜闭锁不常见，大约每 1000 个新生女婴发生 1 例。处女膜闭锁一般是偶尔发生的，但是也可见于显性和隐性遗传的家族；因此可能有多基因参与[51, 52]。

腺病 Adenosis

阴道腺病（vaginal adenosis）是指分泌黏液的宫颈阴道腺体异常增生或持续分泌，据报道都发生在宫内接触 DES 的情况下。新近的实验证据表明，在正常情况下，p63 可诱导宫颈阴道上皮向鳞状上皮分化。在实验性DES 的影响下，p63 的诱导作用受到抑制，导致柱状（即持续性子宫）宫颈阴道表型[20]。从腺上皮进展到肿瘤

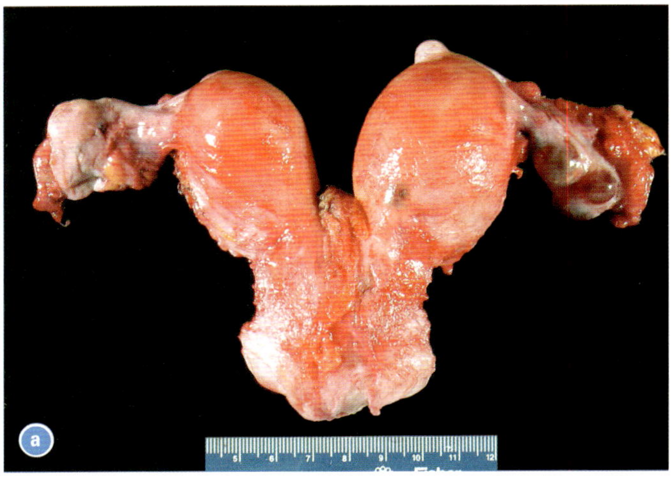

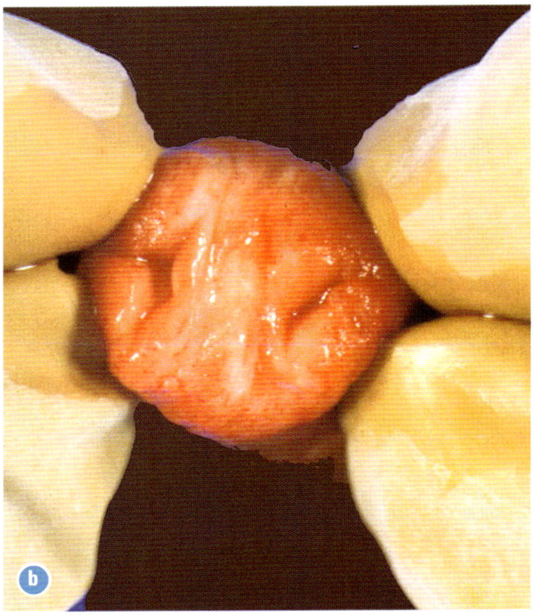

图 1.20 （a）双子宫，伴有双宫颈和单个阴道。（b）双宫颈。

形成的机制需要随后的分子事件，因为不是所有伴有阴道腺病的接触 DES 的妇女都会进展为腺癌。

儿童期获得性阴道疾病 Acquired vaginal disorders of childhood

1. 生殖道疣（见第 6 章）
2. 肿瘤：
   a. Müller 乳头状瘤[53-55]（参见第 12 章）
   b. 卵黄囊癌[56-58]（参见第 12 章）
   c. 胚胎性横纹肌肉瘤（参见第 11 章）
   d. 透明细胞癌（参见第 12 章）。

下生殖道和外阴其他异常 OTHER LOWER GENITAL TRACT AND VULVAR ANOMALIES

发育异常 Developmental anomalies

两性生殖器 Ambiguous genitalia

不论男女，最常见的外生殖器异常是尿道下裂（hypospadias），每 125 个新生男婴可以见到 1 例[59]。除了两性生殖器以外，外阴发育异常罕见。两性外生殖器可能最常见于先天性肾上腺增生，是一种由17-α-羟化酶缺乏引起的常染色体隐性遗传性肾上腺和性腺类固醇生成通路缺陷，基因位点在 10q24.3[60]。然而，两性生殖器也可作为各种原因引起的多发性畸形综合征的一种成分而发生。在大多数病例中，导致两性生殖器的分子通路还不清楚。

生殖器发育低下 Genital hypoplasia

据报道，生殖器发育低下与p63突变有关，与比较常见的皮肤、毛发、牙齿、面部以及肢体远端发育缺陷一并存在。另一种包括生殖器发育低下在内的具有一系列类似异常的疾病是胫骨发育不全（tibial aplasia）[61]。生殖器异常还伴有 Cenani-Lenz 综合征的面部异常[62]。这些不同的伴随情况提示，可能是类似的基因造成面部、远端肢体以及生殖器间充质成型，其中部分与上皮-间质相互作用有联系，包括沿着尖端外胚层嵴的那些。

肛门直肠和泄殖腔畸形 Anorectal and cloacal malformations

不难想像，已有生殖器异常与其他解剖学相关疾病并发的报道，包括肛门直肠畸形和泄殖腔异常[63]。泄殖腔异常的特征是尿道、阴道和直肠融合为一个管腔，或泄殖腔持续存在并有一个独立的开口通向会阴。这种异常占女性肛门直肠畸形的 10%，每 50 000 个新生儿可发生 1 例。它是作为尿直肠隔发育不完全的结果发生的，并与Müller结节、窦阴道球、阴道板和尿生殖窦发育不良并存（参见第 10 章）。大约 60% 的这类畸形患者尿阴道腔有隔，其子宫、宫颈和阴道重复程度从部分性到完全性不等[64, 65]。

获得性外阴异常 Acquired vulvar anomalies

淋巴管血管畸形 Lymphovascular malformations

儿童期获得的良性外阴病变虽然不常见，但可能比先天性异常更常见。其中包括淋巴管和血管畸形，例如外阴静脉畸形，其出现在儿童期后期，而且不能自行恢复（表 1.6）[66, 67]。

青春期前纤维瘤 Prepubertal fibroma

新近描述的外阴肿块由胶原到黏液样纤维组织组成，其也可以发生在儿童期后期，被称为青春期前外阴纤维瘤（prepubertal vulval fibroma）[68]。一种组织学上类似或相同的病变，手术摘除后可能复发，被称为儿童期不对称性大阴唇增大（childhood asymmetric labium

表 1.6　儿童外阴-阴道肿块

肿块	注释
良性	
Müller 乳头状瘤	
阴唇肥大	
尿道脱垂	
输尿管异位	罕见透明细胞癌
输尿管疝	
处女膜皮赘	与湿疣混淆
湿疣	
阴道包涵囊肿	通常为表皮样
处女膜闭锁	
前庭大腺导管囊肿	青少年
恶性	
胚胎性横纹肌肉瘤	
卵黄囊癌	
透明细胞腺癌	DES-相关性

From Emans.[66]

majus enlargement，CALME)[69]。这些病变是肿瘤还是激素刺激引起的外阴软组织增大，目前还不清楚。

阴唇肥大 Labial hypertrophy

青春期前或青春期后的女孩可进行单侧或双侧小阴唇肥大整容复位术，小阴唇肥大（labium minus hypertrophy）是由冗赘的、有皱褶的阴唇组织构成的。虽然患者的病史不同，这些病变在一些病例中可能是先天性的，但是到了儿童期往往加重。与前面描述的主要累及大阴唇的青春期前纤维瘤不同，这种病变局限于小阴唇。

参考文献 References

1 Sadler TW. Langman's medical embryology, 5th edn. London: Williams and Wilkins; 1985.
2 Warwick R, Williams PL, eds. Grays anatomy, 35th edn. Philadelphia: WB Saunders; 1973:87.
3 Josso N, Rey R, Gonzalès J. Sexual differentiation, Ch. 7. Pediatric endocrinology. Online. Available: http://www.endotext.org/pediatrics/index.htm.
4 Cotinot C, Pailhoux E, Jaubert F, Fellous M. Molecular genetics of sex determination. Semin Reprod Med 2002; 20: 157–166.
5 Shawlot W, Behringer RR. Requirement for Lim1 in head organizer function. Nature 1995; 374:425–430.
6 Miyamoto N, Yoshida M, Kuratani S, Matsuo I, Aizawa S. Defects of urogenital development in mice lacking Emx2. Development 1997; 124:1653–1664.
7 Torres M, Gomez-Pardo E, Dressler GR, Gruss P. Pax-2 controls multiple steps of urogenital development. Development 1995; 121:4057–4065.
8 Holm I. Ambiguous genitalia in the newborn. In: Emans SJ, Laufer MR, Goldstein DP, eds. Pediatric and adolescent gynecology, 5th edn. Philadelphia: Lippincott, Williams and Wilkins; 2005:58.
9 Moore, KL. Before we are born. Basic embryology and birth defects. Philadelphia: WB Saunders; 1974:149.
10 Himelstein-Braw R, Byuskov AG, Peters H, Faber M. Follicu-lar atresia in the infant human ovary. J Reprod Fertil 1976; 46:55–59.
11 George FW, Wilson JD. Conversion of androgen to estrogen by the human fetal ovary. J Clin Endocrinol Metab 1978; 47: 550–555.
12 Mackay S. Gonadal development in mammals at the cellular and molecular levels. Int Rev Cytol 2000; 200:47–99.
13 McLaren A. Development of the mammalian gonad: the fate of the supporting cell lineage. Bioessays 1991; 13:151–156.
14 Kehler J, Tolkunova E, Koschorz B, et al. Oct4 is required for primordial germ cell survival. EMBO Rep 2004; 5:1078–1083.
15 Failli V, Rogard M, Mattei MG, Vernier P, Rétaux S.Lhx9 and Lhx9alpha LIM homeodomain factors: genomic structure, expression patterns, chromosomal localization and phylogenetic analysis. Genomics 2000; 64:307–317.
16 Birk OS, Casiano DE, Wassif CA, et al. The LIM homeobox gene Lhx9 is essential for mouse gonad formation. Nature 200; 403:909–913.
17 Gecz J, Gaunt SJ, Passage E, et al. Assignment of a Polycomb-like chromobox gene (CBX2) to human chromosome 17q25. Genomics 1995; 26:130–133.
18 Katoh-Fukui Y, Tsuchiya R, Shiroishi T, et al. Male to female sex reversal in M33 mutant mice. Nature 1998; 393:688–692.
19 Ottolenghi C, Moreira-Filho C, Mendonca BB, et al. Absence of mutations involving the LIM homeobox domain gene LHX9 in 46,XY gonadal agenesis and dysgenesis. J Clin Endocrinol Metabol 2001; 86:2465–2469.
20 Elvin JA, Matzuk MM. Mouse models of ovarian failure. Rev Reprod 1998; 3:183–195.
21 Kurita T, Cunha GR. Roles of p63 in differentiation of Müllerian duct epithelial cells. Ann N Y Acad Sci 2001; 948: 9–12.
22 Ince TA, Cviko AP, Quade BJ, et al. p63 Coordinates anogenital modeling and epithelial cell differentiation in thedeveloping female urogenital tract. Am J Pathol 2002; 161: 1111–1117.
23 Haraguchi R, Mo R, Hui C, et al. Unique functions of Sonic hedgehog signaling during external genitalia development. Development 2001; 128(21):4241–4250.
24 Lemmen JG, Broekhof JLM, Kuiper GGJM, et al. Expression of estrogen receptor alpha and beta during mouse embryogenesis. Mech Develop 1999; 81:163–167.
25 Simpson ER, Clyne C, Rubin G, et al. Aromatase – a brief overview. Annu Rev Physiol 2002; 64:93–127.
26 Mizusaki H, Kawabe K, Mukai T, et al. Dax-1 (dosage-sensitive sex reversal-adrenal hypoplasia congenita critical region on the X chromosome, gene 1) gene transcription is regulated by wnt4 in the female developing gonad. Mol Endocrinol 2003; 17:507–519.
27 Miller C, Degenhardt K, Sassoon DA. Fetal exposure to DES results in de-regulation of Wnt7a during uterine morphogenesis. Nat Genet 1998; 20:228–230.
28 Canto P, Kofman-Alfaro S, Jimenez AL, et al. Gonadoblastoma in Turner syndrome patients with nonmosaic 45, X Karotype and Y chromosome sequences. Cancer Genet Cytogenet 2004; 150:70–72.
29 Warkany J. Congenital malformations. Chicago: Year Book Medical Publishers; 1971:1105–1145.
30 Verp MS, Simpson JL. Abnormal sex differentiation and neoplasia. Cancer Genet Cytogenet 1987; 25:191–218.
31 Sultan C, Paris F, Jeandel C, Lumbroso S, Galifer RB. Ambiguous genitalia in the newborn. Semin Reprod Med 2002; 20:181–188.

32 Hughes IA. Congenital adrenal hyperplasia: 21-hydroxylase deficiency in the newborn and during infancy. Semin Reprod Med 2002; 20:229–242.
33 Prader Von A. Der genitalbefund beim Pseudohermaproditismus femininus des kongenitalen adrenogenitalen Syndroms. Morphologie, Hausfigkeit, Entwicklung und Vererbung der verschiedenen Genitalformen. Helv Pediatr Acta 1954; 9:231–248.
34 Reiner WG. Assignment of sex in neonates with ambiguous genitalia. Curr Opin Pediatr 1999; 11(4):363–365.
35 Partsch CJ, Sippell WG. Treatment of central precocious puberty. Best Pract Res Clin Endocrinol Metab 2002; 16:165–189.
36 Dewing P, Bernard P, Vilain E. Disorders of gonadal development. Sem Reprod Med 2002; 20:189–197.
37 Morowitz M, Huff D, von Allmen D. Epithelial ovarian tumors in children: a retrospective analysis. J Pediatr Surg 2003; 38:331–335.
38 Lack E, Goldstein DP. Primary ovarian tumors in childhood and adolescence. Curr Prob Obstet Gynecol 1984; 7:8.
39 de Silva KS, Kanumakala S, Grover SR, Chow CW, Warne GL. Ovarian lesions in children and adolescents – an 11-year review. J Pediatr Endocrinol Metab 2004; 17:951–957.
40 Schultz KA, Sencer SF, Messinger Y, Neglia JP, Steiner ME. Pediatric ovarian tumors: a review of 67 cases. Pediatr Blood Cancer 2005; 44:167–173.
41 Schneider DT, Calaminus G, Koch S, et al. Epidemiologic analysis of 1,442 children and adolescents registered in the German germ cell tumor protocols. Pediatr Blood Cancer 2004; 42:169–175.
42 Patton PE, Novy MJ, Lee DM, Hickok LR. The diagnosis and reproductive outcome after surgical treatment of the complete septate uterus, duplicated cervix and vaginal septum. Am J Obstet Gynecol 2004; 190:1669–1675.
43 Raga F, Bauset C, Remohi J, et al. Reproductive impact of congenital Müllerian anomalies. Hum Reprod 1997; 12:2277–2281.
44 Laufer MR, Goldstein DP, Hendren WH. Structural anomalies of the female reproductive tract. In: Emans SJ, Laufer MR, Goldstein DP, eds. Pediatric and adolescent gynecology, 5th edn. Philadelphia: Williams and Wilkins; 2005:334–416.
45 Propst AM, Hill JA 3rd. Anatomic factors associated with recurrent pregnancy loss. Semin Reprod Med 2000; 18:341–350.
46 Robson S, Oliver GD. Management of vaginal agenesis: review of 10 years practice at a tertiary referral centre. Aust N Z J Obstet Gynaecol 2000; 40:430–433.
47 Crosby WM, Hill EC. Embryology of the müllerian duct system. Obstet Gynecol 1962; 20:507–515.
48 Hundley AF, Fielding JR, Hoyte L. Double cervix and vagina with septate uterus: an uncommon müllerian malformation. Obstet Gynecol 2001; 98:982–985.
49 Musset R, Muller P, Netter A, et al. Study of the upper urinary tract in patients with uterine malformations. Study of 133 cases. Presse Med 1967; 75:1331–1336. [in French]
50 McBean JH, Brumsted JR. Septate uterus with cervical duplication: a rare malformation. Fertil Steril 1994; 62:415–417.
51 Hyatt SW. Imperforate hymen: review of the literature and report of four additional cases. Am Pract Dig Treat 1960; 11: 1016–1021.
52 Lim YH, Ng SP, Jamil MA. Imperforate hymen: report of an unusual familial occurrence. J Obstet Gynaecol Res 2003; 29: 399–401.
53 Ulbright TM, Alexander RW, Kraus FT. Related intramural papilloma of the vagina: evidence of Müllerian histogenesis. Cancer 1981; 48:2260–2266.
54 McCluggage WG, O'Rourke D, McElhenney C, Crooks M. Müllerian papilloma-like proliferation arising in cystic pelvic endosalpingiosis. Hum Pathol 2002; 33(9):944–946.
55 Abu J, Nunns D, Ireland D, Brown L. Malignant progression through borderline changes in recurrent Müllerian papilloma of the vagina. Histopathology 2003; 42:510–511.
56 Arora M, Shrivastav RK, Jaiprakash MP. A rare germ-cell tumor site: vaginal endodermal sinus tumor. Pediatr Surg Int 2002; 18(5–6):521–523.
57 Copeland LJ, Sneige N, Ordonez NG, et al. Endodermal sinus tumor of the vagina and cervix. Cancer 1985; 55(11): 2558–2565.
58 Young RH, Scully RE. Endodermal sinus tumor of the vagina: a report of nine cases and review of the literature. Gynecol Oncol 1984; 18(3):380–392.
59 Stokowski LA. Hypospadias in the neonate. Adv Neonatal Care 2004; 4(4):206–215.
60 Lin D, Harikrishna JA, Moore CC, Jones KL, Miller WL. Missense mutation serine106 proline causes 17 alpha-hydroxylase deficiency. J Biol Chem 1991; 266:15992–15998.
61 Wechsler SB, Lehoczky JA, Hall JG, Innis JW. Tibial aplasia, lower extremity mirror image polydactyly, brachyphalangy, craniofacial dysmorphism and genital hypoplasia: further delineation and mutational analysis. Clin Dysmorphol 2004; 13(2):63–69.
62 Temtamy SA, Ismail S, Nemat A. Mild facial dysmorphism and quasidominant inheritance in Cenani-Lenz syndrome. Clin Dysmorphol 2003; 12(2):77–83.
63 Mittal A, Airon RK, Magu S, Rattan KN, Ratan SK. Associated anomalies with anorectal malformation (ARM). Indian J Pediatr 2004; 71(6):509–514.
64 Warne SA, Wilcox DT, Creighton S, Ransley PG. Long-term gynecological outcome of patients with persistent cloaca. J Urol 2003; 170:1493–1496.
65 Pena A, Levitt MA, Hong A, Midulla P. Surgical management of cloacal malformations: a review of 339 patients. J Pediatr Surg 2004; 39:470–479.
66 Emans SJ. Vulvovaginal problems in the prepubertal child. In: Emans SJ, Laufer MR, Goldstein DP, eds. Pediatric and adolescent gynecology, 5th edn. Philadelphia: Lippincott, Williams and Wilkins; 2005:83–120.

67 Herman AR, Morello F, Strickland JL. Vulvar venous malformations in an 11-year-old girl: a case report. J Pediatr Adolesc Gynecol 2004; 17:179–181.
68 Iwasa Y, Fletcher CD. Distinctive prepubertal vulval fibroma: a hitherto unrecognized mesenchymal tumor of prepubertal girls: analysis of 11 cases. Am J Surg Pathol 2004; 28:1601–1608.
69 Vargas SO, Kozakewich HPW, Boyd TK, et al. Childhood asymmetric labium majus enlargement: mimicking a neoplasm. Am J Surg Pathol 2005; in press.

2

外阴非感染性炎症性疾病

Non-infectious inflammatory disorders of the vulva

Alexander J.F. Lazar、
Phillip McKee、
Hope K. Haefner 和
Scott R. Granter 著
郑红芳译 回允中校

引言 Introduction

外阴诊断皮肤病理学是一个可涉及诸多方面的领域。患者既可以就诊于妇科医师、家庭医师、内科医师，也可以就诊于皮肤科医师。活检切片则可由皮肤病理医师、妇科病理医师或普通病理医师阅读。因此，任何叙述外阴诊断皮肤病理学的章节必须服务于众多的读者。本章的目的在于提供一套诊断炎症性外阴皮肤病的系统方法，并且告诉读者诊断时可能出现的陷阱，后者不仅有阐述方面的问题，而且有可能妨碍正确诊断和治疗的属于概念方面的问题。如果读者希望得到对这些疾病的更综合性的论述，则需要查阅更多的资料[1-3]。

许多年来，在皮肤病理医师与普通外科和妇科病理医师之间都存在着诊断方面的分歧[4, 5]。就已有的报道而言，虽然事实上还没有一种类型的皮炎没有累及外阴，但是有关外阴炎症性皮肤病的独立的正式的和非正式的分类方案已经沿用多年。由于多种原因，外阴炎症性皮肤病的分类建议应用与累及非外阴皮肤的皮肤病相同的术语。以前，普通病理医师就倾向于将很多组疾病归入“废纸篓”诊断，例如“营养不良”(dysptrophy) 或“增生”(hyperplasia)。“鳞状细胞增生”这一诊断术语已出现在国际外阴阴道疾病研究学会提出的分类方案中[6]。对于许多疾病来说，虽然鳞状细胞增生作为组织学描述是恰当的，但是它并不意味着一种特殊的疾病，而且可能会被作为一种标签滥用，即被用于诊断比较严重的上皮增生[4]。错误分类的可能性的确存在。一项研究回顾了普通病理医师做出的外阴活检诊断，发现“鳞状细胞增生”这一诊断一直被用于慢性单纯性苔藓、接触性皮炎、银屑病、扁平苔藓以及肥大性硬化性苔藓的病例[6]。

尽管存在上述问题，只要熟悉一些术语（例如增生）的局限性，不管应用何种诊断术语，可以轻松自如地处理外阴皮肤病的临床医师都可以对付。然而，由于许多外阴非特异性上皮改变在处理方面存在依据临床与依据组织学一样多这个事实，应用密切反映组织学所见的诊断术语是非常必要的。首先，它会促使病理医师对待外阴皮炎的看法保持一致。其次，应用这些诊断术语可以培养临床医师了解有关病理学的细微差别。虽然后者可能并不总是强制性的，但是它却能促进对一系列病理学变化的正确评价，事实上，在有些情况下（例如银屑病、念珠菌感染、扁平苔藓），诊断对于治疗和患者预后可能具有深远的影响。临床医师和病理医师之间相互理解是极为重要的。不断研究困难病例能够提高对疾病过程和治疗需求的认识。

在下文中，外阴皮肤病的分类与非外阴皮肤病的分类一样。因为对皮肤病理学的全面回顾远远超出了本章的范围，这里将集中讨论最常见的和最重要的外阴皮肤病。较常见病变的鉴别诊断列于表 2.1。

局限性黏膜炎症性疾病 Localized mucosal inflammatory disorders

湿疹性皮炎 ECZEMATOUS DERMATITIS

引言 Introduction

湿疹性皮炎（ED）是累及外阴的一组常见的疾病[7-10]。分类在“湿疹”标题下的疾病的共同组织学特征是：出现棘细胞层水肿（细胞间水肿），后者可能是由外源性或内源性因素引起的。炎症反应总是出现，这至少是患者诸多症状的部分原因。许多临床亚型已有描述，这里将要讨论的是那些最常发生在外阴的亚型。仅仅根据组织学所见不能可靠地区分这些亚型，临床病理之间相互联系是必要的。然而，临床上要区分湿疹的不同原因是较困难的，有时甚至是不可能的，尤其是当病变主要累及外阴时[11]。

进一步辨认这些疾病颇具挑战性，因为不管病因如何，湿疹性皮炎常常迅速发展，导致临床上和组织学结构可能非常相似。许多患者被简单地诊断为“湿疹”。在一些病例，只有进行诸如斑片试验等特殊检查，才能准确诊断本病的特异性特征。病理医师的作用是评估是否存在棘细胞间水肿性皮炎及其发展分期。在大多数病例，根据组织学所见阐明特殊的临床亚型或病因学是不可能的。本节将首先讨论湿疹性皮炎的自然病史，随后讨论发生在外阴的湿疹性皮炎的主要临床亚型。

临床表现 Clinical presentation

湿疹性皮炎可以见于任何年龄的患者，包括婴儿[12, 13]。最早发现的可能特征是红斑，多数病例常常伴有瘙痒、干燥，或有烧灼感。后两个症状较常出现在黏膜受累时[7]。触痛和性交困难可能出现[8]。少数病例可以没有症状。可以出现细小的水泡，后者随着时间推移可融合形成较大的水泡甚至大泡。表皮水肿常常造成皮肤表面呈“湿

表 2.1　常见外阴黏膜皮肤疾病的鉴别诊断

Acan	PK	Spong	HK	LI	ID	IEN	硬化	萎缩	TTR	诊断	排除
+		+/−	+							慢性单纯性苔藓（LSC）	念珠菌
				+/−	+/−		+	+/−		硬化性苔藓（LS）	分化型 VIN
+/−		+	+/−	+						湿疹	脂溢性皮炎
+/−			+/−		+					扁平苔藓	早期的 LS
+			+/−	+			+			LSC ＋ LS	分化型 VIN
+		+	+							湿疹＋ LSC	念珠菌
				+						Zoon	梅毒
+	+					+			+	银屑病	LSC，念珠菌

Acan：棘皮病；PK：角化不全；Spong：棘细胞间水肿；HK：角化过度；LI：苔藓样浸润；ID：界面性皮炎；IEN：上皮内中性粒细胞；TTR：试管网；VIN：外阴上皮内肿瘤形成；“＋/−”表示“可能存在”。

漉漉”的潮湿表现，但这不总是突出的特征。常常可发现表面苍白微黄的脱屑和结痂。瘙痒引起的摩擦和搔抓可导致慢性单纯性苔藓发生，而且常常造成表皮脱落。慢性单纯性苔藓以皮肤增厚为特征，即成为皮革样质地，伴有明显的皮肤纹理（参见慢性单纯性苔藓，第 28 页）。可以伴有真菌或细菌感染。所有类型的慢性湿疹性皮炎的表现都非常相似。

湿疹性皮炎的主要临床亚型
Major clinical subtypes of eczematous dermatitis

外源性皮炎 Exogenous dermatitis

外源性皮炎是由于皮肤直接应用某种物质造成的，见于外阴的外源性皮炎有两种主要类型：刺激性接触性皮炎和过敏性接触性皮炎。外源性和内源性皮炎的区别可能是模糊的，因为接触刺激物可以促进或增强后一种疾病。

刺激性接触性皮炎 Irritant contact dermatitis

刺激性接触性皮炎是由外源性物质直接损伤上皮造成的，它比过敏性接触性皮炎常见得多[14]。这种皮炎一般局限于应用致病物质的部位，而且常常在接触后数分钟到数小时内出现反应。对损伤的反应是发生继发性炎症性改变。明显的水泡并不常出现。尿布疹（diaper rash）是婴儿或老年人常见的刺激性接触性皮炎，是尿和（或）大便与尿布摩擦的共同作用形成的湿疹性皮炎。当刺激局限于外阴时，或因为外阴对刺激物比其他部位敏感时，刺激性接触性皮炎可以局限于外阴[15]。常见的原因是尿液、出汗、摩擦以及应用诸如洗剂、肥皂、香水或清洁剂等表面用品和各种类型的外用非处方和处方药。尝试治疗可能使疾病加重。患者常常觉得这个部位的皮炎是由于缺乏清洁引起的。这会促使患者不断清洗这个部位，从而更加剧了皮炎。继发感染是一个常见问题[8, 16]。由于患者不愿意与医务人员讨论症状，导致疾病进一步恶化。治疗主要包括避免刺激和刺激物，有些患者还需要局部应用类固醇[7]。

过敏性接触性皮炎 Allergic contact dermatitis

过敏性接触性皮炎比刺激性接触性皮炎少见，在非常年轻的人和老年人中尤其少见。它是对患者从前接触过的特异性抗原的 Ⅳ 型过敏反应[17]。病变倾向于发生明显的红斑，随后常常伴有大泡形成。敏感的患者接触过敏原后常常在 48 小时内出现病变，病变一般局限于接触区域，但是可以变为全身性病变。病变可以持续数周。众所周知的对栎叶毒漆树的反应就是这种类型的反应的例证。引起外阴病变的原因类似于其他部位接触性皮炎的原因，包括接触诸如肥皂、洗剂、香水和化妆品这些物质中的特殊成分。局部用药也是常见原因[8]。对精液和乳胶避孕套反应的过敏性皮炎已有描述[18]。

通过皮肤斑片试验可以证实过敏性接触性皮炎，试验是将小片含有检测成分的物质放在皮肤上并测量炎症反应。在相当大一部分适当选择的患者中，这些方法可以找到引起皮炎的特殊物质[11]。局部用药的成分常常被证明是过敏原。过敏性接触性皮炎常见于有变态反应的患者（见下文），因此后者似乎具有随后发生本病的遗传倾向。建议完全避免接触变应原。应该尽量减少局部用品的量。由于乳膏含有许多添加剂，如果需要用药，建议使用软膏剂型。

特应性皮炎 Atopic dermatitis

特应性皮炎（AD）是一种具有家族群集性的过敏反应性疾病，可以累及皮肤和黏膜部位，并且可伴有诸如哮喘和过敏性鼻炎等呼吸道疾病。本病见于10 % ~ 20%的儿童，其发病率可能在不断增加[19]。引起特应性皮炎的最常见的变应原是常见的家庭内尘螨，即屋尘螨（dermatophagoides pteronyssinus）。特应性皮炎可以定义为对常见的作用于皮肤的抗原的过度反应[20]。它常常累及面部、头皮以及手臂和腿的伸面。特应性皮炎被认为是 IgE 介导的免疫反应，与哮喘的致病原类似。但是，人们对过敏反应的准确机制了解很少[21]。虽然特应性皮炎到了青春期常常缓解，但是患者对不同来源的皮肤刺激引起的湿疹性皮炎的易感性却可能持续终生[21]。一些权威人士认为，这是累及外阴的湿疹性皮炎的最常见的形式[7, 8]。发生在具有特应性皮炎病史的患者的湿疹性皮炎，在排除了其他原因后，常常被认为是特应性皮炎。治疗包括消除炎症和感染。润肤剂和止痒剂被用于减少受累皮肤自身受到的损伤，并能控制加剧症状的因素。经过充分的治疗，多数患者在不到3周的时间内可以缓解。失败的原因包括患者顺应性较差，同时发生哮喘或枯草热，不恰当的镇静作用，以及持续的精神压力。过敏性接触性皮炎较常见于具有特应性病史的患者[19]。

钱币状皮炎 Nummular dermatitis

钱币状皮炎一般男性比女性更常见，发病高峰年龄大于 55 岁。但是，女性的主要发病年龄为 15 ~ 25 岁。其特征性病变开始表现为伴有小水泡的红斑，然后迅速融合形成分散的“钱币形”斑块，给人以其他疾病的印象，即“盘状”湿疹性皮炎。这些病变可以单发或多发，直径常常小于 10 cm。临床表现为剧烈瘙痒，常常出现在上肢（手背是典型部位）和躯干，但是也可以见于比较广泛的部位。外阴很少受累。随着时间的推移，病变中心部位的病变可能消失，有可能被误认为是真菌感染。病变可以持续存在，并且在先前受累的部位常常可以复发。常常局部应用类固醇治疗这种病变[22]。

组织病理学 Histopathology

组织病理学检查，湿疹性皮炎被定义为表皮棘细胞层水肿，即细胞间表皮水肿，可造成角化细胞分离，使棘突更加突出（图 2.1）。已经公认，对应于病变的持续时期，可以出现一系列组织学改变，传统上将其分为急性期、亚急性期和慢性期。在湿疹性皮炎的不同阶段，炎症的组成和炎症数量不等。在急性期，浅表真皮乳头常常有不同程度的炎症细胞浸润，以淋巴细胞为主，有时伴有嗜酸性粒细胞。表皮内可见分散的淋巴细胞、嗜酸性粒细胞甚至中性粒细胞。随着棘细胞间水肿的加剧，表皮角化细胞之间的连接会受到损害并形成小的表皮内水泡。这些水泡最终可以融合形成较大的水泡甚至大泡。随着水肿的加重，还可以出现真皮表皮交界处的灶状分离。随着时间的推移，严重的病例可见继发性角化细胞坏死。表皮内水泡向表皮表面排空，形成“湿漉漉”的外观，而且可以变干形成脱屑性痂皮。由于水泡瘙痒，患者摩擦和搔抓常常会加快水泡表皮脱落而导致糜烂。急性期看不到明显的角化过度或表皮棘层增厚。

在亚急性期，除了棘细胞层水肿外，还可见到棘层增厚或表皮增生。棘层增厚常常发生在银屑病样型（也就是类似于银屑病），而且至少部分是对搔抓和摩擦的反应。可见不同密度和成分的真皮炎症浸润。湿疹性皮炎

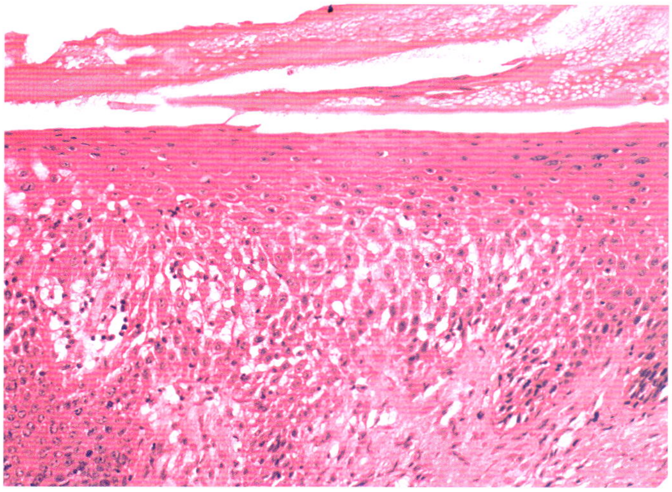

图2.1 湿疹性皮炎，显示棘细胞层水肿和表皮内单核细胞浸润。

的亚急性病变常常出现轻微的角化过度和颗粒层增生。

在慢性期，棘细胞层水肿可能较难辨认，而表皮增生变得更加明显。显著的角化过度和颗粒层增生是经常出现的特征。这种改变类似于肢体末端皮肤的镜下表现（是由经常不断摩擦造成的）。当由于摩擦和搔抓造成的表皮棘层增厚、角化过度和颗粒层增生等特征十分明显时，病变被诊断为慢性湿疹性皮炎伴有慢性单纯性苔藓（图 2.2）。但是应该知道，尽管湿疹性皮炎是慢性单纯性苔藓的一个常见的潜在原因，其他相关疾病也有很好的记载。因此慢性单纯性苔藓的改变不应该被看做是慢性湿疹性皮炎的症状（参见慢性单纯性苔藓，第 28 页）；但是有关这个问题的争论还在继续。

鉴别诊断 Differential diagnosis

不同类型和原因的外阴湿疹性皮炎的组织学表现有相当大程度的重叠。病理医师的作用是辨认出湿疹性皮炎，并且能够将其同其他皮炎区别开来。一旦做出棘细胞层水肿性皮炎的诊断，临床医师的责任是寻找原因和准确分类。对于病理医师来说，尤其重要的是知道湿疹性皮炎的所有组织学特征可能与真菌感染的十分类似。因此，只有在通过 PAS 染色或银染色排除真菌感染的可能性后，才能做出棘细胞层水肿性皮炎或湿疹性皮炎的诊断。因为如果真菌感染被错误诊断为湿疹性皮炎并局部应用类固醇激素治疗，会加剧感染（图 2.3），所以这一点尤其重要。

慢性单纯性苔藓 LICHEN SIMPLEX CHRONICUS

临床表现 Clinical presentation

慢性单纯性苔藓（LSC）不是一种独特的疾病，而是代表了一种特征性的临床和病理学表现，是皮肤对反复的物理损伤如摩擦和搔抓的反应，常常伴有诸如湿疹性皮炎等瘙痒性病变。慢性单纯性苔藓常常见于习惯性搔抓的患者，但是没有任何明确的相应的皮肤病。当没

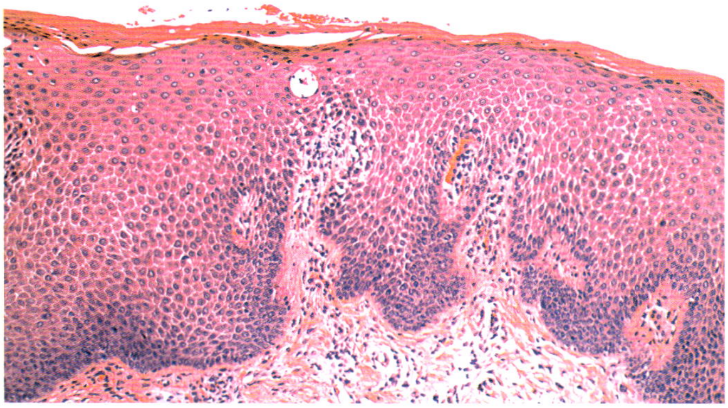

图 2.2 湿疹性皮炎伴有慢性单纯性苔藓。

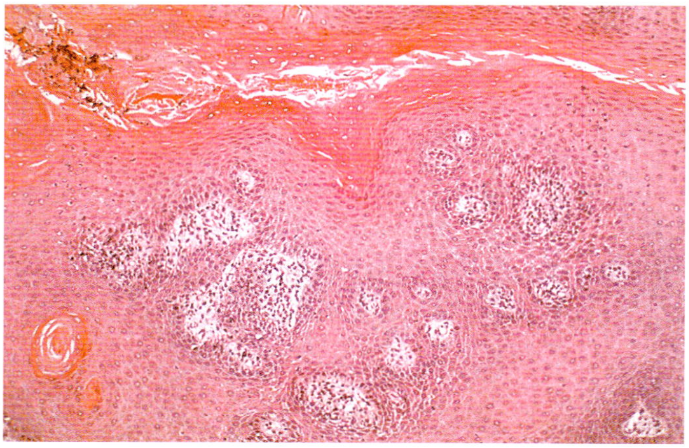

图 2.3 念珠菌感染可能类似于慢性湿疹性皮炎。

有发现任何相应的病因时，这种病变有时被称为神经性皮炎。外阴是常见的受累部位[23, 24]。

慢性单纯性苔藓表现为皮肤增厚，具有红斑和斑片状脱屑，常常伴有被覆的表皮脱落。生理性皮肤纹理显著，并有可见的抓痕（图 2.4）。还可能见到色素沉积过多。患者的主诉常常是持续数周到数月的瘙痒，常常夜间加重。搔抓病变可能成为习惯性和下意识的动作。病变常常为孤立性的，最常见的外阴部位是大阴唇。皮肤颜色常常呈红斑样。可能发生炎症后色素沉积过多。也可能出现片块状色素沉积减少或色素脱失。

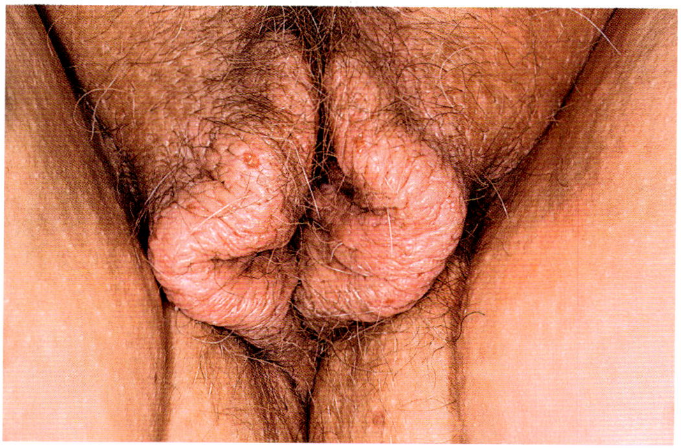

图 2.4 慢性单纯性苔藓伴有搔抓瘙痒引起的显著相关性改变。

组织病理学 Histopathology

慢性单纯性苔藓一般不需要活检。不过，如果需要活检，应当在瘙痒搔抓周期停止后进行。慢性单纯性苔藓以皮肤增厚为特征。表皮显示角化过度和颗粒层增生（图 2.5，2.6）。用力搔抓后可见抓痕和脱屑痂皮形成。表皮突延长并呈不规则的银屑病样增粗。在非外阴皮肤，常常出现垂直的条纹状粗大胶原和小血管，但是这些特点在外阴并不明显[24]。真皮单核细胞浸润稀少，而表皮可见单核细胞。如果出现表皮脱落，在表皮内可以出现中性粒细胞。

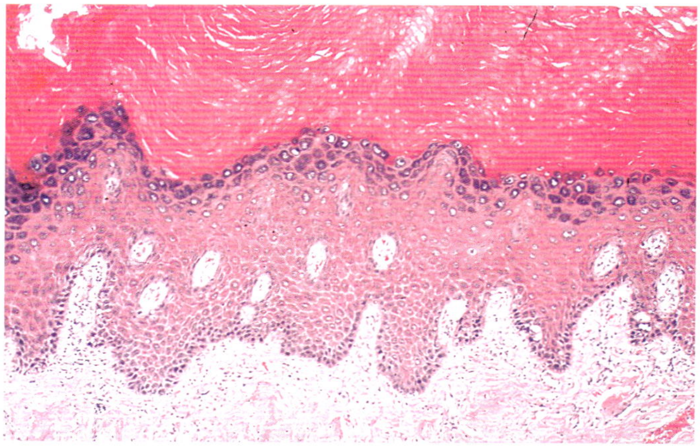

图 2.5 慢性单纯性苔藓，伴有棘层增厚、角化过度和颗粒层增生。

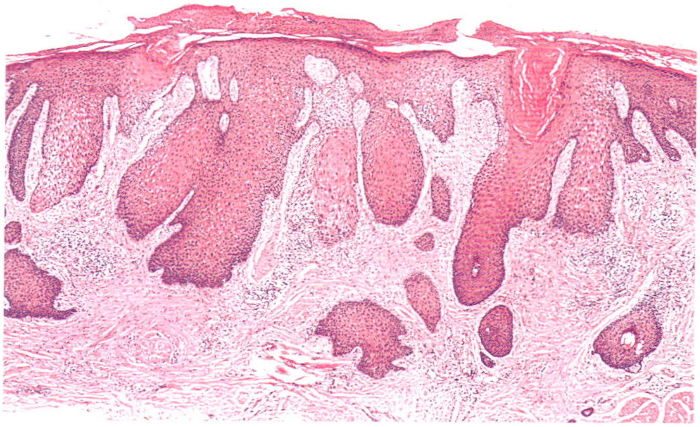

图 2.6 与搔抓有关的显著的棘层增厚（结节状痒疹）。

鉴别诊断 Differential diagnosis

因为慢性单纯性苔藓常常合并其他病变，一般为瘙痒性病变，所以重要的是如果没有找到可能的“原因”，就不能诊断慢性单纯性苔藓。可能与慢性单纯性苔藓混淆的疾病包括：真菌感染、股癣、慢性湿疹性皮炎（图2.2）和银屑病。真菌感染常常瘙痒，而慢性感染可能伴有慢性单纯性苔藓的特点（图 2.3）。如果在表皮或角化层内见到中性粒细胞，应用 PAS 染色或银染色排除真菌感染尤其重要。慢性湿疹性皮炎常常伴有慢性单纯性苔藓（参见慢性湿疹性皮炎，第25页）。实际上，慢性湿疹性皮炎与慢性单纯性苔藓形成了一个谱系，准确命名有些武断。不过，如果见到棘细胞层水肿，在诊断报告中指出这一点是很重要的。根据我们的经验，湿疹性皮炎是与慢性单纯性苔藓相关的最常见的特殊皮炎。为了有助于鉴别慢性湿疹性皮炎与孤立性慢性单纯性苔藓，必须辨认表皮棘细胞层水肿，棘细胞层水肿可以是局灶性的（图2.2）。最后，借助于慢性单纯性苔藓的特征，即其窄而深的表皮突，其表皮突比较规则的增生，其常常伴有中性粒细胞浸润的斑块样角化不全，以及颗粒层减少，可以将其与银屑病鉴别开来（见银屑病）。

当不伴有其他上皮改变时，慢性单纯性苔藓并不被认为是外阴鳞状细胞癌的前体病变。但是，某些类型的慢性单纯性苔藓，例如疣状慢性单纯性苔藓、疣状慢性单纯性苔藓伴有鳞状分化改变、慢性单纯性苔藓伴有硬化性苔藓以及慢性单纯性苔藓伴有分化性外阴上皮内肿瘤形成（VIN），可能增加外阴鳞状细胞癌的危险性。这些类型将在第 6 章讨论。

治疗 Treatment

为了治疗成功，必须终止“瘙痒-搔抓”循环。图 2.4 和图 2.6 是这种疾病的严重病例。阴唇增厚并有因持续搔抓造成的许多区域的组织裸露。治疗包括局部应用类固醇，以及夜间戴棉手套防止搔抓造成皮肤损害[23]。

对于严重的疾病，局部大剂量的（1 级）类固醇应用可能需要 2 ~ 4 周，随后降为中剂量（4 级）局部应用。如果皮肤没有明显增厚，4 级类固醇是一线治疗方式。一般短期应用也就足够了。

需要考虑的其他终止瘙痒-搔抓循环的方法包括：

1. 开始夜间应用镇静剂（小剂量的阿米替林或羟嗪）。
2. 尽量减少刺激：
   - 消除变应原，避免过度清洗。
   - 对于顽固性疾病，要消除作为促进或驱动因子的感染，进行有氧和酵母培养。对于局部应用皮质类固醇和抗生素的女性，在抗生素治疗期间，每 3 ~ 7 天用口服抗真菌药。通过口服感染治疗药，尽量降低其他刺激的可能性。
3. 对患者进行有关治疗、疾病可能持续和复发等方面的教育。

消除病因之后皮炎消退可以确定诊断。由于慢性单纯性苔藓常常伴有特殊的皮肤病，所以也需要治疗各种伴随的疾病。

银屑病 PSORIASIS

引言 Introduction

银屑病是一种慢性复发性高度增生性丘疹鳞屑性疾病，累及 1% ~ 2% 的白种人。大约 1/3 的患者其一级亲属患有本病。发病平均年龄为 25 ~ 30 岁。在成年人中，男性和女性发病率相同，而在儿科病例中，则以女性为主。本病常常累及外阴（多达 1/3 的病例），而且最初即可表现为外阴受累[25]。偶尔孤立性外阴受累病灶可见，但是并不常见[16]。银屑病的发病机制复杂[26]，似乎与免疫功能障碍有关。与某种 I 型人类白细胞抗原（HLA）单倍型的连锁可以见到。这可能有助于解释银屑病的家族性聚集现象。CD4 和 CD8 阳性的 T 淋巴细胞活性异常可能参与本病的发生，它们好像有助于启动和维持这种病变[27]。促成这种反应的单个抗原或多个抗原尚未阐明。有的还可导致过度增生伴异常成熟的表皮异常。多达 1/3 的银屑病患者有患有银屑病的一级亲属[26]。

临床表现 Clinical presentation

银屑病的临床表现广泛而多样。典型的斑块型（寻常银屑病）、倒转性（或曲侧）、滴状和脓疱性银屑病将在此详细讨论。这些类型的银屑病常常累及外阴。

典型的斑块型银屑病（classic plaque-type psoriasis）表现为对称性分布的红斑性斑块，斑块质地常常较硬，境界清楚。这是累及外阴的银屑病的最常见亚型（图 2.7 a）。病变常常被覆银白色的鳞屑，但是在外阴较少见到[25]。如果有鳞屑，一般出现在斑块的边缘。外阴病变常常为有光泽的红斑样表现，而且界限清楚。刮除鳞屑可能出现针尖样出血，被称为 Auspitz 征。虽然不能根据 Auspitz 征诊断银屑病，但其却是特征性的表现。上肢和下肢伸面最常受累。胫前、脐、臀和腰骶部也可能受累。银屑病与同形现象有关（病变发生在先前外伤的部位）。

倒转性或曲侧银屑病（inverse or flexural psoriasis）呈现交替性分布方式，累及诸如乳房下、腹股沟和腹部皱褶等部位的湿润曲面。这种类型较常见于肥胖患者。受累区域呈红斑样，但是一般不出现斑块型银屑病的典型的银白色有光彩的鳞屑。在一些特定的部位，这种病变可以浸软或出现裂纹（图 2.7 b）。

滴状银屑病（guttate psoriasis）常常发生于儿童、青少年和年轻人。病变常常发生在 β 溶血性链球菌感染之后。滴状病变可能预示着斑块型银屑病的发生。它表现为大量小的（<1cm）、粉色到红斑样病变，通常没有明显的鳞屑。躯干、臀部和肢端的周围最常受累。外阴受累罕见，局限于外阴的病变应该是个例外[16, 25]。

脓疱性银屑病（pustular psoriasis）的病变一般呈红色结痂的斑块，伴有脓疱形成。结痂常常比其他亚型明显。患有脓疱性银屑病的患者常常有诸如发热等全身性症状，可以变得非常严重而需要住院治疗[28]。

银屑病可能伴有无力型关节炎（debilitating form of arthritis）。银屑病常常先于关节炎数年出现。关节炎常常为非对称性的，但是也可以呈对称性分布。偶尔，患者还可出现银屑病性脊椎炎（psoriatic spondylitis）[29]。

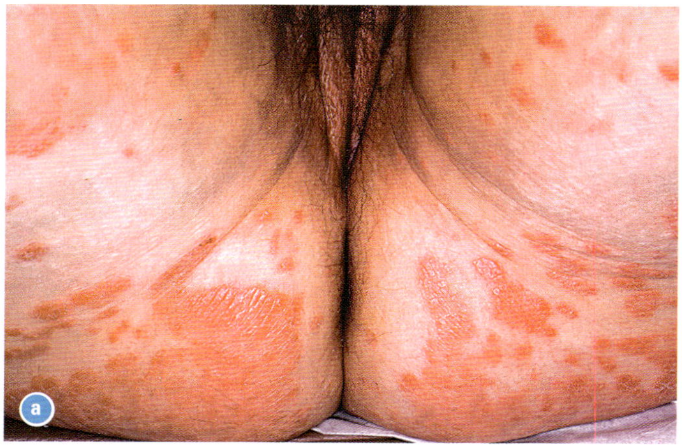

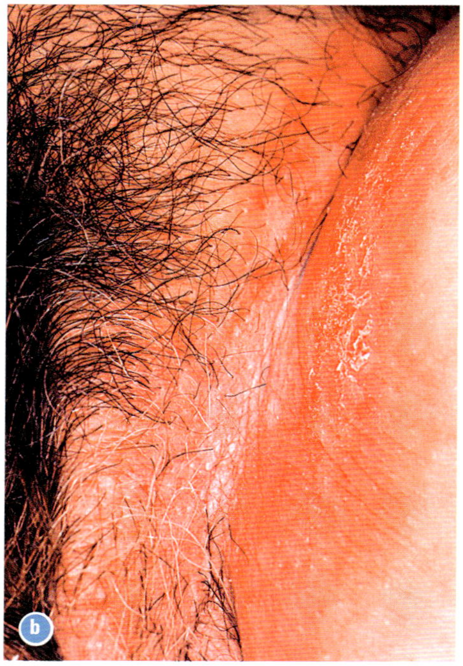

图 2.7 （a）累及臀部和大腿的斑块型银屑病。(b) 曲侧银屑病。

组织病理学 Histopathology

典型的斑块型银屑病病变的特征是规则的表皮棘层增厚或增生，伴有表皮突延长至相似的范围。这种类型的表皮增生称为银屑病性增生，类似于试管置于试管架上。表皮突的尖端可能变宽或呈“棍棒状”，而且可以融合成长期存在的病变（图 2.8）。角化不全常常伴有中性粒细胞浸润，而且常常出现表皮内脓疱。Munro 微脓肿是角质层内聚集的具有固缩核的中性粒细胞。棘细胞层可以有中性粒细胞聚集，伴有棘细胞间水肿，称作 Kogoj 海绵状脓疱（图 2.9）。浅层真皮乳头含有迂曲的血管，乳头上板明显变薄。高度扩张的血管性乳头损害其上变薄的表皮是形成 Auspitz 征的原因。真皮浅层可以见到渗出的红细胞，尤其是在病变早期。浅层间质内常常出现不同程度的混合性炎症细胞浸润。

银屑病病变随着时间而发展[30, 31]。银屑病最早可以辨认的改变是浅层血管网的血管扩张，伴有血管周围和间质内轻度淋巴细胞浸润。随着时间的推移，出现棘层增厚和角化不全，伴有表皮核分裂活性增加。滴状病变显示比较轻微的不规则的银屑病性增生，颗粒细胞层可能保留。典型表现是伴有中性粒细胞的独特的角化不全病灶。

脓疱性银屑病一般有较为突出的 Munro 微脓肿，这些小脓肿常常融合，形成大脓肿和显著的 Kogoj 海绵状脓疱。

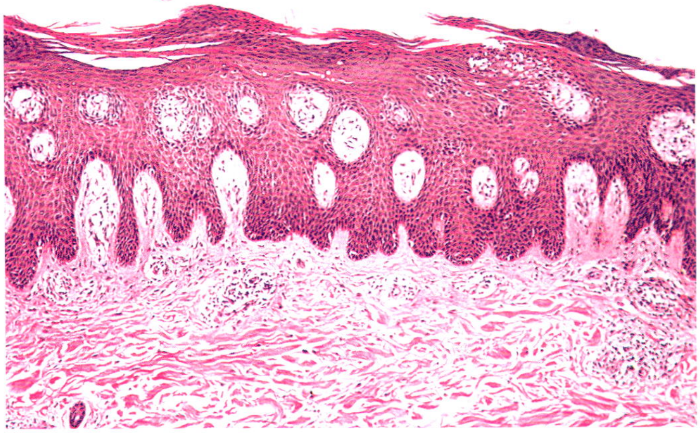

图 2.8　银屑病。表皮突显示有规律的延长，伴有基底部融合。注意银屑病典型的融合性角化不全。

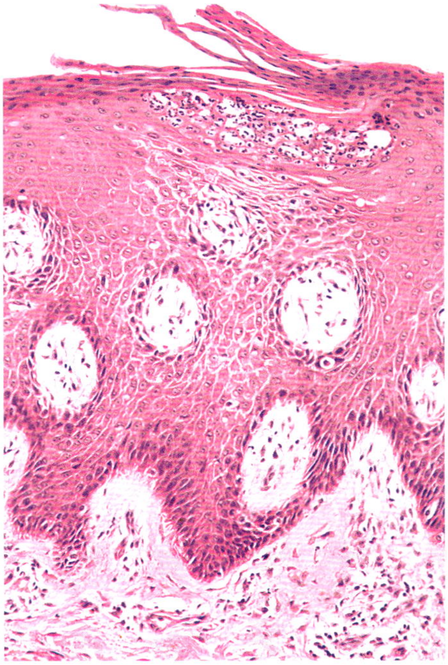

图 2.9　银屑病。浅层表皮内富于中性粒细胞的微脓肿（Kogoj 海绵状脓疱）。

鉴别诊断 Differential diagnosis

银屑病的鉴别诊断包括真菌感染。因此，进行PAS染色排除真菌感染十分重要。虽然银屑病病变中灶状棘细胞层水肿并不少见，但是湿疹性病变显示的棘细胞层水肿更为弥漫，并且不伴有乳头上板变薄，角化不全即使存在，一般也是局灶性的。在棘细胞层水肿的背景中出现颗粒层增生和角化过度，提示亚急性到慢性湿疹性皮炎的诊断。银屑病状药物反应常见，而且可能非常类似银屑病。炎症细胞浸润中出现嗜酸性粒细胞支持银屑病状药物反应。临床病史在鉴别这两种可能性时至关重要。慢性单纯性苔藓显示显著的棘层增厚，常常呈不规则性，伴有角化过度和颗粒层增生。Reiter 综合征的病变可能与银屑病一样，尤其是脓疱性银屑病，鉴别诊断需要临床信息（参见 Reiter 综合征，第 46 页）。

治疗 Treatment

银屑病的治疗取决于疾病的严重程度，包括局部应用抗增生因子、类固醇和甲氨蝶呤，而在严重的病例，则应用环孢霉素 A。

当考虑应用传统的治疗方法治疗银屑病时，要注意避免刺激敏感的生殖器皮肤。治疗可以使病变明显缓解，但是发展成斑块型银屑病的倾向依然存在，因此银屑病通常是一种慢性复发性疾病。现今正在引入新一代的生物治疗方法，银屑病的治疗方式可能会从根本上改变[32, 33]。

脂溢性皮炎 SEBORRHEIC DERMATITIS

危险因素和临床表现 Risk factors and clinical presentation

脂溢性皮炎（SD）是一种病因不明的以慢性皮炎为主的疾病。一些证据提示其与卵圆形马拉色菌属（*Malassezia ovalis*）（从前称为糠秕孢子菌属，*Pityrosporum*）有关，但是这种相关性的机制和意义是有争论的[34]。脂溢性皮炎以界限不清的瘙痒性红斑为特征，伴有淡黄色至红棕色斑块，可见干性到油性的鳞屑。头皮轻度受累常常被称作"头皮屑"（dandruff）。表皮内水肿和表面渗出不是主要特点，这最常见于具有明显皮脂分泌活性的弯曲部位，例如上部躯干、头皮、面部（尤其是眉毛和鼻唇皱襞）以及耳（尤其是外耳道）。

外阴较少受累，并且常常同时伴有一处常见部位的受累[7, 10]。外阴受累常常发生在大阴唇，并延伸到阴阜和腹股沟部的腿部皱褶[35, 36]。黏膜受累没有见到。

轻度脂溢性皮炎常常发生在普通人群中（1% ~ 3%），而在 HIV 感染患者中，3/4 以上的人可以发生本病。在有免疫力的患者，脂溢性皮炎局限于上面提及的区域。但是在获得性免疫缺陷综合征（AIDS）患者，疾病常常比较严重，而且分布广泛，累及多处皮肤表面[37]。本病可以见于 HIV 感染的早期，并且是这个人群中最普遍的皮肤病[38]。脂溢性皮炎还与帕金森病有关。

组织病理学 Histopathology

脂溢性皮炎的活检表现常常轻微而且是非特异性的。通常出现表皮棘层增厚，常常表现为银屑病状增厚。角化不全是典型的表现，而且在常可见少量中性粒细胞的毛囊开口周围可能更加突出。可以见到不同程度的棘细胞层水肿和真皮淋巴细胞浸润。

鉴别诊断 Differential diagnosis

与银屑病的鉴别诊断常常困难。出现伴有中性粒细胞浸润的清楚的角化不全小丘以及均匀一致的"试管"样表皮增生，支持银屑病的诊断。脂溢性皮炎常常显示明显的棘细胞层水肿，实际上其有时是被划分在湿疹性皮炎项下。与其他类型的湿疹鉴别需要临床相关资料。在诊断脂溢性皮炎或其他湿疹性皮炎之前，排除念珠菌感染非常重要。临床医师常常应用氢氧化钾制备皮肤鳞屑，或将需氧菌培养拭子送到微生物学室进行真菌培养，但是应用抗淀粉酶 PAS 染色也容易达到检测真菌的目的。由于特征性的病变在身体其他部位常见，尤其是头皮和面部，外阴脂溢性皮炎不常进行活检[10]。

治疗 Treatment

对于有症状的脂溢性皮炎，应该考虑局部应用类固醇。可能还需要抗真菌治疗。有时应用 Burow 治疗方案。建议洗浴之后立即局部用药，此时角质层比较柔软，药物能够最大限度地穿入真皮。

硬化性苔藓 LICHEN SCLEROSUS

引言 Introduction

硬化性苔藓（LS）是一种常见的慢性炎症性皮肤病，常常累及外阴并引起相当严重的组织破坏。偶尔 LS 伴有不同类型的外阴上皮内肿瘤形成（VIN）和浸润性鳞状细胞癌（参见第 6 章）。虽然硬化性苔藓的病因还不清楚，但是其可能伴有自身免疫性疾病[39]，还可能累及皮肤（斑秃）和其他器官（恶性贫血和甲状腺疾病）[40]。某些类型的 HLA 在硬化性苔藓患者中比较常见，表明硬化性苔藓具有自身免疫性病因或易患病素因[11]。据报道，患有这种疾病的妇女缺乏雄性激素[41]，且部分硬化性苔藓病例雄激素治疗有效。但是，多数研究认为缺乏睾酮功效，支持应用类固醇治疗[42-51]。还有感染和环境方面的考虑[52]。罕见的家族性病例也有报道[53-56]。

临床表现 Clinical presentation

由于许多硬化性苔藓病例没有症状，加之有症状的患者也未必去就诊，所以硬化性苔藓的发生率还不清楚。由于本病有许多不同的诊断术语，其诊断和治疗上有些混乱。与其他诸如外阴干皱、混合性营养不良、外阴白斑和硬化性皮肤病这些名称相比，目前比较喜欢应用“硬化性苔藓”这一术语[4, 6, 57]。“萎缩”这个后缀不再应用，因为常常缺乏萎缩，或萎缩不明显。虽然硬化性苔藓最常出现在围绝经期和绝经后的妇女，但是也可以见于生育年龄妇女和儿童[58, 59]。最常见的主诉是外阴瘙痒，但是也可能出现烧灼感和性交困难。有些患者的病变没有症状，只有在常规检查时才能发现。

临床上，硬化性苔藓最常表现为白色脱屑性病变，这种脱屑性病变很少形成对称性斑块。这些部位的皮肤表面常常被描述为具有皱羊皮纸或烟纸样外观（图2.10）。病变可以扩展累及肛周区域，常常被描述为“8字形”或沙漏样（图2.11）。大约20%的病例有累及身体其他部位的病变，如在双臂或躯干[57]。这些皮肤病变在缺乏肛门生殖器受累时极其罕见。硬化性苔藓不累及阴道。随着时间的推移，本病可以导致正常外阴结构的破坏，伴有大阴唇和小阴唇结构消失。硬化性苔藓可以发生在阴蒂帽（clitoral hood）。有时小阴唇彼此粘连，造成狭窄。阴道入口直径可能变得狭窄，以致不能性交。也可能发生肛门周围狭窄，导致排便疼痛。可以出

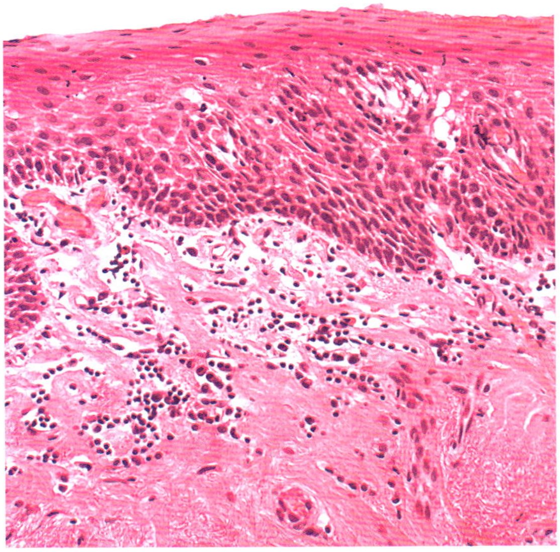

图 2.11　早期硬化性苔藓。主要表现是表皮－间质交界面单核细胞浸润，伴有轻微的硬化。在这个阶段，炎症细胞未被硬化性间质分离。

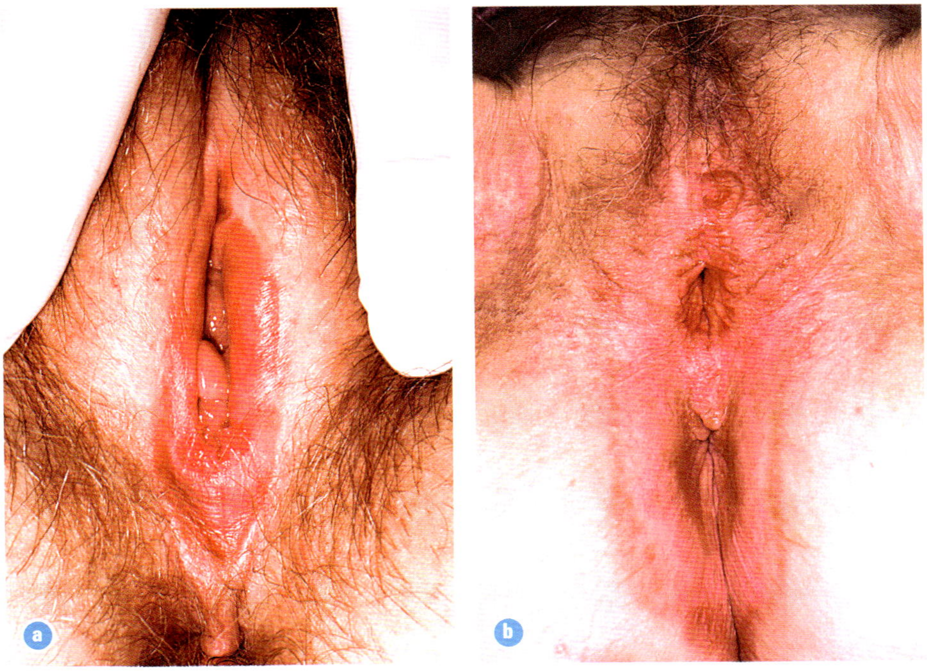

图 2.10　（a）硬化性苔藓，具有显著的沙漏样外观。（b）硬化性苔藓的临床表现。注意小阴唇萎缩。

现疼痛性皮肤裂隙。同形现象，即先前外伤部位的皮肤受累，有时也是一个特点。

硬化性苔藓可以发生在儿童。儿童患者的治疗方法与成人的类似。在儿童，肛门生殖器外病变的发生率增加[60]。在儿童，肛门生殖器分布的特征性受累可被误认为性虐待[39]。由于这种病变具有剧烈的瘙痒性质，常常可见慢性单纯性苔藓改变。同样，试图对病变用药可能造成伴随的接触性刺激性皮炎。当出现这些改变时，诊断对于临床医师和病理医师都是挑战。

组织病理学 Histopathology

同大部分炎症性皮肤病一样，硬化性苔藓的活检表现取决于病变持续时间和活检部位。取自已经确立病变边缘的活检可能会显示早期硬化性苔藓的特点，而取自病变中心的活检则可能显示较为慢性的特点。在大量已发表的文章中，最常见的活检部位是大阴唇[24]。如果出现溃疡或糜烂，重要的是要在病变边缘进行活检。

非常早期的病变确定诊断可能非常困难，有时是不可能的。取自早期病变的活检显示，在真皮表皮交界处有空泡型界面性皮炎，伴有散在的淋巴细胞浸润，偶尔可见坏死的角化细胞（图 2.12）。另一种情况是，早期病变的活检还可能显示密集的淋巴细胞性苔藓样带，伴有界面性皮炎。炎症性浸润主要由淋巴细胞和少数组织细胞（一些充满黑色素的组织细胞，即“噬黑素细胞”）组成；不过，累及黏膜的病变中偶尔可见嗜酸性粒细胞或浆细胞。

即使在早期病变，通常也能出现某种程度的真皮浅层（黏膜下）水肿或硬化（图 2.12）。硬化表现为玻璃样变，累及皮肤网状真皮浅层和真皮乳头，以及小阴唇病变的黏膜下浅层。浅层玻璃样变或硬化性胶原具有无定形性质，不同于正常胶原的原纤维结构。有趣的是，硬化带的范围或厚度与病变持续时间可能无关，虽然由于取样的偏差，其几乎总是被认定为有关联。大的活检常常显示从早期界面性皮炎到完全确立的硬化区的一系列改变。随着硬化的进一步发展，炎症浸润在真皮 / 黏膜下的浅层变得不明显，而在硬化带的下方则变得比较突出，有时形成一个明显的炎症浸润带。在长期持续的病变，可能看到的是炎症细胞完全缺乏。

表皮表面常常显示表皮突丧失和变薄；因此，同义词为硬化性萎缩性苔藓（lichen sclerosus et atrophicus）（图 2.13，2.14）。但是，也常常出现角化过度和（或）

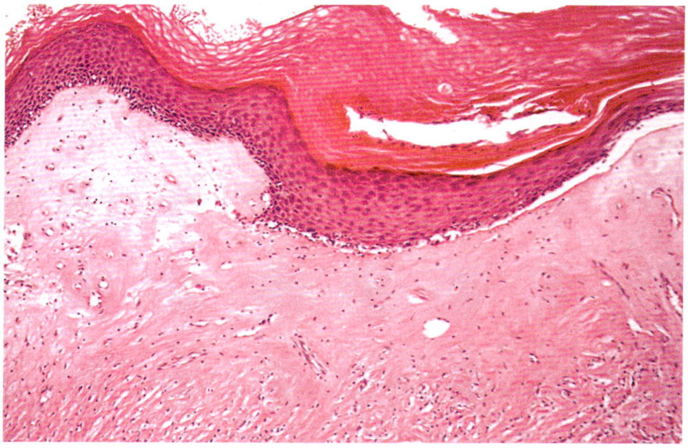

图 2.12 已经确立的病变的低倍镜观，具有广泛的真皮硬化和轻微的炎症。

棘层增厚，这是由于伴有继发于搔抓和摩擦损伤的慢性单纯性苔藓（图 2.15）。与肛门生殖器以外部位硬化性苔藓的常见的表皮萎缩不同，外阴常见角化过度[61, 62]。

鉴别诊断 Differential diagnosis

明确的硬化性苔藓病变常常容易识别。早期病变，如同上边提到的那样，并不总是伴有特异性的组织学表现，尤其是与扁平苔藓的鉴别可能非常困难。Fung 和 LeBoit[63]对早期硬化性苔藓和扁平苔藓进行了对比性研究，发现以下特点支持硬化性苔藓的诊断：银屑病状表皮改变，表皮内出现淋巴细胞，弹力纤维减少，以及基底膜增厚。支持扁平苔藓诊断的特点包括：基底层鳞状细胞化（基底层消失），楔形颗粒层增生，出现许多坏死的角化细胞，以及点状（锯齿状）表皮突。（参见第 100 页有关扁平苔藓的详细讨论）。

肉眼评估时，白斑病（vitiligo）可能与硬化性苔藓混淆。硬化性苔藓以色素减退和黑素细胞丢失为特征，不伴有真皮 / 黏膜下硬化。临床上鉴别常常遇到困难，而组织学诊断并不困难。在白斑病，变白的区域通常扁平而又对称。

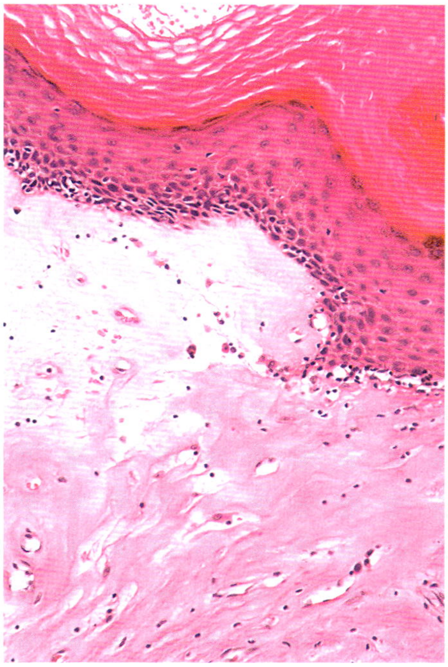

图 2.13　外阴硬化性苔藓。这个视野有显著的角化过度、颗粒层增生以及棘层增厚。真皮显示严重的硬化。

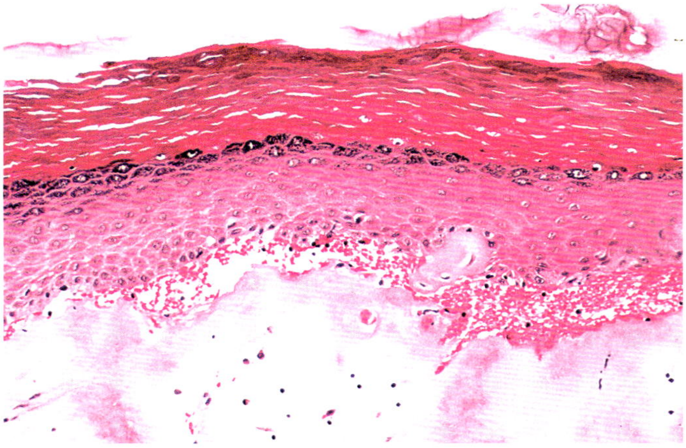

图 2.14　图2.12的高倍镜观，显示显著的基底细胞水肿变性（界面性改变）。

放射性改变与硬化性苔藓类似，伴有真皮/黏膜下硬化，但是其硬化不像硬化性苔藓病例那样局限于境界清楚的浅层带。而且奇异性“放射性纤维母细胞”和厚壁血管等放射性损伤的特点并不出现在硬化性苔藓中。当怀疑放射性改变时，与临床联系十分重要。

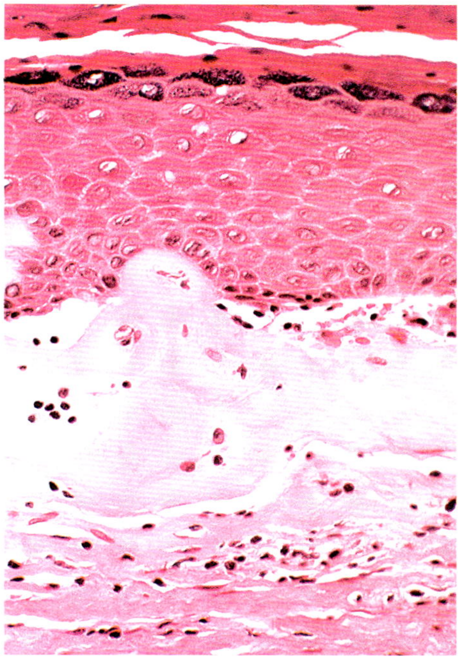

图 2.15　硬化性苔藓伴有慢性单纯性苔藓。

癌的危险性 Cancer risk

硬化性苔藓可能伴有鳞状细胞癌，据估计后者发生在大约5%的患有硬化性苔藓的妇女[61, 64]。因为邻近的鳞状细胞癌病变常常被忽视，所以这个数字难以核实[64]。同时有鳞状细胞癌和硬化性苔藓的妇女其年龄似乎比没有硬化性苔藓的鳞状细胞癌的妇女的年龄明显要大[61]。硬化性苔藓与外阴癌的相关性，以及与可能增加外阴癌危险性的其他疾病（诸如在老年妇女中共存的慢性单纯性苔藓和分化性VIN）的相关性，将在第6章讨论。

硬化性苔藓的治疗 Therapy of lichen sclerosus

治疗选择一种非常有效的、局部应用的皮质类固醇软膏（氯倍他索0.05%——Temovate®），每天2次，应用1个月，之后每天1次，应用2个月。其后应用4级类固醇，之后逐渐降低类固醇的剂量。（关于是否需要长期应用类固醇尚有争论。有些保健医师建议在完成头3个月的治疗之后，必要时应用0.05%的氯倍他索）不管应用何种药物治疗，瘢痕都是不可逆的。

严重的硬化性苔藓在头一周或头两周晚间可能需要镇静，以增加舒适性和愈合。近来有报道称，他克莫司

（免疫抑制剂）软膏已经用于外阴硬化性苔藓的治疗。他克莫司可抑制辅助 T 细胞产生白介素-2，从而妨碍免疫反应的活性和增生。

外科治疗很少需要；然而，患者伴有外阴改变影响阴道直径时，例如阴唇粘连，可能需要外科干预。

扁平苔藓 LICHEN PLANUS

临床表现 Clinical presentation

扁平苔藓（LP）是一种可能累及皮肤和黏膜的慢性炎症性皮肤病。临床可见从自限性丘疹鳞屑性疾病（图 2.16）到伴有明显组织破坏的糜烂性病变（图 2.17）的一系列表现[65]。患病率还不清楚，但是本病较常见于皮肤病诊所。外阴扁平苔藓明显少于生殖器外的扁平苔藓。

对扁平苔藓的发病机制了解得很少。本病可能与 T 细胞性自身免疫有关。扁平苔藓似乎略微多见于女性。口腔糜烂性扁平苔藓女性好发表现的更为明显。偶尔可见扁平苔藓伴有外阴鳞状细胞癌[66, 67]以及 3 级外阴上皮内肿瘤形成（VIN 3）[68]，但是这些病变之间的关系还不清楚。扁平苔藓，主要是糜烂性扁平苔藓，对于发生鳞状细胞癌似乎不是一个重要的危险因子。外阴扁平苔藓主要发生在 30 ~ 60 岁之间的妇女。虽然对皮肤和口腔黏膜扁平苔藓病变有充分的了解（图 2.16），但是外阴扁平苔藓却很少引起注意。由于越来越多的保健医师对扁平苔藓有了认识，所以这种疾病的发现频率也在增加。外阴扁平苔藓有几种表现。大阴唇（真正具有毛发的皮肤）病变的特征是小的、常常呈紫罗兰色的多角形丘疹，通常有剧烈瘙痒。虽然对非外阴皮肤的扁平苔藓一般已有充分认识，但对在外阴的常常不是这样。病变通常在 2 年之内消退，可以留下残留的色素沉积过多区域。但是，慢性糜烂性扁平苔藓要难治得多，并且可能持续数年。扁平苔藓的特征性表现是同形现象，即在先前损伤的部位出现病变。例如，线样排列的病变常常是搔抓之后形成的。一种称为肥大性扁平苔藓的亚型具有显著的丘疹样外观，伴有鳞屑样表面（苔藓样硬化斑，lichenification）[69]。肥大性扁平苔藓是继发于扁平苔藓摩擦和搔抓后形成的慢性单纯性苔藓。

糜烂型扁平苔藓是最常见的类型，也是对保健医师和患者最具有挑战性的类型。糜烂型扁平苔藓可能表现为一个伴有溃疡的脱屑性疾病，常常延伸到阴道，并且还可能累及部分大阴唇[70, 71]。这种形式的病变常常伴有性交困难。这些病变的边缘似乎类似于上面描述的典型病变。糜烂型扁平苔藓常常呈慢性，并且可能引起相当大的损伤，伴有小阴唇和阴蒂区消失，以及由于粘连和狭窄导致的阴道腔隙消失。

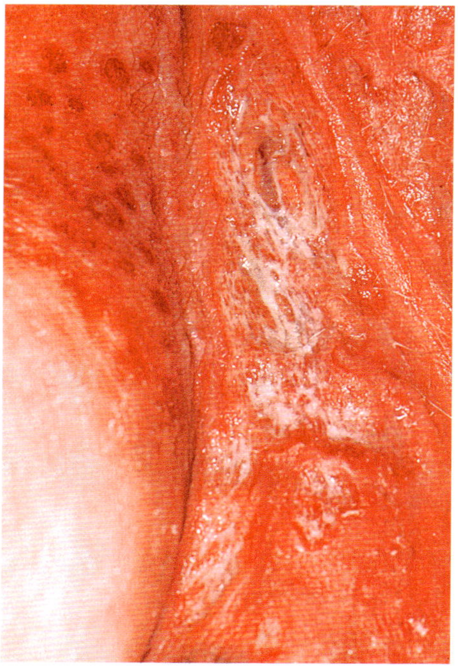

图 2.16 外阴非糜烂性扁平苔藓。

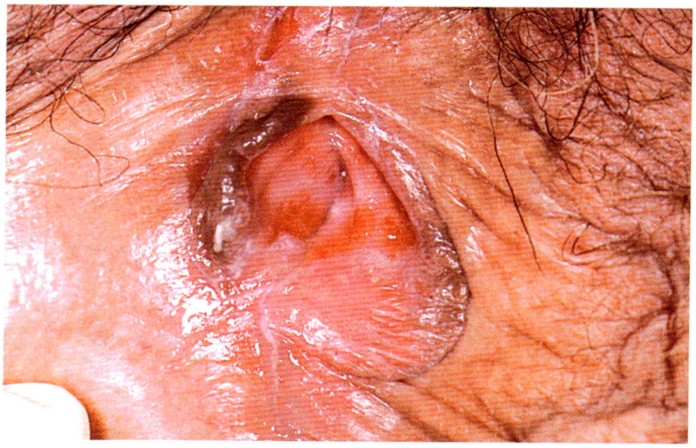

图 2.17 糜烂性扁平苔藓。

扁平苔藓累及口/颊、外阴和阴道黏膜的一个综合征被命名为外阴阴道－齿龈综合征（vulvovaginal-gingival syndrome）（图2.18）[70, 72]。它可能伴有脱屑性阴道炎（伴有或不伴有粘连）、红斑性前庭炎（伴有或不伴有糜烂）以及脱屑性或大疱性糜烂性齿龈炎。这个综合征很可能是糜烂型扁平苔藓的一种亚型，表明在任何部位发现扁平苔藓病变时，检查口腔黏膜及外阴部位是非常重要的。有相当比例的外阴扁平苔藓患者具有外阴外病变，认识这些病变可能有助于诊断。因为多达半数的皮肤扁平苔藓病例可见外阴受累，而且有时没有症状[73]，所以对所有扁平苔藓病例进行外阴检查也是重要的。治疗扁平苔藓主要依靠局部应用类固醇。

组织病理学 Histopathology

扁平苔藓的典型改变是界面性皮炎，主要由位于真皮乳头/黏膜下的带状淋巴细胞浸润组成，伴有表皮/黏膜的较低部分出现坏死的角化细胞（图2.19）。作为对界面改变的反应，常常有上皮基底层的丢失，这种改变称作“鳞状细胞化（squamatization）”。上皮可能增厚或变薄。楔形颗粒层增生带是皮肤病变而不是黏膜病变的特征。角化过度对于皮肤病变具有特征性，而角化不全却常常出现在黏膜部位。表皮突往往延长，具有被称作“锯齿”形的尖锐的顶端，这种表现在皮肤病变中也较为明显。

在累及皮肤的病变中，炎症浸润由淋巴细胞和少量组织细胞组成。有些组织细胞的胞浆内含有黑色素（“噬黑素细胞”），这是色素失禁的结果，是在许多炎症性皮肤病中都能遇到的一种非特异性改变。在非黏膜部位，一般见不到浆细胞和嗜酸性粒细胞（图2.20）。相反，在黏膜扁平苔藓中可以见到浆细胞，而且偶尔可见嗜酸性粒细胞[69]。因为炎症浸润的组成成分能够左右组织学鉴别诊断（见下文），因此，必须确定活检部位（是皮肤还是黏膜）。

黏膜糜烂型扁平苔藓显示慢性炎症的非特异性改变，伴有溃疡部位的表皮层丢失。在这些病例中，重要的是在病变边缘进行活检，寻找上面描述的典型而特异性的改变。糜烂型扁平苔藓病变直接免疫荧光检查，显示纤维蛋白在真皮－表皮交界处不规则沉积，没有免疫球蛋白沉积[74]。重要的是要让临床医师在病变边缘的可疑部位进行活检，并将活检组织送到组织病理学实验室进行检查。另外的活检应该取自邻近的正常组织，并且应当送去进行免疫荧光检查。

鉴别诊断 Differential diagnosis

早期硬化性苔藓可以表现为界面性皮炎，并且可以显示银屑病样和锯齿样表皮生长方式。最重要的鉴别特点是硬化性苔藓的真皮乳头玻璃样变（图2.11）。但是在某些病例，不可能根据组织学检查做出鉴别诊断。

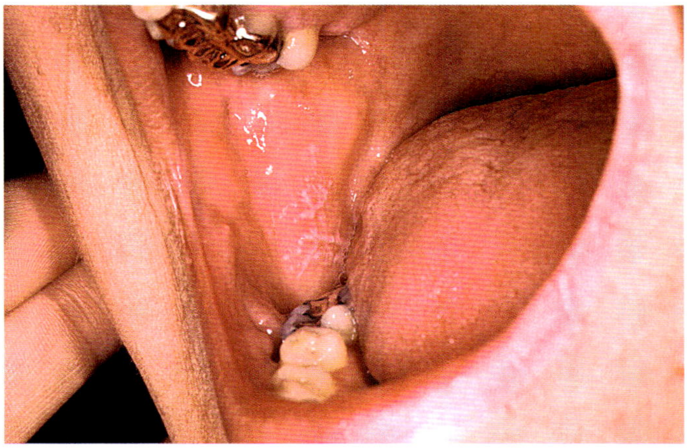

图 2.18　口腔扁平苔藓。

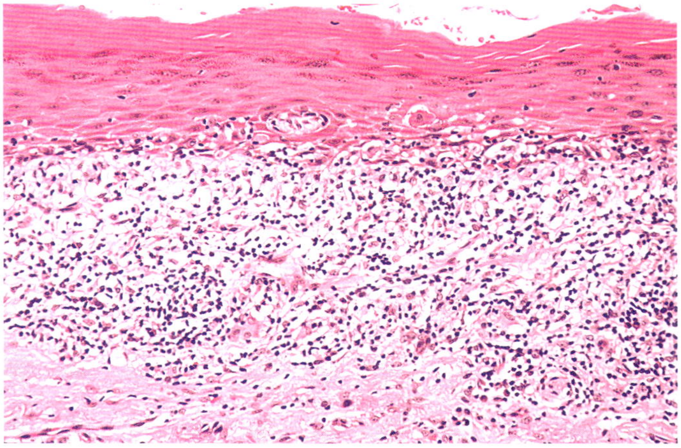

图 2.19　外阴扁平苔藓。有角化过度、颗粒层增生、细胞凋亡、基底细胞水肿改变以及浅层带状淋巴细胞浸润。

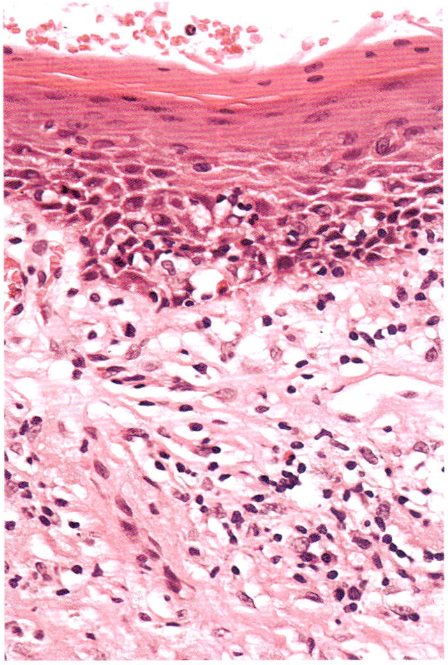

图 2.20　外阴扁平苔藓。除了淋巴细胞和组织细胞外，还可见散在的嗜酸性粒细胞。

糜烂型扁平苔藓的鉴别诊断包括所有的剥脱性皮肤病。取自溃疡床的活检会显示非特异性炎症改变，为了鉴别这些病变，获得来自糜烂性病变边缘的活检非常重要。扁平苔藓偶尔可以形成大疱性病变，在困难的病例中，应用免疫荧光检查容易将免疫大疱性疾病与扁平苔藓区分开来。当在黏膜活检中出现相当数量的浆细胞和嗜酸性粒细胞时，必须考虑其他皮肤病，例如过敏反应（即苔藓样药疹）。通过出现大量的富于浆细胞的炎症浸润以及缺乏界面改变，Zoon 外阴炎可以被鉴别出来。鉴别诊断中要考虑的其他疾病包括生殖器疣、银屑病、VIN 以及念珠菌病。白色病变可能类似硬化性苔藓。糜烂性病变类似于瘢痕性类天疱疮和寻常性天疱疮。有时要与鳞状上皮异型增生进行鉴别诊断。

治疗 Treatment

治疗的成功率不同，取决于疾病的程度。丘疹性病变对局部应用类固醇反应良好。糜烂性病变较难治疗。有效力的类固醇治疗会改善病情，但是治愈者罕见。对扁平苔藓的最新治疗方法是他克莫司（tacrolimus，一种免疫抑制剂）。

对于具有外阴阴道扁平苔藓的患者，需要定期随访，包括评估各种可能提示癌的可疑改变。此外，对于这种常常是破坏性的疾病，情感支持也是极其重要的。

Zoon 外阴炎（浆细胞性外阴炎） ZOON'S VULVITIS（PLASMA CELL VULVITIS）

临床表现 Clinical presentation

Zoon 外阴炎（ZV），又名局限性浆细胞性外阴炎或浆细胞性外阴炎，是一种罕见的外阴疾病，仅有不到 70 例病例报道。如后面的命名所表示的，本病以界线清楚的红到棕色的斑点为特征（图 2.21）。这些病变常常是孤立性的，而且可以没有症状，但是偶尔有疼痛、瘙痒和烧灼感的主诉[75, 76]。这种疾病还可以累及嘴唇和其他黏膜部位。阴茎病变于 1952 年首次由 Zoon 描述为慢性局限性浆细胞性龟头炎[77]，并常常见于未行包皮环切的男性[78]。外阴病变于 1954 年首次描述[79]，最常累及中年妇女，年龄范围为 25 ~ 70 岁。本病在青春期前女性尚未见报道。虽然阴茎受累可能与癌的发生有关[80]，但在 Zoon 外阴炎，还没有报道。

组织病理学 Histopathology

Zoon 外阴炎活检，显示黏膜下浅层或固有膜有密集的苔藓样（或带样）炎细胞浸润（图 2.22），缺乏交界面

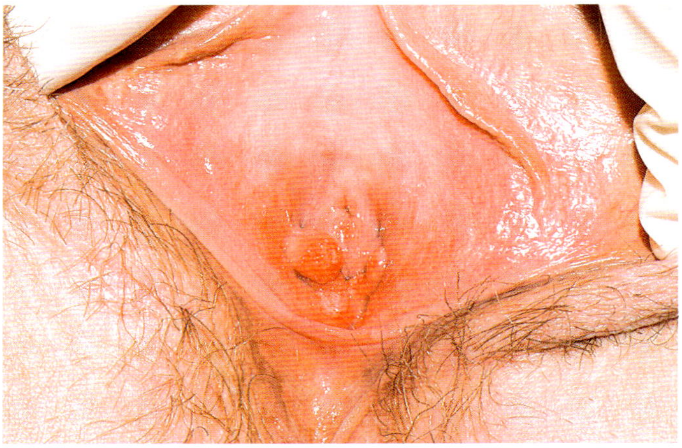

图 2.21　Zoon 外阴炎肉眼检查。

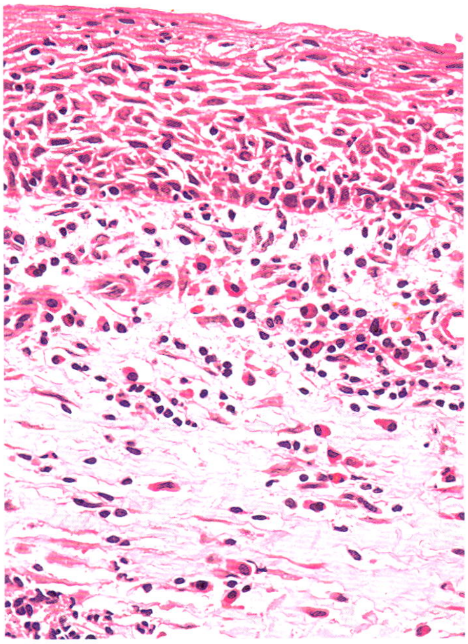

图 2.22 阴茎黏膜的 Zoon 龟头炎。注意显著的浆细胞浸润以及棘细胞层水肿。

改变。此外，炎症浸润也可能累及较深部位的结缔组织。在炎细胞浸润中，浆细胞占大多数，混有淋巴细胞和肥大细胞，偶尔可见嗜酸性粒细胞。淋巴滤泡不常见。有时可见血管分布增加，伴有红细胞外渗和含铁血黄素沉积。长期存在的病变可能显示真皮纤维化。被覆表皮从变薄到增生不等。常常出现棘细胞层水肿。由于这些特征的非特异性本质，所以确立诊断需要相关的临床信息。排除感染也很重要。有些作者认为，这种疾病可能是一种对损伤的不寻常反应，而不是特殊的炎症性疾病[81]。

鉴别诊断 differential diagnosis

在做出 Zoon 外阴炎诊断之前，排除梅毒是非常重要的。恰当的血清学［快速血浆试剂（RPR）或性病研究实验室（VDRL）实验］或组织化学染色可以识别梅毒。应该记住的是，螺旋体在疾病晚期阶段可能查不出，因此，组织化学染色缺乏螺旋体不能排除梅毒。依据出现界面改变，可将扁平苔藓与 Zoon 外阴炎区别开来。当累及黏膜部位时，扁平苔藓的带样淋巴细胞浸润可能含有浆细胞。Zoon 外阴炎缺乏水泡，与瘢痕性类天疱疮不同。

治疗 Treatment

治疗包括应用皮质类固醇。类固醇可以局部用药，阴道内给药或病变内注射类固醇。

大疱性和瘢痕性类天疱疮 BULLOUS AND CICATRICIAL PEMPHIGOID

引言 Introduction

类天疱疮是一种自身免疫性大疱性疾病，常常发生在老年人。本病可见于其他自身免疫性疾病的基础上，诸如系统性红斑狼疮、原发性胆汁性肝硬化、溃疡性结肠炎、斑秃以及糖尿病[82]。虽然已经描述过许多亚型，但在外阴有两种亚型尤其重要。瘢痕性类天疱疮（CP）伴有黏膜受累和瘢痕形成，而大疱性类天疱疮（BP）不伴有瘢痕形成。

大疱性类天疱疮是最常见的表皮下自身免疫性大疱性疾病，多数病例为此型。本病是由抗 230kD 细胞内血小板溶素（plakin）（又名大疱性类天疱疮 Ag1，BPAg1）以及抗 180kD 跨膜糖蛋白（大疱性类天疱疮 Ag2，BPAg2）的自身抗体造成的，BPAg1是半桥粒的组成成分，而 BPAg2 是 XⅦ 型胶原的组成成分，可见于淡染的基底膜[82]。这些自身抗体的出现导致基底膜部位 IgG 和补体沉积，继而出现真皮和表皮层之间的连接的破坏和丢失。瘢痕性类天疱疮具有类似的发病机制。

大疱性类天疱疮 Bullous pemphigoid

大疱性类天疱疮病变最初表现为紧张的完整水疱。发病没有性别差异。Nikolsky 征常常阴性。前驱改变包括红斑和荨麻疹，虽然可以见不到先前存在的皮肤改变。最常见的受累部位是下腹部、腹股沟及胳膊和腿的曲面。黏膜受累不常见。大疱性类天疱疮是一种慢性疾病，但是患者可以有缓解期。本病预后一般较好，但是如果病变广泛且对治疗没有反应，则可能伴有相当高的死亡率。大疱性类天疱疮和瘢痕性类天疱疮的孤立性外阴受累和外阴表现均有描述，但不常见[83, 84]。类天疱疮通常发生在老年人，但是年轻人和儿童也可受累，包括外阴受累的患者[85-87]。在大约 50 例已经报道的儿童期大疱性类天疱疮病例中，10 例外阴是主要的受累部位[87]。大疱性类天疱疮很少累及阴道。

受累的程度和疾病进展的速度指导大疱性类天疱疮的治疗。羟嗪用于控制瘙痒。类固醇（局部应用，全身应用）是常用的治疗方法。抗生素（四环素、米诺环素或四环素，合并使用或不合并使用烟酰胺）和氨苯砜也用于某些患者。如果氨苯砜和口服类固醇治疗失败，可以考虑应用硫唑嘌呤辅助免疫抑制治疗。也可以应用环磷酰胺，作为节制激素疗法的药物。环磷酰胺比硫唑嘌呤毒性大，用于病变广泛而又不能耐受硫唑嘌呤的老年患者。甲氨蝶呤也用于治疗这种疾病。用于疾病进展严重患者的其他治疗包括：环孢霉素A、苯丁酸氮芥、麦考酚酸吗乙酯（霉酚酸酯）、血浆置换以及静脉内应用免疫球蛋白[4]。

瘢痕性类天疱疮 Cicatricial pemphigoid

瘢痕性类天疱疮好发于黏膜表面（结膜和口腔黏膜）。除了常见瘢痕以及黏膜表面较常受累以外，瘢痕性类天疱疮病变非常类似于大疱性类天疱疮[88, 89]。本病比大疱性类天疱疮更常累及外阴。发病似乎以女性为主，平均发病年龄比大疱性类天疱疮稍微年轻[90]。在外阴，瘢痕性类天疱疮可能比大疱性类天疱疮常见。瘢痕性类天疱疮也可以伴有阴道脱屑。较小的水泡和糜烂有时可导致严重的瘢痕和变形，包括阴唇融合。在瘢痕性类天疱疮，糜烂发生在基底膜以内的深部区域，导致瘢痕形成。瘢痕的出现对于区分瘢痕性类天疱疮和大疱性类天疱疮十分重要。药物导致的外阴瘢痕性类天疱疮病例也有报道[91]。

组织病理学 Histopathology

类天疱疮以表皮下单腔大疱为特点（图 2.23）。它是严重的外阴皮肤棘层松解性病变中的一种，见表 2.2 中。早期病变和累及非炎症性皮肤的病变细胞可能较少，但是大部分大疱含有明显的炎症浸润，在血浆和纤维蛋白背景上有显著的嗜酸性粒细胞以及不同数量的中性粒细胞（图 2.24）。虽然这些大疱位于表皮下，但是必须注意，不要把陈旧病变的上皮再次形成误认为是表皮内分离。在某些瘢痕性类天疱疮病例中，瘢痕可能并不明显，大疱性类天疱疮的病变与瘢痕性类天疱疮的病变是一样的。不过，瘢痕常常见于陈旧的瘢痕性类天疱疮病变。

有几种方法可用于确定诊断。直接免疫荧光检查常常可证实：大疱性和瘢痕性类天疱疮的基底膜均有线样同质性 IgG，并且常有 C3 沉积，而在寻常性天疱疮和增殖性天疱疮，IgG 和 C3 沉积于网状组织或细胞间。盐裂皮肤制备标本（a salt split skin preparation）通常显示，来自患者血清的自身抗体与实验标本的分离的表皮侧有关。抗 230kD BPAg1 和 180kD BPAg2 的血清自身抗体通过免疫印迹法可以证实，但是诊断通常不需要进行血清自身抗体检测[82, 92]。

鉴别诊断 Differential diagnosis

瘢痕性类天疱疮可以通过临床瘢痕病史与大疱性类天疱疮鉴别。天疱疮通过组织学检查出现基底上水泡可区别出来。免疫荧光检查，天疱疮还显示 IgG 和 C3 的膜间染色。伴有瘢痕的瘢痕性类天疱疮病变可能类似于硬化性苔藓[11]。免疫荧光染色可将硬化性苔藓与瘢痕性类天疱疮鉴别开。外阴扁平苔藓可显示萎缩的瘢痕，还可伴有黏膜糜烂，但是不会出现瘢痕性类天疱疮的直接免疫荧光检查所见。

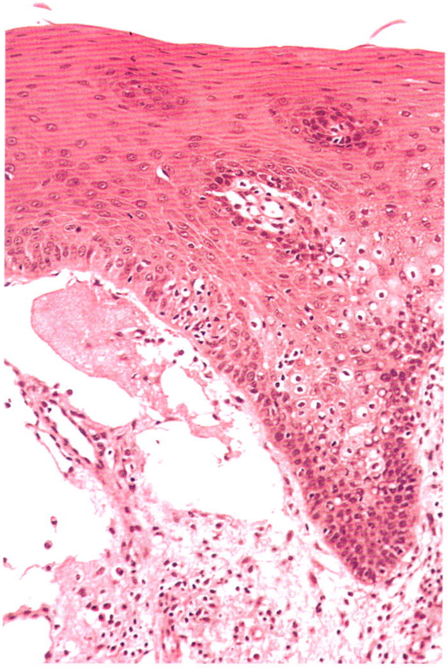

图 2.23 黏膜瘢痕性类天疱疮。部分细胞稀少的表皮下水泡可见。

表 2.2　外阴皮肤棘层松解性疾病的鉴别诊断

疾病	家族性	躯干受累	孤立性或多发性	其他
寻常性天疱疮	否	有时	多发性	IgG，口腔受累
Hailey-Hailey 病（良性家族性天疱疮）	是；21～30 或 31～40 岁发病	擦烂区域	多发性	
毛囊角化病	家族史；11～20 或 21～30 岁发病	皮脂溢性（面部、头皮、胸部、背部）	多发性	
棘层松解性皮肤病	否	否	多发性	定义为局限于外阴
Grover 病（短暂的棘层松解性皮肤病）	否	是	多发性	极度瘙痒
疣状角化不良瘤	否	否	孤立性	
VIN，分化型	否	否	孤立性	非典型性

VIN：外阴上皮内肿瘤形成。

治疗 Treatment

瘢痕性类天疱疮的治疗与大疱性类天疱疮一样（见大疱性类天疱疮的治疗）。伴有生殖器受累的患者应该积极治疗。其他治疗方法包括分离阴唇（手工轻轻分离）和扩张阴道以预防粘连。

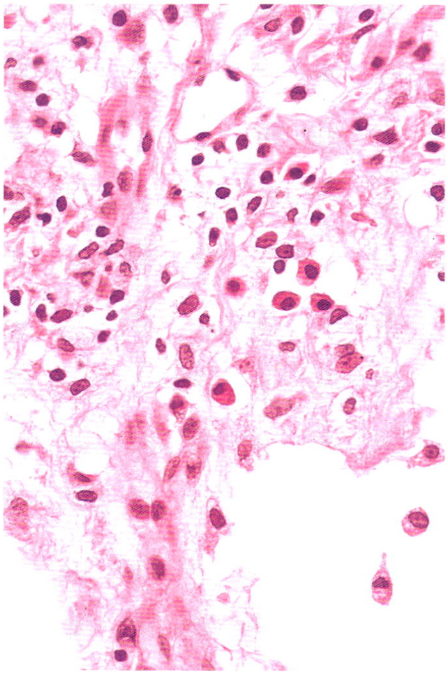

图 2.24　黏膜瘢痕性类天疱疮。邻近的固有膜内显示富于浆细胞的炎症浸润。

寻常性天疱疮和增殖性天疱疮 PEMPHIGUS VULGARIS AND PEMPHIGUS VEGETANS

临床表现 Clinical presentation

寻常性天疱疮是一种罕见的获得性自身免疫性水疱性疾病，伴有黏膜糜烂以及皮肤上松弛的大疱。本病由抗桥粒芯糖蛋白 3（desmoglein 3）的自身抗体引起，桥粒芯糖蛋白 3 是一种 130kD 的糖蛋白，是形成表皮紧密连接的桥粒的一种成分[93, 94]。160kD 的桥粒芯糖蛋白 1 也可以参与[94]，虽然其在落叶性天疱疮中的作用还没有完全搞清楚。

患者常常表现为疼痛性黏膜糜烂，累及口、鼻或肛门生殖器黏膜；然而，各部位均可见到大疱。本病很少出现瘙痒，但是可能出现疼痛。完整的大疱 Nikolsky 征阳性：加压时水疱的边缘可以延伸。由于水疱脆弱，几乎没有或者完全缺乏完整的水疱。虽然其他部位的寻常性天疱疮不伴有瘢痕，但是外阴受累有时可导致局部瘢痕形成和变形[95]。阴道粘连和排液也可出现[96]。

增殖性天疱疮可以发生于寻常性天疱疮的基础上。增殖性天疱疮中可发生肥大或疣状增殖，伴有大疱。

组织病理学 Histopathology

在发展完全的水疱中，皮肤棘层松解可导致基底层上水疱形成，伴有真皮表皮交界处基底细胞成行排列，像“成排的墓碑”(图 2.25)。免疫荧光研究显示，IgG 和 C3 沉积于表皮的细胞表面或细胞间区域。增殖性天疱疮病变的免疫荧光所见与寻常性天疱疮类似，但是伴有显著的棘层增厚、角化过度以及主要由淋巴细胞和嗜酸性粒细胞组成的炎症浸润，后者常常可掩盖皮肤棘层松解。

鉴别诊断 Differential diagnosis

外阴寻常性天疱疮的鉴别诊断包括其他水疱形成性疾病和溃疡性疾病。通过水疱发生的部位，天疱疮可以与类天疱疮（包括大疱性和瘢痕性）区别开。大疱性类天疱疮具有表皮下分离，免疫荧光检查可见沿基底膜分布的 IgG，以及常常有 C3 的线样沉积。类天疱疮的水疱较紧张，不容易发生糜烂。由于天疱疮的水疱活检时常常已经糜烂，所以是在病变边缘获取组织，结合特征性的细胞间 IgG 和 C3 沉积的免疫荧光检查所见进行诊断，是特别重要的。

天疱疮必须与 Hailey-Hailey 病、毛囊角化病、外阴股部皮肤棘层松解和疣状角化不良瘤进行鉴别[97, 98]。Hailey-Hailey 病（常染色体显性遗传病）常常伴有阳性家族史。Hailey-Hailey 病免疫荧光检查阴性。与天疱疮不同，累及表皮所有层次的角化不良可见于毛囊角化病、疣状角化不良瘤（孤立性毛囊角化不良）和外阴股部皮肤棘层松解。这些疾病不是免疫大疱性疾病，因此免疫荧光检查呈阴性。

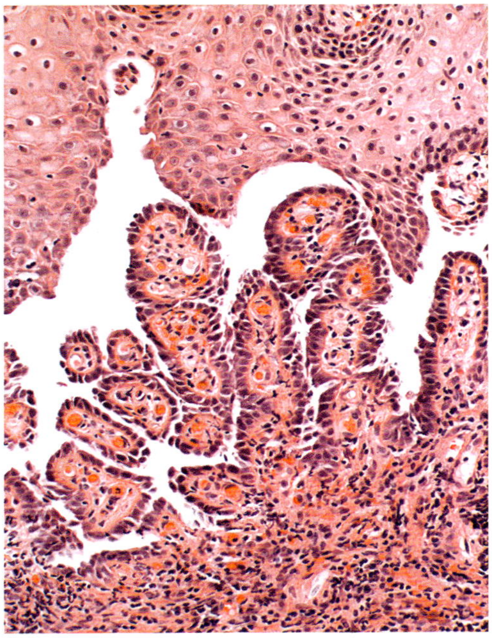

图 2.25 寻常性天疱疮：基底上方棘层松解和“假绒毛”（“墓碑效果”）。

治疗 Treatment

天疱疮的主要治疗方法是应用皮质类固醇。有效的表面应用皮质类固醇、病变内以及口服类固醇均为治疗方法。有时，需要应用可减少类固醇用量的制剂（环磷酰胺，硫唑嘌呤）。少数情况下，可能需要应用甲氨蝶呤。治疗任何可能发生的感染十分重要。

Hailey-Hailey 病
HAILEY-HAILEY DISEASE

临床表现 Clinical presentation

Hailey-Hailey 病（HHD）是一种棘层松解性遗传性皮肤病，好发于湿润的身体皱褶部位，诸如曲侧或擦烂区域（颈部、腋窝和腹股沟区域）[97]。本病也可发生于乳房下皱褶。Hailey-Hailey 病是一种罕见的常染色体显性遗传病。Hailey-Hailey 病的发病机制还不完全清楚，但是涉及钙泵 ATP2C1 的突变。有趣的是，另外一种棘层松解性皮肤病，毛囊角化病（参见 43 页），也与编码不同但相关的钙泵的基因突变有关。钙代谢失调被认为可以削弱细胞内连接。大约 70% 的病例是家族性的[97]。

过去，本病被称为良性家族性天疱疮，一个容易引起混淆的名称，因为本病与天疱疮没有任何关系。本病腹股沟受累常常延伸到外阴，而且单独累及外阴的病例也有报道[98-101]。本病病变起始时呈瘙痒性糜烂，并向外周蔓延累及周围皮肤。病变中心往往形成痂壳，常常伴有腐烂的气味。病变经过数月常常消退，可能导致色素减退，但是瘢痕形成不是特征。擦烂区域常常浸软，因为伴有白色念珠菌、金黄色葡萄球菌和疱疹病毒感染 。临床上将 Hailey-Hailey 病误认为念珠菌病或黏膜白斑病的病例已有报道[98, 99]。少数情况下，鳞状细胞癌的发生可能与外阴或非外阴 Hailey-Hailey 病有关[102, 103]。1 例在这个背景中发生的外阴鳞状细胞癌病例伴有人类乳头状瘤病毒感染[104]。

组织病理学 Histopathology

Hailey-Hailey 病的组织学检查显示表皮内棘层松解性水疱和大疱。水疱内的棘层松解性角化细胞仍然保持着一些有序的表现，有时被描述为“坍塌的砖墙”（图 2.26）。早期病变可能仅仅显示基底层上腔隙，类似于毛囊角化病或天疱疮。可见类似于Darier圆体细胞和颗粒的角化不良细胞，但是一般并不显著。Hailey-Hailey 病免疫荧光染色呈阴性。

鉴别诊断 Differential diagnosis

Hailey-Hailey 病可能显示非常类似于寻常性天疱疮的组织学表现。实际上，在有免疫荧光检查之前认为这两种病相关，因为其组织学所见相似。所幸的是，免疫荧光检查容易将二者鉴别开来。寻常性天疱疮伴有细胞间免疫反应物，常常是 IgG 和 C3。Hailey-Hailey 病应与大疱性类天疱疮和瘢痕性类天疱疮鉴别，其也可以累及外阴[84, 105, 106]。与 Hailey-Hailey 病不同，类天疱疮的水泡位于表皮下，而且往往富于炎症细胞，尤其是嗜酸性粒细胞。瘢痕性类天疱疮累及黏膜部位（包括外阴阴唇有改变的黏膜），并且常常导致瘢痕形成。瘢痕性类天疱疮的水泡类似于大疱性类天疱疮的水泡。阳性免疫荧光染色（常常为 IgG 和 C3，沿着基底膜分布）见于大疱性类天疱疮。Hailey-Hailey 病具有均匀一致的皮肤棘层松解，可以与毛囊角化病区别开来。此外，角化不良是毛囊角化病的一个比较明显的特点。

由于 Hailey-Hailey 病伴有显著的皮肤棘层松解，还可能会与外阴上皮内肿瘤形成（VIN）混淆，外阴上皮内肿瘤形成可能含有棘层松解。后者棘层松解常常为局灶性，并且 VIN 的诊断容易做出。不过，这可以解释Hailey-Hailey 病与外阴癌偶尔伴随发生的情况（参见第 6 章）。

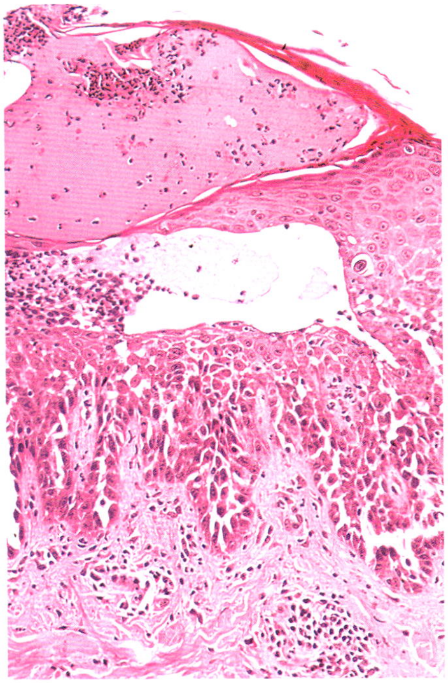

图 2.26 皮肤 Hailey-Hailey 病：这个视野中显示的坍塌砖墙样表现是一个特征性表现。

治疗 Treatment

当前，Hailey-Hailey 病尚无法治愈。患者应该避免触发因素，诸如晒伤、出汗和摩擦。醋酸铝敷布、温和的皮质类固醇制剂以及局部应用抗生素可致短暂的改善。

毛囊角化病 DARIER’S DISEASE

临床表现 Clinical presentation

毛囊角化病是一种少见的遗传性皮肤病，患者出现多量角化过度性丘疹，常常分布于整个躯干。本病可能以常染色体显性遗传方式遗传，虽然一项大型病例研究报告，大约只有一半病例有阳性家族史[107]。与本病相关的基因已经被分离出来，其编码 ATP2A2，是一种钙泵蛋白[108]。尽管有这个发现，但本病的精确发病机制依然了解很少。一种似乎并不遗传的局限性毛囊角化病已有描述。

本病病变常常在青春期前后出现，但是也可以发生在年龄较大的患者。本病性别分布相同，虽然男性受累似乎比较严重[109]。本病皮肤病变呈疣状且有瘙痒，还可以伴有腐烂的气味，导致患者感到相当程度的困窘。患者指甲往往变薄，易碎，并且营养不良。常见伴随细菌、病毒或真菌感染，并且常常可见明显的浅表损伤，这是由为减轻瘙痒而搔抓引起的。孤立性外阴毛囊角化病罕见，但是偶尔有文献报道[110-112]。本病表现可以轻微。外阴部位发热、出汗和浸软是常见情况，可以诱发或加剧病变[109]。已有 1 例偶然发现伴有毛囊角化病的外阴鳞状细胞癌的病例报道[112]。

组织病理学 Histopathology

组织学检查显示棘层增厚、角化不全以及棘层松解，伴有基底细胞上裂隙和腔隙形成。周围的表皮常常显示角化过度。常常出现被称为Darier圆体细胞和颗粒的特征性角化不良细胞（图2.27 a, b）。圆体细胞（corps ronds）出现在棘细胞层，具有不规则的偏位细胞核。胞浆透明但被致密的角化壳环绕。Darier颗粒（grains of Darier）位于角质层，细胞细长，具有显著的透明角质颗粒，代表不成熟的角化。

鉴别诊断 Differential diagnosis

毛囊角化病应该与Hailey-Hailey病鉴别，后者一般累及生殖器部位。Hailey-Hailey病的早期病变可以显示比较局限的基底细胞上棘层松解，但是广泛的棘层松解可以见于发展充分的病变。广泛的角化不良不是Hailey-Hailey病的特点。疣状角化不良瘤（warty dyskeratoma）可以发生在外阴[113]，虽然组织学检查可能类似于毛囊角化病的病变，但是前者一般为孤立性的，并且通常具有显著的乳头状结构。外阴股部棘层松解具有与毛囊角化病类似的组织学表现，但是不发生在家族性背景中。

圆体细胞样结构也可能见于典型的外阴上皮内肿瘤形成以及假Bowen样丘疹病（湿疣的一种变型）。这些在第6章讨论。

治疗 Treatment

建议患者应用高因子遮光剂，并且尽可能避免日晒。口服类维生素A治疗，例如异维A酸，已经成为毛囊角化病的最有效的药物治疗方法；但是未见延长缓解期。

外阴股部棘层松解性皮肤病 ACANTHOLYTIC DERMATOSIS OF THE VULVOCRURAL AREA

临床表现 Clinical presentation

外阴股部棘层松解性皮肤病（ADV）于1984年首次提出作为一种独特的疾病[114]。本病表现为散在的肉色至白色的、直径小于1 cm的丘疹，可以孤立存在也可以成群存在，并且可以融合。受累皮肤有时呈红斑样并有瘙痒。病变累及阴唇和（或）腹股沟皱襞[115]。类似的病变在男性已有描述[116]。病变一般呈慢性，治疗困难[116, 117]。

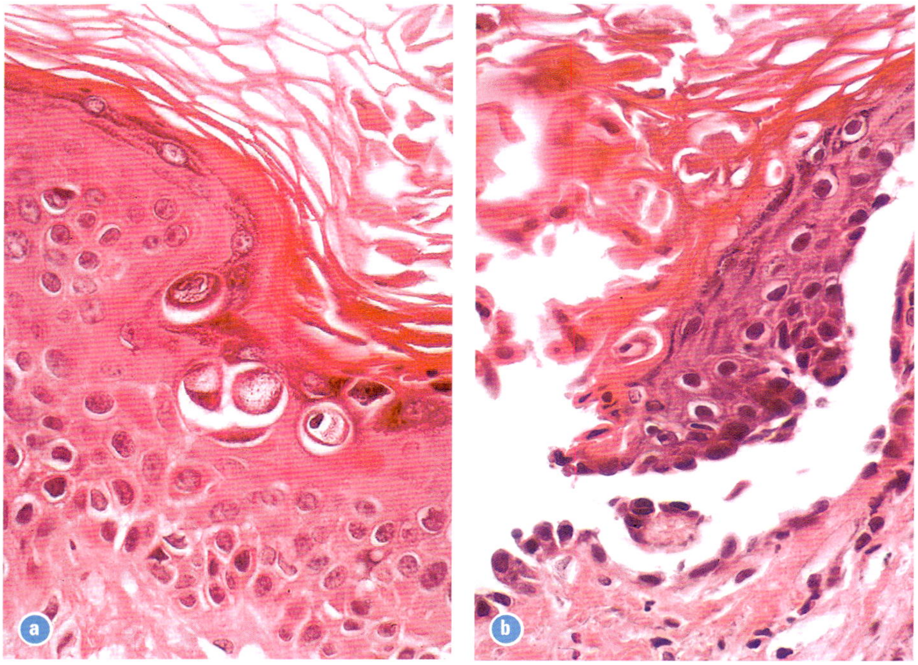

图2.27 （a）皮肤毛囊角化病。角化不良表现为圆体细胞，就像这个视野中所见的那样，是典型的特点。（b）皮肤毛囊角化病。角化不全常常伴有大的残余细胞核（Darier颗粒）出现。

组织病理学 Histopathology

这些病变的活检所见类似于毛囊角化病或 Hailey-Hailey 病。受累皮肤可能显示角化过度。棘层松解明显，可以见到散在的角化不良细胞，包括 Darier 圆体细胞和颗粒。免疫荧光分析显示，外阴股部棘层松解性皮肤病一直呈阴性。

鉴别诊断 Differential diagnosis

外阴股部棘层松解性皮肤病是一种散发性疾病，因此可与具有家族史的毛囊角化病和 Hailey-Hailey 病区别开来。Grover 病或短暂的棘层松解性疾病可以具有类似的组织学表现，但是累及躯干并且常常在数周或数月内缓解。疣状角化不良瘤通常累及头颈部，但在少数情况下可以出现在外阴[113]，组织学检查显示与外阴股部棘层松解性皮肤病有重叠[96]，虽然典型的病变具有乳头状结构。局灶性棘层松解性皮肤病受累非常局限，常常伴有其他皮肤病变，例如黑素细胞痣、皮肤纤维瘤或瘢痕，通过这些表现可以鉴别。增殖性天疱疮显示特征性的免疫荧光表现，而外阴股部棘层松解性皮肤病缺乏这些表现。

治疗 Treatment

外阴股部棘层松解性皮肤病是一种难治的疾病。病变长期持续存在。局部治疗一般还没有被证明有效。有些患者外科切除有效[111]。电烙术也被用于去除某些丘疹[114]。

Fox-Fordyce 病 FOX-FORDYCE DISEASE

临床表现 Clinical presentation

Fox-Fordyce 病（FFD）又称顶浆分泌性粟粒疹（apocrine miliaris），以局限于具有顶浆分泌腺皮肤的瘙痒性丘疹为特征。Fox-Fordyce 病最常累及腋窝，但也可见于富于顶浆分泌腺的生殖器、肛周以及乳腺区域。报道的病例绝大多数是女性[118, 119]。丘疹伴有严重的阵发性瘙痒。由于外阴具有大量顶浆分泌腺，所以这个部位可以受累。情绪或物理刺激可能加重外阴症状。Fox-Fordyce 病和化脓性汗腺炎共存已有描述[120]，但是两者之间的相互关系还不清楚。角质层分离剂治疗有时有效。发病机制还不清楚。顶浆分泌腺导管阻塞可导致完全性顶浆分泌腺无汗症，虽然外分泌性出汗未受损害。

组织病理学 Histopathology

Fox-Fordyce 病的组织学表现是非特异性的，但是常常出现过度角化，伴有角栓以及周围的棘细胞间水肿。顶浆分泌腺导管进入漏斗上皮的部位受累是较为特异的标志，但是在组织学切片中难以证实。有些作者提出，钻取活检横向切片可有助于鉴别诊断[121]。顶浆分泌堵塞可导致导管囊性扩张，囊性导管可以破裂形成潴留囊肿。附属腺和毛囊周围轻微的慢性炎症浸润有时是一个特征[122]。

鉴别诊断 Differential diagnosis

湿疹性皮炎偶尔可能显示毛囊受累，其形态可能使其与Fox-Fordyce 病的鉴别非常困难，有时甚至是不可能的。对于大多数病例，临床相关信息会有帮助，因为 Fox-Fordyce 病好发于身体富于顶浆分泌腺的区域。角化过度性毛囊栓子不是湿疹性皮炎的特点。

Fox-Fordyce 病与 Fordyce 斑的黄色丘疹的鉴别十分重要，后者可以出现在正常大阴唇和小阴唇的内侧。Fordyce 斑是与直接与上皮交通的毛囊无关的皮脂腺。Fordyce 斑是一种偶然的发现，不伴有任何症状。

治疗 Treatment

类维生素 A、局部应用类固醇、抗生素、激素治疗、紫外线、擦皮法以及手术切除可减轻症状，但不能治愈。

化脓性汗腺炎 HIDRADENITIS SUPPURATIVA

临床表现 Clinical presentation

化脓性汗腺炎（HS）是一种伴有脓肿和窦道形成的慢性化脓性炎症性疾病，发生在皮肤富于顶浆分泌腺的部位。本病可以导致严重的瘢痕和变形。近期一项研究质疑其严格的顶浆分泌腺相关性[123]。

化脓性汗腺炎发生在年轻成人，并且较常见于女性。个别病例出现在青春期前。多数病例显示腋窝受累，但是腹股沟或生殖器受累也很常见。其他受累部位包括会阴和肛周，乳腺受累罕见。本病轻重不一。疾病轻微的患者有复发性孤立性结节；疾病严重的患者阴阜受累，并且病变可以延伸到大腿（图 2.28）。本病表现为单个温热的红斑样丘疹，丘疹可能疼痛。随着时间的推移，可形成溃疡和窦道，伴有脓肿发生。可见皮肤共生细菌（例如葡萄球菌和链球菌）的继发性感染。厌氧菌感染可造成渗出液恶臭，除身体不适之外，还能导致相当程度的社交不便。有些病例可见严重的局部瘢痕及变形[124]。伴随较晚期疾病出现的息肉样病变已有描述[125, 126]。鳞状细胞癌是一种不常见的晚期并发症[127, 128]。抗生素和局部清洁可以减轻症状，但是严重的受累可能需要手术治疗[124]。化脓性汗腺炎有时是作为所谓的毛囊闭塞四联征的一部分表现的。毛囊闭塞四联征病理学上还包括另外三种类似的疾病，即寻常性痤疮、分割性蜂窝织炎[129]和藏毛窦道[130]。汗腺过度角化栓被认为是化脓性汗腺炎的潜在诱因，但这点尚有争议，而且在比较明显的病变中常常难以证实。没有证据（尽管应用这种命名）表明本病来源于原发性汗腺炎。

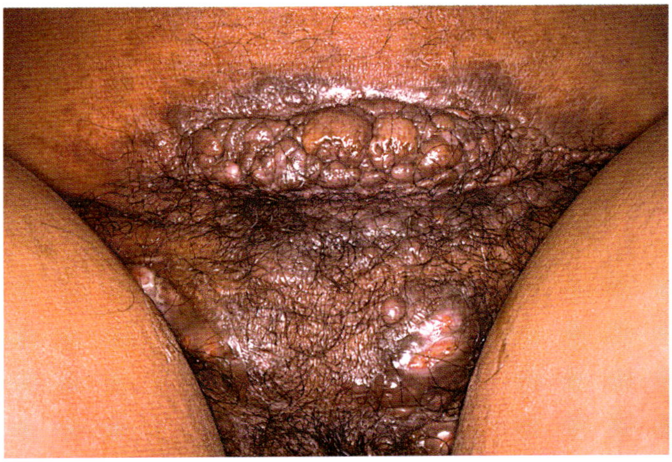

图 2.28　化脓性汗腺炎。

组织病理学 Histopathology

化脓性汗腺炎的显微镜下表现没有特异性，但结合临床上特有的前后关系，诊断很少出现困难[124]。早期病变显示毛囊角化过度。其他发现包括脓肿和窦道，窦道常常至少部分内衬鳞状上皮，伴有纤维化和肉芽肿形成（图 2.29 a, b）。可见鳞状上皮的假上皮瘤性增生，假上皮瘤性增生必须与发生在化脓性汗腺炎情况下的鳞状细胞癌鉴别。

鉴别诊断 Differential diagnosis

鉴别诊断包括其他引起外阴破坏性炎症和瘢痕的原因。迁徙性 Crohn 病常常伴有肉芽肿性炎。Crohn 病的肠皮瘘管可能类似于化脓性汗腺炎，但是先前肠道症状的临床病史有助于鉴别诊断。Fox-Fordyce 病伴有顶浆分泌腺的过度角化栓子形成，而且不形成窦道。性病性淋巴肉芽肿可以导致类似于化脓性汗腺炎的表现，衣原体血清学检查有助于鉴别诊断。

治疗 Treatment

早期化脓性汗腺炎的治疗包括全身应用抗生素、局部应用消毒剂以及外敷。对于伴有孤立性有症状病变的患者，病变内应用皮质类固醇可能有益。类维生素A 已用于本病的治疗[131]。

其他治疗方法包括全身性皮质类固醇、硫唑嘌呤以及环孢霉素。据报道，激素治疗已经获得某些成功。外科治疗被用于有广泛性化脓性汗腺炎的患者。一种局限的手术方法是对棘手的病变或窦道进行去底（de-floor）或造口术。晚期疾病如果需要治疗，最常选择局部广泛切除并行皮肤移植或皮瓣治疗。此外，已有 CO_2 激光治疗获得成功的报道[132, 133]。

Reiter 综合征 REITER'S SYNDROME

临床表现 Clinical presentation

Reiter 综合征是一种血清反应阴性的脊柱关节病，临床表现为红斑性斑块以及细菌感染后发生的尿道炎或宫颈炎。Reiter 综合征的皮肤病变称为“脓溢性角皮病”（keratoderma blennorrhagicum），开始表现为小水泡或红斑性斑点，最终融合形成具有脱屑痂壳的红斑性斑块。

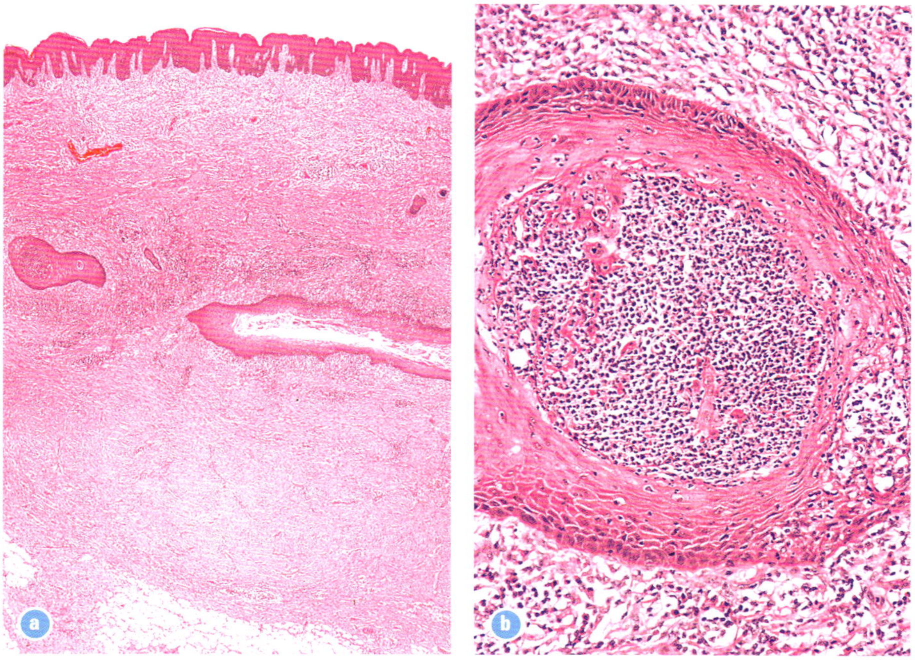

图 2.29　化脓性汗腺炎。(a）显示真皮瘢痕形成、慢性炎症以及鳞状上皮衬覆的窦道。(b）窦道的高倍镜视野显示脓肿形成。

临床上这些病变非常类似于脓疱性银屑病，并且最常累及手和脚。这些皮肤病变的发生是感染后综合征的一部分。Reiter 综合征好发的两个主要感染类型称为“地方性”感染和“流行性”感染[134]。

地方性感染常常由沙眼衣原体引起，常常表现为尿道炎，并且显示明显好发于男性（>80%）。流行性感染发生在肠道感染爆发之后的小部分人群。胃肠炎最常由痢疾志贺菌、沙门伤寒菌或小肠结肠炎耶尔森菌引起[134]。流行性爆发没有性别差异，在西方国家，这样的爆发很少是造成 Reiter 综合征的原因。

Reiter 综合征的发病机制了解很少。患者的主要组织相容性同种白细胞 B27 抗原（HLA-B27）单倍型明显过度表达，似乎可以解释为免疫失调。有人提出 CD8 阳性 T 细胞失调是其发病机制。本病的易患素因呈现遗传性，并且倾向于发生在具有其他血清反应阴性的脊柱关节病的家族以及脓疱性银屑病的家族。这些疾病的发生呈现家族性，并且共存于伴有 Reiter 综合征的个体，使发病机制的研究变得复杂，但是也表明可能为共有的发病机制。

外阴受累罕见，英文文献中仅有少数病例报告[135]。大约在感染 1 个月内发生尿道炎（而在女性则较常发生宫颈炎）。随着时间的推移，随后出现关节炎，通常为非对称性的，累及下肢大关节。皮肤病变可以发生在这一过程的任何时间。其他症状包括甲营养不良、起止点病（腱或韧带附着点的炎症，跟腱最常受累）、口腔溃疡、虹膜炎和结膜炎。Reiter 综合征常常呈慢性经过，可以复发，可能会使人非常虚弱甚至是致命的。最严重的并发症是由于这些部位受累导致的心脏传导阻滞以及二尖瓣或主动脉瓣关闭不全。发生在 AIDS 患者的 Reiter 综合征似乎尤其严重[136]。

外阴疾病非常类似于伴有外阴和会阴皮肤斑块状红色痂皮的外阴脓疱性银屑病[135]。在红斑区域内可见界限清楚的溃疡[137, 138]。外阴黏膜表面可见小的白色丘疹[136]。可以出现阴道和宫颈排液[137, 139]。症状的持续时间和严重性各个病例之间差异很大，做出这种诊断需要慎重，尤其是当累及诸如外阴等不常见的部位时。

组织病理学 Histopathology

Reiter 综合征的外阴病变显示脓疱性银屑病的所有特征，包括表皮突的均匀一致的延长，伴有乳头上板变薄、表皮增生以及角化不全。颗粒细胞层常常明显变少或消失。在角化不全区域可见中性粒细胞。棘细胞层常常含有显著的中性粒细胞聚集，在角质层可见微脓肿或大脓肿。

鉴别诊断 Differential diagnosis

主要组织学鉴别诊断包括银屑病，主要是脓疱性银屑病和感染。组织学检查，银屑病可能显示同样的特点。因此，鉴别诊断需要临床信息。不仅如此，这两种疾病之间似乎有明显的重叠，分类可能具有人为性。支持Reiter 综合征的临床表现包括宫颈炎、虹膜炎、结膜炎、口腔溃疡以及出现HLA-B27 单倍型[135]。关节炎可以是这两种疾病的特点，但是下肢大关节非对称性受累（而不是见于银屑病性关节炎的手的较远端的关节受累）支持 Reiter 综合征的诊断。应该记住，Reiter 综合征不常累及外阴，银屑病却常累及外阴。同银屑病一样，应进行 PAS 染色以除外真菌感染，真菌感染的组织学特点可能类似于 Reiter 综合征。

治疗 Treatment

Domeboro（碱式醋酸铝制剂的商品名）浸泡和局部应用氟羟强的松龙缩丙酮（曲安奈德）常用于外阴病变。也有人建议口服阿昔曲丁（阿维 A）、甲氨蝶呤、硫唑嘌呤以及环孢霉素 A。他克莫司药膏已被应用，作用有限[138]。

Behçet 病 BEHÇET'S DISEASE

临床表现 Clinical presentation

典型的 Behçet 病是由口腔和生殖器溃疡以及葡萄膜炎组成的临床三联症。Behçet 病的发病机制还不清楚，但是好像是由免疫介导的血管炎引起的。家族性 Behçet 病不常见[140]。Behçet 病在美洲和北欧不常见，但在中东国家、亚洲和土耳其常见，并最先被描述[140]。患者常常表现为口腔黏膜的疼痛性阿弗他溃疡。在出现其他特征性的 Behçet 病表现之前，患者往往有长期的口腔溃疡病史。外阴溃疡常见；但通常不累及阴道（图 2.30）。外阴溃疡可以较深并可导致瘢痕形成；严重的病例有时表现为坏疽。偶尔，病变分布呈疱疹样。本病的特征是慢性经过，具有消退及随后复发的周期性表现。外阴病变罕见[141]。

全身性疾病可累及眼、皮肤、关节、脑、肠、心、肺和肾；实际上任何器官均可受累。本病最常见的严重结果是后眼葡萄膜炎发展为视觉丧失。这些器官受累似乎是由血管炎引起的，常常伴有血栓性静脉炎。Behçet 病的诊断标准列在表 2.3 中[142]。重要的是必须注意，只有排除了其他原因，才能应用这些标准。诊断标准之一是过敏反应性，其定义是皮内针刺后 24 ~ 48 小时形成无菌性皮肤脓疱。Behçet 病的这种反应可能主要是由对损伤的过度反应造成的[143]。非外阴皮肤受累显示不同的形态，包括脓疱性丘疹以及类似于结节性红斑、坏疽性脓皮病和 Sweet 综合征的病变[144-146]。

组织病理学 Histopathology

外阴常常出现溃疡，溃疡可以较浅也可以延伸到真皮深部。组织学改变没有特异性。真皮浅层和深层可见混合性炎症细胞浸润，可能以中性粒细胞或淋巴细胞为主。常常出现浆细胞和嗜酸性粒细胞。可以伴有血管内细胞肿胀和血管周围炎症。有时可见白细胞碎裂性血管炎，但是在一些病例中还不清楚这个表现是原因还是溃疡的结果。

鉴别诊断 Differential diagnosis

认识到 Behçet 病是一个诊断标准尚有争议的综合征非常重要。而且，患者在符合 Behçet 病正规诊断标准多年之前，可能已有 Behçet 病的某些表现。外阴 Behçet 病的鉴别诊断包括最终能够导致溃疡形成的多种疾病。后者包括疱疹病毒感染、梅毒、性病性淋巴肉芽肿、坏疽性脓皮病以及诸如天疱疮和类天疱疮等水疱性疾病。需要了解临床相关情况，必要时还需要应用免疫荧光检查、感染血清学、组织化学和免疫组化染色以及培养。当进行免疫荧光检查时，重要的是要从邻近溃疡的正常组织取活检，并将其置于适当的介质中。在组织学鉴别诊断中还要考虑累及黏膜皮肤的 Crohn 病（参见第 50 页）。出现诸如口腔溃疡等临床病史也有助于鉴别诊断。Crohn 病常常累及外阴的外侧部分，而且可能伸展到大腿内侧，而 Behçet 病的溃疡往往发生在外阴的

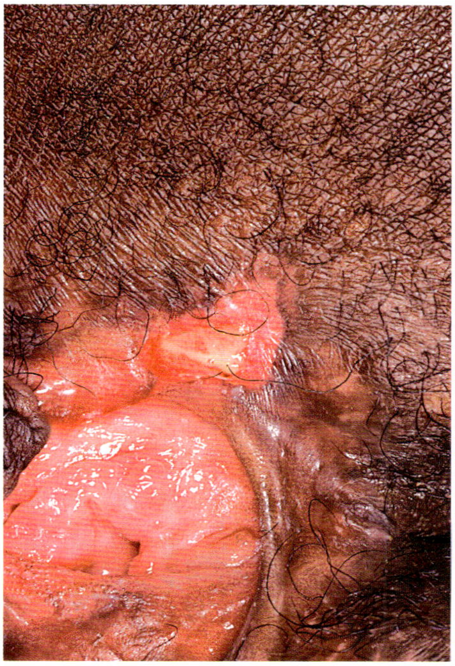

图 2.30 外阴 Behçet 病。

表 2.3 Behçet病的诊断标准（adapted from Magro and Crowson, 1995 with permission）[142]

- 复发性口腔溃疡
  - 发生轻型口疮、重型口疮或疱疹样溃疡，检查发现或患者诉说
- 加上下面两条
- 有复发性生殖器阿弗他溃疡或瘢痕，医师检查发现或患者诉说
  - 眼部病变：
    - 前葡萄膜炎
    - 后葡萄膜炎
    - 眼科医师在裂隙灯下观察到玻璃体内有小房或视网膜血管炎
  - 皮肤病变：
    - 有结节性红斑样病变，医师观察到或患者诉说
    - 假毛囊炎
    - 青春期后没有接受皮质类固醇的患者有丘疹脓疱性病变或痤疮性结节，医师观察到的
  - 阳性过敏反应试验：
    - 在消毒的情况下，将 20-gauge或更小的针（理想的是钝针）斜插入皮肤，并在 24 ~ 48 小时后由医务人员观察。针刺部位出现小的红色肿块或脓疱为试验阳性。只有少数 Behçet 病患者显示过敏反应现象。来自地中海地区的患者较易出现阳性过敏反应

中心部分。与 Behçet 病的溃疡相比，Crohn 病的病变可能较深，常常形成窦道。由于这两种疾病都可以累及肠管，所以外阴活检对于鉴别诊断可能十分重要。Crohn 病累及外阴以肉芽肿性炎症为特点，常常容易与 Behçet 病区别开。

治疗 Treatment

疾病早期局部应用类固醇。在 Behçet 病治疗中，常常需要口服抗生素和口服类固醇。有时需要静脉内应用类固醇和控制疼痛。病变内注射类固醇也应用于这些患者。其他治疗包括应用硫唑嘌呤、甲氨蝶呤、秋水仙碱、反应停（thalidomide）和英夫利昔单抗（infliximab，Remicade®，Centocor Inc.）。

坏疽性脓皮病 PYODERMA GANGRENOSUM

临床表现 Clinical presentation

坏疽性脓皮病（PG）是一种不常见的常常伴有全身性疾病的溃疡性疾病。病因尚不清楚。坏疽性脓皮病常见于年轻到中年成人，但是可以发生在任何年龄。几宗大型病例研究注意到，其以女性发病为主[147-149]。病变常常是大的溃疡，其特征是边缘凹凸不平，呈红色到紫色的“悬突状”。病变可以单发也可以多发，往往发生在下肢。病变开始可能表现为红斑性结节或脓疱，继而扩大并形成溃疡。可以见到广泛的瘢痕和变形。溃疡融合伴有上皮再次形成，有时导致表面呈现筛状外观。病变往往发生在先前受过损伤的部位，被认为是一个过敏反应性过程。复发并不少见。

早期识别很重要，因为外科清创术这种治疗溃疡的常用方法往往会使本病加重，所以一般是禁忌的。自发性消退罕见。

大约半数的坏疽性脓皮病病例伴有全身性疾病。其中最常报告的是炎症性肠病（Crohn 病和溃疡性结肠炎）、关节炎（风湿病样和血清反应阴性型）、血液恶性肿瘤、骨髓增生性疾病以及单克隆性丙种球蛋白病[149]。也有伴随潜在恶性肿瘤、肝炎以及 Behçet 综合征的描

述[147, 148]。坏疽性脓皮病的溃疡可以见于这些疾病发生之前、同时或这些疾病的静止期[150]。坏疽性脓皮病的诊断是一个除外性诊断；在做出这个诊断之前必须排除所有引起其他溃疡的原因。

坏疽性脓皮病原发性累及外阴罕见，但是已有个案报告[151-157]。在一项大型研究中，生殖器受累见于9%的病例，但是性别和确切部位没有指出[158]。外阴溃疡的外观大小和数目不等，并且可能延伸并累及阴阜、下腹、会阴和大腿[157]。

组织病理学 Histopathology

坏疽性脓皮病的组织学表现是非特异性的，诊断需要仔细结合临床病理状况。早期病变显示致密的中性粒细胞浸润，可能位于毛囊周围。一个典型的、但可能并不特异的特征是溃疡伴有“悬突状”边缘[155]。晚期病变富于单核细胞，而且伴有明显的坏死。病变的边缘通常出现假上皮瘤性增生和显著的真皮纤维化或瘢痕形成，取活检常常在这个部位。

鉴别诊断 Differential diagnosis

坏疽性脓皮病的鉴别诊断广泛，包括皮肤溃疡形成的其他各种原因。因为坏疽性脓皮病的溃疡显示非特异性改变，所以当收到一个大的溃疡性病变的活检标本时，关键的是要引起高度怀疑。评价这样的标本必须有临床信息。应该通过培养和应用特殊染色排除感染性病因。尤其重要的是，不要将坏疽性脓皮病的清创标本误认为是坏死性肌膜炎。在多数病例中，革兰染色和临床信息可以确定诊断。

治疗 Treatment

坏疽性脓皮病往往应用皮质类固醇治疗，偶尔应用其他制剂[150]。

外阴 Crohn 病
CROHN’S DISEASE OF THE VULVA

临床表现 Clinical presentation

Crohn 病（CD）是一种肠道肉芽肿性炎症性疾病，也可累及其他部位，包括皮肤和黏膜。病因不明。Crohn 病发病没有性别差异，常常出现在 11 ~ 30 岁之间。儿科病例也可见[159]。胃肠道症状是最常见的主诉。Crohn 病显示肠道有不连续的溃疡，与溃疡性结肠炎比较均匀一致的病变不同。外阴 Crohn 病（图 2.31）可以是毗连的（肠道和外阴均受累，它们之间发生窦道或瘘管）、迁徙的或不毗连的[160, 161]。图 2.32 显示皮肤表现，伴有明显的水肿和排液。有些病变从肠道直接蔓延到外阴，表现为瘘管形成（图 2.33）。偶尔，在肠道疾病出现之前发生黏膜皮肤病变，包括外阴受累[162-165]。局限在外阴的皮肤受累也有报道，但是非常罕见[162, 163]。溃疡性病变已有描述，肿块不太常见[164]。皮肤受累可能伴有广泛的瘢痕形成以及外阴解剖结构的破坏。虽然保守性药物治疗常常已经足够，但是严重的病变可能需要行根治性切除。溃疡性病变常常是非特异性的，但可能类似于生殖器疱疹病毒感染的表现[166]。

组织病理学 Histopathology

外阴Crohn 病的组织学表现是非特异性的。有由不同数量组织细胞、巨细胞及浆细胞组成的多形态浸润。可能会见到由上皮样细胞组成的无菌性非干酪性肉芽肿，常常伴有郎格汉斯型巨细胞，但不是一个恒定的特点（图 2.33）[163]。肉芽肿和组织细胞性巨细胞的分布常常稀疏而容易遗漏。

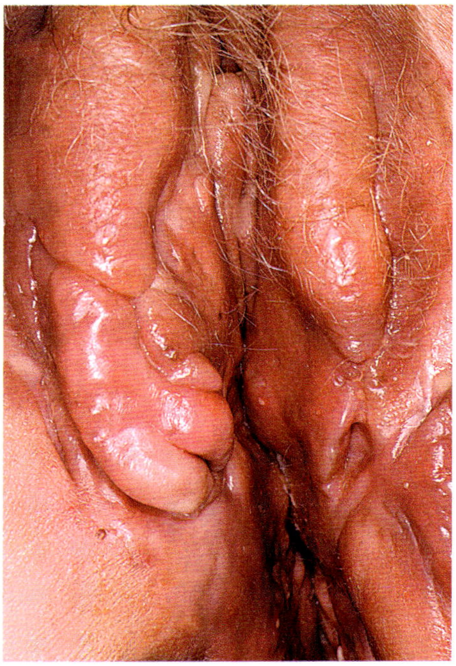

图 2.31　外阴 Crohn 病，伴有水肿及正常外阴解剖结构破坏。

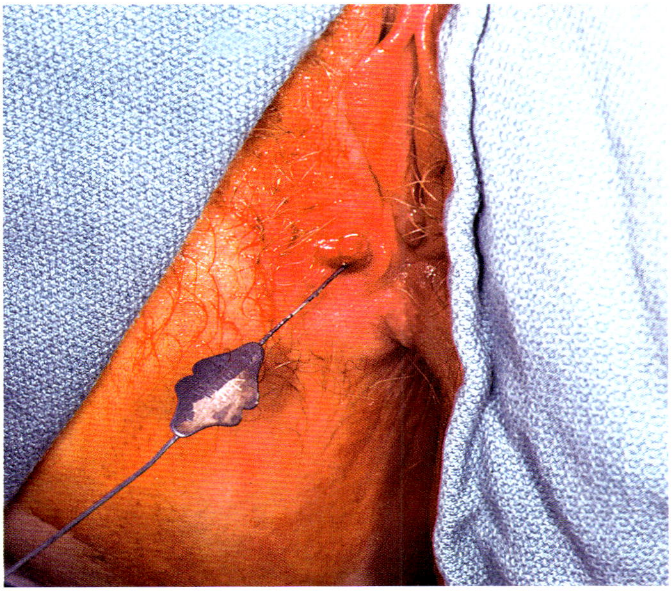

图 2.32 Crohn 病瘘管（探针）延伸到会阴。

鉴别诊断 Differential diagnosis

如上所述，组织学表现是非特异性的，因此做出外阴Crohn病的诊断需要充分考虑临床表现。重要的是需要排除其他肉芽肿性疾病的原因，尤其是感染性疾病。前面已经提到，黏膜皮肤受累可能先于胃肠道症状。因此，应该进行结肠镜检查以评价患者肠道疾病的亚临床证据。肉芽肿性外阴炎的患者应该仔细随访，因为其中有些患者最终可能发生胃肠道病变。肉芽肿性外阴炎这一命名用于罕见的患者，这些患者的病变组织学表现与迁徙性 Crohn 病（metastatic Crohn's disease）相同，但不具有胃肠道疾病的证据。然而，活检显示肉芽肿性外阴炎后，有些患者已经发生 Crohn 病[167]。确定肉芽肿性外阴炎是一种独立的疾病还是 Crohn 病的一种类型需要较多的经验。无论如何，对患有不能解释的肉芽肿性外阴炎的所有患者均需密切随访，以寻找炎症性肠病的证据。

外阴 Crohn 病的治疗
Treatment of vulvar Crohn's disease

外阴 Crohn 病的治疗方案与普通的胃肠道 Crohn 病的治疗方案不同。类固醇以及 5-水杨酸类（5-ASA）药物一般只对肠道疾病有效，而对会阴疾病无效；然而，一些临床医师认为，有些患者应该先尝试应用这些药治疗。许多外阴Crohn 病患者有肠道疾病的症状，需要应用这些药物。有时可能还需要应用免疫抑制剂，例如6-巯基嘌呤以及相关的药物硫唑嘌呤。

外阴 Crohn 病一般最初应用甲硝唑治疗。还可以单

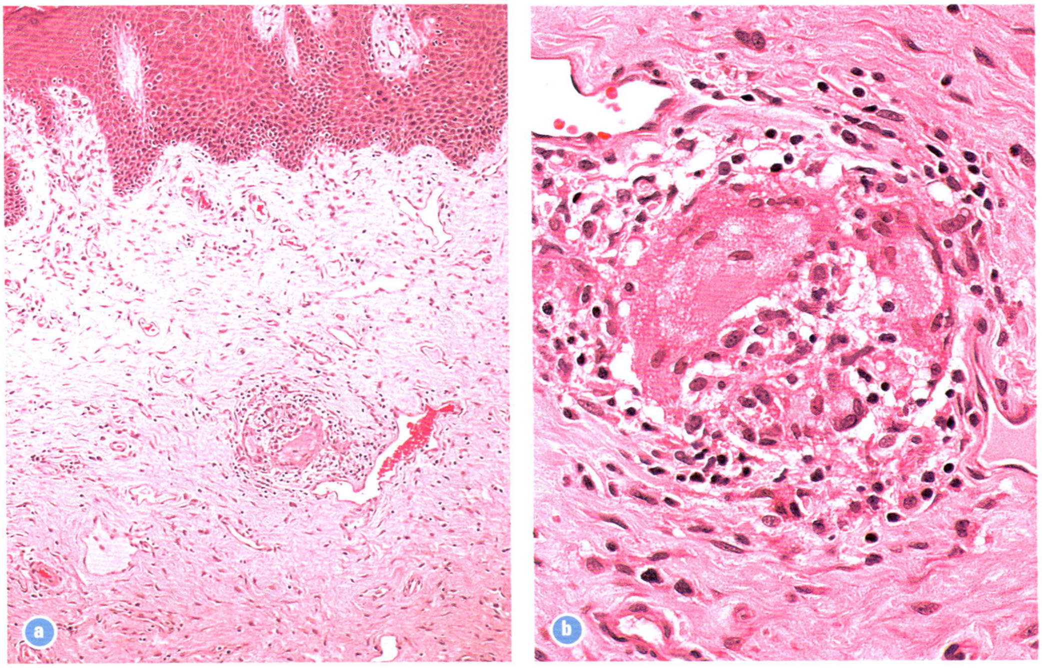

图 2.33 外阴Crohn病的组织病理学。(a) 注意真皮出现肉芽肿。(b) 为 (a) 的高倍镜观。

独应用环丙沙星。为了获得较好的疗效，可以联合应用甲硝唑和环丙沙星。对于难治的病例以及行瘘管切开引流治疗的病例，可以应用英夫利昔单抗治疗。后者是一种抗肿瘤坏死因子。肿瘤坏死因子（TNF）是由免疫系统生成的一种蛋白质，可导致与 Crohn 病有关的炎症[168]。

小结 Summary

外阴是许多炎症性疾病的好发部位。为使患者的治疗达到最佳效果，重要的是要从临床上和组织学方面了解疾病的发展过程。当检查这些患者时，临床医师应该注意有无非生殖器部位（眼、口腔和腋窝）受累，后者可为外阴病变性质提供线索。为了尽量做出正确的组织学诊断，病理医师应该了解这种信息。组织学标本的诊断可能是困难的，病理医师不仅必须了解其诊断对临床的影响，而且必须了解这些疾病的治疗大多是类似的。尤其是其使用的术语必须是临床医师理解的。应用比较复杂的皮肤病学术语时应该慎重，尤其是当这些术语传递着可影响临床治疗的信息时，病理医师必须确保临床医师能够理解这些术语。

参考文献 References

1 McKee P, Callonje E, Granter S. Pathology of the skin. Philadelphia: WB Saunders; 2005.
2 Wilkinson EJ, Stone IK. Atlas of vulvar disease. Baltimore: Williams & Wilkins; 1995.
3 Habif TP. Clinical dermatology: a color guide to diagnosis and therapy. 4th edn. Philadelphia: Mosby; 2004:570.
4 Ambros RA, Malfetano JH, Carlson JA, Mihm MC. Non-neoplastic epithelial alterations of the vulva: recognition assessment and comparisons of terminologies used among various specialties. Mod Pathol 1997; 10:401–408.
5 Kiru H, Ackerman AB. Critique of current classification of vulvar disease. Am J Derm 1990; 12:377–392.
6 Ridley CM. Nomenclature of non-neoplastic vulvar conditions. Br J Derm 1986; 115:647–651.
7 Fischer G, Spurrett B, Fischer A. The chronically symptomatic vulva: aetiology and management. Br J Obstet Gynaecol 1995; 102:773–779.
8 Fischer GO. The commonest causes of symptomatic vulvar disease: a dermatologist's perspective. Australas J Derm 1996; 37:12–18.
9 Heller DS, Randolph P, Young A, Tancer ML, Fromer D. The cutaneous-vulvar clinic revisited: a 5-year experience of the Columbia Presbyterian Medical Center Cutaneous-Vulvar Service. Dermatology 1997; 195:26–29.
10 O'Hare PM, Sherertz EF. Vulvodynia: a dermatologist's perspective with emphasis on an irritant contact dermatitis component. J Women's Health Gend Based Med 2000; 9:565–569.
11 Marren P, Wojnarowska F. Dermatitis of the vulva. Semin Derm 1996; 15(1):36–41.
12 Fivozinsky KB, Laufer MR. Vulvar disorders in prepubertal girls. A literature review. J Reprod Med 1998; 43:763–773.
13 Williams TS, Callen JP, Owen LG. Vulvar disorders in the prepubertal female. Pediatr Ann 1986; 15:588–589, 592–601, 604–605.
14 McKay M. Vulvitis and vulvovaginitis: cutaneous considerations. Am J Obstet Gynecol 1991; 165:1176–1182.
15 Elsner P, Wilhelm D, Maibach HI. Multiple parameter assessment of vulvar irritant contact dermatitis. Contact Dermatitis 1990; 23:20–26.
16 Zellis S, Pincus SH. Treatment of vulvar dermatoses. Semin Derm 1996; 15:71–76.
17 Grabbe S, Schwarz T. Immunoregulatory mechanisms involved in elicitation of allergic contact hypersensitivity. Immunol Today 1998; 19(1):37–44.
18 Kint B, Degreef H, Dooms-Goossens A. Combined allergy to human seminal plasma and latex: case report and review of the literature. Contact Dermatitis 1994; 30:7–11.
19 Leung DYM. Pathogenesis of atopic dermatitis. J Allergy Clin Immunol 1999; 104(3):S99–S108.
20 Robert C, Kupper TS. Inflammatory skin diseases, T cells and immune surveillance. N Engl J Med 1999; 24:1817–1828.
21 Leung DYM. Cellular and immunologic mechanisms in atopic dermatitis. J Am Acad Derm 2001; 44(1):S1–S12.
22 Soter NA. Nummular eczematous dermatitis. In: Freedberg IM, Eisen AZ, Wolff K, et al., eds. Fitzpatrick's dermatology in general medicine. New York: McGraw-Hill; 1999: 1480–1482.
23 Virgili A, Bacilieri S, Corazza M. Managing vulvar lichen simplex chronicus. J Reprod Med 2001; 46:343–346.
24 O'Keefe RJ, Scurry JP, Dennerstein G, Sfameni S, Brenan J. Audit of 114 non-neoplastic vulvar biopsies. Br J Obstet Gynaecol 1995; 102:780–786.
25 Farber EM, Nall L. Genital psoriasis. Cutis 1992; 50:263–266.
26 Gottlieb AB. Psoriasis. Immunopathology and immunomodulation. Derm Clin 2001; 19:649–657.
27 Robert C, Kupper TS. Inflammatory skin diseases, T cells, and immune surveillance. N Engl J Med 1999; 341(24): 1817–1828.
28 Prystowsky JH, Corn PR. Pustular and erythrodermic psoriasis. Derm Clin 1995; 13(4):757–770.
29 Khan MA. Update on spondyloarthropathies. Ann Intern Med 2002; 136(12):896–907.
30 Cox AJ, Watson W. Histologic variations in lesions of psoriasis. Arch Dermatol 1972; 106:503–506.
31 Ragaz A, Ackerman AB. Evolution, maturation and regression of lesions of psoriasis: new observations and correlation of clinical and histologic findings. Am J Derm 1979; 1(3):199–214.

32 Lebwohl M. Psoriasis. Lancet 2003; 361(9364):1997–1204.
33 Kupper TS. Immunologic targets in psoriasis. N Engl J Med 2003; 349(21):1987–1990.
34 Bergbrandt I-M. Seborrheic dermatitis and Pityrosporum yeasts. Curr Top Med Mycol 1995; 6:95–112.
35 Larrabee R, Kylander DJ. Benign vulvar disorders. Identifying features, practical management of non-neoplastic conditions and tumors. Postgrad Med 2001; 109:151–154, 157–159, 163–164.
36 Wilkinson EJ, Stone IK. Seborrhea. Atlas of vulvar disease. Baltimore: Williams & Wilkins; 1995:96–97.
37 Myskowski PL, Ahkami R. Dermatologic complications of HIV infection. Med Clin North Am 1996; 80(6): 1415–1435.
38 Gelfand JM, Rudikoff D. Evaluation and treatment of itching in HIV-infected patients. Mt Sinai J Med 2001; 68(4,5):298–308.
39 Handfield-Jones SE, Hinde FRJ, Kennedy CTC. Lichen sclerosus et atrophicus in children misdiagnosed as sexual abuse. Br Med J 1987; 294:1404–1405.
40 Meyrick Thomas RH, Ridley CM, McGibbon DH, Black MM. Lichen sclerosus et atrophicus and autoimmunity –a study of 350 women. Br J Derm 1988; 118(43):41–46.
41 Friedrich EG Jr, Kalra PS. Serum levels of sex hormones in vulvar lichen sclerosus and the effect of topical testosterone. N Engl J Med 1984; 310(8):488–491.
42 Smith YR, Quint EH. Clobetasol propionate in the treatment of premenarchal vulvar lichen sclerosus. Obstetric Gynecol 2001; 98(4):588–591.
43 Bornstein J, Heifetz S, Kellner Y, et al. Clobetasol dipropionate 0.05% versus testosterone propionate 2% topical application for severe vulvar lichen sclerosus. Am J Obstet Gynecol 1998; 178:80–84.
44 Sinha P, Sorinola O, Luesley D. Lichen sclerosus of the vulva. Long-term steroid maintenance therapy. J Reprod Med 1999; 44:621–624.
45 Cattaneo A, Carli P, Marco A De, et al. Testosterone maintenance therapy. Effects on vulvar lichen sclerosus treated with clobetasol propionate. J Reprod Med 1996; 41:99–102.
46 Sideri M, Origoni M, Spinaci L, et al. Topical testosterone in the treatment of vulvar lichen sclerosus. Intl J Gynaecol Obstet 1994; 46:53–56.
47 Carli P, Bracco G, Taddei G, et al. Vulvar lichen sclerosus immunohistologic evaluation before and after therapy. J Reprod Med 1994; 39:110–114.
48 Bracco GL, Carli P, Sonni L, et al. Clinical and histologic effects of topical treatments of vulvar lichen sclerosus. A critical evaluation. J Reprod Med 1993; 38:37–40.
49 Dalziel KL, Millard PRP, Wojnarowska F. The treatment of vulvar lichen sclerosus with a very potent topical steroid (clobetasol propionate 0.05%) cream. Br J Derm 1991; 124: 461–464.
50 Cattaneo A, Marco A De, Sonni L, et al. Clobetasol vs. testosterone in the treatment of lichen sclerosus of the vulvar region. Minerva Gynecol 1992; 44:567–571.
51 Dalziel KL, Wojnarowska F. Long-term control of vulvar lichen sclerosus after treatment with a potent topical steroid cream. J Reprod Med 1993; 38:25–27.
52 Ball SB, Wojnarowska. Vulvar dermatoses: lichen sclerosus, lichen planus and vulval dermatitis/lichen simplex chronicus. Sem Cutan Med Surg 1998; 17:182–188.
53 Sahn EE, Bluestein EL, Oliva S. Familial lichen sclerosus et atrophicus in childhood. Pediatr Derm 1994; 11: 160–163.
54 Meyrick Thomas RH, Kennedy CT. The development of lichen sclerosus et atrophicus in monozygotic twin girls. Br J Derm 1986; 108:41–46.
55 Cox NH, Mitchell JHS, Morley WN. Lichen sclerosus et atrophicus in non-identical female twins. Br J Derm 1986; 115:743–746.
56 Shirer J, Ray M. Familial occurrence of lichen sclerosus et atrophicus. Arch Derm 1987; 123:485–488.
57 Smith YR, Haefner HK. Vulvar lichen sclerosus: pathophysiology and treatment. Am J Clin Derm 2004: 5(2):105–125.
58 Berth-Jones J, Graham-Brown RAC, Burns DA. Lichen sclerosus et atrophicus – a review of 15 cases in young girls. Clin Exp Derm 1991; 16:14–17.
59 Loening-Baucke V. Lichen sclerosus et atrophicus in children. Am J Dis Child 1991; 42:1058–1061.
60 Powell J, Wojnarowska F. Childhood vulvar lichen sclerosus: an increasingly common problem. J Am Acad Derm 2001; 44: 803–806.
61 Zaki I, Dalziel KL, Solomonsz FA, Stevens A. The under-reporting of skin disease in association with squamous cell carcinoma of the vulva. Clin Exp Derm 1996; 21(5): 334–337.
62 Carlson JA, Lamb P, Malfetano J, Ambros RA, Mihm MC Jr. Clinicopathologic comparison of vulvar and extragenital lichen sclerosus: histologic variants, evolving lesions and etiology of 141 cases. Mod Pathol 1998a; 11:844–854.
63 Fung MA, LeBoit PE. Light microscopic criteria for the diagnosis of early vulvar lichen sclerosis: a comparison with lichen planus. Am J Surg Pathol 1998; 22(4):473–478.
64 Carlson JA, Ambros R, Malfetano J, et al. Vulvar lichen sclerosus and squamous cell carcinoma: a cohort, case control and investigational study with historical perspective; implications for chronic inflammation and sclerosis in the development of neoplasia. Hum Pathol 1998; 29(9): 932–948.
65 Edwards L. Vulvar lichen planus. Arch Derm 1989; 125:1677–1680.
66 Dwyer CM, Kerr REI, Millan DWM. Squamous carcinoma following lichen planus of the vulva. Clin Exp Derm 1995; 20: 171–172.
67 Lewis FM, Harrington CI. Squamous cell carcinoma arising in vulval lichen planus. Br J Derm 1994; 131:703–705.
68 Franck JM, Young AW. Squamous cell carcinoma in situ arising within lichen planus of the vulva. Derm Surg 1995; 21: 890–894.
69 Lewis FM. Vulval lichen planus. Br J Derm 1998; 138:569–575.
70 Pelisse M. Erosive vulvar lichen planus and desquamative vaginitis. Sem Derm 1996; 15:47–50.
71 Mann MS, Kaufman RH. Erosive lichen planus of the vulva. Clin Obstet Gynecol 1991; 34:605–613.

72 Eisen D. The vulvovaginal-gingival syndrome of lichen planus. The clinical characteristics of 22 patients. Arch Derm 1994; 130:1379–1382.

73 Lewis FM, Shah M, Harrington CI. Vulval involvement in lichen planus: a study of 37 women. Br J Derm 1996; 135:89–91.

74 Taaffe A. Current concepts in lichen planus [Review]. Int J Derm 1979; 18:533–538.

75 McCreedy CA, Melski JW. Vulvar erythema. Vulvitis chronica plasmacellularis (Zoon's vulvitis). Arch Derm 1990; 126(10): 352–353.

76 Yoganathan S, Bohl TG, Mason G. Plasma cell balanitis and vulvitis (of Zoon). A study of 10 cases. J Reprod Med 1994; 39(12):939–944.

77 Zoon JJ. Balanoposthite chronique circonscrite benigne a plasmocytes. Dermatologica 1952; 105:1–7.

78 Weyers W, Ende Y, Schalla W, Diaz-Cascajo C. Balanitis of Zoon: a clinicopathologic study of 45 cases. Am J Derm 2002; 24(6):459–467.

79 Garnier G. Vulvite erythemateuse circonscrite benigne a type erythroplasique. Bull Soc Fr Derm Syphilol 1954; 61:102–104.

80 Joshi UY. Carcinoma of the penis preceded by Zoon's balanitis. Int J STD AIDS 1999; 10(12):823–825.

81 Neri I, Patrizi A, Marzaduri S, Marini R, Negosanti M. Vulvitis plasmacellularis: two new cases. Genitourin Med 1995; 71(5): 311–313.

82 Liu Z, Diaz LA. Bullous pemphigoid: end of the century overview. J Derm 2001; 28(11):647–650.

83 Marren P, Wojnarowska F, Venning VA, et al. Vulvar involvement in the auto-immune bullous diseases. J Reprod Med 1993; 38:101–108.

84 Urano S. Localized bullous pemphigoid of the vulva. J Derm 1996; 23(8):580–582.

85 Guenther LC, Shum D. Localized childhood vulvar pemphigoid. J Am Acad Derm 1990; 22(1):762–764.

86 Farrell AM, Kirtschig G, Dalziel KL, et al. Childhood vulval pemphigoid: a clinical and immunopathological study of five patients. Br J Derm 1999; 140(2):308–312.

87 Fisler RE, Saeb M, Liang MG, Howard RM, McKee PH. Childhood bullous pemphigoid: a clinicopathologic study and review of the literature. Am J Dermatopathol 2003; 25(3): 183–189.

88 Frith P, Charnock M, Wojnarowski F. Cicatricial pemphigoid diagnosed from ocular features in recurrent severe vulval scarring. Two case reports. Br J Obstet Gynaecol 1991; 98(5): 482–484.

89 Chan LS, Ahmed AR, Anhalt GJ, et al. The first international consensus on mucous membrane pemphigoid: definition, diagnostic criteria, pathogenic factors, medical treatment and prognostic indicators. Arch Derm 2002; 138:370–379.

90 Bickle KM, Roark TR, Hsu S. Autoimmune bullous dermatoses: a review. Am Fam Physician 2002; 65(9):1861–1870.

91 Joost T Van, Faber WR, Manuel HR. Drug-induced cicatricial pemphigoid. Br J Derm 1980; 102(6):715–718.

92 Lim HW, Bystryn JC. Evaluation and management of disease of the vulva: bullous diseases. Clin Obstet Gynecol 1978; 21 (4):1007–1022.

93 Amagai M. Pemphigus: Autoimmunity to epidermal cell adhesion molecules. Adv Derm 1996; 11:319–352.

94 Ding X, Diaz LA, Fairley JA, Giudice GJ, Liu Z. The antidesmoglein 1 autoantibodies in pemphigus vulgaris sera are pathogenic. J Invest Derm 1999; 112:739–743.

95 Batta K, Munday PE, Tatnall FM. Pemphigus vulgaris localized to the vagina presenting as chronic vaginal discharge. Br J Derm 1999; 140(5):945–947.

96 Amagai M, Klaus-Kovtun V, Stanley JR. Autoantibodies against a novel epithelial cadherin in pemphigus vulgaris, a disease of cell adhesion. Cell 1991; 67:869–877.

97 Burge SM. Hailey-Hailey disease: the clinical presentation, response to treatment and prognosis. Br J Derm 1992; 126: 275–282.

98 Evron S, Leviatan A, Okon E. Familial benign chronic pemphigus appearing as leukoplakia of the vulva. Int J Derm 1984; 23(8): 445–557.

99 Misra R, Raman M, Singh N, Agarwal. Hailey-Hailey disease masquerading as candidiasis. Int J Gynecol Obstet 1993; 42: 51–52.

100 King DT, Hirose FM, King LA. Simultaneous occurrence of familial benign chronic pemphigus (Hailey-Hailey disease) and syringoma on the vulva. Arch Dermatol 1978; 114(5):801.

101 Wieselthier JS, Pincus SH. Hailey-Hailey disease of the vulva. Arch Derm 1993; 129(10):1344–1345.

102 Cockayne SE, Rassl DM, Thomas SE. Squamous cell carcinoma arising in Hailey-Hailey disease of the vulva. Br J Derm 2000; 142(3):540–542.

103 Holst VA, Fair KP, Wilson BB, Patterson JW. Squamous cell carcinoma arising in Hailey-Hailey disease. J Am Acad Derm 2000; 43(2):368–371.

104 Ochiai T, Honda A, Morishima T, Sata T, Satoh K. Human papillomavirus types 16 and 39 in a vulval carcinoma occurring in a woman with Hailey-Hailey disease. Br J Derm 1999; 140(3):509–513.

105 Ridley CM. Cicatricial pemphigoid of the vulva. Am J Obstet Gynecol 1985; 152(7):916–917.

106 Burge SM. Hailey-Hailey disease: the clinical presentation, response to treatment and prognosis. Br J Derm 1992; 126: 275–282.

107 Burge SM, Wilkinson JD. Darier-White disease: a review of the clinical presentation in 163 patients. J Am Acad Derm 1992; 27:40–50.

108 Sakuntabhai A, Ruiz-Perez V, Carter S, et al. Mutation in ATP2A2, encoding a Ca^{2+} pump, cause Darier disease. Nat Genet 1999; 21:271–277.

109 Barrett JFR, Murray LA, MacDonald HN. Darier's disease localized to the vulva. Case report. Br J Obstet Gynecol 1989; 96:997–999.

110 Ridley CM, Buckley CH. Darier's disease localized to the vulva (correspondence). Br J Obstet Gynecol 1991; 98(1): 112.

111 Cooper PH. Acantholytic dermatosis localized to the

vulvocrural area. J Cutan Pathol 1989; 16:81–84.
112 Vazquez J, Morales C, Gonzales LO, Lamelas ML, Ribas A. Vulval squamous cell carcinoma arising in localized Darier's disease. Eur J Obstet Gynecol Reprod Biol 2002; 102:206–208.
113 Duray PH, Merino MJ, Axiotis C. Warty dyskeratoma of the vulva. Int J Gynecol Pathol 1983; 2(3):286–293.
114 Chorzelski TP, Kudejko J, Jablonska S. Is papular acantholytic dyskeratosis of the vulva a new entity? Arch Derm 1984; 106: 702–706.
115 Wong T-Y, Mihm MC Jr. Acantholytic dermatosis localized to genitalia and crural areas of male patients: a report of three cases. J Cutan Pathol 1994; 21(1):27–32.
116 Krishnan RS, Ledbetter LS, Reed JA, Hsu S. Acantholytic dermatosis of the vulvocrural area. Cutis 2001; 67:217–220.
117 Hsu S, Ledbetter LS, Krishnan RS, Reed JA. Acantholytic dermatosis of the vulvocrural area. J Am Acad Derm 2003; 48(4):638–639.
118 Macmillan DC, Vickers HR. Fox-Fordyce disease. Br J Derm 1971; 84(2):181.
119 Helm TN, Chen PW. Fox-Fordyce disease. Cutis 2002; 69 (5):335, 342.
120 Spiller RF, Knox JM. Fox-Fordyce disease with hidradenitis suppurativa. J Invest Derm 1958; 31:127–135.
121 Stashower ME, Krivda SJ, Turiansky GW. Fox-Fordyce Disease: diagnosis with transverse histologic sections. Acad Derm 2000; 42:89–91.
122 Hobbs JE. Tumors of the vulva and vagina. Sweat gland tumors. Clin Obstet Gynecol 1965; 8(4):946–952.
123 Heller DS, Haefner HK, Hameed M, Lieberman RW. Vulvar hidradenitis suppurativa. Immunohistochemical evaluation of apocrine and eccrine involvement. J Reprod Med 2002; 47 (9):695–700.
124 Mitchell KM, Beck DE. Hidradenitis suppurativa. Surg Clin North Am 2002; 82(6):1187–1197.
125 Goldberg JM, Buchler DA, Dibbell DG. Advanced hidradenitis suppurativa presenting with bilateral vulvar masses. Gynecol Oncol 1996; 60:494–497.
126 Wrone DA, Landeck A, Dibbell DG, Xie H, Warner TF. Hidradenitis suppurativa polyposa. Pathol Res Pr 2000; 196 (8):589–592.
127 Manolitsas T, Blankin S, Jaworski R, et al. Vulval squamous cell carcinoma arising in chronic hidradenitis suppurativa. Gynecol Oncol 1999; 75:285–288.
128 Lapins J, Ye W, Nyren O. Incidence of cancer among patients with hidradenitis suppurativa. Arch Derm 2001; 137:730–734.
129 Chicarelli ZN. Follicular occlusion triad: hidradenitis suppurativa, acne conglobata and dissecting cellulitis of the scalp. Ann Plast Surg 1987; 18(3):230–237.
130 Wiseman MC. Hidradenitis suppurativa: a review. Dermatol Ther 2004; 17:50–54.
131 Brown CF, Gallup DG, Brown VM. Hidradenitis suppurativa of the anogenital region: response to isotretinoin. Case Reports. Am J Obstet Gynecol 1988; 158(1):12–15.
132 Haefner HK. A patient with hidradenitis suppurativa. International Correspondence Society of Obstetricians & Gynecologists. Collect Lett 1997; 38:6–7.
133 Wiseman MC. Hidradenitis suppurativa: a review. Dermatol Ther 2004; 17:50–54.
134 Armor B. Reiter's syndrome: diagnosis and clinical presentation. Rheumatol Clin North Am 1998; 24(4):677–695.
135 Edwards L, Hansen RC. Reiter's syndrome of the vulva: the psoriasis spectrum. Arch Derm 1992; 128:811–814.
136 Winchester R, Bernstein DH, Fischer HD, Enlow R, Solomon G. The co-occurrence of Reiter's syndrome and acquired immunodeficiency. Ann Intern Med 1987; 106(1):19–26.
137 Thambar IV, Dunlop R, Thin RN, Huskisson EC. Circuate vulvitis in Reiter's syndrome. Br J Vener Dis 1977; 53:260–262.
138 Lotery HE, Galask RP, Stone MS, Sontheimer RD. Ulcerative vulvitis in atypical Reiter's syndrome. J Am Acad Derm 2003; 48(4):613–616.
139 O'N Daunt S, Kotowski KE, O'Reilly, Richardson AT. Ulcerative vulvitis in Reiter's syndrome: a case report. Br J Vener Dis 1982; 58:405–407.
140 Yazici H, Fresko I, Tunc R, Melikoglu M. Behcet's syndrome: pathogenesis, clinical manifestations and treatment. In: Ball GV, Bridges, Jr. SL, eds. Vasculitis. Oxford: Oxford University Press; 2002:406–432.
141 Haidopolous D, Rodolakis A, Stefanidis K, et al. Behçet's disease: part of the differential diagnosis of the ulcerative vulva. Clin Exp Obstet Gynecol 2002; 29(3):219–221.
142 Magro CM, Crowson AN. Cutaneous manifestations of Behçet's disease. Int J Derm 1995; 34(3):159–165.
143 Ergun T, Gurbuz O, Dogusoy, Mat C, Yazici H. Histopathologic features of the spontaneous pustular lesions of Behçet's syndrome. Int J Derm 1998; 37:194–196.
144 Mangelsdorf HC, White WL, Jorizzo JL. Behçet's disease: report of twenty-five patients from the United States with prominent mucocutaneous involvement. J Am Acad Derm 34(5):745–750.
145 Jorizzo JL, Abernethy JL, White WL, et al. Mucocutaneous criteria for the diagnosis of Behçet's disease: an analysis of clinicopathologic data from multiple international centers. J Am Acad Derm 1995; 32:968–976.
146 Balabanova M, Calamia KT, Perniciaro C, O'Duffy JD. A study of the cutaneous manifestations of Behçet's disease in patients from the United States. J Am Acad Derm 1999; 41: 540–545.
147 Powell FC, Schroeter AL, Su WPD, Perry HO. Pyoderma gangrenosum: a review of 86 patients. Q J Med (NS) 1985; 55:173–186.
148 Prystowsky JH, Kahn SN, Lazarus GS. Present status of pyoderma gangrenosum: a review of 21 cases. Arch Derm 1989; 125:57–64.
149 Bennett ML, Jackson JM, Jorizzo JL, et al. Pyoderma gangrenosum. A comparison of typical and atypical forms with and emphasis on time to remission. Case review of 86 patients from 2 institutions. Medicine 2000; 86:37–46.

150 Crowson AN, Mihm MC Jr, Magro C. Pyoderma gangrenosum: a review. J Cutan Pathol 2003; 30:97–107.
151 Borum ML, Cannava M, Myrie-Williams C. Refractory, disfiguring vulvar pyoderma gangrenosum and Crohn's disease. Dig Dis Sci 1998; 43(4):720–722.
152 Grant P, Beischer A. Pyoderma gangrenosum of the vulva. Aust N Z J Obstet Gynaecol 1989; 29(3):360–362.
153 Lebbe C, Moulonguet-Michau I, Perrin P, et al. Steroid-responsive pyoderma gangrenosum with vulvar and pulmonary involvement. J Am Acad Derm 1992; 27(4):623–625.
154 McCalmont CS, Leshin B, White WL, Greiss FC Jr, Jorizzo JL. Vulvar pyoderma gangrenosum. Int J Gynaecol Obstet 1991; 35(2):175–178.
155 Segal I, Tim LO, Rubin A, et al. Rare and unusual manifestations of Crohn's disease with pyoderma gangrenosum and sclerosing cholangitis. S Afr Med J 1979; 55(15):596–599.
156 Valmadre S, Gee A, Dalrymple C. Pyoderma gangrenosum of the vulva. Aust N Z J Obstet Gynaecol 2002; 42(5):548–549.
157 Work BA. Pyoderma gangrenosum of the perineum. Obstet Gynecol 1980; 55:126–128.
158 Bennett ML, Jackson JM, Jorizzo JL, et al. Pyoderma gangrenosum. A comparison of typical and atypical forms with an emphasis on time to remission. Case review of 86 patients from 2 institutions. Medicine (Baltimore) 2000; 79 (1):37–46.
159 Tuffnell D, Buchan PC. Crohn's disease of the vulva in childhood. Br J Clin Pr 1991; 45:159–160.
160 Bohl TG. Vulvar ulcers and erosions – a dermatologist's viewpoint. Dermatol Ther 2004;17(1):55–67.
161 Burgdorf W. Cutaneous manifestations of Crohn's disease. J Am Acad Derm 1981; 5(6):689–695.
162 Virgili A, Corazzo M. Crohn's disease of the vulva. A case report. J Reprod Med 1994; 39:115–117.
163 Urbanek M, Neill SM, McKee PH. Vulval Crohn's disease: difficulties in diagnosis. Clin Exp Derm 1996; 21:211–214.
164 Mould TAJ, Rodgers ME, Burnham WR, Weekes ARL. Metastatic Crohn's disease causing a vulval mass and involving the cervix. Int J STD AIDS 1997; 8:461–463.
165 Holohan M, Coughlan M, O'Loghlin S, Dervan P. Crohn's disease of the vulva. BJOG 1988; 95:943–945.
166 Shen RN, Cybulska BA, Thin RN, McKee PH. Vulval Crohn's disease mimicking genital herpes. Int J STD AIDS 1993; 4: 54–56.
167 Guerrieri C, Ohlsson E, Ryden G, Westermark P. Vulvitis granulomatosa: a cryptogenic chronic inflammatory hypertrophy of vulvar labia related to cheilitis granulomatosa and Crohn's disease. Int J Gynecol Pathol 1995; 14(4):352–359.
168 Haefner HK, Elta GH. Home study course. Vulvar case presentation. J Lower Genital Tract Dis 2001; 5:105–108.

3 局限性外阴疼痛

Localized vulvodynia

Hope K. Haefner 著

郑红芳译　回允中校

引言 Introduction

外阴疼痛曾经被认为是一个少见的症状，现已知可累及数百万名妇女。但是，经历过局限性外阴前庭疼痛的妇女的精确数字还不清楚。现在知道的是，先前低估了患有外阴疼痛妇女的数目，且随着与患者的交流增强，发现外阴疼痛的发生率较高。疼痛可以是广泛性的（弥漫性外阴烧灼感或刺激），也可以是局限性的（疼痛位于特殊部位，例如前庭或阴蒂）。从前被命名为外阴前庭炎的局限性外阴疼痛现在被认为是前庭疼痛。前庭被定义为位于处女膜和 Hart 线之间的区域（图 3.1）。

外阴疼痛术语的历史演变 Historical information on vulvar pain terminology

在 19 世纪后期，文献中首次出现关于外阴疼痛的讨论。Thomas 将外阴疼痛描述为“支配外阴某些黏膜的神经的超敏感性……”[1]。1889 年，Skene 描述了一种疾病“以外阴过度敏感为特征……，但当检查者手指接触感觉过敏部位时，患者主诉疼痛，且有时特别疼，可引起患者大叫”[2]。在同一年，Kellogg描写一名患者“阴道口周围有敏感点”[3]。此后这个题目一直没有被提到，直到 1928 年才被重新强调，因为 Howard Kelly 见到一名有“敏锐感觉的深部红色斑点”的妇女，且这个红色斑点是“性交疼痛的根源”[4]。1983 年 Friedrich 报告了 13 例具有“前庭腺炎”的患者[5]。随着时间的推移，相关术语在不断变化。到了 20 世纪 80 年代，国际外阴阴道疾病研究学会（ISSVD）推广了外阴疼痛的一个定义（自发性或触物感痛性外阴疼痛），描述患者具有慢性不适、烧灼感、刺痛、刺激及外阴触痛。1987 年 Friedrich 提出了“外阴前庭炎综合征”这一术语[6]。外阴疼痛主要有两种类型：痛觉过敏（疼痛阈低）和异常性疼痛（轻触疼痛）。

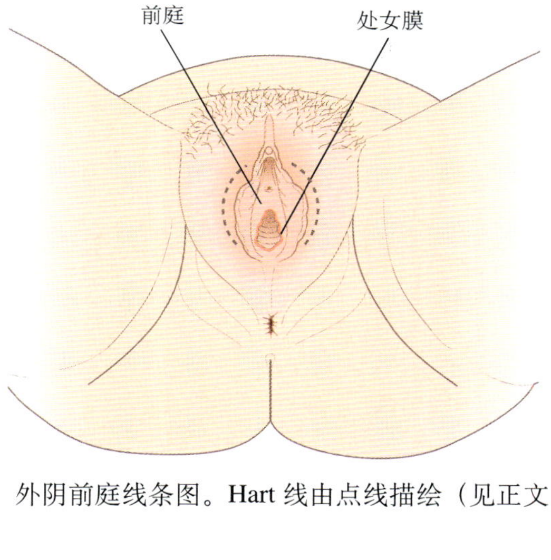

图 3.1 外阴前庭线条图。Hart 线由点线描绘（见正文）。

表 3.1 显示了新近的外阴疼痛术语改变。局限于外阴前庭的疼痛的术语在不断变化[7]。有关术语的争论仍在继续。

外阴疼痛局限于前庭的患者外阴外观正常，除了有时出现红斑之外（图 3.2）。红斑往往在前庭大腺（Bartholin 腺）、尿道旁腺（Skene 腺）以及前庭导管开口处最为显著。疼痛伴有异常外阴表现者不符合局限性外阴疼痛的诊断（表 3.2）。

外阴疼痛的病因学理论 Etiologic theories on vulvodynia

对外阴疼痛的病因已经提出了许多理论，包括胚胎发育异常、感染、炎症、遗传学和免疫学因素，以及神经性致敏作用。外阴疼痛的确切病因还不清楚。可能不是单独一种病因在起作用。

胚胎学发育 EMBRYOLOGIC DEVELOPMENT

McCormack[8]和 Fitzpatrick 等人[9]已经将前庭疼痛与间质性膀胱炎联系在一起，后者是另一种泌尿生殖道特发性炎症综合征。这些作者推测，这些独特解剖部位的组织具有共同的胚胎学起源，因此当受到刺激时，容易发生类似的病理学反应。

感染 INFECTION

念珠菌病感染与前庭疼痛的关系已经有人提出。外阴疼痛患者常常提到近期有念珠菌感染病史。两项特殊研究比较了前庭疼痛患者与对照组念珠菌感染的频率[10, 11]。这两项研究发现，外阴疼痛患者念珠菌的感染率比正常对照组高。然而，这个联系是基于患者自己

表 3.1　外阴疼痛的 ISSVD 命名和分类

外阴触物感痛（1999）	外阴触物感痛（2001）	外阴疼痛（2003）
美国新墨西哥，ISSVD 世界大会	葡萄牙里斯本，ISSVD 世界大会（注意：这是一个暂时的命名方法）	巴西萨尔瓦多，ISSVD 世界大会
广泛性外阴触物感痛	激惹性外阴触物感痛	外阴疼痛，广泛性
	广泛性	激惹性（性的、非性的或两者）
	局限性（前庭、阴蒂、其他）	非激惹性
		混合性（激惹性和非激惹性）
局限性外阴触物感痛	自发性外阴触物感痛	外阴疼痛，局限性（前庭疼痛、阴蒂疼痛、单侧外阴疼痛等）
前庭疼痛（从前称为外阴前庭炎）	广泛性	激惹性（性的、非性的或两者）
阴蒂疼痛	局限性（前庭、阴蒂、其他）	非激惹性
其他局限性外阴触物感痛		混合性（激惹性和非激惹性）

ISSVD：The International Society for the Study of Vulvovaginal Disease，国际外阴阴道疾病研究学会。

报告的过去感染，而不是培养检测。Meana 等人和 Bazin 等人通过培养检测没有发现念珠菌感染的高发病率[10, 12]。另外，Marinoff 和 Turner 没有证实前庭疼痛患者对念珠菌有超敏感性[13]。Bazin 等人分析了局限性前庭疼痛妇女生殖器细菌感染的流行性。对于感染引起前庭疼痛的观点，他们几乎没有任何发现[12]。

炎症 INFLAMMATION

炎症在局限性外阴疼痛发生中所起的作用还不清楚。涉及炎症以及炎症细胞活素的许多论文结果不一致[14-22]。当前，“炎”这一后缀（例如前庭炎的炎）已经从新近的国际外阴阴道疾病研究学会（ISSVD）的命名

表 3.2　与外阴疼痛有关、不能诊断为外阴疼痛的疾病

鬼臼树脂过量	天疱疮
普达非洛乙醇溶液（角质层分离剂）过量	类天疱疮
Behçet 病	萎缩
阿弗他溃疡	硬化性苔藓
疱疹（单纯和带状）	扁平苔藓
念珠菌病	Crohn 病
毛滴虫	前庭大腺脓肿
软下疳	损伤
干燥综合征	无孔处女膜
接触性皮炎	尿道脱垂
子宫内膜异位	外阴上皮内肿瘤形成
	癌

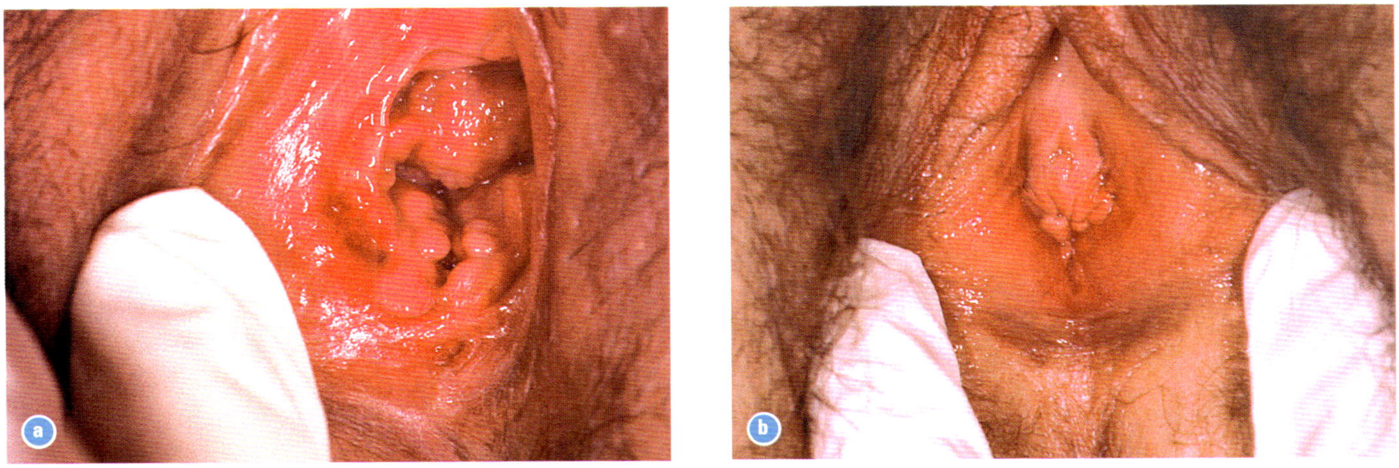

图 3.2　（a, b）局限性外阴疼痛（前庭疼痛）的临床照片，显示阴道入口红斑。

中删除，因为研究发现，切除的组织和炎症之间缺乏相关性。Bohm-Starke 等人发现，局限性前庭疼痛妇女和健康对照个体的前庭黏膜的炎症标志物环氧化酶 2（cyclo-oxygenase 2）和诱导型氧化亚氮合酶（inducible nitric oxide synthase）均呈低表达[23]。

遗传 / 免疫因素 GENETIC/IMMUNE FACTORS

Goetsch 是最初怀疑局限性外阴疼痛与遗传有关的研究者之一[24]。一项研究经过 6 个月的调查发现，31名妇科患者（15%）有局限性前庭疼痛。32% 的女性具有性交疼痛或不能耐受棉垫，由此提出了遗传素质这个论点。另外还有一种遗传性联系已被提出[25]。已发现，白介素 1β 基因中的等位基因 2 在患有前庭疼痛的妇女比在其他妇女常见。前庭疼痛妇女中有白介素 1β 基因的等位基因 2 者为 27 名（46%），而对照组仅为 12 名（25%）（$P = 0.03$）。前庭疼痛的易感性可能受这种多态性携带的影响[25]。具有 IL-1RA 基因等位基因 2（IL1RN*2）纯合子的人其炎症前免疫反应比具有其他 IL-1RA 基因型的人长而且严重[26]。也已有人提出患者人群有免疫调节缺陷这种学说[27]。总之，白介素 1 受体拮抗剂对下调炎症前白介素 1β 活性的相对无力可能是局限性外阴疼痛病理生理特征的原因。

神经通路 NEUROPATHWAYS

Kermit Krantz 是检查外阴和阴道神经特性的仪器[28]。研究显示，处女膜环具有丰富的神经末梢。没有见到任何形式的神经小体末梢。舟状窝只见到丰富的神经末梢。与阴唇系带、舟状窝及处女膜环相比，阴道的神经末梢稀少。此外，年龄具有相关性。有趣的是，年轻患者的生殖器的神经末梢比老年患者的丰富。

新近的研究分析了外阴疼痛妇女的神经因素。Westrom 和 Willen 在一项研究中应用 S-100 染色标记神经组织蛋白，发现与对照组相比，在47 例局限性前庭疼痛患者中，有 44 例具有更多的神经纤维[29]。这些患者的血管周围有增生的神经束，因此可能是这些患者常常发生红斑的原因。已经证实，患有前庭疼痛的妇女比对照组有更低的外阴前庭触觉检测和疼痛阈值[14]。局限于前庭的外阴疼痛患者其前庭黏膜的神经分布和（或）对温度感受器和伤害感受器的敏感性增加[30]。

与人乳头状瘤病毒的相关性 ASSOCIATION WITH HUMAN PAPILLOMAVIRUS

在外阴疼痛症状的因果关系中，已经强调的另外一个容易混淆的问题是人类乳头状瘤病毒（HPV）。关于 HPV 是否与外阴疼痛相关的争论仍在继续。几项研究支持 HPV与外阴疼痛有关[11, 31-36]。但是，多数新近的研究没有发现 HPV 与外阴疼痛的相关性，尤其是局限于前庭的疼痛[12, 19, 21, 24, 37-41]。一些研究发现，HPV 与局限于前庭的外阴疼痛同时存在，但是与治疗反应的相关性还没有注意到。HPV 出现似乎与疼痛表现或对外科或干扰素治疗的反应没有关系[35, 42]。

组织病理学 Histopathology

被覆外阴前庭的上皮与生殖器外皮肤不同，因为它是非角化性上皮，表面没有色素沉着，因此，在超微结构水平上比较类似于黏膜表面而不是皮肤。前庭表面上皮具有几层紧密排列的细胞。这些细胞到达表面时表现为成熟和分化的细胞。与角化性皮肤不同，前庭上皮缺乏诸如毛囊和汗腺等附属器以及特征性的颗粒层和角化层细胞。前庭上皮的表面以微嵴（microridges）为特征。会阴上皮表面为角化细胞，没有这种类型的微嵴[43]。

检查外阴疼痛患者的前庭切除标本已有几种发现。有时，前庭腺腺瘤与疼痛有关[44]。也有血管球瘤能够导致外阴疼痛的报道[45-47]。尽管这个讨论的焦点是局限于前庭的疼痛，有正常外观，没有红斑。前庭切除标本的发现包括：混合性 T 淋巴细胞、数量不等的单核细胞和少数浆细胞浸润（图 3.3）。显微镜下表现完全是非特异性炎症浸润[15]，有时炎症浸润围绕前庭小腺（图 3.4）。前庭腺体及其导管的鳞状上皮化生已有报道[15, 19]（图 3.5）。表皮角化过度和角化不全也已有描述，但是也可能是由于对原有疾病的摩擦而出现的苔藓样变[37]。有时上皮全层均可见白细胞。小的表面糜烂（溃疡）可见，或为急性的，或为愈合的（图 3.6）。这些发现不是特异性的，可以见于未受累的妇女。虽然许多研究支持炎症与前庭疼痛有关[15, 17, 48-50]，但是另外一些研究不支持，因为发现对照组也有炎症存在[21]。局限性外阴疼痛与比较普通的疼痛能否通过病理学参数区别开来尚有待于确定。不难想像，较为稀疏的炎症反应可能与局限性疼痛无关，即使由局部压力引起的不适与形态学相关。然而，直到这一点被证实之前，必须提醒病理医师，上面描述的见于外阴疼痛的组织学表现与前庭疼痛（前庭炎）的临床诊断可能有关也可能无关。病理报告的格式列于表 3.3。

局限性外阴疼痛的治疗
Treatment of localized vulvodynia

治疗方法的多样化可说明外阴疼痛的复杂性和神秘特性。

1. 普通外阴护理方法主要是避免使用清洁剂、合成材料制成的内衣和紧身衣，并使用适当的润滑油。
2. 局部应用5%的利多卡因软膏、ELA-Max®、阿米替林（amitriptyline）、巴氯芬（baclofen）和雌激素。

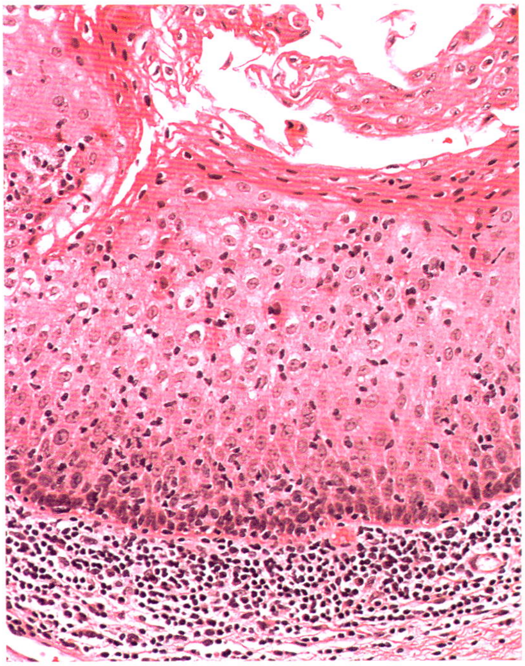

图 3.3　来自前庭疼痛（“前庭炎”）患者的前庭切除标本，显示上皮和固有层内有炎症细胞浸润。

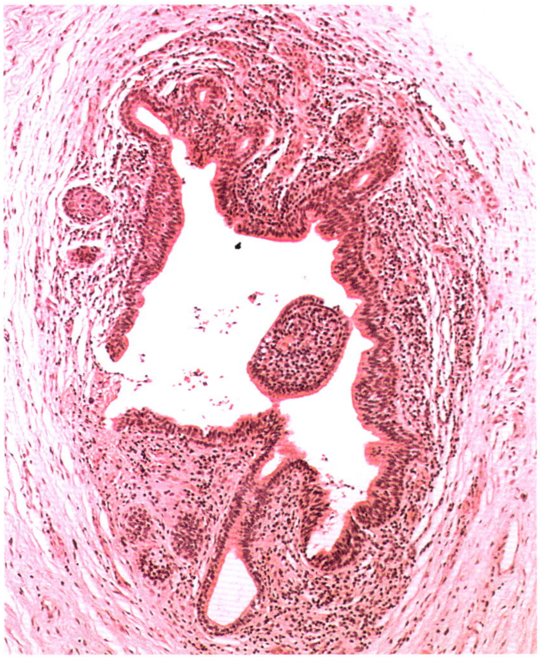

图 3.4　前庭小腺炎症。

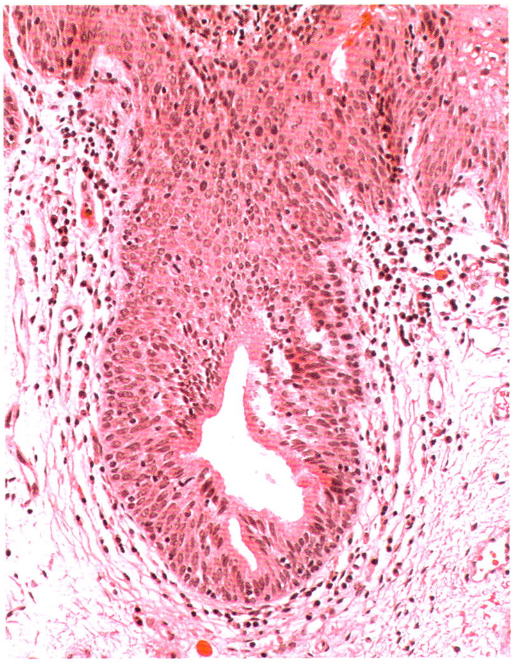

图 3.5　前庭腺体的鳞状上皮化生。

3. 对于严重的病例，在疼痛触发点注射麻醉剂。干扰素从一开始就提倡应用，但不能常用。
4. 饮食管理包括低草酸盐饮食及补充柠檬钙。

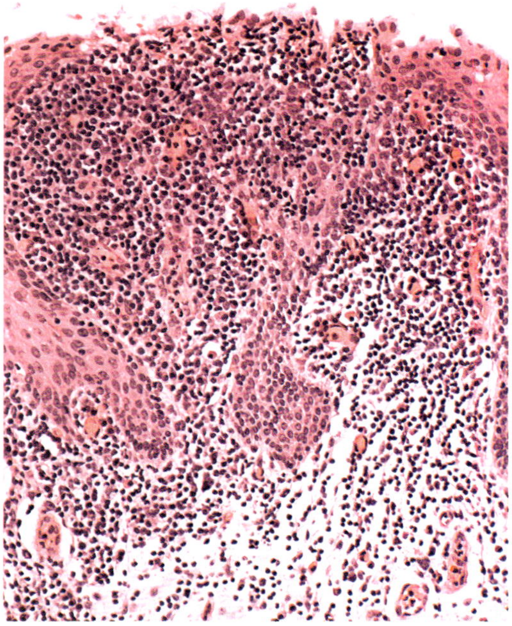

图 3.6 前庭切除标本的小的表面溃疡。

5. 针对神经通路的方法包括精神药物（阿米替林、加巴喷丁、卡马西平）、物理疗法以及生物反馈、针刺疗法和催眠。

上述治疗方法对某些患者具有一定作用，但是目前几乎没有治疗外阴疼痛方法的新尝试[51, 52]。前庭疼痛可能是一种难于治疗的复杂疾病，难以控制或严重的病例可能需要切除前庭（前庭切除术）。Gaunt 等人报告，在手术治疗的 42 名“单纯性前庭炎”的妇女中，90%的患者症状得到了明显改善[53]；但是，其他许多研究报告显示，外科治疗改善很少。考虑到前庭疼痛的不可思议的性质以及许多疾病都可能归入这一术语之中，只有对通过其他治疗、疼痛没有充分缓解的经过仔细挑选的患者，才能尝试外科方法。

表 3.3 外阴疼痛的病理学报告

描述性术语	注释
表面上皮糜烂 黏膜下急性或慢性炎症 前庭周围腺体炎 前庭导管上皮鳞状上皮化生	这些特征与前庭疼痛（前庭腺炎）有关。但是，它们在发病机制上的意义还不清楚。建议结合临床表现。

参考文献 References

1 Thomas TG, ed. Practical treatise on the diseases of women. Philadelphia: Henry C. Lea; 1880:145–147.
2 Skene AJC, ed. Treatise on the diseases of women: for the use of students and practitioners. New York: Appleton; 1889:93–94.
3 Kellogg JH. Plain facts for old and young: embracing the natural history and hygiene of organic life. Burlington: IF Segner; 1889.
4 Kelly HA. Gynecology. New York: D. Appleton; 1928:235–239.
5 Friedrich EG Jr. The vulvar vestibule. J Reprod Med 1983; 28 (11):773–777.
6 Friedrich EG Jr. Vulvar vestibulitis syndrome. J Reprod Med 1987; 32(2):110–114.
7 International Society for the Study of Vulvovaginal Disease. Summary of meeting discussions for the International Society for the Study of Vulvovaginal Disease 1999, 2001, 2003.
8 McCormack WM. Two urogenital sinus syndromes. Interstitial cystitis and focal vulvitis. J Reprod Med 1990; 35(9):873–876.
9 Fitzpatrick CC, DeLancey JO, Elkins TE, McGuire EJ. Vulvar vestibulitis and interstitial cystitis: a disorder of urogenital sinus-derived epithelium? Obstet Gynecol 1993; 81(5):860–862.
10 Meana M, Binik YM, Khalif S, Cohen DR. Deconstructing dyspareunia: description, classification and biopsychosocial correlates of a pain disorder (Thesis), McGill University, Montreal, Canada, 1995.
11 Mann MS, Kaufman RH, Brown D Jr, Adam E. Vulvar vestibulitis: significant clinical variables and treatment outcome. Obstet Gynecol 1992; 79(1):122–125.
12 Bazin S, Bouchard C, Brisson J, et al. Vulvar vestibulitis syndrome: an exploratory case-control study. Obstet Gynecol 1994; 83(1):47–50.
13 Marinoff SC, Turner ML. Hypersensitivity to vaginal candidiasis or treatment vehicles in the pathogenesis of minor vestibular gland syndrome. J Reprod Med 1986; 31(9):796–799.
14 Pukall CF, Binik YM, Khalifé S, Amsel R, Abbott FV. Vestibular tactile and pain thresholds in women with vulvar vestibulitis syndrome. Pain 2002; 96(1–2):163–175.
15 Pyka RE, Wilkinson EJ, Friedrich EG Jr, Croker BP. The histopathology of vulvar vestibulitis syndrome. Int J Gynecol Pathol 1988; 7(3):249–257.
16 Michlewitz H, Kennison RD, Turksoy RN, Fertitta LC. Vulvar vestibulitis – subgroup with Bartholin gland duct inflammation. Obstet Gynecol 1989; 73(3):410–413.
17 Furlonge CB, Thin RN, Evans BE, McKee PH. Vulvar

vestibulitis syndrome: a clinico-pathological study. Br J Obstet Gynaecol 1991; 98(7):703–706.
18 Friedman M. Understanding vaginal vestibulum dyspareunia syndrome. Cerv Lower Female Genital Tract 1995; 13:135–140.
19 Prayson RA, Stoler MH, Hart WR. Vulvar vestibulitis. A histopathologic study of 36 cases, including human papillomavirus in situ hybridization analysis. Am J Surg Pathol 1995; 19(2):154–160.
20 Foster DC, Hasday JD. Elevated tissue levels of interleukin-1 beta and tumor necrosis factor-alpha in vulvar vestibulitis. Obstet Gynecol 1997; 89(2):291–296.
21 Lundqvist EN, Hofer PA, Olofsson JI, Sjoberg I. Is vulvar vestibulitis an inflammatory condition? A comparison of histological findings in affected and healthy women. Acta Derm Venereol 1997; 77(4):319–322.
22 Slone S, Reynolds L, Gall S, et al. Localization of chromogranin, synaptophysin, serotonin and CXCR2 in neuroendocrine cells of the minor vestibular glands: an immunohistochemical study. Int J Gynecol Pathol 1999; 18(4):360–365.
23 Bohm-Starke N, Falconer C, Rylander E, Hilliges M. The expression of cyclooxygenase 2 and inducible nitric oxide synthase indicates no active inflammation in vulvar vestibulitis. Acta Obstet Gynecol Scand 2001; 80(7):638–644.
24 Goetsch MF. Vulvar vestibulitis: prevalence and historic features in a general gynecologic practice population. Am J Obstet Gynecol 1991; 164(6):1609–1616.
25 Gerber S, Bongiovanni AM, Ledger WJ, Witkin SS. Interleukin-1beta gene polymorphism in women with vulvar vestibulitis syndrome. Eur J Obstet Gynecol Reprod Biol 2003; 107(1):74–77.
26 Gerber S, Bongiovanni AM, Ledger WJ, Witkin SS. Defective regulation of the proinflammatory immune response in women with vulvar vestibulitis syndrome. Am J Obstet Gynecol 2002; 186(4):696–700.
27 Witkin SS, Gerber S, Ledger WJ. Influence of interleukin-1 receptor antagonist gene polymorphism on disease. Clin Infect Dis 2002; 34(2):204–209.
28 Krantz KE. Innervation of the human vulva and vagina. Obstet Gynecol 1958; 12(2):382–396.
29 Westrom LV, Willen R. Vestibular nerve fiber proliferation in vulvar vestibulitis syndrome. Obstet Gynecol 1998; 91(4):572–576.
30 Bohm-Starke N, Hilliges M, Brodda-Jansen G, Rylander E, Torebjork E. Psychophysical evidence of nociceptor sensitization in vulvar vestibulitis syndrome. Pain 2001; 94(2):177–183.
31 Growdon WA, Fu YS, Lebherz TB, et al. Pruritic vulvar squamous papillomatosis: evidence for human papillomavirus etiology. Obstet Gynecol 1985; 66(4):564–568.
32 di Paola GR, Rueda NG. Deceptive vulvar papillomavirus infection. A possible explanation for certain cases of vulvodynia. J Reprod Med 1986; 31(10):966–970.
33 Reid R, Greenberg MD, Daoud Y, et al. Colposcopic findings in women with vulvar pain syndromes. A preliminary report. J Reprod Med 1988; 33(6):523–532.
34 Turner ML, Marinoff SC. Association of human papillomavirus with vulvodynia and the vulvar vestibulitis syndrome. J Reprod Med 1988; 33(6):533–537.
35 Umpierre SA, Kaufman RH, Adam E, Woods KV, AdlerStorthz K. Human papillomavirus DNA in tissue biopsy specimens of vulvar vestibulitis patients treated with interferon. Obstet Gynecol 1991; 78(4):693–695.
36 Bornstein J, Shapiro S, Rahat M, et al. Polymerase chain reaction search for viral etiology of vulvar vestibulitis syndrome. Am J Obstet Gynecol 1996; 175(1):139–144.
37 Wilkinson EJ, Guerrero E, Daniel R, et al. Vulvar vestibulitis is rarely associated with human papillomavirus infection types 6, 11, 16, or 18. Int J Gynecol Pathol 1993; 12(4):344–349.
38 Bergeron C, Moyal-Barracco M, Pelisse M, Lewin P. Vulvar vestibulitis. Lack of evidence for a human papillomavirus etiology. J Reprod Med 1994; 39(12):936–938.
39 Chadha S, Gianotten WL, Drogendijk AC, et al. Histopathologic features of vulvar vestibulitis. Int J Gynecol Pathol 1998; 17(1):7–11.
40 Origoni M, Rossi M, Ferrari D, Lillo F, Ferrari AG. Human papillomavirus with co-existing vulvar vestibulitis syndrome and vestibular papillomatosis. Int J Gynaecol Obstet 1999; 64(3):259–263.
41 Morin C, Bouchard C, Brisson J, et al. Human papillomaviruses and vulvar vestibulitis. Obstet Gynecol 2000; 95(5):683–687.
42 Bornstein J, Shapiro S, Goldshmid N, et al. Severe vulvar vestibulitis. Relation to HPV infection. J Reprod Med 1997; 42(8):514–518.
43 Sargeant P, Moate R, Harris JE, Morrison GD. Ultrastructural study of the epithelium of the normal human vulva. J Submicrosc Cytol Pathol 1996; 28(2):161–170.
44 Axe S, Parmley T, Woodruff JD, Hlopak B. Adenomas in minor vestibular glands. Obstet Gynecol 1986; 68(1):16–18.
45 Kohorn EI, Merino MJ, Goldenhersh M. Vulvar pain and dyspareunia due to glomus tumor. Obstet Gynecol 1986; 67(3):41S–42S.
46 Jacobsen JC. Glomangioma of the vulva. A painful benign tumor in the vulva. Ugeskr Laeg 1973; 135(11):594.
47 Katz VL, Askin FB, Bosch BD. Glomus tumor of the vulva: a case report. Obstet Gynecol 1986; 67(3):43S–45S.
48 Friedrich EG Jr. Therapeutic studies on vulvar vestibulitis. J Reprod Med 1988; 33(6):514–518.
49 Woodruff JD, Parmley TH. Infection of the minor vestibular gland. Obstet Gynecol 1983; 62(5):609–612.
50 Chaim W, Meriwether C, Gonik B, Qureshi F, Sobel JD. Vulvar vestibulitis subjects undergoing surgical intervention: a descriptive analysis and histopathological correlates. Eur J Obstet Gynecol Reprod Biol 1996; 68(1–2):165–168.
51 Edwards L. New concepts in vulvodynia. Am J Obstet Gynecol

2003; 189:S24–S30.
52 Reed BD, Haefner HK, Cantor L. Vulvar dysesthesia (vulvodynia). A follow-up study. J Reprod Med 2003; 48(6): 409–416.
53 Gaunt G, Good A, Stanhope CR. Vestibulectomy for vulvar vestibulitis. J Reprod Med 2003; 48(8):591–595.

4 下生殖道感染性疾病

Infectious disorders of the lower genital tract

Alexander J.F. Lazar、
Scott R. Granter、
Phillip H. Mckee 和
Hope K. Haefner 著
郑红芳译 回允中校

引言 Introduction

女性生殖道可感染许多种生物体，后者是引起相当数量的患病和死亡的原因（表 4.1）。一些诸如念珠菌感染、毛滴虫病和细菌性阴道病的感染性疾病极为常见，可引起明显不适，但没有严重的后遗症。其他诸如淋病和衣原体的感染性疾病则是女性不育症的主要原因。病毒，主要是人乳头状瘤病毒（HPV），参与外阴、阴道和宫颈癌的发病。许多感染是性传播性的，包括毛滴虫病、淋病、软下疳、腹股沟肉芽肿、性病性淋巴肉芽肿、梅毒、衣原体、疱疹和 HPV感染。本章将集中讲述主要见于下生殖道（外阴、阴道和宫颈）的病原体。累及上生殖道的病原体将在输卵管（盆腔炎症性疾病）标题下讨论。乳头状瘤病毒感染（湿疣）在第 6 章和第13章讨论。

下面讨论的许多常见的感染性疾病是“临床医师的疾病”，即意味着其诊断完全是由临床医师做出的，或者说病理医师的作用主要是加以验证。许多疾病，诸如念珠菌病、细菌性阴道病以及常见的性传播疾病，其诊断并不需要一位诊断病理医师具有的专门知识。因此，读者评估临床诊断和治疗可能带有偏见。对于其他疾病，诸如临床上没有考虑到的念珠菌病、梅毒，或其他罕见的性传播疾病（STD），例如结核病和杆菌性血管瘤病，由病理医师来识别可能是诊断和治疗的关键（表 4.1）。

这些疾病的治疗将在恰当的地方概述。对于性传播疾病的治疗细节，疾病控制和预防中心（CDC）已经制订了一套性传播疾病治疗指导原则（可登录网站 http://www.cdc.gov/STD/treatment/），后者可以用于详述本章讨论的特殊治疗方案。

常见的寄生虫 Common parasites

阴虱病 PEDICULOSIS PUBIS（CRAB LICE）

临床表现 Clinical presentation

阴虱病是由一种体外寄生虫——阴虱引起的。患者表现为耻部瘙痒。本病通过直接密切接触传播。阴虱表现为棕灰色圆形微粒，附着在阴毛基底部。阴虱长 1 ~ 3 mm，具有 3 对腿[1]。裸眼即可看到阴虱。阴虱寄生于耻部的毛发，偶尔也寄生于身体其他有毛发的部位。雌性阴虱的生命周期是 1 ~ 3 个月。成年雌虱产卵并粘附于皮肤毛发连接处的毛发上。虱卵表现为一个小的乳白灰色微粒，连接在毛发上（图 4.1）[2]。虱卵在 6 ~ 10 天内孵化。之后若虫（nymphs）在 10 ~ 14 天内成熟为成虫。通过辨认活虱和（或）可孵化的卵可以做出阴虱病的诊断。体格检查可发现寄生部位有乳白色卵或活虱以及蓝斑。所有阴虱病患者均应进行彻底检查，寻找有无其他性传播疾病（30% 的患者有另外一种性传播疾病）。在阴虱病的人群中，应该考虑筛查HIV、梅毒、淋病、衣原体感染、疱疹、疣和毛滴虫病[3]。

表 4.1　女性下生殖道感染

常见感染
阴虱病
疥螨病
外阴阴道念珠菌病
股癣（jock 痒）
细菌性阴道病
毛囊炎
性传播疾病
毛滴虫病
传染性软疣
单纯性疱疹
淋病
梅毒
软下疳
腹股沟肉芽肿
性病性淋巴肉芽肿
罕见的感染
阴蒂周围脓肿（少见）
血吸虫病
Epstein-Barr 病毒
见于免疫抑制患者（包括 HIV）的感染
结核病
杆菌性血管瘤病
坏死性筋膜炎
慢性糜烂性单纯性疱疹病毒感染
广泛的生殖器疣
水痘带状疱疹
播散性软疣
结痂性疥疮

诊断 Diagnosis

由于瘙痒或者由于在阴毛上见到虱子或卵，患有阴

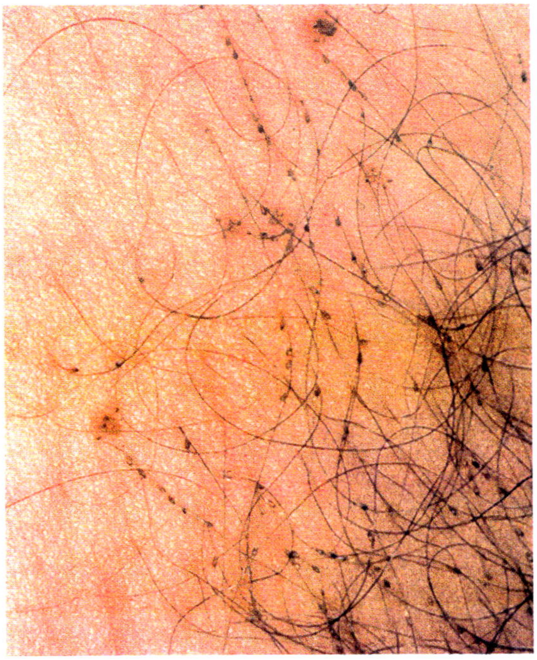

图 4.1　阴虱粘附在毛干上。(From Sidhu-Malik and Rein. Ectoparasitic infections. In: Rein M, ed. Atlas of Infectious Diseases, Vol. V: Sexually Transmitted Diseases. Philadelphia: Churchill Livingstone; 1996:13.3, Fig. 13.7.)

虱的患者通常寻求药物治疗。外阴病变可以刮擦到切片上并在显微镜下观察。显微镜下可见有三对腿的完整阴虱。与头虱和体虱的卵圆形不同，阴虱的长与宽几乎相等，使其能够抓住间隔较宽的阴毛[4]。

临床鉴别诊断 Clinical differential diagnosis

阴虱病的临床鉴别诊断包括皮肤真菌感染、毛囊炎和接触性皮炎。

外阴阴虱的治疗 Treatment for vulvar pediculosis pubis

治疗阴虱病有几种选择，包括用 1% 的苄氯菊酯（扑灭司林）乳剂清洗，1% 的林丹（林旦）香波或除虫菊酯 - 胡椒基丁醚。妊娠和哺乳期妇女应使用苄氯菊酯或除虫菊酯 - 胡椒基丁醚治疗。林丹在妊娠妇女是禁忌的。被褥和衣物应该消毒，但是没有必要熏蒸生活区域[5]。患者应该：(1) 避免与其性伴侣接触；(2) 如果症状持续，1 周后评估；(3) 如果与其性伴侣在过去的一个月内有过接触，鼓励后者也去治疗。

疥疮 SCABIES

临床表现 Clinical presentation

疥疮是一种由疥螨引起的感染性疾病。它的传播方式是皮肤接触。它也可以通过床单或内衣传播。成人疥疮常常是通过性获得的。但是，儿童疥疮一般不是通过性获得的。皮肤上可出现小的洞穴。早期病变可以见到疥螨，表现为洞穴末端微小的圆点。疥疮的主要症状是瘙痒（一般夜晚更严重），搔抓可以造成表皮脱落和斑丘疹性皮疹（图 4.2）。疥螨的致敏作用引起瘙痒。患者首次感染疥螨，致敏作用需要几周，之后出现瘙痒。但是，再次感染疥螨之后，瘙痒可以发生在 24 小时之内。

诊断 Diagnosis

通过将搔刮病变放置到载玻片上并在显微镜下观察可以确定诊断。当搔刮病变时，要挑选没有被搔抓过的丘疹或穴道。结痂性疥疮（即挪威疥癣病）是一种侵袭性感染，常常发生在免疫缺陷、衰弱或营养不良者（见伴有免疫抑制或全身性疾病一节）。

疥疮的病变偶尔进行活检，并通常显示棘层增厚，伴有不同程度的角化过度以及棘细胞间水肿，有时伴有嗜酸性粒细胞和（或）中性粒细胞外渗。浅层和深部血管周围可见淋巴细胞集聚，常常混有组织细胞和嗜酸性粒细胞。在持续存在的结节性疥疮中，致密的炎症细胞浸润和散在的非典型淋巴细胞可能被误认为是淋巴瘤。可以进行连续切片，寻找穿过角质层的穴道，以及颗粒层或棘层中疥螨的身体部分、卵或粪便沉积（硬粪块），但是这种尝试常常是没有结果的。雌性疥螨的身体是圆形的，直径小于 0.5mm。确定的组织学诊断需要这些证据。但是，当见到这种类型的淋巴细胞浸润时，可以提示临床医师有疥螨感染。结痂性疥疮显示明显的过度角化伴角化不全，而且疥螨和卵常常多而明显。

临床鉴别诊断 Clinical differential diagnosis

疥疮的鉴别诊断包括昆虫叮咬、特应性或接触性皮炎、银屑病、扁平苔藓、脓疱病、阴虱病、慢性单纯性苔藓、结节状痒疹、海水浴疹和药物反应。

疥疮的治疗 Treatment of scabies

疥疮的治疗包括苄氯菊酯、林丹和伊维菌素。正如

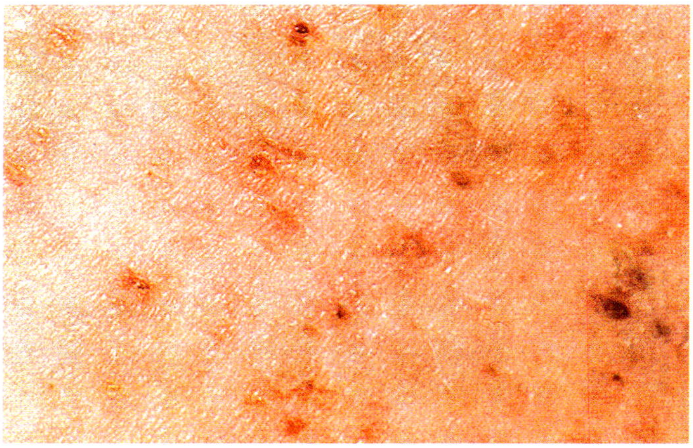

图4.2　疥疮引起的皮疹（臀部）。(From Sidhu-Malik and Rein. Ectoparasitic infections. In: Rein M, ed. Atlas of Infectious Diseases, Vol. V: Sexually Transmitted Diseases. Philadelphia: Churchill Livingstone; 1996:13.7, Fig. 13.24.)

前面讨论的那样，妊娠或哺乳期妇女或者小于2岁的小儿不应使用林丹，而且林丹也不能用于出现广泛性皮炎的患者。床单及衣物应当消毒。对应用推荐的治疗方法无效的患者，应当应用替代的治疗方案再次治疗。在先前一个月内与患者有性接触和有密切个人接触或家庭接触的人应当进行检查和治疗。

一般与性传播疾病没有联系的常见感染性疾病 Common infections not typically linked to sexually transmitted diseases

外阴阴道念珠菌病 VULVOVAGINAL CANDIDIASIS

临床表现 Clinical presentation

外阴阴道念珠菌病（VVC）是一种常见的令人烦恼的疾病。在北美，每4名妇女中就有3名至少经历过一次外阴阴道念珠菌感染，而且半数妇女经历过不止一次感染。在少数妇女，本病会变成慢性，数年之内可多次复发[6]。外阴阴道念珠菌病在初潮前不常见，在接近20岁的妇女中发病率迅速增加，高峰年龄在21～30岁和31～40岁[7]。易感因素包括：未被控制的糖尿病，免疫抑制状态，应用类固醇和抗生素，以及口服避孕药。最常见的症状和体征是外阴剧烈瘙痒、尿痛、红斑、水肿以及有“凝乳状”白色阴道排出物（图4.3 a）[8]。虽然最常见的致病微生物是白色念珠菌，但是非白色菌种感染的发病率似乎也在增加，例如平滑念珠菌、近平滑念珠菌、热带念珠菌、分解脂肪念珠菌、啤酒酵母菌以及其他念珠菌[7, 8]。辨认这些菌种非常重要，因为它们对传统上应用的氮二烯五环抗真菌药耐药。应该注意的是，多达20%的妇女是无症状的念珠菌携带者[8]。缺乏阴道感染的外阴受累罕见。诊断常常是通过分析阴道pH值、氢氧化钾处理和（或）真菌培养来确立（图4.3 b）[9]。临床医师进行真菌培养时，外阴和阴道均应使用拭子取材。应用辨认菌种的酵母菌培养常常有助于治疗复发性外阴阴道炎的患者。

组织学特征 Histologic features

念珠菌感染常常伴有角化过度和（或）角化不全、表皮增生（常常是银屑病样）和鳞状上皮中性粒细胞浸润，典型者形成微脓肿（图4.4 a, b）。应用PAS染色或银染色可以显示表皮中有假菌丝和出芽形式的念珠菌（图4.4 c）。通过光学显微镜不能可靠地将不同类型的念珠菌鉴别开来。重要的是需要注意，在活检之前可能已经用过抗真菌药、类固醇，或两者都用过，由此可能影响真菌感染的组织学表现。尤其是用过类固醇可能导致中性粒细胞浸润减少。

组织学鉴别诊断 Histologic differential diagnosis

念珠菌感染的鉴别诊断包括湿疹性皮炎、慢性单纯性苔藓、擦烂和银屑病（参见第2章和表4.2）。在做出上述所有诊断之前，都必须进行PAS染色和（或）银染色，以排除真菌感染。慢性单纯性苔藓可能伴有真菌感染，这是为减轻瘙痒而搔抓造成的。认识到在许多其他病变中均可发生真菌二次感染非常重要。在这种情况下，明智的做法是建议内科医师治疗真菌感染，如果病变持续，再重复进行活检。

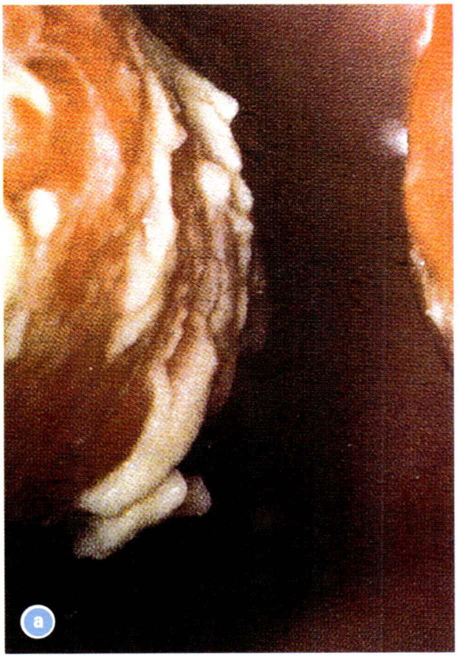
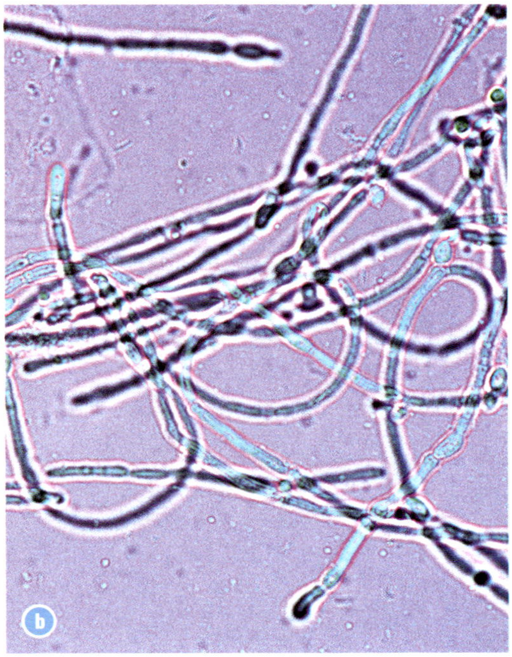

图 4.3 (a) 念珠菌病的临床表现，阴道壁上有白色的凝乳状沉积物。(From Sobel JD. Vulvovaginal candidiasis. In: Rein M, ed. Atlas of Infectious Diseases, Vol. V: Sexually Transmitted Diseases. Philadelphia: Churchill Livingstone; 1996:7.10, Fig. 7.34.) (b) 念珠菌菌丝，氢氧化钾处理后。

治疗 Treatment

在治疗念珠菌病时，必须考虑除去或改善易感因素。许多抗真菌制剂是有效的。局部治疗无效时，应该考虑口服用药，包括氟康唑（Diflucan）。用于治疗复发性酵母菌感染的其他口服药物有酮康唑和依曲康唑，氟胞嘧啶和龙胆紫（甲紫），要注意潜在的毒性[9]。

股癣 TINEA CRURIS

临床表现 Clinical presentation

股癣是一种腹股沟和耻部的皮肤真菌病。病变为红斑，中心清楚，边缘隆起。男性比女性常见。股癣在外阴或肛门周围不常见。

股癣的症状和体征包括在腹股沟、外阴、大腿内侧、肛门和臀部出现瘙痒和红斑。皮肤可能出现鳞屑、龟裂、脱皮。可出现烧灼感。最常见的皮肤真菌病种类取决于地理位置。红色毛菌、削发毛癣菌和须发癣菌是引起这种疾病的一些种类。其他生物体包括絮状表皮癣菌和疣状毛癣菌，能够引起同样的临床症状。

诊断 Diagnosis

股癣的诊断一般是通过培养以及皮肤刮片经氢氧化钾处理后在显微镜下发现菌丝来证实。

组织学表现 Histologic findings

表皮显示棘细胞间水肿或银屑病样增生。肉芽肿性皮炎可能伴有毛囊炎。诊断线索是在角化细胞层中发现中性粒细胞，真菌成分可以夹在角化细胞层内的两个独特的结构带之间；有时称为三明治征（sandwich sign）。角化细胞层上带的正常角化具有典型的编篮状结构，而下带由较致密的正常角化及角化不全组成。孢子和分枝的菌丝通过 PAS 染色或乌洛托品银染色可能证实，但是组织学检查不能提供有关皮肤真菌病种类的线索[10]。

临床鉴别诊断 Clinical differential diagnosis

在股癣的鉴别诊断中，应该考虑以下疾病：黑色棘皮症、接触性皮炎（过敏性和刺激性）、红癣性毛囊炎、银屑病、念珠菌感染和脂溢性皮炎。

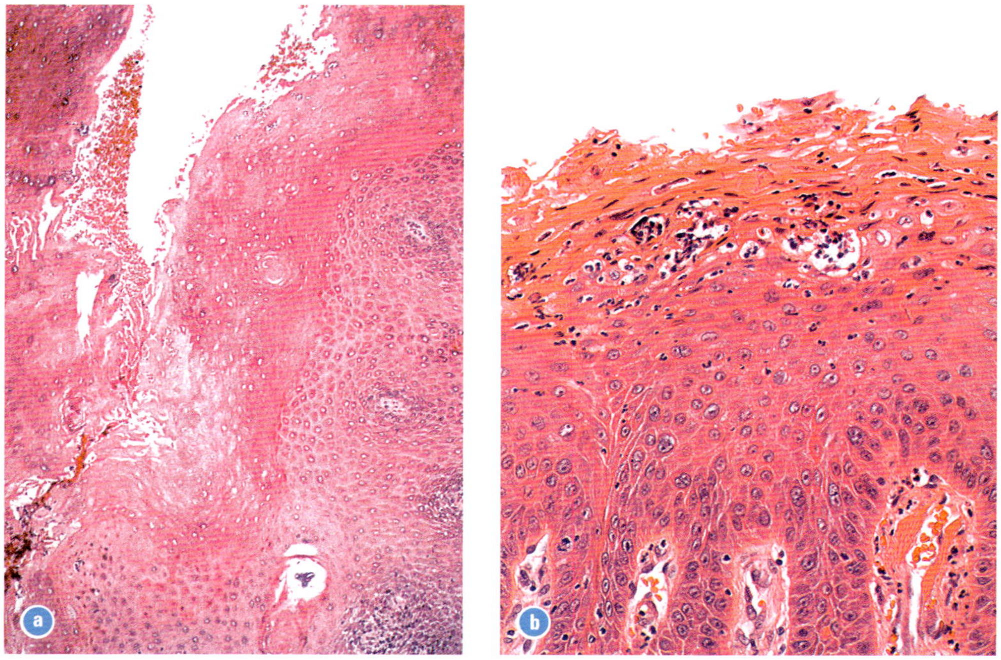

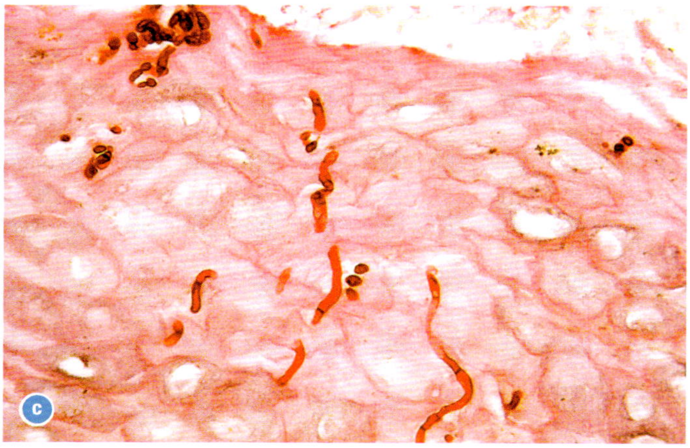

图 4.4 （a）念珠菌病的活检低倍镜观，显示棘层增厚。（b）位于表面角化细胞层的浅层微脓肿，含有急性炎症细胞，应该寻找生物体。（c）来自表面微脓肿的假菌丝。

治疗 Treatment

治疗股癣一般应用局部抗真菌制剂咪唑或丙烯胺家族。有时，对不能坚持局部治疗或伴有广泛或难治感染的患者，需要全身性应用抗真菌药[10]。

表 4.2 念珠菌性外阴炎的鉴别诊断

湿疹性皮炎
慢性单纯性苔藓
擦烂
银屑病
上皮内肿瘤形成

细菌性阴道病 BACTERIAL VAGINOSIS

临床表现 Clinical presentation

不同的术语已经被用于细菌性阴道病（BV）。其中包括非特异性阴道炎、嗜血杆菌性阴道炎（*Hemophilus* vaginitis）、棒状杆菌性阴道炎（*Corynebacterium* vaginitis）、加德纳菌属阴道炎（*Gardnerella* vaginitis）和厌氧菌性阴道病。细菌性阴道病是正常阴道菌群的复杂改变。其特征是产生过氧化氢的乳酸杆菌的分布和密度减少，以及阴道加德纳菌属、动弯杆菌属、人支原体、*Prevotella* 属的革兰阴性厌氧杆菌、*Porphyromonas* 属、类杆菌属和消化链球菌属的分布和密度增加。患者表现为有难闻的“鱼腥”气味，性交后和月经期间更加明显。阴道排出物增加。出现外阴瘙痒和（或）刺激。

诊断 Diagnosis

阴道 pH 值和湿涂片标本是有用的诊断方法。湿涂片标本或巴氏涂片含有线索细胞（clue cells）（图 4.5 a, b），缺乏乳酸杆菌和白细胞。由于存在厌氧菌，当将氢氧化钾加入湿涂片时就会出现气味。细菌性阴道病厌氧菌的浓度增加 100 ~ 1000 倍。厌氧代谢产生胺（尸胺、腐胺、三甲胺）。细菌性阴道病也可以应用其他实验室方法诊断，如应用 DNA 探针。这些检查昂贵，但是对于不能进行显微镜检查的开业医师可能有用。有时可应用培养，但是培养没有用处，因为 40% ~ 60% 的无症状的女性培养也呈阳性。新近应用了一项新的技术，包括应用针对高浓度阴道加德纳菌属的核酸探针（Affirm™ VP Ⅲ Microbial Identification Test）。

临床鉴别诊断 Clinical differential diagnosis

细菌性阴道病的鉴别诊断包括念珠菌病、宫颈炎、衣原体、淋病、疱疹、毛滴虫和脱屑性阴道炎。这些疾病一般可通过适当的阴道排液分析和培养进行鉴别。

治疗 Treatment

推荐的治疗方案包括：应用甲硝唑（双唑泰栓）、甲硝唑凝胶和 2% 的氯林可霉素（克林霉素）软膏［就寝时阴道内应用涂药器（5g）给药，连续 7 天］。推荐的甲硝唑治疗方案同等有效。除了口服甲硝唑治疗以外，现在正在研究和评估阴道乳酸杆菌栓剂治疗细菌性阴道病的有效性。应用无害细菌取代致病微生物的细菌疗法被认为是“自然的”，没有任何副作用，但是尚未得到随机对照实验的支持[11]。

复发性 / 顽固性细菌性阴道病 Recurrent/resistant bacterial vaginosis

大约 30% 的细菌性阴道病患者在 3 个月内复发。对于复发性 / 顽固性细菌性阴道病，需要 10 ~ 14 天的长期治疗[5]。研究现在集中在乳酸杆菌的应用以及细菌性阴道病的治疗上。

毛囊炎 FOLLICULITIS

临床表现 Clinical presentation

毛囊炎是臀部和外阴的一种常见疾病。毛囊发炎可

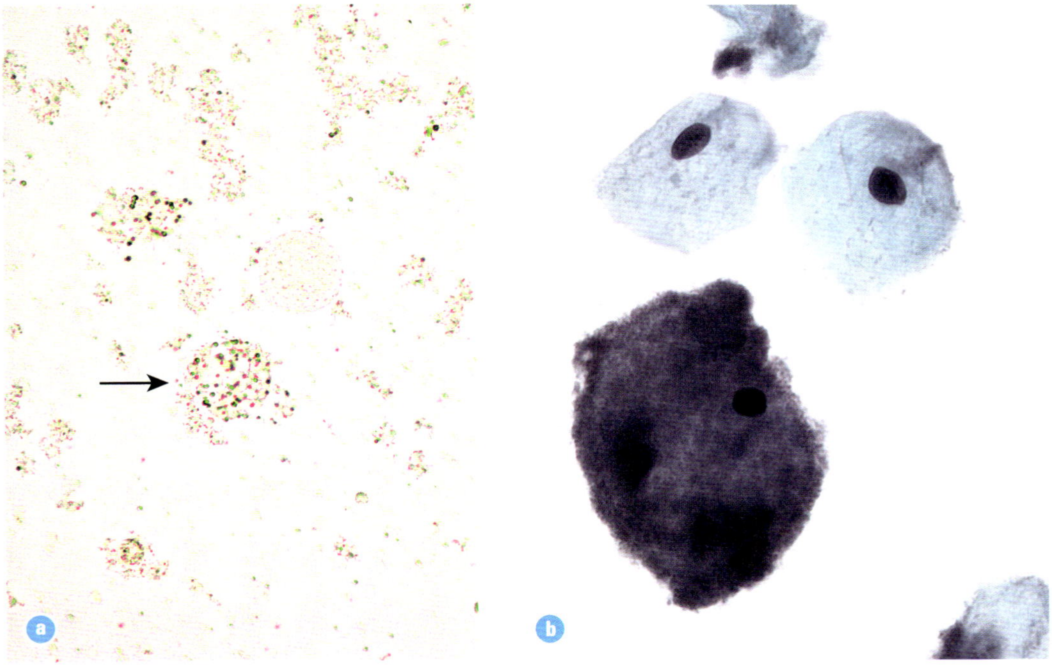

图 4.5 细菌性阴道病。(a) 湿涂片标本，(b) 巴氏涂片染色，鳞状细胞内可见均匀分布的密集杆样细菌聚集。

由物理损伤和化学刺激引起。最常见的类型是浅表毛囊炎，表现为一个触痛或无痛的脓疱，愈合后不留瘢痕[12]。毛干常常位于脓疱的中心。毛囊炎最常见的致病菌是金黄色葡萄球菌，但是偶尔出现共生生物体，如酵母菌和真菌（尤其是在免疫抑制的患者）。这些病变一般能够自愈。葡萄球菌偶尔会累及毛囊深部，引起皮肤表面肿胀和红斑，伴有或不伴有脓疱（图4.6）。这种整个毛囊或毛囊深部（峡部及以下）的炎症称为深部毛囊炎。

诊断和组织病理学 Diagnosis and histopathology

毛囊周围出现红斑是毛囊炎的临床诊断依据。毛囊炎以毛囊或毛囊周围间质的炎症为特征，可由急性或慢性炎症组成。毛囊破裂可见肉芽肿性反应。

临床鉴别诊断 Clinical differential diagnosis

毛囊炎的鉴别诊断包括：寻常痤疮、念珠菌病、刺激性接触性皮炎、昆虫叮咬、毛发角化病、粟粒疹、痱子、红斑痤疮、疥疮、海水浴疹、癣和短暂的棘层松解性皮肤病。应该应用 PAS 染色排除真菌性毛囊炎。

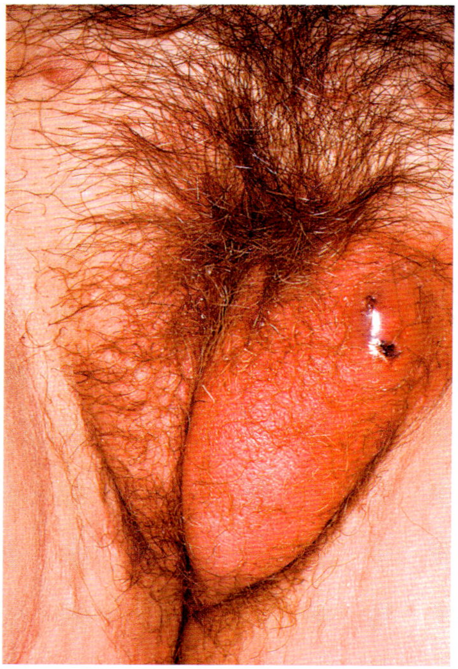

图 4.6 毛囊炎的临床照片，显示由于皮肤毛囊炎症造成的弥漫性硬化结。

治疗 Treatment

可以局部应用红霉素、克林霉素、莫匹罗星或过氧化苯甲酰治疗，以加速浅层毛囊炎的愈合过程[13]。口服抗生素一般用于治疗深部毛囊炎（一代头孢菌素类、耐青霉素酶青霉素、大环内酯类和氟喹诺酮类）。

常见的性传播疾病 Common sexually transmitted infections

毛滴虫病 TRICHOMONAS

临床表现 Clinical presentation

阴道毛滴虫（*Trichomonas vaginalis*）是一种大的、有鞭毛的卵圆形原生动物，在被感染患者的阴道排液湿涂片标本中可以见到。感染可以发生在任何年龄，而且可见于大约 15% 的就诊于性传播疾病门诊的妇女。患者有脓性黄绿色阴道排液及不适；阴道和宫颈黏膜一般具有火焰状外观，称为草莓宫颈（图 4.7）。外阴可以有红斑和水肿。常常伴有其他性传播疾病。毛滴虫与妊娠并发症有关，例如未足月产。

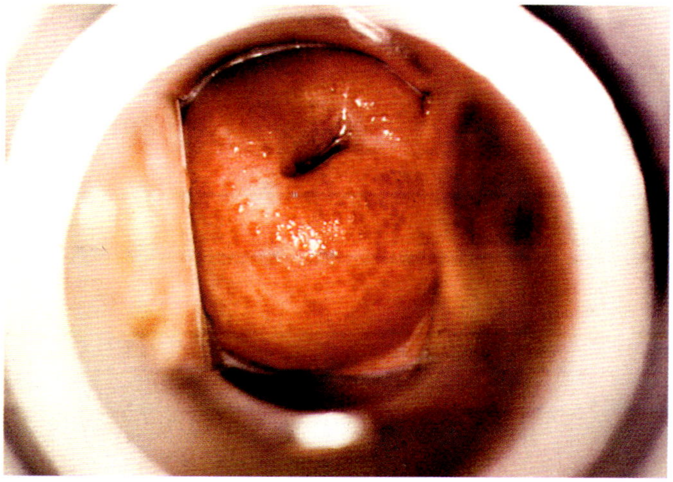

图 4.7 毛滴虫病的临床表现（草莓宫颈）。(From Krieger JN and Rein MF. Trichomoniasis. In: Rein M, ed. Atlas of Infectious Diseases, Vol. V: Sexually Transmitted Diseases. Philadelphia: Churchill Livingstone; 1996:6.5, Fig. 6.14.)

诊断 Diagnosis

毛滴虫病患者阴道 pH 值是碱性的（> 4.5）。阴道毛滴虫病的诊断一般是通过在显微镜下观察阴道分泌物做出的，但是这种方法的敏感性只有大约 60% ~ 70%。组织学检查，炎症反应常常局限在黏膜和紧邻的固有层。有时，对于怀疑有毛滴虫病但是湿涂片结果阴性的患者，可以应用Diamond 培养基。培养是最敏感的诊断方法，培养基可以买到。检测阴道毛滴虫的聚合酶链反应（PCR）实验已在一些实验室应用。

临床鉴别诊断 Clinical differential diagnosis

毛滴虫病的鉴别诊断包括：念珠菌病、细菌性阴道病、脱屑性阴道炎、淋球菌感染、盆腔炎症性疾病和尿道炎。

治疗 Treatment

口服甲硝唑是治疗毛滴虫感染的常用方法。可以给予一个一次性剂量，也可以在一周内连续给予。患者及其性伴侣的治疗可以使症状减轻、微生物学治愈并减少传播。重要的是要确认患者及其性伴侣对甲硝唑均不过敏。

患者症状复发多数是由于其性伴侣治疗失败而造成的再次感染，少数是感染了一株对甲硝唑耐药的毛滴虫。后者可能需要增加药物剂量。疾病控制中心的指导原则认为，实验室检查证实有感染的患者如果对 3 ~ 5 天的治疗方案没有反应，并且患者也没有再次感染，应该请专家进行会诊；评估这样的病例理想的是应该包括确定阴道毛滴虫对甲硝唑的敏感性。(从疾病控制中心可以得到会诊意见：电话：770-488-4115；网址：http://www.cdc.gov/std/)

对甲硝唑过敏的患者，可以考虑应用一种增加给药量的方案（口服或静脉内脱敏）[14]。

传染性软疣 MOLLUSCUM CONTAGIOSUM

临床表现 Clinical presentation

传染性软疣是一种由痘病毒（软疣痘病毒属）引起的、常常是通过性传播的皮肤病毒病[15]。传染性软疣有四种主要亚型：MCV Ⅰ、Ⅱ、Ⅲ和Ⅳ[16, 17]。传播需要与被感染的宿主或污染物直接接触。本病常见于年轻的性活跃人群。主要累及生殖器部位，可伴有各种其他性病和软疣的发病率增加[18, 19]。传染性软疣也可发生在儿童，儿童人群的软疣一般不是性传播性的。软疣感染也见于有免疫缺陷的人群。本病通过直接接触传播，潜伏期长短不同，典型的在数周之内发病。传染性软疣的特征性病变是散在的肉色丘疹（图 4.8）。一些病变可含有小凹，其下是干酪样物质核心（凹陷性病变）。丘疹的大小为 2 ~ 6 mm 不等。少数情况下，软疣可能由许多小的融合性丘疹组成，类似于单纯性疱疹病毒感染。病变常常是无痛的，除非受到损伤。

组织病理学 Histopathology

大多数软疣病例可根据临床表现做出诊断[15]。通过切除病变的切片或从病变中心挤出碎屑的细胞学涂片，经过 HE 或巴氏染色可以证实传染性软疣的诊断。这种

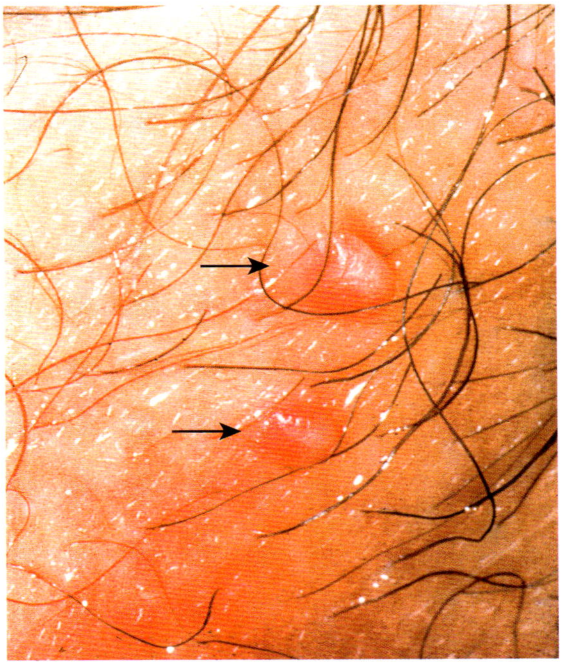

图 4.8　软疣的临床表现，具有分散的肉色丘疹。

感染可造成上皮增生，形成杯状病变（图 4.9 a）。杯状病变的外围含有数层基底细胞，中心成熟，脱落的角质碎屑进入与表面相连的腔洞。基底膜上方数层可见诊断性的病毒包涵体（Henderson-Patterson 小体），且随着细胞成熟，嗜酸性或嗜碱性卵圆形病毒包涵体（软疣小体）可完全取代胞浆并贴近细胞核（图 4.9 b）。下方的真皮常常含有广泛的慢性炎症。传染性软疣病毒 DNA 原位杂交也已进行，但是目前对诊断不是必需的。

临床鉴别诊断 Clinical differential diagnosis

需要与传染性软疣鉴别的疾病包括：软垂疣、表皮包涵囊肿、疱疹样皮炎、角化棘皮瘤、神经纤维瘤、湿疣、化脓性肉芽肿、疱疹和基底细胞癌。实际上在临床检查过程中，上述所有疾病均有可能造成混淆。根据我们的经验，如果切片上没有包涵体，组织学诊断可能会遇到一些困难。由于这个原因，任何没有充分的非典型来确定是湿疣、角化棘皮瘤或其他角化病的内翻性或杯形病变，均应充分切片以排除软疣。

传染性软疣的治疗 Treatment of molluscum contagiosum

传染性软疣是一种自限性疾病，但是可以引起不适，持续搔抓可形成瘢痕，在某些学校和日间护理中心，在治疗之前应予以排除[15]。最谨慎的处理方法是用解剖刀或刮匙刮除病变。经过这种处理后，病变常常消失[20]。还有各种其他方法（冷冻手术等），但是一般并不需要。

单纯性疱疹 HERPES SIMPLEX INFECTIONS

临床表现 Clinical presentation

生殖器疱疹是一种溃疡性性传播疾病，由单纯性疱疹病毒（HSV）感染引起，HSV是一种双链 DNA 病毒。在发达国家，单纯性疱疹感染是最常见的溃疡性疾病，每年大约有 750 000 例新发病例，在美国，病例超过 2000 万[21]。临床上明显的病例，原发性病变大约是在接触之后 3 天到 2 周出现。在原发性疱疹，外阴是红色肿胀的，伴有大量水泡，这是普通感染的典型表现。水泡迅速变为脓疱，伴有触痛性糜烂，可持续 2 周（图 4.10）[22]。此外，有时可注意到阴道排液。随着病程进展，本病在出现最初症状后 7 ~ 10 天达到高峰，并且病变常常在 3 周内消退，不留瘢痕。病变具有高度传染性，直到溃疡形成之后、修复期开始结痂时（常常在首发症状后 10 天左右）。但是，即使无症状的个体也可能排出病毒，而且

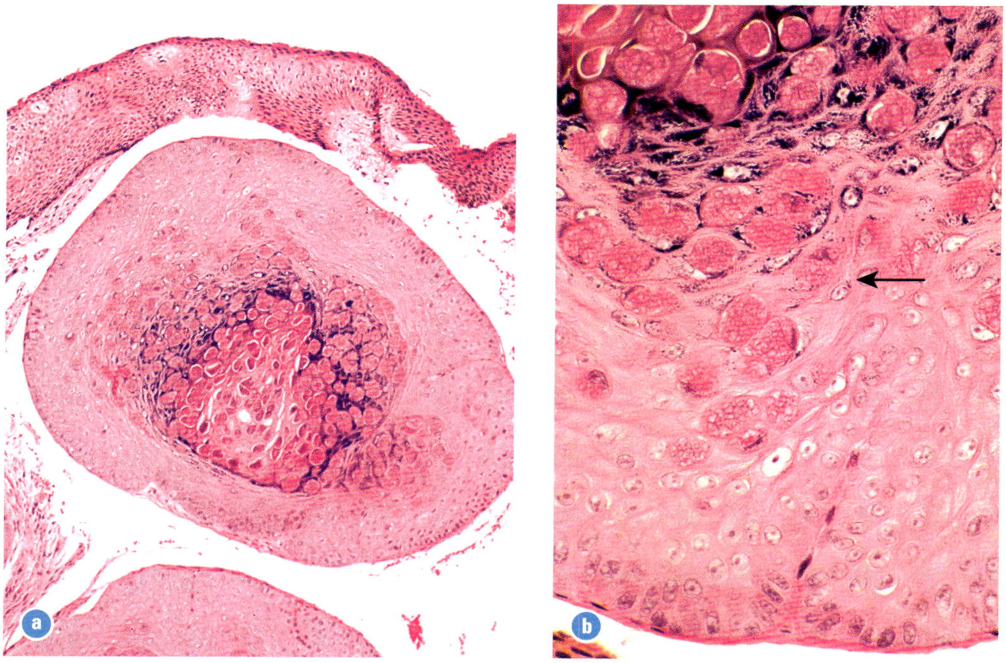

图 4.9 (a) 显示传染性软疣杯形结构的低倍显微照片；(b) 高倍镜下可见到胞浆包涵体，在角化细胞成熟的过程中，包涵体变得更加清楚（箭头所示）。

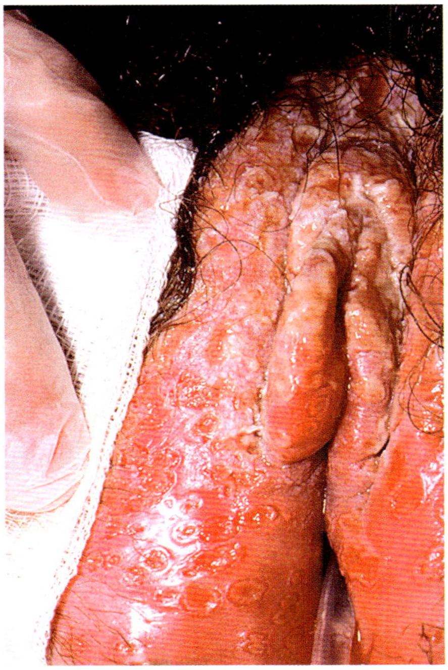

图 4.10 外阴原发性单纯性疱疹病毒感染，具有广泛分布的黏膜溃疡和水肿。(Courtesy of Mark Pearlman.)

病毒学试验 Virologic testing

单纯性疱疹病毒可能非常难以确定。诊断 HSV 的方法之一是对病变（理想的是不超过3天的病变）进行培养。当病变开始愈合时，通常在发病后数天内，培养的敏感性迅速下降。试验需要的材料位于病变的基底，所以需要充分搔刮基底。将刮出物放在培养基内进行培养。

与培养和直接荧光抗体试验不同，有些 HSV 抗原检测试验不能将 HSV-1 和 HSV-2 区别开来。聚合酶链反应（PCR）检测 HSV 的 DNA 具有高度敏感性，但是 PCR 在诊断生殖器溃疡性疾病中作用还不清楚。但是，有些实验室已将 PCR 作为一种诊断中枢神经系统 HSV 感染及检测脊髓液HSV的可供选择的试验[25]。疱疹病毒感染的细胞学改变细胞学检测不敏感，而且诊断并不总是正确，生殖器病变 Tzanck 涂片和宫颈巴氏涂片也是如此。根据目前的指导原则，当诊断具有临床或治疗重要性时，不应完全依靠细胞学检测诊断或排除 HSV 感染[5]。

在感染后最初几周，特异性和非特异性抗 HSV 抗体都出现，而且长期持续存在。因为几乎所有的 HSV-2 感

大部分感染似乎是与临床上无症状个体接触的结果[20]。重要的是，许多被疱疹病毒感染的人不出现本病的临床特征，而且也没有被诊断为本病[23]。

在美国，大约 1/5 的成人 HSV-2 血清学阳性。半数以上血清学阳性的个体没有出现过临床症状，但是这些个体依然可以排出病毒和传播病毒[24]。生殖器部位的病变可以播散到其他部位，如手指、臀部以及口腔或嘴唇区域，大概是通过直接接触传播。

大约半数被感染的妇女出现复发，常常发生在最初感染后 8 个月内。在复发性感染中，病变不那么广泛，并且在5～7天内消退，一般只有轻微的隆起（图4.11）。复发性病变常常由HSV-2 感染引起（HSV-2 复发占 89% 的病例，而 HSV-1 复发仅占 25% 的病例），并且常常反复复发，每年大约 3～4 次。在免疫抑制的个体，疱疹病毒可能伴有危及生命的全身性疾病。在分娩过程中传播给胎儿或宫内感染可能是发病率高的一个重要原因[22]。

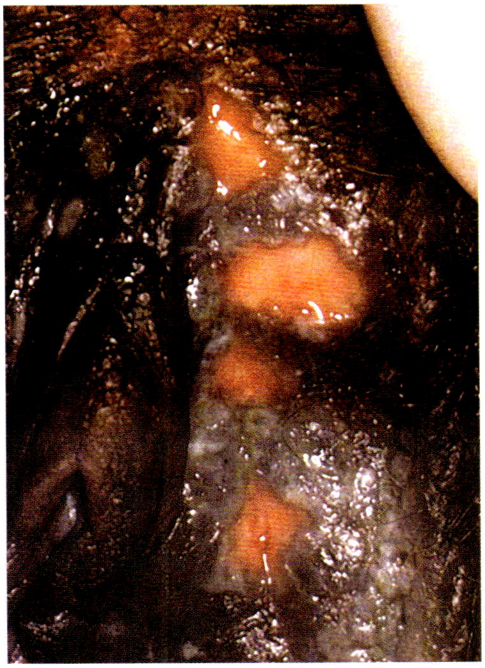

图 4.11 复发性疱疹性溃疡。(From Corey L. Herpes simplex infections. In: Rein M, ed. Atlas of Infectious Diseases, Vol. V: Sexually Transmitted Diseases. Philadelphia: Churchill Livingstone; 1996:15.12, Fig. 15.33.)

染都是通过性获得的，所以 HSV-2 特异性抗体一般代表肛门生殖器感染，但是出现 HSV-1 抗体不能区分肛门生殖器感染与口唇感染。精确的 HSV 特异性抗体分析必须根据 HSV 特异性糖蛋白做出，HSV-2 特异性糖蛋白 G2 诊断 HSV-2 感染，而 HSV-1 特异性糖蛋白 G1 诊断HSV-1 感染。这些实验优于老的实验，老的实验方法不能精确地区分HSV-1抗体和HSV-2抗体。因此，当需要进行血清学检查时，应该要求检查血清学特异性 IgG。

检测 HSV-2 抗体试验的敏感性为 80%～98%，并且可能出现假阴性结果，尤其是在感染的早期阶段。这些检查的特异性>96%。假阳性结果也可出现，尤其是在 HSV 感染可能性低的患者中。因此，在有些情况下可能需要重复检查或行确定性试验（例如，如果最初的试验是 ELISA，那么就要进行免疫印迹试验）。

由于 HSV 培养常常出现假阴性结果，尤其是在复发感染或具有愈合性病变的患者，特异性血清学试验在证实生殖器疱疹的临床诊断中可能具有作用。此外，这些试验可以用于诊断没有感染表现的患者，并且可用于诊断有生殖器疱疹患者的性伴侣[5]。

组织学特征 Histologic features

病变最初表现为水泡，随后出现浅层溃疡。疱疹性溃疡最明显的表现是弥漫性上皮坏死，表现为死亡和变性的上皮细胞内有嗜酸细胞聚集（图 4.12 a）。在感染早期，散在的细胞核可能具有同质性毛玻璃状外观，而且可能有空晕环绕。随着时间的推移，可能出现明显的多核角化细胞，具有嗜酸性和（或）嗜碱性核内包涵体，包涵体可以见于存活的上皮内，也可以见于与溃疡的交界面（图 4.12 b）。病毒性细胞病变效应也可以累及毛囊。其下真皮出现炎症成分，当病变发生溃疡时可见中性粒细胞[26]。有些溃疡性病变可能见不到病毒包涵体；因此重要的是，活检要取自溃疡性病变的边缘并带有完整的上皮。

鉴别诊断 Differential diagnosis

许多疾病伴有生殖器溃疡（表 4.3）。在缺乏诊断性病毒性细胞病变包涵体的情况下，其组织学特征是非特异性糜烂或溃疡。识别早期感染需要高度可疑因素。当在常规光学显微镜下不能辨认明确的病毒包涵体时，

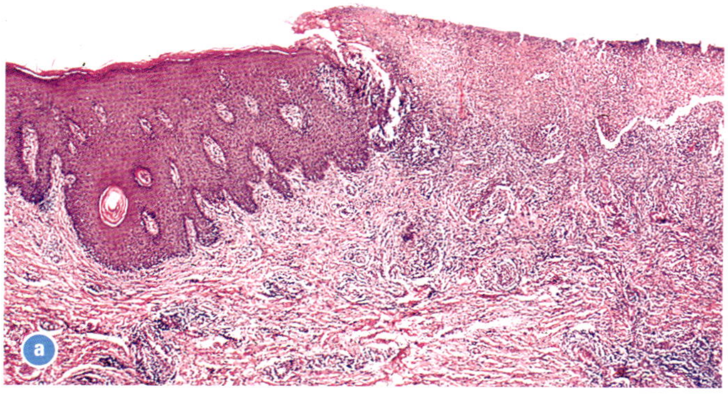

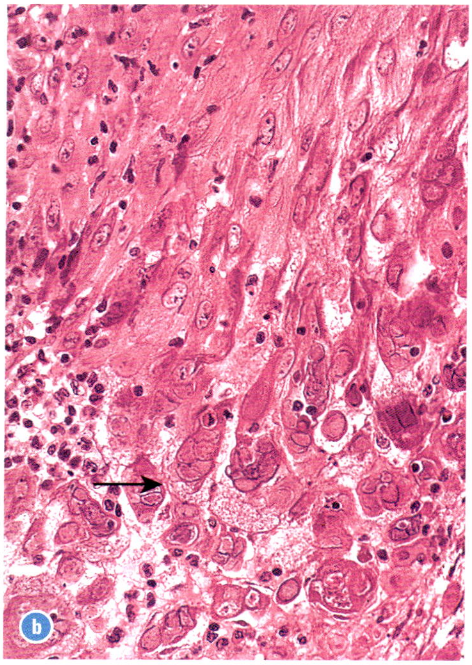

图 4.12 （a）疱疹性溃疡的低倍镜观，病变以上皮坏死的嗜酸细胞带为特征（右）。（b）高倍镜下，显示溃疡边缘的核内包涵体。

表 4.3 溃疡性病变的鉴别诊断

EBV
HIV
CMV
单纯性疱疹
带状疱疹
梅毒
糜烂性念珠菌病
分枝杆菌感染
软下疳
性病性淋巴肉芽肿
Behçet 病
表皮脱落
阿弗他（自发性）溃疡
多形性红斑
癌

HSV-1 和 HSV-2 的免疫组织化学染色特别有助于建立正确的诊断（图 4.13）。

临床上需要与疱疹感染进行鉴别诊断的疾病有：梅毒、软下疳、Epstein-Barr 病毒（EBV）、带状疱疹、HIV、巨细胞病毒（CMV）感染、Behçet 病、多形性红斑、阿弗他溃疡和广泛的糜烂性念珠菌病。

生殖器疱疹的治疗 Management of genital herpes

对首次临床发病和复发性疱疹，或作为日常抑制治疗，全身性应用抗病毒药物可以部分控制疱疹感染的症状和体征。但是，这些药物既不能根除潜伏的病毒，也不能影响药物中断后疱疹复发的危险性、频率或严重性。局部应用抗病毒药物很少能改善临床症状，并不推荐应用。由于许多首次发病的疱疹患者最终出现严重的或长期的症状，所以应该考虑应用阿昔洛韦（无环鸟苷）、泛昔洛韦或伐昔洛韦等抗病毒药进行治疗。复发性

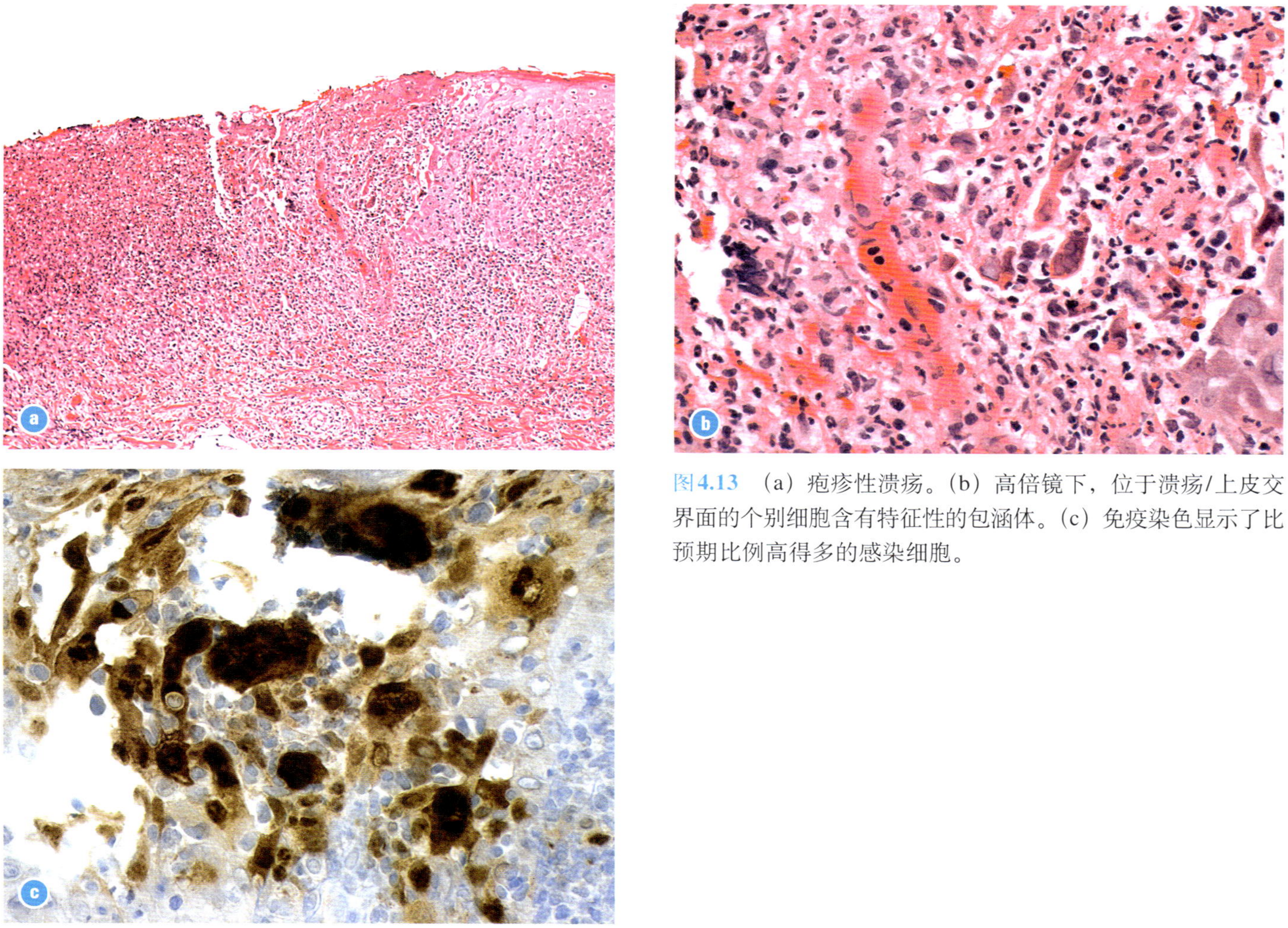

图4.13 （a）疱疹性溃疡。（b）高倍镜下，位于溃疡/上皮交界面的个别细胞含有特征性的包涵体。（c）免疫染色显示了比预期比例高得多的感染细胞。

生殖器疱疹的抗病毒治疗可以分散给药，以改善症状或缩短病变的持续时间，也可以持续给药作为抑制性疗法，以减少复发的频率[5]。

奈瑟菌淋病 NEISSERIA GONORRHEA

临床表现 Clinical presentation

淋病是由革兰染色阴性的淋病奈瑟双球菌感染引起的。淋病在不发达国家的发病率高，在发达国家的发病率再次升高。在美国，估计每年有 600 000 例新的淋病奈瑟菌感染病例。在异性恋人群中，1/3 的淋病患者同时有沙眼衣原体感染[27, 28]。女性阴道排液是这种感染的一种征象。女性淋病患者如果不治疗，可能导致盆腔炎症性疾病（PID），可能伴有不孕，少数情况下可发生淋球菌性肝周炎。对处于性传播疾病高风险的妇女进行淋病筛查十分重要。

鉴别诊断 Differential diagnosis

在临床鉴别诊断中需要考虑的疾病包括衣原体、泌尿道感染和阴道炎。

治疗 Treatment

由于淋病奈瑟菌和沙眼衣原体共同感染的几率很高，淋球菌感染患者应该常规应用可有效对抗没有合并症的生殖器沙眼衣原体感染的治疗方案。有些专家认为，常规应用双重治疗可以明显减少支原体感染的机会。适用于这两种感染的治疗方案包括头孢克肟、头孢曲松、环丙沙星或类似的经典抗生素；如果排除了衣原体感染，可以应用阿奇霉素和强力霉素（多西环素）[5]。

不常见的性传播疾病 Uncommon sexually transmitted diseases

梅毒 SYPHILIS

临床表现 Clinical presentation

背景 Background

梅毒是一种通过性传播的感染性疾病，由苍白密螺旋体引起。本病通常具有一期、二期和三期的自然病史。在应用青霉素后，本病的发病率急剧下降；但是，新近发病率有所升高[29]。

一期梅毒 Primary syphilis

一期梅毒的最初表现是在接触部位出现下疳。大约 1/3 的接触苍白密螺旋体者可以形成下疳，后者发生在接触之后的 10 ~ 90 天（图 4.14）。虽然典型病变是单发的，一期梅毒偶尔也可以表现为多发性病变[30]。下疳是一个圆形到椭圆形的斑疹，之后变为丘疹，伴有界限清晰的边界和中心溃疡。下疳无痛，除非受到损伤或有双重感染。外阴病变还具有双重感染的趋势，导致下疳疼痛[22]。下疳阶段可排出大量螺旋体，这些病变具有高度传染性。经过治疗病变在 1 ~ 2 周内消退。下疳即使不治疗也可在数周内愈合，不留瘢痕。常常出现可触及的质硬肿大淋巴结。外阴病变最常累及单侧腹股沟淋巴结。外阴受累往往形成伴有水肿性硬结的下疳，而不是见于其他部位的坚硬的病变。此外，由于外阴皮肤与皮肤接触，可以形成镜影或“对吻”下疳。

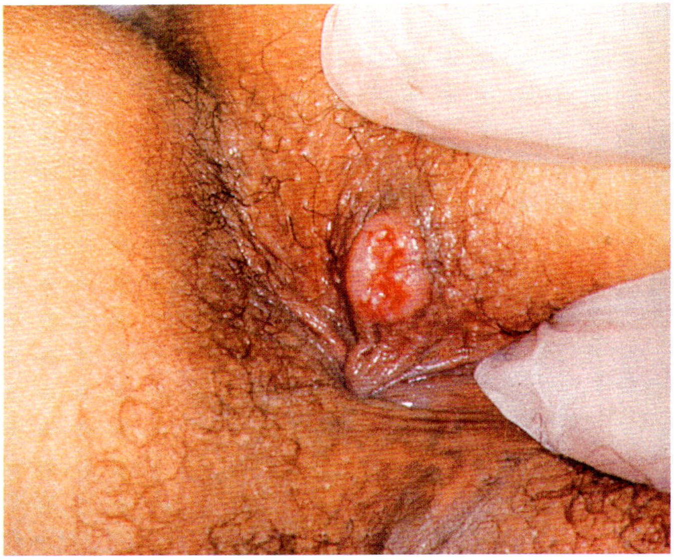

图 4.14　肛周部位的梅毒性下疳。(From Fiumara NJ. Primary and secondary syphilis. In: Rein M, ed. Atlas of Infectious Diseases, Vol. V: Sexually Transmitted Diseases. Philadelphia: Churchill Livingstone; 1996:9.7, Fig. 9.19.)

二期梅毒 Secondary syphilis

未经治疗的一期梅毒经过数周到数月后可发展为二期梅毒。二期梅毒最常发生在最初的下疳愈合之后，但是一期梅毒病变和二期梅毒病变可以同时存在。未经治疗的二期梅毒病变常常在2周到3个月内消散。瘢痕不是其特征。全身症状包括发热、不适和关节疼痛。二期梅毒的表现差异很大，包括可能被忽视的皮疹，而严重的表现可能需要住院治疗。二期梅毒的皮肤病变包括斑疹性、丘疹性和混合性斑丘疹性病变。病变广泛，并且常常呈对称性分布。最初，二期梅毒的病变富于螺旋体，但是病变消退时病原体的数量减少。未经治疗的二期梅毒有一定的复发率。其他器官系统也可以受累。二期梅毒的另一个重要表现是外阴梅毒湿疣（condyloma lata of the vulva），是一种可能被误认为尖锐湿疣的疣状病变[22]。

三期梅毒 Tertiary syphilis

大约1/3的未经治疗的梅毒患者发生三期梅毒。其余患者进入潜伏期。三期梅毒的三个典型的临床表现是：后期良性梅毒、心血管梅毒和神经梅毒。三期梅毒累及皮肤属于后期良性梅毒范畴。三期梅毒病变可以为肉芽肿性病变，也可以形成梅毒性树胶肿（gummas）。肉芽肿性病变或为结节性或为斑块样，表现为红斑，常常伴有鳞屑[31]。梅毒性树胶肿是一些结节，有时可形成溃疡，并且由于中心坏死而质地较软。三期梅毒病变可能具有相当大的破坏性，愈合时有瘢痕形成。

组织学特征 Histologic features

一期下疳是梅毒的最初表现，常常局限在外阴。下疳的特征是皮肤有致密的淋巴细胞、组织细胞和中性粒细胞浸润，伴有被覆的表皮增生[32]。浆细胞在这个阶段可能并不明显。溃疡边缘表皮增厚，常常呈假上皮瘤性增生。病变内的毛细血管和小血管常常显示显著的内皮细胞肿胀，血管周围有浆细胞浸润。组织学表现没有特异性，但是诊断可以用Warthin-Starry或Steiner银染色证实，这些染色一般能够显示常常位于血管周围的螺旋体。暗视野显微镜检查，分泌物也可以显示螺旋体，而且这个试验在感染早期可能就有用，因为此时可确定诊断的血清学试验可能并呈不阳性[33]。所有的病例都应进行血清学试验，以确定或支持诊断，因为暗视野检查和银染色均不敏感，而且还可能出现假阳性结果。血清学试验包括性病研究实验室（VDRL）、快速血浆反应素（RPR）、荧光密螺旋体抗体吸收（FTA-ABS）、微量血凝-苍白密螺旋体（MHA-TP）检测。

二期梅毒病变的组织学特征各种各样，与这个阶段的临床表现多样化一致。典型的二期梅毒病变显示银屑病样表皮增生，浅层和深部血管周围常常有苔藓样组织细胞和浆细胞浸润（图4.15 a）。虽然血管周围有浆细胞浸润并伴有内皮细胞肿胀和损伤（所谓的浆细胞动脉内膜炎）被认为是典型的表现，但是这个特征常常见不到，而且也不是特异性的（图4.15 b）[32, 34]。较早期的病变可以出现中性粒细胞，但是当螺旋体数目减少时，中性粒细胞也会减少。晚期病变常常具有肉芽肿性表现。生殖器梅毒湿疣（condyloma lata）不形成溃疡，一般具有明显的表皮增生，伴有角化过度。真皮内有混合性慢性炎症浸润，血管周围浆细胞丰富，在这种情况下，浆细胞性动脉内膜炎比较常见（图4.15 c, d）[32]。应用Steiner染色可以见到螺旋体（图4.16）。

三期梅毒的病变是肉芽肿性病变。浆细胞出现，而病原体则可能难以证实。梅毒性树胶肿显示中心区域坏死，周围是富于浆细胞的纤维性淋巴组织细胞浸润。仔细检查坏死区域会显示死亡细胞的嗜酸性轮廓。

鉴别诊断 Differential diagnosis

如上所述，梅毒的活检所见（除了直接见到螺旋体）没有特异性，因此需要进行其决定性的血清学检测。血清学检测所有的病例都应该进行，以确定或支持梅毒的诊断。梅毒湿疣可能被误诊为尖锐湿疣，但是前者缺乏HPV相关性病毒细胞病变效应，可以避免这个错误。

Zoon外阴炎或浆细胞性外阴炎（黏膜浆细胞病）是外阴富于浆细胞浸润的一个罕见原因。在做出这个诊断之前总是建议进行银染色。临床病史常常有所帮助，由

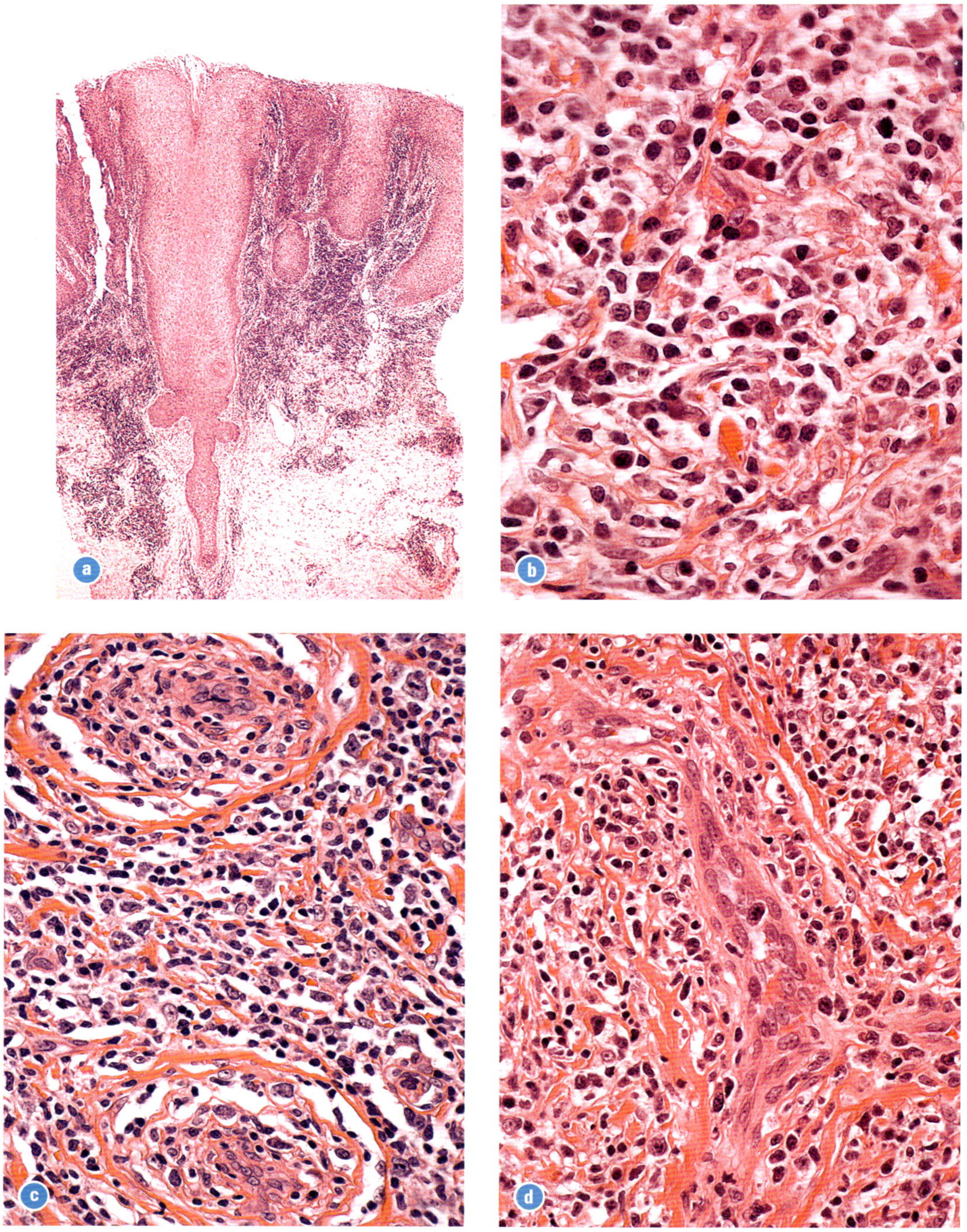

图 4.15 (a) 二期梅毒病变的低倍镜观，伴有假上皮瘤性增生和致密的黏膜下炎性浸润。(b) 高倍镜下显示有大量的浆细胞。(c, d) 血管周围炎症伴有血管内皮增生(动脉内膜炎) 常见于梅毒，但不是特异性的。

于 Zoon 外阴炎常常发生在老年患者，而在这个年龄的人群新发现的梅毒病例却不常见。对于诊断困难的病例，建议进行血清学检测。在梅毒的鉴别诊断中需要考虑的其他疾病包括疱疹（一般有疼痛，但有时溃疡是无痛性的)、葡萄球菌或链球菌性脓皮病、软下疳、腹股沟肉芽肿、性病性淋巴肉芽肿、疥疮和体癣。

梅毒的临床处理 Clinical management of syphilis

抗生素是治疗所有类型梅毒的主要方法。注射青霉素是治疗各个阶段梅毒常用的药物。应用的制剂（如苄星青霉素、水剂普鲁卡因或水剂结晶)、剂量和治疗时间取决于疾病的阶段和临床表现（参见疾病控制中心性传播疾病治疗指导方针)[5]。

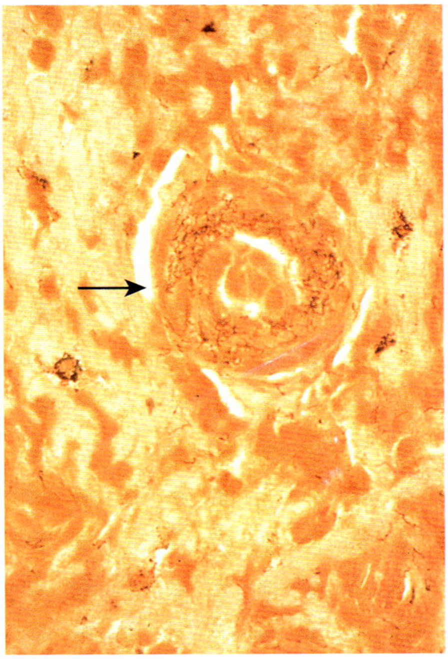

图 4.16 Steiner 染色显示大量丝状螺旋体。

治疗 6 个月和 12 个月之后，对患者应再次进行临床和血清学检查，注意症状或体征的持续以及检测滴度的增加，这些可能意味着再次感染或治疗失败。推荐检测 HIV，在 HIV 高度流行的地区，如果一期梅毒患者 HIV 首次检测结果阴性，应该在 3 个月后再次检测 HIV[5]。

软下疳 CHANCROID

背景 Background

软下疳是由杜克雷嗜血杆菌引起的。患者出现疼痛性溃疡，软而易碎。本病伴有腹股沟淋巴结肿大（疼痛，单侧性）。杜克雷嗜血杆菌是一种革兰阴性杆菌和兼性厌氧菌，培养需要严格的条件[35]。软下疳在发展中国家最常见，尤其是在那些具有热带亚热带气候的国家。HIV 感染的个体常常有杜克雷嗜血杆菌感染，这种感染本身是异性恋 HIV 传播的危险因素[36]。男性比女性更常受累。

临床表现 Clinical presentation

接触的个体通常经历 3 ~ 5 天的潜伏期（很少超过 10 天），病变最初表现为小簇的丘疹或脓疱，由于摩擦和搔抓可以形成溃疡。溃疡性病变是疼痛的，边缘凹凸不平，基底呈暗灰色，由肉芽组织组成，治疗时可能出血。溃疡常常可增大，具有不规则的边缘，周围有红斑性空晕（图 4.17）。病变可以融合形成较大的溃疡区[37-39]。病变不硬，因此被描述为“软下疳”（soft chancres）。生殖器病变出现在 1 ~ 2 周后，还可以出现单侧或双侧腹股沟淋巴结肿大。被覆的皮肤常常呈红斑样，如果不治疗，这些化脓性病变（腹股沟淋巴结炎）可形成溃疡，并可导致窦道形成，从中可排出乳白色的渗出物[33]。腹股沟淋巴结炎男性比女性常见。外阴病变不治疗还可能导致瘘管形成。病变不经治疗很难消退，如果自行消退，往往出现瘢痕，而且复发常常发生在同一部位。生殖器外病变也可以发生，被认为是通过受损的皮肤直接播散的结果[37]。

组织病理学 Histopathology

组织活检不是确定软下疳诊断的常用方法，虽然活检可以排除其他疾病[35]。在本病流行区，本病的诊断常常是通过其特征性临床表现做出。传统上，体外培养是确定诊断的主要依据，但是这种方法缺乏敏感性[21]。现

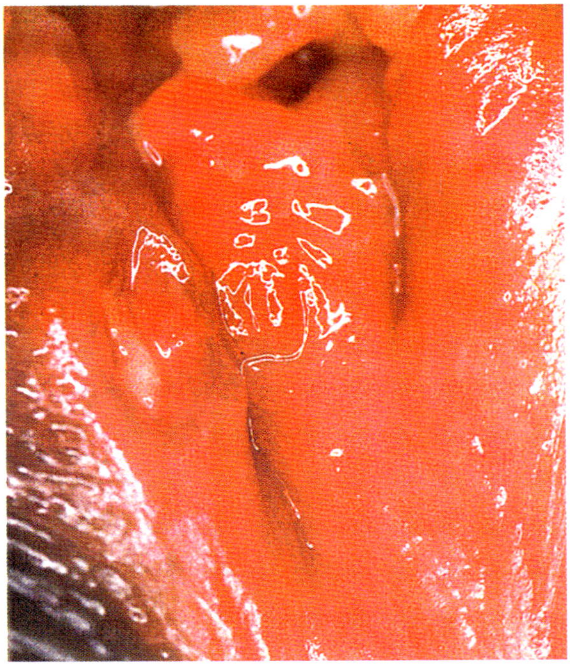

图 4.17 软下疳。(From Allen R. Chancroid. In: Rein M, ed. Atlas of Infectious Diseases, Vol. V: Sexually Transmitted Diseases. Philadelphia: Churchill Livingstone; 1996:16.7, Fig. 16.18.)

在诊断可以应用比较快速而又敏感的PCR检查方法[39]。

本病病变具有特征性的“带状”结构。溃疡表面由伴有纤维蛋白和红细胞的中性粒细胞浸润组成。这一层的下方是带状肉芽组织（图4.18）。最后，最深一层是由混合性慢性炎症细胞浸润组成，包括浆细胞、淋巴细胞和组织细胞。对于证实嗜血杆菌，革兰染色并不可靠，因为溃疡往往可有大量皮肤细菌的重复感染[33]。

鉴别诊断 Differentiated diagnosis

本病的鉴别诊断包括其他外阴溃疡性疾病，如疱疹和梅毒。疱疹常常表现为成群的小水泡，随后可能形成糜烂和溃疡，伴有混合性炎症细胞浸润。软下疳的溃疡缺乏病毒性细胞病变效应，单纯疱疹病毒免疫组化检查也可能有助于鉴别诊断。梅毒的较常见表现为一个单独的病变，病变一般不痛。由于这两种疾病均可出现浆细胞，应该进行综合性的组织学、临床以及血清学评估。

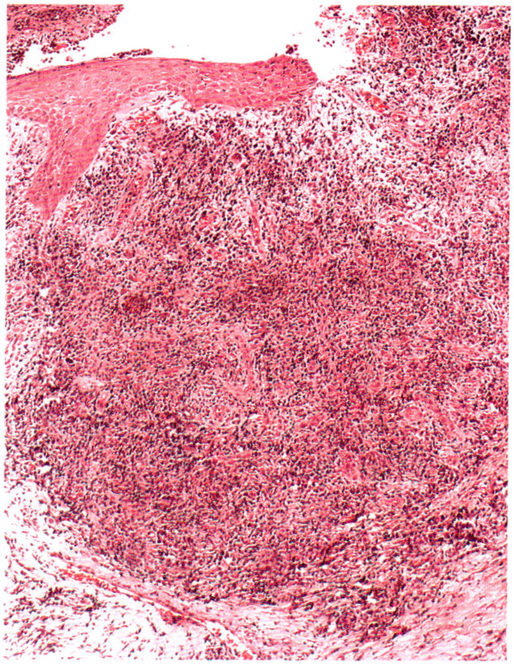

图4.18 软下疳的组织病理学特征没有特异性，表现为溃疡形成和致密的炎症细胞浸润。

此外，病原体的特殊染色有时也有帮助。重要的是，生殖器溃疡可能是多种病原体感染，例如软下疳可伴有疱疹重复感染。对于复杂的病例，DNA杂交或基于PCR的检查方法可能有助于确立软下疳的诊断[38]。

临床治疗 Clinical management

抗生素治疗本病（阿奇霉素、头孢曲松、环丙沙星）是可以治愈的，可使临床症状消退并防止传播给其他人。如果治疗是成功的，溃疡症状通常3天之内可得到改善，7天后可治愈。同其他性传播疾病一样，在做出软下疳的诊断时，患者应当进行HIV感染检测，而且其性伙伴也应进行检查和治疗，不管是否出现症状，只要患者在出现症状前10天内与之有过性接触[5]。在晚期病例，即使治疗成功，还是会有瘢痕形成。

腹股沟肉芽肿 GRANULOMA INGUINALE

背景 Background

腹股沟肉芽肿（GI），又名杜诺凡菌病（donovanosis），是一种由细胞内革兰阴性肉芽肿鞘杆菌引起的溃疡性性传播疾病。腹股沟肉芽肿是热带和亚热带国家的地方病，在西方国家，只有零星的病例或小的孤立性流行发生[39]。

临床表现 Clinical presentation

本病表现为红斑性丘疹或小的结节，可以形成溃疡，一般为无痛性。潜伏期从数周到几个月不等。病变可扩展形成不规则的“牛肉红”溃疡，接触时容易出血（图4.19）。已有多种不同的临床表现和经过描述，包括溃疡性和瘢痕性病变[40]。少数情况下，可见到肥大性腹股沟肉芽肿，其特征为一种大的增殖性肿块[21]。外阴受累可以是破坏性的，并且可以导致假性象皮病[41]。更为少见的是，鳞状细胞癌的发生可能与腹股沟肉芽肿有关[42]。在妊娠期妇女，本病有时更具有侵袭性。

组织病理学 Histopathology

组织学切片显示明显的炎症细胞浸润，由中性粒细胞、浆细胞、巨噬细胞和散在的淋巴细胞组成（图4.20 a）。虽然炎症的形态是非特异性的，但是有些巨噬细胞具有

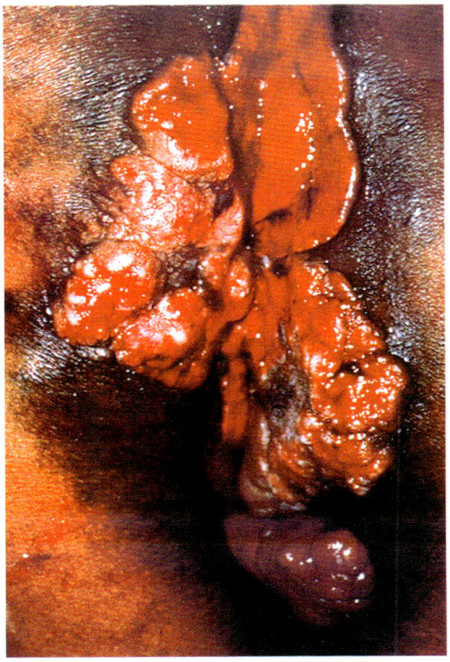

图 4.19 腹股沟肉芽肿表现为黏膜肥大，伴有黏膜下水肿和局灶性溃疡形成。(From Hart G. Donovanosis. Granuloma inguinale. In: Rein M, ed. Atlas of Infectious Diseases, Vol. V: Sexually Transmitted Dis-eases. Philadelphia: Churchill Living-stone; 1996: 17.8, Fig. 17.21.)

显著的空泡，内含杆状生物体（杜诺凡小体，Donovan bodies），常规染色或应用Warthin-Starry或Giemsa 染色均可见到[21]（图 4.20 b）。细胞外生物体也可见到，而且在来自溃疡床的刮除标本中同样能够见到[43]。活检常常取自溃疡边缘，总是显示棘层增厚。假上皮瘤性增生也可见到，在有些病例中，这种表现可能与鳞状细胞癌难以鉴别。病原体的培养状况尚不明确。

临床鉴别诊断 Clinical differential diagnosis

本病的鉴别诊断包括性病性淋巴肉芽肿、梅毒、软下疳、疱疹病毒感染、念珠菌病和生殖器阿米巴病。虽然本病在美国并不常见，但是在鉴别诊断中考虑腹股沟肉芽肿和性病性淋巴肉芽肿依然很重要。证实 Donovan 小体对腹股沟肉芽肿具有诊断性。暗视野显微镜检查和血清学检查可以帮助排除梅毒。特征性的气球样变性、细胞核病毒包涵体以及多核细胞是疱疹的特征。补体结合试验可用于诊断性病性淋巴肉芽肿。重要的是要记住，性传播疾病也可以共存。

治疗 Treatment

治疗［强力霉素（多西环素）或甲氧苄氨嘧啶-磺胺甲基异噁唑以及其他药物］一般可以遏制腹股沟肉芽肿的病程进展，但是可能需要长期治疗，以使溃疡肉芽组织形成和表皮再生。复发可能发生在 18 个月内，临床上应该随访患者，直到症状和体征消退。腹股沟肉芽肿患者在出现症状前 60 天以内的性伙伴应该进行检查并给予治疗。

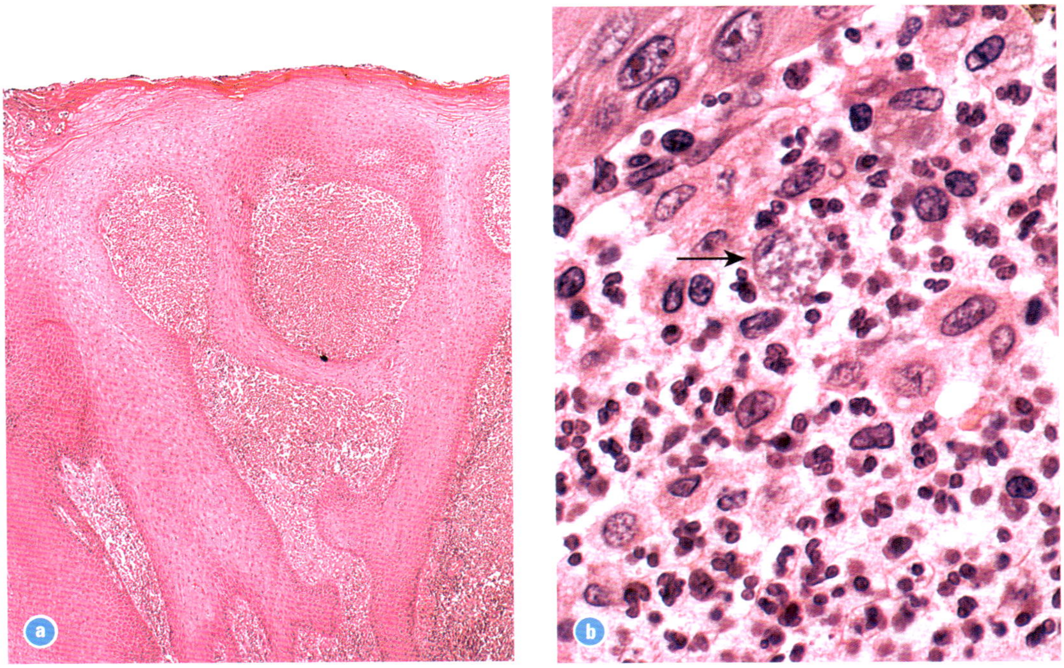

图 4.20 (a) 腹股沟肉芽肿炎症的低倍镜表现，显示假上皮瘤性增生和密集的黏膜下炎症，与临床表现相对应（参见图 4.19）。(b) 在 HE 染色图片中，Donovan 小体是含有生物体的散在的胞浆内空泡（箭头所示）。

性病性淋巴肉芽肿 LYMPHOGRANULOMA VENEREUM

临床表现 Clinical presentation

性病性淋巴肉芽肿（LGV）是由沙眼衣原体L1、L2或L3血清型引起的。性病性淋巴肉芽肿在工业化国家是一种罕见的疾病，但是在非洲、亚洲、南美洲及加勒比海的部分地区却是地方病。自限性的生殖器溃疡有时发生在播种部位。但是，到患者就诊时，溃疡常常已经消失。性病性淋巴肉芽肿以腹股沟和（或）股淋巴结肿大（常常是单侧的）为特征。临床过程可以分为三个阶段：第一个阶段累及播种部位；第二个阶段累及局部淋巴结，有时也可累及肛门直肠；晚期结局是生殖器和（或）直肠受累，属于第三个阶段。女性及同性恋活跃的男性可能有直肠结肠炎，或者直肠周围或肛门周围淋巴组织出现炎症，导致瘘管形成和狭窄。性病性淋巴肉芽肿的诊断常常是通过血清学检查做出的。补体结合滴度＞1：64符合性病性淋巴肉芽肿的诊断。

显微免疫荧光（microimmunofluorescence，MIF）试验可以区别不同类型的衣原体感染，但是尚未常规用于临床实践[44]。

组织病理学 Histopathology

本病皮肤病变可能显示溃疡形成，伴有混合性慢性和肉芽肿性炎症。淋巴结活检可能显示特征性的星形区域，表现为坏死性炎症被肉芽肿性及慢性炎症包绕。星形肉芽肿性炎症区域还可见到急性炎症伴有脓肿形成。

临床鉴别诊断 Clinical differential diagnosis

性病性淋巴肉芽肿的鉴别诊断包括许多种疾病，包括嵌顿性腹股沟疝、霍奇金病、疱疹、腹股沟肉芽肿、分枝杆菌性疾病、血吸虫病、软下疳、梅毒、HIV、阿米巴病以及Crohn病。

治疗 Treatment

如果不进行治疗，本病可能发生瘘管、窦道以及溃疡。淋巴水肿可能出现，偶尔导致象皮病。抗生素疗法[强力霉素（多西环素）、红霉素]可以治愈感染，并可预防进一步的组织损害，然而组织反应可以导致瘢痕形成。淋巴结炎可能需要通过完整皮肤抽吸或切开引流，以预防腹股沟/股部形成溃疡。在患者症状出现前30天之内与其有过性接触的人应该进行检查和试验。

其他罕见的感染性疾病 Other rare infections

阴蒂周围脓肿 PERICLITORAL ABSCESS

临床表现 Clinical presentation

阴蒂周围脓肿罕见。脓肿可以是单侧性的，也可以环绕整个阴蒂周围区域（图4.21）。阴蒂周围脓肿有许多不同的原因，治疗取决于特殊的病因学。病因包括感染、毛发陷入、Crohn病以及阴蒂切开术的并发症[45-47]。外阴异位乳腺组织类似于阴蒂周围脓肿[48]。

诊断 Diagnosis

本病诊断通过体检确定。本病阴蒂周围组织表现有炎症。有时可能难以将阴蒂组织与包皮区别开来。组织病理学检查显示急性炎症，伴有脓肿形成，或者表现为肉芽肿性炎症，这取决于病因。

鉴别诊断 Differential diagnosis

本病的临床鉴别诊断包括异位乳腺组织、包涵囊肿、血管纤维瘤、阴蒂增大、脂肪瘤、表皮样囊肿和皮样囊肿。

治疗 Treatment

对早期感染，适当的抗生素治疗可以取得成功。脓肿可以是单侧性的，也可以是环绕整个阴蒂周围区域的。造袋术一般是常用的治疗方法[49, 50]。当出现感染时，感染的病因并不总是可以确定的。任何脓性排出物都应该进行培养。

血吸虫病 SCHISTOSOMIASIS

临床表现 Clinical presentation

血吸虫病是人感染属于血吸虫总科的吸虫（一种典型的寄生虫）所致[51]。对人类致病的血吸虫主要有三种

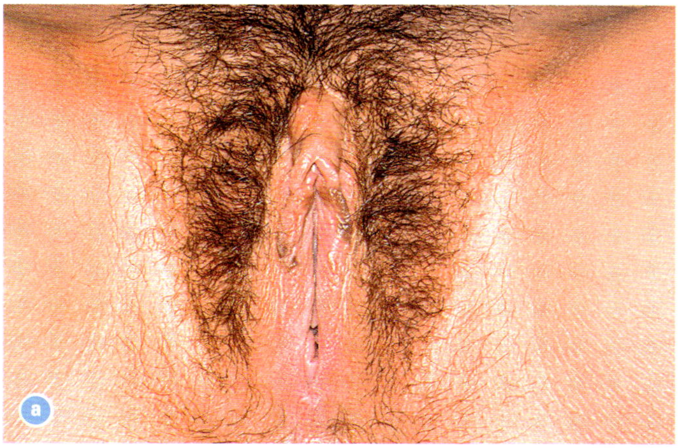

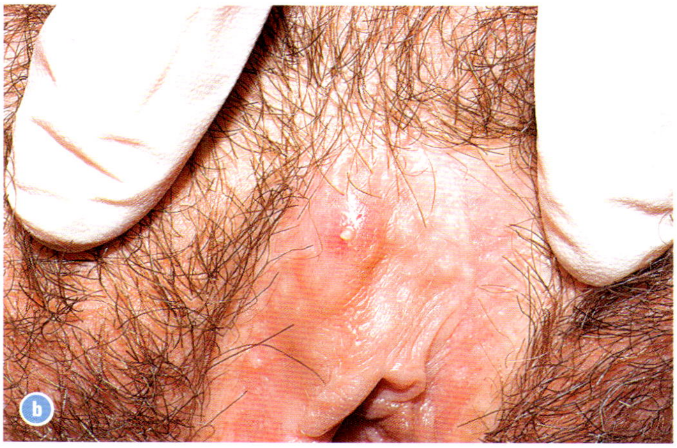

图 4.21 （a）阴蒂周围脓肿，右侧小阴唇上方可见散在的隆起。（b）高倍镜下，可见分泌物覆盖了上皮破裂的区域。

类型：埃及血吸虫、日本血吸虫和曼氏血吸虫[52, 53]。在世界范围内，血吸虫大约影响到2亿人。血吸虫可以影响许多器官系统。估计 9 ~ 13 百万的妇女受到生殖道血吸虫病的困扰[54]。血吸虫病在埃及是地方病，并且发生在中东大部分地区。女性生殖道血吸虫病一般不发生在没有明显旅行史的有免疫力的美国妇女。感染因在含有无尾尾蚴的被污染的淡水中洗澡而发生，这种感染类型是由特殊的中间蜗牛宿主释放到淡水中的。尾蚴穿透未破损的皮肤，并作为血吸虫通过静脉循环迁移到肝，成虫在肝成熟（图 4.22）。寄生虫感染后数月、有时是数年之后才出现症状。

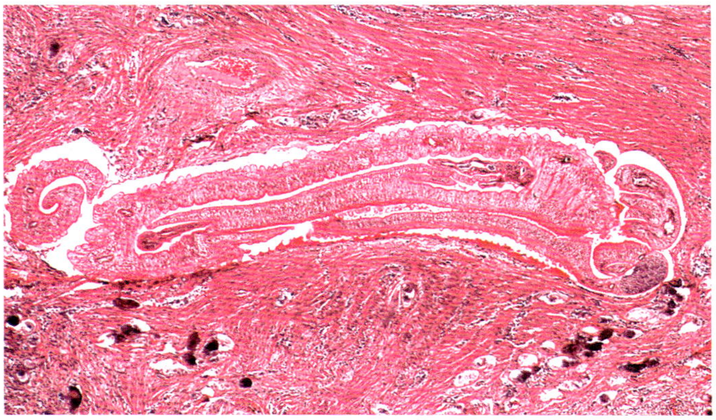

图 4.22 阴道血吸虫病。成熟虫体潜入皮肤并位于血管之内，虫卵从血管排出。

在年轻妇女外阴常常受累。埃及血吸虫是最常见的致病种类。外阴血吸虫病的症状和体征是外阴肿胀、溃疡（痛性或无痛性）、表面结节状、瘙痒和阴蒂肥大，阴蒂表面糜烂呈颗粒状。丘疹或疣可见于来自非流行区的患者。肿块或瘤块、溃疡和疼痛、阴蒂肥大和外阴肿胀倾向于发生在慢性感染的患者（图 4.23）[55]。本病可以导致处女膜和（或）阴蒂破坏，尿失禁，以及膀胱阴道

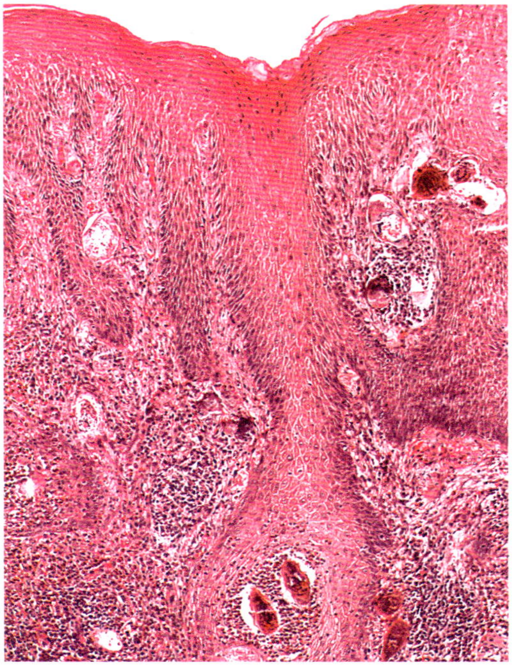

图 4.23 血吸虫病的低倍镜观，这张切片显示上皮增生、显著的慢性炎症和几个虫卵。

瘘。大阴唇受累比小阴唇受累常见，因为虫卵较易经由大阴唇静脉进入[52]。

诊断 Diagnosis

通过显微镜下检查新鲜压片或经甲醛溶液固定的组织学切片，直接见到血吸虫卵是诊断的金标准（图4.24）[56, 57]。埃及血吸虫卵呈卵圆形，平均最大径为150μm × 50μm，而且具有纤细的端刺（不同于有显著侧刺的曼氏血吸虫或无刺的日本血吸虫）。

通过抗体或抗原检测的免疫诊断可能比较有效。酶联免疫吸附试验（ELISA）检测埃及血吸虫的敏感性为76%。但是这种检查有一些缺点。这些缺点是：抗体滴度不能反映感染程度；即使经过治疗，抗体仍会保持阳性，并且最初感染后6～12周抗体仍不变为阳性。

组织学 Histology

组织学检查，未成熟的血吸虫卵有嗜碱性的内部结构[53]。外阴和阴道的息肉样或乳头状病变是由于对成活的成簇虫卵的急性显著的炎症反应组成的[57]。肉芽肿和嗜酸性粒细胞常见。非干酪性肉芽肿性病变可见，伴有上皮样组织细胞和巨细胞，周围有一圈淋巴细胞。PAS染色卵壳壳质呈阳性。

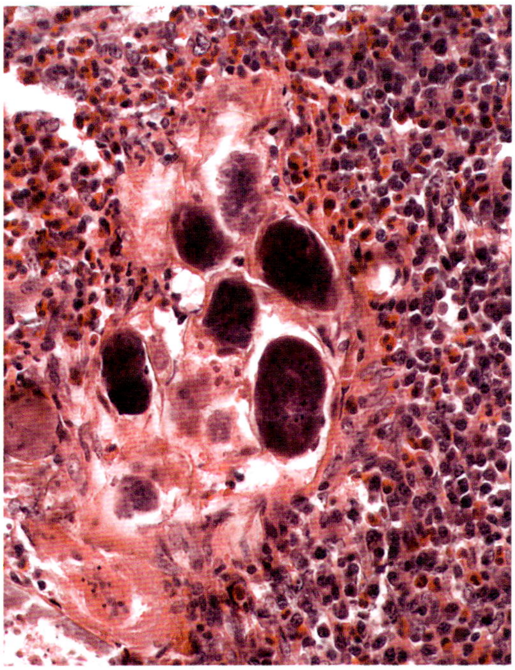

图 4.24 高倍镜下，血吸虫滋养体与显著的炎症细胞浸润混合。它们也可以钙化。

临床鉴别诊断 Clinical differential diagnosis

血吸虫病的鉴别诊断要考虑的疾病是湿疣、伤寒热、类圆线虫病、鞭虫病和癌。

治疗 Treatment

治疗血吸虫病的抗蠕虫药选择是吡喹酮，后者对所有种类的血吸虫引起的皮肤和全身感染具有很高的治愈率[58]。给药后数周病变治愈[59]。建议在3个月之内随访检查尿液或粪便，以评估治疗效果。

Epstein-Barr 病毒 EPSTEIN-BARR VIRUS

临床表现 Clinical presentation

Epstein-Barr 病毒（EBV）是一种人类疱疹病毒，EBV 作为生殖器溃疡的原因仅有少数报道[60-66]。患者年龄一般为十几岁到二十多岁。急性感染可伴有咽喉痛、外阴刺痛性溃疡（边缘呈紫红色），伴有远离溃疡部位的淋巴结肿大和发热。

生殖器接触不是发生这些溃疡的先决条件。在报道的许多病例中，溃疡发生在未开始生殖器或口腔性活动的年轻女性。有趣的是，在许多研究中，急性疼痛性生殖器溃疡常常出现在传染性单核细胞增多症的特征发生之前。

诊断 Diagnosis

确定 EBV 的诊断可以通过血清学（存在针对 EBV 病毒衣壳抗原的 IgM）检查或外阴拭子 PCR 检测 EBV DNA 做出。EBV 培养超过4周可以变为阳性。培养不是常规进行的试验。组织病理学所见没有特异性。当伴有皮疹的非溃疡性区域显示轻微的浅表血管周围慢性炎症浸润时，溃疡性病变可以显示急性或慢性炎症。

临床鉴别诊断和处理 Clinical differential diagnosis and management

本病的鉴别诊断包括阿弗他溃疡、Behçet 病、HIV、软下疳、疱疹、Crohn 病、梅毒和药物反应。在儿童或青少年，一旦排除了上述疾病，就应该考虑EBV感染[66]。没有感染复发的报道，溃疡通常在2周内消散。因此，采取支持性的治疗。

常见的和罕见的免疫抑制相关性外阴感染性疾病 Common and rare vulvar infections associated with immune suppression

引言 INTRODUCTION

免疫抑制可由许多不同原因引起，免疫抑制患者处于感染性疾病的危险之中，包括较常见的可累及具有免疫能力个体的感染（表4.4）[67-74]。典型的可导致免疫抑制的疾病是HIV感染。HIV感染或HIV导致的免疫抑制，可以改变一些性传播疾病的表现和过程。HIV的流行已经改变了性传播疾病的范围[75]。尤其是在HIV阳性患者中已经发现了多发性性传播疾病。由于对性传播疾病影响HIV传播的方式的认识不断提高，专家们一直在强调早期发现和治疗所有性传播疾病的重要性[75]。HIV感染的妇女可伴有许多常见的疾病，包括细菌性阴道病和滴虫性阴道炎[76]。与未被感染的妇女相比，在HIV感染妇女中也更常发现人乳头状瘤病毒（HPV）感染，而且更可能是持续性感染。(特殊感染和HIV感染的指导原则可见疾病控制中心性传播疾病治疗指导原则)[5]。

HIV感染与阴道念珠菌病之间的关系尚有争议[77, 78]。一项有关HIV感染妇女与未感染妇女的前瞻性研究发现，两者的阴道白色念珠菌寄生的患病率没有差异，除非伴有免疫抑制。在有免疫抑制的病例中，念珠菌寄生的比率和有症状的感染增加3倍[79]。两组之间非白色念珠菌的比例没有差别。在这项研究中，念珠菌寄生与应用抗生素或口服避孕药无关。相反，在一项对来自阴道炎诊所的患者进行的横向研究中，HIV与非白色念珠菌感染有关[80]。来自大量的横向研究资料显示，在HIV感染和非感染参加者中，阴道滴虫和细菌性阴道病的患病率相似，而且与CD4$^+$细胞计数没有联系[81, 82]。在HIV感染妇女中，外阴、阴道和肛门上皮内肿瘤形成似乎普遍存在。

表4.4　免疫抑制可引起的感染

感染性疾病	与HIV人群的特殊关系
软下疳	病变大 生殖器外病变 延迟愈合[67] 治疗失败
腹股沟肉芽肿	持续的溃疡 要求较高级的抗生素[68]
性病性淋巴肉芽肿	有报道在鹿特丹（荷兰港市）的许多同性恋男性中有性病性淋巴肉芽肿[69]
梅毒	快速进展 难以治疗（Czelusta） 非典型血清学，包括对快速血浆反应素卡片检测和性病研究实验室（VDRL）检测的假阳性反应[70]
衣原体	传播增加[71, 72]
淋病	传播增加
细菌性阴道病	难以治疗。促进HIV传播[73]
滴虫病	考虑是传播HIV的共同因子[74]
外阴阴道念珠菌病	较高的阴道念珠菌感染率，与免疫抑制的程度成比例
毛囊炎（嗜酸性脓疱性毛囊炎）	发生在HIV感染的晚期阶段，此时CD4计数通常少于200个细胞/mm^3

结核病 TUBERCULOSIS

背景 Background

结核病（TB）是由结核分枝杆菌或牛分枝杆菌感染引起的。虽然在20世纪，发达国家结核病的发病率已经明显下降，但它并不少见，并且仍然有相当高的发病率，尤其是在免疫抑制的情况下。最常见的感染部位是肺。女性生殖器受累可见于流行地区，输卵管受累是不育症的一个重要原因。外阴受累非常少见。HIV-1感染仍然是发生活动性结核病最常见的危险因素。

临床表现 Clinical presentation

皮肤结核病分为原发性或继发性两种[83]。原发性病变是由于分枝杆菌直接接种引起的。在未接触过病菌的宿主，小的丘疹可发展为无痛性溃疡，可以愈合，但随着时间的推移可以变硬，这个过程称为原发接种性结核病（primary inoculation tuberculosis），这种病变有时被称作结核性下疳（tuberculous chancres）。在先前接触过病菌的宿主，接触可导致皮肤疣状结核病（tuberculosis verrucosa cutis），也叫疣状结核（warty tuberculosis）。在这种情况下，丘疹角化过度，经过几年最后可消失并伴有瘢痕形成。这种类型的结核病可见于已经接种过卡介苗且其后由于接触过结核病再做检查的患者[83]。这些病变在外阴非常罕见，虽然“性”传播的病例已有报道[84]。

继发性皮肤结核病较为普遍，它有两种类型：寻常狼疮和皮肤瘰疬[83]。寻常狼疮（lupus vulgaris）可见于肺结核病伴血行播散的情况下，表现为扩大的角化过度的丘疹，伴有中心溃疡。病变可长期持续，缓慢扩大。在皮肤瘰疬（scrofuloderma），皮肤受累是通过下方的骨感染或淋巴结感染直接蔓延而来。出现质硬的无痛性皮下结节，最终形成溃疡。最后，当病变蔓延时，在皮肤下方形成窦道，导致瘢痕形成。外阴受累似乎主要表现为寻常狼疮[85, 86]。

组织学特征 Histologic features

罹患结核病的标志是出现坏死性肉芽肿，即上皮样组织细胞聚集和出现郎格汉斯型巨细胞，伴有由不同数量的淋巴细胞和中性粒细胞组成的炎症细胞浸润。中心（干酪样）坏死是一个常见的特点，但并不总是这样，而且必须考虑肉芽肿性炎症的其他原因（表 4.5）。应用 Ziehl-Neelsen 染色可以证实抗酸杆菌（AFB）。还可以应用基于 PCR 的分子检测[83, 87]。病原体可能难以查到，常常需要广泛寻找。在结核性溃疡的边缘可见假上皮瘤性增生。

临床鉴别诊断 Clinical differential diagnosis

外阴结核病罕见，但有时在流行地区可以见到[86]。重要的是将外阴结核病与其他溃疡性疾病区别开来，特别是性病，因为这些疾病的治疗方法差别很大[84]。血清学检查和特殊染色可以用于检测引起疱疹、梅毒或软下疳的不同的病原体。出现干酪样肉芽肿高度提示结核病。干酪样肉芽肿性炎可将结核病与迁徙性 Crohn 病以及以非干酪性肉芽肿为特征的其他外阴肉芽肿性和溃疡性疾病区别开来。

表 4.5　肉芽肿性外阴炎的鉴别诊断

梅毒
性病性淋巴肉芽肿
分枝杆菌
真菌
杆菌性血管瘤病
毛囊炎
毛囊皮脂腺单位破裂
囊肿破裂
Crohn 病
肉芽肿性外阴炎

临床鉴别诊断还包括：血吸虫病、真菌感染、外阴上皮内肿瘤形成、疱疹样皮炎、结节性红斑、扁平苔藓、红斑性狼疮、脓疱性银屑病、坏疽性脓皮病、鳞状细胞癌、梅毒和化脓性汗腺炎。

结核病的治疗 Treatment of tuberculosis

治疗包括联合应用异烟肼、利福平、乙胺丁醇和吡嗪酰胺，长期给药，这些药物是治疗结核病的一线药物。（当前治疗建议可以查看：http://www.cdc.gov/mmwr/preview/ mmwrhtml/rr5211a1.htm.）多重耐药染色已出现，已引起了广泛关注[83]。早期外阴结核病药物治疗已经足够，如果疾病广泛，可能需要手术切除[88]。

杆菌性血管瘤病 BACILLARY ANGIOMATOSIS

背景 Background

杆菌性血管瘤病（BA）是一种发生在免疫抑制基础上的机会感染，首次见于 HIV/AIDS 患者[89]。病原体是巴尔通体属 *henselae* 或巴尔通体属 *quintana*。在具有免疫能力的宿主，这两种细菌还能引起猫抓病。杆菌性血管瘤病病例常常与近期同猫接触有关[90]。也有极少数病例发生在具有免疫能力的个体[91]。

临床特征 Clinical features

黏膜皮肤病变表现为微小的红色丘疹，表面光滑，大小增加。病变可以单个或多发，有时形成溃疡。较深的皮下病变也可见到，往往呈粉色或肉色。如果没有应用适当的抗生素治疗，疾病可能广泛播散，具有显著的发病率和死亡率。外阴受累罕见，但是已有报道[92, 93]。

组织病理学 Histopathology

在具有免疫能力的个体，化脓性肉芽肿性反应在增加，特别是在引流淋巴结，可导致特征性的坏死性肉芽肿性反应。免疫受损的个体不发生这种反应，代之以独特的血管增生。可见毛细血管内皮细胞肥胖呈"组织细胞样"，突入血管腔内。此外，在水肿性间质中出现与血管腔无关的内皮细胞。在整个病变中总是出现显著的中性粒细胞和核碎片（图 4.25）。在 HE 切片中有时可见成簇的杆菌，但应用改良 Warthin-Starry 染色或其他银染色更容易辨认。杆菌性血管瘤病可以累及皮肤以外部位，包括肝、脾、淋巴结、胃肠道、腹膜、膈、脑、软组织和骨髓。肝受累以肝紫癜（peliosis）为特征。

鉴别诊断 Differential diagnosis

本病与 Kaposi 肉瘤（KS）的鉴别非常重要，因为 Kaposi 肉瘤常常发生在类似的患病人群。然而 Kaposi 肉瘤在妇女非常少见。虽然裂隙样血管可见于杆菌性血管瘤病，但这只是局灶性的发现（图4.26 a, b）。在水肿的背景上出现丰富的中性粒细胞和核碎片不支持 Kaposi 肉瘤的诊断。8 型疱疹病毒（HHV-8）相关蛋白核染色呈阳性说明是 Kaposi 肉瘤病例（图 4.26 c）。溃疡性化脓性肉芽肿（分叶状毛细血管瘤）也可能与杆菌性血管瘤病混淆（图 4.27 a, b）；但在化脓性肉芽肿中，中性粒细胞浸润只发生在溃疡表面的附近，而在杆菌性血管瘤病，中性粒细胞分布比较弥漫。此外，杆菌性血管瘤病缺乏化脓性肉芽肿的显著的小叶状结构。在困难的病例，可能需要进行银染色寻找病原体。通过缺乏显著的细胞非典型性和浸润性生长方式，血管肉瘤容易排除。

治疗 Treatment

经过 4 ~ 7 天抗生素（红霉素和其他抗生素）治疗之后，临床症状一般可得到明显改善，3 ~ 4 周内病变

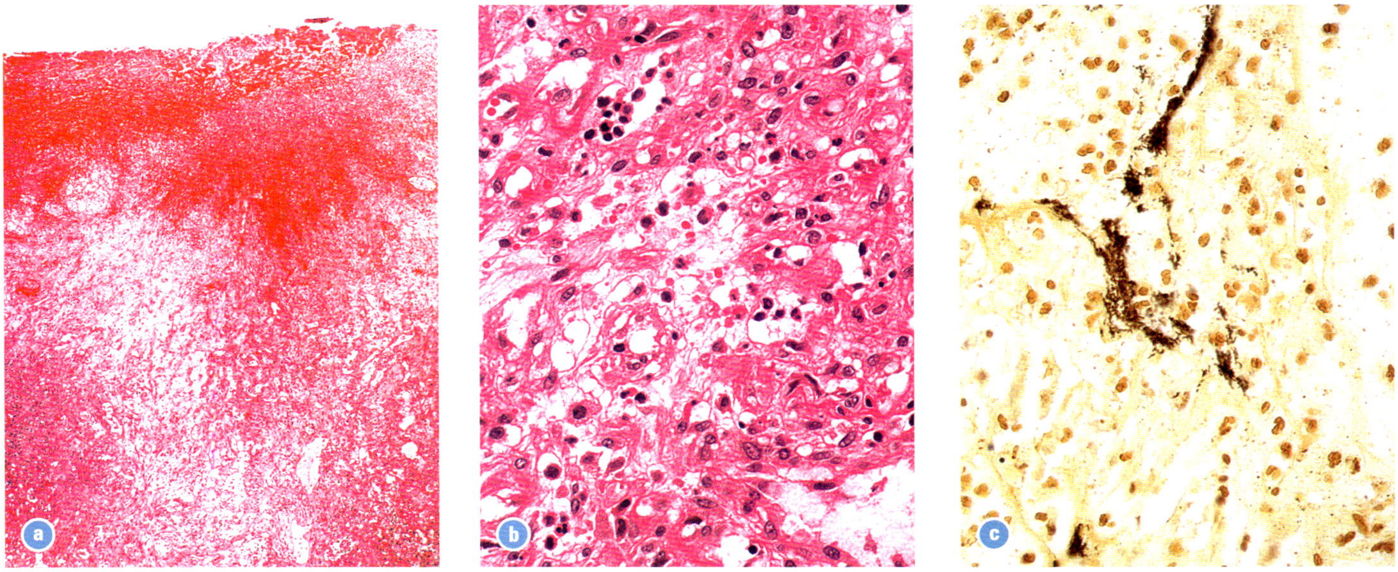

图 4.25 (a) 杆菌性血管瘤病，表现为黏膜溃疡伴下方的炎症。(b) 中性粒细胞和核碎片是本病的特征。(c) 革兰染色显示的病原体。

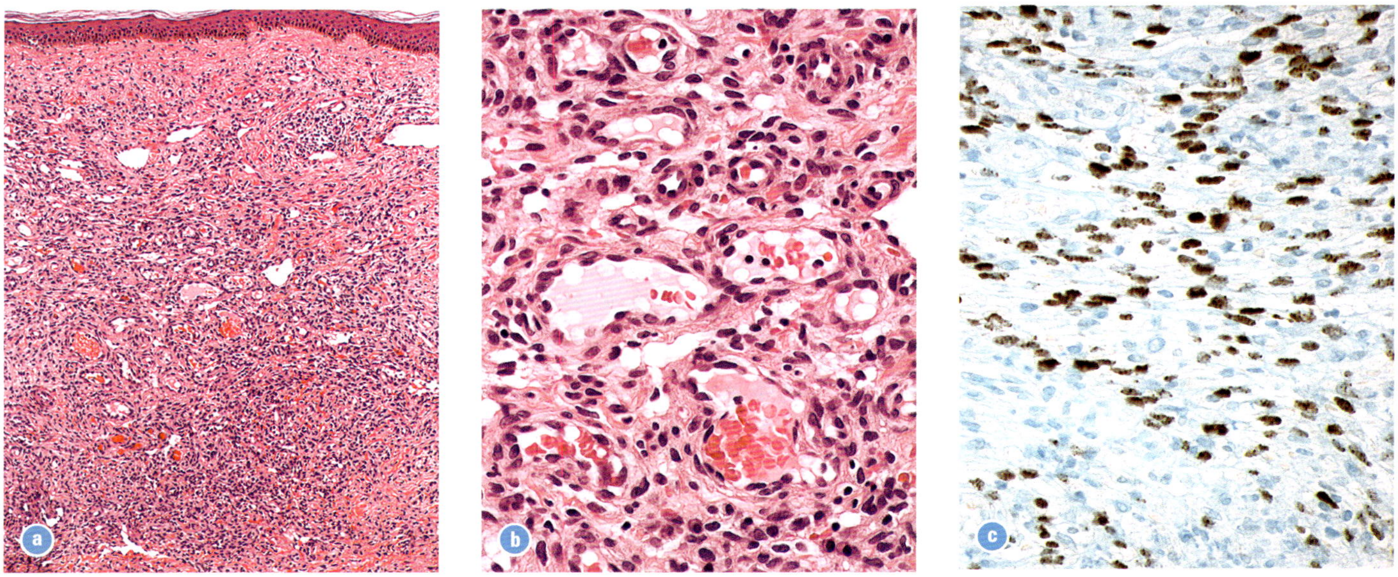

图 4.26 （a）Kaposi 肉瘤低倍组织学表现，显示有明显的血管组织。（b）在高倍镜下，内皮细胞显示非典型性。（c）HHV-8 染色呈强阳性。

可完全消退[94]。有广泛的皮肤或黏膜病变、溶骨性病变或内脏疾病的患者可能需要长时间的治疗[95]。

外阴坏死性筋膜炎 NECROTIZING FASCIITIS OF THE VULVA

背景 Background

坏死性筋膜炎（NF）是皮下组织和下方筋膜的一种侵袭性的、进展迅速的感染。坏死性筋膜炎可以发生在皮肤活检之后；在应用违禁药物的针刺部位；在创伤性刺破伤口部位；在冻伤之后；在慢性静脉性小腿溃疡；在开放性骨折；在昆虫叮咬；在手术伤口和皮肤脓肿。然而，许多病例可能并不伴有这些因素。坏死性筋膜炎可以发生在糖尿病、手术、创伤或感染性疾病的患者[96]。外阴坏死性筋膜炎最常见于糖尿病患者[97, 98]。坏死性筋膜炎也常常与肥胖、外周血管疾病、高血压和免疫受损有关。有时可有先前放疗或局部感染的病史。与其

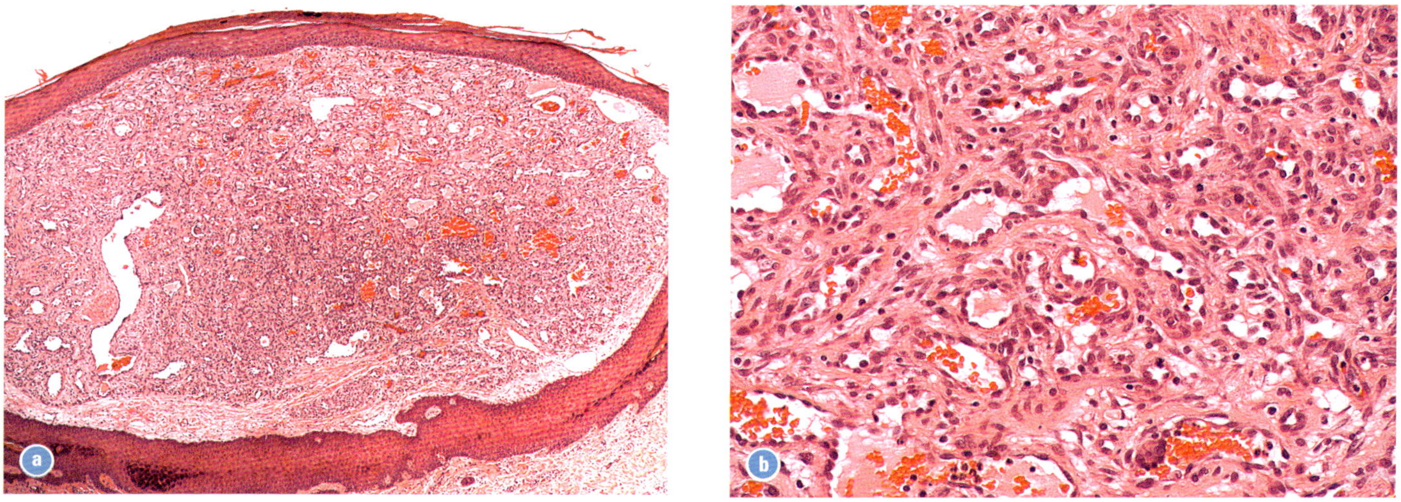

图 4.27 （a）低倍镜下分叶状毛细血管瘤非常类似于肉芽组织，形成一个独立的单位，有一根营养血管。（b）分叶状毛细血管瘤可见一致的血管网，缺乏炎症。

他部位的坏死性筋膜炎不同，累及外阴的坏死性筋膜炎很少有先前的外伤史[97-100]。生殖器外的坏死性筋膜炎常常由链球菌或葡萄球菌引起。相反，外阴坏死性筋膜炎常常由多种微生物的细菌感染引起。常见的病原体包括B组溶血性链球菌、粪肠球菌、大肠杆菌、类杆菌属、克雷白杆菌属、金黄色葡萄球菌和混合性厌氧菌[98]。

临床表现 Clinical presentation

本病可以隐袭性发病，伴有局部红斑、疼痛和水肿，常迅速形成一个边缘。用钢笔标记边缘，随后观察其进展有助于证实本病的快速病程，而且可能是一种有用的诊断方法。最初皮肤完整。随着时间的推移，皮肤会损坏，伴有溃疡形成，出现灰色到透明的渗出物，以及坏死和皮肤脱落（图4.28）。有时可以出现捻发音。全身性体征和症状仅仅出现在疾病的晚期，如发热、不适和意识模糊[101]。为了及时诊断本病，必须保持高度警惕。早期治疗似乎可以改善预后。死亡率为25%～75%不等[97-100, 102]。最近报道的死亡率已经下降到0～40%[103]。已经证明坏死性筋膜炎可以发生在剖宫产的切口部位。外阴切开术后发生坏死性筋膜炎的病例也有报道，并且倾向于累及会阴[98]。

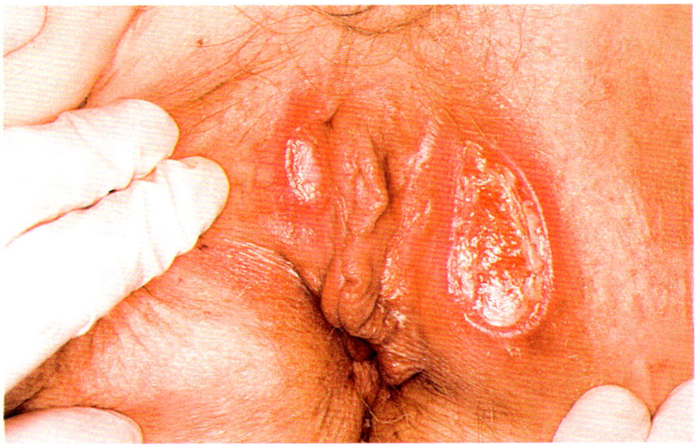

图 4.28　坏死性筋膜炎，溃疡和伴随的假单胞菌感染。

组织病理学 Histopathology

因为早期诊断坏死性筋膜炎是改善本病预后的关键，所以常用冰冻切片组织学检查帮助诊断并证明及时的根治性手术是正确的。由于组织学表现是非特异性的，建立诊断必须联系临床病理。不同病变区域的组织学表现可能不同。边缘可能缺乏急性炎症表现。有时在皮下组织中可出现成片的细菌，而几乎没有炎症（图4.29 a）。在这类活检中，革兰染色可能有助于诊断，尤其是在冰冻切片中（图4.29 b）。其他区域可以显示化脓性急性炎症，伴有脓肿形成，沿着筋膜和脂肪小叶之间的间隔蔓延。此外，急性炎症也可能扩散累及脂肪小叶。外分泌腺体和导管可以出现坏死。骨骼肌也可以受累。伴有纤维蛋白栓子的血管是一个常见的继发性现象。

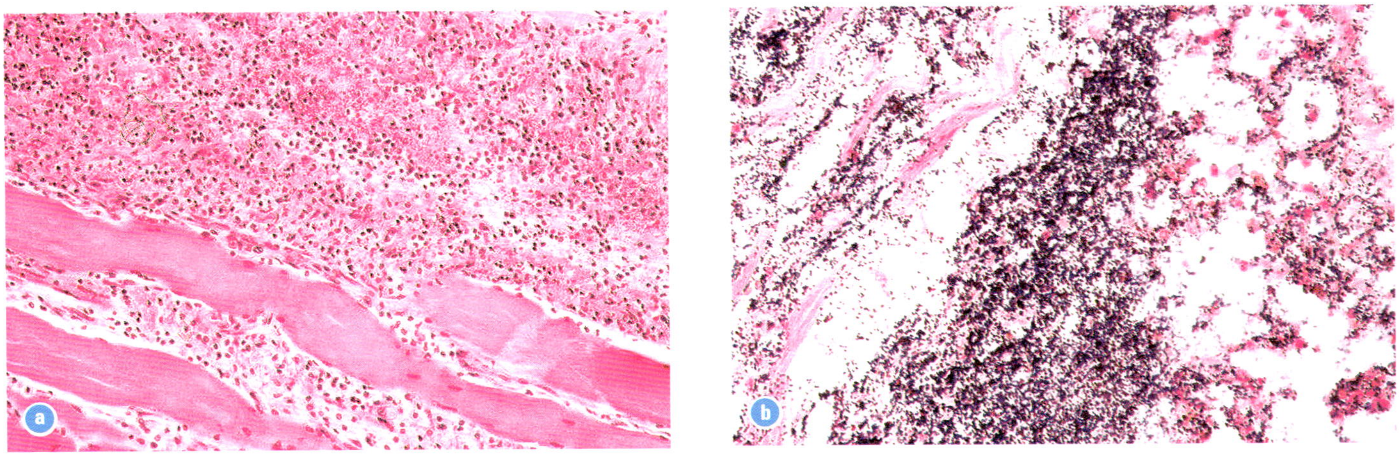

图 4.29　(a) 坏死性筋膜炎的组织病理学，显示有骨骼肌和胶原坏死，伴有急性炎症渗出物。(b) 革兰染色显示有许多革兰阳性球菌。

鉴别诊断 Differential diagnosis

如同上面讨论的一样，重要的是要记住，坏死性筋膜炎没有能够确定诊断的特异性特征。有些组织学特征具有提示性，但是最终需要有相关的临床资料。不要把浅表蜂窝织炎或坏疽性脓皮病误认为是坏死性筋膜炎，这点十分重要。与蜂窝织炎和坏疽性脓皮病（病变集中在皮肤）不同的是，坏死性筋膜炎可以延伸并累及筋膜，了解这一点可以避免发生这种严重的错误。

治疗 Management

本病的死亡率可高达25%，所以理想的是早期诊断及积极的外科治疗。伴有脓毒症和肾衰竭的坏死性筋膜炎病例死亡率高达70%。一旦坏死性筋膜炎的诊断得到证实，应该立即开始治疗，不得延误，治疗包括应用针对需氧菌和厌氧菌的抗生素、手术清创及强化的支持疗法[104]。

慢性糜烂性生殖器疱疹 CHRONIC EROSIVE GENITAL HERPES

临床表现 Clinical presentation

疱疹和 HIV 之间可能具有联系[75]。早在 1981 年就注意到 HIV 与生殖器疱疹有关[105]。持续时间超过 1 个月的慢性HSV-2溃疡是确定HIV感染患者发生AIDS的一种病征[106, 107]。几例报告描述了 HSV-2 表现为角化过度性疣状病变，类似于严重免疫受损患者的湿疣[108-111]。

虽然多数生殖器疱疹由 HSV-2 引起，但是怀疑由 HSV-1 引起的病例数量正在增加[5, 112]。HIV 感染患者常常出现严重的非典型临床表现。HIV 和疱疹之间的相互作用可能与病变的大小和数量以及慢性重度感染性疱疹溃疡有关[113]。这些病变可以持续数月[114]。它们可能发生在频繁发生的基础上。水泡和溃疡比较疼痛，并且比发生在具有免疫能力宿主身上的愈合慢[115]。当CD4细胞计数下降及免疫抑制加重时，复发频率和严重程度增高[116, 117]。

治疗 Treatment

HIV 阳性患者的治疗与非 HIV 感染患者类似，但是可能需要增加抗病毒药物的剂量。在 HIV 阳性的患者中，抑制 HSV 的治疗似乎可以明显改善生存率[5]。

如果接受抗病毒治疗的患者的病变持续或复发，应该怀疑有 HSV 耐药，并且应该分离病毒进行敏感性试验。这些患者应该由专科医师治疗，并且应该应用替代的治疗方案[5]。

水痘带状疱疹 VARICELLA ZOSTER

临床表现 Clinical presentation

原发性水痘或禽痘是一种常见的儿童期感染。在美国和欧洲，大多数伴有 HIV 病的成人先前都已感染过水痘带状疱疹病毒。在原发性水痘带状疱疹病毒感染中，皮疹在病毒接触后 10 ~ 21 天出现。病变可从小的红斑性斑丘疹发展到丘疹和水泡。这些水泡随后可出现溃疡、干燥并形成痂壳。在 HIV 感染患者中，感染可以复发、加重，可以超过一个皮区受累。病程漫长，伴有残留的疱疹病毒感染后的神经痛，而且可以形成瘢痕。在这个人群中，感染可能比较严重，而且本病可以是致命性的[58]。

组织病理学 Histopathology

通过常规的光镜检查不能可靠地将带状疱疹与单纯疱疹病毒（HSV）区别开来，因为两者都具有类似的核内包涵体和变性改变（图 4.30 a, b）。可以应用免疫组织化学检查区别这些感染（图 4.30 c）。

HIV感染患者水痘带状疱疹感染的治疗 Treatment of varicella zoster infection in HIV-infected patients

与单纯疱疹病毒相比，抑制水痘带状疱疹病毒复制需要较高浓度的无环鸟苷。无环鸟苷（10 mg/kg 体重，每 8 小时静脉给药一次）用于治疗播散性 / 内脏水痘带状疱疹病毒感染。肾功能监控十分重要。对于无环鸟苷耐药的水痘带状疱疹病毒感染，可以应用膦甲酸（60 mg/kg体重，每12小时静脉给药一次）进行治疗。水痘带状疱疹病毒感染的治疗通常为 5 ~ 10 天，或者直到症状消退。

带状疱疹是由水痘带状疱疹病毒引起的一种急性水泡大疱性感染。症状包括疼痛或感觉异常、瘙痒、烧灼感、麻刺感，可以伴有或不伴有头痛和发热。可能有长期的、伴有受累皮肤区域慢性疼痛的、疱疹后神经痛，

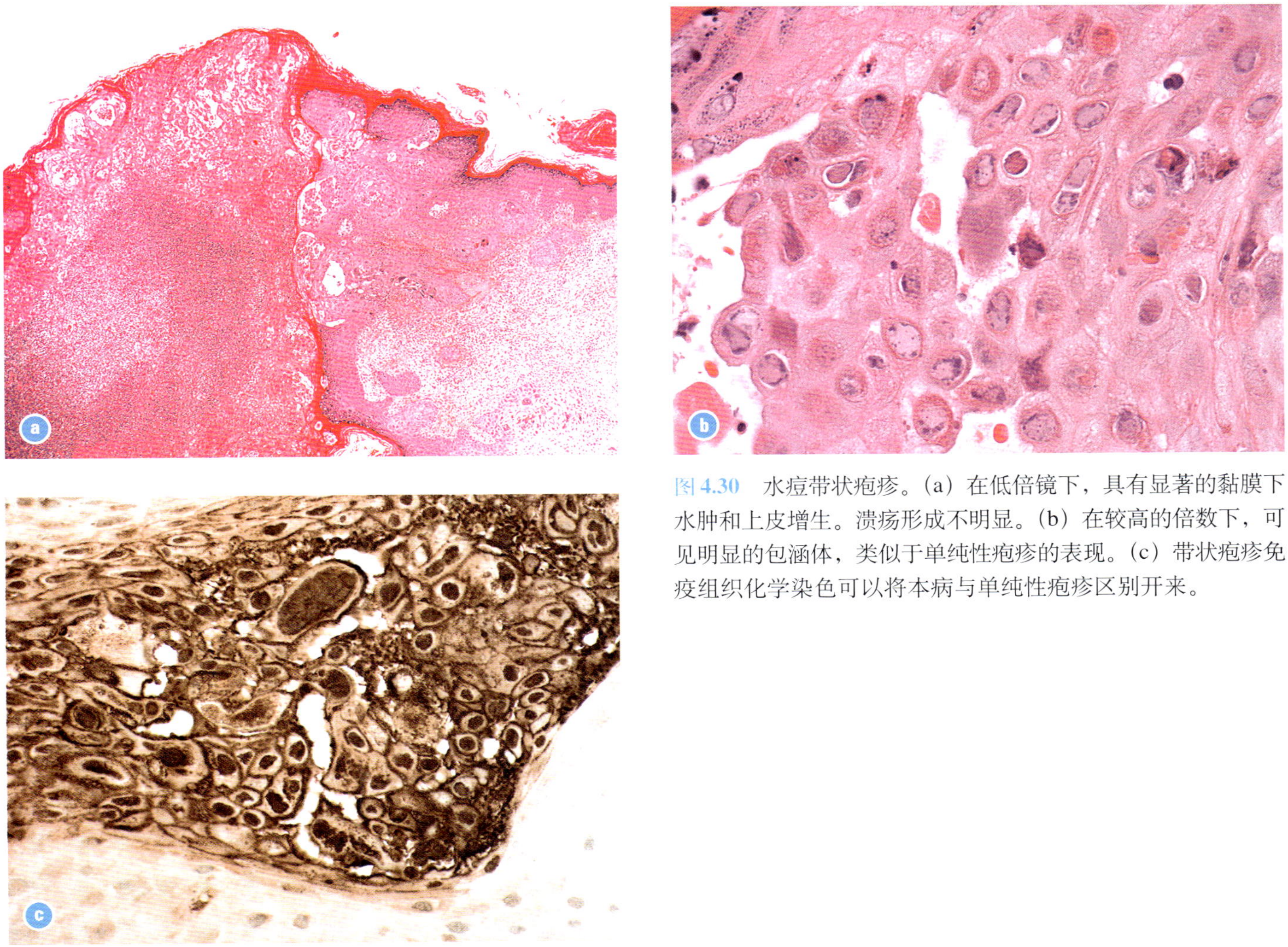

图 4.30 水痘带状疱疹。(a) 在低倍镜下，具有显著的黏膜下水肿和上皮增生。溃疡形成不明显。(b) 在较高的倍数下，可见明显的包涵体，类似于单纯性疱疹的表现。(c) 带状疱疹免疫组织化学染色可以将本病与单纯性疱疹区别开来。

后者可导致长期外阴疼痛、阴蒂疼痛等。如果原发性疾病已经被遗漏，可以造成相当程度的混乱。其组织病理学特征与原发性疱疹感染类似，虽然炎症程度有时不如原发性疱疹明显。

免疫抑制患者的广泛性生殖器疣 EXTENSIVE GENITAL WARTS IN THE IMMUNOSUPPRESSED PATIENT

临床表现 Clinical presentation

与对照人群相比，免疫抑制患者发生生殖器 HPV 感染比较常见。在 HIV 患者，病变往往呈弥漫性、异型性，且多为亚临床表现[118]。此外，与对照人群相比，HIV 阳性患者感染 HPV 的类型较多[119, 120]。当 CD4 细胞计数下降时，HPV 的排出和疾病的范围扩大[121]。HIV 感染患者的湿疣转化为鳞状细胞癌的危险性明显增高。因此，这类患者需要密切随访，并且对任何可疑的部位均应进行活检。作为妇科检查的一部分，主张彻底检查这类妇女的外阴和肛周区域，而且对任何不同于典型外生性尖锐湿疣的异常都应该进行阴道镜检查和活检[122]。

治疗 Treatment

外阴湿疣的治疗免疫抑制患者与正常人群没有不同。HIV 阳性患者比 HIV 阴性患者可能具有比较广泛的病变。前者的治疗反应常常迟滞，而且容易复发。

对 HIV 感染宿主可进行的治疗与先前讨论过的对具有免疫能力的宿主的治疗没有不同。在治疗这种患者人群方面存在许多不同的看法[75]。由于这种人群局部药物治疗之后反应较差而且常常复发，有些临床医师建议通过切除和电干燥法治疗[123]。然而其他人认为，之所以单独进行手术治疗是因为在这个人群中，HPV与癌的发生有关[124-126]。其他研究已评估了免疫受损宿主生殖器疣的非手术治疗方式。鬼臼毒素已被用于治疗HIV阳性的坦桑尼亚生殖器疣患者的研究中[127]。干扰素和咪喹莫特也有研究[128, 129]。虽然两者对治疗HIV患者的HPV感染都有一些作用，但是单独使用治疗最严重的免疫受损患者似乎没有一种能够完全清除临床病变。不过，对HIV血清阳性及其他缺乏免疫能力的患者，咪喹莫特作为尖锐湿疣手术或细胞破坏性治疗之后的辅助治疗的确有效，能够明显延迟或预防复发[75]。HIV控制得越好，湿疣的治疗就越成功。

播散性软疣 DISSEMINATED MOLLUSCUM

临床表现 Clinical presentation

在过去30年中，传染性软疣的发病率一直在增高，主要是作为性传播性疾病，尤其是作为同时发生的HIV感染蔓延的结果，其尤为猖獗[130]。在HIV患者人群中，当免疫功能显著减退时，传染性软疣的表现最为常见。几项研究证明，传染性软疣感染是HIV显著进展和CD4细胞计数非常低的一种临床征象[131, 132]。尚未诊断为HIV病的患者出现众多传染性软疣病变应该提示进行HIV检测[133]。HIV阳性患者的软疣表现可能非常不典型，所以诊断可疑的外阴病变很大程度上是靠活检[75]。

治疗 Treatment

HIV阳性患者的传染性软疣治疗极其困难[134]。与健康宿主不同，没有病变自发性消退的迹象，需要应用各种传统方法进行治疗，成功率各不同[126, 135-142]。成功最终与潜在的HIV感染的最佳治疗有关。

结痂性疥疮 NORWEGIAN SCABIES

临床表现 Clinical presentation

结痂性疥疮（Norwegian scabies，crusted scabies）是一种鲜明的感染，通常发生在免疫缺陷、操劳过度或营养不良的患者。接受全身性或强力局部糖皮质激素治疗的患者、器官移植受者、智力低下或有身体残废的人、HIV感染或人类T细胞亲淋巴病毒-1（HTLV-1）感染的人，以及患有各种血液学恶性肿瘤的人，均处于发生结痂性疥疮的危险之中[5, 75, 143-145]。结痂性疥疮患者有由于皮肤病变引起的瘙痒，皮肤病变包含增厚的、常常伴有龟裂的易碎的斑块。病变痂壳增多时瘙痒减轻。当CD4细胞计数下降时，可能发生更严重的不寻常的感染[146-148]。鉴别诊断包括湿疹、银屑病、接触性皮炎、药物反应、脂溢性皮炎、毛囊角化病或皮肤真菌病。

HIV感染患者的结痂性疥疮感染含有大量的螨。据估计，具有免疫能力的宿主在感染期间有10～15只活的雌螨[149]，而结痂性疥疮的单个痂壳可以聚集数千只螨。

治疗 Treatment

对患有结痂性或丘疹性疥疮的HIV感染患者，疾病控制中心的建议是“与专家磋商”，因为本病总是需要应用一系列的局部和口服药物[150, 151]。对结痂性疥疮尚未进行对照性研究，恰当的治疗方法仍不清楚。治疗失败可能主要由于单一局部应用杀疥螨药或口服伊维菌素（ivermectin），本病需要积极的治疗[75]。

参考文献 References

1 Chosidow O. Scabies and pediculosis. Lancet 2000; 355:819–826.
2 Martin DH, Mroczkowski TF. Dermatologic manifestations of sexually transmitted diseases other than HIV. Infect Dis Clin North Am 1994; 8(3):533–582.
3 Lyon WF. Human lice HYG-209. http:ohioline.osu.edu/hyg-fact/2000/2094.html.
4 Ko CJ, Elston DM. Pediculosis. J Am Acad Derm 2004; 50:1–12.
5 CDC. STD Treatment Guidelines. Morbidity and Mortality Weekly Report 2002. http://www.cdc.gov/std/treatment/TOC2002TG.htm.
6 Nyirjesy P. Chronic vulvovaginal candidiasis. Am Fam Physician 2001; 63(4):697–702.
7 Sobel JD, Faro S, Force RW, et al. Vulvovaginal candidiasis: epidemiologic, diagnostic and therapeutic considerations. Am J Obstet Gynecol 1998; 178:203–211.
8 Eckhert LO, Hawes SE, Stevens CE, et al. Vulvovaginal candidiasis: clinical manifestations, risk factors, management algorithm. Obstet Gynecol 1998; 92:757–765.
9 Haefner HK. Current evaluation and management of vulvovaginitis. Clin Obstet Gynecol 1999; 42(2):184–195.
10 Wiederkehr M, Schwartz RA. Tinea cruris. E Medicine.

http://www.emedicine.com/derm/topic471.htm.
11 Wilson J. Managing recurrent bacterial vaginosis. Sex Transm Infect 2004; 80(1):8–11.
12 Jaworsky C, Gilliam AC. Immunopathology of the human hair follicle. Derm Clin 1999; 17:561–568.
13 Sadick NS. Current aspects of bacterial infections of the skin. Derm Clin 1997; 15:341–349.
14 Pearlman MD, Yashar C, Ernst S, Solomon W. An incremental dosing protocol for women with severe vaginal trichomoniasis and adverse reaction to metronidazole. Am J Obstet Gynecol 1996; 174(3):934–936.
15 Hanson D, Diven DG. Molluscum contagiosum. Dermatol Online J 2003; 9:2.
16 Scholz J, Rosen-Wolff A, Burgert K, et al. Epidemiology of molluscum contagiosum using genetic analysis of the viral DNA. J Med Virol 1989; 27:87–90.
17 Porter CD, Archard LC. Characterisation by restriction mapping of three subtypes of molluscum contagiosum virus. J Med Virol 1992; 38:1–6.
18 Lynch PJ. Molluscum contagiosum venereum. Clin Obstet Gynecol 1972; 15:966–975.
19 Wilkin JK. Molluscum contagiosum venereum in a women's outpatient clinic: a venereally transmitted disease. Am J Obstet Gynecol 1977; 128:531–535.
20 Carson WE. Molluscum contagiosum. Cutis 1976; 17(4):701–703.
21 Brown TJ, Yen-Moore A, Tyring SK. An overview of sexually transmitted diseases. Part I. J Am Acad Derm 1999; 41:511–532.
22 Moreland AA. Vulvar manifestations of sexually transmitted diseases. Semin Derm 1994; 13(4):262–268.
23 Fleming DT, McQuillan GM, Johnson RE, et al. Herpes simplex virus type 2 in the United States, 1976 to 1994. N Engl J Med 1997; 337:1105–1111.
24 Torres G, Schinstine M, Krusinski P, Tyring SK. Herpes simplex. E Medicine. http://www.emedicine.com/derm/topic179.htm.
25 Kimberlin DW. Herpes simplex virus infections of the central nervous system. Semin Pediatr Infect Dis 2003; 14:83–89.
26 McSorley J, Shapiro L, Brownstein MH, Hsu KC. Herpes simplex and varicella-zoster: comparative histopathology of 77 cases. Int J Dermatol 1974; 13(2):69–75.
27 GRASP. The gonococcal resistance to antimicrobials surveillance program annual report. Year 2001 collection. London: Public Health Laboratory Service; 2002:3–16.
28 Waugh M. Update on gonorrhea. Skinmed 2003; 2(3):188–189.
29 Doherty L, Fenton KA, Jones J, et al. Syphilis: old problem, new strategy. BMJ 2002; 325:153–156.
30 LaGuardia KD, White MH, Saigo PE, et al. Genital ulcer disease in women infected with human immunodeficiency virus. Am J Obstet Gynecol 1995; 172:553–562.
31 Pembroke AC, Michell PA, McKee PH. Nodulosquamous tertiary syphilide. Clin Exp Derm 1980; 5:361–364.
32 Pandhi RK, Singh N, Ramam M. Secondary syphilis: a clinicopathologic study. Int J Derm 1995; 34:240–243.
33 Mroczkowski TF, Martin DH. Genital ulcer disease. Derm Clin 1994; 12(4):753–764.
34 Abell E, Marks R, Wilson Jones E. Secondary syphilis: a clinicopathological review. Br J Derm 1975; 93:53–61.
35 Lewis DA. Diagnostic tests for chancroid. Sex Transm Infect 2000; 76(2):137–141.
36 Lewis DA. Chancroid: from clinical practice to basic science. AIDS Patient Care STDS 2000; 14(1):19–36.
37 Lewis DA. Chancroid: clinical manifestations, diagnosis and management. Sex Transm Infect 2003; 79(1):68–71.
38 Steen R, Dallabetta G. Genital ulcer disease control and HIV prevention. J Clin Virol 2004; 29(3):143–151.
39 Niemel PLA, Engelkens HJH, Meijden WI van der, et al. Donovanosis (granuloma inguinale) still exists. Int J Derm 1992; 31:244–246.
40 Goens JL, Schwartz RA, De Wolf K. Mucocutaneous manifestations of chancroid, lymphogranuloma venereum and granuloma inguinale. Am Fam Physician 1994; 49:415–418, 423–425.
41 Sehgal VN, Jain MK, Sharma VK. Pseudoelephantiasis induced by donovanosis. Genitourin Med 1987; 63:54–56.
42 MacKay CR, Bunch WL Jr. Carcinoma of the vulva following granuloma inguinale. Am J Syph, Gonorrh, Vener Dis 1952; 36:511–514.
43 O'Farrell N. Donovanosis: an update. Int J STD AIDS 2001; 12:423–427.
44 Mabey D, Peeling RW. Lymphogranuloma venereum. Sex Transm Infect 2002; 78:90–92.
45 Radman HM, Bhagavan BS. Pilonidal disease of the female genitals. Am J Obstet Gynecol 1972; 114(2):271–272.
46 Dirie MA, Lindmark G. A hospital study of the complications of female circumcision. Trop Doct 1991; 21(4):146–148.
47 Chinnock B. Periclitoral abscess. Am J Emerg Med 2003; 21(1):86.
48 Reeves KO, Kaufman RH. Vulvar ectopic breast tissue mimicking periclitoral abscess. Am J Obstet Gynecol 1980; 137(4):509–511.
49 Kent SW, Taxiarchis LN. Recurrent periclitoral abscess. Am J Obstet Gynecol 1982; 142(3):355–356.
50 Sur S. Recurrent periclitoral abscess treated by marsupialization. Am J Obstet Gynecol 1983; 147(3):340.
51 Kameh D, Smith A, Brock MS, Ndubisi B, Masood S. Female genital schistosomiasis. South Med J 2004; 97(5):525–527.
52 Koneman EW, Allen SD, Janda WM, et al. Color atlas and textbook of diagnostic microbiology. Philadelphia: Lippincott, Williams & Wilkins; 1997:1111–1119.
53 Connor DH, Chandler FW, Schwartz DA, et al. Pathology of infectious diseases. Stamford: Appleton and Lange; 1997:1537–1551.
54 Feldmeier H, Helling-Giese G, Poggensee G. Unreliability of PAP smears to diagnose female genital schistosomiasis. Trop Med Int Health 2001; 6(1):31–33.
55 Poggensee G, Feldmeier H, Krantz I. Schistosomiasis of the female genital tract: public health aspects. Parasitol Today 1999;

5(9):378–381.
56 Poggensee G, Kiwelu I, Saria M, et al. Schistosomiasis of the lower reproductive tract without egg excretion in urine. Am J Trop Med Hyg 1998; 59:782–783.
57 Helling-Giese G, Sjaastad A, Poggensee G, et al. Female genital schistosomiasis (FGS): relationship between gynecological and histopathological findings. Acta Trop 1996; 62(4): 257–267.
58 Cohen J, Powderly W. Infectious diseases, 2nd edn. Philadelphia: Mosby; 2004:2150.
59 Mawad NM, Hassanein OM, Mahmoud OM, Taylor MG. Schistosomal vulval granuloma in a 12 year old Sudanese girl. Trans R Soc Trop Med Hyg 1992; 86:644.
60 McKenna G, Edwards S, Cleland H. Genital ulceration secondary to Epstein-Barr virus infection. Genitourin Med 1994; 70:356–357.
61 Brown ZA, Stenchever MA. Genital ulceration and infectious mononucleosis: report of a case. Am J Obstet Gynec 1977; 127:673–674.
62 Wilson RW. Genital ulcers and mononucleosis. Pediatr Infect Dis J 1993; 12:418.
63 Portnoy J, Ahronheim GA, Ghibu F, et al. Recovery of Epstein-Barr virus from genital ulcers. N Engl J Med 1984; 311:966–968.
64 Hudson LB, Perlman SE. Necrotizing genital ulcerations in a premenarcheal female with mononucleosis. Obstet Gynecol 1998; 92(4):642–644.
65 Sisson BA, Glick L. Genital ulceration as a presenting manifestation of infectious mononucleosis. J Pediatr Adolesc Gynecol 1998; 11(4):185–187.
66 Taylor S, Drake SM, Dedicoat M, Wood MJ. Genital ulcers associated with acute Epstein-Barr virus infection. Sex Transm Infect 1998; 74(4):296–297.
67 Quale J, Teplitz E, Augenbraun M. Atypical presentation of chancroid in a patient infected with the human immuno deficiency virus. Am J Med 1990; 88(5):43–44.
68 Jamkhedkar PP, Hira SK, Shroff HJ, Lanjewar DN. Clinico-epidemiologic features of granuloma inguinale in the era of acquired immune deficiency syndrome. Sex Transm Dis 1998; 25:196–200.
69 Gotz HM, Ossewaarde JM, Nieuwenhuis RF, et al. A cluster of lymphogranuloma venereum among homosexual men in Rotterdam with implications for other countries in Western Europe. Ned Tijdschr Geneeskd (Dutch) 2004; 148(9):441–442.
70 Rompalo AM, Cannon RO, Quinn TC, Hook EW. Association of biologic false-positive reactions for syphilis with human immunodeficiency virus infection. J Infect Dis 1992; 165: 1124–1126.
71 Farley TA, Cohen DA, Wu SY, Besch CL. The value of screening for sexually transmitted diseases in an HIV clinic. J AIDS 2003; 33(5):642–648.
72 Wasserheit JN. Epidemiological synergy: interrelationships between human immunodeficiency virus infection and other sexually transmitted diseases. Sex Transm Dis 1992; 19:61–77.
73 Moodley P, Wilkinson D, Connolly C, Sturm AW. Influence of HIV-1 coinfection on effective management of abnormal vaginal discharge. Sex Transm Dis 2003; 30(1):1–5.
74 Sorvillo F, Smith L, Kerndt P, Ash L. Trichomonas vaginalis. HIV and African-Americans (http://www.cdc.gov/ncidod/eid/vol7no6/sorvillo.htm).
75 Czelusta A, Yen-Moore A, Straten M Van der, Carrasco D, Tyring SK. An overview of sexually transmitted diseases. Part III. Sexually transmitted diseases in HIV-infected patients. J Am Acad Dermatol 2000; 43(3):409–432.
76 Cohn SE, Clark RA. Sexually transmitted diseases, HIVand AIDS in women. Med Clin North Am 2003; 87(5):971–995.
77 White MH. Is vulvovaginal candidiasis an AIDS-related illness? Clin Infect Dis 1996; 22(2):124–127.
78 Korn AP. Gynecologic care of women infected with HIV. Clin Obstet Gynecol 2001; 44(2):226–242.
79 Duerr A, Sierra MF, Feldman J, et al. Immune compromise and prevalence of Candida vulvovaginitis in human immunodeficiency virus-infected women. Obstet Gynecol 1997; 90: 252–256.
80 Spinillo A, Capuzzo E, Gulminetti R, et al. Prevalence of and risk factors for fungal vaginitis caused by nonalbicans species. Am J Obstet Gynecol 1997; 176:138–141.
81 Cu-Uvin S, Hogan JW, Warren D, et al. Prevalence of lower genital tract infections among human immunodeficiency virus (HIV)-seropositive and high-risk HIV-seronegative women. HIV Epidemiol Res Study Group Clin Infect Dis 1999; 29: 1145–1150.
82 Greenblatt RM, Bacchetti P, Barkan S, et al. Lower genital tract infections among HIV-infected and high-risk uninfected women: findings of the Women's Interagency HIV Study (WIHS). Sex Transm Dis 1999; 26:143–151.
83 Barbagallo J, Tager P, Ingleton R, Hirsch RJ, Weinberg JM. Cutaneous tuberculosis: diagnosis and treatment.Am J Clin Derm 2002; 3(5):319–328.
84 Sardana K, Koranne RV, Sharma RC, Mahajan S. Tuberculosis of the vulva masquerading as a sexually transmitted disease. J Derm 2001; 28(9):505–507.
85 Millar JW, Holt S, Gilmour HM, Roberston DH. Vulvar tuberculosis. Tubercle 1979; 60(3):173–176.
86 Nogales-Ortiz F, Tarancon I, Nogales FF Jr. The pathology of female genital tuberculosis. A 31-year study of 1436 cases. Obstet Gynecol 1979; 53:422–428.
87 Hsiao PF, Tzen CY, Chen HC, Su HY. Polymerase chain reaction based detection of *Mycobacterium tuberculosis* in tissues showing granulomatous inflammation without demonstrable acid-fast bacilli. Int J Derm 2003; 42(4):281–286.
88 Bhattacharya B, Karak K, Ghosal AG, et al. Development of a new sensitive and efficient multiplex polymerase chain reaction (PCR) for identification and differentiation of different mycobacterial species. Trop Med Int Health 2003; 8:150–157.
89 Wong R, Tappero J, Cockerell CJ. Bacillary angiomatosis and other *Bartonella* species infections. Semin Cutan Med Surg

1997; 16(3):188–199.
90 Chian CA, Arrese JE, Pierard GE. Skin manifestations of *Bartonella* infections. Int J Derm 2002; 41(8):461–466.
91 Tappero JW, Koehler JE, Berger TG, et al. Bacillary angiomatosis and bacillary splenitis in immunocompetent adults. Ann Intern Med 1993; 118(5):363–365.
92 Long SR, Whitfield MJ, Eades C, et al. Bacillary angiomatosis of the cervix and vulva in a patient with AIDS. Obstet Gynecol 1996; 88(4):709–711.
93 Tappero JW, Koehler JE. Images in clinical medicine. Bacillary angiomatosis or Kaposi's sarcoma? N Engl J Med 1997; 337: 1888.
94 Koehler JE. HIV and Bartonella: bacillary angiomatosis and peliosis. HIV InSite,1977. http://hivinsite.ucsf.edu/ InSite?page=kb-05-01-03.
95 Cockerell CJ, Whitlow MA, Webster GF, Friedman-Kien AE. Epithelioid angiomatosis: a distinct vascular disorder in patients with the acquired immunodeficiency syndrome or AIDS-related complex. Lancet 1987; 2(8560):654–656.
96 Schwarts RA, Kapila R. Necrotizing fasciitis. E Medicine. 2004: http://www.emedicine.com/derm/topic743.htm.
97 Addison WA, Livengood CH 3rd, Hill GB, et al. Necrotizing fasciitis of vulvar origin in diabetic patients. Obstet Gynecol 1984; 63(4):473–479.
98 Schorge JO, Granter SR, Lerner LH, Feldman S. Postpartum and vulvar necrotizing fasciitis. Early clinical diagnosis and histopathologic correlation. J Reprod Med 1998; 43:586–590.
99 Stephenson H, Dotters DJ, Katz V, Droegemueller W. Necrotizing fasciitis of the vulva. Am J Obstet Gynecol 1992; 166:1324–1327.
100 Roberts DB. Necrotizing fasciitis of the vulva. Am J Obstet Gynecol 1987; 157:568–571.
101 Fisher JR, Conway MJ, Takeshita RT, Sandoval MR. Necrotizing fasciitis. Importance of roentgenographic studies for soft-tissue gas. JAMA 1979; 241:803–806.
102 Clayton MD, Fowler JE Jr, Sharifi R, Pearl RK. Causes, presentation and survival of fifty-seven patients with necrotizing fasciitis of the male genitalia. Surg Gynecol Obstet 1990; 170(1):49–55.
103 Yaghan RJ, Al-Jaberi TM, Bani-Hani I. Fournier's gangrene: changing face of the disease. Dis Colon Rectum 2000; 43 (9):1300–1308.
104 Schwartz RA, Kapila R. Necrotizing fasciitis, E Medicine. 2004: http://www.emedicine.com/derm/topic743.htm.
105 Siegal FP, Lopez C, Hammer GS, et al. Severe acquired immunodeficiency in male homosexuals, manifested by chronic perianal ulcerative herpes simplex lesions. N Engl J Med 1981; 305(24):1439–1444.
106 Tayal SC, Pattman RS, Mclelland J, Sviland L, Snow MH. An indolent penile herpetic ulcer in a patient with previously undiagnosed human immunodeficiency virus infection. Br J Derm 1998; 138(2):334–336.
107 Centers for Disease Control. Revised classification system for HIV infection and expanded surveillance case definition for AIDS among adolescents and adults. Centers for Disease Control; 1993.
108 Gretzula J, Penneys NS. Complex viral and fungal skin lesions of patients with acquired immunodeficiency syndrome. J Am Acad Dermatol 1987; 16(6):1151–1154.
109 Smith KJ, Skelton HG 3rd, Frissman DM, Angritt P. Verrucous lesions secondary to DNA viruses in patients infected with the human immunodeficiency virus in association with increased factor XIIIa-positive dermal dendritic cells. The Military Medical Consortium of Applied Retroviral Research Washington, D.C. [erratum appears in J Am Acad Dermatol 1993; 28(3):411]. J Am Acad Dermatol 1992; 27(6):943–950.
110 Tong P, Mutasim D. Herpes simplex virus infection masquerading as condyloma acuminata in a patient with HIV disease. Br J Derm 1996; 134:797–800.
111 Smith K, Skelton H, James W, Angritt P. Concurrent epidermal involvement of cytomegalovirus and herpes simplex virus in two HIV-infected patients. J Am Acad Derm 1991; 25:500–506.
112 Schomogyi M, Wald A, Corey L. Herpes simplex virus-2 infection: an emerging disease? Infect Dis Clin North Am 1998; 12:47–61.
113 Maier J, Bergman A, Ross M. Acquired immunodeficiency syndrome manifested by chronic primary genital herpes. Am J Obstet Gynecol 1986; 155:756–758.
114 Aral SO, Holmes KK. Sexually transmitted diseases in the AIDS era. Sci Am 1991; 264(2):62–69.
115 Skinhoj P. Herpesvirus infections in the immunocompromised patient. Scand J Infect Dis 1985; 47 (Suppl):121–127.
116 Bagdades E, Pillay D, Squire S, et al. Relationship between herpes simplex virus ulceration and CD4+ cell counts in patients with HIV infection. AIDS 1992; 6:1317–1320.
117 Augenbraun M, Feldman J, Chirgwin K, et al. Increased genital shedding of herpes simplex virus type 2 in HIV-seropositive women. Ann Intern Med 1995; 123(11):845–847.
118 Aynaud O, Piron D, Barrasso R, Poveda JD. Comparison of clinical, histological and virological symptoms of HPV in HIV-1 infected men and immunocompetent subjects. Sex Transm Infect 1998; 74:32–34.
119 Williams AB, Darragh TM, Vranizan K, et al. Anal and cervical human papillomavirus infection and risk of anal and cervical epithelial abnormalities in human immunodeficiency virus-infected women. Obstet Gynecol 1994; 83:205–211.
120 Vernon SD, Reeves WC, Clancy KA, et al. A longitudinal study of human papillomavirus DNA detection in human immunodeficiency virus type 1-seropositive and seronegative women. J Infect Dis 1994; 169:1108–1112.
121 Palefsky JM. Cutaneous and genital HPV-associated lesions in HIV-infected patients. Clin Derm 1997; 15:439–447.
122 Conley LJ, Ellerbrock TV, Bush TJ, et al. HIV-1 infection and risk of vulvovaginal and perianal condylomata acuminata and intraepithelial neoplasia: a prospective cohort study. Lancet 2002; 359(9301):108–113.
123 Modesto VL, Gottesman L. Sexually transmitted diseases and

anal manifestations of AIDS. Surg Clin North Am 1994; 74 (6):1433–1464.
124 Weiss EG, Wexner SD. Surgery for anal lesions in HIV-infected patients. Ann Med 1995; 27(4):467–475.
125 Bryan JT, Stoler MH, Tyring SK, et al. High-grade dysplasia in genital warts from two patients infected with the human immunodeficiency virus. J Med Virol 1998; 54(1):69–73.
126 Petersen CS, Weismann K. Quercetin and kaempherol: an argument against the use of podophyllin? Genitourin Med 1995; 71(2):92–93.
127 Kilewo CD, Urassa WK, Pallangyo K, et al. Response to podophyllotoxin treatment of genital warts in relation to HIV-1 infection among patients in Dar es Salaam, Tanzania. Int J STD AIDS 1995; 6(2):114–116.
128 Zarcone R, Addonizio D, Voto RI, et al. Therapeutic prospects of natural alpha interferon from normal human leucocytes in the treatment of genital condylomata in HIV positive women. Clin Exp Obstet Gynecol 1994; 21(3):173–176.
129 Frega A. di Renzi F, Stentella P, Pachi A. Management of human papilloma virus vulvo-perineal infection with systemic beta-interferon and thymostimulin in HIV-positive patients. Int J Gynaecol Obstet 1994; 44(3):255–258.
130 Becker TM, Blout JH, Douglas J, Judson FN. Trends in molluscum contagiosum in the United States, 1966–1983. Sex Transm Dis 1986; 13:88–92.
131 Husak R, Garbe C, Orfanos CE. Mollusca contagiosa in HIV infection: clinical manifestations in relation to immune status and prognostic value in 39 patients. Hautarzt 1997; 48:103–109.
132 Jung AC, Paauw DS. Diagnosing HIV-related disease: using the CD4 count as a guide. J Gen Intern Med 1998; 13:131–136.
133 Delescluse J, Goens J. Multiple mollusca contagiosa revealing HTLV-III infection. Dermatologica 1986; 172:283–285.
134 Cronin TA, Resnik BI, Elgart G, Kerdel FA. Recalcitrant giant molluscum contagiosum in a patient with AIDS. J Am Acad Derm 1996; 35:266–267.
135 de Waard-van der Spek FB, Oranje AP, Lillieborg S, Hop WCJ, Stolz E. Treatment of molluscum contagiosum using a lidocaine/prilocaine cream (EMLA) for analgesia. J Am Acad Derm 1990; 23:685–688.
136 Redfield RR, James WD, Wright DC, et al. Severe molluscum contagiosum infection in a patient with human T-cell lymphotrophic (HTLV-III) disease. J Am Acad Derm 1985; 13:821–824.
137 Garrett SJ, Robinson JK, Roenogk HH. Trichloroacetic acid peel of molluscum contagiosum in immunocompromised patients. J Derm Surg Oncol 1992; 18:855–858.
138 Nelson MR, Chard S, Barton SE. Intralesional interferon for the treatment of recalcitrant molluscum contagiosum in HIV-antibody positive individuals, a preliminary report. Int J STD AIDS 1995; 6:351–352.
139 Mayumi H, Yamaoka K, Tsutsui T, et al. Selective immunoglobulin M deficiency associated with disseminated molluscum contagiosum. Eur J Pediatr 1986; 145:99–103.
140 Hengge UR, Cusini M. Topical immunomodulators for the treatment of external genital warts, cutaneous warts and molluscum contagiosum. Br J Derm 2003; 149:15–19.
141 Zabawski EJ, Cockerell CJ. Topical and intralesional cidofovir: a review of pharmacology and therapeutic effects. J Am Acad Derm 1998; 39:741–745.
142 Meadows KP, Tyring SK, Pavia AT, Rallis TM. Resolution of recalcitrant molluscum contagiosum lesions in HIV-infected patients treated with cidofovir. Arch Derm 1997; 133:987–990.
143 Rau RC, Baird IM. Crusted scabies in a patient with acquired immunodeficiency syndrome. J Am Acad Derm 1986; 15: 1058–1059.
144 Drabick JJ, Lupton GP, Tompkins K. Crusted scabies in human immunodeficiency virus infection. J Am Acad Derm 1987; 17:142.
145 Guggisberg D, Viragh PA de, Constantin C, Panizzon RG. Norwegian scabies in a patient with acquired immunodeficiency syndrome. Dermatology 1998; 197:306–308.
146 Sadick N, Kaplan MH, Pahwa SG, Sarngadharan MG. Unusual features of scabies complicating human T-lymphotrophic virus type III infection. J Am Acad Derm 1986; 15:482–486.
147 Jucowics P, Ramon ME, Don PC, Stone RK, Barnji M. Norwegian scabies in an infant with acquired immunodeficiency syndrome. Arch Derm 1989; 125:1670–1676.
148 Sirera J, Ruis F, Romeu J, et al. Hospital outbreak of scabies stemming from two AIDS patients with Norwegian scabies. Lancet 1990; 335:1227.
149 Mellanby K. Scabies in 1976. R Soc Health J 1977; 97:32–36.
150 Taplin D, Meinking TL. Treatment of HIV-related scabies with emphasis on the efficacy of ivermectin. Semin Cutan Med Surg 1997; 16:235–240.
151 Meinking TL, Taplin D, Hermida J, Pardo R, Kerdel FA. The treatment of scabies with ivermectin. N Engl J Med 1995; 333:26–30.

5 外阴的良性囊肿、残件和附属器肿瘤

Benign cysts, rests and adnexal tumors of the vulva

Alexander J.F. Lazar,
Scott R. Granter 和
Hope K. Haefner 著
钱利华译 回允中校

引言 Introduction

临床医师和病理医师必须了解外阴的良性囊肿及附属器病变，以便除外一些更严重的疾病，并且要避免将这些良性疾病当作恶性肿瘤。一般情况下它们的诊断并不困难，只要除外以下几种：(1) 异位乳腺组织，尤其是出现纤维腺瘤改变时；(2) 子宫内膜异位症，尤其是在缺乏腺体的情况下（间质异位症）；(3) 乳头状汗腺腺瘤，没有证实前可能会误认为是恶性肿瘤。

良性囊肿 Benign cysts

良性外阴囊肿一般分为四类，包括 Bartholin 导管囊肿、表皮包涵囊肿、中肾残件以及黏液性囊肿。其他少见的囊肿包括 Skene 导管以及尿道组织脱垂。

BARTHOLIN 导管囊肿 BARTHOLIN DUCT CYST

Bartholin 腺部位的囊肿累及 Bartholin 腺导管时被称为 Bartholin 导管囊肿。Bartholin 导管囊肿一般位于阴道口后方 Bartholin 腺的导管部分。据推测 Bartholin 导管囊肿继发于导管阻塞，可能伴有感染及 Bartholin 腺脓肿（图 5.1）[1]。

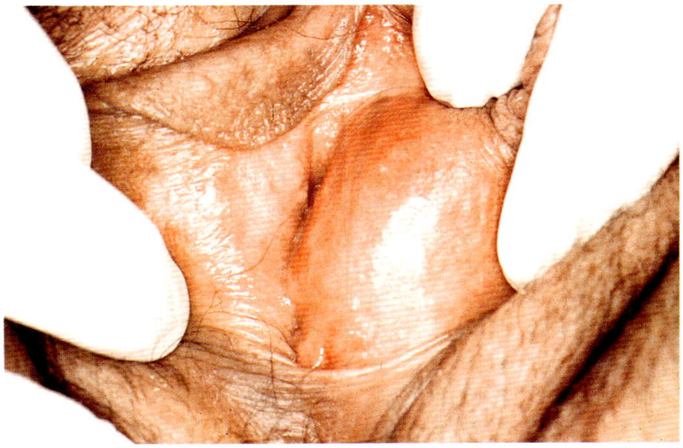

图 5.1 Bartholin 导管囊肿的临床表现。(Reprduced from Marzano DA, Haefner HK. The Barthelin Gland Cyst: Past, Present and Future. Journal of Lower Genital Tract Disease. 2004; 8(3): 195–204 Copyright Lippincott Williams and Wilkins, with permission.)

组织学上，Bartholin 导管囊肿内衬移行或鳞状上皮，标本中常常含有 Bartholin 腺和骨骼肌成分。通过识别移行上皮及腺体可做出诊断。其与 Skene 导管囊肿的区别主要依据 Bartholin 导管囊肿位于后部，而不是尿道周围（图 5.2）[1]。临床鉴别诊断还包括黏液性囊肿、表皮包涵囊肿、良性附属器肿瘤（汗腺瘤）以及软组织

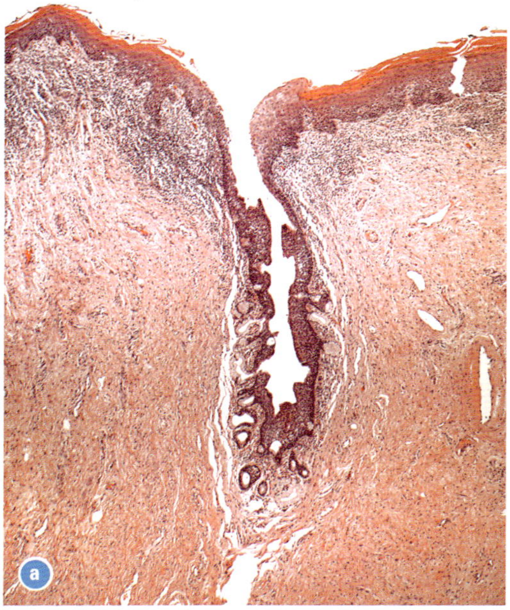
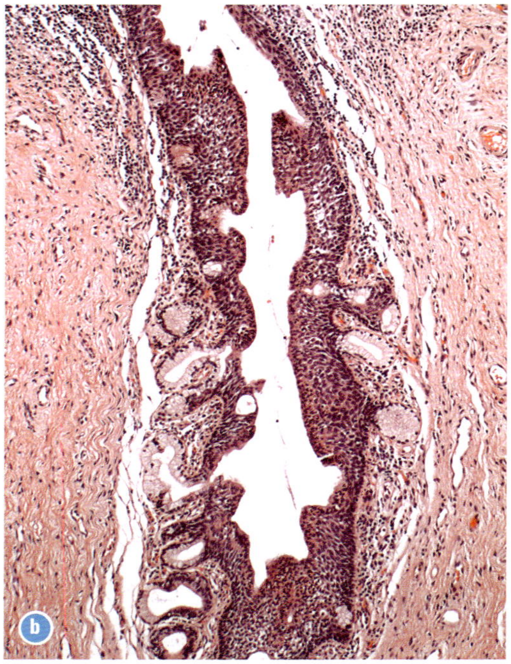

图 5.2 (a) Bartholin 导管与皮肤交界处的镜下表现。(b) Bartholin 导管囊肿伴有鳞状上皮化生。

肿瘤，例如脂肪瘤。

Bartholin 导管囊肿的治疗包括在囊肿或脓肿内插入 Word 导管以及造袋术[2]。脓肿不主张应用造袋术。出现蜂窝织炎时建议用抗生素治疗[2]。对于所有囊肿，必须除外其他外阴肿瘤，尤其是发生于 Bartholin 腺的癌（参见第 7 章）。然而，后者极为罕见。

SKENE 导管囊肿 SKENE`S DUCT CYTS

Skene 导管囊肿极为少见，一旦出现，多数发生于新生儿，表现为尿道周围的散在的豌豆大小的隆起（图 5.3）[3,4]。在成人，偶尔有伴有性交困难的报道[5]。

最重要的是 Skene 导管囊肿与其他疾病之间的鉴别，例如异位输尿管疝、尿道憩室以及良性或恶性尿道和尿道旁肿瘤。治疗采取造袋术[6]。

泌尿生殖窦起源的外阴囊肿（黏液性和纤毛性囊肿）VULVAR CYSTS OF UROGENITAL SINUS ORIGIN（MUCOUS AND CILIATED CYSTS）

黏液性囊肿的发病年龄较广泛，但多见于 21 ~ 30 和 31 ~ 40 的多产妇女。病变均位于外阴前庭，多数为直径为 1 ~ 2cm 的孤立性病变。它们一般无症状，但如果囊肿近期增大，患者可能主诉有疼痛，或者如果囊肿挤压尿道，会引发排尿困难[7]。

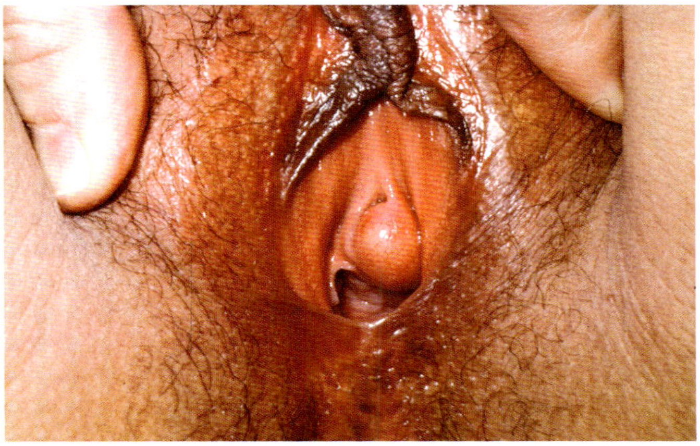

图 5.3 Skene 导管囊肿的大体检查。(Photo courtesy of John Delancey, MD.)

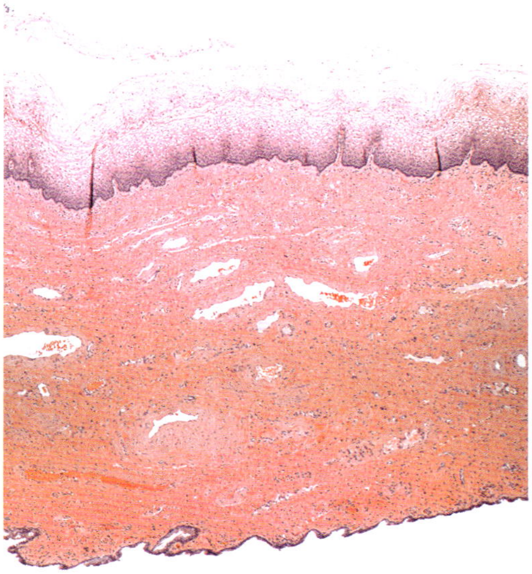

图 5.4 鳞状黏膜下方的黏液性囊肿（底部）。

组织学上，黏液性囊肿含有与宫颈内膜或阴道腺病一样的黏液性上皮内衬（图 5.4 ，5.5 ）。少数情况下可出现鳞状上皮化生。也有报道有些病例出现纤毛细胞，可以与黏液性上皮混合存在。

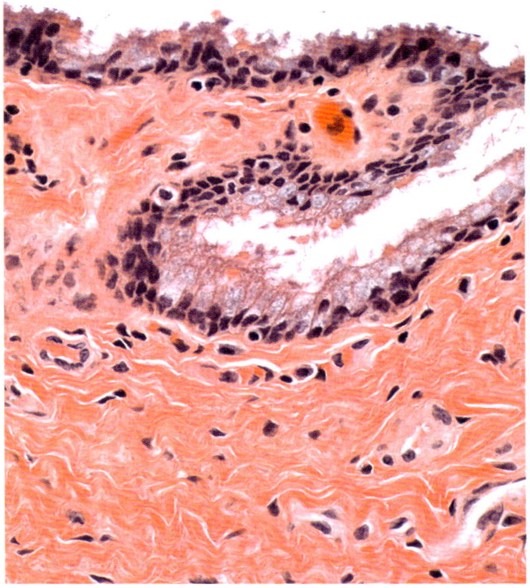

图 5.5 内衬黏液性上皮的高倍镜下表现。

过去对黏液性囊肿的起源存有疑问。有关起源的理论包括：伴有黏液样化生的被覆鳞状上皮内折，副中肾（Müller）管起源，以及泌尿生殖窦上皮起源[8, 9]。第一种理论不大可能，因为多数黏液性囊肿并不与被覆鳞状上皮相通，而且这些囊肿的鳞状分化的本质为化生性。另外有些学者对副中肾管起源理论提出质疑。他们强调，Müller 导管终止于处女膜部位，与阴道前庭的发育无关。况且见于接触己烯雌酚而出现的 Müller 上皮末端延伸位于处女膜的前部。最后，起源于 Müller 上皮的透明细胞癌并没有发生于外阴前庭的报道。泌尿生殖窦起源的可能性最大，因为纤毛细胞和黏液细胞均可由其演化而来，包括 Bartholin 腺。黏液性囊肿的鉴别诊断包括中肾残留（立方上皮和纤维肌性囊壁）以及 Bartholin 导管囊肿（移行上皮）。后者一般见于大阴唇的前部或中部[7]。

黏液性囊肿的发生似乎与激素有关，最常见于生育年龄的妇女，包括妊娠期间。

表皮包涵囊肿 EPIDERMAL INCLUSION CYST

表皮包涵囊肿（EIC）偶尔可发生于外阴部位，但多数与先前的创伤或环切术有关[10, 11]。外阴表皮包涵囊肿可出现感染，治疗与皮肤表皮包涵囊肿相似。其组织学特征与其他部位的表皮包涵囊肿类似（图 5.6）。

尿道脱垂 URETHRAL PROLAPSE

临床上，尿道黏膜从尿道脱垂可能类似于肿瘤，表现为异常出血。本病主要发生于儿童，但也可见于绝经后妇女[12, 13]。本病的发生与缺乏雌激素和（或）先天性尿道黏膜冗余以及尿道组织支持丧失有关。其常常因腹内压升高而加重。一些研究显示，多数年轻患者不满 8 岁，而且以黑人为主。临床上一般可以诊断，通过细致检查病变部位以及触诊病变质软，可以除外恶性肿瘤并避免活检。如果进行活检，组织学检查显示良性表现的移行上皮，伴有非特异性炎症、水肿以及血管血栓形成。可有溃疡形成。

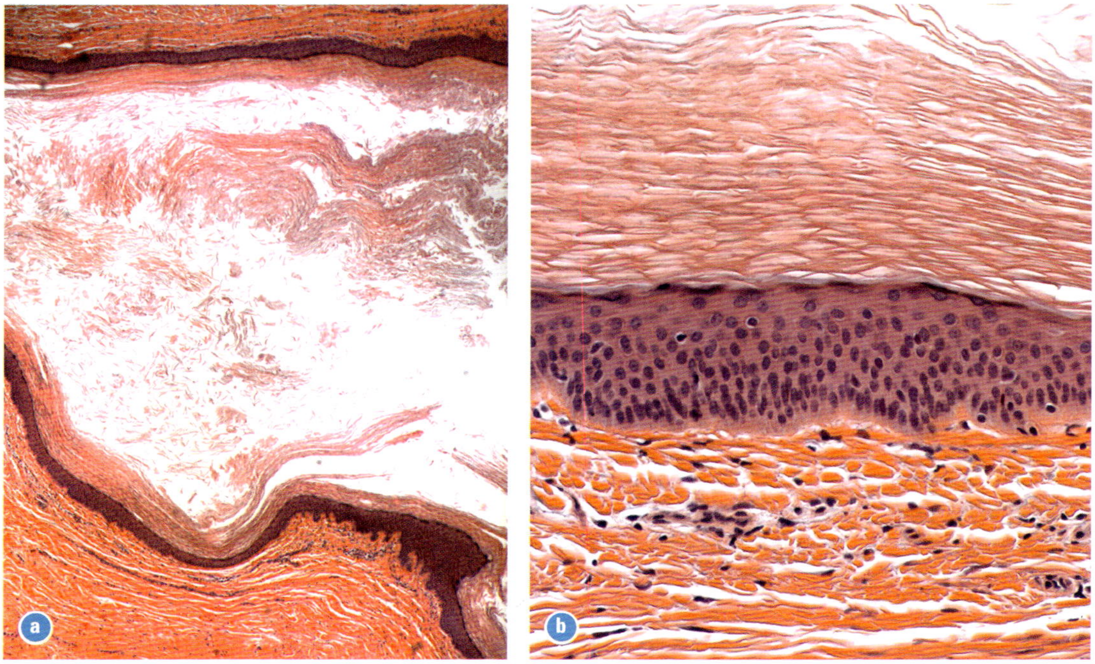

图 5.6 （a）表皮包涵囊肿。（b）高倍镜下显示的鳞状上皮。

目前广泛采纳的治疗方法为单纯切除脱垂黏膜，再仔细缝合。

NUCK 管积水
HYDROCELE OF CANAL OF NUCK

Nuck 管积水为精索囊状积水的同义词。这种积水来源于阴道突起，其范围取决于出生后阴道突起残留的程度[14, 15]。因此，Nuck 管囊肿既可表现为大阴唇上的小而散在的囊性肿物，可扩展至股部，又可表现为间接的腹股沟疝（indirect inguinal hernia），后者在极少数病例可含有附件或其他盆腔脏器。Nuck 管的持续存在也可能是造成腹水患者单侧阴唇肿胀的原因[15]。

积水一般可通过其透照表现与软组织肿瘤如脂肪瘤或平滑肌瘤鉴别。Bartholin 导管囊肿一般位于大阴唇的中下三分之一，可与之区别。恶性软组织肿瘤一般形成大的肿块，并可出现溃疡。对于持续存在的 Nuck 管，最佳的治疗方法是通过结扎切除而去除内衬腹膜的囊袋。

良性残件 Benign rests

外阴异位乳腺组织
ECTOPIC BREAST TISSUE OF THE VULVA

异位乳腺组织沿所谓“乳线”（milk line）分布，从乳头一直到腹股沟。胚胎时期，乳线的特征为一系列成对的线状始基“芽”，在一些哺乳动物则是未来乳腺组织的始基。在人类，除了最靠头端的一对以外，其余的均在 20mm 胚胎阶段消失。据推测，外阴乳腺组织的出现可能是这种组织的退化不完全。外阴异位乳腺伴有乳头者极少见[16, 17]。

异位乳腺组织的传统观念一直面临着挑战。据描述，聚集于外阴阴唇沟的乳腺样肛门生殖腺体类似于乳腺组织，可能会被认为是“异位乳腺组织”。这些腺体有开口于表面的导管，与深部螺旋状结构相通。腺体内衬单层柱状上皮，可见肌上皮细胞。但对于外阴异位乳腺组织的起源还远未达成共识[16, 17]。

外阴异位乳腺组织罕见，报道的病例不足 50 例。异位乳腺的意义在于：临床或组织学检查时可能被误认为肿瘤。临床上，异位乳腺组织表现为光滑而境界清楚的肿块，不大可能与恶性肿瘤混淆。鉴别诊断包括 Bartholin 导管囊肿、汗腺腺瘤以及其他良性软组织肿瘤（第 9 章）。有极少数的妊娠期病例报告，由于肿胀并伴有疼痛可能类似于脓肿[16, 17]。

组织学上，典型的异位乳腺组织病例不会与恶性肿瘤混淆。外阴的异位乳腺组织类似于正常乳腺，在纤维性间质内，腺上皮形成导管及小叶结构（图 5.7）。不过，许多乳腺病理学改变也可见于外阴异位乳腺组织，包括纤维腺瘤、囊肿、泌乳改变、乳头状瘤以及恶性改变，包括导管原位癌、浸润性导管癌、小叶癌和黏液癌[18-22]。出现囊性改变并伴有富于细胞间质的外阴纤维腺瘤，有时可能类似于乳腺叶状肿瘤的表现，但缺少非典型性及核分裂像（图5.8，5.9）[21]。乳腺型癌，包括原位癌，其形态学表现类似于乳腺发生的肿瘤[22-24]。

为了避免诊断上的误区，病理医师应将腺癌视为少见病变，并在诊断恶性肿瘤之前仔细除外泌乳乳腺、汗

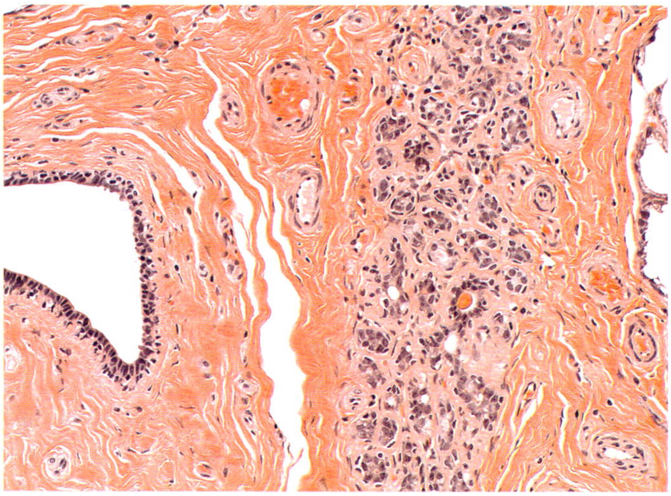

图 5.7　外阴异位乳腺组织。

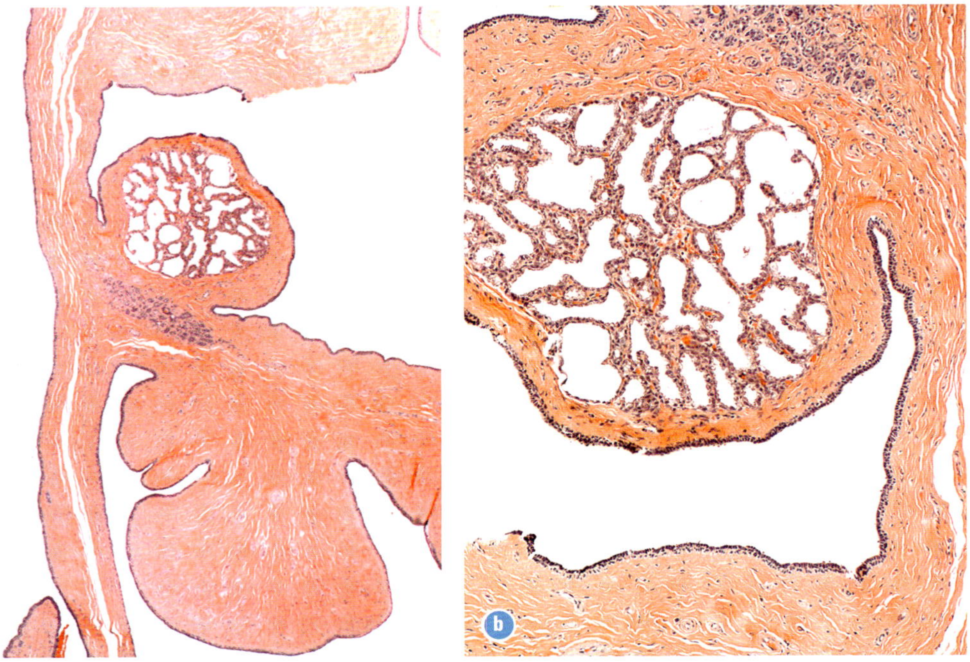

图 5.8 （a）异位乳腺组织的纤维腺瘤。（b）注意伴有分泌性增生。

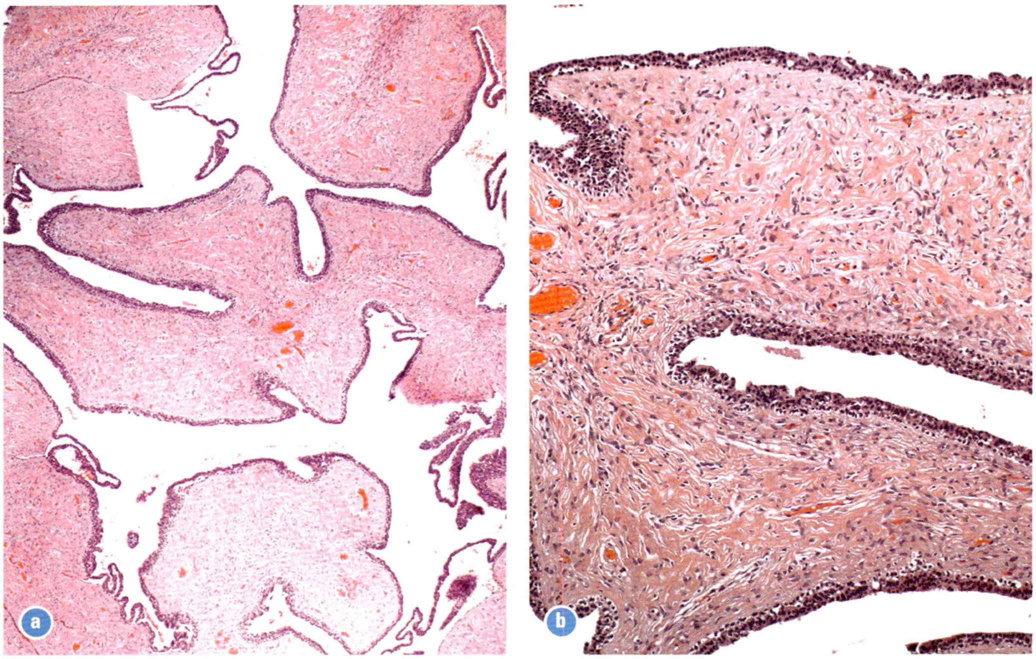

图 5.9 （a）纤维腺瘤伴有更为复杂的结构。（b）高倍镜下，注意间质呈良性表现。

腺腺瘤以及纤维腺瘤。乳头状汗腺瘤为境界清楚的腺上皮乳头状增生，伴有肌上皮细胞以及纤维血管轴心和真正的乳头状结构形成。这种病变常常由于极为复杂的乳头状结构而呈筛状表现。没有细胞学非典型性。汗腺癌不伴有类似于良性乳腺的组织成分。外阴乳腺型癌还应当与极为少见的转移性乳腺癌鉴别[22-24]。

子宫内膜异位 ENDOMETRIOSIS

与生殖道其他部位一样，外阴偶尔也可出现子宫内膜异位。总的来说其起源尚不清楚，但同宫颈一样，创伤后发现的子宫内膜增生提示，子宫内膜组织在适当条件下可以种植于外阴[25]。也有子宫内膜异位发生于Bartholin 腺的报道，提示 Bartholin 导管可将来自子宫内膜的细胞输送到可以使之生长的安全环境中[26]。诊断并不困难，只要诊断医师了解子宫内膜异位可以发生于这个部位（图 5.10）。

与其他部位相同，子宫内膜异位可发生源于腺体或间质成分的癌或肉瘤。面对这些罕见的肿瘤时，重要的是要有高度的警惕[27, 28]。

良性附属器肿瘤 Benign adnexal tumors

乳头状汗腺瘤 HIDRADENOMA PAPILLIFERUM

乳头状汗腺瘤为少见的良性附属器肿瘤，几乎完全发生于外阴，可能起源于肛门生殖器的腺体[29]。这些肿瘤可以出现外分泌和顶浆分泌分化。乳头状汗腺瘤常常表现为大小阴唇之间散在的结节（直径一般不足 2cm），最常见于白人女性（图 5.11，5.12）。几乎所有报道的病例均为青春期后的女性，一般为成年人，年龄较大者少见。病变是无痛性的，除非有溃疡形成。少数情况下，乳头状汗腺瘤发生于会阴或肛周区域[30-33]。乳头状汗腺瘤起源于肛门生殖器腺体，出现混合性外分泌和顶浆分泌表现，其功能尚不清楚[16, 17]。

乳头状汗腺瘤的特征为境界清楚的腺上皮乳头状增生，出现“去头分泌”，并伴有肌上皮细胞以及纤维血管轴心，形成真正的乳头状结构（图 5.12，5.13）。病变由于其极为复杂的乳头状结构可呈筛状表现[33-35]。表面可出现棘层增厚，病变偶尔可扩展至表面上皮。

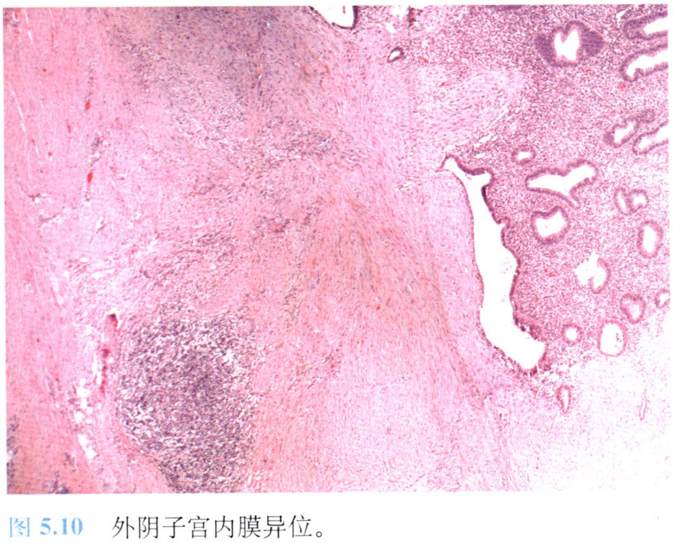

图 5.10 外阴子宫内膜异位。

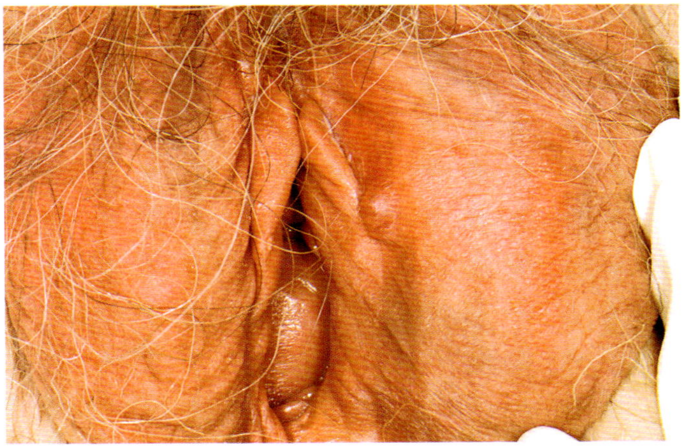

图 5.11 乳头状汗腺瘤的临床表现。

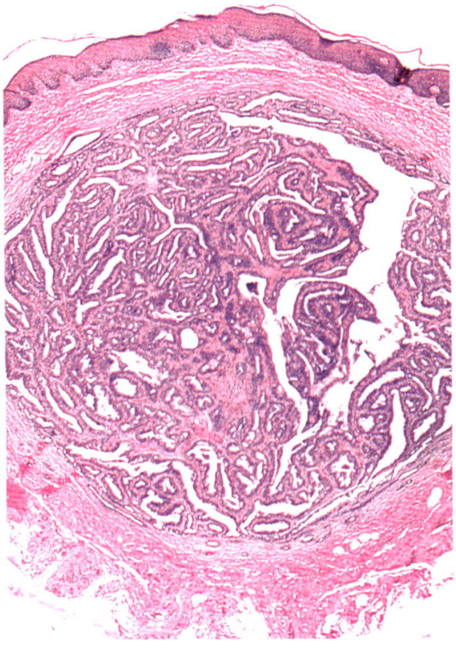

图 5.12 乳头状汗腺瘤的低倍镜下表现。

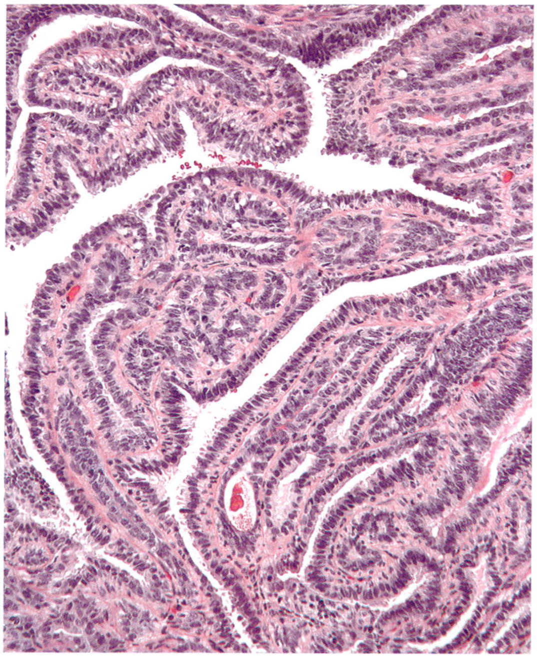

图 5.13 汗腺腺瘤的高倍镜下表现。

高倍镜下，乳头状汗腺瘤的结构具有特征性，容易诊断。被覆细胞的细胞核表现均匀一致，伴有两层细胞，不同于乳腺组织的同类良性肿瘤。

临床上，乳头状汗腺瘤应与 Bartholin 导管囊肿、脂肪瘤以及其他间叶组织肿瘤鉴别。与乳头状汗腺瘤不同，Bartholin 导管囊肿位于阴唇系带区域且均为囊性。脂肪瘤质软且较容易移动。软组织肿瘤通过组织学检查容易与之区别。组织学上，主要的诊断误区是将乳头状汗腺瘤误诊为腺癌，尤其是转移性子宫内膜癌和 Bartholin 腺腺癌。但是，通过特殊的形态学表现可以除外这些肿瘤，包括缺乏两层细胞结构，遇到任何腺体病变时，均应考虑到乳头状汗腺瘤。

汗腺腺瘤 SYRINGOMA

汗腺腺瘤为良性附属器肿瘤，出现外分泌分化。表现为 1 ~ 4mm 大小的肉色丘疹，最常见于下眼睑。病变常常多发，一般呈对称性分布。胸部、面部、颈部以及外阴也可以受累[36]。广泛性受累已有报道，但极为少见。少数情况下，皮疹可以随着新一轮病变的出现而形成。这种亚型似乎多见于女性且或许是亚洲人[37]。女性发病占多数，病变常常出现于青春期或更早。外阴病变也有见于幼儿的报道[38]。Down 综合征患者的发病率增高。外阴单独受累少见，但当出现这种情况时，病变常常呈对称性分布[39]。外阴病变可能伴有瘙痒，症状可因妊娠、气候温暖以及月经期而加重[41-43]。激光切除已用于治疗瘙痒性病变或出于美容目的的治疗[40]。

汗腺腺瘤的特征为外分泌上皮增生，形成导管样结构，衬覆双层细胞，常常散在分布于纤维性间质中（汗腺腺瘤）（图 5.14）。细胞核呈良性表现，核分裂像不是其特征。其特征为上皮条索与导管交错分布，形成短尾巴，给人一种彗星或蝌蚪的印象。糖原聚集可以出现透明细胞亚型，较常见于糖尿病患者[43]。

外阴汗腺腺瘤的临床鉴别诊断包括 Fox-Fordyce 病，以及较为少见的多发性皮质腺囊肿和局限性淋巴管瘤[44, 45]。Fox-Fordyce 病的特征为顶泌汗腺导管角栓伴有囊性改变。没有见于汗腺腺瘤的特征性逗号样末端汗管增生。多发性皮质腺囊肿为遗传性疾病，表现为多发性的小的肉色丘疹，极少数情况下可累及外阴[45]。组织学上，病变常常由充满皮脂成分的囊肿构成，并与毛囊皮脂腺单位直接相通。局限性淋巴管瘤可为先天性异常，也可为后天发生。临床上，病变特征为众多小的皮肤小泡或大泡，相当于扩张的淋巴管。无论先天性还是后天性，病变均可累及外阴[44]。组织学上，局限性淋巴管瘤由囊性扩张的淋巴管组成。

Bartholin 腺的结节性增生和腺瘤 NODULAR HYPERPLASIA ANDADENOMAS OF BARTHOLIN GLAND

这些病变罕见，最大型的病例研究确定了两种类型的 Bartholin 腺病变，即腺瘤和结节性增生[46]。这两种病变的年龄分布均广泛，尽管增生主要发生在年轻成人。这两种病变均常常被误诊为 Bartholin 囊肿。腺瘤与增生的区别在于：增生保存了导管与腺泡的相关性，常常伴有炎症及导管鳞状上皮化生。腺瘤则出现较为随意的生长方式，缺乏正常腺体结构[46]。

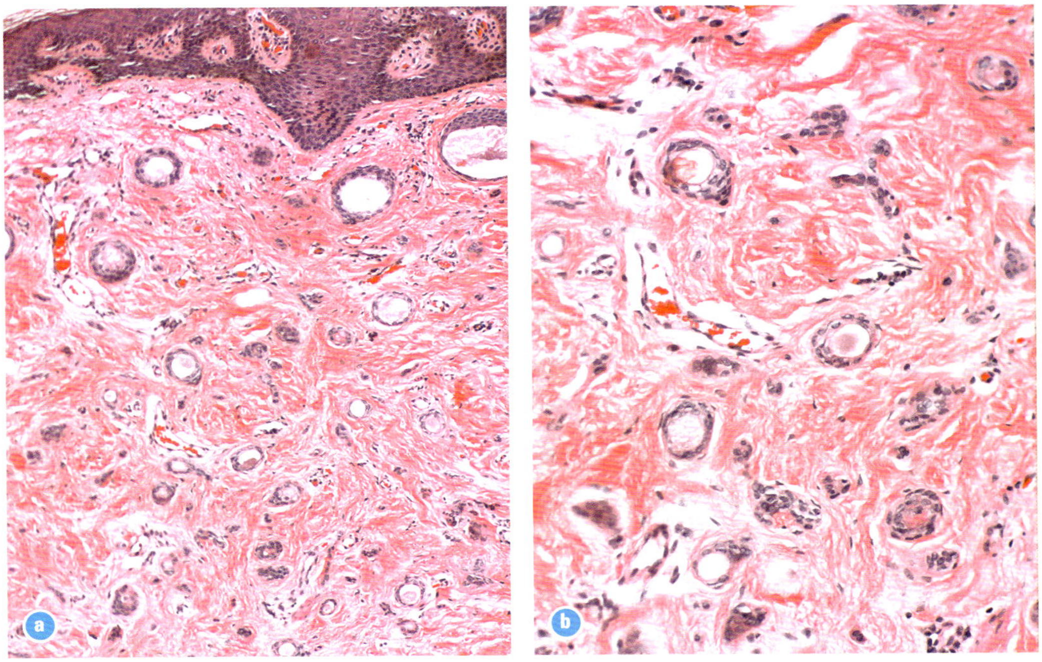

图 5.14 汗腺腺瘤的低倍镜下（a）和高倍镜下（b）表现，伴有多发性小囊肿。

参考文献 References

1 Marzano DA, Haefner HK. The Bartholin gland cyst: past present and future. J Lower Genital Tract Dis 2004; 8(3):195–204.
2 Downs MC, Randall HW Jr. The ambulatory surgical management of Bartholin duct cysts. J Emerg Med 1989; 7 (6):623–626.
3 Kimbrough HM Jr, Vaughan ED Jr. Skene's duct cyst in a newborn: case report and review of the literature. J Urol 1977; 117(3):387.
4 Fathi K, Pinter A. Paraurethral cysts in female neonates.Case reports. Acta Paediatr 2003; 92(6):758–759.
5 James ST. A large cyst of Skene's duct – a rare cause of superficial dyspareunia. Aust N Z J Obstet Gynaecol 1979; 19(1):61–62.
6 Ishigooka M, Hayami S, Hashimoto T, et al. Skene's duct cyst in adult women: report of two cases. Int Urol Nephrol 1995; 27(6):775–778.
7 Friedrich EG Jr, Wilkinson EJ. Mucous cysts of the vulvar vestibule. Obstet Gynecol 1973; 42(3):407–414.
8 Hart WR. Paramesonephric mucinous cysts of the vulva. Am J Obstet Gynecol 1974; 107; 1079–1084.
9 Robboy SJ, Ross JS, Prat J, et al. Urogenital sinus origin of mucinous and ciliated cysts of the vulva. Obstet Gynecol 1978; 51:347–351.
10 Yoong WC, Shakya R, Sanders BT, Lind J. Clitoral inclusion cyst: a complication of type I female genital mutilation. J Obstet Gynaecol 2004; 24(1):98–99.
11 Ofodile FA, Oluwasanmi JO. Post-circumcision epidermoid inclusion cysts of the clitoris. Plast Reconstr Surg 1979; 63 (4):485–486.
12 Kasby CB, Parsons KF. Prolapsed ureterocele presenting as a vulvar mass in a child. Br J Obstet Gynecol 1980; 87:1178–1180.
13 Capraro VJ, Bayonet-Rivera NP, Magoss I. Vulvur tumor in children due to prolapse of urethral mucosa. Am J Obstet Gynecol 1970; 108(4):572–575.
14 Block RE. Hydrocele of the canal of Nuck. A report of five cases. Obstet Gynecol 1975; 45(4):464–466.
15 Cleary RE, Spadoni LR, Herrmann WL. Unilateral labial swelling: patent canal of Nuck and ascites. Gynecologia 1968; 166; 461–465.
16 van der Putte, SCJ. Review: Mammary-like glands of the vulva and their disorders. Int J Gynecol Pathol 1994; 13:150–160.
17 van der Putte SCJ. Anogenital 'sweat' glands: histology and pathology of a gland that may mimic mammary glands. Am J Dermatopathol 1991; 13:557–565.
18 Castro CY, Deavers M. Ductal carcinoma in-situ arising in mammary-like glands of the vulva. Int J Gynecol Pathol 2001; 20(3):277–283.
19 Neuman I, Strauss HG, Buchmann J, Koelbl H. Ectopic lobular breast cancer of the vulva. Anticancer Res 2000; 20:4805–4808.
20 Yin C, Chapman J, Tawfik O. Invasive mucinous (colloid) adenocarcinoma of ectopic breast tissue in the vulva: a case report. Breast J 2003; 9(2):113.
21 Sington JD, Manek S, Hollowood K. Fibroadenoma of the mammary-like glands of the vulva. Histopathology 2002; 41:

563–565.
22 Irvin WP, Cathro HP, Grosh WW, et al. Case report: primary breast carcinoma of the vulva: a case report and literature review. Gynecol Oncol 1999; 73:155–159.
23 Curtin WM, Murthy B. Vulvar metastasis of breast carcinoma. A case report. J Reprod Med 1997; 42(1):61–63.
24 Miliaras D. Breast-like cancer of the vulva: primary or metastatic? A case report and review of the literature. Eur J Gynaecol Oncol 2002; 23(4):350–352.
25 Katz Z, Goldchmit R, Blickstein I. Post-traumatic vulvar endometriosis. Eur J Pediatr Surg. 1996; 6(4):241–242.
26 Gocmen A, Inaloz HS, Sari I, Inaloz SS. Endometriosis in the Bartholin gland. Eur J Obstet Gynecol Reprod Biol 2004; 114 (1):110–111.
27 Bolis GB, Maccio T. Related clear cell adenocarcinoma of the vulva arising in endometriosis. A case report. Eur J Gynaecol Oncol 2000; 21(4):416–417.
28 Irvin W, Pelkey T, Rice L, Andersen W. Endometrial stromal sarcoma of the vulva arising in extraovarian endometriosis: a case report and literature review. Gynecol Oncol 1998; 71(2): 313–316.
29 Meeker JH, Neubecker RD, Helwig EB. Hidradenoma papilliferum. Am J Clin Pathol 1962; 37:182–195.
30 Veraldi S, Schianchi-Veraldi R, Marini D. Hidradenoma papilliferum of the vulva: report of a case characterized by unusual clinical behavior. J Dermatol Surg Oncol 1990; 16: 674–676.
31 Virgili A, Marzola A, Corazza M. Vulvar hidradenoma papilliferum. A review of 10.5 years' experience. J Reprod Med 2000; 45(8):616–618.
32 Basta A, Madej JG. Hydradenoma of the vulva: incidence and clinical observations. Eur J Gynaecol Oncol 1990; 11:185–189.
33 Hobbs JE. Tumors of the vulva and vagina. Sweat gland tumors. Clin Obstet Gynecol 1965; 8(4):946–952.
34 Meeker JH, Neubecker, RD, Helwig, EB. Hidradenoma papilliferum. Am J Clin Pathol 1962; 37:182–195.
35 Woodworth H, Dockerty M, Wilson RB, et al. Papillary hidradenoma of the vulva: a clinicopathologic study of 69 cases. Am J Obstet Gynecol 1971; 110:501–508.
36 Weedon D. Eccrine tumors: a selective review. J Cutan Pathol 1984; 11:421–436.
37 Soler-Carrillo J, Estrach T, Mascaro JM. Eruptive syringoma: 27 new cases and review of the literature. J Eur Acad Dermatol Venereol 2001; 15(3):242–246.
38 Di Lernia V, Bisighini G. Localized vulvar syringomas. Pediatr Dermatol 1996; 13(1):80–81.
39 Huang YH, Chuang YH, Kuo TT, Yang LC, Hong HS. Vulvar syringoma: a clinicopathologic and immunohistologic study of 18 patients and results of treatment. J Am Acad Dermatol 2003; 48(5):735–739.
40 Young AW Jr, Herman EW, Tovell HM. Syringoma of the vulva: incidence, diagnosis, and cause of pruritis. Obstet Gynecol 1980; 55(4):515–518.
41 Bal N, Aslan E, Kayaselcuk F, Tarim, Tuncer I. Vulvar syringoma aggravated by pregnancy. Pathol Oncol Res 2003; 9(3):196–197.
42 Turan C, Ugur M, Kutluay, et al. Vulvar syringoma exacerbated during pregnancy. Eur J Obstet Gynecol Reprod Biol 1996; 64(1):141–142.
43 Frurue M, Hori Y, Nakabayashi Y. Clear cell syringoma: association with diabetes mellitus. Am J Dermatopathol 1984; 6:131–138.
44 Vlastos, A-T, Malpica A, Follen M. Lymphangioma circumscriptum of the vulva: a review of the literature. Obstet Gynecol 2003; 101:946–954.
45 Rongioletti F, Cattarini G, Romanelli P. Late onset vulvar steatocystoma multiplex. Clin Exp Dermatol 2002; 27:445–447.
46 Koenig C, Tavassoli FA. Nodular hyperplasia, adenoma, and adenomyoma of Bartholin's gland. Int J Gynecol Pathol 1998; 17(4):289–294.

6 外阴鳞状上皮肿瘤形成

Squamous neoplasia of the vulva

Christopher P. Crum 和
Scott R. Granter 著
钱利华译 回允中校

引言 Introduction

外阴鳞状细胞癌相对少见，其发病率大约为 1.8 例/10万人，75 岁以后发病率显著增加，为 20例/10万人[1, 2]。大约 5% 发生于 40 岁以下的妇女[1]。在过去的 40 年当中，浸润性外阴癌的发病率基本没有变化，而浸润前病变增长了几倍[2, 3]。这一点说明了性传播在后者发生过程中的重要作用，虽然浸润的途径必定还牵扯到其他危险因素。其中包括慢性外阴炎症性病变、吸烟、免疫状态以及年龄增加[4-6]。存在这些危险因素表明外阴癌至少有两种不同的主要致病途径，且存在某些相同的特征（图 6.1）。

第一种途径与人乳头状瘤病毒（HPV）感染关系密切，40% 的外阴癌与此有关，包括：

1. 有 HPV 接触史或性传播疾病史[7]
2. 与HPV阴性肿瘤相比，其年龄组（平均61 ~ 70岁）稍微年轻[7-9]
3. 倾向于多灶性，或者伴有宫颈肿瘤形成[10]
4. 与宫颈癌的一些细胞遗传学特征相同，包括 3p25-27 扩增以及乳头状瘤病毒基因的整合[11]
5. 与吸烟有关[7-9]
6. 先前有“经典 VIN”，与高级别宫颈上皮内肿瘤形成表现一致，包括先前称为Bowen病、原位癌、Bowen样丘疹病以及 Bowen 样异型增生的几种疾病[6]。

第二种途径与炎症性皮病有关，60%的外阴癌与此有关，包括：

1. 先前存在的慢性单纯性苔藓、硬化性苔藓以及伴有分化改变的其他棘细胞病变[12]
2. 平均年龄稍大（平均 71 ~ 80 岁）[8]
3. 其他生殖道原发性肿瘤形成的危险性较低[10]
4. 伴有 p53 阳性，可能与突变有关[12]
5. 伴有外阴黏膜等位基因失衡[13, 14]
6. 与 HPV 无关[15]
7. 许多病例先前有涉及上述皮肤病的非典型性［分化性（单纯性）VIN］[12, 16]。

重要的是，两类外阴癌存在一些共同的特征：

1. 有报告 HPV 阳性肿瘤伴有硬化性苔藓的报道[13, 16, 17]
2. 平均年龄差异（10 年）相对较小，提示在发病机制上年龄的增加对两类均起一定作用
3. 尽管人群中 HPV 感染率高，但是两类均不常见。

不论涉及哪种因素，外阴癌包含多种形态学类型。图 6.2 描述了几种外阴肿瘤的几个方面，并说明了多种上皮性病变可以伴有浸润性外阴癌，或者发生于浸润性外阴癌之前。将这些肿瘤进一步详细分类必然会忽略可能的致病途径，因而将来再进行更为详细的描述。表 6.1 列举了一些与外阴癌有关的常见表现，并非所有表现都是特异性的。

实际上，外阴鳞状细胞肿瘤形成的治疗重点在如下几个方面：

1. 确认和去除年轻女性的生殖道疣
2. 浸润前疾病（外阴上皮内肿瘤形成）的确认和分类
3. 早期浸润性鳞状细胞癌的分类和治疗
4. 鳞状细胞癌亚型的确认和恰当治疗，包括疣状癌。

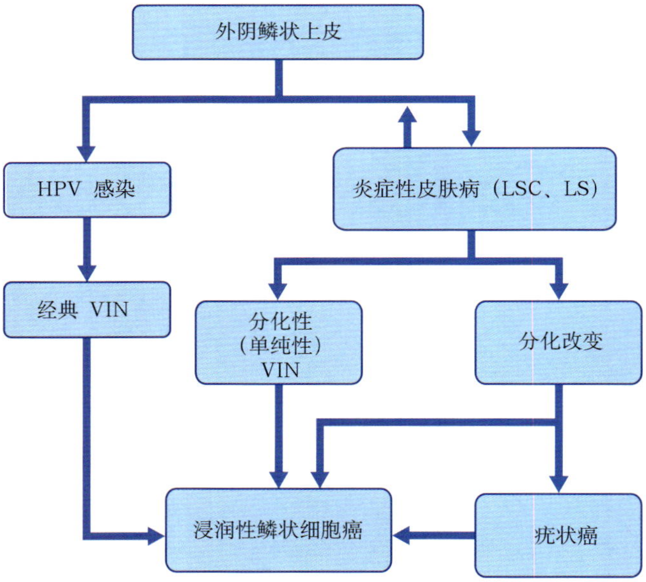

图 6.1 外阴癌的致病途径。

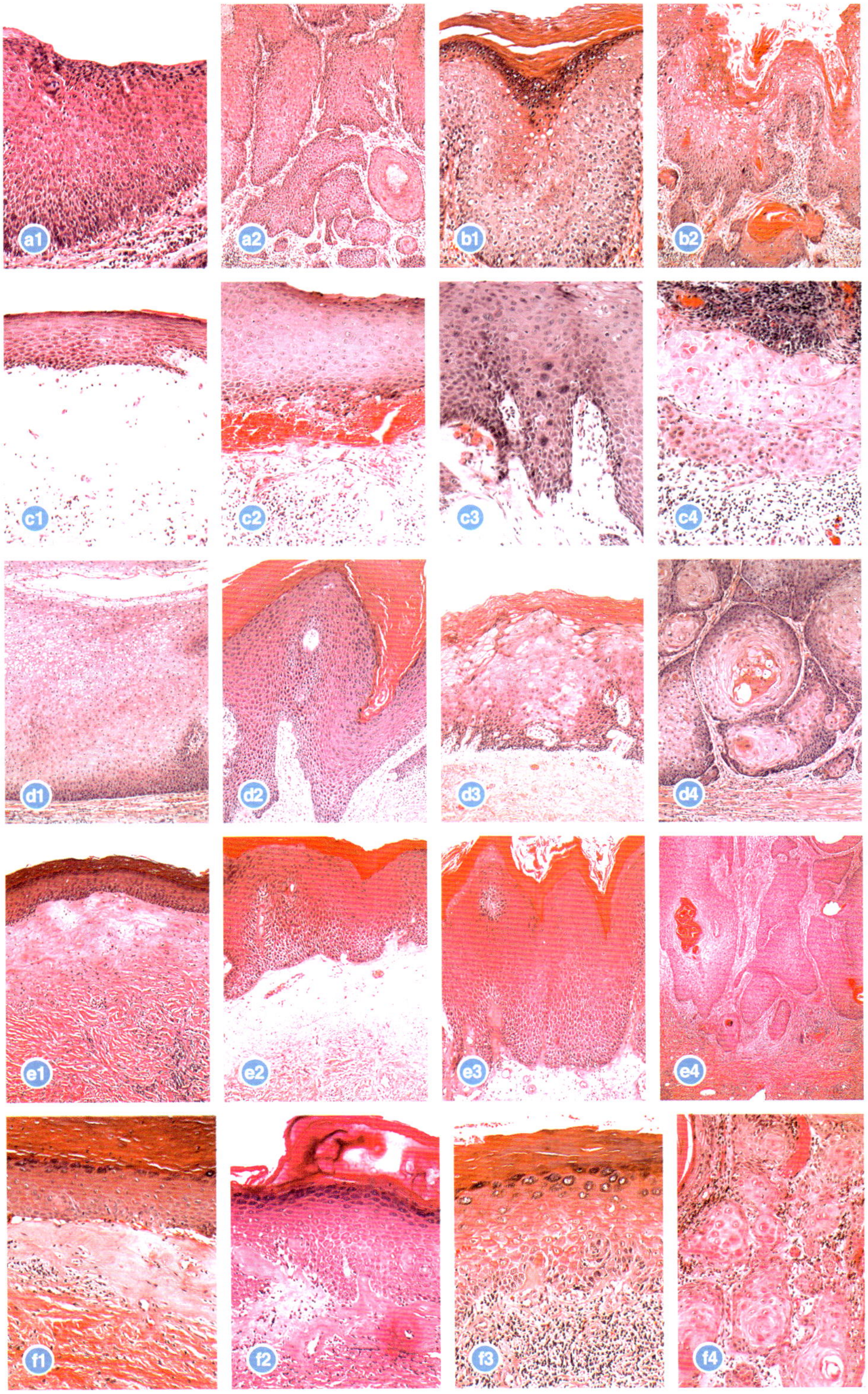

图 6.2　外阴癌的一系列形态学表现，以下病例的描述从非浸润性上皮（左）开始到浸润癌（右），包括：(a) 经典性 VIN（1）和高分化鳞状细胞癌（2）；(b) 经典性 VIN（1）和“疣状”癌（2）；(c) 硬化性苔藓（1）伴有棘层增厚（2），经典性 VIN（3）和角化性鳞状细胞癌（4）；(d) 棘层增厚（1），疣状慢性单纯性苔藓（2），棘层增厚伴有分化改变（3）以及高分化癌（4）；(e) 硬化性苔藓（1），伴有慢性单纯性苔藓（2），疣状慢性单纯性苔藓（3）和高分化癌（4）；(f) 硬化性苔藓（1），伴有慢性单纯性苔藓，分化性 VIN（3）和浸润癌（4）；a ~ c 与 HPV 有关，d ~ f 为 HPV 阴性途径。

表 6.1　外阴肿瘤形成的常见表现

表现	图	参考文献	与外阴癌的关系
硬化性苔藓（LS）	2	12, 15	随访发现外阴癌发生的危险性为 1% ~ 4%，高度相关
慢性单纯性苔藓（LSC）	2	15, 115	缺少预后资料，高度相关
LS 伴 LSC	2, 23	75	危险性增加
疣状 LSC	2, 23	76	无预后资料，高度相关
分化型 VIN	2, 19, 20	15	缺少预后资料，高度相关
经典型 VIN	12	61, 62	未治疗的绝经期女性危险性高，发生浸润的危险性为 19%
湿疣	5 ~ 8	7	仅在回顾性研究中具有相关性，与 VIN 消退有关
外阴棘层增厚伴分化差异	24	76	无预后资料，与高分化（包括疣状）癌有关

尖锐湿疣 Condyloma Acuminatum

引言和危险因素 INTRODUCTION AND RISK FACTORS

尖锐湿疣是极为常见的性传播性良性肿瘤，多见于性活动早期，每年大约困扰 1 百万女性。大约 80% 与 HPV 6 或（少数）11 有关[18]。

病毒的生命周期在上皮内完成，尤其是成熟的浅表层细胞。病毒生长依赖于鳞状细胞成熟，这是 HPV 的典型表现，并使成熟细胞出现特殊的细胞学改变——挖空细胞非典型性（koilocytotic atypia）（细胞核非典型性以及核周空晕）——这种表现被认为是病毒性“细胞病变”效应（viral ‘cytopathic’ effect）（图 6.3）[19]。

临床表现 CLINICAL PRESENTATION

尖锐湿疣表现各异，从阴道口处几乎见不到的斑样乳头状病变到累及整个外阴的弥漫性病变均可见到。病变常常是多发性的并常出现融合；病变可累及会阴、外阴、肛周区域以及阴道，少数累及宫颈（图 6.4）[20]。

组织病理学 HISTOPATHOLOGY

湿疣有多种表现形式，其中几种表现可在同一病变中共存，所有病例均与 HPV 6/11 有关[18]。第一种表现为“经典型”，由分支的树样增生的复层鳞状上皮组成，并有纤维性间质支持（图 6.5）。出现棘层增厚、角化不全、角化过度，最具有特征性的改变是表面细胞的核呈非典型性，伴有核周空晕（所谓的“挖空细胞形成”）。第二种表现为比较常见的一种改变，包括上述特征，但不伴有明显的细胞学改变。这类病变可使人想到“纤维上皮性乳头状瘤”（fibroepithelial papilloma）的诊断（图 6.6 a）[21]。然而，出现棘层增厚以及乳头状瘤病，由于其与 HPV 关系密切，所以有理由诊断为湿疣[15]。第三种表现与脂溢性角化症极为类似，主要为均匀一致

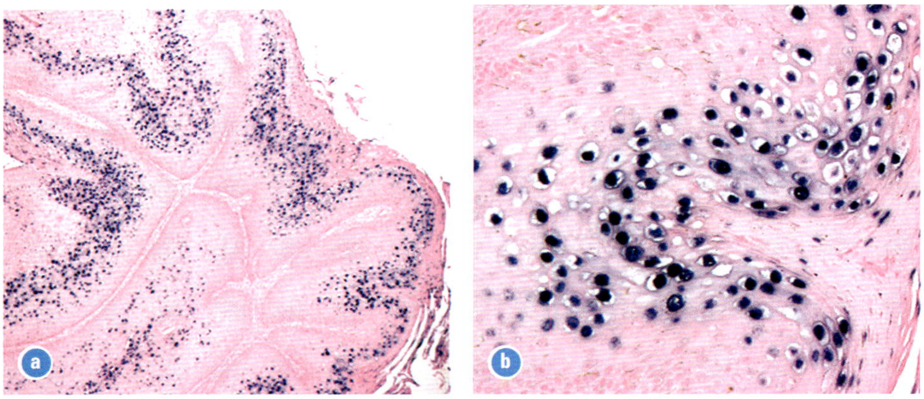

图 6.3　湿疣中低危险性 HPV 核酸的分布。(a) 低倍镜显微照片显示主要分布于上层细胞。(b) 浅表角化细胞着色最深，包括挖空细胞。(Courtesy of Lisa Jensen-Long, Ventana Medical Systems.)

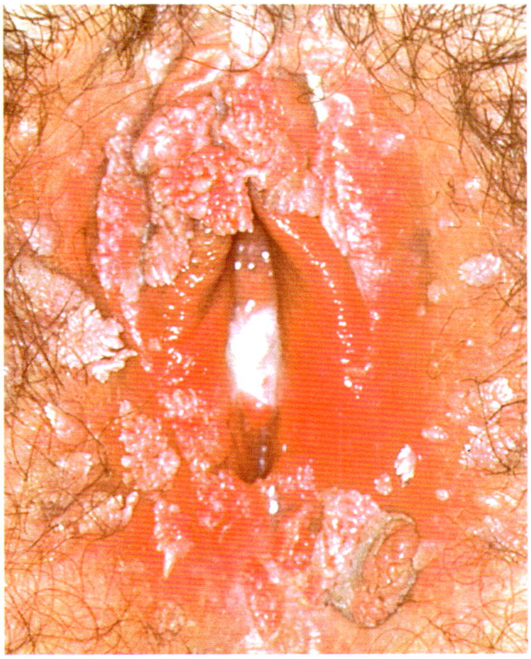

图 6.4 外阴湿疣的临床表现，包括多发性散在病变。(Courtesy of Alex Ferenczy.)

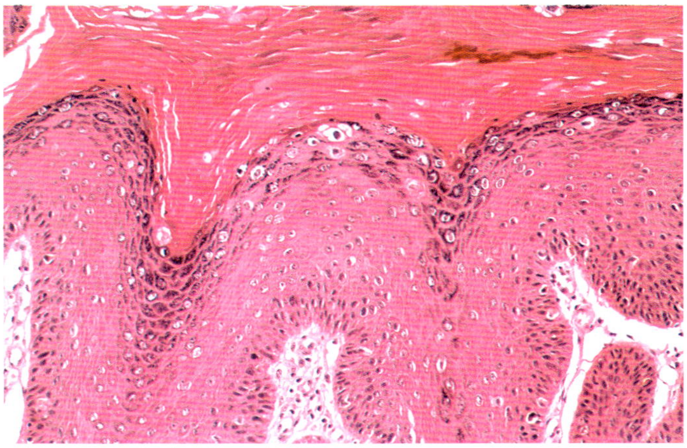

图 6.5 湿疣的典型镜下表现。显示乳头状瘤病、过度角化以及局灶非典型性挖空细胞，这些是本病的特征。注意下 1/3 的上皮细胞没有非典型性。

的基底细胞样细胞，可见角囊肿，挖空细胞形成并不明显（图 6.6 b）。这种亚型与皮肤脂溢性角化症不同，它与 HPV 6 核酸密切相关[22, 23]。第四种表现为扁平病变，可以是扁平湿疣，或者为散在的轻度棘层增厚病灶，伴有轻度细胞核非典型性（图 6.7）。

一种不常见的湿疣类型其特征为上层上皮细胞凋亡显著增加，导致多种细胞呈现不同程度的变性，首先出现染色质分散（假核分裂像），最终可见由于胞浆收缩而形成的小而浓缩的嗜酸性小体。这种亚型与口腔 Hecht

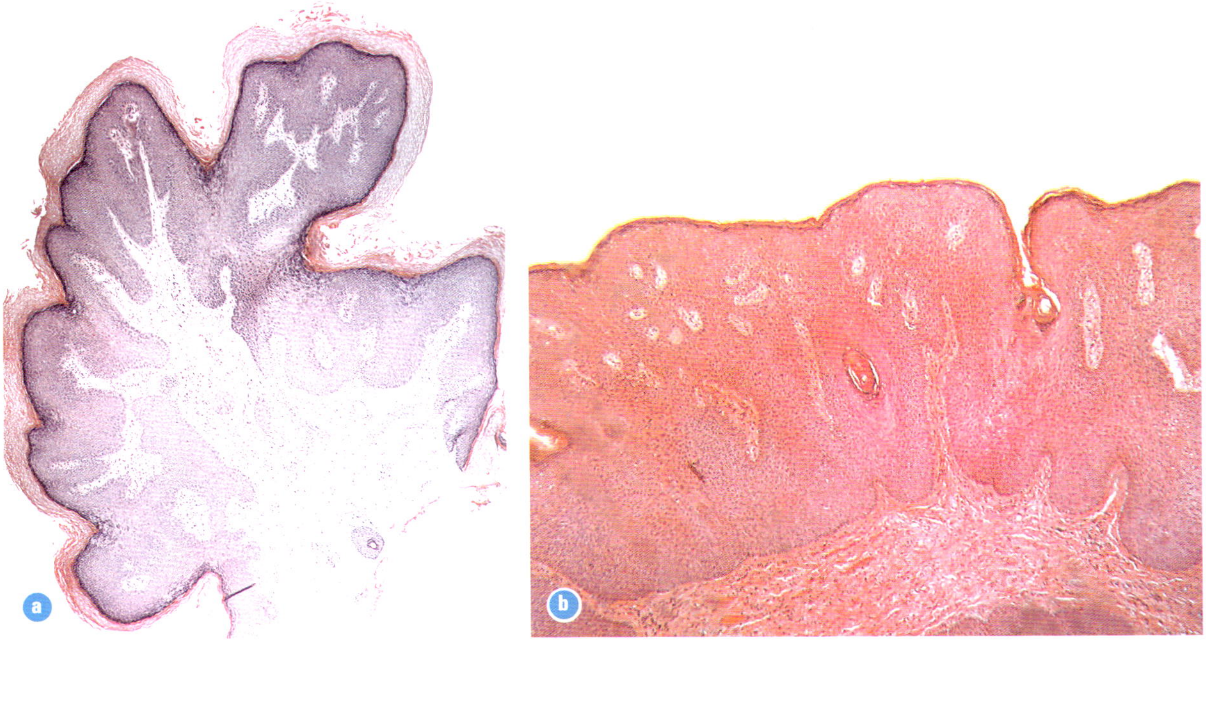

图 6.6 外阴湿疣可以出现一系列改变，包括：(a) 纤维上皮性乳头状瘤；以及 (b) 脂溢性角化症样改变。

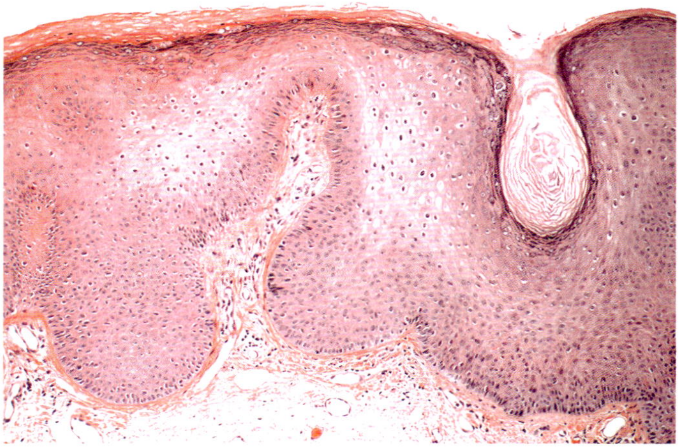

图 6.7 HPV 阳性丘疹性病变。这种病变一般散在分布，类似于小的脂溢性角化症。

上皮增生极为类似，被称为“假 Bowen 样丘疹病”（pseudoBowenoid papulosis）（图 6.8 a,b）[24-26]。根据我们的经验，这种亚型与常见的生殖道 HPV 类型无关，在一些皮肤病变的报告中被认为与HPV 13和32有关[27]。

部分生殖道湿疣可以类似于皮肤疣，会引出皮肤乳头状瘤病毒感染的问题。尽管这些病变多数含有生殖道 HPV 型，但也可能存在皮肤 HPV 型[21]。这将在后面儿童湿疣里讨论。

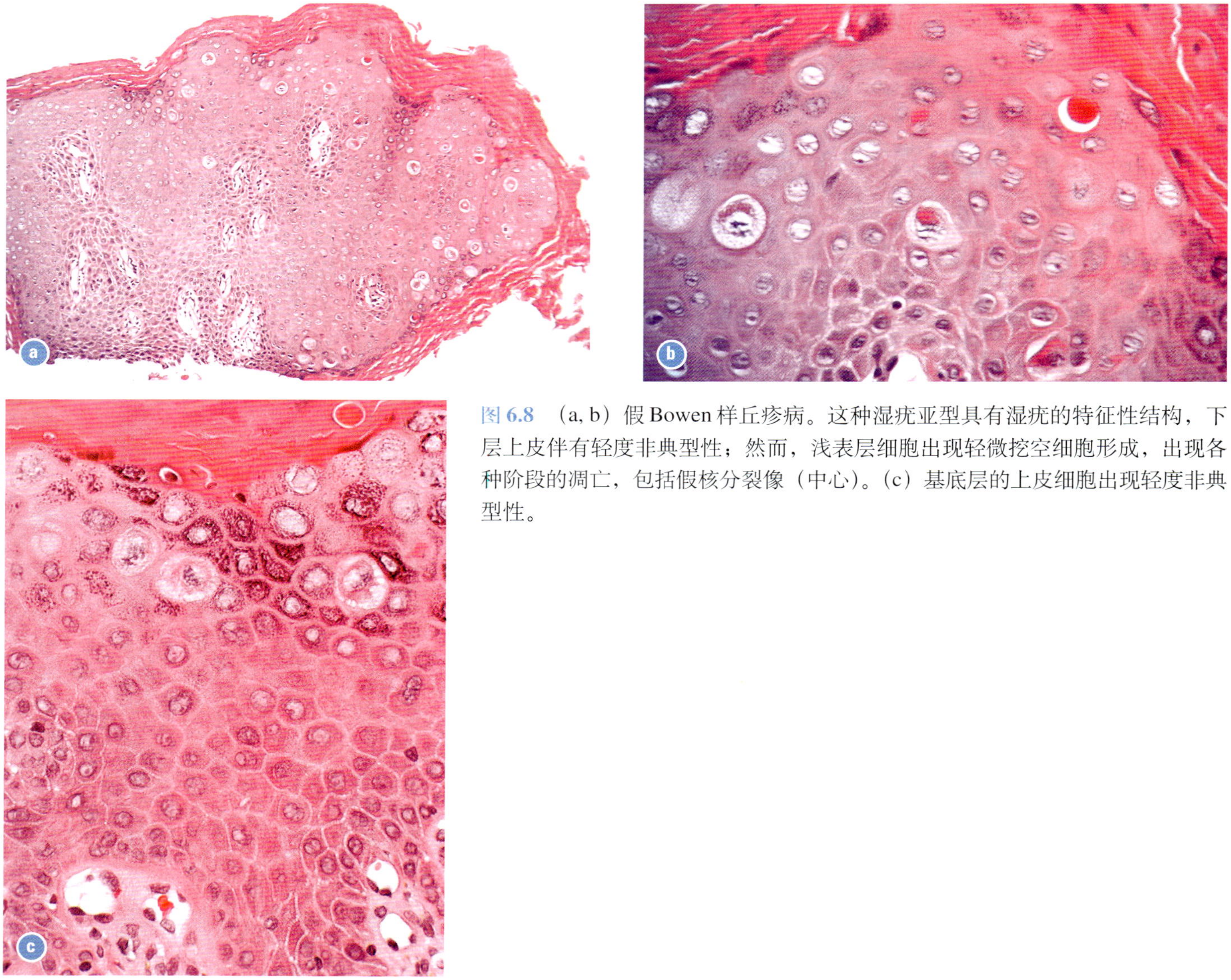

图 6.8 （a, b）假 Bowen 样丘疹病。这种湿疣亚型具有湿疣的特征性结构，下层上皮伴有轻度非典型性；然而，浅表层细胞出现轻微挖空细胞形成，出现各种阶段的凋亡，包括假核分裂像（中心）。（c）基底层的上皮细胞出现轻度非典型性。

鉴别诊断 DIFFERENTIAL DIAGNOSIS

湿疣的鉴别诊断包括一系列的疣状病变，下面将较详细地讨论，并总结于表 6.2 中。最常见的类似病变是纤维上皮性黏膜息肉。在阴道入口或阴道远端，纤维上皮性息肉实际上是黏膜内折，为处女膜环的残件（图 6.9 a-c）[28]。外阴损伤与之类似，区别在于出现轻度棘层增厚且 HPV 检测呈阴性（图 6.9 d）。不过，有些纤维上皮性息肉 HPV 呈阳性，这增加了湿疣与息肉区别的难度。最后，儿童是个例外，在儿童必须除外性虐待或性接触问题以及性传播疾病的可能性，实际上区分低危险性 HPV 感染与非 HPV 感染性息肉并不重要。有一种特别的情况是：阴道口湿疣与处女膜环的区分，一旦误诊，会给患者带来痛苦而无益的治疗（图 6.9）[29, 30]。由于这个原因，加之年轻女性的阴道口湿疣多数可以自行消退，所以治疗应当采取慎重态度。第三种类似病变为显著的多核细胞非典型性改变，伴有外阴非特异性炎症性改变（见下文）[31]。这类疾病的特征是出现多个（2 ~ 15）大小正常的细胞核，伴有轻度棘层增厚。非典型性表现可以见于上皮下层及上层，应与湿疣及外阴上皮内肿瘤形成鉴别。多核的表现与相邻细胞的细胞核表现相似，并且缺少核深染以及细胞核增大，这些均支持此为良性疾病，其与非特异性皮肤炎症性改变相似[32]。

正如随后将要讨论的，如果这些病变伴有较为显著的细胞核非典型性、异常鳞状分化以及有外阴炎症性皮肤病临床病史，根据棘层增厚、乳头状瘤病以及角化过度诊断湿疣应当小心。考虑到后一种情况，对老年女性的有限标本的诊断应当更加小心，必须除外外阴肿瘤。

湿疣的生物标志物和诊断 BIOMARKERS AND DIAGNOSIS OF CONDYLOMA

正常鳞状上皮黏膜会经历进行性成熟，并且成熟后细胞周期活动停止。细胞周期活动集中于紧靠基底层上部的细胞（易变扩增细胞），上皮的上半部分则没有周期

表 6.2　外阴疣状病变的鉴别诊断

诊断	图	非典型性	注释
湿疣	5	不同程度的挖空细胞	上皮下 2/3 无非典型性
纤维上皮性乳头状瘤	6	表层细胞核轻度增大	类似于湿疣，但缺少挖空细胞
脂溢性角化症	6	无	类似于皮肤脂溢性角化症，可有少数挖空细胞
假 Bowen 样丘疹病	8	0	凋亡明显，伴有“假核分裂像”
纤维上皮性间质息肉	9	无，间质除外	棘层轻度增厚
疣状慢性单纯性苔藓	23	无	保留角质透明颗粒
外阴棘层增厚伴异常分化	24	无	表面灰白，角化不全
疣状癌	29	0 ~ 1+	表层及交界处轻度非典型性；均匀性浸润
疣状鳞状细胞癌	28	1 ~ 2+ 表层及交界处	有些病例非典型性可能轻微，但应有不规则的浸润性生长
角化棘皮瘤	33	+	交界处轻度非典型性，假上皮瘤性表现
经典外阴上皮内肿瘤形成	11	+++	高级别细胞核改变伴不同程度疣状生长
乳头状鳞状细胞癌	30	+++	境界清楚，但上皮生长紊乱（上皮内癌）

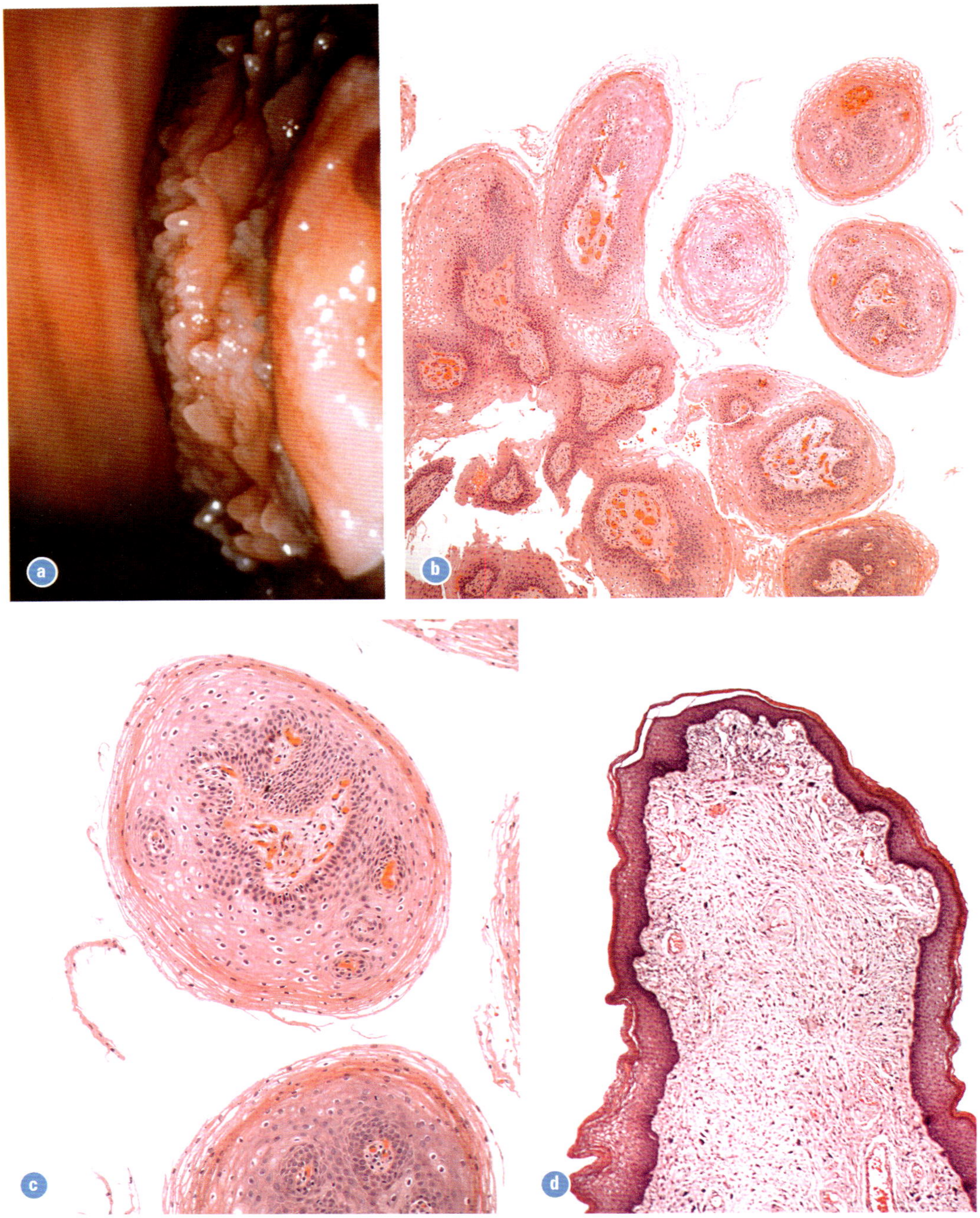

图 6.9 湿疣的鉴别诊断。(a, b) 阴道入口处（处女膜）黏膜内折，缺少棘层增厚或非典型性。(c, d) 纤维上皮性间质息肉。

活动。人乳头状瘤病毒感染可导致病毒复制以及成熟细胞的细胞周期活动循环往复。结果，上层细胞的增生标志物呈阳性反应。几项研究已经明确，上层细胞增生活动增加，并建议采用 Ki-67（MIB-I）作为区分非 HPV 相关性与 HPV 相关性病变的标志物（图 6.10）[22, 33, 34]。然而，少数HPV阳性病变Ki-67呈阳性[22]。另外一种方法是应用HPV原位杂交，或应用聚合酶链反应扩增提取的 DNA。应当强调的是，从治疗的角度讲，证实 HPV 的意义不大，尽管在儿童证实生殖道病毒可用来明确生殖道病变的原因。

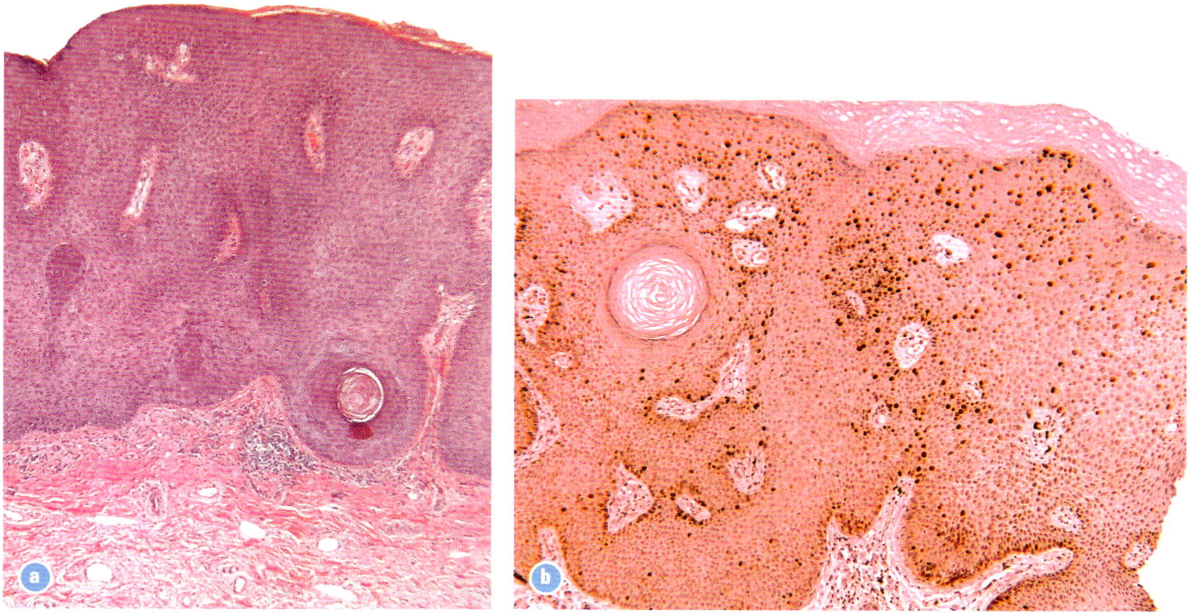

图 6.10 湿疣诊断的生物标志物。(a) 脂溢性角化症样湿疣。(b) MIB-1 染色分布于上层细胞及下层细胞，不同于非感染性黏膜。

自然病史和治疗 NATURAL HISTORY AND MANAGEMENT

湿疣一般出现于感染后 6 周之内，随后经过数月可消退[34, 35]。少数病例病变可持续存在。有鉴于此，即刻治疗可能有用，也可能没有用，应当采取保守态度。治疗青少年的小的湿疣重点最好放在并存的感染上（念珠菌），并随访 3 ~ 6 个月。对小的阴道入口病变，治疗应当小心，尤其应该注意避免可能会引起长期刺激和性交困难的治疗（例如用 5-氟尿嘧啶，5-FU）。较大的病变可通过局部用药［Aldara，即5%咪喹莫特（imiquimod）乳膏］或冷冻疗法治疗，如果病变广泛，可采用二氧化碳激光治疗[36-38]。

儿童 HPV 感染合并症 Pediatric complications of HPV infection

生殖道疣 Genital warts

生殖道疣可发生于新生儿及儿童的各个时期。可能的传播机制包括垂直感染（分娩期间）、偶然接触以及性虐待。大约半数的病例可自行消退[39]。尽管对儿童生殖道疣状病毒感染的主要担心是性虐待，但 HPV 感染与性虐待的关系并不密切[40]。Moscicki报告，HPV 16/18感染较为常见，推测为垂直感染（新生儿及婴儿），而儿童后期的生殖道疣则是由 HPV 6/11 引起的[41]。即使在后者，也提出了性虐待以外的传播模式[42]。

虽然在没有性虐待时也可检出 HPV，但是性虐待儿童比对照组儿童 HPV 感染的发生率显著增高。研究发现，虽然在 4 ~ 12 岁（没有明显的疣）遭受性虐待儿童中，HPV 感染的发生率较低（10% ~ 16%），但仍明显高于没有遭受性虐待儿童（0%）[43]。因此，除非高度怀疑有遭受性虐待，HPV 检测的意义有待商榷。部分生殖道感染与 HPV 2 有关（~15%），而多数（75%）与常见的 HPV 6 和 11 的（表 6.3）。

Stevens-Simon 等人提出的确认性虐待标准如下：（1）面谈时儿童吐露发生过性虐待；（2）体检发现性虐

表 6.3　与生殖道病变有关的低危险性和高危险性 HPV 类型的比例[21, 33]

病变	例数	LR	:	HR
外阴湿疣	34	97	:	3
VIN 1	11	70	:	30
VAIN 1	19	16	:	84
VIN 3	6	0	:	100

LR：低危险性 HPV；VIN：外阴上皮内肿瘤形成；HR：高危险性 HPV；VAIN：阴道上皮内肿瘤形成。

待特有的生殖道创伤；(3) 有其他性传播疾病；(4) 作恶者承认性虐待；(5) 有可靠的目击者看到性虐待发生；(6) 法医从生殖道分泌物中检出精液、精子或酸性磷酸酶[43]。

总之，当儿童出现生殖道疣时，需要详细了解病史并进行细致检查。然而，性虐待并非都能得到证实，且单独 HPV 检测不太可能解决问题。

呼吸道乳头状瘤病 Respiratory papillomatosis

呼吸道乳头状瘤病（喉乳头状瘤）是一种儿童不多见的慢性乳头状瘤病毒感染，与 HPV 6 或 11 有关，3 ~ 4 人 /10 万个新生儿受累。本病为儿童最常见的喉部感染，可伴有声音改变、声嘶、窒息以及发育停滞[44, 45]。大约有 30% 的病例病变可扩展至喉部以外，发生恶变的危险性估计在 5%。死亡病例罕见，但是由于疾病呈慢性经过，常常需要不断治疗以维持呼吸道通畅，高达 14% 的青少年患者需要进行气管切开[45]。在不同的研究中危险因素存在差异。Shah 等人认为，青少年乳头状瘤病与较低的剖宫产率（低 4.6 倍）、第一胎顺产（高 1.6 倍）以及母亲年龄较轻（小于 20 岁）（高 2.6 倍）之间存在强相关关系。从这些统计数据可以看出，喉乳头状瘤是在分娩过程中通过接触受感染的生殖道而传播的，尤其是在年轻女性。后者可能是由于接触 HPV 与分娩之间的间隔较短，即没有足够的时间产生保护性抗体[46]。最近一项来自丹麦 Silverberg 等人的研究发现，喉乳头状瘤与母亲妊娠期间生殖道疣密切相关，危险性为 7人/1000 个新生儿。作者推算，因母亲同时存在生殖道疣引起的相对危险性增加了 231 倍[44]。其他危险因素包括未婚以及分娩时间较长（大于 10 小时）。前者考虑会增加妊娠期额外接触的危险性，而后者会增加分娩过程中母亲与胎儿的接触。分娩时间暂且不论，剖宫产所能提供的保护作用有限（RR = 0.86）。然而可以想像的到，胎膜破裂与手术之间的时间间隔中也可以发生感染。至于病毒是否可上行沿完整胎膜感染胎儿目前尚有争议[44]。

外阴上皮内肿瘤形成的定义 Defining vulvar intraepithelial neoplasia

由于外阴癌存在多种发病途径，因而可以推测存在一系列的癌前病变，且每一种癌前病变都有其形态学表现。1965 年，Kaufmann 和 Gardner 将癌前病变分为三类，相当于 Queyrat 增殖性红斑、Bowen 样原位癌以及单纯癌[47]。辨认它们是依靠出现上皮增生紊乱，后者通常累及上皮全层伴细胞极性丧失，细胞核增大并出现多核细胞，细胞核深染，以及角化不良。单纯性原位癌（carcinoma in situ simplex）是指上皮下部细胞核的非典型性最明显，而表层维持成熟鳞状分化并仅有轻微非典型性病变[12]。第一种类型的癌前病变其诊断标准相对容易确定，主要是要有外阴 HPV 16 感染。然而读者应当小心，目前对第二类浸润前病变并不十分了解。部分原因是：尽管 HPV 可产生明确的细胞生物学改变，但没有 HPV 感染时，进行性宿主基因突变的细胞形态学改变比较轻微，且可能不伴有明显的非典型性。在后一种情况下，较细微的差异，诸如分化缺陷或细胞核形态学的轻度改变，可能突出。这种变化与见于暴露于日光（日光性角化症）或吸食烟草（口咽异型增生）的改变类似。下面将描述这些病变及其鉴别特征。

经典外阴上皮内肿瘤形成 Classic vulvar intraepithelial neoplasia

引言 INTRODUCTION

这些病变之所以被称为“经典”外阴上皮内肿瘤形成（VIN），是因为它们表现出典型的 HPV 相关性下生殖道鳞状上皮癌前病变的特征。最常见的 VIN 病变在形态学上与宫颈高级别鳞状上皮内病变（CIN 2 ~ 3）相似。尽管经典的 VIN 不如宫颈上皮内肿瘤形成（CIN）常见，但 VIN 与 HPV 密切相关，尤其是 HPV 16，在几乎 70% 的病例中可以分离出来[16, 48]。其他 HPV 类型包括 HPV 31 和 33。HPV 18 在 VIN 中极为少见。

处于危险中的患者 THE PATIENT AT RISK

与 CIN 不同，VIN 一般发生于年龄稍大的女性，平均年龄在 35 ~ 40 岁，而 CIN 要早 10 年[2, 49]。这是否反映了上皮与病毒之间的相互作用在外阴黏膜更常见为主要原因，还是临床轻微的病变被较年轻的患者及其家庭医师忽略了，尚不清楚。无论如何，这些病变的评估比 CIN 的评估相对少见得多，提示在11 ~ 20 和21 ~ 30 岁阶段，外阴并不容易感染。近些年来，经典 VIN 患者的平均年龄已经从 50 岁以上降至 40 岁以下[2, 49]。这是由于年轻女性的性活动指数较高，增加了育龄阶段接触感染的机会。然而，还存在其他一些相关因素。有报告提出，吸烟与经典 VIN 及 HPV 阳性的外阴癌密切相关[7, 8]。免疫抑制患者也处于危险之中，可以出现一系列累及年轻女性的 HPV 相关性病变[50]。重要的是，老年女性的 VIN 发生率似乎保持相对稳定，提示在老年组可能还存在 HPV 感染以外的因素。

临床表现 CLINICAL PRESENTATION

经典 VIN 多表现为外阴鳞状上皮的散在异常，可以表现为小的色素性或角化过度性斑丘疹样斑块样病变，或者呈现较广泛的融合性病变（图 6.11）。它们可与湿疣极为相似，尽管湿疣分布不很分散且较不规则。它们可与湿疣同时存在，这种特征较多见于（但并不限于）免疫抑制个体[50]。

组织病理学表现 HISTOPATHOLOGIC FINDINGS

经典 VIN 的诊断依据上皮全层出现细胞核非典型性做出（图 6.12）。特征性的组织学表现包括细胞核增大、深染以及上皮下层出现多核细胞，常常出现异常核分裂像[51, 52]。凋亡小体常常出现。表面常可见非典型性角化不全，伴有或不伴有非典型性挖空细胞。Kurman 等人将经典 VIN 再化分为疣状型和基底细胞样型，前者患者年龄稍小[53]。同样，一些浸润前病变，被命名为Bowen 样丘疹病或 Bowen 样异型增生，可呈现或多或少的上述表现[54, 55]。然而，所有这些类型的病变在上皮下 1/3 均出现细胞核非典型性，依此可将经典 VIN 与湿疣区分开。

经典 VIN 常常累及皮肤附属器，与宫颈腺体受累类似（图 6.13）[56, 57]。这种现象有两层含意。首先，如果切片正切，则可能与浅表性浸润混淆。其次，对于针对去除浅层黏膜的治疗方式，诸如激光以及局部应用 5-FU，这种表现可能影响治疗效果。然而，后一种治疗方式目前并不常用，对于经典 VIN，附属器受累并不是影响选择治疗方式的因素。

尽管对于 VIN 并不特异，苔藓样炎症浸润常常与其伴发，并使其与周围正常黏膜划清界限（图 6.14）。

经典 VIN 的一种少见亚型称为 Paget 样 VIN（Pagetoid VIN），表现为分化较差的鳞状细胞侵犯成熟鳞状上皮（图 6.15）[58]。肿瘤细胞在正常角化细胞之间形成散在的细胞巢。

鉴别诊断（图 6.16）DIFFERENTIAL DIAGNOSIS

经典 VIN 的鉴别诊断包括以下几点：（1）湿疣伴有凋亡（假 Bowen 样丘疹病），由于出现假核分裂像及凋亡小体可能类似于VIN（图6.16 e, f）。然而，其下层上皮细胞呈良性表现[24]。（2）累及下层上皮细胞的多核细胞非典型性可类似于 VIN；不过，多核细胞缺乏非典型性，可与 VIN 区分开（图 6.16 a–c）[31]。（3）脂溢性角化症样湿疣虽由不成熟的鳞状细胞组成，但缺乏非典型性，一般容易与 VIN 区别[22, 23]。少数情况下，其他肿瘤可类似于VIN。少数报告描述了累及外阴黏膜的泌尿道肿瘤，可能会与VIN 或Paget病混淆（参见第 7 章）[59]。（4）极少数情况下，带状疱疹样病变可类似于 VIN，尤其是在多核细胞明显且又没有包涵体的情况下（图 6.16 d）。

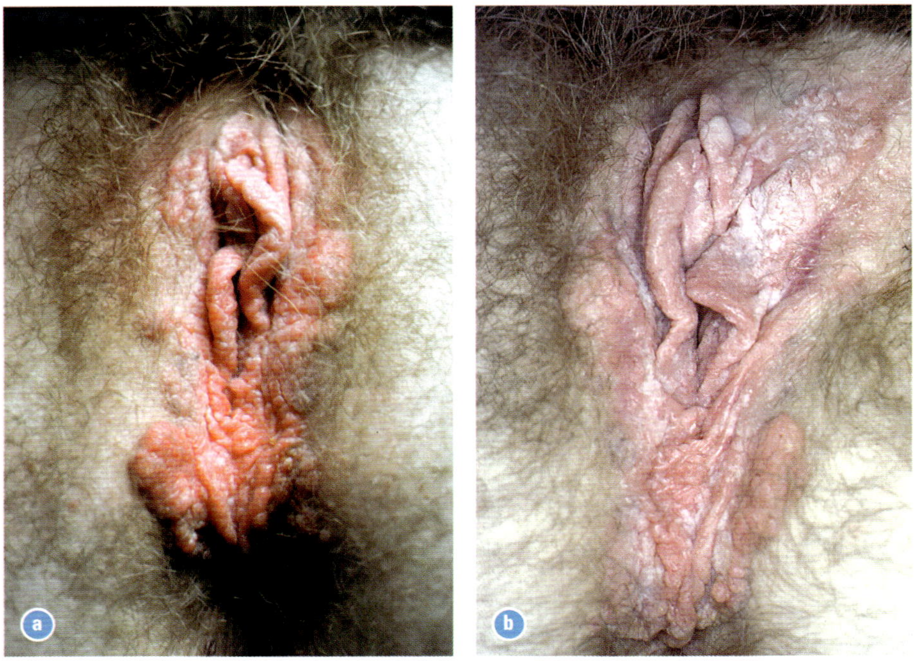

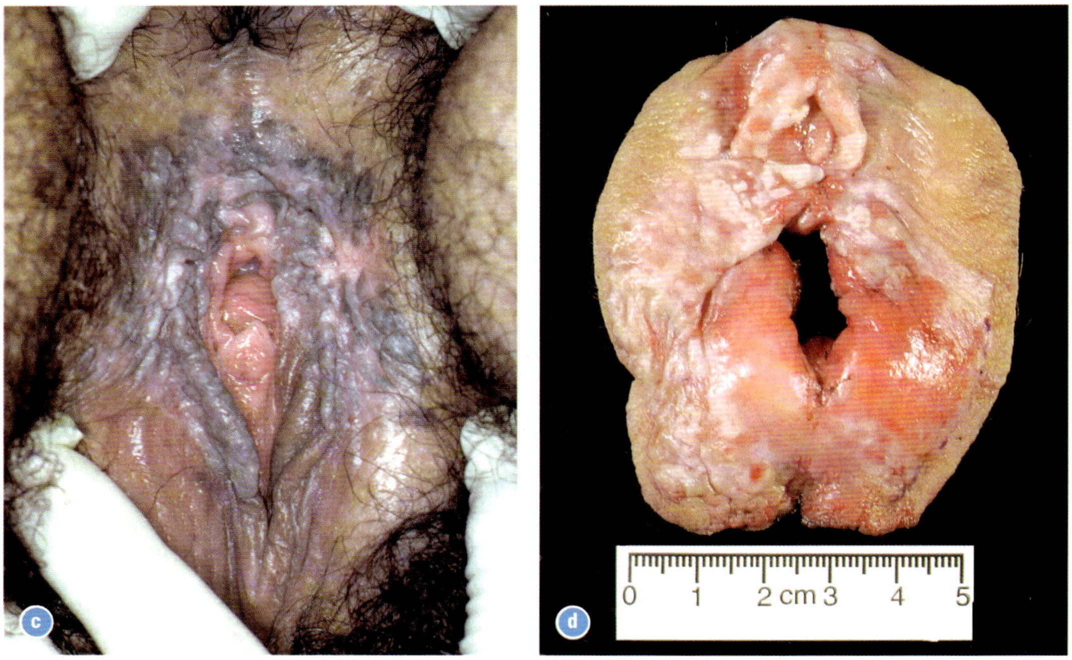

图 6.11　经典外阴上皮内肿瘤形成的临床表现。(a, b) 隆起的不规则病变伴有不同程度的角化过度；(c) 斑点状色素性 VIN；(d) 外阴单纯切除标本，伴有广泛 VIN。

生物标志物 BIOMARKERS

研究显示 p16 呈强阳性，Ki-67 呈弥漫性着色，类似于宫颈上皮内肿瘤形成。前者可将经典 VIN 与最普通的和脂溢性角化症样湿疣区别开（图6.17）[60]。然而，一般不需要特殊染色来区分经典 VIN 与类似病变。

自然病史和预后 NATURAL HISTORY AND OUTCOME

未经治疗的 VIN 极少有随访资料。Jones 等人随访了31例治疗过的VIN患者和5例未经治疗的VIN患者。在治疗过的 VIN 患者中，4 例复发，1 例发生癌。所有

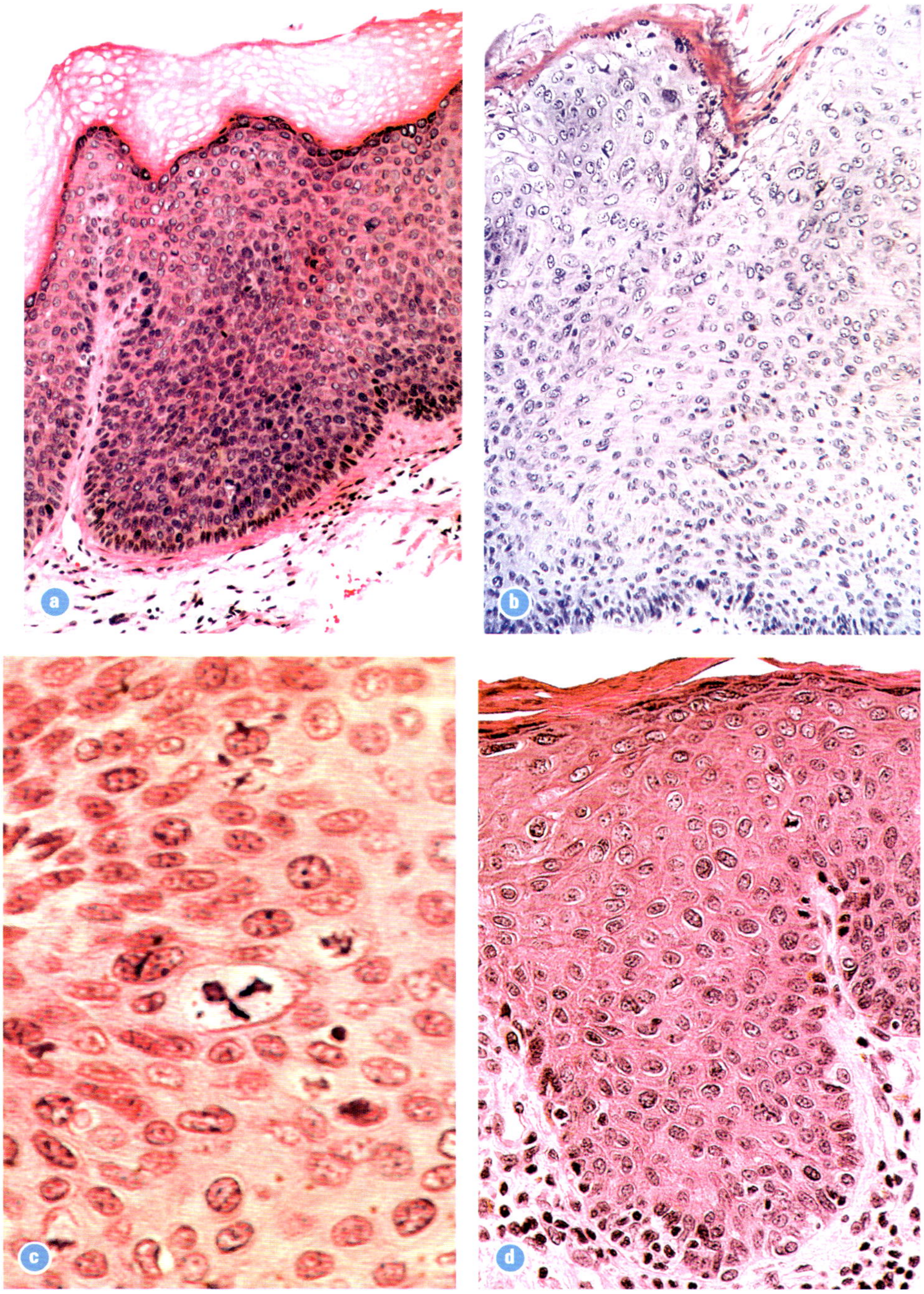

图 6.12　经典 VIN 的显微镜下特征。(a) 全层非典型性，伴有轻度成熟，为原位癌（VIN 3）的特征。(b) VIN 伴有非典型性挖空细胞（VIN 2）。(c) VIN 的异常（三极）核分裂像。(d) 轻度的非典型性被称为Bowen样异型增生。

5 例经过活检或次全切除治疗的患者 8 年内均发生了浸润性癌[61]。重要的是，后一组中所有患者均为绝经期患者。Chafe 等人发现，在因 VIN 而进行手术治疗的患者中，18.8% 出现了明确的浸润癌。另外，这一组患者的平均年龄为 58 岁，而没有浸润癌患者的平均年龄为 39 岁[62]。这些研究说明，VIN 患者发生浸润癌的危险性与年龄增加相关[2]。

VIN 自行消退已有报道，同男性的类似疾病一样。与消退有关的特征包括年龄较轻（平均 19.5 岁）、非白种人、湿疣病史、正在妊娠以及无症状[63]。

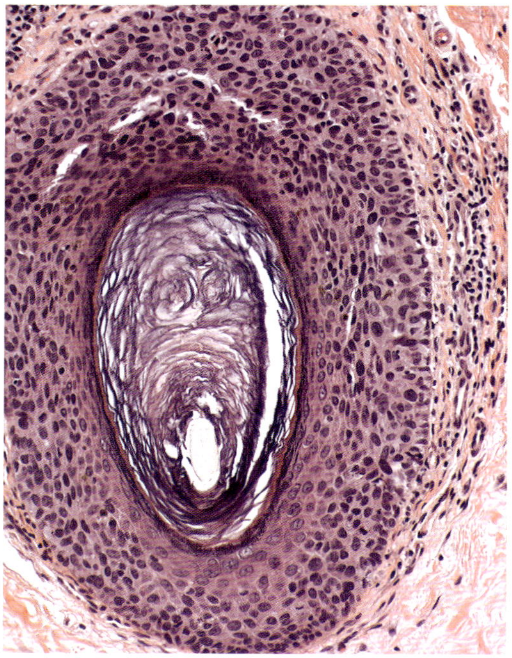

图 6.13 累及附属器（毛鞘）的经典 VIN。

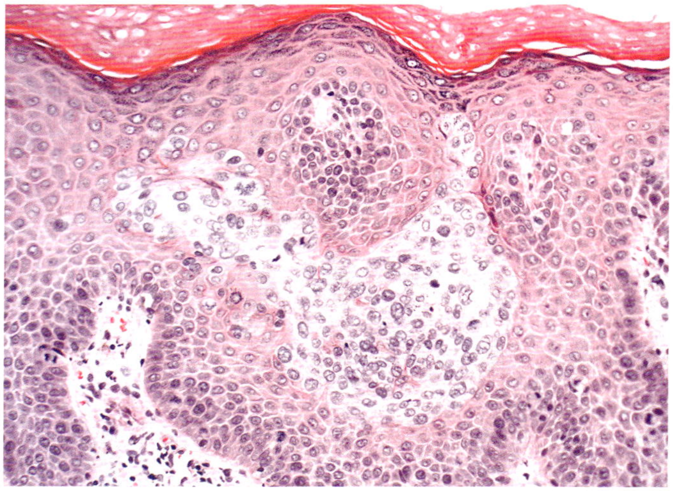

图 6.15 Paget 样 VIN。活检取自有经典 VIN（Bowen 样丘疹病）病史的患者，显示在正常鳞状上皮黏膜内有肿瘤性鳞状细胞巢。

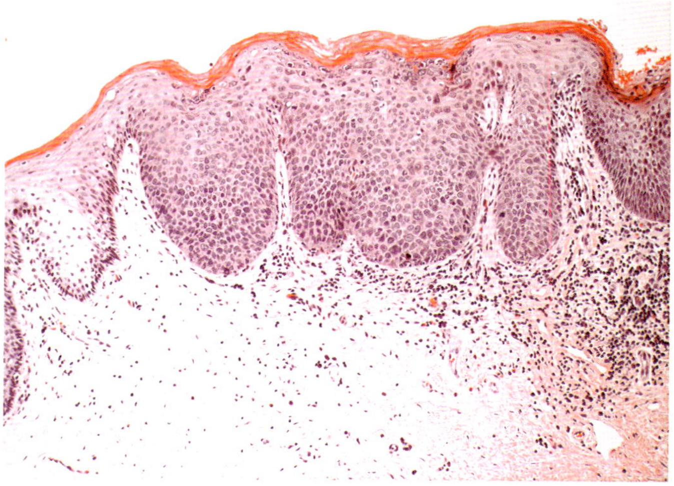

图 6.14 苔藓样浸润将正常黏膜（右）与经典 VIN（左）区分开。

临床治疗 CLINICAL MANAGEMENT

VIN 的治疗主要为局部切除，这是一种优选的治疗方法[64]。大约76%的患者在首次治疗后即可治愈，98%以上的患者经过两次治疗后痊愈[64]。少数研究尝试应用咪喹莫特（Imiquimod）治疗，明显有效者为 27% ~ 50%[65-67]。

分化性（单纯性）外阴上皮内肿瘤形成 Differentiated (simplex) vulvar intraepithelial neoplasia

引言 INTRODUCYION

如上所述，大约 40% 的外阴癌病例其发病途径与经典 VIN 有关。大多数情况下，癌邻近的上皮出现炎症性皮肤病。后者可以没有非典型性，但大约半数中，可以发现第二种 VIN 亚型。这一过程可能涉及一系列先于非典型增生出现的宿主基因改变，并对其随后从无非典型性向明显浸润前病变进展起作用。然而，由于与这一过程有关的浸润癌常常为高分化角质化癌，并常常伴有轻度非典型性，依据逻辑推理，这些前期病变可能具有轻度非典型性的某些共同特征。因此，辨认这些上皮改变需要正确评估因年龄或接触致癌物而出现的宿主基因改变所造成的一系列的变化。病理医师的任务就是寻找一系列鉴别这种前期病变的细胞学改变。临床治疗比较困难，因为大体检查时这些非典型性改变与周围的皮肤病可能难以区别[68, 69]。

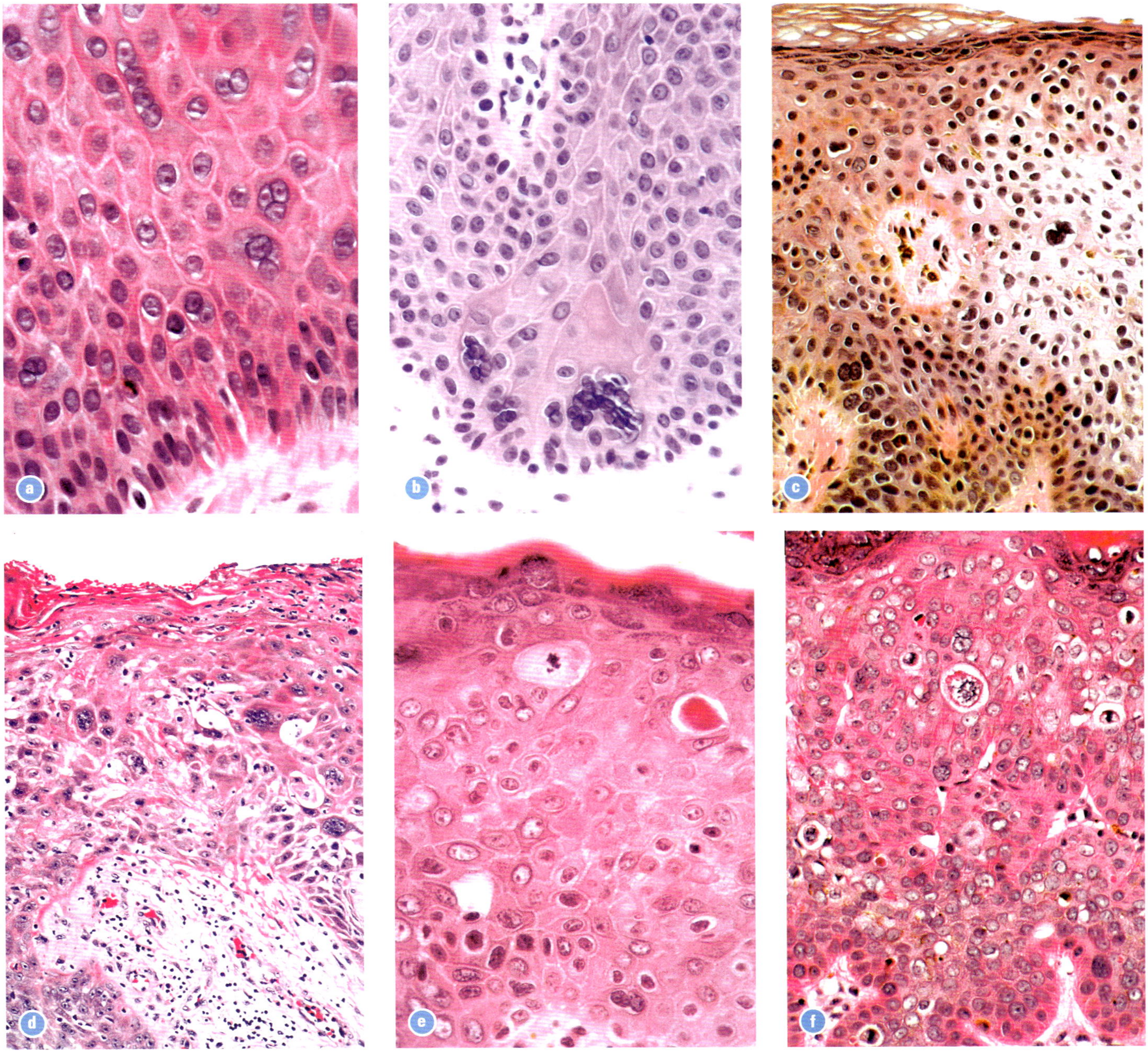

图 6.16 经典 VIN 的鉴别诊断。(a, b) 多核细胞非典型性。注意正常细胞核的大小以及着色，周围没有非典型性改变。(c) VIN 的多核细胞作为比较。(d) 假 Bowen 样丘疹病伴有 (e) 显著凋亡。(f) VIN 中的凋亡。带状疱疹伴多核细胞和包涵体不明显可能类似于经典 VIN。

临床表现 CLINICAL PRESENTATION

与经典 VIN 不同，分化性 VIN 仅占可明确为 VIN 的一小部分（不足 5%）。它们一般见于老年女性，具有外阴硬化性苔藓和慢性单纯性苔藓临床表现[68, 69]。较常见的情况是通过回顾性的外阴癌邻近上皮研究发现，它们常常与普通的外阴硬化性苔藓伴棘层增厚或慢性单纯性苔藓病变相连续（图 6.18）[12, 68, 69]。分化性 VIN 的临床表现不很明显，可能无法与慢性单纯性苔藓的背景改变区分开来。可以出现上皮增厚（棘层增厚）、角化过度、疣状改变以及溃疡形成。

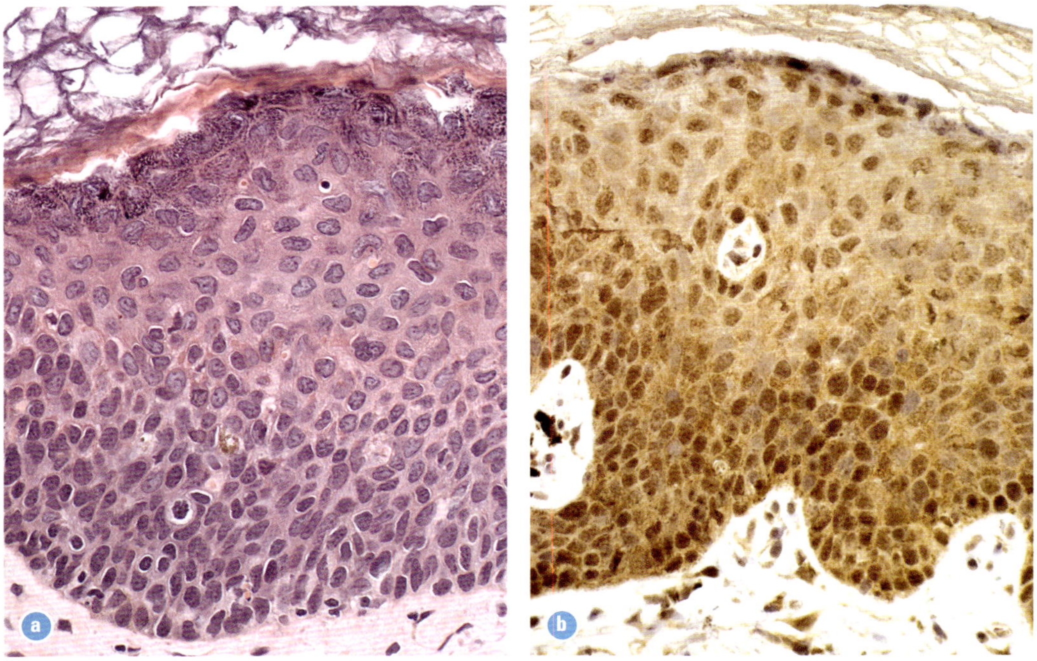

图 6.17 经典 VIN 的生物标志物染色。(a) VIN 的 HE 染色。(b) p16染色，细胞核和细胞浆均明显着色。

病理学表现 PATHOLOGIC FINDINGS

分化性（单纯性）VIN 可出现一种或多种以下特征：非典型性限于头 2～3 层细胞（基底细胞非典型性），轻度非典型性改变伴有细胞成分增加或轻度核深染、棘层松解，以及细胞成熟异常伴有异常角化[68, 69]。由于这类病变的范围尚不十分明确，所以为了识别（并非诊断），将这种病变分为四类是有用的（图 6.19, 6.20）：

1. 硬化性苔藓或慢性单纯性苔藓伴突出的基底细胞非典型性：其非典型性一般较为明显，伴有细胞核增大及细胞数量增加（图 6.19 c, d）。
2. 日光样病变，基底细胞区域扩大，细胞数量轻度增加，伴有慢性单纯性苔藓（图 6.19 a）。
3. 棘层松解性病变，上皮下 1/3 可见显著的海绵层细胞间水肿或棘层松解。基底细胞上层的棘层松解可见于许多疾病，包括天疱疮、Hailey-Hailey 病、暂时性棘层松解性皮肤病。本病还可能伴有皮肤日光性角化症以及鳞状细胞癌[70]。这些病变不同于家族性疾病（Hailey-Hailey 病和 Grover 病）[71]。同样，与前面描述的类型相似，其细胞核的非典型性可以较轻（图 6.19 b）。
4. 细胞分化缺陷：这样的病例表现为单个细胞胞浆数量异常及显著的胞浆角化。这种类型可以出现细胞核非典型性，但较轻微。这种轻微的非典型性包括极性丧失、基底细胞巢轻度不规则以及核仁明显（图 6.20 a, b）。

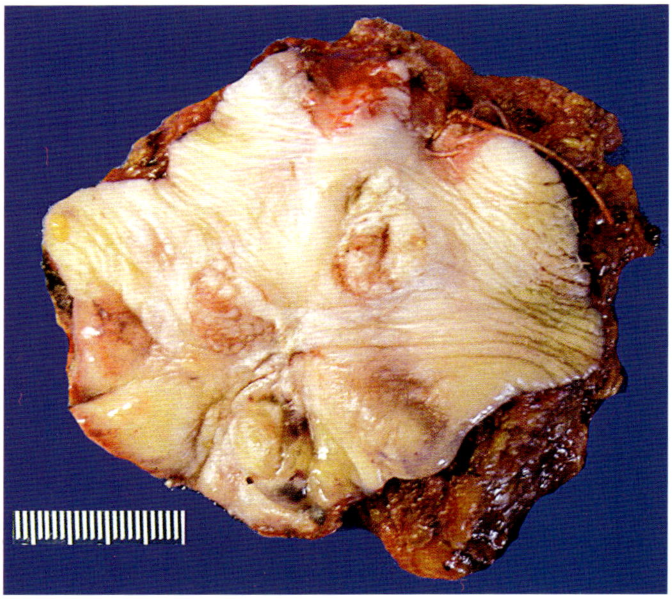

图 6.18 分化性 VIN 的外阴切除标本，可见不甚清晰的片状角化过度，伴有浅表浸润性鳞状细胞癌。与图 6.11 和 6.25 比较。

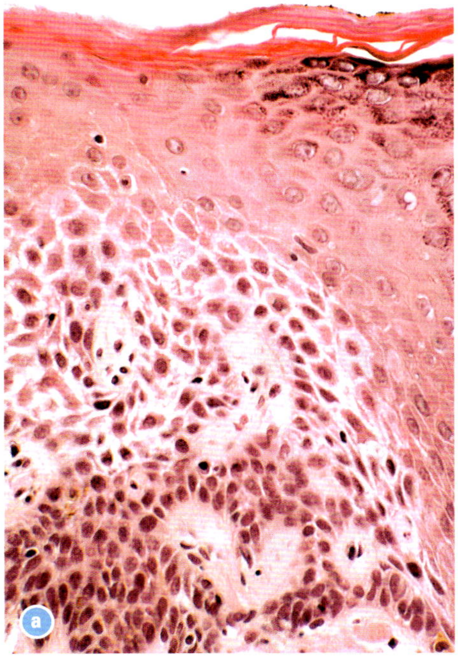
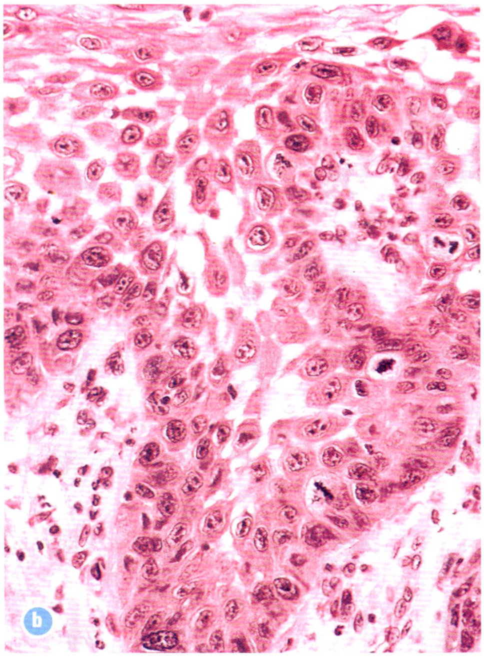
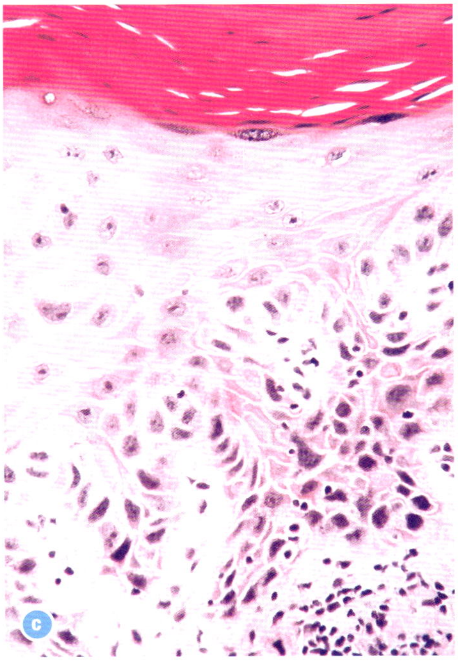
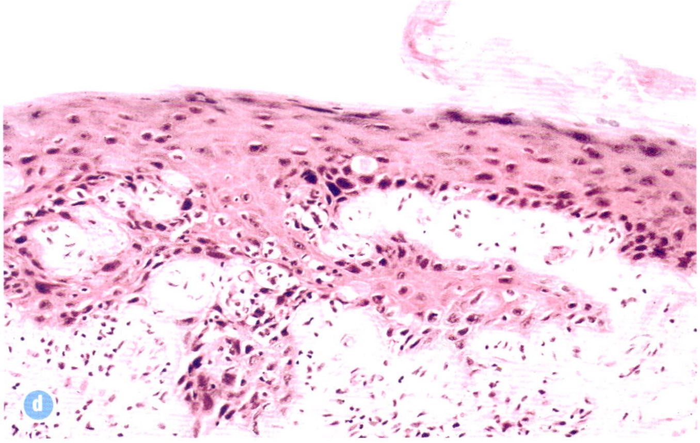

图 6.19　分化性 VIN 的类型。(a)“日光性”类型中基底细胞扩大，伴有轻度非典型性。(b) 棘层松解性类型。(c) 慢性单纯性苔藓伴有基底细胞非典型性。(d) 硬化性苔藓伴有基底细胞非典型性。注意，上层的角化细胞分化紊乱。

鉴别诊断 DIFFERENTIAL DIAGNOSIS

单纯性 VIN 的鉴别诊断包括：出现明显棘层增厚和（或）上皮轻度非典型性的病变。银屑病表现为显著的“试管”样上皮脚，偶尔可被误认为 VIN。既没有非典型性，也没有成熟异常则可以除外银屑病（图6.21 a）。棘细胞层水肿性皮炎可类似于棘层松解，伴随的嗜酸性改变可能被认为是异常角化（图 6.21 b）。同样，念珠菌性外阴炎可出现反应性上皮改变，并伴有过度角化（图 6.21 c）。与分化性 VIN 有关的一些上皮改变，例如硬化性苔藓及慢性单纯性苔藓，可类似于分化性 VIN（图 6.21 d）。硬化性苔藓及慢性单纯性苔藓均可出现

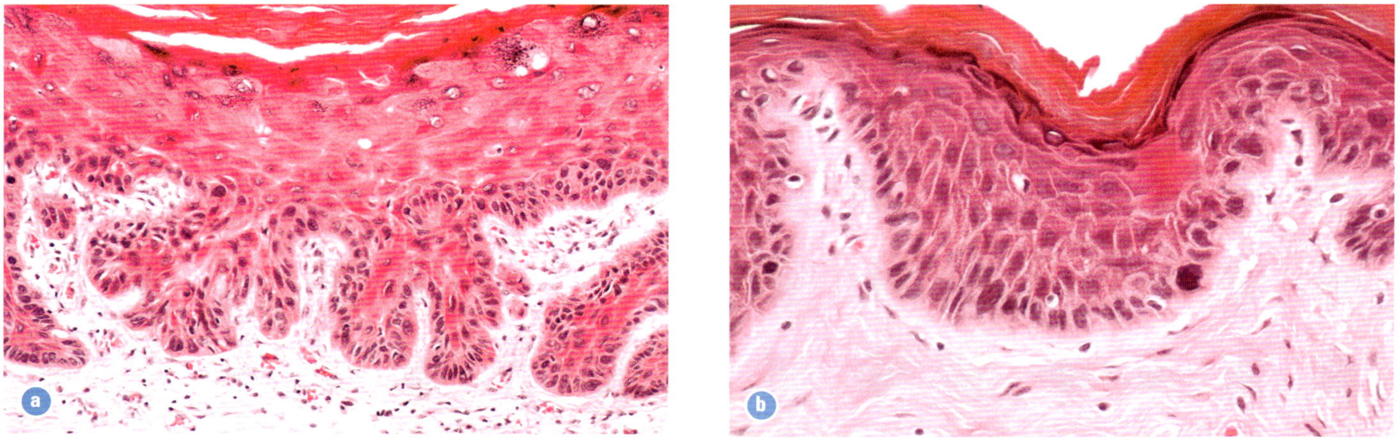

图 6.20 分化性 VIN 伴有经典"单纯性"结构。(a) 基底细胞非典型性伴明显的嗜酸性改变。(b) 显示病变中单个细胞胞浆呈显著嗜酸性。

炎症表现以及反应性上皮改变，但这些表现一般容易与 VIN 区分开。

生物标志物 BIOMARKERS

由于分化性（单纯性）VIN 的发病机制与 HPV 无关，所以其诊断取决于确定能够辨认相应基因紊乱的基因标志物。Yang 和 Hart 认为，其 p53 染色增加可作为分化性 VIN 的标志物。正常黏膜的基底细胞、慢性单纯性苔藓和硬化性苔藓p53染色着色较弱，而许多分化性VIN和浸润性鳞状细胞癌p53染色着色较强（图6.22）[72]。Nascimento 等人近来提出，p16 在一些这类病变中也有明显表达，尽管其分布不如 p53 广泛；可能 p16 在经典 VIN 中也可有表达[73]。

自然病史和治疗 NATURAL HISTORY AND MANAGEMENT

有关分化性 VIN 的自然病史知之甚少。估计 1%～4% 的硬化性苔藓最终发展为外阴癌[12]。然而，分化性 VIN 伴硬化性苔藓而没有癌的情况并不常见。有鉴于此，长期以来认为 VIN 并非是癌前病变的说法值得商榷，提示这些病变许多（即使不是所有的）最终可进展为浸润性病变。由于分化性 VIN 可与其他恶性潜能未定的棘层增厚性病变（例如疣状硬化性苔藓或慢性单纯性苔藓）共存，所以后者存在较长自然病史的可能性是存在的，即分化性 VIN 为发生浸润之前的暂时性表现。

由于大多数分化性 VIN 并非为周围围绕正常黏膜的散在性病变，所以临床处理主要依靠可疑病变区域进行活检，仔细监测有慢性单纯性苔藓及硬化性苔藓的妇女。如果可疑部分出现分化性 VIN，则需要进行保守性切除及认真的随访。然而，由于分化性 VIN 处于其他外阴皮肤病的背景中，并且外阴癌可发生于浸润前上皮病变中的任何一点，需要进行连续性随访。我们和其他学者都遇到过这样的病例，在因慢性单纯性苔藓或硬化性苔藓而进行随访的妇女中，其外阴黏膜出现了散在分布的癌，随后的结局是患者死亡。因此，必须提高警惕[74]。

其他具有潜在重要性的上皮内病变 Other intraepithelial alterations of potential significance

引言 INTRODUCTION

大约1/3的HPV阴性的外阴鳞状细胞癌，包括疣状癌，先前并没有明确的非浸润性非典型性[15]。对于这些缺少明确前期病变的病例，有三种可能的解释。第一，前期病变存在，但由于肿瘤自身的生长而被阻滞。第二，从正常到前期病变乃至癌的过度较为迅速，在这种

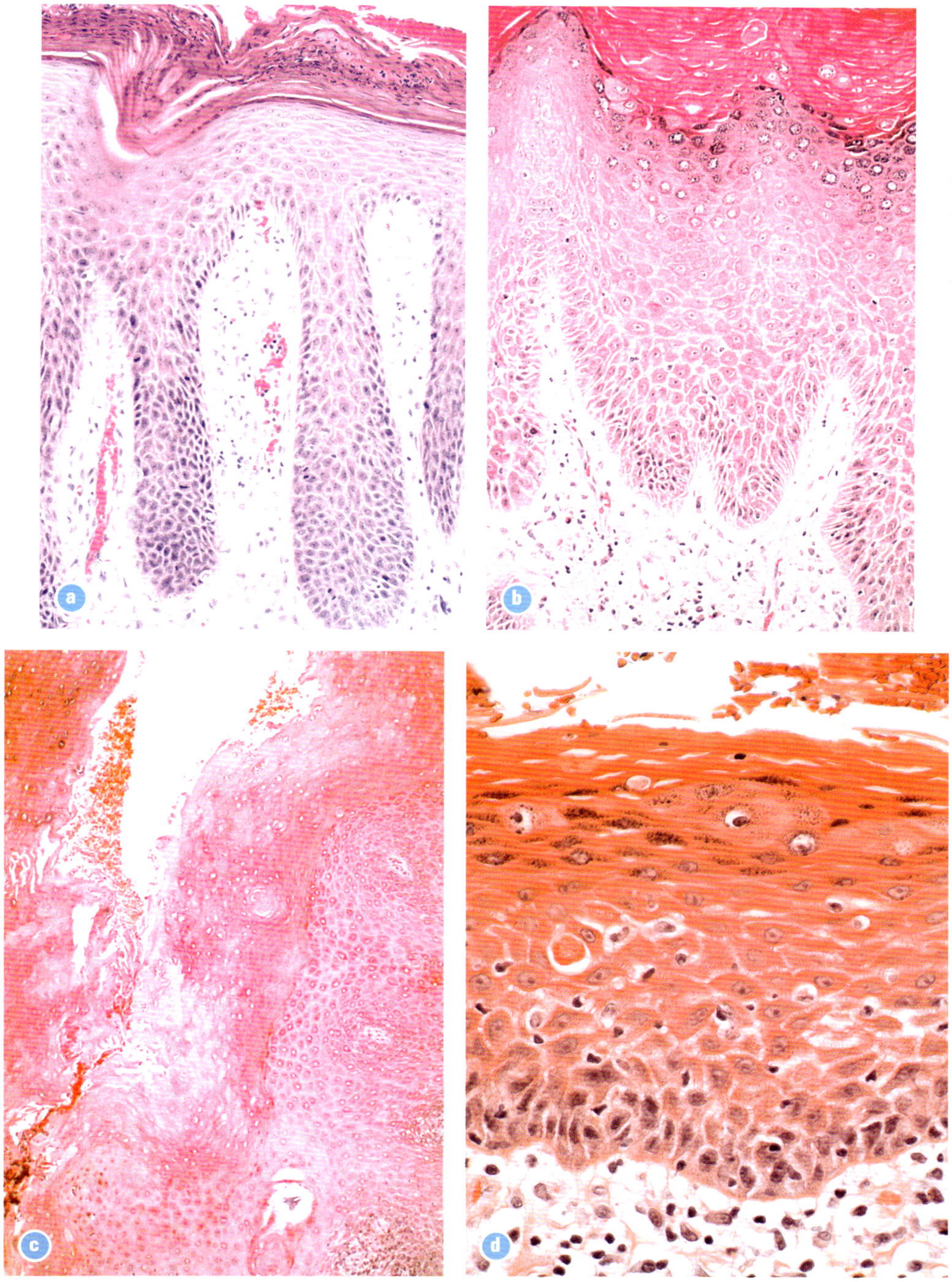

图 6.21 分化性 VIN 的鉴别诊断。(a) 银屑病表现为棘层增厚，伴有试管样上皮脚以及明显的角化过度。(b) 棘细胞层水肿性皮炎可类似于棘层松解症。(c) 念珠菌性外阴炎。可见明显的棘层增厚及角化过度，没有非典型性。(d) 慢性单纯性苔藓伴有局灶基底细胞核深染。

情况下，前期病变较小，不能被现有的上皮内肿瘤形成的标准所识别。第三，假设前期病变存在，但并非是一般的改变（例如并不出现明显的细胞核非典型性）。对于疣状癌病例，如果存在前期病变，其定义必定不同于伴有显著非典型性的病变［分化性（单纯性）和经典性 VIN］。

组织学类型 HISTOLOGIC PATTERNS

三类上皮内病变值得提出。

1. 硬化性苔藓伴有棘层增厚（lichen sclerosus with acanthosis，LSA，也叫混合性营养不良）：与外阴癌危险性增加有关（图 6.23 a）。Rodke 等人发现，

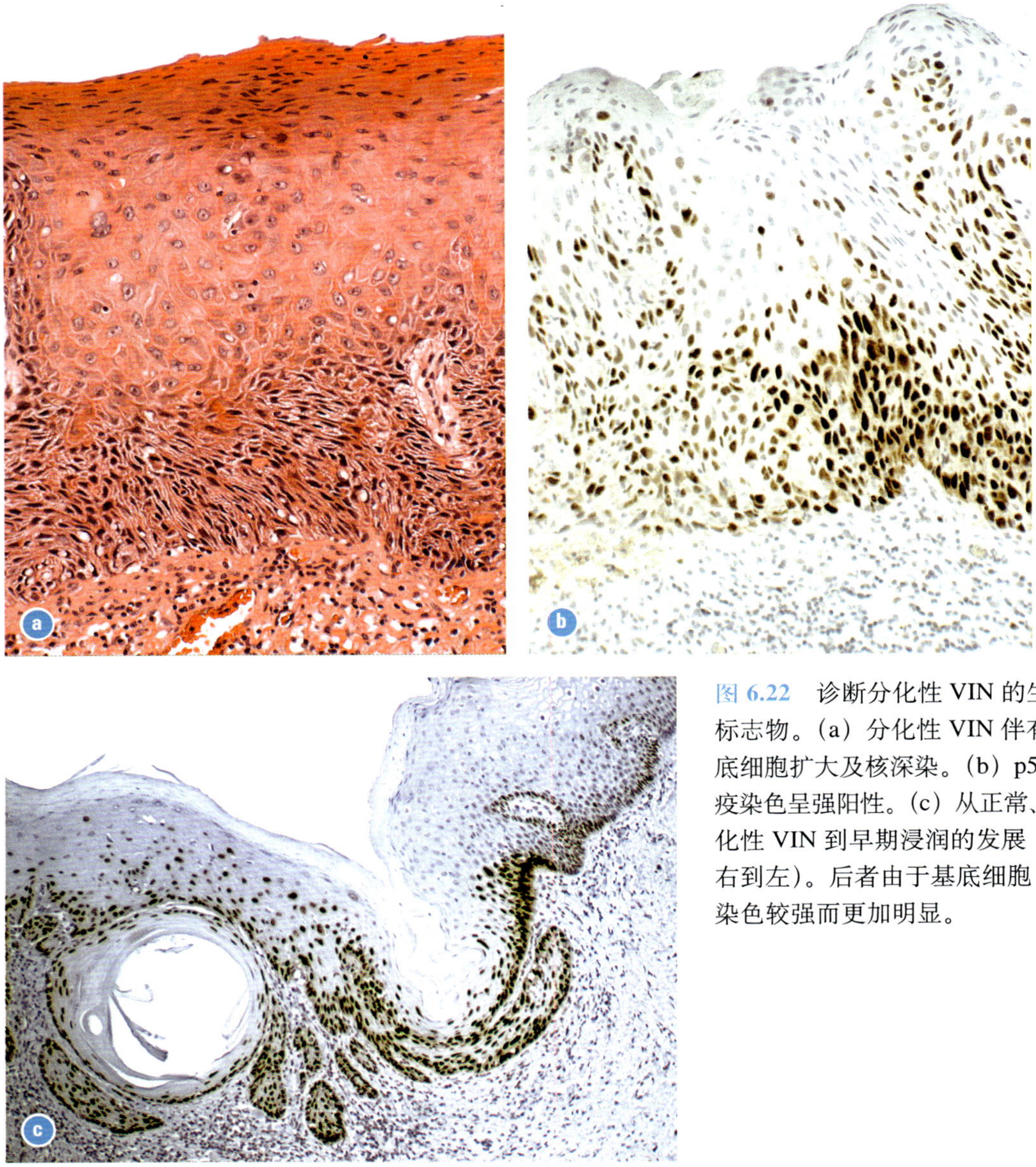

图 6.22 诊断分化性 VIN 的生物标志物。(a) 分化性 VIN 伴有基底细胞扩大及核深染。(b) p53免疫染色呈强阳性。(c) 从正常、分化性 VIN 到早期浸润的发展（从右到左）。后者由于基底细胞 p53 染色较强而更加明显。

在 15 例有硬化性苔藓伴棘层增厚的病例中有 3 例后来出现浸润[75]。

2. 疣状慢性单纯性苔藓（verruciform lichen simplex chronicus）：慢性单纯性苔藓伴有疣状生长为非特异性改变。然而据我们观察，这些改变与外阴癌及疣状癌有关。因此，对于伴有这种病变的患者，尤其是老年女性，要进行密切的随访，因为疣状慢性单纯性苔藓属于慢性增生性皮肤病的范畴（图 6.23 b, c）[73]。
3. 外阴棘层增厚伴分化改变（vulvar acanthosis with altered differentiation，VAAD）：为另外一种与疣状癌有关的上皮病变[76]。本病的定义为棘层增厚，伴有不同程度的疣状改变、斑块样角化不良层以及胞浆分化改变，其特征为颗粒层的细胞颗粒成分减少或消失。后者可导致上层细胞胞浆明显淡染。外阴棘层增厚伴分化改变可以与其他肿瘤性和非肿瘤性病变区分，鉴别的重点见表 6.2 和 6.4，图 6.2 和 6.24。

三类病变本身均没有足够的细胞学非典型性来诊断 VIN。然而，当病变出现于有慢性外阴病变的患者时，都应当进行密切的随访。

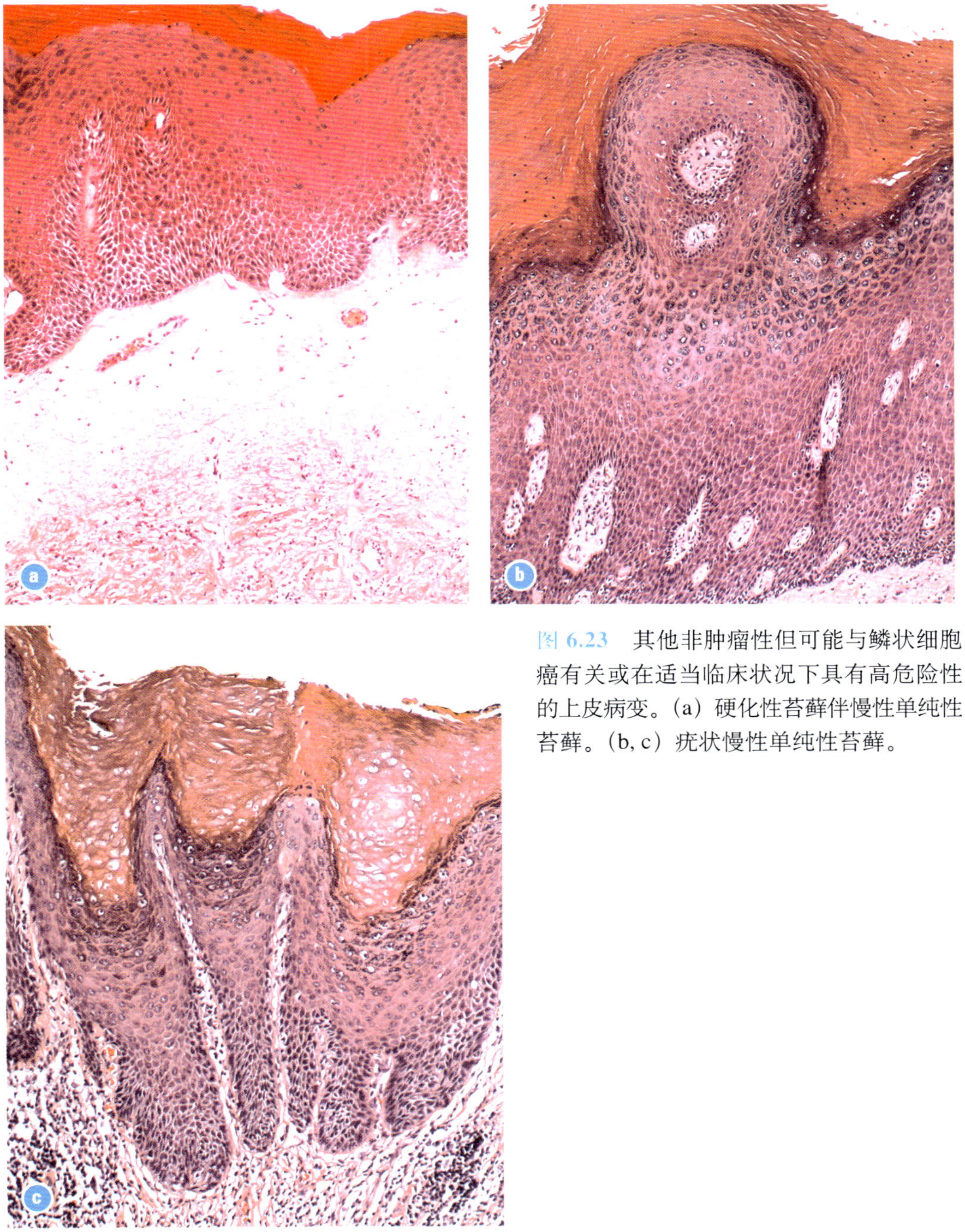

图 6.23　其他非肿瘤性但可能与鳞状细胞癌有关或在适当临床状况下具有高危险性的上皮病变。(a) 硬化性苔藓伴慢性单纯性苔藓。(b, c) 疣状慢性单纯性苔藓。

外阴侵袭前期病变的诊断术语 Diagnostic terminology for preinvasive vulvar disease

诊断术语的选择应当反映病变具有的危险性，并且能够为正确治疗提供有用的信息（表 6.4）。对于湿疣和经典 VIN 病变，我们采用鳞状上皮内病变这一术语。低级别鳞状上皮内病变为湿疣 /VIN 1 的同义词。VIN 1 的定义较为含糊，包括扁平湿疣以及伴有轻度非典型性的棘层增厚性病变，它既不属于湿疣，也不属于经典 VIN 的范畴。为了简便和避免混乱起见，我们采用低级别鳞状细胞上皮内病变（湿疣 /VIN 1）。对于经典 VIN 病变，我们采用高级别鳞状上皮内病变（HSIL；VIN 2/

表 6.4　浸润前外阴疾病的诊断术语

湿疣、纤维上皮性乳头状瘤、脂溢性角化症：
　　低级别鳞状上皮内病变（湿疣 /VIN 1）
经典 VIN：
　　高级别鳞状上皮内病变（VIN 2/VIN 3）
分化性 VIN：
　　高级别鳞状上皮内病变（分化性或单纯性VIN，见注释）
　　注释：分化性（单纯性）VIN 被认为是一种浸润前外阴病变。建议保守性切除和严密随访
其他外阴鳞状上皮病变：
　　棘层增厚伴分化改变，见注释
　　疣状慢性单纯性苔藓，见注释
　　硬化性苔藓伴慢性单纯性苔藓，见注释
　　注释：上述改变并非是肿瘤性的，但在某些临床状态下可能与发生外阴癌的危险性增加有关。建议定期随访，并对可疑病变进行活检。

VIN 3）。

分化性 VIN 的分类比较困难，尽管这些病变具有高分化的表现，但是仍应避免使用 VIN 1这一术语。我们采用高级别鳞状上皮内病变（HSIL）这一术语，分化（单纯）性是强调这些病变为外阴癌的危险因素，应尽可能用最保守的方法予以切除。

鳞状细胞癌 Squamous cell carcinoma

临床表现 CLINICAL PRESENTATION

外阴鳞状细胞癌主要有两种类型（图 6.25）。第一种类型与经典 VIN 有关，最常见于 51 ~ 60 岁年龄段的女性。第二种类型与炎症性皮肤病有关。因此，外阴鳞状细胞癌可能见于以下几种情况：

1. 在检查 VIN 切除标本时偶然发现
2. 伴有炎症性皮肤病病史的患者出现肿块
3. 无先前外阴肿瘤形成病史。

浸润的诊断标准 CRITERIA FOR DIAGNOSIS OF INVASION

浸润的典型特征包括间质内上皮呈不规则性生长，纤维组织增生，细胞极性丧失，以及血管浸润。然而，评估外阴癌时，病理医师应当熟悉以下诊断低分化和高分化癌浸润的类型，或者必要时认真检查其他组织标本（图 6.25-6.31）。

1. 浸润性中-低分化浸润性肿瘤伴经典 VIN
2. 仅为粘着性“上皮内样”浸润类型或伴有经典 VIN

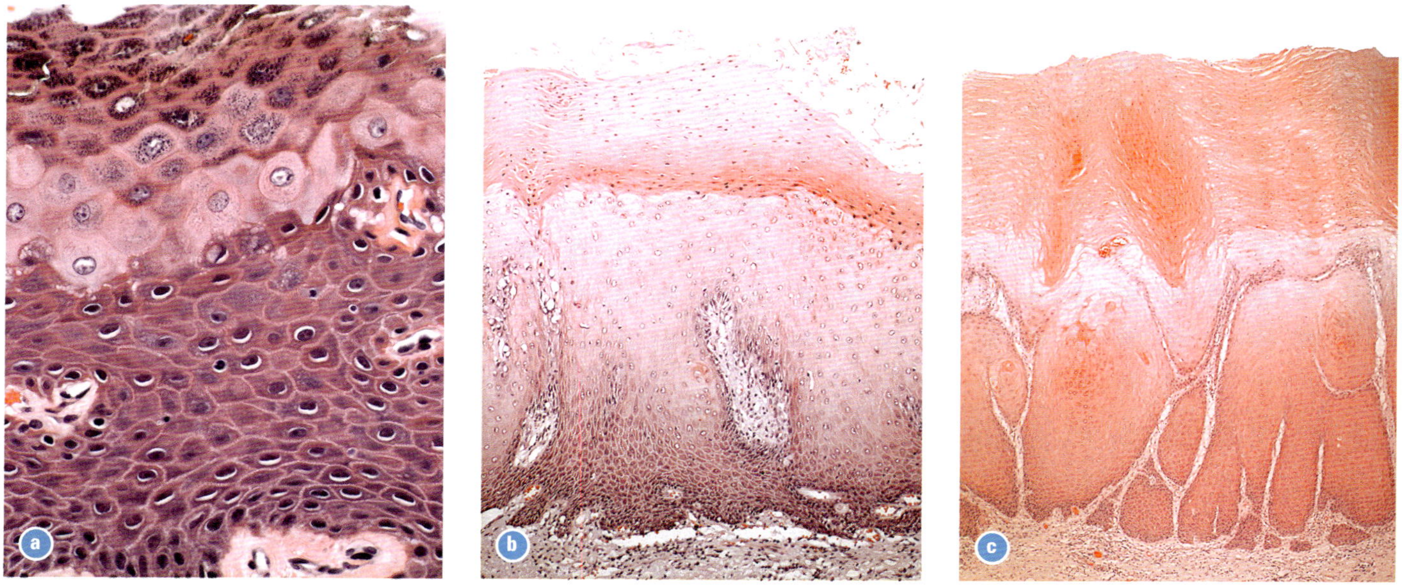

图 6.24　(a) 棘层增厚伴散在的表层细胞分化改变区域，表现为胞浆明显淡染，邻近区域伴有高分化癌。(b) 棘层增厚伴角质透明颗粒缺失、胞浆淡染及显著的角化不全。(c) 邻近 (b) 的上皮出现早期疣状癌特征，上皮向下生长呈“推挤式”浸润。

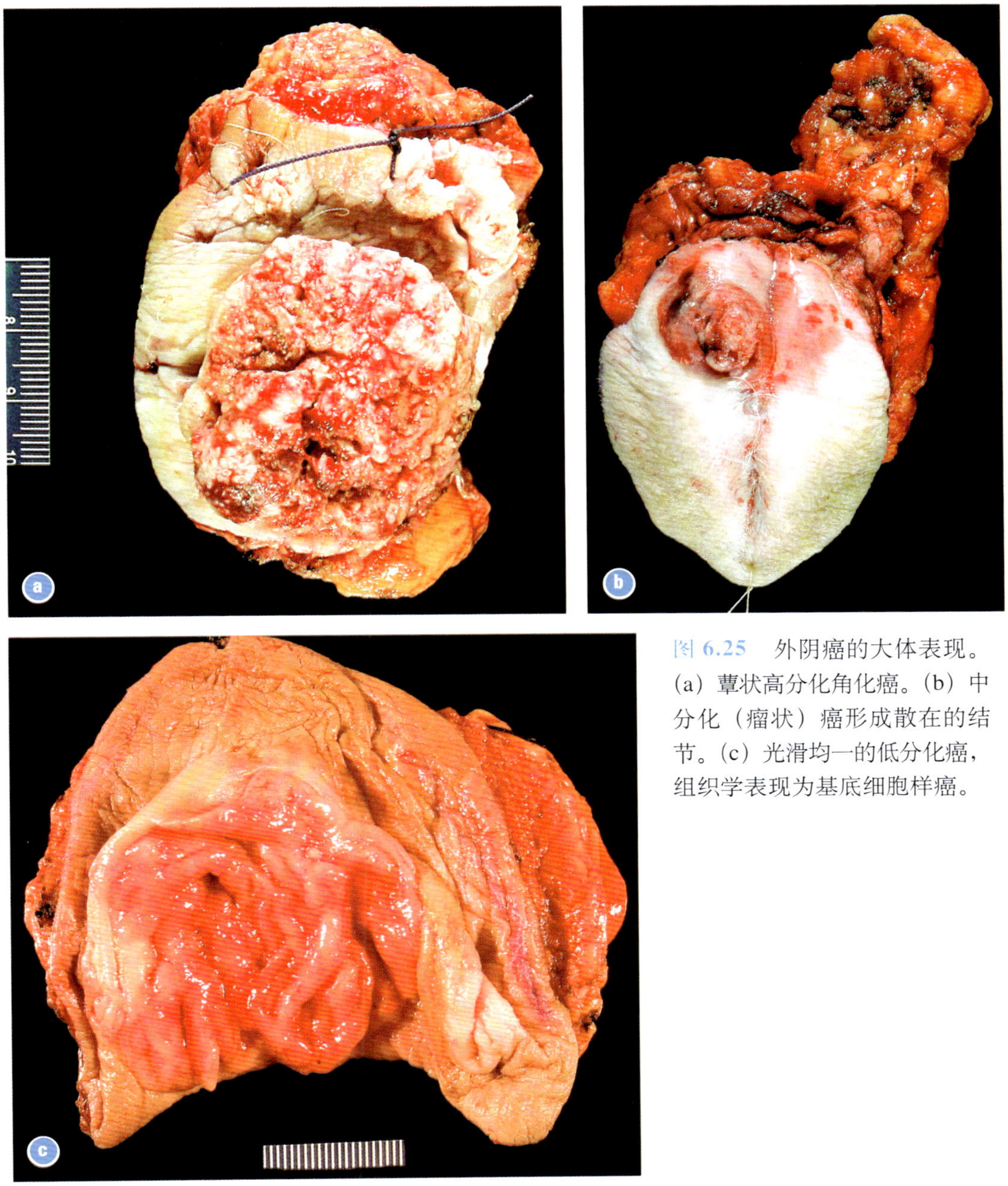

图 6.25　外阴癌的大体表现。（a）蕈状高分化角化癌。（b）中分化（瘤状）癌形成散在的结节。（c）光滑均一的低分化癌，组织学表现为基底细胞样癌。

3. 低分化肿瘤性上皮呈线样排列，可见散在的上皮-间质交界面，而且结构的复杂程度超出上皮内病变的标准
4. 高分化浸润性类型伴细胞核分级较高
5. 高分化粘着性生长类型伴中-高度的细胞核分级
6. 极高分化的粘着性生长类型伴非常低的细胞核分级。这一组病变包括归入疣状癌的极少数病变。

前三组一般为 HPV 阳性相关性肿瘤，而后面几种多半属于 HPV 阴性途径。

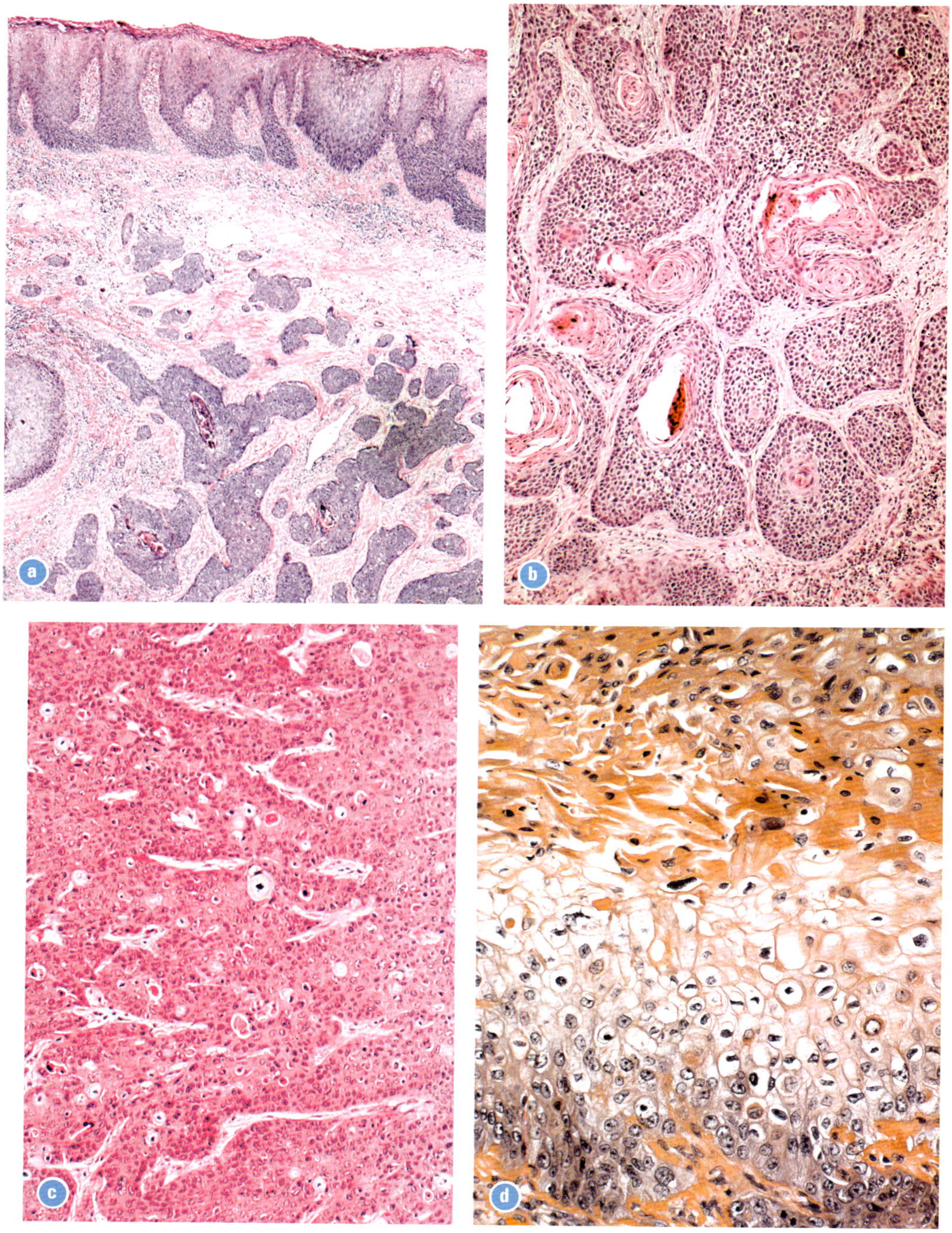

图 6.26　低分化（HPV 相关性）癌。(a）经典 VIN，具有相似的肿瘤组织学表现。(b）基底细胞样癌中有粘着性细胞巢（上皮内样）。(c）实性低分化 HPV 阳性癌。(d）瘤状类型，伴有假挖空细胞形成。

癌的生长方式
GROWTH PATTERNS OF CARCINOMA

中-低分化鳞状细胞癌 Moderate to poorly-differentiated squamous cell carcinoma

这类癌常常伴有 HPV 核酸，并出现以下特征：(1）不成熟的肿瘤性鳞状细胞片块，核-浆比例增高；(2）呈粘着性生长趋势，类似于上皮内病变（基底细胞样或上皮内样）；(3）细胞极性丧失，并且容易形成不规则的交错分布的肿瘤细胞片块；(4）成熟程度不一，角化以及假性挖空细胞形成（瘤状癌，warty carcinoma）。这些肿瘤常常（但并非一成不变）伴有经典 VIN 和 HPV（图 6.26）[8, 53]。

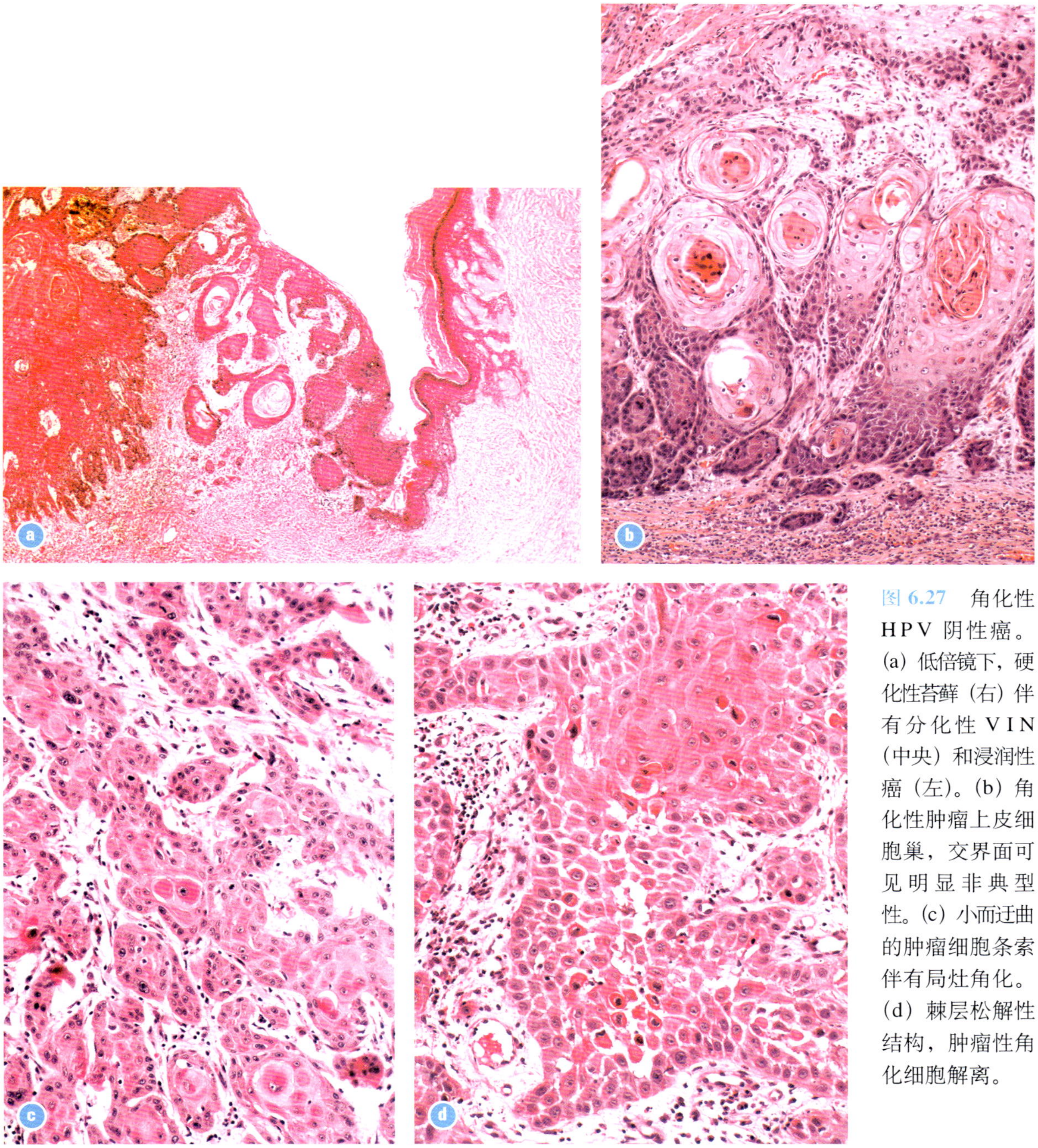

图 6.27　角化性 HPV 阴性癌。(a) 低倍镜下，硬化性苔藓（右）伴有分化性 VIN（中央）和浸润性癌（左）。(b) 角化性肿瘤上皮细胞巢，交界面可见明显非典型性。(c) 小而迂曲的肿瘤细胞条索伴有局灶角化。(d) 棘层松解性结构，肿瘤性角化细胞解离。

角化鳞状细胞癌 Keratinizing squamous carcinoma

这些肿瘤可表现明显的成熟及角化。基底细胞常常出现轻到中度非典型性，在浸润性肿瘤细胞巢表面或中心，成熟细胞的非典型性降低。这些肿瘤一般分为两类。第一类肿瘤排列成不同大小的粘着性细胞巢，有钝性浸润倾向，伴有局灶性显著的小团细胞间质浸润。第二类肿瘤结构紊乱，出现舌状分支浸润间质，并形成独立的小的高分化肿瘤细胞团。这些肿瘤常常伴有分化性 VIN 和炎症性皮病，且 HPV 一般为阴性（图 6.27）[8, 53]。

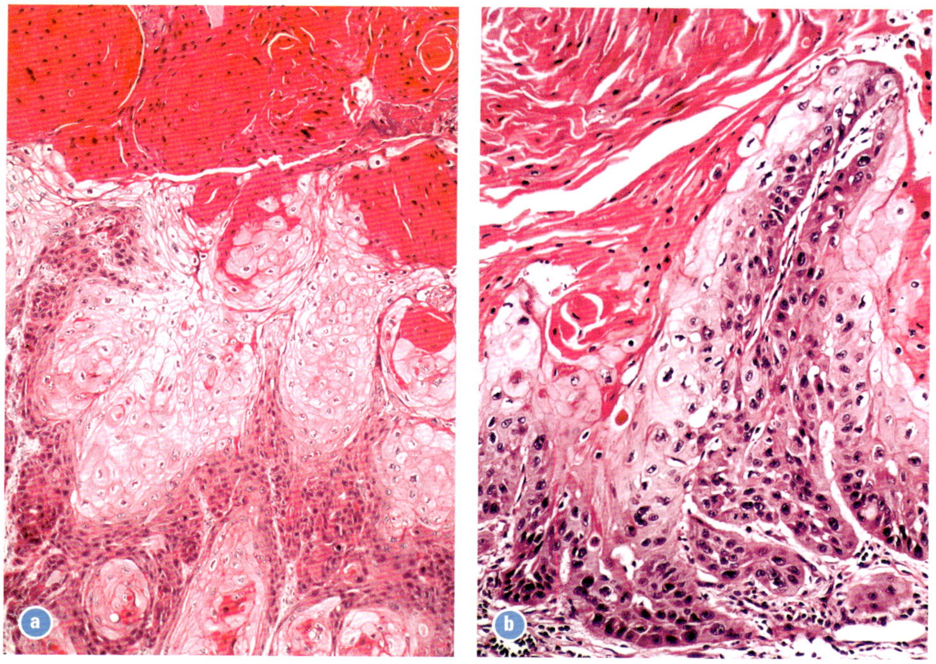

图 6.28 (a, b) 瘤状角化类型。这些肿瘤出现成熟及假挖空细胞形成，HPV可为阴性。

混合性结构 Mixed patterns

正如前面讨论的，上述类型可以混合存在。有些HPV阴性肿瘤表面可出现明显非典型性，类似于所谓的瘤状癌（warty carcinomas），然而HPV阴性（图6.28）。HPV阳性肿瘤可发生于硬化性苔藓，经典VIN可能伴有角化癌。因此，肿瘤的精细分类（例如区分角化性与低分化性，或者HPV阳性与阴性）不如浸润程度及性质（钝性还是浸润性）重要。

疣状癌 Verrucous carcinoma

生殖道疣状癌的定义为具有不同于传统鳞状细胞癌特征的鳞状细胞肿瘤，由于具有这些差异，所以没有淋巴结转移的危险[77-81]。这需要保证其分类的准确无误。争议的关键问题是疣状癌与传统鳞状细胞癌的区分标准。事实上，有研究显示，传统浸润性癌可与疣状癌共存，或者伴随其后发生[82]。

区分疣状癌与传统鳞状细胞癌存在两方面的问题。首先是采用的标准不一致。诊断疣状癌需要严格注意以下参数：(1) 高分化疣状乳头状瘤；(2) 基底细胞（交界处）或表层细胞核几乎没有非典型性；(3) 上皮与间质一般呈钝性交界；(4) 缺乏共存的传统角化鳞状细胞癌（图6.29）。有一项报告显示，疣状癌AE1和AE3染色均匀一致，而传统的鳞状细胞癌则呈斑片状着色[77]。当肿瘤满足所有这些参数时，发生淋巴结转移的危险性可以忽略不计[78]。然而，疣状癌与传统癌混合出现并非少见，提示疣状癌表型可能“并不稳定”，表明有向传统癌的形态学转变。

疣状癌和其他高分化癌一般伴有炎症性皮病和其他与HPV阴性肿瘤有关的参数。大多数研究发现，疣状癌HPV阴性。这些肿瘤也可伴有疣状慢性单纯性苔藓以及其他分化异常的外阴棘层增厚，特征为上皮细胞淡染和显著角化不全（图6.24）[76]。

Buschke-Löwenstein 巨大湿疣（图6.29 d） Giant condyloma of Buschke-Löwenstein

肛门生殖部位的（Buschke-Löwenstein）巨大湿疣极为少见，但有证据表明，这种病变不同于HPV呈不同程度阳性的疣状癌和湿疣[83, 84]。巨大湿疣较常见于男

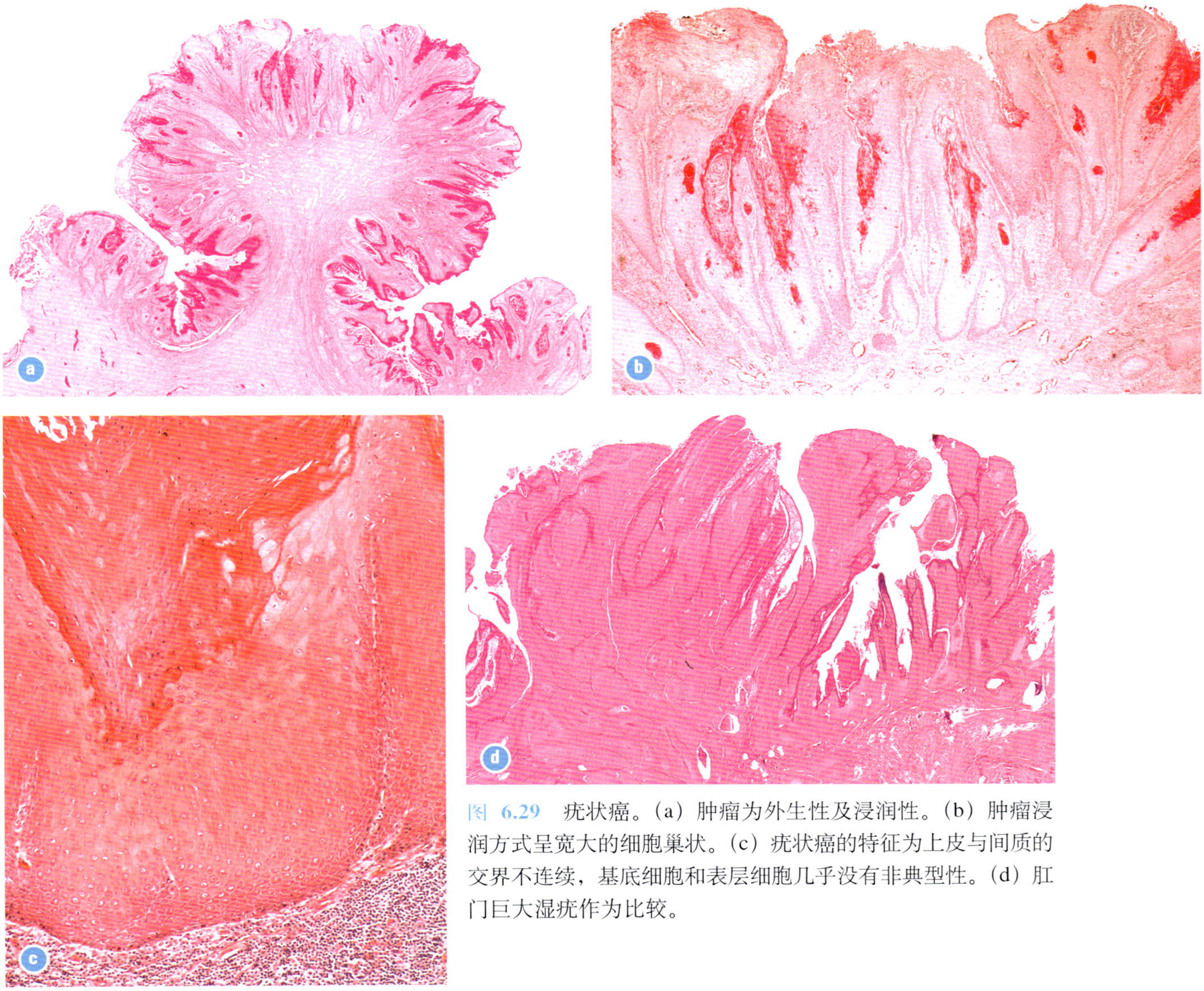

图 6.29　疣状癌。(a) 肿瘤为外生性及浸润性。(b) 肿瘤浸润方式呈宽大的细胞巢状。(c) 疣状癌的特征为上皮与间质的交界不连续，基底细胞和表层细胞几乎没有非典型性。(d) 肛门巨大湿疣作为比较。

性，尤其是年轻男性，我们在 HIV 感染个体的肛门生殖部位遇到过类似的病变。这些病变与湿疣的惟一区别在于：湿疣可以切除。有个别报告与浸润性癌共存的病例，我们见过宫颈类似病变并伴有子宫旁组织蔓延。巨大湿疣与疣状癌的区别在于：均一性的湿疣结构，细胞呈均匀一致的成熟表现，并且伴有明显的挖空细胞形成，缺乏不规则钝性表现，但是呈指状上皮细胞突起居于其下的间质中（图 6.29 d）（参见第 10 章）。

乳头状鳞状细胞癌
Papillary squamous cell carcinoma

外阴乳头状鳞状细胞癌极为少见，而且没有详细的报告。与宫颈同类肿瘤一样，这些肿瘤呈外生性生长，由被覆有极性上皮的丝状乳头构成，类似于经典外阴上皮内肿瘤形成（VIN 3）（图 6.30）。乳头可以局部融合，但保留其各自结构，上皮与间质分界清晰。由于后一种情况，如果没有浸润以及提示转移的其他参数（临床对淋巴结的评估），这些肿瘤可局部广泛切除[85]。

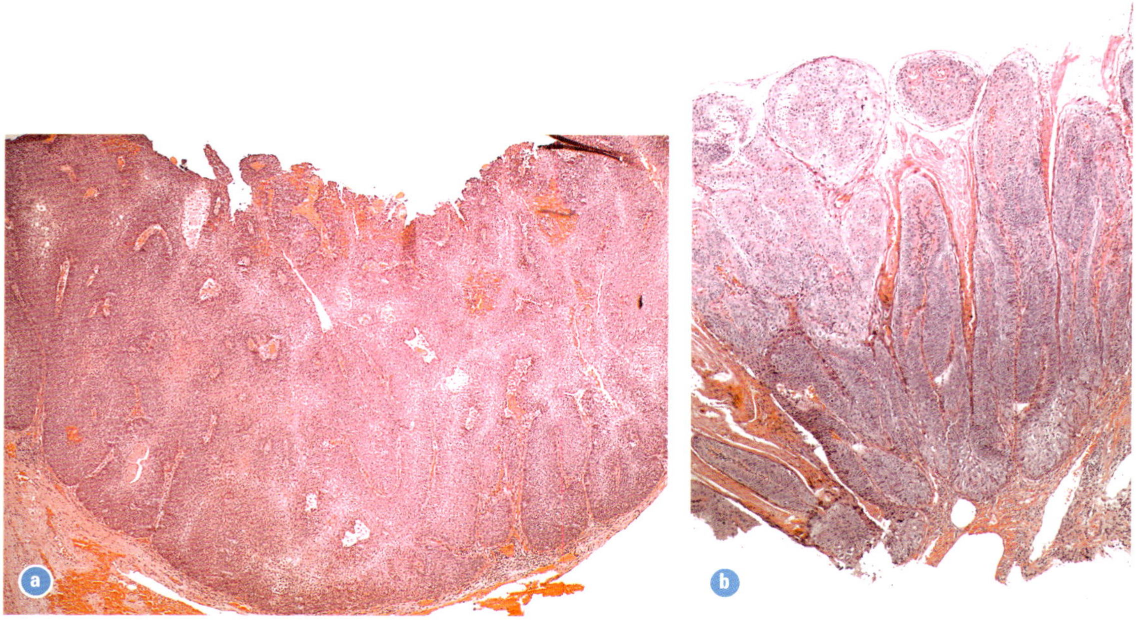

图 6.30　低分化癌伴有上皮融合以及膨胀性生长。(a) 膨胀性生长的肿瘤，上皮与间质的交界面不连续，但极为复杂。(b) 低分化鳞状细胞癌伴有乳头状结构。

梭形细胞（肉瘤样）鳞状细胞癌
Spindle（sarcomatoid）squamous carcinoma

梭形细胞（肉瘤样）鳞状细胞癌是外阴鳞状细胞癌的一个罕见亚型，以梭形细胞或肉瘤样细胞表型为特征。免疫组织化学以及超微结构研究支持其为化生性肿瘤，而不是上皮和间叶混合性来源（图 6.31）[86, 87]。

其他类型 Other patterns

其他生长方式包括伴有显著棘层松解的癌以及所谓的巨细胞癌。已有相关的散发病例报道。前者被解释为鳞状细胞癌亚型，但必须与具有火山口样结构特征的疣状角化不良瘤（warty dyskeratoma）以及发生于 Hailey-Hailey 病的极个别鳞状细胞癌区分开[88]。

浸润性鳞状细胞癌的鉴别诊断
DIFFERENTIAL DIAGNOSIS OF INVASIVE SQUAMOUS CARCINOMA

正切切面 / 附属器受累
Tangential sectioning/adnexal involvement

经典 VIN 病变常常出现疣状结构和附属器腺体受累，当切面合适或正切时，在下方间质中可能出现肿瘤性上皮巢。这种类型与浸润的不同在于：这些上皮巢均匀一致，保留极向，且缺乏纤维组织增生。炎症表现常见，并非鉴别特征（图 6.32 a）。

假上皮瘤性增生
Pseudoepitheliomatous hyperplasia

假上皮瘤样增生（PEH）的特征为棘层增厚以及上皮结构不规则。假上皮瘤性增生的特点是没有非典型性，“浸润的”上皮含有小而细的、有时呈拱形的上皮桥状突起，无浸润性特征表现。另外，除了可能伴有慢性外阴炎外，假上皮瘤性增生下方可以出现颗粒细胞瘤（图 6.32 b, c）[89]。

肿瘤性上皮因创伤而被人为置于管腔内
Artifactual displacement of neoplastic epithelium into spaces by trauma

在麻醉注射时或在标本固定和切开前用别针均可导致肿瘤性上皮被置于间质或间质内的血管腔内(图 6.32 d)。

角化棘皮瘤 Keratoacanthomas

角化棘皮瘤（KA）定义为来源于毛囊上皮的角化细胞的肿瘤性增生；极少数情况下可发展为鳞状细胞癌。

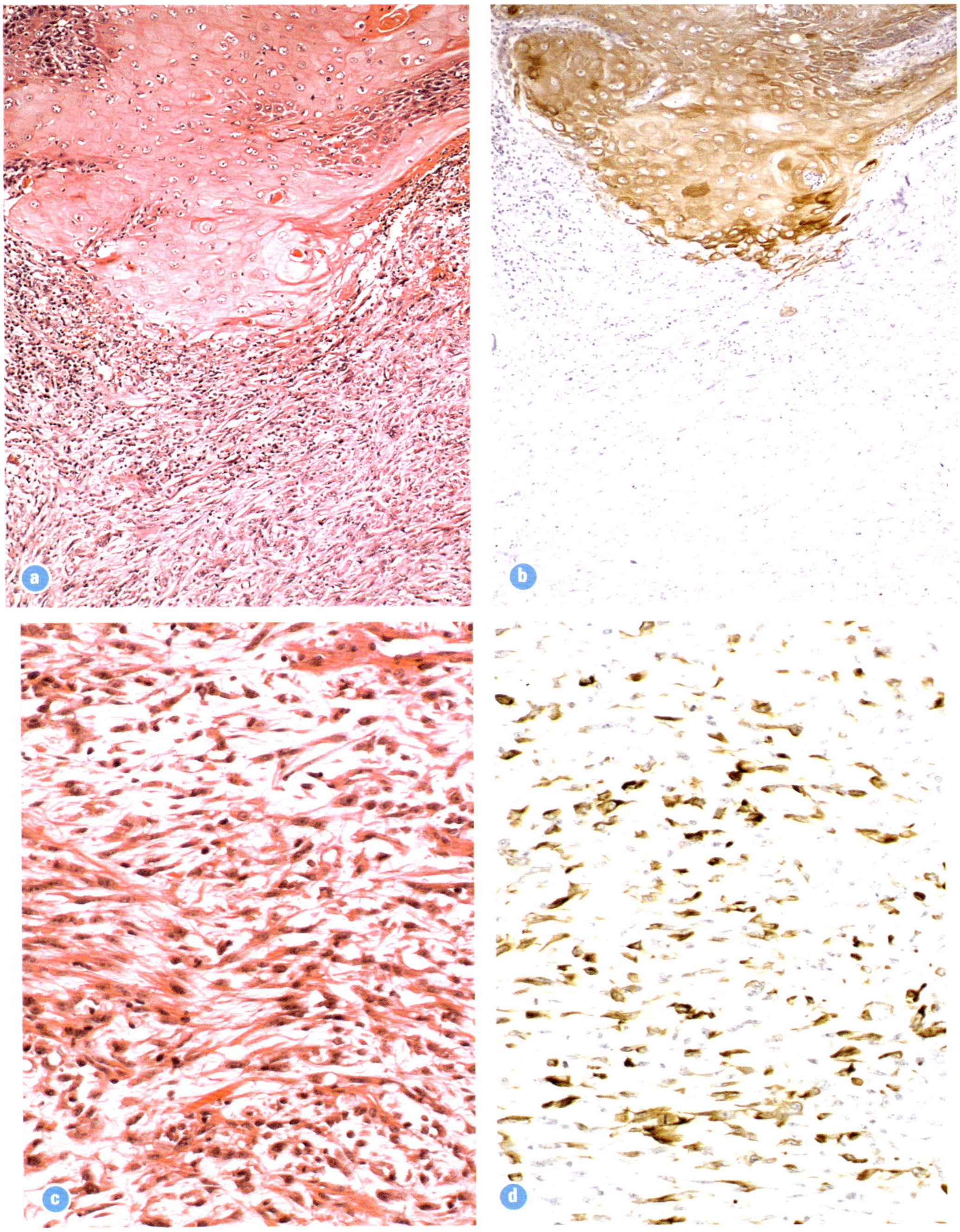

图 6.31　梭形细胞癌。(a) 传统鳞状细胞癌与梭形细胞成分的交界部位。(b) 本例角蛋白阳性限于高分化成分。(c) 梭形细胞癌。(d) 肿瘤细胞角蛋白染色呈强阳性。(Cases courtesy of Dr Christopher D.M. Fletcher.)

这些肿瘤生长迅速，在某些情况下可自行消退，偶尔可发展为具有转移能力的鳞状细胞癌。对于皮肤，可疑的因素包括紫外光、宿主基因突变、免疫抑制、化学性致癌物、病毒以及创伤[90]。

有关外阴角化棘皮瘤的报道极其少见。已有 2 例病例报告，治疗均采用局部切除，没有复发[91, 92]。尽管与高分化鳞状细胞癌难以鉴别，但据报道，肛门角化棘皮瘤的预后极佳[93-95]。

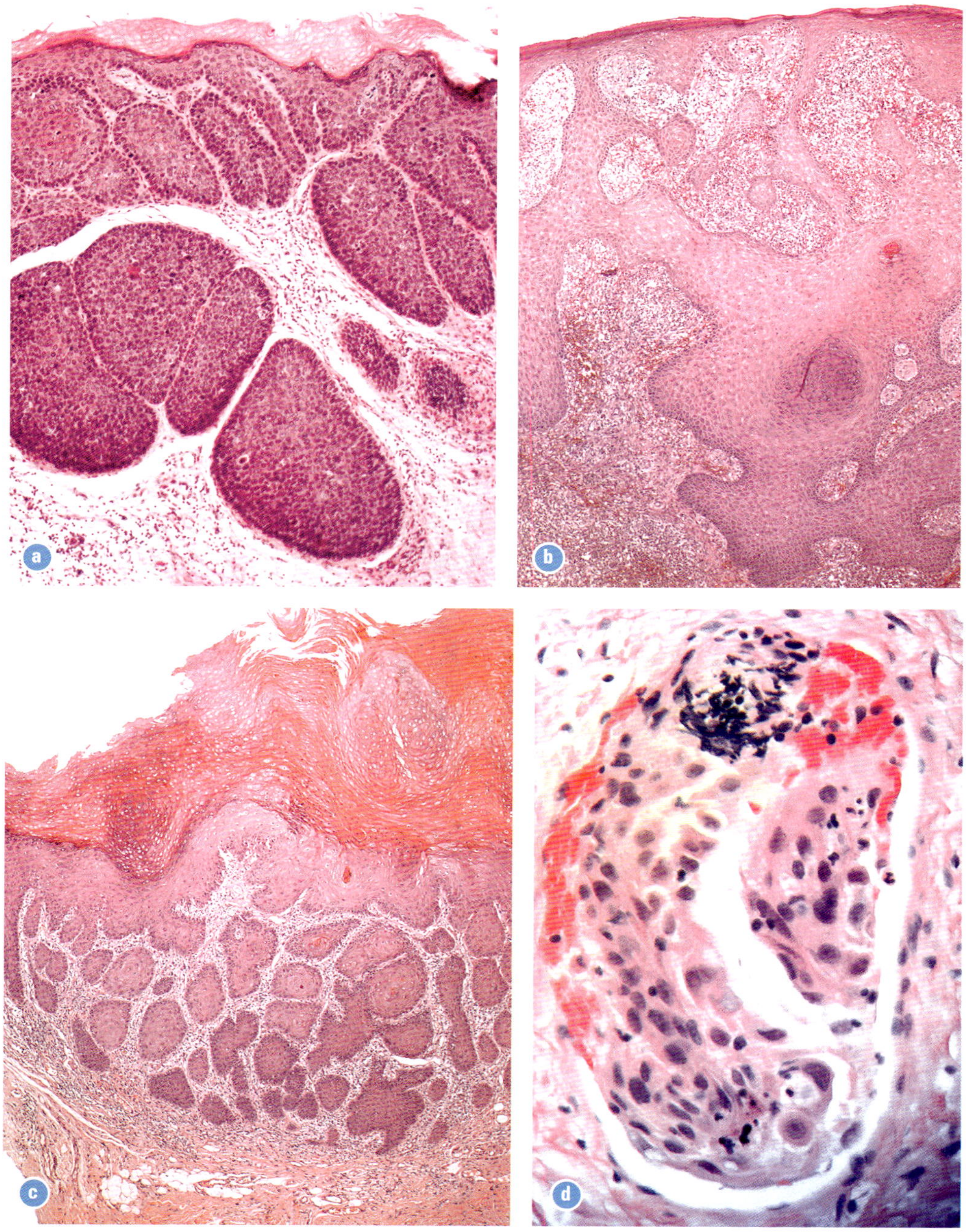

图 6.32 浸润的鉴别诊断。(a) 正切切面和（或）附属器受累。与浸润癌不同，细胞巢散在分布，形态一致，无相互交错现象。(b, c) 假上皮瘤性增生。(d) 肿瘤性上皮位于由于注射而产生的人工腔隙内。

组织学上，角化棘皮瘤呈孤立性内翻状，由高分化的肿瘤性角化细胞形成火山口结构，伴有中央角化（图 6.33 a, b）。部分肿瘤出现非典型性，有利于鳞状细胞癌的诊断（图 6.33 c）。因此区别角化棘皮瘤与鳞状细胞癌是根据细致评估整个病变，并且应了解这样一个事实，即角化棘皮瘤可能意味着鳞状细胞癌的早期阶段。如果病变符合角化棘皮瘤的标准，生长迅速且组织学表现典型，可以进行保守切除。

浅表浸润（微小浸润）性鳞状细胞癌 Superficially invasive（microinvasive）squamous cell carcinoma

引言 INTRODUCTION

确认微小浸润性外阴鳞状细胞癌所依据的假设是：存在某个可评判确切的浸润深度，可以确定哪些患者不

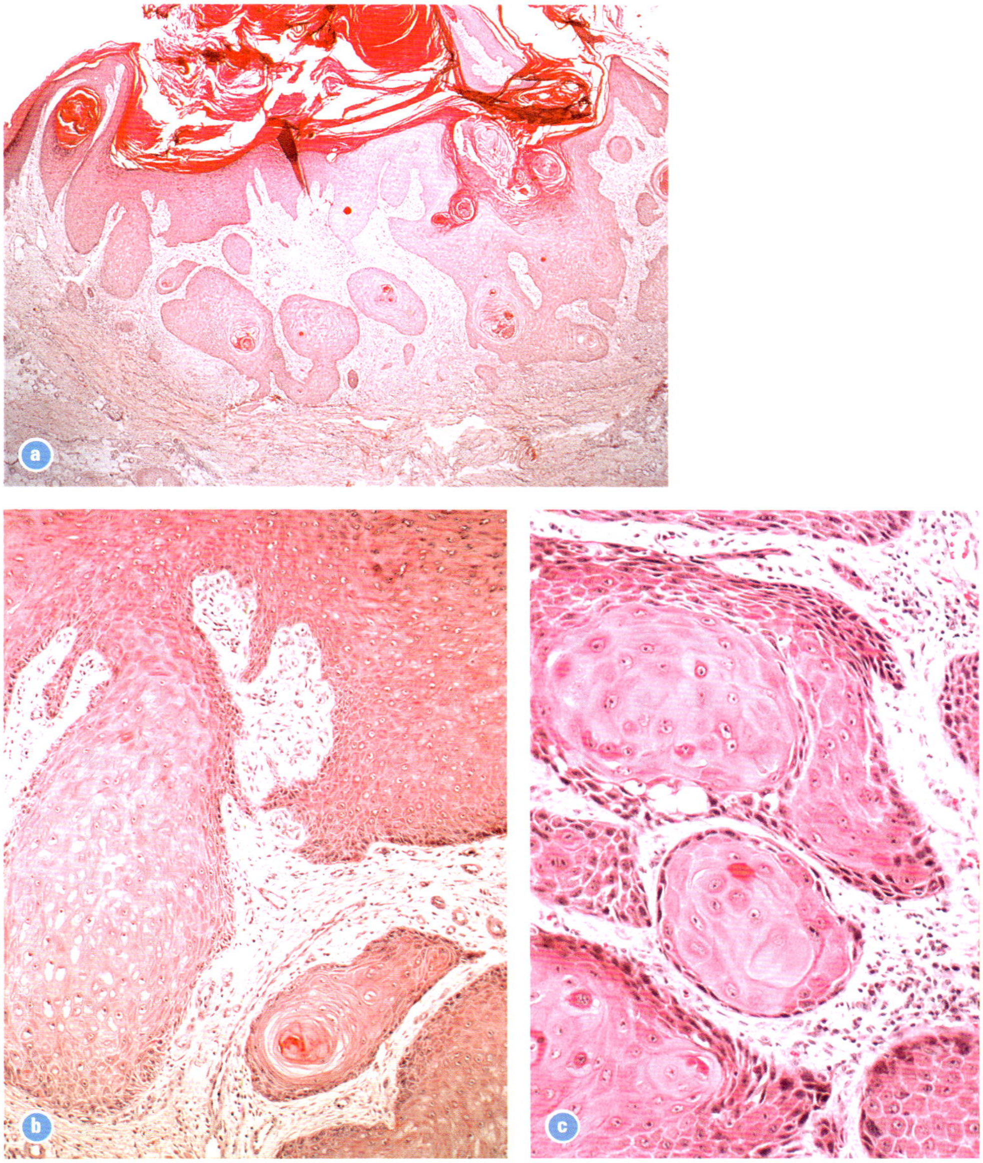

图 6.33　角化棘皮瘤。(a) 杯状病变。巢状结构并不复杂，非常类似于假上皮瘤性增生（见图 6.32 b, c)。(b) 高倍镜下无非典型性。(c) 高分化癌，上皮与间质交界处可见非典型性。

需要进行淋巴结清扫。不过，与宫颈的微小浸润癌的标准已经明确而且可遵循进行治疗不同，外阴微小浸润癌的定义尚未完全明确。这是由于外阴解剖学不仅需要注意肿瘤大小及浸润深度，还需要注意肿瘤的部位，因为后者可能影响对侧淋巴结转移的危险性。此外，外阴黏膜下层将肿瘤成分带入淋巴结的危险性远远高于宫颈。因此，相对于宫颈来说，早期外阴癌的自然病史差异较大。与宫颈一样，淋巴结未经处理的复发病例死亡危险性较高。据报道，很多早期经保守治疗的浸润癌病例最终出现远处转移并死亡[96-99]。

定义 DEFINITION

1984 年，ISSVD 外阴微小浸润癌工作小组推断：间质浸润深度是决定预后的关键因素，而病变的实际大小并不重要。然而，在宫颈，3.0mm的浸润深度被认定并非为安全值。Hoffman 等人发现，43 例有 2.0mm 浸润的患者没有出现转移[99]。Hacker 等人发现，浸润深度为 3.0mm 的患者的淋巴结转移率令人难以接受[100]。多数人反对用微小浸润一词替代 Ia 期癌，并认定其标准为：单个病变深度不超过1.0mm，且直径不超过 2.0mm（表 6.5）。多部位浸润并不符合这种定义[96]。

其他研究已对浸润深度与发生淋巴结转移危险性之间的关系进行了研究，结果见表 6.6[101-104]。一个妇产科肿瘤研究小组重申了病变厚度的重要性，指出 50% 的外阴癌厚度不足 5.0mm，其中 20% 转移至淋巴结[105]。在这种病变中，与淋巴结受累关系最大的是肿瘤厚度、组织学分级、毛细血管-淋巴管浸润（CLSI）、阴蒂或会阴受累以及临床有可疑淋巴结。在一项有 272 例女性的回顾性研究中，有两组患者没有淋巴结转移的组织学表现。第一组患者临床上淋巴结阴性，没有毛细血管-淋巴管浸润，没有 1 级（高分化）的中线肿瘤，厚度小于 5.0mm。第二组患者具有上述特征，并且为厚度小于 2.0mm 的 2 级肿瘤[105]。尽管存在这两种一般类型，厚度超过1.0mm的肿瘤还是有发生淋巴结转移的足够危险性，这个深度被认为是决定是否进行淋巴结清扫的最恰当的阈值（表 6.6）[106]。此外，即使切除的淋巴结为阴性，也可能影响预后。Magrina 等人发现，在 30 例浸润不足 1mm 的女性中，1 例在 7.5 年时出现淋巴结复发，与之相比，10 例进行了淋巴结切除的女性中均没有复发[107]。上述观察确认，1.0mm 是可以接受的用以决定治疗方式的阈值。早期浸润癌的病例如图 6.34 所示。治疗方案在下面讨论。

表 6.6　早期浸润性外阴癌的淋巴结转移

深度 *	数量	受累百分数
＜ 1mm	103	0
0 ~ 3mm	277	8.3
3 ~ 5mm	22	41

* 宽度＜ 2.0 cm 的病变[97, 98, 100-105]。

与宫颈一样，毛细血管-淋巴管浸润与否会影响预后。在一组 I 期肿瘤的研究中，Iversen 认为，发生淋巴结转移的危险性在有毛细血管-淋巴管浸润的肿瘤中为 40%，而在没有毛细血管-淋巴管浸润的肿瘤中仅为 3%[108]。

早期浸润癌的其他有关研究 OTHER STUDIES OF EARLY INVASIVE CARCINOMA

自然病史 Natural history

鳞状细胞癌的病程可以预测，首先出现浅表腹股沟淋巴结受累，随后向腹股沟深部及盆腔淋巴结播散（图 6.35）[109]。与死亡关系最密切的危险因素是淋巴结受累。对于没有腹股沟和盆腔淋巴结受累的肿瘤，死亡率大约分别为10%、60% 及80%。多数复发发生在手术后 1 年之内[110, 111]。

表 6.5　外阴癌的 FIGO 分期（1995）

分期	描述	外阴根治术后 5 年存活率（%）	精确的 5 年存活率
0	原位癌		
I	局限于外阴，≤ 2cm	77.6 ~ 87.5	86 ~ 97
IA	浸润≤ 1mm		
IB	浸润＞ 1mm		
II	局限于外阴 / 会阴＞ 2cm	75 ~ 87	75 ~ 95
III	累及同侧淋巴结、阴道、肛门、尿道下 2/3	39.5 ~ 56.3	44 ~ 50
IV	播散超出外阴	8.3	–
IVA	累及尿道上 1/3、膀胱、直肠黏膜、骨盆、双侧淋巴结		
IVB	远处转移，包括盆腔淋巴结		

American Joint Commission on Cancer staging of vulvar carcinoma.[100,105] Summarized by Fu.[106]

其他危险因素 Other risk factors

影响预后的其他病理学危险因素包括以下几个方面：

1. 局部复发：Rouzier 等人提出，原来手术部位或皮肤边缘部位复发为重要的预后不良因素，5 年的癌相关性死亡危险性为 71%[112]。值得注意的是，手术部位以外区域复发并不影响死亡率。
2. 其他不甚重要的因素：包括年纪较大（73 岁以上）、肥胖、吸烟以及多产[113]。
3. 主要的病理学危险因素：肿瘤分期、血管浸润以及淋巴结受累。一项多中心的研究显示，5 年生存率会阴复发的为 60%，腹股沟和盆腔复发的为 27%，远处复发的为 15%，多处复发的为 14%[111]。

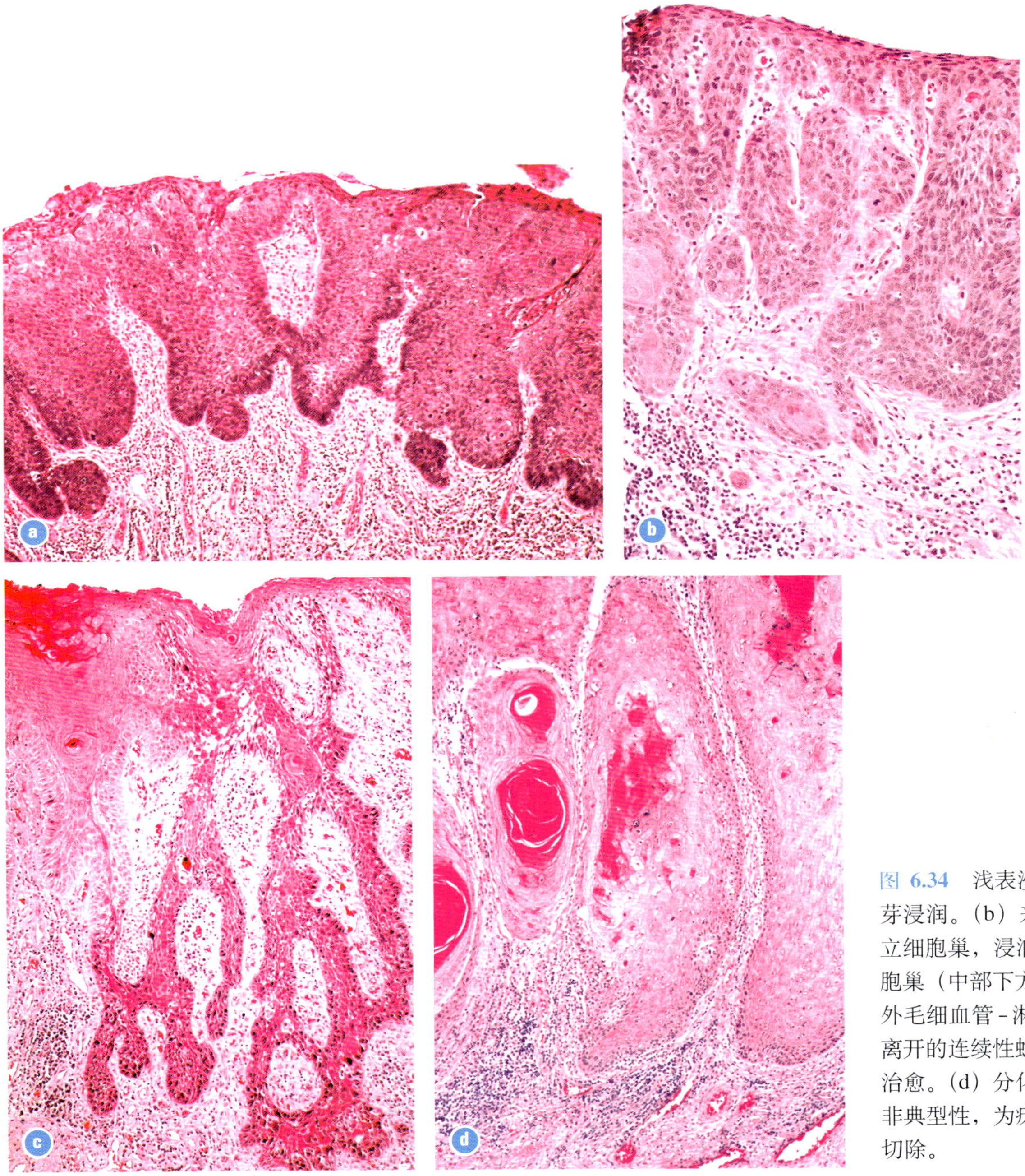

图 6.34 浅表浸润的形态。(a) 早期出芽浸润。(b) 来自经典 VIN 的小的独立细胞巢，浸润深度<1.0mm。一个细胞巢（中部下方）需要进一步评估以除外毛细血管 - 淋巴管浸润。(c) 尚未分离开的连续性蛇状结构，推测切除可以治愈。(d) 分化非常好的细胞巢，没有非典型性，为疣状癌的特征。已行局部切除。

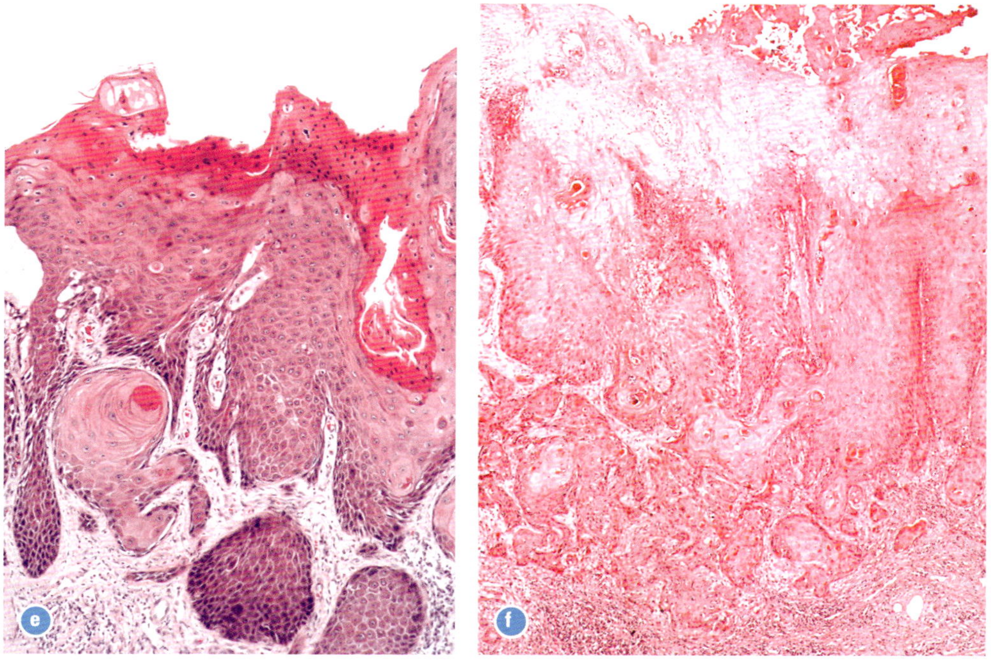

图 6.34 续（e）浅表高分化鳞状细胞癌。淋巴结清扫为阴性。（f）浸润性鳞状细胞癌，肿瘤长度为10mm，厚度为3mm。肿瘤转移至局部淋巴结，最终患者死亡。

4. 组织学类型及HPV状况：两者均对预后产生影响，但意见不一。Pinto 等人发现，基底细胞样结构（HPV阳性）死亡的危险性超过 3 倍[114]。另外一项研究显示，相邻黏膜出现经典 VIN 的病例生存率高于出现硬化性苔藓病例的生存率[112, 115]。一项研究发现，HPV 阳性肿瘤的生存率较高[116]。
5. 与 VIN 共存：Rowley 等人提出，同时伴有 VIN 病变时发生转移的危险性较低（34 例中有 1 例）[117]。
6. 淋巴结转移的程度：Hoffman 等人发现，淋巴结转移的大小及数量对预后影响较大[118]。
7. 术后时间：大约 90% 的复发发生于 2 年之内[111]。
8. 血管浸润：伴有毛细血管 - 淋巴管浸润的病例转移至淋巴结者为72%，而没有毛细血管 - 淋巴管浸润的病例为 34%。
9. 阴蒂累及：27.4% 转移至淋巴结，如果病变局限于阴唇，则仅为 7.4%[119-121]。

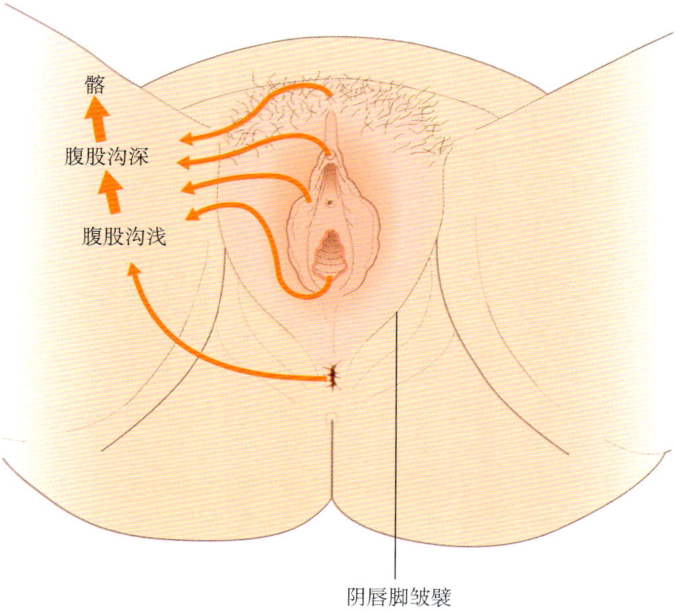

图 6.35 外阴淋巴引流。(Modified from Wilkinson et al. (Fig. 4.4), with permission.) [109]

治疗 MANAGEMENT

1. 早期浸润癌：如果符合以下标准，则采用局部扩大切除以及同侧淋巴结清扫：病变< 2.0cm，未累及中线结构，以及临床上无可疑淋巴结。
2. Ⅱ期或Ⅱ期以上，或者累及中线：标准治疗采用广泛切除或外阴切除加双侧淋巴结清扫。
3. 外阴癌治疗中的前哨淋巴结：外阴癌治疗中有关前哨淋巴结的评估尤其值得注意，因为理论上它可能减少腹股沟淋巴结需要清扫的范围。Moore 等人发现，前哨淋巴结为腹股沟淋巴结链受累的可靠指标，可以证实外阴癌的特征性的淋巴结播散类型[122, 123]。即使微小转移也可能需要广泛切除[124]。存在的问题是：患者是否愿意仅凭单一的前哨淋巴结阴性而放弃较为广泛的手术治疗，其假阴性率为 5% ~ 10%[125, 126]。通过对这些淋巴结进行仔细的镜下检查以及连续切片，可以减小假阴性的危险性[126, 127]。有些学者还注意到，经验以及染色定位技术可以减少假阴性的发生[128]。

基底细胞癌 Basal cell carcinoma

外阴基底细胞癌罕见，在 Brigham and Women 医院，大约每 20 例鳞状细胞癌病例中可见到 1 例基底细胞癌。这种肿瘤 HPV 阴性，患者一般为 61 ~ 70 岁或 71 ~ 80 岁[129]。肿瘤临床上表现为盘状隆起样或溃疡性肿瘤，但有些可能呈息肉样（图 6.36）[130]。

组织学上，外阴基底细胞癌所见与皮肤基底细胞癌所见一致，出现成团的一致性的基底细胞，周边细胞核呈栅栏状排列，可见单个细胞坏死，没有鳞状细胞癌那样的显著非典型性（图 6.37）。然而，有些病理学特征可能导致诊断上的混乱，包括以下几点：

1. 术中诊断的潜在陷阱：由于基底细胞癌为非转移性肿瘤，术前或术中确认这些肿瘤至关重要。因此，对于任何外阴肿瘤，冰冻切片时都应考虑到基底细胞癌。
2. 亚型的确认，包括如下几种：(a) 传统的基底细胞癌，由呈粘着性成长的形态一致的基底细胞构成，

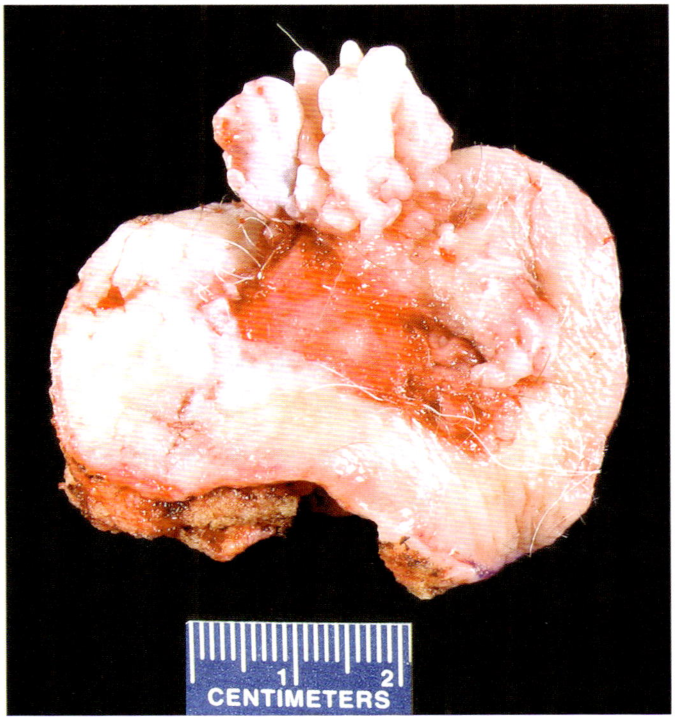

图 6.36　基底细胞癌，大体照片显示邻近浅溃疡的外生性部分。

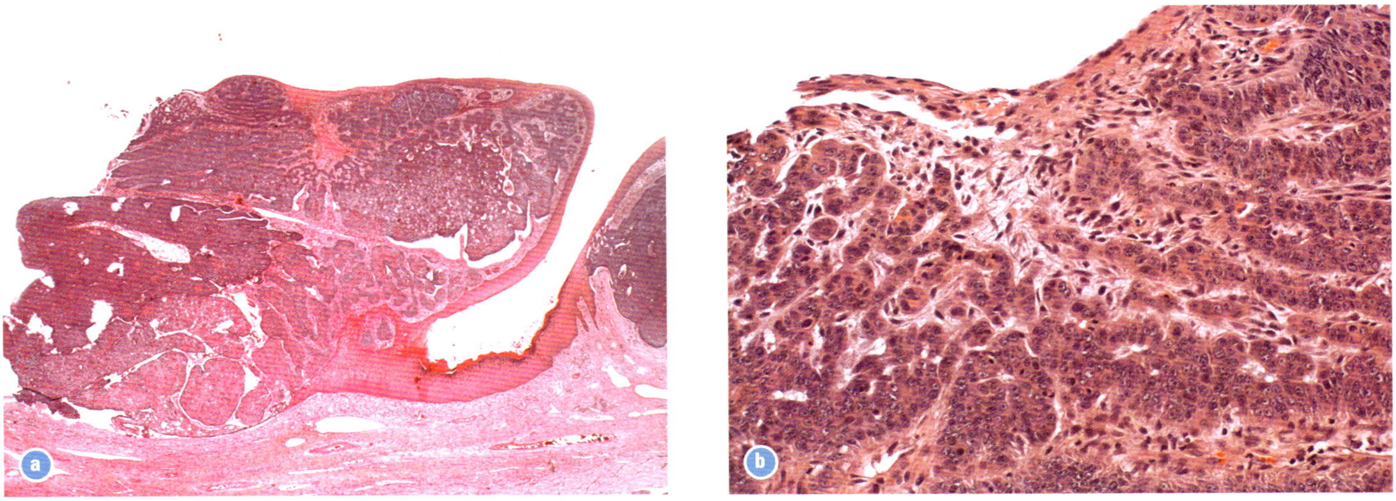

图 6.37　(a) 图 6.36 肿瘤的组织学表现。为被覆正常黏膜的蕈状肿瘤成分与伴有浅溃疡的扁平区域混合出现。(b) 高倍镜下表现。

并保留极性，核分裂指数及凋亡较低。(b) 异型(metatypical)(基底鳞状)基底细胞癌，出现明显鳞状分化，可能会与见于传统鳞状细胞癌的基底细胞样结构混淆。(c) 腺样基底细胞癌，出现腺样分化。

3. 基底细胞癌的鉴别诊断包括：(a) 鳞状细胞癌基底细胞样亚型。这种肿瘤细胞多形性程度显著，并伴有极性消失及明显的纤维组织增生。相邻上皮可见经典 VIN。(b) 分化性 VIN 可出现轻度基底细胞扩大。一般情况下，角化细胞的非典型性较为明显，并且有从鳞状细胞向基底细胞表型的细微转变，由此可将本病与浅表基底细胞癌区分开。(c) 腺样基底细胞癌可能与腺样囊性癌混淆。然而，后者位置较深，应当容易区别。(d) 有可能遇到罕见的未分类的基底细胞肿瘤，但一般浸润较为弥漫，分化较差。只有完全符合标准时才能诊断基底细胞癌，因为这种类型的癌不能保留淋巴结。(e) 其他皮肤附属器肿瘤也可能与基底细胞混淆，例如增生性外毛根鞘囊肿。增生性外毛根鞘囊肿表现为多发性皮下囊性病变，临床上容易区别[131]。
4. 治疗及预后：基底细胞癌被认为不发生转移，仅行局部扩大切除即可[132, 133]。然而，在其他人群中转移的发生率可能较高[133, 134]。

参考文献 References

1 Al Ghamdi A, Freedman D, Miller D, et al. Vulvar squamous cell carcinoma in young women: a clinicopathologic study of 21 cases. Gynecol Oncol 2002; 84:94–101.
2 Crum CP, Liskow A, Petras P, Keng WC, Frick HC. Vulvar intraepithelial neoplasia (severe atypia and carcinoma in situ). A clinicopathologic analysis of 41 cases. Cancer 1984; 54:1429–1434.
3 Sturgeon SR, Brinton LA, Devesa SS, Kurman RJ. In situ and invasive vulvar cancer incidence trends (1973 to 1987). Am J Obstet Gynecol 1992; 166:1482–1485.
4 Chiasson MA, Ellerbrock TV, Bush TJ, Sun XW, Wright TC Jr. Increased prevalence of vulvovaginal condyloma and vulvar intraepithelial neoplasia in women infected with the human immunodeficiency virus. Obstet Gynecol 1997; 89:690–694.
5 Conley LJ, Ellerbrock TV, Bush TJ, et al. HIV-1 infection and risk of vulvovaginal and perianal condylomata acuminata and intraepithelial neoplasia: a prospective cohort study. Lancet 2002; 359:108–113.
6 Crum CP, McLachlin CM, Tate JE, Mutter GL. Pathobiology of vulvar squamous neoplasia. Curr Opin Obstet Gynecol 1997; 9:63–69.
7 Brinton LA, Nasca PC, Mallin K, et al. Case-control study of cancer of the vulva. Obstet Gynecol 1990; 75:859–866.
8 Andersen WA, Franquemont DW, Williams J, Taylor PT, Crum CP. Vulvar squamous cell carcinoma and papillomaviruses: two separate entities? Am J Obstet Gynecol 1991; 165:329–335.
9 Daling JR, Sherman KJ, Hislop TG, et al. Cigarette smoking and the risk of anogenital cancer. Am J Epidemiol 1992; 135:180–189.
10 Mitchell MF, Prasad CJ, Silva EG, et al. Second genital primary squamous neoplasms in vulvar carcinoma: viral and histopathologic correlates. Obstet Gynecol 1993; 81(1):13–18.
11 Worsham MJ, Dyke DL Van, Grenman SE, et al. Consistent chromosome abnormalities in squamous cell carcinoma of the vulva. Genes Chromosomes Cancer 1991; 3(6):420–432.
12 Hart WR. Vulvar intraepithelial neoplasia: historical aspects and current status. Int J Gynecol Pathol 2001; 20(1):16–30.
13 Lin MC, Mutter GL, Trivijisilp P, et al. Patterns of allelic loss (LOH) in vulvar squamous carcinomas and adjacent noninvasive epithelia. Am J Pathol 1998; 152:1313–1318.
14 Pinto AP, Lin MC, Sheets EE, et al. Allelic imbalance in lichen sclerosus, hyperplasia and intraepithelial neoplasia of the vulva. Gynecol Oncol 2000; 77:171–176.
15 Leibowitch M, Neill S, Pelisse M, Moyal-Baracco M. The epithelial changes associated with squamous cell carcinoma of the vulva: a review of the clinical, histological and viral findings in 78 women. Br J Obstet Gynaecol 1990; 97:1135–1139.
16 Haefner HK, Tate JE, McLachlin CM, Crum CP. Vulvar intraepithelial neoplasia: age, morphological phenotype, papillomavirus DNA and coexisting invasive carcinoma. Hum Pathol 1995; 26(2):147–154.
17 Ansink AC, Krul MR, De Weger RA, et al. Human papillomavirus, lichen sclerosus and squamous cell carcinoma of the vulva: detection and prognostic significance. Gynecol Oncol 1994; 52:180–184.
18 Gissmann L, de Villiers EM, zur Hausen H. Analysis of human genital warts (condylomata acuminata) and other genital tumors for human papillomavirus type 6 DNA. Int J Cancer 1982; 29(2):143–146.
19 Taichman LB, Reilly SS, LaPorta RF. The role of keratinocyte differentiation in the expression of epitheliotropic viruses. J Invest Dermatol 1983; 81:137s–140s.
20 Beutner KR. Human papilloma virus infection of the vulva. Semin Dermatol 1996; 15:2–7.
21 McLachlin CM, Kozakewich H, Craighill M, O'Connell B, Crum CP. Histologic correlates of vulvar human papillomavirus infection in children and young adults. Am J Surg Pathol 1994; 18:728–735.
22 Bai H, Cviko A, Granter S, et al. Immunophenotypic and viral (human papillomavirus) correlates of vulvar seborrheic keratosis. Hum Pathol 2003; 34(6):559–564.
23 Li J, Ackerman AB. 'Seborrheic keratoses' that contain human papillomavirus are condylomata acuminata. Am J Dermatopathol 1994; 16(4):398–408.

24 Nucci MR, Genest DR, Tate JE, Sparks CK, Crum CP. Pseudobowenoid change of the vulva: a histologic variant of untreated condylomata acuminatum. Mod Pathol 1996; 9:375–379.

25 Slater LJ. Correspondence re: Nucci MR, Genest DR, Tate JE, Sparks CK, Crum CP: Pseudobowenoid change of the vulva: a histologic variant of untreated condyloma acuminatum, in Mod Pathol 1996; 9:375. Mod Pathol 1996; 9(8):871.

26 Archard HO, Heck JW, Stanley HR. Focal epithelial hyperplasia: an unusual oral mucosal lesion found in Indian children. Oral Surg Oral Med Oral Pathol 1965; 20:201–212.

27 Bassioukas K, Danielides V, Georgiou I, et al. Oral focal epithelial hyperplasia. Eur J Dermatol 2000; 10(5):395–397.

28 Nucci MR, Young RH, Fletcher CD. Cellular pseudosarcomatous fibroepithelial stromal polyps of the lower female genital tract: an under-recognized lesion often misdiagnosed as sarcoma. Am J Surg Pathol 2000; 24:231–240.

29 Moyal-Barracco M, Leibowitch M, Orth G. Vestibular papillae of the vulva. Lack of evidence for human papillomavirus etiology. Arch Dermatol 1990; 126:1594–1598.

30 Nuovo GJ, Blanco JS, Silverstein SJ, Crum CP. Histologic correlates of papillomavirus infection of the vagina. Obstet Gynecol 1988; 72(5):770–774.

31 McLachlin CM, Mutter GL, Crum CP. Multinucleated atypia of the vulva. Report of a distinct entity not associated with human papillomavirus. Am J Surg Pathol 1994; 18:1233–1239.

32 LeBoit PE. Multinucleated atypia. Am J Surg Pathol 1996; 20(4):507.

33 Logani S, Lu D, Quint WG, Ellenson LH, Pirog EC. Lowgrade vulvar and vaginal intraepithelial neoplasia: correlation of histologic features with human papillomavirus DNA detection and MIB-1 immunostaining. Mod Pathol 2003; 16(8):735–741.

34 Mittal K, Palazzo J. Cervical condylomas show higher proliferation than do inflamed or metaplastic cervical squamous epithelium. Mod Pathol 1998; 11(8):780–783.

35 Ferenczy A, Mitao M, Nagai N, Silverstein SJ, Crum CP. Latent papillomavirus and recurring genital warts. N Engl J Med 1985; 313(13):784–788.

36 Ferenczy A. Comparison of 5-fluorouracil and CO_2 laser for treatment of vaginal condylomata. Obstet Gynecol 1984; 64:773–778.

37 Ferenczy A. Treating genital condyloma during pregnancy with the carbon dioxide laser. Am J Obstet Gynecol 1984; 148:9–12.

38 Ferenczy A. Using the laser to treat vulvar condylomata acuminata and intraepidermal neoplasia. Can Med Assoc J 1983; 128:135–137.

39 Allen AL, Siegfried EC. The natural history of condyloma in children. J Am Acad Dermatol 1998; 39(6):951–955.

40 Hammerschlag MR. Sexually transmitted diseases in sexually abused children: medical and legal implications. Sex Transm Infect 1998; 74(3):167–174.

41 Moscicki AB. Genital HPV infections in children and adolescents. Obstet Gynecol Clin North Am 1996; 23(3):675–697.

42 Armstrong DK, Handley JM. Anogenital warts in prepubertal children: pathogenesis, HPV typing and management. Int J STD AIDS 1997; 8(2):78–81.

43 Stevens-Simon C, Nelligan D, Breese P, Jenny C, Douglas JM Jr. The prevalence of genital human papillomavirus infections in abused and nonabused preadolescent girls. Pediatrics 2000; 106(4):645–649.

44 Silverberg MJ, Thorsen P, Lindeberg H, Grant LA, Shah KV. Condyloma in pregnancy is strongly predictive of juvenile-onset recurrent respiratory papillomatosis. Obstet Gynecol 2003; 101(4):645–652.

45 Derkay CS, Darrow DH. Recurrent respiratory papillomatosis of the larynx: current diagnosis and treatment. Otolaryngol Clin North Am 2000; 33(5):1127–1142.

46 Shah K, Kashima H, Polk BF, et al. Rarity of cesarean delivery in cases of juvenile-onset respiratory papillomatosis. Obstet Gynecol 1986; 68(6):795–799.

47 Kaufman RH, Gardner HL. Intraepithelial carcinoma of the vulva. Clin Obstet Gynecol 1965; 8:1035–1050.

48 Ikenberg H, Schworer D, Pfleiderer A. [Detection of human papilloma virus (HPV) DNA in vulvar cancers]. Geburtshilfe Frauenheilkd 1988; 48:776–780. [in German]

49 Friedrich EG Jr. Wilkinson EJ, Fu YS. Carcinoma in situ of the vulva: a continuing challenge. Am J Obstet Gynecol 1980; 136:830–843.

50 Sillman FH, Sentovich S, Shaffer D. Ano-genital neoplasia in renal transplant patients. Ann Transplant 1997; 2(4):59–66.

51 Crum CP, Fu YS, Levine RU, et al. Intraepithelial squamous lesions of the vulva: biologic and histologic criteria for the distinction of condylomas from vulvar intraepithelial neoplasia. Am J Obstet Gynecol 1982; 144:77–83.

52 Crum CP, Braun LA, Shah KV, et al. Vulvar intraepithelial neoplasia: correlation of nuclear DNA content and the presence of a human papilloma virus (HPV) structural antigen. Cancer 1982; 49:468–471.

53 Kurman RJ, Toki T, Schiffman MH. Basaloid and warty carcinomas of the vulva. Distinctive types of squamous cell carcinoma frequently associated with human papillomaviruses. Am J Surg Pathol 1993; 17:133–145.

54 Ulbright TM, Stehman FB, Roth LM, Ehrlich CE, Ransburg RC. Bowenoid dysplasia of the vulva. Cancer 1982; 50:2910–2919.

55 Wade TR, Kopf AW, Ackerman AB. Bowenoid papulosis of the genitalia. Arch Dermatol 1979; 115(3):306–308.

56 Shatz P, Bergeron C, Wilkinson EJ, Arseneau J, Ferenczy A. Vulvar intraepithelial neoplasia and skin appendage involvement. Obstet Gynecol 1989; 74:769–774.

57 Benedet JL, Wilson PS, Matisic J. Epidermal thickness and skin appendage involvement in vulvar intraepithelial neoplasia. J Reprod Med 1991; 36:608–612.

58 Raju RR, Goldblum JR, Hart WR. Pagetoid squamouscell

carcinoma in situ (pagetoid Bowen's disease) of the external genitalia. Int J Gynecol Pathol 2003; 22(2):127–135.
59 Brown HM, Wilkinson EJ. Uroplakin-III to distinguish primary vulvar Paget disease from Paget disease secondary to urothelial carcinoma. Hum Pathol 2002; 33:545–548.
60 Riethdorf S, Neffen EF, Cviko A, et al. p16INK4A expression as biomarker for HPV 16-related vulvar neoplasias. Hum Pathol 2004; 35(12):1477–1483.
61 Jones RW, McLean MR. Carcinoma in situ of the vulva: a review of 31 treated and five untreated cases. Obstet Gynecol 1986; 68:499–503.
62 Chafe W, Richards A, Morgan L, Wilkinson E. Unrecognized invasive carcinoma in vulvar intraepithelial neoplasia (VIN). Gynecol Oncol 1988; 31(1):154–165.
63 Jones RW, Rowan DM. Spontaneous regression of vulvar intraepithelial neoplasia 2–3. Obstet Gynecol 2000; 96:470–472.
64 Penna C, Fallani MG, Fambrini M, Zipoli E, Marchionni M. CO_2 laser surgery for vulvar intraepithelial neoplasia. Excisional, destructive and combined techniques. J Reprod Med 2002; 47(11):913–918.
65 Todd RW, Etherington IJ, Luesley DM. The effects of 5% imiquimod cream on high-grade vulval intraepithelial neoplasia. Gynecol Oncol 2002; 85(1):67–70.
66 Diaz-Arrastia C, Arany I, Robazetti SC, et al. Clinical and molecular responses in high-grade intraepithelial neoplasia treated with topical imiquimod 5%. Clin Cancer Res 2001; 7 (10):3031–3033.
67 Seters M van, Fons G, Beurden M van. Imiquimod in the treatment of multifocal vulvar intraepithelial neoplasia 2/3. Results of a pilot study. J Reprod Med 2002; 47:701–705.
68 Hart WR. Simplex (differentiated) VIN: an underappreciated threat. Cont Ob-Gyn 2003; 4:59–83.
69 Crum CP. Vulvar intraepithelial neoplasia: histopathology and associated viral changes. In: Wilkenson E, ed. Pathology of the vulva and vagina. Edinburgh, UK: Churchill Livingstone; 1987:79–102.
70 Duray PH, Merino MJ, Axiotis C. Warty dyskeratoma of the vulva. Int J Gynecol Pathol 1983; 2(3):286–293.
71 Kaddu S, Dong H, Mayer G, Kerl H, Cerroni L. Warty dyskeratoma – "follicular dyskeratoma": analysis of clinicopathologic features of a distinctive follicular adnexal neoplasm. J Am Acad Dermatol 2002; 47(3):423–428.
72 Yang B, Hart WR. Vulvar intraepithelial neoplasia of the simplex (differentiated) type: a clinicopathologic study including analysis of HPV and p53 expression. Am J Surg Pathol 2000; 24(3): 429–441.
73 Nascimento A, Medeiros F, Crum CP. New concepts in preinvasive squamous lesions of the vulva. Adv Anat Pathol 2005; 12:20–26.
74 Jones RW, Joura EA. Analyzing prior clinical events at presentation in 102 women with vulvar carcinoma. Evidence of diagnostic delays. J Reprod Med 1999; 44:766–768.
75 Rodke G, Friedrich EG Jr. Wilkinson EJ. Malignant potential of mixed vulvar dystrophy (lichen sclerosus associated with squamous cell hyperplasia). J Reprod Med 1988; 33:545–550.
76 Nascimento AF, Granter SR, Cviko A, et al. Vulvar acanthosis with altered differentiation: a precursor to verrucous carcinoma? Am J Surg Pathol 2004; 28(5):638–643.
77 Brisigotti M, Moreno A, Murcia C, Matias-Guiu X, Prat J. Verrucous carcinoma of the vulva. A clinicopathologic and immunohistochemical study of five cases. Int J Gynecol Pathol 1989; 8(1):1–7.
78 Andersen ES, Sorensen IM. Verrucous carcinoma of the female genital tract: report of a case and review of the literature. Gynecol Oncol 1988; 30(3):427–434.
79 Dvoretsky PM, Bonfiglio TA. The pathology of vulvar squamous cell carcinoma and verrucous carcinoma. Pathol Annu 1986; 21:23–45.
80 Andreasson B, Bock JE, Strom KV, Visfeldt J. Verrucous carcinoma of the vulval region. Acta Obstet Gynecol Scand 1983; 62(2):183–186.
81 Japaze H, Dinh T Van, Woodruff JD. Verrucous carcinoma of the vulva: study of 24 cases. Obstet Gynecol 1982; 60(4):462–466.
82 Levitan Z, Kaplan AL, Kaufman RH. Advanced squamous cell carcinoma of the vulva after treatment for verrucous carcinoma. A case report. J Reprod Med 1992; 37(10):889–892.
83 Ergun SS, Kural YB, Buyukbabani N, et al. Giant condyloma acuminatum. Dermatol Surg 2003; 29(3):300–303.
84 Trombetta LJ, Place RJ. Giant condyloma acuminatum of the anorectum: trends in epidemiology and management: report of a case and review of the literature. Dis Colon Rectum 2001; 44(12):1878–1886.
85 Lomo L, Crum CP. Papillary carcinoma of the vulva. Mod Pathol 2004; 17:204A.
86 Cooper WA, Valmadre S, Russell P. Sarcomatoid squamous cell carcinoma of the vulva. Pathology 2002; 34(2):197–199.
87 Santeusanio G, Schiaroli S, Anemona L, et al. Carcinoma of the vulva with sarcomatoid features: a case report with immunohistochemical study. Gynecol Oncol 1991; 40(2):160–163.
88 Holst VA, Fair KP, Wilson BB, Patterson JW. Squamous cell carcinoma arising in Hailey-Hailey disease. J Am Acad Derm 2000; 43(2):368–371.
89 Lee ES, Allen D, Scurry J. Pseudoepitheliomatous hyperplasia in lichen sclerosus of the vulva. Int J Gynecol Pathol 2003; 22: 57–62.
90 Pattee SF, Silvis NG. Keratoacanthoma developing in sites of previous trauma: a report of two cases and review of the literature. J Am Acad Dermatol 2003; 48(2):S35–S38.
91 Rhatigan RM, Nuss RC. Keratoacanthoma of the vulva. Gynecol Oncol 1985; 21(1):118–123.
92 Gilbey S, Moore DH, Look KY, Sutton GP. Vulvar keratoacanthoma. Obstet Gynecol 1997; 89(5):848–850.
93 Kuppers F, Jongen J, Bock JU, Rabenhorst G. Keratoacanthoma in the differential diagnosis of anal carcinoma: difficult diagnosis, easy therapy. Report of three cases. Dis

Colon Rectum 2000; 43(3):427–429.
94 Elliott GB, Fisher BK. Perianal keratoacanthoma. Arch Dermatol 1967; 95(1):81–82.
95 Jensen SL, Sjolin KE. Keratoacanthoma of the anus. Report of three cases. Dis Colon Rectum 1985; 28(10):743–745.
96 Kneale BL. Carcinoma of the vulva then and now. The 1987 ISSVD presidential address. J Reprod Med 1988; 33:496–499.
97 Atamdede F, Hoogerland D. Regional lymph node recurrence following local excision for microinvasive vulvar carcinoma. Gynecol Oncol 1989; 34:125–128.
98 Buckley CH, Butler EB, Fox H. Vulvar intraepithelial neoplasia and microinvasive carcinoma of the vulva. J Clin Pathol 1984; 37:1201–1211.
99 Hoffman JS, Kumar NB, Morley GW. Microinvasive squamous carcinoma of the vulva: search for a definition. Obstet Gynecol 1983; 61:615–618.
100 Hacker NF, Berek JS, Lagasse LD, Nieberg RK. Microinvasive carcinoma of the vulva. Obstet Gynecol 1983; 62:134–135.
101 Heaps JM, Fu YS, Montz FJ, Hacker NF, Berek JS. Surgical-pathologic variables predictive of local recurrence in squamous cell carcinoma of the vulva. Gynecol Oncol 1990; 38(3):309–314.
102 Morley GW. Infiltrative carcinoma of the vulva: results of surgical treatment. Am J Obstet Gynecol 1976; 124(8):874–888.
103 Parker RT, Duncan I, Rampone J, Creasman W. Operative management of early invasive epidermoid carcinoma of the vulva. Am J Obstet Gynecol 1975; 123(4):349–355.
104 DiSaia PJ, Creasman WT, Rich WM. An alternate approach to early cancer of the vulva. Am J Obstet Gynecol 1979; 133(7):825–832.
105 Homesley HD, Bundy BN, Sedlis A, et al. Prognostic factors for groin node metastasis in squamous cell carcinoma of the vulva (a Gynecologic Oncology Group study) Gynecol Oncol 1993; 49(3):279–283.
106 Fu YS, ed. Benign and malignant epithelial tumors of the vulva. In: Pathology of the uterine cervix, vagina and vulva. London: WB Saunders; 2002:168–231.
107 Magrina JF, Gonzalez-Bosquet J, Weaver AL, et al. Squamous cell carcinoma of the vulva stage IA: long-term results. Gynecol Oncol 2000; 76(1):24–27.
108 Iversen T. Squamous cell carcinoma of the vulva. Localization of the primary tumor and lymph node metastases. Acta Obstet Gynecol Scand 1981; 60(2):211–214.
109 Wilkinson EJ, Rico MJ, Pierson KK. Microinvasive carcinoma of the vulva. Int J Gynecol Pathol 1982; 1(1):29–39.
110 Nordin A, Mohammed KA, Naik R, de Barros Lopes A, Monaghan J. Does long-term follow-up have a role for node negative squamous carcinoma of the vulva? The Gateshead experience. Eur J Gynaecol Oncol 2001; 22(1):36–39.
111 Maggino T, Landoni F, Sartori E, et al. Patterns of recurrence in patients with squamous cell carcinoma of the vulva. A multicenter CTF Study. Cancer 2000; 89(1):116–122.
112 Rouzier R, Morice P, Haie-Meder C, et al. Prognostic significance of epithelial disorders adjacent to invasive vulvar carcinomas. Gynecol Oncol 2001; 81(3):414–419.
113 Kouvaris JR, Kouloulias VE, Loghis CD, et al. Minor prognostic factors in squamous cell vulvar carcinoma. Eur J Gynaecol Oncol 2001; 22(4):305–308.
114 Pinto AP, Signorello LB, Crum CP, et al. Squamous cell carcinoma of the vulva in Brazil: prognostic importance of host and viral variables. Gynecol Oncol 1999; 74(1):61–67.
115 Zaino RJ, Husseinzadeh N, Nahhas W, Mortel R. Epithelial alterations in proximity to invasive squamous carcinoma of the vulva. Int J Gynecol Pathol 1982; 1:173–184.
116 Monk BJ, Burger RA, Lin F, et al. Prognostic significance of human papillomavirus DNA in vulvar carcinoma. Obstet Gynecol 1995; 85(5):709–715.
117 Rowley KC, Gallion HH, Donaldson ES, et al. Prognostic factors in early vulvar cancer. Gynecol Oncol 1988; 31(1): 43–49.
118 Hoffman JS, Kumar NB, Morley GW. Prognostic significance of groin lymph node metastases in squamous carcinoma of the vulva. Obstet Gynecol 1985; 66:402–405.
119 Rotmensch J, Rubin SJ, Sutton HG, et al. Preoperative radiotherapy followed by radical vulvectomy with inguinal lymphadenectomy for advanced vulvar carcinomas. Gynecol Oncol 1990; 36(2):181–184.
120 Figge DC, Gaudenz R. Related invasive carcinoma of the vulva. Am J Obstet Gynecol 1974; 119(3):382–395.
121 Figge DC, Tamimi HK, Greer BE. Lymphatic spread in carcinoma of the vulva. Am J Obstet Gynecol 1985; 152(4): 387–394.
122 Moore RG, DePasquale SE, Steinhoff MM, et al. Sentinel node identification and the ability to detect metastatic tumor to inguinal lymph nodes in squamous cell cancer of the vulva. Gynecol Oncol 2003; 89(3):475–479.
123 Penson RT, Fuller AF Jr. Nodal metastasis is highly consistent in squamous cell carcinoma of the vulva. J Clin Oncol 2001; 19(8):2364–2365.
124 Tamussino KF, Bader AA, Lax SF, Aigner RM, Winter R. Groin recurrence after micrometastasis in a sentinel lymph node in a patient with vulvar cancer. Gynecol Oncol 2002; 86(1):99–101.
125 Hullu JA De, Hollema H, Lolkema S, et al. Vulvar carcinoma. The price of less radical surgery. Cancer 2002; 95(11):2331–2338.
126 Hullu JA de, Hollema H, Piers DA, et al. Sentinel lymph node procedure is highly accurate in squamous cell carcinoma of the vulva. J Clin Oncol 2000; 18(15):2811–2816.
127 Molpus KL, Kelley MC, Johnson JE, Martin WH, Jones HW 3rd. Sentinel lymph node detection and microstaging in vulvar carcinoma. J Reprod Med 2001; 46(10):863–869.
128 Levenback C. Intraoperative lymphatic mapping and sentinel node identification: gynecologic applications. Recent Results Cancer Res 2000; 157:150–158.
129 Gibson GE, Ahmed I. Perianal and genital basal cell carcinoma:

a clinicopathologic review of 51 cases. J Am Acad Dermatol 2001; 45(1):68–71.
130 Takahashi H. Non-ulcerative basal cell carcinoma arising on the genitalia. J Dermatol 2000; 27(12):798–801.
131 Ramesh V, Iyengar B. Proliferating trichilemmal cysts over the vulva. Cutis 1990; 45(3):187–189.
132 Mulayim N, Foster Silver D, Tolgay Ocal I, Babalola E. Vulvar basal cell carcinoma: two unusual presentations and review of the literature. Gynecol Oncol 2002; 85(3):532–537.
133 Benedet JL, Miller DM, Ehlen TG, Bertrand MA. Basal cell carcinoma of the vulva: clinical features and treatment results in 28 patients. Obstet Gynecol 1997; 90(5):765–768.
134 Mizushima J, Ohara K. Basal cell carcinoma of the vulva with lymph node and skin metastasis – report of a case and review of 20 Japanese cases. J Dermatol 1995; 22(1):36–42.

7 外阴腺体和其他恶性肿瘤

Glandular and other malignancies of the vulva

Christopher P. Crum 著

钱利华译　回允中校

引言 Introduction

外阴最常见的上皮性恶性肿瘤为鳞状细胞癌及其前期病变。其余的肿瘤比较少见，包括腺鳞癌、腺癌（包括前庭大腺转移癌以及神经内分泌癌）（表 7.1）[1]。

腺鳞癌 Adenosquamous carcinoma

皮肤附属器的腺鳞癌是较为熟知的鳞状细胞癌亚型，主要发生在暴露于阳光的头颈部，极少出现转移。1974 年，Lasser 等人描述了外阴的类似病变，且其转移的发生率可能较高[2]。从那以后，其他一些研究证实了这种肿瘤的侵袭性行为，以及其与传统鳞状细胞癌区别的重要性。有报道其可伴发汗腺腺瘤，虽然这种情况极为罕见[3]。

表 7.1　伴有腺样分化的外阴肿瘤

腺鳞癌
Paget 病
异位乳腺癌
附属器癌
微小囊性癌
腺囊性基底细胞癌
外分泌腺导管癌
透明细胞汗腺癌
顶泌汗腺癌
外分泌腺汗孔癌
前庭大腺癌
腺样囊性癌
腺癌
转移性腺癌

在一项有 135 例外阴癌病例的研究中，腺鳞癌占了 18 例[4]。然而，根据作者的经验，不足 10% 的外阴鳞状细胞癌显示明显的腺样分化。关于人乳头状瘤病毒（HPV）的信息相对甚少，但在一项研究中，少数病例（16 例中有 1 例）HPV 呈阳性[5]。患者的平均年龄相对较大（65 至 70 岁之间），且与慢性外阴炎症性病变有关，进一步支持其发病机制与 HPV 无关。所有肿瘤均累及大阴唇，多数也可累及小阴唇[3]。多数情况下，原发性肿瘤和转移性肿瘤均可出现腺样分化。肿瘤发现时一般已处于晚期阶段。Underwood 等人发现，他们的患者诊断时无一例为 T-1 病变，而三分之二为 T-3 或更晚期的病变[4]。

组织学上，腺鳞癌表现为柱状与鳞状分化混合，前者由内衬一层到两层细胞的腔隙结构组成（图 7.1 a, b）。鳞状成分可出现棘层松解以及核异常的细胞脱落进入腺腔。基于超微结构观察，Johnson 和 Helwig 以及 Underwood 等人均认为，腺鳞癌来源于产生黏液的毛鞘细胞[4, 6]。另外一种解释为：传统鳞状细胞癌内出现选择性再分化。在考虑诊断为外阴腺鳞癌时，病理医师应当除外以下几种情况：（1）传统鳞状细胞癌出现棘层松解、脱屑区或实性成分以至表现为假腺样分化；（2）浸润性 Paget 病或其他呈明显柱状表现的附属器癌；（3）无色素性恶性黑色素瘤可类似于腺鳞癌，但一般通过原位黑色素瘤表现以及对适当的免疫染色（HMB-45）呈阳性，容易区别。

腺鳞癌的预后比传统鳞状细胞癌的预后差，尽管这种观点是基于少数研究报告[3]。治疗与相应分期的鳞状细胞癌的治疗相似（参见第 6 章）。

腺癌 Adenocarcinoma

Paget 病 PAGET'S DISEASE

Paget 病在外阴肿瘤中所占的比例不足 2%[7]。多数研究报告中患者的平均年龄大约为 65 岁；绝大多数患者诊断时年龄超过 50 岁。最常见的症状为外阴瘙痒，诊断前已有 1 ~ 17 年[7]。病变可累及大阴唇或小阴唇、会阴以及肛门，临床表现为湿疹样、红斑性、有时溃疡性病变（图 7.2）。

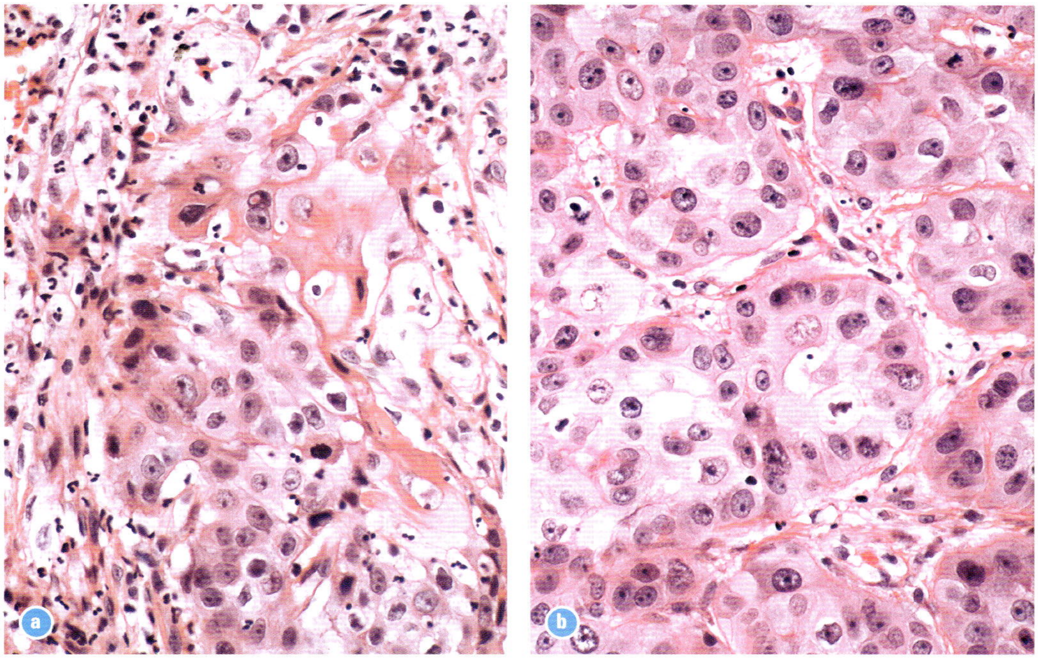

图 7.1 外阴腺鳞癌。(a) 角化灶；(b) 局灶腺泡形成，与 (a) 为同一病例。

外阴或任何部位的 Paget 病均以产生黏液的肿瘤细胞浸润鳞状黏膜或附属器为特征。病变可能起源于附属器，有证据支持其为顶泌汗腺以及外分泌腺导管来源[8,9]。乳腺 Paget 病一般伴有导管内癌或浸润性腺癌。外阴大多数 Paget 病病例不伴有浸润；大约 20% 的病例同时伴有浸润性腺癌，后者既可为上皮内病变的原因，又可为其结果[10, 11]。

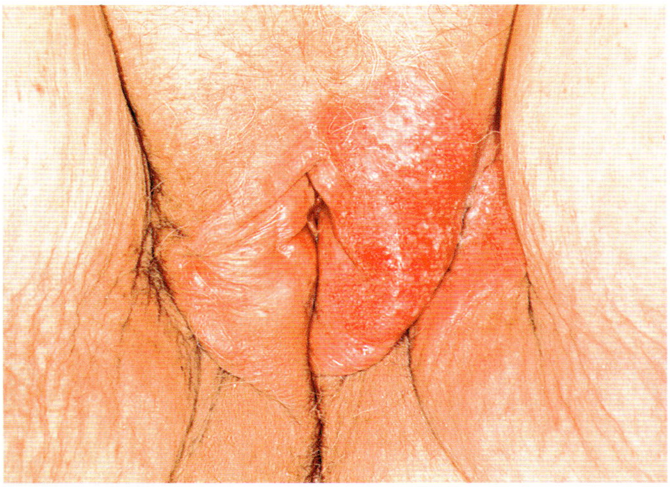

图 7.2 外阴 Paget 病的临床表现。患者左侧外阴为红斑性病变，并可见浅表溃疡。

组织学上，外阴 Paget 病的特征为大的卵圆形至多角形细胞，伴有淡染的胞浆，细胞核较大，核仁较小。这些细胞在上皮内可呈单个分布或大团或巢状排列，与正常鳞状上皮细胞交错分布，伴有或不伴有角化过度以及鳞状细胞角珠（图 7.3）。事实上，广泛切片总能发现附属器腺体局部受累，这一恒定表现更加支持 Paget 病来源于这些附属器结构（图 7.4）[9]。肿瘤细胞的特征是黏液、CEA 以及 her-2-neu 染色呈阳性（图 7.5）。

Paget 病的实验室及临床治疗方面需要重点关注如下几个方面：

1. 相关鳞状上皮病变：Brainard 和 Hart 报告了一系列与外阴 Paget 病有关的不同类型的鳞状上皮病变[12]。多数为良性鳞状上皮增生，包括棘层增厚（称为非特异性鳞状上皮增生）以及间质上皮混合性病变，包括“纤维上皮瘤样增生”以及乳头状瘤性增生。作者建议，出现这些病变时应当积极查找 Paget 病，尽管有关这些改变的特异性尚未明确。然而，作者还观察到，它们偶尔可与鳞状细胞肿瘤共存，包括极少数伴发 Paget 病的 HPV 阳性的鳞状细胞癌[12]。

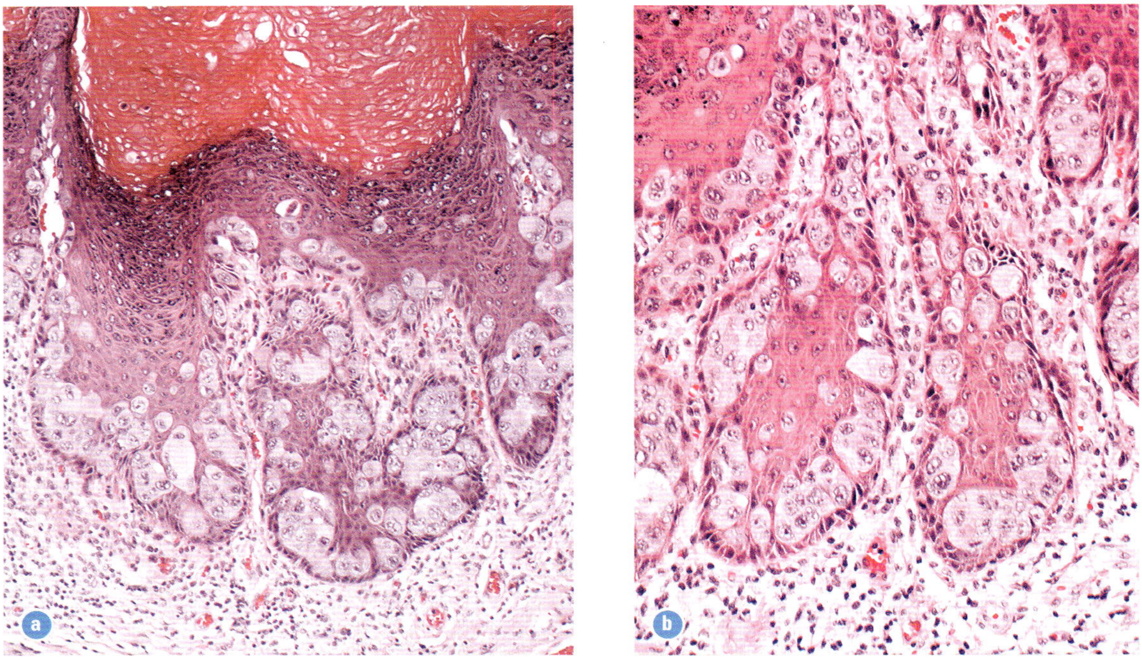
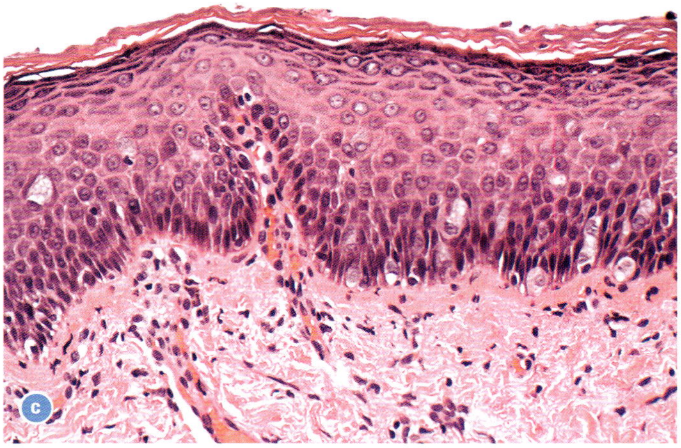

图 7.3　外阴 Paget 病。(a) 鳞状上皮被大而充满黏液的柱状细胞取代。(b) 高倍镜下表现。(c) 在一些病灶，Paget 细胞较为散在，不甚明显。

2. 除外类似病变：Paget 病必须与其他几种疾病鉴别。首先为恶性黑色素瘤（参见第发 8 章，图 8.20–8.25）。Paget病和黑色素瘤均可累及表皮并扩展至皮肤附属器，甚至脱落于浅层角质中。尽管可以通过黏液染色来鉴别，但是HMB-45（黑色素瘤）和 CEA（Paget 病）免疫组织化学染色可证实诊断。第二是误将其分类为棘层松解性皮病（图 7.6 a）。另外一种类似病变为鳞状上皮起源的外阴 Paget 样上皮内肿瘤形成（图 7.6 b）[13]。后者可以通过鳞状分化标志物（p63）以及缺少黏液来鉴别。第三为尿路癌直接扩展至外阴黏膜。最初检查时，这种少见病变与 Paget 病可能难以区分。通过免疫组织化学染色可以鉴别，外阴 Paget 病 $GCDFP^{+}$，$CK7^{+}/CK20^{-}$；而尿路肿瘤 $GCDFP^{-}$，$CK7^{+}/CK20^{+}$（图 7.5，7.6 b, c）[12, 14]。
3. 组织学检查除外浸润：由于 Paget 病发生于上皮间质交界处并扩展至附属器结构，因此对于病理医师来说除外浸润可能尤其困难。当单个细胞位于浅层

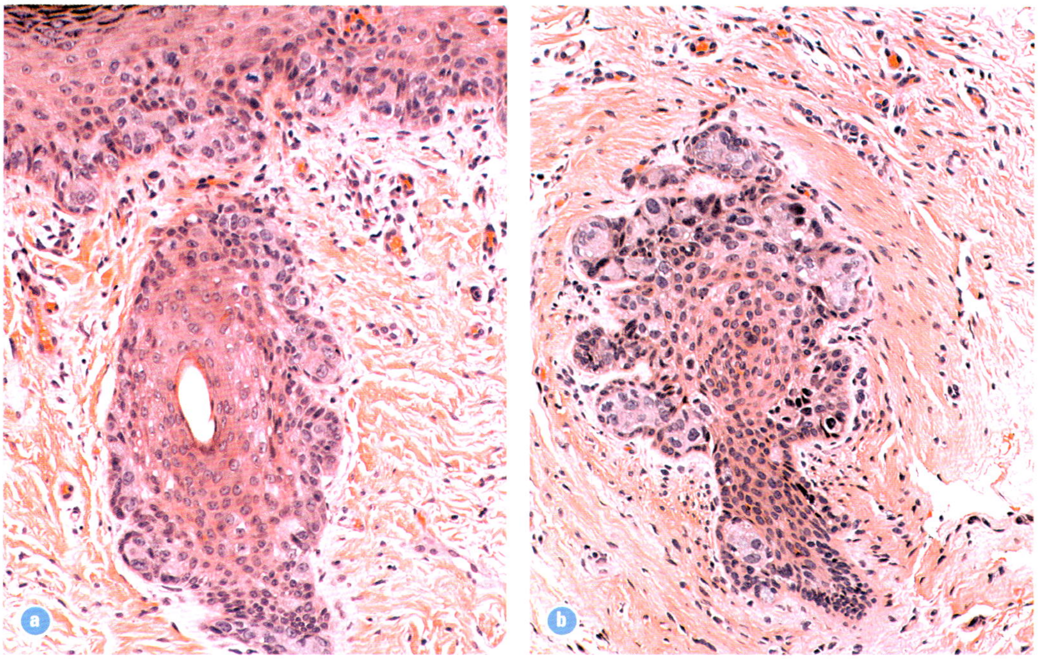

图 7.4 Paget 病伴有附属器受累。(a) 浅层附属器内蔓延。(b) 深层结构受累。

间质内，或者由于炎症，肿瘤细胞与间质交界模糊时，这个问题更加突出。浸润的特征为非粘着性的肿瘤细胞团浸润到下方的真皮或黏膜下层（图 7.7）[15]。

4. 下方浸润性肿瘤的可能性：多数伴有癌的 Paget 病患者其下方的癌在首次检查时即可确诊，并且有相同的组织学表现。已有少数鳞状细胞癌伴有 Paget 病的报道[7]。有 1 例报告原发于前庭大腺的腺癌伴有被覆上皮的继发性受累的报道[16]。死亡率与浸润深度密切相关。Crawford 等人通过对 10 例浸润性外阴 Paget 病的研究发现，浸润深度与预后关系密切。其中在真皮浸润不足 1.0mm 的 7 例中无一例死亡。浸润超过 1.0mm 的 3 例均出现淋巴结转移[17]。
5. 上皮播散的范围：Paget 病的主要问题为病变广泛分布。由于 Paget 病可通过上皮网自由播散，因而传统的切除方式通常并不恰当，病变可复发。Adamson 和 Reisenfield 也强调了这个问题，他们发现，临床上未受累及的皮肤常常含有肿瘤的组织学证据，甚至与阴性切缘相邻的未受累及的皮肤也可能含有肿瘤成分[18]。然而，Taylor 等人提出，如果细致的组织学检查显示切缘阴性，那么复发率较低[7]。Pierie 等人注意到，42%的病例出现复发，复发与阳性切缘显著相关，有些患者甚至需要切除 6 次[19]。
6. 随后浸润的危险性：一旦除外了同时发生的浸润性肿瘤，那么随后发生浸润的危险性较低。Hart 和 McMillan 报告的 1 个病例随访了近 11 年[10]。在这些少见病例中，浸润通过破坏基底膜发生，主要浸润真皮。
7. 发生乳腺癌或其他癌的危险性：Friedrich 等人对文献进行了综述，指出在 78 例外阴 Paget 病中，有 14 例伴有乳腺癌[20]。少数病例中，乳腺和外阴两个部位同时存在 Paget 病。除了这两个部位在胚胎发生以及功能解剖方面具有相似性以外，这种常常伴随发生的原因尚不清楚。应当强调，这种比例（14：78）可能带有偏见，因为乳腺及外阴肿瘤共存可能为病例报告的主题。 Pierie 等人提出，40%的患者

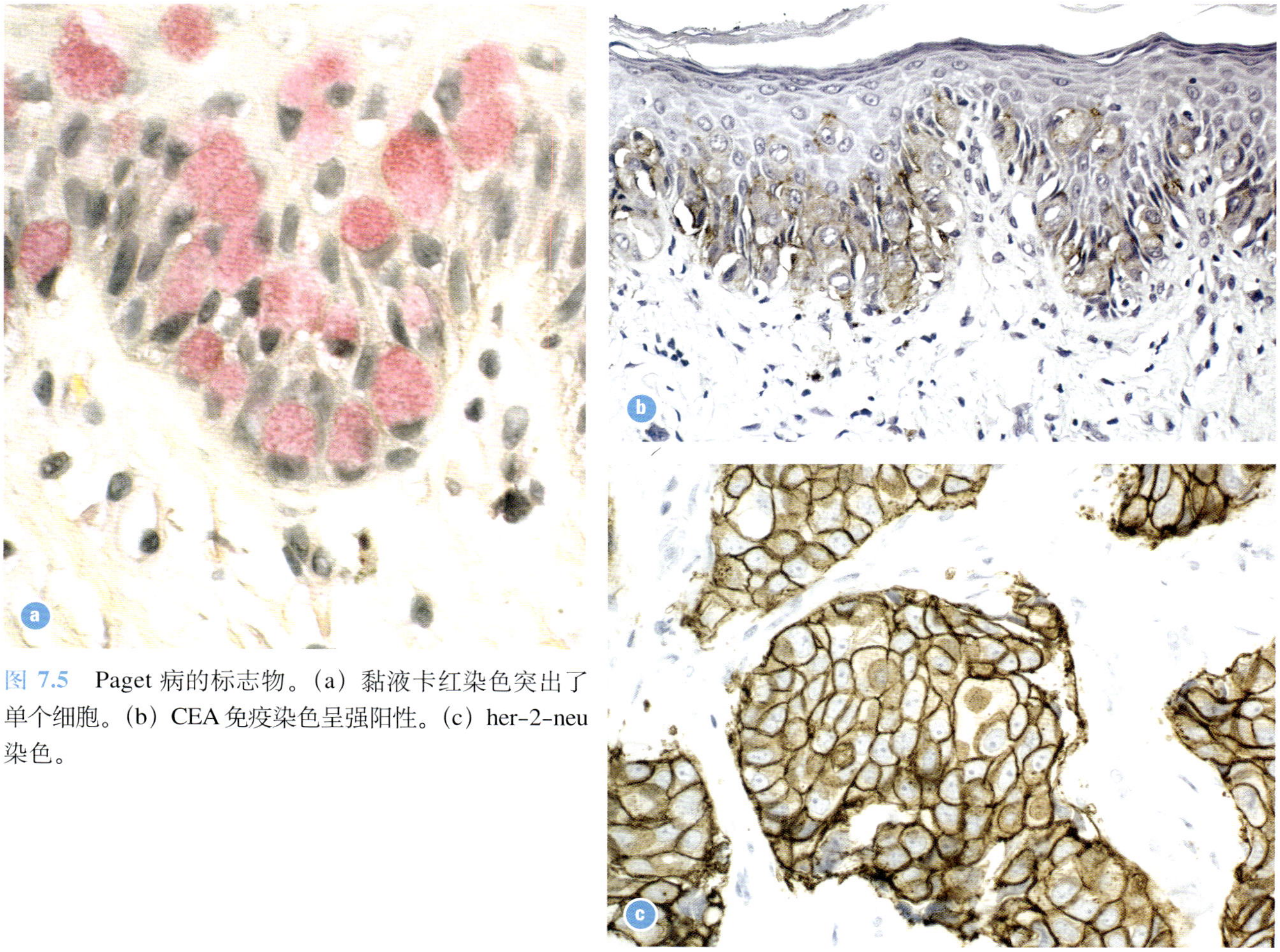

图 7.5 Paget 病的标志物。(a) 黏液卡红染色突出了单个细胞。(b) CEA 免疫染色呈强阳性。(c) her-2-neu 染色。

出现乳腺癌或其他癌。然而，整体死亡率并没有超过类似年龄的患者[19]。

多数患者采取局部切除治疗且必要时进行结构重建，也可采用非手术疗法并予以随访[21]。如上所述，Paget 病可同时伴有鳞状上皮原位癌，或者与之表现类似[13, 22]。外阴 Paget 病的治疗应当包括其下方癌的切除，并进行细致的组织学定位，以确定是否有残留病变存在，并应当仔细随访。

起源于异位乳腺组织的癌 CARCINOMA ARISING IN ECTOPIC BREAST TISSUE

外阴的异位乳腺组织极为少见，截止到 2000 年，大约只有 40 例报告[23]。2002 年的一项文献综述仅引用了 13 例（包括他们自己的）外阴原发性乳腺癌报告[24, 25]。这些肿瘤发生于绝经后的女性，主要为导管癌，极少数为胶样癌（图 7.8）。受体检测可能有助于明确异位乳腺组织起源，尽管并非总是阳性[26, 27]。治疗类似于乳腺癌，包括根治性切除、淋巴结清扫以及三苯氧胺（他莫西芬）预防性治疗[24, 28]。

在某些情况下，外阴肿瘤的起源可能很难确定，尤其是在有原发性乳腺癌的情况下（见下文）。

其他附属器癌 OTHER ADNEXAL CARCINOMAS

外阴的其他附属器癌极少有报道，包括微小囊性附属器癌、累及前庭腺体的腺样囊性癌以及其他汗腺肿瘤[29-33]。

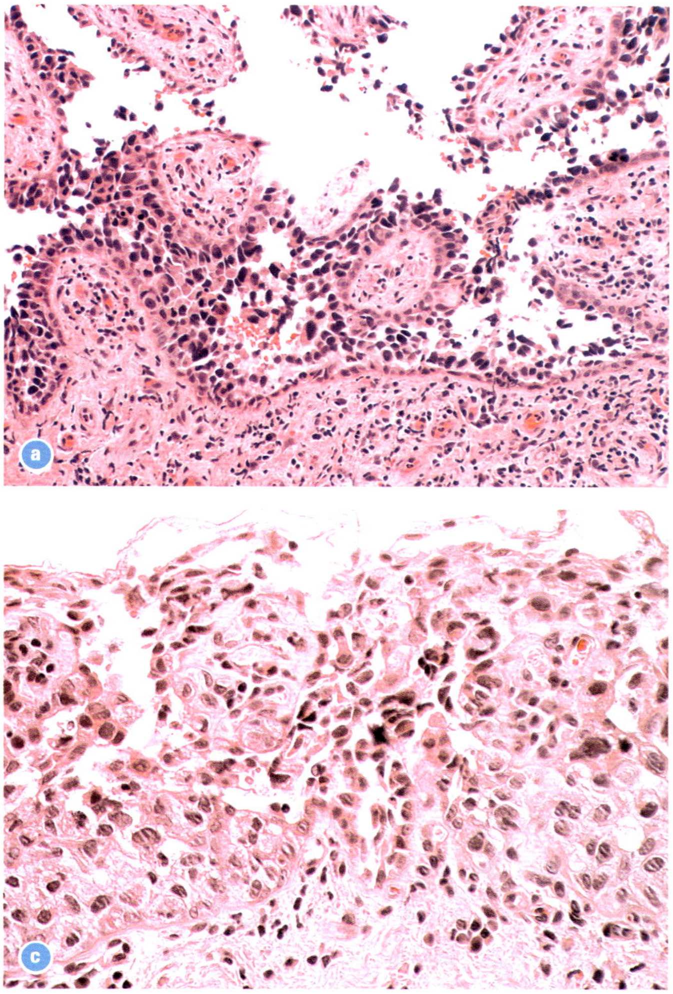

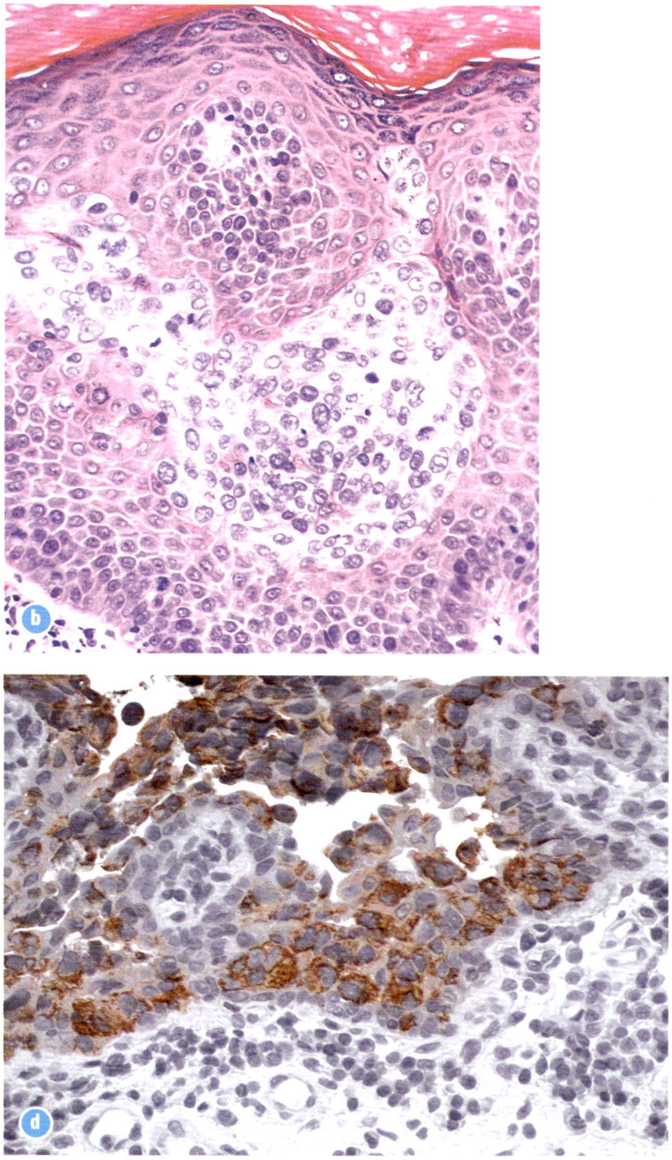

图7.6 可能引起诊断混淆的结构包括：(a) Paget 病出现棘层松解病伴碑石结构，类似于棘层松解性皮病；(b) Paget 样 VIN 类似于 Paget 病；(c) 尿路癌类似于 Paget 病；(d) 低分子量角蛋白染色。

前庭大腺癌
Carcinoma of Bartholin gland

引言 INTRODUCTION

前庭大腺癌极为少见。与外阴鳞状细胞癌——每年绝经前和绝经后妇女的发病率分别为 0.42 和 4.72 例/10 万——相比，前庭大腺癌大约分别少 20 倍和 40 倍。可疑指数是如此之低，以至 Visco 和 Del Priore 建议，对前庭大腺肿物，首要的治疗方法为引流而非手术切除[34]。

肿瘤分类 TUMOR CATEGORIES

鳞状细胞癌 Squamous carcinoma

在 Copeland 等人的研究中，鳞状细胞癌几乎占 前庭大腺癌的四分之三[31]。总的来说，这些肿瘤的预后好于腺癌和神经内分泌肿瘤。

腺样囊性癌 Adenoid cystic carcinoma

前庭大腺的腺样囊性癌是极为少见的外阴肿瘤，在所有外阴癌中所占的比例不足1%，在 Copelang 等人的研究中，在 36 例前庭大腺肿瘤中仅占 2 例[31]。Abell 等

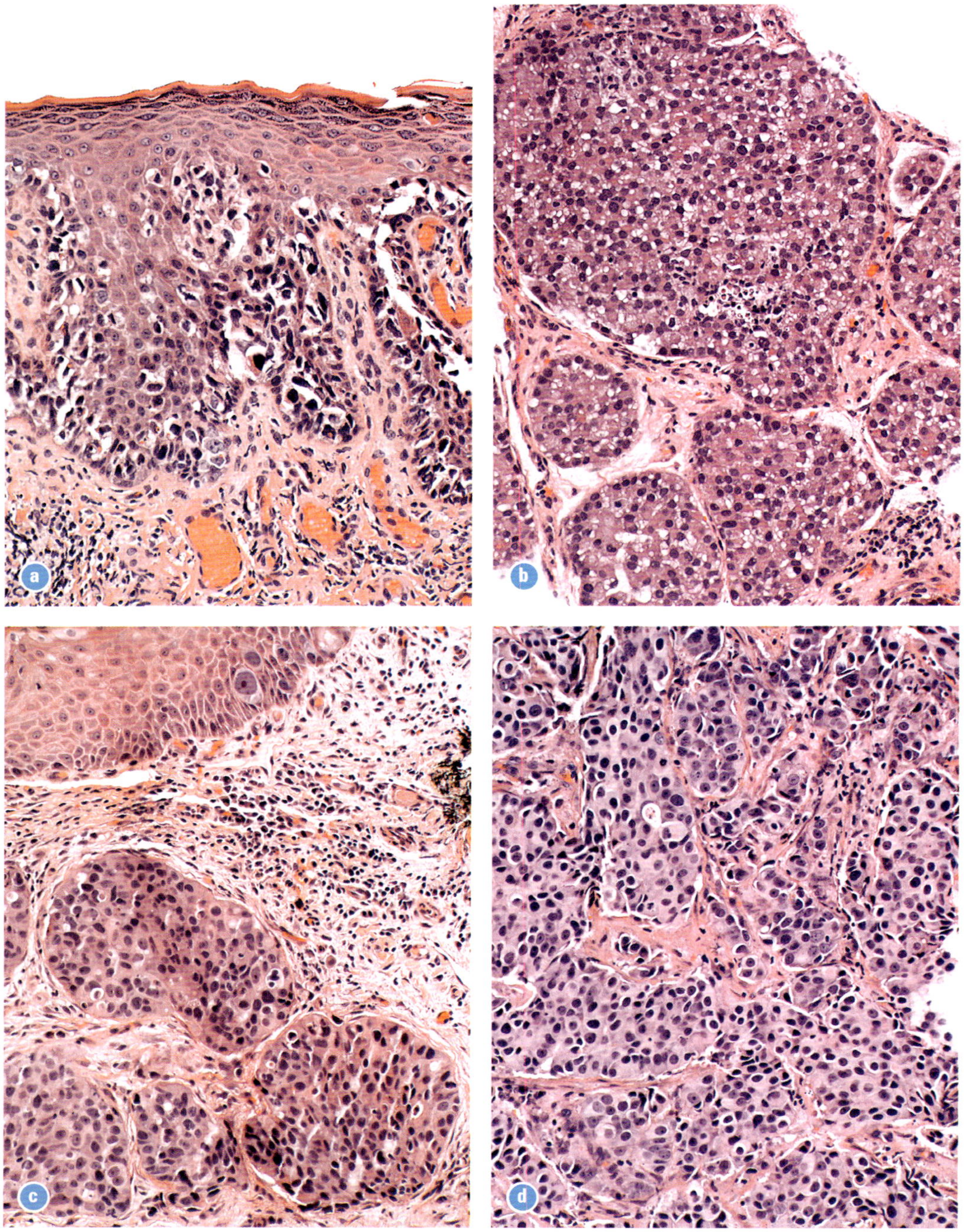

图 7.7 （a）Paget 病局限于上皮。（b）浸润间质，表现为低分化肿瘤成团分布。（c）早期间质浸润。（d）Paget 病浸润深层。

人强调这种肿瘤少见，在一项有 719 例外阴原发性肿瘤及囊肿病例的研究中，无一例腺样囊性癌[35]。Wahlstrom 等人在 337 例原发性外阴癌中仅发现 2 例腺样囊性癌[36]。腺样囊性癌病例数，包括病例报告的以及小型病例研究的，总计不足 100 例。患者的平均年龄在 31～40 岁年龄段，年龄分布范围比较广。极少数病例同时伴有妊娠。肿瘤表现为生长缓慢的肿块，就诊之前可能已存在数月或数年。

组织学表现与涎腺腺样囊性癌类似，肿瘤细胞小且一致，可再分为两种类型。第一种为导管样细胞排列，呈假腺样，且腔内含有 PAS 阳性分泌物。第二种为肌上皮细胞，排列呈巢状、索条状或网状，其中肿瘤细胞位于透明嗜酸性基质当中（图 7.9）。超微结构检查，这种物质为折叠的基底膜物质，可能是由肌上皮细胞合成的。

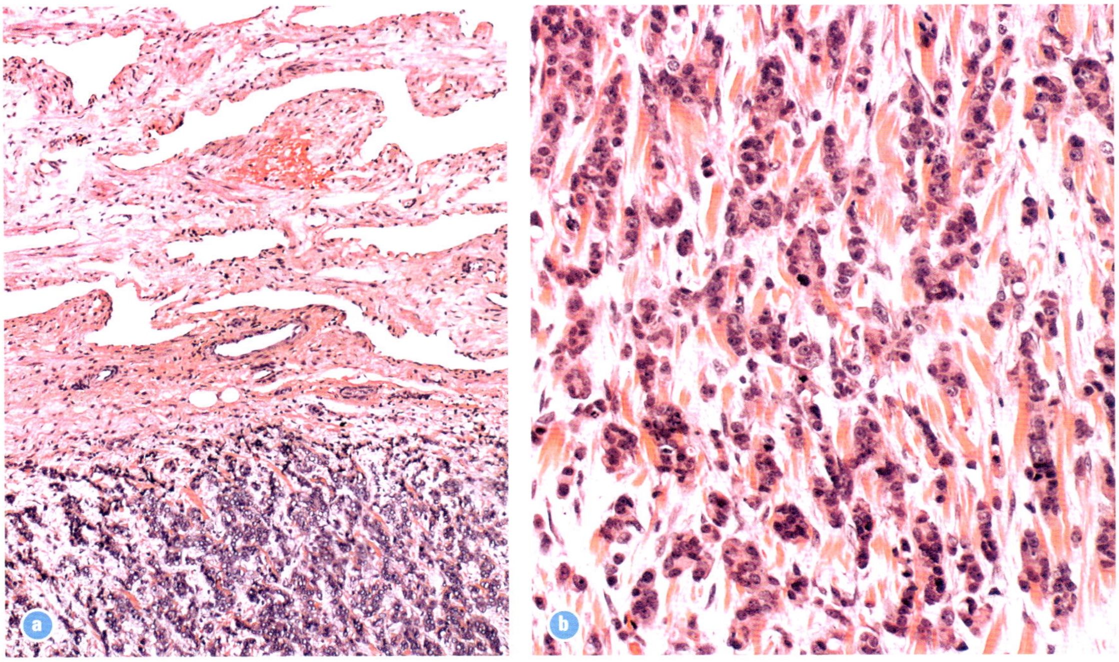

图 7.8　外阴的异位乳腺组织癌。(a) 视野上方可见勃起性组织。(b) 肿瘤浸润表现为特殊的导管癌条索状结构。

腺样囊性癌的鉴别诊断包括良性汗腺腺瘤（第 5 章）、基底细胞癌（第 6 章）、其他腺癌及良性混合瘤（第 12 章）。汗腺腺瘤具有特殊的生长方式，将在下面讨论，其具有两层细胞，类似于乳腺导管乳头状瘤。腺样基底细胞癌因其位于真皮浅层且细胞核呈栅栏状排列而可区别。良性混合瘤（多形性腺瘤）可见纤细的囊状腔隙，但在外阴极为少见且出现上皮和间质的混合性分化。腺鳞癌的组织形态特殊，与腺样囊性癌容易区分。

外阴腺样囊性癌与涎腺同类肿瘤类似，生长较慢，恶性度高，呈破坏性及浸润性生长，有局部复发以及晚期转移至淋巴结或肺的倾向。神经周围浸润，一种涎腺肿瘤的重要表现，在外阴也已有报道，且神经鞘受累可用于解释其复发的倾向。需要长期随访来准确判定预后。Blanck 等人报告，5 年存活率为 70%，但 20 年存活率下降为 13%，说明复发、进一步扩散以及死亡的危险性较高[37]。与涎腺肿瘤不同，其放疗效果不确定，化疗方面经验有限[38]。

腺癌 Adenocarcinoma

前庭大腺癌的另一种亚型为传统类型的腺癌，这些肿瘤极为少见[39, 40]。

神经内分泌癌 Neuroendocrine carcinoma

前庭大腺的神经内分泌癌极其少见。实际上，文献中报告的所有病例均出现淋巴结或远处播散，并于 2 年内死亡。这与其在其他部位的生物学行为一致[38, 41-43]。

结局 OUTCOME

Copeland 等人有样本量最大的关于前庭大腺非神经内分泌肿瘤结局数据的研究。在一项有 36 例病例的研究中，分别有 9、15、10 及 2 例为 FIGO 分期的 Ⅰ、Ⅱ、Ⅲ 及 Ⅳ 期。鳞状细胞癌、腺癌、腺样囊性癌以及腺鳞癌的例数分别为 27、6、2 和 1 例。在进行淋巴结清扫的病例中，47% 有转移，但其中 77% 没有发病。为了取得满意效果，作者建议进行扩大切除，同侧腹股沟淋巴结切除，并对外阴及局部淋巴结辅以照射。他们报告的 5 年生存率为 84%[39]。Wheelock 等人报告的 10 例 5 年生存率为 50%，但有淋巴结转移的病例结局较差[44]。

Cardosi 等人报告的 5 年生存率为 58%，多数为 II 期或分期更高的患者[45]。他们并不觉得辅助放疗有效。

Merkel 细胞癌 Merkel cell carcinoma

处于危险中的患者 THE PATIENT AT RISK

外阴 Merkel 细胞癌为皮肤黏膜神经内分泌肿瘤，起源于特殊的上皮细胞，其形态学类似于黑色素细胞及郎格汉斯细胞，但是含有神经内分泌颗粒。起源于这些细胞的肿瘤极其少见，据估计不及所见黑色素瘤的 1/40，在美国，每年总共有 400 例。外阴 Merkel 细胞癌占 3%，估计每年大约为 12 例（美国癌症学会数据）。英文医学文献报道的外阴 Merkel 细胞癌不足 20 例[46]。皮肤 Merkel 细胞癌的危险因素为日光照射以及年龄较大（超过 60 岁）。银屑病患者采用紫外线照射以及芥子气（Psoriasin）治疗特别容易发生这种肿瘤以及其他皮肤肿瘤。接触砷剂和免疫抑制也与患病危险性增加有关。极少数病例出现自行减退，提示在少数病例中免疫因素可能调控生物学行为。

病理学表现 PATHOLOGIC FINDINGS

Merkel 细胞癌与生殖道的其他小的蓝色细胞肿瘤极为类似，包括神经内分泌（小细胞）癌、原始神经外胚层肿瘤及其他肿瘤。肿瘤最初表现为小的黏膜下丘疹或结节。组织学上，肿瘤与其他神经内分泌肿瘤极为类似，由未分化上皮细胞组成，细胞核大小不一，核浆比例增高。核仁单一，卵圆形淡染。核分裂指数较高，人工挤压或细胞核变形以及地图样坏死为常见特征（图 7.10）。有些肿瘤出现见于其他神经内分泌肿瘤的梁状结构。在有些情况下，肿瘤侵犯黏膜可类似于 Paget 病[47]。

生物标志物 BIOMARKERS

Merkel 细胞癌表达低分子量角蛋白，例如 Cam5.2、AE1/AE3 以及 CK20，一般表现为核周小点或月牙状结构（图 7.11）。神经内分泌标志物，诸如嗜铬素及突触素，呈阳性反应，但 S-100 均呈阴性。超微结构检查不是常规检查，但可以显示特征性的、大小为 100 ~ 250nm 的有界膜的神经内分泌颗粒[47]。

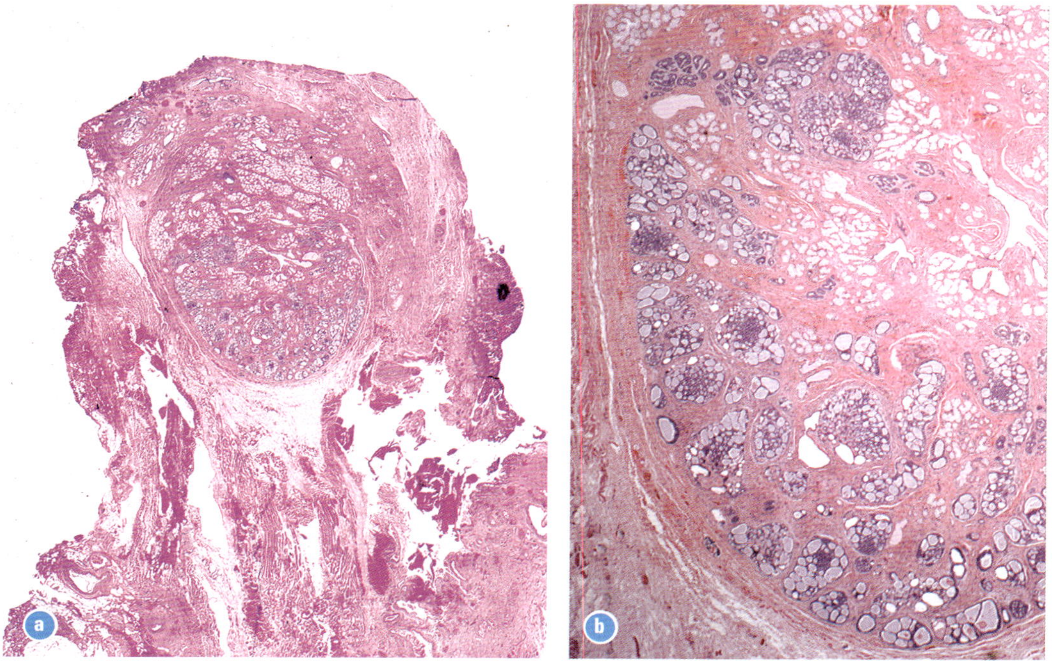

图 7.9 前庭大腺的腺样囊性癌。(a) 切除标本，腺体内含有散在肿瘤病灶（上中部）。(b) 受累腺体的低倍镜下表现。

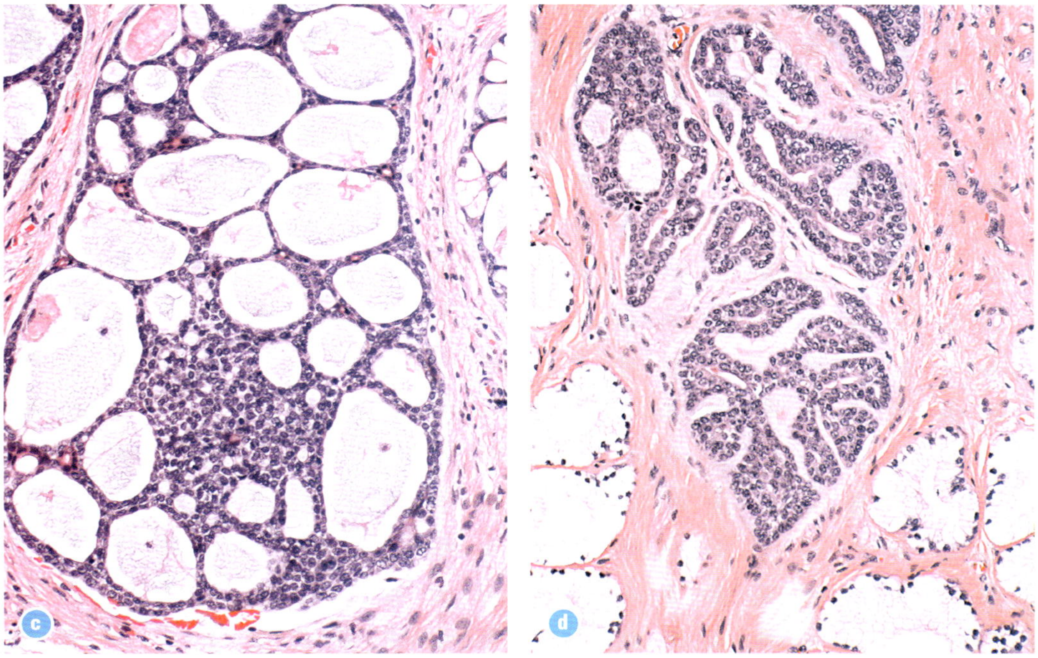

图7.9 续（c）微囊性生长结构，腺体间隔纤细。(d) 不规则性生长，间质玻璃样变性。下方可见正常腺体。

鉴别诊断 DIFFERENTIAL DIAGNOSIS

Merkel 细胞癌的鉴别诊断包括肺的转移性神经内分泌癌、PNET、黑色素瘤、基底细胞样鳞状细胞癌及淋巴瘤。肺癌一般 CK7 阳性，CK20 阴性。PNET 低分子量角蛋白阴性，而神经内分泌标志物在黑色素瘤及鳞状细胞癌为阴性（黑色素瘤 S-100 阳性）。

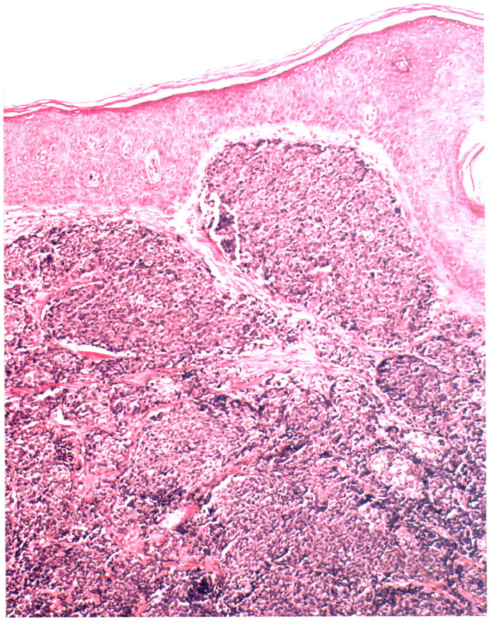

图 7.10 Merkel 细胞癌，一般表现为分化差的小细胞肿瘤，破坏正常上皮。

治疗和结局 MANAGEMENT AND OUTCOME

皮肤 Merkel 细胞癌预后较差，早期病变的死亡率至少为 10%。外阴 Merkel 细胞癌的死亡率较高，报告的病例中多数已经死亡。基于对皮肤肿瘤的了解，切缘较宽（至少 2.5cm）以及淋巴结取材除外局部播散的患者，局部复发和死亡的危险性较低。也有推荐应用放疗疗法的，并报告放疗可延长本病的存活时间。肿瘤对化疗敏感，但是化疗并不能显著延长存活时间[48, 49]。

泄殖腔源性肿瘤 Cloacogenic Neoplasms

外阴泄殖腔源性肿瘤是一组令人不易理解的肿瘤，形态学上与结肠肿瘤一致。其表现为从与结肠绒毛状腺瘤极为类似的绒毛状肿瘤到分化较差的腺癌（图 7.12）。

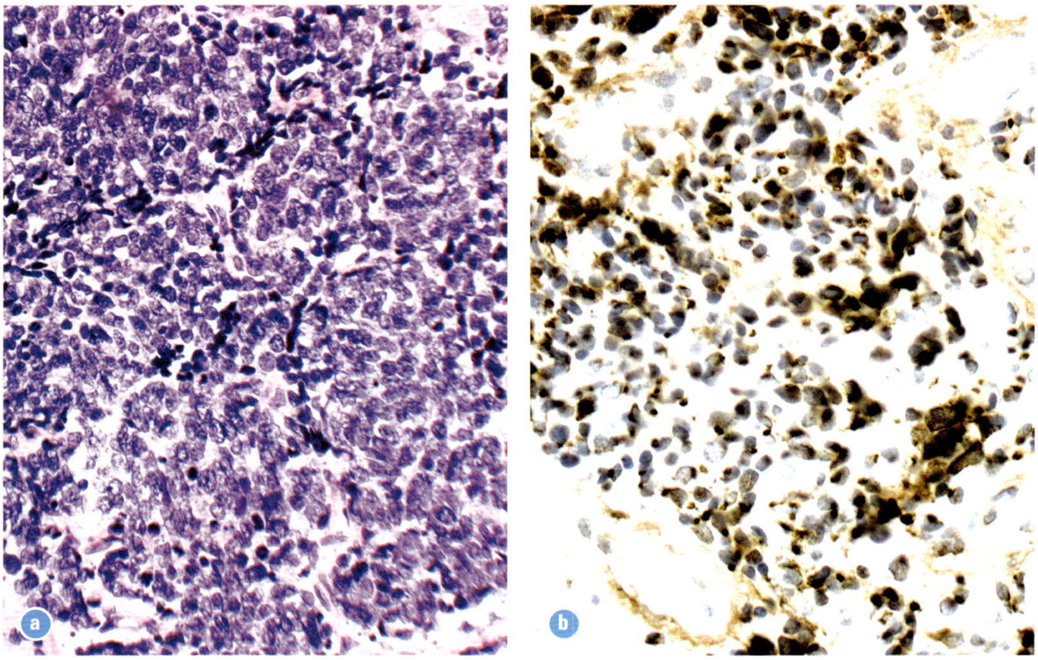

图7.11 (a) 高倍镜下，Merkel 细胞癌由核 / 浆比例增高的、未分化的肿瘤细胞构成。(b) 肿瘤 CK20 染色呈强阳性。

肿瘤好像从正常黏膜直接发生。有关其组织发生的比较流行的假说是，这些肿瘤起源于来自原始泄殖腔的某种胚胎残件。在报道的少数病例中，1 例 CEA 阳性，另1例 CK7 和 CK14 阳性。在少数病例报告中，对高分化乳头状肿瘤采用切除法治疗获得了成功[50-52]。也有极少数多中心性发生的病例报道[53]。

转移性腺癌 Metastatic adenocarcinoma

外阴转移癌极其少见，仅占外阴恶性肿瘤的 5% ~ 8%（图 7.13）。报道的原发部位包括子宫内膜、肺以及乳腺[54, 55]。鉴别诊断存在的两大难题是：原发性 Paget 病

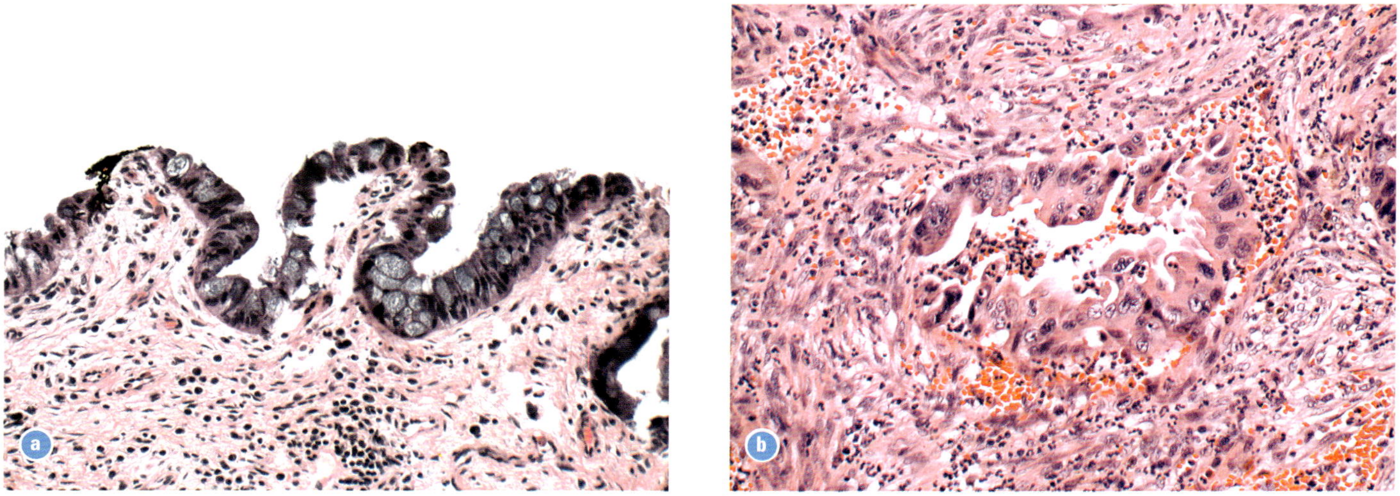

图 7.12 (a) 泄殖腔癌，位于黏膜表面，表现为肿瘤性的杯状细胞。(b) 浸润成分显示典型的结肠分化。

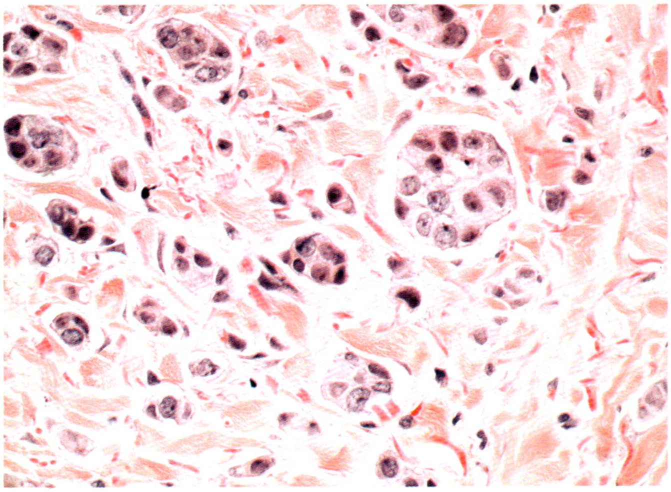

图 7.13 外阴转移癌，来自乳腺。

与转移性尿路癌的鉴别（见上面 Paget 病的讨论），以及异位乳腺组织的原发性乳腺癌与转移性乳腺癌的鉴别[12, 14]。文献中有关后者的报道不足 12 例[56-58]。如果肿瘤与原来的乳腺非常类似，而且并未见到正常异位乳腺组织，那么推测的诊断为转移性病变。

参考文献 References

1 Chamlian DL, Taylor HB. Primary carcinoma of Bartholin's gland. A report of 24 patients. Obstet Gynecol 1972; 39(4):489–494.

2 Lasser A, Cornog JL, Morris JM. Adenoid squamous cell carcinoma of the vulva. Cancer 1974; 33(1):224–227.

3 Bannatyne P, Elliott P, Russell P. Vulvar adenosquamous carcinoma arising in a hidradenoma papilliferum, with rapidly fatal outcome: case report. Gynecol Oncol 1989; 35(3):395–398.

4 Underwood JW, Adcock LL, Okagaki T. Adenosquamous carcinoma of skin appendages (adenoid squamous cell carcinoma, pseudoglandular squamous cell carcinoma, adenocanthoma of sweat gland of Lever) of the vulva: a clinical and ultrastructural study. Cancer 1978; 42:1851–1858.

5 Carson LF, Twiggs LB, Okagaki T, et al. Human papillomavirus DNA in adenosquamous carcinoma and squamous cell carcinoma of the vulva. Obstet Gynecol 1988; 72:63–67.

6 Johnson WC, Helwig EB. Adenoid squamous cell carcinoma (adenoacanthoma). A clinicopathologic study of 155 patients. Cancer 1966; 19(11):1639–1650.

7 Taylor PT, Stenwig JT, Klausen H. Paget's disease of the vulva. A report of 18 cases. Gynecol Oncol 1975; 3(1):46–60.

8 Roth LM, Lee SC, Ehrlich CE. Paget's disease of the vulva. A histogenetic study of five cases including ultrastructural observations and review of the literature. Am J Surg Pathol 1977; 1(3):193–206.

9 Lee SC, Roth LM, Ehrlich C, Hall JA. Extramammary Paget's disease of the vulva. A clinicopathologic study of 13 cases. Cancer 1977; 39(6):2540–2549.

10 Hart WR, McMillan JB. Progression of intraepithelial Paget's disease of the vulva to invasive carcinoma. Cancer 1977; 40(5):2333–2337.

11 Baehrendtz H, Einhorn N, Pettersson F, Silfversward C. Paget's disease of the vulva: the Radiumhemmet series 1975–1990. Int J Gynecol Cancer 1994; 4(1):1–6.

12 Brainard JA, Hart WR. Proliferative epidermal lesions associated with anogenital Paget's disease. Am J Surg Pathol 2000; 24:543–552.

13 Raju RR, Goldblum JR, Hart WR. Pagetoid squamous cell carcinoma in situ (Pagetoid Bowen's disease) of the external genitalia. Int J Gynecol Pathol 2003; 22(2):127–135.

14 Wilkinson EJ, Brown HM. Vulvar Paget disease of urothelial origin: a report of three cases and a proposed classification of vulvar Paget disease. Hum Pathol 2002; 33:549–554.

15 Parmley TH, Woodruff JD, Julian CG. Invasive vulvar Paget's disease. Obstet Gynecol 1975; 46:341–346.

16 Tchang F, Okagaki T, Richart RM. Adenocarcinoma of Bartholin's gland associated with Paget's disease of vulvar area. Cancer 1973; 31(1):221–225.

17 Crawford D, Nimmo M, Clement PB, et al. Prognostic factors in Paget's disease of the vulva: a study of 21 cases. Int J Gynecol Pathol 1999; 18(4):351–359.

18 Adamson K, Reisenfield D. Observations on intradermal migration of Paget cells. Am J Obstet Gynecol 1964; 90:1274–1280.

19 Pierie JP, Choudry U, Muzikansky A, Finkelstein DM, Ott MJ. Prognosis and management of extramammary Paget's disease and the association with secondary malignancies. J Am Coll Surg 2003; 196:45–50.

20 Friedrich EG Jr, Wilkinson EJ, Steingraeber PH, Lewis JD. Paget's disease of the vulva and carcinoma of the breast. Obstet Gynecol 1975; 46:130–134.

21 MacLean AB, Makwana M, Ellis PE, Cunnington F. The management of Paget's disease of the vulva. J Obstet Gynaecol 2004; 24:124–128.

22 Quinn AM, Sienko A, Basrawala Z, Campbell SC. Extramammary Paget disease of the scrotum with features of Bowen disease. Arch Pathol Lab Med 2004; 128:84–86.

23 Gorisek B, Zegura B, Kavalar R, But I, Krajnc I. Primary breast cancer of the vulva: a case report and review of the literature. Wien Klin Wochenschr 2000; 112:855–858.

24 Piura B, Gemer O, Rabinovich A, Yanai-Inbar I. Primary breast carcinoma of the vulva: case report and review of literature. Eur J Gynaecol Oncol 2002; 23(1):21–24.

25 Bailey CL, Sankey HZ, Donovan JT, et al. Primary breast cancer of the vulva. Gynecol Oncol 1993; 50:379–383.

26 Yin C, Chapman J, Tawfik O. Invasive mucinous (colloid)

adenocarcinoma of ectopic breast tissue in the vulva: a case report. Breast J 2003; 9:113–115.
27 Rose PG, Roman LD, Reale FR, Tak WK, Hunter RE. Primary adenocarcinoma of the breast arising in the vulva. Obstet Gynecol 1990; 76:537–539.
28 Kennedy DA, Hermina MS, Xanos ET, Schink JC, Hafez GR. Infiltrating ductal carcinoma of the vulva. Pathol Res Pract 1997; 193:723–726.
29 Buhl A, Landow S, Lee YC, et al. Microcystic adnexal carcinoma of the vulva. Gynecol Oncol 2001; 82:571–574.
30 Abell MR. Adenocystic basal carcinoma involving vestibular glands. Adenocystic (pseudoadenomatous) basal cell carcinoma of vestibular glands of vulva. Am J Obstet Gynecol 1963; 86: 470–482.
31 Copeland LJ, Sneige N, Gershenson DM, et al. Adenoid cystic carcinoma of Bartholin gland. Obstet Gynecol 1986; 67:115–120.
32 Wick MR, Goellner JR, Wolfe JT 3rd, Su WP. Vulvar sweat gland carcinomas. Arch Pathol Lab Med 1985; 109:43–47.
33 DePasquale SE, McGuinness TB, Mangan CE, Husson M, Woodland MB. Adenoid cystic carcinoma of Bartholin's gland: a review of the literature and report of a patient. Gynecol Oncol 1996; 61:122–125.
34 Visco AG, Del Priore G. Postmenopausal Bartholin gland enlargement: a hospital-based cancer risk assessment. Obstet Gynecol 1996; 87:286–290.
35 Abell MR, Behrman SJ, Gosling JR. Carcinoma of the vulva. J Mich State Med Soc 1961; 60:471–479.
36 Wahlstrom T, Vesterinen E, Saksela E. Primary carcinoma of Bartholin's glands: a morphological and clinical study of six cases including a transitional cell carcinoma. Gynecol Oncol 1978; 6:354–362.
37 Blanck C, Eneroth CM, Jacobsson F, Jakobsson PA. Adenoid cystic carcinoma of the parotid gland. Acta Radiol Ther Phys Biol 1967; 6:177–196.
38 Obermair A, Koller S, Crandon AJ, Perrin L, Nicklin JL. Primary Bartholin gland carcinoma: a report of seven cases. Aust N Z J Obstet Gynaecol 2001; 41:78–81.
39 Copeland LJ, Sneige N, Gershenson DM, et al. Bartholin gland carcinoma. Obstet Gynecol 1986; 67:794–801.
40 Mossler JA, Woodard BH, Addison A, McCarty KS Jr. Adenocarcinoma of Bartholin's gland. Arch Pathol Lab Med 1980; 104:523–526.
41 Mirhashemi R, Kratz A, Weir MM, Molpus KL, Goodman AK. Vaginal small cell carcinoma mimicking a Bartholin's gland abscess: a case report. Gynecol Oncol 1998; 68:297–300.
42 Jones MA, Mann EW, Caldwell CL, et al. Small cell neuroendocrine carcinoma of Bartholin's gland. Am J Clin Pathol 1990; 94:439–442.
43 Philippe E, Vetter JM, Dellenbach P, Petit JC. Neuroendocrine carcinoma of a Bartholin's gland. J Gynecol Obstet Biol Reprod (Paris) 1990; 19:717–719.
44 Wheelock JB, Goplerud DR, Dunn LJ, Oates JF 3rd. Primary carcinoma of the Bartholin gland: a report of ten cases. Obstet Gynecol 1984; 63:820–824.
45 Cardosi RJ, Speights A, Fiorica JV, et al. Bartholin's gland carcinoma: a 15-year experience. Gynecol Oncol 2001; 82(2): 247–251.
46 Sober AJ, Haluska FJ. Atlas of clinical oncology: skin cancer. London: BC Decker Inc; 2001:127–141.
47 Hierro I, Blanes A, Matilla A, et al. Merkel cell (neuroendocrine) carcinoma of the vulva. A case report with immunohistochemical and ultrastructural findings and review of the literature. Pathol Res Pract 2000; 196:503–509.
48 Gil-Moreno A, Garcia-Jimenez A, Gonzalez-Bosquet J, et al. Merkel cell carcinoma of the vulva. Gynecol Oncol 1997; 64: 526–532.
49 Chen KT. Merkel's cell (neuroendocrine) carcinoma of the vulva. Cancer 1994; 73:2186–2191.
50 Dube V, Veilleux C, Plante M, Tetu B. Primary villoglandular adenocarcinoma of cloacogenic origin of the vulva. Hum Pathol 2004; 35:377–379.
51 Zaidi SN, Conner MG. Primary vulvar adenocarcinoma of cloacogenic origin. South Med J 2001; 94:744–746.
52 Willen R, Bekassy, Carlen B, Bozoky B, Cajander S. Cloacogenic adenocarcinoma of the vulva. Gynecol Oncol 1999; 74:298–301.
53 Lee KC, Su WP, Muller SA. Multicentric cloacogenic carcinoma: report of a case with anogenital pruritus at presentation. J Am Acad Dermatol 1990; 23:1005–1008.
54 Sheen-Chen SM, Eng HL, Huang CC. Breast cancer metastatic to the vulva. Gynecol Oncol 2004; 94:858–860.
55 Rocconi RP, Leath CA 3rd, Johnson WM 3rd, Barnes MN 3rd, Conner MG. Primary lung large cell carcinoma metastatic to the vulva: a case report and review of the literature. Gynecol Oncol 2004; 94:829–831.
56 Curtin WM, Murthy B. Vulvar metastasis of breast carcinoma. A case report. J Reprod Med 1997; 42:61–63.
57 Miliaras D. Breast-like cancer of the vulva: primary or metastatic? A case report and review of the literature. Eur J Gynaecol Oncol 2002; 23:350–352.
58 Porzio G, Ficorella C, Calvisi G, et al. Ductal breast carcinoma metastatic to the vulva: a case report. Eur J Gynaecol Oncol 2001; 22:147–148.

8 外阴黑色素细胞病变

Melanocytic lesions of the vulva

Scott R. Granter、
Alexander J.F. Lazar、
Hope K. Haefner 和
Philip H. McKee 著
钱利华译 回允中校

引言 Introduction

外阴色素性病变是患者及其保健医师以及进行组织病理学诊断的病理医师所关注的问题。妇科医师对外阴色素性病变尤其在意，因为外阴黑色素瘤在发现时常常有增厚倾向，预后较差。因此，妇科医师对临床上发现的色素性病变一般积极主张进行活检。

熟悉外阴黑色素细胞病变很重要。实际上，所有非生殖器部位的各种类型的黑色素细胞病变均可发生于外阴。在此不详细讨论皮肤的一系列黑色素细胞病变，读者可以参阅皮肤病理学教科书或有关黑色素细胞病变的专题文章，以便对皮肤黑色素细胞病变有更加深入的理解。本章旨在描述外阴黑色素细胞肿瘤的类型，使读者了解应用的术语，并强调这些疾病的鉴别诊断（表 8.1，8.2）。

切除活检 Excisional biopsy

对于任何可疑为黑色素瘤的病变，首选活检。

活检方式有多种，包括椭圆形切除，或者钻孔活检。不应当进行表浅刮除性活检，因为有可能出现横切病变的危险，由此可能导致组织学诊断困难。如果病变过大或太靠近重要结构而不能完整切除时，可进行切开活检。几项研究已经证实，对黑色素瘤进行切开活检不会增加肿瘤种植、转移或存活时间缩短的危险性[2, 3]。

表 8.1　色素性病变的术语注释

术语	定义
交界的	是指黑色素细胞位于真皮与表皮交界处
雀斑状	增生的单个及小团黑色素细胞沿真皮与表皮交界处分布
肩状	交界性成分向真皮以外扩展
非典型性	细胞核增大、核外形或染色质不规则以及核仁明显。非典型性的分级依据细胞核的大小（见正文）
成熟	表现为分层，细胞大小随深度的加深而明显减小
桥接	黑色素细胞巢跨越上皮脚（见图 8.9）
虫蛀样	真皮与表皮交界部分被真皮成分取代

表 8.2　黑色素细胞病变的鉴别诊断

疾病	明显特征	排除
黑变病	基底部黑色素细胞色素增加	原位黑色素瘤
生殖器型痣	较大，黑色素细胞或细胞巢分布常常不规则	黑色素瘤
异型增生性痣	结构及细胞学均呈非典型性	黑色素瘤
黑色素瘤	均一性重度细胞学非典型性，伴有结构异常	异型增生性痣 生殖器型痣

生殖器黑变病（生殖器黑色素沉着斑）Genital melanosis（genital melanotic macule）

临床特征 CLINICAL FEATURES

生殖器黑斑病为良性病变，特征为斑状色素沉着，可累及皮肤或黏膜[4-7]。临床上，病变常常令人担忧，因为病变一般较大且边缘不规则。黑变病可以单发或多发，累及外阴、阴道或宫颈（图 8.1）[8, 9]。一般情况下，色素增加较为缓慢。

Laugier-Hunziker 综合征（特发性晶状体皮肤黏膜色素沉着）的特征为生殖器病变伴口腔色素沉着[10, 11]。在少数情况下，Carney 综合征可出现生殖器皮肤及黏膜着色斑[12-14]。

组织病理学 HISTOPATHOLOGY

生殖器黑变病活检显示基底层角质细胞色素增加，主要累及上皮脚的顶端（图 8.2）。在许多病例中，真皮乳头或浅表固有层内的噬黑色素细胞含有大量黑色素，所谓的“色素失禁”。有些学者将生殖器“黑变病”一词

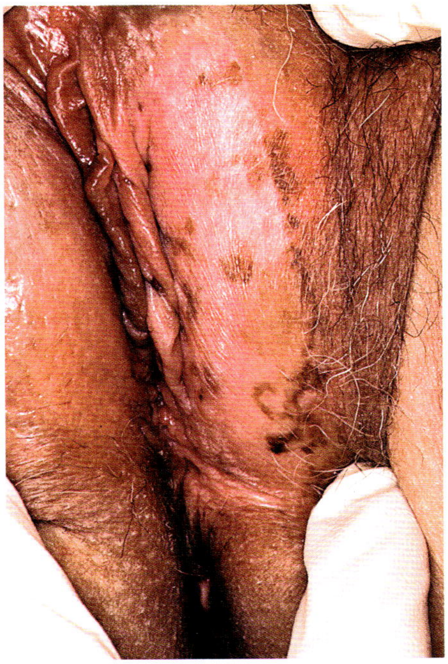

图 8.1　外阴黑变病一般表现为多发性斑点。

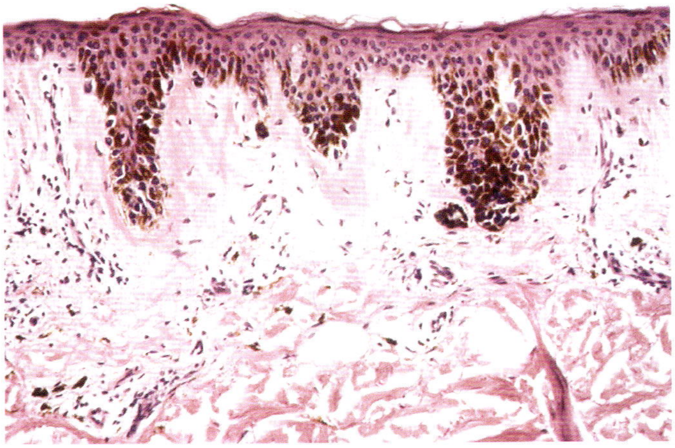

图 8.2　外阴雀斑。基底层色素沉着明显，黑色素细胞数量增加。

严格限定于黑色素细胞数量没有增加的病变。相反，生殖器“着色斑病”（lentiginosis）则用于伴有黑色素细胞数量增加的类似病变。这些术语是疾病分类学意义上的，没有实际意义。黑色素细胞无非典型性表现，如果出现非典型性，尤其是当伴有黑色素细胞呈 Paget 样扩散时，应考虑为明显的前体病变，甚至原位黑色素瘤。

曲部痣（生殖器型痣，乳线痣）Flexural-type nevus （genital-type nevus，milk-line nevus）

临床特征 CLINICAL FEATURES

生殖器型痣常常出现特殊的组织学特征，在其他皮肤冗赘的部位也可见到的。因此，曲部痣一词有时用于这种类型的痣。曲部痣的其他好发部位包括腋窝、脐部、腹股沟皱褶、阴囊以及肛周部位[15]。

熟悉曲部痣意义重大，因为这些痣可出现非典型性组织学表现，因而有可能被诊断为黑色素瘤，或与黑色素瘤混淆[15-19]。

外阴痣的发病率估计大约为 2.3% [16]，多见于年轻妇女，也可见于小女孩及老年女性。这些痣一般颜色较深，形状不规则，最大径从几个毫米到一厘米不等，可以见于外阴的任何部位，包括大阴唇、小阴唇以及阴蒂。

组织学特征 HISTOLOGIC FEATURES

如上所述，生殖器型痣在诊断上可能出现困难，因为与常见的皮肤痣及交界痣相比，这些痣不很常见。因此，许多普通外科病理医师对其特殊的组织学特征并不熟悉。当出现非典型性特征表现时，它们有可能会被混淆为黑色素瘤。

生殖器型痣可为交界痣或复合痣，在低倍镜下观察可呈对称性或非对称性，而且常常呈乳头状瘤样表现（图 8.3）。交界成分一般呈雀斑样及巢状分布（图 8.4）。交界性痣细胞巢常常较大，周围可见人工收缩表现，常常不规则地分布于上皮脚的一侧（不是非曲部痣的典型表现）以及上皮脚的顶端（图 8.5）。一个常见的特征为表皮内没有黑色素细胞巢。不过，显著的单个黑色素细胞表皮内 Paget 样扩散并不是一个突出的特征。一旦出现，常常仅为少数几个细胞局限于表皮下层。

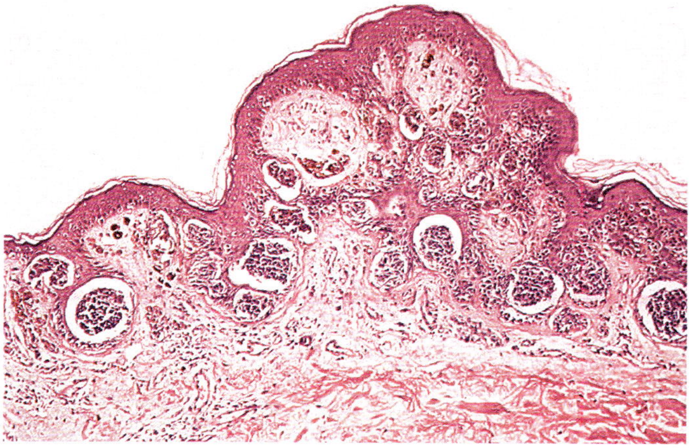

图 8.3 非典型性生殖器型痣。低倍镜下可见较大的交界性痣细胞巢，伴有明显的人工收缩现象。

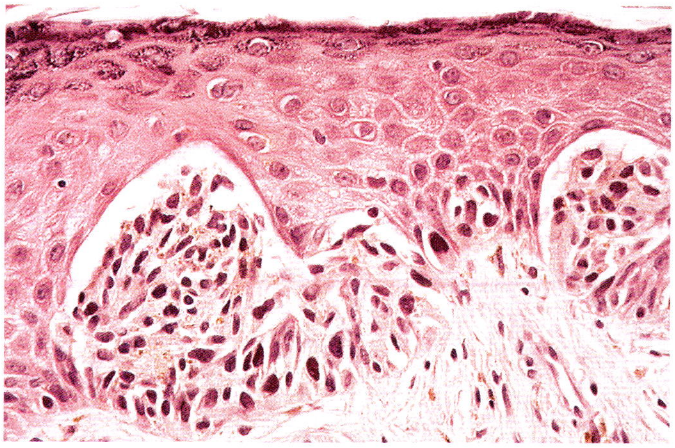

图 8.5 非典型性生殖器型痣。注意人工收缩现象以及深染的不规则的细胞核。

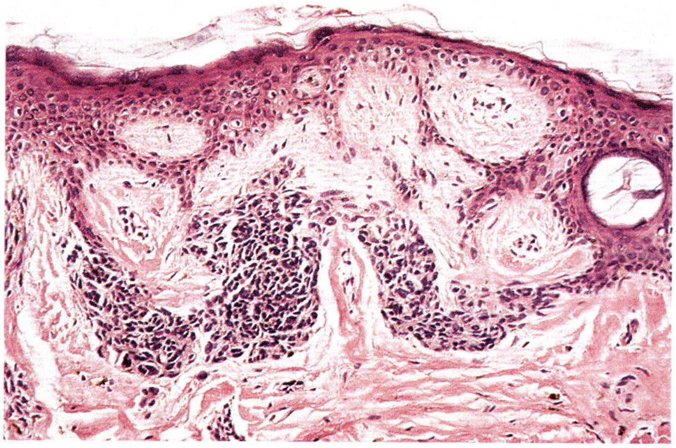

图 8.4 非典型性生殖器型痣。病变中可见桥接表现以及显著的细胞学非典型性。

构成痣的细胞呈上皮样，具有细胞学非典型性，表现为细胞核增大，核仁显著。有时核深染是其特征。如果出现细胞学非典型性，通常仅见于少数细胞。当大部分黑色素细胞出现非典型性时，应当考虑黑色素瘤。

如果真皮内出现痣细胞成分，其表现类似于非生殖器型痣。换句话说，通过交界成分的结构特征可以区分生殖器型痣与普通的复合痣。真皮成分随着部位的加深而出现成熟表现。然而，与交界性成分一样，真皮浅层内的痣细胞也可出现细胞学非典型性。

出现真皮痣细胞巢扩大伴弥漫性细胞学非典型性，缺乏随深度而出现的成熟表现，表皮内黑色素细胞呈 Paget 样扩散，上皮缺失，核分裂像显著，以及非对称性表现时，都应考虑到黑色素瘤[20]。重要的是必须记住，外阴黑色素瘤最常见于年纪较大的女性。研究显示，与非生殖器部位的黑色素瘤的发病高峰为中青年不同，外阴黑色素瘤的高发年龄大约在 51 ~ 60 岁[21]。因此，对于年轻患者，诊断黑色素瘤需要谨慎，相反，对于老年患者，诊断非典型性痣应当小心。然而，外阴黑色素瘤可以发生在年轻人，在老年人当然也可以遇到痣[22]。

生殖器型痣的生物学潜能尚未仔细研究。有鉴于此，对于出现显著非典型性的病变，建议完整切除[23]。

尽管异型增生性痣与外阴痣之间在组织学上可能存在某些交叉，但是前者的特征为上皮脚钉突延长，而且交界性黑色素细胞的雀斑样生长方式较为明显。支持异型增生性痣的间质改变包括嗜酸细胞浸润、真皮乳头层状纤维化以及数量不等的单核炎症细胞浸润。

异型增生性痣（非典型性痣，伴有结构异常和细胞学非典型性的痣）Dysplastic nevi（atypical nevi，nevi with architectural disorder and cytologic atypia）

临床特征 CLINICAL FEATURES

异型增生性痣为黑色素细胞增生，其临床及组织学特征介于普通痣和黑色素瘤之间[24-31]。它们也称为非典型性痣、B-K 痣（B-K mole）、Clark 痣以及伴有结构和细胞学非典型性的痣。伴有异型增生性痣的患者发生黑色素瘤的危险性增加；其危险性程度与家族史密切相关。尤其是一级亲属中有家族性黑色素瘤病史的异型增生性痣患者，发生黑色素瘤的危险性明显高于没有明显家族史的患者。

患者可出现数量不等的异型增生性痣，病变从少数几个到几百个不等。任何部位均可发生。尽管这些痣似乎并非好发于外阴，但外阴的确可以发生。

临床上，异型增生性痣的大小、形状及颜色不一。一般比非异型增生性痣大，常常出现一定程度的不对称性，边缘有些不规则（图 8.5，8.6）。这些特征也可见于黑色素瘤，且究其程度不同可在临床上将异型增生性痣与普通痣或黑色素瘤区分开。考虑到这种主观性以及诊断黑色素细胞病变缺乏可靠的临床标准，建议进行病变切除或活检。

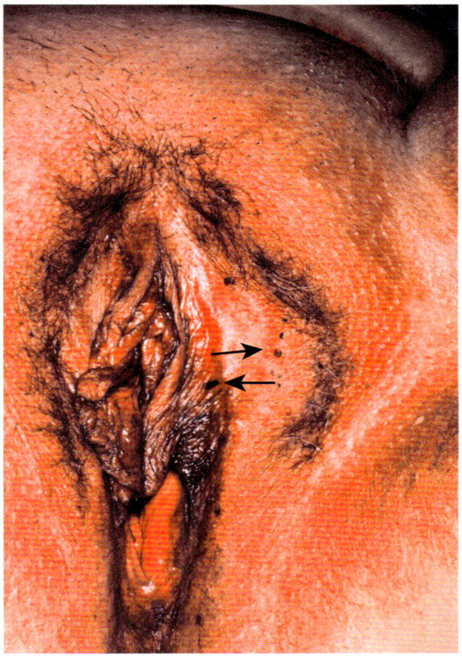

图 8.6　异型增生性痣的临床表现，表现为外阴小的斑样病变。

组织学特征 HISTOLOGIC FEATURES

家族性及散发性异型增生性痣病例的组织学表现相同。异型增生性痣的结构特征包括不对称性、明显的雀斑样生长方式、表皮内成分播散超过真皮成分的最外侧缘（所谓的“肩状现象”），交界性痣细胞巢的大小、形状不一，分布不规则。其他的结构特征包括交界性痣细胞巢解离以及跨越两个或多个钉突的融合（“桥接”）（见图 8.7）。

异型增生性痣常常伴有间质改变，特征为真皮乳头的层状及嗜酸性纤维化，淋巴组织细胞浸润，以及真皮乳头有显著的血管成分（图 8.8）。异型增生性痣交界性成分的黑色素细胞内常常可见散在细小的（“灰尘状”）淡棕色或橄榄油色黑色素（但也常见于黑色素瘤）。

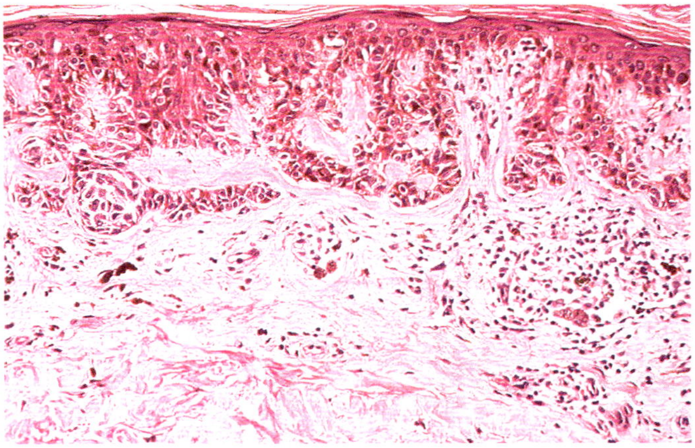

图 8.7　异型增生性痣。出现雀斑样增生。注意痣细胞呈不规则分布，真皮上部可见淋巴细胞浸润。

除了结构异常以外，依据定义，异型增生性痣的黑色素细胞可以出现细胞学非典型性（图 8.9）。程度可从轻度到重度不等，非典型细胞往往出现在良性黑色素细胞的背景上。出现单一的显著非典型性时，应该考虑黑色素瘤。通过比较痣细胞核与邻近角化细胞核的大小，

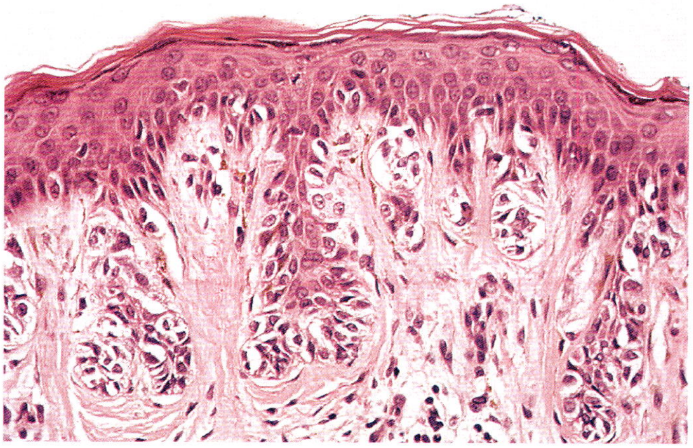

图 8.8 异型增生性痣。高倍镜下显示细胞学非典型性以及层状纤维组织形成。

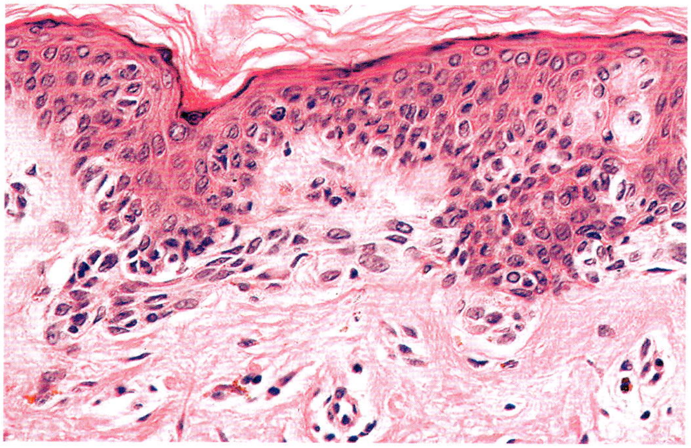

图 8.9 异型增生性痣。高倍镜下显示桥接以及细胞学非典型性。梭形细胞黑色素瘤：肿瘤细胞的细胞核变长，核仁明显。

可以进行细胞学非典型性分级[21]。轻度非典型性细胞其细胞核大小与棘细胞核大小类似或稍大。中度非典型性细胞其细胞核比棘细胞核大（1.5～2 倍），并且深染及有多形性，核仁较为明显。当黑色素细胞的细胞核为棘细胞核的 2 倍或大于 2 倍时，为重度非典型性。另外，常常出现细胞核形状不规则、染色质较粗以及核仁明显[21]。在有些病例中，区分重度非典型性异型增生性痣与早期黑色素瘤或原位黑色素瘤极为困难。出现弥漫性显著细胞学非典型性时，应当考虑有无黑色素瘤。出现真皮内核分裂像、真皮内痣细胞巢扩大、缺乏随深度增加而出现的成熟表现、表皮内黑色素细胞 Paget 样播散、表皮消失、非典型性痣细胞巢融合以及不对称性分布表现时，都应怀疑黑色素瘤。

如生殖器痣部分指出的一样，重要的是要记住，外阴黑色素瘤最常见于老年女性，高发年龄在 51～60 岁年龄段[32]。因此，对于年轻患者，诊断外阴黑色素瘤要格外谨慎。同样，对于老年人，诊断外阴异型增生性痣也应当进行多方面的细致评估，并且应注意临床病理的相互关系。

依据我们的经验，对于伴有显著非典型性的异型增生性痣，建议完整切除，并留有足够的无病变切缘[21]。

黑色素瘤 Melanoma

引言 INTRODUCTION

女性生殖道的黑色素瘤极为少见；然而，它是第二位最常见的外阴恶性肿瘤[31-47]。非生殖道皮肤黑色素瘤的高发年龄为中青年，与之相比，外阴肿瘤多见于 51～60 岁年龄段[48]。不过，外阴黑色素瘤也可发生于年轻人甚至儿童[49]。Weinstock 等人通过人口登记方法计算出外阴和阴道黑色素瘤的发病率为每百万人 1.08 人和 0.26 人[50]。黑人和白人女性发生阴道黑色素瘤的危险性相同，但白人发生外阴肿瘤的相对危险性为 2.6[50]。据估计，生殖道黑色素瘤大约占女性所有黑色素瘤的 3%，在生殖道中，外阴是最常发生的部位。阴道和宫颈不常受累[31, 35, 36, 38, 40, 41]。

临床特征 CLINICAL FEATURES

大多数外阴黑色素瘤发生在大阴唇、小阴唇以及阴蒂部位（表 8.3）[50]。多数病变并不隆起（图 8.10）。大

表 8.3 外阴恶性黑色素瘤的分布部位[47]

部位	(%)
大阴唇	27.3
小阴唇	19.2
阴蒂	30.8
尿道周围	11.1
其他	11.6

约 1/3 表现为息肉样肿物，1/5 出现卫星灶（图 8.11）。黑色素瘤以“ABCD”为特征：（A）不对称性（asymmetrical）；（B）边界（border）不规则或呈扇贝样；（C）颜色（color）变化（黑色或呈现杂色，表现为红、白或蓝色掺杂）；（D）直径（diameter）可以超过 6mm。多数黑色素瘤有色素，颜色从棕色至黑色不一。然而，在一项研究中，无黑色素性黑色素瘤见于近 1/3 的患者，临床上类似于鳞状细胞癌或乳腺外 Paget 病[48, 50]。

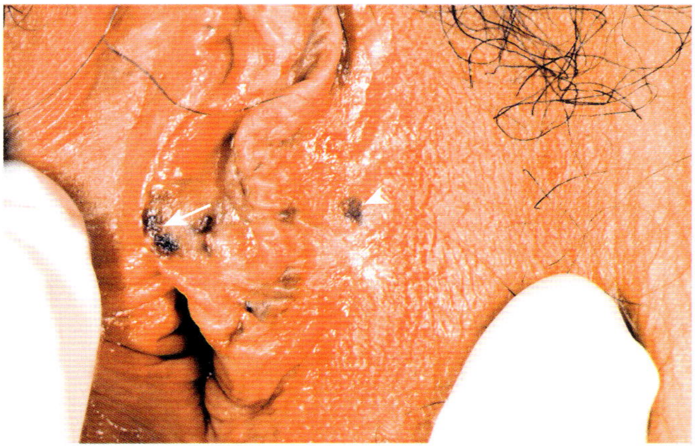

图 8.10 外阴小阴唇的黑色素瘤（长箭头所示）。可见其他病灶（短箭头所示）。

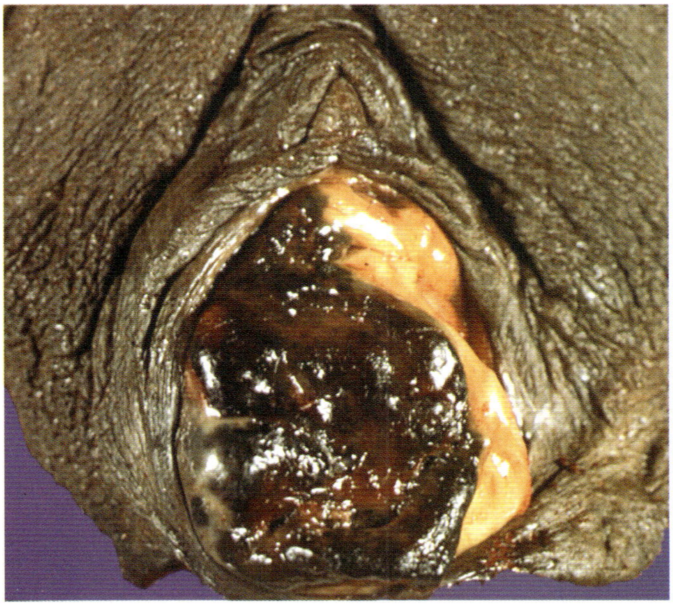

图 8.11 一个较大的外阴黑色素瘤扩展至局部淋巴结。

最常见的主诉为出血、明显的肿块以及不适。其他症状和体征包括溃疡、排液、瘙痒、烧灼感、恶臭以及排尿困难。绝大多数黑色素瘤为直接形成的；然而，大约 5% 的病例显示肿瘤的发生与先前存在的痣有关[51]。

组织学特征 HISTOLOGIC FEATURES

生殖道黑色素瘤的镜下特征与生殖道以外部位的黑色素瘤类似。一般情况下，肿瘤表现为黑色素细胞增生，呈现“均一”的重度细胞非典型性，几乎所有的受累细胞显示细胞核增大、染色质不规则以及明显的核仁。原位肿瘤成分常常显示单个或小团黑色素细胞融合性增生，形态类似于雀斑样恶性黑色素瘤或肢端型黑色素瘤（图 8.12）。上皮脚消失常见，使真皮与表皮或黏膜与黏膜下层交界处呈现“虫蚀样”表现。

真皮内浸润性肿瘤成分由细胞学特征类似于表面原位黑色素瘤的黑色素细胞构成（图 8.13）。膨大的细胞巢以及真皮内核分裂像见于较晚期的肿瘤。真皮成分没有成熟表现（图 8.14）。真皮成分常常由上皮样黑色素细胞组成；然而，梭形细胞黑色素瘤也能遇到，包括纤维组织增生性及向神经性亚型（图 8.15）。

黑色素瘤的黑色素沉着程度差异较大，可从大量色素（图 8.16）到缺乏色素（图 8.17）。了解后一种情况极为重要，下面将进行讨论。

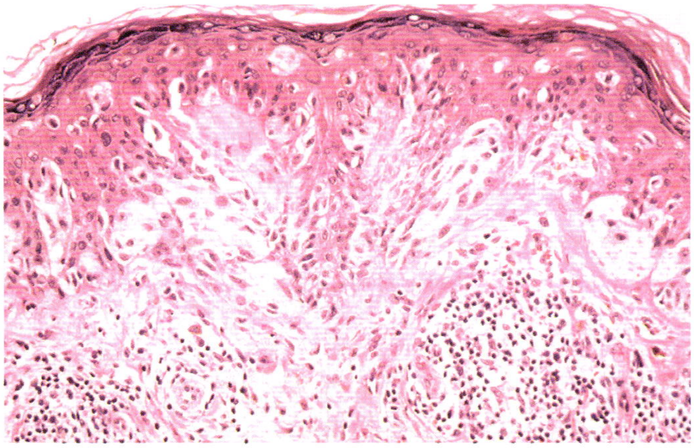

图 8.12 浅表播散性黑色素瘤：非典型性黑色素细胞散在分布于表皮全层。

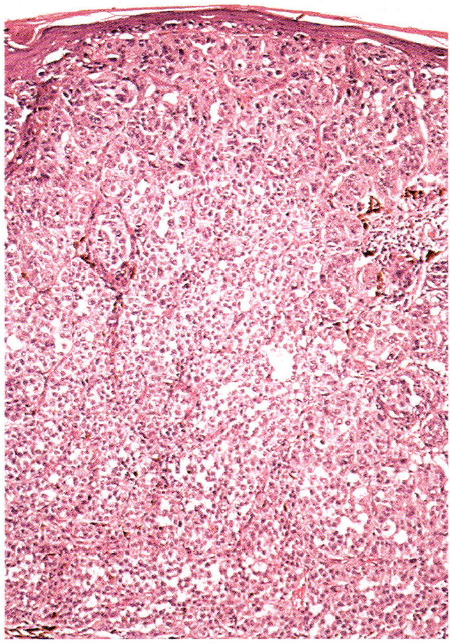

图 8.13 黑色素瘤的垂直生长期。膨大的细胞巢充满网状真皮（左和右）。

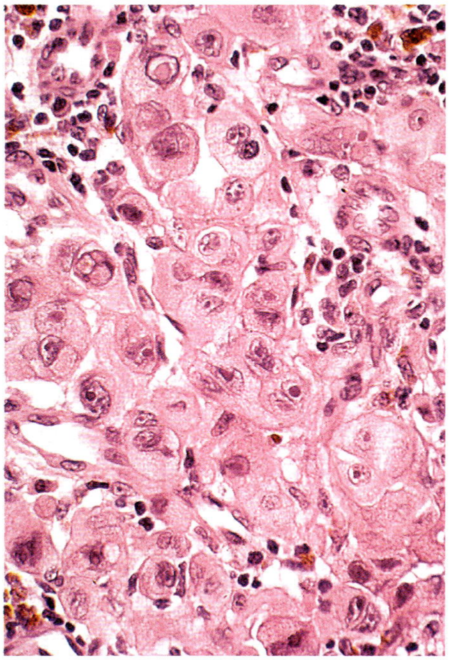

图 8.14 黑色素瘤的垂直生长期。真皮成分的细胞核呈多形性表现，具有显著的嗜酸性核仁。

病理报告的项目归纳如下。重要的参数包括年龄、性别、解剖部位、厚度、有无溃疡、组织学类型、相关痣、宿主反应、边缘、向神经性、血管浸润以及卫星病灶[2, 52-54]。

根据报告，肢端黏膜雀斑样结构是外阴黑色素瘤最常见的组织学亚型。然而，对于皮肤黑色素瘤而言，浅

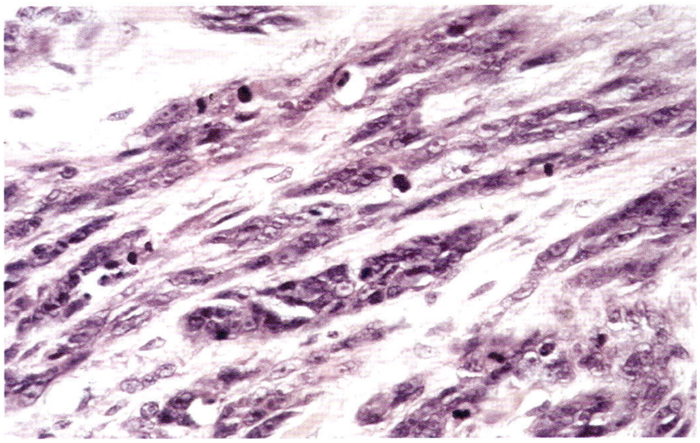

图 8.15 黑色素瘤呈梭形细胞生长方式。

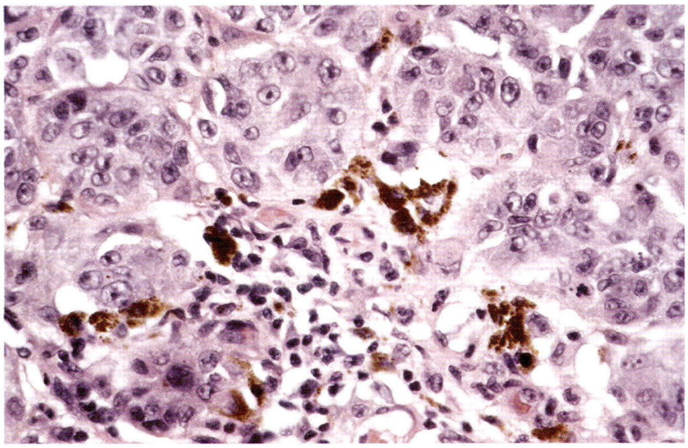

图 8.16 外阴黑色素瘤，黑色素生成明显。

表播散则是最常见的结构[38, 44, 48]。

在对肿瘤厚度、溃疡以及其他预后参数进行校正以后，一般来说，组织学亚型与预后或存活无关[2, 52, 53]。

黑色素细胞病变可与硬化性苔藓共存。近来一项研究发现，黑色素细胞病变与硬化性苔藓有关，说明在这种情况下要区别非典型性黑色素细胞增生与黑色素瘤。黑色素瘤与硬化性苔藓之间的关系颇引人注意，但还有待于进一步澄清[55]。

鉴别诊断 DIFFERENTIAL DIAGNOSIS

恶性黑色素瘤的鉴别诊断必须考虑以下几个方面。

1. 鳞状细胞癌：具有梭形细胞形态学表现的黑色素瘤可能类似于鳞状细胞肿瘤（图 8.18）。极少数情况

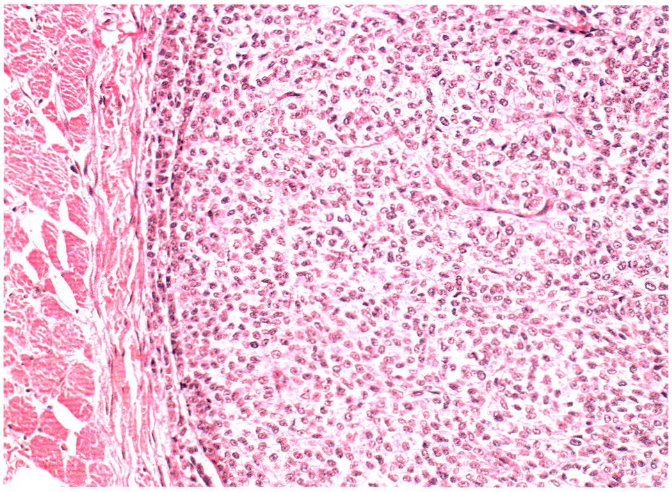

图 8.17 无色素性黑色素瘤。这种类型可能类似于腺癌或其他恶性肿瘤。

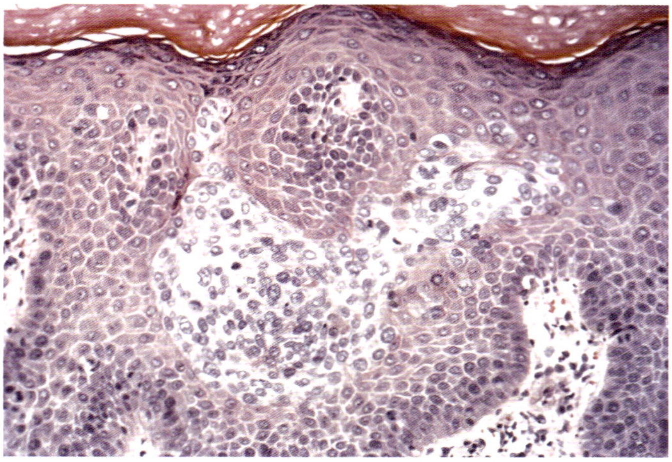

图 8.19 Paget 样 VIN 可能类似于 Paget 病和黑色素瘤。

下，分化较差的外阴上皮内肿瘤可出现 Paget 样表现（图 8.19）[56]。免疫组化染色，癌角蛋白呈阳性，有助于与黑色素瘤鉴别。相反，黑色素瘤 S-100 和 MART-1 呈阳性。本病在第 6 章也有讨论。

2. 在考虑外阴黑色素瘤的诊断时，重要的是需要排除乳腺外 Paget 病。黑色素瘤和 Paget 病均可出现上皮内肿瘤细胞巢，包括浅表角质层，交界性改变，棘层松解，以及浸润性成分，肿瘤细胞巢可以由胞浆丰富和核仁明显的均一细胞构成（图 8.20-8.23）。通过 MART-1 和 S-100 染色（黑色素瘤）以及癌胚抗原、Cam5.2 和黏液卡红染色（Paget 病），两者容易鉴别开来（图 8.24）。各种较新的生物标志物现在正在研究当中[57, 58]。
3. 一旦做出黑色素瘤的诊断，最重要的是区分是原位黑色素瘤还是浸润性疾病。区分原位病变与浸润性病变之间可能存在的问题不应过分强调，从业医师如果不熟悉非典型性黑色素细胞病变的形态学表现范畴，那么在诊断黑色素瘤之前，应当征询熟悉这些病变的医师的意见。

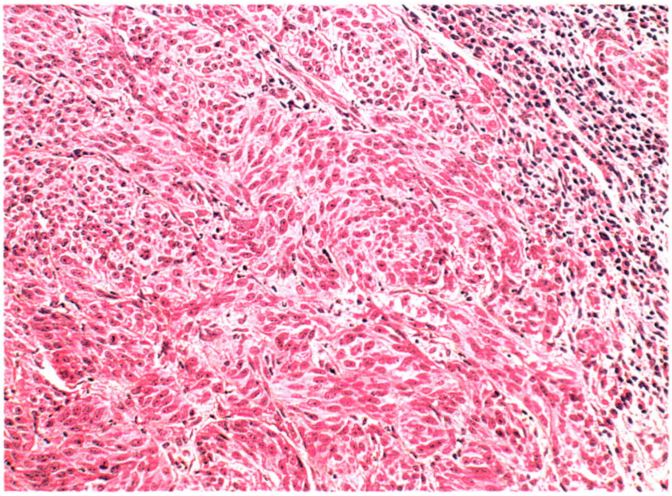

图 8.18 伴有梭形细胞成分的浸润性黑色素瘤，类似于鳞状细胞癌。

处理、分期和预后
MANAGEMENT，STAGING AND PROGNOSIS

概述 General

外阴黑色素瘤的生存率几乎完全取决于病变的范围。2001 年美国癌症联合会提出了皮肤黑色素瘤的分期方法，它也适用于外阴黑色素瘤[53]。

外阴原发性黑色素瘤的治疗为局部切除，一般建议留有 1 ~ 2 cm 的边缘（取决于 Breslow 深度以及邻近的重要结构）[54]。切缘没有肿瘤对于防止局部复发至关重要[54, 59, 60]。

总体上，外阴黑色素瘤的 5 年生存率低于非生殖道部位的黑色素瘤，因为发现时已为晚期，而且一般肿瘤

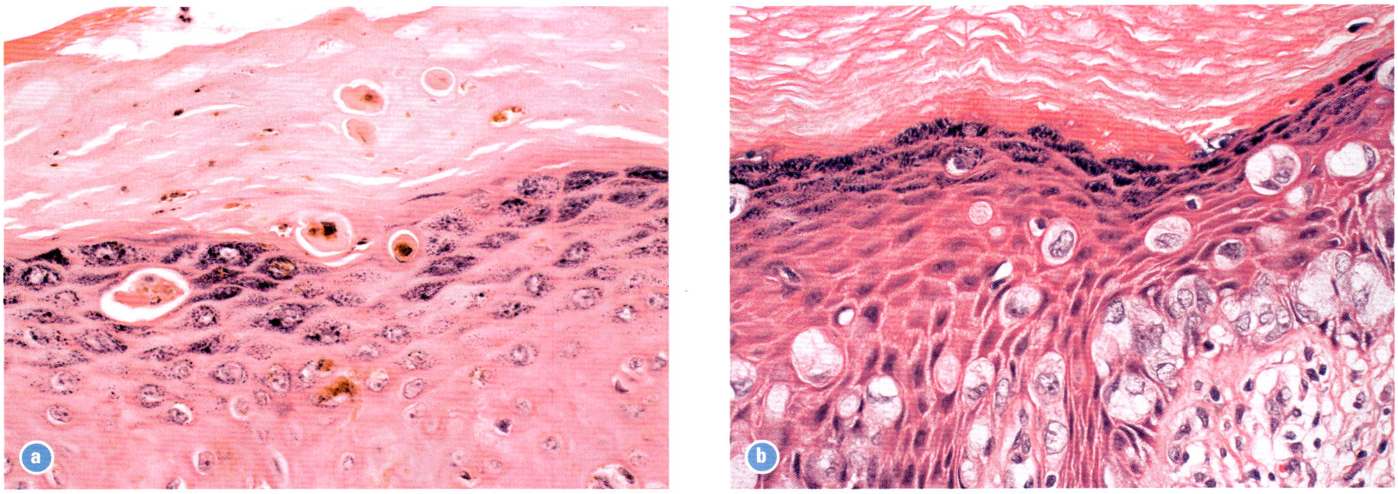

图 8.20 黑色素瘤（a）和 Paget 病（b）的上皮内受累。

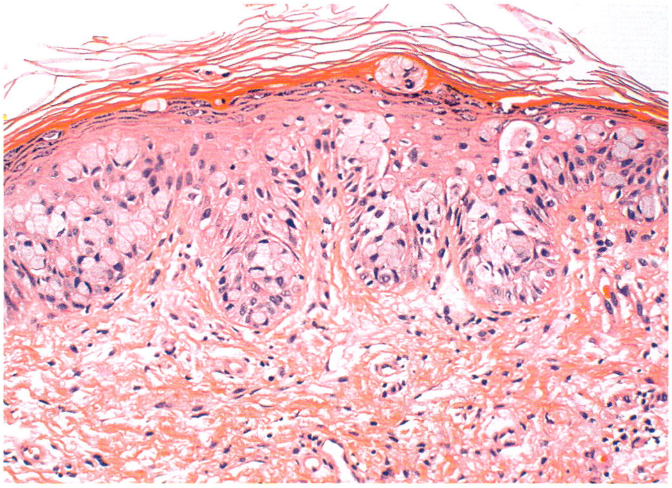

图 8.21 Paget 病的交界性生长方式。

较厚。在不同的研究中，5 年生存率从 15% ~ 54% 不等[34-43, 61-63]。在一项有 219 例患者的大型研究中，其 5 年生存率为 47%（表 8.4）[63]。阴道黑色素瘤与之不同，生存率更低（19%）。外阴黑色素瘤的预后取决于肿瘤厚度，后者采用 Clark 标准（仅用于有毛发被覆的皮肤），根据 Breslow 法测量的病变深度以及单一的分期。一般应用 Breslow 测量法，对较小的病变采用测微计测量。对于皮肤和外阴的黑色素瘤来说，Breslow 测量的深度是惟一最重要的独立性预后因素[52, 53, 60, 64]。

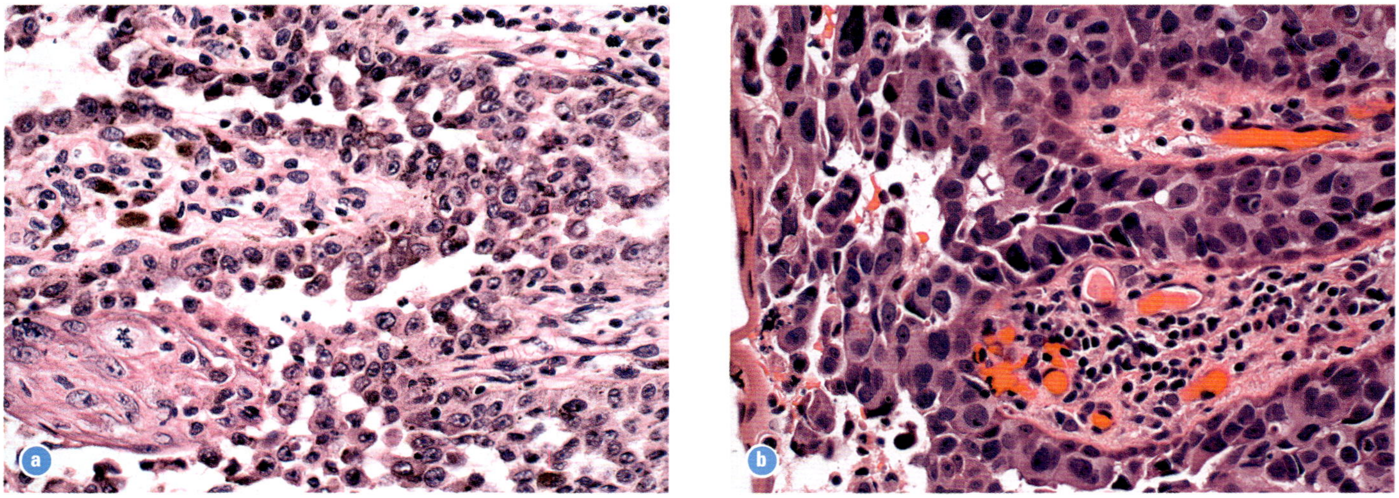

图 8.22 黑色素瘤（a）和 Peget 病（b）的棘层松解。

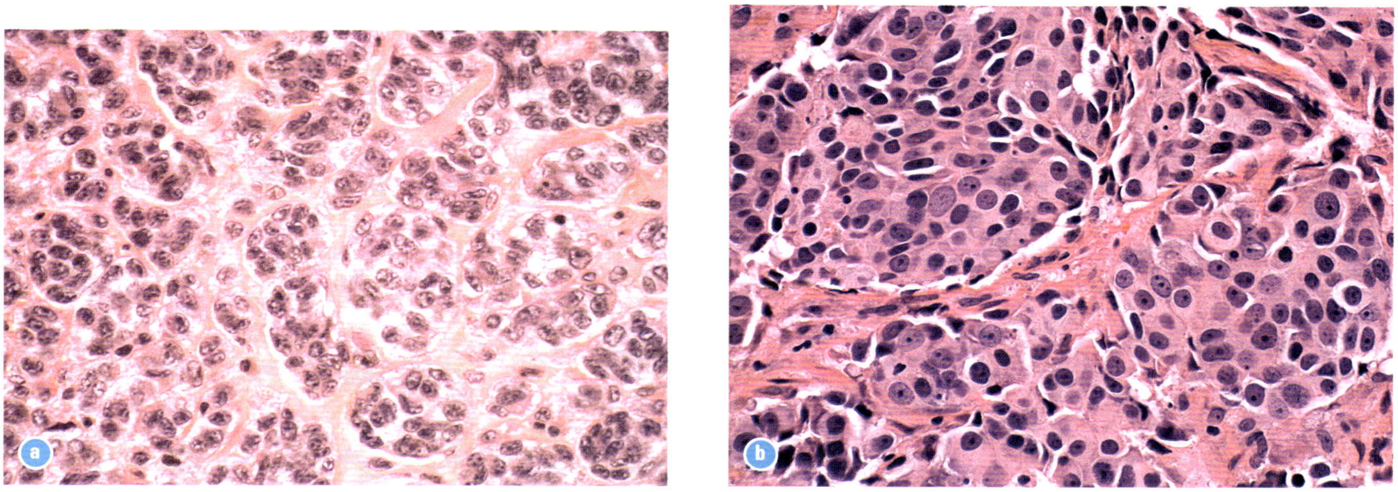

图 8.23　浸润性黑色素瘤（a）和 Paget 病（b）的细胞形态学表现相似。

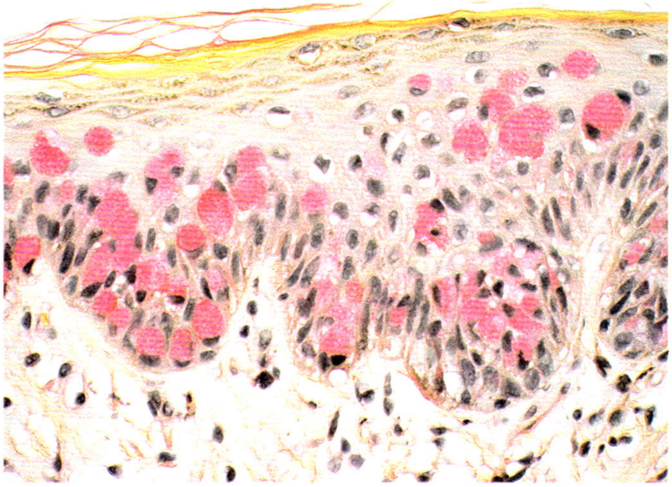

图 8.24　黏液卡红染色区分 Paget 病与黑色素瘤。

表 8.4　黏膜黑色素瘤浸润深度的分布（%）[53]

深度（mm）	总数[a]	Ⅰ期[b]	死亡（%）
＜ 0.9	12.2	17.3	5/19（26）
1.0 ~ 1.9	10.0	13.5	8/20（40）
2.0 ~ 2.9	6.7	3.8	5/9（55）
3.0 ~ 3.9	10.0	9.6	9/14（64）
＞ 4.0	58.9	53.8	36/53（68）

[a]n = 90；[b]n = 52

浸润深度 Depth of invasion

病变深度是由相邻正常黏膜的颗粒层表面与肿瘤最深点的距离来决定。对于溃疡性肿瘤，一般计算溃疡底部（表面）到最深点的距离（图 8.25）[63]。结局数据不容乐观。在一项研究中，病变小于 0.9mm 的死亡率为 26%，病变超过这个深度的死亡率为 40% ~ 68%（表 8.4）。年龄（老年）和种族（黑人）也与预后较差有关[31]。总的来说，与其他部位皮肤病变相比，外阴黑色素瘤的预后较差[63, 65]。

前哨淋巴结活检 Sentinel lymph node biopsy

图 8.26 总结了检查外阴黑色素瘤患者有意义的参数。淋巴结转移与死亡率密切相关（图 8.27）。在一项通过大规模的调查收集到有限患者的研究中，77% ~ 88% 的患者的病变厚度不足 4.0 mm 且淋巴结为阴性的患者存活了 2 年[66]。评估前哨淋巴结对确定预后可能有用[1, 67]。

20 世纪 90 年代出现的前哨淋巴结活检（sentinel lymph node biopsy，SLNB）为损伤较小的选择性淋巴结切除（elective lymph node dissection，ELND），致病率较低，且对于临床上淋巴结阴性患者的盆腔整个区域淋巴结的精确分期具有高度敏感性[68]。盆腔淋巴结成团或成组分布（例如腹股沟淋巴结）。前哨淋巴结活检对于盆腔局部淋巴结阴性的一些实体癌的临床分期有帮助，包括乳腺癌、鳞状细胞癌、甲状腺癌、Merkel 细胞癌和黑色素瘤[68-70]。然而，直至目前对妇科恶性肿瘤采用前哨淋巴结活检的报告仍然不多[71-75]。

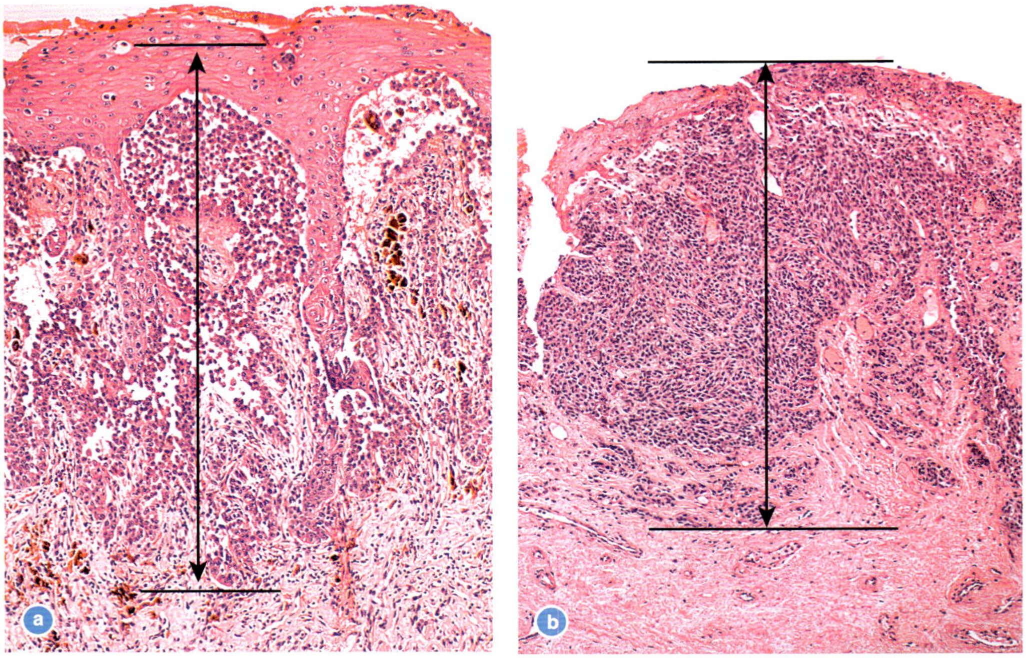

图 8.25 (a) 黏膜黑色素瘤，Breslow 测量法（浸润深度）最为实用，理想的是从颗粒层（如果存在）测量到肿瘤浸润最深点。(b) 溃疡性病变的浸润深度是从溃疡底部测量至肿瘤最深点。

在原发部位同时注射放射活性物质（^{99}锝标记的胶体硫或白蛋白）和活性蓝色染料（isosulfan blue 染料），可以确认那个特殊部位引流的第一级淋巴结（前哨淋巴结）[75, 76]。这个淋巴结可通过其放射活性及蓝色来识别，并可做小切口切除后进行病理检查。前哨淋巴结活检多数是在全麻下进行的，对于那些通过局麻即可完成切除的患者，全麻会增加危险性。尽管费用增加，但成本效益分析表明，进行前哨淋巴结活检是值得的。前哨淋巴结活检的不良反应极为少见，包括对蓝色染料过敏（< 2%）、淋巴水肿（极其罕见，但已有报道）以及永久性蓝色染料文身[77]。

将前哨淋巴结连续切片，甲醛溶液固定，HE 染色。在我们医院，阴性淋巴结要进一步进行免疫组化标记，通常应用 S-100、Melan-A/Mart-1 和（或）HMB-45。

前哨淋巴结检测的指征
Indication for sentinel lymph node mapping

厚度等于 1.0mm 的黑色素瘤要考虑进行前哨淋巴结活检，此时淋巴结转移的危险性开始增加。较薄的病变一般不进行前哨淋巴结活检，因为发生转移的危险性较低。有些患者虽然病变不足 1.0mm，但由于同时伴有其他不利预后因素，可能也适于前哨淋巴结活检。其他不利因素在不同的黑色素瘤研究中心被赋予的定义有所不同，包括溃疡、核分裂像较多、微卫星灶、血管淋巴管浸润、Clark Ⅳ级、缩小至 1.0mm 以及年龄较小。对于不需要得到有关预后信息或有明显病症的患者，没有必要进行前哨淋巴结活检[1]。

治疗 THERAPY

毫不夸张地说，在过去的数十年中，有数百种辅助治疗方法已用于高危险性黑色素瘤的治疗，从鲨鱼软骨到化疗。但只有一种，即大剂量的干扰素 α2b（INF），被证实对随机对照试验中手术切除的、具有复发高危险性的黑色素瘤有益。采用大剂量治疗方案对死亡率影响较为明显，但对总体存活率以及无病存活的益处较小。采用辅助性大剂量干扰素治疗可能出现明显的毒性作用，因此可能并不适用于多数有明显病症的患者。

小结 Summary

对于外阴出现色素性病变的女性，恰当而及时的处理方法是患者：定期自我检查，以及临床医师和熟悉外阴黑色素细胞增生性病变谱的病理医师对色素性病变的

患者姓名______________________________ 外科号 ______________

外院切片号 ______________

黑色素瘤报告单

1. 类型：
   - ______ 表浅播散 ______ 原位
   - ______ 结节性
   - ______ 恶性着色斑 ______ 原位
   - ______ 肢端着色斑 ______ 原位
   - ______ 黏膜着色斑 ______ 原位
   - ______ 纤维组织增生性
   - ______ 向神经性
   - ______ 未分类型 ______ 原位
   - ______ 其他（具体说明）______________________________

2. 解剖水平：______（用于皮肤；不适用于黏膜黑色素瘤）______________________________

3. 最大厚度：______ mm

4. 溃疡：______ 无 ______ 有 ______ mm

5. 放射状生长方式：______ 无 ______ 有

6. 垂直生长方式：______ 无

   ______ 有 ______ 上皮样 ______ 小 ______ 梭形

7. 前体病变：______ 没有发现

   ______ 有（具体说明）______________________________

8. 边缘：

   活检 ______ 扩展到组织边缘

   ______ 检查的组织平面没有扩展到组织边缘

切除 ______ 完全切除

______ 距离最近切缘 ______ mm

______ 扩展到墨汁标注处 ______ 周围 / 放射状切缘

______ 深切缘

______ 深及侧切缘

______ 其他：____________________

9. 核分裂像：______ 每 mm^2

10. 肿瘤浸润淋巴细胞：
    - ______ 无
    - ______ 有，不明显
    - ______ 有

11. 神经浸润：______ 无 ______ 有，明显

12. 血管浸润：______ 无 ______ 有

13. 消退：______ 无 ______ 有

14. 微卫星灶：______ 无 ______ 有

15. 其他：

图 8.26 有关黑色素瘤的大体和组织学参数记录。

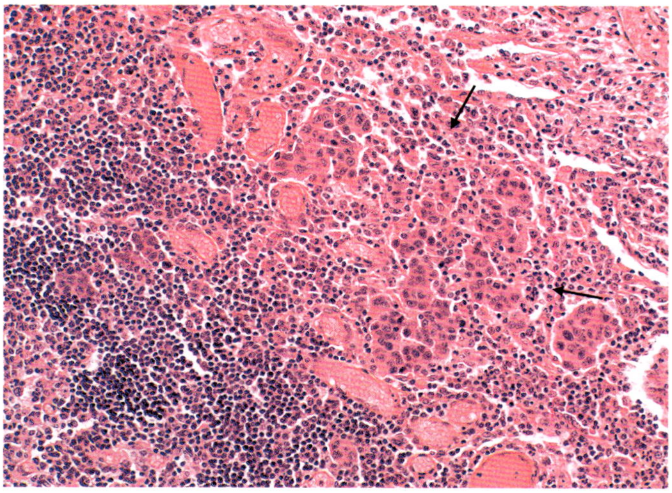

图 8.27　外阴黑色素瘤淋巴结转移（箭头所示）。

特别关注。病理医师必须能够区分良性黑变病与非典型性病变，并且了解可能出现的对黑色素瘤的过诊断和低诊断情况。通过治疗是否能够改变黑色素瘤的自然病史尚不清楚，但是对于患者以及临床医师来说，细致的组织学分类至关重要。

参考文献 References

1 Wechter ME, Reynolds RK, Haefner HK, et al. Vulvar melanoma: review of diagnosis, staging, and therapy. J Lower Genital Tract Dis 2004; 8(1):58–69.
2 Johnson TM, Smith JW 2nd, Nelson BR, Chang A. Current therapy for cutaneous melanoma. J Am Acad Derm 1995; 32: 689–707.
3 Arca MJ, Biermann JS, Johnson TM, Chang AE. Biopsy techniques for skin, soft-tissue, and bone neoplasms. Surg Oncol Clin N Am 1995; 4:157–174.
4 Barnhill RL, Alber LS, Shama SK, et al. Genital lentiginosis: a clinical and histopathologic study. J Am Acad Derm 1990; 22: 453–460.
5 Estrada R, Kaufman R. Benign vulvar melanosis. J Reprod Med 1993; 38:5–8.
6 Lenane P, Keane CO, Connell BO, et al. Genital melanotic macules: clinical, histologic, immunohistochemical, and ultrastructural features. J Am Acad Derm 2000; 42:640–644.
7 Kanj LF, Rubeiz NG, Mrouett AM, et al. Vulvar melanosis and lentiginosis: a case report. J Am Acad Derm 1992; 27: 777–778.
8 Sison-Torre EQ, Ackerman AB. Melanosis of the vagina. Am J Derm 1985; 7:51–60.
9 Karney MY, Cassidy MS, Zahn CM, et al. Melanosis of the vagina. A case report. J Reprod Med 2001; 46:389–391.
10 Lenane P, Sullivan DO, Keane CO, Loughlint SO. The Laugier-Hunziker syndrome. J Eur Acad Derm Venereol 2001; 15:574–577.
11 Gerbig AW, Hunziker T. Idiopathic lenticular mucocutaneous pigmentation of Laugier-Hunziker syndrome with atypical features. Arch Derm 1996; 32:844–845.
12 Reed OM, Mellette JR, Fitzpatrick JE. Cutaneous lentiginosis with atrial myxomas. J Am Acad Derm 1986; 15:398–402.
13 Rhodes AR, Silverman RA, Harrist TJ, et al. Mucocutaneous lentigines, cardiomuco-cutaneous myxomas and multiple blue nevi: the LAMB syndrome. J Am Acad Derm 1986; 10:72–82.
14 Jong E De, Mulder W, Nooitgedacht E, et al. Carney's triad. Eur J Surg Oncol 1998; 24:147–149.
15 Rongioletti F, Ball RA, Marcus R, et al. Histopathological features of flexural melanocytic nevi: a study of 40 cases. J Cutan Pathol 2000; 27:215–217.
16 Rock B, Hood AF, Rock JA. Prospective study of vulvar nevi. J Am Acad Derm 1990; 22:104–106.
17 Christensen WN, Friedman KJ, Woodruff JD, et al. Histologic characteristics of vulvar nevocellular nevi. J Cutan Pathol 1987; 14:87–91.
18 Clark WH Jr, Hood AF, Tucker MA, et al. Atypical melanocytic nevi of the genital type with a discussion of reciprocal parenchymal-stromal interactions in the biology of neoplasia. Hum Pathol 1998; 29(1):S1–S24.
19 Blessing K. Benign atypical naevi: diagnostic difficulties and continued controversy. Histopathology 1999; 34:189–198.
20 Haupt HM, Stern JB. Pagetoid melanocytosis: histologic features in benign and malignant lesions. Am J Surg Pathol 1995; 19: 792–797.
21 Dunton CJ, Kautzky M, Hanau C. Malignant melanoma of the vulva: a review. Obstet Gynecol Surv 1995; 50:739–746.
22 Ca E, Bradley RR, Logsdon VK, et al. Vulvar melanoma in childhood. Arch Derm 1997; 133:345–348.
23 Crowson AN, Magro CM, Mihm MC. The melanocytic proliferations. A comprehensive textbook of pigmented lesions. New York: Wiley; 2001.
24 Rhodes AR, Harrist TJ, Day CL, et al. Dysplastic melanocytic nevi in histologic association with 234 primary cutaneous melanomas. J Am Acad Derm 1983; 9:563–574.
25 Rhodes AR, Melski JW, Sober AJ, et al. Increased intraepidermal melanocytic frequency and size in dysplastic melanocytic nevi and cutaneous melanoma. A comparative quantitative study of dysplastic melanocytic nevi, superficial spreading melanoma, nevocellular nevi and solar lentigines. J Invest Derm 1983; 80:452–459.
26 Elder DE, Goldman LI, Goldman SC, Greene MH, Clark WH. Dysplastic nevus syndrome: a phenotypic association of sporadic cutaneous melanoma. Cancer 1980; 46:1787–1794.
27 Clark WH, Reimer RR, Greene M, Ainsworth AM, Mastrangelo MJ. Origin of familial malignant melanomas from heritable melanocytic lesions – the B-K mole syndrome. Arch

Derm 1978; 114:732–738.
28 Rhodes AR, Mihm MC Jr, Weinstock MA. Dysplastic melanocytic nevi: a reproducible histologic definition emphasizing cellular morphology. Mod Pathol 1989; 2:306–319.
29 Tong AK, Murphy GF, Mihm MC Jr. Dysplastic nevus: a formal histogenetic precursor of malignant melanoma. In: Mihm MC, Murphy GF, Kaufman N, eds. Pathobiology and recognition of malignant melanoma. Baltimore: Williams & Wilkins; 1988:10–18.
30 Elder DE. The dysplastic nevus. Pathology 1985; 17:291–297.
31 Weinstock MA. Malignant melanoma of the vulva and vagina in the United States: patterns of incidence and population-based estimates of survival. Am J Obstet Gynecol 1994; 171 (5):1225–1230.
32 Giles GG, Kneale BL. Vulvar cancer: the Cinderella of gynaecological oncology. Aust N Z J Obstet Gynecol 1995; 35:71–75.
33 Pannizon RG. Vulvar melanoma. Semin Derm 1996; 15:67–70.
34 Raber G, Mempel V, Jackisch C, et al. Malignant melanoma of the vulva. Report of 89 patients. Cancer 1996; 78:2353–2358.
35 Morrow CP, Rutledge FN. Melanoma of the vulva. Obstet Gynecol 1972; 39:745–752.
36 Morrow CP, DiSaia PJ. Malignant melanoma of the female genitalia: a clinical analysis. Obstet Gynecol Surv 1976; 31: 233–271.
37 Ariel IM. Malignant melanoma of the female genital system: a report of 48 patients and review of the literature. J Surg Oncol 1981; 16:371–383.
38 Bradgate MG, Rollason TP, McConkey C, et al. Malignant melanoma of the vulva: a clinico-pathological study of 30 women. Br J Obstet Gynaecol 1990; 97:124–133.
39 Ronan SG, Eng AM, Briele HA, et al. Malignant melanoma of the female genitalia. J Am Acad Derm 1990; 22:428–435.
40 Piura B, Egan M, Lopes A, et al. Malignant melanoma of the vulva: a clinicopathologic study of 18 cases. J Surg Oncol 1992; 50:234–240.
41 Ragnarsson-Olding B, Johansson H, Rutqvist LE, et al. Malignant melanoma of the vulva and vagina: trends in incidence and distribution, and long term survival among 245 consecutive cases in Sweden 1960–1984. Cancer 1993; 71:1893–1897.
42 Neven P, Sheperd JH, Masotina A, et al. Malignant melanoma of the vulva and vagina: a report of 23 cases presenting in a 10-year period. Int J Gynecol Cancer 1994; 4:379–383.
43 Konstadoulakis MM, Ricaniadis N, Driscoll DL, et al. Malignant melanoma of the female genital tract. Eur J Surg Oncol 1994; 20:141–145.
44 DeMatos P, Tyler D, Seigler HF. Mucosal melanoma of the female genitalia: a clinicopathologic study of forty-three cases at Duke University Medical Center. Surgery 1998; 124:38–48.
45 Kato T, Takematsu H, Tomita Y, et al. Malignant melanoma of mucous membranes. A clinicopathologic study of 13 cases in Japanese patients. Arch Derm 1987; 123:216–220.
46 Verschraegen CF, Benjapibal M, Supakarapongkul W, et al. Vulvar melanoma at the M.D. Anderson Cancer Center: 25 years later. Int J Gynecol Cancer 2001; 11:359–364.
47 Khoo US, Collins RJ, Ngan HY. Malignant melanoma of the female genital tract. A report of nine cases in the Chinese of Hong Kong. Pathology 1991; 23:312–317.
48 Ragnarsson-Olding BK, Kanter-Lwensohn LR, Lagerlöf B, et al. Malignant melanoma of the vulva in a nationwide, 25-year study of 219 Swedish females: clinical observations and histopathologic features. Cancer 1999; 86(7):1273–1284.
49 Egan CA, Bradley RR, Logsdon VK, et al. Vulvar melanoma in children. Arch Derm 1997; 133:345–348.
50 Heller DS, Moomjy M, Koulos J, et al. Vulvar and vaginal melanoma. A clinicopathologic study. J Reprod Med 1994; 39:945–948.
51 Rigel DS, Carucci JA. Malignant melanoma: prevention, early detection, and treatment in the 21st century. CA Cancer J Clin 2000; 50:215–236.
52 Balch CM, Soong SJ, Gershenwald JE, et al. Prognostic factors analysis of 17,600 melanoma patients: validation of the American Joint Committee on Cancer melanoma staging system. J Clin Oncol 2001; 19:3622–3634.
53 Balch CM, Buzaid AC, Soong SJ, et al. Final version of the American Joint Committee on Cancer staging system for cutaneous melanoma. J Clin Oncol 2001; 19:3635–3648.
54 Sober AJ, Chuang TY, Duvic M, et al. Guidelines of care for primary cutaneous melanoma. J Am Acad Derm 2001; 45: 579–586.
55 Carlson JA, Mu XC, Slominski A, et al. Melanocytic proliferations associated with lichen sclerosus. Arch Derm 2002; 138(1):77–87.
56 Raju RR, Goldblum JR, Hart WR. Pagetoid squamous cell carcinoma in situ (pagetoid Bowen's disease) of the external genitalia. Int J Gynecol Pathol 2003; 22(2):127–135.
57 Bacchi CE, Goldfogel GA, Greer BE, Gown AM. Paget's disease and melanoma of the vulva. Use of a panel of monoclonal antibodies to identify cell type and to microscopically define adequacy of surgical margins. Gynecol Oncol 1992; 46(2): 216–221.
58 Shah KD, Tabibzadeh SS, Gerber MA. Immunohistochemical distinction of Paget's disease from Bowen's disease and superficial spreading melanoma with the use of monoclonal cytokeratin antibodies. Am J Clin Pathol 1987; 88(6):689–695.
59 Anderson KW, Baker SR, Lowe L, Su L, Johnson TM. Treatment of head and neck melanoma, lentigo maligna subtype: a practical surgical technique. Arch Facial Plast Surg 2001; 3:202–206.
60 Johnson TM, Headington JT, Baker SR, Lowe L. Usefulness of the staged excision for lentigo maligna and lentigo maligna melanoma: the 'square' procedure. J Am Acad Derm 1997; 37:758–764.
61 Blessing K, Kernohan NM, Miller ID, et al. Malignant melanoma of the vulva; clinicopathological features. Int J Gynecol Cancer 1991; 1:81–87.
62 Scheistroen M, Trope C, Kaern J, et al. Malignant melanoma

of the vulva: evaluation of prognostic factors with emphasis on DNA ploidy in 75 patients. Cancer 1995; 75:72–80.

63 Ragnarsson-Olding BK, Nilsson BR, Kanter-Lwensohn LR, et al. Malignant melanoma of the vulva in a nationwide, 25 year study of 219 Swedish females: predictors of survival. Cancer 1999; 86:1285–1293.

64 Gershenwald JE, Thompson W, Mansfield PF, et al. Multiinstitutional melanoma lymphatic mapping experience: the prognostic value of sentinel lymph node status in 612 stage I or II melanoma patients. J Clin Oncol 1999; 17:976–983.

65 Chang AE, Karnell LH, Menck HR. The National Cancer Data Base report on cutaneous and noncutaneous melanoma: a summary of 84,836 cases from the past decade. The American College of Surgeons Commission on Cancer and the American Cancer Society. Cancer 1998; 83:1664–1678.

66 Creasman WT, Phillips JL, Menck HR. A survey of hospital management practices for vulvar melanoma. J Am Coll Surg 1999; 188(6):670–675.

67 Hullu JA de, Hollema H, Hoekstra HJ, et al. Vulvar melanoma: is there a role for sentinel lymph node biopsy? Cancer 2002; 94(2):486–491.

68 McMasters KM, Reintgen DS, Ross MI, et al. Sentinel lymph node biopsy for melanoma: controversy despite widespread agreement. J Clin Oncol 2001; 19:2851–2855.

69 Morton DL, Wen DR, Wong JH, et al. Technical details of intraoperative lymphatic mapping for early stage melanoma. Arch Surg 1992; 127:392–399.

70 Su LD, Lowe L, Bradford CR, et al. Immunostaining for cytokeratin 20 improves detection of micrometastatic Merkel cell carcinoma in sentinel lymph nodes. J Am Acad Derm 2002; 46:661–666.

71 Levenback C, Burke TW, Gershenson DM, et al. Intra operative lymphatic mapping for vulvar cancer. Obstet Gynecol 1994; 84:163–167.

72 Ramirez PT, Levenback C. Sentinel nodes in gynecologic malignancies. Curr Opin Oncol 2001; 13:403–407.

73 Levenback C, Coleman RL, Burke TW, et al. Intraoperative lymphatic mapping and sentinel node identification with blue dye in patients with vulvar cancer. Gynecol Oncol 2001; 83: 276–281.

74 Cicco C De, Sideri M, Bartolomei M, et al. Sentinel node biopsy in early vulvar cancer. Br J Cancer 2000; 82:295–299.

75 Abramova L, Parekh J, Irvin WP Jr, et al. Sentinel node biopsy in vulvar and vaginal melanoma: presentation of six cases and a literature review. Ann Surg Oncol 2002; 9:840–846.

76 Reintgen DS, Joseph E. Sentinel node localization for cutaneous melanoma. Melanoma Lett 1997; 15:3–4.

77 Cimmino VM, Brown AC, Szocik JF, et al. Allergic reactions to isosulfan blue during sentinel node biopsy – a common event. Surgery 2001; 130:439–442.

9

外阴和阴道的软组织病变

Soft tissue lesions of the vulva and vagina

Marisa R. Nucci 著

刘芳芳译 沈丹华校

引言 Introduction

外阴阴道部位的软组织病变通常可分为两类：一类是部位相对特异的病变[1]，另一类是较常发生于其他位置、但也可累及这一区域的病变[2]。前者包括侵袭性血管黏液瘤、血管肌纤维母细胞瘤、富于细胞性血管纤维瘤和纤维上皮性间质息肉；后者包括余下要讨论的病变。应用部位"相对"特异这一术语（"relatively" site-specific）是因为这一组中的许多病变在其他部位也能见到，虽然不太常见。

间质肿瘤和瘤样病变 Stromal tumors and tumor-like lesions

下面要讨论的病变之间的临床表现和组织病理学特征区别见表 9.1。

纤维上皮性间质息肉 FIBROEPITHELIAL STROMAL POLYP

临床表现 Clinical presentation

纤维上皮性间质息肉是一种良性病变，发生于青年至中年妇女的阴道、外阴，且偶尔可见于宫颈[1-12]。它们通常发生在妊娠期间，但也可能与激素替代治疗有关[2, 7, 8]。大体检查显示，典型者为有蒂 / 息肉样病变，但也可为具有宽广基底的无蒂肿物或呈乳头状 / 分叶状表现（图 9.1）。间质息肉大小可以不同，可表现为孤立性病变，或偶尔为多发性息肉，后者较常见于妊娠患者[5, 7]。

组织病理学特征 Histopathologic features

纤维上皮性间质息肉具有以下特征：（1）中央纤维血管轴心；（2）星状和多核间质细胞，多位于间质-上皮交界处和血管周围；（3）被覆鳞状上皮（图 9.2 a, b）。这些病变中变化最大的是间质，从细胞过少、温和良性到细胞过多并有多形性。妊娠期间发生的息肉尤其倾向于表现出较大程度的核多形性、富于细胞性和核分裂活性（包括非典型性核分裂像），因此，有些作者以"葡萄状假肉瘤"这一名称来命名[2, 5-8]。这样的息肉有使人提出恶性的可能性（图 9.3）[12]；然而，即使存在这些令人担忧的组织学特征，仍能找到用于诊断的形态学线索，包括：（1）缺乏可以辨认的病变边缘；（2）非典型性间质细胞扩展至间质-上皮交界区；（3）常常出现单个分散的多核间质细胞（这些部位普通息肉的特征性表现，最常见于接近表面上皮的部位（图 9.2 a）。间质细胞可能表现为结蛋白、肌动蛋白、波形蛋白、雌激素受体和孕激素受体阳性[8-10, 12]。

表 9.1　临床表现和组织病理学特征的区别

	侵袭性血管黏液瘤	血管肌纤维母细胞瘤	富于细胞性血管纤维瘤	纤维上皮性间质息肉	浅表性血管黏液瘤
年龄	生育年龄	生育年龄	生育年龄	生育年龄	生育年龄
部位 / 构型	深在，非息肉样	皮下	皮下	通常为息肉样，外生性	表浅，皮下，息肉样
大小	不一	通常 < 5 cm	通常 < 3 cm	不一	通常 < 3 cm
边缘	浸润性	界限清楚	通常界限清楚	与正常组织融合	分叶状，边缘清楚
细胞构成	细胞稀少	多细胞与少细胞间相互交替	富于细胞	不一	细胞少
血管	中到大，厚壁，玻璃样变	纤细，毛细血管大小，数量多	小到中等，厚壁，玻璃样变	不一，通常为大的厚壁中心血管轴心	纤细，薄壁，细长
核分裂指数	罕见	通常少见	不一，可以丰富	不一	通常少见
生物标志物	结蛋白阳性，HMGA2 阳性	结蛋白阳性，HMGA2 阴性	结蛋白不一，HMGA2 阴性	结蛋白阳性，HMGA2 阴性	结蛋白阴性，HMGA2 阴性
临床经过	30% 局部破坏性复发	良性	良性	良性，复发罕见	30% 局部非破坏性复发

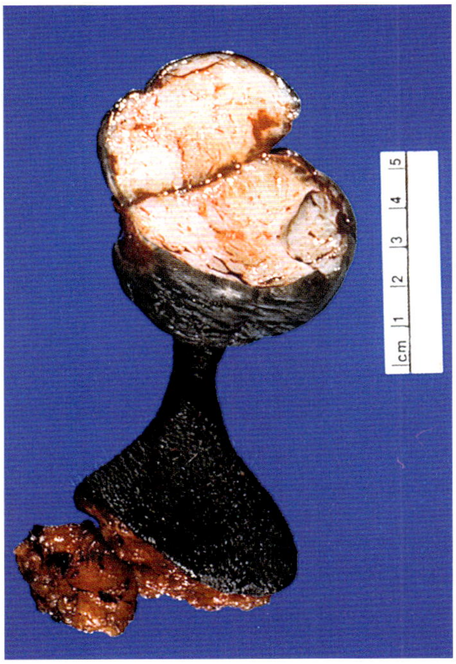

图 9.1 纤维上皮性间质息肉。一个有蒂息肉，伴有细茎和纤维轴心。

鉴别诊断 Differential diagnosis

偶尔，纤维上皮性间质息肉可能发生扭转，出现水肿，组织学上类似于侵袭性血管黏液瘤（图 9.4）。间质息肉与侵袭性血管黏液瘤可以区别开来，因为后者位置较深，浸润性比较明显，很少呈息肉状，而且在整个肿瘤中出现弥漫分布的较为明显的血管成分。

如上所述，不要将细胞丰富并有多形性间质的间质息肉误认为是恶性肿瘤，特别是胚胎性横纹肌肉瘤。所幸从临床或组织病理学观点来看，这种鉴别诊断很少出现问题。临床上，纤维上皮性间质息肉罕见于青春期前，而青春期前最为常见的是发生胚胎性横纹肌肉瘤。组织学上，富于细胞的间质息肉倾向于在息肉的中心部位显示出较大程度的细胞丰富性，这与胚胎性横纹肌肉瘤的细胞构成截然不同，后者上皮下方细胞最为丰富（所谓的新生层）。胚胎性横纹肌肉瘤出现具有横纹的带状细胞以及骨骼肌标志物呈阳性，有助于鉴别诊断。

预后和处理 Prognosis and management

纤维上皮性间质息肉虽然是良性的，但也具有局部复发的潜能，尤其是在切除不完全的情况下[1, 8, 12]。妊娠期间可以发生多发性间质息肉，后者分娩之后自行消退，而在随后的妊娠期间又可能“复发”，这种现象支持这样一个概念，即这些病变是激素反应性的，可能是女性生殖道远端上皮下区域细胞的反应性或增生性病变。

血管肌纤维母细胞瘤 ANGIOMYOFIBROBLASTOMA

临床表现 Clinical presentation

血管肌纤维母细胞瘤几乎毫无例外地发生于育龄期妇女的外阴和阴道区，但也可发生于男性的腹股沟和阴囊区[13-18]。临床上，这种肿瘤边界清楚，经常会被认为

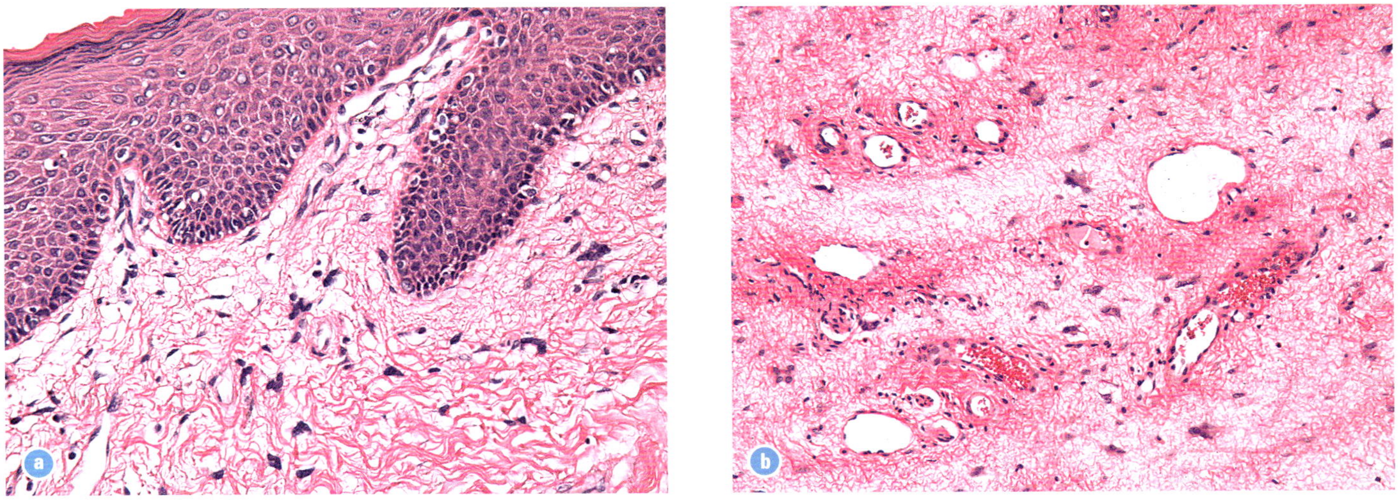

图 9.2 纤维上皮性间质息肉。星形细胞和多核细胞一般出现在（a）接近上皮-间质交界处和（b）突出的血管成分的周围。

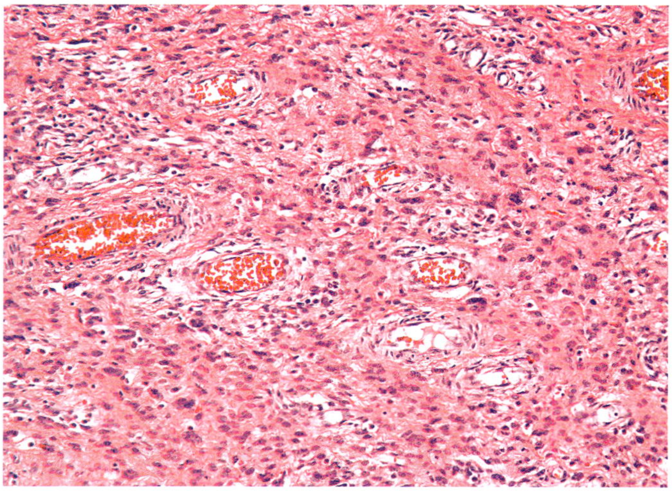

图 9.3　纤维上皮性间质息肉。可出现细胞过多和核非典型性，特别是那些妊娠期间切除的息肉。

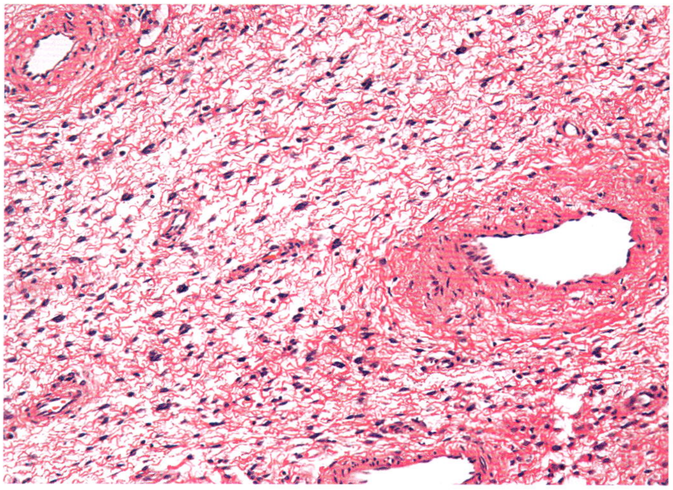

图 9.4　纤维上皮性间质息肉。水肿性变化可能类似于浸润性血管黏液瘤。

是一个囊肿，特别是前庭大腺囊肿。肿瘤大小不一，但通常小于 5.0 cm。

组织病理学特征 Histopathologic features

组织学上，血管肌纤维母细胞瘤是一种边界清楚的肿瘤，由许多纤细、薄壁、毛细血管大小的血管和肥胖的圆形到梭形的细胞组成。间质细胞一般成簇地围绕着血管，位于不同程度水肿到胶原化的基质中，伴有不同的细胞构成的交替带出现（图 9.5 a, b）。肿瘤细胞经常有一些上皮样表现（绝经后的患者常常为梭形细胞除外），胞浆量中等、嗜酸性，细胞核具有细微的染色质且核仁不明显。有些间质细胞细胞核可偏位，具有浆细胞样表现，而另外一些间质细胞为多核细胞。通常几乎没有核分裂像出现，偶尔可见病变中出现脂肪组织[17]。间质细胞结蛋白一般呈阳性反应，肌动蛋白的阳性表达不一，但通常呈阴性反应。

鉴别诊断 Differential diagnosis

由于生物学行为不同，血管肌纤维母细胞瘤应与侵袭性血管黏液瘤加以鉴别（见下文）。有助于两者鉴别的组织学特征包括：前者具有清楚的边界，以及在许多毛细血管大小的血管周围聚集着肥胖的上皮样细胞；相反，侵袭性血管黏液瘤一般细胞稀少，有浸润性边缘，倾向于出现于较大的厚壁血管。

预后和处理 Prognosis and management

血管肌纤维母细胞瘤是一种良性的非复发性肿瘤，切除包括清楚边界在内的局部就足够了。目前已有 1 例血管肌纤维母细胞瘤病例出现肉瘤转化且随后复发的病例报告；在这个病例中，典型的血管肌纤维母细胞瘤与高级别的肉瘤混合存在[19]。

深在性（侵袭性）血管黏液瘤 DEEP（AGGRESSIVE）ANGIOMYXOMA

临床表现 Clinical presentation

侵袭性血管黏液瘤是一种局部浸润性的非转移性肿瘤，它发生于女性的盆腔和会阴部以及男性的相应部位[20-25]。在女性，典型发病者的中位年龄在31 ~ 40岁。与发生在这个部位的其他软组织肿瘤相似，侵袭性血管黏液瘤经常被误认为是阴唇囊肿，最常见的是前庭大腺囊肿。肿瘤大小可能不同，但是常常相对较大，伴有正常解剖结构变形（图 9.6）。影像研究对于评估病变范围和拟定手术计划是非常有用的，因为肿瘤可能比单纯临床检查到的要大（图 9.7）[26]。

组织病理学特征 Histopathologic features

在大体检查上，典型的侵袭性血管黏液瘤具有胶样外观，但也可更具纤维状外观，这一特征主要见于复发

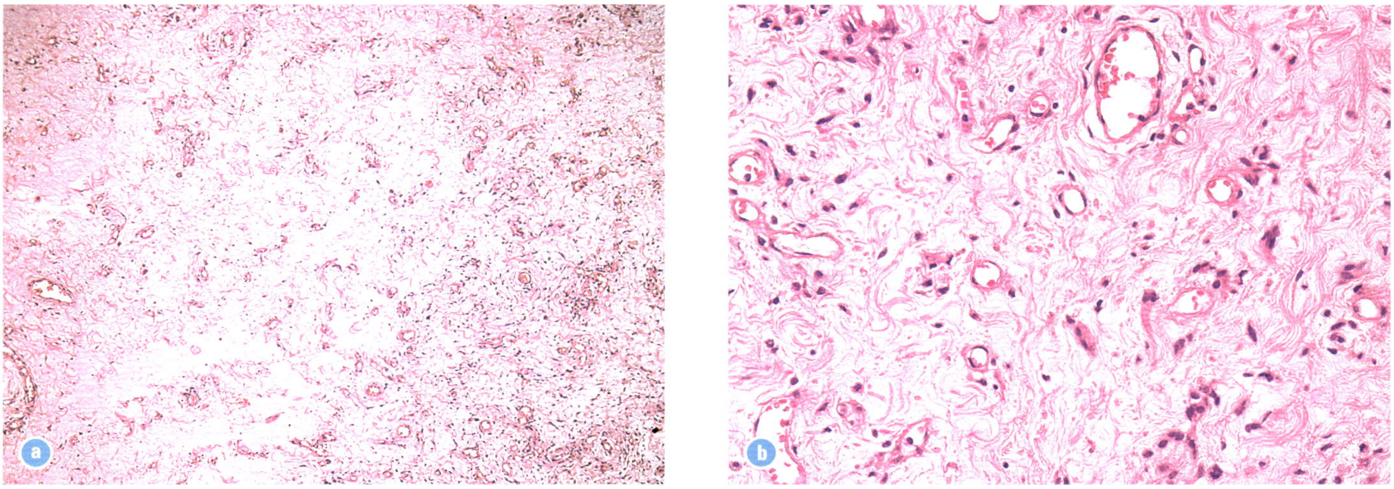

图 9.5 血管肌纤维母细胞瘤。(a) 不同的细胞构成的交替带具有特征性。(b) 许多毛细血管周围围绕着病变的梭形细胞，其中有些细胞排列成簇。

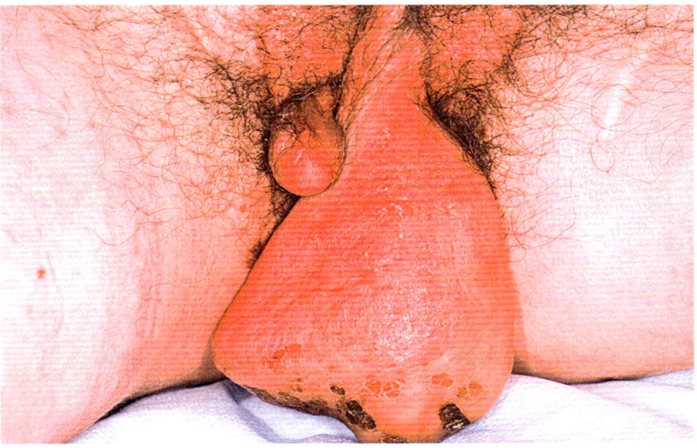

图 9.6 深在性（侵袭性）血管黏液瘤。肿瘤团块大，伴有正常解剖结构变形。

的病例（图 9.8）。组织学上，肿瘤细胞量少，具有模糊的浸润性边缘，这是它容易复发的原因。具有纤细的单极或双极胞浆突起的良性梭形细胞位于黏液样间质中，间质中散布着中等大到较大的、常常为厚壁和玻璃样变的血管（图 9.9）。疏松的纤维胶原和集聚的平滑肌细胞（所谓的“肌束”）既可以排列成疏松的细胞簇，也可以呈紧密的漩涡状排列于血管的周围（图 9.10）。侵袭性血管黏液瘤的病变间质细胞，特别是位于肌束中的细胞，结蛋白和肌动蛋白染色可以呈阳性。

鉴别诊断 Differential diagnosis

最常需要与侵袭性血管黏液瘤进行鉴别诊断的肿瘤包括：血管肌纤维母细胞瘤、纤维上皮性间质息肉和浅表性血管黏液瘤；前两种病变及其与侵袭性血管黏液瘤的区别已经在前面的章节讨论过。浅表性血管黏液瘤较常见于外阴阴道外部位，但在这个部位也可以发生，并表现为黏液性肿瘤，可能会与侵袭性血管黏液瘤混淆。浅表性血管黏液瘤与侵袭性血管黏液瘤的不同之处在于：它倾向集中于真皮和皮下组织中，并具有分叶状的生长方式。此外，浅表性血管黏液瘤的病变间质细胞结蛋白染色呈阴性。

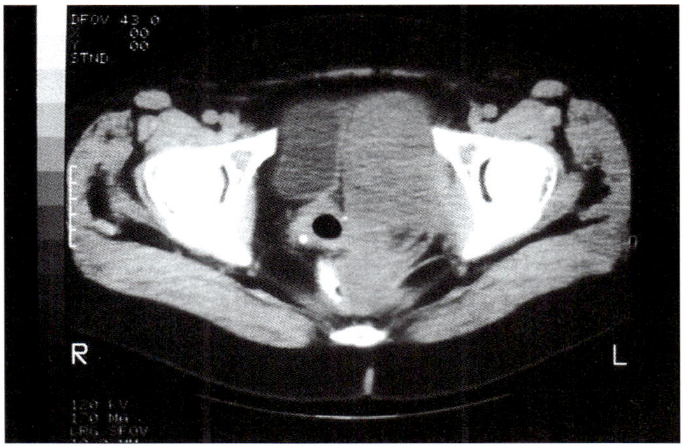

图 9.7 深在性（侵袭性）血管黏液瘤。术前影像分析有助于确定病变的范围，病变可能扩展到盆腔。

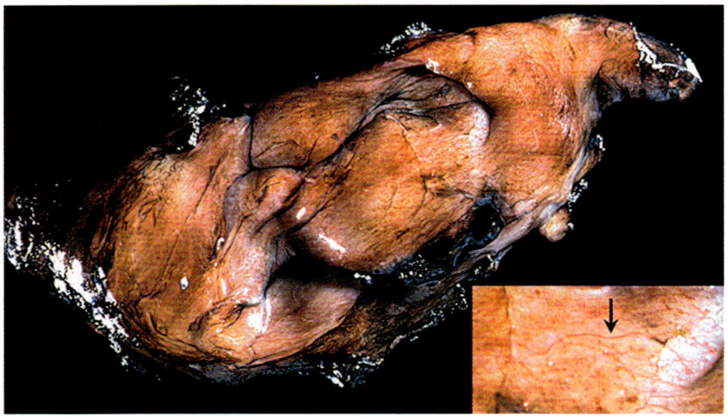

图 9.8　侵袭性血管黏液瘤。境界不清的肿瘤具有反光的切面。大量的血管可以辨认出（插图，箭头所示）。

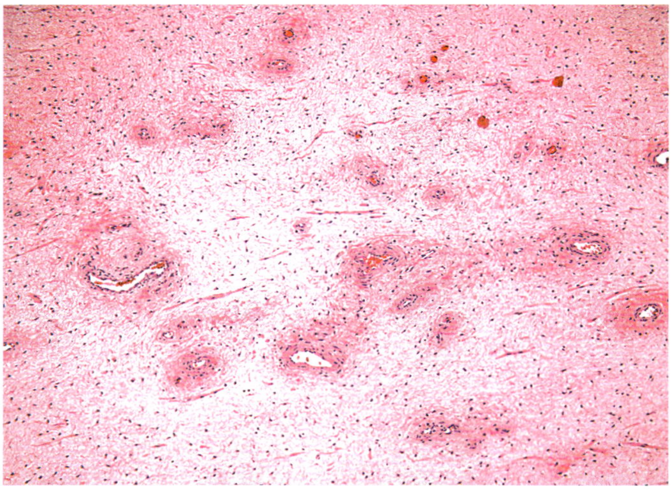

图 9.9　侵袭性血管黏液瘤。细胞稀少的梭形细胞肿瘤，散在有许多厚壁血管。

预后和处理

侵袭性血管黏液瘤具有局部破坏性复发倾向，后者大约发生于 30% ~ 40% 的病例，有时发生于肿瘤第一次切除后的许多年（经常是数十年），尤其是在肿瘤切除不完全的情况下[20-25]。因此，最好采取广泛切除术，至少包括有 1cm 清楚的边缘。

浅表性血管黏液瘤
SUPERFICIAL ANGIOMYXOMA

临床表现 Clinical presentation

浅表性血管黏液瘤最常发生的部位是头颈部和躯干；然而，偶然也可发生于生殖器部位。它常见于 31 ~ 40 岁年龄组，典型的表现为缓慢生长的无痛性息肉状肿瘤，通常小于5 cm[28-30]。发生在诸如外耳和乳腺等部位的多发性皮肤黏液瘤和血管黏液瘤与 Carney 综合征密切相关；而发生在生殖器部位的浅表性血管黏液瘤与 Carney 综合征的关系还不清楚[29]。

组织病理学特征 Histopathologic features

组织学上，浅表性血管黏液瘤以多分叶状、位于真皮和皮下浅表组织以及具有清楚的边界为特征（图 9.11）。黏液样结节是由纤细的梭形和星状细胞、炎性细胞（尤其是多形核白细胞）和薄壁血管组成（图 9.12）。大约

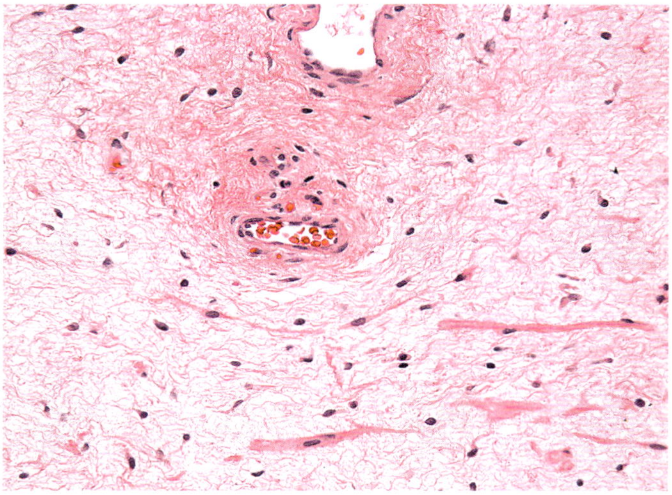

图 9.10　侵袭性血管黏液瘤。良性的梭形细胞位于疏松的胶原和黏液基质中。鲜明的嗜酸性平滑肌条带常常出现在血管附近。

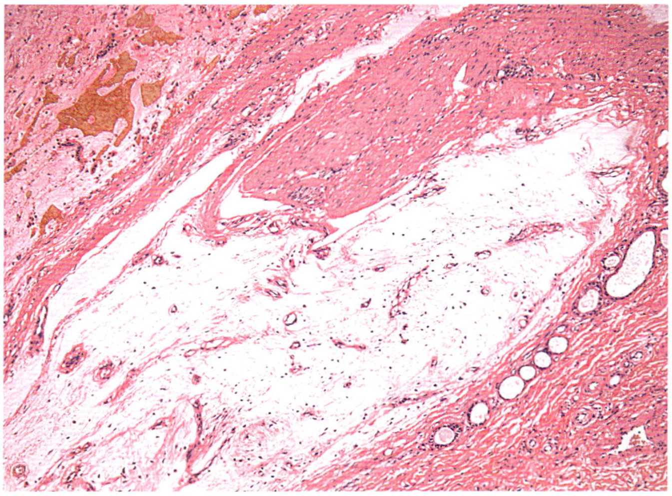

图 9.11　浅表性血管黏液瘤。边界清楚、多分叶状的肿瘤定位于真皮内。

30%的病例出现上皮成分，通常是内衬鳞状上皮的囊肿或基底细胞样上皮巢和条索（图9.13）。

鉴别诊断 Differential diagnosis

浅表性血管黏液瘤有时可被误认为是侵袭性血管黏液瘤，因为两者都是细胞过少的黏液样肿瘤。侵袭性血管黏液瘤是一种深在性的肿瘤，浅表性血管黏液瘤与之不同，典型的受累部位在真皮和皮下组织，并且缺乏侵袭性血管黏液瘤的浸润性边界和厚壁血管。除了这些组织学特征的不同之外，浅表性血管黏液瘤的病变间质细胞结蛋白染色一般呈阴性，而侵袭性血管黏液瘤的细胞结蛋白染色通常呈阳性[29]。

预后和处理 Prognosis and management

大约30%～40%的浅表性血管黏液瘤病例具有局部非破坏性复发倾向，应该施行包括清楚边缘在内的完全切除术[27-30]。

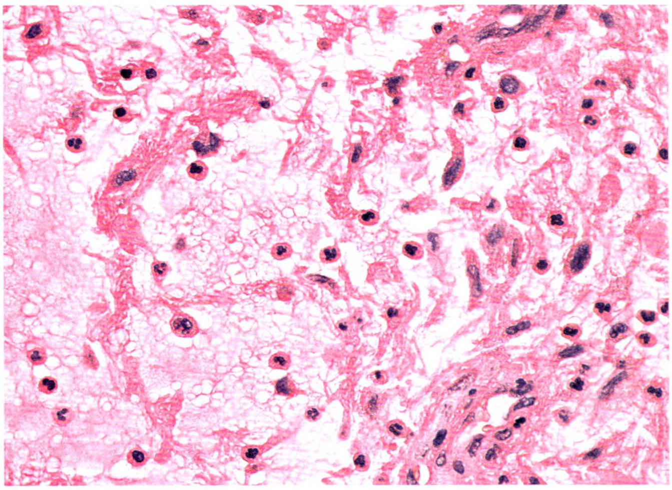

图9.12 浅表性血管黏液瘤。良性表现的梭形细胞与急性炎症细胞混合存在。

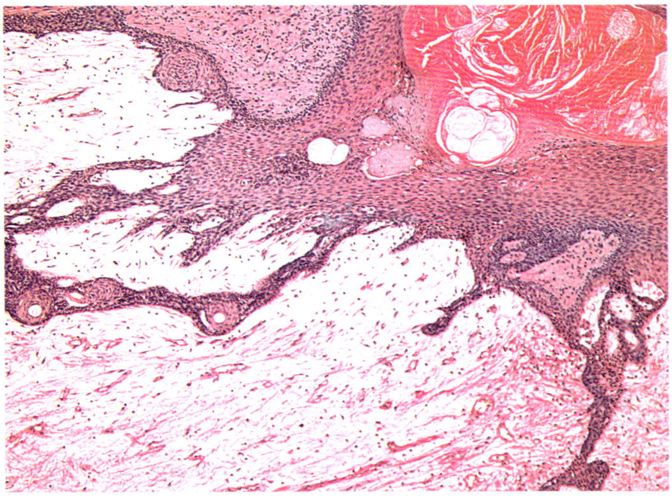

图9.13 浅表性血管黏液瘤。大约在1/3的病例可出现上皮成分。

富于细胞性血管纤维瘤 CELLULAR ANGIOFIBROMA

临床表现 Clinical presentation

典型的富于细胞性血管纤维瘤发生于中年妇女的外阴阴道区（但也可发生于男性），其特点是肿瘤较小（小于3cm）且边界清楚[31-33]。

组织病理学特征 Histopathologic features

组织学上，富于细胞性血管纤维瘤是一种富于细胞的肿瘤，由均匀一致的良性梭形细胞组成并排列成短而相互交叉的细胞束，可见许多厚壁且经常伴有玻璃样变的中等大小的血管、纤细的胶原束和少量的成熟脂肪组织（图9.14）。梭形细胞一般具有卵圆形到纺锤形的嗜碱性细胞核以及少量淡染的细胞浆，细胞边界不清；可以出现多核细胞。核分裂像可能常见。

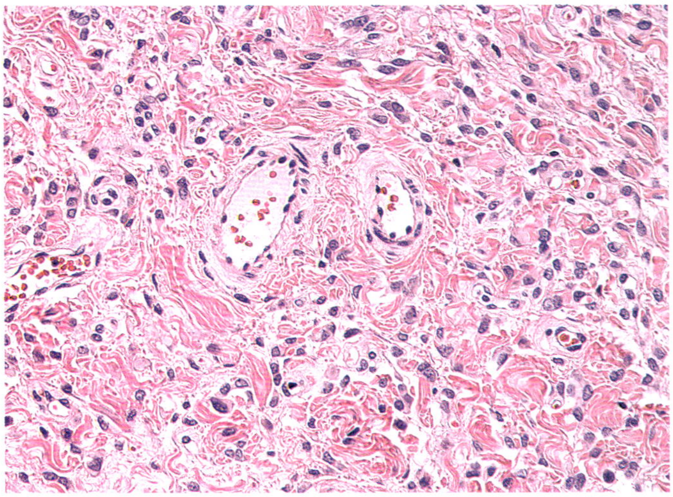

图9.14 富于细胞性血管纤维瘤。短而交叉排列的良性梭形细胞束位于胶原基质中，其中散布着中等大小的血管。

鉴别诊断 Differential diagnosis

有时，富于细胞性血管纤维瘤呈水肿状，并类似于侵袭性血管黏液瘤；然而，后者通常细胞较少，位置较深，更具侵袭性，并往往有较大的厚壁血管。富于细胞性血管纤维瘤结蛋白染色通常呈阴性，CD34 可以呈阳性，而侵袭性血管黏液瘤一般 CD34 呈阴性而结蛋白呈阳性[31, 32]。

预后和处理 Prognosis and management

富于细胞性血管纤维瘤表现为良性的生物学行为；切除包括清楚边界在内的局部是足够的治疗方法。

纤维组织细胞肿瘤 Fibrohistiocytic tumors

皮肤纤维瘤（纤维组织细胞瘤）DERMATOFIBROMA (FIBROUS HISTIOCYTOMA)

临床表现 Clinical presentation

皮肤纤维瘤也叫纤维组织细胞瘤（在较早的文献中称为结节状表皮下纤维化），是一种皮肤间质的肿瘤[34]。这种肿瘤最常发生于成人的四肢和躯干部位，但在少数情况下也可累及外阴。它可能有一系列的临床表现，可为肉色或色素沉着性斑块、结节或丘疹。临床检查时，挤压肿瘤可出现表皮内小凹形成，这种所谓的“酒窝”征虽然不具有特异性，但应疑为皮肤纤维瘤。

组织病理学特征 Histopathologic features

尽管组织病理学表现差异可能很大，纤维组织细胞瘤的经典组织学特征是：边界相对清楚的、以皮肤为基础的梭形细胞增生，细胞排列成席纹状或风车状（图 9.15）。在边缘处，病变的梭形细胞以一种特征性的方式围绕在经常玻璃样变的皮肤胶原束的周围（图 9.16）。病变表面覆盖的表皮经常出现增生，在偏振光显微镜下观察时，肿瘤实质内存在双折光性胶原。许多不同类型的皮肤纤维瘤（主要在外阴部位以外）已有描述，包括：(1) 含铁血黄素性；(2) 脂质性（含胆固醇的）；(3) 动脉瘤性（血管瘤样）；(4) 非典型性；(5) 上皮样；(6) 富于细胞性和深在穿透性[35-41]。免疫表型上，皮肤纤维瘤 Ⅷa 因子染色通常呈弥漫阳性，而 CD34 呈阴性[42]。一个需要说

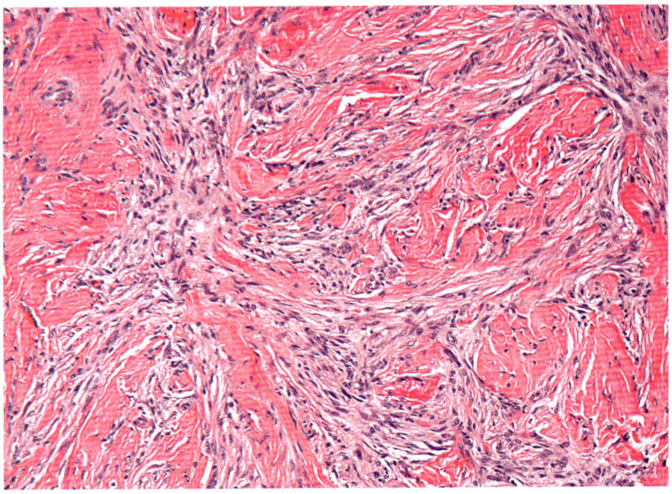

图 9.15　皮肤纤维瘤。在不同程度玻璃样变的间质中，增生的梭形细胞呈席纹状排列。

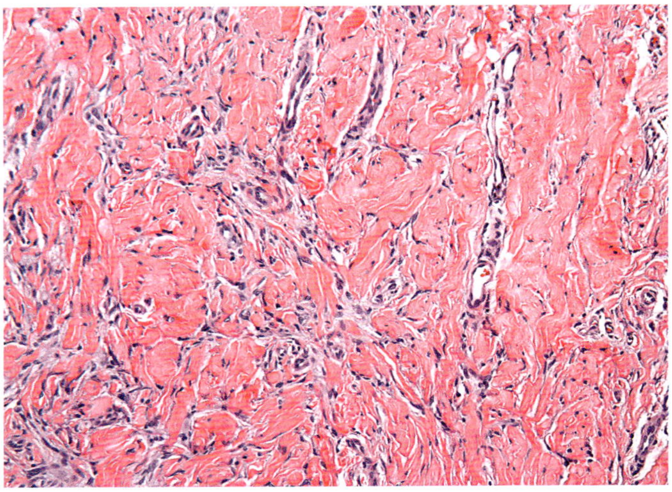

图 9.16　皮肤纤维瘤。在病变的周围，梭形细胞围绕在胶原束周边是一个特征性的表现。

明的重要问题是，富于细胞性皮肤纤维瘤在病变边缘处可显示一圈 CD34 阳性的区域，但是典型者并不出现隆凸性皮肤纤维肉瘤中见到的弥漫阳性反应[41]。

鉴别诊断 Differential diagnosis

主要要考虑的鉴别诊断是隆凸性皮肤纤维肉瘤（见下面的讨论）。

预后和处理 Prognosis and management

皮肤纤维瘤患者的预后和处理取决于其组织学表

现。具有上面所描述的和图示的典型细胞形态学表现的经典皮肤纤维瘤，不需要进一步处理或考虑再次切除，因为这些肿瘤是良性的。富于细胞性、动脉瘤性和非典型性以及深在浸润性皮肤纤维瘤具有持续性 / 局部复发潜能，因此需要进行完全切除[38, 39, 43]。只有肿瘤最初切除不完全时，才需要进行再次切除；最低限度的但完整的切除是足够的。少数具有富于细胞性、动脉瘤性和（或）非典型性皮肤纤维瘤特征的病例可以远处转移到局部淋巴结和肺；在这些病例的原发肿瘤中，并没有可以预测这一预后情况的形态学表现。

隆凸性皮肤纤维肉瘤 DERMATOFIBROSARCOMA PROTUBERANS

临床表现 Clinical presentation

腹股沟是隆凸性皮肤纤维肉瘤的好发部位之一（除了躯干和下肢之外）。然而，严格来讲，发生在外阴的隆凸性皮肤纤维肉瘤并不常见，在文献中大约只有 30 例报道（主要以病例报告的形式）[45-53]。这种肿瘤表现多样，可以呈斑块或结节状、外生性以及多结节状生长，可呈现肉色，或表现为色素减退或色素沉着。

组织病理学特征 Histopathologic features

隆凸性皮肤纤维肉瘤的特征性组织学特征包括：（1）梭形细胞呈单形的席纹状增生；（2）皮下脂肪组织边界不清，伴有浸润，呈特征性的花边状或蜂巢状结构；（3）肿瘤与覆盖其上的正常或萎缩的表皮相互分离（境界带）；（4）附件结构陷入肿瘤中；（5）缺乏具有偏振光的胶原（图 9.17）。部分隆凸性皮肤纤维肉瘤可出现纤维肉瘤变（图 9.18），表现为鱼骨刺结构的生长方式，同时伴有核分裂像增加以及细胞数过多（类似于软组织纤维肉瘤）[54]；也已有肌样结节描述[55]。这种纤维肉瘤改变在外阴的隆凸性皮肤纤维肉瘤中已经有描述[45]。

隆凸性皮肤纤维肉瘤的细胞遗传学分析显示，这些肿瘤有染色体 17 和 22 间的易位，经常表现为一个额外的环状染色体[56]。易位导致两条基因融合，即 I 型胶原 α1（*COL1A1*）和血小板衍生生长因子 B 链（*PDGFB*）基因融合。与发生在其他部位的隆凸性皮肤纤维肉瘤类似，发生在外阴的肿瘤也包含 COL1A1-PDGFB 嵌合融合转录本[46, 47]。

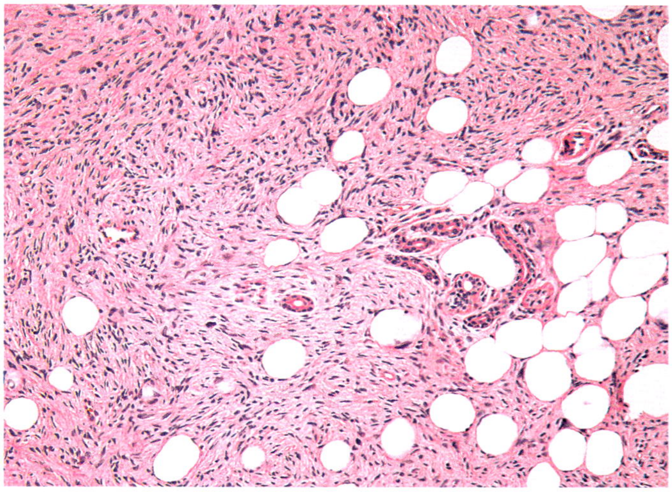

图 9.17　隆凸性皮肤纤维肉瘤。皮肤附件陷入其中并浸润脂肪组织。

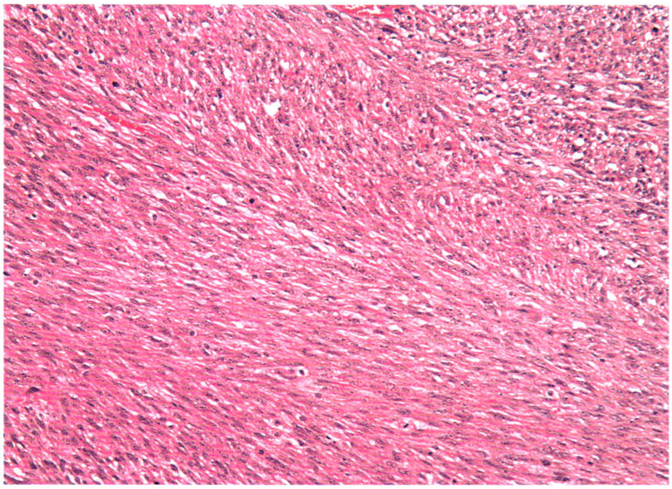

图 9.18　隆凸性皮肤纤维肉瘤。纤维肉瘤变。

鉴别诊断 Differential diagnosis

隆凸性皮肤纤维肉瘤主要应与皮肤纤维瘤进行鉴别诊断。隆凸性皮肤纤维肉瘤可以通过以下几点与皮肤纤维瘤区分开来：（1）具有特征性的花边状皮下组织浸润；（2）被覆的表皮没有增生；（3）在偏振光显微镜下观察时，缺乏双折光性胶原；（4）具有沿着皮肤附件浸润或围绕在其周围的倾向，在肿瘤实质内经常可见到皮肤附件；（5）典型者 CD34 染色呈弥漫阳性，而 XⅢa 因子呈阴性反应（尽管在这两个肿瘤中这些标志物的染色可能有重叠)。

除了考虑上述鉴别诊断之外，外阴部位的任何显示有核分裂活性和（或）深在性浸润的梭形细胞增生，特别是在绝经期后妇女，总应该想到浸润性梭形细胞鳞状细胞癌和纤维组织增生性恶性黑色素瘤的可能性。仔细观察表皮有无鳞状细胞原位癌和原位黑色素瘤是有帮助的。此外，应用一组角蛋白、S100、Mart-1 和 HMB-45 抗体进行免疫组化染色有助于鉴别诊断；建议应用一组角蛋白，因为那些具有普通表现的鳞状细胞癌表达的角蛋白在梭形细胞鳞状细胞癌中可能并不显示同样程度的阳性。

处理和预后 Prognosis and management

隆凸性皮肤纤维肉瘤有局部复发倾向。因此，推荐进行广泛的局部切除手术。在典型的病例中，转移并不常见；然而，显示纤维肉瘤变的肿瘤具有较高的转移风险（在一项报告中为 15%）[54]。

脂肪肿瘤 Lipomatous tumors

脂肪瘤 LIPOMA

临床表现 Clinical presentation

脂肪瘤很少发生在外阴区，最常见的表现为累及大阴唇的生长缓慢的软组织肿块，体积较大时可以有蒂（图 9.19）[57, 58]。

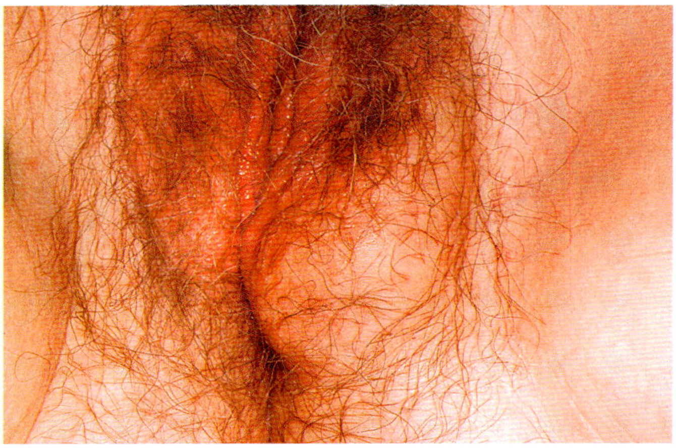

图 9.19　脂肪瘤。

组织病理学特征 Histopathologic features

与其他部位的脂肪瘤相似，外阴的脂肪瘤边界清楚，由成熟脂肪组织组成。含有花冠样多核细胞的外阴多形性脂肪瘤已有报道[59]。

鉴别诊断 Differential diagnosis

主要的鉴别诊断是将良性脂肪瘤与高分化的脂肪肉瘤区分开来（下文描述）。

预后和处理 Prognosis and management

脂肪瘤是良性肿瘤。手术切除可以治愈。

脂肪肉瘤 LIPOSARCOMA

临床表现 Clinical presentation

外阴脂肪肉瘤罕见，在文献中记录完整的病例报告仅有不到 10例[60-62]。脂肪肉瘤主要发生在中年妇女（中位年龄为 52 岁），其大小不一，最常见的组织学亚型是高分化脂肪肉瘤。切除之前它通常被认为是良性病变（多被认为是脂肪瘤或囊肿）。

组织病理学特征 Histopathologic features

大多数病例具有其他部位高分化脂肪肉瘤的一般表现：脂肪细胞大小不一、脂肪细胞核具有非典型性以及含有非典型间质细胞的富于细胞的纤维间隔（图 9.20）；与其他部位的高分化脂肪肉瘤相似，脂肪母细胞的出现并不是诊断的必要条件。值得注意的是，一些累及外阴的脂肪肉瘤病例可以具有不同的组织学表现，表现良性的梭形细胞、大小不一的脂肪细胞以及许多双空泡状脂肪母细胞混合存在（图 9.21）[62]。

鉴别诊断 Differential diagnosis

主要的鉴别诊断是将高分化脂肪肉瘤与脂肪瘤区分开来。脂肪肉瘤可以通过以下几点与脂肪瘤区分开来：(1) 脂肪细胞大小不一；(2) 纤维间隔中出现具有非典型性细胞核的细胞；(3) 脂肪母细胞。值得注意的是，这些具有诊断意义的特征可能只在局部出现，因此，提倡广泛取材。具有上述少见组织学特征（表现良性的梭

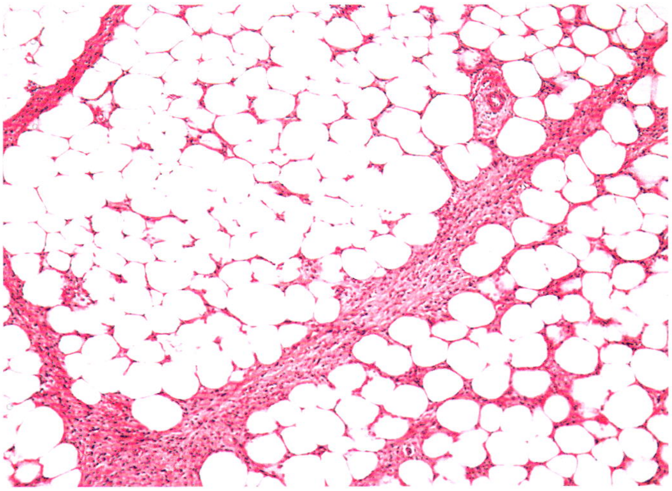

图 9.20 高分化脂肪肉瘤。注意出现富于细胞的纤维间隔及含有非典型间质细胞的大小不等的脂肪细胞。

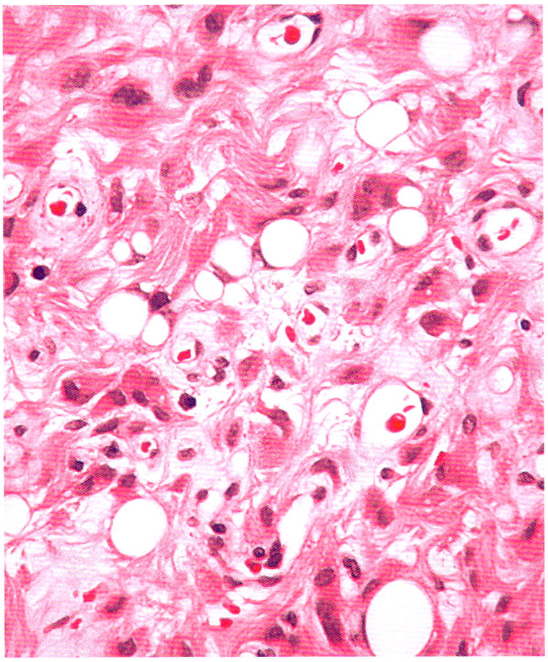

图 9.21 外阴高分化脂肪肉瘤的变型。在胶原基质中有许多双空泡状脂肪母细胞。

形细胞与脂肪细胞混合存在）的病例可能会与梭形细胞脂肪瘤混淆。出现双空泡状脂肪母细胞和缺乏见于梭形细胞脂肪瘤的典型的绳索状胶原束有助于两者的鉴别。出现脂肪母细胞还有助于与血管肌纤维母细胞瘤鉴别，虽然高分化脂肪肉瘤缺乏大量毛细血管大小的血管（这在血管肌纤维母细胞瘤中常见）。

预后和处理 Prognosis and management

纯粹组织学形式的高分化脂肪肉瘤具有复发潜能，但不发生转移。现在一般认为，发生在能够完整切除部位的、从前被分类为高分化脂肪肉瘤的肿瘤应该称为“非典型性脂肪瘤性肿瘤”，这样才能反映这种肿瘤的生物学行为。只有那些具有去分化区域（最常见的是肿瘤内的高级别肉瘤区域）的肿瘤才具有转移潜能。

切除包括清楚边缘在内的广泛局部是预防高分化脂肪肉瘤复发的最佳治疗方法；然而，由于复发可能延迟出现，而且在复发中出现去分化（以及由此引起的转移风险）的可能性非常低，因此在这个解剖部位很难证实任何一型损伤性广泛的切除的合理性[62]。

平滑肌肿瘤 Smooth muscle tumors

良性、非典型性和恶性平滑肌肿瘤 BENIGN, ATYPICAL AND MALIGNANT SMOOTH MUSCLE TUMORS

平滑肌肿瘤在外阴阴道部位并不常见，而在子宫体较为常见。对于恶性和复发潜能，子宫平滑肌肿瘤具有其独特的诊断标准，这些标准并不适用于发生在女性生殖道远端的平滑肌肿瘤。生殖器平滑肌瘤起初被分类在浅表性平滑肌肿瘤中，其中包括血管平滑肌瘤和毛发平滑肌瘤，因此它们曾经被认为可以采用同样的恶性诊断标准。现在已经知道，在临床表现和组织学检查上，生殖道远端的平滑肌瘤与皮肤（毛发）平滑肌瘤不同，因此不再采用这种分类方法[63]。外阴阴道部位不是平滑肌肿瘤的常见部位，因此，很难建立复发和转移潜能的标准（正如下面所讨论的）。

临床表现 Clinical presentation

平滑肌肿瘤发生的年龄范围很广，但主要发生在 31 ~ 40 岁和 41 ~ 50 岁年龄段[63-65]。一般表现为无痛性皮下肿物，最初一般由患者本人发现或医师在常规妇科检查中发现；临床印象经常是一个囊肿。这些肿瘤的大小可能不同——通常是境界清楚的小于 3cm 的良性或有复发潜能的肿瘤，而恶性肿瘤通常具有浸润性，并且大于 5 cm[63-65]。

组织病理学特征 Histopathologic features

外阴阴道部位的平滑肌肿瘤有三种主要组织学形态，它们可以单独或混合出现：(1) 梭形细胞；(2) 上皮样细胞；(3) 黏液玻璃样。梭形细胞平滑肌瘤类似于发生在子宫体的平滑肌瘤，由具有典型平滑肌细胞形态的梭形细胞交叉成束而组成。上皮样结构是由梭形细胞和圆形细胞混合组成的；圆形细胞成簇或成片出现，细胞含有比较丰富的嗜酸性或透明胞浆（图 9.22）。黏液玻璃样平滑肌肿瘤在这个部位比在女性生殖道其他部位常见。在这类平滑肌瘤中，梭形平滑肌细胞被多少不等的黏液玻璃样物质分隔开，呈花冠或丛状表现（图 9.23）。偶尔，可以出现明显的黏液池[65]。

鉴别诊断（复发和转移潜能的诊断标准）Differential diagnosis（criteria for recurrent and metastatic potential）

平滑肌肿瘤的识别和归类相对容易。而准确预测它们的复发和转移潜能则比较困难。这主要是由于这个部位的平滑肌肿瘤相对少见，因此有长期随访结果的研究病例有限。尽管已经提出平滑肌肿瘤的复发和转移潜能要结合肿瘤大小、边界、细胞非典型性和核分裂计数来确认，但是按照目前已建立的标准，很可能过低诊断恶性肿瘤和那些具有复发潜能的肿瘤。根据个人经验，只要一个平滑肌肿瘤有核分裂活性、核的多形性或有边缘浸润的证据，那么这个肿瘤就具有局部复发潜能[27]。对于肉瘤的分类，建议应用Tavassoli和Norris提出的标准（已经在其他研究中得到证实）[63-65]。具有三种或三种以上下列标准的肿瘤应该划归为肉瘤：（1）＞5cm；（2）有浸润性边缘；（3）每10个高倍视野核分裂像＞5个；以及（4）中到重度细胞学非典型性。虽然坏死没有列入诊断标准之中，但是它的出现可能提示肉瘤的高度可能性。

平滑肌瘤病 LEIOMYOMATOSIS

外阴平滑肌瘤病是一种罕见的疾病，其特点是以黏膜为基底的界限不清的平滑肌多结节状增生。外阴平滑肌瘤病患者可同时或异时出现食管病变（食管平滑肌瘤病）[66]。可能的发病机制包括：激素敏感性改变以及家族因素，包括伴随的 Alport 综合征[27, 66]。

骨骼肌肿瘤 Skeletal muscle tumors

生殖器横纹肌瘤 GENITAL RHABDOMYOMA

临床表现 Clinical presentation

生殖器横纹肌瘤的典型表现为一个单一的息肉状病变，通常＜3 cm，发生于中年妇女（中位年龄 42 岁）的阴道（最常见的部位）、外阴或宫颈[67-73]。如果有症状，则与息肉的出现有关，最常见的表现是出血或性交

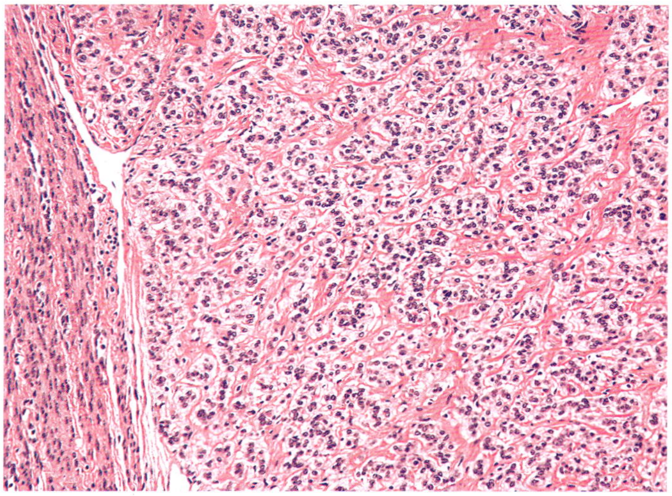

图 9.22 上皮样平滑肌瘤。

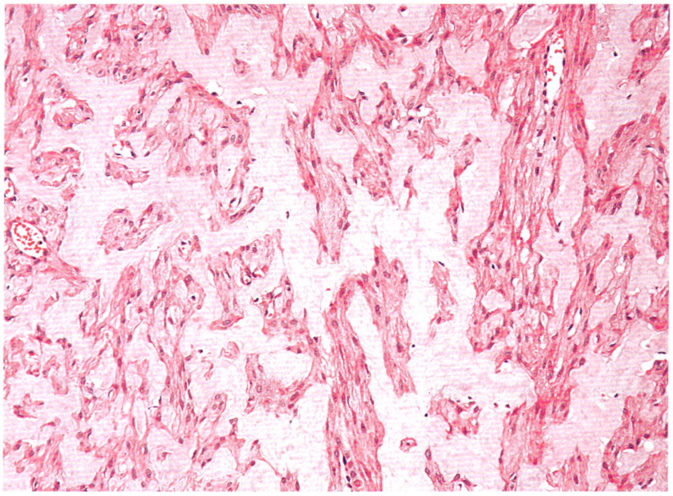

图 9.23 伴有黏液玻璃样改变的平滑肌瘤。

困难[67]。

组织病理学特征 Histopathologic features

在黏膜下层，有一些不规则但呈不明确的束状增生的梭形或带状横纹肌母细胞，伴有丰富的嗜酸性胞浆，胞浆内容易见到横纹（图 9.24）。没有核的非典型性，缺乏核分裂活性。这些细胞骨骼肌标志物（结蛋白、肌红蛋白、MyoD1 和肌细胞生成素和 myf4）呈阳性。

鉴别诊断 Differential diagnosis

主要应与胚胎性横纹肌肉瘤鉴别（下面讨论）。生殖器横纹肌瘤通过以下几点可与胚胎性横纹肌肉瘤相区别：(1) 临床表现（发生于较年长的人群）；(2) 缺乏细胞核的非典型性；(3) 缺乏核分裂活性；(4) 缺乏胚胎性横纹肌肉瘤的特征性新生层。

预后和处理 Prognosis and management

生殖器横纹肌瘤是一种良性肿瘤，一般只需手术切除。

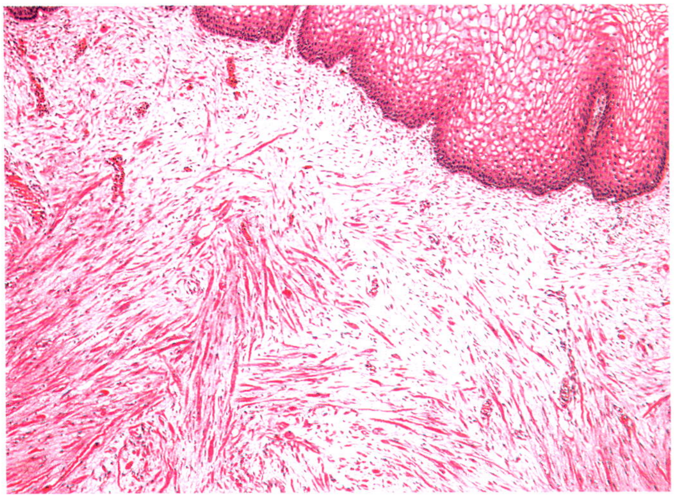

图 9.24 生殖器横纹肌瘤。出现在黏膜下层的带状横纹肌母细胞。

胚胎性横纹肌肉瘤（葡萄状肉瘤）EMBRYONAL RHABDOMYOSARCOMA (SARCOMA BOTRYOIDES)

临床表现 Clinical presentation

葡萄状肉瘤是胚胎性横纹肌肉瘤的一个亚型，发生于婴儿和 5 岁以下幼儿的黏膜下层。这些肿瘤呈息肉状、圆形、大的团块状生长，最常见于阴道，外形看起来像一串葡萄（因此命名为葡萄状，意为葡萄样，见图 9.25）。

组织病理学特征 Histopathologic features

胚胎性横纹肌肉瘤是三种主要横纹肌肉瘤类型中的一种（另外两种是腺泡状和多形性横纹肌肉瘤），主要由恶性胚胎性横纹肌母细胞组成。组织学检查可见肿瘤细胞较小，细胞核为卵圆形，细胞一端有鲜艳的嗜酸性胞浆小突起（细胞整个看上去有些类似于网球拍）。胞浆内有时可见横纹。肿瘤细胞在阴道上皮下聚集成所谓的新生层（图 9.26）；但在深处，肿瘤细胞分布在松散的纤维黏液瘤性间质中，间质水肿，可以含有许多炎性细胞。由于这个原因，病变可被误诊为良性炎性息肉，导致令人遗憾的诊断和治疗延误。免疫组化检查可能有助于诊断，因为肿瘤细胞结蛋白、肌动蛋白和骨骼肌标志物（肌红蛋白、MyoD1 和肌细胞生成素、myf4）呈阳性

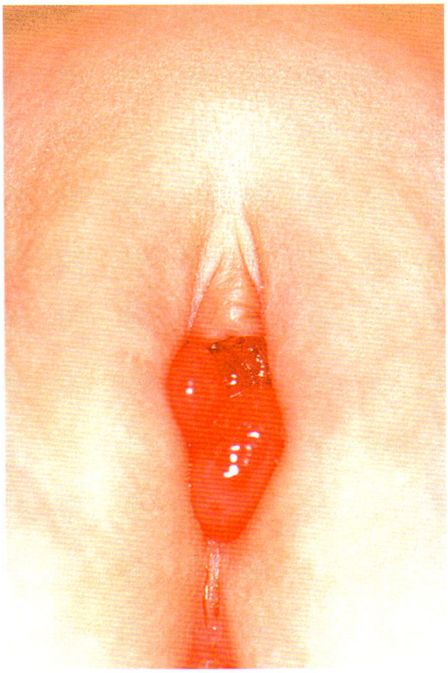

图 9.25 胚胎性横纹肌肉瘤，葡萄状类型。葡萄样肿瘤簇突出到阴道外。

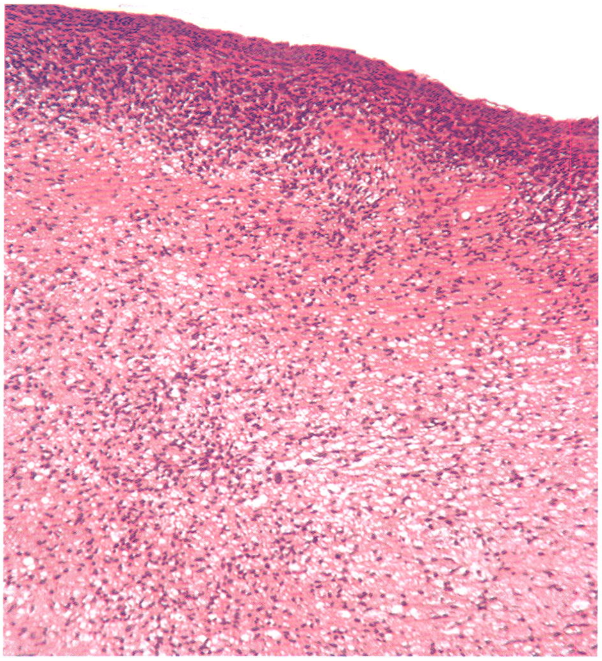

图 9.26 胚胎性横纹肌肉瘤，葡萄状类型。肿瘤细胞聚集在表面上皮下（新生层）。

反应。

鉴别诊断 Differential diagnosis

胚胎性横纹肌肉瘤的主要鉴别诊断是纤维上皮性间质息肉，特别是富于细胞性间质息肉。富于细胞性间质息肉通过以下几点可与胚胎性横纹肌肉瘤区分：(1) 较常见于青春期后；(2) 息肉中央细胞成分较多，而上皮下的细胞分布较少（与胚胎性横纹肌肉瘤的新生层截然不同）；(3) 缺少横纹肌母细胞和骨骼肌分化的免疫学证据。

预后和处理 Prognosis and management

与普通类型（非外生性）的胚胎性横纹肌肉瘤以及其他亚型相比，特别是与预后很差的腺泡状横纹肌肉瘤相比，葡萄状（外生性）胚胎性横纹肌肉瘤具有很好的预后[74]。保守手术加上基础化疗，辅以放疗可以达到长期无病生存[75]。

血管和相关性病变 Vascular and related lesions

许多血管肿瘤和相关病变偶尔可以累及外阴阴道部位，但是一般更常见于其他部位（例如毛细血管瘤、海绵状血管瘤）。相反，血管角质瘤是较常见于这个部位的病变，因此将在本章中描述。另外，局限性淋巴管瘤也将描述，因为在这个部位，这种罕见的肿瘤可能会被误诊。

血管角质瘤 ANGIOKERATOMA

一般认为血管角质瘤很可能是血管扩张伴被覆表皮改变，而不是一种真正的血管肿瘤。血管角质瘤可以伴有以下四种临床表现：(1) Fabry 病，一种罕见的 X 染色体连锁的脂质紊乱（缺乏溶酶体 α-半乳糖苷酶 A），伴有多发性血管角质瘤（弥散性躯体血管角质瘤，angiokeratoma corporis diffusum）；(2) 累及手指和脚趾的多发性血管角质瘤（Mibelli 血管角质瘤）；(3) 累及阴囊的血管角质瘤（Fordyce 血管角质瘤）；(4) 孤立性血管角质瘤。

临床表现 Clinical presentation

累及外阴的血管角质瘤表现为丘疹，有时呈疣状结构，病变可以是孤立性的，也可以是多发性的，通常小于 1cm，颜色由红色到紫色不等[76]。典型的病变出现在 51 ~ 60 岁以前，通常没有症状；如果出现症状，多为出血、疼痛或瘙痒[76]。

组织病理学特征 Histopathologic features

血管角质瘤的组织学特征是在真皮乳头内出现扩张的、充满血液的血管腔隙，伴有棘层肥厚、角化过度，有时出现乳头状瘤病。具有特征性的是，血管腔隙紧邻被覆的上皮，并可被上皮部分环绕（图 9.27）。

预后和处理 Prognosis and management

临床处理取决于是否出现症状。在大多数妇女，血管角质瘤是没有症状的；不管是基于临床检查还是活检结果，一旦诊断确立，对于任何残留的病变，进行随诊

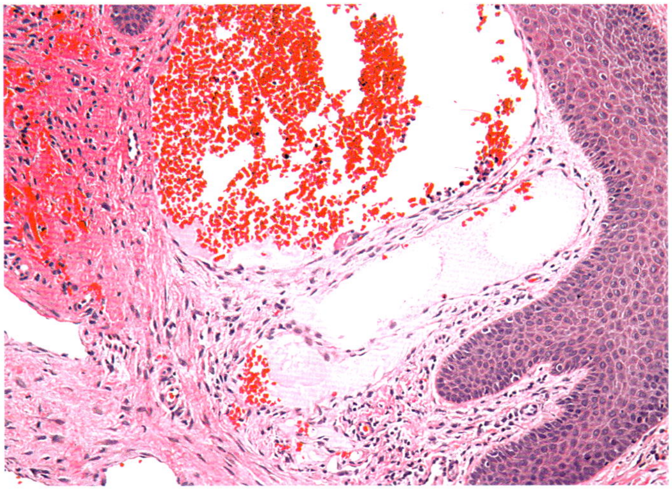

图 9.27 血管角质瘤。充满血液的血管腔隙与表皮紧密相连。

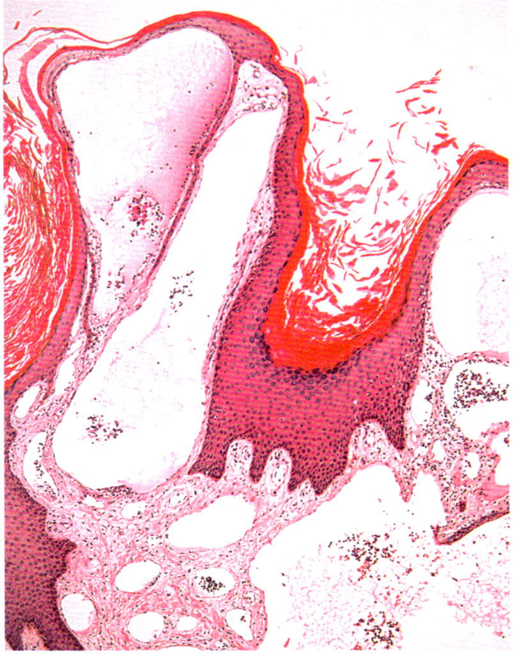

图 9.28 局限性淋巴管瘤。真皮乳头内有许多扩张的淋巴管。

观察就足够了。对于有症状的妇女，可以考虑手术切除或部分切除[76]。

绝大多数血管角质瘤与 Fabry 病无关；然而，当一个患者出现多发性血管角质瘤时，就应该考虑有 Fabry 病的可能性。

局限性淋巴管瘤 LYMPHANGIOMA CIRCUMSCRIPTUM

临床表现 Clinical presentation

局限性淋巴管瘤是一种先天性或获得性淋巴管病变，后者见于淋巴管损伤后。局限性淋巴管瘤很少累及外阴，它较常见于躯干、大腿和臀部的皮肤和皮下组织[77]。其特征是出现许多充满透明液体的小管腔；症状包括外阴肿胀、疼痛和感染，继而出现渗出和表皮脱落[77]。临床上，这些变化可能被误诊为疱疹水泡，当出现诸如角化过度这样的表皮变化时，也可能类似于生殖道疣。

组织病理学特征 Histopathologic features

在真皮乳头和网状层内有许多扩张的淋巴管（图 9.28）。许多囊肿紧邻表皮，表皮棘层可能增厚，导致一种小囊泡的临床印象。

预后和处理 Prognosis and management

先天性局限性淋巴管瘤被认为是一错构瘤性病变。临床处理包括观察和手术切除[77]。

神经肿瘤 Neural tumors

神经纤维瘤和神经鞘瘤很少发生在外阴，发生在外阴部位的具有发生在外阴部位以外的同种肿瘤的典型的临床和组织学特征。偶尔神经纤维瘤病累及女性生殖道，可表现为阴蒂增大[78, 79]。

颗粒细胞瘤 GRANULAR CELL TUMOR

临床表现 Clinical presentation

颗粒细胞瘤是一种并不常见的病变，主要发生于头颈部（特别是舌），也可发生在外阴，通常累及大阴唇，发生于此处的颗粒细胞瘤占所有颗粒细胞瘤的 5% ~ 15%[80-82]。颗粒细胞瘤多见于女性和非裔美国人，年龄分布很广，但是在儿童并不常见。外阴出现这一肿瘤的平均年龄在 50 岁左右，但发生在 6 岁儿童的颗粒细胞瘤也有报道[83]。肿瘤经常表现为缓慢生长的无症状结节，可能是在常规检查中无意发现的。如果有症状，常见的是生长加快、疼痛和瘙痒[81]。肿瘤大小从不足 1cm 到 12cm 不等。罕见的多发性外阴颗粒细胞瘤病例也有报道[84]。

组织病理学特征 Histopathologic features

肿瘤位于真皮或皮下层，由多角形细胞组成，这些细胞具有丰富的颗粒性嗜酸性胞浆和位于中央、经常是小而深染的细胞核（图 9.29）。病变的边界可以较宽并向周围推挤，或在胶原束之间有细胞弥漫浸润。具有浸润边界的病变可能容易复发，即使手术边缘似乎没有累及[85]。神经周围受累极为常见；这一特征并不意味着一个侵袭性的行为。表面鳞状上皮的假上皮瘤性增生是一种常见而又显著的特征（图 9.30）。在浅表性病变中，特别是刮削活检时，明显的假上皮瘤性增生很容易与高分化鳞状细胞癌混淆[86]。肿瘤细胞的颗粒性胞浆抗淀粉酶 PAS 染色呈阳性，并且含有大量的溶酶体。这些肿瘤 S-100 蛋白也呈免疫反应阳性，支持其向神经嵴谱系分化。肿瘤细胞 NKI-C3 染色也可能呈阳性，这是一个抗溶酶体的非特异性抗体。神经元特异性烯醇化酶（NSE）是另外一种与向神经嵴分化的肿瘤反应的非特异性标志物，常常也呈阳性反应。

鉴别诊断 Differential diagnosis

颗粒细胞瘤具有特征性，通过光学显微镜检查一般容易辨认。平滑肌肿瘤也可以显示颗粒细胞改变，但是其诸如结蛋白或钙调结合蛋白（caldesmon）等肌肉特异性标志物免疫染色呈阳性，因此容易区分。最重要的陷阱是，根据表浅活检将具有广泛假上皮瘤性增生的颗粒细胞瘤误诊为鳞状细胞癌。当刮削活检中没有出现下方的颗粒细胞瘤时，这种鉴别尤其困难。

预后和处理 Prognosis and management

治疗选择手术完全切除；然而，即使是肿瘤切除不完全，复发也很少见[80]。恶性颗粒细胞瘤极为罕见，但发生在外阴的病例已有报道[87]。

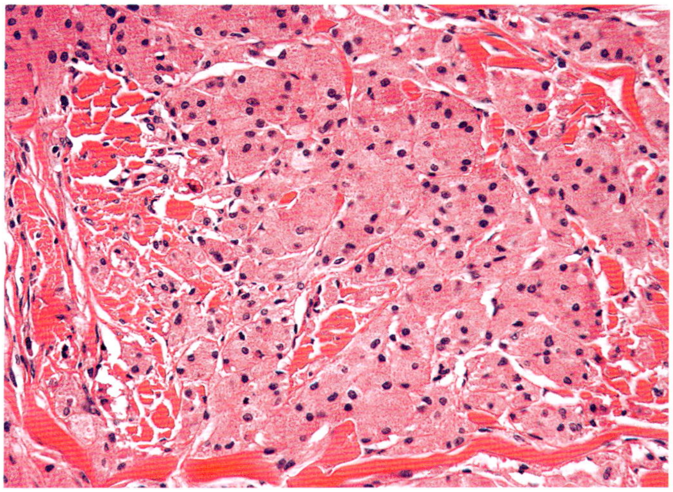

图 9.29 颗粒细胞瘤。多角形细胞具有丰富的颗粒性嗜酸性胞浆和位于中央的小细胞核。

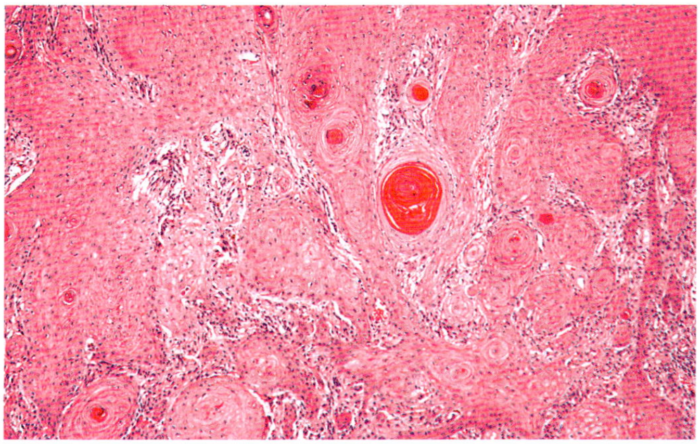

图 9.30 假上皮瘤性增生。显著的上皮增生与其下方的颗粒细胞瘤有关。

参考文献 References

1 Norris HJ, Taylor HB. Polyps of the vagina. A benign lesion resembling sarcoma botryoides. Cancer 1966; 19:227–232.
2 Elliott GB, Reynolds HA, Fidler HK. Pseudo-sarcoma botryoides of cervix and vagina in pregnancy. J Obstet Gynaecol Br Commonw 1967; 74:728–733.
3 Burt RL, Prichard RW, Kim BS. Fibroepithelial polyp of the vagina. A report of five cases. Obstet Gynecol 1976; 47:52S–54S.
4 Chirayil SJ, Tobon H. Polyps of the vagina: a clinico pathologic study of 18 cases. Cancer 1981; 47:2904–2907.

5 O'Quinn AG, Edwards CL, Gallager HS. Pseudosarcoma botryoides of the vagina in pregnancy. Gynecol Oncol 1982; 13:237–241.
6 Miettinen M, Wahlstrom T, Vesterinen E, Saksela E. Vaginal polyps with pseudosarcomatous features. A clinicopathologic study of seven cases. Cancer 1983; 51:1148–1151.
7 Maenpaa J, Soderstrom KO, Salmi T, Ekblad U. Large atypical polyps of the vagina during pregnancy with concomitant human papilloma virus infection. Eur J Obstet Gynecol Reprod Biol 1988; 27:65–69.
8 Ostor AG, Fortune DW, Riley CB. Fibroepithelial polyps with atypical stromal cells (pseudosarcoma botryoides) of vulva and vagina. A report of 13 cases. Int J Gynecol Pathol 1988; 7: 351–360.
9 Hartmann CA, Sperling M, Stein H. So-called fibroepithelial polyps of the vagina exhibiting an unusual but uniform antigen profile characterized by expression of desmin and steroid hormone receptors but no muscle-specific actin or macrophage markers. Am J Clin Pathol 1990; 93:604–608.
10 Mucitelli DR, Charles EZ, Kraus FT. Vulvovaginal polyps. Histologic appearance, ultrastructure, immunocytochemical characteristics and clinicopathologic correlations. Int J Gynecol Pathol 1990; 9:20–40.
11 Nucci MR, Fletcher CD. Fibroepithelial stromal polyps of vulvovaginal tissue: from the banal to the bizarre. Pathol Case Rev 1998; 3:151–157.
12 Nucci MR, Young RH, Fletcher CD. Cellular pseudosarcomatous fibroepithelial stromal polyps of the lower female genital tract: an underrecognized lesion often misdiagnosed as sarcoma. Am J Surg Pathol 2000; 24:231–240.
13 Fletcher CD, Tsang WY, Fisher C, Lee KC, Chan JK. Angiomyofibroblastoma of the vulva. A benign neoplasm distinct from aggressive angiomyxoma. Am J Surg Pathol 1992; 16:373–382.
14 Nielsen GP, Rosenberg AE, Young RH, et al. Angiomyofibroblastoma of the vulva and vagina. Mod Pathol 1996; 9: 284–291.
15 Ockner DM, Sayadi H, Swanson PE, et al. Genital angiomyofibroblastoma. Comparison with aggressive angiomyxoma and other myxoid neoplasms of skin and soft tissue. Am J Clin Pathol 1997; 107:36–44.
16 Fukunaga M, Nomura K, Matsumoto K, et al. Vulval angiomyofibroblastoma. Clinicopathologic analysis of six cases. Am J Clin Pathol 1997; 107:45–51.
17 Laskin WB, Fetsch JF, Tavassoli FA. Angiomyofibroblastoma of the female genital tract: analysis of 17 cases including a lipomatous variant. Hum Pathol 1997; 28:1046–1055.
18 Hisaoka M, Kouho H, Aoki T, et al. Angiomyofibroblastoma of the vulva: a clinicopathologic study of seven cases. Pathol Int 1995; 45:487–492.
19 Nielsen GP, Young RH, Dickersin GR, Rosenberg AE. Angiomyofibroblastoma of the vulva with sarcomatous transformation ('angiomyofibrosarcoma'). Am J Surg Pathol 1997; 21:1104–1108.
20 Steeper TA, Rosai J. Aggressive angiomyxoma of the female pelvis and perineum. Report of nine cases of a distinctive type of gynecologic soft-tissue neoplasm. Am J Surg Pathol 1983; 7:463–475.
21 Begin LR, Clement PB, Kirk ME, et al. Aggressive angiomyxoma of pelvic soft parts: a clinicopathologic study of nine cases. Hum Pathol 1985; 16:621–628.
22 Fetsch JF, Laskin WB, Lefkowitz M, et al. Aggressive angiomyxoma: a clinicopathologic study of 29 female patients. Cancer 1996; 78:79–90.
23 Granter SR, Nucci MR, Fletcher CD. Aggressive angiomyxoma: reappraisal of its relationship to angiomyofibroblastoma in a series of 16 cases. Histopathology 1997; 30:3–10.
24 Tsang WY, Chan JK, Lee KC, et al. Aggressive angiomyxoma. A report of four cases occurring in men. Am J Surg Pathol 1992; 16:1059–1065.
25 Iezzoni JC, Fechner RE, Wong LS, Rosai J. Aggressive angiomyxoma in males. A report of four cases. Am J Clin Pathol 1995; 104:391–396.
26 Hoyte L, Lu K, Muto M, et al. Magnetic resonance imaging based three dimensional modeling of a complex vulvar tumor as a component of presurgical planning. J Women's Imaging 2000; 2:138–140.
27 Nucci MR, Fletcher CD. Vulvovaginal soft tissue tumours: update and review. Histopathology 2000; 36:97–108.
28 Allen PW, Dymock RB, MacCormac LB. Superficial angiomyxomas with and without epithelial components. Report of 30 tumors in 28 patients. Am J Surg Pathol 1988; 12:519–530.
29 Fetsch JF, Laskin WB, Tavassoli FA. Superficial angiomyxoma (cutaneous myxoma): a clinicopathologic study of 17 cases arising in the genital region. Int J Gynecol Pathol 1997; 16: 325–334.
30 Calonje E, Guerin D, McCormick D, Fletcher CD. Superficial angiomyxoma: clinicopathologic analysis of a series of distinctive but poorly recognized cutaneous tumors with tendency for recurrence. Am J Surg Pathol 1999; 23:910–917.
31 Nucci MR, Granter SR, Fletcher CD. Cellular angiofibroma: a benign neoplasm distinct from angiomyofibroblastoma and spindle cell lipoma. Am J Surg Pathol 1997; 21:636–644.
32 Laskin WB, Fetsch JF, Mostofi FK. Angiomyofibroblastoma-like tumor of the male genital tract: analysis of 11 cases with comparison to female angiomyofibroblastoma and spindle cell lipoma. Am J Surg Pathol 1998; 22:6–16.
33 Dargent JL, Saint AN de, Galdon MG, et al. Cellular angiofibroma of the vulva: a clinicopathological study of two cases with documentation of some unusual features and review of the literature. J Cutan Pathol 2003; 30:405–411.
34 Gonzalez S, Duarte I. Benign fibrous histiocytoma of the skin. A morphologic study of 290 cases. Pathol Res Pr 1982; 174: 379–391.
35 Requena L, Aguilar A, Lopez Redondo MJ, et al. Multinodular hemosiderotic dermatofibroma. Dermatologica 1990; 181:320–323.
36 Iwata J, Fletcher CD. Lipidized fibrous histiocytoma: clinicopathologic analysis of 22 cases. Am J Derm 2000; 22:126–

134.
37 Calonje E, Fletcher CD. Aneurysmal benign fibrous histiocytoma: clinicopathological analysis of 40 cases of a tumour frequently misdiagnosed as a vascular neoplasm. Histopathology 1995; 26:323–331.
38 Calonje E, Mentzel T, Fletcher CD. Cellular benign fibrous histiocytoma. Clinicopathologic analysis of 74 cases of a distinctive variant of cutaneous fibrous histiocytoma with frequent recurrence. Am J Surg Pathol 1994; 18:668–676.
39 Kaddu S, McMenamin ME, Fletcher CD. Atypical fibrous histiocytoma of the skin: clinicopathologic analysis of 59 cases with evidence of infrequent metastasis. Am J Surg Pathol 2002; 26:35–46.
40 Singh GC, Calonje E, Fletcher CD. Epithelioid benign fibrous histiocytoma of skin: clinico-pathological analysis of 20 cases of a poorly known variant. Histopathology 1994; 24:123–129.
41 Zelger B, Sidoroff A, Stanzl U, et al. Deep penetrating dermatofibroma versus dermatofibrosarcoma protuberans. A clinicopathologic comparison. Am J Surg Pathol 1994; 18: 677–686.
42 Abenoza P, Lillemoe T. CD34 and factor XIIIa in the differential diagnosis of dermatofibroma and dermatofibrosarcoma protuberans. Am J Derm 1993; 15:429–434.
43 Franquemont DW, Cooper PH, Shmookler BM, Wick MR. Benign fibrous histiocytoma of the skin with potential for local recurrence: a tumor to be distinguished from dermatofibroma. Mod Pathol 1990; 3:158–163.
44 Colome-Grimmer MI, Evans HL. Metastasizing cellular dermatofibroma. A report of two cases. Am J Surg Pathol 1996; 20:1361–1367.
45 Ghorbani RP, Malpica A, Ayala AG. Dermatofibrosarcoma protuberans of the vulva: clinicopathologic and immunohistochemical analysis of four cases, one with fibrosarcomatous change and review of the literature. Int J Gynecol Pathol 1999; 18:366–373.
46 Gokden N, Dehner LP, Zhu X, Pfeifer JD. Dermatofibrosarcoma protuberans of the vulva and groin: detection of COL1A1-PDGFB fusion transcripts by RT-PCR. J Cutan Pathol 2003; 30:190–195.
47 Vanni R, Faa G, Dettori T, et al. A case of dermatofibrosarcoma protuberans of the vulva with a COL1A1/PDGFB fusion identical to a case of giant cell fibroblastoma. Virchows Arch 2000; 437:95–100.
48 Moodley M, Moodley J. Dermatofibrosarcoma protuberans of the vulva: a case report and review of the literature. Gynecol Oncol 2000; 78:74–75.
49 Soergel TM, Doering DL, O'connor D. Metastatic dermato fibrosarcoma protuberans of the vulva. Gynecol Oncol 1998; 71:320–324.
50 Davos I, Abell MR. Soft tissue sarcomas of vulva. Gynecol Oncol 1976; 4:70–86.
51 Leake JF, Buscema J, Cho KR, Currie JL. Dermatofibrosarcoma protuberans of the vulva. Gynecol Oncol 1991; 41:245–249.
52 Barnhill DR, Boling R, Nobles W, et al. Vulvar dermatofibrosarcoma protuberans. Gynecol Oncol 1988; 30:149–152.
53 Bock JE, Andreasson B, Thorn A, Holck S. Dermatofibrosarcoma protuberans of the vulva. Gynecol Oncol 1985; 20:129–135.
54 Mentzel T, Beham A, Katenkamp D, et al. Fibrosarcomatous ('high-grade') dermatofibrosarcoma protuberans: clinicopathologic and immunohistochemical study of a series of 41 cases with emphasis on prognostic significance. Am J Surg Pathol 1998; 22:576–587.
55 Calonje E, Fletcher CD. Myoid differentiation in dermatofibrosarcoma protuberans and its fibrosarcomatous variant: clinicopathologic analysis of 5 cases. J Cutan Pathol 1996; 23: 30–36.
56 Naeem R, Lux ML, Huang SF, et al. Ring chromosomes in dermatofibrosarcoma protuberans are composed of interspersed sequences from chromosomes 17 and 22. Am J Pathol 1995; 147:1553–1558.
57 Kurman RJ, Norris HJ, Wilkinson E. Atlas of tumor pathology. Tumors of the cervix. Vagina Vulva 1992; 215.
58 Kehagias DT, Smyrniotis VE, Karvounis EE, et al. Large lipoma of the vulva. Eur J Obstet Gynecol Reprod Biol 1999; 84:5–6.
59 Reis-Filho JS, Milanezi F, Soares MF, et al. Intradermal spindle cell/pleomorphic lipoma of the vulva: case report and review of the literature. J Cutan Pathol 2002; 29:59–62.
60 Brooks JJ, LiVolsi VA. Liposarcoma presenting on the vulva. Am J Obstet Gynecol 1987; 156:73–75.
61 Genton CY, Maroni ES. Vulval liposarcoma. Arch Gynecol 1987; 240:63–66.
62 Nucci MR. Fletcher CD. Liposarcoma (atypical lipomatous tumors) of the vulva: a clinicopathologic study of six cases. Int J Gynecol Pathol 1998; 17:17–23.
63 Newman PL, Fletcher CD. Smooth muscle tumours of the external genitalia: clinicopathological analysis of a series. Histopathology 1991; 18:523–529.
64 Tavassoli FA, Norris HJ. Smooth muscle tumors of the vulva. Obstet Gynecol 1979; 53:213–217.
65 Nielsen GP, Rosenberg AE, Koerner FC, et al. Smooth-muscle tumors of the vulva. A clinicopathological study of 25 cases and review of the literature. Am J Surg Pathol 1996; 20:779–793.
66 Faber K, Jones MA, Spratt D, Tarraza HM Jr. Vulvar leiomyomatosis in a patient with esophagogastric leiomyomatosis: review of the syndrome. Gynecol Oncol 1991; 41:92–94.
67 Lin GY, Sun X, Badve S. Pathologic quiz case. Vaginal wall mass in a 47-year-old woman. Vaginal rhabdomyoma. Arch Pathol Lab Med 2002; 126:1241–1242.
68 Iversen UM. Two cases of benign vaginal rhabdomyoma. Case reports. APMIS 1996; 104:575–578.
69 Lopez JI, Brouard I, Eizaguirre B. Rhabdomyoma of the vagina. Eur J Obstet Gynecol Reprod Biol 1992; 45:147–148.
70 Chabrel CM, Beilby JO. Vaginal rhabdomyoma. Histopathology 1980; 4:645–651.
71 Gee DC, Finckh ES. Benign vaginal rhabdomyoma. Pathology 1977; 9:263–267.
72 Gold JH, Bossen EH. Benign vaginal rhabdomyoma: a light

and electron microscopic study. Cancer 1976; 37:2283–2294.
73 Gad A, Eusebi V. Rhabdomyoma of the vagina. J Pathol 1975; 115:179–181.
74 Leuschner I, Harms D, Mattke A, et al. Rhabdomyosarcoma of the urinary bladder and vagina: a clinicopathologic study with emphasis on recurrent disease: a report from the Kiel Pediatric Tumor Registry and the German CWS Study. Am J Surg Pathol 2001; 25:856–864.
75 Andrassy RJ, Hays DM, Raney RB, et al. Conservative surgical management of vaginal and vulvar pediatric rhabdo- myosarcoma: a report from the Intergroup Rhabdomyosarcoma Study III. J Pediatr Surg 1995; 30:1034–1036.
76 Cohen PR, Young AW Jr, Tovell HM. Angiokeratoma of the vulva: diagnosis and review of the literature. Obstet Gynecol Surv 1989; 44:339–346.
77 Vlastos AT, Malpica A, Follen M. Lymphangioma circumscriptum of the vulva: a review of the literature. Obstet Gynecol 2003; 101:946–954.
78 Sutphen R, Galan-Gomez E, Kousseff BG. Clitoromegaly in neurofibromatosis. Am J Med Genet 1995; 55:325–330.
79 Gersell DJ, Fulling KH. Localized neurofibromatosis of the female genitourinary tract. Am J Surg Pathol 1989; 13:873–878.
80 Lack EE, Worsham GF, Callihan MD, et al. Granular cell tumor: a clinicopathologic study of 110 patients. J Surg Oncol 1980; 13:301–316.
81 Horowitz IR, Copas P, Majmudar B. Granular cell tumors of the vulva. Am J Obstet Gynecol 1995; 173:1710–1713.
82 Haley JC, Mirowski GW, Hood AF. Benign vulvar tumors. Semin Cutan Med Surg 1998; 17:196–204.
83 Cohen Z, Kapuller V, Maor E, Mares AJ. Granular cell tumor (myoblastoma) of the labia major: a rare benign tumor in childhood. J Pediatr Adolesc Gynecol 1999; 12:155–156.
84 Majmudar B, Castellano PZ, Wilson RW, Siegel RJ. Granular cell tumors of the vulva. J Reprod Med 1990; 35:1008–1014.
85 Althausen AM, Kowalski DP, Ludwig ME, et al. Granular cell tumors: a new clinically important histologic finding. Gynecol Oncol 2000; 77:310–313.
86 Wolber RA, Talerman A, Wilkinson EJ, Clement PB. Vulvar granular cell tumors with pseudocarcinomatous hyperplasia: a comparative analysis with well-differentiated squamous carcinoma. Int J Gynecol Pathol 1991; 10:59–66.
87 Schmidt O, Fleckenstein GH, Gunawan B, et al. Recurrence and rapid metastasis formation of a granular cell tumor of the vulva. Eur J Obstet Gynecol Reprod Biol 2003; 106:219–221.

10 肛门疾病

Disease of the anus

Kirstine Y-T. Oh 和
Joel M. Palefsky 著
陈嘉薇译

引言 Introduction

胚胎学 EMBRYOLOGY

在胚胎形成第5周时，泄殖腔开始分隔肠道、尿道和生殖道。此时，泄殖腔的尾部是后来三个功能系统的共有腔。尿道直肠隔是一个由间质构成的冠状嵴，向尾部延伸与泌尿生殖膜相连，因此到第8周末便产生两个腔：前面的泌尿生殖窦和后面的直肠（图10.1，参见第1章）。同时Müller管向尾部伸延到泄殖腔，并与泌尿生殖窦的后壁合并形成 Müller 结节。这些导管融合并加入到腹股沟韧带，分化成远端的阴道和子宫以及近端的输卵管。

肛门直肠畸形 ANORECTAL ANORMALIES

肛门直肠发育缺陷是罕见的，肛门直肠畸形的发生率为1例/3000新生儿，泄殖腔畸形为1例/50 000新生儿[1]。从整体上讲，这些发育障碍大约占所有女性肛门和生殖器畸形的10%[2]。肛门直肠畸形的类型从肛门略窄、伴有尿道肠道瘘的肛门闭锁到最严重的泄殖腔残留[3-5]。泄殖腔缺陷可能影响到胃肠道、泌尿道和生殖道。一些相关畸形也涉及呼吸道、神经管、腹壁、心脏畸形、半脊椎畸形和指趾畸形。这些畸形经常在新生儿期出现，但是可能直到成人期才能检测到。这些患者常存在共有的泌尿生殖窦，后者可能是直肠、尿道和阴道的共同出口。在大约30%的病例，肛门开口于会阴部，但位置前移[6,7]。尿道出口可能正常，或者汇入泌尿生殖窦或阴道，或者完全缺如。不同的是，可以存在神经源性膀胱（neurogenic bladder）障碍。染色体为女性的外生殖器经常由一个空的皮囊或阴茎样结构组成，偶尔带有一个排泄尿道。阴道结构可能是分叉的，也可能是双阴道，并且可能进入泌尿生殖窦，或进入尿道或膀胱。骶骨发育异常也经常出现[8,9]。

肛门直肠畸形较少见，发生率可能为1例/3000～5000新生儿。依据缺陷的部位，肛门直肠畸形被分为三型：即高位（上提肌）、低位（横提肌）和中位。也可见混合类型。高位缺陷以肛门直肠发育不全为特征，伴有直肠膀胱瘘、直肠尿道瘘或直肠阴道瘘。中位缺陷包括肛门发育不全、肛门直肠狭窄和肛门直肠隔膜。低位缺陷主要发生于女婴，包括肛门异位、肛门狭窄和膜型肛门闭锁[7]。

这些畸形许多是由尿直肠隔发育不完整这种缺陷造成的，后者可能反映了信号传递异常，这点已被许多病例有基因突变所证明。一个可能的机制包括声波刺猬（sonic hedgehog）表达上的缺陷，这种实验性突变可导致一系列剂量依赖性肛门直肠畸形，包括泄殖腔[10]。敲除小鼠p63后，其不能形成完整的泌尿道直肠隔膜，导

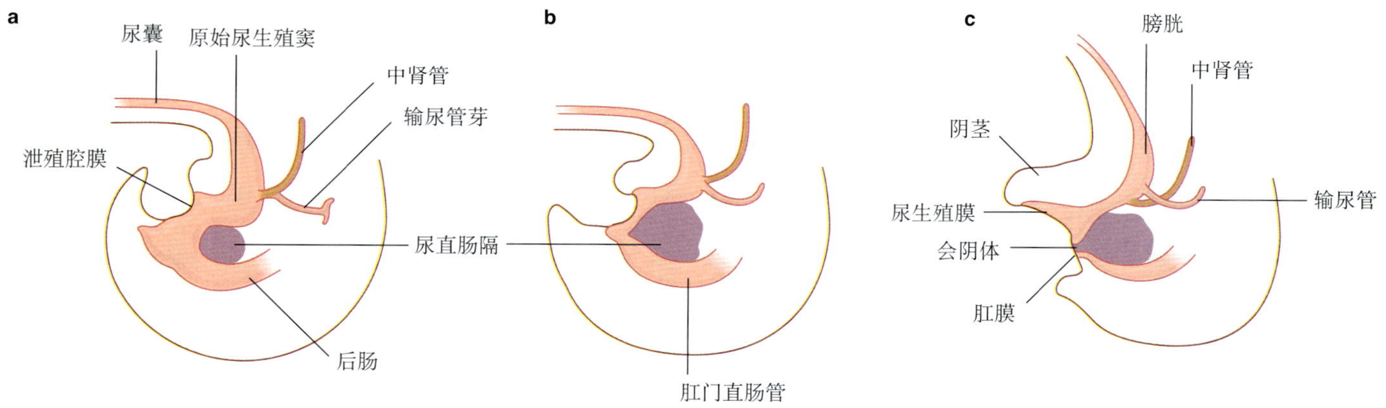

图 10.1 肛门直肠的胚胎学发生。(a) 胚胎第5周时，尿直肠隔开始形成水平的间质隔，(b) 第7周向泄殖腔膜伸延，(c) 第8周完成尿生殖窦和直肠的分隔。(Adapted from Sadler TW (ed.) *Langmans Medical Embryology*, 5th edn, p. 242, Fig. 15.10, copyright 1985 Lippincott, Williams and Wilkins, with permission.)

致泄殖腔残留。p63 是 p53 的同源物，在基底上皮细胞有表达并在上皮发育中起关键作用（图10.2）。有这种基因功能突变的人也表现出轻度的泌尿生殖器畸形（见第 1 章）。

解剖学 ANATOMY

在大体和组织学上，肛管是连接末端肠道和外部肛周皮肤的解剖区域。概念上，肛管是从能吸收外环境中物质的吸收上皮到能在身体与外部环境间起屏障作用的保护性上皮的移行区（图 10.3）。

最重要的大体标志是由肛柱末端边缘形成的齿状线或梳状线。肛柱被称为肛瓣与肛窦的沟槽隔开。肛瓣和肛柱最末端的肉眼边缘线被定义为齿状线。这条线限定了肛管的组织学区域。重要的是，它也界定了血管、淋巴管和神经供应的分界线，并把肛管分为头区和尾区。

肛管的组织学区域依据表面黏膜的类型大致分为四个区（图 10.4）。包括：（1）结直肠区（图 10.5），即最向头部的和最靠近结肠黏膜尾部的区域；（2）肛门移行区；（3）近肛门边缘的无毛区；（4）带毛附属器的肛周皮肤。结直肠区被覆吸收柱状上皮，延伸至肛柱的紧邻区。肛门移行区从结直肠区向尾部延伸至齿状线，在大多数人，全长约 9 cm。由于正常变异，肛门移行区可终止于齿状线或其周围，有不同但有规律的边缘。移行区被覆多层立方或多角形细胞，组织学上很像宫颈的移行区。第三个区域是被覆无毛皮肤附件的鳞状黏膜，延伸至肛门边缘。最后，第四区域也称为具有有毛皮肤附件

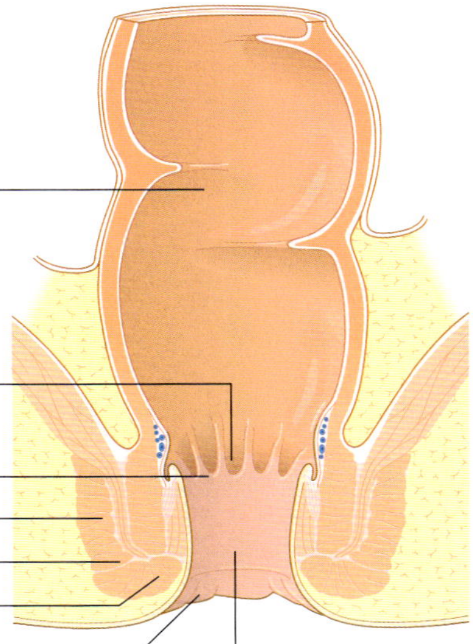

图 10.3 肛管图。(Mdified from Ryan DP, et al., Carcinoma of the anal canal. N Engl J Med 2000; 342:792-800, copyright 2000, Massachusetts Medical Society, with permission.)

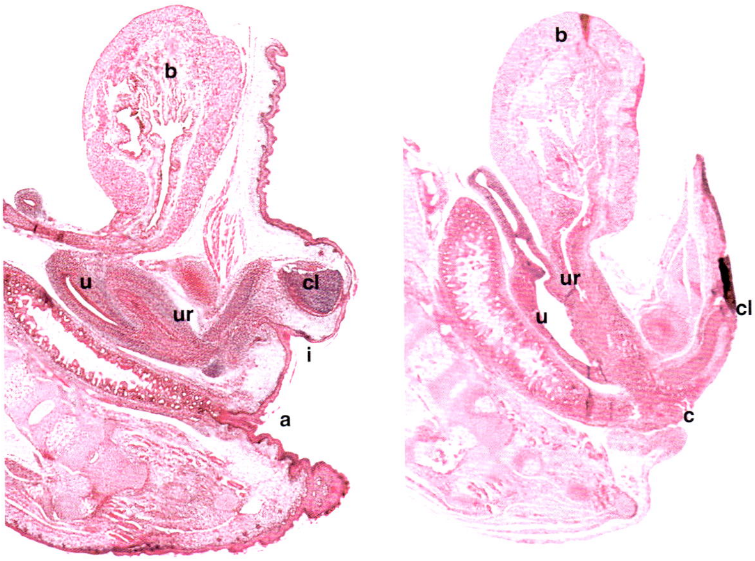

图 10.2 敲除小鼠的 p63 可诱导共同口（泄殖腔）出现。推测 p63 的缺如，通过使上皮分化信号丢失，可干扰其下间质细胞再分化为直肠和阴道的正常诱导作用。(From luce et al. p63 coordinates anogenital modeling and epithelial celldifferentiation in the developing female urogenital tract. Am J Pathol 2002; 161:1111-1117, copyright 2002, American Society for lnvestigative Pathology, with Permission.) ur：尿道；b：膀胱；cl：阴蒂；a：肛门；c：泄殖腔；i：入口；u：子宫。

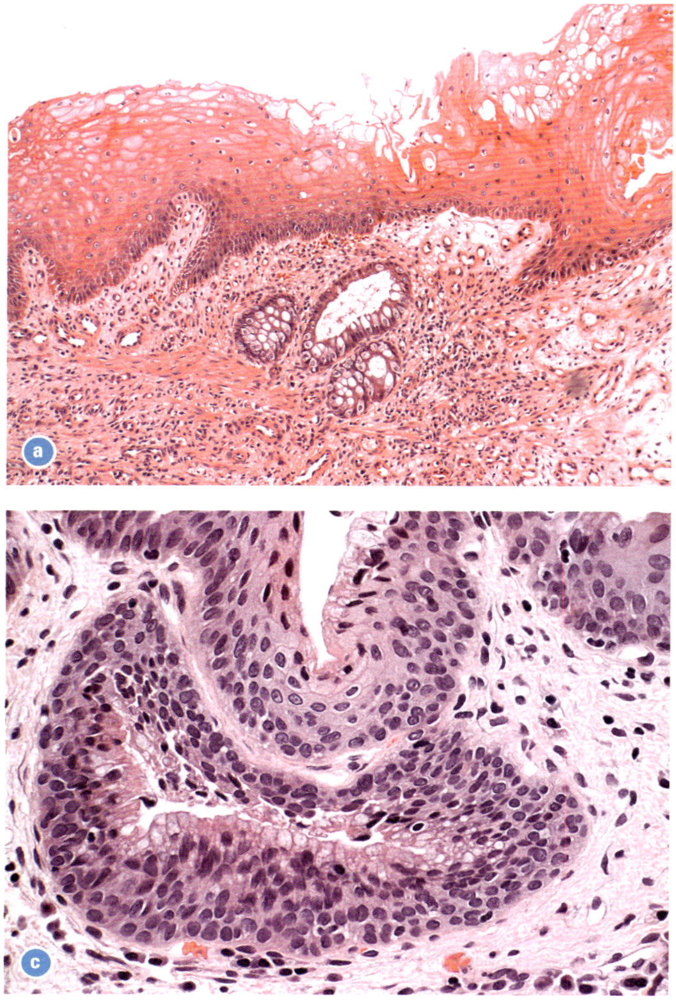

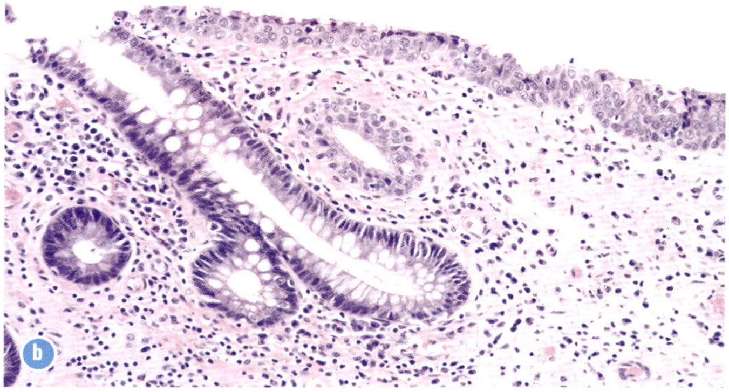

图 10.4 接近鳞 - 柱交界处的肛管组织学图像。(a) 成熟鳞状上皮，其下为腺体。(b) 从柱状上皮转化为不成熟的鳞状-移行上皮。(c) 伴有移行上皮的附属器结构。

的肛周皮肤（图 10.3）。接近从鳞状上皮向柱状上皮移行的区域与宫颈十分相似。移行区可以见到成熟的（图 10.4 a）和不成熟的（图 10.4 b）鳞状黏膜，类似于宫颈的成熟和不成熟鳞状化生。

肛管的组织学细胞类型如下：(1) 黑色素细胞存在于上皮内；(2) 淋巴滤泡和肛门导管位于黏膜和黏膜下层；(3) 肛门腺体为分泌黏液的柱状至立方细胞，像皮肤附件的顶泌汗腺一样将黏液经肛门导管排入肛管；(4) 肛门导管被覆一层鳞状基底细胞和一层可变的立方黏液性细胞，可穿过内括约肌至肛门腺；(5) 肛管壁分布有平滑肌和神经。

了解肛管的大体和组织解剖学结构对于理解在这个复杂部位发生的肿瘤类型是重要的。了解存在的细胞类型有利于理解和回顾起源于这些细胞的肿瘤。鳞状细胞癌常见于肛管，与人乳头状瘤病毒（HPV）感染有关。肛管的腺癌经常发生于末端直肠黏膜，很少发生于肛门导管。黑色素瘤、淋巴瘤、平滑肌瘤、平滑肌肉瘤和神经源性肿瘤，如施万细胞瘤，在此处均有报道。

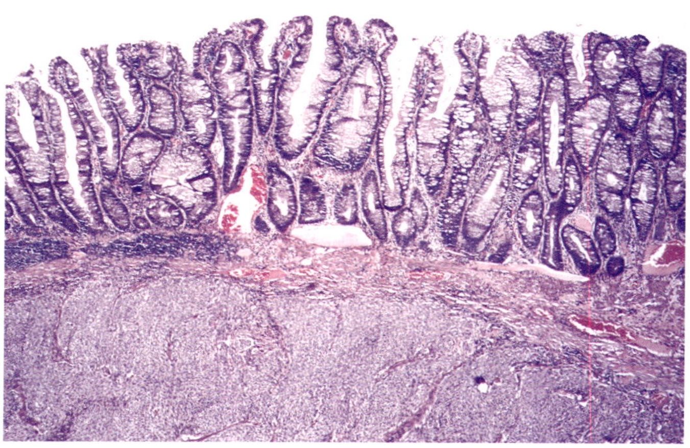

图 10.5 肛管的结肠直肠区。

肛管解剖学也是理解肿瘤的播散及追踪其为肛管上或肛管下起源的关键。肛管分为两部分：(1) 肛管上三分之二的血供主要来自于直肠上动脉（本身是肠系膜下动脉的分支），引流到直肠上静脉。直肠上静脉的静脉血回流到肠系膜下静脉，但是肠系膜上静脉、中静脉的分支也可以在这个区域汇合。肛管上三分之二的淋巴回流至肠系膜下淋巴结。自主神经系统支配齿状线以上的肛管，而体神经系统通过阴部神经和骶神经丛支配齿状线以下的肛管。(2) 肛管下三分之一的血供来自于直肠下动脉（阴部内动脉的分支）。直肠下静脉的静脉血经阴部内静脉注入髂内静脉。肛管下三分之一的淋巴液回流到腹股沟表浅淋巴结。体神经系统通过直肠下神经支配这个区域。理解肛管的组织学分区和肛管的大体解剖能为临床疾病提供重要的临床线索。例如，来自齿状线以上的淋巴结转移经常见于腺癌，相反，表浅髂淋巴结肿大则有力提示鳞状细胞癌。

因此，在危险个体中，应该进行肛管的临床检查以排除癌的存在，并确定是否存在将来有进展为癌的风险的异型增生。肛门癌的危险因素见表 10.1[11-14]。临床检查应首先对肛周区域进行肉眼观察，看是否有尖锐湿疣的迹象或提示 Bowen 病的斑块样病变。还应该寻找肛裂和肛瘘，因为这些也是癌变的危险因素。应该对腹股沟进行触诊检查，看是否有肿块。肉眼观察之后，如 Chin-Hong 等人描述的那样，将达克龙（Dacron）浸湿的拭子插进肛门进行细胞学检查[15]。获得细胞标本之后，进一步的操作可以加用润滑油进行。用外涂润滑油的戴手套的手指进行肛管指诊，以排除能触及的、提示癌存在的表面和黏膜下肿块。指诊尤其重要，因为细胞学检查和高分辨率肛门镜直观检查经常见不到黏膜下病变。另外，通过指诊可能获得重要信息，如病变的硬度和活动度，这可能改变可疑癌的指数。指诊以后，可以进行 Chin-Hong 等人描述的高分辨率肛门镜检查[15]。

非肿瘤性病变 Non-neoplastic lesions

肛周囊肿 PERIANAL CYSTS

各种发育异常都可能导致肛周或肛门囊肿。一般认为，这些区域的囊肿可能起源于神经肠管（neuroenteric canal）、尾肠或后肠的残留，但是，这些分泌黏液的囊肿实际上可能与肛门导管囊肿或肛门腺囊肿很难区分。这种囊肿内衬典型的分泌黏液的立方到柱状上皮。临床上，这些囊肿是由于感染和肛周脓肿形成才被注意到[16]。

痔 HEMORRHOIDS

临床 Clinical

痔以表面黏膜血管扩张伴结缔组织肿大或脱垂为特征。传统上认为，痔是由黏膜下静脉丛的表浅静脉病理性曲张引起的。然而现在推测，痔产生于黏膜下肿大或脱垂的纤维血管和结缔组织“垫”，此垫在排便时起到生

表 10.1　肛门鳞状细胞癌的危险因素

参考文献	因素	危险性
76	女性	2 ~ 4 ×
11、12、13	肛交	RR = 1.8 ~ 2.4, OR = 6.9
	HIV (+)	RR = 3.2
	宫颈细胞学异常	RR = 1.8 ~ 4.13
13	吸烟	RR = 7.7
51	肛门湿疣	SIR = 8.5

OR：差异率；RR：危险率；SIR：标准发生率。

理性保护作用。门脉高压不引起痔，但可加重痔的出血（图 10.6）。

痔的危险因素包括低纤维饮食、便秘和长期的腹内压（用力）增加。痔发生的其他因素包括腹泻、肥胖、高血压或遗传倾向。年龄增长也易于发生症状性痔，因为弹性组织丢失和胶原纤维取代肌肉可引起不稳定和静脉淤血。伴发门脉高压和（或）凝血疾病的患者容易出血和脱垂。

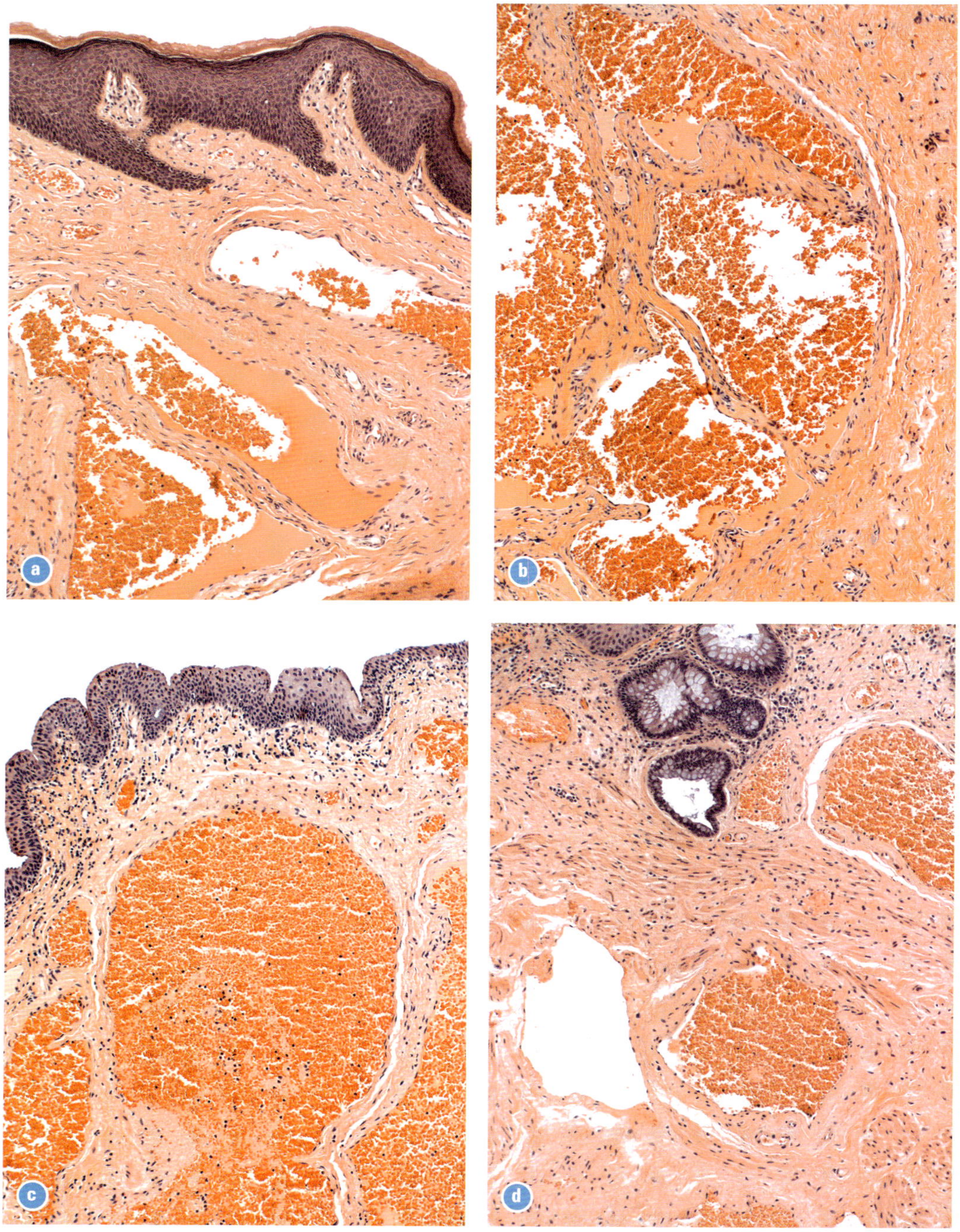

图 10.6 痔。(a) 外痔的低倍照片，伴有突出的血管结构，表面鳞状黏膜棘层增厚。(b) 血栓形成的血管再通。(c, d) 内痔，分别被覆 (c) 移行上皮和 (d) 直肠黏膜。

痔可以发生在括约肌（外）的尾（外）侧或头（内）侧，其部位决定了症状。内痔主要引起无痛性流血，而外痔伴有疼痛，尤其是当血栓形成、受压或发炎时。已脱出的痔表面糜烂也可以引起疼痛和（或）感染。

组织学 Histology

痔组织包括：(1) 黏膜下中等大小的厚壁血管；(2) 含有结缔组织与平滑肌纤维的背景间质（图 10.6)。其他特征包括：(3) 血栓形成；(4) 神经元增生；(5) 黏膜表面糜烂伴有炎性改变。偶尔有肛门上皮内肿瘤形成（AIN）的报道，其发病率较低，占切除痔的 2%[17]。

肛门赘生物 / 纤维上皮性息肉 ANAL TAGS/FIBROEPITHELIAL POLYPS

纤维上皮性间质息肉（fibroepithelial stomal polyps，FSP）是肛门黏膜的息肉样突出物，伴有对黏膜损伤的反应性间质增生。纤维上皮性间质息肉由两种成分组成，包括伴有轻度棘皮症的鳞状上皮和下面的疏松到致密的间质组织，经常有明显的向纤维母细胞和肌纤维母细胞分化的星状或多核细胞[18]。炎症程度取决于息肉的损伤程度。纤维上皮性息肉缺乏痔的黏膜下血管扩张，与身体其他部位发现的软垂疣（acrochordons）一样（图 10.7)。

炎症性息肉 INFLAMMATORY POLYPS

临床 Clinical

炎性息肉或炎性泄殖腔源性息肉(inflammatory cloacogenic polyps) 是脱垂于黏膜的赘生物，其组织学特征提示为缺血性或反应性起源。炎性息肉是孤立性直肠溃疡综合征 / 黏膜脱出综合征的组成部分。这些息肉最常见于中年患者，虽然也可见于儿童，常表现为直肠出血。据文献报道，少数病例的息肉伴有异型增生。大体上病变的肛管黏膜呈粉红 / 黄褐色息肉样肿块，其大小不一，典型者呈无蒂的管状绒毛状结构。

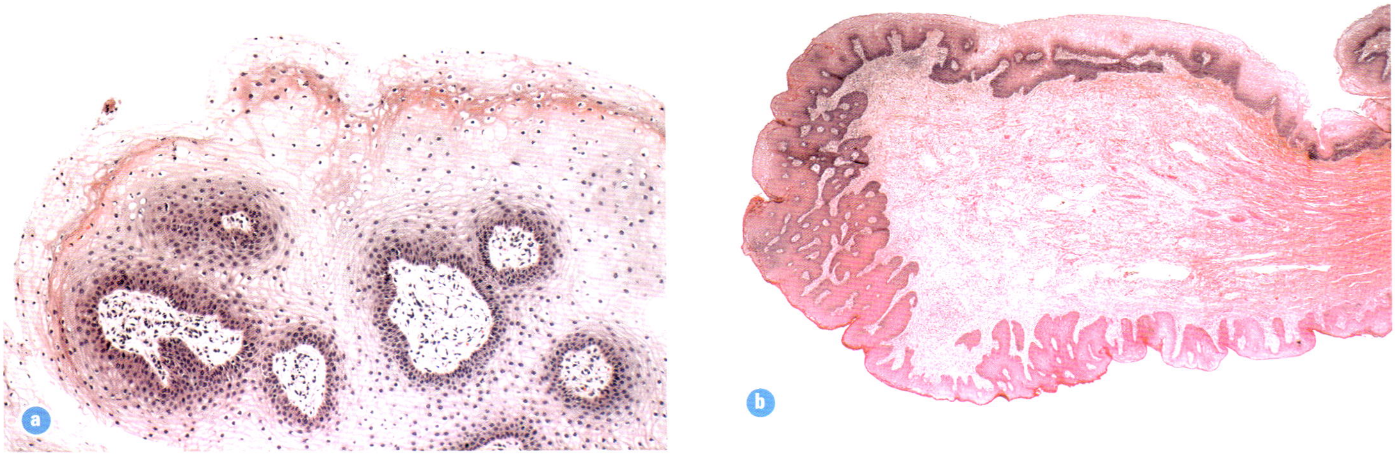

图 10.7 纤维上皮性间质病变。(a) 软垂疣；(b) 纤维上皮性间质息肉。

组织学

这些病变被覆混合性鳞状上皮和结直肠上皮，经常有表面溃疡或糜烂。另外，可见黏膜固有层纤维化和肌层增厚，伴有部分平滑肌向黏膜固有层伸延。还可见黏液腺增生和表面毛细管扩张。单纯切除通常可以治愈（图 10.8）。

肛裂和溃疡 ANAL FISSURES AND ULCERS

临床

肛裂是黏膜表面的创伤性糜烂，主要由硬便通过引起。这些所谓的含粪裂隙通常出现在肛管的后中线，并可能因反复创伤而发展为慢性溃疡。在一些慢性病例中，病变近端可有反应性间质增生，组织学上类似于纤维上皮性息肉，被称为哨兵垂（sentinel tag）。肛裂的继发性病因包括炎症性肠病，尤其是Crohn病，以及肿瘤或感染性疾病。创伤和肛交也是肛裂形成的原因。

组织学

肛裂或溃疡出现黏膜糜烂伴有纤维素样溃疡和其下肉芽组织形成。还可以见到异物巨细胞，不要误认为是Crohn 病的肉芽肿。

肛门脓肿和肛瘘
ANAL ABSCESSES AND FISTULAS

临床

大多数肛瘘起源于肛门导管的感染，继而可累及肛门腺。由于肛门腺的部位深达肛门内括约肌壁，所以可以导致急性的深部脓肿。瘘管可在慢性炎症期形成。化脓性汗腺炎是一个相关疾病，它是最常发生在男性的顶泌汗腺和周围结缔组织的慢性感染（图 10.9）[19]。病人主诉为疼痛、脓便和瘙痒。炎症可以累及肛门末端以及肛管和直肠，伴有瘘管形成（图10.10）。其他相关因素包括油性皮肤、痤疮、肥胖、吸烟和糖尿病。Crohn 病也可引起肛周和肛门瘘管性疾病。

组织学

主要特征包括瘘管内出现溃疡和肉芽组织，伴有异物巨细胞和纤维化。

炎症性肠病
INFLAMMATORY BOWEL DISEASE

炎症性肠病在肛管有几种表现形式。

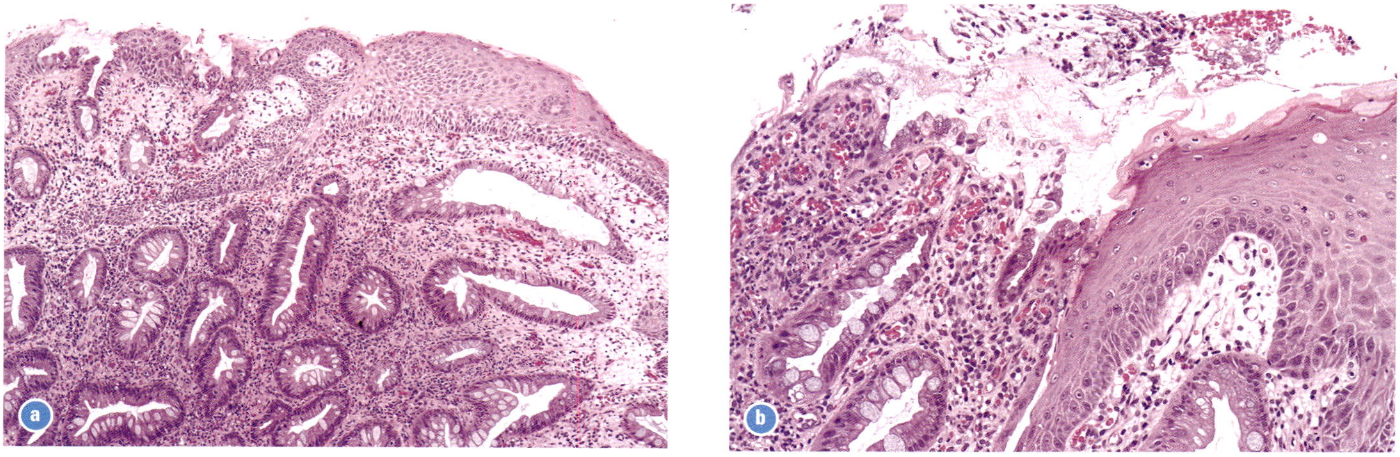

图 10.8　炎性 / 泄殖腔源性息肉。（a）低倍；（b）高倍镜示肠上皮和鳞状上皮混合存在。

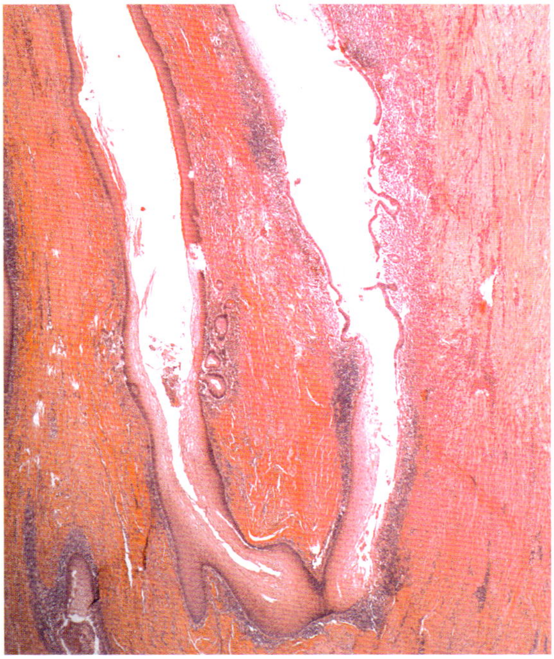

图 10.9　化脓性汗腺炎，图示炎细胞围绕附件结构。

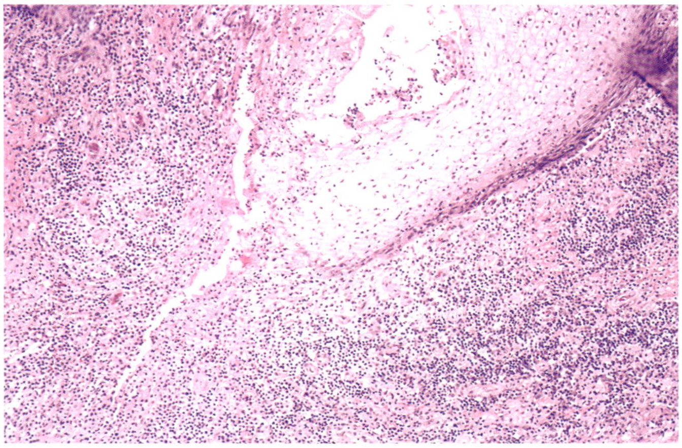

图 10.10　汗腺炎的瘘管。

溃疡性结肠炎 Ulcerative colitis

溃疡性结肠炎不常累及肛门区（溃疡性直肠炎），其在肛管形成非特异性炎性病变，而且局限在结直肠区的黏膜。裂隙和瘘管较为少见。然而值得注意的是，有研究发现，受溃疡性结肠炎影响的柱状上皮常以不规则的舌状伸进移行上皮，偶尔到达齿状线[20]。因此，溃疡性结肠炎的外科治疗是在切除所有结直肠区黏膜与保留括约肌的功能之间搞平衡[21, 22]。

外科手术治疗溃疡性结肠炎后的女性受孕能力下降，尤其是在回盲部肛门吻合术（IPAA）后。研究表明，溃疡性结肠炎病人手术之前的受孕能力与对照组相同[23, 24]。然而，肠切除和修补后的女性则较难受孕。一项对 IPAA 术后的 21 名女性进行的子宫输卵管造影研究发现，三分之二的病人存在异常。这些异常包括纤维性粘连带、输卵管与骨盆侧壁粘连、输卵管积水和闭塞[25]。

Crohn 病 Crohn's disease

Crohn 病较常累及肛门，表现出各种各样的症状和病理学变化。大约 25% 的小肠 Crohn 病累及肛管，相比之下，在有小肠和大肠疾病的患者中 50% ~ 75% 有肛管受累。可以形成肛门软垂疣、肛裂、溃疡、瘘管和脓肿。组织学检查可见累及肛管黏膜和肛管壁的肉芽肿性炎。

溃疡性结肠炎或 Crohn 病患者 IPAA 术后还可见肛门移行区鳞状上皮的非典型性[20]。一项来自 Cleveland Clinic 的研究表明，虽然他们的病例（总共有 210 个病人）没有发生移行区癌，但是分别出现了 6 例低级别和 1 例高级别鳞状上皮内病变。所有出现上述病变的病人先前都有异型增生或癌的病史，或在结肠，或在直肠[22]。

子宫内膜异位 ENDOMETRIOSIS

子宫内膜异位极少累及肛门和肛周区。8 个文献中报道的病例具有类似的临床表现。病人出现与月经有关的周期性疼痛，偶尔有肛周结节形成[26-28]。许多病例与外阴切开形成的瘢痕有关，偶尔可以累及肛门括约肌。组织学与子宫腺肌瘤（endometrioma）有关，由一个含有子宫内膜腺体和间质以及含铁血黄素沉积的充满血液的囊肿组成。

感染 INFECTIONS

肛门可被多种感染累及，包括结核病、阿米巴病、真菌和酵母菌感染。其他与外阴有关的感染也可以累及肛门，包括疱疹、梅毒和下面将要讨论的乳头状瘤病毒感染（参见第 4 章）。

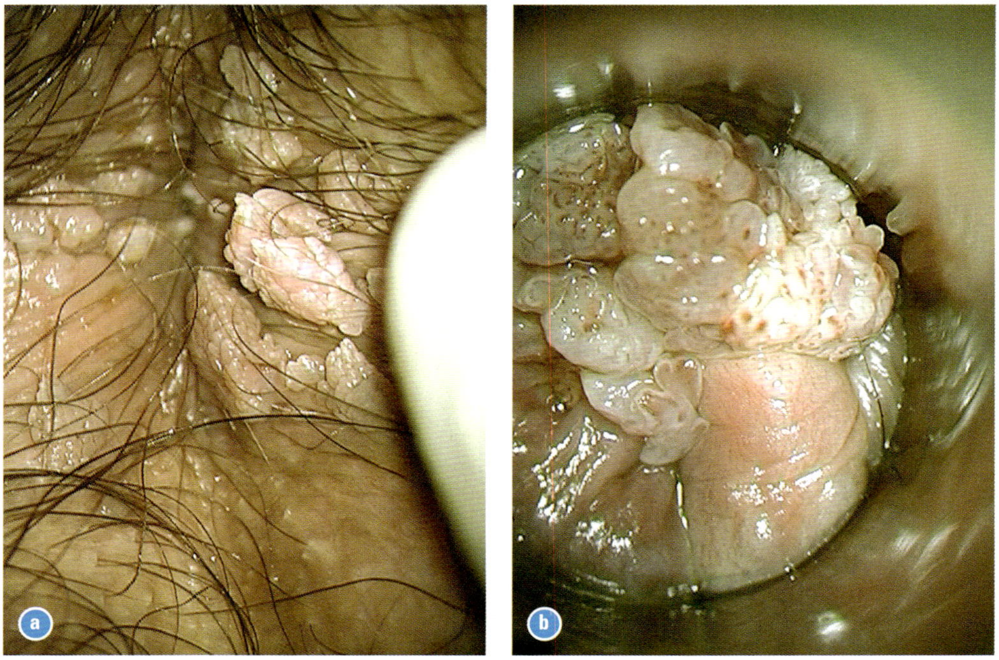

图 10.11 (a) 肛门湿疣的临床照片。(b) 肛管湿疣。

医源性病变 IATROGENIC LESIONS

文献报道，肛门区可以发生各种医源性病变。腹会阴直肠肿瘤切除术后行肛门区放疗是导致医源性损伤的最常见原因。组织学检查显示，肛门括约肌纤维变性并有密集的神经组织[29]。也有报道，应用麦角胺栓剂治疗偏头痛可以诱导肛门狭窄。除了反复应用栓剂导致的损伤以外，麦角胺的毒性还有药物性血管收缩特性，可引起局部缺血。直肠溃疡是这种疾病的最常见的早期表现，可导致进行性的纤维化和狭窄形成[30]。

肛门肿瘤 Neoplasms of the anus

引言 INTRODUCTION

最新 WHO 分类（2000）将肛管肿瘤分为上皮性肿瘤、类癌、恶性黑色素瘤、非上皮性肿瘤和继发性肿瘤。上皮性肿瘤进一步分为上皮内肿瘤形成（鳞状上皮和腺体异型增生以及 Paget 病）和癌。癌又分为鳞状细胞癌、腺癌、小细胞癌、未分化癌及其他。

在实际应用中，肿瘤性病变可以分为三类：良性附件病变、鳞状上皮内病变和恶性病变。鳞状上皮病变是最常见于女性的肿瘤，下面将重点阐述。

良性附件病变 BENIGN ADNEXAL LESIONS

乳头状汗腺瘤[31-33]

Hidradenoma papilliferum or papillary hidradenoma

临床表现 Clinical presentation

这是一种外阴阴道和肛周皮肤的罕见肿瘤，主要见于女性。据报道有少数病例发生于男性及女性其他部位（乳腺、眼睑、耳道）。大多数患者无症状，虽然有一些肿瘤大小在月经周期中呈波动性改变的报道。

组织病理学 Histopathology

肿瘤位于真皮内，表现为边界清楚的实性或囊性结节，伴有乳头和腺体，类似于外阴的汗腺瘤（参见第 5 章，图 5.11-5.13）。乳头排列成分叶状或呈复杂的吻合结构，通常完全位于真皮内，而与表皮不相连接。乳头被覆两层细胞：即上皮层和肌上皮层。上皮层由高立方形-柱状细胞构成，胞浆淡嗜酸性，核形规则。大约30%的肿瘤上皮有明显的嗜酸性胞浆，可见断头分泌小结（参见第5章）。核非典型性和核分裂偶尔可见。肌上皮细胞小，核圆形至卵圆形，胞浆透明至淡嗜酸性。在较大的上皮细胞中有 PAS 染色阳性的抗淀粉酶颗粒。免疫组化染色显示上皮细胞的一些受体呈阳性，包括雌激素和孕酮。肌上皮层 S-100 蛋白和平滑肌肌动蛋白SMA 免疫染色呈阳性。推测这些肿瘤来源于汗腺，虽然有些作者认为它们来源于异位的乳腺组织。

鉴别诊断 Differential diagnosis

这些肿瘤的鉴别诊断包括乳头状汗管囊腺瘤（syringocystadenoma papilliferum）和管状顶泌腺腺瘤（tubular apocrine adenoma）。乳头状汗腺瘤与它们不同，几乎只发生于女性的肛门生殖器部位，并且不与表皮相连。

颗粒细胞瘤 Granular cell tumor

颗粒细胞瘤是相对常见的良性肿瘤，发生于各种部位，年龄范围较广。颗粒细胞瘤很少累及肛门[34]。一般认为颗粒细胞来源于Schwann细胞。组织学上，低倍镜下肿瘤的特征是位于真皮内的、由嗜酸性细胞构成的境界清楚的结节，伴有表皮的假上皮瘤样增生（参见第 6 章，图 6.32 b, c）。病变呈轻度浸润性表现，尤其在边缘处，可以蔓延至真皮的乳头层。细胞肥胖，伴有丰富的颗粒状粉红染的胞浆以及小圆形到形状轻度不规则的深染细胞核。胞浆内颗粒 PAS 抗淀粉酶染色呈阳性，NKIC 3 免疫组化染色也可能呈阳性反应。这些肿瘤具有非常低的恶性潜能。有时可见明显的上皮增生，给人以浸润性恶性病变的假象（参见第 9 章）。

鳞状上皮内病变 SQUAMOUS INTRAEPITHELIAL LESIONS

定义 Definition

肛门鳞状上皮内病变（SIL）的定义为各种HPV感染引起的鳞状黏膜的形态学改变。包括经典的低危型 HPV（HPV 6 或 11）感染，大多数表现为外生性湿疣。相反，各种扁平病变多与高危型 HPV 密切相关，最常见的是 HPV 16。这些病变称为肛门上皮内肿瘤形成（anal intraepithelial neoplasia）或 AIN。本章的低级别鳞状上皮内病变（LSIL）相当于湿疣和扁平病变（AIN），具有轻度细胞非典型性。高级别鳞状上皮内病变（HSIL）由相当于宫颈和外阴的高级别鳞状上皮内肿瘤形成的病变组成（参见第 6 章和第 13 章）。这个定义的含义还有，低级别和高级别的鳞状上皮内病变的自然病程尚不十分清楚，有些低级别鳞状上皮内病变可能伴有高级别病变，或者将会进展为高级别病变。通常认为肛门低级别的外生性和扁平病变可能含有不同类型的 HPV，其进展为高级别病变的危险性也不同。然而，为了实用的目的，将它们一并归入低级别鳞状上皮内病变的范畴。

流行病学 Epidemiology

肛门鳞状上皮内病变的发病率自 1980 年初起在两性之中均有所升高，至少有两个原因：（1）与 HIV 和免疫缺陷有关的危险性和发病率增高；（2）临床上越来越多地意识到，人类免疫缺陷病毒（HIV）、生活习惯与 HPV 之间有联系，导致对肛门 HPV 相关性疾病的筛查增加。从历史上看，HIV 传入人类并使人类罹患获得性免疫缺陷综合征（AIDS）可能已经导致一些患者处于发生HPV相关性肛门生殖器肿瘤的高度危险之中。由于其他原因全身性应用免疫抑制剂也与肛门 HPV 相关性疾病的风险增高有关[35, 36]。另一个原因可能是普通人群的性习惯改变，后者与性革命有关。

肛门鳞状上皮内病变和其他鳞状细胞肿瘤的危险因素如下所述：

1. 接受肛交（receptive anal intercourse）：一项研究表明，频繁进行肛交的人（包括男性或女性）发生肛门癌的危险性升高 18 倍[37]。其他研究表明，不进行肛交的妇女的相对危险性要低得多，这与检测 HPV 的结果通常一致（表 10.1）[11-14, 38]。
2. HIV 感染和免疫抑制（HIV infection and immunosuppression）：肛门 HPV 感染见于大约 30% ~ 76% 的 HIV 阳性的女性[38-40]以及多达 43% 的 HIV 阴性

的女性。在旧金山的一项人群调查中，HIV阳性的妇女发生肛门细胞学异常的相对危险性是对照组的3.2倍。在这些CD4细胞计数降低（<500）和HIV病毒负载升高的患者中[11]，肛门细胞学异常的危险性也增高。一项从1978年到1996年的较大规模的综合性研究采用AIDS与癌配对登记方法，结果发现，诊断为AIDS的女性和男性发展为高级别AIN（原位癌）的危险性分别为7.8和60.1。特别是诊断为AIDS的30～39岁的妇女比对照组的危险性高出21倍。肛门HPV感染的其他危险因素包括年轻（<45岁）、静脉内用药（危险性增加17倍）和白种人[41]。应该强调的是，即使不进行肛交，HIV也能增加HPV感染的危险性。一项研究显示，HIV感染的异性恋吸毒者和同性恋者肛门感染的危险性分别为46%和85%[14]。由此说明对与性行为无关的高危险性个体进行肛门检查的重要性。对于有肛门病变的患者进行宫颈检查非常重要（反过来也是如此），因为这类人同时发生肛门和宫颈HPV感染的发生率很高[38]。

3. HPV试验和肛门细胞学检查的作用（role of HPV testing and anal cytology）：HPV试验，尤其是在HIV感染的个体，在男性同性恋者中阳性率高达85%[42]。与在诸如宫颈等其他部位的发现一样，出现HPV并不一定代表同时有肛门疾病。在70%以上的HIV阳性妇女中，即使在肛门细胞学正常的标本中也可以检测到HPV DNA[43]。然而，HPV检测具有高度敏感性，可以用来检测处于最大危险状态的个体的肛门病变。此外，同时感染沙眼衣原体、淋病双球菌或单纯疱疹病毒的危险性也增高[42]。与宫颈HPV感染共存的感染很常见，虽然事实上有HIV感染的妇女发生肛门HPV感染比发生宫颈HPV感染更常见[44]。

在一项对异性恋妇女的调查中，Moscicki等人对410名妇女进行了肛门HPV检测和细胞学检查，调查异常肛门异常细胞学的自然病程。细胞学异常的发生率很低（3.9%），但与肛交、宫颈病变及肛门正在感染HPV强相关[12]。

Goldstone等人曾经做过一项令人信服的研究，调查了200名男性同性恋者发生HSIL的危险性和癌的结局。虽然大多数（79%）与肛门湿疣或其他良性病变有关，93%有肛门细胞学异常，54%细胞学诊断为高级别鳞状上皮内病变，60%活检证实为高级别鳞状上皮内病变。肛门癌的发生率为3%[45]。

检查 Examination

肛门镜和肛门上皮的细胞学检查与宫颈细胞学检查方式相同，尤其用于高危人群。一项结合大体与组织学表现的研究发现，低级别病变与高级别病变之间有些不同[46]。与低级别病变相比，高级别病变的表面更易出现平坦、光滑、非乳头状改变。低级别病变更易有疣状血管、点状和血管嵌和。在因不相关原因切除的标本中，偶然也可以发现有AIN。例如，在新近诊断为AIN或Bowen病的患者中，25%～40%的患者是由于常规痔切除标本的组织学检查而被发现的[47, 48]。

组织病理学 Histopathology

低级别鳞状上皮内病变（尖锐湿疣/AIN 1）Low-grade squamous intraepithelial lesions（condyloma acuminatum/AIN 1）

定义和临床表现　湿疣是一种外生性HPV相关性肛门周围皮肤病变，其中发现HPV 6/11病变高达85%，而含有HPV 16和18的病变不到5%[49]。临床上病变表现为疣状、白色、粉红色或灰色赘生物，偶尔呈丝状分叶表现（图10.11）。在免疫抑制患者，病变一般比较广泛。AIN 1与CIN 1类似，病变平坦，是由醋白病变构成。

组织学　组织学上，湿疣表现为特征性的棘细胞层增厚、乳头状瘤病和不同程度的病毒性细胞病变效应（挖空细胞形成）。常常出现角化不全（图10.12, 10.13）。根据定义，非典型性应局限于表层上皮，伴有上皮下1/3的核大小或染色出现轻微的不同。AIN 1定义为扁平湿疣，非典型性细胞的分布与外生性病变相同。可以包括在AIN 1范畴内的其他病变是缺乏挖空细胞的扁平病变，但包含细胞非典型性又不足以诊断为高级别鳞状上皮内病变，定义见下。

当肛门低级别鳞状上皮内病变的诊断在HIV感染或免疫抑制个体做出时，必须仔细考虑另外两个诊断陷阱。首先，这些患者常常有多发性病变（和多发性HPV

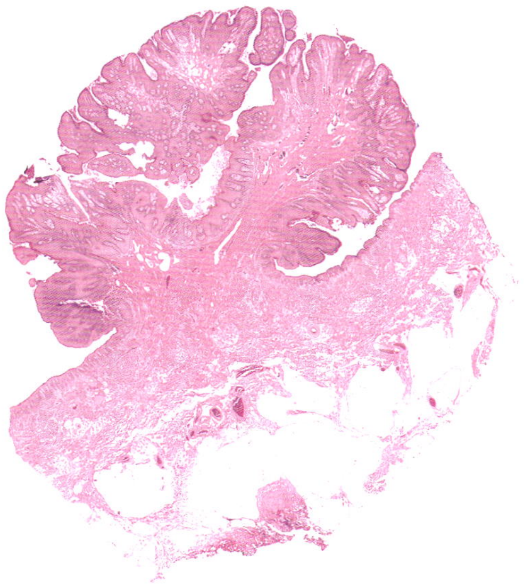

图 10.12　肛门湿疣的低倍显微照片。

感染）并存（图 10.14）。必须进行仔细的组织学检查，以排除同时存在的高级别鳞状上皮内病变。其次，看似温和的病变随访时可能进展为高级别病变，这种危险性必须严肃对待，下面还要讨论。

鉴别诊断和诊断陷阱　如同在外阴一样，湿疣的鉴别诊断包括纤维上皮性息肉、黏膜赘生物（mucosal tags）、非特异性棘细胞增生和伴有胞浆空晕的反应性病变（图 10.15 a-d）。这种病例最重要的鉴别诊断是要排除高级别鳞状上皮内病变（AIN 2/3）。痔在临床上也可能与湿疣混淆，但是缺乏特有的上皮特点。

低级别鳞状上皮内病变的自然病程　肛门湿疣的自然病程各异，病变可持续一段时间。巨大湿疣是一种罕见的亚型，下面讨论。HIV 感染、肛交、性传播感染和多个性伴侣均可增加湿疣和并发 AIN 的危险性[50]。此外，肛门湿疣还能增加肛门癌以及外阴和宫颈异型增生和癌的危险性[45, 51]。推测危险性的增高可能是由于伴有与癌相关的 HPV 感染所致。

6% 的男性异性恋湿疣患者和 31% ~ 60% 的男性同性恋湿疣患者患有高级别鳞状上皮内病变[45, 50]。非 HIV 感染人群的这种危险性似乎比预期的高。Palefsky 等人对 346 名 HIV 阳性和 262 名 HIV 阴性的同性恋或双性恋男性进行了 4 年的调查，目的是研究疾病发生的危险性和从低级别病变向高级别病变发展的危险性。在 4 年当中，HSIL 的发生率在 HIV 阳性的男性中为 32%，在 HIV 阴性的正常男性中为 12%。然而，从 LSIL 进展为 HSIL 的发生率，在 HIV 阳性男性中为 52%，在 HIV 阴性男性中为 41%，而且与 CD4 计数低有关[52]。不论是否 HSIL 结局意味着疾病进展或伴有其他类型的高危险 HPV 感染，研究表明了随访对这些患者的重要性。

高级别鳞状上皮内病变（肛门上皮内肿瘤形成 2/3）
High-grade squamous intraepithelial lesions (anal intraepithelial neoplasia grade 2/3)

定义和临床表现　AIN 2/3 与宫颈（CIN 2/3）和外阴（VIN 2/3）的高级别鳞状上皮内病变相同。与外阴病变一样，从前归类为 Bowen 病、Bowen 样丘疹病和原位癌的病变均归为一个诊断范畴，这些病变都与 HPV 相关，伴有所谓的高危险 HPV 亚群感染，其中以 HPV 16（以及其他类型 HPV）为主。

不同类型的 HSIL 的临床表现略有不同，但是它们组织病理学是一样的（图 10.16）。Bowen 样丘疹病（Bowenoid papulosis）是一个较老的术语，用来描述年轻人肛门周围、阴茎或外阴皮肤的多发性的小的色素沉着性丘疹综合征。在这些病变中，常常发现 HPV 16 呈阳性，并且具有鳞状细胞原位癌的组织学表现。Bowen 病是一种发生在成年男性和女性的疾病，表现为肛周皮肤瘙痒以及红色或白色的片状脱屑，病变可以蔓延至肛管。内脏恶性肿瘤和病变附近浸润性癌的发生率很低。2% ~ 6% 的病例进展为癌。然而绝大多数女性患者（21% ~ 36%）同时伴有阴唇和外阴的 Bowen 病或宫颈上皮内肿瘤形成[53-55]。组织学上，Bowen 病是鳞状细胞原位癌，病变常常伴有 HPV 16 和 HPV 18 感染。

组织学　实际上，肛门高级别鳞状上皮内病变是一种相对狭窄的病变谱，包括全层细胞非典型性伴不同程度的成熟性，类似于其他黏膜部位的高级别鳞状上皮内病变（图 10.17，表 10.2）。2 级和 3 级之间的区分显得很武断，而且可能难以重复。研究表明，不同的观察者及观察者本身对分级的标准是不同的，其加权kappa评分从 0.17 到 0.64[56, 57]。如同在外阴一样，诊断 AIN 1 时要慎重，在不同观察者难以重复，最好能将其与AIN 2/3 区分开来。

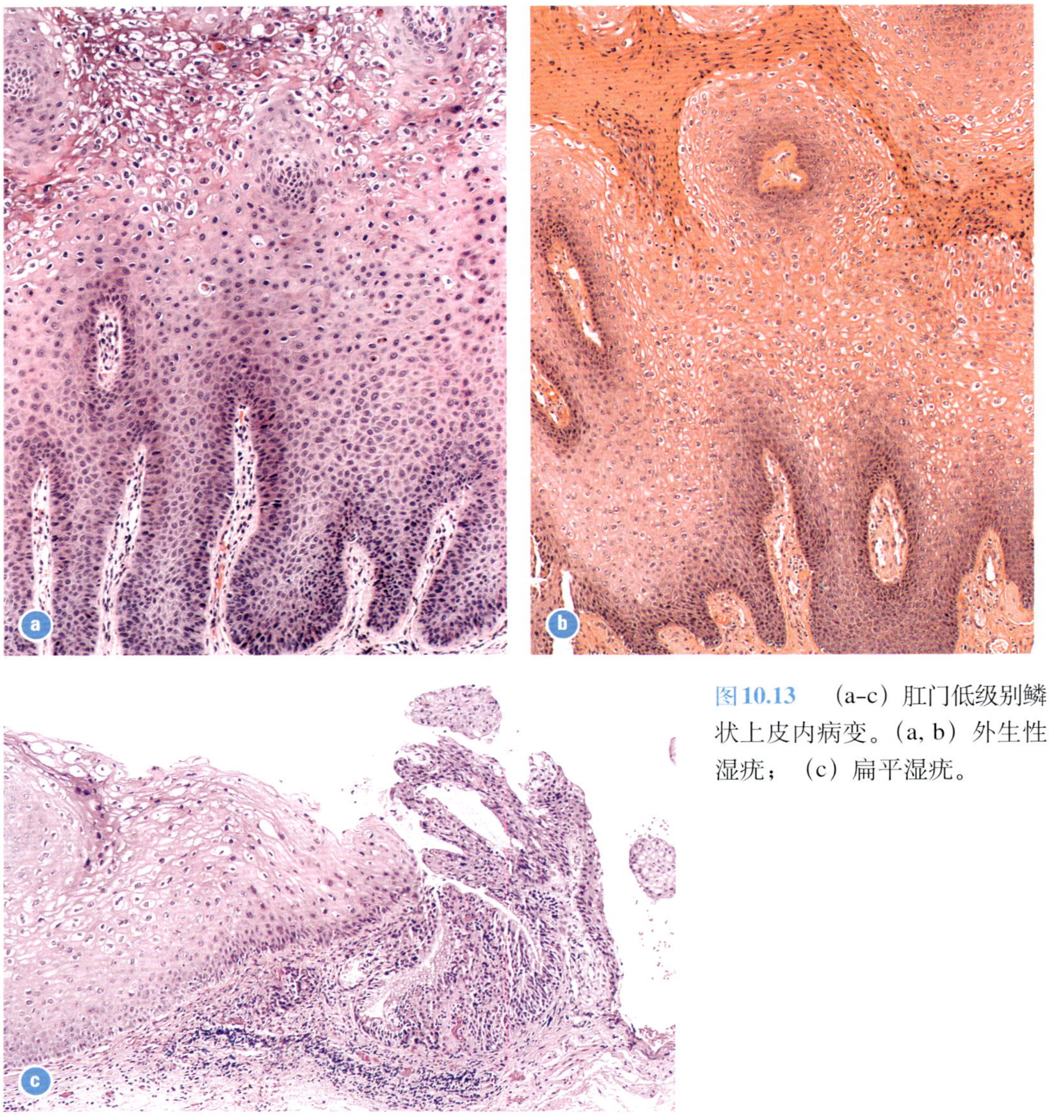

图 10.13　(a–c) 肛门低级别鳞状上皮内病变。(a, b) 外生性湿疣；(c) 扁平湿疣。

所有 HSIL 都至少在上皮下 2/3 层有非典型性，伴有极性丧失、核分裂指数升高、核大小不等、角化不良和病理性核分裂像（参见第 6 章，图 6.12 a–d，作为比较）。这些紊乱在上皮生长和成熟过程中出现是HPV癌基因作用的直接结果（参见第 13 章）。Carter 等人用石蜡切片检测 HPV DNA，发现在女性 AIN 3 病变中，HPV 16 DNA 和 HPV 18 DNA 分别为 43% 和 67%[58]。

在肛周皮肤，AIN 可以累及皮肤附件，最常见于毛囊，但也见于皮脂腺和汗腺[59]。

鉴别诊断　高级别鳞状上皮内病变的鉴别诊断包括其他四种疾病。首先是移行带黏膜的炎性或反应性改变（图10.18 a）。其次，假上皮瘤性增生可能很像低级别鳞状上皮内病变、高级别鳞状上皮内病变甚或早期癌（图 10.18 b）。如果伴有慢性溃疡，明显的修复性改变非常难以鉴别。典型者细胞核形态均匀一致，核仁明显，没有浸润，这些可以与 HSIL 或浸润癌相鉴别。最后，具有非典型表现的 Paget 病可能类似于高级别鳞状上皮内病变，但是通过适合的特殊染色可能容易区别（见下文及参见第 6 章）。

结局　如上所述，肛门 HPV 感染发生 HSIL 的危险性高；但是，肛门 HSIL 的自然病程和浸润癌的危险因素还不很清楚。有 HIV 感染的个体 HSIL 的自然消退率很低[60]。高活性抗逆转录病毒治疗（HAART）对 AIN 自然病程的效果还没有广泛研究；但是有关文献认为，药

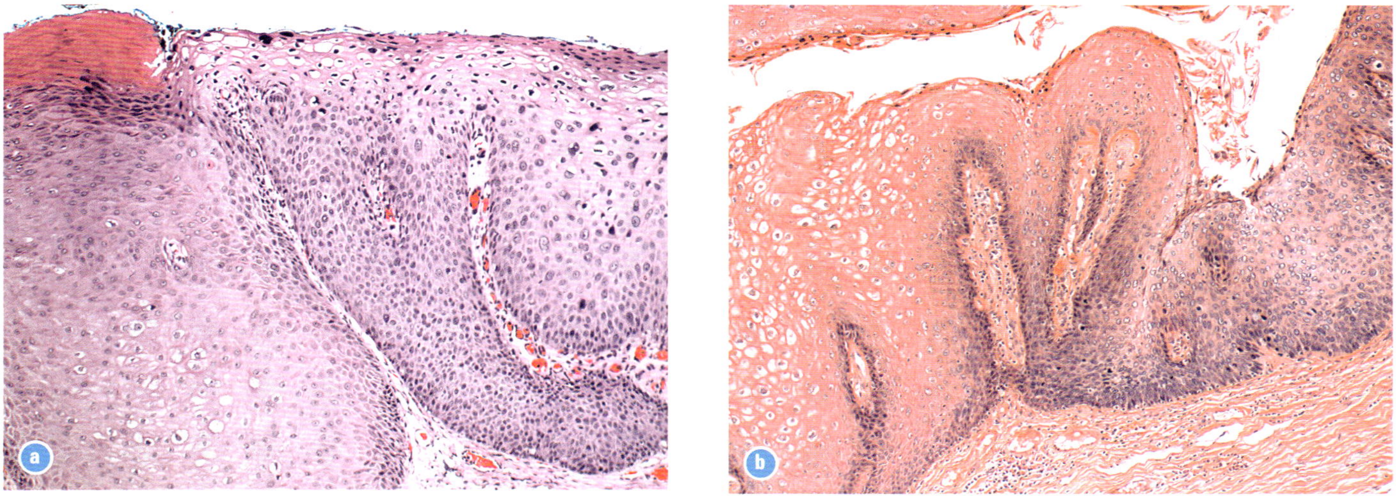

图 10.14 (a) 湿疣 (LSIL) 与 HSIL (AIN 2) 相延续。(b) 另一湿疣 (LSIL) 与 AIN 3 延续。

物强化方案对 HPV 相关性鳞状上皮病变的自然病程几乎没有影响。Palefsky 等人[61]对 98 名男性同性恋患者在开始应用 HAART 后进行了 6 个月的随访，发现试验者与对照组之间的疾病自然病程没有不同。在开始治疗的诊断为不能确定意义的非典型性鳞状细胞 (ASCUS) 或低级别鳞状上皮内病变的男性患者中，18% 组织学分级有进展，21%倒退。有少部分对照组患者进展为低级别病变。最初诊断为 HSIL 的 28 人中有一人病变消退。Lillo 等人研究了 163 名 HIV 阳性妇女的宫颈异型增生，同样发现，用与不用 HAART 的患者她们的鳞状上皮异型增生的分级没有不同[62]。

各种免疫组化标志物已经用来预测 AIN 的自然病程。到目前为止，发现高 MIB-1 (Ki-67) 增殖指数与高级别鳞状上皮内病变以及低级别鳞状上皮内病变的复发具有不同程度的相关性[53, 63]。p53 免疫组化染色显示随着异型增生水平的增加而增加，而且提示与浸润的高度危险性有关[64-66]。一般说来，AIN 病变显示与 CIN 类似的组织学特征，包括血管生成增加和增生以及凋亡降低[67]。

表 10.2　肛门鳞状上皮肿瘤形成的分类

命名	HPV 状态
低级别鳞状上皮内病变	
外生性湿疣	低危 HPV
肛门上皮内肿瘤形成 1 级	高危 HPV
高级别鳞状上皮内病变	高危 HPV
肛门上皮内肿瘤形成 2 级	
肛门上皮内肿瘤形成 3 级	
鳞状细胞癌	高危 HPV
大细胞非角化型	
基底细胞样 (泄殖腔源性 / 移行)	

HPV：人乳头状瘤病毒

治疗　这些病变的治疗包括几套方案。局限性低级别病变可以用三氯乙酸 (TCA)、冷凝疗法、液氮治疗或激光手术治疗。低级别病变的治疗效果或效用还有争议；有关文献报道，临床医师通常是希望限制病变的大小及消除其向高级别病变进展的可能性[15, 60]。高级别病变较常应用手术治疗，取决于病变的大小。较小的高级别病变也可用 TCA 治疗。切取活检和电灼疗法可以用于通过 HRA 可见的病变，必要时做分层皮片移植。大约 30% 的 HIV 状态不清的 AIN 3 患者疾病持续或复发[68]。HIV 阳性的患者中，大约 80% 的伴有 AIN 3 的患者手术切除后病变复发[55]。

肛门和肛管的恶性肿瘤 MALLIGNANT TUMORS OF THE ANUS AND ANAL CANAL

引言 Introduction

如上所述，WHO 分类法将肛门肿瘤分为上皮性恶性肿瘤、类癌、恶性黑色素瘤、非上皮性 / 间叶性肿瘤

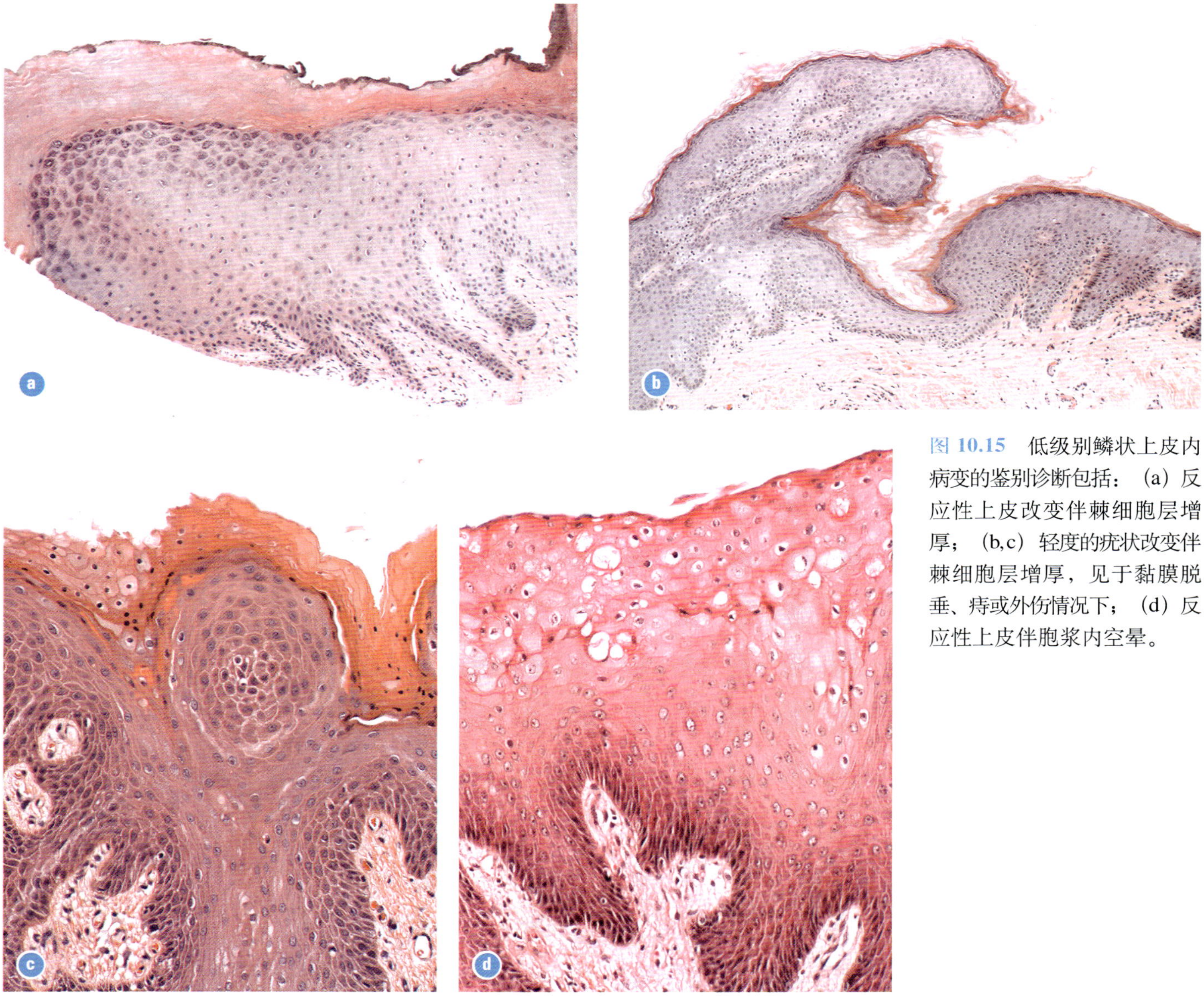

图 10.15 低级别鳞状上皮内病变的鉴别诊断包括：(a) 反应性上皮改变伴棘细胞层增厚；(b,c) 轻度的疣状改变伴棘细胞层增厚，见于黏膜脱垂、痔或外伤情况下；(d) 反应性上皮伴胞浆内空晕。

以及继发性肿瘤。肛门癌罕见，根据1993年的SEER 数据，估计女性发病率为 9 例 / 百万女性，男性发病率为 7 例 / 百万男性。总的来说，肛管肿瘤罕见，仅占所有大肠肿瘤的 2%[69]。发生在齿状线以上的肛门癌比较常见，是发生在齿状线以下的 3 倍。齿状线以上的肿瘤包括腺癌和“移行”肿瘤，也称泄殖腔源性肿瘤。这两种肿瘤好发于女性，女性发病率是男性发病率的2 ~ 3倍，而且经常发生在 61 ~ 70 岁。这个部位的肿瘤可以转移到直肠下段、直肠周围以及腹股沟下淋巴结。齿状线以下的肛门癌大多为鳞状细胞癌，一般认为男性的发病率常高于女性。这些低位癌很少发生脏器转移。上面描述的临床特征大都来自于 20 世纪 70 年代的研究[70-73]。事实上，由于肿瘤过度生长，现在多数肛门癌病例的来源往往很难判断。临床文献一般不再区分肿瘤是起源于齿状线以上还是以下，尤其是鳞状细胞癌，因此，基于齿状线相对部位的流行病学研究应该谨慎进行。

大多数肛门癌是鳞状细胞癌。在一项具有充分组织学信息的204 例肿瘤病例的调查中发现，80% 为典型的鳞状细胞癌，13% 为基底细胞样鳞状细胞癌，4% 为黑色素瘤，还有 3% 为肛门腺癌[74]。

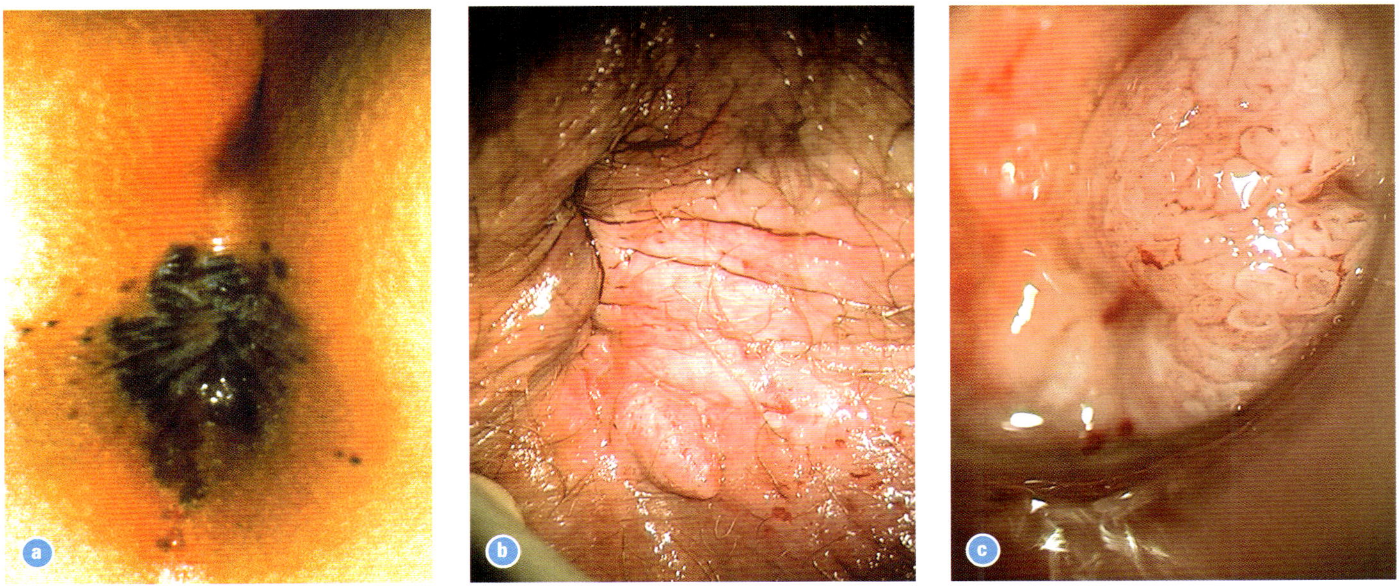

图 10.16　高级别鳞状上皮内病变的临床表现。(a) 肛周 Bowen 样丘疹病色素沉积。(b) 肛门入口处的非色素性隆起性病变。(c) 肛门高级别病变形成的复杂的嵌合体。

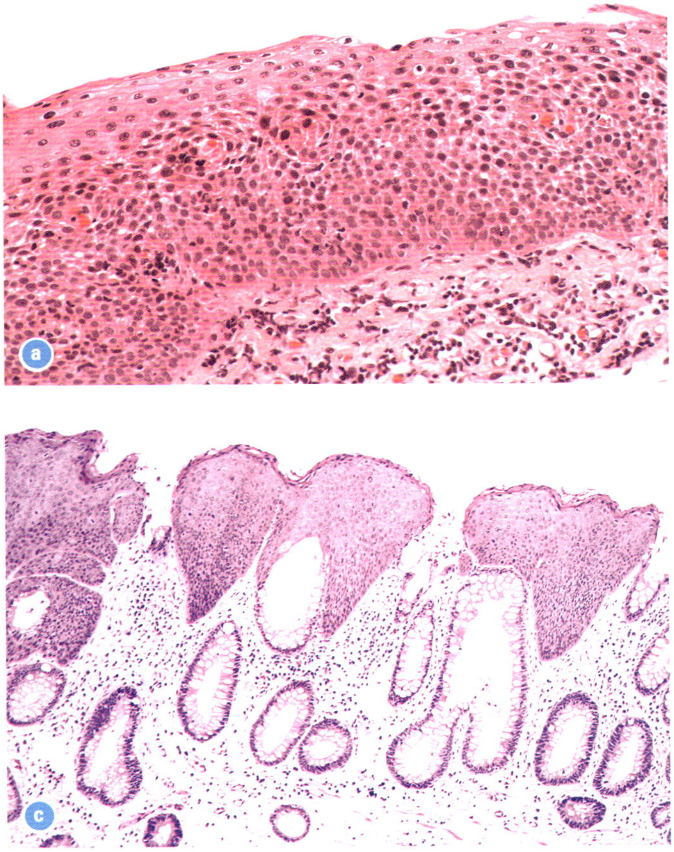

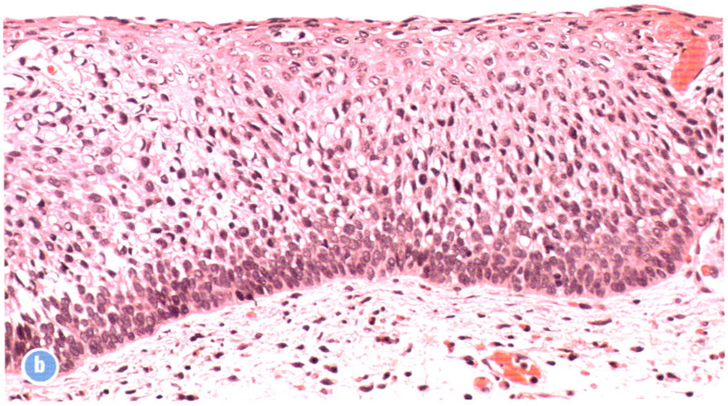

图 10.17　肛门高级别鳞状上皮内病变的组织学。(a) AIN 2；(b) AIN 3；(c) AIN 3 覆盖肛管柱状黏膜。

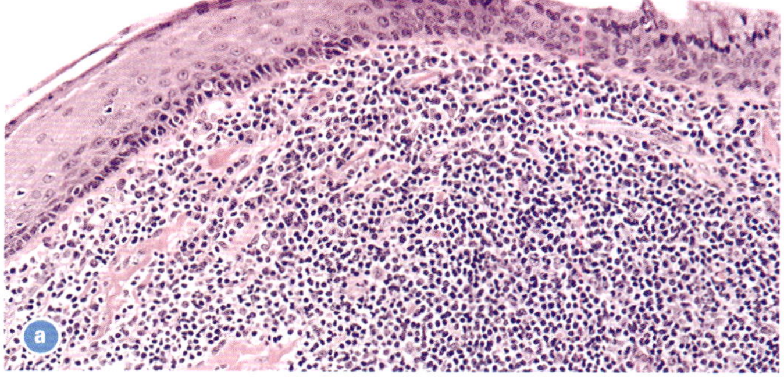

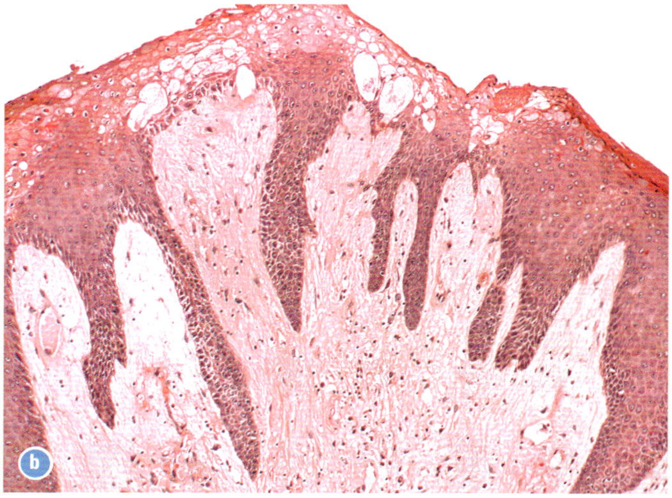

图10.18 肛门高级别鳞状上皮内病变的鉴别诊断包括：（a）移行带上皮的炎性改变；（b）假上皮瘤性增生可能类似于早期浸润。

鳞状细胞癌 Squamous carcinoma

人口统计学资料 Demographics

鳞状细胞癌是最常见的肛管癌（占总数的 80%）。肛门癌的发病率正在逐渐上升，部分是由于 HIV 和 HPV 感染的协同作用。从 1973 年到 1998 年，美国男女肛门癌的发病率已从 0.35/10 万人口上升到 0.98/10 万人口[75]。女性发病率的上升特别明显，从 0.44/10 万人口上升到 1.07/10万人口。相同时期内，男性发病率仅有轻微的上升。美国国家癌症数据库的数据显示，从1988年到1993年，表皮样癌的病例数上升了 31%[76]。病人的平均发病年龄为 51～70 岁，女性发病率较高，女：男为 2：1。发生鳞状细胞癌的危险因素包括 HPV 感染、HIV 感染、城市人群、肛交以及性伴侣的数量。有报道女性发病与吸烟有轻微的相关性[77]。估计在 HIV 流行之前，男性同性恋人群中肛门癌的发病率多达 35 例 /10 万，现在推测发病率已经增加。白种人的发病率最高，其次是黑人、亚洲人和西班牙人。HPV 是最重要的病因学因子。以前的文献曾经指出，诸如肛瘘等慢性炎症性病变是肛门鳞状细胞癌发生的危险因素。但是，进一步的病例对照研究和人群研究没有证实这样的说法[13, 77-80]。HPV 感染常常能在肛管和肛周皮肤的鳞状细胞癌中检测到，特别是 HPV 16 和 HPV 18 [81-84]。

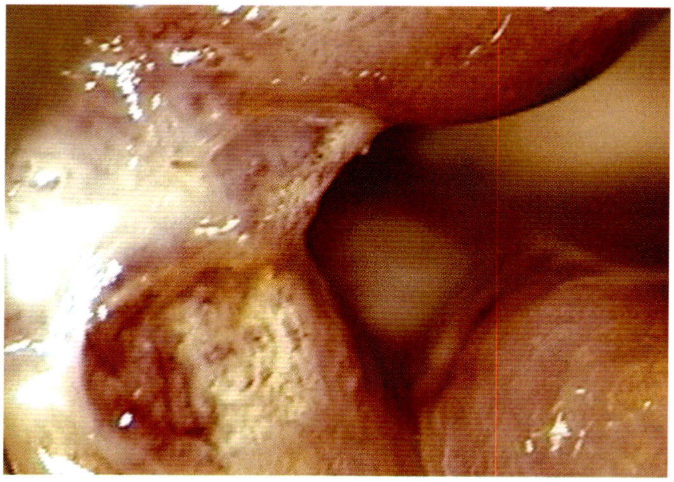

图 10.19 肛门癌的肛门镜图像（左下方）。

临床表现 Clinical presentation

肛门鳞状细胞癌的临床表现一般没有特异性，与肿瘤的大小有关。主诉包括肛门瘙痒、疼痛、肿块感、骨盆疼痛、局部疼痛、排便习惯改变，包括大便失禁、排液和出血。大体上，肿瘤外观因肿瘤大小不同而异。小的和微浸润性肿瘤可能表现为边缘起伏的黏膜小凹形成或溃疡。也可见黏膜增厚和变色，边缘不规则。随着肿瘤的生长和浸润，肿块通常表现为褐色到粉红色的有光泽的固定肿块，伴有坏死、出血和表皮溃疡形成（图 10.19）。疣状癌是鳞状细胞癌的一个特殊变型，将在下面讨论。

组织学 Histology

传统的鳞状细胞癌分为以下几种形态学类型：大细胞性角化型、大细胞性非角化型和基底细胞样型（也称泄殖腔源型）（图10.20）。这些组织学亚型与疾病预后的好坏没有特别的相关性，而且在同一个肿瘤组织中经常可发现不同形态特征的病变混合[69, 85]。病理学家应用WHO 分类法对组织学亚型进行 Kappa 评分，结果为 0.47 ~ 0.61[86]。因此在当前 WHO 的肛管肿瘤分类中，提倡应在应用“鳞状细胞癌”这一术语时附加上其他组织学特征。实际上，从所见到的从高分化到中分化鳞状细胞癌，再到基底细胞样癌，其形态与宫颈癌中所见非常相似。

尽管如此，当需要排除侵袭性较强（产生黏液的癌和未分化癌）或侵袭性较弱（肛周皮肤基底细胞癌）这些变型时，辨认这些形态是很重要的[85]。HPV 检测能否区别这些亚型尚有疑问。一些研究没有发现基底细胞样 / 泄殖腔源癌与其他鳞状细胞癌之间有相同的高的 HPV 阳性表达率，在有些研究中，一些病例的 HPV 阳性率达到 89%[81, 87-89]。另外一些研究认为，基底细胞样 / 泄殖腔源癌主要是 HPV 阴性的肿瘤，虽然不是绝对的[90, 91]。不同实验室之间的不同经验可能反映了实验技术敏感性和特异性的不同。但是，有些研究者观察到的鳞状细胞癌与泄殖腔源癌（移行癌）之间 HPV 阳性指数的显著差异值得进一步研究[90, 91]。

典型的大细胞癌由不规则的浸润性癌巢和条索组成，为中到大的细胞伴有淡嗜酸性胞浆，核呈空泡状。角化可以表现为角化珠或单个细胞角化，胞浆为深嗜酸性。基底细胞样（以前称为泄殖腔源型或移行型）鳞状细胞癌一般是由小到中等大小的细胞构成的浸润岛和癌巢组成，核浆比例增高。细胞间桥很难见到，癌巢周围可见人工回缩假象。典型者细胞核围绕癌巢边缘呈栏栅样排列，中心可见坏死区。核分裂像常常出现在所有组织学亚型中。邻近高级别鳞状上皮内病变常常出现。偶尔，肿瘤中可能出现少部分产生黏液的腺体或微囊，有人将这种改变进一步定义为鳞状细胞癌的黏液表皮样变型（图10.20）。肛门导管癌（anal duct carcinoma）是一种极其少见的疾病，来源于肛门导管（anal duct）的基底细胞鳞状细胞癌，也被包含在这种分类里。免疫组织化学染色显示，与肛门边缘的肿瘤相比，肛管肿瘤的CK染色有细微的形态差别。Behrendt等人报道过，肛管癌CK7、18 和 19 染色有高的阳性表达率[92]。但是，这种差别没有意义。

肛门疣状癌和巨大湿疣（verrucous carcinoma and giant condyloma）是特殊的鳞状细胞癌，具有独特的大体和组织学表现及不同的预后（图10.21）。这两种类型都极其罕见，相当于宫颈和外阴的类似病变。疣状癌是一种少见的疾病，文献中肛门生殖器部位的疣状癌的报道不足 40 例。组织学上，疣状小叶（warty fronds）由明显增厚的几层上皮细胞厚度的棘细胞组成，表现出有次序的成熟。细胞为中到大之间，胞浆丰富淡嗜酸性，质地均匀。细胞核为小到中等大小，核染色质呈空泡状，偶尔可见小而清楚的核仁，缺乏非典型性。核分裂像仅在基底可见，无 HPV 相关性改变。病变基底部侵袭为宽阔推进的边缘而不是浸润性的边缘（参见第 6 章）。

疣状癌与巨大尖锐湿疣是否为同一疾病尚有一些争议，后者也称 Buschket-Löwenstein 瘤（图 10.21）。有些作者认为这两种疾病截然不同。典型的巨大尖锐湿疣好发于男性（男女比例为 2.7 : 1），主诉为肿块、炎症、流脓、瘙痒、脓肿或瘘管形成以及出血[93]。与疣状癌的无蒂和宽基底表现以及角化细胞分化程度不一相反，巨大尖锐湿疣表现为外生性和内生性的混合性生长，也可出现典型的病毒细胞病变效应，如果不考虑肿块的前后关系，根据定义与湿疣不能区分。但是，据报道，大约 50% 的病例有浸润癌灶，伴有非典型性者达 8%。巨大湿疣可以检测到 HPV 6 和 11，但 HPV 和疣状癌之间的关系尚缺乏一致性。

除了那些既有湿疣又有浸润癌的少见病例之外，巨大湿疣与其他湿疣如何区分？首先，答案在于生长方式和病变范围的细微差别，为了实用的目的，还要考虑需要切除的手术方法。对宫颈和肛门的巨大湿疣主张应用积极的切除方法。其次，组织学检查发现上皮生长的复杂性更加明显。虽然可能见不到明显的组织浸润，但是复杂的上皮生长与下面内生性生长的基质融合在一起。

鉴别诊断 Differential diagnosis

当考虑诊断肛门癌的时候，必须排除三种最重要的疾病：(1) 假上皮瘤性增生，与瘘管形成和其他炎症病变有关（见第 6 章）。(2) 良性湿疣必须与巨大湿疣或疣状癌鉴别；但是，后者的临床表现一般足以能够消除诊断上的任何疑问。(3) 肛周皮肤的基底细胞癌，是需要重点排除的，因为如果与肛门癌的基底细胞样分化混淆，则会导致治疗过度（参见第 6 章）。

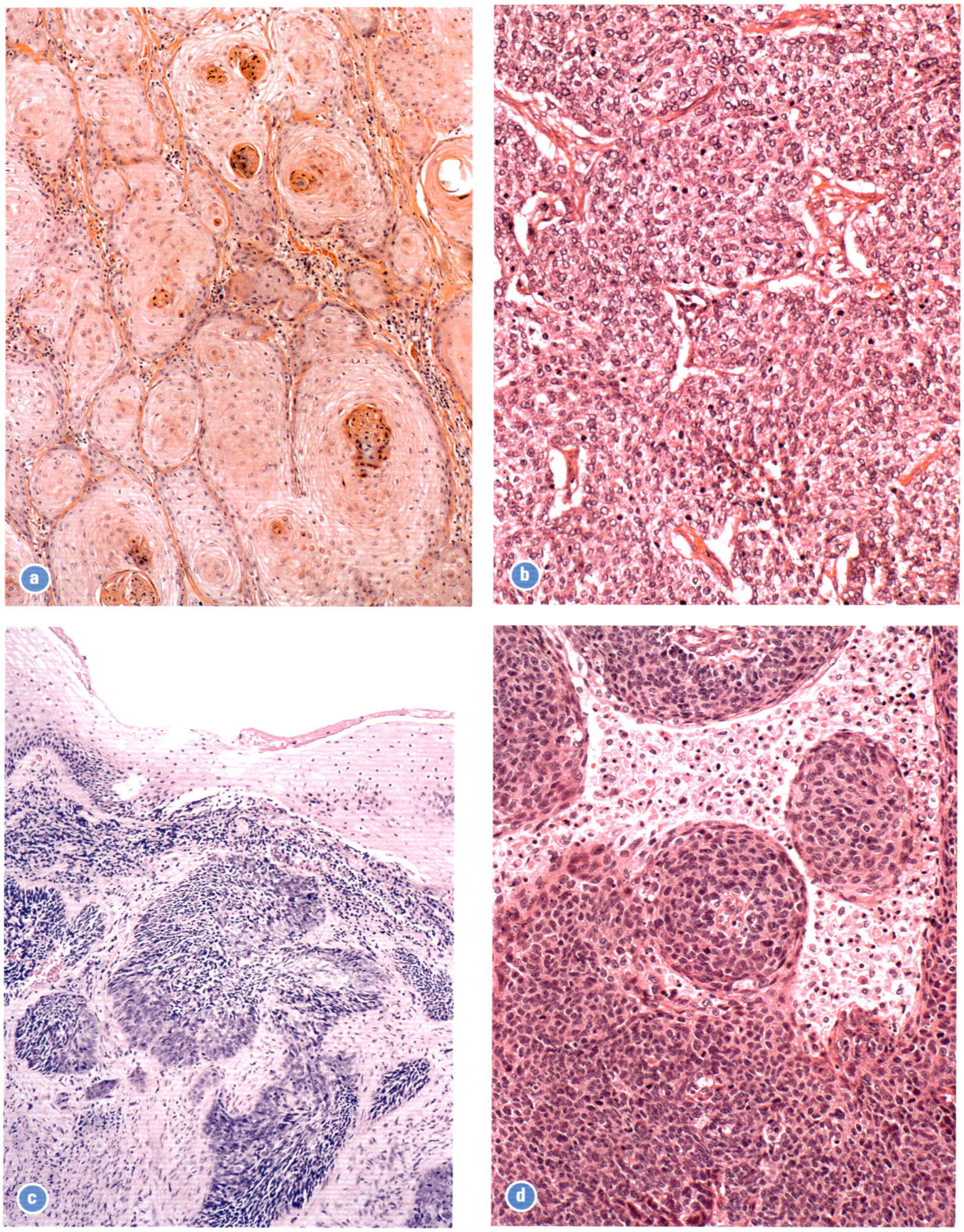

图 10.20 肛门癌的组织学类型包括：(a) 高分化角化性，(b) 大细胞非角化性，(c) 低分化基底细胞样（泄殖腔源性）癌和 (d) 乳头状癌。这些组织学类型与宫颈病变基本相同。

治疗和预后 Treatment and outcome

鳞状细胞癌的预后因素包括扩散深度、腹股沟淋巴结是否受累和 DNA 倍体。非整倍体 DNA 与不良预后和 HPV 感染有关（表 10.3）[94-96]。分化程度对于判断预后也具有重要作用，尤其是对那些分化极差或伴有黏液性微囊肿的肿瘤。肿瘤 p53 基因表达研究已被发掘并应用于推测预后，但是结果颇有争议，目前这种标志物还不能应用于临床[97, 98]。同大多数肿瘤一样，如果淋巴结没有受累，鳞状细胞癌的预后是好的（表 10.4）[99]。

自 20 世纪 1970 年代以来，鳞状细胞癌的治疗已经发生了很大改变。以前的治疗包括根治性手术切除，美国最近的一项国家癌症数据库调查显示，1993 年，大部分鳞状细胞癌采取了非手术治疗方法，即应用化疗（一般应用 5-FU 和丝裂霉素 C）和放疗联合方法。一些作

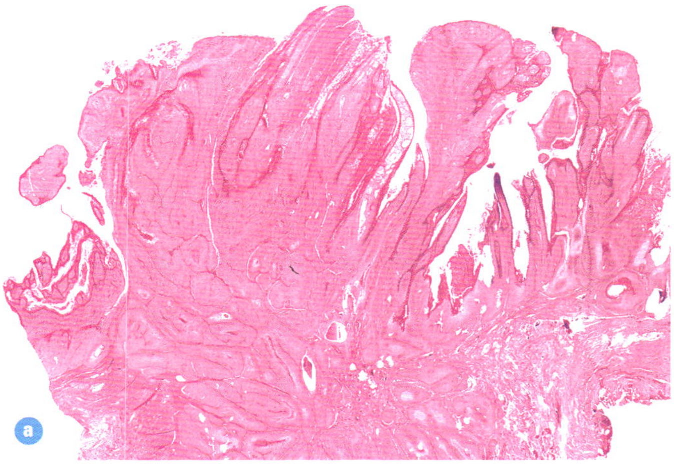

图 10.21 肛门巨大湿疣，表现为外生性肿块。(a) 具有与湿疣相同的形态学特征。(b) 这些肿瘤与湿疣相同，但是表现为高分化癌的膨胀性生物学特征。本例 HPV 11 呈阳性。与疣状癌比较（参见第 6 章）。

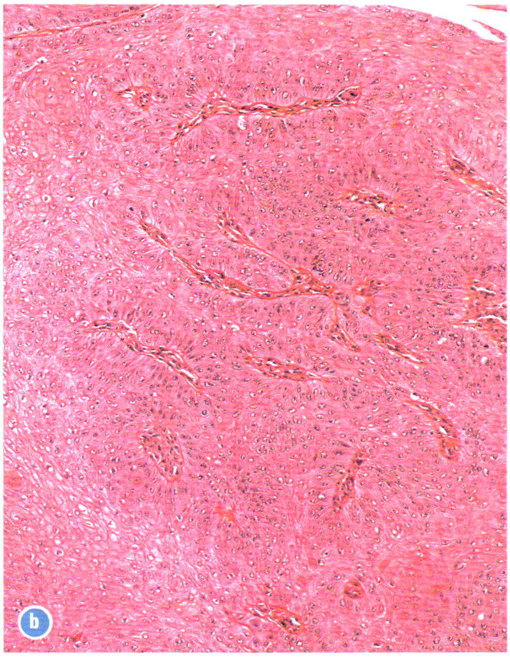

者推荐，对大于 4 cm 的肿瘤应用联合疗法[100]。新近的一些研究发现，无结肠造口术、无病生存和局部疾病控制的 5 年生存率在 60% ~ 80%，不同的结果取决于肿瘤的分期。81%以上的病人可以做到保留肛门和保留肛门的功能[101-105]。

肛门边缘的基底细胞癌[32, 69] Basal cell carcinoma of the anal margin

肛门边缘皮肤的基底细胞癌（BCC）的报道只有 100 多例。其组织学表现和来源于具有毛发的其他部位的基底细胞癌一样，尽管有人认为它来源于阳光暴露的部位（参见第 6 章，图 6.36 和 6.37）。不足 1% 的基底细胞癌发生在肛周和生殖器部位。人口统计学资料显示，男性发病率略高，平均发病年龄大约为 70 岁。多数病例经过广泛局部切除可以治愈。

鉴别诊断包括基底细胞样鳞状细胞癌，后者在临床上有较高的侵袭性。基底细胞癌核分裂活性一般较低，没有坏死表现，而基底细胞样鳞状细胞癌可显示栅栏状排列、较多的核分裂像（包括非典型性核分裂像）和坏死。据报道，基底细胞癌 BerEp4 染色呈阳性，而EMA、CEA 和 CK13、19 和 22 均为阴性。基底细胞样鳞状细胞癌的染色结果则相反[106]。

腺癌 Adenocarcinoma

肛管腺癌比鳞状细胞癌少见；近期的人群研究发现，腺癌大约占肛门癌的 20%[76, 101]。WHO 的组织学分类法将腺癌分类为来源于肛管、肛门腺体或瘘管的腺癌[69]。

肛门黏膜腺癌 Adenocarcinoma of anal mucosa

肛管腺癌很可能是来源于直肠远端柱状吸收上皮的肿瘤性生长。事实上，近期关于肛门癌发病率的资料显示，半数以上的腺癌发生在肛门与直肠重叠的区域，所以肛管腺癌的实际发病率可能低于上面提到的数字[76]。临床上它们可能表现为肿块，伴有疼痛和出血。大体和组织学检查为典型的结直肠腺癌的表现。

肛门腺体癌 Anal gland carcinoma

推测这种罕见且有争议的疾病来源于肛门腺体，于 1934 年首次提出[107]。此后，文献中有许多病例报道。已有的标准为[108]：(1) 位于正常存在肛门腺体的部位；(2) 可见正常肛门腺体向癌转变；(3) 穿插有异型增生的上皮；(4) 组织学表现为明显的小的浸润性腺体，缺乏黏液产物。在两项最大型的研究中[109, 110]，患者的中位年龄为 55 ~ 75 岁。患者表现为肛周有肿块感、出血、疼痛、粪便污染、瘙痒、排便习惯改变、脱垂或体重下

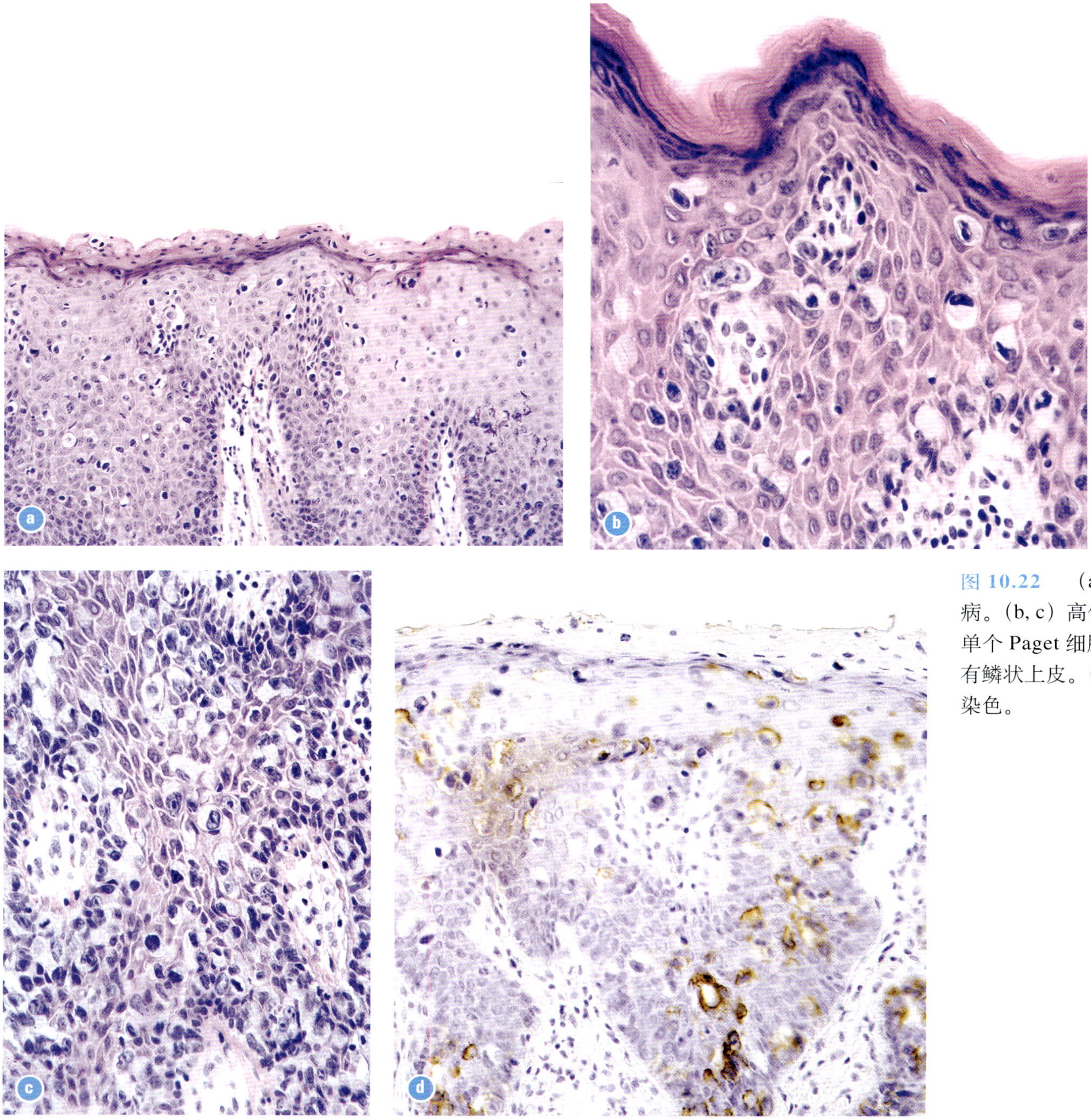

图 10.22 (a) Paget 病。(b, c) 高倍镜下，单个 Paget 细胞显示混有鳞状上皮。(d) CEA 染色。

降。肿瘤常位于坐骨直肠窝、肛管和肛门瘘管内。肿瘤常常位于肌层内。Hobbs 等人[111]对 7 例肛门腺体癌患者进行了免疫组织化学染色研究，发现 6 例 $CK7^+$、$CK20^-$，1 例 $CK7^+$、$CK20^+$。这些发现高度提示肛门腺体癌的确与结直肠癌不同。肛门腺体癌的治疗包括广泛局部切除、腹会阴切除术、放疗和淋巴结切除术。从数量有限的病例中难以收集到流行病学和预后信息。但是，据报道这些肿瘤的总的预后不好[109, 112-117]。

一种未完全定义的亚型是黏膜外肛周腺癌。这些肿瘤与肛门黏膜不相连；它们通常表现为肛周或臀部的肿块。较常见于 60 多岁的男性，这些肿瘤实际上生长很慢。组织学检查为高分化腺癌，含有大量黏液。这些肿

表 10.3　肛门 HPV 感染和形态学（细胞学 / 组织学）异常的结局

参考文献	基线	变量	终点	注释
96	正常细胞学	HIV ＋	细胞学异常	危险＝ 22/100 人年
		＋ CD ＜ 500		RH ＝ 4.11
		＋ HR HPV		RH ＝ 2.54
		＋吸烟者		RH ＝ 3.88
96a	LSIL 细胞学	HIV ＋	HSIL	62%
		HIV －	HSIL	36%
45	H/o 肛门湿疣或良性病变	男性同性恋者	HSIL	最初活检 60%
			癌	最初活检 3%

CD：CD5 淋巴细胞；HR：高危险性；HPV：人乳头状瘤病毒；LSIL：低级别鳞状上皮内病变；HSIL：高级别鳞状上皮内病变；RH：相对危险性；H/o：病史

Source: Palefsky et al. (1998)[96a]

瘤据认为可能来源于肛门导管，但也发现常常伴有慢性瘘管形成和 Crohn 病[69]。

瘘管内腺癌 Adenocarcinoma within fistula

瘘管内发生腺癌是一种很少见的现象[118]。易感瘘管疾病的可能原因包括：肛门腺体和导管感染、Crohn 病，或罕见的先天性畸形的感染[69, 110, 119-121]。组织学上，肿瘤被描述为起源于肠壁，伴有透壁性急性或慢性炎症以及肉芽肿和腺体结构变形。可以见到大量黏液分泌。

肛门部位的腺癌常常很难确定原发部位。常常难以证实其起源于肛门腺体和导管，除非可以看到从正常到异型增生再到明显的恶性上皮的转化区域。肛门腺体和导管的解剖学提示，肛门腺体腺癌、肛周黏膜外腺癌和瘘管内腺癌的组织发生可能是相同的；但是，有关这方面的文献有限。

Paget 病 Paget’s disease

1889 年首次报道了乳腺外的 Paget 病（EPD）[122]。其定义是一种累及乳腺外鳞状上皮的上皮内腺癌。Paget 病可以分为原发性（认为来源于顶浆分泌腺）和继发性（由其下腺癌扩散而来）两种。最常见的乳腺外部位是外阴，虽然也有发生于腋窝、男性外生殖器、肛周皮肤、外耳道、眼睑、食管和尿道的报道。

肛周 Paget 病已有百余例报道，大约占所有乳腺外 Paget 病的 20%。病人年龄通常在 61 ~ 80 岁，没有明显的性别差异。临床表现有瘙痒、便秘、肛门触痛和直肠出血。体格检查常常发现患者肛周区有褐色到红斑性斑块。可见皮肤脱屑、溃疡或糜烂。皮肤病变可伴有下方

表 10.4　肛门鳞状细胞癌的分期和预后

分期	定义	总的 5 年生存率（%）
T1/Tx	＜ 2.0 cm	100
T2	2.0 ~ 5.0 cm	80
T3	＞ 5.0 cm	85
T4	邻近器官浸润（阴道、尿道、膀胱）	92
N0	无淋巴结转移	88
N1	直肠周围淋巴结转移	100
N2	单侧髂内和（或）腹股沟淋巴结转移	67
N3	直肠周围和腹股沟淋巴结转移和（或）双侧髂内和（或）腹股沟淋巴结转移	83

Source: from Hung et al.[135]

的肿块性病变。

组织学上，肿瘤由大的恶性细胞组成，细胞大小、形状不一，位于表皮内。成簇的肿瘤细胞可存在于表皮的基底部分，并且可以浸润下面的真皮（图 10.22 a-d）。细胞含有大量淡嗜酸性细颗粒，或胞浆呈空泡状，核大呈空泡状，核仁明显。印戒细胞形态和上皮内腺体也可以见到。肿瘤经常累及皮肤附属器。表皮常常显示角化过度、角化不全、棘层增厚、乳头状瘤性增生或纤维上皮瘤样交错排列[123]。

已有应用免疫组织化学染色区别原发性和继发性 Paget 病的研究[124-127]。据报道原发性乳腺外 Paget 病病例一般为$CK7^{+}CK20^{-}$。继发性乳腺外Paget病常常与尿道上皮和结直肠腺癌有关，通常为 $CK7^{-}CK20^{+}$。据报道原发性乳腺外 Paget 病中大囊肿病的液体蛋白 -15（GCDFP-15）也呈阳性反应。

乳腺外 Paget 病的治疗为广泛局部切除，可伴有或不伴有皮肤移植以及腹会阴切除术。也可试用放射治疗。据报道，Paget病（原发性和继发性）治疗后病人的 5 年和 10 年生存率分别为 59% 和 33%[128]。

肛门直肠黑色素瘤 Anorectal melanoma

肛门直肠恶性黑色素瘤是一种非常罕见的肿瘤，在结肠直肠恶性肿瘤中所占的比例不足 0.5%，占所有黑色素瘤的 0.4% ~ 1.6%。1973 ~ 1992 年 SEER 数据库的人口统计资料显示，病人的平均年龄为 66 岁，男女比例为 1：1.72。年龄分布已注意到有略微倾向于双峰的倾向，早期年龄高峰是在年轻成年男性[129]。病人常见症状为直肠出血、瘙痒、肿块、疼痛或排便习惯改变。大体上，肿瘤可以发生在肛管的任何水平，可以在齿状线以上也可以在齿状线以下（图 10.23）[130]。组织学上，肿瘤细胞为典型的恶性黑色素细胞，胞浆淡灰蓝色，核大，常有明显的核仁。肿瘤细胞一般在鳞状黏膜内和黏膜下排列成巢，伴有不同程度的淋巴细胞浸润。黑色素瘤通常表现为肢端雀斑痣型，大多数为上皮样黑色素瘤，尽管肉瘤样和纤维组织增生性黑色素瘤也有报道。交界活性可能被溃疡掩盖。一项研究注意到，71%的病人在大体或组织学检查时有黑色素沉着[131]。

免疫组织化学检查，肛门直肠黑色素瘤与其他部位的黑色素瘤有相同的特征，S-100 蛋白呈强阳性，且 HMB-45、Mart-1（melan-A）和 D5 有不同程度的染色。这些肿瘤的鉴别诊断包括伴有 Paget 样播散的腺癌。除

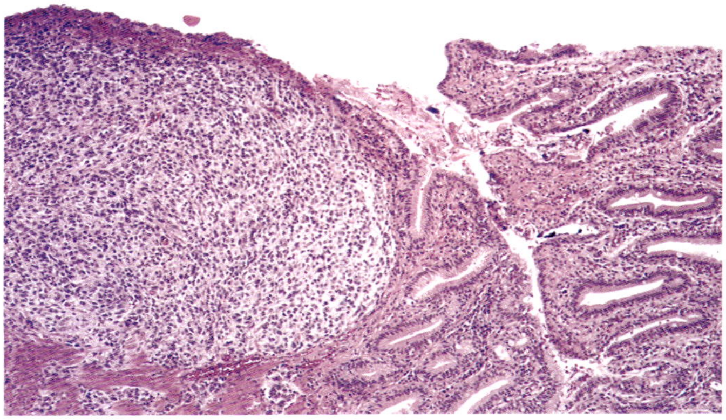

图 10.23　肛门黑色素瘤（左），柱状黏膜被取代（右侧）。

了形态学差别之外，诸如细胞角蛋白等免疫组织化学标志物也可以用于鉴别。

这些肿瘤预后极差，据报道，有局部病变者占病人总数的 37% ~ 76%，局部播散者占 11% ~ 41%，远处转移者占 15% ~ 26%。局部复发似乎与性别、肿瘤大小、浸润深度、淋巴结转移或切除范围没有关系。远处转移最常发生于肝，也可以转移到肺、盆腔淋巴结、骨和脑。5 年存活率为 0 ~ 22%[129-135]。

淋巴瘤 Lymphoma

肛门直肠的结外淋巴瘤极其罕见，占所有直肠恶性肿瘤的0.1% ~ 1.3%。但是，随着HIV感染出现在肛门，直肠淋巴瘤变得多起来，已有许多 AIDS 相关性肛门直肠淋巴瘤病例报道[69]。文献中有40多例发生于AIDS患者的非霍奇金淋巴瘤。大多数病人为中青年男性（27 ~ 54 岁）。最常见的表现是疼痛性肿块，偶尔像一个脓肿。病人CD4 计数常常减少。组织学上，肿瘤常为侵袭性 B 细胞肿瘤；弥漫性大的 B 细胞淋巴瘤或 Burkitt 淋巴瘤。报道的少数病例为 EB 病毒相关性霍奇金淋巴瘤。

间叶性肿瘤 Mesenchymal tumors

间叶性肿瘤占肛门肿瘤的一小部分[69]。胃肠道间质瘤（GIST）、平滑肌瘤、平滑肌肉瘤、横纹肌肉瘤、纤维肉瘤和侵袭性血管黏液瘤均有报道。除此之外，诸如血管瘤和淋巴血管等脉管肿瘤也有报道。

参考文献 References

1 Alexander F, Kay R. Technical considerations in the repair of cloacal vaginal deformities. J Urol 1995; 153:788–791.

2 Pena A. The surgical management of persistent cloaca: results in 54 patients treated with a posterior sagittal approach. J Pediatr Surg 1989; 24:590–598.

3 Warne SA, Wilcox DT, Creighton S, Ransley PG.Long-term gynecological outcome of patients with persistent cloaca. J Urol 2003; 170:1493–1496.

4 Mills PL, Pergament E. Urorectal septal defects in a female and her offspring. Am J Med Genet 1997; 70:250–252.

5 Gale DH, Stocker JT. Cloacal dysgenesis with urethral, vaginal outlet and anal agenesis and functioning internal genitourinary excretion. Pediatr Pathol 1987; 7:457–466.

6 Allen TD, Husmann DA. Cloacal anomalies and other urorectal septal defects in female patients: a spectrum of anatomical abnormalities. J Urol 1991; 145:1034–1039.

7 Hashmi MA, Hashmi S. Anorectal malformations in female children – 10 years experience. J R Coll Surg Edinb 2000; 45: 153–158.

8 Escobar LF, Weaver DD, Bixler D, et al. Urorectal septum malformation sequence. Report of six cases and embryological analysis. Am J Dis Child 1987; 141:1021–1024.

9 Currarino G. Large prostatic utricles and related structures, urogenital sinus and other forms of urethrovaginal confluence. J Urol 1986; 136:1270–1279.

10 Mo R, Kim JH, Zhang J, et al. Anorectal malformations caused by defects in sonic hedgehog signaling. Am J Pathol 2001; 159:765–774.

11 Holly EA, Ralston ML, Darragh TM, et al. Prevalence and risk factors for anal squamous intraepithelial lesions in women. J Natl Cancer Inst 2001; 93:843–849.

12 Moscicki AB, Hills NK, Shiboski S, et al. Risk factors for abnormal anal cytology in young heterosexual women. Cancer Epidemiol Biomarkers Prev 1999; 8:173–178.

13 Daling JR, Weiss NS, Hislop TG, et al. Sexual practices, sexually transmitted diseases and the incidence of anal cancer. N Engl J Med 1987; 317:973–977.

14 Piketty C, Darragh TM, Da Costa M, et al. High prevalence of anal human papillomavirus infection and anal cancer precursors among HIV-infected persons in the absence of anal intercourse. Ann Intern Med 2003; 138:453–459.

15 Chin-Hong PV, Palefsky JM. Natural history and clinical management of anal human papillomavirus disease in men and women infected with human immunodeficiency virus. Clin Infect Dis 2002; 35:1127–1134.

16 Kulaylat MN, Doerr RJ, Neuwirth M, Satchidanand SK. Anal duct/gland cyst: report of a case and review of the literature. Dis Colon Rectum 1998; 41:103–110.

17 Cataldo PA, MacKeigan JM. The necessity of routine pathologic evaluation of hemorrhoidectomy specimens. Surg Gynecol Obstet 1992; 174:302–304.

18 Groisman GM, Polak-Charcon S. Fibroepithelial polypsof the anus: a histologic, immunohistochemical and ultrastructural study, including comparison with the normal anal su bepithelial layer. Am J Surg Pathol 1998; 22:70–76.

19 Wiltz O, Schoetz DJ Jr, Murray JJ, et al. Perianal hidradenitis suppurativa. The Lahey Clinic experience. Dis Colon Rectum 1990; 33:731–734.

20 Ambroze WL Jr, Pemberton JH, Dozois RR, et al. The histological pattern and pathological involvement of the anal transition zone in patients with ulcerative colitis. Gastroenterology 1993; 104:514–518.

21 Horai T, Kusunoki M, Shoji Y, et al. Clinicopathological study of anorectal mucosa in total colectomy with mucosal proctectomy and ileoanal anastomosis. Eur J Surg 1994; 160: 233–238.

22 O'Riordain MG, Fazio VW, Lavery IC, et al. Incidence and natural history of dysplasia of the anal transitional zone after ileal pouch-anal anastomosis: results of a five-year to ten-year follow-up. Dis Colon Rectum 2000; 43:1660–1665.

23 Wax JR, Pinette MG, Cartin A, Blackstone J. Female reproductive health after ileal pouch anal anastomosis for ulcerative colitis. Obstet Gynecol Surv 2003; 58:270–274.

24 Olsen KO, Juul S, Bulow S, et al. Female fecundity before and after operation for familial adenomatous polyposis. Br J Surg 2003; 90:227–231.

25 Oresland T, Palmblad S, Ellstrom M, et al. Gynaecological and sexual function related to anatomical changes in the female pelvis after restorative proctocolectomy. Int J Colorectal Dis 1994; 9:77–81.

26 Hernandez-Magro PM, Villanueva Saenz E, Alvarez-Tostado Fernandez F, et al. Endoanal sonography in the assessment of perianal endometriosis with external anal sphincter involvement. J Clin Ultrasound 2002; 30:245–248.

27 Kanellos I, Kelpis T, Zaraboukas T, Betsis D. Perineal endometriosis in episiotomy scar with anal sphincter involvement. Tech Coloproctol 2001; 5:107–108.

28 Dougherty LS, Hull T. Perineal endometriosis with anal sphincter involvement: report of a case. Dis Colon Rectum 2000; 43:1157–1160.

29 Da Silva GM, Berho M, Wexner SD, et al. Histologic analysis of the irradiated anal sphincter. Dis Colon Rectum 2003; 46: 1492–1497.

30 Sayfan J. Ergotamine-induced anorectal strictures: report of five cases. Dis Colon Rectum 2002; 45:271–272.

31 Offidani A, Campanati A. Papillary hidradenoma: immunohistochemical analysis of steroid receptor profile with a focus on apocrine differentiation. J Clin Pathol 1999; 52:829–832.

32 Weedon D. Skin pathology. London: Churchill Livingstone; 2002.

33 Barnhill RL. Textbook of dermatopathology. London: McGraw-Hill Health Professions Division; 1998.

34 Cohen MG, Greenwald ML, Garbus JE, Zager JS. Granular cell tumor – a unique neoplasm of the internal anal sphincter:

report of a case. Dis Colon Rectum 2000; 43:1444–1447.
35 Penn I. Cancers of the anogenital region in renal transplant recipients. Analysis of 65 cases. Cancer 1986; 58:611–616.
36 Ogunbiyi OA, Scholefield JH, Robertson G, et al. Anal human papillomavirus infection and squamous neoplasia in patients with invasive vulvar cancer. Obstet Gynecol 1994; 83: 212–216.
37 Tseng HF, Morgenstern H, Mack TM, Peters RK. Risk factors for anal cancer: results of a population-based case – control study. Cancer Causes Control 2003; 14:837–846.
38 Palefsky JM, Holly EA, Ralston ML, et al. Prevalence and risk factors for anal human papillomavirus infection in human immunodeficiency virus (HIV)-positive andhigh-risk HIV-negative women. J Infect Dis 2001; 183:383–391.
39 Hillemanns P, Ellerbrock TV, McPhillips S, et al. Prevalence of anal human papillomavirus infection and anal cytologic abnormalities in HIV-seropositive women. Aids 1996; 10: 1641–1647.
40 Sun XW, Kuhn L, Ellerbrock TV, et al. Human papillomavirus infection in women infected with thehuman immunodeficiency virus. N Engl J Med 1997; 337:1343–1349.
41 Frisch M, Biggar RJ, Goedert JJ. Human papillomavirus-associated cancers in patients with human immunodeficiency virus infection and acquired immunodeficiency syndrome. J Nat Can Inst 2000; 92:1500–1510.
42 van der Snoek EM, Niesters HG, Mulder PG, et al. Human papillomavirus infection in men who have sex with men participating in a Dutch gay-cohort study. Sex Transm Dis 2003; 30:639–644.
43 Melbye M, Smith E, Wohlfahrt J, et al. Anal and cervical abnormality in women – prediction by human papillomavirus tests. Int J Cancer 1996; 68:559–564.
44 Williams AB, Darragh TM, Vranizan K, et al.Anal and cervical human papillomavirus infection and risk of anal and cervical epithelial abnormalities in human immunodeficiency virus-infected women. Obstet Gynecol 1994; 83:205–211.
45 Goldstone SE, Winkler B, Ufford LJ, et al. High prevalence of anal squamous intraepithelial lesions and squamous-cell carcinoma in men who have sex with men as seen in a surgical practice. Dis Colon Rectum 2001; 44:690–698.
46 Jay N, Berry JM, Hogeboom CJ, et al. Colposcopic appearance of anal squamous intraepithelial lesions: relationship to histopathology. Dis Colon Rectum 1997; 40: 919–928.
47 Beck DE, Fazio VW, Jagelman DG, Lavery IC. Perianal Bowen's disease. Dis Colon Rectum 1988; 31:419–422.
48 Sarmiento JM, Wolff BG, Burgart LJ, et al. Perianal Bowen's disease: associated tumors, human papillomavirus, surgery and other controversies. Dis Colon Rectum 1997; 40:912–918.
49 Rock B, Shah KV, Farmer ER. A morphologic, pathologic, and virologic study of anogenital warts in men. Arch Dermatol 1992; 128:495–500.
50 Metcalf AM, Dean T. Risk of dysplasia in anal condyloma. Surgery 1995; 118:724–726.
51 Friis S, Kjaer SK, Frisch M, et al. Cervical intraepithelial neoplasia, anogenital cancer and other cancer types in women after hospitalization for condylomata acuminata. J Infect Dis 1997; 175:743–748.
52 Palefsky JM, Holly EA, Ralston ML, et al. High incidence of anal high-grade squamous intra-epithelial lesions among HIV-positive and HIV-negative homosexual and bisexual men. Aids 1998; 12:495–503.
53 Marchesa P, Fazio VW, Oliart S, et al. Perianal Bowen's disease: a clinicopathologic study of 47 patients. Dis Colon Rectum 1997; 40:1286–1293.
54 Cleary RK, Schaldenbrand JD, Fowler JJ, et al. Perianal Bowen's disease and anal intraepithelial neoplasia: review of the literature. Dis Colon Rectum 1999; 42:945–951.
55 Chang GJ, Berry JM, Jay N, et al. Surgical treatment of high-grade anal squamous intraepithelial lesions: a prospective study. Dis Colon Rectum 2002; 45:453–458.
56 Carter PS, Sheffield JP, Shepherd N, et al. Interobserver variation in the reporting of the histopathological grading of anal intraepithelial neoplasia. J Clin Pathol 1994; 47:1032–1034.
57 Colquhoun P, Nogueras JJ, Dipasquale B, et al. Interobserver and intraobserver bias exists in the interpretation of anal dysplasia. Dis Colon Rectum 2003; 46:1332–1338.
58 Carter JJ, Madeleine MM, Shera K, et al. Human papillomavirus 16 and 18 L1 serology compared across anogenital cancer sites. Cancer Res 2001; 61:1934–1940.
59 Skinner PP, Ogunbiyi OA, Scholefield JH, et al. Skin appendage involvement in anal intraepithelial neoplasia. Br J Surg 1997; 84:675–678.
60 Sobhani I, Vuagnat A, Walker F, et al. Prevalence of high-grade dysplasia and cancer in the anal canal in human papillomavirus-infected individuals. Gastroenterology 2001; 120:857–866.
61 Palefsky JM, Holly EA, Ralston ML, et al. Effect of highly active antiretroviral therapy on the natural history of anal squamous intraepithelial lesions and anal human papillomavirus infection. J Acquir Immune Defic Syndr 2001; 28:422–428.
62 Lillo FB, Ferrari D, Veglia F, et al. Human papillomavirus infection and associated cervical disease in human immuno-deficiency virus-infected women: effect of highly active antiretroviral therapy. J Infect Dis 2001; 184:547–551.
63 Calore EE, Nadal SR, Manzione CR, et al. Expression of Ki-67 can assist in predicting recurrences of low-grade anal intraepithelial neoplasia in AIDS. Dis Colon Rectum 2001; 44:534–537.
64 Ogunbiyi OA, Scholefield JH, Smith JH, et al. Immuno-histochemical analysis of p53 expression in anal squamous neoplasia. J Clin Pathol 1993; 46:507–512.
65 Mullerat J, Deroide F, Winslet MC, Perrett CW. Proliferation and p53 expression in anal cancer precursor lesions. Anticancer Res 2003; 23:2995–2999.
66 Caruso ML, Valentini AM. Localization of p53 proteinand human papillomavirus in laryngeal squamous lesions.

Anticancer Res 1997; 17:4671–4675.

67 Litle VR, Leavenworth JD, Darragh TM, et al. Angiogenesis, proliferation and apoptosis in anal high-grade squamous intraepithelial lesions. Dis Colon Rectum 2000; 43:346–352.

68 Scholefield JH, Ogunbiyi OA, Smith JH, et al. Treatment of anal intraepithelial neoplasia. Br J Surg 1994; 81:1238–1240.

69 Aaltonen LA, Hamilton SR, World Health Organization. International Agency for Research on Cancer. Pathology and genetics of tumours of the digestive system. Oxford: IARC Press; 2000.

70 Hughes ESR, Cuthbertson AM, Killingback MK. Colorectal surgery. London: Churchill Livingstone; 1983.

71 Wexner SD, Milsom JW, Dailey TH. The demographics of anal cancers are changing. Identification of a high-risk population. Dis Colon Rectum 1987; 30:942–946.

72 Kodner IJ, Fry RD, Roe JP. Colon, rectal and anal surgery: current techniques and controversies. St Louis, MO: Mosby; 1985.

73 Wellman KF. Adenocarcinoma of anal duct origin. Can J Surg 1962; 5:311–318.

74 Longo WE, Vernava AM 3rd, Wade TP, et al. Rare anal canal cancers in the U.S. veteran: patterns of disease and results of treatment. Am Surg 1995; 61:495–500.

75 Maggard MA, Beanes SR, Ko CY. Anal canal cancer: a population-based reappraisal. Dis Colon Rectum 2003; 46: 1517–1524.

76 Myerson RJ, Karnell LH, Menck HR. The National Cancer Data Base report on carcinoma of the anus. Cancer 1997; 80: 805–815.

77 Holmes F, Borek D, Owen-Kummer M, et al. Anal cancer in women. Gastroenterology 1988; 95:107–111.

78 Frisch M, Glimelius B, van den Brule AJ, et al. Benign anal lesions, inflammatory bowel disease and risk for high-risk human papillomavirus-positive and -negative anal carcinoma. Br J Cancer 1998; 78:1534–1538.

79 Frisch M, Olsen JH, Bautz A, Melbye M. Benign anal lesions and the risk of anal cancer. N Engl J Med 1994; 331:300–302.

80 Lin AY, Gridley G, Tucker M. Benign anal lesions and anal cancer. N Engl J Med 1995; 332:190–191.

81 Vincent-Salomon A, de la Rochefordiere A, Salmon R,et al. Frequent association of human papillomavirus 16 and 18 DNA with anal squamous cell and basaloid carcinoma. Mod Pathol 1996; 9:614–620.

82 Youk EG, Ku JL, Park JG. Detection and typing of human papillomavirus in anal epidermoid carcinomas: sequence variation in the E7 gene of human papillomavirus Type 16. Dis Colon Rectum 2001; 44:236–242.

83 Zaki SR, Judd R, Coffield LM, et al. Human papillomavirus infection and anal carcinoma. Retrospective analysis by in situ hybridization and the polymerase chain reaction. Am J Pathol 1992; 140:1345–1355.

84 Frisch M, Fenger C, van den Brule AJ, et al. Variants of squamous cell carcinoma of the anal canal and perianal skin and their relation to human papillomaviruses. Cancer Res 1999; 59:753–757.

85 Goldman S, Glimelius B, Pahlman L, et al. Anal epidermoid carcinoma: a population-based clinico-pathological study of 164 patients. Int J Colorectal Dis 1988; 3:109–118.

86 Fenger C, Frisch M, Jass JJ, et al. Anal cancer subtype reproducibility study. Virchows Arch 2000; 436:229–233.

87 Beckmann AM, Daling JR, Sherman KJ, et al. Human papillomavirus infection and anal cancer. Int J Cancer 1989; 43:1042–1049.

88 Aparicio-Duque R, Mittal KR, Chan W, Schinella R. Cloacogenic carcinoma of the anal canal and associated viral lesions. An in situ hybridization study for human papilloma virus. Cancer 1991; 68:2422–2425.

89 Higgins GD, Uzelin DM, Phillips GE, et al. Differing characteristics of human papillomavirus RNA-positive and RNA-negative anal carcinomas. Cancer 1991; 68:561–567.

90 Olofinlade O, Adeonigbagbe O, Gualtieri N, et al. Anal carcinoma: a 15-year retrospective analysis. Scand J Gastroenterol 2000; 35:1194–1199.

91 Wolber R, Dupuis B, Thiyagaratnam P, Owen D. Anal cloacogenic and squamous carcinomas. Comparative histologic analysis using in situ hybridization for human papillomavirus DNA. Am J Surg Pathol 1990; 14:176–182.

92 Behrendt GC, Hansmann ML. Carcinomas of the anal canal and anal margin differ in their expression of cadherin, cytokeratins and p53. Virchows Arch 2001; 439:782–786.

93 Trombetta LJ, Place RJ. Giant condyloma acuminatum of the anorectum: trends in epidemiology and management: report of a case and review of the literature. Dis Colon Rectum 2001; 44:1878–1886.

94 Shepherd NA, Scholefield JH, Love SB, et al. Prognostic factors in anal squamous carcinoma: a multivariate analysis of clinical, pathological and flow cytometric parameters in 235 cases. Histopathology 1990; 16:545–555.

95 Noffsinger AE, Hui YZ, Suzuk L, et al. The relationship of human papillomavirus to proliferation and ploidy in carcinoma of the anus. Cancer 1995; 75:958–967.

96 Durante AJ, Williams AB, Da Costa M, et al. Incidence of anal cytological abnormalities in a cohort of human immunodeficiency virus-infected women. Cancer Epidemiol Biomarkers Prev 2003; 12(7):638–642.

96 a. Palefsky JM, Holly EA, Hogeboom CJ, et al. Virologic, immunologic, and clinical parameters in the incidence and progression of anal squamous intraepithelial lesions in HIV-positive and HIV-negative homosexual men. J Acquir Immun Defic Syndr Hum Retroviral 1998; 17(4):314–319.

97 Bonin SR, Pajak TF, Russell AH, et al. Overexpressionof p53 protein and outcome of patients treated with chemoradiation for carcinoma of the anal canal: a report of randomized trial RTOG 87-04. Radiation Therapy Oncology Group. Cancer 1999; 85:1226–1233.

98 Wong CS, Tsao MS, Sharma V, et al. Prognostic role of p53 protein expression in epidermoid carcinoma of the anal canal. Int J Radiat Oncol Biol Phys 1999; 45:309–314.
99 Schlienger M, Krzisch C, Pene F, et al. Epidermoid carcinoma of the anal canal treatment results and prognostic variables in a series of 242 cases. Int J Radiat Oncol Biol Phys 1989; 17(6): 1141–1151.
100 Touboul E, Schlienger M, Buffat L, et al. Epidermoid car-cinoma of the anal canal. Results of curative-intent radiation therapy in a series of 270 patients. Cancer 1994; 73:1569–1579.
101 Klas JV, Rothenberger DA, Wong WD, Madoff RD. Malignant tumors of the anal canal: the spectrum of disease, treatment and outcomes. Cancer 1999; 85:1686–1693.
102 Faynsod M, Vargas HI, Tolmos J, et al. Patterns of recurrence in anal canal carcinoma. Arch Surg 2000; 135: 1090–1095.
103 Peiffert D, Giovannini M, Ducreux M, et al. High-dose radiation therapy and neoadjuvant plus concomitant chemotherapy with 5-fluorouracil and cisplatin in patients with locally advanced squamous-cell anal canal cancer: final results of a phase II study. Ann Oncol 2001; 12:397–404.
104 Kapp KS, Geyer E, Gebhart FH, et al. Experience with split-course external beam irradiation +/- chemotherapy and integrated Ir-192 high-dose-rate brachytherapy in the treatment of primary carcinomas of the anal canal. Int J Radiat Oncol Biol Phys 2001; 49:997–1005.
105 Mitchell SE, Mendenhall WM, Zlotecki RA, Carroll RR. Squamous cell carcinoma of the anal canal. Int J Radiat Oncol Biol Phys 2001; 49:1007–1013.
106 Alvarez-Canas MC, Fernandez FA, Rodilla IG, Val-Bernal JF. Perianal basal cell carcinoma: a comparative histologic, immunohistochemical and flow cytometric study with basaloid carcinoma of the anus. Am J Dermatopathol 1996; 18:371–379.
107 Rosser C. The relation of fistula in ano to cancer of the anal canal. Trans Am Proct Soc 1934; 35:65–70.
108 Fenger C, Morson BC. Anal duct carcinoma. Dis Colon Rectum 1989; 32:355–357.
109 Jensen SL, Shokouh-Amiri MH, Hagen K, et al. Adeno-carcinoma of the anal ducts. A series of 21 cases. Dis Colon Rectum 1988; 31:268–272.
110 Abel ME, Chiu YS, Russell TR, Volpe PA. Adenocarcinoma of the anal glands. Results of a survey. Dis Colon Rectum 1993; 36:383–387.
111 Hobbs CM, Lowry MA, Owen D, Sobin LH. Anal gland carcinoma. Cancer 2001; 92:2045–2049.
112 Timaran CH, Sangwan YP, Solla JA. Adenocarcinoma in a hemorrhoidectomy specimen: case report and review of the literature. Am Surg 2000; 66:789–792.
113 Hagihara P, Vazquez MD, Parker JC Jr, Griffen WO. Carcinoma of anal-ductal origin: report of a case. Dis Colon Rectum 1976; 19:694–701.
114 Parks TG. Mucus-secreting adenocarcinoma of anal gland origin. Br J Surg 1970; 57:434–436.
115 Winkelman J, Grosfeld J, Bigelow B. Colloid carcinoma of anal-gland origin. Report of a case and review of the literature. Am J Clin Pathol 1964; 42:395–401.
116 Wong AY, Rahilly MA, Adams W, Lee CS. Mucinous anal gland carcinoma with perianal Pagetoid spread. Pathology 1998; 30:1–3.
117 Behan WM, Burnett RA. Adenocarcinoma of the anal glands. J Clin Pathol 1996; 49:1009–1011.
118 Getz SB Jr, Ough YD, Patterson RB, Kovalcik PJ. Mucinous adenocarcinoma developing in chronic anal fistula: report of two cases and review of the literature. Dis Colon Rectum 1981; 24:562–566.
119 Anthony T, Simmang C, Lee EL, Turnage RH. Perianal mucinous adenocarcinoma. J Surg Oncol 1997; 64:218–221.
120 Ky A, Sohn N, Weinstein MA, Korelitz BI. Carcinoma arising in anorectal fistulas of Crohn's disease. Dis Colon Rectum 1998; 41:992–996.
121 Basik M, Rodriguez-Bigas MA, Penetrante R, Petrelli NJ. Prognosis and recurrence patterns of anal adenocarcinoma. Am J Surg 1995; 169:233–237.
122 Crocker HR. Paget's disease affecting the scrotum and penis. Trans Pathol Soc Lond 1888–1889; 40:187–191.
123 Brainard JA, Hart WR. Proliferative epidermal lesions associated with anogenital Paget's disease. Am J Surg Pathol 2000; 24:543–552.
124 Ohnishi T, Watanabe S. The use of cytokeratins 7 and 20in the diagnosis of primary and secondary extramammary Paget's disease. Br J Dermatol 2000; 142:243–247.
125 Lundquist K, Kohler S, Rouse RV. Intraepidermal cytokeratin 7 expression is not restricted to Paget cells but is also seen in Toker cells and Merkel cells. Am J Surg Pathol 1999; 23: 212–219.
126 Nowak MA, Guerriere-Kovach P, Pathan A, et al. Perianal Paget's disease: distinguishing primary and secondary lesions using immunohistochemical studies including gross cystic disease fluid protein-15 and cytokeratin 20 expression. Arch Pathol Lab Med 1998; 122:1077–1081.
127 Miller LR, McCunniff AJ, Randall ME. An immuno-histochemical study of perianal Paget's disease. Possible origins and clinical implications. Cancer 1992; 69:2166–2171.
128 McCarter MD, Quan SH, Busam K, et al. Long-term outcome of perianal Paget's disease. Dis Colon Rectum 2003; 46:612–616.
129 Cagir B, Whiteford MH, Topham A, et al. Changing epidemiology of anorectal melanoma. Dis Colon Rectum 1999; 42:1203–1208.
130 Roumen RM. Anorectal melanoma in The Netherlands: a report of 63 patients. Eur J Surg Oncol 1996; 22:598–601.
131 Brady MS, Kavolius JP, Quan SH. Anorectal melanoma. A 64-year experience at Memorial Sloan-Kettering Cancer Center. Dis Colon Rectum 1995; 38:146–151.

132 Weyandt GH, Eggert AO, Houf M, et al. Anorectal melanoma: surgical management guidelines according to tumour thickness. Br J Cancer 2003; 89:2019–2022.
133 Weinstock MA. Epidemiology and prognosis of anorectal melanoma. Gastroenterology 1993; 104:174–178.
134 Thibault C, Sagar P, Nivatvongs S, et al. Anorectal melanoma– an incurable disease? Dis Colon Rectum 1997; 40:661–668.
135 Hung A, Crane C, Delclos M, et al. Cisplatin-based combined modality therapy for anal carcinoma, a wider therapeutic index. Cancer 2003; 97:1195–1202.

11

阴道的良性疾病

Benign conditions of the vagina

Hope K. Haefner 和
Christopher P. Crum 著
谢大鹤译 回允中校

引言 Introduction

无论是在解剖学上还是在组织学上，女性一生中，阴道都在发生变化。按照传统观点，以骨盆、筋膜和肌平面为界，可将阴道分为上、中、下三部分。阴道黏膜被覆非角化型复层鳞状上皮。在有正常月经周期的育龄女性，表面上皮细胞是糖原化的，排卵期的糖原聚集量达到峰值（图 11.1）。

鳞状上皮由四层细胞构成[1]。(1) 基底层（basal layer）附着在基底膜上，是生发层，细胞更新最少。(2) 基底层之上方为副基底层（suprabasal layer），此层细胞大而圆，细胞之间可见桥粒（细胞间桥）；与基底层直接接触的副基底层细胞在分化过程中可发生瞬时的 DNA 增殖，此过程决定了它们的分化方向（图 11.2）。(3) 再往上是中间层（intermediate layer），由富含糖原的大的扁圆形细胞构成。(4) 最上一层为表层（superficial layer），其细胞核小、致密深染（图 11.1）。

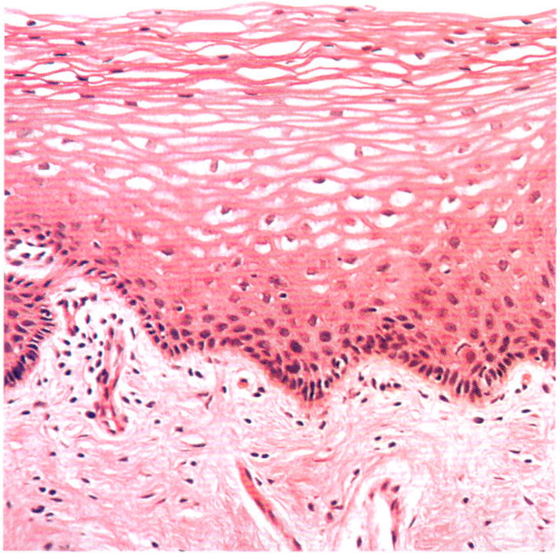

图 11.1　正常的阴道黏膜的非角化型鳞状上皮。

发生在老年女性的阴道上皮良性病变 Benign vaginal epithelial changes occurring in older women

阴道脱垂 VAGINAL PROLAPSE

绝大多数阴道黏膜病变都是因脱垂和萎缩所致，而阴道脱垂的发生是由失去了阴道固定韧带的支持所致，这大都是因之前的妊娠所致。阴道脱垂的症状和体征主要有：膀胱、阴道、直肠部位的“涨满感”，下腹不适，背痛，阴道分泌物增多，以及最突出的尿频和尿意不尽。

病理医师所见之阴道标本大都来自阴道脱垂患者之阴道-子宫全切术。在组织病理学上，阴道脱垂的典型改变主要包括轻度上皮棘层肥厚和角化过度（图 11.3）。如果出现上皮糜烂，则亦可见有修复性改变，当然，上述改变在对脱垂所做的细胞学评价中都应有所描述[2]。同样形式的病变还可见于那些经常使用子宫托的患者。对那些熟悉这些表现的病理医师来说，阴道脱垂的黏膜病变与阴道上皮内肿瘤形成（VAIN）之间的鉴别不是什么难事（参见第 12 章），因为前者的上皮细胞的细胞核大都没有明显的非典型性。在合并有炎症或修复性病变的情况下，除外 VAIN 可能会有困难，必要时，加染 p16 免疫组织化学染色可有助于鉴别诊断。

阴道脱垂的主要后果是患者感到全身不适。虽偶有报告称部分癌可能与之有关，但其癌变的几率非常低，并不被视为癌症的危险因素[3]。

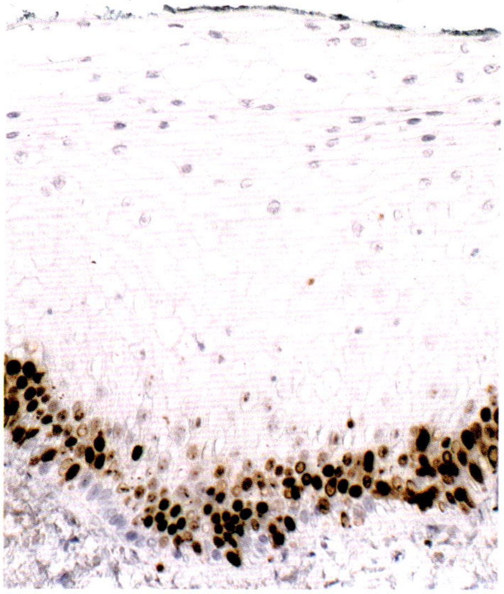

图 11.2　正常阴道黏膜的 Ki-67 免疫组织化学染色。可见基底层上方细胞的细胞核呈高表达。这部分细胞肯定会发生成熟分化。

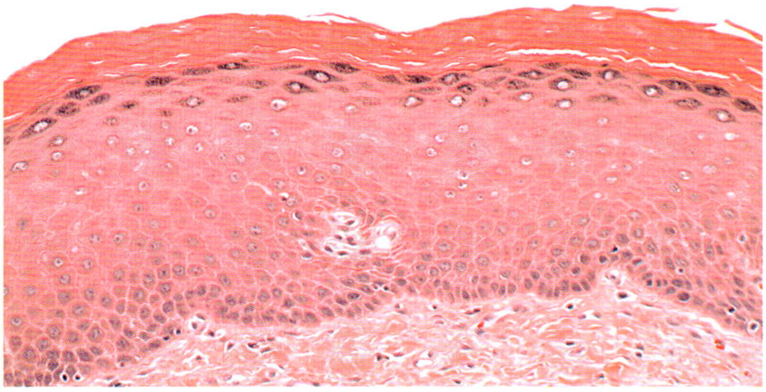

图 11.3 阴道脱垂的组织学改变。最突出的病变是黏膜上皮轻度增厚（棘层增厚）和角化过度。

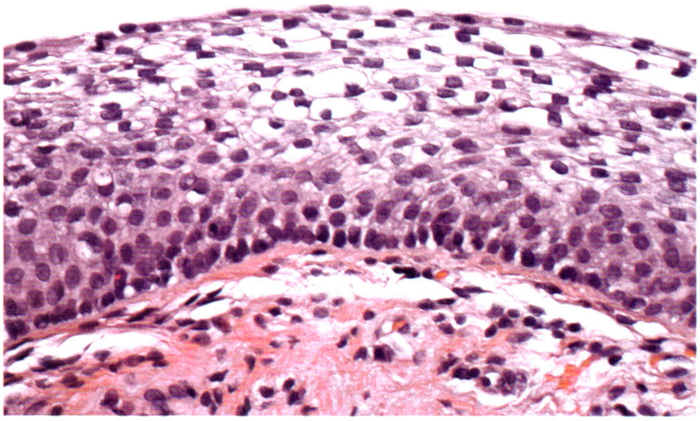

图 11.4 阴道黏膜萎缩。成熟分化延迟，伴细胞核浆比例增高。

萎缩性阴道炎 ATROPHIC VAGINITIS

萎缩性阴道炎大多数发生在绝经期后的女性，因为此时的雌激素水平降低，不再能够支持阴道黏膜上皮细胞的糖原化过程。不过，在育龄女性产后哺乳期间，萎缩性阴道炎亦不在少数。典型情况下，阴道 pH 值呈弱酸性或弱碱性（大都在 5.0 以上）。阴道涂片上可见大量副基底层细胞和炎性细胞。症状主要有阴道干涩、瘙痒和外阴疼痛（最常见的是局灶性外阴疼痛）。

大体上，萎缩性阴道炎的典型形态是黏膜表面可见大量斑点状出血；阴道可有血性或稀薄分泌物，阴道涂片上可见有大量副基底层细胞和中性多形核白细胞浸润。细胞学涂片看起来可能很可怕，因为在副基底层细胞中，核浆比例增高者数量居多[4]。这些患者大都被要求接受阴道镜检查，阴道镜下可见阴道黏膜变薄、变脆，黏膜下毛细血管增生。由于黏膜上皮细胞内缺少雌激素诱导性糖原，用 Lugol 溶液涂抹后成色反应不佳，仅呈泛泛的浅棕黄色[5]。

组织病理学上，萎缩性阴道炎以非糖原化的黏膜上皮为特征（图 11.4）；上皮可能变薄，不超过 4 ~ 6 层细胞，但黏膜厚度可以正常；细胞核大小一致，淡染、均质；核染色质纤细。如果合并有感染，则须与 VAIN 鉴别，必要时，须加染免疫组织化学染色，如 Ki-67 等，以确定其增生指数（参见第 12 章）。一般情况下，萎缩性阴道炎的主要问题大都出现在临床、阴道镜和细胞学检查上，组织病理学诊断一般问题不大（图 11.5）。

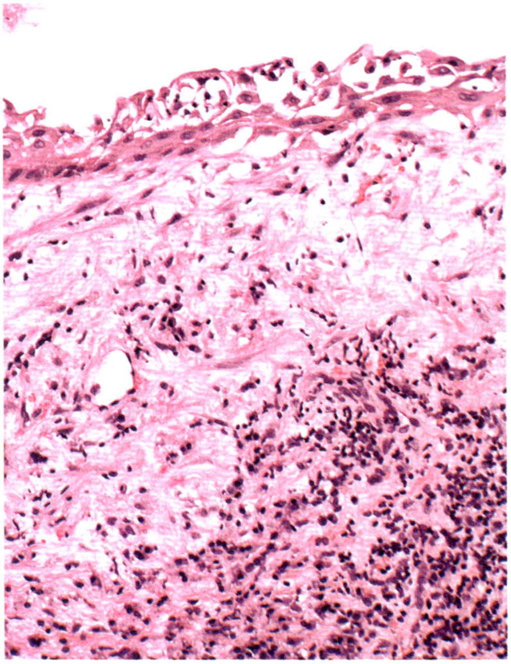

图 11.5 萎缩性阴道炎。黏膜上皮薄弱，伴有黏膜下单核炎性细胞浸润。

萎缩性阴道炎的治疗主要是激素治疗。方案有多种，包括：阴道给药的雌激素制剂（如霜剂、片剂和雌二醇缓释阴道环）[6]和口服的激素制剂。此外，阴道加湿剂和润滑剂亦可有益于此病[7]。雌激素替代治疗之后，副基底层细胞开始成熟分化，向鳞状上皮的中层和表层细胞转化；阴道镜下所见也开始转变为正常形态。

放疗诱导性萎缩
RADIATION-INDUCED ATROPHY

宫颈癌、阴道癌和子宫内膜癌的放疗有可能造成严重后果。阴道黏膜常常出现萎缩、变薄、变脆，阴道镜评价可能会有些困难。病变如果典型，也会出现 Lugol 溶液吸收障碍，这是上皮细胞糖原化障碍的佐证。还有可能出现难以解释的不规则血管。放疗后，巴氏染色的阴道涂片上的细胞形态因出现细胞浆空泡化、细胞核增大和多核细胞（图 11.6）[8]，很容易与 VAIN 或癌混淆。不过，其核浆比例保持不变，核染色质仍保持纤细，并不粗糙。

除了萎缩性改变以外，放疗还可以经由其对血管网的作用造成局部缺血性改变，情况如果严重，可以造成浅表组织坏死伴修复性组织反应（图 11.7）。

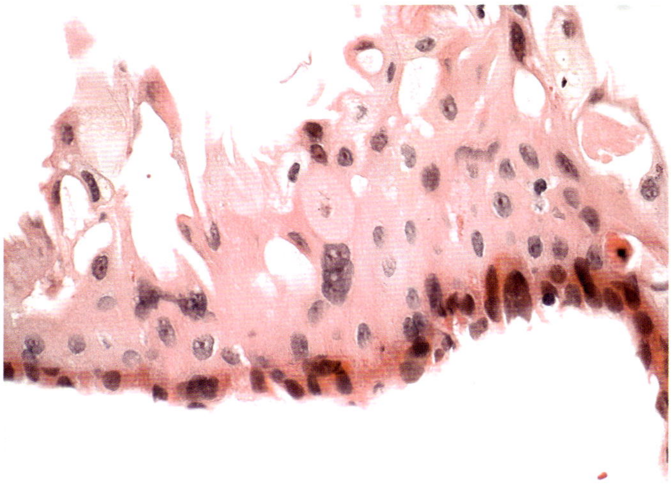

图 11.6　放疗诱导的细胞非典型性：特征为上皮细胞的细胞核增大，胞浆丰富，以及空泡化。

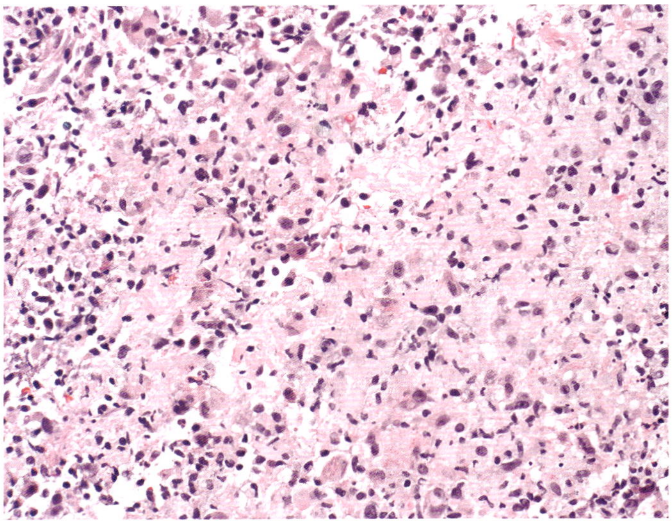

图 11.7　放疗引发的组织坏死。

子宫切除后的良性病变
Benign lesions following hysterectomy

现以发生率的高低为序，将子宫切除术所引发的良性病变分别介绍如下。

肉芽组织形成 GRANULATION TISSUE

肉芽组织形成是术后阴道出血的常见原因，并常常因此而取活检；如果这种关注是源于此前的肿瘤切除术，则尤甚。大体上，典型的肉芽组织呈隆起的、红色、分叶状病变，位于阴道上段，靠近或在手术缝线周围。组织形态上，肉芽组织主要由丰富的新生毛细血管、上皮糜烂和大量炎性细胞浸润构成（图 11.8，11.9）。随着时间的推移，修复过程中的肉芽组织大部分被纤维组织取代，毛细血管的数量也逐渐减少。

输卵管脱垂
PROLAPSE OF THE FALLOPIAN TUBE

子宫切除术后，如果输卵管被固定在阴道断端的上缘，则偶可发生输卵管脱垂。其中以阴道式子宫切除术最为多见，但开腹式子宫全切如果要保留输卵管，亦偶

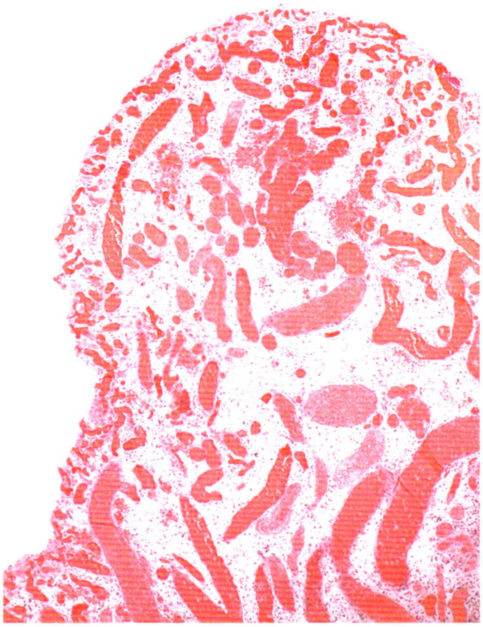

图 11.8　肉芽组织结节。低倍镜下可见丰富的新生毛细血管，但内皮细胞并不明显。

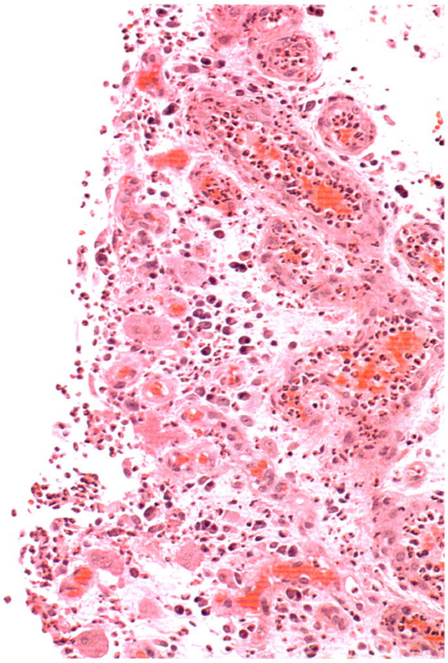

图 11.9　血管内皮细胞明显增生，伴有大量炎性细胞浸润。

有发生[9, 10]。大体上，输卵管脱垂是一个位于阴道顶端的肉芽样小结节。切片上可见被覆有良性上皮的输卵管皱襞结构（图 11.10）[11-13]。不过，如果不注意识别输卵管的上皮性质，则很容易误诊为肿瘤。而且，输卵管脱垂常常引发大量血管肌纤维母细胞性间质反应。高度血管化的间质呈网状分布，其间来自输卵管上皮的腺样结构可有轻度的非典型性[14]。阅片时，如果没有注意到输卵管腺体成分，则很可能误诊为阴道的间叶性病变，如阴道纤维上皮性息肉、血管肌纤维母细胞瘤、侵袭性血管黏液瘤或浅表性肌纤维母细胞瘤（参见第 9 章）[14]。

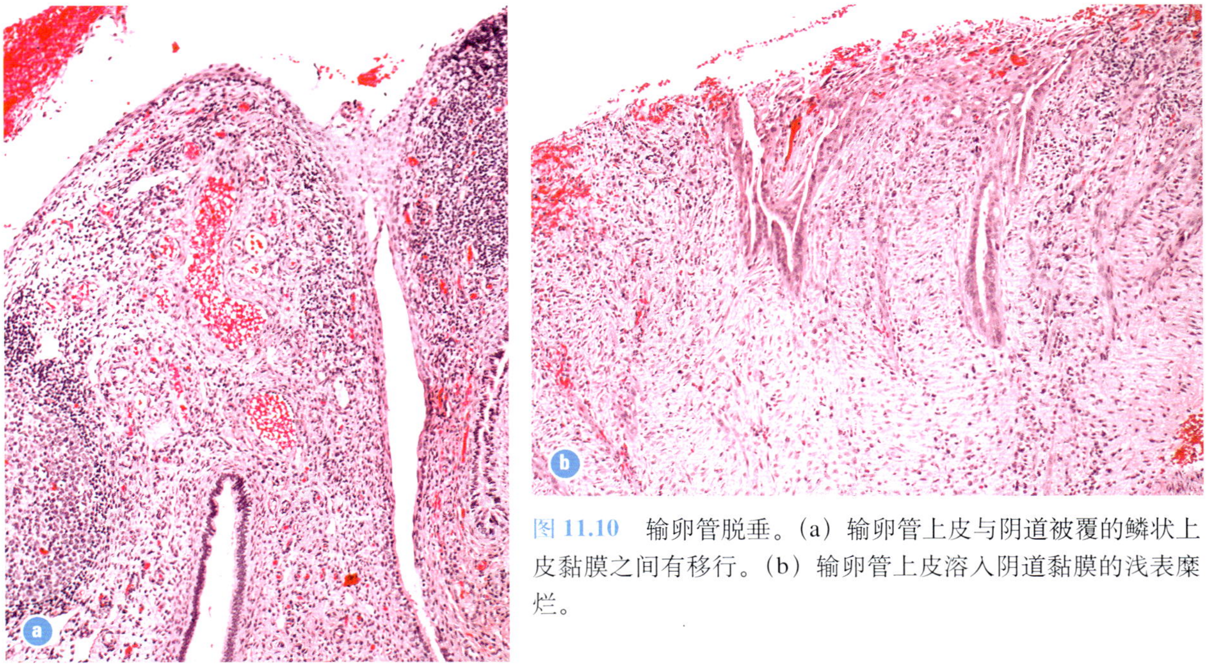

图 11.10　输卵管脱垂。(a) 输卵管上皮与阴道被覆的鳞状上皮黏膜之间有移行。(b) 输卵管上皮溶入阴道黏膜的浅表糜烂。

腺病和柱状上皮化生
Adenosis and columnar metaplasia

腺病 ADENOSIS

20 世纪 70 年代初人们发现，子宫内接触己烯雌酚（DES）与阴道腺病和阴道透明细胞腺癌有关[15]，这种看法现已得到普遍认同。在子宫内接触 DES 的女性当中，大约 1/3 可见阴道腺病，不仅如此，DES 还可引发子宫结构异常（参见第 1 章）。其病变形式主要有：阴道顶端的黏膜上皮为先天性宫颈内膜型或子宫内膜型柱状上皮。虽然阴道腺病在 DES 时代以前就已被人们所认识，但在当时极为少见。

阴道镜下，阴道腺病表现为一红色的颗粒状阴道病变，碘染不着色，而且可能与宫颈黏膜相连续。阴道上 1/3 段几乎全部受累；中 1/3 段受累者约占 10%；下 1/3 受累者仅占 2%。组织学改变的形式主要有：良性宫颈管内膜腺上皮、宫颈管内膜上皮伴鳞状上皮化生和宫颈管内膜伴输卵管子宫内膜上皮化生；后者以纤毛上皮为特征（图 11.11 a, b）。腺样病变的范围如果很大，可能会出现一些少见的病变形式，包括乳头形成（即乳头状腺病），微腺性增生，尤其是如果患者曾口服避孕药或为已受孕者，Arias-Stella 反应，肠上皮化生，以及不同程度的腺体非典型性。

腺病很少合并阴道透明细胞腺癌，DES 宫内接触者之透明细胞腺癌的发生率大约是 1/1000 ~ 1/5000[11]。

阴道的良性柱状上皮细胞 BENIGN COLUMNAR CELLS IN THE VAGINA

在子宫全切后之绝经期女性，阴道穹窿部细胞学涂片上有一种奇怪表现，就是有良性腺上皮（图 11.12）[16, 17]。人们对此有不同解释：（1）宫颈尚保持完整（宫颈上子宫切除）[17]；（2）阴道子宫内膜异位[18]；（3）中肾管残件和囊肿；（4）阴道腺病；（5）输卵管脱垂[19]；（6）溃疡和肉芽组织中的修复性纤维母细胞；（7）直肠阴道瘘；（8）腺癌（复发或转移）；（9）脱落的鳞状上皮基底、副基底细胞，其形态与化生性柱状上皮和杯状细胞相似[20]；（10）5-氟尿嘧啶（5-FU）所引发的细胞学改变[21, 22]。阴道内良性柱状上皮细胞的来源大都不明，如果没有明显的细胞学改变，也就没有什么临床意义。

阴道囊肿 CYSTS OF THE VAGINA

阴道囊肿常见，且大都为良性病变[23]。临床上它们可为单发，亦可为多发[24]。要想进一步明确病变性质，有时必须借助影像学检查（B 超、膀胱尿道造影、CT、MRI）的帮助[23]。重要的是，一定要除外膀胱膨出症和阴道后肠疝，这些病变可以酷似阴道囊肿。

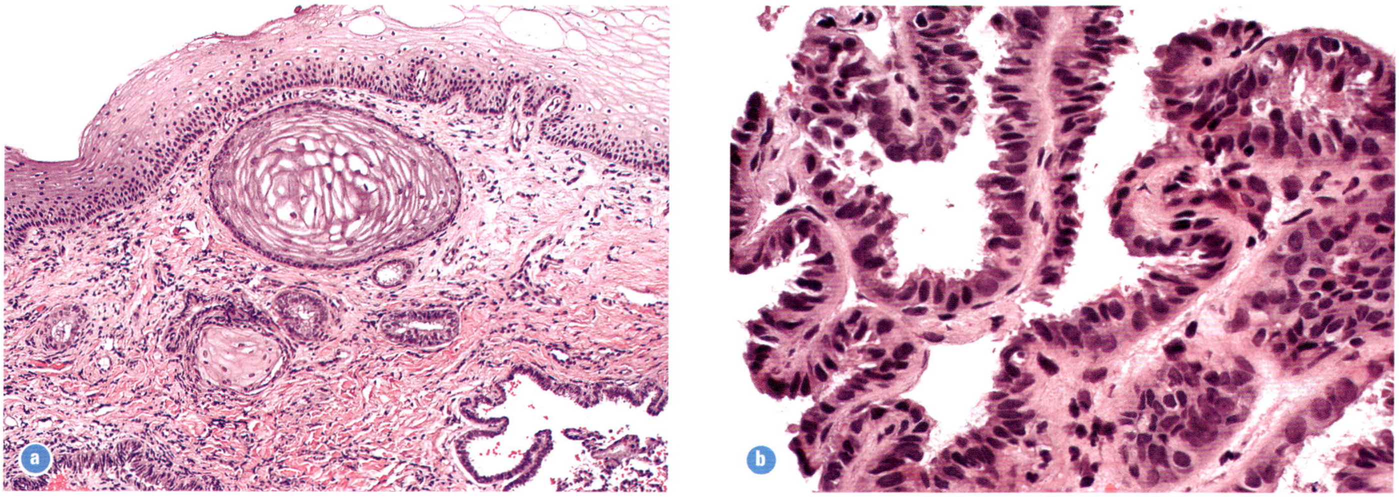

图 11.11 （a）阴道腺病伴鳞状上皮化生。（b）阴道腺病中的输卵管-子宫内膜型上皮化生。

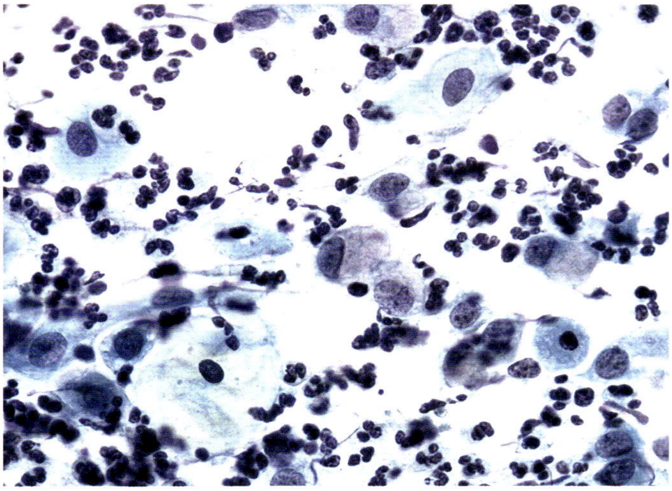

图 11.12 子宫全切之后的阴道涂片，图中心可见良性柱状上皮细胞。

阴道囊肿的形态学类型主要有：

Müller 囊肿 Müllerian cysts

Müller（黏液）囊肿（图11.13, 11.4）是阴道囊肿中最常见的类型（图 11.1, 11.2），其直径为 1 ~ 7cm[25]。它们可能被覆任何一种 Müller 管衍生的上皮（宫颈内膜、子宫内膜或输卵管内膜上皮），但以宫颈内膜上皮最为常见[26]。有些阴道囊肿起源于阴道腺病[11]。此外，阴道囊肿还可见于有 DES 接触史的患者。

上皮包涵囊肿 Epithelial inclusion cysts

上皮包涵囊肿被覆鳞状上皮，内含角化物质和以脱落上皮细胞为主要内容的皮脂腺样物质。很多上皮包涵囊肿都位于外伤或外阴切开术的部位[11]。Deppisch 报告了 64 例阴道囊肿，其中 34 例是上皮包涵囊肿[27]，其体积变异极大，小者直径仅以毫米计，大者直径可达数厘米。

中肾管囊肿 Mesonephric cysts

临床上，中肾管囊肿最为少见[28]。Gartner 管囊肿大都见于阴道的侧壁至前侧壁，直径在 1 ~ 2cm，偶尔可达 10 cm。患者大多无症状，但体积较大者常感性交时尿急[5]。镜下，Gartner 管囊肿被覆无胞浆黏液的立方至扁平上皮细胞[11]。Gartner 管囊肿最初被认为是来自 Wolff 管（中肾总管）；但实际上，它们许多来自副中肾管（Müller 管）或泌尿生殖窦残件。Gartner 管囊肿常常伴有后肾的泌尿系统畸形[29-33]。

Müller 囊肿和中肾管囊肿（mesonephric cysts）二者可以通过组织化学染色加以鉴别。副中肾上皮含有酸性和中性粘多糖，故在淀粉酶消化之前及之后，PAS 染色均为阳性，黏液卡红亦呈阳性。而中肾囊肿（上皮）并不含有黏液，故 PAS 和黏液卡红均为阴性[28]。但在临床上，它们一般都无须治疗。

如果没有症状，绝大多数阴道囊肿都无须治疗。但对阴道囊肿的病变部位、活动性、触痛感和实性度应给予认真检查和审慎的评估，如果怀疑有肿瘤发生，即有体积大、形状不规则、活动性差者，或怀疑为子宫内膜

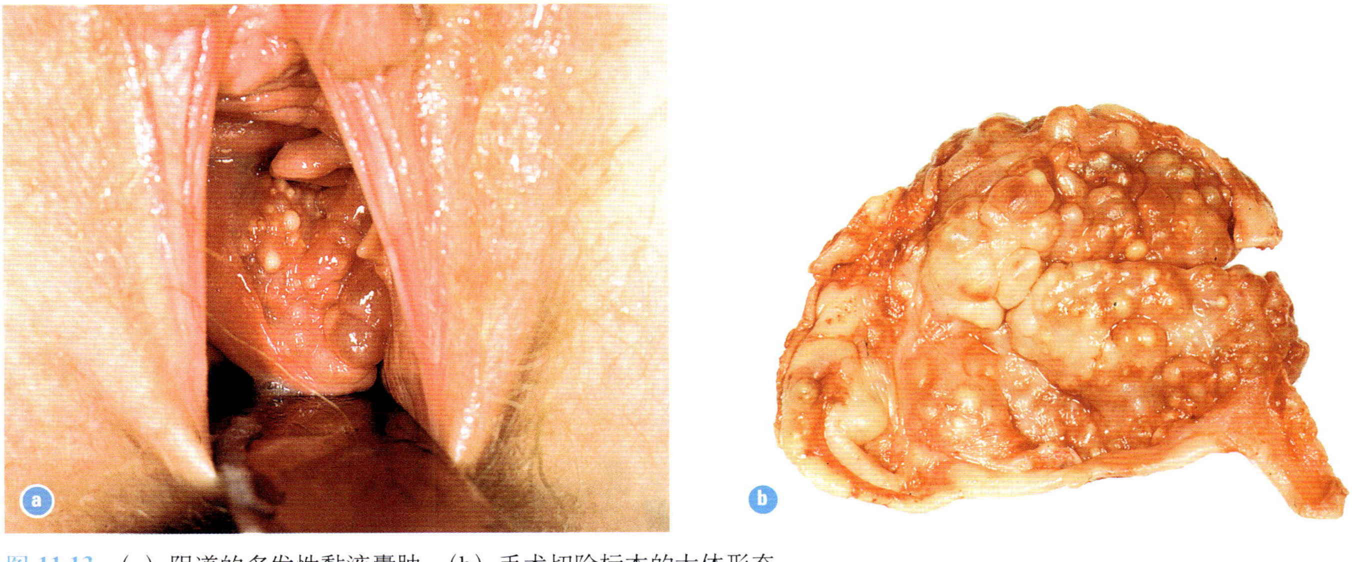

图 11.13 （a）阴道的多发性黏液囊肿；（b）手术切除标本的大体形态。

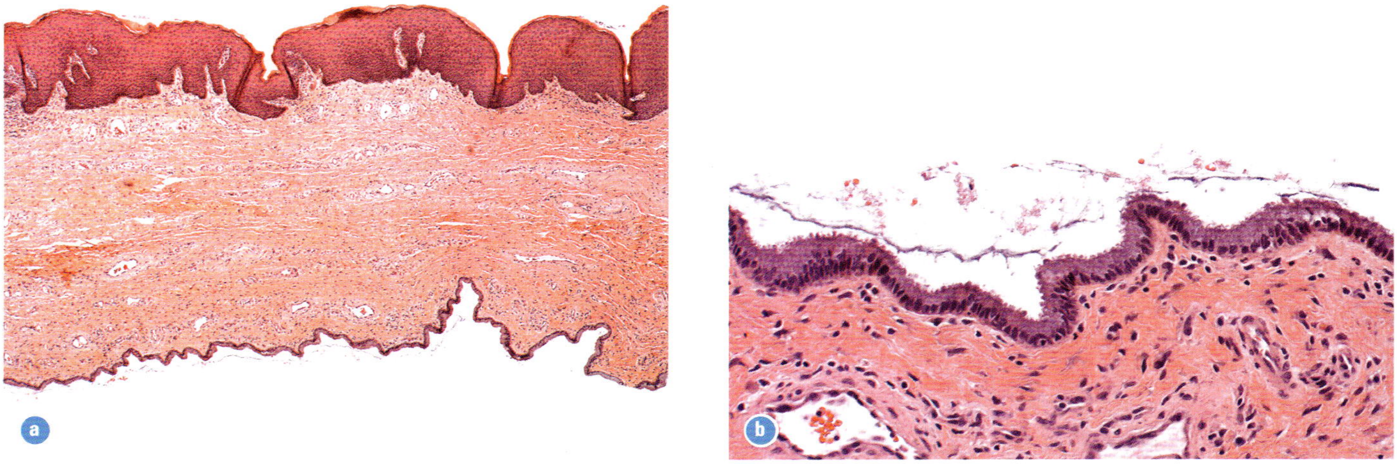

图 11.14 (a) 阴道鳞状上皮黏膜下的黏液囊肿；(b) 高倍镜下可见囊肿内面被覆宫颈内膜样柱状上皮。

异位者，都应取活检证实[23]。

子宫内膜异位 Endometriosis

发生在阴道的子宫内膜异位并不多见，在盆腔子宫内膜异位中所占比例不足10%[34-36]。据称，子宫内膜异位到阴道可能有三条途径：(1) 脱落的子宫内膜直接种植到阴道黏膜表面；(2) 先是在子宫后凹陷发生体腔上皮化生或种植，后又随溃疡抵达阴道穹窿顶；(3) 子宫内膜组织经淋巴管逆行蔓延到阴道黏膜下层。

同在女性生殖道其他部位的子宫内膜异位一样，阴道子宫内膜异位有三种发展模式：

1. 黏膜下孤立的子宫内膜腺体，伴有数量不等的间质。此形态给人一种印象：先有子宫内膜在糜烂部位的种植，后有由再生的鳞状上皮将种植的内膜覆盖（图 11.15）。
2. 位置深在的内膜腺体，或形成小灶或扩张形成子宫内膜异位囊肿。但后者远不如前者多见，病灶直径大都在 2 ~ 3 mm 之间。
3. 含有大量子宫内膜组织的增生性病变。这些病变被称为“息肉样子宫内膜异位”，形态上与子宫内膜息肉无异。这种息肉样子宫内膜异位的膨胀性本质可能会引起不安，但随访研究证明其确实是一种良性病变（图 11.16, 11.17）。息肉样子宫内膜异位须与腺肉瘤和转移性癌肉瘤相鉴别。腺肉瘤具有恶性间质病变和明显不规则的腺体，而癌肉瘤之腺上皮和间质均具恶性特征（参见第 12 章）。

范围较大的子宫内膜异位的治疗以切除病灶为主；范围较小者则给予激光治疗。同在其他所有部位的子宫内膜异位一样，阴道的子宫内膜异位病变很少会发生恶变，包括那些类似于在子宫体的多种肿瘤[38-43]。

女性下生殖道的纤维上皮性息肉 Fibroepithelial polyps of the lower female genital tract

纤维上皮性息肉已在第9章讨论过，不过，此处还要针对其最常见的发病部位——阴道口——再做论述。纤维上皮性息肉可为单发，也可为多发；可无蒂，也可有蒂；亦可呈绒毛状；质地可软、可韧。其中最小者看上去与处女膜环上常见的黏膜赘生物无异（图 11.18）。它们可能导致性交后出血。虽然偶尔有较大息肉的报道，但其长径很少超过 4 cm。镜下，纤维上皮性息肉被覆鳞状上皮，间质中可见薄壁扩张血管、炎性细胞浸润和散在分布的间质细胞（纤维母细胞和肌纤维母细胞）。免疫组织化学染色：间质细胞波形蛋白呈阳性，结蛋白和平滑肌肌动蛋白（SMA）偶尔可呈阳性，部分病例雌激素、孕酮受体呈阳性。治疗以局部切除为主[11]。

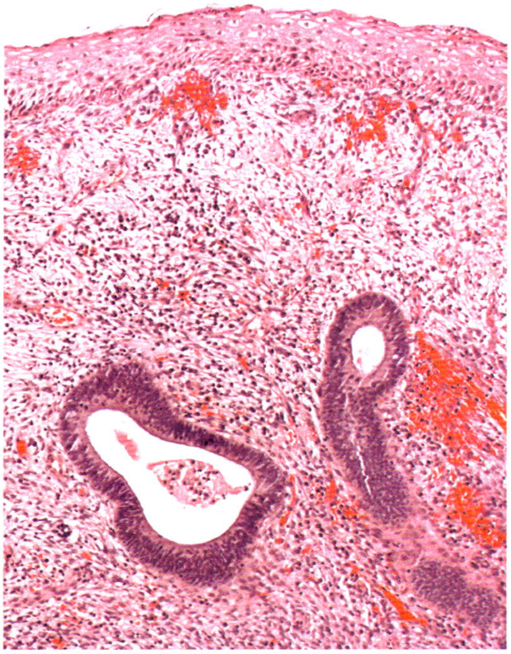

图 11.15　阴道子宫内膜异位，病灶位于鳞状上皮黏膜之下。

创伤性病变 Traumatic lesions

创伤性损伤 TRAUMATIC INJURY

除性侵害之外，物理性损伤可见于任何年龄，不过，还是以继发于外阴萎缩的月经初潮之前和绝经之后的患者最为常见。利器或钝器伤，如源于运动场的各种运动器械损伤已有报道。阴道撕裂伤常见于滑水、水滑梯和水上摩托艇意外[44-49]。化学品损伤亦有报道[50-53]。异物也可导致阴道损伤[54]，如溃疡（子宫托）[55]、阴道狭窄[56]、阴道炎[57]、各种瘘管[58, 59]和阴道结石（vaginolithiasis）[60]。

棉塞引起的溃疡 TAMPON ULCERS

首例棉塞引起的阴道溃疡病例报道见于 1977 年[61]。棉塞引起的溃疡表浅，边缘光滑、有隆起；肉芽组织构成的底部大都清洁、无秽。使用棉塞常常导致阴道黏膜的微小溃疡[26]。人们注意到，这些可被 Lugol 碘液染成芥末黄色的醋白区域易与低度 HPV 感染混淆[5]。这些微小溃疡大都可在 1 ~ 2 天内愈合，但亦可迁延至 1 周[26]。如长期不愈，则须取活检。

其他创伤性病变 OTHER TRAUMATIC LESIONS

阴道隔膜和子宫托都可导致阴道溃疡，但更常见的是阴道黏膜与阴道隔膜或子宫托之间的接触缘出现一圈纤维性增厚。如有可疑溃疡，则须取活检（图 11.19）。

几种严重影响全身的感染性疾病 Infections of systemic importance

以下内容是为保持本书内容的完整性而加入的，与特殊病理过程无关。

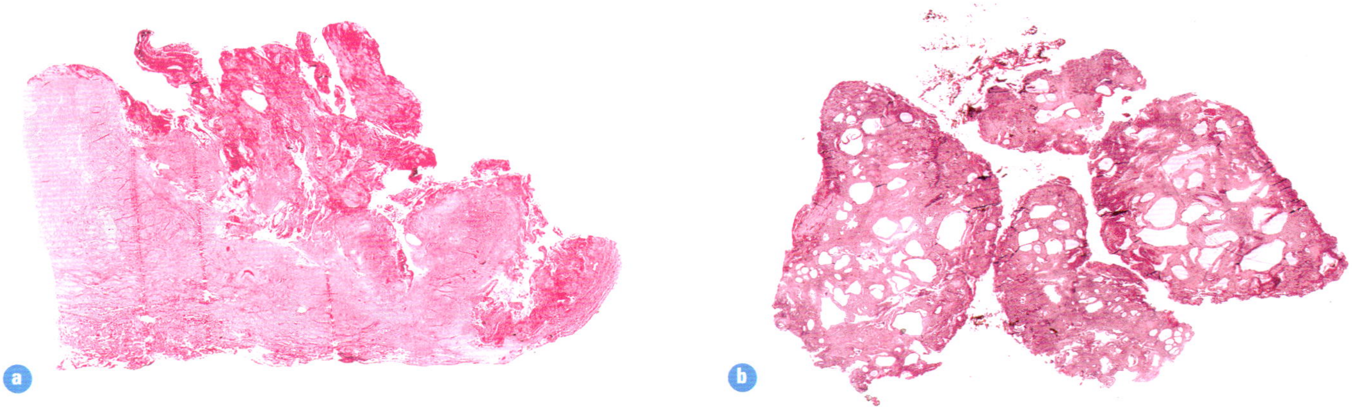

图 11.16　息肉样子宫内膜异位。(a) 阴道囊肿内面衬覆大量息肉状子宫内膜组织。(b) 阴道囊肿内容物为异位的息肉状子宫内膜。

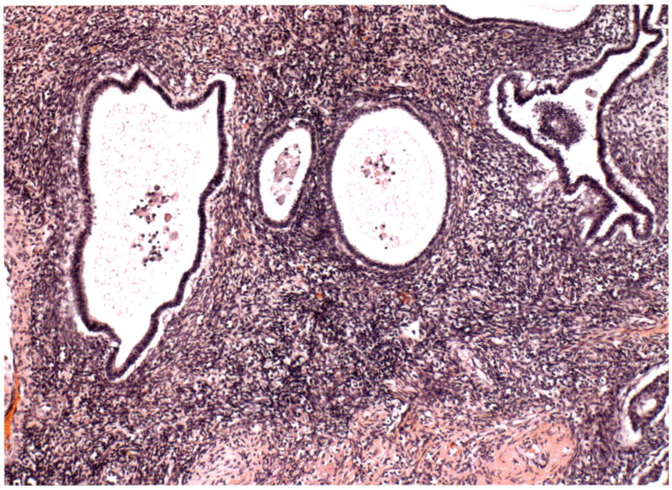

图 11.17 息肉样子宫内膜异位。高倍镜下，可见囊性扩张的腺体和致密的间质，其形态与子宫内膜息肉相似。

乙型链球菌感染
GROUP B STREPTOCOCCUS

乙型链球菌是新生儿感染（脓毒败血症和脑膜炎）的常见病原菌。现在，所有孕期女性都要接受常规检测，以确定她是否为乙型链球菌携带者。据称，乙型链球菌携带者在女性人群中所占比例约为25%。检测阳性者在分娩期间常规服用抗生素。随着疾病发病率的相应降低，近来的流行病学数据已使筛查方案做了修改。据估计，1993 年起，大约已有 39 000 多例乙型链球菌感染者得到了预防，其中大部分得益于推荐的筛查方案。1996 年发布了一项关于控制乙型链球菌感染的公告，2002 年，疾病控制与预防中心又发布了统一的筛查方案指南[62]。（分娩期预防性使用抗生素指南和新生儿处置指南，可见于：http://www.med.umich.edu/obgyn/resdir/protocols/GBS.pdf.）

在非妊娠患者，乙型链球菌一般无须治疗。但患者如反复出现阴道分泌物增多，并有刺激性疼痛，而且阴道需氧培养呈乙型链球菌阳性，那就应进行抗生素治疗。

中毒性休克综合征
TOXIC SHOCK SYNDROME

中毒性休克综合征（TSS）的症状主要有发热（突发性）、寒战、恶心、呕吐、腹泻、肌肉痛和皮疹。病情发展迅速，患者很快就会出现很难控制的血压降低和多器官功能衰竭。病后 1 ~ 2 周可出现脱皮，尤其是手掌和足底。

1978 年，Todd 等人在总结 7 名 8 ~ 17 岁的金黄色葡萄球菌感染患者的临床表现时，首次提出中毒性休克综合征的概念[63]。对 1981 年的一次群发事件的调查显示：在健康的经期女性，TSS 的发生与使用棉塞有关。现已知道，本病亦可发生在男性、新生儿和非经期女性，可与多种细菌感染相关，包括肺炎、骨髓炎、鼻窦炎、皮肤感染、与阴道避孕器有关的感染以及其他多种妇科炎症[64]。

TSS 是由金黄色葡萄球菌和化脓性链球菌的细菌毒素介导的。内毒素性中毒性休克综合征毒素-1（TSST-1）是金黄色葡萄球菌菌株产生的主要毒素；化脓性链球菌外毒素 A 和 B（SPEA 和 SPEB）是甲型 β 溶血性链球菌产生的主要毒素。这些毒素可激活超抗原产物，如肿瘤坏死因子、白细胞介素-1、M 蛋白和 γ- 干扰素[64]。

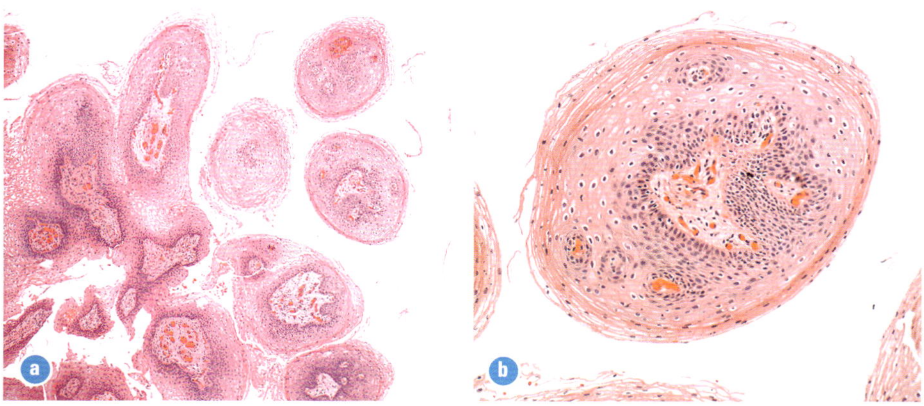

图 11.18 （a）发生在阴道口的纤维上皮性赘生物；（b）高倍镜下，上皮细胞形态规则，细胞核无非典型性。

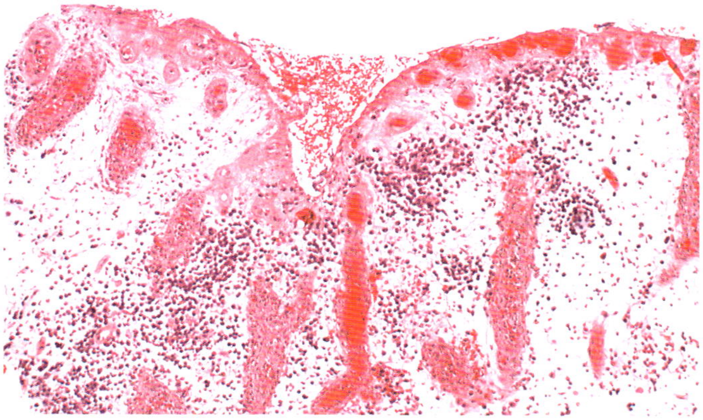

图 11.19 子宫托溃疡。可见接触性糜烂及黏膜脱落，伴有慢性炎症。

TSS 的高危因素主要有：使用吸收力超强的棉塞、术后伤口感染、产后中毒性休克、鼻腔填塞、甲型流感病毒或水痘病毒感染、糖尿病、HIV 感染、慢性心脏疾病和（或）慢性肺疾病。

TSS 可出现白细胞增多、轻度贫血伴血细胞涂片形态异常和（或）血小板减少。电解质紊乱包括低血钠、低血钾、低血钙、血清蛋白减少、低磷血症和低镁血症。尿检可能显示无菌性脓尿、肌红蛋白尿和红细胞管型。肌酸激酶（creatine kinase）水平可能是有无横纹肌溶解的指标。重要的是，所有可能被感染的组织都应该做细菌培养，包括血培养，因为超过半数的链球菌性 TSS 患者的血培养都呈阳性结果[64]。

快速链球菌检测可在 10 ~ 15 分钟内完成，敏感度在 87% ~ 95%。必须要除外的疾病有：落矶山斑疹热、钩端螺旋体病、麻疹、乙型肝炎表面抗原（阳性）、抗核抗体（阳性）、VDRL（Venereal Disease Reserch Laboratory，性病研究实验室，即梅毒血清反应素絮状试验——译者注）（阳性）和单核细胞增多症。

TSS 的死亡率极高，因致病菌不同而异：链球菌性为 30% ~ 70%，葡萄球菌性（不足 3%）。治疗上应给予患者积极的液体复苏和给氧。如果患者体内还有棉塞或其他什么填充物，应立即取出。对于患有月经相关性 TSS 的患者，建议用等张盐水或聚维酮碘（providone-iodine）溶液冲洗阴道。可能还需要引流、清创、切开筋膜或行感染部位切除术。由于金黄色葡萄球菌和化脓性链球菌二者所致的 TSS 的临床表现相似，故在明确致病菌之前，应尽量选择广谱抗生素，覆盖两种致病菌[64]。

几种少见的感染性疾病 Rare infections

软化斑 MALAKOPLAKIA

软化斑是一种慢性炎症性疾病，其致病菌种类繁多，发病机制也尚未完全明了。在临床确诊患者体内分离的菌种中，以大肠杆菌为最多见（70% ~ 90%）。但可发现的其他细菌也不在少数[65]。软化斑常常与原发性或获得性免疫功能缺陷有关。其组织形态以软组织瘤样病变为特征，可与多种感染、炎症和恶性肿瘤相似[66]。本病可广泛累及腹壁和盆腔脏器[67]，如病变广泛则可致命[68]。

首例软化斑累及女性生殖道的病例报道于 1973 年[69]，患者 65 岁，病变部位在阴道上段。患者主诉为阴道出血 3 个月，但此前已有阴道分泌物量多、色黄、味臭，时间不短，性交困难也有 1 年之久。

镜下，可见大量组织细胞，细胞内外可见包涵体（Michaelis-Gutmann 体），包涵体呈球形，直径在 5 ~ 10μm，同心圆状分层结构，形如“牛眼”或“靶状”。采取手术切除和（或）抗生素治疗大都有效[65]。

结核病 TUBERCULOSIS

阴道并非结核病的常见部位（1%）[70-72]。阴道结核病的临床表现为具有侵蚀性边缘的浅溃疡，范围虽然不大，但常有多处窦道伴瘢痕形成；亦可呈增生肥厚状[26]。膀胱阴道瘘偶尔可与结核病有关[73]。

镜下，阴道结核病由多发性肉芽肿或结核结节构成，结节中心是干酪样坏死，周围有大量上皮样组织细胞和多核郎格汉斯巨细胞。确诊资料通常来自细菌培养和荧光显微镜检查，现在可应用 PCR 技术快速发现并确定结核分枝杆菌[74-77]。

不明原因的炎症性病变 INFLAMMATORY LESIONS OF UNKNOWN ETIOLOGY

脱屑性阴道炎 Desquamative inflammatory vaginitis

脱屑性阴道炎（DIV）是一种原因不明的阴道炎症。首例个案报道于20世纪50年代，据称，它是糜烂型扁平苔藓（erosive lichen plannus）的一种类型[78-81]。在部分病例，DIV可合并牙龈黏膜炎[79]。其症状和体征包括：阴道分泌物增多（呈碱性），宫颈、阴道或外阴前庭黏膜红斑（弥漫性或局灶性）（图11.3），阴道pH值升高，性交后出血，以及性交困难。阴道黏膜表面偶尔可覆有灰色伪膜[5]。其临床表现与萎缩性阴道炎很相似（图11.20），但绝经前和绝经后的病例都有报道[82, 83]。

镜下，细胞涂片上可见大量白细胞和副基底层细胞（阴道脱落细胞）；至少在四个高倍视野中，中性白细胞与上皮细胞之比要大于1∶1。病灶中没有发现乳酸杆菌。为了除外导致DIV的各种病因，有必要从阴道黏膜红斑处取活检做组织学检查和免疫荧光染色。不过，阴道壁的病变大都是非特异性炎症[84]。同萎缩性阴道炎一样，本病变组织学上表现为大量的中性白细胞浸润，黏膜上皮脱落，病灶周围的黏膜变薄。革兰染色证明病变中没有乳酸杆菌，偶尔可见革兰阳性球菌的数量增加[85]。

DIV的治疗方法主要有：经阴道给药，或用氯洁霉素（克林霉素）软膏（clindamycin cream），或用氢化可的松，第三种方案是联合用药。

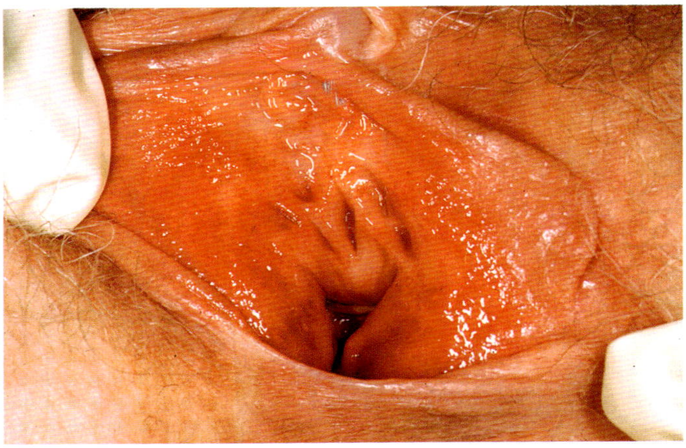

图 11.20　脱屑性阴道炎的临床表现。

阴道黏膜溃疡和其他皮肤病 Ulcers and other dermatoses of the vagina

很多疾病都可能伴有阴道溃疡和阴道皮肤病，如大泡性皮肤病、接触性皮炎、移植物抗宿主病（GVHD）、浆细胞性外阴炎、扁平苔藓、阿弗他溃疡（图11.21）、寻常性天疱疮、中毒性表皮坏死、Stevens-Johnson综合征、系统性红斑狼疮、疱疹、HIV感染、Behçet病和良性家族性慢性天疱疮（Hailey-Hailey病）（参见第2章）。

大泡性皮肤病 Bullous dermatoses

有报道称，大泡性类天疱疮可以累及阴道，甚至可以发生在儿童[86, 87]。在Kirtschig等人的研究中，在19例大泡性类天疱疮病例中有8例有阴道黏膜裂隙（split vagina），偶尔有口腔黏膜裂隙（split oral mucosa）。黏膜组织裂隙的自身抗体反应与临床上黏膜受累相关，提示各种组织所表达的抗原或抗原决定簇之间有异质性（heterogeneity of antigens or epitopes）。无论是皮肤还是黏膜，所有裂口部位的漏出浆液中都能检测到一种与疾病分期无关的抗原[88]。同样，瘢痕性类天疱疮，一种系统性自身免疫性疾病，可有眼和眼外表现，亦可累及阴道[89]。

寻常性天疱疮是一种常常累及黏膜表面的疾病，亦可累及阴道。表现为持续性阴道排出物增多伴广泛的阴道黏膜糜烂。巴氏涂片上异常的棘层松解细胞可能会被误认为是宫颈异型增生，甚至是恶性细胞[90, 91]。口腔受累者约占半数左右。不太常见的发病部位包括食管、眼结膜、鼻黏膜、宫颈和肛门。阴道活检的组织学形态大都是非特异性改变。不过，直接免疫荧光染色可能有助于诊断。表皮细胞间IgG和C3呈阳性支持寻常性天疱疮的诊断[92]。

阴道粘连可能是 Steven-Johnson 综合征的结果 Vagial adhesions ma be a consequence of Stevens-Johnson syndrome

Stevens-Johnson综合征[93, 94]是一种少见但可危及生命的疾病，其病变特征是表皮坏死伴黏膜受累。Hart等人曾报道1例阴道受累的病例，患者为一名11岁女孩[94]。

Behçet 病 Behçet's disease

Behçet病少见，主要见于日本、中东和地中海；土耳其和伊朗报道的个案最多。本病在男性多见。一般认

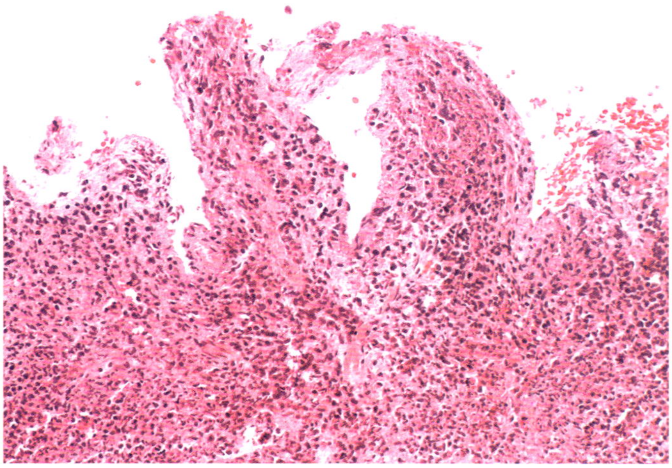

图 11.21 阴道的阿弗他溃疡。黏膜上皮完全坏死，真皮乳头残留，与在脱屑性皮肤病中常见的墓碑状人工假象相似（参见第 2 章）。

为这是一种多系统疾病，可累及口腔黏膜、皮肤、外阴、阴道、关节、心血管系统、胃肠道和中枢神经系统。皮肤病变大都感觉疼痛，深浅不一，病变周围有红斑，有黄色纤维素性基底。口腔黏膜是最常见的溃疡部位。但大的阿弗他溃疡的发生率为10%左右。病变持续数周至数月，然后愈合。在生殖道，外阴受累常见，但累及阴道者并不常见。

Behçet 病的诊断依据是临床表现。组织活检基本上是非特异性改变，但有时可见有明显的血管炎，可累及毛细血管和小静脉；伴有血管壁肿胀和血管周围淋巴细胞浸润。

皮肤过敏实验是 Behçet 病的诊断标准之一，用钝的消毒针在皮肤划痕，之后 24 ~ 48 小时出现小脓疱。阳性者虽可支持诊断，但有研究显示，其敏感性只有 10% 左右，故尚存争议[95]。在北美，这种皮肤过敏试验很少呈阳性。

本病采用过很多种治疗方法，如秋水仙碱、类固醇（局部用药、口服或静脉给药）、硫唑嘌呤、甲氨蝶呤、苯丁酸氮芥、氨苯砜、环孢霉素A、环磷酰胺、酞胺哌啶酮（沙利度胺）、英夫利昔单抗［一种以 TNF 为靶标的嵌合体抗体，即肿瘤坏死因子α（TNF-α）阻滞剂——译者注］、己酮可可碱、硫糖铝和干扰素 -α（特别是对合并眼病者）。治疗方案需视病变的严重程度和范围大小而定。十全十美的治疗方案是没有的。在大多数情况下，具体治疗方案应该同风湿病学家商量后做出。治疗大都是对症和姑息疗法，不能治愈。常有复发，且大都无法预测[96]。

气肿性阴道炎 Emphysematous vaginitis

气肿性阴道炎的病变特征是阴道壁上出现很多气泡，使用阴道窥器、做盆腔检查或性交而使阴道受到压迫时，都可以听到“噗噗”的声音。这些囊泡的直径一般都在几毫米左右，但最大者可达 2 cm。气肿性阴道炎的临床症状还有阴道分泌物增多和性交出血等[5]。本病的病因尚未完全明了。本病常见于孕期或免疫功能低下者[97, 98]。影像学文献中也有充满气体的囊肿的相关描述[99-101]。

镜下，囊肿内面或衬覆多核巨细胞，或被覆鳞状上皮，或二者兼具，间质内炎性细胞浸润（图11.22）。本病为良性、自限性病变，没有生命危险[101, 102]。

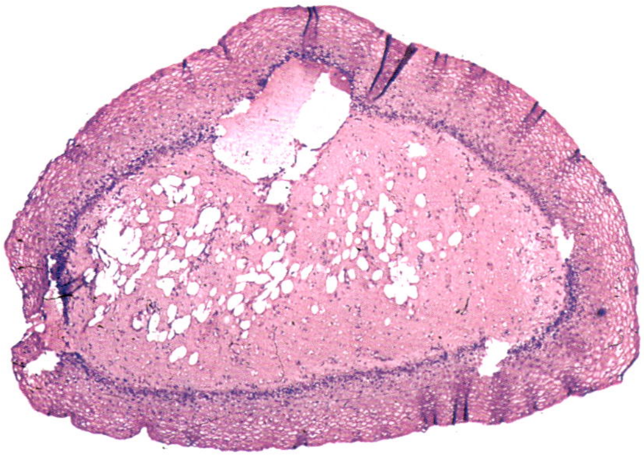

图 11.22 气肿性阴道炎。活检显示黏膜下层多个充气性囊肿，触诊阴道壁时听到的“噗噗”的声音都是来自它们。

参考文献 References

1 Ham AW, Cormack DH. Histology, 8th edn. Philadelphia: JB Lippincott; 1979.
2 Ng WK, Li AS, Cheung LK. Significance of atypical repair in liquid-based gynecologic cytology: a follow-up study with molecular analysis for human papillomavirus. Cancer 2003; 99:141–148.
3 Bardawil T, Mane A. Surgical treatment of vaginal cancer. Online. Available: http://www.emedicine.com/med/topic3330.htm.
4 Selvaggi SM. Atrophic vaginitis versus invasive squamous cell carcinoma on ThinPrep cytology: can the background be reliably distinguished? Diagn Cytopathol 2002; 27:362–364.
5 Ferris DG, Cox JT, O'Connor DM, Wright VC, Foerster J. Modern colposcopy textbook and atlas, 2nd edn. Colposcopy of the vagina. Dubuque, Iowa: Kendall/Hunt Publishing Co.; 2004:1414–1448.
6 Nothnagle M, Taylor JS. Vaginal estrogen preparations for relief of atrophic vaginitis. Am Fam Phys 2004; 69:2111–2112.
7 Bachmann GA, Nevadunsky NS. Diagnosis and treatment of atrophic vaginitis. Am Fam Phys 2000; 61:3090–3096.
8 Shield PW. Chronic radiation effects: a correlative study of smears and biopsies from the cervix and vagina. Diagn Cytopathol 1995; 13:107–119.
9 Aboud E. Prolapse of the fallopian tube into the vaginal vault. Clin Exp Obstet Gynecol 1997; 24:116.
10 Byrne DL, Edmonds DK. Prolapse of the fallopian tube following abdominal hysterectomy. J R Soc Med 1989; 82: 764–765.
11 Clement PB, Young RH. Atlas of gynecologic surgical pathology. Philadelphia, PA: WB Saunders; 2000:43–62.
12 Ellsworth HS, Harris JW, McQuarrie HG, et al. Prolapse of the fallopian tube following vaginal hysterectomy. JAMA 1973; 224:891–827.
13 Sapan IP, Solberg NS. Prolapse of the uterine tube after abdominal hysterectomy. Obstet Gynecol 1973; 42:26–32.
14 Michal M, Rokyta Z, Mejchar B, et al. Prolapse of the fallopian tube after hysterectomy associated with exuberant angiomyofibroblastic stroma response: a diagnostic pitfall. Virchows Archiv 2000; 437:436–439.
15 Robboy SJ, Szyfelbein WM, Goellner JR, et al. Dysplasia and cytologic findings in 4,589 young women enrolled in diethylstilbestrol-adenosis (DESAD) project. Am J Obstet Gynecol 1981; 140:579–586.
16 Ramirez NC, Sastry LK, Pisharodi LR. Benign glandular and squamous metaplastic-like cells seen in vaginal Pap smears of post hysterectomy patients: incidence and patient profile. Eur J Gynaecol Oncol 2000; 21:43–48.
17 Sodhani P, Gupta S, Prakash S, Singh V. Columnar and metaplastic cells in vault smears: cytologic and colposcopic study. Cytopathology 1999; 10:122–126; discussion 131.
18 Frable WJ, Smith JH, Perkins J, Foley C. Vaginal cuff cytology: some difficult diagnostic problems. Acta Cytol 1973; 17:135–140.
19 Wolfendale M. Exfoliative cytology in a case of prolapsed fallopian tube. Acta Cytol 1980; 24:545–548.
20 Bewtra C. Columnar cells in posthysterectomy vaginal smears. Diagn Cytopathol 1992; 8:342–345.
21 Dungar CF, Wilkinson EJ. Vaginal columnar cell metaplasia. An acquired adenosis associated with topical 5-fluorouracil therapy. J Reprod Med 1995; 40:361–366.
22 Koike N, Higuchi T, Sakai Y. Goblet-like cells in atrophic vaginal smears and their histologic correlation. Possible confusion with endocervical cells. Acta Cytol 1990; 34:785–788.
23 Eilber KS, Raz S. Benign cystic lesions of the vagina: a literature review. J Urol 2003; 170:717–722.
24 Wai CY, Corton MM, Miller M, Sailors J, Schaffer JI. Multiple vaginal wall cysts: diagnosis and surgical management. Obstet Gynecol 2004; 103:1099–1102.
25 Wilkinson, EJ. Pathology of the vulva and vagina. New York: Churchill Livingstone; 1987.
26 Brown D. Postmenopausal atropism, atrophic vaginitis, and other vaginitides. In: Kaufman RH, Faro S, Brown D, eds. Benign diseases of the vulva and vagina. Philadelphia, PA: Elsevier Mosby; 2005:391–410.
27 Deppisch LM. Cysts of the vagina: classification and clinical correlations. Obstet Gynecol 1975; 45:632–637.
28 Kaufman RH. Cystic tumors. In: Kaufman RH, Faro S, Brown D, eds. Benign diseases of the vulva and vagina. Philadelphia, PA: Elsevier Mosby; 2005:216–256.
29 Rosenfeld DL, Lis E. Gartner's duct cyst with a single vaginal ectopic ureter and associated renal dysplasia or agenesis. J Ultrasound Med 1993; 12:775–778.
30 Borer JG, Corgan FJ, Krantz R, et al. Unilateral single vaginal ectopic ureter with ipsilateral hypoplastic pelvic kidney and bicornuate uterus. J Urol 1993; 149:1124–1127.
31 Watanabe K, Ogawa A, Inoue Y, Yoneyama T. Single vaginal ectopic ureter via Gartner's duct cyst spontaneously perforating into the bladder. J Urol 1989; 142:1044–1046.
32 Utsunomiya M, Itoh H, Yoshioka T, Okuyama A, Itatani H. Renal dysplasia with a single vaginal ectopic ureter: the role of computerized tomography. J Urol 1984; 132:98–100.
33 Currarino G. Single vaginal ectopic ureter and Gartner's duct cyst with ipsilateral renal hypoplasia and dysplasia (or agenesis). J Urol 1982; 128:988–993.
34 Gardner HL. Cervical and vaginal endometriosis. Clin Obstet Gynecol 1966; 9:358–372.
35 Sinha AK, Agarwal A, Lakhey M, Mishra A, Sah SP. Incidence of pelvic and extrapelvic endometriosis in Eastern region of Nepal. Indian J Pathol Microbiol 2003; 46:20–23.
36 Azzena A, Ferrara A, Castellan L, Quintieri F, Salmaso R. Vaginal endometriosis. Two case reports and review of the literature on rare urogenital sites. Clin Exp Obstet Gynecol 1996; 23: 94–98.
37 Mulvany NJ, Surtees V. Cervical/vaginal endometriosis with atypia: a cytohistopathologic study. Diagn Cytopathol 1999; 21:188–193.

38 Granai CO, Walters MD, Safaii H, et al. Malignant transformation of vaginal endometriosis. Obstet Gynecol 1984; 64: 592–595.
39 Berkowitz RS, Ehrmann RL, Knapp RC. Endometrial stromal sarcoma arising from vaginal endometriosis. Obstet Gynecol 1978; 51:34s-7s.
40 Liu L, Davidson S, Singh M. Müllerian adenosarcoma of vagina arising in persistent endometriosis: report of a case and review of the literature. Gynecol Oncol 2003; 90:486–490.
41 Anderson J, Behbakht K, De Geest K, Bitterman P. Adenosarcoma in a patient with vaginal endometriosis. Obstet Gynecol 2001; 98:964–966.
42 Gucer F, Pieber D, Arikan MG. Malignancy arising in extraovarian endometriosis during estrogen stimulation. Eur J Gynaecol Oncol 1998; 19:39–41.
43 Judson PL, Temple AM, Fowler WC Jr, Novotny DB, Funkhouser WK Jr. Vaginal adenosarcoma arising from endometriosis. Gynecol Oncol 2000; 76:123–125.
44 Haefner HK, Andersen HF, Johnson MP. Vaginal laceration following a jet-ski accident. Obstet Gynecol 1991; 78:986–988.
45 Goldberg J, Horan C, O'Brien LM. Severe anorectal and vaginal injuries in a jet ski passenger. J Trauma 2004; 56:440–441.
46 Fauconnier A, Legier JP, Nicoloso E. Vaginal pressure trauma: a complication of jet-skis. J Gynecol Obstet Biol Reprod 1995; 24:604–605.
47 Mushkat Y, Lessing JB, Jedwab GA, David MP. Vaginal trauma occurring while sliding down a water chute. B J Obstet Gynaecol 1995; 102:933–934.
48 Kunkel NC. Vaginal injury from a water slide in a premenarcheal patient. Pediatr Emerg Care 1998; 14:210–211.
49 Niv J, Lessing JB, Hartuv J, Peyser MR. Vaginal injury resulting from sliding down a water chute. Am J Obstet Gynecol 1992; 166:930–931.
50 Clarke J, De Silva PA. Chemical burns in colposcopy; a hazard in GUM clinics? Int J STD AIDS 1994; 5:142–143.
51 Catalani A. [Vulvo-vaginal atresias, caustic pessaries and ritual practices in Nigeria. Medico-social aspects]. Quad Clin Ostet Ginecol 1965; 20:267–277. [in Italian]
52 Aguilar Guerrero JA, Repper Camacho F. Reyes Ceja L. [Considerations on 200 cases of vaginal burns by potassium permanganate]. Ginecol Obstet Mex 1971; 29:275–279. [in Spanish].
53 Zarate Sandoval H, Saldana Garcia R, Samaniego I. [Vaginal burns by caustic substances. A socio-medical problem]. Ginecol Obstet Mex 1970; 27:559–567. [in Spanish]
54 Stricker T, Navratil F, Sennhauser FH. Vaginal foreign bodies. J Paediatr Child Health 2004; 40:205–207.
55 Thornton CA, Harrison RF. Unusually rapid incarceration of a polyvinyl ring pessary. Ir J Med Sci 1977; 146:116.
56 Simon DA, Berry S, Brannian J, Hansen K. Recurrent, purulent vaginal discharge associated with longstanding presence of a foreign body and vaginal stenosis. J Pediatr Adolesc Gynecol 2003; 16:361–363.
57 Dahiya P, Sangwan K, Khosla A, Seth N. Foreign body in vagina – an uncommon cause of vaginitis in children. Indian J Pediatr 1999; 66:466–467.
58 Hoffman MS, Wakeley KE, Cardosi RJ. Risks of rigid dilation for a radiated vaginal cuff: two related rectovaginal fistulas. Obstet Gynecol 2003; 101:1125–1126.
59 Biswas A, Das HS. An unusual foreign body in the vagina producing vesicovaginal fistula. J Indian Med Assoc 2002; 100: 257, 259.
60 Dalela D, Agarwal R, Mishra VK. Giant vaginolith around an unusual foreign body – an uncommon cause of urinary incontinence in a girl. Br J Urol 1994; 74:673–674.
61 Barrett KF, Bledsoe S, Greer BE, Droegemueller W. Tampon-induced vaginal or cervical ulceration. Am J Obstet Gynecol 1977; 127:332–333.
62 Cory J, Schrag S, Dinsmoor MJ, Schuchat A. Group B strep: successful model of 'From Science to Action' Emerg Infect Dis [serial on the Internet]. Online. Available: http://www.cdc.gov/ncidod/EID/vol10no11/04-gov/ncidod/EID/vol100623_03.htm, November 2004.
63 Todd J, Fishaut M, Kapral F, Welch T. Toxic-shock syndrome associated with phage-group-I Staphylococci. Lancet 1978; 2: 1116–1118.
64 Salandy D, Brenner B, Gaeta T, et al. Toxic shock syndrome. Emedicine. Online. Available: http://www.emedicine.com/emerg/topic600.htm.
65 van der Voort HJ, ten Velden JA, Wassenaar RP, Silberbusch J. Malacoplakia. Two case reports and a comparison of treatment modalities based on a literature review. Arch Intern Med 1996; 156:577–583.
66 Lack EE. Malakoplakia. In: Connor FW, Manz HJ, Schwartz DA, Lack EE, eds. Pathology of infectious disease, 1st edn. Stamford, Connecticut: Appleton & Lange; 1997:1647–1654.
67 Kogulan PK, Smith M, Seidman J, et al. Malakoplakia involving the abdominal wall, urinary bladder, vagina, and vulva: case report and discussion of malakoplakia-associated bacteria. Int J Gynecol Pathol 2001; 20:403–406.
68 Lowitt MH, Kariniemi AL, Niemi KM, Kao GF. Cutaneous malacoplakia: a report of two cases and review of the literature. J Am Acad Dermatol 1996; 34(2 Pt 2):325–332.
69 Van der Walt JJ, Marcus PB, De Wet JJ, Burger AJ. Malacoplakia of the vagina. First case report. S Afr Med J 1973; 47:1342–1344.
70 Coetzee LF. Tuberculous vaginitis. S Afr Med J 1972; 46: 1225–1226.
71 Nogales-Ortiz F, Tarancon I, Nogales FF Jr. The pathology of female genital tuberculosis. A 31-year study of 1436 cases. Obstet Gynecol 1979; 53:422–428.
72 Ma YY, Hsu TY, Changchien CC, Chang SY, Lin JW. Vulvovaginal tuberculosis: a case report. Changgeng Yi Xue Za Zhi 1997; 20:66–70.
73 Ba-Thike K, Than-Aye, Nan-Oo. Tuberculous vesico-vaginal fistula. Int J Gynaecol Obstet 1992; 37:127–130.
74 Ferrara G, Cannone M, Guadagnino A, Nappi O, Barberis MC. Nested polymerase chain reaction on vaginal smears of tuberculous cervicitis. A case report. Acta Cytol 1999; 43:308–

312.
75 Faizal M, Jimenez G, Burgos C, et al. Diagnosis of cutaneous tuberculosis by polymerase chain reaction using a species-specific gene. Int J Dermatol 1996; 35:185–188.
76 Forbes BA, Hicks KE. Direct detection of *Mycobacterium tuberculosis* in respiratory specimens in a clinical laboratory by polymerase chain reaction. J Clin Microbiol 1993; 31:1688–1694.
77 Kim SS, Chung SM, Kim JN, Lee MA, Ha EH. Application of PCR from the fine needle aspirates for the diagnosis of cervical tuberculous lymphadenitis. J Korean Med Sci 1996; 11:127–132.
78 Edwards L, Friedrich EG Jr. Desquamative vaginitis: lichen planus in disguise. Obstet Gynecol 1988; 71:832–836.
79 Pelisse M. The vulvo-vaginal-gingival syndrome. A new form of erosive lichen planus. Int J Dermatol 1989; 28:381–384.
80 Gray LA, Barnes ML. Vaginitis in women, diagnosis and treatment. Am J Obstet Gynecol 1965; 92:125–136.
81 Gardner HL. Desquamative inflammatory vaginitis: a newly defined entity. Obstet Gynecol 1968; 102:1102–1105.
82 Oates JK, Rowen D. Desquamative inflammatory vaginitis. A review. Genitourin Med 1990; 66:275–279.
83 Sobel JD. Desquamative inflammatory vaginitis: a new subgroup of purulent vaginitis responsive to topical 2% clindamycin therapy. Am J Obstet Gynecol 1994; 171: 1215–1230.
84 Edwards L. Desquamative vulvitis. Dermatol Clin 1992; 10: 325–337.
85 Jacobson M, Krumholz B, Franks A Jr. Desquamative inflammatory vaginitis. A case report. J Reprod Med 1989; 34:647–650.
86 Fisler RE, Saeb M, Liang MG, Howard RM, McKee PH. Childhood bullous pemphigoid: a clinicopathologic study and review of the literature Am J Dermatopathol 2003; 25:183–189.
87 Haustein UF. Localized nonscarring bullous pemphigoid of the vagina. Dermatologica 1988; 176:200–201.
88 Kirtschig G, Venning VA, Wojnarowska F. Bullous pemphigoid: correlation of mucosal involvement and mucosal expression of autoantigens studied by indirect immunofluorescence and immunoblotting. Clin Exp Dermatol 1999; 24:208–212.
89 Nguyen QD, Foster CS. Cicatricial pemphigoid: diagnosis and treatment. Int Ophthalmol Clin 1996; 36:41–60.
90 Gupta S, Sodhani P, Jain S. Acantholytic cells exfoliated from pemphigus vulgaris of the uterine cervix. A case report. Acta Cytol 2003; 47:795–798.
91 Chan E, Thakur A, Farid L, et al. Pemphigus vulgaris of the cervix and upper vaginal vault: a cause of atypical Papanicolaou smears. Arch Dermatol 1998; 134(11):1485–1486.
92 Batta K, Munday PE, Tatnall FM. Pemphigus vulgaris localized to the vagina presenting as chronic vaginal discharge. Br J Dermatol 1999; 140:945–947.
93 Wilson EE, Malinak LR. Vulvovaginal sequelae of Stevens–Johnson syndrome and their management. Obstet Gynecol 1988; 71:478–480.
94 Hart R, Minto C, Creighton S. Vaginal adhesions caused by Stevens–Johnson syndrome. J Pediatr Adolesc Gynecol 2002; 15:151–152.
95 Davies PG, Fordham JN, Kirwan JR, et al. The pathergy test and Behçet's syndrome in Britain. Ann Rheum Dis 1984; 43: 70–73.
96 Haefner HK. Comments on Behcet disease. J Lower Gen Tract Dis 2005: in press.
97 Gardner HL, Fernet P. Etiology of vaginitis emphysematosa. Am J Obstet Gynecol 1964; 88:680–694.
98 Riethdorf L, Nehmzow M, Straube W, Lorenz G. Vaginitis emphysematosa during immunosuppressive therapy. Arch Gynecol Obstet 1995; 256:39–41.
99 Wepfer JF, Sinsky JE. Roentgen manifestations of vaginitis emphysematosa. Am J Roentgenol Radium Ther Nucl Med 1968; 102:946–950.
100 Jaramillo D, Allan NK, Raval B. Computed tomography of vaginitis emphysematosa. J Comput Assist Tomogr 1986; 10: 521–523.
101 Leder RA, Paulson EK. Vaginitis emphysematosa: CT and review of the literature. AJR Am J Roentgenol 2001; 176: 623–625.
102 Zaino RJ, Robboy SJ, Kurman RJ. Diseases of the vagina. In: Kurman RJ, ed. Blaustein's pathology of the female genital tract, 5th edn. New York: Springer; 2002:165.

12 阴道的上皮性和上皮-间质混合性肿瘤

Epithelial and mixed epithelial-stromal neoplasms of the vagina

Christopher P. Crum 和
Hope K. Haefner 著
谢大鹤译 回允中校

引言 Introduction

本章主要讨论发生在阴道的上皮性肿瘤（软组织肿瘤参见第 9 章）。阴道上皮最常见的病变是鳞状上皮病变，尤其是阴道上皮内病变（vaginal intraepithelial lesions, VAIL）和浸润性鳞状上皮癌。病理医师面临的最大的挑战是 VAIL 的分类，即对最具恶性潜能病变的识别，其中包括除外浸润，以及对少见的、可导致误诊或治疗不当的疾病的识别。

表 12.1 阴道和宫颈上皮内病变中不同 HPV 类型的分布和比较

HPV 类型	LOVAIL	HIVAIL	LSIL	HSIL
例数（n）	59	16	73	145
6/11[a]	27.1	0	21.9	0
40、43、54、64、67、71	23.7	25.0	6.8	0.6
16	6.7	18.7	9.6	37.9
18	1.6	–	2.7	0.6
31、33、35、39、51、52、56、58、61、68	28.8	37.5	50.1	52.4
30、53 及其他类型	8.5	12.5	4.1	8.3

[a] 6/11 仅限于宫颈和阴道湿疣。
LOVAIL：低级别 VAIL（湿疣/VAIN 1）；HIVAIL：高级别 VAIL（VAIN 2、VAIN 3）；LSIL：低级别宫颈 SIL（湿疣 /CIN 1）；HSIL：高级别宫颈 SIL（CIN 2、CIN 3）。

阴道上皮内病变（VAIL；湿疣和 VAIN） Vaginal intraepithelial lesions (VAIL; condyloma and VAIN)

引言和处于危险中的患者 INTRODUCTION AND PATIENT AT RISK

阴道上皮内病变（VAIL）的定义是：人乳头状瘤病毒（HPV）相关性鳞状上皮内增生性病变。但在本章，VAIL 一词与以下整个病变谱系同义：既包含湿疣病毒感染（湿疣，condylomata），也包含阴道上皮内肿瘤形成（vaginal intraepithelial neoplasia, VAIN）。VAIL 之危险因素与宫颈和外阴上皮内肿瘤形成大体一致，尤其是首次性交年龄、性伴侣数量以及所有能损害机体免疫功能的疾病（参见第13章）。不过，VAIL 与发生在外阴、宫颈的同类病变之间还是有些差异的，主要与病变原发部位和 HPV 类型不同有关。在外阴，病变是同时累及皮肤和黏膜，HPV 类型以 HPV 6、11 和 16 为主。而在宫颈，靶点是在鳞柱交界处的上皮以及上皮表型动态重建区域，这些细胞具有宫颈转换区的特征。阴道病变与宫颈病变相似，对其原发病变的研究显示：其 HPV 类型的范围比见于外阴者大得多（表 12.1）[1]。而且，阴道低级别和高级别癌前病变的相对发生率也与宫颈的相似，都是 3∶1 左右。不过，不同级别 VAIL 病变的年龄跨度很明显：低级别病变和高级别病变之间相差 15 年左右。但在宫颈，低级别和高级别鳞状上皮内病变（SIL）的平均发病年龄却相差不到 10 年[2]。

约 65% 的 VAIL 患者或合并或原有宫颈 SIL[2, 3]。此前曾因异型增生 / 原位癌而接受子宫全切手术的患者、曾接受宫颈或阴道放疗的患者或应用免疫抑制剂的患者发生 VAIL 的危险性亦可增加。分子生物学研究证实：HPV 是所有这些病变的元凶[4-6]。免疫功能低下妇女更容易发生持续性、多发性病变[7]。

另一组阴道病变危险人群是有宫内己烯雌酚（DES）接触史的阴道腺病患者。这些患者不仅患阴道透明细胞癌的危险性增高，而且患阴道和宫颈上皮内肿瘤形成的危险性也增高[8]。

VAIL 和阴道癌的自然过程 NATURAL HISTORY OF VAIL AND VAGINAL CANCER

VAIL 的自然过程尚未完全确定，但低级别 VAIL（湿疣或 VAIL 1）大都会自然消退[9-11]。高级别病变（VAIL 2或 3）、多灶性病变和伴有其他肛门生殖器部位肿瘤形成者以及有免疫功能缺陷者病变更容易迁延或复发。即便在严密随访下，仍有约 5% 的 VAIL 会发展为浸润癌。一个重要的癌变危险因素是患者的年龄。VAIL 患者的平均年龄更接近于外阴病变患者的发病年龄而非宫颈病变患者的发病年龄。有研究显示：1、2 和 3 级病变的平均发病年龄分别是 39、49 和 57 岁，较同级宫颈病变整整晚了 10 ~ 20 年[11]。阴道癌发病率的峰值出现在 61 ~ 70 岁，比阴道黏膜早期病变开始晚 25 年以上。

患者体格检查 EXAMINATION OF THE PATIENT

阴道检查是盆腔检查的必要构件，而且在放置阴道窥镜时，一定要检查一下阴道黏膜表面。进行阴道镜检查的指征列于表 12.2。

由于 VAIL 的表现可能轻微，需要对整个阴道做认真的检查。特别要关注阴道的上 1/3 段，阴道的各种病变大都发生在这里（图 12.1）。如果患者对碘不过敏，则醋酸和 Lugol 溶液都可用于阴道镜检查。Lugol 溶液可将富含糖原的组织染成深红棕色，而非糖原化上皮则不会着色，尤其是上皮内肿瘤形成病灶，典型者呈芥末黄色（图 12.2）。不过 Lugol 溶液有一定的局限性，其特异性不好，如阴道黏膜萎缩或炎症性疾病均伴有不成熟鳞状上皮细胞，其内均缺乏糖原，故也不着色。在这种情况下，Lugol 溶液对诊断就没有什么帮助。

阴道镜下，可以看到与 VAIL 有关的异常血管构象（abnormal vascular patterns），如果见到斑点状（punctuation）或马赛克状（mosaicism）发育好的血管类型，或见到不规则的非典型分支血管构象，应高度怀疑浸润癌。而高级别 VAIL 的黏膜上皮可能会仅仅表现为平坦、白色。故任何潜在的病变都要经由活检证实。

表 12.2　进行阴道镜检查的指征

1. 子宫切除术后阴道涂片巴氏染色（Pap smear，以下简称巴氏涂片）异常者
2. 宫颈肿瘤形成治疗成功后巴氏涂片异常者
3. 阴道镜下，宫颈和宫颈管巴氏涂片上出现性质不明病变者
4. 出现可触知的或肉眼可见的性质不明的阴道病变者
5. 所有宫颈、外阴、肛门及肛周 HPV 感染之女性患者
6. 免疫功能不全并确诊有宫颈肿瘤形成者
7. 所有宫内接触己烯雌酚（DES）者
8. 有异常的、不明原因的或久治不愈的阴道排液或出血者
9. 因非相关的细胞学、组织学和阴道镜病变而行宫颈椎切术之前

Adapted from Ferris et al.[7]

VAIL 的组织学 HISTOLOGY OF VAIL

VAIL 的组织学改变与发生在宫颈的同类病变相同。大体上可见从扁平到外生性湿疣病变谱系中的各种形态；轻者，病变的非典型性表现为表层（上皮）细胞的细胞核增大，并可见非典型挖空细胞（koiloc- ytotic atypia）；严重者，成熟度不一致的细胞核非典型性可出现在黏膜

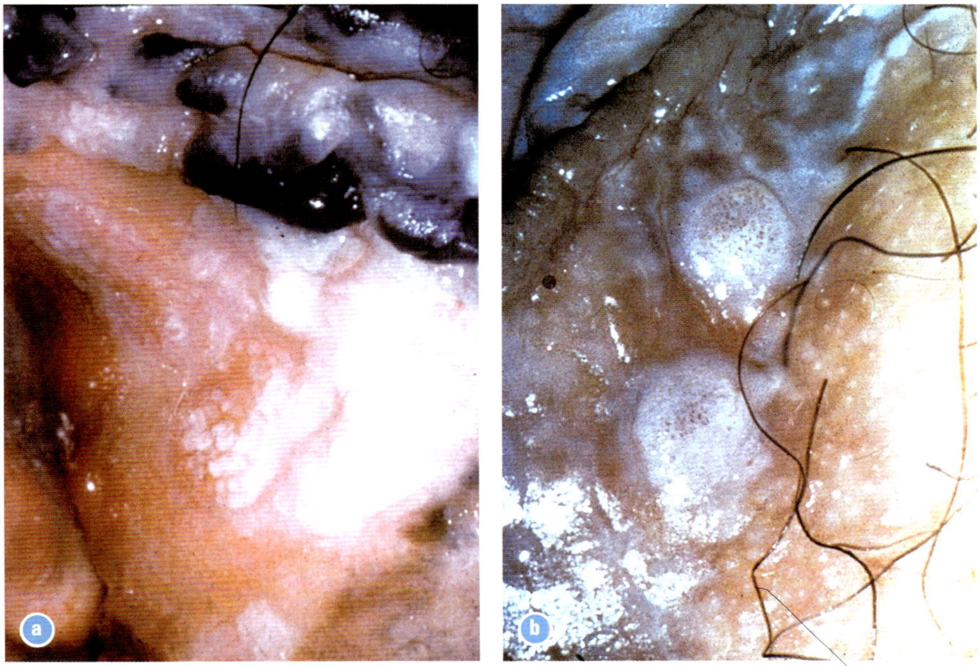

图 12.1　(a) VAIL 伴有角化过度（右下）。(b) 斑点状醋白阳性病灶（中心）。

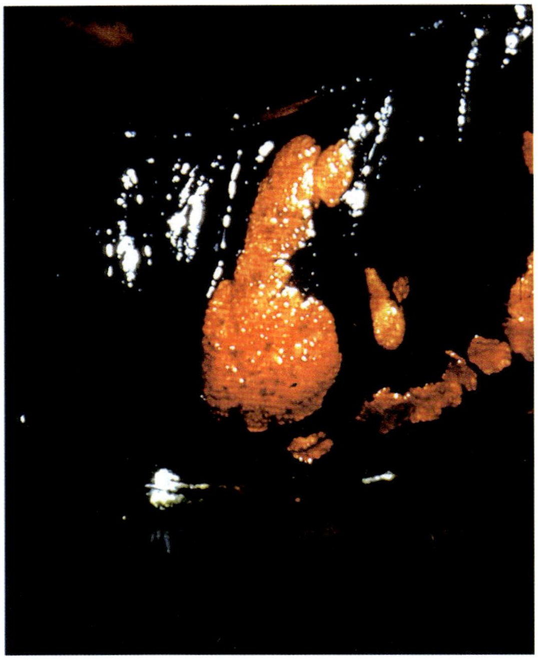

图 12.2 高级别阴道上皮内病变（VAIL 3），Lugol 溶液涂抹后，病灶处不着色，反差明显。

全层（阴道上皮内肿瘤形成，VAIN）。表 12.3 概述了该谱系所包含的各种病变的分类，详细说明见下文。

表 12.3 VAIL 的分类

病变名称	病理报告使用的术语
LOVAIL	低级别鳞状上皮内病变
外生性湿疣	（湿疣 / VAIN 1）
扁平湿疣（VAIN 1）	
HIVAIL	高级别鳞状上皮内病变
VAIN 2	（VAIN 2/ VAIN 3）
VAIN 3	
乳头状 VAIN 3	

低级别阴道上皮内病变 Low-grade vaginal intraepithelial lesions（LOVAILs）

LOVAIL 包括外生性湿疣（exophytic condylomas）和扁平湿疣（flat condyloma）二类。前者常常与 HPV 6 和 HPV 11 感染有关，病变由多个外生性疣状乳头状（verrucopapillary）病变构成，伴表层上皮细胞的非典型性和挖空细胞形成（图 12.3），参见第 6、13 两章。后者细胞非典型性分布与前者无异，但缺乏外生性结构（图12.4）。LOVAIL 的诊断要点是：黏膜上皮之深层细胞的细胞核没有明显的非典型性。

最容易与 LOVAIL 混淆的上皮病变包括与宫颈脱垂有关的非特异性棘皮症性（acanthotic）改变（图 12.5 a）。

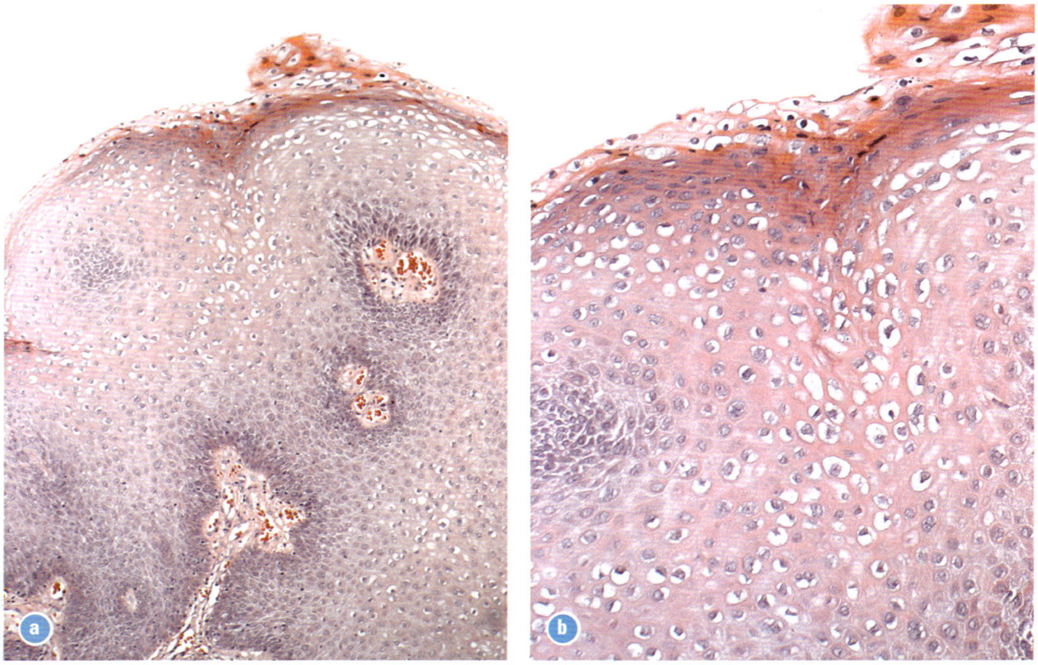

图 12.3 低级别阴道上皮内病变［外生性（尖锐）湿疣］的（a）低倍镜和（b）高倍镜观。

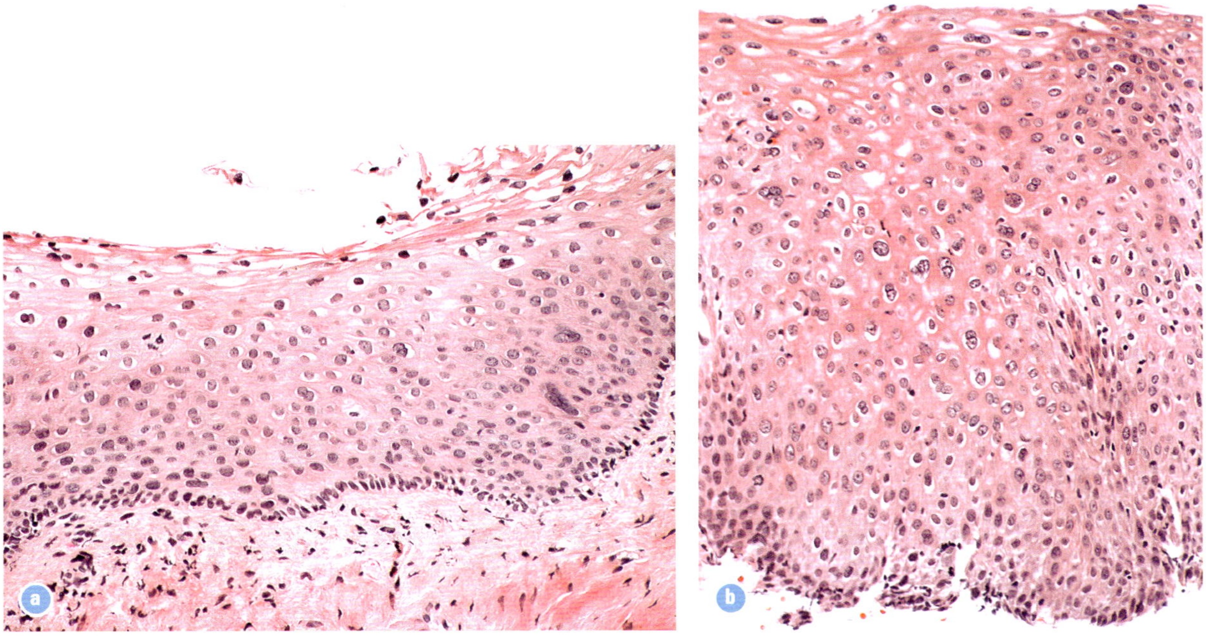

图 12.4 （a, b）低级别阴道上皮内病变（扁平湿疣或阴道上皮内肿瘤形成 1 级）。

至少在组织学上更容易与 LOVAIL 混淆者为育龄女性阴道口的小的息肉状赘疣（图 12.5 b）（参见第 11 章）；但在这些病变中看不到细胞非典型性，也没有棘皮症改变，它们与HPV感染之间的鉴别已经不像20世纪 80 年代时那样困难了[12]。如果病理医师有什么不放心，他或她可以做增生活性标志物 Ki-67（MIB-1 抗体）的免疫组织化学染色，该技术可以突显那些因 HPV 复制（replication）而引发其 DNA 转化的表面上皮细胞的细胞核（图 12.6）。就是这些细胞体内包藏有 HPV 的核酸（图 12.7）。

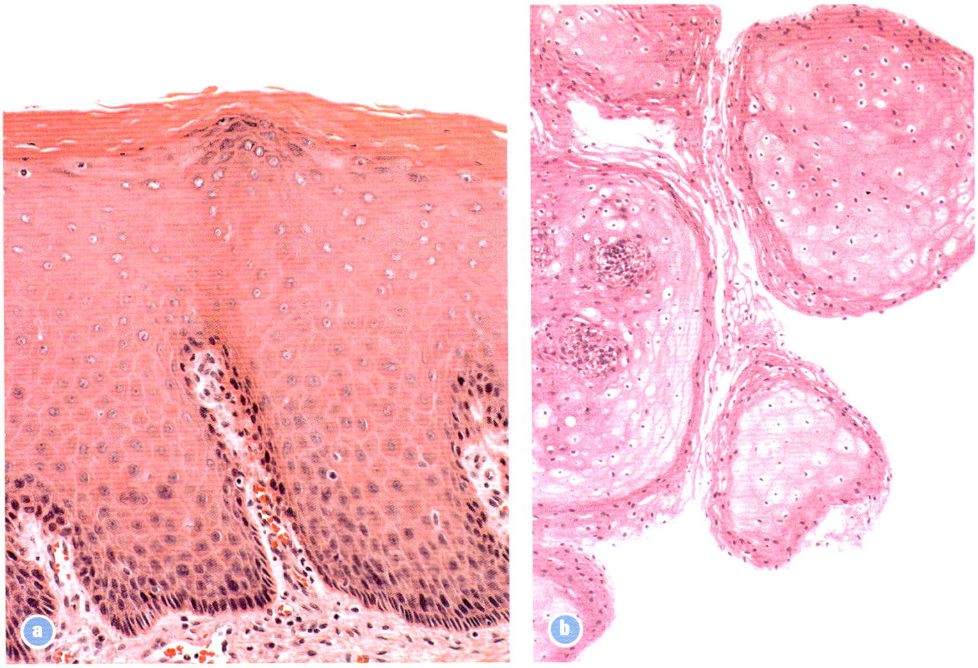

图 12.5 LOVAIL 的鉴别诊断：(a) 非特异性棘皮症；(b) 处女膜环附近的黏膜赘疣（mucosal excrescences）。

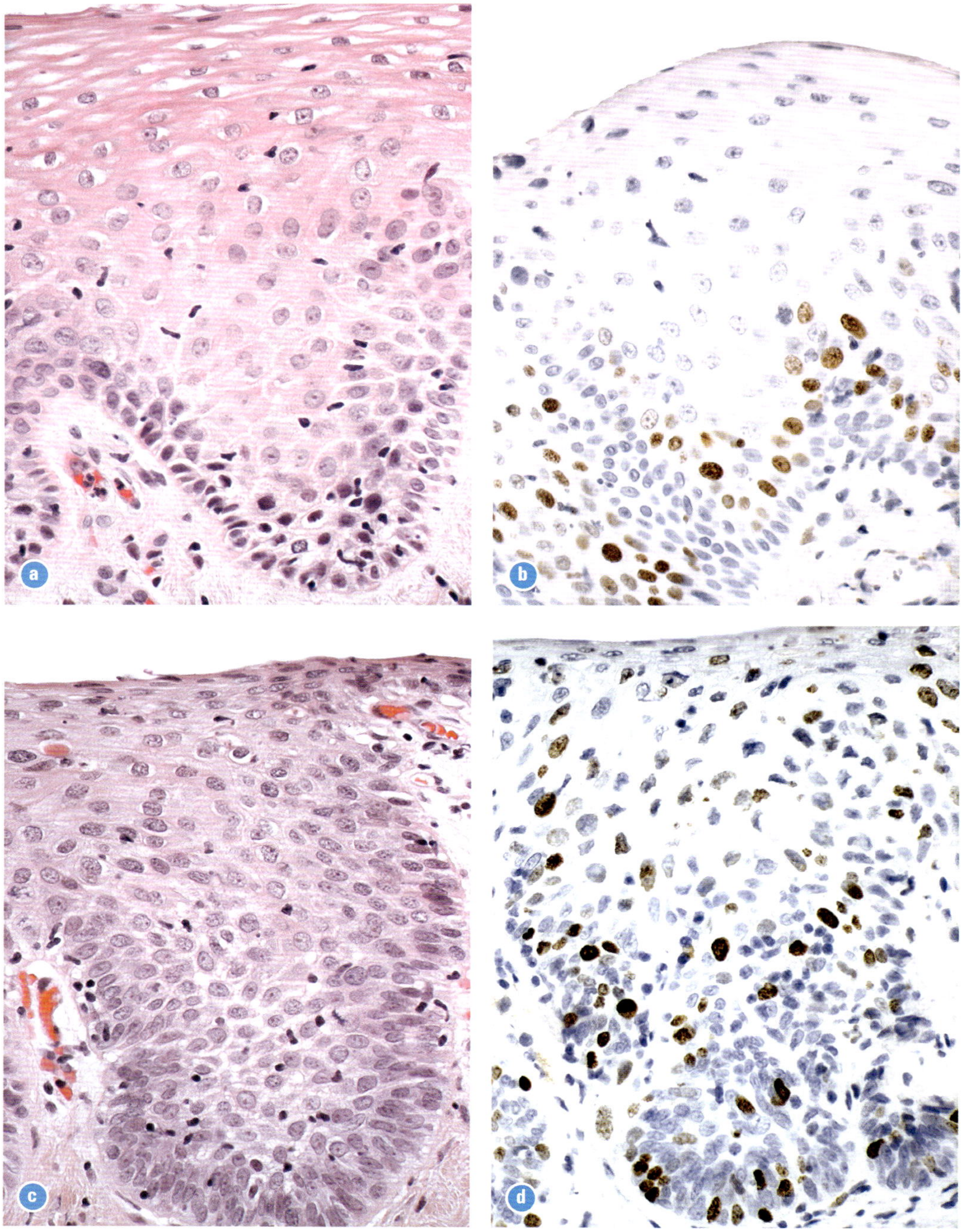

图 12.6 MIB-1（Ki-67）免疫组化染色突显：（a, b）在正常黏膜，阳性细胞位于黏膜上皮的副基底层（parabasal）；（c, d）在 LOVAIL，Ki-67 阳性细胞出现在黏膜浅层。

高级别阴道上皮内病变（HIVAIL）

高级别阴道上皮内病变（图 12.8-12.10）的诊断标准与发生在宫颈、外阴的同类病变的诊断标准相同。细胞非典型性累及黏膜全层者归入此类；而 VAIN 2 与 VAIN 3 之分级则取决于上皮细胞分化的成熟程度，后者的分化程度明显低于前者。对乳头状结构（papillary architecture）的识别应给予特别关注，因为其合并发生浸润的危险性可能增大（参见第 6 和第 13 章）（图 12.11 a, b）；而萎缩和放疗性损伤可能疑似 HIVAIL（图12.12, 12.13）。

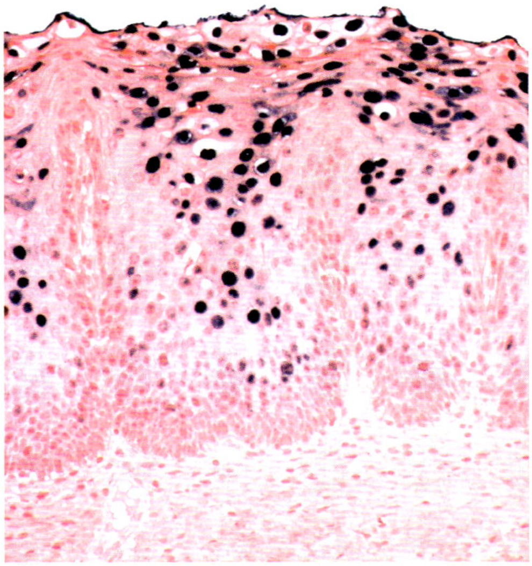

图 12.7　HPV 核酸在黏膜湿疣病变中的局灶化（localization）。注意：病变的黏膜上皮浅层杂交信号最为强烈，其分布形式与 MIB-1 免疫组化染色（图 12.6）者相似。（与图 12.2 比较。）

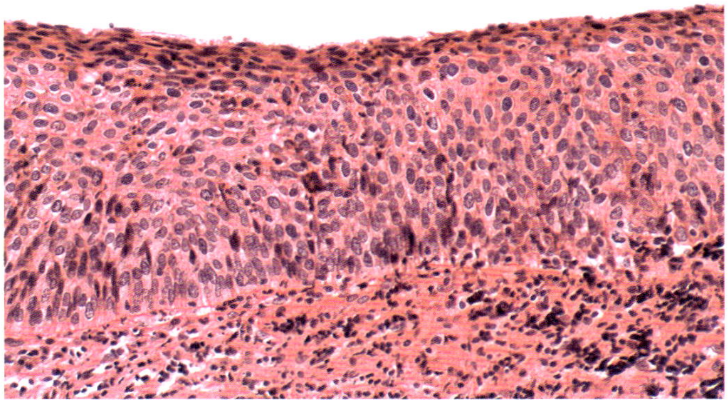

图 12.9　HIVAIL（阴道上皮内肿瘤形成 3 级，VAIN 3），病变由分化极不成熟的（minimal maturation）上皮细胞构成。

阴道上皮内病变的处置 MANAGEMENT OF VAGINAL INTRAEPITHELIAL LESIONS

VAIL 的组织学诊断、患者的年龄和存在何种治疗方法都会对治疗产生影响。患者如果年轻，其病变自行消退的几率会比较高，医生有可能建议患者简单随诊观察[15]。如果决定要治疗，LOVAIL 的治疗应该选择非强烈的方法，因为治疗后发生合并症的危险性可能会超过疾病本身的危险性。为避免诸如粘连和性交困难之类的治疗后合并症，医生一般都会尽量避免阴道局部长时间应用 5-氟尿嘧啶（5-fluorouracil）或强烈的激光治疗，尤其是靠近阴道口的部位。LOVAIL 发展到高度浸润癌的几率极低[7, 16]。

比较明确的治疗措施应该是针对各种 HIVAIL 病变（图 12.11-12.14），包括 VAIN 2、3。治疗模式包括局

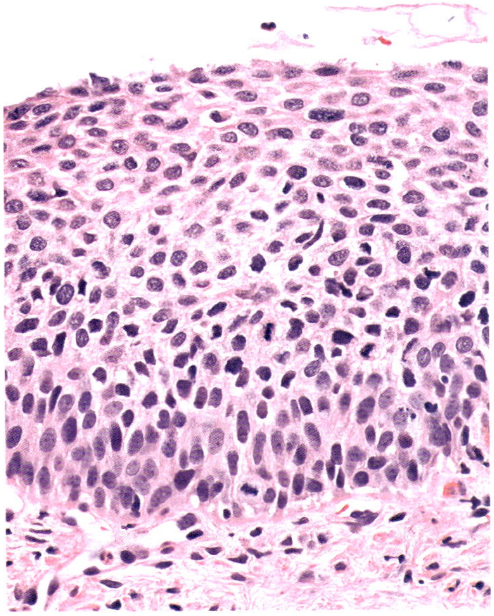

图 12.8　HIVAIL（VAIN 2），显示浅表层的细胞分化成熟（中心）。

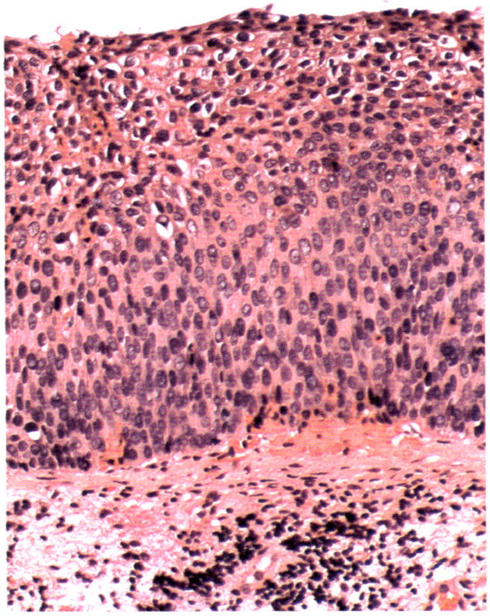

图 12.10　HIVAIL（VAIN 3）其形态与对原位癌（carcinoma in situ）的经典描述相似。

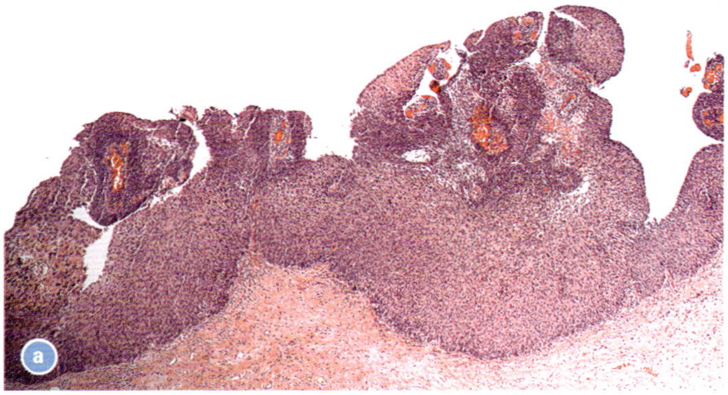
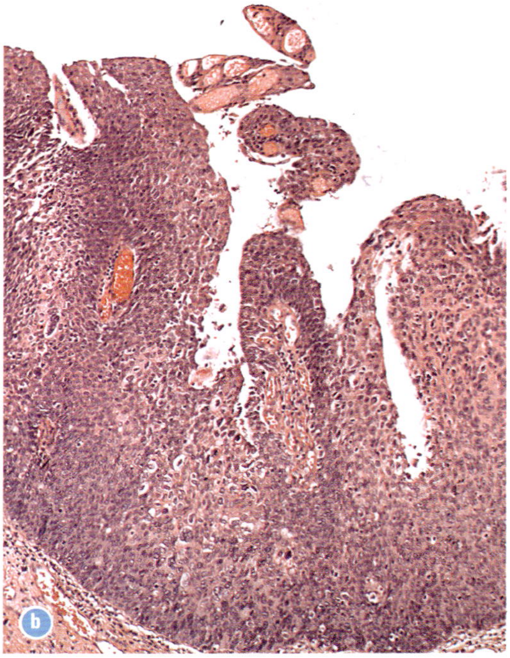

图 12.11　高级别阴道上皮内病变（HIVAIL）伴乳头状增生。(a) 低倍镜形态；(b) 高倍镜形态。

部用药，如三氯乙酸（TCA）、5-氟尿嘧啶[17-22]和咪喹莫特软膏（imiquimod cream）[23, 24]。三氯乙酸一般只用于非常局灶性的低级别病变。对于 HIVAIL 的治疗而言，咪喹莫特霜剂还处于小规模临床研究阶段，而且大都用于外阴病变。其他治疗方式包括对零散分布的小病变采用CO_2激光[25]、电刀环切术（LEEP）治疗，还有就是直接予以外科切除。不过，所有这些治疗方法都有可能失败或出现合并症。合并症，尤其是使用 5-氟尿嘧啶后，

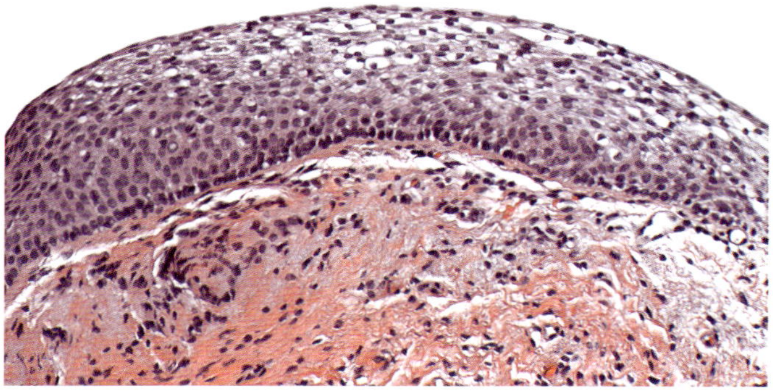

图 12.12　HIVAIL 的鉴别诊断。萎缩性改变。注意其中细胞核的形态一致，而且没有核分裂像。

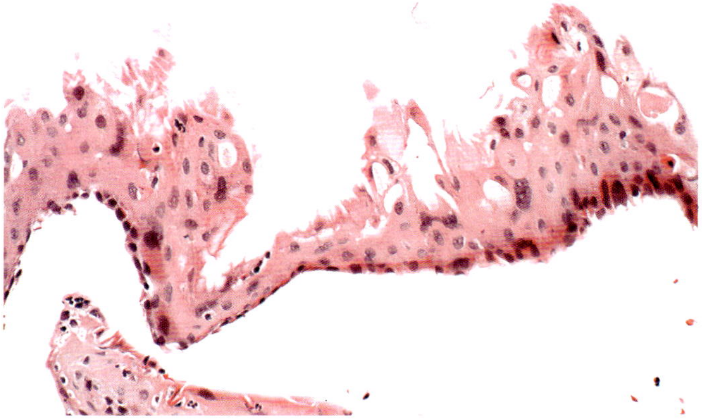

图 12.13　HIVAIL 的鉴别诊断。放疗后改变。注意细胞核的非典型性虽然可见，但核/浆比值低，而且异常细胞的核染色质分布均匀。

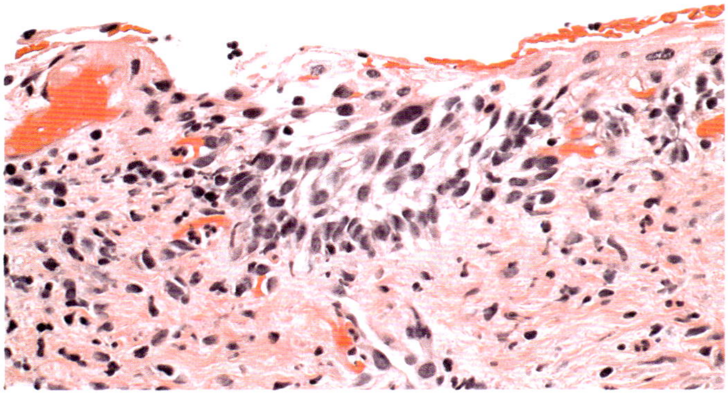

图 12.14　HIVAIL 的鉴别诊断。明显的源于炎症的非典型性。

主要是阴道的大面积溃疡[26]，而且愈合困难。故现在临床对 5-氟尿嘧啶的兴趣已经大不如前。VAIN 一般采用 LEEP 治疗，但这种手术有一定危险，因为它可能伤及周围组织。这种手术还有可能对肠管和膀胱造成损伤。对于广泛而顽固的 LOVAIL 和（或）HIVAIL 而言，激光治疗效果较好[27, 28]，尤其是对那些病变已从宫颈蔓延到阴道上部者效果尤佳。如果条件适合，手术切除是最佳选择。在一项对因阴道顶端 VAIN 3 而行子宫切除术、术后阴道断端周围有瘢痕的患者研究中，阴道上段切除术被认为是可选择的治疗，但对于那些多灶性 HIVAIL 或阴道镜下面积大但边界清楚的病变，CO_2 激光烧蚀更适合[29]。顽固性或进展性的 HIVAIL 的危险包括：多灶性病变和肛门生殖器肿瘤综合征（anogenital neoplastic syndrome）。这类患者应被告知：无论施以何种治疗，都不能保证不会复发，故必须密切随诊。

放疗后的异型增生（HIVAIL）POST-RADIATION DYSPLASIA (HIVAIL)

如上所述，放疗后可发生浸润前阴道疾病（pre-invasive vaginal disease），通常发生在放疗后 1 ~ 10 年。典型情况下，此类病变与 HPV 之核酸有关。没有证据表明这些病变还另有一条单独的（非 HPV）通道。

阴道恶性上皮性肿瘤 Malignant epithelial neoplasms of the vagina

引言 INTRODUCTION

阴道癌大约占全部妇科肿瘤的 1% ~ 4%。其最常见的组织学类型是鳞状细胞癌，比较少见的类型包括腺癌、黑色素瘤和各种肉瘤。内胚窦瘤（endodermal sinus tumor）和葡萄状胚胎性横纹肌肉瘤（botryoid embryonal rhabdomyosarcoma）等非上皮性肿瘤是儿童最常见的恶性阴道肿瘤，虽然某些类型的横纹肌肉瘤个案报告大都发生在成人[7, 30-34]。本章将择其重要者进行讨论。

鳞状细胞癌 SQUAMOUS CELL CARCINOMA

引言和发病机制 Introduction and pathogenesis

阴道鳞状细胞癌（以下简称鳞癌）并不常见，在女性生殖道恶性肿瘤中所占比例不足 2%。以下四项是阴道鳞癌的特征，这些特征在某种程度上可将其与原发性宫颈癌鉴别开：

1. 鳞癌是阴道癌中最为常见的组织学类型，所占比例约为 85%。
2. 阴道鳞癌的发病年龄大多在 51 ~ 80 岁，比宫颈鳞癌的发病平均年龄大约晚 20 年。
3. 患者年龄在 50 岁以下者与 HPV 相关性（或宫颈）肿瘤的关系更为密切，而且常常发生在阴道上段，并常见有阴道感染和此前发生的 CIN 病变。
4. 大约 1/5 的患者此前曾有宫颈浸润性或非浸润性鳞状上皮肿瘤[35]。

以上特征表明，同外阴癌一样，发病年龄偏大的阴道癌之发病并非只是性传播单一因素所致。研究显示，发生在高龄妇女的阴道癌虽是 HPV 相关性疾病，但它也受到其他危险因素的影响，包括年龄、雌激素水平低下、放疗史和阴道损伤[35]。

临床表现 Clinical presentation

阴道癌患者最常见的症状是无痛性阴道出血或阴道分泌物恶臭，出现泌尿系统症状和疼痛者也有报道。直肠阴道检查常常有助于明确该病变是否已扩散到黏膜下层，阴道周围组织有无浸润，以及直肠受累与否。大体上，阴道癌可呈外生性、溃疡状、环形、收缩状、息肉状，可无蒂，可质硬，或可呈蕈状，并且可累及阴道的任何部位：发生在前壁者约占40%、后壁者占30%、侧壁者占 28%；30% ~ 50% 都是 I 期病变。

组织病理学 Histopathology

组织病理学上，阴道鳞癌与发生在其他部位者相似。经验告诉我们：两种组织学类型最为常见，其一是经典的浸润性鳞癌（图 12.15），其二是乳头状癌 (papillary carcinoma)（图 12.16）。后者可伴有或不伴有明显的浸润（图 12.11）；如欲明确间质浸润与否，常需更深入的组织学检查。这种亚型的病变大都表浅，而且多有宫颈癌病史，故不能除外为来自宫颈癌的种植性转移病灶。

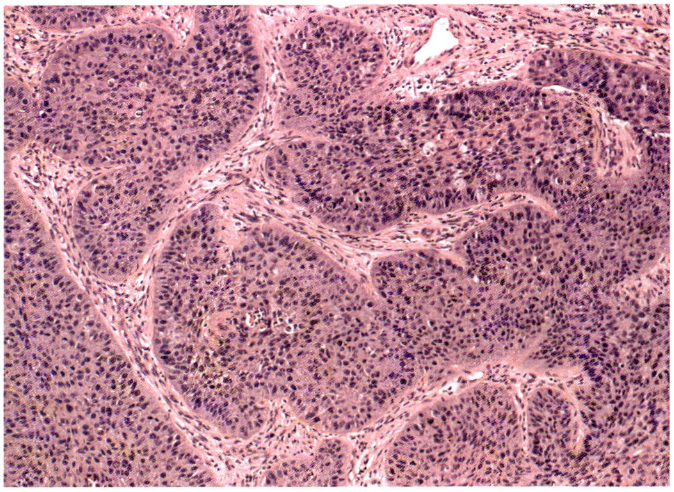

图 12.15　浸润性鳞癌，癌巢呈基底细胞样结构，上皮间质界面均匀一致。

浸润性阴道癌的治疗 Management of invasive carcinoma of the vagina

放疗和外科手术二者都可用于浸润性阴道鳞癌的治疗，其中以放疗为首选。放疗一般由两部分构成：先是盆腔野（pelvic port）照射，然后再施以内插植式（interstitia limplant）照射。如果阴道下 1/3 段受累，腹股沟淋巴结也应被纳入放疗野。对于大范围或高分期的阴道癌患者而言，给予可增加放疗敏感度的药物［如羟基脲（hydroxyurea）或 5-溴脱氧嘧啶核苷（bromodeoxyuridine，BUDR)］可能会有益。对于有小范围 I 期病变的患者而言，单独施以近距离放疗（brachytherapy）即可。

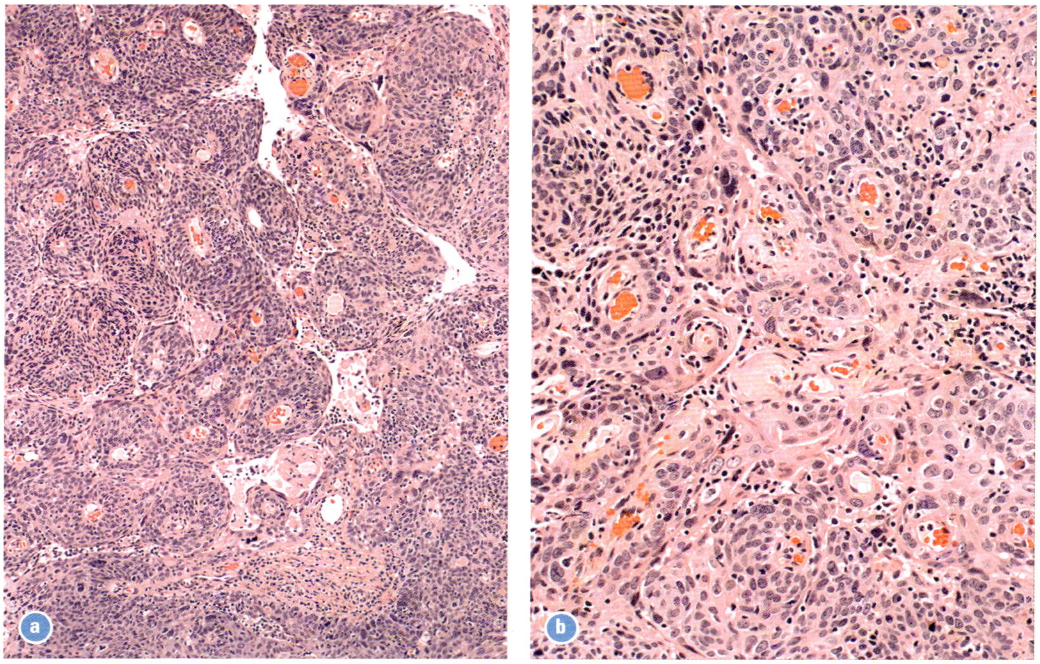

图 12.16　(a) 乳头状癌。这些肿瘤大都表现出很规整的上皮性癌巢。不过，完整切除还是必要的，以防浸润存在。(b) 阴道黏膜表面的乳头状鳞癌，该患者曾因宫颈鳞癌接受治疗。病史提示此病变可能源于宫颈黏膜表面的肿瘤性上皮组织的直接种植。

阴道上段鳞癌一般采用根治性子宫切除术加阴道切除术，这种治疗最适于位置表浅的阴道后穹窿鳞癌患者，或不能接受放疗的患者。对放疗后复发的鳞癌可施以盆腔脏器摘除术（pelvic exenteration）。

生物学行为和预后 Behavior and outcome

鳞癌的恶性程度取决于病变分期（表12.4）。按照这种分期方法，Ⅰ、Ⅱ、Ⅲ、Ⅳ期患者的5年存活率分别是75%~80%、45%~60%、31%~43%和20%~40%[37]。鳞癌原发灶如果位于阴道上段，则大都向侧面宫旁组织扩散；如果位于阴道下段，则向阴道旁组织扩散。鳞癌还会经由淋巴系统转移至局部淋巴结；有时甚至会转移到肺、肝或大脑。

表 12.4　阴道癌：国际妇产科协会（FIGO）命名法

0 期	原位癌，VAIN 3
Ⅰ期	鳞癌仅局限于阴道壁
Ⅱ期	鳞癌已扩散到阴道壁周围组织，但未扩散到盆腔壁
Ⅲ期	阴道癌已侵犯盆腔壁
Ⅳ期	鳞癌已超越真骨盆腔或已侵犯膀胱或直肠黏膜。只有大泡状水肿（bullous edema）者不应归于Ⅳ期
Ⅳa	肿瘤侵犯膀胱、直肠黏膜和（或）直接扩散到真骨盆之外
Ⅳb	远端脏器转移

FIGO, Fédération Internationale de Gynécologie et Obstétrique.

疣状癌 VERRUCOUS CARCINOMA

疣状癌是阴道鳞癌的一个亚型，很少见[38]。疣状癌曾经有过多个名称，如巨大尖锐湿疣［giant condyloma acuminata（Buschke-Löwenstein 瘤）］、鳞状上皮乳头状瘤病（squamous papillomatosis）、尖锐湿疣恶变（condyloma acuminata with malignant transformation）和高分化鳞状细胞癌[39]。疣状癌组织分化极好、生长缓慢、有局部浸润性，其浸润边缘呈平推状（图 12.17）。大体上呈小的疣状赘生物，或稍大的菜花样肿物。疣状癌的诊断有时会很困难，尤其是活检取材太过表浅者。尽管尖锐湿疣和疣状癌两者的大体形态和组织学特征有诸多相似之处，但疣状癌的发病过程中完全没有HPV的影响[40]。虽然如此，仍有许多个案报告称生殖道疣状癌中可见HPV[40-42]。

治疗以手术切除为主。疣状癌很少发生淋巴结或远处转移。放疗也一直在应用，但并非是初始治疗措施[43]。在一些报道中，也有应用大剂量干扰素治疗者，目的是减小肿瘤体积及预防肿瘤复发[40, 44]。

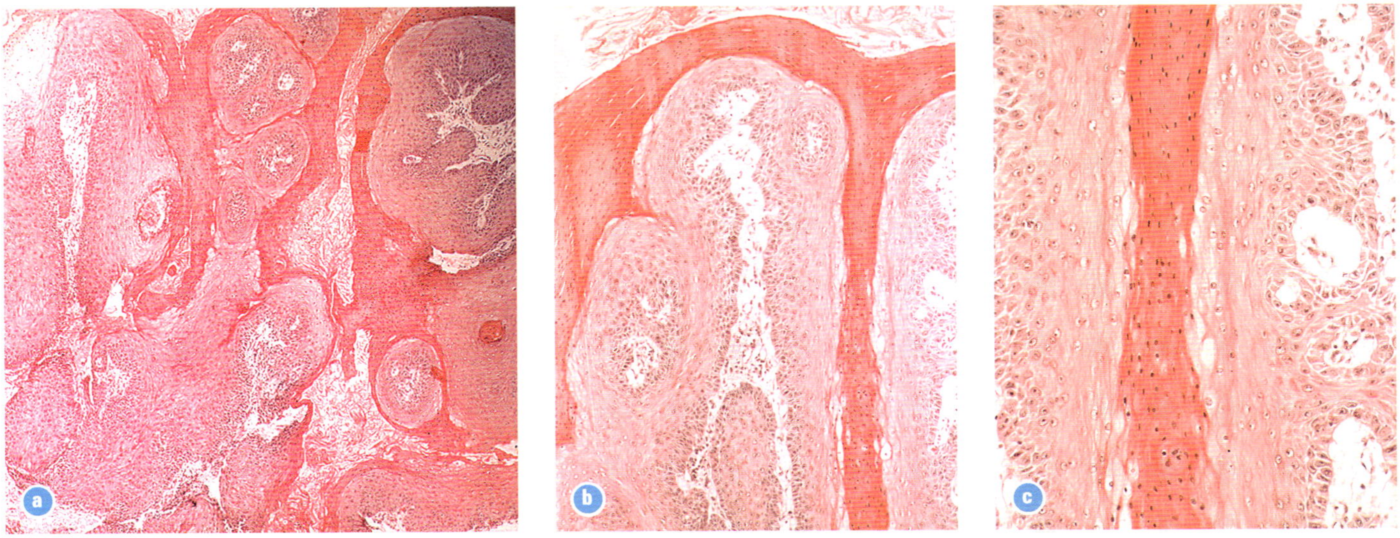

图 12.17　疣状癌。(a) 肿瘤呈疣状结构，沿一均匀的上皮巢 - 间质界面浸润，瘤细胞的非典型性不明显。(b, c) 上皮之高倍镜形态：鳞状上皮细胞淡染，浅层细胞无明显非典型性。

鳞状-移行细胞癌 SQUAMOUSTRANSITIONAL CARCINOMA

阴道鳞状-移行细胞癌是鳞癌的一个亚型，很少见。研究发现，它与 HPV 感染有关，尤其是与高危类型的 HPV 感染有关。Rose 等人报告，在一位 82 岁的患者，这种病变发生阴道前壁远端和尿道远端，直径 4cm。免疫组化染色（CK-7 阳性、CK-20 阴性）和 HPV 16 检测支持其与一般概念的鳞状细胞癌密切相关[45]。如果在巴氏涂片上看到高级别鳞状上皮内病变（high-grade squamous intraepithelial lesion），同时看到具有明显纤维血管性轴心的乳头样结构的三维组织碎片，应该考虑阴道乳头状鳞状-移行细胞癌，但还必须与良性阴道湿疣、乳头状 HIVAIL 以及疣状癌相鉴别[46]。Vesoulis 和 Erhardt的一项研究称：阴道鳞状-移行细胞癌的阴道巴氏涂片诊断有四个标准：（1）有体积大、着色深、有分支的三维乳头状组织碎片，具有明显纤维血管性轴心，被覆粘着性松散的上皮细胞；（2）高度密集的、彼此相互离散的瘤细胞具有明显异型性，包括核深染、染色质颗粒粗大；细胞浆稀少、纤细、残破，并可见核破裂；（3）异型性明显的上皮细胞聚集成合体细胞，形态上与单个细胞相似；（4）没有可辨认的、形态学上明确的“移行上皮细胞群”[46]。

腺上皮肿瘤 GLANDULAR NEOPLASMS

引言 Introduction

腺癌可以是原发的，也可以是转移性的（来自宫颈管内膜、子宫内膜，或来自远处，如乳腺、卵巢或肠道）。阴道原发的腺癌并不多见，其发生率远远低于局部扩散或从远处转移来的腺上皮肿瘤。在阴道，凡遇腺癌，大都首先要考虑其原发部位在何处。阴道腺癌的组织学类型包括子宫内膜样腺癌、黏液型或肠型腺癌、腺鳞癌、阴道旁中肾腺癌（paravaginal mesonephric adenocarcinoma）及各种附属器肿瘤（adnexal Wolffian tumors）、浆液性乳头状腺癌和腺样囊性癌[47]。阴道腺癌的治疗与鳞癌的治疗类同。

起源于子宫内膜异位的原发性肿瘤 Primary tumors arising in endometriosis

发生在阴道的子宫内膜异位并不多见，但子宫内膜异位恶变者确有发生（图 12.18）[48, 49]。子宫内膜异位恶变的诊断标准有：（1）在同一异位器官中可同时见到癌变的和良性的两种子宫内膜组织，尤其是二者之间有移行形态者；（2）癌确系起源于该组织，而非从其他部位浸润至此；（3）癌变腺体周围可见子宫内膜间质成分。但这些标准应用起来还是有些困难，如因取材不当而无法发现与癌巢相邻的小的子宫内膜异位病灶；腺癌本身可能已经破坏了作为癌变源头的子宫内膜异位组织；或因子宫内膜异位病灶太小而漏报。这些都可能是导致低估癌与子宫内膜异位之间关系的重要原因[50]。

与子宫内膜异位相关的恶性病变一般预后都比较好[51]。明确起源于阴道子宫内膜异位的恶性肿瘤主要有腺癌[52, 53]、子宫内膜样腺癌[54]、Müller 腺肉瘤[55-57]和子宫内膜间质肉瘤[50, 58]。

有些起源于子宫内膜异位的肿瘤颇具争议[57]。尤其是腺肉瘤可能会与腺纤维瘤或间质成分丰富的子宫内膜异位相混淆。尤其是当这些病灶所展示的部分不仅细胞密度低，而且核分裂像少见时，就更容易被误判[59, 60]。在这种情况下，重要的是一定要仔细寻找间质细胞核的非

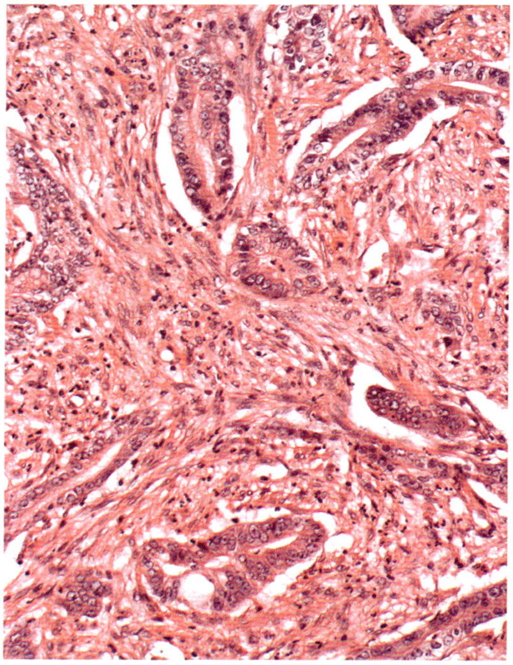

图 12.18　起源于子宫内膜异位的腺癌。

典型性，并在腺体周围寻找那些足以诊断为腺肉瘤的套袖状间质（stromal cuffing）成分。Clement 和 Scully[61] 认为，Müller 腺肉瘤与 Müller 腺纤维瘤鉴别的可靠标准是：在前者，间质细胞核分裂计数在 2 个 /10 个高倍视野以上，间质细胞显著增多，以及间质细胞明显非典型性。但如果标本太小，这三项参数还不足以明确病变性质，那么病理学家需要用更多的时间去确诊或排除这个诊断。

透明细胞腺癌 Clear cell adenocar-cinoma

在没有宫内接触 DES（己烯雌酚）的患者中，阴道和宫颈的透明细胞腺癌并不常见。非 DES 接触性透明细胞腺癌大都发生在绝经期后[62, 63]。

阴道透明细胞腺癌的发生率在有 DES 接触史的患者人群中明显增高[64, 65]。己烯雌酚是一种合成的非类固醇雌激素；美国在 1938 ~ 1971 年间，用 DES 来预防流产和许多其他妊娠合并症。1971年，美国食品与药品管理局（FDA）就妊娠期间使用 DES 与其后发生的这种合成雌激素与阴道和宫颈透明细胞腺癌之间的联系发布了警告。母亲妊娠期间使用过 DES 其年轻女儿（以下简称 DES 女儿）被发现可有多种异常。据估计，DES 女儿患透明细胞腺癌的危险性约在 1‰ 左右[66, 67]。这组人群中阴道和宫颈腺癌的发病率峰值出现在 20 岁左右。30 岁以上者少见，但也有 48 岁发病的个案报告。非 DES 接触者的阴道腺癌的发病年龄则要大得多，大约在 51 ~ 90 岁之间。随着 DES 接触者人群的年龄增长，这类病例也逐渐减少。另外，鳞状上皮来源的肿瘤也发生在这组患者中[68]。

现阶段并不多见的阴道透明细胞腺癌的症状主要有阴道出血或分泌物增多，以及肉眼可见的阴道或宫颈病变。这些肿瘤一般发生在阴道前壁的上 1/3，与腺病（adenosis）最常见的发病部位一致[47]。大约 15% 的临床 Ⅰ 期患者和 40% 的 Ⅱ 期患者确诊时都已经发生局部淋巴结转移[47]。

显微镜下，透明细胞癌的组织学特征包括：瘤细胞边界不清、细胞核非典型性明显、瘤细胞呈小管 - 囊状或乳头状排列（图 12.19 a, b）。这些特征与发生在生殖道其他部位的透明细胞癌相似（参见第 19、27 章）。

凡已知或可疑有 DES 宫内接触史的患者都应接受常规的临床和细胞学检查[69]。妇科检查应该包括阴道和宫颈指诊，初检应做阴道镜检查。如果发现有异常情况，则应每年复查一次阴道镜检查，而且还要按四个象限分区做巴氏涂片细胞学检查。

活检低门槛（low threshold）原则适用于所有新发现的、肉眼可见的或可触及的病变，以及细胞学涂片上出现足以引起关注的各种改变[70]。因为透明细胞腺癌可能发生在绝经期后，所以对有 DES 接触史者的常规细胞学检查在绝经以后还应继续进行[71]（关于DES接触方面的相关信息可上网查询：http://www.cdc.gov/des/index.html.）。

透明细胞腺癌可呈息肉样，亦可呈溃疡状。对发展尚

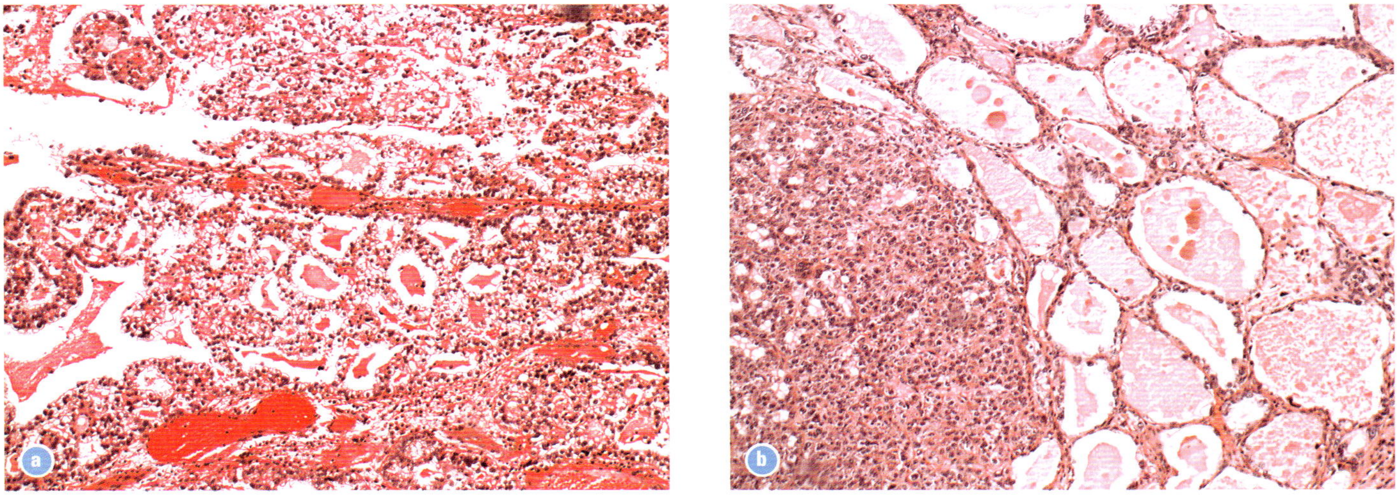

图 12.19 宫颈和阴道透明细胞癌，患者 22 岁。（a）腺管状结构，内衬特征性的立方状上皮细胞，细胞边界不甚清楚（discrete cell borders），胞浆透明，细胞核形态一致；（b）囊性区域（右侧）和实性病变（左侧）形态。

不完整的病变而言，非典型血管分布是最为突出、最具诊断意义的征象。在透明细胞腺癌附近常可见有腺病。

泄殖腔源性肿瘤 Cloacogenic neoplasia

阴道泄殖腔来源的肿瘤是一种独特的疾病，其特征是：在没有结肠肿瘤或结肠阴道瘘病史的情况下，病变中出现结肠型上皮。其病变可以表现为结肠黏膜、结肠型息肉，亦可呈少见的结肠黏膜上皮型浸润性腺癌结构（图 12.20）[72-74]。

Müller 乳头状瘤 Müllerian papilloma

一般情况下，阴道的乳头状鳞状上皮病变大都与 HPV 感染有关。不过，阴道有一种少见的良性上皮性乳头状瘤与宫颈 Müller 乳头状瘤相似。它是由带有疏松纤维血管性轴心的叶状突起构成。组织学检查可见矮立方、柱状或非角化型鳞状上皮（参见第 14 章）。这些肿瘤大都发生在儿童[75]，但亦可见于成人[76]。偶尔可出现色素沉着[77]。治疗以手术切除为主，偶尔有复发的个案报告（参见第 14 章）[78]。

阴道转移性肿瘤 Metastatic tumors to the vagina

阴道转移性肿瘤可分为两大类：第一类是从其他部位的 Müller 肿瘤转移而来，最为常见，其中尤以子宫内膜来源者最常见。Mazur 等人[79]的研究显示：最常见的原发性肿瘤是**子宫内膜腺癌**（78%）（图12.21–12.23）；不太常见的是**卵巢和输卵管癌**以及癌肉瘤（图 12.24, 12.25），它们虽不如子宫内膜癌多见，但必须进行鉴别诊断。第二类是滋养叶细胞肿瘤，包括**胎盘部位滋养细胞肿瘤**（placental site trophoblastic tumors，PSTT）和**绒毛膜上皮癌**（choriocarcinoma），它们都能侵及阴道。我们还见过 1 例表现为“阴道肿物”而没有相关病史的 PSTT 病例[79-82]。再有就是来自膀胱[83, 84]、乳腺[85-87]、肾[88-90]、结肠直肠癌[91, 92]的上皮性肿瘤和黑色素瘤[93, 94]。此外，偶尔有转移性间叶性肿瘤，如已有子宫平滑肌肉瘤转移至阴道的个案报告[95]。

阴道黑色素瘤 VAGINAL MELANOMA

发生在阴道的原发性黑色素瘤十分罕见，大都见于绝经后女性，其中大约 40% 都发生在阴道下 1/3 段[47]。体征主要有阴道出血、分泌物增多和触诊可及的阴道肿物。这些肿物可有、亦可无黑色素沉着[96]。这一诊断意味着患者预后差、复发率高和长期存活率极低[97, 98]。其恶性程度比发生在皮肤和外阴的恶性黑色素瘤要高得

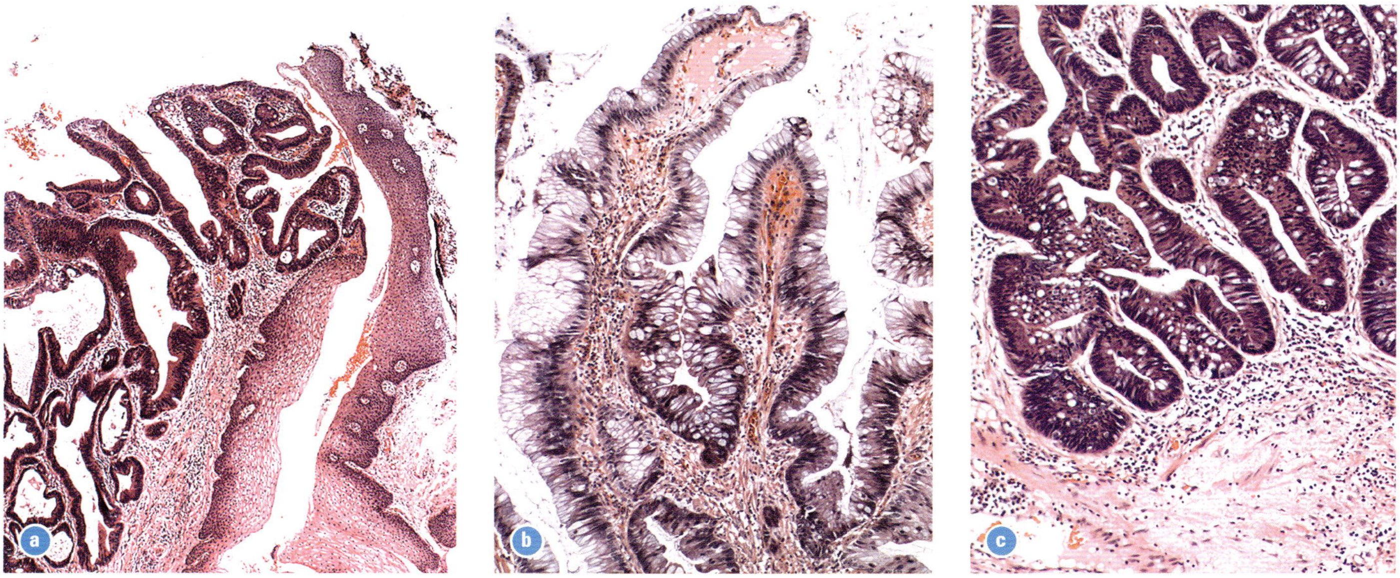

图 12.20　阴道泄殖腔源性肿瘤。(a) 正常鳞状上皮黏膜（右侧）的移行形态，图左侧病变形态酷似结肠绒毛状腺瘤。(b) 高分化绒毛状结构。(c) 结肠型腺体。

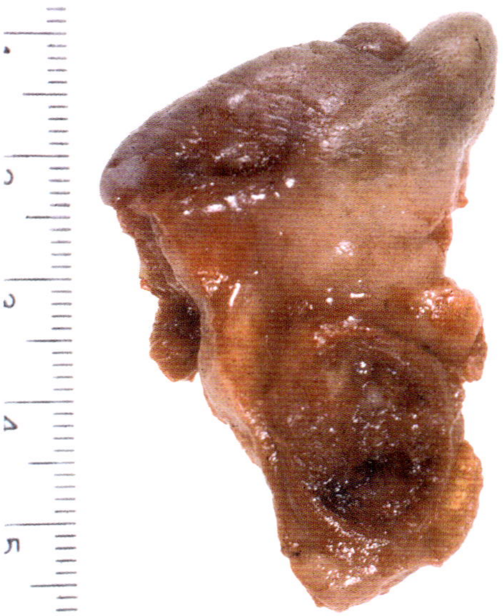

图 12.21 转移性子宫内膜腺癌的部分阴道切除术标本。注意：位于标本底部的肿瘤其表面有溃疡形成。

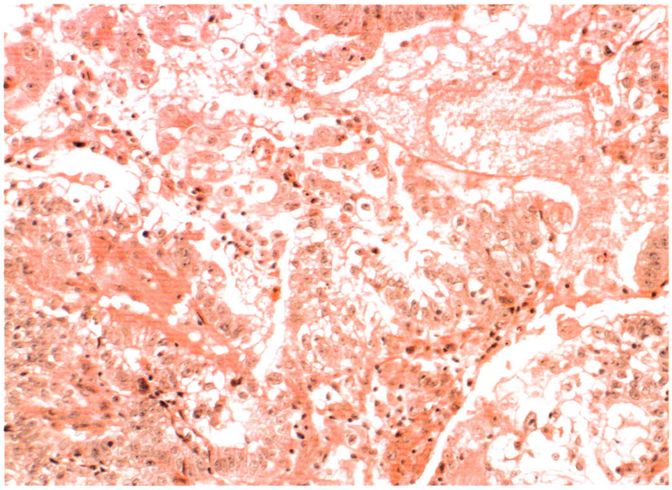

图 12.23 转移性子宫内膜癌，透明细胞型。

多，5 年存活率为 5% ~ 25%[99]。临床上虽有几种亚型之说，但与预后无关。决定预后者只有肿瘤组织学厚度（Breslow depth，即 Breslow 提出的用目镜测微器直接测量肿瘤最厚部分的绝对垂直厚度——译者注）。

阴道无色素性黑色素瘤的组织学诊断可能会很困难，但一般都会考虑到是某种低分化癌。可用免疫组化方法进行鉴别[47]，那些 CK 阴性[47]而 S-100、波形蛋白和 HMB-45 阳性者可被证实为黑色素瘤（图 12.26）。

治疗 Treatment

阴道黑色素瘤的治疗是尽可能完整地切除。传统上，根治术一直被视为第一线治疗方法；但最近的很多研究认为：局部扩大切除术的存活率并不比根治术的

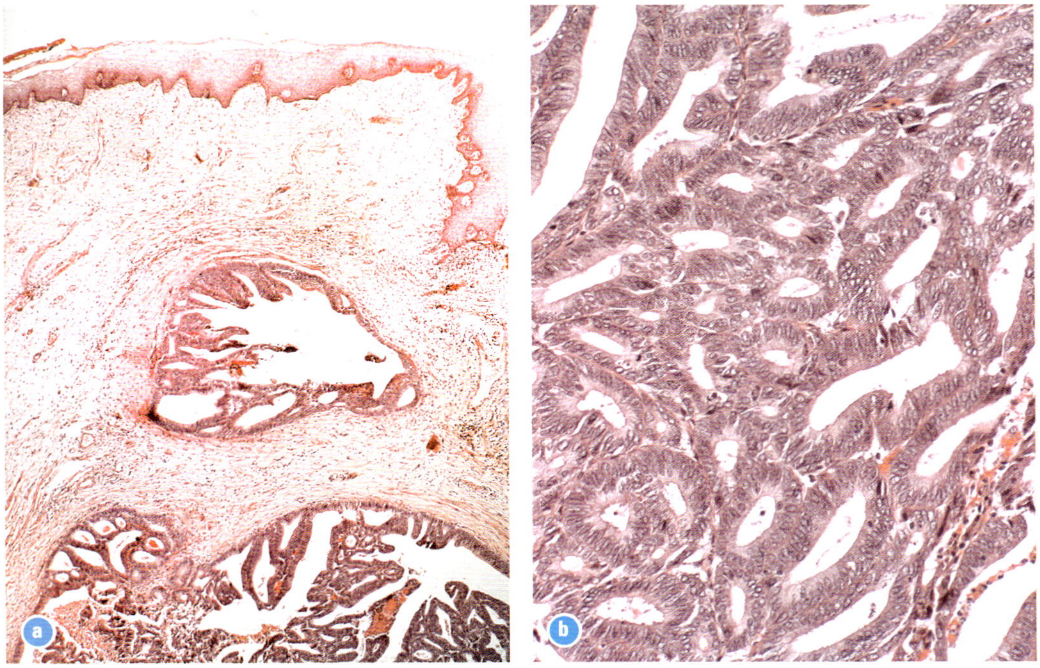

图 12.22 转移性子宫内膜癌，子宫内膜样型。(a) 病变位于黏膜之下；(b) 高倍镜形态。

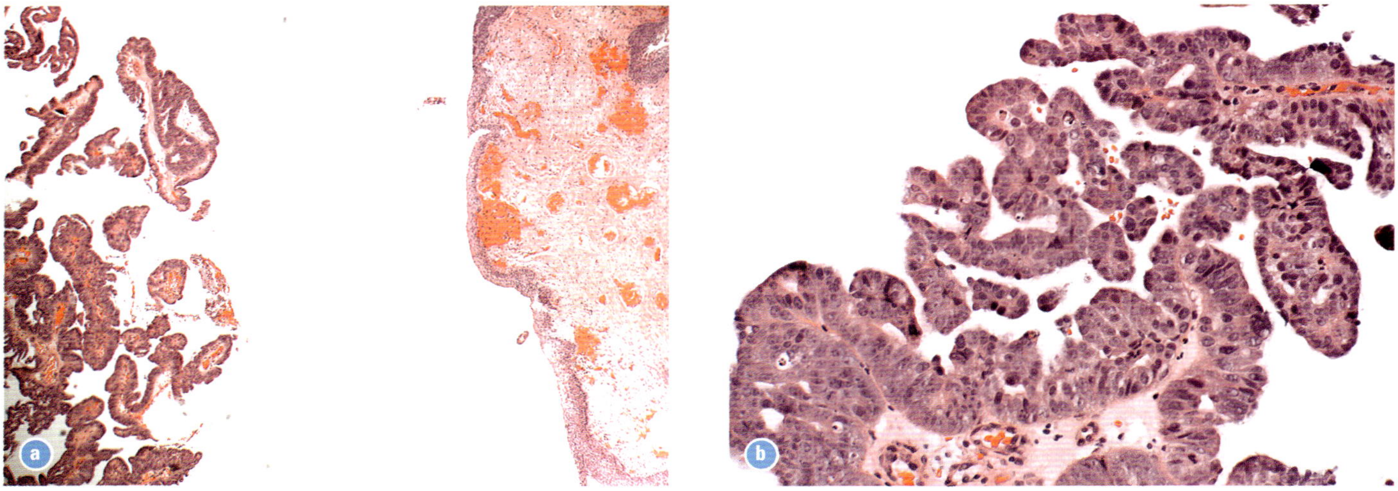

图 12.24　转移性卵巢浆液性腺癌。(a) 低倍镜形态，图左侧为肿瘤结构，右侧为阴道黏膜。(b) 高倍镜下可见乳头状结构，并可显示转移性乳头状浆液性囊腺癌的核非典型性。

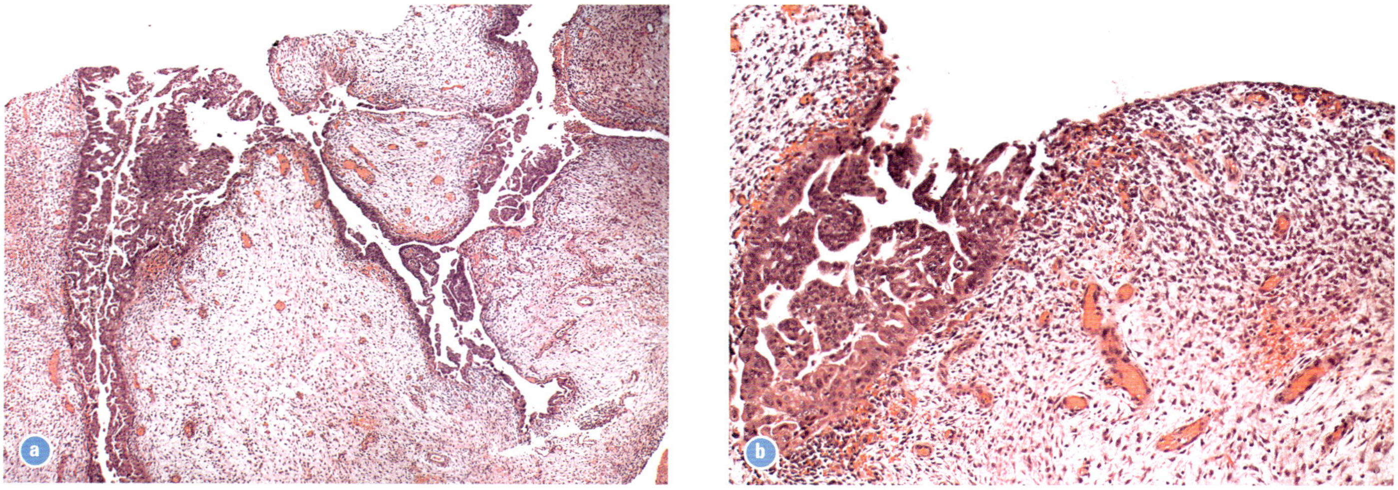

图 12.25　转移性恶性肿瘤：癌肉瘤。(a) 低倍镜下的腺体和间质成分。(b) 高倍镜观，该肿瘤可能源于子宫内膜异位。

存活率低[96, 100, 101]。阴道黑色素瘤对根治术加上辅助性治疗的反应大都不太敏感[98]。由于局部淋巴结转移的发生几率并不高，故选择性地清除盆腔淋巴结也并非手术之必需。如果病灶已无法用手术方法清除，可能就要施以放疗[102]，有时可再佐以干扰素治疗。不过，化疗无论是作为主要治疗措施还是作为补救措施，都没有肯定的疗效[103, 104]。

几种少见的肿瘤 RARE TUMOURS

混合瘤 Mixed tumors

混合瘤又名梭形细胞上皮瘤（spindle cell epithelioma），是一种少见的良性肿瘤，通常发生在处女膜环附近，大都不与表面黏膜相连[105]。与发生在其他器官的混

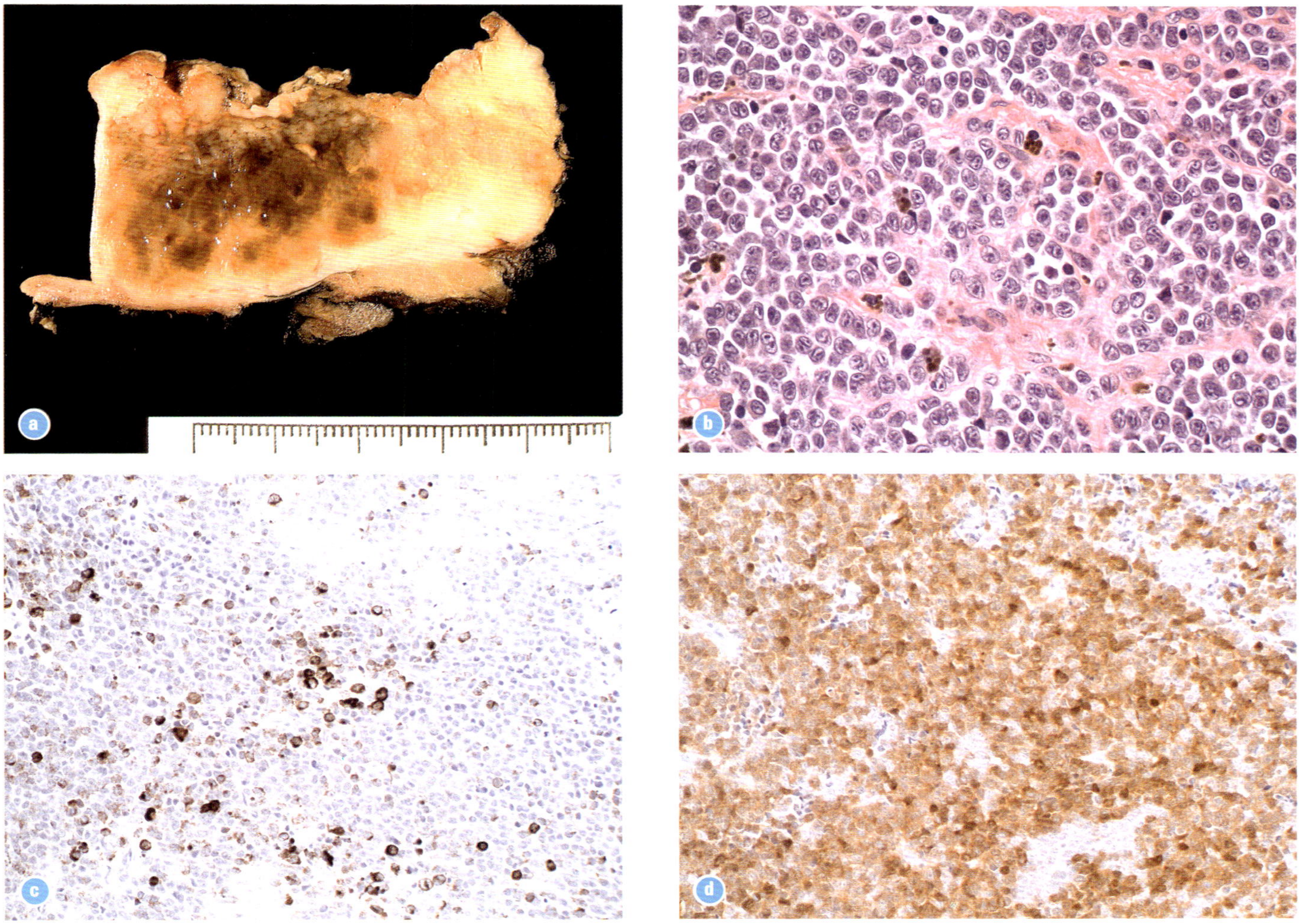

图 12.26 阴道黑色素瘤。(a) 该切面显示：肿瘤组织已凸出阴道黏膜表面（下方）。注意色素沉着深浅不一。(b) 组织学上，该肿瘤细胞特征性地表现为空泡状核，核仁明显。亦可见黑色素颗粒。(c, d) 分别为 HMB-45 和 S-100 免疫组化染色。

合瘤不同，阴道混合瘤在免疫组化和超微结构上并没有明显的肌上皮特征[106]。组织学上，该肿瘤边界清楚但无包膜。其特征为主要由间质型（stromal-type）细胞构成，瘤细胞胞浆少；细胞核呈圆形或梭形，核染色质纤细，核仁不明显；核分裂像少或无（图12.27）[47]。免疫组化染色，这些间质细胞细胞角蛋白（CK）、平滑肌肌动蛋白（SMA）和孕酮受体（PR）大都呈阳性。因其 CK 呈阳性，电镜下又表现出明显的上皮细胞特征，故有研究者更愿意将“梭形细胞上皮瘤”一词用于本肿瘤[107]。病变中偶尔可见分化很好的上皮成分或鳞状上皮化生病灶。黏液染色亦可呈阳性[47]。Murdoch 等人曾报告过 1 例主要由梭形细胞构成的阴道肿瘤，上皮标志物 CK-7 呈阳性，同时，CD10、Bcl-2、ER、PR 也都呈强阳性，提示该肿瘤为 Müller 管来源[108]。

据称，良性阴道混合瘤可以复发[109]，故我们建议：凡肿瘤大者，术后须密切随访。

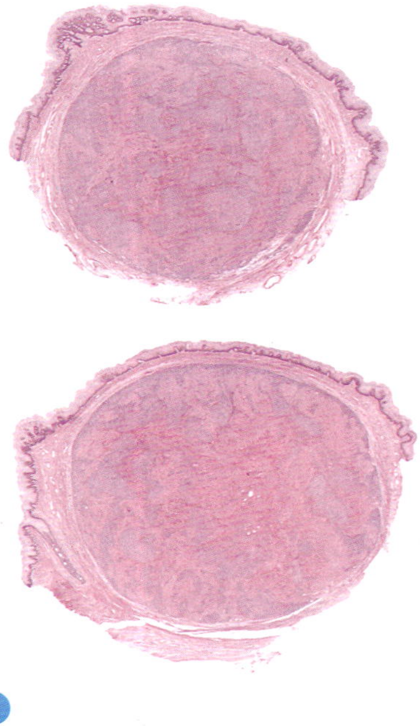

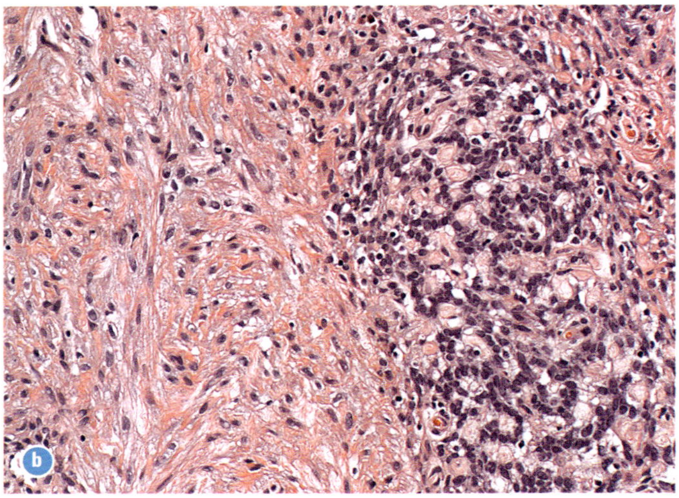

图 12.27 阴道混合瘤（梭形细胞上皮瘤）。该肿瘤边界清楚；CK呈阳性，由梭形细胞巢构成，伴有上皮样分化（b图右侧），混合有明显的纤维性成分（b 图左侧）。

参考文献 References

1 Matsukura, Sugase M. Distinct manifestations of human papillomaviruses in the vagina. Int J Cancer 1997; 72:412–415.
2 Audet-Lapointe P, Body G, Vauclair R, Drouin P, Ayoub J. Vaginal intraepithelial neoplasia. Gynecol Oncol 1990; 36:232–239.
3 Lenehan PM, Meffe F, Lickrish GM. Vaginal intraepithelial neoplasia: biologic aspects and management. Obstet Gynecol 1986; 68(3):333–337.
4 Bowen-Simpkins P, Hull MG. Intraepithelial vaginal neoplasia following immunosuppressive therapy treated with topical 5-Fu. Obstet Gynecol 1975; 46:360–362.
5 Fujimura M, Ostrow RS, Okagaki T. Implication of human papillomavirus in postirradiation dysplasia. Cancer 1991; 68 (10):2181–2185.
6 Barzon L, Pizzighella S, Corti L, Mengoli C, Palu G. Vaginal dysplastic lesions in women with hysterectomy and receiving radiotherapy are linked to high-risk human papillomavirus. J Med Virol 2002; 67(3):401–405.
7 Ferris DG, Cox JT, O'Connor DM, Wright VC, Foerster J. Modern colposcopy textbook and atlas, 2nd edn. Colposcopy of the vagina. Dubuque, Iowa: Kendall/Hunt Publishing Co; 2004:414–448.
8 Anonymous. Society of Gynecologic Oncologists Clinical Practice Guidelines. Practice guidelines: vaginal cancer. Oncology 1998; 12:449–452.
9 Lopes A, Monaghan JM, Robertson G. Vaginal intraepithelial neoplasia. In: Luesley D, Jordan J, Richart R, eds. Intraepithelial neoplasia of the lower genital tract. New York: Churchill Livingstone; 1995:169–176.
10 Sillman FH, Fruchter RG, Chen YS, et al. Vaginal intraepithelial neoplasia: risk factors for persistence, recurrence, and invasion and its management. Am J Obstet Gynecol 1997; 176:93–99.
11 Micheletti L, Zanotto Valentino MC, Barbero M, et al. Current knowledge about the natural history of intraepithelial neoplasms of the vagina. Minerva Gynecol 1994; 46:195–204.
12 Nuovo GJ, Blanco JS, Silverstein SJ, Crum CP. Histologic correlates of papillomavirus infection of the vagina. Obstet Gynecol 1988; 72:770–774.
13 Turner JR, Odze RD, Crum CP, Resnick MB. MN antigen expression in normal, preneoplastic, and neoplastic esophagus: a clinicopathological study of a new cancer-associated biomarker. Hum Pathol 1997; 28:740–744.
14 Logani S, Lu D, Quint WG, Ellenson LH, Pirog EC. Low-grade vulvar and vaginal intraepithelial neoplasia: correlation of histologic features with human papillomavirus DNA detection and MIB-1 immunostaining. Mod Pathol 2003; 16: 735–741.
15 Cardosi RJ, Bomalaski JJ, Hoffman MS. Diagnosis and management of vulvar and vaginal intraepithelial neoplasia. Obstet Gynecol Clin North Am 2001; 28:685–702.
16 Rome RM, England PG. Management of vaginal intraepithelial neoplasia: a series of 132 cases with long-term follow-up. Int J Gynecol Cancer 2000; 10:382–390.
17 Hull MG, Bowen-Simpkins P, Paintin DB. Topical treatment of vaginal intraepithelial neoplasia. Obstet Gynecol 1977; 49: 382.
18 Ballon SC, Roberts JA, Lagasse LD. Topical 5-fluorouracil in

the treatment of intraepithelial neoplasia of the vagina. Obstet Gynecol 1979; 54:163–166.

19 Petrilli ES, Townsend DE, Morrow CP, Nakao CY. Vaginal intraepithelial neoplasia: biologic aspects and treatment with topical 5-fluorouracil and the carbon dioxide laser. Am J Obstet Gynecol 1980; 138:321–328.

20 Caglar H, Hertzog RW, Hreshchyshyn MM. Topical 5-fluorouracil treatment of vaginal intraepithelial neoplasia. Obstet Gynecol 1981; 58:580–583.

21 Kirwan P, Naftalin NJ. Topical 5-fluorouracil in the treatment of vaginal intraepithelial neoplasia. Br J Obstet Gynaecol 1985; 92:287–291.

22 Gonzalez Sanchez JL, Flores Murrieta G, Chavez Brambila J, Deolarte Manzano JM, Andrade Manzano AF. Topical 5-fluorouracil for treatment of vaginal intraepithelial neoplasms. Gynecol Obstet Mex 2002; 70:244–247.

23 Davis G, Wentworth J, Richard J. Self-administered topical imiquimod treatment of vulvar intraepithelial neoplasia. A report of four cases. J Reprod Med 2000; 45:619–623.

24 Diakomanolis E, Haidopoulos D, Stefanidis K. Treatment of high-grade vaginal intraepithelial neoplasia with imiquimod cream. N Engl J Med 2002; 347:374.

25 Campagnutta E, Parin A, Piero G De, et al. Treatment of vaginal intraepithelial neoplasia (VAIN) with the carbon dioxide laser. Clin Exp Obstet Gynecol 1999; 26:127–130.

26 Krebs HB, Helmkamp BF. Chronic ulcerations following topical therapy with 5-fluorouracil for vaginal human papillomavirus-associated lesions. Obstet Gynecol 1991; 78: 205–208.

27 Campagnutta E, Parin A, De Piero G, et al. Treatment of vaginal intraepithelial neoplasia (VAIN) with the carbon dioxide laser. Clin Exp Obstet Gynecol 1999; 26(2):127–130.

28 Yalcin OT, Rutherford TJ, Chambers SK, Chambers JT, Schwartz PE. Vaginal intraepithelial neoplasia: treatment by carbon dioxide laser and risk factors for failure. Eur J Obstet Gynecol Reprod Biol 2003; 106:64–68.

29 Diakomanolis E, Stefanidis K, Rodolakis A, et al. Vaginal intraepithelial neoplasia: report of 102 cases. Eur J Gynaecol Oncol 2002; 23:457–459.

30 Arora M, Shrivastav RK, Jaiprakash MP. A rare germ-cell tumor site: vaginal endodermal sinus tumor. Pediatr Surg Int 2002; 18:521–523.

31 Lopes LF, Chazan R, Sredni ST, de Camargo B. Endodermal sinus tumor of the vagina in children. Med Pediatr Oncol 1999; 32:377–381.

32 Bochner BH, De Filippo RE, Hardy BE. Endodermal sinus tumor of the vagina. J Urol 2000; 163:1293.

33 Hilgers RD, Malkasian GD Jr, Soule EH. Embryonal rhabdomyosarcoma (botryoid type) of the vagina. A clinicopathologic review. Am J Obstet Gynecol 1970; 107:484–502.

34 Leuschner I, Harms D, Mattke A, Koscielniak E, Treuner J. Rhabdomyosarcoma of the urinary bladder and vagina: a clinicopathologic study with emphasis on recurrent disease: a report from the Kiel Pediatric Tumor Registry and the German CWS Study. Am J Surg Pathol 2001; 25:856–864.

35 Hellman K, Silfversward C, Nilsson B, et al. Primary carcinoma of the vagina: factors influencing the age at diagnosis. The Radiumhemmet series 1956–96. Int J Gynecol Cancer 2004; 14:491–501.

36 Stryker JA. Radiotherapy for vaginal carcinoma: a 23-year review. Br J Radiol 2000; 73:1200–1205.

37 Tjalma WA, Monaghan JM, de Barros Lopes A, et al.The role of surgery in invasive squamous carcinoma of the vagina. Gynecol Oncol 2001; 81:360–365.

38 Wood WG, Giustini FG, Sohn S, Aranda RR. Verrucous carcinoma of the vagina. South Med J 1978; 71:368–371.

39 Crowther ME, Lowe DG, Shepherd JH. Verrucous carcinoma of the female genital tract: a review. Obstet Gynecol Surv 1988; 43:263–280.

40 Yorganci A, Serinsoz E, Ensari A, Sertcelik A, Ortac F. A case report of multicentric verrucous carcinoma of the female genital tract. Gynecol Oncol 2003; 90:478–481.

41 Okagaki T, Clark BA, Zachow KR, et al. Presence of human papillomavirus in verrucous carcinoma (Ackerman) of the vagina. Immunocytochemical, ultrastructural, and DNA hybridization studies. Arch Pathol Lab Med 1984; 108:567–570.

42 Nishikawa T, Kobayashi H, Shindoh M, et al. A case of verrucous carcinoma associated with human papillomavirus type 16 DNA. J Dermatol 1993; 20:483–488.

43 Reinecke L, Thornley AL. Case report: radiotherapy – an effective treatment for vaginal verrucous carcinoma. Br J Radiol 1993; 66:375–378.

44 Maiche AG, Pyrhonen S. Verrucous carcinoma of the penis: three cases treated with interferon-alpha. Br J Urol 1997; 79: 481–483.

45 Rose PG, Stoler MH, Abdul-Karim FW. Papillary squamotransitional cell carcinoma of the vagina. Int J Gynecol Pathol 1998; 17:372–375.

46 Vesoulis Z, Erhardt CA. Cytologic diagnosis of vaginal papillary squamotransitional cell carcinoma. A case report. Acta Cytol 2001; 45:465–469.

47 Clement PB, Young RH. The vagina. Atlas of gynecological surgical pathology. Philadelphia, PA: WB Saunders; 2000:43–62.

48 Rabinerson D, Avrech O, Kaplan B, et al. Endometrioma of the vagina in menopause. Acta Obstet Gynecol Scand 1996; 75:506–507.

49 Granai CO, Walters MD, Safaii H, et al. Malignant transformation of vaginal endometriosis. Obstet Gynecol 1984; 64:592–595.

50 Berkowitz RS, Ehrmann RL, Knapp RC. Endometrial stromal sarcoma arising from vaginal endometriosis. Obstet Gynecol 1978; 51:34S–37S.

51 Leiserowitz GS, Gumbs JL, Oi R, et al. Endometriosis-related malignancies. Int J Gynecol Cancer 2003; 13:466–471.

52 Kapp DS, Merino M, LiVolsi V. Adenocarcinoma of the vagina arising in endometriosis: long-term survival following radiation therapy. Gynecol Oncol 1982; 14:271–278.

53 Orr JW Jr, Holimon JL, Sisson PF. Vaginal adenocarcinoma developing in residual pelvic endometriosis: a clinical dilemma.

Gynecol Oncol 1989; 33:96–98.
54 Haskel S, Chen SS, Spiegel G. Vaginal endometrioid adenocarcinoma arising in vaginal endometriosis: a case report and literature review. Gynecol Oncol 1989; 34:232–236.
55 Judson PL, Temple AM, Fowler WC Jr, Novotny DB, Funkhouser WK Jr. Vaginal adenosarcoma arising from endometriosis. Gynecol Oncol 2000; 76:123–125.
56 Anderson J, Behbakht K, De Geest K, Bitterman P. Adenosarcoma in a patient with vaginal endometriosis. Obstet Gynecol 2001; 98:964–966.
57 Liu L, Davidson S, Singh M. Müllerian adenosarcoma of vagina arising in persistent endometriosis: report of a case and review of the literature. Gynecol Oncol 2003; 90:486–490.
58 Kondi-Paphitis A, Smyrniotis B, Liapis A, Kontoyanni A, Deligeorgi H. Stromal sarcoma arising on endometriosis. A clinicopathological and immunohistochemical study of 4 cases. Eur J Gynaecol Oncol 1998; 19:588–590.
59 Visvalingam S, Jaworski R, Blumenthal N, Chan F. Primary peritoneal mesodermal adenosarcoma: report of a case and review of the literature. Gynecol Oncol 2001; 81:500–505.
60 Inoue M, Fukuda H, Tanizawa O. Adenosarcomas originating from sites other than uterine endometrium. Int J Gynaecol Obstet 1995; 48:299–306.
61 Clement PB, Scully RE. Müllerian adenosarcoma of the uterus: a clinicopathologic analysis of 100 cases with a review of the literature. Hum Pathol 1990; 21:363–381.
62 Kaminski PF, Maier RC. Clear cell adenocarcinoma of the cervix unrelated to diethylstilbestrol exposure. Obstet Gynecol 1983; 62:720–727.
63 Watanabe Y, Ueda H, Nozaki K, et al. Advanced primary clear cell carcinoma of the vagina not associated with diethylstilbestrol. Acta Cytol 2002; 46:577–581.
64 Herbst AL, Ulfelder H, Poskanzer DC. Adenocarcinoma of the vagina. Association of maternal stilbestrol therapy with tumor appearance in young women. N Engl J Med 1971; 284: 878–881.
65 Robboy SJ, Noller KL, O'Brien P, et al. Increased incidence of cervical and vaginal dysplasia in 3,980 diethylstilbestrol-exposed young women. Experience of the National Collaborative Diethylstilbestrol Adenosis Project. JAMA 1984; 252:2979–2983.
66 Herbst AL. Behavior of estrogen-associated female genital tract cancer and its relation to neoplasia following intrauterine exposure to diethylstilbestrol (DES). Gynecol Oncol 2000; 76: 147–156.
67 Trimble EL. A guest editorial: update on diethylstilbestrol. Obstet Gynecol Surv 2001; 56:187–189.
68 Bornstein J, Adam E, Adler-Storthz K, Kaufman RH. Development of cervical and vaginal squamous cell neoplasia as a late consequence of in utero exposure to diethylstilbestrol. Obstet Gynecol Surv 1988; 43:15–21.
69 Anonymous. Diethylstilbestrol. ACOG Committee Opinion: Committee on Gynecologic Practice. Number 131, December 1993. Int J Gynaecol Obstet 1994; 44:184.
70 Schrager S, Potter BE. Diethylstilbestrol exposure. Am Fam Physician 2004; 69:2395–2400.
71 Hanselaar AG, Boss EA, Massuger LF, Bernheim JL. Cytologic examination to detect clear cell adenocarcinoma of the vagina or cervix. Gynecol Oncol 1999; 75:338–344.
72 Ciano PS, Antoniola DA, Critchlow J, Burke L, Goldman H. Villous adenoma presenting as a vaginal polyp in a rectovaginal tract. Hum Pathol 1987; 18:863–866.
73 Fox H, Wells M, Harris M, McWilliam LJ, Anderson GS. Enteric tumors of the lower female genital tract: a report of three cases. Histopathology 1988; 12:167–176.
74 Mudhar HS, Smith JH, Tidy J. Primary vaginal adeno carcinoma of intestinal type arising from an adenoma: case report and review of the literature. Int J Gynecol Pathol 2001; 20:204–209.
75 Mainkhard K, Raicheva S, Sirakov M. Müllerian papilloma in the vagina of a two year old girl – a case report [Bulgarian]. Akush Ginekol (Sofia) 2002; 41:48–49.
76 McCluggage WG, Nirmala V, Radhakumari K. Intramural Müllerian papilloma of the vagina. Int J Gynecol Pathol 1999; 18:94–95.
77 Cohen M, Pedemonte L, Drut R. Pigmented Müllerian papilloma of the vagina. Histopathology 2001; 39:541–543.
78 Luttges JE, Lubke M. Recurrent benign Müllerian papilloma of the vagina. Immunohistological findings and histogenesis. Arch Gynecol Obstet 1994; 255:157–160.
79 Mazur MT, Hsueh S, Gersell DJ. Metastases to the female genital tract. Analysis of 325 cases. Cancer 1984; 53:1978–1984.
80 Guidozzi F, Sonnendecker EW, Wright C. Ovarian cancer with metastatic deposits in the cervix, vagina, or vulva preceding primary cytoreductive surgery. Gynecol Oncol 1993; 49:225–228.
81 Ohira S, Yamazaki T, Hatano H, et al. Epithelioid trophoblastic tumor metastatic to the vagina: an immunohistochemical and ultrastructural study. Int J Gynecol Pathol 2000; 19:381–386.
82 Yingna S, Yang X, Xiuyu Y, Hongzhao S. Clinical characteristics and treatment of gestational trophoblastic tumor with vaginal metastasis. J Artic Gynecologic Oncol 2002; 84:416–419.
83 Kumar R, Kumar S, Hemal AK. Vaginal and omental metastasis from superficial bladder cancer. Urol Int 2001; 67: 117–118.
84 Bulbul MA, Kaspar H, Nasr R, Khalil A. Urothelial carcinoma of the vagina six years following cystectomy for invasive cancer. A case report. Eur J Gynaecol Oncol 1999; 20:233–234.
85 Pineda A, Sall S. Metastasis to the vagina from carcinoma of the breast. J Reprod Med 1978; 20:243–245.
86 Jacobs AJ, Deppe G, Kessinger MA, Newland JR. Breast carcinoma metastatic to the vagina. Acta Obstet Gynecol Scand 1983; 62:83–85.
87 Giacalone PL, Dumontier C, Roger P, Laffargue F, Baldet P. Vaginal metastases of breast cancer [French]. J Gynecol, Obstet Biol Reprod (Paris) 1998; 27:714–717.
88 Allard JE, McBroom JW, Zahn CM, McLeod D, Maxwell GL. Vaginal metastasis and thrombocytopenia from renal cell

carcinoma. Gynecol Oncol 2004; 92:970–973.
89 Ovesen H, Gerstenberg T. Vaginal metastasis as the first sign of renal cell carcinoma. A case report and review of the literature. Scand J Urol Nephrol 1990; 24:237–238.
90 Queiroz C, Bacchi CE, Oliveira C, Carvalho M, Santos DR. Cytologic diagnosis of vaginal metastasis from renal cell carcinoma. A case report. Acta Cytol 1999; 43:1098–1100.
91 Chagpar A, Kanthan SC. Vaginal metastasis of colon cancer. Am Surg 2001; 67:171–172.
92 Katsumoto Y, Maruyama K, Furukawa J, et al. A case of metastatic vaginal tumor of rectal cancer [Japanese]. Gan to Kagaku Ryoho [Japanese Journal of Cancer & Chemotherapy] 2002; 29:2406–2409.
93 Gupta D, Neto AG, Deavers MT, Silva EG, Malpica A. Metastatic melanoma to the vagina: clinicopathologic and immunohistochemical study of three cases and literature review. Int J Gynecol Pathol 2003; 22:136–140.
94 Skowronek J, Roszak A. A case of metastatic malignant melanoma of the vagina with a background of primary vaginal melanoma – clinical case [Polish]. Ginekologia Polska 1997; 68:390–393.
95 Cantisani V, Mortele KJ, Kalantari BN, et al. Vaginal metastasis from uterine leiomyosarcoma. Magnetic resonance imaging features with pathological correlation. J Comput Assisted Tomogr 2003; 27:805–809.
96 Buchanan DJ, Schlaerth J, Kurosaki T. Primary vaginal melanoma: thirteen-year disease-free survival after wide local excision and review of recent literature. Am J Obstet Gynecol 1998; 178:1177–1184.
97 Tjalma WA, Monaghan JM, de Barros Lopes A, Naik R, Nordin A. Primary vaginal melanoma and long-term survivors. Eur J Gynaecol Oncol 2001; 22:20–22.
98 Moros ML, Ferrer FP, Mitchell MJ, Romeo JA, Lacruz RL. Primary malignant melanoma of the vagina. Poor response to radical surgery and adjuvant therapy. Eur J Obstet Gynecol Reprod Biol 2004; 113:248–250.
99 Piura B, Rabinovich A, Yanai-Inbar I. Primary malignant melanoma of the vagina: case report and review of literature. Eur J Gynaecol Oncol 2002; 23:195–198.
100 Irvin WP Jr, Bliss SA, Rice LW, Taylor PT Jr, Andersen WA. Malignant melanoma of the vagina and locoregional control: radical surgery revisited. Gynecol Oncol 1998; 71:476–480.
101 DeMatos P, Tyler D, Seigler HF. Mucosal melanoma of the female genitalia: a clinicopathologic study of forty-three cases at Duke University Medical Center. Surgery 1998; 124:38–48.
102 Petru E, Nagele F, Czerwenka K, et al. Primary malignant melanoma of the vagina: long-term remission following radiation therapy. Gynecol Oncol 1998; 70:23–26.
103 Miner TJ, Delgado R, Zeisler J, et al. Primary vaginal melanoma: a critical analysis of therapy. Ann Surg Oncol 2004; 11:34–39.
104 Mishra M, Chawla SC, Chawla S, Basu SM, Tata R. Malignant melanoma of the vagina: report of two cases. Indian J Pathol Microbiol 2003; 46:71–73.
105 Sirota RL, Dickersin GR, Scully RE. Mixed tumors of the vagina. A clinicopathological analysis of eight cases. Am J Surg Pathol 1981; 5:413–422.
106 Skelton H, Smith KJ. Spindle cell epithelioma of the vagina shows immunohistochemical staining supporting its origin from a primitive/progenitor cell population. Arch Pathol Lab Med 2001; 125:547–550.
107 Branton PA, Tavassoli FA. Spindle cell epithelioma, the so-called mixed tumor of the vagina. A clinicopathologic, immunohistochemical, and ultrastructural analysis of 28 cases. Am J Surg Pathol 1993; 17:509–515.
108 Murdoch F, Sharma R, Al-Nafussi A. Benign mixed tumor of the vagina: case report with expanded immunohistochemical profile. Int J Gynecol Cancer 2003; 13:543–547.
109 Wright RG, Buntine DW, Forbes KL. Recurrent benign mixed tumor of the vagina. Gynecol Oncol 1991; 40:84–86.

13 宫颈鳞状上皮肿瘤形成

Cervical squamous neoplasia

Christopher P. Crum 和

Peter G. Rose 著

回允中　丁效蕙译

引言 Introduction

定义 DEFINITION

宫颈鳞状上皮肿瘤形成（cervical squamous neoplasia）的定义是：发生在宫颈移行区或其附近的鳞状细胞的所有改变，这些改变与 HPV 感染有关。宫颈上皮内肿瘤形成（cervical intraepithelial neoplasia, CIN）、异型增生（dysplasia）和鳞状上皮内病变（squamous intraepithelial lesions, SIL）这些术语也用于这一组病变。在这一章中，CIN 1、扁平湿疣和外生性湿疣这些术语全都可以被替换为低级别鳞状上皮内病变（low-grade squamous intraepithelial lesion, LSIL），而 CIN 2 和 CIN 3/原位癌则与高级别鳞状上皮内病变（high-grade squamous intraepithelial lesion, HSIL）是同义词。诊断术语（异型增生、CIN、SIL）的选择是关键的，最好是根据其对临床的影响。这种命名法对治疗的影响将在本章的后面加以讨论。

确定处于宫颈肿瘤形成危险中的患者 IDENTIFYING PATIENTS AT RISK FOR CERVICAL NEOPLASIA

在临床实践中，如果没有 HPV 感染的临床证据，缺乏下生殖道症状或先前巴氏涂片异常的病史，一个育龄妇女是否应该进行巴氏涂片检查并没有一定之规。性交年龄早和有多个性伴侣这两个通常与宫颈癌有关的危险因素非常普遍，如果按照这种标准，这样的妇女大多应该进行巴氏涂片筛查。此外，在探讨 HPV 感染的危险因素中发现，性活动的周期可能与性伴侣的绝对数目同样或更加重要[1-3]。相反，在先前没有多个男性性伴侣的性活跃妇女中也已发现浸润前疾病，表明宫颈 HPV 感染也可经由其他形式的性接触传播[4]。下文是一系列与宫颈肿瘤形成有关的危险因素，其概要见表 13.1。

人乳头状瘤病毒 Human papillomaviruses

HPV 感染是宫颈肿瘤形成的最重要的原因。HPV 感

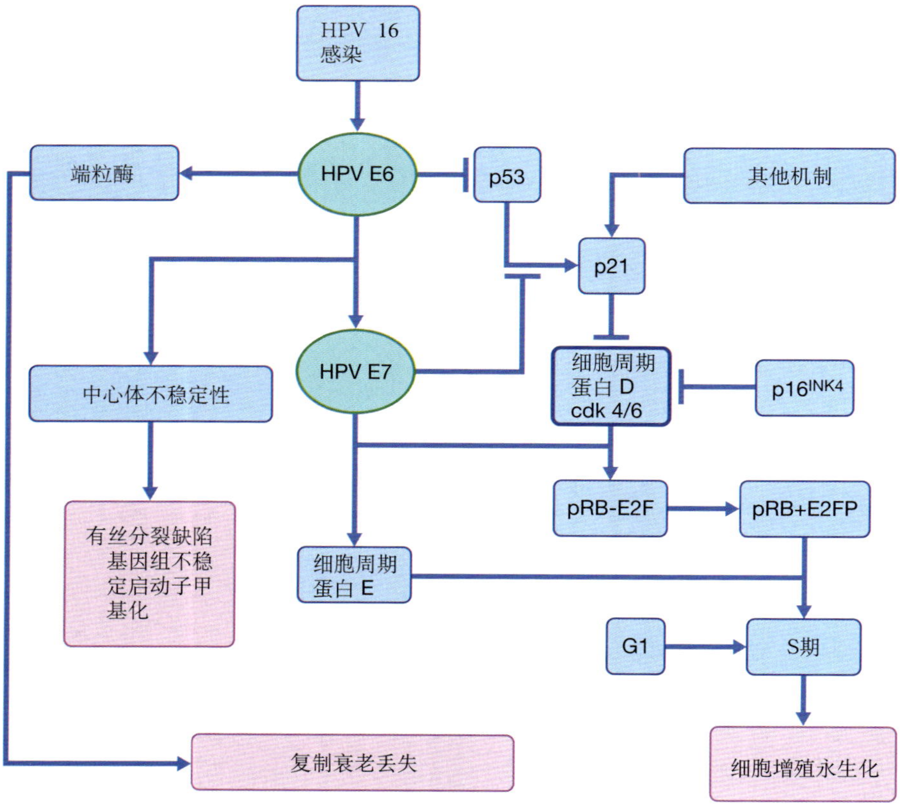

图 13.1 宫颈肿瘤形成的分子学基础。这个合成图以 HPV 16 作为模型，概括了 HPV 相关性肿瘤发生的三个途径：细胞的功能，包括E7引起的细胞周期活性改变，伴有衰老复制丧失的经由 E6 的端粒酶上调，以及 E6 和 E7 诱导的中心体不稳定性。进展还与肿瘤抑制基因启动子甲基化有关，在缺乏突变的情况下造成基因沉默。

表 13.1 HPV 感染和宫颈肿瘤形成的危险因素

危险因素	结果变异	阳性 / 阴性	结果测量	参考文献
性交年龄小	HPV + HSIL	阳性	OR 3.2	74
性伴侣 > 2	HPV 感染	阳性	OR 7.5	57
新近的性活动	HPV 感染	阳性		
男性乱交	癌	阳性	OR 6.9	59
产次 (> 7)	癌	阳性	OR 6.2	309
年龄增加（> 40 与 < 20）	HPV	阴性	减少 10 倍	6, 84
宫颈炎	HSIL	阳性	OR 1.9	76
生殖道感染	HPV	阳性		1
沙眼衣原体血清型 G	鳞状细胞癌	阳性	OR 6.6	75
屏蔽避孕	HSIL/ 癌	阴性	OR 0.4	76
吸烟	CIN 2 ~ 3	阳性	OR 2.6	67
	CIN 3/ 癌	阳性	OR 2.7	76
口服避孕药或非对抗性雌激素	腺癌	阳性	OR 2.0	70
口服避孕药	癌	阳性	OR 3.6	19
高危险性 HPV	癌	阳性	RR 45 ~ 435	13
高危险性 HPV 持续性感染	HSIL	阳性	OR 11.7	19
	癌	阳性		210
病毒（HPV）负载高	HSIL	阳性	OR 35.0	18
HLA B*07 + HLA-DQB1*302	HSIL/ 癌	阳性	OR 8.2	39
移植术	宫颈癌	阳性	OR 17.0	44
HIV	HPV 指数	阳性	2 倍	18
	持续性 HPV	阳性	6 倍	18
	SIL	阳性	4 倍	50
	持续性 SIL	阳性	4 倍	51
	HSIL/ 癌	不定	0 ~ 15 倍	51 ~ 53

染与宫颈肿瘤形成之间的强相关关系已经确定，累积的实验性、分子学和临床证据表明，HPV 感染可直接影响宫颈肿瘤形成的发病机制。表 13.2 以及图 13.1 和 13.2 概括了宫颈癌的发生频率、联系和可能的分子学机制。后者将在后面的生物标志物中讨论。过去几年中已经认识到：(a）HPV 感染在性活跃的年轻人群中普遍存在；(b）感染的频率在育龄早期达到高峰；(c）感染是短暂的，常反复出现和消失，不伴有细胞学异常；但是（d）同一类型的 HPV 持续感染与当前的或随后发生的宫颈肿瘤的危险性强相关[5-10]。本章的结论反复重申了 HPV 与宫颈肿瘤形成之间最令人注目的关联：应用高危险类型的 HPV（16 型）疫苗进行免疫接种可预防短暂性感染、持续性感染及 HPV 16 相关的最终的鳞状上皮内病变，其有效性分别为 91%、100% 和 100%[11]。

HPV 类型相关的癌危险性（“高危险性”）有显著的差异，HPV 16 具有最高的危险性。低危险性 HPV 类型可能具有作为“处于危险行为”标志的危险性。已经发现了 100 多种类型的 HPV，从生殖道分离出的 HPV 在 25 种以上。生殖道 HPV 分为宫颈癌危险性低度、中度和高度三类[12]。目前与宫颈癌发生有关的 HPV 都被称为“高危险性”HPV。表 13.3 和表 13.4 综述了一些 HPV 类型及其与不能确定意义的非典型鳞状细胞（atypical squamous cells of undetermined significance, ASCUS）、低级别鳞状上皮内病变（LSIL）、高级别鳞状上皮内病变（HSIL）和宫颈癌有联系的证据。根据这些资料和从前的研究，可以确定有些类型的 HPV 不仅与癌而且也与

表 13.2　世界范围内宫颈癌的发生率[a]

地区	调整发生率[b]	调整死亡率[b]
全世界	16.1	8.0
较发达地区	11.4	4.1
较不发达地区	18.7	9.8
东非	44.3	24.2
中非	25.1	14.2
北非	16.8	9.1
南非	30.3	16.5
西非	20.3	10.9
加勒比海	35.8	16.8
中美	40.3	17.0
南美	30.9	12.0
北美	8.3	3.2
东亚	6.4	3.2
东南亚	18.3	9.7
中南亚	26.5	15.0
西亚	4.8	2.5
东欧	16.8	6.2
北欧	9.8	4.0
南欧	10.2	3.3
西欧	10.4	3.7
澳大利亚 / 新西兰	7.7	2.7
美拉尼西亚	43.8	23.8
密克罗尼西亚	12.3	6.2
波利尼西亚	32.9	17.4

[a] 来源：http://www-dep.iarc.fr/globocan.html
[b] 每 100 000 人每年。

浸润前非典型性有关[12]。

HPV 与宫颈肿瘤形成之间的关系在病变分级和细胞类型两个方面均有所不同。HPV 6 和 11 与宫颈癌或高级别鳞状上皮内病变无关。HPV 16 可在差不多 50% 的 HSIL 和宫颈鳞状细胞癌中发现，而且 HPV 16 是引起癌的“典型”（prototypic）病毒。相反，每50例癌中只有不到 1 例与 HPV 56 有关。HPV 18 与不到 15% 的鳞状细胞癌有关，主要是原位腺癌和浸润性腺癌。小细胞神经内分泌癌几乎毫无例外地与 HPV 18 有关。还存在由新近发现的 HPV 类型组成的第 4 组病毒，它们与癌存在的相互关系不能确定或有争议，推测可能有低度癌危险性[13]。

某些类型的 HPV 在宫颈癌和高级别癌前病变中出现

表 13.3　人乳头状瘤病毒类型分类

HPV	癌（%）	对照（%）	差异比率
16	50.5	3.3	435
18	13.1	1.3	248
45	5.5	0.7	198
31	2.7	0.6	124
52	2.7	0.3	200
33	1.0	0.1	373
58	2.3	0.5	115
35	1.1	0.5	74
59	1.3	0.1	419
51	1.0	0.3	67
56	0.7	0.4	45
39	0.6	0.0	–
73	0.4	0.1	106
68	0.2	0.1	54

高危险型：16、18、31、33、35、39、45、51、52、56、58、59、68、73、82。
可能为高危险型：26、53、66。
低危险型：6、11、40、42、43、44、54、61、72、81、cp6108。
From Munoz et al.[13]

的频率明显不同于低级别癌前病变和非诊断性鳞状细胞非典型性。除了 12 种最常见的 HPV 类型外，含有其他类型的 HPV 的宫颈癌和高级别癌前病变不到 10%（表 13.4）。

表 13.4　高危险和低危险类型的 HPV 在正常和异常宫颈出现的相对频率

诊断	病例数	HPVA(%)[a]	HPVB(%)[b]	UKHPV(%)[c]
ASC[310]	60	36(60)	22(36.7)	2(3.3)
LSIL[310]	140	76(54.2)	57(40.7)	7(5.0)
HSIL[310]	32	28(87.5)	2(6.3)	2(6.3)
癌[13]	1739	1578(90.8)	24(1.4)	137(6.3)
腺癌[279]	112	112(100)	0(0)	0(0)
NC[252, 278]	28	28(100)	0(0)	0(0)

LSIL 包括 LSIL 病例和提示 LSIL 的非典型病例；HSIL 包括 HSIL 病例和提示 HSIL 的非典型病例；NC：神经内分泌癌。
[a]HPVA：16、18、31、33、35、39、45、51、52、56、58、59。
[b]HPVB：所有其他可分类的 HPV 类型，包括 6、11、40、42、44、53、54、57、61、62、64、66、68、69、70、71（cp8061）、72、73（mm9）、81（cp8304）、82（mm4）、83（mm7）、84 暂时性 89（cp6108）、91、cp141。
[c] 未分类的 HPV 类型，包括普通“高危险性”阳性和其他复合性感染。

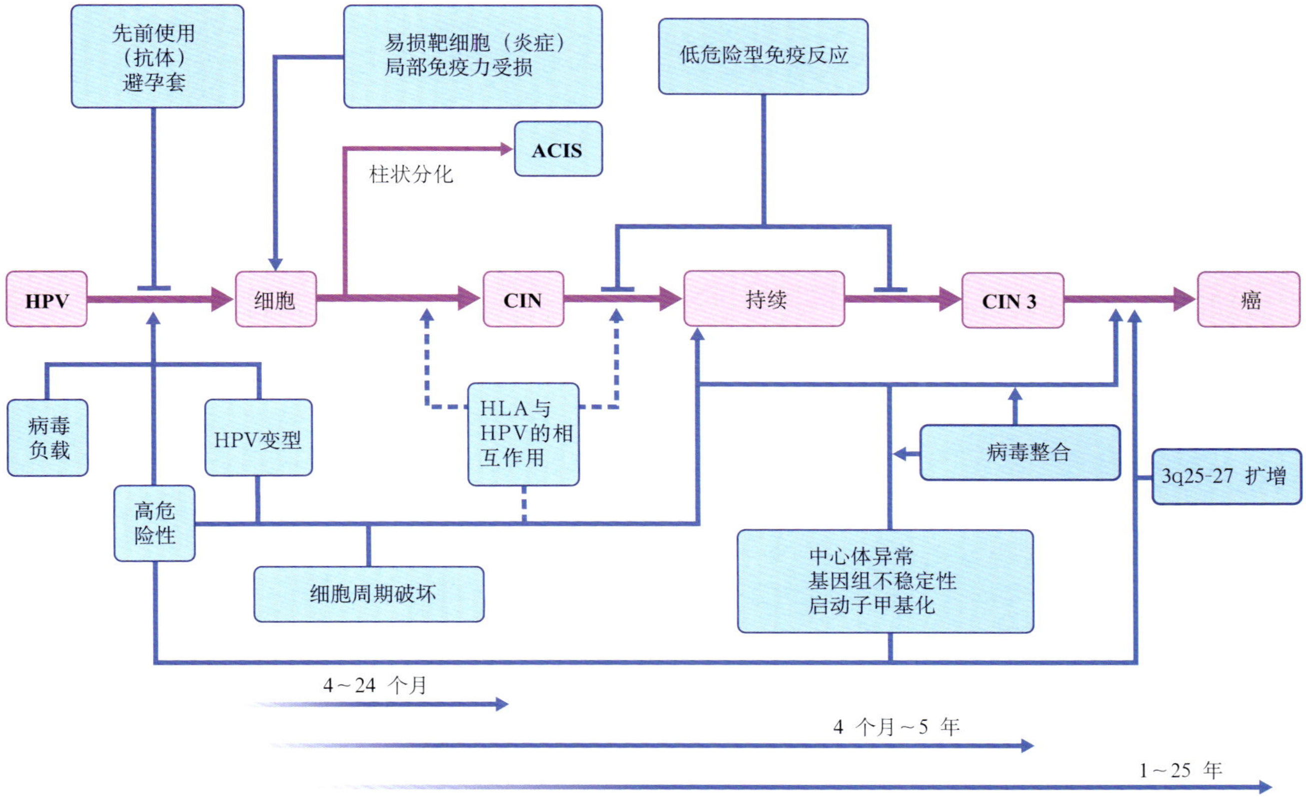

图 13.2　多种因素在宫颈浸润前肿瘤形成的发生和发展中的作用。

相反，多达 40%的低级别和中间型非典型含有这一组类型的病毒。

任何 HPV的存在，不管是高危险型还是低危险型，都不能排除随后出现不同危险性的其他 HPV 感染的可能性，这就意味着感染一种病毒可以作为随后感染另一种高危险性 HPV 的一种标志物[14]。可以预言，许多在巴氏涂片正常的妇女发现的 HPV 均有某种程度的癌危险性，尽管较低[13]。

有趣的是，在巴氏涂片正常妇女中各种类型的 HPV 的分布与这些病毒在宫颈肿瘤形成中出现的频率非常相似。例如，在没有异常的妇女中发现的最常见的 HPV 是 HPV 16。

如果在一个妇女的生殖道内发现有“高危险性”的 HPV，那么其发生高级别鳞状上皮内病变的危险有多大？一般说来，大约 15% 的育龄妇女高危险性 HPV 阳性。Xi 等人发现，在感染 HPV 16 的 123 名妇女中，19 名发生了HSIL[15]。这种危险性取决于 HPV 的实际类型（例如是 HPV 16 还是其他类型的 HPV），感染的持续时间（是短暂性的还是持续性的），以及存在的病毒量（病毒负载）（表 13.1）。

大多数研究指出，病毒负载与活检证实的鳞状上皮内病变的危险性强相关。然而，即使小量的病毒也可能引起 HSIL 。几项研究显示，HPV 信号水平（通过杂交捕获 Ⅱ 检查，Hybrid Capture Ⅱ）与活检证实的高级别鳞状上皮内病变或持续性巴氏涂片异常的出现率直接相关[16-20]。病毒负载与 HSIL 的危险性之间的关系似乎已能说明病毒感染与肿瘤形成之间强相关。然而，并不是在所有的研究中这种关系都一致。其他研究并没有证实病毒负载与发现的病变有显著的相关性，提示设定的 HPV 阳性的阈值太高将会把某些同时发生 HSIL 的患者排除在外。

同一类型的 HPV 的持续性感染与宫颈肿瘤形成的危险性强相关。绝大多数 HPV 感染是短暂的。连续试验发现，只有少数病例同一类型的 HPV 呈阳性。前瞻性研究显示，同一类型 HPV 持续感染与发现宫颈病变的危险性增加有关，特别是在锥切活检之后[21]。有关宫颈癌患者的回顾性研究也已证明，先前有 HPV 感染且 HPV 持续性阳性与肿瘤形成有关[22]。Elfgren 等人发现，92%的 HPV 阳性妇女在 5 年内清除了其 HPV 感染；持续性感染，特别是 HPV 16 感染与宫颈上皮内肿瘤形成（CIN）的发生有关（$p = 0.03$）[22]。相反，Clavel 等人的研究显示，大约 1/3 和 2/3 的持续性高危险性 HPV 阳性的妇女分别发生 HSIL 和 LSIL[8]。随后发生 HSIL 的危险性从 HPV 感染的 7% 增加到持续性 HPV 感染的 36%。Hopman 等人和 Nobbenhuis 等人发现，涂片异常的患者 90% 以上有持续性高危险性 HPV 感染[24, 25]。

型内序列变异影响随后 HPV 16 感染的结果，这种假设具有坚实的理论基础。然而，要应用这种信息处理患者，在研究设计和结局以及更明确地理解影响型内变异与发生 HSIL 或癌的危险性之间的相互关系的机制方面尚需取得更大的一致性。显然，发生高级别浸润前病变或癌的危险性与 HPV 的类型有关。HPV 16 和 18 在宫颈癌和高级别癌前病变中常见。如果 HPV 与从前已有的类型相比有大于 50%的差异，则会被赋予不同的号码[26]。然而，在一个特定的类型内，较小程度的序列差异可能存在，形成各种亚型（诸如 HPV 6a、HPV 6b 等）。因为不同类型的 HPV 之间的生物学效应（致肿瘤性，oncogenicity）不同最终是由病毒序列不同造成的，因此有理由认为，一个特定类型内的序列改变，即使是微小改变，也会使发生癌的危险性不同，这取决于参与序列的部位。

几项研究已详细论述了这些序列变异，重点集中在 HPV 16 序列构成的地域和种族差异上。然而，除了少数研究以外，在 HPV 的具体亚型与癌或癌前病变的危险性之间尚未确立一致的相关性。部分原因可能由于这些研究是建立在间接判断危险性差异的基础上，例如对确定发生 HSIL 的妇女的随访时间较短，或是得出有关“进展”的结论的研究是根据一个特定亚型与正常黏膜或浸润前病变以及浸润癌之间的关系。另外，型内差异可能也受地域影响。不过，小的序列构成差异可影响致肿瘤性这一假设具有坚实的理论基础。为了简要回顾这些研究，我们将重点讨论四种特殊变异：

1. 已研究的变型类型（types of variants studied）：不同的变型是基于几个参数确定的，包括：(a) 是原型还是非原型序列；(b) 地域性，如非洲人、亚裔美国人、亚洲人和西欧人；(c) 潜在的关键开放读码框（open reading frames）的特异性序列变异，如 E6 或 E7。下面的讨论将着重于这些变型对 HSIL 或癌的危险性的潜在影响。
2. 多重变型（multiple variants）：一个单个个体同时或先后发生一种以上 HPV 亚型感染并不少见[27]。序列数据显示，多达 10% ~ 20% 的宫颈病例的 HPV 16 常常出现一种以上的较小的序列变异[28]。而且，有证据表明，一段时期中是以一种变异为主[15]。还有证据表明，在宫颈肿瘤中可以分离出一种以上的变型，提示可以出现不同变型的共同感染。
3. HSIL 危险性与某些 HPV 16 变型密切相关（risk of HSIL as a function of certain HPV 16 variants）：在最强烈支持型内变异是危险因素的两项研究中，Xi 等人研究了两组人群[28, 29]。一项是针对 HPV 16 阳性的年轻妇女的研究，认为具有 HPV 16 变型的妇女其 HSIL 的相对危险性是具有 HPV 16 原型的 4.5 倍[29]。在一项对成年男子的研究中，经过组织学检查证实，384 名 HPV 16 持续阴性的男性中有 6 名（1.6%）发生了肛门原位癌，183 名伴有 HPV 16 原型样变型的男性中有 12 名（6.6%）发生了肛门原位癌，22 名伴有 HPV 16 非原型样变型的男性中有 4 名（18.2%）发生了肛门原位癌，表明后一组患者有更大的危险性[28]。宫颈 HSIL 或肛门原位癌（CIS）的发生受 HPV 16 变型亚型的影响，这是最令人信服的证据。
4. 癌的危险性与 HPV 变型密切相关（risk of cancer as a function of HPV variants）：几项研究已经调查了特殊序列变型与发生癌的危险性的相互关系，认为如果一个人感染了特异性的 HPV 16 亚型，则很可能从 CIN 进展到癌。一项研究发现，从癌中分离出的 HPV 16 E6 变型比从 HSIL 中分离出的常见[30]。来自德国的两项研究一项支持这种看法，另一项没有确认这种发现[31, 32]。一项来自瑞典的第二次研究未能证实这种观察[33]。其他研究得出了不同结论，一些研究认为，这些不同的结论可能意味着人白细胞抗原单元型（HLA haplotypes）频率不同，HLA 单元型可能与这些影响不同人群危险性的 HPV 变型具有协同作用[34, 35]。在两项比较低级别病变与腺癌之间的 HPV 18 序列变异的研究中，McLachlin 等人发现，在腺癌与 HPV 18 相关性 LSIL 之间，E6 或 E7 序列没有不同[31, 36]。Hecht 等人发现，E2-E5 序列变异与癌有关[37]。两项研究的评价数量均相对较小，并且仍未解决 HPV 18 变型是否影响其各自相关病变的表型（鳞状上皮还是腺上皮）。

人白细胞抗原类型 HLA type

有证据表明，有些人白细胞抗原（human leukocyte antigen, HLA）表型对于 HPV 感染和宫颈肿瘤形成具有较大的易感性。然而，由于型内序列变异，这些不同的 HLA 表型如何影响危险性以及如何将这种信息转化为治疗，即其确切的机制仍有待于完善。

HLA 分子调节外来抗原引起的免疫反应，并能辨别自身抗原和非自身抗原。它们由 6 号染色体上一系列密切相关的遗传位点编码[38]。这些细胞表面组织相容性抗原的作用是捆绑外来蛋白质并将它们呈递给适当的抗原特异性 T 细胞。HLA 有两种类型：Ⅰ型抗原，存在于所有有核细胞内；Ⅱ型抗原，存在于抗原呈递细胞（巨噬细胞）内。Ⅱ型抗原分子捆绑外来（病毒）蛋白，后者随后在巨噬细胞内被处理，并出现在细胞表面，作为能被 T 细胞识别的复合物。Ⅱ型 HLA 分子一般分为三组，包括 DP、DQ 和 DR。由高度多态性基因所有组成成分产生的大多数蛋白具有遗传差异和个体差异[38]。考虑到对已知抗原的免疫反应可能决定于个体是否具有特异性Ⅱ型基因群，可以设想：（1）属于特异性 HLA 亚型的人可能具有感染某种类型的 HPV 的不同危险性；（2）在已知 HPV 类型中，型内序列差异具有不同的捆绑亲和力。正是这两个概念推动了大量探索 HLA 类型与宫颈癌的危险性之间相关关系的研究。

尽管 HLA 与宫颈癌相关的证据尚有争议，近来有报道，某些Ⅱ型 HLA 单倍体（与Ⅱ型等位基因相关）与低级别和高级别 SIL 或浸润性宫颈癌呈正相关，而另外一些Ⅱ型单倍体则与之呈负相关或具有防护作用（protective）[39]。还有一些 HLA 类型只与感染有关，而与癌无关，或癌与某些类型的 HPV 有关，例如 HPV 16。一项研究发现，部分 HLA 与肿瘤形成有关，而另外一些则为中性或具有防护作用。一些令人关注的 HLA 位点见表 13.1。由于发现 HLA 与 HPV 16 介导的癌症病例之间的相关性和与非 HPV 16 介导的癌症病例之间的相关性是不同的，有证据表明，特殊的Ⅱ型 HLA 单倍体可能会影响 HPV 抗原呈递和对 HPV 感染的免疫反应，进而影响发生浸润性宫颈癌的危险性。然而需要强调的是，尽管Ⅱ型 HLA 与宫颈肿瘤形成或 HPV 感染具有某些相关性，但是这些相关性的确切机制仍有待于阐明（表 13.1）。

年龄 Age

年轻、性行为活跃的女性处于 HPV 感染和浸润前宫颈肿瘤形成的最高危险之中。随着年龄的增长，危险性显著降低，但发生癌的危险性增加（图 13.3）。Koutsky 等人通过随访发现，19 岁以下的妇女发生 HSIL 的频率高 3 倍（20% 对 7%）[14]。危险性随着绝经期的到来进一步降低，与 HPV 感染率随年龄增长而下降一致（图 13.3）。随着年龄的增长危险性进行性下降，是由于随着性行为开始及接触 HPV 后，人体对病毒产生了有效的免疫反应。保护是长期持续性的，可使中年妇女的 HPV 阳性率降低。有关老年妇女 HPV 感染率的数据尚有争议，但是有些研究显示，绝经后妇女的 HPV 阳性率有轻度但是明显的增加。

免疫性 Immunity

由移植疗法引起的细胞介导的免疫缺陷可显著增加宫颈癌的危险性。HIV 感染的个体容易发生 HPV 感染、持续性 HPV 感染以及高危险性前体病变。HIV 感染是

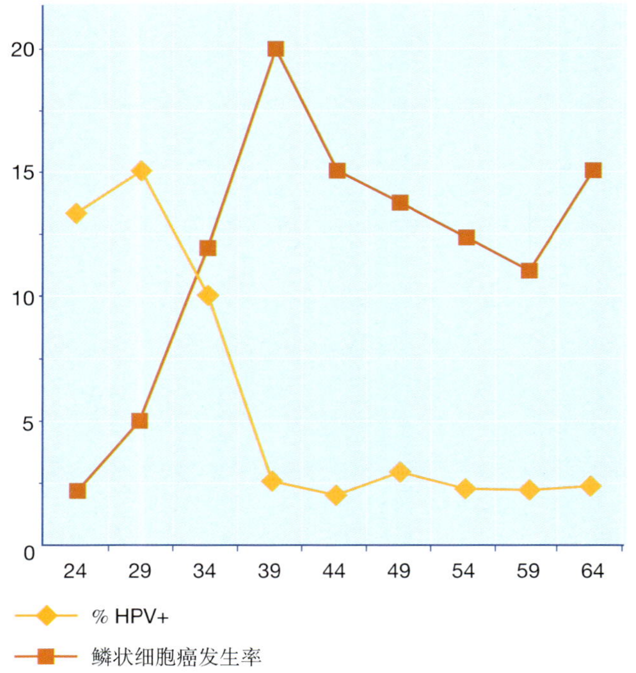

图 13.3 人乳头状瘤病毒感染率和宫颈癌发生率在人群中的分布与年龄的关系。HPV 指数进行性下降与癌的危险性增加相一致。

否影响宫颈癌的危险性尚有争议，但是有严重免疫缺陷的患者预后往往很差。

免疫抑制个体宫颈肿瘤形成或 HPV 感染的危险性见表 13.1。移植术后妇女的 HPV 阳性率高于正常人的 HPV 阳性率[41]。这个人群中癌症的发病率也较高，肛门生殖器癌一般发生于年轻患者。一项研究表明，随着环孢霉素的应用，宫颈肿瘤形成的发病率轻度降低[42, 43]。有研究报道，移植受体中 HSIL 的危险性增高了 5 倍（50% 对 10%）[43]。一项研究评估了 105 例免疫抑制的肾移植受者的下生殖道细胞病理学，发现 17.5%有人乳头状瘤病毒感染，9.5%有下生殖道肿瘤形成。免疫抑制者的 HPV 病毒感染率比普通人群高 9 倍，比配对的具有免疫活性人群高 17 倍[44]。在 1/3 的有人乳头状瘤病毒损害的患者以及 1/2 的有肿瘤性损害的患者中，也存在多发性下生殖道部位的病变。

有关人类免疫缺陷病毒感染的研究很多，其危险性可以通过几项研究结果分解评估：

1. HIV 阳性的妇女 HPV 感染的危险性增加（表 13.19）。通过宫颈标本检查发现，大约 60% 的 HIV 感染女性 HPV 呈阳性，而非 HIV 感染者仅为 36%。HPV 16、18 及复合性感染在 HIV 感染人群中也更普遍[45, 46]。
2. 在 HIV 感染的妇女中，持续性 HPV 感染的危险性明显增加。高危险性 HPV 感染的危险性至少是非 HPV 感染对照组的 2 倍，而持续性 HPV 感染的危险性则接近 6 倍[47]。此外，一项研究发现，如果 CD4 细胞计数 < 200 个细胞 / μl（相对于 > 500 个细胞 /μl），则 HPV 持续性感染的危险性比正常人群高 1.9 倍（95% CI，1.5 ~ 2.3）[48]。
3. 在 HIV 感染的妇女中，随后发生鳞状上皮内病变的危险性显著增加。Ellerbrock 等人发现，HIV 感染和非感染妇女发生鳞状上皮内病变（SIL）者分别为 20% 和 5%[50]。Cardillo 等人观察到，HIV 病毒载量与细胞学异常显著相关[48]。Heard 等人发现，宫颈疾病存在于27%的HIV感染患者和53%的HPV感染患者中。HPV 病毒高载量与低 CD4 计数和宫颈疾病的危险性均有相关性（OR16.8）[49]。
4. 在 HIV 感染妇女中，HSIL 所占比例实际上好像并不很高。Ellerbrock 等人的研究还显示，HIV 感染和非 HIV 感染两组病例的 SIL 分别有 91% 和 75% 为 LSIL[50]。
5. 在 HIV 感染的妇女中，SIL 持续存在的危险性似乎较高，在 La Ruche 等人研究中，为 76% 对 18% [51]。
6. 浸润癌的发生率在不同程度上受 HIV 感染的影响。Fransceschi 等人报告，HIV 感染妇女发生浸润癌的危险性高 15 倍[52, 53]。但 Chokunonga 等人和 La Ruche 等人在中非地区的研究不认为 HIV 是宫颈癌发生的主要因素[54, 55]。另一项来自南非的研究发现，尽管在 CD4 计数少于 200 个细胞 / μl 的患者中观察到有一定的相关性，在 HIV 感染状态与疾病分期之间没有明显差异[56]。

男性伴侣 The male partner

男性伴侣的性史可影响宫颈肿瘤形成的危险性，但其影响程度低于女性的性史。研究清楚地显示，一生中性伴侣的数目可增加 HPV 感染的危险性[57]。男性配偶的性行为方式也影响 HPV 和其他性传播疾病的危险性。Thomas 等人发现，泰国妇女的危险性与男性的性行为有关，特别是与妓女进行没有防护的性交[58]。另外一项研究显示，丈夫婚前及婚后均有多种性关系者其妻子宫颈癌的危险性也很大 [RR = 6.9（CI：2.3 ~ 20.7）][59]。然而，在不同的研究中，由婚外性行为造成的危险性变化程度也有不同[60]。

男性伴侣的作用在一定程度上可能取决于接触的时间。例如，Krebs 和 Helmkamp 的研究显示，治疗男性伴侣并不影响生殖器疣复发的危险性[61]。这项研究的意义在于，性伴侣不是被同一病毒再次感染，与免疫系统功能作用一致。同样，可能存在接触时间的阈值，超过阈值，进一步的感染就不大可能发生。如果这一结论成立，那么先前有 HPV 接触的妇女在与其随后的性伴侣的性行为中可能较少受到感染。这一点已被 Kjaer 等人的研究证实，他们发现，男性伴侣与其他妇女进行的反复性接触本身并不增加危险性，而有生殖器疣病史且不用阴茎套则增加危险性[60]。相反，Agarwal 等人发现，对于先前性伴侣极少的一夫一妻的女性而言，男性性活跃具有最大的危险性。

HPV 是如何从男性传播到女性的？这个问题很难回答，但最可能的机制包括表层角化细胞脱落和通过精液直接传播。前者是基于检测到阴茎黏膜损伤推测而来，但男性与女性感染之间的直接关系很难得到证实。后者是基于在精液中检测到 HPV 的报道，HPV 检出的范围较广，从低于 5% 到高于 50%，并且似乎对精液冲洗方法具有一定的抵抗力。一项有趣的观察发现，精子在体外接触 HPV DNA 后，出现活动力改变及凋亡，但是一项研究显示，HPV阳性与生育率或妊娠结局之间没有显著关系[62]。HPV 是否能够通过精子传递给受精卵仍在研究之中[63]。

避孕措施中的屏障法是否能阻止病毒的传播？能和不是。

从被男性伴侣感染到细胞学异常之间的间隔有多长？Kreider 等人发现，从实验性黏膜上皮感染 HPV 11 到发生独特的形态学损伤之间的间隔大约为 4 个月[64]。Koutsky 等人研究显示，从 HPV 呈阳性到检测出病变（此时已发生病变）之间的间隔为 0 ~ 24 个月[14]。

口服避孕药 Oral contraceptives

应用口服避孕药可略微增加宫颈肿瘤形成的危险性。其有力的理论基础是，激素可影响上皮生长和宫颈移行区对肿瘤形成的易感性[65]。应用口服避孕药和血浆激素水平与宫颈肿瘤形成具有相关性[66]；然而，Kjellberg 等人和Coker 等人注意到，口服避孕药丸与宫颈肿瘤形成有关，但是如果将 HPV 感染考虑在内，这种相关性就不复存在了[67, 68]。其他研究显示，宫颈癌与口服避孕药之间没有明显关联[69]。Lacey 等人认为，激素替代疗法与宫颈腺癌的发生相关[70]。

吸烟 Smoking

吸烟可增加宫颈肿瘤形成的危险性，但机制尚不清楚。Kjellberg 等人注意到，吸烟与宫颈肿瘤形成强相关（独立于 HPV 之外）[67]。其理论基础是假设病毒 DNA 加合物存在于宫颈黏液中，由此移行区黏膜接触致癌物[71]。也有人指出，遗传多态性理论上不能减少加合物的生成[72]，因而也牵涉其中。Lacey 等人的研究显示，吸烟是与鳞状细胞癌而不是与腺癌呈正相关关系[73]。Deacon 等人的研究还显示了与吸烟量的相关性[74]。

衣原体感染 Chlamydia infections

衣原体感染与宫颈肿瘤形成的相关性尚有争议。Anttila 等人发现，衣原体血清型 G 感染与宫颈癌的危险性明显相关（表 13.1）[75]。几项研究显示，生殖器衣原体感染与 HPV 或 HSIL 有相关性[76]。然而，其他研究没有显示衣原体抗体与宫颈肿瘤形成有关[77]。

与其他女性有性行为的女性 Women who have sex with other women

与其他女性有性行为的女性宫颈肿瘤形成的危险性增加。研究显示，主要与其他女性有性关系的女性发生性传播性感染的比率高，虽然生殖器湿疣的感染率低。然而，发生 HSIL 的危险性尚有待确定。两份报道显示，CIN 2 可能发生于同性恋的女性[4, 78, 79]。

总之，多种因素影响接触前、中、后以及病变进展过程中的宫颈肿瘤形成的危险性，包括病毒和宿主相关的因素。图13.2 简要概括了这些因素在宫颈癌发生过程中的相应位置，虽然每一种影响可能因个体差异而不同。

分子危险因素 MOLECULAR RISK FACTORS

目前筛查宫颈癌是用巴氏涂片和 HPV 试验。正在研究的其他方法有 HPV 感染的其他标志物（替代标志物，surrogate maker）的检测。

人乳头状瘤病毒 Human papillomaviruses

因为 HPV 与宫颈癌密切相关，所以在癌症预防和前体病变的诊断过程中将 HPV 检测作为巴氏涂片的辅助试验是合乎逻辑的。HPV 检测在巴氏涂片异常的处理中的应用将在以后讨论。本节的重点是 HPV 检测作为筛查工具的应用。最为重要的问题，包括支持的和反对的资料，如下所述：

1. 不同于巴氏涂片和阴道镜分析，HPV 检测具有高度敏感性，并可作为宫颈癌或前体病变危险性的客观检测措施，HPV 存在时其危险性大约增高 40 倍。如果 HPV 检测呈阳性，高级别鳞状上皮内病变的危险性会进一步随涂片是否异常（至少 20%）或 HPV 检测是否超过一次（多达 33%）而不同。单一的杂交捕获 II 型实验（Hybrid Capture II test）呈阳性价值不高，特别是在年轻妇女。然而，这项实验结合正常的巴氏涂片，具有高的阴性预测价值，实际上可以认为这种患者没有癌症前体病变。这项实验的敏感性优于巴氏涂片，并且可能是一种成本效果好的选择[80-82]。然而，有相当比例的没有发生前体病变的女性 HPV 检测也呈阳性。Goldie 发现，HPV 自体试验不像临床实验那样敏感，但敏感性与巴氏涂片一样[80]。
2. HPV 试验阴性伴正常涂片可能会增加“防护效应”的持续时间。因为 HPV 是在细胞学异常之前检测出来的，所以 HPV 检测和巴氏涂片均呈阴性的患者可能比单纯涂片呈阴性的患者有更长的间隔。患者年龄可能也起作用，较年轻的性功能活跃的个体 HPV 更可能呈阳性，筛查间隔不宜过长[83]。超过 30 岁以后，HPV 阳性指数显著下降，提示针对特殊人群可能会提高 HPV 试验阳性的潜在意义[6, 84]。一个重要的问题是有关老年组试验的特异性，老年组的特异性较高说明可用于这一组人群的筛查。一项研究发现，细胞学阴性的 31 ~ 60 岁的妇女常规子宫切除标本中，HPV 的检出率极低（少于 2%），提示这个实验可能是成本效果好的。然而，30 岁以上妇女的 HPV 试验的特异性是否增加尚不清楚[20]。Clavel 等人发现，如果 HPV 检测用于 30 岁以上的妇女，其特异性呈轻度增加，从85.6%和87.3%上升到 88.4% 和 90.1%[8]。新近的一项研究提示，年龄超过 30 岁的妇女 HPV 呈阳性的百分率相当低，因此将 HPV 检测用于处理这个人群中涂片异常的患者成本效果是好的[85]。然而，某些研究显示，相当大一部分绝经后妇女 HPV 检测呈阳性，这种发现的意义仍不清楚[86]。近来一项应用一种非常敏感的 HPV 检测方法的研究发现，HPV DNA 有两个高峰，第一个高峰在 25 岁以下妇女，为16.7%。在35 ~ 44 年龄组，HPV DNA 流行率降至 3.7%，然后，第二高峰在 65 岁及以上的妇女，流行率持续增长至 23%[87]。在所有年龄组，性行为均与 HPV 阳性密切相关，但是另一项研究显示，HPV 阳性在 65 岁及以上年龄组还与激素治疗有关[88]。应该强调的是，不是所有的研究都能证实绝经后妇女 HPV 的发生率高。Ferenczy 等人计算的比率接近 Shen 等人计算的比率（1%），且没有与应用激素相联系[89]。另一项研究报告，HPV 阳性的第二个高峰在老年妇女，但主要由低危险型 HPV 组成[87]。总的来说，低危险性 HPV 更可能与发生在较年轻年龄组妇女的病变相关，但有相当一部分的重叠[90]。

3. 3 年前做过巴氏涂片的妇女发生浸润癌的比例增加，其中许多过去是假阴性。这个问题分为两个部分。首先是宫颈癌的存在，包括腺癌和原位腺癌，发生在年轻妇女，不容易通过细胞学筛查发现[91]。其次是迅速进展性癌的概念含糊不清，可能是由于难以发现特异性生物学特征[92]。在癌的预防中这是一个非常具有挑战性的问题，它意味着，一组特殊的年轻妇女可能处于腺癌的危险之中，目前通过常规筛查相对不易发现。可以想像，一些人口统计学因素（如应用口服避孕药）可以用于确认年轻组中一个患者的概况，以使其可受益于 HPV 筛查[93]。
4. HPV 试验会引起心理负担，涉及性传播感染以及有关在无异常的情况下不需要治疗的相关知识。关于试验令人担心的不是试验的客观性，而是临床医师处理和患者理解的主观性。由于高比例的育龄妇女在特定时期 HPV 呈阳性，且只有少数会表现为宫颈病变，所以如果 HPV 筛查得以实施，其成功将部分取决对目标人群教育[94]。与巴氏涂片不同，后者如果异常本身会引起患者相当大的心理负担，HPV 试验不仅使患者受到性传播疾病的困扰，而且受到一种查体时可能无法证实、可能会持续一段时间且其结果也无法确定的困扰[95]。虽然癌的结局不太可能发生在细胞学阴性的个体中，但诊断的不确定性需要患者进行详细的咨询。虽然如此，这一诊断所引起的焦虑不安可能不会超过其他性传播疾病所引起的[96, 97]。
5. 应用“高危险性”探针检测 HPV 是评估危险性的最好方法，而不是高级别病变或癌的标志物。用于某些测定的鸡尾酒探针（probe cocktails），特别是杂交捕获 II 方法，由 13 种最常见的高危险性和中危险性类型组成。研究证明，这种鸡尾酒探针实际上能够 100% 地检测出这些类型的感染，而且比聚合酶链反应更敏感（引自 Crum，未发表的资料）。然而，为了达到这种敏感性，这一试验还必须检测一系列 HPV 的类型，包括不属于高危险性的病毒，HPV 6、11 和 54 或诸如 HPV 66、53 及其他具有争议性的致肿瘤病毒[13, 98]。如果患者得到恰当的指导和处理，这倒没有显著的危害，重要的是应该强调，这个试验不应被视为“癌症试验”，而应视为评估浸润前宫颈病变相对危险性的试验。最近的流行病学研究提示，诸如 HPV 53 和 66 的一些 HPV 属于“高危险性”病毒，但在赋予个体癌症危险性的价值方面，这种相关性可能颇有争议[99]。
6. 对于 HPV 检测，基于细胞学的测定方法是否优于基于液体的技术？新近的原位杂交敏感性方面的进步促使人们探索将 HPV 原位杂交检测方法用于巴氏涂片分析。这种方法的优点是可以直接发现异常细胞内的 HPV 核酸，因此其特异性可能比基于液体的方法强。应用这种技术需要回答的主要问题包括：（a）阳性的液体分析与细胞学涂片所见的形态学改变之间是否缺乏重要的直接关系？（b）原位评估方法的敏感性是否具有足够高的阴性预测价值？从理论上讲，前者应用原位分析比较特异，具有较高的阳性预测价值。如果临床判定是由阴性检测结果做出的，则必须进行后一种检查。如果两者均有肯定回答，可以想像，原位杂交的改进可能超出液体测定法。

其他生物标志物 Other biomarkers

总的来说，宫颈肿瘤形成最有效的检查方法之一是基于液体的 HPV 试验，但仍需要细胞学筛查，以提供比 HPV 试验更特异的信息。与宫颈肿瘤形成相关的分子标志物高通量筛查方法的引进，已经并将继续揭示作为宫颈肿瘤形成标志物的宿主细胞基因。如图 13.1 所示，受 HPV 癌蛋白正面或负面影响的通路包括：细胞凋亡（p53）、细胞周期关卡（Rb）复制衰老（端粒酶）和有丝分裂稳定性（中心体合成）。几个生物标志物，包括细胞周期蛋白 E、$p16^{INK4}$、MN、MCM-2、p55cdc、端粒酶及其他，均受 HPV 表达的影响，并可在不同程度上辨认 HPV 感染的细胞。这些试剂辨认 HPV 感染的细胞及作为 HPV 感染的标志物的潜力，对基于液体的分子诊断和细胞学涂片的免疫组化筛查均有意义。另一种方法是检测关键性肿瘤抑制基因的甲基化，推测是基因组不稳定性增加的结果。这种方法的潜在好处是，检测方法是针对甲基化序列，不受共存的正常细胞中的正常基因表达的正常基因组的干扰[100]。这些生物标志物的特异性及其在常规细胞学筛查中的应用仍有待于解决，当前正在研究之中[101-104]。作为辅助组织学诊断的选择性生物标志物将在本章的后面部分详细讨论。

细胞学 Cytology

有关宫颈肿瘤细胞病理学诊断的综合性论述，可以见于几部涉及这个领域的优秀教科书中[105-108]。本章讨论的目的是更新和完善已经取得进展的细胞学筛查的几个方面，这些进展与患者治疗直接相关，因此对参与宫颈肿瘤实验室和临床治疗的人都有意义。其中包括：(1) 细胞学筛查的实际期望；(2) 细胞学标本采集的变化及其意义；(3) 过去 15 年中细胞学涂片分类术语的两个主要变化，基于 1988 年和 2001 年 Bethesda 会议；(4) 现有的细胞学标准和应用的术语的含义；(5) 分类方法新近变化可能的原因；(6) HPV 检测在非诊断性鳞状上皮非典型性处理中的作用。

宫颈细胞学在宫颈癌预防方面的前景 EXPECTATIONS FROM CERVICAL CYTOLOGY IN CERVICAL CANCER PREVENTION

传统巴氏涂片 The conventional Papanicolaou smear

宫颈癌的预防既具有吸引力又令人备受挫折。宫颈距离体表只有几个厘米，可以通过窥器进行检查。浸润前疾病一般具有漫长的自然病史，大多数病例可在发生浸润癌之前发现。癌症发病率的研究显示，自从引进巴氏涂片 60 年来，宫颈癌发病率大约降低了 2/3。可以预测，引进筛查之后，宫颈癌的发病率立即会显著降低，(在 Bryans 等人的研究中可从每 10 万人中 28 例降至 4 例），这个显著降低是由单纯切除隐匿的癌带来的[109]。这种预测一旦实现，发生率可望降至每10万人4例的稳定状态，主要受益于年轻女性人群筛查的有利影响。根据Miller的报道，通过有意识的巴氏涂片筛查，癌的发病率最大可能降低大约 90%[110]。这项技术的成功和需求得到平衡是通过，死于宫颈癌的妇女的数目降低不会因为存在诸如筛查和样本误差等人的变量超出几个年龄百分点，患者的顺应性和生物学行为的差异在某些情况下可能妨碍通过有计划的定期筛查达到适当预防的目的。后者的影响似乎相对较小。绝大多数宫颈鳞状细胞癌发现之前存在浸润前异常。

需要强调的是，在巴氏涂片筛查广泛应用之前，宫颈癌的死亡率从 20 世纪 30 年代起就开始下降，推测是因为较多的患者认识到这个疾病，或对有症状的女性患者进行了比较及时的处治。从那时起，浸润癌的发病率和晚期发现的浸润癌的比例都有明显下降。

过去 50 年中人群危险性的变化 Changes in population risk over the past 50 years

自从巴氏涂片筛查启用以来，宫颈腺癌的发生率从相对不变演变为不断增长，表明这种疾病从前体病变到癌进展迅速，或者表明这种疾病早期阶段通过细胞学筛查是不容易发现的。这种疾病将在下面的章节详细讨论，但是有关这一课题有三个方面值得从业医师注意：(1) 腺癌常常出现诊断错误；(2) 腺癌在育龄妇女的癌症中占相当大的比例；(3) 在 25 ~ 35 岁年龄组中，腺癌的发生率相当惊人。最后一点对于制定癌症检测策略具有重要意义，它要求在育龄妇女群体中扩大巴氏涂片的应用。

细胞学筛查中液基涂片与传统涂片制备的比较 Liquid-based versus conventional preparations for cytology screening

包括ThinPrep和Autopap在内的液基技术的引进彻底改变了宫颈癌筛查工作，据称有较高的癌前病变检出率。

几项研究对这些技术与传统的巴氏涂片进行了较[111, 112]，多数显示，它们对ASCUS和LSIL的检出率增高，而对HSIL的检出率没有或仅有轻微增高。

细胞学分类方法 Cytologic classification systems

因为用于报告细胞学异常的Bethesda方法（1988年和2001年的Bethesda细胞学诊断报告系统；Bethesda 1988）已有15年的历史并已被广泛接受[113]，所以除了用于对比之外，没有必要对经典巴氏方法进行冗长的讨论。1988年Bethesda会议提出的最重要的问题是：将细胞学作为一种医学参考；赋予病理医师诊断的责任；要求咨询医师提供病史信息；适当的表述；以及细胞病理学家提出的有关随访和细胞学异常的再分类，即从巴氏分类方法到描述方法，后者包括用于非诊断性非典型性（ASCUS）以及低级别和高级别鳞状上皮内病变的特殊用语。本章讨论的重点是为样本不足选择恰当的术语，并以有无宫颈内膜细胞作为确定样本是否充分的核心。最新的2001年的会议已重新定义了Bethesda系统：(1) 取消了“样本满意，但是不足”术语；(2) 与从前诊断为阴性和良性细胞学改变的涂片结合；(3) 将ASCUS分为 ASCUS和ASCUS倾向于HSIL；(4) 将AGUS分为AGUS NOS和AGUS倾向于肿瘤形成。表13.5概括了解释细胞学改变的最新Bethesda分类系统[114]。在以前的分类中，ASCUS是根据观察者是否怀疑为反应性（倾向于反应性）病变、低级别或高级别鳞状上皮内病变（倾向于LSIL或倾向于HSIL）做出的，或者根据不清楚是否出现非典型性的可能特征（非特异性）做出的。现在是将非典型性鳞状细胞分为两个级别，即“倾向于HSIL”和所有其他的AUCUS。这些在下面将进一步讨论。

表 13.5 Bethesda 细胞学分类系统（2001）[a]

标本类型
标明是传统涂片（巴氏涂片）还是液基涂片或其他
标本满意度
评估满意
评估不满意（注明原因）
标本拒收 / 未进行处理（注明原因）
标本经过处理及检查，但上皮异常评估不满意（注明原因）
一般分类（任选）
无上皮内病变或恶性病变
上皮细胞异常：见解释 / 结果（注明是“鳞状细胞”还是“腺细胞”）
其他：见解释 / 结果（例如40岁以上妇女的子宫内膜细胞）
自动阅片（注明）
辅助性检测（注明）
解释 / 结果
无上皮内病变或恶性病变
生物体（注明）
其他非肿瘤性表现（是否报告任选，不列入表内）
其他（注明）
上皮细胞异常
鳞状细胞
不能确定意义的非典型性鳞状细胞（ASCUS），不能除外HSIL（ASCH）
低级别鳞状上皮内病变（LSIL）包括：HPV/ 轻度异型增生 /CIN 1
高级别鳞状上皮内病变（HSIL）包括：中度和重度异型增生、CIS/CIN 2和CIN 3（具有可能浸润的特征）（如果怀疑浸润）
鳞状细胞癌

[a]Modified from http://bethesda2001.cancer.gov/terminology.html

非诊断性鳞状细胞非典型性 NON-DIAGNOSTIC SQUAMOUS ATYPIA

引言 Introduction

1988年Bethesda会议提出了“不能确定意义的非典型性鳞状细胞”（atypical squamous cells of undetermined significance，ASCUS）这一术语，用于辨认不能轻易归入良性或浸润前病变的鳞状细胞非典型性亚型[115]。由于ASCUS是一种不确定性诊断，可以想像其诊断标准仍然模糊不清，并且按照定义，ASCUS 比鳞状上皮内病变的标准更缺乏可重复性。大量有关阅片者之间的可重复性的研究表明，非诊断性鳞状细胞非典型性的诊断的可重复性比 SIL 的差[116, 117]。然而，巴氏涂片发现的非典型性鳞状细胞大约10%有与高级别鳞状上皮内病变共存的危险性[118]。

为了使 ASCUS 成为更为“用户喜用”的诊断术语，最初将精力集中在ASCUS的亚型分类上，导致ASCUS倾向于反应性与 ASCUS 倾向于 HSIL 这两种诊断之间 HSIL 的危险性显著不同（表 13.6）。ASCUS-NOS 和 ASCUS 倾向于 LSIL 的危险性降至 10% 和 15% 之间。虽然这一分类为分诊 ASCUS 患者提供了有用的信息，但是最近结合 HPV 检测的方法已经将 ASCUS 简化为仅有两个类型，即 ASCUS 和 ASCUS 倾向于 HSIL。应用 HPV 检测的研究结果证明了两项重要发现，如表 13.6 所示：

1. HPV 阳性与 HPV 阴性 ASCUS 之间的危险性差异大约在 20 倍（20% 比 1.1%），相比而言，一种 ASCUS 亚分类系统中倾向于 HSIL 与倾向于反应性之间的危险性差异仅为 10 倍。
2. ASCUS 亚型分类对于已经进行 HPV 检测的病例没有更多有价值的东西。HPV 检测在处治 ASCUS 方面的作用将在下面讨论[119]。

表 13.6　高危险性 HPV、HSIL 或癌的危险性与细胞学诊断密切相关

参数	参考文献	结果[a]	（%）
ASCUS	114	HPV(＋)	30～60
ASCUS	114	HSIL	10
	185	癌	0.1
ASCUS(HPV＋)	114	HSIL	15～27[b]
	311	癌	0.5
ASCUS(HPV－)	114	HSIL	1.1
随访涂片(－)	114	HSIL	3.7
LISL 涂片	311	HSIL	27.6[c]
LISL 细胞学/阴道镜(－)	311	HSIL	11.3
LISL 细胞学/活检(－)	311	HSIL	11.7
LISL 细胞学/活检 LSIL	311	HSIL	13.0

[a] 长达 2 年的随访结果。

[b] 因随访长度和 HPV 阳性阈值不同而不同。

[c] 随访 2 年。

ASCUS 分类中最好被忽略的细胞学改变（图 13.4） Cytologic alteration that are best left out of the ASCUS category

1. 浅表细胞核轻度增大，不伴有深染：这点特别适用于见于绝经期或 40 岁以上女性的改变。
2. 在缺乏核的非典型性的情况下出现胞浆空晕：不伴有细胞核增大或深染的胞浆空晕，不应该诊断为 ASCUS。比较疑难的是，涂片中含有伴有胞浆空晕的轻度核增大的细胞。在这种病例中，诊断往往具有主观性。
3. 角化不全和无核鳞屑：浅表角化不全细胞片块中可能包含轻度的细胞核大小不均。在缺乏核深染的情况下，最好将多形性核或双核诊断为良性细胞学改变[119]。

诊断 ASCUS 的细胞学标准 Cytologic criteria for the diagnosis of ASCUS

按照Bethesda系统定义的“非典型性”（atypia）一词可用于细胞学改变意义不能明确的病例[1]。这些所见不能被很肯定地归入诸如炎症或典型修复的良性病变，而且也不足以毫不含糊地诊断为鳞状上皮内病变。显然，这个分类难免包括最终被证实为炎症、修复性或萎缩性改变以及最终被证实为SIL的病例。如果应用这一术语，关键是要排除“良性非典型性”、“炎症性非典型性”或“反应性非典型性”以及其他可以辨认的良性改变。“提示但并非诊断性挖空细胞非典型性”的改变是否应该包括在 ASCUS 的诊断中，取决于 ASCUS 的诊断是否仅仅根据胞浆空晕。大体上，ASCUS 最好用于提示具有癌前病变可能性的改变。浅表细胞核轻微增大、胞浆空晕和正常的没有非典型性的角化不全细胞不太可能是有意义的癌症危险因素。

ASCUS 的细胞学标准用于确认介于明确的反应性或修复性病变与鳞状上皮内病变之间的异常。其细胞核

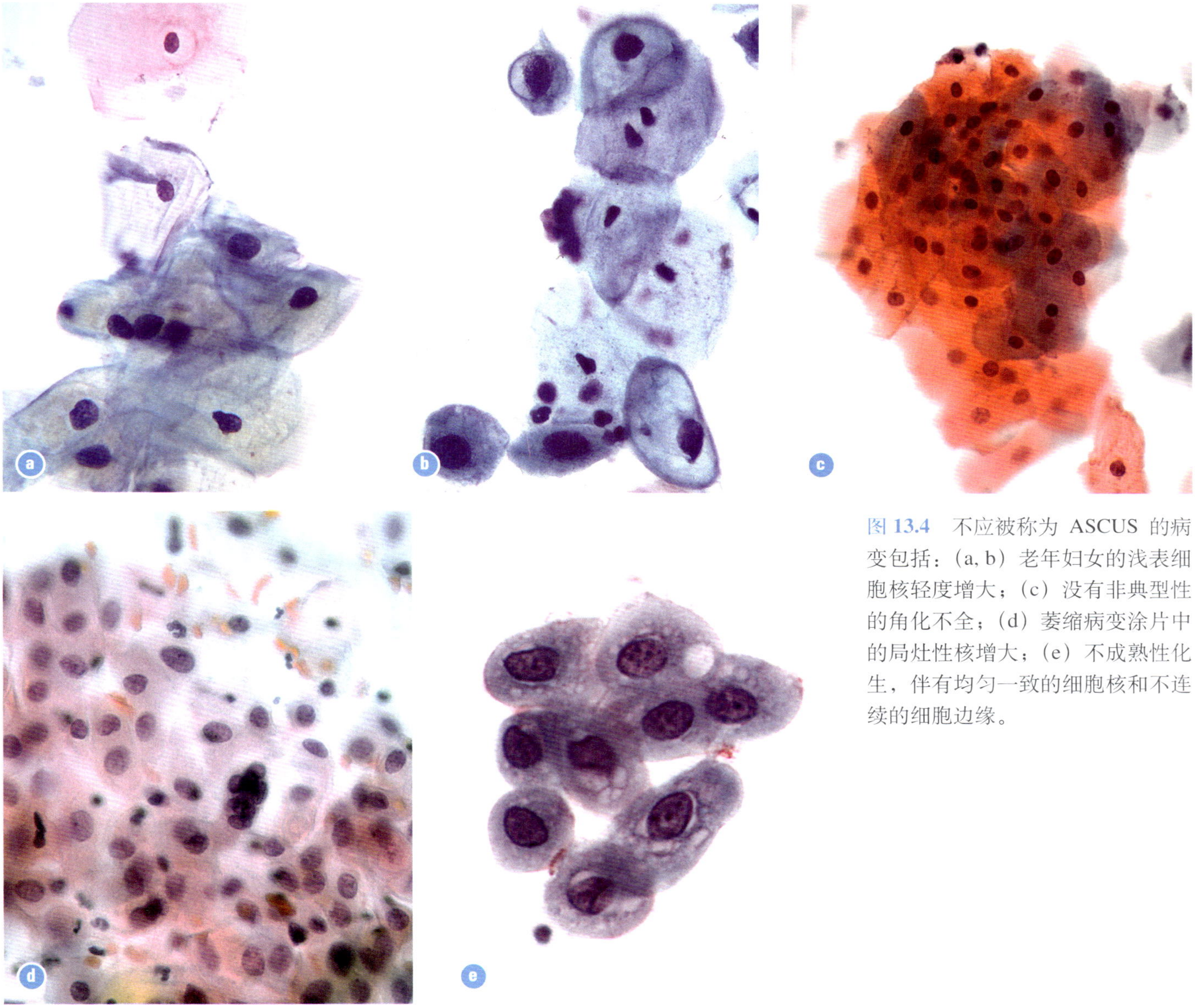

图 13.4 不应被称为 ASCUS 的病变包括：(a, b) 老年妇女的浅表细胞核轻度增大；(c) 没有非典型性的角化不全；(d) 萎缩病变涂片中的局灶性核增大；(e) 不成熟性化生，伴有均匀一致的细胞核和不连续的细胞边缘。

增大超出了典型的良性增生而又够不上 SIL；因此，折中方案是核的大小差异为 2.5 倍。细胞核深染的程度可能超出正常，但是 SIL 的诊断可能因为核染色质不粗或核膜规则，核浆比率低，出现变性，或更具有良性病变的特征性细胞间隙规则排列而不能做出。另外，炎症、血液或干燥的人为假象可能造成细胞模糊不清，影响诊断质量。最后，细胞数量可能过少，以致细胞病理学医师不便做出明确诊断[120]。

ASCUS 可以再分为几种类型，如图 13.5 所示。应该强调的是，这些类型是相互重叠的，可能不具有可重复性，但是尝试将其分开可能是诊断非诊断性鳞状细胞非典型的一种更系统的方法。例如一种提示挖空细胞形成的类型，可能被一位细胞病理学医师解释为酷似挖空细胞，而另一位可能将其诊断为 LSIL。

非典型性浅表细胞（atypical superficial cells）：类似于挖空细胞形成（koilocytosis）的非典型性浅表细胞

构成细胞学改变的一种类型，包括胞浆空晕和细胞核轻度非典型性，如图 13.5 中描述。可能存有争议的是，这种类型的 ASCUS 很少能站住脚，因为如果没有诊断性的细胞核存在，胞浆空晕可能仅仅诊断为反应性改变。这些改变的范围从反应性改变（例如滴虫病）开始到挖空细胞非典型性终止[121-125]。含有典型的不规则致密边缘的空晕并伴有细胞核轻度非典型性的细胞，归入 ASCUS 的范畴。没有任何细胞核非典型性的细胞，不管有没有胞浆空晕，最好归入反应性改变，因为它们引起的癌危险性可以忽略。

非典型性角化不全细胞（atypical parakeratotic cells）：可能也属于 ASCUS 范畴，但是如果忽略没有非典型性的角化不全和轻度非典型性（例如念珠菌感染引起的改变），诊断为 ASCUS 的病例数很少。一旦显著

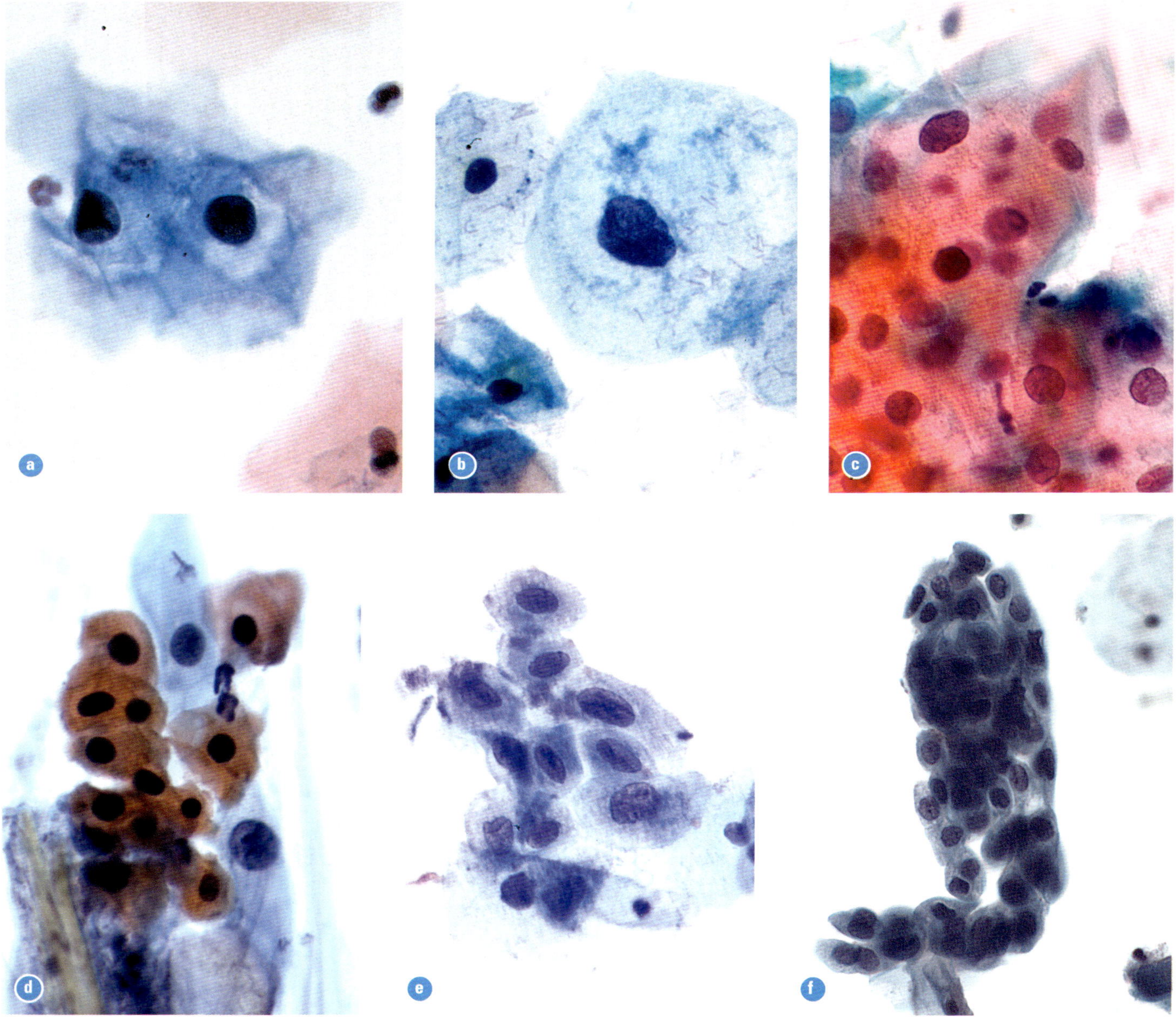

图 13.5　常常分类为 ASCUS 的细胞学类型包括：(a) LSIL 交界性细胞；(b, c) 轻度非典型性成熟性化生细胞；(d) 非典型性角化不全细胞；(e) 非典型性化生；(f) 具有化生表型的非典型性不成熟细胞；

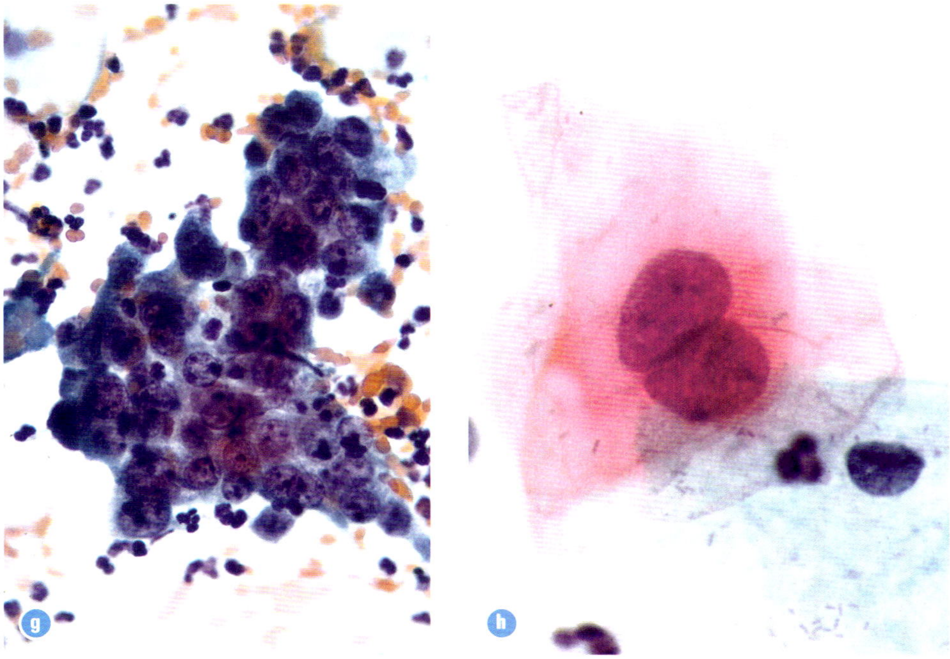

图 13.5 （续）（g）细胞核深染的细胞团，核/浆比例增高；（h）变性的非典型性细胞（不常见于液基涂片检查）。(a) 和（d）不能重复与 LSIL 区分；(b, c 和 e) 最难诊断，而且还可能被分类为反应性改变；（f）和（g）分别与活检证实的 HSIL 和宫颈癌有关。

的非典型性角化不全可辨认出，由于核的大小、染色不同以及出现双核结构，ASCUS（非典型性角化不全倾向于 SIL）与 SIL 之间的区别就会不清楚。实例可见图13.5。假设其他浅表细胞改变也缺乏，此时分类诊断是根据非典型性角化不全的程度做出的。

没有挖空细胞形成的核非典型性（non-koilocytotic nuclear atypia）：成熟鳞状细胞的没有挖空细胞形成的核非典型性包括鳞状上皮化生，是另外一种类型的 ASCUS，一般表现为细胞核增大 2 ~ 3 倍，核染色质轻度增多，核的轮廓没有改变（图13.5）。这种类型的ASCUS 与 SIL 的区别是根据缺乏粗染色质或胞浆成熟障碍。根据背景变化和核非典型程度，诊断可以为 ASCUS 倾向于反应性或 ASCUS，不能除外 SIL。

非典型性不成熟性鳞状化生（atypical immature squamous metaplasia，AISM）：由于细胞较小以及化生细胞的核 / 浆比例高而存在诊断问题。如果核的改变被解释为SIL的改变，那么根据定义从细胞学上看将是高级别病变。对于大多数临床医师来说，这个诊断将导致比较积极的治疗。

AISM 的主要特征包括核的大小为 35 ~ 100 μm，胞浆嗜蓝或呈颗粒状，核浆比例一般大于 60%，核的轮廓不规则。核染色质不大可能明显增加，特别是在液基涂片。细胞倾向于呈串和成小簇状排列，而且常常是孤立的。因为细胞体积小，所以可能容易被漏掉或被误诊为良性组织细胞、小的（储备）鳞状细胞或子宫内膜细胞。因为非典型性鳞状上皮化生可以伴有、进展为或表现为 HSIL，所以显示这种异常的巴氏涂片应该仔细检查。

非典型性修复反应（atypical repair reaction）：可能显示细胞密集和重叠（当与典型的修复比较时，非典型性修复呈扁片状），核的大小明显不同，核仁突出而不规则，并且核染色质分布不均匀。这样的病例可能不易与浸润癌和SIL区分。癌常常具有肿瘤素质及许多孤立的非典型性细胞，修复反应通常缺乏这些特征。

与萎缩有关的非典型鳞状细胞（atypical squamous cells associated with atrophy）：在某些情况下，这可能是一个诊断性问题（图 13.5）。没有接受激素替代疗法的绝经期妇女的涂片常常伴有明显的核增大、显著的炎性成分和成簇的小而深染的细胞，很可能是小的“副基底层”细胞。此外，常常发现“蓝点”（blue blobs）现象，即变性的细胞核以及散在的鳞状细胞非典型性。评估萎缩相关性非典型性的一种有用的方法是雌激素试验，即应用雌激素乳膏导致鳞状上皮成熟和非典型性逆转。非典型性持续存在则需要进一步进行阴道镜检查和活检。在有些病例中，激素治疗后非典型性仍然持续存在，但组织学检查阴性。

两项研究似乎表明，与绝经前相比，绝经后人群鳞状细胞非典型性很少被活检证实为SIL。Symmans等人发现，宫颈细胞学检查和活检与HPV DNA原位杂交检测有关[126]。他们发现，巴氏涂片存在鳞状细胞非典型性的妇女经活检证实为SIL的发生率，绝经后妇女为17%，而绝经前妇女为46%。此外，在由于涂片异常而进行的阴道镜检查中，绝经后妇女HPV的检出率为10%，相比之下绝经前妇女的检出率大约为50%。作者认为，绝经后妇女鳞状细胞非典型性很少伴有活检证实的SIL或HPV DNA检测阳性，可能为萎缩性改变。

Kaminski等人评估了115例50岁以上、反复涂片进行宫颈细胞学检查和阴道镜检查发现鳞状细胞非典型性的病例[127]。阴道镜检查时对合适的病例进行宫颈活组织检查。他们发现，在一次涂片有鳞状细胞非典型性的50岁以上的患者，其伴有CIN或HPV（活检诊断）的比例低于5%。重要的是，其反复细胞学异常伴有活检病理学改变的可能性（9%）明显低于具有类似情况的年轻患者（24%～45%）。这里特别具有意思的讨论是9例2次重复发现鳞状细胞非典型性的妇女。9例中的1例最后证实为HPV感染，HPV检测的阳性率仅为11%，尽管3次巴氏涂片发现细胞非典型性。此外，37例最初经阴道镜检查诊断为鳞状细胞非典型性和萎缩的妇女曾做过雌激素替代治疗。其中31例反复涂片检查阴性，这一比例远远高于没有进行激素替代治疗的患者。应用雌激素后，鳞状细胞非典型性仍然持续存在的6名妇女中，仅有1名发现有阴道HPV感染的证据[128]。

总之，绝经后妇女鳞状细胞非典型性伴有显著宫颈病变的病例远远小于较年轻的妇女。这一结论似乎也适用于反复出现细胞非典型性的病例，“雌激素实验”虽然有助于相当多数妇女的萎缩性非典型性的逆转，但是鳞状细胞非典型性持续存在而活检阴性的病例仍占14%。

实际上，绝经后妇女在萎缩情况下出现鳞状细胞非典型性，应该进行雌激素实验和反复涂片，以便检查有无成熟上皮非典型性逆转。非典型性持续存在的病例应行阴道镜检查和（或）活检，应该记住，即使进行雌激素治疗，一些妇女的鳞状细胞非典型性仍将持续存在。

粘着成片或成簇的未成熟细胞（cohesive sheets or clumps of immature cells）：即所谓的核深染凝聚细胞团（hyperchromatic clotted groups，HCG），可以描述多种病变，从良性宫颈内膜、子宫内膜或子宫下段上皮细胞良性改变到HSIL、ACIS和浸润癌。这将在下面及宫颈腺体肿瘤形成（第14章）一章中详细讨论[129]。

ASCUS范畴中罕见的非典型性细胞（rare atypical cells falling into the ASCUS category）：包括细胞学非典型性程度超过可能解释为反应性细胞学改变的任何细胞。如果由于这种细胞罕见而将其置于分类之外，诊断是不能确定的。这种细胞虽然罕见，但是如果仍可归入上述类别之一，则应做出伴有特定罕见细胞的特异性诊断（例如非典型性不成熟鳞状化生）。一项研究发现，涂片中非典型性细胞的数量与活检证实SIL的发生率成正比。然而，这种信息在患者治疗中所起的作用尚不清楚，除了出现变性改变的病例。

变性的非典型性细胞（degenerated atypical cells）：在诊断时可能产生问题，主要是因为核的不规则性或深染程度可能相当明显（图13.5）。在存在明显变性改变的病例，特别是当变性发生于少数细胞时，应考虑随访涂片。如果变性可能是一种继发性现象且存在大量问题细胞，应该进行阴道镜检查。

很少有讨论非典型性的类型与随后发生SIL的危险性之间关系的报道。然而，可以明确的是：(a) 实际上，所有非典型性都具有某种程度的发生SIL的危险性，不管是什么类型；(b) 危险性随着非典型性的持续存在而增高；(c) 非典型性不成熟鳞状化生发生高级别SIL的危险性最高；(d) 与萎缩有关的非典型性或超过35岁的妇女的危险性最低；(e) 最初随访涂片阴性的妇女也有随后发生SIL的某种危险性；(f) 抗体疗法在“治疗”有非典型性涂片者的作用仍有待于确定。

ASCUS 的处理 MANAGEMENT OF ASCUS

报告 Reporting

2001 年 Bethesda 报告系统推荐仅仅区分“ASC 倾向于 HSIL”，而将其他三个“ASCUS”亚型降位，不再进行进一步的分类。这种分类的理论基础是：(1) 一般而言不应用倾向于反应性这一诊断，因为它可能“过度诊断”(over-call)；(2) ASCUS-NOS 和 ASCUS 倾向于 LSIL 出现 HSIL 的结果是相同的（15% 左右）；(3)“倾向于 HSIL”具有发生 HSIL 的高度危险性，应该单独区分。这种分类策略有优点也有缺点。优点是：多数“倾向于反应性”的研究提示，发生 HSIL 的危险性非常之低。接着是两个缺点。首先，尽管发生 HSIL 的危险性一般较低，但是对于不同的观察者来说，ASCUS 倾向于反应性可能意味着不同的形态学改变。根据我们的经验，与其将“倾向于反应性”再分为 NOS 或某种其他类型的 ASCUS，不如将其归入正常范畴[130]。Renshaw 等人的研究则表明，排除倾向于反应性病变不仅能降低 ASCUS/SIL 的比率，而且还能降低诊断的敏感性[131]。其次，最近的研究表明，排除 ASCUS 和从没有意义的细胞学改变中辨别出有意义的部分的努力，都不能从“阴性人群”中排除少数有意义的 HSIL[132]。

合并 ASCUS 亚型的主要理论基础在于简化所有这些亚型的处理并同时反映 HPV 试验。虽然仅有 4% 的“ASCUS 倾向于反应性”的病例随后可能发生 HSIL，但 HPV 阴性的任何类型的 ASCUS 发生 HSIL 的危险性大约为 1%。因此，HPV 试验不仅提供了衡量危险性的客观尺度，而且能够区分危险性非常低的病变，即允许这些病变有较长的巴氏涂片间隔。ASCUS 亚分类与伴有或不伴有 ASCUS 亚分类的 HPV 试验之间的对比平衡研究，目前正在进行之中。

临床处理（图13.6） Clinical management

当前，对于 ASCUS 的处理推荐应用三种方法，包含巴氏涂片随访、立即进行阴道镜检查以及同时或随后进行 HPV 试验。2001 年 9 月在马里兰州 Bethesda 举办的 ASCCP 会议对此进行了详细的总结[133]。简言之，认为巴氏涂片随访检查有效，但是敏感性差，需要长期随访。阴道镜检查和反应性 HPV 试验的敏感性相同[134]。第二种 HPV 试验方法比较经济，包括如果诊断了 ASCUS，临床医师保留 HPV 拭子标本用于进一步的实验，因为它可以与传统的巴氏涂片进行对比[133]。然而，对于临床医师而言，这是一种需要勤奋的措施。

关于 HPV 试验用于妇女诊治，仍然存在一些问题，特别是如果应用脱离标志物的技术。例如，临床医师如何应对 HPV 试验阴性的 HSIL 或 LSIL 的细胞学诊断？答案是，在这种情况下应该避免应用这项实验结果去指导临床治疗。如果 HPV 试验阴性，如何处理 ASCUS 倾向于 HSIL 的涂片诊断？谨慎的做法是，审核涂片并根

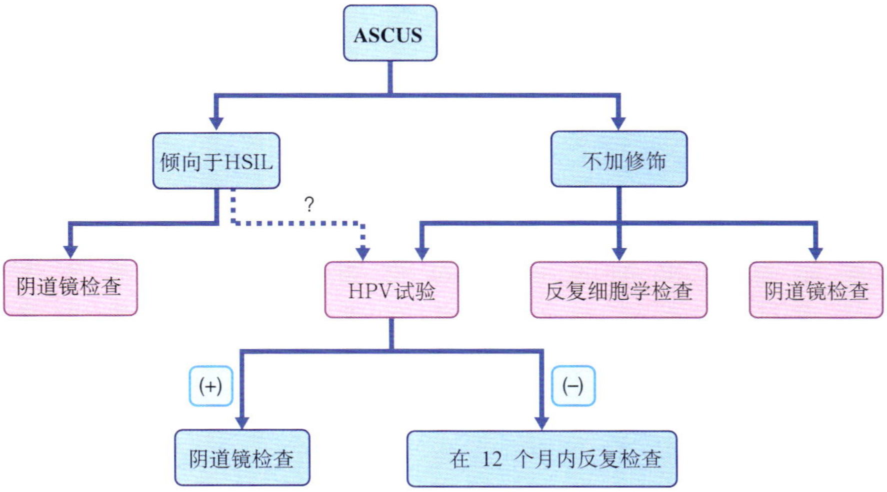

图 13.6 ASCUS 的临床处理图解。

据细胞学审核处理患者。考虑到 HPV 试验的高度敏感性，在许多情况下可能需要对细胞学诊断进行重新分类。

正如前面所讨论的一样，HPV 阳性女性的数目与表现为显著前体病变的数目之间差异很大，因此要求认真指导可以接受实验信息的患者。

宫颈上皮内肿瘤形成的诊断和处理
Diagnosis and management of cervical intraepithelial neoplasia

HPV 感染相关性表型改变
PHENOTYPIC CHANGES ASSOCIATED WITH HPV INFECTION

这里和本章的后半部分将要讨论，宫颈上皮内肿瘤形成的概念具有两个重叠的组成部分。首先是分化鳞状上皮肿瘤性进展的传统观点，后者被图解式地描绘为从正常到原位癌的一种有序的延续（图 13.7）。其次是反映移行区对这个延续谱系的影响的观点。后者将在本章的后半部分讨论（见图 13.13 b），其对评估在诊断实践中遇到的复杂形态学结构具有重要意义。不是所有的这种形态学的细微差异都可以用细胞学解释，细胞学诊断一般与比较传统的分级系统相当，足够用于多数浸润前鳞状上皮病变。HPV 感染后的形态学反应范围可以再分为两个普通序列，如图 13.7 所示。这与外阴对典型的低危（HPV 6或11）和高危（HPV 16）HPV感染的反应类似。这些改变可能与细胞学涂片所见具有相关性，对它们进行简要的回顾可能有利于理解细胞学分类。

1. 首先，基底和副基底细胞形态学改变轻微，成熟细胞非典型性最为显著，引起病毒细胞病变效应（非典型性挖空细胞形成），见图 13.7 左半部。这种改变可以见于高危险性和低危险性 HPV 感染，但是在后者通常较为显著[135, 136]。它反映出 HPV DNA 复制和角化细胞分化之间密切相关。

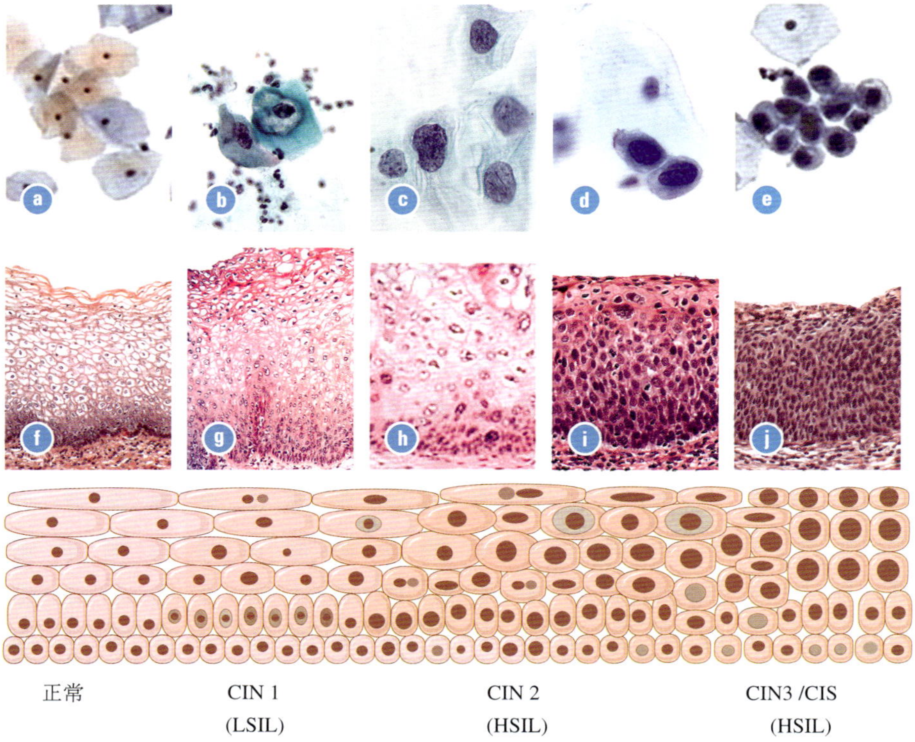

图 13.7　宫颈上皮内肿瘤形成图解（下部）阐明从正常到 LSIL（CIN 1）再到 HSIL（CIN 2/3）的细胞病理学（a–e）和组织病理学（f–j）转变。注意：本图没有考虑可能进一步影响形态学的移行区分化的细微差异（见图 13.13 b）。

2. 其次，不成熟细胞也会显示核的改变，伴有细胞极性消失，核分裂指数增加，核的大小、染色、染色质以及轮廓改变，见图 13.7 中部图解和显微照片。这些改变可能反映了病毒致癌基因介导的基因构造和生长控制的重要作用[137, 138]。不成熟细胞和成熟细胞的非典型性改变都是显著的（例如全层非典型性），并超出原型低危险性 HPV 感染的表现[139, 140]。CIN 2 和 CIN 3 的区别是以上皮细胞成熟程度和非典型性严重性的范围为基础的，具有一定的主观性。常常出现低级别和高级别上皮改变的连续性，通常表明单一感染的形态学进展，合并两种或两种以上 HPV 感染类型的情况并不常见[141, 142]。高级别病变也可能不经 LSIL 阶段而自行发生。

上述细胞学和组织学分级方法的可重复性是不同的。诊断困难（交界性）病变的可重复性一般较差（正如所预料的那样，不同时间评估得到的不确定程度有所不同），区别 CIN 2 和 CIN 3 的一致性不如区别 CIN 1 和 CIN 2 的一致性，后者是以基本的、尽管是主观的下层上皮细胞非典型性程度的不同为基础的。巴氏涂片的可重复性也不相同，但是一般还好。

鳞状上皮内病变的细胞学标准
CYTOLOGIC CRITERIA FOR SQUAMOUS INTRAEPITHELIAL LESIONS

从上面的描述可以看出，非常类似于仅有 HPV 病毒细胞病变效应的细胞学改变将划归为 LSIL。相比之下，不太成熟的细胞（包括复制过程中的细胞）可能被解释为 HSIL。下面是将这一概念转换成细胞学标准的指导原则（图 13.8-13.10）。

低级别鳞状上皮内病变
Low-grade squamous intraepithelial lesions

在细胞涂片中，与 LSIL 有关的改变被分为四种类型：

1. 伴有核增大（通常 3 倍）和核深染的中层或表层细胞，这些细胞明显不同于邻近的正常细胞（图 13.8 a, b）。如上面组织学项下提到的那样，细胞核周边相对光滑，核的形状和轮廓轻微不规则。核深染存在，可能表现为细颗粒状染色质，或核的密度均匀

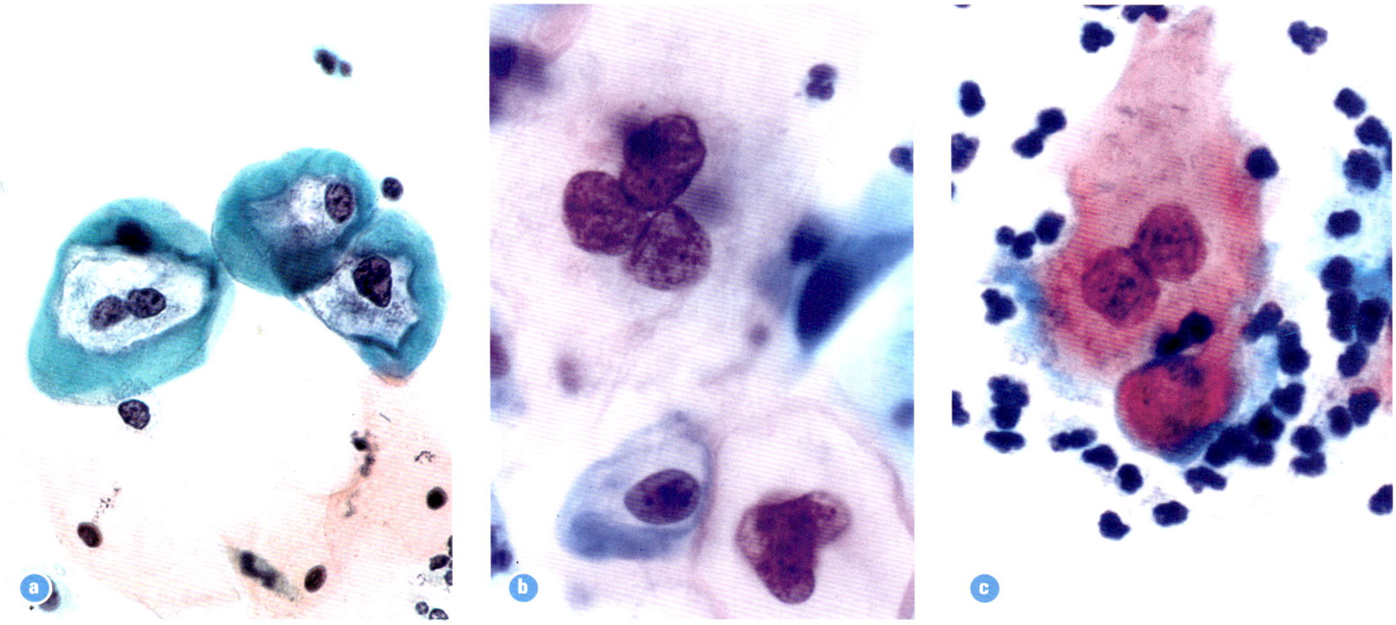

图 13.8 低级别鳞状上皮内病变的细胞学改变，包括挖空细胞（a），浅表细胞核增大和双核（b, c）。主要的特征是核的大小和染色质密度不同（和增加）。

增加伴有不透明或模糊的外观。低级别和高级别SIL的核仁均不显著，除非伴有炎症性改变。

2. 典型挖空细胞。这些细胞应有增大（2 ~ 3 倍）的核，通常深染（图 13.8 a）。一个明确的特征是显著的核周空晕，其周围有不规则的致密胞浆[143, 144]。支持 LSIL 诊断的另外一个特征是核增大和深染。不伴有任何细胞核增大、双核细胞或核深染的核周空晕不足以诊断鳞状上皮内病变，因此，只有核周空晕并不代表与HPV存在独立相关[145]。LSIL 常见双核细胞，且见于中层或表层细胞。同核周空晕一样，如果伴有诸如核增大或核深染等一些其他特征，则双核细胞对于诊断 LSIL 更特异。
3. LSIL 最微妙的表现是主要局限于副基底层细胞的改变。副基底层细胞非典型性程度可能不同，在含有LSIL 的涂片中，并不出现显著的非典型性。在不成熟性湿疣（见下文），具有副基底层/中层外观的细胞最为突出，显示核轻度增大、略呈颗粒状的染色质和双核形成。我们将其命名为“发育不全的挖空细胞”（abortive koilocytes），因为它们表现出挖空细胞的一些特征（核增大，不清楚的核周空晕），但是缺乏较显著的核深染和核周透明[146]。

高级别鳞状上皮内病变
High-grade squamous intraepithelial lesions

在巴氏涂片中，HSIL 细胞（图 13.9）的特征是不太成熟，并表现出比 LSIL 更高的核 / 浆比例。核增大程度一般与 LSIL 相同，但是因其核 / 浆比例增加，所以细胞显得较小。核深染、染色质粗和核膜轮廓不规则都比LSIL的严重。从构造上看，HSIL 细胞主要排列成两种方式：细胞粘着成团，细胞边缘不清楚（合胞体样的细胞团），或单个细胞排列成行或如流水。尽管通常为小的不成熟鳞状细胞，伴有显著核非典型性的成熟角化细胞通常都归入 HSIL（图 13.9 c, d）。

根据上文读者可以推测，区分低级别与高级别前体病变仅仅分析细胞成熟程度是不够的。与高级别前体病变有关的核的异常不仅见于基底和副基底细胞，而且也见于中层和表层细胞[147]。

应该强调的是，部分高级别SIL可能伴有低级别病变的形态学改变。根据报道，多达 3/4 的所有级别的 SIL 病变含有挖空细胞[148]。10% ~ 20% 的巴氏涂片诊断为 LSIL 的病例活检证实为 HSIL[149, 150]。此外，高危险性 HPV 也与低级别 SIL 有关[136]。然而，LSIL 和 HSIL 之间的关联不同，取决于用于定义 LSIL 的标准。而且，至少半数的高级别 SIL 的某些区域含有挖空细胞非典型性[151]。不过，这些病例中大约 3/4 的挖空细胞非典型性与 HSIL 的特征密切相关，包括上皮全层的核非典型性。因此，HSIL 病例中，典型湿疣（LSIL）伴有 HSIL 病变的比例相对较小。我们发现，大约 14% 的 HSIL 与严格定义的 LSIL 共存。对于与 HPV 16 感染有关的 HSIL 病变，并存 LSIL 的比例低于 10%[135]。从前已经报道，伴随的 LSIL 频频出现与 HPV 16 感染有关，但是 LSIL 病变为非常局灶性分布[135]。相比之下，对于与 HPV 31 感染有关的 HSIL 病变，大约 2/3 含有 LSIL 病变区域，提示有些高危险性 HPV 感染可能普遍存在 LSIL 间期。这与 HPV 31 是一种“中度危险性”的 HPV 这一概念相一致。这些观察，结合从前涂片中的挖空细胞形成与随后发生浸润癌之间具有相对低的相关性，表明具有大量挖空细胞形成的病变（组织学检查或细胞学检查）可能属于低危险性范畴。尽管这些既不能证明保守治疗挖空细胞性HSIL正确，也不能排除伴有HSIL的湿疣，但是它可以表明，从典型的LSIL进展为HSIL再到癌是一个与分化较差的 HSIL 相关的不寻常的过程。这种情况的发生可能与 HPV 16 以外的病毒感染有关。实际上，诊断病理医师总是应该考虑低级别SIL的可能性，即使是与湿疣相同的病变，也可能包含部分具有高级别形态

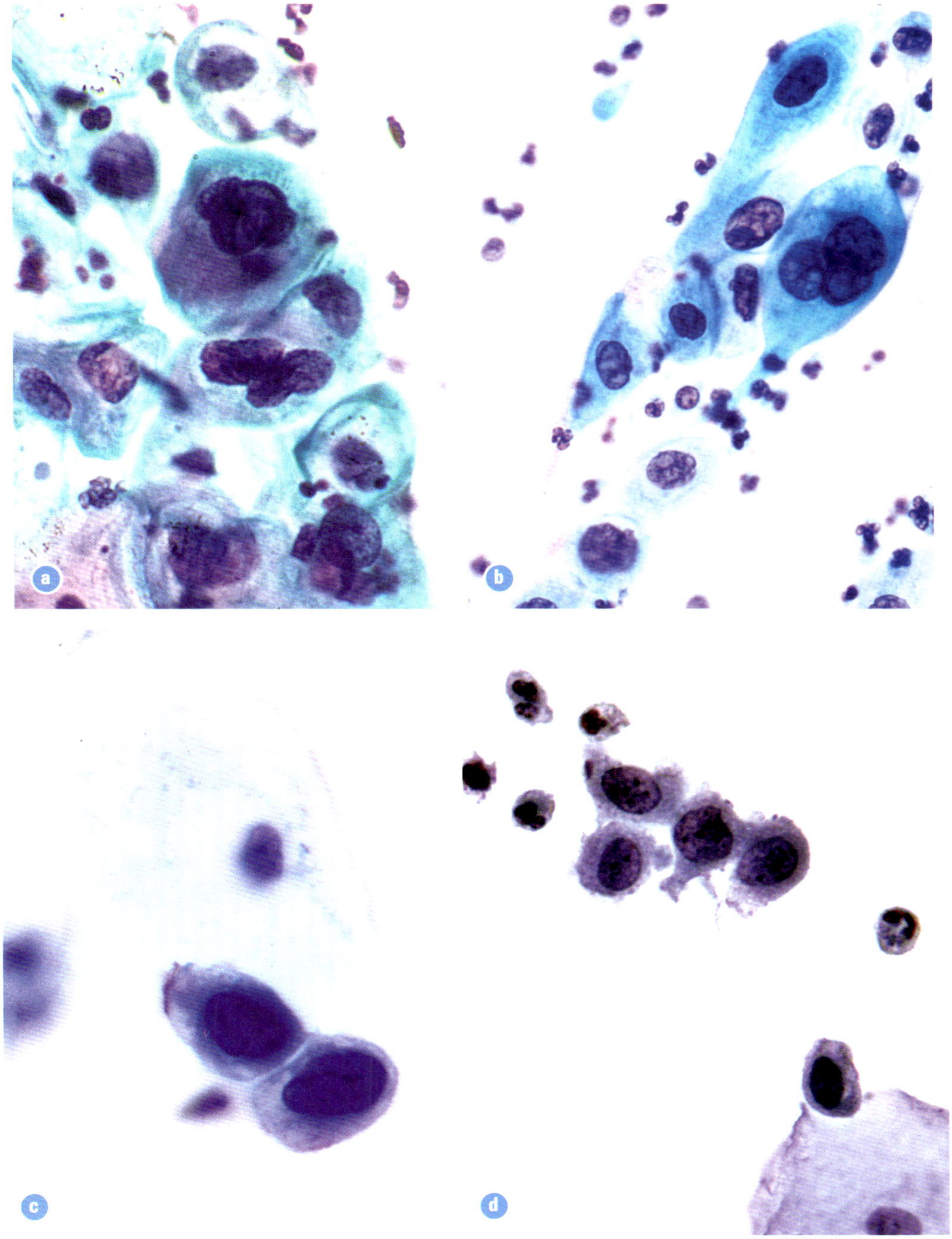

图 13.9 高级别鳞状上皮内病变的细胞学改变，包括伴有中度细胞核大小不均和染色质粗的异常细胞（a, b）；较小的核的特征和高核 / 浆比例（c, d）。

学改变的病变。在大多数病例中，这种高级别形态学改变将由 CIN 2 组成[141]。偶尔，典型的 LSIL 也会合并 CIN 3。当做细胞学诊断时，必须了解这些情况。

除了上述情况之外，还有两种 HSIL 表现可能引起诊断混淆：

1. 由小的化生性细胞构成的 HSIL（HSIL composed of small metaplastic-type cells）：有些 HSIL 是由脱落的、具有轻度到中度非典型性的、小的化生性细胞组成的。因其非典型性相对较轻，诊断这类病变的可重复性较差，而且其常常被诊断为非典型性鳞状化生。事实上，有些作者喜欢将这些病变诊断为非典型性鳞状化生，附带说明不能除外高级别 SIL，并且建议进行阴道镜检查[117]。这种亚型的 HSIL 与良性化生的鉴别特征是其细胞较小、核 / 浆比例增加以及核的形状不规则。后者的改变可能轻微。因为缺乏显示 HSIL 特征的非常粗的染色质和奇异形状的细胞核，这些病例部分将会被诊断为非典型性鳞状化生，或被完全忽略（图 13 c, d）。

2. 未分化性 SIL（undifferentiated SIL）：这些病变的特征是细胞主要排列成假合胞体细胞性细胞团。这类病变从细胞学上不易与原位腺癌、反应性腺上皮细胞、非典型性鳞状化生、萎缩以及偶尔出现的输卵管-子宫内膜化生鉴别，特别是当后者含有失真的人为假象时。

诊断 LSIL 和 HSIL 的陷阱
Pitfalls in interpretation of LSIL and HSIL

下面是细胞学诊断LSIL或HSIL过程中最常见的陷阱。读者应该记住，细胞学诊断的许多"陷阱"也存在于非诊断性鳞状细胞非典型性的范畴。

1. 类似于 LSIL 的病变，包括：(a) 毛滴虫感染，具有轻度核周空晕；(b) 绝经后细胞核增大（图13.10 a）；(c) 非特异性反应性改变导致表层细胞核轻度非典型性（图 13.10 d）。
2. 类似于 HSIL 的病变，包括：(a) 萎缩性改变，包括核 / 浆比例增高，但是核的轮廓非常规则，缺乏粗染色质（图 13.10 b, c）；(b) 子宫下段取样，子宫下段的合胞体细胞团可能与 HSIL 混淆；(c) 原位腺癌与 HSIL 的鉴别也可能出现困难（见第 14 章）；(d) 偶尔，细胞学检查时不成熟性湿疣可能也难以与 HSIL 区分，不过这种情况不太常见。
3. 是LSIL还是HSIL？诊断陷阱包括角化性病变，例如角化不良或非典型性角化不全（图 13.11 a-c）。在无核深染的情况下，出现的轻度表层双核细胞很少与 LSIL 相关（图 13.11 a）。由染色质分布均匀的小圆形或卵圆形深染细胞核构成的角化细胞以及双核细胞和斑块样细胞团一般与 LSIL 有关。细胞分化高度障碍是 HSIL 的特征性改变，表现为核致密深染、具有不同程度的角化以及核 / 浆比例增加（图 13.11 d–f）。当病理医师遇到大量这种改变时，可以做出 HSIL 或"角化性 SIL"的诊断，放弃不能除外进展性病变（例如癌）的诊断。

浸润前疾病的组织病理学诊断
HISTOPATHOLOGIC DIAGNOSIS OF PREINVASIVE DISEASE

来自临床方面的期望
Expectation from the clinical setting

当临床医师将活检组织送给病理医师进行诊断时，后者通常是根据巴氏涂片的异常进行诊断。尽管开业医师可能期望活检能够解释涂片上的异常，但是大约分别有 70%、45% 和 20% 的 ASCUS、LSIL 和 HSIL 细胞学诊断在宫颈组织活检中不能得到证实[147]。阴道镜专家对此也有所期待。对于这些不一致性的解释包括临床取样错误和诊断不准确，特别是 ASCUS 的诊断。

在许多情况下，阴道镜专家在进行阴道镜检查时如果没有发现病变，也就不会进行活检（图 13.12 a–d）。病理医师收到的可能仅仅是宫颈内膜刮出物，因此应该带着现实的期望去处理这个标本。病理医师必须避免为了达到细胞学与组织学所见的一致性而对轻微的组织学改变做出过诊断。同样，阴道镜专家也应该注意细胞学/组织学的高度相关性（超过 80%），或虽然诊断为 SIL，但是阴道镜检查可能为阴性或所见模糊不清。

活检之前的实际考虑
Practical considerations before examining the biopsy

检查宫颈标本需要理解与宫颈鳞状上皮肿瘤形成有关的五个部分：

1. 了解移行区和这一区域诸多特有的良性上皮改变。
2. 排除非肿瘤性感染，例如疱疹、衣原体等。
3. 应用经典标准进行 CIN 的分级。
4. 了解移行区上皮亚型对移行区不同类型感染形态学改变的影响，产生的形态并不符合分类的描述，而

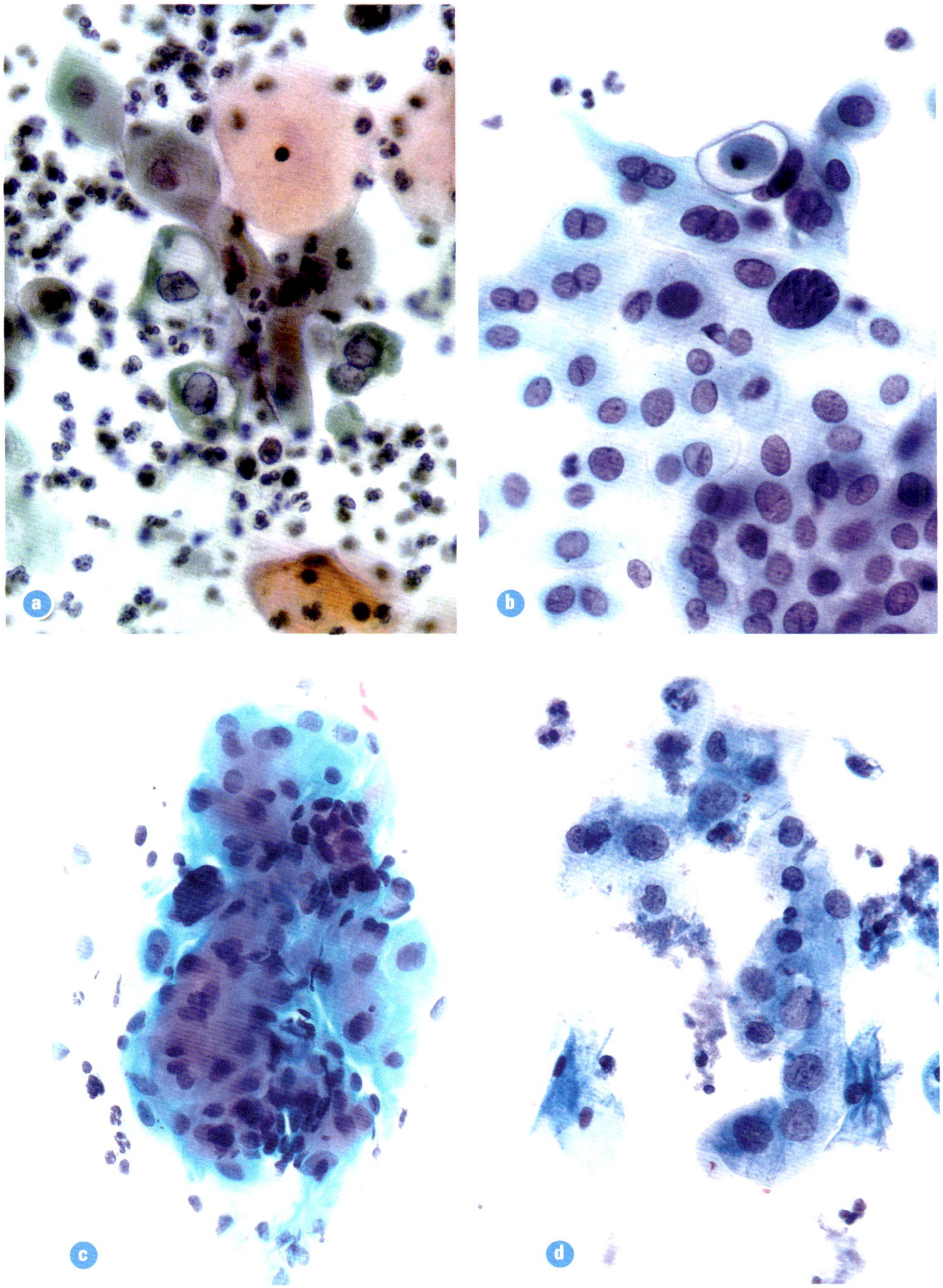

图 13.10　类似于 LSIL 的细胞学改变包括绝经期细胞核增大伴胞浆空晕（a）。类似于 HSIL 的改变包括萎缩性改变（b, c）和罕见的不成熟性湿疣细胞（d）。

且也不容易进行形态分类。

5. 了解经典的和各种类型的 SIL 的鉴别诊断。

移行区 The transformation zone

宫颈移行区（图 13.13 a, b）最初是由不成熟上皮细胞构成的，正好位于阴道和宫颈内膜界面的鳞状 - 柱状上皮交界的远端。在胎儿期间，不成熟基底细胞出现在子宫，形成鳞状 - 柱状交界，而基底细胞和柱状上皮下细胞构成移行区的“多潜能”成分。这群细胞包括将向鳞状上皮或柱状上皮分化的（化生）细胞，是对炎症刺激以及月经来潮后出现的 pH 值改变的反应[152, 153]。它们有可能被基底 / 储备细胞标志物识别。识别所有这

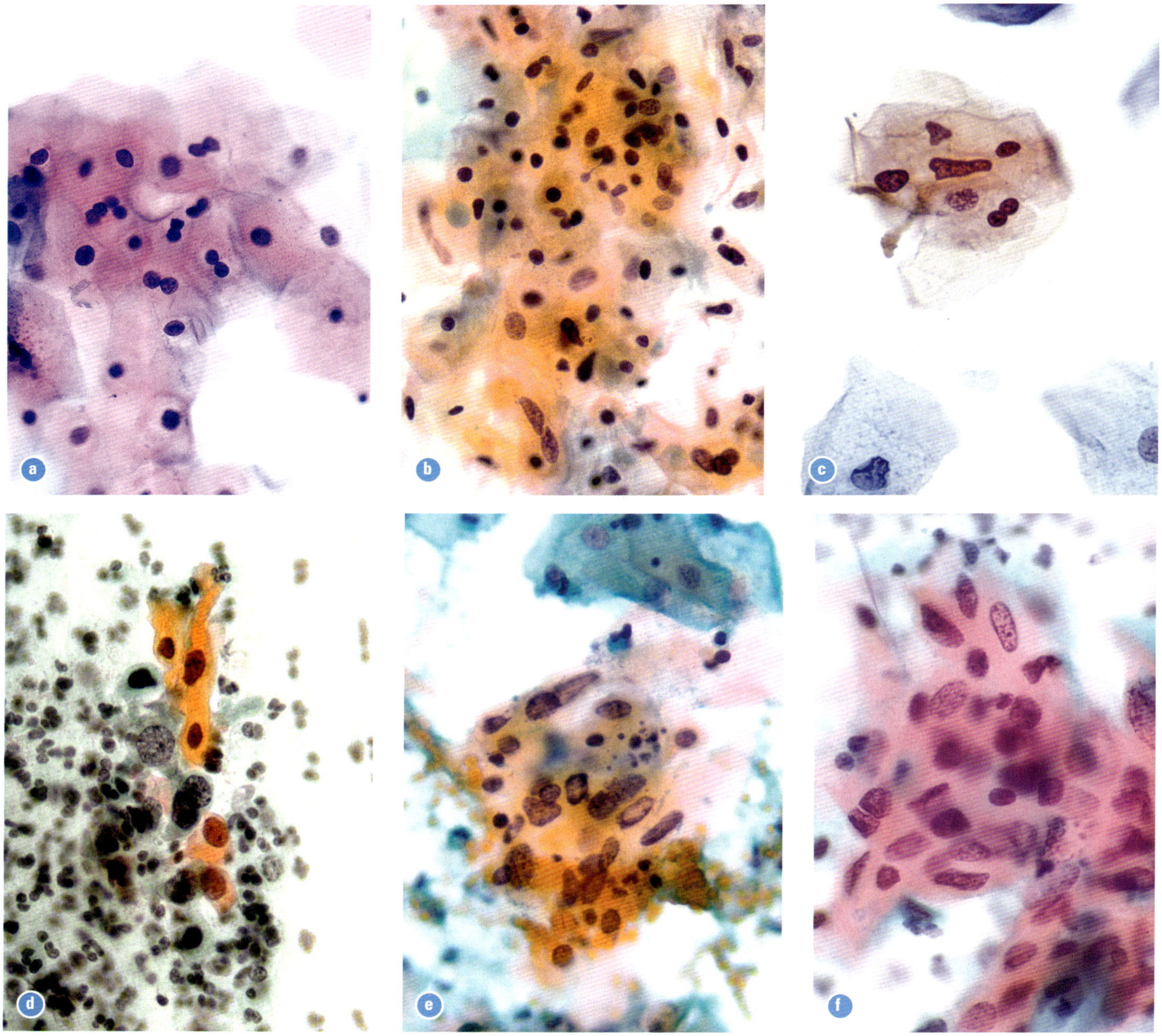

图 13.11　异常角化不全和异常角化细胞。双核形成以及成熟细胞核的大小、染色强度的细微差别一般较常见于 LSIL（a, b）。伴有粗染色质的较为显著的核的异常，提出HSIL的可能性（c, d），核的轮廓和染色质显著异常加上致密的胞浆角化是HSIL的特征，而且可能伴有浸润癌（e, f）。

些细胞的一般生物志记物即p63，已在皮肤附属器的基底细胞、乳腺和涎腺的肌上皮细胞以及前列腺的柱状上皮下细胞被识别。新近的研究发现，应用 p63 和其他标志物可以区分宫颈储备/基底细胞亚型，后者可进一步再细分为未定型的柱状上皮下单细胞层（p63阳性，CK-14阴性）、鳞状上皮分化细胞（p63 阳性 /CK-14 阳性）以及柱状细胞分化细胞（p63 阳性 /CK-14 阴性）。见于宫颈的一系列病变的表型是否反映了这些特定类型细胞的感染，或是否有参与特定类型的 HPV感染的其他因素，尚不清楚。然而，这一区域出现腺上皮和鳞状上皮两种病变，不支持这个表型的可塑性与宫颈移行区这些细胞的多潜能之间具有相关性。基底细胞和柱状细胞似乎最

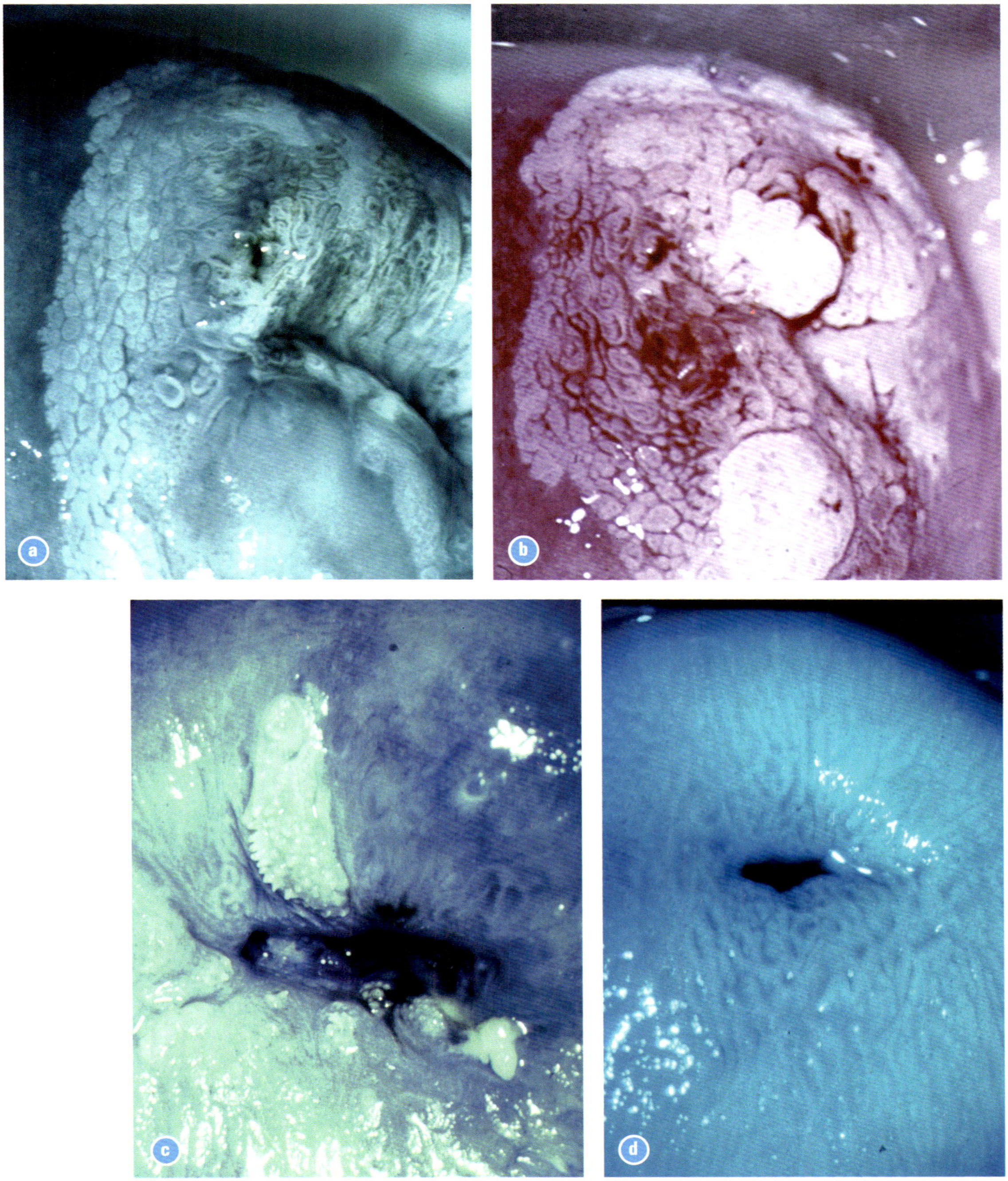

图 13.12 接触过己烯雌酚的患者其阴道镜检查显示突出的移行区（a）；低级别鳞状上皮内病变（b，c）。冷冻治疗后，移行区消失，成熟鳞状上皮黏膜再上皮化（d）。(Photographs courtesy of Richard U. Levine and Alex Ferenczy.)

容易发生感染，必要条件是这些细胞接触病毒才能发生感染。据推测，这些细胞可能含有 HPV 病毒的靶受体[138]。HPV 感染的形态学改变可能是重叠的，其发生的病变如图 13.13 b 所示。

理解正常移行区非常重要，理由包括：(1) 正常上皮改变范围很宽，诊断医师必须熟悉这些形态，以免过诊断为鳞状细胞和腺体细胞肿瘤形成；(2) 在辨认这些正常移行区成分的活性时，诊断医师可以进一步分出单个成分，并对宫颈黏膜进行比较有序和系统的回顾。因为其中有些表型是反映在肿瘤谱系中，所以系统检查、辨认和排除病变的方法与诊断的一致性和精确性是有关的。这些表型的图例见图 13.13 b 的下方。(读者可以与图 13.7 所示的 CIN 的更传统的观点进行对比，以便了解这些类型的复杂性。)

鳞状分化类型包括：成熟有序，储备细胞扩大，早期鳞状分化，鳞状上皮成熟，以及表皮化。这一过程始于宫颈内膜乳头的隐窝，逐渐膨胀，以致使乳头消失，最后形成光滑的黏膜表面。柱状分化不太明显，包括由复层柱状上皮细胞组成的表面增生，偶尔可见伴有表面成熟柱状细胞的柱状细胞分化。

在许多情况下，移行区表现为具有鳞状和柱状两种分化的细胞群，基底移行区细胞培养可见这种现象。微腺体增生是储备细胞增生的实例，表现为短暂的进展，开始主要是伴有小腺体的腺体表型，随后柱状细胞群内出现储备细胞，储备细胞扩大并经鳞状分化，最后转化为鳞状表型。

排除 HPV 以外的感染 Excluding infections other than HPV

表面上，宫颈取材能够鉴别和确定 HPV 相关性宫颈肿瘤形成。然而，在评价宫颈病变时，必须考虑其他微生物感染的问题。临床上，通过宫颈组织学检查可以辨认或怀疑显著的感染，包括单纯疱疹病毒（HSV）（图 13.14 a, b）、巨细胞病毒（图 13.14 c）、沙眼衣原体（图 13.14 d–h）以及罕见的腺病毒[122, 154, 155]。任何溃疡都应怀疑和排除 HSV 感染，特别是伴有上皮细胞坏死和急性炎性渗出时。诊断性细胞含有单个或多个细胞核，伴有散在的包涵体或模糊的（毛玻璃状）染色质，并且一般出现在溃疡的周围，位于棘细胞层水肿的上皮细胞或单个无隔离的细胞内。如果仅仅根据形态学所见不能明确诊断，特殊染色可能有所帮助。沙眼衣原体感染无特异性上皮改变，但与严重的急慢性炎性浸润、修复和滤泡性宫颈炎密切相关[156, 157]。后者不是衣原体感染敏感的标志物，但是常常与衣原体培养阳性结果相关。因此，如果活检发现滤泡性宫颈炎，在报告中应该提及这种所见可能与衣原体感染有关，但不具有诊断性。衣原体一般表现为宫颈内膜或修复性上皮细胞内的小的包涵体空泡，后者很少见于比较成熟的鳞状上皮[158]。并不提倡仅仅根据胞浆空泡怀疑衣原体感染。在活检标本中以及在细胞学和临床评估中，其他感染的形态学表现并不特异，例如酵母菌、毛滴虫以及加德纳菌感染。

鳞状上皮内病变 Squamous intraepithelial lesions

引言 Introduction

鳞状上皮内病变的定义是由 HPV 感染引起的宫颈移行区的鳞状上皮改变。了解这种改变的范围不仅需要评估图13.7所示的传统的细胞学改变，而且需要了解图 13.13 概括的移行区的基本上皮改变。分化水平或原来黏膜分化途径的不同可能影响宫颈病变的形态学表现，导致传统分类不能解释的其他形态。

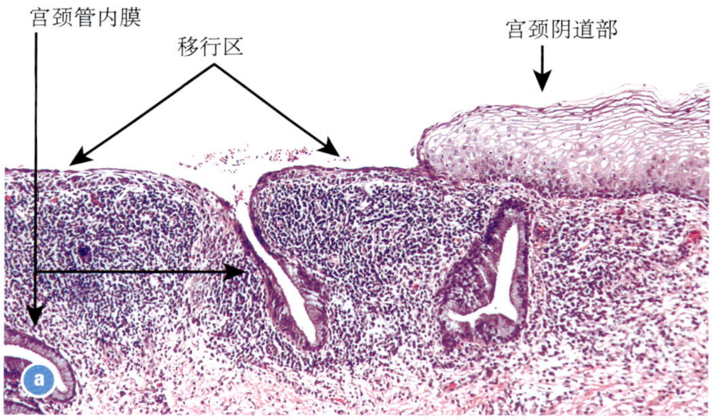

图 13.13 (a) 移行区显微照片，这里显示的是薄层不成熟的基底型细胞。

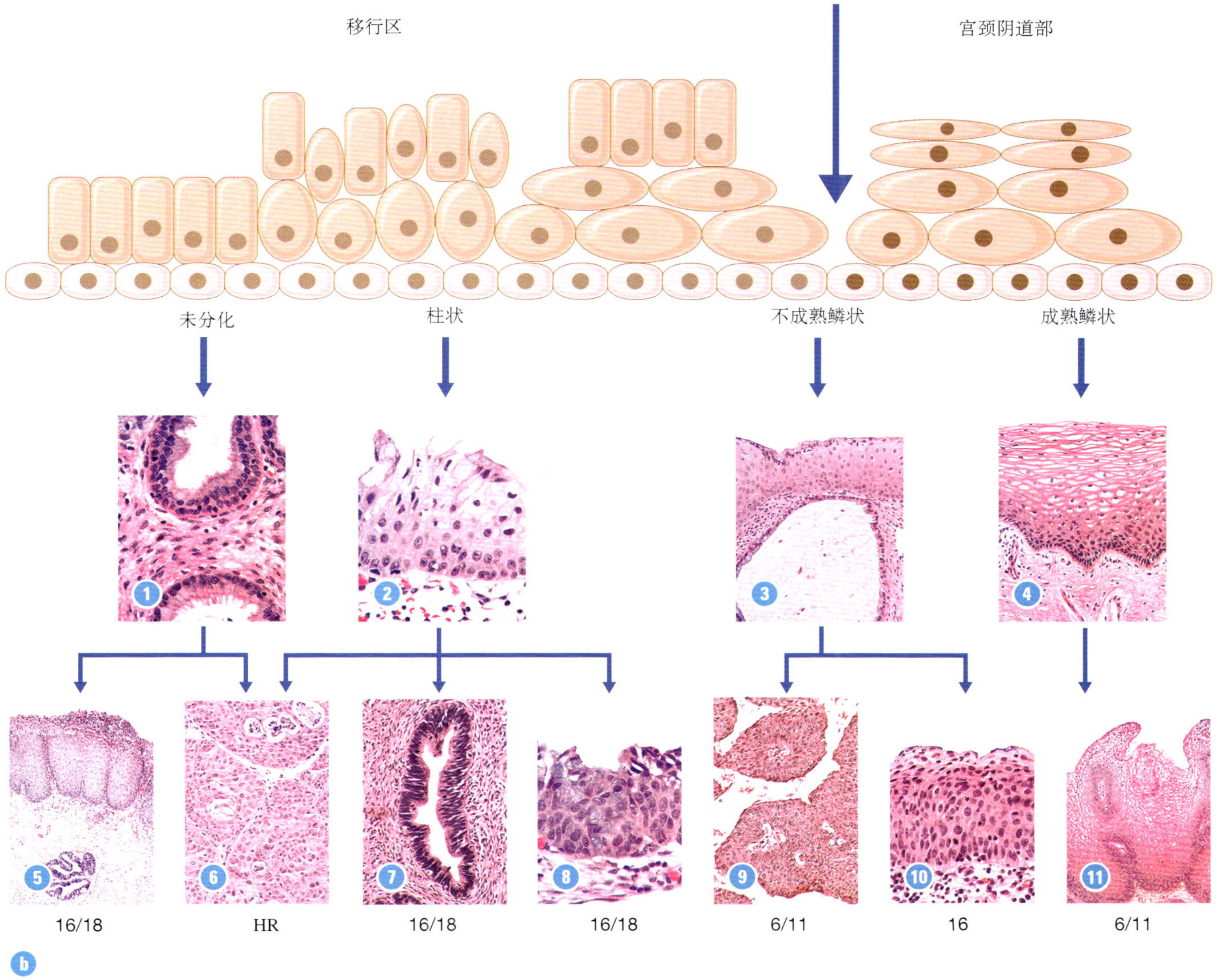

图 13.13 （续）(b) 移行区图解，显示储备（未分化）细胞以及呈现鳞状和柱状分化的细胞。中层显示移行区相关的细胞类型，包括柱状上皮下细胞（1）、柱状细胞（2）以及鳞状化生（3）和部分鳞状上皮（4）。底层描述与这些细胞表型有关的类似病变，包括原位腺鳞癌（5）、微腺体改变的 SIL（6）、ACIS（7）、SMILE（8）、不成熟性湿疣（9）、不成熟性“化生性”HSIL（10）和成熟性 LSIL（湿疣）（11）。每张图片下面是常见的相关 HPV 类型（HR：高危险性）。

在过去 40 年中，鳞状上皮内病变的分类已经取得进展[159]。传统的出版物拒绝接受或者没有将扁平或外生性湿疣等同于宫颈异型增生（CIN），主要是因为湿疣没有表现出可见于异型增生的核的非典型性[159]。在过去 25 年中，通过与 HPV 的关系，已将宫颈扁平和外生性湿疣与 CIN 联系起来，其中多数与癌有或弱或强的相关性[159]。认识到这些 HPV 感染会构成形态学上的连续性，促成将它们归入一个单一的分类系统中，特别是鳞状上皮内病变（SIL）[115]。细胞病理学医师完全接受这一观点，由于组织学表现类似，他们无法区分 CIN 1 表层角化细胞的非典型性与湿疣的细胞病变和效应（挖空细胞形成），而是将这两种病变都划入低级别 SIL（LSIL）[150]。由于 CIN 的组织学诊断要求出现上皮全层非典型性，两种病变共同存在于 CIN 的组织学分类中要求诊断标准进行一些修改[153, 159]。一种反应是在分类中将扁平湿疣与 CIN 1 等同起来，而传统上分类为CIN 的病变被简化为两个级别（CIN 2 或 CIN 3）[159]。其他作者试图撇开湿疣将 CIN 分为 3 级[160]。在本章中，用于定义 LSIL 的标准与定义成熟和不成熟性湿疣的标准相同，包括扁平湿疣（CIN 1）和外生性湿疣。非典型性程度超出湿疣特征性改变的病变可被分为CIN 2或CIN 3。这个概念如图 13.7 所示。

最新的资料显示，外生性宫颈湿疣（尖锐湿疣）和不成熟性湿疣（鳞状上皮乳头状瘤）均与 HPV 6 和 11

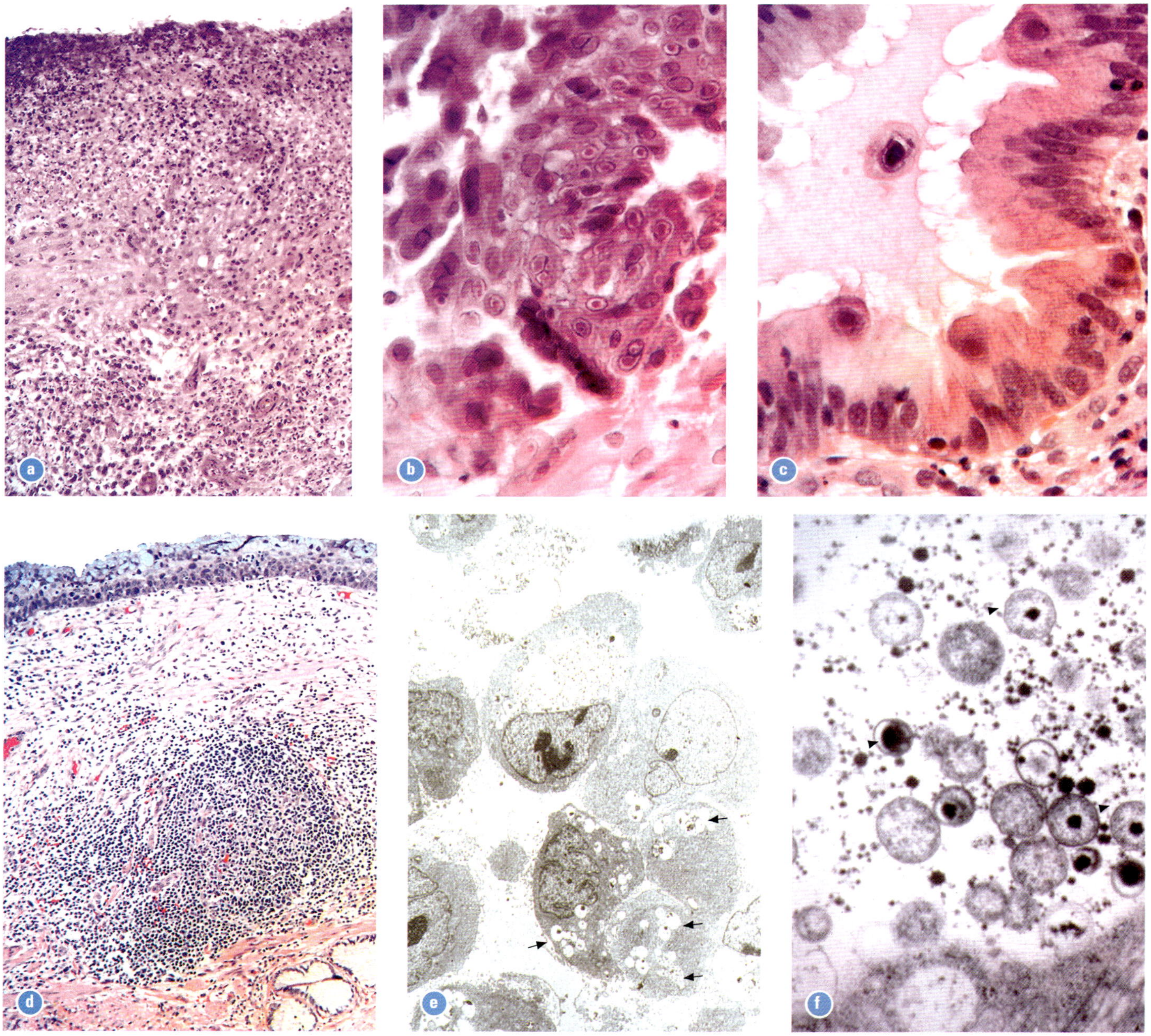

图 13.14　形态学检查可以辨认的宫颈感染包括单纯疱疹，表现为溃疡伴有上皮坏死（a）和核内包涵体（b），巨细胞病毒（c）和衣原体，后者可能伴有滤泡性宫颈炎（d）。包涵体最好通过电镜检查发现（e，箭头），包涵体含有初级和次级颗粒（f，箭头）。

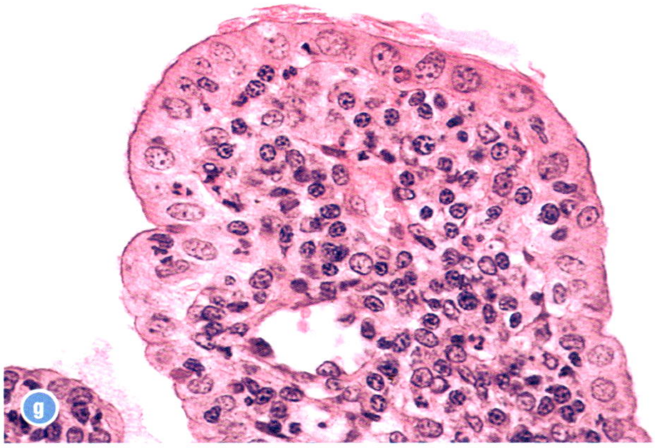

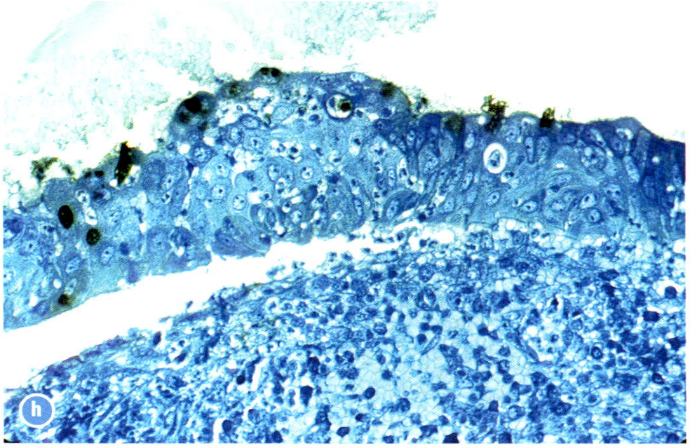

图 13.14 （续）光镜下包涵体非常精细（g），但是可通过免疫组化检查辨认（h）。

有关，表明可能是同一种感染过程的不同的形态学表现[161, 162]。外生性病变与低危险性 HPV 感染强相关，说明它们不同于 CIN 1（扁平湿疣），但是，为了分类，仍将它们归入属于 LSIL 范畴的 CIN 1 中（图 13.7）。

SIL 的分类及其描述见表 13.7，术语的历史演变和处理见图 13.15。读者可以看到，浸润前疾病的分类随着治疗选择（或机会）而发展。阴道镜检查、冷冻疗法以及大量应用激光或冷刀锥切，有效地改变了将子宫切除术作为治疗选择的状况。已经得到公认的是，许多患者具有轻度非典型性增生的组织学证据，但是其中只有少数进展为重度非典型性增生，因此会采取比较保守的治疗方案。这对想将来生育的患者尤其重要。由于 HPV 感染在比较积极的局部手术甚或根治性手术（子宫切除术）后持续存在，这种方法得到进一步的肯定。鉴于 HPV 感染持续存在会导致宫颈细胞学反复异常，不主张应用冷冻疗法。因为宫颈移行区的热损伤可导致移行区鳞 - 柱上皮交界丧失。随着宫颈细胞学检查反复异常和反复进行阴道镜检查，整个宫颈鳞 - 柱交界丧失，导致阴道镜检查不适当。传统上，在这种情况下建议进行锥切活检；然而，密切观察和反复宫颈细胞学检查可能是一种比较保守的方案。这对于尚未完成生育的患者尤其如此。

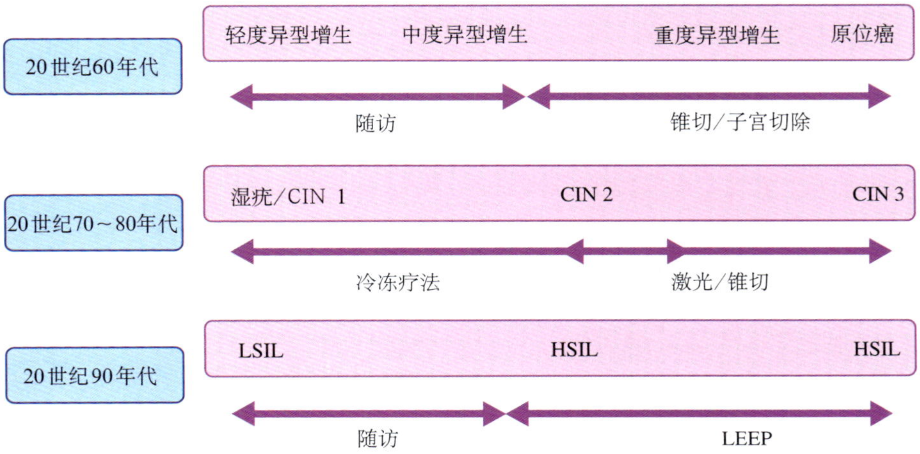

图 13.15 宫颈病变处理的历史观点。注意：当治疗选择包括冷冻疗法和激光切除时，区分中度与重度异型增生并不重要（见图中部）。相反，当选择 LEEP 治疗及随访时，区分 CIN 1（LSIL）和 CIN 2（HSIL）则比较关键，诊断上的微小差异可能显著影响治疗。

表 13.7　LSIL 和 HSIL 的描述性分类

分类	描述
LSIL	CIN 1
	扁平湿疣
	轻度异型增生
	外生性湿疣
	不成熟性湿疣（鳞状上皮乳头状瘤[a]）
	移行细胞乳头状瘤[b]
	乳头状不成熟性化生（与不成熟性湿疣同义）
	扁平不成熟性 LSIL（罕见并有争议）
HSIL	CIN 2 或中度异型增生
	CIN 3 或重度异型增生 / 原位癌
	角化性 SIL
	伴有不成熟化生表型的 SIL
	原位乳头状癌

[a] 推测是伴有棘层增厚的乳头状病变（非黏膜息肉）。
[b] 未见与 HPV 有关的移行细胞乳头状瘤相关资料。

轻度异型增生之后发生高级别异型增生或癌的危险性低，导致 Bethesda 分类系统二元化，即将低危险性和高危险性患者区分开，仅仅治疗高危险性患者。二元化 Bethesda 分类系统的出现，结合比较侵袭性的门诊患者治疗工具（LLETZ），确立了一个截然的切点（CIN 2 或大于 CIN 2），其余患者接受部分切除疗法。

低级别鳞状上皮内病变

Low-grade squamous intraepithelial lesions

典型的低级别鳞状上皮内病变（LSIL）（湿疣）的诊断要求表面细胞核出现非典型性。非典型性与乳头状瘤病毒核酸的存在密切相关是支持 LSIL 诊断的一种形态学标准[163]。然而，如何阐明 LSIL 以及如何将其与非特异性细胞学改变区分开来，可能还是困难的。一种有用的诊断LSIL 的方法是按顺序应用几项标准（图 13.16）。

低倍镜下的上皮结构（low-power epithelial organization）：在许多病例，LSIL 的诊断是根据其在低倍放大倍数下（40 ~ 100 倍）上皮出现明显不同于周围上皮的改变提出的（图 13.16 a）。这些改变可能表现为上皮厚度的变化，表层细胞显著的染色过深，或细胞核的密度轻微增加，表面上皮细胞排列的改变或空晕结构形成（图 13.16 b）。

主要的组织学标准（major histologic criteria）：下一步是在高倍放大倍数下分析上皮，并证实核的非典型性。鳞状上皮内病变与非特异性病变的区别主要是根据中间和表层细胞密度、大小和染色的差异。一般来说，细胞大小应有三倍的不同，伴有变化无常的染色。因此，病理医师要寻找大而深染的细胞核（图 13.16 c）。然而，细胞大小差异可能并不显著，结合细胞核、胞浆和生长方式的改变可能有助于诊断。在某些情况下，可以仅仅根据直觉做出诊断，但是读者应警惕，根据直觉做出的诊断（特别是频繁时）可能并不具有可重复性。

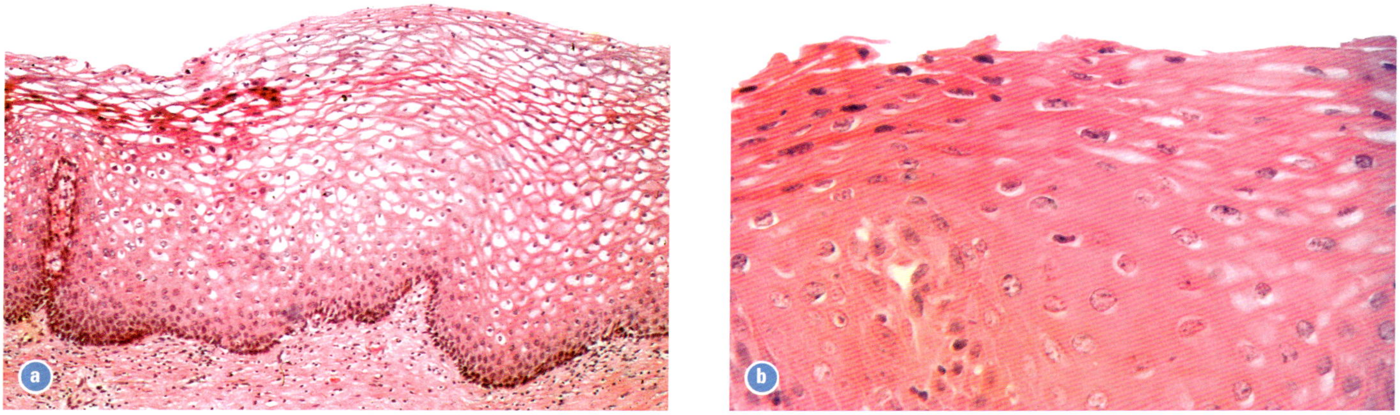

图 13.16　诊断 LSIL 的标准包括表层细胞的不连续变化，从正常（右）过渡到核的密度增加（左）（a, b）；

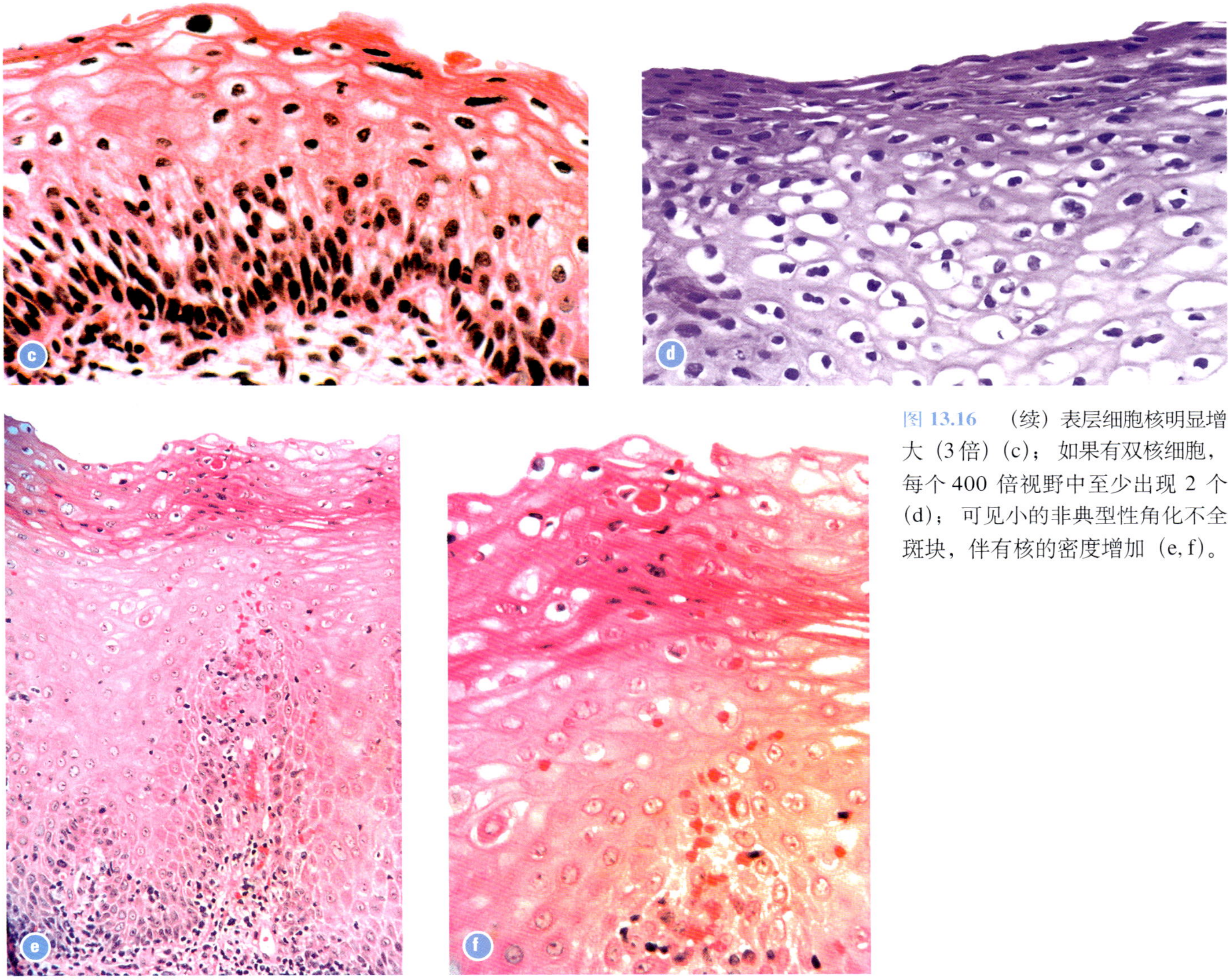

图 13.16 （续）表层细胞核明显增大（3倍）(c)；如果有双核细胞，每个 400 倍视野中至少出现 2 个 (d)；可见小的非典型性角化不全斑块，伴有核的密度增加（e, f）。

次要的组织学标准 minor histologic criteria

一旦怀疑表层细胞存在非典型性，就可以应用一些标准来证实诊断。(1) 大约 90% 的 LSIL 和湿疣有双核细胞形成。根据我们的经验，在高倍镜下（400 倍）见到 2 个或 2 个以上的双核细胞，强烈支持 LSIL 的诊断（图 13.16 d），特别是当双核细胞位置表浅，且细胞核增大或深染时。小而浓厚的角化过度或角化不全性双核细胞也支持鳞状上皮内病变的诊断，类似于见于巴氏涂片的非典型性角化不全细胞（见第 4 章）（图 13.16 e, f）[108]。应该强调的是，分散的双核细胞常常出现在反应性上皮变化的情况下（但是通常位于中间层或副基底层）；因此，双核细胞是用于辅助诊断，本身不能做出 LSIL 诊断[145]。(2) 不规则的胞浆空晕是另外一个有用的标准，虽然不太特异。空晕常常被一圈致密的胞浆所包绕，伴有不明显的细胞间桥，在表层上皮内形成一种交织的网状或篮网结构[145, 164]。

正如上面概述的那样，低级别鳞状上皮内病变类型不出现典型的癌前病变的特征，后者包括核分裂指数高、副基底层细胞非典型性、细胞极性消失、异常核分裂像和明显的成熟障碍。这一组病变可以进一步分为三种形态学亚型。第四种是处于低级别（LSIL）和高级别（HSIL）之间的鳞状上皮内病变，在此也将一并予以讨论，因为它们实际上并不少见。

低级别鳞状上皮内病变的亚型 Subtypes of LSIL

尖锐湿疣（condyloma acuminatum）：宫颈移行区的外生性湿疣相对少见，如果出现，则与 HPV 6 和 HPV 11 明显相关（图 13.17 a）。正如上面描述的那样，这些病变表现为棘层增厚、疣状生长方式和病毒的细胞病变效应（挖空细胞非典型性）。典型的疣状生长方式表现为钝的乳头，与不成熟性湿疣细长的丝状乳头不同（见下文）。不成熟性湿疣以巨核、核增大伴双核细胞形成、核膜不规则和核深染为特征。除了显著的细胞病变效应之外，这些病变非常类似于外阴湿疣，外阴湿疣细胞病变效应少见。

扁平湿疣（flat condyloma）（CIN 1）（图 13.17 b）：第 2 类 LSIL 是由扁平湿疣（CIN）组成的，其特征类似于尖锐湿疣，但是缺乏外生性或乳头状生长方式。除了上皮下1/3的核轻微深染和有多形性之外，上皮成熟和挖空细胞形成的程度可不同。与外生性/乳头状病变不同，扁平湿疣常常与中危险型和高危险型HPV 有关[12]。因为典型的外生性湿疣和乳头状瘤与 HPV 6 和 HPV 11 有关，所以可以与扁平湿疣区分开来。

不成熟性湿疣（immature condyloma）**［鳞状上皮乳头状瘤**（*s*quamous papilloma），**乳头状不成熟性化生**（papillary immature metaplasia）］：不成熟性湿疣归入第 3 类 LSIL 亚型（图 13.18）。从概念上讲，可以把不成熟性湿疣看成是移行区上皮的低危险（6 或 11）型 HPV 感染，因未能成熟而保留了非常类似于不成熟性化生的表型。因为不成熟性湿疣的非典型性与病毒细胞病变效应（viral cytopathic effect）密切相关，加之病毒细胞病变效应取决于成熟，所以不成熟性湿疣的非典型性通常见于湿疣的不成熟细胞层，而且很轻。实际上不成熟性湿疣与那些各种描述为鳞状上皮乳头状瘤和乳头状不成熟性化生的病变完全相同[162]。可以想像，其中某些病变可能也被称为“移行细胞乳头状瘤”（transitional papillomas）。这些病变表现为一个系列，如图 13.18 a-d 所示。不成熟性湿疣的形态学表现包括以下几个方面：(1) 非常类似于鳞状上皮化生，伴有 (a) 核浆比例轻度增加，(b) 核仁保留，(c) 核轻度密集，以及 (d) 几乎

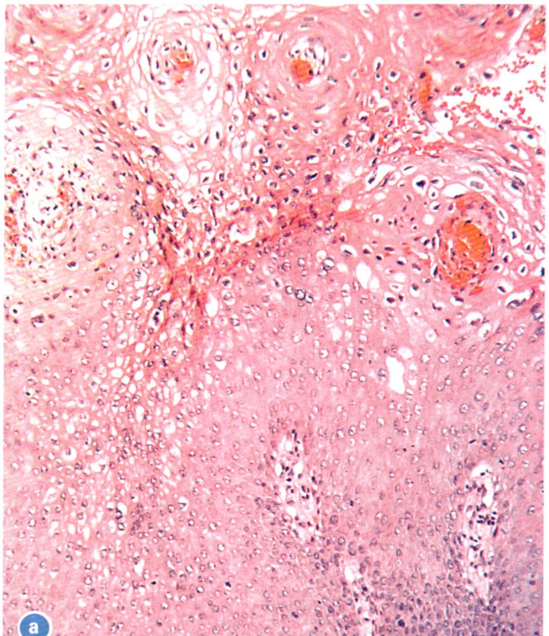

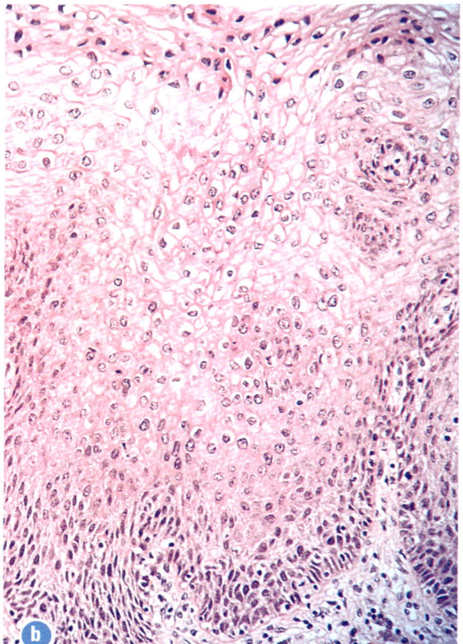

图 13.17　最常见的 LSIL 是外生性湿疣 (a) 和扁平湿疣（也叫 CIN 1）(b)。两种类型的湿疣均表现为一致性的成熟，细胞极性保留，表面（挖空细胞）非典型性，以及上皮底层细胞核一致，伴有轻度细胞核大小不均、核深染和核染色质轻微不规则。

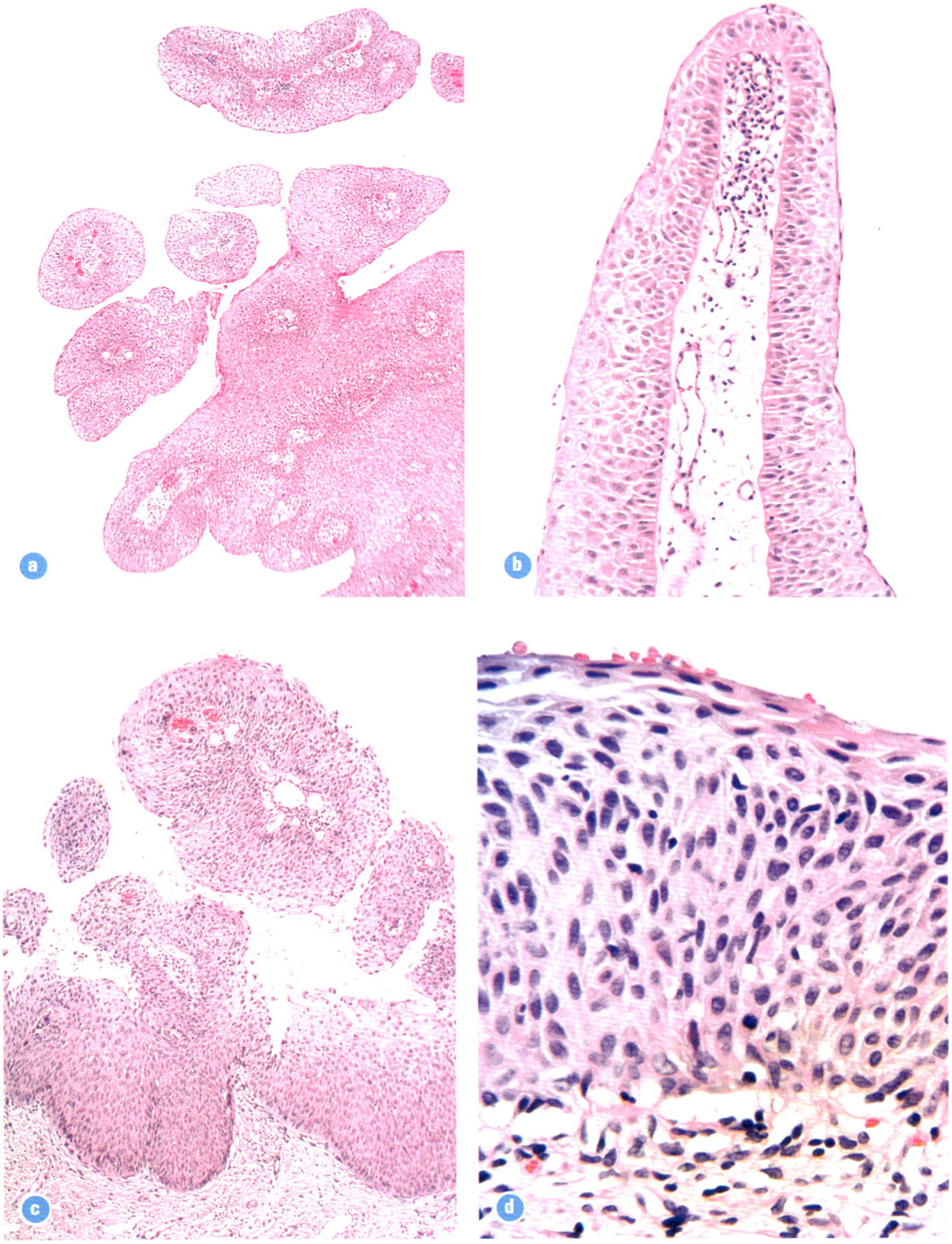

图 13.18　不成熟性湿疣（LSIL）以丝状乳头状结构为特征，可比较成熟（a, b），也可不太成熟（c）。扁平的区域可能酷似 HSIL，但核的大小比较一致，且有间隔，核分裂指数低，有显著的核粒（d）。

没有角化细胞成熟；（2）细小的丝状乳头结构，具有诊断意义；（3）表面的柱状细胞层常常保留，这是化生表型的特点。其中有些特征符合“乳头状不成熟性化生”的描述。另外一些病例病变可能比较显著，甚至同鳞状上皮乳头状瘤，伴有比较明显的纤维血管网，并且含有比较成熟的角化细胞。同外生性湿疣一样，不成熟性湿疣含有 HPV 6 和 HPV 11，应将其看成是湿疣的不成熟性亚型[162, 165]。是否能从生物学上将不成熟性湿疣与移行细胞乳头状瘤区分开来，尚不清楚，但是，必须将不成熟性湿疣与乳头状原位癌和乳头状癌区别开来[166]。后者

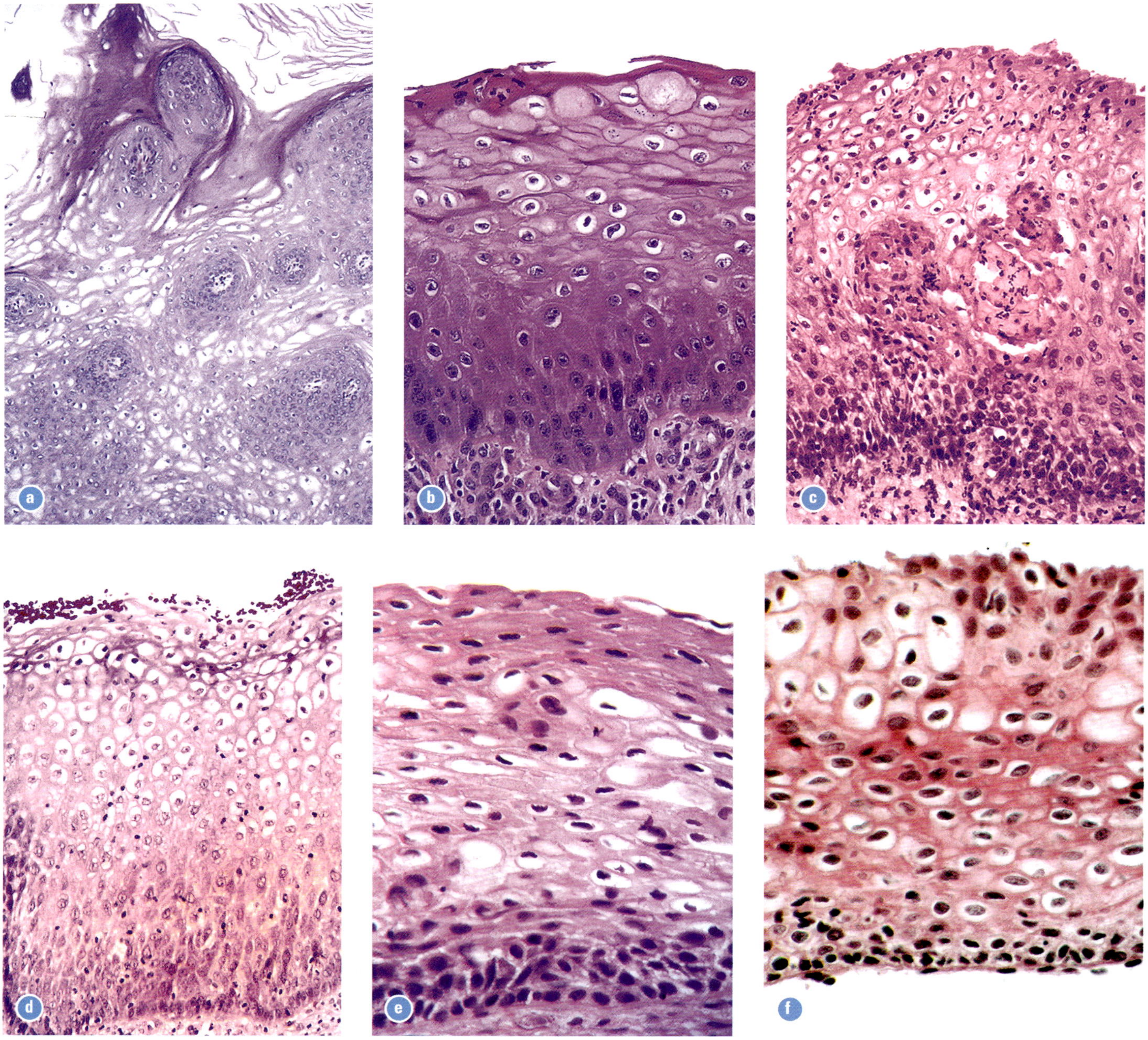

图 13.19 低级别鳞状上皮内病变的鉴别诊断，包括黏膜息肉（阴道）(a)，轻度成熟障碍（b)，与炎症有关的、伴有胞浆空晕形成的核的轻度不规则（c, d)，以及与绝经有关的变化（e, f)。

表现为核分裂指数高和较为明显的核非典型性，随后将予以讨论。

低级别鳞状上皮内病变的鉴别诊断

Differential diagnosis of LSIL

各种各样的上皮改变均可能酷似挖空细胞形成(koilocytosis)，这在图13.19 a-f 中加以说明，并且在表13.8 中予以总结。这些上皮改变包括：

阴道丝状黏膜赘疣（filiform mucosal excrescences of the vagina）(图 13.19 a)：过去10年中乳头状瘤病毒受到的关注有所增加（而且有时是误认)，导致对阴道黏膜病变的怀疑也增加了。因为阴道特征性地含有上皮皱襞、赘生物或“乳头”，临床上它们可能被怀疑并取样。这种活检的组织学表现包括乳头状瘤病，角化不全，以

表 13.8　鳞状上皮内病变的鉴别诊断

类型	类似的病变	鉴别特征
LSIL	黏膜息肉（阴道）	轻微的棘层增厚
	反应性上皮改变	表面细胞核轻度增大，中间层偶见双核细胞
	绝经后改变	表面细胞核增大，胞浆空晕
HSIL	不成熟性修复	基底细胞核深染，一致的核间隔和核轮廓，核仁
	不成熟性化生	成熟均匀，表面细胞核略微深染
	萎缩	无核分裂像，染色（chromasia）均匀，核密集
	种植部位	核的间隔一致并增宽，奇异核
	子宫内膜组织细胞	核小而有切迹，胞浆颗粒状，缺乏极性

及胞浆空晕。没有明显的棘层增厚、核的非典型性和非典型性角化不全。对于这类活检，恰当的诊断是“棘层增厚，乳头状瘤病等，非特异性”。非特异性这一术语恰当地表明了这些改变，因为其与 HPV 核酸无关。分子病理学研究证实，这样的改变不见得比正常鳞状上皮隐藏 HPV 核酸的可能性大[166]。

反应性上皮改变（非特异性）［reactive epithelial changes（non-specific）］：与生成糖原有关的任何上皮均可能出现明显的胞浆空晕，当上皮有炎症或有潜在的炎症时，能产生轻度的细胞核非典型性。偶尔，修复性或反应性上皮改变成熟不完全，在这种情况下，伴随胞浆空晕将会出现细胞核深染。这样的病例其最重要的鉴别诊断特征是反应性上皮细胞大小和染色强度没有差异（图13.19 b–d）。双核细胞可以出现也可以不出现，但是通常并不显著。

第二种类型的反应性上皮改变可表现为半成熟性化生，伴有明显的双核细胞形成。不要将这样的病例与湿疣混淆；这种双核细胞通常并不增大，呈良性表现，发生在化生的背景上。

绝经后鳞状上皮非典型性（postmenopausal squamous atypia）（图 19.19 e, f）：已有报告证实在绝经后的妇女发现有类似于挖空细胞的细胞[167]。虽然 LSIL 可发生在这个年龄组，但是在绝经或绝经后的妇女可能存在一系列上皮和细胞学变化，从部分性萎缩到完全性萎缩。这些变化包括成熟障碍伴“假挖空细胞形成”，移行细胞化生，以及典型的萎缩性变化。在某些情况下，同一个活检标本中可以出现上述所有三种改变。这里的讨论仅限于假挖空细胞形成的问题，我们在 51 ~ 60 岁及更高年龄段妇女的活检中已经观察到了假挖空细胞形成，在 40 多岁的妇女偶尔也能见到[168]。这种现象的特征是上皮成熟，胞浆空晕，核的大小或染色有差异（通常为轻度）。胞浆空晕通常呈圆形，表现一致，核位于中心。细胞核通常轻度深染，有时增大，偶尔出现核沟。双核细胞形成偶尔可见，这种病变可能非常类似于挖空细胞形成。有时，均匀一致的空晕周围的淡染胞浆浓缩，细胞呈“靶样”或“煎蛋样”外观。这种形态类似于妊娠和产后的舟状细胞（navicular cells）的形态。

处于 LSIL 和 HSIL 之间的病变
Lesions falling between LSIL and HSIL

LSIL 与 HSIL 的区别主要是基于后者具有非典型性，这一点并不适用于扁平湿疣或外生性湿疣。这种评估的重点集中在上皮下层。图 13.20 对比了 4 种病变的上皮下半部分，3 个为 LSIL（图13.20 a–c），1 个为 HSIL（图 13.20 d）。从这些显微照片中，这两种病变可以被区别开来，且具有一定的一致性。然而，SIL 存在一些变异，不允许精确分级，这些如图 13.21 所示。这些变异包括：

LSIL **伴有副基底层细胞增加**（LSIL with increased parabasal hypercellularity）（图 13.21 a）：鉴别 LSIL 与 HSIL的一个比较困难的工作是：评估副基底层细胞构成是否增加。这种区别是基于核的多形性和染色质粗糙的程度做出的。如果核染色质轻微粗糙，诊断为 LSIL 比较恰当。

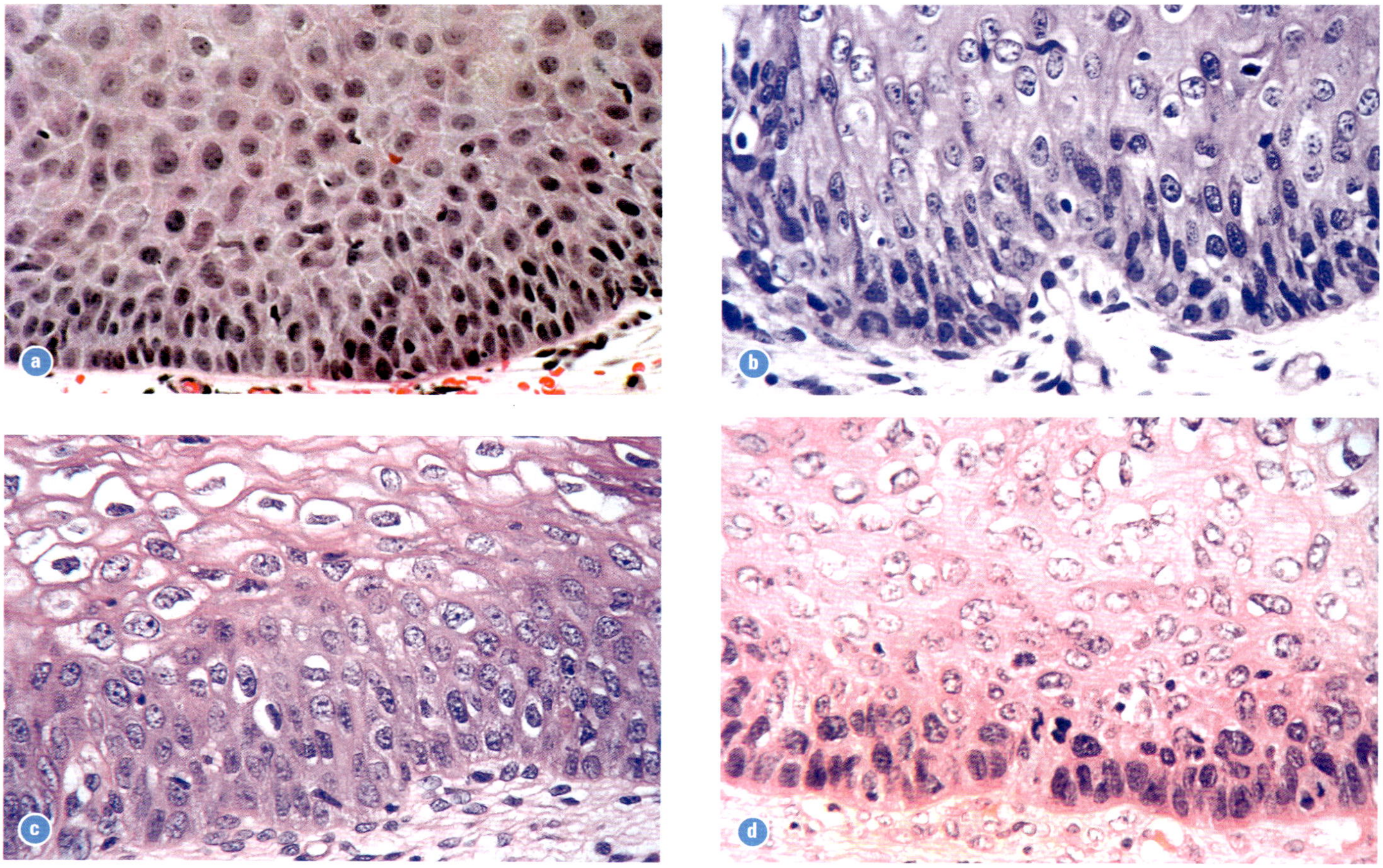

图 13.20 LSIL 的上皮下层细胞（a-c）的特征是极性保留，核的大小轻微不等，多染细胞增多。相反，典型的 HSIL 其上皮下 1/3 显示细胞大小和染色强度以及外形和染色质特征有更显著的差异（d）。

扁平不成熟性病变伴有轻度核的大小不均（flat immature lesions with minimal nuclear anisokaryosis）（图 13.21 b, c）：缺乏正常成熟的扁平病变，属于“非典型性不成熟性鳞状上皮增生”（atypical immature squamous proliferations）的范畴，这将在下面 HSIL 的鉴别诊断项下讨论。这里的讨论局限在那些不常见的扁平病变上，后者具有类似于不成熟性湿疣的形态学特征。这种癌前病变亚型的最具有挑战性的问题是与 HSIL 和反应性化生的鉴别。我们将其归入“鳞状上皮内病变，不能精确分级”（SIL, not amenable to precise grading）（CIN 1 ~ CIN 2）。

与湿疣完全相同但含有异常核分裂像（图 13.21 d）**或单个奇异核的病变**（图 13.21 e）（lesions identical to condyloma but containing abnormal mitoses or single bizarre nuclei）：在下层细胞缺乏其他核异常时，这些变化是否应诊断为 CIN 2，尚有争论。

在有化生或微腺体变化的背景下伴有非典型性的病变（lesions with atypia in the setting of metaplasia or microglandular change）（图 13.21 f）：这是另外一种非常少见但又可以界定的病变。这种类型其形态非常类似于微腺体变化部位的早期的鳞状化生，不成熟的鳞状细胞呈分叶状或巢状排列，胞浆成熟，黏液小滴保留。核分裂指数低，核轻微密集，分布均匀，但核明显增大，伴有多核细胞形成。根据作者的经验，这些病变通常与高危险性 HPV 有关（同许多 LSIL 一样）。如上所述，我们一般将这些病变归入“鳞状上皮内病变，不能确定分级”（SIL of uncertain grade）。

超出不成熟性湿疣形态学范围的乳头状宫颈病变（papillary cervical lesions exceeding morphological limits of immature condyloma）：不是所有的乳头状宫颈病变都能很容易地被区分为湿疣、不成熟性湿疣或乳头状癌（原位）。少数病变可能无法归入上述任何一种病变。然而，

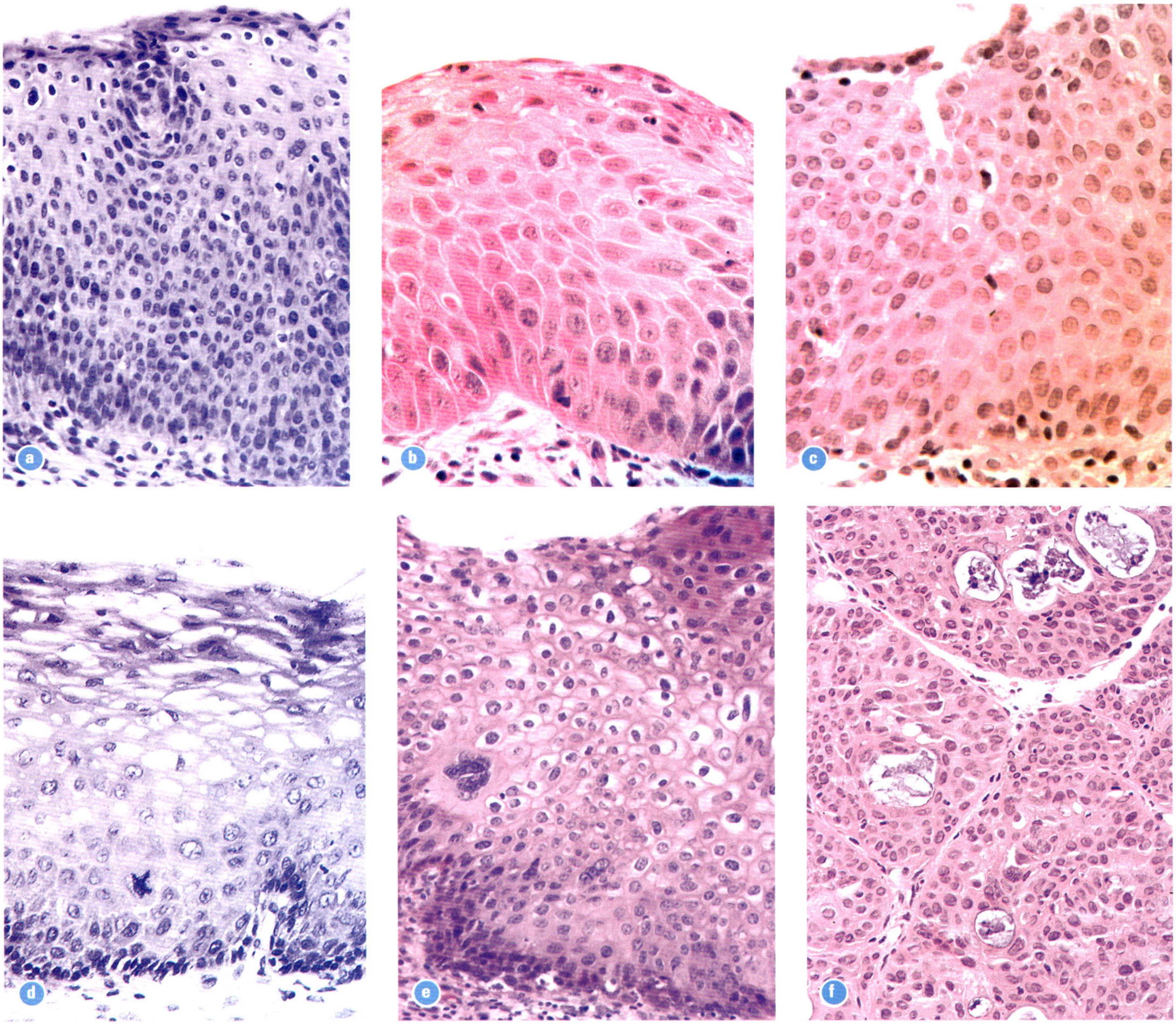

图 13.21　难以分类的鳞状上皮内病变包括：伴有核的轻微多形性但副基底层细胞过多，以及不太成熟的病变（a–c），伴有异常核分裂像（d）或偶尔可见奇异细胞（e）的病变，以及在少数情况下发生于微腺体改变部位的病变（f）。

这些病变应该作为高级别癌前病变处理并予以切除。宫颈疣状 – 乳头状病变的鉴别诊断将在这一章的后面讨论。实际上，处于 LSIL 和 HSIL 之间的病变被归入不能精确分级的鳞状上皮内病变。为了实用的目的（见下文），SIL 的处理常常关系到 LSIL 或 HSIL 的诊断。不确定性的诊断总会出现，但是从实用的方面考虑，最好还是少用。

高级别鳞状上皮内病变　High-grade squamous intraepithelial lesions（HSIL）

组织学标准 Histologic criteria

高级别鳞状上皮内病变（图 13.22 a–h）表现为上皮全层的非典型性，类似于一般定义为 CIN 的病变[153, 159]。实际上，其核非典型性的范围和程度超出了描述扁平湿疣或外生性湿疣（LSIL）的限度。

至于LSIL，一些病变容易确认（典型的），而某些变异可能并不容易辨认。归入CIN 2的病变表现为上皮成熟，常为挖空细胞形成的形式。表面成熟常常伴有奇异核的形成或异常角化，但不总是这样。除了核非典型性广泛分布之外，这些病变与LSIL的区别是核分裂指数增加，细胞极性消失，核分裂像异常，以及偶尔出现奇异核。CIN 3（包括原位癌）含有全层核的非典型性。然而，核非典型性的程度和范围可能不同，形成非常类似于不成熟性化生上皮的CIN 3的变异，伴有细胞核略微增大或核的大小不均。这样的病例在细胞学和组织学检查时可能均难以辨认，可能需要应用诸如生物标志物等其他一些方法与良性化生进行鉴别[102, 169, 170]。

HSIL可表现为几种形式，包括：

成熟性或挖空细胞形成性HSIL（mature or koilocytotic HSIL）（CIN 2）：这些病变可能含有突出的病毒细胞病变效应，挖空细胞形成与副基底层细胞非典型性共存（图13.22 a, b）。

角化性HSIL（keratinizing HSIL）：这些病变以明显的表面异常角化为特征，伴有细胞核密度增高和深染（图13.22 c）。

伴有不成熟性化生性表型的HSIL（HSIL with an immature metaplasia phenotype）：这种亚型最难辨认，必须与反应性化生性改变鉴别。其鉴别诊断特征包括：上层细胞核密度不减少，上层细胞核表现为合胞体，以及细胞核深染（图13.22 d）。偶尔，表面可能有完整的柱状黏膜覆盖（图13.22 e）。

伴有柱状细胞分化的复层上皮内病变（stratified intraepithelial lesions with columnar cell differentiation）：因为移行区是由多潜能细胞组成的，所以某些HPV感染可能形成显示鳞状和柱状细胞分化的其他亚型（图13.22 f,g）。柱状细胞分化可能表现为普通的原位腺癌（adenocarcinoma in situ, ACIS）；然而，一种亚型将会表现为复层肿瘤性病变，伴有明显的黏液小滴，黏液卡红染色也能显示（图11.22 h）。这些复层的产生黏液的上皮内病变（stratified mucin-producing intraepithelial lesions, SMILE）典型者伴有HSIL和ACIS，提示两者之间有“转换”[171]。

HSIL的鉴别诊断 Differential diagnosis of HSIL

当所讨论的异常或不类似于湿疣，或虽然类似于湿疣，但其非典型性并不严格地限制于表层细胞时，考虑诊断为HSIL（CIN 2或3）（图13.23和图13.24）。因为良性和肿瘤性鳞状上皮增生均可出现上皮不成熟性、细胞核非典型性以及炎症性细胞变化，所以反应性病变与SIL的鉴别需要仔细观察上皮的生长方式、非典型性的分布和细胞核异常的程度。非肿瘤性反应性改变包括核

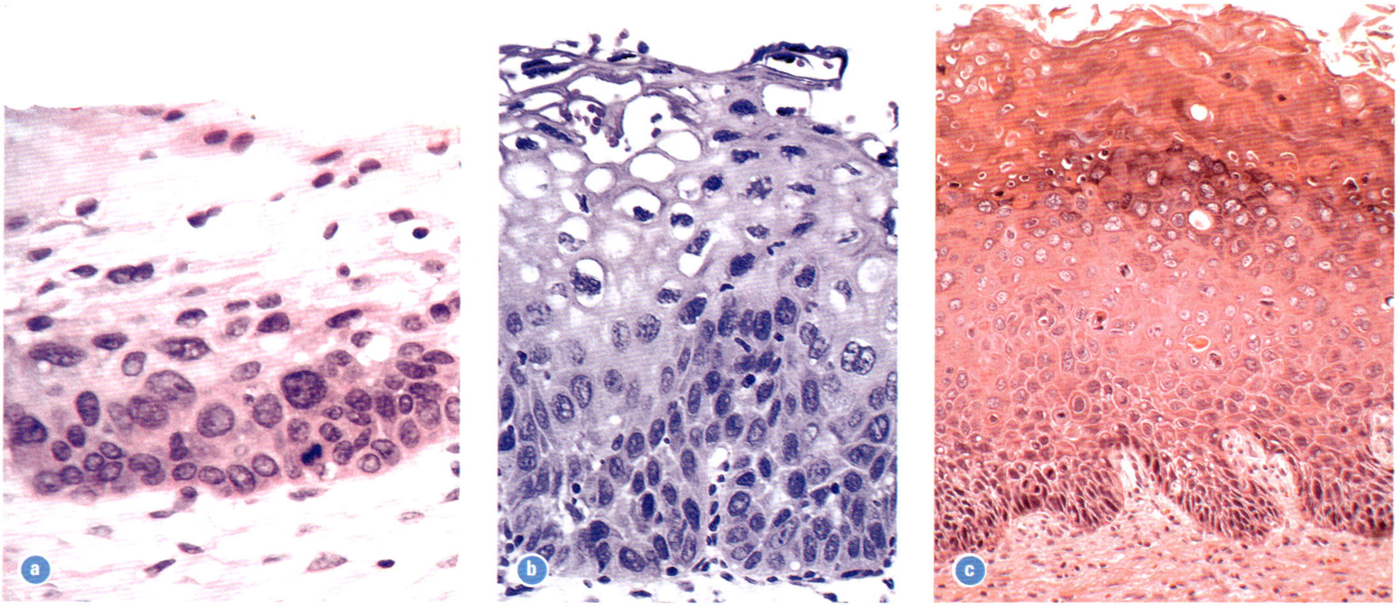

图13.22　HSIL的类型包括高分化或挖空细胞性病变，伴有明显的基底细胞非典型性（CIN 2, a, b）、角化性病变（c）和

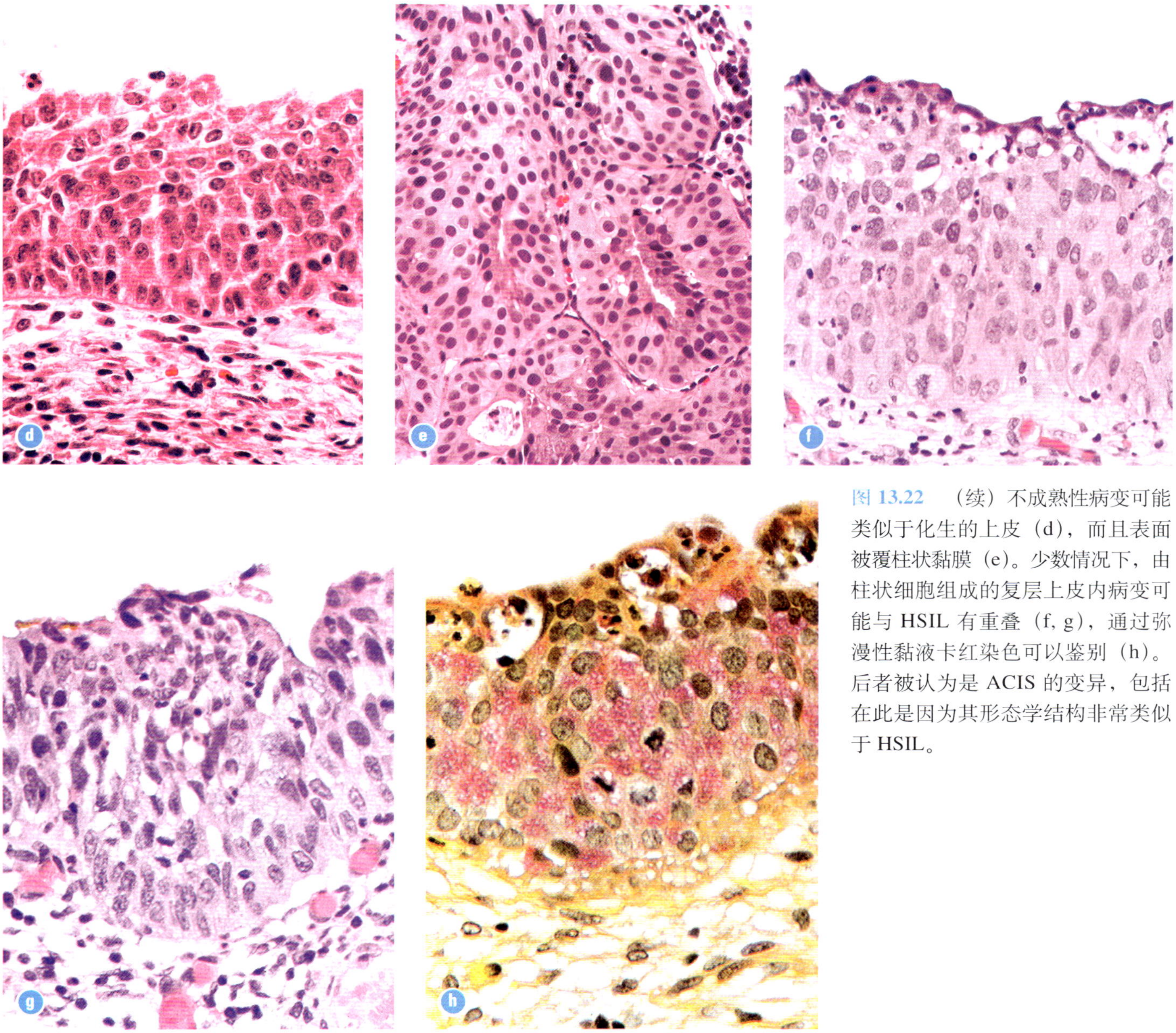

图 13.22 （续）不成熟性病变可能类似于化生的上皮（d），而且表面被覆柱状黏膜（e）。少数情况下，由柱状细胞组成的复层上皮内病变可能与 HSIL 有重叠（f, g），通过弥漫性黏液卡红染色可以鉴别（h）。后者被认为是 ACIS 的变异，包括在此是因为其形态学结构非常类似于 HSIL。

间隙规则，核仁保留，核的大小、外形和染色（特别是核深染、粗糙）缺乏明显的差异，以及表层上皮几乎毫无例外地缺乏核的非典型性。后一个参数与成熟上皮的“正常化”有关。多数鳞状上皮内病变的表层上皮细胞均有核非典型性，不管其分级如何，在炎症性改变的情况下，对这个参数的解释都是主观的。多数反应性 / 修复性病变，不管严重程度如何都会成熟，而且由于胞浆成熟，都伴有核间隙，且可伴有细胞核缩小或核的形态学规则（图 13.23）。不成熟性化生和萎缩通常都会经受成熟，但在某些情况下（由于极度不成熟或部分上皮剥脱），表面上皮的核/浆比例可能并不下降。在这种情况下，必须根据细胞学背景将良性病变与肿瘤性病变区分开来，并且如果存在非典型性，可能就会出现细胞学（ASCUS）或活检（有评注的非典型性鳞状上皮）诊断的不确定性。偶尔，在接近炎症性不成熟性化生的表面可见细胞核增大和深染，在这种情况下，化生与HSIL的区分是根据对整个上皮的评估（见下文）。

反应性鳞状上皮改变可能类似于高级别鳞状上皮内病变，包括如下几个方面：

反应性/修复性上皮改变（reactive/reparative epithelial changes）（图13.23 a）：这种类型的上皮改变显示：(1) 细胞间水肿（棘细胞层水肿），(2) 细胞核间隔均匀，核轻度到中度增大，但有轻微的核的大小不均，(3) 核仁明显，(4) 上皮内中性粒细胞，以及 (5) 倾向于表面成熟。细胞核可能增大，但不伴有核深染或细胞核间隔变化。不完全成熟可能出现，但是核的间隔应该规则，细胞边缘清楚，而且核的染色或大小差异不大。副基底层细胞不整齐可能伴有炎症，但是正常成熟可以排除鳞状上皮内病变（SIL）。轻度的反应性/炎症性细胞改变可能造成细胞核普遍增大，伴有双核细胞形成，通过缺乏细胞核染色或外形的变化可以排除SIL。

当棘层细胞水肿、突出的核仁等修复性特征出现并伴有超出一般程度的核增大和核深染时，以及当某些表层上皮细胞出现异常时，应该考虑SIL的诊断，不论是低级别还是高级别。应该怀疑SIL的特征包括：(1) 核的间隔不均匀或极性丧失；(2) 散在分布的增大深染的细胞核，或双核细胞和细胞核大小不均，以及表面出现增大深染的细胞核。表面非典型性的诊断是主观的，因为异常细胞的数目和上皮的特征影响评估。在某些情况下，可能需要做出一种不确定的诊断（非典型性鳞状上皮），加上一个恰当的评注。

不成熟性鳞状化生（immature squamous metaplasia）：区分化生与伴有化生性生长方式的HSIL是重要的。根据定义，与典型的鳞状化生有关的上皮改变一般都是非肿瘤性的，特别是如果以黏液小滴或宫颈内膜细胞为特征时，不论是在上皮内还是在表面。表面柱状细胞和黏液小滴伴有高级别前体病变并不常见；表面柱状细胞可见伴有不成熟性湿疣。表现为化生性生长方式的不成熟性鳞状细胞改变见图13.23 b–d，包括如下几点：(1) 不成熟性化生的轻度反应性改变的特征是核的染色和大小有些差异。(2) 如果核不致密深染，背景细胞核形态一致，可见核仁，那么伴有多形核白细胞的急性炎症性化生性上皮通常能够与SIL区分开来。(3) 偶尔，表面上皮非典型性可能与炎症有关，但是化生性病变的一般生长方式应该没有变化；底部上皮细胞应该表现为轻度的核密集或多形性并显示核粒或核仁（图13.23 b）。(4) 如果出现核极度增大和深染，甚至极性消失，另外化生性上皮也不显著，则高度提示鳞状上皮内病变的诊断。(5) 然而，这些病变一般轻微，其基本特征是不成熟的细胞群，从基底到表面细胞核密度一致增高（图13.23 c）。当表面细胞出现核增大和（或）深染时，多半要做出HSIL的诊断（图13.23 d）。不过，当病理医师不能确定诊断时，生物标志物可能特别有用（见下文）。

人工假象也可能造成诊断混淆，特别是烧灼术引起的细胞核增大和深染，这是热损伤的作用。重要的是，核的增大一般均匀一致，不伴有核的大小不一或核的密集（图13.23 e, f）。

非上皮性改变（non-epithelial alterations）：这些改变包括组织细胞（图13.23 g）和种植部位（图13.23 h）。胎盘种植部位常常见于子宫内膜[7]。在宫颈活检或宫颈内膜刮除标本中，种植部位可能类似于一个肿瘤，但是其独具特色，只要病理医师对这种病变有一些经验就不大可能造成误诊。种植部位通常表现为浅表宫颈间质内的一个嗜酸性（由于有丰富的角蛋白阳性的基质）外形不规则的病变，其中散在有深染的细胞核。仔细检查发现，这种病变的不规则的边缘是由一连串的小圆形边沿组成的，非典型的核由丰富的淡染到嗜酸性的基质分开。偶尔，这些病变可呈斑块样，类似于上皮内病变。人绒毛膜促性腺素（human chorionic gonadotropin, hCG）或人胎盘催乳素（human placental lactogen, hPL）免疫染色一般没有帮助，因为这些细胞常常呈阴性染色。此外，它们角蛋白染色呈强阳性。胎盘碱性磷酸酶（placental alkaline phosphatase, PLAP）有时能将这些改变与鳞状上皮区分开来，但是，比较有用的标志物是抑制素（inhibin）和HLAG[172, 173]。宫颈内膜巨噬细胞可能是酷似鳞状上皮的另外一种现象。与上皮性肿瘤的鉴别是根据细胞小，核小略呈空泡状，胞浆颗粒状且没有明显的界限，以及周围边界的特征是没有明显的基底膜（图 13.23 g）。核分裂像可能存在，而且常见嗜酸细胞。一般说来，巨噬细胞常常见于炎症性改变或绝经后妇女的涂片，在这种情况下，与肿瘤没有关系[3]。角蛋白（阴性）和巨噬细胞（阳性）染色可能有助于确定诊断。

萎缩（atrophy）（图 13.24 a–d）：老年性鳞状上皮改变包括如下几点：（1）伴有不成熟性的一般的萎缩，但细胞学检查形态温和（图 13.24 a）；（2）成熟障碍伴有假挖空细胞形成，其中一些细胞可能类似于移行细胞化生（图 13.24 b）；（3）萎缩伴有部分成熟和局灶性细胞核增大或显著的细胞核深染（图 13.24 c, d）；以及（4）伴有核分裂活性的高度富于细胞的病变，表示有 HSIL 共存（图 13.24 e, f）。常见于萎缩性病变的特征包括：（1）细胞核深染，但一般均匀一致；（2）核常常变长，有时可见核沟；（3）表层上皮缺乏明显的非典型性；以及更重要的是（4）缺乏核分裂像。伴有部分成熟和增

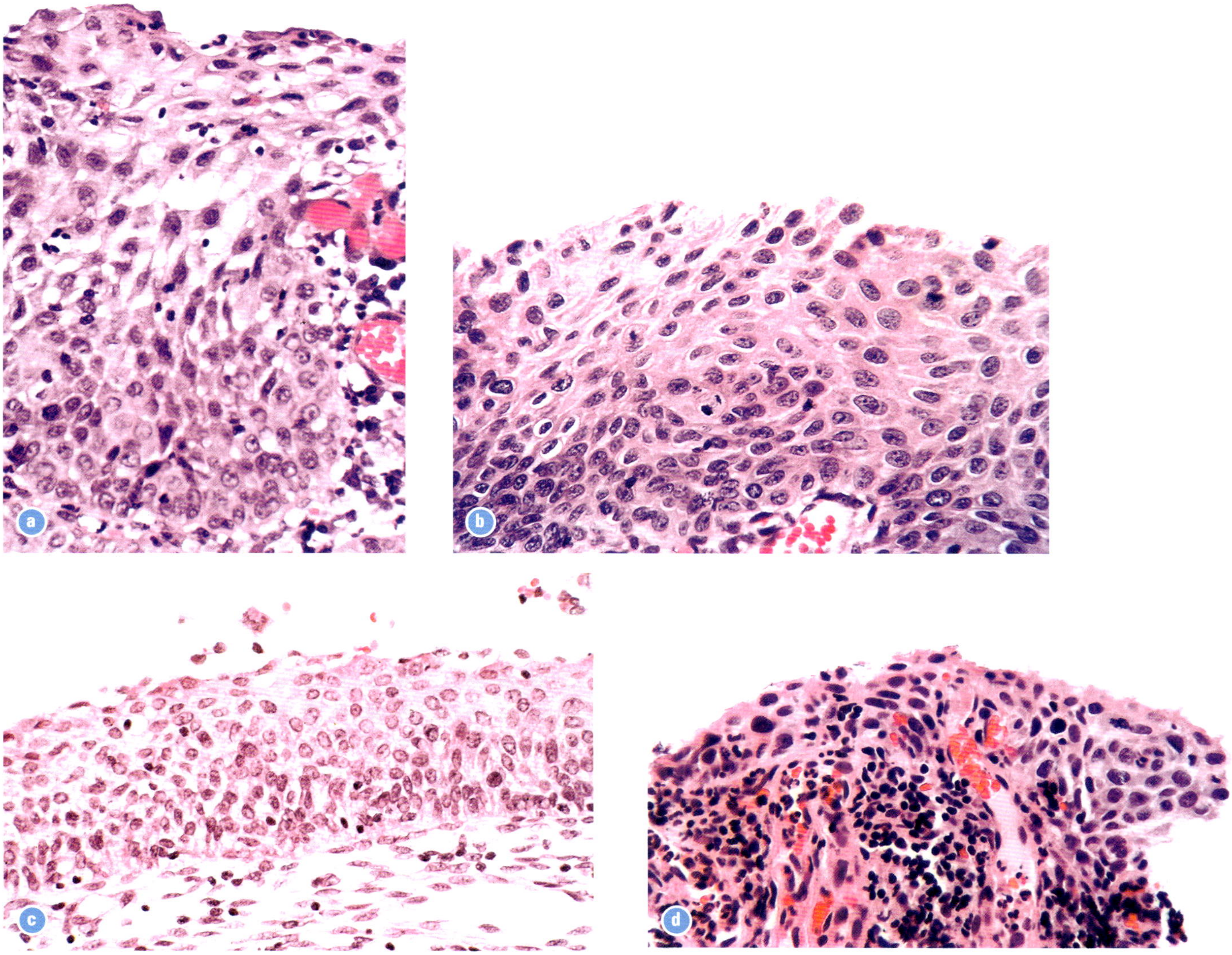

图 13.23　HSIL 一般可以与伴有反应性改变的不成熟性化生（a, b）鉴别开来，但是在不成熟性上皮伴有表层上皮细胞核高度密集或表面核有非典型性时，应该引起怀疑（c, d）。

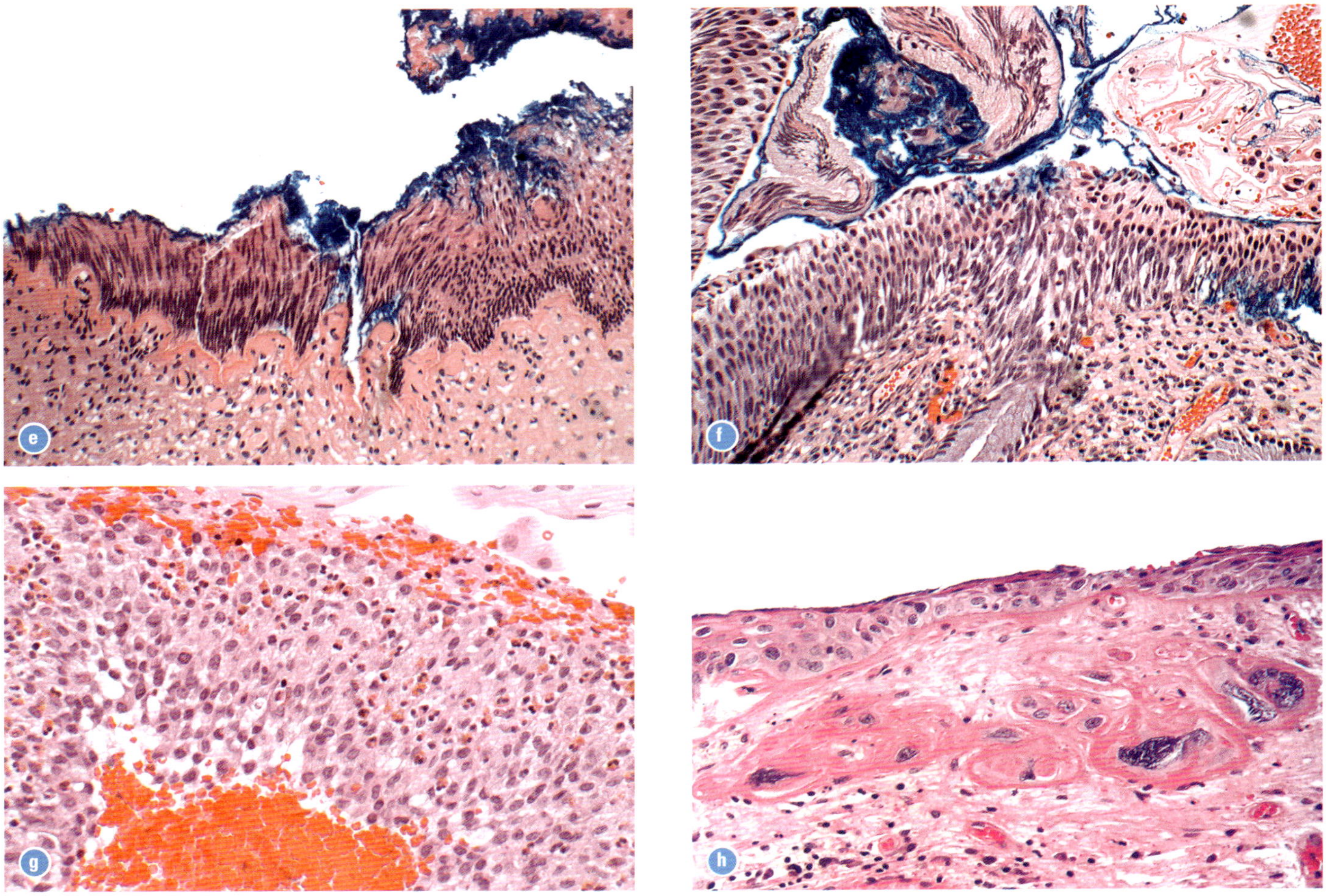

图 13.23 （续）烧灼的正常（e）与病变（f）上皮通常可以通过后者表面细胞核密度较大和细胞核大小不均区别开来。类似于 HSIL 的非鳞状上皮病变包括来自刮宫的巨噬细胞片块（g）和种植部位（h）。

大的非典型性细胞核的萎缩性上皮是最难分类的一种病变，其与SIL的鉴别是基于核间隙均匀伴有显著的细胞间桥，而且缺乏核分裂活性。

放射效应（radiation effect）：放射效应可以累及宫颈内膜和鳞状上皮细胞。主要的变化包括细胞核增大和深染，伴有丰富的胞浆，细胞核均匀一致，轻度密集，核分裂指数低，胞浆明显变性伴有空泡形成（参见第 11 章）。核染色质常常不清楚或外观模糊，不同于与肿瘤形成有关的粗糙染色质。重要的是保留低的核 / 浆比例。

鳞状上皮病变的生物标志物、诊断和分类 BIOMARKERS AND THE DIAGNOSIS AND CLASSIFICATION OF SQUAMOUS LESIONS

HPV 与细胞周期的变化有关，特别是高危险性的 HPV。因为 HPV 癌基因蛋白可引起细胞周期改变，所以细胞周期生物标志物能够起 HPV 感染的替代标志物的作用，而且可以用于促进宫颈前体病变的精确诊断（图 13.25 a–h；表 13.9）[174-177]。这些标志物的主要价值

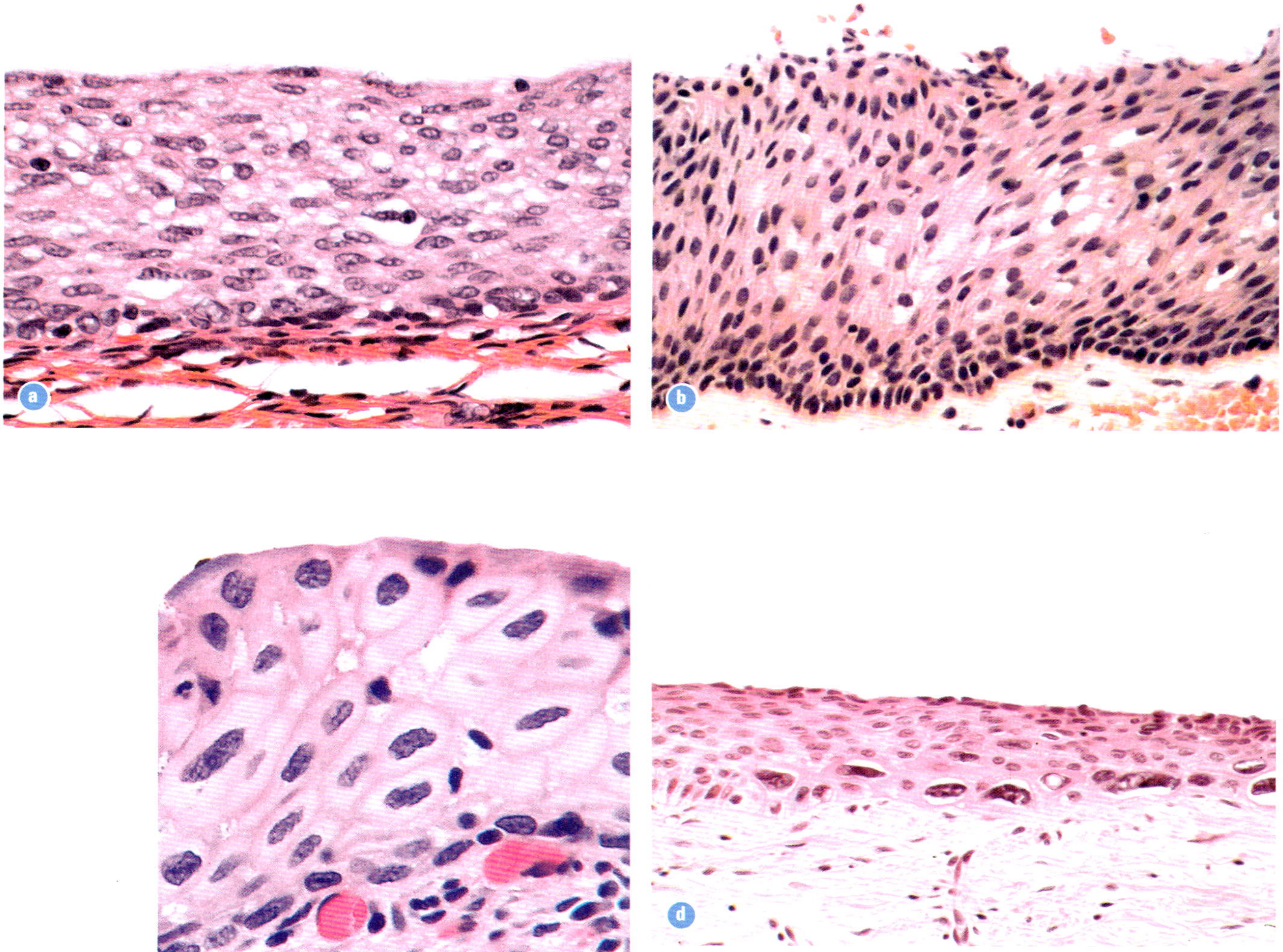
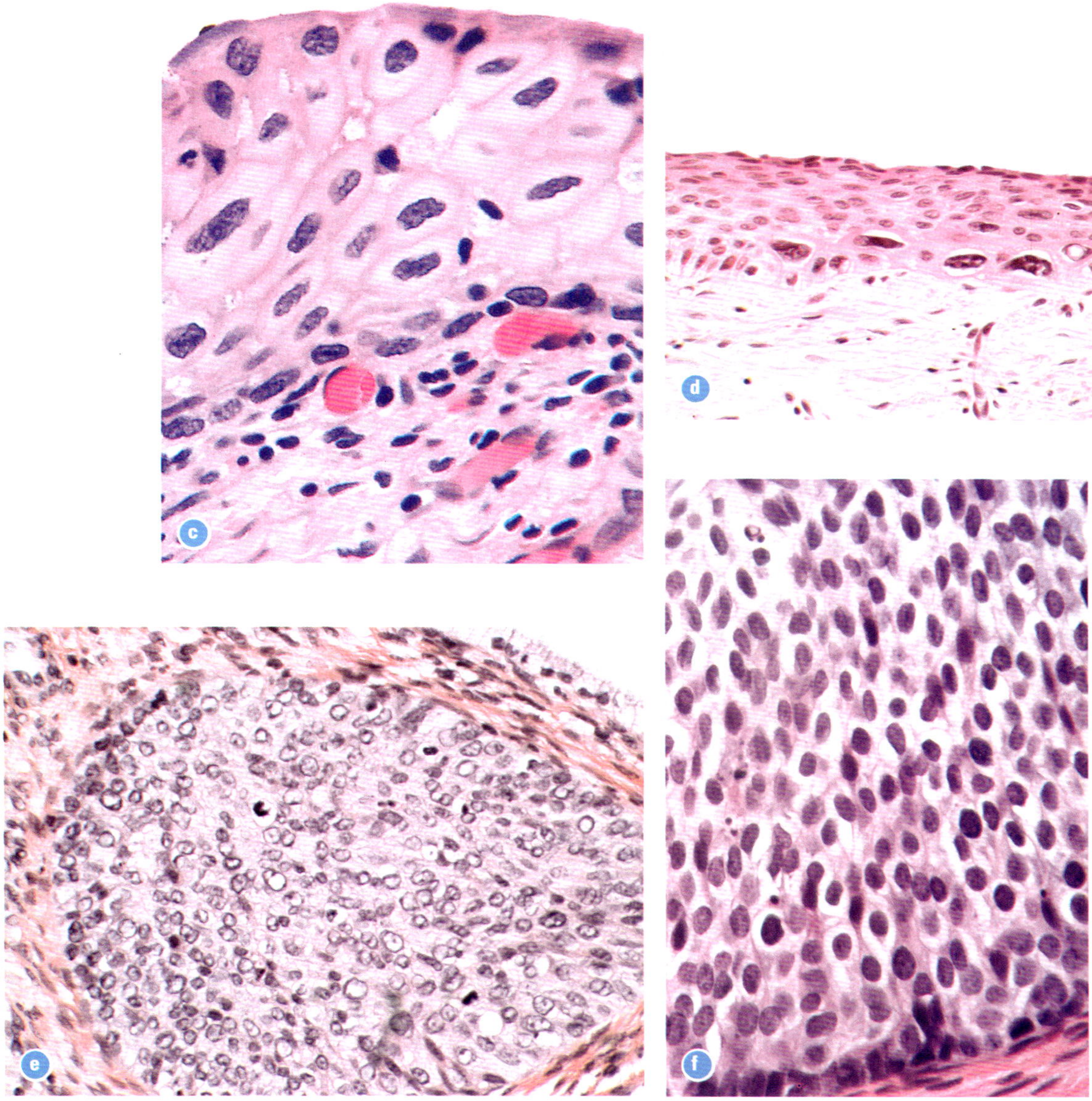

图 13.24 萎缩性非典型性谱系，包括伴有不同成熟程度的一般的萎缩（a, b），伴有散在非典型性的萎缩（c, d）和发生在萎缩情况下的鳞状上皮内病变（e, f）。后者显示核分裂活性、核密集以及核的形态学有较大的差异（即使仍然轻微）。如果病理医师根据形态学检查不能做出明确诊断，MIB-1 和 p16 免疫组化染色特别有用。

是区分非诊断性非典型性与鳞状上皮内病变，而不是用于 CIN 的分级。普通的细胞周期标志物（Ki-67）的表达一般局限于正常黏膜上皮细胞下 1/3 的基底细胞上细胞（图 13.25 a）。上皮上层出现 Ki-67 阳性细胞是 HPV 影响的特征，HPV 可诱导这些细胞的细胞周期活性（图 13.25 b, c, e, f）[174, 175]。因此，Ki-67 染色可能有助于区分反应性上皮改变与 LSIL，或区分萎缩性黏膜与 HSIL。类似地，细胞周期蛋白 E（cyclin E）是一种由 HPV 16 E7上调的核蛋白，而且与病毒复制有关，其在非感染上皮的表达同样也不常见，当它明显出现在细胞核内时，通常能够区分低级别与高级别病变[102, 176]。$p16^{INK4}$是一种细胞周期蛋白依赖性激酶抑制剂，在伴有中度危险性和高危险性 HPV 的病变中，最有可能强烈表达（图 13.25 d, g），与低危险性 HPV 感染形成对照

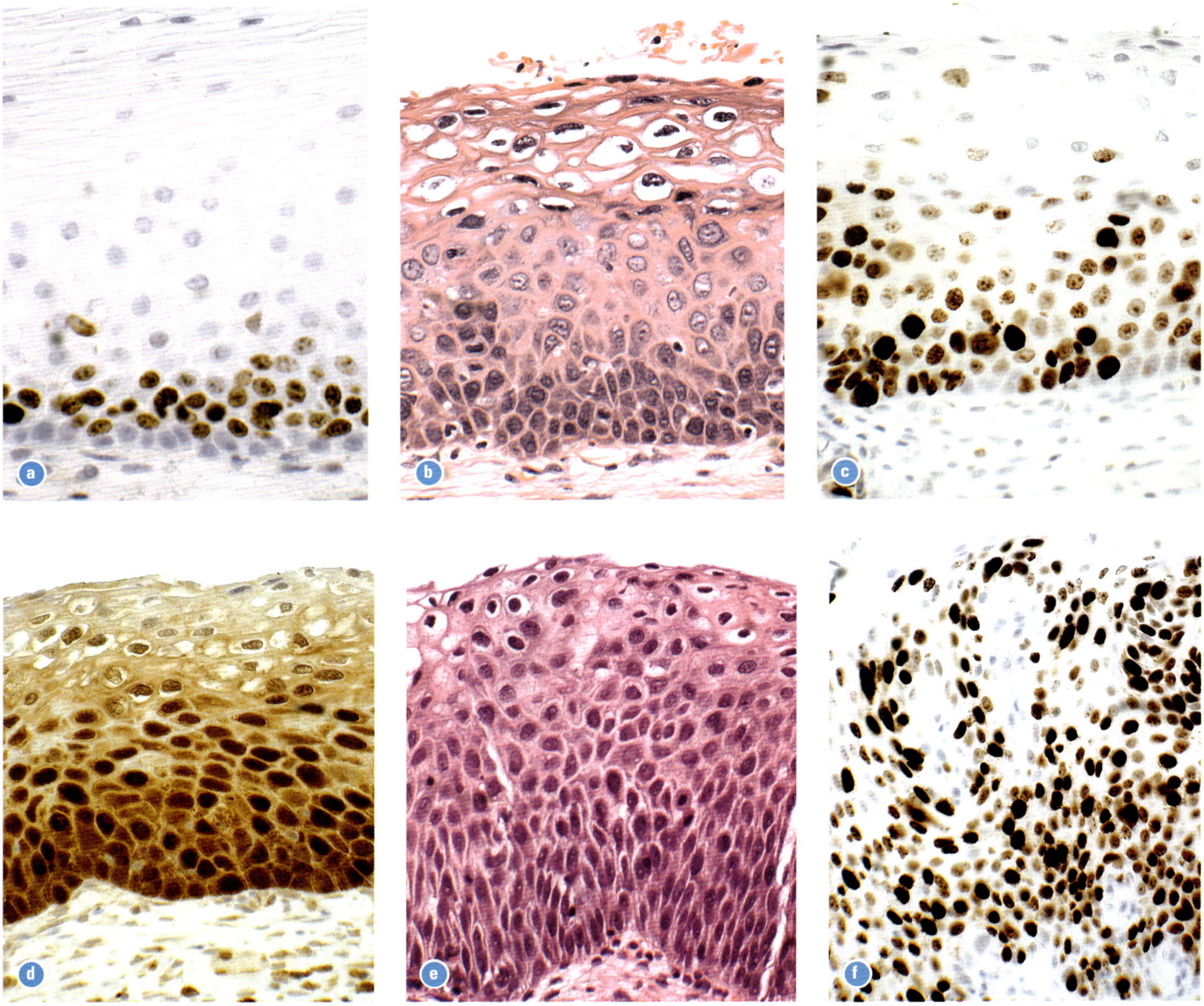

图 13.25　诊断宫颈病变常用的生物标志物。与正常黏膜（a）不同，许多鳞状上皮内病变（b）的上皮上半部分出现 Ki-67 阳性细胞（c）和 p16 染色呈强阳性（d）。轻度非典型性反应性化生（e）表现为 Ki-67 弥漫染色（f）

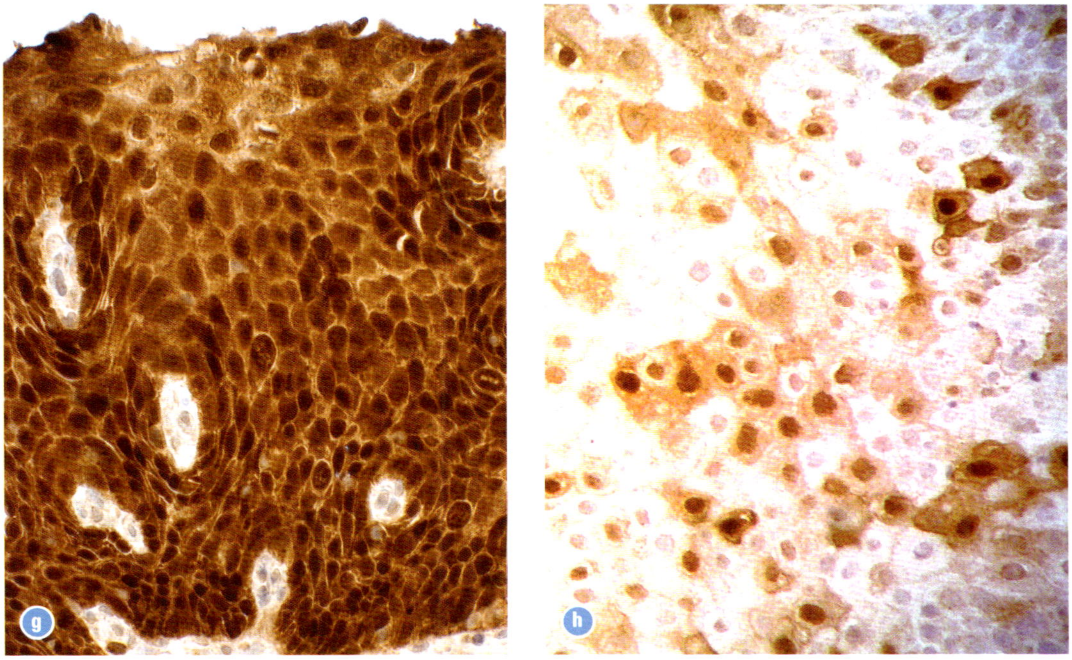

图 13.25 （续）和 p16 染色（g）。低危险性 HPV 感染一般表现为较成熟的上皮细胞呈片块状 p16 染色，包括挖空细胞（h）。

（图 13.25 h）。应该提醒读者的是，因为高危险性 HPV 既常见于 LSIL 也常见于 HSIL，所以 $p16^{INK4}$ 不能区别 LSIL 和 HSIL。然而，这种标志物染色与 HPV 感染密切相关，至少在宫颈是这样。在外阴和皮肤，p16与非 HPV 相关性增生有关，这种现象可能影响 p16 和细胞周期停止之间的关系[177, 178]。这可能是伴有重度炎症性上皮或修复性上皮的一个结果。通过联合应用 p16 和 Ki-67 染色，可能可以减少对 p16 染色的错误解释。

宫颈内膜刮除术
THE ENDOCERVICAL CURETTAGE

宫颈内膜刮除术（endocervical curettage, ECC）一般用于三种情况：在最初检查时，在 LEEP 切除时，以及在切除疗法之后随访时。因为现在 HSIL 的诊断需要 LEEP 或锥形活检，所以宫颈内膜刮除术在处理 HSIL 妇女方面的精确作用还不清楚，特别是在阴道镜检查令人

表 13.9 活检标本实验室检查的生物标志物

问题	生物标志物	注释
萎缩与 SIL	Ki-67	＞30% 的核或上层染色
反应性与 SIL	Ki-67	上层染色；没有定位（正切）的切面比较困难
反应性与 LSIL	细胞周期蛋白	2+ 核染色；弱而弥漫的染色不具有诊断意义
R/0 SIL	$p16^{INK4}$	SIL 的不成熟层弥漫而且常常是强阳性；背景是良好的对照，但是需要设定阳性对照以获得低的背景染色。低危险性 HPV 相关性病变染色不定
鳞状分化与其他	p63	鳞状细胞癌呈强阳性；低分化腺癌和小细胞神经内分泌癌呈阴性 / 弱阳性
种植部位与 CIN/ 癌	HLAG，抑制素	滋养细胞呈强阳性，抑制素染色不定，但是特异

满意时。然而，宫颈内膜刮除术的结果好像具有某些预后意义。

在最初进行阴道镜检查时进行的宫颈内膜取样（endocervical sampling at the initial colposcopy）：Kobak 等人发现，在宫颈内膜刮除术阴性患者的最后锥形切除标本中，没有患者有浸润性疾病，而所有伴有浸润的患者宫颈内膜刮除术均为阳性[179]。其他研究已经证实，宫颈内膜刮除术在排除宫颈管疾病方面有价值，因此可以考虑应用保守的切除疗法[180]。至于选择内刷还是刮除术，分别取决于敏感性和特异性。对比研究显示，内刷的敏感性是 92%，宫颈内膜刮除术是 74%[181]。与宫颈内膜刮除术（25%）相比，内刷的主要局限性是有较高的假阳性率（62.5%）[182]。

解析不一致的巴氏涂片和活检结果 RESOLVING DISCORDANT PAPANICOLAOU SMEAR AND BIOPSY RESULTS

正如前面所讨论的那样，巴氏涂片和活检结果（图 13.26 a-g）可能并不总是一致，在进行 LEEP 或锥形活检之前解析这些差异是重要的。常用的方案如下：

涂片异常而活检显示没有病变（the smear is abnormal and the biopsy shows no lesion）：分别发生于15%和40% 的高级别和低级别涂片。如果审核涂片证实不一致，必须随访。在随后的评估中证实，这些病例绝大多数出现鳞状上皮内病变。HPV 试验的价值有限，除非细胞学诊断出现疑问。

涂片显示 LSIL 而活检显示 HSIL（the smear shows LSIL but the biopsy is HSIL）：涂片显示 LSIL 的病例 10% ~ 20% 出现这种结果。其原因通常是取样造成的人工假象，这种假象可以是“垂直的”（只取到表面细胞）或“水平的”（只取到病变的一部分）（图 13.26 a-c）。处理取决于组织学病变的严重性。

在某些情况下，细胞学不一致是低级别和高级别病变共存的结果。在大多数情况下，当这样的病变持续存在时，它们是由同一种类型的 HPV 感染引起的。在少数情况下，两种不同类型的 HPV 感染可以产生两种病变。图 13.26 d-g 显示了一种不常见的两种类型 HPV 感染的情况，一种是高危险性，一种是低危险性，共同存在于同一个区域内。

涂片显示 HSIL 而活检显示 LSIL（the smear shows HSIL but the biopsy shows LSIL）：这种不一致不常见，但是需要仔细审核细胞学涂片，其与随后发生 HSIL 的危险性有关[183]。如果细胞学证实为 HSIL，应该仔细审核宫颈病变。另一方面，这些不一致少数可能是由低危

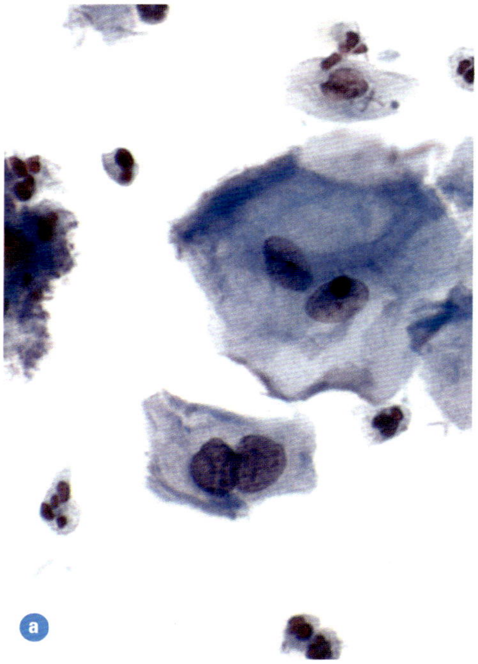

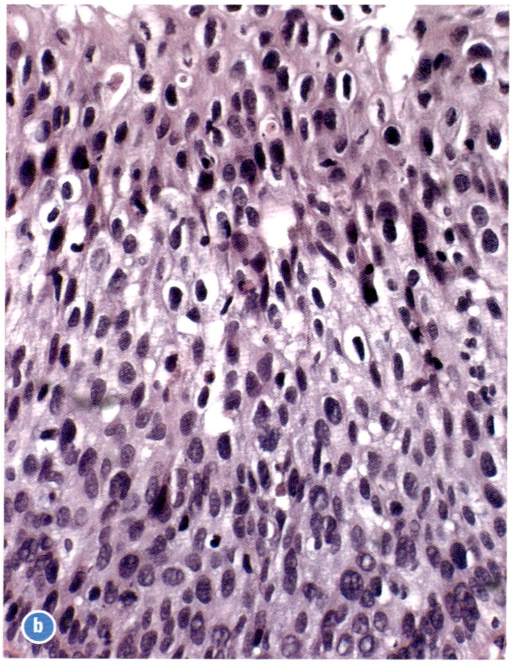

图 13.26　垂直取样错误可引起巴氏涂片/活检不一致性，被界定为分化好的 HSIL（b）表面的细胞学取样（a）；

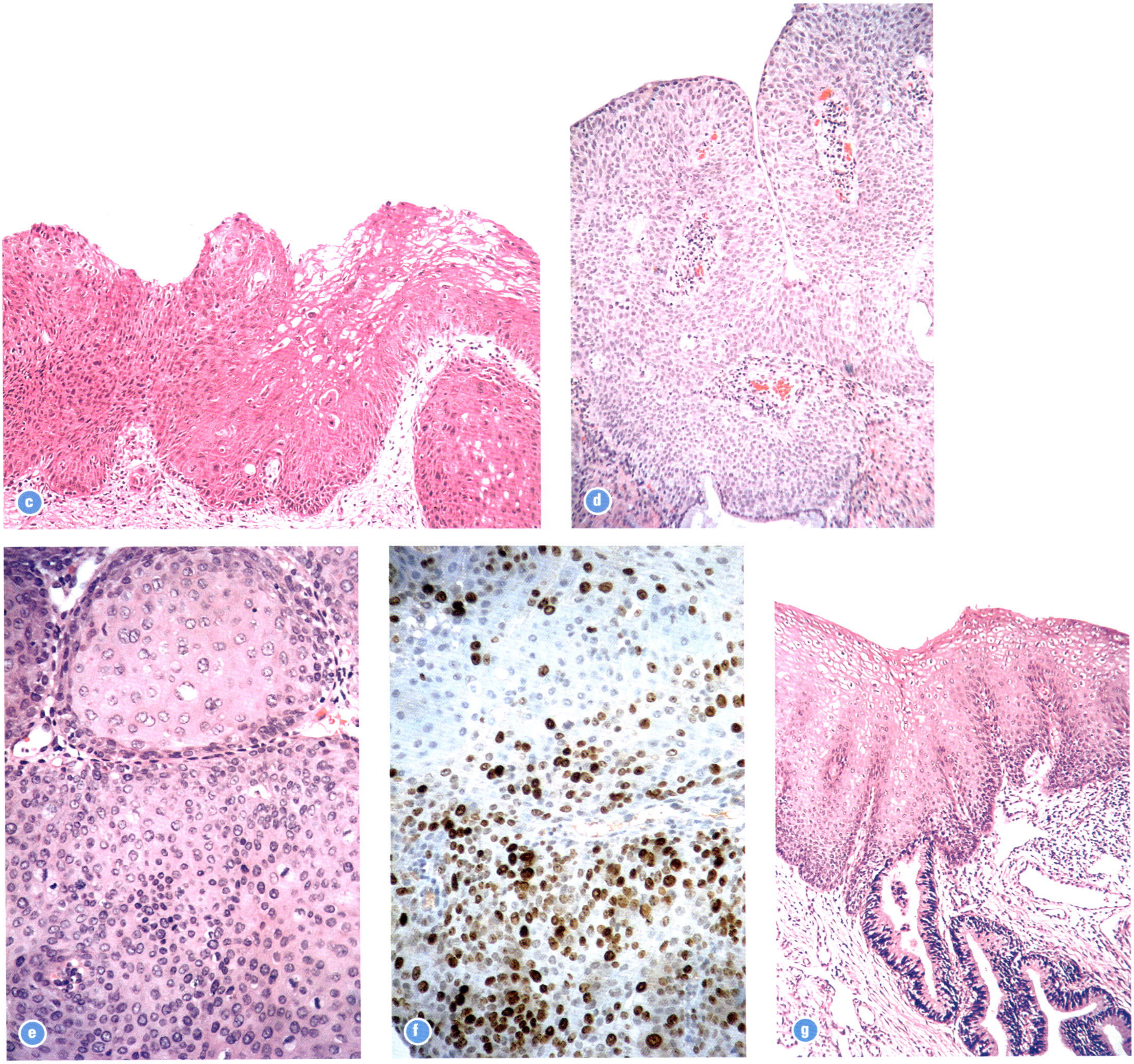

图 13.26 （续）水平取样错误是在水平面上出现多种分级（c）。高倍镜下为不成熟性湿疣（LSIL；d），既表现为低级别核（e, 上）又表现为高级别核（e, 下）。注意同一部位相应的 Ki-67 核染色差异（f）。这个病变不但含有 HPV 6 型核酸而且含有 HPV 16 型核酸。LSIL（HPV 11）和原位腺癌（HPV 16）共存（g）。

险性和高危险性 HPV 感染共同存在引起的[141]。特别重要的是，当面对 HSIL 的细胞学诊断时，病理医师需要小心，以避免在组织学检查时对 LSIL 做出过诊断。这样一种诊断可能特别容易混淆，以致误导临床医师认为存在 LSIL，而实际上是没有取到 HSIL。

治疗选择 THERAPEUTIC OPTIONS

处理伴有细胞学和组织学异常的妇女的指导原则可见于新近的出版物上（available: http://consensus. asccp. org/），是根据 2001 年 9 月的 ASCCP 会议讨论做出的。

常规不应用冷冻疗法的医师面对两种选择：LSIL 随访，HSIL 切除。这两种对策源于对 LSIL 常常会消退的期待，而 HSIL 则必须切除和随访。这样，临床医师必须知道，如果丈夫或妻子选择不切除 LSIL 会出现什么，以及选择切除患者处于什么样的危险之中。必须了解的三个问题是组织学诊断的期望和陷阱，低级别鳞状上皮内病变的自然病史和选择切除之后需要注意的参数。

组织学诊断的可重复性
Diagnostic reproducibility in histology

实际上，有许多研究都在强调可重复性问题[184]：关于 CIN 的三个分级的可重复性的区别，所有报道都在差与好之间。检验观察者个人和不同观察者间应用两级分类方法的可重复性的研究相对较少。一项应用本章中所列出的标准进行的研究表明，4 位观察者的可重复性很好，κ 值是 0.54。某些成对的观察者可重复性好到极好，而另一些为尚好到好[142]。观察者之间内在的可重复性也各不相同。在一项针对困难病例的未发表的研究中，其中多数是异常的病例，作者对于正常、非诊断性非典型性、LSIL和 HSIL的内在可重复性的 κ 值分别为 0.85、0.37、0.80 和 0.80。HSIL 再分为 CIN 2 和 CIN 3 的可重复性的 κ 值是0.56，提示 CIN 2 和CIN 3 的区别不能做到一贯，即使是同一个观察者。

两级与三级或四级分类方法
Two-grade vs three- or four-grade classification systems

本章列出了一种鳞状上皮内病变的两级分类方法，这是为治疗方略而设计的，即LSIL 随访，HSIL 用 LEEP 切除，现在多数医院都采用这种做法。采用诸如冷冻疗法等损伤较小的切除方法的医院，应用这种方法选择性地治疗 LSIL 和许多 HSIL，这些内容留在 CIN 1 和 CIN 2的鉴别中讨论。然而，LEEP引起的损伤导致至少部分患者放弃这种方法；但在冒险的这部分患者中只有少数病例在随访期间发生了更严重的病变。这里描述的二元分类方法是特别为宫颈上皮内病变的分类设计的，按着这样的分类，诊断为 LSIL 的患者即使失访，也只会承担很小的风险。

活检证实 SIL 而未经治疗的患者的随访
Follow-up of biopsy-proven SIL without treatment

未经治疗的鳞状上皮内病变的安全性如何？根据 ALTS 试验，大约每 1000 例 ASCUS 病例中有 1 例有共存浸润癌[185]。一旦阴道镜检查和活检排除了癌，就有活检之后单单随访的安全性问题。实际上，HSIL 会被切除，而 LSIL 会被切除或进行随访，但是，这个讨论既强调 LSIL，也强调 HSIL。

CIN 1（或湿疣）与癌的危险性之间有微弱的关系： 1% ~ 3% 的巴氏涂片有轻度核异常的病例进展为癌。CIN 2（中度核异常）的危险性与之类似或稍高[185-188]。CIN 1 的消退率为 30% ~ 60%，虽然在 1 年的时候还有少数病例不会消退[188]。其进展为 CIN 3 的几率高达 35%，在 Ostor 的综述中，这个数字为 11%[188]。后一个数字类似于巴氏涂片中具有低级别鳞状上皮内病变（CIN 1）、而组织学检查证实有高级别前体病变（CIN 2 ~ 3）的妇女的比率 [149, 150]。显然，相当比例的高危险性 HPV 感染会消退，即使在低级别涂片中这种高危险性 HPV 的感染频率高。在新近的一项研究中，Cox 等人发现，2 年之后 HSIL 的结果是：(a) 活检诊断为 LSIL；(b) LSIL 阳性的涂片伴有阴性的活检；(c) 阴道镜检查阴性，HPV 阳性的ASCUS，为11% ~ 13%[189]。

HPV 6 和 HPV 11 相关性病变基本上没有发生癌的直接危险。然而，HPV 6 和HPV 11是替代性危险因素，表示处于其他类型 HPV 感染的较大危险之中[14]。伴有中度和高度危险类型 HPV 的低级别上皮内病变自发消退率高，从经验上看进展为浸润癌的危险性低[14]。新近的研究与许多 LSIL 自发消退这一事实相一致[189]。

浸润癌不常伴有 LSIL。我们已经见到 3 例细胞学检查为 LSIL 的患者随后发生了癌。1 例是被低诊断的角化性病变；1 例是挖空细胞形成，伴有一些诊断为中度异型增生的细胞，最后 1 例是 CIN 1 与浸润癌并存。这样，3 例当中只有 1 例是“真正的”LSIL。然而，如上所述，典型的LSIL，包括湿疣在内，可能伴有 HSIL，推测是病变进展或两种 HPV 感染共存的结果。认识到这一点，当随访先前细胞学诊断为 LSIL 的 HSIL 患者时，医师应该加以小心。

浸润癌很少发生在 LSIL 之后，而先前几乎总是有 HSIL[17]。有关宫颈癌之前第一次异常涂片的研究发现，80% 以上含有 CIN 3（重度异型增生），甚至是在诊断浸润癌之前长达 20 年的涂片。如上所述，挖空细胞形成在发生癌之前的涂片上不常出现，如果出现，患者的年龄往往比较年轻，在这样的病例，可能具有病原学意义[187, 190, 191]。

活检标本 HPV 试验在决定哪一个患者应该治疗、哪一个患者应该随访方面的价值不能确定。由于高危险性 HPV 伴有的病变常常不会进展，单独进行 HPV 试验几乎得不到有价值的信息。如果 HPV 试验是决定治疗的动力，那么大部分的 LSIL 将被切除。

概括地说，根据活检诊断的 LSIL 妇女其保守治疗需要：(1) 活检与巴氏涂片相关连；(2) 活检所见与阴道镜检查印象相关连；以及 (3) 随访可以得到保障。如果随后的涂片显示持续性或较高级别的病变，且通过阴道镜检查得到证实，那么必须考虑切除。

切除（电切除，LEEP 或 LLETZ，锥形活检或冻烙术） Ablative (electrical excision, LEEP or LIETZ, cone biopsy or cryocautery)

LEEP 标本的处理 Management of the LEEP specimen

过程和解释（processing and interpretation）：LEEP 标本可以是一块或几个片段，定位满意或不可能重建。取材者必须辨别黏膜面并垂直于每一个片段的长轴做切面。应该标记边缘，以便可以辨认出烧灼假象的部位（图 13.27 a, b）。这样，在报告边缘时基本上有三种选择：受累，未受累，或由于变形或过多的烧灼假象而不能评估。如果病变蔓延到一个边缘，但是这个边缘不含有热的假象，边缘受累就不能证实（图 13.28 a–c）。

宫颈内膜刮除术的解释：治疗后立即评估宫颈内膜的目的是，帮助确定疾病复发或持续的危险性，并描述宫颈内膜的病变。当在手术切除时评估时，宫颈内膜刮除术显示与锥形切除术的组织病理学结果有极好的相关

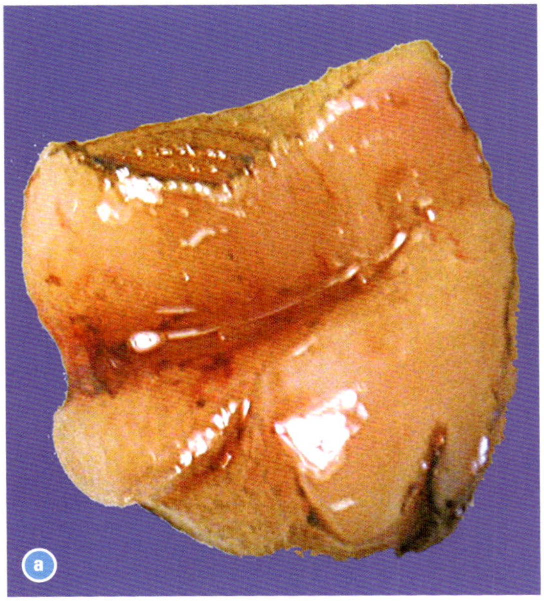

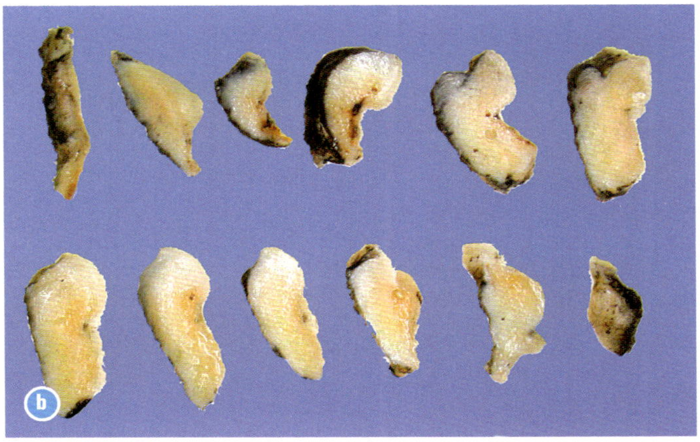

图 13.27　LEEP 切除标本。完整的标本（a）和按顺时针方向的连续切面（b）。

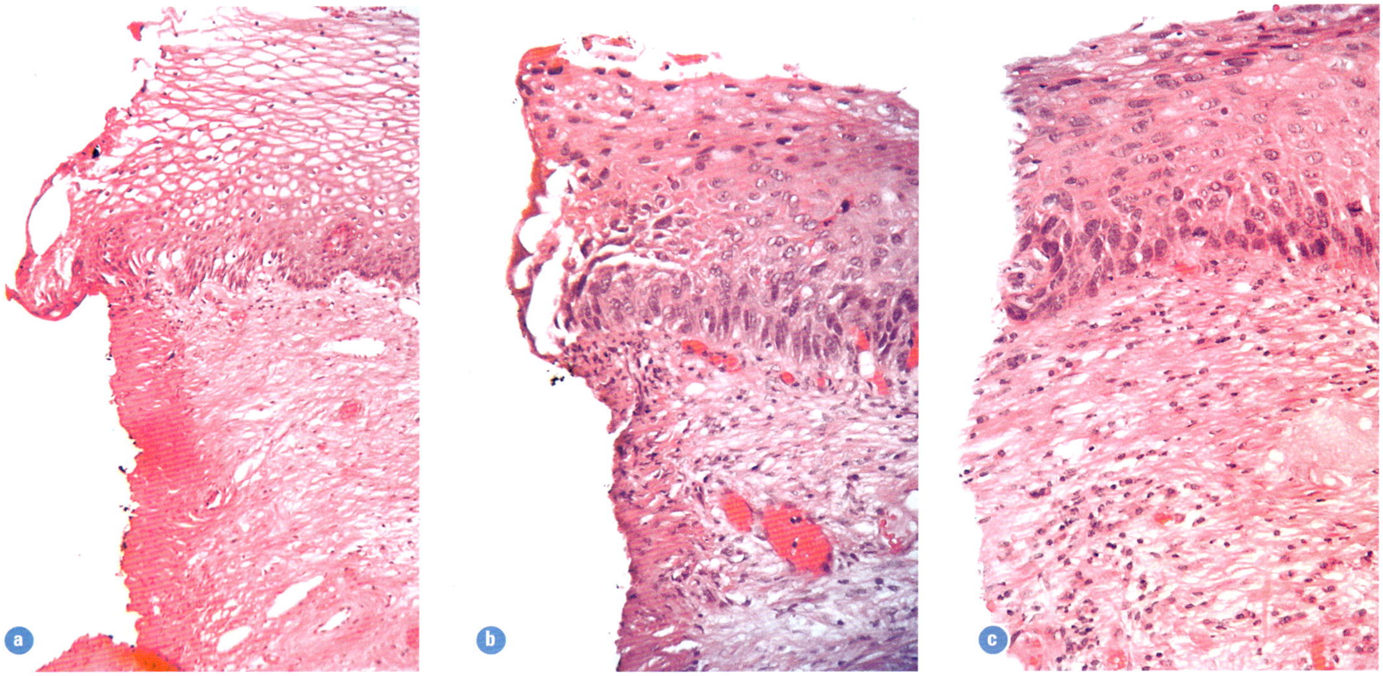

图 13.28 见于LEEP标本的边缘包括正常烧灼边缘（a），烧灼边缘伴有HSIL（b），以及没有烧灼的HSIL的边缘（c）。后者不能解释为边缘。

性[179, 180]，而没有预示的价值，特别是当锥切边缘也是阴性时[192]。锥形切除时宫颈内膜刮除术阳性结果也能预示子宫切除标本的残留疾病[193-196]。这种应用宫颈内膜刮除术的局限性是，它有可能被外宫颈细胞污染，产生假阳性结果而降低其特异性[197]。宫颈内膜刷片似乎至少是敏感的，即使比不上宫颈内膜刮除术敏感[181, 182, 198]。锥切时宫颈内膜刮除术阳性且锥切显示边缘有高级别上皮内病变的患者，其残留宫颈的浸润癌危险性增加。在50岁以上的妇女，或其阴道镜评估不满意时，这种危险性最大。当宫颈内膜刮除术遇到肿瘤性上皮时，病理医师必定会尽量确定肿瘤性上皮是否来自浸润性病变。这一点并不总是容易做到，但是某些线索，诸如定位不好的肿瘤性上皮、异常的分化或乳头状结构，可能预示有潜在的浸润。

边缘的状况也是预示疾病复发的指征，不管是否做了锥形切除术[199, 200]。20 世纪 70 年代和 80 年代有 8 篇包含 3894 例锥切病例的主要研究报告。在这一组锥切病例中，3066 例边缘清楚，总的复发率或疾病持续存在率是 2.9%。828 例（21.3%）边缘有浸润，复发率或疾病持续存在率是 22%。在一项有 20 篇文章的综述中，边缘阳性从13%～45%不等。伴有阳性边缘的复发率为10%～69%，而边缘阴性的复发率为 5%～38%。虽然在大多数病例，边缘受累并不一定代表需要立即进行进一步处理而不是仔细观察，但是应该告诉患者疾病持续或复发的危险性增加[201]。

总之，对于送来进行病理学检查的所有标本，均应尝试评估手术切缘。评估宫颈内膜和边缘状况可以预示疾病复发或持续的危险。为了评估宫颈内膜，应用宫颈内膜刮除术或宫颈刷片均可接受，虽然后者在切除后立即应用的特异性有限[201]。

切除后随访 Post excision follow-up

影响切除或部分切除术后结果的参数包括：(1) 治疗的病变大小；(2) 锥形活检时或锥形活检后宫颈内膜刮除术是否为阳性；(3) 切除标本的外宫颈或宫颈内膜边缘是否阳性；(4) 治疗后细胞学表现；以及 (5) 治疗后 HPV 状况。这里的讨论强调复发的危险以及细胞学和 HPV 试验在处理这些患者方面的作用。

1. 先前有异常细胞学改变的组织学检查结果异常的患者的百分数。虽然不是所有的，但是大多数阳性组织学结果与异常细胞学有关[202, 203]。

2. 操作后细胞学检查（post-procedural cytology）正常，而组织学检查异常的患者的百分数。Buxton 等人发现，操作后细胞学检查正常者，组织学检查没有人证实有 SIL[206]。McIndoe 等人应用癌作为终点的研究发现，1.5%的病例先前没有异常的细胞学所见[204]。然而，Paterson-Brown 等人报告，45%的持续性 SIL 患者锥切之后细胞学正常[205]。
3. 细胞学检查异常，组织学检查也异常的患者的百分数。Buxton 等人的研究和 McIndoe 等人的研究显示，分别有 42% 和 60% 的细胞学异常的妇女组织学证实有 SIL[205, 206]。
4. 锥切活检之后报告巴氏涂片异常的原因不仅包括鳞状细胞异常，还包括 LEEP 之后热造成的假象以及由于子宫下段取样出现的假的腺上皮细胞的非典型性。大多数研究有证据显示，操作后细胞学检查对于复发性疾病是一个敏感的试验，但是具有低的假阴性率。特异性可能不同，取决于细胞病理医师的经验和改变操作后细胞学标本性质的变数（烧灼假象，解剖学变化）。

新近的研究证实，HPV 试验对于发现 SIL 具有很高的敏感性。在一项对 1518 名参加了常规细胞学筛查的、未经选择的妇女的调查中，Clavel 等人发现，全部 34 名活检证实HSIL的妇女，以及70名锥形活检阳性妇女中的68名，杂交捕获Ⅱ（Hybrid CaptureⅡ）检测HPV 呈阳性[207]。在一项 ASCUS 患者的研究中，Soloman 等人报告，杂交捕获Ⅱ的敏感性是 95%。特异性较低，对 ASCUS 具有大约20%的阳性预示价值。Lin 等人和Jain 等人的两项研究分析了锥形活检后 HPV 的状况与子宫切除时发现的疾病的相互关系[208, 209]。可以预言，这些患者多数锥切标本切缘阳性。HPV 试验阴性的预示价值接近 100%。由 Chua 和 Hjerpe 进行的第 3 项研究证实了这个结论。他们发现，在26名复发的妇女中，25名HPV 呈阳性[210]。

如上所示，在 Lin 等人和 Jain 等人的研究中，HPV 试验的特异性是 52%和14%，表明缺乏复发时乳头状瘤病毒可以持续存在[208, 209]。Chua 等人的研究结果与此不同，在 22 名锥切后细胞学标本随访正常的妇女中没有 1 名 HPV 呈阳性[210]。这样，HPV 试验阴性对于 HSIL 具有高的阴性预示率。如细胞学检查结果也为阴性，则残留 HSIL 的危险性可以忽略。因此，排除 HSIL 推荐应用 HPV 试验，这在临床上是重要的。

重要的是要强调，不管敏感性水平如何，HPV 试验的特异性不同，与锥形活检之后的时间间隔相关。除了 Chua 等人的发现之外，来自其他两项研究的资料表明，在切除疗法之后立即检查，相当数量的妇女 HPV 呈阳性，虽然检查没有显示病变持续存在的组织学证据。这一点可以用锥切边缘的短暂性疾病或隐匿性感染来解释，或发生在正常组织或在不被注意的阴道病变。Nuovo 和 Pedemonte 显示，冷冻疗法之后可能发生另外的病变，并与病毒有关，但不是引起最初治疗的病变的病毒[211]。Strand 等人发现，生殖道 HPV 感染治疗之后，HPV 常常持续存在，类似于 Ferenczy 等人的观察，后者发现生殖道疣附近有隐匿的 HPV 感染[212, 213]。

尽管隐匿性 HPV 感染与活动性生殖道疣有关，但研究指出，HPV 终究会从宫颈消失。其他报告显示，HPV 阳性指数随着年龄增加而减小。Tate 等人的研究显示，在 CIN 附近的正常黏膜不常发现 HPV，提示发生病变的正常黏膜不一定持续存在病毒[214]。Strand 等人的研究发现，在锥形活检或激光治疗后 6 ~ 12 个月，30 名妇女中仅有 27 名 HPV 呈阳性[213]。这些研究提示，切除与随访试验之间的时间间隔可能会影响 HPV 阳性指数。

总之，当考虑将 HPV 试验作为巴氏涂片的一种辅助手段时，可以预期下面的结果：

1. 对于复发性疾病来说，反复的巴氏涂片筛查的敏感性相当于 HPV 试验的敏感性。
2. HPV 试验的敏感性和阴性预示价值高，可以用作细胞学检查的一种辅助手段，更重要的是，可以用作排除切除之后发生非特异性非典型性的一种工具。

3. 在切除后 1 年之内不主张做 HPV 试验，除非患者细胞学检查异常。
4. 在 1 年时 HPV 试验阴性加上涂片阴性，具有非常高的阴性预示率。

上面的处理意见只是原则，是否遵循不同医师差异很大。McKee 等人证明，只有少数医师应用已发表的指导原则[215]。

浸润性鳞状细胞癌的诊断和处理 Diagnosis and management of invasive squamous cell carcinoma

引言 INTRODUCTION

每年大约有 11 000 名妇女发生宫颈癌。大多数发生在 40 ~ 55 岁之间，诊断时大约 10% 的患者小于 30 岁。突出的组织学类型是鳞状细胞癌（80%），而且大约 50% 诊断时为 I 期。在 I 期的肿瘤中，10% ~ 15% 浸润深度小于 5 mm（ⅠA 期）。ⅠA1 期生存率接近 100%，浸润超出 5 mm 以及蔓延到宫颈外（ⅡA 期）生存率明显降低（表 13.10，13.11）[216, 217]。

阴道镜、细胞学和组织学的恶性指征 Colposcopic, cytologic and histologic predictors of malignancy

巴氏涂片诊断浸润的敏感性和特异性 Sensitivity and specificity of the Papanicolaou smear for invasion

临床医师或者会怀疑根据症状学、细胞学报告以及阴道镜检查做出的浸润的诊断，或者会在病理学检查之后发现了浸润。在接近 90% 的病例，活检将会证实涂片做出的浸润癌的诊断[218]。相反，当涂片“怀疑”浸润或微小浸润时，其预示价值分别降到22%和17%[219]。涂片对微小浸润的敏感性增加与病变的深度密切相关，从深度小于 1 mm 的 14% 到深度大于 2 mm 的 88%[219, 220]。浸润性宫颈癌的细胞学特征将在本章后面详细讨论。通常大约每 1000 例 ASCUS、650 例 LSIL 和 150 例 HSIL 涂片中随后的活检会发现 1 例浸润性鳞状细胞癌[185, 221]。活检证实为HSIL 的频率较高（见下文）。Clark 和 Dawson 审核了 13 例活检证实为宫颈癌的病例，发现全部先前均有癌（或怀疑癌）的细胞学诊断，13 例中 12 例显示

表 13.10　宫颈鳞状细胞癌的分期（FIGO）[233, 234, 312]

Ⅰ期	肿瘤严格局限于宫颈
ⅠA	宫颈临床前癌，只有通过显微镜检查才能诊断。所有的大体病变，即使伴有表浅浸润，均为ⅠB期癌。间质浸润最大深度为 5.0 mm，宽度不超过 7.0 mm
ⅠA1	间质浸润不大于 3.0 mm，宽度不大于 7.0 mm[a]
ⅠA2	从发生癌的表面或腺体上皮的基底算起，间质浸润的最大深度大于 3.0 mm，但不超过 5.0 mm；水平浸润不超过 7.0 mm
ⅠB	临床病变局限于宫颈或临床前病变大于 IA 期
ⅠB1	临床病变的大小不大于 4.0 cm
ⅠB2	临床病变的大小大于 4.0 cm
Ⅱ期	蔓延至宫颈外，但未达到盆壁。累及阴道，但未达到下 1/3
ⅡA	累及阴道，但未达到下1/3。没有明显的子宫旁蔓延
ⅡB	累及阴道，但未达到下 1/3。明显的子宫旁受累
Ⅲ期	蔓延至盆壁。直肠检查时肿瘤和盆壁之间缺乏间隙，被癌充填。累及阴道下 1/3
ⅢA	没有蔓延至盆腔侧壁
ⅢB	蔓延至盆腔侧壁
Ⅳ期	蔓延至真骨盆外或累及膀胱或直肠黏膜 不允许将大疱性水肿病例归入Ⅳ期

FIGO（International Federation of Gynecology and Obstetrics）：国际妇产科联合会。

[a]SGO 微小浸润的定义包括这些标准加上缺少毛细血管-淋巴管间隙浸润。

表13.11　宫颈癌的分期特异性发生率、平均年龄和结局

分期	(%)	平均年龄	5 年生存率(%)
ⅠA1	(4.4)	44.5	99
ⅠA2	(3.2)	44.6	97
ⅠB	(39)	48.6	80
ⅡA	(6.9)	55.5	66
ⅡB	(2.2)	53.7	64
ⅢA	(1.5)	63.0	33
ⅢB	(19.8)	56.4	39
ⅣA	(2.5)	60.1	17
ⅣB	(1.7)	58.1	9

肿瘤素质，以细胞碎屑和出血为特征。然而，他们注意到许多病例细胞构成减少，并且提示肿瘤素质和炎症细胞可以阻滞通过上皮细胞的滤过范围[222]。Einhorn 等人对 61 例包含有常规和液基细胞学检查的病例进行了 5 项荟萃分析（meta-analysis）研究。分别有 88.5% 的液基细胞学和85.2% 常规涂片做出了癌的诊断。没有诊断为癌的病例也均有异常，从不能确定意义的非典型性腺上皮细胞到高级别鳞状上皮内病变[217]。

传统上，肿瘤素质（tumor diathesis）与宫颈的浸润性鳞状细胞癌有关联，但是并非一成不变。Rushiing 和 Cibas 检查了 19 例鳞状细胞癌患者的 28 张涂片，报告 54% 有肿瘤素质，而且与浸润深度有关。他们的结论是，根据宫颈阴道涂片不可能总是将上皮内病变与浅表浸润癌鉴别开来。

与“遗漏”浸润癌相关的最常见的细胞学改变 Cytologic alterations most commonly associated with “missed” invasive carcinomas

下面的变化不常与癌相关，而是根据经验，主要基于医学法律咨询提出的辨认浸润性鳞状细胞癌或腺癌及其前体病变有五个主要陷阱，包括如下错误的分类（或评价不够）（图 13.29）：

1. 角化性病变（keratinizing lesions）：异常的角化细胞必须仔细评估（图 13.29 a），不主张不加限定地描述这样的病变就将其诊断为 LSIL。
2. 不成熟性鳞状细胞伴化生性细胞表型（immature squamous cells with a metaplastic phenotype）（图 13.29 b）：非典型性不成熟性鳞状细胞伴化生性表型最难辨认和评估。因为在当前的医疗实践中保持高度警惕，也很可能造成对良性不成熟性化生的过诊断，特别是在液基细胞涂片时。
3. 深染成簇细胞团［hyperchromatic clumped groups（HCG）of cells］（图 13.29 c）：浸润性鳞状细胞癌或腺癌可能表现为成片的细胞，细胞核具有不同程度的非典型性。这些细胞通常集聚重叠，表现为核增大和突出的核仁。这些细胞可能被认为是子宫内膜、子宫下段和宫颈内膜细胞，将在第 14 章详细讨论。
4. 高级别鳞状上皮内病变或癌伴有“典型的”挖空细胞形成（罕见）［HSIL or carcinoma associated with “classic” koilocytosis（rare）］：据估计，大约 0.1% 的 LSIL 涂片随后将被诊断为鳞状细胞癌。作者曾经遇到过 2 例这样的病例，其中 1 例除了 LSIL 外，还含有可能为 HSIL 的细胞（图 13.29 d, e）。
5. “反应性表现”的非典型性宫颈内膜细胞（“reactive appearing” but atypical endocervical cells）：宫颈腺癌偶尔可能表现为小簇的细胞，非常类似于反应性改变。

浸润的临床检查 Clinical detection of invasion

当出现肿块性病变时，浸润诊断并不困难（图 13.30）。然而，阴道镜检查医师可能漏掉相当部分的早期宫颈浸润性鳞状细胞癌。在一项研究中，阴道镜检查微小浸润的敏感性是 50%，而特异性为 91%。在 1/3 的病例，阴道镜检查和巴氏涂片均未能发现浸润[224]。在 Liu 等人[225]的研究中，非典型性血管仅见于 1/3 的病例。

阴道镜检查浸润的主要特征如下[226]。

HSIL 伴有（微小）浸润的百分数 Percent of HSILs associated with（micro）invasion

活检证实，HSIL 伴有早期浸润的比例从不到 1% 到 7%[221]。在新近的一项有 125 名随访 6 个月的 HSIL 妇女的临床试验中，锥切活检发现 1 例（0.8%）有浸润[221]。

HSIL 治疗后发生浸润的危险性 Risk of invasion following treatment for HSIL

Soutter 等人观察了超过 2000 名妇女，随访超过 44 000 人年。总共 33 名发生了浸润癌：治疗后 8 年 14 名微小浸润癌的浸润累积率为 5.8/1000 妇女以及 85/100 000/人年[227]。整个随访期间发生癌的危险性没有改变，作者的结论是，门诊患者保守治疗的浸润癌危险性在治疗后第一个 8 年减少95%。然而，即使仔细长期随访，这些妇女发生浸润性宫颈癌的危险性大约为普通女性人群的 5 倍。作者建议，CIN 保守治疗之后至少持续随访 10 年[228]。

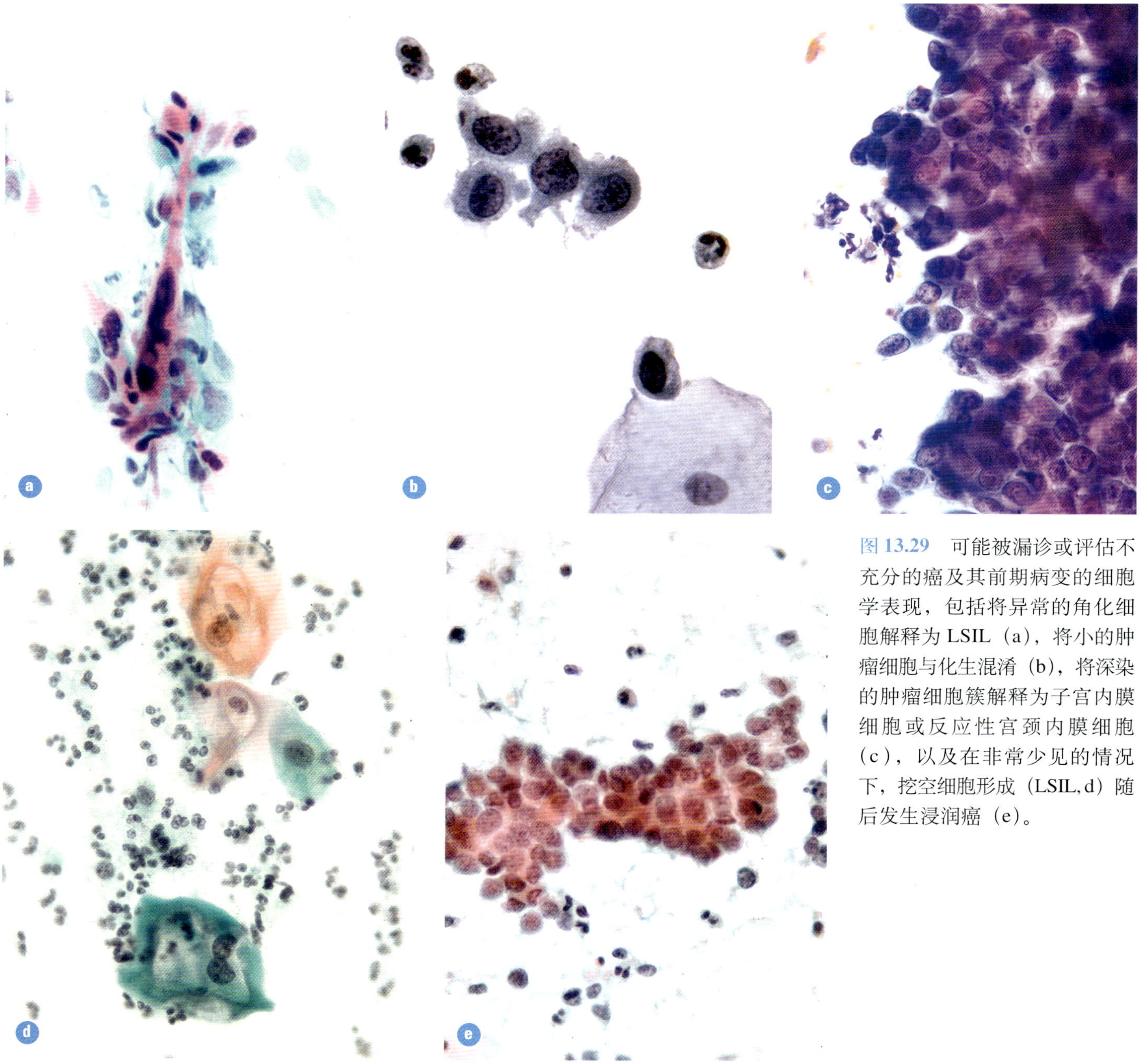

图 13.29 可能被漏诊或评估不充分的癌及其前期病变的细胞学表现，包括将异常的角化细胞解释为 LSIL（a），将小的肿瘤细胞与化生混淆（b），将深染的肿瘤细胞簇解释为子宫内膜细胞或反应性宫颈内膜细胞（c），以及在非常少见的情况下，挖空细胞形成（LSIL, d）随后发生浸润癌（e）。

预示间质浸润的 HSIL 的特征

Features of HSIL portending stromal invasion

一般来说，没有办法预示哪一个 HSIL 将会进展为浸润。然而，一些作者认为，有些较常见于 HSIL 的特征与浸润癌有关。这些特征包括：(1) 表面上皮广泛受累以及深部宫颈内膜腺体由于 CIN 3 而膨胀；(2) 管腔内有坏死；(3) 上皮内鳞状成熟（图 13.31 a, b）。相关的其他特征包括上皮生长紊乱，其中上皮含有散在的增生细胞的独立单位（图 13.31 c, d）、乳头状结构（图 13.31 e）以及可能出现其他形式的分化，表现出显著的黏液产物（图 13.31 f）[229]。Tidbury 等人发现，在伴有浸润的病例，HSIL 的范围是 7 倍之高[230]。间质异常的纤维组织增生也能提醒病理医师可能存在浸润，虽然上述情况可能由活检假象引起。在某些情况下，根据上述

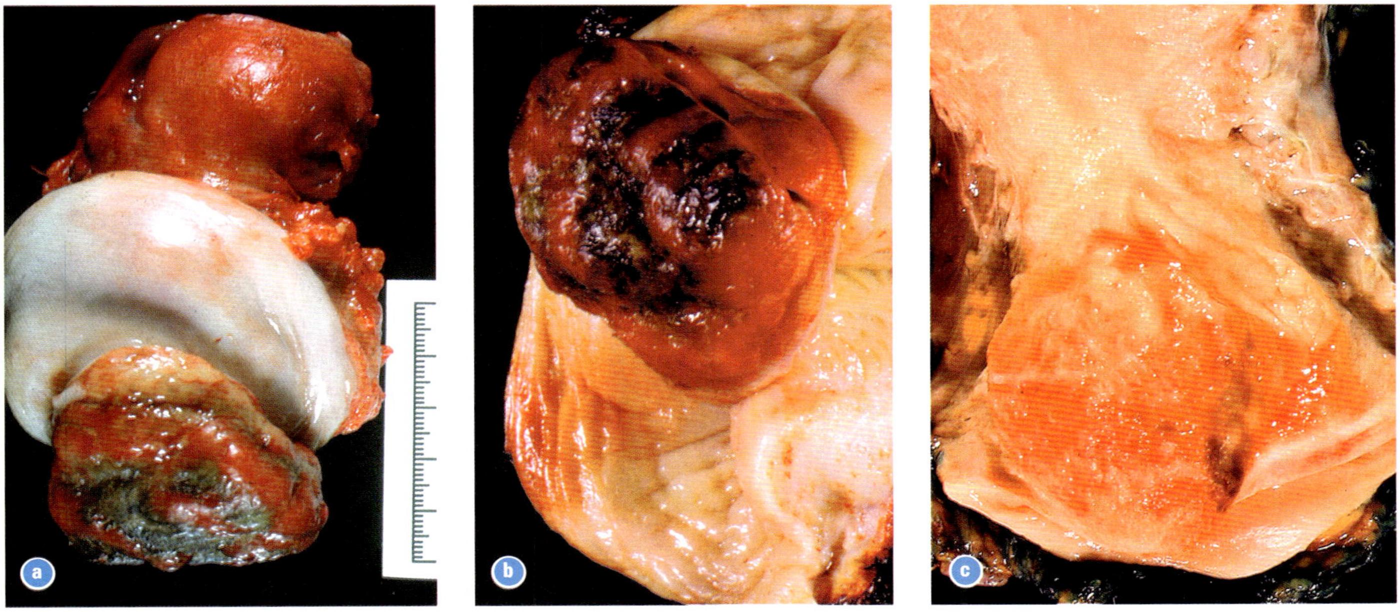

图 13.30 浸润性鳞状细胞癌的大体表现（a）和宫颈开口的一个蕈样肿块（b）。位于鳞柱交界处的一个较小的癌（c）。

标准在评估宫颈内膜刮出物时可能有怀疑浸润的诊断。

浸润的诊断 DIAGNOSIS OF INVASION

引言 Introduction

在将一个宫颈组织标本诊断为浸润癌之前，病理医师必须清楚四个诊断难关，包括确定浸润是否存在，排除类似的病变，用于微小浸润的标准，以及应用适当的报告提醒临床医师。

如上所述，异常分化，上皮厚度增加，极性丧失，分化改变，以及黏液产物可能预示有比较大的浸润危险[229, 230]。后者常常伴有原位腺癌，而且我们已经观察到，当存在不同程度的黏液产物时，早期浸润的发生率高。然而，最后诊断依靠间质浸润的特殊标准。

“交界性微小浸润”（borderline microinvasion）应该如何处理？虽然交界性微小浸润不是一个公认的类型，但是Wilkinson和Komorowski已经给它下了定义（< 1mm），而且评估了它的危险性[231]。作者注意到，4.8% 的 CIS 和 27% 的微小病变被再分类为“交界性浸润”。他们发现随访的 29 个病例均无转移。这就意味着，怀疑或诊断为非常早期的间质浸润（或怀疑浸润）可以保守治疗。

浸润性鳞状细胞癌的标准 Criteria for invasive squamous cell carcinoma

诊断浸润最常应用的标准包括如下几点：（1）邻近的间质有纤维组织增生性反应（图 13.32 a）；（2）伴有突出核仁的肿瘤性上皮的显著局灶性成熟（图 13.32 a, b）；（3）上皮-间质交界模糊；以及（4）上皮间质交界处细胞核极性丧失，缺乏 CIN 的栅栏状排列的形态特征（图 13.32 b）。另外三个特征包括：（5）上皮间质交界处的边缘呈扇贝状（图 13.32 c），扇贝状是指细微的不规则性，一般不见于受累的腺体（腺管）或通过受累腺体的正切面[232]；（6）“假腺管受累”（pseudo-crypt involvement）的表现（图 13.32 d, e）；以及（7）肿瘤性上皮明显的“折叠或重叠”（图 13.32 f）。上皮重叠指的是：在肿瘤性上皮细胞片块内出现血管结构，产生了一种不完整的乳头图像。在有显著炎症反应存在时，

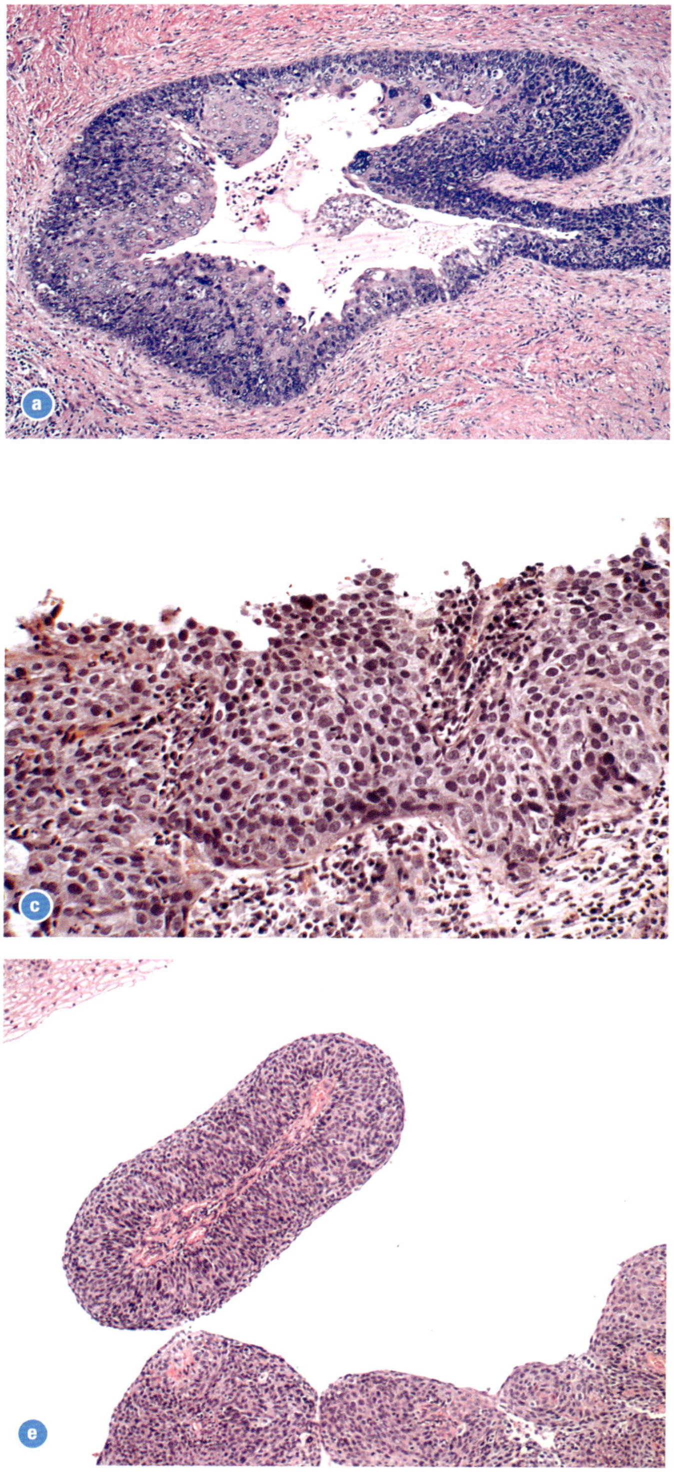

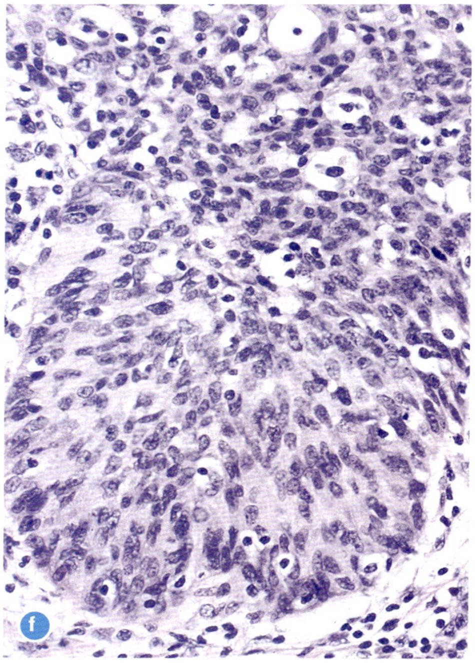

图 13.31　与浸润癌危险性增加有关的几个特征包括：异常的分化（a, b）；伴有或不伴有上皮生长紊乱（c, d）；乳头状结构（e）；以及上皮内黏液形成，见于产生黏液的复层上皮内病变（f）。

这些特征有助于辨认浸润，炎症反应一方面可能造成纤维组织增生不明显，另一方面可使上皮间质交界变得模糊[6]。假腺管受累的定义是：散在的局限性浸润癌巢，通常伴有中心坏死，可能类似腺管受累。与腺管不同，这种形式的浸润癌并不显示腺体上皮，常常是由多发性的局限性癌巢组成，往往含有中心坏死，而且可能出现极性丧失[229]。

浸润的鉴别诊断（图 13.33 a–f）
Differential diagnosis of invasion

对以前送到妇科肿瘤组的据推测有微小浸润的 265 个病例的审核确定，大约 1/3 过诊断为上皮内病变，说明了在病变解释方面可能存在的问题[233]。类似于微小浸

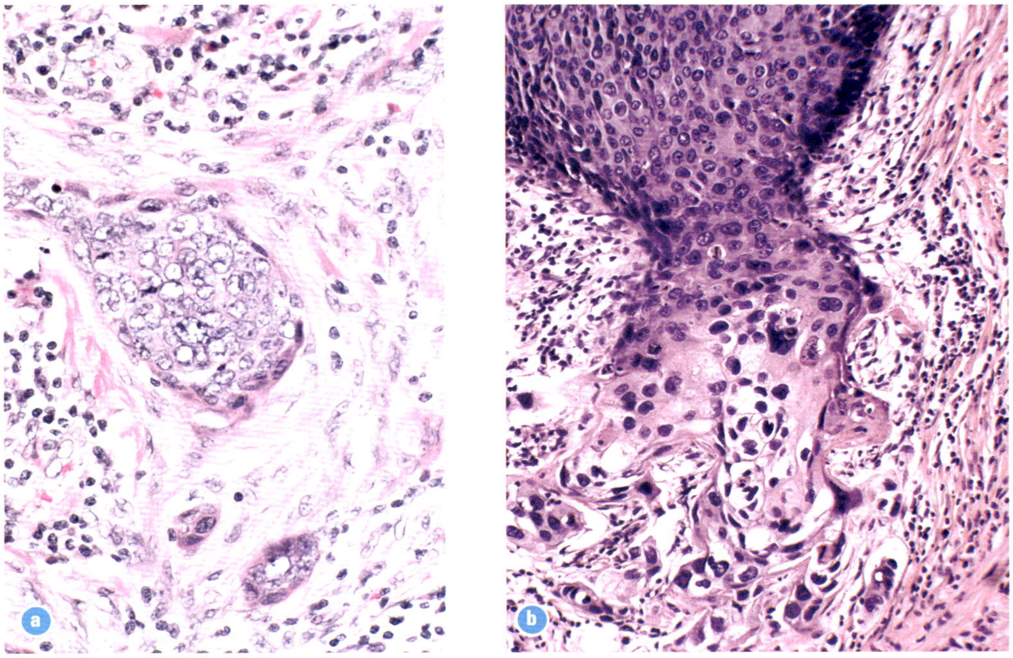

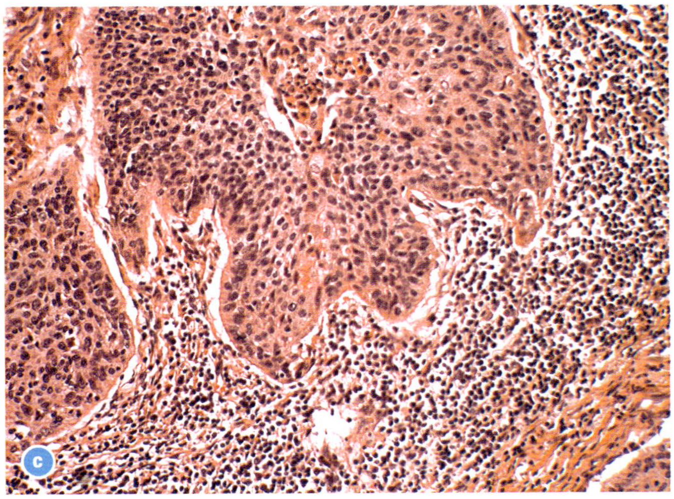

图 13.32 浸润的诊断包括极性丧失、成熟和纤维组织增生（a, b），扇贝状轮廓（c），假腺体伴纤维组织增生（d）或

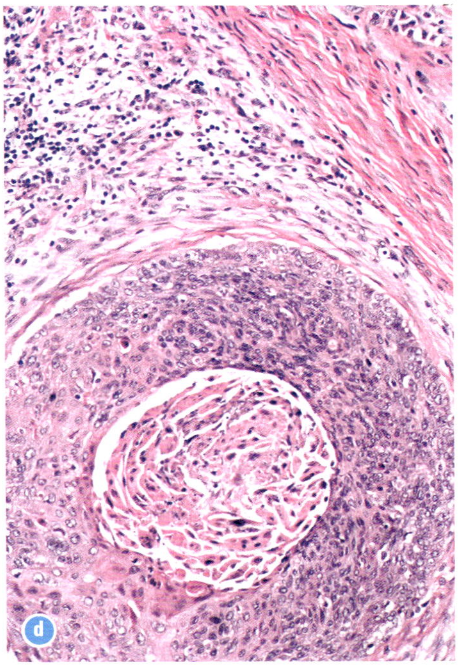

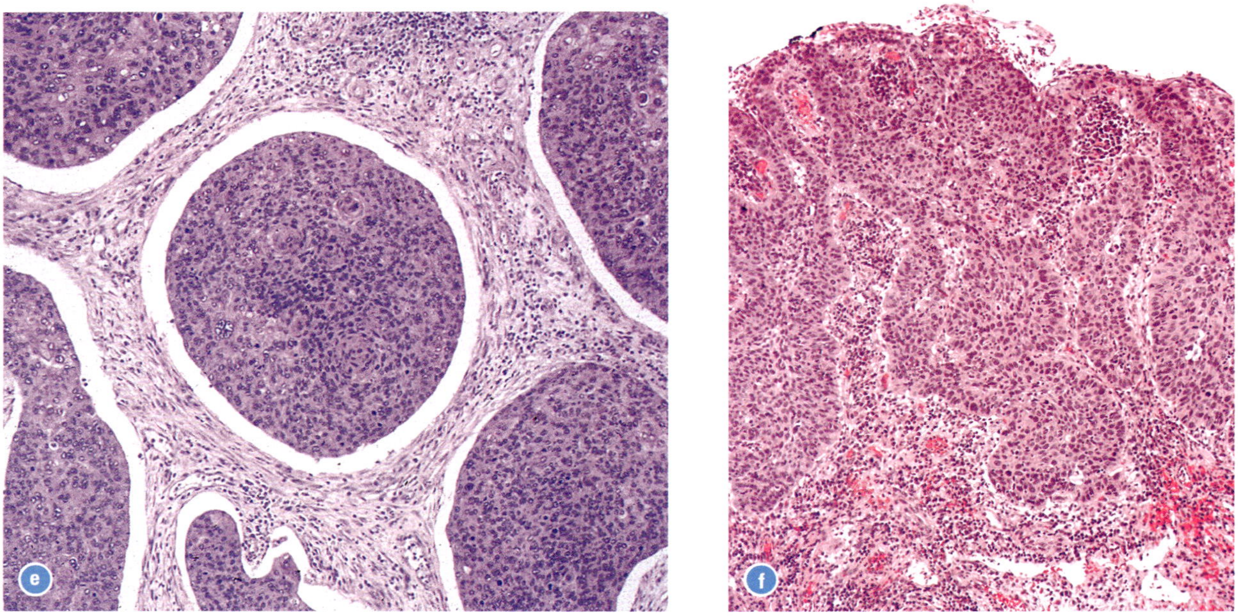

图 13.32 （续）收缩假象（e）；以及复杂的交错生长方式（“上皮重叠”，f）。

润的最重要的病变包括：

1. 正切的上皮，良性或肿瘤性（图 13.33 a）
2. 从前活检的部位（图 13.33 b）
3. 宫颈上皮内肿瘤形成中的炎症或修复性改变，包括假上皮瘤样改变（图 13.33 c）
4. 由于炎症或其他假象造成的上皮-间质模糊（图 13.33 d）
5. 腺管（腺体）有炎症或被正切（图 13.33 e, f）

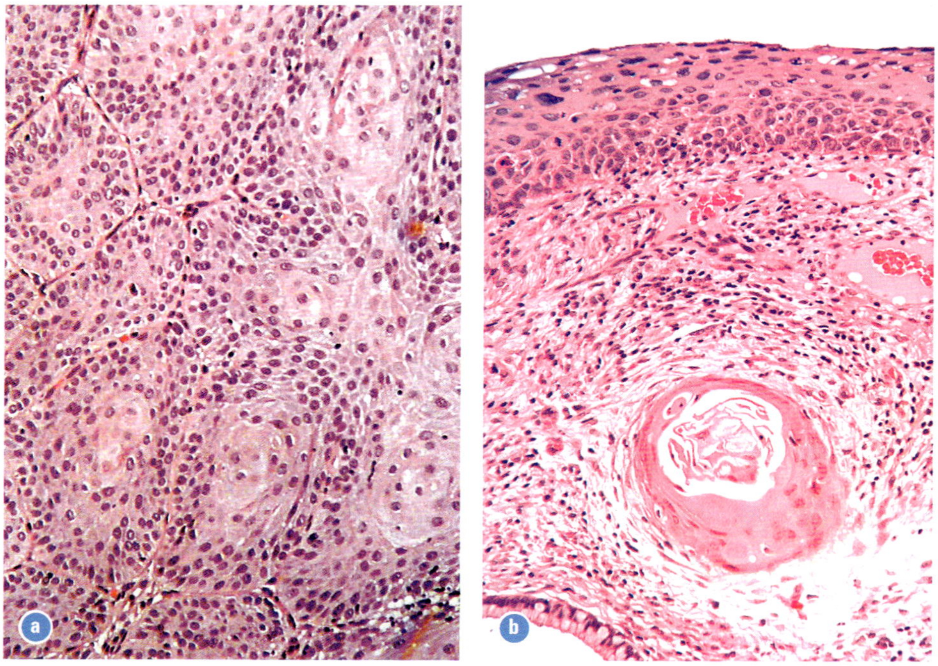

图 13.33 类似于浸润的病变包括化生的正切面（a），活检假象造成的良性上皮移位（b）。

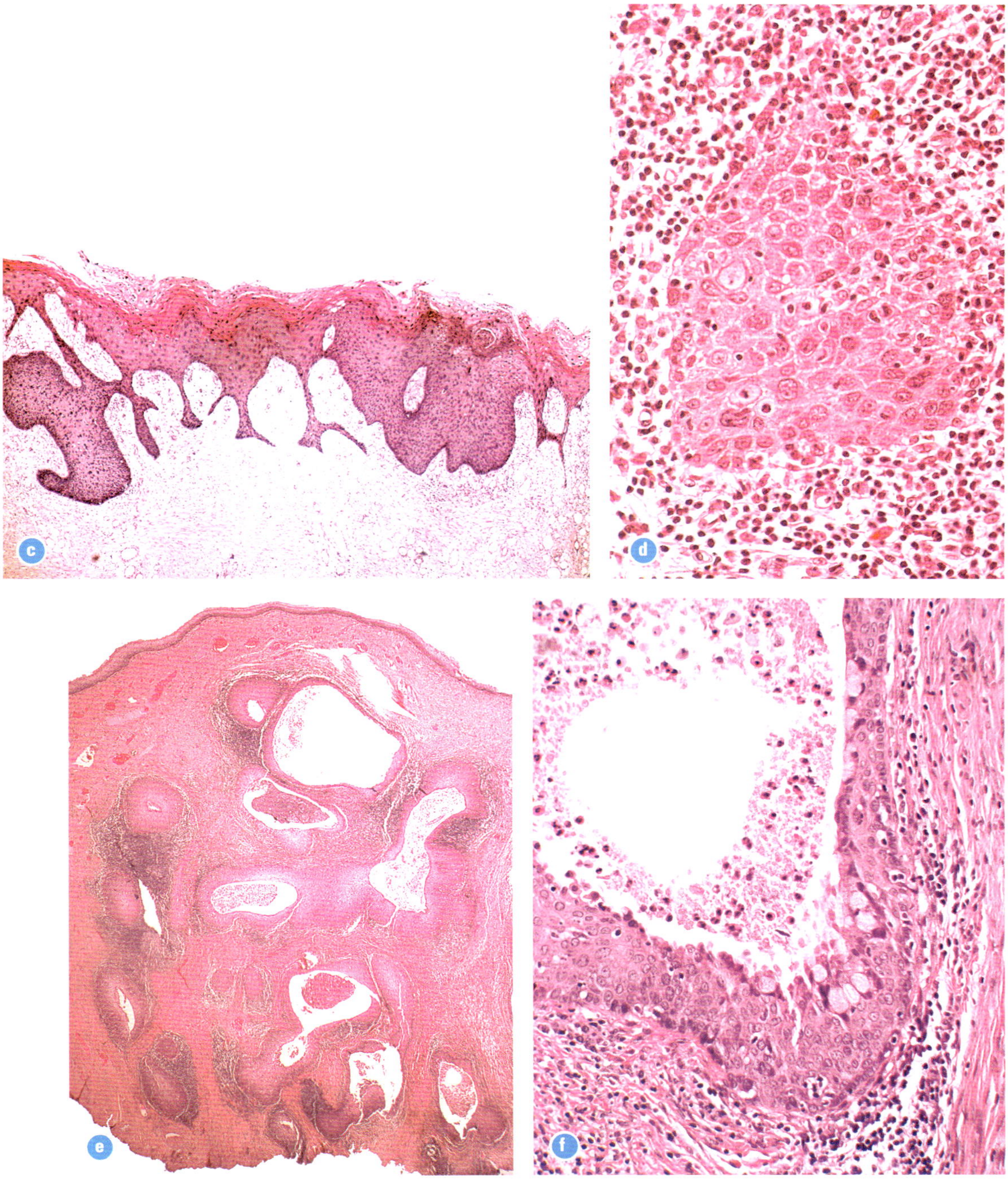

图 13.33 （续）鳞状上皮内病变内（由于黏膜下平滑肌瘤）的假上皮瘤样增生（c），破坏的良性黏膜伴有炎症（d），以及炎症广泛累及腺管（e）。后者不同于浸润癌，其腺腔表面保留表浅的柱状细胞（f，右下）。

6. 烧灼或挤压假象
7. ECC 中误认为癌，包括种植部位和来自其他部位的污染物。

腺管受累的特征是上皮极性保留，上皮－间质交界面光滑，与重叠的参数不同，每一个上皮巢均散在分布，彼此分开。人工假象通常是由从前的活检引起的，其中可能出现间质反应。它们不应该伴有浸润的其他参数。如果烧灼或挤压妨碍诊断，应该加以辨认并报告。炎症性改变是最主要的诊断困难的原因，因为这些变化可能造成上皮－间质交界面模糊，或在有从前外伤共同存在的情况下，炎症细胞浸润部位伴有小的上皮巢。实验室处理这些表现是要确定是否存在浸润癌的其他特征，以及探讨锥切标本是否有浸润的问题。影响治疗的因素包括：有问题的部位是否与上皮表面连续或在 1mm 之内，是否局限于一两个病灶内，是否伴有浸润的其他参数，包括毛细血管淋巴间隙浸润，以及切缘是否切净。必须仔细评估其下伴有炎症的上皮内病变，不管是继发性感染还是由于从前活检引起的，以避免当上皮 - 间质交界面被炎症性病变破坏时，过诊断为浸润。另外一种类似于浸润的病变是胎盘种植部位，上面已经有过讨论。

微小浸润性鳞状细胞癌的定义 DEFINING MICROINVASIVE SQUAMOUS CELL CARCINOMA

近些年来，早期诊断的浸润性宫颈癌（深度< 5 mm）增加了 10 倍，现在大约占浸润性宫颈癌的 21%。早期浸润性宫颈癌的分期方法是与其生物学行为和临床处理结合起来设置的（表 13.10，13.11）。宫颈鳞状细胞癌从前有两种分期方法，分别由妇科肿瘤医师学会（Society of Gynecologic Oncologists，SGO）和国际妇产科联合会（International Federation of Gynecology and Obstetrics，FIGO）颁布。两种分期方法的主要区别是早期浸润的分期。SGO 的方法将 I A 期定义为深度≤ 3.0mm，长度≤7.0mm，没有毛细血管淋巴间隙浸润。这种病例允许保守治疗（单纯切除），有别于那些需要清扫淋巴结的病例。FIGO 的方法最初将 I 期再分为“微小浸润”（< 1mm）和深度< 5.0mm 的浸润，至于治疗则未提出建议。后来两种分期方法趋于一致，应用 SGO 的定义确定 IA 期宫颈鳞状细胞癌（见附录）[234]。

什么时候应该考虑锥切活检 When cone biopsy should be considered

如果活检标本确定有浅表浸润，或生长方式具有浸润特征（融合性肿瘤生长或乳头状癌），如果再有下面情况，则需要进行锥切活检：

1. 临床或阴道镜检查没有明显浸润，以及
2. 最初的活检深度没有明显超过 3mm 且没有毛细血管-淋巴管浸润，或
3. 标本中的组织含量太少。

浸润的测量 Measurement of invasion

一旦做了锥切活检，就应该从邻近上皮内病变的最表浅的上皮-间质交界面测量浸润的深度（图 13.34 a）。如果组织变形或缺乏上皮，则不可能进行测量，在这种情况下，应该测量肿瘤的厚度（图 13.34 b, c）。最好应用目镜测微器，或采取一种可以确定病变浸润深度是否超过 3mm 的测量方法。如果显微镜台有测微器刻度，可以将上皮-间质交界面或病变的顶端置于视野的上缘。注意刻度，可以移动显微镜台，直到视野的上端达到浸润的下限。移动的距离可以通过检查刻度来确定（图 13.34 d）。

重要参数 Parameters of importance

当考虑微小浸润时需要注意的问题是：

肿瘤类型（tumor type）：这里的讨论限于鳞状细胞癌。然而，鳞状细胞癌的有些亚型，如乳头状鳞状细胞癌，如果没有完全切除，不可能那么早评估。神经内分泌癌和腺癌当然要用不同的标准评估。

肿瘤大小（深度和长度）[tumor dimension (depth and length)]：浸润在 1 ~ 5mm 之间，盆腔淋巴结转移的危险性明显增加，而浸润在 3.1 ~ 5.0mm 之间的病变估计高达 4.3%（表 13.11）[235-238]。在 Ostor 等人新近所做的综述中，当肿瘤深度从 1mm 增加到 5 mm 时，淋巴结受累的频率仅仅轻度增加（从< 1% 到 2%）。Ostor 等人置疑了微小浸润癌以 3 mm 为界限这一前提[238]。然而，基于 SGO 的推荐，在美国，诊断微小浸润（规定选择单纯子宫切除治疗）要求癌浸润间质<3 mm[239]。Burghardt 等人提出，肿瘤体积能比较准确的预示复发和转移[240]。小于 420 mm^2的病变很少复发。一种比较简单的方法是将长度界定在 7mm [239]。

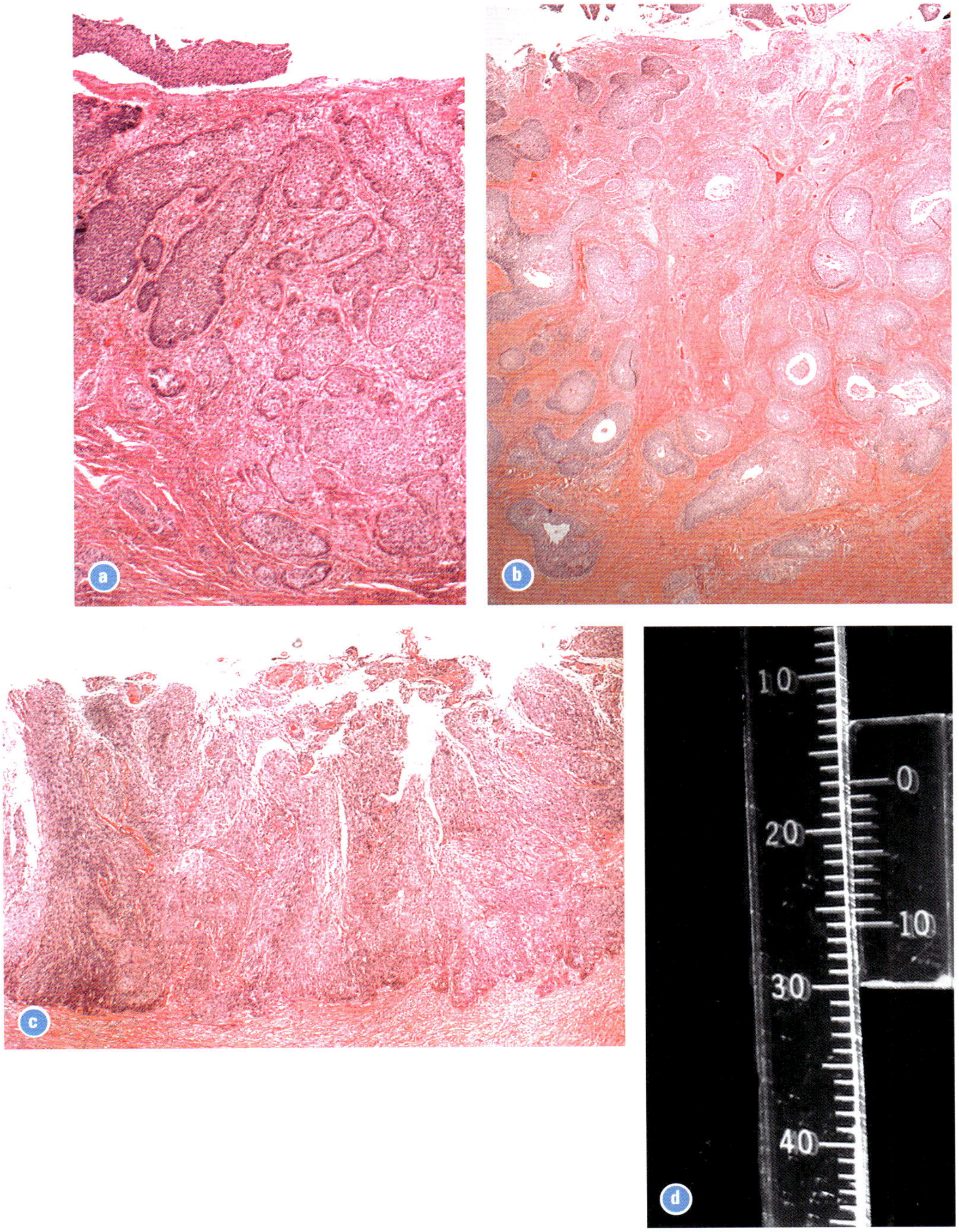

图 13.34　间质浸润的不同形态的低倍镜观。普通的浸润从上皮-间质交界的最高点测量，这里见到的是一个上皮从间质抬起的裂缝平面（a）。类似于腺体受累的浸润形态最好从表面测量（b）。当上皮内和浸润性成分不能区分时，最好测量厚度（c）。可以应用显微镜台的刻度确定从切片一点到另一点的距离（mm）（d），测量经过一个参照点（显微镜下视野的边缘）的移动距离。

融合的生长方式 Confluence of growth pattern

融合的定义是：上皮呈舌网状吻合，伴有推挤的边缘，或一个病变大于 1mm[241]。尽管一项报告强调，浸润的融合形态具有预后重要性，但是一旦浸润深度被限定，其他作者却没有发现融合是一个独立的预后因素[242-244]。Ostor 等人的病例审核注意到一个相反的结果，具有这种特征的病例不到 3%[245]。

毛细血管-淋巴管浸润 Capillary-lymphatic space invision

毛细血管-淋巴管浸润（CLSI）的发生率差别很大，但是随着浸润深度增加而增加。Van Nagel 等人以及 Ostor 和 Rome 报告，根据荆豆凝集素 I （Ulex Europaeus Agglutin I, UEAI）染色，24% 的浅表浸润癌有 CLSI[245]。他们注意到，在 12 个有淋巴结转移的病例中，6 例

（50%）伴有 CLSI，而 19% 的淋巴结阴性的病例也有 CLSI。同样，50%的原发性肿瘤浸润复发与 CLSI 有关，而14%的有CLSI 的患者没有复发[245]。在报告的大多数病例中，CLSI 与预后不良有关[247, 248]。来自这些多方面的研究提示，伴有 CLSI 的病例绝大多数组织学检查淋巴结呈阴性，但是 CLSI 常常伴有不良的后果。

在新近的一篇综述中，Benedet 和 Aderson 估计，伴有 CLSI 的 ⅠA1 期肿瘤（浸润＜ 3 mm）的淋巴结转移危险性增加了 10 倍（8.3% 对 0.8%），转移的危险性超过了 8%，而且 15% 复发（表 13.12 和 13.13）[249]。由于危险性明显增加，所以必须认真劝告具有 CLSI 的肿瘤患者，并严肃考虑淋巴结清扫问题，虽然公认 85% 以上的伴有 CLSI 的 ⅠA1 期肿瘤没有淋巴结转移。重要的是要认识到，不是所有的危险都能通过淋巴结清扫消除。一项研究发现，CLSI 与盆腔外复发有关，而另外的研究发现，与 CLSI 有关的预后不良不受淋巴结清扫的影响[48, 52]。不过，因为相当数量的盆腔淋巴结阳性的患者得到救治，所以如果 CLSI 明确，要慎重对待被切除或取材的淋巴结。

实际上，肿瘤医师要求报告 CLSI 的存在，而且如果一个深度＜ 3.0mm 的病变伴有 CLSI，通常选择根治性子宫切除和盆腔淋巴结切除术。因此，必须避免对 CLSI 的过诊断和低诊断。

典型的CLSI 具有如下特征：（1）圆形肿瘤细胞巢；（2）包裹在一个界限清楚的间隙内；（3）肿瘤巢在血管间隙内形成；以及（4）缺乏周围的间质反应（图13.35 a, b）。

表 13.12　ⅠA 期宫颈癌随访[313]

分期	定义	阳性淋巴结（%）	复发	死亡
ⅠA1	＜ 1.0mm	0.07	0.38	0.07
	1 ~ 2.9mm	1.9	1.5	0.5
ⅠA2	3 ~ 5 mm	7.8	4.5	2.4

表13.13　CLSI 的发生率、淋巴结转移和复发危险[249]

CLSI	浸润深度		
	＜ 1.0mm	1 ~ 2.9mm	3 ~ 5mm
发生率	4.4%	16.4%	19.7%
复发危险性	存在	3.1%	15.7%
	缺乏	0.6%	1.7%
淋巴结转移	存在	8.2%	7.5%
	缺乏	0.8%	8.3%

类似于血管间隙浸润的病变 Conditions mimicking vascular space invasion

1. 在解释 CLSI 时，回缩假象可能引起混淆。为了避免这个陷阱，最好在病变的周围评估CLSI，并且避免在纤维组织增生性病变附近诊断CLSI（图 13.35 a，图 13.36 a, b）。
2. 在注射麻醉药或处理标本时，肿瘤性上皮移位到血管间隙，也可能与 CLSI 混淆[250]。这种状况具有以下特征：(a) 由于注射，这个区域的血管明显扩张；(b) 血管内的肿瘤性上皮非常相似于 CIN；(c) 上皮轮廓不同；(d) 损伤的证据，包括针刺造成的表面破坏（图 13.36 c–e）。当没有见到浸润时，诊断 CLSI 应该小心。相反，如果出现 CLSI 的特征性变化，则必须寻找有无浸润。在伴有丰富肿瘤性上皮的不具有粘着性的肿瘤中，肿瘤可以通过“涂灰浆”的方式转移到较大血管的间隙内，亦即在切开时将细胞抹入附近的间隙中。在标本的其他部位存在疏松肿瘤以及缺乏特征性圆形肿瘤细胞巢时，这种假象应该更加明显。
3. 其他类型的假血管间隙浸润包括小血管内的月经期子宫内膜（图 13.36 f）。识别这个陷阱需要注意血管内细胞的本质。

微小浸润的报告 Reporting microinvasion

我们不用“微小浸润”癌这一术语，而是喜欢将这样的肿瘤报告为“浅表浸润性鳞状细胞癌”并提供允许临床医师得出有关治疗结论的相关信息。这个策略的目

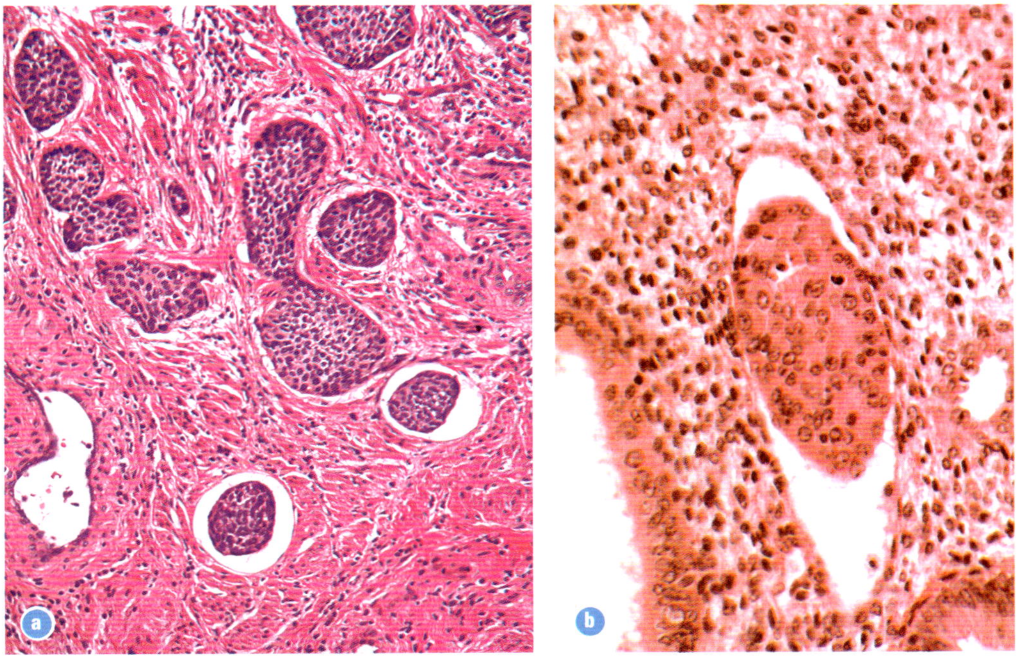

图 13.35 毛细血管 - 淋巴管浸润（CLSI）最好在浸润性肿瘤的周围评估，而且应该没有组织反应（纤维组织增生）(a)。典型的 CLSI 的特征是分化性肿瘤上皮巢分布于散在的间隙内（b）。内皮细胞可以显著或不显著。

的是双重的。首先，临床医师不应该认为微小浸润的诊断等同于一个可以复制的明确的疾病。确定一个患者应该进行锥切活检还是需要清扫淋巴结是一个主观过程，鼓励临床医师提出对显示“微小浸润”的报告进行进一步审核，以避免高估或低估浸润。通常，所有这些归入定义为微小浸润的病例均应促成病理医师和临床医师之间的对话，理想的是，应由两位或两位以上病理医师进行复查。其次，微小浸润的标准可能略有不同，取决于发生的部位。当检查活检标本时，我们报告病变的最大范围，以帮助临床医师确定下一步的处理（亦即是锥切活检还是根治性子宫切除术），特别是当临床检查没有明显的肿块时。在锥切活检标本中，应该报告如下的内容：(a) 深度；(b) 整个病变的长度；(c) 长度是由连续的肿瘤构成还是由多发性的小灶组成；(d) 是否存在 CLSI；(e) 宫颈内膜、宫颈阴道部和深部切缘的状况，以及如果阴性，还要报告浸润性肿瘤到这些切缘的距离（用 mm 表示）；(f) 上皮内病变及其与切缘的相互关系；以及 (g) 是否存在腺体分化。如果有显著的浸润性腺癌的证据，腺体分化一般不作为微小浸润性病变处理。

常见的困境及其处理
Common dilemmas and their management

多灶性病变，均不超出微小浸润的标准：这些病变均应详细描述。在不同切片的多个部位见到几个早期浸润小灶并不少见。这些小灶的总长度可能大于 7.0mm，这种发现在报告中应该加以描述。根据作者的经验，多发性病灶不常遇到，每一个病灶直径不超过 3.0mm × 7.0mm。与发现的小灶状早期间质浸润相比，后一种情况很可能要进行淋巴结清扫。

来源于宫颈内膜腺体的浸润：这种情况偶尔发生，并且会引起处理这种疾病的许多病理医师的疑问，即应该从表面还是从腺体测量浸润深度（图 13.37）。当面对这样的问题时，需要做出的最重要的鉴别是：确保这种“腺体”实际上并不是与浸润癌粘着的细胞巢（图13.32 d, e 和 13.34 b）。如果它们是与浸润癌粘着的细胞巢，则很可能已经超出了微小浸润的标准。如果不是，恰当的做法是从上皮 - 间质交界处测量腺体的深度。不过，这些表现应该详细记述在报告中，并且在做治疗计划时予以考虑。

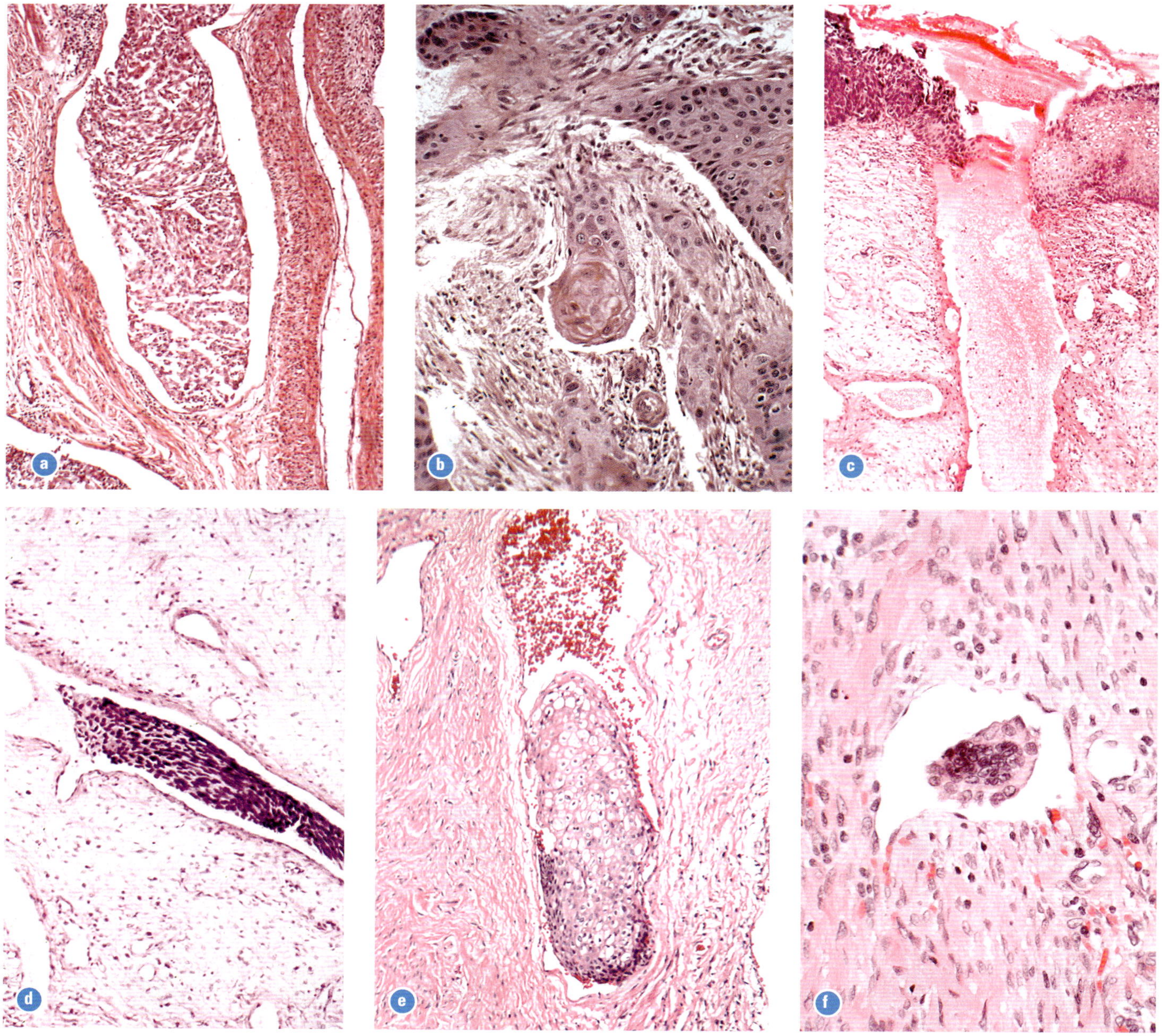

图 13.36　毛细血管-淋巴管浸润的鉴别诊断包括：退缩假象（a, b）；麻醉针道（c）；以及肿瘤性上皮移位进入血管间隙（d, e）。这种现象常常伴有广泛的黏膜下血管扩张。偶尔月经期子宫内膜可以出现在血管内，如果不注意，可能造成混淆（f）。

怀疑根据标准不能确定的单个间隙为毛细血管—淋巴管浸润：诊断毛细血管-淋巴管浸润之后，几乎必定要进行淋巴结清扫，在一张组织切片中诊断毛细血管-淋巴管浸润应该根据出现一个以上的病灶。如果见到或怀疑一个单一的病灶，就应该检查多个组织切片。如果一个可疑的病灶在其他的切片中不能得到证实，应该在报告中加以描述。

没有间质浸润的乳头状病变（图 13.31 e）：作者基于结构将这些病变归类为乳头状鳞状细胞癌，但是需要说明，浸润深度不能评定。在决定是否进行根治性子宫

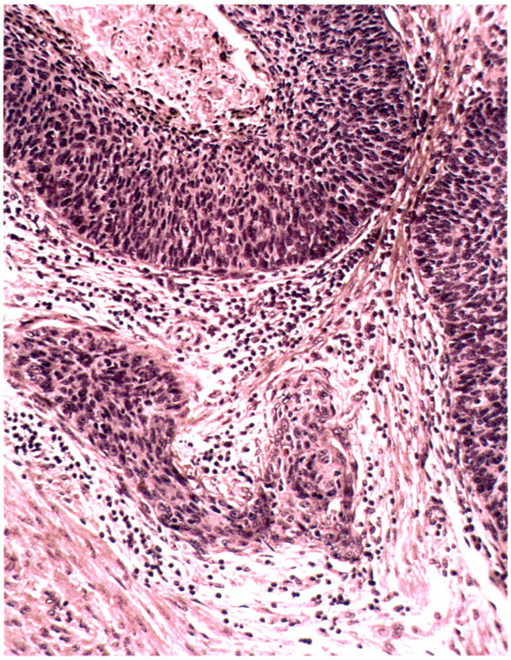

图 13.37 来自一个腺体的浸润。当表现为一个孤立的病灶时，可以从腺体的上皮-间质交界处测量肿瘤。

切除之前，可能需要进一步地进行诊断（锥形活检）（见下文）。

毛细血管 — 淋巴管受累仅仅与鳞状上皮内病变有关（见上）：当出现毛细血管-淋巴管浸润时，必须除外两个原因，这两个原因我们在实践中均曾遇到过。第一个原因是，人工假象将肿瘤性上皮引入血管间隙，通常发生在外科手术之前注射局部麻醉药的过程中[250]。第二个原因是，浸润癌原本存在，但是并没有取到。后者通过其他切片或进一步的组织活检可以证实。

浅表浸润性鳞状细胞癌的处理
MANAGEMENT OF SUPERFICIALLY INVASIVE SQUAMOUS CELL CARCINOMA

如果病变符合微小浸润癌的标准，而且可以确定有足够的边缘，则锥形活检是一个可以接受的治疗选择。锥形活检和子宫切除术的对比研究显示，前者的转移扩散危险性没有明显的增加。对于不希望保留生育能力的妇女，宁愿选择子宫切除术治疗。对于超出微小浸润标准的病变，标准治疗方法是改良根治性子宫切除和淋巴结清扫术，超出微小浸润是指宫颈间质浸润深度大于 3.0 mm 和（或）长度超过 7.0 mm 和（或）显示明确的毛细血管 - 淋巴管浸润。总长度超过7.0mm的多灶性病例，或上皮-间质交界面有钝的粘着性病变的病例，可以根据不同情况进行治疗。

根治性宫颈切除术和宫颈切除术加淋巴结清扫已经被几个小组用于治疗 IA2 期和选择性 IB1期癌，作为损害生育能力的子宫切除术和盆腔淋巴结清扫术的替代疗法。这种手术包括宫颈和上部阴道切除加淋巴结清扫，结果导致阴道下部与子宫部分连接。初步研究指出，这种手术等同于改良根治性子宫切除术；然而，IA1 期治疗和 IA2 期治疗失败之间的差异通常显著性地很小，因此在对比这种手术与常规治疗的选择上，需要进行大量的病例研究以确定精确的危险性程度。表 13.14 总结了四项研究，每一项研究都报告复发罕见。成功受孕的患者相当少，且其中一部分患者未能达到足月妊娠。尽管可能有这些潜在的局限性，根治性宫颈切除术仍得到推广，因为对于希望将来生育的病变比较大的患者来说，它是惟一可取的手术方式。

表 13.14　根治性宫颈切除术的结局

	主要作者			
参数	Covens[282, 314]	Dargent[315]	Roy[316]	Shepherd[317]
数目	81	82	44	30
分期		I B+	I B ~ II A	
随访（平均）		52	25	2
复发	1	3	1	
死亡	1	1	1	
试图妊娠	37	29	13	13
妊娠	22	47	19	14
活产	18	13+	7+	9

表 13.15　鳞状细胞癌的分类

鳞状细胞癌
大细胞角化性（高分化）
大细胞非角化性（中分化）
小细胞非角化性（低分化）
淋巴上皮样癌
梭形细胞（肉瘤样）癌
疣状乳头状癌
乳头状（鳞状-移行细胞）癌
疣状癌
湿疣性癌
巨大湿疣（罕见）
基底细胞样癌[a]

[a] 可能伴有腺样基底细胞癌和腺样囊性癌，以及癌肉瘤。

浸润性鳞状细胞癌的病理学 PATHOLOGY OF INVASIVE SQUAMOUS CARCINOMA

分级 Grading

鳞状细胞癌分级的（表13.15）预后意义相对较小。传统的分类方法有三个级别，以具有显著的角化珠分化的角化性肿瘤（1 级）占优势（图 13.38 a）。大细胞非角化性癌（2 级）具有较大核多形性、浸润性边缘和炎症（图 13.38 b），而小细胞非角化性癌（3 级）具有突出的核 / 浆比例增高（图 13.38 c）[251]。

大细胞角化性和非角化性癌的四种变型是：

1. 淋巴上皮样癌（lymphoepithelial-like carcinomas）：由境界不清的非角化性肿瘤细胞巢组成，胞浆边界不甚清楚，混合有丰富的淋巴细胞，形态学上类似于咽的淋巴上皮样癌。这个术语相当于用于定义鼻咽部类似肿瘤的术语。鉴别诊断包括淋巴组织增生和淋巴瘤，应用上皮细胞染色（角蛋白，EMA）或鳞状细胞（p63）染色，这两种疾病容易区分开来（图 13.39 a–c）[252]。
2. 梭形细胞鳞状细胞癌（spindle cell squamous cell carcinoma）：也叫肉瘤样鳞状细胞癌（sarcimatoid squamous cell carcinoma），在外阴和宫颈已有描述，由伴有梭形细胞成分的膨胀的瘤块组成[253, 254]。“肉瘤”一般并不分化，但是伴有破骨细胞巨细胞的肿瘤已有报道[255]。这种肿瘤常常含有鳞状细胞癌和梭

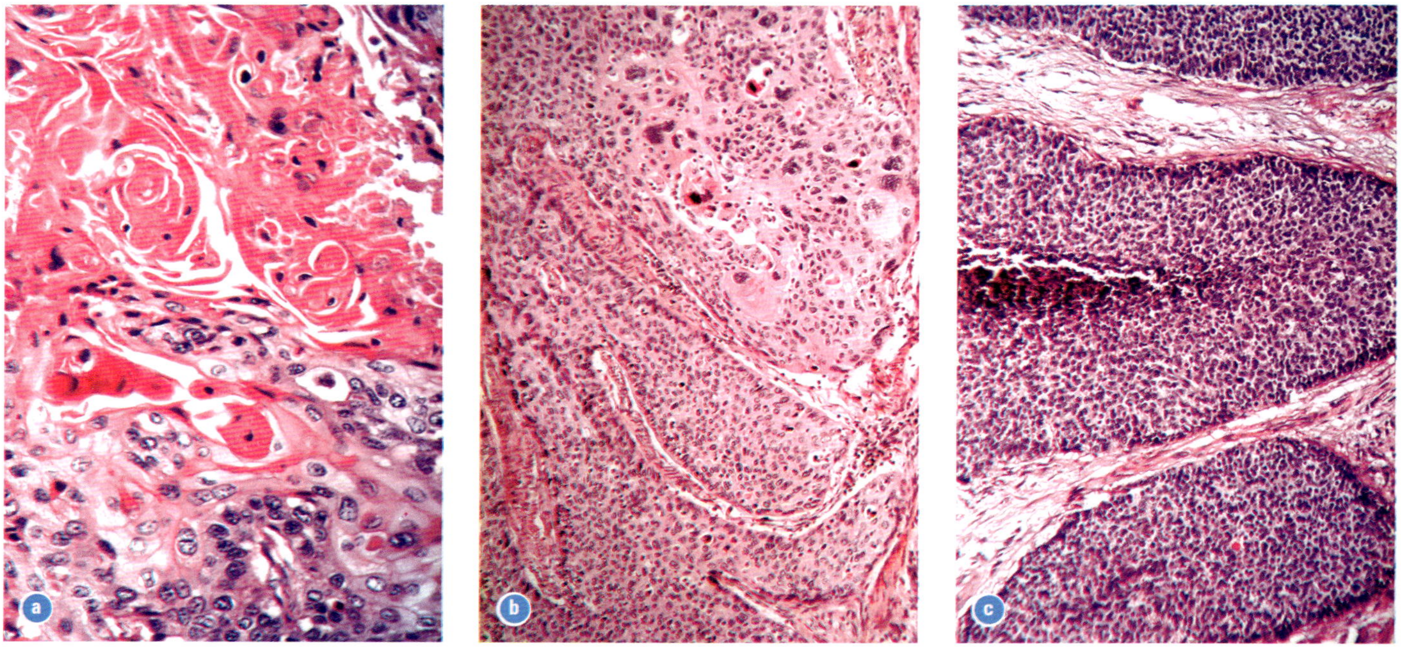

图 13.38　宫颈鳞状细胞癌的三种常见形态是大细胞角化性（高分化）(a)、大细胞非角化性（中分化）(b) 和小细胞非角化性 (c)。鳞状细胞癌的分化程度对预后的影响不大。

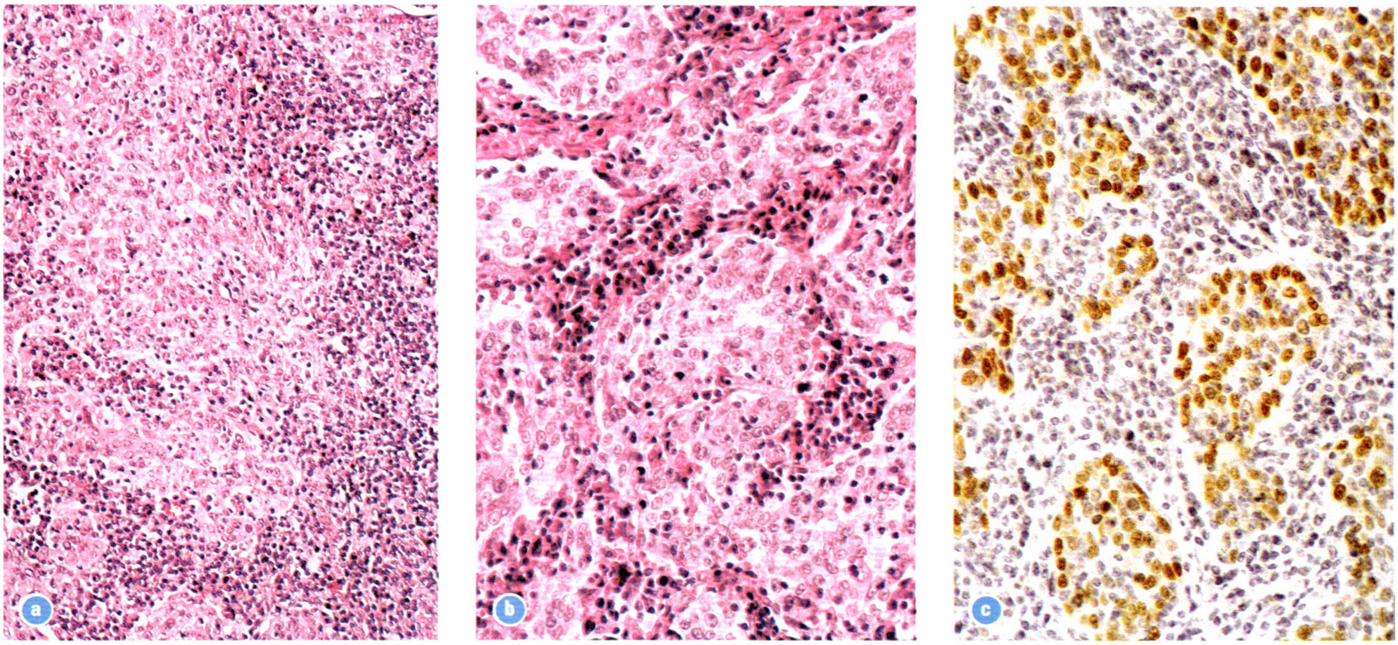

图 13.39　宫颈淋巴上皮样癌表现为单形性非角化性肿瘤，伴有明显的淋巴组织浸润（a, b）。p63染色强阳性符合鳞状细胞来源（c）。

形细胞两种成分，或单独存在，或混合在一起（图13.40 a–c）。超微结构和免疫组化研究表明，这些肿瘤是由鳞状细胞癌衍生而来的，以下几个特征有助于这些肿瘤的正确诊断：（a）真正的宫颈癌肉瘤的发生几乎总是与基底细胞样肿瘤有关。这样，如果病理医师遇到一个不伴有基底细胞样鳞状细胞肿瘤

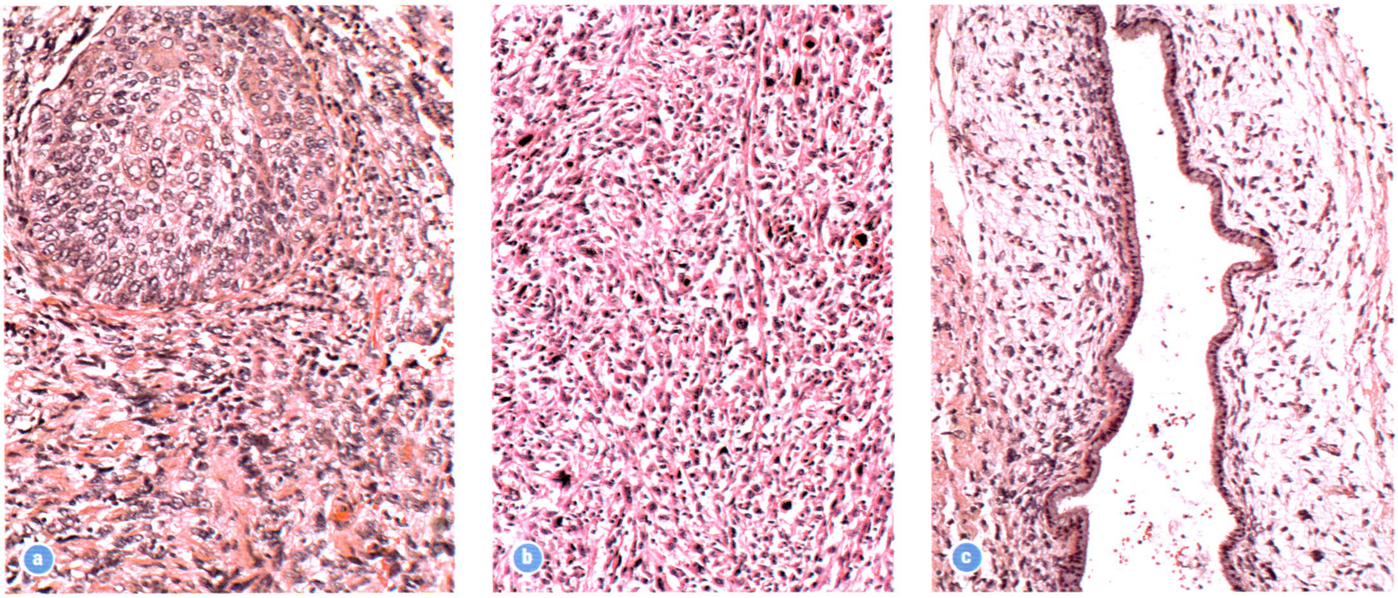

图 13.40　梭形细胞鳞状细胞癌显示上皮样（上部）和肉瘤样（下部）成分的界面（a）。梭形细胞癌（b）。少数情况下，梭形细胞鳞状细胞癌内可见正常腺体（腺肉瘤样结构）（c）。

的宫颈梭形细胞肿瘤，鉴别诊断就应该集中在是一个纯粹的肉瘤、还是一个梭形细胞癌上。(b) 如果一种上皮成分能被正确评估，这种上皮成分将会是典型的大细胞非角化性鳞状细胞癌。(c) 如果同时存在前体病变（CIN），很可能是梭形细胞鳞状细胞癌。在一些病例，可见到从 CIN 或鳞状细胞癌（浅表）到梭形细胞形态学改变（深部）的移行区。(d) 角蛋白染色通常呈阳性，但是染色强度可能不同。一项有4个病例的研究发现，梭形细胞鳞状细胞癌具有侵袭性临床经过[254]。

3. 宫颈疣状乳头状肿瘤（verrucopapillary neoplasms of the cervix）：包括良性和恶性肿瘤，应该作为一组肿瘤对待（表13.16）。它们包括以下几种疾病（图13.41 a–f）：(a) 宫颈的真正的巨大湿疣（actual giant condylomata）（所谓的Buschke–Löwenstein瘤）非常罕见，较常见于肛门生殖器的黏膜，特别是男性（参见第 10 章）。作者曾经见到一个病例，其组织学特征与湿疣无法区别，HPV 11 呈阳性，而且从宫颈蔓延至宫旁组织。(b) 疣状癌（verrucous carcinomas）非常少见，由广基的外生性肿瘤构成，伴有均匀一致的上皮–间质界面，具有轻度非典型性（图13.41 d, e）。诊断疣状癌应有严格的标准[256, 257]。淋巴结转移的危险据认为可以忽略不计；而且据认为这些肿瘤放射治疗无效。与 HPV 的相关性报道不一。(c) 乳头状鳞状细胞肿瘤伴有一般性浸润（papillary squamous neoplasms with conventional invasion）是一个独特的肿瘤亚型，其乳头状成分不符合癌的诊断标准，但是伴有明显的浸润性鳞状细胞癌（图 13.41 a, b）。作者曾经见到少数这种病例。浸润性成分或者为局灶性，或者在子宫切除术前未能辨认出来[258]。(d) 宫颈乳头状鳞状–移行细胞癌（papillary squamo-transitional carcinomas）以被覆与高级别 CIN 相同的肿瘤细胞的线形乳头为特征，而且可能具有类似于泌尿道来源的移行细胞癌的特征（图 13.42 a–c）[259]。“移行细胞”一词主要是根据光镜的表现，因此，鳞状细胞的特殊染色（CK 7）一般呈阳性，而移行细胞分化（CK 20）仅出现在10%以下的病例。因为这些肿瘤主要为乳头状结构，所以可能不易证实有无浸润，而且可能需要楔形活检或 LEEP 锥切[260, 261]。然而，只要取材充分，大多数（90%）病例可以证实浸润[258]。有些作者将乳头状癌分为：(i) 以鳞状细胞癌为主；(ii) 鳞状细胞癌和移行细胞癌混合存在；(iii) 以移行细胞癌为主[258]。这种组织学分类的价值还不清楚。(e) 分化较差的乳头状癌（more poorly-differentiated papillary carcinomas）是一种 CK 7阳性的罕见的肿瘤亚型，但是这种肿瘤鳞状细胞标志物呈阴性，被覆未分化的上皮细胞（参见第 15 章）[252, 262]。这些肿瘤可能伴有腺上皮肿瘤，推测可能是来源于去分化的上皮细胞。这样的病变可能伴有鳞状细胞癌和腺癌[252, 262]。(f) 湿疣性癌（condylo- matous carcinomas）由高分化外生性鳞状细胞癌组成，伴有显著的浅表和基底细胞非典型性（图 13.41 c）。对这些肿瘤进行再分类的最令人信服

表 13.16　乳头状宫颈肿瘤的鉴别诊断

肿瘤	分化	挖空细胞形成	基底细胞非典型性	浸润
湿疣	成熟	有	无	无
不成熟性湿疣	不成熟性鳞状上皮	轻微	无	无
乳头状鳞状–移行细胞癌	不成熟性鳞状上皮	无	有	不定
湿疣性癌	成熟性鳞状上皮	不定	有	有
疣状癌	成熟性鳞状上皮	无	轻微	钝
乳头状未分化癌	无	无	有	有

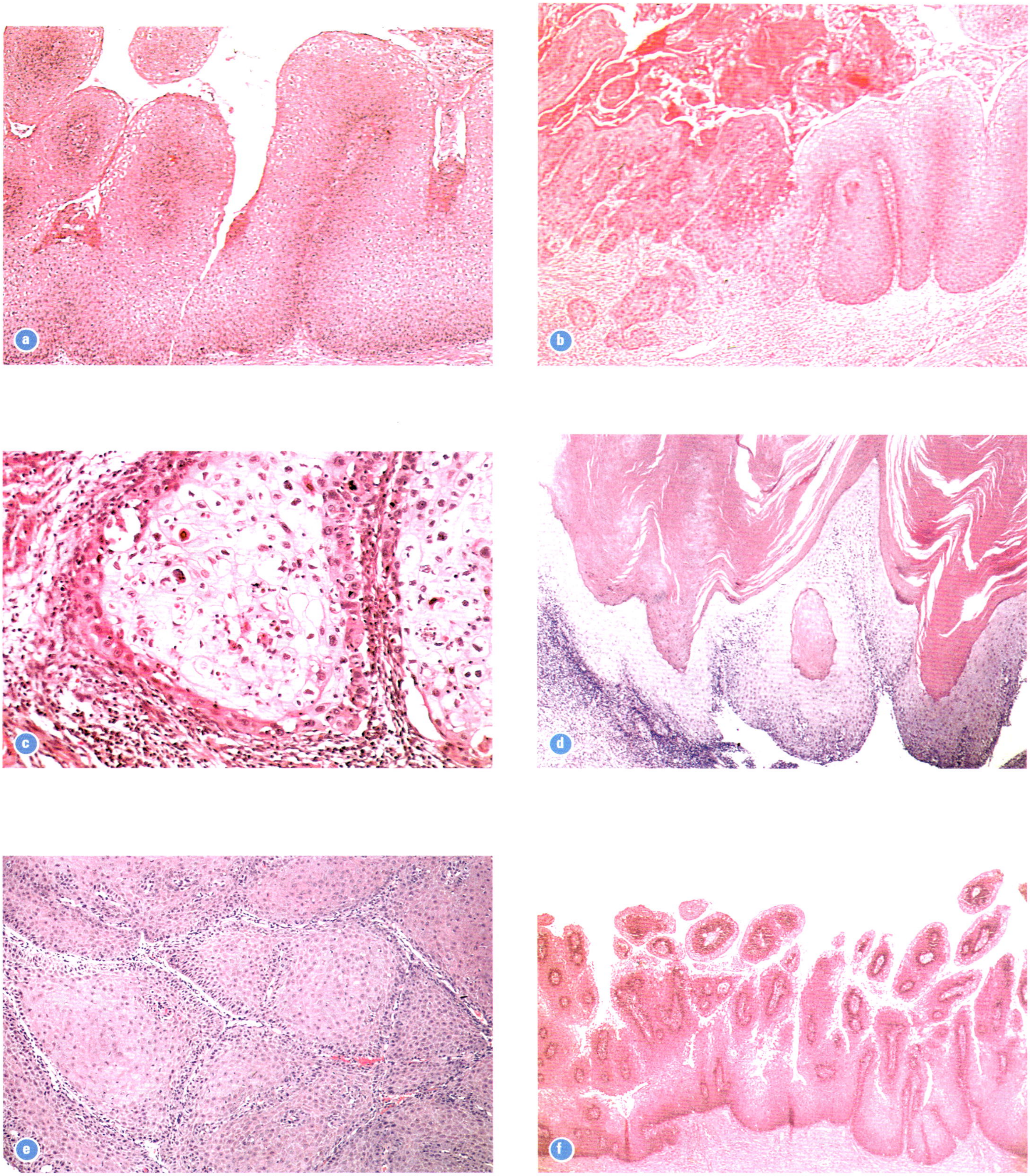

图 13.41　宫颈疣状乳头状肿瘤。一个高分化的乳头状肿瘤（a）与癌混合（b）。湿疣性癌（c）伴有明显的核非典型性和“假挖空细胞形成”。疣状癌（d）伴有分化非常好的上皮，没有非典型性（e）。一个罕见的非常类似于移行细胞乳头状瘤的病变，不符合湿疣、不成熟性湿疣、普通乳头状癌或疣状癌（f）的诊断标准。

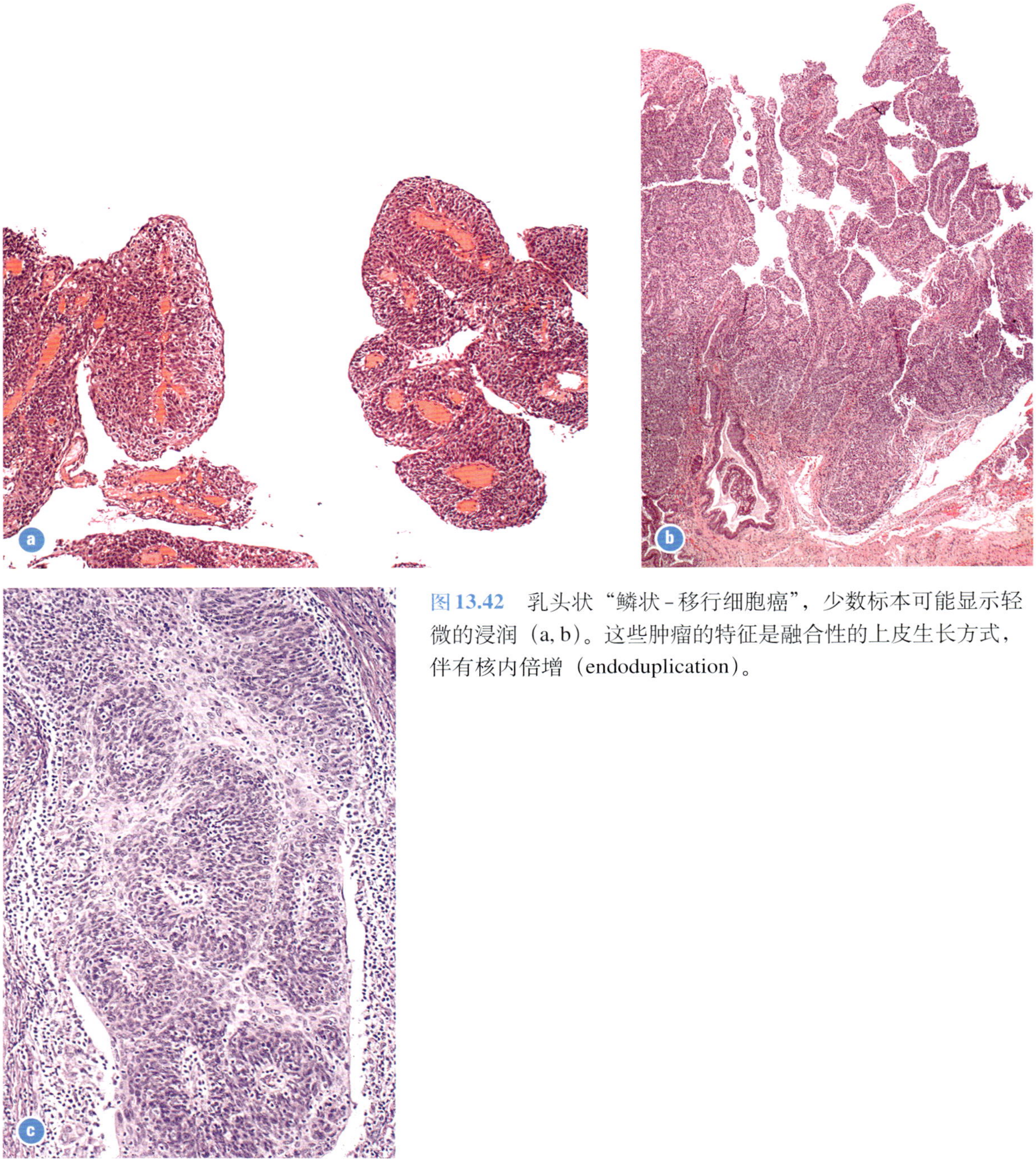

图 13.42　乳头状“鳞状 - 移行细胞癌”，少数标本可能显示轻微的浸润（a, b）。这些肿瘤的特征是融合性的上皮生长方式，伴有核内倍增（endoduplication）。

的理由是：可将其与疣状癌和湿疣区分开来[263]。良性疣状乳头状病变包括：(g) 湿疣（condyloma），正如前面讨论的一样，通过有挖空细胞形成和缺乏副基底细胞非典型性通常容易鉴别。在少数情况下，这些病变可能广泛。(h) 不成熟性湿疣（immature condyloma），又叫乳头状不成熟性化生（papillary immature metaplasia），可类似于乳头状癌，而且可与归类为“移行细胞乳头状瘤”的肿瘤一样。它们的表现不成熟，但是是由伴有核仁的均匀一致的核组成的，核分裂指数低，细胞核轻微重叠。与乳头状癌不同的是，这些肿瘤的Ki-67指数相对较低[162, 165]。

4. 基底细胞样鳞状细胞癌（basaloid squamous carcinomas）是宫颈肿瘤非常罕见的变型，表现为基底细胞样细胞和不同成熟程度的鳞状分化（图 13.43 a–c）。严格地说，这些肿瘤是鳞状细胞癌，但是有些伴有腺样基底细胞癌，而且实际上可能是来自这些肿瘤发生的早期。它们还可能伴有肉瘤样成分。

柱状细胞分化的意义
Significance of columnar cell differentiation

相当多的宫颈鳞状细胞癌伴有柱状细胞分化。柱状细胞的预后意义尚不清楚。在一项研究中，27% 的随机选择的鳞状细胞癌黏液染色呈某种程度的阳性反应，大约 5% 的病例含有的黏液足以能够重新考虑腺鳞癌的诊断，提示黏液染色在一些病例可能有助于分类[264]。

在另一项研究中，87 例 I 期宫颈癌患者经根治性子宫切除术治疗后，共有 39% 的病例呈黏液阳性，且这一组（以及纯粹的腺癌）病例与淋巴结转移的高危险性显著相关[265]。

用于鉴别鳞状细胞癌与包括神经内分泌癌在内的其他肿瘤的标志物在第 16 章讨论。

鳞状细胞癌的报告 Reporting squamous carcinomas

鳞状细胞癌的组织学报告包括以下几个方面：

1. 分级（高分化、中分化和低分化）
2. 细胞类型
3. 浸润深度或厚度
4. 肿瘤范围：应该记录浸润到宫颈外组织和转移到盆腔和盆腔外器官的范围
5. 血管淋巴管浸润：注意肿瘤是否存在于血管和（或）淋巴管内，而且如果可能，应该在两者之间做出鉴别
6. 淋巴结状况：报告送检的每一组淋巴结是否有转移，记录受累淋巴结和可辨认的淋巴结的总数
7. 切缘状况：应该通过仔细检查切缘评估局部切除是否充分，切缘最好用墨汁标记。在报告中可以记下从间质浸润的最深处到最接近的切缘（墨汁标记）的距离。

鳞状细胞癌的治疗和结局 TREATMENT AND OUTCOME OF SQUAMOUS CARCINOMA

影响结局 / 表现的临床因素
Clinical factors influencing outcome/presentation

体征 / 症状：Pretorius 等人评估了一组 81 例宫颈癌病例，并分析了表现与结局的相互关系[266]。异常阴道出血和巴氏涂片异常是主要的临床表现（56% 和 28%）。诸如疼痛和排液等其他症状见于不到10%的患者。巴氏

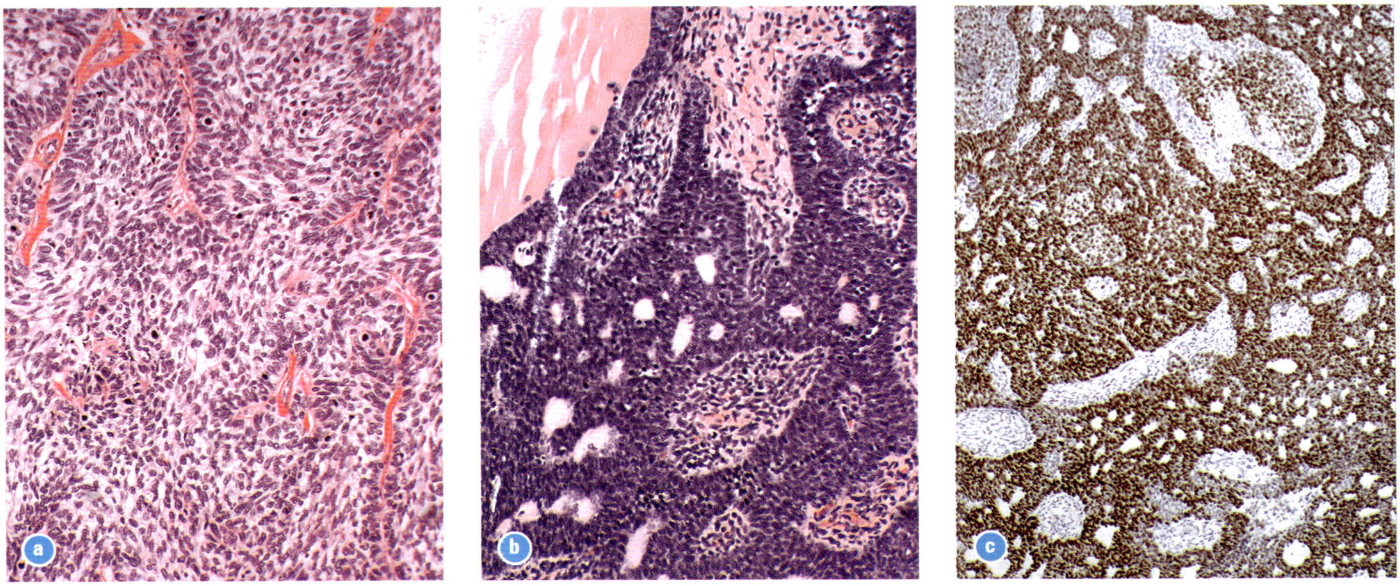

图 13.43 伴有基底细胞样表型的癌可能表现为实性（a）或交错的条索样（b）生长方式。p63 强阳性证实了基底细胞（与柱状细胞相对）分化模式（c）。

涂片异常与Ⅰ期疾病相关，其无病生存率（96%）明显高于阴道出血（51%）。巴氏涂片异常和阴道出血患者的无病生存率均超过伴有疼痛表现的患者（29%）。因此，早期发现（通过细胞学检查）可有明显高的无病生存率，而且肿瘤体积明显较小[266]。

出现症状的年龄：在宫颈癌患者中，35岁以下的患者比例稍高于10%，与先前经过筛查的患者比例不同。35岁以下年龄组是否处于预后不良的较大危险之中，尚有怀疑。Jennings等人进行了35岁以下妇女和35岁以上妇女的回顾性对比研究[267]。他们发现，非鳞状细胞肿瘤的发病率、肿瘤分级、淋巴结受累、HPV状况、肿瘤复发或生存率在两组患者之间没有显著性差异。年轻患者似乎在疾病的较早期登记进入这项研究，而且其中较大部分患者已经进行了手术治疗[267]。Yang等人研究了35岁或35岁以下以及35岁以上妇女中的ⅠB～ⅡA期宫颈癌，报告两组患者总的生存率相似（71.2%和72.4%）。非鳞状细胞癌，包括腺癌和小细胞癌，均伴有HPV 18感染，较年轻的患者有稍高但是并不明显的复发/持续存在的危险性；然而，这些差异并没有显著性，且71%的复发是鳞状细胞癌[268]。

有关宫颈癌HPV状况的早期研究提示，HPV阴性的老年人群可能有不良的预后。尽管老年妇女偶尔发生诸如微小偏离性腺癌和疣状癌这样的肿瘤，但是它们可能与HPV无关，宫颈癌年龄与HPV感染之间的相互关系还未得到证实。Baay等人发现，在小于65岁和大于65岁的宫颈癌妇女之间，HPV DNA的存在或基因型分布没有统计学显著差异[269]。

妊娠期的表现：发生于妊娠期间的宫颈癌罕见，大约为1例/3000～10 000个妊娠妇女[270, 271]。反过来说，大约3%的所有癌症患者是在妊娠期间做出诊断的。两个重要的临床问题是，妊娠对结局的影响和对延迟分娩直到胎儿成熟能够存活的危险性的影响，以及锥形活检对妊娠的潜在负面影响。

妊娠对结局的影响：几项有关妊娠期间宫颈癌的研究认为，妊娠没有明显使结局变坏[270, 272, 273]。一项研究注意到，妊娠组患者失血增加[274]。结局不良与肿瘤范围直接相关。

推迟治疗的安全性：一般来说，妊娠期间宫颈癌患者的治疗如下：（1）妊娠20周以下的患者立即进行手术终止妊娠；（2）妊娠20周或20周以上的分期低的患者可以进行长达4个月的观察处理[271-276]；（3）对癌症早期（微小浸润）病例可以安全地进行锥形切除术[271, 277]。根据相对少的资料来看，较长随访间期的安全性尚不清楚。Sorosky等人对7例要求保留妊娠的ⅠB期妊娠患者进行了21～207天（平均109天）的随访，没有不好的结局，也没有使临床分期明显变坏[275]。

病毒因素与结局：鳞状细胞肿瘤以HPV 16为主，与此相反，HPV 18则较常见于腺上皮和神经内分泌肿瘤[278, 279]。不过，两项研究指出，HPV类型可能影响结局。Lombard等人研究了197例有HPV分型（83%）的患者，平均随访时间为38个月[280]。虽然他们报告，病毒学资料与肿瘤分期/淋巴结状况之间没有显著的关联，但是5年无病生存率在中度危险性HPV相关性肿瘤患者为100%，而在HPV 16阳性肿瘤患者为58%，在HPV 18阳性肿瘤患者为38%（$p = 0.02$）。在多变量分析中，HPV 18的肿瘤相关性死亡的相对危险性是HPV 16的2.4倍，是非HPV 16/18类型的4.4倍[280]。Schwartz等人同样发现，HPV 18的肿瘤相关性死亡危险性是HPV 16阳性肿瘤的2.2倍，对于FIGO分期ⅠB/ⅡA疾病，这种关系更为显著。HPV 18与FIGO分期ⅠB和ⅡA疾病患者的关系最为密切。危险性增加也见于有鳞状细胞癌患者的亚型，伴有HPV 18的危险性增加，特别是在早期疾病[281]。

鳞状细胞癌的处理
Management of squamous cell carcinoma

过去30年间预后的改善
Improvements in prognosis in the past 30 years

Covens等人在大量实践的基础上总结了他们的经验，他们注意到，16年来宫颈癌相关性并发症（失血、持续时间、输血、感染等）一直在减少[282]。然而，与早期发现和预后有联系的参数（年龄、肿瘤大小、毛细血管-淋巴管浸润和盆腔淋巴结受累）并无变化。他们还注意到，腺癌所占的比例明显增加（28%），而3级肿瘤减少（28%）。他们得出的结论是，取得的进步多数是在手术治疗范围内[282]。

标准的治疗选择 Standard treatment options

ⅠB期：标准治疗是根治性子宫切除或放射治疗。对于较小的肿瘤，选择根治性子宫切除术，后者在小于2 cm的肿瘤可有几乎100%的疾病特异性生存率[283-285]。对于浸润较深的肿瘤，超过4 cm的肿瘤，以及包括伴有毛细血管-淋巴管浸润的肿瘤，选择辅助性放射治疗[286]。在Sedlis等人报告的妇科肿瘤小组的随机性前瞻性试验中，有中度危险因素的患者在根治性子宫切除术后接受了辅助性放射治疗，其复发危险性降低（15%对28%）[287]。为了确定辅助放疗对生存的影响，需要进行进一步的随访。

ⅠB2期：宫颈癌的理想治疗仍有争议，因为只能得到数量有限的随机性前瞻性研究资料。鉴于治疗效果不好，对这一组患者应用了各种各样的治疗方式，包括根治性子宫切除术及其后进行放疗或化疗，放疗或化疗及其后进行常规或选择性子宫切除术，新辅助化疗及其后进行手术且术后进行或不进行单独放疗或化疗。为了有效地治疗ⅠB2期肿瘤，通常需要应用两种或两种以上的治疗方式，记住这一点可能会有帮助。

ⅡA期：对于蔓延至阴道但仍局限于其上2/3且宫旁组织没有受累的患者，应用根治性子宫切除术和放射治疗。对于年轻患者，建议做根治性手术，如果能够得到足够的切缘，可以不进行辅助性放疗。然而，如果需要放射治疗，通常选择应用外照射和腔内照射作为最初的单独放疗。

ⅡB期：对于蔓延至宫旁组织的肿瘤（ⅡB期），在美国，标准的治疗是放射治疗。而在欧洲和日本，许多妇科肿瘤医师选择应用根治性子宫切除术和淋巴结清扫术，且术后辅以放射治疗。化疗新近被引入对局限性宫颈癌的多种治疗方式之中，已经进行了广泛的研究。治疗方案是在根治性手术或放疗之前以及放疗同时给予化疗药物。因为对放疗反应和最后生存而言，肿瘤大小是重要指征，所以在进行最后的放疗之前应用化疗减小肿瘤体积这一点是很吸引人的。然而，尽管对新辅助化疗具有明显的反应，但是随机试验并没有证实生存率有所改善，可能是由于发生了交叉抵抗或肿瘤再生成。相反，在对有各种分期并有放疗指征的宫颈癌患者的随机试验中，同时给予以顺铂为基础的化疗已经产生了可以复现的益处[288-292]。这些试验证实，同时进行化疗的患者其无病生存率和总的生存率有30%～50%的改善。虽然化疗方案不同，但是其共同点是所有方案都是以顺铂为基础的。基于5项大型宫颈癌随机试验的可喜结果，NCI发布了一个临床公告：对于需要放疗的宫颈癌患者，提倡在放疗的同时应用以顺铂为基础的化疗。

对新的辅助化疗及其后进行根治性手术也有研究。虽然化疗可能引起放疗抵抗，但是这种抵抗通过手术切除可能可以克服。新近进行了众多随机试验[293]。两项完成的试验结果提示，这种方法有益。Sardi及其同事研究了新的辅助化疗（顺铂，长春新碱，博来霉素）的3个疗程，其后为根治性子宫切除术，如果技术上可能，随后进行放射治疗[294]。100%的进行新辅助化疗的患者有可能进行切除术，而对照组为85%，且经过9年随访之后，新辅助化疗组80%的患者的总生存率有改善，而对照组为61%。在新近另一项随机试验中，Benedetti-Panici及其意大利的同事们比较了基于顺铂的新辅助化疗后进行根治性子宫切除术的患者与进行放射治疗的患者的情况[295]。在这项研究中，放射治疗仅仅用于手术切缘阳性或淋巴结阳性的患者。这些作者也发现，新辅助化疗加手术与单独进行放射治疗相比，无病生存率和总的生存率明显改善（69%对51%，$p = 0.01$）。然而，这项研究已经受到了批评，因为放疗剂量低（70 Gy），这一剂量明显低于美国采取的剂量[295]。至于新辅助化疗加根治性手术是否优于放疗加以顺铂为基础的化疗，欧洲癌症研究和治疗组织（the European Organization for Research and Trearment of Cancer，EORTC）正在进行随机试验来评估。

宫颈癌复发是一个特别困难的问题，几乎没有长期生存者。正如新近的随机试验证实的那样，多数伴有复发的患者最初表现为局部进展性疾病，他们的无病生存率和总的生存率曲线几乎相同。对于子宫切除术后有局部中心复发的患者，可以应用放射治疗。比较常见的是，放疗之后可能发生局部复发，这样的患者需要根治性手术（通常为脏器除去术），具有25%～50%的生存率，取决于选择患者的标准。近来的手术进展，包括节制性泌尿道转向、保留肛门和重建阴道，能够明显改善患者的生活质量。接受化疗的伴有转移的患者一般进展很快，平均生存6～8个月。

手术和放疗两者均可以应用于治疗ⅠB期宫颈癌，能够取得类似的结果。然而，在决定谁进行手术，谁进行放疗方面存在着明显的选择偏差[296]。对于较小的肿瘤，优选根治性子宫切除术治疗，小于2 cm的肿瘤的疾病特异性生存率几乎是100%[283, 284]。因为对有关早期疾病的适当治疗尚有争议，Landoni及其同事们对ⅠB～ⅡA期宫颈癌的根治性手术与放疗进行了一项随机研究[297]。这些作者发现，它们的总的生存率或无病生存率没有差异。然而，在伴有大块肿瘤的手术组，55例中有46例（84%）因其他危险因素而接受了辅助性放疗。

长期以来人们公认的是，在局限于宫颈的肿瘤中，肿瘤大小可以预示淋巴结受累和生存率[298]。虽然有关适当治疗的意见差异很大，但1994年FIGO对IB1期和IB2期做出的定义已经建立了区分局限于宫颈的较小肿瘤与较大肿瘤的临床处理标准。Finan及其同事们回顾性地应用1994年FIGO的定义报告，与IB1期宫颈癌患者相比，IB2期患者淋巴结转移的发生率明显增高（21%对44%），且生存率降低（73%对99%），尽管术后较常应用放射治疗（38%对72%）[299]。同样，Trattner及其同事们发现，Ⅰ B1期患者的总的生存率为90%，相反，IB2期患者的5年生存率为40%[300]。

根治性子宫切除术后，根据病理学所见，患者可能处于复发的高危险性或中危险性之中。与最高复发危险性相关的因素包括淋巴结转移、宫旁组织蔓延和手术切缘受累。这些患者一般已经接受过放疗，但是新近这已经被同时应用化疗和放疗所取代。有深度浸润的肿瘤患者，肿瘤超过4 cm的患者，以及有血管/淋巴管浸润的患者，处于中度复发危险性之中。一些作者提倡对这部分患者常规予以辅助放射治疗[286]。

Ⅲ期和Ⅳ期：其肿瘤或者局部进展，或者已有转移。放射治疗也是优选的治疗方法。偶尔手术，可能有助于缓解症状。常常加上化疗。

应用疫苗预防和治疗 PREVENTION AND THERAPY WITH VACCINES

自从1991年开始，一系列的技术性突破使预防人乳头状瘤病毒这一领域发生了显著的变化。Zhou等人发现，HPV颗粒的超微结构类似于来自真核细胞疫苗载体的HPV 16病毒衣壳基因（L1和L2）表达产生的乳头状瘤病毒颗粒[301]。其后不久，其他小组报告，在HPV 16和HPV 11中产生了类似的VLP（病毒样颗粒）（图13.44）[302-307]。这项工作在新近发表的Merck发起的多机构研究中达到顶点，由Koutsky及其同事们总结在表13.17中[11]。这项研究首次显示，接种HPV 16 VLP的妇女，不再隐匿HPV 16或发生HPV 16相关性前体病变，由此推断，这些妇女不可能发生HPV相关性癌或传播正在谈论的HPV。当前，检查HPV 6、11、16和18的其他试验正在进行中。这些研究将会回答有关免疫反应时限以及应用另外的HPV产物进行VLP免疫接种防止其他高危险类型HPV感染的程度。

虽然理论上疫苗能够消除宫颈癌，几个问题仍然没有解决。首先，缺乏交叉保护，每一种类型的HPV都需要一种疫苗。不过，大约80%的宫颈癌是由HPV 16、18、31、33、35和45引起的。志愿接种还是强迫接种，是否应该既提供给男性又提供给女性，是否从儿童期开始，其有效期限多长等问题仍有待于解决。不过无论如何，VLP的成功接种确实会明显减少接种人群的宫颈癌发病率。然而，发病率减少会是逐步且不完全的，除非可以设计出比较经济而有效的方法，能够提供广谱癌基

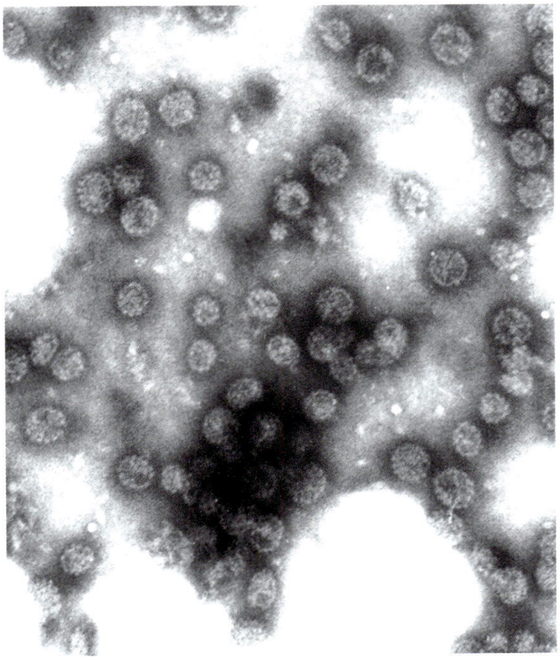

图 13.44　类似于目前用于疫苗试验的病毒样颗粒。(VLPs produced by the laboratory of Robert Rose, University of Rochester, Rochester, NY. The micrograph is courtesy of Linda Stannard, University of Cape Town, Cape Town, South Africa.)

表 13.17　人乳头状瘤病毒疫苗接种的结局

终点	疫苗 (n =768)	安慰剂 (n =765)	效力
持续感染	0	41	100.0
短暂感染	6	68	91.2
HPV 16 + CIN	0	9	100.0

From Koutsky et al.[11]

因乳头状瘤病毒保护。疫苗传送、成本效果以及筛查策略改变等问题并不简单，在短时期内花费也不可能减少。不过，异常巴氏涂片出现频率下降和必须申请阴道镜检查的病例下降将会在相对短的时期内实现，即使细胞学筛查仍需继续进行。

宫颈癌及其高级别前体病变的逆转具有更大的挑战性，因为实际上还没有明确的例证（不同于早期病变消退）。宫颈癌患者的治疗是复杂的，因为不仅难以确定是

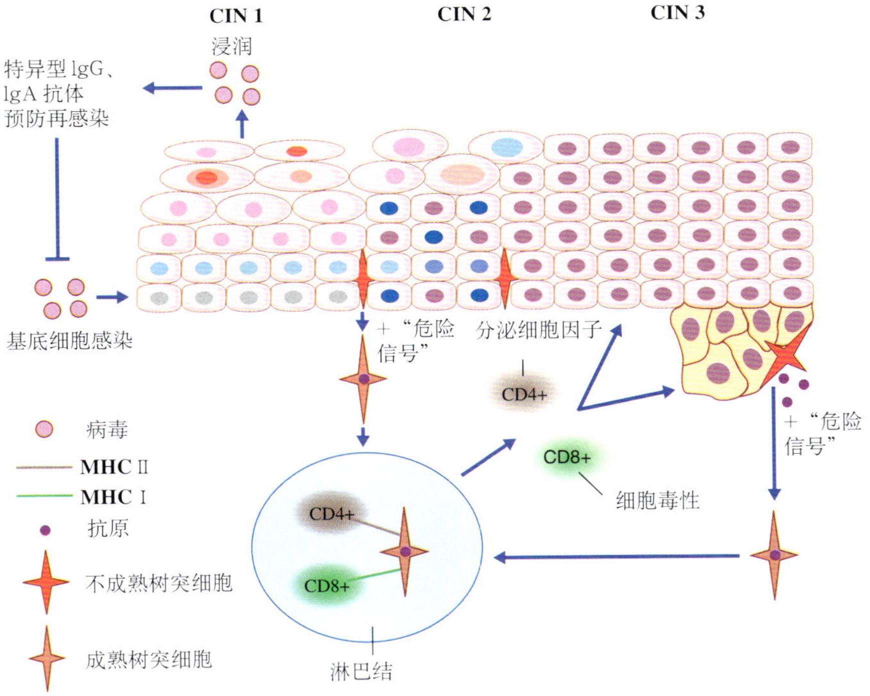

图 13.45　激发乳头状瘤病毒的抗肿瘤免疫反应包括：克服周围组织耐受性，传递比自然感染时产生的更有效的抗原，以及刺激抗原呈递细胞（树突细胞）和效应细胞的通路。(From Crum and Rivera,[308] copyright 2003, Jones and Bartlett Publishers, with permission.)

否有明显的免疫反应，而且也难以确定这种反应的确是有效的。然而，技术已足以进步到在活体内表达肿瘤抗原，而且可在体内和体外刺激活化的肿瘤特异性效应细胞，成功地克服由疾病自然部位引起的障碍，包括抗原呈递和大量T细胞聚集受阻所致的周围组织耐受（图13.45）。治疗前体疾病方面的挑战会是绕开困难走，无论是理论的还是现实的困难，这些困难是由本病的自然部位引起的，超出了细胞毒性淋巴细胞所及的范围。如果动物的数据适用于人类，那么伴有前体疾病的患者接种后一个可能的结局是阻止随后发生的浸润性肿瘤。这个概念正在用动物模型进行试验，包括前体病变和浸润癌。在癌及其前体病变的治疗中，一种联合应用高抗原递送、预处理的抗原呈递细胞以及联合应用细胞因子的方法，对有浸润性癌的患者更有吸引力。出于经济上的考虑，一种较简单的方法对治疗浸润前疾病可能更为恰当。这些策略是否能够足以克服肿瘤细胞的适应性仍有待于确定，将是治疗局灶性和进行性宫颈肿瘤的下一个主要科学挑战。

参考文献 References

1 Burkett BJ, Peterson CM, Birch LM, et al. The relationship between contraceptives, sexual practices, cervical human papillomavirus infection among a college population. J Clin Epidemiol 1992; 45(11):1295–1302.

2 Kjaer SK, de Villiers EM, Caglayan H, et al. Human papillomavirus, herpes simplex virus and other potential risk factors for cervical cancer in a high-risk area (Greenland) and a low-risk area (Denmark) – a second look. Br J Cancer 1993; 67(4):830–837.

3 Kiviat N. Natural history of cervical neoplasia: overview and update. Am J Obstet Gynecol 1996; 175(4 Pt 2): 1099–1104.

4 O'Hanlan KA, Crum CP. Human papillomavirus-associated cervical intraepithelial neoplasia following lesbian sex. Obstet Gynecol 1996; 88(4 Pt 2):702–703.

5 Rosenfeld WD, Rose E, Vermund SH, Schreiber K, Burk RD. Follow-up evaluation of cervicovaginal human papillomavirus infection in adolescents. J Pediatr 1992; 121(2):307–311.

6 Melkert PW, Hopman E, van den Brule AJ, et al. Prevalence of HPV in cytomorphologically normal cervical smears, as determined by the polymerase chain reaction, is age-dependent. Int J Cancer 1993; 53(6):919–923.

7 Moscicki AB. Genital infections with human papillomavirus (HPV). Pediatr Infect Dis J 1998; 17(7):651–652.

8 Clavel C, Masure M, Bory JP, et al. Human papillomavirus testing in primary screening for the detection of high-grade cervical lesions: a study of 7932 women. Br J Cancer 2001; 84 (12):1616–1623.

9 Levert M, Clavel C, Graesslin O, et al. Human papillomavirus typing in routine cervical smears. Results from a series of 3778 patients. Gynecol Obstet Fertil 2000; 28(10):722–728.

10 Stoler MH, Rhodes CR, Whitbeck A, et al. Human papillomavirus type 16 and 18 gene expression in cervical neoplasias. Hum Pathol 1992; 23(2):117–128.

11 Koutsky LA, Ault KA, Wheeler CM, et al. A controlled trial of a human papillomavirus type 16 vaccine. N Engl J Med 2002; 347(21):1645–1651.

12 Lorincz AT, Reid R, Jenson AB, et al. Human papillomavirus infection of the cervix: relative risk associations of 15 common anogenital types. Obstet Gynecol 1992; 79(3):328–337.

13 Munoz N, Bosch FX, de Sanjose S, et al. Epidemiologic classification of human papillomavirus types associated with cervical cancer. N Engl J Med 2003; 348(6):518–527.

14 Koutsky LA, Holmes KK, Critchlow CW, et al. A cohort study of the risk of cervical intraepithelial neoplasia grade 2 or 3 in relation to papillomavirus infection. N Engl J Med 1992; 327 (18):1272–1278.

15 Xi LF, Koutsky LA, Galloway DA, et al. Genomic variation of human papillomavirus type 16 and risk for high grade cervical intraepithelial neoplasia. J Natl Cancer Inst 1997; 89(11):796–802.

16 De Marco F, Marcante ML. HPV-16 E6–E7 differential transcription induced in Siha cervical cancer cell line by interferons. J Biol Regul Homeost Agents 1993; 7(1):15–21.

17 Hart KW, Williams OM, Thelwell N, et al. Novel method for detection, typing, quantification of human papillomaviruses in clinical samples. J Clin Microbiol 2001; 39(9):3204–3212.

18 Sun CA, Lai HC, Chang CC, et al. The significance of human papillomavirus viral load in prediction of histologic severity and size of squamous intraepithelial lesions of uterine cervix. Gynecol Oncol 2001; 83(1):95–99.

19 Ylitalo N, Sorensen P, Josefsson AM, et al. Consistent high viral load of human papillomavirus 16 and risk of cervical carcinoma in situ: a nested case-control study. Lancet 2000; 355(9222):2194–2198.

20 Clavel C, Masure M, Levert M, et al. Human papillomavirus detection by the hybrid capture II assay: a reliable test to select women with normal cervical smears at risk for developing cervical lesions. Diagn Mol Pathol 2000; 9(3):145–150.

21 Nagai Y, Maehama T, Asato T, Kanazawa K. Persistence of human papillomavirus infection after therapeutic conization for CIN 3: Is it an alarm for disease recurrence? Gynecol Oncol 2000; 79(2):294–299.

22 Ylitalo N, Josefsson A, Melbye M, et al. A prospective study showing long-term infection with human papillomavirus 16 before the development of cervical carcinoma in situ. Cancer Res 2000; 60(21):6027–6032.

23 Elfgren K, Kalantari M, Moberger B, Hagmar B, Dillner JA. Population-based five-year follow-up study of cervical human papillomavirus infection. Am J Obstet Gynecol 2000; 183(3): 561–567.

24 Hopman EH, Rozendaal L, Voorhorst FJ, et al. High-risk

human papillomavirus in women with normal cervical cytology prior to the development of abnormal cytology and colposcopy. Br J Obstet Gynaecol 2000; 107(5):600–604.
25 Nobbenhuis MA, Walboomers JM, Helmerhorst TJ, et al. Relation of human papillomavirus status to cervical lesions and consequences for cervical-cancer screening: a prospective study. Lancet 1999; 354(9172):20–25.
26 zur, Hausen H., de Villiers EM. Human papillomaviruses. Annu Rev Microbiol 1994; 48:427–447.
27 Mayrand MH, Coutlee F, Hankins C, et al. Detection of human papillomavirus type 16 DNA in consecutive genital samples does not always represent persistent infection as determined by molecular variant analysis. J Clin Microbiol 2000; 38(9):3388–3393.
28 Xi LF, Demers W, Kiviat NB, et al. Sequence variation in the noncoding region of human papillomavirus type 16 detected by single-strand conformation polymorphism analysis. J Infect Dis 1993; 168(3):610–617.
29 Xi LF, Carter JJ, Galloway DA, et al. Acquisition and natural history of human papillomavirus type 16 variant infection among a cohort of female university students. Cancer Epidemiol Biomarkers Prev 2002; 11(4):343–351.
30 Hu X, Guo Z, Tianyun P, et al. HPV typing and HPV16 E6-sequence variations in synchronous lesions of cervical squamous-cell carcinoma from Swedish patients. Int J Cancer 1999; 83(1):34–37.
31 Nindl I, Rindfleisch K, Lotz B, Schneider A, Durst M. Uniform distribution of HPV 16 E6 and E7 variants in patients with normal histology, cervical intra-epithelial neoplasia and cervical cancer. Int J Cancer 1999; 82(2):203–207.
32 Veress G, Murvai M, Szarka K, et al. Transcriptional activity of human papillomavirus type 16 variants having deletions in the long control region. Eur J Cancer 2001; 37(15): 1946–1952.
33 Zehbe I, Tachezy R, Mytilineos J, et al. Human papillomavirus 16 E6 polymorphisms in cervical lesions from different European populations and their correlation with human leukocyte antigen class II haplotypes. Int J Cancer 2001; 94(5):711–716.
34 Odunsi, K, Ganesan T. Motif analysis of HLA class II molecules that determine the HPV associated risk of cervical carcinogenesis. Int J Mol Med 2001; 8(4):405–412.
35 Evans M, Borysiewicz LK, Evans AS, et al. Antigen processing defects in cervical carcinomas limit the presentation of a CTL epitope from human papillomavirus 16 E6. J Immunol 2001; 167(9):5420–5428.
36 McLachlin CM, Tate JE, Zitz JC, Sheets EE, Crum CP. Human papillomavirus type 18 and intraepithelial lesions of the cervix. Am J Pathol 1994; 144(1):141–147.
37 Hecht JL, Kadish AS, Jiang G, Burk RD. Genetic characterization of the human papillomavirus (HPV) 18 E2 gene in clinical specimens suggests the presence of a subtype with decreased oncogenic potential. Int J Cancer 1995; 60(3):369–376.
38 Geraghty DE, Vu Q, Williams L, et al. Mapping HLA for single nucleotide polymorphisms. Rev Immunogenet 1999; 1(2):231–238.
39 Wang SS, Wheeler CM, Hildesheim A, et al. Human leukocyte antigen class I and II alleles and risk of cervical neoplasia: results from a population-based study in Costa Rica. J Infect Dis 2001; 184(10):1310–1314.
40 Herrero R, Hildesheim A, Bratti C, et al. Population-based study of human papillomavirus infection and cervical neoplasia in rural Costa Rica. J Natl Cancer Inst 2000; 92(6):464–474.
41 Brown MR, Noffsinger A, First MR, Penn I, Husseinzadeh N. HPV subtype analysis in lower genital tract neoplasms of female renal transplant recipients. Gynecol Oncol 2000; 79(2):220–224.
42 ter Haar-van Eck SA, Rischen-Vos J, Chadha-Ajwani S, Huikeshoven FJ. The incidence of cervical intraepithelial neoplasia among women with renal transplant in relation to cyclosporine. Br J Obstet Gynaecol 1995; 102(1):58–61.
43 Alloub MI, Barr BB, McLaren KM, et al. Human papillomavirus infection and cervical intraepithelial neoplasia in women with renal allografts. BMJ 1989; 298(6667):153–156.
44 Halpert R, Fruchter RG, Sedlis A, et al. Human papillomavirus and lower genital neoplasia in renal transplant patients. Obstet Gynecol 1986; 68(2):251–258.
45 Wright TC Jr, Sun XW. Anogenital papillomavirus infection and neoplasia in immunodeficient women. Obstet Gynecol Clin North Am 1996; 23(4):861–893.
46 Moscicki AB, Ellenberg JH, Vermund SH, et al. Prevalence of and risks for cervical human papillomavirus infection and squamous intraepithelial lesions in adolescent girls: impact of infection with human immunodeficiency virus. Arch Pediatr Adolesc Med 2000; 154(2):127–134.
47 Ahdieh L, Munoz A, Vlahov D, et al. Cervical neoplasia and repeated positivity of human papillomavirus infection in human immunodeficiency virus-seropositive and -seronegative women. Am J Epidemiol 2000; 151(12): 1148–1157.
48 Cardillo M, Hagan R, Abadi J, Abadi MA. CD4 T-Cell count, viral load, squamous intraepithelial lesions in women infected with the human immunodeficiency virus. Cancer 2001; 93(2):111–114.
49 Heard I, Tassie JM, Schmitz V, et al. Increased risk of cervical disease among human immunodeficiency virus-infected women with severe immunosuppression and high human papillomavirus load (1). Obstet Gynecol 2000; 96(3):403–409.
50 Ellerbrock TV, Chiasson MA, Bush TJ, et al. Incidence of cervical squamous intraepithelial lesions in HIV-infected women. JAMA 2000; 283(8):1031–1037.
51 La Ruche G, You B, Mensah-Ado I, et al. Human papillomavirus and human immunodeficiency virus infections: relation with cervical dysplasia-neoplasia in African women. Int J Cancer 1998; 76(4):480–486.
52 Parkin DM, Wabinga H, Nambooze S, Wabwire-Mangen F. AIDS-related cancers in Africa: maturation of the epidemic in Uganda. AIDS 1999; 13(18):2563–2570.
53 Franceschi S, Dal Maso L, Arniani S, et al. Risk of cancer other than Kaposi's sarcoma and non-Hodgkin's lymphoma in persons with AIDS in Italy. Cancer and AIDS Registry Linkage Study.

Br J Cancer 1998; 78(7):966–970.
54 Chokunonga E, Levy LM, Bassett MT, et al. Aids and cancer in Africa: the evolving epidemic in Zimbabwe. AIDS 1999; 13(18):2583–2588.
55 La Ruche G, Leroy V, Mensah-Ado I, et al. Short-term follow up of cervical squamous intraepithelial lesions associated with HIV and human papillomavirus infections in Africa. Int J STD AIDS 1999; 10(6):363–368.
56 Lomalisa P, Smith T, Guidozzi F. Human immunodeficiency virus infection and invasive cervical cancer in South Africa. Gynecol Oncol 2000; 77(3):460–463.
57 Karlsson R, Jonsson M, Edlund K, et al. Lifetime number of partners as the only independent risk factor for human papillomavirus infection: a population-based study. Sex Transm Dis 1995; 22(2):119–127.
58 Thomas DB, Ray RM, Kuypers J, et al. Human papillomaviruses and cervical cancer in Bangkok. III. The role of husbands and commercial sex workers. Am J Epidemiol 2001; 153(8):740–748.
59 Agarwal SS, Sehgal A, Sardana S, Kumar A, Luthra UK. Role of male behavior in cervical carcinogenesis among women with one lifetime sexual partner. Cancer 1993; 72(5):1666–1669.
60 Kjaer SK, Engholm G, Dahl C, Bock JE. Case-control study of risk factors for cervical squamous cell neoplasia in Denmark. IV: Role of smoking habits. Eur J Cancer Prev 1996; 5(5): 359–365.
61 Krebs HB, Helmkamp BF. Treatment failure of genital condylomata acuminata in women: role of the male sexual partner. Am J Obstet Gynecol 1991; 165(2):337–339.
62 Connelly DA, Chan PJ, Patton WC, King A. Human sperm deoxyribonucleic acid fragmentation by specific types of papillomavirus. Am J Obstet Gynecol 2001; 184(6): 1068–1070.
63 Lai YM, Lee JF, Huang HY, et al. The effect of human papillomavirus infection on sperm cell motility. Fertil Steril 1997; 67(6):1152–1155.
64 Kreider JW, Howett MK, Lill NL, et al. In vivo transformation of human skin with human papillomavirus type 11 from condylomata acuminata. J Virol 1986; 59(2):369–376.
65 Elson DA, Riley RR, Lacey A, et al. Sensitivity of the cervical transformation zone to estrogen-induced squamous carcinogenesis. Cancer Res. 2000; 60(5):1267–1275.
66 Salazar EL, Sojo-Aranda I, Lopez R, Salcedo M. The evidence for an etiological relationship between oral contraceptive use and dysplastic change in cervical tissue. Gynecol Endocrinol 2001; 15(1):23–28.
67 Kjellberg L, Hallmans G, Ahren AM, et al. Smoking, diet, pregnancy and oral contraceptive use as risk factors for cervical intra-epithelial neoplasia in relation to human papillomavirus infection. Br J Cancer 2000; 82(7):1332–1338.
68 Coker AL, Sanders LC, Bond SM, Gerasimova T, Pirisi L. Hormonal and barrier methods of contraception, oncogenic human papillomaviruses, cervical squamous intraepithelial lesion development. J Womens Health Gend Based Med 2001; 10(5):441–449.
69 Parazzini F, La Vecchia C, Negri E, et al. Case-control study of oestrogen replacement therapy and risk of cervical cancer. BMJ 1997; 315(7100): 85–88.
70 Lacey JV, Jr, Brinton LA, Barnes WA, et al. Use of hormone replacement therapy and adenocarcinomas and squamous cell carcinomas of the uterine cervix. Gynecol Oncol 2000; 77(1): 149–154.
71 Ali S, Astley SB, Sheldon TA, Peel KR, Wells M. Detection and measurement of DNA adducts in the cervix of smokers and non-smokers. Int J Gynecol Cancer 1994; 4(3):188–193.
72 Goodman MT, McDuffie K, Hernandez B, et al. CYP1A1, GSTM1, GSTT1 polymorphisms and the risk of cervical squamous intraepithelial lesions in a multiethnic population. Gynecol Oncol 2001; 81(2):263–269.
73 Lacey JV, Jr, Frisch M, Brinton LA, et al. Associations between smoking and adenocarcinomas and squamous cell carcinomas of the uterine cervix (United States). Cancer Causes Control 2001; 12(2):153–161.
74 Deacon JM, Evans CD, Yule R, et al. Sexual behaviour and smoking as determinants of cervical HPV infection and of CIN3 among those infected: a case-control study nested within the Manchester cohort. Br J Cancer 2000; 83(11):1565–1572.
75 Anttila T, Saikku P, Koskela P, et al. Serotypes of *Chlamydia* trachomatis and risk for development of cervical squamous cell carcinoma. JAMA 2001; 285(1):47–51.
76 Hildesheim A, Herrero R, Castle PE, et al. HPV co-factors related to the development of cervical cancer: results from a population-based study in Costa Rica. Br J Cancer 2001; 84 (9):1219–1226.
77 Reesink-Peters N, Ossewaarde JM, van der Zee AG, et al. No association of anti-Chlamydia trachomatis antibodies and severity of cervical neoplasia. Sex Transm Infect 2001; 77(2): 101–102.
78 Marrazzo JM, Stine K, Koutsky LA. Genital human papillomavirus infection in women who have sex with women: a review. Am J Obstet Gynecol 2000; 183(3): 770–774.
79 Fethers K, Marks C, Mindel A, Estcourt CS. Sexually transmitted infections and risk behaviours in women who have sex with women. Sex Transm Infect 2000; 76(5): 345–349.
80 Goldie SJ. Health economics and cervical cancer prevention: a global perspective. Virus Res 2002; 89(2):301–309.
81 Denny L, Kuhn L, Pollack A, Wainwright H, Wright TC Jr. Evaluation of alternative methods of cervical cancer screening for resource-poor settings. Cancer 2000; 89(4):826–833.
82 Wright TC Jr, Denny L, Kuhn L, Pollack A, Lorincz A. HPV DNA testing of self-collected vaginal samples compared with cytologic screening to detect cervical cancer. JAMA 2000; 283 (1):81–86.
83 Rosenfeld WD, Vermund SH, Wentz SJ, Burk RD. High prevalence rate of human papillomavirus infection and association with abnormal Papanicolaou smears in sexually active adolescents. Am J Dis Child 1989; 143(12): 1443–1447.
84 Shen LH, Rushing L, McLachlin CM, Sheets EE, Crum CP. Prevalence and histologic significance of cervical human papillomavirus DNA detected in women at low and high risk

for cervical neoplasia. Obstet Gynecol 1995; 86(4 Pt 1): 499–503.
85 Sherman ME, Schiffman M, Cox JT. Effects of age and human papilloma viral load on colposcopy triage: data from the randomized Atypical Squamous Cells of Undetermined Significance/Low-Grade Squamous Intraepithelial Lesion Triage Study (ALTS). J Natl Cancer Inst. 2002; 94(2): 102–107.
86 Levert M, Clavel C, Graesslin O, et al. Human papillomavirus typing in routine cervical smears. Results from a series of 3778 patients. Gynecol Obstet Fertil 2000; 28(10):722–728.
87 Lazcano-Ponce E, Herrero R, Munoz N, et al. Epidemiology of HPV infection among Mexican women with normal cervical cytology. Int J Cancer 2001; 91(3):412–420.
88 Kutza J, Smith E, Levy B, et al. Use of hormone replacement therapy (HRT) and detection of human papillomavirus (HPV) DNA in postmenopausal women. Ann Epidemiol 2000; 10 (7):465–466.
89 Ferenczy A, Gelfand MM, Franco E, Mansour N. Human papillomavirus infection in postmenopausal women with and without hormone therapy. Obstet Gynecol 1997; 90(1):7–11.
90 McLachlin CM, Shen LH, Sheets EE, et al. Disparities in mean age and histopathologic grade between human papillomavirus type-specific early cervical neoplasms. Hum Pathol 1997; 28 (11):1226–1229.
91 Krane JF, Granter SR, Trask CE, Hogan CL, Lee KR. Papanicolaou smear sensitivity for the detection of adenocarcinoma of the cervix: a study of 49 cases. Cancer 2001; 93(1):8–15.
92 Schwartz PE, Hadjimichael O, Lowell DM, Merino MJ, Janerich D. Rapidly progressive cervical cancer: the Connecticut experience. Am J Obstet Gynecol 1996; 175(4 Pt 2): 1105–1109.
93 Lacey JV Jr, Brinton LA, Abbas FM, et al. Oral contraceptives as risk factors for cervical adenocarcinomas and squamous cell carcinomas. Cancer Epidemiol Biomarkers Prev 1999; 8(12): 1079–1085.
94 Linnehan MJ, Groce NE. Counseling and educational interventions for women with genital human papillomavirus infection. AIDS Patient Care STDS 2000; 14(8):439–445.
95 Reitano M. Counseling patients with genital warts. Am J Med 1997; 102(5A): 38–43.
96 Dong SM, Kim HS, Rha SH, Sidransky D. Promoter hypermethylation of multiple genes in carcinoma of the uterine cervix. Clin Cancer Res 2001; 7(7):1982–1986.
97 Conaglen HM, Hughes R, Conaglen JV, Morgan JA Prospective study of the psychological impact on patients of first diagnosis of human papillomavirus. Int J STD AIDS 2001; 12(10):651–658.
98 ALTS Group. Human papillomavirus testing for triage of women with cytologic evidence of low-grade squamous intraepithelial lesions: baseline data from a randomized trial. The Atypical Squamous Cells of Undetermined Significance/Low-Grade Squamous Intraepithelial Lesions Triage Study (ALTS) Group. J Natl Cancer Inst 2000; 92(5):397–402.
99 Wright TC Jr, Schiffman M. Adding a test for human papillomavirus DNA to cervical-cancer screening. N Engl J Med 2003; 348(6):489–490.
100 Dong SM, Kim HS, Rha SH, Sidransky D. Promoter hypermethylation of multiple genes in carcinoma of the uterine cervix. Clin Cancer Res 2001; 7(7):1982–1986.
101 Liao SY, Stanbridge EJ. Expression of MN/CA9 protein in Papanicolaou smears containing atypical glandular cells of undetermined significance is a diagnostic biomarker of cervical dysplasia and neoplasia. Cancer 2000; 88(5): 1108–1121.
102 Keating JT, Cviko A, Riethdorf S, et al. Ki-67, cyclin E, P16INK4 are complimentary surrogate biomarkers for human papilloma virus-related cervical neoplasia. Am J Surg Pathol 2001; 25(7):884–891.
103 Reddy VG, Khanna N, Jain SK, Das BC, Singh N. Telomerase-A molecular marker for cervical cancer screening. Int J Gynecol Cancer 2001; 11(2):100–106.
104 Riethdorf S, Riethdorf L, Schulz G, et al. Relationship between telomerase activation and HPV 16/18 oncogene expression in squamous intraepithelial lesions and squamous cell carcinomas of the uterine cervix. Int J Gynecol Pathol 2001; 20(2):177–185.
105 Koss LG. Diagnostic cytology. Philadelphia: JB Lippincott; 1997.
106 Gray W, McKee G. Diagnostic cytopathology, 2nd edn. Philadelphia, PA: Churchill Livingstone; 2002.
107 Cibas EC, Ducatman BS. Cytology, 2nd edn. Philadelphia, PA: WB Saunders; 2003.
108 Bibbo M. Comprehensive cytopathology. Philadelphia, PA: WB Saunders; 2003.
109 Bryans FE, Boyes DA, Fidler HK. The influence of a cytological screening program upon the incidence of invasive squamous cell carcinoma of the cervix in British Columbia. Am J Obstet Gynecol. 1964; 88:898–906.
110 Miller AB. The (in)efficiency of cervical screening in Europe. Eur J Cancer 2002; 38(3):321–326.
111 Obwegeser JH, Brack S. Does liquid-based technology really improve detection of cervical neoplasia? A prospective, randomized trial comparing the ThinPrep Pap Test with the conventional Pap Test, including follow-up of HSIL cases. Acta Cytol 2001; 45(5):709–714.
112 Lee KR, Ashfaq R, Birdsong GG, et al. Comparison of conventional Papanicolaou smears and a fluid-based, thin-layer system for cervical cancer screening. Obstet Gynecol 1997; 90(2):278–284.
113 Solomon D, Davey D, Kurman R, et al. The 2001 Bethesda System: terminology for reporting results of cervical cytology. JAMA 2002; 287(16):2114–2119.
114 Solomon D, Schiffman M, Tarone R. ASCUS LSIL Triage Study (ALTS) conclusions reaffirmed: response to a November 2001 commentary. Obstet Gynecol 2002; 99(4):671–674.
115 The 1988 Bethesda System for reporting cervical/vaginal cytologic diagnoses. Developed and approved at the National Cancer Institute Workshop, Bethesda, Maryland, USA, 12–13 December, 1988. Acta Cytol 1989; 33(5):567–574.
116 Prasad CJ, Genest DR, Crum CP. Nondiagnostic squamous

atypia of the cervix (atypical squamous epithelium of undetermined significance): histologic and molecular correlates. Int J Gynecol Pathol 1994; 13(3):220–227.

117 Sherman ME, Solomon D, Schiffman M. Qualification of ASCUS. A comparison of equivocal LSIL and equivocal HSIL cervical cytology in the ASCUS LSIL Triage Study. Am J Clin Pathol 2001; 116(3):386–394.

118 Melamed MR, Flehinger BJ. Non-diagnostic squamous atypia in cervico-vaginal cytology as a risk factor for early neoplasia. Acta Cytol 1976; 20(2):108–110.

119 Sorosky JI, Kaminski PF, Wheelock JB, Podczaski ES. Clinical significance of hyperkeratosis and parakeratosis in otherwise negative Papanicolaou smears. Gynecol Oncol 1990; 39(2):132–134.

120 Kurman RJ, Henson DE, Herbst AL, Noller KL, Schiffman MH. Interim guidelines for management of abnormal cervical cytology. The 1992 National Cancer Institute Workshop. JAMA 1994; 271(23):1866–1869.

121 Ali S, Niang MA, N'doye I, et al. Secretor polymorphism and human immunodeficiency virus infection in Senegalese women. J Infect Dis 2000; 181(2):737–739.

122 Kiviat NB, Paavonen JA, Brockway J, et al. Cytologic manifestations of cervical and vaginal infections. I. Epithelial and inflammatory cellular changes. JAMA 1985; 253(7): 989–996.

123 Kiviat NB, Peterson M, Kinney-Thomas E, et al. Cytologic manifestations of cervical and vaginal infections. II. Confirmation of Chlamydia trachomatis infection by direct immunofluorescence using monoclonal antibodies. JAMA 1985; 253(7):997–1000.

124 Ward BE, Burkett B, Petersen C, et al. Cytologic correlates of cervical Papillomavirus infection. Int J Gynecol Pathol 1990; 9(4):297–305.

125 De Girolami E. Perinuclear halo versus koilocytotic atypia. Obstet Gynecol 1967; 29(4):479–487.

126 Symmans F, Mechanic L, MacConnell P, et al. Correlation of cervical cytology and human papillomavirus DNA detection in postmenopausal women. Int J Gynecol Pathol 1992; 11 (3):204–209.

127 Kaminski PF, Sorosky JI, Wheelock JB, Stevens CW Jr. The significance of atypical cervical cytology in an older population. Obstet Gynecol 1989; 73(1):13–15.

128 Kaminski PF, Stevens CW Jr, Wheelock JB. Squamous atypia on cytology. The influence of age. J Reprod Med 1989; 34 (9):617–620.

129 Wilbur DC. False negatives in focused rescreening of Papanicolaou smears: How frequently are 'abnormal' cells detected in retrospective review of smears preceding cancer or high-grade intraepithelial neoplasia? Arch Pathol Lab Med 1997; 121(3):273–276.

130 Crum CP, Genest DR, Krane JF, et al. Subclassifying atypical squamous cells in Thin-Prep cervical Cytology correlates with detection of high-risk human papillomavirus DNA. Am J Clin Pathol 1999; 112(3):384–390.

131 Renshaw AA, Genest DR, Cibas ES. Should atypical squamous cells of undetermined significance (ASCUS) be subcategorized? Accuracy analysis of Papanicolaou smears using receiver operating characteristic curves and implications for the ASCUS/squamous intraepithelial lesion ratio. Am J Clin Pathol 2001; 116(5):692–695.

132 Pitman MB, Cibas ES, Powers CN, Renshaw AA, Frable WJ. Reducing or eliminating use of the category of atypical squamous cells of undetermined significance decreases the diagnostic accuracy of the Papanicolaou smear. Cancer 2002; 96(3):128–134.

133 Wright TC Jr, Cox JT, Massad LS, Twiggs LB, Wilkinson EJ. 2001 Consensus Guidelines for the management of women with cervical cytological abnormalities. JAMA 2002; 287(16): 2120–2129.

134 Solomon D, Schiffman M, Tarone R. Comparison of three management strategies for patients with atypical squamous cells of undetermined significance: baseline results from a randomized trial. J Natl Cancer Inst. 2001; 93(4): 293–299.

135 Mitao M, Nagai N, Levine RU, Silverstein SJ, Crum CP. Human papillomavirus type 16 infection: a morphological spectrum with evidence for late gene expression. Int J Gynecol Pathol 1986; 5(4):287–296.

136 Willett GD, Kurman RJ, Reid R, et al. Correlation of the histologic appearance of intraepithelial neoplasia of the cervix with human papillomavirus types. Emphasis on low grade lesions including so-called flat condyloma. Int J Gynecol Pathol 1989; 8(1):18–25.

137 Duensing S, Munger K. Centrosome abnormalities, genomic instability and carcinogenic progression. Biochim Biophys Acta 2001; 1471(2): M81–M88.

138 Munger K. The role of human papillomaviruses in human cancers. Front Biosci 2002; 7:d641–d649.

139 Crum CP, Fu YS, Levine RU, et al. Intraepithelial squamous lesions of the vulva: biologic and histologic criteria for the distinction of condylomas from vulvar intraepithelial neoplasia. Am J Obstet Gynecol 1982; 144(1):77–83.

140 Crum CP, Mitao M, Levine RU, Silverstein S. Cervical papillomaviruses segregate within morphologically distinct precancerous lesions. J Virol 1985; 54(3):675–681.

141 Park J, Sun D, Genest DR, et al. Coexistence of low and high grade squamous intraepithelial lesions of the cervix: morphologic progression or multiple papillomaviruses? Gynecol Oncol 1998; 70(3):386–391.

142 Genest DR, Stein L, Cibas E, et al. A binary (Bethesda) system for classifying cervical cancer precursors: criteria, reproducibility, viral correlates. Hum Pathol 1993; 24(7): 730–736.

143 Koss LG. Evolution in cervical pathology and cytology: a historical perspective. Eur J Gynaecol Oncol 2000; 21(6): 550–554.

144 Meisels A, Morin C, Casas-Cordero M. Human papillomavirus infection of the uterine cervix. Int J Gynecol Pathol 1982; 1 (1):75–94.

145 Prasad CJ, Sheets E, Selig AM, McArthur MC, Crum CP. The binucleate squamous cell: histologic spectrum and

relationship to low-grade squamous intraepithelial lesions. Mod Pathol 1993; 6(3):313–317.
146 Mosher RE, Lee KR, Trivijitsilp P, Crum CP. Cytologic correlates of papillary immature metaplasia (immature condyloma) of the cervix. Diagn Cytopathol 1998; 18(6): 416–421.
147 Crum CP, Cibas ES, Lee KR. Pathology of early cervical neoplasia. Philadelphia, PA: Churchill Livingstone; 1997.
148 Saito K, Saito A, Fu YS, Smotkin D, Gupta J, Shah K. Topographic study of cervical condyloma and intraepithelial neoplasia. Cancer 1987; 59(12):2064–2070.
149 Lee KR, Minter LJ, Crum CP. Koilocytotic atypia in Papanicolaou smears. Reproducibility and biopsy correlations. Cancer 1997; 81(1):10–15.
150 Hall S, Wu TC, Soudi N, Sherman ME. Low-grade squamous intraepithelial lesions: cytologic predictors of biopsy confirmation. Diagn Cytopathol 1994; 10(1):3–9.
151 Crum CP, Egawa K, Barron B, et al. Human papilloma virus infection (condyloma) of the cervix and cervical intraepithelial neoplasia: a histopathologic and statistical analysis. Gynecol Oncol 1983; 15(1):88–94.
152 Quade BJ, Yang A, Wang Y, et al. Expression of the p53 homologue p63 in early cervical neoplasia. Gynecol Oncol 2001; 80(1):24–29.
153 Richart RM. Cervical intraepithelial neoplasia. Pathol Annu 1973; 8:301–328.
154 Coleman DV. Cytodiagnosis of viral infections. Recent results. Cancer Res 1993; 133:33–44.
155 Laverty CR, Russell P, Black J, Kappagoda N, Booth N. Adenovirus infection of the cervix. Acta Cytol 1977; 21(1): 114–117.
156 Geerling S, Nettum JA, Lindner LE, et al. Sensitivity and specificity of the Papanicolaou-Stained cervical smear in the diagnosis of Chlamydia trachomatis infection. Acta Cytol 1985; 29(5):671–675.
157 Freund KM, Buttlar CA, Giampaolo C, et al. The use of cervical cytology to identify women at risk for chlamydial infection. Am J Prev Med 1992; 8(5):292–297.
158 Crum CP, Mitao M, Winkler B, et al. Localizing chlamydial infection in cervical biopsies with the immunoperoxidase technique. Int J Gynecol Pathol 1984; 3(2):191–197.
159 Crum CP. Symposium Part 1: Should the Bethesda System terminology be used in diagnostic surgical pathology? Int J Gynecol Pathol 2003; 22(1):5–12.
160 Anderson MC, Brown CL, Buckley CH, et al. Current views on cervical intraepithelial neoplasia. J Clin Pathol 1991; 44 (12):969–978.
161 Albores-Saavedra J, Young RH. Transitional cell neoplasms (carcinomas and inverted papillomas) of the uterine cervix. A report of five cases. Am J Surg Pathol 1995; 19(10): 1138–1145.
162 Ward BE, Saleh AM, Williams JV, Zitz JC, Crum CP. Papillary immature metaplasia of the cervix: a distinct subset of exophytic cervical condyloma associated with HPV-6/11 nucleic acids. Mod Pathol 1992; 5(4):391–395.
163 Nuovo GJ, Blanco JS, Leipzig S, Smith D. Human papillomavirus detection in cervical lesions nondiagnostic for cervical intraepithelial neoplasia: correlation with Papanicolaou smear, colposcopy, occurrence of cervical intraepithelial neoplasia. Obstet Gynecol 1990; 75(6): 1006–1011.
164 Yang GC, Demopoulos RI, Chan W, Mittal KR. Superficial nuclear enlargement without koilocytosis as an expression of human Papillomavirus infection of the uterine cervix: an in situ hybridization study. Int J Gynecol Pathol 1992; 11(4): 283–287.
165 Trivijitsilp P, Mosher R, Sheets EE, Sun D, Crum CP. Papillary immature metaplasia (immature condyloma) of the cervix: a clinicopathologic analysis and comparison with papillary squamous carcinoma. Hum Pathol 1998; 29(6):641–648.
166 Garzetti GG, Ciavattini A, Goteri G, et al. Vaginal micropapillary lesions are not related to human papillomavirus infection: in situ hybridization and polymerase chain reaction detection techniques. Gynecol Obstet Invest 1994; 38(2):134–139.
167 Nuovo GJ, Cottral S, Richart RM. Occult human papillomavirus infection of the uterine cervix in postmenopausal women. Am J Obstet Gynecol 1989; 160(2): 340–344.
168 Jovanovic AS, McLachlin CM, Shen L, Welch WR, Crum CP. Postmenopausal squamous atypia: a spectrum including 'pseudo-koilocytosis'. Mod Pathol 1995; 8(4):408–412.
169 Sano T, Oyama T, Kashiwabara K, Fukuda T, Nakajima T. Expression status of p16 protein is associated with human papillomavirus oncogenic potential in cervical and genital lesions. Am J Pathol 1998; 153(6):1741–1748.
170 Klaes R, Benner A, Friedrich T, et al. p16INK4a immunohistochemistry improves interobserver agreement in the diagnosis of cervical intraepithelial neoplasia. Am J Surg Pathol 2002; 26(11):1389–1399.
171 Park JJ, Sun D, Quade BJ, et al. Stratified mucin-producing intraepithelial lesions of the cervix: adenosquamous or columnar cell neoplasia? Am J Surg Pathol 2000; 24(10): 1414–1419.
172 Singer G, Kurman RJ, McMaster MT, Shih IeM. HLA-G immunoreactivity is specific for intermediate trophoblast in gestational trophoblastic disease and can serve as a useful marker in differential diagnosis. Am J Surg Pathol 2002; 26: 914–920.
173 Huettner PC, Gersell DJ. Placental site nodule: a clinicopathologic study of 38 cases. Int J Gynecol Pathol 1994; 13 (3):191–198.
174 Resnick M, Lester S, Tate JE, et al. Viral and histopathologic correlates of MN and MIB-1 expression in cervical intraepithelial neoplasia. Hum Pathol 1996; 27(3): 234–239.
175 Mittal K. Utility of proliferation-associated marker MIB-1 in evaluating lesions of the uterine cervix. Adv Anat Pathol 1999; 6(4):177–185.
176 Quade BJ, Park JJ, Crum CP, Sun D, Dutta A. In vivo cyclin E expression as a marker for early cervical neoplasia. Mod Pathol 1998; 11(12):1238–1246.

177 Riethdorf L, Riethdorf S, Lee KR, et al. Human papillomaviruses, expression of p16, early endocervical glandular neoplasia. Hum Pathol 2002; 33(9):899–904.
178 Natarajan E, Saeb M, Crum CP, et al. Co-expression of p16 (INK4A) and laminin 5 gamma2 by microinvasive and superficial squamous cell carcinomas in vivo and by migrating wound and senescent keratinocytes in culture. Am J Path 2003; 163(2):477–491.
179 Kobak WH, Roman LD, Felix JC, et al. The role of endocervical curettage at cervical conization for high-grade dysplasia. Obstet Gynecol 1995; 85(2):197–201.
180 Fine BA, Feinstein GI, Sabella V. The pre- and postoperative value of endocervical curettage in the detection of cervical intraepithelial neoplasia and invasive cervical cancer. Gynecol Oncol 1998; 71(1):46–49.
181 Frost L. Cytobrush in evaluation of cervical dysplasia. Is cervical curettage necessary?. Acta Obstet Gynecol Scand 1990; 69(7–8): 645–647.
182 Andersen W, Frierson H, Barber S, et al. Sensitivity and specificity of endocervical curettage and the endocervical brush for the evaluation of the endocervical canal. Am J Obstet Gynecol 1988; 159(3):702–707.
183 Brown FM, Faquin WC, Sun D, Crum CP, Cibas ES. LSIL biopsies after HSIL smears. Correlation with high-risk HPV and greater risk of HSIL on follow-up. Am J Clin Pathol 1999; 112(6):765–768.
184 Stoler MH, Schiffman M. Interobserver reproducibility of cervical cytologic and histologic interpretations: realistic estimates from the ASCUS-LSIL Triage Study. JAMA 2001; 285(11):1500–1505.
185 Cox JT. Management of atypical squamous cells of undetermined significance and low-grade squamous intraepithelial lesion by human papillomavirus testing. Best Pract Res Clin Obstet Gynaecol 2001; 15(5):715–741.
186 Turner MJ, Keane DP, Flannelly GM, et al. Cytological screening history of patients with early invasive cervical cancer. Ir Med J 1990; 83(2):61–62.
187 Cooper P, Kirby AJ, Spiegelhalter DJ, Whitehead AL, Patterson A. Management of women with a cervical smear showing a mild degree of dyskaryosis: a review of policy. Cytopathology 1992; 3(6):331–339.
188 Ostor AG. Natural history of cervical intraepithelial neoplasia: a critical review. Int J Gynecol Pathol 1993; 12(2):186–192.
189 Cox JT, Schiffman M, Solomon D; ASCUS-LSIL Triage Study (ALTS) Group. Prospective follow-up suggests similar risk of subsequent cervical intraepithelial neoplasia grade 2 or 3 among women with cervical intraepithelial neoplasia grade 1 or negative colposcopy and directed biopsy. Am J Obstet Gynecol 2003; 188:1406–1412.
190 Pinto AP, Crum CP. Natural history of cervical neoplasia: defining progression and its consequence. Clin Obstet Gynecol 2000; 43:352–362.
191 Robertson JH, Woodend B, Elliott H. Cytological changes preceding cervical cancer. J Clin Pathol 1994; 47(3): 278–279.
192 Vierhout ME, de Planque PM. Concomitant endocervical curettage and cervical conization. Acta Obstet Gynecol Scand 1991; 70(4–5):359–361.
193 Schermerhorn TJ, Hodge J, Saltzman AK, et al. Clinicopathologic variables predictive of residual dysplasia after cervical conization. J Reprod Med 1997; 42:189–192.
194 Lapaquette TK, Dinh TV, Hannigan EV, et al. Management of patients with positive margins after cervical conization. Obstet Gynecol 1993; 82:440–443.
195 Husseinzadeh N, Carter V, Wesseler T. Significance of positive endocervical curettage in predicting endocervical canal involvement in patients with cervical intraepithelial neoplasia. Gynecol Oncol 1989; 35:358–361.
196 Moore BC, Higgins RV, Laurent SL, Marroum MC, Bellitt P. Predictive factors from cold knife conization for residual cervical intraepithelial neoplasia in subsequent hysterectomy. Am J Obstet Gynecol 1995; 173:361–366.
197 Spirtos NM, Schlaerth JB, d'Ablaing G III, Morrow CP. A critical evaluation of the endocervical curettage. Obstet Gynecol 1987; 70:729–733.
198 Weitzman GA, Korhonen MO, Reeves KO, et al. Endocervical brush cytology. An alternative to endocervical curettage?. J Reprod Med 1988; 33:677–683.
199 Zaitoun AM, McKee G, Coppen MJ, Thomas SM, Wilson PO. Completeness of excision and follow up cytology in patients treated with loop excision biopsy. J Clin Pathol 2000; 53:191–196.
200 Phelps JY III, Ward JA, Szigeti J, Bowland CH, Mayer AR. Cervical cone margins as a predictor for residual dysplasia in post-cone hysterectomy specimens. Obstet Gynecol 1994; 84:128–130.
201 Wright TC, Cox JT, Massad LS, et al. 2001 consensus guidelines for the management of women with cervical intraepithelial neoplasia. Am J Obstet Gynecol 2003; 189 (1):295–304.
202 Paraskevaidis E, Kitchener H, Adonakis G, Parkin D, Lolis D. Incomplete excision of CIN in conization: further excision or conservative management? Eur J Obstet Gynecol Reprod Biol 1994; 53(1):45–47.
203 Gardeil F, Barry-Walsh C, Prendiville W, Clinch J, Turner MJ. Persistent intraepithelial neoplasia after excision for cervical intraepithelial neoplasia grade III. Obstet Gynecol 1997; 89(3):419–422.
204 McIndoe WA, McLean MR, Jones RW, Mullins PR. The invasive potential of carcinoma in situ of the cervix. Obstet Gynecol 1984; 64(4):451–458.
205 Paterson-Brown S, Chappatte OA, Clark SK, et al. The significance of cone biopsy resection margins. Gynecol Oncol 1992; 46(2): 182–185.
206 Buxton EJ, Luesley DM, Wade-Evans T, Jordan JA. Residual disease after cone biopsy: completeness of excision and follow-up cytology as predictive factors. Obstet Gynecol 1987; 70(4):529–532.
207 Clavel C, Masure M, Bory JP, et al. Hybrid Capture II-based human papillomavirus detection, a sensitive test to detect in

routine high-grade cervical lesions: a preliminary study on 1518 women. Br J Cancer 1999; 80(9): 1306–1311.

208 Lin CT, Tseng CJ, Lai CH, et al. Value of human papillomavirus deoxyribonucleic acid testing after conization in the prediction of residual disease in the subsequent hysterectomy specimen. Am J Obstet Gynecol 2001; 184(5):940–945.

209 Jain S, Tseng CJ, Horng SG, Soong YK, Pao CC. Negative predictive value of human papillomavirus test following conization of the cervix uteri. Gynecol Oncol 2001; 82(1): 177–180.

210 Chua KL, Hjerpe A. Human papillomavirus analysis as a prognostic marker following conization of the cervix uteri. Gynecol Oncol 1997; 66(1):108–113.

211 Nuovo GJ, Pedemonte BM. Human papillomavirus types and recurrent cervical warts. JAMA 1990; 263(9): 1223–1226.

212 Ferenczy A, Mitao M, Nagai N, Silverstein SJ, Crum CP. Latent papillomavirus and recurring genital warts. N Engl J Med 1985; 313(13):784–788.

213 Strand A, Wilander E, Zehbe I, Rylander E. High-risk HPV persists after treatment of genital papillomavirus infection but not after treatment of cervical intraepithelial neoplasia. Acta Obstet Gynecol Scand 1997; 76(2):140–144.

214 Tate JE, Resnick M, Sheets EE, Crum CP. Absence of papillomavirus DNA in normal tissue adjacent to most cervical intraepithelial neoplasms. Obstet Gynecol 1996; 88(2):257–260.

215 McKee MD, Schechter C, Burton W, Mulvihill M. Predictors of follow-up of atypical and ASCUS Papanicolaou tests in a high-risk population. J Fam Pract 2001; 50(7):609.

216 Benedetti-Panici P, Maneschi F, D'Andrea G, et al. Early cervical carcinoma: the natural history of lymph nodeinvolvement redefined on the basis of thorough parametrectomy and giant section study. Cancer 2000; 88(10):2267–2274.

217 Einhorn N. Cancer of the cervix. Trends in the treatment of uterine carcinoma. East Afr Med J 1970; 47(8):410–414.

218 Uyar DS, Eltabbakh GH, Mount SL. Positive predictive value of liquid-based and conventional cervical Papanicolaou smears reported as malignant. Gynecol Oncol 2003; 89:227–232.

219 Johnson SJ, Wadehra V. How predictive is a cervical smear suggesting invasive squamous cell carcinoma? Cytopathology 2001; 12(3):144–150.

220 Nguyen GK, Nguyen-Ho P, Husain M, Husain EM. Cervical squamous cell carcinoma and its precursor lesions: cytodiagnostic criteria and pitfalls. Anat Pathol 1996; 1: 139–164.

221 Crum CP. Dynamics of human papillomavirus infection between diagnosis and therapy: results from the Zyc101A therapeutic trial of high grade cervical intraepithelial neoplasia. N Engl J Med 2003. J Infect Dis 2004; 189:1348–1354.

222 Clark SB, Dawson AE. Invasive squamous-cell carcinoma in thinprep specimens: diagnostic clues in the cellular pattern. Diagn Cytopathol 2002; 26(1):1–4.

223 Rushing, L, Cibas ES. Frequency of tumor diathesis in smears from women with squamous cell carcinoma of the cervix. Acta Cytol 1997; 41(3):781–785.

224 Paraskevaidis E, Kitchener HC, Miller ID, et al. A population-based study of microinvasive disease of the cervix – a colposcopic and cytologic analysis. Gynecol Oncol 1992; 45(1):9–12.

225 Liu WM, Chao KC, Wang KI, Ng HT. Colposcopic assessment in microinvasive carcinoma of the cervix. Zhonghua Yi Xue Za Zhi (Taipei) 1989; 43(3):171–176.

226 Wright VC. When to suspect squamous cancer at colposcopy. Nurse Pract 2001; 26(9):50–61.

227 Soutter WP, Haidopoulos D, Gornall RJ, et al. Is conservative treatment for adenocarcinoma in situ of the cervix safe? Br J Obstet Gynaecol 2001; 108(11):1184–1189.

228 Skehan M, Soutter WP, Lim K, Krausz T, Pryse-Davies J. Reliability of colposcopy and directed punch biopsy. Br J Obstet Gynaecol 1990; 97(9):811–816.

229 Al Nafussi AI, Hughes DE. Histological features of CIN3 and their value in predicting invasive microinvasive squamous carcinoma. J Clin Pathol 1994; 47(9):799–804.

230 Tidbury P, Singer A, Jenkins D. CIN 3: the role of lesion size in invasion. Br J Obstet Gynaecol 1992; 99(7):583–586.

231 Wilkinson EJ, Komorowski RA. Borderline microinvasive carcinoma of the cervix. Obstet Gynecol 1978; 51(4):472–476.

232 Crum CP, Nucci MR Lee KR. The cervix. In: Mills SE, ed. Sternbergs diagnostic surgical pathology, 4th edn. Philadelphia, PA: Lippincott Williams and Wilkins; 2004: 2377–2434.

233 Sedlis A, Sall S, Tsukada Y, et al. Microinvasive carcinoma of the uterine cervix: a clinical-pathologic study. Am J Obstet Gynecol 1979; 133(1):64–74.

234 Kosary CL. FIGO stage, histology, histologic grade, age and race as prognostic factors in determining survival for cancers of the female gynecological system: an analysis of 1973–1987 SEER cases of cancers of the endometrium, cervix, ovary, vulva, vagina. Semin Surg Oncol 1994; 10(1):31–46.

235 Hopkins MP, Morley GW. Microinvasive squamous cell carcinoma of the cervix. J Reprod Med 1994; 39(9): 671–673.

236 Lecuru F, Neji K, Robin F, et al. Microinvasive carcinoma of the cervix. Rationale for conservative treatment in early squamous cell carcinoma. Eur J Gynaecol Oncol 1997; 18 (6):465–470.

237 Marana HR, de Andrade JM, Matthes AC, et al. Microinvasive carcinoma of the cervix. Analysis of prognostic factors. Eur J Gynaecol Oncol 2001; 22(1):64–66.

238 Ostor A, Rome R, Quinn M. Microinvasive adenocarcinoma of the cervix: a clinicopathologic study of 77 women. Obstet Gynecol 1997; 89(1):88–93.

239 Creasman WT, Zaino RJ, Major FJ, et al. Early invasive carcinoma of the cervix (3 to 5 mm invasion): risk factors and prognosis. A Gynecologic Oncology Group Study. Am J Obstet Gynecol 1998; 178(1 Pt 1):62–65.

240 Burghardt E, Winter R, Tamussino K, et al. Diagnosis and surgical treatment of cervical cancer. Crit Rev Oncol Hematol 1994; 17(3):181–231.

241 Savage EW. Microinvasive carcinoma of the cervix. Am J

Obstet Gynecol 1972; 113(5):708–717.
242 Hasumi K, Sakamoto A, Sugano H. Microinvasive carcinoma of the uterine cervix. Cancer 1980; 45(5):928–931.
243 Benson WL, Norris HJ. A critical review of the frequency of lymph node metastasis and death from microinvasive carcinoma of the cervix. Obstet Gynecol 1977; 49(5):632–638.
244 Roche WD, Norris HJ. Microinvasive carcinoma of the cervix. The significance of lymphatic invasion and confluent patterns of stromal growth. Cancer 1975; 36(1):180–186.
245 Ostor AG, Rome RM. Studies on 200 cases of early squamous cell carcinoma of the cervix. Int J Gynecol Pathol 1993; 12(3):193–207.
246 Buckley SL, Tritz DM, Van Le L, et al. Lymph node metastases and prognosis in patients with stage IA2 cervical cancer. Gynecol Oncol 1996; 63(1):4–9.
247 Delgado G, Bundy BN, Fowler WC, et al. Prospective surgical pathological study of stage I squamous carcinoma of the cervix: a Gynecologic Oncology Group Study. Gynecol Oncol 1989; 35(3):314–320.
248 van Nagell JR, Jr, Greenwell N, Powell DF, et al. Microinvasive carcinoma of the cervix. Am J Obstet Gynecol 1983; 145 (8):981–991.
249 Benedet JL, Anderson GH. Stage IA carcinoma of the cervix revisited. Obstet Gynecol 1996; 87:1052–1059.
250 McLachlin CM, Devine P, Muto M, Genest DR. Pseudoinvasion of vascular spaces: report of an artifact caused by cervical lidocaine injection prior to loop diathermy. Hum Pathol 1994; 25(2):208–211.
251 Reagan JW, Fu YS. Histologic types and prognosis of cancers of the uterine cervix. Int J Radiat Oncol Biol Phys 1979; 5 (7):1015–1020.
252 Wang TY, Chen BF, Yang YC, et al. Histologic and immunophenotypic classification of cervical carcinomas by expression of the p53 Homologue p63: a study of 250 Cases. Hum Pathol 2001; 32(5):479–486.
253 Raptis S, Haber G, Ferenczy A. Vaginal squamous cell carcinoma with sarcomatoid spindle cell features. Gynecol Oncol 1993; 49(1):100–106.
254 Steeper TA, Piscioli F, Rosai J. Squamous cell carcinoma with sarcoma-like stroma of the female genital tract. Clinico-pathologic study of four cases. Cancer 1983; 52(5):890–898.
255 Pang LC. Sarcomatoid squamous cell carcinoma of the uterine cervix with osteoclast-like giant cells: report of two cases. Int J Gynecol Pathol 1998; 17(2):174–177.
256 Robertson DI, Maung R, Duggan MA. Verrucous carcinoma of the genital tract: is it a distinct entity? Can J Surg 1993; 36 (2):147–151.
257 Wong WS, Ng CS, Lee CK. Verrucous carcinoma of the cervix. Arch Gynecol Obstet 1990; 247(1):47–51.
258 Koenig C, Turnicky RP, Kankam CF, Tavassoli FA. Papillary squamotransitional cell carcinoma of the cervix: a report of 32 cases. Am J Surg Pathol 1997; 21(8): 915–921.
259 Al Nafussi AI, Al Yusif R. Papillary squamotransitional cell carcinoma of the uterine cervix: an advanced stage disease despite superficial location: report of two cases and review of the literature. Eur J Gynaecol Oncol 1998; 19(5):455–457.
260 Rose PG, Stoler MH, Abdul-Karim FW. Papillary squamotransitional cell carcinoma of the vagina. Int J Gynecol Pathol 1998; 17(4):372–375.
261 Nakamura E, Shimizu M, Fujiwara K, et al. Papillary squamous cell carcinoma of the uterine cervix: diagnostic pitfalls. APMIS 1998; 106(10):975–978.
262 Robinson CE, Sarode VR, Albores-Saavedra. Mixed papillary transitional cell carcinoma and adenocarcinomas of the uterine cervix: a clinicopathologic study of three cases. Int J Gynecol Pathol 2003; 22:220–225.
263 Mittal KR, Demopoulos RI, Goswami S. Patterns of keratin 19 expression in normal, metaplastic, condylomatous, atrophic, dysplastic, malignant cervical squamous epithelium. Am J Clin Pathol 1992; 98(4):419–423.
264 Husniye, Dilek F, Kucukali T. Mucin production in carcinomas of the uterine cervix. Eur J Obstet Gynecol Reprod Biol 1998; 79(2):149–151.
265 Benda JA. Histopathologic prognostic factors in early stage cervical carcinoma. J Natl Cancer Inst Monogr 1996; (21): 27–34.
266 Pretorius R, Semrad N, Watring W, Fotheringham N. Presentation of cervical cancer. Gynecol Oncol 1991; 42(1): 48–53.
267 Jennings OG, Soeters RP, Tiltman AJ, et al. The natural history of carcinoma of the cervix in young women. S Afr Med J 1992; 82(5):351–354.
268 Yang YC, Shen J, Tate JE, et al. Cervical cancer in young women in Taiwan: prognosis is independent of papillomavirus or tumor cell type. Gynecol Oncol 1997; 64(1):59–63.
269 Baay MF, Tjalma WA, Weyler J, et al. Prevalence of human papillomavirus in elderly women with cervical cancer. Gynecol Obstet Invest 2001; 52(4):248–251.
270 Duggan B, Muderspach LI, Roman LD, et al. Cervical cancer in pregnancy: reporting on planned delay in therapy. Obstet Gynecol 1993; 82(4 Pt 1):598–602.
271 Allen DG, Planner RS, Tang PT, Scurry JP, Weerasiri T. Invasive cervical cancer in pregnancy. Aust N Z J Obstet Gynaecol 1995; 35(4):408–412.
272 Monk BJ, Montz FJ. Invasive cervical cancer complicating intrauterine pregnancy: treatment with radical hysterectomy. Obstet Gynecol 1992; 80(2):199–203.
273 Sivanesaratnam V, Jayalakshmi P, Loo C. Surgical management of early invasive cancer of the cervix associated with pregnancy. Gynecol Oncol 1993; 48(1):68–75.
274 Sood AK, Sorosky JI, Krogman S, et al. Surgical management of cervical cancer complicating pregnancy: a case-control study. Gynecol Oncol 1996; 63(3):294–298.
275 Sorosky JI, Squatrito R, Ndubisi BU, et al. Stage I squamous cell cervical carcinoma in pregnancy: planned delay in therapy awaiting fetal maturity. Gynecol Oncol 1995; 59(2):207–210.
276 van Vliet W, van Loon AJ, ten Hoor KA, Boonstra H. Cervical carcinoma during pregnancy: outcome of planned delay in treatment. Eur J Obstet Gynecol Reprod Biol 1998; 79(2):

153–157.
277 Paraskevaidis E, Koliopoulos G, Malamou-Mitsi V, et al. Large loop excision of the transformation zone for treating cervical intraepithelial neoplasia: a 12-year experience. Anticancer Res 2001; 21(4B):3097–3099.
278 Stoler MH, Mills SE, Gersell DJ, Walker AN. Small-cell neuroendocrine carcinoma of the cervix. A human papillomavirus type 18-associated cancer. Am J Surg Pathol 1991; 15(1):28–32.
279 Pirog EC, Kleter B, Olgac S, et al. Prevalence of human papillomavirus DNA in different histological subtypes of cervical adenocarcinoma. Am J Pathol 2000; 157(4):1055–1062.
280 Lombard I, Vincent-Salomon A, Validire P, et al. Human papillomavirus genotype as a major determinant of the course of cervical cancer. J Clin Oncol 1998; 16(8): 2613–2619.
281 Schwartz SM, Daling JR, Shera KA, et al. Human papillomavirus and prognosis of invasive cervical cancer: a population-based study. J Clin Oncol 2001; 19(7): 1906–1915.
282 Covens A, Rosen B, Murphy J, et al. Changes in the demographics and perioperative care of stage IA(2)/IB (1) cervical cancer over the past 16 years. Gynecol Oncol 2001; 81(2):133–137.
283 Magrina JF, Goodrich MA, Lidner TK, et al. Modified radical hysterectomy in the treatment of early squamous cervical cancer. Gynecol Oncol 1999; 72(2):183–186.
284 Hopkins MP, Morley GW. Radical hysterectomy versus radiation therapy for stage IB squamous cell cancer of the cervix. Cancer 1991; 68(2):272–277.
285 Hopkins MP, Peters WA, III, Andersen W, Morley GW. Invasive cervical cancer treated initially by standard hysterectomy. Gynecol Oncol 1990; 36(1):7–12.
286 Fuller AF Jr, Elliott N, Kosloff C, Hoskins WJ, Lewis JL Jr. Determinants of increased risk for recurrence in patients undergoing radical hysterectomy for stage IB and IIA carcinoma of the cervix. Gynecol Oncol 1989; 33(1):34–39.
287 Sedlis A, Bundy BN, Rotman MZ, et al. A randomized trial of pelvic radiation therapy versus no further therapy in selected patients with stage IB carcinoma of the cervix after radical hysterectomy and pelvic lymphadenectomy: a Gynecologic Oncology Group Study. Gynecol Oncol 1999; 73(2):177–183.
288 Whitney CW, Sause W, Bundy BN, et al. Randomized comparison of fluorouracil plus cisplatin versus hydroxyurea as an adjunct to radiation therapy in stage IIB-IVA carcinoma of the cervix with negative para-aortic lymph nodes: a Gynecologic Oncology Group and Southwest Oncology Group Study. J Clin Oncol 1999; 17(5): 1339–1348.
289 Morris M, Gershenson DM, Burke TW, et al. A phase II study of carboplatin and cisplatin in advanced or recurrent squamous carcinoma of the uterine cervix. Gynecol Oncol 1994; 53 (2):234–238.
290 Rose PG, Bundy BN, Watkins EB, et al. Concurrent cisplatin-based radiotherapy and chemotherapy for locally advanced cervical cancer. N Engl J Med 1999; 340(15): 1144–1153.
291 Keys HM, Bundy BN, Stehman FB, et al. Cisplatin, radiation, adjuvant hysterectomy compared with radiation and adjuvant hysterectomy for bulky stage IB cervical carcinoma. N Engl J Med 1999; 340(15):1154–1161.
292 Peters WA III, Liu PY, Barrett RJ, et al. Concurrent chemotherapy and pelvic radiation therapy compared with pelvic radiation therapy alone as adjuvant therapy after radical surgery in high-risk early-stage cancer of the cervix. J Clin Oncol 2000; 18(8):1606–1613.
293 Stewart LA, Parmar MK, Tierney JF. Meta-analyses and large randomized, controlled trials. N Engl J Med 1998; 338(1): 61–62.
294 Sardi JE, Giaroli A, Sananes C, et al. Long-term follow-up of the first randomized trial using neoadjuvant chemotherapy in stage Ib squamous carcinoma of the cervix: the final results. Gynecol Oncol 1997; 67(1):61–69.
295 Benedetti-Panici P, Greggi S, Colombo A, et al. Neoadjuvant chemotherapy and radical surgery versus exclusive radiotherapy in locally advanced squamous cell cervical cancer: results from the Italian Multicenter Randomized Study. J Clin Oncol 2002; 20(1):179–188.
296 Zola P, Ferrero A, Fuso L, et al. Different types of hysterectomy in the radio-surgical treatment of early cervical cancer (FIGO Ib-IIa). Eur J Gynaecol Oncol 2002; 23(3):236–242.
297 Landoni F, Maneo A, Colombo A, et al. Randomised study of radical surgery versus radiotherapy for stage Ib-IIa cervical cancer. Lancet 1997; 350(9077): 535–540.
298 Piver MS, Chung WS. Prognostic significance of cervical lesion size and pelvic node metastases in cervical carcinoma. Obstet Gynecol 1975; 46(5):507–510.
299 Finan MA, DeCesare S, Fiorica JV, et al. Radical hysterectomy for stage IB1 vs IB2 carcinoma of the cervix: does the new staging system predict morbidity and survival? Gynecol Oncol 1996; 62(2):139–147.
300 Trattner M, Graf AH, Lax S, et al. Prognostic factors in surgically treated stage Ib–IIb cervical carcinomas with special emphasis on the importance of tumor volume. Gynecol Oncol 2001; 82(1):11–16.
301 Zhou J, Sun XY, Stenzel DJ, Frazer IH. Expression of vaccinia recombinant HPV 16 L1 and L2 ORF proteins in epithelial cells is sufficient for assembly of HPV virion-like particles. Virology 1991; 185(1):251–257.
302 Suzich JA, Ghim SJ, Palmer-Hill FJ, et al. Systemic immunization with papillomavirus L1 protein completely prevents the development of viral mucosal papillomas. Proc Natl Acad Sci USA 1995; 92(25):11553–11557.
303 Rose RC, White WI, Li M, et al. Human papillomavirus type 11 recombinant L1 capsomeres induce virus-neutralizing antibodies. J Virol 1998; 72(7): 6151–6154.
304 Rose RC, Bonnez W, Reichman RC, Garcea RL. Expression of human papillomavirus type 11 L1 protein in insect cells: in vivo and in vitro assembly of viruslike particles. J Virol 1993; 67(4):1936–1944.
305 Schiller JT, Lowy DR. Papillomavirus-like particles and HPV vaccine development. Semin Cancer Biol 1996; 7(6):373–382.

306 Suzich JA, Ghim SJ, Palmer-Hill FJ, et al. Systemic immunization with papillomavirus L1 protein completely prevents the development of viral mucosal papillomas. Proc Natl Acad Sci USA 1995; 92(25):11553–11557.
307 Galloway DA. Is vaccination against human papillomavirus a possibility? Lancet 1998; 351 (Suppl 3):22–24.
308 Crum CP, Rivera MN. Vaccines for cervical cancer. Cancer J 2003; 9:368–376.
309 Hsieh CY, You SL, Kao CL, Chen CJ. Reproductive and infectious risk factors for invasive cervical cancer in Taiwan. Anticancer Res 1999; 19:4495–4500.
310 Hughes SA, Sun D, Gibson C, et al. Managing atypical squamous cells of undetermined significance (ASCUS): human papillomavirus testing, ASCUS subtyping, or follow-up cytology? Am J Obstet Gynecol 2002; 186: 396–403.
311 Cox JT, Schiffman M, Solomon D; ASCUS-LSIL Triage Study (ALTS) Group. Prospective follow-up suggests similar risk of subsequent cervical intraepithelial neoplasia grade 2 or 3 among women with cervical intraepithelial neoplasia grade 1 or negative colposcopy and directed biopsy. Am J Obstet Gynecol 2003; 188:1406–1412.
312 Benedet JL, Bender H, Jones H 3rd, Ngan HY, Pecorelli S. FIGO staging classifications and clinical practice guidelines in the management of gynecologic cancers. FIGO Committee on Gynecologic Oncology. Int J Gynaecol Obstet 2000; 70: 209–262.
313 Basil JB, Horowitz IR. Cervical carcinoma: contemporary management. J Reprod Med 2001; 28:727–739.
314 Covens A, Shaw P, Murphy J, et al. Is radical trachelectomy a safe alternative to radical hysterectomy for patients with stage IA-B carcinoma of the cervix? Cancer 1999; 86:2273–2279.
315 Dargent D, Martin X, Sacchetoni A, Mathevet P. Laparoscopic vaginal radical trachelectomy: a treatment to preserve the fertility of cervical carcinoma patients. Cancer 2000; 88(8): 1877–1882.
316 Roy M, Plante M. Radical vaginal trachelectomy for invasive cervical cancer. J Gynecol Obstet Biol Reprod (Paris) 2000; 29(3):279–281.
317 Shepherd JH, Mould T, Oram DH. Radical trachelectomy in early stage carcinoma of the cervix: outcome as judged by recurrence and fertility rates. Br J Obstet Gynaecol 2001; 108:882–885.

14 宫颈腺上皮肿瘤形成

Glandular neoplasia of the cervix

Kenneth R. Lee 和
Peter G. Rose 著
鲍冬梅译　薛卫成校

引言 Introduction

癌前病变与癌的关系 THE PRECURSOR-CANCER CONNECTION

原位腺癌（adenocarcinoma *in situ*，AIS）的概念由Friedell和McKay于1953年首次提出，这是基于他们见到的两例宫颈腺癌也含有非浸润性的癌前病变[1]。然而，在接下来的几十年，虽然对宫颈鳞状细胞癌发生的理解有了明显进展，但是对AIS仍然不是十分清楚。直到20世纪80年代，AIS才开始被广泛接受，尤为突出的是1988年Jaworski等详细描述了72例AIS[2]。基于以下原因，AIS现在被认为是大多数宫颈浸润性腺癌的前期病变：

1. AIS的细胞与肿瘤细胞相似，常常在早期浸润性腺癌邻近处发现AIS[3-6]。
2. 在绝大多数AIS病例中检测到人乳头状瘤病毒（human papillomavirus，HPV），其发生率和亚型在AIS和腺癌中是相似的（主要是16和18型）[7]。
3. 回顾浸润性腺癌从前的活检和巴氏涂片，发现了以前未被认出的AIS病例[8-10]。
4. 患AIS的妇女平均年龄大约38岁，而早期浸润性腺癌大约43岁（Lee和Flynn总结）[5]，符合AIS是浸润癌的前期病变。
5. 细胞周期调节异常标志物如p16[11, 12]、细胞更新加快标志物如Ki-67[13-16]、细胞膜粘附分子改变如CD44[17, 18]和其他细胞膜糖蛋白[19, 20]，在AIS和腺癌中均常常可以检测到，但在正常宫颈内膜细胞或者类似于AIS的宫颈良性病变中却没有。

识别具有腺上皮肿瘤形成风险的妇女 IDENTIFYING THE WOMAN AT RISK FOR GLANDULAR NEOPLASIA

至少90%的宫颈腺癌含有人乳头状瘤病毒（HPV）。一项研究中证明，HPV 16、18和45在这些肿瘤中大约分别占50%、40%和10% [7]。因此，像鳞状细胞癌一样，HPV也是宫颈腺癌最重要的危险因素[7, 21-23]。然而，几种特征可以区分这两种类型的癌：

1. *与鳞状细胞癌相比，宫颈腺癌的发病率相对升高。*自从20世纪60年代，在美国和其他发达国家宫颈腺癌的发病率升高，目前占所有浸润性宫颈癌的20%～25%[24-32]。在加拿大，Liu等人观察到从1970年到1996年鳞状细胞癌的发病率从13.4/100 000下降到6.6/100 000，而腺癌的发病率从1.3/100 000上升到1.8/100 000[28]。这种升高在年轻的白人妇女中尤为明显[32]。虽然这种升高的原因不明，但很有可能是由于AIS发病率升高以及巴氏涂片对发现早期腺上皮肿瘤相对无效共同作用造成的[33-36]。
2. *不是所有的腺癌都与HPV有关。*腺癌有几种不同的亚型，可能有不同的病因学和自然病史。例如，在一些不常见的腺癌亚型，如微小偏离型，很少能检测出HPV[7]。Andersson等发现，HPV阳性率在腺癌中与年龄有关，从40岁以下妇女的89%降低到60岁以上妇女的42%[37]。
3. 与鳞状细胞癌不同，吸烟不是腺癌发生的危险因素之一[38, 39]。
4. *多数研究支持腺癌及其癌前病变与应用口服避孕药有关。*与鳞状细胞癌相比这种相关性更为密切，取决于所进行的研究，并与使用时间的长短和频率呈函数关系[22, 39-45]。然而，对老年妇女的一项研究发现，宫颈腺癌与雌激素替代治疗无关[46]。

上述资料提示几种因素共同作用使妇女处于腺癌的危险之中。其中包括年龄较轻、HPV感染和应用口服避孕药。然而，与鳞状细胞癌相比，这些事件使腺上皮肿瘤形成危险性增高的作用机制并不清楚。未被研究的一条途径是雌激素与宫颈移行带之间的关系。鼠的研究显示，在雌激素作用下鳞状和腺体增生非常明显，与人类初潮后的情形相似[47]。在人类，宫颈柱状上皮细胞增生（微腺体改变）和激素刺激之间的关系已有描述[48]。尚不明确雌激素的局部作用是否能增加柱状细胞的HPV易感性，但这是值得研究的[49, 50]。

腺上皮肿瘤形成诊断中的细胞学原理
Principles of cytology in the diagnosis of glandular neoplasia

引言 INTRODUCTION

细胞学诊断为“非典型宫颈内膜细胞（atypical endocervical cells）”、“原位腺癌（adenocarcinoma *in situ*）”和“腺癌”意味着病变严重程度逐级升高，需要更全面的检查。然而，细胞学区分这些常常是很困难的，排除腺上皮肿瘤最终需要阴道镜检查，而且常常需要锥形活检。这与鳞状病变谱系不同，后者可以选择细胞学随访、阴道镜以及目前的HPV检测。由于诊断性和非诊断性的腺体非典型性需要相似的随访方式，因此可以作为单独一组进行讨论，在本章节将放在一起讨论（表14.1）。

预防宫颈腺癌的关键在于发现和消除其前期病变AIS。不幸的是，巴氏涂片对腺上皮癌前病变不像对鳞状上皮癌前病变那样敏感[33-36]。据我们的材料统计发现，涂片检测 AIS 的敏感性是 55%～70%[34]，浸润性腺癌是45%～76%[9]。缺乏敏感性主要与两种因素有关：(1) 宫颈内膜取材不足：在过去这是低敏感性的主要原因。然而，采用新近设计的采集工具以及对移行带取材重要性认识的提高减少了这部分问题。(2) 腺体的非典型性在涂片中容易被忽略：回顾性复查患有AIS或浸润性腺癌的妇女从前阴性的巴氏涂片之后，我们发现了筛查 / 报告的假阴性率是 40%～50%[9, 34]。其他人报告了相似的发现[10]。这反映了上述良性与恶性腺样细胞之间的鉴别困难是固有的。

表14.1　巴氏涂片中异常腺样细胞的细胞学鉴别诊断

肿瘤性病变
- 原位腺癌
- 宫颈腺癌
- 高级别鳞状上皮内病变
- 子宫内膜增生 / 癌
- 子宫外腺癌

非肿瘤性病变
- 输卵管化生
- 直接刮取的下段子宫内膜
- 月经期子宫内膜
- 反应性宫颈内膜病变（宫颈炎、微腺体增生、Arias-Stella 反应、放射效应）
- 萎缩

原位腺癌的标准 CRITERIA FOR ADENOCARCINOMA *IN SITU*

原位腺癌（AIS）细胞呈深染密集状积聚。在这些病变中宫颈内膜腺体分化的特征包括：

1. 柱状细胞条带伴有密集、朝向基底的细胞核和透明、泡沫样或空泡状细胞浆；
2. 羽毛状（细胞垂直于长轴向周围排列，以至于细胞核和小束胞浆呈放射状突向外面）；
3. 菊形团（由围绕中心空隙的放射状排列的细胞核构成的腺样结构）。

肿瘤性细胞核的特征对于确诊是必要的。在 AIS，细胞核通常非常密集，常常伴有细胞核变形（molding）。细胞核轻度增大，卵圆形或不规则，深染，伴有弥漫分布的轻至中度粗糙的染色质颗粒。核仁通常不明显，但在一些病例可能很明显。大约 40% 的病例中可以发现核分裂像，但是常常要仔细寻找（图14.1-14.7）[51-54]。

在薄层涂片，AIS 团块较小，条带或菊形团样柱状细胞结构也不明显；染色质较细腻，核仁较清楚。然而，重要的是在薄层涂片中，细胞极度密集和羽毛状结构仍然特别明显。而且，染色质比正常宫颈腺体细胞粗糙，容易识别[55, 56]。

如果出现明确的特征，细胞学表现可以确诊 AIS[57]。然而，临床和病理医师要认识到细胞学并不能除外浸润，有必要进行锥形活检[58, 59]。

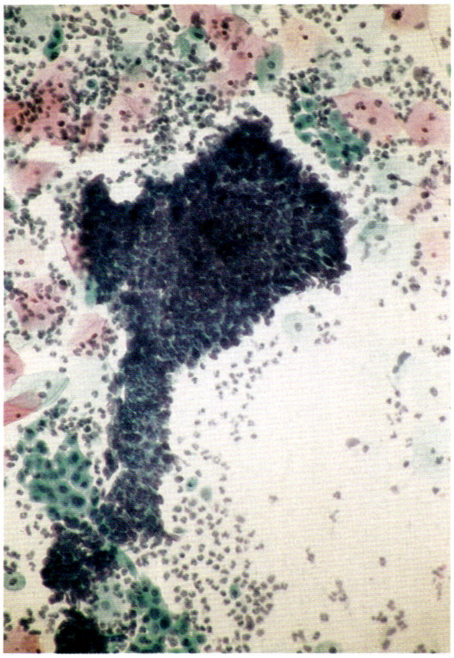

图 14.1 原位腺癌。可见大的密集的细胞团伴有周围羽毛样外观。

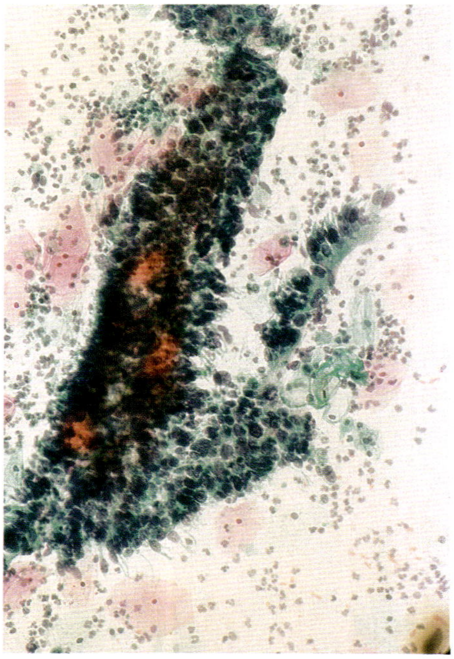

图 14.2 原位腺癌。密集性大团块呈羽毛状，较小的团块由细胞核具有极向的柱状细胞条带组成。

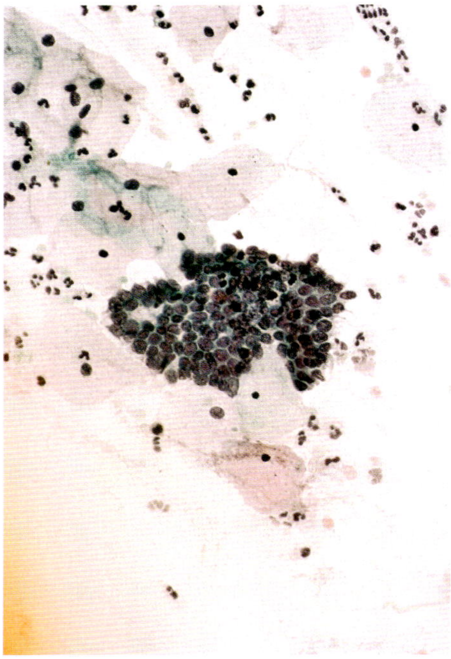

图 14.3 原位腺癌。致密细胞团具有羽毛状和菊形团结构。

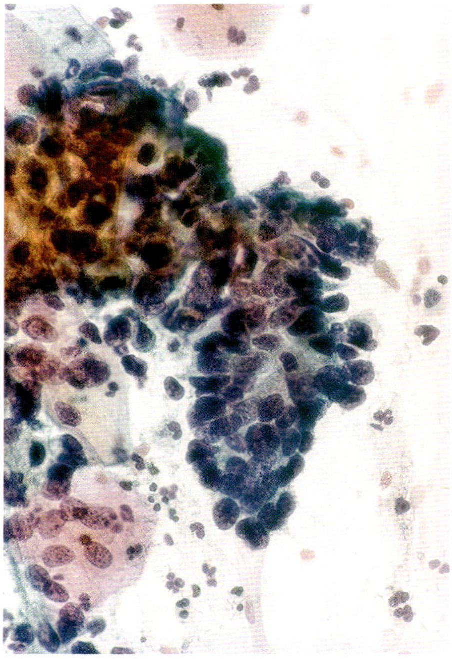

图 14.4 原位腺癌。可见非常密集的变形细胞核和轻至中度粗糙的染色质。中心有一个模糊的菊形团结构 。

浸润性腺癌的细胞学表现 CYTOLOGIC FINDINGS OF INVASIVE ADENOCARCINOMA

涂片表现 Smear presentation

涂片表现比AIS更多变，取决于细胞类型和腺癌分级[60, 61]。通常缺乏血性和坏死性背景，尤其是早期腺癌，不能依赖出血或坏死现象确诊浸润。相反，当血性涂片伴有少量保存不好的细胞团时，不要轻易作为不满意涂片放过，因为一些进展期的腺癌就表现为这样的情况。

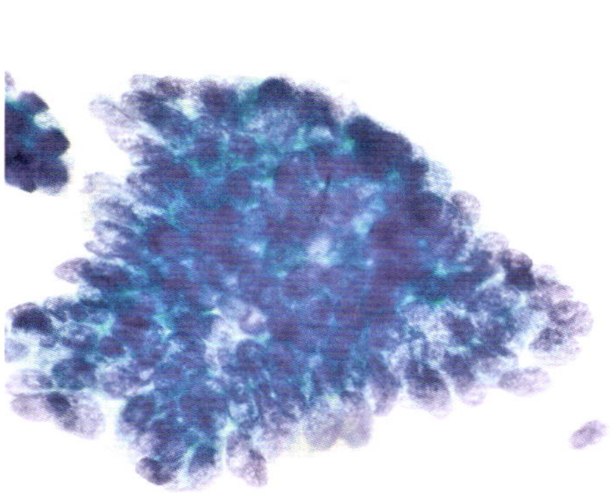

图 14.5 原位腺癌。细胞核非常密集，周围可见羽毛状结构，此例的细胞核仅轻度深染。

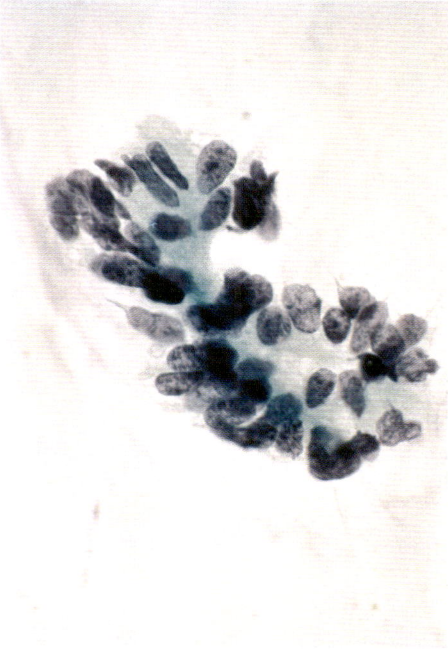

图 14.7 原位腺癌。细胞核不规则且有变形，伴有周围羽毛状外观和模糊的菊形团样结构。

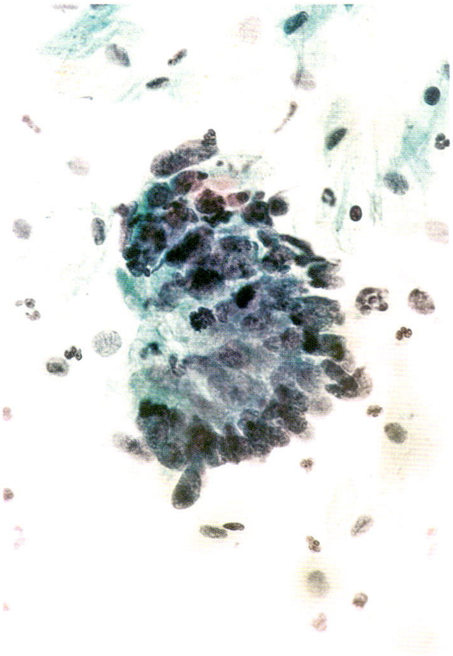

图 14.6 原位腺癌。细胞团中央出现核分裂像，周围呈羽毛状，中心残留淡染或空泡状细胞浆。

细胞形态 Cell pattern

腺癌细胞团的数量通常很多，彼此相似，缺少正常或反应性宫颈腺细胞有序的蜂窝样形态。大分支和乳头状细胞团，即使由AIS样细胞组成也提示浸润。在某些病例，以单个细胞和非常小的团块为主。

细胞特征 Features of the cells

这些细胞通常比 AIS 细胞大。胞浆淡染到嗜酸性，有时空泡状。根据病例不同，细胞核染色质从小泡到粗糙，核仁从缺乏到明显，核分裂像可以常见或缺乏（图 14.8-14.10）。

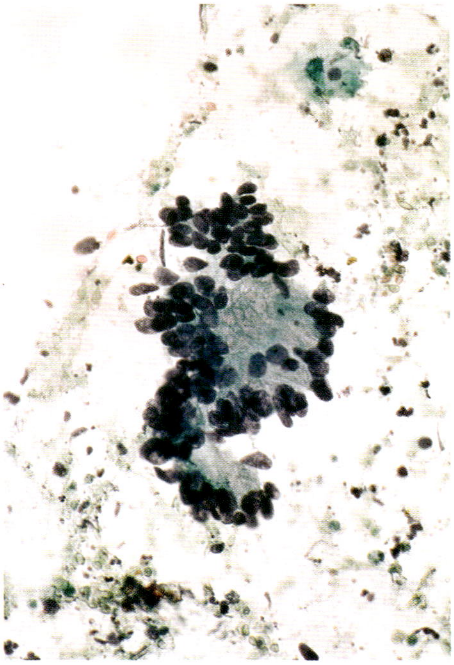

图 14.8 浸润性腺癌。背景中出现退化的细胞核碎片，细胞团有 AIS 样表现，在缺乏背景因素情况下很难和 AIS 相鉴别。然而，不能依赖背景因素确定浸润，因它在早期浸润性宫颈腺癌中非常罕见。

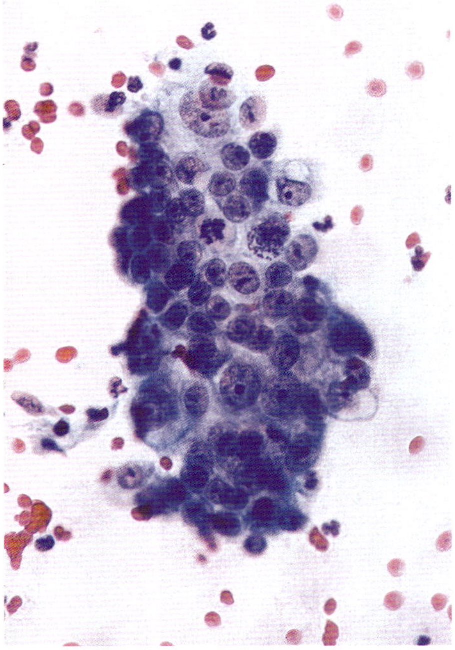

图 14.9　浸润性腺癌。细胞核增大、密集伴有明显的核仁和核分裂像。胞浆泡沫样，局灶有空泡。

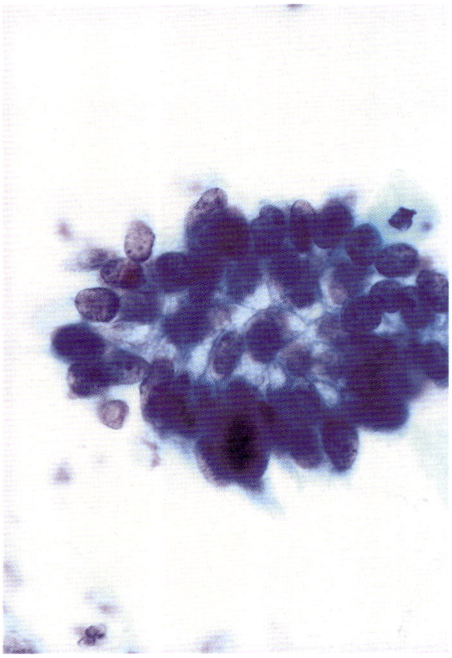

图 14.10　浸润性腺癌。可见AIS样细胞团伴有明显的羽毛样外观。然而，活检可见深部浸润。

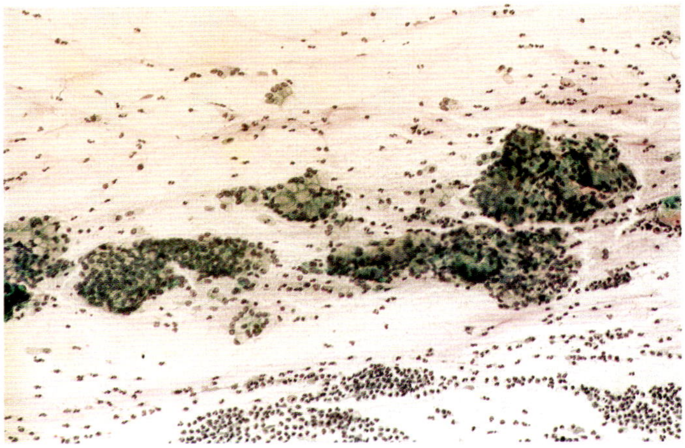

图14.11　分化非常好的浸润性腺癌。低倍镜表现为大的成簇的腺细胞。

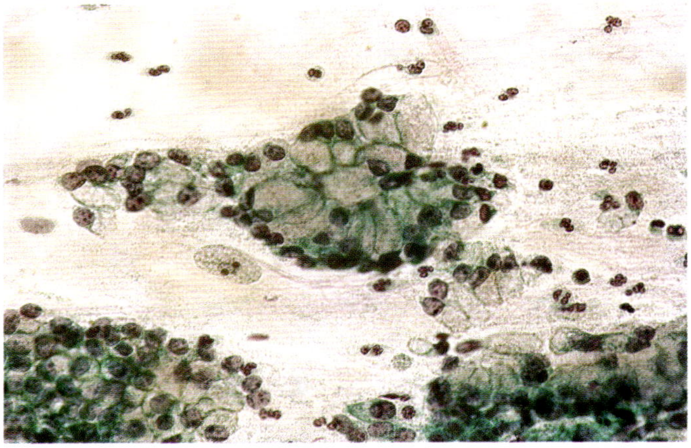

图14.12　分化非常好的浸润性腺癌。在这个病例，预见性地做出正确诊断是很困难的。然而，细胞核轻度增大，形态一致，加上大量充满黏液的胞浆，很少见于单纯的反应性病变。

腺癌的特殊亚型，例如恶性腺瘤[62-64]、高分化绒毛腺管状[65, 66]或浆液性[67]可以有特征性的表现。识别这些特征非常重要。然而，腺癌的亚型不可能根据细胞学表现得以确诊。

与反应性上皮细胞的相似之处
Similarities with reactive epithelial cells

在一些高分化腺癌病例，与反应性宫颈腺细胞相鉴别的特征可能非常细微。见到大量表现相似而仅有轻微非典型性的腺细胞团时，至少要考虑癌的可能性（图14.11，14.12）。

假阴性诊断
FALSE-NEGATIVE INTERPRETATIONS

绝大多数严重的错误是将AIS或腺癌误诊为良性病变。通常发生这类误诊是因为细胞被当作子宫内膜细胞或者反应性宫颈内膜细胞[9, 34, 68-71]。

AIS 被误诊为月经期或直接取材的子宫内膜细胞
AIS mistaken for menstrual or directly sampled endometrial cells

在AIS，如同月经期子宫内膜一样，细胞非常密集，但与后者不同，AIS细胞有保留很好的细胞核，至少有轻微的羽毛样或小菊形团结构。缺乏子宫内膜间质碎片，缺少蜂窝状排列的细胞，或者缺少三维管状细胞团，可以除外直接取材的子宫内膜（见下）（图14.13）[69, 70, 72]。

AIS 或腺癌被误诊为反应性宫颈内膜细胞
AIS or adenocarcinoma mistaken for reactive endocervical cells

AIS或腺癌中的异常细胞团相对形态单一，不像通常在反应性宫颈内膜细胞中看到的是一系列细胞谱系。肿瘤性细胞团有重叠或者非常密集的细胞核，具有不同粗糙程度的染色质，以及小或者明显的核仁（图14.14–14.16）。在一些病例，确切诊断非常困难。涂片中仅出现轻度非典型性宫颈内膜样细胞（图 14.11，14.12）或者血性涂片仅伴有少数非典型细胞是常常被过低诊断的两种腺癌形态。

假阳性诊断
FALSE-POSITIVE INTERPRETATIONS

将良性病变误诊为AIS或腺癌比假阴性诊断更常见。

输卵管 / 输卵管子宫内膜化生
Tubal/tuboendometrial metaplasia

输卵管化生是最常见的与AIS相似的良性病变，虽然出现细胞增大和密集，但是通常达不到 AIS 的程度[73, 74]。细胞核染色质通常比AIS细腻，缺乏羽毛状或菊形团结构（图14.17，14.18）。胞浆纤毛是确诊输卵管化生的关键发现，但是常常很难看见。这需要看到分散的毛发样胞浆改变，吸附背景碎屑可类似于纤毛。虽然非常罕见，也会有纤毛型AIS[75]，所以，尽管比较可靠，仅仅出现纤毛并不足以除外肿瘤。

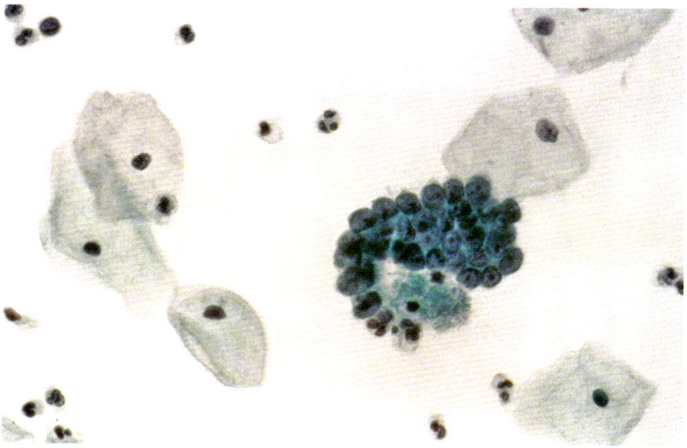

图14.13　原位腺癌。该小细胞团可能与月经期子宫内膜细胞相混淆。然而，它们保存良好，具有模糊的羽毛样外观。

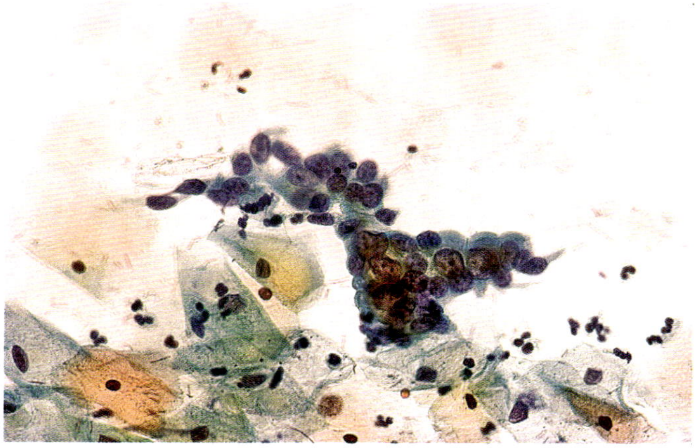

图14.14　原位腺癌。在该病例中，细胞更加类似“反应性”表现。然而，它们深染，而且非常密集。注意有核分裂像。核分裂像不是肿瘤的特异性表现，因为在反应性病变中也可以见到。

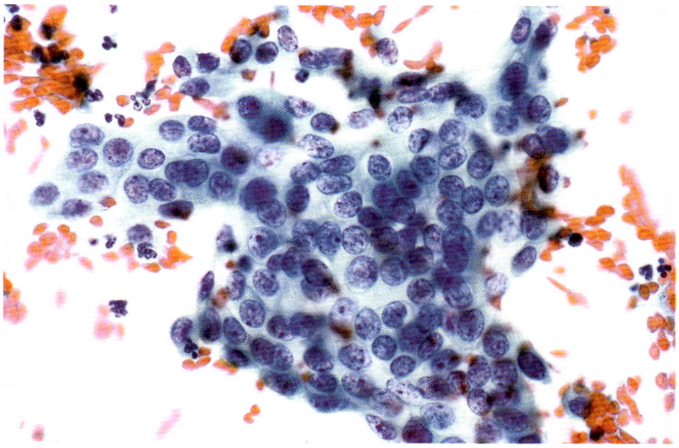

图14.15　浸润性腺癌。可见成片的细胞，伴有重叠、形态相似的细胞核，以及略微粗糙的染色质和小核仁。

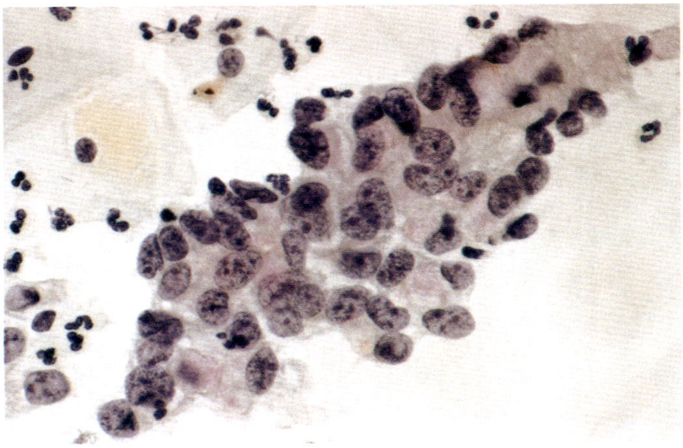

图14.16 浸润性腺癌。细胞核增大、重叠，染色质轻度粗糙，核仁明显。

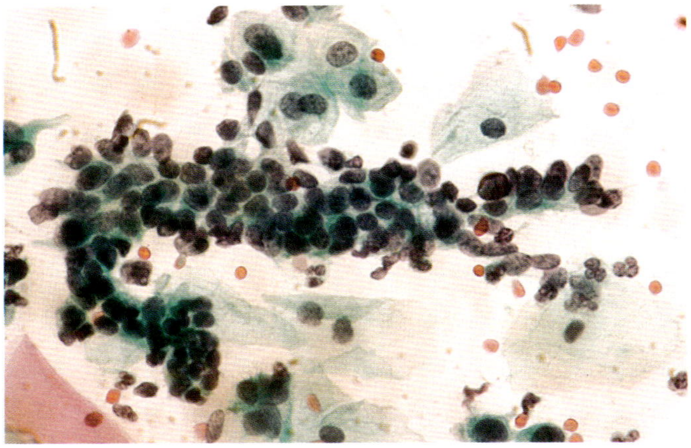

图 14.17 输卵管化生。密集的深染细胞团类似于原位腺癌。右侧的柱状细胞中出现纤毛；然而它们很难辨认。

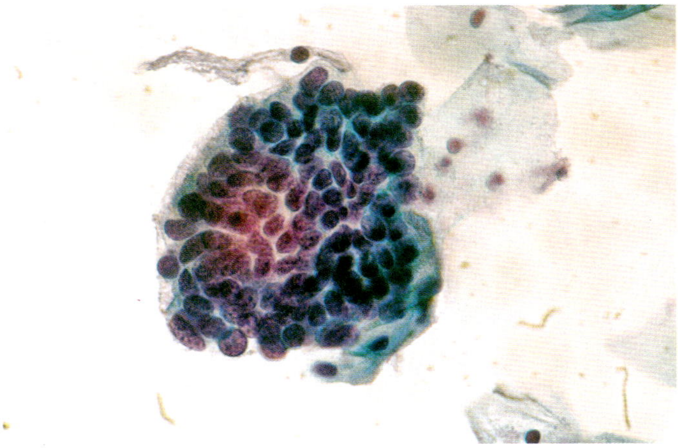

图14.18 输卵管化生。细胞核密集、深染，类似于原位腺癌。注意左侧边缘有明显的纤毛。缺乏羽毛状外观。

直接取材的下段子宫内膜
Lower segment endometrium，directly sampled

直接刮取到下段子宫内膜并不少见，尤其是在做过锥形活检的妇女[72, 76-78]。它们表现为碎片，类似于AIS，可以出现细胞核分裂像。然而，下段子宫内膜细胞排列成扁片状或三维管状，而缺乏羽毛状或菊形团结构（图14.19）。细胞小而一致，分布均匀，伴有细腻或者致密的细胞核染色质（图14.20）。子宫内膜间质细胞团（杂乱的梭形细胞伴有淡染的卵圆形细胞核和纤细的胞浆），或者粘附或者独立于上皮细胞团，是一个重要的线索（图 14.21）。

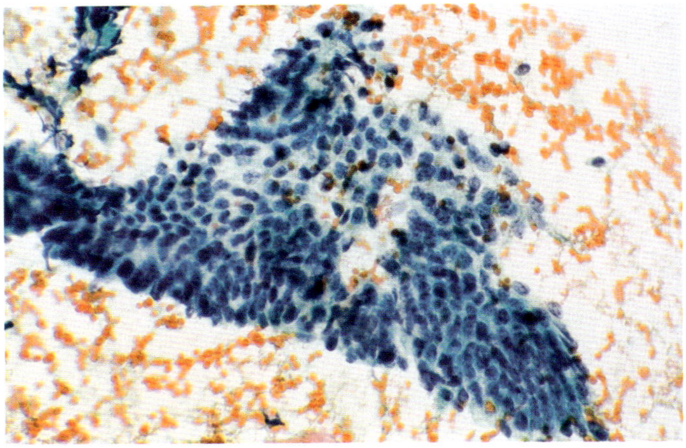

图14.19 直接取材的下段子宫内膜。出现类似原位腺癌表现的细胞片块。细胞核不如原位腺癌密集。

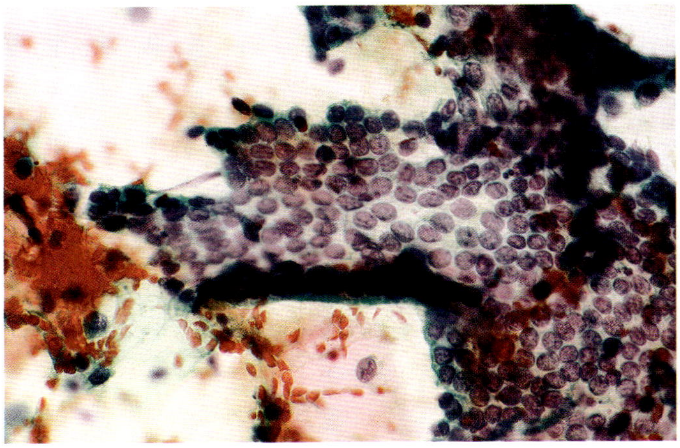

图14.20 直接取材的下段子宫内膜。细胞核小而一致，分布均匀；染色质淡染。

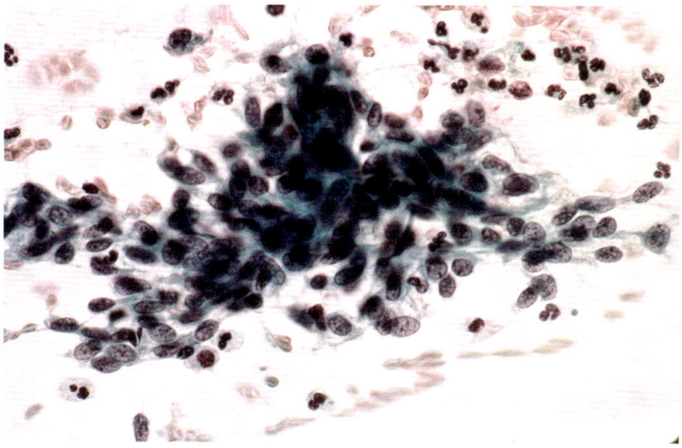

图14.21 直接取材的下段子宫内膜。可见具有浅淡染色质的梭形子宫内膜间质细胞碎片。

月经期子宫内膜细胞 Menstrual endometrial cells

令人吃惊的是，成簇的月经期子宫内膜细胞有时可能与 AIS（或 HSIL）难以区分（图 14.22a）。有时也会发现巨大的假乳头状子宫内膜碎片，与腺癌十分相似（图14.22b）。在这些情况下，像对待所有困难的细胞学诊断一样，要将这些细胞放在涂片背景中进行评价，这点非常关键。大多数月经期子宫内膜细胞团有非常小的变形细胞核，胞浆稀少或缺乏，有散在固缩的细胞核碎片，或者在致密的间质细胞球周围绕以较大的上皮细胞。可见深染但变性的致密样、污迹样或水滴样染色质。缺少AIS特征性的羽毛样、菊形团或者条带状排列的柱状细胞。

反应性宫颈内膜细胞 Reactive endocervical cells

来自于宫颈炎或者宫颈内膜息肉[79]、微腺体增生[80-82]、放射后宫颈内膜[83]或Arias-Stella反应[84-85]的反应性宫颈内膜细胞可能类似 AIS 或腺癌。与肿瘤不同，宫颈炎或者息肉有成片的修复样细胞，含有分布均匀的细胞核，伴有细腻的染色质、有时明显的核仁以及精细的核膜。在同一细胞团内和不同细胞团之间，细胞核的大小可以不同。

微腺体增生可能出现伴有增大的、有时呈空泡状的细胞团，可能会误诊为腺癌。然而细胞核的大小不等，而非单一形态；染色质细腻，可能出现粘附的密集的贮备细胞或者不成熟的化生细胞，有的伴有可识别的细胞间桥（图 14.23）。

放射和Arias-Stella反应可以出现巨大的细胞，伴有丰富的、有时空泡状的胞浆。常常在同一细胞团中见到从正常大小到非常巨大的细胞核，可见污迹样染色质和核内空泡（图 14.24）。

萎缩 Atrophy

除了众所周知的萎缩性良性细胞核非典型性类似于鳞状上皮异型增生外，萎缩的细胞有时可能脱落部分或全部胞浆，聚集成假腺样细胞团，可能会被误诊为子宫

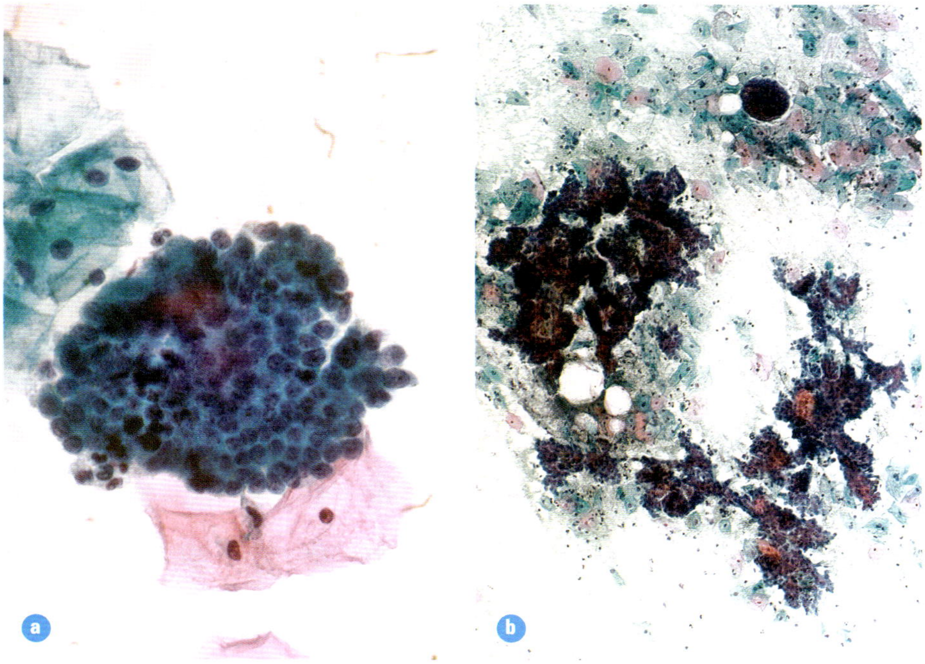

图14.22 (a) 月经期子宫内膜细胞。非常密集的、小而变性的细胞核组成的深染细胞团，有模糊的羽毛样外观。(b) 月经期子宫内膜细胞。出现大的假乳头状细胞团。在上端可见间质球。

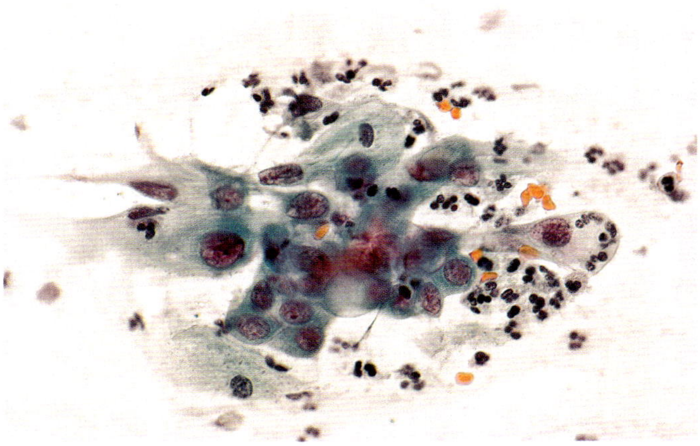

图14.23　微腺体增生。细胞核增大，轻度深染；胞浆有逐渐衰减的拖尾现象。胞浆内可见白细胞。

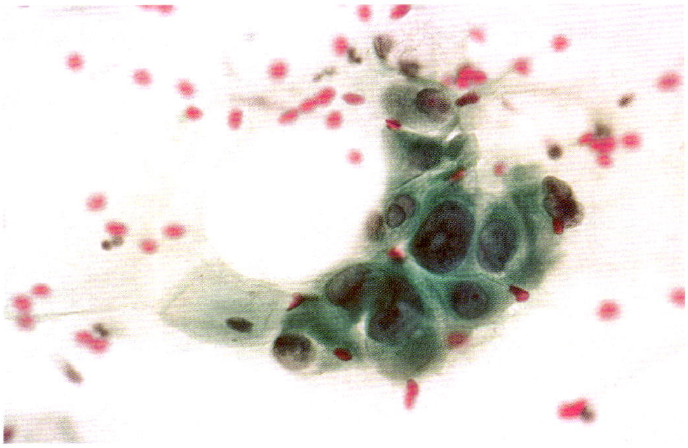

图14.24　Arias-Stella反应。在这一团细胞中出现明显增大的细胞。然而，细胞核大小的差异显著，有模糊或空洞样染色质。

内膜细胞、子宫内膜癌或者甚至转移癌。萎缩的细胞核小、淡染且形态一致。重要的是，它们与背景中的完整细胞或仅丢失部分胞浆的细胞一样（图 14.25）。

误诊：HSIL 误诊为AIS
MISDIAGNOSIS：HSIL MISTAKEN FOR AIS

高级别鳞状上皮内病变（high-grade squamous intraepithelial lesion，HSIL）是最常见的类似于 AIS 的肿瘤性病变[86, 87]。在巴氏涂片报告有非典型腺细胞之后，大多数活检中的肿瘤性病变是HSIL而不是AIS[88]。

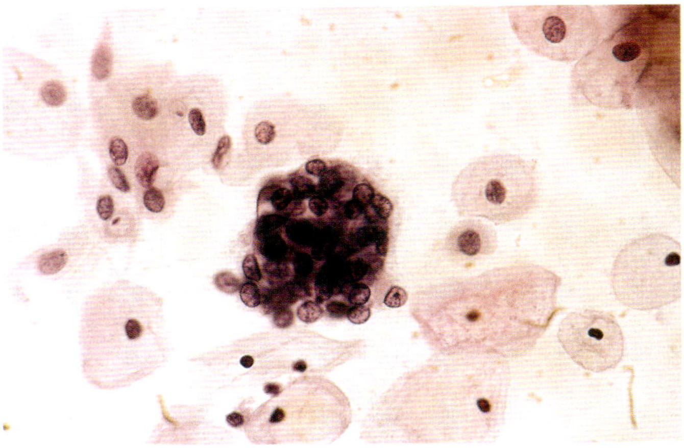

图 14.25　萎缩。这是一位有乳腺小叶癌病史妇女的宫颈涂片，可见一致密的细胞核团块，伴有稀少的胞浆。根据病史，这种假腺样排列可能与子宫内膜细胞或者各种类型的癌相混淆。它们仅仅是没有胞浆的萎缩的鳞状细胞。注意单个细胞核类似于周围鳞状细胞的细胞核。

在AIS样HSIL，异常的细胞要么非常密集，具有粗糙、深染的细胞核和稀少的胞浆（图 14.26a）；要么疏松排列，具有淡染、纤细的空泡状胞浆（图14.26b）。两种表现均类似于腺样分化。然而，缺乏明确的柱状形态和显著的羽毛样、菊形团结构可以排除腺上皮肿瘤。按照常规，如果无法确定这些细胞是HSIL还是AIS，那么它们很可能是前者。据推测，腺样 HSIL 可能被误诊为反应性而不是肿瘤性腺细胞（类似于上文中讨论的AIS假阴性诊断）。

意义不明的非典型性腺上皮细胞
ATYPICAL GLANDULAR CELLS OF UNDETERMINED SIGNIFICANCE

总论 General

意义不明的非典型性腺上皮细胞（atypical glandular cells of undetermined significance，AGUS）在不同实验室诊断率不一，从低至 0.08% 到高达 0.74%[88]。除敏感度范围广泛外，AGUS报告的可重复性很差。在两篇有关AGUS的回顾性综述中，专家复诊时不仅不同意多数病例最初的AGUS诊断，而且他们也不能就哪些病例仍旧诊断AGUS达成一致[88, 89]。应当注意的是，两项研究中有几个病例被一些复诊者从高级别鳞状或腺体病变中重新归类为良性。

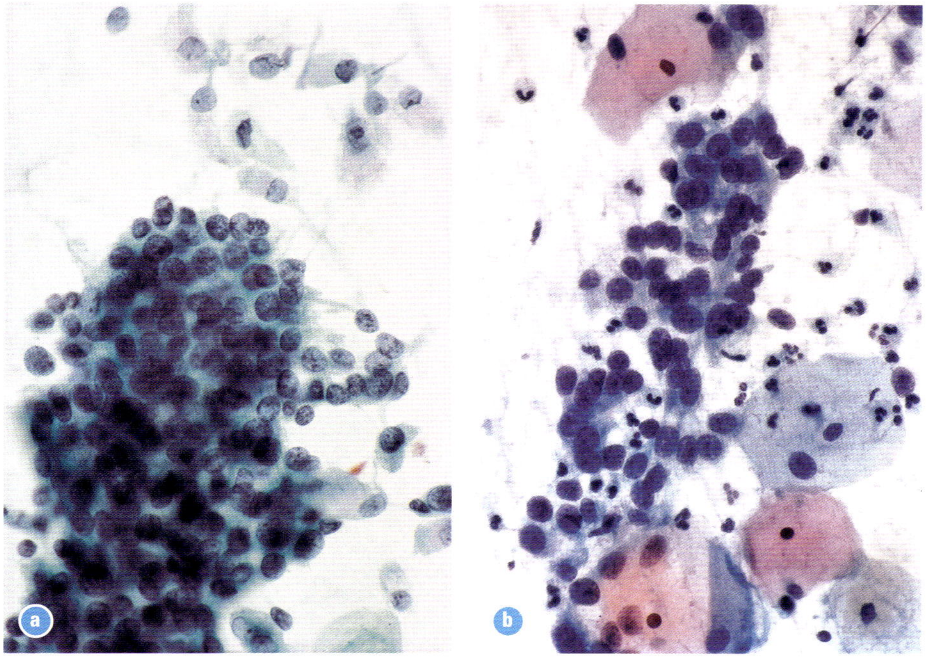

图 14.26 （a）高级别鳞状上皮内病变。三维球样结构伴有密集的深染细胞核，类似于 AIS 的表现。由于粘附或邻近出现的良性宫颈内膜细胞使其更加相似。没有羽毛样或菊形团形成。在这样的病例中，HSIL 比 AIS 可能性更大。（b）高级别鳞状上皮内病变。在这个病例中，低密度的胞浆和细胞排列提示腺上皮肿瘤。然而，没有清晰的羽毛样或柱状形态。

然而，如前所述，AGUS报告之后，活检随访常常发现高级别鳞状的而不是腺体的病变。因此，涂片诊断AGUS，虽然既缺乏敏感性又缺乏重复性，但是可以显著提示高级别肿瘤风险。根据这一点，2001年大家一致认为对所有巴氏涂片报告为“非典型腺细胞（atypical glandular cells）”或者“非典型宫颈内膜细胞（atypical endocervical cells”的病例，首选阴道镜和活检随访[90]。

2001 年 Bethesda 分类对于腺体病变的命名与 1991 年所用的术语不同，短语“意义不明的”已经从腺细胞分类中去除，因缀有“倾向反应性”，担心可能导致治疗不足（表14.2）。此外，“宫颈内膜原位腺癌”现在是一种独立的诊断类型，已积累了充足的有关细胞学表现的经验。

表14.2　Bethesda 2001年有关非典型性腺样细胞的巴氏涂片命名

上皮细胞异常
腺细胞
非典型性腺细胞（说明宫颈内膜、子宫内膜，或者非特殊类型）
非典型性腺细胞，倾向肿瘤（说明宫颈内膜，或者非特殊类型）
宫颈内膜原位腺癌（AIS）
腺癌，适当加以说明

应用液基涂片诊断宫颈腺上皮异常 Interpretation of cervical glandular abnormalities with the use of liquid-based preparations

由于近期才使用液基涂片，加之腺上皮病变不很常见，有关这方面的经验有限。小样本研究显示，应用ThinPrep（Cytyc，Boxborough，MA）和传统涂片对患者进行随访，比较二者对异常腺细胞检出的准确率，在一项报告中发现应用ThinPrep更敏感更特异[91]，在两项报告中更特异[92, 93]，而在一项报告中与传统涂片没有差异[94]。

“非典型腺细胞或非典型宫颈内膜细胞”之后的HPV 检测　HPV testing following ‘atypical glandular cells or atypical endocervical cells’

数据很少。两项研究报告显示伴随AGUS之后出现高危险性HPV高度预示高级别病变（腺体的和鳞状的都有可能），假阴性报告很少见[95, 96]。要注意的是，在一些病例中非典型腺细胞来源于子宫内膜、输卵管甚或卵巢癌，与HPV无关[96]，少部分宫颈原位腺癌和浸润性宫颈腺癌是HPV阴性（在上文提到的两个系列中检测244例患者中有 4 例)[7]。因此，在涂片报告“非典型腺细胞”或者“非典型宫颈内膜细胞”之后，依赖阴性HPV检测而不进行阴道镜或者子宫内膜活检，可能导致严重病变的低诊断。因此，这种情况下目前不推荐HPV检测[90]。然而，在特定的临床情况下HPV检测可能是有用的，例如当强烈倾向于反应性宫颈内膜病变以及不宜进行活检时（如妊娠期）。

原位腺癌的诊断和治疗 Diagnosis and management of adenocarcinoma *in situ*

临床与阴道镜检查的局限性
LIMITATIONS OF CLINICAL AND COLPOSCOPIC DETECTION

与宫颈的鳞状上皮病变不同，AIS 的阴道镜诊断标准尚不确定，在细胞学诊断异常腺体细胞或AIS后，不能依靠阴道镜除外肿瘤[97]。然而，事实上绝大多数 AIS 妇女阴道镜检查有异常。在一项研究中，90例AIS患者中有67例（74%）阴道镜检查有异常表现。然而，仅有19例（28%）是在阴道镜检查前怀疑有腺体异常[98]。如上所述，巴氏涂片显示AGUS的病例中，仅有一少部分组织学上被确诊为腺体异常。一份综述回顾了16项在诊断 AGUS“倾向反应性”或 AGUS“不能确定”之后进行的随访性活检研究[88]，仅有 3.2% 的患者有 AIS 或浸润性宫颈内膜腺癌，而 3.9% 患有子宫内膜癌，25% 有宫颈上皮内肿瘤形成（CIN），后者主要是高级别病变。然而，如果 AGUS 的解释被定性为“倾向肿瘤”，那么 62% 为 AIS 或浸润性腺癌，另外 18% 为 CIN。

原位腺癌的组织学标准
HISTOLOGIC CRITERIA FOR ADENOCARCINOMA *IN SITU*

虽然可以在宫颈内膜广泛播散，AIS几乎总是累及移行带或鳞柱交界，最有可能发生在HPV感染的柱状细胞或贮备细胞，因为这个位置有腺体分化的功能（图 14.27a)[99, 100]。AIS从表面上皮扩散至下面的腺体，有时在受累腺体较深的部分突然转化成正常腺体（图14.27b)[2]。然后可能扩散至宫颈周围，以及向上到邻近的宫颈管，有时扩散至子宫内膜。几乎没有AIS最初发生在宫颈管较高的部位，或是呈多灶状发生[2, 100]。大约50%的病例同时伴发高级别 CIN，AIS 几乎总是位于附近，通常是在 CIN 近端（图 14.27a）。

AIS 根据以下标准来识别：

1. *上皮细胞密集*：复层或假复层。
2. *核增大*：核不同程度的增大，卵圆形、变长或者不规则形。
3. *明显的核深染伴有染色质粗糙*：核仁通常小或者缺失，但是有些病例核仁可以很明显。

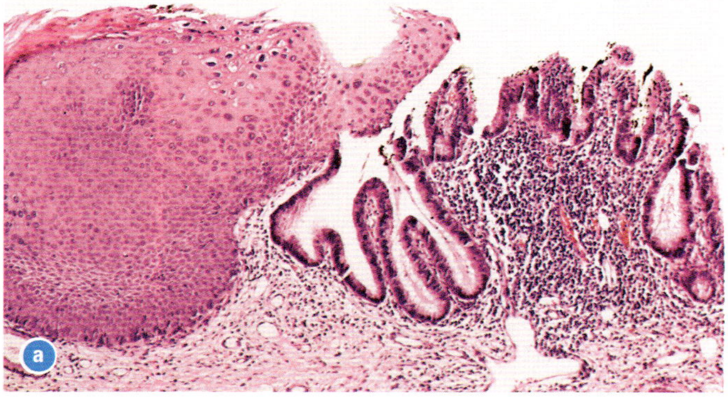

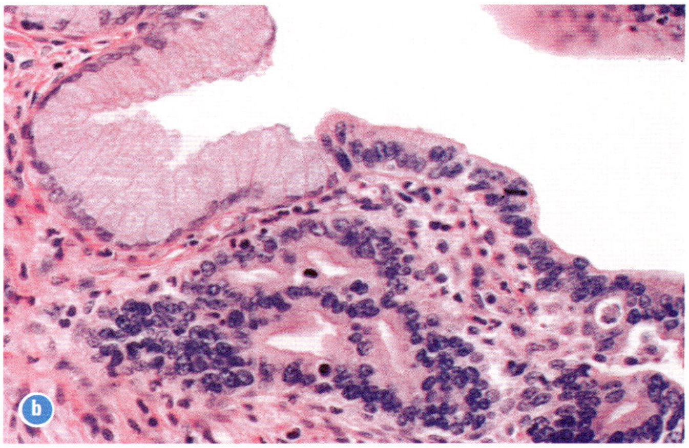

图 14.27　原位腺癌。（a）低倍镜下，AIS 位于移行区，累及表面和深部的腺体。邻近处为CIN。（b）高倍镜下AIS显示核深染和核分裂像。在表面上皮（右）可见周围绕以透明空隙的凋亡小体。

4. *核分裂像*：一定会出现核分裂像，通常很容易在细胞的腔面见到，但是可能很少，每5个高倍视野只有1或2个[14]。
5. *凋亡小体*：位于腺体基底部，大约70%的病例中可以出现[101, 102]；应该看到明确的嗜酸性小体，含有细碎深色的染色质碎片，不要将变性的白细胞和凋亡小体相混淆（图 14.27b）。
6. *明显的结构异常*：有时腺腔内乳头或筛状结构可能十分活跃，提示浸润性癌。然而，AIS腺体间质的界面保留平滑的、界限清晰的原有良性腺体的轮廓（图 14.28）。AIS 下面的间质可能含有多少不等的急性或慢性炎症细胞聚集。它们单独出现不提示浸润。

此外，还有几个AIS亚型，这些亚型在同一病例经常是混合出现[2]。认识这些亚型，并能够识别出所有这些亚型均为AIS是非常重要的；然而，它们没有显示出在侵犯倾向或对应腺癌亚型上有什么不同。它们包括如下：

1. *宫颈内膜型*：这样命名是由于此型类似于宫颈内膜细胞。此型最常见。细胞呈柱状，有黏液样或嗜酸性胞浆（图 14.27b）。
2. *子宫内膜型*：核复层化明显，胞浆较少，类似于肿瘤性子宫内膜腺体。
3. *肠型*：可以根据多少不等的杯状细胞来识别（14.29a）。这一亚型核密集和深染的表现不明显，使确诊更加困难。然而，肠分化本身是诊断AIS重要的线索，因为宫颈很少发生良性肠化生。
4. *输卵管型*（图14.29b）[75]：仅在具有无可争议的AIS核的特征包括核分裂像时，此型才能诊断，因为大多数具有纤毛的病变是非肿瘤性的（见下文良性类似病变讨论）。
5. *复层型*（图14.29c）[50]：在低倍镜下，这种病变类似于鳞状上皮内病变，但是在高倍镜下复层化的肿瘤细胞含有细胞内黏液。这种亚型可能是原位腺鳞癌的一种形式，但需要更多伴有浸润的病例来确认这一点。目前，我们以“AIS，复层型”报告这样的病例。

同一病灶内腺体和鳞状分化密切混合的真正的原位腺鳞癌非常罕见（图14.29d）。腺癌的少见亚型如恶性腺瘤、透明细胞癌或浆液性癌的前期病变还没有很好地确立。

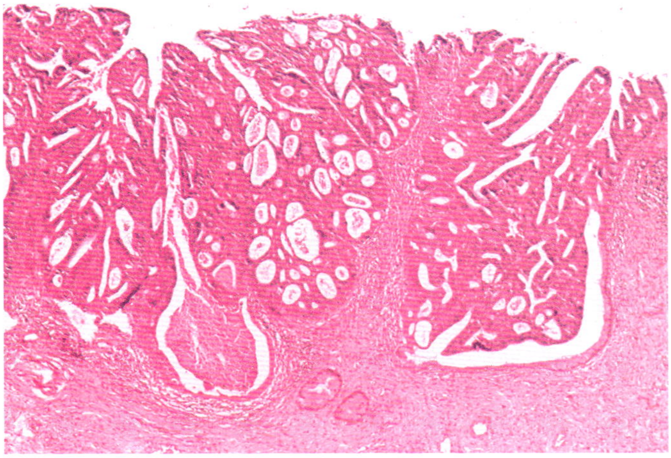

图14.28　原位腺癌。这个病灶腺腔内乳头或筛状结构尤其活跃，但位置表浅，上皮-间质界面保留均匀一致，与正常的腺体上皮融合（右）。

不满足典型原位腺癌诊断标准的腺体非典型性：“腺体异型增生”的概念

GLANDULAR ATYPIAS THAT DO NOT FULFILL THE CRITERIA FOR CLASSIC ADENOCARCINOMA *IN SITU*：THE CONCEPT OF‘GLANDULAR DYSPLASIA’

偶尔，可以出现非炎症性腺体非典型性，只是不及AIS 细胞密集和复层化程度明显。根据早已确立的理论，宫颈浸润前鳞状上皮肿瘤是通过低级别和高级别阶段进展而来的，这使得一些学者认为AIS也是沿着相似的模式逐步进展来的[19, 103-107]。因此，这些病变分别被命名为“腺体异型增生（glandular dysplasia）”[19, 106]、“宫颈腺上皮内肿瘤形成（cervical intraepithelial glandular neoplasia，CIGN）”[104, 107]或“非典型性增生（atypical hyperplasia）”[108]。然而，目前没有证据表明低级别非典型性增生比非典型程度较轻的AIS（图14.30a,b）或AIS的非肿瘤性拟似物更适合作为AIS的前驱病变。研究这个问题应用了客观的标志物，如HPV[14, 104, 106, 109, 110]、

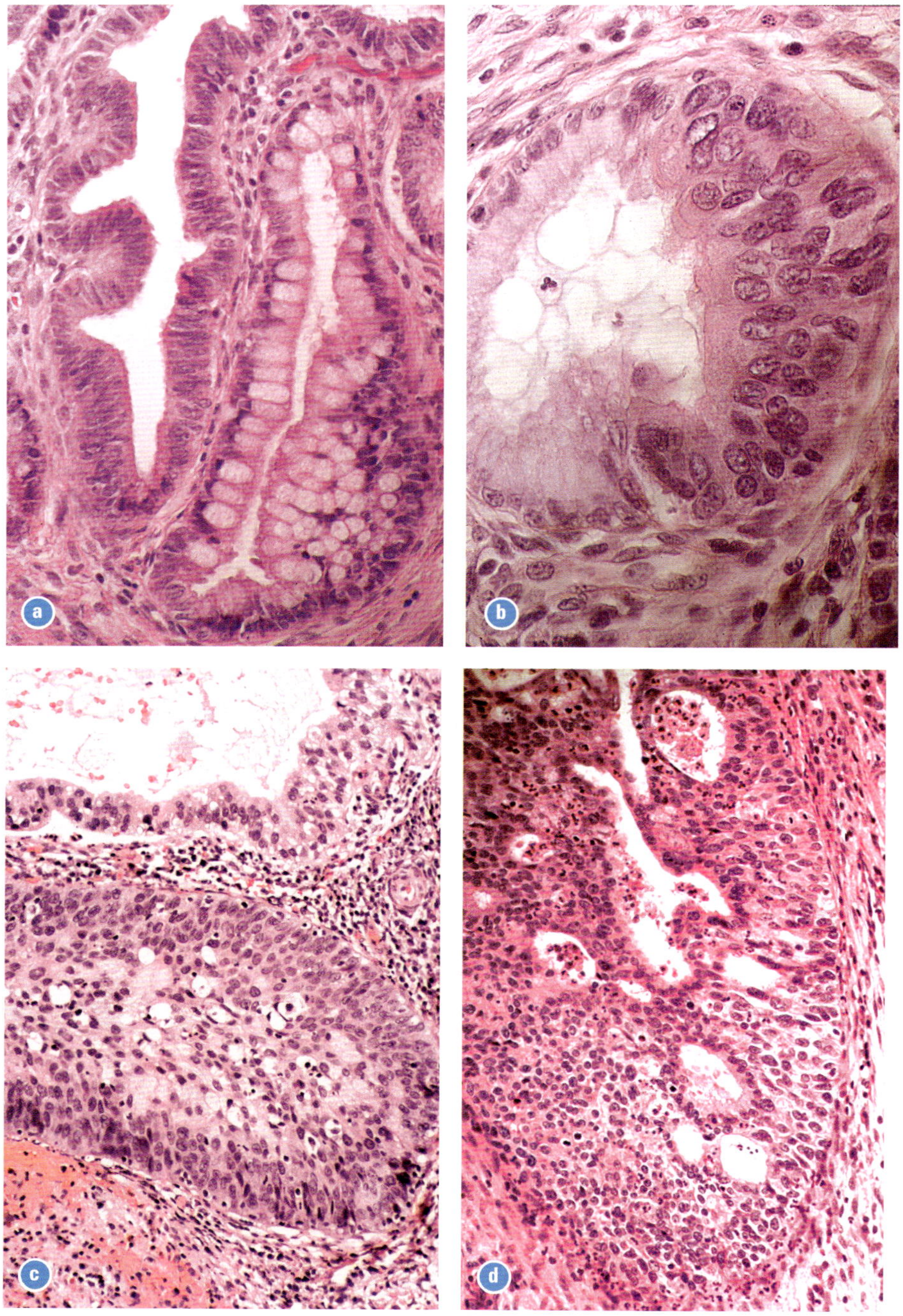

图14.29 （a）原位腺癌，肠型。杯状细胞很明显。在邻近的腺体可见普通型（宫颈内膜型）AIS。（b）原位腺癌，纤毛型。纤毛细胞具有密集和明显的非典型性核，累及部分腺体。（c）原位腺癌，复层型。细胞呈复层；然而，各层细胞内有明显的胞浆内黏液和黏液空泡。（d）原位腺癌，腺鳞型。在此原位病变中有明确的腺体和鳞状分化。

MIB-1/Ki-67[14]、胞浆黏液素和植物凝血素（lectin）[19, 20]以及p16[11, 12]，有时结论不一致，但大多数情况下这些轻微的非典型性病变标志与AIS相似，尤其是当出现在比较明确的AIS旁或者紧邻高级别鳞状细胞癌前病变时。

因此，除了指出其他可能引起混淆的术语，避免对癌前病变治疗不足外，我们建议将命名为高级别宫颈内膜“异型增生”或者“CIGN”甚至某些被认为是低级别宫颈内膜异型增生的病变，在报告中诊断为AIS[19, 103, 104]。事实上这种方法基于一种假设，就是一些AIS仅显示出前面所提到的诊断标准的一小部分。纤毛型非典型性是一个例外；如上所述，我们认为诊断这种罕见的输卵管型AIS需要满足非纤毛型经典AIS的其他

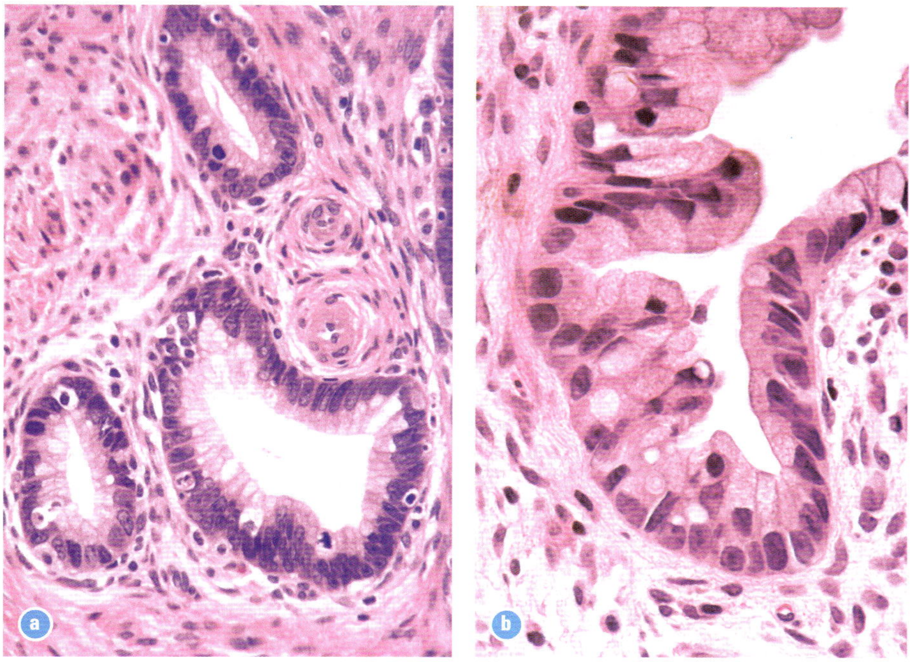

图14.30 （a）原位腺癌，这是一个诊断上的临界病变。与通常的AIS相比，该病例密集和复层化不太明显。下方腺体中有核分裂像和凋亡小体。该病例会被一些人诊断为“腺体异型增生”（宫颈腺上皮内肿瘤形成）。（b）原位腺癌，核密集和深染程度不如普通的AIS。这一区域没有出现核分裂像。这是邻近早期浸润性腺癌所见到的最高级别的上皮内非典型性，与早期浸润性腺癌具有相似的细胞学表现。这种孤立的原位病变很可能不会被诊断为AIS，可能被认为是“腺体异型增生”，甚至诊断为“低级别病变”。然而，在这个病例中，它是浸润癌直接的癌前病变。

诊断特征，以便与非典型性输卵管子宫内膜化生相鉴别。

对于个别有疑问的宫颈内膜腺体非典型性所造成的不确定性最好使用注释说明，并且适当进行特殊研究。对于被选病例，HPV或p16阳性，或MIB-1免疫反应增强可能有所帮助（图14.31a,b）。然而，我们必须记住即使在一些浸润性宫颈腺癌HPV可以是阴性[7]；并且在一些良性的腺体非典型性可以出现MIB-1增高和p16阳性，而在某些肿瘤中却不出现[12, 14, 111]。

原位腺癌的鉴别诊断（表14.3）
DIFFERENTIAL DIAGNOSIS OF ADENOCARCINOMA *IN SITU*

输卵管和子宫内膜样化生
Tubal and endometrioid metaplasia

对宫颈进行完全切片检查，30%～100%的标本中可以发现输卵管和子宫内膜样化生，是最常见的AIS类似病变[112, 113]。输卵管化生的细胞与输卵管内衬细胞相

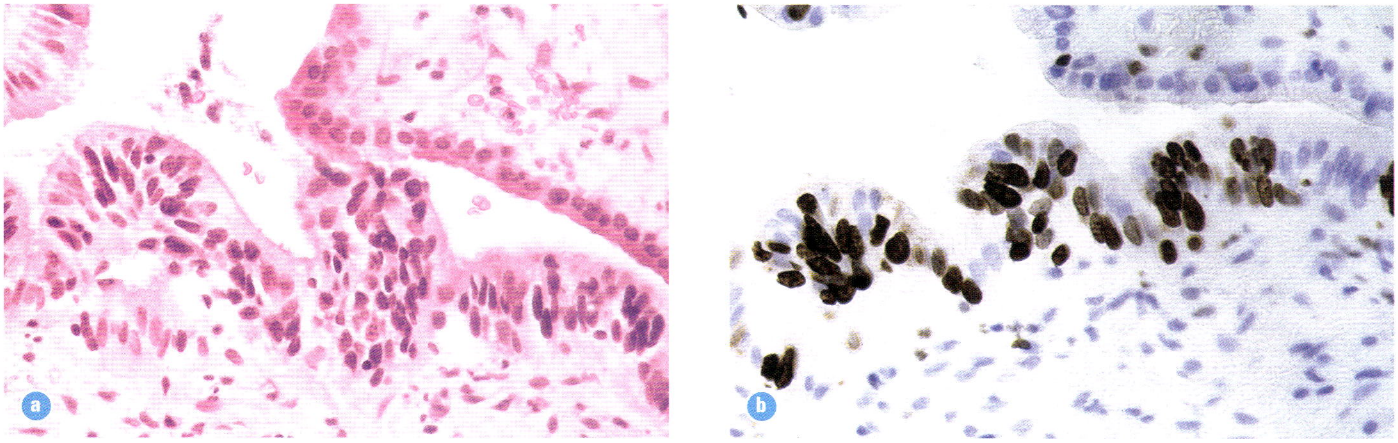

图 14.31 （a）原位腺癌。有非常小的核密集和复层化病灶，但是没有核分裂活性，而且核的保存不理想。（b）原位腺癌 MIB-1 染色。与图 14.31a 相同的病灶显示出许多 MIB-1 阳性细胞核。

表 14.3 原位腺癌（AIS）的组织学标准和潜在的诊断陷阱。

AIS 的标准	良性病变（有用的鉴别特征）
细胞密集	输卵管化生，子宫内膜异位症［嵌入(intercalated)细胞，纤毛，密集和复层程度较轻］
细胞核深染	输卵管化生，子宫内膜异位症（不太粗糙，嵌入细胞，纤毛，密集和复层程度较轻）
细胞核增大	反应性宫颈内膜改变：宫颈炎，放射，Arias-Stella 反应，嗜酸性非典型性［多核，多形性，轻度深染，模糊 (smudged) 或空泡状细胞核，核/浆比低伴有空泡状或嗜酸性胞浆］
核分裂像	在与炎症无关的轻度复层的宫颈内膜腺体中偶然可见（缺乏其他特征） 子宫内膜异位症（子宫内膜间质，假复层，细胞核一致）
凋亡	子宫内膜异位症（不常见）
杯状细胞	良性肠化生（罕见，没有核分裂像）
复杂结构	乳头状宫颈内膜炎（缺乏细胞非典型性） Arias-Stella 反应（模糊或空泡状细胞核；鞋钉样细胞）

似；子宫内膜样化生类似于增生的子宫内膜腺体。通常是两者的混合，因此命名为“输卵管子宫内膜样”化生（‘tuboendometrioid’ metaplasia，TEM）是有道理的。TEM比普通的宫颈内膜腺体细胞核大，染色更深，排列更密集，在这些方面类似于 AIS。然而，细胞核复层、不规则、深染虽然有时很明显，但是没有AIS的表现突出，而且很容易找到纤毛（图 14.32a）。此外，TEM 没有或少有核分裂像或凋亡小体，而且在AIS有时会出现腺体内乳头和筛状过度生长，这在TEM中不会发生。而且，与AIS相比，TEM常常（但不总是）在宫颈管较高的位置，累及深层而不是表面腺体，占据整个腺体，而在 AIS 常常仅累及部分腺体（图 14.32b, c）。对于困难病例，MIB-1 免疫染色有所帮助（TEM 没有或偶见阳性，绝大多数 AIS 病例中 25%或更多细胞核阳性）[13-16]。

宫颈内膜异位症 Cervical endometriosis

宫颈内膜异位症既可以累及宫颈壁表面也可以累及宫颈壁深层[114]。偶尔，宫颈锥形活检之后子宫内膜腺体可以陷入再生的鳞状上皮黏膜下。诊断性的子宫内膜间质可能不明显，被炎症细胞遮盖，或者混有宫颈间质，腺体衬有密集和复层的上皮细胞，有时会像增殖期子宫

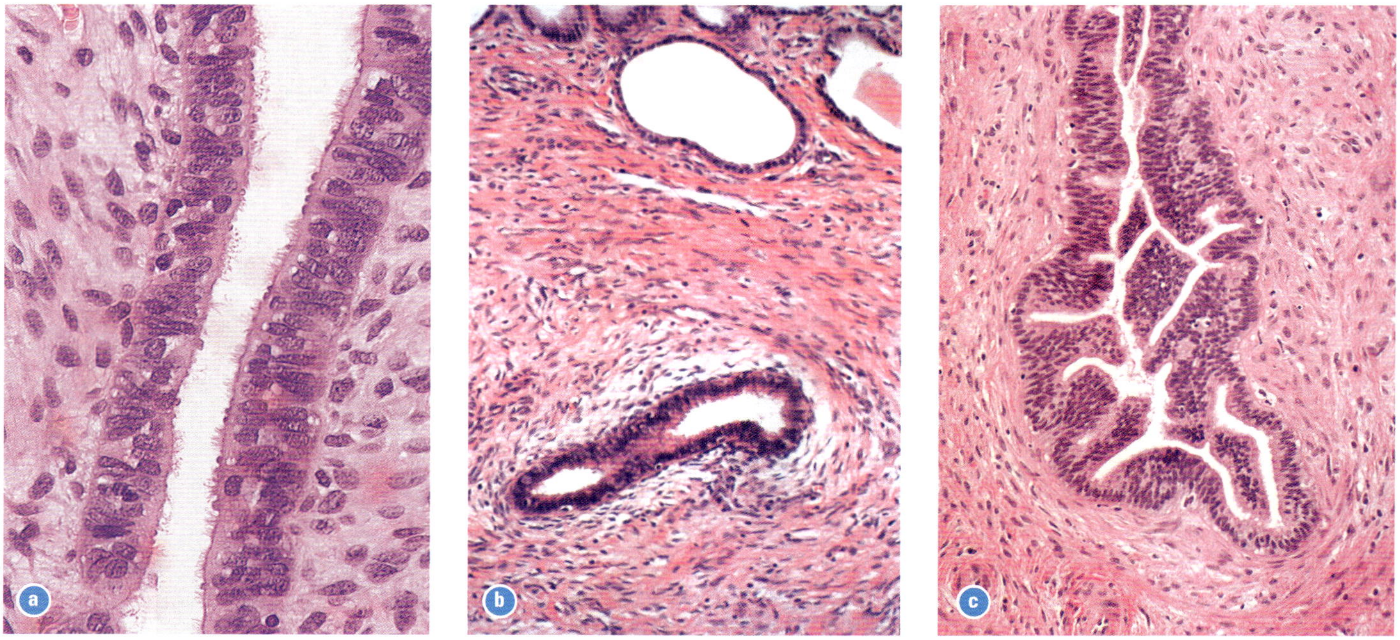

图14.32 （a）输卵管化生，像AIS一样有细胞核密集和增大，但是细胞核深染不及一般的AIS，没有核分裂像，可见许多纤毛。（b）输卵管化生。受累腺体位于正常宫颈内膜腺体之下，腺体周围间质水肿，不要误诊为浸润性间质反应。（c）输卵管化生伴有一些上皮结构复杂。

内膜一样出现核分裂像，可能会与AIS混淆[115]。正确诊断的线索包括腺体间隔均匀一致，偶见纤毛性上皮细胞，多形性和染色质粗糙程度不及AIS。周围的子宫内膜间质细胞（尽管很少）以及近期或远期间质出血的证据也是提示诊断的线索（图14.33a-c）。虽然CD10是子宫内膜间质细胞有用的标志物，它也标记宫颈内膜腺体周围间质，所以不能用来确诊子宫内膜异位症[116]。然而，三色染色有助于鉴别宫颈子宫内膜异位症的间质（红染）和富含胶原的正常宫颈间质（蓝染）。联合使用网状纤维（reticulin）染色可以勾画出单个子宫内膜间质细胞，可以确诊子宫内膜异位症[117]。

宫颈 Arias-Stella 反应和其他妊娠相关上皮改变 Cervical Arias-Stella reaction and other pregnancy-related epithelial changes

Arias-Stella反应最常见于子宫内膜，如果全面检查妊娠子宫，10%～50%的宫颈腺体也有这种改变[118]。它也可见于宫颈息肉[119, 120]，息肉更常在妊娠期进行活检。Arias-Stella反应可能与AIS或浸润性腺癌相混淆[120]。与这些病变不同，Arias-Stella反应通常局灶，仅仅累及单个腺体的一部分、某一单个腺体或几个腺体。这些细胞明显增大，可以充满腺腔，或者以一簇细胞、细乳头或鞋钉样细胞突入腺腔内。细胞质嗜酸性或空泡状，有时伴有嗜酸性包涵体；细胞核含有模糊、空泡状或透明染色质，没有或偶见核分裂像（图 14.34a-c）[120]。患者怀孕或最近有妊娠史的情况一定要明确。然而，相似的情况偶尔也会见于非妊娠患者，但通常不太显著。通常她们或是接受激素治疗或是服用口服避孕药[120, 121]。

在妊娠期有时可见另一种上皮改变，就是明显的基底空泡。这些改变可能不会与腺体肿瘤相混淆，但是必须与肠型 AIS 相鉴别（图 14.29a）。

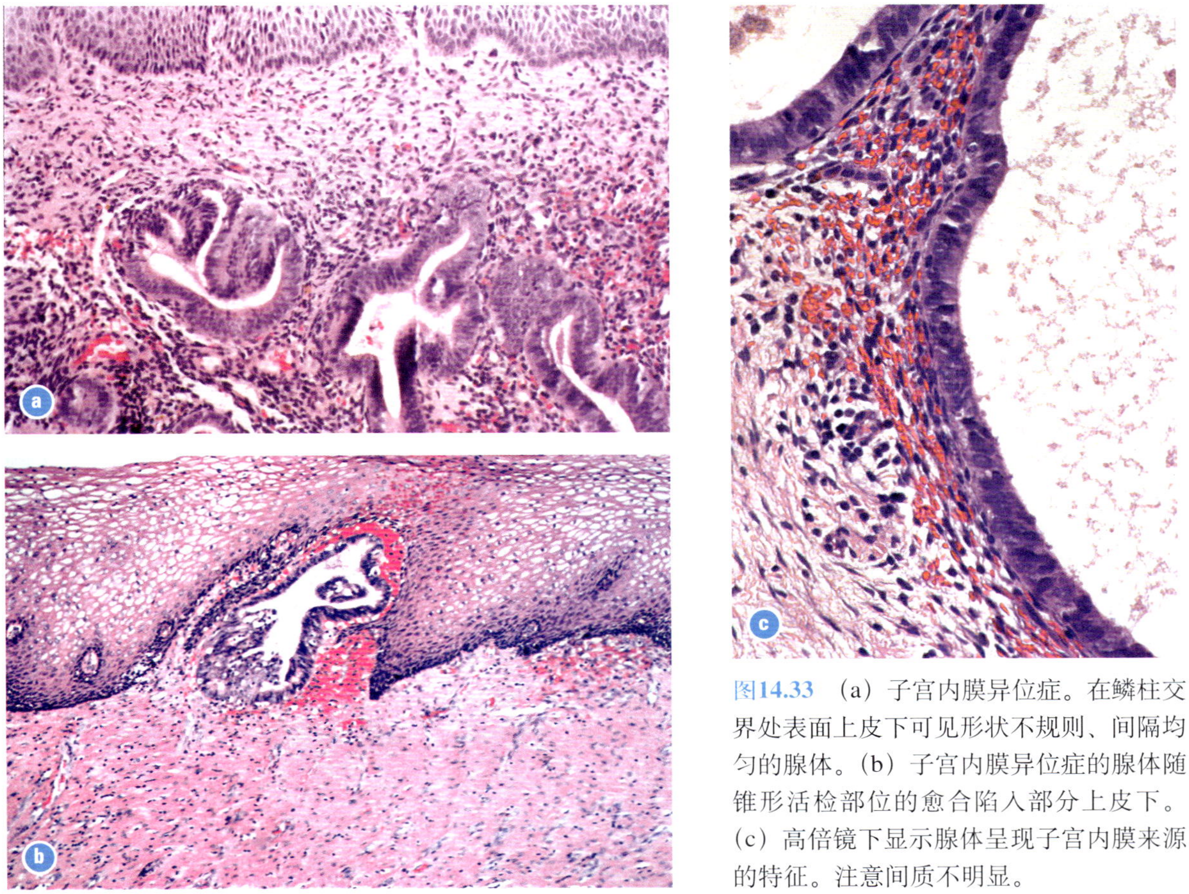

图14.33 (a) 子宫内膜异位症。在鳞柱交界处表面上皮下可见形状不规则、间隔均匀的腺体。(b) 子宫内膜异位症的腺体随锥形活检部位的愈合陷入部分上皮下。(c) 高倍镜下显示腺体呈现子宫内膜来源的特征。注意间质不明显。

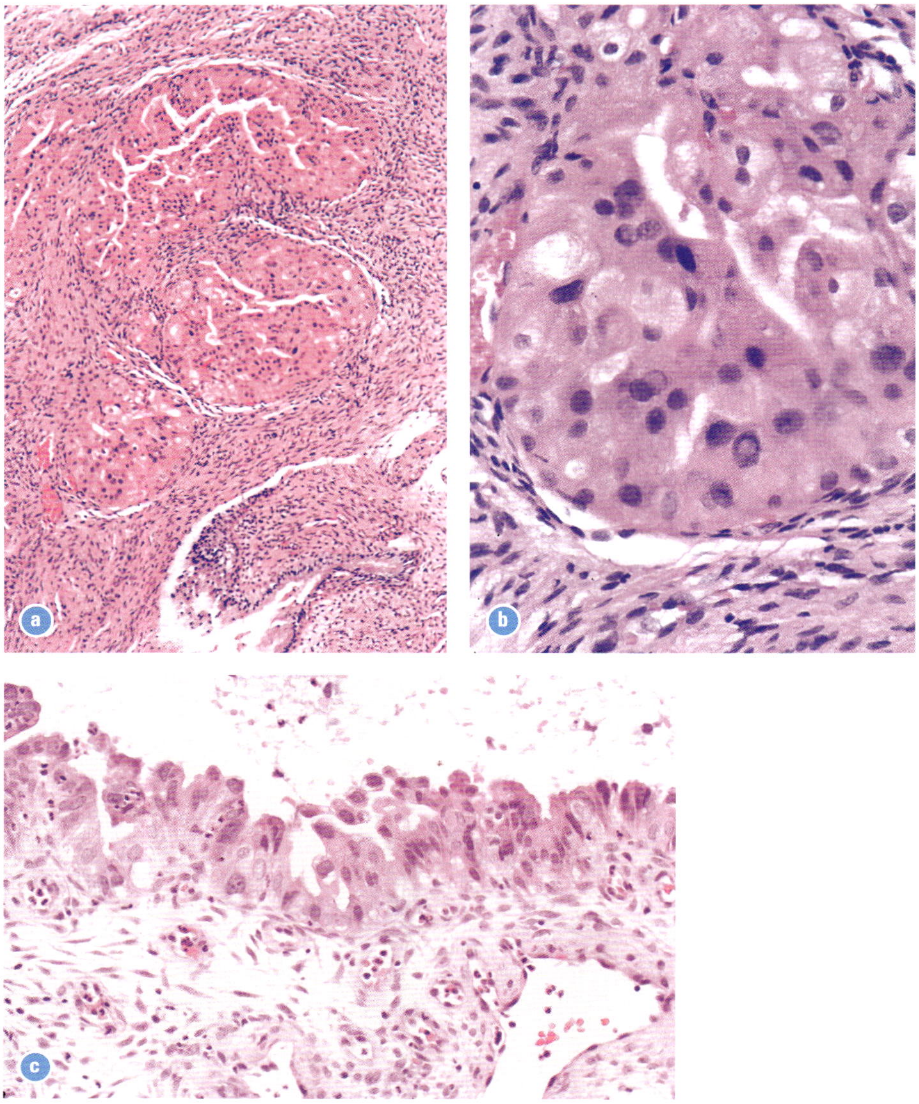

图 14.34 （a）Arias-Stella 反应。三个相邻腺体的腺腔被增大的嗜酸性细胞占据，底部有一未受累的腺体。（b）高倍镜显示细胞核和胞浆呈空泡状，核染色质模糊，缺乏核分裂活性。（c）细胞核有鞋钉样表现。

放射和烧灼效应 Radiation and cautery effects

被放射的宫颈内膜细胞可以明显增大，伴有细胞核的多形性（图 14.35a）[122, 123]。与恶性细胞不同，放射后的细胞核染色质常常模糊，而不是粗糙深染，细胞核和（或）胞浆可以是空泡状。核/浆比不增加，核分裂像缺乏或非常罕见。间质经常玻璃样变，伴有扩张的血管。

另一种由于治疗而造成的组织反应是烧灼的人工假象。这种改变出现在鳞状上皮时会造成更多的诊断问题。然而，热造成的人工假象也可以引起细胞核增大和柱状上皮扭曲（图 14.35b）。

宫颈炎和反应性上皮改变 Cervicitis and reactive epithelial changes

宫颈内膜的炎性改变不会经常混淆为AIS。相反的错误（在明显炎症的背景下没有发现 AIS）比较常见。对于反应性病变，上皮细胞不像在AIS中那样密集和复层化；染色质更细腻，常有增大的核仁（虽然某些AIS病例也以显著的核仁为特征）。虽然宫颈炎表面上皮可以是乳头状[124]，很明显且缺乏间质，但是没有腺体内乳头状或筛状的生长方式。

其他的反应性宫颈内膜细胞改变包括修复相关性改

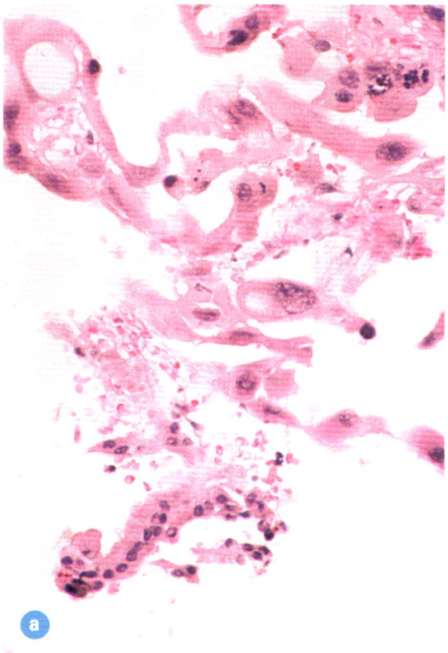

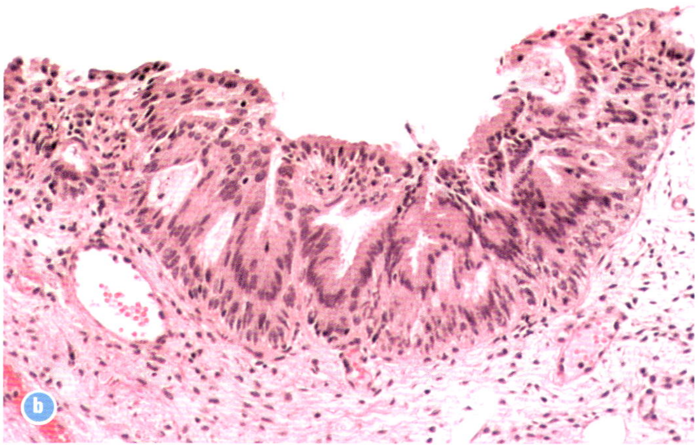

图 14.35 柱状上皮治疗性改变。(a) 放射反应。细胞明显增大，胞浆丰富，细胞核不规则，染色质模糊，有退化表现。左下方可见一正常的宫颈内膜细胞条带。(b) 烧灼假象，宫颈内膜柱状上皮出现轻度增大、深染的细胞核。

变（图14.36a）、多核细胞非典型性（图14.36b）和细胞核非典型性伴有明显的嗜酸性胞浆（非典型性嗜酸性化生）（图14.36c）[125]。最后一个通常（但不总是）发生在服用激素或避孕药的妇女[125]。它们与AIS的不同在于它们缺乏细胞密集和核分裂活性。

继发于疱疹病毒和巨细胞病毒感染的腺体非典型性 Glandular atypia secondary to herpesvirus and cytomegalovirus infections

虽然可能不会与AIS相混淆，为了内容完整，这里讲一下这些宫颈内膜反应。巨细胞病毒（CMV）可以感染免疫抑制或正常个体的宫颈内膜上皮或内皮细胞[126]。增大的细胞伴有大的嗜碱性核包涵体，有时伴有颗粒状胞浆包涵体，是诊断性的特征（图14.37）。CMV抗原免疫组化染色阳性可用来确诊。

疱疹病毒通常感染鳞状上皮，但也可能累及宫颈内膜细胞[127]。被感染的细胞常常多核，伴有增大的核包涵体，或者伴有无包涵体的毛玻璃样细胞核。非特异性的反应性多核宫颈内膜细胞，可能引起误诊。然而这些细胞缺乏特征性的包涵体和毛玻璃样染色质。与 CMV 相同，疱疹病毒抗原免疫组化染色阳性可用来确诊。

原位腺癌的治疗 TREATMENT OF ADENOCARCINOMA *IN SITU*

活检或巴氏涂片明确诊断 AIS 后，建议首选锥切。虽然大部分作者推荐“冷刀”锥切，Andersen等人报告联合激光锥切效果很满意[128]。如果AIS不伴有浸润，而且切缘干净，其理想的后续治疗仍然存在争议。子宫切除可以消除锥形活检后采用巴氏涂片进行随访所遇到的困难[72, 76, 77]。然而许多 AIS 患者很年轻，渴望保留生育能力。虽然几项研究显示锥形活检切缘干净时，不能完全防止 AIS 或浸润性腺癌的复发[129-136]，其他研究认为这种治疗方法是安全的，强调密切随访非常必要[98, 128, 137-139]。

早期浸润性腺癌 Early invasive adenocarcinoma

评估腺上皮病变的早期浸润有时非常困难，因为不像鳞状上皮病变，保留有 AIS 样腺体结构可能伴有浸润。相反，AIS 本身可以非常复杂（图 14.28）。因此，通常不建议通过小活检诊断早期浸润。如果高度怀疑浸

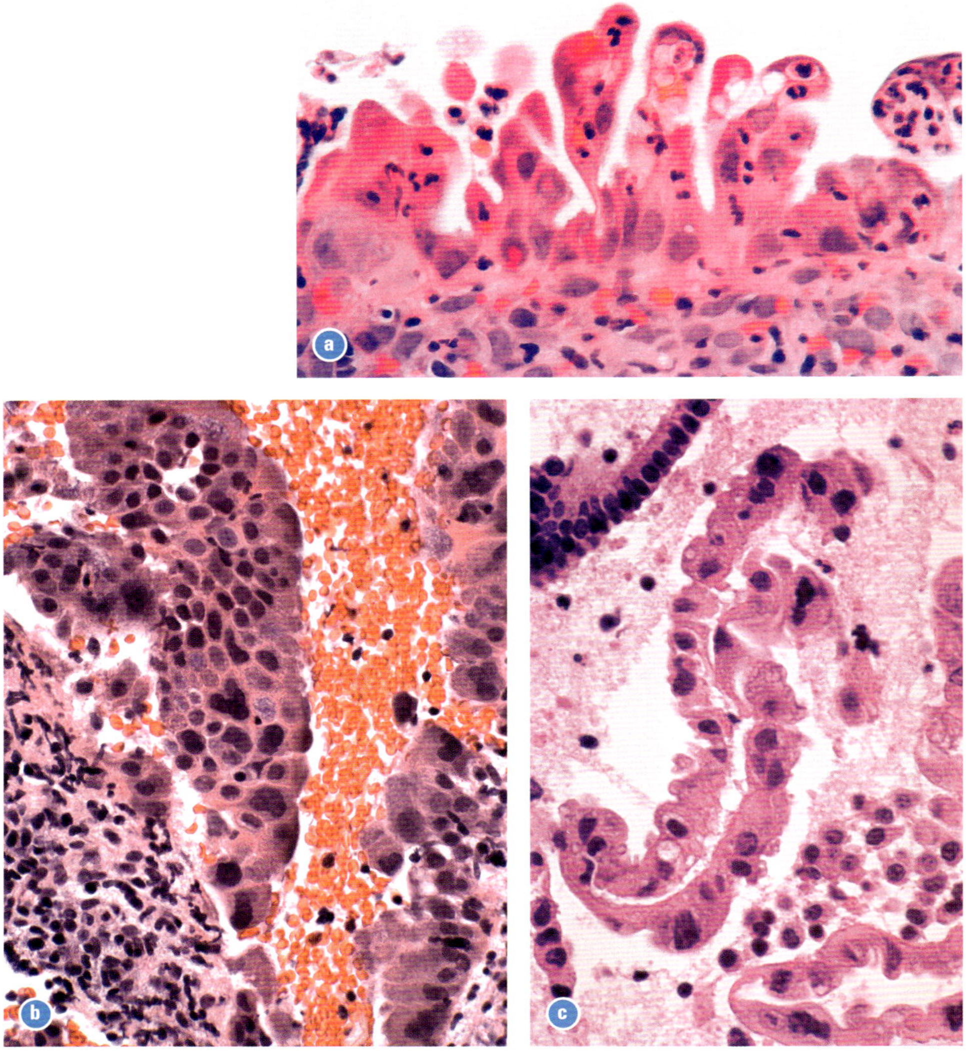

图 14.36　良性反应性上皮改变。(a）伴有炎症的柱状上皮反应性改变。(b）良性多核细胞。(c）嗜酸性改变（嗜酸性化生)。核增大，不规则，含有模糊的染色质。左上方可见一条正常的宫颈内膜细胞。

润，我们应该说明这种可能性，等待较大的标本或冷刀锥切标本进一步评估。

典型腺癌有三种浸润形式，在早期肿瘤可以看到。它们包括渗透型、膨胀型和外生型[4-6, 140, 141]。

1. *渗透型（infiltrative pattern)*：这种形式的诊断标准最容易应用，虽然可能不明显。最早期的表现是以小突起为特征，表现为从AIS腺体出芽，以分离的腺体延伸至间质，常常伴有炎症反应。出芽和早期浸润腺体的细胞通常比 AIS 细胞大，具有大细胞核，有时核仁明显，胞浆丰富、嗜酸性（图14.38a, b)。然而，渗透性浸润常常更细微，腺体内衬细胞与AIS细胞相似，间质没有炎症或纤维组织增生反应（图14.39a, b)。在这样的病例中评估浸润可能性时，我们必须考虑这样的腺体排列可能是先前存在的良性结构被AIS取代。邻近的良性腺体结构形态作为对比非常重要。

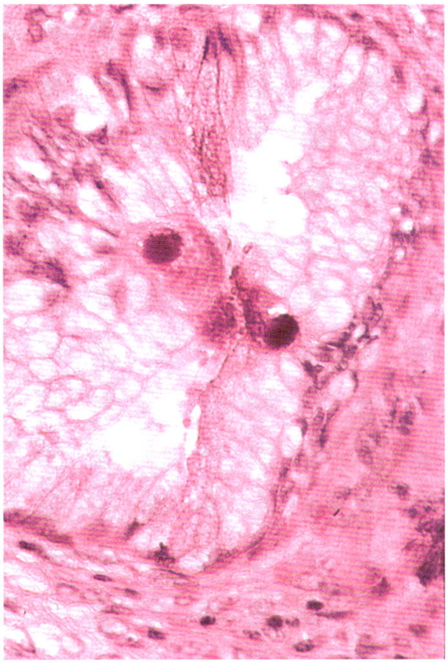

图 14.37 巨细胞病毒感染。宫颈内膜腺体中有两个细胞含有巨大的核内包涵体和嗜酸性颗粒状胞浆包涵体。

2. *膨胀型（expansile pattern）*：辨认膨胀型或“大块状生长（bulky outgrowth）”[6]的浸润方式也可能遇到困难。在这种情况下，界限清楚的AIS样腺体延伸到间质中，形成一个紧密的单位，而不是分离的浸润性腺体（图14.40）。常常没有间质反应。这种方式当延伸至足够的深度，会被直觉地认作浸润性癌。至于如何界定“足够深”常常存在问题。虽然有任意性，通常限定深度要超过邻近良性腺体下方1mm。

3. *外生型（exophytic pattern）*：这种浸润方式是指表面息肉样或乳头状生长，比起有时在AIS中见到的小乳头状赘生物更明显（图14.41）。其下的间质浸润可能出现也可能不出现。外生性腺癌的一个亚型是高分化绒毛腺管状腺癌（见下）。

在诊断报告中应该给出从表面到最深浸润部位之间的距离。非常早期的浸润病例是仅有的例外情况，这时起源的AIS腺体显而易见，应该从这个腺体测量浸润深度（图14.42）。对外生性肿瘤要测量浸润其下间质的深度，并注明外生部分的最大直径（图14.41）。是否有血管浸润也应该在报告中说明。

国际妇产科学联盟（FIGO，Fr）系统将早期浸润性腺癌分为两期[142]。二者都没有大体可见的病变；IA1期中浸润深度≤3mm，IA2期中浸润深度＞3mm，但≤5mm。在两期中，在任何一张切片上肿瘤最大直线距离不超过7mm。血管浸润不改变分期。目前，对于这两期尚没有统一的最佳治疗方法（单纯锥形活检、单纯子宫切除或者根治性子宫切除伴有盆腔淋巴结清扫），虽然大多数病

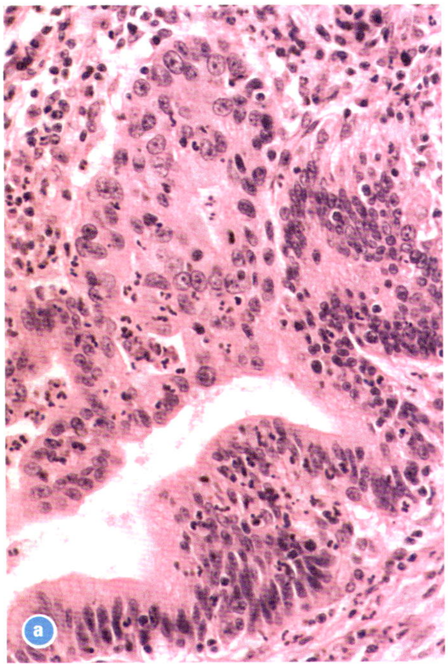

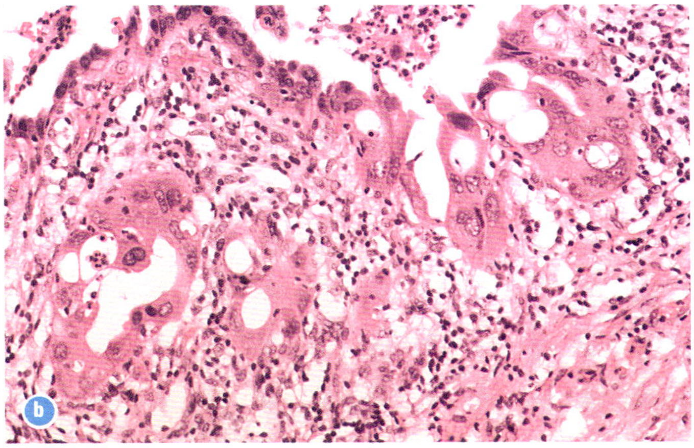

图 14.38 （a）原位腺癌伴有早期浸润。在AIS腺体之上，增大的细胞呈芽状突入下面的炎性背景间质中，细胞核含有明显核仁。（b）早期浸润性腺癌。邻近 AIS 腺体可见浸润性生长，以出芽方式表明是最初的浸润。

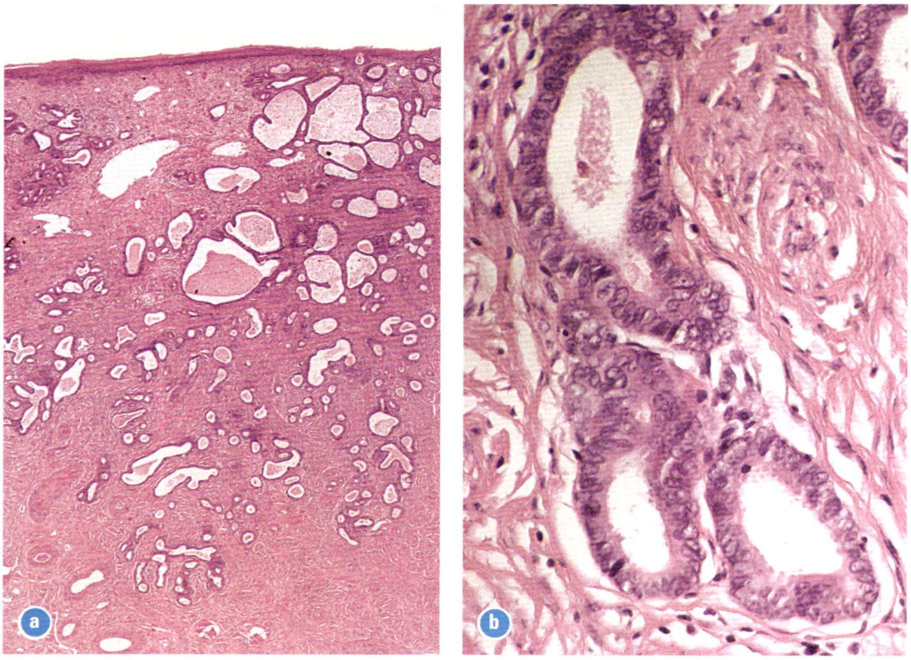

图14.39 (a) 浸润性腺癌。腺体和囊肿以渗出方式广泛浸润其下的间质。没有间质反应。(b) 浸润性腺癌。高倍镜下深部浸润性腺体类似AIS。

例应用最后一种治疗方法。分期意味着对转移风险进行清晰划定，但是事实上某些危险存在于各级浸润中。盆腔淋巴结转移的危险性在IA1期大约是1.5%，在IA2期略有增高[3, 4, 138, 143-147]。基于FIGO IA1期所报告的低危险性，少部分病例为保留生育能力仅仅进行锥切治疗[138, 148]。与血管浸润有关的额外风险尚不明确，因为报告的病例数很少；然而，在9例有血管受累的早期浸润性腺癌中，都没有发生淋巴结转移[4, 5]。

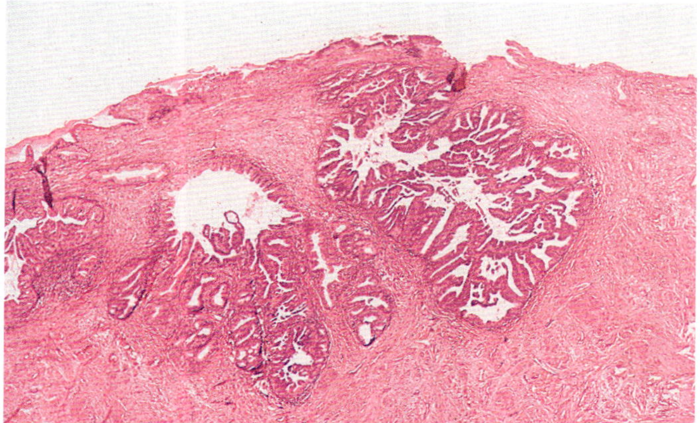

图14.40 浸润性腺癌，膨胀型。扩张的复杂腺体以膨胀性生长方式延伸至其下的间质，边界非常清楚。这种生长方式与伴有显著腺腔内生长的AIS难以鉴别（图14.28），有时甚至是任意的。

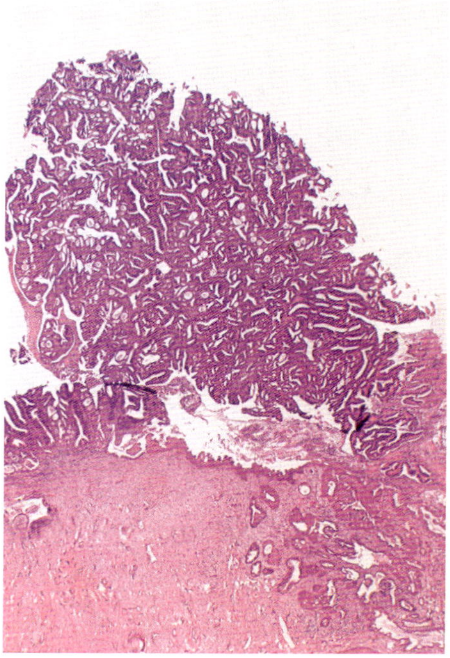

图14.41 浅表宫颈腺癌的乳头状结构。

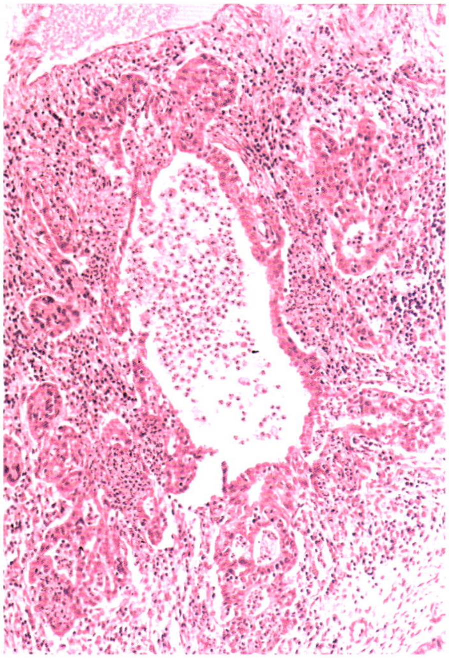

图14.42　早期浸润性腺癌。这个病变可以看到在中心AIS腺体基础上发生的早期浸润性腺癌。在这个病例，浸润深度的测量是从AIS腺体到浸润性腺体的最远端。

宫颈腺癌的诊断和治疗 Diagnosis and management of adenocarcinoma of the cervix

大部分有症状的宫颈腺癌患者表现为阴道出血和（或）腹痛、腹胀。不太常见的表现是可触及盆腔或卵巢包块。大体上，腺癌可以表现为表面不规整的病灶（图14.43a）、外生性包块、溃疡斑片以及质硬的桶状宫颈（图14.43b）[149, 150]。

宫颈腺癌和伴有腺体成分的混合性癌的分类列举如下，并附带对每一亚型加以描述（表14.4）。第二种腺癌成分超过10%的腺癌命名为混合上皮型，并要注明每种成分所占的比例。较常见的亚型采用三级系统分级，它的依据是综合考虑结构和细胞学特征，一定要记住核非典型性是分级的重要组成部分，依据此标准，大部分是2或3级[151]。

宫颈内膜（黏液性）腺癌 ENDOCERVICAL（MUCINOUS） ADENOCARCINOMA

普通型 Usual type

大多数单纯性宫颈腺癌是宫颈内膜型[150, 151]，如此命名是因为上皮细胞至少在某种程度上类似于宫颈内膜细胞。胞浆可以是嗜酸性、黏液性或者两者混合。常常可以见到许多核分裂像和凋亡小体（图14.44a–c）[151]。有些分类将大多数细胞是黏液形态的肿瘤归为黏液型，不同于宫颈内膜型[151]，而其他分类则将所有的宫颈内膜型作为黏液型，再分为各种亚型[108, 152]。这些分类没有任何

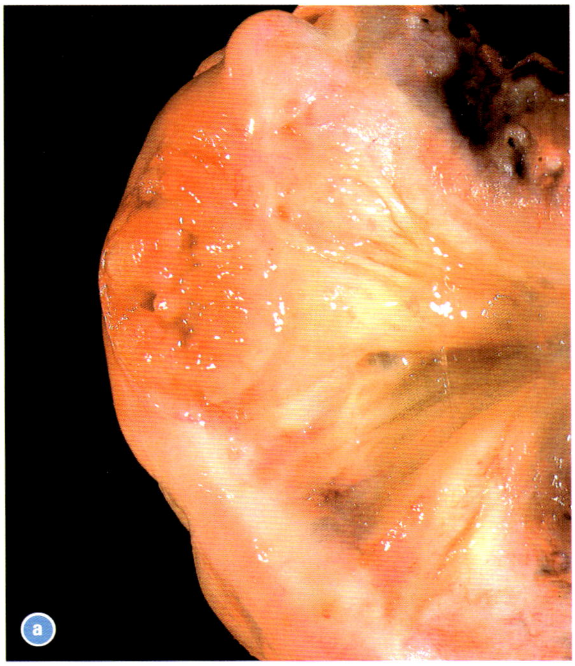

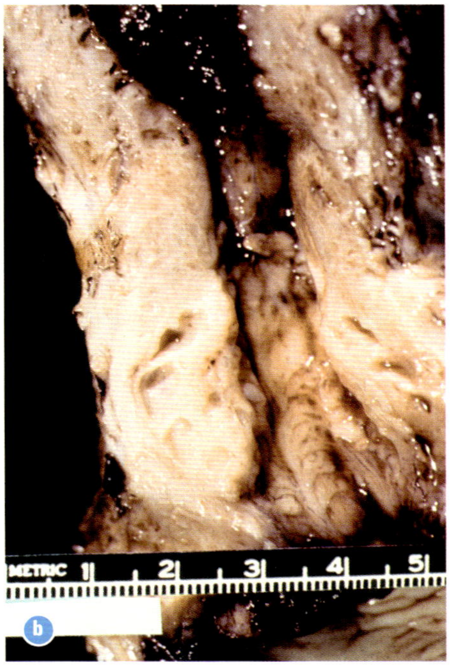

图14.43　(a) 早期腺癌的大体标本，表现为移行区内不规则盘状结构。(b) 较晚期的病变四周增厚、变硬，不伴有明显的包块。

表 14.4　宫颈腺癌分类

宫颈内膜型（黏液型）
　　变型：
　　恶性腺瘤（微小偏离型）
子宫内膜样
　　变型：
　　微小偏离子宫内膜样型
肠型
腺鳞型
　　变型：
　　玻璃样细胞
　　透明细胞腺鳞型
高分化绒毛腺管状
透明细胞型
浆液型
腺样基底细胞型
腺样囊性型
中肾型
转移性腺癌

临床意义，因为宫颈腺癌的预后几乎完全依赖肿瘤分期。事实上，许多宫颈内膜型（或黏液型）病例被简单命名为“腺癌”，没有指定具体亚型。

多数宫颈内膜型腺癌与HPV有关，在早期浸润性病变中常常出现残留的AIS。它们可以呈外生性乳头状生长方式，或者以不规则腺体、囊肿、条索、片状、单个细胞或这些形式的任何组合进行浸润。可以有或者没有纤维组织增生或炎性间质反应。当标本足够大时，腺癌的诊断常常很直观。偶尔可能引起诊断困难的两种良性病变是微腺体增生（microglandular hyperplasia）和中肾管增生（mesonephric hyperplasia）；两者将在下文中进行讨论和阐述。

恶性腺瘤（微小偏离型）
Adenoma malignum（minimal-deviation type）

这种分化非常好的亚型占宫颈腺癌的1%～2%。由于它的上皮细胞与宫颈内膜相似，在此被分类为宫颈内膜亚型的变型。然而，因为它独特的临床和病理特征，在诊断报告中应该具体命名为“恶性腺瘤”或“微小偏离型腺癌”。大约 11% 的病例伴有 Peutz-Jeghers 综合征[153]。在包括 26 个病例的最大系列研究中，患者平均年龄42岁[154]。这26例中50%的病例同时发生黏液性卵巢肿瘤。大多数是双侧发生，虽然有些被认为是卵巢原

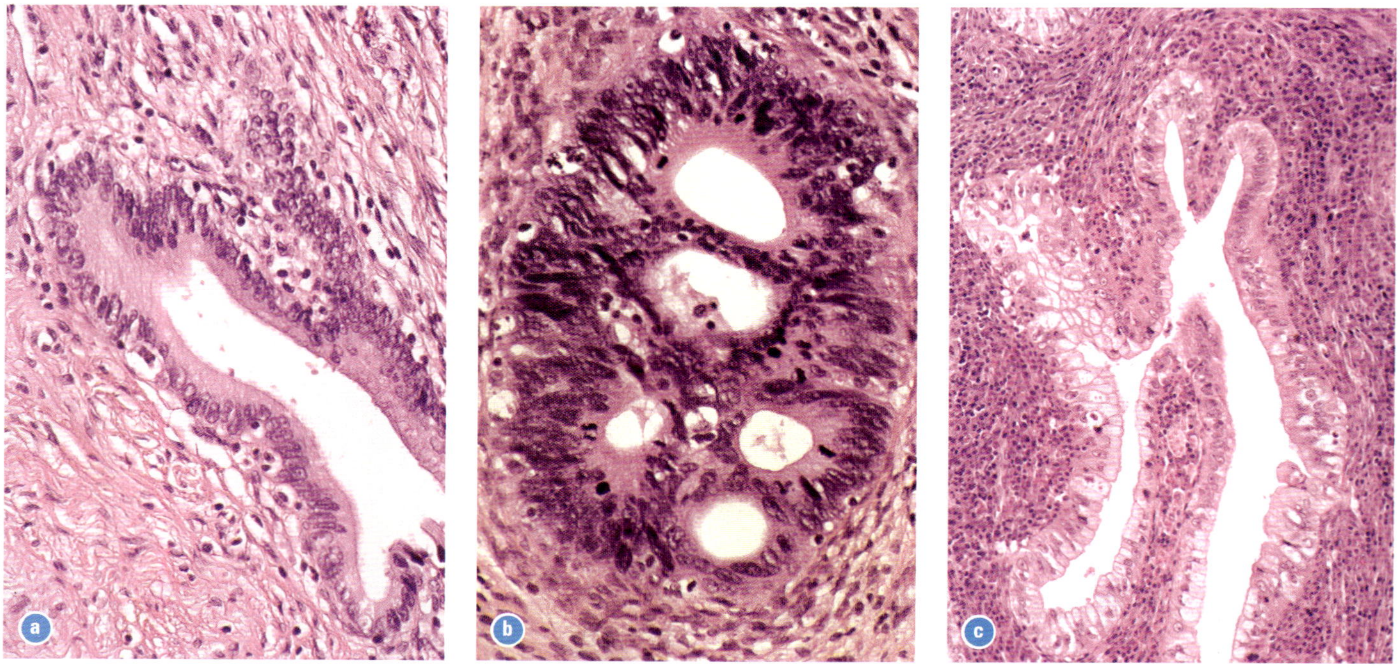

图14.44　(a) 浸润性腺癌，宫颈内膜型。恶性腺体内衬柱状上皮，具有嗜酸性胞浆。(b) 浸润性腺癌，宫颈内膜型。细胞为柱状，伴有大量顶端核分裂像和基底凋亡碎片。(c) 浸润性腺癌，宫颈内膜型。细胞有淡染、黏液性胞浆。

发性良性黏液性肿瘤，但很有可能大多数（如果不是全部）实际上来自于宫颈肿瘤转移，这种鉴别非常困难（见卵巢转移性肿瘤章节）。恶性腺瘤的起源仍不清楚；仅有少数病例 HPV 阳性[7, 155]，尚没有原位阶段病变的报告。

一些患者有黏液或水样阴道排液，但是恶性腺瘤常常没有症状，隐匿性生长，形成一个质硬的桶状宫颈，而没有明确的肿块。它以小块活检中能逃脱人们的注意而著称，这归因于它类似良性的细胞外观（因此得出相矛盾的名称）。也由于巴氏涂片不敏感[62-64]，恶性腺瘤常常发现时已是晚期，因此预后比普通型宫颈腺癌差[154]。

恶性腺瘤的腺体大小不等，从小腺体到囊性，许多腺体不规则，伴有指状或球状突起（图14.45a）。绝大部分内衬细胞分化非常好，细胞呈柱状，具有小的位于基底的细胞核和淡染的胞浆，与正常宫颈内膜细胞非常相似（图14.45b）。然而，高倍镜下，许多细胞核比正常的宫颈内膜细胞核稍增大，有小核仁（图14.45c）。少数病例有乳头状表面成分（图14.46a，b）。大多数腺体不引起间质反应，但是局灶通常出现炎症、水肿或纤维组织增生反应（图14.47a）。重要的是，与良性宫颈内膜细胞增生比较，有一定程度的细胞核非典型性，伴局部增大、深染、核分裂像较多（图 14.47b）。

多数病例呈癌胚抗原（CEA）胞浆阳性，而多数良性病变为阴性[156, 157]。然而，局灶或弱阳性不能作为诊断癌的确切证据；相反，阴性染色，尤其在小活检中，不能除外恶性腺瘤[154, 158]。恶性腺瘤显示胃的表型而不是Müller上皮表型[159-163]。除了CEA染色，应用抗HK1083抗体识别胃腺黏液，或PAS（pH2.5）染色阳性，可以辅助诊断[163]。需要强调的是大多数病例的诊断没有采用特殊染色，依赖特殊染色可能会造成误诊，除非有人对特殊染色在该特殊领域的应用非常有经验。

恶性腺瘤的鉴别诊断包括深在的纳博特囊肿、显著的深在宫颈内膜腺体（florid deep endocervical gland）、

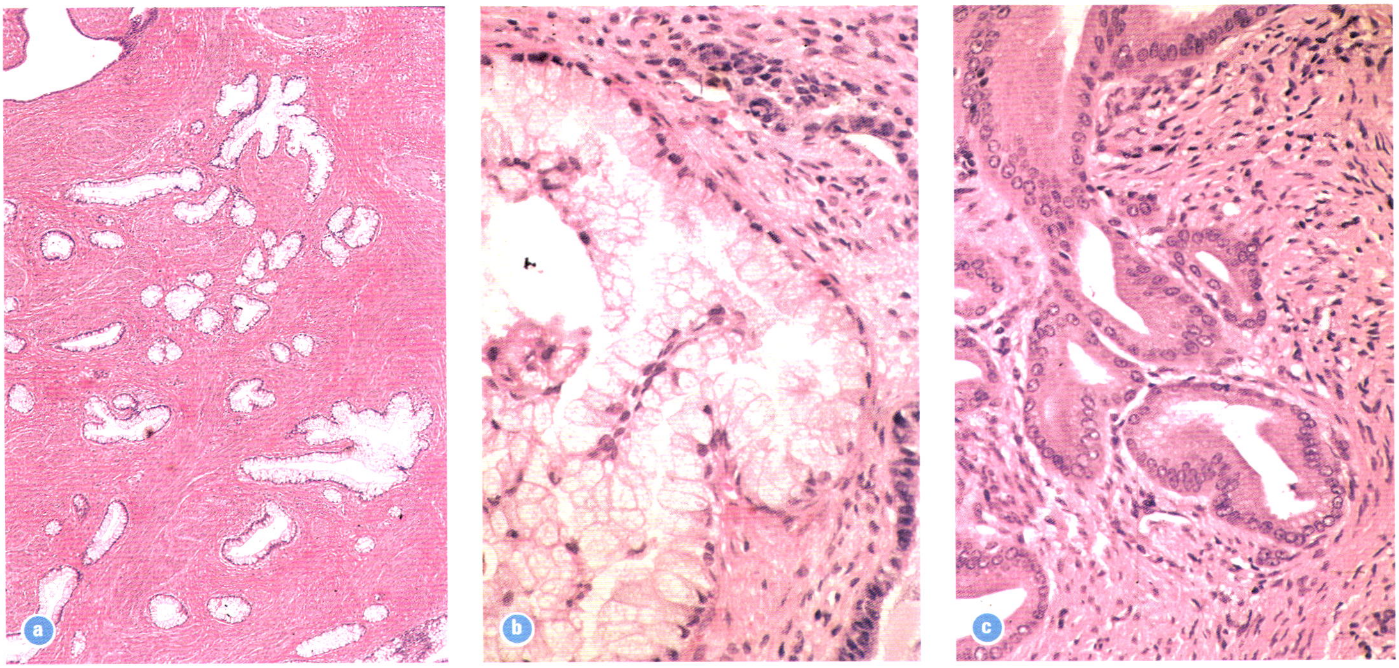

图14.45 （a）恶性腺瘤。不规则形腺体浸润间质，不伴有间质反应。（b）恶性腺瘤。恶性腺体有大量黏液性胞浆和小的良性表现的细胞核。（c）恶性腺体的内衬细胞具有略微增大的细胞核和小核仁。

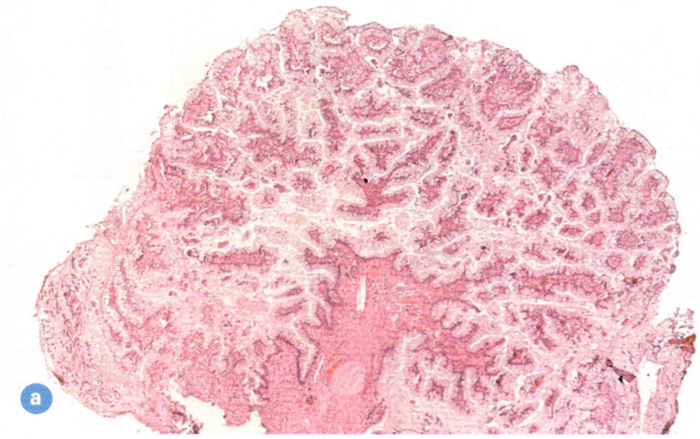

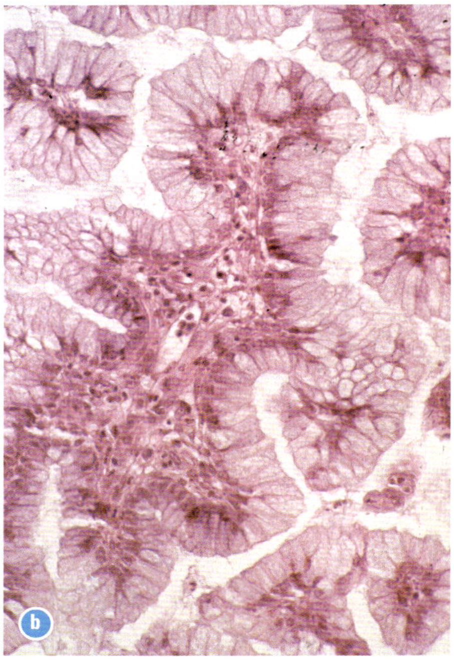

图14.46 （a）恶性腺瘤。这个病例显示为宫颈外部的小乳头状病变。（b）细胞学特征类似于图14.45。这个病例最初被误诊为良性乳头状瘤。

隧道样腺丛（tunnel clusters）、宫颈内膜腺体增生、宫颈内膜型腺肌瘤、宫颈子宫内膜异位（endocervicosis）和中肾管增生。这些将在下面详细讨论。然而，所有这些病变缺乏在恶性腺瘤中可见的渗出性浸润方式和局灶的细胞核恶性表现。

子宫内膜样腺癌 ENDOMETRIOID ADENOCARCINOMA

普通型 Usual type

顾名思义，子宫内膜样癌的表现与普通型子宫内膜腺癌相似，细胞具有非黏液性胞浆，比宫颈内膜型的细

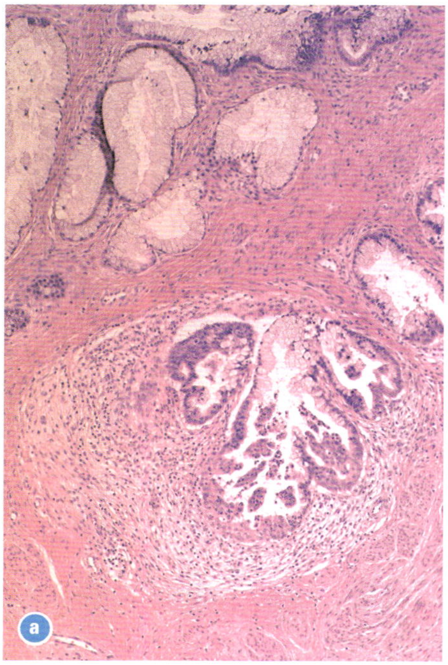

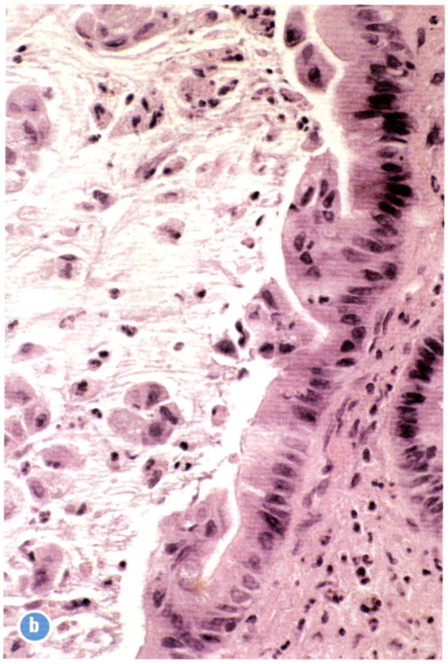

图14.47 （a）恶性腺瘤。下面的腺体引起间质炎症反应。（b）恶性腺瘤。有局灶的细胞核增大和复层化，伴有腺腔内细胞脱落。

胞更密集，复层化更明显（图14.48）。一些病例有小灶状良性鳞状分化区域（类似于某些高分化子宫内膜癌）；伴有高级别鳞状分化的混合性癌应该归类为腺鳞癌。多数子宫内膜样癌是HPV相关性腺癌，AIS（原位腺癌）常常出现在较小的病变，提示与宫颈内膜型有相似的发病机制[5]。

作为不同于宫颈内膜亚型的独特类型，子宫内膜样亚型真正的发病率和生物学行为仍不清楚，由于形态有重叠，子宫内膜样名称常常是一种个人偏好。例如，我们认为在连续175例宫颈腺癌病例中，仅有4%是子宫内膜样型[164]，而其他学者估计他们的病例中子宫内膜样达50%之多[165]。

所以，目前需要认识子宫内膜样亚型的主要原因是在刮宫和小活检中与原发性子宫内膜癌相鉴别。结合临床表现，用来鉴别两者最有用的发现是出现AIS、累及宫颈内膜间质而非子宫内膜间质以及没有子宫内膜增生。免疫组化反应CEA阳性和波形蛋白（vimentin）阴性，强烈支持宫颈源性[165-168]。此外，宫颈腺癌很少呈现雌激素受体和孕激素受体阳性。而子宫内膜癌常常两者都阳性[169]。也可以应用原位杂交或其他方法检测HPV[169]。然而，虽然免疫组化测试有时可能有用，但是结果可能模棱两可，所以常常没有必要[168]。

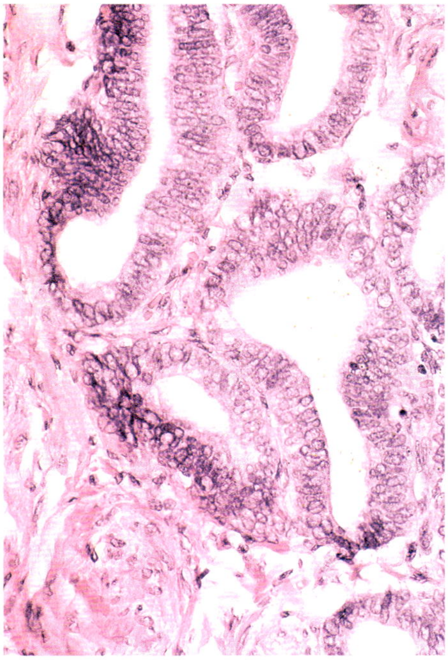

图14.48　子宫内膜样腺癌。腺体表现类似于典型子宫内膜癌形态。

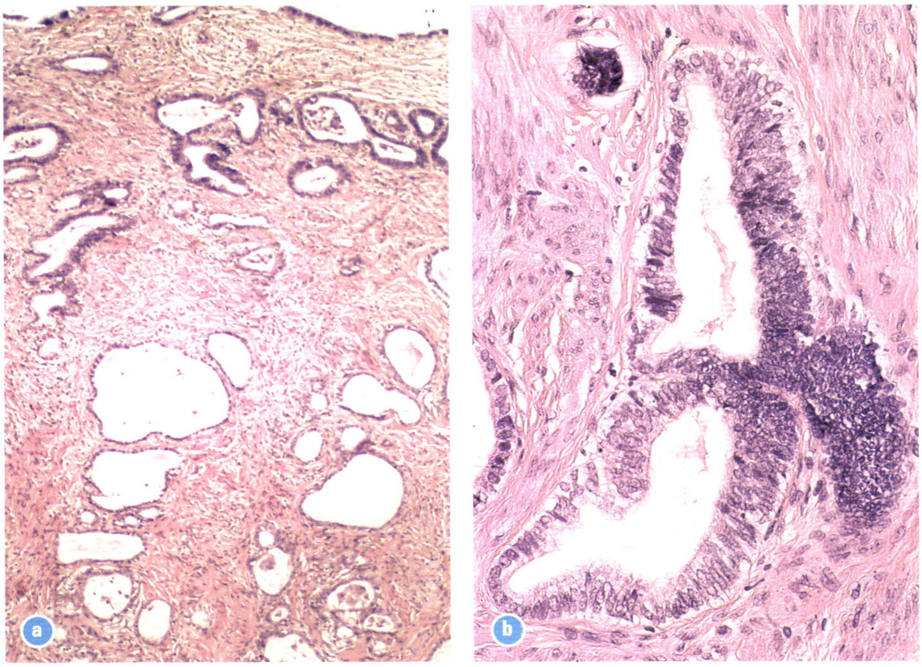

图14.49　(a）子宫内膜样腺癌，微小偏离型。不同形状的浸润性腺体内衬良性表现的、有些变薄的上皮，没有邻近的间质反应。(b）是（a）图某区域的高倍视野，除密集和复层程度略有增加外，腺体与增殖期子宫内膜腺体相似。

微小偏离腺癌，子宫内膜样型
Minimal-deviation adenocarcinoma, endometrioid type

虽然对于宫颈内膜型微小偏离腺癌仍保留“恶性腺瘤”的名称，但在罕见情况下分化非常好的癌表现为子宫内膜样型而不是宫颈内膜型[170-172]。在这样的病例，腺体仅有轻度的核非典型性，核分裂像少见（图14.49a）。一些细胞甚至可以有纤毛或顶部胞浆突起，类似输卵管化生[171]。微小偏离子宫内膜样腺癌不同于子宫内膜异位症或输卵管子宫内膜样化生之处在于，其有浸润性结构方式（虽然通常没有间质反应）以及至少有局灶细胞学非典型性（图14.49b）。被研究病例中，两例CEA染色局灶阳性[172]。有随访资料的12例中，1例死于该肿瘤[170-172]。

肠型腺癌
INTESTINAL ADENOCARCINOMA

虽然宫颈内膜型和腺鳞型可能含有部分肠型病灶，纯粹的宫颈肠型腺癌非常罕见。肠型分化以杯状细胞、嗜银细胞和罕见的Paneth细胞为特征[173-175]。伴有广泛细胞外黏液（胶样癌）的病例不太常见[176]；更罕见的是主要由印戒细胞组成的病例[177, 178]。在所有这些病例中，应

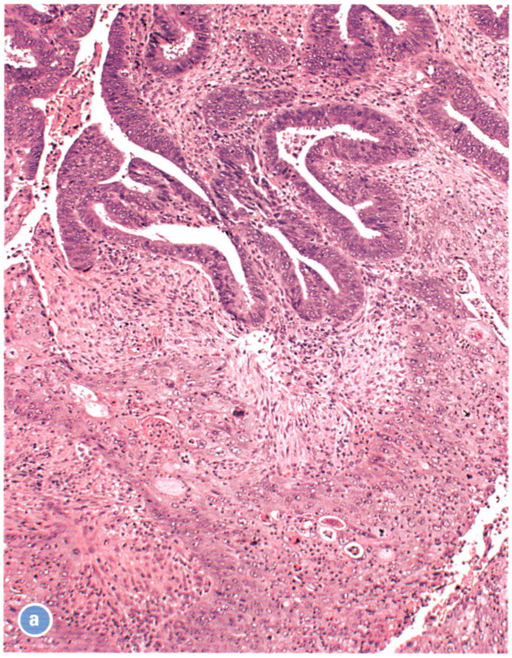

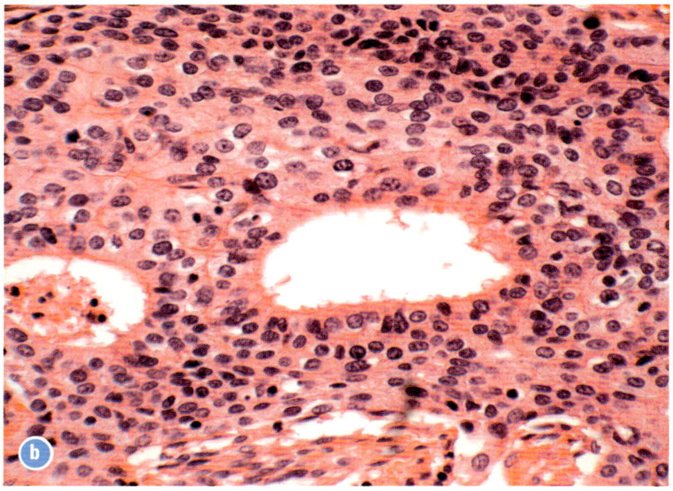

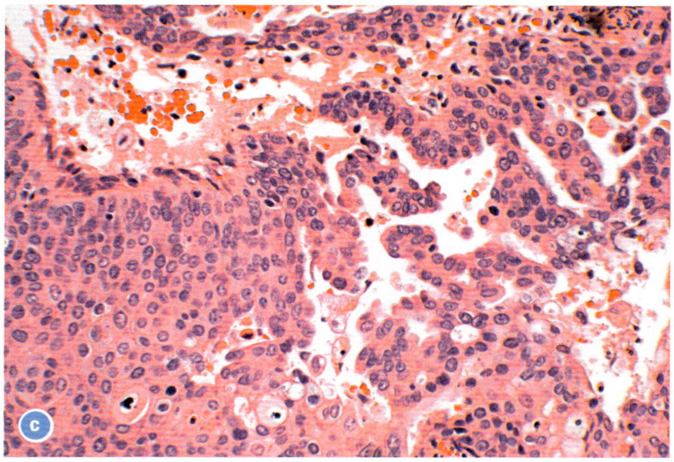

图14.50 腺鳞癌。(a) 并列的腺体和鳞状成分。(b) 成片的鳞状上皮围绕着散在的腺体结构。(c) 鳞状和微乳头状腺样分化混合。

该谨慎除外原发性胃肠癌转移至宫颈。通常根据临床病史很容易进行鉴别。依赖于免疫组化可能会有问题，尽管原发性普通型宫颈腺癌以 CK7 弥漫强阳性[166]为特征，而原发性肠癌通常CK7阴性或仅局灶阳性，据我们所知，宫颈原发性单纯性肠型腺癌没有报告过 CK7 的检测。

腺鳞癌 ADENOSQUAMOUS CARCINOMA

普通型 Usual type

据报告，腺鳞癌占所有含腺体成分宫颈癌的20 % ~ 50%[108]。这种较大的差异可能是对于鳞状分化认识的不同造成的。例如，在低分化腺癌的实性区域中可能有嗜酸性胞浆，可能被一些人认为是鳞状分化的证据，而另一些人则认为不是[151]。相反，许多宫颈纯粹的鳞状细胞癌有黏液染色阳性的细胞[179]。我们将腺鳞癌的命名局限于那些不用特殊染色就能容易辨认鳞状和腺样分化的肿瘤[151]。根据这个定义,我们发现在175例连续早期腺癌病例中，腺鳞癌占 28%[164]。

早期腺鳞癌常常含有残留的AIS和CIN，表明干细胞的肿瘤转化可以具有双相分化[5]。在完全浸润性病例中可以看到几种形态，包括独立且并列的腺性和鳞状成分（图14.50a)、成片的鳞状细胞与腺体混合（图14.50b）以及在鳞状和腺性分化之间存在更加细微的过渡（图14.50c)。腺鳞癌中的腺体成分可以是非特异性、黏液性(有时伴有印戒细胞）或者是子宫内膜样。据报道腺鳞癌预后要比分期相同的其他宫颈腺癌更差[164, 180, 181]。然而，一些研究发现预后没有差异[182]。

玻璃样细胞和透明细胞腺鳞癌 Glassy cell and clear cell adenosquamous carcinomas

如果鳞状分化与柱状分化的区别是基于其他参数，而不是根据HE 染色切片，“腺鳞”类病变的范围会有扩展。玻璃样细胞癌是1956年首次提出，是腺鳞癌一种罕见类型，但是它的双相特征仅在电镜下才能识别[183-185]。玻璃样细胞癌是由大的恶性细胞组成的实性片块，有丰富的、纤细颗粒状胞浆。细胞核大伴有明显核仁。有明显炎症浸润，常常伴有很多嗜酸性粒细胞和浆细胞（图14.51a，b)。绝大多数报道中玻璃样细胞癌比普通型宫颈腺癌预后差，易于早期子宫外扩散，而且对放疗不敏感[184-186]。

一些作者指出大细胞非角化鳞状细胞癌常常有玻璃样细胞区域[186]，而其他作者表示其他典型腺癌也有这样的区域[151]。这样的病例不应该作为玻璃样细胞癌报道，单纯的这种类型是十分罕见[186]。

另一种罕见的腺鳞癌类型称为“透明细胞腺鳞癌”[187]。这种癌与 HPV18 密切相关；它含有容易辨认的肿瘤性腺体，混有成片的富含糖原的鳞状细胞，呈现明显的透明细胞样外观（图14.51c,d)。与玻璃样细胞癌一样，透明细胞腺鳞癌预后较差[187]。

高分化绒毛腺管状腺癌 WELL-DIFFERENTIATED VILLOGLANDULAR ADENOCARCINOMA

这种不常见的亚型以其绒毛乳头状结构为特征。可以伴有或没有可辨认的其下间质浸润（图14.52a)。患者平均年龄 33 岁[188, 189]。绒毛腺管状腺癌与 HPV 有关[190]，常常可见邻近的 AIS。指状乳头有时具有特征性梭形细胞间质（图14.52b)，间质可能含有炎症细胞。绒毛与其下变长的分支腺体相混合，呈融合的宽叶状向间质推进。内衬细胞可以是宫颈内膜型或子宫内膜样型，仅有轻微核非典型性，核分裂像少见。严格定义的高分化绒毛腺管状腺癌的预后非常好。最初诊断的37例中没有一例转移，为保留生育能力可以选择宫颈锥切[188, 189]。然而，绒毛腺管状结构可以和普通浸润性腺癌并存，具有盆腔淋巴结转移能力（图 14.52c)[191, 192]。因此，绒毛乳头状肿瘤必须完全由高分化细胞组成，在我们把它归类

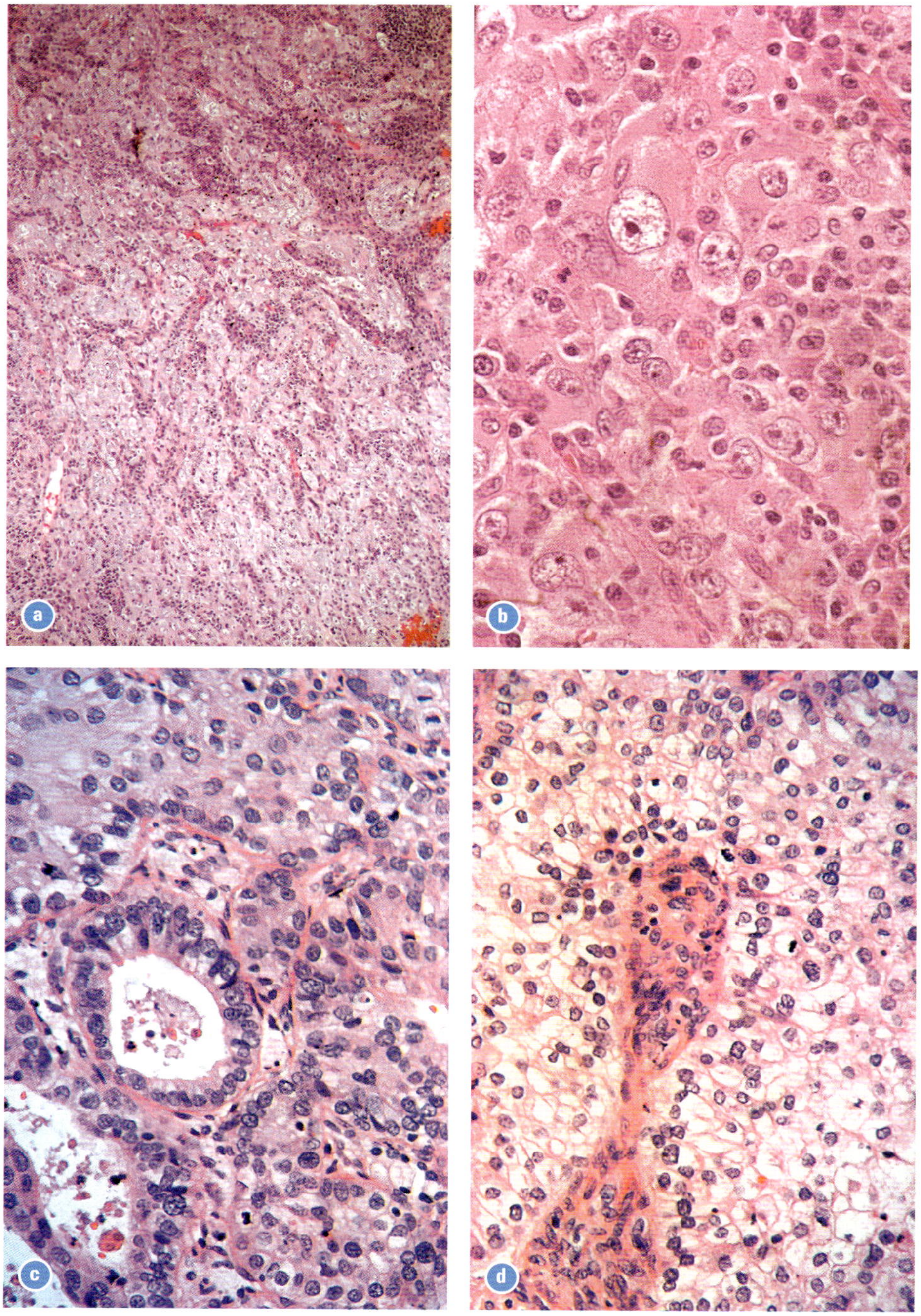

图 14.51 (a) 玻璃样细胞癌。细胞排列成片（浅色透明区域）伴有明显的炎症反应。(b) 细胞增大，有明显的细胞核和核仁；胞浆颗粒状，嗜酸性（玻璃样）。(c，d) 透明细胞腺鳞癌，以肿瘤性腺体伴有成片的富含糖原的透明鳞状细胞为特征。

为预后非常好的绒毛腺管状腺癌之前，必须完全切除和彻底检查[151]。绒毛腺管状腺癌也必须与偶然出现在AIS或外生性腺癌的纤细乳头相鉴别，后者缺乏高分化绒毛腺管状腺癌中明确的绒毛状结构（图 14.41）。

透明细胞癌 CLEAR CELL CARCINOMA

宫颈透明细胞癌非常罕见。年轻女性宫颈和阴道透明细胞癌的发生，与其母亲为避免流产而服用己烯雌酚

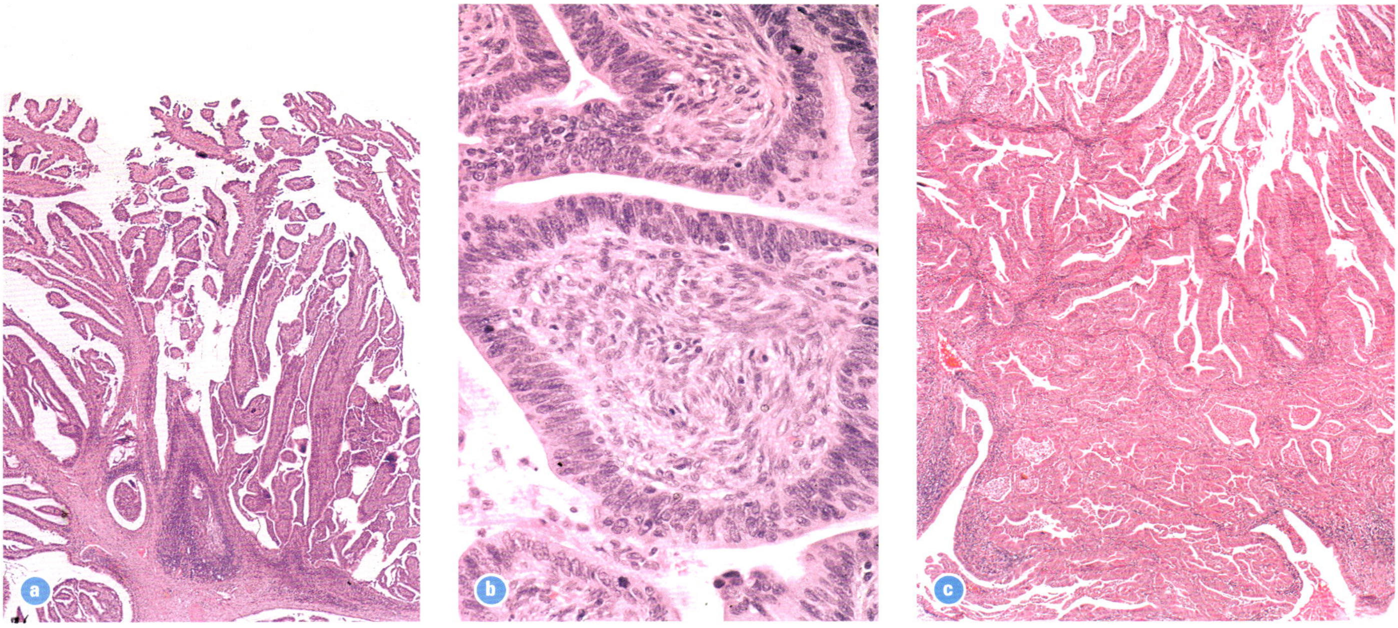

图14.52 （a）高分化绒毛腺管状腺癌。肿瘤表面含有指状绒毛结构。（b）高分化绒毛腺管状腺癌。绒毛含有梭形细胞，被覆高分化上皮细胞。（c）绒毛腺样结构（上）伴有普通的浸润性腺癌（下）。

有关[193]。幸运的是，透明细胞癌群发的危险性已经下降，这群人已经年老，目前大多数病例为散发[194, 195]。在一篇报道中，散发透明细胞癌的行为与普通宫颈腺癌相同[194]，而在其他报道中透明细胞癌的行为更具浸润性[196]。

组织学表现与更常见的子宫内膜和卵巢透明细胞癌相似。肿瘤细胞排列为腺样（图14.53a）、管泡状、实性、乳头状或混合形态。在乳头状、腺样和管泡状区域，细胞核特征性地突入邻近的腺腔，出现“靴钉样”外观（图14.53b）。乳头常常有玻璃样间质轴心。大多数细胞出现的透明胞浆是因为存在糖原，可以用PAS染色来显示。一些病例细胞局灶嗜酸性或含有黏液而不透明。细胞核通常很大，不规则，深染，伴有明显的核仁，但是一些病例可能仅有轻度到中等程度的非典型性（图14.53c）。

鉴别诊断包括微腺体增生、中肾管增生/癌、Arias-Stella反应、富含糖原的鳞状细胞癌，以及其他一些非常罕见的含有透明细胞的癌，例如卵黄囊瘤、腺泡状软组织肉瘤和转移性肾细胞癌，前两者都可能原发于宫颈。与三种良性病变的鉴别诊断于下文讨论。伴有糖原生成透明细胞的鳞状细胞癌可能有其他特征性的透明鳞状外观，而且可能有残留的CIN。肾细胞癌转移至宫颈非常罕见，但是对于已知肾癌的患者，与宫颈原发性透明细胞癌的鉴别可能非常困难。大多数肾细胞癌CD10阳性，而Müller源性透明细胞癌CD10阴性[197]。卵黄囊瘤和腺泡状软组织肉瘤都很少原发于宫颈，都有各自的特征，在本章其他部分有详细叙述。

浆液性癌 SEROUS CARCINOMA

浆液性癌也非常少见，组织学表现与更常见的卵巢和子宫内膜浆液性癌相似。原发于宫颈的最大系列报告包括17例患者[198]，显示出双峰形年龄分布，10例年龄小于45岁，4例大于65岁；17例中14例诊断时为Ⅰ期，

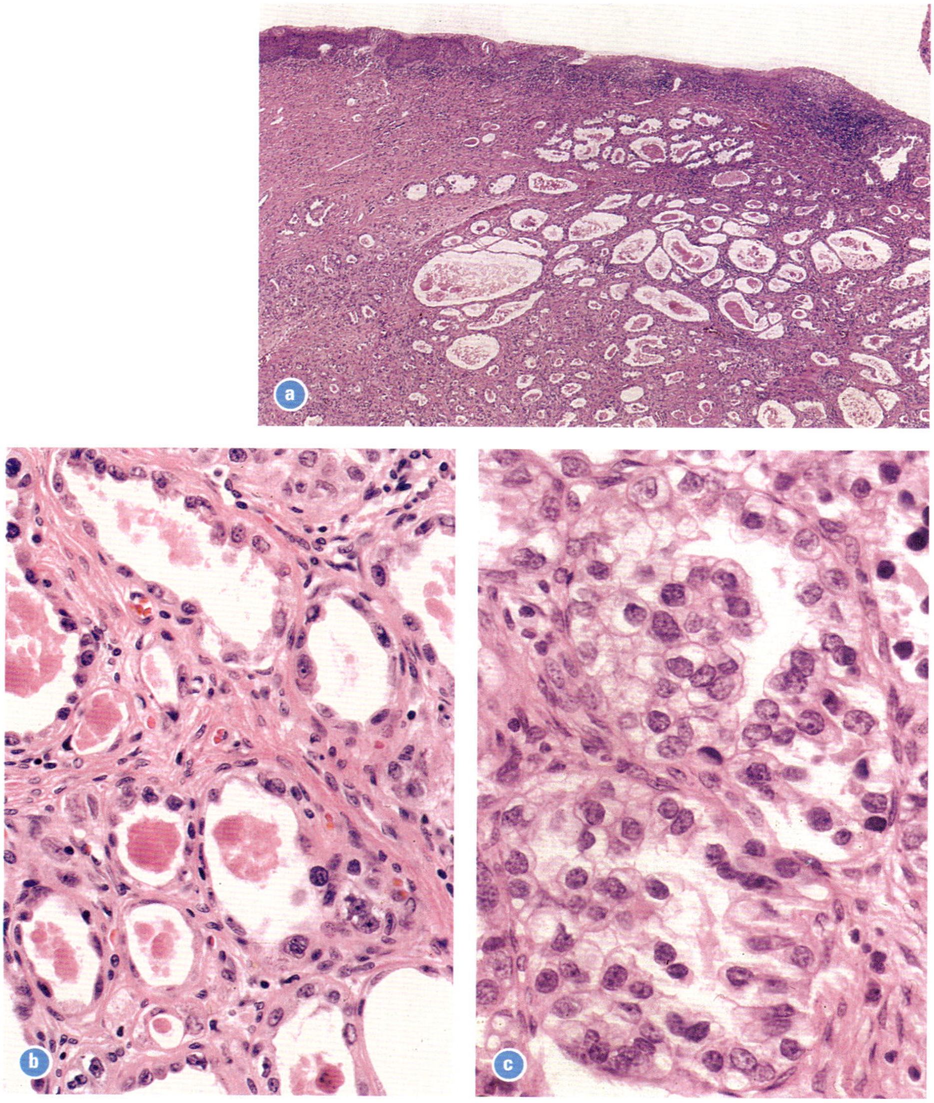

图14.53 透明细胞癌。(a) 可见腔内含有嗜酸性物质的腺体和囊腔。(b) 腺体内衬细胞核增大，有的突入腺腔内（靴钉细胞）。(c) 本例细胞核仅有轻到中度非典型性。注意明显的透明胞浆。

其中 4 例复发，分期较高的 3 例全部死亡。

肿瘤表面含有复杂的分支乳头，间质常常有炎症细胞（图 14.54a–c）。在较深的位置，肿瘤可以形成腺腔、裂缝样或实性区域。细胞核复层，上皮细胞出芽突入乳头间隙。上皮细胞的细胞核大，有明显核仁，核分裂像显著（图14.54c）。浆液性癌以其复杂的乳头状结构和高级别核而较容易与典型的宫颈内膜型乳头状癌和高分化绒毛腺管状癌相鉴别（图 14.41，14.52a）。然而有趣的是，在报道的17例浆液性癌中5例可见高分化绒毛腺管状乳头成分，提示在宫颈发生的这两种乳头状癌有着相同的病因学（图 14.54b）[198]。同样，不像子宫内膜和卵巢的浆液性癌，发生在年轻女性的宫颈浆液性癌通常 HPV 阳性（CP Crum 和 MR Nucci 的个人意见，2004），而且上述样本中 12 例检测了 p53，其中 7 例为阴性[198]。因此宫颈原发性浆液性癌不能等同于子宫内膜和卵巢浆液性癌。实际工作中，一定要除外子宫内膜和卵巢的浆

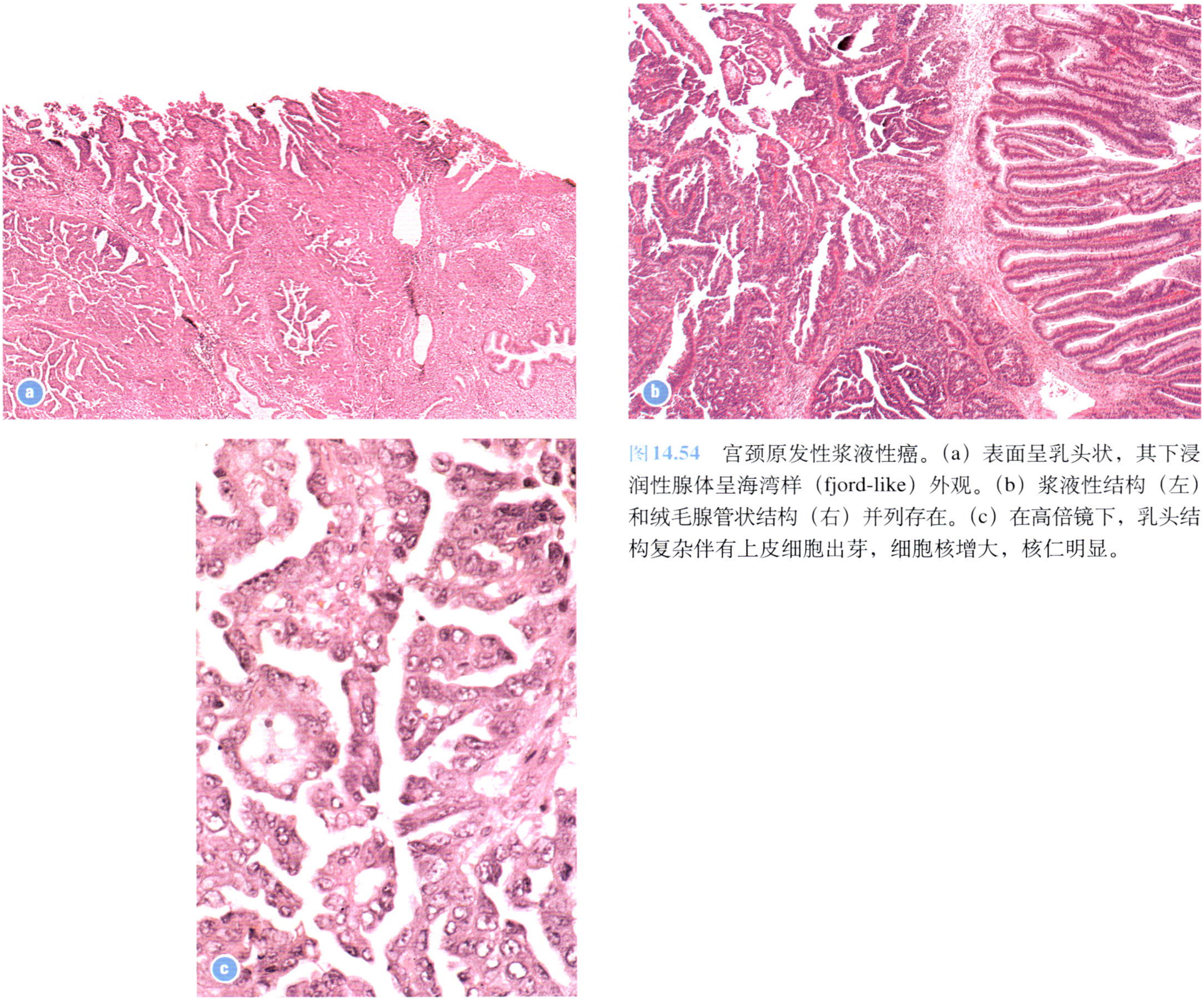

图14.54　宫颈原发性浆液性癌。(a) 表面呈乳头状，其下浸润性腺体呈海湾样（fjord-like）外观。(b) 浆液性结构（左）和绒毛腺管状结构（右）并列存在。(c) 在高倍镜下，乳头结构复杂伴有上皮细胞出芽，细胞核增大，核仁明显。

液性癌播散至宫颈（尤其在老年女性），如果两者都有，宫颈病变一定是转移的。

腺样基底和腺样囊性癌 ADENOID BASAL AND ADENOID CYSTIC CARCINOMAS

这些肿瘤放在一起讨论是因为具有某些相同的特征：

1. 都是由基底细胞样形态的细胞构成。
2. 都与人乳头状瘤病毒有关。
3. 患这些肿瘤的患者常常是绝经后女性。

腺样基底和腺样囊性癌是由基底细胞样形态和柱状细胞（腺样）分化的肿瘤谱系相连接的。两者先前都可以有鳞状上皮内病变，随后浸润转化为基底样细胞增生，并伴有不同程度的柱状细胞分化。

*腺样基底细胞癌（adenoid basal cell carcinoma，ABC）*少见，不足宫颈癌的5%。ABC通常没有症状，在有高级别CIN的绝经期妇女宫颈中偶然发现[199, 200]。在CIN病变之下可以见到三种成分（图14.55a）：分散

的鳞状细胞岛，伴有不同程度非典型性和明显的周围基底细胞层（图 14.55b）；由小的基底样细胞构成的细胞巢，胞浆稀少，有时伴有囊性变；以及局灶的腺样分化，表现为小腺泡和基底样细胞巢的混合（图14.55c）。没有间质反应（图14.55a–c）。因为在符合描述的病例中没有发现转移和复发，有人建议把它们命名为“腺样基底上皮瘤”，避免过度治疗[200]。

除此之外，ABC样区域有时伴有其他三种肿瘤生长方式：它们是基底样鳞状细胞癌、腺样囊性癌和癌肉瘤。在单纯 ABC 中，癌巢周围细胞免疫组化反应CAM5.2阳性，此特征在伴有严重非典型性的ABC中有助于排除同时发生的鳞状细胞癌[200]。读者要注意取材可能会限制对同一患者中非单一形态的正确评价。需要说明的是ABC并不总能预测生物学行为，它可能代表前体细胞的几个分化途径之一[199, 201]。

像 ABC 一样，*腺样囊性癌（adenoid cystic carcinoma，ACC）*也发生在老年女性。与 ABC 不同的是本病通常表现为有症状的宫颈包块，常常并发肿瘤复发和转移[199]。这些肿瘤与那些更常发生于涎腺或呼吸道的腺样囊性癌有相同之处。肿瘤呈岛状生长方式，细胞密集伴有稀少的胞浆，呈筛状排列伴有中心玻璃样变或黏液样物质（图14.56a，b）。肿瘤也可以有小梁状、实性或未分化形态，周围常常出现玻璃样物质[202]。局灶可以见到明显的鳞状分化[199]。ACC部分病灶可类似于ABC（由此看来这些肿瘤可能是有关联的），但是其他区域的ACC 有非常明显的核非典型性和间质反应，而 ABC 中看不到[199, 201]。像 ABC 一样，ACC 可以并存间叶成分，形成癌肉瘤。

像其他部位的ACC一样，宫颈ACC是否起源于肌上皮细胞一直存在争议。一篇报道仅发现少数S-100阳性细胞，并假定这些细胞是肌上皮起源，因此命名这些肿瘤为“腺样囊样（adenoid cystic-like）”[199]。其他人更经常地发现S-100阳性，并且在玻璃样物质中着染Ⅳ型胶原和层粘连蛋白，支持基底膜来源，并认为它们是真正

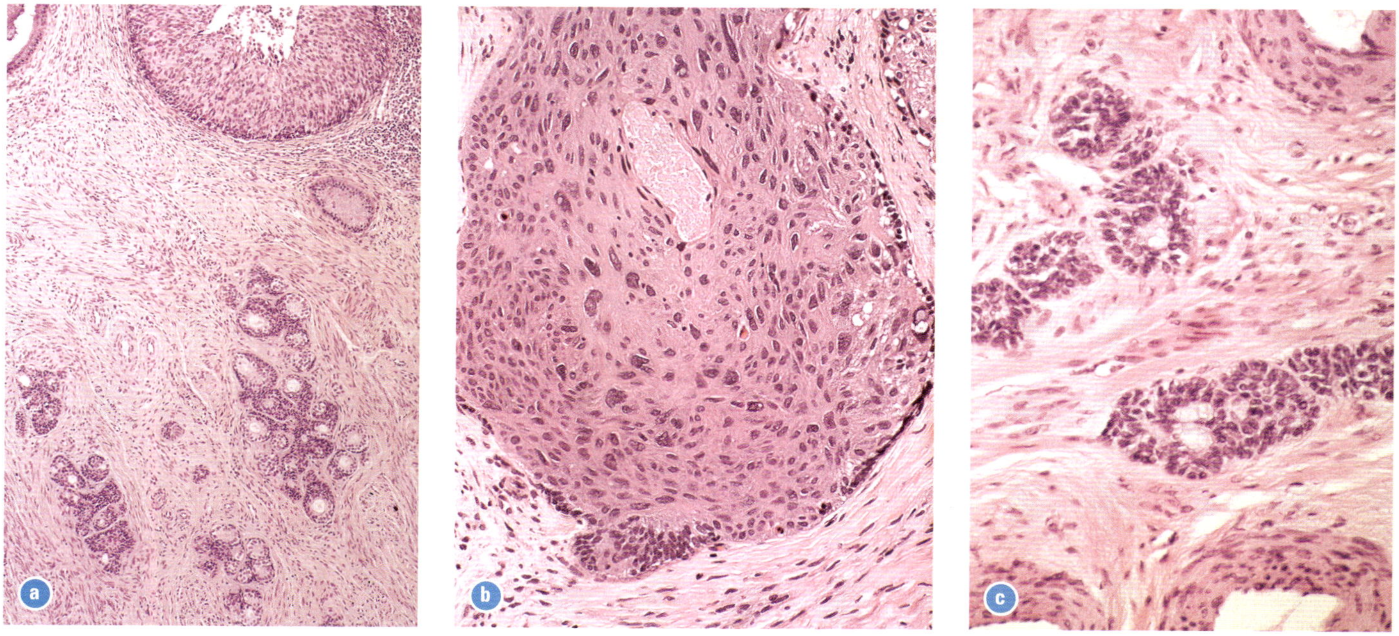

图 14.55　腺样基底细胞癌。(a) 在这个视野，上方为CIN3，其下间质中可见小的“基底样”细胞岛。(b) 腺样基底细胞癌伴有典型的鳞状分化细胞巢，具有中度非典型性，在上皮间质交界处有明显的基底细胞。(c) 高倍镜下浸润的肿瘤显示基底和柱状分化的混合。

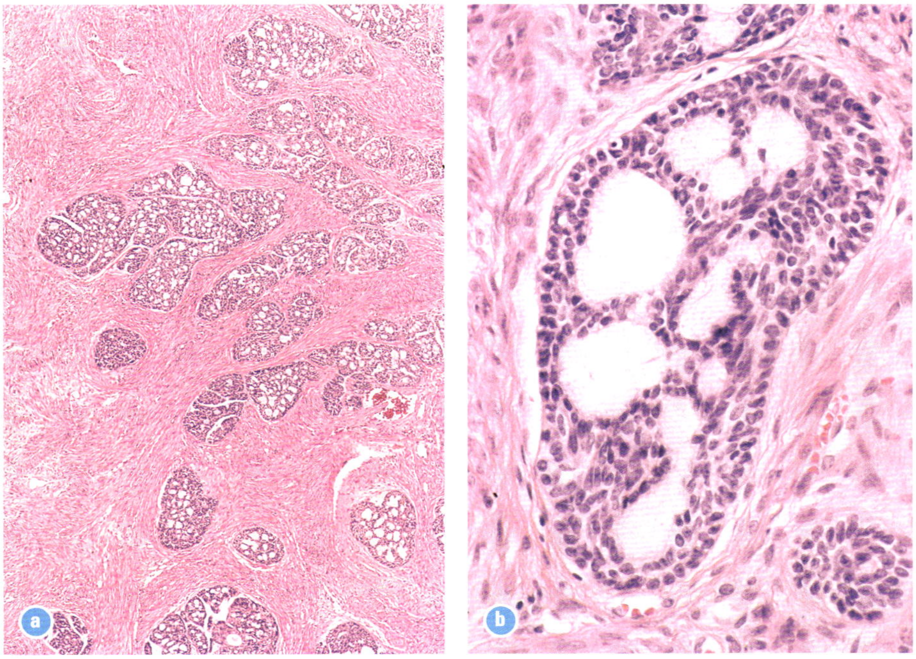

图 14.56　腺样囊性癌。(a) 低倍镜下显示大的复杂的腺样聚集，每个腺体内都有筛状结构。(b) 筛状区域含有致密的嗜酸性物质。周边的细胞核为基底细胞样，形态一致，但是比腺样基底细胞癌非典型性更明显。

的腺样囊性癌[201]。ABC 和 ACC 通常 HPV16 阳性[203-205]。这项发现连同某些 ACC 有 ABC 样区域以及 ABC 可能伴有多向分化的发现，进一步表明两者可能源自一个共同的前体[201]。

中肾管腺癌
MESONEPHRIC ADENOCARCINOMA

这种少见类型的宫颈腺癌起源于增生的中肾残件，通常位于宫颈侧壁。所报告的 23 例患者平均年龄为 53 岁[206-208]。大体表现有时独特，肿瘤起源于宫颈壁，在子宫下段与这一部位之间缓慢生长，有时会形成一个桶状宫颈（图 14.57）。

组织学形态多变，包括管状（最常见）、网状、乳头状、实性、梭形细胞以及性索样。在同一肿瘤这些形态常常混合出现。通常没有间质反应。中肾管癌的核级别为低到中级，第一印象常常是子宫内膜样癌或低级别混合性上皮 / 间质肿瘤（图 14.58a–c）。

因为中肾管癌形态变化多样，所以鉴别诊断范围很广，包括中肾增生、子宫内膜样腺癌、透明细胞癌、浆液性癌、恶性 müller 混合瘤（malignant mixed müllerian tumor，MMMT）和类似于卵巢性索肿瘤的子宫肿瘤（uterine tumors resembling an ovarian sex-cord tumor，UTROSCT）。

与显著的中肾管增生可能很难鉴别，因为中肾管增生常常与中肾管腺癌并存或混合，增生性和恶性腺体都

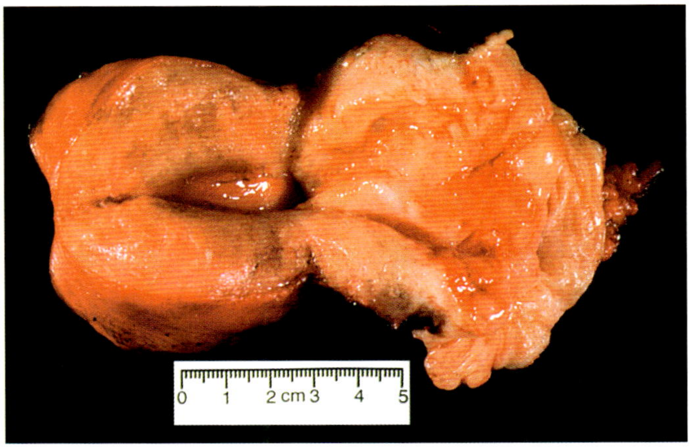

图14.57　中肾管腺癌，大体标本。肿瘤发生在宫颈壁，位于标本右侧，上面未受累的宫颈黏膜发生移位，形成桶状宫颈。

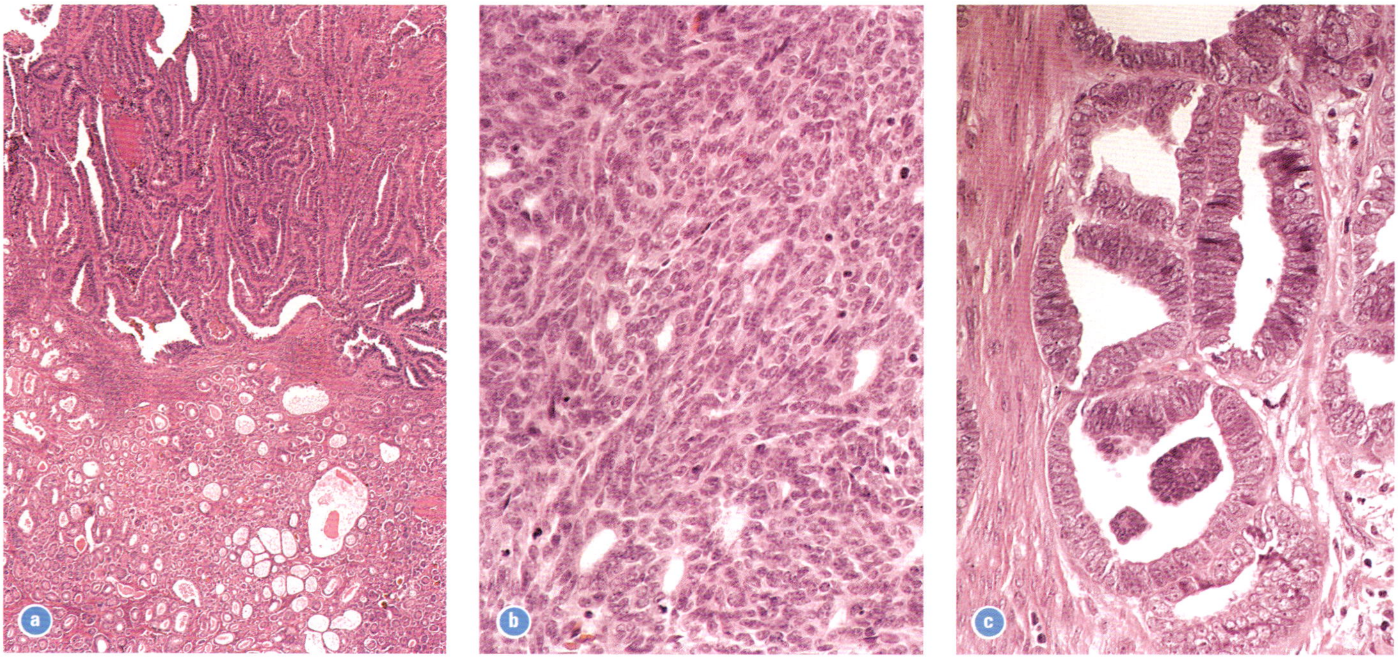

图14.58 中肾管腺癌。(a) 存在两种截然不同的形态：上面为乳头状和某种程度的网状结构，下面是管泡状结构。(b) 可见双相形态，子宫内膜样腺体和其间的梭形细胞。(c) 在这个区域，肿瘤腺体具有子宫内膜样特征，核具有轻到中度的非典型性。

可以含有嗜酸性物质。重要的是，单纯的中肾管增生通常是偶然发现，没有形成有症状的肿块，这与多数中肾管癌不同。镜下，保持分布均匀的非浸润性结构，以及具有形态相似的腺体、囊肿或小管，是鉴别增生与癌的最重要表现。

子宫内膜样癌位于宫颈表面，有时伴有残留的AIS，而中肾管腺癌位于宫颈深部间质（虽然肿物可以延伸至表面）。子宫内膜样癌核非典型性分级通常比中肾管腺癌高。

透明细胞和浆液性癌核的分级通常也比中肾管腺癌高，显示如前所述的结构和细胞学特征。MMMT核的分级也比伴有梭形细胞成分的中肾管腺癌（恶性中肾管混合瘤）要高[208]。后者与其他宫颈混合性肿瘤一起讨论。然而，UTROSCT 也可以有双相性，而非典型性要比 MMMT 轻，这增加了它们与伴有梭形细胞成分中肾管腺癌的相似性。

因为中肾管腺癌非常罕见，而且要与很多肿瘤相鉴别，所以免疫组化会有所帮助。绝大多数中肾管腺癌CK7、上皮膜抗原（EMA）、波形蛋白（vimentin）和钙视网膜蛋白（calretinin）阳性，而对mCEA、CK20和雌、孕激素受体呈阴性[207, 208]。一项研究表明在良性中肾管结构和5例中肾管腺癌中CD10染色阳性，有助于和Müller源性肿瘤鉴别[209]。然而 UTROSCT CD10 也阳性，削弱了这一方面的鉴别诊断价值[210]。

中肾管腺癌的预后不太确定，因为所报告的病例数量太少。然而，有提议说早期肿瘤比普通宫颈腺癌更具有惰性，但是有多年后复发的倾向[207, 208]。

转移至宫颈的腺癌
ADENOCARCINOMA METASTATIC TO THE CERVIX

大多数转移至宫颈的腺癌来自生殖道其他部位发生的癌[211, 212]。它们通常可以分成如下类型，按照发生频率由高到低排序（表 14.5）：

表 14.5 转移性腺癌与原发性宫颈腺癌的比较

转移灶形态或来源	转移灶组织学特征	转移灶有意义的生物标志物
子宫内膜样		
子宫内膜	低级别核淡染黏液腺体，如果出现鳞状分化，也是低级别的	Vimentin（+), ER/PR（+), CEA（-), HPV（-)
浆液性		
输卵管，卵巢	复杂的乳头状结构，高级别核	p53（++），HPV（-)
胃	印戒细胞弥漫浸润，不累及原有上皮	HPV（-)
乳腺	通常是小叶癌，有时伴有印戒细胞形态弥漫浸润，不累及原有上皮	HPV（-)
结肠	高级别核，坏死，筛状结构	CK7（-)，HPV（-)，CDX2（+)
肾	罕见，类似于宫颈透明细胞癌	CD10（+)，HPV（-)
肺	罕见，可类似于低分化宫颈内膜腺癌	TTF-1（+)，HPV（-)

1. *子宫内膜样腺癌*：见“宫颈子宫内膜样腺癌”（见前），详细讨论了子宫内膜癌累及宫颈与原发性子宫内膜样型宫颈腺癌的鉴别。如果发生如下情况，通常一定要考虑来自于子宫内膜癌的转移性病变：(a) 子宫内膜样肿瘤核为低级别，且不伴有AIS（图14.59a)；(b) 鳞状成分（如果出现）是高分化的；(c) 上皮是黏液性，(自相矛盾的是）非常类似于正常宫颈内膜，但不具有恶性腺瘤的特征（图14.59b)；(d) 患者为 50 多岁或者年龄更大。
2. *乳头状浆液性癌*：这类肿瘤可以发生于子宫内膜、输卵管或者卵巢。最常见的播散理论是通过“种植转移（drop metastasis)”。其依据是多数病例的转移灶较表浅。偶尔原发性肿瘤在临床上不明显，而最初的标本从宫颈获得。这些累及宫颈内膜腺体的病例常常很像宫颈原发性肿瘤（图14.59c, d)。这样的肿瘤显示高级别核（图14.59c)，p53强阳性而HPV阴性。与子宫内膜样腺癌宫颈转移一样，患者通常大于 50 岁。
3. *其他部位*：包括乳腺（图14.59e)、肺（图14.59f)、肾和胃肠道（表 14.5)[211-213]。常常有其他部位广泛转移，但是偶尔宫颈肿瘤是首发病灶。远处转移常常弥漫浸润宫颈间质，不累及被覆上皮和宫颈内膜腺体（图14.59e)，脉管内可见瘤栓。大多数病例形态学与原发性肿瘤相似，而与普通宫颈腺癌不同。

如前所述，HPV 检测是便利的“特殊染色”，可以用来证实或排除宫颈原发性腺癌。表14.5列出了有用的鉴别特征和特殊染色。

类似宫颈腺癌的良性病变（表 14.6）BENIGN MIMICS OF CERVICAL ADENOCARCINOMA

深部纳博特囊肿，显著的深部腺体 Deep nabothian cysts, florid deep glands

宫颈囊肿和腺体在大体和镜下可以延伸至整个宫颈壁，类似于恶性腺瘤或以囊性浸润为主的腺癌（图14.60)[214, 215]。良性囊肿破裂可能引起混淆，因为溢出的黏液可以在间质和邻近的腺体引起反应性改变，提示浸润[124]。然而，恶性腺瘤和囊性腺癌在低倍镜下可以见到浸润性结构（图14.45a，14.61）以及核的非典型性（尽管有时轻微而且仅在局灶)，这些在良性囊肿和腺体中是没有的。

隧道样腺丛 Tunnel clusters

隧道样腺丛由 Fluhmann 最先描述[216]，是紧密排列、互相连接、呈盲管或“隧道”样的腺丛，位于宫颈

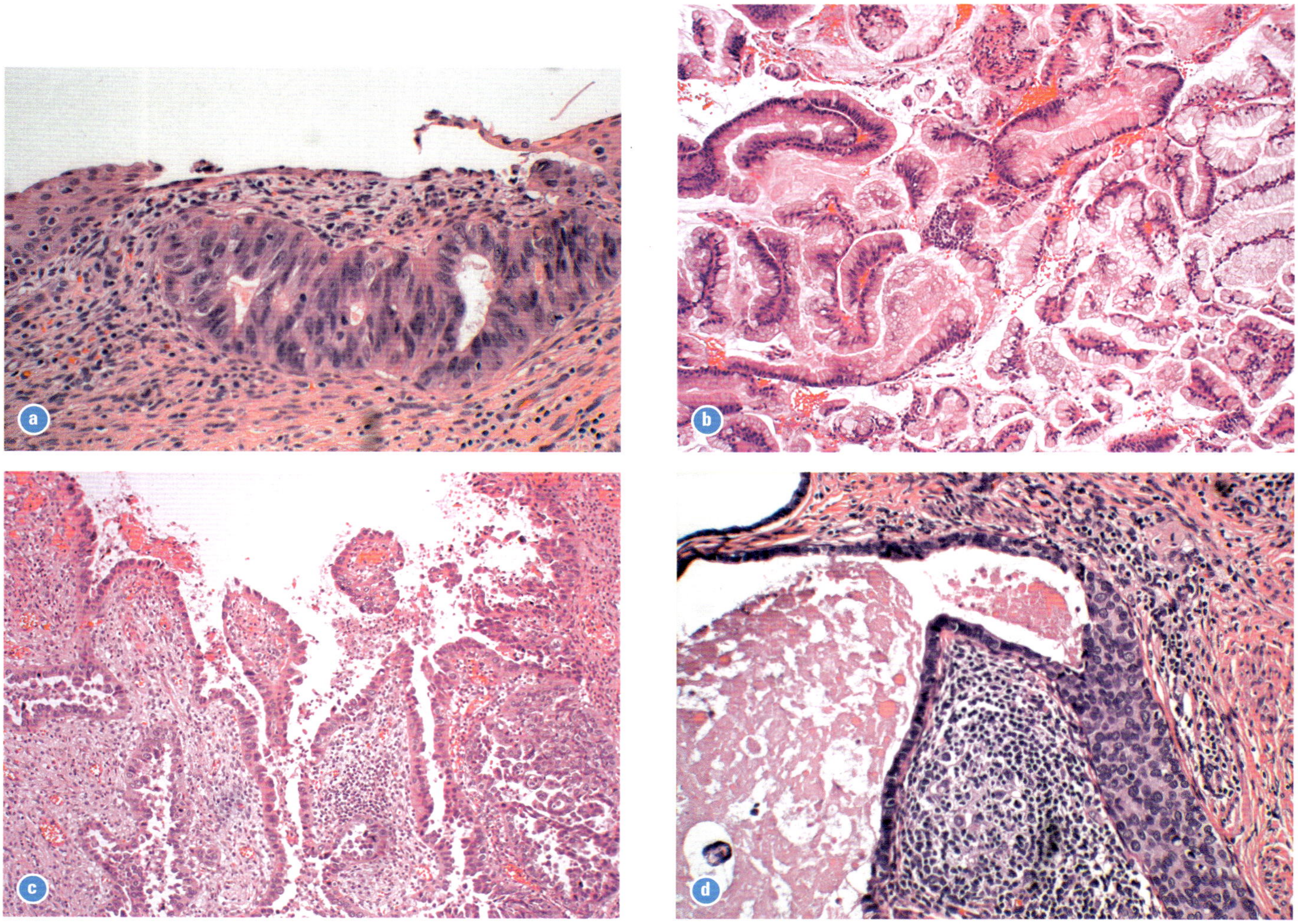

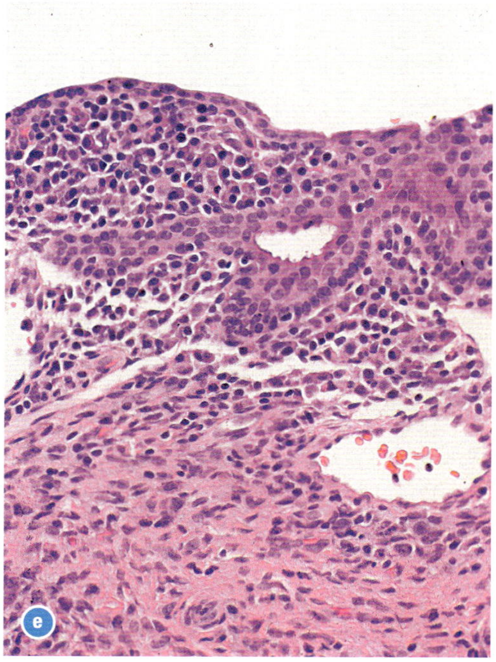

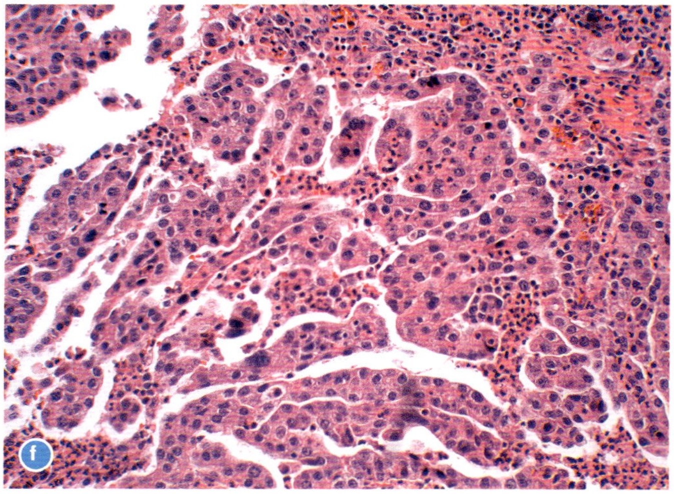

图14.59 (a) 原发性子宫内膜癌浅表转移灶。(b) 宫颈刮除标本含有子宫内膜来源的高分化黏液性（宫颈内膜样）癌。(c) 位于浅表的转移性浆液性癌。(d) 浆液性癌类似于宫颈上皮内肿瘤形成。(e) 转移到宫颈的乳腺小叶癌。小的恶性细胞弥漫于浅表间质，但没有侵犯邻近腺体和被覆上皮。(f) 转移性肺癌，类似于浆液性或低分化宫颈腺癌。

表 14.6　与宫颈腺癌类似的良性病变

1. 深部纳博特囊肿，显著的深部腺体
2. 隧道样腺丛
3. 宫颈内膜腺体增生
   小叶状增生
   弥漫性层状增生
4. 宫颈内膜型腺肌瘤
5. 宫颈子宫内膜异位症，显著的囊性输卵管子宫内膜异位症
6. Müller 乳头状瘤
7. 微腺体增生
8. 中肾管增生
9. 异位前列腺
10. 深部输卵管化生
11. 绒毛状腺瘤

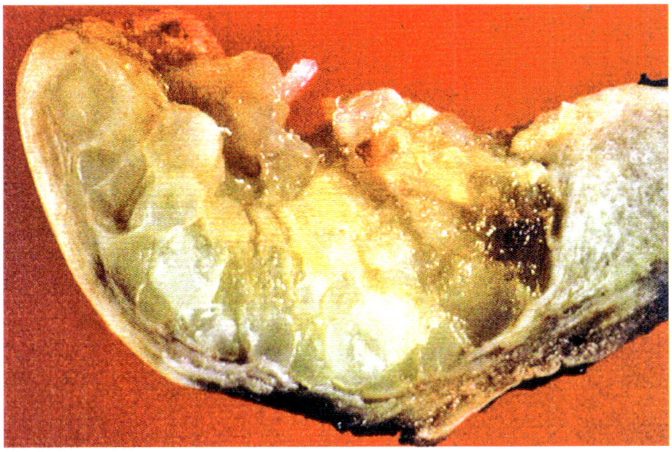

图14.60　深部纳博特囊肿，大体标本。宫颈横切面显示充满黏液的囊性腺体延伸到几乎整个宫颈壁，大体类似于囊性黏液性癌。(Courtesy, Dr. Robert Young, Massachusetts General Hospital.)

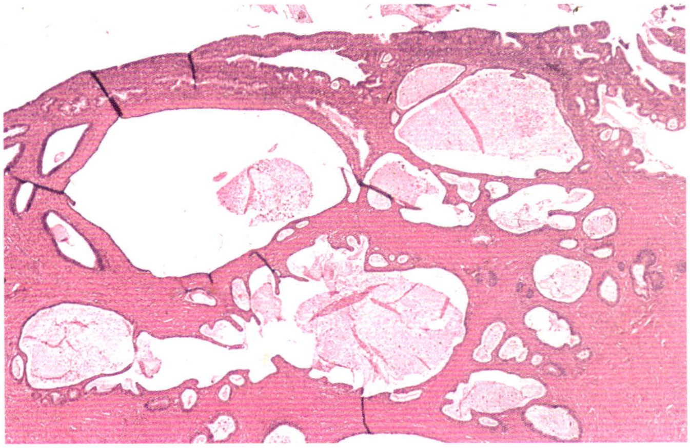

图14.61　宫颈腺癌，囊肿型。在间质中可见囊性和不规则腺体，没有间质反应。提示可能为良性深在性囊肿。不规则形腺体和腺腔内突起不常出现在深部纳博特囊肿。

浅层。隧道样腺丛通常发生在经产妇女，增生可以非常活跃，甚至能形成大体可见的包块[151]。Fluhmann A 型隧道样腺丛，腺体相对较小，而B型是囊肿型，腺腔扩张充满黏液，内衬被压扁的上皮（图 14.62a）[217]；这些形态常常是混合的（图14.62b）。隧道样腺丛周围的界限非常清晰，没有间质反应，上皮细胞良性表现，通常很容易与恶性腺瘤或囊性腺癌相鉴别。然而，A型隧道样腺丛可能显示出核增大并有轻度的多形性，有时可能会误诊为恶性腺瘤（图 14.62c）[218]。认识 A 型隧道样腺丛具有核非典型性的可能以及观察到非浸润性结构特征有助于避免这种错误的发生。

宫颈内膜腺体增生 Endocervical gland hyperplasia

宫颈内膜腺体自发性增生不是腺癌的癌前病变。然而，这些病变可能类似于恶性腺瘤。一些宫颈内膜腺体增生具有非特异性结构，但是有两种特征性类型已有过描述：小叶状增生和弥漫性层状增生。

1. *小叶状宫颈内膜腺体增生（lobular endocervical gland hyperplasia）*。这个名词是指多个宫颈内膜小腺体，常常围绕一个中心大腺体，排列成一个清晰的小叶结构[219]。通常在育龄妇女子宫中偶然发现，但是大体上可能有明显的异常（图14.63a）。小叶状增生与恶性腺瘤非常相似，在被命名之前一些病例被当作癌发表。然而与恶性腺瘤不同的是，腺体不规则程度轻，具有非浸润性独特的小叶结构，没有反应性间质和核的非典型性（恶性腺瘤至少会局部出现）（图 14.63b，c）。上皮细胞 CEA 阴性；然而一些病例有胃幽门腺表型，这点与恶性腺瘤一样，所以胃的标志物对于鉴别没有帮助[220]。
2. *弥漫性层状宫颈内膜腺体增生（Diffuse laminar endocervical gland hyperplasia）*。在这种不常见的增生中均匀分布着圆形、管状或者分支状宫颈内膜腺体，延伸至宫颈周围大致同一水平的间质中[221]。病变不形成肿物，通常因其他原因切除子宫时偶然发现。在横切面中可见腺体在某一直线水平突然中止，通常局限于宫颈壁内侧 1/3（图 14.64a）。常有炎症浸润，在底部较明显（图14.64b）。平均分布的腺体，齐整的下缘以及缺乏明显的细胞核非典型性，将其与恶性腺瘤相鉴别。

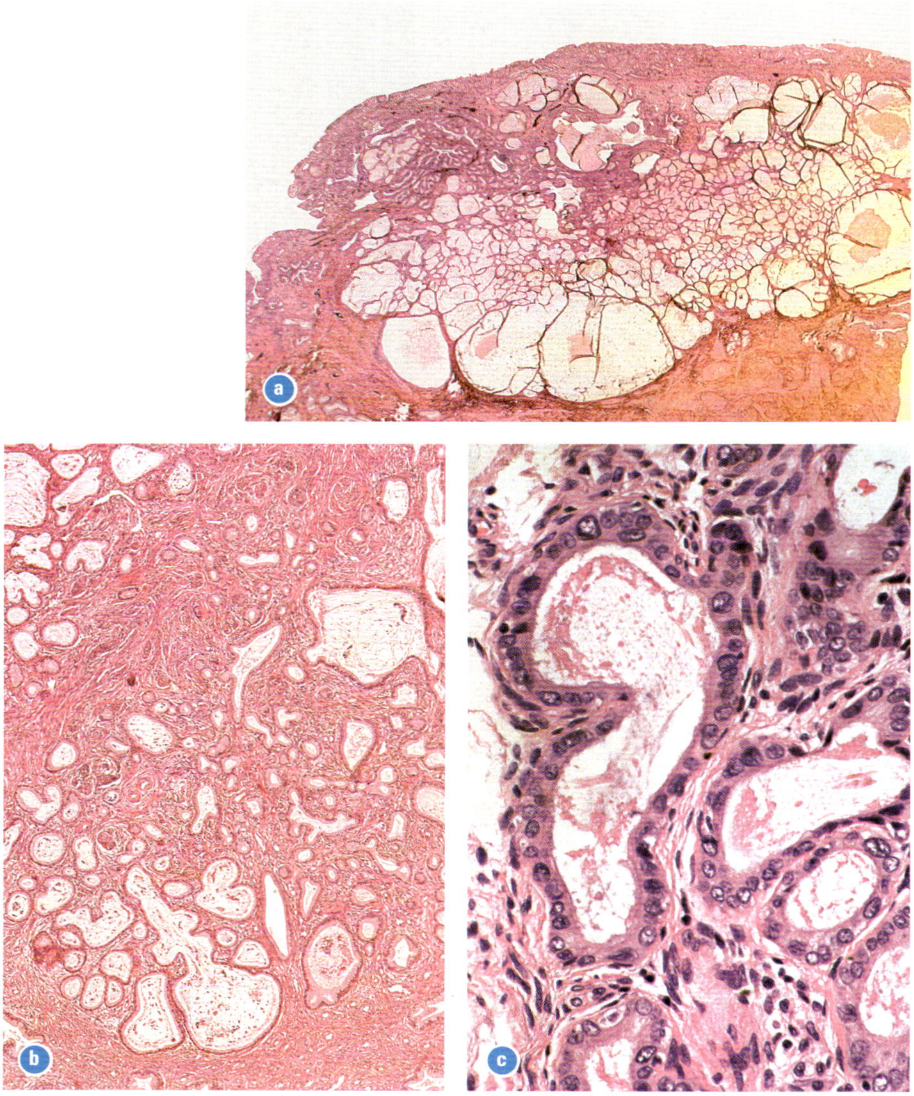

图14.62 隧道样腺丛。(a) B型腺丛。注意非常清楚的边界和充满黏液的囊腔，内衬细胞扁平。(b) 周围的B型腺丛伴有位于中心（较小）的A型腺丛。(c) 伴有非典型性的A型隧道样腺丛。注意细胞核增大和多形性。在这样的病例，需要检查整体形态和伴有B型腺丛的可能性，以避免过诊为癌。

宫颈内膜异位症，显著的囊性输卵管内膜异位症 Endocervicosis, florid cystic endosalpingiosis

宫颈内膜异位症更常见于膀胱壁，但是在罕见情况下也发生在宫颈，表现为宫颈前壁外侧肉眼可见的实性或囊性病变[222]。散乱分布的大小不等的腺体和充满黏液的囊腔，内衬良性黏液或扁平上皮。囊肿破裂可以引起黏液外渗（图 14.65）。

显著的囊性输卵管内膜异位症是一种深在的囊性病变，具有输卵管而非宫颈内膜上皮[223]。与宫颈内膜异位症相同，位于宫颈壁外层，在表面宫颈内膜腺体下有未受累的宫颈间质，这是与癌相鉴别的重要之处。

Müller 乳头状瘤 Müllerian papilloma

这种罕见的乳头状外宫颈或阴道病变几乎总是出现在儿童，但是少数也可发生在成人[224, 225]。这种复杂的分支状乳头有宽的纤维轴心，有时含有炎症细胞，内衬单层无纤毛型小立方上皮，具有小细胞核。无核分裂像（图

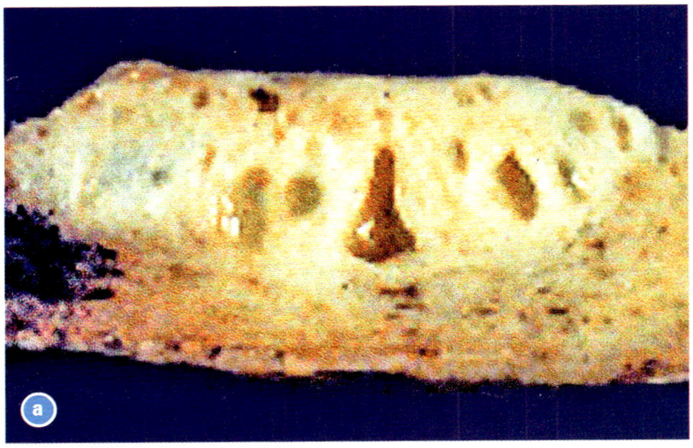

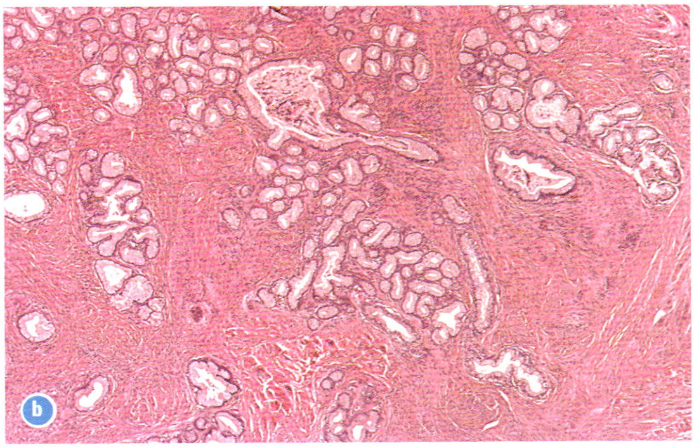

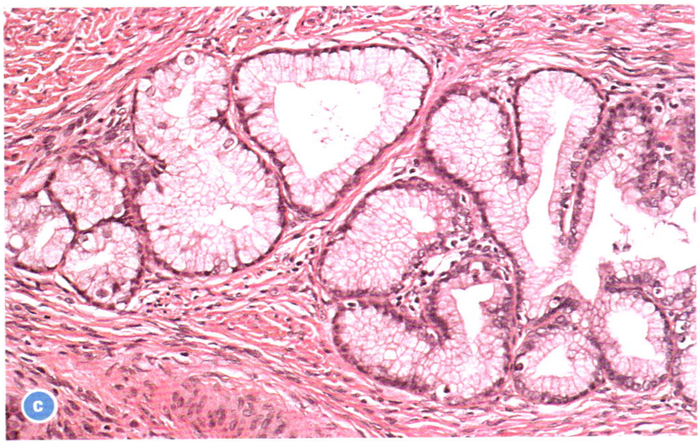

图14.63 小叶状宫颈内膜腺体增生。(a) 大体标本。宫颈横切面可见伴有突起的、局灶囊性的、界限非常清晰的包块。(Courtesy Dr Robert Young, Massachusetts General Hospital). (b) 多个良性宫颈内膜腺体小叶围绕着一个囊性腺体。没有间质反应。(c) 腺体内衬良性黏液细胞。

14.66a，b)。重要的是要意识到宫颈腺癌和恶性腺瘤可能有乳头状表面，在小块活检时可能会误诊为良性乳头状瘤（图 14.46a，b)。在非炎症性宫颈乳头状病变中，即使轻微的核非典型性，也应该被有所怀疑。

微腺体增生 Microglandular hyperplasia

微腺体增生（microglandular hyperplasia, MGH）是一种常见病变。通常在显微镜下偶然发现，可以形成有症状的息肉样包块（图14.67a）或者是质脆的表面“糜

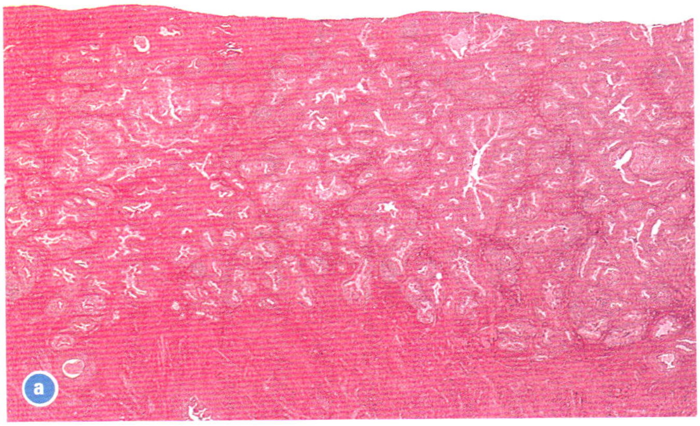

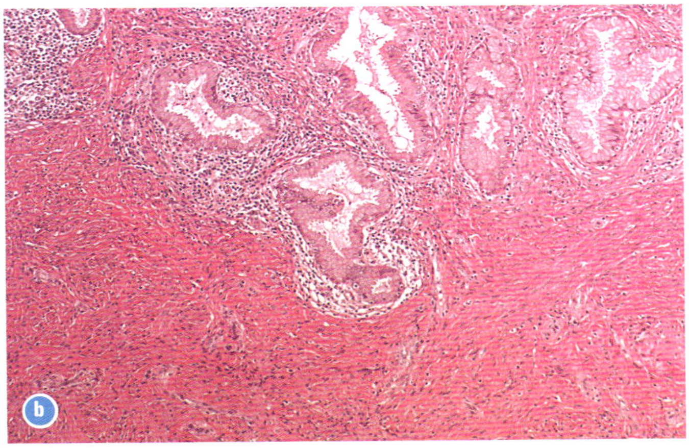

图 14.64 弥漫性层状宫颈内膜腺体增生。(a) 密集的、均匀分布的良性腺体在间质内延伸，终止于一条整齐的水平线上。(b) 病变下缘腺体表现为良性，周围有明显的炎症浸润，不要与浸润性反应相混淆。

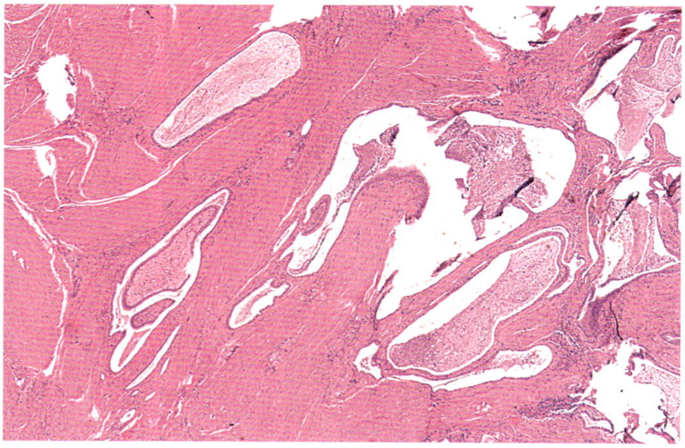

图14.65 宫颈子宫内膜异位症。良性表现的宫颈内膜样腺体出现在宫颈壁深处，间质水肿，含有外溢黏液。常位于外壁（通常是前壁），上覆无腺体间质，是这种罕见良性病变的特征。

烂”。通常发生在年轻妇女，与口服避孕药有关，但是有的患者无用药史，也有发生在绝经后妇女的病例[48]。

20世纪60年代首次描述MGH之前[226, 227]，一些病例被误认为癌，主要是透明细胞癌，因为MGH可以产生一种具有密集腺体和囊肿的显著形态，湮没了间质，许多上皮细胞有透明或空泡状胞浆（图14.67b）。这些空泡通常既有核下空泡也有核上空泡，可以含有白细胞，白细胞也可以出现在腺腔黏液中（图14.67c）。MGH与癌的不同之处在于大多数上皮细胞核染色质淡染，核仁小或没有，核分裂像少见或没有。与癌不同，MGH腺体周围围绕着一层贮备细胞或不成熟鳞状化生细胞。这些表现可能有些不太明显（图14.67c，14.68a），但是可以通过p63染色显示出来，这种抗原存在于鳞状贮备细胞和肌上皮细胞中。MGH胞浆CEA阴性[156]。

现在MGH已经被大家所熟知，仅仅是不常见的变异型能与癌混淆[228]。病变可能有局灶细胞核增大和多形性、印戒细胞（图14.68a）、靴钉样形态（图14.68b）、实性或小梁状生长方式，或者具有黏液或玻璃样变间质，类似于透明细胞癌中经常出现的玻璃样间质（图14.68c，d）。在所有这些表现中，细胞核的局部特征和（或）结构变化都在普通MGH背景中，是做出正确诊断的重要线索。

病理医师也要知道某一型子宫内膜癌，由于它的黏液性上皮、微腺体形态、局灶鳞状分化和低级别核（图14.69）[229, 230]，可能非常类似于MGH，尤其是刮宫标本。MGH样子宫内膜癌伴有子宫内膜间质，而不是宫颈间

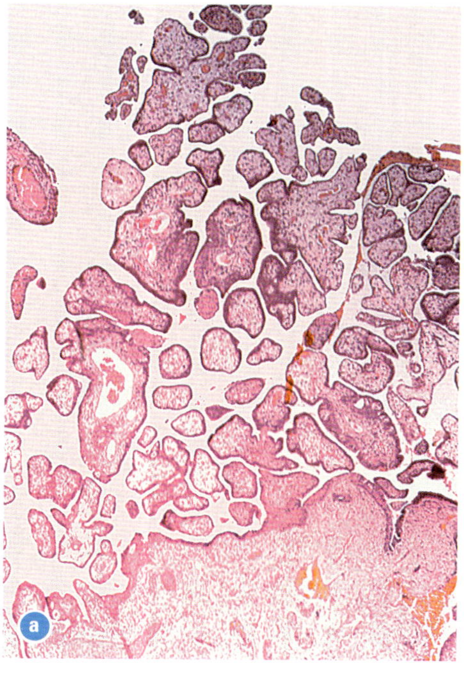

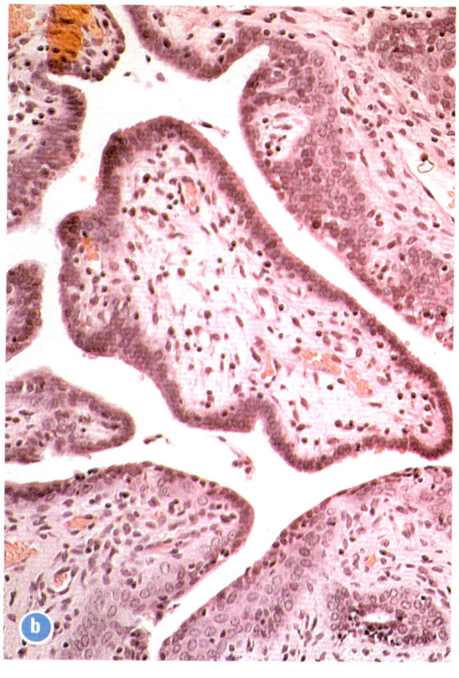

图14.66 Müller乳头状瘤。（a）从外宫颈表面突起的宽乳头。（b）乳头衬覆淡染的立方细胞和鳞状细胞。

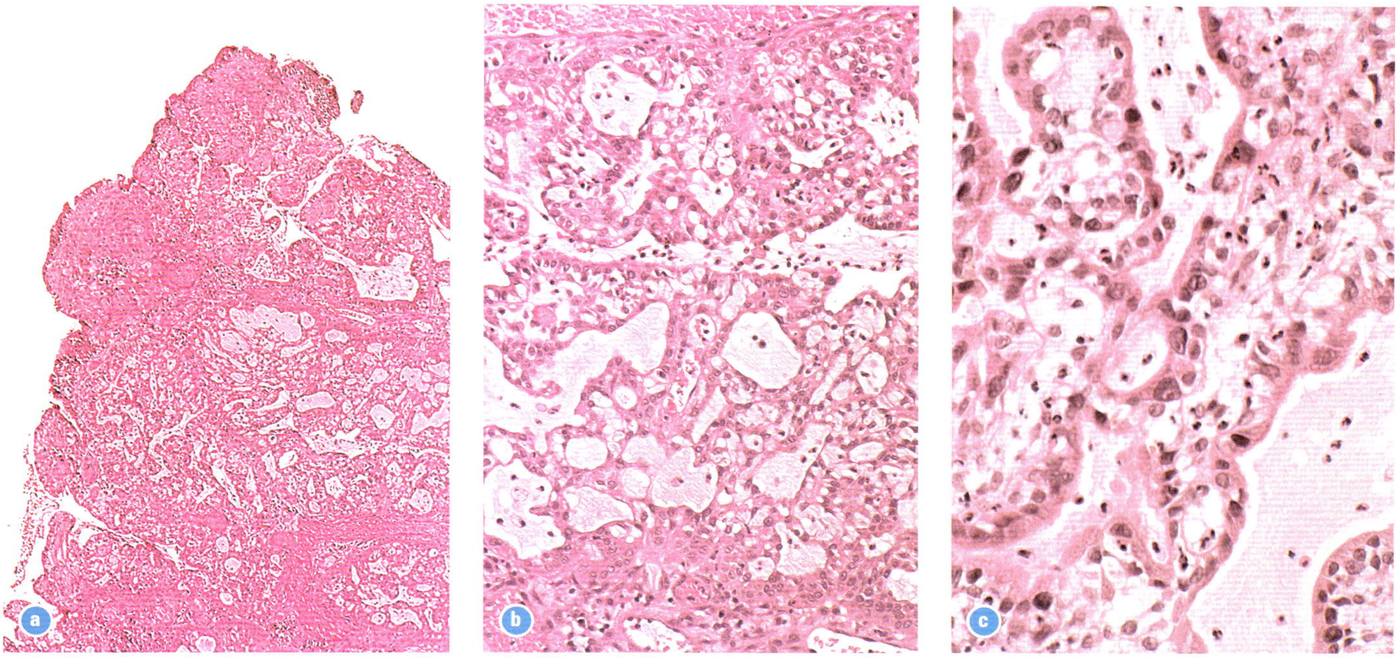

图14.67 微腺体增生。(a) 息肉样宫颈包块含有大量腺体。(b) 可见充满黏液的大小腺体。(c) 上皮细胞有空泡状胞浆，衬覆伴有局灶非典型性的立方细胞和薄层储备细胞。中性粒细胞出现在腺体和胞浆黏液中。

质，常常可见筛状生长方式，具有轻度深染的细胞核，伴有散在核分裂像，没有通常见于 MGH 的腺体周围贮备细胞镶边样排列（图 14.69）。

中肾管增生 Mesonephric hyperplasia

在 22% 的全切宫颈中可见中肾管残留[231]。通常在侧壁，这些小腺体使人想起甲状腺滤泡，因为腔内有浓染的嗜酸性物质以及衬覆无纤毛的小立方细胞（图14.70a）。中肾管残留可以增生而类似于宫颈内膜癌、透明细胞癌或中肾管癌。然而，中肾管增生几乎总是偶然发现，很少形成包块或者引起症状。增生有三种类型：弥漫型、小叶型和导管型[206, 232]。在弥漫型中（这种类型最可能被误诊为癌），小腺体、囊性腺体和小管散在分布于宫颈间质中。它们可以穿透非常深的位置，有时也延伸至表面（图14.70b）。腺体分布比较均匀，因此不表现为浸润，也不引起间质反应。细胞核与中肾管残留的核相比可以稍稍增大，偶见核分裂（图14.70c）。在小叶型，增生的腺体或多或少排列成束状或小叶状，有时中心围绕着中肾导管。在一些病例，导管非常明显（导管增生），伴有导管内乳头状增生，可能提示乳头状癌（图14.70d）。在增生活跃的中肾管增生病例可能会混有不易察觉的中肾管癌，使得鉴别非常困难。然而，中肾管癌通常形成宫颈包块（图14.57），比起增生更具有浸润性（见上文宫颈中肾管癌的讨论）。

异位前列腺 Ectopic prostate

这种令人迷惑的偶然镜下所见反映了前列腺大导管的组织学表现[233, 234]。异位前列腺可能是一种化生，而不像名字所表明的组织异位，可能比近年来所报道的更常见，报道少的原因可能是将它当作一种伴鳞状上皮化生的不常见宫颈内膜腺体增生而被忽略。异位前列腺在宫颈壁中由腺体和鳞状上皮混合形成的大小不等的岛屿组

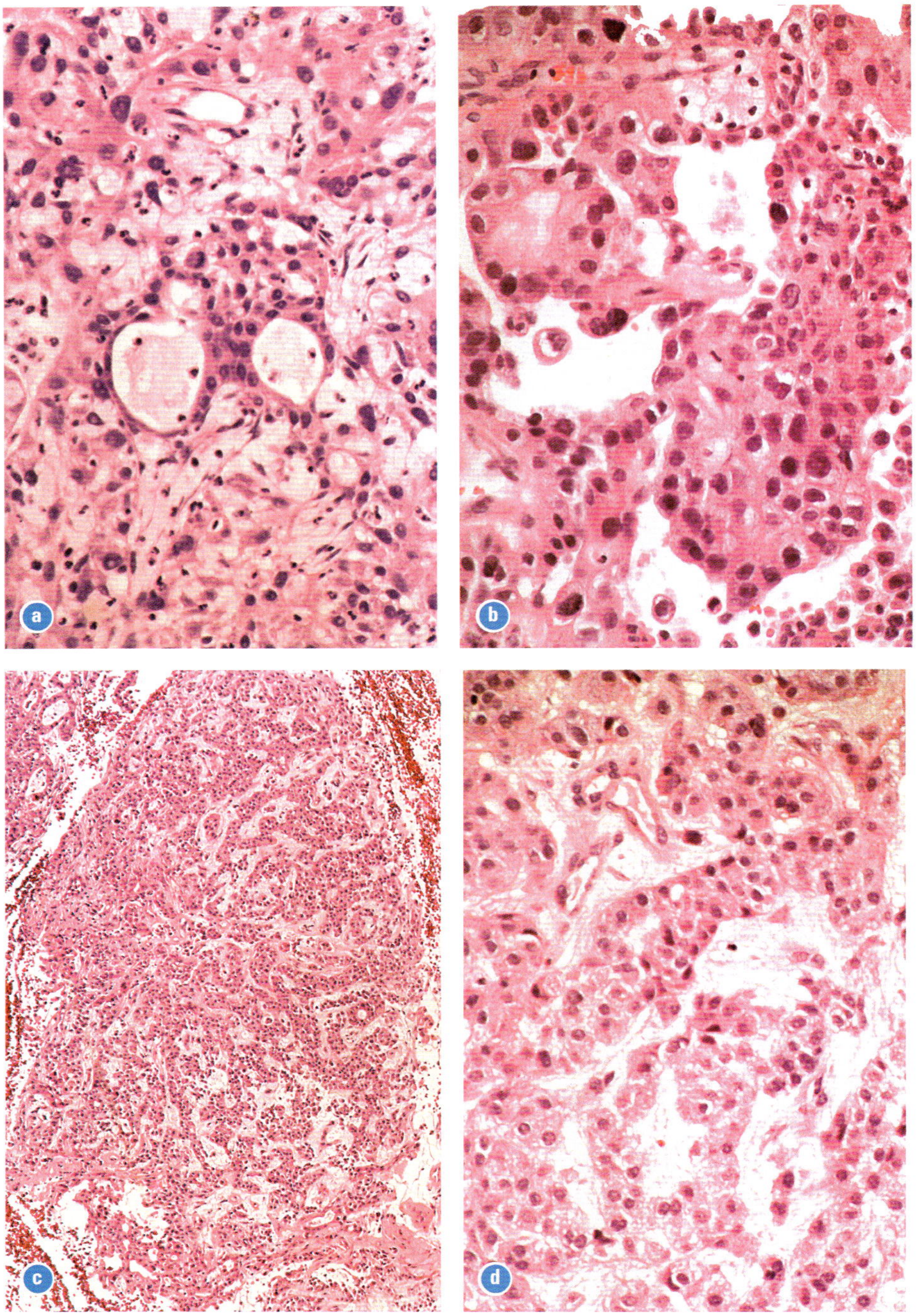

图14.68 微腺体增生。(a) 可见细胞核多形性；有些细胞有胞浆空泡，类似印戒细胞。中心化生的鳞状上皮以及缺乏细胞核深染是做出正确诊断的重要线索。(b) 可见伴有靴钉样细胞核的乳头状碎片。(c) 形态为小梁状而不是微腺体，玻璃样间质类似于浸润性癌中的间质。(d) 将 (c) 中的小梁状结构和玻璃样间质高倍镜下放大。淡染细胞核和其他地方出现的普通微腺体增生是做出正确诊断的重要线索。

成。周围的腺上皮是立方到柱状上皮，伴有黏液胞浆，小而一致的细胞核以及一圈小的贮备细胞，中心淡染的鳞状细胞有大量的透明胞浆（图14.71a–c）。前列腺特异性抗原（PSA）和前列腺酸性磷酸酶（prostatic acid phosphatase）染色可确定诊断（图 14.71d）。

异位前列腺通常不会与癌混淆。然而，要考虑腺样基底细胞癌以及分化非常好的腺鳞癌。腺样基底细胞癌与异位前列腺相比，表现得更加“基底样”，伴有更多的鳞状细胞核非典型性。患者年龄也可以更大。腺鳞癌具有异位前列腺所没有的细胞非典型性和浸润形态。

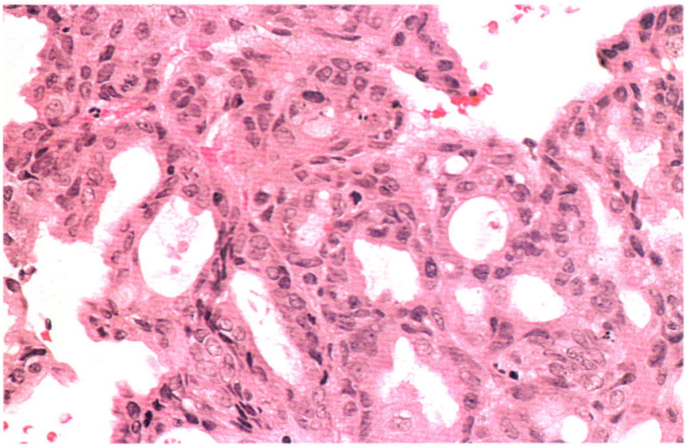

图14.69 子宫内膜高分化（微腺体增生样）腺癌。小腺体伴有似乎良性的细胞核，以及腺腔中有黏液物质，类似于微腺体增生。然而，明显的筛状结构，而且没有贮备细胞镶边，形态一致的核增大伴有轻度非典型性，可以将它与微腺体增生相鉴别。

深部输卵管子宫内膜样化生 Deep tuboendometrioid metaplasia

深部宫颈内膜腺体的输卵管子宫内膜样化生也表现为密集、不规则形或囊性，可误诊为浸润性子宫内膜样型腺癌。此外，围绕良性腺体的一圈黏液性或水肿间质可能会被误认为是对浸润的反应（图14.32b）[235]。然而，尽管偶尔有核分裂像，上皮细胞没有恶性细胞核特征，至少局灶有纤毛（虽然一些微小偏离型子宫内膜样癌也可以有纤毛细胞）。认识到轻微的结构和细胞非典型性可以出现在深部间质的良性腺体中（图14.32a-c），是避免严重诊断错误的基本要点。

绒毛状腺瘤 Villous adenoma

宫颈有无这种病变尚存疑问。虽然有人说他们很少这样诊断[151]，据我们所知仅有两例报道[236, 237]。这两例都伴有其下的高分化腺癌（其中一例是恶性腺瘤）。因此这些绒毛状腺瘤可能是癌的绒毛乳头状成分，而不是孤立的前体病变。与 Müller 乳头状瘤章节所讨论的一样，对任何宫颈非炎症性乳头状病变一定要给予质疑，要除外伴发的浸润性腺癌。

宫颈腺癌的治疗与预后 MANAGEMENT AND PROGNOSIS OF ADENOCARCINOMAS OF THE CERVIX

转移性播散 Metastatic spread

腺癌有着与鳞状细胞癌不同的扩散形式。虽然大多数最初的宫颈外播散是首先累及邻近的盆腔结构和盆腔淋巴结，但是腺癌比鳞状细胞癌更有可能转移到卵巢、上腹部或远处器官[238, 239]。据报告，分期相似的腺癌比鳞状细胞癌预后更差，现有的研究显示，宫颈腺癌卵巢转移大约为 5%，而鳞状细胞癌仅为 1%[240-242]。

分期 Staging

宫颈腺癌与宫颈鳞状细胞癌一样，根据 FIGO 临床分期系统进行分期。然而宫颈腺癌的某些特征不像鳞状细胞癌那样能被 FIGO 分期很好地描述。鳞状细胞癌通常是外生的，根据临床检查能较好地评估肿瘤的生长范围。可以说鳞状细胞癌是“眼见为实”。相反，因为腺癌发生在宫颈内膜，盆腔检查可能会低估疾病的真实范围。腺癌可以广泛浸润宫颈间质，导致触诊时宫颈质地非常硬。因此，常常难以确定中等危险因素，包括宫颈肌壁浸润深度、肿瘤大小以及血管 / 淋巴管浸润，在行根治性子宫切除术后将会不存在，即使是临床 Ⅰ B1期的病变。生长更广泛的宫颈腺癌常常导致宫颈扩张，而不伴有明显的宫旁浸润。根据分期系统宫旁浸润是将疾病归类为 Ⅱ B 期所必需的，所以腺癌常常归类为桶状 Ⅰ B 期肿瘤。因此，肿瘤常常≥ 6 厘米，却仍然归为 Ⅰ 期。这就是腺癌与鳞状细胞癌分期相同而预后较差的原因。然而，当校正了肿瘤大小，宫颈腺癌的处理方式可能与鳞状细胞癌相似，结局也相似。

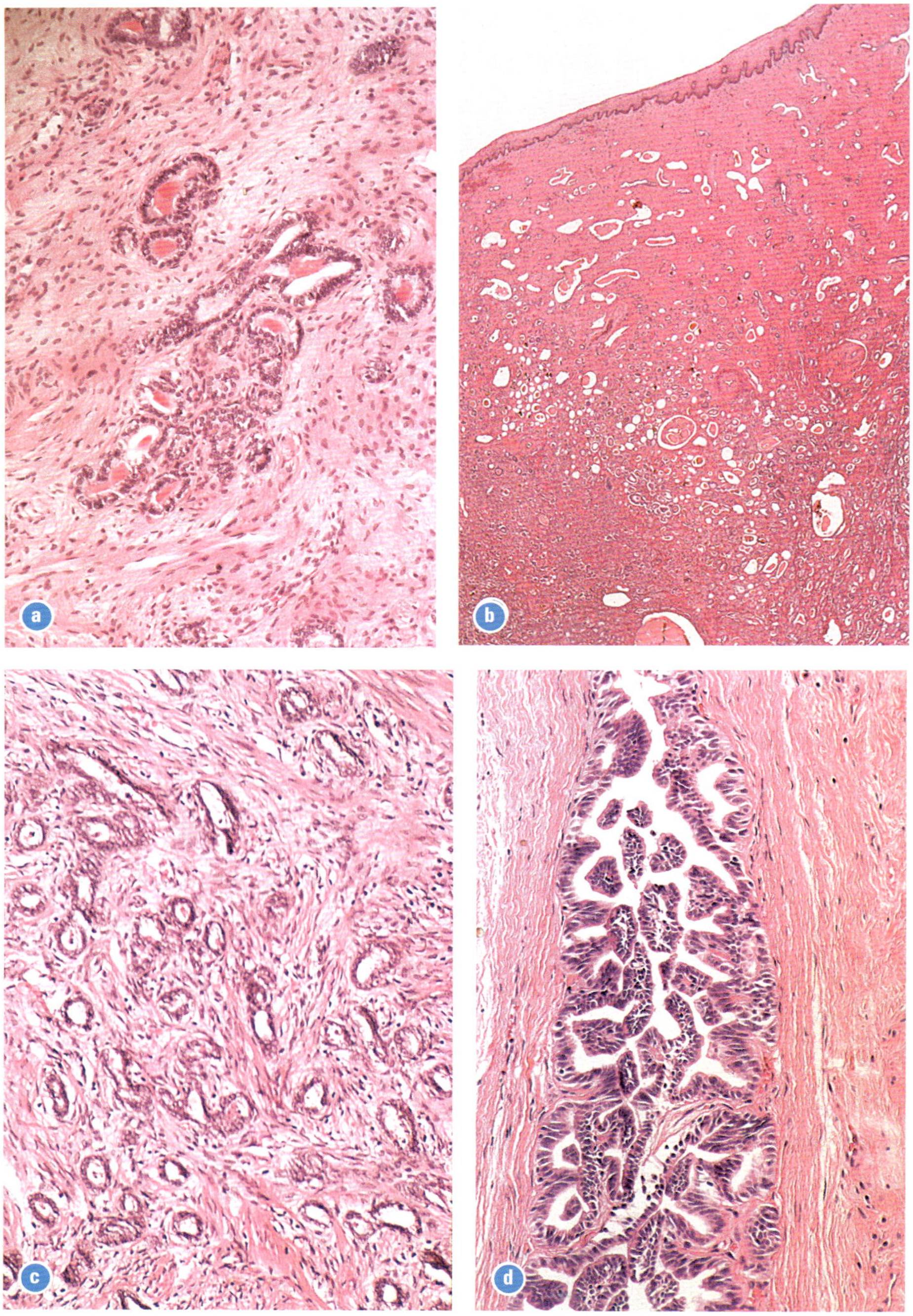

图14.70 中肾管残留。(a) 在宫颈间质中出现紧密排列的小腺体，含有嗜酸性物质，内衬良性形态的立方细胞。(b) 中肾管增生，弥漫型。大小不等的腺体弥漫分布在宫颈内膜间质，不侵犯表面上皮。(c) 增生腺体分布比较均匀；与中肾管残留相比细胞核轻度增大。(d) 中肾管增生，导管型。中肾导管含有明显的乳头状增生。

治疗 Treatment

I B1 期宫颈腺癌行根治性子宫切除术可能非常有效。在伴有比较晚期疾病和（或）高、中危险因素的患者，常规建议辅助放射治疗。然而Peters等人进行了对比研究，对伴有高危险因素的子宫根治性切除患者，比较了同时进行放、化疗和单独进行放疗，确立了同时放、化疗作为新的治疗方案[243]。有趣的是，仅进行放射治疗的患者中，腺癌比鳞状细胞癌的预后明显差很多。相反，对同时辅以化疗和放疗的病例，鳞状细胞癌与腺癌的预后改善程度相同。虽然回顾性研究显示腺癌对放

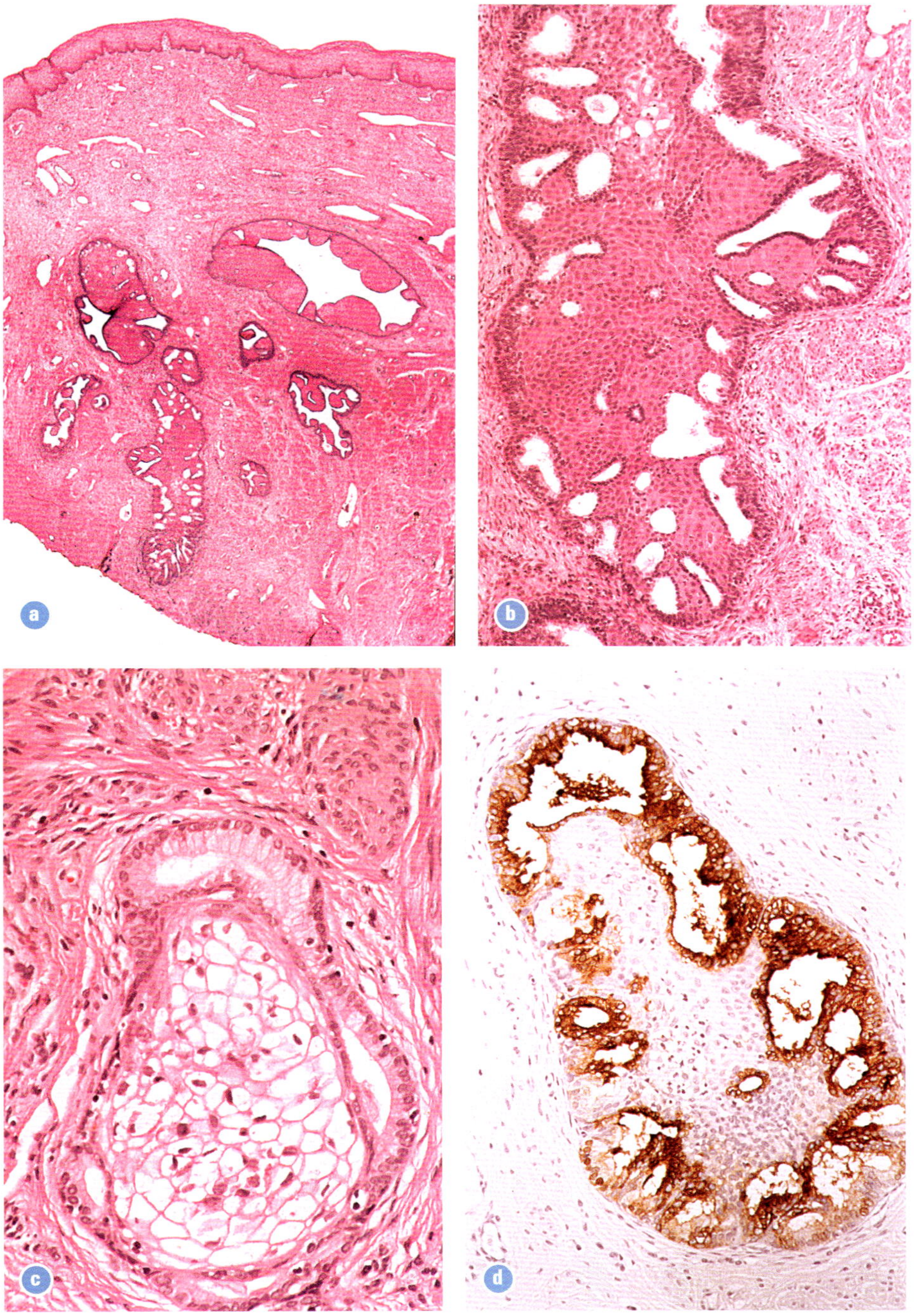

图14.71 异位前列腺。(a) 深部宫颈间质含有大小不等的腺体和鳞状上皮岛。(b) 腺体排列于周边。(c) 可见富含糖原的鳞状上皮和周边的黏液腺体。(d) 异位前列腺，PSA 强阳性。

疗相对不敏感，这是第一个前瞻性随机试验证明单独放疗效果较差。

对于局部晚期疾病（ⅡB到ⅣA期），放射治疗期间同时应用以顺铂为基础的化疗是NCI共同声明后广泛采用的方式。在这些宫颈癌试验中仅有大约10%的腺癌患者，除了 Peters 等的研究外，其他结局未被独立分析。对晚期和复发病例，鳞状细胞癌和腺癌的治疗原则是一致的。而妇科肿瘤小组已经对鳞状肿瘤和非鳞状肿瘤进行了单独研究，化疗试剂对两种组织学类型的作用非常相似。

参考文献 References

1 Friedell GH, McKay DG. Adenocarcinoma *in situ* of the endocervix. Cancer 1953; 6:887–897.

2 Jaworski RC, Pacey NF, Greenberg ML, Osborn RA. The histologic diagnosis of adenocarcinoma *in situ* and related lesions of the cervix uteri. Adenocarcinoma *in situ*. Cancer 1988; 61: 1171–1181.

3 Kaku T, Kamura T, Sakai K, et al. Early adenocarcinoma of the uterine cervix. Gynecol Oncol 1997; 65:281–285.

4 Ostor A, Rome R, Quinn M. Microinvasive adenocarcinoma of the cervix: a clinicopathologic study of 77 women. Obstet Gynecol 1997; 89:88–93.

5 Lee KR, Flynn CE. Early invasive adenocarcinoma of the cervix. Cancer 2000; 89:1048–1055.

6 Ostor AG. Early invasive adenocarcinoma of the uterine cervix. Int J Gynecol Pathol 2000; 19:29–38.

7 Pirog EC, Kleter B, Olgac S, et al. Prevalence of human papillomavirus DNA in different histological subtypes of cervical adenocarcinoma. Am J Pathol 2000; 157:1055–1062.

8 Boon ME, Baak JP, Kurver PJ, et al. Adenocarcinoma *in situ* of the cervix: an underdiagnosed lesion. Cancer 1981; 48:768–773.

9 Krane JF, Granter SR, Trask CE, et al. Papanicolaou smear sensitivity for the detection of adenocarcinoma of the cervix: a study of 49 cases. Cancer 2001; 93:8–15.

10 Schoolland M, Allpress S, Sterrett GF. Adenocarcinoma of the cervix: sensitivity of diagnosis by cervical smear and cytologic patterns and pitfalls in 24 cases. Cancer 2002; 96:5–13.

11 Lu X, Shiozawa T, Nakayama K, et al. Abnormal expression of sex steroid receptors and cell cycle-related molecules in adenocarcinoma *in situ* of the uterine cervix. Int J Gynecol Pathol 1999; 18:109–114.

12 Riethdorf L, Riethdorf S, Lee KR, et al. Human papillomaviruses, expression of p16 and early endocervical glandular neoplasia. Hum Pathol 2002; 33:899–904.

13 Cina SJ, Richardson MS, Austin RM, Kurman RJ. Immunohistochemical staining for Ki-67 antigen, carcinoembryonic antigen and p53 in the differential diagnosis of glandular lesions of the cervix. Mod Pathol 1997; 10:176–180.

14 Lee KR, Sun D, Crum CP. Endocervical intraepithelial glandular atypia (dysplasia): a histopathologic, human papillomavirus and MIB-1 analysis of 25 cases. Hum Pathol 2000; 31:656–664.

15 McCluggage WG, Maxwell P, McBride HA, et al. Monoclonal antibodies Ki-67 and MIB1 in the distinction of tuboendometrial metaplasia from endocervical adenocarcinoma and adenocarcinoma *in situ* in formalin-fixed material 1550. Int J Gynecol Pathol 1995; 14:209–216.

16 van Hoeven KH, Ramondetta L, Kovatich AJ, et al. Quantitative image analysis of MIB-1 reactivity in inflammatory, hyperplastic and neoplastic endocervical lesions. Int J Gynecol Pathol 1997; 16:15–21.

17 Ibrahim EM, Blackett AD, Tidy JA, Wells M. CD44 is a marker of endocervical neoplasia. Int J Gynecol Pathol 1999; 18:101–108.

18 Lu D, Tawfik O, Pantazis C, et al. Altered expression of CD44 and variant isoforms in human adenocarcinoma of the endocervix during progression. Gynecol Oncol 1999; 75:84–90.

19 Gloor E, Hurlimann J. Cervical intraepithelial glandular neoplasia (adenocarcinoma *in situ* and glandular dysplasia). A correlative study of 23 cases with histologic grading, histochemical analysis of mucins and immunohistochemical determination of the affinity for four lectins. Cancer 1986; 58:1272–1280.

20 Griffin NR, Wells M. Characterisation of complex carbohydrates in cervical glandular intraepithelial neoplasia and invasive adenocarcinoma. Int J Gynecol Pathol 1994; 13:319–329.

21 Andersson S, Rylander E, Larsson B, et al. The role of human papillomavirus in cervical adenocarcinoma carcinogenesis. Eur J Cancer 2001; 37:246–250.

22 Madeleine MM, Daling JR, Schwartz SM, et al. Human papillomavirus and long-term oral contraceptive use increase the risk of adenocarcinoma *in situ* of the cervix. Cancer Epidemiol Biomarkers Prev 2001; 10:171–177.

23 Altekruse SF, Lacey JV Jr, Brinton LA, et al. Comparison of human papillomavirus genotypes, sexual and reproductive risk factors of cervical adenocarcinoma and squamous cell carcinoma: Northeastern United States. Am J Obstet Gynecol 2003; 188:657–663.

24 Alfsen GC, Thoresen SO, Kristensen GB, et al. Histopathologic subtyping of cervical adenocarcinoma reveals increasing incidence rates of endometrioid tumors in all age groups:a population based study with review of all nonsquamous cervical carcinomas in Norway from 1966 to 1970, 1976 to 1980 and 1986 to 1990. Cancer 2000; 89:1291–1299.

25 Hemminki K, Li X, Mutanen P. Age-incidence relationships and time trends in cervical cancer in Sweden. Eur J Epidemiol 2001; 17:323–328.

26 Hemminki K, Li X, Vaittinen P. Time trends in the incidence of cervical and other genital squamous cell carcinomas and adenocarcinomas in Sweden, 1958–1996. Eur J Obstet Gynecol Reprod Biol 2002; 101:64–69.

27 Herbert A, Singh N, Smith JA. Adenocarcinoma of the uterine cervix compared with squamous cell carcinoma: a 12-year study in Southampton and South-west Hampshire. Cytopathology 2001; 12:26–36.

28 Liu S, Semenciw R, Probert A, Mao Y. Cervical cancer in Canada: changing patterns in incidence and mortality. Int J Gynecol Cancer 2001; 11:24–31.

29 Sasieni P, Adams J. Changing rates of adenocarcinoma and adenosquamous carcinoma of the cervix in England. Lancet 2001; 357:1490–1493.

30 Smith HO, Tiffany MF, Qualls CR, Key CR. The rising incidence of adenocarcinoma relative to squamous cell carcinoma of the uterine cervix in the United States – a 24-year population-based study. Gynecol Oncol 2000; 78:97–105.

31 Vesterinen E, Forss M, Nieminen U. Increase of cervical adenocarcinoma: a report of 520 cases of cervical carcinoma including 112 tumors with glandular elements. Gynecol Oncol 1989; 33:49–53.
32 Zheng T, Holford TR, Ma Z, et al. The continuing increase in adenocarcinoma of the uterine cervix: a birth cohort phenomenon. Int J Epidemiol 1996; 25:252–258.
33 Boon ME, Graaff Guilloud JC, Kok LP, et al. Efficacy of screening for cervical squamous and adenocarcinoma. The Dutch experience. Cancer 1987; 59:862–866.
34 Lee KR, Minter LJ, Granter SR. Papanicolaou smear sensitivity for adenocarcinoma *in situ* of the cervix. A study of 34 cases. Am J Clin Pathol 1997; 107:30–35.
35 Mitchell H, Medley G, Gordon I, Giles G. Cervical cytology reported as negative and risk of adenocarcinoma of the cervix: no strong evidence of benefit. Br J Cancer 1995; 71:894–897.
36 Nieminen P, Kallio M, Hakama M. The effect of mass screening on incidence and mortality of squamous and adenocarcinoma of cervix uteri. Obstet Gynecol 1995; 85:1017–1021.
37 Andersson S, Rylander E, Larsson B, et al. The role of human papillomavirus in cervical adenocarcinoma carcinogenesis. Eur J Cancer 2001; 37:246–250.
38 Lacey JV Jr, Frisch M, Brinton LA, et al. Associations between smoking and adenocarcinomas and squamous cell carcinomas of the uterine cervix (United States). Cancer Causes Control 2001; 12:153–161.
39 Ursin G, Pike MC, Preston-Martin S, et al. Sexual, reproductive and other risk factors for adenocarcinoma of the cervix: results from a population-based case-control study (California, United States). Cancer Causes Control 1996; 7:391–401.
40 Thomas DB, Ray RM. Oral contraceptives and invasive adenocarcinomas and adenosquamous carcinomas of the uterine cervix. The World Health Organization Collaborative Study of Neoplasia and Steroid Contraceptives. Am J Epidemiol 1996; 144:281–289.
41 Jones MW, Silverberg SG. Cervical adenocarcinoma in young women: possible relationship to microglandular hyperplasia and use of oral contraceptives. Obstet Gynecol 1989; 73:984–989.
42 Lacey JV Jr, Brinton LA, Abbas FM, et al. Oral contraceptives as risk factors for cervical adenocarcinomas and squamous cell carcinomas. Cancer Epidemiol Biomarkers Prev 1999; 8:1079–1085.
43 Ursin G, Peters RK, Henderson BE, et al. Oral contraceptive use and adenocarcinoma of cervix. Lancet 1994; 344:1390–1394.
44 Altekruse SF, Lacey JV Jr., Brinton LA, et al. Comparison of human papillomavirus genotypes, sexual and reproductive risk factors of cervical adenocarcinoma and squamous cell carcinoma: Northeastern United States. Am J Obstet Gynecol 2003; 188:657–663.
45 Lacey JV Jr, Brinton LA, Barnes WA, et al. Use of hormone replacement therapy and adenocarcinomas and squamous cell carcinomas of the uterine cervix. Gynecol Oncol 2000; 77: 149–154.
46 Parazzini F, La Vecchia C, Negri E, et al. Case-control study of oestrogen replacement therapy and risk of cervical cancer. Br Med J 1997; 315:85–88.
47 Arbeit JM, Howley PM, Hanahan D. Chronic estrogen-induced cervical and vaginal squamous carcinogenesis in human papillomavirus type 16 transgenic mice. Proc Natl Acad Sci USA 1996; 93:2930–2935.
48 Greeley C, Schroeder S, Silverberg SG. Microglandular hyperplasia of the cervix: a true 'pill' lesion? Int J Gynecol Pathol 1995; 14:50–54.
49 Quade BJ, Yang A, Wang Y, et al. Expression of the p53 homologue p63 in early cervical neoplasia. Gynecol Oncol 2001; 80:24–29.
50 Park JJ, Sun D, Quade BJ, et al. Stratified mucin-producing intraepithelial lesions of the cervix: adenosquamous or columnar cell neoplasia? Am J Surg Pathol 2000; 24:1414–1419.
51 Betsill WL Jr, Clark AH. Early endocervical glandular neoplasia. I. Histomorphology and cytomorphology. Acta Cytol 1986; 30:115–126.
52 Lee KR, Manna EA, Jones MA. Comparative cytologic features of adenocarcinoma *in situ* of the uterine cervix. Acta Cytol 1991; 35:117–126.
53 Ayer B, Pacey F, Greenberg M, Bousfield L. The cytologic diagnosis of adenocarcinoma *in situ* of the cervix uteri and related lesions. I. Adenocarcinoma *in situ*. Acta Cytol 1987; 31:397–411.
54 Biscotti CV, Gero MA, Toddy SM, et al. Endocervical adenocarcinoma *in situ*: an analysis of cellular features. Diagn Cytopathol 1997; 17:326–332.
55 Roberts JM, Thurloe JK, Bowditch RC, et al. Comparison of ThinPrep and Pap smear in relation to prediction of adenocarcinoma *in situ*. Acta Cytol 1999; 43:74–80.
56 Wilbur DC, Dubeshter B, Angel C, Atkison KM. Use of thin-layer preparations for gynecologic smears with emphasis on the cytomorphology of high-grade intraepithelial lesions and carcinomas. Diagn Cytopathol 1996; 14:201–211.
57 Solomon D, Frable WJ, Vooijs GP, et al. ASCUS and AGUS criteria. International Academy of Cytology Task Force summary. Diagnostic Cytology Towards the 21st Century: An International Expert Conference and Tutorial. Acta Cytol 1998; 42:16–24.
58 Hayes MM, Matisic JP, Chen CJ, et al. Cytological aspects of uterine cervical adenocarcinoma, adenosquamous carcinoma and combined adenocarcinoma-squamous carcinoma: appraisal of diagnostic criteria for *in situ* versus invasive lesions. Cytopathology 1997; 8:397–408.
59 Mulvany N, Ostor A. Microinvasive adenocarcinoma of the cervix: a cytohistopathologic study of 40 cases. Diagn Cytopathol 1997; 16:430–436.
60 Kudo R, Sagae S, Hayakawa O, et al. The cytological features and DNA content of cervical adenocarcinoma. Diagn Cytopathol 1987; 3:191–197.
61 Nguyen GK, Daya D. Cervical adenocarcinoma and related lesions. Cytodiagnostic criteria and pitfalls. Pathol Annu 1993; 28 Pt 2:53–75.
62 Granter SR, Lee KR. Cytologic findings in minimal deviation

adenocarcinoma (adenoma malignum) of the cervix. A report of seven cases. Am J Clin Pathol 1996; 105:327–333.

63 Ishii K, Katsuyama T, Ota H, et al. Cytologic and cytochemical features of adenoma malignum of the uterine cervix. Cancer 1999; 87:245–253.

64 Szyfelbein WM, Young RH, Scully RE. Adenoma malignum of the cervix. Cytologic findings. Acta Cytol 1984; 28:691–698.

65 Ballo MS, Silverberg SG, Sidawy MK. Cytologic features of well-differentiated villoglandular adenocarcinoma of the cervix. Acta Cytol 1996; 40:536–540.

66 Khunamornpong S, Siriaunkgul S, Suprasert P. Well-differentiated villoglandular adenocarcinoma of the uterine cervix: cytomorphologic observation of five cases. Diagn Cytopathol 2002; 26:10–14.

67 Zhou C, Matisic JP, Clement PB, Hayes MM. Cytologic features of papillary serous adenocarcinoma of the uterine cervix. Cancer 1997; 81:98–104.

68 DiTomasso JP, Ramzy I, Mody DR. Glandular lesions of the cervix. Validity of cytologic criteria used to differentiate reactive changes, glandular intraepithelial lesions and adenocarcinoma. Acta Cytol 1996; 40:1127–1135.

69 Lee KR, Genest DR, Minter LJ, et al. Adenocarcinoma *in situ* in cervical smears with a small cell (endometrioid) pattern: distinction from cells directly sampled from the upper endocervical canal or lower segment of the endometrium. Am J Clin Pathol 1998; 109:738–742.

70 Lee KR. Adenocarcinoma *in situ* with a small cell (endometrioid) pattern in cervical smears: a test of the distinction from benign mimics using specific criteria. Cancer 1999; 87:254–258.

71 Pacey NF. Glandular neoplasms of the uterine cervix. In: Bibbo M, ed. Comprehensive cytopathology. Philadelphia: WB Saunders; 1991:243–255.

72 Ismail SM. Cone biopsy causes cervical endometriosis and tuboendometrioid metaplasia. Histopathology 1991; 18:107–114.

73 Babkowski RC, Wilbur DC, Rutkowski MA, et al. The effects of endocervical canal topography, tubal metaplasia and high canal sampling on the cytologic presentation of nonneoplastic endocervical cells. Am J Clin Pathol 1996; 105:403–410.

74 Novotny DB, Maygarden SJ, Johnson DE, Frable WJ. Tubal metaplasia. A frequent potential pitfall in the cytologic diagnosis of endocervical glandular dysplasia on cervical smears. Acta Cytol 1992; 36:1–10.

75 Schlesinger C, Silverberg SG. Endocervical adenocarcinoma *in situ* of tubal type and its relation to atypical tubal metaplasia. Int J Gynecol Pathol 1999; 18:1–4.

76 Hong SR, Park JS, Kim HS. Atypical glandular cells of undetermined significance in cervical smears after conization. Cytologic features differentiating them from adenocarcinoma *in situ*. Acta Cytol 2001; 45:163–168.

77 Lee KR. Atypical glandular cells in cervical smears from women who have undergone cone biopsy. A potential diagnostic pitfall. Acta Cytol 1993; 37:705–709.

78 Peralta-Venturino MN, Purslow MJ, Kini SR. Endometrial cells of the 'lower uterine segment' (LUS) in cervical smears obtained by endocervical brushings: a source of potential diagnostic pitfall. Diagn Cytopathol 1995; 12:263–268.

79 Ghorab Z, Hahmood S, Schinella R. Endocervical reactive atypia: a histologic-cytologic study. Diagn Cytopathol 2000; 22:342–346.

80 Selvaggi SM, Heafner HK. Microglandular endocervical hyperplasia and tubal metaplasia: pitfalls in the diagnosis of adenocarcinomas on cervical smears. Diagn Cytopathol 1997; 16(2):168–173.

81 Yahr LJ, Lee KR. Cytologic findings in microglandular hyperplasia of the cervix. Diagn Cytopathol 1991; 7:248–251.

82 Valente PT, Schartz H, Schultz M. Cytologic atypia associated with microglandular hyperplasia. Diagn Cytopathol 1994; 10:326–331.

83 Murad TM, August C. Radiation-induced atypia: a review. Diagn Cytopathol 1985; 1:137–152.

84 Michael CW, Esfahani FM. Pregnancy-related changes: a retrospective review of 278 cervical smears. Diagn Cytopathol 1997; 17:99–107.

85 Pisharodi LR, Jovanoska S. Spectrum of cytologic changes in pregnancy. A review of 100 abnormal cervicovaginal smears, with emphasis on diagnostic pitfalls. Acta Cytol 1995; 39:905–908.

86 Lee KR, Manna EA, St John T. Atypical endocervical glandular cells. Accuracy of cytologic diagnosis. Diagn Cytopathol 1995; 13:202–208.

87 Selvaggi SM. Cytologic features of squamous cell carcinoma *in situ* involving endocervical glands in endocervical cytobrush specimens. Acta Cytol 1994; 38:687–692.

88 Lee KR, Darragh TM, Joste NE, et al. Atypical glandular cells of undetermined significance (AGUS): interobserver reproducibility in cervical smears and corresponding thin-layer preparations. Am J Clin Pathol 2002; 117:96–102.

89 Raab SS, Geisinger KR, Silverman JF, et al. Interobserver variability of a Papanicolaou smear diagnosis of atypical glandular cells of undetermined significance. Am J Clin Pathol 1998; 110:653–659.

90 Wright TC Jr, Cox JT, Massad LS, et al. 2001 Consensus guidelines for the management of women with cervical cytological abnormalities. JAMA 2002; 287:2120–2129.

91 Ashfaq R, Gibbons D, Vela C, et al. ThinPrep Pap Test. Accuracy for glandular disease. Acta Cytol 1999; 43:81–85.

92 Bai H, Sung CJ, Steinhoff MM. ThinPrep Pap Test promotes detection of glandular lesions of the endocervix. Diagn Cytopathol 2000; 23:19–22.

93 Hecht JL, Sheets EE, Lee KR. Atypical glandular cells of undetermined significance in conventional cervical/vaginal smears and thin-layer preparations. Cancer 2002; 96:1–4.

94 Wang N, Emancipator SN, Rose P, et al. Histologic follow-up of atypical endocervical cells. Liquid-based, thin-layer preparation vs. conventional Pap smear. Acta Cytol 2002; 46:453–457.

95 Ronnett BM, Manos MM, Ransley JE, et al. Atypical glandular cells of undetermined significance (AGUS): cytopathologic

features, histopathologic results and human papillomavirus DNA detection. Hum Pathol 1999; 30:816–825.

96 Krane J, Lee KR, Sun D, et al. Atypical glandular cells of undetermined significance. Outcome predictions based on human papillomavirus testing. Am J Clin Pathol 2004; 121:87–92.

97 Andersen ES, Arffmann E. Adenocarcinoma *in situ* of the uterine cervix: a clinico-pathologic study of 36 cases. Gynecol Oncol 1989; 35:1–7.

98 Ostor AG, Duncan A, Quinn M, Rome R. Adenocarcinoma *in situ* of the uterine cervix: an experience with 100 cases. Gynecol Oncol 2000; 79:207–210.

99 Crum CP. Contemporary theories of cervical carcinogenesis: the virus, the host and the stem cell. Mod Pathol 2000; 13: 243–251.

100 Bertrand M, Lickrish GM, Colgan TJ. The anatomic distribution of cervical adenocarcinoma *in situ*: implications for treatment. Am J Obstet Gynecol 1987; 157:21–25.

101 Biscotti CV, Hart WR. Apoptotic bodies: a consistent morphologic feature of endocervical adenocarcinoma *in situ*. Am J Surg Pathol 1998; 22:434–439.

102 Moritani S, Ioffe OB, Sagae S, et al. Mitotic activity and apoptosis in endocervical glandular lesions. Int J Gynecol Pathol 2002; 21:125–133.

103 Brown LJ, Wells M. Cervical glandular atypia associated with squamous intraepithelial neoplasia: a premalignant lesion? J Clin Pathol 1986; 39:22–28.

104 Higgins GD, Phillips GE, Smith LA, et al. High prevalence of human papillomavirus transcripts in all grades of cervical intraepithelial glandular neoplasia. Cancer 1992; 70:136–146.

105 Kurian K, al Nafussi A. Relation of cervical glandular intraepithelial neoplasia to microinvasive and invasive adenocarcinoma of the uterine cervix: a study of 121 cases. J Clin Pathol 1999; 52:112–117.

106 Tase T, Okagaki T, Clark BA, et al. Human papillomavirus DNA in glandular dysplasia and microglandular hyperplasia: presumed precursors of adenocarcinoma of the uterine cervix. Obstet Gynecol 1989; 73:1005–1008.

107 Jaworski RC. Endocervical glandular dysplasia, adenocarcinoma *in situ* and early invasive (microinvasive) adenocarcinoma of the uterine cervix. Semin Diagn Pathol 1990; 7: 190–204.

108 Kurman RJ, Norris HJ, Wilkinson E. Tumors of the cervix. Tumors of the vulva vagina and cervix. Atlas of tumor pathology. Third series fascicle 4: Washington, DC: Armed Forces Institute of Pathology; 1990:78–79.

109 Leary J, Jaworski R, Houghton R. In-situ hybridization using biotinylated DNA probes to human papillomavirus in adenocarcinoma-in-situ and endocervical glandular dysplasia of the uterine cervix. Pathology 1991; 23:85–89.

110 Anciaux D, Lawrence WD, Gregoire L. Glandular lesions of the uterine cervix: prognostic implications of human papillomavirus status. Int J Gynecol Pathol 1997; 16:103–110.

111 Negri G, Egarter-Vigl E, Kasal A, et al. p16INK4a is a useful marker for the diagnosis of adenocarcinoma of the cervix uteri and its precursors: an immunohistochemical study with immunocytochemical correlations. Am J Surg Pathol 2003; 27: 187–193.

112 Suh KS, Silverberg SG. Tubal metaplasia of the uterine cervix. Int J Gynecol Pathol 1990; 9:122–128.

113 Jonasson JG, Wang HH, Antonioli DA, Ducatman BS. Tubal metaplasia of the uterine cervix: a prevalence study in patients with gynecologic pathologic findings. Int J Gynecol Pathol 1992; 11:89–95.

114 Clement PB. Pathology of endometriosis. Pathol Annu 1990; 25 Pt 1:245–295.

115 Baker PM, Clement PB, Bell DA, Young RH. Superficial endometriosis of the uterine cervix: a report of 20 cases of a process that may be confused with endocervical glandular dysplasia or adenocarcinoma *in situ*. Int J Gynecol Pathol 1999; 18:198–205.

116 Toki T, Shimizu M, Takagi Y, et al. CD10 is a marker for normal and neoplastic endometrial stromal cells. Int J Gynecol Pathol 2002; 21:41–47.

117 Kim KR. Utility of trichrome and reticulin stains in the diagnosis of superficial endometriosis of the uterine cervix. Int J Gynecol Pathol 2001; 20:173–176.

118 Schneider V. Arias-Stella reaction of the endocervix: frequency and location. Acta Cytol 1981; 25:224–228.

119 Cariani DJ, Guderian AM. Gestational atypia in endocervical polyps – the Arias-Stella reaction. Am J Obstet Gynecol 1966; 95:589–590.

120 Nucci MR, Young RH. Arias-Stella reaction of the endocervix. A report of 18 cases with emphasis on its varied histology and differential diagnosis. Am J Surg Pathol 2004; 28:608–612.

121 Koss LG. The effects of therapeutic procedures and drugs on the epithelium of the female genital tract. In: Koss L, ed. Diagnostic cytology and its histologic bases. Philadelphia: JB Lippincott; 1992:682–683.

122 Lesack D, Wahab I, Gilks CB. Radiation-induced atypia of endocervical epithelium: a histological, immunohistochemical and cytometric study. Int J Gynecol Pathol 1996; 15: 242–247.

123 Shield PW, Daunter B, Wright RG. Post-irradiation cytology of cervical cancer patients. Cytopathology 1992; 3:167–182.

124 Young RH, Clement PB. Pseudoneoplastic lesions of the lower female genital tract. Pathol Annu 1989; 24 Pt 2:189–226.

125 Jones MA, Young RH. Atypical oxyphilic metaplasia of the endocervical epithelium: a report of six cases. Int J Gynecol Pathol 1997; 16:99–102.

126 Brown S, Senekjian EK, Montag AG. Cytomegalovirus infection of the uterine cervix in a patient with acquired immunodeficiency syndrome. Obstet Gynecol 1988; 71:489–491.

127 Josey WE, Nahmias AJ, Naib ZM. Viral and virus-like infections of the female genital tract. Clin Obstet Gynecol 1969; 12:161–178.

128 Andersen ES, Nielsen K. Adenocarcinoma *in situ* of the cervix: a prospective study of conization as definitive treatment.

Gynecol Oncol 2002; 86:365–369.
129 Im DD, Duska LR, Rosenshein NB. Adequacy of conization margins in adenocarcinoma *in situ* of the cervix as a predictor of residual disease. Gynecol Oncol 1995; 59:179–182.
130 Wolf JK, Levenback C, Malpica A, et al. Adenocarcinoma *in situ* of the cervix: significance of cone biopsy margins. Obstet Gynecol 1996; 88:82–86.
131 Denehy TR, Gregori CA, Breen JL. Endocervical curettage, cone margins and residual adenocarcinoma *in situ* of the cervix. Obstet Gynecol 1997; 90:1–6.
132 Goldstein NS, Mani A. The status and distance of cone biopsy margins as a predictor of excision adequacy for endocervical adenocarcinoma *in situ*. Am J Clin Pathol 1998; 109: 727–732.
133 Azodi M, Chambers SK, Rutherford TJ, et al. Adenocarcinoma *in situ* of the cervix: management and outcome. Gynecol Oncol 1999; 73:348–353.
134 Poynor EA, Barakat RR, Hoskins WJ. Management and follow-up of patients with adenocarcinoma *in situ* of the uterine cervix. Gynecol Oncol 1995; 57:158–164.
135 Andersen ES, Nielsen K. Adenocarcinoma *in situ* of the cervix: a prospective study of conization as definitive treatment. Gynecol Oncol 2002; 86:365–369.
136 Kennedy AW, Biscotti CV. Further study of the management of cervical adenocarcinoma *in situ*. Gynecol Oncol 2002; 86: 361–364.
137 Shin CH, Schorge JO, Lee KR, Sheets EE. Conservative management of adenocarcinoma *in situ* of the cervix. Gynecol Oncol 2000; 79:6–10.
138 McHale MT, Le TD, Burger RA, et al. Fertility sparing treatment for *in situ* and early invasive adenocarcinoma of the cervix. Obstet Gynecol 2001; 98:726–731.
139 Soutter WP, Haidopoulos D, Gornall RJ, et al. Is conservative treatment for adenocarcinoma *in situ* of the cervix safe? Br J Obstet Gynaecol 2001; 108:1184–1189.
140 Burghardt E. Microinvasive carcinoma in gynaecological pathology. Clin Obstet Gynaecol 1984; 11:239–257.
141 Teshima S, Shimosato Y, Kishi K, et al. Early stage adenocarcinoma of the uterine cervix. Histopathologic analysis with consideration of histogenesis. Cancer 1985; 56:167–172.
142 Creasman WT, DeGeest K, DiSaia PJ, Zaino RJ. Significance of true surgical pathologic staging: a Gynecologic Oncology Group Study. Am J Obstet Gynecol 1999; 181:31–34.
143 Schorge JO, Lee KR, Flynn CE, Goodman A, Sheets EE. Stage IA1 cervical adenocarcinoma: definition and treatment. Obstet Gynecol 1999; 93:219–222.
144 Nicklin JL, Perrin LC, Crandon AJ, Ward BG. Microinvasive adenocarcinoma of the cervix. Aust N Z J Obstet Gynaecol 1999; 39:411–413.
145 Smith HO, Qualls CR, Romero AA, et al. Is there a difference in survival for IA1 and IA2 adenocarcinoma of the uterine cervix? Gynecol Oncol 2002; 85:229–241.
146 Nagarsheth NP, Maxwell GL, Bentley RC, Rodriguez G. Bilateral pelvic lymph node metastases in a case of FIGO stage IA(1) adenocarcinoma of the cervix. Gynecol Oncol 2000; 77:467–470.
147 Berek JS, Hacker NF, Fu YS, et al. Adenocarcinoma of the uterine cervix: histologic variables associated with lymph node metastasis and survival. Obstet Gynecol 1985; 65:46–52.
148 Schorge JO, Lee KR, Sheets EE. Prospective management of stage IA(1) cervical adenocarcinoma by conization alone to preserve fertility: a preliminary report. Gynecol Oncol 2000; 78:217–220.
149 Miller BE, Flax SD, Arheart K, Photopulos G. The presentation of adenocarcinoma of the uterine cervix. Cancer 1993; 72:1281–1285.
150 Young RH, Clement PB. Premalignant and malignant glandular lesions of the uterine cervix. In: Clement PB, Young RH, eds. Tumors and tumor-like lesions of the uterine corpus and cervix. New York: Churchill Livingstone; 1993.
151 Young RH, Clement PB. Endocervical adenocarcinoma and its variants: their morphology and differential diagnosis. Histopathology 2002; 41:185–207.
152 Wells M, Oster AG, Crum CP, et al. Epithelial tumors of the cervix. In: Tavassoli FA, Devilee P, eds. World Health Organization Classification of Tumors. Pathology and genetics of tumors of the breast and female genital organs. Lyon: IARC Press; 2003:272–273.
153 McGowan L, Young RH, Scully RE. Peutz–Jeghers syndrome with 'adenoma malignum' of the cervix. A report of two cases. Gynecol Oncol 1980; 10:125–133.
154 Gilks CB, Young RH, Aguirre P, et al. Adenoma malignum (minimal deviation adenocarcinoma) of the uterine cervix. A clinicopathological and immunohistochemical analysis of 26 cases. Am J Surg Pathol 1989; 13:717–729.
155 Fukushima M, Shimano S, Yamakawa Y, et al. The detection of human papillomavirus (HPV) in a case of minimal deviation adenocarcinoma of the uterine cervix (adenoma malignum) using *in situ* hybridization. Jpn J Clin Oncol 1990; 20:407–412.
156 Speers WC, Picaso LG, Silverberg SG. Immunohistochemical localization of carcinoembryonic antigen in microglandular hyperplasia and adenocarcinoma of the endocervix. Am J Clin Pathol 1983; 79:105–107.
157 Steeper TA, Wick MR. Minimal deviation adenocarcinoma of the uterine cervix ('adenoma malignum'). An immunohistochemical comparison with microglandular endocervical hyperplasia and conventional endocervical adenocarcinoma. Cancer 1986; 58:1131–1138.
158 Michael H, Grawe L, Kraus FT. Minimal deviation endocervical adenocarcinoma: clinical and histologic features, immunohistochemical staining for carcinoembryonic antigen and differentiation from confusing benign lesions. Int J Gynecol Pathol 1984; 3:261–276.
159 Ishii K, Hidaka E, Katsuyama T, et al. Ultrastructural features of adenoma malignum of the uterine cervix: demonstration of gastric phenotypes. Ultrastruct Pathol 1999; 23: 375–381.
160 Toki T, Shiozawa T, Hosaka N, et al. Minimal deviation adenocarcinoma of the uterine cervix has abnormal expression

of sex steroid receptors, CA125 and gastric mucin. Int J Gynecol Pathol 1997; 16:111–116.
161 Utsugi K, Hirai Y, Takeshima N, et al. Utility of the monoclonal antibody HIK1083 in the diagnosis of adenoma malignum of the uterine cervix. Gynecol Oncol 1999; 75: 345–348.
162 Hayashi I, Tsuda H, Shimoda T. Reappraisal of orthodox histochemistry for the diagnosis of minimal deviation adenocarcinoma of the cervix. Am J Surg Pathol 2000; 24:559–562.
163 Ichimura T, Koizumi T, Tateiwa H, et al. Immunohistochemical expression of gastric mucin and p53 in minimal deviation adenocarcinoma of the uterine cervix. Int J Gynecol Pathol 2001; 20:220–226.
164 Schorge JO, Lee KR, Lee SJ, et al. Early cervical adenocarcinoma: selection criteria for radical surgery. Obstet Gynecol 1999; 94:386–390.
165 Zaino RJ. The fruits of our labors: distinguishing endometrial from endocervical adenocarcinoma. Int J Gynecol Pathol 2002; 21:1–3.
166 Castrillon DH, Lee KR, Nucci MR. Distinction between endometrial and endocervical adenocarcinoma: an immunohistochemical study. Int J Gynecol Pathol 2002; 21:4–10.
167 McCluggage WG, Sumathi VP, McBride HA, Patterson A. A panel of immunohistochemical stains, including carcinoembryonic antigen, vimentin and estrogen receptor, aids the distinction between primary endometrial and endocervical adenocarcinomas. Int J Gynecol Pathol 2002; 21:11–15.
168 Kamoi S, AlJuboury MI, Akin MR, Silverberg SG. Immunohistochemical staining in the distinction between primary endometrial and endocervical adenocarcinomas: another viewpoint. Int J Gynecol Pathol 2002; 21:217–223.
169 Staebler A, Sherman ME, Zaino RJ, Ronnett BM. Hormone receptor immunohistochemistry and human papillomavirus *in situ* hybridization are useful for distinguishing endocervical and endometrial adenocarcinomas. Am J Surg Pathol 2002; 26:998–1006.
170 Kaminski PF, Norris HJ. Minimal deviation carcinoma (adenoma malignum) of the cervix. Int J Gynecol Pathol 1983; 2:141–152.
171 Young RH, Scully RE. Minimal-deviation endometrioid adenocarcinoma of the uterine cervix. A report of five cases of a distinctive neoplasm that may be misinterpreted as benign. Am J Surg Pathol 1993; 17:660–665.
172 Rahilly MA, Williams AR, al Nafussi A. Minimal deviation endometrioid adenocarcinoma of cervix: a clinicopathological and immunohistochemical study of two cases. Histopathology 1992; 20:351–354.
173 Azzopardi JG, Hou LT. Intestinal metaplasia with argentaffin cells in cervical adenocarcinoma. J Pathol Bacteriol 1965; 90:686–690.
174 Lee KR, Trainer TD. Adenocarcinoma of the uterine cervix of small intestinal type containing numerous Paneth cells. Arch Pathol Lab Med 1990; 114:731–733.
175 Fox H, Wells M, Harris M, McWilliam LJ. Enteric tumours of the lower female genital tract: a report of three cases. Histopathology 1988; 12:167–176.
176 Lewis TL. Colloid (mucus secreting) carcinoma of the cervix. J Obstet Gynaecol Br Commonw 1971; 78:1128–1132.
177 Haswani P, Arseneau J, Ferenczy. Primary signet ring cell carcinoma of the uterine cervix: a clinicopathologic study of two cases with review of the literature. Int J Gynecol Cancer 1998; 8:374–379.
178 Mayorga M, Garcia-Valtuille A, Fernandez F, et al. Adenocarcinoma of the uterine cervix with massive signet-ring cell differentiation. Int J Surg Pathol 1997; 5:95–100.
179 Benda JA, Platz CE, Buchsbaum H, Lifshitz S. Mucin production in defining mixed carcinoma of the uterine cervix: a clinicopathologic study. Int J Gynecol Pathol 1985; 4:314–327.
180 Costa MJ, McIlnay KR, Trelford J. Cervical carcinoma with glandular differentiation: histological evaluation predicts disease recurrence in clinical stage I or II patients. Hum Pathol 1995; 26:829–837.
181 Look KY, Brunetto VL, Clarke-Pearson DL, et al. An analysis of cell type in patients with surgically staged stage IB carcinoma of the cervix: a Gynecologic Oncology Group study. Gynecol Oncol 1996; 63:304–311.
182 Alfsen GC, Kristensen GB, Skovlund E, et al. Histologic subtype has minor importance for overall survival in patients with adenocarcinoma of the uterine cervix: a population-based study of prognostic factors in 505 patients with nonsquamous cell carcinomas of the cervix. Cancer 2001; 92:2471–2483.
183 Glücksmann A, Cherry CC. Incidence, histology and response to radiation of mixed carcinomas (adenoacanthomas) of the uterine cervix. Cancer 1956; 9:971–979.
184 Ulbright TM, Gersell DJ. Glassy cell carcinoma of the uterine cervix. A light and electron microscopic study of five cases. Cancer 1983; 51:2255–2263.
185 Littman P, Clement PB, Henriksen B, et al. Glassy cell carcinoma of the cervix. Cancer 1976; 37:2238–2246.
186 Costa MJ, Kenny MB, Hewan-Lowe K, Judd R. Glassy cell features in adenosquamous carcinoma of the uterine cervix. Histologic, ultrastructural, immunohistochemical and clinical findings. Am J Clin Pathol 1991; 96:520–528.
187 Fujiwara H, Mitchell MF, Arseneau J, et al. Clear cell adenosquamous carcinoma of the cervix. An aggressive tumor associated with human papillomavirus-18. Cancer 1995; 76:1591–600.
188 Young RH, Scully RE. Villoglandular papillary adenocarcinoma of the uterine cervix. A clinicopathologic analysis of 13 cases. Cancer 1989; 63:1773–1779.
189 Jones MW, Silverberg SG, Kurman RJ. Well-differentiated villoglandular adenocarcinoma of the uterine cervix: a clinicopathological study of 24 cases. Int J Gynecol Pathol 1993; 12:1–7.
190 Jones MW, Kounelis S, Papadaki H, et al. Well-differentiated villoglandular adenocarcinoma of the uterine cervix: oncogene/tumor suppressor gene alterations and human

papillomavirus genotyping. Int J Gynecol Pathol 2000; 19: 110–117.

191 Khunamornpong S, Maleemonkol S, Siriaunkgul S, Pantusart A. Well-differentiated villoglandular adenocarcinoma of the uterine cervix: a report of 15 cases including two with lymph node metastasis. J Med Assoc Thai 2001; 84:882–888.

192 Kaku T, Kamura T, Shigematsu T, et al. Adenocarcinoma of the uterine cervix with predominantly villoglandular papillary growth pattern. Gynecol Oncol 1997; 64:147–152.

193 Herbst AL, Cole P, Colton T, et al. Age-incidence and risk of diethylstilbestrol-related clear cell adenocarcinoma of the vagina and cervix. Am J Obstet Gynecol 1977; 128:43–50.

194 Nordqvist SR, Fidler WJ Jr, Woodruff JM, Lewis JL Jr. Clear cell adenocarcinoma of the cervix and vagina. A clinicopathologic study of 21 cases with and without a history of maternal ingestion of estrogens. Cancer 1976; 37:858–871.

195 Reich O, Tamussino K, Lahousen M, et al. Clear cell carcinoma of the uterine cervix: pathology and prognosis in surgically treated stage IB-IIB disease in women not exposed in utero to diethylstilbestrol. Gynecol Oncol 2000; 76:331–335.

196 Grisaru D, Covens A, Chapman B, et al. Does histology influence prognosis in patients with early-stage cervical carcinoma? Cancer 2001; 92:2999–3004.

197 Ordi T, Cleofe R, Tavassoli F, et al. CD10 expression in epithelial tissues and tumors of the gynecologic tract. A useful marker in the diagnosis of mesonephric, trophoblastic and clear cell tumors. Am J Surg Pathol 2003; 27:178–186.

198 Zhou C, Gilks CB, Hayes M, Clement PB. Papillary serous carcinoma of the uterine cervix: a clinicopathologic study of 17 cases. Am J Surg Pathol 1998; 22:113–120.

199 Ferry JA, Scully RE. 'Adenoid cystic' carcinoma and adenoid basal carcinoma of the uterine cervix. A study of 28 cases. Am J Surg Pathol 1988; 12:134–144.

200 Brainard JA, Hart WR. Adenoid basal epitheliomas of the uterine cervix: a reevaluation of distinctive cervical basaloid lesions currently classified as adenoid basal carcinoma and adenoid basal hyperplasia. Am J Surg Pathol 1998; 22:965–975.

201 Grayson W, Taylor LF, Cooper K. Adenoid cystic and adenoid basal carcinoma of the uterine cervix: comparative morphologic, mucin and immunohistochemical profile of two rare neoplasms of putative 'reserve cell' origin. Am J Surg Pathol 1999; 23:448–458.

202 Albores-Saavedra J, Manivel C, Mora A, et al. The solid variant of adenoid cystic carcinoma of the cervix. Int J Gynecol Pathol 1992; 11:2–10.

203 Cviko A, Briem B, Granter SR, et al. Adenoid basal carcinomas of the cervix: a unique morphological evolution with cell cycle correlates. Hum Pathol 2000; 31:740–744.

204 Grayson W, Taylor L, Cooper K. Detection of integrated high risk human papillomavirus in adenoid cystic carcinoma of the uterine cervix. J Clin Pathol 1996; 49:805–809.

205 Grayson W, Taylor LF, Cooper K. Adenoid basal carcinoma of the uterine cervix: detection of integrated human papillomavirus in a rare tumor of putative 'reserve cell' origin. Int J Gynecol Pathol 1997; 16:307–312.

206 Ferry JA, Scully RE. Mesonephric remnants, hyperplasia and neoplasia in the uterine cervix. A study of 49 cases. Am J Surg Pathol 1990; 14:1100–1111.

207 Silver SA, Devouassoux-Shisheboran M, Mezzetti TP, Tavassoli FA. Mesonephric adenocarcinomas of the uterine cervix: a study of 11 cases with immunohistochemical findings. Am J Surg Pathol 2001; 25:379–387.

208 Clement PB, Young RH, Keh P, et al. Malignant mesonephric neoplasms of the uterine cervix. A report of eight cases, including four with a malignant spindle cell component. Am J Surg Pathol 1995; 19:1158–1171.

209 Ordi J, Romagosa C, Tavassoli FA, et al. CD10 expression in epithelial tissues and tumors of the gynecologic tract. A useful marker in the diagnosis of mesonephric, trophoblastic and clear cell tumors. Am J Surg Pathol 2003; 27:178–186.

210 Oliva E, Young RH, Amin MB, Clement PB. An immunohistochemical analysis of endometrial stromal and smooth muscle tumors of the uterus: a study of 54 cases emphasizing the importance of using a panel because of overlap in immunoreactivity for individual antibodies. Am J Surg Pathol 2002; 26:403–412.

211 Mazur MT, Hsueh S, Gersell DJ. Metastases to the female genital tract. Analysis of 325 cases. Cancer 1984; 53:1978–1984.

212 Mulvany NJ, Nirenberg A, Oster AG. Non-primary cervical adenocarcinomas. Pathology 1996; 28:293–297.

213 Imachi M, Tsukamoto N, Amagase H, et al. Metastatic adenocarcinoma to the uterine cervix from gastric cancer. A clinicopathologic analysis of 16 cases. Cancer 1993; 71:3472–3477.

214 Clement PB, Young RH. Deep nabothian cysts of the uterine cervix. A possible source of confusion with minimal-deviation adenocarcinoma (adenoma malignum). Int J Gynecol Pathol 1989; 8:340–348.

215 Tambouret R, Bell DA, Young RH. Microcystic endocervical adenocarcinomas: a report of eight cases. Am J Surg Pathol 2000; 24:369–374.

216 Fluhmann CF. Focal hyperplasia (tunnel clusters) of the cervix uteri. Obstet Gynecol 1961; 17:206–214.

217 Segal GH, Hart WR. Cystic endocervical tunnel clusters. A clinicopathologic study of 29 cases of so-called adenomatous hyperplasia. Am J Surg Pathol 1990; 14:895–903.

218 Jones MA, Young RH. Endocervical type A (noncystic) tunnel clusters with cytologic atypia. A report of 14 cases. Am J Surg Pathol 1996; 20:1312–1318.

219 Nucci MR, Clement PB, Young RH. Lobular endocervical glandular hyperplasia, not otherwise specified: a clinicopathologic analysis of thirteen cases of a distinctive pseudoneoplastic lesion and comparison with fourteen cases of adenoma malignum. Am J Surg Pathol 1999; 23:886–891.

220 Mikami Y, Manabe T. Lobular endocervical glandular hyperplasia represents pyloric gland metaplasia? Am J Surg Pathol 2000; 24:323–324.

221 Jones MA, Young RH, Scully RE. Diffuse laminar endocervi-

cal glandular hyperplasia. A benign lesion often confused with adenoma malignum (minimal deviation adenocarcinoma). Am J Surg Pathol 1991; 15:1123–1129.

222 Young RH, Clement PB. Endocervicosis involving the uterine cervix: a report of four cases of a benign process that may be confused with deeply invasive endocervical adenocarcinoma. Int J Gynecol Pathol 2000; 19:322–328.

223 Clement PB, Young RH. Florid cystic endosalpingiosis with tumor-like manifestations: a report of four cases including the first reported cases of transmural endosalpingiosis of the uterus. Am J Surg Pathol 1999; 23:166–175.

224 Young RH, Scully RE. Invasive adenocarcinoma and related tumors of the uterine cervix. Semin Diagn Pathol 1990; 7: 205–227.

225 Smith YR, Quint EH, Hinton EL. Recurrent benign mullerian papilloma of the cervix. J Pediatr Adolesc Gynecol 1998; 11: 29–31.

226 Kyriakos M, Kempson RL, Konikov NF. A clinical and pathologic study of endocervical lesions associated with oral contraceptives. Cancer 1968; 22:99–110.

227 Taylor HB, Irey NS, Norris HJ. Atypical endocervical hyperplasia in women taking oral contraceptives. JAMA 1967; 202: 185–187.

228 Young RH, Scully RE. Atypical forms of microglandular hyperplasia of the cervix simulating carcinoma. A report of five cases and review of the literature. Am J Surg Pathol 1989; 13:50–56.

229 Young RH, Scully RE. Uterine carcinomas simulating microglandular hyperplasia. A report of six cases. Am J Surg Pathol 1992; 16:1092–1097.

230 Zaloudek C, Hayashi GM, Ryan IP, et al. Microglandular adenocarcinoma of the endometrium: a form of mucinous adenocarcinoma that may be confused with microglandular hyperplasia of the cervix. Int J Gynecol Pathol 1997; 16:52–59.

231 Sherrick JC, Vega JG. Congenital intramural cysts of the uterus. Obstet Gynecol 1962; 19:486–493.

232 Seidman JD, Tavassoli FA. Mesonephric hyperplasia of the uterine cervix: a clinicopathologic study of 51 cases. Int J Gynecol Pathol 1995; 14:293–299.

233 Larraza-Hernandez O, Molberg KH, Lindberg G, Albores-Saavedra J. Ectopic prostatic tissue in the uterine cervix. Int J Gynecol Pathol 1997; 16:291–293.

234 Nucci MA, Ferry JA, Young RH. Ectopic prostate tissue in the uterine cervix. A report of four cases and review of ectopic prostate tissue. Am J Sur Pathol 2000; 24:1224–1230.

235 Oliva E, Clement PB, Young RH. Tubal and tubo-endometrioid metaplasia of the uterine cervix. Unemphasized features that may cause problems in differential diagnosis: a report of 25 cases. Am J Clin Pathol 1995; 103:618–623.

236 Michael H, Sutton G, Hull MT, Roth LM. Villous adenoma of the uterine cervix associated with invasive adenocarcinoma: a histologic, ultrastructural and immunohistochemical study. Int J Gynecol Pathol 1986; 5:163–169.

237 Alvaro T, Nogales F. Villous adenoma and invasive adenocarcinoma of the cervix. Int J Gynecol Pathol 1988; 7:96–97.

238 Lea JS, Sheets EE, Wenham RM, et al. Stage IIB-IVB cervical adenocarcinoma: prognostic factors and survival. Gynecol Oncol 2002; 84:115–119.

239 Natsume N, Aoki Y, Kase H, et al. Ovarian metastasis in stage IB and II cervical adenocarcinoma. Gynecol Oncol 1999; 74:255–258.

240 Nakanishi T, Wakai K, Ishikawa H, et al. A comparison of ovarian metastasis between squamous cell carcinoma and adenocarcinoma of the uterine cervix. Gynecol Oncol 2001; 82:504–509.

241 Nakanishi T, Ishikawa H, Suzuki Y, et al. A comparison of prognoses of pathologic stage Ib adenocarcinoma and squamous cell carcinoma of the uterine cervix. Gynecol Oncol 2000; 79:289–293.

242 Davy ML, Dodd TJ, Luke CG, Roder DM. Cervical cancer: effect of glandular cell type on prognosis, treatment and survival. Obstet Gynecol 2003; 101:38–45.

243 Peters WA, III, Liu PY, Barrett RJ, et al. Concurrent chemotherapy and pelvic radiation therapy compared with pelvic radiation therapy alone as adjuvant therapy after radical surgery in high-risk early-stage cancer of the cervix. J Clin Oncol 2000; 18:1606–1613.

15

宫颈神经内分泌癌、混合性上皮/间叶和间叶肿瘤以及其他病变

Neuroendocrine carcinoma, mixed epithelial/mesenchymal and mesenchymal tumors and miscellaneous lesions of the cervix

Marisa R. Nucci 和
Christopher P. Crum 著
郑杰 译

神经内分泌癌 Neuroendocrine carcinoma

定义 DEFINITION

宫颈的神经内分泌癌是一种少见的上皮性恶性肿瘤，通过某些与神经内分泌免疫表型密切相关的形态特点通常容易与宫颈鳞状细胞癌和腺癌区别。宫颈的神经内分泌癌也与 HPV-18 型密切相关[1-4]。

危险人群 THE PATIENT AT RISK

因为神经内分泌癌少见，鉴定患者是否为危险人群是困难的。不足5%的宫颈癌可见神经内分泌分化[4]。因此在美国估计每年发生的12 000宫颈癌中可以诊断为神经内分泌癌者不足 1 000 例。神经内分泌癌可与宫颈腺癌（较常见）和鳞状细胞癌合并存在，然而无明确的癌前病变。高达 90% 的神经内分泌癌伴 HPV-18 型感染，年龄分布与腺癌相似，多数患者为 25 ~ 40 岁[1-3]。

细胞学诊断 CYTOLOGIC DIAGNOSIS

单纯细胞学诊断神经内分泌癌困难。肿瘤的典型特征为：由小细胞集团构成，核 / 浆比例大，核密集拥挤(nuclear molding)，但这些表现也可被误认为高级上皮内病变、腺癌或淋巴瘤[5]。此外，在液基细胞学标本中核密集拥挤现象可不明显[6]。而且宫颈与子宫内膜的原发性神经内分泌癌不能鉴别[7]。

分类和诊断 CLASSIFICATION AND DIAGNOSIS

从前神经内分泌癌被冠以不同诊断名称，从类癌到燕麦细胞癌。为了促进该肿瘤的准确分类，举行了一个统一意见的讨论会并将神经内分泌癌分为4类：（1）类癌；（2）非典型性类癌；（3）大细胞性神经内分泌癌；（4）小细胞（燕麦细胞）癌（表15.1）[8-10]。需要注意的是，这仅仅是形态学分类，因为尚不清楚该分类的诊断可重复性如何，有时会出现形态的并存或移行。此外该分类的不同亚型的临床意义也不清楚（图15.1）。从实践角度看，在更多的信息获得之前，应将所有神经内分泌肿瘤看成一个临床病理实体来处理。

表 15.1　宫颈神经内分泌癌的分类

类型	标准
类癌	规则的小管状到器官样结构 核规则 核染色质细 核分裂活性低 无坏死
非典型性类癌	小管状到器官样结构 保留胞浆特点 核染色质粗 常见核分裂 有坏死
大细胞	器官样结构不常见 核 / 浆比例高 胞浆特点丢失 拥挤、相互叠落
小细胞	同上 小细胞，核 / 浆比例高 断裂的线状 极向消失 核拥挤，相互挤压

上述神经内分泌癌的一种或多种亚型的共同特点包括：不同程度的器官样或梁状结构，核体积小到中等大小，细胞均匀一致。区别不同类型神经内分泌癌的特征比较细微，包括器官样结构的发育程度、细胞核的多形性、核分裂活性和坏死（图15.1）。高分化神经内分泌癌（类癌）显示梁状、器官样、巢状或索状结构，轻度或无坏死，均匀一致的小细胞具有圆形核和细颗粒状染色质（图15.2）。中等分化神经内分泌癌（非典型性类癌）显示上述相同结构，但核分裂活性增加（通常 5 ~ 10 个核分裂 /10HPF），具有较大程度的核异型性和 / 或明显坏死（图15.3）。低分化神经内分泌癌包括大细胞和小细胞神经内分泌癌，显示坏死、丰富的核分裂（通常＞10个核分裂 /10HPF）和器官样结构的逐渐丢失（图 15.4-

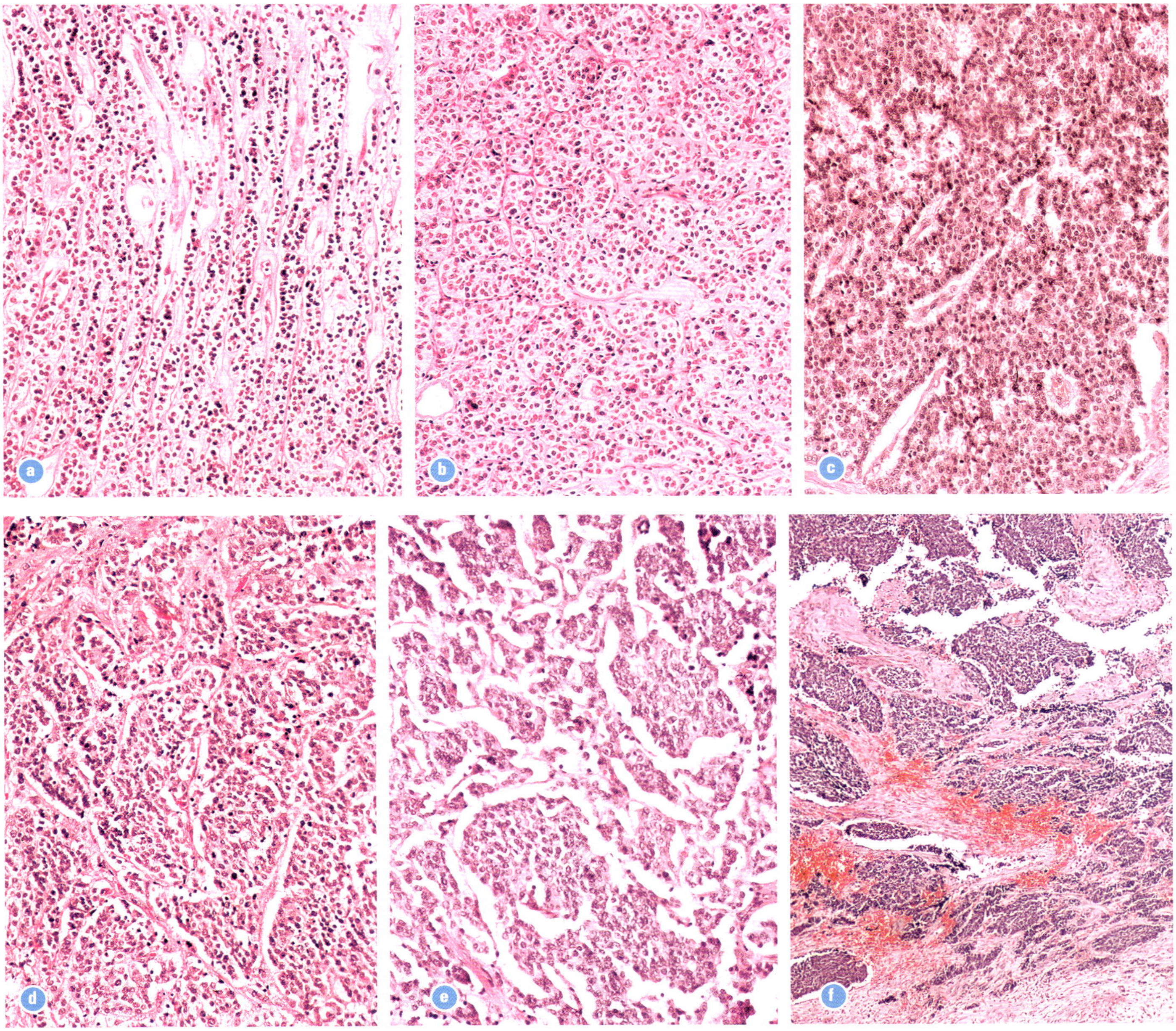

图 15.1 宫颈神经内分泌癌的形态学谱系，从(a) 高分化开始，直至(f)低分化。

15.7)[8-10]。在某些神经内分泌癌，小岛状 / 梁状结构和（或）松散结构可不明显，可能不会立即想到神经内分泌癌（图 15.7)[11]。如在鉴别诊断中不确定，应作神经内分泌标志（CgA, Syn, NSE）染色。

小细胞神经内分泌癌形态学相似于经典的肺部燕麦细胞癌，并显示许多下列特点：(1) 细胞成分一致；(2) 核染色深；(3) 核/浆比例高（图15.4)；(4) 肿瘤细胞排列呈不规则的团状，常常粘附性差；(5) 偶见菊形团或不明显的腺泡。此外核含有粗至浅淡的染色质，由于胞质稀少，常在细胞核附近显示有压迹。这些肿瘤可广泛浸润其下宫颈间质[12]。在低分化神经内分泌癌中常见而在鳞状细胞癌中不常见的其他组织学表现包括：(1) 血管浸润（图 15.5)，见于 90% Van Nagell 等报告的病例和 78% Boruta 等报告的病例；(2) 明显缺乏并存的炎症，这与鳞状细胞癌形成明显的对照[4, 13]。而且快速生长、宽带状区域性坏死也是低分化神经内分泌癌的特点

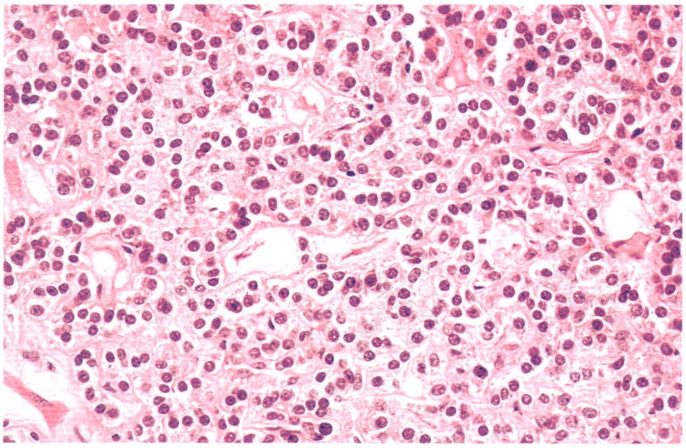

图15.2　类癌。细胞呈器官样排列，核均匀一致，轻微核深染，分裂指数低。

（图15.6）。大细胞性神经内分泌癌显示类似的特点，细胞呈假的梁状排列，胞浆丰富，核大（类似于小细胞非角化鳞状细胞癌的核体积），核仁明显（图 15.7）。

鉴别诊断 DIFFERENTIAL DIAGNOSIS

神经内分泌癌各亚型的鉴别诊断不同。类癌必须与原发性或转移性伴有微腺泡结构的腺癌区别（图 15.8a,b）。小细胞和大细胞神经内分泌癌最易与小细胞非角化鳞状细胞癌（图15.9）、未分化癌、实体性腺癌、周围神经外胚叶瘤、淋巴瘤或粒细胞肉瘤以及黑色素瘤相混淆（见下和表15.2）。有时将神经内分泌癌与某些低分化宫颈癌完全鉴别开来几乎不可能，原因如下：（1）许多神经内分泌癌与鳞状细胞癌或腺癌合并发生（图 15.10a,b）；（2）某些结构不能鉴别是腺性还是神经内分泌起源（图15.11）；（3）神经内分泌癌与其他上皮性肿瘤不能通过 HPV 类型鉴别[1-3, 11, 14]。

病理学家通常依赖结构和细胞核特点来认识神经内分泌癌。然而对于困难病例，免疫组化对于鉴定神经内分泌分化有帮助。该类神经内分泌癌多数呈CgA或Syn阳性，或两者均阳性（图15.12）。然而无完全可靠的标志物。一组研究将7例小细胞未分化型神经内分泌癌与13例小细胞鳞状细胞癌相比较，发现没有任何单一指标会将两者分开，包括 CgA 和 HPV-18[2]。高度恶性行为与组织学结构（神经内分泌癌还是小细胞鳞状细胞癌）密切相关。出现鳞状上皮内瘤变倾向于小细胞鳞状细胞癌，但可伴随神经内分泌癌[2, 15]。

另一个研究检验了以p53的同源物 p63 作为生物标志物来鉴别宫颈癌的鳞状分化和其他形式分化的实用性。97% 的鳞状细胞分化、0% 的腺性分化和 0% 的神经内分泌分化呈 p63 强阳性（大于 75%）。从鳞状细胞分化到腺性分化或未分化形态的移行区，与 p63 表达的丢失

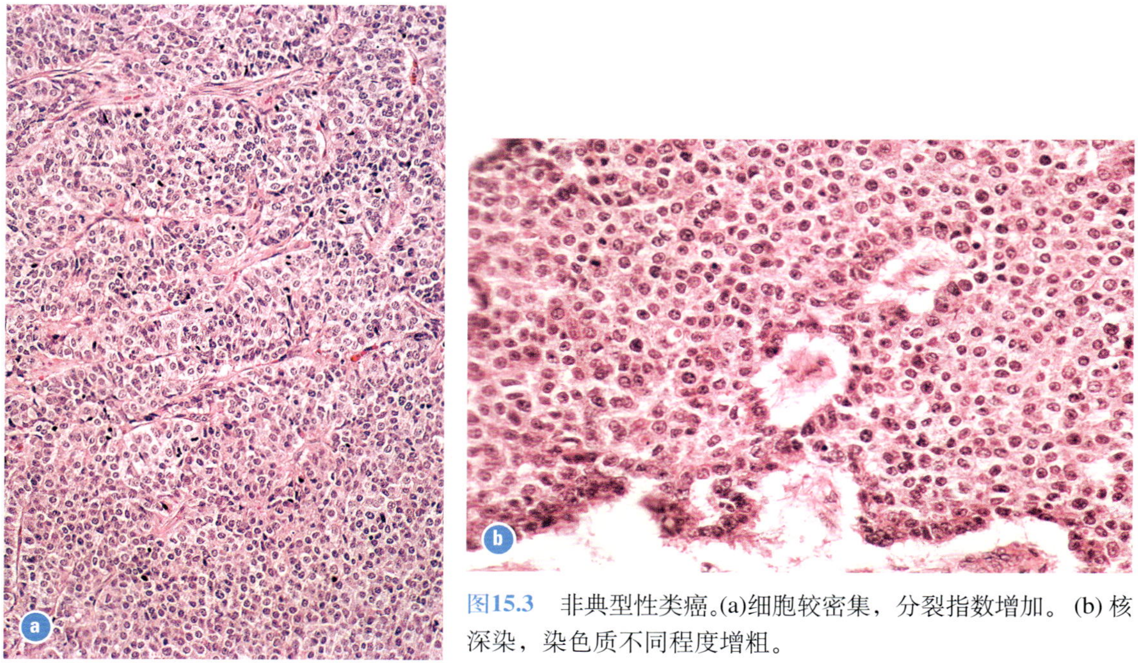

图15.3　非典型性类癌。(a)细胞较密集，分裂指数增加。(b) 核深染，染色质不同程度增粗。

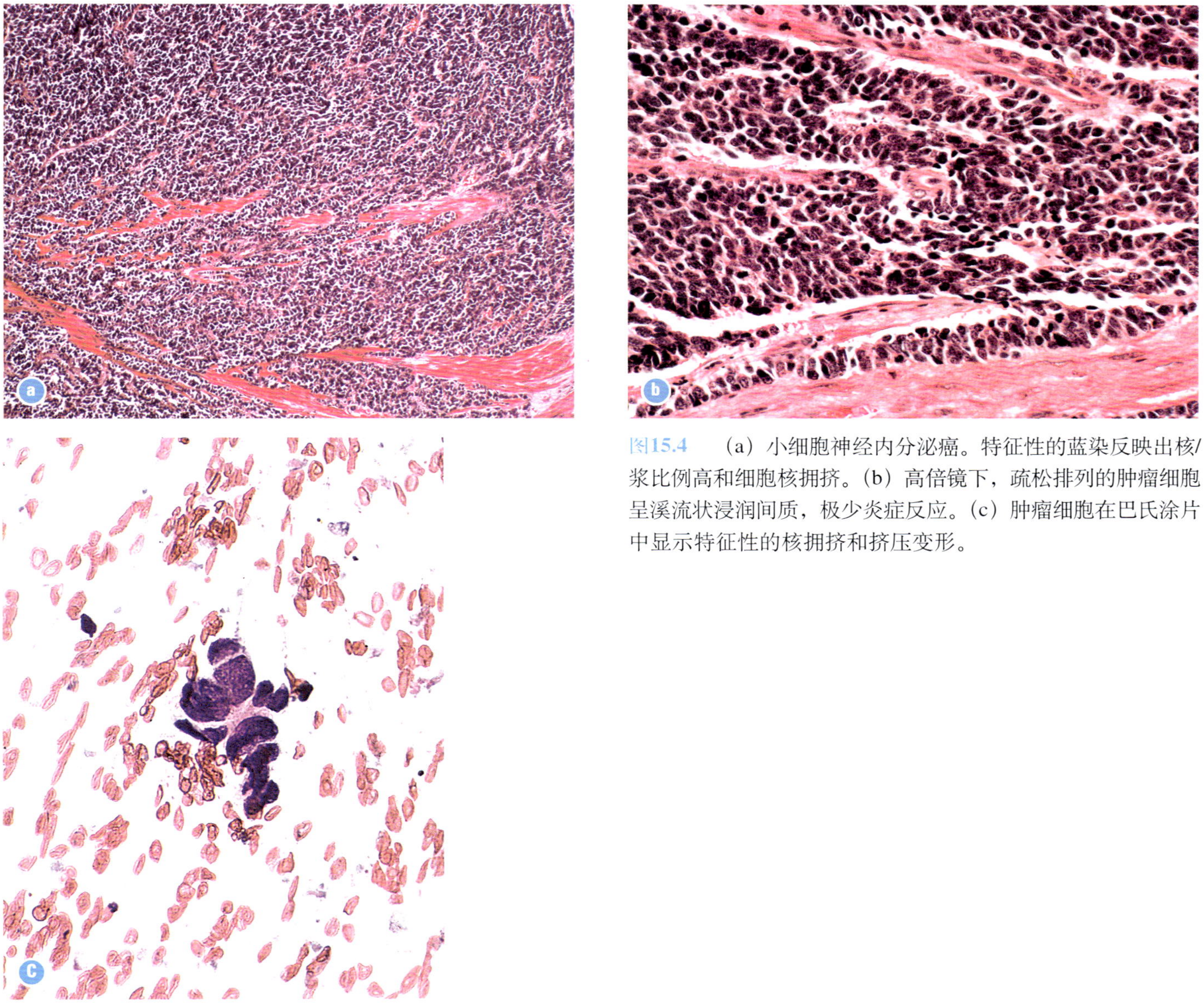

图15.4 （a）小细胞神经内分泌癌。特征性的蓝染反映出核/浆比例高和细胞核拥挤。（b）高倍镜下，疏松排列的肿瘤细胞呈溪流状浸润间质，极少炎症反应。（c）肿瘤细胞在巴氏涂片中显示特征性的核拥挤和挤压变形。

相一致。因此p63有助于神经内分泌癌与鳞状细胞癌的鉴别，虽然它不能区别神经内分泌癌和腺癌。多数病例鉴别要依据组织学特点（图 15.13）[3]。

由于产生肽类激素，神经内分泌癌能引起某些临床综合征。其中最众所周知的是类癌综合征，由产生5羟色胺引起。但如同其他部位的类似肿瘤，宫颈神经内分泌癌也能产生促肾上腺皮质激素（ACTH）、胰岛素、甲状旁腺激素和其他物质[16, 17]。

神经内分泌癌的起源不清。如前所述，宫颈大细胞和小细胞神经内分泌癌常常与普通肿瘤合并存在，包括原位

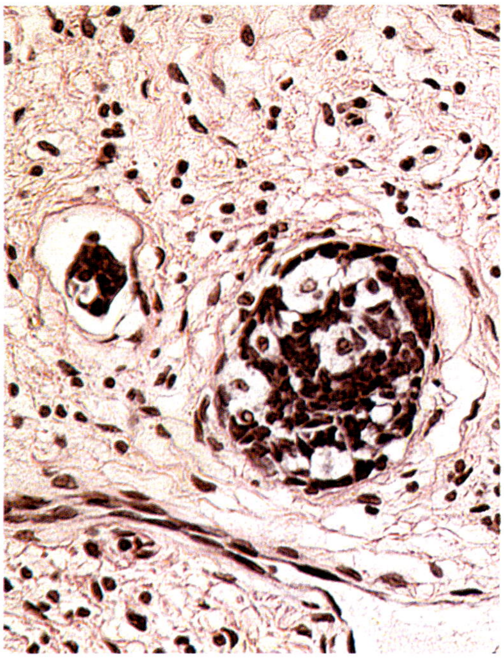

图 15.5 神经内分泌癌的血管浸润。注意伴随轻微炎症。

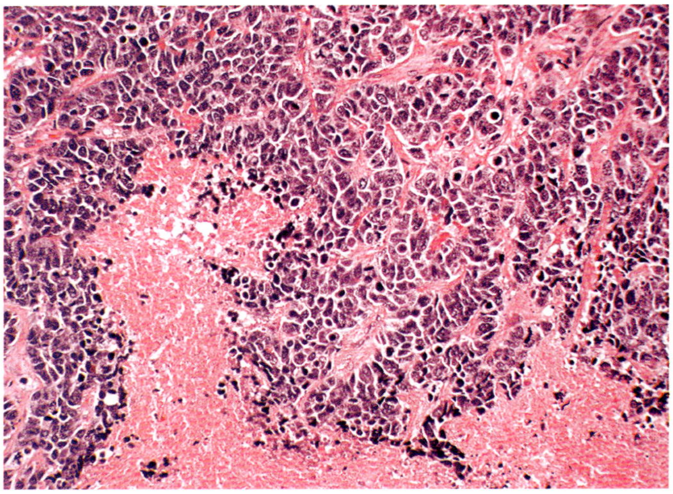

图 15.6 低分化神经内分泌癌的区域性坏死。

腺癌、浸润性腺癌、宫颈上皮内肿瘤形成和普通鳞状细胞癌[2, 3, 15]。少数涉及神经内分泌细胞增生与这些癌相伴的报告，提示神经内分泌分化的出现先于癌，然而多数情况下神经内分泌表型出现于浸润发生的同时或以后[18]。近来存档组织的研究揭示，小细胞未分化癌与HPV-18 核酸紧密相伴。结合 HPV-18 与宫颈腺癌高频率相伴，提示在HPV感染基底/储备细胞后易于改变分化方向[1-3]。

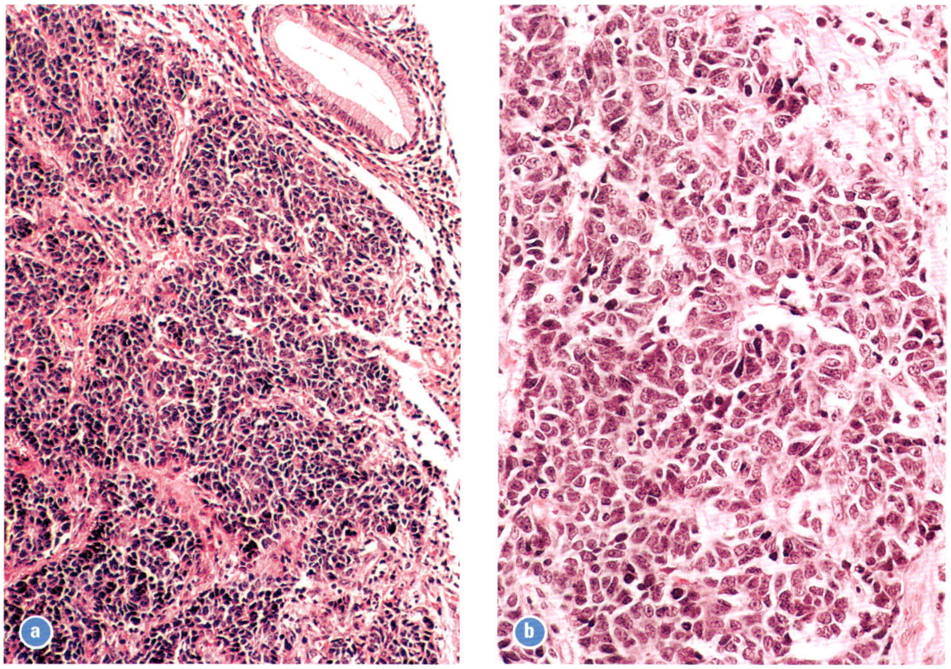

图 15.7 大细胞神经内分泌癌。

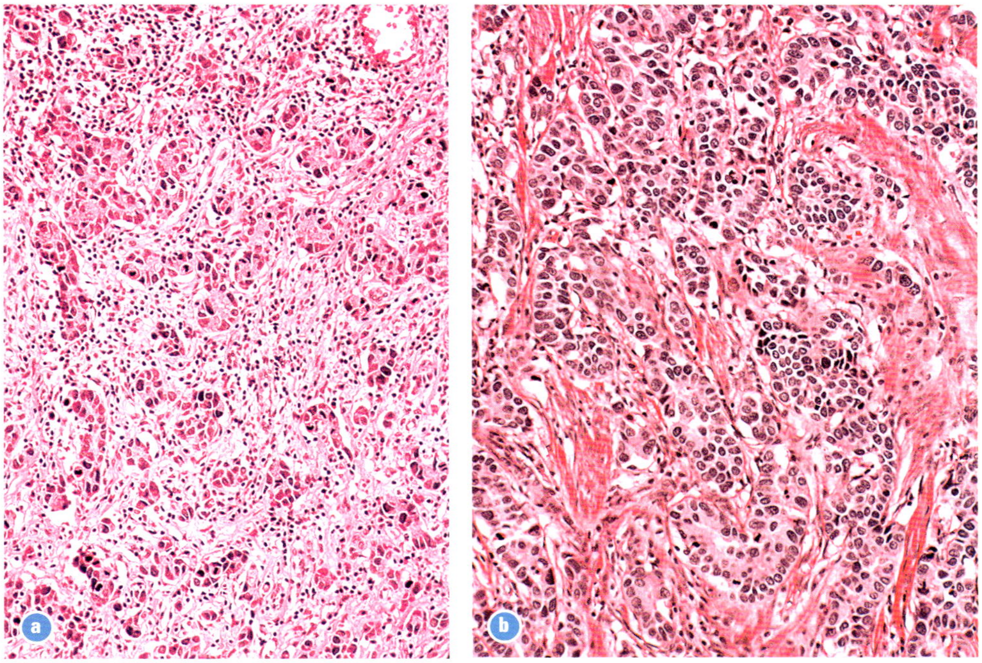

图15.8 (a) 转移性腺癌的小管状结构类似于神经内分泌癌。(b) 原发性腺癌形成的小管状结构，细胞核均匀一致。

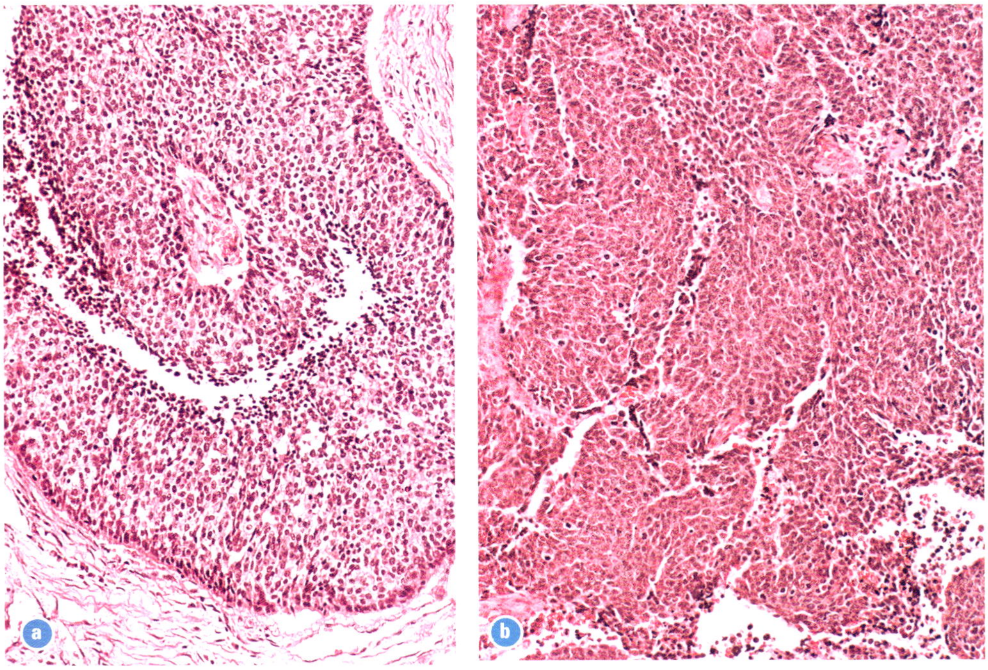

图15.9 神经内分泌癌与小细胞鳞状细胞癌。(a) 小细胞鳞状细胞癌，可见分立的巢状结构并保留极向。(b) 神经内分泌癌，有更多不规则的巢状结构，由于粘附性差和非器官样生长可见多数随机排列的断裂的线样结构。

处理和结局
MANAGEMENT AND OUTCOME

神经内分泌癌预后差，虽然每组研究均有例外（表15.3）[13, 19, 20]。不论分化度如何，诊断时大约一半以上为II 期或更晚[19, 21, 22]。远处转移最常见于肝、肺和脑[19]。目前治疗类似于肺神经内分泌癌，采用放疗结合一种或多种化疗药物[21]。尽管积极的治疗，神经内分泌癌的结局仍然很差。Delaloge 等随访了 10 个经各种治疗（手术、放疗和化疗）的患者，在16个月内8 人复发，4 年后无一人生存[20]。Wood 等回顾15个患者，其中13人死亡，平均存活 22 个月，1 人接近八年后仍存活。其他病

表 15.2 宫颈小细胞或未分化肿瘤的组织化学区别

诊断	免疫组化
神经内分泌癌	p63+/-、CgA（+）、Syn（+）
小细胞非角化鳞状细胞癌	p63（++）、CgA（-）
基底细胞样癌	p63（++）、CgA（-）
原始神经外胚叶瘤	O13(p30/32MIC2)(+)
淋巴瘤	LCA、cd20(L26)、cd3（+）
粒细胞肉瘤（AML）	溶菌酶、氯乙酰酯酶（+）
黑色素瘤	HMB-45、S-100（+）
胚胎性横纹肌肉瘤	肌红蛋白、myf-4（+）

例报告描述长期存活者均经过积极的放疗和化疗[21, 23]。

即使早期疾病患者预后也不好。Boruta 等总结了11例早期（IB-IIA）神经内分泌癌的经验，并在文献中对23例类似临床分期的病例进行了方差分析[13]。他们报告两年存活率为38%。在他们的研究中发现，淋巴结转移（出现于78%的患者）与不良预后明显相关，化疗（VAC或PE）可明显改善预后[13]。分化较好的亚型如类癌，也有类似的不良预后，尽管病例太少而不能与其他神经内分泌癌进行精确比较[19, 24-26]。

未分化癌 Undifferentiated carcinoma

未分化癌包括两种，即组织化学显示有特殊分化方向的肿瘤和即使应用组织化学也不能显示特殊分化方向的肿瘤。淋巴上皮样（鳞状细胞）、透明细胞（柱状细胞）和梭形细胞鳞状细胞癌属于低分化肿瘤的例子，其起源可以通过组织化学来确定。其他低分化肿瘤（例如移行细胞癌）很难归于哪种特殊分化方向，但是被不负责任地归于鳞状细胞癌。偶尔上皮内或浸润性肿瘤均不显示柱状细胞（黏液性）、鳞状细胞（p63阳性）和神经内分泌（CgA阳性）分化（图15.14）。我们见到的该类病例典型地伴有混合性前驱病变，包括复层产生黏液性上皮内病变（stratified mucin-producing intraepithelial lesions, SMILE），疏松排列的肿瘤细胞可以形成分散的巢状结构，或形成未分化癌被覆的乳头状结构[3, 27]。

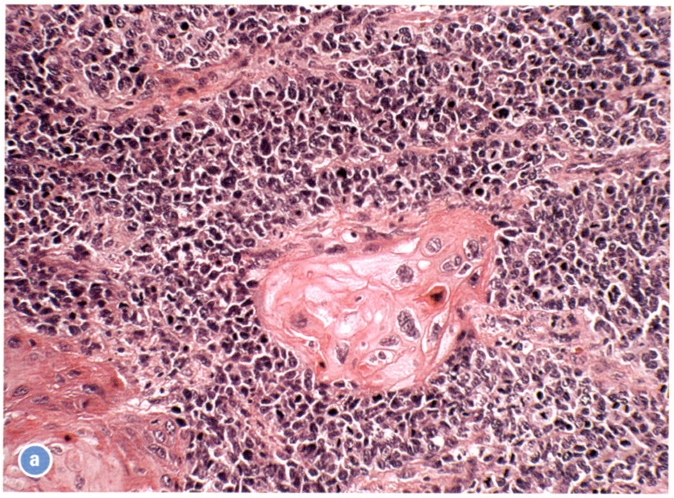

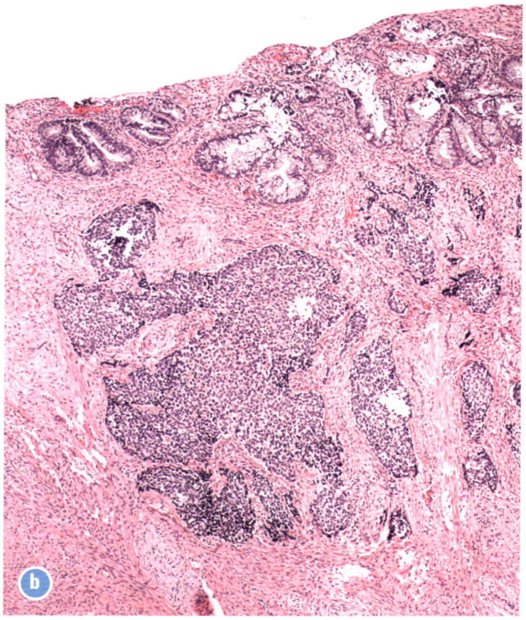

图15.10 (a) 低分化神经内分泌癌中央有鳞状细胞分化。(b) 原位腺癌（上部）与神经内分泌癌移行（下部）。

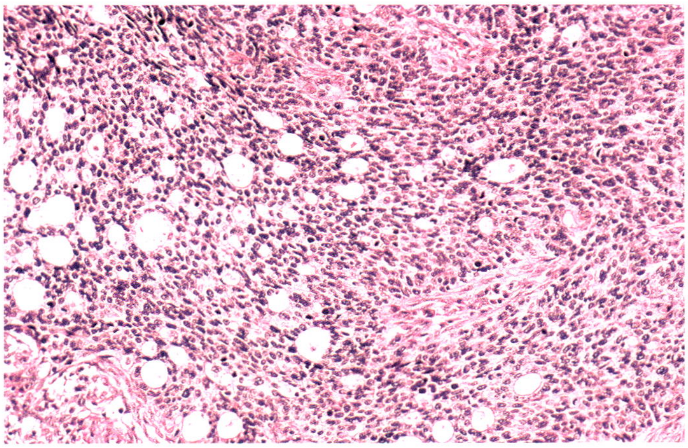

图 15.11　低分化癌，具有腺癌和神经内分泌癌的两种特征。

混合性上皮 / 间叶肿瘤 Mixed epithelial/mesenchymal neoplasms

宫颈内膜息肉 ENDOCERVICAL POLYP

临床表现 Clinical presentation

宫颈内膜息肉常见，发生于任何年龄组，平均40 ~ 50岁（表15.4）[28, 29]。典型息肉发生于宫颈口及其以上，大小从几毫米到4cm（平均直径1cm）。某些息肉发生于宫颈内膜与子宫下段的结合部，具有子宫内膜和宫颈内膜两种上皮，被给予不同的名称：子宫下段息肉或混合性宫颈内膜 / 子宫内膜息肉。

宫颈内膜息肉有临床意义，因为大约40%的患者有症状，常常表现为出血[29]。假如常常伴有绝经，症状性息肉需要另取子宫内膜样本以除外子宫内膜息肉或并存的子宫内膜病变[29-33]。然而在一组超过 300 个患者的大型研究中，Golan等检出的恶性病变少于1%，并且只在有症状的患者中出现[29]。一些学者猜测，与绝经有关的雌激素的使用与宫颈内膜息肉的发生相关，但尚没有确实的证据来支持这种理论[29]。

组织病理学 Histopathology

临床诊断的宫颈内膜息肉大部分可被病理证实（表15.4）。宫颈内膜息肉视腺体和间质混合成分中以哪一种为主而表现出不同的形态特点：(1) 息肉样微小腺体增生，其中上皮为主要成分（图15.15a）；(2) 典型的上皮/间质息肉（图15.15b）；(3) 间质为主的息肉，有时为非典型的间质细胞，类似于更常见于阴道的息肉（图 15.15c, d）；(4) 具有非典型表现的息肉，定义为间质富于细胞成分，腺体结构不规则，但不够诊断腺癌的标准（图15.16）。少数含有良性软骨成分的错构瘤样息肉也有报告[34]。

鉴别诊断 Differential diagnosis

宫颈息肉样病变在肉眼检查的临床鉴别诊断包括脱垂的子宫内膜或宫颈内膜的黏膜下平滑肌瘤、腺肌瘤、腺肉瘤和其他恶性肿瘤（表15.5）。切除后息肉复发应怀疑腺癌（图 15.15 和 15.16）。然而 10% ~ 20% 的良性息

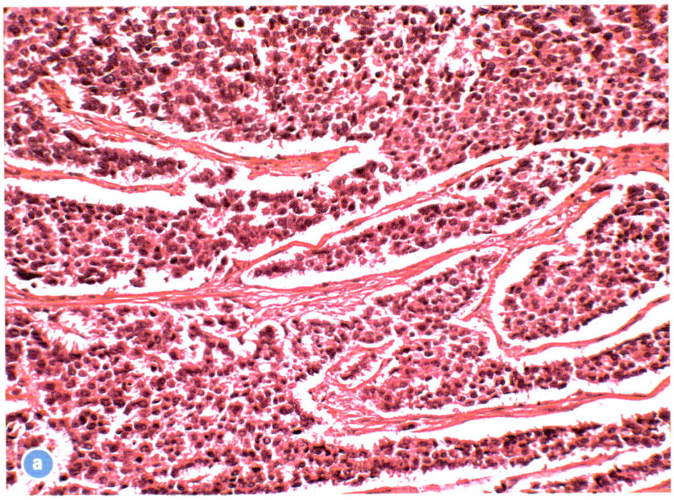

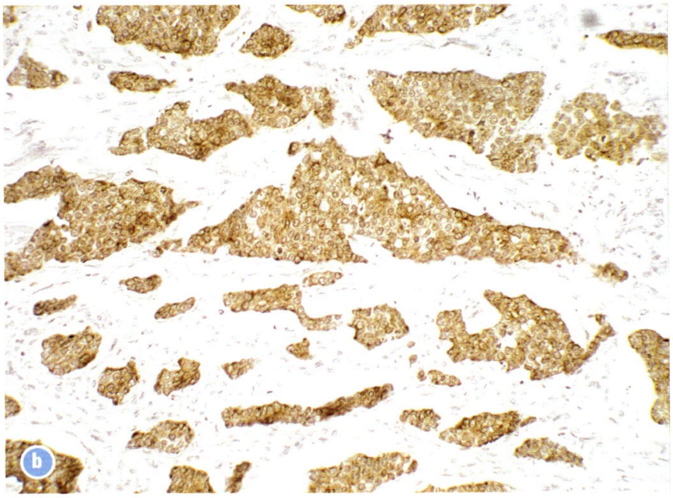

图 15.12　(a) 中度分化的神经内分泌癌。(b) CgA 阳性 。

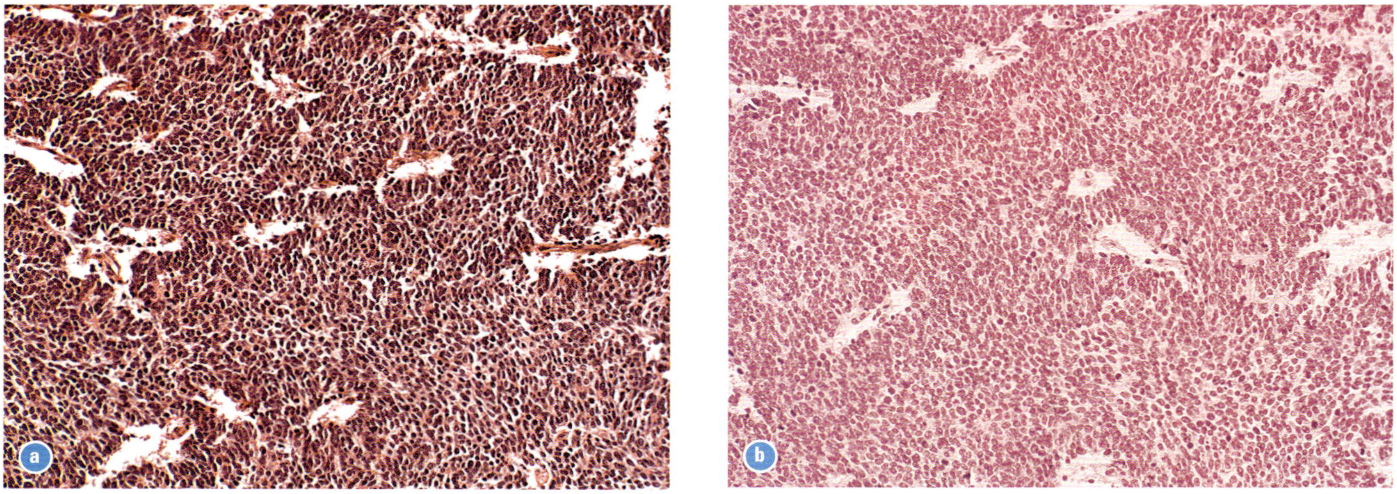

图15.13 (a) 低分化神经内分泌癌。(b) 正如本例所见，这些肿瘤典型地呈p63阴性或弱阳性。

肉也会复发[34]。非常大的息肉一定要怀疑恶性病变（肉瘤、腺肉瘤等）；然而在一篇文献中调查了体积巨大的息肉（10 ~ 17cm），均无恶性病变[35]。此外原先被误诊为良性息肉的腺肉瘤并不是以体积巨大为其表现（见后）[36]。一般说来除了不太明显的腺肉瘤以外，多数其他息肉样病变可以与良性宫颈内膜息肉相鉴别。

治疗 Management

宫颈内膜息肉的治疗应切除。有症状的患者多数表现为异常出血，同时应进行子宫内膜取材，以除外并存的子宫内膜息肉或其他病变[29, 32]。对于偶然发现的息肉，除了门诊患者摘除息肉外，是否需要采取进一步治疗尚无统一意见[29]。

宫颈内膜型腺肌瘤和息肉样腺肌瘤 ADENOMYOMA AND POLYPOID ADENOMYOMA OF THE ENDOCERVICAL TYPE

腺肌瘤和息肉样腺肌瘤在子宫体常见得多，但也有起源于宫颈的病例报告[37-40]。在一项有10个病例的研究中，患者的平均年龄为40岁，肿瘤或为息肉状，或为位于壁内的宫颈肿块；其中一个壁内的宫颈肿块达23cm[37]。宫颈腺肌瘤的间质主要由平滑肌构成。混杂在其中的腺体被覆良性表现的宫颈内膜细胞，呈囊状或不规则形，有些呈小叶状生长模式，无间质反应（图15.17a,b）。当宫颈腺肌瘤呈壁内肿块时，主要需与微小偏离性腺癌（恶性腺瘤）鉴别，因为两者均显示相似的不规则的腺体，衬以异型性不明显的黏液上皮。可通过宫颈腺肌瘤境界清楚加以鉴别。此外宫颈腺肌瘤无胶原性结缔组织增生反应，也无非典型性细胞学表现，而这种改变至少可见于所有恶性腺瘤的某个局部，这些也有助于两者的鉴别。在刮取材料中可能见不到宫颈腺肌瘤境界清楚的表现，腺体与平滑肌间质的掺和可能被误认为浸润，如果病理学家没有认识到腺肌瘤的可能性[37-40]。

表 15.3 神经内分泌癌的分期和生存率

作者	n	Ⅰ	Ⅱ	Ⅲ	Ⅳ	评论
Boruta[13]	34	IB 或 IIA				2 年存活率 38%
Weed[19]	15	5	3	1	6	13/15 死亡，1 人在 80 个月时仍存活
Delaloge[20]	10	6	1	1	2	16 个月时 8/10 肿瘤复发

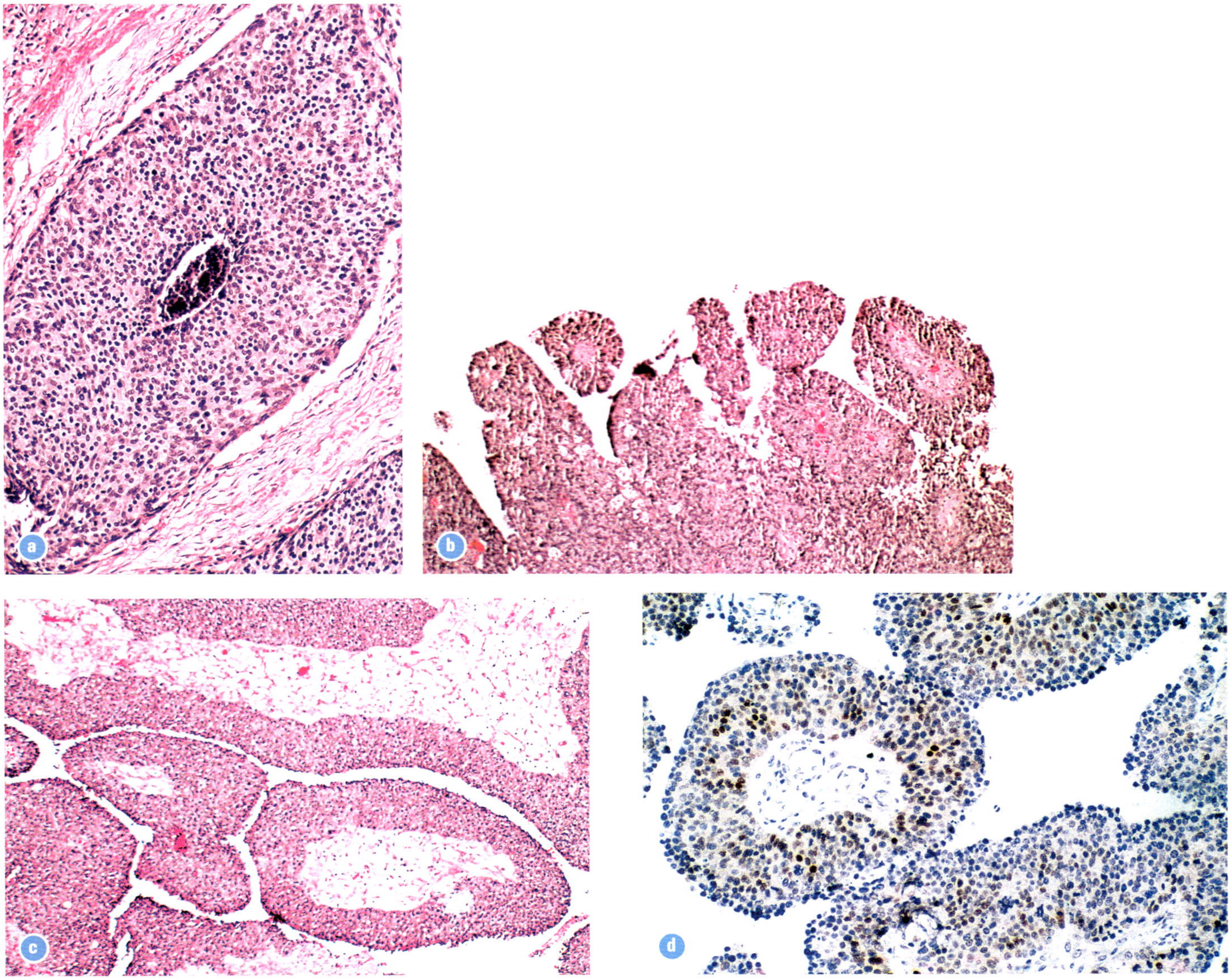

图15.14　低分化的非神经内分泌癌。(a) 低分化癌的p63阴性细胞巢，伴原位腺鳞癌。(b) 未分化乳头状癌伴腺癌。(c) 宫颈的未分化乳头状癌 (HPV-18 阳性)。(d) 显示 p63 不同程度阳性。

宫颈腺肉瘤 CERVICAL ADENOSARCOMA

背景和临床表现 Background and clinical presentation

腺肉瘤是一种双相肿瘤，由恶性的间质成分和良性的上皮成分组成。原发性宫颈腺肉瘤极为少见，仅占发生于生殖道腺肉瘤的 2%（子宫＞卵巢 / 盆腔＞宫颈），在英文文献中报告少于 3 打[41-48]。最大的一组宫颈腺肉瘤由 Jones 和 Lefkowitz 报告[48]。他们报告了 12 例，并回顾了文献中的另外12例，这些病例平均年龄31岁（11 ~ 65 岁），1/3 患者小于 15 岁，肿瘤大小 1.0 ~ 4.5 cm。本人回顾的病例多数（58%）有阴道异常出血。呈息肉状或乳头状病变，临床上类似于突出于宫颈外口的良性宫颈息肉，是更为典型的临床表现之一。

组织病理学 Histopathology

宫颈腺肉瘤有如下特点：(1) 腺体形状不规则伴有明显分支，结构相似于乳腺的叶状囊肉瘤（图 15.18 a, b）；(2) 腺管周围是富含细胞的间质成分，分散于弯曲的腺上皮之间（图 15.18 a, b）；(3) 间质具有分裂活性；(4) 间

表 15.4 宫颈内膜息肉的临床病理特点（from Golan et al.[29]）

发病高峰	40 ~ 50 岁
临床表现（%）	
有症状	40
绝经后出血	30
性交后出血	12.5
白带增多	17.5
大小（直径，mm）	
范围	3 ~ 40
平均	10
组织学结果（%）	
确诊息肉	84.7
那氏囊肿	4.3
平滑肌瘤	1.2
子宫内膜息肉	0.3
子宫内膜所见（%）	
周期 / 萎缩	58.2
不排卵	12.4
子宫内膜息肉	4.4
非典型性增生	1.9
腺癌	0.8
其他（所见不足以诊断等）	22.3

质细胞有不同程度的异型性；(5) 腺体被覆上皮常常有分化方向的改变，最常见的为纤毛或子宫内膜样上皮（图15.18c）。可见不同程度的间质细胞异型性和分裂活性。至少可见2/10HPF个以上的核分裂像，虽然多数病例核分裂像超过4/10HPF（图15.18d）。可出现异源性成分，包括软骨和横纹肌分化[36, 44, 48]。

鉴别诊断 Differential diagnosis

鉴别诊断包括：(1) 发生在子宫内膜异位或子宫内膜的腺肉瘤，继发累及宫颈[47]；(2) 非典型性宫颈内膜息肉；(3) 宫颈腺肌瘤；(4) 脱垂的平滑肌瘤伴有反应性间质变化；(5) 少见的梭形细胞癌，其显示有腺体周围密集。子宫腺肉瘤总应必须排除，排除的程序包括子宫切除标本的检查或精心的分段刮宫。非典型性息肉的诊断最为困难，因为它们含有不寻常的间质和不规则的腺体外形。仔细关注间质的异型性及核分裂像对于这些病变与腺肉瘤的鉴别至关重要。腺肌瘤由于有明确的肌瘤性间质，其不应与腺肉瘤混淆。偶尔子宫内膜黏膜下平滑肌瘤可脱垂于宫颈外口伴有表面溃疡，造成间质细胞成分和血管增多，组织学表现可类似于腺肉瘤或子宫内膜间质肉瘤[49]。注意到这种可能性并做h-caldesmon、结蛋白和CD10免疫染色将有助于鉴定该病变为肌瘤性起源（h-caldesmon、结蛋白阳性），而不是子宫内膜间质（CD10 阳性）起源。

我们遇到过少数宫颈梭形细胞鳞状细胞癌的病例，呈不寻常的腺体周围生长方式，给人以腺肉瘤的印象。然而腺体周围的“间质”呈角蛋白强阳性和 p63 阳性，并且伴经典的鳞状细胞癌（图 15.19）。

子宫内膜和宫颈内膜来源的腺肉瘤均可表现为宫颈息肉（图 15.18 和 15.20）。Kerner 和 Lichtig 报告了 7 例宫颈腺肉瘤在组织学检查出来之前被诊断为宫颈息肉[36]。与良性的宫颈内膜息肉不同，腺肉瘤的特点为腺体不规则、向内折叠或呈裂隙状，有密集的间质。然而在小标本中这些表现可能不明显。将宫颈息肉与腺肉瘤相互混淆常常是年轻病理学家好犯的错误，因为腺肉瘤可能变化轻微或取材不足。为了安全起见，任何宫颈内膜息肉只要间质细胞含量丰富或有不规则的腺体均应重新检查。

治疗和结局 Management and outcome

多数腺肉瘤的治疗为子宫切除和临床密切随访，但偶尔肿瘤为高度恶性[50, 51]。Jones 和 Lefkowitz 报告在 23 例随访的患者中2人死亡，2人肿瘤持续存在或复发[48]；结局与肿瘤浸润子宫壁的深度有关[50, 51]。局部切除是否明智尚不清楚，因为病例数量少并且需要排除子宫肌层的浸润。但是如果肿瘤起源于具有狭窄的蒂的病变，或切除位置可以取材并监测以排除残留的病变，本治疗方式是可取的。一般提倡输卵管和卵巢切除；然而是否应保留卵巢证据尚不足[50]。

癌肉瘤 CARCINOSARCOMA

背景和临床表现 Background and clinical presentation

宫颈癌肉瘤少见，世界文献病例报告不超过50例。该肿瘤多数亚型与腺样基底细胞癌具有明显的共同特点：(1) 它们常与人类乳头状瘤病毒伴随；(2) 它们主要累及老年女性（平均年龄60 ~ 70岁）；(3) 两者都有

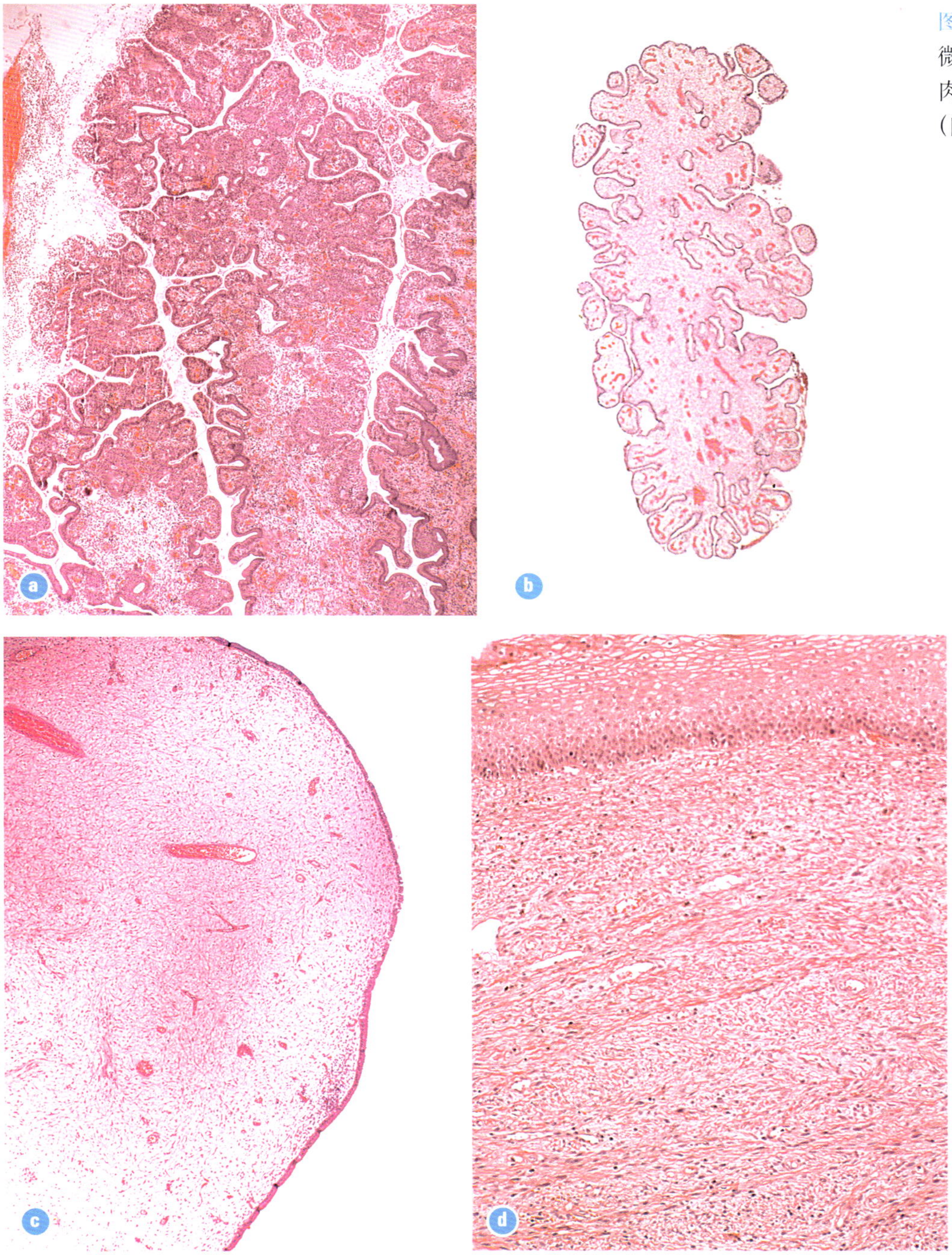

图 15.15 (a)宫颈内膜息肉有明显的微小腺体改变。(b) 典型的宫颈内膜息肉。(c) 宫颈内膜息肉主要由间质构成(间质息肉)。(d) 轻度间质非典型性。

基底细胞样上皮成分。有关发病与种族之间的关系资料极少，但在一个研究中发现7/8的患者为黑人[52-57]。癌肉瘤的其他少见类型包括含有子宫内膜样和中肾组织学结构的肿瘤，与 HPV 的关系模糊不清[58-62]。

组织病理学 Histopathology

伴有混合性上皮和间叶组织特点的宫颈肿瘤至少可分为4类（表15.5）：(1）梭形细胞（肉瘤样）鳞状细胞癌，如前述（图15.21）不应称为癌肉瘤，但可能与癌肉

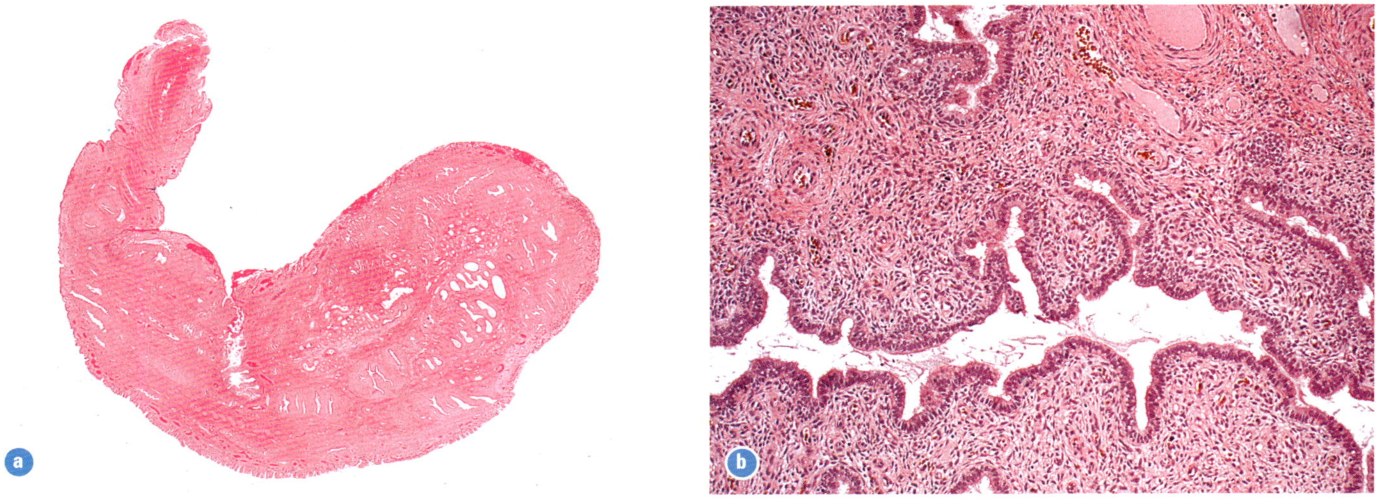

图15.16 (a) 非典型性宫颈内膜息肉伴有轻度不规则的腺体。(b) 轻度腺体不规则可能提示腺肉瘤。与后者的鉴别需注意腺体周围的间质增生、核分裂指数和邻近间质的核异型性。

表 15.5 具有混合性上皮和间叶表型的宫颈恶性肿瘤分类

诊断	前驱病变	上皮	间叶分化	HPV
梭形细胞 SCC	HSIL	LCNK	梭形细胞癌	阳性
癌肉瘤				
宫颈特异性	HSIL/ACIS 腺样基底细胞[a]	基底细胞样／腺样囊肿	间质肉瘤	阳性
MMMT	不知	子宫内膜样	不一定	不知
中肾癌	增生	中肾型	梭形细胞，其他	阴性
Wilms 瘤	不知	小管状	母细胞瘤，软骨	不知

LCNK：大细胞非角化性鳞状细胞癌；HSIL：高级鳞状上皮内病变；ACIS：原位腺癌；MMMT：恶性混合性Müller肿瘤；SSC：鳞状细胞癌。

[a] 少见癌肉瘤，特别是那些伴有基底细胞样形态的，与腺样基底细胞癌伴随发生或发生于腺样基底细胞癌之后。

瘤混淆，此处提及仅为比较之目的；(2) 有基底细胞样、腺样基底细胞样和腺样囊性结构特征的肿瘤，与肉瘤（通常为非特异性梭形细胞肉瘤成分）相伴（图15.22)，是一种特别的癌肉瘤亚型，被列为特点明确的单一实体，与HPV关系密切[52-57]；(3) 普通癌肉瘤，有子宫内膜样腺体结构和各种不同的间质分化，包括横纹肌肉瘤成分和软骨样成分（图15.23)[53]，可能与子宫内膜的癌肉瘤不能鉴别；(4) 有梭形细胞或其他间叶分化的中肾肿瘤（图15.24a)。关于这组肿瘤，Clement等鉴定了4种有恶性梭形细胞成分的中肾癌，并提出“恶性中肾混合性肿瘤”的名称[58]，包括有骨样和软骨样分化的肿瘤。其他人也报告了属于此类肿瘤的病例，并且怀疑这些肿瘤到底是癌的变异类型还是真正的癌肉瘤，这个疑问并未解决[59-62]。无论如何，如果未见特征性分化良好的中肾残余物[58]，这些结构尤其令人费解。(5) Wilms瘤变异型在宫颈和子宫内膜均有报告。这些肿瘤是否能与上述肿瘤鉴别开来仍有疑问。然而在此提到这些肿瘤变异型是因为它们被单独报告，某些肿瘤对 Wilms 瘤的特异性化疗方案有反应（图 15.24b)[63-65]。

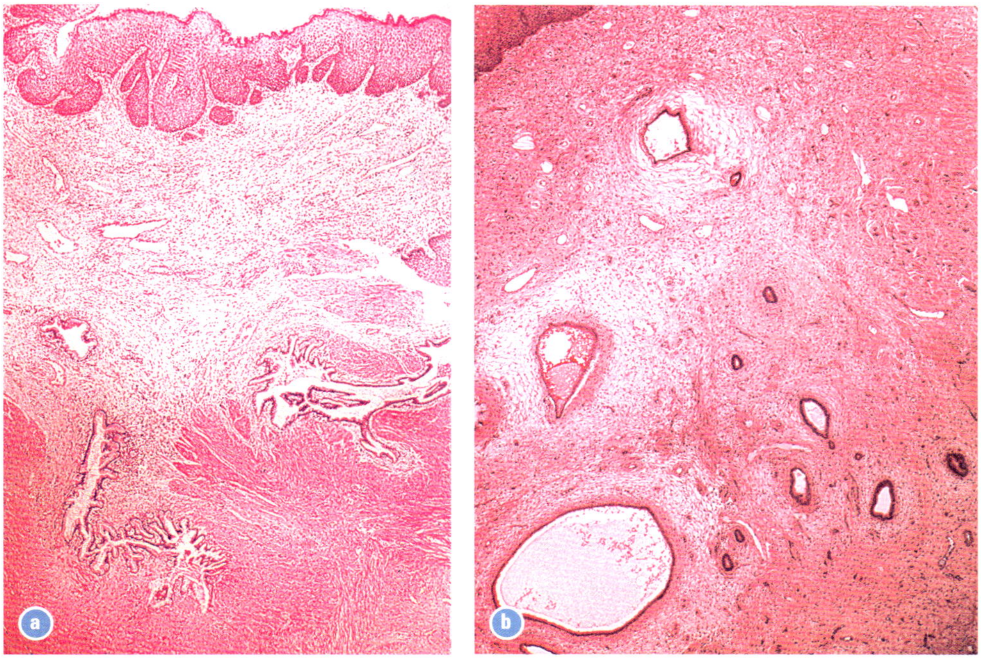

图15.17 (a,b) 腺肌瘤，有腺体和肌瘤性间质的不规则性混合。

鉴别诊断 Differential diagnosis

上述实体的鉴别概括在表15.5。最容易与癌肉瘤混淆的其他肿瘤包括：(1) 梭形细胞癌，它无腺体和基底细胞样结构，显示有从普通鳞状细胞癌向梭形细胞成分的过度，这对于上述界定的癌肉瘤是不寻常的；(2) 腺肉瘤呈现良性腺体与肿瘤性间质成分的混合，通过良性腺体的特点容易区分； (3) 从宫体或卵巢转移而来的癌肉瘤，与宫颈的原发性癌肉瘤极为相似。对于含有典型子宫内膜样腺体结构的宫颈癌肉瘤，必须除外从宫体或卵巢转移而来的癌肉瘤。

治疗和结局 Management and outcome

多数 Clement 等回顾的癌肉瘤患者（14/16）为 IB 期。在分期和未分期的22名患者中，一些有随访，12人死亡或带瘤生存。多数行外科治疗，进行或未行辅助放疗。辅助化疗的价值不清。

间叶肿瘤 Mesenchymal neoplasms

此节讨论的肿瘤包括文献报告的大量肉瘤。下面不讨论胚胎性横纹肌肉瘤（已在第 1 章和第 9 章中讨论过）。然而在宫颈间叶组织肿瘤的鉴别诊断中会讨论横纹肌肉瘤（表 15.6）。

子宫内膜间质肉瘤 ENDOMETRIAL STROMAL SARCOMA

宫颈是子宫内膜异位症的常见部位，最常见的是数量不等的子宫内膜型腺体与间质的混合（见第 14 章）。然而子宫内膜间质肉瘤很少发生于这个部位[66]。间质肉瘤的诊断根据其基本特点，包括一致的梭形细胞成分、有限的束状结构和特征性的均匀分布的小血管网络。CD10 免疫染色对本瘤的诊断有辅助作用，尽管对其特异性仍有疑问。当怀疑间质肉瘤时，必须注意除外良性腺体稀少的子宫内膜异位、平滑肌肉瘤和反应性间质改变（图 15.25）。

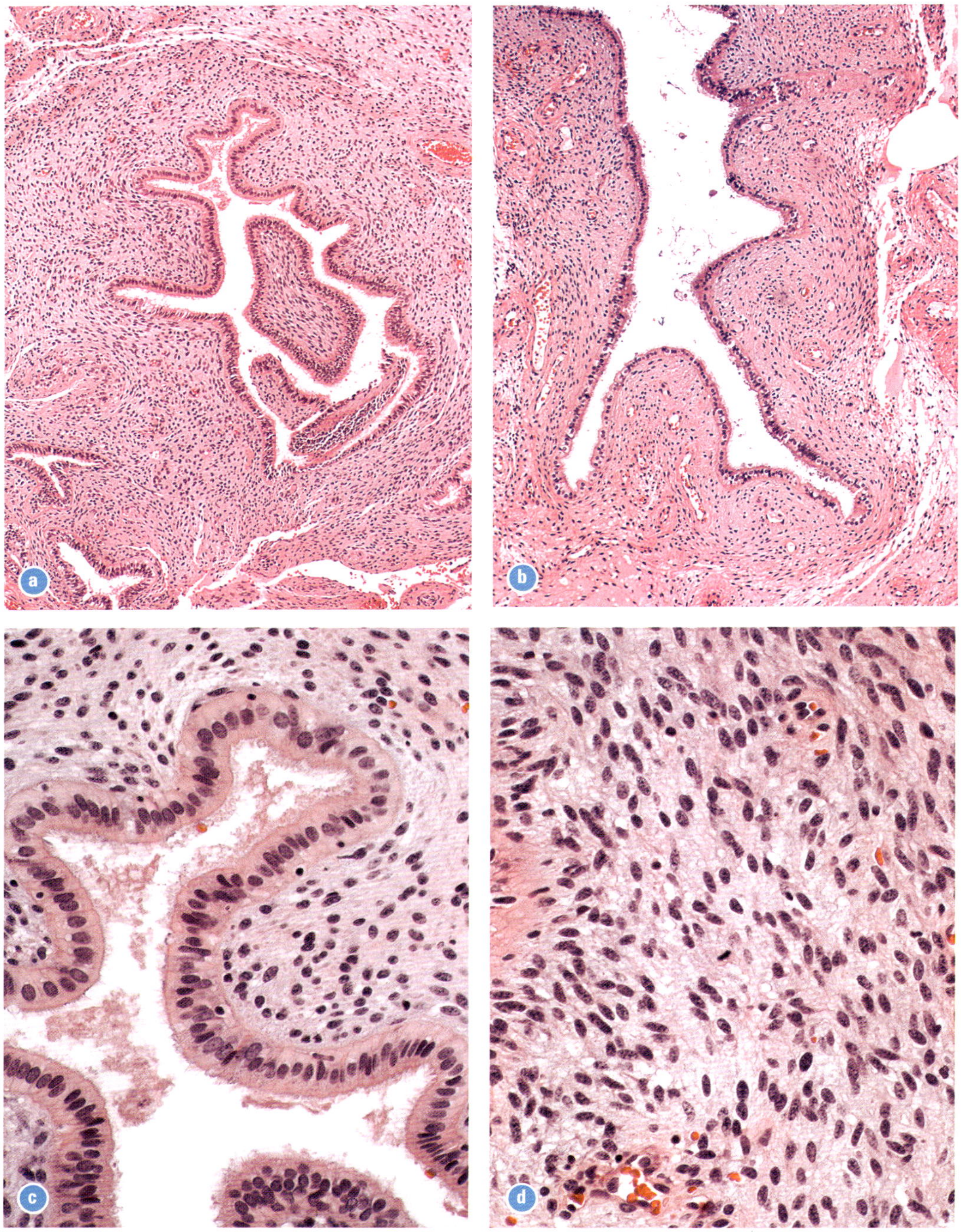

图 15.18 宫颈内膜腺肉瘤。(a, b) 不规则分支的腺体伴有周围间质。(c) 衬里上皮常见有输卵管化生。(d) 间质细胞核分裂像（中央）以及上述所见证实了腺肉瘤的诊断。

腺泡状软组织肉瘤
ALVEOLAR SOFT-PART SARCOMA

腺泡状软组织肉瘤是一种组织起源未定的少见肿瘤，常累及肢体、躯干和头颈部。生殖道仅有少数病例描述，包括宫颈[67-73]。在Nielsen等的研究中，该病典型地发生于 14 ~ 38 岁（平均 29 岁）的生育年龄妇女[69]。组织学上，肿瘤由成片排列的细胞构成，细胞胞浆丰富、颗粒状、嗜酸性，排列成实性团巢，周围有清楚纤细的纤维血管间隔。或者，巢内肿瘤细胞松散地衬覆间隔形成腺泡结构，因而得名。肿瘤细胞含特征性的PAS阳性的抗淀粉酶颗粒，这些颗粒对应于超微结构检查中密集的束膜颗粒（图 15.26）[67-73]。

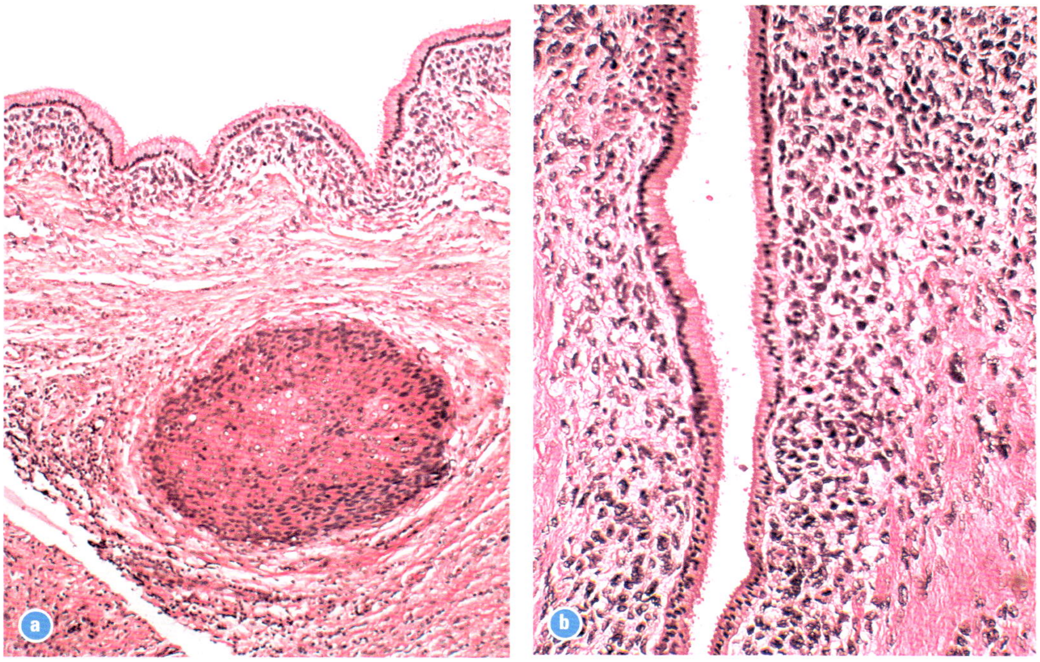

图15.19 (a) 梭形细胞鳞状细胞癌呈不寻常的腺体周围（储备细胞样）分布（上部），伴有典型的鳞状分化（下部）。(b) 腺体周围套袖状分布相似于腺肉瘤，高倍镜观。

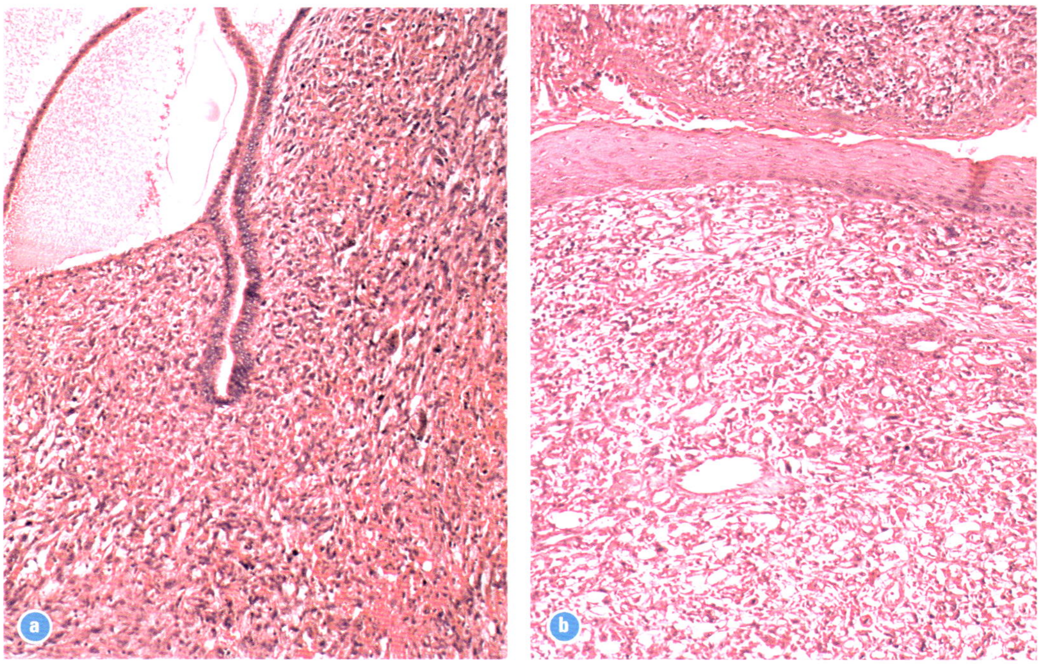

图15.20 (a, b) 柱状和鳞状上皮下的高级腺肉瘤。

生殖道的腺泡状软组织肉瘤相对于其他部位预后好，2年、5年和10的年生存率分别为77%、60%和38%[68, 69, 74]。在Nielsen等的研究中[69]，9名患者中的8名平均随访5.2年后生存[69]。但随访5年和10年后复发也很常见，考虑到这一点，每个病例必须长期观察[74]。

平滑肌肿瘤 SMOOTH MUSCLE TUMORS

宫颈平滑肌瘤相对常见，一般容易识别。3个引起麻烦的问题包括：(1) 有表面坏死的溃疡形成；(2) 细胞丰富、非典型性或不常见的组织学类型（图15.27)；(3) 恶

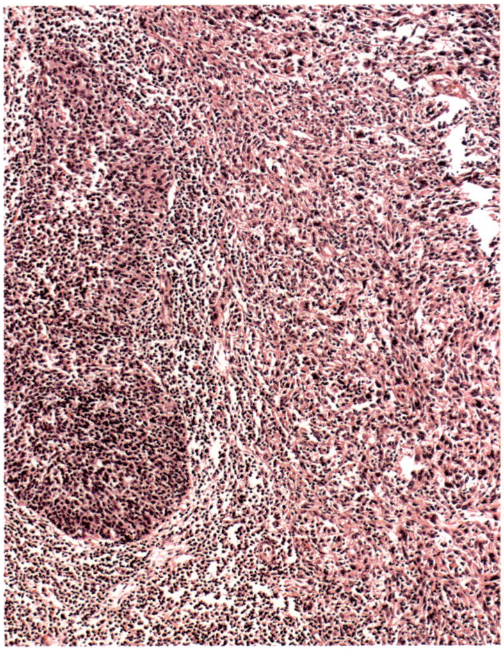

图 15.21 梭形细胞癌。普通大细胞非角化癌（左）与梭形细胞癌并排。

性潜能未定的肿瘤。宫颈平滑肌肉瘤极为少见，某些病例报告于儿童（图15.28）。组织学变异型包括：黏液样、上皮样、透明细胞型和黄色瘤型[75-83]。特征性形态学相似于子宫体平滑肌肉瘤，包括束状结构、散在的肿瘤细胞坏死、程度不同的核异型性以及核分裂像（见第22章子宫平滑肌肉瘤的诊断标准）。如果必要，结蛋白和Caldesmon免疫染色可鉴定肿瘤的平滑肌来源。预后决定于肿瘤分期，类似于子宫体平滑肌肿瘤[84]。

神经鞘瘤 SCHWANNOMA

良性神经鞘瘤极为罕见，但在宫颈有报告[85, 86]。宫颈的恶性神经鞘瘤（恶性周围神经鞘膜瘤）也罕见，基

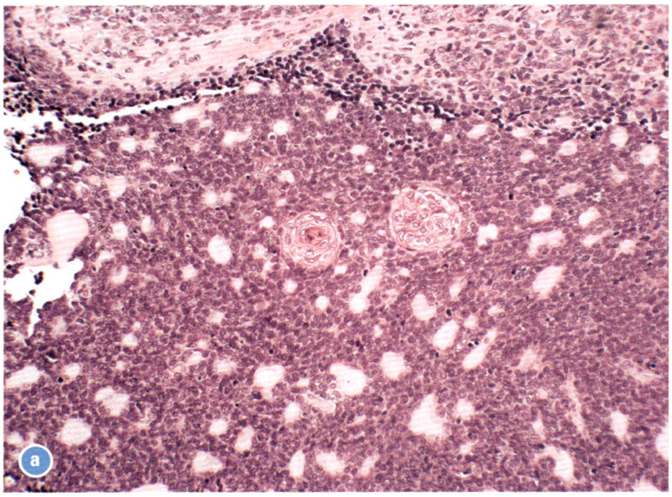

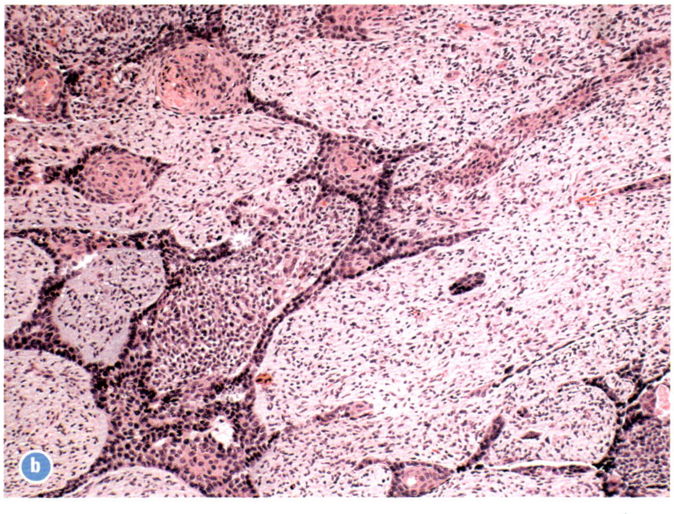

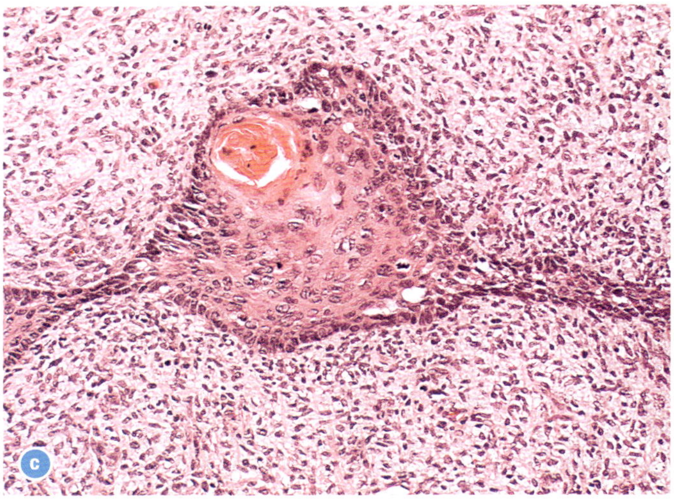

图 15.22 典型的宫颈癌肉瘤。(a)基底细胞样（腺样基底细胞）鳞状细胞肿瘤和（b）肉瘤的混合。(c) 某些病灶可显示明显的角化。

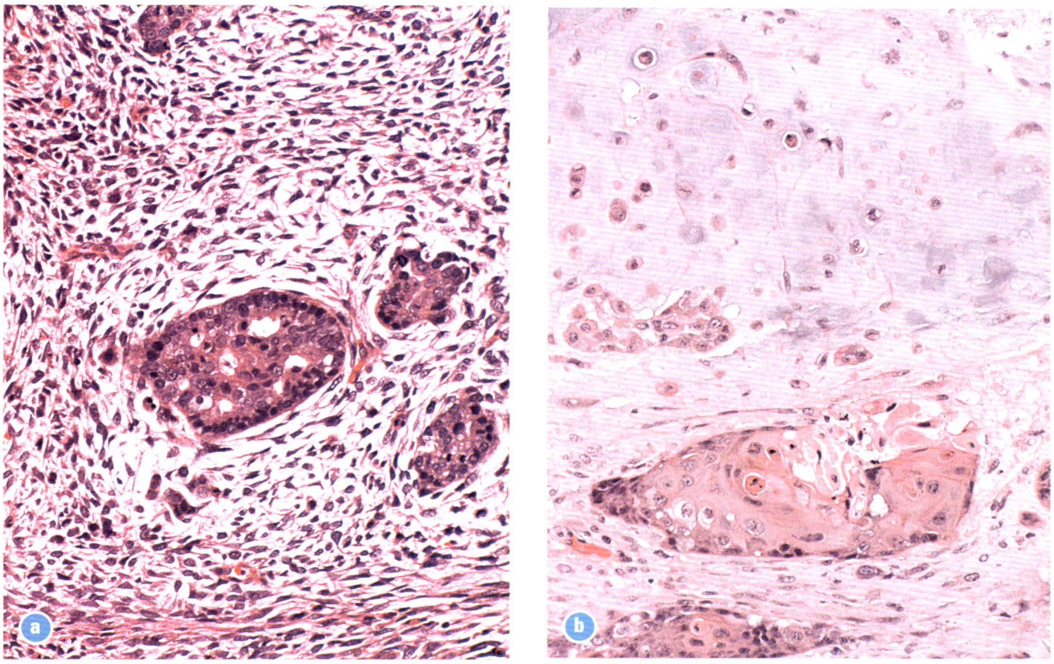

图 15.23 (a) 典型的子宫内膜起源的癌肉瘤，含有腺体和间叶成分，与宫颈肿瘤不同。(b) 子宫内膜癌肉瘤中有局灶性鳞状分化，可相似于宫颈癌；然而鳞状分化是典型的偶发事件。在宫颈并存软骨（上部）是罕见的。

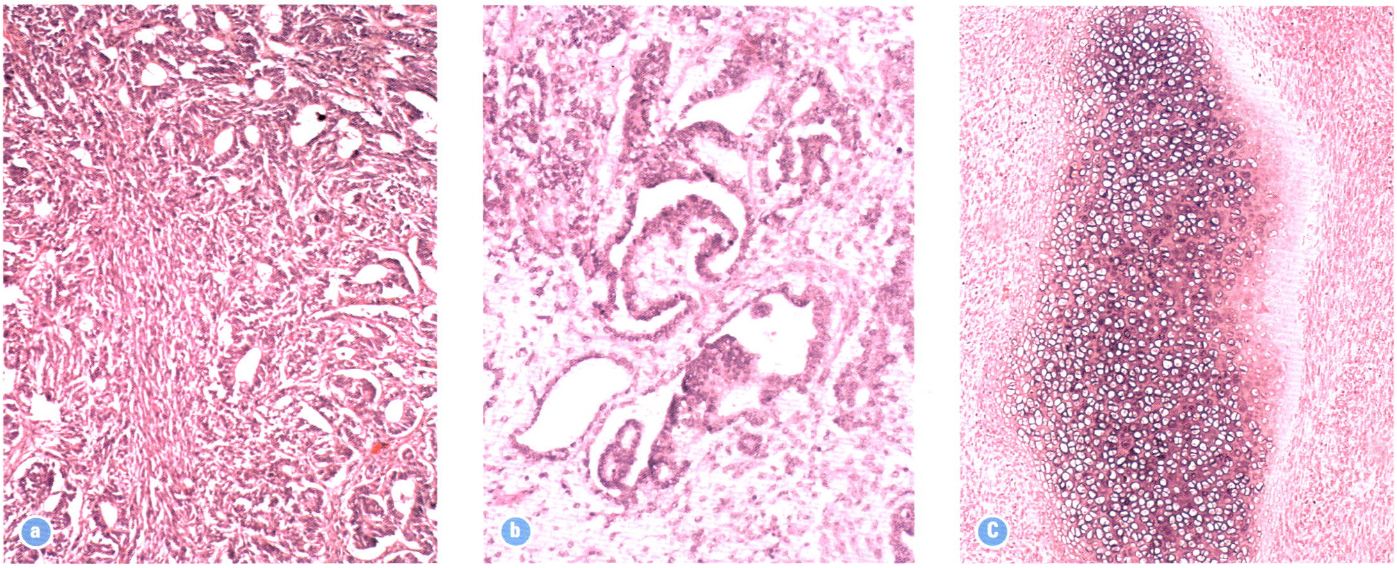

图 15.24 (a) 中肾癌有梭形细胞（肉瘤样）分化。(b) 子宫中肾癌相似于 Wilms 瘤，有软骨样分化（c）。

本局限于个案报告[87, 88]。仅有的恶性神经鞘瘤病例多的报告出自 Keel 等[89]。他们描述了 3 个成年女性患者，以梭形细胞为主，胞浆嗜酸性，混有细胞稀少的纤维 / 黏液样区。肿瘤 S-100 和波形蛋白阳性，HMB-45 和结蛋白阴性。结局有所不同，似乎与肿瘤累及程度有关。由于存在与其他肉瘤混淆的可能，免疫染色对于确切分类至关重要。

周围神经外胚叶瘤 /Ewing 肉瘤 PERIPHERAL NEUROECTODERMAL TUMOR/EWING'S SARCOMA

本瘤极为罕见，仅有几例报告于宫颈和阴道[90-92]。多数患者为 30 ~ 50 岁，表现为出血或无痛性宫颈 / 阴道肿块。特征性组织学表现是具有密集的小圆形深染的

表 15.6 宫颈间叶组织增生性疾病的鉴别诊断

肿瘤	鉴别特点	免疫表型（+）
间质肉瘤	不呈束状，围血管生长	CD10
间质结节	表浅，间质降解	CD10
平滑肌肉瘤	相互交错的束状	结蛋白，Caldesmon
MPNST	细胞成分多少不等，围血管束状，细胞核细长	S-100
胚胎性横纹肌肉瘤	生发层（葡萄状）	肌红蛋白
腺泡状软组织肉瘤	PAS阳性颗粒	–

MPNST：恶性周围神经鞘膜瘤

细胞，这些细胞缺乏典型的形态学异质性或神经内分泌癌的核拥挤现象（图 15.29）。然而，可出现广泛坏死，影响准确诊断。

周围神经外胚叶瘤 /Ewing 肉瘤有特征性的细胞遗传学异常，包含22q12染色体重排，运用合适的基因组探针采取荧光原位杂交（FISH）可检测到。此外染色体重排导致形成融合转录子（EWS/ERG），这可通过聚合酶链反应检测[90, 93]。此外，表现为细胞膜着色的特异性高的表面抗原p30/32MIC2的表达是其特点（图15.29）[90, 93]。

有关子宫周围神经外胚叶瘤结局的资料有限，一般结局不良，特别是患者随访几个月之后[94]。然而几个报告观察到化疗和放疗后短期到中期的存活病例（几个月到 4.5 年）[92, 93, 95, 96]。

黑色素细胞病变 Melanocytic lesions

宫颈的黑色素细胞肿瘤特别少见，基本上局限于两类：蓝痣和黑色素瘤。典型的蓝痣见于中老年妇女常规切除的子宫，表现为宫颈的深黑色病灶[97]。Uehara等应用宫颈连续切片仔细检查了189例因良性病变而切除的子宫，发现28.6%的患者有间质黑色素细胞病灶（显微镜下蓝痣，定义为小的富含黑色素的黑色素细胞团），40% 的妇女发病高峰在 50 ~ 60 岁[98]。基于 S-100 阳性，推测这些细胞源于间质神经鞘细胞[97, 98]。基于这些黑色素细胞主要分布在间质，这些作者以此来解释为何多数宫颈黑色素瘤不累及上皮（见后）。

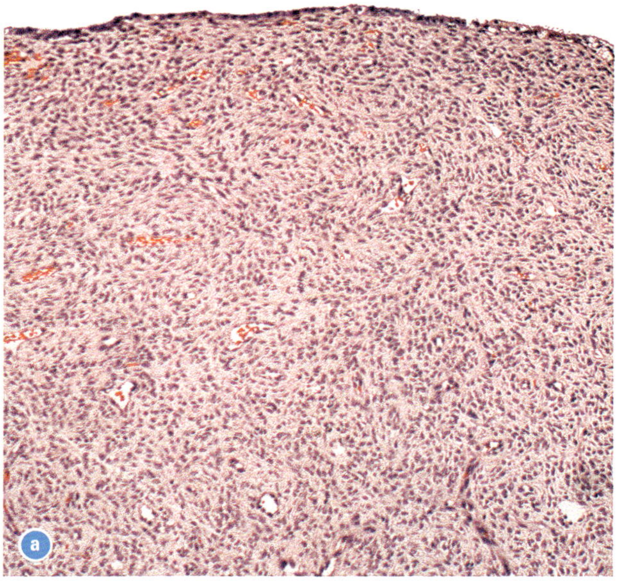

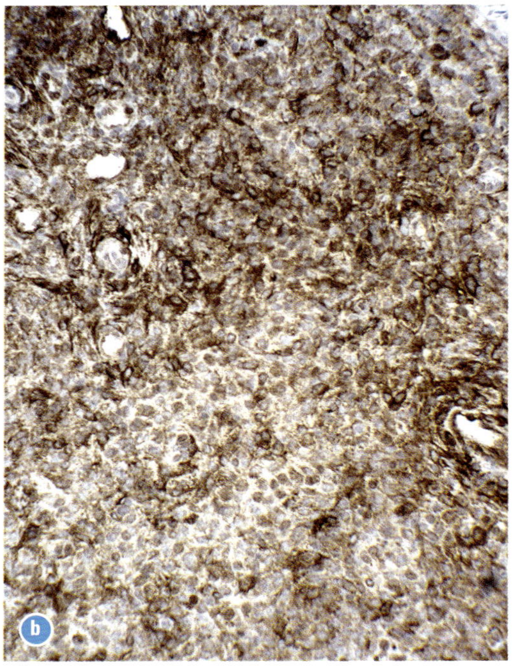

图 15.25 (a) 子宫内膜间质肉瘤。(b) CD10免疫染色。

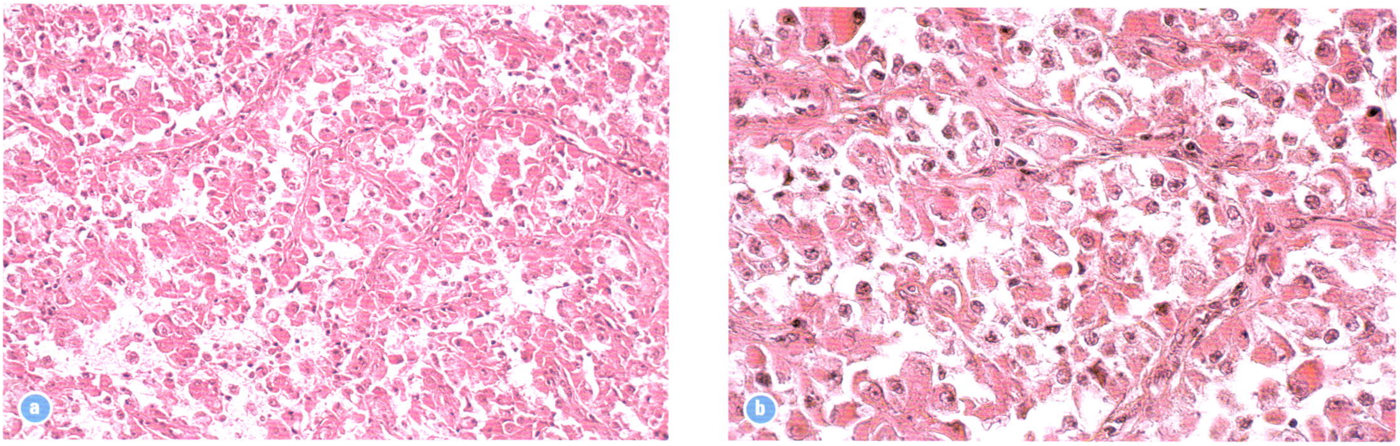

图 15.26 (a,b) 腺泡状软组织肉瘤。肿瘤显示在纤维间隔内一致的肿瘤细胞形成实性或腺泡样团巢。

宫颈黑色素瘤极其少见，Clark等回顾了世界文献，发现43例原发性黑色素瘤。然而少于1/3的病变含有上皮内肿瘤性黑色素细胞[99]。与其他部位的黑色素瘤相同，宫颈黑色素瘤可能被误诊为肉瘤和低分化癌[100]。

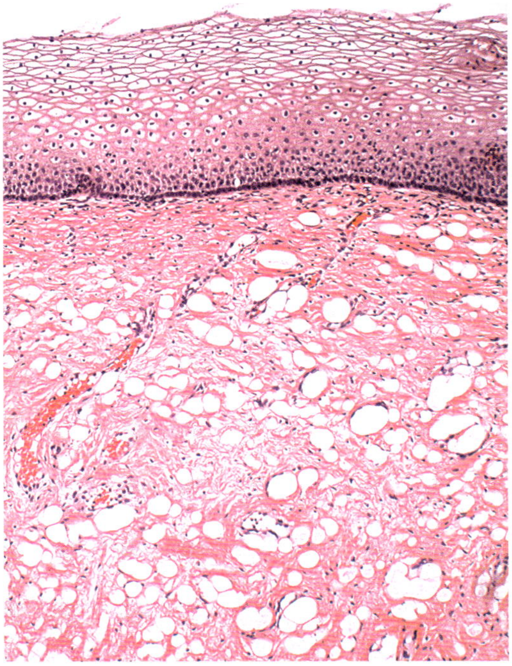

图 15.27 宫颈脂肪平滑肌瘤。

造血组织病变 Hematopoietic lesions

淋巴瘤 LYMPHOMA

宫颈淋巴瘤少见。最大的一组子宫淋巴瘤是由Vang等总结的 26 例报告（图 15.30）[101, 102]。10 例估计发生于子宫（I 或 IIE），9 例累及宫颈，平均年龄 55 岁。5/6 的患者 5 年时仍然存活，而继发性累及子宫者仅 2/7 的患者 5 年时仍然存活。主要的类型是弥漫性大 B 细胞淋巴瘤[102]。这些肿瘤与有明显淋巴滤泡形成的滤泡性宫颈炎很容易鉴别。但是偶尔发生于宫颈的淋巴组织浸润可与淋巴瘤混淆，需要应用标志物加以鉴别。

粒细胞肉瘤 GRANULOCYTIC SARCOMA

急性髓细胞白血病少数情况下起始可表现为宫颈肿瘤，更为罕见的是该表现可先于白血病症状明显之前数周或数月以上[103-105]。Friedman总结了发生于女性生殖道的28个病例，包括那些有或无急性白血病历史的病例，年龄分布广，与疾病本身的特点一致。肿瘤典型表现为异常出血，可能被认为是月经期子宫出血、绝经后出血或性交后出血。典型肿瘤位于变薄或溃烂的表面黏膜下(图15.31)。组织学上，肿瘤由异常的单个核细胞构成，细胞核 / 浆比例高，核形状不规则（卵圆形、有裂和肾形），染色质纤细，中到高度核分裂指数（图 15.32a）。

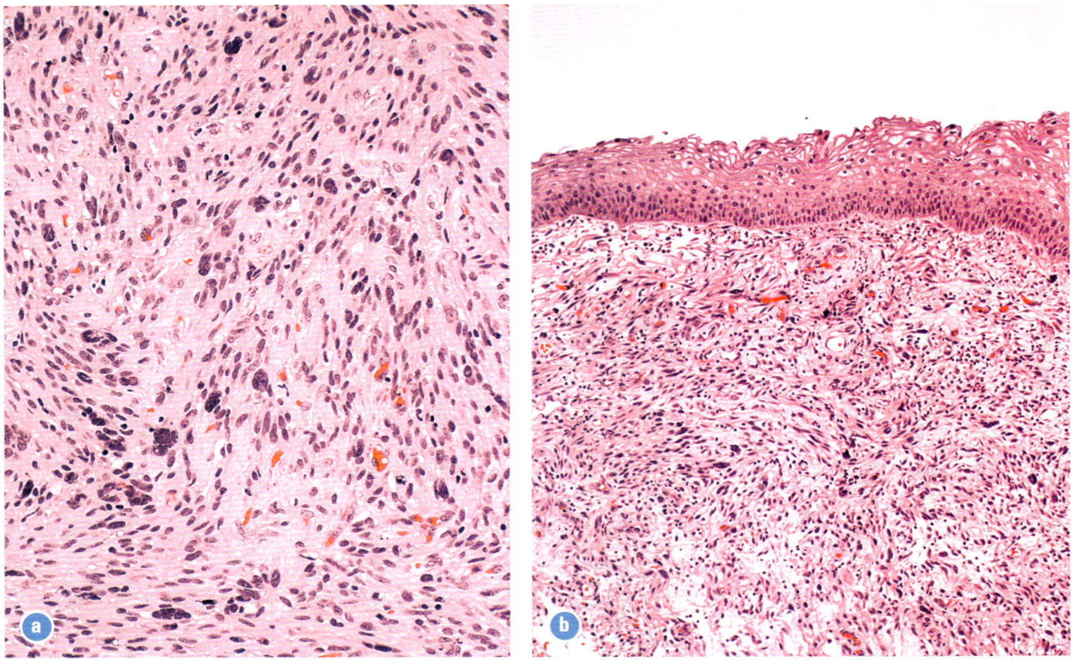

图 15.28 (a,b) 平滑肌肉瘤。肿瘤紧邻黏膜鳞状上皮。鉴别诊断包括平滑肌瘤或宫颈息肉的反应性间质改变（图 15.15d）。

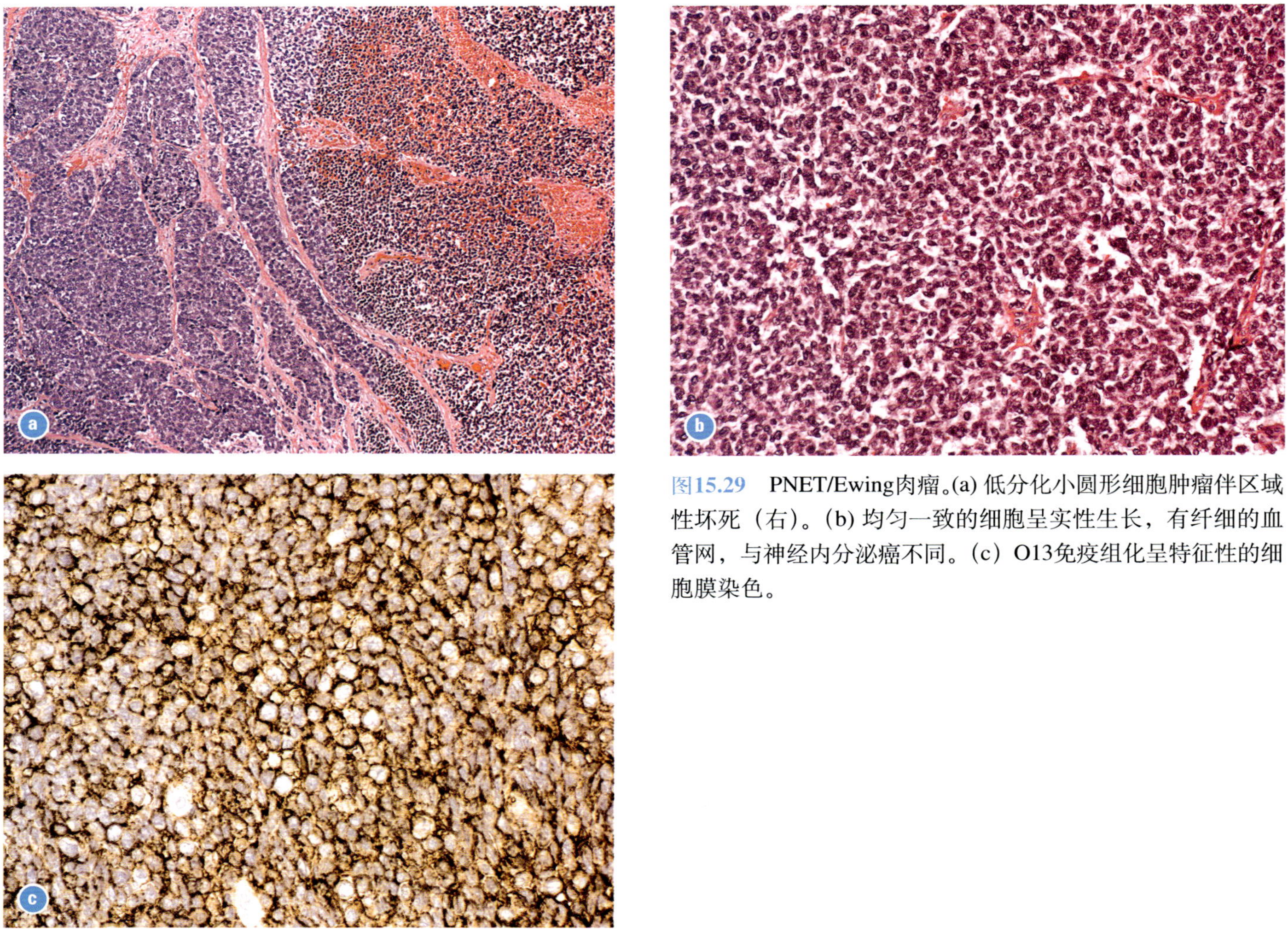

图15.29 PNET/Ewing肉瘤。(a) 低分化小圆形细胞肿瘤伴区域性坏死（右）。(b) 均匀一致的细胞呈实性生长，有纤细的血管网，与神经内分泌癌不同。(c) O13免疫组化呈特征性的细胞膜染色。

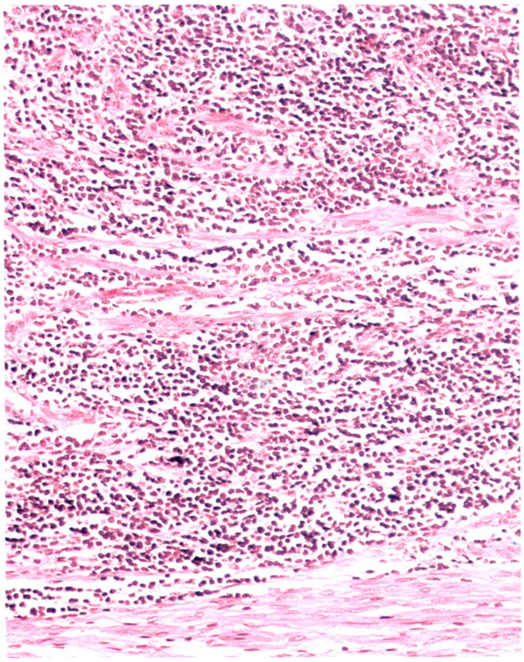

图15.30　宫颈淋巴瘤，有单个核细胞弥漫性浸润。

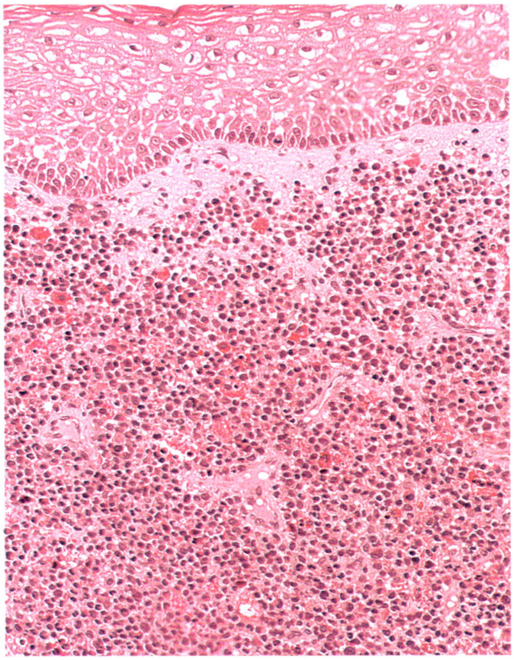

图15.31　本例皮肤可见上皮下急性髓细胞白血病浸润（绿色瘤，粒细胞肉瘤）。

肿瘤细胞呈白细胞共同抗原、抗溶菌酶、萘酚AS-氯乙酰酯酶D染色阳性，凭此可建立诊断（图15.32 b）。有单核细胞分化的病例，当氯乙酰酯酶D染色阴性时，溶菌酶免疫染色对于鉴定细胞的起源可能是必需的。不管何时出现全身疾病，死亡率超过80%。

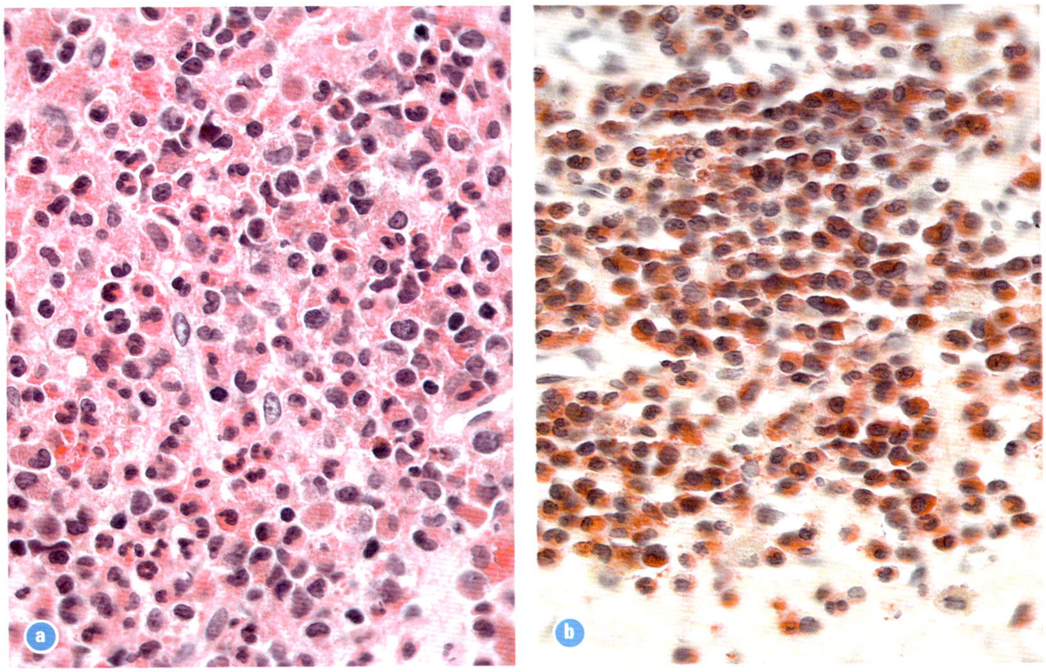

图15.32　(a) 粒细胞肉瘤的高倍镜观，显示各种髓系前驱细胞。(b) 氯乙酰酯酶染色。

其他病变 Other conditions

蜕膜形成 DECIDUOSIS

妊娠子宫常见异位蜕膜[106]。在表面可表现为息肉，或在子宫内膜异位症表现为斑块样沉着。认识该病变的重要性在于确认伴随的妊娠，以及与间叶肿瘤相鉴别（图 15.33）。

异位组织 / 化生（胶质增生、软骨、骨）ECTOPIC TISSUES/METAPLASIAS (GLIOSIS, CARTILAGE, BONE)

胶质组织、软骨和骨均可见于宫颈。在子宫可能与先前的妊娠有关（图 15.34）[107, 108]。其他机制包括错构瘤性起源或宫颈内膜间叶化生[109]。

血管肿瘤 VASCULAR TUMORS

宫颈的血管病变极为少见，包括毛细血管瘤和海绵状血管瘤[110]。宫颈的淋巴管瘤尚无描述，但可见于放疗后的外阴[111, 112]。某些血管病变可很广泛，需要进行子宫切除[113]。

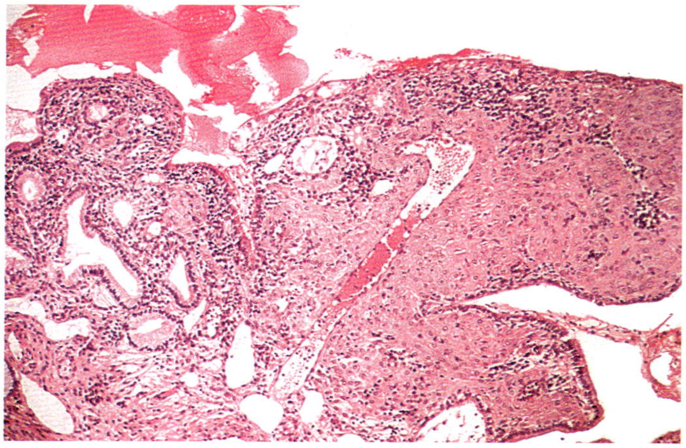

图 15.33 宫颈的异位蜕膜（右），妊娠期常见。

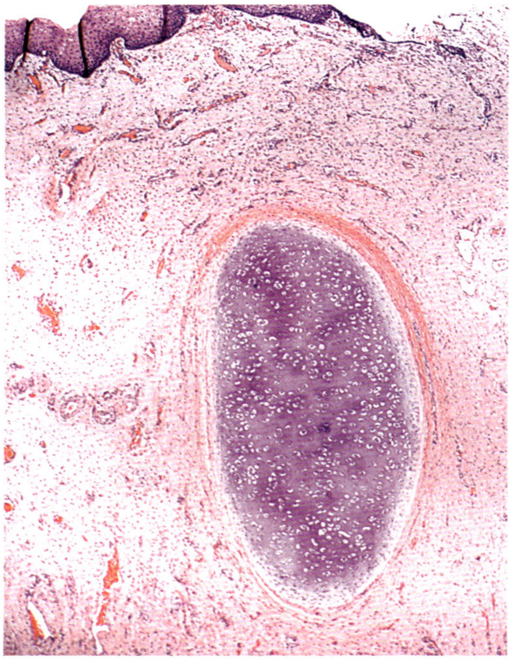

图 15.34 宫颈的异位软骨。可伴有先前妊娠。

淀粉样变 AMYLOIDOSIS

淀粉样变在多发性骨髓瘤患者的宫颈有报告[114]。第21章列举了一个病例。局部淀粉样变典型者与鳞状细胞癌相伴，患者可伴有全身淀粉样变[115-117]。少数不伴有肿瘤的原发性淀粉样变也有报告[117]。

木样宫颈炎 LIGNEOUS CERVICITIS

木样宫颈炎为一种少见的、慢性、复发性、有时自发性消退的疾病。伴累及口腔、鼻咽和气管的假膜形成[118]。典型的女性生殖道的木样病变累及宫颈和阴道。病理学特点为无定形的纤维素样物质（非淀粉样）沉积，含有 IgA、IgG 和散在的炎症细胞浸润（见第 10 章）。上部生殖道受累亦有报告，可以解释本病与不育的关系[119]。发病机制不详，部分累及结膜的病例有消退的报告[120]。

软斑病 MALAKOPLAKIA

软斑病是一种原因不明的肉芽肿性疾病，特点为组织细胞（von Hansemann 细胞）浸润伴有钙化结构（称为Michaelis-Gutmann小体），见于细胞内和细胞间。较流行的发病理论之一是由于溶酶体缺陷和微管组装异常导致的对感染的异常反应[121, 122]。典型的该种疾病见于泌尿道，但可见于其他器官。生殖道最常累及阴道，宫颈罕见受累。软斑病的形态学表现包括上皮溃疡形成和组织细胞浸润，伴有特征性的PAS阳性的Michaelis-Gutmann小体[123]。

滋养叶细胞病变
TROPHOBLASTIC LESIONS

宫颈可见3种主要形式的滋养细胞病变。

首先为胎盘部位结节，在第32章中有所描述，表现特别。但对于初学者可能与上皮性或间叶性病变混淆（图15.35）。宫颈胎盘部位结节可出现于妊娠后数年。第二种是胎盘部位滋养细胞肿瘤，起源于种植在宫颈的中间滋养细胞。该病的一个亚型具有上皮样形态，称为上皮样滋养细胞肿瘤（图15.36）[124, 125]。第三种为转移性胎盘部位滋养细胞肿瘤，表现为阴道或宫颈的结节性病变（见第9章）。后两种病变可能不会立即被认出是胎盘部位滋养细胞肿瘤，可能与其他上皮性或间叶性病变混淆[126]。一个重要的线索是患者年轻。近期妊娠史可有可无，因为过去的妊娠可能没被注意。应检查血清B-HCG（见第32章）。有用的免疫组化染色包括HPL、HCG和Mel-CAM。

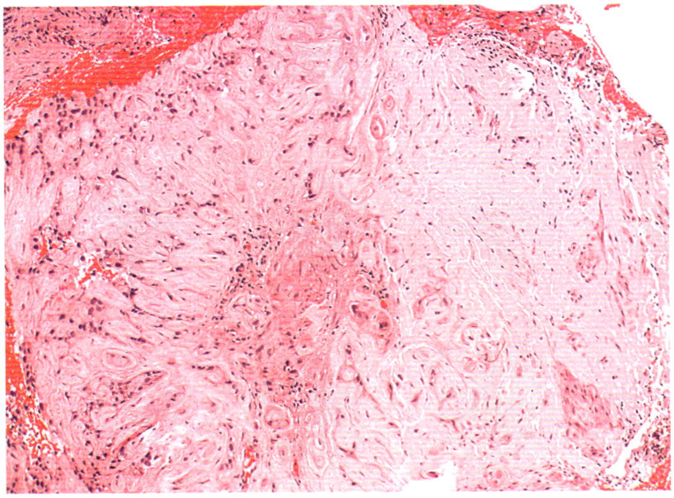

图15.35　种植部位结节，在角蛋白丰富的背景中有中间滋养细胞。

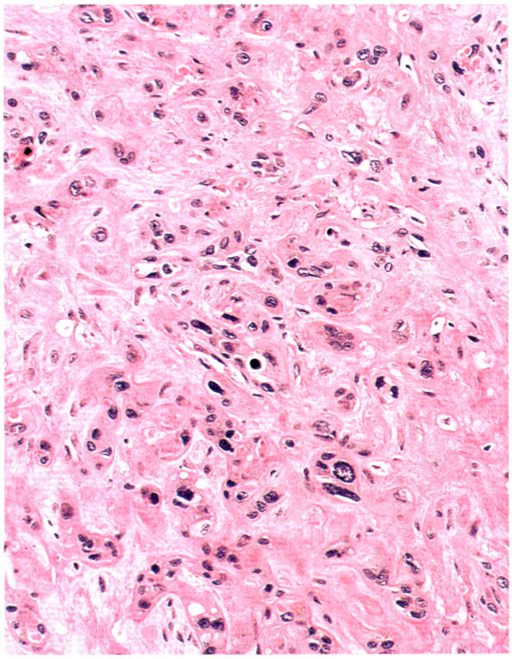

图 15.36　上皮样胎盘部位滋养细胞肿瘤。

非典型性间质细胞
ATYPICAL STROMAL CELLS

大的非典型性间质细胞可见于宫颈的纤维上皮间质性息肉（图15.37）。它们的重要性在于具有与其他间叶肿瘤混淆的潜在危险（见第9章）。

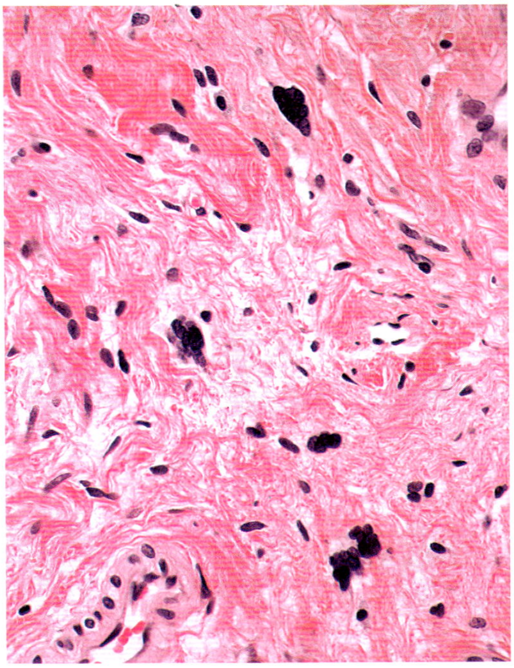

图 15.37　非典型性间质细胞，可单独存在或与纤维上皮性息肉相伴。

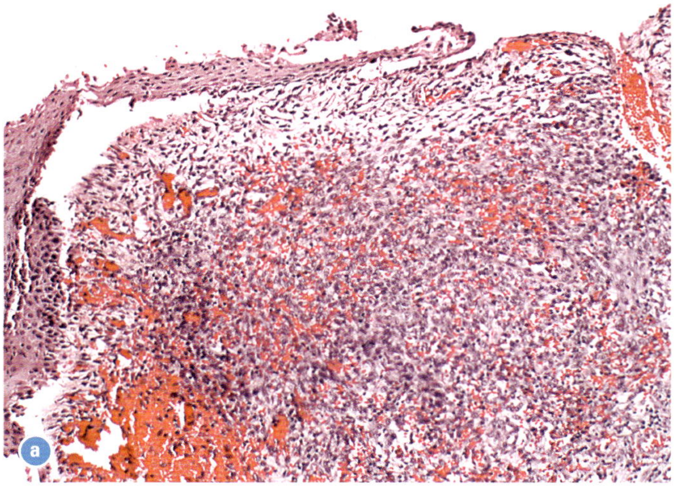

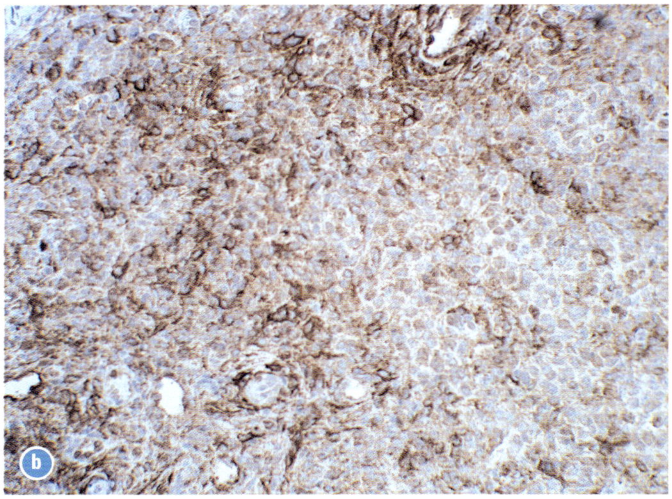

图 15.38 (a) 宫颈的子宫内膜异位。(b) CD10 染色阳性。

腺体稀少性子宫内膜异位（间质性子宫内膜异位） GLAND-POOR ENDOMETRIOSIS (STRO- MATOSIS)

腺体稀少性子宫内膜异位可发生在任何部位，一旦发生可被误认为间叶肿瘤。鉴别诊断包括子宫内膜间质肉瘤、腺肉瘤的间质成分、其他间叶病变以及可以想象的宫颈的反应性间质改变（图 15.38）[127]。对鉴别有帮助的特点包括病变位置表浅、出现间质降解和 / 或陈旧性出血的证据（有含铁血黄素）。

参考文献 References

1 Stoler MH, Mills SE, Gersell DJ, Walker AN. Small-cell neuroendocrine carcinoma of the cervix. A human papillomavirus type 18-associated cancer. Am J Surg Pathol 1991; 15:28-32.

2 Ambros RA, Park JS, Shah KV, Kurman RJ. Evaluation of histologic, morphometric and immunohistochemical criteria in the differential diagnosis of small cell carcinomas of the cervix with particular reference to human papillomavirus types 16 and 18. Mod Pathol 1991; 4:586-93.

3 Wang TY, Chen BF, Yang YC, et al. Histologic and immunophenotypic classification of cervical carcinomas by expression of the p53 homologue p63: a study of 250 cases. Hum Pathol 2001; 32:479-86.

4 Nagell J van Jr, Powell DE, Gallion HH, et al. Small cell carcinoma of the uterine cervix. Cancer 1988; 62:1586-593.

5 Ciesla MC, Guidos BJ, Selvaggi SM. Cytomorphology of small-cell (neuroendocrine) carcinoma on ThinPrep cytology as compared to conventional smears. Diagn Cytopathol 2001; 24: 46-2.

6 Hoerl HD, Schink J, Hartenbach E, et al. Exfoliative cytology of primary poorly differentiated (small-cell) neuroendocrine carcinoma of the uterine cervix in ThinPrep material: a case report. Diagn Cytopathol 2000; 23:14-8.

7 Proca D, Keyhani-Rofagha S, Copeland LJ, Hameed A. Exfoliative cytology of neuroendocrine small cell carcinoma of the endometrium. A report of two cases. Acta Cytol 1998; 42: 978-82.

8 Albores-Saavedra J, Larraza O, Poucell S, Rodriguez Martinez HA. Carcinoid of the cervix uteri. Additional observations on a new neoplastic entity. Gac Med Mex 1976; 111:397-10.

9 Albores-Saavedra J, Rodriguez-Martinez HA, Larraza-Hernandez O. Carcinoid tumors of the cervix. Pathol Annu 1979; 14:273-91.

10 Albores-Saavedra J, Gersell D, Gilks CB, et al. Terminology of endocrine tumors of the uterine cervix: results of a workshop sponsored by the College of American Pathologists and the National Cancer Institute. Arch Pathol Lab Med 1997; 121: 34-9.

11 Gilks CB, Young RH, Gersell DJ, Clement PB. Large cell neuroendocrine carcinoma of the uterine cervix: a clinicopathologic study of 12 cases. Am J Surg Pathol 1997; 21:905-14.

12 Walker AN, Mills SE. Unusual variants of uterine cervical carcinoma. Pathol Annu 1987; 22:277-310.

13 Boruta DM 2nd, Schorge JO, Duska LA, et al. Multimodality therapy in early-stage neuroendocrine carcinoma of the uterine cervix. Gynecol Oncol 2001; 81(1):82-7.

14 Pirog EC, Kleter B, Olgac S, et al. Prevalence of human papillomavirus DNA in different histological subtypes of cervical adenocarcinoma. Am J Pathol 2000; 157:1055-062.

15 Stassart J, Crum CP, Yordan EL, et al. Argyrophilic carcinoma of the cervix: a report of a case with coexisting cervical intraepithelial neoplasia. Gynecol Oncol 1982; 13(2):247-51.

16 Akiba Y, Mikami M, Komuro Y, et al. A case of neuroendocrine carcinoma of uterine cervix with the elevated plasma level of serotonin. Nippon Sanka Fujinka Gakkai Zasshi 1996; 48: 897-900.

17 Koch CA, Azumi N, Furlong MA, et al. Carcinoid syndrome caused by an atypical carcinoid of the uterine cervix 1. J Clin Endocrinol Metab 1999; 84:4209-213.

18 Chan JK, Tsui WM, Tung SY, Ching RC. Endocrine cell hyperplasia of the uterine cervix. A precursor of neuroendocrine carcinoma of the cervix? Am J Clin Pathol 1989; 92:825-30.

19 Weed JC Jr, Graff AT, Shoup B, Tawfik O. Small cell undifferentiated (neuroendocrine) carcinoma of the uterine cervix. J Am Coll Surg 2003; 197(1):44-1.

20 Delaloge S, Pautier P, Kerbrat P, et al. Neuroendocrine small cell carcinoma of the uterine cervix: what disease? What treatment? Report of ten cases and a review of the literature. Clin Oncol (R Coll Radiol) 2000; 12(6):357-62.

21 Abulafia O, Sherer DM. Adjuvant chemotherapy in stage IB neuroendocrine small cell carcinoma of the cervix. Acta Obstet Gynecol Scand 1995; 74:740-44.

22 Louka MH, Danoff B, Brodovsky HS, Jahshan AE. Carcinoid tumors of the uterine cervix: response to combination chemotherapy and radiotherapy. Am J Clin Oncol 1982; 5(5):487-93.

23 Balderston KD, Tewari K, Gregory WT, et al. Neuroendocrine small cell uterine cervix cancer in pregnancy: long-term survival following combined therapy. Gynecol Oncol 1998; 71(1):128-32.

24 Hariri J, Rasmussen EA, Hage E. Carcinoid tumor of the uterine cervix. Acta Obstet Gynecol Scand 1983; 62(5):539-40.

25 Groben P, Reddick R, Askin F. The pathologic spectrum of small cell carcinoma of the cervix. Int J Gynecol Pathol 1985; 4(1):42-7.

26 Seidel R Jr, Steinfeld A. Carcinoid of the cervix: natural history and implications for therapy. Gynecol Oncol 1988; 30(1):114-19.

27 Park JJ, Sun D, Quade BJ, et al. Stratified mucin-producing intraepithelial lesions of the cervix: adenosquamous or columnar cell neoplasia? Am J Surg Pathol 2000; 24(10):1414-419.

28 Caroti S, Siliotti F. Cervical polyps: a colpo-cyto-histological study. Clin Exp Obstet Gynecol 1988; 15(3):108-15.

29 Golan A, Ber A, Wolman I, David MP. Cervical polyp: evaluation of current treatment. Gynecol Obstet Invest 1994; 37(1):56-8.

30 Lee WH, Tan KH, Lee YW. The aetiology of postmenopausal bleeding a study of 163 consecutive cases in Singapore. Singapore Med J 1995; 36(2):164-68.

31 Spiewankiewicz B, Stelmachow J, Sawicki W, et al. Hysteroscopy in cases of cervical polyps. Eur J Gynaecol Oncol 2003; 24(1):67-9.

32 Vilodre LC, Bertat R, Petters R, Reis FM. Cervical polyp as risk factor for hysteroscopically diagnosed endometrial polyps. Gynecol Obstet Invest 1997; 44(3):191-95.

33 Neri A, Kaplan B, Rabinerson D, et al. Cervical polyp in the menopause and the need for fractional dilatation and curettage. Eur J Obstet Gynecol Reprod Biol 1995; 62(1):53-5.

34 Ilhan R, Yavuz E, Iplikci A, Tuzlali S. Hamartomatous endocervical polyp with heterologous mesenchymal tissue. Pathol Int 2001; 51(4):305-07.

35 Khalil AM, Azar GB, Kaspar HG, et al. Giant cervical polyp. A case report. J Reprod Med 1996; 41(8):619-21.

36 Kerner H, Lichtig C. Müllerian adenosarcoma presenting as cervical polyps: a report of seven cases and review of the literature. Obstet Gynecol 1993; 81:655-59.

37 Gilks CB, Young RH, Clement PB, et al. Adenomyomas of the uterine cervix of endocervical type: a report of ten cases of a benign cervical tumor that may be confused with adenoma malignum. Mod Pathol 1996; 9:220-24.

38 Silverberg SG. Adenomyomatosis of endometrium and endocervix – a hamartoma. Am J Clin Pathol 1975; 64:192-99.

39 Mikami Y, Maehata K, Fujiwara K, Manabe T. Endocervical adenomyoma. A case report with histochemical and immunohistochemical studies. APMIS 2001; 109:546-50.

40 Kuwabara H, Ohno M, Moriwaki S. Uterine adenomyoma of endocervical type. Pathol Int 1999; 49:1019-021.

41 Clement PB, Scully RE. Müllerian adenosarcoma of the uterus: a clinicopathologic analysis of 100 cases with a review of the literature. Hum Pathol 1990; 21(4):363-81.

42 Kaku T, Silverberg SG, Major FJ, et al. Adenosarcoma of the uterus: a Gynecologic Oncology Group clinicopathologic study of 31 cases. Int J Gynecol Pathol 1992; 11(2):75-8.

43 Zaloudek CJ, Norris HJ. Adenofibroma and adenosarcoma of the uterus: a clinicopathologic study of 35 cases. Cancer 1981; 48(2):354-66.

44 Ramos P, Ruiz A, Carabias E, et al. Müllerian adenosarcoma of the cervix with heterologous elements: report of a case and review of the literature. Gynecol Oncol 2002; 84:161-66.

45 Bhandare D, Madiwale C, Kothari K, et al. Müllerian adenosarcoma of the uterine cervix. Indian J Pathol Microbiol 2001; 44:371-72.

46 Verschraegen CF, Vasuratna A, Edwards C, et al. Clinicopathologic analysis of müllerian adenosarcoma: the M.D. Anderson Cancer Center experience. Oncol Rep 1998; 5:939-44.

47 Toral JA. Extraendometrial müllerian adenosarcoma. Philipp J Obstet Gynecol 1998; 22:87-7.

48 Jones MW, Lefkowitz M. Adenosarcoma of the uterine cervix: a clinicopathological study of 12 cases. Int J Gynecol Pathol 1995; 14:223-29.

49 McCluggage WG, Alderdice JM, Walsh MY. Polypoid uterine lesions mimicking endometrial stromal sarcoma. J Clin Pathol 1999; 52:543-46.

50 Michener CM, Simon NL. Ovarian conservation in a woman of reproductive age with müllerian adenosarcoma. Gynecol Oncol 2001; 83(2):424-27.

51 Gal D, Kerner H, Beck D, et al. Müllerian adenosarcoma of the uterine cervix. Gynecol Oncol 1988; 31(3):445-53.

52 Abell MR, Ramirez JA. Sarcomas and carcinosarcomas of the

uterine cervix. Cancer 1973; 31:1176-192.
53 Clement PB, Zubovits JT, Young RH, Scully RE. Malignant müllerian mixed tumors of the uterine cervix: a report of nine cases of a neoplasm with morphology often different from its counterpart in the corpus. Int J Gynecol Pathol 1998; 17:211-22.
54 Grayson W, Taylor LF, Cooper K. Carcinosarcoma of the uterine cervix: a report of eight cases with immunohistochemical analysis and evaluation of human papillomavirus status. Am J Surg Pathol 2001; 25:338-47.
55 Hall-Craggs M, Toker C, Nedwich A. Carcinosarcoma of the uterine cervix: a light and electron microscopic study. Cancer 1981; 48:161-69.
56 Manhoff DT, Schiffman R, Haupt HM. Adenoid cystic carcinoma of the uterine cervix with malignant stroma. An unusual variant of carcinosarcoma? Am J Surg Pathol 1995; 19:229-33.
57 Yannacou N, Gerolymatos A, Parissi-Mathiou P, et al. Carcinosarcoma of the uterine cervix composed of an adenoid cystic carcinoma and an homologous stromal sarcoma. A case report. Eur J Gynaecol Oncol 2000; 21:292-94.
58 Clement PB, Young RH, Keh P, et al. Malignant mesonephric neoplasms of the uterine cervix. A report of eight cases, including four with a malignant spindle cell component. Am J Surg Pathol 1995; 19:1158-171.
59 Bloch T, Roth LM, Stehman FB, et al. Osteosarcoma of the uterine cervix associated with hyperplastic and atypical mesonephric rests. Cancer 1988; 62:1594-600.
60 Yamamoto Y, Akagi A, Izumi K, Kishi Y. Carcinosarcoma of the uterine body of mesonephric origin. Pathol Int 1995; 45:303-09.
61 Bague S, Rodriguez IM, Prat J. Malignant mesonephric tumors of the female genital tract: a clinicopathologic study of 9 cases. Am J Surg Pathol 2004; 28(5):601-07.
62 Silver SA, Devouassoux-Shisheboran M, Mezzetti TP, Tavassoli FA. Mesonephric adenocarcinomas of the uterine cervix: a study of 11 cases with immunohistochemical findings. Am J Surg Pathol 2001; 25(3):379-87.
63 Roberts DJ, Haber D, Sklar J, Crum CP. Extrarenal Wilms, tumors. A study of their relationship with classical renal Wilms, tumor using expression of WT1 as a molecular marker. Lab Invest 1993; 68(5):528-36.
64 Muc RS, Grayson W, Grobbelaar JJ. Adult extrarenal Wilms tumor occurring in the uterus. Arch Pathol Lab Med 2001; 125(8):1081-083.
65 Babin EA, Davis JR, Hatch KD, Hallum AV 3rd. Wilms' tumor of the cervix: a case report and review of the literature. Gynecol Oncol 2000; 76(1):107-11.
66 Boardman CH, Webb MJ, Jefferies JA. Low-grade endometrial stromal sarcoma of the ectocervix after therapy for breast cancer. Gynecol Oncol 2000; 79(1):120-23.
67 Abeler V, Nesland JM. Alveolar soft-part sarcoma in the uterine cervix. Arch Pathol Lab Med 1989; 113:1179-183.
68 Emerich J, Senkus E, Konefka T. Alveolar rhabdomyosarcoma of the uterine cervix. Gynecol Oncol 1996; 63:398-03.
69 Nielsen GP, Oliva E, Young RH, et al. Alveolar soft-part sarcoma of the female genital tract: a report of nine cases and review of the literature. Int J Gynecol Pathol 1995; 14(4):283-92.
70 Flint A, Gikas PW, Roberts JA. Alveolar soft part sarcoma of the uterine cervix. Gynecol Oncol 1985; 22:263-67.
71 Kopolovic J, Weiss DB, Dolberg L, et al. Alveolar soft-part sarcoma of the female genital tract. Case report with ultrastructural findings. Arch Gynecol 1987; 240:125-29.
72 Morimitsu Y, Tanaka H, Iwanaga S, Kojiro M. Alveolar soft part sarcoma of the uterine cervix. Acta Pathol Jpn 1993; 43:204-08.
73 Sahin AA, Silva EG, Ordonez NG. Alveolar soft part sarcoma of the uterine cervix. Mod Pathol 1989; 2:676-80.
74 Lieberman PH, Foote FW Jr, Stewart FW, Berg JW. Alveolar soft-part sarcoma. JAMA 1966; 198:1047-051.
75 Abdul-Karim FW, Bazi TM, Sorensen K, Nasr MF. Sarcoma of the uterine cervix: clinicopathologic findings in three cases. Gynecol Oncol 1987; 26:103-11.
76 Colombat M, Sevestre H, Gontier MF. Epithelioid leiomyosarcoma of the uterine cervix. Report of a case. Ann Pathol 2001; 21:48-50.
77 Fraga M, Prieto O, Garcia-Caballero T, et al. Myxoid leiomyosarcoma of the uterine cervix. Histopathology 1994; 25:381-84.
78 Fujiwaki R, Yoshida M, Iida K, et al. Epithelioid leiomyosarcoma of the uterine cervix. Acta Obstet Gynecol Scand 1998; 77:246-48.
79 Gotoh T, Kikuchi Y, Takano M, et al. Epithelioid leiomyosarcoma of the uterine cervix. Gynecol Oncol 2001; 82:400-05.
80 Grayson W, Fourie J, Tiltman AJ. Xanthomatous leiomyosarcoma of the uterine cervix. Int J Gynecol Pathol 1998; 17:89-90.
81 Kasamatsu T, Shiromizu K, Takahashi M, et al. Leiomyosarcoma of the uterine cervix. Gynecol Oncol 1998; 69:169-71.
82 Silva EG, Tornos C, Ordonez NG, Morris M. Uterine leiomyosarcoma with clear cell areas. Int J Gynecol Pathol 1995; 14:174-78.
83 Lack EE. Leiomyosarcomas in childhood: a clinical and pathologic study of 10 cases. Pediatr Pathol 1986; 6:181-97.
84 Irvin W, Presley A, Andersen W, et al. Leiomyosarcoma of the cervix. Gynecol Oncol 2003; 91(3):636-42.
85 LeMaire WJ, Kreiss C, Commodore A, Barker EA. Neurilemmoma: an unusual benign tumor of the cervix. Alaska Med 2002; 44(3):63-5.
86 Gwavava NJ, Traub AI. A neurilemmoma of the cervix. Br J Obstet Gynaecol 1980; 87(5):444-46.
87 Lallas TA, Mehaffey PC, Lager DJ, et al. Malignant cervical schwannoma: an unusual pelvic tumor. Gynecol Oncol 1999; 72(2):238-42.
88 Bernstein HB, Broman JH, Apicelli A, Kredentser DC. Primary malignant schwannoma of the uterine cervix: a case report and literature review. Gynecol Oncol 1999; 74(2):288-

92.
89 Keel SB, Clement PB, Prat J, Young RH. Malignant schwannoma of the uterine cervix: a study of three cases. Int J Gynecol Pathol 1998; 17:223-30.
90 Pauwels P, Ambros P, Hattinger C, et al. Peripheral primitive neuroectodermal tumour of the cervix. Virchows Arch 2000; 436:68-73.
91 Sato S, Yajima A, Kimura N, et al. Peripheral neuroepithelioma (peripheral primitive neuroectodermal tumor) of the uterine cervix. Tohoku J Exp Med 1996; 180:187-95.
92 Tsao AS, Roth LM, Sandler A, Hurteau JA. Cervical primitive neuroectodermal tumor. Gynecol Oncol 2001; 83:138-42.
93 Cenacchi G, Pasquinelli G, Montanaro L, et al. Primary endocervical extraosseous Ewing's sarcoma/PNET. Int J Gynecol Pathol 1998; 17:83-8.
94 Rose PG, O' Toole RV, Keyhani-Rofagha S, et al. Malignant peripheral primitive neuroectodermal tumor of the uterus. J Surg Oncol 1987; 35(3):165-69.
95 Malpica A, Moran CA. Primitive neuroectodermal tumor of the cervix: a clinicopathologic and immunohistochemical study of two cases. Ann Diagn Pathol 2002; 6(5):281-87.
96 Horn LC, Fischer U, Bilek K. Primitive neuroectodermal tumor of the cervix uteri. A case report. Gen Diagn Pathol 1997; 142(3/4):227-30.
97 Patel DS, Bhagavan BS. Blue nevus of the uterine cervix. Hum Pathol 1985; 16(1):79-6.
98 Uehara T, Izumo T, Kishi K, et al. Stromal melanocytic foci ('blue nevus') in step sections of the uterine cervix. Acta Pathol Jpn 1991; 41(10):751-56.
99 Clark KC, Butz WR, Hapke MR. Primary malignant melanoma of the uterine cervix: case report with world literature review. Int J Gynecol Pathol 1999; 18:265-73.
100 Ishikura H, Kojo T, Ichimura H, Yoshiki T. Desmoplastic malignant melanoma of the uterine cervix: a rare primary malignancy in the uterus mimicking a sarcoma. Histopathology 1998; 33:93–94.
101 Omari-Alaoui H, Kebdani T, Benjaafar N, et al. Non-Hodgkin's lymphoma of the uterus: apropos of 4 cases and review of the literature. Cancer Radiother 2002; 6:39–45.
102 Vang R, Medeiros LJ, Ha CS, Deavers M. Non-Hodgkin's lymphomas involving the uterus: a clinicopathologic analysis of 26 cases. Mod Pathol 2000; 13:19–28.
103 Friedman HD, Adelson MD, Elder RC, Lemke SM. Granulocytic sarcoma of the uterine cervix – literature review of granulocytic sarcoma of the female genital tract. Gynecol Oncol 1992; 46:128–137.
104 Kapadia SB, Krause JR, Kanbour AI, Hartsock RJ. Granulocytic sarcoma of the uterus. Cancer 1978; 41:687–691.
105 Seo IS, Hull MT, Pak HY. Granulocytic sarcoma of the cervix as a primary manifestation: case without overt leukemic features for 26 months. Cancer 1977; 40:3030–3037.
106 Schneider V, Barnes LA. Ectopic decidual reaction of the uterine cervix: frequency and cytologic presentation. Acta Cytol 1981; 25(6):616–622.
107 Roca AN, Guajardo M, Estrada WJ. Glial polyp of the cervix and endometrium. Report of a case and review of the literature. Am J Clin Pathol 1980; 73(5):718–720.
108 Gronroos M, Meurman L, Kahra K. Proliferating glia and other heterotopic tissues in the uterus: fetal homografts? Obstet Gynecol 1983; 61(2):261–266.
109 Ilhan R, Yavuz E, Iplikci A, Tuzlali S. Hamartomatous endocervical polyp with heterologous mesenchymal tissue. Pathol Int 2001; 51(4):305–307.
110 Kondi-Pafiti A, Kairi-Vassilatou E, Spanidou-Carvouni H, et al. Vascular tumors of the female genital tract: a clinicopathological study of nine cases. Eur J Gynaecol Oncol 2003; 24 (1):48–50.
111 Jappe U, Zimmermann T, Kahle B, Petzoldt D. Lymphangioma circumscriptum of the vulva following surgical and radiological therapy of cervical cancer. Sex Transm Dis 2002; 29(9):533–535.
112 Schwab RA, McCollough ML. Acquired vulvar lymphangiomas: a sequela of radiation therapy. Cutis 2001; 67(3): 239–240.
113 Weerasinghe DS, Walton SM, Bilous AM. Haemangioma of the uterine cervix – case report. Aust N Z J Obstet Gynaecol 1980; 20(1):60–61.
114 Taylor E, Gilks B, Lanvin D. Amyloidosis of the uterine cervix presenting as postmenopausal bleeding. Obstet Gynecol 2001; 98(5):966–968.
115 Gibbons D, Lindberg GM, Ashfaq R, Saboorian MH. Localized amyloidosis of the uterine cervix. Int J Gynecol Pathol 1998; 17(4):368–371.
116 Tsang WY, Chan JK. Amyloid-producing squamous cell carcinoma of the uterine cervix. Arch Pathol Lab Med 1993; 117(2):199–201.
117 Sakemi T, Nakamura K, Baba N, Watanabe T. Rapidly progressive renal amyloidosis associated with uterine cervical cancer. Clin Nephrol 1992; 38(3):173–174.
118 Shimabukuro M, Iwasaki N, Nagae Y, et al. Ligneous conjunctivitis: a case report. Jpn J Ophthalmol 2001; 45(4): 375–377.
119 Scurry J, Planner R, Fortune DW, et al. Ligneous (pseudomembranous) inflammation of the female genital tract. A report of two cases. J Reprod Med 1993; 38(5):407–412.
120 Hidayat AA, Riddle PJ. Ligneous conjunctivitis. A clinicopathologic study of 17 cases. Ophthalmology 1987; 94(8): 949–959.
121 Dasgupta P, Womack C, Turner AG. Blackford HN. Malacoplakia: von Hansemann's disease. BJU Int 1999; 84: 464–469.
122 Agnarsdóttir M, Hahn L, Sellgren U, Willen R. Malacoplakia of the cervix uteri and vulva. Acta Obstet Gynecol Scand 83 (2):214–216.
123 Chen KTK, Hendricks EJ. Malakoplakia of the female genital tract. Obstet Gynecol 1985; 65:84S–87S.
124 Shih IM, Kurman RJ. The pathology of intermediate trophoblastic tumors and tumor-like lesions. Int J Gynecol Pathol

2001; 20(1):31–47.
125 Shih IM, Kurman RJ. Epithelioid trophoblastic tumor: a neoplasm distinct from choriocarcinoma and placental site trophoblastic tumor simulating carcinoma. Am J Surg Pathol 1998; 22(11):1393–1403.
126 Baergen RN, Rutgers J, Young RH. Extrauterine lesions of intermediate trophoblast. Int J Gynecol Pathol 2003; 22(4): 362–367.
127 Clement PB, Young RH, Scully RE. Stromal endometriosis of the uterine cervix. A variant of endometriosis that may simulate a sarcoma. Am J Surg Pathol 1990; 14(5):449–455.

16

周期性子宫内膜和良性子宫内膜病变的评估

Evaluation of cyclic endometrium and benign endometrial disorders

Christopher P. Crum,
Mark D. Hornstein 和
Elizabeth A. Stewart 著
陈定宝译 戴林校

引言 Introduction

病理医师常规地评估子宫内膜活检，它们至少占需要病理会诊妇科标本的 20%。大多数子宫内膜活检的原因是异常子宫出血、需要活检的可疑病变以及需要获取不同个体病例的临床信息（表16.1）。对于青春期女性，大多数异常子宫出血可能是短暂的，但有时是严重的，常常是由于存在引起出血的潜在病变。对于 20 ~ 40 岁的女性，必须排除一系列的疾病[1]。由于节育而引起的短暂性出血可以不取材。然而，持续性出血或下述必须评估子宫内膜的各种情况，例如评估生育能力、排除多囊性卵巢疾病的子宫内膜增生或黄体期紊乱，均需要取材。40 ~ 50 岁的女性面临着绝经期的到来，此时异常出血预示着排卵停止。50 ~ 70 岁时，问题转移到进行激素替代治疗患者的出血原因上，或者如果患者没有进行激素治疗，则应寻找引起意外出血的其他原因，尤其是可能存在的肿瘤性疾病。在所有年龄组中，异常出血的临床和实验室处理方案是确定出血是与结构紊乱（组织学异常，例如子宫内膜息肉、黏膜下平滑肌瘤、炎症/感染或者无对抗雌激素作用）有关，还是与无结构或组织学异常的功能性紊乱（功能障碍性出血）有关。由重度出血（月经过多，menorrhagia）或重度而又频繁的出血（月经频多，menometrorrhagia）所引起的急症常常需要进行多种检查，包括超声、子宫镜检查、活检和组织学评估（表 16.2）。

表 16.1　异常子宫出血的原因

年龄（岁）	原因（以发生率的降序排列）
青春期前	青春期早熟（下丘脑性、垂体性、卵巢性）
青春期	下丘脑 - 垂体轴紊乱（短暂的）
	卵泡生成紊乱（短暂的）
	性传播感染
	未发现的妊娠
	血液疾病（von Willebrand 因子、因子Ⅶ、Ⅺ）
20 ~ 40 岁	与口服避孕药相关
	妊娠后
	功能障碍性子宫出血
	器质性病变（息肉、平滑肌瘤、子宫内膜炎）
	无排卵周期
40 ~ 50 岁	无排卵或周期改变
	器质性病变（息肉、平滑肌瘤、子宫内膜炎、IUD[a]）
	肿瘤
50 ~ 60 岁	激素替代治疗[a]
	良性器质性病变（息肉、平滑肌瘤、子宫内膜炎）
	萎缩
	肿瘤

[a]应用激素替代治疗（HRT）和宫内节育器（IUD）的频率因人群而不同。

虽然作为异常出血的原因并不特异，但是在没有怀疑的情况下，生育年龄妇女妊娠（包括异位妊娠）出血可能被说成是"异常出血"或被医师解释为"异常出血"。因此，如果必要的话，必须排除妊娠。

根据Noyes等最初提出的方案，一些书籍、章节和综述对于良性子宫内膜进行了说明，并且加以澄清或进行改进[2-9]。但是，生育期和绝经期妇女子宫内膜的改变范围广泛，这对于许多病理医师是一个挑战。本章提出了有关子宫内膜的一种框架，并且附加了许多在复习子宫内膜活检切片时遇到的组织学照片。本章的目的是整合一系列重叠的因素，包括年龄和相对于年龄而言少见的形态学改变以及鉴别诊断，最后是临床表现和治疗。

周期性子宫内膜（20 ~ 40 岁）Cycling endometrium（third and fourth decade）

引言 INTRODUCTION

子宫内膜周期（表 16.3）需要 4 种参与因素的相互作用：下丘脑、垂体、卵巢皮质和子宫内膜。月经周期的这些调节因素直接影响两个主要的时相，根据卵巢的功能称为卵泡期和黄体期，或根据子宫内膜形态学称为

表 16.2 异常子宫出血的界定

异常子宫出血	不定期的或意外的子宫出血
功能障碍性子宫出血	不定期的出血，推测是激素 / 功能性（通常无排卵）异常的后果。因此，严格说来只有在排除所有结构性原因之后才能应用这一术语
月经过少	间隔多于 35 天
月经频繁	间隔少于 24 天
月经过多	出血过多，但是间隔正常
子宫不规则出血	出血过多，持续时间过长，而且间隔不规则
子宫功能性出血	不规则月经
撤退性出血	激素撤退之后的出血

增生期和分泌期（图 16.1）[10]。促性腺激素释放激素（gonadotropin-releasing hormone，GNRH）从下丘脑弓形核以波动的方式被释放，协调垂体释放卵泡刺激素（follicle-stimulating hormone, FSH）和黄体生成素（luteinizing hormone, LH）。这些激素的调节分别取决于GNRH（正反馈）以及卵泡和黄体产生的雌激素和孕激素（负反馈）对垂体的反馈调节。

在月经之前FSH水平增高，并且启动在间质崩解和再生期间几个卵泡的恢复过程。随后，出现一个优势卵泡，并以牺牲邻近卵泡为代价进行自身维持，在LH的帮助下将雄激素转换为雌激素，当通过抑制素和雌激素反馈链抑制FSH时，产生的激活素（activin）使其对于FSH的反应最大化。最后，相对于当前正在退化的周围卵泡，这个过程赋予优势卵泡以选择优势。由这一卵泡产生的雌二醇在周期前2周维持着子宫内膜的增生和生长。

月经周期的中期LH峰与雌二醇水平的高峰一致，导致卵泡破裂并释放卵子。在LH峰之后黄素化颗粒细胞产生的孕酮增加。后者使得卵泡过渡到黄体，并启动早期分泌期子宫内膜的空泡期。孕酮水平迅速升高，并在大约14天内保持在较高水平。在黄体期的后半期，子宫内膜腺体增生结束，并促使转向分泌期和出现前蜕膜改变。在月经周期的这一时期雌激素持续分泌，但是水平较低。

如果没有受精则月经来潮。黄体开始退化，伴有复杂分泌期腺体结构的高度血管化前蜕膜子宫内膜在平均5天之内迅速解离。这种分解过程停止于基底层，下一月经周期开始的特点是通过腺体隐窝细胞迁移恢复完整的表面上皮，而且恢复子宫内膜间质的完整性。周期重新开始[8]。

在所有的女性中，不足15%具有“标准的”持续28天的月经周期。大多数女性的月经周期在24～35天之间，20%的女性有时会经历不规则的周期。经期的持续时间可以是2～7天，虽然大多数在4～6天之内。血液

表 16.3 周期性子宫内膜的分类

分类	形态（对应的图片）
月经期（有排卵）子宫内膜（ME）	分泌衰竭的腺体，前蜕膜细胞，弥漫性崩解
	急性炎性渗出（图 16.2a，b）
晚期月经期子宫内膜（Late ME）	管状腺体，表面崩解，间质蓝色细胞聚集
	缺乏表面上皮 / 间质粘附（图 16.4a-c）
增生期子宫内膜（PE）	管状腺体，核分裂像（图 16.5a-d）
第 16 天的子宫内膜（16-day EM）	管状腺体，核分裂像，散在的核下空泡（图 16.6b）
分泌期子宫内膜（SE）	空泡[18-20]（图 16.7a-d）
	衰竭的腺体[21-29]（图 16.8-16.11）
	间质水肿[22-23]（图 16.8c）
	前蜕膜细胞[24-29]（图 16.9a-e）
	单核细胞[27-29]（图 16.9e）

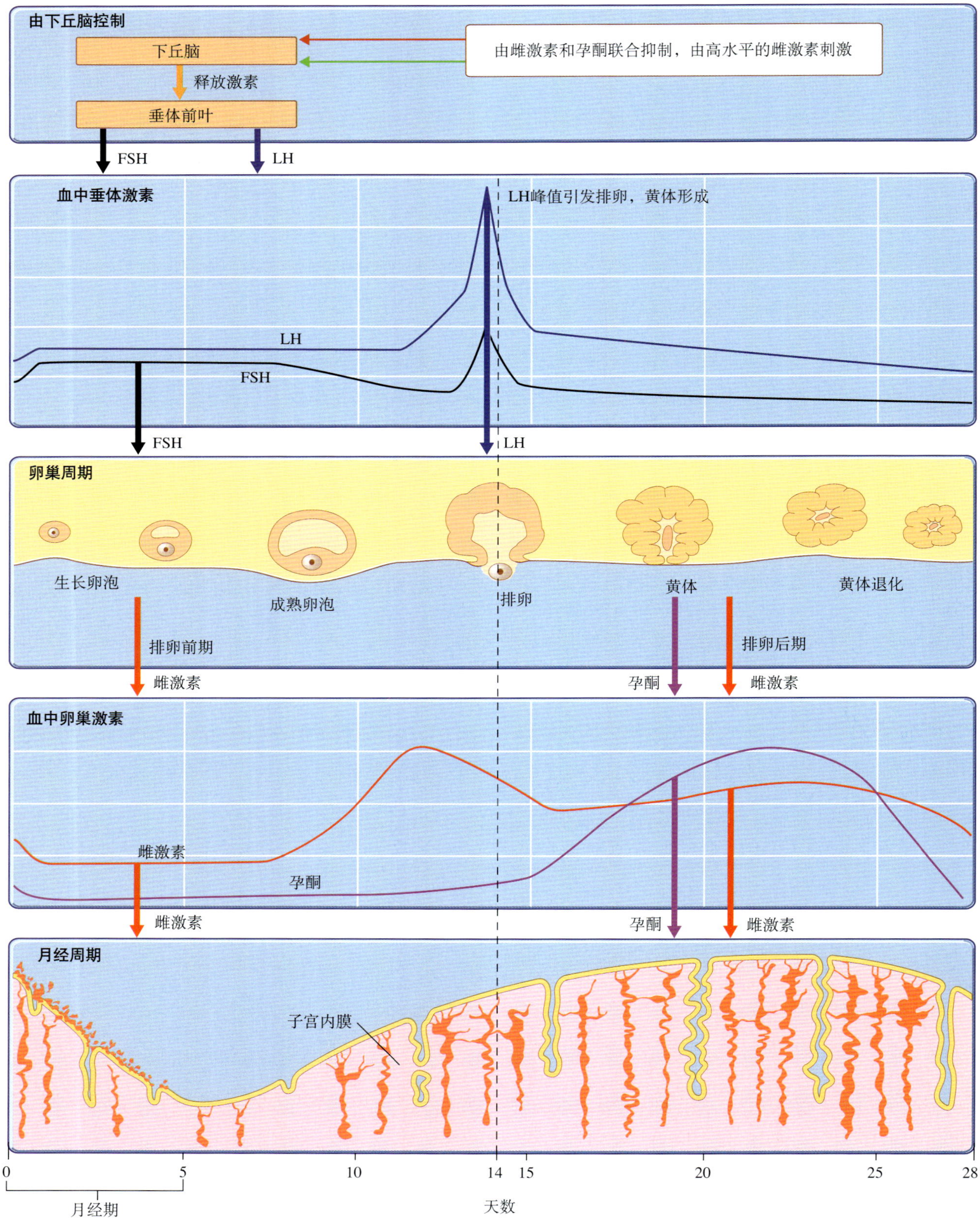

图16.1 月经周期图解。下丘脑、垂体、卵巢和子宫内膜的相互作用以及与月经周期有关事件的图解。(Adapted from Starr and McMillan.[10])

丢失应少于30ml。因此，经期持续时间少于2天或多于7天，血液丢失多于80ml的周期是不正常的。无排卵周期在20岁之前和40岁之后最常见[7]。

根据形态学表现，可将周期性子宫内膜分为7个阶段；这些情况总结于表16.3中。它们包括：（1）月经期，由预期的（有排卵的）崩解组织组成；（2）增生早期，伴有刚刚完成的前一月经周期残留的间质崩解残留物；（3）增生中-晚期；（4）第16天的子宫内膜；（5）子宫内膜分泌早期空泡期；（6）分泌衰竭期；（7）前蜕膜期。周期时相分配常常按照理想的28天周期来描述，其中第1天相当于临床月经期的第1天。具有规则周期但周期长短并非28天的女性，典型者表现为排卵前期时间间隔不同。然而，排卵后时相［标准周期的排卵后天数（POD）为17～28天］的持续时间却非常一致，即使是在总体周期长短不同的女性。

有5种原因需要对子宫内膜活检选定精确的日期。

1. 需要确定是否已发生排卵。
2. 根据患者末次月经，确定选定的日期是否在预想范围之内。确定黄体期是否发生了紊乱，需要临床医师和病理医师合作。
3. 确定是否存在形态学上可见的成熟障碍，例如子宫内膜腺体相对于间质的成熟不同步。
4. 熟悉良性子宫内膜改变的微小形态学差异。认识这种细微差别可能有利于识别轻微的肿瘤性病变。
5. 为捐卵或冷冻胚胎接受者预备周期，确定黄体期的子宫内膜是否已充分成熟。

月经期 MENSTRUAL PHASE

月经期在形态学上定义为间质的崩解和功能层的脱落[11]。在黄体期的早期，细胞溶解酶局限于溶菌酶，由孕酮维持。随着孕酮的下降，释放基质金属蛋白酶［胶原酶、明胶酶（gelatinase）、口溶素（stomolysin）等］，并且伴有凝血激活继而纤维蛋白溶解[11]。这种过程最早的特征是前蜕膜细胞固缩呈离散的聚集或条索状排列，混有血细胞和炎症细胞（图16.2a）。随后一种“有序的崩解”模式发生，伴有功能层的协调性崩解、大片中性粒细胞浸润和特征性坏死性前蜕膜积聚。这种排卵月经碎屑中含有耗竭的分泌性腺体，从具有轻度复层核的大的不规则形腺体（上皮崩解与核固缩的结果）到内衬单层上皮的薄而细小的腺体（图16.2b）。出现前蜕膜间质聚集和（或）腺体耗竭是排卵性崩解的典型特征，这种伴有急性炎症性碎屑的有序的（弥漫性）崩解形态，大多数提示已经发生排卵[1]。在月经的第3天，只要存在足够的分泌耗竭的腺体，仍然可以做出排卵的诊断（图16.2c）。此后，崩解的残余物发生于较低的功能层，排卵的诊断在组织学层面上不能得到证实。

由这些改变得出的诊断是：*月经期（有排卵）子宫内膜*［*Menstrual*（*ovulatory*）*endometrium*］。

过去已报告过月经期子宫内膜的两种变型。第一种变型是不规则脱落（irregular shedding）。在这种结构中，完整的前蜕膜子宫内膜碎片与早期增生期子宫内膜共存。对于这种现象的解释是黄体持续存在，导致可见较大范围的早期崩解（前蜕膜碎片）特征与后期再生（管状腺体）成分共存（图16.2d，e）。第二种变型是“膜性痛经”（membranous dysmenorrhea），由黏着的片状前蜕膜子宫内膜组成，伴有稀少的腺体，与普通的离散子宫内膜交替出现（图16.2f）。在某些情况下，这种结构据说与痛经有关，故而得名。

可能会遇到与真正的或可以理解的月经期子宫内膜相关的某些诊断误区。第一种是将月经期子宫内膜误诊为子宫内膜腺癌，这是由于腺体崩解以及伴随的坏死性前蜕膜所误导的（图16.3a）。第二种误区则相反。小的分离性碎片状腺癌可能类似于间质崩解（图16.3b）。还有一些不太重要的诊断误区，即其他类型的崩解，可能与多种没有排卵的失调有关。这些误区总结在表16.4中，并在本章的其他部分有图示说明。

增生早期伴有残留的间质崩解（月经晚期/增生早期子宫内膜） EARLY PROLIFERATIVE PHASE WITH RESIDUAL STROMAL BREAKDOWN（LATE MENSTRUAL/EARLY PROLIFERATIVE ENDOMETRIUM）

有序（排卵）的间质崩解过程包括表面分泌性功能层的脱落和月经晚期较下层功能层的持续崩解。出血的停止部分是由于血管收缩及雌激素水平升高，这使得蛋

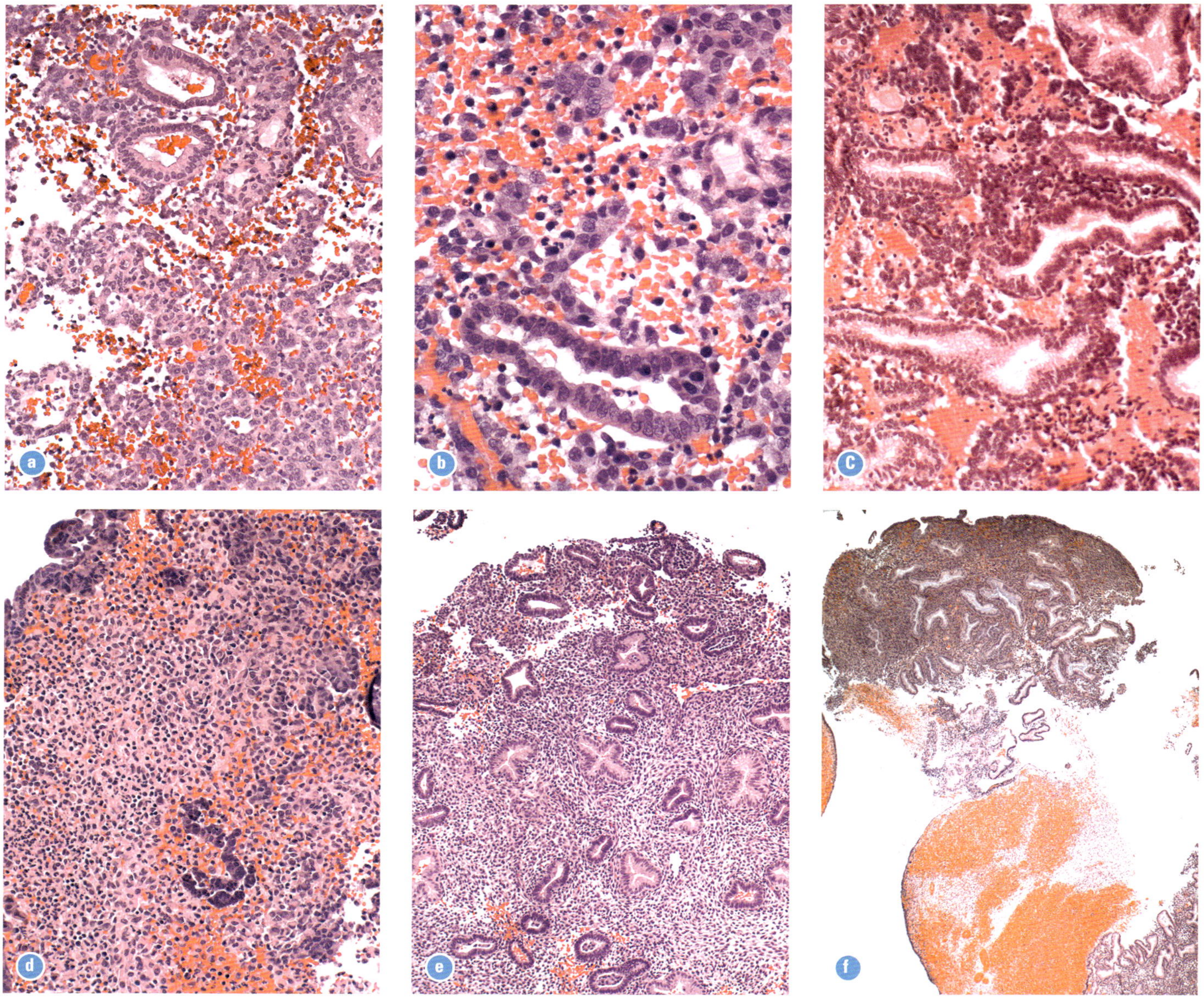

图16.2 （a）月经期子宫内膜显示弥漫性间质崩解。（b）高倍镜下，耗竭的腺体含有纤细的单层上皮，坏死的前蜕膜变间质呈条索状聚集。（c）月经第3天，排卵的特征仍可识别。（d, e）不规则脱落，特点是前蜕膜变的子宫内膜早期崩解（d），可见增生早期结构伴有星状腺体（e）。（f）“膜性痛经”，伴有完整片状的坏死性前蜕膜（下）。

白酶生成降低并促使“愈合”[7]。月经末期的特点是基底层的再上皮化。这一阶段有三种特征：（1）基底部管状腺体伴有轻度分层的细胞核，数量不等的核下空泡，偶见核分裂像；（2）残留的较下层功能层的间质崩解（脱落）；（3）表面上皮程度不等的解离（图16.4a）。后一种现象的发生伴有再上皮化的过程（子宫内膜试图阻止出血，自身修复并增生），导致由残留间质崩解或脱落形成的间质团块（所谓的“蓝球”，blue ball）和上皮重建联

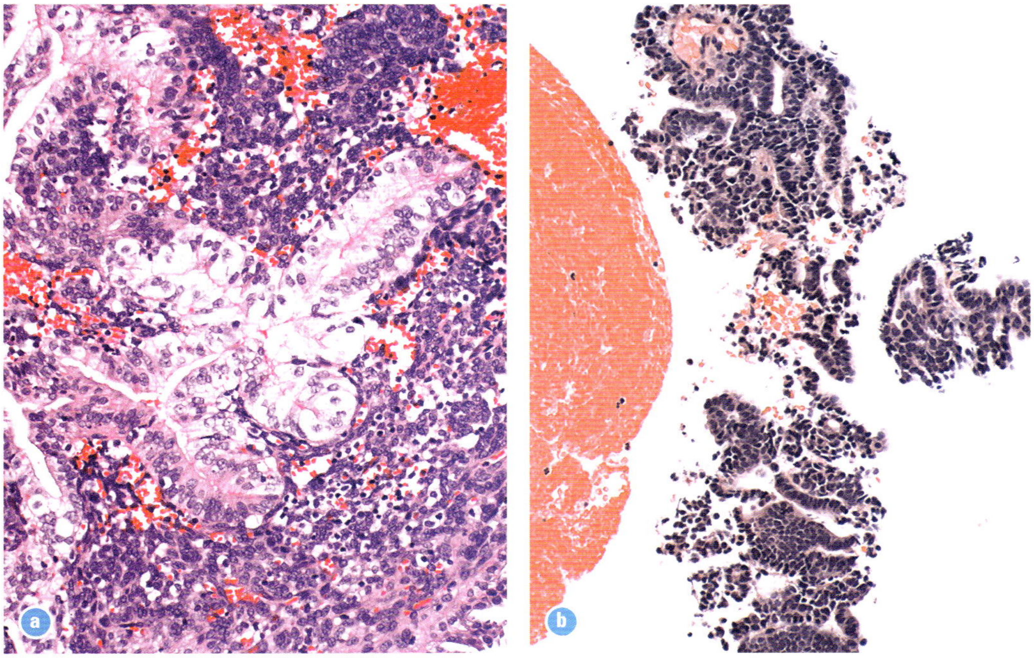

图16.3　(a) 密集的子宫内膜腺体伴有崩解，类似于子宫内膜癌。(b) 小片子宫内膜癌，类似于月经期子宫内膜。

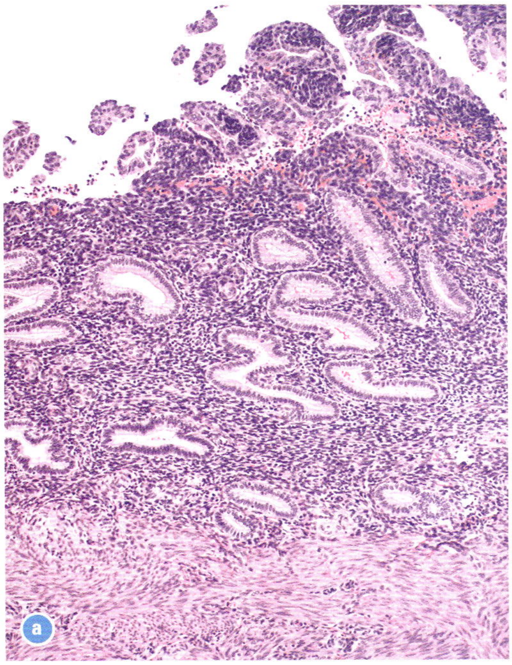

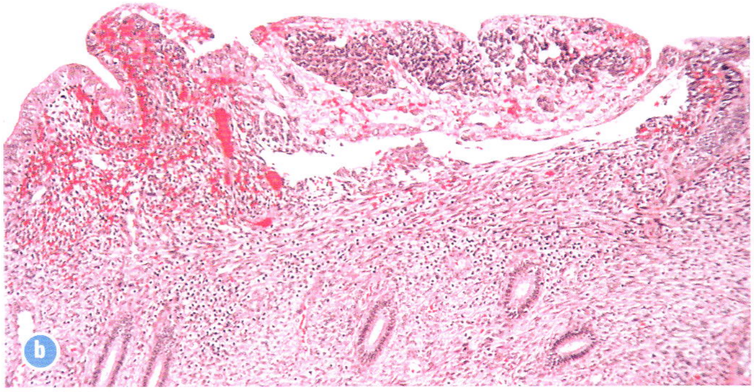

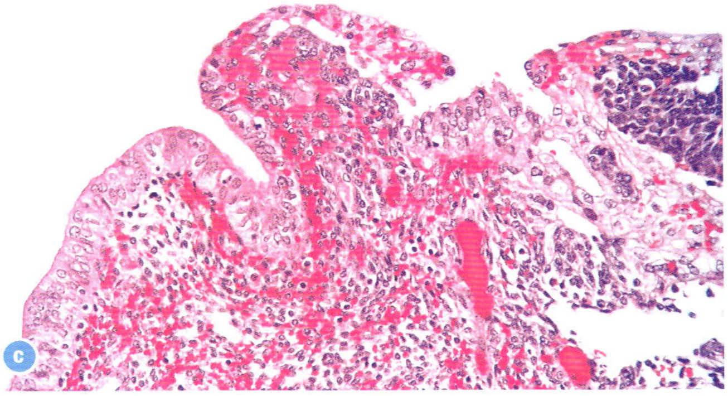

图 16.4　(a) 月经晚期子宫内膜伴有表层崩解。(b) 成簇的坏死表层间质。(c) 脱落的表层上皮，其下间质崩解。

表 16.4　间质崩解的鉴别诊断

原因	形态（对应的图片）
排卵	腺体耗竭，弥漫性崩解，坏死性前蜕膜，急性炎症（图 16.2a, b）
月经晚期	管状腺体，各种空泡，核分裂像少见，表层崩解，表面上皮 - 间质粘附性差（图 16.4a-c）
替代疗法	管状腺体，梭形间质，不同程度的间质黏着（图 16.37a）
无排卵（持续性卵泡）	片块状崩解，腺体呈囊性、不规则，纤维素性血栓，蓝色间质细胞聚集，腺体核破裂（图 16.15c）
功能障碍[a]	功能层完整，管状腺体，弥漫性崩解（图 16.16c）
原因不明[b]	仅有间质崩解，腺体很少，类似于月经晚期
慢性子宫内膜炎	淋巴浆细胞浸润，腺体内渗出（图 16.21c）
子宫内膜息肉	表层崩解
妊娠后	类似于月经晚期，坏死性蜕膜（蜕膜管型）
孕酮治疗后	类似于妊娠后

[a] 一旦排除了任何病理学改变，就能做出功能障碍性子宫出血的诊断。

[b] 由于缺少腺体组织，既不能排除也不能证实排卵、无排卵和功能障碍。

合发生（图 16.4b）[4]。最初重建的上皮可能十分稀疏，导致与下层间质粘附性差或分离（图16.4c）。因为排卵的所有形态学特征（如前蜕膜变的间质、分泌耗竭的腺体）不再存在，故不能证实排卵。这种月经周期阶段得出的诊断如下：“增生早期子宫内膜伴有残留的间质崩解。在子宫内膜脱落的后期不能证实排卵”。

增生期子宫内膜
PROLIFERATIVE PHASE ENDOMETRIUM

增生期子宫内膜反映了来自发育中卵巢卵泡的雌激素的影响，雌激素刺激腺体增生并产生典型的管状腺体，伴有假复层上皮和核分裂活性增加。低倍镜下，腺体因假复层嗜碱性核而呈蓝色或深色（图16.5a）。病理医师用高倍镜检查这些腺体时，最初会注意到粗糙的核染色质和高的核分裂指数（图16.5b）。有助于确定这些腺体为良性腺体的主要特征是，腺体结构正常，细胞核有序排列，即圆形到轻微不规则的腺体。随着月经周期的进展，间质有些水肿，排卵前腺体扭曲增加。由于与诊断和治疗无关，所以无需对于增生期子宫内膜的这些微妙变化进行按日分类。在评估增生期子宫内膜时，存在三个诊断误区。第一种误区是间质表现的变异性，其中包括明显的梭形表现。初学者有时可能将这种特征误诊为前蜕膜或孕酮效应（图16.5c）；然而，缺乏明显的螺旋小动脉并出现大量的核分裂像并不符合孕酮的作用。第二种误区是将腺腔内物质诊断为分泌物。“分泌物”可见于任何子宫内膜腺体的腺腔内，与月经周期无关，不能用于确定月经周期的天数。第三种误区是技术性的，腺管类似于肠套叠，也称为“套叠（telescoping）”或“腺中腺”人工假象（图16.5d）。这种现象可被误诊为增生；但是，这种结构已被充分描述，不应与肿瘤相混淆。月经周期的这个阶段，我们得出的诊断是简单的：增生期子宫内膜。

第 16 天子宫内膜（排卵后第 2 天）
16-DAY ENDOMETRIUM（POD2）

根据定义排卵发生于月经周期的第14天。从专业上讲，第 15 天和第 16 天子宫内膜与排卵后第 1 天和第 2 天的子宫内膜是同义词。二者的特点是在具有增生期子宫内膜腺体结构的子宫内膜中出现核下空泡（和核分裂活性）。这些所见在第15天是不明显的，在第16天的子宫内膜中明显（图16.6a，b）[1]。低倍镜下，子宫内膜腺体轻度增大，嗜碱性减弱，这是由于空泡造成假复层上

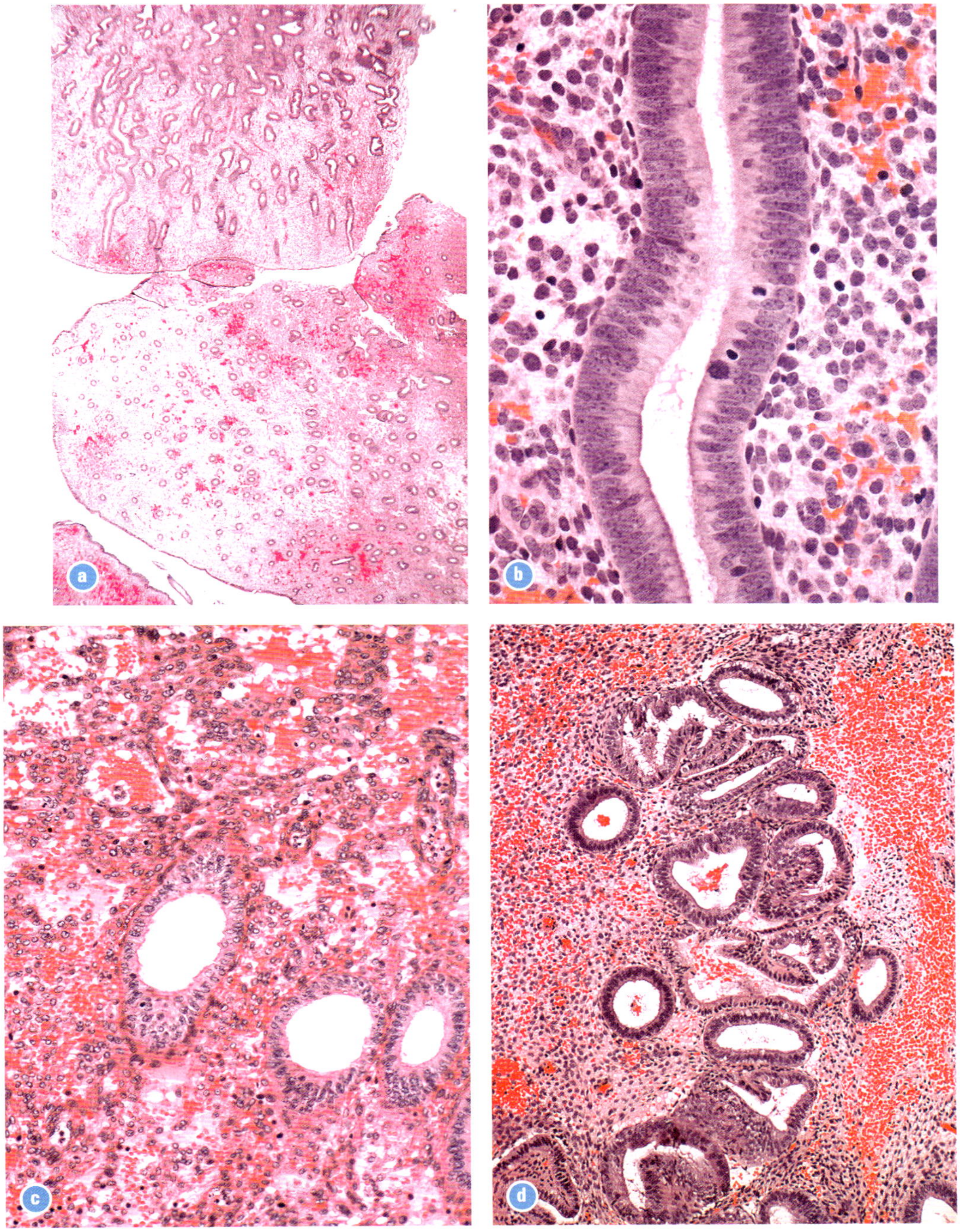

图16.5 （a）低倍镜下，增生期子宫内膜显示大量的管状腺体。（b）高倍镜下，假复层上皮细胞含有明显的细胞核，可见核分裂像。（c）增生期子宫内膜的假蜕膜变。（d）腺中腺（套叠）人工假象。

皮中断的结果。核分裂像必须出现，但是可能并不明显。见到一组没有核分裂像，但具有一致的核下空泡的稀疏腺体是一种过渡的形态，对于发生排卵具有诊断意义（第 17 天的分泌期子宫内膜）。需要提醒读者的是，如果存在核分裂像，仅有核下空泡不足以诊断排卵。因此，对于这种结构做出的诊断是：第16天子宫内膜。这种形态可能与排卵有关；但是，对于诊断排卵不具有特异性，可以见于仅有雌激素时。建议结合临床。

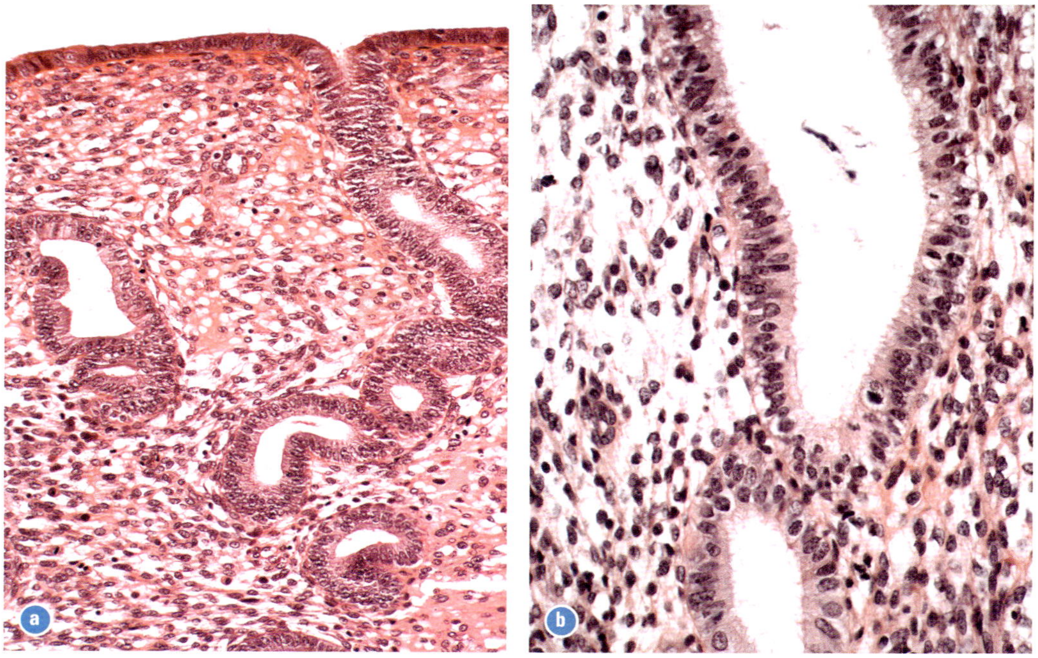

图 16.6 （a）第 15 天的子宫内膜含有少量空泡。（b）第16天的子宫内膜含有核下空泡和规则的核分裂像。这种形态可能与排卵有关，但无特异性。

分泌期子宫内膜的空泡期（17～19 天；排卵后第 4～6 天） VACUOLE PHASE OF SECRETORY ENDOMETRIUM（17-19 DAYS；POD 4-6）

分泌期子宫内膜（secretory endometrium，SE）的空泡期表示排卵期后的第1个时期。低倍镜下，子宫内膜含有较大的和略呈波浪形的腺体，由于缺乏假复层的细胞核，加之伴有空泡和细胞内的分泌物，腺体表现为较强的嗜酸性（图16.7a）。如上所述，第17天分泌期子宫内膜以一致的核下空泡为特征，而且实际上没有核分裂活性（见图 16.7a 的插图）。第 18 天分泌期子宫内膜，空泡已经移向管腔，伴有核上物质排出，呈现表面破碎的改变（图16.7b）。空泡可以明显或不明显；然而，细胞核主要位于每一个细胞的中心，形成一致的单层，位于嗜酸性胞浆当中。第19天分泌期子宫内膜，细胞核差不多移回到基底部，伴有散在残留的核下空泡和早期分泌耗竭的表现；一般没有核分裂活性（图 16.7c）。

在子宫内膜周期空泡期常见的一种诊断误区是腺体增大，结构不规则而杂乱，导致灶状腺体密集。这种改变被错误地诊断为“分泌性增生”（图16.7d）。与增生不同的是，与其余子宫内膜或早期肿瘤的其他特征相比，没有明显的细胞复层结构和核的改变。

分泌期子宫内膜的衰竭期（20～22 天；排卵后第 6 ～ 8 天）EXHAUSTIVE PHASE OF SECRETORY ENDOMETRIUM（20-22 DAYS；POD 6-8）

空泡期的结束以分泌耗竭为特征。分泌衰竭这种结构持续存在于随后的月经周期中，除了伴随于分泌晚期偶尔可见的高分泌改变以外。早期阶段的分泌衰竭相对模糊。第 20 天分泌期子宫内膜显示腺腔内分泌达到顶点，偶尔伴有残留的核下空泡，腺体轻度增大，表层下间质致密（图16.8a）。这种表层下改变的出现可被误诊

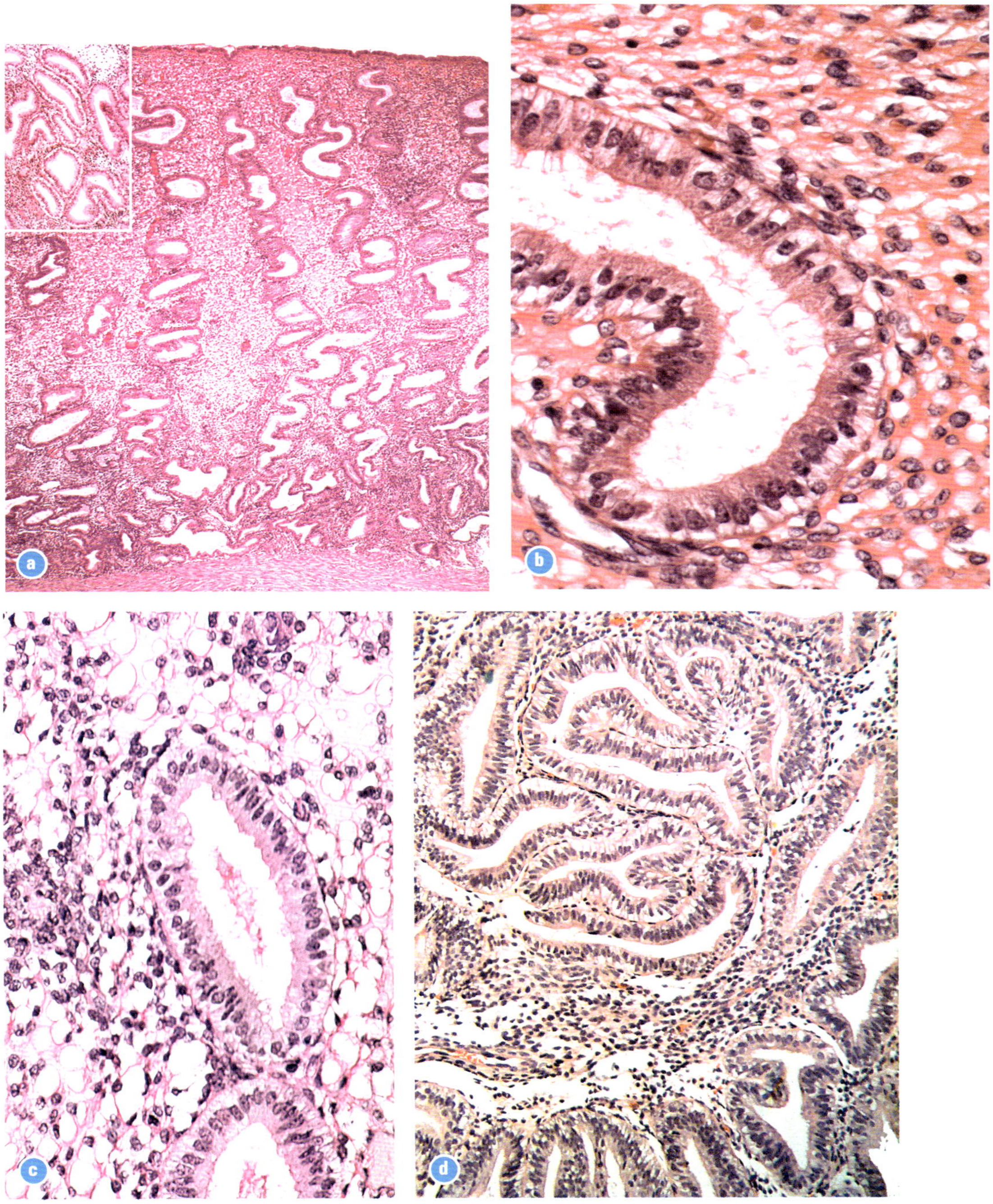

图16.7　(a) 第17天分泌期子宫内膜的低倍镜下所见（与图16.5a对比）。插图显示明显的核下空泡。(b) 第18天分泌期子宫内膜。(c) 第19天分泌期子宫内膜。(d) 早期分泌期子宫内膜中，人为的腺体密集可能类似于增生。

为呈现前蜕膜改变的间质，导致将月经周期的天数误诊为第25天。但是，第20天分泌期子宫内膜没有明显的血管周围袖套，与前蜕膜不同的是间质细胞核仍然深染，而且胞浆稀少。第21天分泌期子宫内膜显示间质水肿增加，螺旋小动脉更加显著（图16.8b）。第22天分泌期子宫内膜的特点是间质水肿达到高峰，首次显示血管周围袖套，但缺乏显著的前蜕膜改变（图16.8c）。

分泌期子宫内膜的前蜕膜期（23 ~ 28天，排卵后9 ~ 14天） PREDECIDUAL PHASE OF SECRETORY ENDOMETRIUM（23-28 DAYS；POD 9-14）

这一时期起初表现为前蜕膜聚集在螺旋小动脉周围。前蜕膜实际上不是蜕膜，因为它不是妊娠的结果；

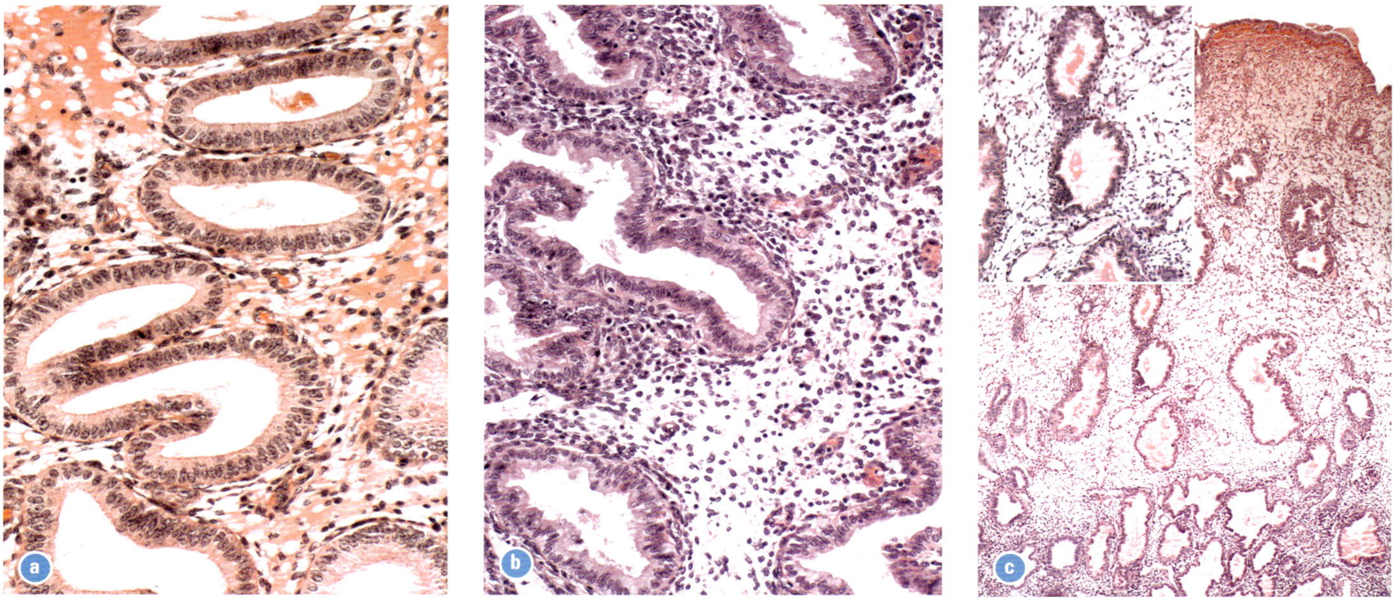

图 16.8 （a）第 20 天分泌期子宫内膜；（b）第 21 天；（c）第 22 天，腺体水肿明显，分泌耗竭（插图）。

不过，应用前蜕膜这一术语是由于细胞具有类似于妊娠相关性蜕膜改变的某些形态学表现。前蜕膜具有三种特点。第一种是血管周围梭形细胞的螺旋形聚集（图16.9 a）。一种可能的误区是将较大的动脉误认为是螺旋小动脉，并将这些较大动脉周围的 2 ~ 3 层外膜误认为是前蜕膜。但是，前蜕膜还有另外2个特点：胞浆略呈嗜碱性（与嗜酸性相反），常常具有清楚的细胞界限；细胞核的变化特征是嗜碱性减少，核染色质质地细腻。丰富而较深染的胞浆和淡染的细胞核致使核与胞浆的对比性降低，聚集的细胞较不清楚，形成轻度“模糊不清”的表现。在较深部的功能层中对比性相对较高，容易将前蜕膜与其类似表现区别开来（图16.9b）。根据粗浅的经验，累及个别血管的血管周围前蜕膜聚集提示为第23天，多血管的桥接聚集为第24天（图16.9a），表面下方聚集见于第25 天，表面下连成线片状为第 26 天（图 16.9c），由表面继续向下在功能层之间扩展为第27天（图16.9d，e）。在中期到晚期分泌期子宫内膜，邻近的腺体可显示从伴有单一形态的扩张腺体向具有“锯齿状”构型腺体的过渡（图16.10a），但在晚期腺体可有不同程度的扩张或呈管状，类似于孕激素作用引起的改变（图16.10b）。明显的锯齿状腺体可与妊娠混淆，但在缺乏提示Arias-Stella改变的核特征的情况下，不能诊断妊娠。

子宫内膜间质散在的粒细胞可见于第 24 ~ 25 天分泌期，但到了第26天明显（图16.9d）。一种可能的诊断误区是水肿的前蜕膜，可能与第21天混淆，尤其对于没有经验者（图16.11a，b）。仔细检查水肿部位，将发现存在具有上述特征性嗜碱性胞浆和单个前蜕膜细胞其他特征的细胞。一般来说，分泌期晚期间质细胞核之间的空隙被胞浆占据，这与早期核被液体分隔不同（图16.11b）。第二个诊断误区是将间质的粒细胞诊断为炎症或慢性子宫内膜炎。然而，与慢性子宫内膜炎不同的是没有浆细胞，而且晚期分泌期子宫内膜的背景与慢性子宫内膜炎并不一致。分泌期子宫内膜的诊断是简单的：“分泌期子宫内膜（具体天数）”。

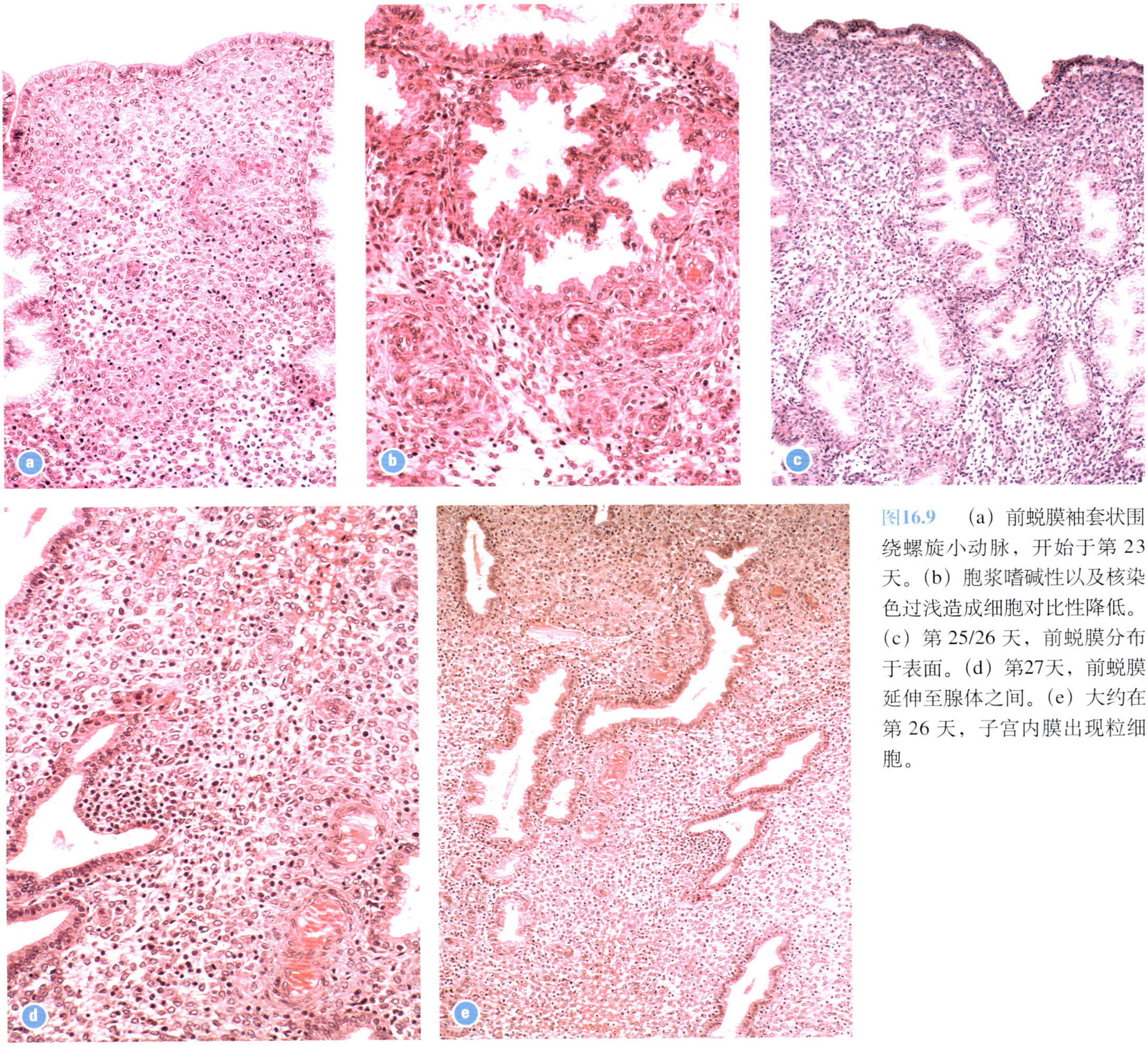

图16.9 （a）前蜕膜袖套状围绕螺旋小动脉，开始于第 23 天。（b）胞浆嗜碱性以及核染色过浅造成细胞对比性降低。（c）第 25/26 天，前蜕膜分布于表面。（d）第27天，前蜕膜延伸至腺体之间。（e）大约在第 26 天，子宫内膜出现粒细胞。

分泌成熟障碍：治疗不孕症的焦点
Disorders of secretory maturation that are the focus of infertility management

黄体期缺陷 LUTEAL PHASE DEFECT

黄体期缺陷（LPD），或黄体期不足（inadequate luteal phase），不是指一种特异性的子宫内膜改变，而是根据两次子宫内膜取材，定义为在形态学上至少比预期的排卵后天数早 2 天的分泌性成熟。LPD 首先由 Jones 描述，包括一系列的病变，有卵泡形成障碍、黄体功能缺陷和早期妊娠捕获的异常黄体[12]。一些可引起排卵功能障碍的情况，例如血催乳素过多、雄激素过多状态、体重减轻、紧张和体育训练，在排卵的女性也可引起 LPD[13]。

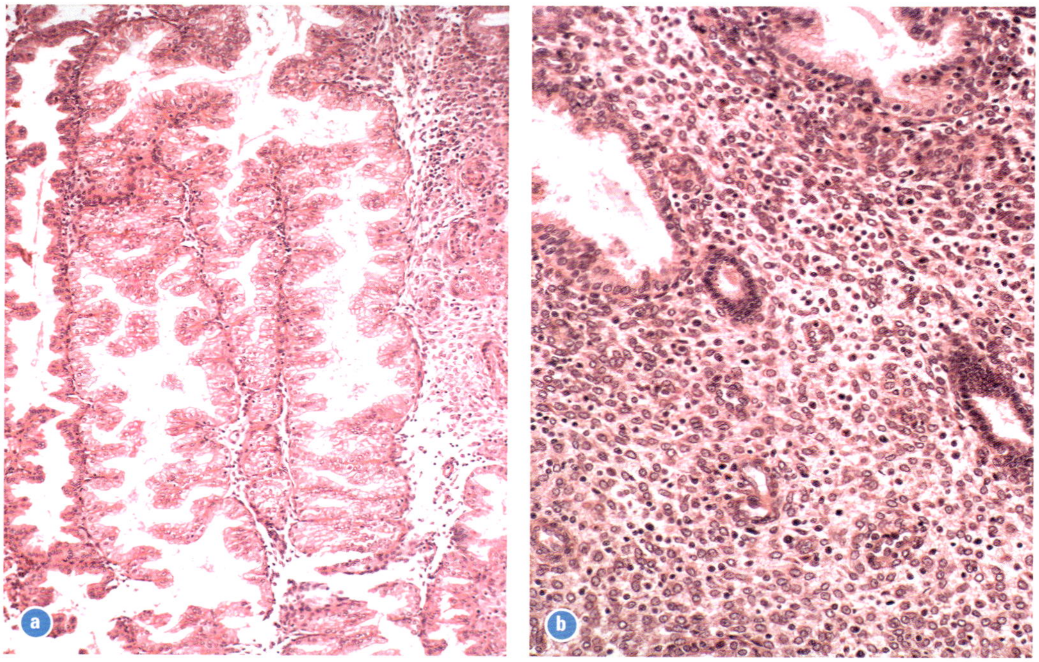

图16.10 （a）锯齿状腺体结构见于分泌期子宫内膜晚期。（b）可能出现小管状腺体，类似于外源性激素效应。

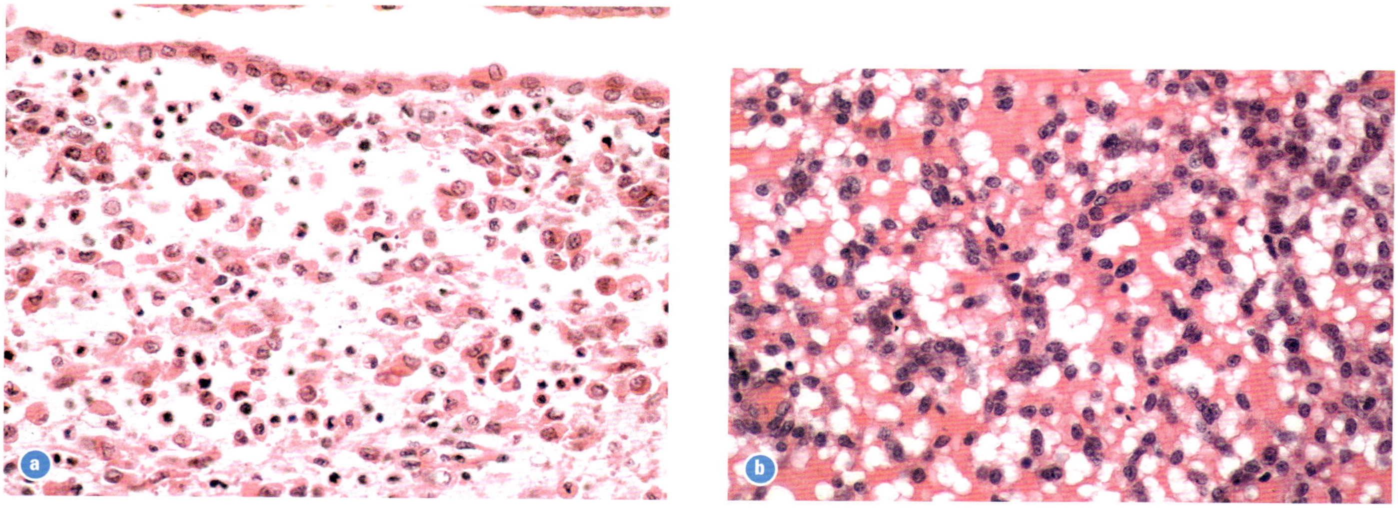

图 16.11 （a）水肿性前蜕膜。（b）第 21 天分泌期子宫内膜的间质改变可能类似于前蜕膜。

子宫内膜活检被认为是诊断LPD的“金标准”，但同时也带来了问题，即达到什么程度在临床上才能考虑LPD是一种疾病。这里讨论的重点是：（1）孕酮水平或子宫内膜活检是否是卵巢功能比较可靠的指标；（2）两者中仅其中一种是否足以界定LPD；（3）这些检查是否具有可重复性。一项研究的结论是，最可靠的检查是黄体中期单一的血清孕酮水平，或 3 次随机的孕酮测量[14]。子宫内膜活检不被认为是可靠的。另一项研究将子宫内膜反应和（正常）孕酮水平之间的不一致性归因于子宫内膜对孕酮反应的不足。结论是组织学检查是提示性的，与孕酮水平无关[15]。但是，其他人观察到近1/4的病例子宫内膜发育延迟，同时观察了生化指标和卵泡发育[16]。

回顾可利用的文献支持以上观点，即子宫内膜活检（1）常常低估了月经周期的天数，（2）在实验组和对照组中，显示分泌成熟延迟的发生率类似，（3）周期与周期之间并不一致，（4）评估不具有充分的观察者间可信度，不能成为LPD准确的“晴雨表”。例如，Davis等检查了5例周期规律女性的39次活检。以子宫内膜成熟延迟2天或2天以上来界定LPD，单次和连续超出时相以外的子宫内膜活检发生率分别为51.4%和26.7%。以延迟3天或3天以上来界定LPD，单次和连续超出时相以外的子宫内膜活检发生率分别为31.4%和6.6%。因为这些正常女性出现的不一致性接近那些不孕症的女性，所以作者对传统的定义和LPD的盛行提出疑问[17]。

在一项研究中，5名观察者两次分析了来自25名女性的子宫内膜活检。总共65次，其中27%是不一致的，分别由组间观察者差异和组内观察者差异所解释[18]。Duggan等指出，虽然77%在2天之内，但是观察者之间存在着很大的差异[19]。最近Murray等将观察者子宫内膜按日诊断、观察者间的可重复性以及由激素测定所得到的周期天数联系起来。他们发现，传统的按日诊断标准不如最初设想的那么准确，而且受观察者差异的影响。他们的结论是，子宫内膜的组织学按日诊断不足以用来评估黄体期缺陷[20]。在一项因不孕症而进行评估的774例子宫内膜活检中，Davidson等的结论是，虽然子宫内膜活检相对安全，但是对于诊断和治疗的重要性却是有限的，而且子宫内膜活检可能仅仅对于习惯性流产或应用枸橼酸克罗米芬诱导排卵的病例是有用的[21]。

排卵诱导和分泌成熟缺陷
OVULATION INDUCTION AND DEFECTS IN SECRETORY MATURATION

虽然不孕症存在争议，但是一般认为LPD是反复妊娠失败的原因。辅助生殖（供者人工授精）研究发现怀孕的失败与子宫内膜对孕酮反应不足有关[22]。一般认为正常黄体会导致子宫内膜正常过渡和发展至分泌成熟。反之，黄体发育缺陷导致子宫内膜不同步，可以通过应用孕酮来纠正[23]。矛盾的是，应用合成的促孕激素治疗使腺体分泌降低，促使腺体萎缩和间质假蜕膜变，改变的程度取决于药物的剂量和类型[3]。克罗米芬通过其抗雌激素作用减低正常分泌，引起雌激素不足。另一方面，在先前卵泡持续的黄体期不足中，克罗米芬对抗过多的雌激素，并使其分泌正常化。黄体期缺陷与辅助生殖中应用的促性腺激素释放激素类似物/人类绝经促性腺激素刺激周期有关。可能的机制包括醋酸亮丙瑞林（Lupron）对子宫内膜的作用和在卵子恢复期中颗粒细胞的丢失。这可通过给予孕酮栓剂或肌肉内注射来对抗。目标是提高子宫内膜对于孕酮的生物药效率[24]。在人工周期中，根据内源性激素刺激状态，患者可受益于克罗米芬或促性腺激素以维持或使分泌期子宫内膜正常化[25]。

在体外受精中，病理医师的作用通常并不重要，其中许多策略是建立在激素参数之上的。但是，为供卵-受精卵准备子宫内膜的周期前设计常常依据对于子宫内膜成熟度的评估。这些激素测量一般不能准确地再现正常的黄体期，但病理医师会被请求评估前蜕膜改变的程度，其发育状态被认为与试验的成功有密切关系。在这样的病例中可以见到从发育完好的分泌中期子宫内膜（图16.12a, b）到不同分化成熟程度的表现（图16.13）。病理医师可见到无排卵或提示环境不能接受种植或严重增生等其他异常的证据。

生物学标志物在子宫内膜评估中的作用
THE ROLE OF BIOMARKERS IN ENDOMETRIAL EVALUATION

由于观察者之间在认识周期缺陷方面缺乏可重复性和一致性，几个研究小组检查了一系列生物学标志物，以为子宫内膜接受种植提供客观的评估（见Dubowy等的总结[26]）。最近，Dubowy等观察到cyclin E和p27分别在周期的增生期和黄体期优先表达[26]。作者重点观察“子宫内膜功能试验”，注意到黄体期腺体的核持续表达cyclin E与不孕有关，可能提示子宫内膜接受能力减弱。

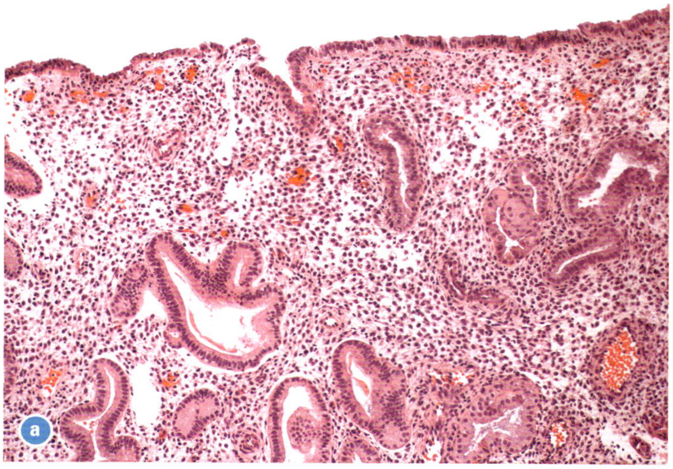

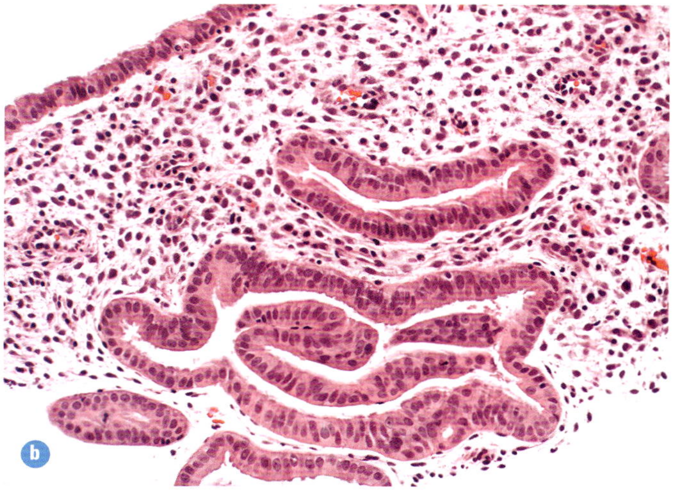

图 16.12 （a）准备周期的典型子宫内膜。显示腺体分泌成熟有些延迟。（b）高倍镜下，可见前蜕膜改变，虽然不明显。

可以假设，这种广泛表达的 cyclin E 可能与功能延迟的腺体不同步具有相关性。虽然他们的发现需要另外的研究加以确认，但是这样的研究在努力进行子宫内膜不同步的形态学异常分类上，具有更多的客观意义。

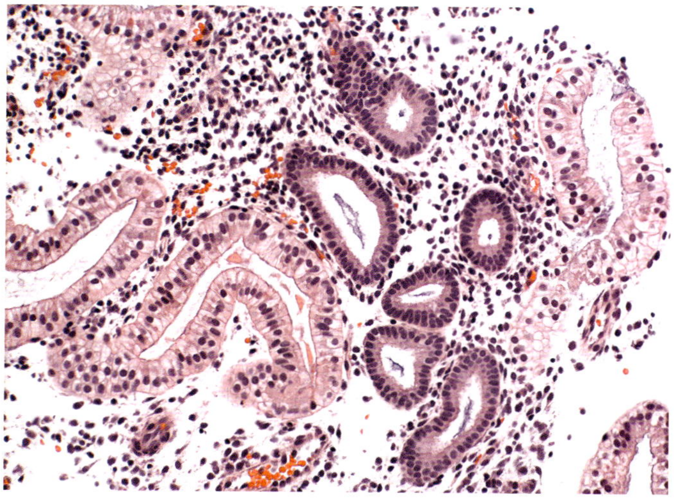

图16.13 另一个准备周期样本显示反应有很大差异，表现为分泌成熟延迟（管状腺体）和明显的早期分泌期形态伴有核下空泡。

异常子宫出血 Abnormal uterine bleeding

引言 INTRODUCTION

根据家庭医疗机构估计，每 1000 名妇女每年有 20 名发生异常子宫出血，分别占绝经前和绝经后女性妇科患者的30%和75%[27, 28]。异常出血根据基本原因和形态学分类（表 16.1，16.4）。在 10 ~ 40 岁女性中，避孕相关性出血（28%）是最常见的异常。对于 40 ~ 50 岁女性，出血多半与无排卵有关（围绝经期出血）。可能引起异常出血的其他异常包括慢性子宫内膜炎、子宫内膜息肉和黏膜下平滑肌瘤。在55岁以上的女性中，出血常常与激素替代治疗有关。但是，在这个群体中发生子宫内膜癌的危险性增加，在异常出血患者中可占相当大的比例，这取决于应用激素患者的比例。在一项研究中它占到 29%[29]。

周期性（月经）出血发生于子宫内膜的上2/3，由子宫内膜和白细胞释放的蛋白水解酶启动，特点是组织坏死，血管完整性丧失，炎症细胞浸润和小血管内血栓。另外，周期性出血为弥漫性（程序性）发生。异常出血倾向于局限在功能层的上1/3，可为局限性或弥漫性。崩解是由炎症（子宫内膜炎）或血管（脆弱）现象介导的，可以伴有慢性子宫内膜炎、息肉、黏膜下平滑肌瘤、萎缩及其他器质性原因。同样，造成出血的血管系统改变可能见于激素环境的改变，包括无排卵和妊娠前的激素治疗。在缺乏形态学异常时，受损的血管收缩和纤维蛋白溶解被认为是其发病机制[11]。

功能障碍性子宫出血 DYSFUNCTIONAL UTERINE BLEEDING

相当一部分子宫出血的病例和高达50%的月经过多者缺乏器质性病变，随妇女的年龄而定。这种出血被称作功能障碍性子宫出血（dysfunctional uterine bleeding，DUB）。从严格意义上说，功能障碍性子宫出血是缺乏排卵和器质性病变的出血；但是，有些作者认为部分功能障碍性子宫出血（30%）不是由排卵的原因引起的[30]。因此，功能障碍性子宫出血的诊断应该在组织学检查排除器质性病变之后才能做出。在临床实践中，在病理学诊断之前，功能障碍性子宫出血常常已被列在了病理申请单中。在这种情况下，功能障碍性子宫出血是非特异性的，基本上与异常出血是同义词。在任何一种情况下，病理医师不需要做出功能障碍性子宫出血的诊断；而是必须除外器质性病变，并注意可能提示功能障碍性子宫出血的结构。

功能障碍性子宫出血可能包括 3 种普通结构。第 1 种是可以见到子宫内膜腺体改变（囊性），据此可以做出无排卵的预期诊断。在一项1282例功能障碍性出血的研究中，77%病例是由无排卵引起的，其中89%是持续性卵泡或其他腺体异常（“增生症”）[30]。这种结构可归类为“雌激素突破性出血”（estrogen breakthrough bleeding）。一半以上的功能障碍性子宫出血患者是在绝经期。第 2 种是增生形态的子宫内膜伴有低于正常的增生，可能意味着低于正常的雌激素刺激和（或）卵泡形成异常。在Vakiani等的研究中，这一群体大约占11%，可被不确切地称为“雌激素撤退性出血”（estrogen withdrawal bleeding）。其他功能障碍性子宫出血的结构包括排卵性子宫内膜表现伴有卵泡（延迟）或黄体期异常，或发生在绝经期前的患者，以及血管收缩减弱和凝血障碍[11, 30, 31]。

月经过多 MENORRHAGIA

异常出血的一个重要亚型是月经过多。月经过多主观上定义为重度月经期出血和（或）月经期出血延长，客观上测量为月经期失血量在80ml以上[31]。月经过多常见，大约见于30%的女性，是患者最初到妇科医师处就诊最常见的原因之一。另外，其中接近 2/3 的患者需要进行子宫切除术或子宫内膜的破坏性手术。大约50%是特发性的（功能障碍性出血），有人提出有前列腺素代谢异常[31]。特发性月经过多的长期治疗包括应用宫内孕激素、抗纤维蛋白溶解剂（氨甲环酸，tranexamic acid）和非类固醇抗炎制剂（甲芬那酸，mefenamic acid）。自从20世纪90年代初期以来，应用子宫内膜破坏性技术（子宫内膜切除，endometrial ablation）来替代子宫切除术已有所增加。这些将在本章的结论中讨论。技术的进一步改良和纤维性栓塞的出现为女性提供了更多的选择[31]。

遗传性出血疾病（inherited bleeding disorders）在异常出血中可能具有重要的作用，一项研究显示，那些严格符合标准（通过图示出血评估图表，pictorial bleeding assessment chart，PBAC）的病例占月经过多女性的17%[32]。伴有 von Willebrand 病（vWD）和 XI 与 VII 因子缺乏的女性大约 60%~74% 表现为月经过多[32, 33]。

年龄相关性异常子宫出血的原因 CAUSES OF ABNORMAL UTERINE BLEEDING AS A FUNCTION OF AGE GROUP

青少年 Adolescence

在月经初潮之后，可能引起异常出血的病变可被分为 4 类：

1. 下丘脑-垂体轴疾病常见于月经周期的前 5 年内，导致周期性无排卵[9]。Reindollar 和 McDonough 发现，在最初2年，55% ~ 82%的周期是无排卵性的；到了第 4 年和第 5 年，仅有 20% 的周期是无排卵性的[34]。在因为严重出血而住院的患者中，有 50% ~ 74% 是由于无排卵性出血引起的[35]。
2. 由于卵泡期异常而引起的无排卵，导致非对抗性雌激素的作用，最终崩解[36-38]。

3. 未知的妊娠和性传播性疾病，可能引起不规则出血。
4. 无法解释的月经过多。这种类型非常重要，因为其中少数（8%～25%）患者可能有未知的凝血异常[33, 37, 38]。在月经初潮时开始的月经过多预示有遗传性出血疾病，65% 为 von Willebrand 病，67% 为 XI 因子缺乏的患者[32]。

20～40 岁期间的出血 Bleeding during third and fourth decades

在这一年龄组中，常见的出血原因是口服避孕药[39]。必须考虑的其他原因包括近期妊娠、功能障碍性原因以及偶尔出现的无排卵性周期。器质性病变是这一阶段出血较少见的原因。

40～50 岁 Fifth decade

在 40～50 岁时，器质性病变（黏膜下平滑肌瘤、息肉、慢性子宫内膜炎、肿瘤）是异常出血的主要原因。在这一阶段早期，功能障碍（持续性卵泡和异常卵泡生成）也很常见。

50～60 岁和 60 岁以上 Sixth decade and older

在绝经期的早期，这一年龄组中出血最常见的原因是激素替代治疗、良性器质性病变和退化性改变。发生肿瘤的危险性随着年龄增长而不断增加。激素替代治疗（hormone replacement therapy, HRT）是常见的出血原因。在大多数情况下，除了与激素治疗方案有关的特征性组织病理学表现以外，没有其他的病理学改变。在一项研究中，99名患有异常子宫出血的女性中，发现16名（18.6%）有子宫内病理学改变。这种病理改变的发生率在以下患者中增高4倍：首次出现无月经者，处于激素替代治疗早期阶段的患者和持续性出血6个月以上的患者[40]。在另外一项激素替代治疗患者的研究中，宫腔镜检查发现正常表现、萎缩、息肉和可疑病变的发生率分别为48%、20%、27%和4%。总的说来，一项研究显示激素替代治疗女性的活检分别发现正常表现（76%）、取材不足（19%）、增生（2.6%）和腺癌（1.2%）[41]。

临床检查 CLINICAL WORK-UP

异常子宫出血的评估需要通过联合应用物理检查、子宫内膜活检、应用超声学技术的子宫成像和（或）宫腔镜检查以除外结构异常[42]，而且要除外凝血缺陷，尤其是较年轻的女性。近年来，宫腔镜检查已成为评估因解剖原因引起异常出血的金标准，代替盲目的子宫内膜活检[27]。应该强调的是，宫腔镜检查不会取代为排除子宫内膜肿瘤而进行的取材。已有报告通过宫腔镜观察子宫内膜腔，高达 50% 异常出血的病例发现了可见的原因[27, 43]。这一方法对于识别子宫内膜息肉、黏膜下平滑肌瘤、先天性畸形和Asherman综合征最敏感（图16.14a）[27]。它对于排除子宫内膜炎没有用处[44]。

目前进行宫腔镜检查的指征包括异常子宫出血、诊断和可能切除黏膜下平滑肌瘤或子宫内膜息肉、定位和取出位置不正的宫内节育器、应用异常子宫输卵管X线摄像术评估不孕症患者、诊断和治疗子宫粘连及切除小的子宫间隔。宫腔镜检查的禁忌证有妊娠期和感染、大量的子宫出血和宫颈恶性肿瘤。正确地应用技术和选择患者几乎没有并发症，但是可能发生子宫穿孔、感染和出血。与子宫扩张或宫腔镜检查有关的其他并发症也可发生[45]。

经阴道超声检查（transvaginal ultrasound，TVU）也被用作绝经后阴道出血女性的筛查工具。这种方法无痛，无并发症，且对发现肿瘤比盲目活检敏感。然而，这种检查并不特异。薄的子宫内膜条带未必是病变所在，反过来，厚的子宫内膜条带也不一定代表有明显病变（图16.14b, c）。但是有人认为，经阴道超声检查结合Pipelle子宫内膜活检和门诊宫腔镜检查，与住院宫腔镜检查和刮宫一样有效。目前，经阴道超声检查被认为是可行的一线治疗工具，必要时联合活检和宫腔镜检查[45]。类似的技术是用于绝经前妇女的子宫声像图（sonohysterogram）或盐水灌注声像图（saline infusion sonograms）。一般情况下，对于排除子宫内膜病变，子宫声像图优于单独应用超声检查。

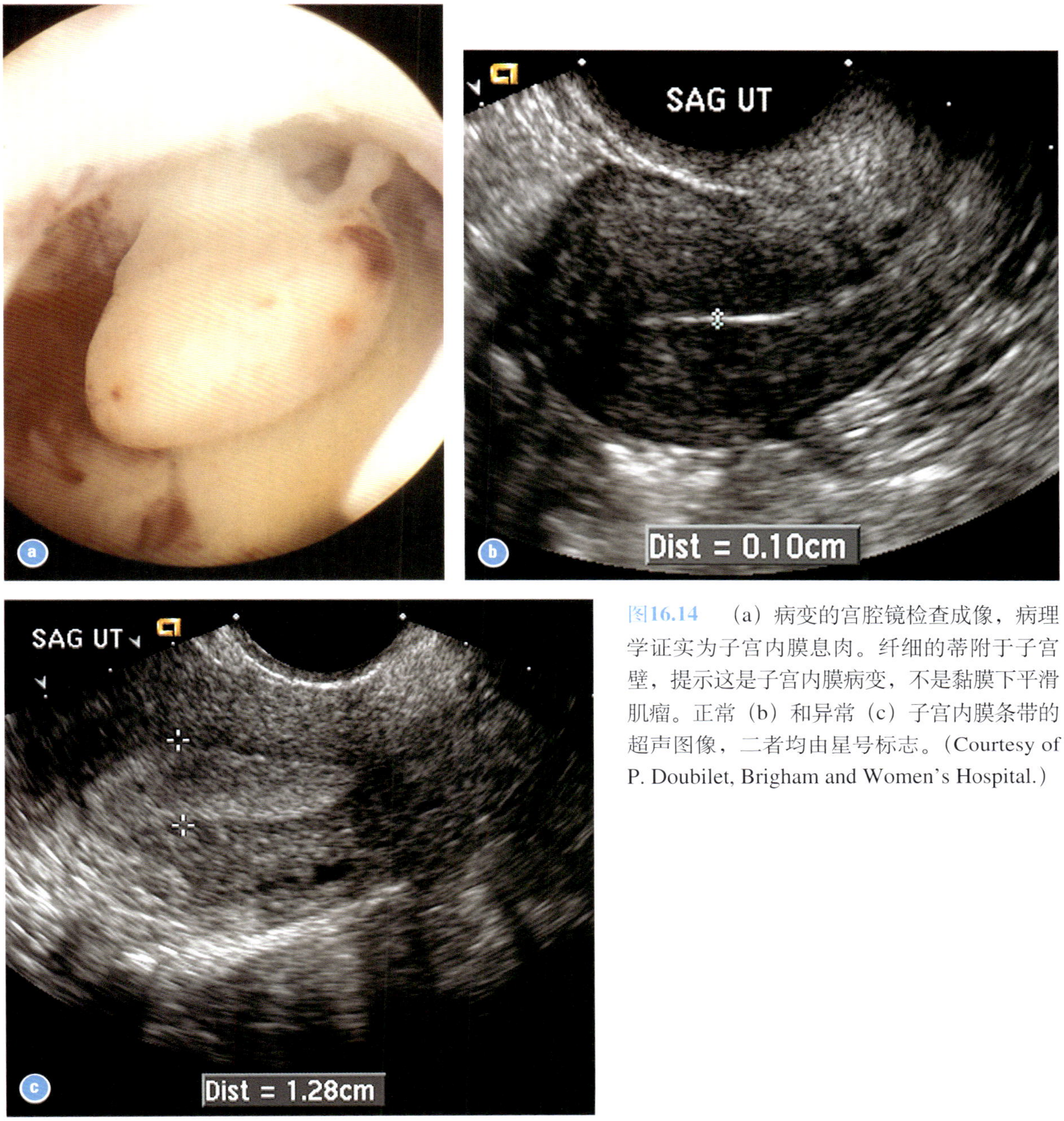

图16.14 （a）病变的宫腔镜检查成像，病理学证实为子宫内膜息肉。纤细的蒂附于子宫壁，提示这是子宫内膜病变，不是黏膜下平滑肌瘤。正常（b）和异常（c）子宫内膜条带的超声图像，二者均由星号标志。（Courtesy of P. Doubilet, Brigham and Women's Hospital.）

子宫内膜病理学 Endometrial pathology

与异常（和功能障碍性）出血有关的常见结构 PATTERNS COMMONLY ASSOCIATED WITH ABNORMAL（AND DYSFUNCTIONAL）BLEEDING

为评估子宫内膜而收到的大多数子宫内膜取材组织来自于 20 ~ 60 岁女性。在这一年龄段，主要的群体是 40 ~ 50 岁。以下列出可以通过光学显微镜检查来识别的病理学异常（表16.5）。每个种类的发生率随年龄组而异。一般来说，大多数需要进行子宫内膜取材的异常出血患者是为了评估不孕症（20 ~ 40岁），有月经过多（任何年龄），或在 40 ~ 50 岁或更大年龄有任何形式的出血。

表 16.5　30 ~ 50 岁女性异常子宫出血的原因

原因	鉴别诊断
无排卵（图 16.15a-d）	子宫内膜息肉（图 16.17） 基底层（图 16.20b）
子宫内膜息肉（图 16.17）	基底层 / 子宫下段（图 16.20b） 功能层横切面 非典型性息肉样腺肌瘤（图 16.18d） 腺肌瘤性息肉（图 16.18a，b） 子宫内膜内平滑肌瘤（图 16.18c） 腺肉瘤（图 16.19a）
慢性子宫内膜炎（图 16.21）	晚期月经期子宫内膜（图 16.4a-c） 产后 / 流产后子宫内膜（图 16.43e） 宫颈组织（浆细胞） 月经期子宫内膜（图 16.2a, b） 淋巴组织增生性疾病（图 16.28a, b）
黏膜下肌瘤	孕酮 / 他莫昔芬治疗（图 16.32a, 16.38a, b） 子宫内膜息肉（图 16.17） 间质肿瘤（图 16.32b, c）

排卵停止 Anovulation

无排卵性周期是功能障碍性子宫出血最常见的原因之一。Vakiani 等研究了 1282 例周期紊乱的子宫内膜，发现无排卵性周期占 77%，可分为无排卵性改变和增生。2%以下的子宫内膜增生为非典型性增生，证明以无排卵性改变为主。大多数患者处于绝经期[30]。

无排卵性改变的子宫内膜可以表现为几种组织学结构，取决于无排卵性周期是否伴有持续的雌激素产生。雌激素的持续刺激导致子宫内膜腺上皮结构的改变，最突出的是腺体囊性扩张，而且腺体分布常常不规则（图 16.15a, b）。间质崩解呈片块状，起因于灶状纤维素性血栓（图16.15c, d）。如果排卵停止不伴有持续的雌激素产生，则腺体的囊性改变可能不明显。但是，常可出现与无排卵性周期一致的其他特征，包括腺上皮细胞核碎裂、片块状崩解伴有纤维素性血栓、表层修复和输卵管化生。见到这些改变，诊断排卵停止是正确的（表16.4）。

已发表的文献提示，许多无排卵性子宫内膜从前被诊断为单纯性无非典型性增生症，尤其是因为后一种诊断不需要密集的腺体[2, 4, 46]。另外一个常用的术语是子宫内膜增生紊乱（disordered proliferative endometrium）[2]。据估计，这一组患者发生子宫内膜癌的危险率小于2%[2, 4]。当缺乏腺体密集或早期肿瘤的其他特征时，可以做出以下诊断：增生性子宫内膜伴有腺体结构改变（或其他特征），符合排卵停止，伴有间质崩解（如果出现）。一般应避免应用“腺体囊性扩张”这一术语，因为以前这个术语意味着增生症。

缺乏持续性卵泡时提示崩解的改变 Alterations signifying breakdown in the absence of persistent follicle

在缺乏腺体囊性扩张的情况下，这组病变包括子宫内膜伴有间质崩解及腺上皮核碎裂（图16.16a-c）。因为子宫内膜正常，所以这种病变适合诊断为“功能障碍性子宫出血”[30]。其结构与月经晚期结构可能不易区分，取决于取材的时间（图16.16a）。或者，可能表现为排列均匀一致的管状腺体，伴有弥漫性间质崩解（图 16.16c）。这种结构与发生于增生中期的崩解相一致，或与因卵泡生长或转变为黄体缺陷而引起的改变相一致。如同前面月经期一节中描述的那样，这种结构不同于有排卵性崩解，因为缺乏分泌性间质或上皮的改变。然而，它与激

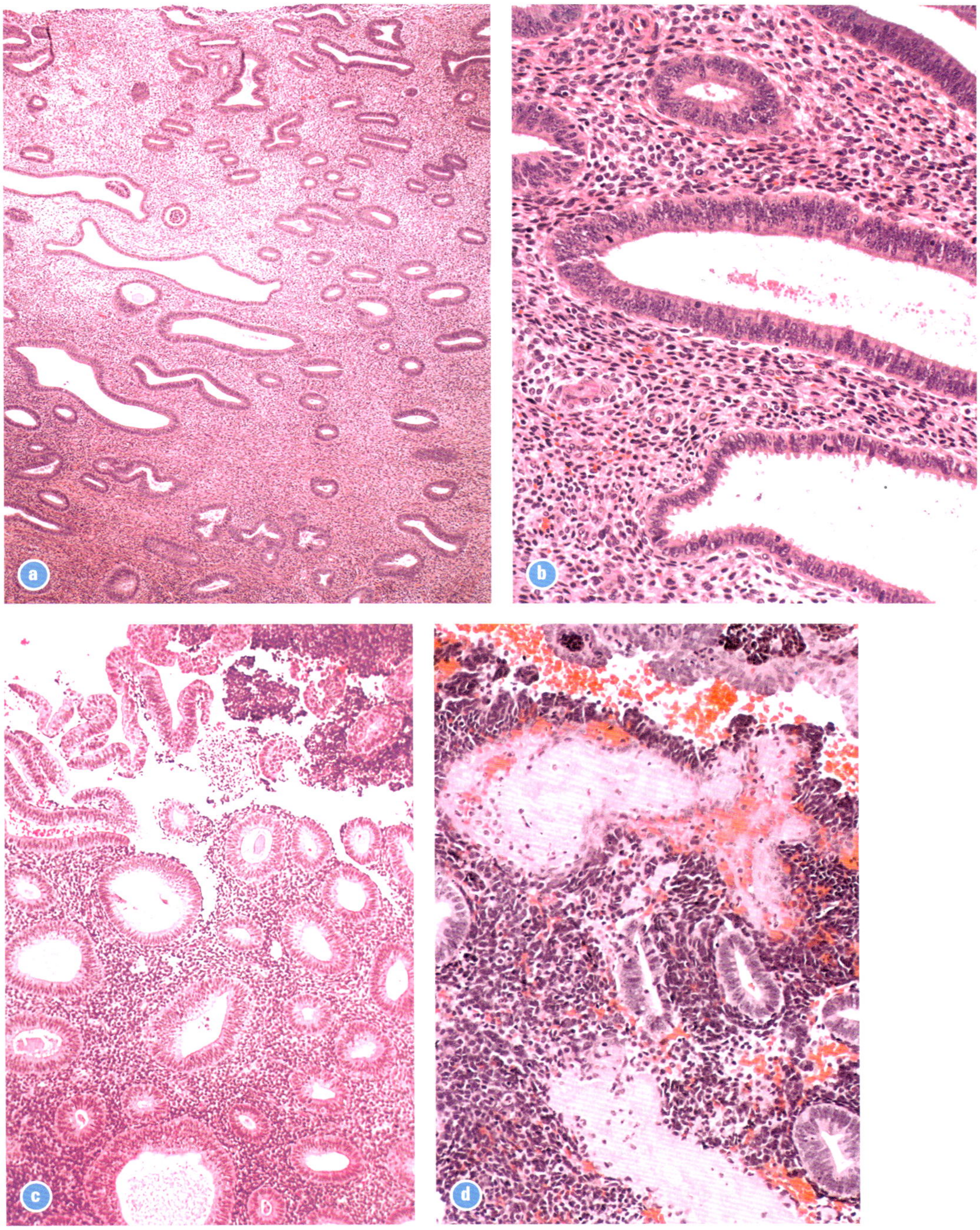

图16.15 (a) 排卵停止伴有持续性卵泡；(b) 囊性腺体的高倍镜下所见，含有灶状输卵管化生；(c) 伴有间质崩解；(d) 纤维素性血栓。

素替代治疗不易区分，当激素撤退时，可以伴有管状腺体和弥漫性崩解。这种病例的诊断可以是“良性子宫内膜伴有间质崩解，鉴别诊断包括激素治疗或周期改变”。

子宫内膜息肉 Endometrial polyp

第二种最常见的异常子宫出血的原因是子宫内膜息肉（endometrial polyp, EMP）[47]。这种良性肿瘤的定义是间质细胞单克隆性肿瘤性增生，伴有非肿瘤性腺体成分。间质病变与特定的细胞遗传学异常有关，最常见的是染色体6p改变，被认为是HMGIC基因位点突变的结果[48, 49]。

高血压、肥胖和绝经期延迟与子宫内膜息肉有关。女性绝经后出血（44%）和绝经前异常出血（82%）是常见的症状。已有报告在15%～26%的女性中有多发性

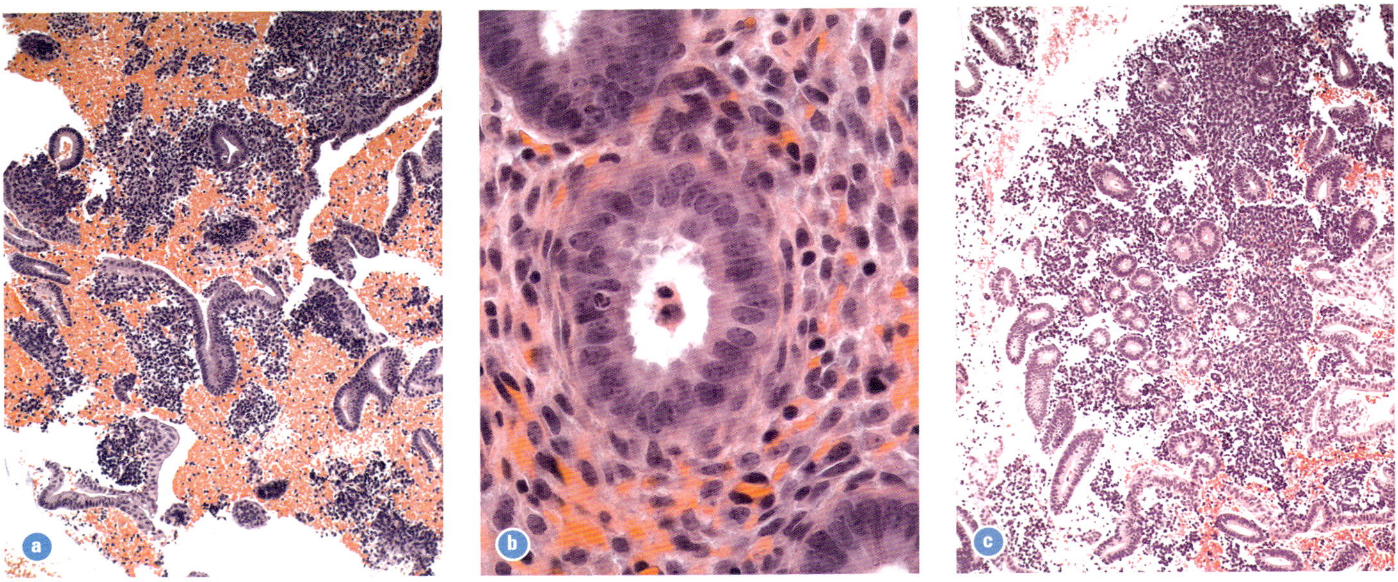

图 16.16 (a) 不伴有腺体扩张的崩解。鉴别诊断是典型的月经晚期与功能障碍性出血。根据月经史可以做出鉴别；(b) 腺上皮核碎裂；(c) 密集的管状腺体伴有弥漫性崩解。这可能是由于激素或凝血障碍引起的自发性崩解。“卵泡不足”(failed follicle) 也可以产生迅速崩解和增生活性丧失。

病变[50]。一项研究发现，大约24%的有症状女性患有子宫内膜息肉，40～50 岁发生率最高。半数以上的患者月经过多[51]。子宫内膜息肉的发生率随着年龄而增加，常见于他莫昔芬治疗的患者[52]。可发生于任何年龄，但多半与老年妇女的异常出血有关[53]。子宫内膜息肉可以消退，但较大的病变常常持续存在[54]。总体上，子宫内膜息肉发生恶性肿瘤的危险性很低（不足2%），主要局限于绝经后的妇女[55]。子宫内膜息肉还与子宫内膜异位密切相关，据报告接近 50%[56]。

在有异常超声学发现的病例中，经阴道超声检查辅以子宫声像图已经成为优先的选择，与标准的超声检查相比，这种诊断效果在超声学增加5倍，在宫腔镜检查增加 3 倍[47, 57]。超声使诊断效果增加 5 倍（3.6% 比 16.8%），宫腔镜检查则增加 3 倍（6.4% 比 19.7%）[47]。

几种特征性的组织学特点常常用于描述这些伴有继发性良性腺体的良性间叶性肿瘤，包括中央血管轴和出现连接的蒂（图16.17a, b）。某些息肉可以无蒂（图16.17c）。这些特点在破碎标本中并不一定明显。对于诊断子宫内膜息肉，我们要求子宫内膜功能层至少出现下面 3 种特点的 2 种：（1）厚壁血管；（2）间质改变，通常为纤维性或胶原性；（3）不规则腺体结构（图16.17d, e）。虽然完整切除的息肉在几个面上均有上皮细胞被覆，但大多数为切除的碎片。因此，上皮细胞被覆组织表面不是息肉必备的特点。另外，刮宫获得的不规则形正常功能层片状组织可能被正切，周围可有明显的表层上皮被覆。在实际意义上，将没有表层上皮被覆的小的碎片诊断为息肉是不太有说服力的。相反，具有 2 种或 2 种以上上述特点的较大碎片则支持息肉的诊断。除了辨认表面以除外基底层组织以外，表面被覆上皮的结构在子宫内膜息肉鉴别诊断中用处不大。子宫内膜息肉腺体间隙可能不规则，灶状轻度密集，但是如果不伴有复杂的结构或细胞学改变，则不足以诊断子宫内膜上皮内肿瘤形成[46]。绝经之后，子宫内膜息肉可能萎缩。当伴有囊性腺体时，这些病变则被称为囊性萎缩性（老年性）息肉（图 16.17f）。

子宫内膜息肉的鉴别诊断包括：(a) 腺肌瘤性息肉；(b) 子宫内膜内平滑肌瘤；(c) 非典型息肉样腺肌瘤；(d) 低级别或微小腺癌和基底层。腺肌瘤性息肉一

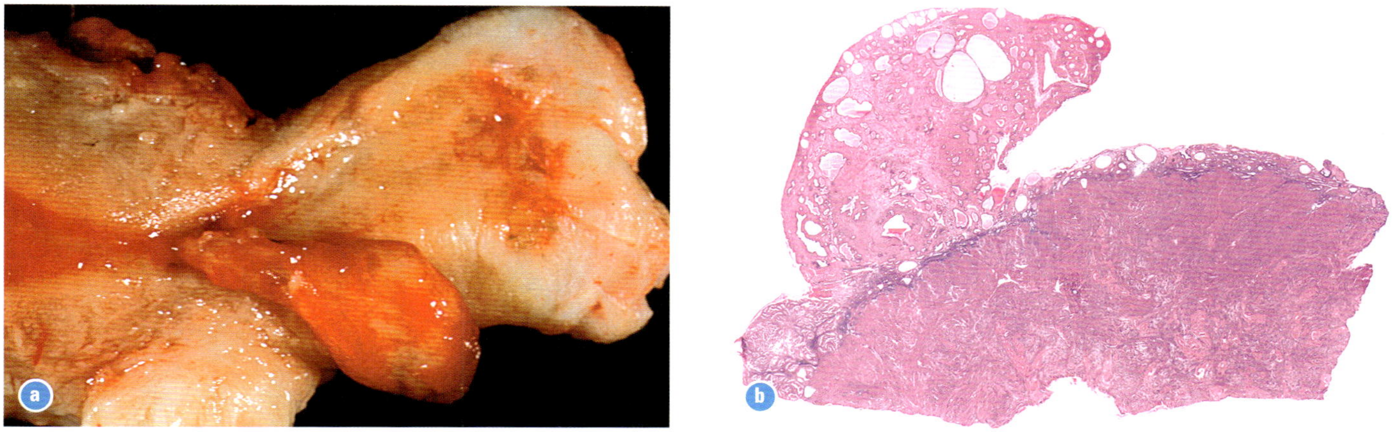

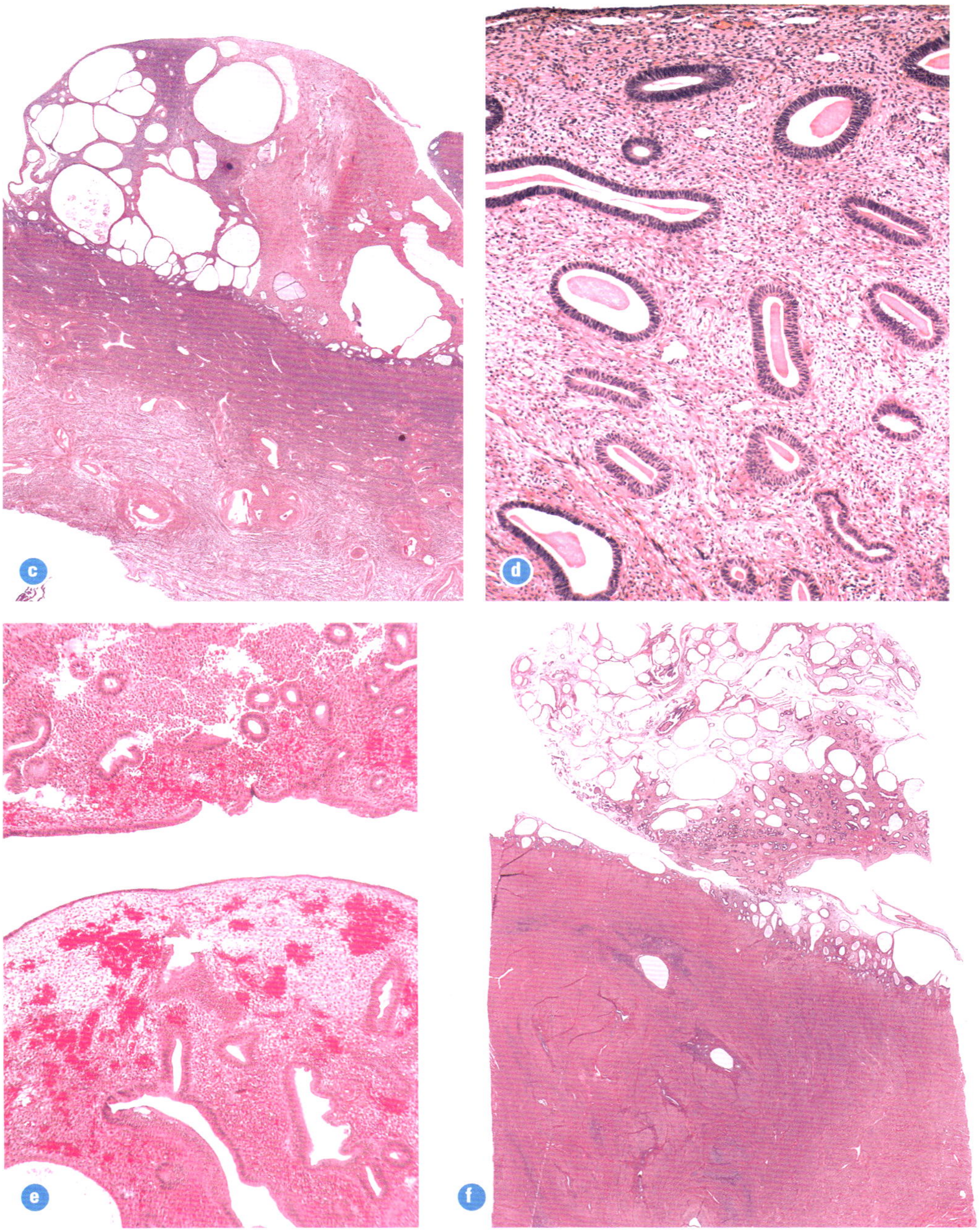

图16.17 （a）子宫内膜息肉的大体表现。(b,c）低倍显微照片，分别为有蒂和无蒂息肉。(d）高倍镜下显示腺体和间质改变伴有表面上皮。(e）功能层（上）和息肉间质（下）之间的对比。(f）囊性萎缩性（老年性）息肉。

致由肌瘤性间质和腺体混合组成（图16.18a, b）。子宫内膜内平滑肌瘤类似于腺肌瘤性息肉，除了它在子宫内膜内形成离散的平滑肌结节性病变之外（图16.18c）。非典型息肉样腺肌瘤除了肌瘤性间质以外，还具有不规则的腺体结构，典型者伴有鳞状桑葚（图16.18d）。这些肿瘤在浸润前子宫内膜病变中讨论。

最重要的鉴别诊断是子宫内膜息肉和腺肉瘤之间的鉴别（图16.19a–c）。绝大部分腺肉瘤显示明显改变的腺体结构，伴有腺体周围间质密集、间质细胞非典型性和核分裂活性增加（图 16.19a）[58]。然而，部分子宫内膜

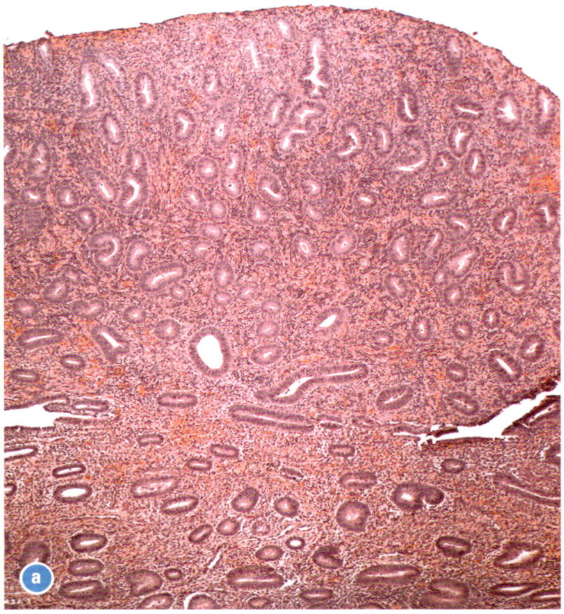
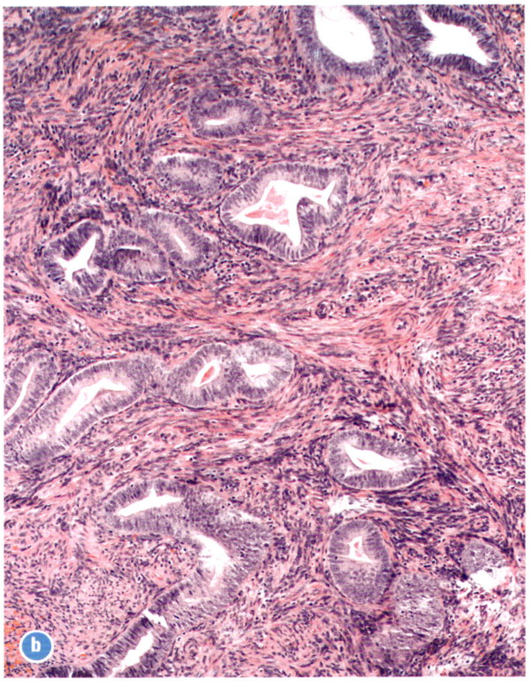
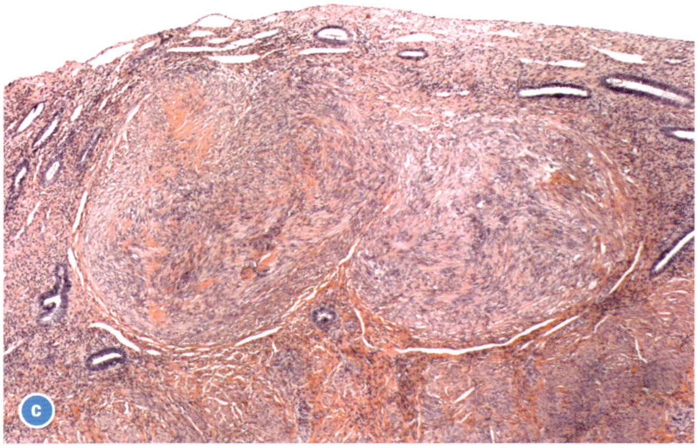
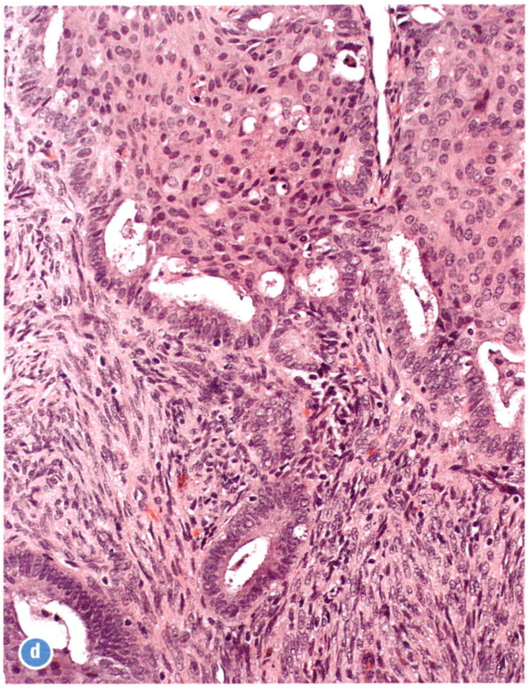

图 16.18　子宫内膜息肉的鉴别诊断。(a) 腺肌瘤性息肉。(b) 高倍镜下显示腺体之间明显的平滑肌分化。(c) 子宫内膜内平滑肌瘤。(d) 非典型性息肉样腺肌瘤，肌瘤性间质和含有鳞状桑葚的腺体混合存在。

息肉可以显示腺体结构改变和可变的间质细胞构成（图16.19b, c）。Hattab等注意到，核分裂指数轻度增加和明显的间质改变在大的息肉中是常见的，但不增加复发的危险性[59]。息肉的另外一种变型含有非典型性间质改变（图16.19d）[60]。对于这些病变最谨慎的处理方法是随访子宫内膜活检予以仔细的监测。这些将在第 20 章详细讨论。子宫内膜息肉必须与子宫下段和基底层鉴别（图16.20）。前者常常显示淡染嗜酸性间质伴有灶状囊性腺体（图16.20a）。基底层缺乏厚壁血管和表面上皮（图16.20b）。

子宫内膜炎 Endometritis

子宫内膜炎的定义为子宫内膜炎症，并包括多种疾病，总结在表 16.6 中。除了紫癜性脓毒症（purpural

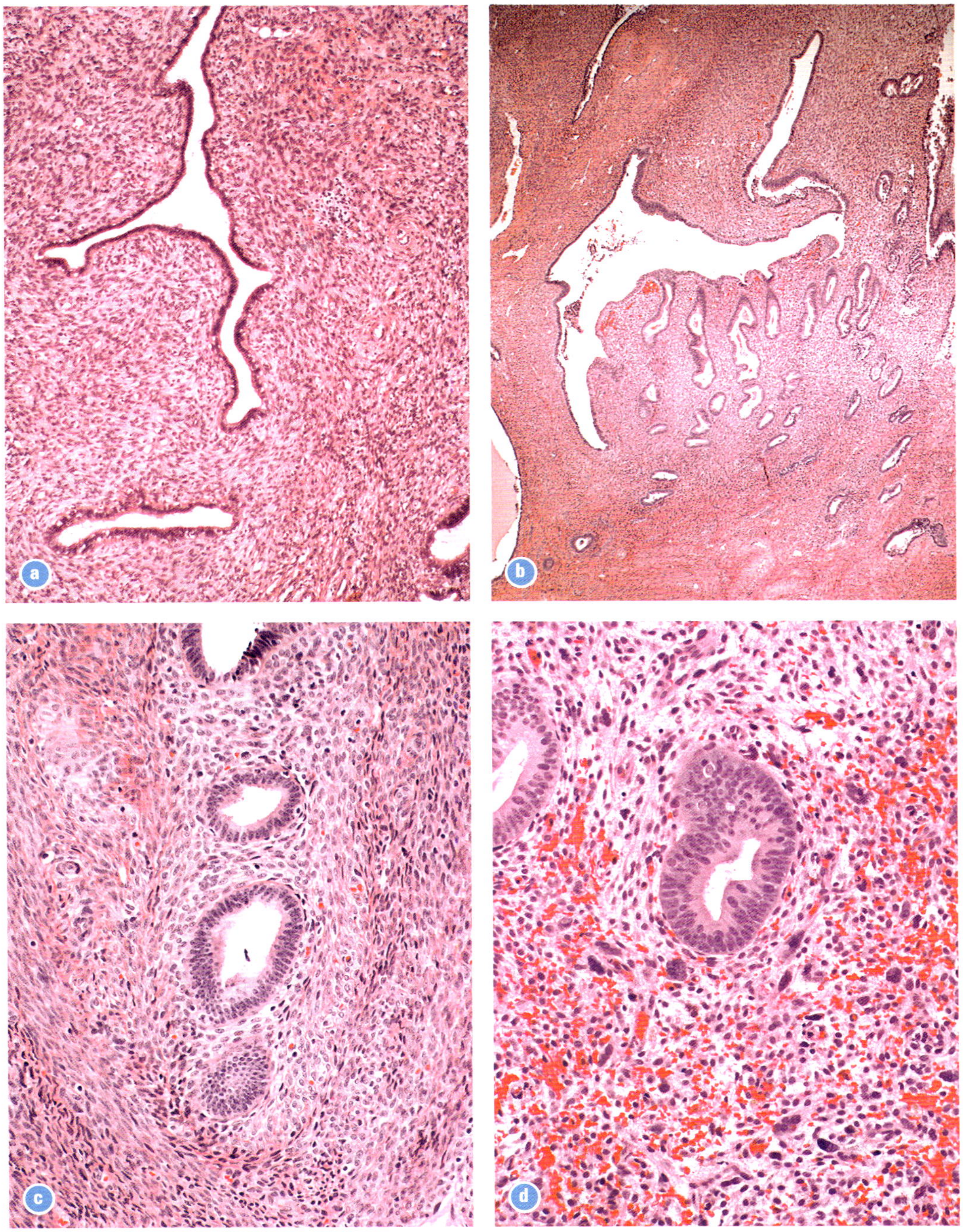

图 16.19 非典型性息肉与腺肉瘤。(a) 腺肉瘤。(b，c) 非典型性息肉，伴有子宫内膜间质。(d) 息肉中局灶性非典型性间质。

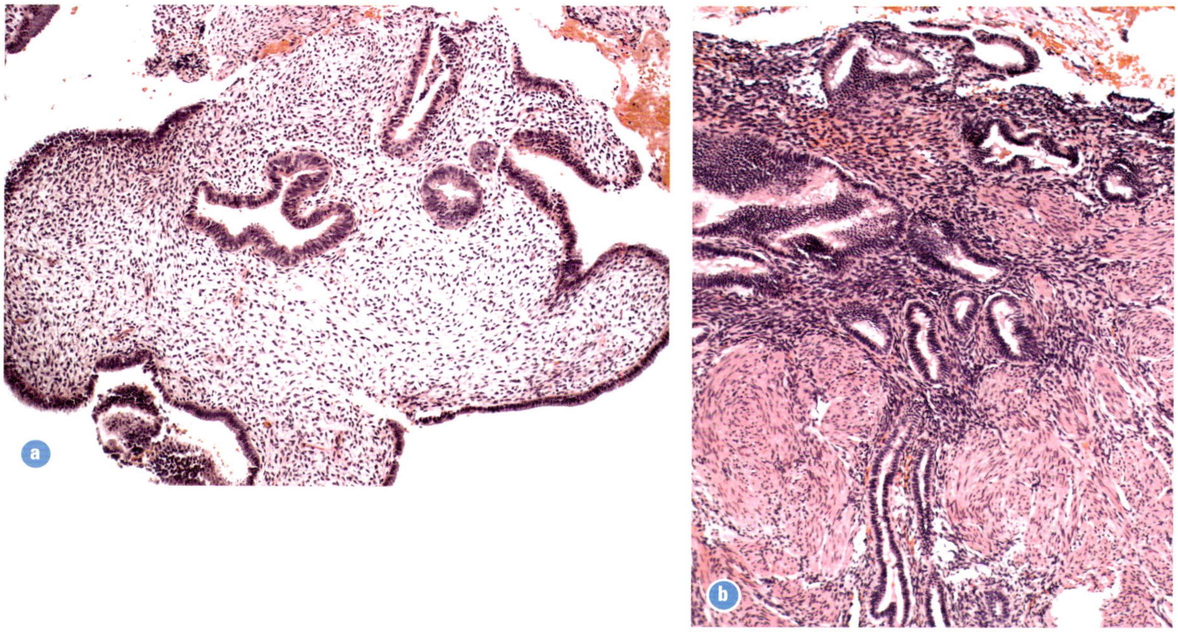

图16.20 (a) 子宫下段。(b) 基底层。

sepsis)、肉芽肿性子宫内膜炎、放线菌病（IUD）和血吸虫病这些外因以及伴有结构异常（息肉或黏膜下平滑肌瘤）的炎症之外，这个术语（子宫内膜炎）与慢性（浆细胞性）子宫内膜炎［chronic（plasmacytic）endometritis，CPE］同义[61, 62]。慢性浆细胞性子宫内膜炎被认为是一种感染性病变，在证实有其他病变之前，是盆腔炎症性疾病（pelvic inflammatory disease，PID）的一个组成部分。慢性浆细胞性子宫内膜炎与急性输卵管炎密切相关，出现于半数以上的病例中[62]。在怀疑患有盆腔炎症性疾病的152例女性中，Eckert等注意到其中43例既没患有子宫内膜炎也没有输卵管炎；26例只有子宫内膜炎而没有输卵管炎，83例患有输卵管炎。他们注意到只患有子宫内膜炎和既患有衣原体感染又患有淋病者与一般症状较少之间存在着相关性[63]。Hillier等检查了178例盆腔炎症性疾病患者，65%的病例见到子宫内膜炎。其中共有23%的急性输卵管炎病例没有同时存在子宫内膜炎。对于慢性子宫内膜炎，淋病、衣原体和厌氧性革兰阴性杆菌的比率分别是5.7、4.8和2.6，支持这些微生物在其发病机制中的作用[64]。Paavonen等注意到有宫颈炎、子宫内膜炎的女性群体，常伴有月经间期阴道出血、宫颈沙眼衣原体、淋球菌或无乳链球菌感染以及血清抗沙眼衣原体或人型支原体抗体[65]。其他人已将支原体与子宫内膜炎和输卵管炎联系起来[66]。基于这些研究，慢性子宫内膜炎显然是盆腔炎症性疾病综合征的一部分，虽然不一定是同时发生，或者是后者的前期病变。病情的检查需要注意上述病原体。

以上研究特别针对最可能表现为慢性浆细胞性子宫内膜炎的女性，以及容易明确其病变意义的女性。实际

表 16.6　子宫内膜炎

分类	病原体
紫癜性脓毒症	葡萄球菌属、梭菌属
慢性（或急性和慢性）浆细胞性子宫内膜炎	衣原体、淋病、肠源性微生物
肉芽肿性子宫内膜炎	TB、HSV、CMV、特发性
黄色肉芽肿性子宫内膜炎	
淋巴细胞性子宫内膜炎	未知
反应性子宫内膜炎	
子宫内膜息肉	
黏膜下平滑肌瘤	
宫内节育器	
切除术相关性	

TB：结核；HSV：单纯疱疹病毒感染；CMV：巨细胞病毒感染。

上，病理医师可能遇见由不同原因引起的慢性子宫内膜炎，根据患者的年龄不同其病因有所不同，一般情况下，可以确定最可能的潜在原因。表16.7总结了200例在Brigham and Women医院连续诊断的慢性子宫内膜炎，根据年龄将其分组。在40岁以下的女性中，2/3以上的病例有近期妊娠（产后或流产后子宫内膜炎）或无法解释的子宫出血。在41～50岁之间的女性中，大多数为无法解释的出血或有应用宫内节育器的病史。在50岁以上的女性中，较常见的表现包括无法解释的出血，伴有结构性（脱垂、息肉等）和阻塞性（子宫积脓）病变。重要的是，接近1/3的慢性子宫内膜炎患者除了表现为无法解释的出血以外，并无结构异常或伴发病变。而且，应用宫腔镜检查不易识别慢性子宫内膜炎[67]。出血可能反映了由炎症浸润及其对于间质和上皮的影响引起的子宫内膜功能障碍[11]。

提示慢性浆细胞性子宫内膜炎的特征包括如下几个方面：（1）出现与单核细胞有关的间质密度增加；（2）腺腔内急性炎症性渗出；（3）淋巴滤泡；（4）增生期或分泌期结构改变；（5）间质崩解而且比较常见；（6）表面局灶性鳞状化生（图16.21a–e）。最常见的结构是增生期改变。这是否意味着增生期子宫内膜对于感染的易感性增加，还是慢性子宫内膜炎与无排卵状态有关，尚不清楚。当寻找浆细胞时，病理医师应关注表层上皮细胞正下方的间质（尤其是有灶状间质崩解的区域）和淋巴细胞聚集的周围。

虽然浆细胞和淋巴滤泡的出现是诊断慢性浆细胞性子宫内膜炎的特定表现，但是如果没有浆细胞，淋巴滤泡本身不足以做出诊断。在月经期晚期，伴有黏膜下平滑肌瘤或在子宫内膜息肉中，在缺乏诊断慢性浆细胞性子宫内膜炎的其他特征时，也可见到少数浆细胞（图16.22）。在这些情况下，应该注意浆细胞的出现，但是应该告诫的是，不能据此做出慢性子宫内膜炎的诊断[2]。同样，伴随其他器质性病变（如鳞状桑葚）出现的浆细胞和炎症，被解释为继发性改变。相反，子宫内膜表面局灶性鳞状化生是慢性浆细胞性子宫内膜炎一个公认的特征（图16.21e）。

在年轻女性中，慢性子宫内膜炎常常见于产后或流产后的子宫内膜（图16.21a）。在这些情况下，应该做出慢性子宫内膜炎的诊断，治疗将取决于患者的情况和症状。浆细胞也可见于胎盘标本中种植部位下方的蜕膜中，这种病变称为“浆细胞性蜕膜炎”（plasmacytic deciduitis）。但是，妊娠期蜕膜（以及输卵管黏膜）中浆细胞的意义还不清楚，不一定总是感染来源的（图16.23）（见第33章）。

另一种类型的子宫内膜炎是子宫积脓（pyometra），一般见于绝经后，而且之前常常有阻塞症状[68]。刮宫显示大量急性炎性渗出、坏死组织和表层子宫内膜碎片伴有炎症和修复。子宫积脓与发生子宫内膜癌的危险性明显相关，如果临床怀疑，则应反复刮宫予以排除（图16.24 a, b）。子宫积脓也可发生于其他阻塞性病变之后，包括宫颈癌[68-70]。

肉芽肿性子宫内膜炎（*granulomatous endometritis*）与结核病（图16.25 a, b）、子宫内膜切除（图16.25 c）、球孢子菌病、血吸虫病和巨细胞病毒有关，在少数情况下伴有疱疹病毒感染[71-76]。它也可见于非感染性原因，例如结节病。巨细胞病毒（CMV）性子宫内膜炎常常与

表16.7 Brigham and Women 医院的慢性子宫内膜炎[a]

年龄分布（岁）	PP	IUCD	AUB	器质性	子宫积脓	其他[b]
18～30	40	10	31	5	2	12
31～40	28	9	35	9		19
41～50	6	13	29	11	1	41
51～60	0	25	37	12	7	19
60+	0	3	16	17	17	47

PP：产后；IUCD：宫内节育器；AUB：异常子宫出血。器质性（Organic）：可识别的器质性（结构性）原因。

[a] 列表为含有器质性病变的慢性子宫内膜炎病例百分数或从病理申请中得到的以上信息的百分数。

[b] 在病理申请单中没有提供临床信息。

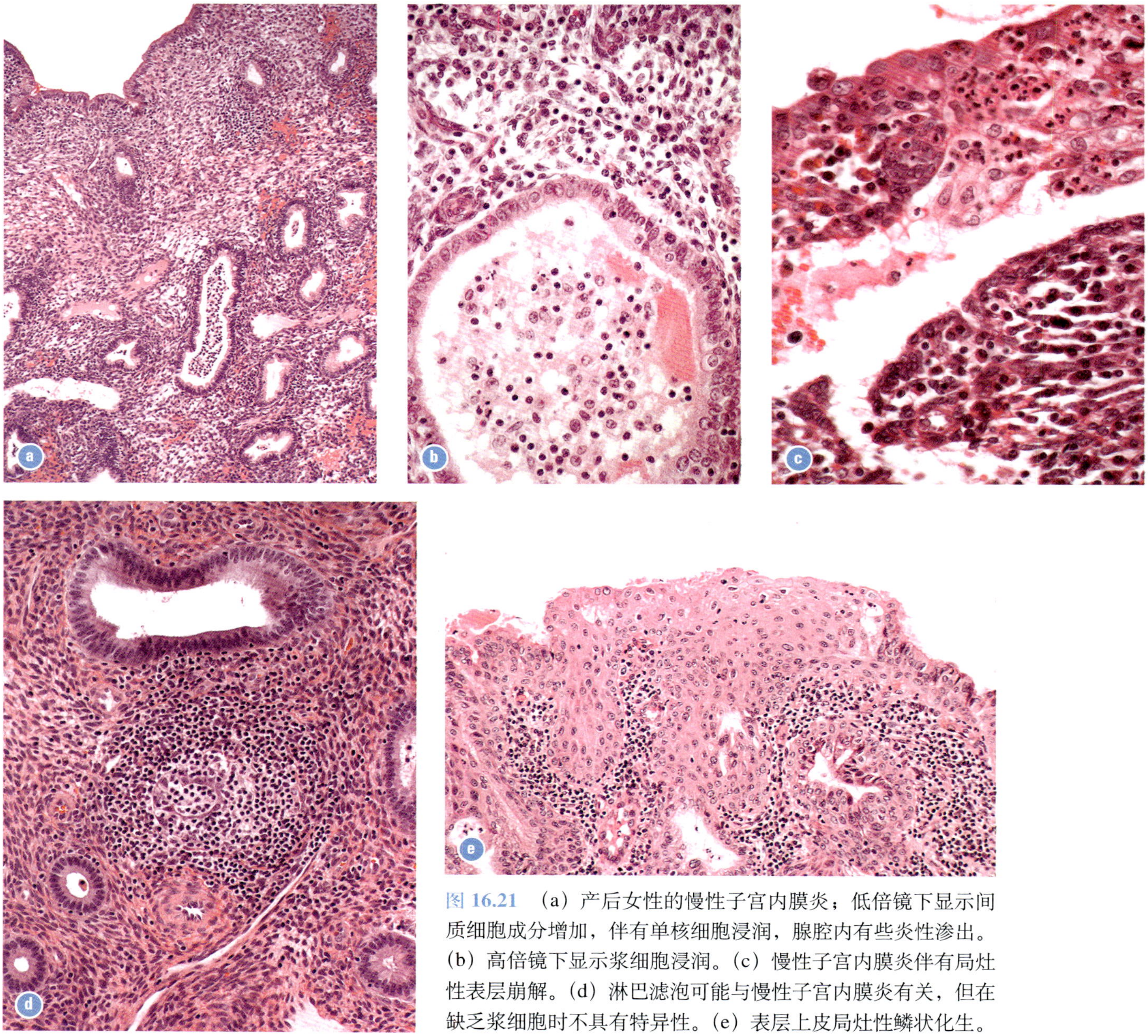

图 16.21 (a) 产后女性的慢性子宫内膜炎；低倍镜下显示间质细胞成分增加，伴有单核细胞浸润，腺腔内有些炎性渗出。(b) 高倍镜下显示浆细胞浸润。(c) 慢性子宫内膜炎伴有局灶性表层崩解。(d) 淋巴滤泡可能与慢性子宫内膜炎有关，但在缺乏浆细胞时不具有特异性。(e) 表层上皮局灶性鳞状化生。

免疫抑制有关。虽然肉芽肿性子宫内膜炎不总是与结核有关，但需要进行皮肤试验和抗酸杆菌特殊染色以排除这种可能。

慢性子宫内膜炎的鉴别诊断包括缺少浆细胞出现的炎症细胞病变。子宫内膜的其他炎性病变可能由非特异性改变引起（图16.26）。一种不常见的炎症性病变，由密集成簇的活化淋巴细胞组成，缺乏浆细胞（淋巴细胞性子宫内膜炎，lymphocytic endometritis），可能是一种免疫反应（图16.27a–c）。由于淋巴细胞浸润，没有浆细胞的月经晚期、流产后和产后子宫内膜可能类似于慢性子宫内膜炎。少数情况下，原发性淋巴瘤可见于子宫内膜，可能类似于慢性子宫内膜炎（图 16.28a, b）。

宫内节育器 Intrauterine contraceptive devices

自从20世纪60年代早期以来，宫内节育器（IUD）一直得到应用。在20世纪70年代早期，由于Dalcon罩

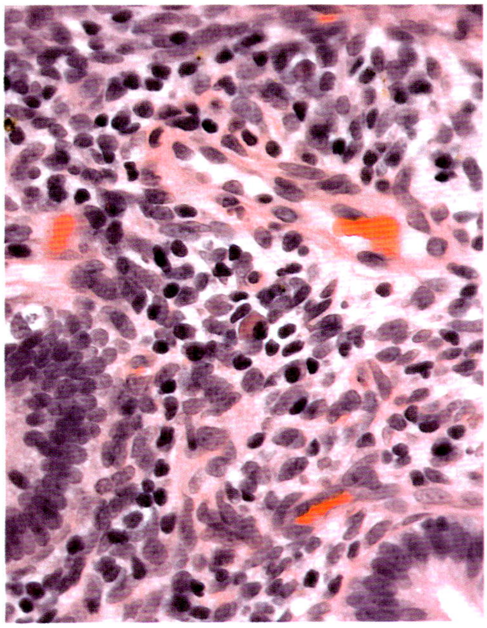

图 16.22　子宫内膜息肉中的浆细胞（中心）。

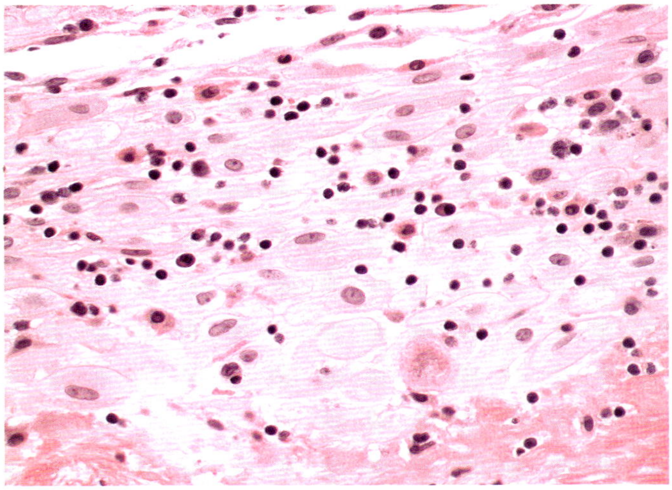

图 16.23　浆细胞性蜕膜炎。

(Dalcon Shield）引起的并发症导致设计上的改变，产生了几代避孕器械，避孕效率提高且并发症减少[77]。但是，在美国育龄期妇女应用宫内节育器的频率已从20世纪 70 年代的大约 20% 降至 2000 年的不足 1%[77]。应用宫内节育器的比例在欧洲和南美较高，在亚洲最高，比例高达 49%（在韩国）[78]。

至少有 3 种机制可解释宫内节育器的避孕作用。第 1 种是诱导子宫内膜的局灶性炎症反应，杀灭精子。第 2 种是影响卵子转送和（或）直接杀灭卵子作用（含铜器械）。第3种是应用孕酮包被的器械，例如左炔诺孕酮-

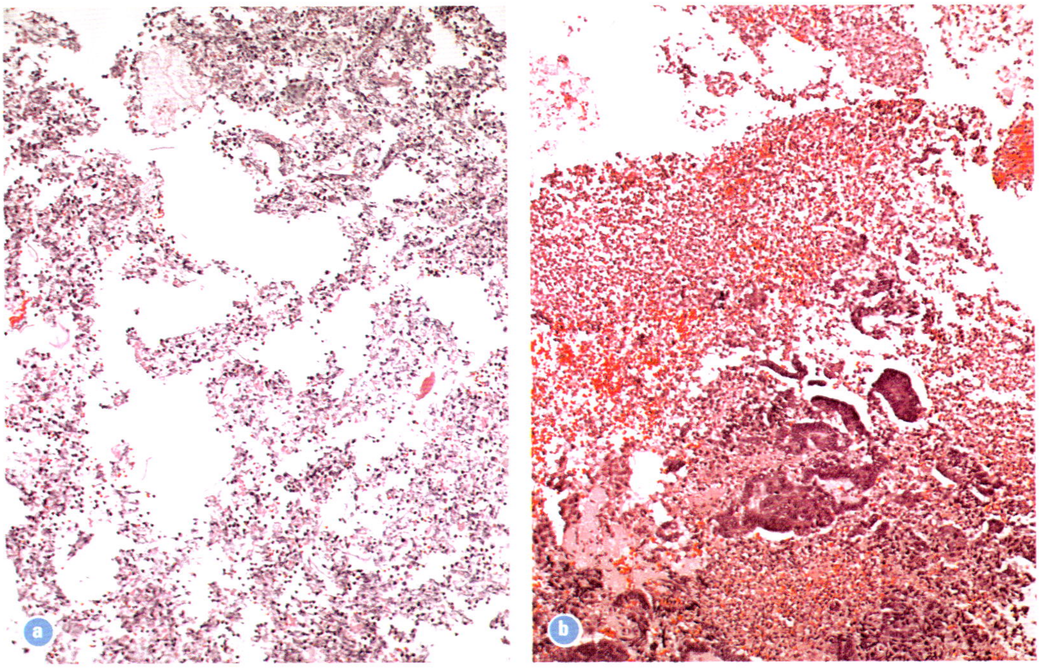

图 16.24　(a）子宫积脓，伴有明显的急性炎性渗出和细胞碎屑；(b）伴有腺癌（下部中心）。

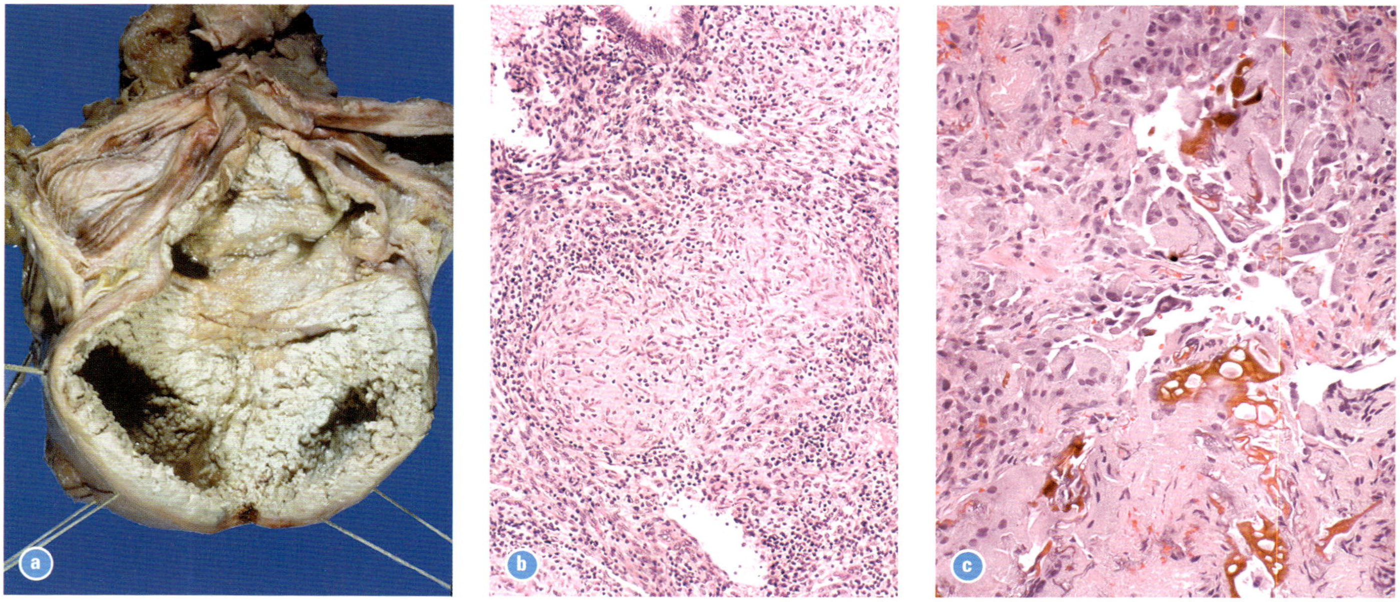

图 16.25 （a）子宫内膜结核的大体病理学。子宫内膜腔已被切开，显示明显的干酪样坏死。（b）肉芽肿的显微镜下所见。（c）与近期子宫内膜切除有关的巨细胞反应。

20（Levonorgestrel-20）宫内节育器，是通过激素自身的直接作用抑制子宫内膜和输卵管黏膜。这被认为是直接抑制种植[79]。

据估计，应用铜质避孕器的妊娠率为每应用100年略小于 1。孕酮包被避孕器的妊娠率明显较低，为每应用100年大约为0.1。在这两组中，这些妊娠百分率的不一致（高达 25%）在本质上是异位妊娠[78]。

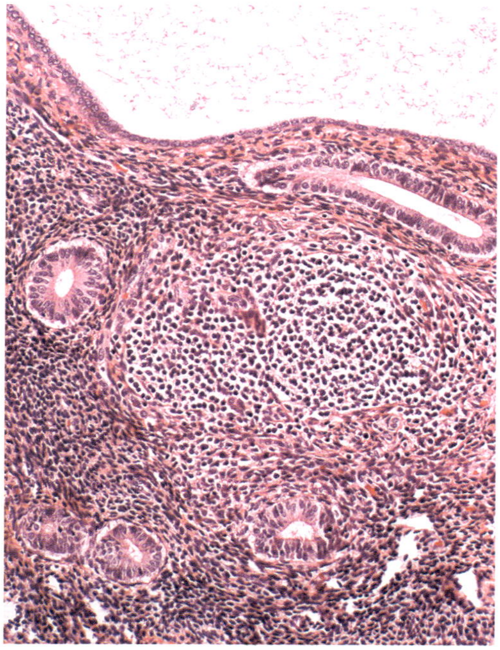

图 16.26 伴有淋巴细胞聚集的非特异性炎症，与脱垂有关。

放入宫内节育器之后细菌感染的危险性很低，而且不是其应用的禁忌证。研究表明，宫内节育器不增加性传播性疾病的危险性，虽然在易于感染的女性中不鼓励放入铜质宫内节育器，例如HIV感染的个体[80, 81]。已发表的文章显示，宫内节育器最常见的并发症是放线菌病（以色列放线菌）。但是，宫内节育器与放线菌病的相关性是有争议的。已经认识到的是：（1）尽管应用宫内节育器的女性在 3 000 000 以上，已报告的与宫内节育器有关的盆腔放线菌病仅有几百例；（2）移除的宫内节育器在组织学上可见放线菌颗粒者少于0.5%；（3）从女性生殖道常常可以培养出放线菌，被认为是固有的菌群；（4）超过 120 000 例的住院患者中，与盆腔放线菌病有关者不足1例；（5）放线菌病的危险性很低，即使是在应用宫内节育器的情况下[77, 82]；（6）尽管如此，长期随访显示，与宫内节育器有关的盆腔放线菌病病例巴氏涂片可以检测到放线菌[83]。因此，尽管有争论，在应用宫内铜避孕器时，大量微生物灶状聚集的危险性的确增加，虽然危险性小，而且只发生于部分应用者。

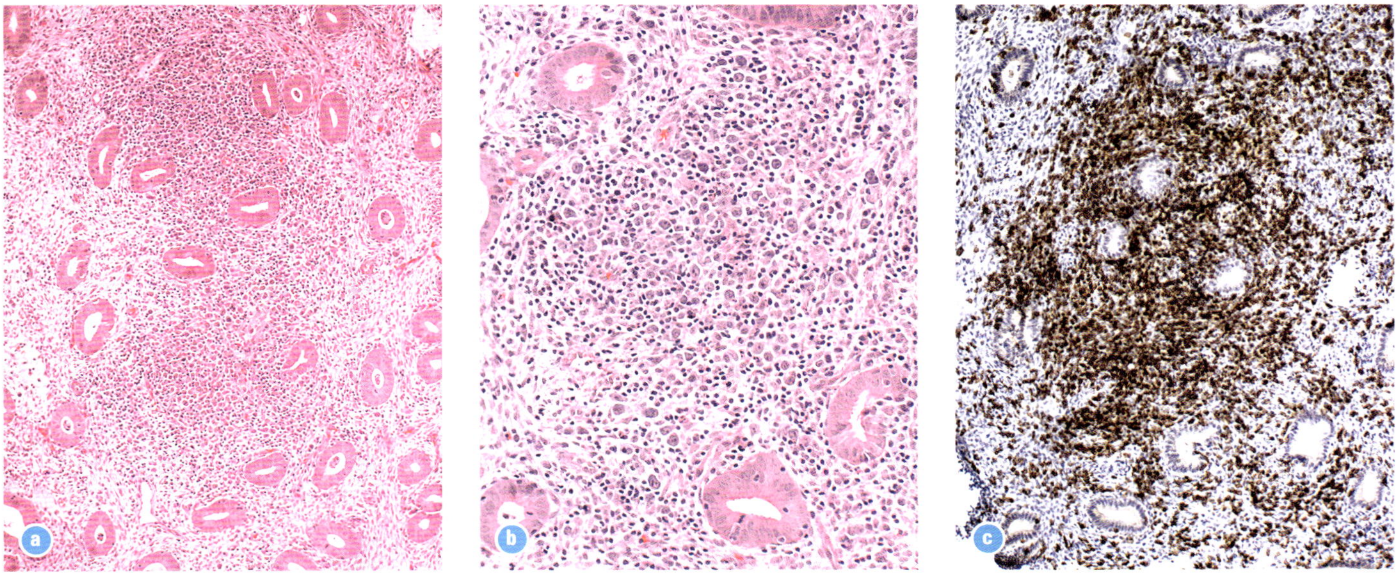

图 16.27 （a, b）新近接受锥切活检女性的子宫内膜中可见明显的淋巴细胞浸润。没有浆细胞出现。（c）CD3（多克隆）染色强阳性。

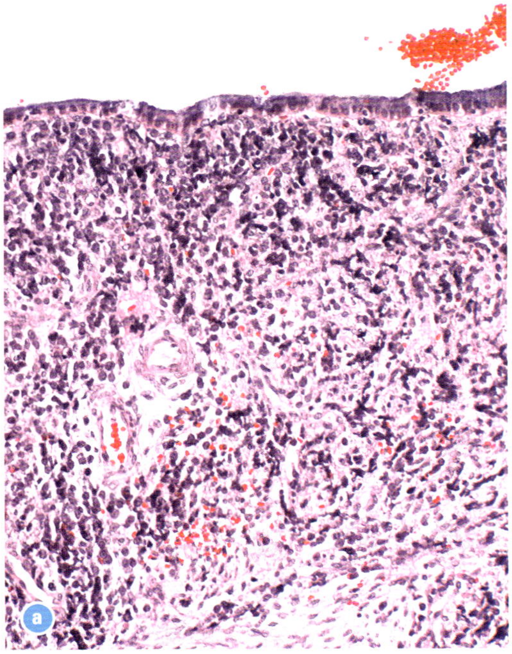

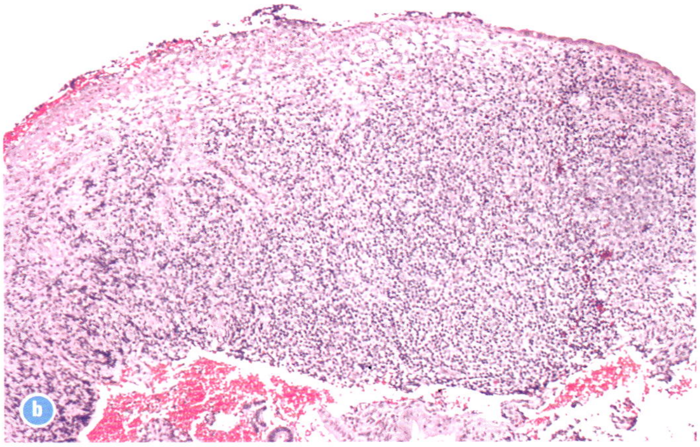

图16.28 （a）子宫内膜淋巴瘤，由均匀一致的淋巴细胞浸润组成。（b）慢性子宫内膜炎，密集的浆细胞和淋巴细胞浸润。

使用宫内节育器且伴有放线菌病的患者，治疗选择包括单独随访、应用抗生素治疗而不取出宫内节育器、取出宫内节育器同时给予治疗或不给予治疗，以及在清除放线菌之后再放置宫内节育器。不取宫内节育器病例的治疗67%获得成功，而当取出避孕器时治疗成功率为100%[83]。总之，如果发现放线菌，则选择取出宫内节育器，尽管尚有争论[77, 83, 84]。应该注意的是，有可能与伴随宫内节育器出现的类似于放线菌的硫黄颗粒（假放线菌放射状颗粒，或PAMRAG）相混淆。如果没有其他指征，出现这些人工假象可能无须取出宫内节育器[85]。

宫内节育器伴有许多炎症性改变，包括以下方面：(1) 由于炎症改变或局灶性孕酮作用引起梭形间质（图16.29a)；(2) 鳞状化生（图16.29b)；(3) 表层非典型性修复（图16.29c)；(4) 少数病例中，明显的炎症伴有肉芽组织形成（图16.29d)[86]。浆细胞也可以出现。最重要的病原体是放线菌（图16.30a, b)，必须与假放线菌放射状颗粒鉴别（图16.30c)。

黏膜下平滑肌瘤 Submucosal leiomyoma/fibroid

黏膜下平滑肌瘤（SMF）患者常见于异常子宫出血[1]。虽然子宫内膜取材可能检查不到黏膜下平滑肌瘤，但见到几乎没有腺体的表层功能层（无腺体功能层）时，应该考虑这种病变（图16.31a, b)。如果我们看到2条或2条以上至少2mm长的无腺体功能层，则可做出如下诊断：条状无腺体功能层，提示黏膜下平滑肌瘤（建议结合临床）。

需要引起注意的是，并非所有无腺体功能层均提示黏膜下平滑肌瘤，其出现可能与其他病变混淆，包括萎缩、激素替代治疗（图16.32a)、息肉以及少见的子宫内膜间质肿瘤（间质结节、间质肉瘤和腺肉瘤）(图16.32b, c）甚或淋巴瘤（图16.28)。鉴于这种情况，任何高度富于细胞的无腺体间质病变都应该进一步取材进行检查。

激素疗法 Hormonal therapy

激素疗法（表16.8）包括多种方案，目的是为了持续性避孕[86, 87]、暂时性（应急）避孕[88]、控制功能障碍性子宫出血[89]、治疗子宫内膜炎[90]、绝经期的激素替代治疗[91]、减少卵巢癌（口服避孕药）和乳腺癌（他莫昔芬）的危险性[87, 92]、减小平滑肌瘤大小（Lupron)[93]以及作为早期子宫内膜肿瘤的一线治疗[94]。激素治疗对于形态学的影响至少可以分为5种不同的类型，包括口服避孕药、短期孕酮治疗异常出血、短期或长期应用强效孕酮治疗（例如甲地孕酮)、绝经期激素替代疗法以及应用其他复合物治疗（例如他莫昔芬)。

口服避孕药 Oral contraceptives

自从20世纪60年代开始应用以来，至少已开发了4代口服避孕药（OCP)[87]。早期制品伴有许多并发症，例如血管意外和心肌梗死（因为剂量较高）以及子宫内膜癌的危险性增加（连续性制品)[87, 95]。现在的制品是持续性联合应用雌激素和孕酮。目前，美国有1000万女性而全世界有1亿以上的女性应用口服避孕药。妊娠的危险性大约为每100名应用者中有5名，年年应用者每100名女性中有1名。口服避孕药的益处包括减少卵巢和子宫内膜癌以及或许还会减少直肠癌的危险性。口服避孕药的危险主要是心血管方面的，表现为心肌梗死、静脉血栓形成和缺血性卒中。所有这些危险在吸烟的女性中更加显著[87, 96]。

表16.8 子宫内膜的混合性结构

原因	结构
激素治疗	
口服避孕药（图16.33）	小的（微小）管状腺体
	分泌耗竭
	梭形间质
醋酸甲羟孕酮（图16.34）	不同的腺体
	假蜕膜变的间质
甲地孕酮（图16.35）	小的、裂隙样腺体
	过度的假蜕膜反应
	Arias-Stella作用（罕见）
连续性（激素替代治疗）（图16.37）	管状腺体
	梭形间质
	不同的分泌期改变
他莫昔芬（图16.38）	类似于激素替代治疗
	息肉
无排卵＋孕酮作用	
附加排卵（图16.39c）	囊性腺体
	分泌耗竭
附加孕酮治疗（图16.39a）	囊性腺体
	不同的分泌期改变
	假蜕膜
分泌成熟改变	
由于CL发生缺陷（图16.40）	分泌转换不足
管状，分泌耗竭性腺体	
由于克隆性改变（图16.41）	界限清楚
	假复层腺体
	分泌成熟

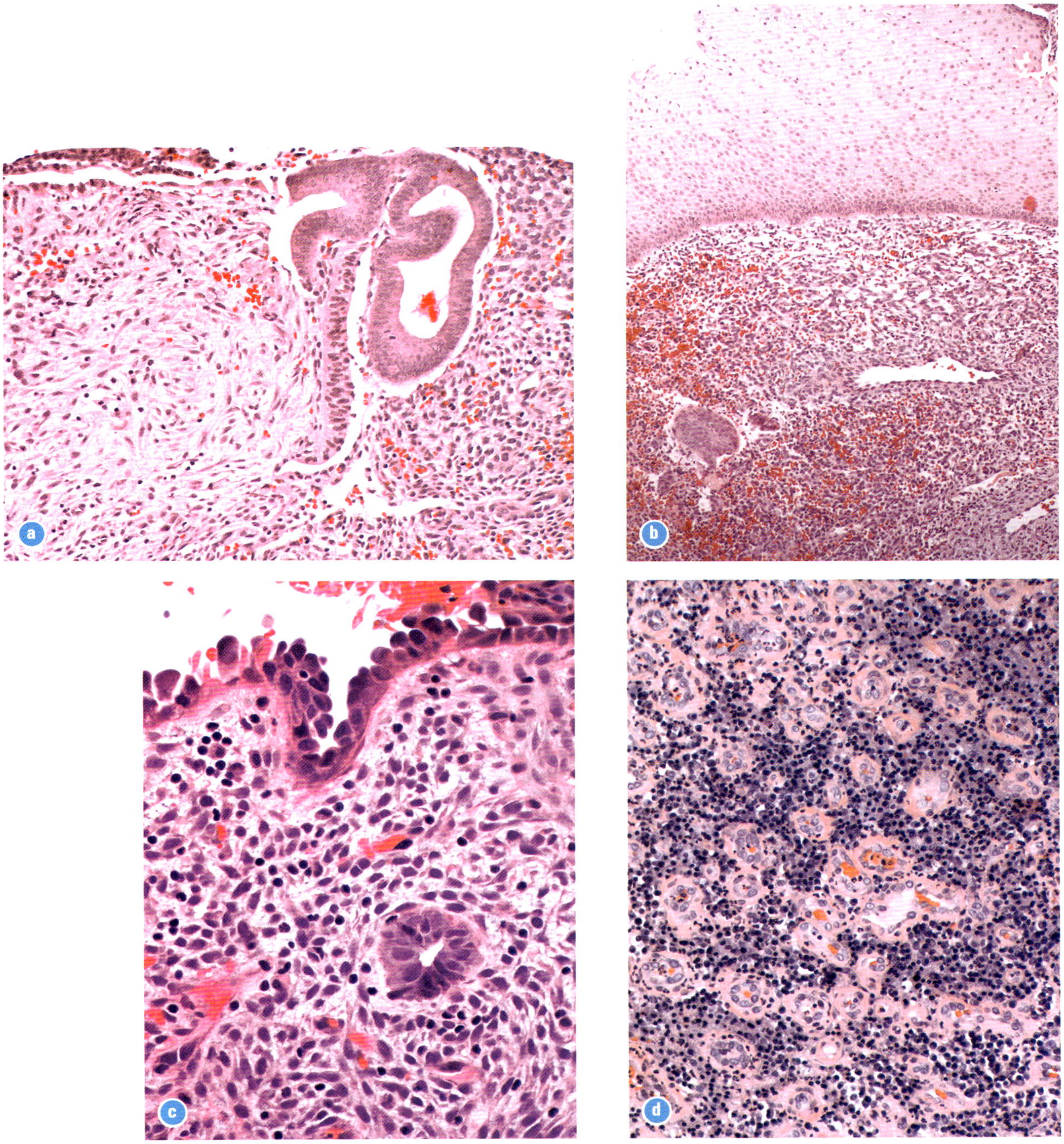

图16.29 与宫内节育器有关的子宫内膜改变。(a)间质改变(假蜕膜变，左)与孕酮包被的器械有关。(b)鳞状化生。(c)表层反应性改变伴有非典型性。(d)与埋在肌层内长期存在的宫内节育器械有关的肉芽组织。

在无保护性性交5天之内可以采用应急性避孕，包括合成的雌二醇-左炔诺孕酮(Yuzpe方案)和单一左炔诺孕酮治疗，给予以上两种(Yuzpe方案)或双倍剂量[97]。

出血常见于口服避孕药的女性，尤其是在应用的前3个月[98]。几乎没有危险性，但是如果出血持续，则有必要进行子宫内膜活检以排除器质性原因。一线处理通常包括分析患者的病因(较常见的因素)，必要时调整激

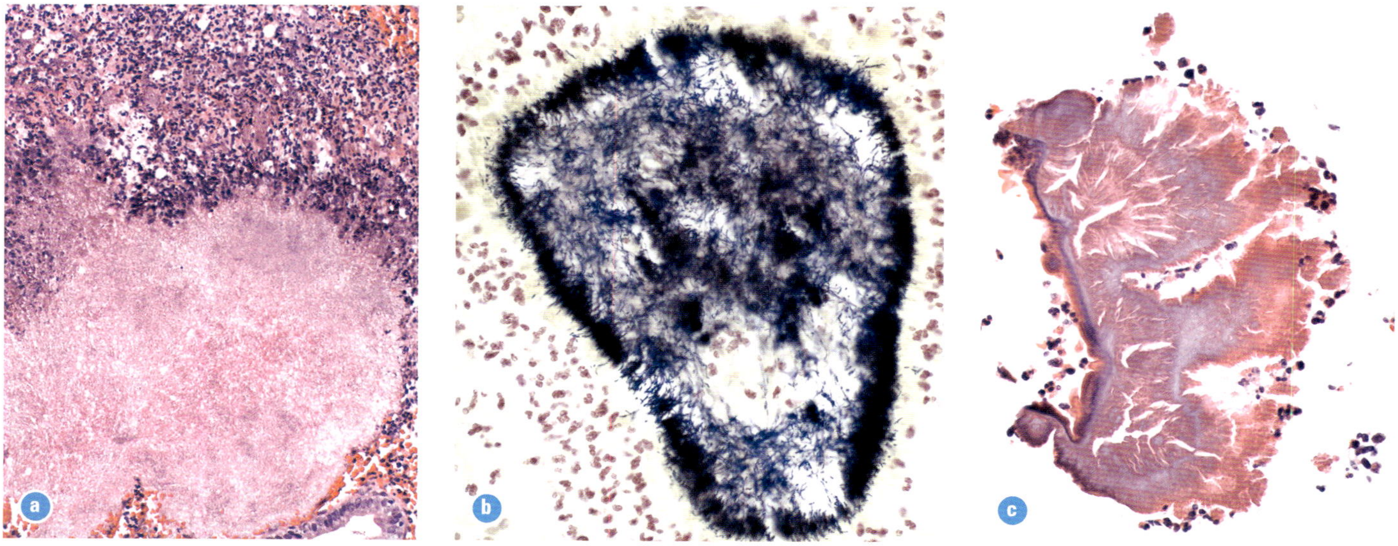

图 16.30 (a) 放线菌颗粒。(b) 革兰染色显示菌丝。(c) 假性放线菌放射状颗粒 (PAMRAGs)。

素治疗方案[98]。

病理医师见到的来自口服避孕药患者的活检，通常是已经发生了异常出血。口服避孕药作用的形态学标志是进行性变小的腺体（微小管状腺体），内衬立方上皮细胞，空泡小或没有空泡（图16.33a, b）。间质轻度水肿，间质细胞呈梭形表现。这种结构被认为是持续性联合应用雌激素和孕激素的结果。它与月经晚期子宫内膜的区别是缺乏较大的腺体、假复层结构和特征性的间质。通过间质的改变、均匀一致的小腺体和患者的年龄可与萎缩鉴别。现在应用的另一种避孕药是醋酸甲羟孕酮注射液（Depo-Provera）。其表现类似于下面所述的孕酮治疗。

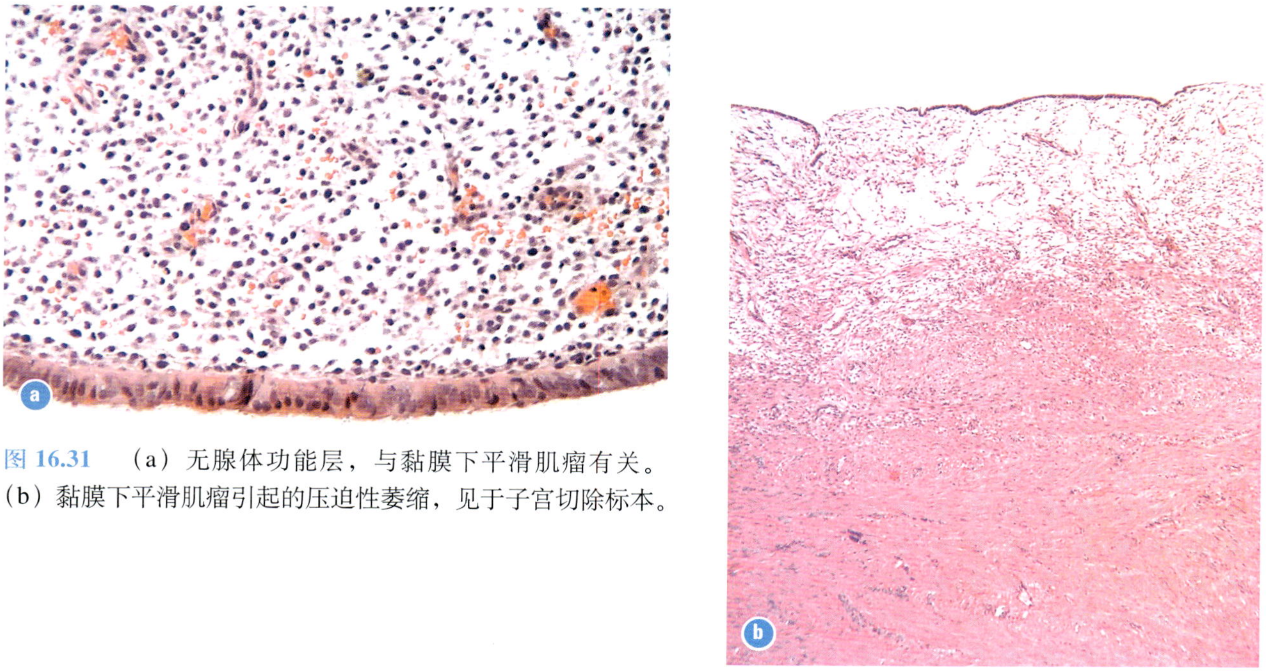

图 16.31 (a) 无腺体功能层，与黏膜下平滑肌瘤有关。(b) 黏膜下平滑肌瘤引起的压迫性萎缩，见于子宫切除标本。

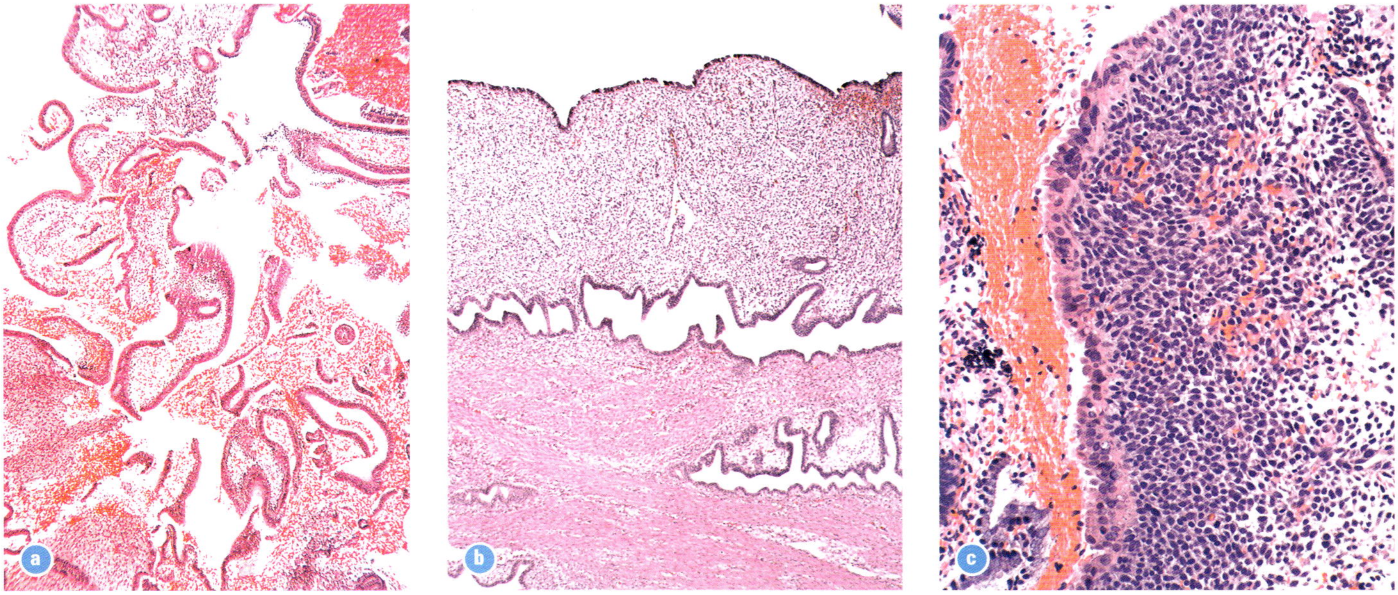

图16.32　(a) 激素替代治疗，表层功能层变薄，类似于黏膜下平滑肌瘤的作用。(b) 子宫内膜腺肉瘤，表层无腺体。(c) 腺肉瘤的高度富于细胞的条状肉瘤性间质。

孕酮治疗 Progesterone administration

无排卵、异常出血或诊断为子宫内膜增生症的妇女常常周期性应用外源性孕激素（醋酸甲羟孕酮，Provera）治疗[99]。与口服避孕药不同，其作用局限于孕酮，并产生较明显的假蜕膜性间质反应，伴有多种腺体改变（图16.34）。后者典型地表现为无活性的管状腺体和显示分泌作用的腺体混合存在。早期，腺体上皮细胞复层化轻度减少，核的大小和核分裂像相应减小。长期

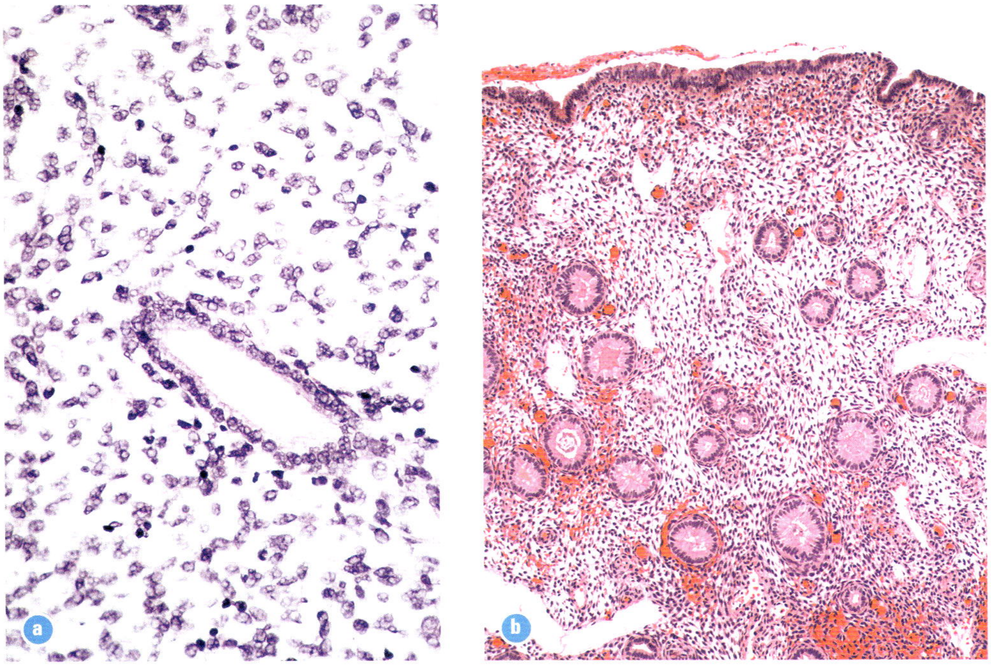

图16.33　(a，b) 口服避孕药的作用，伴有管状腺体和一系列的腺体分泌耗竭。

应用时，腺体非常类似于口服避孕药的效果；但是，间质的改变更为明显。腺体的形态可有相当大的变化，尤其是当存在息肉时。不同程度的囊性腺体改变也可见到，在应用孕酮时，不必要解释为是先前无排卵的结果。

强效孕酮 Strong progestins

强效孕酮，例如甲地孕酮（Megace），用于治疗严重的月经过多或非典型增生[100-102]。这种激素产生比较明显的间质改变，包括显著的假蜕膜效应伴有铺路石样排列的多角形间质细胞。应用高剂量强效孕酮治疗，腺体可能变小，呈管状、囊性以及裂隙样（图16.35a, b）。可见明显的无腺体功能层，不要与黏膜下平滑肌瘤的影响相混淆。

长期孕酮治疗产生的一种容易混淆的病变是在刮宫标本中出现片状无定形的功能层。这是由激素刺激的撤退引起的，导致完整的坏死性假蜕膜（假蜕膜性管型）全部脱落（图16.36）。鉴别诊断包括月经期子宫内膜改变（膜性痛经）（图16.2c）[103]、坏死性妊娠期子宫内膜、坏死的平滑肌、纤维素和坏死的息肉。主要应该排除的是妊娠，通过病史一般可以排除。

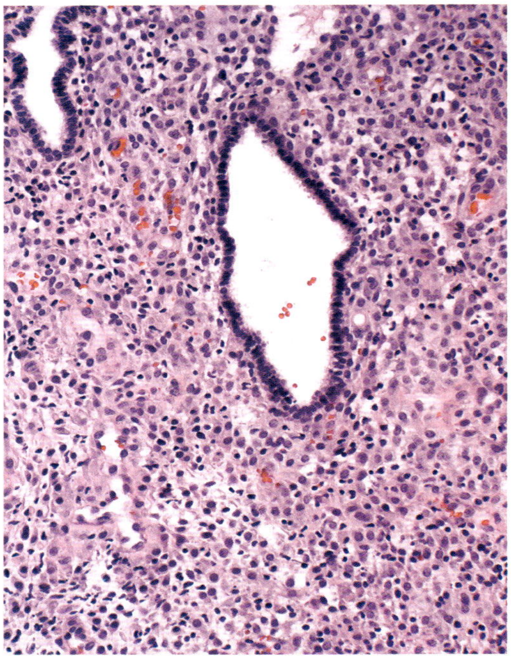

图16.34 孕酮（醋酸甲羟孕酮）作用伴有变薄的耗竭的腺体和假蜕膜。

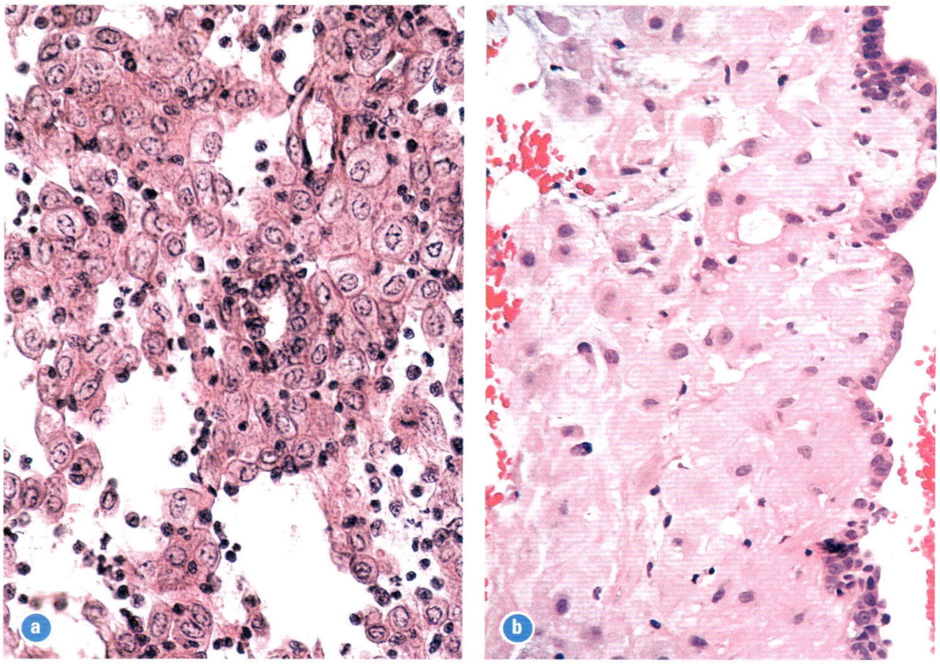

图16.35 甲地孕酮作用伴有（a）微小管状腺体和明显的多角形假蜕膜细胞，（b）明显的假蜕膜改变形成带状无腺体功能层。

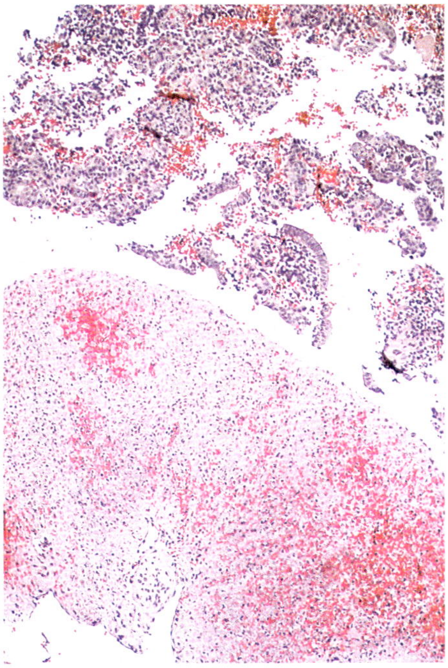

图 16.36 强烈激素作用形成的变性的假蜕膜管型，随后撤退出血。注意附近再生的基底层，伴有残留的间质崩解（上面）。

激素替代治疗 Hormonal replacement therapy

激素替代治疗（HRT）一般是连续应用雌激素－孕激素治疗[104]。活检中典型的发现是几种成分混合存在，包括在无特征性的间质中出现呈静止表现的管状腺体（图 16.37a）和不同程度的间质解体（图 16.37b）。其他典型的表现包括输卵管化生或其变型嗜酸性化生，以及不同程度的合体上皮细胞巢，这是修复的特点（图16.37c）。本质上，激素替代治疗产生变薄失活的子宫内膜，伴有管状腺体稀少以及最重要的表面上皮缺乏，核分裂活性减少。一般缺乏见于口服避孕药中的梭形间质和明显的腺体皱缩。

诊断：良性子宫内膜碎片，伴有符合激素替代治疗的腺体和间质改变。

激素替代治疗的患者可能需要单一雌激素制剂，或对雌激素成分高度敏感。在这种情况下，可能会见到与非对抗性雌激素作用相符合的表现（图16.37d）。此时，应该对这种现象做一注释说明雌激素作用过多，提醒临床医师可能需要改变剂量[105]。

诊断：良性子宫内膜碎片，伴有符合非对抗性雌激素或雌激素对抗不足作用的改变。

他莫昔芬 Tamoxifen

目前推荐应用他莫昔芬预防和治疗乳腺癌[106, 107]。他莫昔芬治疗患者的组织学表现基本上是子宫内膜失活，类似于激素替代治疗（图 16.38a）。他莫昔芬也与子宫内膜息肉（可能是多发性的）（图 16.38b）和多种子宫内膜肿瘤有关，例如腺肉瘤和恶性混合性Müller肿瘤[107-110]。

克罗米芬治疗 Clomiphene therapy

众所周知，克罗米芬治疗可产生分泌性改变，伴有明显的核下空泡（图 16.38c）。

混合性结构的子宫内膜（表 16.8） Mixed pattern endometria

最常见的混合性结构是由激素治疗引起的，通过注意上述的类型结合临床资料通常可以识别。这一部分讨论的是那些显示腺体不同步的病变。子宫内膜炎可能伴有子宫内膜不同步，认为不属于这种类型。“混合性结构”子宫内膜的定义是出现由增生期和分泌期结构组成的改变。除少数病例外，混合性结构不显示分泌腺体的核分裂活性。

除了激素治疗和辅助生殖以外，混合性结构的子宫内膜分为 3 种类型：（a）偶尔发生的排卵；（b）卵泡生成的固有障碍；（c）克隆事件导致腺体结构或子宫内膜本身明显不同。

无排卵激素治疗之后或排卵 Anovulation followed by hormonal therapy or ovulation

这种结构显示管状腺体伴有囊性扩张和不同的间质改变。出现明显的假蜕膜改变提示孕酮治疗（图 16.39a）。读者应该注意，大量的单一孕酮治疗也会产生囊性腺体改变（图 16.39b）。

如果无排卵之后出现排卵（图16.39c），子宫内膜将会显示含有分泌性特征的大小不规则的腺体，伴有典型分泌期的水肿性间质。或者，可见明显的空泡，虽然尚不清楚这种表现是否为排卵的指征（图16.39d）。核分裂活性可能缺乏，有些腺体可有输卵管化生。这是无排卵结构随后出现排卵的形态特点。

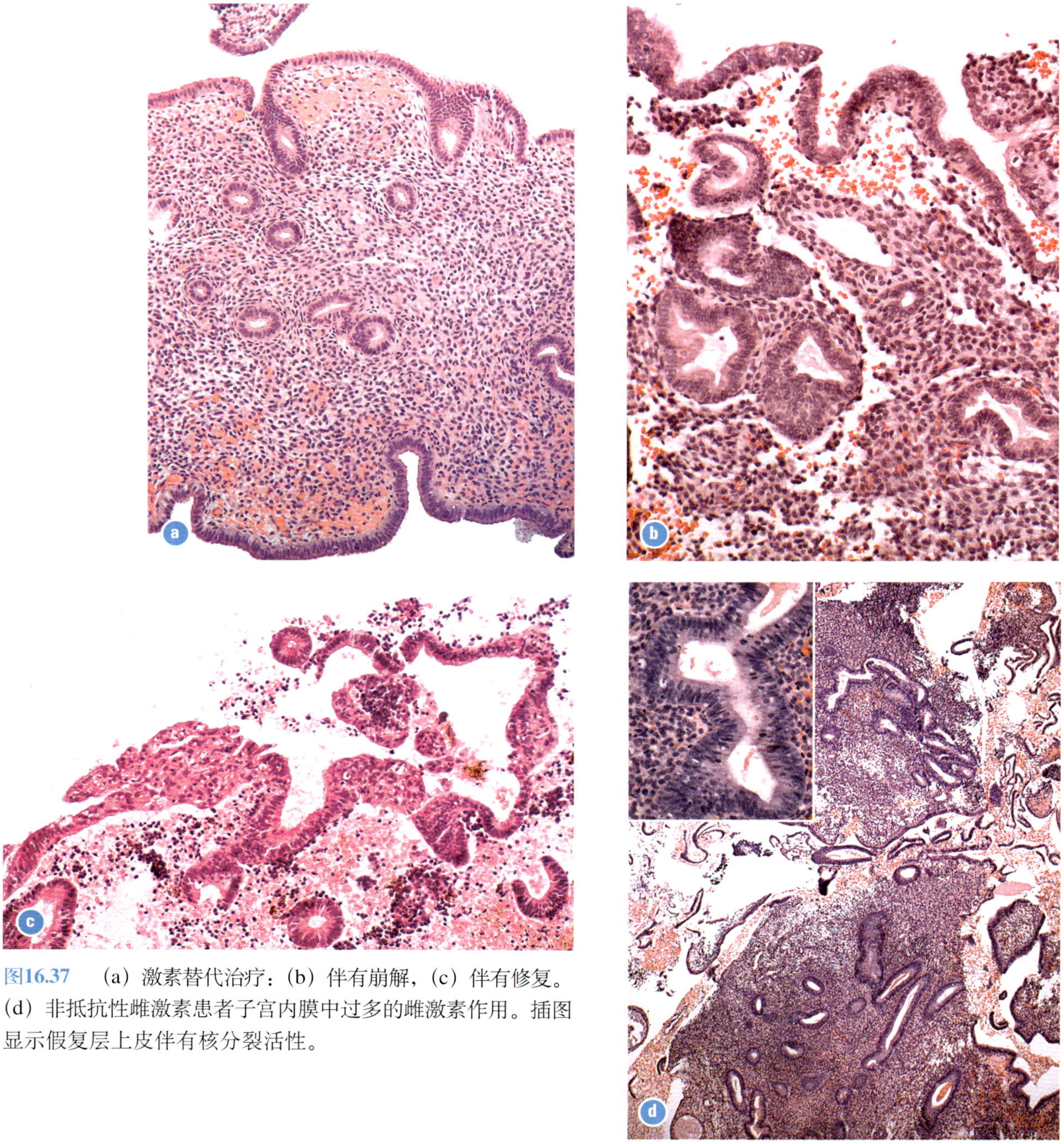

图16.37 (a) 激素替代治疗：(b) 伴有崩解，(c) 伴有修复。(d) 非抵抗性雌激素患者子宫内膜中过多的雌激素作用。插图显示假复层上皮伴有核分裂活性。

对以上做出的*诊断名称*包括：伴有分泌期和增生期混合性结构的子宫内膜改变。这种结构可能与无排卵和并发的排卵或激素（孕酮）治疗有关。

分泌成熟的固有障碍

Intrinsic disturbances in secretory maturation

分泌成熟的固有障碍，可以是由反映整体情况的来自卵巢的信号不足造成的，也可以是靶组织的局部现象。在第一种情况下，可能有分泌成熟不足的证据，特点是腺体微小，上皮呈假复层，伴有或不伴有核下空泡，或出现较晚期的间质改变，呈现分泌中期的特点（图16.40）。持续存在的管状腺体进入第19天或19天以上，提示卵泡成熟未达最佳标准，缺乏黄体形成，或子宫内膜反应不足。本质上是分泌转换缺陷。分泌成熟的改变

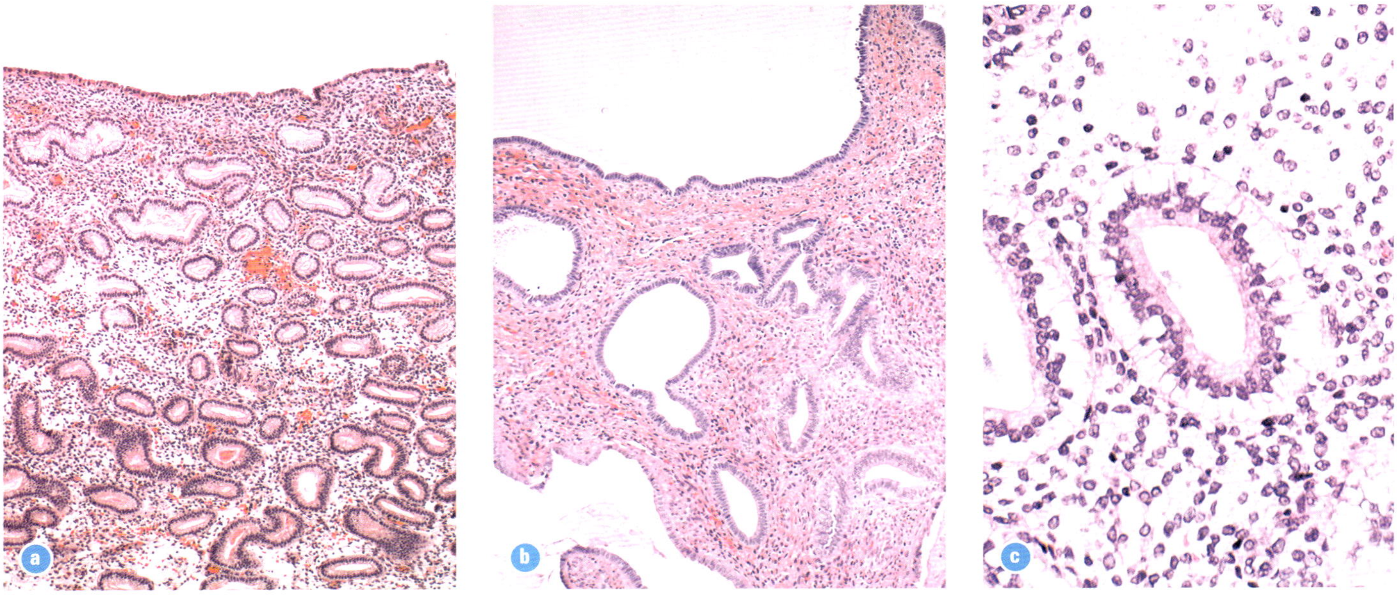

图16.38 （a）他莫昔芬，类似于激素替代治疗。（b）他莫昔芬相关性息肉。（c）克罗米芬治疗作用。表现为明显的柱状核下空泡（“高柱状空泡”）。

一般较常见于接近绝经期，这是这种病变的最终结果，此时由于缺乏黄体，卵泡变性，出现弥漫性间质崩解。这种结构非常类似于激素替代治疗，后者的特点是管状腺体核分裂静止和无特征的间质改变。

对以上病变的*诊断名称*包括：子宫内膜改变伴有分泌成熟延迟。这种结构可能由激素治疗或月经周期改变引起（建议结合临床）。

引起混合性腺体表型的克隆事件
Clonal events leading to mixed gland phenotypes

在第3种情况中，克隆事件引起混合性腺体表型（图16.41a, b）。这是最不常见的混合性结构，表现为在其他方面正常的分泌期子宫内膜中，散在有假复层腺体，有时伴有核分裂活性。根据所有的表现，这种结构是子宫内膜腺体的两种生理学群体并列存在，一种是正常进展的分泌期，另外一种是瞄准散在腺体的分子事件造成的发育延迟。最合理的解释可能是克隆事件导致这种转换所需要的基因丢失，例如编码孕酮受体的基因。的确，在这种情况下孕酮受体可能丢失。如果这种改变为局灶性，而且分泌期子宫内膜的其他方面表现正常，这种现象对于生育的影响似乎微不足道。分子紊乱可能存在于大多数生育年龄妇女的子宫内膜中，这种表现是引人注意的[111]。

绝经后子宫内膜
POSTMENOPAUSAL ENDOMETRIUM

50岁之后一个令人惊奇的现象是，少数子宫内膜标本显示典型的增生期或分泌期子宫内膜改变，或出现继发于持续性卵泡的形态变化。相反，绝经后子宫内膜可以出现下列表现中的其中一种，它们按发生频率的降序排列。

静止性 Inactive

“静止性”这一术语与其说是功能性，倒不如说是描述性术语，因为静止性表现的形态可以见于排卵脱落的末期、口服避孕药或替代治疗之后，以及在绝经时从周期性向萎缩性子宫内膜过渡期间。从本质上看，其定义

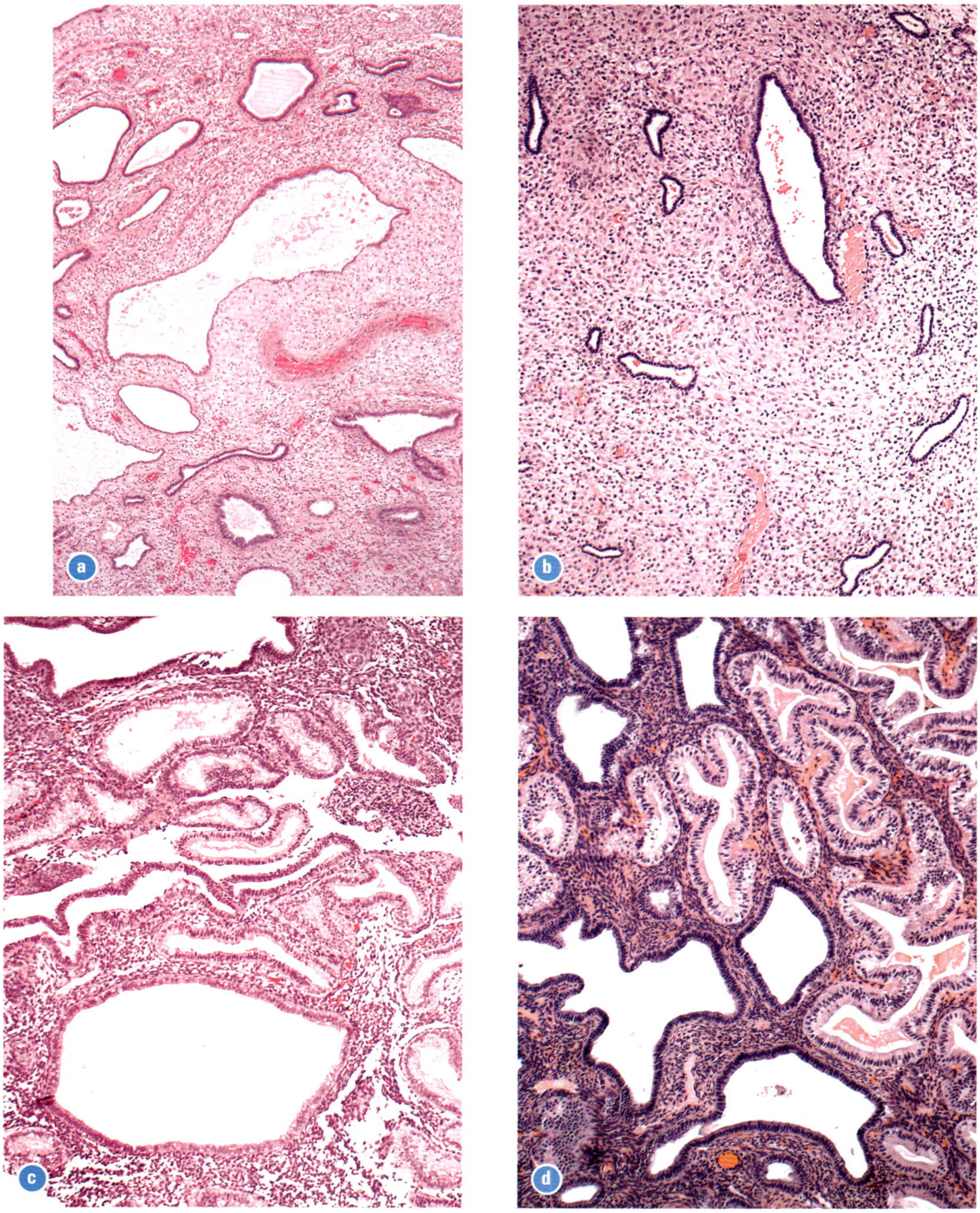

图16.39 (a) 无排卵之后应用孕酮。(b) 明显的孕酮作用可能类似于无排卵有关的囊性改变。(c) 无排卵之后的排卵。(d) 混合性结构伴有明显的核下空泡，提示近期排卵或激素情况改变。

是稀疏的管状腺体，缺乏核分裂活性。静止性和萎缩性结构之间的不同只是一种程度而已。实际上，静止性子宫内膜的诊断应该有所节制，而且仅仅发生在短暂现象之后，例如激素治疗或已被排除的月经晚期结构。否则，诊断应该反映病变（例如激素作用、月经晚期等等）。

萎缩 Atrophy

如果激素替代疗法不受欢迎，见到这种绝经后自然形态的机会可能逐渐增加。未接受激素替代疗法的绝经后女性的子宫内膜，一般是由稀疏变薄的表层上皮条索

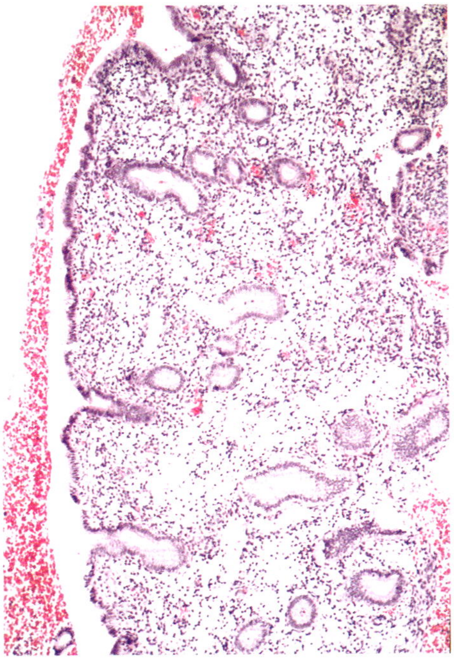

图 16.40　伴有结构不同步的月经周期改变。这种结构与新近激素治疗不能区别。

组成，伴有少量的下层间质（图16.42）。这种结构是绝经后女性良性改变谱系的一端，这个谱系的另外一端是有明显的雌激素作用。

过量雌激素的作用 Excess estrogen effect

持续应用雌激素的女性可以出现一系列的子宫内膜改变。第1种改变非常类似于联合性治疗，通过适当的低水平雌激素替代可以达到。第2种改变是特征性的增生期子宫内膜，根据定义，它使子宫内膜癌的危险性增加了几倍。绝经后女性过量雌激素作用发生癌的危险性高于围绝经期患者有排卵持续性雌激素作用，这种说法并不为过。第3种改变明显少见，由伴有腺体扩张的增生期子宫内膜组成，类似于无排卵（图16.37d）。后两种改变的任何一种都可能见于雌激素治疗或内源性雌激素作用（肥胖、卵巢皮质间质增生）。

*当见到过量雌激素作用时，可以做出以下诊断：*增生期（伴有或不伴有囊性腺体）子宫内膜，符合非对抗性雌激素或对抗不足雌激素作用。应该注意并提示医师这种病变，以及随后发生子宫内膜肿瘤的危险性增高。

妊娠或妊娠后 / 产后子宫内膜 CURRENT OR POST-PREGNANCY/POST-PARTUM ENDOMETRIUM

处理近期妊娠患者所面临的最重要问题包括除外异位妊娠、证实或除外残留的妊娠产物、排除滋养细胞肿瘤及其他病变，例如子宫内膜炎。前3种包含在胎盘一章早期妊娠疾病之下，第4种在前面的子宫内膜炎中提

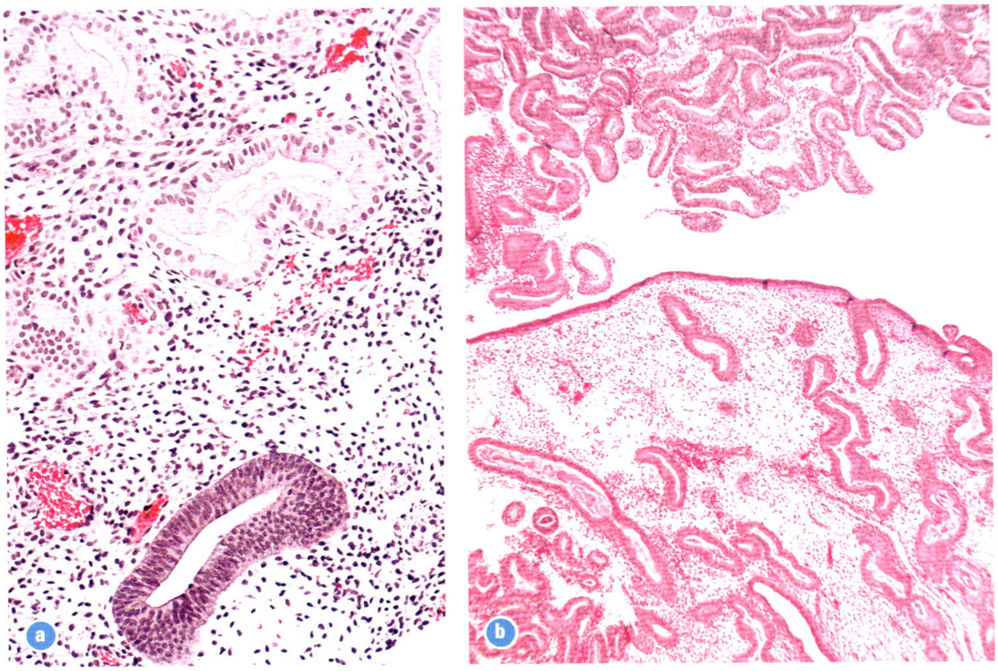

图16.41　(a) 由于对孕酮没有反应的克隆性腺体而形成的混合性结构。腺体似乎具有孕酮受体通路缺陷。(b) 增生期子宫内膜（下方）与轻度密集且一致的克隆性腺体（上方）并存。后者不符合子宫内膜上皮内肿瘤形成的标准。

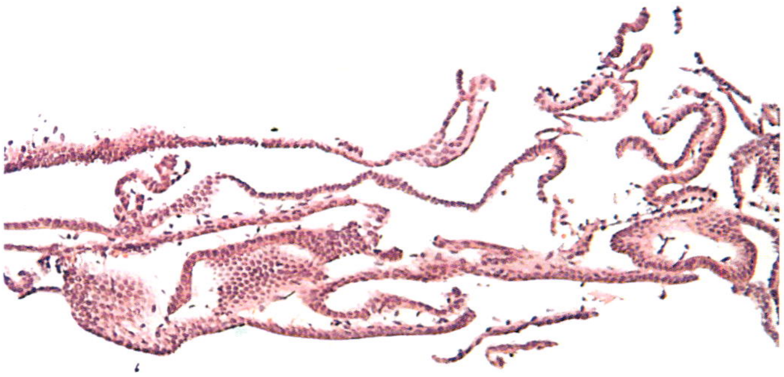

图 16.42　萎缩性子宫内膜伴有条状变薄的表面上皮。

及。这个讨论将局限于单纯评论结构，这些结构可能在怀疑的或没有怀疑的妊娠中遇见。这一话题将在第32章详细讨论。

蜕膜 Decidua

蜕膜的全名是真蜕膜（decidua vera），相当于在黄体影响下的妊娠期子宫内膜。蜕膜必须与*前蜕膜*（predecidua）鉴别，后者意味着黄体期，对于妊娠没有诊断意义；还应与*假蜕膜*（pseudodecidua）鉴别，如前所述，假蜕膜除了不是由妊娠引起以外，在形态学上与蜕膜类似，包括由外源性孕酮引起的间质改变。子宫内膜以外部位见到的妊娠间质改变，包括宫颈（蜕膜性息肉）和上生殖道（输卵管、卵巢皮质和腹膜），属于*异位蜕膜*（ectopic decidua）范畴。

蜕膜的特点是核小而圆，胞浆丰富，螺旋小动脉不明显。可见不同程度的炎症（图16.43a）。当目的是除外异位妊娠时，病理医师必须在炎性蜕膜和植入部位蜕膜之间做出鉴别。植入部位蜕膜的特点是核增大深染，核浆比例增高（图 16.7b）。

植入部位 Implantation site

新近植入部位的蜕膜不形成散在的结节，总是伴有Nitabuch纤维素（图16.43b）。类似的改变包括如下几个方面。首先是陈旧性种植部位，特点是具有丰富胞浆的中间滋养细胞均匀一致的结节状积聚（图16.43d）。我们见过1例陈旧性种植部位的蜕膜，取自同时伴有妊娠的女性；因此，植入部位的新旧可能是决定是否可以排除异位妊娠的关键。其次是宫颈或子宫内膜出现玻璃样变性，继发于损伤或梗死，对于意识不到者可能误诊为种植部位；缺乏伴随的滋养细胞有助于排除这种可能性。

Arias-Stella 效应 Arias-Stella effect

Arias-Stella效应的特点是高度分泌的腺体，内衬细胞具有丰富的空泡状胞浆，细胞核增大，常常深染，为多倍体（有时为 16N）。Arias-Stella 效应细胞常常突入腺腔，形成鞋钉样外观（图16.43c）。当这些特征出现于分泌期子宫内膜时，可以做出妊娠的诊断。但是，妊娠的部位（子宫内和子宫外）不能确定。从历史的观点看，Arias-Stella效应的主要诊断误区是将其误诊为子宫内膜透明细胞腺癌。透明细胞腺癌的特征是具有易于识别的核分裂像，包括非典型性核分裂像，可见明显的核仁，腺上皮细胞有弥漫性的非典型性。相反，Arias-Stella效应一般不具有核分裂活性，显示一系列的核非典型性，表现正常的细胞与增大的效应细胞混合存在。可能知之甚少的另外一种诊断误区是将 Arias-Stella 效应误分类为植入部位，尤其是当受累腺体被正切时（图 16.43c，见下）。

子宫内膜常规评估中遇到的良性非典型性 / 人工假象（图 16.37） BENIGN ATYPIAS/ ARTIFACTS ENCOUNTERED IN ROUTINE EVALUATION OF ENDOMETRIUM

这些病变列在表 16.9 中，其中有些前面已经提过，另外一些叙述如下：

脱落（固定）人工假象 Exfoliation（fixation）artifacts

我们见到一种有所增加的常见现象，称为“脱落人工假象”。其特点是增生期和分泌期子宫内膜腺腔细胞解聚，引起子宫内膜腺体内衬呈假微乳头状表现，或在极少数病例中，引起腺腔闭塞（图16.44a, b）。鉴别诊断包

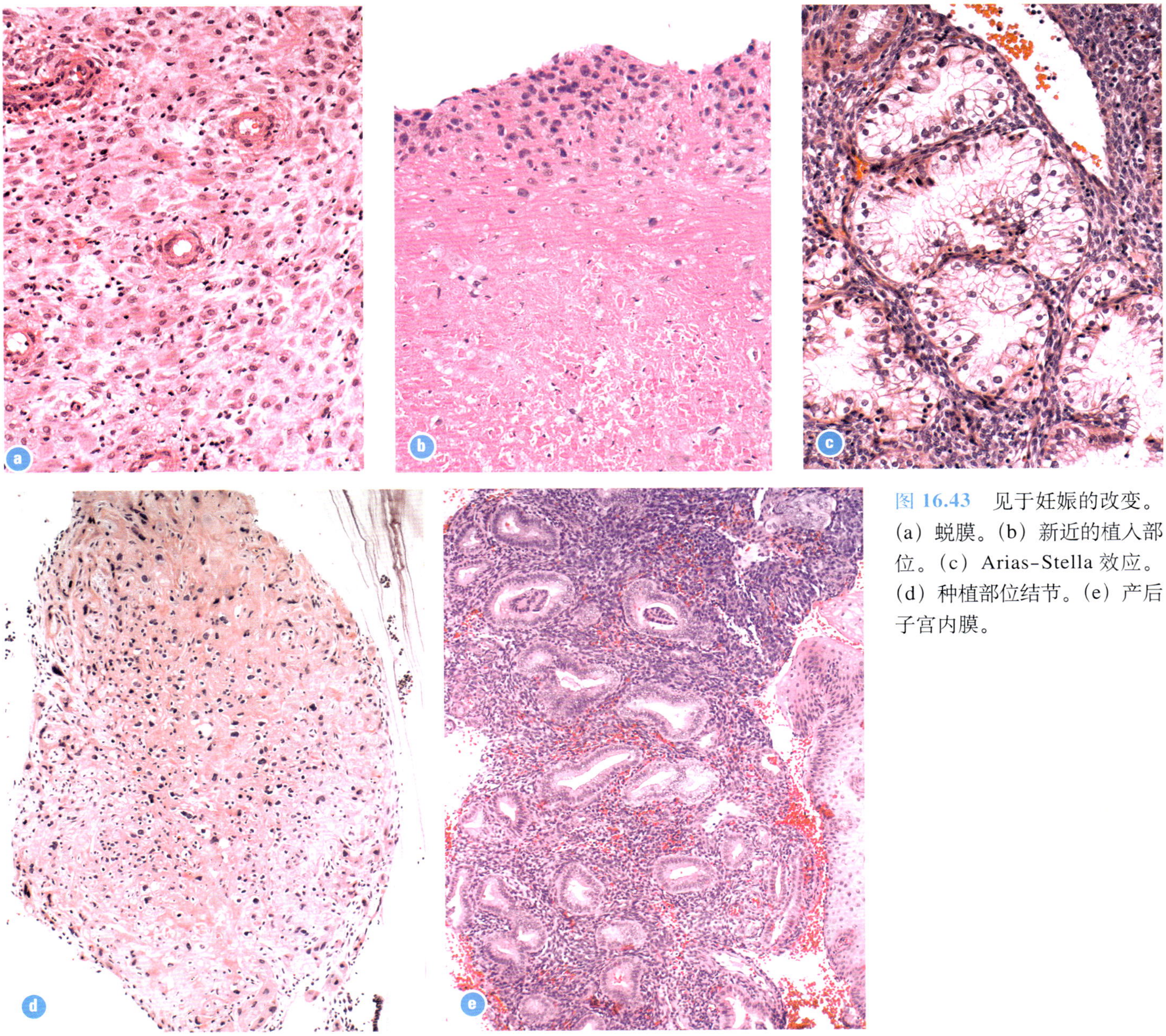

图 16.43　见于妊娠的改变。(a) 蜕膜。(b) 新近的植入部位。(c) Arias-Stella 效应。(d) 种植部位结节。(e) 产后子宫内膜。

括乳头状浆液性癌。但是，以下特征通常可以辨认出这种人工假象：(1) 缺乏核的非典型性；(2) 核浆比例相对较低；(3) 部分区域人工假象与正常表现的子宫内膜混合存在；(4) 改变的腺体附近有轻微的但是可以识别的间质改变，结构的完整性差。这种人工假象的原因尚不清楚，但很可能与宫腔镜检查时液体的滴注有关[112]。

表 16.9　良性子宫内膜上皮非典型性的类型

非典型性主要为细胞性的伴有轻微的结构不规则

放疗	反应性/修复性（子宫内膜炎、修复）（图16.46a）
	Arias-Stella效应（妊娠、产后）（图16.43c, 16.45a）
	Arias-Stella效应样（激素、特发性）（图16.45d）
	病毒性（CMV）
人工假象	肿瘤性（浆液性癌）（图 16.46b, c）
	假癌（月经期）（图 16.3a）
	套叠人工假象（图 16.5d，16.7d）
	脱落人工假象（图 16.44a, b）
	浓缩的物质（图 16.44c）
误区	小细胞未分化癌，类似于崩解
	腺癌碎片，类似于崩解（图 16.3b）
	间质肿瘤，类似于崩解或无腺体的功能层（图 16.32b, c）
	表面浆液性癌，类似于表面反应性非典型性（图 16.46b, c）

CMV：巨细胞病毒感染。

腺体内浓缩物人工假象 Inspissated gland artifacts

腺体内浓缩物人工假象可能是由机械性因素引起的，特点是无定形碎屑进入功能层的表层腺体内。碎屑不含有明显的炎症细胞成分，必须与腺腔内炎症区别（图 16.44c）。

Arias-Stella 样结构 Arias-Stella-like patterns

我们在 4 种情况下见到过这些结构。第 1 种是妊娠期子宫内膜过分的 Arias-Stella 效应（图 16.45a）。第 2 种是妊娠之后或与异位妊娠相关的再生性子宫内膜的 Arias-Stella效应，这种情况不常见，但其特点是独特的增生性腺体与明显的核非典型性共存（图16.45b）。第3种是局限于表面上皮和附近腺体的Arias-Stella效应。这种结构可能类似于植入部位（图16.45c）。第4种Arias-Stella 样变化与激素替代治疗有关（图 16.45d）[113]。由于出现明显的假蜕膜反应，这些结构易于识别。在后一种情况下，重要的是排除透明细胞癌。前者总是显示固定的核浆比例，非典型性趋向于间断性而不是连续性，p53 染色呈局灶性而不是弥漫性增强。

表面上皮变化，包括修复 Altered surface epithelial changes, including repair

这些变化可以表现为几种形式，与产后或流产后子宫内膜、宫内节育器、子宫内膜息肉的退变性改变或黏膜下平滑肌瘤附近的子宫内膜以及绝经后出血有关。典型的变化为局灶性，有时表现为合体细胞，可能伴有间

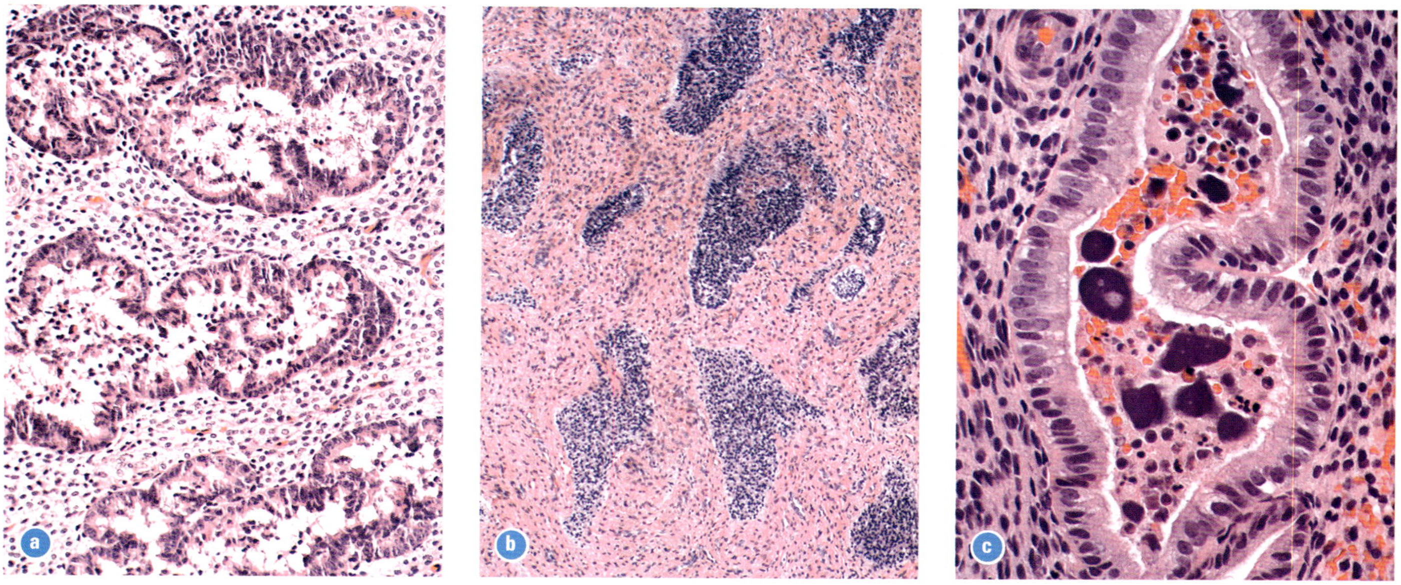

图 16.44　（a）脱落人工假象，类似于浆液性肿瘤或高度分泌性子宫内膜。（b）细胞脱落充满息肉中的腺腔。（c）表层腺腔中可见浓缩的无定形物质，可能是在操作期间（宫腔镜检查）引入的。

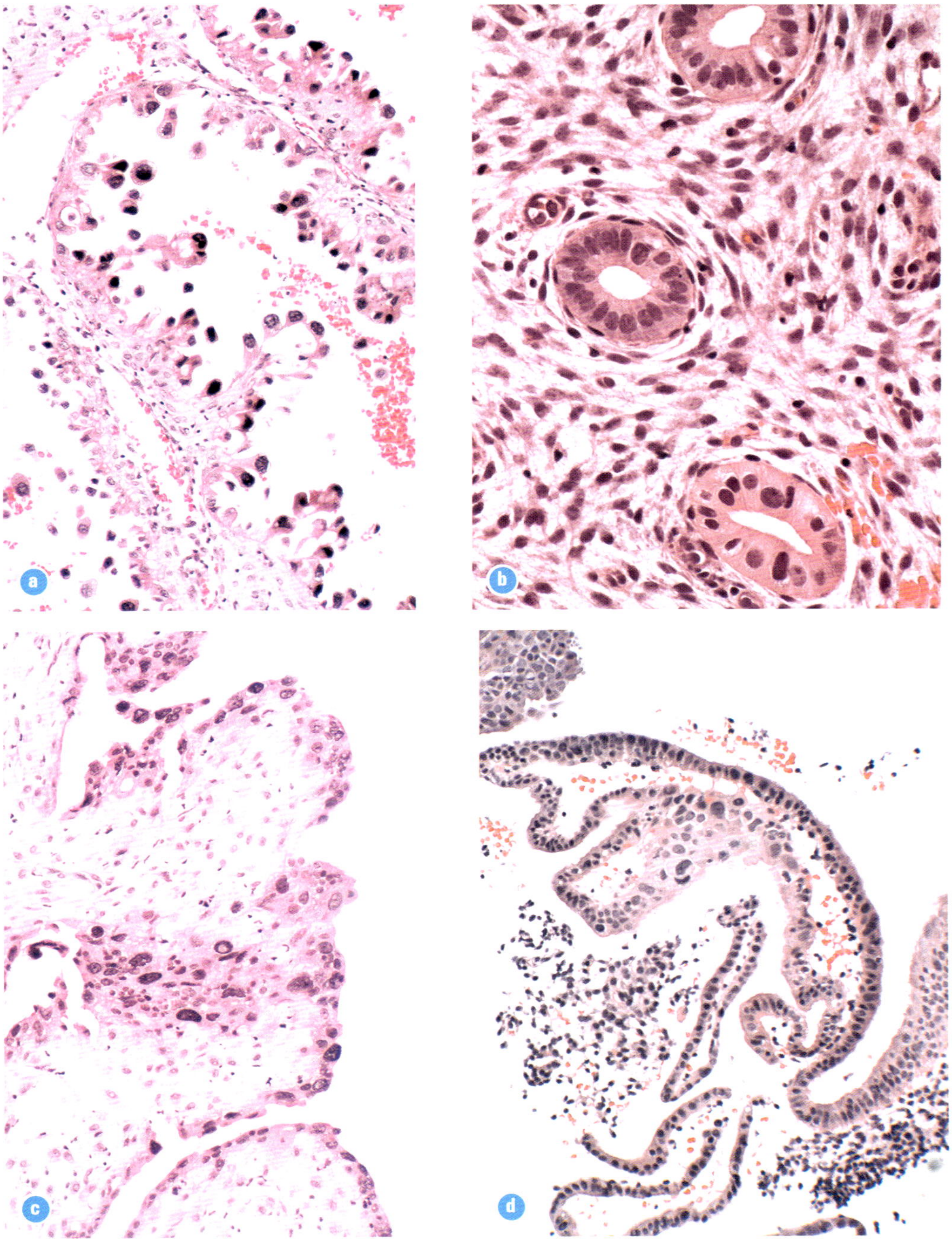

图16.45 （a）妊娠期子宫内膜过度的Arias-Stella效应。（b）与再生性子宫内膜有关的Arias-Stella效应。（c）非典型性Arias-Stella效应，类似于植入部位。（d）孕酮治疗中的Arias-Stella样改变。有局灶性细胞核增大（中心部位）。

质崩解，非典型性一般为“散在性”而不是弥漫性（图16.46a）。主要是在良性病变与小的或早期子宫乳头状浆液性癌（上皮内癌）之间进行鉴别诊断。提醒读者注意的是，在绝经后女性多加警惕是重要的，如果怀疑浆液性癌，进行p53染色可能是明智的。在我们的经验中，非肿瘤性上皮性改变p53抗体染色可以阳性，但典型的表现是弱至中等度阳性，而且染色不均匀。弥漫性强阳性染色提示浆液性癌（图16.46b，c）。修复将在化生（第18章）一章详细讨论。

烧灼 Ablation

烧灼引起组织坏死、玻璃样变和明显的异物巨细胞反应（图16.25c）。鉴别诊断包括坏死性息肉或黏膜下平滑肌瘤。

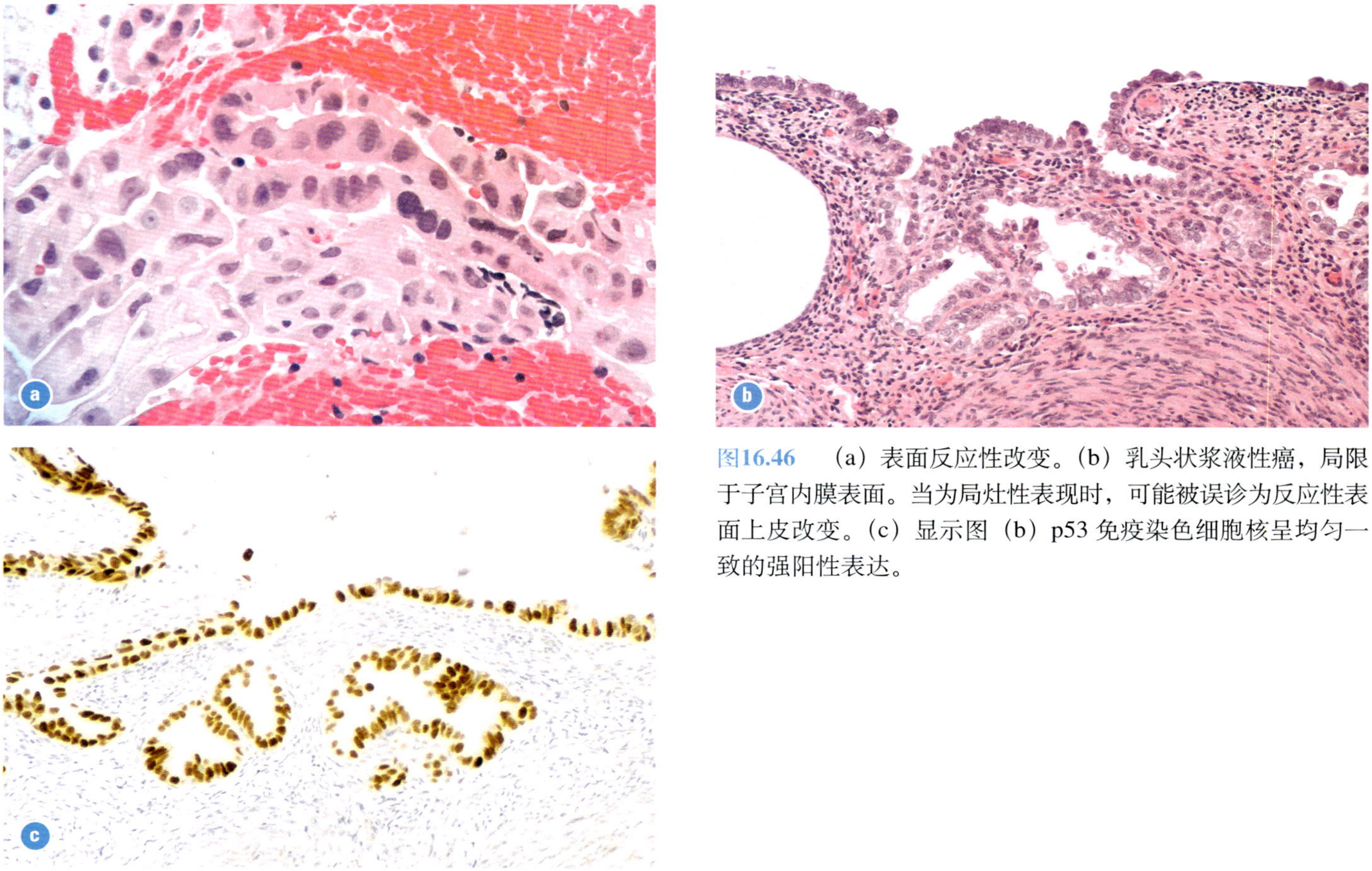

图16.46 (a) 表面反应性改变。(b) 乳头状浆液性癌，局限于子宫内膜表面。当为局灶性表现时，可能被误诊为反应性表面上皮改变。(c) 显示图 (b) p53 免疫染色细胞核呈均匀一致的强阳性表达。

来自其他标本的污染
Contamination from other samples

污染可以在三种情况下发生：(1) 在标本制备和取材时引入组织 (图16.47)；(2) 在处理时，组织碎片的传送；(3) 包埋时的转移。有些污染明显，而另外一些则不易察觉。实验室处理污染是按如下顺序回顾操作的：(1) 回顾在同一天同一工作台上所做切片的类似的病理学改变；(2) 如果没有相关发现，则应该评估实验室的其他标本；(3) 如果问题严重 (即要除外癌)，则分析有问题的组织和已知患者来源的组织，可以通过分子手段证明或除外是否来源于同一个患者。

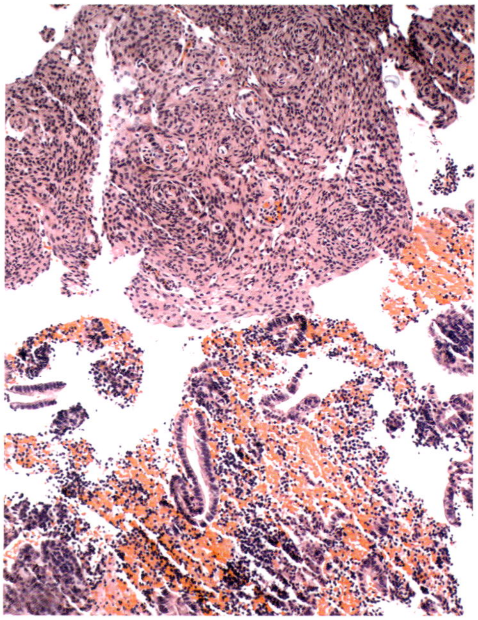

图16.47 脑膜瘤碎片 (上) 混有正常子宫内膜 (下)。两个标本在同一个工作台上处理。

经穿孔引入的组织
Introduction of tissues via perforation

这些组织一般是来自肠系膜和其他腹膜表面的脂肪组织。但是，也可能出现肠、膀胱及其他组织 (图

16.48a）。如有必要，在这种情况下应该立即提醒临床医师，以确保密切随访和进一步治疗。穿孔的类似物是血凝块中的“瑞士干酪”人工假象（图16.48b）。仔细检查可以排除脂肪组织。

局灶性坏死性息肉，玻璃样变，巨噬细胞反应
Focal necrotic polyps, hyaline changes, macrophage responses

这些包括表面损伤伴有变性的间质改变和反应性巨噬细胞/上皮反应（图16.49a, b）。成片聚集的巨噬细胞偶尔可被误诊为肿瘤（图16.49b）。修复和反应性改变将在子宫内膜化生中有较为详细的讨论（见第 18 章）。

子宫内膜出血的治疗
Management of endometrial bleeding

异常子宫出血的治疗各异，取决于其潜在的疾病，这将进而决定是否需要进行病理学检查。与青春期早熟有关的出血将促使寻找具有激素活性的病变。同样，青春期早期的散发性或不规则性出血以及口服避孕药治疗前几个月的出血，通常不需要进行子宫内膜取材，除非病情严重。大量月经期出血可以引起相当程度的不适，这取决于个体差异，感觉是带有高度主观性的[114]。

异常出血的治疗取决于病因以及不适的程度，如果有贫血，还取决于贫血的程度。虽然在大多数异常出血的病例中最初没有怀疑，但是继发于凝血障碍的出血可通过纠正凝血异常来治疗，可应用氨甲环酸、去氨加压素喷雾和口服避孕药。如果长期出血造成诊断过程复杂，则总是应该考虑有无凝血异常，尤其是在有易于擦伤、齿龈出血或其他手术操作后异常出血的情况下[32]。

最常应用的3种治疗方法是应用孕激素（包括口服避孕药）、子宫内膜刮除和激素释放性宫内节育器。一项研究总结了 5 个试验，有 311 例患者进行了手术治疗，314 例应用激素释放性宫内节育器。治疗后第 1 年显示刮宫控制出血优于孕酮释放治疗方法，但在第 2 到 3 年之后这种优势已经变小。可以预见，子宫切除术虽能终止所有出血，但在有些女性可以引起严重的并发症。来自这项分析的含义是，在明显出血的病例中口服治疗不大可能产生预期的效果，对于长期控制出血最好选择一项或多项保守治疗（LNG-IUS 或刮除）[114]。

结构性病变可选择宫腔镜检查术，主要是息肉和黏膜下平滑肌瘤，而功能障碍性出血可能需要刮宫。在一

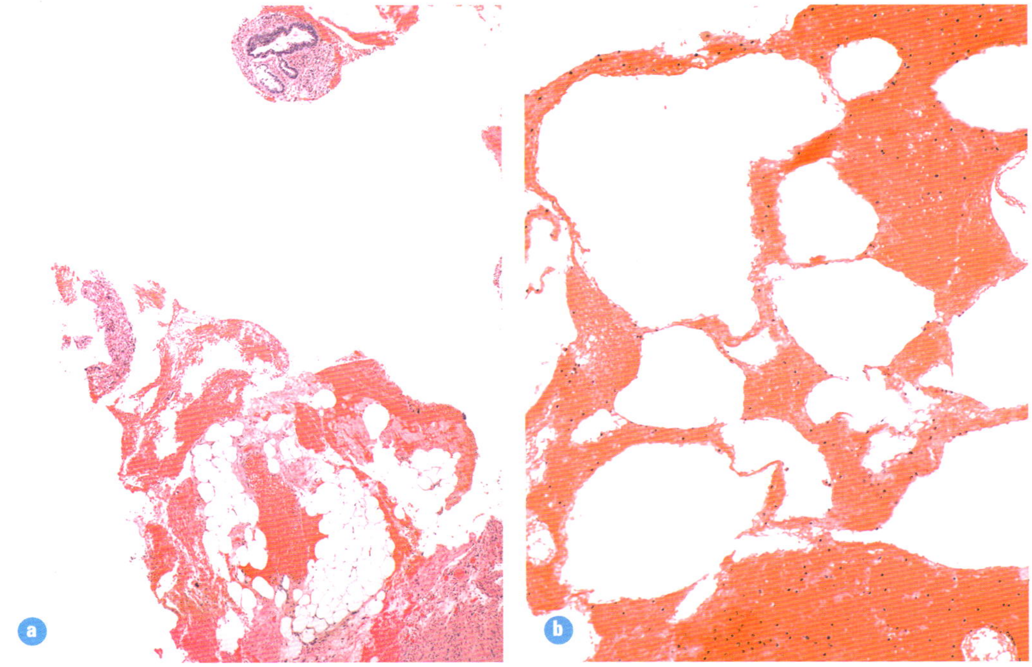

图16.48 （a）脂肪组织（下）混有良性子宫内膜腺体（上），取自子宫壁穿孔的子宫内膜。（b）血凝块中的“瑞士干酪”人工假象，可能类似于脂肪组织。

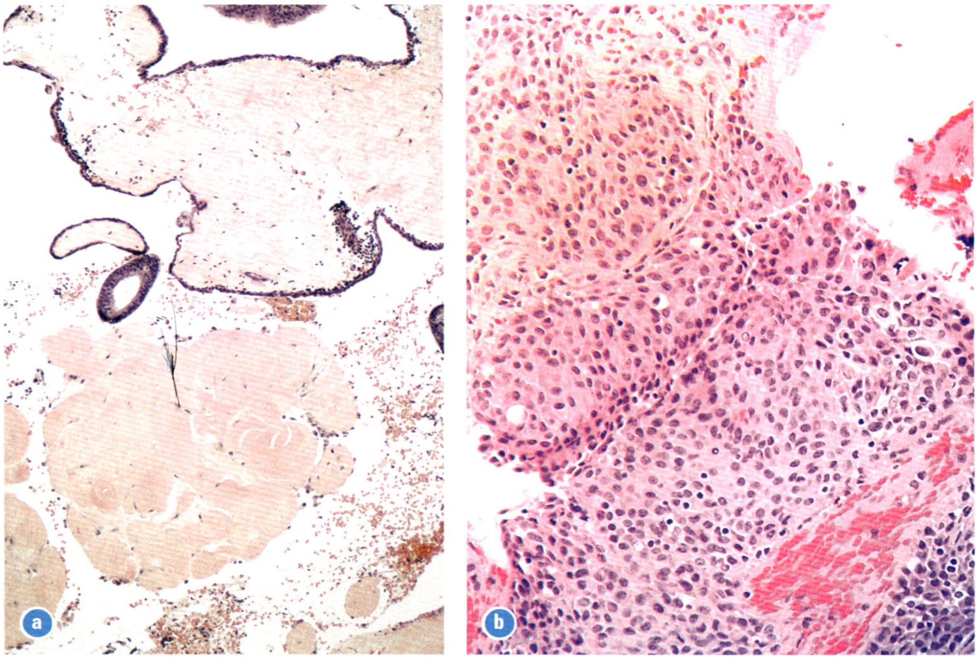

图16.49 （a）子宫内膜息肉玻璃样变。（b）巨噬细胞聚集，表现为假上皮样片状形态，可能与宫内节育器和梗死性息肉或黏膜下平滑肌瘤相关的表层紊乱有关，或原因不明。

项395例伴有所有这些异常患者的研究中，75%出血被控制，18%治疗失败。大约10%需要重复治疗，50例患者最终需要进行子宫切除术[115]。在另外一项研究中，568例伴有良性病变的患者通过激光或电切术治疗。共有58%的病例出血停止，34%持续性轻度出血，8%出血未见改善[116]。

根据这些和另外一些研究，通常可以得出结论，即对于解剖性病变，例如息肉或平滑肌瘤，宫腔镜检查切除可以取得最好的效果，而对于难以处理的异常子宫出血，子宫内膜刮除是最好的方法。

参考文献 References

1 Strickland JL, Wall JW. Abnormal uterine bleeding in adolescents. Obstet Gynecol Clin North Am 2003; 30(2):321–335.

2 Noyes FW, Hertig AT, Rock J. Dating the endometrial biopsy. Fertil Steril 1950; 1:3–25.

3 Hendrickson MR, Longacre TA, Kempson RL. The uterine corpus. In: Sternberg SS, ed. Diagnostic surgical pathology, Philadelphia, PA: Lippincott; 1999:2203–2224.

4 Dallenbach-Hellweg G. Histopathology of the endometrium, 3rd edn. New York: Springer; 1981.

5 Sherman ME, Mazur MT, Kurman RJ. Benign diseases of the endometrium, St Louis, MO: Mosby; 1996: 422–454.

6 Anderson MC, Robboy SJ, Russell P, Morse A. The normal endometrium. In: Robboy SJ Anderson MC, Russell P, eds. Pathology of the female reproductive tract. London: Churchill Livingstone; 2002:241–265.

7 Fox H, Wells M. Haines and Taylor obstetrical and gynaecological pathology, 5th edn. London: Churchill Livingstone; 2002.

8 Speroff L, Blass RH, Kase NG. Clinical gynecologic endocrinology and infertility. Baltimore: Lippincott, Williams and Wilkins; 1999:575–579.

9 Mutter GL, Ferenczy A. Anatomy and histology of the uterine corpus. In: Kurman RJ, ed. Blaustein's pathology of the female genital tract, 5th edn. New York: Springer Verlag; 2001: 383–419.

10 Starr C, McMillan B. Human biology. Belmont, CA: Wadsworth Publishing Co; 1997.

11 Ferenczy A. Pathophysiology of endometrial bleeding. Maturitas 2003; 45(1):1–14.

12 Jones GS. Luteal phase defect: a review of pathophysiology. Curr Opin Obstet Gynecol 1991; 3(5):641–648.

13 Ginsburg KA. Luteal phase defect. Etiology, diagnosis and management. Endocrinol Metab Clin North Am 1992; 21: 85–104.

14 Jordan J, Craig K, Clifton DK, Soules MR. Luteal phase defect: the sensitivity and specificity of diagnostic methods in common clinical use. Fertil Steril 1994; 62:54–62.

15 Kusuhara K. Clinical importance of endometrial histology and progesterone level assessment in luteal-phase defect. Horm Res

1992; 37:53–58.
16 Grunfeld L, Sandler B, Fox J, et al. Luteal phase deficiency after completely normal follicular and periovulatory phases. Fertil Steril 1989; 52:919–923.
17 Davis OK, Berkeley AS, Naus GJ, et al. The incidence of luteal phase defect in normal, fertile women, determined by serial endometrial biopsies Fertil Steril 1990; 53:189–190.
18 Gibson M, Badger GJ, Byrn F, et al. Error in histologic dating of secretory endometrium: variance component analysis. Fertil Steril 1991; 56(2):242–247.
19 Duggan MA, Brashert P, Ostor A, et al. The accuracy and interobserver reproducibility of endometrial dating. Pathology 2001; 33(3):292–297.
20 Murray MJ, Meyer WR, Zaino RJ, et al. A critical analysis of the accuracy, reproducibility, and clinical utility of histologic endometrial dating in fertile women. Fertil Steril 2004; 81: 1333–1343.
21 Davidson BJ, Thrasher TV, Seraj IM. An analysis of endometrial biopsies performed for infertility. Fertil Steril 1987; 48: 770–774.
22 Li TC, Klentzeris L, Barratt C, et al. A study of endometrial morphology in women who failed to conceive in a donor insemination programme. Br J Obstet Gynaecol 1993; 100(10): 935–938.
23 Dallenbach-Hellweg G. The endometrium in natural and artificial luteal phases. Hum Reprod 1988; 3:165–168.
24 Bourgain C, Smitz J, Camus M, et al. Human endometrial maturation is markedly improved after luteal supplementation of gonadotrophin-releasing hormone analogue/human menopausal gonadotrophin stimulated cycles. Hum Reprod 1994; 9(1):32–40.
25 Ben-Nun I, Jaffe R, Fejgin MD, Beyth Y. Therapeutic maturation of endometrium in *in vitro* fertilization and embryo transfer. Fertil Steril 1992; 57(5):953–962.
26 Dubowy RC, Feinberg RF, Keefe DL, et al. Improved endometrial assessment using cyclin E and p27. Fertil Steril 2003; 80:146–156.
27 Wieser F, Tempfer C, Kurz C, Nagele F. Hysteroscopy in 2001: a comprehensive review. Acta Obstet Gynecol Scand 2001; 80 (9):773–783.
28 Mencaglia L, Perino A, Hamou J. Hysteroscopy in perimenopausal and postmenopausal women with abnormal uterine bleeding. J Reprod Med 1987; 32(8):577–582.
29 Schneider LG. Causes of abnormal vaginal bleeding in a Family Practice Center. J Fam Pract 1983; 16:281–283.
30 Vakiani M, Vavilis D, Agorastos T, et al. Histopathological findings of the endometrium in patients with dysfunctional uterine bleeding. Clin Exp Obstet Gynecol 1996; 23(4): 236–239.
31 Oehler MK, Rees MC. Menorrhagia: an update. Acta Obstet Gynecol Scand 2003; 82(5):405–422.
32 Lee CA. Women and inherited bleeding disorders: menstrual issues. Semin Hematol 1999; 36(3 Suppl. 4): 21–27.
33 Oral E, Cagdas A, Gezer A, et al. Hematological abnormalities in adolescent menorrhagia. Arch Gynecol Obstet 2002; 266(2):72–74.
34 Reindollar RH, McDonough PG. Adolescent menstrual disorders. Clin Obstet Gynecol 1983; 26(3):690–701.
35 Claessens EA, Cowell CA. Acute adolescent menorrhagia. Am J Obstet Gynecol 1981; 139(3):277–280.
36 Hillard PJA. Menstruation in young girls: a clinical perspective. Obstet Gynecol 2002; 99(4):655–662.
37 Quint EH, Smith YR. Abnormal uterine bleeding in adolescents. J Midwifery Womens Health 2003; 48(3):186–191.
38 Falcone T, Desjardins C, Bourque J, et al. Dysfunctional uterine bleeding in adolescents. J Reprod Med 1994; 39(10):761–764.
39 Schrager S. Abnormal uterine bleeding associated with hormonal contraception. Am Fam Physician 2002; 15(10):2073–2080.
40 Leung PL, Tam WH, Kong WS, Yuen PM. Intrauterine pathology in women with abnormal uterine bleeding taking hormone replacement therapy. J Am Assoc Gynecol Laparosc 2003; 10(2):260–262.
41 Munro MG. Dysfunctional uterine bleeding: advances in diagnosis and treatment. Curr Opin Obstet Gynecol 2001; 13 (5):475–489.
42 Nagele F, O'Connor H, Davies A, et al. 2500 outpatient diagnostic hysteroscopies. Obstet Gynecol 1996; 88(1):87–92.
43 Polisseni F, Bambirra EA, Camargos AF. Detection of chronic endometritis by diagnostic hysteroscopy in asymptomatic infertile patients. Gynecol Obstet Invest 2003; 55(4):205–210.
44 Valle RF. Hysteroscopy. Curr Opin Obstet Gynecol 1991; 3 (3):422–426.
45 Davidson KG, Dubinsky TJ. Ultrasonographic evaluation of the endometrium in postmenopausal vaginal bleeding. Radiol Clin North Am 2003; 41(4):769–780.
46 Mutter GL. Diagnosis of premalignant endometrial disease. J Clin Pathol 2002; 55:326–331.
47 Biron-Shental T, Tepper R, Fishman A, et al. Recurrent endometrial polyps in postmenopausal breast cancer patients on tamoxifen. Gynecol Oncol 2003; 90(2):382–386.
48 Fletcher JA, Pinkus JL, Lage JM, et al. Clonal 6p21 rearrangement is restricted to the mesenchymal component of an endometrial polyp. Genes Chromosomes Cancer 1992; 5(3):260–263.
49 Dal Cin P, Wanschura S, Kazmierczak B, et al. Amplification and expression of the HMGIC gene in a benign endometrial polyp. Genes Chromosomes Cancer 1998; 22(2):95–99.
50 Reslova T, Tosner J, Resl M, et al. Endometrial polyps. A clinical study of 245 cases. Arch Gynecol Obstet 1999; 262(3–4):133–139.
51 Van Bogaert LJ. Clinicopathologic findings in endometrial polyps. Obstet Gynecol 1988; 71(5):771–773.
52 Hachisuga T, Miyakawa T, Tsujioka H, et al. K-ras mutation in tamoxifen-related endometrial polyps. Cancer 2003; 98: 1890–1897.
53 Goldstein SR, Monteagudo A, Popiolek D, et al. Evaluation of endometrial polyps. Am J Obstet Gynecol 2002; 186(4):

669–674.
54 DeWaay DJ, Syrop CH, Nygaard IE, et al. Natural history of uterine polyps and leiomyomata. Obstet Gynecol 2002; 100 (1):3–7.
55 Anastasiadis PG, Koutlaki NG, Skaphida PG, et al. Endometrial polyps: prevalence, detection and malignant potential in women with abnormal uterine bleeding. Eur J Gynaecol Oncol 2000; 21(2):180–183.
56 Kim MR, Kim YA, Jo MY, et al. High frequency of endometrial polyps in endometriosis. J Am Assoc Gynecol Laparosc 2003; 10(1):46–48.
57 Chavez NF, Garner EO, Khan W, et al. Does the introduction of new technology change population demographics? Minimally invasive technologies and endometrial polyps. Gynecol Obstet Invest 2002; 54(4):217–220.
58 Clement PB, Scully RE. Müllerian adenosarcoma of the uterus: a clinicopathologic analysis of 100 cases with a review of the literature. Hum Pathol 1990; 21(4): 363–381.
59 Hattab EM, Allam-Nandyala P, Rhatigan RM. The stromal component of large endometrial polyps. Int J Gynecol Pathol 1999; 18(4):332–337.
60 Sington JD, Manek S. Cytological atypia in endometrial polyps and immunostaining for p16, p53 and Ki67. Histopathology 2002; 41(1):86–88.
61 Kaminski PF, Podczaski ES. Benign conditions of the uterus. In: Hernandez E, Atkinson BF, eds. Clinical gynecologic pathology. Philadelphia, PA: WB Saunders; 1996:256.
62 Wasserheit JN, Bell TA, Kiviat NB, et al. Microbial causes of proven pelvic inflammatory disease and efficacy of clindamycin and tobramycin. Ann Intern Med 1986; 104(2):187–193.
63 Eckert LO, Hawes SE, Wolner-Hanssen PK, et al. Endometritis: the clinical-pathologic syndrome. Am J Obstet Gynecol 2002; 186(4):690–695.
64 Hillier SL, Kiviat NB, Hawes SE, et al. Role of bacterial vaginosis-associated microorganisms in endometritis. Am J Obstet Gynecol 1996; 175(2):435–441.
65 Paavonen J, Teisala K, Heinonen PK, et al. Microbiological and histopathological findings in acute pelvic inflammatory disease. Br J Obstet Gynaecol 1987; 94(5):454–460.
66 Taylor-Robinson D. Mycoplasma genitalium – an up-date. Int J STD AIDS 2002; 13(3):145–151.
67 Mitettinen A. Mycoplasma hominis in patients with pelvic inflammatory disease. Isr J Med Sci 1987; 23:713–716.
68 Scott WW Jr, Rosenshein NB, Siegelman SS, Sanders RC. The obstructed uterus. Radiology 1981; 141:767–770.
69 Zidi YS, Bouraoui S, Atallah K, et al. Primary in situ squamous cell carcinoma of the endometrium, with extensive squamous metaplasia and dysplasia. Gynecol Oncol 2003; 88:444–446.
70 Babarinsa IA, Campbell OB, Adewole IF. Pyometra complicating cancer of the cervix. Int J Gynaecol Obstet 1999; 64: 75–76.
71 Smart PJ, Hetherington JF. Postoperative uterine granulomata following endometrial resection. Pathology 1995; 27:209–211.
72 Frank TS, Himebaugh KS, Wilson MD. Granulomatous endometritis associated with histologically occult cytomegalovirus in a healthy patient. Am J Surg Pathol 1992; 16:716–720.
73 Bylund DJ, Nanfro JJ, Marsh WL Jr. Coccidioidomycosis of the female genital tract. Arch Pathol Lab Med 1986; 110:232–235.
74 Namavar Jahromi B, Parsanezhad ME, Ghane-Shirazi R. Female genital tuberculosis and infertility. Int J Gynaecol Obstet 2001; 75:269–272.
75 El Maraghy MA, Elyan A, El-Leithy AG, et al. Bilharziasis of the female genital tract; new concepts. J Egypt Soc Parasitol 1982; 12:179–186.
76 Schneider V, Behm FG, Mumaw VR. Ascending herpetic endometritis. Obstet Gynecol 1982; 59:259–262.
77 International Planned Parenthood Federation, IPPF. International Medical Advisory Panel IMAP. The Dalkon Shield IUD. IPPF Med Bull 1980; 14:3.
78 Thonneau P, Goulard H, Goyaux N. Risk factors for intrauterine device failure: a review. Contraception 2001; 64:33–37.
79 Stanford JB, Mikolajczyk RT. Mechanisms of action of intrauterine devices: update and estimation of postfertilization effects. Am J Obstet Gynecol 2002; 187:1699–1708.
80 Rivera R, Best K. Current opinion. Consensus statement on intrauterine contraception. Contraception 2002; 65:385–388.
81 World Health Organization. Improving access to quality care in family planning: medical eligibility criteria for contraceptive use, 2nd edn. Geneva: World Health Organization; 2000:1.
82 Lippes J. Pelvic actinomycosis: a review and preliminary look at the evidence. Am J Obstet Gynecol 1999; 180:265–269.
83 Arend SM, Oosterhof H, van Dissel JT. Actinomyces and the intrauterine device. Arch Int Med 1998; 158:1270.
84 Bonacho I, Pita S, Gomez-Besteiro MI. The importance of removal of the intrauterine device in genital colonization by actinomyces. Gynecol Obstet Invest 2001; 52:119–123.
85 O'Brien PK, Roth-Mayo LA, Davis BA. Pseudo-sulfur granules associated with intra-uterine contraceptive devices. Am J Clin Pathol 1981; 75:822–825.
86 Budden GC, Walford NQ, Hawkins DF. Intra-uterine granulation tissue with an intra-uterine contraceptive device in situ for 16 years. J Obstet Gynecol 1985; 5:190–191.
87 Petitti DB. Clinical practice: combination estrogen-progestin oral contraceptives. N Engl J Med 2003; 349:1443–1450.
88 Dunn S, Guilbert E, Lefebvre G, et al. Clinical practice gynaecology and social sexual issues committees, Society of Obstetricians and Gynaecologists of Canada (SOGC). Emergency contraception. J Obstet Gynaecol Can 2003; 25:673–687.
89 Apgar BS, Greenberg G. Using progestins in clinical practice. Am Fam Physician 2000; 62:1839–1846, 1849–1850.
90 Olive DL, Pritts EA. Treatment of endometriosis. N Engl J Med 2001; 345(4):266–275.
91 Manson JE, Martin KA. Clinical practice. Postmenopausal hormone-replacement therapy. N Engl J Med 2001; 345:34–40.
92 Jones KL, Buzdar AU. A review of adjuvant hormonal therapy in breast cancer. Endocr Relat Cancer 2004; 11:391–406.

93 Deligdisch L. Hormonal pathology of the endometrium. Mod Pathol 2000; 13:285–294.
94 Figueroa-Casas PR, Ettinger B, Delgado E, et al. Reversal by medical treatment of endometrial hyperplasia caused by estrogen replacement therapy. Menopause 2001; 8:420–423.
95 Silverberg SG, Makowski EL. Endometrial carcinoma in young women taking oral contraceptive agents. Obstet Gynecol 1975; 46:503–506.
96 Wentz AC. Cigarette smoking and infertility. Fertil Contracept 1986; 46:365–367.
97 Yuzpe AA. Postcoital contraception. Int J Gynaecol Obstet 1978–1979; 16:497–501.
98 Endrikat J, Gerlinger C, Plettig K, et al. A meta-analysis on the correlation between ovarian activity and the incidence of intermenstrual bleeding during low-dose oral contraceptive use. Gynecol Endocrinol 2003; 17:107–114.
99 Albers JR, Hull SK, Wesley RM. Abnormal uterine bleeding. Am Fam Physician 2004; 69:1915–1926.
100 Guven M, Dikmen Y, Terek MC, et al. Metabolic effects associated with high-dose continuous megestrol acetate administration in the treatment of endometrial pathology. Arch Gynecol Obstet 2001; 265(4):183–186.
101 Schacter L, Rozencweig M, Canetta R, et al. Megestrol acetate: clinical experience. Cancer Treat Rev 1989; 16(1):49–63.
102 Gal D. Hormonal therapy for lesions of the endometrium. Semin Oncol 1986; 13(Suppl 4):33–36.
103 Rabinerson D, Kaplan B, Fisch B, et al. Membranous dysmenorrhea: the forgotten entity. Obstet Gynecol 1995; 85(5 Part 2):891–892.
104 Kocjan T, Prelevic GM. Hormone replacement therapy update: who should we be prescribing this to now? Curr Opin Obstet Gynecol 2003; 15(6):459–464.
105 Smith RE. A review of selective estrogen receptor modulators and national surgical adjuvant breast and bowel project clinical trials. Semin Oncol 2003; 30(5 Suppl 16):4–13.
106 Brown K. Breast cancer chemoprevention: risk-benefit effects of the antioestrogen tamoxifen. Expert Opin Drug Saf 2002; 1(3):253–267.
107 Biron-Shental T, Tepper R, Fishman A, et al. Recurrent endometrial polyps in postmenopausal breast cancer patients on tamoxifen. Gynecol Oncol 2003; 90(2):382–386.
108 Clement PB, Oliva E, Young RH. Mullerian adenosarcoma of the uterine corpus associated with tamoxifen therapy: a report of six cases and a review of tamoxifen-associated endometrial lesions. Int J Gynecol Pathol 1996; 15(3):222–229.
109 Bouchardy C, Verkooijen HM, Fioretta G, et al. Increased risk of malignant mullerian tumor of the uterus among women with breast cancer treated by tamoxifen. J Clin Oncol 2002; 20(21):4403.
110 Deligdisch L, Kalir T, Cohen CJ, et al. Endometrial histopathology in 700 patients treated with tamoxifen for breast cancer. Gynecol Oncol 2000; 78(2):181–186.
111 Elvin JA, Peerwani Z, Crum CP, Mutter GL. The 'mixed-pattern secretory' endometrium: is it clonal rather than hormonal? Mod Pathol 2005; 18:182A.
112 Elvin JA, Crum CP. Exfoliation artifact in endometrial samples. A unique mimic of uterine papillary serous carcinoma (UPSC) associated with hysteroscopy. Mod Pathol 2005; 18:182A.
113 Huettner PC, Gersell DJ. Arias-Stella reaction in nonpregnant women: a clinicopathologic study of nine cases. Int J Gynecol Pathol 1994; 13(3):241–247.
114 Marjoribanks J, Lethaby A, Farquhar C. Surgery versus medical therapy for heavy menstrual bleeding. Cochrane Database Syst Rev 2003; 2:CD003855.
115 Cravello L, D'Ercole C, Roge P, Boubli L, Blanc B. Hysteroscopic management of menstrual disorders: a review of 395 patients. Eur J Obstet Gynecol Reprod Biol 1996; 67(2):163–167.
116 Baggish MS, Sze EH. Endometrial ablation: a series of 568 patients treated over an 11-year period. Am J Obstet Gynecol 1996; 174(3):908–913.

17

子宫内膜上皮内肿瘤形成

Endometrial intraepithelial neoplasia

George L. Mutter, Linda R. Duska 和 Christopher P. Crum 著
薛卫成译　戴林校

引言 Introduction

EIN 的定义 DEFINITION OF EIN

子宫内膜上皮内肿瘤形成(endometrial intraepithelial neoplasia, EIN)是结构和细胞学发生癌前改变的子宫内膜腺体的克隆性增生，容易发生恶性转化成为子宫内膜样(I型）子宫内膜腺癌。EIN病变是遗传学发生改变的局灶、非浸润性肿瘤，当再获得另外的遗传学损害后可以转化成恶性。EIN的诊断标准是通过对比组织病理与临床结局、分子学改变、客观的计算机组织形态测量学发展而来的。EIN 的概念与子宫内膜复杂性非典型增生(complex atypical hyperplasia, CAH)相似，大多数EIN与CAH重叠。然而，根据定义，EIN并不单指CAH，而且并不是所有的CAH都是EIN。这既是由于分类标准的差异又是由于病理医师对于增生的应用不一致造成的，将在下面讨论。

不要把 EIN 混淆成与之不相关的浆液性上皮内癌(serous intraepithelial carcinoma，浆液性 EIC)，后者是一种早期的(II 型)子宫内膜浆液性乳头状腺癌。

历史背景 HISTORICAL BACKGROUND

1949年，哈佛大学医学院暨波士顿女子医院病理医师 Arthur T. Hertig 将 “腺瘤性增生” 和子宫内膜 “间变(anaplasia)” 描述为癌前病变，先于子宫内膜腺癌1 ~ 5年出现[1-3]。那时，雌激素被认为参与促进了子宫内膜癌的形成，但是没有足够的手段来区分系统性激素效应和突变所致的肿瘤增生。在随后的50年，这仍然是一个主要的混淆点和争论点，在此阶段命名的速度远超过对疾病理解的实际进度[4]。

1985年，一篇标志性的论文显示病变中主观的细胞学 “非典型性” 可使癌症的风险增加14倍，是当时发现的增加子宫内膜癌风险的最大单一变量[5]。1994年，世界卫生组织批准了一个有关增生的4级分类系统，该系统根据结构（复杂 / 单纯）和细胞学（无非典型性 / 有非典型性）分类[6]。非典型性子宫内膜增生，无论结构是简单还是复杂，都被广泛认为是癌前病变，需要治疗性切除。由于意识到病理医师对具体病例有无非典型性的划分没有可重复性，风险评估中细胞学占优势的局面有所缓和[7-10]，并且认识到结构特征至少和细胞学一样具有预后价值[11, 12]。

类似的成就是使用计算机分类癌症高风险性和低风险性子宫内膜病变，这种分类削弱了基于病理医师的分类系统。70年代末，用于计算机组织图像测量的软件和硬件的出现，使得子宫内膜癌前病变的组织学描述比以往更客观[13-16]。当统计学模型考虑到临床结局时，在HE(苏木素-伊红)染色切片中具体的细胞学[17, 18]和结构[19]预后变量可以被发现和确认。D得分系统达到了顶点，这是一种形态测量计分系统，超过以往任何一种癌症预测方式。然而，在实际应用中，测量结果的表述要能被病理医师理解和接受。首先在欧洲，采取参考实验室的方式，在那里形态测量可以在有适当装备的设施中集中进行[20]。最近，间质体积比结构变量，一种测量腺体密集程度的 D 分值，已加入到 EIN 诊断的关键标准中。

针对石蜡包埋组织微小病变的显微切割，可以将子宫内膜癌前病变的分子遗传学与组织病理学特征精确对应。分子学研究显示，子宫内膜癌前病变为克隆性生长方式[21-23]，起源于局部，随后呈向心性膨胀，呈几何级进展。当这一克隆性病变可以在显微镜下看到时，细胞学和结构改变已明显偏离背景[24]。病变大小以及局部病变细胞学和结构与背景子宫内膜的反差，都是常规诊断需要测量的特征，已经被整合到 EIN 的诊断标准中[25]。

有关EIN诊断方案的正式提议[26]，是认识到那些在遗传学改变的单克隆子宫内膜癌前病变中的组织学改变，与先前通过计算机形态测量 HE 染色切片定义为癌变可能性增加的病变相同而出现的[12]。一系列已有的临床结局研究立即证实了高度临床相关性，所有的研究[11, 19, 27-29]都是根据诊断运算法则得出的原始 D 值来判定癌预测值。正如使用多种独立的方法来参与EIN病变的定义一样，EIN 是一种可以用多种方法来诊断的病变。对于那些使用商品化 QProdit 软件和形态测量工作站者（Leica，剑桥，英国），EIN是那些D值小于1的病变。由形态测量学判定的D值＜1的EIN，27%伴发子宫内膜癌[28]，或者将来发生子宫内膜癌的风险提高了46倍（图17.1）[28, 30]。由病理医师使用标准显微镜和常规HE切片主观诊断EIN的实际措施[25, 31]，是本章其余部分的议题。

WHO的增生与EIN的不一致性 DISCORDANCE OF WHO HYPERPLASIAS WITH EIN

EIN的诊断标准明显不同于先前WHO增生分类标准，没有固定的对应关系。根据绝对值(absolute scale)评定细胞学有无非典型性的做法，已被用于EIN中细胞学评估的相对（对比内部背景）标准所取代，其中不需要出现经典的“非典型性”，而是出现了与背景不同的细胞学改变。多数但并非全部EIN病变来自于以往的非典型性病变范畴。EIN中大小标准和局限性克隆性起源概念的引入，能够诊断以往被忽略的高风险病变。事实上，增生的诊断在病理医师之间常存在差异。例如，“不具有非典型性的复杂性增生”可以经常使用，也可以很少使用。如何将你以往的操作类型与较为标准化的EIN分类相对应具有实质性影响。图17.2[32]是基于多个欧洲和美洲小组的经验整合而成。

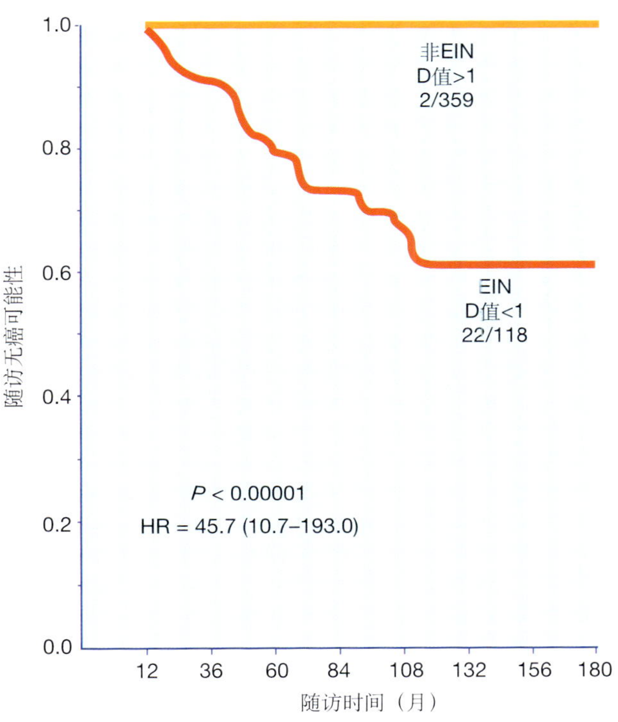

图17.1　子宫内膜上皮内肿瘤形成(EIN)诊断的前瞻性癌风险。长期无癌存活的477例子宫内膜“增生”按照形态测量分成高风险EIN(D值＜1)和低风险良性(D值＞1)组。27%的EIN妇女在确诊1年内并发腺癌[28]：这些病例被看做是“同时伴发”癌而被剔除。结果显示EIN病变长期演化为癌的发生率，EIN妇女的癌风险是无EIN妇女的46倍。(Data from Baak et al. with permission.[30])

危险人群 The patient at risk

内分泌因素 ENDOCRINE FACTORS

子宫内膜癌前病变的内分泌危险因素与子宫内膜样子宫内膜腺癌的危险因素基本相同，雌激素为促进因素而孕激素为保护因素[33]。绝经后雌激素/孕激素干涉试验显示，采用无拮抗雌激素的妇女经3年以上的监测，12%发生了非典型增生，而安慰对照组的发生率是0%[34]。雌激素的危险性因加入孕激素如甲羟孕酮醋酸盐(medroxyprogesterone acetate)，对抗了子宫内膜增生的发生而得到消除[34, 35]。服用低剂量口服避孕药可以降低相应人群子宫内膜癌的发生[36, 37]。

遗传危险因素 GENETIC RISK FACTORS

散发性EIN是那些以子宫内膜样分化、PTEN基因灭活和微卫星不稳定性为特征的子宫内膜癌的前期病变。尽管很少有报告在有遗传性子宫内膜癌危险的妇女具有癌前病史，但有理由推测具有这些特征的家族性子宫内膜癌要经过相应于癌前病变的EIN期。遗传性非息肉病结肠癌(hereditary non-polyposis colon cancer, HNPCC)，由涉及DNA错配修复的因素异常引起，是一种常染色体显性遗传病，一生中发生子宫内膜癌的风险是60%，通常是子宫内膜样型，75%显示微卫星不稳定性[38-40]，68%显示PTEN肿瘤抑制基因功能缺失[41]。这些肿瘤的发生平均比相应的散发病例早30年，这导致目

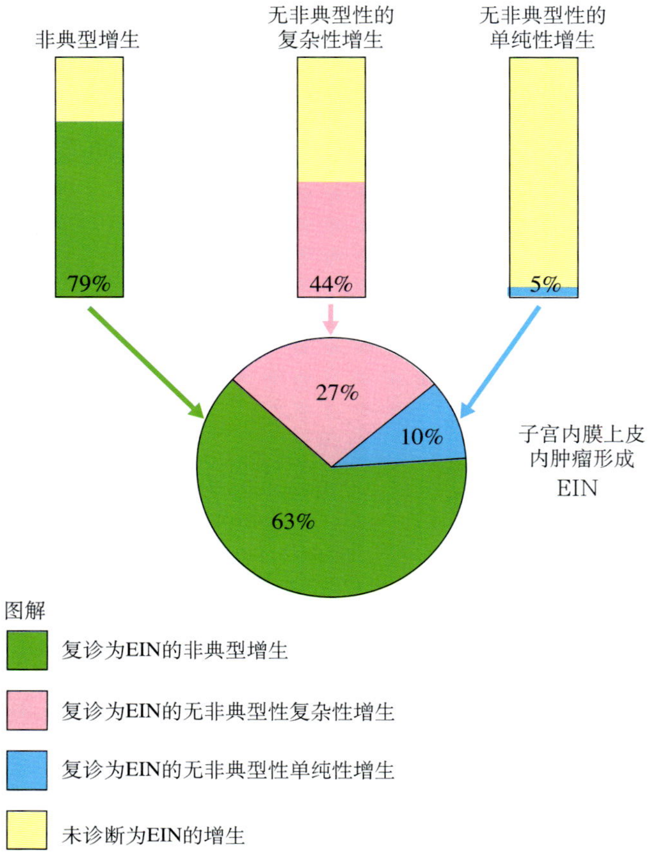

图 17.2　按照 EIN 标准重新诊断 WHO 的增生。EIN 病变的诊断标准与 WHO 增生的标准不同，因此没有固定的对应关系。条形图中彩色部分显示每一种WHO增生类型被诊断为EIN的大约百分比。其余没有被诊断为EIN的WHO增生（灰色）被重新分配到无拮抗雌激素（无排卵）、息肉和其他良性范畴。圆形分割图显示某大医院每一种增生类型占 EIN 诊断范畴的相对比例[32]。

前推荐的处理方法是对 30 ~ 35 岁群体进行间隔一年或半年的子宫内膜活检[42]。第二种以子宫内膜癌风险升高伴有癌前 EIN 阶段为特征的遗传癌综合征是 Cowden 综合征，是由 PTEN 等位基因突变的种系传递引起[43]。

早期发现和治疗癌前子宫内膜病是治疗子宫内膜癌的主要方法。在美国，子宫内膜癌的终身风险是2.4%[44]，主要是一种散发性疾病，由体细胞获得性遗传病变和激素选用因素等复杂的交互作用所推动。多数子宫内膜癌是当患者发生出血症状，随后进行诊断性子宫内膜活检发现的。在这些情况下，21%的子宫内膜腺癌在初诊时已经延伸到下面的子宫肌层，或延伸到子宫颈（2 期，5.8%）、区域淋巴结或子宫外组织（3期，7.7%），或远隔部位（4 期，8.3%）[45]。如果能够更早发现，许多患者可以仅仅依靠子宫切除术治愈。

流行病学危险因素
EPIDEMIOLOGIC RISK FACTORS

EIN的危险因素与子宫内膜样子宫内膜癌相似。具体而言，肥胖妇女发生EIN的危险增加[46]。肥胖和子宫内膜增生的这种关系最可能是继发于雌激素在脂肪组织中过多的外周转化所致。

药物治疗危险因素
MEDICATION RISK FACTORS

现在，有比以往更多的妇女服用他莫昔芬(tamoxifen)，根据资料提示他莫昔芬可以减少高风险（但不一定会发生）妇女乳腺癌的发病机会。当他莫昔芬在乳腺作为雌激素拮抗剂时，它也与多种子宫内膜良恶性改变有关，包括 EIN[47, 48]。

筛查和检出 Screening and detection

子宫镜和超声波检查
HYSTEROSCOPY AND SONOGRAPHY

子宫镜或阴道超声影像观察子宫内膜可以是活检有用的辅助措施，但是有关的实施尚未标准化。子宫镜引导下的子宫内膜活检已在能够熟练掌握这一技术的单位越来越多地进行[49-52]。子宫镜下平滑规则的内衬子宫内膜，可以让临床医师确信没有漏诊隐匿癌，并且直视引导可以有助于到达不规则宫腔较远的部位。经阴道超声检查是不敏感、不特异的子宫内膜癌筛查方法，几乎没有数据显示能够发现外形微小的EIN病变。对于经阴道超声检查，当子宫内膜厚度阈值为6mm时，癌症检出敏感度为 17%；当阈值为 5mm 时，敏感度为 33%。特异性非常低，使得它成为一种昂贵（当随访许多假阳性病例时）和不敏感的检查[53]。然而，超声能发现影响取样的子宫腔构造异常。

子宫内膜取样 ENDOMETRIAL SAMPLING

子宫内膜活检和刮除术仍然是评估子宫内膜疾病的首要诊断方法。这些侵入性操作可以引起腹部绞痛、出血，增加子宫穿孔或病原体感染宫腔的机会。由于这些原因，子宫内膜取样不能被作为筛查方法，而是针对特殊症状或癌风险因素所采取的一种措施。诊断EIN的子宫内膜活检最常见于对围绝经期月经不规则妇女或绝经后出血妇女的病情检查。随着 Pipelle 活检设备的引入，免除了刮除术所需的子宫颈扩张和麻醉，降低了成本和子宫内膜取样的致病性。如今，门诊Pipelle活检成为最常用的子宫内膜取样方法。

取样设备 Sampling devices

经宫颈子宫内膜取样是子宫内膜诊断的主要方法。对于局限的不是一致出现在所有碎片中的EIN病变，取样的充分性受到特别关注。覆盖范围受所用工具、子宫镜或超声引导、操作者的表现和子宫解剖学的影响。除非是子宫切除术，没有一种取样方法是十分完美的。如果有任何临床或病理关注到已有的样本不足够或没有代表性，诊断过程就是不完全的，需要重新取样[54]。病理医师有责任清楚了解取样来源和解释性错误，以及它们如何影响随后诊断措施的选择，并且清楚地与临床医师交流。

使用刚硬的锐利工具刮宫是最先建立的方法，缺点是需要扩张宫颈和麻醉。对于那些分布或起源部位与治疗特别相关的病变，分别获取子宫内膜和宫颈刮除碎片(分段刮除）可以帮助明确受累部位。刮除术并非没有局限性，60% 的病例取样不足宫腔的一半[55]。

Pipelle 活检工具，一个直径 3.2mm 的可弯性套管，当它掠过子宫内膜表面时，可以吸取大约 1.5 ~ 2mm 的组织“芯(core)”（图17.3），由于工具足够小而不需要扩张宫颈。因为不需要麻醉，可在私人诊所方便进行，对患者而言也比锐利的刮除术[56]或 Vabra 吸取活检[57]舒服。这些临床益处使得 Pipelle 活检在门诊被广泛使用。

现在有许多研究比较了Pipelle活检和刮除术对于子宫内膜取样的充足性。总的来看，除一些值得注意的告诫外，组织充足性[58]和诊断准确性都倾向于 Pipelle 活检。突入宫腔的团块状病变，例如息肉或子宫平滑肌瘤，可以使得可弯曲的Pipelle管偏转造成盲区[59]。这些潜在病变可以被超声影像检查或体检发现，取材错误也可以通过使用质硬取材工具或经子宫镜引导而减少[52]。子宫内膜癌前病变（非典型增生）诊断的总体敏感性/特异性在 Pipelle 是 82% ~ 100%，在 Vabra 吸取是 67% ~ 99.8%。子宫内膜癌（通常为大包块）的检出更加敏感，在 Pipelle 是 99.6%，在 Vabra 吸取是 97.1%[60]。

子宫镜活检是组织最少的活检方式，取样错误的减少依赖于精确的目标选择而不是覆盖范围。对于体积小、肉眼不明显的EIN，较大的随机样本可能更有优势。由子宫镜活检钳钳取的小组织碎片常被挤压，这对病理医师的诊断是一个挑战。不仅因为人工假象使诊断大打折扣，也因为识别局限性EIN病变所需的背景可能缺失或展现不佳。

标本充分性 Specimen adequacy

组织碎片的大小、技术操作的质量以及潜在混淆因素的有无，将决定一个具体标本中EIN能否被识别或排除。对于绝经后妇女，子宫内膜萎缩或不活跃，接收到

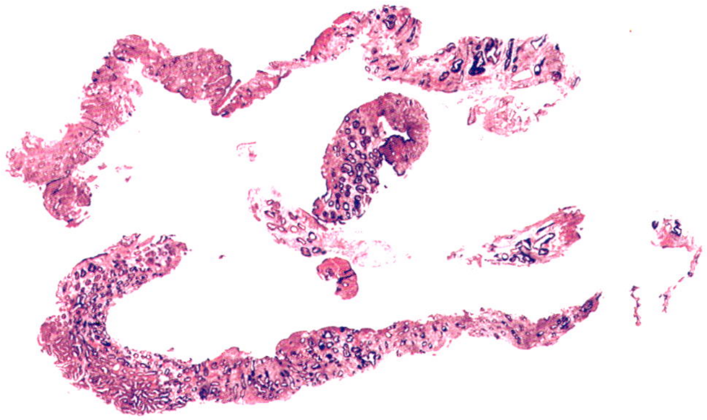

图 17.3 Pipelle 活检获得子宫内膜碎片的大体观。

组织稀少的标本是常有的事。多数标本仅仅是稀疏的组织，其中没有提示EIN或腺癌的所见。对这些病例，一个描述性的简单诊断，附加一份有关充裕程度的评论就足够了。一种特例是当所提交的子宫内膜刮除标本根本没有子宫内膜组织，仅含有宫颈或阴道来源的材料。要特别注明没有发现子宫内膜组织，这将提醒临床医师有严重的取材问题。

有关处理小的、诊断不足或激素治疗过的病变的具体建议在表 17.3 中列出。某些不足的标本需要再取材。对于受压的小块子宫镜活检的诊断问题可以通过随后的Pipelle活检或刮除取样得到解决，后两种方法人工假象少，代表范围广。如果所关注的区域在息肉中，刮除术比Pipelle活检能得到更多的病变。常需清楚地告诉临床医师一个标本中提示到的但不足以诊断 EIN 的特征。

EIN 病理学 Pathology of EIN

基本原理 RATIONALE

几乎和德国病理医师 Koch 为了科学地证实一种特定感染性生物体的发病机制而发展了一系列必须要满足的假定要求一样，类似的假设也可以被制定用于癌前疾病。我们在此列举的预测符合临床相关和生物学独特的子宫内膜癌前病变范畴，所有这些在EIN中都要得到满足。

标准 1：EIN 有别于正常组织

EIN是真正的肿瘤，是在多克隆背景上由单一转化细胞单克隆性过度生长形成的[22, 23]。这些良性扩张性克隆仅比正常子宫内膜组织略有优势，缺少其他的遗传损害，缺少侵袭或转移的能力。有微卫星不稳定性的病变具有不同于正常组织的标志物基因型[61]。

标准 2：EIN 享有部分但不是全部癌特征

早期子宫内膜癌细胞具有不同于正常组织的某些特征，进展过程中这些特征的保持确保它们成为癌的生发源。EIN和子宫内膜癌都是单克隆病变，那些显示单克隆性的特征（特定 X 染色体拷贝非随机灭活，特定微卫星改变的出现）在具体患者的 EIN 和癌病变中得到保存[12, 21-23, 61, 62]。预示子宫内膜致癌作用的特定基因遗传学改变已被显示并保存在具体患者的 EIN 和癌病变中，包括PTEN肿瘤抑制基因的失活[63-65]、K-ras癌基因突变[66-68]和 DNA 修复基因 MLH1 表观遗传学灭活[69]：例如，63% 的EIN病变丧失了从PTEN基因表达肿瘤抑制蛋白的能力，超过 80% 的子宫内膜癌也具有这一表型[24, 65]。

标准 3：EIN 可以被诊断

可用于常规病理实践的诊断学标准列举在下面[25, 26, 31]。此外，有一个客观参考标准用于 HE 染色切片计算机形态测量学的 EIN 诊断[12]。HE 染色组织的细胞学和结构特征都经过测量产生一个D值，当小于阈值 1.0 时提示 EIN[11, 12]。

标准 4：EIN 增加了癌风险

有效的临床结局研究采用病态子宫内膜图像分析来识别EIN，并且将这种诊断与将来或同时发生的癌进行关联分析[11, 27-29]。大约26% 诊断为EIN的妇女在诊断时已经发生了癌，其余的在随后几年癌风险升高了 46 倍（图 17-1）[28, 30]。

标准 5：遗传学和激素致癌机制在 EIN 得到交汇

子宫内膜肿瘤抑制基因PTEN的表达在雌激素环境中通常升高[70]。这种在雌激素丰富的条件下PTEN肿瘤抑制活性增加的功能性要求，不出现在PTEN缺陷的EIN病变中。因此，多数EIN病变（63%不表达PTEN蛋白）对于雌激素将出现有缺陷的肿瘤抑制反应。相应地，如果雌激素的促有丝分裂作用被孕激素减轻，PTEN 突变子宫内膜腺体将经历与PTEN完好腺体相关的选择性退化[71]。

标准 6：将 EIN 基因型引入动物产生癌前病变并且提高了癌风险

大约63% 的EIN病变由PTEN肿瘤抑制基因产物有缺陷的细胞组成[24]。PTEN 杂合突变小鼠一致性地（100%）发生子宫内膜“增生”，其中21%进展成癌[72]。

生物标志物 BIOMARKERS

抗-PTEN抗体是最先商品化的用于肿瘤性子宫内膜样（I 型）子宫内膜疾病的 “特殊染色”。抗-PTEN 抗体 6H2.1（Cascade Biosciences, Winchester, MA）[65, 73]的石蜡组织免疫组织化学显示，超过半数的子宫内膜样子宫内膜腺癌及其前期的EIN病变由于染色体组突变或缺失而丢失了PTEN蛋白[24, 65]。许多商品化的抗-PTEN抗体不能用于石蜡包埋组织。成功使用抗体6H2.1的工作方法可以在 www.endometrium.org 网站上找到。最常见的问题是抗体修复不完全、I抗没有4℃孵育过夜、抗体滴度过低（1:100用于旧蜡块）、使用旧切片（切片必须在几天内使用）以及因复染过深且模糊而缺少充足的对照。

使用PTEN免疫组织化学对具体患者做诊断时要加以小心。它是一种诊断EIN不敏感（一半EIN病变具有正常 PTEN 表达）且不特异（超过 1/3 的正常增生和无排卵子宫内膜含有PTEN阴性腺体）的标志物。PTEN表达受内分泌和临床情况的影响很大。正常子宫内膜 PTEN 表达在分泌期和萎缩腺体大幅度降低或丢失[70]。在这些情况下表达缺失不等于功能丧失。相应地，雌激素环境增加了子宫内膜间质和正常腺体的 PTEN 表达，增加了与局限性 PTEN 突变克隆的反差。

PTEN 免疫组织化学可以作为病理医师有用的教学工具，用来描绘突变克隆的程度和外形，并将这些特征与常规染色切片对照。图 17.4 显示 HE 染色 EIN 病变和对应的PTEN免疫组织化学图像，用来划定具有单细胞分辨度的克隆性癌前病变。这种教学目标可以与诊断过程分离，可以将感兴趣的病例放在一旁，当签发报告后进行成批染色。这样做的好处是可以比较多个病例而不耽误患者的治疗。PTEN 免疫组织化学不是诊断 EIN 的常规或必需部分。

确实有相当一些基因，它们在致子宫内膜癌中的失活发生在恶性前期，并且可以在EIN病变中检出，目前没有一个具有诊断价值，多数需要特殊设备。由MLH1基因表观遗传学失活引起的微卫星不稳定性[74]，伴发于17% ~ 23% 的散发性子宫内膜癌[40, 61, 75-77]，并且可以见于癌前病变中[22, 69, 76]。需要直接的DNA分析用于微卫星不稳定性检测，尽管多数病例MLH1免疫组织化学显示蛋白丢失[78]。K-ras 突变发生在 16% ~ 20% 的癌前子宫内膜病变[67, 68]，由于发生率太低不能作为诊断特性，而且其检测需要直接测序而不是免疫组织化学。p53 肿瘤抑制基因常在浆液性乳头状子宫内膜癌中失活，很少在子宫内膜样癌和 EIN 病变中失活[79, 80]。

EIN 的分子学和组织病理学联合模型 A COMBINED MOLECULAR AND HISTOPATHOLOGIC MODEL FOR EIN

由EIN介导的子宫内膜癌潜伏期、恶性前期和恶性期以图表方式列在图 17.5 中。在近半数大致正常的妇女，组织学无特殊的增生子宫内膜含有一小部分（PTEN肿瘤抑制基因）突变子宫内膜腺体。这一期可以解释为“潜伏期”，因为不仅突变腺体在显微镜下看起来完全正常，而且进展成EIN和癌的几率也很低。这种潜伏期可以持续数年，多个月经周期之后连续出现散在的突变腺体[24]。突变的腺体可能再次出现在储备细胞群中，每月再生出一个新的功能单位。内分泌因素作用在这些“潜在癌前病变”上，调节退化或进展成 EIN。转变成 EIN需要在至少一个“潜在癌前”细胞上积累另外的遗传学损害，然后从这个起源点克隆性扩张（由长箭头显示），形成排列紧密、细胞学改变可识别出 EIN 的毗邻团块。这种单克隆癌前病变（EIN）通过突变和局部环境选择等优势事件发生了内部异质性，形成分等级的亚克隆（左到右）。EIN病变的生长潜能略有升高，保留了受激素因素调节的进一步生长的易感性。一些发生退化，其余的通过其他突变和选择达到了不再需要激素支持就能长期存活的阶段。恶性转化成癌被定义为积累了足够的遗传学损伤以致可以侵犯周边的间质。

EIN诊断标准 DIAGNOSTIC CRITERIA OF EIN

有关EIN诊断的框架图显示在表17.1。值得注意的是要清晰区分由未拮抗雌激素引起的子宫内膜改变、癌和 EIN。

EIN 形态分布 Topography of EIN

病变的分布有助于区分异常激素环境的弥漫、广泛效应（无排卵或持续雌激素效应），以及继发于间质崩解的表面改变和较为局限的EIN（图17.6）。单细胞克隆性起源使得EIN首先表现为子宫内膜内的局限性病变。凭借与发生背景显著的细胞学和结构反差，早期EIN容易诊断。过些时候，EIN病变可以完全超过背景子宫内膜，

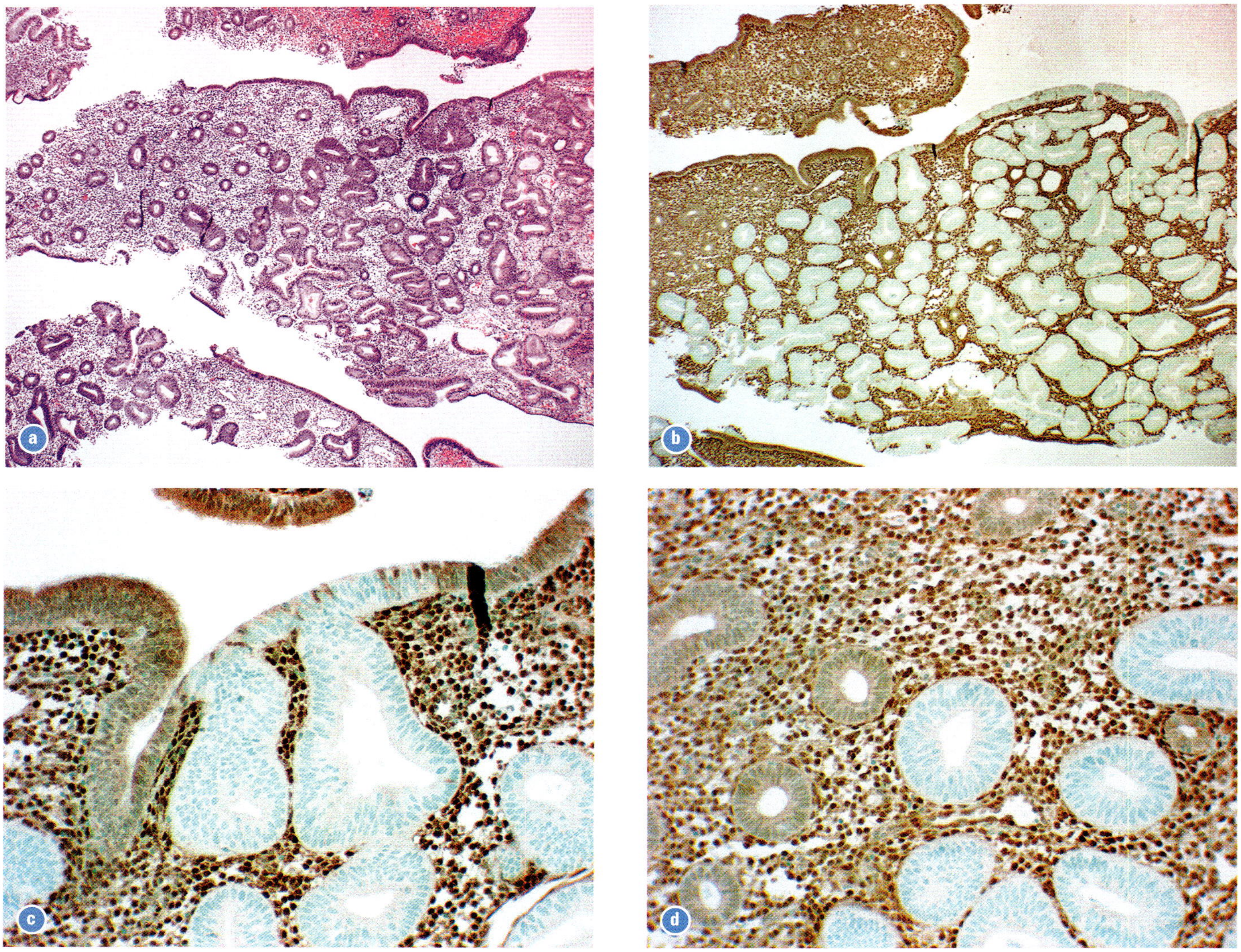

图 17.4 EIN 中 PTEN 功能缺失。一个局限性 EIN 病变占据大组织块的右半部(a)，具有 PTEN 肿瘤抑制基因克隆性失活(b ~ d)。使用抗-PTEN 抗体 6H2.1 的免疫组织化学。与背景腺体比较，EIN 腺体 (浅染，缺少 PTEN 信号)密度较高，上皮增厚。

因此失去了有助于 EIN 诊断的便利的病变 / 背景反差。由于这个原因，或者是由于组织破碎，许多EIN病变必须在没有可比较良性组织存在的情况下诊断。在这些情况下，排除人工现象和仔细评估EIN的结构和细胞学特征通常能得出准确诊断。

EIN 诊断标准 EIN diagnostic criteria

EIN 的诊断必须符合表 17.2 和下列所有诊断标准[31]。整个切片应当首先在低倍镜下查找局限性病变，如果发现，要在高倍镜下检查这些结构独特区域可能的

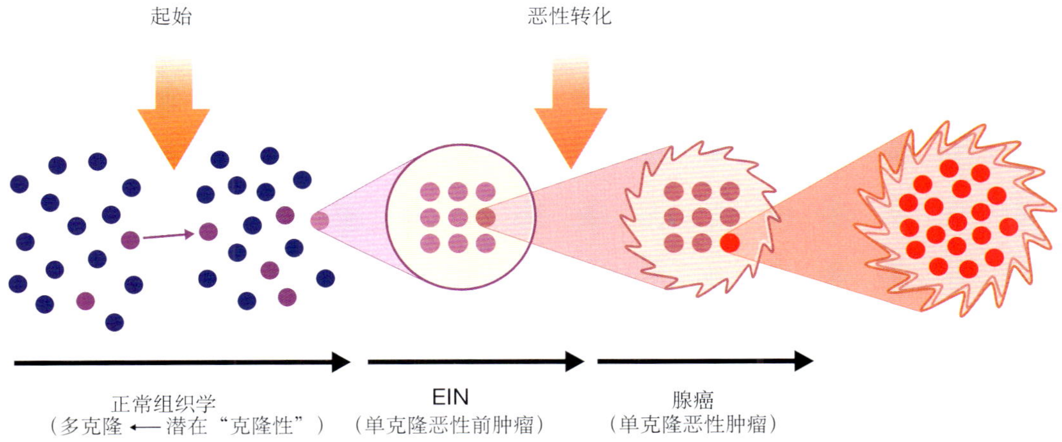

图 17.5　EIN 的克隆起源。第一个启动子宫内膜癌生成的遗传学改变（例如 PTEN 灭活）不伴有光镜水平的任何表型改变。这种细胞学和结构正常但是遗传学改变的“潜伏”期细胞，可以在月经正常妇女持续数年。低癌风险以及缺少合理的治疗反应，是系统性筛查和治疗这些“潜伏”期病变在目前未获承认的原因。随着附加遗传学损害的积累，高风险形态学改变的突变克隆通过结构和细胞学变化显示为 EIN。EIN 病变恶性转化的发生率至少是非 EIN 组织的 46 倍（图 17.1），需要细心诊断和治疗。子宫内膜癌风险的内分泌因素作用在这一序列的潜伏期和 EIN 期，使克隆性扩张与退化的平衡发生倾斜。

细胞学改变。取代整个子宫内膜的分布广泛的 EIN 病变，具有足够的细胞学非典型性，正常的子宫内膜背景不再作为准确诊断所必需的参考点。

大小、结构和细胞学特征是 EIN 诊断的简单标准。较困难的是在鉴别诊断时排除良性拟似病变和腺癌。没有简单的规则用于排除良性拟似病变。多种不同的类似病变只有靠经验积累的熟悉度才能识别出。统一划分 EIN 和腺癌的界限也有临床重要性，因为它提供给临床医师一个根据，用于对年轻的想保留生育能力的患者在选择激素而不是手术治疗时进行风险评估。

表 17.1　EIN 诊断方案

命名	形态分布	功能分类	治疗
无拮抗雌激素的良性结构改变	弥漫	雌激素效应	激素治疗
EIN：子宫内膜上皮内肿瘤形成	局灶进展性到弥漫	癌前病变	激素或手术
癌	局灶进展性到弥漫	癌	手术分期

特殊的诊断挑战，例如在息肉中识别EIN、解释不足以诊断的小的或破碎病变以及解释非子宫内膜样分化的病变，会出现如下所示的具体警戒，应该仔细学习。

结构 Architecture

腺体区域超过间质区域：子宫内膜癌前病变的一个主要结构特征是腺体密集，EIN病变的临界值为间质所占的区域不到一半（间质体积百分比，volume percentage stroma, VPS）。进行评估时应避免大的明显囊肿区域。尽管EIN是一种上皮性疾病，腺体本身的视觉评估也常常因为相关间质的人工移位、多数上皮浅染、腺上皮和腺腔之间的视觉“模糊”而变得复杂。这些可以通过专注于间质成分而避免，其显著的优势在于整个标本中组成更一致，染色质量更好。通过关注间质本身，只有间质没有同腺体撕脱的完整片块才被评估。

仔细观察图表（图 17.7）[11, 12, 28, 29]和各种间质密度的组织学样本，将有助于训练你的眼睛判断患者样本是在诊断界限之上抑或之下。EIN病变集中在平均间质体积百分比40%左右，而非EIN（良性）病变集中在平均间质体积百分比75%左右。这些差别足够大，受过训练

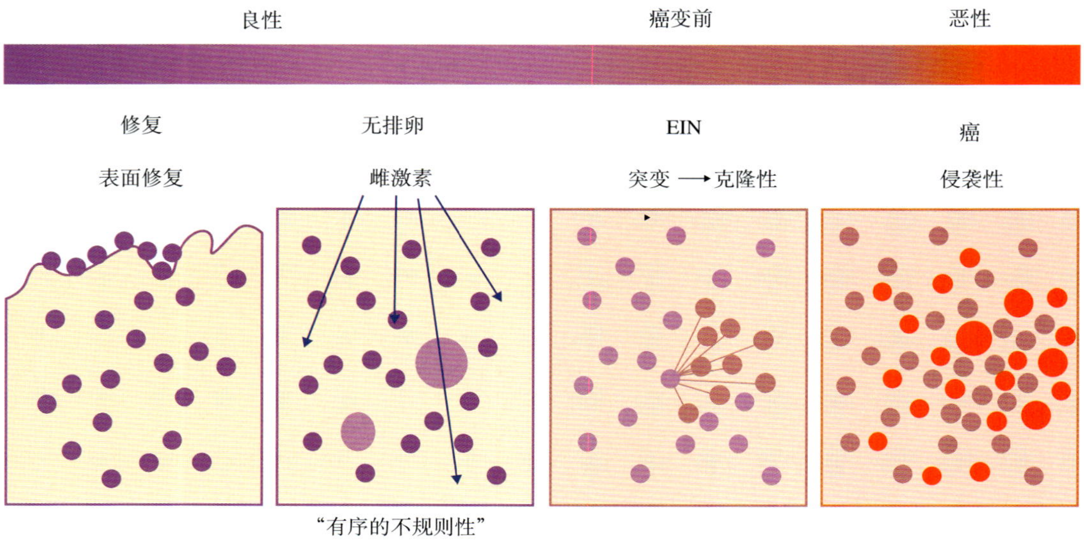

图17.6 EIN的形态分布示意图。良性、癌变前和恶性子宫内膜病变具有十分不同的结构，在子宫内膜中的分布亦不同。修复性或退行性改变造成间质崩解区域或受刺激区域的上皮堆积以及失去极性。良性系统性效应（例如未拮抗雌激素）趋于诱导整个子宫内膜区的改变，反应性的单独腺体随机散在于整个区域。相反，EIN病变起始于一个单点空间，向外生长成为具有细胞学改变的单独腺体组成的紧密肿块。起初表现为由细胞学和结构改变的腺体构成的“片状”或地图状外观，最终占据了整个子宫内膜。当EIN中单层单个腺体缺失时可伴发恶性转化。上皮可以成为复层、筛状或实性，排列成重叠的片块或复杂的绒毛腺性结构。由于取样的局限性，活检中很少见到肌层侵犯。

的眼睛能够分辨出来。

细胞学 Cytology

结构密集区域的细胞学不同于背景，或明显异常：

表 17.2 EIN 诊断标准

EIN 标准	注释
结构	腺体区域大于间质
细胞学	结构拥挤区域的细胞学不同于背景，或明显异常区域
大小＞ 1mm	最大线性长度超过 1mm
除外良性拟似病变	具有重叠标准的良性病变：基底层，分泌期，息肉，修复等
除外癌	迷宫样腺体、实性区域、多角形“镶嵌样”腺体、肌层侵犯或显著的筛状结构要诊断为癌

Modified from Silverberg et al. 2003.[31]

EIN病变的细胞学特征没有绝对标准，但是EIN细胞学通常明显不同于同一患者并存的良性子宫内膜组织（图17.8）。EIN的细胞学改变方式随患者明显不同，包括细胞核大小和外形的差别增加，染色质呈块状或颗粒状，核仁改变，核浆比改变和细胞浆分化改变，但并非局限与此（图17.9）。细胞学非典型性的立体静态描述，例如核变圆和出现核仁，在许多但不是所有的EIN病变中可以见到。就此而言，固定出现的细胞学非典型性不是EIN的先决条件。试图制定一种绝对的标准，因子宫内膜腺体细胞在不断改变的激素、修复和分化条件下的极度形态可塑性而受挫。

在某些EIN病变，细胞学改变表现为一种分化状态的改变，可以是输卵管（图 17.10）[12]、黏液（图 17.11）[12]、微乳头（图 17.12）[12]或嗜酸性（图 17.13）[12]表型。这些必须与激素造成的随机散在形态或修复诱导的位于表面的“化生”区分。有关如何解释非子宫内膜样EIN病变的进一步细节列举在下面的诊断陷阱（pitfall）章节。

在没有正常腺体作为内对照的病例，要参考结构特征分析细胞学。有些EIN病变占据整个组织块，不应因为缺少良性腺体对照而发生低诊断。

大小 Size

最大径＞1mm：准确的EIN诊断需要一个足够大的腺体连续区域来进行可靠的结构评估。在先前有关EIN与癌风险升高的临床结局研究中，病变最大径至少是1mm[11, 27, 28, 30]。满足结构（腺体区域）和细胞学（改变）诊断标准的EIN病变，最大径至少是1mm，通常由超过5 ~ 10 个腺体的区域组成（图 17.14）。多数活检方法产生的组织碎片超过 1.5 ~ 2mm。病变大小要求限于单一组织块中，而不是多块组织中的累加。没有明确证据表明一旦超过1mm，EIN病变应该根据大小进行分层，但是如果病变是孤立局限的，临床医师可能会对病变在刮宫碎片中所占比例感兴趣。

个别的或小群的细胞学改变腺体具有不确定的自然病史，最好使用描述性诊断（见下面诊断陷阱章节）。

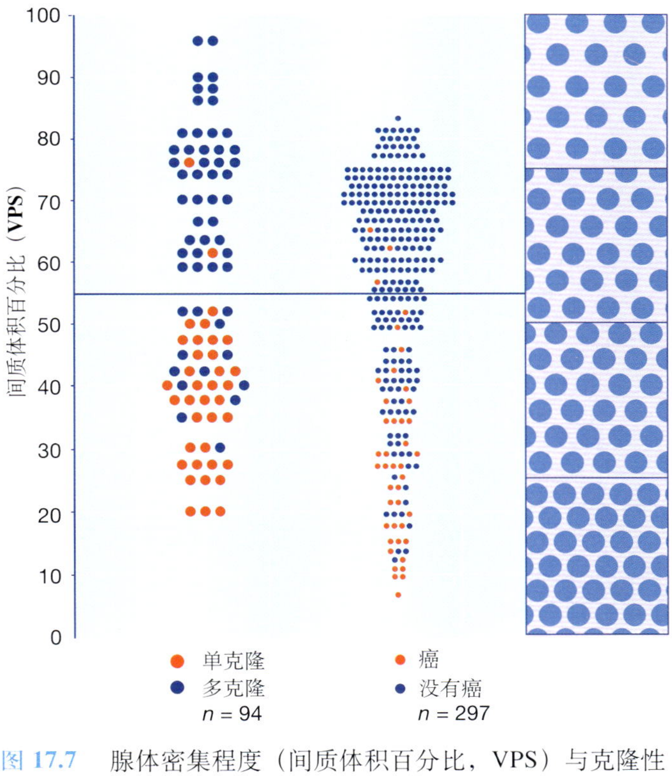

图 17.7　腺体密集程度（间质体积百分比，VPS）与克隆性癌前病变和临床癌相对应。间质体积百分比的结构特征对应于癌前病变（单克隆生长，左侧分布图中的红色记号）和临床癌（右侧分布图中的红色记号）的分子学标准。注意二者的阈值都是55%，即腺体和间质大致相等（VPS 55%）。右侧的贴图用灰黑色代表间质，显示不同的腺体密度。(Data compiled from Mutter and Baak.[11, 12, 28, 29])

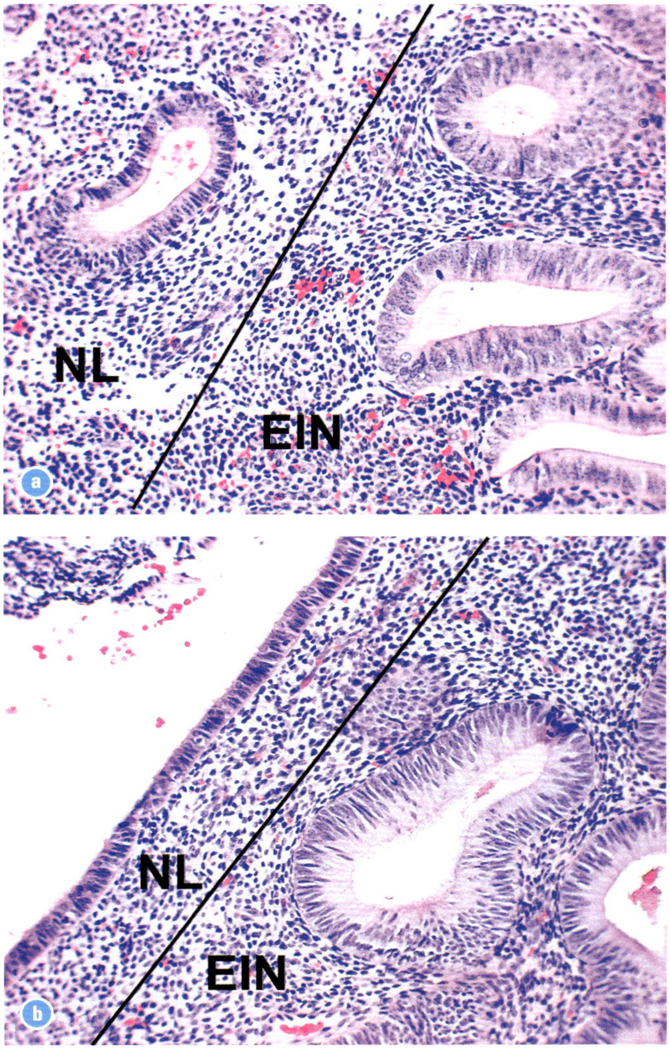

图 17.8　EIN 的细胞学分界。(a,b)两个不同的 EIN 病例分界线。EIN 腺体在右下方，正常背景腺体在左上方。

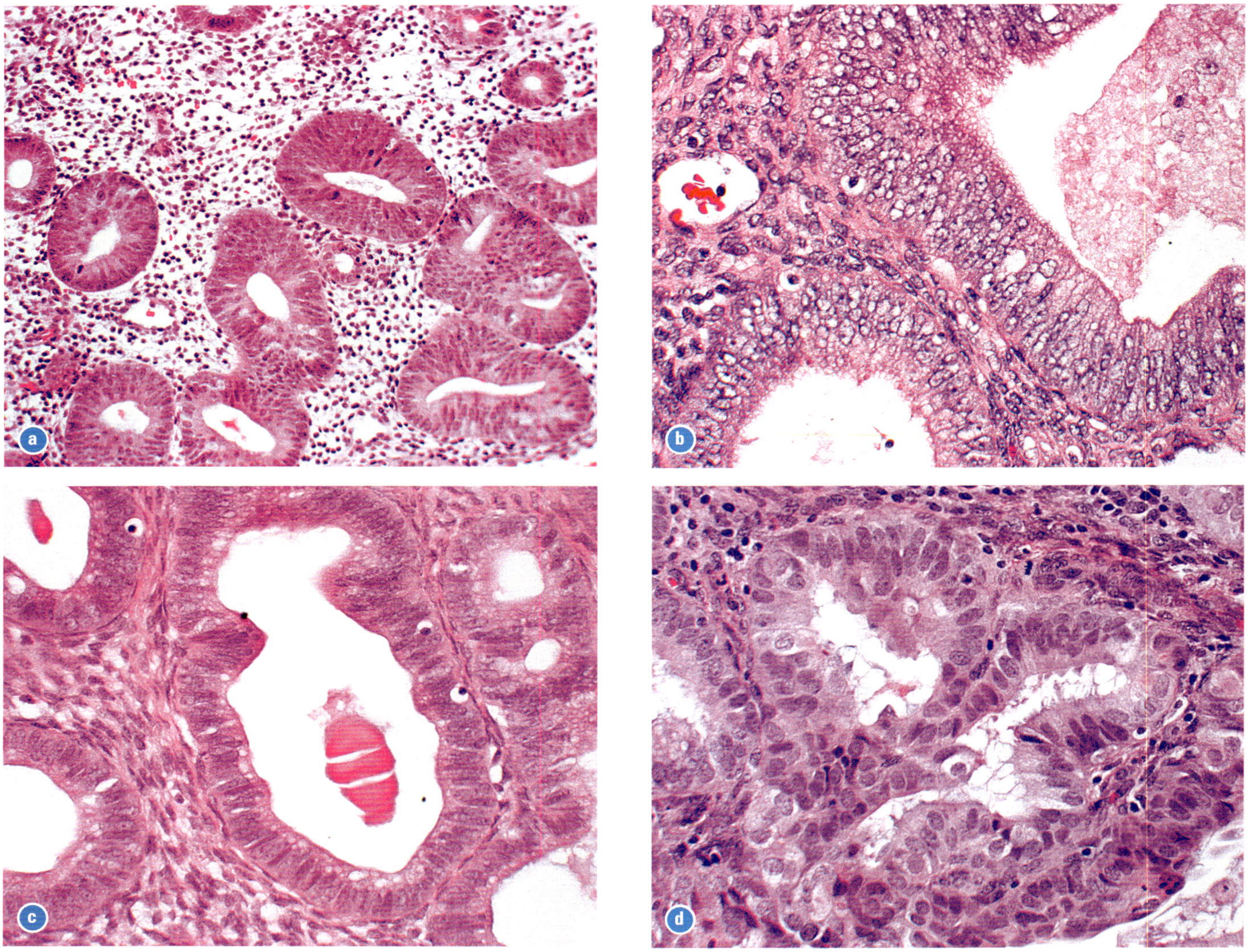

图 17.9 EIN 子宫内膜细胞学。不同患者的细胞核形态学变化可以非常大(a ~ d)。

除外良性拟似病变和腺癌
Exclusion of benign mimics and adenocarcinoma

EIN 特征与良性和恶性病变有重叠，必须与 EIN 本身进行仔细的鉴别。这些将在随后章节中细述。

鉴别诊断 Differential diagnosis

EIN的鉴别诊断可以分成几类。第一类包括实际遇到的常见形态。第二类包括解释会被其他因素影响的特殊情况，例如息肉、黄体酮治疗、化生等。第三类包括可以与 EIN 混淆的恶性病变。

可以被误诊为 EIN 的常见良性形态 COMMON BENIGN PATTERNS THAT MAY BE MISCLASSIFIED AS EIN

具有下列情况之一的患者可能仍然会并发EIN，但是考虑到这种共存因素可能会变更EIN诊断标准，因此诊断要经过仔细考虑才做出。如果难以对一个标本做出确信的诊断，一个关于问题实质的注释可能有助于引导治疗。

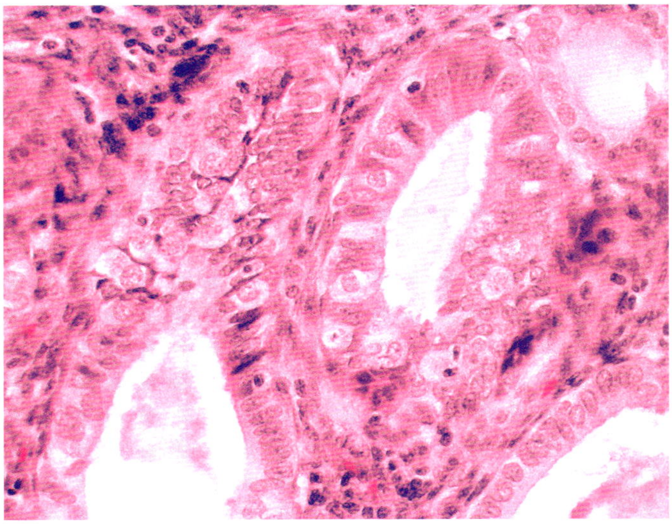

图 17.10 EIN 伴输卵管分化。此病变发展成了 I 型（子宫内膜样）腺癌，遗传学改变在这个 EIN 和随之发生的癌中得到保留[12]。

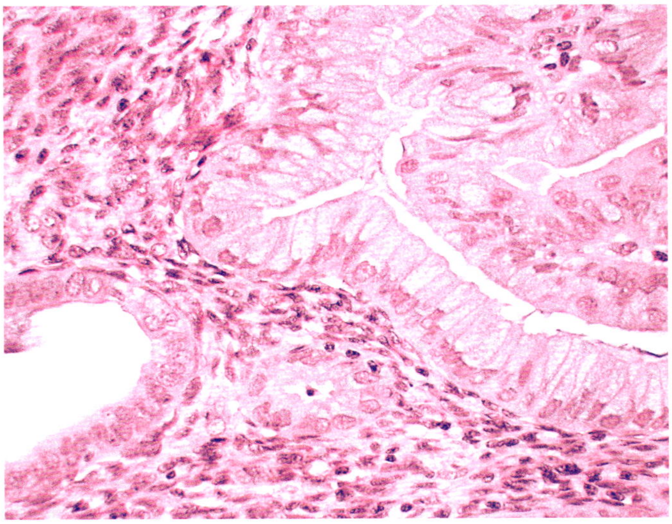

图 17.11 EIN 伴黏液分化。这个病变发展成了 I 型（子宫内膜样）腺癌，遗传学改变在这个 EIN 和随之发生的癌中得到保留[12]。

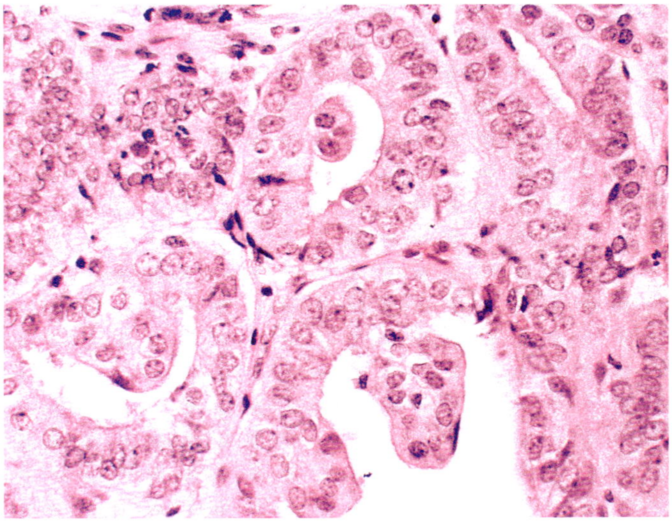

图 17.12 EIN 伴微乳头分化。这个病变发展成了 I 型（子宫内膜样）腺癌，遗传学改变在这个 EIN 和随之发生的癌中得到保留[12]。

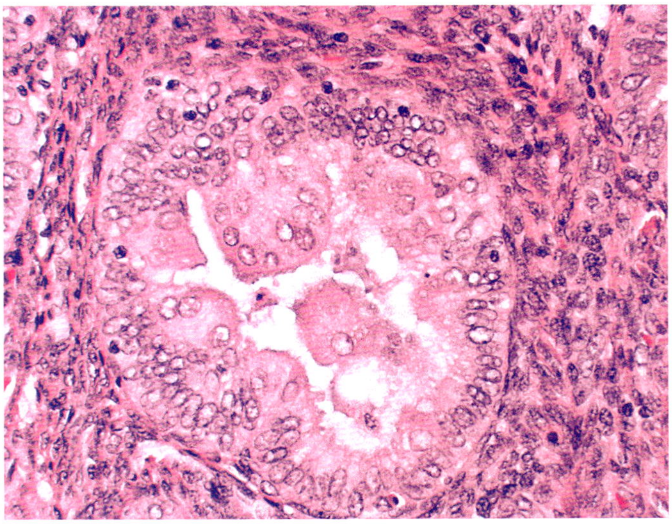

图 17.13 EIN 伴嗜酸性分化。这个病变发展成了 I 型（子宫内膜样）腺癌，遗传学改变在这个 EIN 和随之发生的癌中得到保留[12]。

反应性改变 Reactive changes

反应性改变由感染、物理破坏、新近受孕或新近使用过器具引起。这些可以导致上皮堆积和细胞核极性消失（图 17.15）。

人为腺体移位 Artifactual gland displacement

如果腺体拥挤区域与不拥挤区域的细胞学相同，诊断EIN要加以小心。这种情况大多是因为人为破坏剪切了间质而将腺体推挤在一起（图 17.16）。

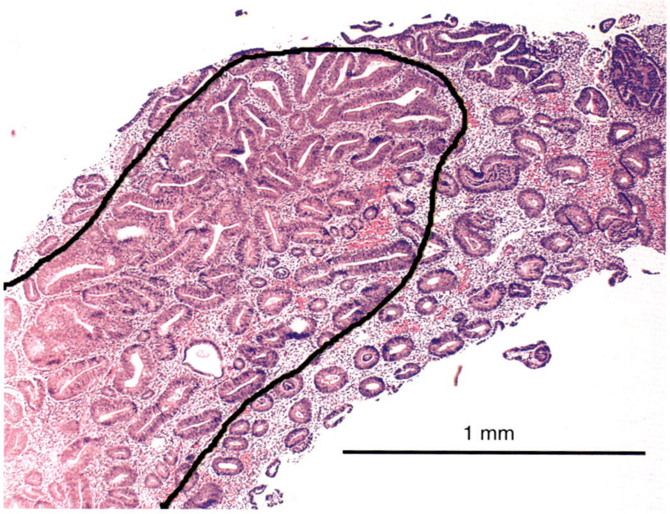

图 17.14　EIN 的大小标准。EIN 局限分布在画线范围内。根据 EIN 诊断要求，病变最大径超过了 1mm。本次活检 4 年后患者发生了子宫内膜腺癌。

持续性雌激素效应 Persistent estrogen effect

过长接触雌激素引起的随意分布的囊肿以及偶见的分支腺体常发生在无排卵或使用雌激素的子宫内膜。腺体密度在整个内膜区域均一的不规则。个别密集腺体的细胞学也与非密集区一样（图17.17）。这些可以诊断为“增殖期子宫内膜伴无拮抗雌激素的结构改变”。随着时间的延长，微血栓形成和散在的间质崩解可以伴发塌陷间质表面上皮堆积。

中到晚分泌期子宫内膜
Mid to late secretory endometrium

中到晚分泌期子宫内膜显示细胞核极性消失，核增大和核大小发生变化，如果使用客观的计算机形态学测量，与EIN病变有相当的重叠。对孕激素的间质反应在不同子宫内膜深度是不均一的。功能层深层和基底层浅层缺少间质的蜕膜前改变，使得腺体看似拥挤而且这些腺体可以显示令人不安的细胞学和复杂的锯齿状腺腔内轮廓（图 17.18）。

子宫内膜息肉 Endometrial polyps

子宫内膜息肉含有分布不规则的腺体，其中散在的腺体可能因为对激素反应的减弱而与本来的子宫内膜不同。良性息肉也可以具有由囊肿（老年息肉）引起的低间质体积百分比或任意的腺体集聚（图17.19）。大约10%的EIN病变，出现在子宫内膜息肉中，这些必须按下面诊断陷阱章节中的描述来诊断。

子宫内膜崩解 Endometrial breakdown

子宫内膜崩解是将良性子宫内膜过诊为癌前病变或

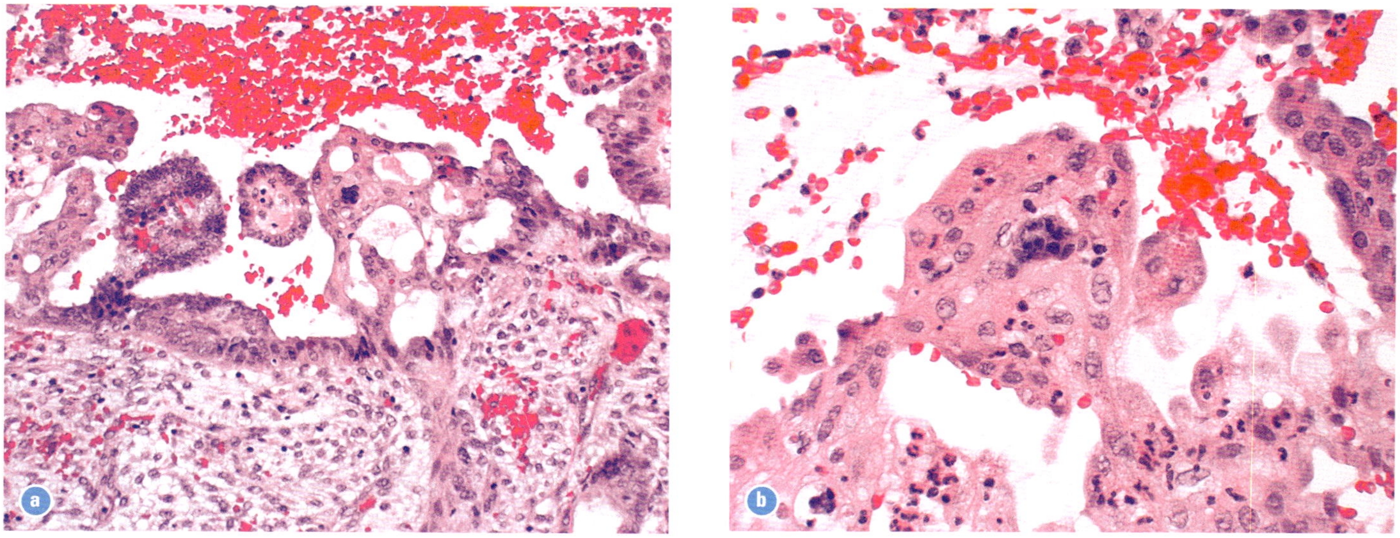

图17.15　EIN的良性拟似物：反应性表面改变。由新近崩解引起的表面上皮堆积。注意在表面上皮乳头状区域中埋藏的间质集聚。

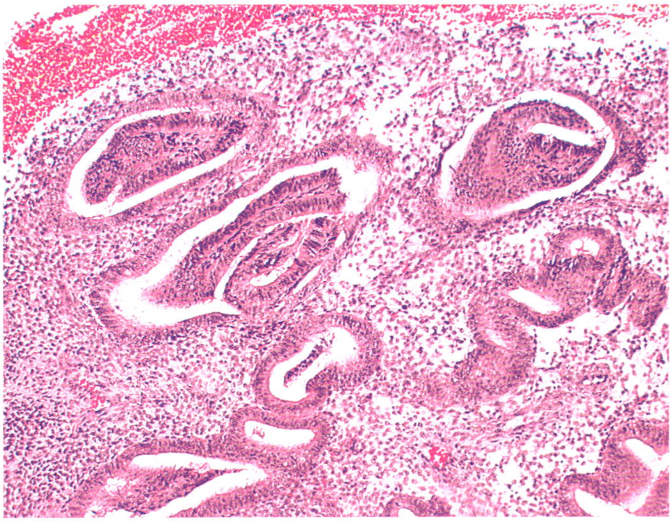

图 17.16　EIN的良性拟似物：人为腺体移位。嵌入人工现象(telescoping artifact)，在某些病例伴有腺体侧移，迫使腺体接近形成高密度。

癌的最常见情况之一。崩解可以发生在排卵周期或无卵周期后，持续到月经晚期和子宫内膜增殖早期间的过渡阶段。细胞学改变是由于无间质支撑的上皮细胞堆积引起，并且伴有细胞核改变，例如极性消失（图 17.20），当使用某些夸大染色质质地的固定液（Bouin 固定液）时，这种情况会更加明显。

EIN 诊断的解释性问题
INTERPRETATIVE PROBLEMS IN EIN DIAGNOSIS

如果混淆性因素使得不能对手头的标本进行准确分类，就做一个描述性诊断并且清楚地告知未解决的鉴别诊断特征和诊断不确定的具体原因（表17.3）。病理医师

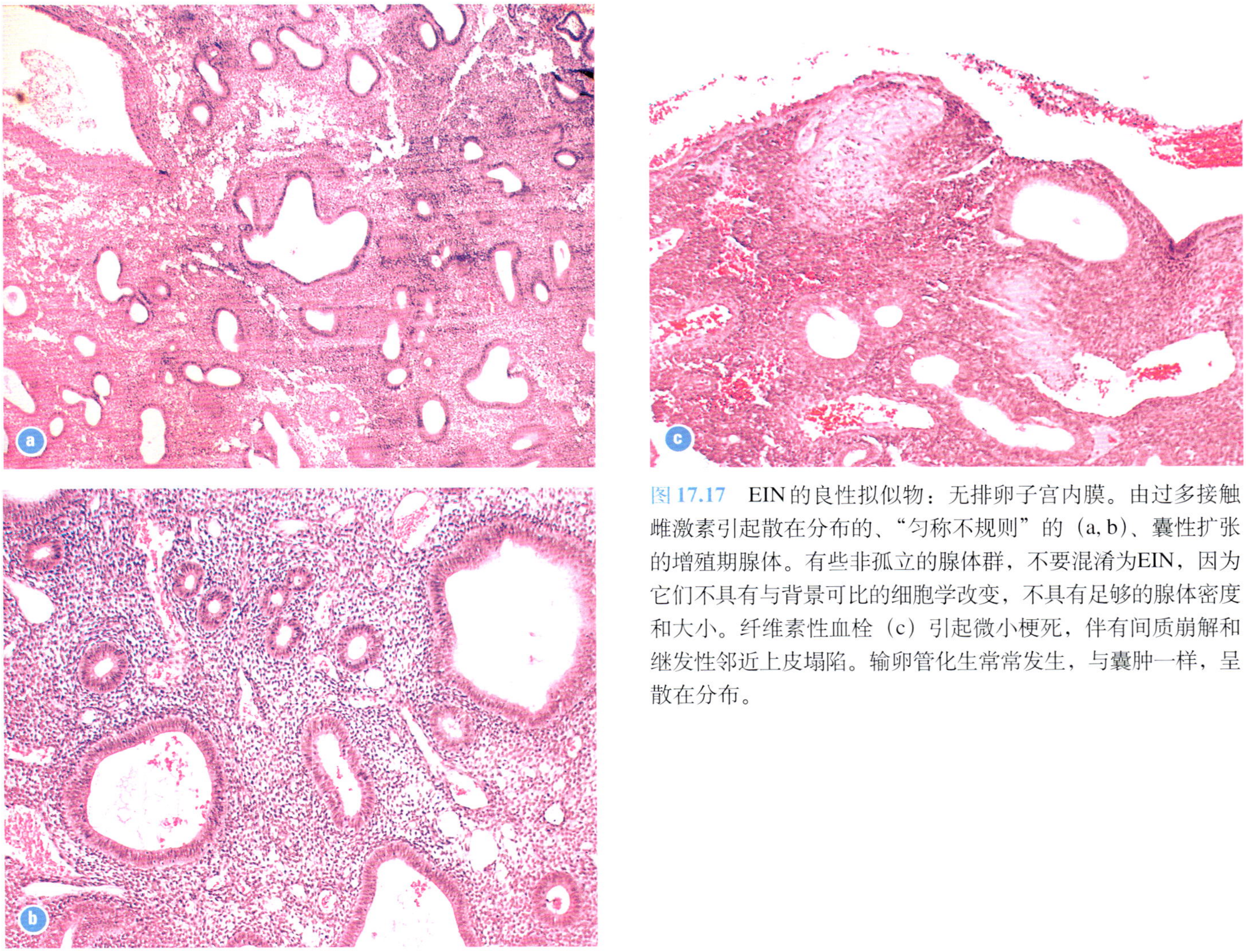

图 17.17　EIN 的良性拟似物：无排卵子宫内膜。由过多接触雌激素引起散在分布的、“匀称不规则”的（a, b）、囊性扩张的增殖期腺体。有些非孤立的腺体群，不要混淆为EIN，因为它们不具有与背景可比的细胞学改变，不具有足够的腺体密度和大小。纤维素性血栓（c）引起微小梗死，伴有间质崩解和继发性邻近上皮塌陷。输卵管化生常常发生，与囊肿一样，呈散在分布。

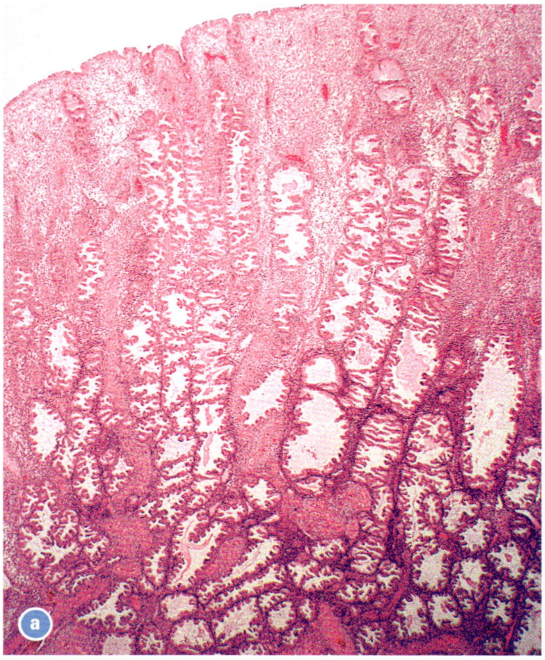

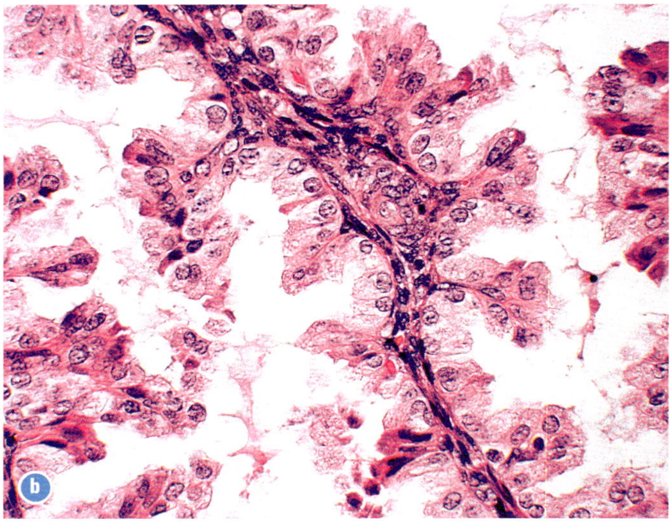

图 17.18　EIN 的良性拟似物：分泌期子宫内膜。高密度腺体分布在功能层深部和基底层，那里几乎没有前蜕膜改变。在这些区域，腺腔冗余（redundant）且衬覆增大的圆形或卵圆形细胞核。

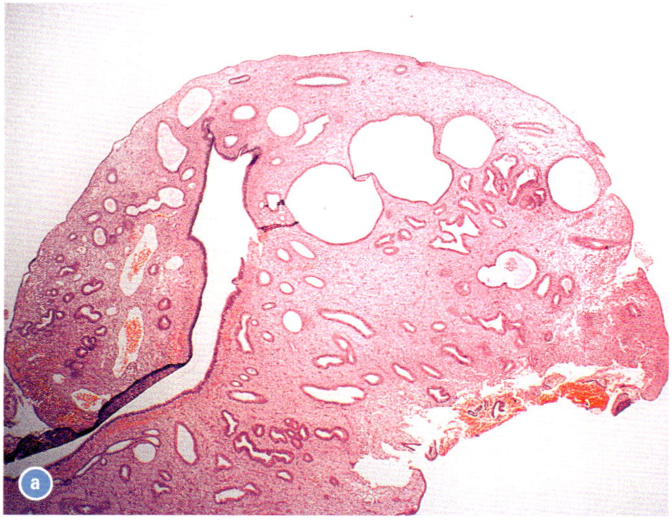

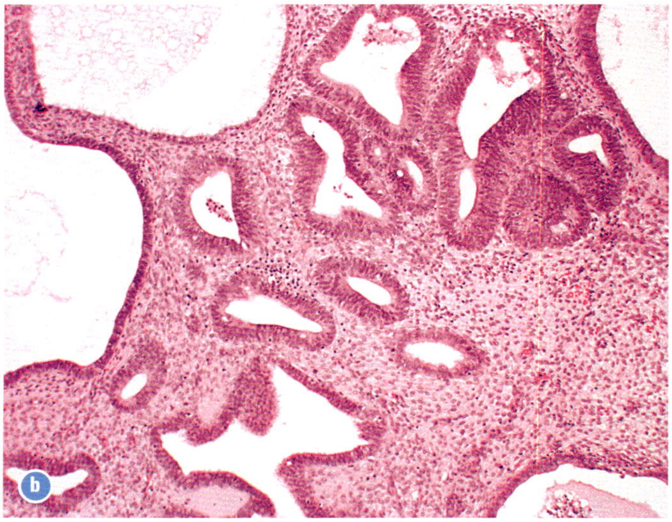

图17.19　EIN的良性拟似物：子宫内膜息肉。当诊断EIN时，要常常避免囊肿为主的区域。这个良性息肉因为囊肿而具有低的间质百分比。其他区域具有任意的良性腺体集聚，其细胞学与息肉其余区域比较没有变化。

对于在报告中建议临床随访有不同的看法。我们常规这么做，尤其是当取样工具或方法在下一次诊断过程中需要变更，或者临床必须停止使用孕激素以提高诊断准确性。无论是哪种情况，病理医师要准备好以便对诊断问题的解决提供建设性意见。例如，在使用外源性孕激素过程中进行活检的患者，撤除激素后比较容易评估。混淆性组织学因素，例如广泛的细胞分化改变（化生）使诊断模糊者，要做清楚的描述。其他标本可能因为取样错误或并存的再生性上皮改变影响了诊断。所有的情况应通过附加的研究、深切或立即重新取样以检测其他诊断性区域或随访再活检而加以明确。如果患者有症状，一些临床医师选择高剂量孕激素试验性治疗，之后进行激素撤离后活检。有关解释常见诊断问题的建议列在下面和表 17.3 中。

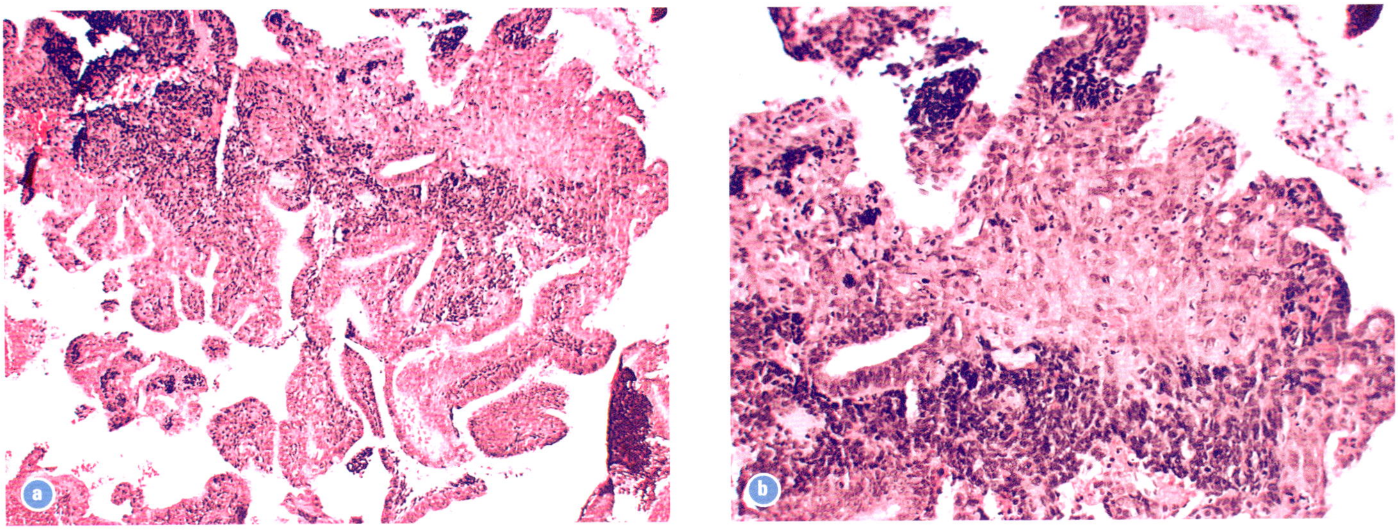

图 17.20 EIN 的良性拟似物：月经期子宫内膜。内膜中广泛的间质崩解造成表面上皮堆积。

表 17.3 EIN 诊断中的陷阱

问题	对应措施
破碎或变形	分层切片，如果仍然担心尽快重新活检（3 个月内）
怀疑 EIN 但是< 1mm	深切并进行评估： 1. 如果到达碎片边缘仍然<1mm，可能是取样错误：建议尽快重新活检（3 个月内） 2. 如果是大碎片中的小区域，可能是不足以诊断（sub-diagnostic）的“前-EIN”：做描述性诊断并建议随访 6 个月重新活检
怀疑 EIN 但是间质体积百分比> 50%	描述性诊断并随访 6 个月
息肉中的 EIN	使用惯用的 EIN 标准，息肉本身作为细胞学比较的背景。息肉中的 EIN 常常是不连续的
非子宫内膜样分化	如果是腺体状的，可以使用 EIN 标准，但是必须除外特殊的癌
鳞状上皮桑葚	根据腺体成分诊断，从头脑中去除桑葚的影响。如果桑葚将外围的腺腔分离，不要误认为筛状结构。
孕激素效应	如果满足标准，诊断为 EIN。对于任何其他可疑的局限性病变进行描述性诊断。建议撤除激素并在出血停止 2~4 周后再次活检，避免激素治疗影响诊断。

不足以诊断的 EIN 样病变
Sub-diagnostic EIN-like lesion

对于可疑却不足以诊断为EIN的病变，需要清楚的描述。如果临床允许，可以重新取样。对于以细胞学改变为特征的明显的局限性病变，有时不能满足诊断EIN所需的大小（至少要1mm）或间质体积比（50%）。这可能包含了多种情况，包括取材不佳的EIN病变，不能达到诊断标准的非常早的EIN前期病变和微妙的良性拟似物。

对于小的组织碎片或疏松排列的局限性病变应当在深切后评估。如果深层的受累组织块仍然<1mm，而紧密排列的病变腺体从一端延伸到另一端，很可能是被中断的较大病变（图17.21）。这些可以诊断为“拥挤的腺体碎片，细胞学改变符合EIN但是不足以诊断EIN”，建议 3 个月内重新活检。

对于大的组织碎片，有细胞学改变的密集腺体病灶若<1mm，或者腺体密度不满足EIN（图17.22），可能不是取样错误。这部分病例大约占容易诊断的EIN病变的 1/5 ~ 1/4。这些少见病变可能是 EIN 的前期病变，比真正的EIN具有较低的癌风险性。应当采用描述性诊断（显微镜下细胞学有改变的腺体群），并建议随访6个月活检。

应尽可能避免将一小群有形态反差的腺体过诊断为 EIN。具有未拮抗雌激素的患者近期可以任意出现一些输卵管腺体，息肉也可以具有腺体的不规则分布，子宫内膜炎或修复期患者可以具有局部效应，偏离正常子宫内膜。在这些情况下，检查背景最有帮助。

子宫内膜息肉中的EIN EIN within an endometrial polyp

通常，所有的EIN诊断标准适用于发生自息肉中的EIN，但是解释EIN细胞学和结构的参考点应该是背景息肉本身，而不是正常的子宫内膜功能层（图17.23）。息肉中的EIN最好是连续性腺体形成的地图状区域，具有与背景息肉明显不同的结构和细胞学。避免对衬覆萎缩上皮的囊肿为主的病变做出过度反应，因为这是良性老年型息肉或子宫颈-子宫内膜混合性息肉中的常见成分。

良性息肉具有有序的腺体不规则分布。细胞学改变不出现在地图状的腺体群，而是散布或成八字形分布在疏松边界的外围。近端任意的并置腺体，其细胞学与息肉其他区域更分散的腺体相同。

当做出EIN在息肉中的诊断时，息肉情况要在报告中清楚描述。如果完整切除，息肉切除术是治愈性的。如果未完全切除，息肉蒂会妨碍可弯曲器具（Pipelle）的随访活检。

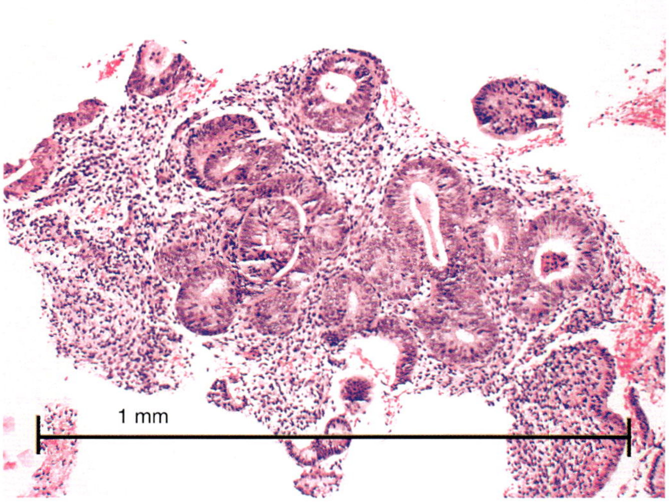

图17.21 不足以诊断EIN的局限性克隆性病变：大小＜1mm。这种细胞学有改变的病变具有非常密集的腺体，从组织块底部延伸到顶部。这可能是EIN，因为组织破碎使得大小达不到1mm。深切检查看是否在其他区域存在更好的诊断区域。如果不存在，可以诊断为“密集的腺体碎片，细胞学符合EIN但是不足以诊断EIN”，建议与临床对应，并在3个月内重新活检。

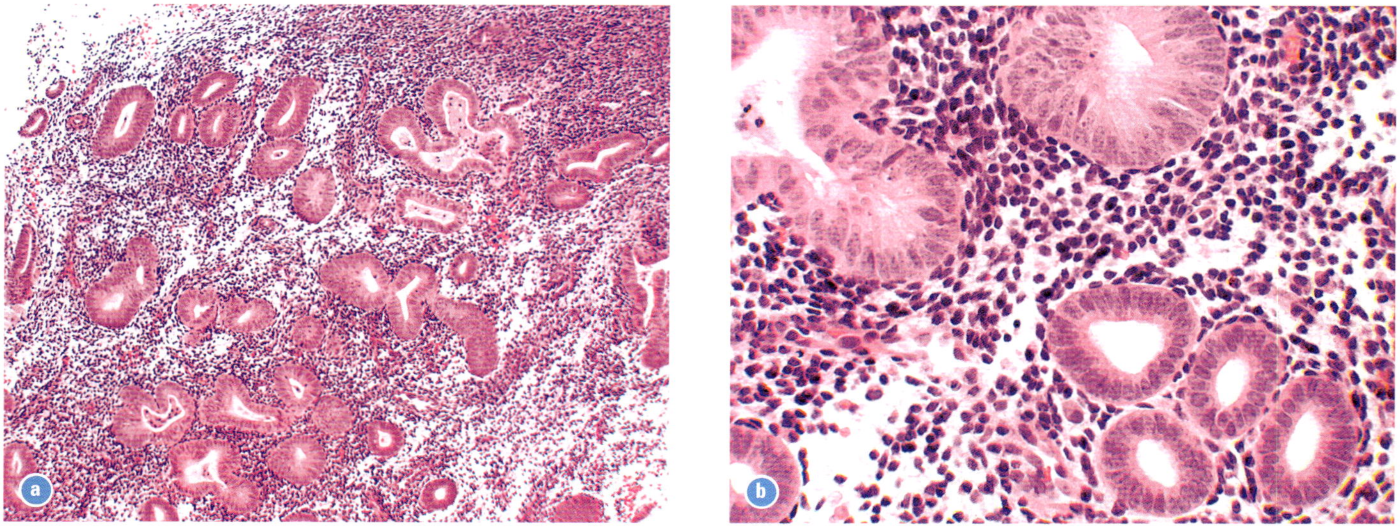

图17.22 不足以诊断EIN的局限性克隆性病变：腺体区域少于间质。在大的组织块中存在一个明确的细胞学改变的疏松腺体群。深切后病灶没有变得更加密集，所以不满足腺体区域要超过间质的结构要求。对这些自然病史不确定的病变，建议采用描述性诊断，并建议随访6个月活检。

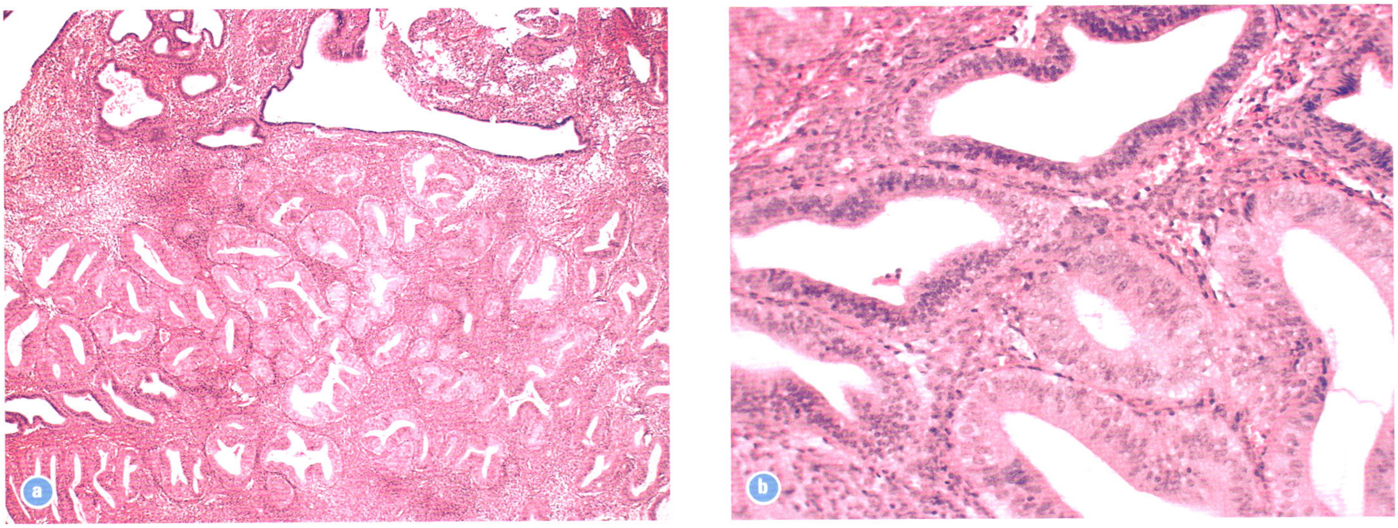

图 17.23 发生于子宫内膜息肉中的 EIN。将独立的 EIN 区域与息肉背景比较，显示克隆性细胞学改变。

非子宫内膜样 EIN 与“化生”的比较
Non-endometrioid EIN *vs* ‘metaplasia’

具有非子宫内膜样细胞学的 EIN 病变必须与良性“化生”鉴别。细胞分化的转换可以是某些 EIN 样本特征性的细胞学改变，同时也要满足大小、结构和排除性标准（图 17.10–17.13）。在多数情况，它们是具有典型 EIN地图形状的局限性病变，由黏液性、输卵管或嗜酸性腺体组成。一种特例是那些含有圆形腺腔内可扩张性鳞状上皮桑葚的腺体病变。这些桑葚可以很丰富，造成腺体和间质成分体积比扭曲。在这些病变，由于是腺体而不是桑葚成分具有潜在恶性行为，当评估腺体间质比时，要在头脑中去除桑葚所占体积。如果可能，寻找桑葚少而腺体满足 EIN 标准的区域（图 17.24）。

EIN和癌的鉴别诊断在非子宫内膜样病变具有特殊考虑。实性桑葚周围绕以花环状腺腔，类似于筛状结构，容易被过诊断为腺癌（图17.25）。真正的筛状结构仅累及腺上皮，当分离单个腺腔的细胞是鳞状上皮时不要做筛状诊断。黏液和鳞状腺癌的诊断标准不同于子宫内膜样腺癌。这些病例中必须使用分化状态相应的标准来鉴别 EIN 和癌。

令人困惑的孕激素接触
Confounding progestin exposure

孕激素，无论是内源性或药源性，改变了子宫内膜腺体细胞学，不同程度地扩大了间质成分，改变了腺体间质关系。接触孕激素的EIN病变趋向于显示细胞核收缩和粗糙染色质均质化（图 17.26），伴有假蜕膜改变，这使腺体分离，看上去比较松散。相反，正常分泌期子宫内膜腺体的细胞核显著增大，就高度而言，腺体间质比的改变局限在功能层。相矛盾的结果是孕激素存在时，EIN病变变得比较温和，而正常子宫内膜变得令人不安。其最极端的形式是伴Arias-Stella现象的妊娠妇女，具有多倍体引起的显著的上皮非典型性，且这些区域典型地显示轻微的间质蜕膜变，造成腺体结构非常拥挤。

EIN 的孕激素治疗方案可以是连续性或非连续性的，这将影响激素背景，在随访活检中必须说明。某些医师偏好拖延的、尤其是长期的孕激素治疗，而其他人则采用间断的方案伴有间断的子宫内膜脱落。没有一致的看法认为其中一种优于另一种，需要进一步的临床试验来解决，并要对具体患者做特殊考虑。以间断方案撤离孕激素可以导致广泛的凋亡和子宫内膜脱落，有助于清除肿瘤组织[81]。另一方面，连续性的孕激素治疗，例如用于孕激素灌注的子宫内装置，据报告有助于治疗某些子宫内膜癌[82]。

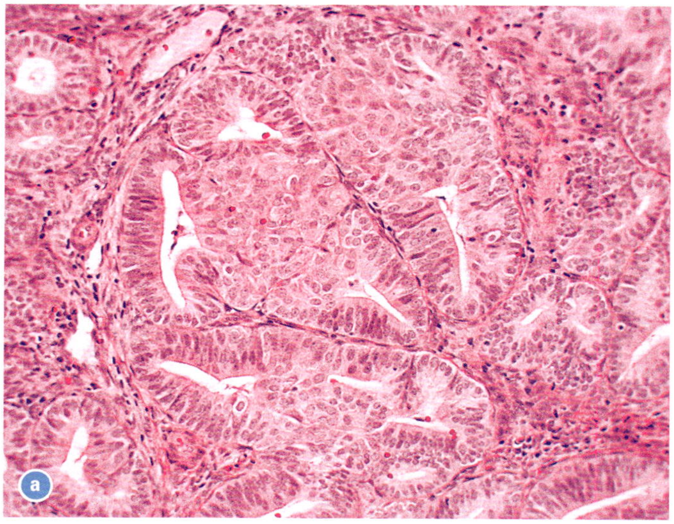

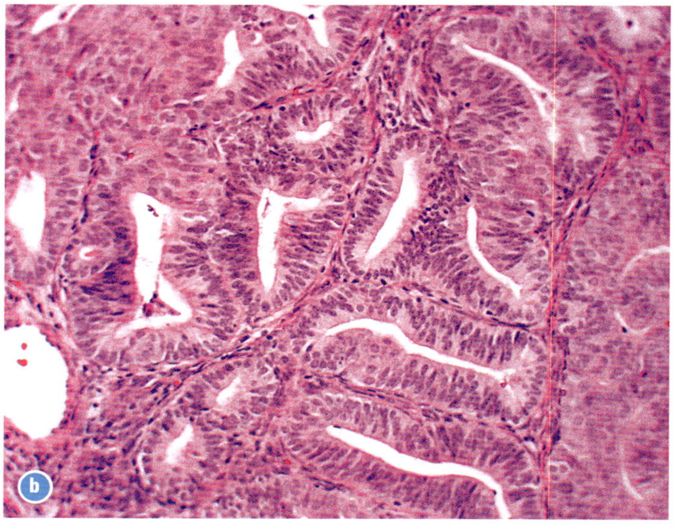

图 17.24　非子宫内膜样EIN：鳞状分化（桑葚）。(a) 丰富的鳞状桑葚密度不一地分布在所显示的区域。进一步检查桑葚较少的区域（b），满足 EIN 的结构标准。

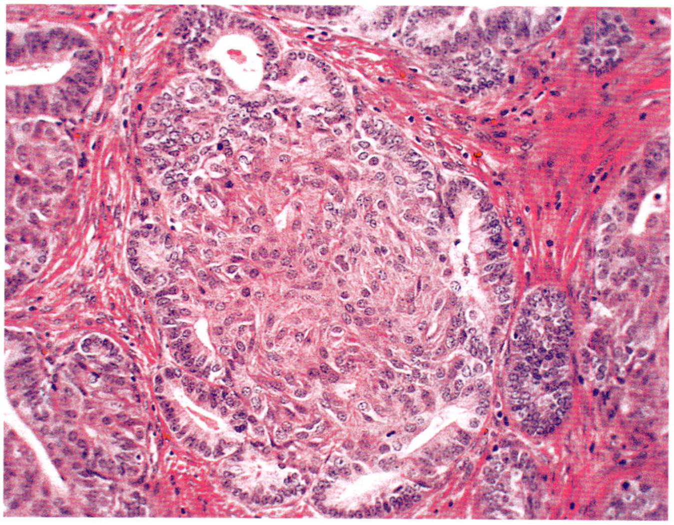

图17.25　鳞状桑葚引起的假筛状形态。腺腔内的桑葚将腺体从中分割到两侧。不要将此混淆成腺癌。

对于那些使用间断性孕激素方案的患者，或进行完整孕激素试验的患者，监督性活检应当在孕激素撤离出血后几周进行。这就避免了孕激素引发的令人困惑的间质和腺体改变所致的解释性困难，并且可以采用常用的EIN 诊断标准。

在孕激素影响下进行的子宫内膜活检诊断，呈现给病理医师解释性和语义困难。没有一种子宫内膜癌前组织病理学诊断方案，包括WHO的增生和EIN诊断标准，可以在活跃的孕激素治疗情况下应用。然而，当诊断特征存在时，透过孕激素效应EIN病变可以并且应当被诊断出。在孕激素治疗中行再次活检的许多EIN病例，由于细胞学和结构的改变不再具有诊断性。这些可能作为局限性病变持续存在，应采用描述性诊断并建议在孕激素撤离后再活检。病理医师应当就这些孕激素导致的诊断困难与临床医师进行清楚的沟通，以便他们能理解中断治疗的潜在益处，以获得一个更加确定的结果。

除外癌 EXCLUSION OF CARCINOMA

在评估EIN过程中总是必须除外恶性病变，大致包括两类：子宫内膜样腺癌和发生在子宫内膜或别处的其他癌。

子宫内膜样腺癌 Endometrioid adenocarcinoma

就具体患者而言，癌可以和EIN并存，但是常常应该分开诊断，因为现有的对癌的处理方法不同于 EIN。应当记住，一块组织活检中没有癌不能说明该患者确实没有癌，只能说明在活检过程中没有被取到。应当清楚地强调，任何建议的给予都是基于现有的材料。

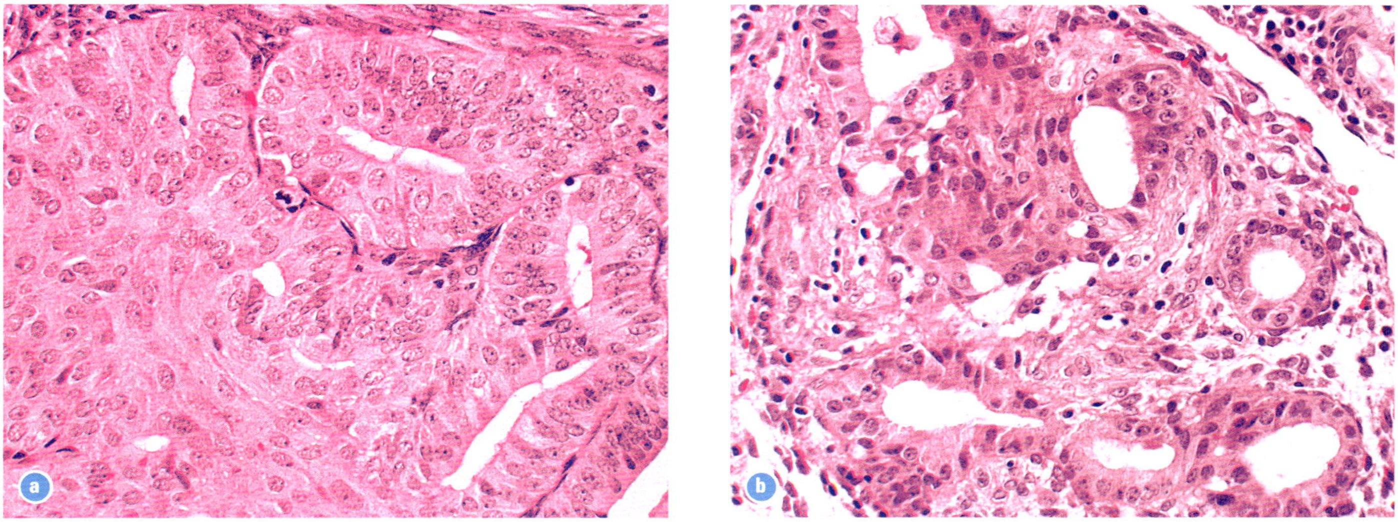

图 17.26　孕激素治疗 EIN 的效应。伴有鳞状桑葚的 EIN 病变（a）经过 4 个月的孕激素 Megac 试验后重新活检（b）。桑葚的持续存在有助于准确辨认病变部位。注意治疗后显著的细胞核收缩。两幅照片放大倍数相同。

EIN 由衬覆单层上皮细胞的单独腺体组成。上皮可以是假复层或者偶尔呈微乳头状（图17.12），但是不能是筛状或由上皮细胞实性区域组成。下列累及肿瘤性腺体的任一特征都与 EIN 不一致，应当诊断为癌：

- 蜿蜒的或“迷宫样”腺腔（图 17.27）。
- 实性上皮（图 17.28）。
- 筛状结构（图 17.29）。
- 由扭曲的多角形腺体和介于其间的线样间质组成的“镶嵌型”腺体形态（图 17.30）。
- 肌层侵犯。不幸的是，在活检或刮除标本中很少有子宫肌层可用于评估。

可以拟似 EIN 的其他癌
Other carcinomas that may mimic EIN

这些包括以下部分：

- 子宫乳头状浆液性癌（uterine papillary serous carcinoma, UPSC）延伸到子宫内膜腺体。多数UPSC足够广泛不会与EIN混淆。然而，在有限的样本中，UPSC 可以表现为一致增大的腺体伴有复层深染的细胞核。如果腺腔内微乳头或钉头样（hobnail）形态不明显，或者没有见到不连续的增大的单个细胞核，这个病变可以被误诊为EIN（图17.31a）。如果腺体的核特征超越正常的EIN相关范围，应该考虑到 UPSC。p53 免疫染色可以有帮助（图 17.31b）。
- 宫颈腺癌。由宫颈腺癌或原位腺癌引起的诊断陷阱是双重的。首先，在子宫内膜样本中一致性的宫颈腺癌碎片可以类似EIN。根据特征性的核深染、腺腔嗜酸性、顶端的核分裂和宫颈肿瘤形成的紧密结

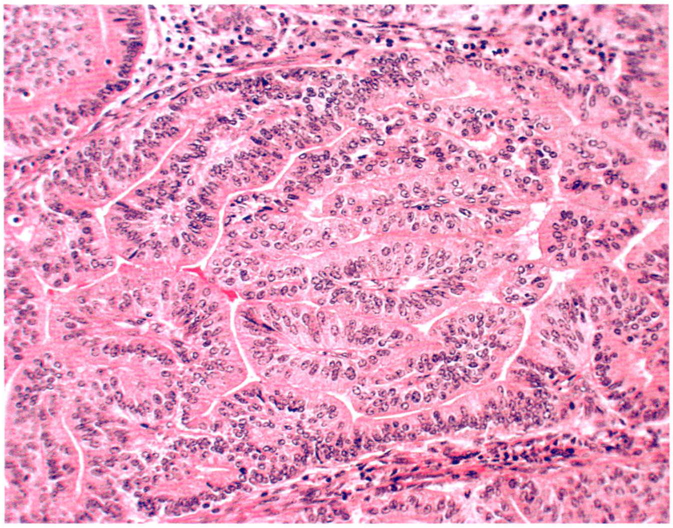

图 17.27　区分子宫内膜癌和 EIN 的形态：腺癌中蜿蜒的腺腔。代表上皮片状折叠的迷宫样连续腺腔与 EIN 不符。这是一个高分化腺癌。

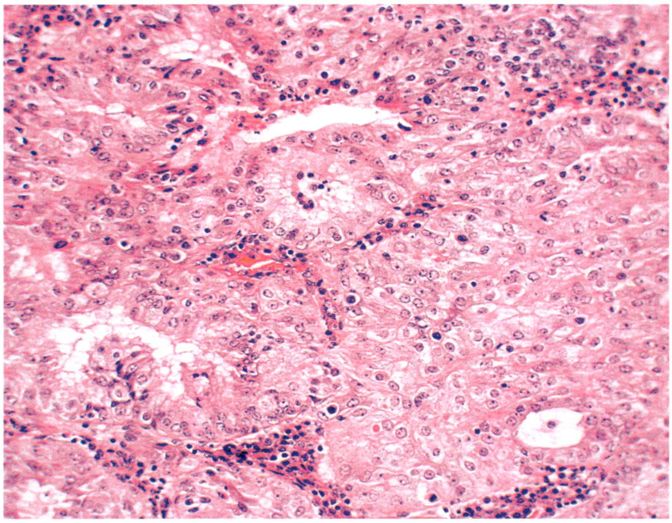

图 17.28　将子宫内膜癌与EIN区分开的形态：腺癌中的实性上皮。EIN 腺体衬覆简单的非复层上皮，没有实性区域。

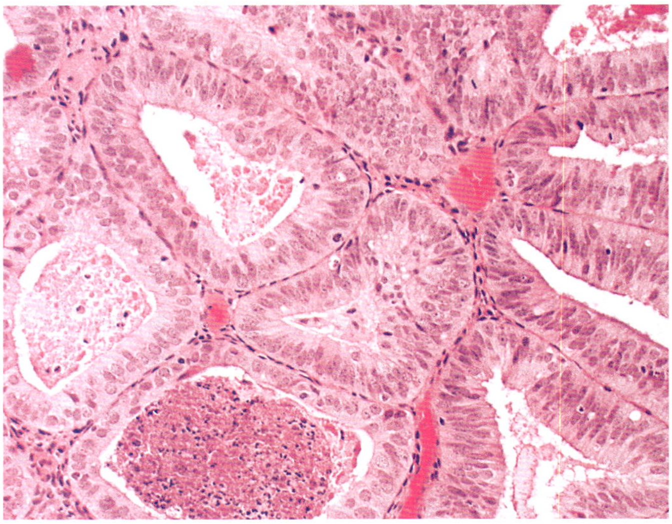

图 17.30　将子宫内膜癌与EIN区分开的形态："镶嵌型"腺体形态。介于多角形扭曲子宫内膜腺体间的线样分割性间质不常出现在 EIN，多数 EIN 病例保持每个腺体作为一个独立单位。这里超越了界限成为高分化癌。

构可以排除EIN（图17.32a）。其次，宫颈腺癌直接延伸到子宫内膜被覆上皮中可以酷似EIN。上述特征的存在，加之宫颈有明显肿物就足够了，但是宫颈的累及可以很微妙（图 17.32b）。

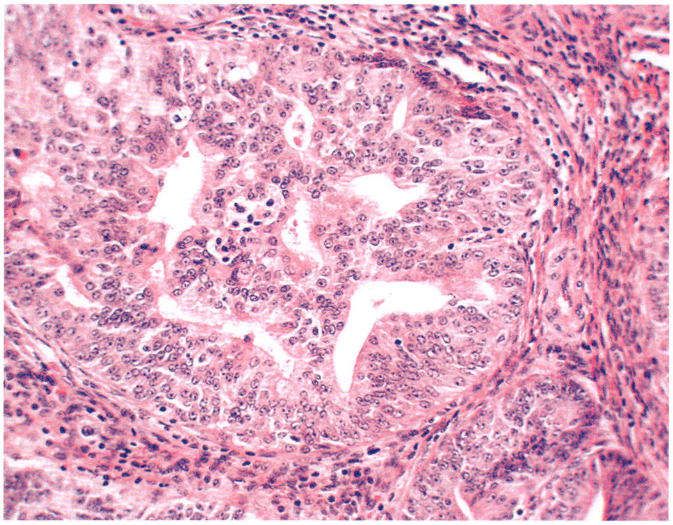

图 17.29　将子宫内膜癌与EIN区分开的形态：腺癌中的筛状结构。真正的筛状结构不出现在 EIN 中，只是如这里所显示可以见于腺癌。识别筛状结构要加以小心，因为变性区域、正切和腺腔内鳞状桑葚可以酷似这种形态。

EIN 的处理 Management of EIN

对于无拮抗雌激素暴露和子宫内膜癌结构性遗传危险因素的处理明显不同于对癌前病变EIN的处理。这是一个不平凡的起点，因为过去病理医师将内分泌效应（未拮抗雌激素的无排卵型改变）和癌前病变（EIN）都归入增生性系列疾病，而根据结构和细胞学分为不同亚型。将这些不同的类型进行分类缺少可重复性，意味着这一过宽的系列掩盖了临床对患者治疗分为两类的需要，即患者的处理要么是子宫内膜监测，要么是病变的切除。EIN诊断范畴的类型和数目与治疗选择有很好的对应，便于临床医师接受。

EIN病变的处理遵循早已制定的针对非典型性子宫内膜增生的方针。高的癌伴发率（26%）以及考虑到取样错误可能会遗漏隐匿性肿瘤，并结合诊断和治疗的益处，使人们普遍认为立即行子宫切除术是恰当的。想保留生育能力的年轻妇女和手术高风险患者是激素（孕激素）治疗的候选人。系统性的孕激素能成功去除年轻患者中90%的子宫内膜癌前病变[83]，尽管不能预知哪一部分人会有反应。激素治疗的决定必须在医师和患者都完全了解风险并能进行定期随访监测的情况下才能做出。

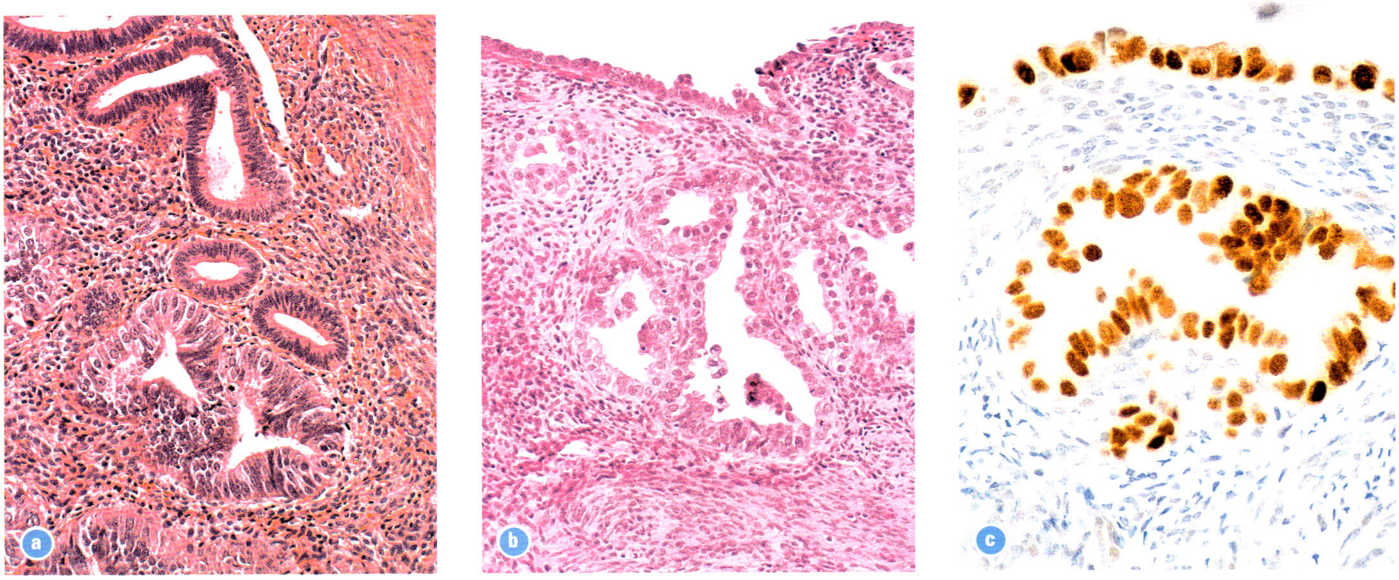

图17.31 子宫乳头状浆液性癌（UPSC）累及子宫内膜腺体。(a) UPSC中的子宫内膜样细胞生长形态可以拟似EIN。(b) 略呈“钉头”形态的深染上皮细胞，伴有轮廓一致的腺体。(c) p53 免疫染色强阳性。

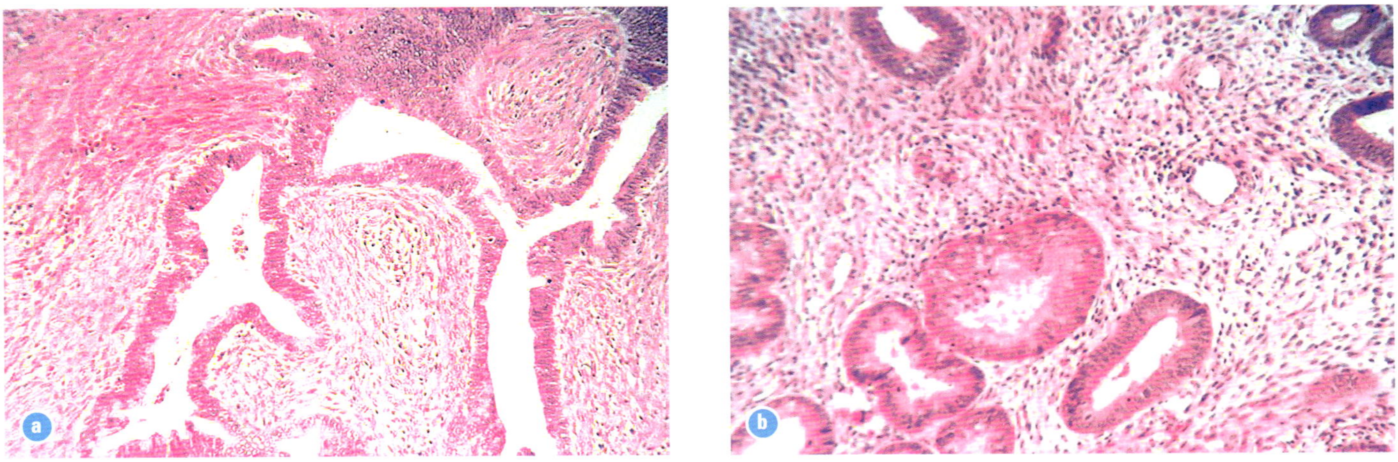

图 17.32 酷似 EIN 的宫颈腺癌。(a) 刮除物中含有呈绒毛腺管结构的宫颈腺癌碎片。(b) 同一腺癌向头端延伸进入功能层。

改善孕激素的治疗效果和减少其不良反应已受到关注。宫内灌注激素装置，可以在局部产生能治疗子宫内膜肿瘤的高剂量，同时减少系统性的激素暴露[82, 84, 85]。另外，现有的初步实验证据提示间断性系统给药比连续给药能更有效地破坏肿瘤细胞[81]。需要实施对照性的临床研究来确定这些选择。

致谢 Acknowledgements

一些正文和许多图片都经过 www.endometrium.org 允许[86]。

参考文献 References

1 Hertig A, Sommers S. Genesis of endometrial carcinoma. I. Study of prior biopsies. Cancer 1949; 2:946–956.
2 Hertig A, Sommers S, Bengloff H. Genesis of endometrial carcinoma. III. Carcinoma in situ. Cancer 1949; 2:964–971.
3 Sommers S, Hertig A, Bengloff H. Genesis of endometrial carcinoma. II. Cases 19 to 35 years old. Cancer 1949; 2:957–963.
4 Winkler B, Alvarez S, Richart R, Crum C. Pitfalls in the diagnosis of endometrial neoplasia. Obstet Gynecol 1984; 64:185–194.
5 Kurman R, Kaminski P, Norris H. The behavior of endometrial hyperplasia: a long term study of 'untreated' hyperplasia in 170 patients. Cancer 1985; 56:403–412.
6 Scully RE, Bonfiglio TA, Kurman RJ, et al. Uterine corpus. Histological typing of female genital tract tumors. New York: Springer; 1994:13–31.
7 Bergeron C, Nogales F, Masseroli M, et al. A multicentric European study testing the reproducibility of the WHO Classification of endometrial hyperplasia with a proposal of a simplified working classification for biopsy and curettage specimens. Am J Surg Pathol 1999; 23:1102–1108.
8 Kendall BS, Ronnett BM, Isacson C, et al. Reproducibility of the diagnosis of endometrial hyperplasia, atypical hyperplasia and well-differentiated carcinoma. Am J Surg Pathol 1998; 22:1012–1019.
9 Zaino RJ. Endometrial hyperplasia: is it time for a quantum leap to a new classification? Int J Gynecol Pathol 2000; 19(4): 314–321.
10 Zaino R, Trimble C, Silverberg S, et al. Reproducibility of the diagnosis of atypical endometrial hyperplasia (AEH): a Gynecologic Oncology Group (GOG) study [Abstract]. Lab Invest 2004; 84:218A.
11 Baak JPA, Nauta J, Wisse-Brekelmans E, Bezemer P. Architectural and nuclear morphometrical features together are more important prognosticators in endometrial hyperplasias than nuclear morphometrical features alone. J Pathol 1988; 154: 335–341.
12 Mutter GL, Baak JPA, Crum CP, et al. Endometrial precancer diagnosis by histopathology, clonal analysis and computerized morphometry. J Pathol 2000; 190:462–469.
13 Bezemer PD, Baak JP, With C de. Discriminant analysis, exemplified with quantitative features of endometrium. Eur J Obstet Gynecol Reprod Biol 1977; 7:209–214.
14 Diegenbach PC, Baak JP. Quantitative nuclear image analysis: differentiation between normal, hyperplastic and malignant appearing uterine glands in a paraffin section. II. Computer assisted recognition by discriminant analysis. Eur J Obstet Gynecol Reprod Biol 1977; 7:389–394.
15 Diegenbach PC, Baak JP. Quantitative nuclear image analysis: differentiation between normal, hyperplastic and malignant appearing uterine glands in a paraffin section. III. The use of texture features for differentiation. Eur J Obstet Gynecol Reprod Biol 1978; 8:109–116.
16 Diegenbach PC, Baak JP. Quantitative nuclear image analysis: differentiation between normal, hyperplastic and malignant appearing uterine glands in a paraffin section. IV. The use of Markov chain texture features in discriminant analysis. Eur J Obstet Gynecol Reprod Biol 1978; 8:157–162.
17 Ausems EW, Kamp JK van der, Baak JP. Nuclear morphometry in the determination of the prognosis of marked atypical endometrial hyperplasia. Int J Gynecol Pathol 1985; 4:180–185.
18 Colgan TJ, Norris HJ, Foster W, et al. Predicting the outcome of endometrial hyperplasia by quantitative analysis of nuclear features using a linear discriminant function. Int J Gynecol Pathol 1983; 1:347–352.
19 Baak JP, Wisse-Brekelmans EC, Fleege JC, et al. Assessment of the risk on endometrial cancer in hyperplasia, by means of morphological and morphometrical features. Pathol Res Pr 1992; 188:856–859.
20 Baak JPA. The role of computerized morphometric and cytometric feature analysis in endometrial hyperplasia and cancer prognosis. J Cell Biochem 1995; 59 (Suppl 23):137–146.
21 Esteller M, Garcia A, Martinez-Palones JM, et al. Detection of clonality and genetic alterations in endometrial Pipelle biopsy and its surgical specimen counterpart. Lab Invest 1997; 76:109–116.
22 Jovanovic AS, Boynton KA, Mutter GL. Uteri of women with endometrial carcinoma contain a histopathologic spectrum of monoclonal putative precancers, some with microsatellite instability. Cancer Res 1996; 56:1917–1921.
23 Mutter GL, Chaponot M, Fletcher J. A PCR assay for nonrandom X chromosome inactivation identifies monoclonal endometrial cancers and precancers. Am J Pathol 1995; 146: 501–508.
24 Mutter GL, Ince TA, Baak JPA, et al. Molecular identification of latent precancers in histologically normal endometrium. Cancer Res 2001; 61:4311–4314.
25 Mutter GL. Diagnosis of premalignant endometrial disease. J Clin Pathol 2002; 55(5):326–331.
26 Mutter GL. The Endometrial Collaborative Group. Endometrial intraepithelial neoplasia (EIN): Will it bring order to chaos? Gynecol Oncol 2000; 76:287–290.
27 Baak JP, Orbo A, Diest PJ van, et al. Prospective multicenter evaluation of the morphometric D-score for prediction of the outcome of endometrial hyperplasias. Am J Surg Pathol 2001; 25(7):930–935.
28 Dunton C, Baak J, Palazzo J, et al. Use of computerized morphometric analyses of endometrial hyperplasias in the prediction of coexistent cancer. Am J Obstet Gynecol 1996; 174: 1518–1521.
29 Orbo A, Baak JP, Kleivan I, et al. Computerised morphometrical analysis in endometrial hyperplasia for the prediction of cancer development. A long-term retrospective study from northern Norway. J Clin Pathol 2000; 53(9):697–703.
30 Baak JPA, Mutter GL, Robboy S, et al. The molecular genet-

ics and morphometry-based Endometrial Intraepithelial Neoplasia (EIN) classification scheme predicts the risk of progression to cancer more effectively than the WHO94 'Endometrial hyperplasia' system. Cancer 2005; 103(11): in press.

31 Silverberg SG, Mutter GL, Kurman RJ, et al. Tumors of the uterine corpus: epithelial tumors and related lesions. In: Tavassoli FA, Stratton MR, eds. WHO Classification of Tumors: Pathology and Genetics of Tumors of the Breast and Female Genital Organs. Lyon, France: IARC Press; 2003:221–232.

32 Hecht JL, Ince TA, Baker HE, Mutter GL. Concordance of WHO hyperplasia and EIN classification of endometrial precancers. Mod Path 2005; 18:324–330.

33 Parazzini F, Vecchia C La, Bocciolone L, Franceschi S. The epidemiology of endometrial cancer. Gynecol Oncol 1991; 41: 1–16.

34 Writing Group for the PEPI Trial. Effects of hormone replacement therapy on endometrial histology in postmenopausal women. The postmenopausal estrogen/progestin interventions (PEPI) Trial. JAMA 1996; 275:370–375.

35 Woodruff JD, Pickar JH. Incidence of endometrial hyperplasia in postmenopausal women taking conjugated estrogens (Premarin) with medroxyprogesterone acetate or conjugated estrogens alone. Am J Obstet Gynecol 1994; 170:1213–1223.

36 Stanford JL, Brinton LA, Berman ML, et al. Oral contraceptives and endometrial cancer: Do other risk factors modify the association? Int J Cancer 1993; 54:243–248.

37 Weiderpass E, Adami HO, Baron JA, et al. Use of oral contraceptives and endometrial cancer risk (Sweden). Cancer Causes Control 1999; 10(4):277–284.

38 Aaltonen LA, Peltomaki P, Mecklin JP, et al. Replication errors in benign and malignant tumors from hereditary nonpolyposis colorectal cancer patients. Cancer Res 1994; 54: 1645–1648.

39 Millar AL, Pal T, Madlensky L, et al. Mismatch repair gene defects contribute to the genetic basis of double primary cancers of the colorectum and endometrium. Hum Mol Genet 1999; 8(5):823–829.

40 Risinger JI, Berchuck A, Kohler MF, et al. Genetic instability of microsatellites in endometrial carcinoma. Cancer Res 1993; 53:5100–5103.

41 Zhou XP, Kuismanen S, Nystrom-Lahti M, et al. Distinct PTEN mutational spectra in hereditary non-polyposis colon cancer syndrome-related endometrial carcinomas compared to sporadic microsatellite unstable tumors. Hum Mol Genet 2002; 11(4):445–450.

42 Powell MA, Mutch DG. Identifying and treating hereditary colon and endometrial cancer. Cont Ob Gyn 2001:85–90.

43 Mutter GL. PTEN, a protean tumor suppressor. Am J Pathol 2001; 158:1895–1898.

44 Curry S, Kelly S. Cancer of the female genital tract: Overview. In: Osteen R, ed. Cancer manual. Boston, MA: American Cancer Society; 1990:253–257.

45 Wolfson AH, Sightler SE, Markoe AM, et al. The prognostic significance of surgical staging for carcinoma of the endometrium. Gynecol Oncol 1992; 45(2):142–146.

46 Anastasiadis PG, Skaphida PG, Koutlaki NG, et al. Descriptive epidemiology of endometrial hyperplasia in patients with abnormal uterine bleeding. Eur J Gynaecol Oncol 2000; 21(2): 131–134.

47 Cheng WF, Lin HH, Torng PL, Huang SC. Comparison of endometrial changes among symptomatic tamoxifen-treated and nontreated premenopausal and postmenopausal breast cancer patients. Gynecol Oncol 1997; 66(2):233–237.

48 Cohen I, Perel E, Flex D, et al. Endometrial pathology in postmenopausal tamoxifen treatment: comparison between gynaecologically symptomatic and asymptomatic breast cancer patients. J Clin Pathol 1999; 52(4):278–282.

49 Cooper JM, Erickson ML. Endometrial sampling techniques in the diagnosis of abnormal uterine bleeding. Obstet Gynecol Clin North Am 2000; 27(2):235–244.

50 Epstein E. Management of postmenopausal bleeding in Sweden: a need for increased use of hydrosonography and hysteroscopy. Acta Obstet Gynecol Scand 2004; 83(1):89–95.

51 Loverro G, Bettocchi S, Cormio G, et al. Diagnostic accuracy of hysteroscopy in endometrial hyperplasia. Maturitas 1996; 25(3):187–191.

52 Tahir MM, Bigrigg MA, Browning JJ, et al. A randomised controlled trial comparing transvaginal ultrasound, outpatient hysteroscopy and endometrial biopsy with inpatient hysteroscopy and curettage. Br J Obstet Gynaecol 1999; 106(12): 1259–1264.

53 Fleischer AC, Wheeler JE, Lindsay I, et al. An assessment of the value of ultrasonographic screening for endometrial disease in postmenopausal women without symptoms. Am J Obstet Gynecol 2001; 184(2):70–75.

54 Farrell T, Jones N, Owen P, Baird A. The significance of an 'insufficient' Pipelle sample in the investigation of post-menopausal bleeding. Acta Obstet Gynecol Scand 1999; 78(9):810–812.

55 Stock RJ, Kanbour A. Prehysterectomy curettage. Obstet Gynecol 1975; 45(5):537–541.

56 Stovall TG, Ling FW, Morgan PL. A prospective, randomized comparison of the Pipelle endometrial sampling device with the Novak curette. Am J Obstet Gynecol 1991; 165(5):1287–1290.

57 Kaunitz AM, Masciello A, Ostrowski M, Rovira EZ. Comparison of endometrial biopsy with the endometrial Pipelle and Vabra aspirator. J Reprod Med 1988; 33(5):427–431.

58 Ben Baruch G, Seidman DS, Schiff E, et al. Outpatient endometrial sampling with the Pipelle curette. Gynecol Obstet Invest 1994; 37(4):260–262.

59 Guido RS, Kanbour-Shakir A, Rulin MC, Christopherson WA. Pipelle endometrial sampling. Sensitivity in the detection of endometrial cancer. J Reprod Med 1995; 40(8):553–555.

60 Dijkhuizen FP, Mol BW, Brolmann HA, Heintz AP. The accuracy of endometrial sampling in the diagnosis of patients with endometrial carcinoma and hyperplasia: a meta-analysis. Cancer 2000; 89(8):1765–1772.

61 Mutter GL, Boynton KA, Faquin WC, et al. Allelotype mapping of unstable microsatellites establishes direct lineage con-

tinuity between endometrial precancers and cancer. Cancer Res 1996; 56:4483–4486.
62 Faquin WC, Fitzgerald JT, Boynton KA, Mutter GL. Intratumoral genetic heterogeneity and progression of endometrioid type endometrial adenocarcinomas. Gynecol Oncol 2000; 78:152–157.
63 Levine RL, Cargile CB, Blazes MS, et al. PTEN mutations and microsatellite instability in complex atypical hyperplasia, a precursor lesion to uterine endometrioid carcinoma. Cancer Res 1998; 58:3254–3258.
64 Maxwell G, Risinger J, Gumbs C, et al. Mutation of the PTEN tumor suppressor gene in endometrial hyperplasias. Cancer Res 1998; 58:2500–2503.
65 Mutter GL, Lin MC, Fitzgerald JT, et al. Altered PTEN expression as a diagnostic marker for the earliest endometrial precancers. J Natl Cancer Inst 2000; 92:924–930.
66 Duggan BD, Felix JC, Muderspach LI, et al. Early mutational activation of the c-Ki-ras oncogene in endometrial carcinoma. Cancer Res 1994; 54:1604–1607.
67 Mutter GL, Wada H, Faquin W, Enomoto T. K-ras mutations appear in the premalignant phase of both microsatellite stable and unstable endometrial carcinogenesis. Mol Pathol 1999; 52:257–262.
68 Sasaki H, Nishii H, Takahashi H, et al. Mutation of the Ki-ras protooncogene in human endometrial hyperplasia and carcinoma. Cancer Res 1993; 53:1906–1910.
69 Esteller M, Catasus L, Matias-Guiu X, et al. hMLH1 Promoter hypermethylation is an early event in human endometrial tumorigenesis. Am J Pathol 1999; 155(5):1767–1772.
70 Mutter GL, Lin MC, Fitzgerald JT, et al. Changes in endometrial PTEN expression throughout the human menstrual cycle. J Clin Endocrinol Metab 2000; 85:2334–2338.
71 Zheng W, Baker HE, Mutter GL. Involution of PTEN-null endometrial glands with progestin therapy. Gynecol Oncol 2004; 92:1008–1013.
72 Stambolic V, Tsao MS, Macpherson D, et al. High incidence of breast and endometrial neoplasia resembling human Cowden syndrome in PTEN mice. Cancer Res 2000; 60(13):3605–3611.
73 Perren A, Weng L, Boag A, et al. Immunocytochemical evidence of loss of PTEN expression in primary ductal adenocarcinomas of the breast. Am J Pathol 1999; 155:1253–1260.
74 Esteller M, Levine R, Baylin SB, Ellenson LH, Herman JG. MLH1 promoter hypermethylation is associated with the microsatellite instability phenotype in sporadic endometrial carcinomas. Oncogene 1998; 17:2413–2417.
75 Burks RT, Kessis TD, Cho KR, Hedrick L. Microsatellite instability in endometrial carcinoma. Oncogene 1994; 9:1163–1166.
76 Duggan BD, Felix JC, Muderspach LI, et al. Microsatellite instability in sporadic endometrial carcinoma. J Natl Cancer Inst 1994; 86:1216–1221.
77 Faquin WC, Fitzgerald JT, Lin MC, et al. Sporadic microsatellite instability is specific to neoplastic and preneoplastic endometrial tissues. Am J Clin Pathol 2000; 113(4):576–582.
78 Simpkins SB, Bocker T, Swisher EM, et al. MLH1 promoter methylation and gene silencing is the primary cause of microsatellite instability in sporadic endometrial cancers. Hum Mol Genet 1999; 8(4):661–666.
79 Lax SF, Kendall B, Tashiro H, et al. The frequency of p53, K-ras mutations and microsatellite instability differs in uterine endometrioid and serous carcinoma: evidence of distinct molecular genetic pathways. Cancer 2000; 88(4):814–824.
80 Sherman ME, Bur ME, Kurman RJ. p53 in endometrial cancer and its putative precursors: evidence for diverse pathways of tumorigenesis. Hum Pathol 1995; 26:1268–1274.
81 Wang S, Pudney J, Song J, et al. Mechanisms involved in the evolution of progestin resistance in human endometrial hyperplasia – precursor of endometrial cancer. Gynecol Oncol 2003; 88:108–117.
82 Montz FJ, Bristow RE, Bovicelli A, et al. Intrauterine progesterone treatment of early endometrial cancer. Am J Obstet Gynecol 2002; 186(4):651–657.
83 Randall TC, Kurman RJ. Progestin treatment of atypical hyperplasia and well-differentiated carcinoma of the endometrium in women under age 40. Obstet Gynecol 1997; 90(3):434–440.
84 Perino A, Quartararo P, Catinella E, et al. Treatment of endometrial hyperplasia with levonorgestrel releasing intrauterine devices. Acta Eur Fertil 1987; 18(2):137–140.
85 Sturridge F, Guillebaud J. A risk-benefit assessment of the levonorgestrel-releasing intrauterine system. Drug Saf 1996; 15(6):430–440.
86 Mutter GL. A focus on premalignant lesions of the endometrium. www.endometrium.org; 2003.

18

子宫内膜分化改变（化生）

Altered endometrial differentiation (metaplasia)

Christopher P. Crum，Marisa R. Nucci 和 George L. Mutter 著
薛卫成译　钱利华校

引言 Introduction

子宫内膜化生是指有别于普通子宫内膜样上皮的上皮分化。由于化生(metaplasia)和肿瘤形成(neoplasia)并非总能截然区分，推荐使用分化改变(altered differentiation)一词。然而，为简单起见，本章仍使用化生一词。

在某种意义上，化生性改变是“病理医师的疾病”。它们不是临床可识别的疾病，在病理申请单中临床医师也不会常规要求“除外化生”。更确切地讲，化生性改变是一个系列性病变，可以是良性或者作为肿瘤病变存在的信号。当病理医师在检查子宫内膜活检或刮除标本遇到分化改变时，他们必须决定肿瘤的风险性，并建议临床医师施行最适当的措施。

子宫内膜化生可以出现在良性病变，与子宫内膜上皮内肿瘤形成（intraepithelial neoplasia, EIN）伴发，或与子宫内膜癌伴发。由于许多病种均可伴有化生，这些病变可被看做是含有分化改变 的“并行事件”，穿插在子宫内膜表面上皮和腺上皮中，并表现其生物学改变(表18.1)。有时，准确区分子宫内膜化生现象与肿瘤病变是困难的，病理医师试图用一些特定的描述性术语，例如“非典型性化生”或“复杂性化生”来表明由这些改变所引发的诊断不确定性。本章的目的是系统回顾子宫内膜分化改变，识别那些携带高癌风险的分化改变，并与低癌风险的分化改变鉴别。

表 18.1　子宫内膜化生的分布

化生	部位
乳头状合体细胞	表面上皮
鳞状	
反应性	表面上皮
桑葚样	腺体
鱼鳞病	表面和腺体
纤毛	腺体，表面上皮
黏液性	腺体，表面上皮
嗜酸性	腺体，表面上皮
鞋钉样	腺体，表面上皮

化生的起源 Origins of metaplasia

在子宫，化生的原型与柱状向鳞状上皮的转化有内在的关联。这种转变本质上是细胞命运的转向，开始于胎儿下生殖道，Müller 上皮经储备细胞发展转化为鳞状上皮（图 18.1）[1, 2]。这种过程由 p63 诱导而发生，这些原始上皮的基底细胞受诱导，介导细胞分化转向形成鳞状（和泌尿道上皮）（图 18.1 和 18.2）[1, 2]。这一过程的另一个结果是宫颈中出现储备细胞（图18.2 a和18.3 a）。对于这些细胞在成人阶段发生鳞状（以及可能的柱状）化生的能力我们已经熟知[3]。

作为储备细胞，前列腺的基底细胞和乳腺的肌上皮细胞具有相似的起源，一致性地永久分布在各自部位柱状上皮下。相反，宫颈储备细胞的分布和数目可有变化，在生育年龄段的任何时候均可出现。支持后一观点的一种常见情形是柱状上皮以微腺性改变的形式增生，常见于生育年龄，然而它与特定激素活跃状态（避孕药或怀孕）的关系尚不清楚[4]。免疫组织化学研究显示，这种增生以不成熟柱状上皮向储备细胞逐渐过渡为特征，并最终成为鳞状表型（图 18.3b–d）[5, 6]。在这种情况下，储备细胞与胎儿时期出现的其他基底或鳞状上皮相似，均源自增生的 Müller 柱状上皮。

尽管储备细胞传统上与宫颈有关，具有相似形态的细胞可以出现在子宫内膜中[7]。通过免疫染色，p63阳性柱状细胞清楚地出现在胎儿子宫中，可能是由于激素影响产生间质–上皮的相互作用（图 18.2 b）[8]。出生后这些细胞在子宫下段和子宫内膜基本消失，只保留在宫颈中。在增殖期子宫内膜，偶尔可以见到 p63 阳性细胞，这些细胞零星地分布在腺体中，并不位于基底部，每个腺体可见 1 ~ 3 个。这些细胞未必就是子宫内膜储备细胞。在绝经前妇女的月经后或无排卵崩解后的再生子宫内膜中（一些有望发现这些细胞的情况），一般并不出现 p63 阳性基底或储备细胞。然而，绝经后子宫内膜，尤其是息肉，可以伴有p63阳性基底或“储备”细胞灶（图 18.4 a）。在某些情况下，基底 / 储备细胞并不明显，但是可以通过 p63 免疫染色使之更为明显（图 18.4 b, c）。鳞状（包括桑葚）化生呈现p63强阳性，可能与储备型

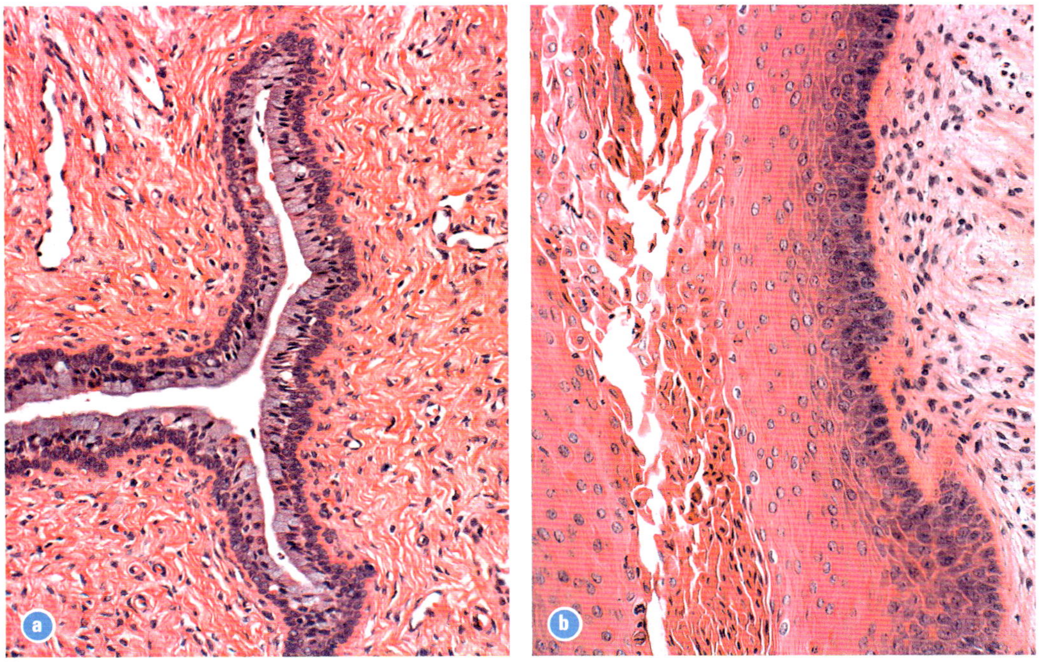

图18.1　下生殖道鳞状上皮起源。(a) 在新生小鼠，储备细胞在阴道上皮-间质交界处被诱导，造成出生时的双层上皮。(b) 随着雌激素刺激，这些细胞经历鳞状分化伴有表层柱状上皮脱落。在人类，鳞状分化过程发生在出生前。

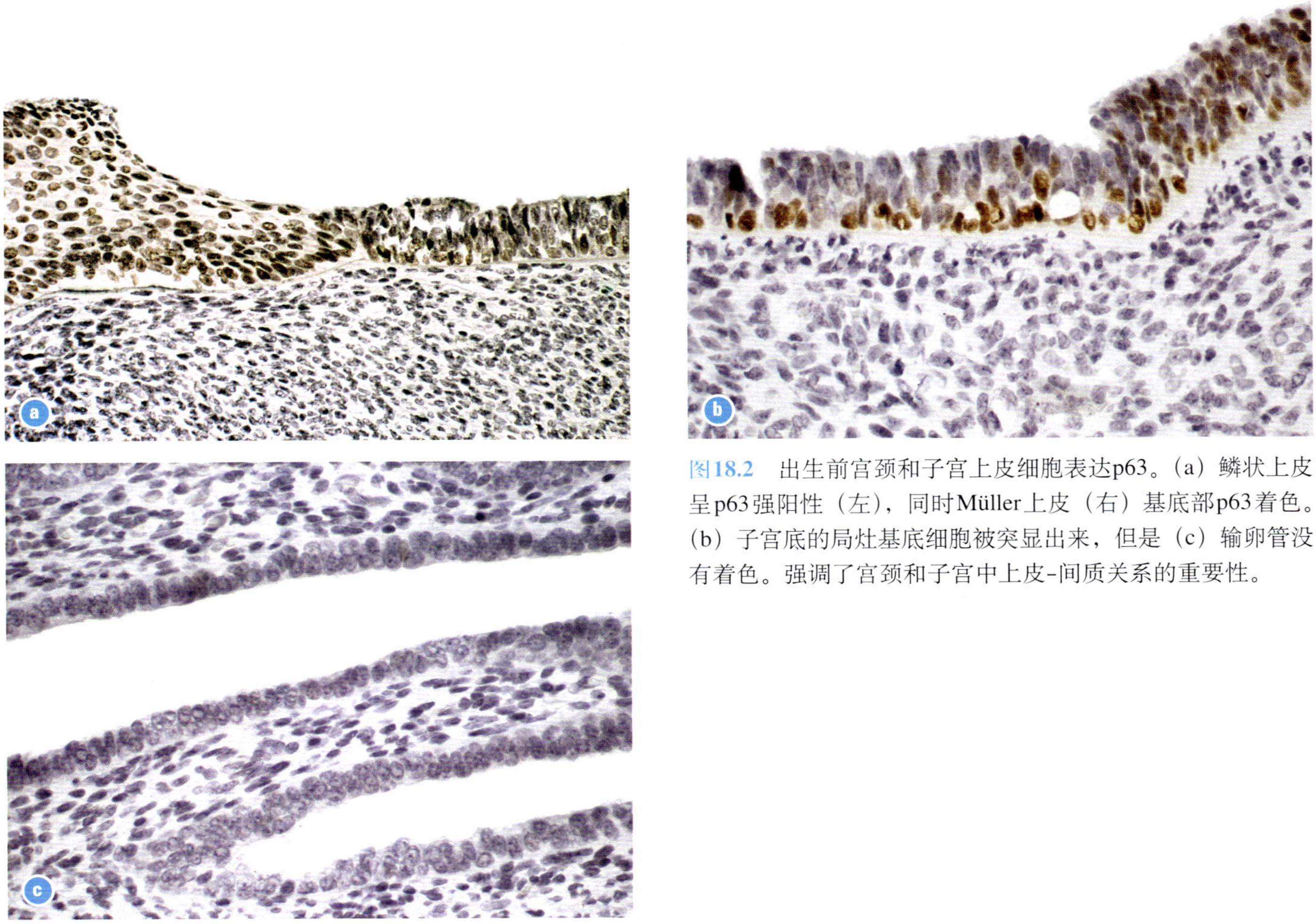

图18.2　出生前宫颈和子宫上皮细胞表达p63。(a) 鳞状上皮呈p63强阳性（左），同时Müller上皮（右）基底部p63着色。(b) 子宫底的局灶基底细胞被突显出来，但是 (c) 输卵管没有着色。强调了宫颈和子宫中上皮-间质关系的重要性。

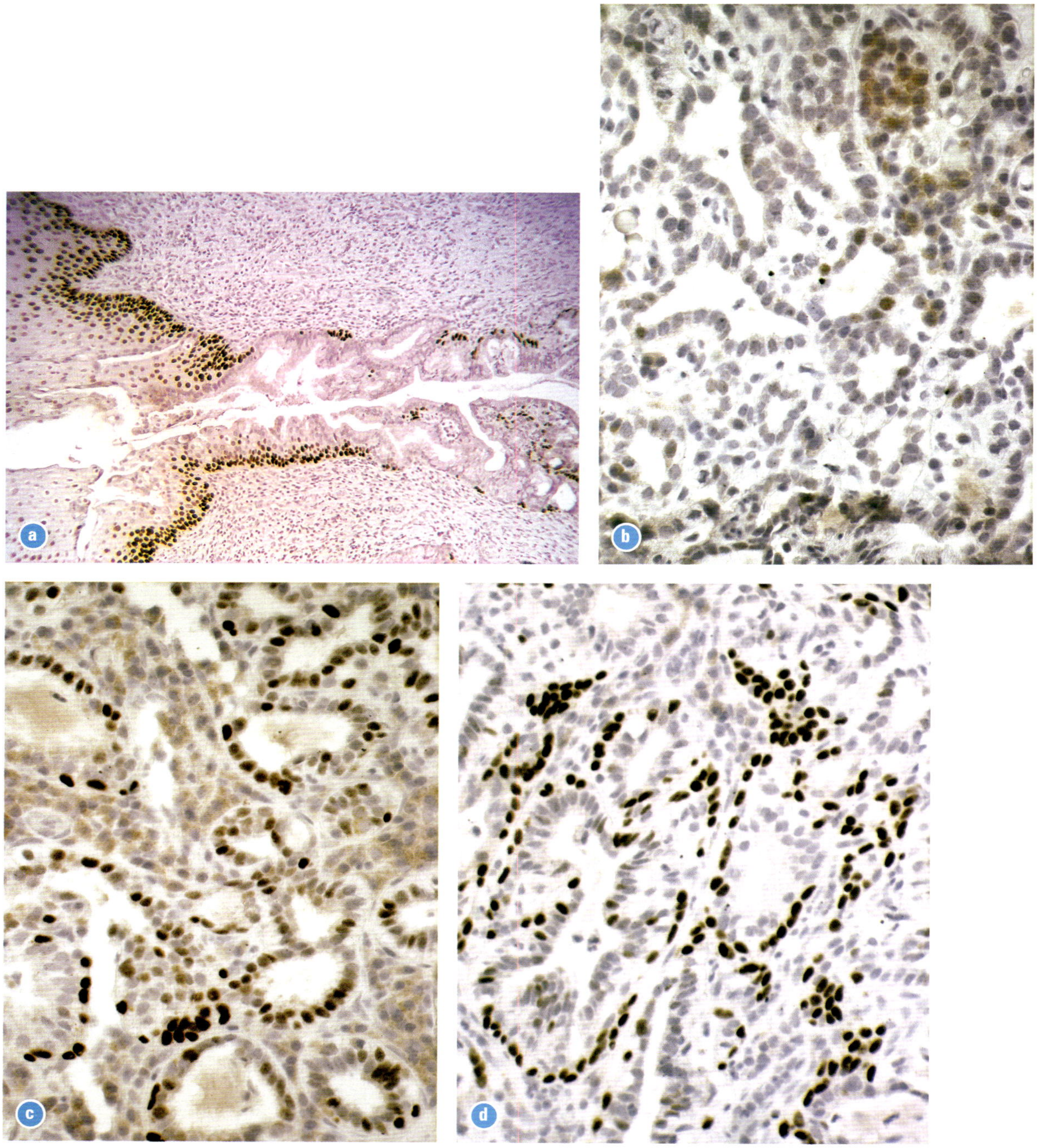

图 18.3 （a）宫颈中 p63 表达通常在头端减少（右），宫颈上部柱状细胞下仅有散在阳性。（b）对于微腺性改变，在早期腺体增生中p63仅有微弱表达。（c）随后，腺上皮细胞核开始着色，再后来（d）出现明显的储备细胞群。（d）这种表现符合储备细胞可由表面柱状上皮增生而产生的模式。(From reference5, with permission)。

细胞有关（图 18.4 d, e）[7]。这些现象的含义是子宫柱状上皮细胞在特定情况下能够形成储备型细胞。虽然原因尚不明确，但类似于绝经伴有上皮－间质崩解和修复的激素水平改变为其设立了发生平台[8]。

由于黏液性和输卵管化生既可发生在宫颈又可发生在缺少储备细胞的子宫内膜，看来转换并不一定要经过

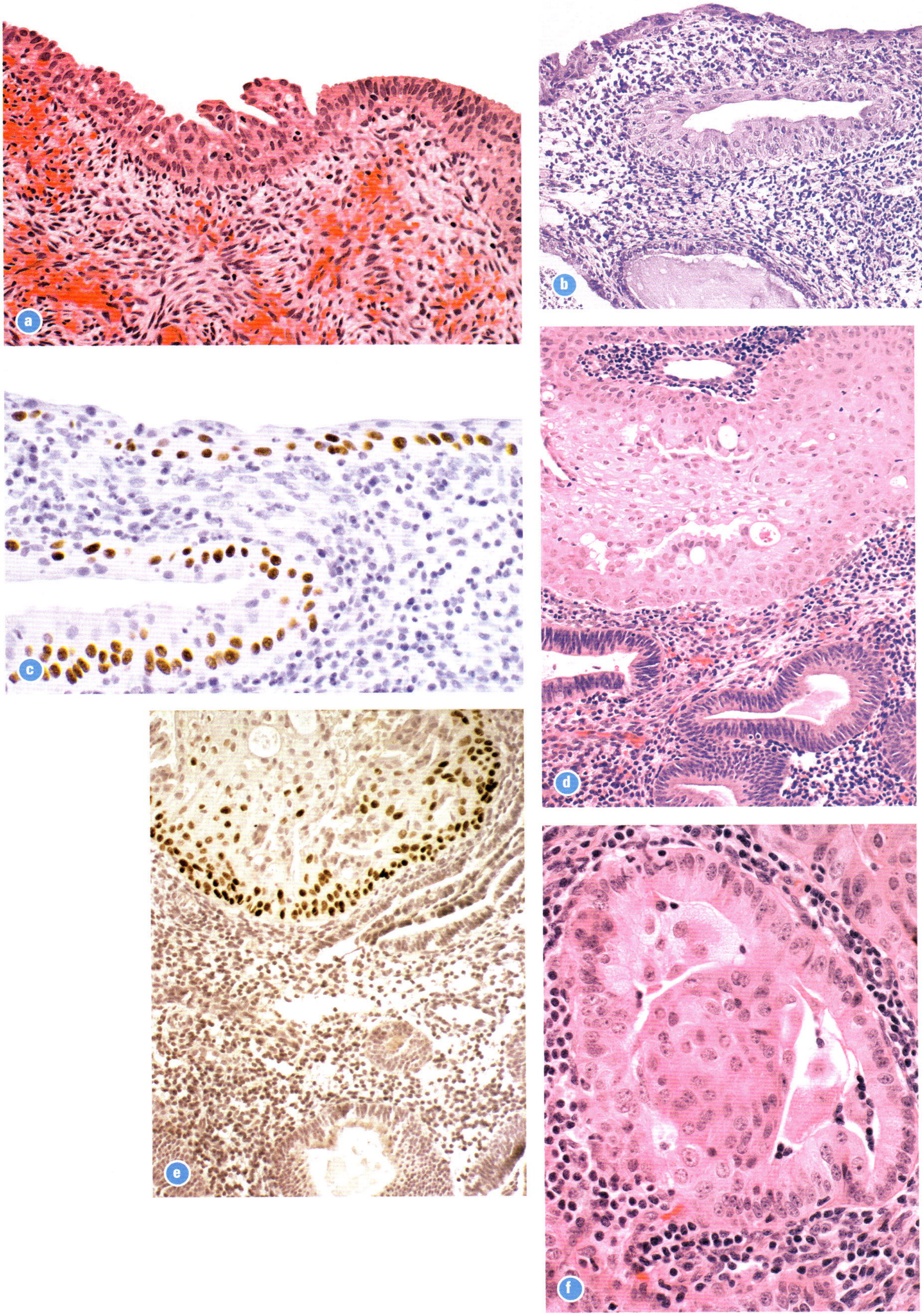

图 18.4　绝经后妇女子宫中基底或储备细胞可能的来源。(a) 储备细胞位于表面上皮微乳头状增生的下方（中）。(b) 在这个绝经后子宫中并不明显的基底细胞通过 p63 染色被勾画出来 (c)。鳞状化生（d，上）与柱状上皮混合出现，并因p63阳性细胞（e）而与柱状上皮区分开。(f) 鳞状化生经常出现在腺上皮的腺腔面（中）。

储备细胞阶段。此外，子宫内膜中的鳞状化生（桑葚）可以在柱状上皮之下、附近或表面，提示直接来源于柱状上皮或柱状上皮下的储备细胞（图 18.4e, f）。因此，子宫内膜腺体和表面上皮至少有三条通向化生的途径。第一条是子宫内膜样到纤毛 / 黏液性或其他化生性改变的直接转化；第二条是子宫内膜样到鳞状的直接转化；第三条，产生了储备细胞群，之后再经历鳞状（或可能其他类型）化生。可信的是，相同上皮可以开启多条通路，而同一通路也可引导不同的分化改变，从而解释了同一病变中黏液性、输卵管和（或）鳞状成分可以经常共存（图18.4d）。不明确的地方在于何时以及哪种程度的子宫内膜化生性改变意味着*肿瘤性*转化。对于诊断病理医师，针对这个问题实用的答案是认识那些与肿瘤形成高度相关的形态。

危险人群 The patient at risk

化生可见于绝经前和绝经后妇女的刮除样本中。鳞状化生（桑葚）最常见于绝经或进行不孕评估的妇女，但是也可自发出现在正常周期的子宫内膜[9, 10]。其他化生，特别是输卵管、黏液性、合体细胞化生多与绝经相伴，包括激素替代治疗[9]。所有这些化生类型都展现了程度不同的结构复杂性，从表面或腺上皮的非复杂性单纯条带，到等同于子宫内膜上皮内肿瘤形成的复杂腺体结构，甚至是明显的腺癌（图 18.5a, b）[11-13]。以下为它们的分类和形态类型。

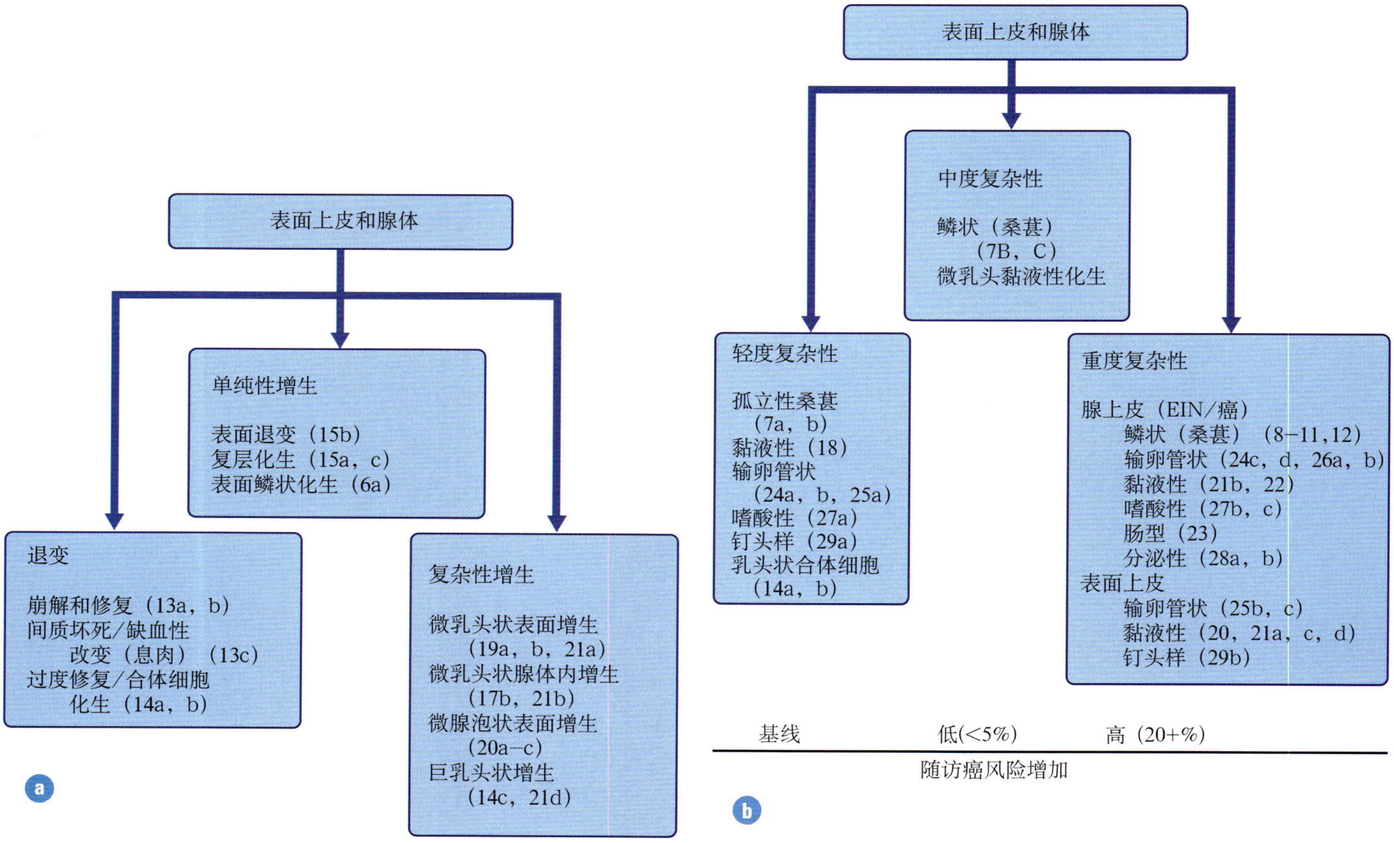

图 18.5　两个并列的子宫内膜上皮增生示意图。(a）表面上皮和腺体中一般的上皮改变范围。(b）化生性改变范围。在两者，并存或继发癌的风险随上皮复杂性而增加。对应的图示列在圆括号中。

子宫内膜化生的分类和结局 Classification and outcome of endometrial metaplasia

下列每一分类都列举了一系列上皮改变，描述了从良性到恶性的一个谱系。属后一范畴的病变在第17和19章讲解。所描述的一系列上皮非典型性并不意味着都是生物学演进或连续体的一部分。更准确地说，描述这些病变可以帮助读者辨认其形态表现，并确定那些需要仔细随访的病变。建议读者注意合体性、黏液性、纤毛性(输卵管)、嗜酸性甚至是鳞状化生之间的形态学区别并不总是分明的，因为多种形态表现可以出现在同一标本或混杂在同一腺体或病灶中。此外，某些“化生”不能被归类为一个特定亚型，仅由浅染或嗜酸性胞浆的细胞组成，没有具体的分化类型。

化生的表现不一。鳞状化生是最常累及腺体或腺体间区（桑葚样化生）的病变。合体细胞化生的特征是主要存在于间质崩解区域的表面上皮。黏液性和输卵管化生可以发生在表面上皮或下面的腺体。本文将从两方面来阐述化生。首先是根据细胞分化本身分类，每一种化生都有各自的复杂性范围。其次是注意两个参数可以提示子宫内膜癌风险的提高：(1) 并存的子宫内膜样腺体的复杂性；(2) 化生上皮本身的复杂性。后者再细分为三种成分，包括复层、乳头状和微腺性结构。因此，对于一个化生性改变，病理医师需要评估：(1) 伴随的子宫内膜腺上皮的复杂程度；(2) 表面上皮改变中复层化和非典型性的程度；(3) 化生性病变产生的结构复杂程度，包括微腺性和乳头状特征。对于每一例子宫内膜标本，病理医师必须对这些参数进行反复核实，并且组成一个排除诊断的规则系统。

鳞状化生 SQUAMOUS METAPLASIA

鳞状化生表现为一系列改变，从良性反应性病变到癌中的鳞状分化。良性改变包括那些与慢性子宫内膜炎、宫内器具和创伤有关的病变（图 18.6a）[14, 15]。通常，反应性化生表现为表面散在的病灶。一个令人难以理解的鳞状化生变型是*子宫鱼鳞癣*（*ichthyosis uteri*）(图 18.6b)[16]。尽管这种病变曾被划分为子宫内膜的过度化生，但它们可以很广泛，在子宫肌层形成囊样腔隙，偶尔可伴有鳞状肿瘤形成[17]。广泛的鳞状增生，即使形态学是良性，也应进行细致检查。

第二种更为常见的鳞状分化形式是*桑葚样化生*(*morular metaplasia*)，表现为小而圆形的、黏合的、规则的“肉芽肿样”不成熟鳞状细胞聚集，位于腺管中(图18.7a–d)。中央位置的桑葚提示腺管被鳞状化生取代，伴有继发性柱状上皮增生，类似宫颈微腺性化生(图18.7b)。鳞状桑葚可以位于（腺腔）中央或者腺体之间，常常出现中心坏死并可与更为成熟的鳞状分化相融合（图18.7d)。在生育期妇女，孤立的桑葚样化生（伴有轻微或不伴腺体增生）并不少见（图 18.7a)。然而，桑葚样化生常常伴有某种程度的腺体拥挤，使其诊断变得困难（图 18.7b)[9, 10]。

对伴有桑葚样化生的轻微腺体增生进行分类是困难的，由于用来确认EIN诊断的腺体拥挤程度和（或）上皮形态改变可能并不出现。当这些良性表现较广泛时，会使人联想到 EIN或癌（图18.7c)。从鳞状桑葚（或桑葚样化生）转化成伴有鳞状分化的EIN，需要兼具有腺体拥挤和有别于周围正常子宫内膜腺体的腺上皮细胞学改变（图18.8)。然而，正如下面讨论，单单是腺体拥挤而没有细胞学改变可以是之后发生子宫内膜癌的一个危险因素，与它的复层化和非典型程度无关。

在EIN和不足以诊断为EIN的病变中，鳞状桑葚的细胞学及结构一致。相反，与子宫内膜腺癌伴发的鳞状分化具有较大差异。在某些病变中桑葚分布不连续，诊断癌要严格依据腺体结构（图18.9)。在另一些病变中，可出现异常分化或角化（图18.10)。正如第19章中讨论的，“腺棘癌”和“腺鳞癌”已经被废弃了，代之以“腺癌伴鳞状分化”[18]。在某些情况下，癌/腺体成分可极其不明显 。分化较差的肿瘤包括鳞癌（将在第19章讨论)，以及少见的高分化鳞状肿瘤，包括宫腔湿疣和非典型息

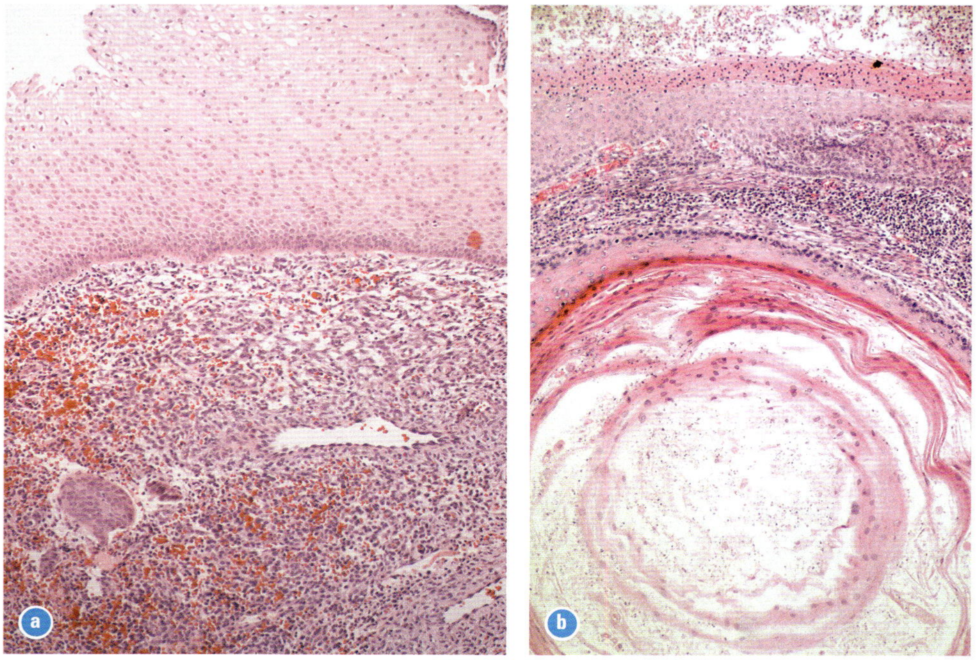

图18.6 反应性改变。(a) 与IUD有关。(b) 子宫鱼鳞癣，伴有广泛鳞状分化。

肉样腺肌瘤[19-22]。

多数桑葚样化生结局为良性[9, 10, 23, 24]。在Brigham and Women医院新近的一项有关桑葚样化生的随访研究中，我们发现在子宫内膜活检或刮除中被诊断为非复杂性（即没有增生）桑葚样化生，而在随后组织学中证实发生子宫内膜腺癌者不足5%（表18.2）[24]。相反，伴有腺体增生/拥挤或EIN的桑葚样化生中，14%的病例随后出现子宫内膜腺癌[23, 24]。少数情况下，诊断子宫内膜桑葚样化生同时或之后可以发生卵巢肿瘤[25]。由于个别病例在活检正常一段时间之后可再度出现桑葚，因此需要定期随访。不幸的是，桑葚样化生常见于生殖年龄妇女，治疗后成功受孕者少，可能反映出激素状态（雌激素）的改变与桑葚的形成有关，并且可能是不孕的一个原因。

子宫内膜鳞状化生的诊断陷阱包括子宫内膜癌的过诊断和低诊断。成片的子宫内膜鳞状化生难以和癌鉴别（图18.11）。换句话说，明显良性的鳞状上皮巢可以出现在严重疾病的子宫内膜，包括鳞状细胞癌（图18.12）[26]。类似的误区是将宫颈转移癌误诊为本身的鳞状化生。这些将在子宫内膜癌一章中详细讨论。最后，非典型息肉样腺肌瘤在肌瘤样间质中兼有桑葚样化生和非典型腺体，容易误诊为腺癌或息肉中普通的桑葚样化生。这些内容在第 19 章详细讨论。

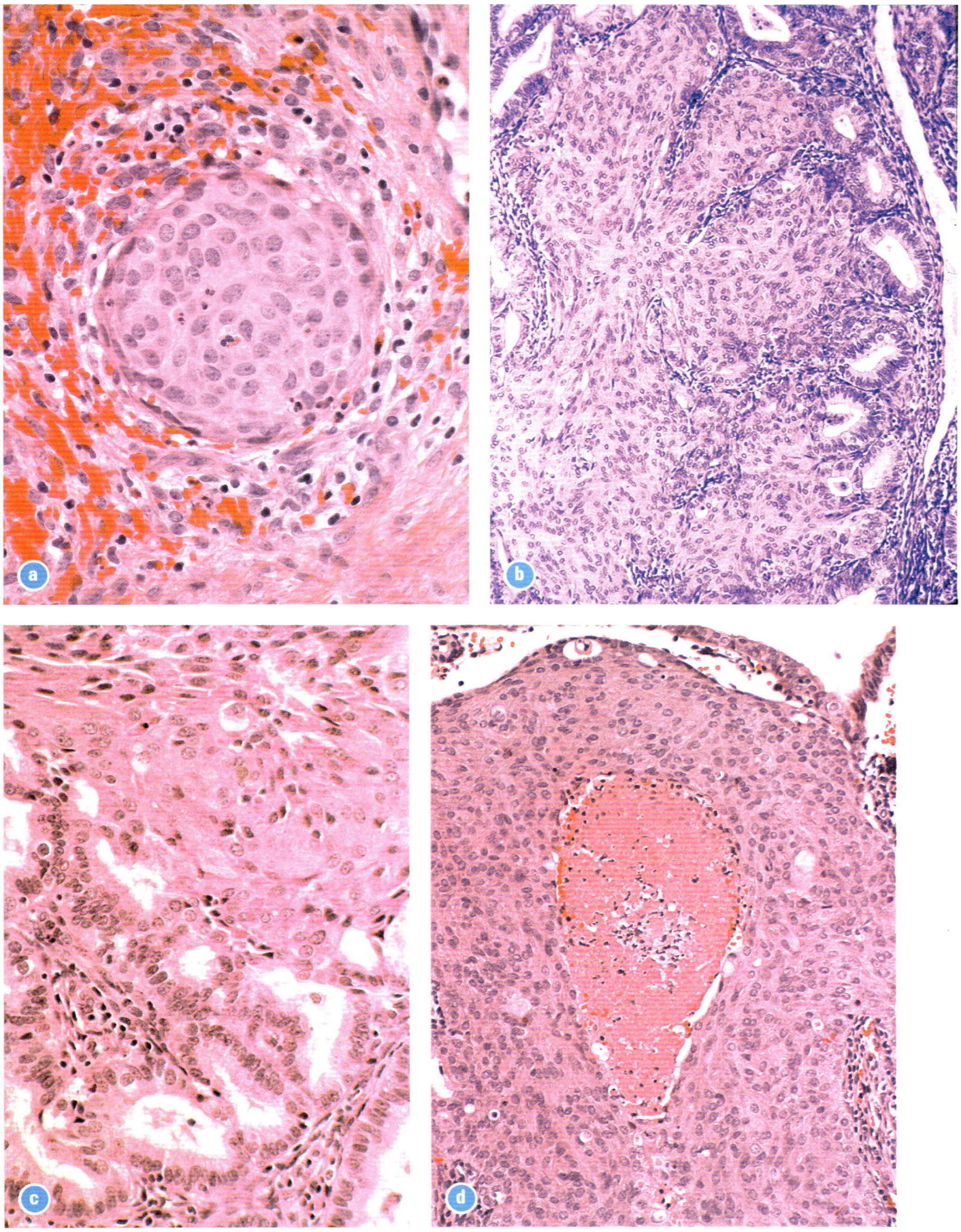

图 18.7 （a）孤立的鳞状桑葚，没有并存腺体增生。将来发生腺癌的风险性低。（b）鳞状桑葚伴有一圈并不拥挤的腺体。（c）桑葚样化生伴有腺体拥挤和轻度非典型性。（d）桑葚中常见中心坏死。

表 18.2 诊断为桑葚样化生的病例随访[24]

			随访（%）（平均 25 个月）		
类型	例数	形态学	正常	增生	癌
1 级	29	孤立的 / 没有腺体拥挤	89.7	6.7	3.4
2 级	28	腺体拥挤	57.1	28.6	14.3
3 级	19	腺体拥挤 / 细胞学改变（EIN）	42.1	42.1	15.7

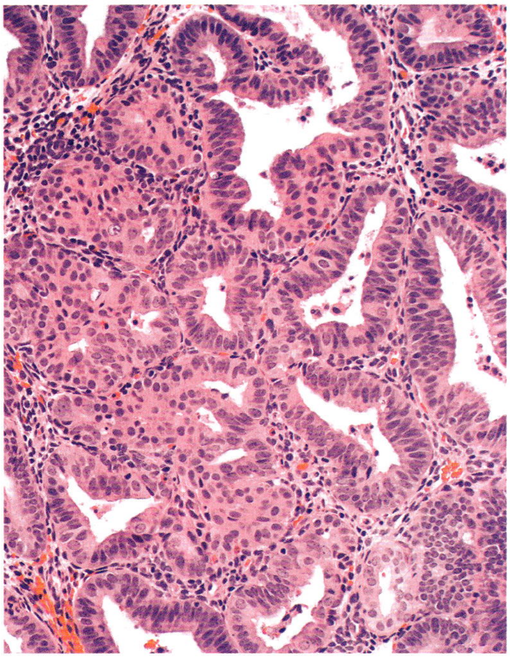

图 18.8　鳞状桑葚伴有腺体拥挤和非典型性，适合诊断为子宫内膜上皮内肿瘤形成。

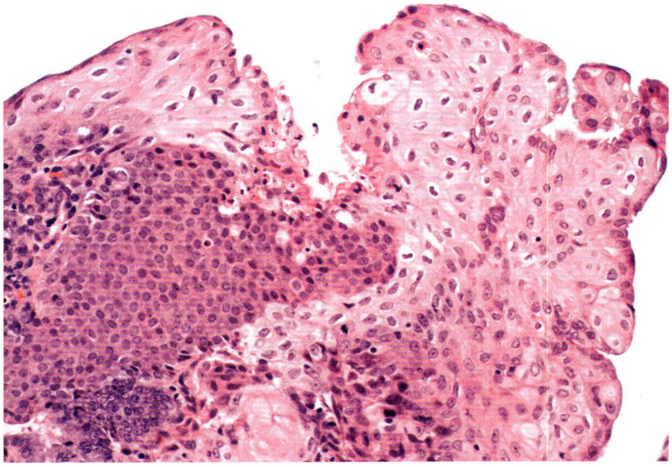

图 18.10　紊乱的鳞状分化伴有子宫内膜腺癌。

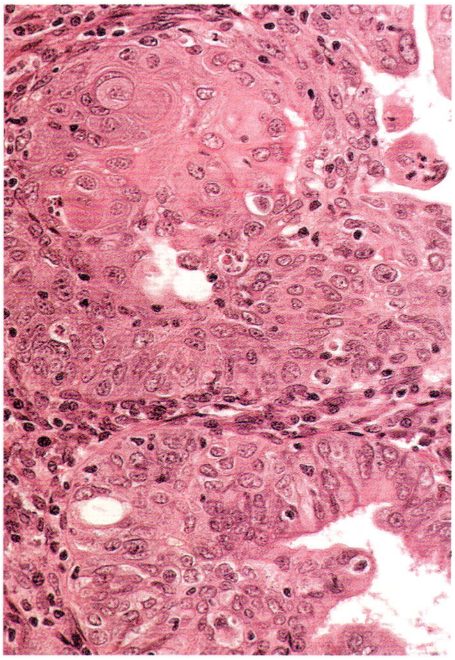

图 18.9　子宫内膜腺癌伴有散在鳞状分化巢（中上端）。

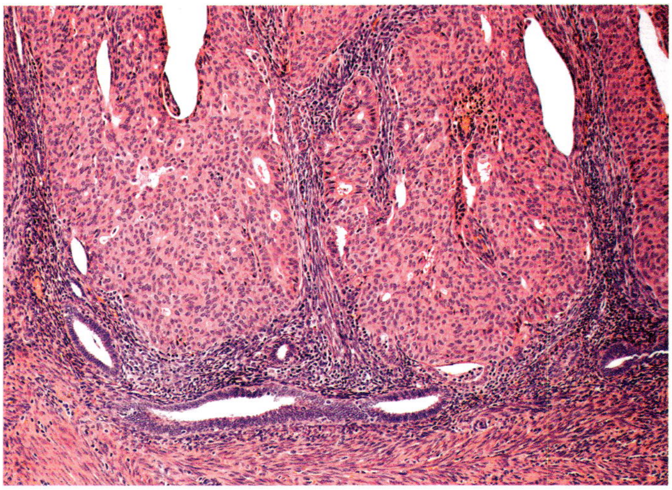

图 18.11　粘连成片的桑葚样化生伴有局灶腺体分化。

表面上皮改变（修复-化生序列）
SURFACE EPITHELIAL CHANGES (THE REPAIR-METAPLASIA SEQUENCE)

正如前面讨论，化生既可以发生在腺体又可以发生在子宫内膜表面。后者的来源包括：（1）表面上皮直接转化；（2）腺体病变向表面的延伸。不考虑表面化生的起源，其形态学与一系列从修复（和崩解）到复杂性病变及癌在内的表面增生相融合。不论修复和化生之间有没有直接关系，病理医师常常面临发生了改变的表面上

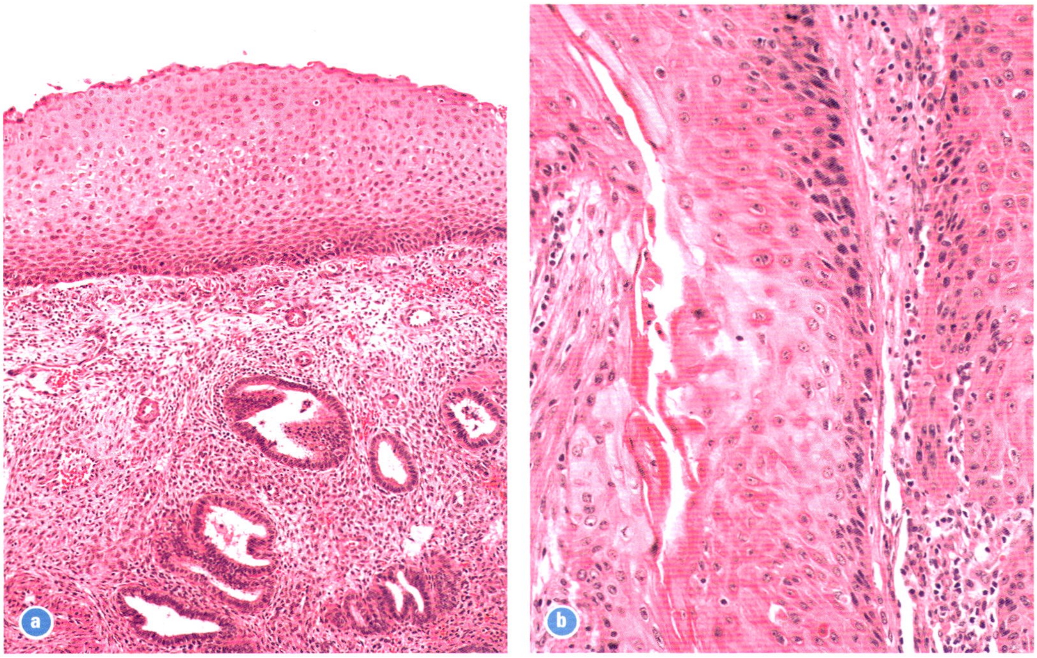

图18.12 （a）子宫内膜表面良性形态的鳞状分化。（b）取自同一病例的子宫内膜鳞状细胞癌。

皮，而且必须确定它们是否预示肿瘤风险。“修复”一词可能用词不当，因为上皮性改变在有些情况下是变性，而在另一些情况下是增生[27]。与此相似，命名为化生的改变可能难以分类。

*退变性表面上皮改变（修复）[degenerative surface epithelial changes (repair)]*一般见于更年期的无序崩解，或与激素替代疗法有关（图18.13a）。变性性修复的特征表现是覆在崩解间质之上的层状、无极向的上皮细胞聚集；此外，可见某种程度的复层化（图18.13b）、凋亡和少数炎症细胞。上皮改变最可能的原因是下面间质中的退行性病变伴血供减少。第二种形态见于坏死性息肉。在这种情形，刺激因素不是崩解而是间质缺血和坏死（图18.13c）。与崩解中出现的合体上皮细胞巢不同，上皮常显示轻微的乳头状改变，这种情形被认为是一种良性变性现象。

*复层合体上皮改变伴有崩解（stratified syncytial epithelial changes with breakdown）*出现一系列形态学表现，在数量和性质上都超过退变性修复。在这个病变中，上皮增生过度，上皮细胞呈凌乱的鳞片样脱落的假乳头状排列，特征为上皮细胞呈合体性随意分布，成团的上皮细胞胞浆丰富，偶尔可见黏液滴。明显缺少上皮排列是其特征（图18.14a,b）。尽管间质崩解经常出现在病变附近或标本其他部位，但在某些病例可以没有。小而松散排列的上皮巢可以突出于间质以外，但缺少上皮结构。后一种改变称为乳头状合体细胞化生[10]。

由于乳头状合体化生具有鳞片样脱落的乳头形态，因此必须与肿瘤鉴别。特别是在缺少崩解而又出现有间质核心的真乳头结构时要引起注意（图 18.14c）。

*复层或假复层表面上皮改变（stratified or pseudo-stratified surface epithelial changes）*为第三种类型。这

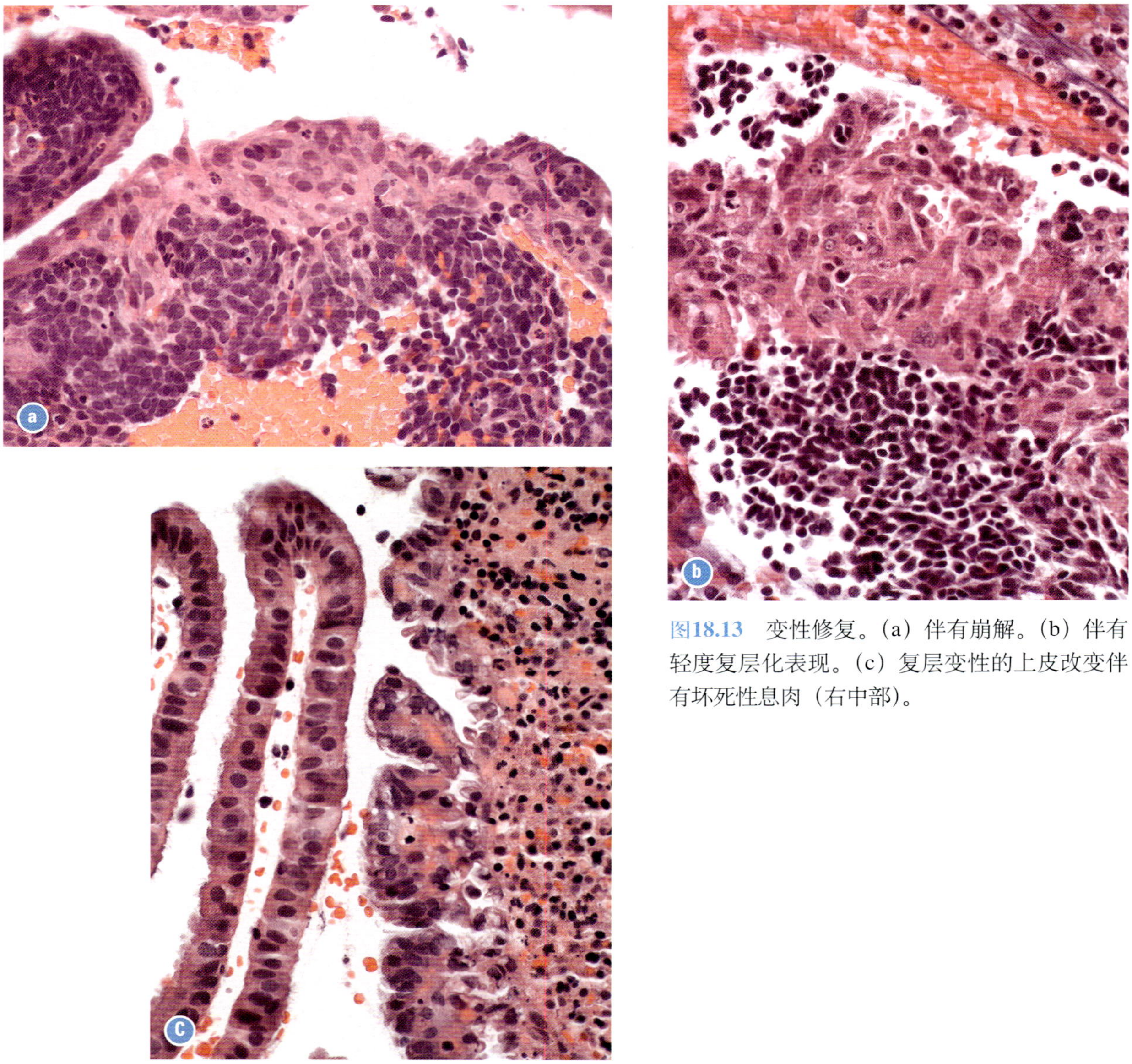

图18.13　变性修复。(a) 伴有崩解。(b) 伴有轻度复层化表现。(c) 复层变性的上皮改变伴有坏死性息肉（右中部）。

些上皮表现为单层或多层，见于没有崩解情况下[7]。这些细胞形态改变表现为 1 ~ 3 层散在的立方或柱状嗜酸性细胞，缺少退变性或合体细胞修复中特征性的凌乱合体细胞团（图18.15a,b）。这些细胞也可含有嗜酸性、黏液性或输卵管分化，将在后面进一步讨论。换而言之，细胞可能不出现特征性的分化路径，由具有圆形细胞核和浅染到嗜酸性胞浆的复层细胞群组成（图 18.15c）。

根据定义，上述改变被认为是良性。然而，读者应该了解，在某些情况下，子宫内膜上皮内肿瘤形成（非典型增生）和子宫内膜癌可以发生在崩解的子宫内膜内或者与之伴发。通常，这种改变较复杂，并且比伴发于良性病变的普通化生具有更大程度的细胞学非典型性（图 18.16 a,b 和 18.17 a)。当复层上皮合并输卵管和黏液化生，在子宫内膜表面形成多层结构并且缺少明显崩解时，要多加小心（见下）。如果下列情况出现，要考虑肿瘤可能性：(1) 出现腺性（或微腺性）结构；(2) 具

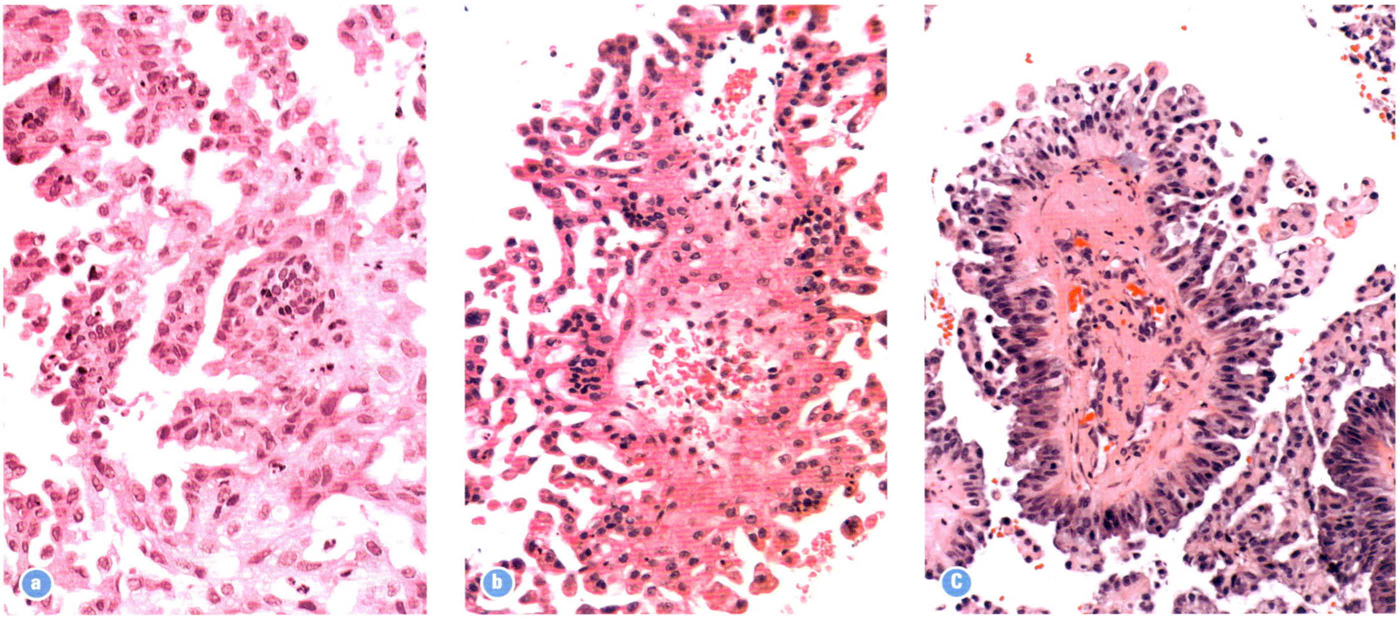

图 18.14 (a, b) 过度修复（乳头状合体细胞化生）伴有崩解。尽管命名为乳头状，但在两幅图中所见到的重要特征是缺少结构组织，具有“假乳头”结构（缺少间质轴心）和低核浆比。(c) 子宫内膜腺癌中的乳头状结构。注意界限清楚的纤维间质轴心。

有间质轴心的明确的乳头或被覆上皮排列有序；(3) 共存腺体具有紊乱的腺体内结构（图18.17b）。这些改变可以很细微，提醒读者注意：对于小标本病理医师可以要求重新取样。

黏液性化生 MUCINOUS METAPLASIA

如同鳞状分化一样，黏液性化生的范围从简单的立方或柱状黏液上皮到伴有腺癌的复杂性增生。一种少见类型称为*肠化生*（*intestinal metaplasia*），在下面详述。黏液性化生可以伴有输卵管或鳞状化生，可在腺体内或在表面[9]，这种病变组合通常见于激素替代治疗患者的子宫内膜。

黏液性化生的程度决定了病理医师的关注程度[28-32]。Nucci 等描述了三种类型（A ~ C 型）：第一种（A 型）由立方的宫颈型上皮组成，累及子宫内膜表面，或出现在息肉或腺体中（图 18.18 a）[28]。这种类型最常发生于围绝经期妇女，提示为激素相关性上皮转变[30]。B型化生出现轻度结构复杂性和轻微的乳头状结构（图 18.18b）。乳头状特征通常不像下面所描述的“乳头状增生”那么显著（图18.19）[33]。以我们的经验，如果乳头状结构轻微或局限，则并发子宫内膜肿瘤的风险低。然而，如果出现衬覆黏液性上皮细胞的明确的微乳头时，应当考虑定期取样（表18.3）。第三种（C型）包括呈筛状排列的腺体内黏液上皮（图18.20 a）以及呈微腺性或绒毛状结构的自由漂浮黏液上皮（图 18.20 b-d）[26]。在之后的取样或子宫切除术中出现腺癌的风险相当高（75%），尽管多数没有肌层侵犯（表 18.4）[26, 31]。另一种令人担心的形态包括明显的乳头状结构和（或）伴有乳头状黏液性、纤毛状或黏液-纤毛混合性上皮的子宫内膜腺体（图 18.21 a, b）。一小部分乳头状病变与癌无关，可能代表

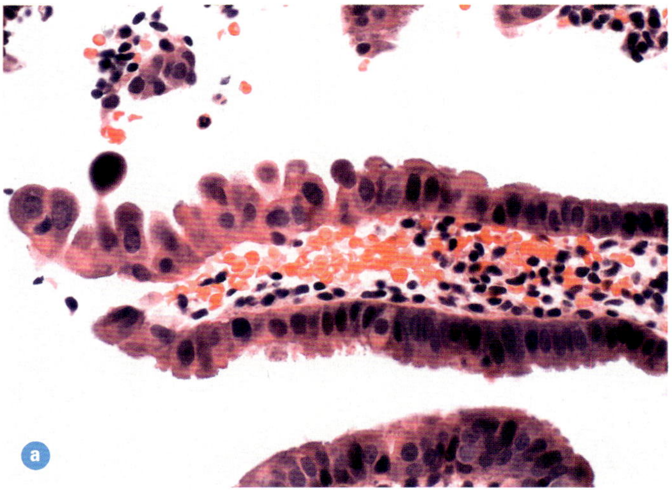

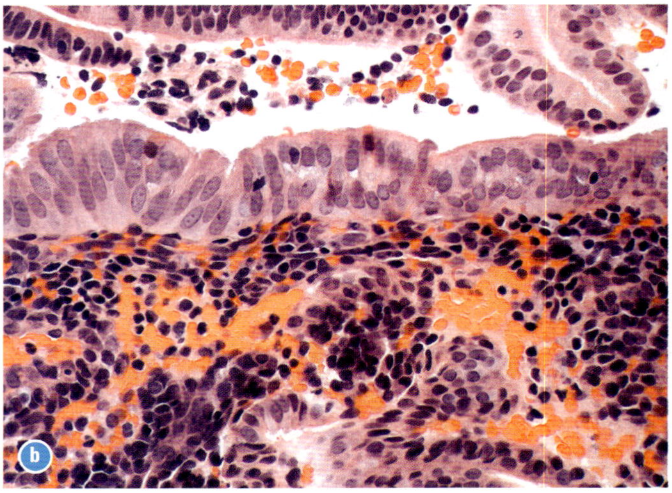

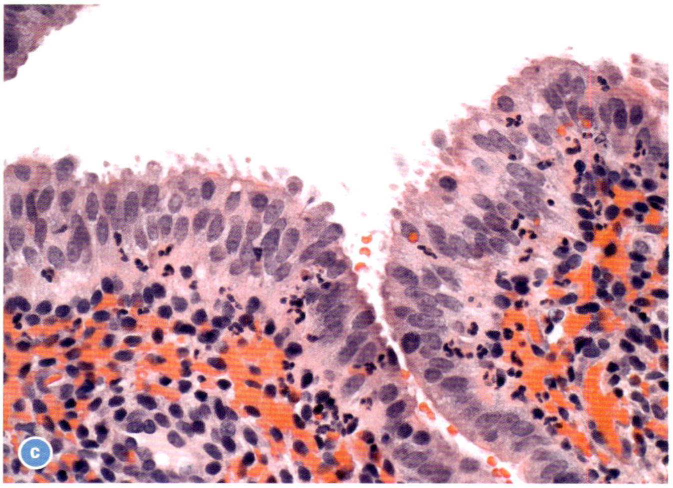

图18.15　与崩解有关的增生性表面上皮改变。(a) 类似于输卵管化生的轻微改变。(b) 假复层上皮改变。(c) 多层上皮。

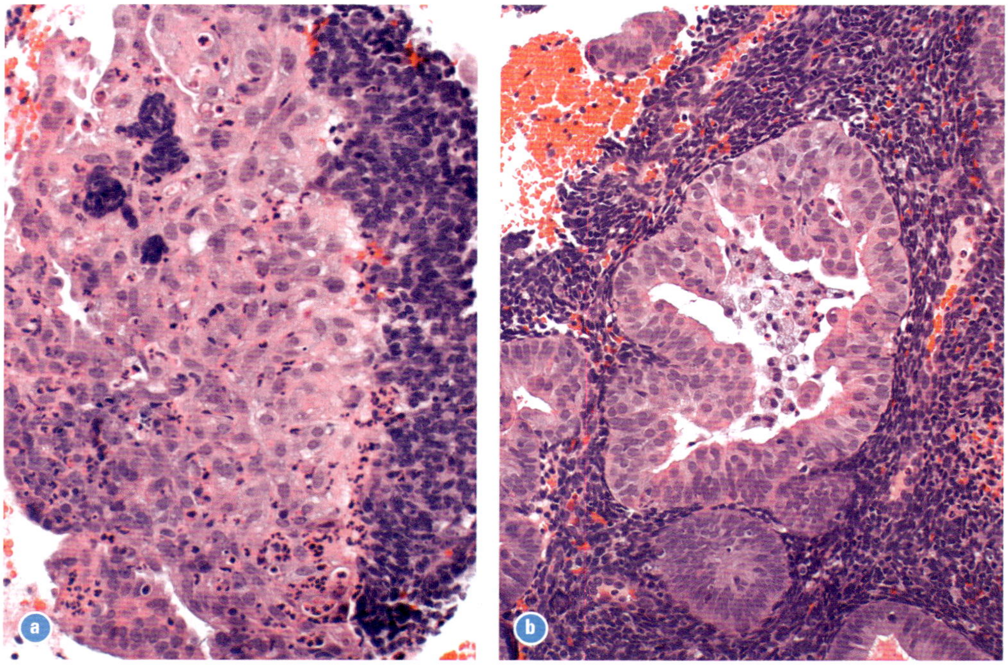

图 18.16　(a) 与子宫内膜上皮内肿瘤形成有关的显著表面改变。这必须与修复性化生、合体细胞化生和更少见的表面化生区分开。(b) 崩解区域中腺体内的类似改变，伴有 EIN。

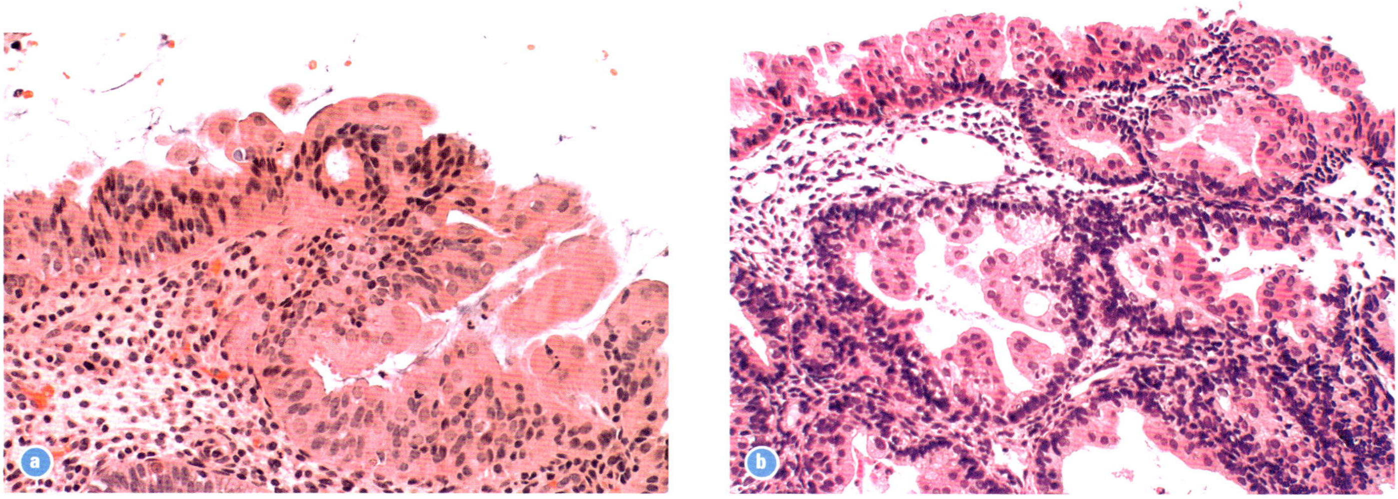

图 18.17 (a) 呈复层表现的表面“化生”以及与子宫内膜腺癌有关的腺样结构。(b) 子宫内膜腺体内乳头状生长。不论分化类型如何，这种复杂的生长形态应该诊断为 EIN。

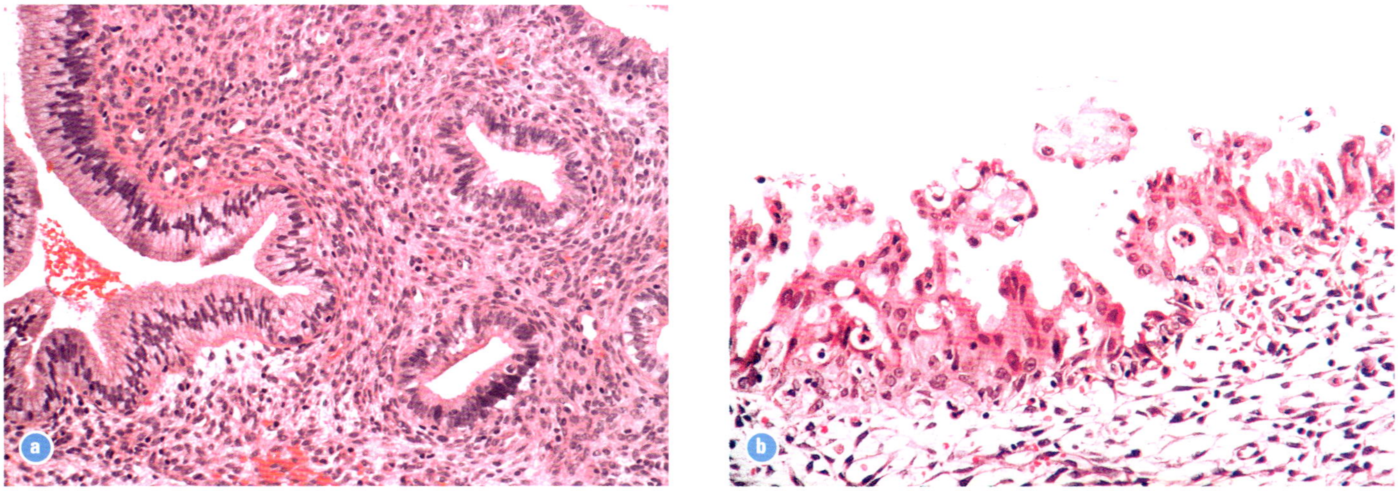

图 18.18 (a) 呈现为立方上皮的轻微黏液性化生 (Nucci 等定义的 A 型)。(b) 伴有黏液性化生的小乳头状赘生物。

一类肿瘤形成潜能有限的病变[31, 32]。然而，在腺体或息肉中的相似改变可能与肿瘤形成有关，应该设法排除 EIN，并进行密切随访以除外伴有黏液分化的乳头状腺癌（图 18.21 c, d）。因乳头状或微腺性病变实施的子宫切除术可能没有明显浸润性腺癌。然而，最好将其视为肿瘤，即便不愿切除子宫也必须密切随访。

近来，Vang 和 Tavassoli 对 Nucci 等的标准进行了检验，并将其与已发表的子宫内膜样增生标准比较[30]。传统子宫内膜样标准（诊断肿瘤）对于肌层浸润的敏感性和特异性分别是 20.0% 和 71.4%。相反，对于肌层浸润 A、B、C 型黏液分化具有 0、70% 和 30% 的敏感性

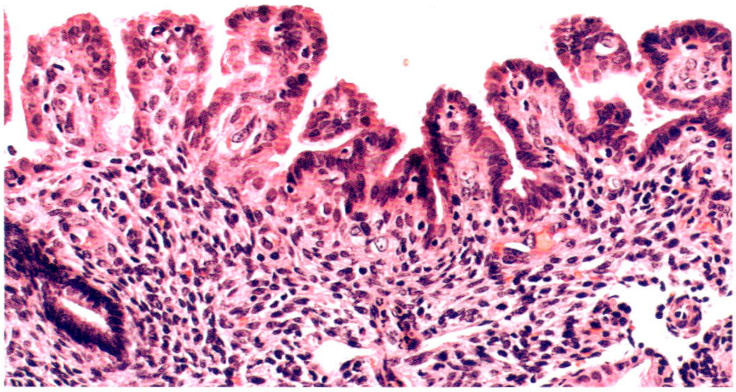

图 18.19 子宫内膜表面乳头状增生。

表 18.3　化生类型和处理

类型	处理
表面	
修复	常规临床
乳头状合体	常规临床
非典型性（复层）修复	3 ~ 6 个月重新取样
鳞状	
孤立的桑葚	6 个月重新取样
桑葚和增生	6 个月重新取样
桑葚和 EIN	按 EIN 处理
桑葚和癌	按癌处理
纤毛状	
单纯的输卵管化生	常规临床
复杂的输卵管化生	按 EIN 处理（见第 17 章）
EIN 伴输卵管化生	按 EIN 处理
黏液性	
单纯的黏液性化生	常规临床
乳头状黏液性增生	按 EIN 处理
微腺性黏液性增生	按 EIN 处理
嗜酸性	
嗜酸性化生	常规临床
嗜酸性 EIN	按 EIN 处理

EIN：子宫内膜上皮内肿瘤形成

以及 81%、52% 和 67% 的特异性。B 型（乳头状）和 C 型（微腺性）的联合病变，其肌层浸润的敏感性是 100%，特异性是19%。这与Nucci等的发现相似，Nucci 等认为与 C 型病变有关的大多数癌没有肌层浸润[26, 30]。

黏液性化生的自然病史不十分明确。总体而言，那些不伴有结构复杂性的化生不具有危险性。在我们的工作中，具有任何上皮复杂性的黏液性病变都建议 6 个月内随访取样（表18.3和18.4）。微腺性或乳头状病变至少需要扩宫刮除，如果病变持续存在，进行子宫切除[26, 33-35]。这些病变中，即使具有温和的细胞学改变，也可以是侵袭性的。具有微腺性结构的病变中，大约 75%将来会发生子宫内膜腺癌，出现黏液性或子宫内膜样分化。

表 18.4　黏液性化生的随访[28, 33]

分类	描述	随访见到癌（%）	参考文献
A 型	简单或局灶乳头状	0	Nucci 等[26]
B 型	复杂微腺性	64[a]	Nucci 等[26]
C 型	B 型 + 非典型性	100	Nucci 等[26]

[a] 大多数是非浸润性或浸润深度不足肌壁厚度的 1/3。

病理医师面对具有黏液性分化的子宫内膜刮除标本时，首先要区分宫颈来源的微腺性改变和子宫来源的异常黏液性上皮。Qiu 和 Mittal 比较了这两种病变，发现下列特征支持子宫内膜来源：(1) 缺少明显的核下空泡；(2) 腺腔面鳞状化生；(3) 间质泡沫细胞；(4) 高核分裂指数（超过3个/10个高倍视野）；(5) 缺少波形蛋白染色（图 18.22 a-c 和表 18.5）[36]。在微腺性形态两侧区域的表面下出现储备样上皮团提示宫颈来源。

黏液性化生的一个少见亚型是子宫内膜*肠化生 (intestinal metaplasia)*。最近，McCluggage等显示，17% 黏液阳性的子宫内膜样腺癌含胞浆内 O- 乙酰化唾液酸黏蛋白，他们确认为肠分化[37]。他们在这种情况下，还见不到肠分化的形态学特征。然而，其他子宫息肉或在子宫内膜表面可出现明显肠和（或）胃分化（图 18.23）[26, 38]。这些研究的意味着 Müller 上皮可以发生肠分化。在没有肿瘤的情况下，肠化生的预期风险尚不得而知。

表 18.5　微腺性黏液上皮的鉴别诊断[36]

参数	MGC	子宫内膜癌
泡沫状间质细胞	无	有
MIB-1 染色	低	高
核下空泡	有	无
柱状上皮下鳞状化生	有	少见
腺腔面鳞状化生	无	有
波形蛋白	阴性	阳性

MGC：微腺性改变。

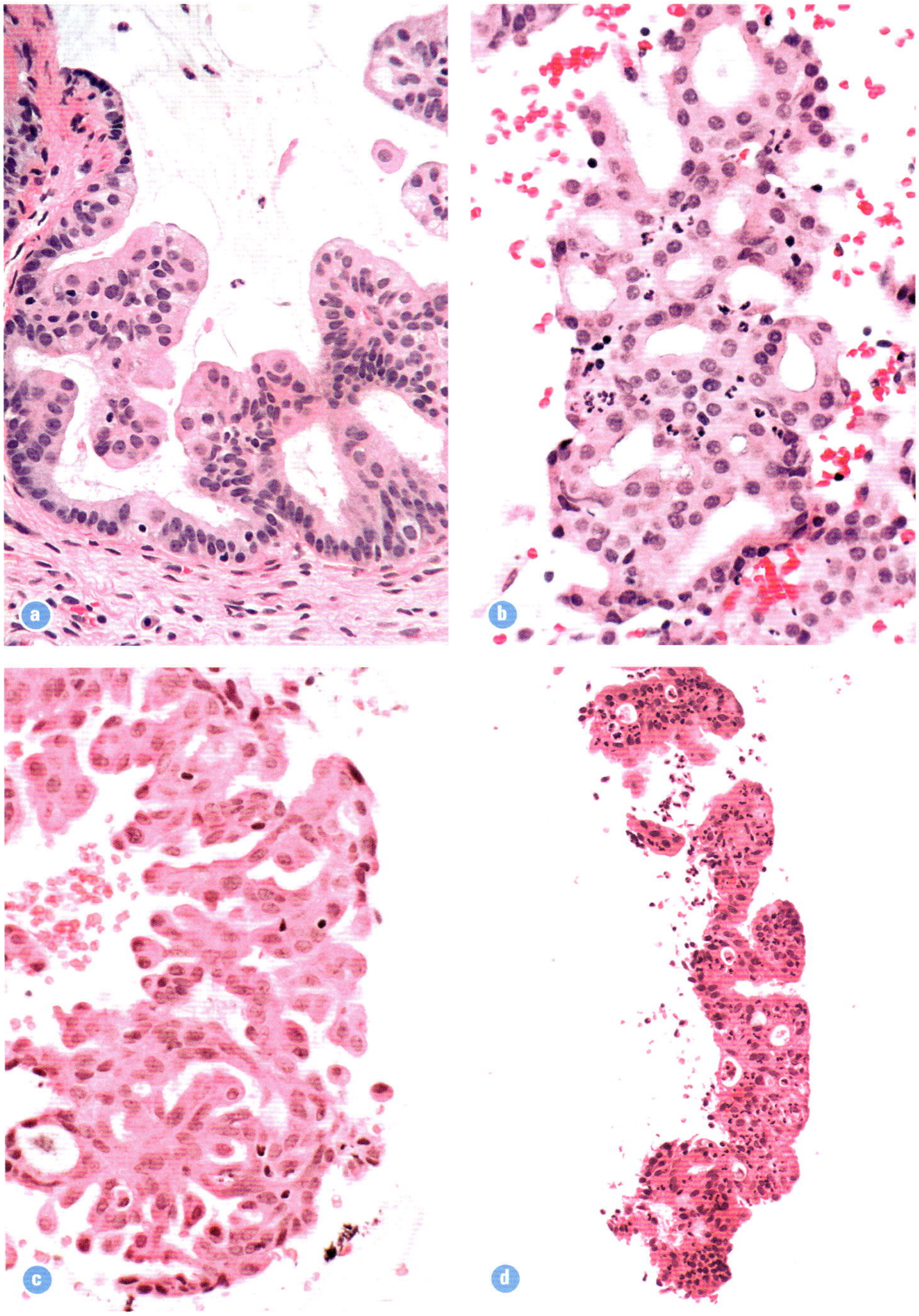

图18.20 具有复杂（微腺泡）结构（B型）的黏液性化生。(a) 一个子宫内膜腺体。(b-d) 刮除标本的碎片。所有这些样本都伴有子宫内膜腺癌。

输卵管化生 TUBAL METAPLASIA

纤毛常见于宫颈、子宫下段和子宫内膜周期阶段的子宫内膜被覆上皮，在滤泡期最明显，病理报告中不用提及[39]。广泛的输卵管化生最常见于绝经期、无排卵状态（持续性滤泡）、子宫内膜息肉和激素替代治疗或具有绝经后（不活跃或萎缩）形态的子宫内膜。这些相关性提示与雌激素过多有关。

输卵管化生的组织学特征包括明显的纤毛，类似于输卵管中所见到的透明圆形细胞以及嗜酸性腺腔缘（图

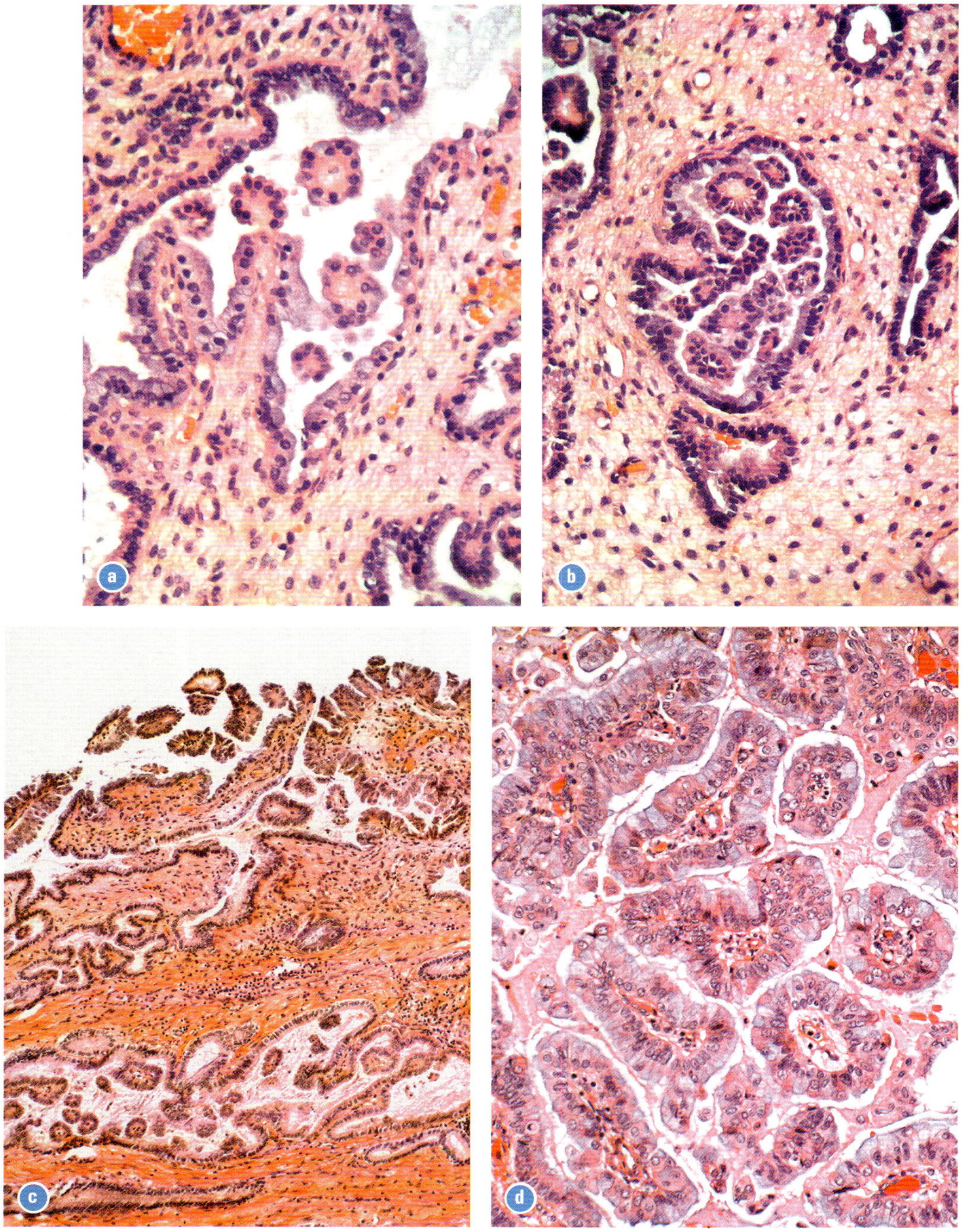

图18.21　乳头状结构。(a, b)分别位于腺体表面和腺体内的乳头状结构。(c) 伴有高分化(纤毛状) 腺癌的息肉中表面的黏液-乳头状结构。(d) 高分化腺癌中具有非典型性的复杂乳头状结构。

18.24 a,b)。与其他化生形式一样，输卵管化生可以见于腺体内（图 18.24 a-d）或为上皮碎片（图 18.25 a-c）。它可以是单纯性（图 18.24 a和18.25 a)、伴有轻度上皮复杂性（图 18.24 b, c）或伴有明显的肿瘤（图 18.24 d和 18.25 b, c)。后者包括三个类型。伴有输卵管分化的EIN出现特征性的腺体拥挤和具有灶状上皮丛和复层化的上皮结构改变（图18.24 d)。少数情况下，可以见到类似于黏液化生的微腺性形态，具有同样的重要性（图18.25b, c)。最后，明确的腺癌可出现显著的输卵管分化（图18.26)。与其他形式的分化改变一样，治疗要与化生和并存腺体的复杂程度相适应（表 18.3)[40]。

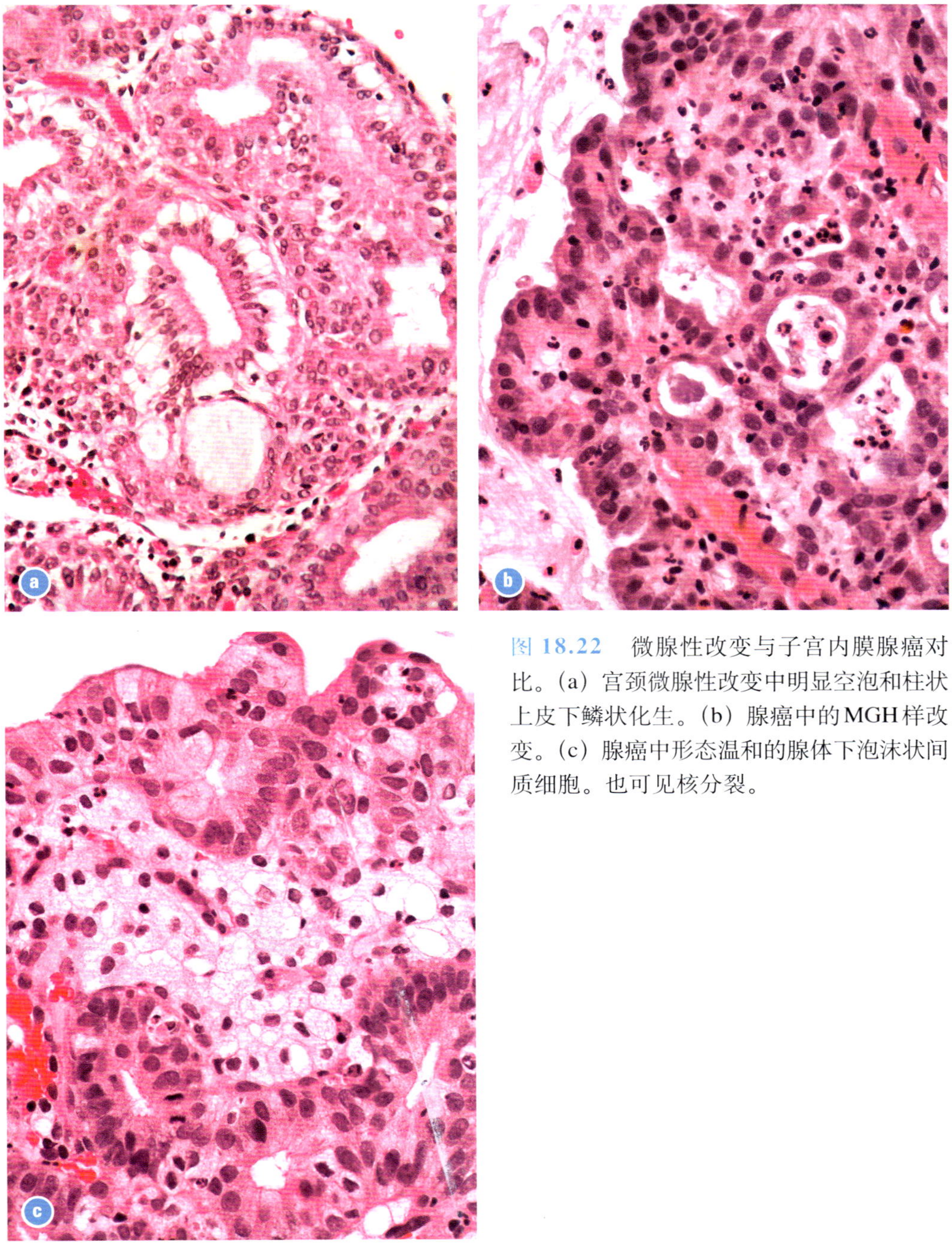

图 18.22 微腺性改变与子宫内膜腺癌对比。(a) 宫颈微腺性改变中明显空泡和柱状上皮下鳞状化生。(b) 腺癌中的MGH样改变。(c) 腺癌中形态温和的腺体下泡沫状间质细胞。也可见核分裂。

嗜酸性化生
EOSINOPHILIC (OXYPHILIC) METAPLASIA

嗜酸性化生是一种不常见的分化形式，以单个细胞的嗜酸性表现为特征。嗜酸性化生与输卵管化生有某些相似性，只是缺少纤毛。由于其独特的特征是嗜酸性胞浆，因此嗜酸性化生基本上是一个描述性病变[9]。上皮通常由有一致圆形细胞核的单层立方细胞排列而成（图18.27a）。与输卵管和黏液性化生相似，嗜酸性化生的分类与复杂程度有关。嗜酸性改变偶尔见于EIN和子宫内膜癌（图 18.27 b,c）[41-43]。

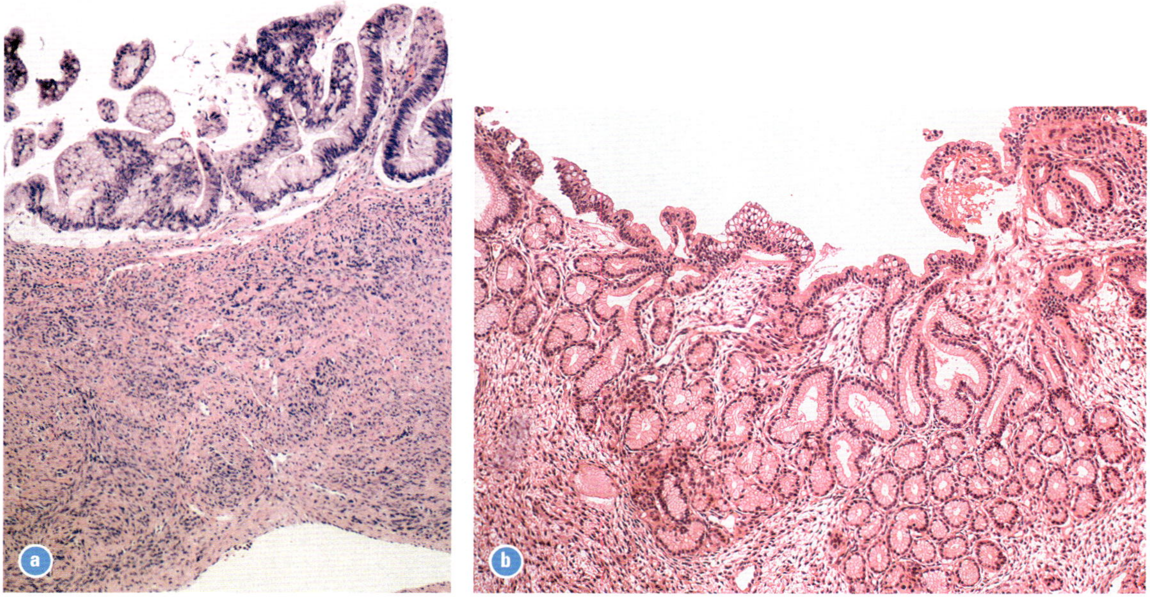

图 18.23 （a）子宫内膜表面上皮的肠化生。（b）息肉的胃组织分化。

其他上皮化生 OTHER EPITHELIAL METAPLASIAS

其他形式的分化改变包括*分泌性*和*钉头样（hobnail）*化生。分泌性改变可见于EIN（图18.28 a, b）。钉头样化生可能包括一系列改变，包括与深部坏死有关的表面改变、鳞片状脱落人工现象、假Arias-Stella改变和息肉改变（图 18.29 a）[9, 31]。我们甚至见过伴发于透明细胞癌的钉头样化生，可能提示这些肿瘤的退行性改变（图 18.29 b）。钉头样化生可与子宫乳头状浆液性癌混淆。p53 特殊染色有助于区分二者，因为浆液性肿瘤呈强阳性（图 18.29 c, d）[44]。

评估化生的法则 AN ALGORITHM FOR ASSESSING METAPLASIA

对于化生的处理既要排除临床重要的形似病变（表18.6），又要采用一个已经建立的策略以保证处理的一致性。读者从这种讨论中可以感觉到化生是一种描述性病变，与子宫内膜腺体病变的分类并行。结构复杂程度决定了并存或之后发生腺癌的风险。表18.3列出了针对化生性病变的处理方法。简而言之，方法列举如下。

表 18.6　化生诊断中的陷阱

分化（图）	排除（图）
乳头状合体细胞（14a,b）	乳头状癌（14c）
	并存 EIN（16a, b 和 17b）
	并存腺癌（17a）
鳞状（桑葚样）（7a–c）	腺癌伴鳞状分化（9,10）
	EIN 伴桑葚样化生（8）
	鳞状细胞癌
	非典型息肉样腺肌瘤
黏液性（18,19,22c）	微腺性改变（宫颈）（22a, b）
	腺癌（20a–d）
嗜酸性（27a）	EIN（27b,c）
钉头样（29a）	子宫乳头状浆液性癌（29c, d）
	透明细胞癌（29b）
生长形态	**考虑**
筛状结构	假筛状（修复）（13b）
	乳头状合体细胞化生（14a）
	腺体内（EIN）（20a）
	微腺性改变（宫颈）（22a）
	腺癌（20a–d）
乳头状结构	乳头状合体细胞化生（14b）
	假乳头状反应性改变（13b,c）
	腺体内（EIN）（21b）
	表面改变伴 EIN（16a, 17b）
	腺癌（17a 和 21c,d）

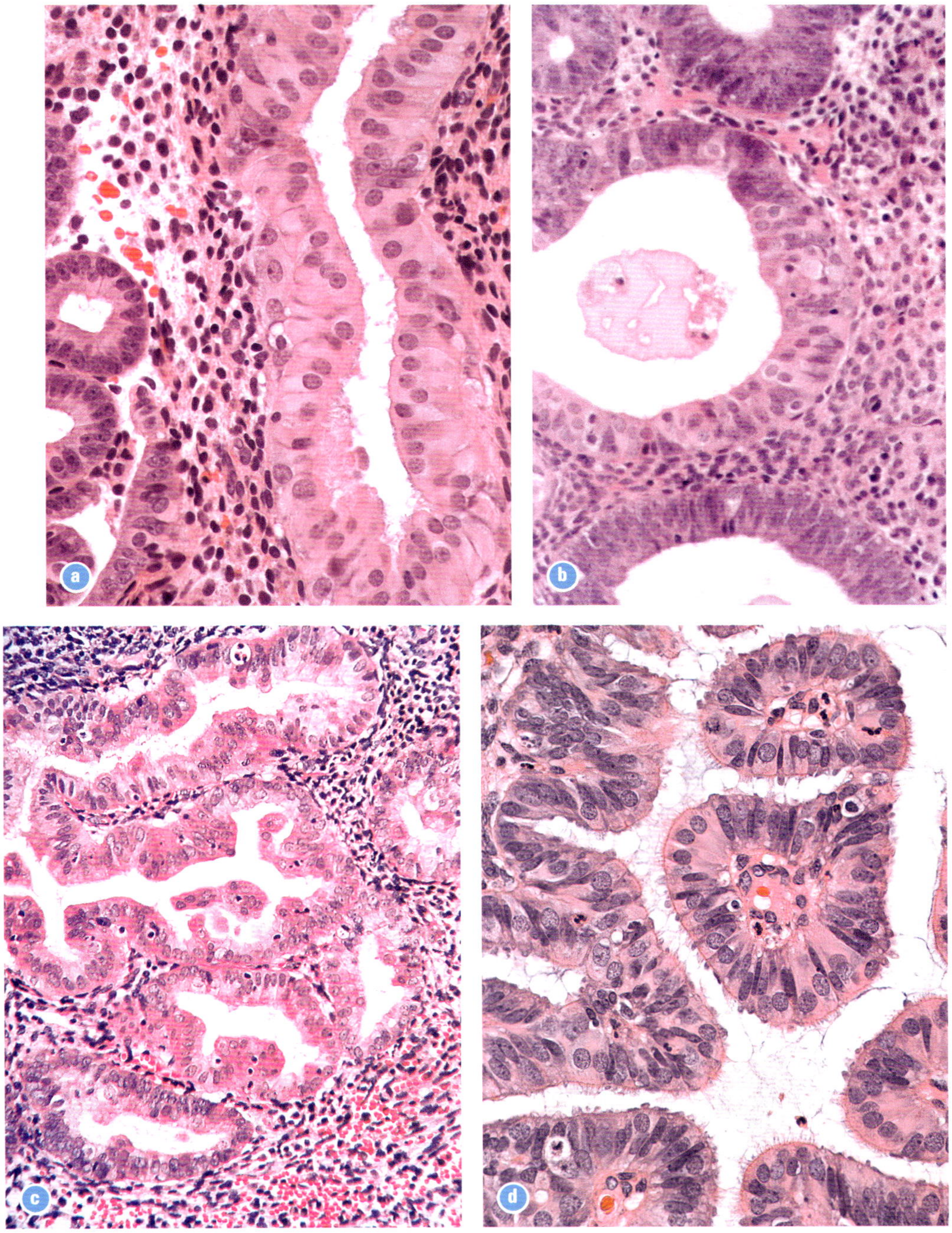

图 18.24　腺体内的输卵管化生。(a) 单纯性；(b) 轻度复杂性；(c) EIN，伴腺体内复杂性；(d) EIN，伴乳头状结构。

1. *鳞状化生*：分类与腺体复杂程度和细胞学改变平行。
2. *黏液性和纤毛化生*：当局限于腺体，且腺体的复层化程度和腺上皮排列的紊乱程度可以诊断为复杂性腺体内化生时，应归类为EIN。由于改变可能较轻和（或）数量有限，因此存在于表面或散落的化生性改变可能难以归类。对于这些病变最好依据微腺性改变程度或复杂性程度来分类。至于那些病变数

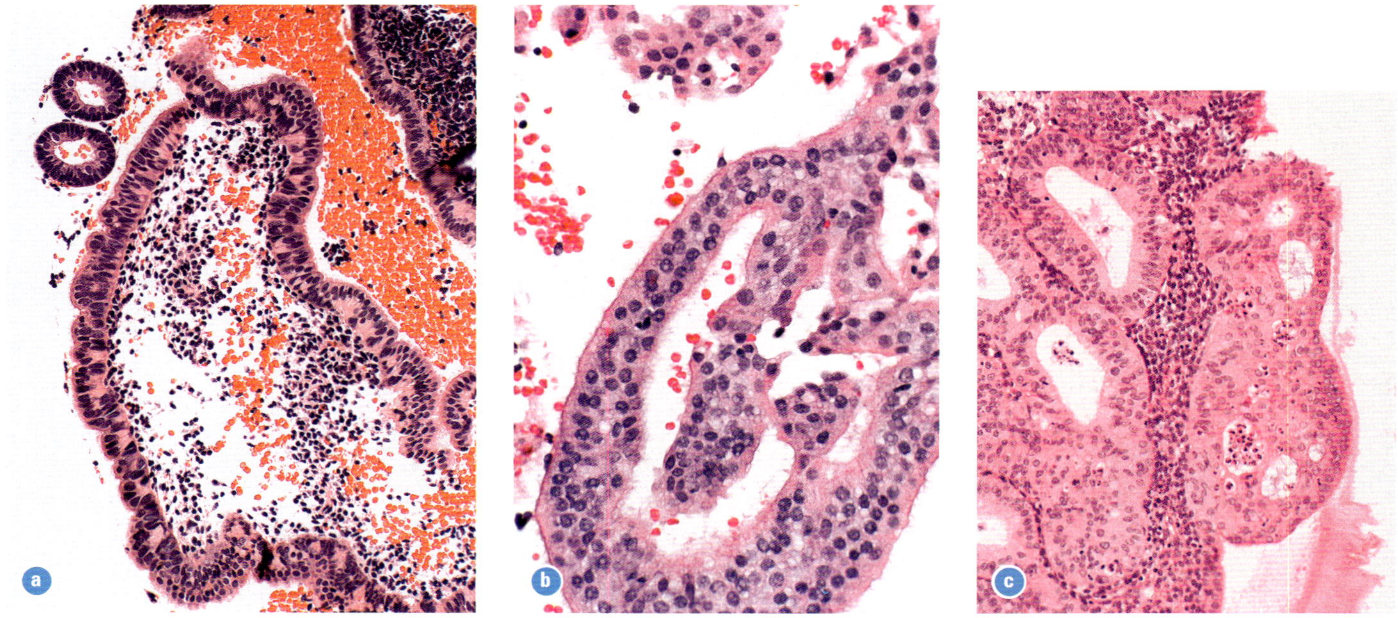

图 18.25　表面输卵管化生。(a) 单纯性，(b, c) 混有微腺性改变。(c) 下面的腺体也有非典型性。(b, c) 伴有子宫内膜癌。

量有限或不足以诊断为癌前改变或癌变的病例，应该建议再次取样。如果有足够的病变组织并且出现复杂微腺性结构，要归类为高分化腺癌。对于那些材料欠佳的病例，诊断为非典型性（黏液性或纤毛）化生是可以的，附带说明高分化腺癌不能除外。显然，复杂性化生和高分化腺癌的鉴别决定于

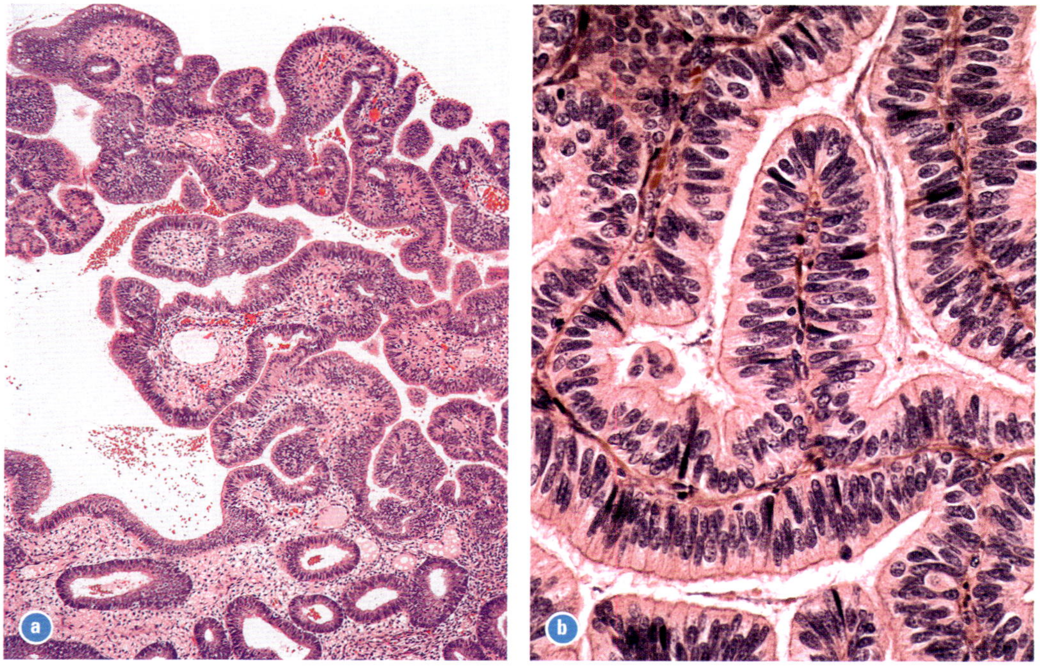

图18.26　(a) 子宫内膜腺癌伴有输卵管分化（纤毛型腺癌）。(b) 高倍镜显示明显的纤毛。

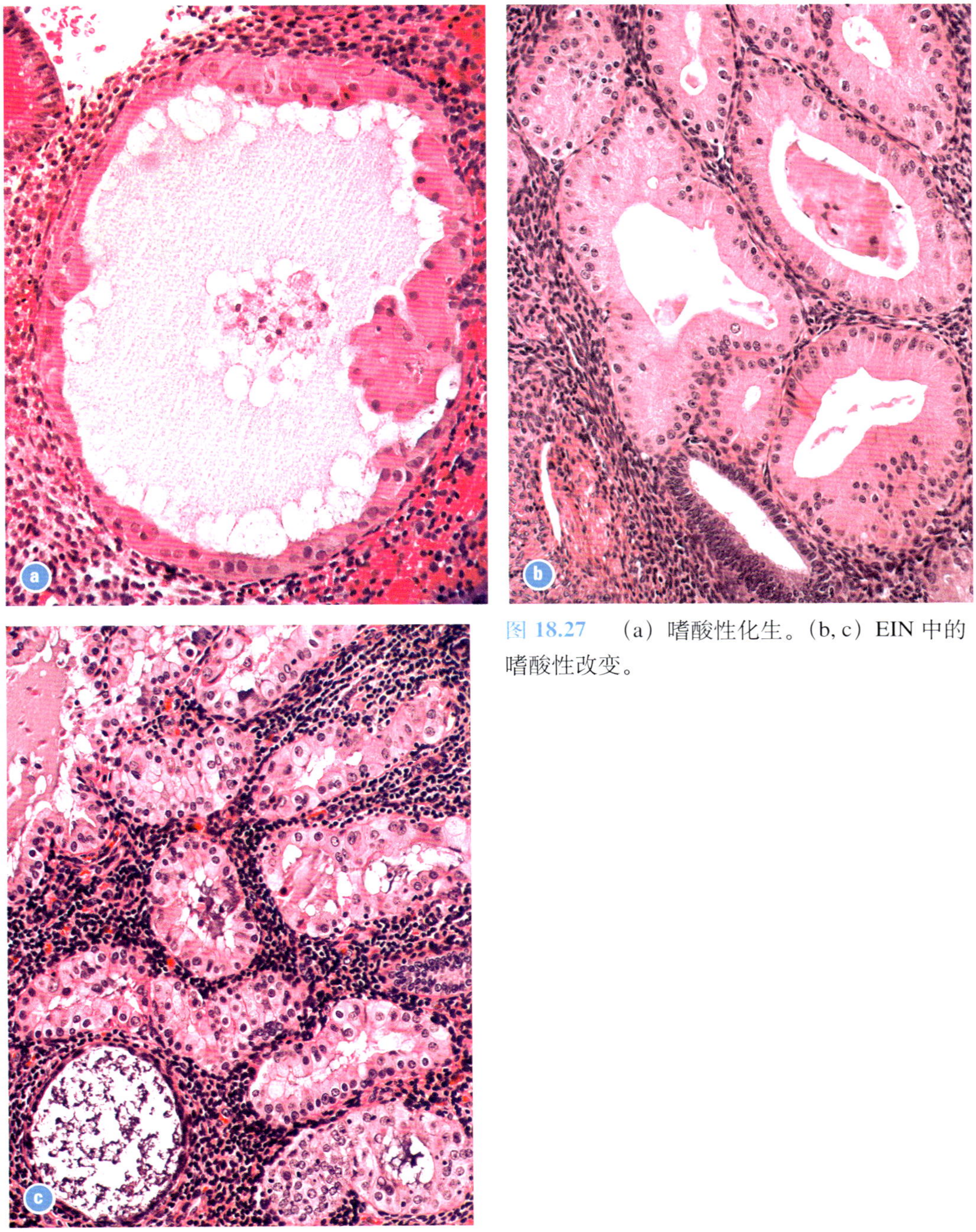

图 18.27 （a）嗜酸性化生。（b, c）EIN 中的嗜酸性改变。

非典型程度以及医师的经验。重要的是认识到这种情况并进行仔细的随访。

3. *乳头状病变*：轻微的微乳头改变，或与间质崩解有关的假乳头状表面改变，需要一般性关注。腺体内高分化乳头状结构应该被诊断为EIN。其他“腺体外”的高分化乳头状改变应该被诊断为EIN（乳头状），建议再进一步取样。

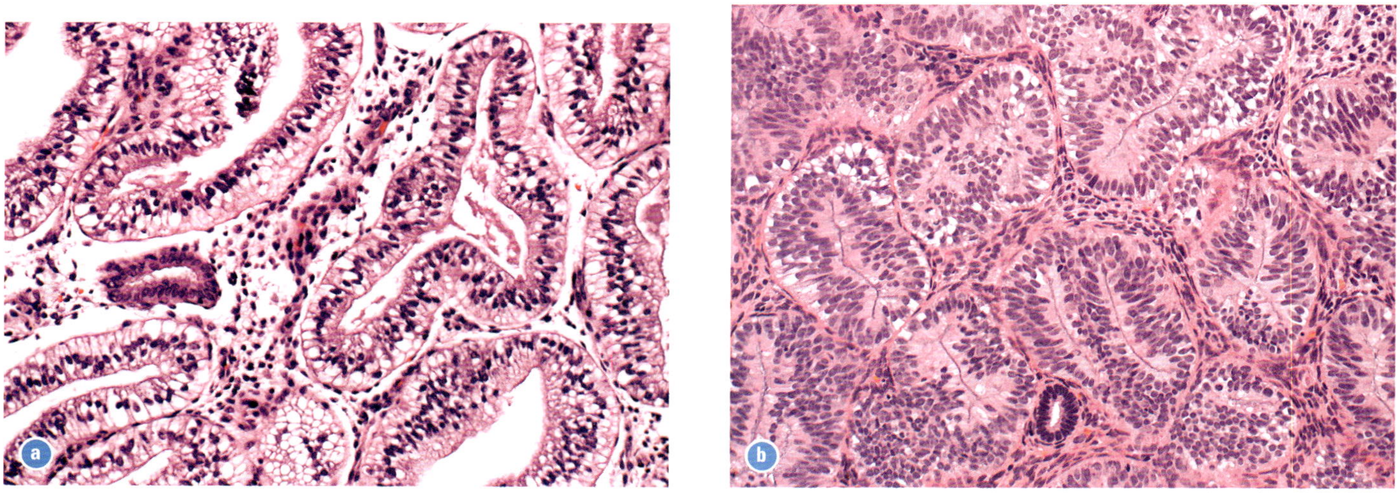

图 18.28　（a, b）EIN 中分泌性分化。二者都有腺体拥挤和复层上皮。注意与正常非活跃腺体对比（b 图中下部）。

非上皮化生 / 子宫内膜异位
NON-EPITHELIAL METAPLASIAS/HETEROTOPIAS OF THE ENDOMETRIUM

有些文献描述了子宫内膜中可以出现成熟胶质、骨和软骨成分，某些情况是在妊娠后出现[45-50]。在一项报告中，成熟胶质见于连续刮宫样本[51]。据推测，这些结构来自于前一次刮宫残留的胎儿组织[50, 52]。然而，这种假设还没有经过遗传分析测试。

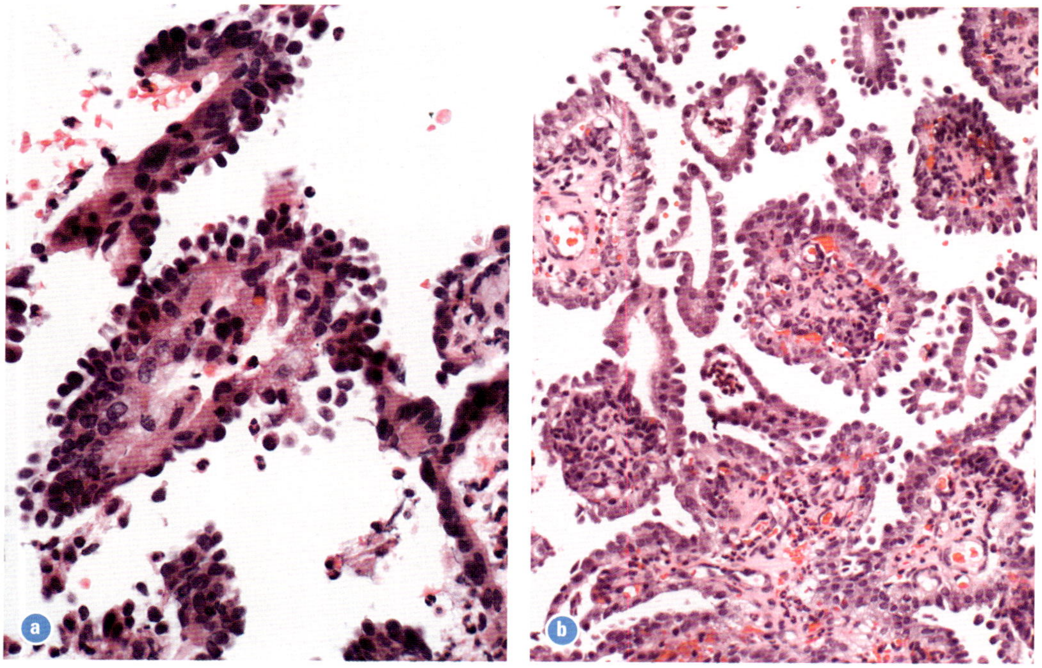

图18.29　钉头样化生。(a) 良性，伴有息肉。(b) 伴有透明细胞癌。在后者有许多分散的乳头状结构。

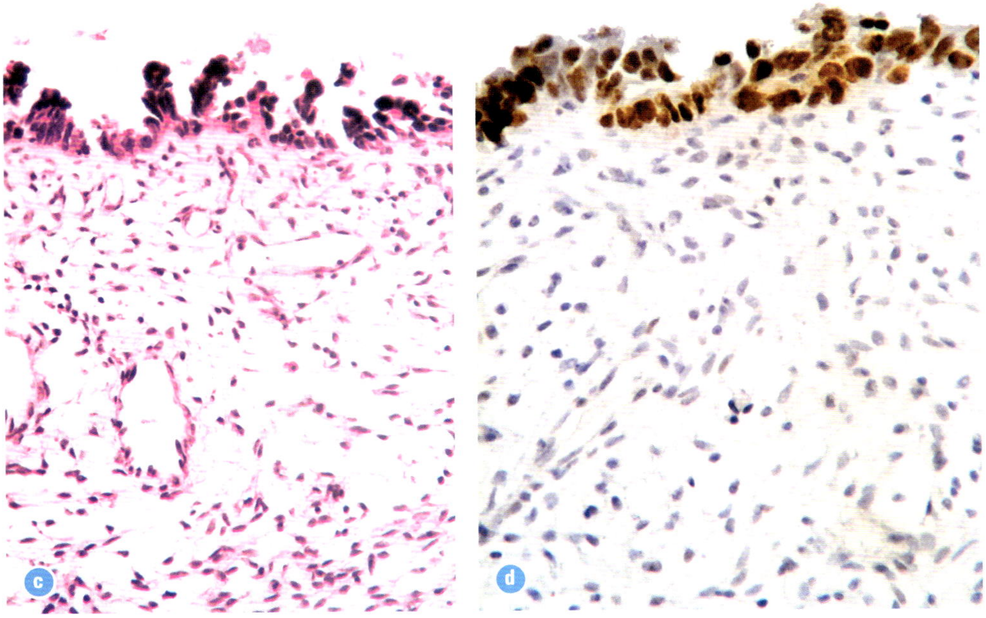

图18.29 （续）（c）子宫乳头状浆液性癌可以表现为类似于钉头样化生的细微表面改变。（d）p53免疫染色强阳性将浆液性癌和良性化生区分开。

参考文献 References

1 Kurita T, Cunha GR. Roles of p63 in differentiation of Müllerian duct epithelial cells. Ann NY Acad Sci 2001; 948:9–12.

2 Ince TA, Cviko AP, Quade BJ, et al. p63 Coordinates anogenital modeling and epithelial cell differentiation in the developing female urogenital tract. Am J Pathol 2002; 161(4):1111–1117.

3 Quade BJ, Yang A, Wang Y, et al. Expression of the p53 homologue p63 in early cervical neoplasia. Gynecol Oncol 2001; 80(1):24–29.

4 Greeley C, Schroeder S, Silverberg SG. Microglandular hyperplasia of the cervix: a true 'pill' lesion? Int J Gynecol Pathol 1995; 14(1):50–54.

5 Witkiewicz AK, Hecht JL, Cviko A, et al. Microglandular hyperplasia: a model for the denovo emergence and evolution of endocervical reserve cells. Human Pathol 2005; 36:154–161.

6 Elson DA, Riley RR, Lacey A, et al. Sensitivity of the cervical transformation zone to estrogen-induced squamous carcinogenesis. Cancer Res 2000; 60(5):1267–1275.

7 O'Connell JT, Mutter GL, Cviko A, et al. Identification of a basal/reserve cell immunophenotype in benign and neoplastic endometrium: a study with the p53 homologue p63. Gynecol Oncol 2001; 80(1):30–36.

8 Kurita T, Cooke PS, Cunha GR. Epithelial-stromal tissue interaction in paramesonephric (Müllerian) epithelial differentiation. Dev Biol 2001; 240(1):194–211.

9 Hendrickson MR, Kempson RL. Endometrial epithelial metaplasias: proliferations frequently misdiagnosed as adenocarcinoma. Report of 89 cases and proposed classification. Am J Surg Pathol 1980; 4(6):525–542.

10 Crum CP, Richart RM, Fenoglio CM. Adenoacanthosis of endometrium: a clinicopathologic study in premenopausal women. Am J Surg Pathol 1981; 5(1):15–20.

11 Kaku T, Silverberg SG, Tsukamoto N, et al. Association of endometrial epithelial metaplasias with endometrial carcinoma and hyperplasia in Japanese and American women. Int J Gynecol Pathol 1993; 12(4):297–300.

12 Kaku T, Tsukamoto N, Tsuruchi N, et al. Endometrial metaplasia associated with endometrial carcinoma. Obstet Gynecol 1992; 80(5):812–816.

13 Andersen WA, Taylor PT Jr, Fechner RE, Pinkerton JA. Endometrial metaplasia associated with endometrial adenocarcinoma. Am J Obstet Gynecol 1987; 157(3):597–604.

14 Risse EK, Beerthuizen RJ, Vooijs GP. Cytologic and histologic findings in women using an IUD. Obstet Gynecol 1981; 58(5):569–573.

15 Hameed M, Heller DS, Murphy G. Squamous metaplasia of endometrium after uterine artery embolization for symptomatic leiomyomata. J Am Assoc Gynecol Laparosc 2002; 9(1):70–72.

16 Brown D Jr, Spjut HJ. Extensive squamous metaplasia of the endometrium (ichthyosis uteri). South Med J 1982; 75(5):593–595.

17 Kucukali T, Ertoy D, Ayhan A. Ichthyosis uteri associated with a uterine squamous papilloma. Eur J Gynaecol Oncol 1996; 17(1):37–41.

18 Clement PB, Young RH. Endometrioid carcinoma of the uterine corpus: a review of its pathology with emphasis on recent advances and problematic aspects. Adv Anat Pathol 2002; 9(3):145–184.

19 Stastny JF, Ben-Ezra J, Stewart JA, et al. Condyloma and cervical intraepithelial neoplasia of the endometrium. Gynecol Obstet Invest 1995; 39(4):277–280.

20 Sherwood JB, Carlson JA, Gold MA, et al. Squamous meta-

plasia of the endometrium associated with HPV 6 and 11. Gynecol Oncol 1997; 66(1):141–145.
21 Fujita M, Shroyer KR, Markham NE, et al. Association of human papillomavirus with malignant and premalignant lesions of the uterine endometrium. Hum Pathol 1995; 26(6):650–658.
22 Mazur MT. Atypical polypoid adenomyomas of the endometrium. Am J Surg Pathol 1981; 5(5):473–482.
23 Hendrickson MR, Kempson RL. Surgical pathology of the uterine corpus. Major Probl Pathol 1979; 12:1–580.
24 Crum CP, Lomo L, Lin MC, et al. Morular metaplasia of the endometrium revisited: a follow-up study. Abstract, USCAP meeting, Vancouver, 2004.
25 Zidi YS, Bouraoui S, Atallah K, et al. Primary in situ squamous cell carcinoma of the endometrium, with extensive squamous metaplasia and dysplasia Gynecol Oncol 2003; 88(3):444–446.
26 Nucci MR, Prasad CJ, Crum CP, Mutter GL. Mucinous endometrial epithelial proliferations: a morphologic spectrum of changes with diverse clinical significance. Mod Pathol 1999; 12(12):1137–1142.
27 Mount SL. Mucinous metaplasias of the endometrium: biologically meaningful subsets for the practicing surgical pathologist. Adv Anat Pathol 2000; 7(4):197–200.
28 Deligdisch L. Hormonal pathology of the endometrium. Mod Pathol 2000; 13(3):285–294.
29 Dallenbach-Hellweg G. Histopathology of functional and neoplastic changes in cervix and endometrium. Verh Dtsch Ges Pathol 1997; 81:240–244.
30 Vang R, Tavassoli FA. Proliferative mucinous lesions of the endometrium: analysis of existing criteria for diagnosing carcinoma in biopsies and curettings. Int J Surg Pathol 2003; 11(4):261–270.
31 Lehman MB, Hart WR. Simple and complex hyperplastic papillary proliferations of the endometrium: a clinicopathologic study of nine cases of apparently localized papillary lesions with fibrovascular stromal cores and epithelial metaplasia. Am J Surg Pathol 2001; 25(11):1347–1354.
32 Rorat E, Wallach RC. Papillary metaplasia of the endometrium: clinical and histopathologic considerations. Obstet Gynecol 1984; 64(3):90S–92S.
33 Ross JC, Eifel PJ, Cox RS, et al. Primary mucinous adenocarcinoma of the endometrium. A clinicopathologic and histochemical study. Am J Surg Pathol 1983; 7(8):715–729.
34 Young RH, Scully RE. Uterine carcinomas simulating microglandular hyperplasia. A report of six cases. Am J Surg Pathol 1992; 16:1092–1097.
35 McCluggage WG, Perenyei M. Microglandular adenocarcinoma of the endometrium. Histopathology 2000; 37(3):285–287.
36 Qiu W, Mittal K. Comparison of morphologic and immunohistochemical features of cervical microglandular hyperplasia with low-grade mucinous adenocarcinoma of the endometrium. Int J Gynecol Pathol 2003; 22(3):261–265.
37 McCluggage WG, Roberts N, Bharucha H. Enteric differentiation in endometrial adenocarcinomas: a mucin histochemical study. Int J Gynecol Pathol 1995; 14(3):250–254.
38 Wells M, Tiltman A. Intestinal metaplasia of the endometrium. Histopathology 1989; 15(4):431–433.
39 Husami N, Crum CP, Richart RM, Vande Wiele R. Ciliated endocervical cells: a cyclic 'pseudo-protozoal infestation' of the endocervix. Fertil Steril 1981; 36(1):116–118.
40 Hendrickson MR, Kempson RL. Ciliated carcinoma – a variant of endometrial adenocarcinoma: a report of 10 cases. Int J Gynecol Pathol 1983; 2(1):1–12.
41 Zamecnik M. Atypical oxyphilic metaplasia of the uterine cervix. Report of a case. Cesk Patol 2000; 36(2):60–64.
42 Fukuoka K, Hirokawa M, Shimizu M, et al. Oxyphilic cell variant of endometrioid adenocarcinoma. Pathol Int 1998; 48(9):754–756.
43 Pitman MB, Young RH, Clement PB, et al. Endometrioid carcinoma of the ovary and endometrium, oxyphilic cell type: a report of nine cases. Int J Gynecol Pathol 1994; 13(4):290–301.
44 Quddus MR, Sung CJ, Zheng W, Lauchlan SC. p53 immunoreactivity in endometrial metaplasia with dysfunctional uterine bleeding. Histopathology 1999; 35(1):44–49.
45 Bahceci M, Demirel LC. Osseous metaplasia of the endometrium: a rare cause of infertility and its hysteroscopic management. Hum Reprod 1996; 11(11):2537–2539.
46 Basu M, Mammen C, Owen E. Bony fragments in the uterus: an association with secondary subfertility. Ultrasound Obstet Gynecol 2003; 22(4):402–406.
47 Zettergren L. Glial tissue in the uterus. Am J Pathol 1973; 71 (3):419–426.
48 Roca AN, Guajardo M, Estrada WJ. Glial polyp of the cervix and endometrium. Report of a case and review of the literature. Am J Clin Pathol 1980; 73(5):718–720.
49 Aabye R. Cartilage in the endometrium. Acta Obstet Gynecol Scand 1955; 34(1):105–110.
50 Al-Shawaf T, Brown J, Keegan C. Retention of fetal bones 8 years following termination of pregnancy. Ultrasound Obstet Gynecol 1992; 2(1):61–63.
51 Russell P, Costa C de, Yeoh G. Fetal glial allograft in the endometrium: case report of a recurrent pseudo-tumor. Pathology 1993; 25(3):247–249.
52 Newton CW 3rd, Abell MR. Iatrogenic fetal implants. Obstet Gynecol 1972; 40(5):686–691.

19

子宫内膜腺癌、癌肉瘤和其他上皮性肿瘤

Adenocarcinoma, carcinosarcoma and other epithelial tumors of the endometrium

Christopher P. Crum,
Linda R. Duska,
Kenneth R. Lee 和
George L. Mutter 著
王劲伟译　薛卫成校

引言 Introduction

本章将介绍子宫内膜癌，包括伴有间叶分化的子宫内膜癌（癌肉瘤）。原发性子宫内膜癌由多种形态构成，包括非常类似于子宫内膜上皮（子宫内膜样）的癌、透明细胞癌、子宫乳头状浆液性癌（uterine papillary serous carcinoma, UPSC）、兼有一个或多个这些特征的癌、未分化癌和混合性上皮-间叶分化肿瘤（癌肉瘤）。它们也可以按照发病机制分类，包括：(1) 由于肥胖、激素替代或卵巢病变产生雌激素异常所致过量的雌激素作用；(2) 不存在雌激素过量；(3) 他莫昔芬治疗；(4) 放疗史。

正确诊断和治疗最关键的问题是：(1) 确认患者发生该肿瘤的风险性；(2) 采用适当的方法确定或排除子宫内膜腺癌；(3) 正确评价有预后意义的子宫内膜癌的不同类型；(4) 评估影响结局和影响治疗的因素。

子宫内膜腺癌 Endometrial adenocarcinoma

危险人群 THE PATIENT AT RISK

人口统计学 Demographics

子宫内膜癌是美国女性生殖道最常见的侵袭性癌（就全世界而言宫颈癌仍然最常见），除皮肤癌外，占女性所有侵袭性癌的7%。以前，子宫内膜癌远不及宫颈癌常见，但是随着宫颈上皮内肿瘤形成（cervical intraepithelial neoplasia，CIN）的较早检出和有效治疗以及较年轻人群子宫内膜癌的增加，使得这个比率发生了倒转。在美国，现在每年有 3.4 万例新增子宫内膜癌，而新增宫颈癌少于 1.2 万例。子宫内膜癌通常发生在绝经后妇女，超过80%表现为异常（绝经后）出血，这常常使得早期发现和早期治疗成为可能[1]。

2% ~ 14% 的子宫内膜癌发生在 40 岁以下的女性。发病高峰在 55 ~ 65 岁年龄组，平均年龄 63 岁[2, 3]。人口统计学和组织病理学研究显示出两个主要患者群（表 19.1)[4]。首先是子宫内膜样腺癌及其变型，常被称为 I 型子宫内膜癌。这组肿瘤大约占子宫内膜癌的90%，是在长期雌激素刺激情况下发生的。雌激素来源可能是卵巢功能失调[多囊卵巢症或皮质间质增生（间质卵泡膜细胞增生症)]、雌激素分泌性肿瘤（少见）以及在连续雌激素治疗形式中未拮抗的雌激素。肥胖通过芳香酶活化促进脂肪组织中肾上腺素转化为雌激素，与此型子宫内膜癌关系密切。未生育是另外一个危险因素。因为卵巢功能失调和肥胖与成人型糖尿病有关，所以后者也是个危险因素[2]。然而，要告诫读者的是并不是每个有I型肿瘤的女性都具备这些危险因素，注意这些单个因素并不能决定哪个绝经后流血的女性具备诊断性研究的价值[5, 6]。

与未拮抗雌激素有关的子宫内膜癌趋向于高分化，并且组织学表现类似正常子宫内膜腺体（因此称为“子宫内膜样”），预后较好。子宫内膜癌的发生途径涉及雌激素过多、无排卵子宫内膜的发展、随后的子宫内膜上

表 19.1　子宫内膜癌亚型发病机制[1, 2, 4, 21]

参数	1 型	2 型
年龄	50 ~ 60 岁	60 ~ 70 岁
肥胖	常见	不常见
雌激素刺激	常见	不常见
子宫内膜	不排卵	萎缩
前期病变	EIN	不清楚
转变	缓慢	迅速
类型	子宫内膜样	乳头状浆液性或混合型
分子遗传学	MSI，PTEN 突变	p53 突变，1p 缺失
家族性	HNPCC	
扩散	淋巴结	腹膜
同时伴发卵巢病变	常见	不常见
预后	好	差

皮内肿瘤形成（不典型增生）以及最终的腺癌。这些已经在第17章中详细讨论。可以预料，该肿瘤亚型发生在女性50岁年龄段中后期，包括在更小年龄组所见到的多数腺癌[4, 7]。

第二组较少见的子宫内膜癌（II型）更常见于60～80岁，发病与雌激素过多、肥胖或糖尿病无关，具有明显不同的形态学生长方式。在这一组中，肿瘤通常分化较差，包括透明细胞癌和乳头状浆液性癌[8]。这些肿瘤整体上比子宫内膜样肿瘤预后更差，致病因素尚不清楚[9]。少数肿瘤伴有子宫内膜样癌，提示二者或者是独立的病变，或者更有可能是通过多种致病途径进展为有异质性的单个肿瘤。这些途径在图19.1的示意图中加以说明。

第三种致癌机制与放射有关。在一项包括23名女性放疗后发生子宫内膜癌的研究中，从放疗到癌的发生平均持续时间为 14 年。其中 69% 组织学分类较差，包括癌肉瘤[10]。

种族性 Ethnicity

研究表明子宫内膜癌在非裔美国人中较少见，但这一群体仍然有较高的死亡率[11,12]。黑人子宫内膜癌的发病率为 13/100 000，相比，白人为 23/100 000，西班牙裔白人为 14/100 000。然而，黑人死于子宫内膜癌的危

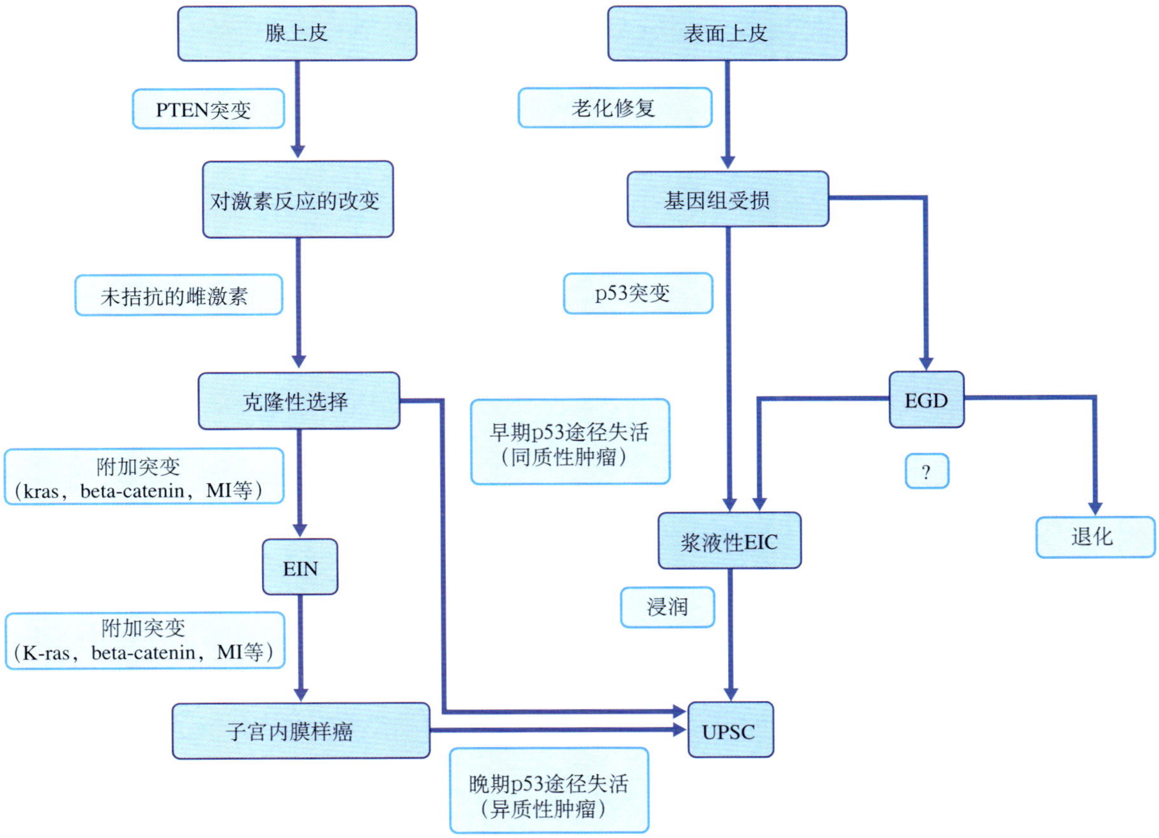

图 19.1 子宫内膜腺癌途径示意图。主要途径是通过 PTEN/MSI 和 p53 突变，决定了子宫内膜样和浆液性表型。其他途径作用较小。

险高出4倍。这个群体过高的死亡率归因于一个或多个因素，包括确诊时分期较晚、不利的肿瘤类型和分期、社会人口统计学因素、治疗和并存疾病[11]。肿瘤组织学类型可能是主要影响因素，因为黑人更常发生浆液性/透明细胞癌、癌肉瘤和肉瘤等预后差的细胞类型。在一个研究中，黑人少见的侵袭性肿瘤类型占死亡率的53%，而白人占36%[12]。然而，即使对照组织病理学分类、分期及年龄时，黑人生存率也较白人差[12]。

激素替代 / 抑制治疗

Hormone replacement/suppressive therapy

雌激素 Estrogens

连续的（未拮抗）雌激素治疗与子宫内膜腺癌危险增加有关，大约比对照组风险高6倍（表19.2）[2]。使用短期雌激素后再用孕激素，如在连续应用避孕药和连续替代治疗中所见，危险性正常或略有增加。对后者进行子宫内膜取样筛查尚未被证明是经济可行的。综合两项研究，在替代治疗的1398名患者中，活检筛查仅发现1例为恶性[13, 14]。

他莫昔芬 Tamoxifen

他莫昔芬是一种非甾类抗雌激素药物，主要应用于预防乳腺癌，并作为乳腺癌维持性药物[15]。使用他莫昔芬所见的主要组织学类型是萎缩或不活跃的子宫内膜。然而，20 世纪 90 年代中期研究显示了长时间应用他莫昔芬与子宫内膜息肉和多种子宫内膜肿瘤的关系，包括子宫内膜样、浆液性和混合性上皮间叶肿瘤[16]。这些疾病的危险，包括超声显示子宫内膜条纹增加，与治疗剂量和持续时间呈函数关系。在一组317 名受治患者研究中，18% 发生某种形式的病变，5 例（1.6%）在治疗 3 年后发生恶性肿瘤[17]。在另外一组 1010 名平均治疗 51 个月后的妇女，恶性肿瘤比例为 0.5%(5 例)。计算出标准化发病率为 4.0 ~ 4.8[18]。

有些作者把他莫昔芬和侵袭性较高的子宫内膜癌亚型联系起来[19]；其他作者还没有证实有增加不良结局的危险[15]。一些所观察到的差别可能是因为，与暴露人群更广泛的研究相比，基于会诊材料的研究具有选择性偏差。

表 19.2　子宫内膜癌危险因素[25, 25, 33]

因素	相对风险
超重(20 ~ 50lb)	3.0
(50+ lb)	10.0
未育(相对 1 个子女)	2.0
(相对 5 个子女)	5.0
闭经推迟(>52 岁相对 49 岁)	2.4
糖尿病	2.7
无拮抗雌激素治疗	6.0
他莫昔芬治疗	2.0
连续口服避孕药	7.0
联合口服避孕药	0.5
Cowden 综合征(PTEN 突变)	增加 3 ~ 5 倍危险
HNPCC	一生中的风险性为40% ~ 60%
家族成员具有子宫内膜癌	3.4

家族综合征和其他癌症的危险因素

Familial syndromes and risk factors for other cancers

子宫内膜癌绝大多数（>98%）是散发性病变，但少数可以是包括卵巢、结肠和其他肿瘤的遗传性癌症综合征的表现。已知内容概括为以下几点：

1. 子宫内膜癌是与遗传性非息肉病性结肠癌综合征(hereditary non-polyposis colonic cancer syndrome, HNPCC 或 Lynch II 型综合征)有关的最常见的妇科肿瘤。这两种癌与错配修复基因缺陷导致复制错误表型有关[2, 20, 21]。40% ~ 70% 伴 HNPCC 妇女发生子宫内膜癌，平均年龄大约比非家族性发病早10 ~ 20 年（46 岁）[2, 20-22]。
2. 在子宫内膜癌女性中同时或非同时发生卵巢肿瘤的风险增加，范围从10% ~ 23%[23]。像孤立性子宫内膜腺癌一样，这些肿瘤最常见于散发、非家族性背景下。尤其是在子宫内膜和卵巢两个部位发现组织学相似肿瘤，区别这些肿瘤代表独立的原发灶还是转移扩散是困难的或是不可能的。两者中一种代表增高的场效应（遗传性），另一种代表晚期的散发性疾病。有些子宫内膜癌家族性风险似乎与 HNPCC

无关[24]。这种明显关系好像仅限于子宫内膜样肿瘤。子宫内膜样癌女性同时或非同时发生卵巢癌的标准化发病（风险）比率［standard incidence（risk）ratio,SIR］可以高达140[25]。母亲患子宫内膜癌者，女儿发生子宫内膜癌或子宫内膜样卵巢癌的SIR相似（3.4和3.2）[25]。如果姐妹患有结肠直肠癌，SIR上升到31.4，平均年龄下降[24]。亲属患Cowden综合征者，子宫内膜癌的危险轻度增加，是由PTEN肿瘤抑制基因构成失活所致[26]。危险轻度增加（可能仅是3～5倍）可能是因为缺乏那些非遗传性激素因素，这些因素通过与突变的相互作用来决定一生的癌症风险性。

3. 家族性子宫内膜癌患者存在较高频率的常见于HNPCC家族中的错配修复基因突变失活。最常见的是，在DNA错配修复基因MLH1、MSH2和MSH6中存在结构性基因缺陷。肿瘤组织和组织学正常的组织中都可以观察到基因不稳定表型。散发非家族性子宫内膜癌也有高频率（17%～23%）的微卫星不稳定性，这是由MLH1基因失活所导致[27-31]。然而，在这种散发病例中MLH1失活机制是表观遗传性而不是突变性，这种基因不稳定表型仅在肿瘤组织中见到[27]。因此，累计数据支持错配修复基因失活和女性生殖道子宫内膜样肿瘤之间存在相关性。当错配修复系统通过遗传机制发生结构性失活时，受累个体会较早患癌，并有发生其他肿瘤的危险，最明显的是结肠直肠癌。

分子遗传学 Molecular genetics

浆液性和子宫内膜样子宫内膜癌亚型具有不同的发病机制。PTEN基因突变和伴有微卫星不稳定性（microsatellite instability,MSI）的复制错误（replication error,RER）表型与子宫内膜样亚型明显相关（表19.1）[32, 33]。高达80%子宫内膜样癌证实有PTEN肿瘤抑制基因突变（该基因在细胞周期调控和凋亡中活化），这种突变也出现在组织学正常的增殖性子宫内膜和EIN（见第17章）的个别腺体中（图19.1，图19.2a,b）。子宫内膜癌的发生以及从正常到肿瘤的变迁过程也涉及多种其他分子失调，包括K-ras突变、β-连接素失活和周期依赖性激酶活性的缺失[34, 35]。

与子宫内膜样癌不同，浆液性肿瘤很少与PTEN失活或MSI有关。相反，超过80%的浆液性肿瘤存在p53肿瘤抑制基因突变。p53突变可以在这些肿瘤最早期病变中发现（图19.1，图19.2c,d）。直到最近，尚没有确定UPSC真正的前期病变（见下文）[36, 37]。

除上述内容外，子宫内膜腺癌的发病机制是复杂的。子宫内膜样和浆液性癌可以同时存在，p53突变可能与“子宫内膜样”癌和一部分含间叶分化的上皮性肿瘤有关[36, 37]。这些分歧将会在形态学、生物标志物识别和结局中说明。

癌前病变 Precursor lesions

浸润前子宫内膜腺体肿瘤形成已在第17和18章中详细讨论。一般认为普通型（子宫内膜样）子宫内膜癌以子宫内膜上皮内肿瘤形成（endometrial intraepithelial neoplasms, EIN）作为开端[38]。EIN和子宫内膜样子宫内膜腺癌在时序、遗传学和形态学上的连续性以及EIN发生子宫内膜癌的高风险性支持这一观点[39-41]。

尚不清楚癌前病变和子宫内膜癌发生之间的时间间隔，以及有多少子宫内膜癌是经过了可诊断的癌前病变阶段。这两点是因为旧的“增生”诊断系统对于癌前病变的诊断不准确；而且就具体的患者而言，获得展示演变过程的组织标本有困难。Koss筛查无症状女性，发现子宫内膜癌流行病率为每年6.96/1000，发病率为每年1.71/1000[5]。尽管对子宫内膜增生进行积极筛查，这些病变的流行病率和发病率与癌几乎相同，这一结果与宫颈浸润性和浸润前鳞状细胞肿瘤流行病率间的差异形成鲜明对比。对因子宫内膜腺癌而行子宫切除术的女性进行残留EIN的系统性研究，发现大约40%子宫内膜样型癌妇女在决定治疗时仍存在持续的癌前病变。这些经过癌前阶段的癌症最可能表现为PTEN基因失活，这种遗传学改变出现在2/3的EIN病变中[42]。这些明显的证据表明，不但子宫内膜样亚型与癌前EIN病变显著相关，而且这种发展过程在功能上由受累组织内基因缺陷多年的积累来决定。Hertig和Sommers首先估计了进展速

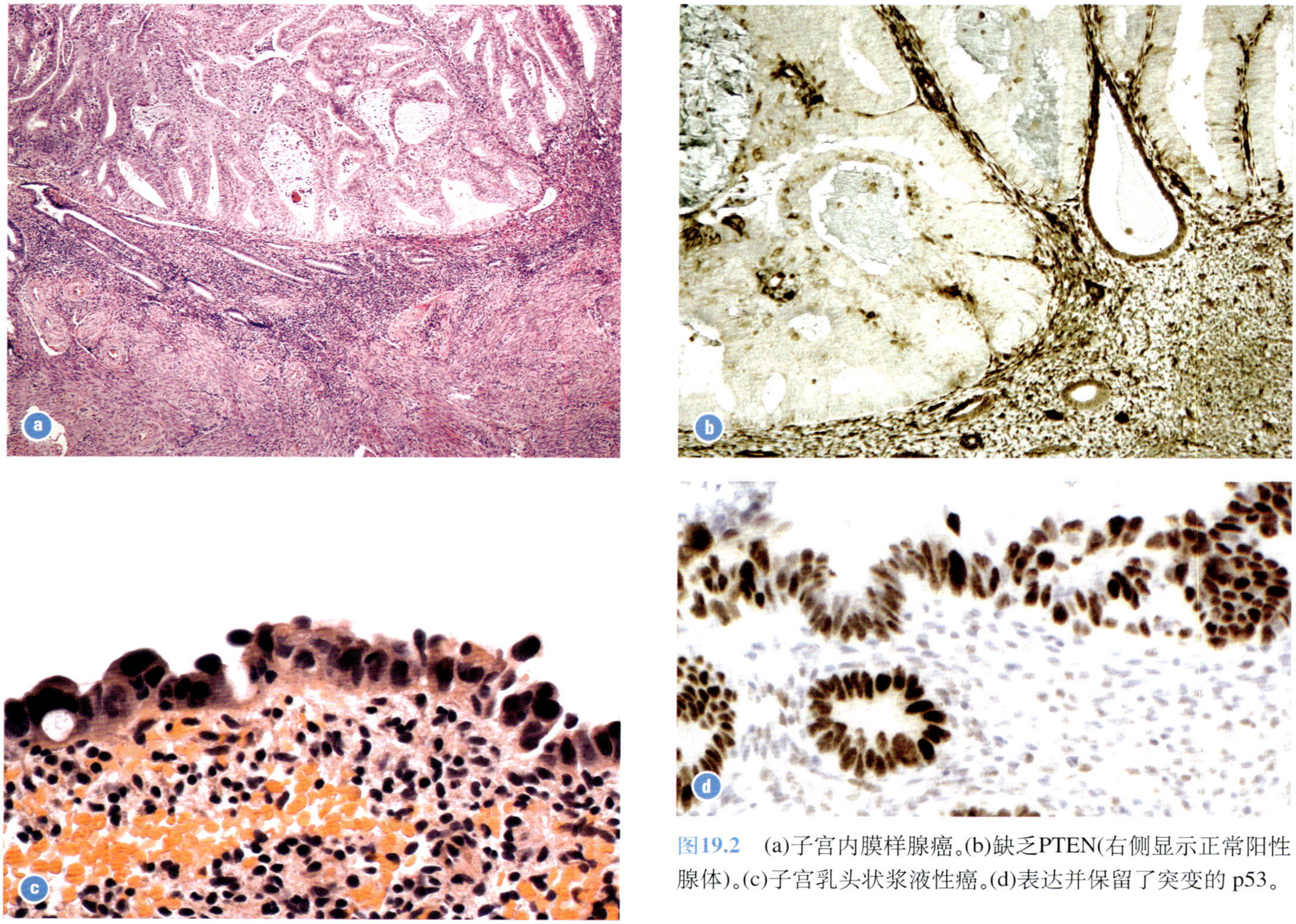

图19.2 (a)子宫内膜样腺癌。(b)缺乏PTEN(右侧显示正常阳性腺体)。(c)子宫乳头状浆液性癌。(d)表达并保留了突变的p53。

度，他们发现从“子宫内膜间变（anaplasia）”进展到腺癌平均间隔 3 ~ 5 年[43]。这个时间范围在“子宫内膜不典型增生”的随访研究中得到证实，该研究表明进展到腺癌的平均间隔为 4.1 年[44]。

与子宫内膜样癌不同，子宫乳头状浆液性癌没有明确的能在基因型和形态学上被辨认出的癌前病变。p53 突变的不典型细胞在子宫内膜表面散开，“浆液性子宫内膜上皮内癌（endometrial intraepithelial carcinoma）”（浆液性EIC）已被提议作为一种癌前病变，但它们大多与癌并存，可能是癌症的早期表现，而不是癌前病变。UPSC 要么发展迅速，要么由形态学正常的子宫内膜表面上皮直接形成发育充分的癌，因此很难检测到癌前阶段[30]。少部分病例由先前的子宫内膜样腺癌继发突变形成，这些病例中恶性子宫内膜样肿瘤可以被看做是“前期病变”。

Zheng 等最近描述了一种病变，称为“子宫内膜腺体异型增生”（endometrial glandular dysplasia），它可能是UPSC的前期病变（图19.3），依据是组织学表现和基

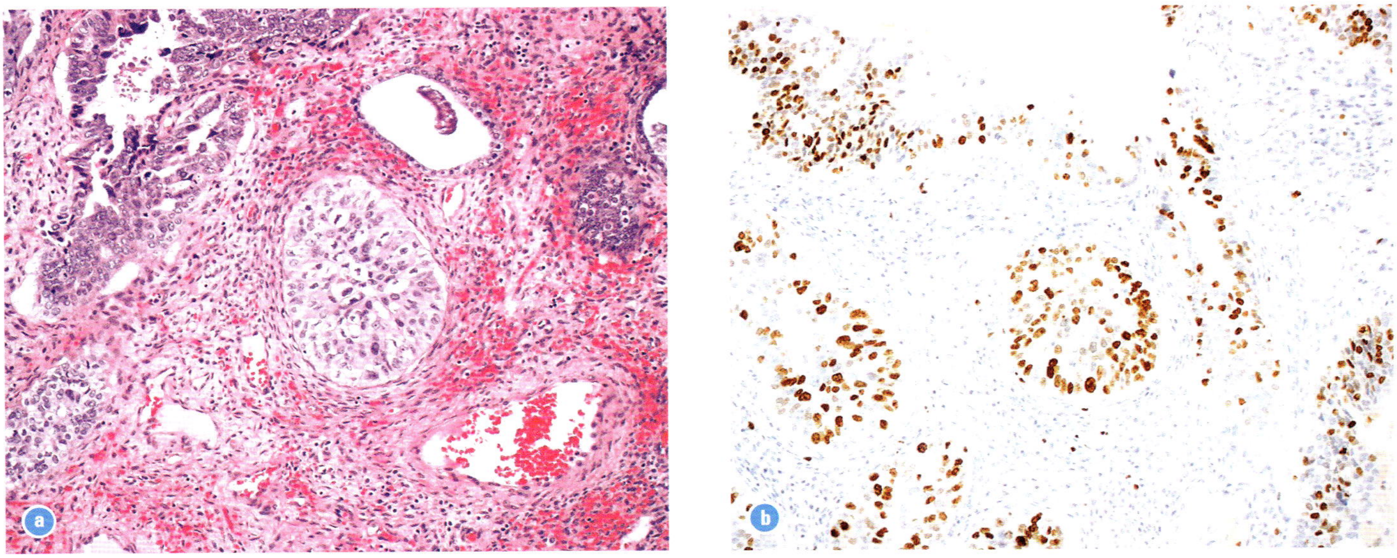

图19.3 (a)子宫内膜腺体异型增生，一个早期子宫乳头状浆液性癌的可能前期病变。(b)p53免疫染色（Courtesy of Wenxin Zheng，MD）。

因型介于正常上皮和乳头状浆液性癌之间[45]。尚不清楚这种少见病变是UPSC共有的前期病变，还是仅仅作为UPSC之前的几种表型（包括子宫内膜样腺癌）之一。不论怎样，如下所述，常规回顾子宫内膜癌组织学的病理医师会逐渐重视子宫乳头状浆液性癌中更不易察觉的类型。

评价危险的临床参数 CLINICAL PARAMETERS FOR ASSESSING RISK

绝经后出血 Postmenopausal bleeding

绝经后出血预示子宫内膜癌风险增加了64倍，并且反复出血的风险性最高[46]。在一项研究中，91%的患者表现为绝经后出血或不规则出血，更凶险但很少出现的症状是腹痛或其他症状（9.4/%）[47]。影响出血意义的重要变量包括如下：

年龄(绝经情况) Age(menopausal status)

当发生出血时，癌风险性与年龄呈函数关系，风险性从50 ~ 60 岁的9% 增加到80 ~ 90 岁的60%[2, 48]。总体上，绝经后出血的女性其风险大概是8% ~ 11%。在多数病例，呈现萎缩（83%）和其他良性非萎缩（6%）形态[49, 50]。然而，任何异常出血都应被研究，包括月经间期出血和月经过少（尤其在卵巢功能不全的情况下）。

背景 Setting

在有出血的情况下，激素替代治疗（hormone replacement therapy，HRT）的癌风险性较低。Elliott等检查了299名绝经后妇女和204名HRT妇女，子宫内膜癌发病率在年龄较大和没有进行HRT的妇女中明显升高(RR>10)[51]。Gemer和Segal观察到50岁以下女性这个比率仅为0.08%，50岁以上女性为3.7%[52]。

持续性出血 Persistent bleeding

Twu 和 Chen 研究了 77 名最初组织学诊断是良性的绝经后出血患者，总共 16 名患者随后被诊断为癌或增生，并且那些超过 65 岁的患者危险特别高（44.8%）[53]。作者们的结论是绝经后反复流血的患者可以进行子宫切除术。

子宫反复出血的频率在子宫内膜癌中最高，但不局限于这个群体。在40例持续性绝经后出血但术前子宫内膜活检正常的子宫切除标本中，没发现癌症，只发现 4 例（10%）增生，表明子宫内膜活检非恶性的持续性绝经后出血不是子宫切除术的必然指征[54]。

经阴道超声检查 Transvaginal ultrasound

经阴道超声检查（TVU）已日趋普遍，尤其是作为筛查他莫昔芬治疗和确定妇女子宫内膜癌低风险性的设备。重要的参数是子宫内膜厚度。下面是使用TVU的重要参数：

1. 通常，子宫内膜平均厚度与病理学呈递增关系，萎缩、增生和恶性子宫内膜的平均厚度分别为 3.4、9.7 和 18.2mm[55]。
2. 不同研究的临界值有变化，但通常介于5mm（对一般人群）到8mm（对他莫昔芬治疗女性）之间。可以推断，阈值越低则敏感性越高，阳性预测价值越低。在筛查人群中，把这个值设定为5mm几乎可以排除 100% 的癌症[56]。然而，阳性预测价值低，在一项筛查研究中为9%[57]。在对4个绝经后出血女性研究的Meta分析中，Gupta等注意到一个阳性检测（>5 mm）的阳性预测价值是31.3%。然而，2.5%的阴性者在组织学检查中证实有癌[58]。其他使用5mm或 6mm 临界值的文献综述或报道已经发现了相似的结果，尽管有些研究显示 100% 的敏感性，大家的共识是那些有症状的妇女应该进行子宫内膜活检。
3. 在许多机构中，TVU最常用于随访替代治疗或使用他莫昔芬的妇女。临界值通常是 8 mm，这种检测因缺乏特异性而受到限制。子宫内膜厚度随治疗的持续而增加，延长使用后半数会超过 8mm[61]。此外，厚度和癌之间没有太大关系。在多数使用他莫昔芬的女性，子宫内膜增厚的原因是子宫内膜下（sub-endometrial）增厚[62]。

宫腔镜 Hysteroscopy

一般认为宫腔镜对评价子宫内膜是个有用的辅助手段，但是没有组织学检查是不充分的。一项基于208篇文章的Meta分析确定检测前子宫内膜癌的可能性为 3.9%；阳性和阴性宫腔镜分别有 71.8% 和 0.6% 被确诊为癌[63]。其他学者同意尽管在正常或萎缩背景中很少鉴别出癌，所有患者均应进行活检[64]。

要关注的是宫腔镜会增加子宫切除术时阳性腹腔冲洗液的风险，会把肿瘤分期提升到FIGO IIIA期。然而，它对总体预后没有影响[65]。

子宫内膜腺癌组织病理学 HISTOPATHOLOGY OF ENDOMETRIAL ADENOCARCINOMA

引言 Introduction

病理医师可能涉及子宫内膜癌诊治的四个阶段，包括：(1) 巴氏涂片检测肿瘤；(2) 活检或刮宫诊断，可以由细胞学引发，但更常见的是由异常出血引发；(3) 有助于分期的术中诊断；(4) 子宫切除术标本的术后评价，以决定复发风险并指导治疗。每种方法都有它的优势、局限性和诊断陷阱，将在后面讨论。然而，选择哪种方法都首先要全面了解子宫内膜肿瘤的组织学分类和分级。

肿瘤类型 Tumor types

子宫内膜腺癌可以分成以下几类：(1) 子宫内膜样腺癌，包括那些“非子宫内膜样”分化的相关类型；(2) 乳头状浆液性癌；(3) 透明细胞癌；(4) 特征介于子宫内膜样和乳头状浆液性之间的癌；(5) 无明确子宫内膜样或浆液性特征的低分化或未分化癌；(6) 混合癌；(7) 少见癌，诸如纯粹的鳞状细胞癌或小细胞神经内分泌癌（表 19.3）[66]。癌肉瘤将单独讨论。

表 19.3　子宫内膜上皮性肿瘤分类[66]

- 癌前病变
  - I 型途径：子宫内膜上皮内肿瘤形成(EIN)
  - II 型途径：浆液性 EIC/ 子宫内膜腺体异型增生
- 普通类型
  - 子宫内膜样腺癌
    - 单纯子宫内膜样癌
    - 伴鳞状分化
    - 伴黏液分化
    - 伴纤毛(输卵管)分化
    - 伴分泌性分化
    - 伴鳞状-移行分化
    - 绒毛腺管状癌
  - 子宫乳头状浆液性癌
    - 局限于黏膜表面(子宫内膜上皮内癌)
    - 浸润性
    - 混合性子宫内膜样和浆液性癌
  - 透明细胞癌
  - 癌肉瘤
- 少见类型
  - 湿疣
  - 鳞癌(包括疣状癌)
  - 小细胞癌
  - 巨细胞癌
  - 非妊娠性绒毛膜癌
- 转移性肿瘤
  - 宫颈癌
  - 乳腺癌
  - 胃肠癌

子宫内膜样腺癌 Endometrioid adenocarcinomas

引言　子宫内膜样腺癌，包括伴有“非子宫内膜样”分化形式的类型，几乎占子宫内膜腺癌的90%。多数子宫内膜样癌组织学上以明确的腺体被覆细胞学恶性的柱状上皮细胞为特征。尽管如此，还是把它们分成几个形态学亚型，每种亚型分化程度可以不同。在评价这种肿瘤类型时要记住三个重要参数：（1）腺体形态；（2）细胞核异型程度；（3）非子宫内膜样细胞分化（或化生）。分级系统在下面详细说明[66]。

形态学类型（morphologic patterns）　子宫内膜样分化有如下类型：（1）传统的子宫内膜样癌；以及多少不等的其他类型，包括（2）鳞状；（3）黏液性；（4）输卵管样；（5）分泌性；（6）绒毛腺管状；（7）其他分化形式。这些额外的细胞类型通常被归入单独的“非子宫内膜样”类型，因为它们的形态不同于正常子宫内膜[7, 67]。这种做法在学术上是正确的。然而，区分子宫内膜样类型和这里的其他类型是多余的，因为这些特殊形态在特征上与子宫内膜样癌有关，而与浆液性或透明细胞癌不同，不改变预后。基于这个原因，它们将同子宫内膜样肿瘤一起讨论。

子宫内膜样腺体类型(endometrioid gland patterns)　子宫内膜样腺癌的恶性腺体类似于正常增生期子宫内膜腺体。除依靠恶性细胞学特征外，以下特点的存在有别于正常子宫内膜和浸润前病变（EIN）：(a）融合性筛状生长；（b）缺乏单个腺体完整性，伴有“蔓延性(rambling)”腺体，之间有少量或没有间质；(c）绒毛腺管状结构；（d）细胞核非典型性超过伴发的 EIN（见第 17 章）（图 19.4）。它们通常分级为高分化（1 级），具有容易识别的腺体类型（图19.5a）；中分化（2级）（图 19.5b），可见完整腺体与恶性细胞实性片块混合；或低分化（3级）（图19.5c），以实性成片细胞为特征，几乎没有可识别的腺体，常有更明显的细胞核异型性和更多的核分裂活性[68]。多数子宫内膜样癌是 1 级或 2 级。

因为类似于正常子宫内膜，子宫内膜样癌通常显示细胞核一致性，保留极向（图19.6a）。与正常子宫内膜相比，肿瘤性腺体较大，通常较不规则。当存在明显异型性时，它将影响分级（图19.6b）。少数情况下，有些表现为均一的管状结构，类似于卵巢 Sertoli 细胞肿瘤（图19.7）[69]。某些子宫内膜样肿瘤的另一特征是肿瘤性腺体附近的间质中存在密集的泡沫样组织细胞团(图 19.8a)。在刮除标本中，泡沫细胞应与良性子宫内膜中常见的小片状巨噬细胞相鉴别（图19.8b）。泡沫样间质组织细胞并不总是意味着癌症，但是它们伴发子宫癌的出现意味着是子宫内膜来源，而不是宫颈来源。

鳞状分化(squamous differentiation)　鳞状分化大约占子宫内膜样癌的25%，包括平行于腺体异型程度的

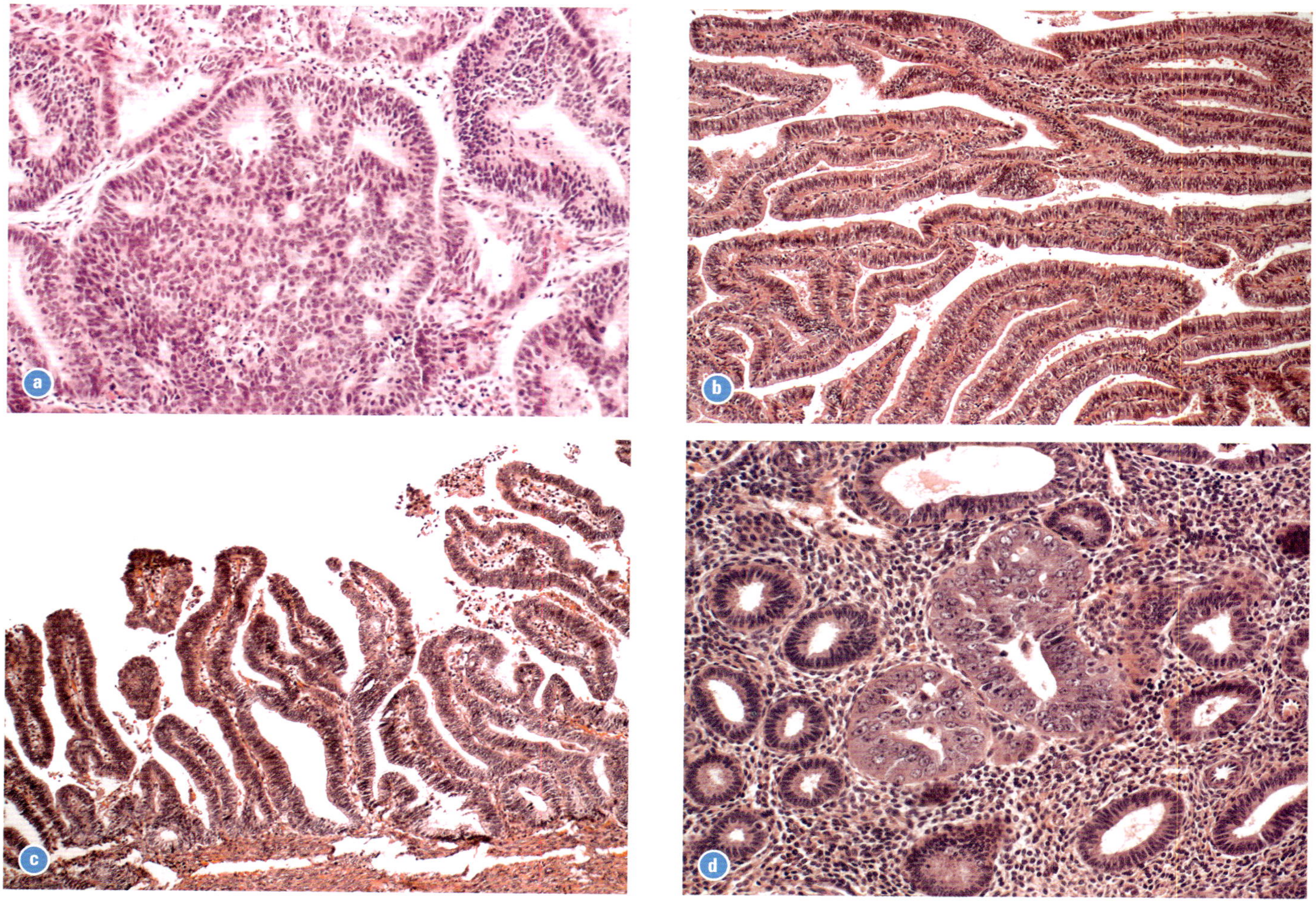

图19.4 子宫内膜癌的诊断：（a）融合性筛状生长；（b）蔓延性腺体；（c）绒毛腺管状结构；（d）明显的细胞核非典型性。

许多异型。这些类型包括：(a) 孤立巢（桑葚小体）或界限清楚的一致的非角化鳞状上皮细胞团，像在EIN和化生中一样常见，通常伴随高分化肿瘤和处于EIN和高分化腺癌之间的病变（图19.9a）;(b) 较不规则或奇异型鳞状分化，有明显角化和核非典型性，通常与高级别肿瘤相伴随（图19.9b）；(c) 明显的核非典型性或较不明确的鳞状分化，具有灶状角化和高核级，与鳞状细胞癌难以区分；这种类型伴随高级别子宫内膜样腺癌（图19.9c）。

子宫内膜样癌中鳞状分化的临床意义过去曾有争论，对鳞状分化本身是否影响结局持有不同意见。传统上，伴有鳞状分化的腺癌有单独的诊断分类，如腺棘癌或腺鳞癌，并设想它们分别意味较好或较差的结局[70]。尽管这种做法通常是正确的，专家们最终认定这些肿瘤

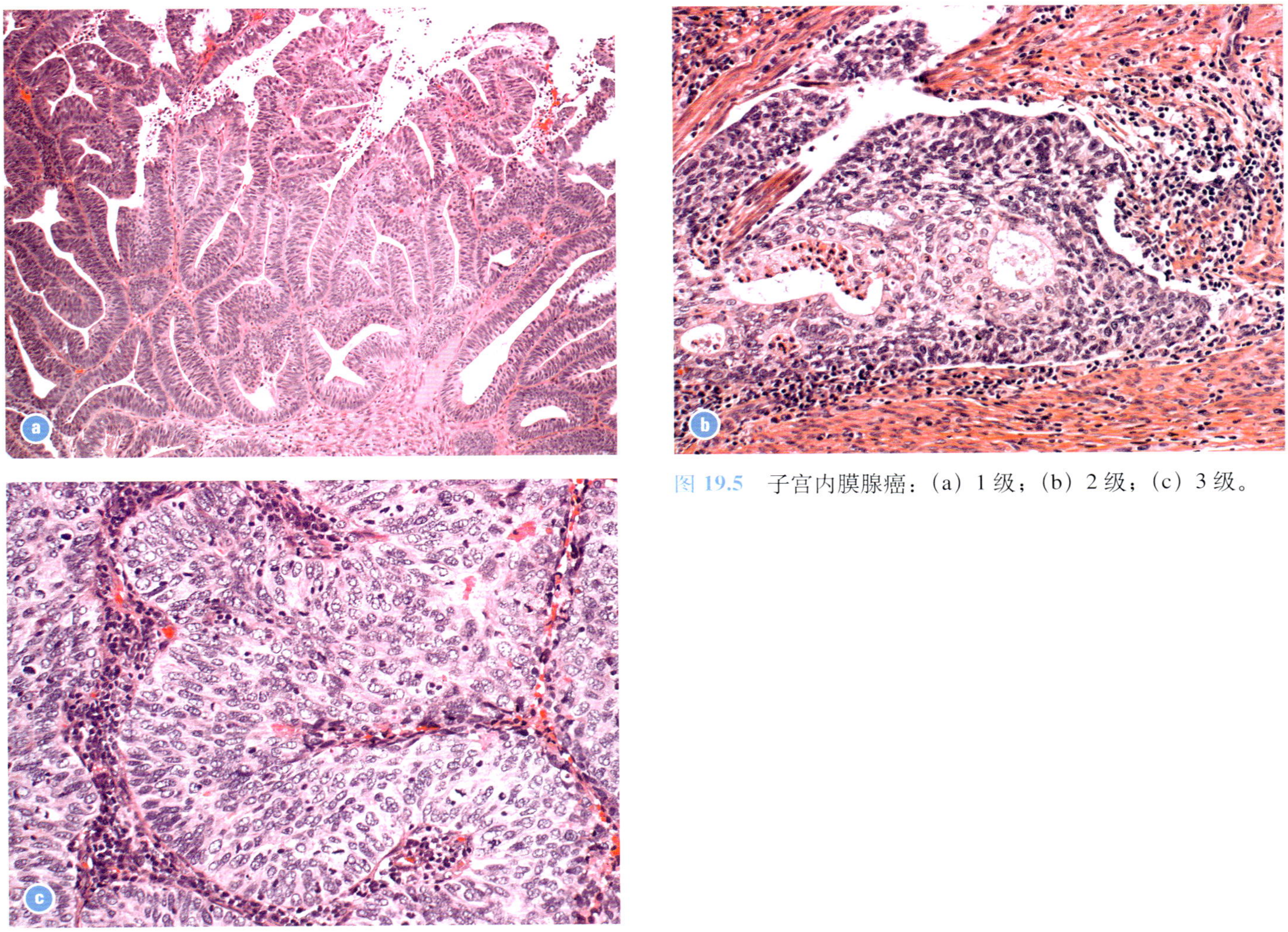

图 19.5　子宫内膜腺癌：(a) 1 级；(b) 2 级；(c) 3 级。

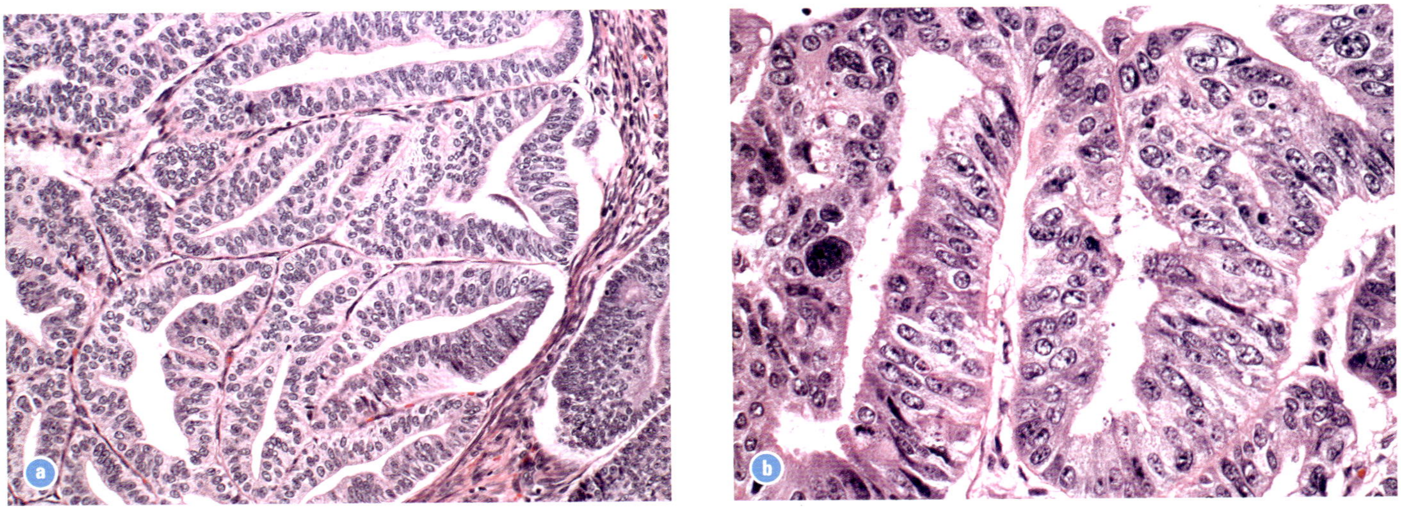

图 19.6　多数子宫内膜样腺癌具有假复层上皮细胞，其细胞核形态一致（低级）(a)。其他病灶含有明显增大和深染的细胞核(b)。后者在分级上提高一个级别。

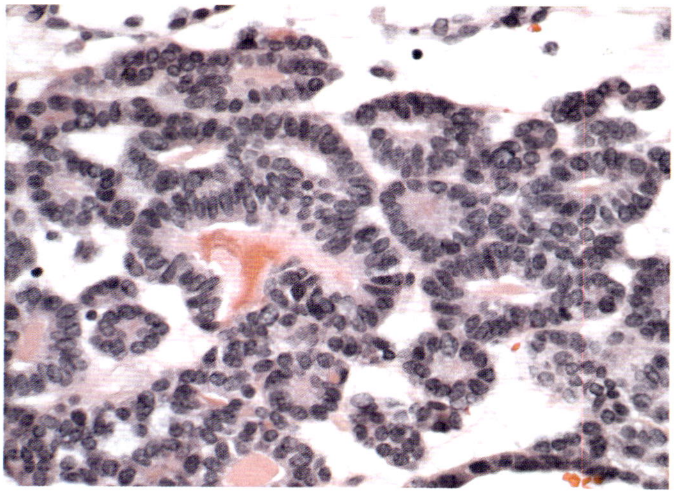

图 19.7 Sertoli 样形态偶尔发生在子宫内膜癌中。

的预后主要由腺体分化程度决定。因此，上述命名被“腺癌（具体类型和分级）伴鳞状分化”取代[71]。由于子宫内膜样癌鳞状分化范围不同，加之鳞状和腺体成分之间的过渡可能是微妙的，病理医师并非总能判定有疑问的肿瘤是低分化子宫内膜样癌还是有混合性分化的高级别癌。然而，在高级别肿瘤中，这种区别并不重要，因为这些肿瘤均属于高危组织学类型。在一些肿瘤，非腺体成分可表现为移行细胞或鳞状-移行细胞分化（见下文），就分化途径而言这些肿瘤有进一步的延展性（图19.10）[72, 73]。

与鳞状分化有关的诊断陷阱包括肿瘤分级过低和过高。缺乏角化的鳞状片块可以被错认为2级或3级子宫内膜样癌（图19.11a）。腺体区域的嗜酸性退行性变可被错认为鳞状分化，但这种错误无临床意义（图19.11b）。在少数病例，取样不足的癌症中温和的鳞状区域可被误认为是良性宫颈上皮（图19.11c），这种情况可能耽搁了癌症的诊断。

黏液分化(mucinous differentiation)　在子宫内膜样腺癌中，黏液分化常作为次要成分存在，其定义是存在明显的细胞内黏液。像前面第18章提到的一样，类似于宫颈的淡染的黏液腺体，在子宫内膜癌比在宫颈癌更常见，必须加以鉴别。

少数子宫内膜癌完全为黏液性。极少数病例，大体检查会见到明显的黏液产生。多数情况下，黏液分化出现在高分化子宫内膜样肿瘤中，诊断为“子宫内膜样腺癌（具体分级）伴有黏液分化”。如果几乎都是黏液分化，允许使用“黏液癌”这个术语，但是这样的区分没有临床意义。然而，非典型性的范围可能会影响诊断，并有助于识别这些肿瘤[74-76]。

组织学上，伴有黏液分化的肿瘤从一般恶性到明显恶性。最微妙的类型表现为筛状或乳头状腺体结构，被覆均匀立方或矮柱状细胞，具有圆形轻度增大的细胞核和明显的黏液（图 19.12 和 19.13）。伴有微腺泡结构的

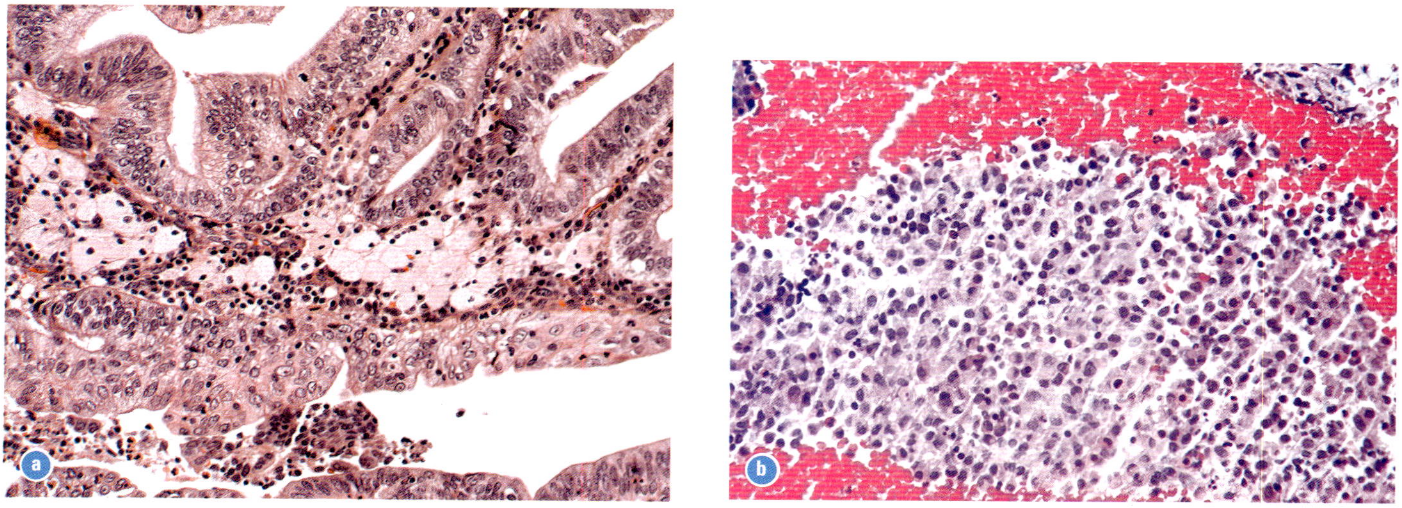

图 19.8 (a) 泡沫状组织细胞经常与子宫内膜癌伴发（中心）。(b) 巨噬细胞不特异，更常见于良性病变。

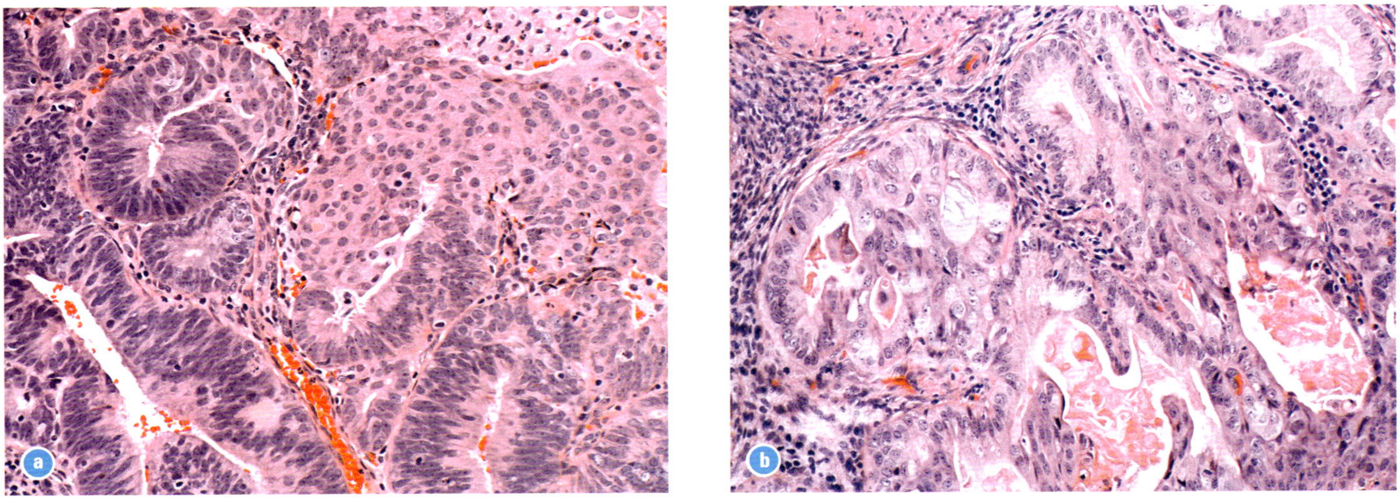

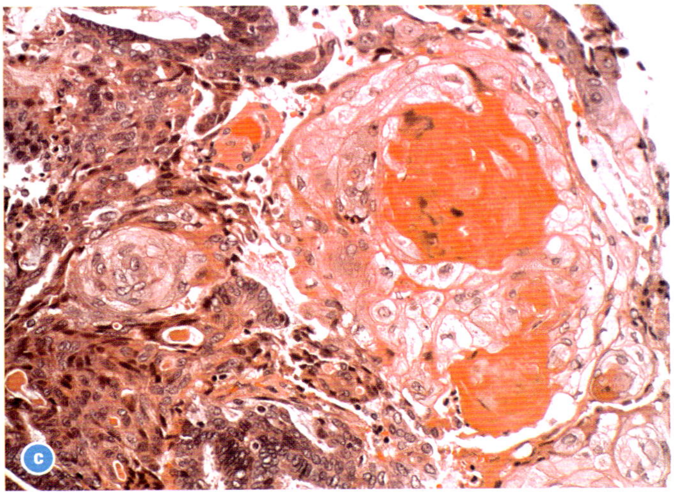

图 19.9　子宫内膜癌鳞状分化谱系包括：(a) 桑葚样分化；(b) 异常分化；(c) 实性片状鳞化。

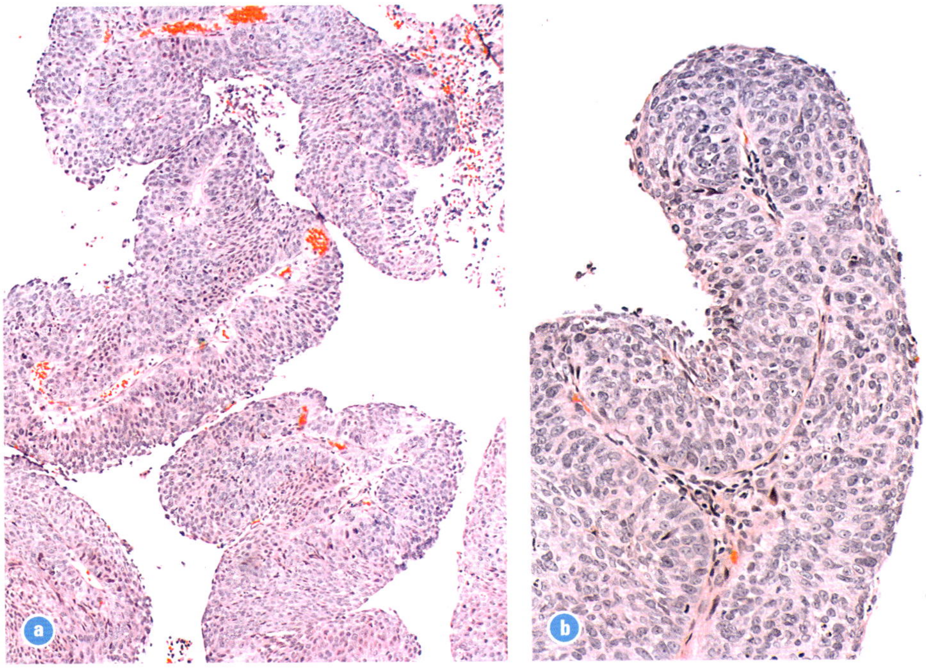

图 19.10　子宫内膜癌中低分化鳞状-移行细胞分化。注意疏松排列的乳头 (a) 被覆保留极性的一致细胞 (b)。

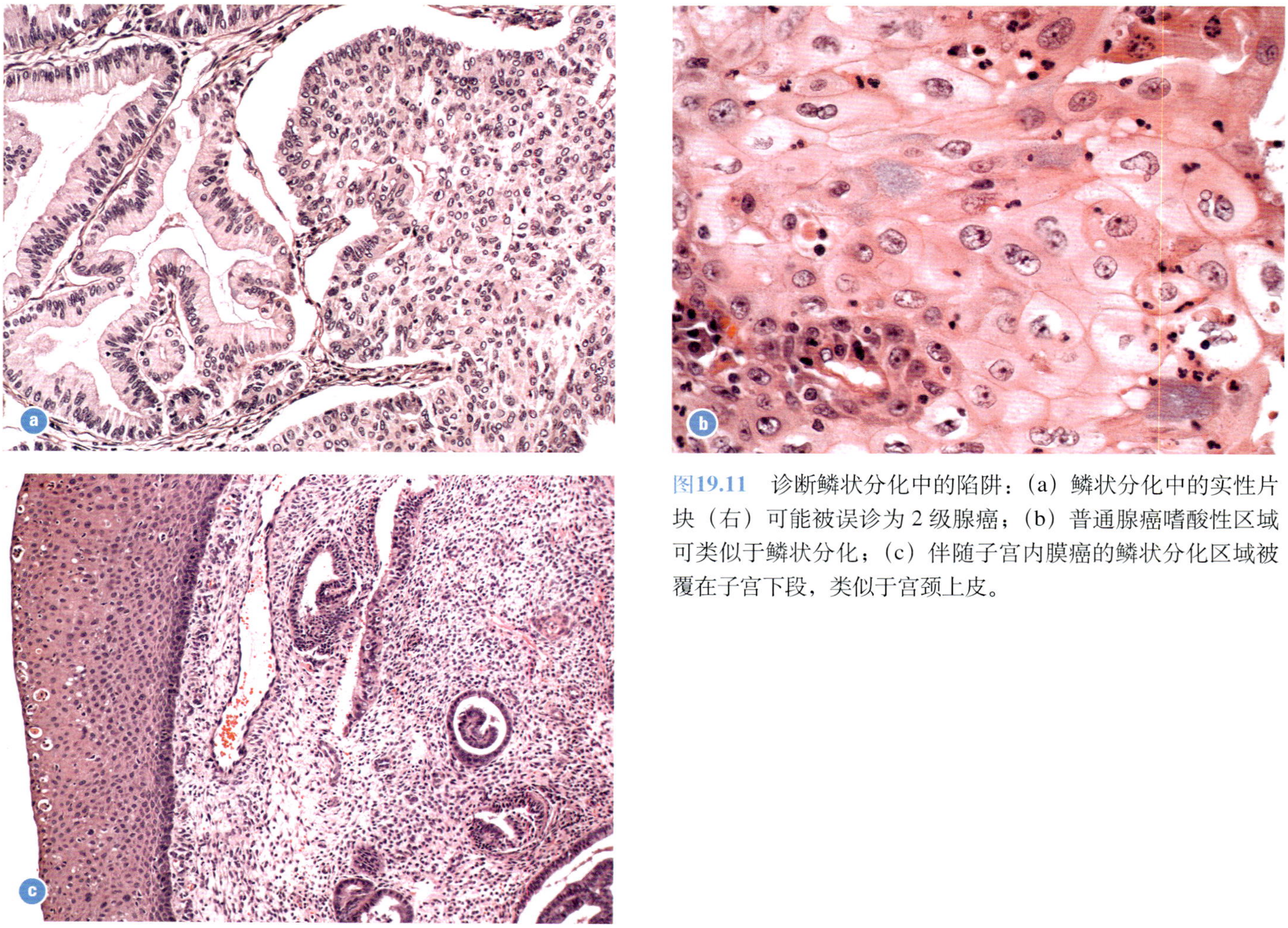

图19.11 诊断鳞状分化中的陷阱：(a) 鳞状分化中的实性片块（右）可能被误诊为2级腺癌；(b) 普通腺癌嗜酸性区域可类似于鳞状分化；(c) 伴随子宫内膜癌的鳞状分化区域被覆在子宫下段，类似于宫颈上皮。

肿瘤与宫颈微腺性改变极为相似。有微乳头结构的肿瘤必须与良性表面化生相鉴别（在第17章和下文的鉴别诊断中讨论）。其他含有更不规则结构和明显细胞核非典型性者，无疑是恶性肿瘤（图19.14）。产生黏液的子宫内膜癌少见类型包括伴有胃或肠分化的肿瘤（图19.15a,b）[77]。通常，异型性轻微的病变浸润程度低。然而，一些黏液成分表浅或局限的病例，其下方有更高级别的腺癌甚至是癌肉瘤。

输卵管（纤毛细胞）分化 [tubal (ciliated cell) differentiation] 输卵管分化在良性和肿瘤性子宫内膜中是常见的。当肿瘤有广泛的纤毛细胞时，使用“纤毛癌”这一术语[78]。根据定义，这些肿瘤是高分化癌（图19.16）。它们具有均匀而融合的腺体，由柱状细胞组成，核圆，局部胞浆透明，明显嗜酸性，腺腔面有伸到细胞顶端的终丝和清楚的纤毛。结局良好[78]。

分泌性分化(secretory differentiation) 少数子宫

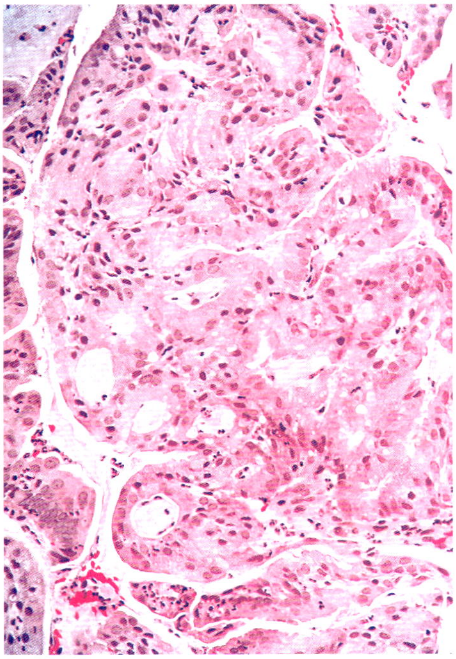

图 19.12 在伴有微腺体结构的高分化腺癌中，呈良性外观的黏液变。

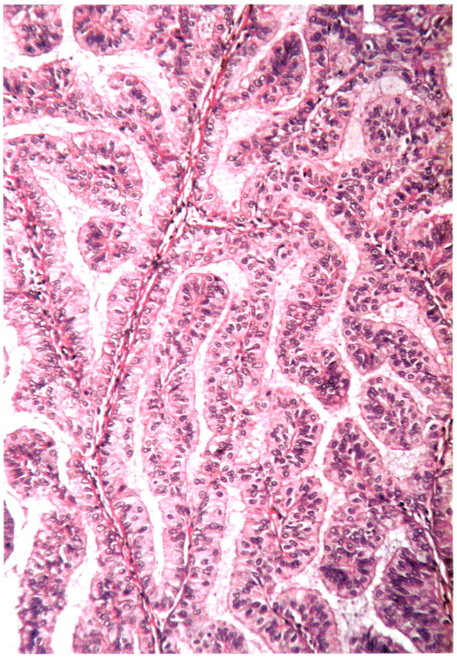

图19.14 由较大腺体构成的子宫内膜黏液腺癌。

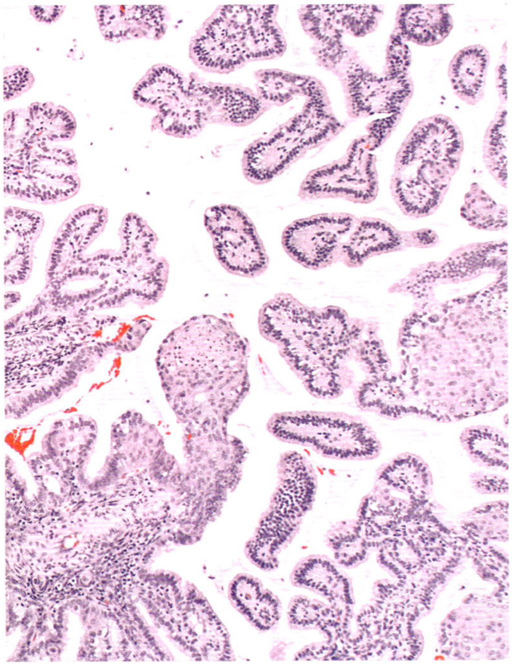

图19.13 伴黏液分化腺癌中的微乳头结构。注意同时存在鳞状分化。

内膜样腺癌以基底或核上空泡为特征，与早分泌期子宫内膜相似[7, 79]。腺体轮廓与早分泌期子宫内膜相似，鉴别点是它们的大小（较大）、背靠背排列、具有明显的上皮复层化和扇贝样腔面。尽管这种形态让人联想到孕酮，可能与某些绝经前妇女的激素治疗或排卵性子宫内膜有关，但是多数患者是绝经后妇女（图19.17a）。最重要的是要排除有人工挤压的分泌性子宫内膜（图19.17b）和有分泌性改变的 EIN（见第 17 章）。此外，有两种其他类型的子宫内膜癌表现为透明胞浆。第一种是透明细胞癌，被覆立方或矮柱状细胞，有比分泌性癌更明显的细胞核异型性（图19.17c）。第二种癌更微妙，由高核浆比的腺体组成，腺上皮内有不连续的小空泡，或者是由缺少腺体结构的胞浆空泡状的细胞片块组成。这些是分化较差的低分化腺癌的特征，包括癌肉瘤中的上皮成分（见下文）（图 19.17d）。

绒毛腺管状癌(villoglandular carcinoma) 绒毛腺管状子宫内膜样腺癌主要表现为树状分支结构，具有独立的纤维血管轴心，被覆假复层子宫内膜样型上皮

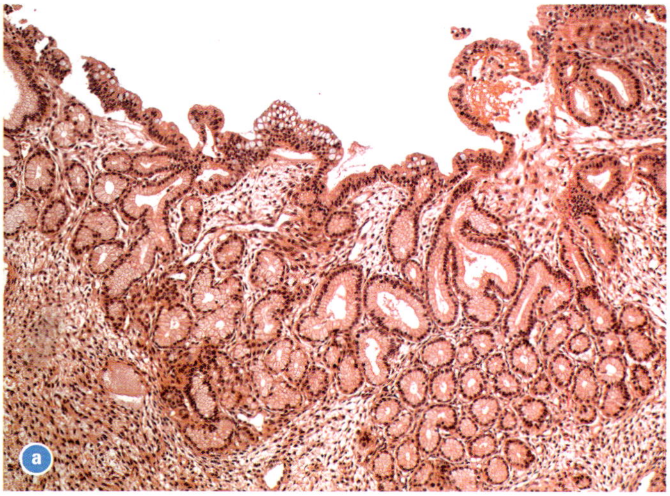

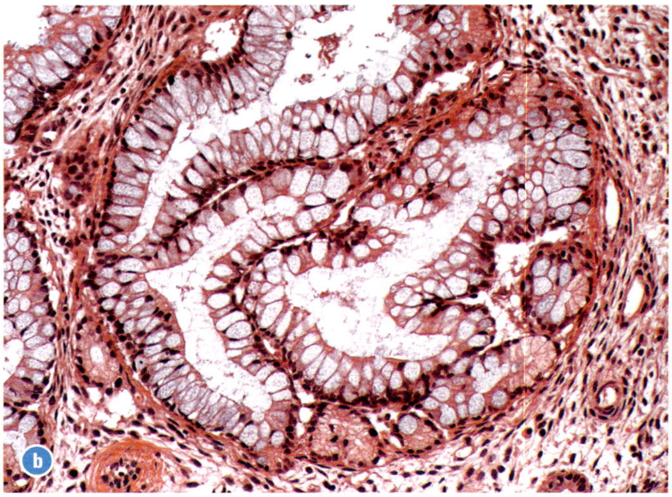

图 19.15 伴有胃（a）和肠（b）分化的子宫内膜腺癌。

(图 19.18)。高达 30% 的子宫内膜样腺癌中，有某种程度的绒毛腺管状结构[7]。然而，以这种类型为主的子宫内膜样癌不足 5%。这种类型的预后重要性随研究而不同。一项研究显示绒毛腺管形态与其他侵袭性组织学特征相关联[80]。一项更大样本的研究没有发现绒毛腺管状癌与普通子宫内膜样腺癌存在结局上的差别[81]。

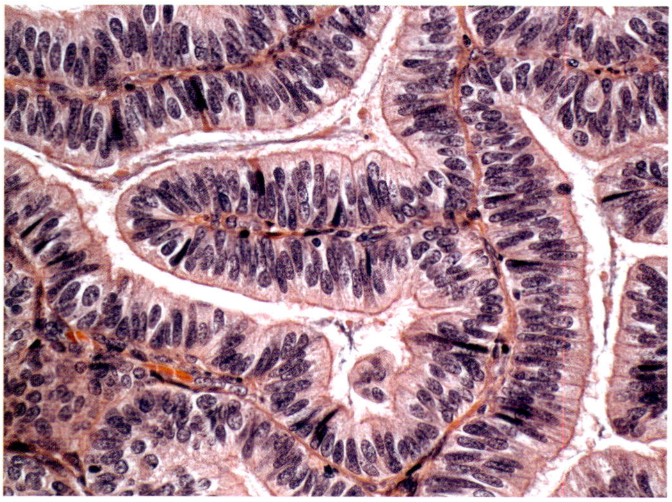

图 19.16 伴有输卵管（纤毛）分化的子宫内膜腺癌。

许多其他子宫内膜病变，如一些良性（乳头状化生）和恶性病变（子宫乳头状浆液性癌、透明细胞癌、黏液性癌和移行细胞癌）可表现为有纤维血管轴心的绒毛状结构。这些将在下面的鉴别诊断中讨论[81, 82]。

子宫乳头状浆液性癌

Uterine papillary serous carcinomas

引言 尽管低分化子宫内膜样腺癌的诊断通常要求缺乏腺体分化并且存在实性生长形态，有两种组织学类型，不论其结构分化程度，均表现为低分化行为：子宫乳头状浆液性癌（UPSC）和透明细胞癌。二者均没有形态学上明确的癌前病变，尽管存在非浸润类型的浆液性癌（所谓“浆液性子宫内膜上皮内癌”）。UPSC 来源于 p53 肿瘤抑制基因的突变，并且（从形态学观察）好像突然发生在萎缩的子宫内膜中，或发生在子宫内膜息肉中，偶尔也发生在预先存在的子宫内膜样癌中。

UPSC 被看做是一个独立的疾病已有 20 多年[83]。在 1982 年，它们被确立为高度侵袭性的子宫癌[8, 84]。其他研究已经基本证实这种疾病是一个整体，并将它的谱系范围扩大到包括以下 3 种非专一类型：(1) 混合性浆液性和子宫内膜样癌；(2) 发生在子宫内膜息肉中的浆液性癌；(3) 局限于子宫内膜表面或子宫内膜腺体黏膜的浆液性癌（所谓上皮内癌）。这三者都具有欺骗性，富有经验的医师才能更有效识别。尽管有些 UPSC 缺乏浸润性且肿瘤性上皮数量少，它们有明显扩散到腹膜表面的

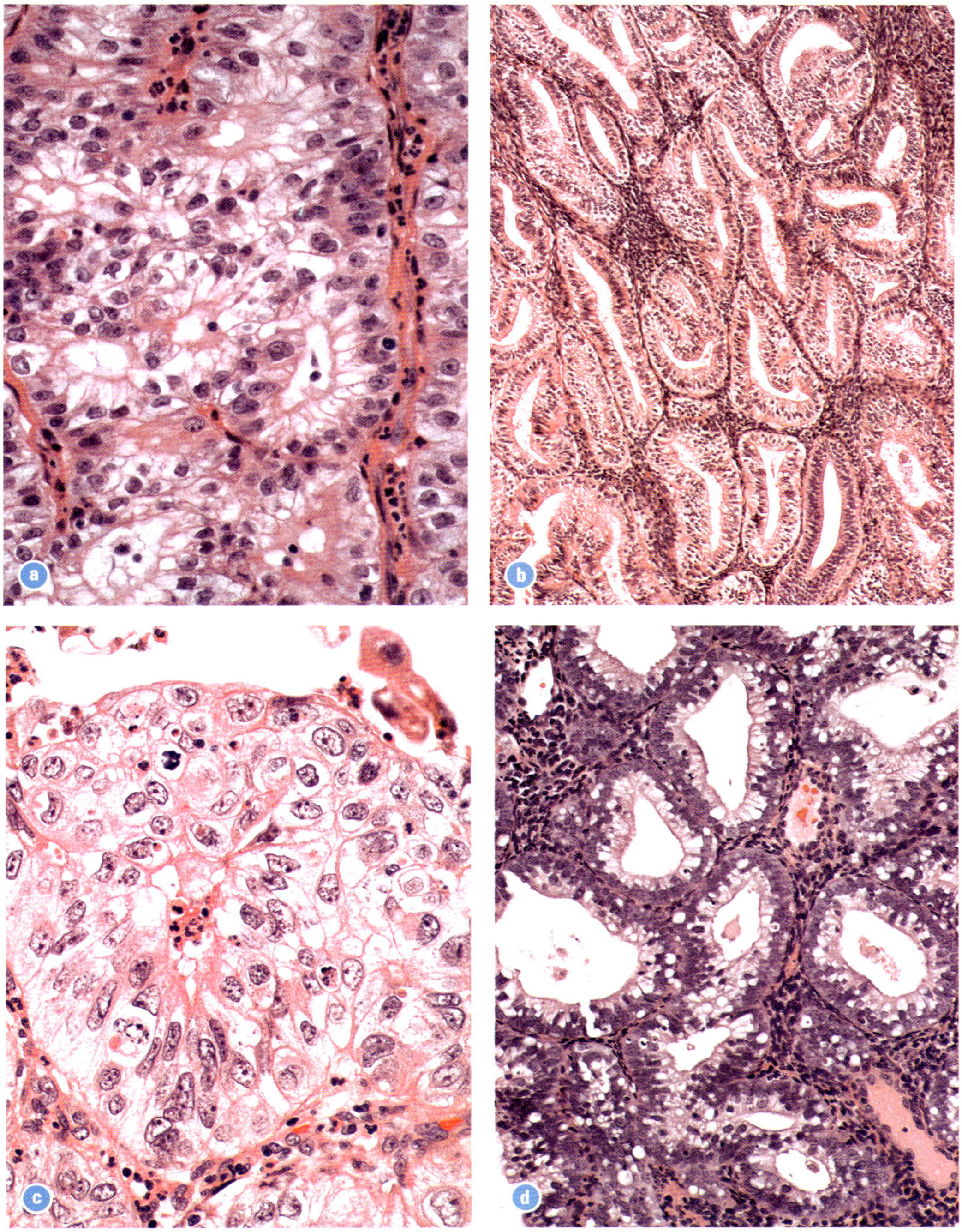

图 19.17 子宫内膜癌的分泌性分化（a）。与分泌性分化相似的病变包括伴有腺体群集的分泌期子宫内膜（b）、透明细胞癌（c）以及伴随低分化癌和癌肉瘤的有复层空泡的原始上皮（d）。

趋势，可能是通过输卵管逆行性扩散。这些肿瘤的独特本质强调了浆液性子宫内膜癌中所见到的从良性突然转化至恶性，支持了这样的观点：即使最早期的非浸润型 UPSC 也有转移和致患者死亡的能力。

一项研究显示纯粹的浆液性癌少则占子宫内膜癌的1.1%，其他研究则发现多则达10%[67, 85]。实际的发生频率难以确定，归因于分类错误（如将绒毛腺管状子宫内膜样肿瘤误诊为浆液性癌，或者低诊了子宫内膜样–浆液性混合癌）以及对特定组织学和免疫组化（p53）参数的强调程度不同。

生长方式(growth patterns) 所有的浆液性肿瘤，包括与子宫内膜样肿瘤伴发者，具有共同的特征，即高

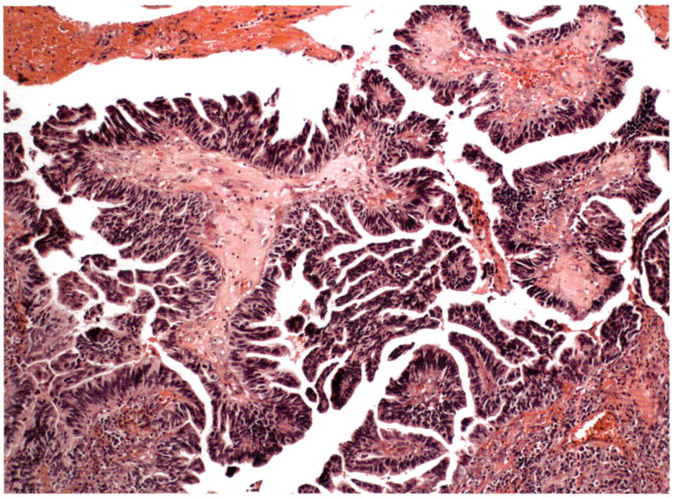

图19.18 绒毛腺管状腺癌。这些肿瘤含有明确的乳头，被覆假复层子宫内膜样上皮。细胞核异型程度从轻度到中度，伴有粘附细胞团片状脱落，而不是单个被覆细胞。

级别核异型性、立方到矮柱状上皮、至少在部分病变中有巨核和明显的核仁。结构类型发生变化，从明显的乳头状到表现为特征性的腺体特征。在单个肿瘤中可遇到多种这样的类型。这些类型如下：

乳头状腺体结构(papillary glandular architecture) UPSC 中乳头生长类型有三种成分。第一种由宽大而不规则乳头组成，被覆立方或不规则柱状肿瘤细胞，核浆比高，巨核（图 19.19a）。第二种方式与第一种有关，由从这些乳头呈片状脱落的细胞组成（微乳头生长）（图 19.19a）。第三种由腺体内部微乳头组成。所有三种形式通常存在于同一肿瘤中（图 19.19b）。

伴裂隙状腺体的杂乱腺体结构 (disturbed glandular architecture with slit-forming glands) （图 19.20a）这是卵巢和子宫内膜浆液性癌的一个常见类型。当乳头结构变得不明确时，尤其是当它们浸润子宫壁时，上皮常常被狭窄的线样空隙分隔，在上皮条索间形成小裂隙。这与子宫内膜样肿瘤不同，子宫内膜样肿瘤常保持大腺体或微腺体结构。

低分化“大细胞”型 (poorly-differentiated ‘large cell’ patterns) 该类型由结构融合或实性生长的乳头组成，细胞较大，含丰富的细胞浆（图19.20b）。这种类型可能不会立刻被看出是浆液性。然而，缺乏可识别的子宫内膜样生长形态并结合明显的细胞核异型性，这些都与浆液性分化一致。

伴有机化纤维间质的肿瘤 (tumors with organized fibrous stroma) 这种类型以狭窄成角腺体伴机化的腺体间纤维化为特征，类似于所谓的卵巢“癌纤维瘤”。腺体间间质成分明确，类似于宫颈的绒毛腺管状癌。UPSC 的诊断是根据特征性微乳头状改变和非典型性而做出（图 19.20c）。

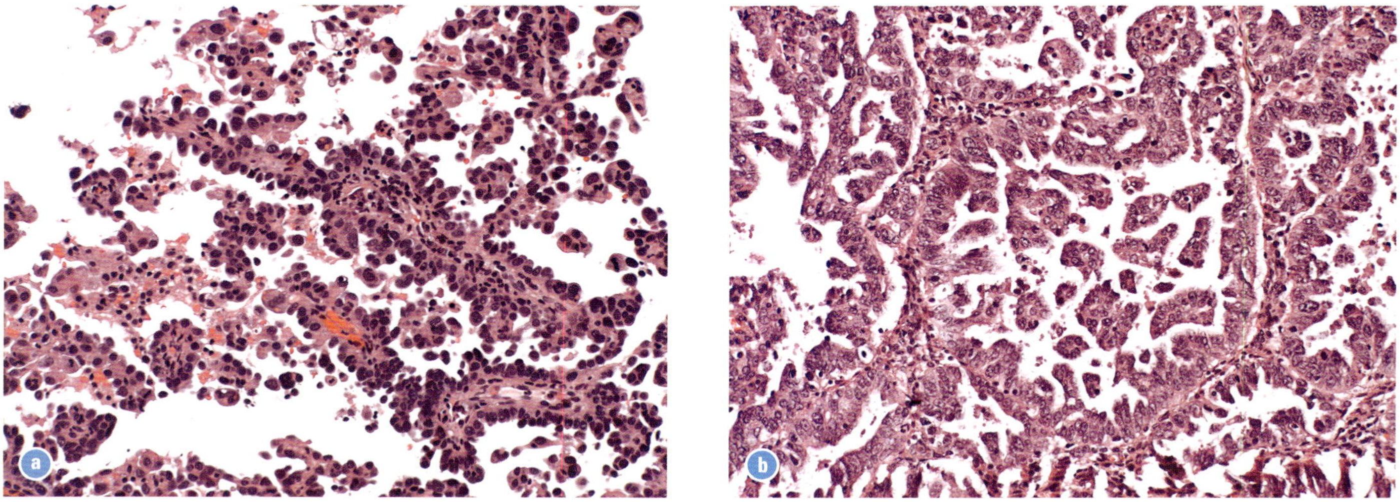

图19.19 在浆液性癌中见到的乳头状结构，包括（a）较大不规则乳头和脱落肿瘤细胞的微乳头状生长，以及（b）腺体内微乳头状生长。

微囊型（microcystic patterns） 像实体型一样，这种类型并不特异。然而，这种类型在卵巢浆液性癌中常见（图19.20d）。这种微囊形态要与微腺型（伴黏液分化的）子宫内膜样癌相区别。

局限于黏膜表面（浆液性子宫内膜上皮内癌）或子宫内膜息肉的肿瘤[tumors confined to the surface mucosa（'serous endometrial intraepithelial carcinomas'）or endometrial polyps] 我们把这些肿瘤看作是在自然史上更早期但生物学上已经发展的子宫乳头状浆液性癌。这种类型可以非常不明显，可以是萎缩子宫内膜表面的单个肿瘤细胞（图19.21a），也可以是一个子宫内膜息肉（图19.21b）。这种病变常常延伸到表层下子宫内膜，取代正常的腺体被覆，类似于宫颈肿瘤（图19.21c）。然而，与宫颈相比，这种类型显然是恶性的，有广泛腹腔内转移的能力，应该像对待卵巢癌那样进行完整的分期[86]。

UPSC 与子宫内膜息肉的相关性并不限于巧合[87]。还不清楚是息肉倾向于p53突变，还是息肉利用了这些突变而发生增殖。

特征介于浆液性和子宫内膜样之间的肿瘤(tumors

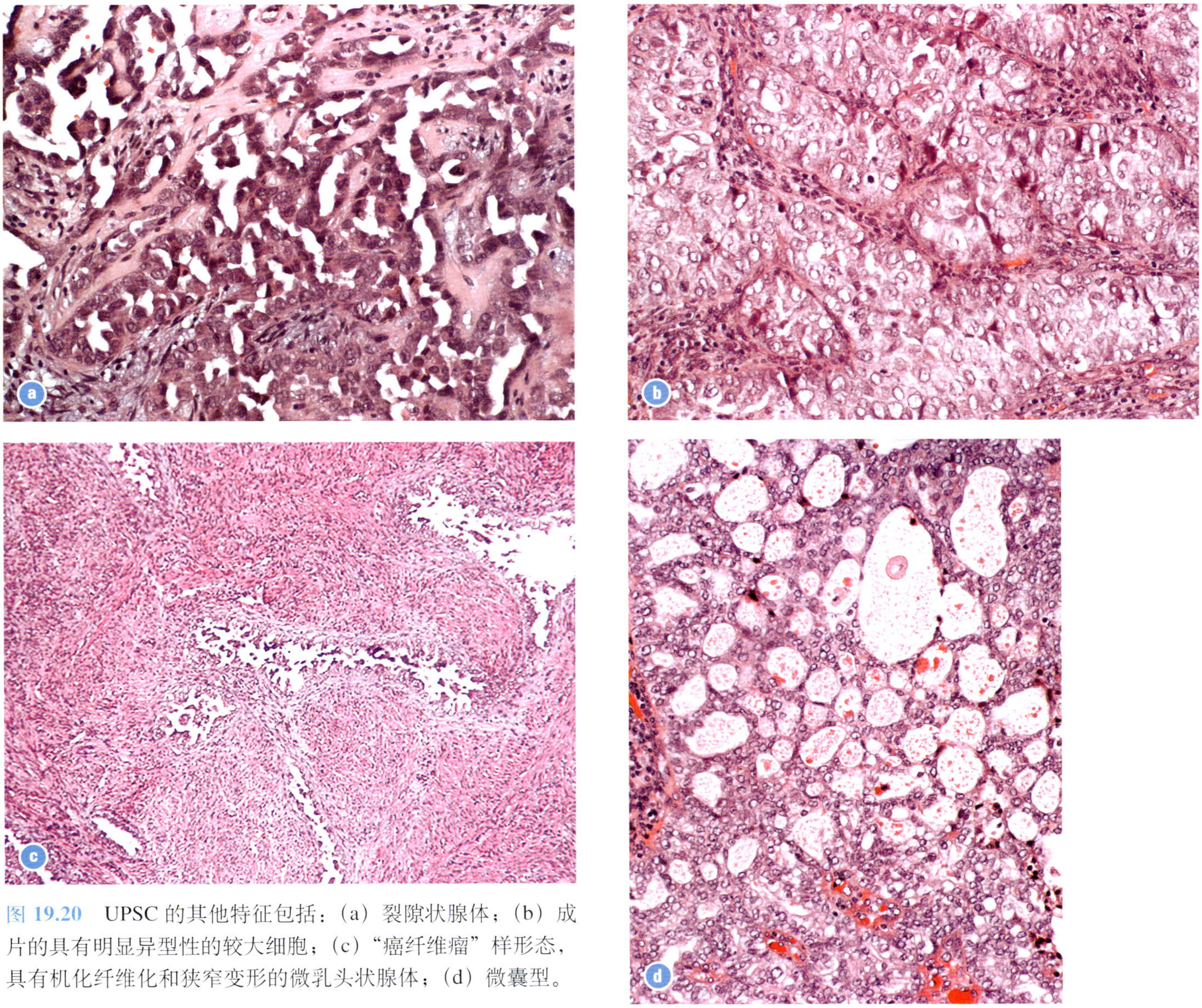

图 19.20 UPSC 的其他特征包括：(a) 裂隙状腺体；(b) 成片的具有明显异型性的较大细胞；(c)"癌纤维瘤"样形态，具有机化纤维化和狭窄变形的微乳头状腺体；(d) 微囊型。

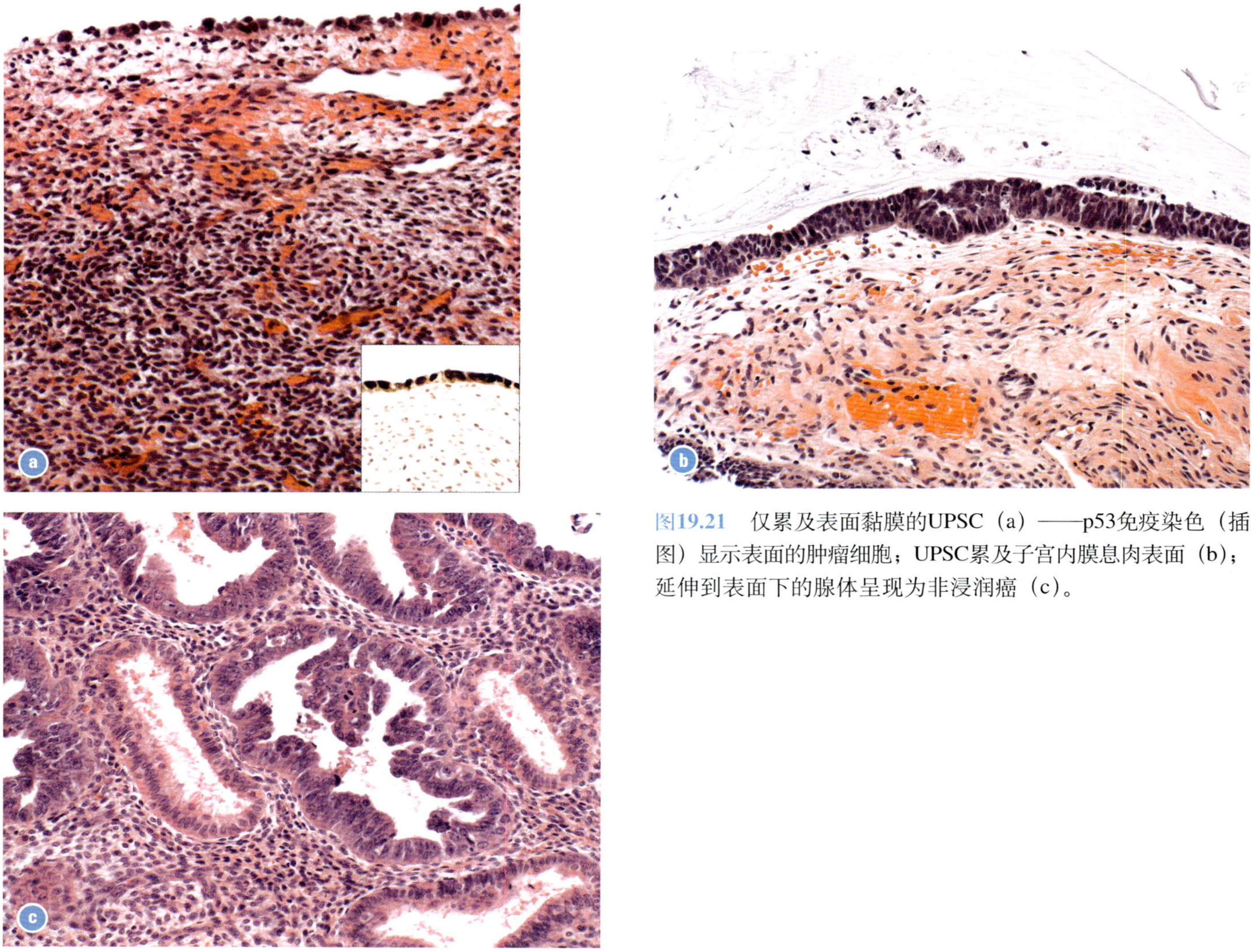

图19.21 仅累及表面黏膜的UPSC（a）——p53免疫染色（插图）显示表面的肿瘤细胞；UPSC累及子宫内膜息肉表面（b）；延伸到表面下的腺体呈现为非浸润癌（c）。

with features intermediate between serous and endometrioid）这些肿瘤最好用p53免疫染色分类，并注意形态学类型，如下所讨论。然而，使用p53作为生物标志物的病理医师必须清楚染色形态的多样性。

1. p53免疫染色：p53在多数肿瘤细胞中的积聚是因为乳头状浆液性癌中p53基因突变，以及少数子宫内膜样癌中p53通道中的其他缺陷（图19.22-19.25）。报道的分歧在于p53免疫染色是否是独立的预后指标，主要是因为它与细胞核异型性和浆液性表型的关系如此密切。然而，p53染色对证实浆液性肿瘤的存在和确认高侵袭性子宫内膜样类型是有用的生物标志物[77, 78, 88]。

报道显示，判定p53突变的免疫染色的精确临界值并不一致[89]。在我们实验室，至少一部分肿瘤必须包含70%或更强阳性染色的核。其他实验室使用的临界值较低，介于30%和70%之间。在实际中，多数得分<30%或>70%。

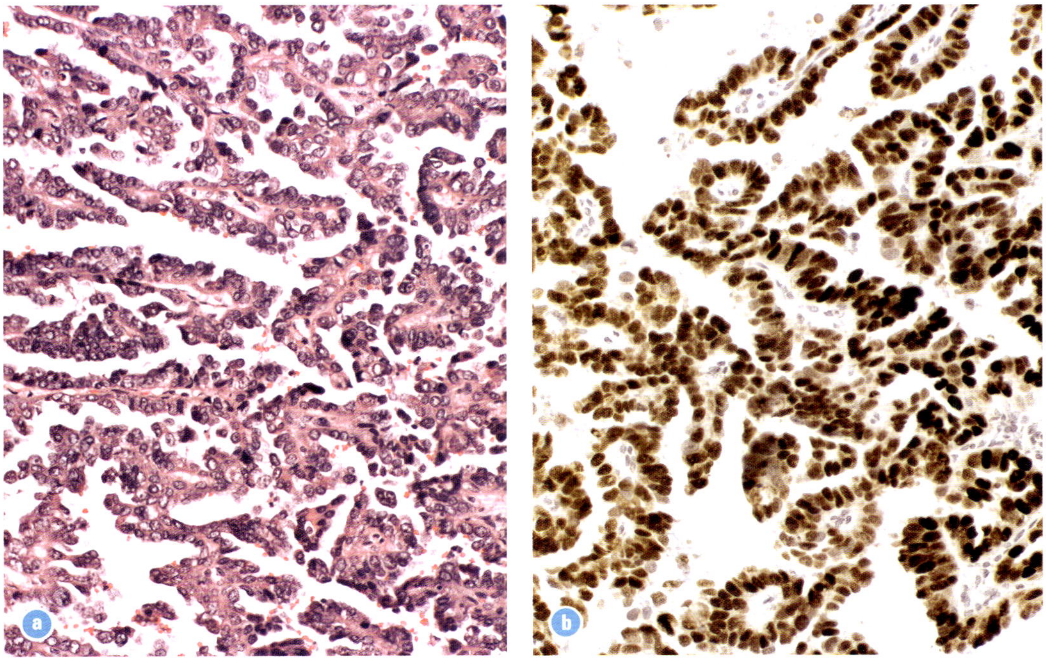

图19.22 UPSC（a）具有与p53突变有关的弥漫性强染色（b）。

最常见的分布类型如下：(a) 弥漫性（>70%）强阳性核染色（图19.22a,b）；(b) 不着色或仅有细胞浆着色（图19.23a,b）；(c) 局灶弱阳性或散在肿瘤细胞强阳性（小于30%）（图19.24a,b）。第四种类型是并列两种不同的染色（和形态学）类型，包括从最低限度染色突然转变成明显染色，相应于两种组织学类型（图19.25a-c）。

2. 尽管多数浆液性和子宫内膜样癌容易区分，有一部分肿瘤在诊断上还存在问题。
   a. 绒毛腺管状子宫内膜样腺癌通常不与UPSC

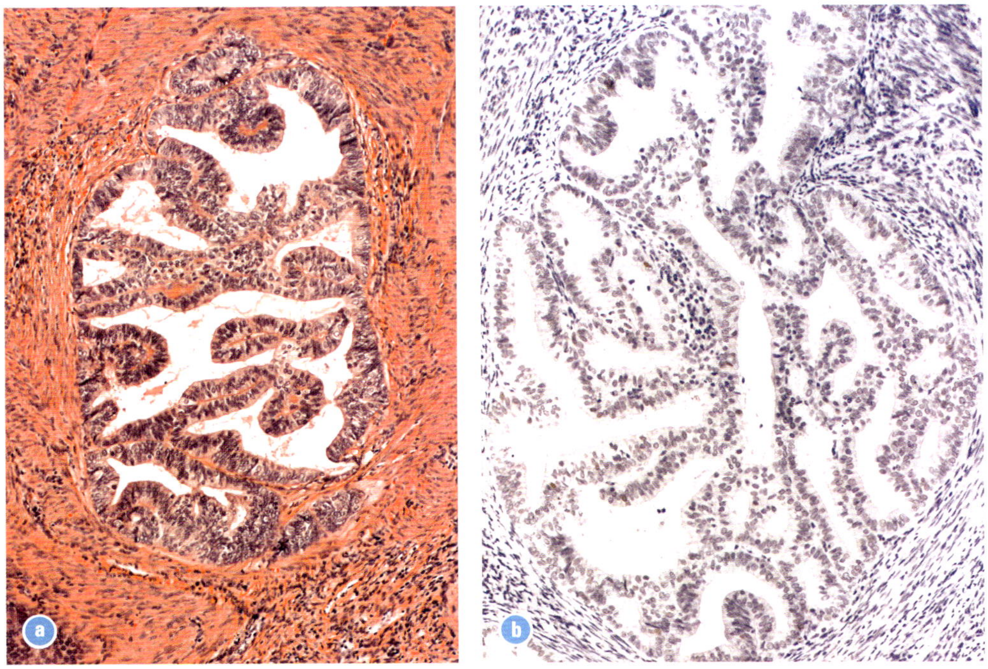

图19.23 子宫内膜样腺癌（a）伴p53染色缺失（b）。

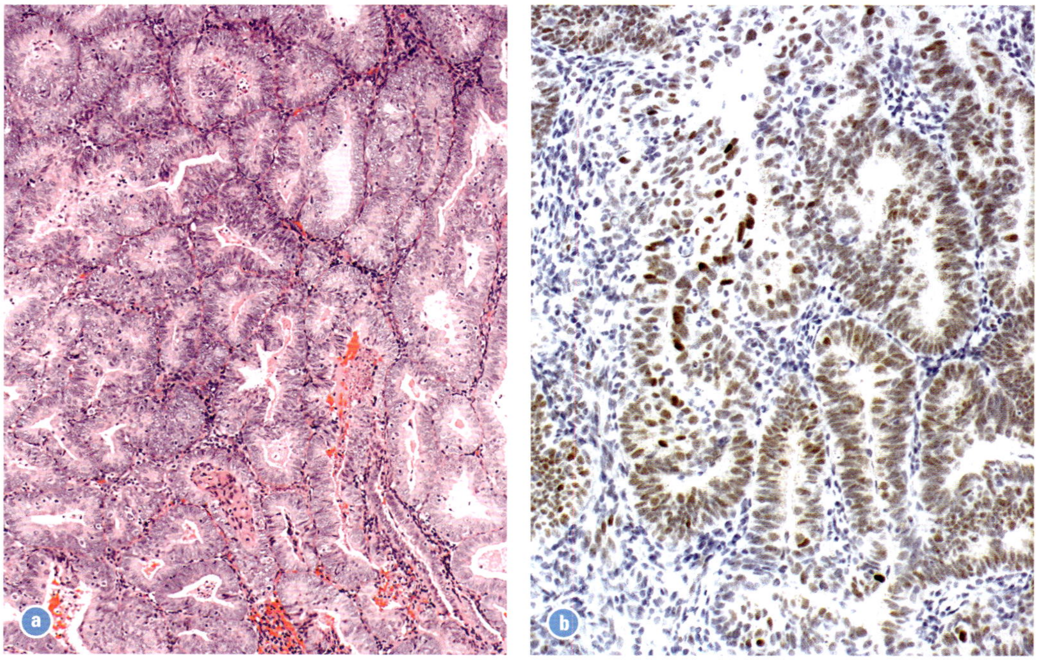

图 19.24 子宫内膜样腺癌(a)显示 p53 局部强染色(b)。

相混淆，可通过 p53 免疫染色来鉴别（图 19.26a,b）。子宫内膜样癌中的微乳头状结构通过核/浆比较高和异型性较小与 UPSC 区分（图 19.23c 与 19.19b 对比）。

b. 以子宫内膜样生长类型为主的肿瘤伴有常见于浆液性癌中的核异型程度。腺体结构明确，有假复层上皮；然而，被覆上皮通常存在明显的细胞核异型性（图19.27a,b）。进一步检查可以显示更典型的浆液性形态。

c. 有明确双相形态的肿瘤，其中高分化子宫内膜

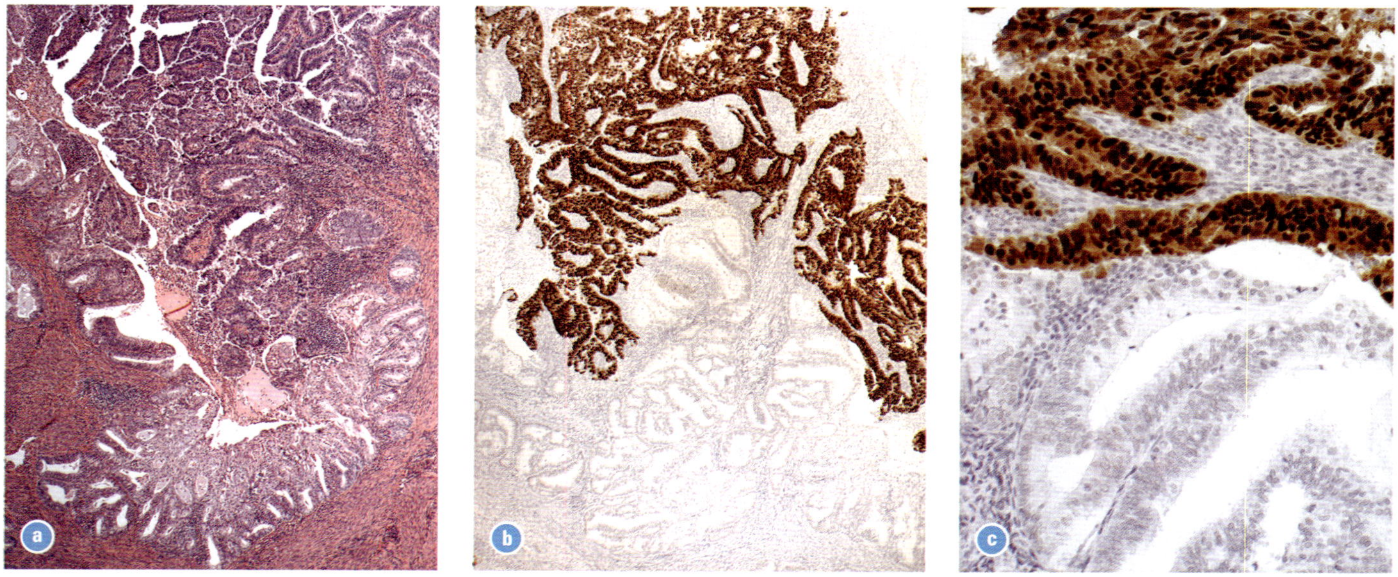

图19.25 一个真正的混合性子宫内膜样（下部）和浆液性（上部）癌（a），也在低倍（b）和高倍（c）显示了双相性p53染色。

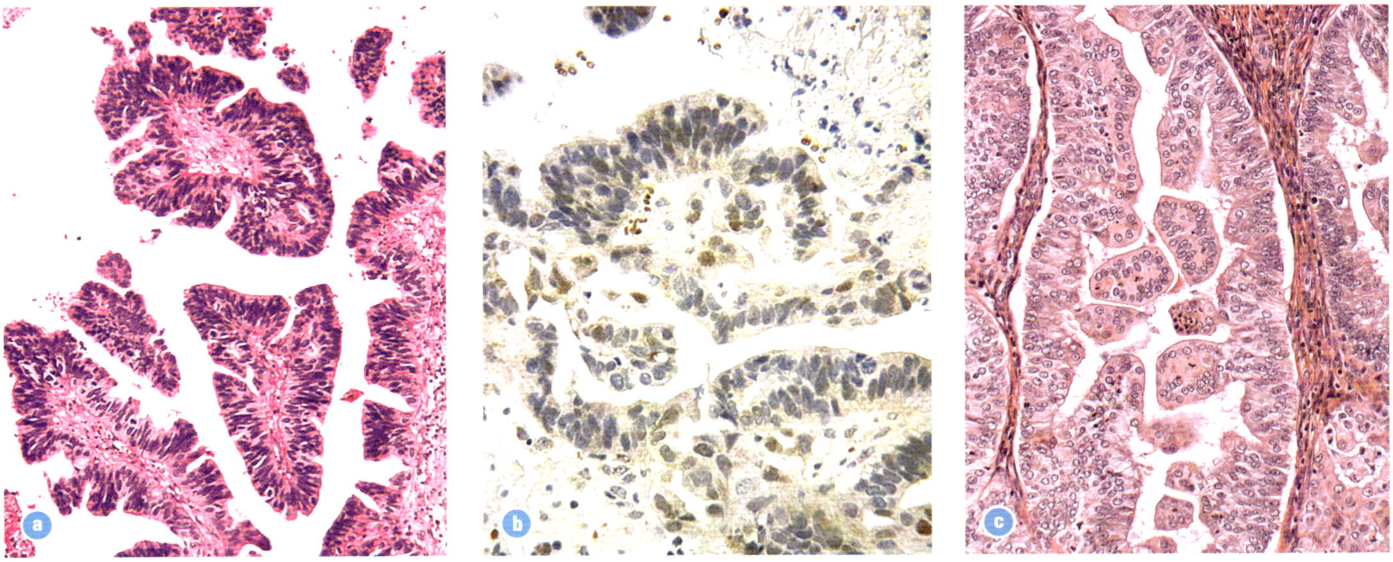

图 19.26 绒毛腺管状癌（a）和随后的 p53 染色（b）。子宫内膜样癌中的微乳头结构可以根据形态学与 UPSC 鉴别（c）。（与图 19.19b 对比）。

样腺癌与典型浆液性肿瘤融合。前者可以有黏液、输卵管或鳞状分化，其特征与浆液性癌不一致。在某些病例，这种过渡是细微的，而在另一些病例则是突然的（图19.25a-c）。在一些病例，子宫内膜样成分少，而在另一些病例则相反。这些肿瘤常显示双相性 p53 免疫染色[9, 37]。在少数情况下，普通子宫内膜样癌覆在深部浸润性浆液性成分之上（图 19.28a,b）。

一个浆液性癌，即使混有子宫内膜样成分，注定预后差（表 19.4）[81, 85, 90-94]。Carcangiu 和 Chambers 分析与浆液性癌有关的三个参数：明显局限于息肉的肿瘤，伴有子宫内膜样成分的肿瘤，同时并存类似形态卵巢癌的肿瘤[90]。所有三组结局都差，伴有对生存无益的子宫内膜样成分。局限于息肉内的肿瘤与伴有肌层浸润而分期相似的肿瘤一样有侵袭性。伴有卵巢受累的肿瘤，行为就像高分期癌，其他作者也有同样的观察[87, 95]。Goff等

表 19.4 子宫内膜癌的结局与细胞类型呈函数关系

类型	参考文献	I 期(<2mm)(%)	I 期(所有)(%)	所有病例(%)
EM	70,86[a]	98	91	91
VG	81	–	–	94[b]
ASCA	70,69	–	64	65
CCA	92,85	90	43 ~ 59	39 ~ 42
UND	252	100	79	58
UPSC	86,95,98	60 ~ 93[c]	75	27 ~ 38

EM：子宫内膜样，包括腺棘皮瘤；VG：子宫内膜样绒毛腺管状；ASCA：腺鳞癌；CCA：透明细胞癌；UND：未分化癌；UPSC：子宫乳头状浆液性癌。

[a] 结合了复发和死亡。

[b] I 期和 II 期合在一起的 3 年生存率。

[c] 彻底分期除外子宫外疾病与本组生存率的增加呈函数关系。

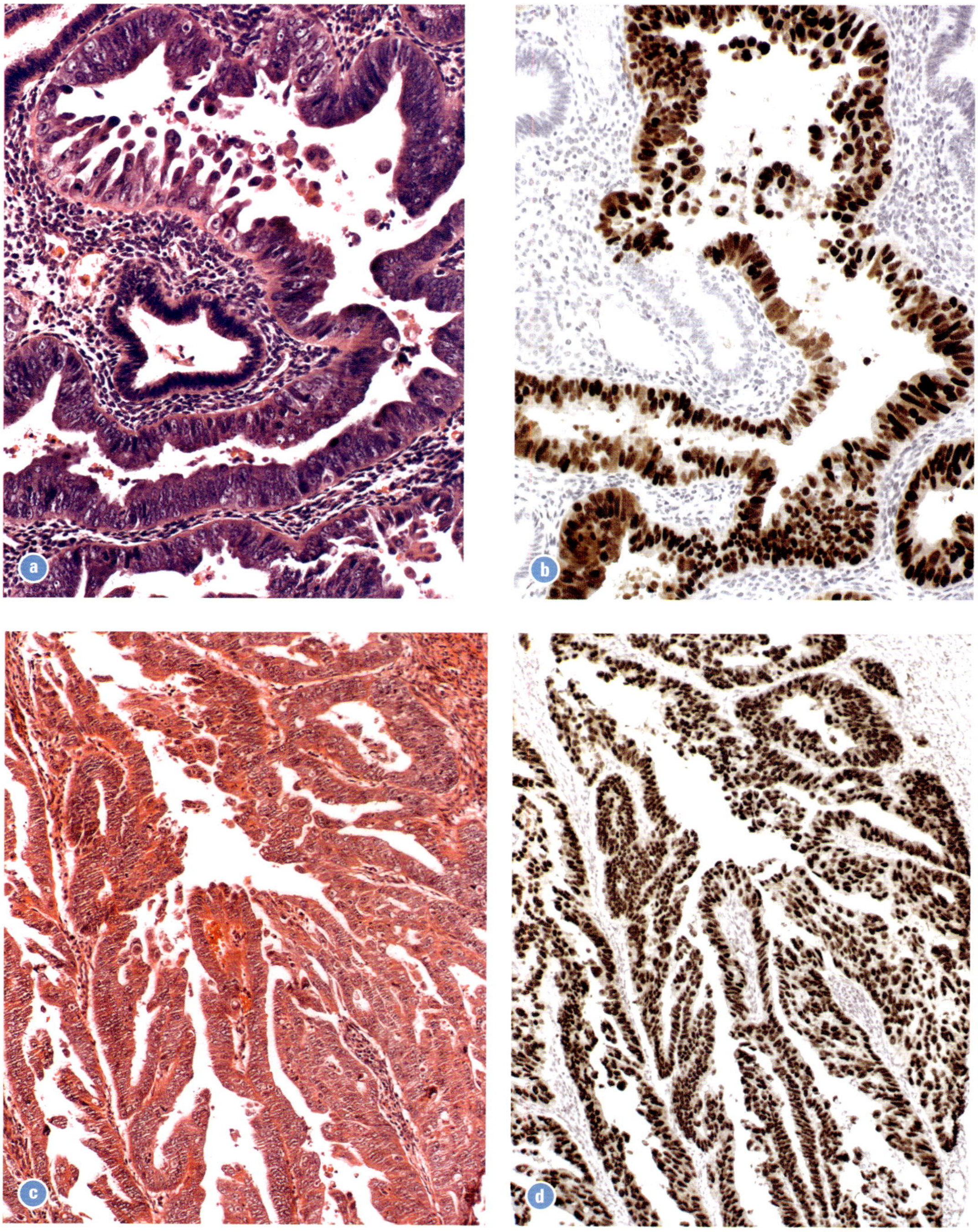

图19.27 (a) 双形态的浆液性癌，含有子宫内膜样(下部) 和浆液性 (上部) 分化。(b) 整个肿瘤p53染色阳性。(c) 在少数情况下，被一致认为是子宫内膜样腺癌的肿瘤也呈现p53强阳性 (d)。

观察仅累及表面或其下腺体的 UPSC，得出相似的结论，即缺乏子宫肌层浸润不能排除腹腔冲洗液阳性和不良结局[96]。然而，多数研究发现如果进行细致的分期 (在范围上与卵巢浆液性癌相一致)，I期肿瘤预后良好，复发率低于 20%[97-100]。

透明细胞癌 Clear cell carcinomas

子宫内膜透明细胞癌不足子宫内膜癌的 1%，通过存在多角形、透明、糖原丰富的胞质和高级别细胞核的肿瘤细胞来识别[67, 101]。肿瘤以管状、实性和乳头状方式生长。管状肿瘤有别于子宫内膜样癌之处在于存在管状

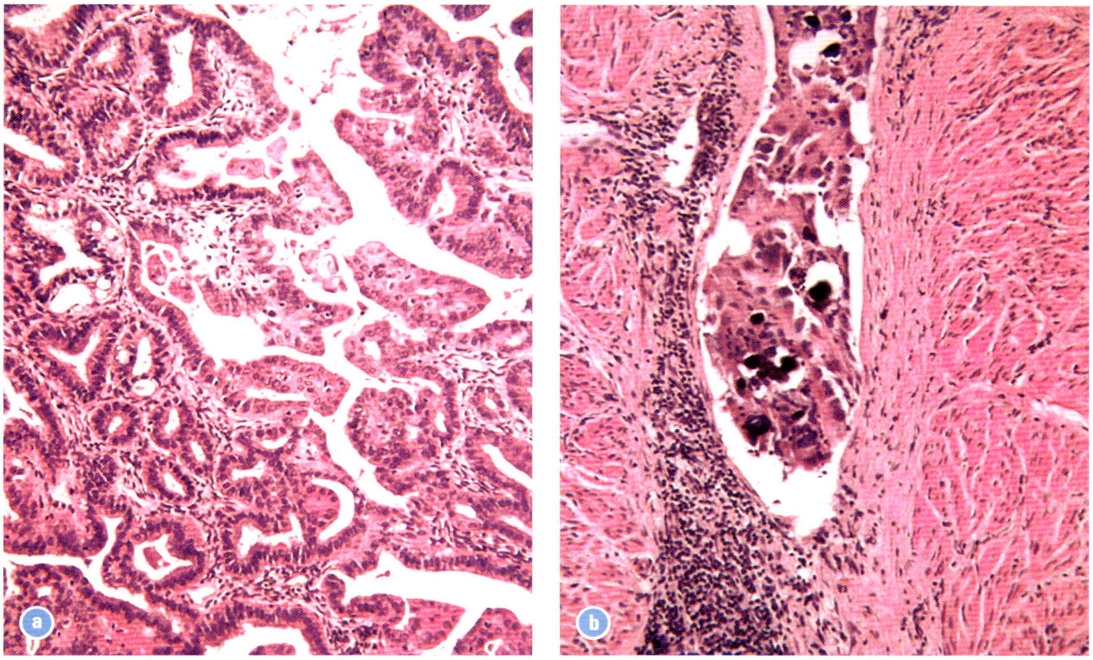

图 19.28 表面为子宫内膜样腺癌（a），其下方是浆液性肿瘤，主要在脉管腔中(b)。

腺体结构，缺乏假复层生长方式，被覆细胞呈立方形，腺体间有嗜酸性、PAS阳性的无细胞基质。乳头状透明细胞癌通过两种方法与浆液性癌相区别：（1）在透明细胞癌中，腺体或乳头被覆单层多角形细胞，核均一，核仁明显（图19.29a,b）；（2）与浆液性癌相比，通常缺少明显的脱落。当肿瘤细胞排列成实性巢时，尽管有像浆液性癌一样明显的核异型性，仍保留了清晰的细胞边界（图 19.29c）。已报道透明细胞癌中 p53 免疫染色不如UPSC中一致，提示这些肿瘤是生物学不均一的群体（图19.29d）[102]。以我们的经验，透明细胞癌通常呈强阳性。

除了上面讨论的UPSC外，透明细胞癌的鉴别诊断包括伴有分泌性分化的子宫内膜样癌。既然许多透明细胞癌病例呈p53强阳性，这种标志物阳性反应可以将它们从非肿瘤反应性变化或 Arias-Stella 反应中区别出来。最后，有些低分化子宫内膜样癌可有局灶透明细胞特征。它们通常不含有透明细胞癌独特的结构特征。然而，如果透明细胞癌的诊断不确定，病理医师应把这种病变归类为有透明细胞特征的低分化（3 级）腺癌。

子宫透明细胞癌比子宫内膜样癌结局差（表19.4）。然而，它们不具有 UPSC 特征性累及腹膜表面的倾向。Abeler 和 Kjorstad 报道 5 年和 10 年的大概生存率分别为 42% 和 39%[91]。

子宫内膜癌组织学分级

Histologic grading of endometrial carcinomas

子宫内膜样腺癌，包括那些具有其他分化形式而没有浆液性癌明显核异型性或其他特征的肿瘤，都可以按照下述 FIGO 系统分级（表 19.5）（图 19.5a-c）。1 级、

表 19.5　子宫内膜样癌的 FIGO 分级系统[a]

1 级	少于 5% 实性生长（排除鳞状分化）
2 级	实性生长占 5% ~ 50%
3 级	实性生长超过 50%

[a] 如果存在明显增大的细胞核和明显的核仁，肿瘤分级提高一个级别。较小的异型不提高分级。

FIGO：国际妇产科学联盟

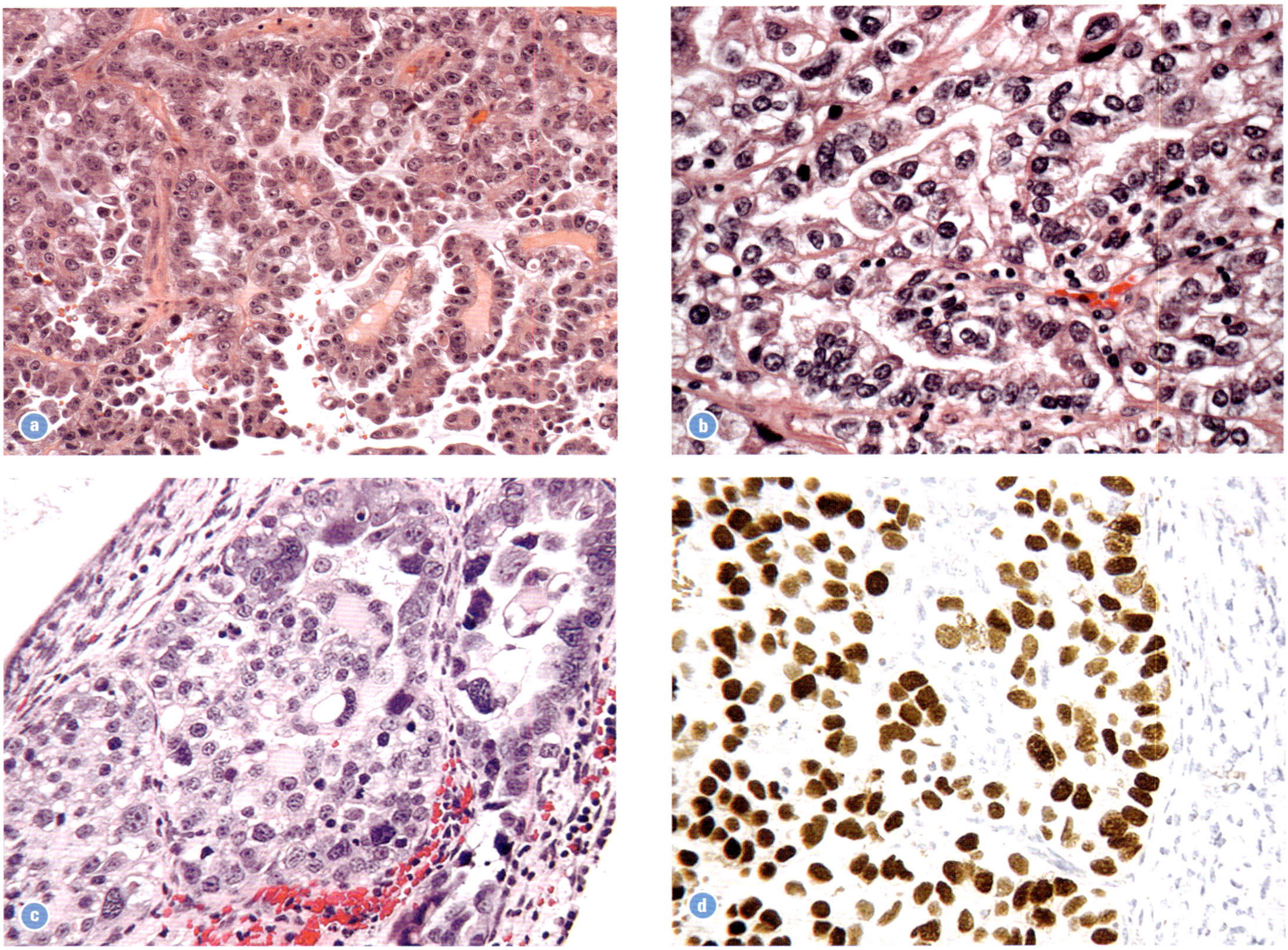

图 19.29　子宫内膜透明细胞癌，包括（a）乳头状、（b）腺管状和（c）实性类型。后者 p53 强阳性。

2级和3级的区别是实性生长区域分别为小于5%、5% ~ 50% 和大于 50%。

如果存在严重的细胞核异型性，允许病理医师将分级提高一档（图 19.6a,b）。结构和细胞核分级示意图概括在表 19.5 中。

把 5% 实性区域作为 1 级和 2 级的临界值或许是不确切的，因为由此划分的两个级别在预后方面差别不大（5 年生存率分别为 92% 和 88%）[103]。现已出现了其他体系，Taylor 等提出了两级体系，把实性区域超过 20% 的肿瘤划分为 2 级。他们认为这种做法可以提高观察者间的可重复性（κ=0.97，而三级系统的 κ=0.53），并提高了子宫切除术中结局组织学的一致性（90% 比63%）[104]。

在另一项研究中，Lax 等提出一个二元体系，把具有下列两项或两项以上的肿瘤归类为 2 级：（1）超过 50%呈实性生长（不区分鳞状和非鳞状成分）；（2）呈弥漫浸润性肌层侵犯（infiltrative invasion），而不是膨胀性侵犯（expansive invasion）；（3）肿瘤细胞坏死[105]。对局限于子宫内膜的肿瘤，50%或更多实性生长以及肿瘤坏死提示为高级别。与传统体系相比，观察者之间一致性也有提高（κ 0.65比0.22）。在他们的分析中，1级的IA/IB期病例5年生存率是100%。1级的IC-IV期病例和2级的IB/IC期病例的5年生存率分别为67%和76%。然而，因为子宫肌层浸润方式是个重要因素，这个系统更适用于子宫切除术标本而不是诊刮标本[105]。

乳头状浆液性腺癌和透明细胞癌不进行分级，因为根据定义它们是高危型肿瘤，需要完全的手术分期。

分级中其他重要因素 Other important variables in grading

像在前面讨论中所提到的一样，子宫内膜样癌标准分级体系是一个指导原则，不是绝对的。这是因为三个其他原因：(a) 不是所有肿瘤实性区都代表较高的级别；(b) 核分级的评价（用于提升子宫内膜样癌的分级）是主观的；(c) 一小部分子宫内膜样肿瘤呈p53染色强阳性。应遵循下面的规则：

1. 鳞状分化（化生或桑葚）。经过验证，鳞状分化不是实性生长的要素，不能提高肿瘤的分级。实性区超过5%而细胞学温和的1级肿瘤，如果实性区类似鳞状化生（所谓顿挫性鳞状分化）并显示温和细胞学特征，不宜提高肿瘤分级（图19.11a）。
2. 有些肿瘤是双相的，由并列的高分化和低分化子宫内膜样肿瘤组成，没有逐渐的分级过渡。如果这样的病例实性区不足50%，病理医师应该注意到这种双相形态，而且事实上一部分肿瘤本质上是3级肿瘤（图19.30）。
3. 不考虑分级体系，出现明显核异型性就要提高肿瘤分级。明显核异型性是指核大小不等、巨核、核多形性和明显核仁（图19.6b）。像以前讨论的一样，如果应用p53免疫染色，并且是弥漫（>70%的细胞核）阳性，应该提高肿瘤级别。尚未确定是将它归入高级别子宫内膜样癌还是归入浆液性癌。在Brigham and Women医院，要报告这一发现，临床医师被告知p53免疫染色的存在代表了高级别子宫内膜样腺癌。

子宫内膜腺癌鉴别诊断（表19.6） DIFFERENTIAL DIAGNOSIS OF ENDOMETRIAL ADENOCARCINOMA

当组织学上评价来自绝经后流血妇女的活检或诊刮标本时，正确处理的关键是既要注意排除与癌相似的良性病变，又要避免将癌误诊为良性。这是病理医师每天都要面对的问题，他要评价周期性和非周期性子宫内膜（第16章）及子宫内膜上皮内肿瘤形成（第17章），并

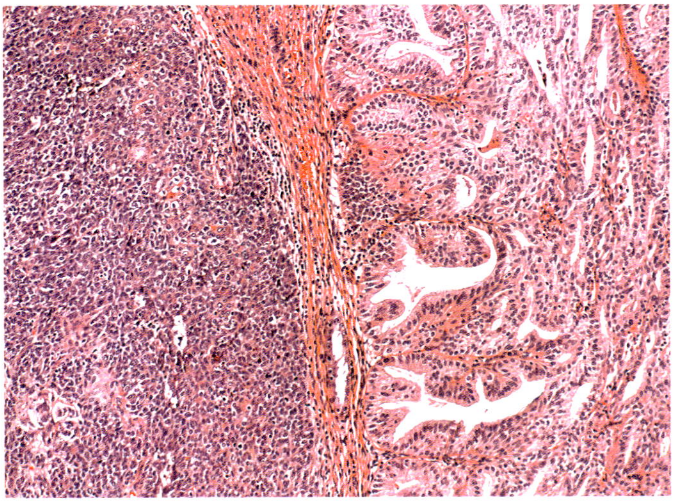

图19.30　双相癌，并排出现高分化（右）和低分化（左）区域。

表19.6　子宫内膜癌(诊刮)鉴别诊断

参数	类似疾病	鉴别诊断
腺体结构	癌	挤压人工假象
		间质崩解，塌陷
		切片人工假象
	良性	微腺性黏液癌
		表面子宫内膜样癌
细胞核异型性	癌	表面或腺体修复
		Arias-Stella改变（激素治疗）
		放射反应
乳头状改变	癌	脱落人工假象
		间质崩解伴乳头状改变
		乳头状合体细胞化生
	良性	乳头状黏液癌

且必须挑选出发生在子宫内膜的各种化生性病变（第18章）。实践中遇到的最重要的陷阱将在下面讨论。

由于标准应用的内在问题，导致病变是看出来了但是却难以分类：就实际目的而言，这并非严重违规，因为本领域专家对诊刮的诊断不可能统一。所列举的病变包括桑葚化生（第18章）、EIN（第17章）和非典型息肉样腺肌瘤（见下文），由于鳞状分化掩盖了腺体的复杂程度，与癌区别有困难。

良性和肿瘤性上皮共有的形态分类错误：

1. 能误诊为肿瘤的密集腺体，包括小碎片中的密集腺体（图19.31a）、横切或斜切的良性腺体（图19.31b）以及与间质崩解和塌陷有关的密集腺体（图19.31c）。
2. 可能被低估的子宫内膜癌相关性密集腺体，包括类似于修复的表面密集腺体（图19.32a）、类似于宫颈的高分化(微腺性增生样)癌的微腺体群集(图19.32b)以及类似于间质崩解的癌碎片(图 19.32c)。
3. 可以被误诊为癌的非典型性，包括与激素治疗有关的 Arias-Stella 反应（图 19.33a），以及在息肉或表层上皮中的自发和反应/修复性非典型增生（图19.33b）。
4. 诊刮标本中少数UPSC或透明细胞癌小病灶可能会

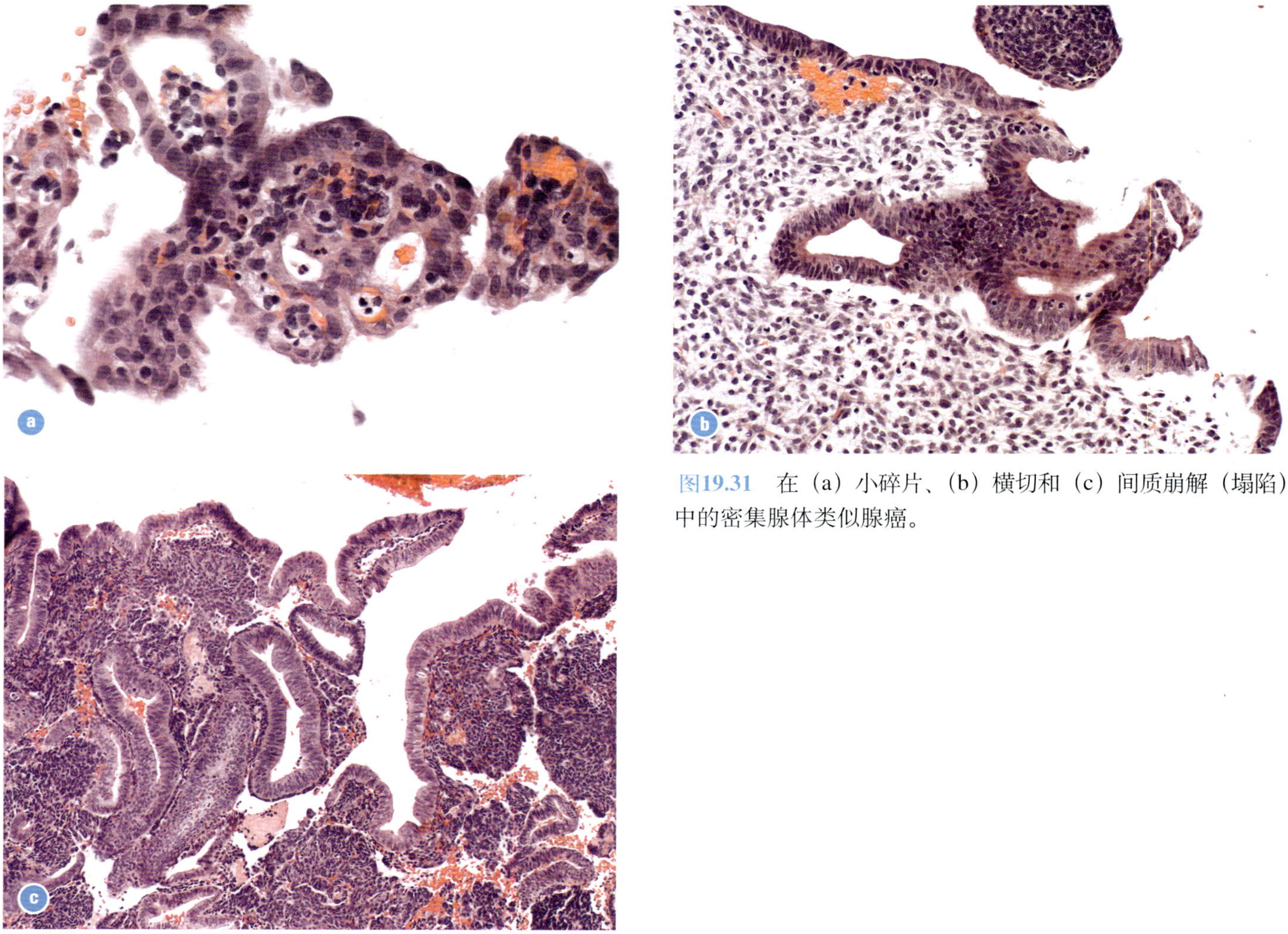

图19.31 在（a）小碎片、（b）横切和（c）间质崩解（塌陷）中的密集腺体类似腺癌。

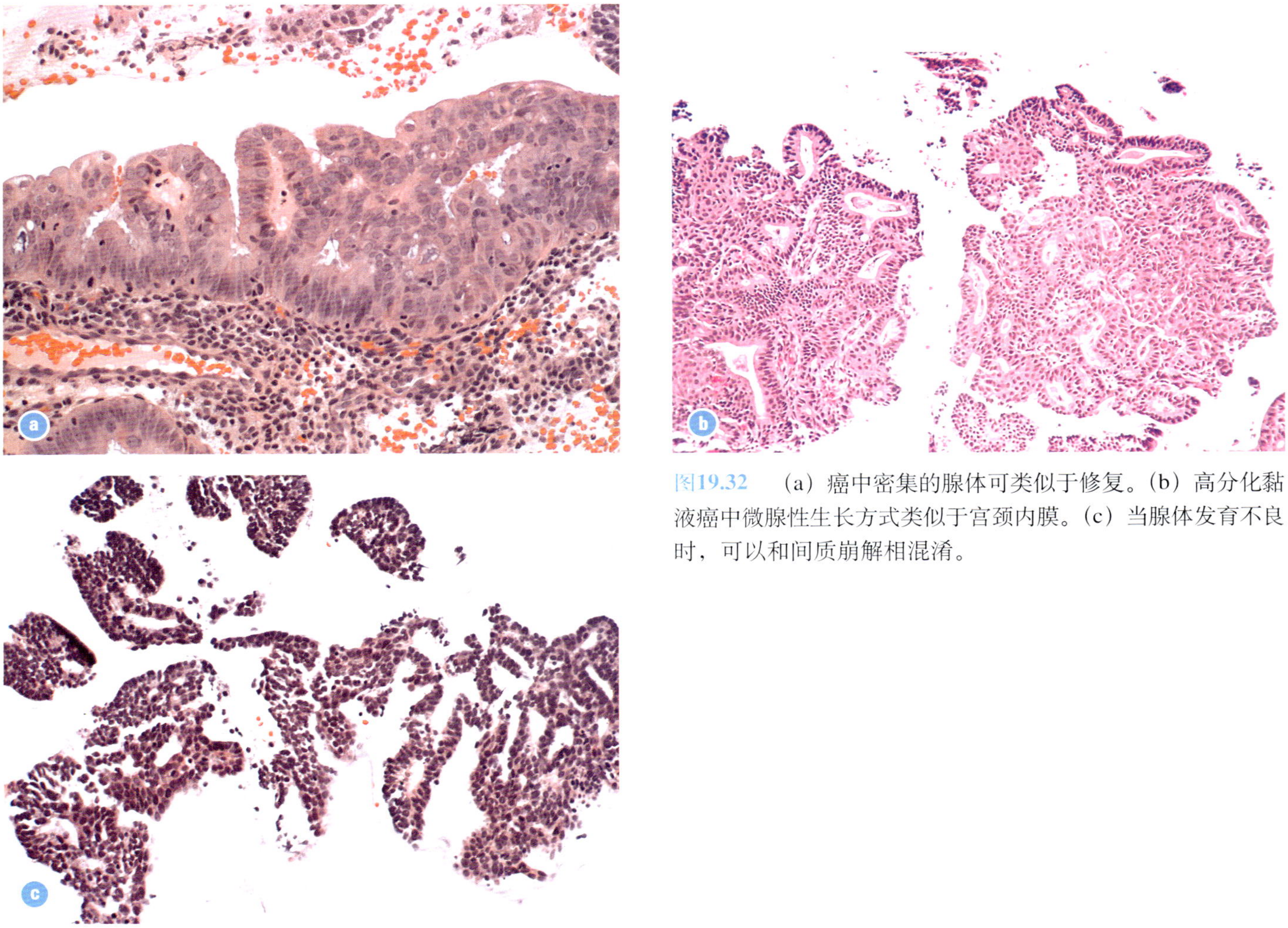

图19.32 (a) 癌中密集的腺体可类似于修复。(b) 高分化黏液癌中微腺性生长方式类似于宫颈内膜。(c) 当腺体发育不良时，可以和间质崩解相混淆。

被忽略（图 19.34a,c）。其异型程度不如反应性或Arias-Stella样上皮改变明显，但p53免疫反应阳性（图 19.34b,d）。

5. 已识别出乳头状结构是异常的，但分类困难：许多良性和恶性病变表现为乳头状结构，包括绒毛腺管状癌、黏液癌、透明细胞癌和移行细胞癌。实际上，除了最无经验的病理医师外，大都容易区分。最具问题的鉴别诊断如下：
   a. 绒毛腺管状子宫内膜样腺癌显示相当大的复杂性，在一些病例，核分级高于普通型。然而，它们缺乏UPSC中所见到的微乳头结构和复杂的脱落片块（图 19.19）。
   b. 在诊刮标本中可见与宫腔镜使用有关的特殊脱落假象（图 19.35a）。在这些病例中，其他都正常的腺体显示被覆细胞的粘附性丧失，脱落到腺腔中。
   c. 坏死或崩解灶可以伴有表面上皮中小团的乳头状改变（图 19.35b）。
   d. 乳头状改变可由强效孕激素所产生（图 19.33a）。
   e. 与缺血有关的表面黏膜反应性上皮改变（图 19.33b）。
   f. 普通腺癌中出现微乳头结构可以反映出退行性改变。所有这些可以通过临床情况、组织学细节以及必要的 p53 染色来排除（见下文）。

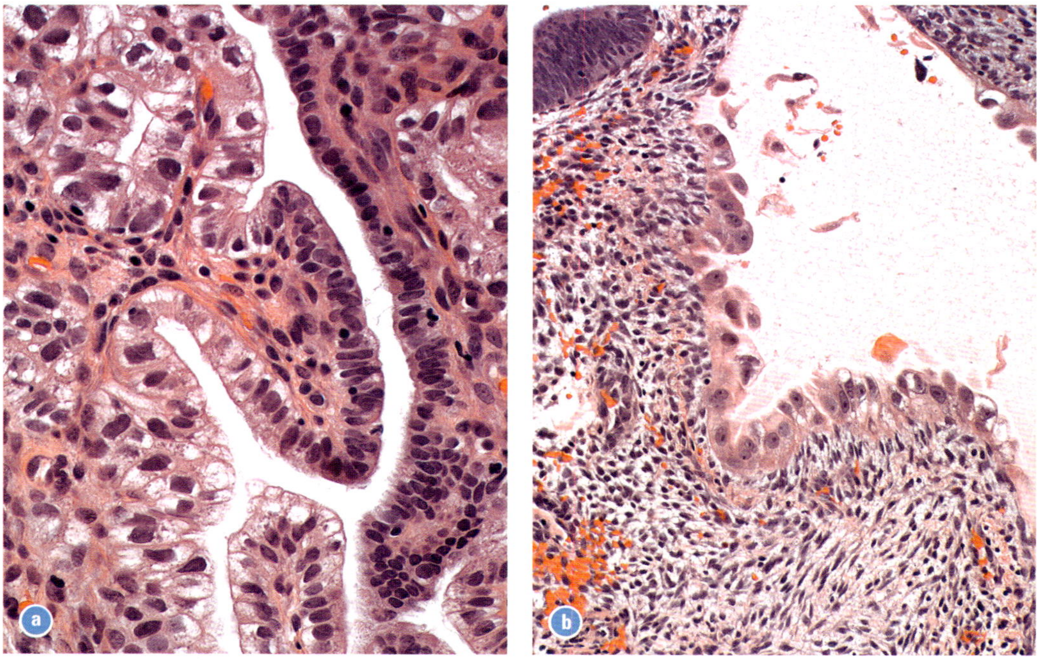

图 19.33 常过诊为癌的非典型性，包括（a）孕激素治疗的子宫内膜 Arias-Stella 样改变和（b）息肉中的反应性上皮改变。

实验室检查组成（表 19.7）COMPONENTS OF LABORATORY MANAGEMENT

细胞学检查 Cytologic detection

已经报道使用液基宫颈细胞学检测子宫内膜腺癌的敏感性可以高达65%，但是也可以较低，尤其针对无出血的妇女[106]。总之，宫颈涂片的敏感性不足以保证把Pap细胞学作为异常子宫出血患者分流的惟一检测手段。细胞学检测子宫内膜癌的关键问题如下：

非典型腺体细胞的一般意义(significance of atypical glandular cells in general) 宫颈涂片非典型腺体细胞通常与宫颈原位腺癌或高级别鳞状上皮内病变有关。一小部分与子宫内膜癌有关，但是在超过40岁的女性风险增加，此时宫颈腺癌不常见[107, 108]。年长患者比年轻妇女子宫内膜肿瘤风险增加 13 倍[109]。

子宫内膜组织细胞的意义(significance of endometrial histiocytes) 组织细胞本身不是子宫内膜腺癌的危险因素。Nassar 等评价了宫颈涂片中组织细胞本身的意义。子宫内膜癌阳性预测值（positive predictive value, PPV）总体为1.3%，如果加上Pap涂片（子宫内膜或非典型腺体细胞）或临床（绝经后出血）所见就上升到20%[110]。这些发现提示组织细胞本身不是并存子宫内膜病变的指标。Nguyen等也发现组织细胞本身不会增加并存子宫内膜肿瘤的几率[111]。

子宫内膜细胞的意义(significance of endometrial cells)

表 19.7 处理中的关键因素

细胞学	
阳性	增加宫颈受累的危险（不改变最初分期）
活检	
类型	透明细胞 /UPSC 要求切除淋巴结
分级	2 级或更高会增加淋巴结切除可能性
宫颈	受累时提示要术前放疗
术中活检	
类型	透明细胞 /UPSC 要求切除淋巴结
分级	2 级或更高会增加淋巴结切除可能性
深度	任一级别如果深度超过 50% 要切除淋巴结
子宫切除术	
宫颈	术后放疗以减少局部复发
分级	3 级要接受术后放疗
深度	深度超过 50% 要接受术后放疗
CLSI	术后放疗
淋巴结	受累 = 术后放疗

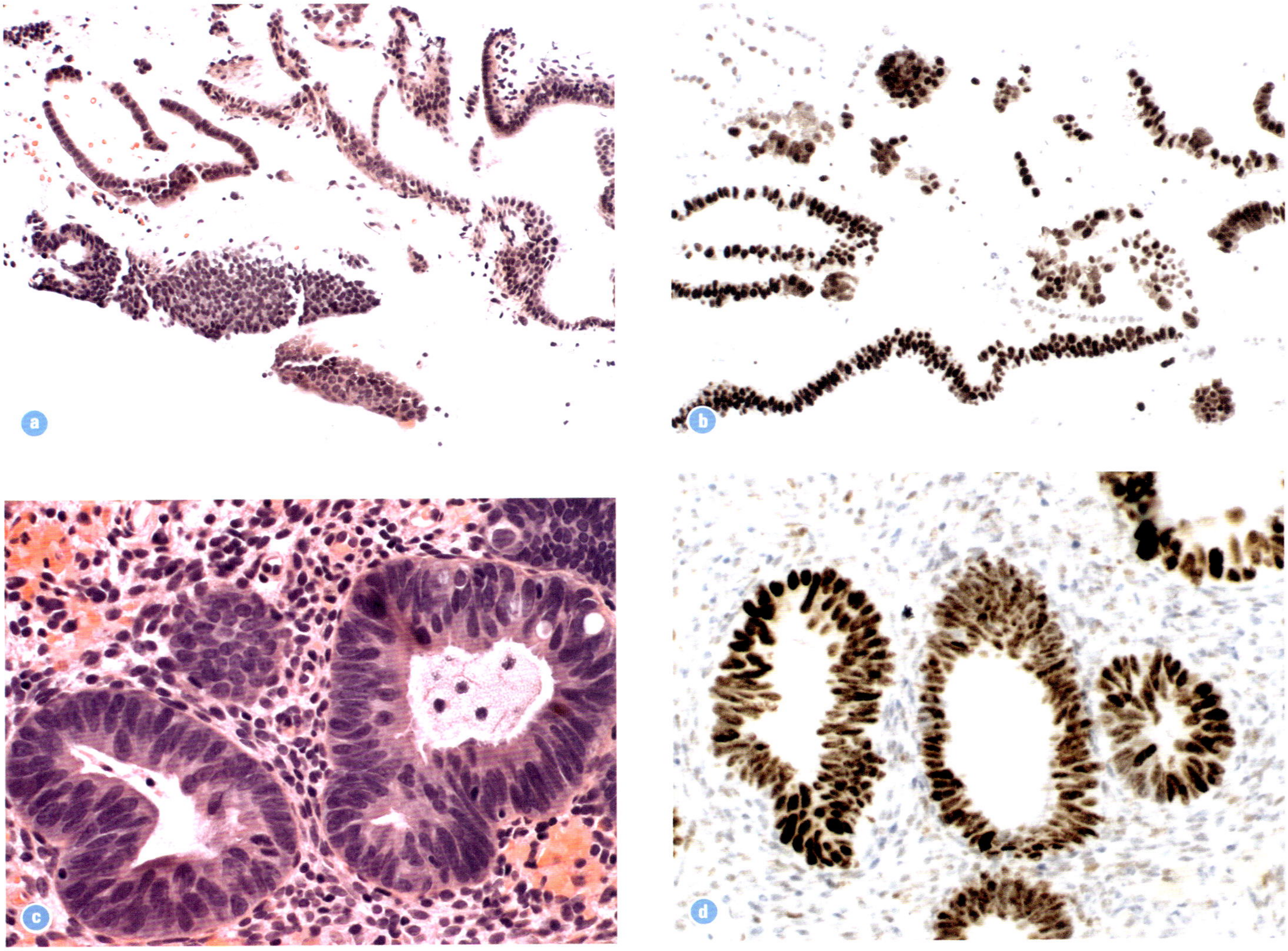

图19.34 容易被忽略的癌相关非典型性，包括：（a）诊刮中的小碎片，尤其是UPSC；（b）当怀疑时，病理医师应该考虑p53免疫染色；（c）另一例息肉中不显眼的浆液性癌（类似于所谓的子宫内膜“腺体异型增生”）；（d）随后的 p53 染色。

宫颈Pap标本中，子宫内膜型细胞（endometrial-type cell, ETC）作为子宫内膜癌的指标受以下几种因素影响：（1）患者年龄；（2）是否存在异常出血；（3）细胞异型或异型倾向。尽管Pap涂片中良性表现的子宫内膜细胞伴发腺癌的风险低，但是如果伴有异常出血或细胞学异型性，这种风险就大幅度提高。Karim 等研究了1162例年龄≥45岁出现ETC的涂片，组织随访发现4.2%为腺癌[112]。Chang 等在132例具有正常ETC的患者中仅发现 1 例癌症[113]。Van den Bosch 等表明 ETC 的阳性预测值为13%~17%。当细胞有异型性时风险增加到50%[114]。

阳性涂片作为宫颈受累的预测因素(the positive smear as a predictor of cervical involvement) 几项研究提示宫颈涂片中存在子宫内膜癌与宫颈受累显著相关[115]。Leminen 等报道有关宫颈受累的准确性，Pap 涂片是50%，宫颈刮除活检是51%[116]。尽管如此，除增加宫颈受累怀疑外，宫颈涂片本身对分期没有作用，也不改变术前治疗。

子宫内膜和子宫颈活检 / 刮除物的诊断
Interpretation of the endometrial and endocervical biopsy/curettage

几乎所有子宫内膜癌患者经过活检或诊刮就做出初步诊断。在子宫内膜标本诊断中要强调的因素如下：

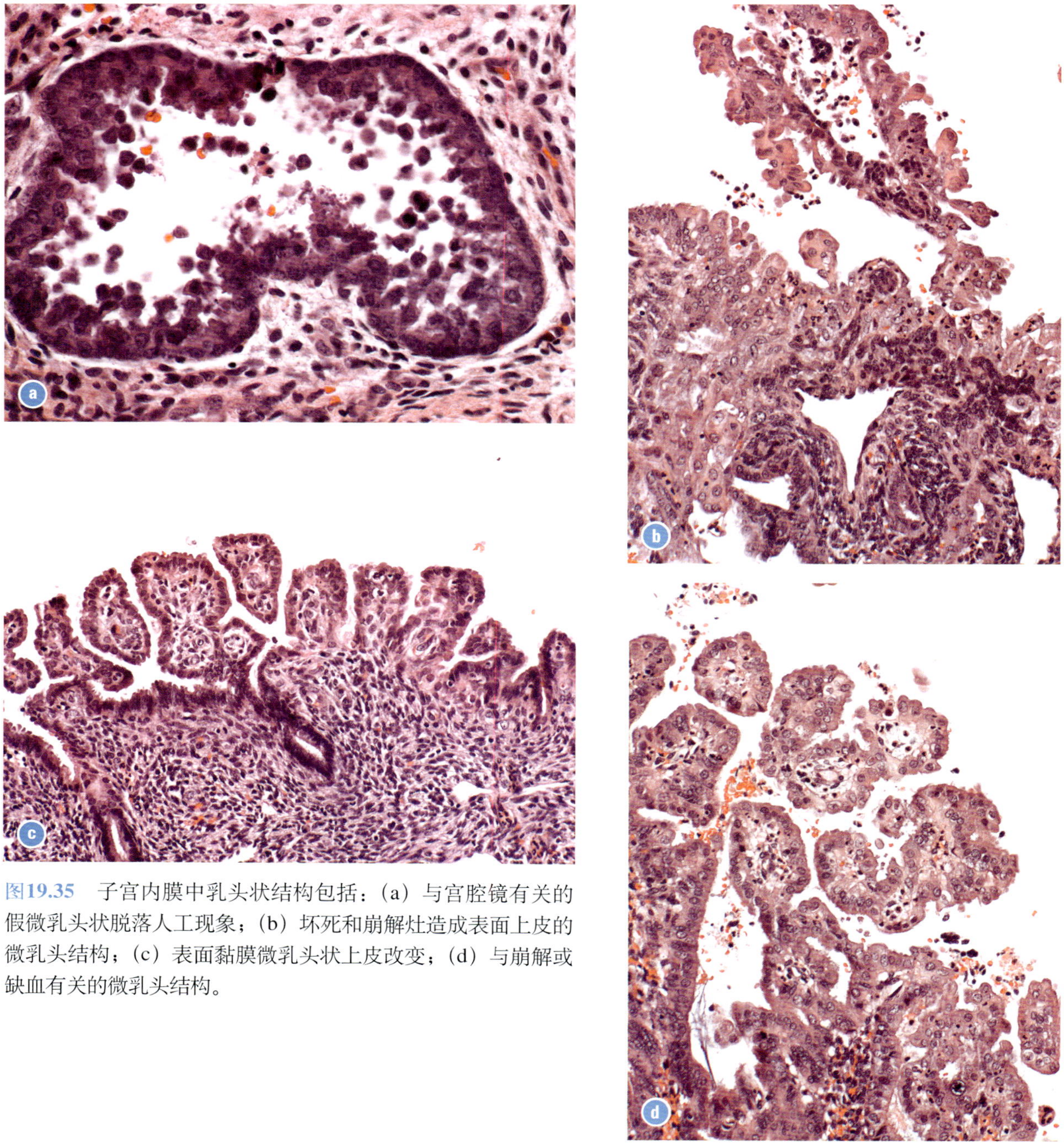

图19.35　子宫内膜中乳头状结构包括：(a) 与宫腔镜有关的假微乳头状脱落人工现象；(b) 坏死和崩解灶造成表面上皮的微乳头结构；(c) 表面黏膜微乳头状上皮改变；(d) 与崩解或缺血有关的微乳头结构。

随访中癌的敏感性和预测值(sensitivity and predictive value for cancer on follow-up)　总体可靠性高。Clark 等对已发表的包括 1000 多病例的研究进行定量回顾。活检 / 诊刮为阳性（癌）的病例，在随后子宫切除标本中 82% 诊断为癌。重要的是，活检阴性不能保证没有肿瘤，要强调随访的重要性，并注意持续性症状[117]。其他研究报道发现率为 90% ~ 100%[118-121]。需要说的是子宫内膜标本检测是敏感的，但绝不是绝对无误的。

术前诊断 EIN 的意义(significance of a preoperative diagnosis of EIN)　以往研究表明在EIN诊断后（子宫切

除术发现）癌症风险达到25%[122]。然而，在诊刮中没有一个明确的癌症诊断，子宫切除术含有深部浸润性肿瘤的可能性小[123]。按照我们以往的经验，普通病理医师更有可能过高诊断子宫内膜癌前病变[124]。然而，由妇科肿瘤协作组中有影响的专家们反复回顾大概300例被社区病理医师诊断为“非典型子宫内膜增生”的活检，报道这种病例百分比过高，在回顾中被重新诊断为腺癌，许多标本在即刻子宫切除中发现肌层浸润[125, 126]。这反映了社区医师对于癌与癌前的鉴别，以及良性与癌前的鉴别存在困难。EIN 计划使用了更准确的定义限制这些界线，很有希望改善这些事情。对EIN患者进行保守治疗的医师必须保证反复取样以密切监视，如果打算手术，应该按照有浸润癌可能来处理患者[125, 126]。

与子宫切除术分级的一致性(concordance with grade on hysterectomy) 一旦在诊刮中做出明确的癌诊断，与最终子宫切除诊断的一致性取决于取材。多数研究证实对于活检为2级或3级者，活检和子宫切除分级较一致。然而，考虑到一个事实就是仅仅5%实性成分就会使1级肿瘤的分级提升成2级，活检1级的诊断常随整个手术标本检查而修改。总体而言，符合率为56%～65%，多数是因为过低估计分级[123, 124]。在一项研究中，30%、46%和100%分别表现为1级、2级和3级子宫内膜腺癌的患者，最终需要初次手术时进行完整手术分期[124]。

当医师处理1级子宫内膜癌，却没有预期可能需要完全分期时，这个结果与之特别有关。

宫颈受累(cervical involvement) 宫颈受累发生于15%～30%的病例，术前并非总能排除（图19.31）[127, 128]。病理医师必须仔细评价宫颈诊刮，因为诊刮结果在传统上影响关于术前放疗或选择一个更积极手术方法的决定。所关注的根本问题是宫颈刮片阳性对真正宫颈受累的预测价值。Pete 等证实术前 ECC 阳性的病例仅有 30% 有宫颈受累[129]。几项其他研究已经表明 ECC 有高敏感性和阴性预测值（大约分别为 91% 和 96%），而特异性（89%）和阳性预测值（45%）较低[127, 129-131]。某些不确定性因注意到宫颈间质浸润而解决。Rubin 等分成两组，包括25例（32%）明确宫颈间质侵犯者和52例（68%）仅宫颈刮片中有碎片状癌存在者。他们注意到宫颈受累程度和结局显著相关[132]。因为真正的宫颈侵犯预后差，如果没有浸润病理医师不应该报告宫颈受累。如果在宫颈诊刮中存在肿瘤但是没有浸润，应告知相应的临床医师[133]。

术中处理 Intraoperative management

多数子宫内膜癌在诊断时局限于子宫，但需要切除子宫和手术分期来评价疾病的范围。术中评价子宫的目的是为了证实活检或诊刮的分级和评价浸润深度和范围，以便决定是否进行淋巴结清扫（图19.36)(表19.7)。然而，术中病理检查的有用程度依赖于：(1) 获得信息的准确性；(2) 与妇科或妇科肿瘤医师诊断结果的一致性。后者要部分依靠已发表的建议标准来确定淋巴结转移风险。

两个最重要的术中判定因素是浸润深度和肿瘤分级，进而决定淋巴结切除的必要性。传统上，所有浸润深度超过肌壁厚度 50% 的肿瘤和超过肌壁厚度 1/3 的 2 级或 3 级肿瘤适于淋巴结切除。然而，有些作者支持除了最表浅的高分化癌外所有肿瘤都要手术分期。少数近期（但仍有争议）的研究支持完整手术分期会提高长期生存率[134]。

肿瘤分级和浸润深度的大体和（或）镜下评估将可以预测 85%～94% 病例的最终病理结局[135-140]。多数作者感觉到大体检查以及可实施的冰冻切片检查对确定深度和分级是有用的方法。最常见错误是由于取样误差或没有意识到浸润而低估了分级或深度。后者最常发生在淋巴管中弥漫浸润性癌或低分化癌。相反，腺肌症受累可过诊为肌层浸润。可以断定，UPSC 和透明细胞癌要通过整个腹部子宫切除术、淋巴结、网膜和腹膜活检进行彻底分期[141]。

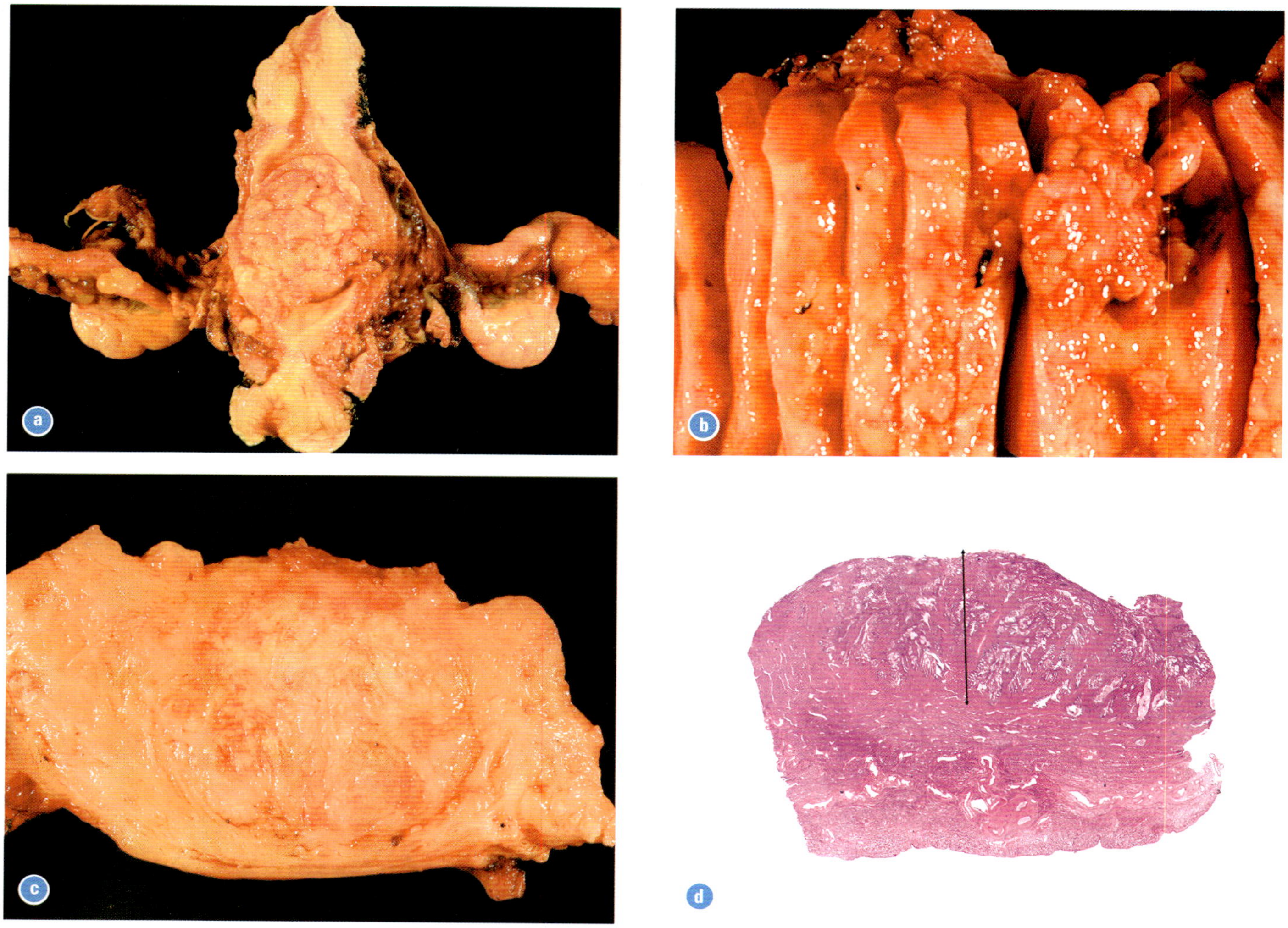

图 19.36 （a）子宫内膜癌大体表现。（b）切割开的内膜和肌壁。（c）大体评估肌层侵犯。（d）显微镜下评估浸润深度。

术中病理评价方法如下：

1. 在冰冻切片室由病理医师切开子宫，小心分割注意保持标本完整性以便进一步检查，至少将一个横切面用于冰冻切片（图 19.36）。
2. 应注意大体病变，但同样重要的是要注意子宫肌层颜色和质地的细微变化，它可以预测细微或弥漫性浸润。相反，仔细注意可疑腺肌症区域也是重要的。
3. 宫颈和阴道折返处也应仔细检查，如果发现可疑区域要取材检查。切片观察应集中于细胞类型（子宫内膜样、浆液性、透明细胞或其他）、分级和浸润深度。后者以占子宫肌层厚度的百分比来估算。在最终石蜡切片检查时，这些参数应该与术中评价记录的参数相比较。任何不一致之处都要指出并解释。多数不一致的病例是因为取样错误。在某些病例，是错过了细微的弥漫浸润或过低评判了分级。如这种不一致有临床意义，应该建议和通知临床医师。

4. 手术医师和病理医师的交流。如果可能，病理医师应该知道最初的活检诊断，判定术中所见与最初子宫内膜活检一致与否。这一信息，包括目前所评估的深度和分级，应该告知外科医师。包括由腺肌症和其他人工假象所引起的诊断问题应该被讨论。手术医师应该保证病理医师得到完整评估所需的全部临床信息。相反，病理医师应该询问手术医师以确认他们得到手术继续进行所需的全部信息。

术后病理评价 Postoperative pathologic evaluation

大体病理学 Gross pathology

对淋巴结和网膜/腹膜标本的判定是术中处理的关键决定因素。随后的子宫评价涉及送检的子宫内膜和肌层是否足以确保准确分期和确定辅助治疗。对所有病例，整个子宫内膜和肌层应切成间隔2～3mm的薄片（面包片样）并进行仔细检查。提交切片检查的内膜和肌层数量依据情况而不同。例如，如果最初诊断是高分化腺癌，并且大体检查没有其他发现，提交代表性的切面就够了。相反，如果最初诊断是子宫乳头状浆液性癌，整个子宫内膜都应被提交。在所有病例，每一侧至少要提交2～3个切面（图19.36）。如果满足以下任一条件，应该切除整个附件（卵巢和输卵管）：(1) 临床或病理医师怀疑子宫外疾病；(2) 有乳腺癌病史或可疑乳腺癌或卵巢癌的家族危险；(3) 腹腔冲洗细胞学回报阳性；(4) 子宫内膜肿瘤是浆液性癌或含有浆液性或高级成分[141]。

组织病理学特征 Histopathologic features

子宫组织病理学检查对最终分期是必要的。虽然这个过程不可能导致二次手术，重要的是决定是否需要附加术后治疗。如果发现某些高危因素，将考虑后者，因为高危因素可以增加局部复发的危险。其中一些包括组织学类型、浸润深度、分级、存在宫颈侵犯以及毛细血管淋巴管浸润的存在与否[142]。因此，完整评价对于下一步的治疗分流是不可或缺的。

1988年FIGO根据最终的外科-病理评价重新修订了子宫内膜癌分期，这已经影响了相当一小部分女性的治疗[143-146]。子宫内膜癌分期系统概括在表19.8中（也可以参见附件）。结合分级和分期来预测疾病的自然过程。I～IV期患者的5年生存率大约分别为90+%、75%，60%和15%～26%。个别病例更准确的估算可以从下面的参数获得，这些参数对治疗很重要。

肿瘤类型或级别(tumor type or grade) 子宫切除中肿瘤分型和分级与诊刮标本有关。表19.4和表19.9概括了肿瘤级别和类型与结局的关系(重要的组织学因素)。分级（FIGO）已用于子宫内膜样腺癌，对I期的1级和2级肿瘤而言，结局相似（92%和87%），对于3级肿瘤，生存时间显著缩短[146]。细胞核分级也是重要的分级参数，应该仔细评价。

如前文讨论所示，复发比例最高者发生在乳头状浆液性癌和透明细胞癌，而不是子宫内膜样癌。Cirisano等对I期患者的研究发现，UPSC和透明细胞癌（clear cell carcinoma,CCC）的5年生存率是56%，而子宫内膜样癌是93%[147]。I～II期患者5年总体生存率在UPSC/CCC是36%～40%，在子宫内膜样癌是70%～90%[8, 90, 95]。Nordstrom等考虑所有分期时，49%的UPSC/CCC死于癌症，而子宫内膜样癌为31%[148]。

表19.8 子宫内膜癌FIGO手术分期

I 期	肿瘤局限于子宫底
IA 期	肿瘤局限于子宫内膜
IB 期	肿瘤浸润少于肌壁厚度 50%
IC 期	肿瘤浸润大于肌壁厚度 50%
II 期	肿瘤扩展到子宫颈（子宫下段）
IIA 期	宫颈扩散局限于表面或隐窝的柱状上皮
IIB 期	肿瘤浸润宫颈间质
III 期	有区域性肿瘤扩散
IIIA 期	肿瘤穿透子宫浆膜，累及附件或在腹腔冲洗液中发现
IIIB 期	肿瘤累及阴道
IIIC 期	肿瘤累及区域淋巴结
IV 期	肿瘤侵犯临近器官或已经转移到远隔部位
IVA 期	肿瘤侵犯膀胱或直肠
IVB 期	存在远处转移

FIGO，国际妇产科学联盟

浸润深度(depth of invasion) 浸润深度是治疗和预后的重要因素。通常，从最近的正常子宫内膜平滑肌交界面来测量浸润。最好使用全层切片（图19.36）。如果肌层太厚而不能在一个包埋盒中放置一个切片，这个切片可以适当染上墨汁并在中间切开，放在两个盒内。可以用毫米和百分比报告累及肌层的深度，后者是为分期设立的。

浸润方式(invasive patterns) 子宫肌层浸润可以有多种方式，包括如下：

1. 大、小肿瘤巢的明显浸润，上皮间质边界不规则，上皮极性消失，分化改变和间质反应（图19.37a）。
2. 以较细微的方式浸润，以间质反应为主，腺体不明显（图 19.37b）。
3. 沿大的交界面浸润，伴有轻微间质反应（图19.37c）。
4. 小团肿瘤细胞浸润，伴有轻微间质反应。这种方式最细微，容易被忽视，尤其是冰冻切片（图19.37d）。
5. 高分化肿瘤腺体浸润，缺乏间质反应（所谓恶性腺瘤型生长方式，也归属于“弥漫浸润”）[149, 150]。

表 19.9 子宫切除术标本评价中的重要参数

参数	排除
组织学类型	区分 UPSC/CCC 和子宫内膜样
组织学分级	区分鳞状化生和实性腺癌
浸润深度	腺肌症，标本挤压变形
毛细血管-淋巴管浸润	转移人工假象
宫颈侵犯	良性宫颈非典型性，区分表面受累和浸润
子宫旁组织	子宫内膜异位症
浆膜	子宫内膜异位症，第二原发瘤
输卵管和卵巢	偶然的肿瘤细胞播散，第二原发瘤
网膜 / 腹膜	输卵管内膜异位，第二原发瘤，角化物肉芽肿
区域淋巴结	Müller上皮包涵囊肿，巨噬细胞/组织细胞

区分浸润与腺肌症累及

Distinguishing invasion from involvement of adenomyosis

病理医师通常必须决定肿瘤是在腺肌症之内还是浸润平滑肌层。这是一个重要的鉴别点，因为腺肌症通常在平滑肌层中位置更深[150]。腺肌症累及表现为平滑肌层中“有序的不规则”肿瘤巢，在轮廓上与没有癌的腺肌症相似，并缺乏“直接”向下生长的证据（图19.38a）。某些巢的上皮间质界面可见正常腺体（图19.38b）。相比之下，浸润癌要么表现为多个小腺体以相似的方向穿入平滑肌，要么以密集的腺体群整个垂直延伸到平滑肌层（直接生长）。上面有关浸润的其他特征可以存在，腺肌症累及伴有肌层浸润者也不少见（图 19.39）。

为了鉴别腺肌症受累与平滑肌侵犯，有些作者用CD10 等子宫内膜间质特异性标记物来勾画子宫内膜间质。不幸的是，这种方法还没有成功，因为CD10 阳性也出现在浸润性肿瘤的肿瘤-子宫内膜间质交界面上。据推测CD10被肿瘤本身所诱导[151, 152]。因为没有绝对可靠的方法从腺肌症中区别所有浸润性癌，病理医师可能偶尔遇到广泛“腺肌症样”肿瘤侵犯。如果在附近未受侵犯的子宫肌层内不伴有腺肌症证据，应该考虑肌层浸润的诊断。

子宫下段受累

Lower uterine segment(LUS) involvement

子宫内膜癌中44%侵犯子宫下段（LUS）（图19.40）[153]。处理中必须注意三个问题：

1. *不良结局风险(the risk of poor outcome)* Phelan 等发现当传统子宫体癌累及子宫下段时，可显示不良结局倾向[153]。然而，若没有其他不利病理学特征时，LUS 受累本身并不增加盆腔复发危险。因此，它不是辅助放疗的指征。
2. *LUS 癌作为独立疾病的意义(the significance of LUS carcinomas as a distinct entity)* Hachisuga等检查了88例50岁以下癌症妇女，发现16例局限在LUS[154]。这些肿瘤级别常常比普通子宫体癌高且浸润更深。
3. *原发性宫颈肿瘤的可能性(the possibility of a primary cervical neoplasm)* Hachisuga等注意到20%的LUS

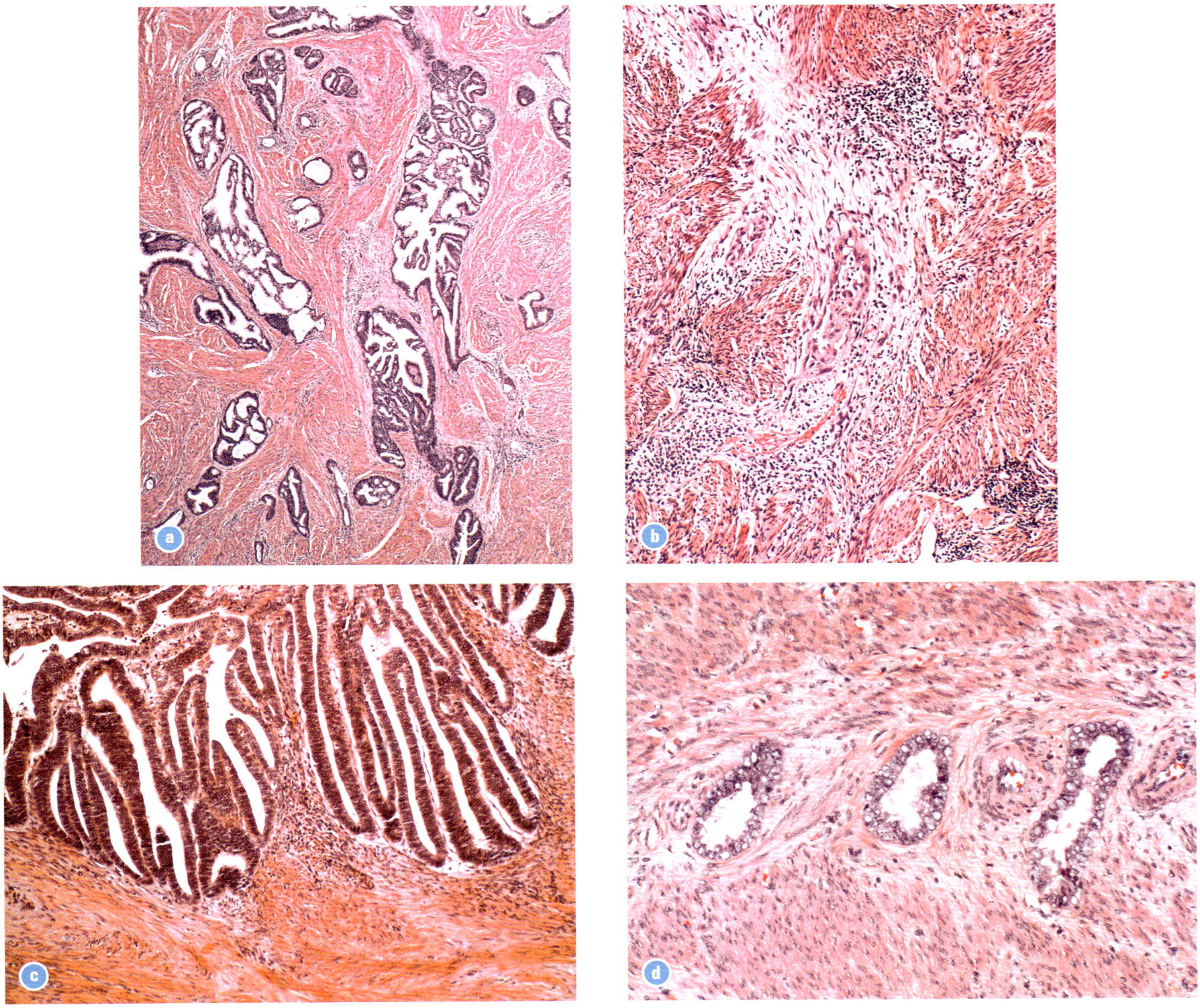

图 19.37　子宫内膜癌浸润方式包括：(a) 伴有间质炎症或纤维化的典型浸润；(b) 少数浸润性上皮（中央），伴有明显间质黏液样变；(c) 沿宽阔的界面浸润，几乎不伴有间质反应；(d) 以小腺体浸润，伴不易察觉的间质反应。

癌是HPV阳性，提出这些肿瘤除来自子宫内膜外还可能来源于宫颈[155]。然而，尽管我们采用 HPV 检测来解决这个问题，以我们的经验，多数来源于子宫内膜且 HPV 阴性。

宫颈受累 Cervical involvement

13% ~ 29% 的子宫内膜癌病例会侵犯宫颈，这增加了局部复发、淋巴结转移和生存率降低的危险（见表 19.9）[127, 156-158]。当宫颈受累并存其他因素如子宫外疾病、

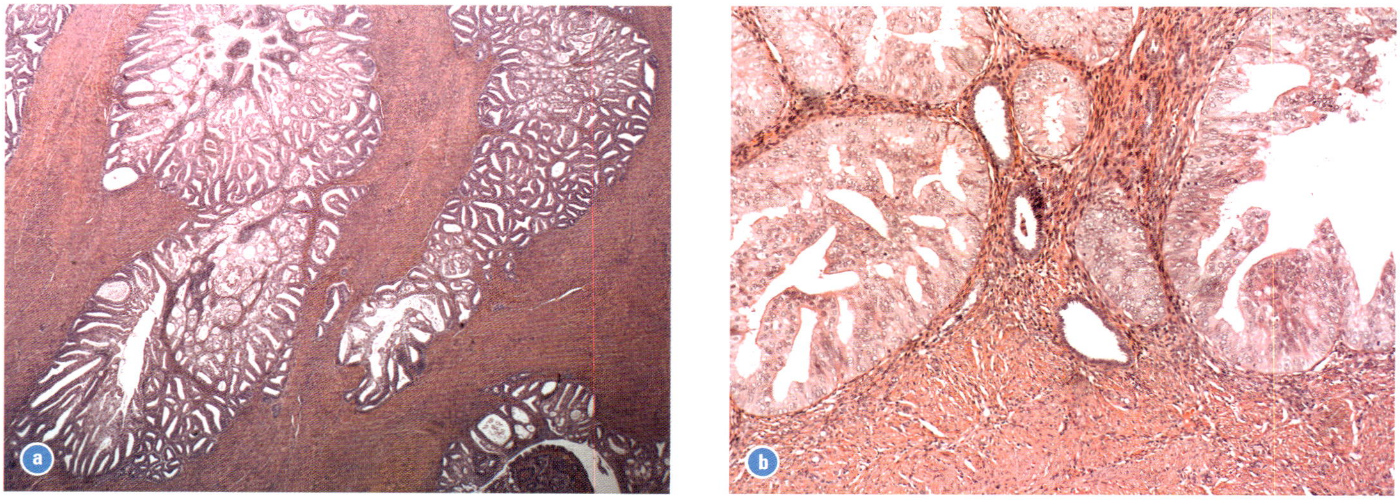

图 19.38　累及腺肌症的子宫内膜腺癌。(a) 诊断是基于缺乏“直接”浸润做出的。(b) 肿瘤–肌层交界处（中央）的子宫内膜间质或腺体不总是明显的，但是有助于诊断。

深肌层浸润和乳头状浆液性形态学时，预后尤其差[130]。

有关宫颈受累的以下几方面对组织学认识是重要的：

受累程度(degree of involvement)　准确的分期是由肿瘤仅仅累及表面腺体（IIA期）(图19.41a)，还是侵犯宫颈间质 (IIB 期)(图 19.41b) 所决定的。某项研究发现，微小或无间质浸润的宫颈表浅种植见于40%的宫颈受累病例[156]。另一研究注意到 IIA 期的生存率明显高于 IIB 期（86% 比 46%）[159]。观察者已正确推断 IIA 期肿瘤所见的表面受累是因为诊刮时肿瘤细胞在宫颈黏膜的种植。

子宫内膜腺癌细微型累及宫颈可类似于原发性宫颈

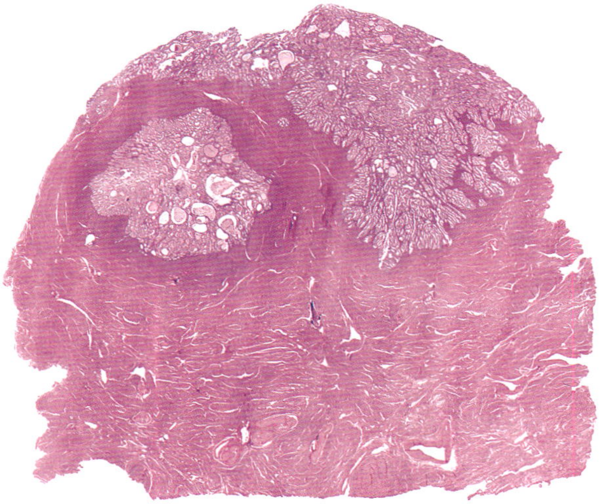

图19.39　腺肌症（左）伴有“直接”浸润型肌层侵犯（右）。

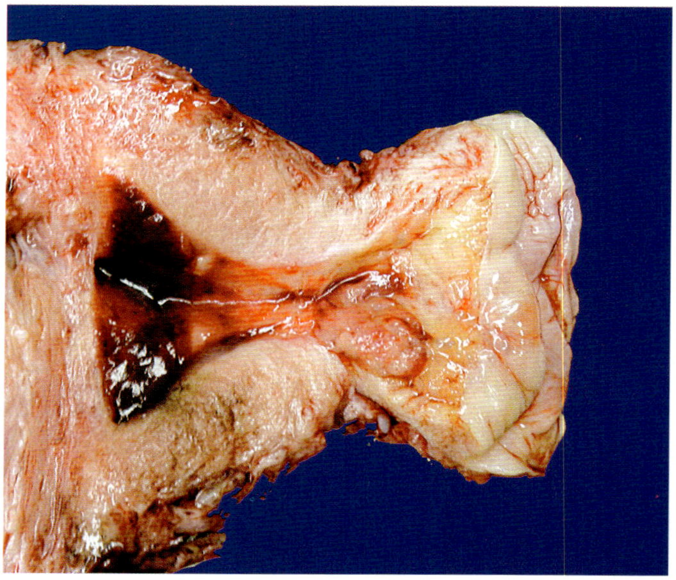

图 19.40　子宫下段腺癌大体表现。

癌(*subtle forms of endometrial adenocarcinoma involving cervix may mimic primary cervical cancer*) 最近，Tambouret 等总结了少数深部浸润宫颈的子宫内膜腺癌病例，伴有欺骗性温和组织学和轻微间质反应（图 19.42a-c）[160]。这种类型可能与宫颈微偏腺癌、中肾管病变和子宫内膜异位相混淆。

排除宫颈腺癌（excluding endocervical adenocarcinoma） 这在第 14 章已经讨论过，概括为以下几点：（a）宫颈和子宫内膜均受累的肿瘤极少可能是两个独立原发肿瘤；（b）发生于任何年龄伴有广泛子宫内膜受累的癌症很少来源于宫颈；（c）发生在老年女性以黏液、透明细胞或乳头状浆液性为主的癌症非常有可能来源于子宫内膜；（d）广泛累及年轻女性宫颈的低分化癌更有可能（不是必然）是原发性宫颈肿瘤，包括类似浆液性癌的肿瘤。多数病例能够通过HPV 检测（宫颈）或波形蛋白、雌激素受体、孕激素受体（子宫内膜）来区分[161, 162]。

腹膜细胞学和腹膜扩散
Peritoneal cytology and peritoneal spread

评价腹膜扩散必须要考虑下列因素：

细胞学所见(cytologic findings) 20% 的病例腹腔冲洗液中可见恶性细胞，发生率与分期呈函数性递增，从 I 期的 17% 增加到 IV 期的 85%（图 19.43a,b）[2]。腹腔冲洗液阳性也与复发有关[163, 164]。尚不明确腹膜细胞学是不是子宫内膜癌预后差的独立因素[165]。在 Creasman 等妇科肿瘤小组的研究中，阳性冲洗液是复发的独立危险因素[166]。然而，那项研究包括了*临床*I 期肿瘤。随后的*手术*I 期肿瘤（除外冲洗液）研究发现在预后上没有差别[167]。Kennedy 等观察了组织学检查局限于子宫的肿瘤，5.2% 呈冲洗液阳性，5 年生存率为67%，而没有阳性冲洗液的肿瘤 5 年生存率为 85%。因此，复杂的因素妨碍了阳性冲洗液与复发的独立关系[168]。另一项研究对冲洗液阳性患者在术后 1 ~ 2 周再取腹水，没有发现细胞，表明它们是一过性的[169]。

腹膜组织学扩散(histologic spread to the peritoneum) 像上面提到的一样，多数子宫内膜样和透明细胞腺癌常在腹膜表面之外的部位复发，多数与浆液性肿瘤有关。偶尔也包括侵袭性子宫内膜样癌和发生在盆腔子宫内膜异位症的肿瘤。

腹膜扩散类似病变(mimics of peritoneal spread) 最有可能与腹膜扩散相混淆的两个病变是非典型子宫内膜异位症和角化物肉芽肿。后者估计是原发肿瘤中伴有鳞

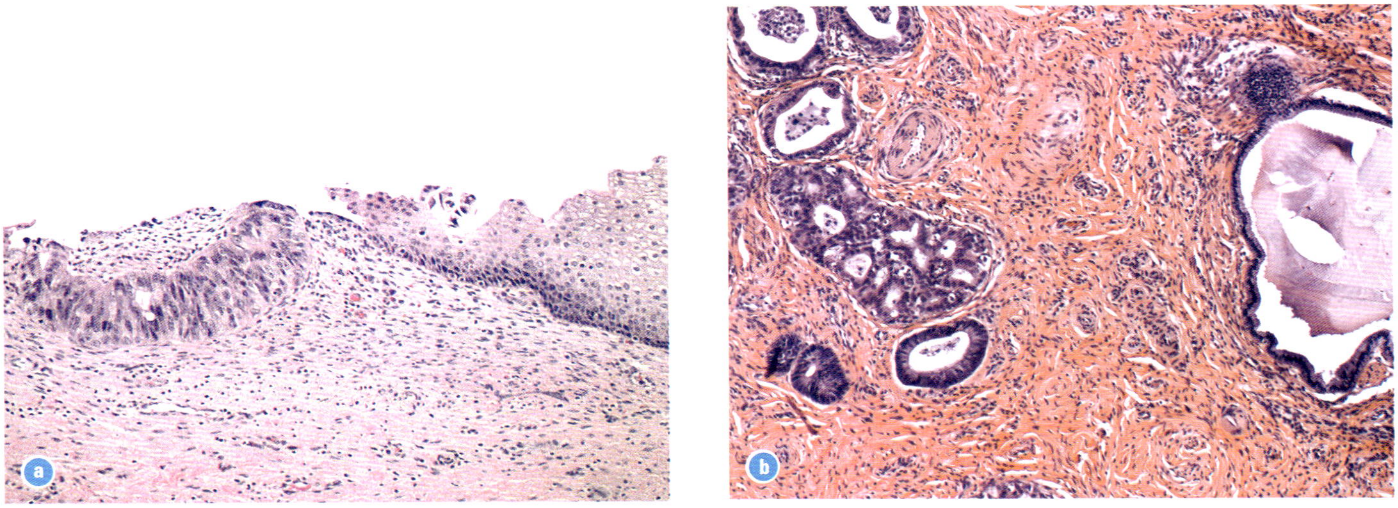

图 19.41 （a）宫颈移行区子宫内膜癌表浅沉积（左）。（b）子宫内膜腺癌明显的宫颈间质浸润。

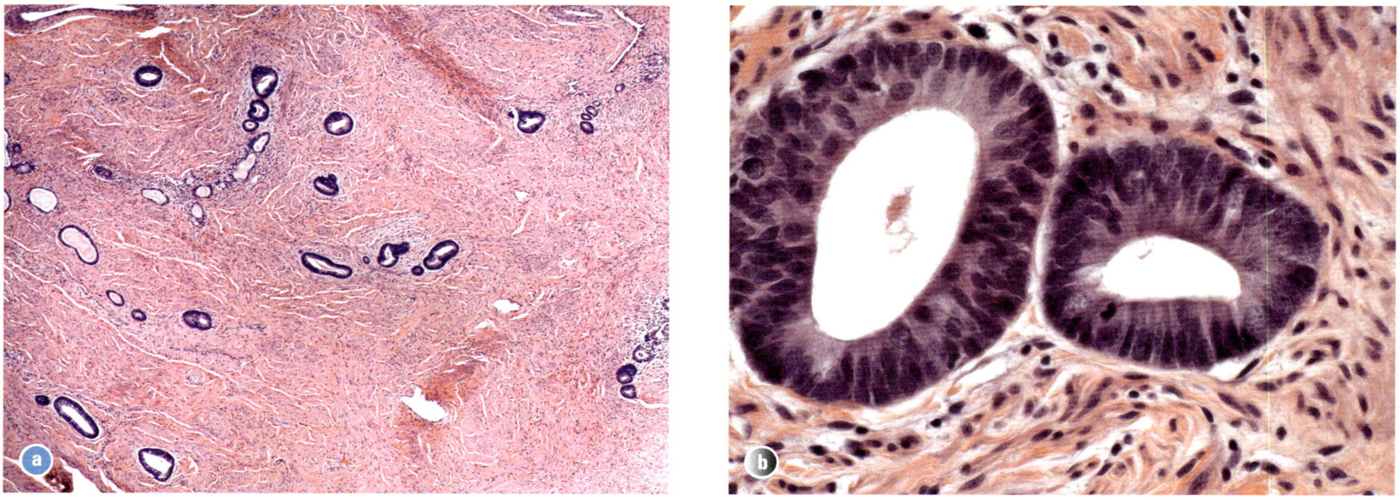

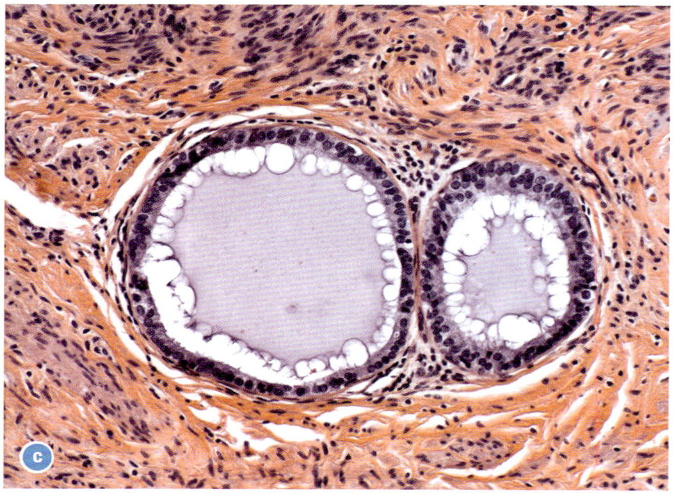

图19.42　子宫内膜腺癌呈假温和形态累及宫颈。(a) 低倍镜下，肿瘤腺体分布良好且结构有序。(b) 高倍镜下，有些腺体是典型的子宫内膜样上皮，而其他 (c) 是被覆轻微非典型性的立方上皮，类似中肾或宫颈上皮。

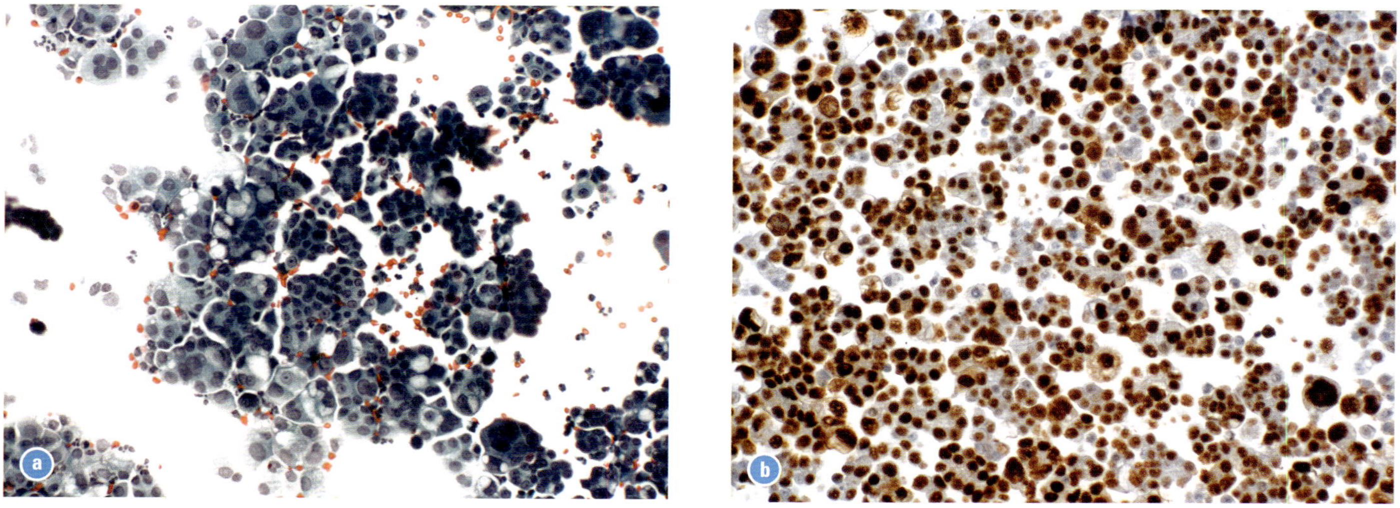

图 19.43　(a) 来自子宫乳头状浆液性癌的腹膜细胞蜡块；(b) p53 免疫染色强阳性。

状分化的角化物通过输卵管转运而来所产生的反应。然而，尽管这些细胞扩散到腹膜，它们没有增加复发的危险。特别是没有见到恶性腺体或鳞状上皮（图19.44）[7]。

并存输卵管–卵巢受累 Coexisting tubo-ovarian involvement

子宫内膜和卵巢同时受累者分别占卵巢癌或子宫内膜癌病例的10%和5%。同时发生子宫和卵巢子宫内膜样癌的患者一般较年轻（41～52岁），如前所述，可能是与遗传易感性有关的特殊群体[170-172]。在两个器官内有子宫内膜样组织学的肿瘤通常生存很好。Eifel等报道同时发生子宫内膜和卵巢肿瘤的病例，如果是子宫内膜样型，生存率为100%，符合独立的原发肿瘤假说[170]。相反，伴有其他组织学类型者，肿瘤有更广泛的肌层侵犯和更高的生殖道外扩散风险，生存率仅为55%。可以断言，扩散超出子宫和卵巢者，代表较凶险的组群。Falkenberry等报道Ⅰ期卵巢和子宫内膜肿瘤患者分别100%生存[171]。Soliman等报道伴有相似子宫内膜样组织学的患者平均生存10年[173]。

对于病理医师，就具体病例列出肿瘤来源可能是困难的。子宫内膜和卵巢癌的共存可通过三种假说来解释：（1）原发子宫癌转移到卵巢；（2）原发卵巢癌转移到子宫内膜；（3）子宫内膜和卵巢同时原发癌。有几条实际指导原则可能有帮助：

1. 如果子宫内膜或卵巢受累是由转移性疾病所引起的，这一器官外的其他部位可能有明显临床证据，这些病例的治疗是相似的，与原发部位无关。
2. 即便不是如此，同时发生的浆液性癌、透明细胞癌或高级别子宫内膜样癌要求更积极的治疗。
3. 同时性1级子宫内膜样癌患者，如果没有超出这些器官的临床证据，不需要进一步治疗。

关于区分相互依赖（转移）性肿瘤与独立性肿瘤的方法，应该考虑如下：

1. 卵巢癌转移性累及子宫内膜是少见的。仅在其他正常的子宫内膜中出现小而独立的癌巢时才考虑。
2. 深部浸润性子宫内膜样癌，伴有输卵管扩散或毛细血管–淋巴管浸润者，更有可能转移到卵巢。然而，没有可靠证据说明这些参数能排除独立的原发性子宫内膜样肿瘤。无论哪种情况，有不良发现的病例应该处理得更积极些。
3. 同时存在的子宫外原发肿瘤可能来源于子宫内膜异位症，也可能是来源于后腹膜或盲管（cul-de-sac）的其他原发癌。也许，有些更高分期的肿瘤（包括子宫、卵巢、盲管等）实际上是多个独立的原发肿瘤。

总之，为了治疗目的，最重要的问题是肿瘤是否为非子宫内膜样（透明细胞或浆液性）癌以及疾病是否超出卵巢和子宫之外[172, 173]。

尽管其价值还不明确，用来确定卵巢和子宫（子宫内膜样）肿瘤在PTEN基因中有无相同变异的分子分析，可以更好地区分独立原发性或转移性。在一项研究中，10个同时性子宫/卵巢肿瘤经分子学匹配后有3个病例的分期被修改[174]。

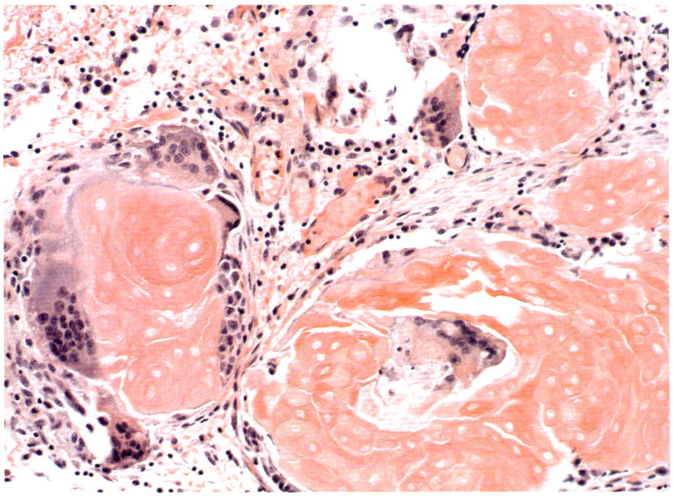

图19.44　伴鳞状分化子宫内膜腺癌患者腹膜中的角化物肉芽肿。癌局限于子宫。

宫旁扩散 Parametrial spread

宫旁扩散（6%）的增加与分期成正比，伴发于6%的Ⅱ期肿瘤和17%的Ⅲ期肿瘤。当出现宫旁扩散时，复发率高（38%），最终在5年内或5年后死亡[175]。

淋巴结情况 Nodal status

盆腔和主动脉旁淋巴结的情况最终决定结局，多数其他分期参数提示这种危险。伴有盆腔或主动脉旁淋巴结侵犯（IIIC期）患者，5年无病生存率为36%。此外，如果盆腔淋巴结受累，主动脉旁淋巴结受累的危险性高达50%，反之则低于5%（图19.45）[176, 177]。淋巴结受累程度进一步影响结局。在仅有一个盆腔淋巴结受累的17名患者中，精确的5年无病生存率为81%[178]。在淋巴结阳性病例，影响结局的其他不利因素包括阳性淋巴结比例较高、淋巴结中对肿瘤的纤维组织反应和肿瘤蔓延到淋巴结周围脂肪组织[179]。据估计，不能切除的巨大淋巴结转移与疾病特异性生存期的明显缩短有关[180]。

淋巴结病理学检查需要仔细切割淋巴结组织，适宜在新鲜状态进行。较大的淋巴结应间隔 1～2mm 切割。镜下，像对任何淋巴结检查一样，病理医师应该密切注意被膜下区域以排除转移性肿瘤小病灶（图19.45a, b）。当发现转移灶时，应记录受累淋巴结的数量和有无结外直接蔓延。两个重要的陷阱是将 Müller 包涵物误诊为肿瘤（图19.46），以及将反应性间皮细胞误诊为转移灶（图 19.47a, b）[181, 182]。如果需要，用 Calretinin（间皮细胞）或上皮膜抗原（癌）免疫染色来区分癌、间皮细胞和巨噬细胞（图 19.45b）。

尽管还没有被确认为子宫内膜癌的实验室处理标准，盆腔淋巴结的角蛋白免疫染色能提高肿瘤细胞的检出率（图 19.45a, b）[183]。Yabushita 等报道 22 名淋巴结阴性的I期患者没有复发，而15名细胞角蛋白阳性淋巴结患者中5名复发[184]。需要强调的是淋巴结中其他成分包括巨噬细胞、间皮细胞和Müller囊肿，也可以着染细胞角蛋白。

毛细血管-淋巴管浸润 Capillary-lymphatic space invasion

肌层毛细血管-淋巴管浸润通常不会被发现，直到做出相关淋巴结切除决定后。虽然如此，假定为I期的患者，其盆腔和主动脉旁淋巴结的阳性风险与子宫毛细血管-淋巴管浸润有明显相关性[185]。研究表明血管浸润尤其重要，浸润过深（IB 期比 IA 期）是一个危险因素。当结合分级时，这一参数能证实患者有高复发潜在危险[186]。

评价血管浸润最好是在肿瘤周围，那里的回缩人工假象在评估时不会产生问题。若受累腔隙周围发现可识别的内皮细胞，对于证实它们是血管很重要[187]。肿瘤巢通常出现在较小的管腔中，特征性地呈现为管腔形状。细胞核的非典型程度可能十分温和，伴有比原发肿瘤更明显的嗜酸性胞浆（图 19.48a）。

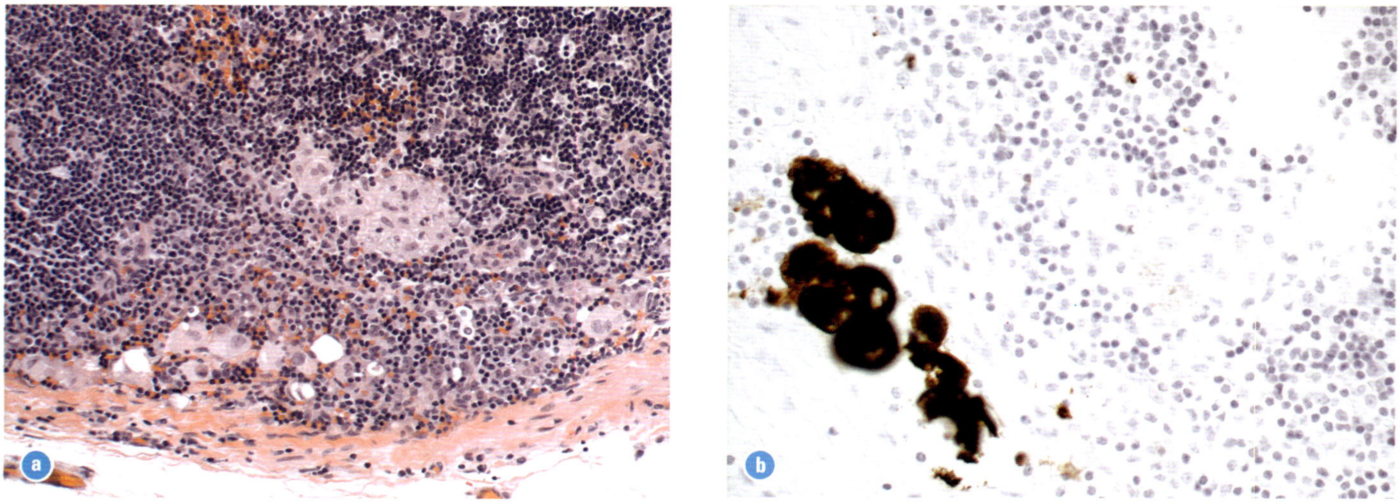

图 19.45 （a）累及盆腔淋巴结的转移性子宫内膜腺癌；（b）角蛋白染色标记出外周的细胞，而中央的巨噬细胞巢呈阴性。

当考虑毛细血管-淋巴管浸润时，病理医师应该仔细排除因切割内膜和肌层发生的人工假象，例如把肿瘤性上皮带入血管腔。成团的未经改变的肿瘤细胞出现在大血管通常代表人工假象，应该与血管浸润相区别（图19.48b）。

与结局有关的生物标志物和其他参数 BIOMARKERS AND OTHER PARAMETERS ASSOCIATED WITH OUTCOME

许多其他标志物影响结局，在目前的实践中多数具有学术价值。除 p53 外，不利的参数包括 Ki-67、p21 和 S-期分数[188, 189]。有利指标包括雌激素和孕激素受体[190]。

倍体、核分级和形态测量分级均与不良结局有关[191]。在另一项研究中，Nordstrom等发现细胞核分级解释了所有浆液性和透明细胞型在生存率上的差异[192]。Steiner等发现在所有亚型回归分析中，综合考虑DNA指数（新鲜冰冻组织）、最短核直径平均值以及最大直径的 SD 值（石蜡包埋组织），提供了最好的癌相关死亡及预后信息[193]。上面的研究证实了核分级在评价所有子宫内膜腺癌中的重要意义。

目前分子模型可以用来研究其他的预后因素。DNA 甲基化的增加与许多癌有关，可以阻止或改变重要肿瘤相关基因的表达。一项研究简单检测了核糖体 DNA 甲基化情况以代替肿瘤的甲基化情况，并确定它与肿瘤预后较差有关[194]。其他研究则积极地勾画肿瘤中基因组的蛋白表达模式，以确定所谓的“蛋白组标签”作为早期检测标志物。

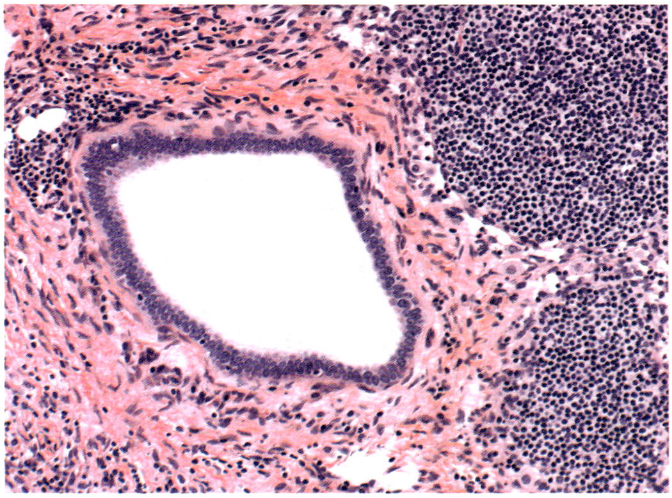

图 19.46　盆腔淋巴结中的 Müller 包涵物。

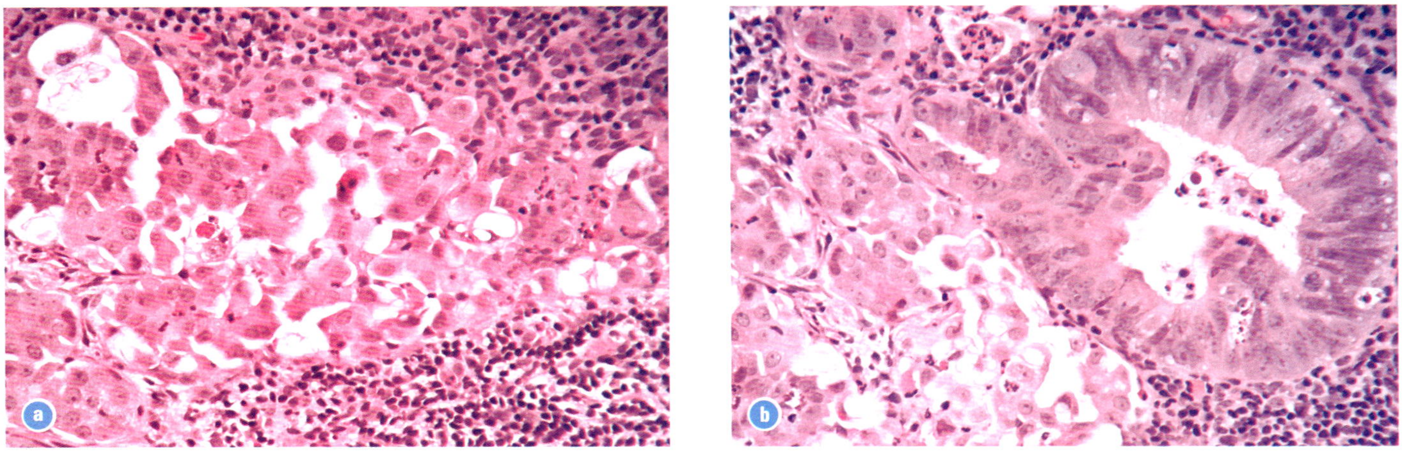

图 19.47　（a）淋巴结中的反应性间皮细胞；（b）伴有腺癌。

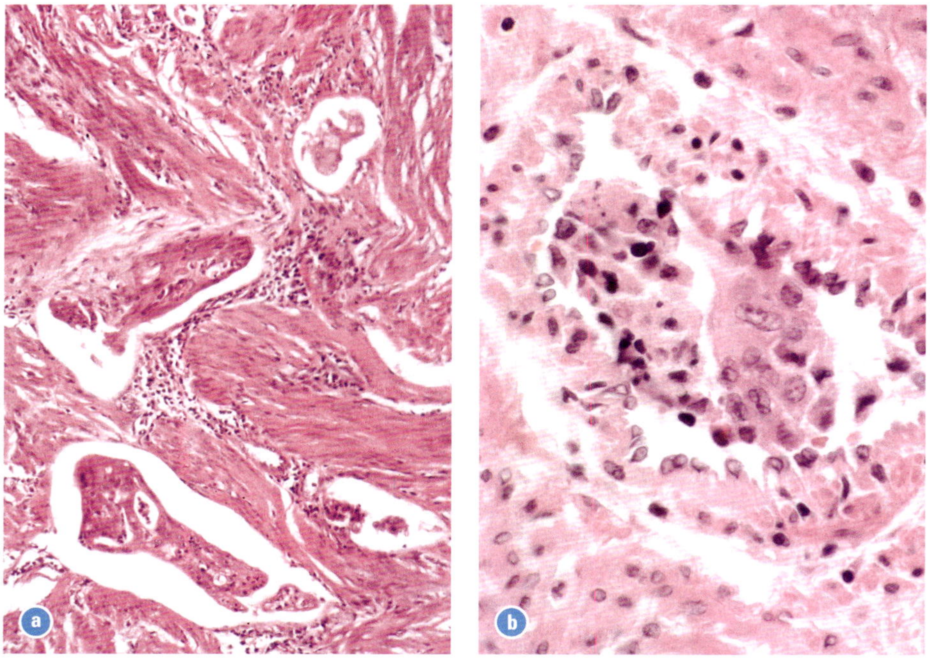

图 19.48 (a)毛细血管-淋巴管浸润。(b)由切片人工假象引起的假血管浸润。

治疗和结局 MANAGEMENT AND OUTCOME

概述 Overview

子宫内膜癌的扩散通常经过直接的肌层浸润，随后蔓延到相邻的子宫周围器官。最终播散到区域淋巴结。在晚期，肿瘤可以通过血行播散到肺、肝、骨和其他器官。在某些类型，特别是乳头状浆液性癌，附加了腹膜侵犯的危险，提示可通过腹膜种植扩散。预后因素包括分级和细胞分型、肌层浸润深度、脉管浸润、腹腔冲洗液情况和年龄等，影响着结局[148, 195]。提醒读者的是单个参数，例如分期，不要单独使用，因为它会随其他变量的内容而变。

子宫内膜癌的结局具有分期依赖性。总体上，对所有分期的5年和10年精确生存率分别是83%和80%[195]。各期5年生存率分别是IA期89%，IB期92%，II期77%，III期27%，IV期0[146]。

最常见的病理相关处理说明如下：

1. 肿瘤具有有利的组织学类型（子宫内膜样），属于1级或2级，局限于子宫内膜或肌壁内侧1/3。淋巴结受累风险为5%或更低。
2. 肿瘤具有深部肌层浸润，2级或3级子宫内膜样，或具有血管浸润证据。建议辅助性盆腔放疗。
3. 肿瘤具有任何分期都不利的组织学类型（浆液性或透明细胞）。复发危险至少是30%，通常需要辅助治疗。
4. 肿瘤具有有利的组织学类型，伴有内1/3（3级）或外2/3（1级和2级）肌层受累。这是中度危险类别。
5. 存在影响预后的其他参数。

两项研究建立了对有疑问病例进行病理学回顾的理论基础。在一项研究中，1/3的诊断被修改，总体治疗的改变分别为8%和12%。变化包括分级、浸润深度和宫颈受累[196, 197]。

争议 Controversies

宫颈诊刮阳性的子宫内膜癌应该进行术前放疗吗？这些作者的观点是宫颈诊刮阳性不足以证明术前放疗合理。尤其是年轻患者，应该考虑根治性子宫切除。然而，如果大体上宫颈受累（这个不常见），放射是可行的；若宫颈在临床上是正常的，多数选择手术治疗[198-201]。

侵犯内 1/2 肌层的 1 级肿瘤应该切除淋巴结吗？这是一个重要的问题，因为：(a) 它发生在手术过程中；(b) 它增加了检测*任何*肌层浸润的意义。从实用观点上看，这个问题不能在本章范围内回答，因为这个问题还处在争议中。有些作者建议对所有患者的淋巴结进行取材，而其他作者则谨慎使用，尤其在欧洲[202, 203]。目前，如果肿瘤浸润深度小于肌壁厚度 50%，并且被证实是 1 级子宫内膜样，多数医师将不切除淋巴结。然而，如果外科医师和病理医师对分级或深度不确定，应该考虑切除淋巴结[202, 203]。一项对妇科肿瘤医师的调查显示，所有手术病例中几乎一半要活检淋巴结[204]。

彻底淋巴结清扫（与限制性取材比较）能提高生存率吗？尽管有些研究表明可以改善生存，其他研究则不这么认为，这个问题仍没有答案[204]。然而，许多研究者认为在这样的病例要避免整个盆腔放疗，必要时可用阴道近距离放疗替代[205]。

辅助放疗或化疗能延长生命吗，尤其对于低分期肿瘤？这个问题尤其适用于低分期高分级肿瘤。Creasman 等报道 I 期浆液性癌、透明细胞癌和 3 级子宫内膜样癌的死亡率在 19% ~ 28% 之间。放疗可改善 6% ~ 8% 的生存情况，但是不显著。目前资料不足以确定辅助化疗是否将改变这个组群的结局[206]。

癌肉瘤 Carcinosarcomas

引言和定义 INTRODUCTION AND DEFINITION

癌肉瘤，以前称恶性 Müller 管混合瘤（malignant mixed Müllerian tumor, MMMT），大约占子宫内膜恶性肿瘤的 10%。诊断需要兼有上皮和间叶（肉瘤）分化。应该强调的是后者可能来源于分化发生迁移的上皮成分（或来自于相同的祖细胞）。相应地，肉瘤部分的上皮和间叶特异性生物标志物评分可以阳性。然而，肿瘤是根据间叶分化的组织学*形态*而定义的，产生相对于传统腺癌而言独特的临床和组织学表现。

发病机制 PATHOGENESIS

有两种常见理论或路径可以解释癌肉瘤：转换（conversion）和碰撞（collision）。在转换理论中，肉瘤样成分从癌演变而来。在碰撞理论中，两种成分独立发展，各自占据明显区域，两者交界处没有明显过渡。这种形态理论上也可以解释为转化成间叶表型的完整亚克隆过度增生形成的独立肿块[207]。

不考虑类型，多数研究支持癌肉瘤各成分具有同一来源的说法，与腺癌有明显的基因相似性。显微切割和等位基因缺失/保留研究发现，来自 17 例妇科癌肉瘤的 172 个癌或肉瘤病灶支持这些肿瘤是单克隆来源[208]。另一项研究中，X- 染色体失活模式、K-ras 和 p53 突变分析将这两种分化形式联系起来[209]。第三项研究指出 25 例癌肉瘤中 21 例是完全单克隆，尽管少数可能被解释为多克隆[210]。等位基因不平衡性也证实来源于上皮细胞而不是间叶细胞[211]。

危险人群 THE PATIENT AT RISK

放射史 Prior radiation

癌肉瘤的发生几乎局限于绝经后患者（多数常超过60岁），其中一些有盆腔放射史[212-216]。Varela-Duran等提出发生在较年轻女性的癌肉瘤更有可能与放射有关[217]。

他莫昔芬治疗 Tamoxifen therapy

在一个6名患者的小样本研究中，曾服用他莫昔芬而诊断为癌肉瘤的患者，5人持续用药至少6年，1人持续3年。然而，这个风险不具有肿瘤类型特异性，因许多子宫内膜肿瘤与他莫昔芬有关[218]。

种族 Race

有些证据表明非洲裔美国人更易于发生这些肿瘤，一项研究报道黑人的发病率为4.3/100 000，白人为 1.7/100 000，其他种族女性为 0.99/100 000。然而，准确评价种族作用将需要更大量的样本，并需考虑到先前的放疗史[219]。

临床表现 CLINICAL PRESENTATION

癌肉瘤通常发生在绝经后妇女，中位年龄是65 ~ 75岁。最常表现为绝经后出血或是一个脱垂的息肉样子宫包块[220]。

病理学 PATHOLOGY

大体检查 Gross examination

大体上，癌肉瘤外观比腺癌更有肉质感，它们可以呈大块或息肉状，有时会脱出宫颈口（图 19.49）。

组织病理学 Histopathology

根据定义，癌肉瘤由腺癌和间叶成分混合而成。两种成分表现出许多方式，病理医师常常根据生长方式的不规则性立刻怀疑到癌肉瘤。肉瘤成分可以包括子宫内膜间质、平滑肌、骨骼肌、中肾样、Wilms瘤样和其他分化方式。肉瘤成分准确的再分类是一种有用的训练，但与治疗无关。重要的是，出于预后和分期目的，要识别出它是癌肉瘤。这种练习的重要方面包括如下：

本身不是肉瘤但可提示癌肉瘤存在的特征(features that are not sarcomatous per se but may signify the presence of a carcinosarcoma) 这些特征包括：（1）广泛坏死或没有明确认定上皮性来源的坏死性肿瘤；（2）在单纯腺癌中不常见到的特殊上皮分化方式。在这些肿瘤中可以见到上皮分化的整个范围，从分化最好的子宫内膜样到低分化乳头状浆液性或透明细胞型。然而，有些方式好像与癌肉瘤的相关性更显著。这些包括实性成分伴有明显多形性和不定向分化、奇异的鳞状分化和较原始的“胚胎性”腺样生长方式（图19.50a）。有些形态由缎带样排列组成，这并非普通腺癌的特征（图19.50b）。其他形式包括有中度异型性的复层上皮和酷似原始上皮分化的“阶梯”样细胞质空泡（图19.17c，19.50c）；（3）不容易归为子宫内膜间质肉瘤或平滑肌肉瘤的间叶分化类型，包括骨骼肌、软骨样和未分类间叶分化（图19.51a-c）。所有这些都可见于纯粹的异源性肉瘤，但更有可能意味着癌肉瘤的存在。

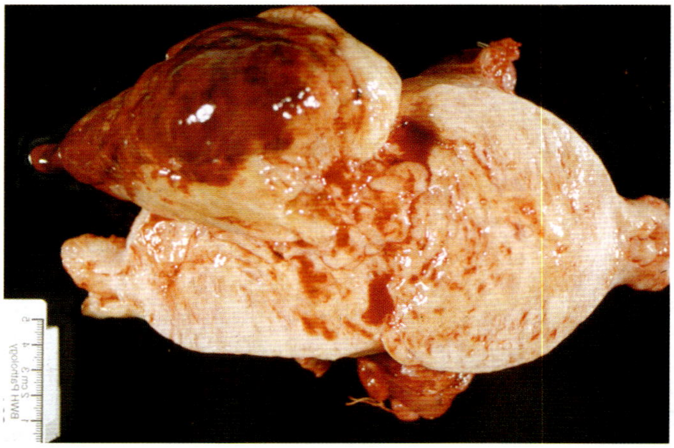

图19.49 癌肉瘤的大体表现，在这里表现为宫腔内大而不规则的息肉样肉质包块。

癌肉瘤形态(patterns of carcinosarcoma) 癌肉瘤有高度多样性，同一肿瘤中上皮和间叶分化比例常不规则，并且两者之间有多种过渡形态。有些过渡形态是由分散的上皮和间叶成分组成，并容易识别（图19.52）；其他包含了两者细微的混合（图19.53）。有些肿瘤以上皮为主，伴有较不明显的肉瘤区域（图19.54）。以上皮为主的类型，当要确定肉瘤成分时，病理医师必须要与上皮性分化变异或非肿瘤性间质纤维组织增生相鉴别。在可疑病例，免疫染色（AE1/AE3、角蛋白）可以帮助区分不常见癌症类型和肉瘤分化[207, 221]。

有些癌肉瘤以间叶成分为主，某些情况下类似腺肉瘤。因为任何肿瘤可以同时存在其中的多数形态，肿瘤形态范围可以从以上皮为主到上皮-间叶性，再到以间叶性为主。以肉瘤为主的肿瘤可以类似腺肉瘤或保留良性腺体的间质肉瘤。这可能是间叶成分“过度生长”的结果。重要的鉴别特征是恶性上皮的存在（图 19.55）。读者可以从这一事实中感到欣慰，那就是癌肉瘤的诊断主要基于形态的多样性（结合不能明确归类为任一类型），就像通过免疫组化排除上皮或肉瘤分化一样（图 19.56）。

异源性与同源性肿瘤（heterologous vs homologous tumors） 传统上癌肉瘤按照间叶分化表达的是子宫原有成分（间质或平滑肌肉瘤）还是外来成分（横纹肌肉瘤、软骨肉瘤），分成同源性和异源性恶性Müller管混合瘤。这种区分所根据的报道是异源性肿瘤预后更危险[222]。然而，两种形式的预后目前认为一样差，并且所有肿瘤现在都称为“癌肉瘤”[221]。

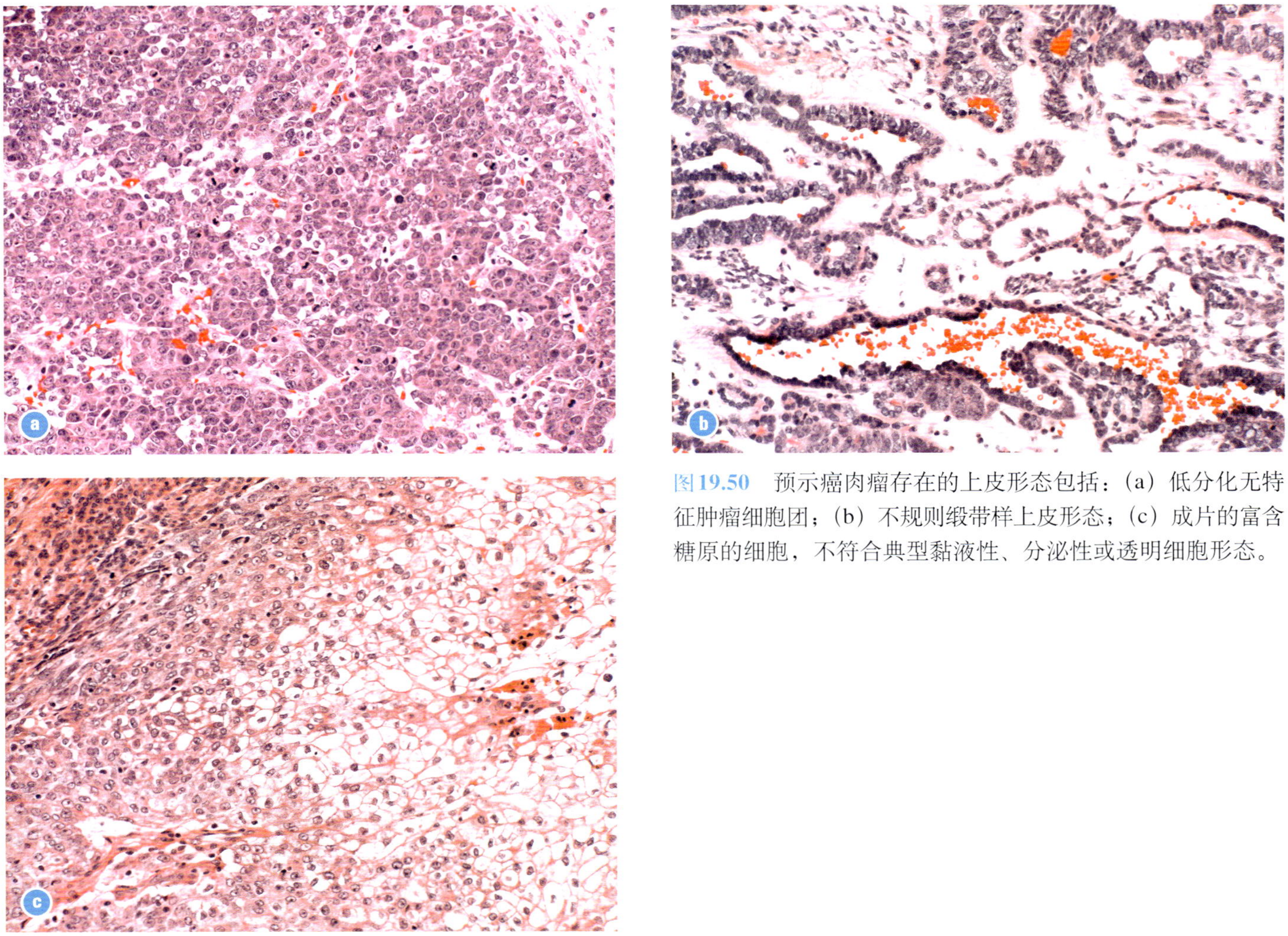

图19.50 预示癌肉瘤存在的上皮形态包括：(a) 低分化无特征肿瘤细胞团；(b) 不规则缎带样上皮形态；(c) 成片的富含糖原的细胞，不符合典型黏液性、分泌性或透明细胞形态。

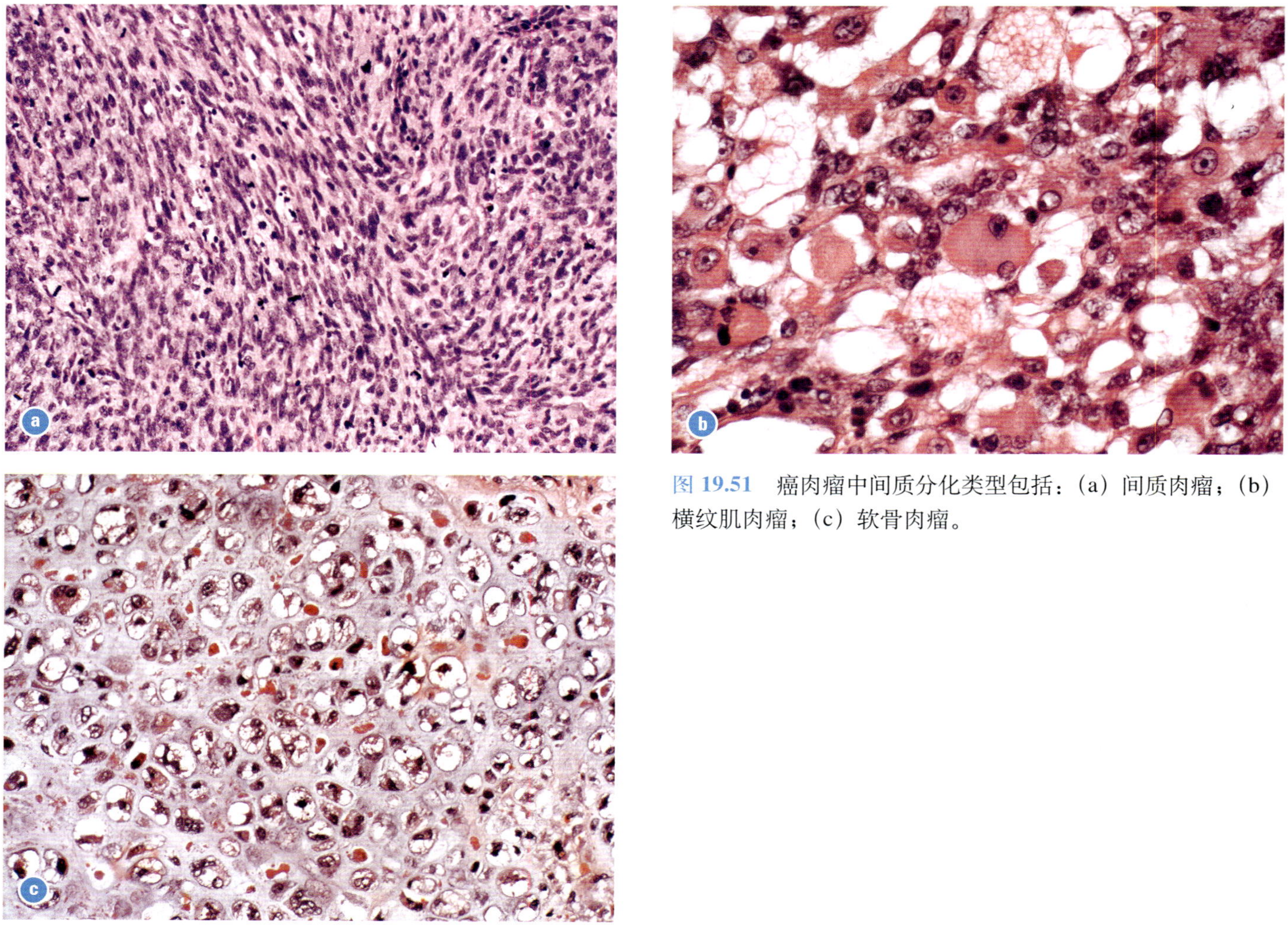

图 19.51 癌肉瘤中间质分化类型包括：(a) 间质肉瘤；(b) 横纹肌肉瘤；(c) 软骨肉瘤。

转移瘤与原发瘤的组成（composition of metastases versus primary tumors） 癌肉瘤转移灶有高度变异性，但大多数含有上皮成分，不管是在淋巴结、腹膜还是远隔部位。某一研究评价了62例转移灶的细胞成分，其中51例在手术时诊断。癌或癌肉瘤占转移性肿瘤的90%，仅有几例含有纯粹的肉瘤[207]。某一原发性和转移性癌肉瘤的形态不一致性可见图 19.57 中示例。

与不利或有利预后有关的类型（patterns associated with adverse or favorable prognosis） 如上面所提到的，间质成分，包括分级、核分裂指数以及异源成分的存在和类型，与不良结局无关。相反，由高级别、浆液性和透明细胞肿瘤组成的上皮成分与高转移率有关。与癌不良结局有关的其他特征，如深肌层浸润、毛细血管淋巴管浸润和宫颈受累，在癌肉瘤中也造成相似的不良预后[221]。

在我们的实践中，上皮和间叶分化的混合性肿瘤被简单归为癌肉瘤，并附带说明上皮成分的细胞类型和分级，以及其他与上皮性肿瘤预后有关的参数。如果存在满足其他治疗方式的少见类型，如Wilms瘤样分化，应该提及[223]。

鉴别诊断 (differential diagnosis) 癌肉瘤鉴别诊断包括如下：

1. 伴有明显纤维组织增生的腺癌（图19.58a)。通过间质反应的均一性和缺少核异型性来除外。
2. 实性癌或伴有梭形细胞结构的癌（图 19.58b)。
3. 伴有化生性生长的奇异形癌。
4. 双相癌。

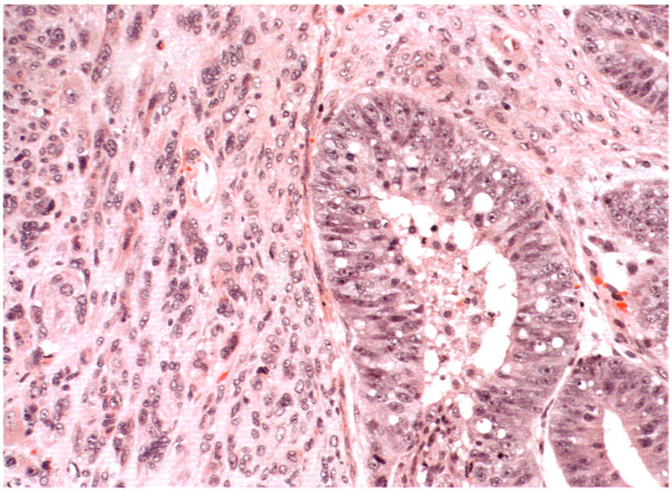

图 19.52 癌肉瘤显示反差明显的上皮和间叶成分。

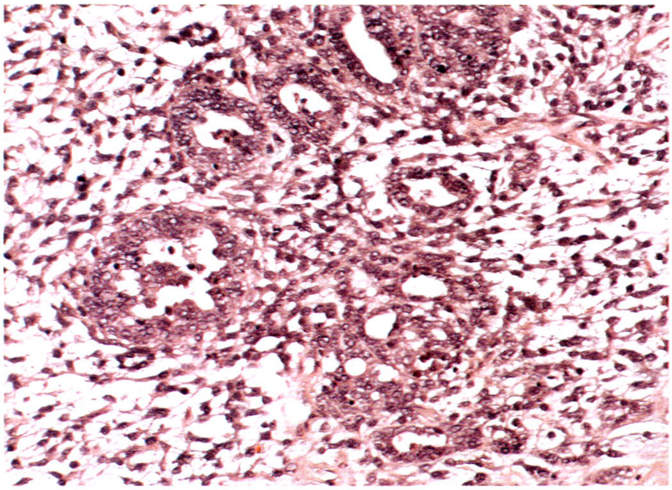

图 19.53 在这一癌肉瘤中，上皮和间叶成分过渡较微妙。

5. 伴性索样分化的间质肉瘤（图 19.58c）。
6. 腺肉瘤。

分期、治疗和结局 STAGING,MANAGEMENT AND OUTCOME

手术分期提升几率 Frequency of surgical upstaging

治疗选择包括经腹子宫切除术、双侧输卵管-卵巢切除术和彻底手术分期。手术发现决定进一步治疗。Le指出84%为临床I期；然而，在许多病例中高频率淋巴结转移将提高分期[224]。当完成手术分期后，大约15%的子宫内膜腺癌分期要提升。在两项临床I期的癌肉瘤研究中，手术分期后 20% ~ 30% 和 55% 的分期要提升[220, 225]。最有意义的预后因素是疾病范围和肌层中血管侵犯。同源性和异源性肿瘤之间在结局上没有区别。最初为分期而行的手术对患者的充分评估和治疗是必要的。Yamada等在62名癌肉瘤患者中检查了影响预后的病理学因素。62 名患者中 38 人（61%）发现隐匿性转移[226]。

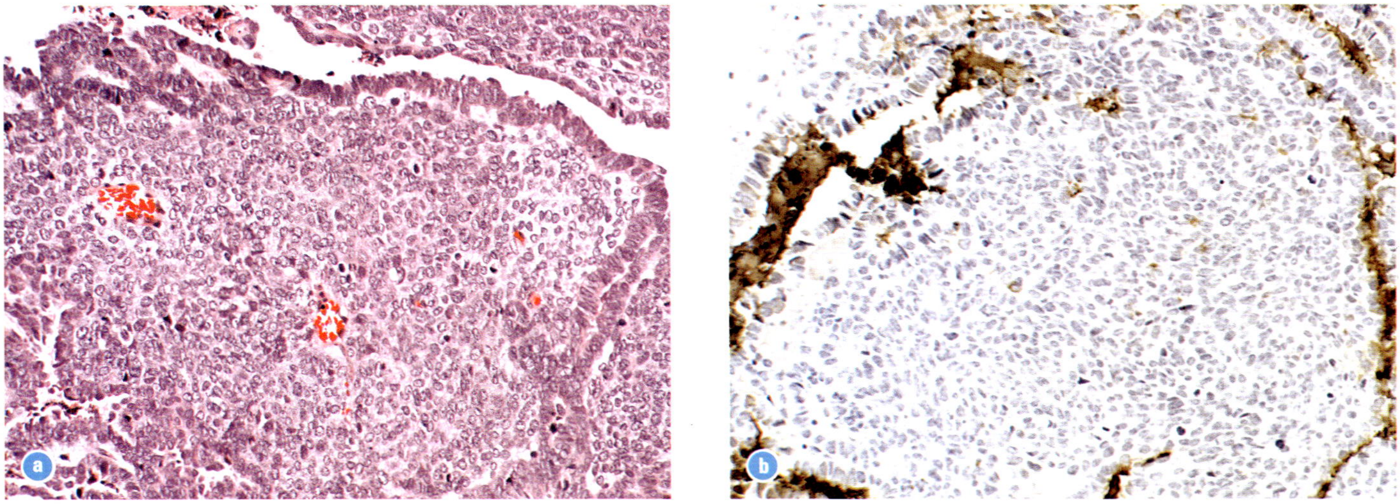

图19.54 （a）在这一癌肉瘤中，下面的间质有更类似上皮样的表现。（b）然而，与表面上皮不同，它呈现明确的角蛋白阴性。

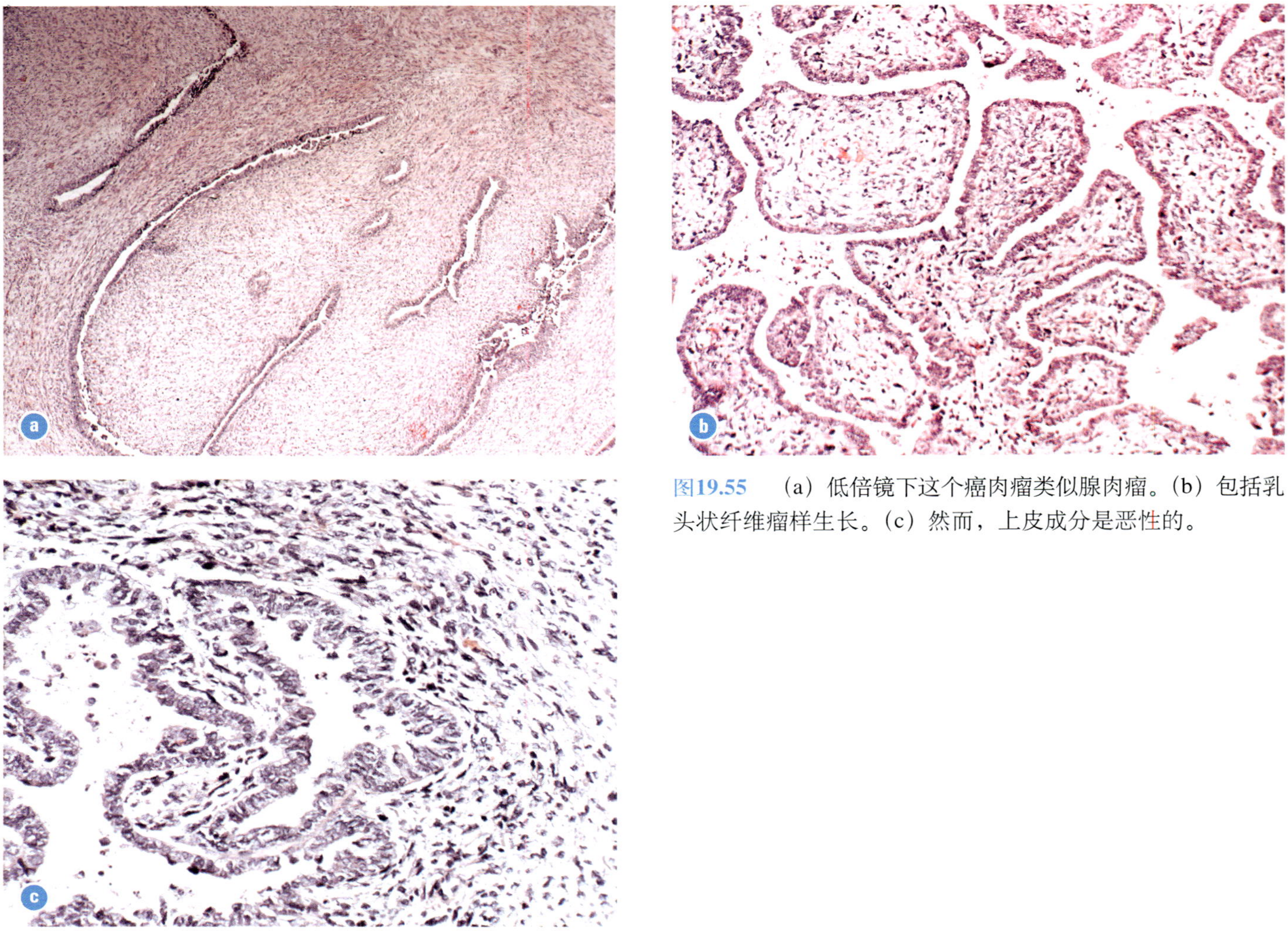

图19.55 （a）低倍镜下这个癌肉瘤类似腺肉瘤。（b）包括乳头状纤维瘤样生长。（c）然而，上皮成分是恶性的。

预后 Prognosis

手术分期是最重要的预后因素。在I–II期疾病中，肌层浸润深度和淋巴管 / 血管受累与结局显著相关[227-229]。

在某项研究中，61% 的病例在平均 10 个月内复发，平均生存 26 个月，5 年生存率为 30%[228]。在另一项研究，5 年生存率是 43%[227]。生存率有高度分期依赖性，范围从局限于子宫体肿瘤的 74% 到进展期癌的 24%[226]。

治疗对结局的影响 Impact of therapy on outcome

两种对癌肉瘤最有效的药物是异环磷酰胺和顺铂。Thigpen 等评价了 44 名女性，完全缓解、部分缓解、稳定和进展性疾病分别占2%、18%、23%和57%，平均无进展期和整体生存时间为5.2个月和11.7个月[230]。Sutton 等检查 194 例应用顺铂加异环磷酰胺的患者。在子宫进展期癌肉瘤治疗中，顺铂加异环磷酰胺的无进展生存率比单独应用异环磷酰胺似乎有小的改善；毒性的增加使得这种应用组合有所不当[231]。化疗仅限于进展期或复发病例，它的辅助治疗价值尚在研究中。最有活性的单种药物是异环磷酰胺和顺铂[220]。

放疗的价值有赖于研究。一个研究报道增加放疗能将局部复发率从55%（17名患者）明显降低到3%（1名患

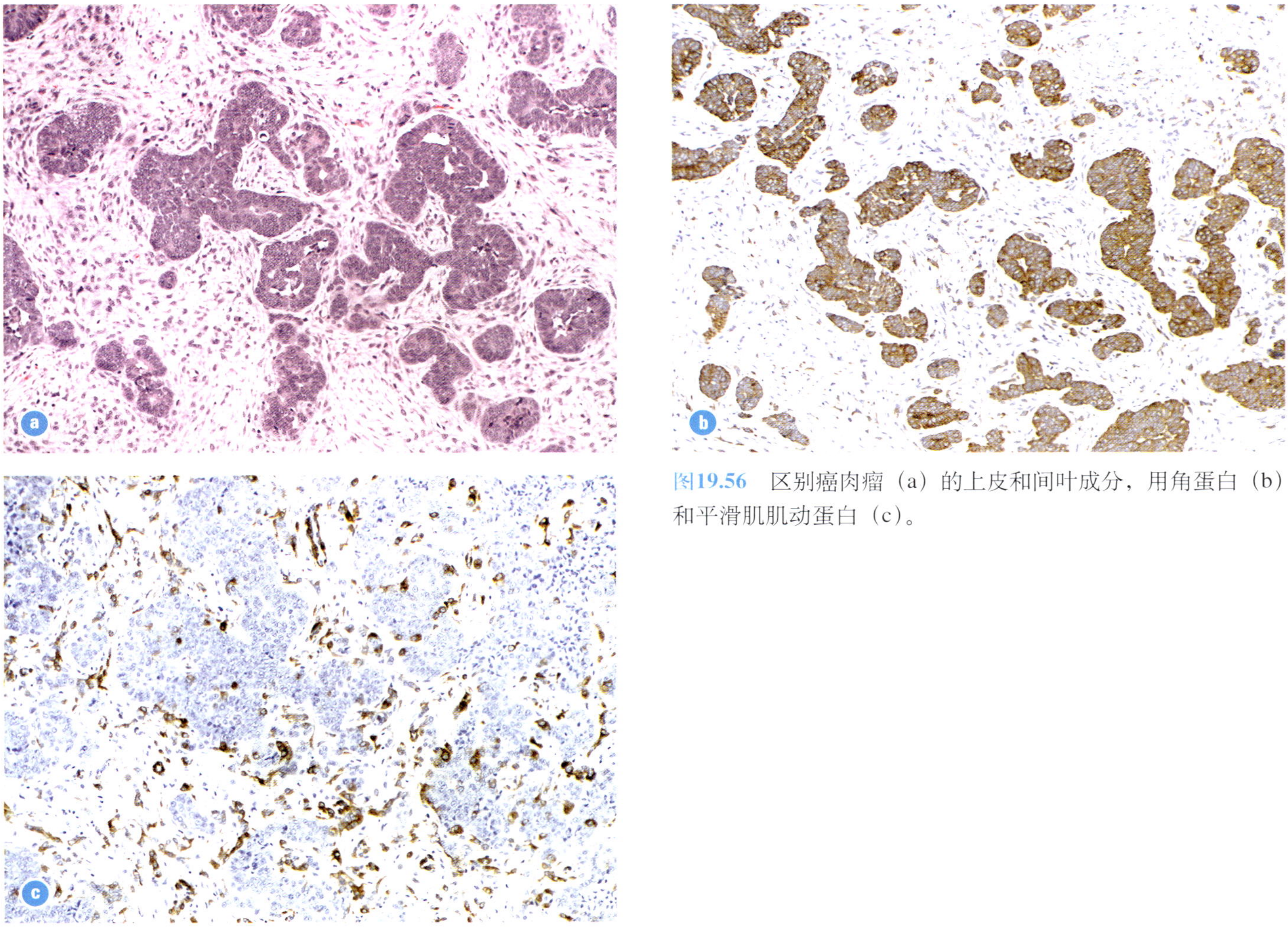

图19.56 区别癌肉瘤（a）的上皮和间叶成分，用角蛋白（b）和平滑肌肌动蛋白（c）。

者）。辅助放疗能减少病变局限于子宫患者的远处转移和死亡风险，但没有影响 III 期患者的远处复发和生存率[232]。

其他研究提示放疗是为了减少局部复发，没有显著提高生存率。Le 报道了 32 名患者[224]。期待治疗组与放射治疗组在无进展和总体生存率方面没有显著的统计学差异。Sartori 等发现 I–II 期患者术后放疗没有提高 5 年无病生存率[229]。

Yamada 等发现辅助放疗和化疗都不被认为是复发或生存的独立预后因素[226]。许多没有辅助治疗的早期患者能够存活。这些争议要求将国际妇产科学联盟的子宫内膜癌手术分期系统扩展到包括癌肉瘤，并且对早期疾病患者进行前瞻性试验以检测辅助治疗的益处。

Sartori 等随访 118 例癌肉瘤。在 I–II 期患者，术后放疗没有提高 5 年无病生存率[229]。

这些是侵袭性肿瘤，5 年生存率 25% ~ 30%，主要的不利预后因素是附件扩散、淋巴结转移和癌组织学类型。辅助治疗可用于局部控制，但对进展性疾病尚未证实。

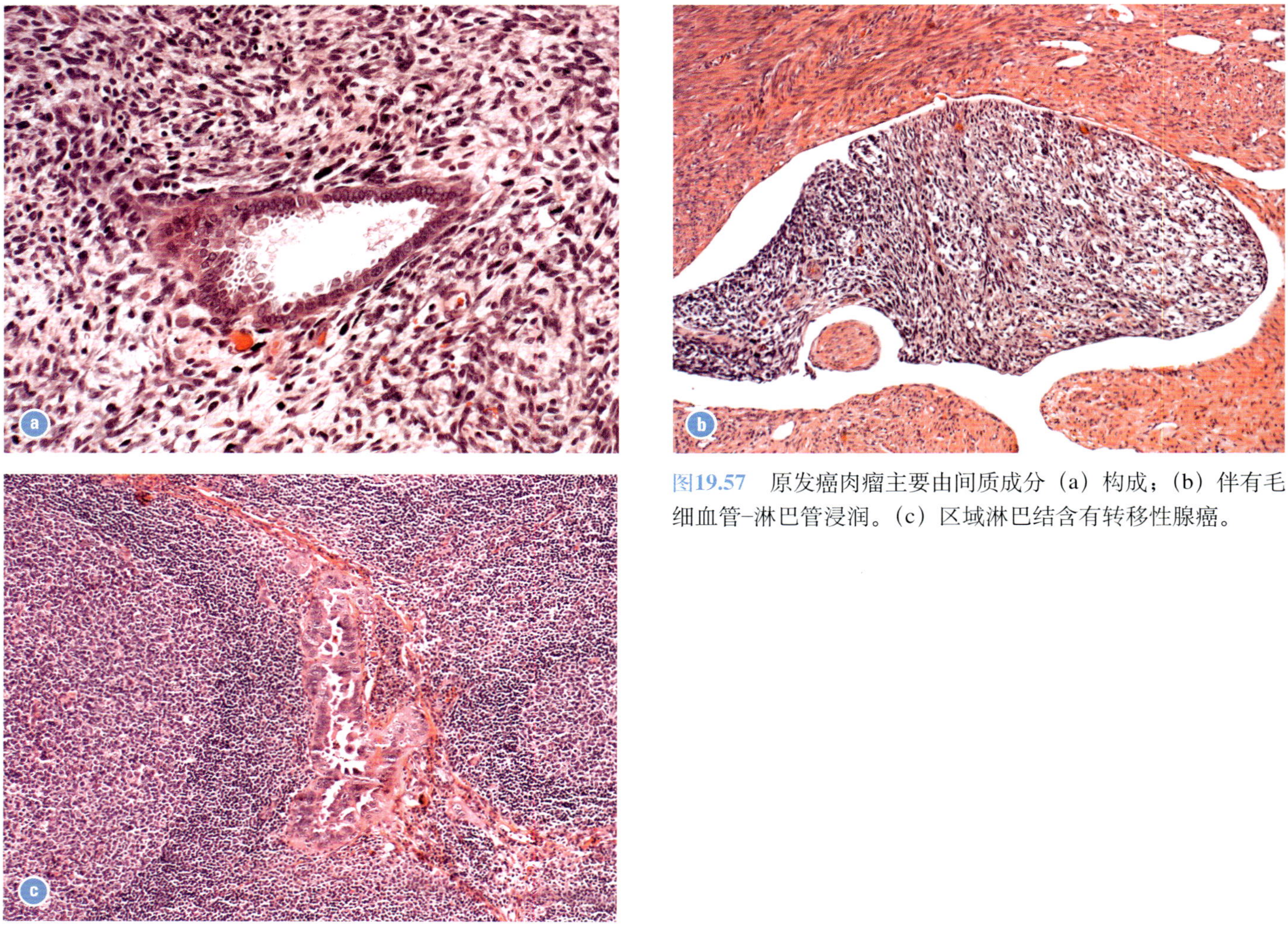

图19.57 原发癌肉瘤主要由间质成分（a）构成；(b）伴有毛细血管–淋巴管浸润。(c）区域淋巴结含有转移性腺癌。

来源于子宫内膜的其他上皮性肿瘤
Other epithelial neoplasms arising in the endometrium

非典型息肉样腺肌瘤
ATYPICAL POLYPOID ADENOMYOMA

非典型息肉样腺肌瘤（APA）定义为含有子宫内膜上皮内肿瘤形成伴鳞状桑葚的腺肌瘤样息肉。与子宫内膜息肉不同，这些肿瘤常无蒂，基底较宽，有时，息肉与肌层的分界不清（图19.59)。间质呈明显的肌纤维瘤样，表现为间质束和相互交错的界限清楚的增生性子宫内膜腺体巢。鳞状桑葚是明显的（图 19.60a,b)。

对于这些肿瘤的主要关注点是其恶性风险，而这种关注为许多肿瘤的表现所支持。在一项研究中，几乎一半病例有可诊断为高分化癌的复杂腺体结构区域(图 19.60c,d)。半数 APA 会持续，并且随后发生肌层浸润癌的比例在高度腺体复杂性肿瘤最高（17%），远高于低度腺体复杂性肿瘤（0)。少数患者保守治疗后能够妊娠。总之，如果没有并存癌，若肿瘤能被切除且能随访患者，保守治疗APA是一个选择。否则，子

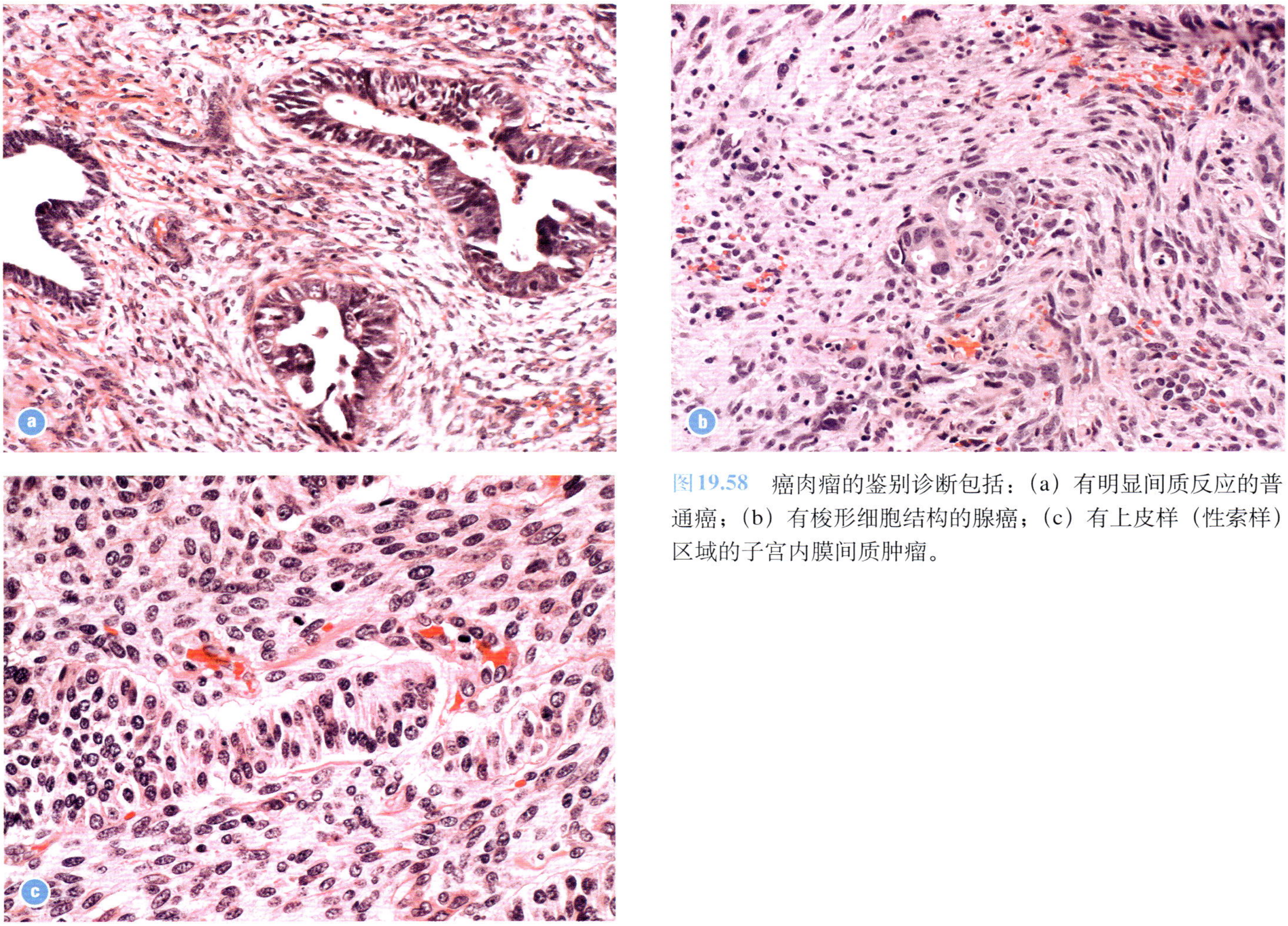

图19.58 癌肉瘤的鉴别诊断包括：(a) 有明显间质反应的普通癌；(b) 有梭形细胞结构的腺癌；(c) 有上皮样（性索样）区域的子宫内膜间质肿瘤。

宫切除术是最实际的选择[233-236]。

湿疣 CONDYLOMATA

已有少数湿疣报道。我们也偶尔见过生长在子宫的与湿疣无法鉴别的病变。有趣的是，这些肿瘤发生在绝经后女性。可以想象发生在较大年龄是一种不典型表现，反映了病变持续并扩展到子宫腔。还不清楚它是直接扩散来的还是储备细胞转化来的[237]。巨大湿疣已有报道，尚不清楚它们与湿疣是否有区别。

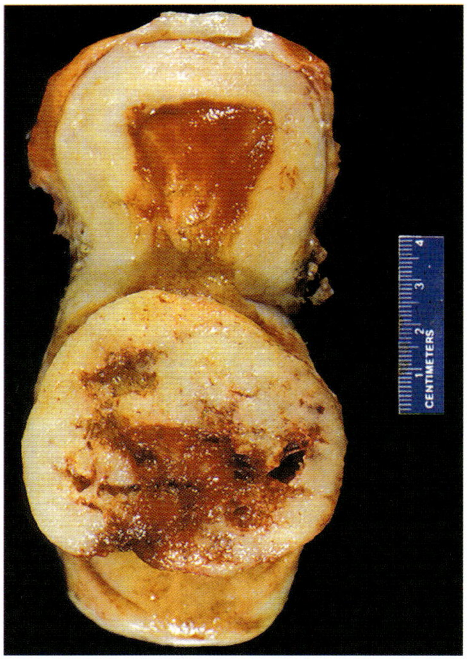

图 19.59 非典型息肉样腺肌瘤大体表现。肿瘤表现为子宫下段广基的息肉样包块。

鳞状细胞癌 SQUAMOUS CELL CARCINOMAS

子宫内膜原发性鳞癌罕见，文献中仅有少量报道[238-241]。子宫内膜中鳞癌表现可归结为四点：(1) 可以是宫颈鳞状细胞肿瘤向头侧蔓延，但是少见；(2) 可以是子宫内膜易感细胞的 HPV 感染导致了浸润前和浸润性肿瘤，根据是偶尔有子宫内膜HPV阳性癌的报道[242-246]；(3) 腺上皮原发癌转化成鳞状肿瘤是最可能的情况，但是腺癌的并存使得肿瘤不符合严格的原发性鳞癌；(4) 原发性鳞癌来源于少数储备细胞巢或者是之前存在的鳞状化生。依据是鳞癌与预先存在的良性鳞状上皮有关，如慢性子宫积脓或其他炎症性疾病。

组织学上，子宫内膜鳞状肿瘤的分化程度有变化，从类似疣状癌（verrucous carcinoma）的肿瘤到中分化、低分化鳞癌亚型（图19.61）。每种都可以表现出明显角化，包括类似良性的区域。与子宫内膜腺癌相似，鳞癌预后与分期有关[242-248]。

低分化乳头状（移行细胞）肿瘤 POORLY-DIFFERENTIATED PAPILLARY (TRANSITIONAL CELL) TUMORS

少量报道已详细介绍了类似泌尿上皮移行细胞癌的肿瘤（图 19.10a,b）[249]。像卵巢对应肿瘤一样，这些肿瘤的免疫表型是严格的Müller管表型，通常CK7阳性，CK20阴性。偶尔呈HPV阳性。它们可以是单纯的或者是与子宫内膜样癌伴发。随访资料有限，这些肿瘤应按照高级别腺癌治疗。

小细胞未分化肿瘤 SMALL CELL UNDIFFERENTIATED TUMORS

小细胞未分化肿瘤已在子宫内膜报道，可以是单纯性或与普通子宫内膜样腺癌同时发生[250]。多数肿瘤神经内分泌标记阳性，包括嗜铬素、突触素和其他。形态学通常类似于宫颈神经内分泌癌，为中间细胞表型，伴有脉管浸润和肿瘤细胞粘附性明显丢失（图 19.62）[251]。

其他未分化肿瘤 OTHER UNDIFFERENTIATED TUMORS

这些包括大细胞未分化癌(图19.63a)[252]、淋巴上皮样癌[253]、巨细胞癌（图19.63b）、多形性癌（图19.63c）、毛玻璃细胞癌（图19.63d）和肝样滋养细胞分化的肿瘤（图 19.63e,f）[67]。根据分化和核异型性，所有这些肿瘤均属于高危型。

转移到子宫内膜的上皮性肿瘤 METASTATIC EPITHELIAL TUMORS TO THE ENDOMETRIUM

最常见的子宫内膜非原发性肿瘤来源于宫颈（腺癌）（图19.64 a,b）、乳腺（小叶或导管癌）（图19.64 c）

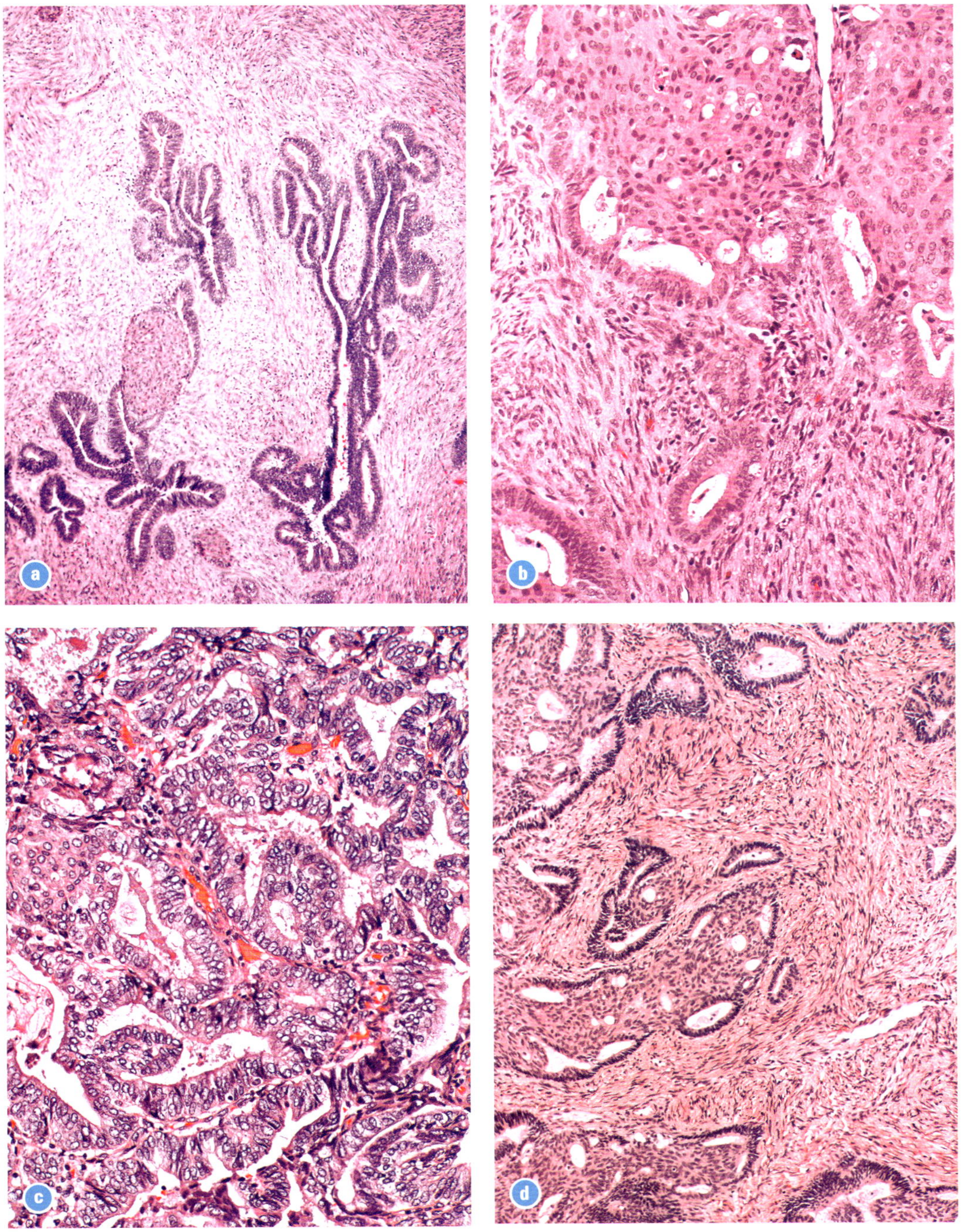

图 19.60　含有低结构复杂性的非典型息肉样腺肌瘤（APA）镜下表现，伴有明显鳞状桑葚样化生（a，b）。与APA（d）有关的高分化子宫内膜样腺癌（c），显示出与这些肿瘤有关的组织学谱系。在这个病例，没有肌层浸润。

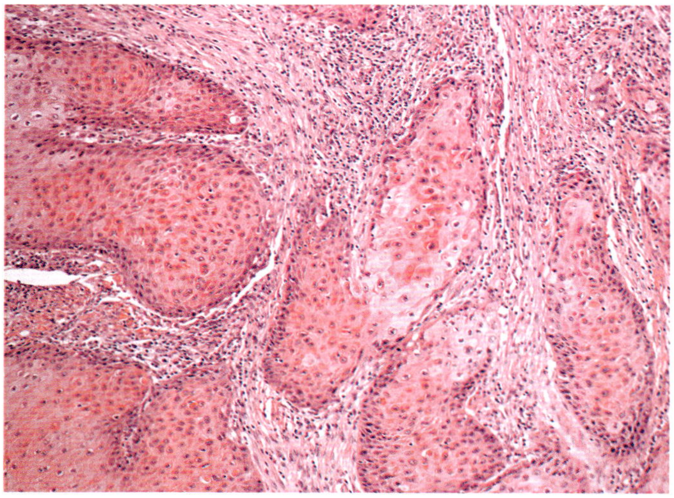

图 19.61　子宫内膜原发性鳞癌。

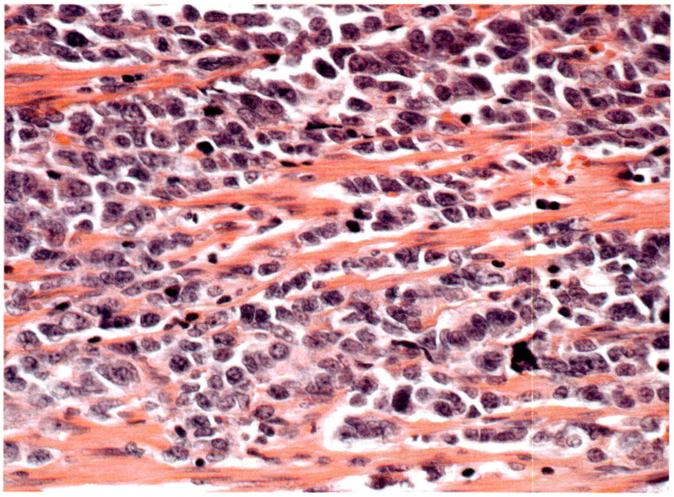

图 19.62　子宫内膜小细胞未分化癌。

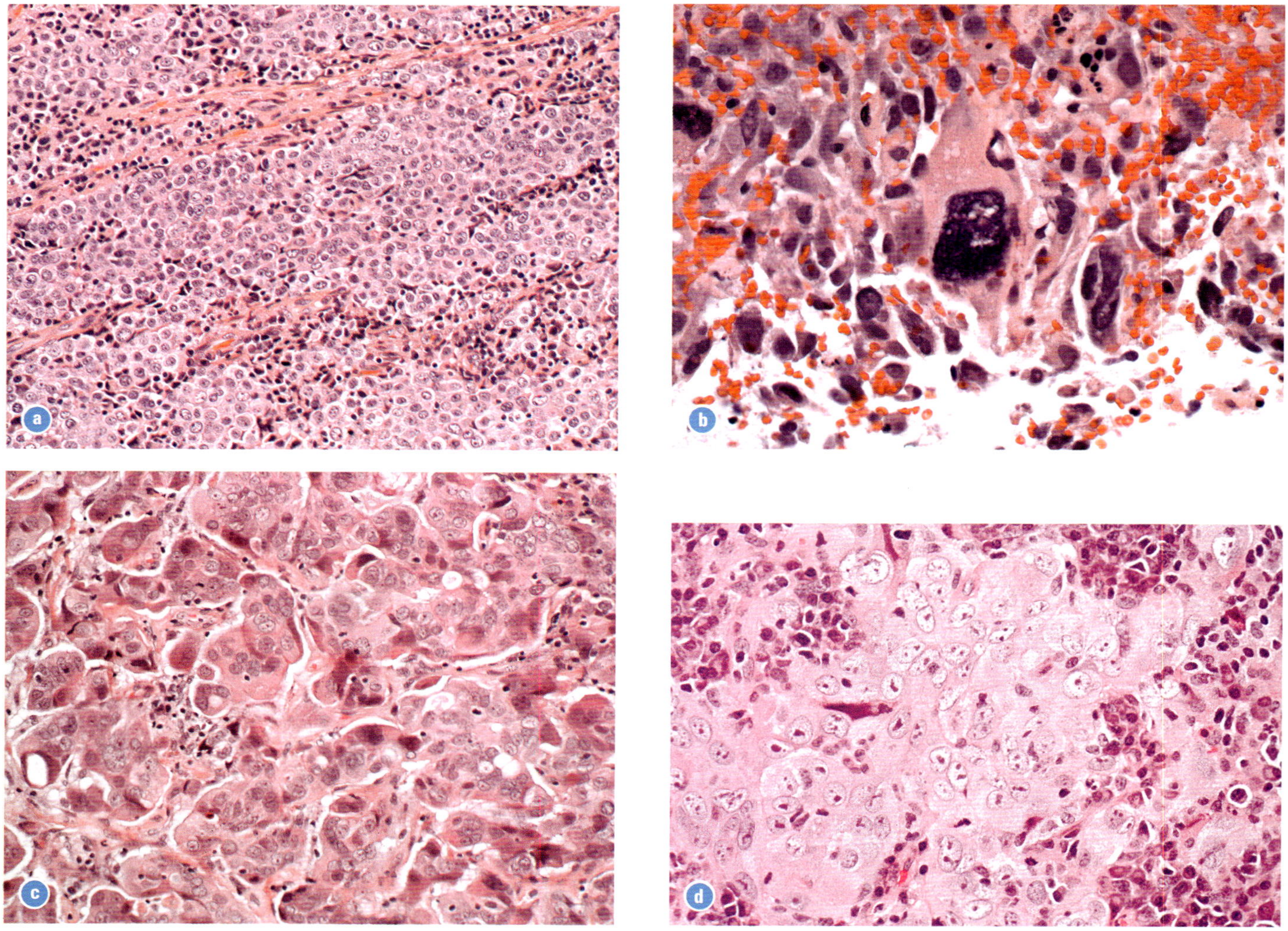

图 19.63　子宫内膜中见到的其他类型包括：(a) 大细胞未分化型；(b) 巨细胞型；(c) 多形性；(d) 毛玻璃细胞癌。

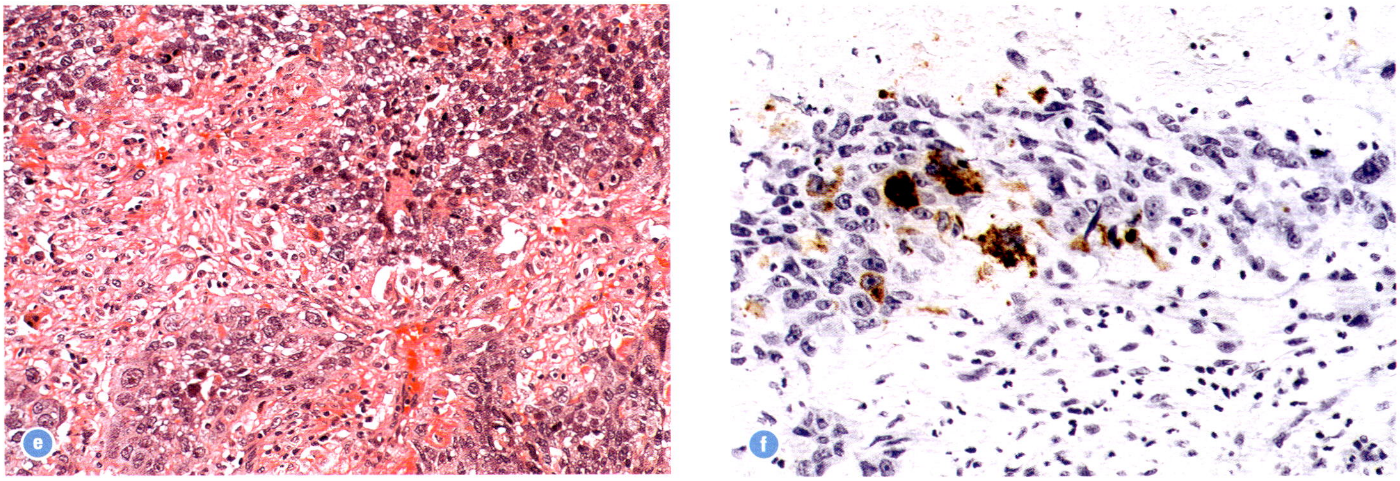

图 19.63　（续）（e）伴有绒毛膜癌分化的肿瘤；（f）随后的 hCG 染色。

和胃肠道(包括印戒细胞癌)(图 19.64 d)。如上所述，卵巢癌很少在子宫内膜表面直接种植。如果怀疑是转移性肿瘤，可考虑的其他部位肿瘤包括黑色素瘤、肾细胞癌和肺癌。转移癌的特征是实性结构，弥漫浸润而保留单个正常内膜腺体，毛细血管 - 淋巴管浸润。这应该想到胃肠道和乳腺原发肿瘤、黑色素瘤和小细胞肿瘤。例外情况是宫颈腺癌，通常生长表浅，与正常子宫内膜腺体混合，给人以原发子宫内膜肿瘤的印象。在明显的转移病例中，CK7/CK20、IDX 和其他标志物的免疫表型将有助于确定来源（图 19.64 e）。

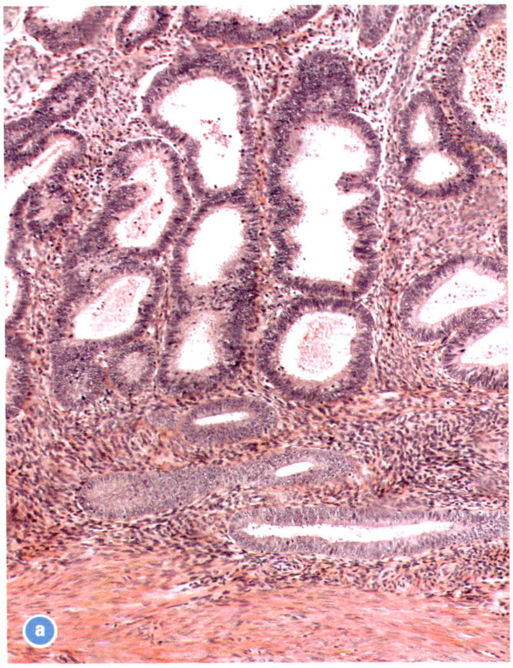

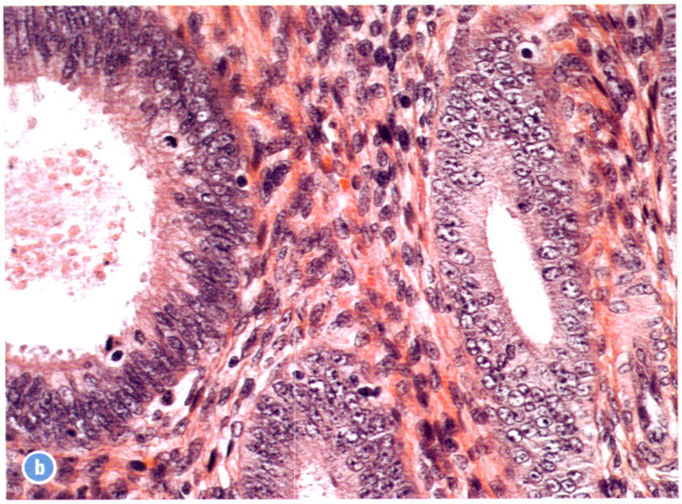

图19.64　（a）宫颈腺癌扩散到子宫内膜；（b）高倍镜下，可见宫颈肿瘤和子宫内膜腺体间的细微差别。

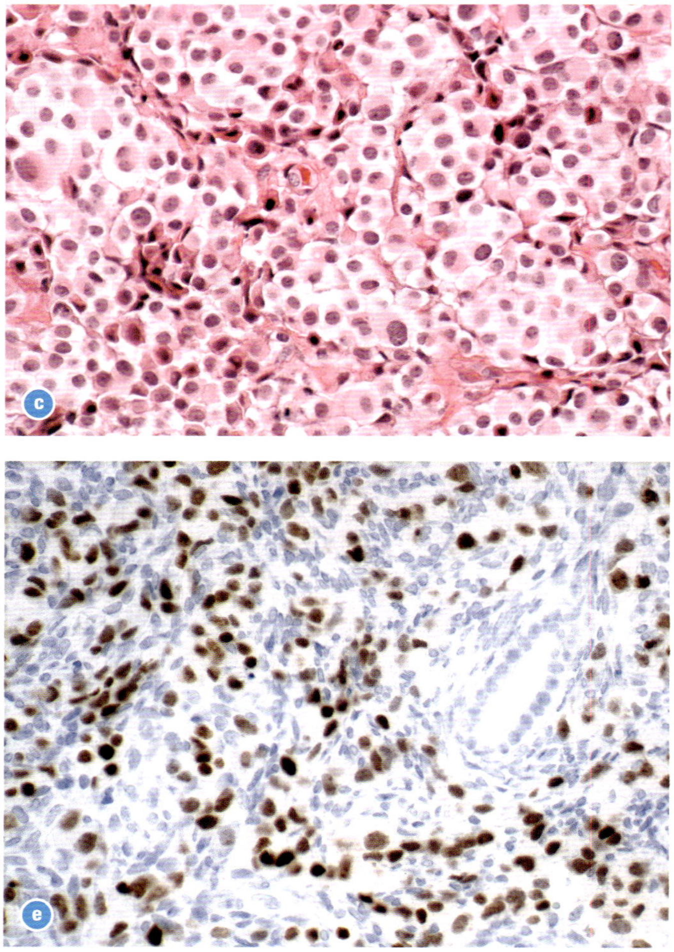

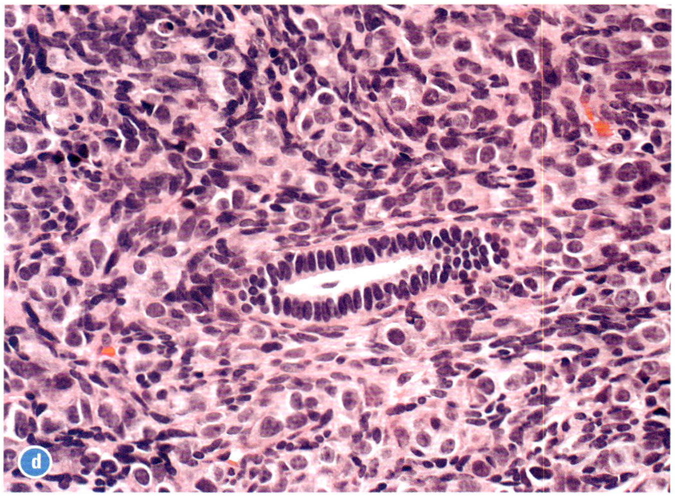

图 19.64 （续）(c) 转移性乳腺癌；(d) 转移性胃肠癌；(e) 随后的 CDX 染色。

参考文献 References

1 Curry S, Kelly S. Cancer of the female genital tract: overview. In: Osteen R, ed. Cancer manual. Boston, MA: American Cancer Society; 1990:253.

2 Rose PG. Endometrial carcinoma. N Engl J Med 1996; 335: 640–649.

3 Duska LR, Garrett A, Rueda BR, et al. Endometrial cancer in women 40 years old or younger. Gynecol Oncol 2001; 83: 388–393.

4 Deligdisch L, Holinka C. Endometrial carcinoma: two diseases? Cancer Detect Prev 1987; 10:237–246.

5 Koss LG. Detection of occult endometrial carcinoma. J Cell Biochem Suppl 1995; 23:165–173.

6 Weber AM, Belinson JL, Bradley LD, Piedmonte MR. Vaginal ultrasonography versus endometrial biopsy in women with postmenopausal bleeding. Am J Obstet Gynecol 1997; 177 (4):924–929.

7 Clement PB, Young RH. Endometrioid carcinoma of the uterine corpus: a review of its pathology with emphasis on recent advances and problematic aspects. Adv Anat Pathol 2002; 9 (3):145–184.

8 Hendrickson M, Ross J, Eifel P, et al. Uterine papillary serous carcinoma: a highly malignant form of endometrial adenocarcinoma. Am J Surg Pathol 1982; 6:93–108.

9 Sherman ME. Theories of endometrial carcinogenesis: a multidisciplinary approach. Mod Pathol 2000; 13(3):295–308.

10 Pothuri B, Ramondetta L, Martino M, et al. Development of endometrial cancer after radiation treatment for cervical carcinoma. Obstet Gynecol 2003; 101(5 Pt 1):941–945.

11 Hill HA, Eley JW, Harlan LC, et al. Racial differences in endometrial cancer survival: the black/white cancer survival study. Obstet Gynecol 1996; 88(6):919–926.

12 Sherman ME, Devesa SS. Analysis of racial differences in incidence, survival, and mortality for malignant tumors of the uterine corpus. Cancer 2003; 98(1):176–186.

13 Archer DF, McIntyre-Seltman K, Wilborn WW Jr, et al. En-

dometrial morphology in asymptomatic postmenopausal women. Am J Obstet Gynecol 1991; 165(2):317–320; discussion 320–322.
14 Gronroos M, Salmi TA, Vuento MH, et al. Mass screening for endometrial cancer directed in risk groups of patients with diabetes and patients with hypertension. Cancer 1993; 71(4): 1279–1282.
15 Barakat RR. Tamoxifen and endometrial neoplasia. Clin Obstet Gynecol 1996; 39(3):629–640.
16 Fisher B, Costantino JP, Redmond CK, et al. Endometrial cancer in tamoxifen-treated breast cancer patients: findings from the National Surgical Adjuvant Breast and Bowel Project (NSABP) B-14. J Natl Cancer Inst 1994; 86(7):527–537.
17 Voss SC, Lacey CG, Pupkin M, Degefu S. Ultrasound and the pelvic mass. J Reprod Med 1983; 28(12):833–837.
18 Cecchini S, Ciatto S, Bonardi R, et al. Risk of endometrial cancer in breast cancer patients under long-term adjuvant treatment with tamoxifen. Tumor 1998; 84(1):21–23.
19 Magriples U, Naftolin F, Schwartz PE, Carcangiu ML. High-grade endometrial carcinoma in tamoxifen-treated breast cancer patients. J Clin Oncol 1993; 11(3):485–490.
20 Mecklin JP, Jarvinen HJ. Tumor spectrum in cancer family syndrome (hereditary nonpolyposis colorectal cancer). Cancer 1991; 68(5):1109–1112.
21 Watson P, Vasen HFA, Mecklin JP, Järvinen H, Lynch HT. The risk of endometrial cancer in hereditary nonpolyposis colorectal cancer. Am J Med 1994; 96:516–520.
22 Millar AL, Pal T, Madlensky L, et al. Mismatch repair gene defects contribute to the genetic basis of double primary cancers of the colorectum and endometrium. Hum Mol Genet 1999; 8(5):823–829.
23 Maruyama A, Miyamoto S, Saito T, et al. Clinicopathologic and familial characteristics of endometrial carcinoma with multiple primary carcinomas in relation to the loss of protein expression of MSH2 and MLH1. Cancer 2001; 91:2056–2064.
24 Fornasarig M, Viel A, Bidoli E, et al. Familial risk of endometrial cancer after exclusion of families that fulfilled Amsterdam, Japanese or Bethesda criteria for HNPCC. Ann Oncol 2004; 15(4):598–604.
25 Hemminki K, Aaltonen L, Li X. Subsequent primary malignancies after endometrial carcinoma and ovarian carcinoma. Cancer 2003; 97(10):2432–2439.
26 Mutter GL. PTEN, a protean tumor suppressor. Am J Pathol 2001; 158:1895–1898.
27 Esteller M, Levine R, Baylin SB, Ellenson LH, Herman JG. MLH1 promoter hypermethylation is associated with the microsatellite instability phenotype in sporadic endometrial carcinomas. Oncogene 1998; 17:2413–2417.
28 Burks RT, Kessis TD, Cho KR, Hedrick L. Microsatellite instability in endometrial carcinoma. Oncogene 1994; 9:1163–1166.
29 Goodfellow PJ, Buttin BM, Herzog TJ, et al. Prevalence of defective DNA mismatch repair and MSH6 mutation in an unselected series of endometrial cancers. Proc Natl Acad Sci USA 2003; 100(10):5908–5913.
30 Mutter GL, Boynton KA, Faquin WC, Ruiz RE, Jovanovic AS. Allelotype mapping of unstable microsatellites establishes direct lineage continuity between endometrial precancers and cancer. Cancer Res 1996; 56:4483–4486.
31 Risinger JI, Berchuck A, Kohler MF, et al. Genetic instability of microsatellites in endometrial carcinoma. Cancer Res 1993; 53:5100–5103.
32 Charames GS, Millar AL, Pal T, Narod S, Bapat B. Do MSH6 mutations contribute to double primary cancers of the colorectum and endometrium? Hum Genet 2000; 107(6):623–629.
33 Dubeau L. Etiology and detection of gynecologic cancer. In: Morrow CP, Curtin JP, Townsend DE, eds. Synopsis of gynecologic oncology, 4th edn. New York: Churchill Livingstone; 1993:1–22.
34 Enomoto T, Inoue M, Perantoni A, et al. K-ras activation in premalignant and malignant epithelial lesions of the human uterus. Cancer Res 1991; 51:5304–5314.
35 Machin P, Catasus L, Pons C, et al. CTNNB1 mutations and beta-catenin expression in endometrial carcinomas. Hum Pathol 2002; 33(2):206–212.
36 Berchuck A, Boyd J. Molecular basis of endometrial cancer. Cancer 1995; 76(10 Suppl):2034–2040.
37 Sherman ME, Bur ME, Kurman RJ. p53 in endometrial cancer and its putative precursors: evidence for diverse pathways of tumorigenesis. Hum Pathol 1995; 26(11): 1268–1274.
38 Mutter GL, Baak JPA, Crum CP, et al. Endometrial precancer diagnosis by histopathology, clonal analysis, and computerized morphometry. J Pathol 2000; 190:462–469.
39 Hecht JL, Ince TA, Baak JPA, et al. Prediction of endometrial carcinoma by subjective EIN diagnosis. Mod Pathol 2005; 18 (3):324–330.
40 Orbo A, Baak JP, Kleivan I, et al. Computerised morphometrical analysis in endometrial hyperplasia for the prediction of cancer development. A long-term retrospective study from northern Norway. J Clin Pathol 2000; 53(9):697–703.
41 Baak JP, Orbo A, van Diest PJ, et al. Prospective multicenter evaluation of the morphometric D-score for prediction of the outcome of endometrial hyperplasias. Am J Surg Pathol 2001; 25(7):930–935.
42 Mutter GL, Lin MC, Fitzgerald JT, et al. Altered PTEN expression as a diagnostic marker for the earliest endometrial precancers. J Natl Cancer Inst 2000; 92:924–930.
43 Hertig A, Sommers S. Genesis of endometrial carcinoma. I. Study of prior biopsies. Cancer 1949; 2:946–956.
44 Kurman RJ, Kaminski PF, Norris HJ. The behavior of endometrial hyperplasia. A long-term study of 'untreated' hyperplasia in 170 patients. Cancer 1985; 56(2):403–412.
45 Zheng W, Liang SX, Yu H, et al. Endometrial glandular dysplasia: a newly defined precursor lesion of uterine papillary serous carcinoma. Part I: morphologic features. Int J Surg Pathol 2004; 12(3):207–223.
46 Gull B, Karlsson B, Milsom I, Granberg S. Can ultrasound replace dilation and curettage? A longitudinal evaluation of postmenopausal bleeding and transvaginal sonographic mea-

surement of the endometrium as predictors of endometrial cancer. Am J Obstet Gynecol 2003; 188(2):401–408.

47 Krissi H, Chetrit A, Menczer J. Presenting symptoms of patients with endometrial carcinoma. Effect on prognosis. Eur J Gynaecol Oncol 1996; 17(1):25–28.

48 Hawwa ZM, Nahhas WA, Copenhaver EH. Postmenopausal bleeding. Lahey Clin Found Bull 1970; 19:61–70.

49 Gredmark T, Kvint S, Havel G, Mattsson LA. Histopathological findings in women with postmenopausal bleeding. Br J Obstet Gynaecol 1995; 102(2):133–136.

50 Iatrakis G, Diakakis I, Kourounis G, et al. Postmenopausal uterine bleeding. Clin Exp Obstet Gynecol 1997; 24(3):157.

51 Elliott J, Connor ME, Lashen H. The value of outpatient hysteroscopy in diagnosing endometrial pathology in postmenopausal women with and without hormone replacement therapy. Acta Obstet Gynecol Scand 2003; 82(12):1112–1119.

52 Gemer O, Segal S. Endometrial cancer in patients undergoing diagnostic curettage. Arch Gynecol Obstet 1998; 261(2):79–81.

53 Twu NF, Chen SS. Five-year follow-up of patients with recurrent postmenopausal bleeding. Zhonghua Yi Xue Za Zhi (Taipei) 2000; 63(8):628–633.

54 Fung Kee Fung M, Burnett M, Faught W. Does persistent postmenopausal bleeding justify hysterectomy? Eur J Gynaecol Oncol 1997; 18(1):26–28.

55 Granberg S, Wikland M, Karlsson B, Norstrom A, Friberg LG. Endometrial thickness as measured by endovaginal ultrasonography for identifying endometrial abnormality. Am J Obstet Gynecol 1991; 164(1 Pt 1):47–52.

56 Karlsson B, Granberg S, Wikland M, et al. Transvaginal ultrasonography of the endometrium in women with postmenopausal bleeding – a Nordic multicenter study. Am J Obstet Gynecol 1995; 172(5):1488–1494.

57 Langer RD, Pierce JJ, O'Hanlan KA, et al. Transvaginal ultrasonography compared with endometrial biopsy for the detection of endometrial disease. Postmenopausal Estrogen/ Progestin Interventions Trial. N Engl J Med 1997; 337(25):1792–1798.

58 Gupta JK, Chien PF, Voit D, Clark TJ, Khan KS. Ultrasonographic endometrial thickness for diagnosing endometrial pathology in women with postmenopausal bleeding: a meta-analysis. Acta Obstet Gynecol Scand 2002; 81(9):799–816.

59 Tabor A, Watt HC, Wald NJ. Endometrial thickness as a test for endometrial cancer in women with postmenopausal vaginal bleeding. Obstet Gynecol 2002; 99(4):663–670.

60 Taipale P, Tarjanne H, Heinonen UM. The diagnostic value of transvaginal sonography in the diagnosis of endometrial malignancy in women with peri- and postmenopausal bleeding. Acta Obstet Gynecol Scand 1994; 73(10): 819–823. Erratum in: Acta Obstet Gynecol Scand 1995; 74(4):324.

61 Hann LE, Kim CM, Gonen M, et al. Sonohysterography compared with endometrial biopsy for evaluation of the endometrium in tamoxifen-treated women. Obstet Gynecol Surv 2004; 59(6):440–441.

62 Symonds I. Ultrasound, hysteroscopy and endometrial biopsy in the investigation of endometrial cancer. Best Pract Res Clin Obstet Gynaecol 2001; 15(3):381–391.

63 Clark TJ. Outpatient hysteroscopy and ultrasonography in the management of endometrial disease. Curr Opin Obstet Gynecol 2004; 16(4):305–311.

64 Lo KW, Yuen PM. The role of outpatient diagnostic hysteroscopy in identifying anatomic pathology and histopathology in the endometrial cavity. J Am Assoc Gynecol Laparosc 2000; 7 (3):381–385.

65 Sainz de la Cuesta R, Espinosa JA, Crespo E, Granizo JJ, Rivas F. Does fluid hysteroscopy increase the stage or worsen the prognosis in patients with endometrial cancer? A randomized controlled trial. Eur J Obstet Gynecol Reprod Biol 2004; 115 (2):211–215.

66 Silverberg SG, Kurman RJ, Nogales F, et al. Tumors of the uterine corpus: epithelial tumours and related conditions. In: Tavassoli FA, Devilee Pl, eds. Tumors of the breast and gynecologic tract. Lyon: WHO; 2002:218.

67 Clement PB, Young RH. Non-endometrioid carcinomas of the uterine corpus: a review of their pathology with emphasis on recent advances and problematic aspects. Adv Anat Pathol 2004; 11(3):117–142.

68 Zaino RJ, Kurman RJ, Diana KL, Morrow CP. The utility of the revised International Federation of Gynecology and Obstetrics histologic grading of endometrial adenocarcinoma using a defined nuclear grading system. A Gynecologic Oncology Group study. Cancer 1995; 75(1):81–86.

69 Lurain JR, Rice BL, Rademaker AW, et al. Prognostic factors associated with recurrence in stage I adenocarcinoma of the endometrium. Obstet Gynecol 1991; 78:63-69.

70 Abeler VM, Kjorstad KE. Endometrial adenocarcinoma with squamous cell differentiation. Cancer 1992; 69:488–495.

71 Zaino RJ, Kurman RJ. Squamous differentiation in carcinoma of the endometrium: a critical appraisal of adenoacanthoma and adenosquamous carcinoma. Semin Diagn Pathol 1988; 5 (2):154–171.

72 Lininger RA, Ashfaq R, Albores-Saavedra J, Tavassoli FA. Transitional cell carcinoma of the endometrium and endometrial carcinoma with transitional cell differentiation. Cancer 1997; 79:1933–1943.

73 O'Connell JT, Mutter GL, Cviko A, et al. Identification of a basal/reserve cell immunophenotype in benign and neoplastic endometrium: a study with the p53 homologue p63. Gynecol Oncol 2001; 80(1):30–36.

74 Ross JC, Eifel PJ, Cox RS, Kempson RL, Hendrickson MR. Primary mucinous adenocarcinoma of the endometrium. A clinicopathologic and histochemical study. Am J Surg Pathol 1983; 7:715–729.

75 Young RH, Scully RE. Uterine carcinomas simulating microglandular hyperplasia: a report of six cases. Am J Surg Pathol 1992; 16:1092–1097.

76 Nucci MR, Prasad CJ, Crum CP, Mutter GL. Mucinous endometrial epithelial proliferations: a morphologic spectrum of changes with diverse clinical significance. Mod Pathol 1999; 12(12):1137–1142.

77 Zheng W, Yang GC, Godwin TA, Caputo TA, Zuna RE. Mucinous adenocarcinoma of the endometrium with intestinal differentiation: a case report. Hum Pathol 1995; 26(12):1385–1388.

78 Hendrickson MR, Kempson RL. Ciliated carcinoma – a variant of endometrial adenocarcinoma: a report of 10 cases. Int J Gynecol Pathol 1983; 2(1):1–12.

79 Silverberg SG. Problems in the differential diagnosis of endometrial hyperplasia and carcinoma. Mod Pathol 2000; 13 (3):309–327.

80 Ambros RA, Malfetano JH. Villoglandular adenocarcinoma of the endometrium. Am J Surg Pathol 2000; 24(1):155–156.

81 Zaino RJ, Kurman RJ, Brunetto VL, et al. Villoglandular adenocarcinoma of the endometrium: a clinicopathologic study of 61 cases: a gynecologic oncology group study. Am J Surg Pathol 1998; 22(11):1379–1385.

82 Hendrickson MR, Kempson RL. Endometrial epithelial metaplasias: proliferations frequently misdiagnosed as adenocarcinoma. Report of 89 cases and proposed classification. Am J Surg Pathol 1980; 4(6):525–542.

83 Lauchlan SC. Tubal (serous) carcinoma of the endometrium. Arch Pathol Lab Med 1981; 105(11):615–618.

84 Christopherson WM, Alberhasky RC, Connelly PJ. Carcinoma of the endometrium. II. Papillary adenocarcinoma: a clinical pathological study, 46 cases. Am J Clin Pathol 1982; 77(5): 534–540.

85 Abeler VM, Kjorstrad KE. Serous papillary carcinoma of the endometrium: a histopathological study of 22 cases. Gynecol Oncol 1990; 39:266–271.

86 Wheeler DT, Bell KA, Kurman RJ, Sherman ME. Minimal uterine serous carcinoma: diagnosis and clinicopathologic correlation. Am J Surg Pathol 2000; 24(6):797–806.

87 Silva EG, Jenkins R. Serous carcinoma in endometrial polyps. Mod Pathol 1990; 3:120–128.

88 Geisler JP, Geisler HE, Wiemann MC, et al. p53 expression as a prognostic indicator of 5-year survival in endometrial cancer. Gynecol Oncol 1999; 74(3):468–471.

89 Alkushi A, Lim P, Coldman A, et al. Interpretation of p53 immunoreactivity in endometrial carcinoma: establishing a clinically relevant cut-off level. Int J Gynecol Pathol 2004; 23(2): 129–137.

90 Carcangiu ML, Chambers JT. Uterine papillary serous carcinoma: a study on 108 cases with emphasis on the prognostic significance of associated endometrioid carcinoma, absence of invasion, and concomitant ovarian carcinoma. Gynecol Oncol 1992; 47:298–305.

91 Abeler VM, Kjorstad KE. Clear cell carcinoma of the endometrium: a histopathological and clinical study of 97 cases. Gynecol Oncol 1991; 40(3):207–217.

92 Murphy KT, Rotmensch J, Yamada SD, Mundt AJ. Outcome and patterns of failure in pathologic stages I–IV clear-cell carcinoma of the endometrium: implications for adjuvant radiation therapy. Int J Radiat Oncol Biol Phys 2003; 55:1272–1276.

93 Nordstrom B, Strang P, Lindgren A, Bergstrom R, Tribukait B. Endometrial carcinoma: the prognostic impact of papillary serous carcinoma (UPSC) in relation to nuclear grade, DNA ploidy and p53 expression. Anticancer Res 1996; 16:899–904.

94 Malpica A, Tornos C, Burke TW, Silva EG. Low-stage clear-cell carcinoma of the endometrium. Am J Surg Pathol 1995; 19:769–774.

95 Cirisano FD, Robboy SJ, Dodge RK, et al. The outcome of stage I-II clinically and surgically staged papillary serous and clear cell endometrial cancers when compared with endometrioid carcinoma. Gynecol Oncol 2000; 77:55–65.

96 Goff BA, Kato D, Schmidt RA, et al. Uterine papillary serous carcinoma: patterns of metastatic spread. Gynecol Oncol 1994; 54(3):264–268.

97 Grice J, Ek M, Greer B et al. Uterine papillary serous carcinoma: evaluation of long-term survival in surgically staged patients. Gynecol Oncol 1998; 69:69–73.

98 Carcangiu ML, Tan LK, Chambers JT. Stage Ia uterine serous carcinoma. A study of 13 cases. Am J Surg Pathol 1997; 21: 1507–1514.

99 Nguyen NP, Sallah S, Karlsson U, et al. Prognosis for papillary serous carcinoma of the endometrium after surgical staging. Int J Gynecol Cancer 2001; 11(4):305–311.

100 Grice J, Ek M, Greer B, et al. Uterine papillary serous carcinoma: evaluation of long-term survival in surgically staged patients. Gynecol Oncol 1998; 69(1):69–73.

101 Christopherson WM, Alberhasky RC, Connelly PJ. Carcinoma of the endometrium: I. A clinicopathologic study of clear-cell carcinoma and secretory carcinoma. Cancer 1982; 49 (8):1511–1523.

102 Lax SF, Pizer ES, Ronnett BM, Kurman RJ. Clear cell carcinoma of the endometrium is characterized by a distinctive profile of p53, Ki-67, estrogen, and progesterone receptor expression. Hum Pathol 1998; 29(6):551–558.

103 Bilgin T, Ozuysal S, Ozan H. A comparison of three histological grading systems in endometrial cancer. Arch Gynecol Obstet 2005; 272(1):23–25.

104 Taylor RR, Zeller J, Lieberman RW, O'Connor DM. An analysis of two versus three grades for endometrial carcinoma. Gynecol Oncol 1999; 74(1):3–6.

105 Lax SF, Kurman RJ, Pizer ES, Wu L, Ronnett BM. A binary architectural grading system for uterine endometrial endometrioid carcinoma has superior reproducibility compared with FIGO grading and identifies subsets of advance-stage tumors with favorable and unfavorable prognosis. Am J Surg Pathol 2000; 24(9):1201–1208.

106 Schorge JO, Hossein Saboorian M, Hynan L, Ashfaq R. ThinPrep detection of cervical and endometrial adenocarcinoma: a retrospective cohort study. Cancer 2002; 96(6):338–343.

107 Duska LR, Flynn CF, Chen A, Whall-Strojwas D, Goodman A. Clinical evaluation of atypical glandular cells of undetermined significance on cervical cytology. Obstet Gynecol 1998; 91(2):278–282.

108 Parellada CI, Schivartche PL, Pereyra EA, et al. Atypical glandular cells on cervical smears. Int J Gynaecol Obstet 2002;

78(3): 227–234.
109 Koonings PP, Price JH. Evaluation of atypical glandular cells of undetermined significance: is age important? Am J Obstet Gynecol 2001; 184(7):1457–1459.
110 Nassar A, Fleisher SR, Nasuti JF. Value of histiocyte detection in Pap smears for predicting endometrial pathology. An institutional experience. Acta Cytol 2003; 47(5):762–767.
111 Nguyen TN, Bourdeau JL, Ferenczy A, Franco EL. Clinical significance of histiocytes in the detection of endometrial adenocarcinoma and hyperplasia. Diagn Cytopathol 1998; 19(2):89–93.
112 Karim BO, Burroughs FH, Rosenthal DL, Ali SZ. Endometrial-type cells in cervico-vaginal smears: clinical significance and cytopathologic correlates. Diagn Cytopathol 2002; 26 (2):123–127.
113 Chang A, Sandweiss L, Bose S. Cytologically benign endometrial cells in the Papanicolaou smears of postmenopausal women. Gynecol Oncol 2001; 80(1):37–43.
114 Van den Bosch T, Vandendael A, Wranz PA, Lombard CJ. Cervical cytology in menopausal women at high risk for endometrial disease. Eur J Cancer Prev 1998; 7(2):149–152.
115 Zuna RE, Erroll M. Utility of the cervical cytologic smear in assessing endocervical involvement by endometrial carcinoma. Acta Cytol 1996; 40:878–884.
116 Leminen A, Forss M, Lehtovirta P. Endometrial adenocarcinoma with clinical evidence of cervical involvement: accuracy of diagnostic procedures, clinical course, and prognostic factors. Acta Obstet Gynecol Scand 1995; 74(1):61–66.
117 Clark TJ, Mann CH, Shah N, et al. Accuracy of outpatient endometrial biopsy in the diagnosis of endometrial cancer: a systematic quantitative review. Br J Obstet Gynaecol 2002; 109(3):313–321.
118 Vorgias G, Lekka J, Katsoulis M, et al. Diagnostic accuracy of prehysterectomy curettage in determining tumor type and grade in patients with endometrial cancer. Med Gen Med 2003; 5(4):7.
119 Machado F, Moreno J, Carazo M, et al. Accuracy of endometrial biopsy with the Cornier pipelle for diagnosis of endometrial cancer and atypical hyperplasia. Eur J Gynaecol Oncol 2003; 24(3–4):279–281.
120 Dijkhuizen FP, Mol BW, Brolmann HA, Heintz AP. The accuracy of endometrial sampling in the diagnosis of patients with endometrial carcinoma and hyperplasia: a meta-analysis. Cancer 2000; 89(8):1765–1772.
121 Wu HH, Casto BD, Elsheikh TM. Endometrial brush biopsy. An accurate outpatient method of detecting endometrial malignancy. J Reprod Med 2003; 48(1):41–45.
122 Dunton C, Baak J, Palazzo J, et al. Use of computerized morphometric analyses of endometrial hyperplasias in the prediction of coexistent cancer. Am J Obstet Gynecol 1996; 174: 1518–1521.
123 Mitchard J, Hirschowitz L. Concordance of FIGO grade of endometrial adenocarcinomas in biopsy and hysterectomy specimens. Histopathology 2003; 42(4):372–378.
124 Petersen RW, Quinlivan JA, Casper GR, Nicklin JL. Endometrial adenocarcinoma – presenting pathology is a poor guide to surgical management. Aust NZ J Obstet Gynaecol 2000; 40(2):191–194.
125 Trimble CL, Kauderer J, Silverberg S, et al. Concurrent endometrial carcinoma (ED) in women with biopsy diagnosis of atypical endometrial hyperplasia (AEH): a Gynecologic Oncology Group (GOG) Study. Gynecol Oncol 2004; 92: 393–394.
126 Zaino R, Trimble C, Silverberg S, Kauderer J, Curtin J. Reproducibility of the diagnosis of atypical endometrial hyperplasia (AEH): A Gynecologic Oncology Group (GOG) study. Lab Invest 2004; 84(Suppl 1):218A.
127 Jordan LB, Al-Nafussi A. Clinicopathological study of the pattern and significance of cervical involvement in cases of endometrial adenocarcinoma. Int J Gynecol Cancer 2002; 12(1):42–48.
128 Toki T, Oka K, Nakayama K, Oguchi O, Fujii S. A comparative study of pre-operative procedures to assess cervical invasion by endometrial carcinoma. Br J Obstet Gynaecol 1998; 105(5):512–516.
129 Pete I, Godeny M, Toth E, et al. Prediction of cervical infiltration in Stage II endometrial cancer by different preoperative evaluation techniques (D&C, US, CT, MRI). Eur J Gynaecol Oncol 2003; 24(6):517–522.
130 Caron C, Tetu B, Laberge P, Bellemare G, Raymond PE. Endocervical involvement by endometrial carcinoma on fractional curettage: a clinicopathological study of 37 cases. Mod Pathol 1991; 4:644–647.
131 Lampe B, Kurzl R, Dimpfl T, Fawzi H. Accuracy of preoperative histology and macroscopic assessment of cervical involvement in endometrial carcinoma. Eur J Obstet Gynecol Reprod Biol 1997; 74(2):205–209.
132 Rubin SC, Hoskins WJ, Saigo PE, et al. Management of endometrial adenocarcinoma with cervical involvement. Gynecol Oncol 1992; 45(3):294–298.
133 Fanning J, Alvarez PM, Tsukada Y, Piver MS. Prognostic significance of the extent of cervical involvement by endometrial cancer. Gynecol Oncol 1991; 40:46–47.
134 Irvin WP, Rice LW, Berkowitz RS. Advances in the management of endometrial adenocarcinoma. A review. J Reprod Med 2002; 47(3):173–189; discussion 189–190.
135 Larson DM, Connor GP, Broste SK, Krawisz BR, Johnson KK. Prognostic significance of gross myometrial invasion with endometrial cancer. Obstet Gynecol 1996; 88(3):394–398.
136 Altintas A, Cosar E, Vardar MA, Demir C, Tuncer I. Intraoperative assessment of depth of myometrial invasion in endometrial carcinoma. Eur J Gynaecol Oncol 1999; 20(4):329–331.
137 Franchi M, Ghezzi F, Melpignano M, et al. Clinical value of intraoperative gross examination in endometrial cancer. Gynecol Oncol 2000; 76(3):357–361.
138 Quinlivan JA, Petersen RW, Nicklin JL. Accuracy of frozen section for the operative management of endometrial cancer. Br J Obstet Gynaecol 2001; 108(8):798–803.
139 Vorgias G, Hintipas E, Katsoulis M, et al. Intraoperative gross examination of myometrial invasion and cervical infiltration

in patients with endometrial cancer: decision-making accuracy. Gynecol Oncol 2002; 85(3):483–486.

140 Noumoff JS, Menzin A, Mikuta J, et al. The ability to evaluate prognostic variables on frozen section in hysterectomies performed for endometrial carcinoma. Gynecol Oncol 1991; 42(3):202–208.

141 Chan JK, Loizzi V, Youssef M, et al. Significance of comprehensive surgical staging in noninvasive papillary serous carcinoma of the endometrium. Gynecol Oncol 2003; 90:181–185.

142 Mutter GM, Crum CP. Endometrial carcinoma. In: Fletcher CDM, ed. Pathology of tumors. London: Churchill Livingstone; 2005: in press.

143 Creasman WT, Morrow CP, Bundy BN, et al. Surgical pathologic spread patterns of endometrial cancer. A Gynecologic Oncology Group Study. Cancer 1987; 60(8 Suppl):2035–2041.

144 Creasman WT, DeGeest K, DiSaia PJ, Zaino RJ. Significance of true surgical pathologic staging: a Gynecologic Oncology Group Study. Am J Obstet Gynecol 1999; 181(1):31–34.

145 Burke C, Hickey K. Does surgical staging of clinical Stage I endometrial carcinoma significantly alter adjuvant management? J Obstet Gynaecol 2004; 24(3):289–291.

146 Zaino RJ, Kurman RJ, Diana KL, Morrow CP. Pathologic models to predict outcome for women with endometrial adenocarcinoma: the importance of the distinction between surgical stage and clinical stage – a Gynecologic Oncology Group study. Cancer 1996; 77(6):1115–1121. Erratum in: Cancer 1997; 79(2):422.

147 Cirisano FD Jr, Robboy SJ, Dodge RK, et al. The outcome of stage I–II clinically and surgically staged papillary serous and clear cell endometrial cancers when compared with endometrioid carcinoma. Gynecol Oncol 2000; 77:55–65.

148 Nordstrom B, Bergstrom R, Strang P. Prognostic index models in stage I and II endometrial carcinoma. Anticancer Res 1998; 18(5B):3717–3724.

149 Longacre TA, Hendrickson MR. Diffusely infiltrative endometrial adenocarcinoma: an adenoma malignum pattern of myoinvasion. Am J Surg Pathol 1999; 23(1):69–78.

150 Lee KR, Vacek PM, Belinson JL. Traditional and nontraditional histopathologic predictors of recurrencein uterine endometrioid adenocarcinoma. Gynecol Oncol 1994; 54:10–18.

151 Nascimento AF, Hirsch MS, Cviko A, Quade BJ, Nucci MR. The role of CD10 staining in distinguishing invasive endometrial adenocarcinoma from adenocarcinoma involving adenomyosis. Mod Pathol 2003; 16(1):22–27.

152 Srodon M, Klein WM, Kurman RJ. CD10 immunostaining does not distinguish endometrial carcinoma invading myometrium from carcinoma involving adenomyosis. Am J Surg Pathol 2003; 27(6):786–789.

153 Phelan C, Montag AG, Rotmensch J, et al. Outcome and management of pathological stage I endometrial carcinoma patients with involvement of the lower uterine segment. Gynecol Oncol 2001; 83(3):513–517.

154 Hachisuga T, Fukuda K, Iwasaka T, et al. Endometrioid adenocarcinomas of the uterine corpus in women younger than 50 years of age can be divided into two distinct clinical and pathologic entities based on anatomic location. Cancer 2001; 92(10):2578–2584.

155 Hachisuga T, Matsuo N, Iwasaka T, Sugimori H, Tsuneyoshi M. Human papilloma virus and P53 overexpression in carcinomas of the uterine cervix, lower uterine segment and endometrium. Pathology 1996; 28(1):28–31.

156 Mariani A, Webb MJ, Keeney GL, Aletti G, Podratz KC. Endometrial cancer: predictors of peritoneal failure. Gynecol Oncol 2003; 89(2):236–242.

157 Mariani A, Webb MJ, Keeney GL, et al. Stage IIIC endometrioid corpus cancer includes distinct subgroups. Gynecol Oncol 2002; 87(1):112–117.

158 Elia G, Garfinkel DA, Goldberg GL, Davidson S, Runowicz CD. Surgical management of patients with endometrial cancer and cervical involvement. Eur J Gynaecol Oncol 1995; 16(3):169–173.

159 Reisinger SA, Staros EB, Feld R, Mohiuddin M, Lewis GC. Preoperative radiation therapy in clinical stage II endometrial carcinoma. Gynecol Oncol 1992; 45(2):174–178.

160 Tambouret R, Clement PB, Young RH. Endometrial endometrioid adenocarcinoma with a deceptive pattern of spread to the uterine cervix: a manifestation of stage IIb endometrial carcinoma liable to be misinterpreted as an independent carcinoma or a benign lesion. Am J Surg Pathol 2003; 27(8):1080–1088.

161 Castrillon DH, Lee KR, Nucci MR. Distinction between endometrial and endocervical adenocarcinoma: an immunohistochemical study. Int J Gynecol Pathol 2002; 21(1):4–10.

162 Ansari-Lari MA, Staebler A, Zaino RJ, Shah KV, Ronnett BM. Distinction of endocervical and endometrial adenocarcinomas: immunohistochemical p16 expression correlated with human papillomavirus (HPV) DNA detection. Am J Surg Pathol 2004; 28(2):160–167.

163 Zuna RE, Behrens A. Peritoneal washing cytology in gynecologic cancers: long-term follow-up of 355 patients. J Natl Cancer Inst 1996; 88(14):980–987.

164 Mulvany NJ, Arnstein MB, Ryan VA. Prognostic significance of fallopian tube cytology: a study of 99 endometrial malignancies. Pathology 2000; 32(1):5–9.

165 Mulvany NJ, Arnstein M, Ostor AG. Fallopian tube cytology: a histocorrelative study of 150 washings. Diagn Cytopathol 1997; 16(6):483–488.

166 Creasman WT, Disaia PJ, Blessing J, et al. Prognostic significance of peritoneal cytology in patients with endometrial cancer and preliminary data concerning therapy with intraperitoneal radiopharmaceuticals. Am J Obstet Gynecol 1981; 141(8): 921–929.

167 McLellan R, Dillon MB, Currie JL, Rosenshein NB. Peritoneal cytology in endometrial cancer: a review. Obstet Gynecol Surv 1989; 44(10):711–719.

168 Kennedy AW, Webster KD, Nunez C, Bauer LJ. Pelvic washings for cytologic analysis in endometrial adenocar-

cinoma. J Reprod Med 1993; 38(8):637–642.
169 Hirai Y, Fujimoto I, Yamauchi K, et al. Peritoneal fluid cytology and prognosis in patients with endometrial carcinoma. Obstet Gynecol 1989; 73(3 Pt 1):335–338.
170 Eifel P, Hendrickson M, Ross J, et al. Simultaneous presentation of carcinoma involving the ovary and the uterine corpus. Cancer 1982; 50(1):163–170.
171 Falkenberry SS, Steinhoff MM, Gordinier M, et al. Synchronous endometrioid tumors of the ovary and endometrium. A clinicopathologic study of 22 cases. J Reprod Med 1996; 41(10):713–718.
172 Zaino R, Whitney C, Brady MF, et al. Simultaneously detected endometrial and ovarian carcinomas – a prospective clinicopathologic study of 74 cases: a gynecologic oncology group study. Gynecol Oncol 2001; 83(2):355–362.
173 Soliman PT, Slomovitz BM, Broaddus RR, et al. Synchronous primary cancers of the endometrium and ovary: a single institution review of 84 cases. Gynecol Oncol 2004; 94(2): 456–462.
174 Ricci R, Komminoth P, Bannwart F, et al. PTEN as a molecular marker to distinguish metastatic from primary synchronous endometrioid carcinomas of the ovary and uterus. Diagn Mol Pathol 2003; 12(2):71–78.
175 Sato R, Jobo T, Kuramoto H. Parametrial spread is a prognostic factor in endometrial carcinoma. Eur J Gynaecol Oncol 2003; 24(3–4):241–245.
176 Ozsoy M, Dilek S, Ozsoy D. Pelvic and paraaortic lymph node metastasis in clinical stage I endometrial adenocarcinoma: an analysis of 58 consecutive cases. Eur J Gynaecol Oncol 2003; 24(5):398–400.
177 Mariani A, Keeney GL, Aletti G, et al. Endometrial carcinoma: paraaortic dissemination. Gynecol Oncol 2004; 92(3):833–838.
178 Nelson G, Randall M, Sutton G, et al. FIGO stage IIIC endometrial carcinoma with metastases confined to pelvic lymph nodes: analysis of treatment outcomes, prognostic variables, and failure patterns following adjuvant radiation therapy. Gynecol Oncol 1999; 75(2):211–214.
179 Yasunaga M, Yamasaki F, Tokunaga O, Iwasaka T. Endometrial carcinomas with lymph node involvement: novel histopathologic factors for predicting prognosis. Int J Gynecol Pathol 2003; 22(4):341–346.
180 Bristow RE, Zahurak ML, Alexander CJ, Zellars RC, Montz FJ. FIGO stage IIIC endometrial carcinoma: resection of macroscopic nodal disease and other determinants of survival. Int J Gynecol Cancer 2003; 13(5):664–672.
181 Horn LC, Bilek K. Frequency and histogenesis of pelvic retroperitoneal lymph node inclusions of the female genital tract. An immunohistochemical study of 34 cases. Pathol Res Pract 1995; 191:991–996.
182 Clement PB, Young RH, Oliva E, Sumner HW, Scully RE. Hyperplastic mesothelial cells within abdominal lymph nodes: mimic of metastatic ovarian carcinoma and serous borderline tumor – a report of two cases associated with ovarian neoplasms. Mod Pathol 1996; 9(9):879–886.
183 Gonzalez Bosquet J, Keeney GL, et al. Cytokeratin staining of resected lymph nodes may improve the sensitivity of surgical staging for endometrial cancer. Gynecol Oncol 2003; 91(3):518–525.
184 Yabushita H, Shimazu M, Yamada H, et al. Occult lymph node metastases detected by cytokeratin immunohistochemistry predict recurrence in node-negative endometrial cancer. Gynecol Oncol 2001; 80(2):139–144.
185 Watanabe M, Aoki Y, Kase H, Fujita K, Tanaka K. Low risk endometrial cancer: a study of pelvic lymph node metastasis. Int J Gynecol Cancer 2003; 13(1):38–41.
186 Lindahl B, Einarsdottir M, Iosif C, Ranstam J, Willen R. Endometrial carcinoma: results of primary surgery on FIGO stages Ia–Ic and predictive value of histopathological parameters. Anticancer Res 1997; 17(3C):2297–2302.
187 Lee KR, Vacek PM, Belinson JL. Traditional and nontraditional histopathologic predictors of recurrence in uterine endometrioid adenocarcinoma. Gynecol Oncol 1994; 54(1): 10–18.
188 Oreskovic S, Babic D, Kalafatic D, Barisic D, Beketic-Oreskovic L. A significance of immunohistochemical determination of steroid receptors, cell proliferation factor Ki-67 and protein p53 in endometrial carcinoma. Gynecol Oncol 2004; 93(1):34–40.
189 Stendahl U, Strang P, Wagenius G, Bergstrom R, Tribukait B. Prognostic significance of proliferation in endometrial adenocarcinomas: a multivariate analysis of clinical and flow cytometric variables. Int J Gynecol Pathol 1991; 10(3): 271–284.
190 Palmer DC, Muir IM, Alexander AI, et al. The prognostic importance of steroid receptors in endometrial carcinoma. Obstet Gynecol 1988; 72(3 Pt 1):388–393.
191 Zaino RJ, Davis AT, Ohlsson-Wilhelm BM, Brunetto VL. DNA content is an independent prognostic indicator in endometrial adenocarcinoma. A Gynecologic Oncology Group study. Int J Gynecol Pathol 1998; 17:312–319.
192 Nordstrom B, Strang P, Lindgren A, Bergstrom R, Tribukait B. Carcinoma of the endometrium: do the nuclear grade and DNA ploidy provide more prognostic information than do the FIGO and WHO classifications? Int J Gynecol Pathol 1996; 15(3):191–201.
193 Steiner E, Eicher O, Sagemuller J, et al. Multivariate independent prognostic factors in endometrial carcinoma: a clinicopathologic study in 181 patients: 10 years experience at the Department of Obstetrics and Gynecology of the Mainz University. Int J Gynecol Cancer 2003; 13(2):197–203.
194 Powell MA, Mutch DG, Rader JS, et al. Ribosomal DNA methylation in patients with endometrial carcinoma: an independent prognostic marker. Cancer 2002; 94(11):2941–2952.
195 Poulsen MG, Roberts SJ. Prognostic variables in endometrial carcinoma. Int J Radiat Oncol Biol Phys 1987; 13(7): 1043–1052.
196 Chafe S, Honore L, Pearcey R, Capstick V. An analysis of the impact of pathology review in gynecologic cancer. Int J Radiat

Oncol Biol Phys 2000; 48(5):1433–1438.
197 Eifel PJ, Hendrickson M. Stage I endometrial carcinoma: the importance of pathologic review in retrospective analyses. Int J Radiat Oncol Biol Phys 1990; 18(5):1271–1273.
198 Mariani A, Webb MJ, Keeney GL, Calori G, Podratz KC. Role of wide/radical hysterectomy and pelvic lymph node dissection in endometrial cancer with cervical involvement. Gynecol Oncol 2001; 83(1):72–80.
199 Calvin DP, Connell PP, Rotmensch J, Waggoner S, Mundt AJ. Surgery and postoperative radiation therapy in stage II endometrial carcinoma. Am J Clin Oncol 1999; 22:338–343.
200 Ng TY, Nicklin JL, Perrin LC, Cheuk R, Crandon AJ. Postoperative vaginal vault brachytherapy for node-negative Stage II (occult) endometrial carcinoma. Gynecol Oncol 2001; 81 (2):193–195.
201 Feltmate CM, Duska LR, Chang Y, et al. Predictors of recurrence in surgical stage II endometrial adenocarcinoma. Gynecol Oncol 1999; 73:407–411.
202 Orr JW. Surgical staging of endometrial cancer: does the patient benefit? Gynecol Oncol 1998; 71(3):335–339.
203 Orr JW Jr, Holimon JL, Orr PF. Stage I corpus cancer: is teletherapy necessary? Am J Obstet Gynecol 1997; 176:777–788.
204 Naumann RW, Higgins RV, Hall JB. The use of adjuvant radiation therapy by members of the Society of Gynecologic Oncologists. Gynecol Oncol 1999; 75(1):4–9.
205 Seago DP, Raman A, Lele S. Potential benefit of lymphadenectomy for the treatment of node-negative locally advanced uterine cancers. Gynecol Oncol 2001; 83(2):282–285.
206 Creasman WT, Kohler MF, Odicino F, Maisonneuve P, Boyle P. Prognosis of papillary serous, clear cell, and grade 3 stage I carcinoma of the endometrium. Gynecol Oncol 2004; 95: 593–596.
207 Sreenan JJ, Hart WR. Carcinosarcomas of the female genital tract. A pathologic study of 29 metastatic tumors: further evidence for the dominant role of the epithelial component and the conversion theory of histogenesis. Am J Surg Pathol 1995; 19(6):666–674.
208 Fujii H, Yoshida M, Gong ZX, et al. Frequent genetic heterogeneity in the clonal evolution of gynecological carcinosarcoma and its influence on phenotypic diversity. Cancer Res 2000; 60(1):114–120.
209 Watanabe M, Shimizu K, Kato H, et al. Carcinosarcoma of the uterus: immunohistochemical and genetic analysis of clonality of one case. Gynecol Oncol 2001; 82(3):563–567.
210 Wada H, Enomoto T, Fujita M, et al. Molecular evidence that most but not all carcinosarcomas of the uterus are combination tumors. Cancer Res 1997; 57(23):5379–5385.
211 Micci F, Teixeira MR, Haugom L, et al. Genomic aberrations in carcinomas of the uterine corpus. Genes Chromosomes Cancer 2004; 40(3):229–246.
212 Fehr PE, Prem KA. Malignancy of the uterine corpus following irradiation therapy for squamous cell carcinoma of the cervix. Am J Obstet Gynecol 1974; 119(5):685–692.
213 Bird CC, Willis RA. The possible carcinogenic effects of radiations on the uterus. Br J Cancer 1970; 24(4): 759–768.
214 Schaepman-van Geuns EJ. Mixed tumors and carcinosarcomas of the uterus evaluated five years after treatment. Cancer 1970; 25(1):72–77.
215 Thomas WO Jr, Harris HH, Enden JA. Postirradiation malignant neoplasms of the uterine fundus. Am J Obstet Gynecol 1969; 104(2):209–219.
216 Bukowski S, Cicholska A, Meyer J. Combined mesenchymal carcinosarcoma of the uterus in patient after successful radiotherapy of carcinoma of the uterine cervix. Nowotwory 1967; 17(1):53–57.
217 Varela-Duran J, Nochomovitz LE, Prem KA, Dehner LP. Postirradiation mixed mullerian tumors of the uterus: a comparative clinicopathologic study. Cancer 1980; 45(7):1625–1631.
218 Evans MJ, Langlois NE, Kitchener HC, Miller ID. Is there an association between long-term tamoxifen treatment and the development of carcinosarcoma (malignant mixed Müllerian tumor) of the uterus? Int J Gynecol Cancer 1995; 5(4):310–313.
219 Brooks SE, Zhan M, Cote T, Baquet CR. Surveillance, epidemiology, and end results analysis of 2677 cases of uterine sarcoma 1989–1999. Gynecol Oncol 2004; 93(1):204–208.
220 Vaccarello L, Curtin JP. Presentation and management of carcinosarcoma of the uterus. Oncology 1992; 6(5):45–49; discussion 53–54, 59.
221 Silverberg SG, Major FJ, Blessing JA, et al. Carcinosarcoma (malignant mixed mesodermal tumor) of the uterus. A Gynecologic Oncology Group pathologic study of 203 cases. Int J Gynecol Pathol 1990; 9(1):1–19.
222 Barwick KW, LiVolsi VA. Malignant mixed mullerian tumors of the uterus. A clinicopathologic assessment of 34 cases. Am J Surg Pathol 1979; 3(2):125–135.
223 Roberts DJ, Haber D, Sklar J, Crum CP. Extrarenal Wilms' tumors. A study of their relationship with classical renal Wilms' tumor using expression of WT1 as a molecular marker. Lab Invest 1993; 68(5):528–536.
224 Le T. Adjuvant pelvic radiotherapy for uterine carcinosarcoma in a high risk population. Eur J Surg Oncol 2001; 27(3): 282–285.
225 Macasaet MA, Waxman M, Fruchter RG, et al. Prognostic factors in malignant mesodermal (Müllerian) mixed tumors of the uterus. Gynecol Oncol 1985; 20(1):32–42.
226 Yamada SD, Burger RA, Brewster WR, et al. Pathologic variables and adjuvant therapy as predictors of recurrence and survival for patients with surgically evaluated carcinosarcoma of the uterus. Cancer 2000; 88(12):2782–2786.
227 Bodner-Adler B, Bodner K, Obermair A, et al. Prognostic parameters in carcinosarcomas of the uterus: a clinico-pathologic study. Anticancer Res 2001; 21(4B):3069–3074.
228 Jereczek B, Jassem J, Kobierska A. Sarcoma of the uterus. A clinical study of 42 patients. Arch Gynecol Obstet 1996; 258 (4):171–180.
229 Sartori E, Bazzurini L, Gadducci A, et al. Carcinosarcoma of

the uterus: a clinicopathological multicenter CTF study. Gynecol Oncol 1997; 67(1):70–75.
230 Thigpen JT, Blessing JA, DeGeest K, Look KY, Homesley HD. Cisplatin as initial chemotherapy in ovarian carcinosarcomas: a Gynecologic Oncology Group study. Obstet Gynecol Surv 2004; 59(8):589–590.
231 Sutton G, Brunetto VL, Kilgore L, et al. A phase III trial of ifosfamide with or without cisplatin in carcinosarcoma of the uterus: a Gynecologic Oncology Group study. Gynecol Oncol 2000; 79(2):147–153.
232 Gerszten K, Faul C, Kounelis S, et al. The impact of adjuvant radiotherapy on carcinosarcoma of the uterus. Gynecol Oncol 1998; 68(1):8–13.
233 Mazur MT. Atypical polypoid adenomyomas of the endometrium. Am J Surg Pathol 1981; 5(5):473–482.
234 Lee KR. Atypical polypoid adenomyoma of the endometrium associated with adenomyomatosis and adenocarcinoma. Gynecol Oncol 1993; 51(3):416–418.
235 Longacre TA, Chung MH, Rouse RV, Hendrickson MR. Atypical polypoid adenomyofibromas (atypical polypoid adenomyomas) of the uterus. A clinicopathologic study of 55 cases. Am J Surg Pathol 1996; 20(1):1–20.
236 Sugiyama T, Ohta S, Nishida T, et al. Two cases of endometrial adenocarcinoma arising from atypical polypoid adenomyoma. Gynecol Oncol 1998; 71(1):141–144.
237 Stastny JF, Ben-Ezra J, Stewart JA, et al. Condyloma and cervical intraepithelial neoplasia of the endometrium. Gynecol Obstet Invest 1995; 39(4): 277–280.
238 Zidi YS, Bouraoui S, Atallah K, Kchir N, Haouet S.Primary in situ squamous cell carcinoma of the endometrium, with extensive squamous metaplasia and dysplasia. Gynecol Oncol 2003; 88(3):444–446.
239 Houissa-Vuong S, Catanzano-Laroudie M, Baviera E, et al. Primary squamous cell carcinoma of the endometrium: case history, pathologic findings, and discussion. Diagn Cytopathol 2002; 27(5): 291–293.
240 Rodolakis A, Papaspyrou I, Sotiropoulou M, Markaki S, Michalas S. Primary squamous cell carcinoma of the endometrium. A report of 3 cases. Eur J Gynaecol Oncol 2001; 22(2):143–146.
241 Shidara Y, Karube A, Watanabe M, et al. A case report: verrucous carcinoma of the endometrium – the difficulty of diagnosis, and a review of the literature. J Obstet Gynaecol Res 2000; 26(3):189–192.
242 Sherwood JB, Carlson JA, Gold MA, et al. Squamous metaplasia of the endometrium associated with HPV 6 and 11. Gynecol Oncol 1997; 66(1):141–145.
243 Kataoka A, Nishida T, Sugiyama T, et al. Squamous cell carcinoma of the endometrium with human papillomavirus type 31 and without tumor suppressor gene p53 mutation. Gynecol Oncol 1997; 65(1):180–184.
244 Kataoka A, Nishida T, Okina H, et al. Squamous cell carcinoma of the endometrium with human papillomavirus type 31. Kurume Med J 1997; 44(1):67–69.
245 Czerwenka K, Lu Y, Heuss F, Manavi M, Kubista E. Human papillomavirus detection of endometrioid carcinoma with squamous differentiation of the uterine corpus. Gynecol Oncol 1996; 61(2):210–214.
246 Goodman A, Zukerberg LR, Rice LW, et al. Squamous cell carcinoma of the endometrium: a report of eight cases and a review of the literature. Gynecol Oncol 1996; 61(1):54–60.
247 Im DD, Shah KV, Rosenshein NB. Report of three new cases of squamous carcinoma of the endometrium with emphasis in the HPV status. Gynecol Oncol 1995; 56(3):464–469.
248 Yamamoto Y, Izumi K, Otsuka H, et al. Primary squamous cell carcinoma of the endometrium: a case report and a suggestion of new histogenesis. Int J Gynecol Pathol 1995; 14 (1):75–80.
249 Spiegel GW, Austin RM, Gelven PL. Transitional cell carcinoma of the endometrium. Gynecol Oncol 1996; 60(2):325–330.
250 Shaco-Levy R, Manor E, Piura B, Ariel I. An unusual composite endometrial tumor combining papillary serous carcinoma and small cell carcinoma. Am J Surg Pathol 2004; 28 (8):1103–1106.
251 Varras M, Akrivis Ch, Demou A, et al. Primary small-cell carcinoma of the endometrium: clinicopathological study of a case and review of the literature. Eur J Gynaecol Oncol 2002; 23(6):577–581.
252 Abeler VM, Kjorstad KE, Nesland JM. Undifferentiated carcinoma of the endometrium. A histopathologic and clinical study of 31 cases. Cancer 1991; 68:98–105.
253 Vargas MP, Merino MJ. Lymphoepithelioma-like carcinoma: an unusual variant of endometrial cancer. A report of two cases. Int J Gynecol Pathol 1998; 17(3):272–276.

20

子宫间叶性肿瘤

Uterine mesenchymal tumors

Marisa R. Nucci 和
Bradley J. Quade 著
戴 林译 回允中校

引言 Introduction

定义 DEFINITION

子宫间叶性肿瘤是从中胚层起源组织衍化而来或向中胚层起源组织分化的肿瘤。典型者朝着子宫体的正常成分分化，即向子宫内膜间质和子宫肌层的平滑肌细胞分化；然而，也可以看到向着异源性组织的分化，即向正常不存在于子宫的间叶组织（例如横纹肌、软骨和骨）分化。

混合性上皮和间叶组织子宫肿瘤是由良性或恶性间叶成分与良性或恶性上皮成分混合组成的。这种混合性肿瘤的分类是根据对这两种成分的形态学评估做出的。

识别处于间叶性肿瘤形成危险的患者 IDENTIFYING PATIENTS AT RISK FOR MESENCHYMAL NEOPLASIA

各种类型子宫间叶性肿瘤形成发生的危险程度是不一样的，由于其中多数肿瘤罕有发生，所以影响了对其危险性的进一步评估。实际上，子宫肉瘤仅占子宫恶性肿瘤的 4% ~ 9%[1]。而且，据估计每 1000 名妇女中仅有 0.01 到 0.02 例子宫肉瘤的病例[2]。

尽管罕见，最近已经对某些子宫间叶性肿瘤形成亚型的潜在危险因素有所了解。他莫昔芬（tamoxifen）是一种抗雌激素药物，被广泛地用于具有乳腺癌危险的妇女或乳腺癌患者的治疗，认为它能增加子宫癌发生的危险性，推测是由于它在这个部位具有竞争作用；近来有证据表明，这个药物可能也增加妇女患某些亚型子宫间叶性肿瘤形成的危险性，尤其是腺肉瘤和癌肉瘤[3-8]。某些病例潜伏期长，因此有必要对于所有服用他莫昔芬的患者进行长期随访[9]。对于有临床症状的妇女进行超声检查随访，可能有助于区分出哪些妇女需要进行子宫内膜活检[10]。在这些患者中发现异常的超声结果（例如子宫内膜增厚、息肉或子宫肿物）应该立即进行活体检查。子宫恶性肿瘤危险性（包括上皮性和间叶性两种）与雷洛昔芬（raloxifene）的关系还不清楚，雷洛昔芬是一种预防骨质疏松和检测妇女乳腺癌危险性的实验用药[11, 12]。

与恶性间叶性肿瘤不同，良性子宫平滑肌瘤的发生率很高，估计达到生育年龄以及更大年龄妇女的85%[13]。因此，平滑肌瘤是最常见的子宫肿瘤，而且也是女性最常见的肿瘤之一。虽然发生率高可能使流行病学分析变得复杂，但与其他任何子宫间叶性肿瘤比较，有关发生子宫平滑肌瘤的危险因素我们了解得更多。在随后的章节将有比较详细的讨论，有大量的证据表明，遗传因素在平滑肌瘤的发生中具有作用。这些因素是基于家族和人口水平的研究被认知的。尤其是在黑人妇女中，良性和可能为恶性的子宫平滑肌肿瘤要高 2 ~ 3 倍[1, 14-16]。

在子宫平滑肌瘤的发生和发展中，非遗传性因素（例如环境因素和基因-环境因素）也有作用。最常被认可的影响因素是吸烟，某些研究显示吸烟似乎能够减少平滑肌瘤的临床发生率，但是并非所有研究都是如此[17-24]。产次增加也与发生平滑肌瘤危险性减少有关[19, 22, 24-28]。多数研究显示，应用口服避孕药与平滑肌瘤有关[19, 24, 25, 29, 30]。尤其是对于月经初潮较晚和应用口服避孕药较早的妇女，可能具有保护性作用[25, 28]。相反，肥胖与肿瘤体积较大及症状较为明显有关[18, 23-25, 31]。接触滑石粉的环境（会阴）可使患平滑肌瘤的危险性增加 2 倍[32]。最后，饮食中增加大豆产品、乙醇和红色肉类，以及减少绿色蔬菜或富含β-胡萝卜素的食物均与平滑肌瘤发生有关[22, 33-35]。就个体而言，平滑肌瘤这些明显的危险因素是混杂存在的。比较公认的看法强调，“非对抗性雌激素”假设引起子宫内膜癌的发生[35]。饮食作为环境中雌激素的来源也与这个假设有关。其他可能的解释是，妊娠通过子宫结构、生物化学和表基因再造（epigenetic remodeling）改变了子宫平滑肌瘤的倾向性[21]。

一般临床特征 GENERAL CLINICAL FEATURES

大多数子宫间叶性肿瘤位于子宫壁间或子宫腔内。临床症状与肿瘤大小和子宫内膜破坏程度有关，盆腔疼痛、受压和功能障碍性子宫出血是最常见的临床表现。不能根据肿物的大小确定恶性，但是，多数子宫体间叶性恶性肿瘤倾向于体积较大（>10cm），而且发现时已经播散并累及到邻近结构。放射学研究，尤其是超声和MIR，有助于临床评估肿物可能是良性还是恶性[36-43]。除了播散超出子宫范围以外，还可能出现提示肿瘤坏死的放射学特征。需要警惕的是，大的平滑肌瘤可见良性肿瘤的中心梗死和变性。

子宫内膜间质肿瘤 Endometrial stromal tumors

定义和分类 DEFINITION AND CLASSIFICATION

子宫内膜间质肿瘤是由形态上类似于非肿瘤性增生期子宫内膜间质细胞的肿瘤细胞组成的。另外，这些肿瘤组织中还含有多量小血管，类似于生理情况下的螺旋小动脉，在小血管周围增生的肿瘤细胞一般呈同心圆性排列。根据肿瘤边界是否有浸润，将子宫内膜间质肿瘤分为良性和恶性两种类型，分别称为子宫内膜间质结节和子宫内膜间质肉瘤。

现今，WHO 将子宫内膜间质肿瘤分成以下几种类型：(1) 子宫内膜间质结节；(2) 子宫内膜间质肉瘤，低级别；(3) 未分化子宫内膜肉瘤。这个分类中所表达的术语是由 Norris 和 Taylor 于 1966 年在他们的关于子宫内膜间质肿瘤的文章中首先提出的[44]，虽然现在这些分类的定义已经发生了变化，现今分类的主要不同集中在低级别子宫内膜间质肉瘤的定义并将其与最初命名为高级别子宫内膜间质肉瘤分开。1966年提出区分低级别和高级别肿瘤仅仅是根据肿瘤细胞的核分裂活性；如果一个肿瘤形态上类似于子宫内膜间质，每10个高倍视野核分裂像小于 10 个被认为是低级别，而每 10 个高倍视野核分裂像大于10个则被认为是高级别。然而，自从这篇文章发表以来，在随后的研究中，没有证实根据核分裂活性将形态类似于正常增生期子宫内膜间质细胞的子宫内膜间质肉瘤分为低级别和高级别与临床有关，最值得注意的是 Evans 和 Chang 等的工作[46]。此外，高级别子宫内膜间质肉瘤代表了一组不同种类的肿瘤，包括那些类似于子宫内膜间质的肿瘤和那些低分化的类似于癌肉瘤间叶性成分的由具有明显核间变的大细胞组成的肿瘤，因此，现在（2002 年）WHO 分类方案中仍然保留了两种子宫内膜肉瘤，即低级别子宫内膜肉瘤和未分化子宫内膜肉瘤，两者是根据肿瘤形态学而不是核分裂活性加以区分的。低级别子宫内膜间质肉瘤是由形态上类似于非肿瘤性增生期子宫内膜间质的细胞组成的，其特征为以“指状”浸润的方式浸润周围子宫肌层，典型的表现是浸润淋巴管或血管。相反，未分化子宫内膜肉瘤是低分化肉瘤，其构成细胞不像增生期子宫内膜间质细胞，肿瘤通常呈破坏性地浸润子宫肌层。尽管其目的在于简洁的分出不同类型的肿瘤，但是某些子宫内膜肉瘤病例却兼有未分化子宫内膜肉瘤和低级别子宫内膜间质肉瘤两者的特征。这些肿瘤或者表现为低级别间质肉瘤和未分化肿瘤共存，或者形态上表现为未分化子宫内膜肉瘤，但是出现提示向子宫内膜间质分化的特征，比如出现周围子宫肌层“指状”浸润或肿瘤延伸至血管或淋巴管等典型的低级别成分表现。这种形态的肿瘤可能应该考虑为“高级别子宫内膜间质肉瘤”，这个问题将在本章的相应题目下讨论。

临床病理学特征 CLINICOPATHOLOGIC FEATURES

子宫内膜间质结节 Endometrial stromal nodule

子宫内膜间质结节可以发生于任何年龄，但是一般见于 40 ~ 60 岁的妇女[47-50]。它们可以位于子宫肌壁内而与子宫内膜表面没有联系（因此，提出了有关其组织发生的有趣的联想，即可能起源于子宫间质或平滑肌），也可以位于子宫内膜与肌层交界处的黏膜下层，或肿块呈息肉状突入子宫腔。大体检查，肿瘤以界限清楚为特征，容易误认为是平滑肌瘤；然而，子宫内膜间质结节质地通常较软，常呈黄色，缺少典型平滑肌瘤特征性的漩涡状和凸起的表现（图 20.1）。子宫内膜间质结节大小可以不同，通常小于 10cm，尽管较大的肿瘤已有报告[46, 47, 49, 51]。

组织学上，子宫内膜间质结节以肿瘤细胞与周围的子宫内膜或肌层之间界限分明为特征，具有推挤的边界或仅有少量肿瘤细胞向交界面外延伸（<3mm）（图20.2）[47]。根据定义，子宫内膜间质结节没有淋巴管和血管浸润。子宫内膜间质结节由均匀一致的类似于增生期子宫内膜间质细胞的细胞组成，核呈圆形到卵圆形，具有少到中等量的嗜酸性到嗜双染色的胞浆（图20.3）。这些细胞呈漩涡状围绕在血管成分周围，血管成分类似于非肿瘤性子宫内膜的螺旋小动脉；可以出现明显的泡沫状间质细胞（图20.4）。整个肿瘤组织中的血管一般均匀分布，管腔一致。但是偶尔也可见到较大的厚壁血管，它通常只是少数病例的局灶性病变。

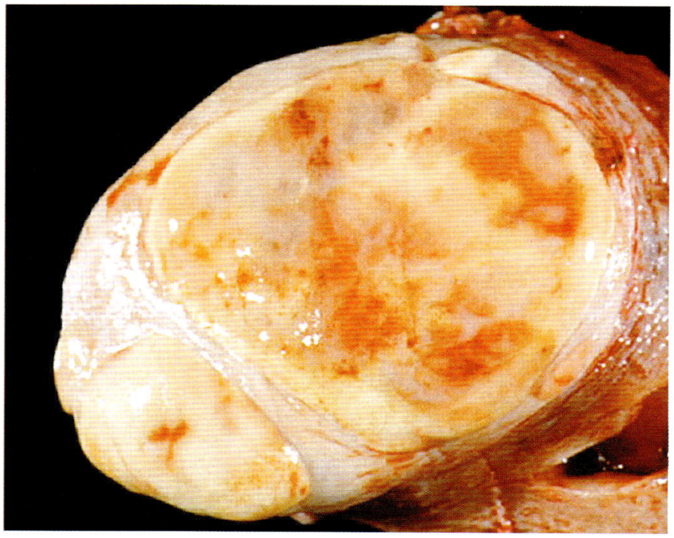

图20.1　子宫内膜间质结节。这个肿瘤呈双叶状，并有平滑肌分化的区域，表现为在特征性黄色外观的肿瘤间质中出现棕褐色区域。

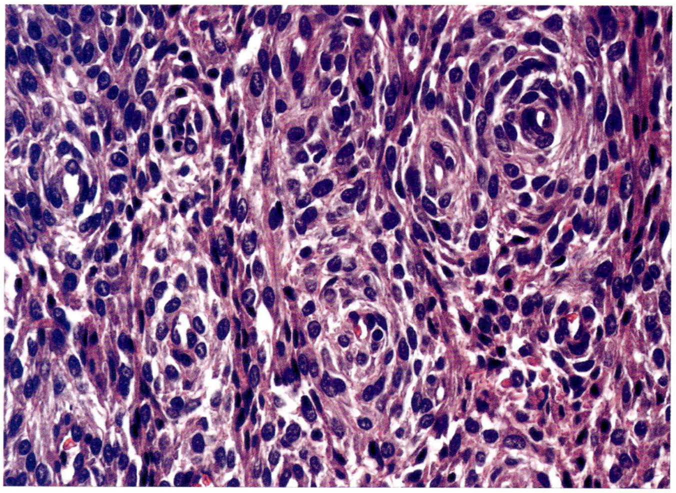

图20.3　子宫内膜间质结节。特征性的细胞形态和血管结构。

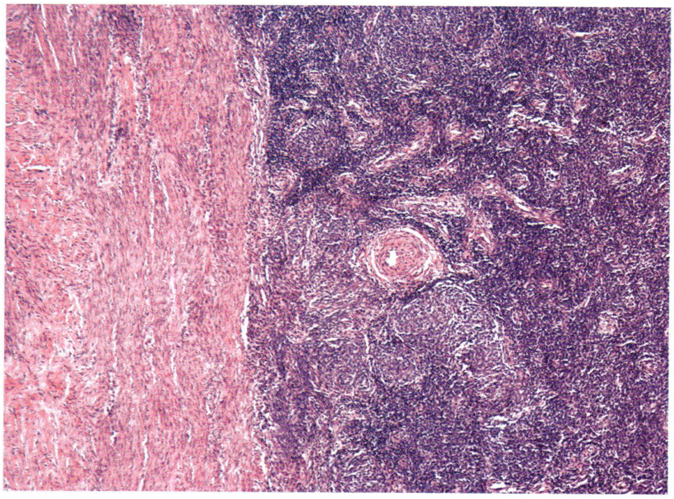

图 20.2　子宫内膜间质结节。与子宫肌层界限分明。

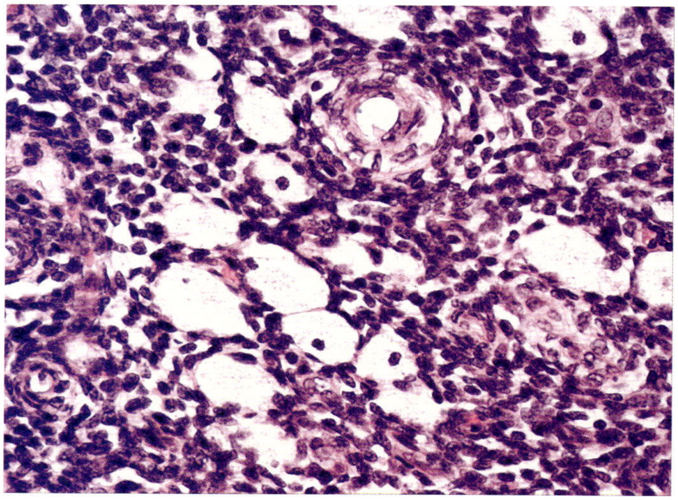

图 20.4　子宫内膜间质结节。泡沫细胞具有特征性。

低级别子宫内膜间质肉瘤
Low-grade endometrial stromal sarcoma

低级别子宫内膜间质肉瘤患者比患其他类型子宫肉瘤的妇女年轻。低级别子宫内膜间质肉瘤的大体形态可以不同。肿瘤可以表现为:（1）肌壁内结节状肿物;（2）宫腔内息肉状肿物;（3）子宫肌壁弥漫性浸润伴有肌壁增厚；或（4）以上任何形式组合出现（图 20.5）。肿瘤可以扩展到子宫外，并可出现广泛的宫旁血管侵犯，大体检查时呈现“蠕虫样”表现。

组织学检查，从肿瘤细胞形态上无法区分低级别子宫内膜间质肉瘤与子宫内膜间质结节。肉瘤的诊断是根据出现子宫肌层浸润（图20.6）或淋巴管或血管浸润（图20.7)。其特征是肿瘤细胞浸润表现为大小不同的圆形或不规则形细胞巢，常常呈“指状”浸润周围子宫肌层。

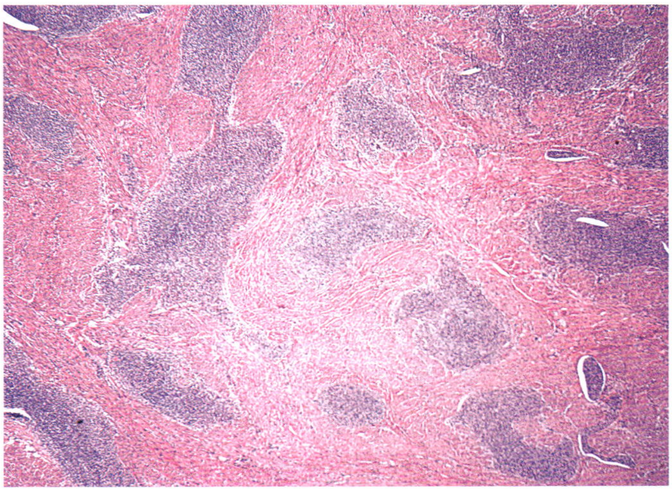

图20.6 子宫内膜间质肉瘤，低级别。肿瘤以“指样”生长方式浸润子宫肌层。

子宫内膜间质肿瘤伴有其他分化 Endometrial stromal tumors with divergent differentiation

子宫内膜间质肿瘤偶尔可见不同的分化，包括性索样、上皮性（例如子宫内膜样型腺体）和平滑肌分化[48, 52-54]。

混合性子宫内膜间质-平滑肌肿瘤
Mixed endometrial stromal-smooth muscle tumors

重点研究伴有平滑肌分化的子宫内膜间质肿瘤的文献数量有限，部分是因为对于这些肿瘤认识不够以及这些肿瘤不常发生[52, 53]。如果平滑肌成分占据肿瘤组织的30% 以上，那么这个肿瘤就应诊断为混合性子宫内膜间质-平滑肌肿瘤[53]。平滑肌分化的组织学特征包括：（1） 类似于平滑肌瘤中所见到的典型的平滑肌形态；（2）结节中心伴有明显的玻璃样变[所谓的“星爆”(starburst）形态；图20.8]；（3）平滑肌成分形成不规则的岛状结构，或散在分布，或与具有特征性间质分化的

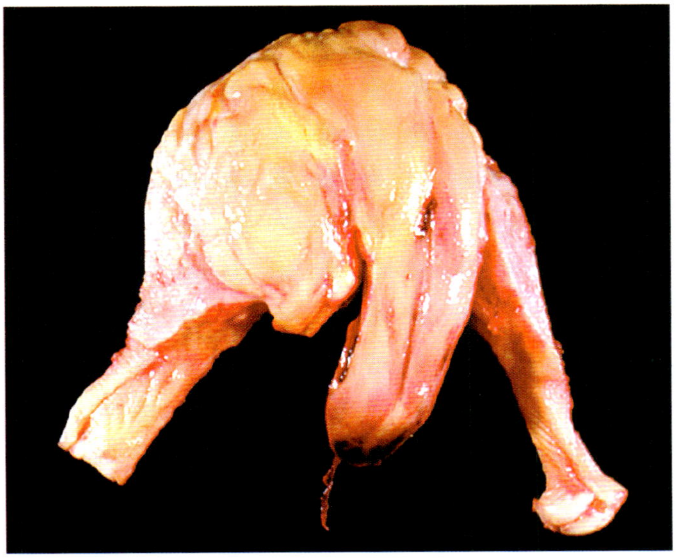

图 20.5 子宫内膜间质肉瘤，低级别。

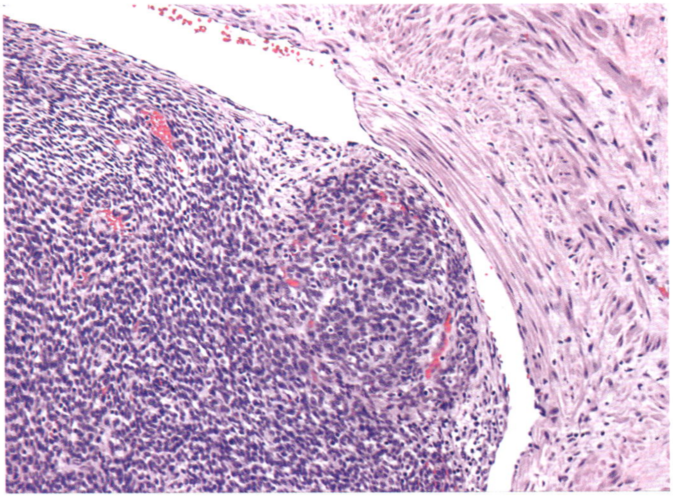

图 20.7 子宫内膜间质肉瘤，低级别。血管浸润。

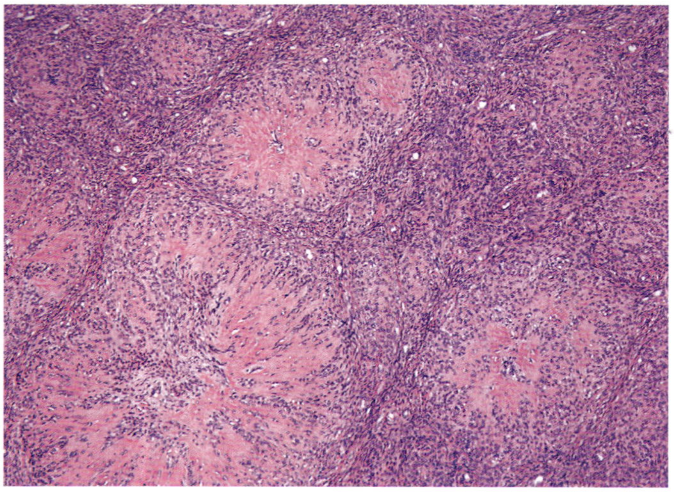

图20.8 混合性子宫内膜间质-平滑肌肿瘤。平滑肌分化的结节伴有中心明显的玻璃样变（“星爆”形态）。

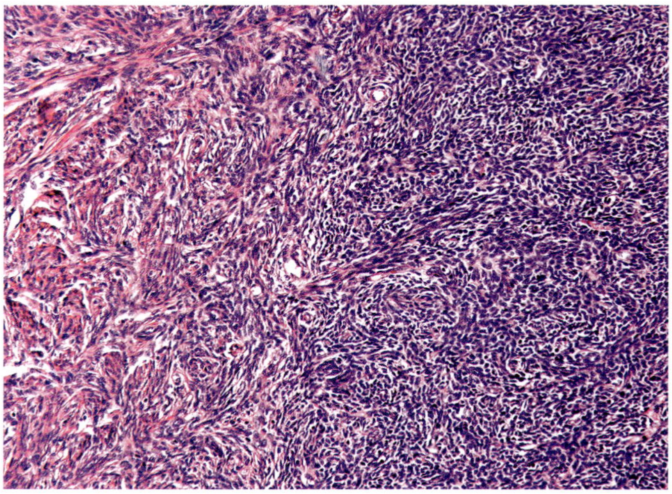

图20.10 混合性子宫内膜间质-平滑肌肿瘤。肿瘤性子宫内膜间质与平滑肌分化的区域似有融合。

区域似有融合（图 20.9，20.10）。这些肿瘤起源于子宫内膜间质（见下，分子遗传学），因此，应该应用子宫内膜间质肿瘤的标准（即有无子宫肌层浸润、淋巴管或血管浸润）来确定肿瘤是良性或恶性[53]。

类似于卵巢性索肿瘤的子宫内膜间质肿瘤
Endometrial stromal tumor resembling ovarian sex-cord tumor

子宫内膜间质肿瘤可以出现卵巢性索肿瘤的形态特征。性索成分可以为局灶性，最常见的是互相吻合的小

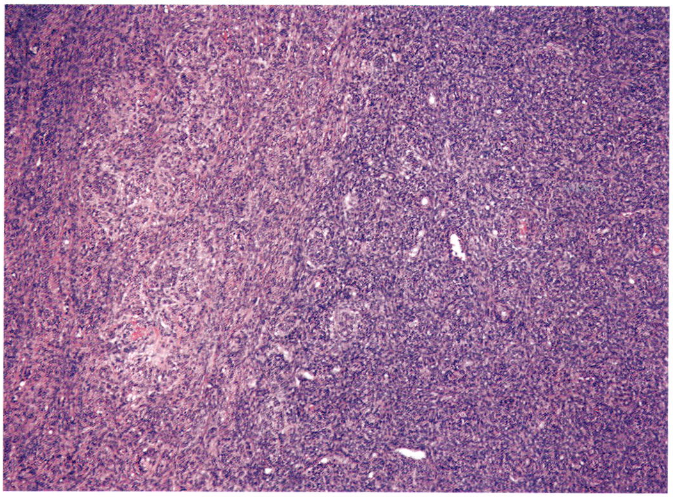

图20.9 混合性子宫内膜间质-平滑肌肿瘤。左边可见平滑肌分化的区域。

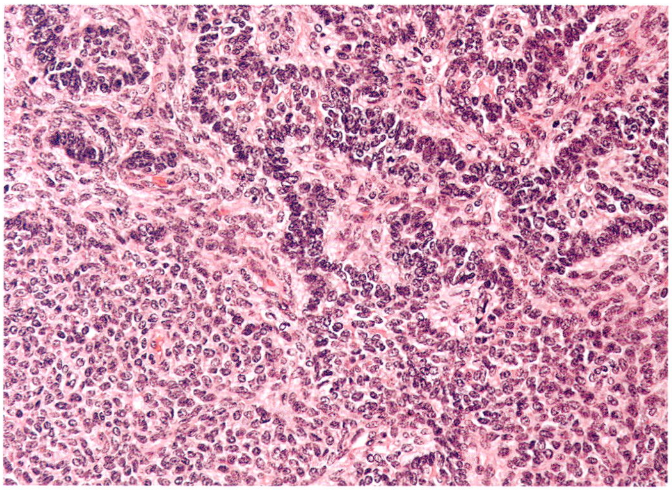

图 20.11 子宫内膜间质肉瘤，低级别。卵巢性索样分化。

梁状（图20.11）和条索状结构，小管状结构比较少见；肿瘤也可以性索成分为主，而间质成分不明显或缺乏间质（图20.12）[55]。在后一种情况下，已经采用“类似于卵巢性索间质肿瘤的子宫肿瘤”（uterine tumor resembling ovarian sex-cord stromal tumor）这一术语。除了形态学相似之外，这些成分性索分化的标志物也可以阳性，例如抑制素（inhibin）和O-13，提示这些成分是类似于卵巢性索的真正的性索分化[56]。

局灶性性索样分化可以见于子宫内膜间质结节和低级别子宫内膜间质肉瘤，对于肿瘤的生物学行为似乎没有影响。如前所述，鉴别子宫内膜间质结节和间质肉瘤

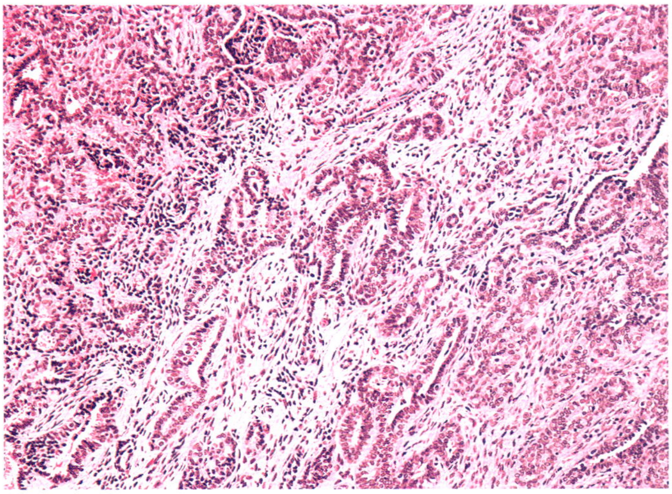

图 20.12 类似于卵巢性索肿瘤的子宫肿瘤。

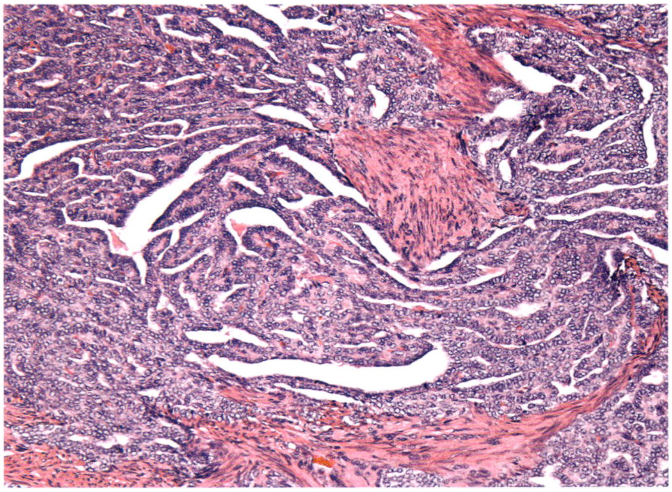

图20.13 子宫内膜间质肉瘤，低级别。明显的子宫内膜样腺体分化。

的组织病理学标准不考虑是否出现性索样成分。有关完全显示性索样分化肿瘤的自然生物学行为知道得甚少。虽然有证据表明它们是良性肿瘤，边界一般清楚，肿物呈黄色、灰色或棕色，没有复发和转移的报告[55]，但是由于所有患者都采用子宫切除治疗，因此尚不清楚保守治疗的结果如何。

子宫内膜间质肿瘤伴有子宫内膜样腺体
Endometrial stromal tumor with endometrioid glands

子宫内膜间质结节或低级别子宫内膜间质肉瘤偶尔可见上皮性歧异分化，其中最常见的是分化好的子宫内膜样腺体（图20.13）。虽然这种现象多半被解释为歧异的分化，但是某些病例可能是非肿瘤性子宫内膜腺体陷入其中。一般情况下，这种类型的分化是局灶性的，其主要的鉴别诊断是要与腺肌症区分，特别是腺体稀少的腺肌症。后者最常在绝经后妇女中偶然发现，根据间质的萎缩表现以及缺少大体可见的肿物可与低级别子宫内膜间质肉瘤区别开来[57]。

未分化子宫内膜肉瘤（未分化子宫肉瘤）
Undifferentiated endometrial sarcoma（undifferentiated uterine sarcoma）

未分化子宫内膜肉瘤通常表现为一个或多个棕黄至灰色的鱼肉样宫腔内息肉状肿物（图20.14）。常见出血和坏死。组织学上，肿瘤细胞具有明显的细胞非典型性和大量的核分裂像，包括非典型性核分裂像，但是在细胞形态学（图20.15）和肌层内生长方式方面都没有向子宫内膜间质分化的证据。一般情况下，未分化子宫内膜肉瘤呈弥漫性和破坏性浸润性生长，不同于低级别子宫内膜间质肉瘤特征性的蠕虫样生长方式和倾向于延伸至脉管的特性。由于未分化子宫内膜肉瘤的肿瘤细胞形态学常常类似于癌肉瘤的间叶性成分，所以总是应该考虑除外癌肉瘤存在的可能。事实上，只有在除外了低分化癌、平滑肌肉瘤和癌肉瘤的情况下，才考虑未分化子宫

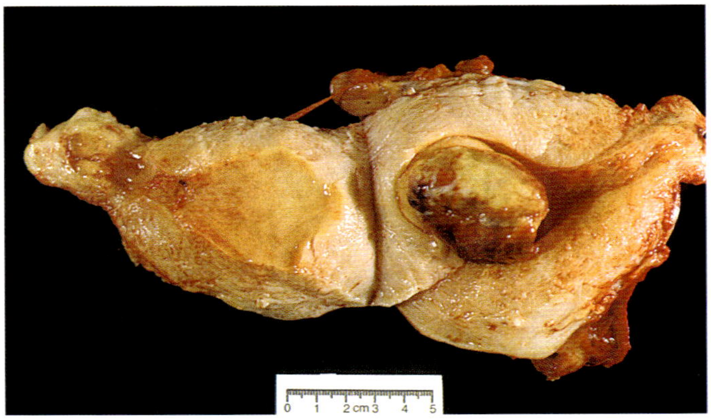

图 20.14 未分化子宫肉瘤。宫腔内息肉状肿物。

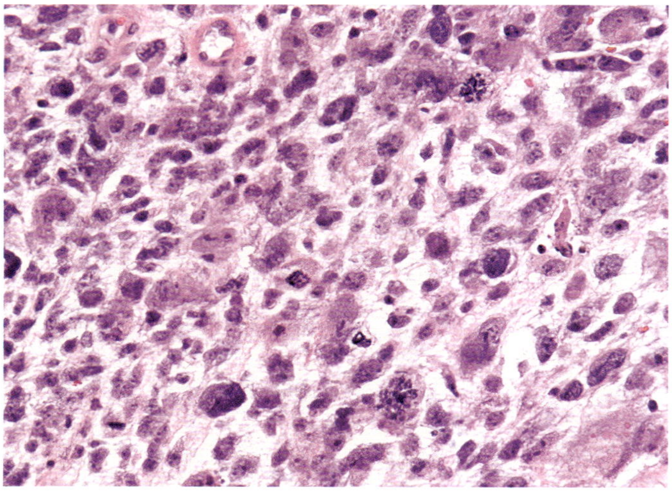

图 20.15　未分化子宫肉瘤。多形性肉瘤伴有大量核分裂像，经常是非典型性核分裂像。

内膜肉瘤的诊断，所有这些肿瘤在形态学上可以有相似表现（图20.16）。可能需要广泛取材并进行免疫组化染色（例如上皮和平滑肌标志物）。

高级别子宫内膜间质肉瘤 High-grade endometrial stromal sarcoma

这里应用的这个命名不是指以前仅仅根据核分裂活性进行分类的类似于子宫内膜间质的高级别肿瘤，也不是不具有子宫内膜间质分化特征的肿瘤。这种类型的肿瘤及其命名尚有争论（多半与其历史有关），属于子宫肉瘤，具有较为明显的核非典型性，但在细胞形态上（典型的低级别子宫内膜间质肉瘤形态与表现为细胞非典型性的区域联合出现）或生长方式上（即“指样”子宫肌层浸润以及呈高级别表现的肿瘤细胞浸润和累及淋巴管和血管）仍然保持了与子宫内膜间质起源的联系（图20.17-20.19）。根据我们的经验，具有这种形态的肿瘤一般分期较高，而且肿瘤经常复发和转移。有趣的是，在具有低级别和较高级别区域的混合性肿瘤中，高级别区域CD10染色丧失，CD10为子宫内膜间质分化的生物学标志物（图20.20）。从这些混合瘤的病例人们可能（并不奇怪）证明，部分未分化子宫内膜肉瘤就是未分化子宫内膜间质肉瘤。

分子遗传学 MOLECULAR GENETICS

子宫内膜间质肿瘤细胞遗传学异常已有报告，大多数是涉及6号、7号和17号染色体的重排[58]。最常见的重排是7号和17号染色体之间的交换平衡易位，t（7;17）（p15;q21）[58]。通过染色体组型进行细胞遗传学分析

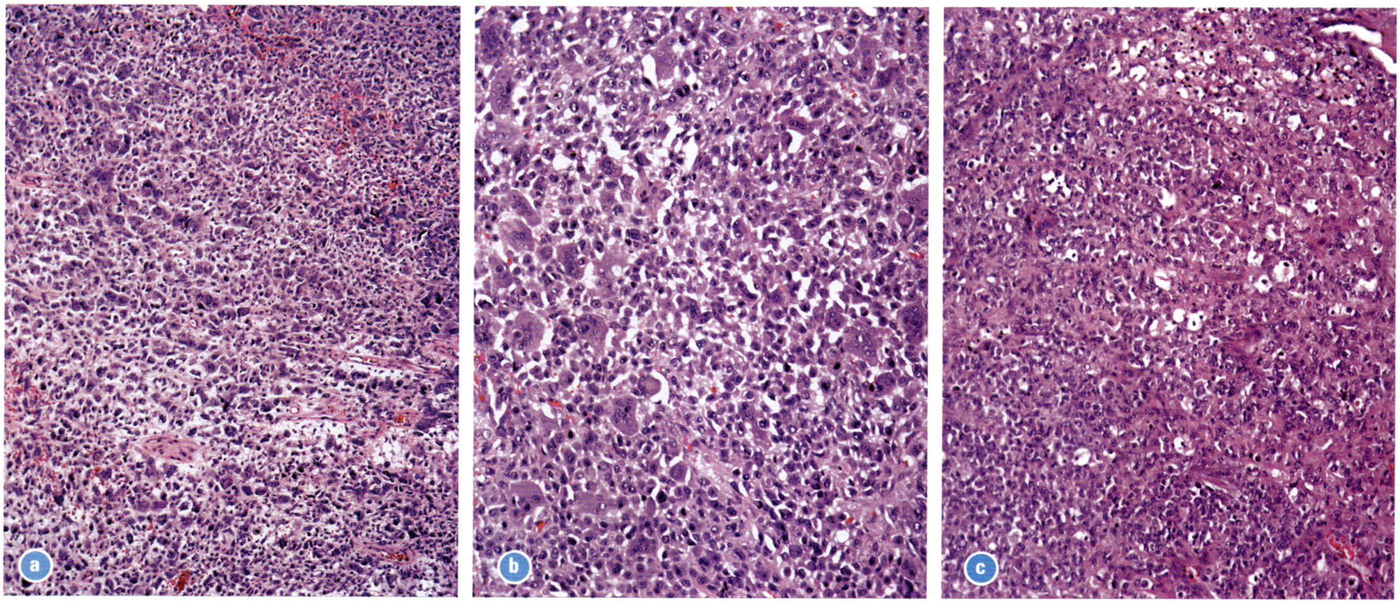

图 20.16　（a）未分化子宫肉瘤，组织学上可能出现类似于（b）高级别平滑肌肉瘤和（c）低分化癌的区域。

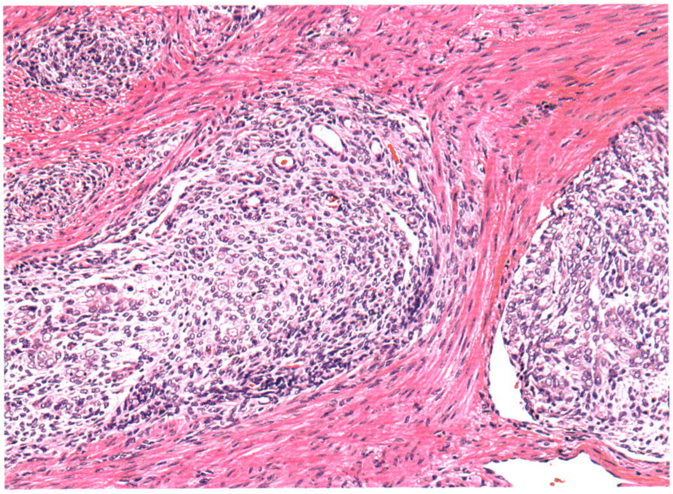

图20.17 低级别子宫内膜间质肉瘤，伴有向高级别转化的区域。低倍镜下典型的生长方式。

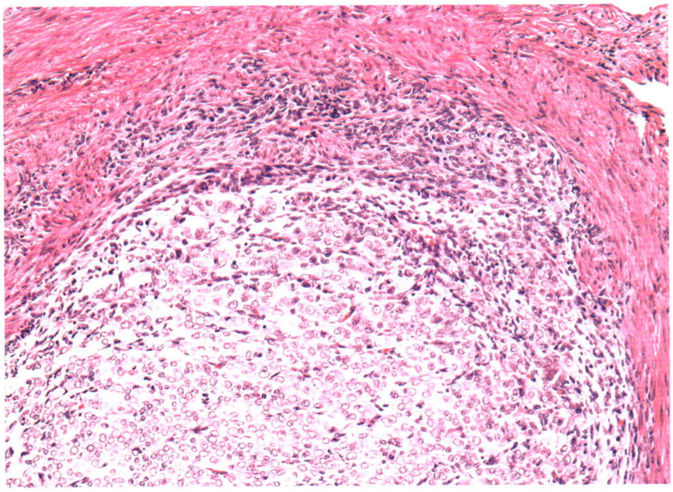

图20.18 低级别子宫内膜间质肉瘤，伴有向高级别转化的区域。肿瘤结节周围显示典型的低级别间质肉瘤细胞形态学，而肿瘤中心部位具有高级别的表现，细胞核较大，呈空泡状，胞浆比较丰富。

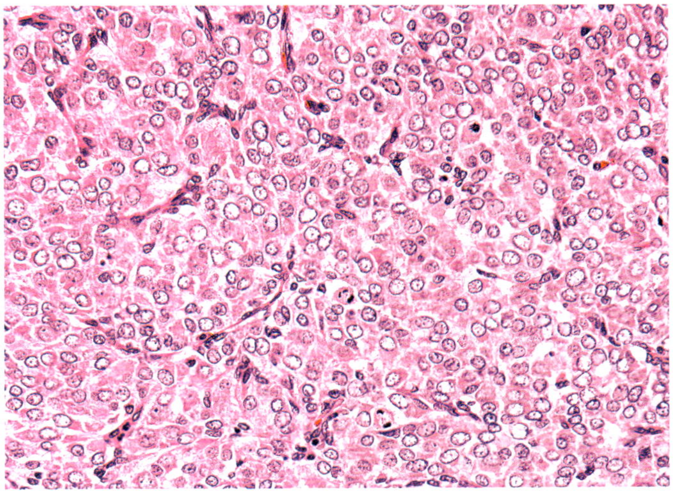

图20.19 子宫内膜间质肉瘤，高级别区域。肿瘤细胞呈上皮样，伴有丰富的胞浆。注意大而呈空泡状的细胞核，核分裂活跃和核碎裂。

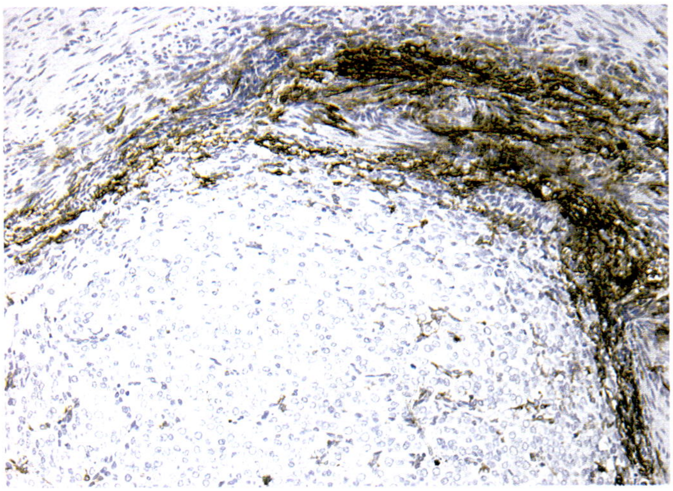

图20.20 低级别子宫内膜间质肉瘤，伴有向高级别转化的区域。高级别区域CD10染色消失。

需要新鲜的肿瘤组织，但在最初检查标本时可能没有留取，这种情况在子宫内膜间质肿瘤并不少见。新近，认识了从前不知道的两个被称为*JAZF1*和*JJAZ1*的基因，分别位于7p15和17q21染色体的断裂部位。在子宫内膜间质结节和低级别子宫内膜间质肉瘤，嵌合性*JAZF1-JJAZ1* mRNA转录可以通过逆转录PCR在大部分病例中检测到[59]。此外，应用甲醛溶液固定，石蜡包埋组织可以进行荧光原位杂交分析。这项技术是应用两个荧光标记的位于7号染色体断裂点t（7;17）（p15;q21）的人类基因组探针，去检测易位的存在。在含有易位的肿瘤，荧光标记的探针分别产生红色和绿色的信号（图20.21）。黄色信号是并列的两个探针标记正常复制的7号染色体。通过荧光原位杂交可以显示子宫内膜间质结节和低级别子宫内膜间质肉瘤t（7;17）易位的证据，提

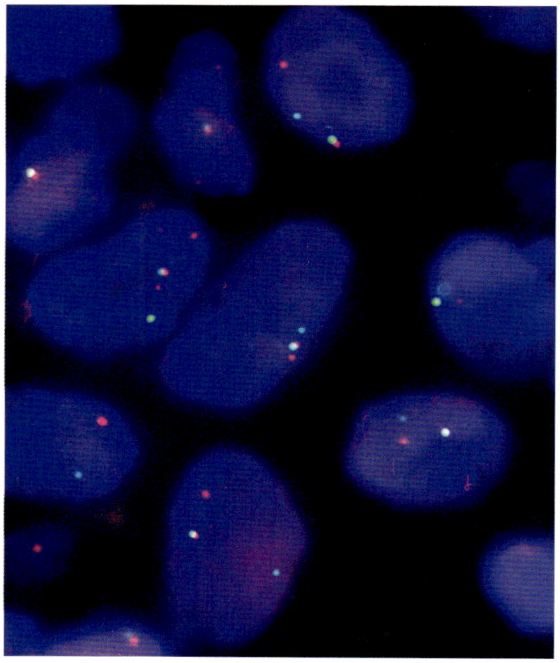

图 20.21 子宫内膜间质肉瘤的荧光原位杂交。位于 7 号染色体断裂点上的红色和绿色标记，表明出现了涉及 *JAZF1* 位点的易位。

示间质结节可能是低级别子宫内膜间质肉瘤的前期病变，t（7;17）是低级别子宫内膜间质肉瘤发生的早期基因异常。另外，混合性子宫内膜间质－平滑肌肿瘤的荧光原位杂交显示子宫内膜间质和平滑肌两种成分中均有易位的证据，支持这些肿瘤起源于子宫内膜间质这一概念（M.R.N.，未发表的资料）。

刮宫标本的解释
INTERPRETATION OF CURETTINGS

对于子宫内膜间质肿瘤活检或刮宫标本的解释，首先取决于将其看成是一种肿瘤性的间质病变并与潜在的类似情况加以区分，包括子宫内膜基底层、无腺体的功能层、子宫内膜息肉和腺肉瘤。间质肿瘤的特征是出现多数无腺体的、含有螺旋小动脉样血管的富于细胞的间质碎片。与破碎子宫内膜基底层的区别是借助于后者出现规则的腺体成分且缺少间质肿瘤特征性的丰富的血管系统（图20.22）。条状无腺体的子宫内膜功能层通常伴有黏膜下平滑肌瘤，倾向于细胞成分较少，而且显示受压或表面有反应性变化的特征（图20.23）。富于间质的子宫内膜息肉碎片通常具有息肉的一些其他特征，包括大的厚壁血管和异常的腺体结构（图20.24）。腺肉瘤也可以表现有丰富的间质，但是典型者围绕腺体呈套状分布，尽管有时非常轻微（图20.25）。认识到这个肿瘤具有较明显的非典型性梭形细胞间质，而且缺乏丰富的血管网，将有助于它们的鉴别诊断。

一旦根据子宫内膜标本的组织病理学表现怀疑为子宫内膜间质肿瘤，下一步就是要确定它是良性还是恶

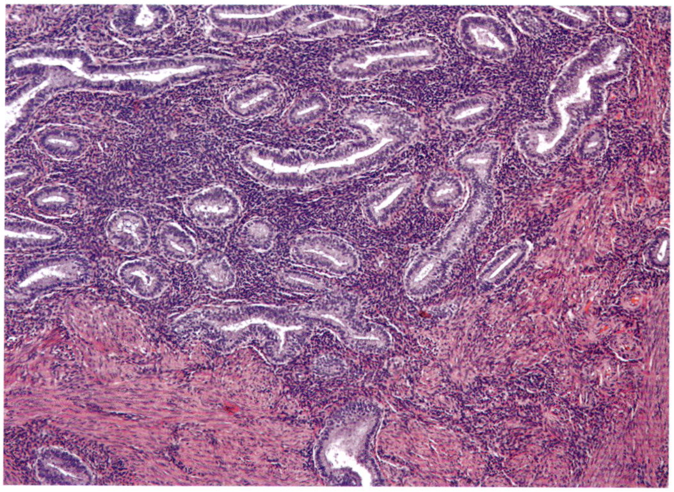

图 20.22 子宫内膜基底层，注意规则的腺体成分。

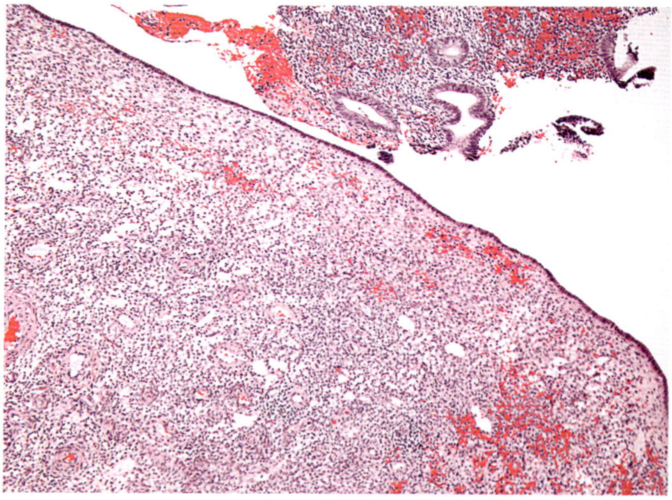

图 20.23 没有腺体的子宫内膜功能层。

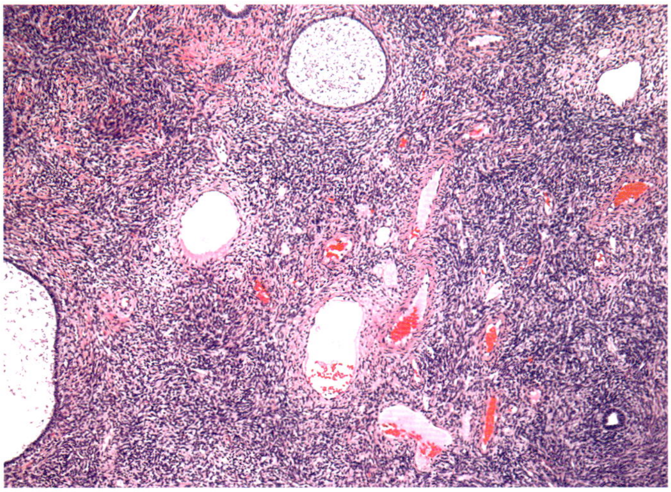

图20.24 子宫内膜息肉间质富于细胞。注意明显的血管和囊性扩张的腺体，它们是息肉的特征。

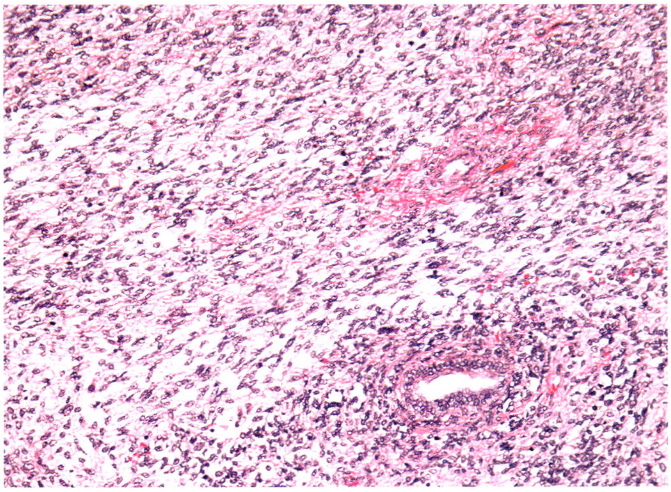

图 20.25 Müller腺肉瘤。腺体周围套袖以及非典型性间质细胞具有特征性。

性。可惜的是，这种区分是根据是否有子宫肌层或淋巴管血管浸润，而这两项标准在活检或刮宫标本中都很难做出判断。如果某些组织碎片含有被间质肿瘤浸润的子宫肌层，可以提出肉瘤的可能性；然而，关键是要注意临床和病理之间的联系。一般来说，诊断子宫内膜间质肿瘤，加上在送检组织中不能区分子宫内膜间质结节和肉瘤的注释，这很可能是诊断的惯例。

治疗和预后 MANAGEMENT AND PROGNOSIS

子宫内膜间质结节 Endometrial stromal nodule

子宫内膜间质结节被认为是不复发的良性肿瘤[47]。绝大多数患有子宫内膜间质结节的妇女进行了子宫切除手术，这不仅是由于肿瘤是在子宫切除时偶然发现，也是因为在活检或刮宫标本中很难区分间质结节和间质肉瘤（见上）。在某些情况下，可以根据肿瘤的部位和大小采用部分子宫切除术以保留生育能力，包括切除肿块和一圈子宫肌层，以便评估有无浸润。术前必须应用影像学检查评估肿瘤的边界情况。

仅有几例患有间质结节的妇女采取了保守治疗（局部切除），没有一例出现肿瘤复发[47]。一例子宫内膜间质结节经过局部切除治疗后，随访 8 年肿瘤为良性[50]。偶尔，一些子宫内膜间质结节向周围子宫肌层延伸超过3mm，但是缺少子宫内膜间质肉瘤典型的肌层浸润表现。已经提出应用“子宫内膜间质结节伴有有限浸润”一词来描述这样的肿瘤[50]。预测这些肿瘤生物学行为的困难在于报告的病例很少，而且所有的病例都进行了子宫切除，长期随访的情况也不清楚[50]。

低级别子宫内膜间质肉瘤 Low-grade endometrial stromal sarcoma

低级别子宫内膜间质肉瘤患者的治疗采用子宫和双侧输卵管－卵巢切除术。肿瘤局限于子宫（Ⅰ期）的患者预后很好，5年生存率在90%以上[46]。肿瘤复发并不少见，Ⅰ期患者的复发率高达25%[46, 60]。不幸的是，没有组织病理学指标来预测哪些局限于子宫的肿瘤患者具有复发的危险性。远处转移偶可发生，主要是肺的转移，常见于肿瘤最初发现后的十年左右[61]。手术后的治疗选择包括局部放射治疗（它可以减少局部复发）。然而，局部放射治疗对于长期生存率的影响还不知道[62]。低级别子宫内膜间质肉瘤孕激素受体一般阳性。因此，激素治疗，特别是孕激素治疗经常被选择用于晚期和有肿瘤复发的患者[62]。

未分化子宫肉瘤 Undifferentiated uterine sarcoma

着眼于应用不同治疗方案的临床结局的大部分研究，并没有将未分化子宫肉瘤和“高级别子宫内膜间质肉瘤”清楚地区分开来，根据现今的WHO标准，后一种类型可能包含了低级别子宫内膜间质肉瘤和未分化肉瘤。未分化子宫肉瘤是一种侵袭性的肿瘤，除了手术之外，治疗选择还包括采用放疗以控制局部复发，以及采用化疗以防止全身扩散。

生物学标志物和鉴别诊断 BIOMARKERS AND DIFFERENTIAL DIAGNOSIS

伴有平滑肌分化或那些具有较多纤维性或黏液样表现的子宫内膜间质肿瘤，偶尔可以与子宫平滑肌肿瘤混淆[53, 54, 63]。相反，子宫平滑肌肿瘤也可以类似于子宫内膜间质肿瘤，特别是当平滑肌肿瘤明显富于细胞（例如高度富于细胞性平滑肌瘤；见后，图 20. 73 和 20.74）或有明显血管浸润[例如静脉内平滑肌瘤病（见后，图 20.88）和“静脉内平滑肌肉瘤病”]时[51, 64-67]。对于困难的病例，应用一系列的生物学标志物可能有助于诊断，但是应该知道可能存在的陷阱。

子宫内膜间质肿瘤SMA和desmin染色通常仅呈灶状阳性；然而，少数形态学上典型的病例可以显示这些标志物比较广泛的表达[53, 63, 68-72]。相反，h- 钙调结合蛋白（h-caldesmon）是比desmin更为特异的平滑肌分化的标志物，可以用于两者的鉴别诊断[68, 73]。非肿瘤性和肿瘤性子宫内膜间质细胞这个标志物一般阴性，而非肿瘤性和肿瘤性子宫平滑肌则为阳性（图20.26）。h-钙调结合蛋白在某些高度富于细胞性平滑肌瘤的病例中只有片块状或灶状阳性表达（见后，图 20.76)。

有人意外发现子宫内膜间质肉瘤有 CD10 的表达，据此提出CD10可以用作子宫内膜间质分化的标志物[74-76]。随后的分析发现，CD10的表达见于周期性子宫内膜（蜕膜较少表达）、腺肌病、子宫内膜异位症的子宫内膜间质细胞以及子宫内膜间质肿瘤，包括间质结节和肉瘤（图 20.27）[76-78]。CD10 典型的表现是在非肿瘤性和肿瘤性子宫内膜间质中呈弥漫强阳性表达；然而，某些子宫内膜间质肿瘤这个标志物可能阴性[79, 80]。需要警惕的是，平滑肌肿瘤，特别是高度富于细胞的平滑肌瘤和平滑肌肉瘤，CD10 可以阳性（图 20.28，见后，图 20.77），但是通常达不到子宫内膜间质肿瘤的表达程度。

一般来说，通过肿瘤细胞的形态学表现和在子宫肌层中的生长方式可以将子宫内膜间质肉瘤和平滑肌肉瘤区分开来。对有明显淋巴管或血管浸润的平滑肌肉瘤病

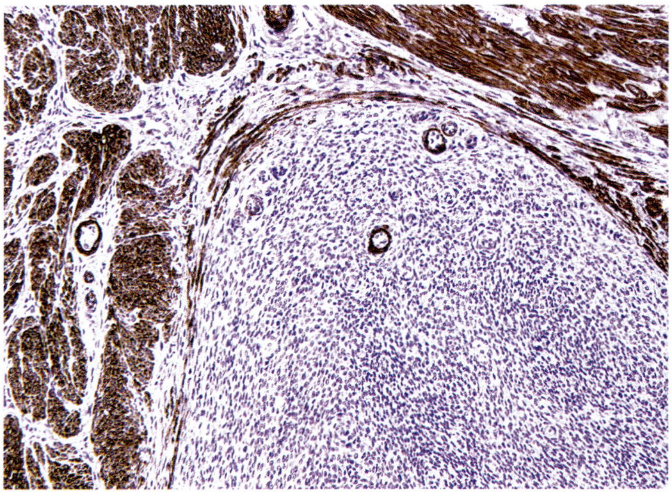

图20.26 低级别子宫内膜间质肉瘤。周围子宫肌层和血管平滑肌成分 h- 钙调结合蛋白弥漫阳性，但肿瘤组织阴性。

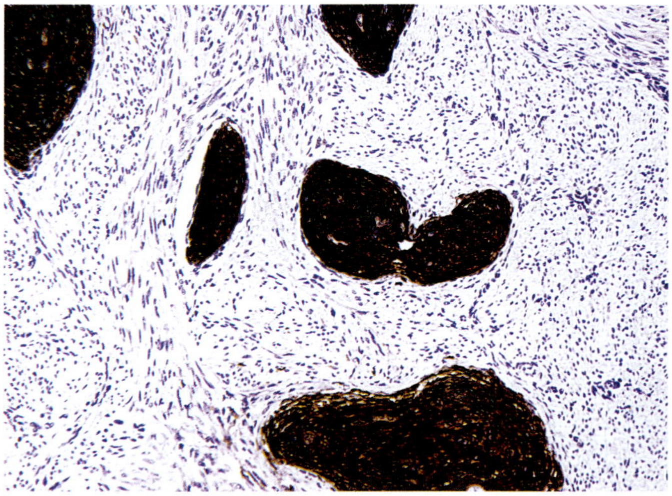

图20.27 低级别子宫内膜间质肉瘤。子宫内膜间质肿瘤CD10典型地呈弥漫阳性。

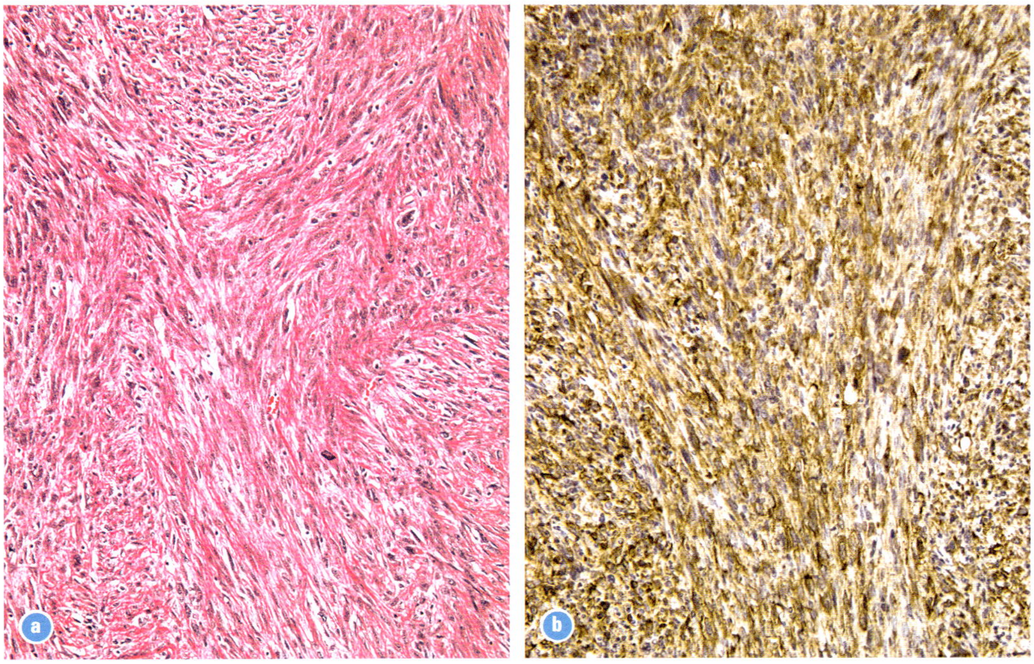

图20.28 平滑肌肉瘤。(a) 典型的组织学表现。(b) CD10弥漫阳性。

例，可能想到子宫内膜间质肉瘤。尽管出现诸如成束排列等形态学特征，即使是在血管内，有助于恶性平滑肌肿瘤的诊断，但是对于诊断有困难的病例，可以应用包括h-caldesmon、desmin和CD10在内的一系列抗体。大多数子宫内膜间质肉瘤CD10阳性（弥漫性）/h-caldesmon阴性/desmin表达不一（但是通常呈局灶性）。大部分平滑肌肉瘤h-caldesmon阳性/desmin阳性/CD10表达不一（经常阳性）[68, 77, 79, 80]。主要的诊断陷阱是，将近半数的平滑肌肉瘤CD10可以阳性（有时弥漫阳性；图20.28），某些子宫内膜间质肉瘤desmin可能弥漫阳性，而且某些子宫内膜间质肉瘤CD10可以阴性。典型的子宫内膜间质肉瘤h-caldesmon阴性，除非有平滑肌分化的区域。在后一种情况下，对于典型形态学部位的解释将有助于做出正确的诊断。与平滑肌肉瘤的区别是，子宫内膜间质肉瘤中的平滑肌分化区域倾向于良性表现，而没有平滑肌肉瘤中可能出现的细胞构成和细胞核多形性。

子宫肌层肿瘤 Tumors of the myometrium

定义和分类 DEFINITION AND CLASSIFICATION

良性和恶性子宫平滑肌肿瘤可以发生于整个女性生殖道，从外阴到阔韧带和卵巢[81-85]。然而，这些肿瘤绝大部分位于子宫体，推测起源于良性的子宫肌层细胞。临床症状主要取决于肿瘤在子宫内的部位以及肿瘤的大小。例如，黏膜下肿瘤常常表现为异常出血，而且可能与不孕有关[86-89]。相反，浆膜下和肌壁内肿瘤一般表现为疼痛或压迫附近的盆腔器官[90-92]。甚至有人认为，浆膜下平滑肌瘤在获得新的血液供应之后可以脱离子宫，称之为“寄生性”平滑肌瘤（‘parasitizing’ leiomyoma）[92-95]。

在多数情况下，容易将平滑肌肿瘤分为良性或恶性。这种分类完全取决于组织病理学特征，特别是有没有非典型性、增生活性以及特殊形态的坏死[96-103]。正如我们所了解的一样，子宫平滑肌肿瘤有许多良性亚型，它们可能只具有一种恶性特征[96, 102]。具有几种恶性特征的肿瘤（但又不符合诊断平滑肌肉瘤的标准）进一步增加了这种肿瘤分类的复杂性。预测这种形态上处于中间状态肿瘤的临床行为是困难的。属于这个范畴的平滑肌肿瘤是许多形态上良性的平滑肌增生，但却具有恶性肿瘤的生物学行为，即播散性或远处转移性、血管浸润性或局部浸润性。这种形态学和生物学行为的差异是研究平滑肌肿瘤一个迷人的领域。

良性平滑肌瘤 BENIGN LEIOMYOMA

临床表现 Clinical considerations

子宫肌壁的良性肿瘤分别被称为平滑肌瘤、肌瘤、纤维肌瘤或纤维瘤。不管手术指征如何，大约77%的子宫切除标本可见平滑肌瘤，据估计每一个子宫，肌瘤的平均数目大于6个[13]。因此，子宫平滑肌瘤是人类最常见的肿瘤。所幸的是，只有大约25%的生育年龄妇女有症状[91, 104]。

出现平滑肌瘤症状的妇女年龄一般在35岁以上。症状可能包括异常子宫出血、盆腔压迫或疼痛以及生育功能障碍。平滑肌瘤导致的子宫异常出血可能以月经过多为特征[91, 105]。平滑肌瘤引起的月经过多可以严重到需要每个小时更换一次卫生巾，并且持续5天以上的程度；这么大量的出血可能导致明显的贫血[91]。平滑肌瘤相关的出血也可能成为社会经济困难的根源，并且导致生产能力明显的丧失[91]。肿瘤体积大到足以使子宫体变形时，一般可以引起肿瘤相关性盆腔疼痛或压迫症状。临床上测量患有平滑肌瘤子宫的大小是与妊娠子宫进行对比分析得出的。这样，有症状的子宫可能相当于16到20周妊娠子宫的大小。除了疼痛之外，大的肿瘤可以压迫邻近脏器，偶尔引起便秘、尿频或输尿管梗阻[91, 106, 107]。伴随平滑肌瘤出现的生育功能障碍并不常见，包括不孕、自然流产、早产以及胎儿先露异常[108]。少数情况下，子宫平滑肌瘤可以引起假Meigs综合征（腹水和胸腔积液）[81, 85, 109-116]。

决定平滑肌瘤症状的因素是肿瘤的大小和部位[91]。子宫肌层可以被分为三个带：黏膜下、肌壁内和浆膜下。黏膜下平滑肌瘤和大的肌壁内平滑肌瘤使子宫腔变形，引起异常子宫出血（图20.29）。相关的所有病理变化已经详细的阐述，常见被覆平滑肌瘤表面的子宫内膜变薄。这些经刮宫取自变薄部位的子宫内膜常呈条形无腺体状，提示子宫平滑肌瘤的诊断（图20.23）和出血的原因，并提示没有导致子宫内膜出血的其他因素存在。浆膜下和位于深处的平滑肌瘤较少引起子宫出血，但更可能出现盆腔疼痛或压迫症状。

“子宫肌瘤”是子宫切除术最常见的指征，在美国，每年每1000名妇女中有2.1名因为诊断子宫平滑肌瘤而进行了子宫切除手术[117]。尽管平滑肌瘤是良性肿瘤，但是每年超过200 000例的手术对于公共卫生和医学经济的影响是相当可观的[91]。在外科病理实践中，最大量的标本来源之一是因子宫肌瘤而切除的子宫标本。

子宫平滑肌瘤如果症状轻微或没有症状，也可以采取保守治疗。最近，妇科医师和患者对于开展或选择较少创伤的方法替代子宫切除术具有日益增长的兴

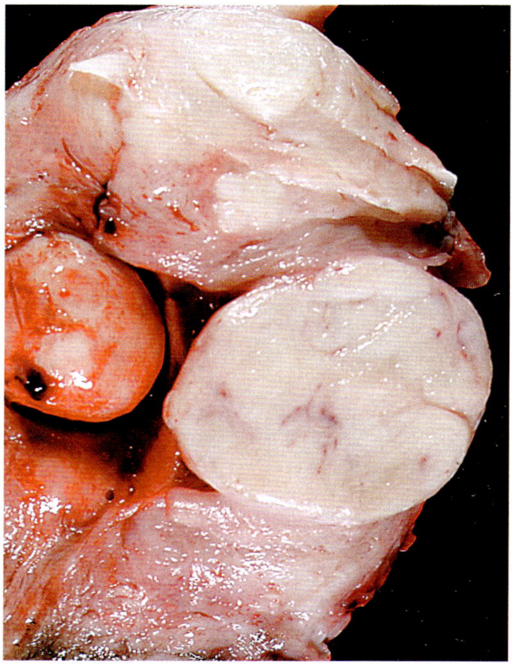

图 20.29 普通型平滑肌瘤典型的大体表现。黏膜下平滑肌瘤突入子宫腔（左）。几个肌壁内平滑肌瘤切面质硬，白色，从子宫肌层膨出。

趣[118, 119]。子宫肌瘤切除术（保留子宫的肌瘤切除）最广泛地用于希望保留生育能力的妇女[120]。子宫肌瘤切除术可以通过开腹或各种闭合的技术完成，包括腹腔镜、宫腔镜或肌溶解术（是用腹腔镜探针使肿瘤在原位凝固）[91]。至于选择哪种技术最为合适，主要取决于肿瘤的大小和部位。当与子宫切除术进行比较时，这些技术可能导致几种危险，即子宫肌瘤切除术后肿瘤“复发”和妊娠期间子宫破裂[91, 121-124]。症状复发的危险很可能是由于出现新的肿瘤，其中10%～26%的病例需要再次手术[91]。近来，应用聚乙烯醇（polyvinyl alcohol）粒子栓塞子宫动脉已经用于治疗平滑肌瘤[21, 86, 125-140]。子宫动脉栓塞术在使大多数患者症状得到改善的同时，也产生了一些不良的后果，从术后发热到闭经、子宫破裂、子宫肌内膜炎和致死性败血症[127, 132, 133, 141]。子宫动脉栓塞也是子宫肉瘤诊断延误的一个因素[142, 143]。治疗子宫平滑肌瘤最新的非创伤性技术是MRI引导下的超声聚焦[144, 145]，它可以使平滑肌靶细胞热溶解（见后，图20.69和20.70）。

虽然外科手术是治疗良性子宫平滑肌肿瘤的主要方法，但是在特殊情况下，药物治疗可能也有帮助。雄性类固醇，例如达那唑和孕三烯酮（gestrinone），引起闭经，可能有助于治疗平滑肌瘤引起的贫血[91]。孕三烯酮还可以减小平滑肌瘤的体积[146, 147]。促性腺激素释放激素促效剂最广泛地用于平滑肌瘤的药物治疗，它可以通过产生假绝经的低雌激素状态而使平滑肌瘤的体积缩小35%～65%[91]。这种治疗可造成患者骨质疏松和其他明显的并发症，因此只能短期使用（例如，用药同时等待外科手术或等待发生自然绝经）[148, 149]。与孕三烯酮不同，促性腺激素释放激素促效剂相关的肿瘤体积减少是可逆的，可能部分地反映了这种体积的变化是平滑肌瘤细胞外基质的改变，而不是肿瘤细胞的变化[150]。在治疗平滑肌瘤过程中肿瘤体积的变化可以是由于凋亡以及胰岛素样生长因子-1（IGF-1）受体活性的变化而引起[151, 152]。为缓和低雌激素引起的危险已经试图采用在完全抑制的初始阶段增加外源性激素，但是这些建议没有被广泛的采纳[148, 149]。病理医师应该知道的是，应用促性腺激素释放激素促效剂治疗之后平滑肌瘤几乎没有组织学变化[150, 153-155]。最后，选择性雌激素受体调节剂，例如雷洛昔芬（raloxifene），可以抑制平滑肌肿瘤细胞的生长，从而减小肿瘤的体积[156]。类似于其他非创伤性治疗，药物治疗平滑肌瘤可能延误平滑肌肉瘤的诊断[157]。

典型平滑肌瘤的病理生物学特征
Pathobiologic features of typical leiomyoma

激素的病理生理学 Hormonal pathophysiology

如同它们对于促性腺激素释放激素促效剂的反应所示，平滑肌瘤是激素敏感性肿瘤[158-160]。它们在月经初潮之前非常罕见，妊娠期间或使用克罗米芬治疗可使其生长加速，绝经之后体积常常减小。总之，子宫肌层和平滑肌瘤的平滑肌细胞中都具有雌激素和孕激素受体[161]，某些研究显示，平滑肌瘤的激素受体比子宫肌层丰富[159, 162-167]。平滑肌瘤的核分裂活性在整个月经周期中也是有所不同的。在分泌期（黄体期），平滑肌瘤的边缘区域核分裂最活跃[168, 169]。绝经后的激素替代治疗可以刺激平滑肌瘤生长[170, 171]。最后，近期一些研究发现雌激素受体出现多态性与发生平滑肌瘤的危险性增加有关，但不是所有的研究看法都一致[172, 173]。

克隆性 Clonality

平滑肌瘤是单克隆性的肿瘤。平滑肌瘤单细胞来源是由Linder等和Townsend等通过检测X染色体非随机性失活而首先建立的[174, 175]。在早期研究中，X染色体失活模式是通过测量葡萄糖-6-磷酸脱氢酶同种异构酶做出的。所有肿瘤细胞只表达一种等位基因的同种异构酶，表明它们起源于单一细胞，细胞中另一等位基因被X染色体失活作用失活，其中X染色体被甲基化失活是一个重要的特征。最近，这一构想已经被复制，应用位于Xp12雄激素受体位点中的多态性作为X染色体失活的标记，并推论其克隆性[176]。在单个子宫中，等位基因失活的类型也是随机的，说明每一个克隆性的平滑肌瘤起源于一个独立的转化事件。子宫肌层平滑肌细胞这种高转变率的机制尚不清楚。

遗传学 Genetics

有充分的证据表明子宫平滑肌瘤有遗传基础。平滑肌瘤肿瘤基因遗传作用的一个线索来源于对双胎的研究。已经注意到，因为诊断平滑肌瘤而进行子宫切除的危险性，单卵性（即遗传学完全相同）双胎为双卵性（即遗传学不完全相同）双胎的两倍[177, 178]。另外，遗传背景使平滑肌瘤出现症状的危险增加；与其他种族妇女比较，绝经前黑人妇女有症状的平滑肌瘤增加2 ~ 3倍[14-16]。最后，几项家族性研究也提示平滑肌瘤的发生具有遗传倾向[179, 180]。

女性生殖道平滑肌瘤是几个遗传性综合征的特征。在这些遗传性肿瘤综合征中最突出的是 Reed 综合征，也叫做多发性皮肤和子宫平滑肌瘤（孟德尔人类遗传，No.150800）[181]。这个综合征是以常染色体显性遗传为特征的多发性皮肤平滑肌瘤（皮肤平滑肌瘤病），肿瘤起源于立毛肌的平滑肌，发生在青春期的后期或成人期的早期。除了皮肤肿瘤以外，这些家族中受影响的女性常在较年轻时就发生有症状的子宫平滑肌瘤，而且常常在30岁以前就做了子宫切除术。了解这个综合征十分重要，因为它也伴有肾细胞癌。还有人提出Reed综合征与发生子宫平滑肌肉瘤有关；但是当仔细评估一例最初被诊断为平滑肌肉瘤的病理切片时，这个肿瘤被确诊为非典型性平滑肌瘤，这是平滑肌瘤的一个亚型，将在下面详细描述。多发性皮肤和子宫平滑肌瘤的位点在1号染色体的q42.1条带上[182-184]。令人惊讶的是，这个位点原来是延胡索酸水合酶（延胡索酸酶或*FH*），一种在三羧酸（或枸橼酸或Kreb）循环中将延胡索酸盐转变为苹果酸盐的酶。这个机制还不清楚，但是野生型等位基因杂合性丢失以及酶的活性几乎完全丧失，提示延胡索酸水合酶的行为类似于一个肿瘤抑制基因[182-184]。值得注意的是，一个编码琥珀酸脱氢酶亚基的基因突变与家族性副神经节瘤有关，它也在三羧酸循环中，这个类似的系统倾向于消除对于中间代谢酶可以作为肿瘤抑制基因的任何怀疑[185-187]。然而，延胡索酸水合酶的异常不经常见于非综合征的平滑肌瘤，提示散发性平滑肌瘤的发病机制不同于引起家族性综合征的平滑肌瘤[188-189]。

另一个引起平滑肌增生的遗传综合征是Alport综合征的一个亚型（孟德尔人类遗传，No.308940）[190]。除了众所周知的肾表现外，某些患者还有食管和外阴平滑肌瘤病。这个综合征的分子学缺陷是Ⅳ型（基底膜）胶原α 5 和 6 链基因缺失（*COL4A5* 和 *COL4A6*），它在 Xp22.3 上头-头（head-to-head）排列[191]。

细胞遗传学和分子遗传学 Cytogenetics and molecular genetics　典型的子宫平滑肌瘤大约 40% 至少有一个克隆的细胞遗传学畸变[192-196]。与平滑肌肉瘤比较，良性平滑肌肿瘤的染色体组型简单。在不同的平滑肌瘤中至少可以发现六种细胞遗传学亚型：（1）7q 缺失；（2）12q15 和 14q24 易位；（3）12 号染色体三体以及（4-6）6p、10q22和13q的重排[192-194, 196-204]。大量不同的细胞遗传学亚型提示子宫平滑肌发生肿瘤有多条通路。在有镶嵌现象的病例中，细胞遗传学异常是转化和克隆扩增后获得的继发性改变[176]。肿瘤体积增加与克隆性细胞遗传异常有关，提示染色体异常促进了平滑肌瘤的生长[205, 206]。

在平滑肌瘤中研究最清楚的染色体异常是（12;14）（q15;q24）易位（图 20.30）。这种平衡易位分别累及了 12 号和 14 号染色体上的 *HMGA2* 和 *RAD51B* 位点[207-216]。有趣的是，*HMGA2* 与许多其他良性间叶性肿瘤有关，包括脂肪瘤、乳腺纤维腺瘤、子宫内膜息肉、肺软骨样错构瘤、涎腺多形性腺瘤以及外阴侵袭性血管黏液瘤[207, 217-221]。*HMGA2* 也叫高活动性蛋白 I-C 或 *HMGI-C*，是一种 A-T 钩形 DNA 结合蛋白，具有转录调节的作用。*RAD51B* 或 *RAD51B*- 样 1 是细菌 DNA 修复基因*RecA*的人类同系物。这个基因重排的关键作用似乎是

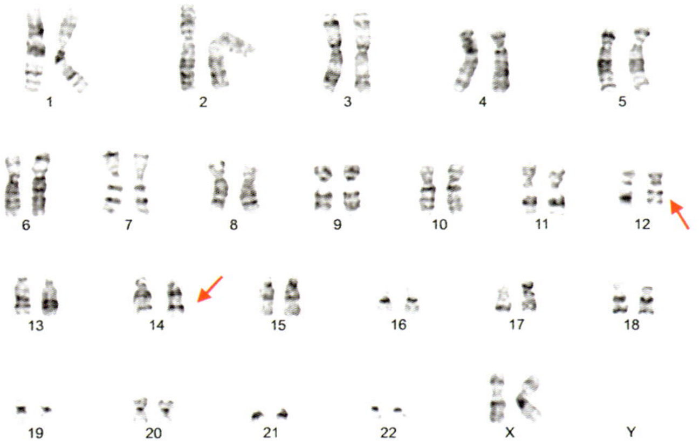

图20.30　40%的平滑肌瘤可见单纯的染色体组型异常。t（12;14）（q15;q24）（红色箭头）易位是一种反复发生的畸变，导致12号染色体上*HMGA2*位点破坏。（Courtesy of Drs Cynthia Morton and Paolo Dal Cin, Brigham and Women's Hospital.）

不恰当地表达*HMGA2*，或者是全部长度或者是含有DNA结合位点的切断的转录[209, 210, 222]。这种特殊的重排与假Meigs综合征的发生有关[109]。有趣的是，平滑肌瘤涉及6p的重排累及*HMGA* 2的家庭成员，也就是*HMGA*1，提示这两个染色体畸变具有共同的发病机制[214, 222-224]。

典型平滑肌瘤的大体和显微镜下特征

Macroscopic and microscopic features of typical leiomyoma

虽然普通型平滑肌瘤的病理特征简单，但要清楚地认识到，如果要将一个病变诊断为肿瘤尚需进行比较仔细的检查。另外还要懂得，在常规手术标本中，我们是否可以放弃对每一个肌瘤进行取材。幸运的是典型平滑肌瘤的特征相当一致。

典型平滑肌瘤肉眼界限清楚（图 20.29），质地硬韧。由于肿瘤内部压力大，肿瘤切面经常突起。切面呈白或淡粉色，肿瘤性平滑肌束常呈漩涡状排列，给人一种平滑肌围绕中心轴排列的印象。总之，平滑肌瘤切面没有明显差异。切面如果出现任何明显的改变或差异，病理医师必须考虑有无其他疾病的可能性。

组织学检查显示，典型平滑肌瘤的淡染平滑肌细胞成束排列（图20.31），与子宫肌层相比，细胞比较肥胖，排列更加紧密。另外，平滑肌瘤中的小静脉不如子宫肌层明显，分布也比较规则。肿瘤性平滑肌细胞本身实际上是不能与正常的平滑肌细胞区分的。具体来说，肿瘤性平滑肌细胞呈长梭形，胞浆丰富，粉染，细胞核梭形，大小和形状相对一致（图20.32）。染色质淡染，质地细腻，分布均匀。可见核仁，但是较小且不明显。正如我们所了解的，肿瘤细胞可以不同程度地出现核分裂像，特别是在黄体期[168, 169]。不过，出现非典型性核分裂像是

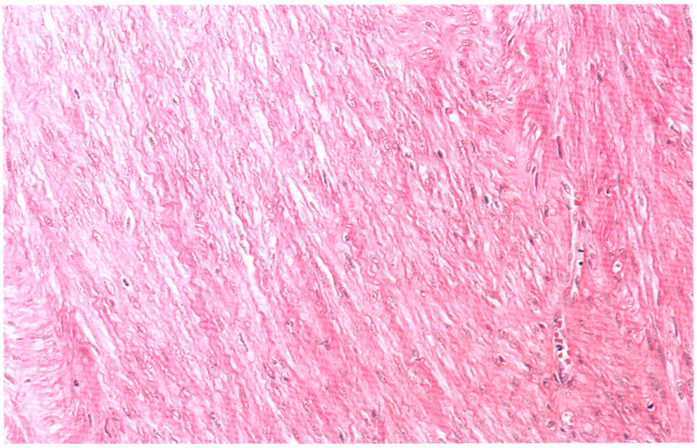

图 20.31　普通型平滑肌瘤的显微镜下表现。

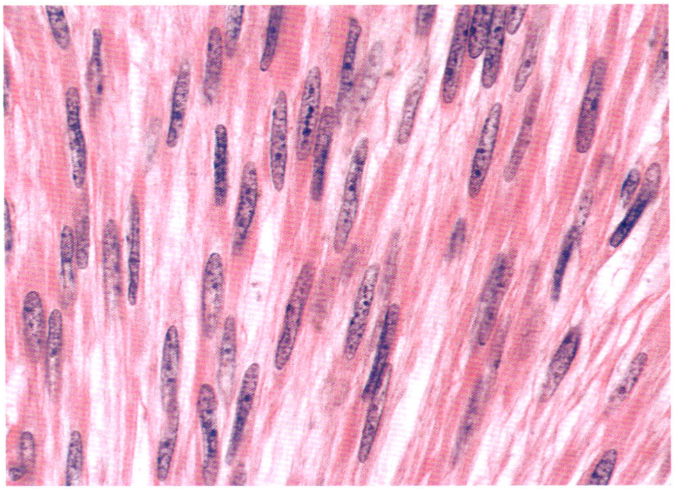

图 20.32　普通型平滑肌瘤的细胞学特征。

令人担心的，应该立即进行进一步的检查以除外恶性。平滑肌瘤中可以看到数量不等的肥大细胞，散在分布于良性平滑肌细胞之间，甚至可以见到明显的其他慢性炎症细胞浸润[225-230]。偶尔可见致密的淋巴细胞浸润，个别病例可能类似于淋巴瘤[225, 228, 229]。虽然炎症细胞出现的病理生物学基础尚未阐明，但是其出现并没有特殊的或是令人担心的临床意义。一个例外的发现是，平滑肌肉瘤中的肥大细胞很少，而富于细胞性平滑肌瘤和非典型性平滑肌瘤中的肥大细胞则较多[227]。人们还可能发现，良性平滑肌瘤中细胞外胶原性基质的数量明显不同。在日常工作中，除了那些极其富于细胞和玻璃样变的平滑肌肿瘤外，绝大多数病例可能都不需要特殊的阐述而做出诊断。

大多数病理医师发现，对每一个“平滑肌瘤”都进行取材是不现实的。当然这就产生了一个问题，究竟有多少个肿瘤应该被取材。正像后面章节将要详述的，平滑肌肉瘤体积常常巨大，而且具有独特的大体表现。因此，平滑肌肿瘤取材的选择，要求十分清楚恶性肿瘤的这些特征。与良性平滑肌瘤典型表现之间出现微小的差异都值得对其进行另外的取材检查。对于典型平滑肌瘤的子宫切除标本和肌瘤切除标本，我们倾向于对其中最大的三个肿瘤进行取材。

分化形态改变 Alternative patterns of differentiation

有时可以见到与典型的梭形细胞形态学相偏离的改变。这些分化形态改变通常只占一小部分，但是偶尔也可能以这些独特的形态为主。在多数情况下，只要认识到这些形态变化就能做出良性肿瘤的诊断。

丛状和上皮样平滑肌瘤 Plexiform and epithelioid leiomyoma

在我们的工作中，最常见的分化形态改变是具有上皮样表现，从前一直被称做“丛状”平滑肌瘤。在丛状平滑肌瘤中，出现小的条带状或岛状排列的圆形平滑肌细胞（图20.33），正是由于这种非束状的成分而被命名为丛状肿瘤。对于这种类型的肿瘤，在将注意力集中在细胞的上皮样表现的同时，细胞外基质也具有重要的作用。肿瘤细胞条带或细胞巢之间有丰富的基质，肿瘤细胞陷入基质之中，失去典型的梭形细胞形态变成上皮样

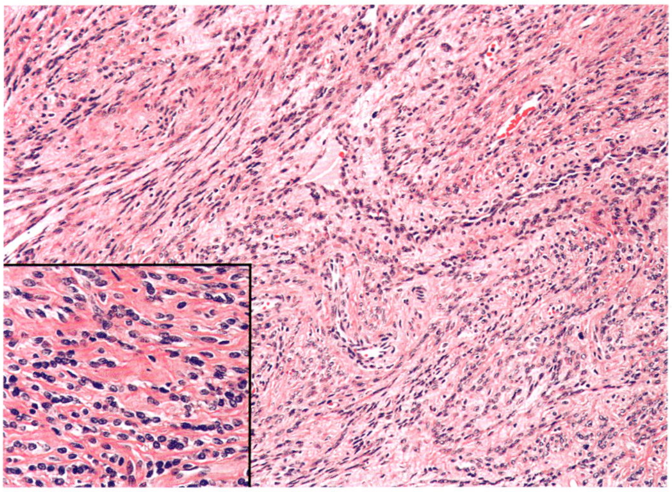

图 20.33　上皮样平滑肌瘤，丛状亚型。

结构。有关平滑肌瘤细胞的研究提示，细胞外基质是这个肿瘤所有表达基因的重要成分[231-233]。在伴有丛状分化的肿瘤中，似乎特别强调它们具有合成细胞外基质的能力。在这一方面，我们认为将丛状平滑肌瘤（继发于基质沉积的假上皮样表现）与伴有“真正”上皮样分化的平滑肌瘤鉴别开来是重要的（见下）。最后要提示一下，丛状平滑肌瘤中单行排列的平滑肌细胞可能与转移性乳腺癌混淆[234]。多发性丛状肿瘤还可以有浸润表现，类似于子宫内膜间质肉瘤[235]。因此，在日常工作中应当把它作为上皮样平滑肌瘤亚型中的一个特殊情况来认识。

与丛状平滑肌瘤不同，“真正”的上皮样平滑肌瘤非常少见，也叫平滑肌母细胞瘤（图20.34）和透明细胞平滑肌瘤（图20.35）。免疫组织化学和超微结构研究提示这个肿瘤类似于胎儿的肌细胞[236, 237]，这种看法也许是不正确的。上皮样和透明细胞平滑肌瘤都是以圆形或多角形细胞为特征，而不是梭形细胞。上皮样平滑肌瘤（平滑肌母细胞瘤）是由具有丰富嗜酸性胞浆的圆形细胞组成（图20.34），而透明细胞平滑肌瘤则是由常规组织切片中胞浆透明的细胞组成，正如它的名字所表示的一样（图20.35）。肿瘤细胞的胞浆透明表现是由于线粒体和溶酶体空泡化所致[237, 238]。

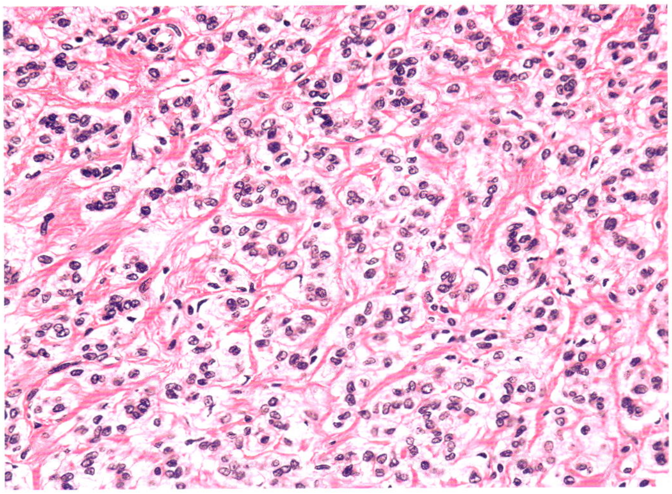

图 20.34　上皮样平滑肌瘤，平滑肌母细胞瘤亚型。

上皮样平滑肌瘤患者的临床表现类似于典型梭形细胞形态的平滑肌瘤。具体来说，这些肿瘤出现在晚期生育年龄的妇女，但可以发生在任何年龄，始发年龄为 20 ~ 30岁[239]。上皮样平滑肌瘤可以有不寻常的大体表现，但是不具有特征性，对于这样的标本应当多取一些组织样本。这种不寻常的表现可能表现为肿瘤的切面质地更软，呈黄色或棕色。

上皮样平滑肌瘤罕见，妨碍了对其自然病史的研究，从而也影响到对其预后的研究。这种肿瘤的不可预见性使得一些人认为上皮样平滑肌肿瘤具有低度恶性潜能[240]。至今，在一项最大系列的研究中（$n=18$），Prayson 等回顾性地研究了这个肿瘤病理学特征与临床结局的相关性[239]。与非上皮样平滑肌肿瘤相似，没有一个组织学特征可以预测肿瘤的转移潜能。一般说来，良性上皮样平滑肌肿瘤体积较小（小于 6cm），核分裂数少（每 10 个高倍视野最高可达3个核分裂像），缺少重度核非典型性以及缺少肿瘤性坏死。相反，Atkins 等强调，肿瘤细胞坏死或每10个高倍视野核分裂像超过5个均与临床结局不好明显相关[241]。即使有这些研究，上皮样平滑肌肿瘤的分类和预后仍然是个问题。由于认识到对于子宫上皮样平滑肌肿瘤的经验有限，所以我们采用了反映在已发表标准中的保守的分类方法[101, 239, 241]，总结在表20.1中。

至今，已有少数上皮样平滑肌瘤做了细胞遗传学分析。在一组 5 例上皮样平滑肌瘤的研究中，发现 4 例有单纯的核型异常，类似于普通组织学类型的平滑肌瘤[242]。有趣的是，两个肿瘤有（7）（q21.1q31.2）缺失，其中包括典型平滑肌瘤的关键性 7q22 部位[243]。然而，有人报告在一个病例中这个染色体缺失是继发性改变[242]。Karaiskos 等还发现了 12q15 和 10q22 之间的平衡易位，由此提出了 *HMGA2* 和 *MORF* 位点同时发生重排的可能性[242]。典型的平滑肌瘤和上皮样平滑肌瘤细胞遗传学间的相似性，提示它们具有共同的病理生物学机制。在 2 个上皮样平滑肌肿瘤中，涉及 17q21 的非常复

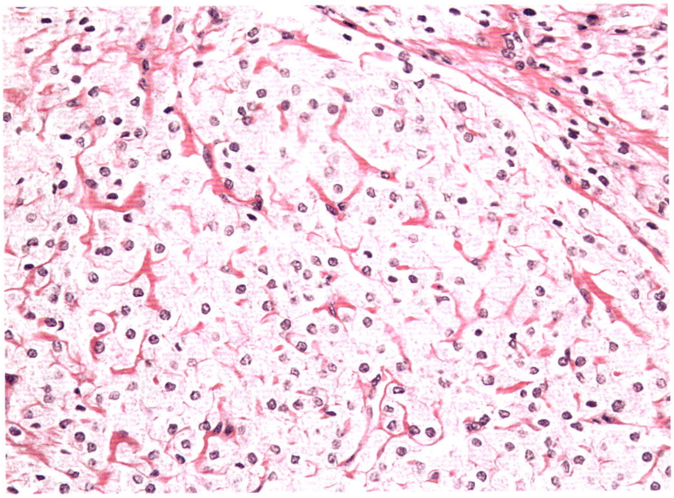

图 20.35　上皮样平滑肌瘤，透明细胞亚型。

表 20.1　伴有上皮样分化的平滑肌肿瘤的实用分类

诊断	地图状肿瘤坏死	核分裂数（每 10 个高倍视野）	非典型性
上皮样平滑肌瘤，平滑肌母细胞瘤或细胞亚型	无	< 5	无或轻度
上皮样平滑肌肉瘤	有	任意	有或无
	无	≥ 5	有或无
不能确定恶性潜能的上皮样平滑肌肿瘤	无		有

杂的细胞遗传学畸变和重排可以区分上皮样和非上皮样平滑肌肿瘤[242]。

脂肪平滑肌瘤 Lipoleiomyoma

脂肪平滑肌瘤是由平滑肌和脂肪两种细胞组成的混合性肿瘤[244]。一般平滑肌细胞明显多于脂肪细胞（图20.36）。在罕见的情况下，脂肪细胞非常丰富以至于形成脂肪瘤。脂肪平滑肌瘤的切面常呈淡黄色（图20.37），随着脂肪成分的增加肿瘤颜色变得更黄，质地更软，大体表现类似于脂肪瘤（图20.38）。普遍认为脂肪平滑肌瘤患者的年龄比典型平滑肌瘤患者的年龄大，提示脂肪细胞分化是一种退行性改变。不过，至今3例肿瘤的细胞遗传学分析提出了一种不同的解释。已经注意到其中两个肿瘤的第5号染色体有异常，提出它是该肿瘤发病机制相关基因的可能[245, 246]。更为有趣的是，两个肿瘤有12q15基因重排[246, 247]。这些肿瘤中有1例显示位于12q15的 *HMGA2* 有异常表达[247]。值得注意的是，*HMGA2* 也出现在脂肪瘤和 10% 的普通型平滑肌瘤中；因此，*HMGA2* 的异常表达可能是脂肪平滑肌瘤中伴有脂肪细胞分化的原因。

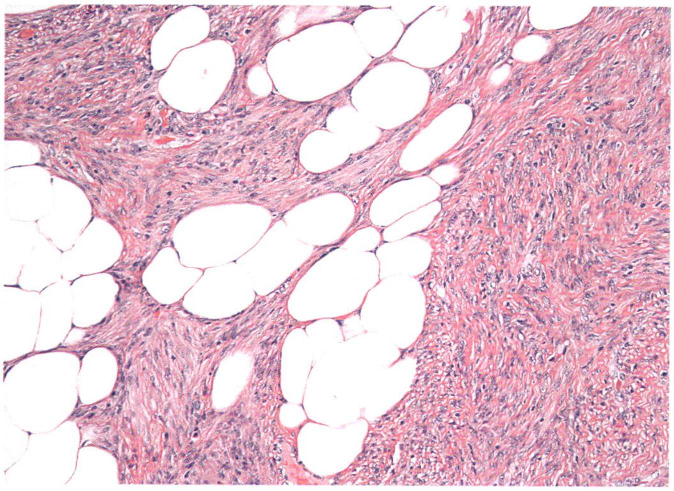

图 20.36 脂肪平滑肌瘤中脂肪细胞和平滑肌细胞混合存在。

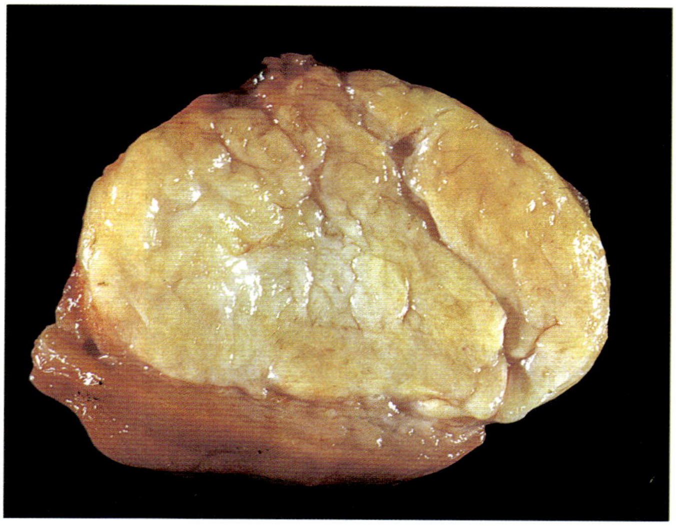

图 20.37 脂肪平滑肌瘤的切面呈黄色。

血管平滑肌瘤 Vascular leiomyoma

血管平滑肌瘤（Vascular leiomyomata 或 angiomyomata）是平滑肌瘤中一种不常见的组织学类型[248]。一般说来，厚壁血管是平滑肌瘤的特征性表现，但在血管平滑肌瘤中血管成分特别明显（图 20.39）。这种肿瘤是良性的，血管平滑肌瘤的诊断没有特殊的临床意义。至今只有一例肿瘤做了细胞遗传学分析，显示主系（mainline）有（X; 11）（p11.4; p15)易位，两个干系（stemline）有（2）（p15q13）倒转和（5; 20)(q13; q13.2)易位[249]。

其他不同类型分化 Miscellaneous patterns of differentiation

其他类型分化罕见，并且在大多数病例中只表现为灶状分化改变。在某些平滑肌瘤中，部分细胞核可以呈栅栏状排列类似于神经鞘瘤（图20.40）[99]。在其他一些病例中，可见性索样成分或小管。另外，少数肿瘤可能伴有较明显的炎症细胞和造血细胞[225-230]。虽然出现这些

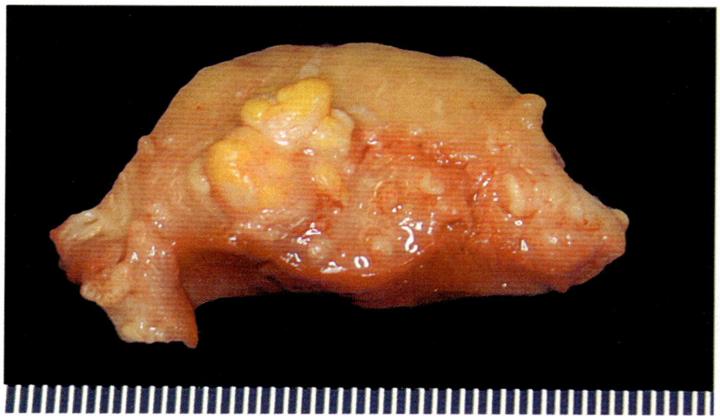

图 20.38 脂肪平滑肌瘤中明显的脂肪成分（毫米刻度）。

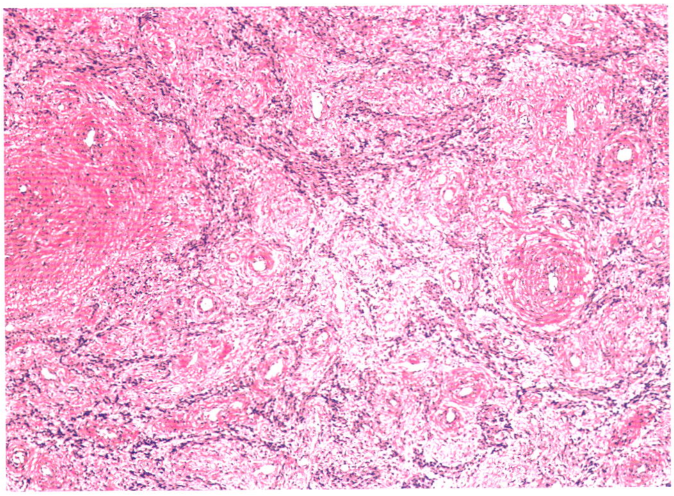

图 20.39 血管平滑肌瘤伴有丛状特征。

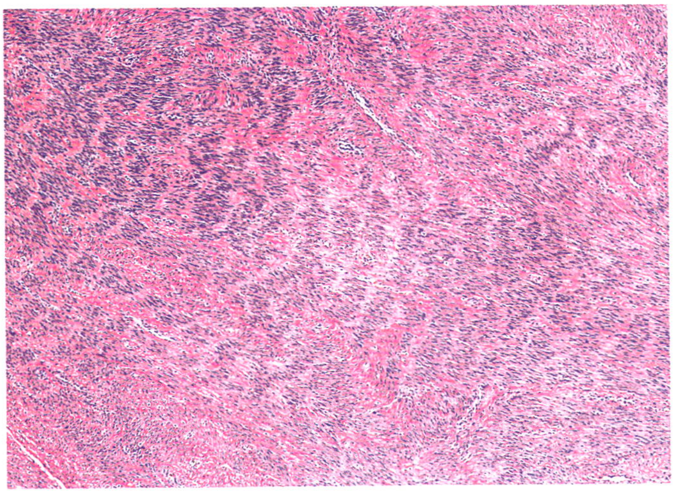

图 20.40 神经鞘瘤样平滑肌瘤，细胞核呈栅栏状排列。

混合性细胞或异常分化可能提出了一个有趣的科学难题，但是这些肿瘤的生物学行为是良性的。

恶性平滑肌肉瘤 MALIGNANT LEIOMYOSARCOMA

临床表现 Clinical considerations

所幸的是，相对于平滑肌瘤来说平滑肌肉瘤是罕见的，占所有子宫恶性肿瘤的1%[250]。不过，平滑肌肉瘤是子宫最常见的恶性间叶性肿瘤，占所有子宫间叶性肿瘤的25%。据估计每年的发病率是每100 000个妇女中0.64例[251]。另外，在术前诊断为“子宫平滑肌瘤”的妇女中，子宫平滑肌肉瘤的发生率估计在0.13%和0.29%之间[252]。与其他种族妇女比较，黑人妇女平滑肌肉瘤的发病率可能较高，但是所增加的量与其发生的良性平滑肌瘤密切相关[1]。与良性平滑肌肿瘤比较，平滑肌肉瘤的发病年龄较大，通常在围绝经期和绝经后。随着年龄增加发病率逐渐升高，由30 ~ 40岁年龄段的0.2%上升到60 ~ 70岁年龄段的1.7%[252]。绝经后或在应用促性腺激素释放激素促效剂（例如Leuprolide）治疗期间，临床发现“肌瘤”长大或生长加快是一个非常另人担忧的征兆[253-256]。然而，在对手术标本进行病理检查之前，大多数平滑肌肉瘤并没有被怀疑或者被推测是平滑肌瘤。当通过刮宫或宫腔镜肌瘤切除得到破碎标本时，由小块恶性或可疑肿瘤组织可以做出诊断。

子宫平滑肌肉瘤是高度恶性的肿瘤，以侵袭性生长、局部复发和经常远处转移而著名[257-260]。肺和肝是最常见的转移部位，但是不常见的部位例如骨骼肌转移已有报告[261-263]。淋巴结和卵巢转移不常见，尤其是在缺少广泛子宫外疾病的病例[264, 265]。

病理生物学特征 Pathobiologic features

子宫平滑肌肉瘤的细胞遗传学变化较普通型平滑肌瘤复杂得多[266-277]。这些变化包括数量和结构的异常（图20.41）。另外，这种特殊的细胞遗传学异常从细胞分裂中期到下一个细胞分裂中期可能有所不同。这种差异提示在平滑肌肉瘤中有一个高度不稳定性的基因组存在。平滑肌肉瘤高频率的染色体异常与细胞核的非典型性有关，而且是二倍体变异的原因[278-280]。这些变化也暗示了发生恶性平滑肌肿瘤的基本病理学变化过程。但是，已经报道某些子宫和子宫外平滑肌肉瘤有比较简单的染色体组型[281]。总体基因组变化的复杂性已经妨碍了对于揭示平滑肌肉瘤基因的探讨，但是具有比较简单基因组改变的肿瘤可以作为定位克隆的目标。除了接下来要注意到几种例外情况外，通过细胞遗传学分析没有发现介于典型良性和恶性平滑肌肿瘤特征之间的平滑肌肿瘤。

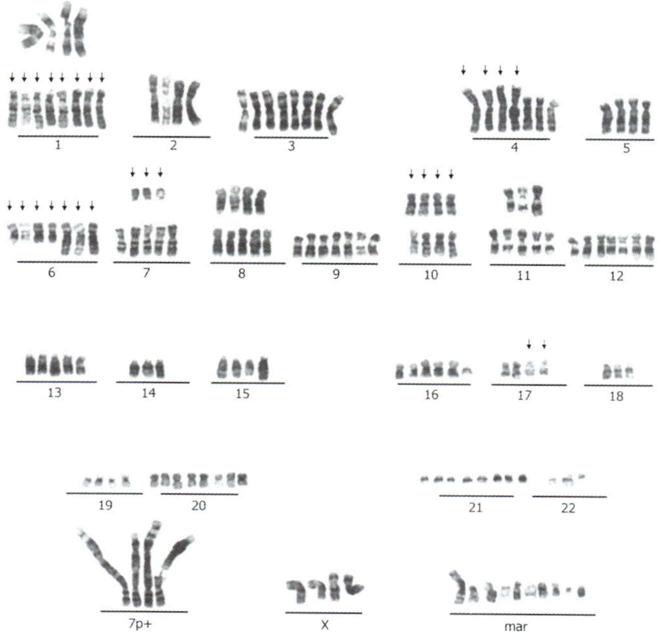

图20.41 平滑肌肉瘤常见复杂的核型异常（包括结构和数量异常）。标记的染色体（mar）不能根据其染色体起源而被分类。(Courtesy of Dr J. Fletcher, Brigham and Women's Hospital.)

通过细胞遗传学分析发现的平滑肌肉瘤基因组的不稳定性，也被测量等位基因失衡的其他技术所证实。一般来说，比较基因组杂交（comparative genomic hybridization）（一种检测染色体获得和丢失的技术）结果显示平滑肌肉瘤有多种复杂的变化，但在平滑肌瘤如果有也很少见。特别是第10号和13号染色体长臂杂合性缺失见于半数以上的平滑肌肉瘤，但不出现在平滑肌瘤[246, 282]。虽然不是那么常见，17p、Xp、尤其是1q的获得也已经被注意到[276, 283, 284]。虽然这些研究没有直接涉及到肿瘤新的诊断和治疗靶点，但它们强调了基因不稳定性是良性和恶性平滑肌肿瘤之间鉴别要点的概念。另外，在子宫平滑肌肿瘤中缺乏共同的等位基因失衡模式，提示子宫平滑肌肉瘤和平滑肌瘤（至少是普通类型的平滑肌瘤）有不同的发病机制。

考虑到平滑肌肉瘤具有复杂的基因组变化，几个研究小组尝试通过研究它们的转录情况来搞清楚子宫平滑肌肿瘤[233, 285-291]。如同所期望的一样，在子宫肌层与平滑肌瘤之间基因表达差别很小。平滑肌肉瘤和平滑肌瘤或肌层之间可见较大的表达差异。基因表达下调较常见于恶性肿瘤[233]。不同的良性和恶性标本提供的证据显示，平滑肌瘤与平滑肌肉瘤有不同的发病途径，并且瞄准了发展新的临床生物学标志物的目标。

大体和显微镜下特征
Macroscopic and microscopic features

大多数平滑肌肉瘤的体积巨大，最大径通常大于10cm（图20.42）[292]。与平滑肌瘤相似，平滑肌肉瘤可见于整个女性生殖道。子宫的平滑肌肉瘤可以位于浆膜下、肌壁间、黏膜下，但是肿瘤经常较大，往往占据一个以上部位。大体检查，多数平滑肌肉瘤明显不同于典型的平滑肌瘤（表20.2）。由于肿瘤出血和坏死使其切面表现不一（图20.43-20.45），出血和坏死在肉眼上常呈片块状，边缘不规则，随意分布。坏死区域表现为黄色和绿色，而非坏死区具有原本的外观，有人描述为“鱼肉状”。与平滑肌瘤比较，平滑肌肉瘤最恰当的描述为其颜色较深，质地更软（即不硬韧），编织状结构不清楚，切面隆起不明显（图20.46）。充分辨认这些大体特征非常重要，因为能够提醒病理医师广泛取材。

虽然大体特征可以在一定程度上提示恶性肿瘤，但组织学检查是诊断恶性的惟一指标（表20.3）。平滑肌肉瘤常有重度核和细胞非典型性、明显的细胞增生活性以

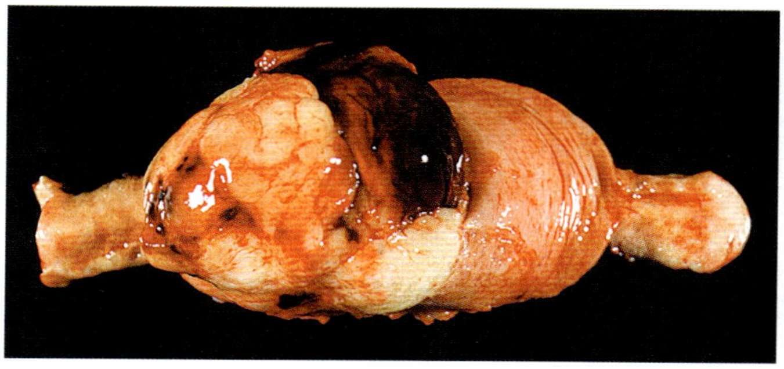

图20.42 平滑肌肉瘤，表现为大的宫腔内肿块，伴有出血。

表20.2　平滑肌肉瘤与平滑肌瘤大体病理学特征比较

病理学特征	平滑肌肉瘤	平滑肌瘤
肿瘤数量	孤立，常常是明显的肿物	多发性肿物
大体界限	边界不清或浸润	边界清楚，肿物通常隆起并挤压周围组织
切面多样性	常见，而且明显；多灶状出血或坏死	不常见，常呈灶状或中心性
切面颜色	灰色、黄色或棕色	白色或棕色
切面质地	软，“鱼肉”样	质硬，漩涡状

及表现为特殊类型坏死的细胞不稳定性。这三个特征是诊断恶性的基本因素[96-101, 103]。另外，这些肿瘤可以富含细胞并可浸润至周围肌层。当所有这些因素都出现时诊断恶性并不困难。但当肿瘤的这些特征出现较少或特征不显著时，临床对肿瘤的预测就变得更加困难[96-99, 101]。长期以来得到公认的是，对于这些肿瘤的分类必须同时

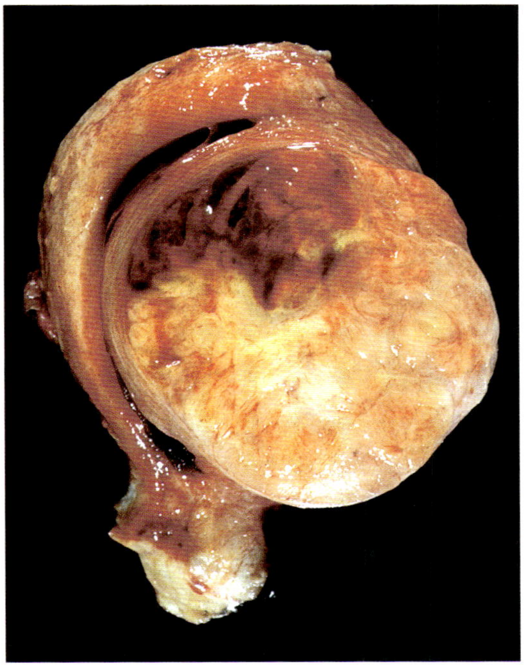

图20.43　向宫腔内生长的平滑肌肉瘤的切面，伴有出血，呈多彩状。

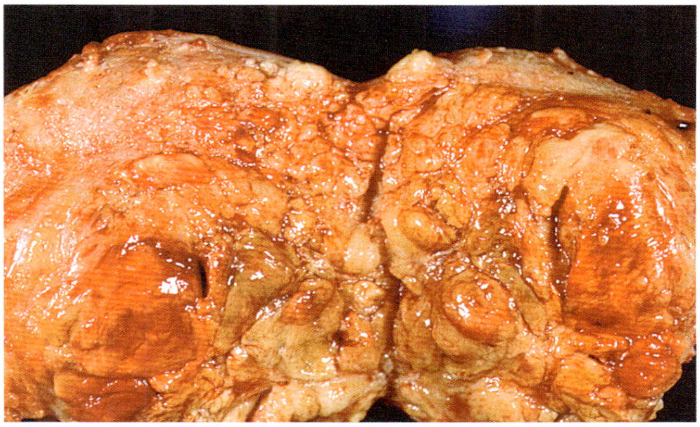

图20.44　浸润性平滑肌肉瘤的切面出血，鱼肉样，并有部分坏死（绿色区域）。左上象限可见肿瘤浸润周围肌层。

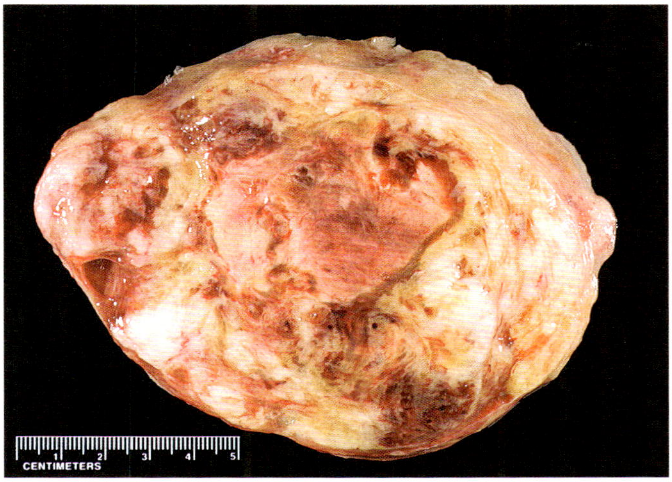

图 20.45　平滑肌肉瘤伴有出血和不规则的坏死。

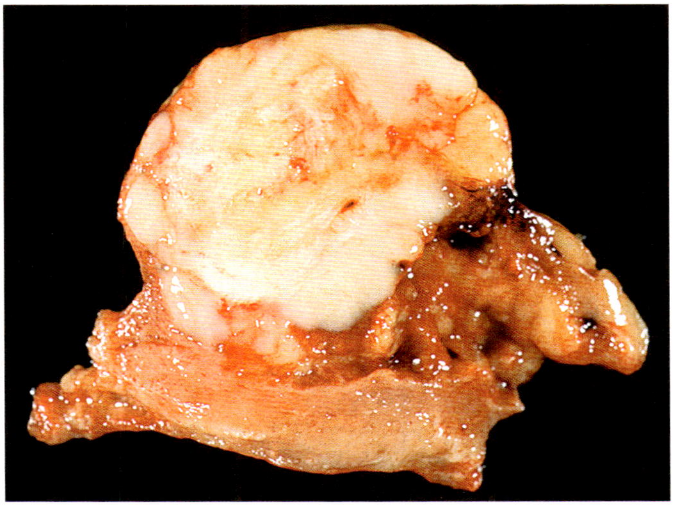

图20.46　平滑肌肉瘤切面平坦，呈鱼肉样，伴有不清楚的非隆起漩涡状结构。

表20.3　平滑肌肉瘤与平滑肌瘤显微镜下病理学特征比较

病理学特征	平滑肌瘤肉瘤	平滑肌瘤
增生活性	通常增加，常见异常核分裂像	不定，但通常较低
核和细胞非典型性	低倍镜下可见；可以是弥漫性或灶状；偶尔非常明显	罕见
变性形式	凝固性，地图样肿瘤细胞坏死	梗死，玻璃样变，水肿或黏液变性
细胞构成	通常富含细胞，有时显著	不定，但通常只是中度增加
镜下界限	浸润邻近肌层	界限清晰或与周围肌层犬牙交错

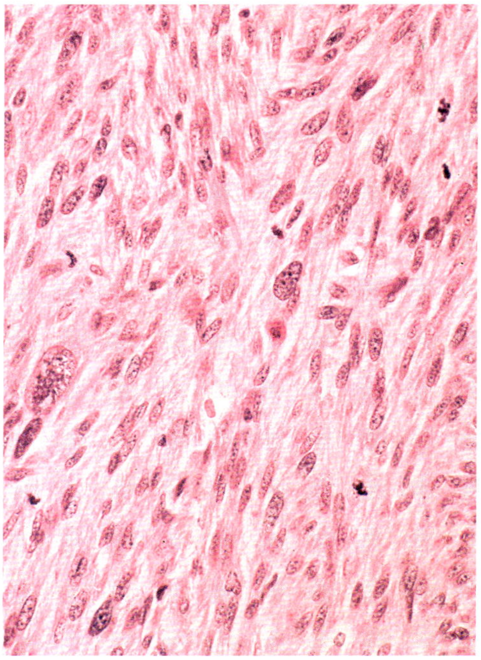

图 20.47　平滑肌肉瘤的显微镜下表现包括常见核分裂像、核非典型性和富含细胞。

评估几个组织学特征[96, 102]。一段时间以来，基于Bell等的研究，每一个特征的意义已经被评价，所采用的分类方法反映了各种特征的相对重要性[101, 103]。由这些组织学特征中的每一项（见下文）所限定的各种良性平滑肌瘤亚型也必须给予重视[102]。然而，在应用这些概念以前，首先必须在充分的大体检查指导下，进行仔细的显微镜下检查。

核分裂活性的评估 Evaluation of mitotic activity

被评估的第一个特征是增生活性（图20.47）[99]。与以往注意到的一样，平滑肌肉瘤具有明显的细胞周期调控紊乱。核分裂可能十分活跃，并且有必要进一步做定量分析。经典的核分裂计数在相邻的高倍视野（即用40×物镜）进行，平均观察超过10个视野。虽然没有特殊的方案，但当计算这个平均值时，合理的做法是至少计数30个或许更多的视野。当发现有增生热点区域并在此计数核分裂像也是有帮助的[96]。事实上，如果计数是在低倍镜下发现的增生区域，这些计数更具临床意义。必须仔细选择计数的区域，因为我们发现良性黏膜下平滑肌瘤形成溃疡进入子宫或宫颈内膜腔时，可以出现局灶状增生表现。一个比较重要的问题是，每一个核分裂像都必须仔细辨认以确定它不是一个变性的细胞[96]。这种与固缩核类似的现象在良性和恶性肿瘤中均比较常见，如果对其进行计数可能导致对肿瘤的增生估计过高（图20.48）。应该认识到，选择计数区域和准确计数比其他定量参数都更带有主观成分。

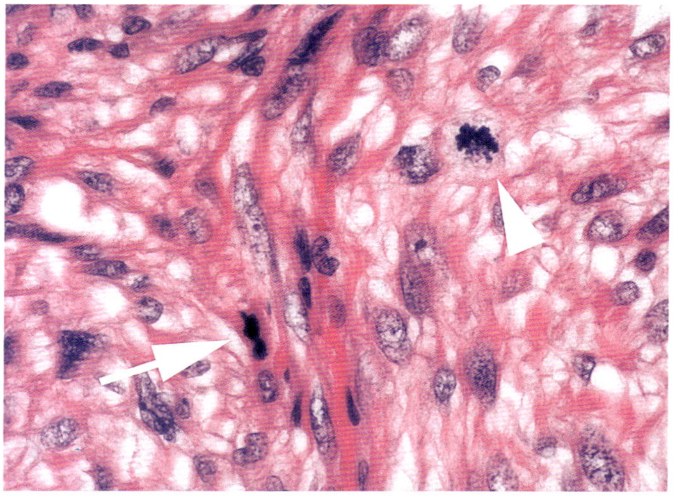

图20.48　在平滑肌肉瘤中核固缩（推测为变性）可以类似于核分裂像（箭头）。注意这个变性细胞的嗜酸性胞浆。一个早期核分裂像（三角所指）与之比较，可见明显的染色体。

非典型性核分裂像的评估
Evaluation of atypical mitotic figures

与核分裂像有关的一个特征是出现非典型性核分裂像。与核分裂率不同，非典型性核分裂像不常见，因此没有必要定量分析。非典型性核分裂像反映的是基因组的不稳定性，是平滑肌肉瘤和其他恶性肿瘤的一个病理学特征，一旦发现对于诊断有所帮助[103]。需要说明的是，对于核分裂像非典型性的认识也有主观性。为了避免错误，我们寻找中期大于一个纺锤轴的表现（图20.49）或单个染色体远远落后于它们同伴的后期染色体，表现为它们被拉向纺锤体的一极（图20.50）。这种异常的原因分别是异常的染色体分离或周期破坏和融合。在有更多染色体为二倍体的中期，也可以观察到非典型性核分裂像。这个标准可能难以应用，当不太明显时应持保守态度。

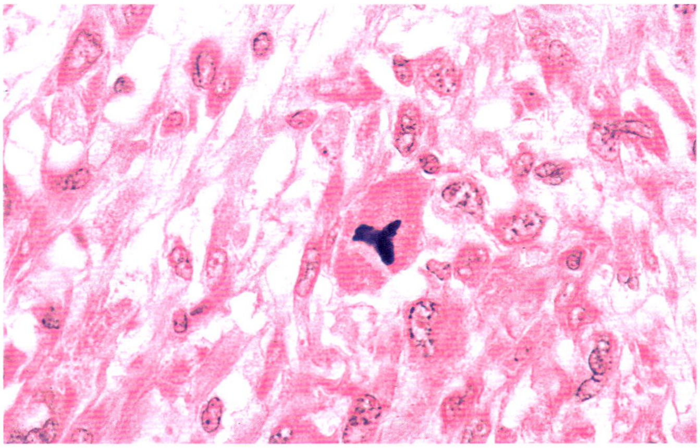

图20.49　平滑肌肉瘤中非典型性核分裂像，表现为多极纺锤体。

细胞非典型性的评估
Evaluation of cytologic atypia

恶性平滑肌肿瘤的另外一个重要特征是细胞非典型性（图20.47，20.51，20.52）。非典型性可以表现在肿瘤性平滑肌细胞的细胞核和胞浆两个方面。子宫肌层和平滑肌瘤的良性平滑肌细胞核相当一致，呈梭形或螺旋状，核内充满淡染、散在的染色质。肿瘤细胞核的非典型性包括明显的核深染和染色质增粗、核增大、多核、多叶以及细胞核形状和一致性上的其他变化。平滑肌肉瘤细胞核非典型性变化程度较大。在非典型性极其明显的情况下，可以使人想起滋养细胞恶性肿瘤（图20.51）。多形性的肿瘤细胞也可以类似于炎症性巨细胞（图20.52）。人们一致认为，显著的细胞核非典型性在低倍镜下（即10 × 物镜）即可见到。在较高倍数下注意到的轻度细胞核变化通常不能预示肿瘤的临床和生物学行为[101]。平滑肌肉瘤细胞非典型性也可以表现在异源性分化上，包括出现灶状骨肉瘤、横纹肌肉瘤和软骨肉瘤（图20.53）。

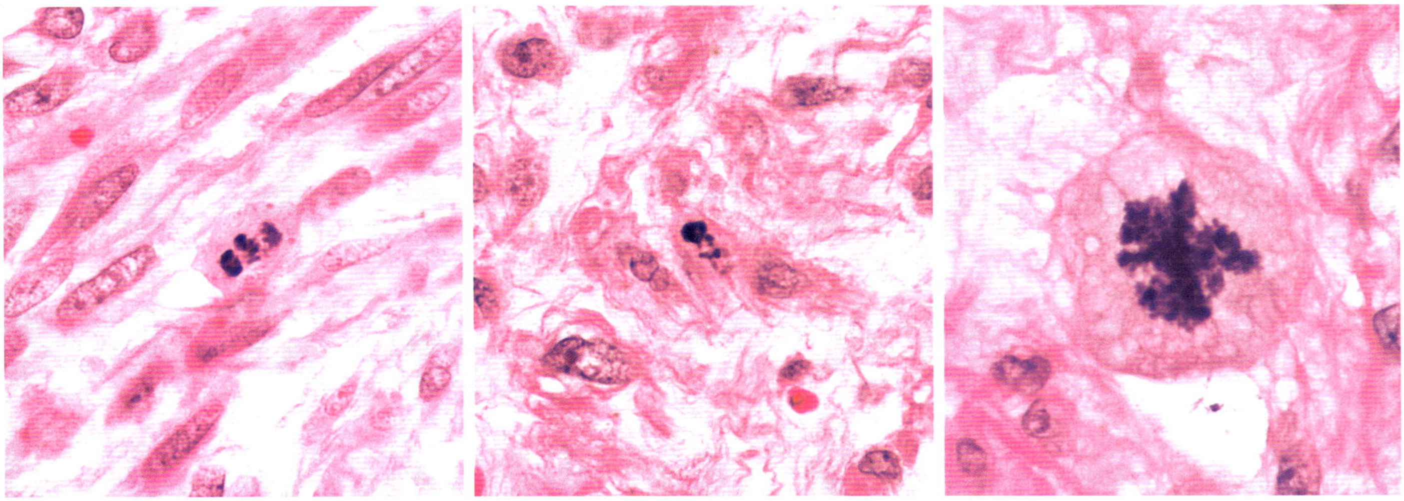

图 20.50　平滑肌肉瘤中非典型核分裂像，包括染色体迟滞（左和中）以及极端非整倍体（右）。

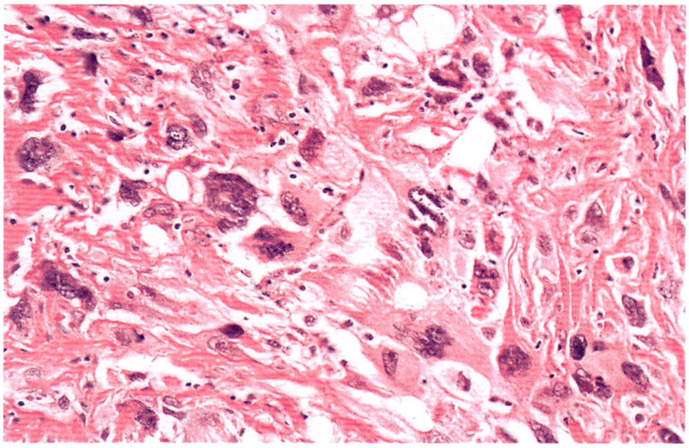

图20.51 平滑肌肉瘤伴有极其明显的核非典型性，类似于滋养细胞恶性肿瘤。

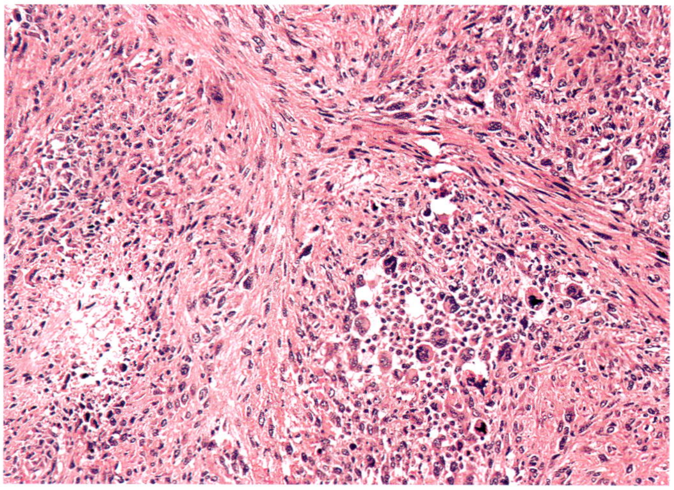

图 20.52 平滑肌肉瘤中非典型性巨细胞。

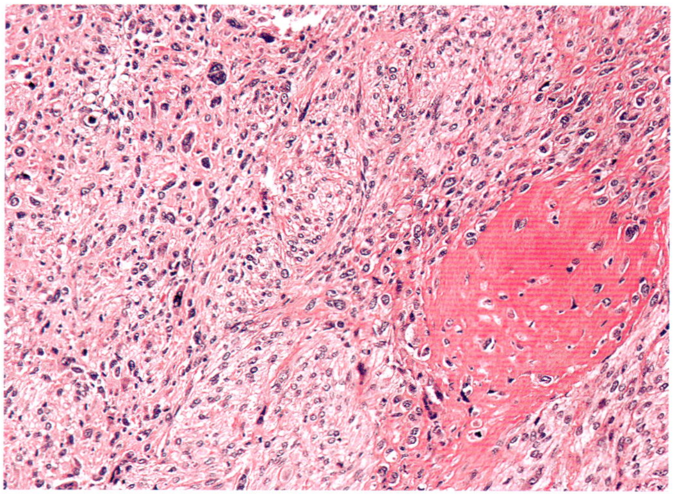

图20.53 骨肉瘤和其他异源性分化是平滑肌肉瘤另外一种形式的非典型性。

肿瘤细胞坏死的评估

Evaluation of tumor cell necrosis

在三个基本因素中，肿瘤坏死被某些人认为是确定肿瘤为恶性的最重要依据（图 20.54-20.56）。与恶性有关的肿瘤坏死应该仔细描述，并与良性退行性变化和其他治疗产生的影响相鉴别。在评估子宫平滑肌肿瘤坏死组织时应该考虑的因素列在表20.4中，与平滑肌瘤变性的比较在后面有关平滑肌瘤亚型的章节中描述。与恶性有关的肿瘤坏死被描述为“地图状坏死”，因为坏死肿瘤组织与存活肿瘤组织之间的界面常常不规则，呈波浪状

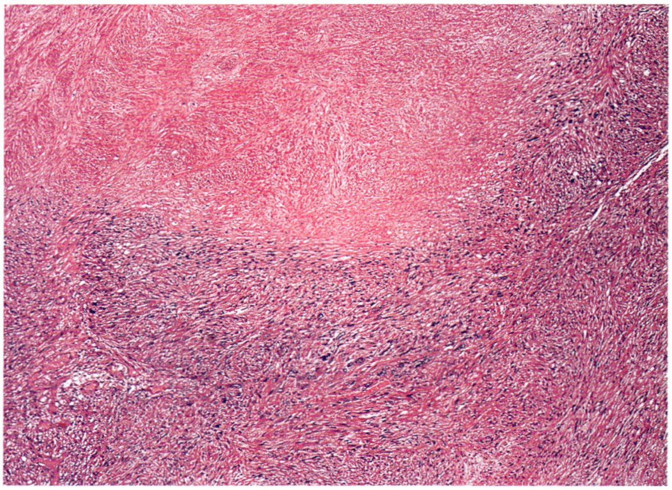

图20.54 子宫平滑肌肉瘤地图状肿瘤坏死。注意肿瘤细胞坏死形成边界清楚的岛屿样结构。

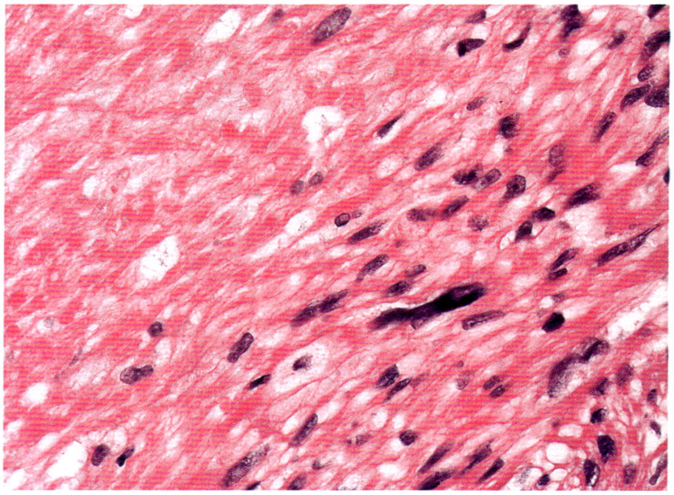

图20.55 在地图状肿瘤坏死中，横跨存活细胞和坏死细胞之间的分界面通常少于 5 个细胞。

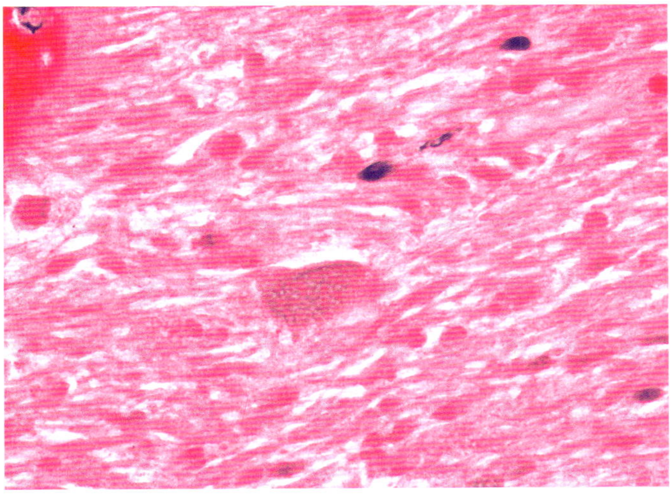

图 20.56　在地图状肿瘤细胞坏死中的非典型性鬼影细胞。

或成角，如同地图上的岛屿（图20.54）。肿瘤组织中存活细胞与坏死细胞之间的过渡是截然的，而且只有几个细胞（图 20.55）。与由于缺血而引起的良性退行性改变不同，平滑肌肉瘤的坏死不伴有任何炎症或修复性反应。另外，在恶性肿瘤坏死中可以见到非典型性“鬼影”细胞（ghost cells，指坏死细胞仍然保留原有肿瘤细胞的轮廓和明显的细胞非典型性）（图 20.56）。这些特征中的任何一个都可以提示恶性肿瘤的诊断。

实用诊断策略 Practical diagnostic strategy

平滑肌肉瘤的诊断要求评价以上所描述的多项指标。下面的方法通过结合上面提到的显微镜下表现，可能有助于诊断（表20.5）。当满足以下任何一个条件时，可以做出平滑肌肉瘤的诊断：（1）出现明确的地图状肿瘤坏死；（2）增生活性为每10个高倍视野核分裂像等于或超过 10 个以及出现中度到重度的弥漫性或多灶性非典型性。

表20.4　恶性和良性子宫平滑肌肿瘤中坏死的鉴别特征

恶性地图状肿瘤坏死	良性坏死
多灶性	单个，常常位于中心
不规则，呈地图状或岛屿样	边界光滑，圆形
交界面明显	交界面不清楚
非典型性“鬼影”细胞	良性嗜酸性细胞，细胞界限不清
炎症不常见	交界面可见炎症反应
交界面的成纤维细胞修复不常见	坏死周边纤维化，或中心干尸化

表20.5　伴有典型梭形细胞分化的平滑肌肿瘤的实用分类

诊断	地图状肿瘤坏死	核分裂率（每 10 个高倍视野核分裂像）	非典型性
平滑肌肉瘤	有	不记数	有或无
	无	≥ 10	弥漫性或多灶性；中度到重度
不能确定恶性潜能的平滑肌肿瘤（STUMP）	可疑	不记数	有或无
	无	＞ 15	无
	无	接近但是＜ 10	弥漫性或多灶性；中度到重度
非典型性平滑肌瘤	无	≤ 10	弥漫性或多灶性；中度到重度
核分裂活性增加的平滑肌瘤	无	≤ 15	无

典型性。

上皮样平滑肌肉瘤 Epithelioid leiomyosarcoma

子宫平滑肌肉瘤的上皮样分化以伴有丰富嗜酸性胞浆的圆形非梭形肿瘤细胞为特征，可以为局灶状或一致性（图20.57）。当表现明显时，诊断为上皮样平滑肌肉瘤是恰当的。这些肿瘤具有非上皮样平滑肌肉瘤所具有的其他特征。特别是当核分裂像每10个高倍视野超过5个或出现地图状肿瘤坏死时提示为恶性（表 20.1）[241]。恶性上皮样平滑肌肿瘤的其他特征包括核的非典型性，特别是重度非典型性，以及肿瘤体积较大和血管浸润[239, 241]。如果综合考虑肿瘤的组织学特征，对肿瘤侵袭性行为的预测可以得到改进[239]。对于组织学表现介于明确良性和恶性之间的上皮样平滑肌肿瘤，或怀疑有上皮样形态但又不能确定的非典型性肿瘤，应该归入“不能确定恶性潜能的平滑肌肿瘤”。

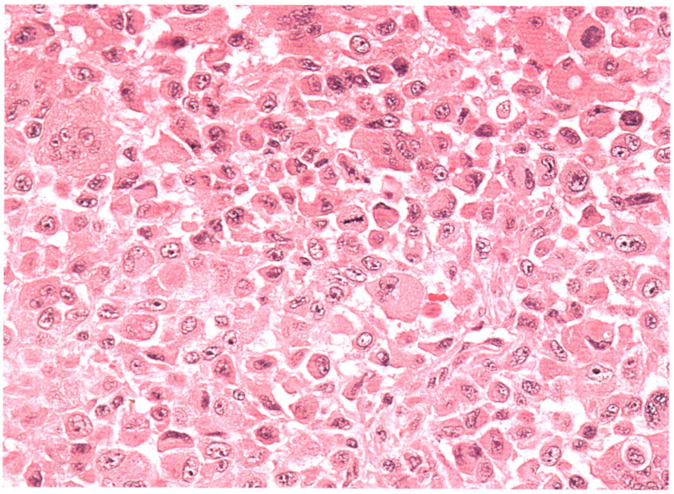

图 20.57　上皮样平滑肌肉瘤。

黏液样平滑肌肉瘤 Myxoid leiomyosarcoma

黏液样平滑肌肉瘤是子宫平滑肌肉瘤中一个罕见亚型[293-304]。其大体表现呈凝胶状，肿瘤常常较大。它的诊断标准必须参照非黏液性平滑肌肉瘤的诊断标准进行调整，因为肿瘤细胞外基质的增加使肿瘤细胞数量减少，因而核分裂计数也减少。一旦确定细胞外基质的黏液样本质，通过辨认明显（即中度到重度）的非典型性或坏死，结合看似低度的增生率即可做出恶性的诊断（图 20.58）。Atkins 等提出，每 10 个高倍视野超过 2 个核分裂像，不管是否出现非典型性或坏死，就可以将良性和恶性黏液样肿瘤区别开来[305]。另外一个重要的诊断特征是肿瘤浸润到邻近的肌层（图 20.59）[300]。在实际工作中，出现下列任何一种特征我们都诊断为黏液样平滑肌肉瘤：（1）每10个高倍视野核分裂像超过2个；（2）明显的细胞非典型性（如上所述）；（3）肿瘤细胞坏死；（4）破坏性浸润邻近肌层。观察血管浸润可能也有帮助，但必须与黏液样静脉内平滑肌瘤病相鉴别。

预后因素和治疗决定 Prognostic factors and therapeutic decision making

平滑肌肉瘤预后差。5 年生存率估计仅为 30% ~ 40%[250, 280, 306, 307]。即使是在早期（Ⅰ期和Ⅱ期）肿瘤，平滑肌肉瘤的复发率也可以高达71%[308]。肿瘤在诊断时有子宫外受累（即高分期）是最具价值的预后因素[278, 307]。Ⅱ-Ⅳ期患者5年生存率降至8%[257]。另外一个被注意到的与临床预后有关的因素是患者的年龄[259, 278]。因此，某些人认为治疗晚期和复发患者的目的应该是减轻症状，虽然另外一些人持有乐观态度，他们注意到这种患者的前景较 10 年前已经有所改善[259, 309]。

核分裂活性的预后重要性 The prognostic importance of mitotic activity

子宫平滑肌肉瘤的许多组织学和免疫组织化学特征已经被作为预后因素检查。其中最重要的是核分裂计

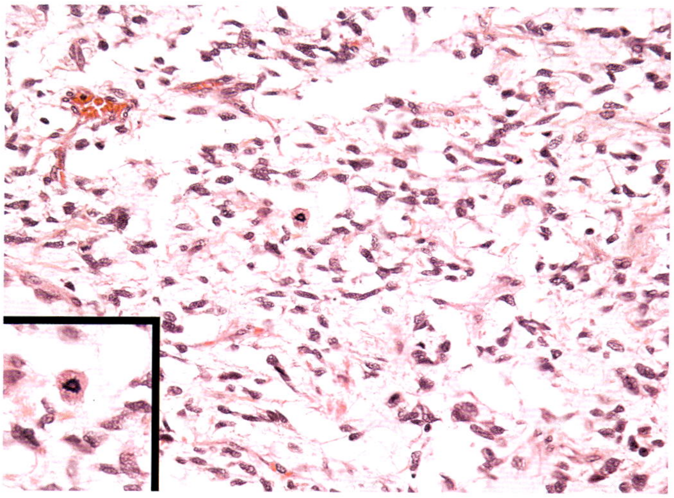

图20.58　黏液样平滑肌肉瘤。注意在稀疏的间质中有散在的非典型性细胞和偶见的核分裂像（中心部位和插图）。

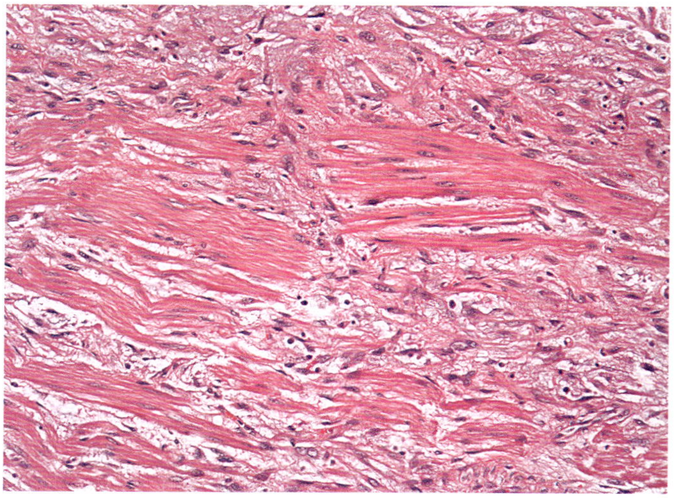

图20.59　黏液样平滑肌肉瘤。注意浸润性生长的肿瘤细胞穿过肌束。

数[259, 278, 280, 308]。之所以这样说是因为大量研究一致认为核分裂计数与预后有关，并且被所有的病理医师所接受。与核分裂活性相关的是，Peters 等发现 S 期的比例增加预示结局不良[278]。作为广泛应用的核分裂计数的免疫组织化学染色替代物，Ki-67 抗原的作用还远远没有搞清楚。在一项研究中，Shpitz 等发现所有中级或高级平滑肌肉瘤Ki-67抗原均呈高度表达[310]。尽管这样，这项研究并没有明确 Ki-67 表达的预后意义。在另外一个研究中，Layfield 等发现根据 Ki-67 表达可将肿瘤分成两个预后组，但并不比组织学诊断的效果更好[311]。Mayerhofer 等提出，Ki-67 与血管浸润和无病生存期缩短相关[312]。值得注意的是，肿瘤细胞的高增生率也可以见于良性平滑肌瘤（见下文），Ki-67免疫组织化学染色在平滑肌肉瘤诊断中的作用可能有限。总之，核分裂活性在子宫平滑肌肿瘤诊断中仍然是判断其预后的最重要的组织学基础，在诊断平滑肌肉瘤的病理学报告中应该清楚地写明。

组织学分级和肿瘤大小的预后重要性
The prognostic importance of histologic grade and size

肿瘤组织学分级或肿瘤坏死作为预后因素的意义尚有争论。某些研究结果显示肿瘤分级或坏死具有预后意义，但是多数研究并没有得到同样的结论[280, 308, 313, 314]。虽然在我们的病理报告中对肿瘤进行描述，其中包括肿瘤细胞非典型性和肿瘤坏死的特征，但并不根据肿瘤细胞核非典型性或坏死进行常规组织学分级。体积小于5cm 的肿瘤生存期可能较长[99]。

生物学标志物在预后中的作用
The role of biomarkers in prognostication

继Ki-67之后在子宫平滑肌肿瘤诊断中最常应用的另外一个标志物是肿瘤抑制基因p53。p53是转录因子，其作用是对DNA损伤有反应，并且发现多数肿瘤有p53突变和过度表达。免疫组织化学染色没有发现p53在子宫肌层或平滑肌瘤中有表达，但平滑肌肉瘤却常有 p53表达[315-317]。其他研究报告仅有大约半数平滑肌肉瘤病例有p53表达[318]。与丰富的抗原决定簇形成对照的是，平滑肌肉瘤与平滑肌瘤或子宫肌层相比，p53 转录水平没有明显的改变[233]。Blom 等提出，免疫组织化学检查发现p53过度表达可以预示早期子宫平滑肌肉瘤复发危险性高[280]。Layfield 等报告，如同 Ki-67 一样，在用 p53 对子宫平滑肌肿瘤预后进行分组时不像核分裂像那么具有意义[311, 312]。虽然p53对于平滑肌肉瘤的病理生物学具有意义，但是尚未明确提出将其作为肿瘤预后的标志物。

作为预后标志物还检测了少数其他基因，包括 c-Kit、CD-34（微血管密度标志物）、mdm2（一种p53结合蛋白）、Bcl-2（一种抗凋亡因子）、雌激素受体（ESRI）、孕激素受体、血管内皮生长因子（VEGF）和端粒[280, 312, 319-324]。根据我们的观点，当前这些标志物中没有一个适于广泛的临床应用。

临床治疗 Clinical management

普遍认为平滑肌肉瘤治疗的选择是经腹全子宫切除及双侧输卵管-卵巢切除。在缺少比较明显病变的病例，淋巴结受累的可能性很低，提示在平滑肌肉瘤的治疗中淋巴结清扫对于预后和治疗作用不大[264, 265]。对于绝经前的早期平滑肌肉瘤患者可以考虑保留卵巢[250, 313]。对于原发性肿瘤已经取得充分控制的患者，手术切除孤立性肺内转移结节可以延长生存期[261]。辅助化疗或放疗对于患者生存期的影响即使有也是微不足道的[259, 260, 307, 313, 325-327]。因此，对于不能确定恶性潜能的平滑肌肿瘤当前不用辅助治疗。然而，高度有效的平滑肌肉瘤非手术治疗方法的出现，将对子宫平滑肌肿瘤的病理学诊断产生较大的影响。

平滑肌瘤的组织学亚型
HISTOLOGIC VARIANTS OF LEIOMYOMA

用于确定恶性子宫平滑肌肿瘤的每一个病理学参数都有一个良性的对应参数。为了做出组织学亚型的诊断，必须确保没有其他恶性肿瘤的特征出现。这些亚型在以下章节讨论，并列于表20.6中。最后，探讨具有一个以上恶性肿瘤特征但又不能满足恶性诊断标准的那些肿瘤。

变性 Degeneration

平滑肌瘤变性相当常见，通常容易识别（表 20.4，图 20.60 和 20.61）。与恶性肿瘤相关的地图状肿瘤坏死不同，变性常常是一种均质性的病变（图20.60.）。典型的大体表现是白色，略呈球形，位于肿瘤中心。变性也可以导致肿瘤部分或全部出现胶样或钙化表现（如图20.60的右图）。如果肿瘤出现出血或变色，其大体表现也是一致的，肿瘤切面呈均匀的粉色或红色，在旧的教科书中将其描述为“肉样”或“红色”（如图20.60左图下方的肿瘤）。在存活和坏死组织的交界面有一个均匀一致的弓形移行带，由成纤维细胞、存活和坏死的平滑肌细胞以及散在的炎细胞组成（图20.61）。这种肉芽组织样的移行区扩展超出一定的范围，使其界限不易划分。由于缺血和其他原因导致的边界呈弥漫性表现的良性变

表 20.6　子宫平滑肌肿瘤的病理组织学亚型

病理学诊断	不常见或类似恶性的特征
平滑肌瘤伴有核分裂活性增加	每 10 个高倍视野 5 ~ 15 个核分裂像
非典型性（合体、奇异或多形性）平滑肌瘤	多形性或瘤巨细胞或伴有明显核非典型性的细胞
富于细胞性平滑肌瘤	比多数平滑肌瘤明显富于细胞
上皮样平滑肌瘤	圆形或多角形细胞，类似于上皮细胞
脂肪平滑肌瘤	脂肪细胞数目不等，但常含有多量脂肪细胞
血管平滑肌瘤	血管成分明显
神经鞘瘤样平滑肌瘤	明显的核栅栏状排列，类似于良性外周神经鞘肿瘤
血管内平滑肌瘤病	良性平滑肌生长超出原发性平滑肌瘤，突入静脉血管呈“蠕虫样”，可以延伸到右心
弥漫性腹膜平滑肌瘤病	组织学良性，常常是许多小的平滑肌肿瘤分布在腹膜或网膜
良性转移性平滑肌瘤	组织学良性的平滑肌瘤“转移”到肺，推测来源于良性子宫平滑肌瘤
寄生性平滑肌瘤	推测是子宫浆膜下平滑肌瘤脱离了子宫体

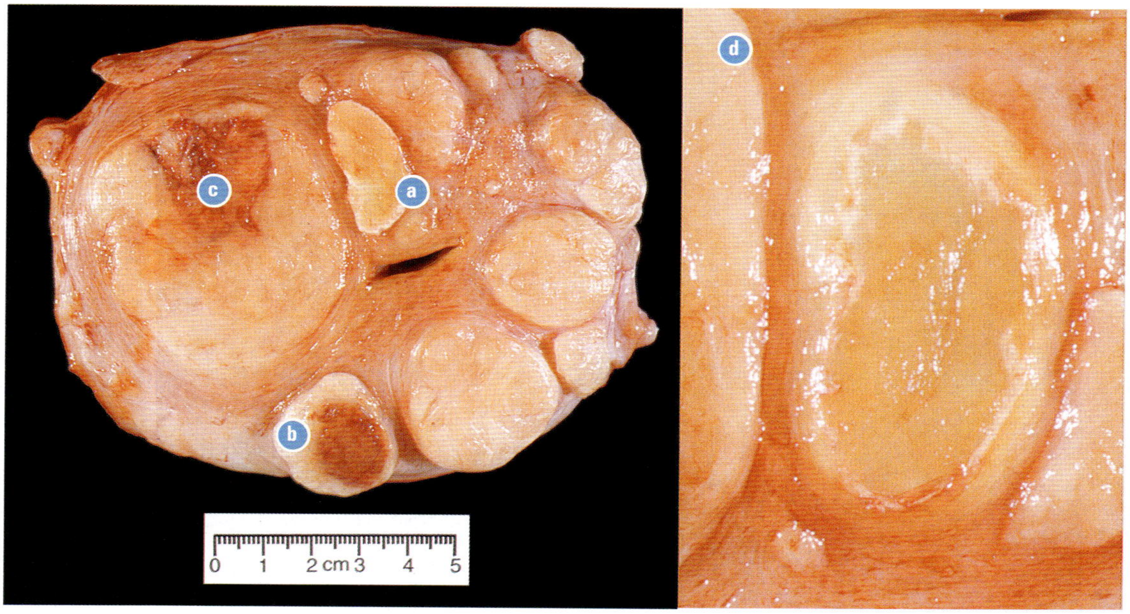

图20.60　子宫体多发性平滑肌瘤的横切面，显示几种类型的良性变性：(a，d) 一致的胶状坏死伴周边钙化；(b) 一致的中心“红色”坏死；(c) 与聚焦超声作用有关的楔形出血性凝固性坏死。

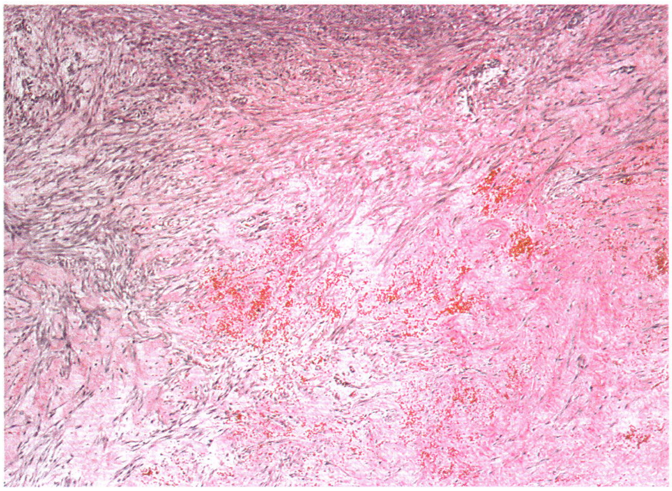

图20.61　平滑肌瘤缺血性坏死的显微镜下表现。注意存活的肿瘤细胞与伴有玻璃样变性和出血的中心变性区域之间的界限不明显（与图 20.62 比较）。

性与恶性肿瘤的界限清楚的地图状肿瘤坏死形成鲜明对照（图20.54，20.55，20.62）。良性平滑肌肿瘤存活和坏死交界部位偶尔可与恶性肿瘤一样境界分明，提示良性肿瘤坏死过程及后来的修复过程是在不断变化的。坏死细胞本身显示凝固性坏死的嗜酸性（而且缺乏核染色）。出现具有或没有非典型性（图20.56）的鬼影细胞（即坏死细胞具有清楚的轮廓和透明或嗜酸性胞浆）不是特异性的表现，应该立即进一步检查以寻找其他恶性特征[103]。有时在肿瘤血管中可以发现血栓形成，提示缺血是良性凝固性变性的主要原因（图 20.63）。可以引起肿瘤迅速变性的其他临床情况包括妊娠和其他医源性激素刺激（如克罗米芬），以及有蒂的浆膜下或黏膜下肿瘤蒂扭转[328]。长时间以后，玻璃样变、木乃伊化甚或营养不良性钙化可以变得明显。

在这种典型变性的形态上可以同时出现其他表现。一种较常见的组织反应性变化是水肿液的聚积。水肿灶可能是显微镜下所见，可呈片块状。在低倍镜下，显微镜下的水肿变性灶可能是令人担忧的，因为它们常有不规则的轮廓和较清楚的界线。在高倍镜下仔细检查能够解决这一问题，常常可以看到细胞之间充满水肿液，而且缺少真正的坏死细胞。当水肿变性比较广泛时，水肿变性组织湿润光滑的切面经常可以被描写为“黏液样”（图20.64）。这样的肿瘤应该进行组织学检查，通过辨认其水肿的本质和肿瘤缺少其他恶性特征以除外黏液样平滑肌肉瘤。如同其他良性平滑肌瘤一样，而且与子宫黏液样平滑肌肉瘤完全不同，水肿性平滑肌瘤不会出现浸润到周围子宫肌层的情况。在少数情况下，良性坏死可以形成空腔或呈现特殊的多结节状表现（图 20.65，20.66）[329]。

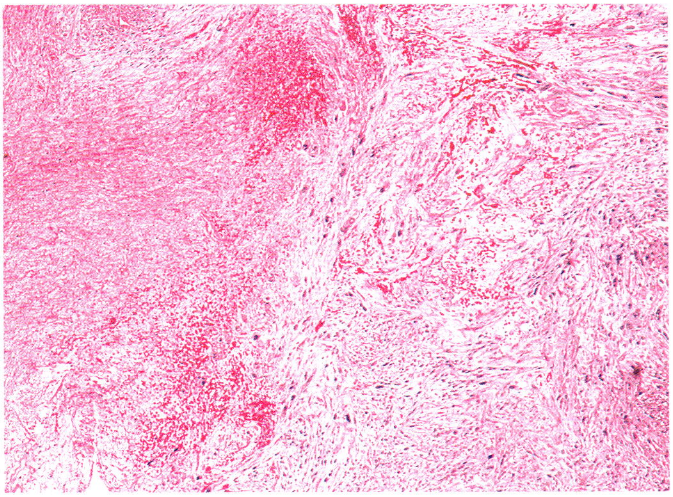

图 20.62　平滑肌肉瘤地图状肿瘤细胞坏死和出血（与图 20.61 比较）。

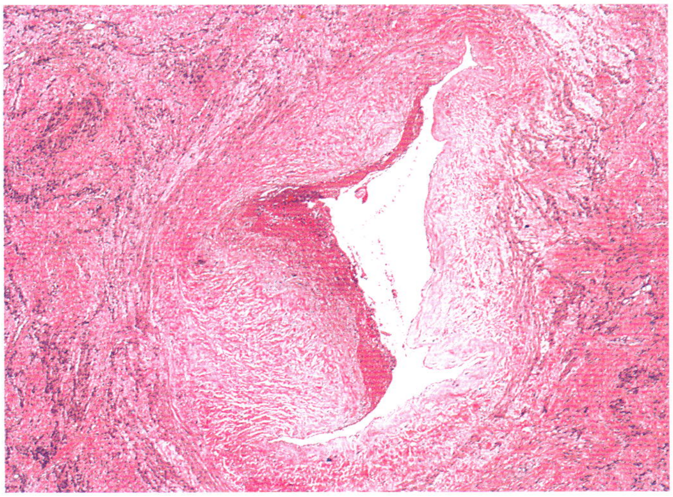

图20.63　丛状平滑肌瘤与坏死（没有显示）相关的机化性血栓。

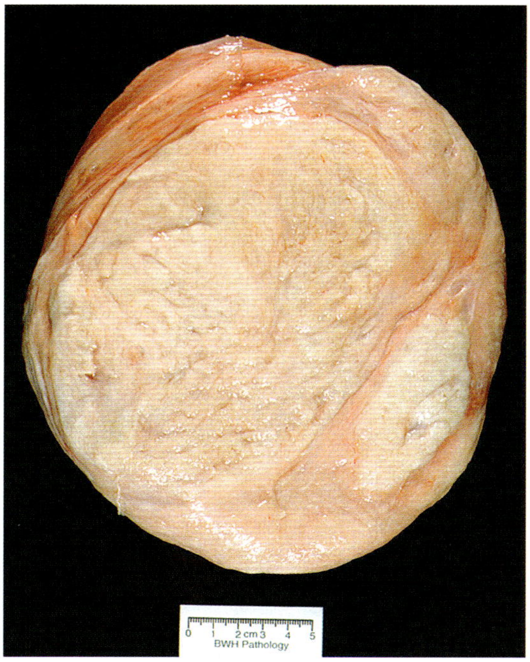

图 20.64 大的平滑肌瘤水肿变性。

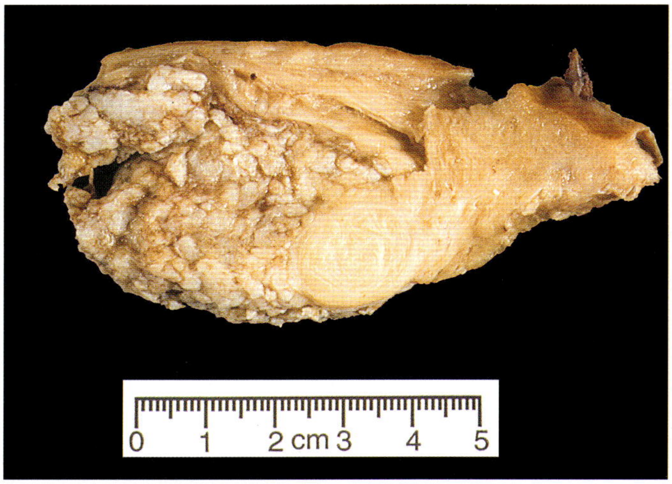

图 20.66 平滑肌瘤水肿变性呈多结节状表现。

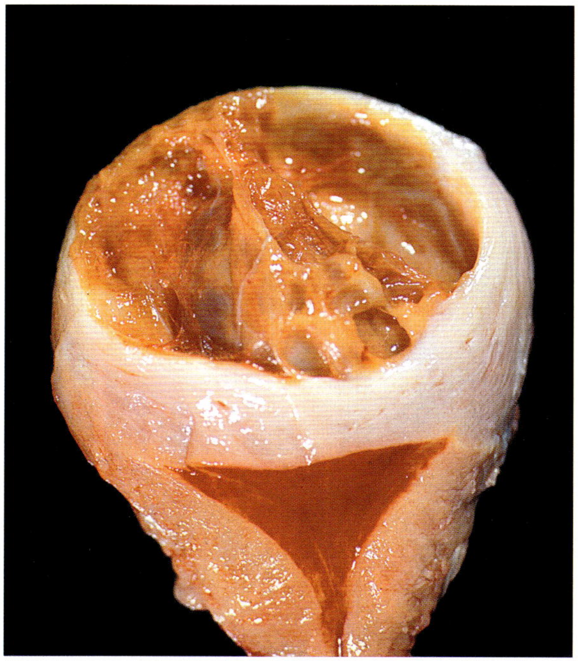

图 20.65 平滑肌瘤水肿变性可以形成空腔。

除了自然发生的肿瘤变性之外，我们还必须习惯于辨认医源性坏死。许多新的非侵袭性肌瘤消融治疗方法已经出现。这些新的治疗技术部分地适应了强烈要求保留子宫患者的要求。现在，它们的临床使用主要限制在生育以后绝经前或围绝经期妇女的治疗。

在撰写这一章节时，这些新技术中应用最广泛的是子宫动脉栓塞术，自 1996 年以来，每年增加 25 000 例[21, 86, 125, 126]。这项技术是将导管插入子宫动脉，并且注入合成的球形聚合物（例如乙醇聚乙烯化合物）。因为平滑肌瘤的血液供应比周围子宫肌层丰富，所以肿瘤易受缺血损伤。图20.67（上部）是一个栓塞治疗后的肿瘤，显示黄色的缺血性坏死和钙化。注意，在肿瘤及其附近的扩张血管中很容易看到球形栓塞物（图20.67，20.68）。临床上，这种治疗不用切除子宫，与子宫切除比较患者的恢复时间缩短。这项技术的缺点包括花费与子宫切除相当，需要特殊的训练和设备，有10%～20%的肿瘤“复发”危险（或多半是长出新的肿瘤）以及术后发热和疼痛[91, 330]。已有少数报告，由于在这种非侵袭性治疗之前缺少组织学诊断，以致延误了子宫肉瘤的诊断和治疗[142, 143]。

另外一种新的非侵袭性平滑肌瘤治疗方法是，应用磁共振成像瞄准肿瘤，通过超声能量聚焦将其热消融。超声聚焦治疗是通过阵列声波降解法以便瞄准靶组织。令病理医师感到有趣的是，治疗后的早期阶段平滑肌瘤的大体表现有许多类似于恶性的特征（图20.60，20.69）。

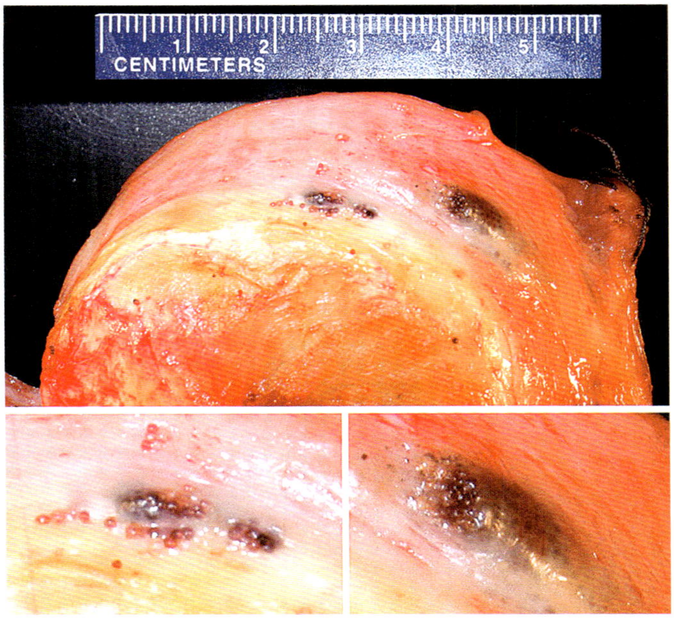

图20.67　治疗子宫平滑肌瘤的子宫动脉栓塞术。黏液样变性和周围钙化（上图）。在平滑肌瘤的边缘（左下）和邻近的子宫肌层（右下），合成的栓塞物质造成血管扩张，并从血管溢出。

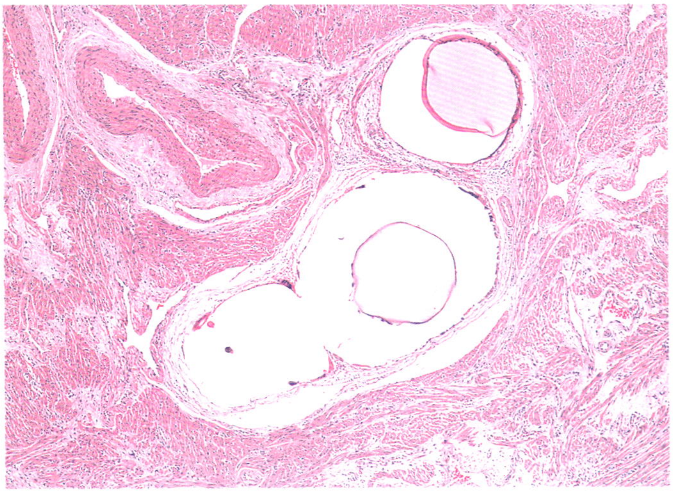

图 20.68　图 20.67 中平滑肌瘤附近的血管内可见合成的栓塞物质。

特别是声波降解和未经声波降解的组织之间可能有复杂的地图状清楚的界线，声波降解的组织颜色上可能富于变化，而且显示广泛的出血。与地图状肿瘤坏死不同，由超声能量聚焦产生的热效应引起的坏死是良性的凝固性坏死，缺少非典型性鬼影细胞（图 20.70）。

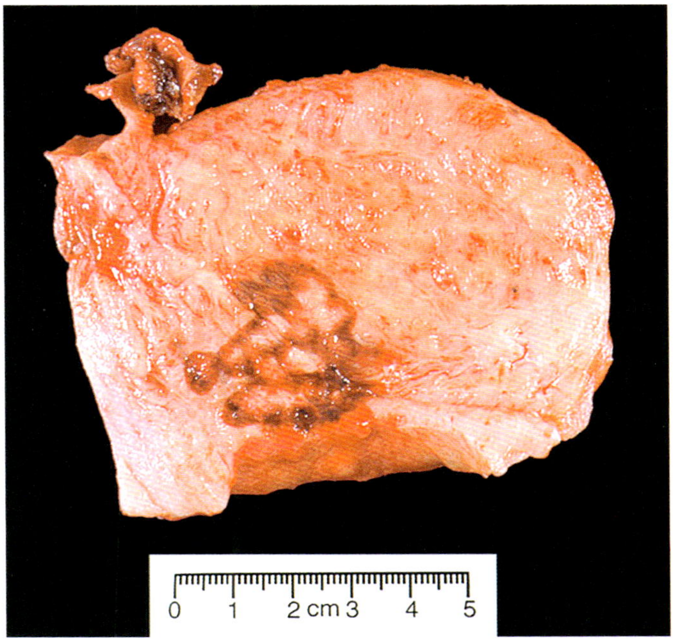

图20.69　磁共振引导的超声聚焦技术治疗子宫平滑肌瘤。注意中心发白，周围有出血。

细胞构成 Cellularity

平滑肌瘤一般比其周围子宫肌层富于细胞。当然，伴有广泛玻璃样变性或细胞外基质沉积（例如丛状平滑肌瘤）的肿瘤却是例外。“富于细胞性平滑肌瘤”（cellular leiomyoma）一词用于细胞明显丰富的肿瘤[100]。虽然细

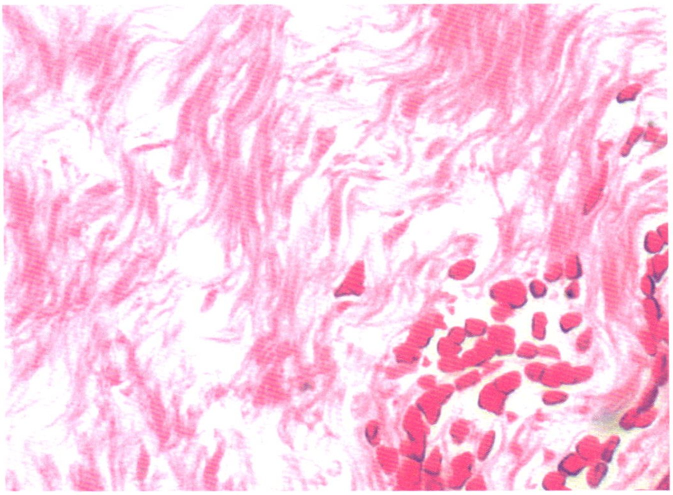

图20.70　磁共振引导的超声聚焦治疗后，热效应导致没有非典型性鬼影细胞的良性凝固性坏死和出血表现。

胞过多是诊断这种良性亚型的必要条件，但是很难定量究竟有多少细胞才能做出这个诊断。某些著名的妇科病理学家已经提出，在所有的平滑肌瘤中只有5%应该诊断为富于细胞性平滑肌瘤[100]。当考虑大量这种病例的诊断时这个限定可以有所帮助，但是对于所要做出诊断的现有病例是没有帮助的。

在实际工作中，富于细胞性平滑肌瘤必须与平滑肌肉瘤和低级别子宫内膜间质肉瘤相鉴别。确定一个肿瘤是否为富于细胞性平滑肌瘤的一种方法是，只有细胞极其丰富或特别显眼的肿瘤才可做出诊断。诊断富于细胞性平滑肌瘤的另外一种方法是，将诊断留给那些在显微镜下需要考虑与子宫内膜间质肿瘤鉴别的肿瘤，虽然这种方法非常简单。不管应用上述哪种方法，具有特殊大体表现的肿瘤可以诊断为富于细胞性平滑肌瘤。尤其是，富于细胞性平滑肌瘤切面颜色较灰或呈粉色，伴有独特的平滑肌漩涡状结构（图20.71）。总的大体印象是肿瘤较软，呈肉样。肉眼观察组织切片时，富于细胞性平滑肌瘤苏木素染色深，常常特别明显，说明细胞核数量增加，而且相对缺少细胞外基质沉积（图 20.72）。

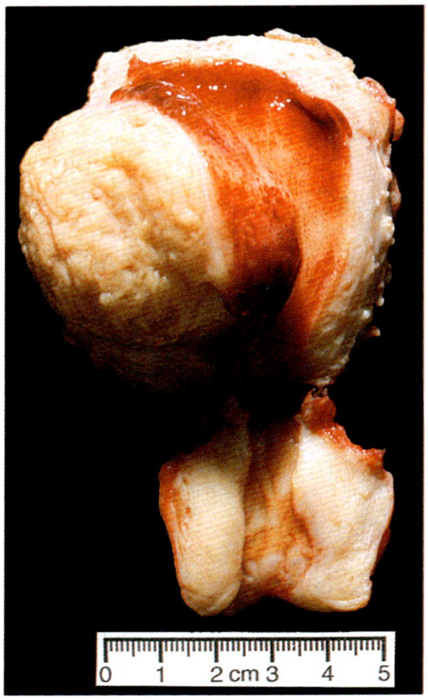

图 20.71　富于细胞性平滑肌瘤的大体表现，比普通组织学类型平滑肌瘤质软，颜色较深。

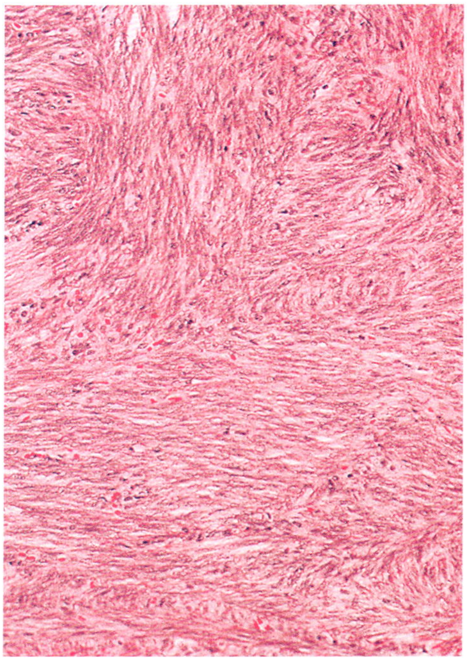

图 20.72　富于细胞性平滑肌瘤显微镜下可能与子宫内膜间质肿瘤相似，但它具有特征性的厚壁血管（没有显示）。富于细胞性平滑肌瘤也缺少诊断平滑肌肉瘤的其他组织学特征。

高度富于细胞性平滑肌瘤（highly cellular leiomyoma）是良性子宫平滑肌肿瘤中显著富于细胞的亚型，其边界经常不规则，而且细胞构成显著增加，特别类似于低级别子宫内膜间质肉瘤（图20.73，20.74）。这个亚型的平滑肌瘤诊断可以根据它的形态学特征[51]，包括：（1）在大部分病例，肿瘤至少出现局灶性平滑肌肿瘤成束排列的特征；（2）可见大的厚壁血管；（3）裂隙样的间隙（图20.73，20.75）。对于诊断困难的病例，应用某些免疫组织化学染色可能有助于诊断。高度富于细胞性平滑肌瘤平滑肌分化的标志物呈阳性反应；典型的表现是desmin弥漫阳性（图20.75）和h-caldesmon阳性，虽然有些病例这个标志物表达减弱（图20.76）。这个肿瘤也可以表现为CD10弥漫阳性（图 20.77），因此，在与子宫内膜间质肿瘤的鉴别中，这个标志物可能是没有用的。

平滑肌肉瘤细胞常常明显过多，但是细胞过多不是确定恶性的特异性诊断指标（图20.78）。此外，富于细胞性平滑肌瘤缺少恶性平滑肌肿瘤的其他特征，尽管与核分裂活性增加的平滑肌瘤可能有些重叠。根据组织形态学和免疫标记的特征可以区分富于细胞性平滑肌瘤与子宫内膜间质肉瘤。尤其是，富于细胞性平滑肌瘤有大的厚壁血管，不同于子宫内膜间质肉瘤纤细的薄壁“螺旋小动脉样”血管。另外，富于细胞性平滑肌瘤强烈表达平滑肌标志物（例如h-caldesmon和SMA）而通常缺少CD10的表达。

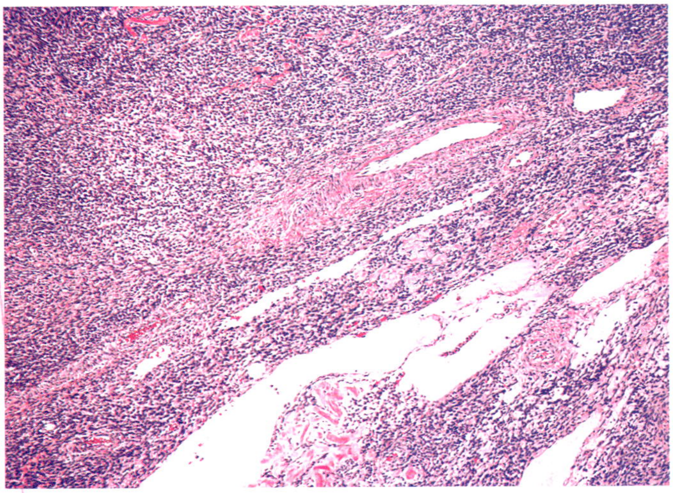

图20.73 高度富于细胞性平滑肌瘤的低倍镜下图像。注意特征性的厚壁血管和裂隙样间隙。

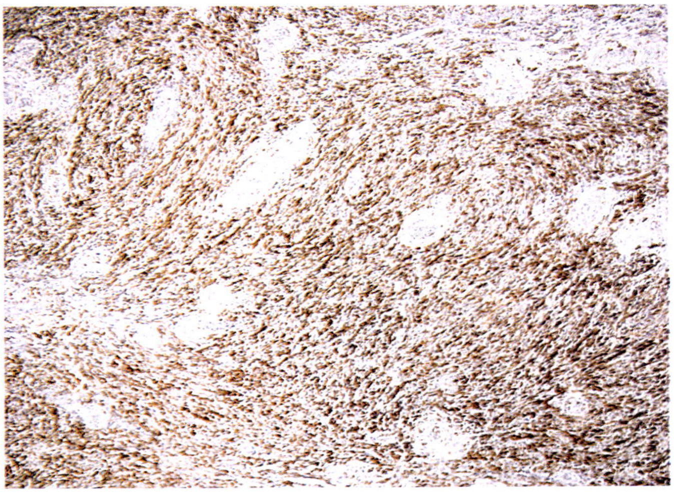

图20.75 高度富于细胞性平滑肌瘤desmin染色强阳性。注意厚壁血管。

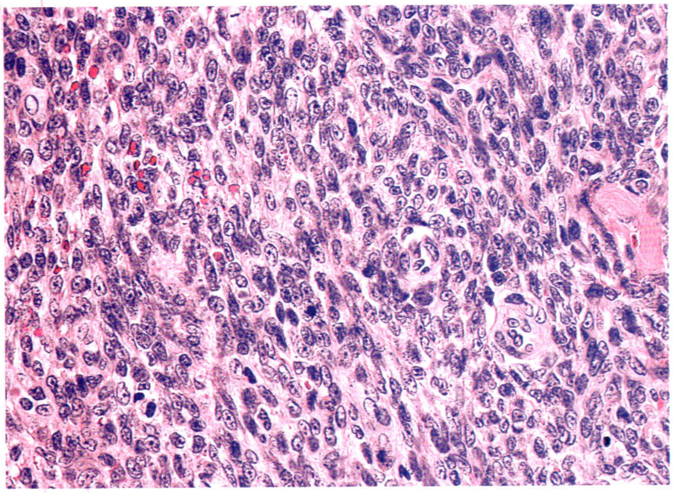

图20.74 高度富于细胞性平滑肌瘤的高倍镜下图像。注意类似于低级别子宫内膜间质肉瘤。

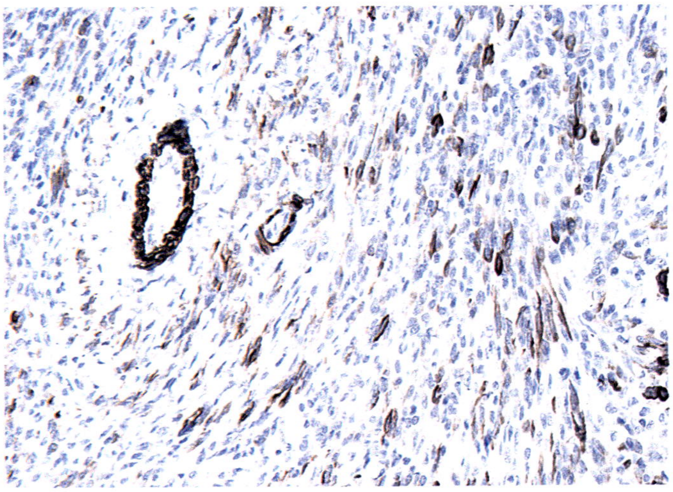

图20.76 相对于其他平滑肌瘤，高度富于细胞性平滑肌瘤h-caldesmon染色减弱并呈灶片状。

虽然富于细胞性平滑肌瘤的诊断看起来多半是良性肿瘤（在观看者的眼里），但是应该寻找一个分子学的定义。新近发现，在少数病例中，组蛋白乙酰转移酶*MORF*的破坏与10q22重排和细胞表型有关[331]。急性髓细胞性白血病M4和M5亚型也有*MORF*重排。有关研究提示这个重排改变了造血前体细胞自我更新的性质。或许在有*MORP*重排的平滑肌肿瘤中，相似的分子学机制赋予其富于细胞的表型。

核分裂活性 Mitotic activity

众所周知，在整个月经周期中，子宫肌层和平滑肌瘤的平滑肌细胞核分裂活性不同。某些研究者已经注意到，外源性孕激素可以使平滑肌瘤的核分裂数增加[168, 169]。这些观察是平滑肌瘤组织发生孕激素刺激假设的一部分[332]。偶尔，良性肿瘤的核分裂可以相当活跃，核分裂数达到每10个高倍视野15个时则将其诊断

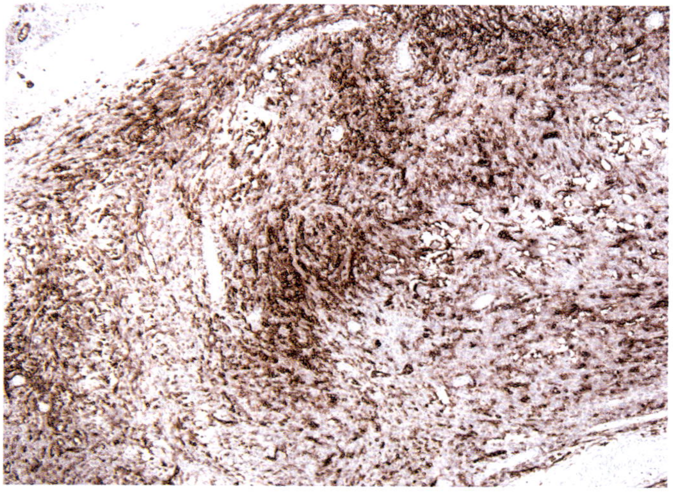

图 20.77 高度富于细胞性平滑肌瘤 CD10 可以弥漫阳性。

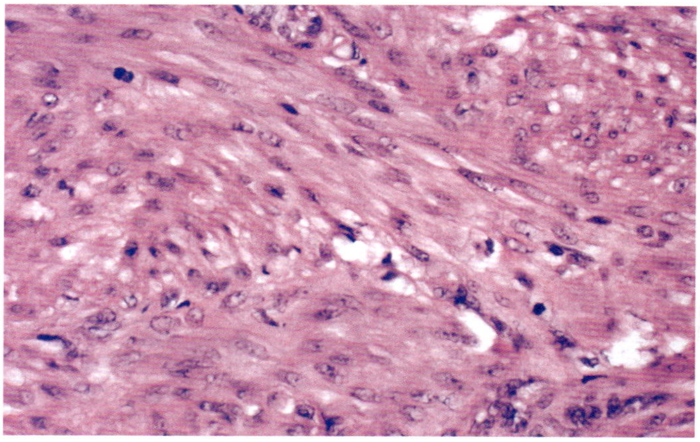

图 20.79 核分裂活性增加的平滑肌瘤以增生活性增加为特征。这些肿瘤缺少肿瘤非典型性和地图状肿瘤坏死。

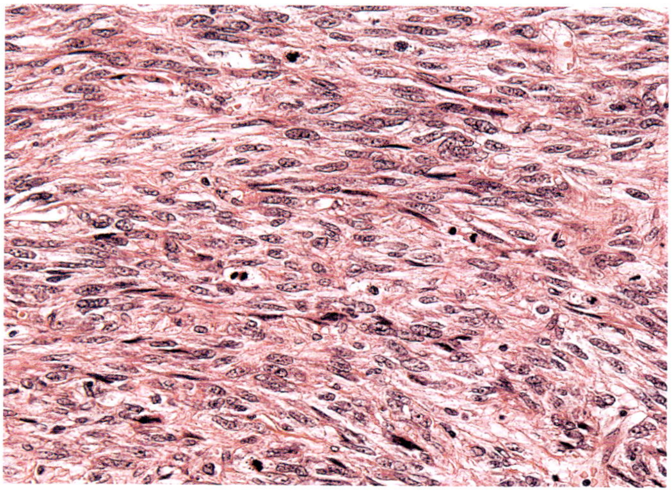

图20.78 细胞过多经常见于平滑肌肉瘤，在这个视野中还见到几个核分裂像。

为“核分裂活性增加的平滑肌瘤”(leiomyomata with increased mitotic activity)（图 20.79，表 20.6)[292, 333-335]。这个诊断名称对于表述这些肿瘤的特殊本质有用，同时说明这些肿瘤没有其他令人担心的特征。特别要注意的是，核分裂活性增加的平滑肌瘤必须没有任何显著的非典型性或地图状肿瘤坏死。这些令人担心的特征中出现任何一个都应当进一步检查。

在实际工作中，肿瘤的增生活性应该在核分裂计数最高的区域评估[99]。核分裂活性应该以超过10个高倍视野以上的平均数进行报告（即应用常规显微镜的40 × 物镜）[99]。应该计数足够的视野以确保统计学上有效的平均值。一般来说，30个高倍视野就已足够，但偶尔可能需要50个或更多的视野。如果核分裂计数变化很大，报告其变化范围可能是有帮助的。在计数的方法学上，仔细观察核分裂像对于准确评价细胞增生活性或许是很重要的[96]。在平滑肌肿瘤中常见细胞核固缩（图 20. 48)。经验有限的组织病理学医师容易将这些明显变性的核误认为核分裂像。

正如前面所提到的，Ki-67 抗原是一个增生标志物，它对平滑肌肉瘤预后的评价可能具有一定的价值。在核分裂活性增加的平滑肌瘤以及伴有其他恶性特征的平滑肌肿瘤的诊断中可能也是有帮助的[315, 318, 336]。Ki-67 免疫组织化学染色在除外核固缩上有用。我们也还发现，Ki-67 表达可以用于了解肿瘤内核分裂活性上的不同。有几个病例（B.J.Q.，尚未发表的资料）发现增生的“热点”在黏膜下平滑肌瘤糜烂和变薄的黏膜表面下方的广泛区域内。

非典型核分裂像反映了基因组的不稳定，因此可以预示平滑肌肉瘤的可能性。在被分类为核分裂活性增加的平滑肌瘤中发现非典型核分裂像（图 20.49，20.50)，病理医师应当立即重新检查这个肿瘤。

非典型性 Atypia

伴有细胞核或细胞浆非典型性的平滑肌瘤已经被冠以许多名称，包括多形性平滑肌瘤（pleomorphic leiomyoma）、奇异性平滑肌瘤（bizarre leiomyoma）和合体细胞性平滑肌瘤（symplastic leiomyoma）[100, 337]。最近，非典型性平滑肌瘤（atypical leiomyoma）已经被世界卫生组织和国际癌症研究机构采纳用于描述这个特殊亚型的术语[101, 103]。在实际工作中，我们经常同时使用旧的名称作为附加说明，以便强调其在临床上的良性本质并避免根据妇科其他肿瘤的例子对其进行推断（例如子宫内膜非典型性增生和子宫内膜腺癌）。

这个诊断应该用于那些有明显细胞非典型性的平滑肌肿瘤[101]。也就是说，在低倍镜下就可以清楚地辨认非典型性，并且能够使检查者想到有平滑肌肉瘤的可能性。肿瘤的非典型性表现可以是局灶性或弥漫性（表20.5）。肿瘤细胞核的非典型性包括核体积增大、多叶或多核、核深染、染色质增粗或核仁明显（图20.80，20.81）。肿瘤细胞浆的非典型性可以包括胞浆体积增加，特别是胞浆的漩涡状嗜酸性物质提示异常细胞骨架蛋白聚集，形成瘤巨细胞和胞浆凹陷进细胞核的现象（图 20.81）。

非典型性平滑肌瘤和平滑肌肉瘤的区别是绝对没有地图状肿瘤坏死和肿瘤的增生率不高于普通的平滑肌瘤。Bell 等提出，非典型性平滑肌瘤的核分裂数不高于每 10 个高倍视野 10 个。显然，对于核分裂数正好在这个阈值以下的肿瘤至少要稍加警惕。

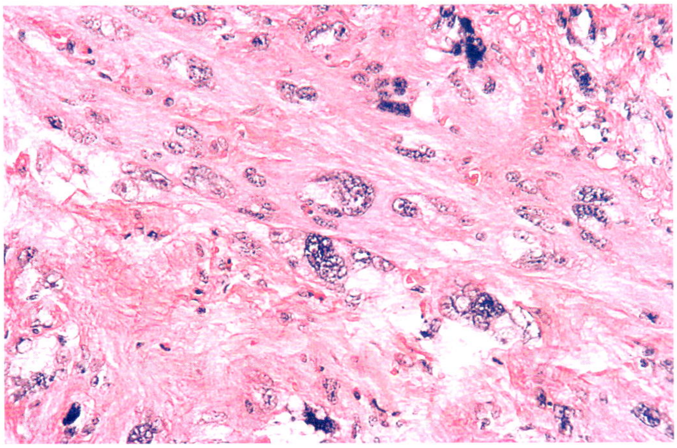

图20.80　非典型性平滑肌瘤核的非典型性表现。注意缺少恶性肿瘤的其他特征，即地图状肿瘤坏死和细胞增生活性增加。

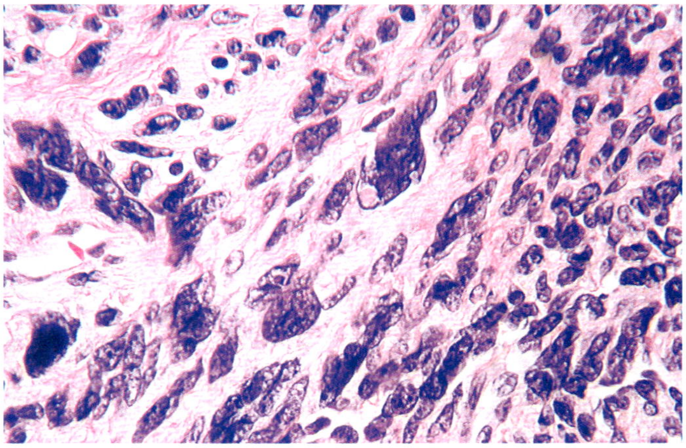

图 20.81　非典型性平滑肌瘤细胞核和细胞浆的非典型性表现。注意在图像中心增大和深染的细胞核中可见胞浆包涵体。

这些肿瘤对于病理医师提出了有趣的挑战。将其归入非恶性肿瘤是基于子宫切除后的随访。然而，非典型性平滑肌肿瘤可以采用治疗“子宫平滑肌瘤”一样最低创伤或非侵袭性的治疗方法，不进行完全切除。流式细胞学分析显示，某些非典型性平滑肌瘤是非整倍体[278, 336]。最后，非典型性平滑肌瘤如同平滑肌肉瘤一样表达 p53 蛋白[162]。这些病理学观察提出了动态认识这个肿瘤本质的可能性。有趣的是，我们观察到一例肌瘤已经被切除的非典型性平滑肌瘤，在几年之内复发。另外一组报告显示平滑肌肉瘤与富于细胞性平滑肌瘤和非典型性平滑肌瘤有关[256]。因此，我们建议对于未完全排除恶性潜能的非典型性平滑肌瘤要小心随访或考虑子宫切除。

浸润 Infiltration

当不考虑正规诊断标准的时候，肿瘤性平滑肌细胞浸润周围子宫肌层平滑肌束可以作为诊断恶性的有价值的线索（图20.82）。事实上，这一特征可能是肿瘤具有侵袭性经过的惟一证据，而且是确定黏液性平滑肌肉瘤的一个特征[101, 296, 300]。问题是良性平滑肌瘤经常出现相似的浸润。它的出现是因为平滑肌瘤的肌束及其周围肌层在交界处呈犬牙交错状。当在两种组织中都能见到肌

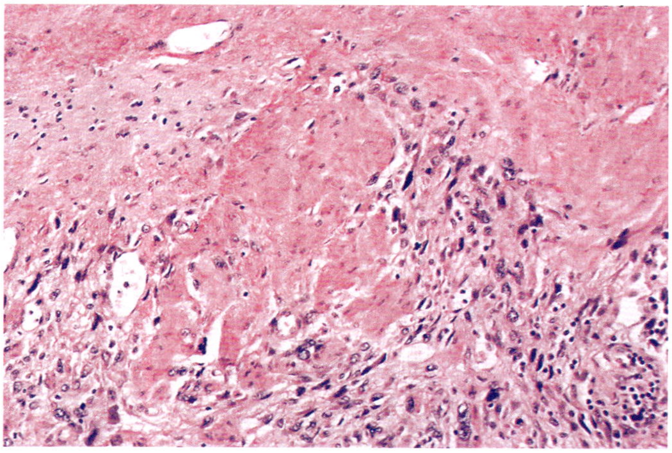

图 20.82　平滑肌肉瘤浸润邻近的子宫肌束。

束时，可以确认这种犬牙交错的表现。在平滑肌瘤亚型的分类中没有考虑这个特征，因此在我们的报告中一般不予描述。

难以分类的平滑肌肿瘤 SMOOTH MUSCLE TUMORS THAT ARE DIFFICULT TO CLASSIFY

诊断术语 Diagnostic terminology

在理想的状况下，先前讨论的平滑肌肿瘤类型应该包含了可以见到的所有子宫平滑肌肿瘤类型。可惜的是，事实并非如此。问题是少数平滑肌肿瘤的表型特征介于平滑肌瘤或各种良性亚型与平滑肌肉瘤之间。更加复杂的情况是，这些处于中间表型的肿瘤不一定是良性的，甚至可能具有与高级别平滑肌肉瘤一样的侵袭性生物学行为。

当意识到具有中间形态学特征的肿瘤分类出现问题时，提出了一个新的肿瘤类型，即不能确定恶性潜能的平滑肌肿瘤或 STUMP（smooth muscle tumor of uncertain malignant potential）[97, 98, 100]。最初，被分类为这个肿瘤的表现包括：（1）每 10 个高倍视野大于 15 个核分裂像；（2）每10个高倍视野核分裂活性介于5个到10个之间，轻度细胞非典型性和肿瘤细胞数量增加；（3）每10个高倍视野核分裂活性在2个到5个之间以及肿瘤细胞具有非典型性。任何核分裂活性超出这些界限时应该诊断为恶性。虽然所列出的这些标准在良性、不能确定恶性潜能和恶性肿瘤之间划分出明确的界限，但是核分裂数接近这个阈值的中间状态肿瘤分类仍然存在问题。

为了说明这些所谓存在诊断问题的肿瘤，Bell等对于超过200例具有中间形态学特征的肿瘤进行了全面性的回顾分析研究[101]。进入这项研究的肿瘤的先决条件是每10个高倍视野必须具备至少5个核分裂像。在搜集了许多有关肿瘤形态学特征的信息之后，递归分割法则（即分类和回归树，classification and regression trees，CART）被用来寻找能够预测最终结局的最准确的方法。

这项研究特别强调出现地图状肿瘤坏死[101, 103]。如果出现地图状肿瘤坏死，就不需要考虑肿瘤细胞的增生活性或细胞的非典型性，虽然他们的病例90%以上可以有一种或其他特征出现。

在没有地图状肿瘤坏死的情况下，另一个对诊断最有影响的因素是肿瘤细胞的非典型性[101]。如果肿瘤细胞没有非典型性（或坏死），可以诊断为核分裂活性增加的良性平滑肌瘤。有趣的是，本组 89 例肿瘤中 2 例复发，伴有肺平滑肌肿瘤。这 2 例肿瘤应该考虑为难以捉摸的类似于恶性的“良性转移性平滑肌瘤”（benign metastasizing leiomyoma），几乎没有资料能将肺的肿瘤与子宫平滑肌肿瘤直接联系起来。根据对于弥漫性腹膜和静脉内平滑肌瘤病的分子遗传学研究[338-340]，可以证明这两个特殊的肿瘤是非常低级别的平滑肌肉瘤。

大系列“疑难的”平滑肌肿瘤研究发现，在没有地图状肿瘤坏死但有细胞非典型性的肿瘤中，非典型性大部分呈弥漫性分布[101]。基于这一点，Bell等发现评估核分裂活性是合适的。如果增生活性超过每10个高倍视野10个核分裂像，应被诊断为平滑肌肉瘤，否则应分类为“非典型性平滑肌瘤伴有低度复发危险性”。具有这一形态的47例肿瘤只有1例预后差。有趣的是，在他们的研究中只有5例肿瘤有局灶性非典型而没有坏死，其中没有一例肿瘤预后差。因此，它们也被分类为“非典型性平滑肌瘤”，但要加上否认“经验有限”的说明。

通过了解那些难于分类的肿瘤诊断方法的进展，产生了两个重要的观点。第一，这些病例在所有病例中只占少数。因此，有关预测这些病变发展的精确诊断方法尚在实验之中。然而，新近强调地图状坏死和重新定义非典型性平滑肌瘤，减少了归入“不能确定恶性潜能的平滑肌肿瘤”的例数，至少我们的经验是这样。第二，剩余疑难病例的分类强调其问题所在属于妇科病理医师不断发展的领域（表20.7）。应用STUMP一词表达诊断不确定性的情况仍然是适当的，包括有关自然病史的信息有限的病例[103]。这种保留性诊断对于具有中等程度非典型性或增生活性的上皮样或黏液样平滑肌肿瘤是特别实际的。其他可能遇到的密切相关的情况是，怀疑但又不能肯定平滑肌肿瘤存在上皮样和黏液性分化。根据我们的经验，前两个情况是应该使用STUMP诊断的少数病例。两个较常见的情况之一是决定坏死的本质是良性缺血性或变性，还是恶性地图状坏死。虽然有清楚的标准（表20.4），这个决定仍然是主观的，观察者之间对坏死解释的可重复性还没有被确定。但是不管怎样，认为具有较多评估平滑肌肿瘤的经验，对于提高良性和恶性肿瘤的鉴别力是合理的。但坏死是一个动态过程，而且早期病变可能难以分类，这就妨碍了这种解释技巧的进一步应用。另外，变性过程不只限于良性肿瘤，出现在恶性肿瘤中的混合性表现可以造成混淆。最后，没有坏死，但是核分裂率接近诊断平滑肌肉瘤阈值的非典型性平滑肌瘤仍然是一个令人担心的情况。如同前面提到的一样，考虑诸如出现非典型性核分裂或肿瘤与子宫肌层之间的界限等参数在单个病例的诊断中也许是重要的。总之，认识到还不能做到对于所有子宫平滑肌肿瘤做出肯定的预后判断仍然是重要的，而对这一小部分病例报告为不能确定恶性潜能是恰当的。

表20.7　可以考虑诊断为不能确定恶性潜能的平滑肌肿瘤的情况

1. 肿瘤有坏死，但坏死难以分类
2. 肿瘤有明显的非典型性和核分裂活性接近恶性肿瘤的阈值（10个高倍视野10个核分裂像）
3. 上皮样或黏液样平滑肌瘤具有非典型性，或增生活性介于良性和恶性之间
4. 令人担忧的肿瘤，即怀疑但又不能确定肿瘤出现了上皮样或黏液样分化的特征

临床意义 Clinical implications

一旦做出不能确定恶性潜能的诊断，临床上会有怎样的结果？首先，取决于先前手术的情况。如果是全子宫切除，并且已了解患者分期所需的必要信息，常常采取保守治疗并定期随访。真正的平滑肌肉瘤发生肺转移的频率高，因此在随访过程中采用一些小的非创伤性胸部成像技术是正确的。对于独特的平滑肌肿瘤（以及分期低的平滑肌肉瘤）子宫切除术后的处理，更为重要的是要患者了解本病并得到相关的知识。

在对“子宫肌瘤”（fibroid uteri）采取最低创伤性疗法的年代，对于诊断困难的平滑肌肿瘤的临床处理正在发生变化。正像在非典型性平滑肌瘤所指出的那样，诊断为独特的子宫平滑肌肿瘤（unusual uterine smooth muscle tumor）之后“复发”的潜能尚未进行深入的研究。因此，当不能肯定做出平滑肌瘤或其良性亚型的诊断时，我们一般建议进行子宫切除术。其他因素也可能与临床确定治疗方案有关。在最初的方案中，应该考虑全子宫切除的可能性。另外，必须考虑患者的年龄、月经状况以及是否希望保留生育能力。

生物学标志物在平滑肌肿瘤形成中的应用 APPLICATION OF BIOMARKERS TO SMOOTH MUSCLE NEOPLASIA

免疫组化检查对于子宫平滑肌肿瘤和其他肿瘤的鉴别诊断具有巨大的影响。简单地说，子宫平滑肌肿瘤的特征是弥漫性强烈表达平滑肌分化的标志物。这些生物学标志物包括平滑肌特异性肌动蛋白（smooth muscle-specific actin，SMA）、desmin和h-caldesmon。尽管子宫平滑肌肿瘤也可以表达CD10，但是CD10表达在子宫内膜间质肿瘤更为常见，所以可以用于鉴别这两种类型的

肿瘤。这些标志物的应用在其他章节已有详细描述，我们想提醒一下读者，在恶性肿瘤中这些标志物表达的强度和频率均会减少，特别是当肿瘤多形性特别明显的时候[73, 75, 80]。例如，平滑肌瘤 h-caldesmon 的转录水平略低，而且始终减少30% ~ 50%，平滑肌肉瘤则明显的减少 85% ~ 90%[233]。

与应用标志物进行肿瘤分类不同，生物学标志物对于诊断恶性子宫平滑肌肿瘤的作用不大。可能有效的标志物，例如非整倍体（通过流式细胞检查）、等位基因失衡（由于微卫星杂交性丢失）和基因组不稳定（通过细胞遗传），全都反映了子宫平滑肌肿瘤基础病理生物学的各个方面。然而，这些技术需要特别的专业技术和基础设施，因此没有广泛得到应用。因为对独特的平滑肌肿瘤（例如各种良性亚型、类似恶性的增生和不能确定性质的肿瘤）的特征认识程度有限，使这些技术的应用也受到限制。

诊断困难的子宫平滑肌肿瘤仍然存在三个问题，包括分化形态的变化、坏死的类型和增生活跃的程度（表20.7）。对于上皮样和黏液样平滑肌肿瘤的认识仍然局限于普通的组织形态学范围之内。令人担心的肿瘤坏死没有可用的标志物。所幸的是，某些侵袭性肿瘤可以通过应用增生性标志物得到诊断，主要是 Ki-67，用于诊断子宫平滑肌肿瘤中的恶性肿瘤[315, 318, 336]。正像已经强调的那样，大多数病例通过仔细计数核分裂像足以做出诊断。另外，Ki-67 免疫组织化学染色不能用来鉴别核分裂活跃的平滑肌瘤和平滑肌肉瘤，必须评估肿瘤的其他形态学特征。不过，增生性标志物可以用于鉴别固缩核和正在分裂的细胞（图20.83）。对于伴有细胞非典型性和缺乏坏死的肿瘤，这个标志物也许是最有应用价值的。高核分裂率支持恶性诊断。在这一方面，Ki-67 免疫组织化学染色可以提高或降低对于苏木素伊红染色组织切片检查的关注程度。虽然已经做了初步的工作，但是特异性限定以Ki-67为基础的增生指数和评价病例的标准尚未完全确立。

子宫平滑肌肿瘤病理学研究中已经产生了许多其他有潜在意义的生物学标志物（例如 p53、雌激素和孕激素受体、bcl-2 和 VEGF）。毫无疑问，基因组学和蛋白质组学的应用将会成为研究子宫平滑肌肿瘤的另外方法。不过，应用这些标志物的经验仍然有限，现在还不能推荐广泛应用于诊断实践中。

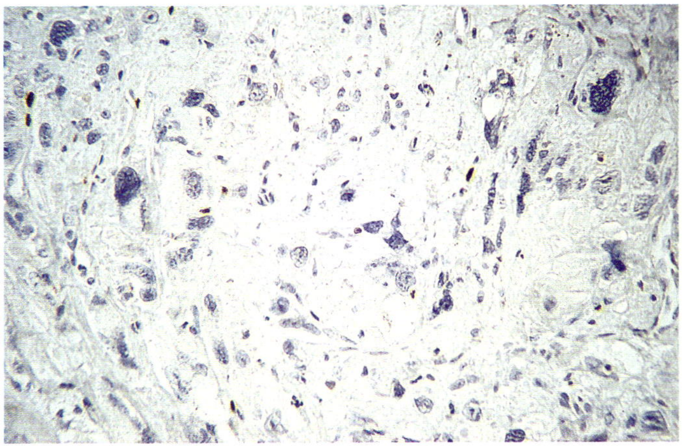

图 20.83　非典型性平滑肌瘤 Ki-67 染色低表达。

子宫平滑肌肿瘤术中检查的实用方法
PRACTICAL APPROACHES TO THE INTRA-OPERATIVE EXAMINATION OF UTERINE SMOOTH MUSCLE TUMORS

临床上的考虑将会促成子宫平滑肌肿瘤的术中会诊。这些临床情况包括肿瘤体积很大、患者年龄大、围绝经或绝经后状况以及肿瘤快速生长，尤其是那些绝经后或应用促性腺激素释放激素促效剂治疗的患者。最后的病理学诊断要求对于独特的或可疑的肿瘤进行全面的取材，术中评估可以指导手术医师决定是否应该切取另外的组织以便进行适当的分期，或对患者进行细胞减灭术。仔细大体检查切面看有无出血、坏死或类似于鱼肉的外观，这些改变可以促成进一步的检查。其他良性变性改变通常比较弥漫，而且位于肿瘤中心，可以让手术医师放心。对于可疑的病例，我们取一块或两块组织做冰冻切片以评估非典型性的程度和显微镜下是否出现地图状坏死灶。高核分裂率也要注意，但要特别小心，以免计数假核分裂像。也许更为重要的是，对于一个可疑的肿瘤应该考虑其他恶性肿瘤的可能。特别是，鉴别诊断应该包括子宫内膜间质肉瘤、腺肉瘤和癌肉瘤（恶性混合性 Müller 瘤）。其中癌肉瘤最为常见。

类似于恶性的平滑肌增生 QUASI-MALIGNANT SMOOTH MUSCLE PROLIFERATIONS

在这一节讨论具有类似于恶性特征的独特的平滑肌肿瘤。在临床上这些肿瘤性增生大部分是良性的，不过具有某些类似于恶性肿瘤的生长方式。这些生长方式包括血管浸润和生长、肿瘤在子宫或腹腔内播散生长和可能播散到肺。

静脉内平滑肌瘤病 Intravenous leiomyomatosis

这是一个特殊病变，表现为肿瘤性的平滑肌增生累及静脉管腔[66, 99, 338, 339, 341-352]。肿瘤发生在生育年龄后期的女性，但已有发生在 21 岁患者的病例报告[65, 353]。没有发现与静脉内平滑肌瘤病有关的其他特殊病变。当病变局限于原发性肿瘤内时，可以称作平滑肌瘤伴有血管浸润（leiomyoma with vascular invasion）。没有对肿瘤内血管浸润进行长期研究，但它可以是某些静脉内平滑肌瘤病的前驱病变，以及某些令人迷惑的良性转移性平滑肌瘤的起源。随着肿瘤的进一步生长，平滑肌增生可以延伸进入到子宫壁，但肿瘤的来源却并不一定明显（图 20.84，20.85）。在伴有静脉内平滑肌瘤病的子宫切除标本的边缘可以看到蠕虫样肿瘤突起。在极少数的情况下，平滑肌肿瘤可以充满腔静脉并延伸至右心房，或累及其他分支进入下腔静脉（图 20.86）[338, 354]。这种血管内生长方式也可以见于肾细胞癌、子宫平滑肌肉瘤和子宫内膜间质肉瘤[67, 355]。检查肿瘤切面可以得出本病在临床上是良性的这一印象，因为基本上与子宫平滑肌瘤一样（图 20.87）。大部分静脉内平滑肌瘤病病例的显微镜下表现是典型的子宫平滑肌瘤形态，但是Clement等已经报告了一组病例，这些静脉内平滑肌瘤病的组织学特征与良性子宫平滑肌瘤的各种亚型表现相同（图 20.88）[64]。

这个不常见的平滑肌增生的起源不清楚。某些研究者根据对一些病例的显微镜下观察提出，静脉内平滑肌瘤病起源于血管平滑肌[341]。不过，其组织学表现和患者状况之间的类似性，提示该病与普通型子宫平滑肌瘤有关。Kir等人指出，与血管内皮下细胞相比，静脉内平滑

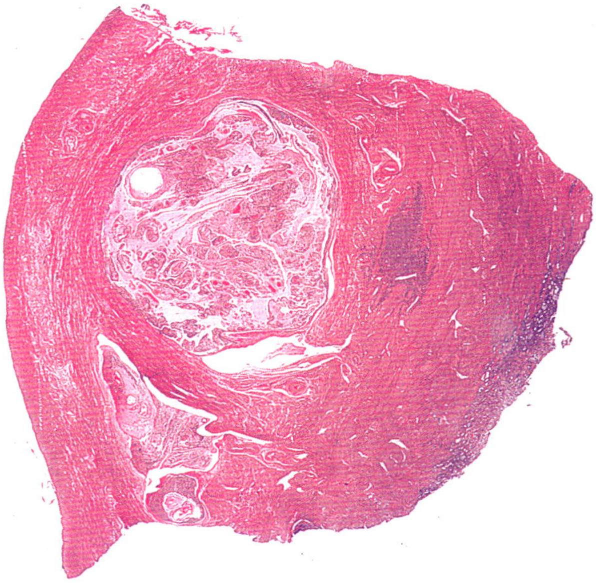

图 20.84　子宫体内的静脉内平滑肌瘤病。低倍镜下观。

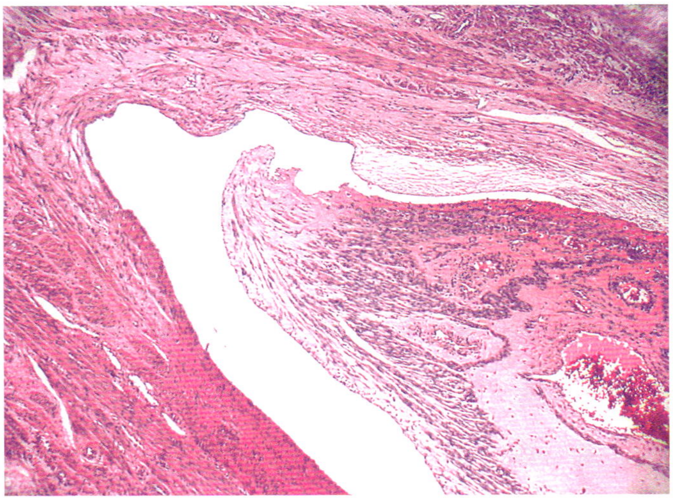

图 20.85　子宫体内的静脉内平滑肌瘤病。高倍镜下观。

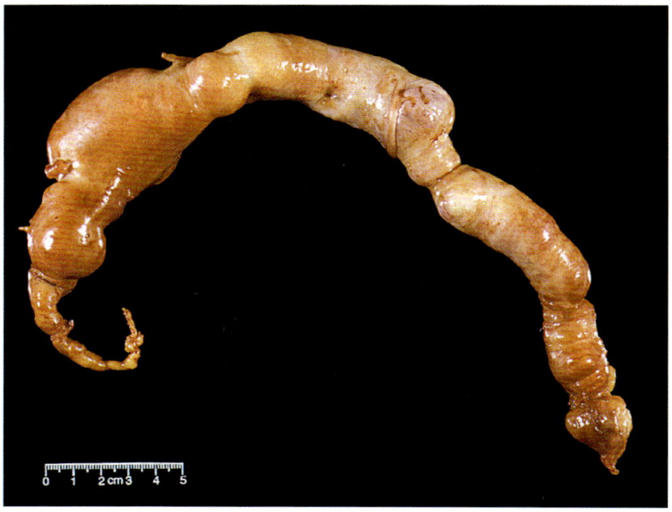

图20.86 静脉内平滑肌瘤病累及下腔静脉并延伸至右心（在图的左侧）。注意肿瘤末端细小，它延伸到腔静脉的分支。

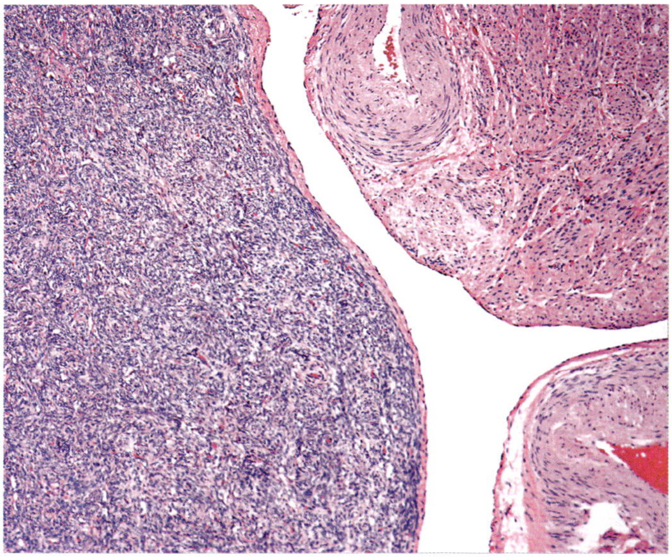

图20.88 富于细胞性静脉内平滑肌瘤病。鉴别诊断包括低级别子宫内膜间质肉瘤。

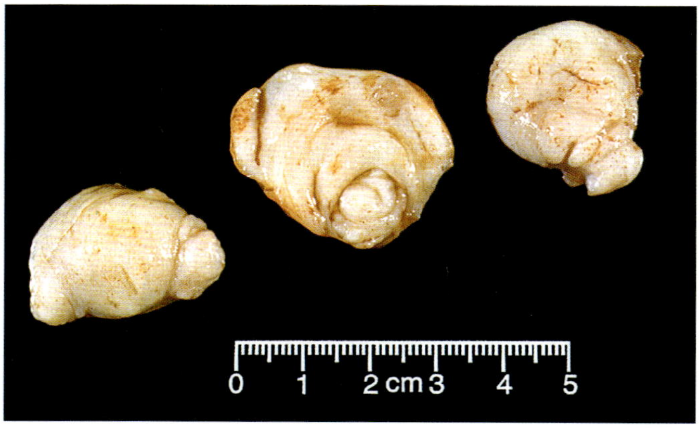

图 20.87 图 20.86 显示的静脉内平滑肌瘤的切面，类似于典型的子宫平滑肌瘤。

肌瘤病的免疫组织化学标记更像子宫肌层（和子宫平滑肌瘤）[353]。细胞遗传学分析也提示子宫起源。两例肿瘤的细胞核型均出现常见于子宫平滑肌瘤的染色体变化[即 der (14) t (12;14) (q15;q24)][338, 339]。或许，肿瘤在静脉管腔内生长的能力反映了一些其他遗传性改变。

肿瘤向静脉内延伸可以被认为是一种侵袭性的生物学特性。尽管这是恶性表现，但是这种血管内生长通常是缓慢的。临床症状常常取决于肿瘤生长的范围。如果静脉内平滑肌瘤病伴有大的子宫平滑肌瘤，患者症状以盆腔疼痛或阴道出血为主。如果肿瘤明显延伸到腔静脉，昏厥和呼吸困难也许是患者的主要表现。对于大多数病例，可以切除肿瘤以消除血流动力学的影响并切除伴有平滑肌瘤的子宫，这种治疗已经足够[354]。已经注意到肿瘤细胞表达雌激素和孕激素受体，这为在静脉内平滑肌瘤病的短期治疗中应用促性腺激素释放激素促效剂（例如 leuprolide）提供了基础[353, 356]。在罕见的情况下，静脉内平滑肌瘤病延伸到心脏可以导致患者死亡[357]。肿瘤与血管壁粘连以及出现非典型性组织学表现可能与侵袭性的临床过程相关[358]。也有人提出可能与肺的良性转移性平滑肌瘤有关[359]。

腹膜播散性平滑肌瘤病
Disseminated peritoneal leiomyomatosis

腹膜播散性平滑肌瘤病（disseminated peritoneal leiomyomatosis 或leiomyomatosis peritonealis disseminata）是一种小平滑肌瘤散在分布于整个腹膜和网膜表面的疾病（图 20.89）[340, 360]。虽然本病十分罕见，但也有 100 例以上的个例报告。它一般发生在生育期的女性，偶尔见于绝经后妇女[361, 362]。腹膜播散性平滑肌瘤病的肿瘤大小由显微镜下可见到 10 ~ 25mm 不等，数量由少数几个到几百个不等（图20.90）。腹膜散布的多发性小瘤最初

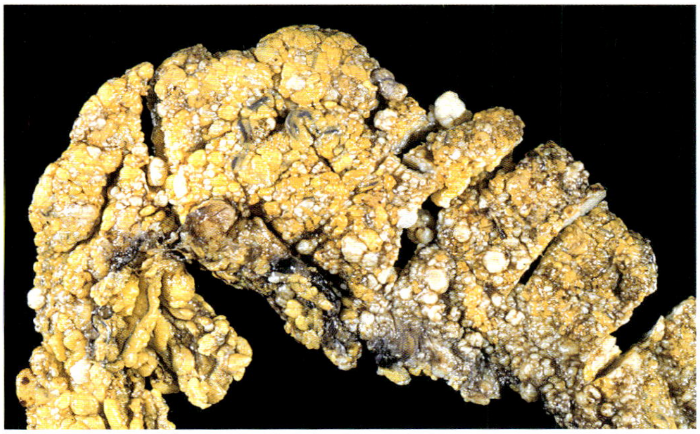

图 20.89　腹膜播散性平滑肌瘤病累及大网膜。

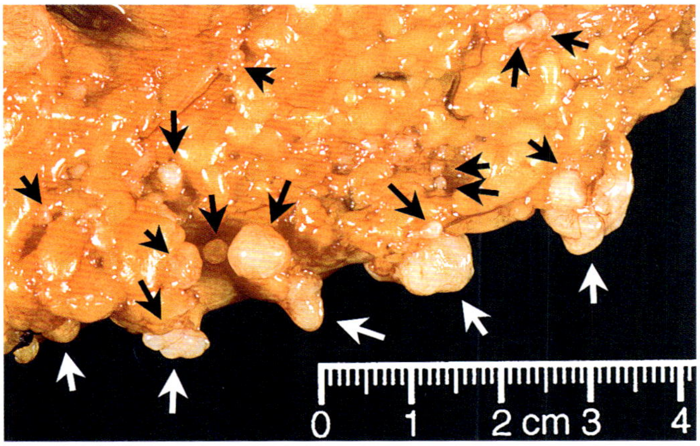

图20.90　腹膜播散性平滑肌瘤病网膜上的肿瘤（黑色和白色箭头），肿瘤的大小从显微镜下可见到几个厘米，大体所见与小的子宫平滑肌瘤一样。

可能类似卵巢肿瘤浸润。根据每一个肿瘤都是小的平滑肌瘤可以做出正确诊断。较大肿瘤的切面与子宫平滑肌瘤的棕色、膨出、漩涡状表现相同。这些肿瘤的显微镜下表现也与典型的子宫平滑肌瘤一致（图20.91）。尤其是肿瘤由低增生活性的良性平滑肌细胞组成，肿瘤细胞没有明显的非典型性和地图状肿瘤坏死。偶尔，肿瘤组织中可以含有灶状子宫内膜异位症[340, 363]。

有趣的是，腹膜播散性平滑肌瘤病一般具有良性的临床病程。平滑肌瘤结节可以持续存在，或于术后几十年复发[340, 364]。在这样的病例，其肿瘤大小在绝经后似乎

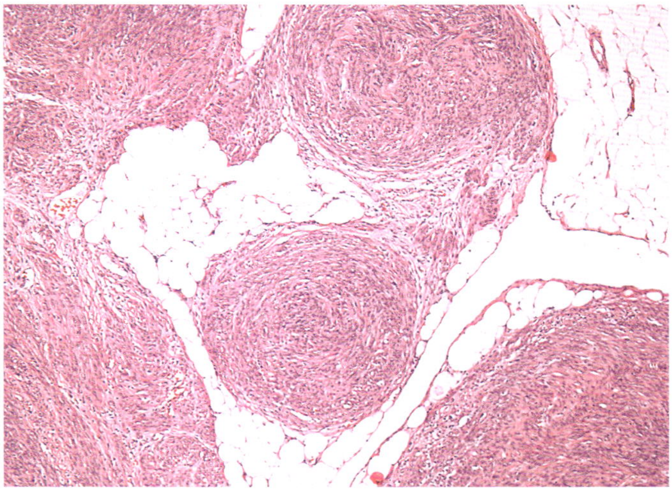

图 20.91　腹膜播散性平滑肌瘤病通常由良性平滑肌细胞组成。

减小，因此，对于围绝经期腹膜播散性平滑肌瘤病患者的治疗指出了一个可能方法[365]。这种平滑肌增生经常是在剖宫产或因 Brenner 瘤而行卵巢切除术时偶然发现的，这也提示了激素刺激在这个肿瘤的病理生物学方面具有一定的作用[21, 86, 366]。许多患者的治疗经验提示，侵袭性的治疗干预是不必要的，而且可能伤害患者。然而在某些情况下，当患者有与肿瘤相关的症状或体征时，尤其是在小的平滑肌病变中出现明显的“肌瘤”时，可以考虑外科手术切除盆腔或腹腔的肿瘤[367]。在罕见的情况下，已有肿瘤发生恶变的报告[368-374]。

正如前面注意到的，腹膜播散性平滑肌瘤病与高水平的雌激素有关。除了妊娠以外，有报道克罗米芬治疗和产生雌激素的卵巢颗粒细胞瘤与其中某些肿瘤的发生相关，但不是所有腹膜播散性平滑肌瘤的发生都与之有关[375, 376]。这些肿瘤也表达孕激素受体[366, 377]。观察发现孕激素可以引起妊娠妇女的异位蜕膜反应，而且在啮齿动物模型中平滑肌瘤样的结节使一些人得出结论，即腹膜播散性平滑肌瘤病是一种化生过程[378]。如果真是如此，每一个肿瘤结节应该是多克隆性增生，可能起源于腹膜下的间充质。然而，这些平滑肌小瘤的克隆分析证明每一个肿瘤结节是单克隆性的[340]。此外，这些克隆性研究表明所有这些结节具有同样的 X 染色体失活结构，

强烈提示所有这些肿瘤源于同一种转化过程。因此，播散性肿瘤结节是真正的转移性病变。有关腹膜内播散以及每一个结节的增生和浸润受到限制的分子生物学机制尚有待于确定。

子宫内平滑肌瘤病 Intrauterine leiomyomatosis

子宫内平滑肌瘤病是指大量平滑肌瘤局限在子宫内的一种病变。子宫内平滑肌瘤病的大体表现通常为子宫体增大和变形（图20.92）。检查切面可以发现清楚而又彼此融合的肿块，或呈弥漫性生长而每一个肿瘤没有清楚的界限（图20.93）。不要将这个病变与子宫肌层或平滑肌瘤的结节性变性混淆[329, 379]。正如人们所想像的，相关的临床表现常与肿瘤本身有关。与腹膜播散性平滑肌瘤病相似，子宫内平滑肌瘤病临床上是良性的。克隆研究表明，子宫平滑肌瘤病的每一个肿瘤也是克隆性的[380]。与腹膜平滑肌瘤病不同的是，子宫内平滑肌瘤病不一定都表现为同样的 X 染色体失活。这一发现提示，每一个子宫内的肿瘤来源于独立的转化事件。这种结构类似于典型的子宫平滑肌瘤。一个可能的解释是，某些个体的子宫肌层平滑肌细胞特别容易发生肿瘤。与发生子宫内平滑肌瘤病有关的基因和环境因素现在还不清楚。

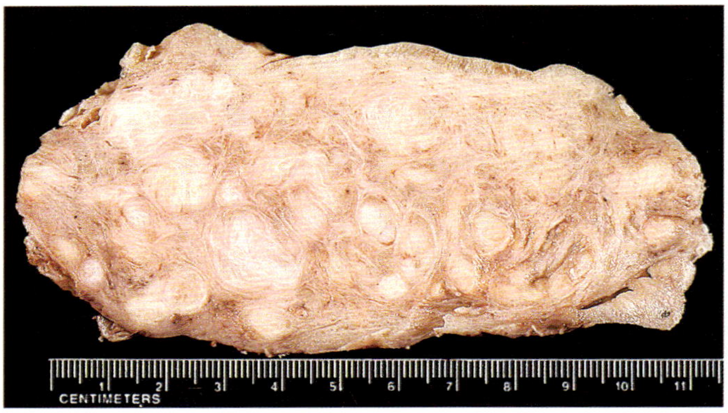

图20.93 弥漫性平滑肌瘤病的切面。注意大量的肿块可以有清楚的界限，而且似乎互相融合。

良性转移性平滑肌瘤 Benign metastasizing leiomyoma

良性转移性平滑肌瘤罕见，是难以琢磨的平滑肌细胞增生性疾病[381, 382]。典型的临床表现是在有子宫切除史妇女的肺内出现一个或几个小的肌瘤样肿块，或偶尔出现在盆腹腔淋巴结内（图20.94）。组织学上肿瘤由良性

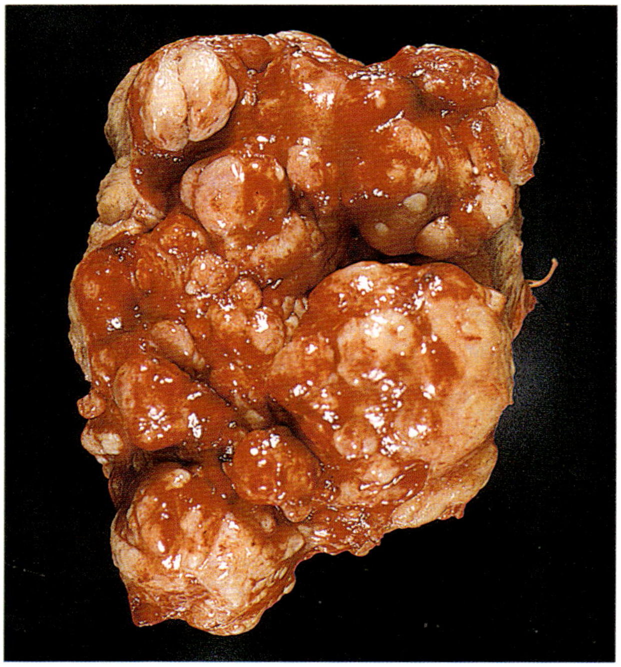

图 20.92 弥漫性平滑肌瘤病造成子宫体变形。

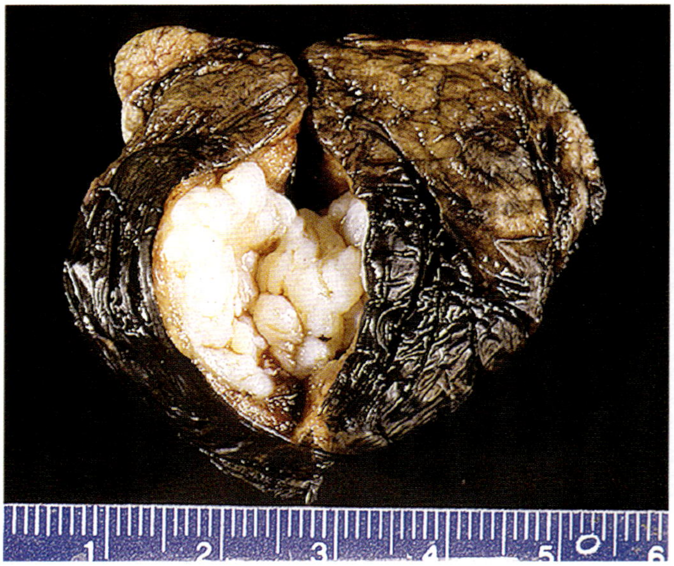

图20.94 良性转移性平滑肌瘤是指肺内大体和显微镜下都具有平滑肌瘤特征的肿瘤（本例做了肺楔形切除）。

的平滑肌细胞组成。如果可能，当回顾以前的子宫切除标本时会发现一个或多个典型的平滑肌瘤。正如它的名称所提示的，临床上它是一个良性肿瘤[382]。

不论其名称以及与既往子宫切除的明显相关性，几乎没有证据表明良性转移性平滑肌瘤与其他子宫平滑肌肿瘤之间有关。良性转移性平滑肌瘤与静脉内平滑肌瘤病之间的关系提示，肺的病变可能来源于静脉内平滑肌瘤病[359]。应用比较基因组杂交方法分析一个病例发现，肺内病变缺少等位基因失衡，这一点与平滑肌肉瘤相比更类似于平滑肌瘤（或静脉内平滑肌瘤病）[383]。而且，这个多发性病变具有X染色体失活模式，与来源于单克隆性肿瘤的转移是一致的。但不管怎样，这个观察不能肯定其来源于子宫，也不能除外静脉内平滑肌瘤病可能是其起源。良性转移性平滑肌瘤的细胞遗传学分析显示，在研究的所有 5 个病例中，均有 19q 和 22q 缺失，但没有发现典型子宫平滑肌瘤的其他基因重排[384]。19q 和 22q 缺失在典型平滑肌瘤中不常见，提示良性转移性平滑肌瘤和典型的子宫平滑肌瘤没有共同的起源。

类似于平滑肌肿瘤的肿瘤 TUMORS MIMICKING SMOOTH MUSCLE TUMORS

腺肌症和腺肌瘤 Adenomyosis and adenomyoma

腺肌症的定义是在子宫肌层内出现异位的子宫内膜腺体和间质，超出了正常子宫内膜的解剖部位（图20.95）[385]。在我们的工作中，要求腺体必须大于一个中倍视野（即应用常规显微镜腺体深度超过 10 × 物镜和 10 × 目镜视野，或 2 ~ 3mm）。因此，这一诊断主要在定位良好的子宫切除标本中做出，而在刮宫或宫腔镜取材的标本中从来不能做出诊断。诊断标准的不明确性造成腺肌症的流行病学评估变化很大（9% ~ 30%）[386, 387]。腺肌症各个病灶之间的组织学表现可以不同。病灶大小各异，由几乎看不到间质的单个腺体到由大量腺体和间质组成的岛状结构。在大部分病例，腺肌症的病灶类似于增生期子宫内膜，但异位的子宫内膜可以对孕激素产生反应出现分泌性分化。这些分泌性分化可以较正常部位子宫内膜变化延迟，类似于子宫内膜异位症[388]。在某些病例，当腺肌症病灶位于子宫肌层深部时，异位的间质

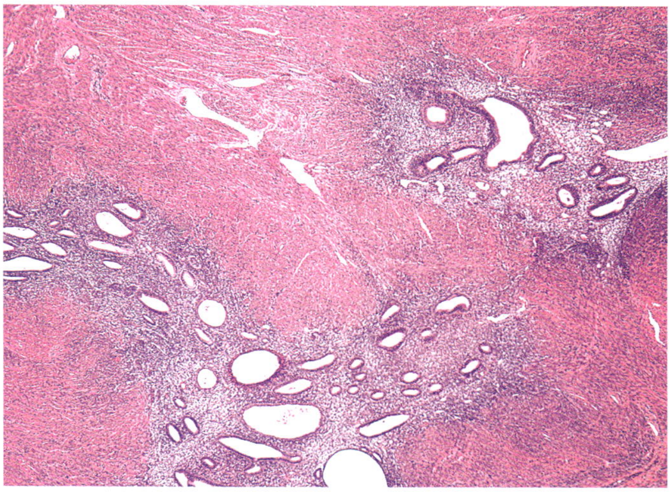

图20.95　子宫内膜腺体和间质超出子宫内膜肌层交界部位定义为腺肌症。

崩解及出血可以导致含铁血黄素的积聚。随意分布的、位于子宫肌层深部的出血或其棕色降解产物的积聚，可以为诊断腺肌症提供第一个大体线索（图20.96）。对于一个观察仔细的人来说，腺肌症病灶周围子宫肌层肥大可能也是一种提示。

临床上难以做出腺肌症的诊断，因为它没有特异性的体征和症状，或可以没有症状。最常见的临床表现包

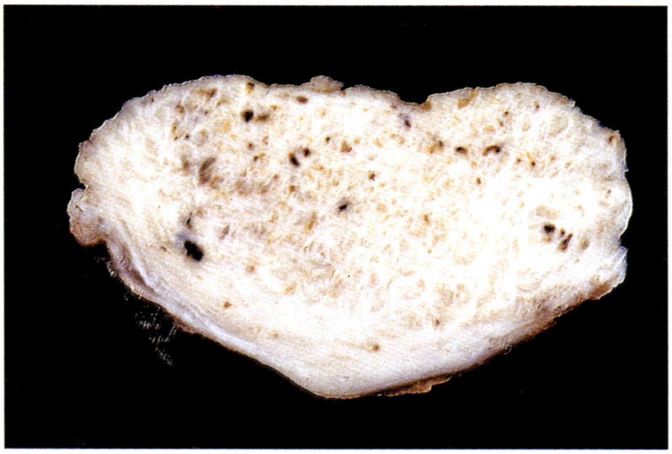

图20.96　腺肌症。位于子宫肌层深部的界限不清的平滑肌肥大和灶状含铁血黄素或出血是其大体特征。

括月经过多、痛经和子宫增大，推测是由肌层肥大所致。较深的病灶多半有临床症状[389]。子宫切除、子宫内膜消融和激素抑制是成熟的治疗方法。最近，提出子宫动脉消融术可以作为一个有效的损伤最小的治疗选择[390]。

腺肌症的起源尚不清楚。虽然在疾病分类上与子宫内膜异位症有关，但缺少有关腺肌症病理学机制的实质性研究。理论上的发病机制可能包括子宫内膜进入子宫肌层、残留在肌层的多潜能干细胞原位化生或子宫内膜不恰当的从肌层分离。众所周知的见于典型平滑肌瘤的（7）（q21.2q31.2）缺失现象也见于3例腺肌症患者，提示在平滑肌瘤与腺肌症之间存在某些病理学机制的重叠[391]。然而，这些解释中哪个最具可靠性还需要进一步的研究和应用新的方法证实。

腺肌瘤是一种与腺肌症密切相关的疾病。两者的主要区别是腺肌瘤出现可以辨认的肿块（图20.97）。最常见的是，这个肿物大体表现与典型的平滑肌瘤相同。偶尔，腺肌瘤肿块与周围肌层之间有一个质地较软的界面，但其界限仍旧相对清楚。如同弥漫性腺肌症一样，腺肌瘤切面的小梁状结构比平滑肌瘤细致。此外，小的（1～2mm）出血灶可以作为存在灶状子宫内膜腺体和间质的证据。

腺肌瘤通常位于子宫肌壁间，但偶尔可位于黏膜下，甚至大体上可以类似于子宫内膜息肉（图 20.97）。众所周知，伴有腺体异常的腺肌瘤性息肉类似于伴有鳞状上皮（桑葚）化生的子宫内膜增生，被认为是一种独立的疾病，称为非典型性息肉样腺肌瘤（atypical polypoid adenomyoma，APA）或 Mazur 息肉（见第 19 章）（图 20.98，20.99）。

腺肌瘤通常是在做了病理检查之后才能诊断。子宫腺肌瘤与平滑肌瘤在生物学行为上是否一样，还没有详细研究。所幸的是，在临床上它们是一样的，因为它们发生于同样的人群，而且可以用治疗子宫平滑肌瘤同样的技术进行治疗。

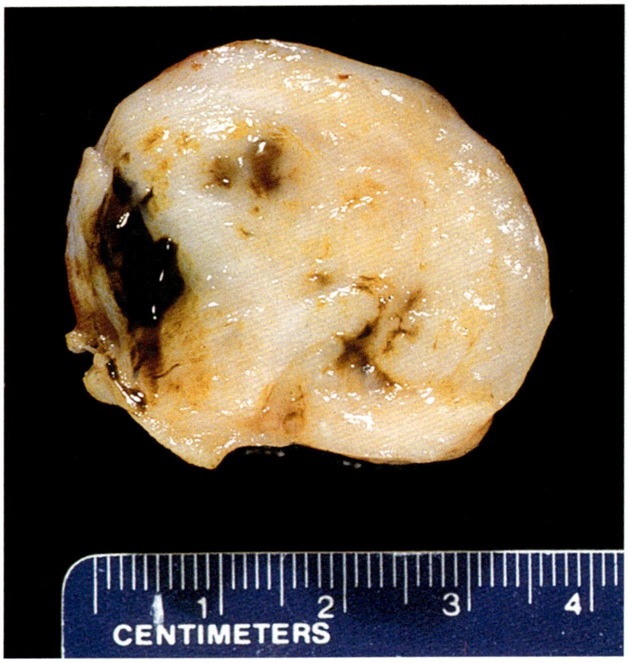

图 20.97　腺肌瘤。切面可见含铁血黄素或出血。

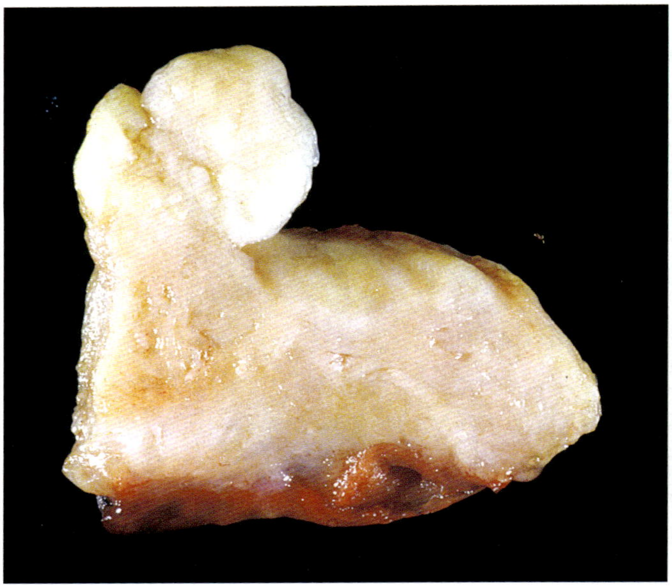

图20.98　非典型性息肉样腺肌瘤。大体表现可以类似于普通的子宫内膜息肉。

腺瘤样瘤 Adenomatoid tumors

腺瘤样瘤是累及子宫或输卵管浆膜面的肿瘤（图 20.100，20.101）。与腺肌瘤一样，这些肿瘤是由增生的平滑肌和另一种成分组成的混合性肿瘤。在腺瘤样瘤的病例中，第二种成分起源于浆膜的间皮。这种间皮增生形成巢状腺样裂隙，位于平滑肌束之间。这些细胞的间皮起源可经 cytokeratin 和 calretinin 免疫组化染色证实，但是 CD31 和 CD34 染色阴性。推测腺瘤样瘤中的间皮

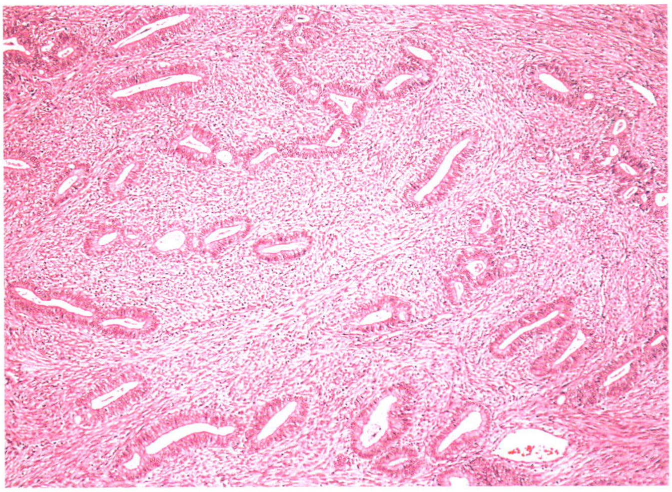

图20.99　非典型性息肉样腺肌瘤。纤维肌性间质与子宫内膜型腺体混合存在。

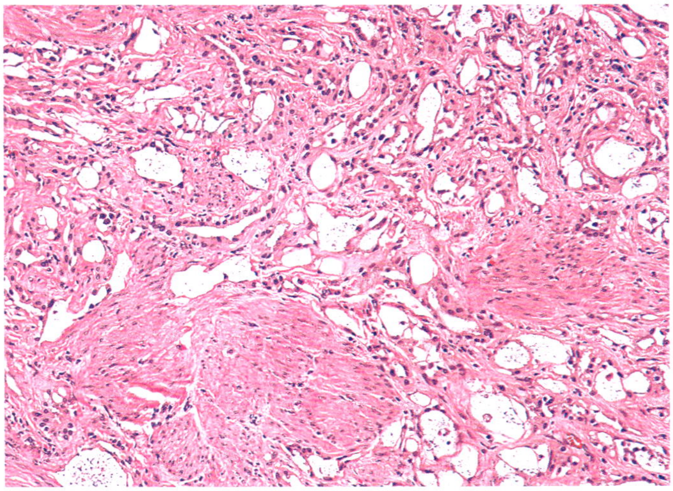

图20.101　腺瘤样瘤。由间皮细胞和增生的平滑肌细胞组成的混合性肿瘤，间皮细胞可以不明显。

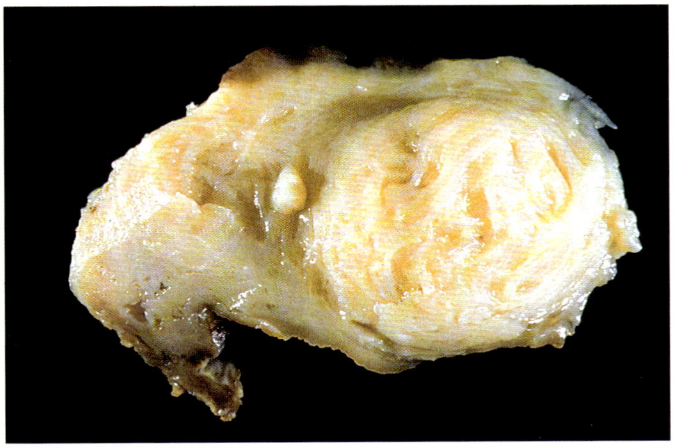

图 20.100　腺瘤样瘤类似于浆膜下平滑肌瘤。

细胞是肿瘤性成分而平滑肌细胞是增生。这种关系类似于腺肌瘤及其伴随的平滑肌细胞之间的关系，但尚有待于证实。

除了它们特征性的部位以外，腺瘤样瘤质地硬韧，切面白色或灰色。与邻近子宫肌层的边界可以不隆起，或与典型平滑肌瘤一样清楚。显微镜下间皮细胞经常不明显。因此，腺样裂隙看上去可能更像血管，甚或更像脂肪或印戒细胞。

因为腺瘤样瘤通常是良性的，体积小于2cm，偶然发现于绝经前妇女，将其与相似的平滑肌瘤和其他肿瘤区分开来并无临床意义。

混合性上皮和间叶肿瘤 Mixed epithelial and mesenchymal tumors

这种肿瘤由上皮和间叶成分混合组成，其分类取决于上皮或间叶成分是良性抑或恶性。

腺肉瘤 ADENOSARCOMA

定义 Definition

腺肉瘤是由良性上皮成分和恶性间质（间叶）成分组成的。

临床表现 Clinical presentation

子宫Müller腺肉瘤（uterine Müllerian adenosarcoma）发病年龄范围很大，由十几岁到九十几岁均可发生，但是最常见于50～60岁的绝经后妇女[392-394]。肿瘤的发生没有明显的种族差异[1]。最常见的症状和临床表现包括异常阴道出血、子宫增大、盆腔肿块或肿块从宫颈口突出[392-394]。常有息肉“复发”的病史[392]。大多数子宫腺肉瘤局限于子宫内膜，但可以发生肌层浸润包括深肌层浸润[392]。腺肉瘤的发生与乳腺癌患者应用他莫西芬治疗有关[3]。长期内源性或外源性高雌激素水平（如同患者长期接受他莫西芬治疗一样）与子宫恶性肿瘤的发生有关，包括上皮性和上皮-间叶混合性肿瘤[4-9, 395, 396]。

组织病理学特征 Histopathologic features

子宫Müller腺肉瘤典型表现为膨出的质软息肉状肿物，肿物充满子宫腔，并可以从宫颈口脱出[3, 392, 393, 397]。肿瘤最常累及子宫底，但偶尔也可以发生在子宫下段或子宫颈[392, 394, 398]。少数情况下可见子宫多部位发生[392]。腺肉瘤的组织学特征包括：（1）管状、扩张或裂隙样腺体（息肉样肿物向腺腔内生长的结果）被覆良性上皮细胞，上皮细胞可以有一系列的表现，从良性立方形上皮到增生性上皮（类似于增生期子宫内膜的腺上皮）到上皮出现各种分化（化生）改变（例如输卵管化生、黏液化生、鳞状上皮化生）；（2）腺体周围有一圈丰富的间质细胞；（3）间质细胞核分裂活跃（每10个高倍视野大于2个核分裂像）；（4）间质细胞非典型性（图20.102，20.103）。这个肿瘤核分裂活性和间质细胞非典型性的差异可以相当大，某些病例这两者的表现均不明显，很可能导致认识不足以及过诊断。子宫腺肉瘤中的间叶成分较常见的是同源性的（表现为子宫内膜间质细胞或纤维细胞）；当出现异源性分化时，最常见的是横纹肌肉瘤（图20.104）。性索样分化也可以见到[397]。

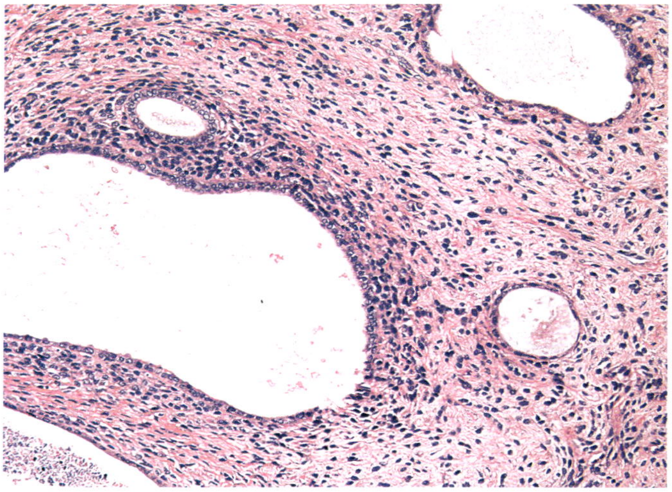

图 20.103 腺肉瘤。注意在扩张的腺体周围间质细胞丰富。

鉴别诊断 Differential diagnosis

子宫Müller腺肉瘤的鉴别诊断包括：(1) 子宫腺纤维瘤；(2) 癌肉瘤；(3) 非典型性息肉样腺肌瘤；(4) 子宫内膜间质肉瘤伴腺体分化；(5) 子宫内膜息肉（表20.8）。子宫腺纤维瘤是由良性上皮和间叶组织组成的肿瘤，与腺肉瘤相似，只是间质细胞不应该有任何非典型

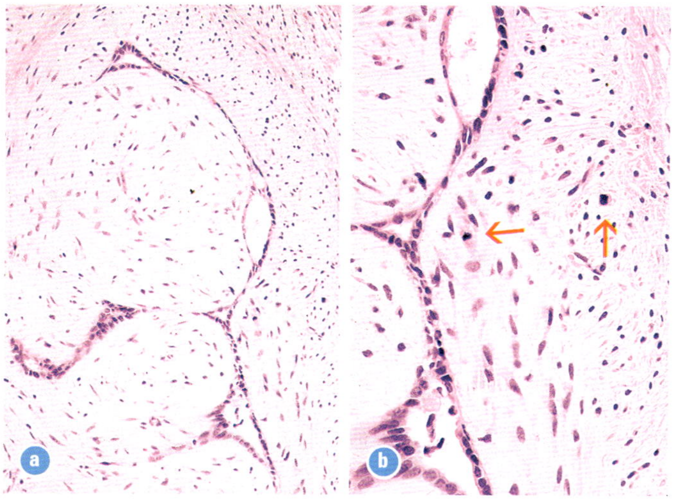

图20.102 腺肉瘤。注意叶状腺体（a）和核分裂活跃的间质细胞（b图中的红箭头）。

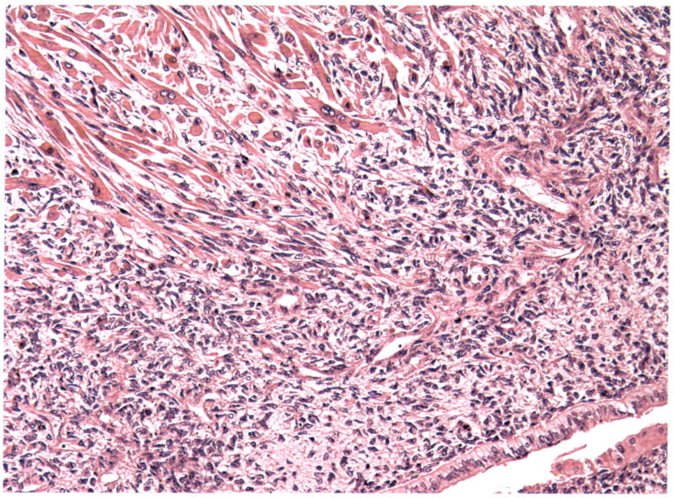

图 20.104 腺肉瘤。横纹肌肉瘤分化。

表 20.8　子宫体腺体和间叶混合性肿瘤的特征

	腺肉瘤	腺纤维瘤	非典型性息肉样腺肌瘤	低级别子宫内膜间质肉瘤伴腺体分化	子宫内膜息肉
腺体轮廓	叶状，扩张	叶状，扩张	管状，轮廓不规则	管状	管状，扩张
腺体周围间质细胞袖套	有	有	没有	没有	没有
间质细胞非典型性	有	没有	没有	没有	通常没有
核分裂计数	> 2/10hpf [a]	< 2/10hpf [a]	不定	不定	不定
鳞状上皮化生	罕见	罕见	常见	缺乏	偶见，可能伴有子宫内膜上皮内肿瘤形成
其他上皮化生	常见	常见	罕见	罕见	常见
肌瘤性间质	没有	没有	有	偶尔	偶尔

[a] 高倍视野。

性以及每 10 个高倍视野核分裂像不能超过 2 个[399]；诊断腺纤维瘤要小心，也许最好是诊断为“非典型性”子宫内膜息肉（见下）。癌肉瘤不同于腺肉瘤，它由恶性上皮和间叶成分混合组成；不过，前者缺少典型的腺体结构，而后者间质成分致密。癌肉瘤的间叶成分一般具有高级别的恶性表现。非典型性息肉样腺肌瘤与腺肉瘤的区别是：(1) 纤维肌瘤性间质；(2) 腺体鳞状化生（一般比腺肉瘤更常见而又广泛）。子宫内膜间质肉瘤（形态学上“低级别”）偶尔可以含有良性表现的子宫内膜样腺体[400]；腺体成分通常局灶性分布，但偶尔可以分布广泛（图20.13）。这种类型的子宫内膜间质肉瘤缺乏腺体周围间质细胞袖套和典型腺肉瘤特征性的腺体轮廓。最困难的也许是腺肉瘤与子宫内膜息肉的鉴别诊断，特别是那些具有腺肉瘤某些特征但不是所有特征的良性息肉。伴有非典型性间质细胞的子宫内膜息肉可以类似于女性生殖道其他部位发生的间质息肉[401](图20.105)，在其他良性息肉中偶尔可以见到裂隙样腺体。在这些情况下，不需要其他条件即可做出子宫内膜息肉的诊断。当息肉具有类似于腺肉瘤的腺体结构和间质致密表现，但又缺少核分裂活性（或每10个高倍视野核分裂像小于2个）和间质细胞非典型性时，根据我们的观点，这些病变应该诊断为“子宫内膜息肉伴非典型特征”(endometrial polyp with atypical features)，并加以说明，虽然不具有腺肉瘤的诊断特征，但是建议临床密切随访，并对任何“复发”的息肉进行取样。

预后和治疗 Prognosis and management

与其他类型子宫肉瘤相比，尤其是癌肉瘤和平滑肌肉瘤，腺肉瘤预后较好[1]；但是复发病例预后差[394]。最大系列的有关 Müller 腺肉瘤的研究发现，大约 1/4 的患

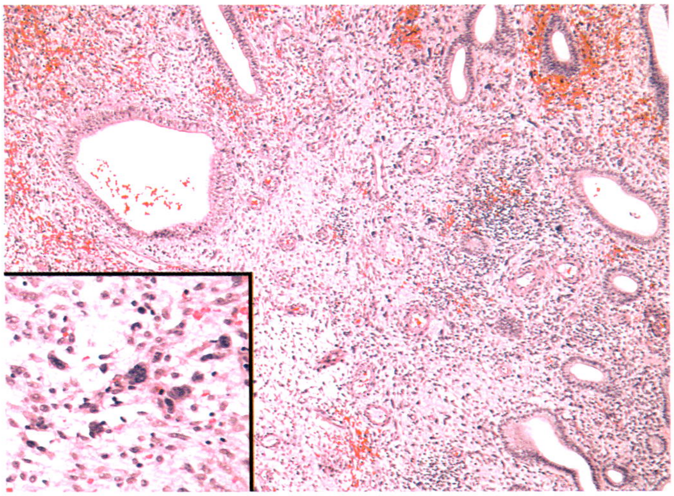

图 20.105　子宫内膜息肉伴有奇异性间质细胞核。出现多核、深染的间质细胞（插图）。

者出现复发，最常见的部位在阴道、盆腔或腹腔[392]。与预后差有关的组织学特征包括出现肌层浸润和原发肿瘤中肉瘤成分生长过度[392-394]。

子宫腺肉瘤患者的治疗采用子宫和双侧输卵管-卵巢切除。也可以考虑放疗或化疗，后者特别适用于不能手术治疗的患者[394]。虽然Müller腺肉瘤的上皮和间质成分雌激素和孕激素受体可以阳性，提示肿瘤对于激素敏感[402]，但是双侧卵巢切除对于结局的影响尚不清楚，特别是对那些希望保留生育能力的妇女。

癌肉瘤（恶性混合性 MÜLLER 肿瘤）CARCINOSARCOMA（MALIGNANT MIXED MÜLLERIAN TUMOR）

这种类型的肿瘤在子宫内膜癌一章（第19章）中描述的更为详细。虽然这一肿瘤由恶性上皮和恶性间叶两种成分组成，但是现在普遍认为（根据形态学、临床病理学和遗传学资料）这些肿瘤是化生性癌（metaplastic carcinomas）。

其他肿瘤 Miscellaneous tumors

子宫血管周围上皮样细胞瘤 UTERINE PERIVASCULAR EPITHELIOID CELL TUMOR

提出子宫血管周围上皮样细胞瘤的概念，是因为少数子宫肿瘤的细胞在形态和免疫组化上类似于其他部位所描述的血管周围上皮样细胞类型的肿瘤，例如上皮样血管平滑肌脂肪瘤、透明细胞“糖”瘤、圆韧带/镰状韧带透明细胞髓黑色素细胞瘤、盆腹腔血管周围上皮样细胞肉瘤和淋巴管平滑肌瘤病（图 20.106）[403]。一般来说，PEComa 是由具有丰富透明至颗粒状胞浆的上皮样细胞组成的，细胞倾向于分布在血管周围，HMB-45和desmin 阳性（图 20.107，20.108）[403-407]。所谓的子宫血管周围上皮样细胞瘤已经分为两种不同的形态学亚型进行描述[403]。一种亚型非常类似于低级别子宫内膜间质肉瘤的生长方式，肿瘤呈指状浸润子宫壁，由具有丰富嗜酸性、透明或颗粒状胞浆的肿瘤细胞组成；这些肿瘤细胞HMB-45弥漫阳性，肌肉标志物仅局灶阳性。另一种

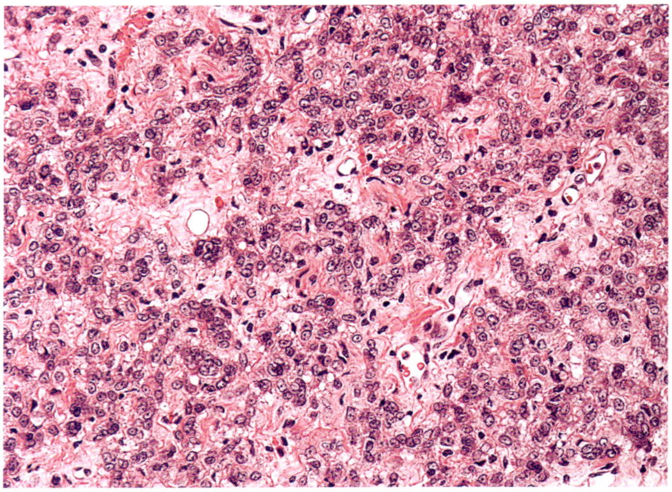
图 20.106　血管周围上皮样细胞瘤（PEComa）。

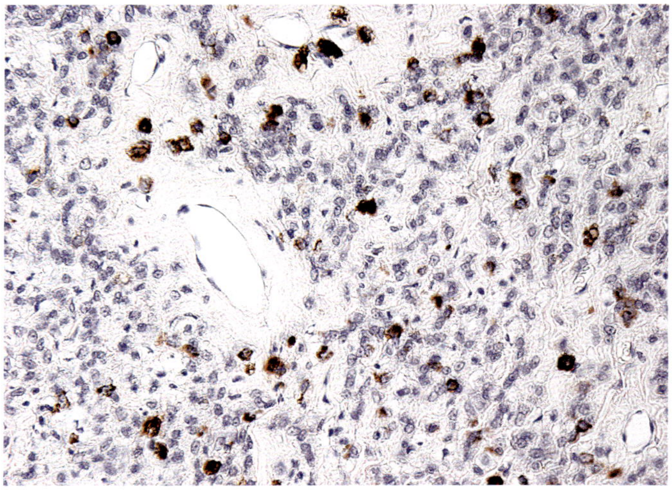
图 20.107　血管周围上皮样细胞瘤。HMB-45 局灶阳性。

亚型由较少透明胞浆的上皮样细胞组成，HMB-45表达较少，而肌肉标志物呈较广泛的阳性表达。子宫血管周围上皮样细胞瘤与上皮样平滑肌肿瘤的关系尚不清楚；但不管怎样，它们似乎可能是形态学谱系上的一个部分[403, 408]。因此，血管周围上皮样细胞瘤这一术语用于诊断表现出这种形态的子宫肿瘤已经受到警诫，因为子宫血管周围上皮样细胞瘤在临床上还不是一个被严格定义的肿瘤类型[408]。然而，对于所有伴有明显上皮样细胞形态学的子宫间叶性肿瘤病例均应进行 HMB-45 染

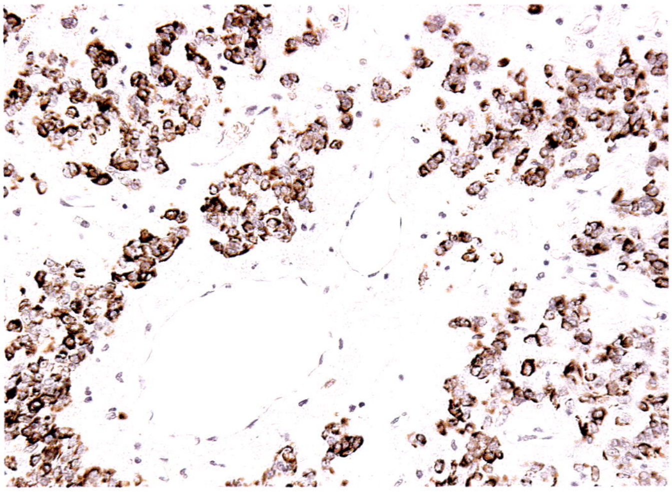

图 20.108 血管周围上皮样细胞瘤。Desmin 弥漫阳性。

色，这不仅是因为需要进一步确定子宫血管周围上皮样细胞瘤的概念，而且也是因为要对某些有子宫血管周围上皮样细胞瘤样形态学表现的患者，进行其发生结节性硬化或淋巴管平滑肌瘤病可能性的研究[403, 408]。偶尔，低级别子宫内膜间质肉瘤可以表现为上皮样细胞形态学[54]，提出有子宫血管周围上皮样细胞瘤的可能性；然而，后者有比较明显的厚壁血管，并且缺少子宫内膜间质肉瘤特征性的螺旋小动脉。HMB-45染色可以帮助鉴别诊断（图 20.107）。

参考文献 References

1 Brooks SE, Zhan M, Cote T, Baquet CR. Surveillance, epidemiology and end results analysis of 2677 cases of uterine sarcoma 1989–1999. Gynecol Oncol 2004; 93:204–208.

2 Nordal RR, Thoresen SO. Uterine sarcomas in Norway 1956–1992: incidence, survival and mortality. Eur J Cancer 1997; 33:907–911.

3 Clement PB, Oliva E, Young RH. Müllerian adenosarcoma of the uterine corpus associated with tamoxifen therapy: a report of six cases and a review of tamoxifen-associated endometrial lesions. Int J Gynecol Pathol 1996; 15:222–229.

4 Fotiou S, Hatjieleftheriou G, Kyrousis G, et al. Long-term tamoxifen treatment: a possible aetiological factor in the development of uterine carcinosarcoma: two case-reports and review of the literature. Anticancer Res 2000; 20:2015–2020.

5 Evans MJ, Langlois NE, Kitchener HC, Miller ID. Is there an association between long-term tamoxifen treatment and the development of carcinosarcoma (malignant mixed Müllerian tumor) of the uterus? Int J Gynecol Cancer 1995; 5:310–313.

6 Moe MM, El Sharkawi S. Is there any association between uterine malignant mixed Müllerian tumour, breast cancer and prolonged tamoxifen treatment? J Obstet Gynaecol 2003; 23: 301–303.

7 Curtis RE, Freedman DM, Sherman ME, Fraumeni JF Jr. Risk of malignant mixed Müllerian tumors after tamoxifen therapy for breast cancer. J Natl Cancer Inst 2004; 96:70–74.

8 McCluggage WG, Abdulkader M, Price JH, et al. Uterine carcinosarcomas in patients receiving tamoxifen. A report of 19 cases. Int J Gynecol Cancer 2000; 10:280–284.

9 Kloos I, Delaloge S, Pautier P, et al. Tamoxifen-related uterine carcinosarcomas occur under/after prolonged treatment: report of five cases and review of the literature. Int J Gynecol Cancer 2002; 12:496–500.

10 Bornstein J, Auslender R, Pascal B, et al. Diagnostic pitfalls of ultrasonographic uterine screening in women treated with tamoxifen. J Reprod Med 1994; 39:674–678.

11 Jolly EE, Bjarnason NH, Neven P, et al. Prevention of osteoporosis and uterine effects in postmenopausal women taking raloxifene for 5 years. Menopause 2003; 10:337–344.

12 Goldstein SR. Controversy about uterine effects and safety of SERMs: the saga continues. Menopause 2002; 9:381–384.

13 Cramer SF, Patel A. The frequency of uterine leiomyomas. Am J Clin Pathol 1990; 94:435–438.

14 Marshall LM, Spiegelman D, Barbieri RL, et al. Variation in the incidence of uterine leiomyoma among premenopausal women by age and race. Obstet Gynecol 1997; 90:967–973.

15 Kjerulff KH, Guzinski GM, Langenberg PW, et al. Hysterectomy and race. Obstet Gynecol 1993; 82:757–764.

16 Kjerulff KH, Langenberg P, Seidman JD, et al. Uterine leiomyomas. Racial differences in severity, symptoms and age at diagnosis. J Reprod Med 1996; 41:483–490.

17 Schwartz SM, Marshall LM, Baird DD. Epidemiologic contributions to understanding the etiology of uterine leiomyomata. Environ Health Perspect 2000; 108 (Suppl)(5):821–827.

18 Samadi AR, Lee NC, Flanders WD, et al. Risk factors for self-reported uterine fibroids: a case-control study. Am J Public Health 1996; 86:858–862.

19 Ross RK, Pike MC, Vessey MP, et al. Risk factors for uterine fibroids: reduced risk associated with oral contraceptives. Br Med J (Clin Res Ed) 1986; 293:359–362.

20 Chen CR, Buck GM, Courey NG, et al. Risk factors for uterine fibroids among women undergoing tubal sterilization. Am J Epidemiol 2001; 153:20–26.

21 Baron JA. Beneficial effects of nicotine and cigarette smoking: the real, the possible and the spurious. Br Med Bull 1996; 52: 58–73.

22 Wise LA, Palmer JR, Harlow BL, et al. Risk of uterine leiomyomata in relation to tobacco, alcohol and caffeine consumption in the Black Women's Health Study. Hum Reprod 2004; 19(8):1746–1754.

23 Marshall LM, Spiegelman D, Manson JE, et al. Risk of uterine leiomyomata among premenopausal women in relation to body

size and cigarette smoking. Epidemiology 1998; 9:511–517.
24 Faerstein E, Szklo M, Rosenshein N. Risk factors for uterine leiomyoma: a practice-based case-control study. I. African-American heritage, reproductive history, body size and smoking. Am J Epidemiol 2001; 153:1–10.
25 Wise LA, Palmer JR, Harlow BL, et al. Reproductive factors, hormonal contraception and risk of uterine leiomyomata in African-American women: a prospective study. Am J Epidemiol 2004; 159:113–123.
26 Parazzini F, Negri E, Vecchia C La, et al. Reproductive factors and risk of uterine fibroids. Epidemiology 1996; 7:440–442.
27 Parazzini F, Vecchia C La, Negri E, Cecchetti G, Fedele L. Epidemiologic characteristics of women with uterine fibroids: a case-control study. Obstet Gynecol 1988; 72:853–857.
28 Marshall LM, Spiegelman D, Goldman MB, et al. A prospective study of reproductive factors and oral contraceptive use in relation to the risk of uterine leiomyomata. Fertil Steril 1998; 70:432–439.
29 Parazzini F, Negri E, Vecchia C La, et al. Oral contraceptive use and risk of uterine fibroids. Obstet Gynecol 1992; 79:430–433.
30 Chiaffarino F, Parazzini F, Vecchia C La, et al. Use of oral contraceptives and uterine fibroids: results from a case-control study. Br J Obstet Gynaecol 1999; 106:857–860.
31 Sato F, Nishi M, Kudo R, Miyake H. Body fat distribution and uterine leiomyomas. J Epidemiol 1998; 8:176–180.
32 Faerstein E, Szklo M, Rosenshein NB. Risk factors for uterine leiomyoma: a practice-based case-control study. II. Atherogenic risk factors and potential sources of uterine irritation. Am J Epidemiol 2001; 153:11–19.
33 Nagata C, Takatsuka N, Kawakami N, Shimizu H. Soy product intake and premenopausal hysterectomy in a follow-up study of Japanese women. Eur J Clin Nutr 2001; 55:773–777.
34 Palan PR, Mikhail M, Romney SL. Decreased beta-carotene tissue levels in uterine leiomyomas and cancers of reproductive and nonreproductive organs. Am J Obstet Gynecol 1989; 161:1649–1652.
35 Chiaffarino F, Parazzini F, Vecchia C La, et al. Diet and uterine myomas. Obstet Gynecol 1999; 94:395–398.
36 Goto A, Takeuchi S, Sugimura K, Maruo T. Usefulness of Gd-DTPA contrast-enhanced dynamic MRI and serum determination of LDH and its isozymes in the differential diagnosis of leiomyosarcoma from degenerated leiomyoma of the uterus. Int J Gynecol Cancer 2002; 12:354–361.
37 Janus C, White M, Dottino P, Brodman M, Goodman H. Uterine leiomyosarcoma–magnetic resonance imaging. Gynecol Oncol 1989; 32:79–81.
38 Kido A, Togashi K, Koyama T, et al. Diffusely enlarged uterus: evaluation with MR imaging. Radiographics 2003; 23:1423–1439.
39 Melia P, Maestro C, Bruneton JN, et al. MRI of uterine leiomyosarcoma. Apropos of 2 cases. J Radiol 1995; 76:69–72.
40 Murase E, Siegelman ES, Outwater EK, Perez-Jaffe LA, Tureck RW. Uterine leiomyomas: histopathologic features, MR imaging findings, differential diagnosis and treatment. Radiographics 1999; 19:1179–1197.
41 Pattani SJ, Kier R, Deal R, Luchansky E. MRI of uterine leiomyosarcoma. Magn Reson Imaging 1995; 13:331–333.
42 Schwartz LB, Zawin M, Carcangiu ML, et al. Does pelvic magnetic resonance imaging differentiate among the histologic subtypes of uterine leiomyomata? Fertil Steril 1998; 70:580–587.
43 Hricak H, Tscholakoff D, Heinrichs L, et al. Uterine leiomyomas: correlation of MR, histopathologic findings and symptoms. Radiology 1986; 158:385–391.
44 Norris HJ, Taylor HB. Mesenchymal tumors of the uterus. I. A clinical and pathological study of 53 endometrial stromal tumors. Cancer 1966; 19:755–766.
45 Evans HL. Endometrial stromal sarcoma and poorly differentiated endometrial sarcoma. Cancer 1982; 50:2170–2182.
46 Chang KL, Crabtree GS, Lim-Tan SK, et al. Primary uterine endometrial stromal neoplasms. A clinicopathologic study of 117 cases. Am J Surg Pathol 1990; 14:415–438.
47 Tavassoli FA, Norris HJ. Mesenchymal tumours of the uterus. VII. A clinicopathological study of 60 endometrial stromal nodules. Histopathology 1981; 5:1–10.
48 Oliva E, Clement PB, Young RH. Endometrial stromal tumors: an update on a group of tumors with a protean phenotype. Adv Anat Pathol 2000; 7:257–281.
49 Fekete PS, Vellios F. The clinical and histologic spectrum of endometrial stromal neoplasms: a report of 41 cases. Int J Gynecol Pathol 1984; 3:198–212.
50 Dionigi A, Oliva E, Clement PB, Young RH. Endometrial stromal nodules and endometrial stromal tumors with limited infiltration: a clinicopathologic study of 50 cases. Am J Surg Pathol 2002; 26:567–581.
51 Oliva E, Young RH, Clement PB, et al. Cellular benign mesenchymal tumors of the uterus. A comparative morphologic and immunohistochemical analysis of 33 highly cellular leiomyomas and six endometrial stromal nodules, two frequently confused tumors. Am J Surg Pathol 1995; 19:757–768.
52 Clement PB. The pathology of uterine smooth muscle tumors and mixed endometrial stromal-smooth muscle tumors: a selective review with emphasis on recent advances. Int J Gynecol Pathol 2000; 19:39–55.
53 Oliva E, Clement PB, Young RH, Scully RE. Mixed endometrial stromal and smooth muscle tumors of the uterus: a clinicopathologic study of 15 cases. Am J Surg Pathol 1998; 22: 997–1005.
54 Oliva E, Clement PB, Young RH. Epithelioid endometrial and endometrioid stromal tumors: a report of four cases emphasizing their distinction from epithelioid smooth muscle tumors and other oxyphilic uterine and extrauterine tumors. Int J Gynecol Pathol 2002; 21:48–55.
55 Clement PB, Scully RE. Uterine tumors resembling ovarian sex-cord tumors. A clinicopathologic analysis of fourteen cases. Am J Clin Pathol 1976; 66:512–525.
56 Krishnamurthy S, Jungbluth AA, Busam KJ, Rosai J. Uterine

tumors resembling ovarian sex-cord tumors have an immunophenotype consistent with true sex-cord differentiation. Am J Surg Pathol 1998; 22:1078–1082.
57 Goldblum JR, Clement PB, Hart WR. Adenomyosis with sparse glands. A potential mimic of low-grade endometrial stromal sarcoma. Am J Clin Pathol 1995; 103:218–223.
58 Micci F, Walter CU, Teixeira MR, et al. Cytogenetic and molecular genetic analyses of endometrial stromal sarcoma: nonrandom involvement of chromosome arms 6p and 7p and confirmation of JAZF1/JJAZ1 gene fusion in t(7;17). Cancer Genet Cytogenet 2003; 144:119–124.
59 Koontz JI, Soreng AL, Nucci M, et al. Frequent fusion of the JAZF1 and JJAZ1 genes in endometrial stromal tumors. Proc Natl Acad Sci USA 2001; 98:6348–6353.
60 Gadducci A, Sartori E, Landoni F, et al. Endometrial stromal sarcoma: analysis of treatment failures and survival. Gynecol Oncol 1996; 63:247–253.
61 Aubry MC, Myers JL, Colby TV, et al. Endometrial stromal sarcoma metastatic to the lung: a detailed analysis of 16 patients. Am J Surg Pathol 2002; 26:440–449.
62 Maluf FC, Aghajanian C, Spriggs D. Endometrial stromal sarcoma: etiology, prognosis and treatment options. Am J Cancer 2004; 3:13–23.
63 Oliva E, Young RH, Clement PB, Scully RE. Myxoid and fibrous endometrial stromal tumors of the uterus: a report of 10 cases. Int J Gynecol Pathol 1999; 18:310–319.
64 Clement PB, Young RH, Scully RE. Intravenous leiomyomatosis of the uterus. A clinicopathological analysis of 16 cases with unusual histologic features. Am J Surg Pathol 1988; 12:932–945.
65 Nogales FF, Navarro N, d'Martinez V, et al. Uterine intravascular leiomyomatosis: an update and report of seven cases. Int J Gynecol Pathol 1987; 6:331–339.
66 Mulvany NJ, Slavin JL, Ostor AG, Fortune DW. Intravenous leiomyomatosis of the uterus: a clinicopathologic study of 22 cases. Int J Gynecol Pathol 1994; 13:1–9.
67 Coard KC, Fletcher HM. Leiomyosarcoma of the uterus with a florid intravascular component ('intravenous leiomyosarcomatosis'). Int J Gynecol Pathol 2002; 21:182–185.
68 Nucci MR, O'Connell JT, Huettner PC, et al. h-Caldesmon expression effectively distinguishes endometrial stromal tumors from uterine smooth muscle tumors. Am J Surg Pathol 2001; 25:455–463.
69 Abrams J, Talcott J, Corson JM. Pulmonary metastases in patients with low-grade endometrial stromal sarcoma. Clinicopathologic findings with immunohistochemical characterization. Am J Surg Pathol 1989; 13:133–140.
70 Bonazzi dP, Virtanen I, Lehto VP, et al. Expression of intermediate filaments in ovarian and uterine tumors. Int J Gynecol Pathol 1983; 1:359–366.
71 Franquemont DW, Frierson HF Jr, Mills SE. An immunohistochemical study of normal endometrial stroma and endometrial stromal neoplasms. Evidence for smooth muscle differentiation. Am J Surg Pathol 1991; 15:861–870.
72 McCluggage WG, Date A, Bharucha H, Toner PG. Endometrial stromal sarcoma with sex cord-like areas and focal rhabdoid differentiation. Histopathology 1996; 29:369–374.
73 Rush DS, Tan J, Baergen RN, Soslow RA. h-Caldesmon, a novel smooth muscle-specific antibody, distinguishes between cellular leiomyoma and endometrial stromal sarcoma. Am J Surg Pathol 2001; 25:253–258.
74 Chu P, Arber DA. Paraffin-section detection of CD10 in 505 nonhematopoietic neoplasms. Frequent expression in renal cell carcinoma and endometrial stromal sarcoma. Am J Clin Pathol 2000; 113:374–382.
75 Chu PG, Arber DA, Weiss LM, Chang KL. Utility of CD10 in distinguishing between endometrial stromal sarcoma and uterine smooth muscle tumors: an immunohistochemical comparison of 34 cases. Mod Pathol 2001; 14:465–471.
76 Toki T, Shimizu M, Takagi Y, et al. CD10 is a marker for normal and neoplastic endometrial stromal cells. Int J Gynecol Pathol 2002; 21:41–47.
77 Sumathi VP, McCluggage WG. CD10 is useful in demonstrating endometrial stroma at ectopic sites and in confirming a diagnosis of endometriosis. J Clin Pathol 2002; 55:391–392.
78 Nascimento AF, Hirsch MS, Cviko A, et al. The role of CD 10 staining in distinguishing invasive endometrial adenocarcinoma from adenocarcinoma involving adenomyosis. Mod Pathol 2002; 16(1):22–27.
79 Oliva E, Young RH, Amin MB, Clement PB. An immunohistochemical analysis of endometrial stromal and smooth muscle tumors of the uterus: a study of 54 cases emphasizing the importance of using a panel because of overlap in immunoreactivity for individual antibodies. Am J Surg Pathol 2002; 26:403–412.
80 Hirsch MS, Huettner PC, Cviko A, et al. CD10 (CALLA) positive/h-caldesmon negative immunophenotype effectively distinguishes endometrial stromal tumors from uterine smooth muscle tumors. Mod Pathol 2002; 15:198a.
81 Buckshee K, Dhond AJ, Mittal S, Bose S. Pseudo-Meigs' syndrome secondary to broad ligament leiomyoma: a case report. Asia Oceania J Obstet Gynaecol 1990; 16:201–205.
82 Prayson RA, Hart WR. Primary smooth-muscle tumors of the ovary. A clinicopathologic study of four leiomyomas and two mitotically active leiomyomas. Arch Pathol Lab Med 1992; 116:1068–1071.
83 Neri A, Peled Y, Braslavski D. Vulvar leiomyoma. Acta Obstet Gynecol Scand 1993; 72:221–222.
84 Cheng WF, Lin HH, Chen CK, Chang DY, Huang SC. Leiomyosarcoma of the broad ligament: a case report and literature review. Gynecol Oncol 1995; 56:85–89.
85 Brown RS, Marley JL, Cassoni AM. Pseudo-Meigs' syndrome due to broad ligament leiomyoma: a mimic of metastatic ovarian carcinoma. Clin Oncol (R Coll Radiol) 1998; 10:198–201.
86 Baird DD, Dunson DB. Why is parity protective for uterine fibroids? Epidemiology 2003; 14:247–250.
87 Bajekal N, Li TC. Fibroids, infertility and pregnancy wastage. Hum Reprod Update 2000; 6:614–620.

88 Benson CB, Chow JS, Chang-Lee W, et al. Outcome of pregnancies in women with uterine leiomyomas identified by sonography in the first trimester. J Clin Ultrasound 2001; 29: 261–264.
89 Coronado GD, Marshall LM, Schwartz SM. Complications in pregnancy, labor and delivery with uterine leiomyomas: a population-based study. Obstet Gynecol 2000; 95:764–769.
90 Dahan MH, Ahmadi R. Spontaneous subserosal venous rupture overlying a uterine leiomyoma. A case report. J Reprod Med 2002; 47:419–420.
91 Stewart EA. Uterine fibroids. Lancet 2001; 357:293–298.
92 Zaitoon MM. Retroperitoneal parasitic leiomyoma causing unilateral ureteral obstruction. J Urol 1986; 135:130–131.
93 Billings SD, Folpe AL, Weiss SW. Do leiomyomas of deep soft tissue exist? An analysis of highly differentiated smooth muscle tumors of deep soft tissue supporting two distinct subtypes. Am J Surg Pathol 2001; 25:1134–1142.
94 Lurie S, Gorbacz S, Caspi B, Borenstein R. Parasitic leiomyoma: a case report. Clin Exp Obstet Gynecol 1991; 18:7–8.
95 Yeh HC, Kaplan M, Deligdisch L. Parasitic and pedunculated leiomyomas: ultrasonographic features. J Ultrasound Med 1999; 18:789–794.
96 Silverberg SG. Reproducibility of the mitosis count in the histologic diagnosis of smooth muscle tumors of the uterus. Hum Pathol 1976; 7:451–454.
97 Kempson RL, Hendrickson MR. Pure mesenchymal neoplasms of the uterus. In: Fox H, ed. Haines and Taylor obstetrical and gynaecological pathology, 3rd edn. Edinburgh: Churchill Livingstone; 1987:411–456.
98 Kempson RL, Hendrickson MR. Pure mesenchymal neoplasms of the uterine corpus: selected problems. Semin Diagn Pathol 1988; 5:172–198.
99 Evans HL, Chawla SP, Simpson C, Finn KP. Smooth muscle neoplasms of the uterus other than ordinary leiomyoma. A study of 46 cases, with emphasis on diagnostic criteria and prognostic factors. Cancer 1988; 62:2239–2247.
100 Silverberg SG, Kurman RJ. Smooth muscle and other mesenchymal tumors. Tumors of the uterine corpus and gestational trophoblastic disease. In: Rosei J, ed. Atlas of tumor pathology, 3rd Series (Fascicle 3). Bethesda: Armed Forces Institute of Pathology; 1992:113–151.
101 Bell SW, Kempson RL, Hendrickson MR. Problematic uterine smooth muscle neoplasms. A clinicopathologic study of 213 cases. Am J Surg Pathol 1994; 18:535–558.
102 Prayson RA, Hart WR. Pathologic considerations of uterine smooth muscle tumors. Obstet Gynecol Clin North Am 1995; 22:637–657.
103 Hendrickson MR, Tavassoli FA, Kempson RL, et al. Mesenchymal tumours and related lesions. In: Tavassoli FA, Devilee P, eds. Pathology and genetics of tumours of the breast and female genital organs. Lyon: IARC Press; 2003:233–244.
104 Buttram VC. Jr. Uterine leiomyomata – aetiology, symptomatology and management. Prog Clin Biol Res 1986; 225:275–296.
105 Stewart EA, Nowak RA. Leiomyoma-related bleeding: a classic hypothesis updated for the molecular era. Hum Reprod Update 1996; 2:295–306.
106 Jacobs LB, Bhagavan BS. Intraluminal obstruction of distal ileum caused by a uterine leiomyoma. Mod Pathol 1993; 6: 229–231.
107 Stanko CM, Severson MA, Molpus KL. Deep venous thrombosis associated with large leiomyomata uteri. A case report. J Reprod Med 2001; 46:405–407.
108 Stovall DW, Parrish SB, Voorhis BJ Van, et al. Uterine leiomyomas reduce the efficacy of assisted reproduction cycles: results of a matched follow-up study. Hum Reprod 1998; 13:192–197.
109 Amant F, Debiec-Rychter M, Schoenmakers EF, et al. Cumulative dosage effect of a RAD51L1/HMGA2 fusion and RAD51L1 loss in a case of pseudo-Meigs' syndrome. Genes Chromosomes Cancer 2001; 32:324–329.
110 Weise M, Westphalen S, Fayyazi A, et al. Pseudo-Meigs syndrome: uterine leiomyoma with bladder attachment associated with ascites and hydrothorax – a rare case of a rare syndrome. Onkologie 2002; 25:443–446.
111 Amant F, Gabriel C, Timmerman D, Vergote I. Pseudo-Meigs' syndrome caused by a hydropic degenerating uterine leiomyoma with elevated CA 125. Gynecol Oncol 2001; 83: 153–157.
112 Dunn JS Jr, Anderson CD, Method MW, Brost BC. Hydropic degenerating leiomyoma presenting as pseudo-Meigs syndrome with elevated CA 125. Obstet Gynecol 1998; 92:648–649.
113 Migishima F, Jobo T, Hata H, et al. Uterine leiomyoma causing massive ascites and left pleural effusion with elevated CA 125: a case report. J Obstet Gynaecol Res 2000; 26:283–287.
114 Ollendorff AT, Keh P, Hoff F, et al. Leiomyoma causing massive ascites, right pleural effusion and respiratory distress. A case report. J Reprod Med 1997; 42:609–612.
115 Sinawat S, Seejorn K. Pseudo-Meigs' syndrome secondary to subserous myoma uteri: a case report. J Med Assoc Thai 2002; 85:1240–1243.
116 Terada S, Suzuki N, Uchide K, Akasofu K. Uterine leiomyoma associated with ascites and hydrothorax. Gynecol Obstet Invest 1992; 33:54–58.
117 Keshavarz H, Hillis SD, Kieke BA, Marchbanks PA. Hysterectomy surveillance – United States, 1994–1999. MMWR 2002; 51:1–8.
118 Ingersoll FM, Malone LJ. Myomectomy: an alternative to hysterectomy. Arch Surg 1970; 100:557–561.
119 Verkauf BS. Changing trends in treatment of leiomyomata uteri. Curr Opin Obstet Gynecol 1993; 5:301–310.
120 Acien P, Quereda F. Abdominal myomectomy: results of a simple operative technique. Fertil Steril 1996; 65:41–51.
121 Myomectomy MLJ. Recurrence after removal of solitary and multiple myomas. Obstet Gynecol 1969; 34:200–203.
122 Fedele L, Parazzini F, Luchini L, et al. Recurrence of fibroids after myomectomy: a transvaginal ultrasonographic study. Hum Reprod 1995; 10:1795–1796.

123 Arcangeli S, Pasquarette MM. Gravid uterine rupture after myolysis. Obstet Gynecol 1997; 89:857.

124 Stewart EA, Faur AV, Wise LA, et al. Predictors of subsequent surgery for uterine leiomyomata after abdominal myomectomy. Obstet Gynecol 2002; 99:426–432.

125 McLucas B, Adler L, Perrella R. Uterine fibroid embolization: nonsurgical treatment for symptomatic fibroids. J Am Coll Surg 2001; 192:95–105.

126 McLucas B, Reed RA, Goodwin S, et al. Outcomes following unilateral uterine artery embolisation. Br J Radiol 2002; 75: 122–126.

127 Al Fozan H, Dufort J, Kaplow M, et al. Cost analysis of myomectomy, hysterectomy and uterine artery embolization. Am J Obstet Gynecol 2002; 187:1401–1404.

128 Andersen PE, Lund N, Justesen P, et al. Uterine artery embolization of symptomatic uterine fibroid. Initial success and short-term results. Acta Radiol 2001; 42:234–238.

129 Badawy SZ, Etman A, Singh M, et al. Uterine artery embolization: the role in obstetrics and gynecology. Clin Imaging 2001; 25:288–295.

130 Brunereau L, Herbreteau D, Gallas S, et al. Uterine artery embolization in the primary treatment of uterine leiomyomas: technical features and prospective follow-up with clinical and sonographic examinations in 58 patients. Am J Roentgenol 2000; 175:1267–1272.

131 Burn P, McCall J, Chinn R, Healy J. Embolization of uterine fibroids. Br J Radiol 1999; 72:159–161.

132 Colgan TJ, Pron G, Mocarski EJ, et al. Pathologic features of uteri and leiomyomas following uterine artery embolization for leiomyomas. Am J Surg Pathol 2003; 27:167–177.

133 Blok S de, Vries C de, Prinssen HM, et al. Fatal sepsis after uterine artery embolization with microspheres. J Vasc Interv Radiol 2003; 14:779–783.

134 Goodwin SC, McLucas B, Lee M, et al. Uterine artery embolization for the treatment of uterine leiomyomata midterm results. J Vasc Interv Radiol 1999; 10:1159–1165.

135 Pron G, Bennett J, Common A, et al. The Ontario Uterine Fibroid Embolization Trial. Part 2. Uterine fibroid reduction and symptom relief after uterine artery embolization for fibroids. Fertil Steril 2003; 79:120–127.

136 Pron G, Cohen M, Soucie J, et al. The Ontario Uterine Fibroid Embolization Trial. Part 1. Baseline patient characteristics, fibroid burden and impact on life. Fertil Steril 2003; 79:112–119.

137 Ravina JH, Herbreteau D, Ciraru-Vigneron N, et al. Arterial embolisation to treat uterine myomata. Lancet 1995; 346: 671–672.

138 Shashoua AR, Stringer NH, Pearlman JB, et al. Ischemic uterine rupture and hysterectomy 3 months after uterine artery embolization. J Am Assoc Gynecol Laparosc 2002; 9:217–220.

139 Spies JB, Ascher SA, Roth AR, et al. Uterine artery embolization for leiomyomata. Obstet Gynecol 2001; 98:29–34.

140 Zupi E, Pocek M, Dauri M, et al. Selective uterine artery embolization in the management of uterine myomas. Fertil Steril 2003; 79:107–111.

141 Vashisht A, Studd J, Carey A, Burn P. Fatal septicaemia after fibroid embolisation. Lancet 1999; 354:307–308.

142 Dover RW, Ferrier AJ, Torode HW. Sarcomas and the conservative management of uterine fibroids: a cause for concern? Aust N Z J Obstet Gynaecol 2000; 40:308–312.

143 Al Badr A, Faught W. Uterine artery embolization in an undiagnosed uterine sarcoma. Obstet Gynecol 2001; 97:836–837.

144 Stewart EA, Gedroyc WM, Tempany CM, et al. Focused ultrasound treatment of uterine fibroid tumors: safety and feasibility of a noninvasive thermoablative technique. Am J Obstet Gynecol 2003; 189:48–54.

145 Tempany CM, Stewart EA, McDannold N, et al. MR imaging-guided focused ultrasound surgery of uterine leiomyomas: a feasibility study. Radiology 2003; 226:897–905.

146 Coutinho EM, Boulanger GA, Goncalves MT. Regression of uterine leiomyomas after treatment with gestrinone, an antiestrogen, antiprogesterone. Am J Obstet Gynecol 1986; 155:761–767.

147 Coutinho EM, Goncalves MT. Long-term treatment of leiomyomas with gestrinone. Fertil Steril 1989; 51:939–946.

148 Friedman AJ, Daly M, Juneau-Norcross M, et al. Long-term medical therapy for leiomyomata uteri: a prospective, randomized study of leuprolide acetate depot plus either oestrogen-progestin or progestin 'add-back' for 2 years. Hum Reprod 1994; 9:1618–1625.

149 Friedman AJ, Daly M, Juneau-Norcross M, et al. A prospective, randomized trial of gonadotropin-releasing hormone agonist plus estrogen-progestin or progestin 'add-back' regimens for women with leiomyomata uteri. J Clin Endocrinol Metab 1993; 76:1439–1445.

150 Rein MS, Barbieri RL, Welch W, et al. The concentrations of collagen-associated amino acids are higher in GnRH agonist-treated uterine myomas. Obstet Gynecol 1993; 82:901–905.

151 Di Lieto A, Iannotti F, Falco M De, et al. Immunohistochemical detection of insulin-like growth factor type I receptor and uterine volume changes in gonadotropin-releasing hormone analog-treated uterine leiomyomas. Am J Obstet Gynecol 2003; 188:702–706.

152 Bifulco G, Miele C, Pellicano M, et al. Molecular mechanisms involved in GnRH analogue-related apoptosis for uterine leiomyomas. Mol Hum Reprod 2004; 10:43–48.

153 Demopoulos RI, Jones KY, Mittal KR, Vamvakas EC. Histology of leiomyomata in patients treated with leuprolide acetate. Int J Gynecol Pathol 1997; 16:131–137.

154 Gutmann JN, Thornton KL, Diamond MP, Carcangiu ML. Evaluation of leuprolide acetate treatment on histopathology of uterine myomata. Fertil Steril 1994; 61:622–626.

155 Sreenan JJ, Prayson RA, Biscotti CV, et al. Histopathologic findings in 107 uterine leiomyomas treated with leuprolide acetate compared with 126 controls. Am J Surg Pathol 1996; 20:427–432.

156 Walker CL, Burroughs KD, Davis B, et al. Preclinical evi-

dence for therapeutic efficacy of selective estrogen receptor modulators for uterine leiomyoma. J Soc Gynecol Investig 2000; 7:249–256.
157 Meyer WR, Mayer AR, Diamond MP, et al. Unsuspected leiomyosarcoma: treatment with a gonadotropin-releasing hormone analogue. Obstet Gynecol 1990; 75:529–532.
158 Vu K, Greenspan DL, Wu TC, et al. Cellular proliferation, estrogen receptor, progesterone receptor and bcl-2 expression in GnRH agonist-treated uterine leiomyomas. Hum Pathol 1998; 29:359–363.
159 van de Ven J, Sprong M, Donker GH, et al. Levels of estrogen and progesterone receptors in the myometrium and leiomyoma tissue after suppression of estrogens with gonadotropin releasing hormone analogs. Gynecol Endocrinol 2001; 15(Suppl 6):61–68.
160 Maruo T, Ohara N, Wang J, Matsuo H. Sex steroidal regulation of uterine leiomyoma growth and apoptosis. Hum Reprod Update 2004; 10:207–220.
161 Andersen J. Growth factors and cytokines in uterine leiomyomas. Semin Reprod Endocrinol 1996; 14:269–282.
162 Zhai YL, Kobayashi Y, Mori A, et al. Expression of steroid receptors, Ki-67 and p53 in uterine leiomyosarcomas. Int J Gynecol Pathol 1999; 18:20–28.
163 Marugo M, Centonze M, Bernasconi D, et al. Estrogen and progesterone receptors in uterine leiomyomas. Acta Obstet Gynecol Scand 1989; 68:731–735.
164 Chrapusta S, Sieinski W, Konopka B, et al. Estrogen and progestin receptor levels in uterine leiomyomata: relation to the tumour histology and the phase of menstrual cycle. Eur J Gynaecol Oncol 1990; 11:381–387.
165 Chrapusta S, Konopka B, Paszko Z, et al. Immunoreactive and estrogen-binding estrogen receptors and progestin receptor levels in uterine leiomyomata and their parental myometrium. Eur J Gynaecol Oncol 1990; 11:275–281.
166 Brandon DD, Erickson TE, Keenan EJ, et al. Estrogen receptor gene expression in human uterine leiomyomata. J Clin Endocrinol Metab 1995; 80:1876–1881.
167 Andersen J, DyReyes VM, Barbieri RL, et al. Leiomyoma primary cultures have elevated transcriptional response to estrogen compared with autologous myometrial cultures. J Soc Gynecol Investig 1995; 2:542–551.
168 Bourlev V, Pavlovitch S, Stygar D, et al. Different proliferative and apoptotic activity in peripheral versus central parts of human uterine leiomyomas. Gynecol Obstet Invest 2003; 55:199–204.
169 Kawaguchi K, Fujii S, Konishi I, et al. Mitotic activity in uterine leiomyomas during the menstrual cycle. Am J Obstet Gynecol 1989; 160:637–641.
170 Palomba S, Sena T, Morelli M, et al. Effect of different doses of progestin on uterine leiomyomas in postmenopausal women. Eur J Obstet Gynecol Reprod Biol 2002; 102:199–201.
171 Reed SD, Cushing-Haugen KL, Daling JR, et al. Postmenopausal estrogen and progestogen therapy and the risk of uterine leiomyomas. Menopause 2004; 11:214–222.
172 Massart F, Becherini L, Gennari L, et al. Genotype distribution of estrogen receptor-alpha gene polymorphisms in Italian women with surgical uterine leiomyomas. Fertil Steril 2001; 75:567–570.
173 Hsieh YY, Chang CC, Tsai FJ, et al. Estrogen receptor thymine-adenine dinucleotide repeat polymorphism is associated with susceptibility to leiomyoma. Fertil Steril 2003; 79:96–99.
174 Linder D, Gartler SM. Glucose-6-phosphate dehydrogenase mosaicism: utilization as a cell marker in the study of leiomyomas. Science 1965; 150:67–69.
175 Townsend DE, Sparkes RS, Baluda MC, McClelland G. Unicellular histogenesis of uterine leiomyomas as determined by electrophoresis by glucose-6-phosphate dehydrogenase. Am J Obstet Gynecol 1970; 107:1168–1173.
176 Mashal RD, Fejzo ML, Friedman AJ, et al. Analysis of androgen receptor DNA reveals the independent clonal origins of uterine leiomyomata and the secondary nature of cytogenetic aberrations in the development of leiomyomata. Genes Chromosomes Cancer 1994; 11:1–6.
177 Treloar SA, Martin NG, Dennerstein L, et al. Pathways to hysterectomy: insights from longitudinal twin research. Am J Obstet Gynecol 1992; 167:82–88.
178 Luoto R, Kaprio J, Rutanen EM, et al. Heritability and risk factors of uterine fibroids – the Finnish Twin Cohort study. Maturitas 2000; 37:15–26.
179 Voorhis BJ Van, Romitti PA, Jones MP. Family history as a risk factor for development of uterine leiomyomas. Results of a pilot study. J Reprod Med 2002; 47:663–669.
180 Vikhlyaeva EM, Khodzhaeva ZS, Fantschenko ND. Familial predisposition to uterine leiomyomas. Int J Gynaecol Obstet 1995; 51:127–131.
181 McKusik V. Mendelian inheritance in man. Online: Johns Hopkins University and National Center for Biotechnology; http://www.ncbi.nlm.nih.gov/entrez/dispomim.cgi?id=150800. 2-28-2002.
182 Alam NA, Bevan S, Churchman M, et al. Localization of a gene (MCUL1) for multiple cutaneous leiomyomata and uterine fibroids to chromosome 1q42.3-q43. Am J Hum Genet 2001; 68:1264–1269.
183 Tomlinson IP, Alam NA, Rowan AJ, et al. Germline mutations in FH predispose to dominantly inherited uterine fibroids, skin leiomyomata and papillary renal cell cancer. Nat Genet 2002; 30:406–410.
184 Toro JR, Nickerson ML, Wei MH, et al. Mutations in the fumarate hydratase gene cause hereditary leiomyomatosis and renal cell cancer in families in North America. Am J Hum Genet 2003; 73:95–106.
185 Pollard PJ, Wortham NC, Tomlinson IP. The TCA cycle and tumorigenesis: the examples of fumarate hydratase and succinate dehydrogenase. Ann Med 2003; 35:632–639.
186 Eng C, Kiuru M, Fernandez MJ, Aaltonen LA. A role for mitochondrial enzymes in inherited neoplasia and beyond. Nat Rev Cancer 2003; 3:193–202.
187 Baysal BE. On the association of succinate dehydrogenase

mutations with hereditary paraganglioma. Trends Endocrinol Metab 2003; 14:453–459.

188 Dal Cin P, Morton CC. 1q42 approximately q44 is rarely cytogenetically involved in sporadic uterine leiomyomata. Cancer Genet Cytogenet 2002; 138:92–93.

189 Barker KT, Bevan S, Wang R, et al. Low frequency of somatic mutations in the FH/multiple cutaneous leiomyomatosis gene in sporadic leiomyosarcomas and uterine leiomyomas. Br J Cancer 2002; 87:446–448.

190 McKusik V. Mendelian inheritance in man. Online: Johns Hopkins University and National Center for Biotechnology; http://www.ncbi.nlm.nih.gov/entrez/dispomim.cgi?id=308940. 12-29-2003.

191 Zhou J, Mochizuki T, Smeets H, et al. Deletion of the paired alpha 5(IV) and alpha 6(IV) collagen genes in inherited smooth muscle tumors. Science 1993; 261:1167–1169.

192 Mark J, Havel G, Grepp C, et al. Chromosomal patterns in human benign uterine leiomyomas. Cancer Genet Cytogenet 1990; 44:1–13.

193 Meloni AM, Surti U, Contento AM, et al. Uterine leiomyomas: cytogenetic and histologic profile. Obstet Gynecol 1992; 80:209–217.

194 Nilbert M, Heim S, Mandahl N, et al. Karyotypic rearrangements in 20 uterine leiomyomas. Cytogenet Cell Genet 1988; 49:300–304.

195 Pandis N, Heim S, Bardi G, et al. Chromosome analysis of 96 uterine leiomyomas. Cancer Genet Cytogenet 1991; 55: 11–18.

196 Rein MS, Friedman AJ, Barbieri RL, et al. Cytogenetic abnormalities in uterine leiomyomata. Obstet Gynecol 1991; 77:923–926.

197 Heim S, Mandahl N, Kristoffersson U, et al. Structural chromosome aberrations in a case of angioleiomyoma. Cancer Genet Cytogenet 1986; 20:325–330.

198 Nilbert M, Heim S, Mandahl N, et al. Ring formation and structural rearrangements of chromosome 1 as secondary changes in uterine leiomyomas with t(12;14)(q14-15;q23-24). Cancer Genet Cytogenet 1988; 36:183–190.

199 Nilbert M, Heim S, Mandahl N, et al. Characteristic chromosome abnormalities, including rearrangements of 6p, del (7q), +12 and t(12;14), in 44 uterine leiomyomas. Hum Genet 1990; 85:605–611.

200 Nilbert M, Heim S, Mandahl N, et al. Trisomy 12 in uterine leiomyomas. A new cytogenetic subgroup. Cancer Genet Cytogenet 1990; 45:63–66.

201 Ozisik YY, Meloni AM, Powell M, et al. Chromosome 7 biclonality in uterine leiomyoma. Cancer Genet Cytogenet 1993; 67:59–64.

202 Ozisik YY, Meloni AM, Surti U, Sandberg AA. Involvement of 10q22 in leiomyoma. Cancer Genet Cytogenet 1993; 69: 132–135.

203 Ozisik YY, Meloni AM, Surti U, Sandberg AA. Deletion 7q22 in uterine leiomyoma. A cytogenetic review. Cancer Genet Cytogenet 1993; 71:1–6.

204 Ozisik YY, Meloni AM, Altungoz O, et al. Translocation (6; 10)(p21;q22) in uterine leiomyomas. Cancer Genet Cytogenet 1995; 79:136–138.

205 Rein MS, Powell WL, Walters FC, et al. Cytogenetic abnormalities in uterine myomas are associated with myoma size. Mol Hum Reprod 1998; 4:83–86.

206 Hennig Y, Deichert U, Bonk U, et al. Chromosomal translocations affecting 12q14-15 but not deletions of the long arm of chromosome 7 associated with a growth advantage of uterine smooth muscle cells. Mol Hum Reprod 1999; 5:1150–1154.

207 Schoenmakers EF, Wanschura S, Mols R, et al. Recurrent rearrangements in the high mobility group protein gene, HMGI-C, in benign mesenchymal tumours. Nat Genet 1995; 10:436–444.

208 Gattas GJ, Quade BJ, Nowak RA, Morton CC. HMGIC expression in human adult and fetal tissues and in uterine leiomyomata. Genes Chromosomes Cancer 1999; 25:316–322.

209 Quade BJ, Weremowicz S, Neskey DM, et al. Fusion transcripts involving HMGA2 are not a common molecular mechanism in uterine leiomyomata with rearrangements in 12q15. Cancer Res 2003; 63:1351–1358.

210 Schoenberg FM, Ashar HR, Krauter KS, et al. Translocation breakpoints upstream of the HMGIC gene in uterine leiomyomata suggest dysregulation of this gene by a mechanism different from that in lipomas. Genes Chromosomes Cancer 1996; 17:1–6.

211 Schoenmakers EF, Geurts JM, Kools PF, et al. A 6-Mb yeast artificial chromosome contig and long-range physical map encompassing the region on chromosome 12q15 frequently rearranged in a variety of benign solid tumors. Genomics 1995; 29:665–678.

212 Schoenmakers EF, Huysmans C, Ven WJ Van De. Allelic knockout of novel splice variants of human recombination repair gene RAD51B in t(12;14) uterine leiomyomas. Cancer Res 1999; 59:19–23.

213 Schoenmakers EF, Mols R, Wanschura S, et al. Identification, molecular cloning and characterization of the chromosome 12 breakpoint cluster region of uterine leiomyomas. Genes Chromosomes Cancer 1994; 11:106–118.

214 Sornberger KS, Weremowicz S, Williams AJ, et al. Expression of HMGIY in three uterine leiomyomata with complex rearrangements of chromosome 6. Cancer Genet Cytogenet 1999; 114:9–16.

215 Wanschura S, Hennig Y, Deichert U, et al. Molecular-cytogenetic refinement of the 12q14->q15 breakpoint region affected in uterine leiomyomas. Cytogenet Cell Genet 1995; 71:131–135.

216 Wanschura S, Kazmierczak B, Schoenmakers E, et al. Regional fine mapping of the multiple-aberration region involved in uterine leiomyoma, lipoma and pleomorphic adenoma of the salivary gland to 12q15. Genes Chromosomes Cancer 1995; 14:68–70.

217 Tallini G, Dal Cin P. HMGI(Y) and HMGI-C dysregulation: a common occurrence in human tumors. Adv Anat Pathol

1999; 6:237–246.
218 Kazmierczak B, Rosigkeit J, Wanschura S, et al. HMGI-C rearrangements as the molecular basis for the majority of pulmonary chondroid hamartomas: a survey of 30 tumors. Oncogene 1996; 12:515–521.
219 Nucci MR, Weremowicz S, Neskey DM, et al. Chromosomal translocation t(8;12) induces aberrant HMGIC expression in aggressive angiomyxoma of the vulva. Genes Chromosomes Cancer 2001; 32:172–176.
220 Staats B, Bonk U, Wanschura S, et al. A fibroadenoma with a t(4;12) (q27;q15) affecting the HMGI-C gene, a member of the high mobility group protein gene family. Breast Cancer Res Treat 1996; 38:299–303.
221 Wanschura S, Belge G, Stenman G, et al. Mapping of the translocation breakpoints of primary pleomorphic adenomas and lipomas within a common region of chromosome 12. Cancer Genet Cytogenet 1996; 86:39–45.
222 Klotzbucher M, Wasserfall A, Fuhrmann U. Misexpression of wild-type and truncated isoforms of the high-mobility group I proteins HMGI-C and HMGI(Y) in uterine leiomyomas. Am J Pathol 1999; 155:1535–1542.
223 Kazmierczak B, Bol S, Wanschura S, et al. PAC clone containing the HMGI(Y) gene spans the breakpoint of a 6p21 translocation in a uterine leiomyoma cell line. Genes Chromosomes Cancer 1996; 17:191–193.
224 Kazmierczak B, Dal Cin P, Wanschura S, et al. HMGIY is the target of 6p21.3 rearrangements in various benign mesenchymal tumors. Genes Chromosomes Cancer 1998; 23:279–285.
225 Ferry JA, Harris NL, Scully RE. Uterine leiomyomas with lymphoid infiltration simulating lymphoma. A report of seven cases. Int J Gynecol Pathol 1989; 8:263–270.
226 Maluf HM, Gersell DJ. Uterine leiomyomas with high content of mast cells. Arch Pathol Lab Med 1994; 118:712–714.
227 Orii A, Mori A, Zhai YL, et al. Mast cells in smooth muscle tumors of the uterus. Int J Gynecol Pathol 1998; 17:336–342.
228 Chuang SS, Lin CN, Li CY, Wu CH. Uterine leiomyoma with massive lymphocytic infiltration simulating malignant lymphoma. A case report with immunohistochemical study showing that the infiltrating lymphocytes are cytotoxic T cells. Pathol Res Pr 2001; 197:135–138.
229 Paik SS, Oh YH, Jang KS, et al. Uterine leiomyoma with massive lymphoid infiltration: case report and review of the literature. Pathol Int 2004; 54:343–348.
230 Vang R, Medeiros LJ, Samoszuk M, Deavers MT. Uterine leiomyomas with eosinophils: a clinicopathologic study of 3 cases. Int J Gynecol Pathol 2001; 20:239–243.
231 Stewart EA, Friedman AJ, Peck K, Nowak RA. Relative overexpression of collagen type I and collagen type III messenger ribonucleic acids by uterine leiomyomas during the proliferative phase of the menstrual cycle. J Clin Endocrinol Metab 1994; 79:900–906.
232 Stewart EA, Rhoades AR, Nowak RA. Leuprolide acetate-treated leiomyomas retain their relative overexpression of collagen type I and collagen type III messenger ribonucleic acid. J Soc Gynecol Investig 1998; 5:44–47.
233 Quade BJ, Wang TY, Sornberger K, et al. Molecular pathogenesis of uterine smooth muscle tumors from transcriptional profiling. Genes Chromosomes Cancer 2004; 40:97–108.
234 Nagel H, Brinck U, Luthje D, Fuzesi L. Plexiform leiomyoma of the uterus in a patient with breast carcinoma: case report and review of the literature. Pathology 1999; 31:292–294.
235 Seidman JD, Thomas RM. Multiple plexiform tumorlets of the uterus. Arch Pathol Lab Med 1993; 117:1255–1256.
236 Watanabe K, Ogura G, Suzuki T. Leiomyoblastoma of the uterus: an immunohistochemical and electron microscopic study of distinctive tumours with immature smooth muscle cell differentiation mimicking fetal uterine myocytes. Histopathology 2003; 42:379–386.
237 Mazur MT, Priest JB. Clear cell leiomyoma (leiomyoblastoma) of the uterus: ultrastructural observations. Ultrastruct Pathol 1986; 10:249–255.
238 Hyde KE, Geisinger KR, Marshall RB, Jones TL. The clear-cell variant of uterine epithelioid leiomyoma. An immunohistologic and ultrastructural study. Arch Pathol Lab Med 1989; 113:551–553.
239 Prayson RA, Goldblum JR, Hart WR. Epithelioid smooth-muscle tumors of the uterus: a clinicopathologic study of 18 patients. Am J Surg Pathol 1997; 21:383–391.
240 Kyriazis AP, Kyriazis AA. Uterine leiomyoblastoma (epithelioid leiomyoma) neoplasm of low-grade malignancy. A histopathologic study. Arch Pathol Lab Med 1992; 116: 1189–1191.
241 Atkins K, Bell S, Kempson RL, Hendrickson MR. Epithelioid smooth muscle tumors of the uterus. Mod Pathol 2002; 14(1):132A.
242 Karaiskos C, Pandis N, Bardi G, et al. Cytogenetic findings in uterine epithelioid leiomyomas. Cancer Genet Cytogenet 1995; 80:103–106.
243 Sargent MS, Weremowicz S, Rein MS, Morton CC. Translocations in 7q22 define a critical region in uterine leiomyomata. Cancer Genet Cytogenet 1994; 77:65–68.
244 Shintaku M. Lipoleiomyomatous tumors of the uterus: a heterogeneous group? Histopathological study of five cases. Pathol Int 1996; 46:498–502.
245 Havel G, Wedell B, Dahlenfors R, Mark J. Cytogenetic relationship between uterine lipoleiomyomas and typical leiomyomas. Virchows Arch B Cell Pathol Incl Mol Pathol 1989; 57:77–79.
246 Hu J, Surti U, Tobon H. Cytogenetic analysis of a uterine lipoleiomyoma. Cancer Genet Cytogenet 1992; 62:200–202.
247 Pedeutour F, Quade BJ, Sornberger K, et al. Dysregulation of HMGIC in a uterine lipoleiomyoma with a complex rearrangement including chromosomes 7, 12 and 14. Genes Chromosomes Cancer 2000; 27:209–215.
248 Hsieh CH, Lui CC, Huang SC, Ou YC et al. Multiple uterine angioleiomyomas in a woman presenting with severe menorrhagia. Gynecol Oncol 2003; 90:348–352.

249 Hennig Y, Caselitz J, Stern C, et al. Karyotype evolution in a case of uterine angioleiomyoma. Cancer Genet Cytogenet 1999; 108:79–80.
250 Friedrich M, Villena-Heinsen C, Mink D, et al. Leiomyosarcomas of the female genital tract: a clinical and histopathological study. Eur J Gynaecol Oncol 1998; 19:470–475.
251 Harlow BL, Weiss NS, Lofton S. The epidemiology of sarcomas of the uterus. J Natl Cancer Inst 1986; 76:399–402.
252 Leibsohn S, d'Ablaing G, Mishell DR Jr., Schlaerth JB. Leiomyosarcoma in a series of hysterectomies performed for presumed uterine leiomyomas. Am J Obstet Gynecol 1990; 162:968–974.
253 Parker WH, Fu YS, Berek JS. Uterine sarcoma in patients operated on for presumed leiomyoma and rapidly growing leiomyoma. Obstet Gynecol 1994; 83:414–418.
254 Mesia AF, Williams FS, Yan Z, Mittal K. Aborted leiomyosarcoma after treatment with leuprolide acetate. Obstet Gynecol 1998; 92:664–666.
255 Kawamura N, Iwanaga N, Hada S, et al. Transient shrinkage of a uterine leiomyosarcoma treated with GnRH agonist for a presumed uterine leiomyoma: comparison of magnetic resonance imaging finding before and during GnRH agonist treatment. Oncol Rep 2001; 8:1255–1257.
256 Lee WY, Tzeng CC, Chou CY. Uterine leiomyosarcomas coexistent with cellular and atypical leiomyomata in a young woman during the treatment with luteinizing hormone-releasing hormone agonist. Gynecol Oncol 1994; 52:74–79.
257 Salazar OM, Bonfiglio TA, Patten SF, et al. Uterine sarcomas: natural history, treatment and prognosis. Cancer 1978; 42: 1152–1160.
258 Berchuck A, Rubin SC, Hoskins WJ, et al. Treatment of uterine leiomyosarcoma. Obstet Gynecol 1988; 71:845–850.
259 Gadducci A, Landoni F, Sartori E, et al. Uterine leiomyosarcoma: analysis of treatment failures and survival. Gynecol Oncol 1996; 62:25–32.
260 Dinh TA, Oliva EA, Fuller AF Jr, et al. The treatment of uterine leiomyosarcoma: results from a 10-year experience (1990–1999) at the Massachusetts General Hospital. Obstet Gynecol Surv 2004; 59:346–347.
261 Anraku M, Yokoi K, Nakagawa K, et al. Pulmonary metastases from uterine malignancies: results of surgical resection in 133 patients. J Thorac Cardiovasc Surg 2004; 127:1107–1112.
262 Funada T, Ohno N, Noguchi T, et al. Pulmonary metastasis of uterine leiomyosarcoma 8 years after hysterectomy; report of a case. Kyobu Geka 2004; 57:509–512.
263 O'Brien JM, Brennan DD, Taylor DH, et al. Skeletal muscle metastasis from uterine leiomyosarcoma. Skeletal Radiol 2004; 33:655–659.
264 Goff BA, Rice LW, Fleischhacker D, et al. Uterine leiomyosarcoma and endometrial stromal sarcoma: lymph node metastases and sites of recurrence. Gynecol Oncol 1993; 50: 105–109.
265 Leitao MM, Sonoda Y, Brennan MF, et al. Incidence of lymph node and ovarian metastases in leiomyosarcoma of the uterus. Gynecol Oncol 2003; 91:209–212.
266 Nilbert M, Mandahl N, Heim S, et al. Chromosome abnormalities in leiomyosarcomas. Cancer Genet Cytogenet 1988; 34:209–218.
267 Sait SN, Dal Cin P, Sandberg AA. Consistent chromosome changes in leiomyosarcoma. Cancer Genet Cytogenet 1988; 35:47–50.
268 Boghosian L, Dal Cin P, Turc-Carel C, et al. Three possible cytogenetic subgroups of leiomyosarcoma. Cancer Genet Cytogenet 1989; 43:39–49.
269 Fletcher JA, Morton CC, Pavelka K, Lage JM. Chromosome aberrations in uterine smooth muscle tumors: potential diagnostic relevance of cytogenetic instability. Cancer Res 1990; 50:4092–4097.
270 Nilbert M, Mandahl N, Heim S, et al. Complex karyotypic changes, including rearrangements of 12q13 and 14q24, in two leiomyosarcomas. Cancer Genet Cytogenet 1990; 48: 217–223.
271 Nilbert M, Jin YS, Heim S, et al. Chromosome rearrangements in two uterine sarcomas. Cancer Genet Cytogenet 1990; 44:27–35.
272 Laxman R, Currie JL, Kurman RJ, et al. Cytogenetic profile of uterine sarcomas. Cancer 1993; 71:1283–1288.
273 Sreekantaiah C, Davis JR, Sandberg AA. Chromosomal abnormalities in leiomyosarcomas. Am J Pathol 1993; 142:293–305.
274 Han K, Lee W, Harris CP, et al. Comparison of chromosome aberrations in leiomyoma and leiomyosarcoma using FISH on archival tissues. Cancer Genet Cytogenet 1994; 74:19–24.
275 Iliszko M, Mandahl N, Mrozek K, et al. Cytogenetics of uterine sarcomas: presentation of eight new cases and review of the literature. Gynecol Oncol 1998; 71:172–176.
276 Levy B, Mukherjee T, Hirschhorn K. Molecular cytogenetic analysis of uterine leiomyoma and leiomyosarcoma by comparative genomic hybridization. Cancer Genet Cytogenet 2000; 121:1–8.
277 Mandahl N, Fletcher CD, Dal Cin P, et al. Comparative cytogenetic study of spindle cell and pleomorphic leiomyosarcomas of soft tissues: a report from the CHAMP Study Group. Cancer Genet Cytogenet 2000; 116:66–73.
278 Peters WA III, Howard DR, Andersen WA, Figge DC. Deoxyribonucleic acid analysis by flow cytometry of uterine leiomyosarcomas and smooth muscle tumors of uncertain malignant potential. Am J Obstet Gynecol 1992; 166:1646–1653.
279 Peters WA III, Howard DR, Andersen WA, Figge DC. Uterine smooth-muscle tumors of uncertain malignant potential. Obstet Gynecol 1994; 83:1015–1020.
280 Blom R, Guerrieri C, Stal O, et al. Leiomyosarcoma of the uterus: a clinicopathologic, DNA flow cytometric, p53 and mdm-2 analysis of 49 cases. Gynecol Oncol 1998; 68:54–61.
281 Dal Cin P, Boghosian L, Crickard K, Sandberg AA. t(10;17) as the sole chromosome change in a uterine leiomyosarcoma. Cancer Genet Cytogenet 1988; 32:263–266.

282 Quade BJ, Pinto AP, Howard DR, et al. Frequent loss of heterozygosity for chromosome 10 in uterine leiomyosarcoma in contrast to leiomyoma. Am J Pathol 1999; 154:945–950.
283 Packenham JP, du MS, Schrock E, et al. Analysis of genetic alterations in uterine leiomyomas and leiomyosarcomas by comparative genomic hybridization. Mol Carcinog 1997; 19: 273–279.
284 Hu J, Khanna V, Jones M, Surti U. Genomic alterations in uterine leiomyosarcomas: potential markers for clinical diagnosis and prognosis. Genes Chromosomes Cancer 2001; 31: 117–124.
285 Tsibris JC, Segars J, Coppola D, et al. Insights from gene arrays on the development and growth regulation of uterine leiomyomata. Fertil Steril 2002; 78:114–121.
286 Tsibris JC, Segars J, Enkemann S, et al. New and old regulators of uterine leiomyoma growth from screening with DNA arrays. Fertil Steril 2003; 80:279–281.
287 Tsibris JC, Maas S, Segars JH, et al. New potential regulators of uterine leiomyomata from DNA arrays: the ionotropic glutamate receptor GluR2. Biochem Biophys Res Commun 2003; 312:249–254.
288 Skubitz KM, Skubitz AP. Differential gene expression in leiomyosarcoma. Cancer 2003; 98:1029–1038.
289 Skubitz KM, Skubitz AP. Differential gene expression in uterine leiomyoma. J Lab Clin Med 2003; 141:297–308.
290 Catherino WH, Prupas C, Tsibris JC, et al. Strategy for elucidating differentially expressed genes in leiomyomata identified by microarray technology. Fertil Steril 2003; 80:282–290.
291 Catherino W, Salama A, Potlog-Nahari C, et al. Gene expression studies in leiomyomata: new directions for research. Semin Reprod Med 2004; 22:83–90.
292 Perrone T, Dehner LP. Prognostically favorable 'mitotically active' smooth-muscle tumors of the uterus. A clinicopathologic study of ten cases. Am J Surg Pathol 1988; 12:1–8.
293 Chen KT. Myxoid leiomyosarcoma of the uterus. Int J Gynecol Pathol 1984; 3:389–392.
294 Pounder DJ, Iyer PV. Uterine leiomyosarcoma with myxoid stroma. Arch Pathol Lab Med 1985; 109:762–764.
295 Shroff CP, Deodhar KP, Bhagwat AG. Myxoid leiomyosarcoma of the uterus – a case report with light microscopic and ultrastructural appraisal. Tumori 1984; 70:561–566.
296 Salm R, Evans DJ. Myxoid leiomyosarcoma. Histopathology 1985; 9:159–169.
297 Peacock G, Archer S. Myxoid leiomyosarcoma of the uterus: case report and review of the literature. Am J Obstet Gynecol 1989; 160:1515–1518.
298 Chang E, Shim SI. Myxoid leiomyosarcoma of the uterus: a case report and review of the literature. J Korean Med Sci 1998; 13:559–562.
299 Kasahara K, Nishida M, Iijima S, Kaneko M. Uterine myxoid leiomyosarcoma. Obstet Gynecol 2000; 95:1004–1006.
300 Mittal K, Popiolek D, Demopoulos RI. Uterine myxoid leiomyosarcoma within a leiomyoma. Hum Pathol 2000; 31: 398–400.
301 Toki N, Kashimura M, Hasegawa T, et al. Myxoid leiomyosarcoma of the uterus. Report of a case with cytologic findings. Acta Cytol 2000; 44:415–419.
302 Kaleli S, Calay Z, Ceydeli N, et al. A huge abdominal mass mimicking ovarian cancer: p53-negative but aneuploid myxoid leiomyosarcoma of the uterus. Eur J Obstet Gynecol Reprod Biol 2001; 100:96–99.
303 Kagami S, Kashimura M, Toki N, Katuhata Y. Myxoid leiomyosarcoma of the uterus with subsequent pregnancy and delivery. Gynecol Oncol 2002; 85:538–542.
304 Malhotra M, Sharma JB, Wadhwa L, Singh S. Disseminating myxoid leiomyosarcoma of the uterus. Arch Gynecol Obstet 2005; 271:166–167.
305 Atkins K, Bell S, Kempson RL, Hendrickson MR. Myxoid smooth muscle tumors of the uterus. Mod Pathol 2002; 14 (1):132A.
306 Bokhman JV, Yakovleva IA, Urmanchejeva AF. Treatment of patients with sarcoma of the uterus. Eur J Gynaecol Oncol 1990; 11:225–231.
307 Echt G, Jepson J, Steel J, et al. Treatment of uterine sarcomas. Cancer 1990; 66:35–39.
308 Major FJ, Blessing JA, Silverberg SG, et al. Prognostic factors in early-stage uterine sarcoma. A Gynecologic Oncology Group study. Cancer 1993; 71:1702–1709.
309 Dinh TA, Oliva EA, Fuller AF Jr, et al. The treatment of uterine leiomyosarcoma. Results from a 10-year experience (1990-1999) at the Massachusetts General Hospital. Gynecol Oncol 2004; 92:648–652.
310 Shpitz B, Tiomkin V, Bomstein Y, et al. Evaluation of putative molecular biomarkers in abdominal and retroperitoneal leiomyosarcomas. Eur J Surg Oncol 2001; 27:203–208.
311 Layfield LJ, Liu K, Dodge R, Barsky SH. Uterine smooth muscle tumors: utility of classification by proliferation, ploidy and prognostic markers versus traditional histopathology. Arch Pathol Lab Med 2000; 124:221–227.
312 Mayerhofer K, Lozanov P, Bodner K, et al. Ki-67 and vascular endothelial growth factor expression in uterine leiomyosarcoma. Gynecol Oncol 2004; 92:175–179.
313 Giuntoli RL, Metzinger DS, DiMarco CS, et al. Retrospective review of 208 patients with leiomyosarcoma of the uterus: prognostic indicators, surgical management and adjuvant therapy. Gynecol Oncol 2003; 89:460–469.
314 Hsieh CH, Lin H, Huang CC, et al. Leiomyosarcoma of the uterus: a clinicopathologic study of 21 cases. Acta Obstet Gynecol Scand 2003; 82:74–81.
315 Zhai YL, Kobayashi Y, Mori A, et al. Expression of steroid receptors, Ki-67 and p53 in uterine leiomyosarcomas. Int J Gynecol Pathol 1999; 18:20–28.
316 Wu X, Blanck A, Olovsson M, et al. Apoptosis, cellular proliferation and expression of p53 in human uterine leiomyomas and myometrium during the menstrual cycle and after menopause. Acta Obstet Gynecol Scand 2000; 79:397–404.
317 Hong T, Shimada Y, Uchida S, et al. Expression of angiogenic factors and apoptotic factors in leiomyosarcoma and leiomyoma. Int J Mol Med 2001; 8:141–148.

318 Mittal K, Demopoulos RI. MIB-1 (Ki-67), p53, estrogen receptor and progesterone receptor expression in uterine smooth muscle tumors. Hum Pathol 2001; 32:984–987.
319 Tsujimura A, Kawamura N, Ichimura T, et al. Telomerase activity in needle biopsied uterine myoma-like tumors: differential diagnosis between uterine sarcomas and leiomyomas. Int J Oncol 2002; 20:361–365.
320 Raspollini MR, Amunni G, Villanucci A, et al. Estrogen and progesterone receptors expression in uterine malignant smooth muscle tumors: correlation with clinical outcome. J Chemother 2003; 15:596–602.
321 Raspollini MR, Villanucci A, Amunni G, et al. C-kit expression in uterine leiomyosarcomas: an immunocytochemical study of 29 cases of malignant smooth muscle tumors of the uterus. J Chemother 2003; 15:81–84.
322 Bodner K, Bodner-Adler B, Kimberger O, et al. Bcl-2 receptor expression in patients with uterine smooth muscle tumors: an immunohistochemical analysis comparing leiomyoma, uterine smooth muscle tumor of uncertain malignant potential and leiomyosarcoma. J Soc Gynecol Investig 2004; 11:187–191.
323 Poncelet C, Fauvet R, Feldmann G, et al. Prognostic value of von Willebrand factor, CD34, CD31 and vascular endothelial growth factor expression in women with uterine leiomyosarcomas. J Surg Oncol 2004; 86:84–90.
324 Raspollini MR, Amunni G, Villanucci A, et al. c-Kit expression in patients with uterine leiomyosarcomas: a potential alternative therapeutic treatment. Clin Cancer Res 2004; 10: 3500–3503.
325 Sutton G, Blessing JA, Malfetano JH. Ifosfamide and doxorubicin in the treatment of advanced leiomyosarcomas of the uterus: a Gynecologic Oncology Group study. Gynecol Oncol 1996; 62:226–229.
326 Smith HO, Blessing JA, Vaccarello L. Trimetrexate in the treatment of recurrent or advanced leiomyosarcoma of the uterus: a phase II study of the Gynecologic Oncology Group. Gynecol Oncol 2002; 84:140–144.
327 Giuntoli RL, Bristow RE. Uterine leiomyosarcoma: present management. Curr Opin Oncol 2004; 16:324–327.
328 Myles JL, Hart WR. Apoplectic leiomyomas of the uterus. A clinicopathologic study of five distinctive hemorrhagic leiomyomas associated with oral contraceptive usage. Am J Surg Pathol 1985; 9:798–805.
329 Clement PB, Young RH, Scully RE. Diffuse, perinodular and other patterns of hydropic degeneration within and adjacent to uterine leiomyomas. Problems in differential diagnosis. Am J Surg Pathol 1992; 16:26–32.
330 Marret H, Alonso AM, Cottier JP, et al. Leiomyoma recurrence after uterine artery embolization. J Vasc Interv Radiol 2003; 14:1395–1399.
331 Moore SD, Herrick SR, Ince TA, et al. Uterine leiomyomata with t(10;17) disrupt the histone acetyltransferase MORF. Cancer Res 2004; 64:5570–5577.
332 Rein MS, Barbieri RL. Friedman AJ. Progesterone: a critical role in the pathogenesis of uterine myomas. Am J Obstet Gynecol 1995; 172:14–18.
333 Dgani R, Piura B, Ben-Baruch G, et al. Clinical-pathological study of uterine leiomyomas with high mitotic activity. Acta Obstet Gynecol Scand 1998; 77:74–77.
334 O'Connor DM, Norris HJ. Mitotically active leiomyomas of the uterus. Hum Pathol 1990; 21:223–227.
335 Prayson RA, Hart WR. Mitotically active leiomyomas of the uterus. Am J Clin Pathol 1992; 97:14–20.
336 Amada S, Nakano H, Tsuneyoshi M. Leiomyosarcoma versus bizarre and cellular leiomyomas of the uterus: a comparative study based on the MIB-1 and proliferating cell nuclear antigen indices, p53 expression, DNA flow cytometry and muscle specific actins. Int J Gynecol Pathol 1995; 14:134–142.
337 Downes KA, Hart WR. Bizarre leiomyomas of the uterus: a comprehensive pathologic study of 24 cases with long-term follow-up. Am J Surg Pathol 1997; 21:1261–1270.
338 Quade BJ, Dal Cin P, Neskey DM, et al. Intravenous leiomyomatosis: molecular and cytogenetic analysis of a case. Mod Pathol 2002; 15:351–356.
339 Dal Cin P, Quade BJ, Neskey DM, et al. Intravenous leiomyomatosis is characterized by a der(14)t(12;14)(q15; q24). Genes Chromosomes Cancer 2003; 36:205–206.
340 Quade BJ, McLachlin CM, Soto-Wright V, et al. Disseminated peritoneal leiomyomatosis. Clonality analysis by X chromosome inactivation and cytogenetics of a clinically benign smooth muscle proliferation. Am J Pathol 1997; 150:2153–166.
341 Norris HJ, Parmley T. Mesenchymal tumors of the uterus. V. Intravenous leiomyomatosis. A clinical and pathologic study of 14 cases. Cancer 1975; 36:2164–2178.
342 Evans AT III, Symmonds RE, Gaffey TA. Recurrent pelvic intravenous leiomyomatosis. Obstet Gynecol 1981; 57:260–264.
343 Cooper MM, Guillem J, Dalton J, et al. Recurrent intravenous leiomyomatosis with cardiac extension. Ann Thorac Surg 1992; 53:139–141.
344 Akatsuka N, Tokunaga K, Isshiki T, et al. Intravenous leiomyomatosis of the uterus with continuous extension into the pulmonary artery. Jpn Heart J 1984; 25:651–659.
345 Nakayama Y, Kitamura S, Kawachi K, et al. Intravenous leiomyomatosis extending into the right atrium. Cardiovasc Surg 1994; 2:642–645.
346 Arinami Y, Kodama S, Kase H, et al. Successful one-stage complete removal of an entire intravenous leiomyomatosis in the heart, vena cava and uterus. Gynecol Oncol 1997; 64: 547–550.
347 Andrade LA, Torresan RZ, Sales JF Jr, et al. Intravenous leiomyomatosis of the uterus. A report of three cases. Pathol Oncol Res 1998; 4:44–47.
348 Clement PB. Intravenous leiomyomatosis of the uterus. Pathol Annu 1988; 23:153–183.
349 Itani Y, Otsuka Y, Deguchi F, et al. A case report of intravenous leiomyomatosis extending into the heart. Heart Vessels 2000; 15:291–294.
350 Saitoh M, Hayasaka T, Nakahara K, et al. Intravenous

leiomyomatosis with cardiac extension. Gynecol Obstet Invest 2004; 58:168–170.
351 Topcuoglu MS, Yaliniz H, Poyrazoglu H, et al. Intravenous leiomyomatosis extending into the right ventricle after subtotal hysterectomy. Ann Thorac Surg 2004; 78:330–332.
352 Uchida H, Hattori Y, Nakada K, Iida T. Successful one-stage radical removal of intravenous leiomyomatosis extending to the right ventricle. Obstet Gynecol 2004; 103:1068–1070.
353 Kir G, Kir M, Gurbuz A, et al. Estrogen and progesterone expression of vessel walls with intravascular leiomyomatosis; discussion of histogenesis. Eur J Gynaecol Oncol 2004; 25: 362–366.
354 Stolf NA, Santos GG, Haddad VL, et al. Successful one-stage resection of intravenous leiomyomatosis of the uterus with extension into the heart. Cardiovasc Surg 1999; 7:661–664.
355 Whitlatch SP, Meyer RL. Recurrent endometrial stromal sarcoma resembling intravenous leiomyomatosis. Gynecol Oncol 1987; 28:121–128.
356 Hameleers JA, Zeebregts CJ, Hamerlijnck RP, et al. Combined surgical and medical approach to intravenous leiomyomatosis with cardiac extension. Acta Chir Belg 1999; 99:92–94.
357 Burke M, Opeskin K. Death due to intravenous leiomyomatosis extending to the right pulmonary artery. Pathology 2004; 36:202–203.
358 Lam PM, Lo KW, Yu MM, et al. Intravenous leiomyomatosis with atypical histologic features: a case report. Int J Gynecol Cancer 2003; 13:83–87.
359 Canzonieri V, D'Amore ES, Bartoloni G, et al. Leiomyomatosis with vascular invasion. A unified pathogenesis regarding leiomyoma with vascular microinvasion, benign metastasizing leiomyoma and intravenous leiomyomatosis. Virchows Arch 1994; 425:541–545.
360 Robboy SJ, Bentley RC, Butnor K, Anderson MC. Pathology and pathophysiology of uterine smooth-muscle tumors. Environ Health Perspect 2000; 108(Suppl 5):779–784.
361 Nguyen GK. Disseminated leiomyomatosis peritonealis: report of a case in a postmenopausal woman. Can J Surg 1993; 36:46–48.
362 Strinic T, Kuzmic-Prusac I, Eterovic D, et al. Leiomyomatosis peritonealis disseminata in a postmenopausal woman. Arch Gynecol Obstet 2000; 264:97–98.
363 Gana BM, Byrne J, McCullough J, Weaver JP. Leiomyomatosis peritonealis disseminata (LPD) with associated endometriosis: a case report. J R Coll Surg Edin 1994; 39:258–260.
364 Heinig J, Neff A, Cirkel U, Klockenbusch W. Recurrent leiomyomatosis peritonealis disseminata after hysterectomy and bilateral salpingo-oophorectomy during combined hormone replacement therapy. Eur J Obstet Gynecol Reprod Biol 2003; 111:216–218.
365 Hales HA, Peterson CM, Jones KP, Quinn JD. Leiomyomatosis peritonealis disseminata treated with a gonadotropin-releasing hormone agonist. A case report. Am J Obstet Gynecol 1992; 167:515–516.
366 Butnor KJ, Burchette JL, Robboy SJ. Progesterone receptor activity in leiomyomatosis peritonealis disseminata. Int J Gynecol Pathol 1999; 18:259–264.
367 Ghosh K, Dorigo O, Bristow R, Berek J. A radical debulking of leiomyomatosis peritonealis disseminata from a colonic obstruction: a case report and review of the literature. J Am Coll Surg 2000; 191:212–215.
368 Abulafia O, Angel C, Sherer DM, et al. Computed tomography of leiomyomatosis peritonealis disseminata with malignant transformation. Am J Obstet Gynecol 1993; 169:52–54.
369 Rubin SC, Wheeler JE, Mikuta JJ. Malignant leiomyomatosis peritonealis disseminata. Obstet Gynecol 1986; 68:126–130.
370 Akkersdijk GJ, Flu PK, Giard RW, et al. Malignant leiomyomatosis peritonealis disseminata. Am J Obstet Gynecol 1990; 163:591–593.
371 Raspagliesi F, Quattrone P, Grosso G, et al. Malignant degeneration in leiomyomatosis peritonealis disseminata. Gynecol Oncol 1996; 61:272–274.
372 Fulcher AS, Szucs RA. Leiomyomatosis peritonealis disseminata complicated by sarcomatous transformation and ovarian torsion: presentation of two cases and review of the literature. Abdom Imaging 1998; 23:640–644.
373 Bekkers RL, Willemsen WN, Schijf CP, et al. Leiomyomatosis peritonealis disseminata: does malignant transformation occur? A literature review. Gynecol Oncol 1999; 75:158–163.
374 Alaniz SA, Castaneda DY. Disseminated peritoneal leiomyomatosis with malignant degeneration. A case report. Gynecol Obstet Mex 1994; 62:336–340.
375 Kitazawa S, Shiraishi N, Maeda S. Leiomyomatosis peritonealis disseminata with adipocytic differentiation. Acta Obstet Gynecol Scand 1992; 71:482–484.
376 Lau WY, Leung ML, Chow CH, Li AK. Leiomyomatosis peritonealis disseminata. Aust N Z J Surg 1990; 60:232–234.
377 Due W, Pickartz H. Immunohistologic detection of estrogen and progesterone receptors in disseminated peritoneal leiomyomatosis. Int J Gynecol Pathol 1989; 8:46–53.
378 Silva EG, Ross JL, Gershenson DM, et al. Peritoneal lesions in guinea pigs treated with hormones. Int J Gynecol Pathol 2002; 21:412–415.
379 Jeffers M, Cowan C, Lunan CB. Degenerative changes in myometrium simulating diffuse leiomyomatosis after treatment with gonadotrophin releasing hormone analogue. J Clin Pathol 1995; 48:278–280.
380 Baschinsky DY, Isa A, Niemann TH, et al. Diffuse leiomyomatosis of the uterus: a case report with clonality analysis. Hum Pathol 2000; 31:1429–1432.
381 Esteban JM, Allen WM, Schaerf RH. Benign metastasizing leiomyoma of the uterus: histologic and immunohistochemical characterization of primary and metastatic lesions. Arch Pathol Lab Med 1999; 123:960–962.
382 Kayser K, Zink S, Schneider T, et al. Benign metastasizing leiomyoma of the uterus: documentation of clinical, immunohistochemical and lectin – histochemical data of ten cases.

Virchows Arch 2000; 437:284–292.

383 Tietze L, Gunther K, Horbe A, et al. Benign metastasizing leiomyoma: a cytogenetically balanced but clonal disease. Hum Pathol 2000; 31:126–128.

384 Nucci MR, Dal Cin P, Drapkin R, et al. Unique cytogenetic profile in so-called benign metastasizing leiomyomata: evidence of a distinct clinicopathological entity. Mod Pathol 2003; 16(1):202A.

385 Ferenczy A. Pathophysiology of adenomyosis. Hum Reprod Update 1998; 4:312–322.

386 Benson RC, Sneeden VD. Adenomyosis: a reappraisal of symptomatology. Am J Obstet Gynecol 1958; 76:1044–1057.

387 Owolabi TO, Strickler RC. Adenomyosis: a neglected diagnosis. Obstet Gynecol 1977; 50:424–427.

388 Matsumoto Y, Iwasaka T, Yamasaki F, Sugimori H. Apoptosis and Ki-67 expression in adenomyotic lesions and in the corresponding eutopic endometrium. Obstet Gynecol 1999; 94: 71–77.

389 Goswami A, Khemani M, Logani KB, Anand R. Adenomyosis: diagnosis by hysteroscopic endomyometrial biopsy, correlation of incidence and severity with menorrhagia. J Obstet Gynaecol Res 1998; 24:281–284.

390 Kim MD, Won JW, Lee DY, Ahn CS. Uterine artery embolization for adenomyosis without fibroids. Clin Radiol 2004; 59:520–526.

391 Pandis N, Karaiskos C, Bardi G, et al. Chromosome analysis of uterine adenomyosis. Detection of the leiomyoma-associated del(7q) in three cases. Cancer Genet Cytogenet 1995; 80:118–120.

392 Clement PB, Scully RE. Müllerian adenosarcoma of the uterus: a clinicopathologic analysis of 100 cases with a review of the literature. Hum Pathol 1990; 21:363–381.

393 Clement PB. Müllerian adenosarcomas of the uterus with sarcomatous overgrowth. A clinicopathological analysis of 10 cases. Am J Surg Pathol 1989; 13:28–38.

394 Verschraegen CF, Vasuratna A, Edwards C, et al. Clinicopathologic analysis of Müllerian adenosarcoma: the M.D. Anderson Cancer Center experience. Oncol Rep 1998; 5: 939–944.

395 Mignotte H, Lasset C, Bonadona V, et al. Iatrogenic risks of endometrial carcinoma after treatment for breast cancer in a large French case-control study. Federation Nationale des Centres de Lutte Contre le Cancer (FNCLCC). Int J Cancer 1998; 76:325–330.

396 Pukkala E, Kyyronen P, Sankila R, Holli K. Tamoxifen and toremifene treatment of breast cancer and risk of subsequent endometrial cancer: a population-based case-control study. Int J Cancer 2002; 100:337–341.

397 Clement PB, Scully RE. Müllerian adenosarcomas of the uterus with sex cord-like elements. A clinicopathologic analysis of eight cases. Am J Clin Pathol 1989; 91:664–672.

398 Jones MW, Lefkowitz M. Adenosarcoma of the uterine cervix: a clinicopathological study of 12 cases. Int J Gynecol Pathol 1995; 14:223–229.

399 Zaloudek CJ, Norris HJ. Adenofibroma and adenosarcoma of the uterus: a clinicopathologic study of 35 cases. Cancer 1981; 48:354–366.

400 Clement PB, Scully RE. Endometrial stromal sarcomas of the uterus with extensive endometrioid glandular differentiation: a report of three cases that caused problems in differential diagnosis. Int J Gynecol Pathol 1992; 11:163–173.

401 Tai LH, Tavassoli FA. Endometrial polyps with atypical (bizarre) stromal cells. Am J Surg Pathol 2002; 26:505–509.

402 Amant F, Schurmans K, Steenkiste E, et al. Immunohistochemical determination of estrogen and progesterone receptor positivity in uterine adenosarcoma. Gynecol Oncol 2004; 93:680–685.

403 Vang R, Kempson RL. Perivascular epithelioid cell tumor ('PEComa') of the uterus: a subset of HMB-45-positive epithelioid mesenchymal neoplasms with an uncertain relationship to pure smooth muscle tumors. Am J Surg Pathol 2002; 26:1–13.

404 Folpe AL, Goodman ZD, Ishak KG, et al. Clear cell myomelanocytic tumor of the falciform ligament/ligamentum teres: a novel member of the perivascular epithelioid clear cell family of tumors with a predilection for children and young adults. Am J Surg Pathol 2000; 24:1239–1246.

405 Bonetti F, Martignoni G, Colato C, et al. Abdominopelvic sarcoma of perivascular epithelioid cells. Report of four cases in young women, one with tuberous sclerosis. Mod Pathol 2001; 14:563–568.

406 Bonetti F, Pea M, Martignoni G, et al. Clear cell ('sugar') tumor of the lung is a lesion strictly related to angiomyolipoma – the concept of a family of lesions characterized by the presence of the perivascular epithelioid cells (PEC). Pathology 1994; 26:230–236.

407 Chan JK, Tsang WY, Pau MY, et al. Lymphangiomyomatosis and angiomyolipoma: closely related entities characterized by hamartomatous proliferation of HMB-45-positive smooth muscle. Histopathology 1993; 22:445–455.

408 Silva EG, Deavers MT, Bodurka DC, Malpica A. Uterine epithelioid leiomyosarcomas with clear cells: reactivity with HMB-45 and the concept of PEComa. Am J Surg Pathol 2004; 28:244–249.

21

输卵管和阔韧带

The fallopian tube and broad ligament

Priscilla S. Chang 和
Christopher P. Crum 著
唐建武译

引言 Introduction

输卵管在以下四种情况需引起外科病理医师的注意：(1) 为了绝育而中断输卵管，病理医师必须确认这种情况；(2) 输卵管作为子宫切除的一部分，需进行常规检查；(3) 输卵管因为特殊原因而被切除，通常为输卵管妊娠，或者在少数情况下是因为输卵管肿瘤；(4) 输卵管是筛查卵巢癌或Müller肿瘤分期的一个重要部分。这些情况中每一种都要求病理医师具有有用的输卵管解剖学知识和认识早期输卵管癌的细微表现。

输卵管解剖学和组织学 Tubal anatomy and histology

输卵管起源于 Müller 管（副中肾管），位于卵巢和子宫之间的阔韧带内（见第1章）。输卵管大致分为3个解剖学区域。输卵管远端部分（漏斗部）扩张，开口于腹腔并被伞端突起包绕（图 21.1）。漏斗部与壶腹部相连，之后逐渐变窄直至接近峡部，峡部最后终止于子宫肌壁内。横切面观察时输卵管可区分为三层，即表面黏膜层、固有层和肌层，这种分层在壶腹部最为明显（图 21.2）。黏膜由非复层内衬上皮构成，包括三种不同类型的细胞，纤毛细胞、分泌细胞和嵌入细胞（图21.3）。最常见的细胞是纤毛细胞，其次是分泌细胞，二者占细胞总数的 90% 以上。纤毛细胞对卵子的转运起关键作用。分泌细胞具有梭形细胞核和顶端分泌空泡，空泡在 HE 染色切片中常呈蓝色。嵌入细胞被推测是一种变异的分泌细胞，散在于纤毛细胞之间，细胞核变长。根据输卵管部位的不同，这些细胞之间的比例也有所变化，这是输卵管上皮差异很大的原因（见下）。在上皮间质交界的部位有散在的淋巴细胞，表明可能是局部免疫系统的一种形式。第二层位于黏膜下方，由伴有疏松结缔组织的固有层构成。在正常输卵管，这一部分形成很多细长的皱褶，称为输卵管皱襞。皱襞结构的完整性与卵子转运相关。第三层是由环形平滑肌纤维构成的肌层。最外层由浆膜面和浆膜下疏松结缔组织构成（图21.2）。输卵管峡部还含有另外的内纵肌层（图 21.2c）[1]。

根据生育年龄、激素状况和输卵管部位的不同，病理医师将会见到输卵管黏膜细胞构成上的变化。随着年龄的增长，由于输卵管内衬上皮的收缩和上皮复杂性消失，皱襞逐渐变得越来越钝（图21.4）。这和绝经后子宫内膜发生的变化类似。第二种变化是上皮厚度和成分的改变。在输卵管的伞端部分，纤毛细胞较为显著。分泌细胞的数量和间距也有变化。某些部位的分泌细胞可能表现为增生，取代短而直的黏膜，或可能在小部分区域内成簇状突向管腔。结果将导致上皮复层化的改变。上述改变大多数是生理性的；但是病理医师必须熟悉这些变化，以便与输卵管肿瘤形成相区别。有些作者曾经报道在输卵管黏膜存在非典型性增生和早期上皮内癌，尤其是在伴有BRCA突变的患者。但是，究竟哪些改变意味着早期肿瘤形成仍有争议，只有当病理医师广泛了解正常情况下所发生的变化，才能做出鉴别[2-4]。图21.5将一些常见的可能是生理性变化的类型与结构变化不显著但肯定是恶性的上皮进行了对比。这些变化的重要性在于要和输卵管上皮内肿瘤形成（aka 原位癌，aka carcinoma *in situ*）相区别，随着预防性输卵管－卵巢切除术

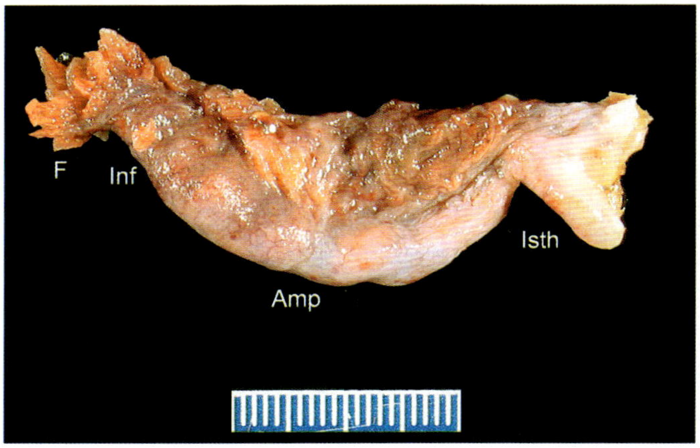

图 21.1 输卵管大体照片和组成，包括伞端（F）、漏斗部（Inf）、壶腹部（Amp）和峡部（Isth）。

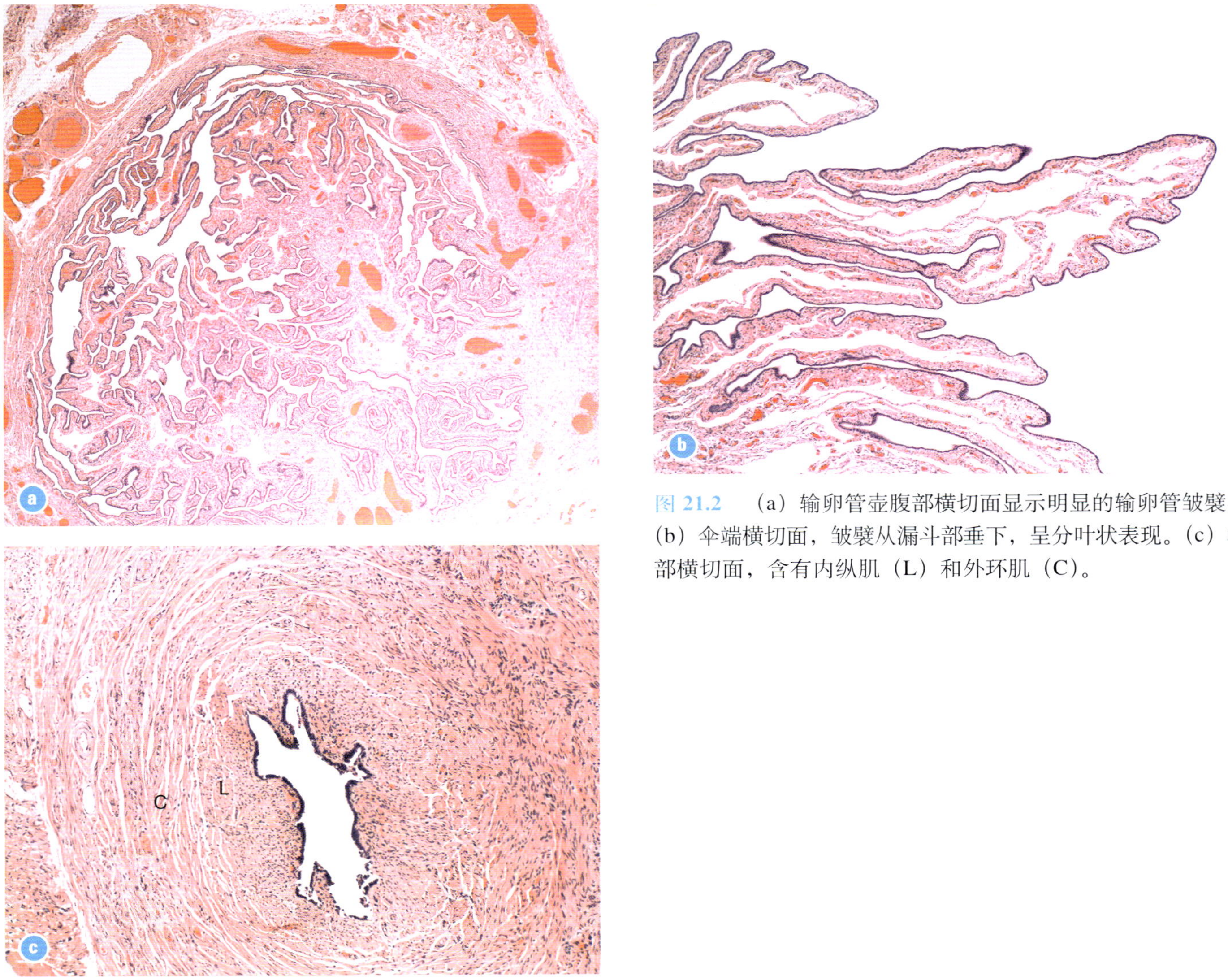

图 21.2 (a) 输卵管壶腹部横切面显示明显的输卵管皱襞。(b) 伞端横切面，皱襞从漏斗部垂下，呈分叶状表现。(c) 峡部横切面，含有内纵肌（L）和外环肌（C）。

应用的增加，这种训练将会变得更为重要。这将在随后部分进行讨论。

常见接收标本的处理 Approach to commonly received specimens

输卵管结扎 TUBAL LIGATION

输卵管结扎术的目的是消除随后妊娠的危险性。在美国，大约 1/4 的育龄妇女依靠夫妻中一方绝育来达到避孕的目的[5]。输卵管绝育术成功率大约在 98%。值得注意的是，确有绝育失败者，且在手术之后 2 ~ 3 年发生的危险性最大；其中30%导致异位妊娠。输卵管绝育的缺点包括疼痛、月经改变、性交困难、性欲改变以及妇科手术危险性的增加。好处包括降低发生卵巢癌的危险性和改善家庭生活[5-8]。

当输卵管被切断和结扎时，临床医师在腹腔镜的引导下取出一段输卵管并送到病理医师处以便证实：(a) 输卵管存在；(b) 存在一个完整的横切面。病理医师要证

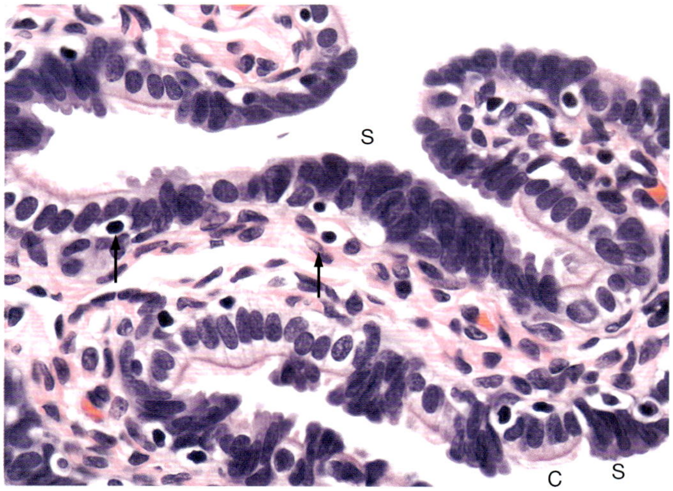

图21.3 输卵管黏膜的高倍镜下所见。分泌细胞（S）核深染细长，在这张切片中显著，核突向腔面，并混有纤毛细胞（C）。这两种类型细胞占输卵管上皮的90%以上。基底部偶有淋巴细胞，核呈圆形（箭头）。

实这两点并签发报告，即存在部分输卵管并有完整的横切面。病理医师还必须报告输卵管存在的任何异常，尽管大多数是陈旧性炎症（表现为慢性滤泡性输卵管炎）、

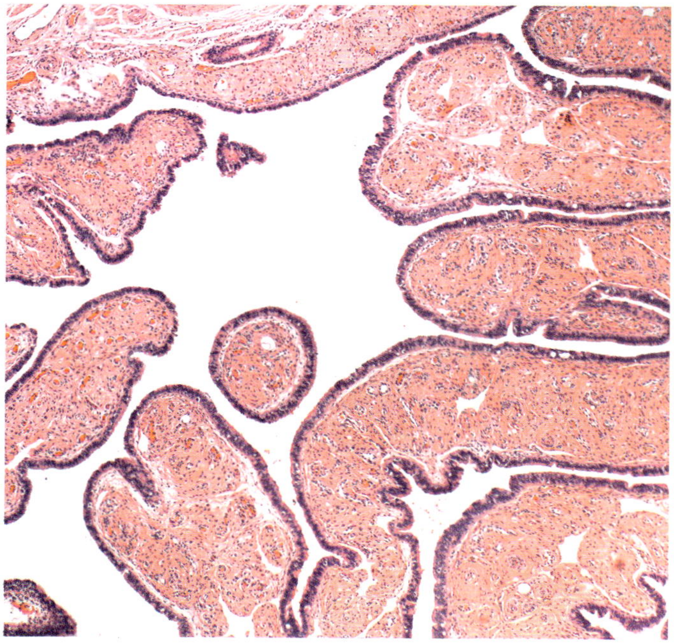

图21.4 萎缩的输卵管，输卵管皱襞粗钝，固有层胶原化（与图 21.2 a 比较）。

输卵管内膜异位症和输卵管周围粘连。在分娩时进行的输卵管结扎，送检标本中常可见黏膜存在局部异位蜕膜改变（图21.6 a）。这些变化偶尔在接受激素治疗的女性所切除的标本中见到[7]。在输卵管结扎或常规子宫切除术中，输卵管的另一个常见病变是炎细胞的存在。其中包括伴随手术操作而出现的中性粒细胞在黏膜下小静脉的边集（图21.6 b），或围生期输卵管结扎标本偶有浆细胞存在。这些改变常见，且不伴有输卵管炎的其他特点。

在评价输卵管标本时，病理医师会面对4种潜在的陷阱。第一，在缺乏管腔时诊断输卵管。因为圆韧带可能类似于输卵管，所以病理医师必须要求管腔的存在（图21.7a）。第二，将带有残留皱襞的输卵管旁囊肿误归类为输卵管的一部分或输卵管积水。输卵管旁囊肿囊壁一般很薄，只含有很少的平滑肌（图21.7b）。第三，将一段输尿管误诊为输卵管。这种情况在外科医师或有经验的组织学家不大可能发生。第四，将烧灼术的人为假象误诊为肿瘤[8]。

输卵管再吻合 TUBAL RE-ANASTOMOSIS

在某些情况下，临床医师会试图重新吻合输卵管以便恢复生育能力。大约55%的病例获得成功[9]。这种手术一般必须切除某一部分输卵管，送交病理医师检查。这一部分输卵管最常见的病变是由于以前结扎造成的黏膜皱襞缺乏或小灶性输卵管积水。除了确认没有重要异常（活动性炎症或肿瘤）之外，病理医师的作用是确定组织的来源。

带有输卵管的子宫切除术 HYSTERECTOMIES WITH ATTACHED TUBES

在常规子宫切除术中，可用肉眼检查输卵管以排除并存的疾病。总的来说，可能遇到以下情况：

残留与化生 Rests and metaplasias

最常见的残留是 *Walthard 细胞残留*（*Walthard cell rests*），由间皮细胞的移行细胞化生而成（图21.8a）。这些残留最常见于伞端附近，但也可能见于输卵管任何节

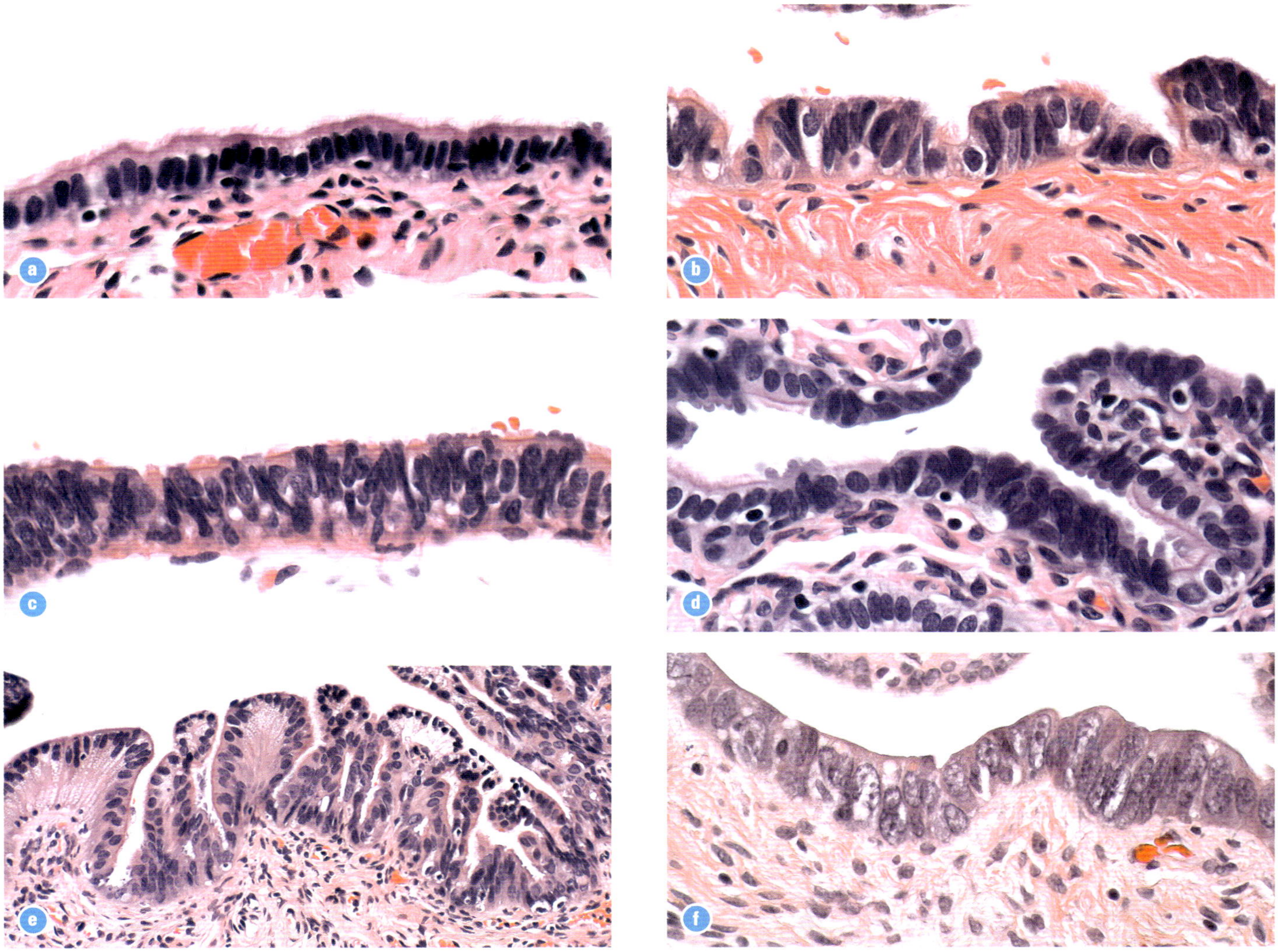

图 21.5 成人输卵管黏膜的变化。(a) 主要为非复层的纤毛上皮。(b) 由于纤毛细胞和分泌细胞混合存在，导致局部上皮厚度不一致。(c) 假复层黏膜。(d) 局部分泌细胞（和嵌入细胞）聚集使细胞密度增加。(e) 微乳头状结构，可能是由于上皮不规则生长造成的。(f) 输卵管癌（上皮内癌）；注意纤毛缺如并具有显著的核非典型性。

段的浆膜或邻近浆膜处。它们很可能是通过储备细胞发展而来（图21.8b）。输卵管系膜内间皮囊肿的移行细胞化生支持这种看法（见下）。内衬细胞的特征是具有小而一致的梭形细胞核，具有核沟（图21.8c）。*肾上腺残留*（*adrenal rests*）是由肾上腺皮质细胞构成的分散的显微镜下小结节，一般位于输卵管系膜结缔组织内（图21.8d）。它们可能起源于肾上腺祖细胞，在发育过程中随中肾被带入。残留的肾上腺为良性，但可能酷似生成类固醇的细胞，后者偶尔富含脂质，与肾上腺细胞相似。然而，生成类固醇的细胞位于卵巢门，而不是位于输卵管周围的结缔组织中。

囊肿 Cysts

输卵管旁囊肿可以分为以下几类：

巨大输卵管旁 Müller 囊肿（卵巢冠囊状附件）Large paratubal Müllerian cysts（hydatids of Morgagni）

这些囊肿可能通过三种不同方式发生。第一，由间皮表面的 Müller 上皮转化而来。第二，来源于隐藏在输

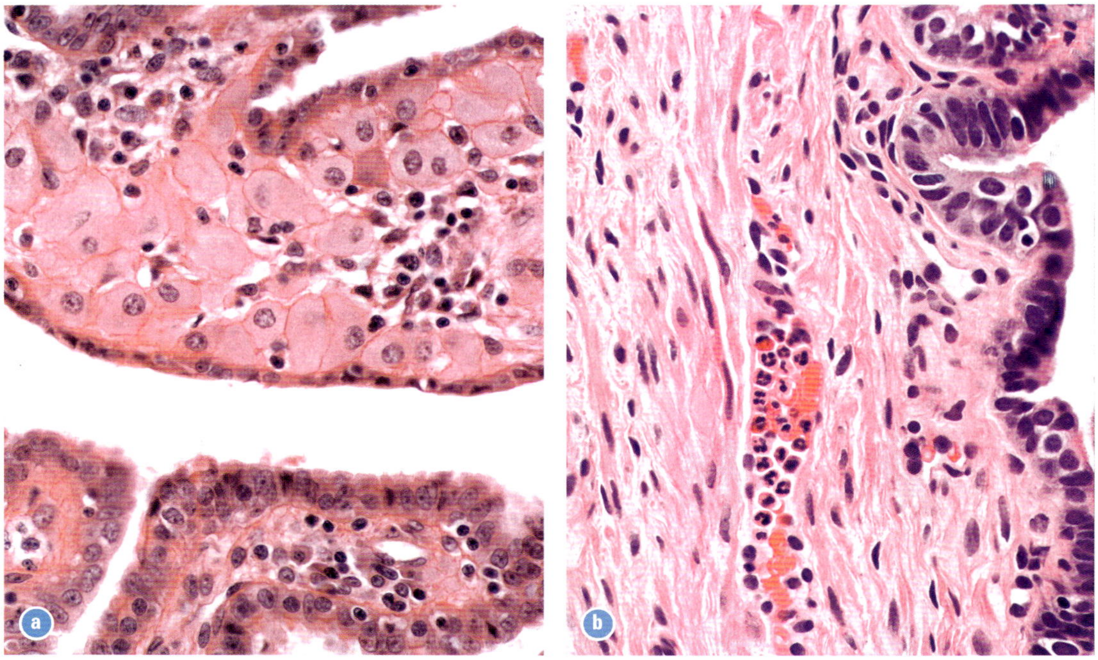

图 21.6 (a) 输卵管黏膜局部呈异位蜕膜改变，这是围生期输卵管结扎标本的常见特点。(b) 与手术操作有关的中性粒细胞边集。

卵管系膜内的输卵管上皮，这种上皮分离并形成囊肿。第三，来源于副中肾管的残留。后者可能性最大，因为这些囊肿的特点是与输卵管紧密相伴（虽然不是一成不变的），典型的还有结缔组织细带和输卵管相连[10, 11]。输卵管旁 Müller 囊肿的特征是，具有菲薄半透明的囊壁（图21.9a），囊壁含有纤细的间叶组织和数量不等的平滑肌（图21.9b）。可能存在皱襞，但是散在，内衬上皮具有纤毛（图21.9c）。输卵管旁囊肿缺乏发育良好的平滑肌壁，这可与输卵管（输卵管积水）相鉴别；它也不同于浆液性囊腺瘤，因为它非常类似于输卵管上皮，偶有

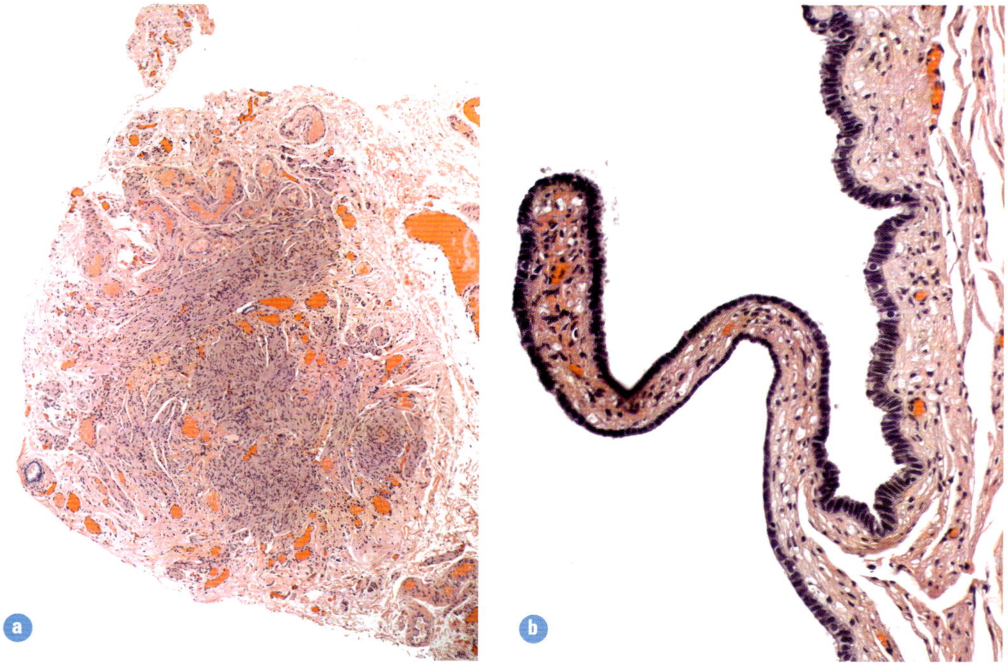

图 21.7 与正常输卵管类似的结构。(a) 圆韧带。(b) 伴有退化皱襞的输卵管旁囊肿可能被误认为输卵管的一部分。

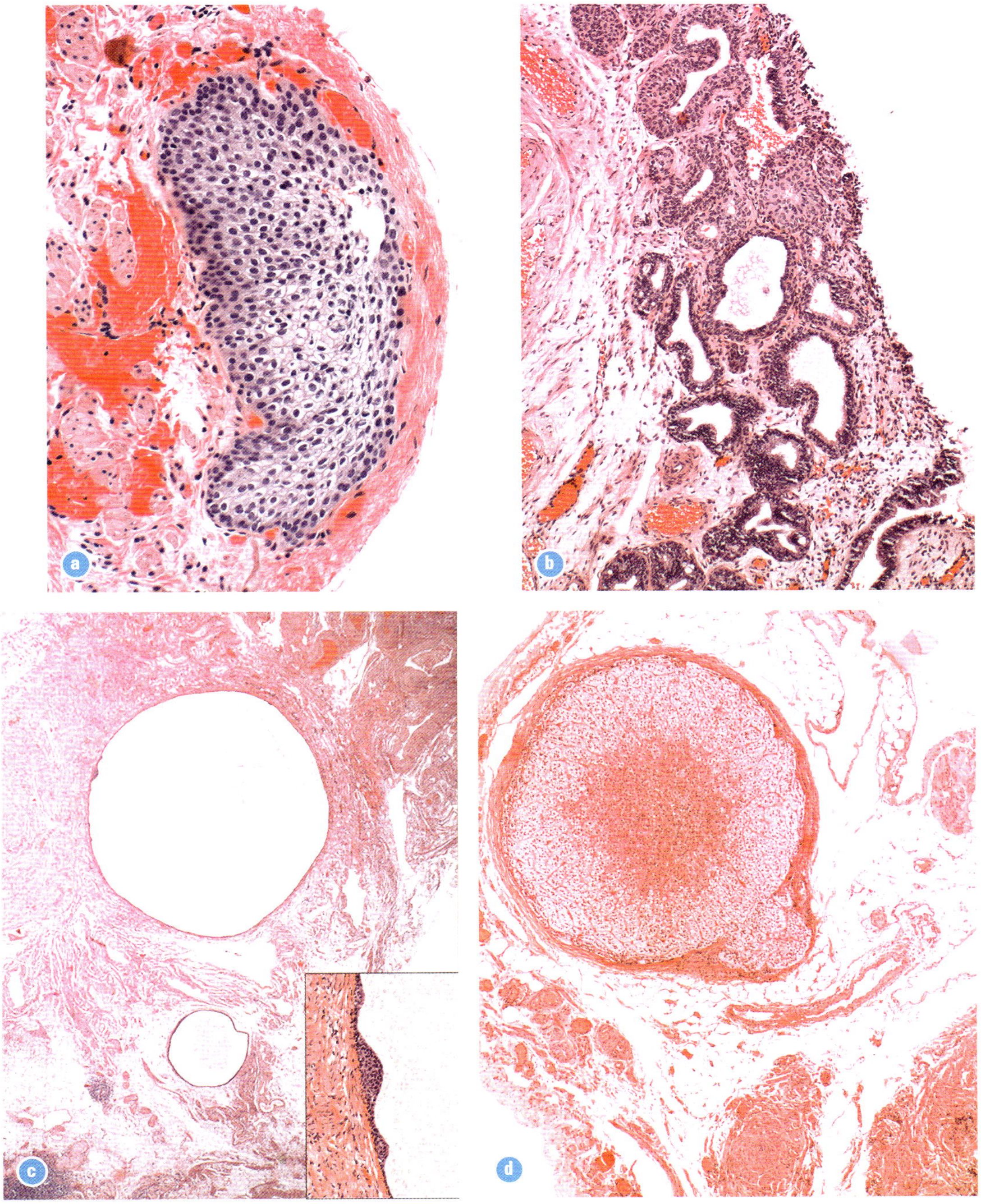

图21.8 (a) Walthard细胞残留。(b) 位于伞端柱状上皮下的储备细胞（下）扩展形成输卵管的移行细胞（上）。(c) 囊性Walthard细胞残留，见于输卵管旁囊肿的移行上皮分化（插图，右下）。(d) 输卵管旁软组织中异位的肾上腺组织。

退化的皱襞，尤其是缺乏象征囊瘤的胶原化的致密囊壁。囊腺瘤将在下面讨论。

输卵管内膜异位症 Endosalpingiosis

这很可能是包裹在输卵管系膜内的良性输卵管上皮细胞的种植（图21.10）。同样的上皮性囊肿可能见于卵巢皮质、肠系膜和淋巴结，这种分布可以排除其来源于副中肾管（Müller管）的残留。输卵管内膜异位症也不同于子宫内膜异位症，因其有发育良好的内衬纤毛细胞，而且缺乏子宫内膜间质或出血。

间皮（和单纯性）囊肿 Mesothelial (and simple) cysts

内衬间皮的囊肿呈现一系列的组织学表现。首先表现为囊性粘连 (cystic adhesions)，囊性粘连只是含有

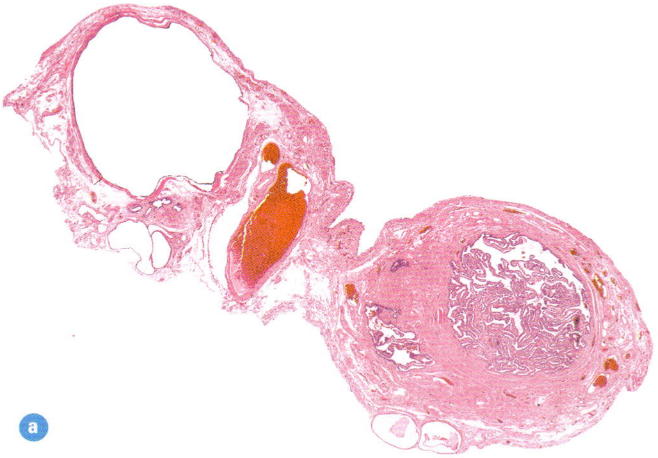

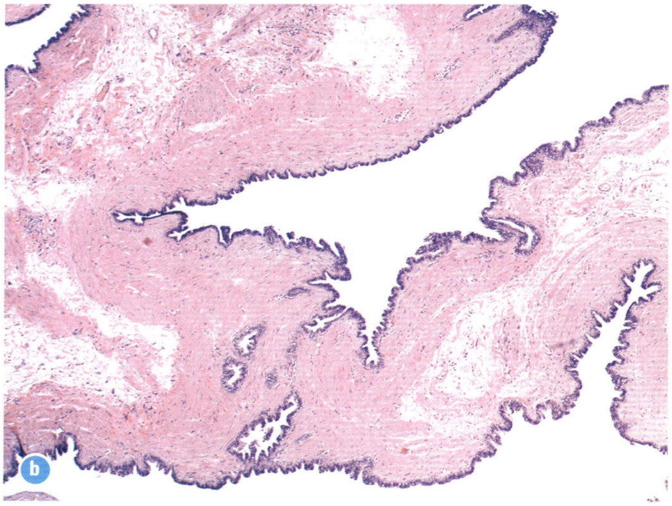

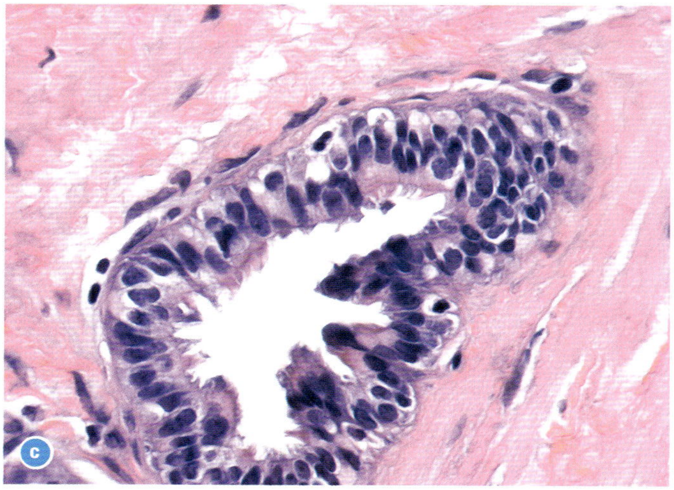

图 21.9 （a）输卵管旁 Müller 囊肿（卵巢冠囊状附件），由纤细的软组织蒂悬挂于输卵管上。（b）囊肿壁伴有退化的皱襞。（c）内衬纤毛上皮。

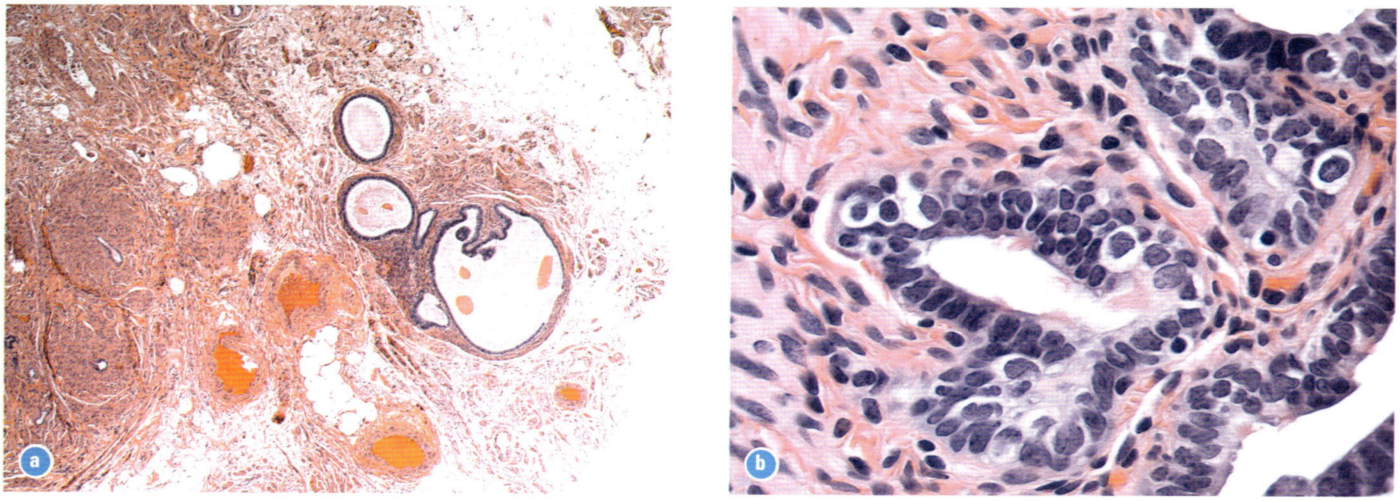

图 21.10 （a）阔韧带内输卵管内膜异位症，邻近圆韧带。（b）圆韧带内输卵管内膜异位症，由纤毛上皮构成。

透明液体的复杂粘连（图21.11a）。可能与之有关的一种病变是*多房性囊肿*（*multilocular cyst*）伴有间皮增生，这种病变很可能是炎症的表现（图21.12）。这些囊肿还可能出现鳞状上皮或移行上皮化生，类似于Walthard细胞残留（图 21.11b 和 21.12b）。乳头状间皮增生比较少见（图21.12c）。另外一种孤立性囊肿内衬立方上皮，纤维性囊壁明显胶原化，通常称作*单纯性囊肿*（*simple cyst*）。一般认为多数单纯性囊肿是上皮性囊肿而不是间皮性囊肿，但是在缺乏明显纤毛的情况下，病理医师可能会选择将其划分为单纯性囊肿，而不是单房性囊腺瘤（图 21.13）。

子宫内膜异位症 Endometriosis

子宫内膜异位症极为普遍，见于大约10%的输卵管标本[11-17]。子宫内膜异位症的可能起源在第23章和第24章中讨论，包括由体腔上皮转化而来以及月经期子宫内膜迁移植入输卵管。在输卵管，子宫内膜异位症的重要性在于，它与年轻女性不孕以及随着年龄增长发生恶性肿瘤的危险性增加有关。

影响子宫内膜异位症患者不孕的主要因素是输卵管的状态，输卵管没有异常时妊娠成功率在50%以上，而双侧输卵管阻塞时则降至 0。相比之下，卵巢和直肠子宫陷凹病变则不影响妊娠率[16]。病史和盆腔检查对病情预测价值有限；许多病变不活动，是通过腹腔镜检查发现的[17]。

输卵管子宫内膜异位症有几种形态学表现。首先是经典子宫内膜异位症，其特征是在输卵管肌层或比较常见的是在浆膜下或输卵管系膜，出现子宫内膜腺体和间质（图21.14）。比较新鲜的病变非常类似于正常子宫内膜（图 21.14a）。由扩张腺体及围绕腺体的纤维组织和含铁血黄素组成的病变，较常见于自然病程的后期（图21.14b）。有些病例病变比较轻微，出现在输卵管的浆膜面和阔韧带，仅见少量上皮和吞噬含铁血黄素的巨噬细胞（图21.14c）。子宫内膜异位症的一个常见但不具有特异性的特点是出现散在的浆细胞（图21.14d）。然而，浆细胞的出现并无诊断意义。同样，如无子宫内膜间质及Müller上皮，含铁血黄素的出现也不足以诊断子宫内膜异位症。

有趣的是，子宫内膜异位症可能与输卵管内衬的炎症性改变有关，包括滤泡性输卵管炎。某些作者提出，输卵管炎与子宫内膜异位症有关，提示前者是这些患者输卵管相关性不孕的一个机制。这与输卵管粘连与妊娠成功率密切相关这一事实相符合[16]。

假黄瘤性输卵管炎 Pseudoxanthomatous salpingitis

假黄瘤性输卵管炎是一种与子宫内膜内膜异位症相关的少见病变，由膨大的输卵管皱襞组成，内含大量色素性组织细胞。该病与见于子宫内膜异位症患者盆腔其

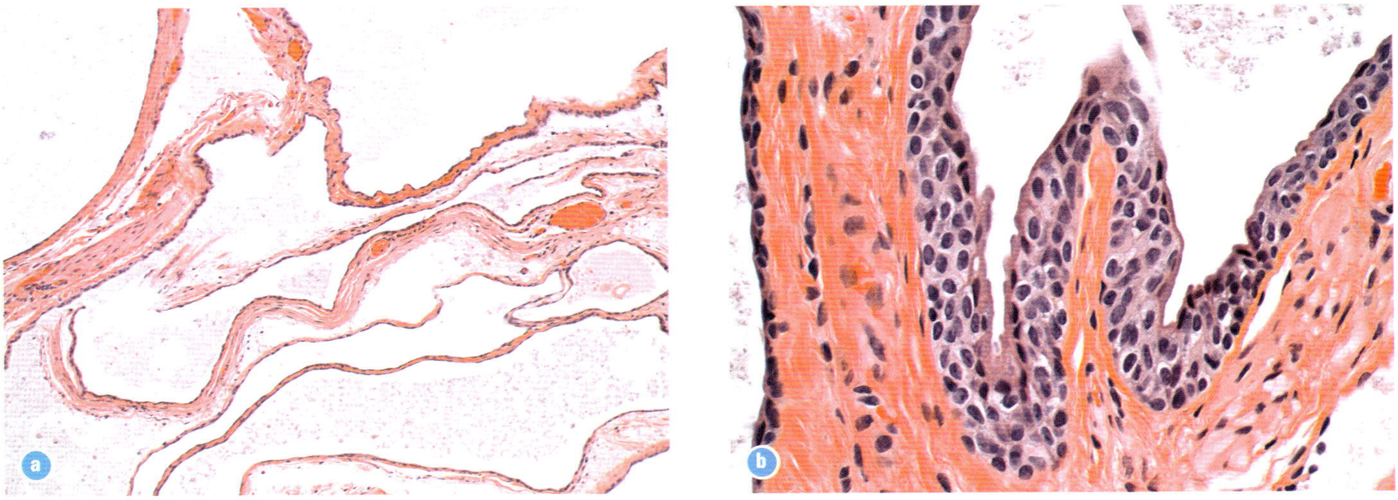

图 21.11 （a）囊性粘连。（b）高倍镜下，局灶性移行上皮化生。

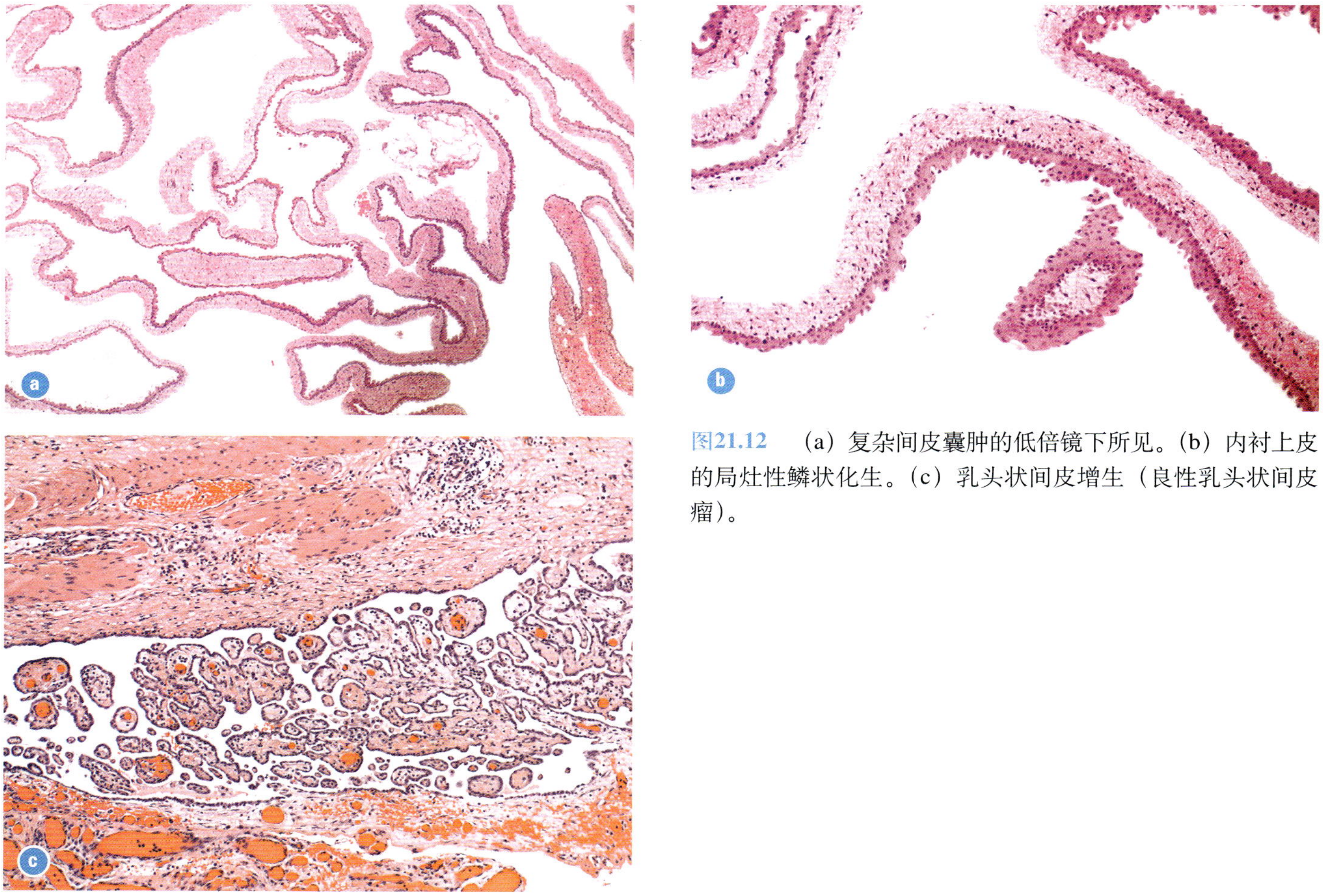

图21.12 (a) 复杂间皮囊肿的低倍镜下所见。(b) 内衬上皮的局灶性鳞状化生。(c) 乳头状间皮增生（良性乳头状间皮瘤）。

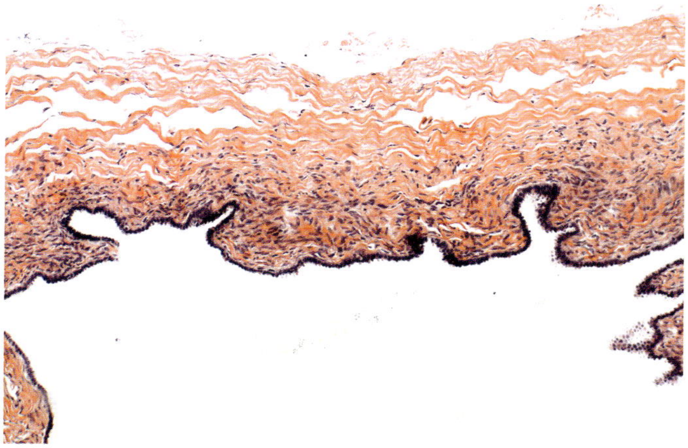

图 21.13 单纯性囊肿，伴有间质胶原化。

他部位的黄瘤性假瘤相似（图21.15a，b）[18]。这种病变的来源还不清楚，但可能与输卵管管腔直接出血伴有巨噬细胞反应有关。

黄色肉芽肿性输卵管炎 Xanthogranulomatous salpingitis

与假黄瘤性输卵管炎不同，黄色肉芽肿性输卵管炎与输卵管显著的炎症过程及典型的盆腔长期炎性病史有关。本病特征为输卵管管壁内出现泡沫状组织细胞和炎症细胞，以炎症细胞较为显著（图 21.16a，b）[19]。

某些黄色肉芽肿性输卵管炎的发生与应用对比剂（碘化油）的反应有关。在这种情况下，黏膜固有层内可见相应于异物的散在的空泡聚集，伴有继发性肉芽肿性炎症[20, 21]。

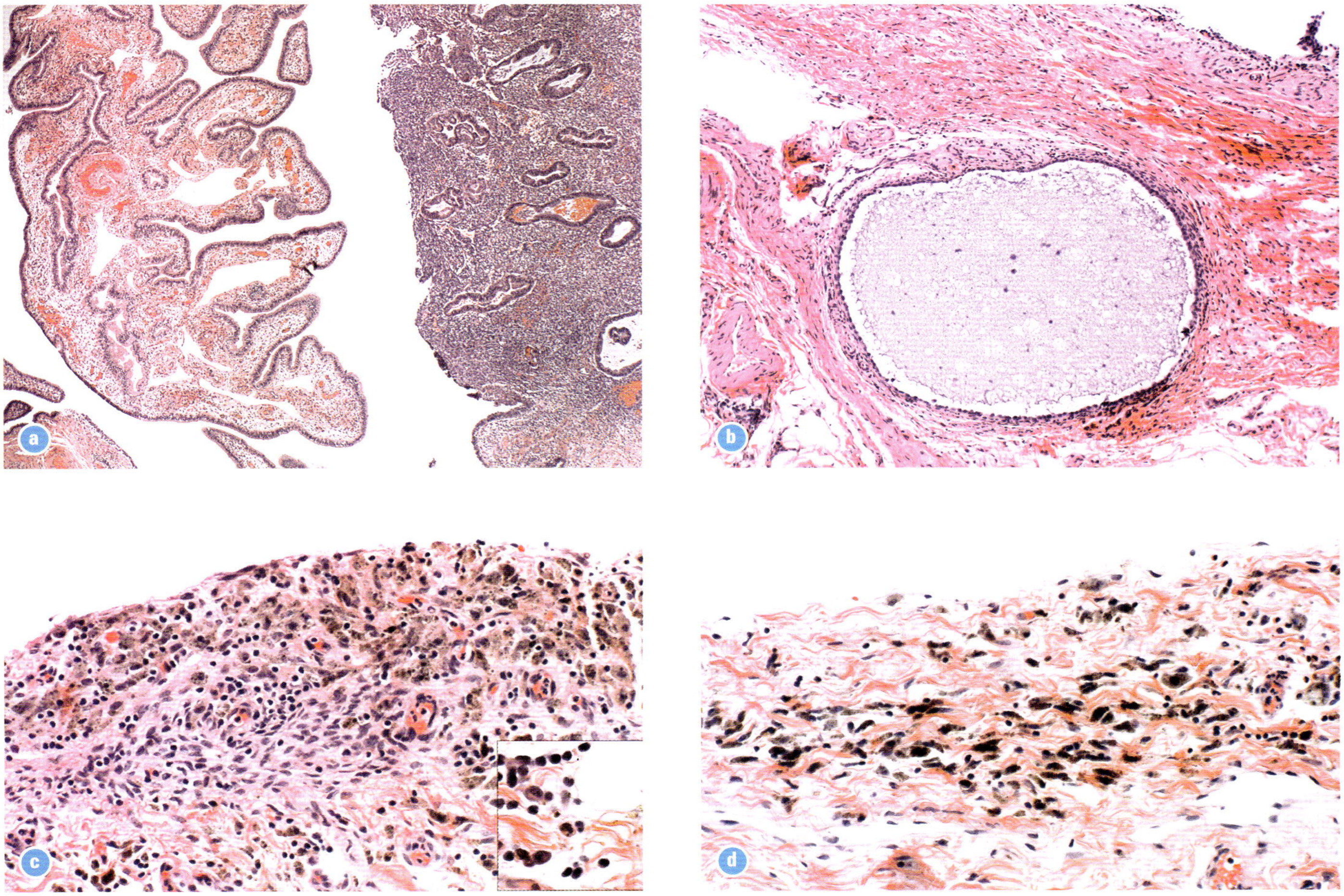

图21.14 (a)输卵管壁子宫内膜异位症，邻近管腔。(b)陈旧而轻微的子宫内膜异位症，纤维性基质内含有少量含铁血黄素。(c)输卵管表面少量间质及含铁血黄素。(d)子宫内膜异位症中的浆细胞。

粘连 Adhesions

粘连很常见，可以出现在既往输卵管炎、手术或子宫内膜异位症之后。粘连可局限于输卵管（输卵管旁粘连）(图21.17a)，也可介于输卵管与卵巢之间（输卵管-卵巢粘连）(图21.17b)，或者融合并形成充满液体的囊性肿块（囊性粘连）(图21.11a)。如同前面讨论的一样，粘连与不孕有关。

陈旧性滤泡性输卵管炎 Old follicular salpingitis

慢性（滤泡性）输卵管炎在子宫切除标本中并不少见，它反映出既往有输卵管感染（见下），其特点为输卵管皱襞粘连形成滤泡状结构（图21.18），常常伴有输卵管积水（见下）。

结节性输卵管峡炎 Salpingitis isthmica nodosum

结节性输卵管峡炎（SIN）类似于输卵管“腺肌病”[22]。结节性输卵管峡炎在人群中的发生率从0.6%到11%不等，与不孕症及异位妊娠密切相关[23]。结节性输卵管峡炎由输卵管近端部分散在的结节性隆起组成。组织学检查，隆起由平滑肌包裹的多发性散在的管腔构成。推测这种病变与子宫腺肌病一样，发生于生育年龄的妇女(图21.19)[24]。应与输卵管-子宫交界处（子宫角）的断面和滤泡性输卵管炎相鉴别。前者可见子宫内膜间质和肌层；而在滤泡性输卵管炎，上皮性囊肿之间为纤维组织而不是平滑肌。

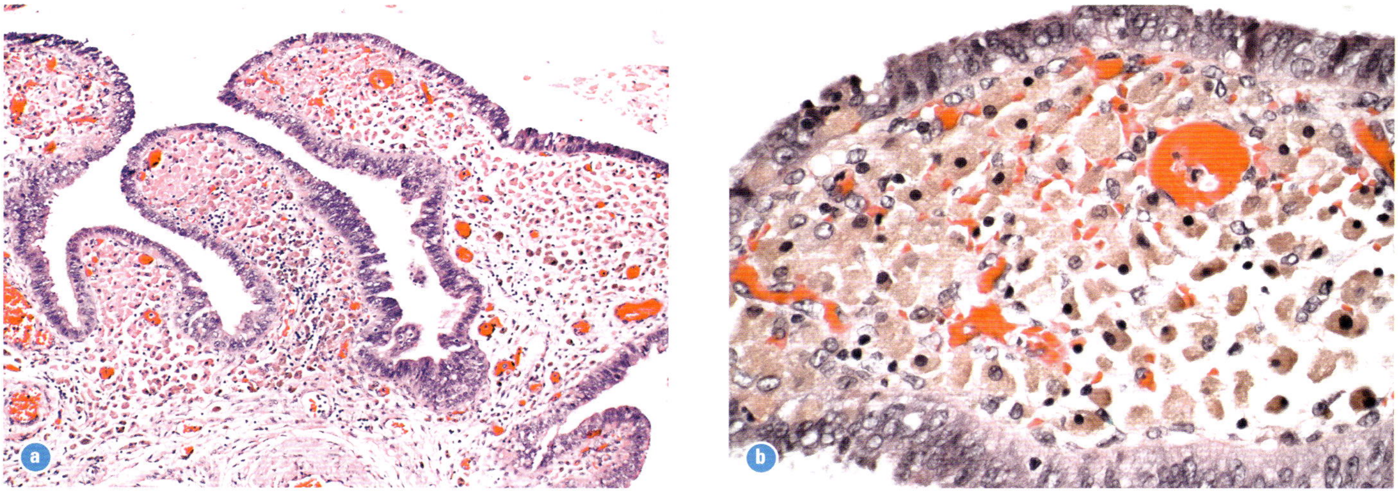

图 21.15 (a)低倍镜下，假黄瘤性输卵管炎固有层内见色素性巨噬细胞。(b)高倍镜下，巨噬细胞伴有轻度炎性浸润。

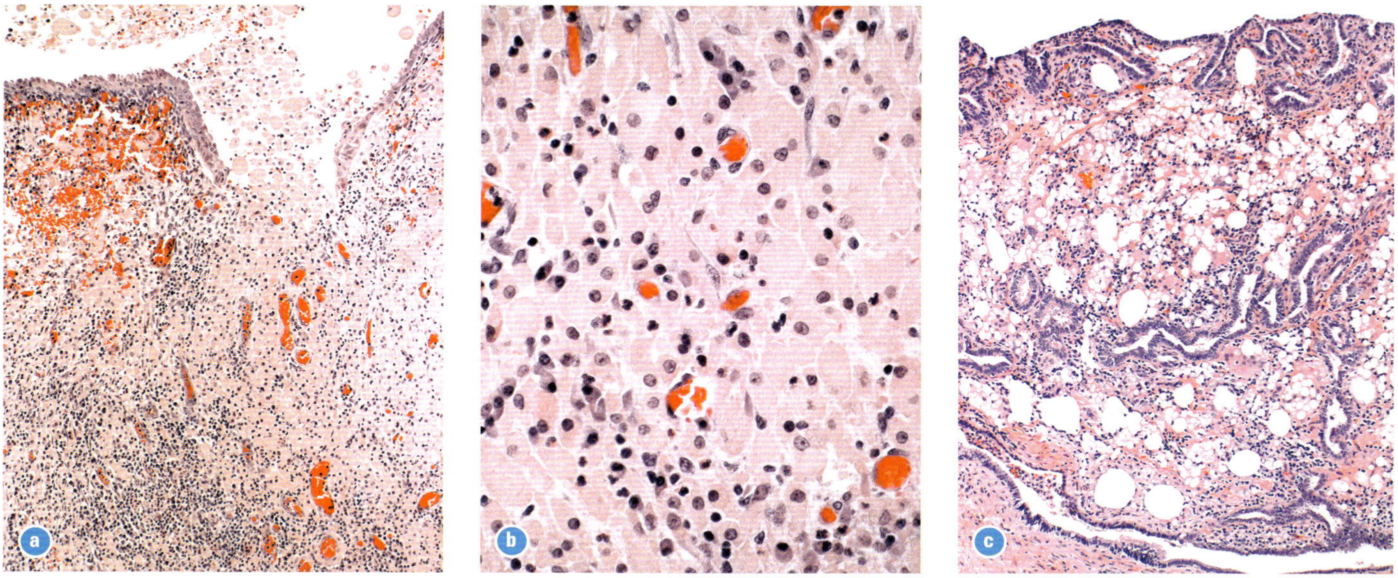

图21.16 (a)黄色肉芽肿性输卵管炎，在这个视野内固有层含有大量炎症细胞；管腔表面可见泡沫状组织细胞（左）。(b)高倍镜下，显示细胞成分以单核细胞为主，伴有散在的泡沫状组织细胞。(c)肉芽肿性输卵管炎与应用对比剂（碘化油）有关，这里呈现微小腔隙，代表在制片过程中被溶解掉的脂滴。

结节性输卵管峡炎临床上最重要的后遗症是不孕及异位妊娠。输卵管异位妊娠的患者结节性输卵管峡炎的发生率从10%到43%，某些研究显示比对照组高50倍[25-27]。某些研究还报道，结节性输卵管峡炎与慢性输卵管炎共存，提示两者之间有联系。然而，由于这些研究对象集中于异位妊娠患者，所以结节性输卵管峡炎与慢性输卵管炎的关系还不清楚[25-27]。其他一些炎症与结节性输卵管峡炎有关，包括抗衣原体抗体[28]。由于结节性输卵管峡炎与不孕或异位妊娠关系密切，作者推荐进行显微外科手术治疗，这种手术已经获得成功[29]。

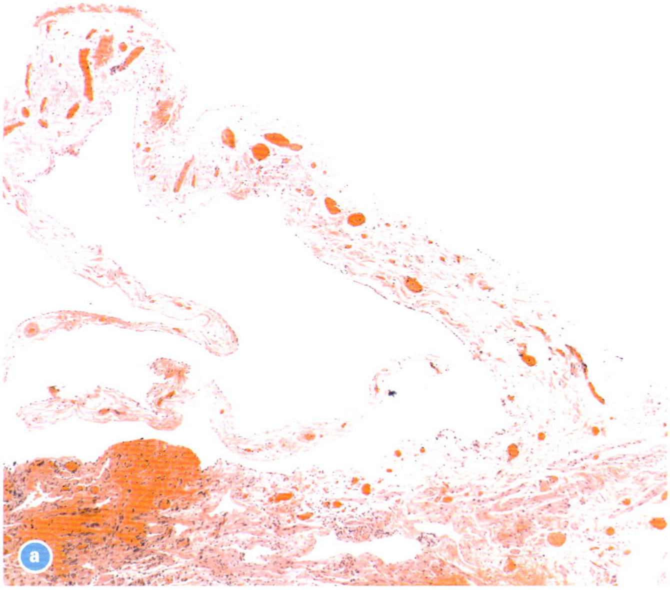

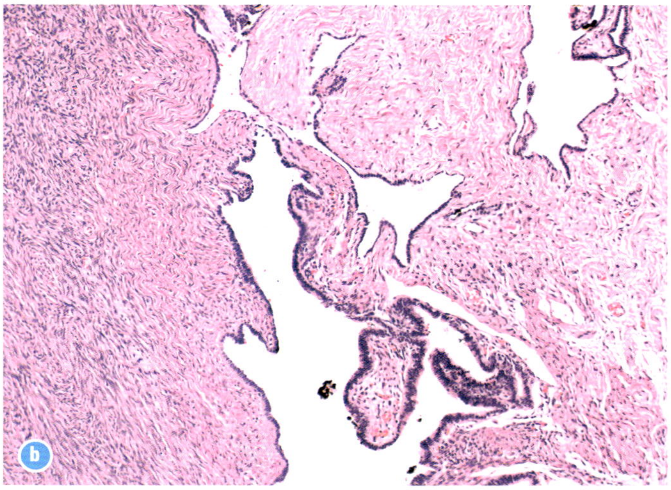

图 21.17 (a) 输卵管旁粘连。(b) 输卵管-卵巢粘连。输卵管伞端(右)固定于卵巢皮质(左)。

输卵管良性上皮增生
Benign epithelial proliferations of the fallopian tube

输卵管黏膜表面可以出现一系列的良性形态学改变。这些包括 3 种不同的病变。

1. 输卵管乳头状瘤(papilloma of the tube)。乳头状瘤并不常见,其特征为黏膜呈乳头状结构,输卵管腔内有小的游离而散在的乳头状赘生物(图 21.20a,b)。这些结构与黏膜皱襞不同,后者的乳头状结构远远不如乳头状瘤复杂。这些病变的形成也许与妊

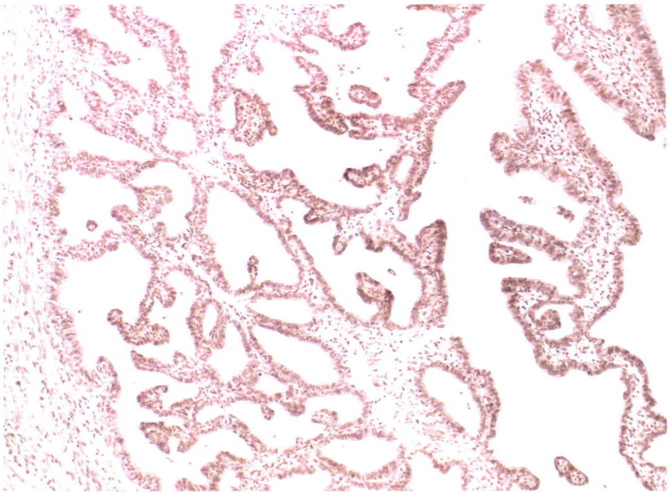

图21.18 陈旧性滤泡性输卵管炎,其特点是黏膜皱襞纤维性粘连,伴有轻度残留的炎症。

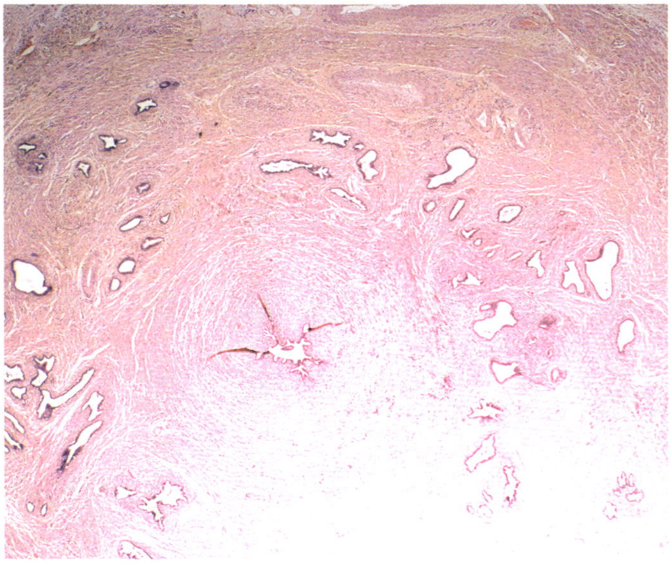

图21.19 结节性输卵管峡炎,特征性病变为输卵管管壁内向心性排列的管腔,与子宫腺肌病类似。

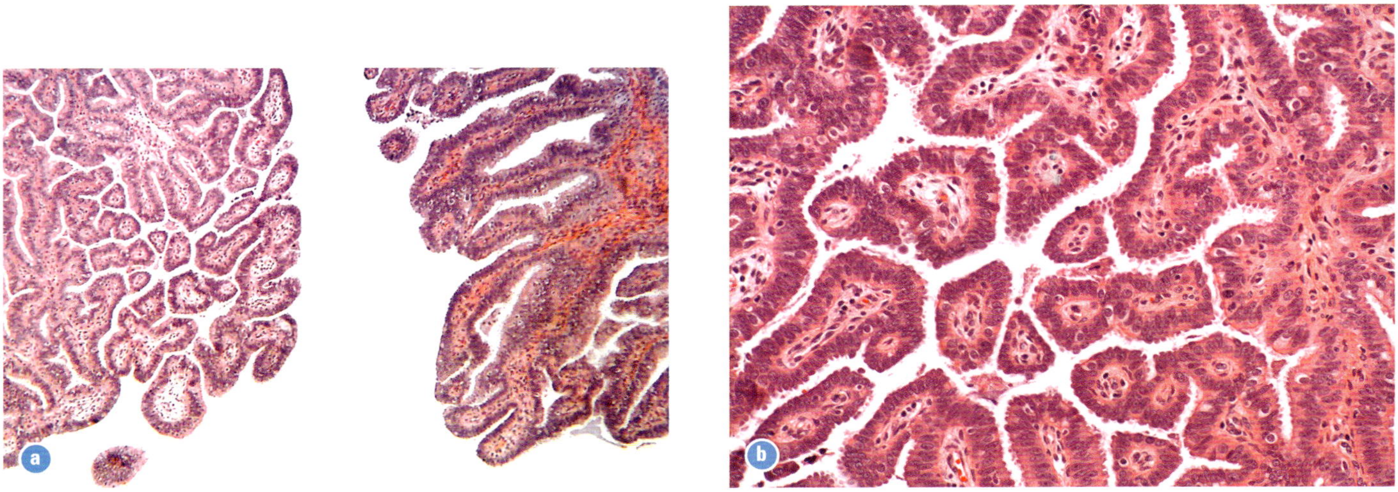

图21.20　(a) 输卵管乳头状瘤 (左)。与输卵管皱襞 (右) 不同的是，生长方式复杂，伴有飘浮的单个游离乳头。(b) 高倍镜下，乳头被覆立方细胞，主要是分泌细胞。

娠有关，或偶尔伴随其他操作出现，它们都是良性病变[30, 31]。

2. 输卵管黏膜黏液性化生 (mucinous metaplasia of the tubal mucosa)。这种病变同女性生殖道其他部位的黏液性病变一样，可能伴有 Peutz–Jeghers 综合征及女性生殖道的黏液性肿瘤。某些学者提出，这种输卵管病变是多发性黏液性化生的一种表现。然而，输卵管出现黏液性病变，应该立即仔细查找包括卵巢在内的其他部位是否有类似病变 (图 21.21a，b)[32]。如果其他部位也出现黏液性病灶，又不能用多发性疾病 (例如Peutz–Jeghers综合征) 来解释，必须考虑是卵巢肿瘤的种植。

3. 与输卵管炎有关的上皮性假瘤形成 (epithelial pseudo-neoplasia associated with salpingitis)。急性输卵管炎可以伴有显著的上皮增生，可能类似于肿瘤。上皮结构紊乱导致上皮呈筛状生长 (图21.22a)。作者曾经遇到一些病例，在这些病例中，这种病变不仅破坏黏膜与黏膜下层的交界面，而且将上皮延伸至黏膜下层的淋巴管中，并与淋巴结内良性Müller上皮沉积共存。然而仔细检查可以发现，虽然有炎症，

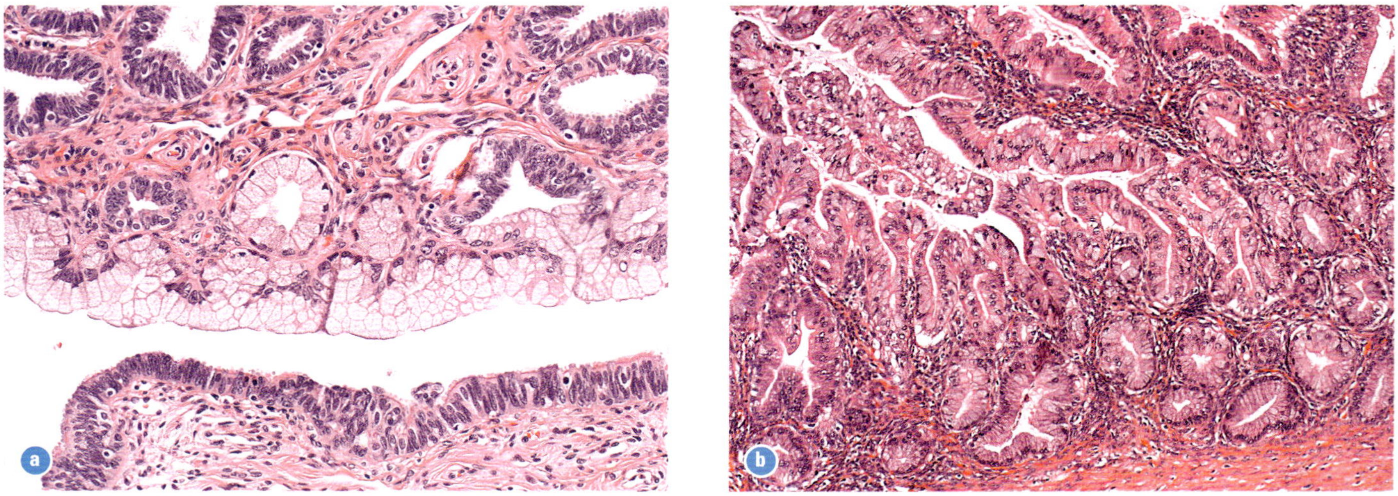

图21.21　输卵管黏膜的黏液性上皮。(a) 黏液性上皮与输卵管黏膜连续，细胞学呈良性表现。(b) 输卵管病变伴有有包膜的卵巢高分化黏液性囊腺癌。

但是这些上皮是良性的，与恶性肿瘤具有重度非典型性不同（图21.22b）。患者年龄较小，进一步支持其为良性病变。但是在Cheung等人的研究中，某些病例还是被诊断为癌[33]。应该告诫读者的是，包括结核性输卵管炎在内，很少有急性炎症性病变能导致严重的增生（图21.22c）。导致上皮结构复杂但非增生的另外一个原因是烧灼术后的人工假象（图21.22d）。

钙化 Calcification

钙化可以出现在多种情况下，包括输卵管结扎后或感染，可以见到游离的输卵管结石（图21.23）。Seidman等回顾了大量输卵管结石病例，并将其与浆液性交界性肿瘤联系起来，但并不能确定这些结构是起源于输卵管还是转移到输卵管[34]。

感染性疾病 Infectious disorders

急性和慢性感染性输卵管炎 ACUTE AND CHRONIC INFECTIOUS SALPINGITIS

引言 Introduction

感染性输卵管炎在临床上被定义为盆腔炎性疾病（pelvic inflammatory disease，PID）。这里的讨论将强调本病是通过性传播病原体或其他存在于下生殖道内的微

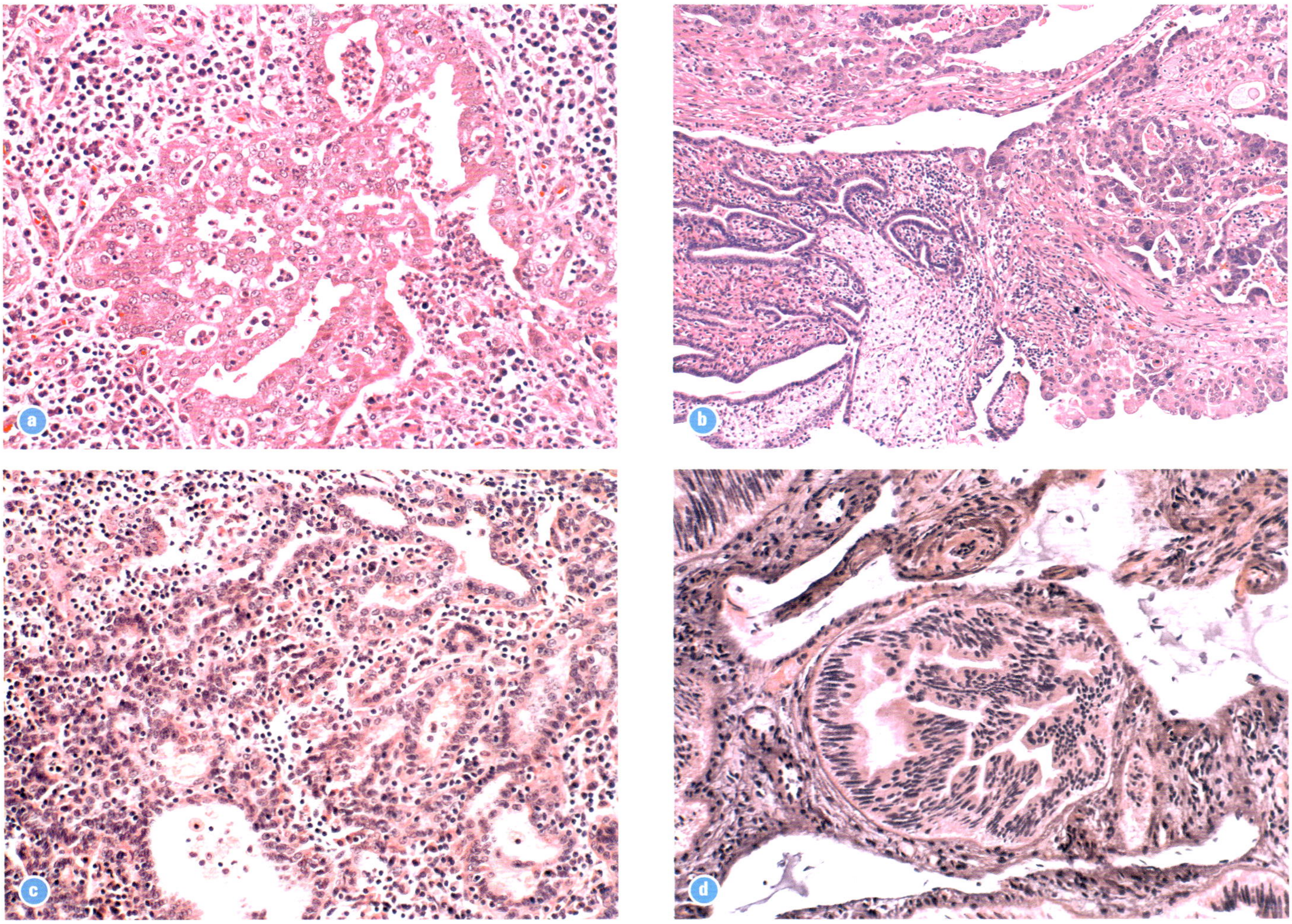

图21.22 (a) 与急性和慢性输卵管炎有关的输卵管假癌性改变。(b) 输卵管早期癌（右）伴有输卵管炎（左），注意比较。(c) 输卵管结核病的增生性上皮改变。(d) 烧灼术的人工假象类似于肿瘤。

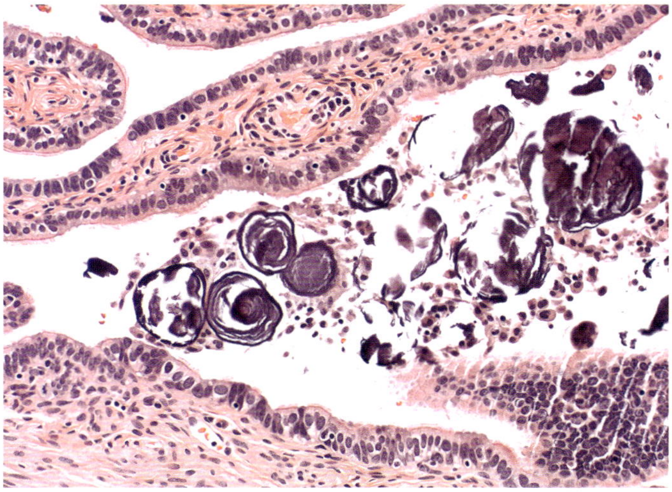

图 21.23　输卵管沙粒体钙化伴有卵巢交界性肿瘤。

生物上行感染形成的。在美国，性传播感染的就诊人数估计在1500万人，三分之二以上是年轻成人[35]。每年几乎有100万妇女患有急性输卵管炎，保健机构的花费超过10亿美元。由于很多病例处于亚临床状态，所以患有输卵管炎症性疾病妇女的实际数目可能会更高[36, 37]。

危险人群 The patient at risk

在现代工业化国家，15 ~ 39 岁妇女盆腔炎性疾病（PID）发病率每年大约在10/1000 ~ 13/1000，发病高峰年龄在 20 ~ 24 岁，发病率大约为 20/1000。1960 年以来，20 ~ 29岁妇女发病率增加的系数是1.6 ~ 1.9，而同期妇女 PID 发病率增加的系数是 1.5。患有 PID 的妇女发生异位妊娠的危险性增加10倍，而异位妊娠增加25%可能是由于已患 PID 妇女的数量增加[36]。

估计多数青春期女性将在 1970 年达到生育年龄而生子。到了世纪之交，每两个妇女中就会有一个患输卵管炎；15%需要住院治疗，其中半数以上需要妇科手术治疗；10%为非手术不育，3%会经历异位妊娠[38]。可能是由于独特的生物学特征和性行为[39]，青春期女性比老年女性更易罹患上生殖道感染。

至少 80% ~ 85%PID 病例是性活跃的妇女。PID 的危险因素与性行为有关，包括年纪轻、第一次性交年龄、多个性伴侣、细菌性阴道病的存在、阴道灌洗和性传播性疾病的病史[37]。年轻、性活跃且经济窘困的妇女被认为处于最高危险之中，是筛查的对象[40]。

引起PID的其他两个原因包括器械操作（大约15%病例）和应用宫内节育器（intrauterine device，IUD）避孕[41]。在美国大约1% 的妇女应用 IUD[42]。应用 IUD 避孕的妇女比没有应用者 PID 的发病率至少高 2 ~ 4 倍。这种危险性在很大程度上是由患者群体决定的，IUD相关性 PID 发病率最低的群体是性传播疾病（sexually transmitted disease，STD）危险较低的人群。在放入IUD后第一个月，IUD 相关性感染的危险性增加。因此，操作者必须确保在无菌状态下放入节育器并排除同时存在的宫颈炎。在放入 IUD 时预防性应用抗生素的价值尚有争议[41, 43, 44]。总的来说，由于IUD而导致感染或异位妊娠的危险性（在后 Dalkon Shield 时代）被认为是低的，而且其避孕的好处已经超过了这一危险性（图 21.24a）[45, 46]。

患过 PID 的妇女发生感染的机会可能是从未患过 PID 妇女的 2 倍。曾患过输卵管炎的妇女随后再次发生感染的危险性是 25%[41]。

相关微生物 Organisms involved

传统上认为 PID 与淋球菌（*Neisseria gonorrhoeae*）有关。这种微生物通过性传播，首先感染尿道周围腺体。随后，微生物上行到输卵管腔，感染输卵管黏膜。直到 20 世纪 70 年代后期，90% 的 PID 确与淋球菌有关。然而，到了 1989 年，PID 的病原菌变得更加多样，淋球菌和沙眼衣原体（*Chlamydia trachomatis*）各占 1/3，而另1/3是支原体（*Mycoplasma*）和厌氧菌（*anaerobes*）[47]。特别是衣原体，由于其症状难以预知，已经引起了注意。

衣原体常见，20 岁以下的妇女几乎 1/5 受其感染。总体而言与输卵管炎类似，衣原体感染最常见的危险因素包括一年之内有一个以上性伴侣、化脓性宫颈排液、使用避孕套和避孕药失败。这个问题的重要性被认为有理由去筛查衣原体，尽管对于比较年轻的年龄组进行筛查会有较高的成本-效益比[48]。

衣原体感染最成问题的方面之一是这个疾病常常具有亚临床性质。本病的一种表现是输卵管慢性感染，呈现“不活动的”输卵管炎[49]。这是由于衣原体感染的独特本质所决定，包括如下几个方面：(1) 微生物存在于细胞内；(2) 最初由 IgA 介导的宿主炎性反应短暂；(3) 慢性或复发性感染引起迟发超敏反应，这种反应强烈，并与致敏的Th1淋巴细胞有关；(4) 少量微生物的存在造成黏膜的进行性破坏，导致输卵管纤维化。这种细胞介导的不可逆性免疫攻击再加上其无症状的本质，对于治疗和预防提出了难以克服的挑战[50, 51]。

最近几年的调查发现，生殖器支原体（*Mycoplasma genitalium*，MG）是引起 PID 的第三个重要的病原体。生殖器支原体往往伴有非淋球菌性尿道炎，并与细菌性阴道病、宫颈和子宫内膜感染有关。支原体与输卵管炎的关系主要是血清学的，但是认为它参与PID的形成[52]。

临床表现 Clinical presentation

PID 难以诊断，以致35%的诊断是假阳性，而且大约25%的无症状不孕患者具有亚临床衣原体感染。然而 PID 的发病率似乎不变，而性传播性疾病则是在增加。据报道不孕夫妇的数目也比以往增多。不过，不孕的增加是不是性传播性疾病微生物所引起的输卵管感染的结果还不清楚。

CT 扫描时 PID 具有独特的所见。早期变化包括正常盆腔底部筋膜面模糊，宫骶韧带增厚，子宫内膜腔、输卵管及盆腔液体积聚。进展期以明显的输卵管－卵巢或盆腔脓肿为特征。邻近组织的反应性炎症常见，可表现为小肠或大肠梗阻或阻塞、输尿管积水和肾盂积水、右上腹部炎症（Fitz-Hugh-Curtis综合征）或腹膜炎。然而，这些变化并不令人吃惊，它们代表了感染性微生物进入输卵管黏膜时所产生的病理组织范围[53]。

PID 的主要特征是双侧附件触痛和白带。其他具有重要意义的表现包括体温升高，可触及的附件肿块，白细胞增多，红细胞沉降率和（或）C 反应蛋白升高以及相关微生物培养阳性。因为在这种情况下子宫内膜炎是 PID 的表现之一，所以子宫内膜活检可能有用。诊断性腹腔镜检查对于诊断不明确的病例有帮助[54]。腹痛是最常见的症状，虽然由腹腔镜检查证实的PID患者至少有5% 疼痛可能轻微或甚至没有疼痛[41]。

在患有明显PID的患者，通过结合病史、体格检查、宫颈分泌物 Gram 染色、后穹窿穿刺术和检查性伴侣等合理判定可以建立诊断。输卵管炎的恰当治疗包括评估感染的严重性，给予适当的抗生素，应用其他保健方法，密切随诊患者和对于性伴侣的治疗[43]。

病理学 Pathology

大体表现 Gross findings

与感染性输卵管炎有关的大体表现各异，取决于感染的严重程度和检查的时间。输卵管炎的特征与检查时间相关，进展的过程从黏膜水肿直到输卵管充满渗出液（输卵管积脓），接着可能是输卵管－卵巢脓肿，最终是扩张的受损输卵管远端闭塞（输卵管积水）或输卵管－卵巢粘连。通常，病理医师见到的最早期标本是由于没能很好控制疾病而在疾病间歇期切除的标本或导致输卵管-卵巢肿块的标本。此时，急性感染已发展到输卵管-卵巢脓肿并有粘连（图21.24a，b）。偶然切除的输卵管中陈旧而又比较常见的改变包括输卵管积水和输卵管－卵巢粘连（图 21.24c）。

组织病理学 Histopathology

输卵管炎的组织病理学变化与疾病的自然发展过程一致，从急性输卵管炎到慢性输卵管炎，最终发生输卵管粘连。在疾病过程的早期，黏膜和固有层一般有急性炎性渗出物（图21.25a）。输卵管腔内充满脓液，因此称作“输卵管积脓”（pyosalpinx）（图 21.25b）。如果接近输卵管伞端部分或完全粘连，输卵管积脓吸收而被清亮液体取代，称作“输卵管积水”（hydrosalpinx）。组织学表现为不同程度的黏膜皱襞丧失，黏膜表面光滑平坦没有皱折（图21.25c）。连续的形态学变化发生于固有层。当感染进展到慢性期时，淋巴细胞 / 浆细胞成为浸润的主要成分，黏膜皱襞融合变得更加明显，形成滤泡样网状结构，这种输卵管炎称作“滤泡性输卵管炎”（follicular salpingitis）（图 21.25d）。

输卵管炎的第三种表现涉及卵巢和输卵管系膜。可能表现为急性卵巢炎、卵巢周围炎和输卵管周围炎。在严重的病例，卵巢炎可以是化脓性的，形成输卵管-卵巢脓肿，最终导致输卵管-卵巢广泛粘连以及输卵管-卵巢解剖关系不清。不太严重的感染，炎症反应不会扩展超出浆膜面而引起输卵管- 卵巢粘连，并保留其解剖关系。

诊断陷阱 Pitfalls in diagnosis

感染误诊为肿瘤形成（misinterpreting infection as neoplasia）：因为当输卵管黏膜发生急性感染时，导致黏膜出现一系列的破坏性、修复性、增生性的改变和粘连，所以输卵管黏膜结构变得复杂。病理医师可能会不加怀疑地将这些变化当作肿瘤（图21.22）。注意以下几点可避免发生这种错误，例如发病年龄（输卵管炎一般都是年轻患者）、共存的输卵管黏膜其他改变、增生上皮结构规则、缺乏核浆比例增大和染色质粗糙等细胞核的

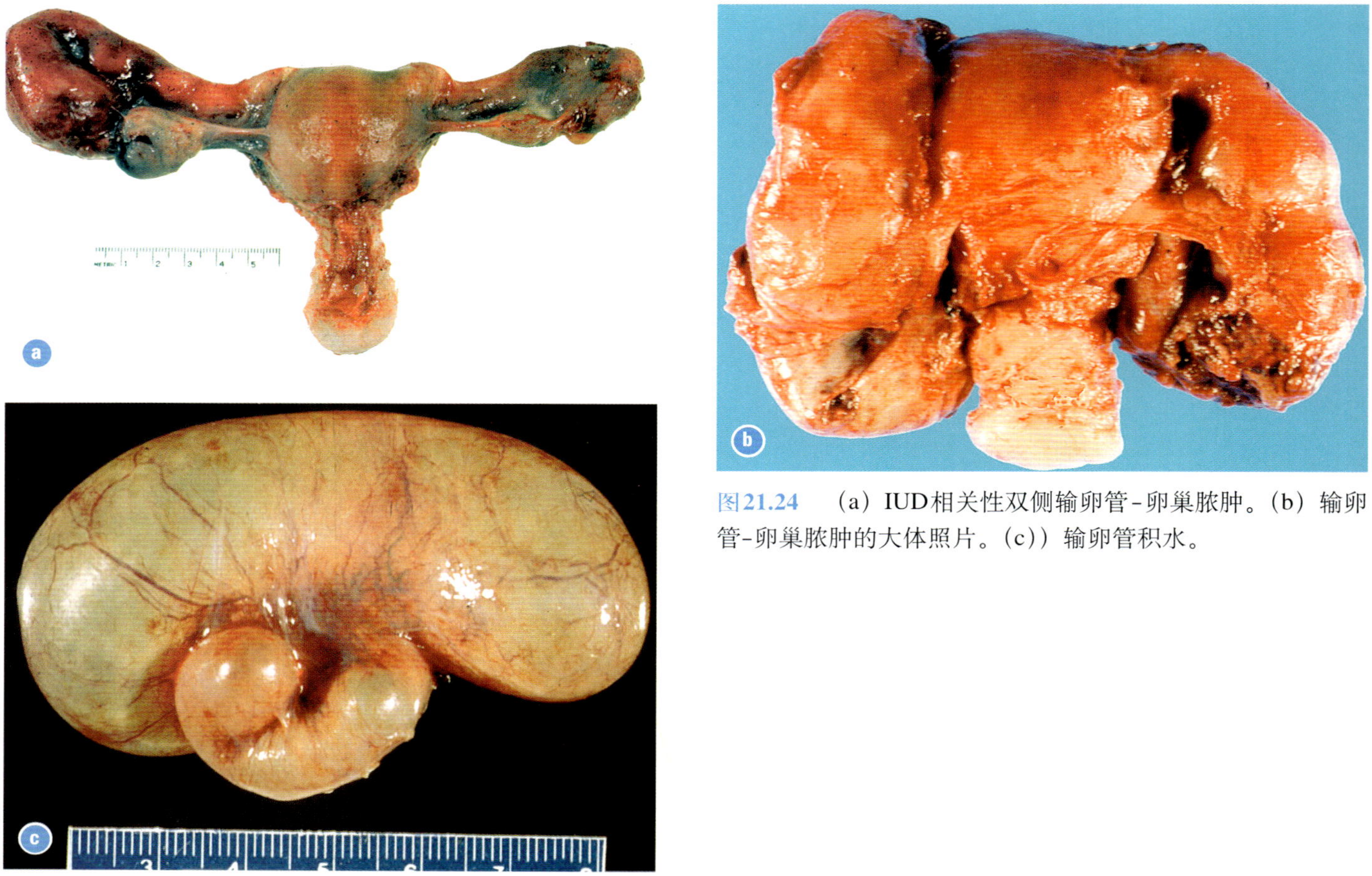

图21.24 (a) IUD相关性双侧输卵管-卵巢脓肿。(b) 输卵管-卵巢脓肿的大体照片。(c)) 输卵管积水。

恶性特征。慢性输卵管炎，例如衣原体感染和结核病，有时也容易产生类似于肿瘤的图像。

肿瘤形成误诊为感染（*misinterpreting neoplasia as infection*）：需要提醒读者的是，有时输卵管癌或卵巢癌的患者也会出现急性和慢性输卵管炎的表现。在有炎症存在的情况下，大体检查可能无法判定肿瘤的存在，冰冻切片也可能看不到肿瘤。在老年女性输卵管-卵巢炎的鉴别诊断中总是应该考虑有无肿瘤的存在，了解这一点也就足够了（图 21.22b）。

治疗和结局 Management and outcome

急性和慢性输卵管炎的最大危险是不孕和异位妊娠。大约 1/4 的急性输卵管炎患者会发生不孕[55]。Westrom分析了输卵管因素不孕（tubal factor infertility，TFI）的相关结局，他以年龄在35岁想要怀孕的1309名妇女为观察对象，并且通过腹腔镜检查证实患有急性输卵管炎；另外以腹腔镜检查正常的 451 名妇女为对照组。发现患者TFI的诊断率为12.1%，而对照组为0.9%；第一次妊娠是异位妊娠的分别为 7.8% 和 1.3%。不孕和异位妊娠都与输卵管感染的次数、严重程度、发病年龄和延误治疗有关[56]。

因为输卵管感染（一旦确立）的后遗症大多不可避免，所以最重要处理方法是预防。衣原体筛查程序被认为是主要的预防手段，它应用一系列的诊断性试验，包括新近对于尿道和宫颈样本进行的连接酶（ligase ）和PCR分析。最近研究表明，首次排尿样品具有同样的敏感性，如果这些结果得到证实，那么这种方法会更有希望[55]。

虽然腹腔镜检查有助于确立输卵管炎的诊断，但是也要推荐其他损害较少的试验和选择性的临床标准。引起感染的微生物包括淋病奈瑟菌、沙眼衣原体、生殖器支原体以及各种兼性厌氧菌。及时诊断和治疗对于减少后遗症十分必要。盆腔炎性疾病（PID）的治疗需要经验

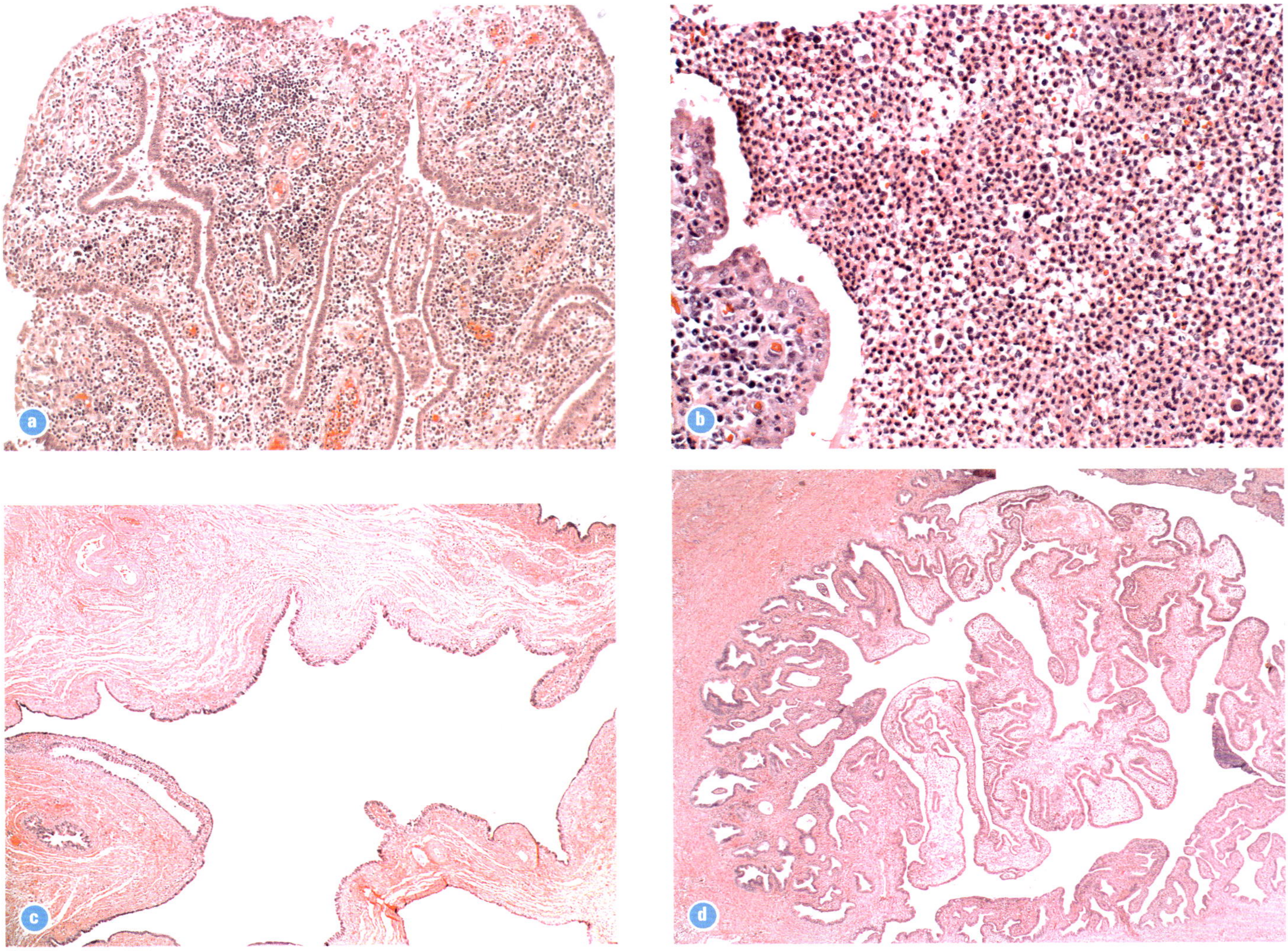

图21.25　上行性输卵管感染的一系列形态改变，包括：(a) 急性输卵管炎；(b) 输卵管积脓；(c) 输卵管积脓后的输卵管积水；(d) 滤泡性输卵管炎。

和应用广谱药物，以针对引起PID的多种微生物。只要有可能，患有PID的妇女应该住院进行胃肠外（parenteral）的治疗。1989年疾病控制中心性传播疾病（CDC STD）治疗指南对于住院患者胃肠外治疗推荐两种治疗方案：克林霉素/庆大霉素和头孢西丁，或相当量的头孢菌素/强力霉素。门诊治疗的PID患者应该密切观察；疾病控制中心推荐的治疗方案还包括应用肌肉内注射头孢菌素和口服强力霉素。不再推荐口服青霉素[57]。

输卵管炎的后遗症包括不孕（10%）、异位妊娠（5%）、慢性疼痛（15%）和复发性感染（25%）。PID后发生的不孕从5.8%到60%不等，取决于感染的严重程度、感染的次数和患者的年龄。自从1960年以来，由于PID而引起不孕的妇女增加的系数大约为1.6[36]。

肉芽肿性输卵管炎
GRANULOMATOUS SALPINGITIS

输卵管的肉芽肿性炎症可由不同的感染性微生物和非感染性病变引起。感染性因素包括结核分枝杆菌、放线菌、蛲虫、血吸虫；非感染性原因包括结节病、Crohn病和异物反应（图21.26a-d）[58-61]。

局部和系统性疾病
Regional and systemic disorders

扭转 TORSION

输卵管扭转阻断了静脉血流，随后发生梗死。孤立性输卵管扭转罕见，通常伴有妊娠、输卵管积水和卵巢囊肿（图21.27a）[62-65]。新鲜扭转的特征性组织学表现为输卵管血管显著淤血和出血性坏死。陈旧性病变表现为出血机化和轻微的坏死，伴有浆膜炎。临床上最主要的问题是早期诊断。病理医师的责任是排除肿瘤，虽然输卵管癌扭转罕见。

血管炎 VASCULITIS

血管炎，例如巨细胞性动脉炎（giant cell arteritis，GCA）或类似于结节性动脉周围炎（periarteritis nodosum，PAN）的坏死性动脉炎，可以发生于生殖道，包括阔韧带的血管（图21.27b）。多数动脉炎病例是偶然发现的，并不预示有系统性疾病[66]。血管炎发生的年龄范围广泛，而且大约半数只累及一根动脉。在Ganesan等的研究中，10%的血管炎伴有全身性PAN或GCA[66]。大多数病例无症状[67]。少数情况下，血管炎伴有全身性疾病或症状[68, 69]。其他的血管炎归因于从前的手术或抗生素治疗[70]。

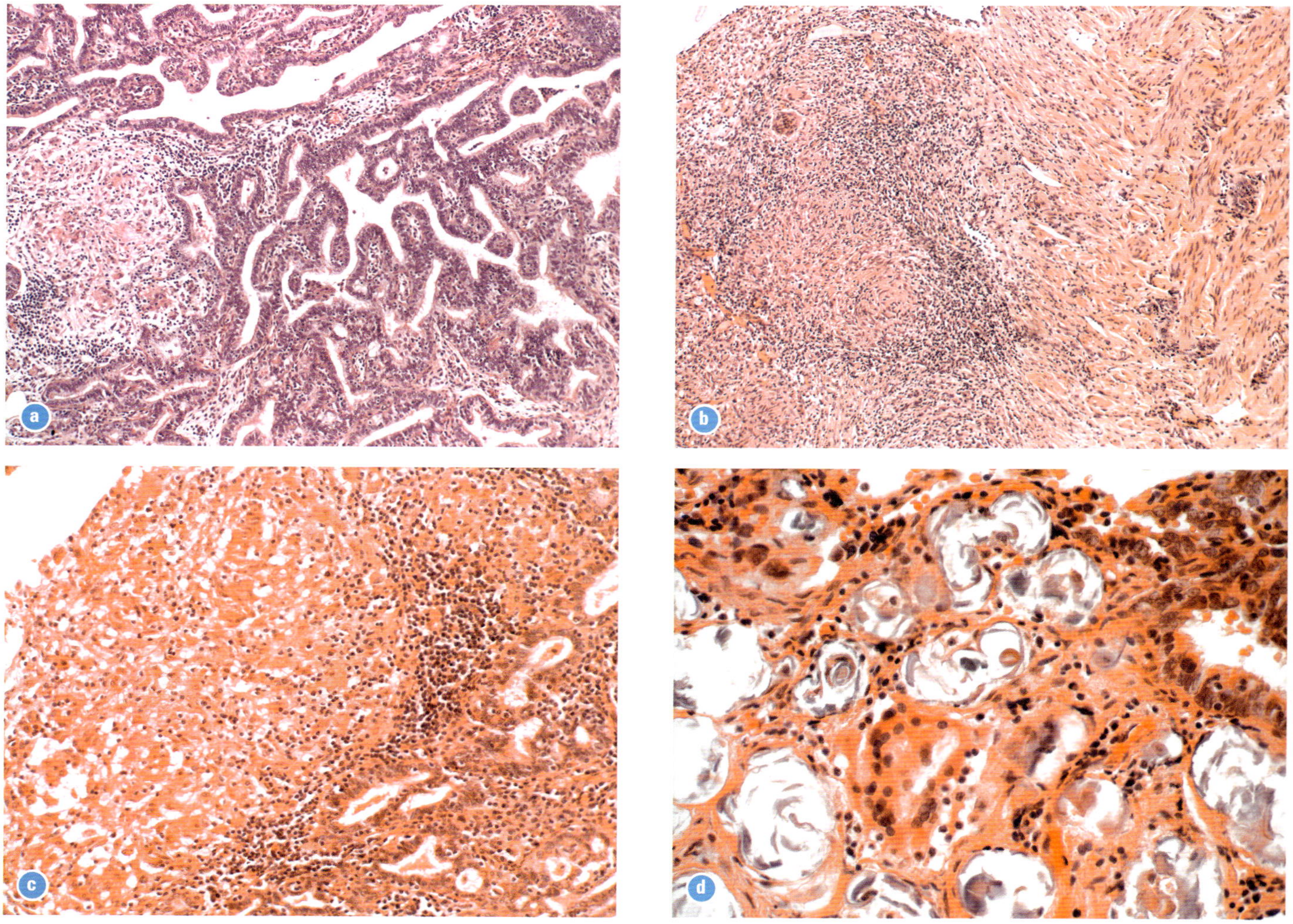

图21.26 肉芽肿性输卵管炎。(a，b) 输卵管黏膜和圆韧带的结核性肉芽肿。(c) 肉芽肿性输卵管炎，伴有成簇的同心圆性钙化 (d)。

淀粉样变 AMYLOIDOSIS

淀粉样蛋白的异常沉积几乎可以累及人体的任何器官，包括输卵管在内[71]。淀粉样变的病因不清，但它可能与其他全身性疾病有关，包括糖尿病、慢性炎症性病变和恶性肿瘤，最常见的是浆细胞不调症（plasma cell dyscrasias）（图 21.28a，b）。

异位妊娠 Ectopic pregnancy

异位妊娠的讨论见第 32 章。

良性输卵管 / 附件肿块 Benign tubal/adnexal masses

腺瘤样瘤 ADENOMATOID TUMOR

腺瘤样瘤是输卵管最常见的良性肿瘤。这些肿瘤是间皮来源，有些作者提出少数肿瘤是内皮来源（表 21.1）。超微结构研究可见微绒毛，免疫组织化学染色钙网膜蛋白（calretinin）和细胞角蛋白（cytokeratin）阳性，而Ⅷ因子阴性，证实为间皮来源，由此排除了内皮来源的说法[72]。

大体表现为小而境界清楚的结节，通常位于浆膜面，切面呈灰白色。输卵管腺瘤样瘤类似于子宫腺瘤样瘤。这些病变大小不同，从显微镜下可见到在输卵管壁和输卵管系膜内散在的肿块。

组织学检查，肿瘤由小而不规则的假腺样腔隙组成，内衬单层细胞，常常伴有平滑肌或透明变性的间质插入（图21.29）。显微镜下表现可能复杂，但是没有核分裂像或多形性细胞，不要误诊为癌。

容易与腺瘤样瘤相混淆的两个主要类似病变是印戒细胞癌和脂肪平滑肌瘤（图21.30a，b）。当腺管结构复杂，细胞类似于印戒细胞时，应该考虑印戒细胞癌；如果囊性间隙较大，而且细胞类似于脂肪细胞，这应考虑脂肪平滑肌瘤。

腺瘤样瘤很少引起症状，据报道少数病例肿瘤发生梗死[73]。腺瘤样瘤可以多发，有些病例伴有异位妊娠[74, 75]。

浆液性囊腺瘤 SEROUS CYSTADENOMA

输卵管系膜偶尔发生浆液性囊腺瘤。常常为单房，

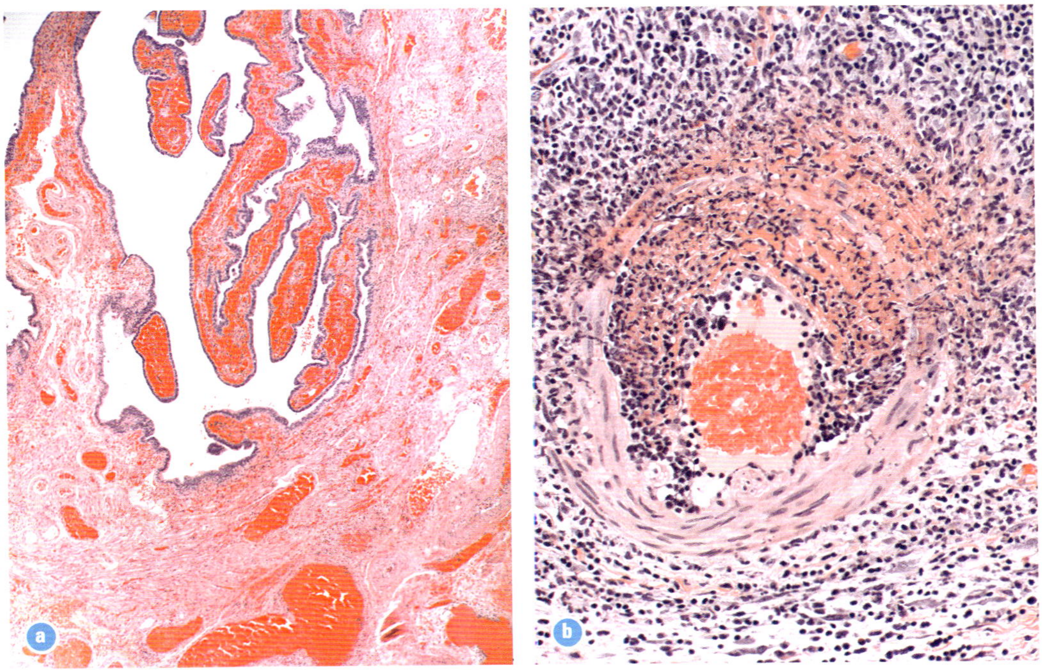

图 21.27 （a）输卵管扭转，伴有广泛的输卵管血管充血。（b）附件动脉孤立性坏死性血管炎，发生于一个无症状患者。

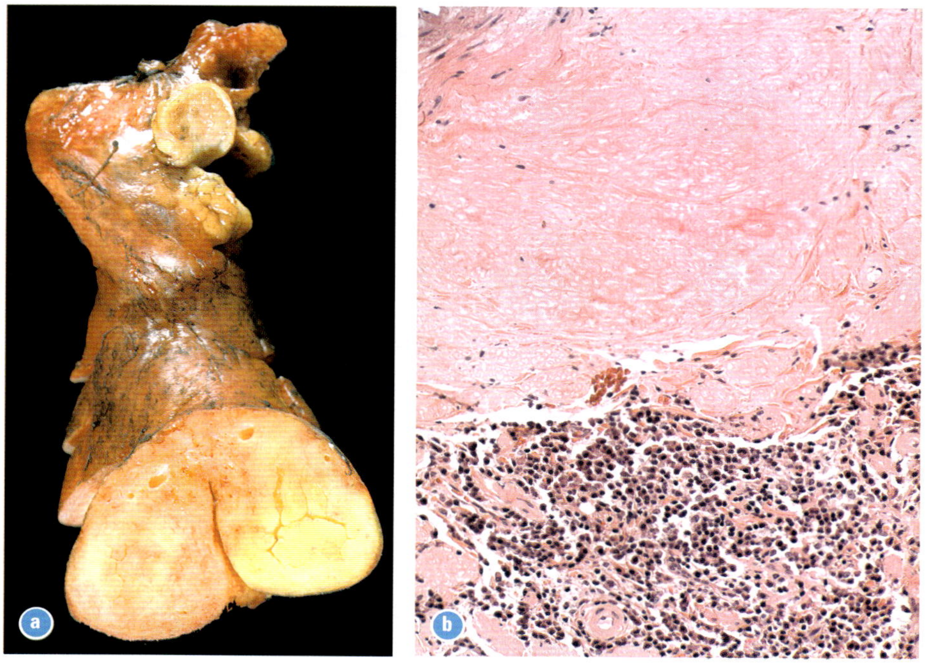

图 21.28 (a) 输卵管淀粉样变，伴有浆细胞不调症，表现为输卵管扩张，切面呈蜡样外观（下）。(b) 为 (a) 的组织学表现，显示淀粉样蛋白沉积（上）下方是大量浆细胞浸润（下）。

与卵巢浆液性囊腺瘤相似，一般具有致密的胶原化囊壁，内衬上皮主要为扁平上皮，局部上皮结构可能复杂。正如上面提到的一样，浆液性囊腺瘤必须与输卵管积水和卵巢冠囊状附件鉴别（图 21.31a）[76]。

交界性浆液性肿瘤 BORDERLINE SEROUS TUMORS

少数情况下，输卵管*交界性浆液性囊腺瘤*已有描述[76, 77]。输卵管交界性浆液性囊腺瘤的诊断标准与卵巢交界性浆液性囊腺瘤一样（图 21.31b）。

腺纤维瘤 ADENOFIBROMAS

腺纤维瘤（或囊腺瘤含有腺纤维瘤成分）是由上皮和机化的纤维性间质混合组成。大小由显微镜下病灶到比较大的肿块（图 21.31c），但是后者极为少见[78, 79]。

其他良性肿瘤和瘤样病变 OTHER BENIGN TUMORS AND TUMOR-LIKE LESIONS

一系列的输卵管外肿瘤在阔韧带均有描述，其中包括输卵管系膜、卵巢系膜、圆韧带的肿瘤，而且包括从输卵管旁囊肿到癌的 Müller 肿瘤以及*脂肪瘤*（图 21.32a）、*平滑肌瘤*、*良性畸胎瘤*、少见的*性索间质瘤*和炎性息肉（图 21.32b，c）[11, 80, 81]。

输卵管极其罕见的囊性病变称为*囊性间皮瘤*（或*良性囊性间皮瘤*）。肿瘤呈膨胀性生长，易于复发，主要由间质成分组成，含有多发性大小不等的囊肿，囊壁内衬肥胖的间皮细胞。这些特征，包括囊肿突起的陡峭程度都有别于多房性囊性粘连或单纯性囊肿（见第 23 章，图 23.15）[80, 82, 83]。

表 21.1　输卵管肿瘤分类（Modified from WHO）[6]

良性上皮性肿瘤
子宫内膜样息肉（第 23 章）
乳头状瘤
化生性乳头状瘤
恶性上皮性肿瘤
原位癌
浆液性癌
黏液性癌
子宫内膜样癌
透明细胞癌
移行细胞癌
鳞状细胞癌
玻璃状细胞癌
混合性癌
未分化癌
混合性上皮 / 间叶性肿瘤
腺纤维瘤
腺肉瘤
癌肉瘤
间皮肿瘤
孤立性间皮瘤（第 23 章）
腺瘤样瘤
生殖细胞肿瘤
成熟性畸胎瘤（包括单胚层衍生物）（第 29 章）
不成熟性畸胎瘤（第 29 章）
滋养细胞肿瘤（第 32 章）
转移性肿瘤
子宫颈癌、子宫内膜癌、卵巢癌（第 19、27 章）
淋巴瘤或白血病（第 31 章）
瘤样病变
非典型性增生
子宫内膜异位症
结节性输卵管峡炎
结核性输卵管炎
细菌性输卵管炎
烧灼术后人工假象
间皮增生
异位妊娠（第 32 章）
软斑病
其他

恶性肿瘤 Malignant neoplasms

引言 INTRODUCTION

腺癌是输卵管最常见的原发性恶性肿瘤。传统上，病理医师将输卵管癌看做是输卵管的三类肿瘤之一。第一类肿瘤是起源于卵巢或子宫内膜的肿瘤转移到输卵管腔或浆膜；第二类肿瘤是累及子宫内膜异位的腺癌；第三类肿瘤是起源于输卵管黏膜的原发性肿瘤，肿瘤侵及肌层，最后发生转移（表21.1）。传统上认为这个途径最不常见，但是正在重新考虑这个问题。随着家族性乳腺-卵巢癌综合征的发现以及对于伴有基因突变的早期阶段Müller癌关注的增多，研究者得出的结论是，以前认为卵巢或腹膜起源的Müller癌大部分可能是来源于输卵管黏膜的癌[84]。输卵管或卵巢受累均可见于这些肿瘤的早期阶段，有些作者提出令人信服的证据，认为肿瘤主要来源于输卵管，不管是肿瘤本身还是引起卵巢或腹膜表面肿瘤的细胞（表 21.2；见第 24 章）[84, 85]。

表 21.2　支持浆液性癌为输卵管起源的证据[84]

参数	证据：（+）支持；（−）反对；（±）既不支持也不反对
内衬上皮	核分裂活跃，激素依赖性（+）
卵巢包涵囊肿	输卵管是已知来源（+）
	不出现在初潮以前（+）
	输卵管比子宫内膜常见（+）
腹膜包涵物	输卵管子宫内膜异位（+）
子宫切除术 /	降低卵巢癌的危险（+）
输卵管切除术	排卵期母鸡高发（+）
动物模型	患卵巢癌的母鸡输卵管侵袭前疾病高发（+）
人类癌前病变	有争议且不具有特征性（±）
卵巢癌	8% 伴有输卵管癌（±）
遗传 / 家族性	伴有 BRCA1 和 BRCA2 突变（+）
	伴有家族史（+）
	预防性输卵管切除标本中可见早期病变（+）

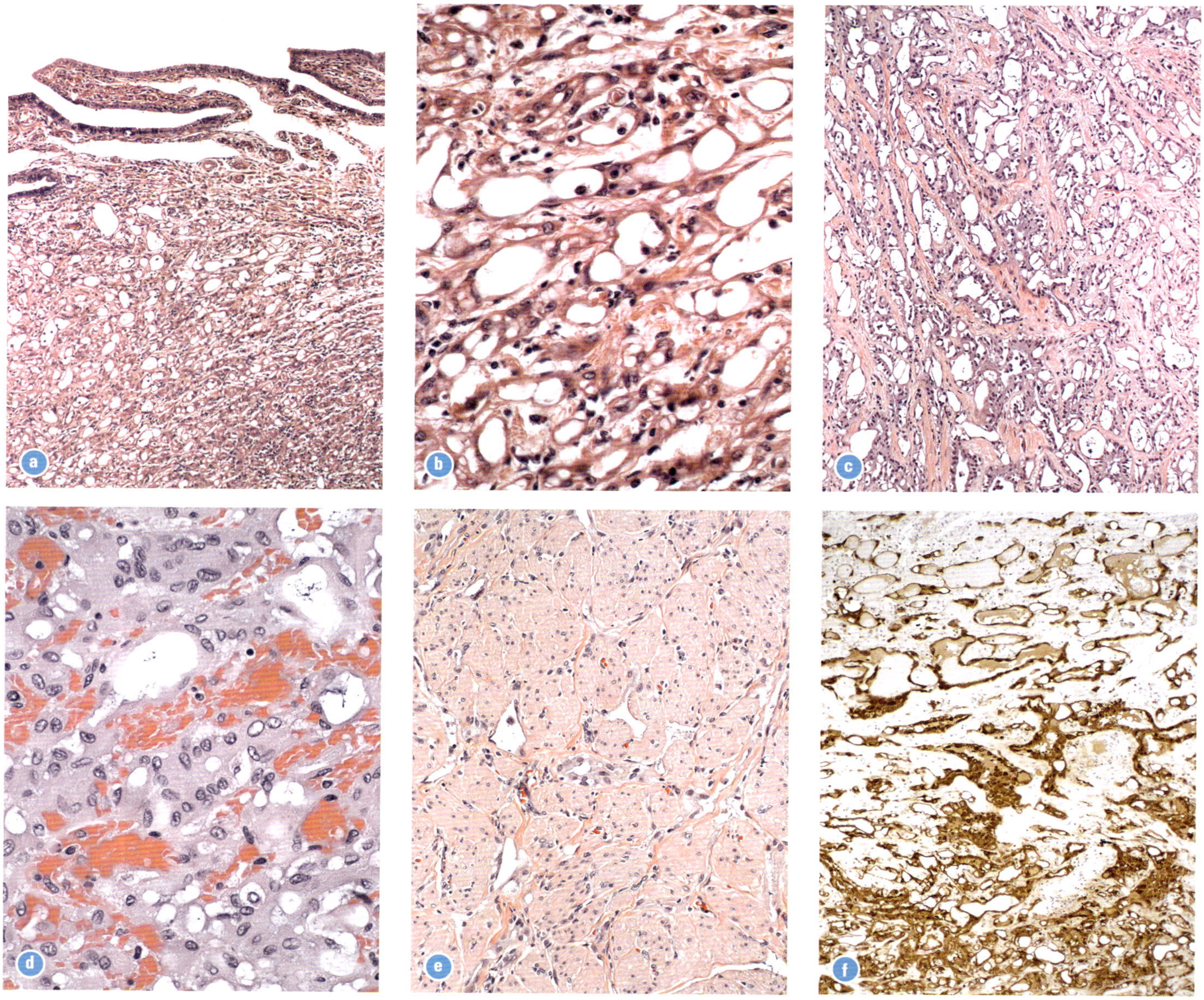

图21.29 腺瘤样瘤。(a) 低倍镜，病变紧靠黏膜。(b) 高倍镜示小的内皮细胞样间隙，衬以扁平的间皮细胞。(c) 具有肥胖间皮细胞的腺瘤样瘤。(d) 高倍镜下，较大的细胞（与b比较）。(e) 腺瘤样瘤腔隙较少，以平滑肌为主。(f) 腺瘤样瘤calretinin染色。

伴有BRCA突变或家族性卵巢癌妇女的筛选 SCREENING WOMEN WITH BRCA MUTATIONS OR FAMILIAL OVARIAN CANCER

预防性输卵管-卵巢切除术是伴有BRCA突变或家族性乳腺/卵巢癌妇女预防卵巢癌的基本方法（见第25章和第27章）。预防性切除标本的标准化处理可以用来评定整个卵巢组织有无隐匿性恶性肿瘤的证据[86]。然而，近年发现部分肿瘤见于输卵管黏膜，因此有人提出某些肿瘤是输卵管起源的[84, 85]。另外，这些早期病变常常位于输卵管的伞端部分，因此要求彻底检查输卵管（图21.33a-d）。

在对180例因家族性乳腺-卵巢癌而进行的预防性输卵管-卵巢切除术妇女的3项研究中，11例标本含有隐性或早期癌，其中多数位于输卵管。其发生率在伴有BRCA突变的30例妇女最高，其中5例（17%）隐藏有

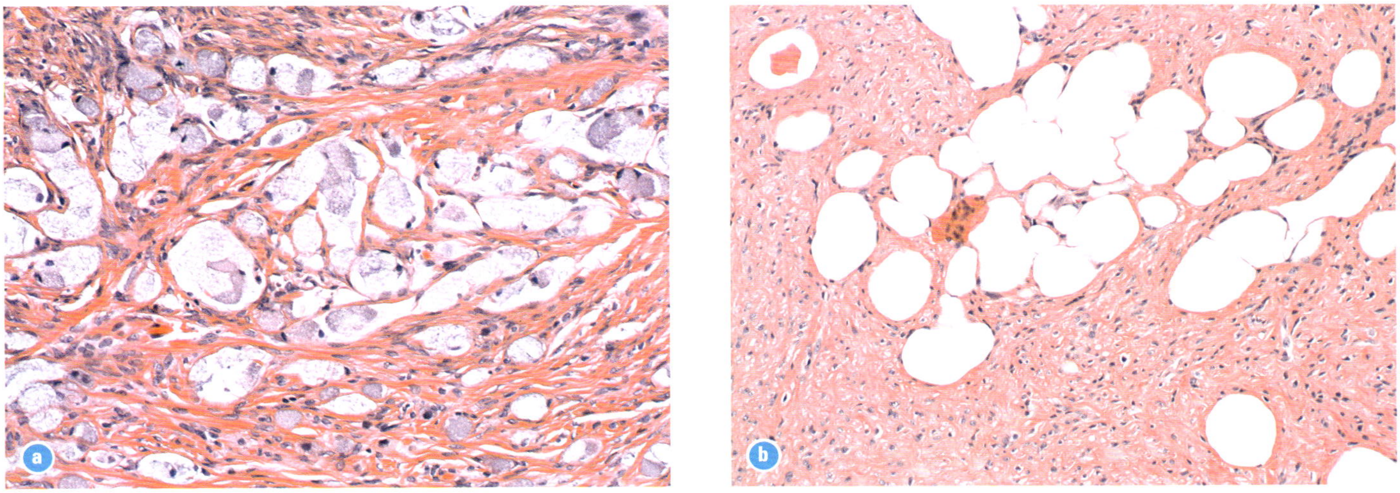

图21.30　(a) 印戒细胞癌。细胞核可能不明显，但存在黏液，可与腺瘤样瘤相区别。(b) 脂肪平滑肌瘤。由脂肪组织形成的腔隙可能被误认为腺瘤样瘤，但通过其特征性的表现及周围的平滑肌可与腺瘤样瘤相区别。

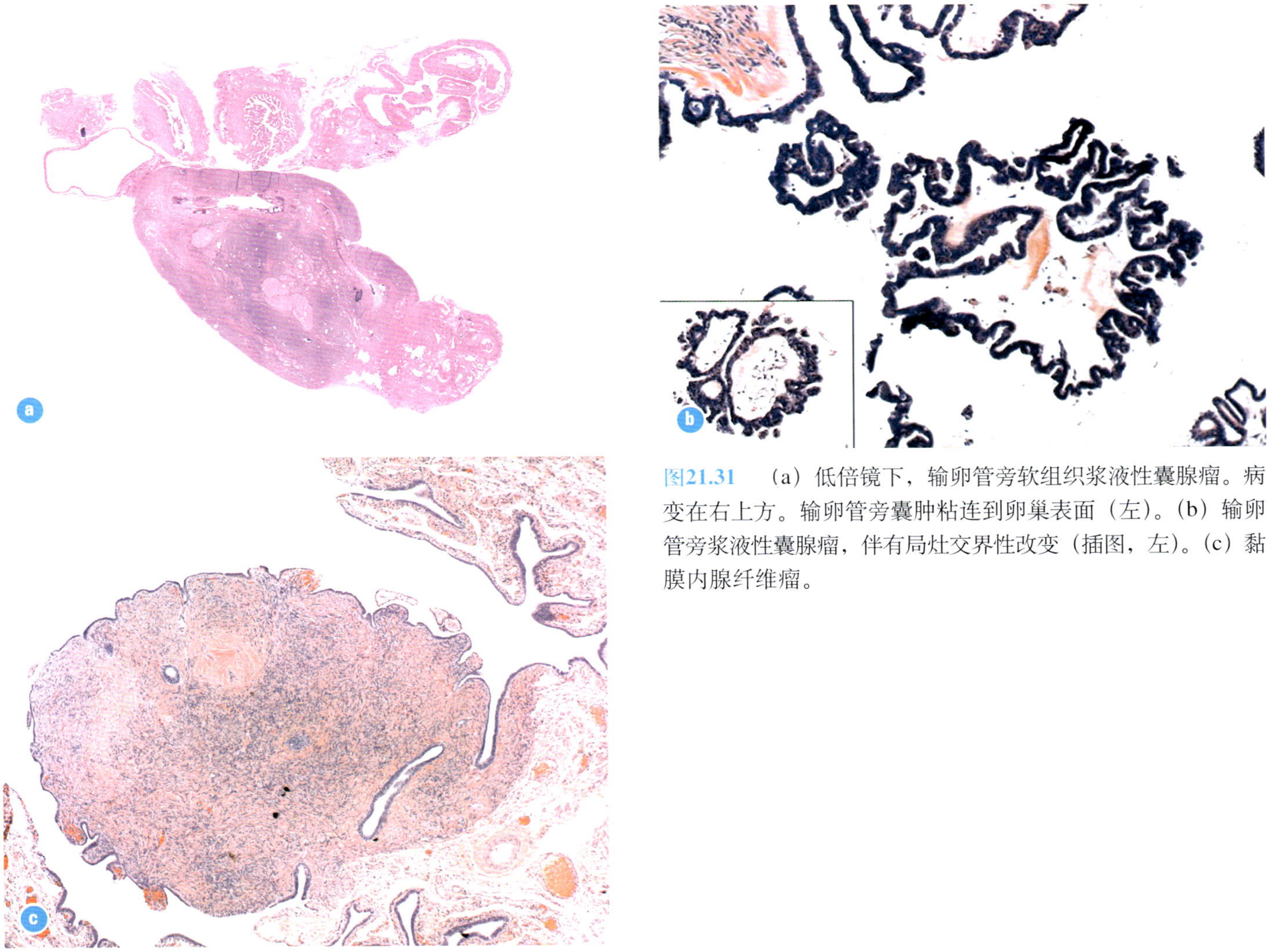

图21.31　(a) 低倍镜下，输卵管旁软组织浆液性囊腺瘤。病变在右上方。输卵管旁囊肿粘连到卵巢表面（左）。(b) 输卵管旁浆液性囊腺瘤，伴有局灶交界性改变（插图，左）。(c) 黏膜内腺纤维瘤。

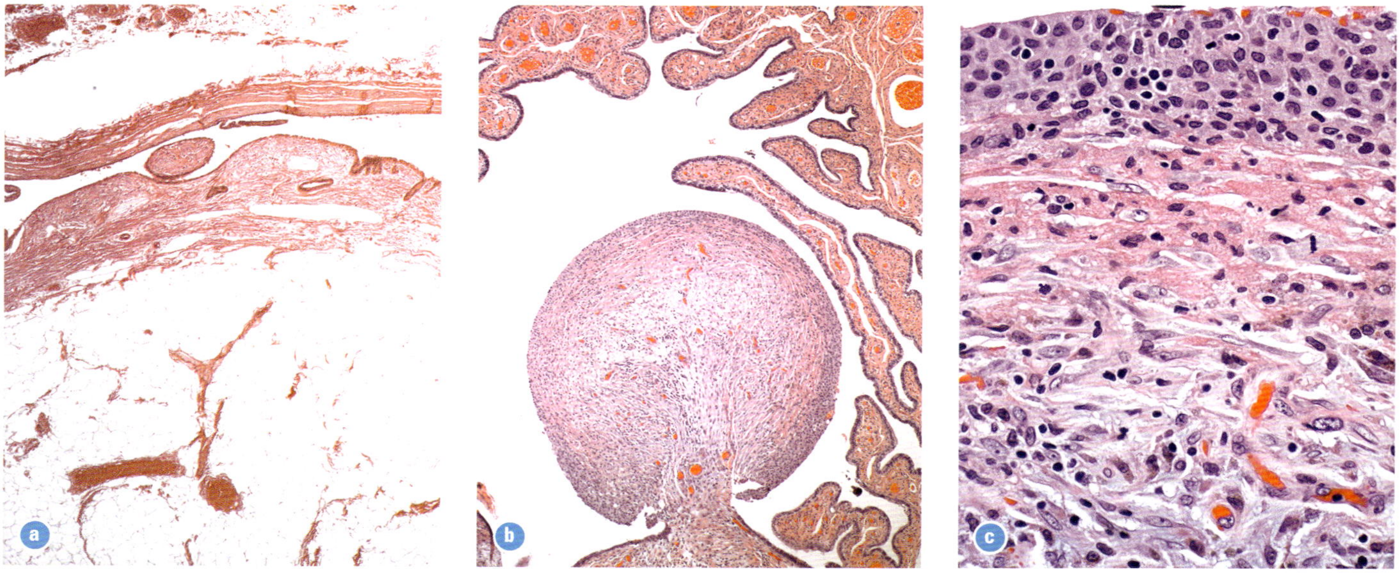

图 21.32 (a) 输卵管脂肪瘤 (下) 压迫黏膜 (上)。(b) 发生于输卵管腔面的炎性息肉。(c) 高倍镜显示，表面上皮移行细胞化生，其下为混合性泡沫样组织细胞和新生的成纤维细胞。

早期恶性肿瘤[85, 87, 88]。尽管在普通人群中输卵管癌罕见，但是BRCA1和BRCA2突变者发生输卵管癌的危险性增加[88, 89]。一项报告显示，23 例具有 BRCA1 突变的患者中有2例患有输卵管癌，并且提供了输卵管癌可能是由于 BRCA1 种系突变引起的分子学证据。因而，对于 BRCA1 突变者喜欢选用预防性卵巢切除术可能具有重要意义[90]。对于这些患者的输卵管进行比较详细的评估能够增加检出率，可以高达17%[91]。这些患者隐匿性恶性肿瘤的发生率相对较高，支持将其称为输卵管癌和卵巢癌的高危人群，在切除这些器官后需要进行下列的处理：

1. 输卵管和卵巢应该全部送检，由对妇科恶性肿瘤富于经验的病理医师进行连续切片评估。在 Brigham and Women医院，其目的是确保切面和广泛检查输卵管伞端（*s*ectioning and *e*xtensive *e*xamination of the *fim*bria，SEE-FIM 方法)，具体方法如下：
   - 整个输卵管开始固定至少4小时，尽量减少在操作过程中上皮的丢失。
   - 在伞端远侧 2 cm 处横断并打开。
   - 纵行切开伞端黏膜。
   - 输卵管各个节段和整个伞端应全部进行检查。最近研究显示，检出率随着比较彻底的切片检查有所增加（从低于 2.5% 增加到 17%）[91]。这样，对于遗传易感的患者，输卵管检查的方法还有必要继续改进。
   - p53免疫染色用于选择性的病例，有助于检出潜在的异常上皮。然而，早期癌的诊断必须根据组织病理学参数。建议读者在解释输卵管上皮非典型性增生和诊断输卵管早期癌时均需非常慎重，诊断早期癌至少需要出现复层上皮非典型性，并满足浅表输卵管癌的标准。弥散性p53免疫染色和增殖指数升高有助于发现感兴趣的病变区域并能确定组织学诊断（图 21.34a-c）。
   - 因为 BRCA（+）患者一旦诊断患有早期输卵管癌，可能需要进行预防性化疗，所以这种诊断应该由第二位病理医师证实。
2. 选用腹腔镜或剖腹作为预防性卵巢切除术的手术方式，允许检查腹膜表面并收集液体进行细胞学检查。

与其他有关伴有BRCA突变妇女的研究相比，预防

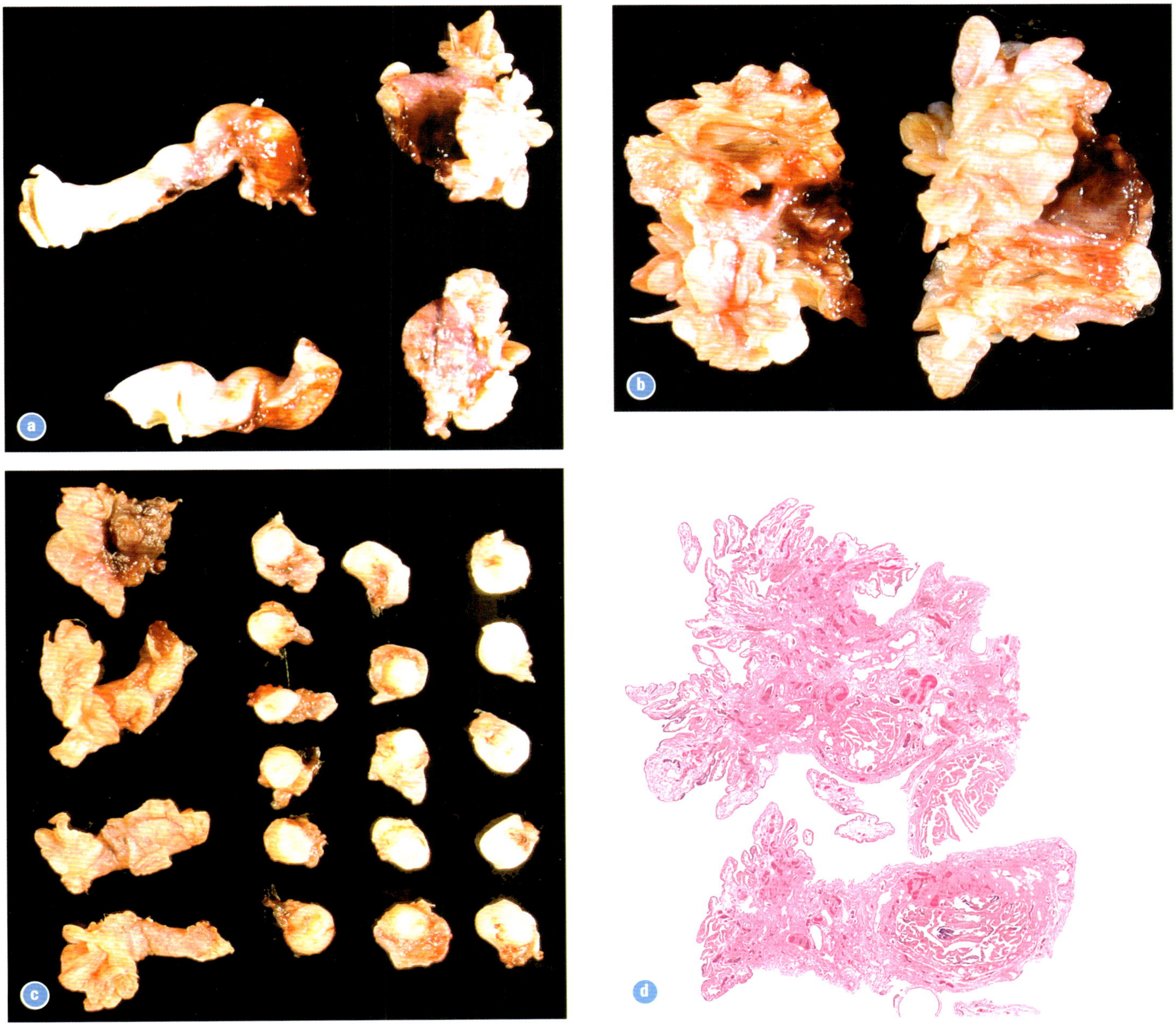

图 21.33 Brigham and Women 医院预防性卵巢切除术标本中整个输卵管伞端切片步骤（SEE-FIM 方法）。输卵管首先固定 4 小时，然后（a）切断伞端，（b）纵向切开暴露最大表面区域，以及（c）输卵管其余所有部分间隔 2 ~ 3 mm 取材送检。（d）部分输卵管和伞端低倍镜下照片。

性卵巢切除标本输卵管癌的发生率较高。在一项有关犹太妇女的研究中，Levine 等发现伴有卵巢 / 腹膜疾病者 86%有BRCA突变[92]。可以理解，在病变极小的情况下，预防性切除标本可以比较准确地明确肿瘤的来源（支持输卵管来源）。也就是说，发现的输卵管病变常常是几个受累部位中的一个。在遗传易感的患者中，输卵管在癌的发生方面的作用可以通过长期随诊患者而得以部分解决，可以明确这种非常早期的输卵管癌是 I 期癌抑或全身性疾病的一部分。

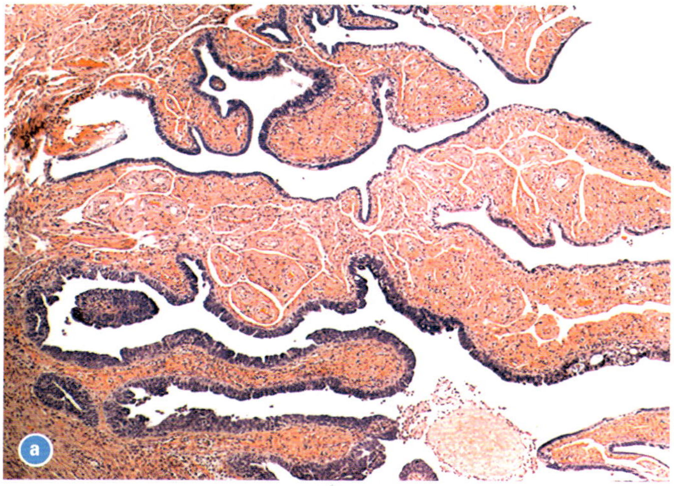

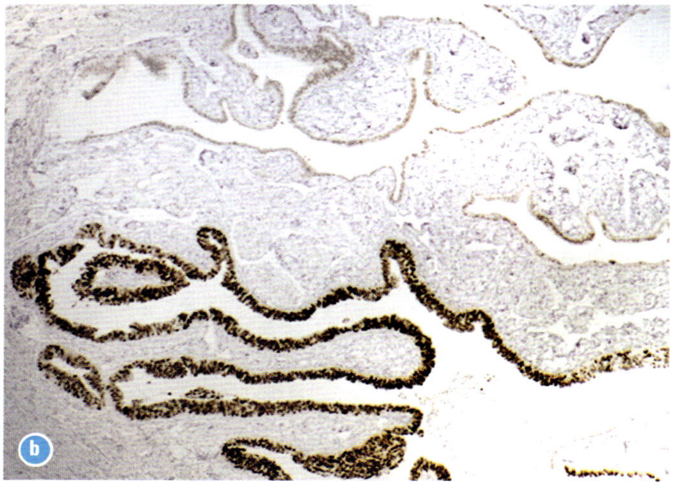

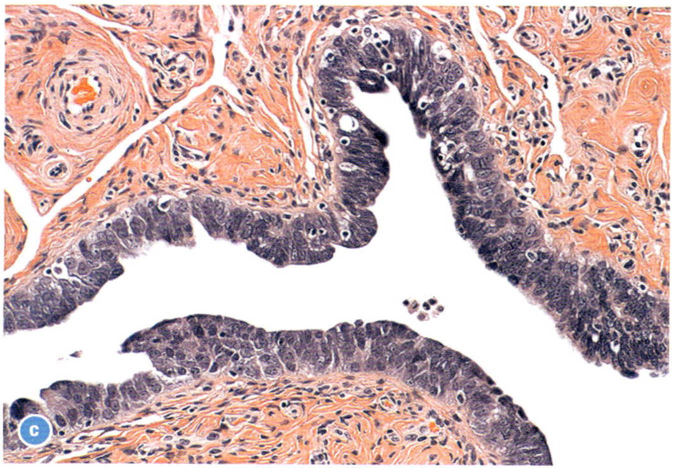

图21.34 (a) 预防性卵巢切除标本，镜下可见输卵管伞端有黏膜内癌病灶。(b) p53免疫染色强阳性。(c) 高倍镜下肿瘤性上皮缺乏纤毛并失去细胞极性。

原发性输卵管癌 PRIMARY CARCINOMA OF THE TUBE

定义 Definition

输卵管原发性腺癌的定义是，最大限度地符合来源于输卵管的一系列标准的肿瘤。这些标准包括：(1) 具有起源于输卵管黏膜的证据，理想的是黏膜内癌，伴有或不伴有浸润性疾病；(2) 缺乏具有相似组织学表现的子宫内膜腺癌共存的证据；(3) 卵巢实质受累不如输卵管明显；如果卵巢受累，主要局限于表面。这些必要条件是诊断的指导原则，当怀疑为卵巢或子宫内膜的肿瘤种植到输卵管表面时，可以应用上述诊断标准。然而，这个定义的前提条件是，如果卵巢或子宫内膜有一个较大的肿瘤，那就代表肿瘤是原发性卵巢或子宫内膜癌，但是不容易得到证实。不过，当将肿瘤分期考虑在内时，任何Müller来源的原发性肿瘤总的预后彼此相似。因此，输卵管癌和卵巢癌的分类和诊断标准都应尽量保持一致，以便解决病理医师之间的争论。

危险人群 The patient at risk

原发性输卵管癌罕见，不到女性生殖道恶性肿瘤的1%。患者一般为绝经后妇女，平均年龄57岁[93]。Ashkenazi Jews研究发现，29例输卵管癌患者中5例检出BRCA突变（17%），22例原发性腹膜癌患者中9例有BRCA突变（41%）。这些有BRCA突变的患者发病年龄比没有BRCA突变的年龄较小（60岁对70岁）[93]。荟萃分析（meta-analysis）显示，平均年龄为56.7岁，未经产率为27.5%，平均经产次数为1.7。总共有45%是未经产妇女，22% 既往有盆腔炎性疾病的证据[94]。

临床特征 Clinical features

最常见的症状和体征是异常阴道出血和排液（40%）、腹部疼痛（20%～39%）和可触及的肿块（24%）[77, 93, 95]。不到 5% 的患者术前怀疑患有输卵管癌[93]。输卵管癌引起的典型症状是绞痛和水样排液，随后疼痛缓解（间歇性输卵管积水，hydrops tubae profluens）。但是典型症状并不常见，仅发生于不到10%的患者[93]。通常有细胞学发现，但不具有输卵管特异性。阴道细胞学阳性率可高达 60%，取决于不同的研究[11, 96, 97]。

大体检查 Gross examination

输卵管癌的典型表现是输卵管弥漫性肿胀，伞端常常粘连闭锁（图21.35a）。正如上面规定的一样，卵巢受累的程度相对比输卵管低。输卵管肿瘤的横切面可能显示质脆，或蕈样生长的管腔内肿物向外扩展（图21.35b）。常有出血和坏死。

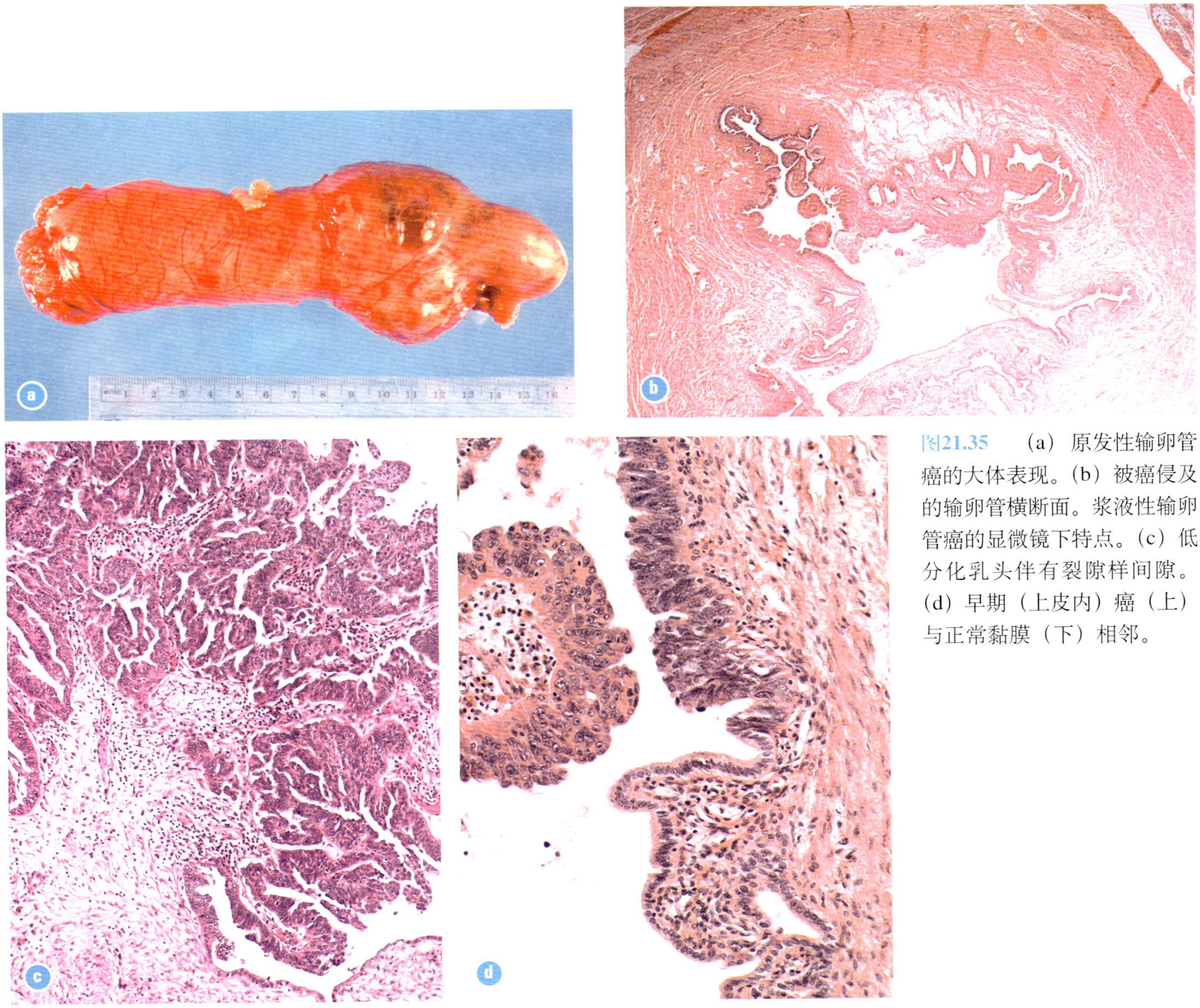

图21.35 （a）原发性输卵管癌的大体表现。（b）被癌侵及的输卵管横断面。浆液性输卵管癌的显微镜下特点。（c）低分化乳头伴有裂隙样间隙。（d）早期（上皮内）癌（上）与正常黏膜（下）相邻。

组织病理学 Histopathology

大约2/3的原发性输卵管癌是浆液性癌（图21.35c）。这些肿瘤的形态学表现与其他部位相似，但是分化好的肿瘤描述较少。分化差的乳头状结构伴有裂隙形成的管腔和分级高的细胞核，是这些肿瘤的典型表现（图21.35c）。黏膜内肿瘤（上皮内癌）经常可见，在少数病例，可能是肿瘤的惟一表现（图 21.35d）[11]。

其余的输卵管癌被分类为子宫内膜样癌（图21.36）、移行细胞癌（图21.37）、透明细胞癌和在其他部位同样不常见的其他类型癌（图21.38a，b）[98-100]。有些子宫内膜样肿瘤伴有子宫内膜异位症[11]。有报道部分属于子宫内膜样范畴的肿瘤与 Wolff 管肿瘤相似，含有紧密排列均匀一致的小腺体，并有致密的胶质样分泌物（图21.38c）[101]。另外一些肿瘤含有鳞状分化，例如腺鳞癌[102, 103]。

分期和治疗 Staging and management

总体上，相当大比例的输卵管癌在诊断时已处于Ⅰ期。分期列于表21.3中。大约74%输卵管癌在诊断时处于ⅠA-ⅡA期，26%处于Ⅲ-Ⅳ期[94]。Baekelandt等的回顾研究显示，1/3的输卵管癌处于0期或Ⅰ期[104]。FIGO（国际妇产科学联盟）系统确定，接近2/3的患者处于Ⅰ期或Ⅱ期，这个数字是根据类似于卵巢癌的手术分期标准得出的[105]。然而，早期扩散是本病的自然过程，2/3的输卵管癌病例在诊断时肿瘤已经出现在输卵管外[104]。输卵管癌存活情况见表21.4，这在不同研究之间比较一

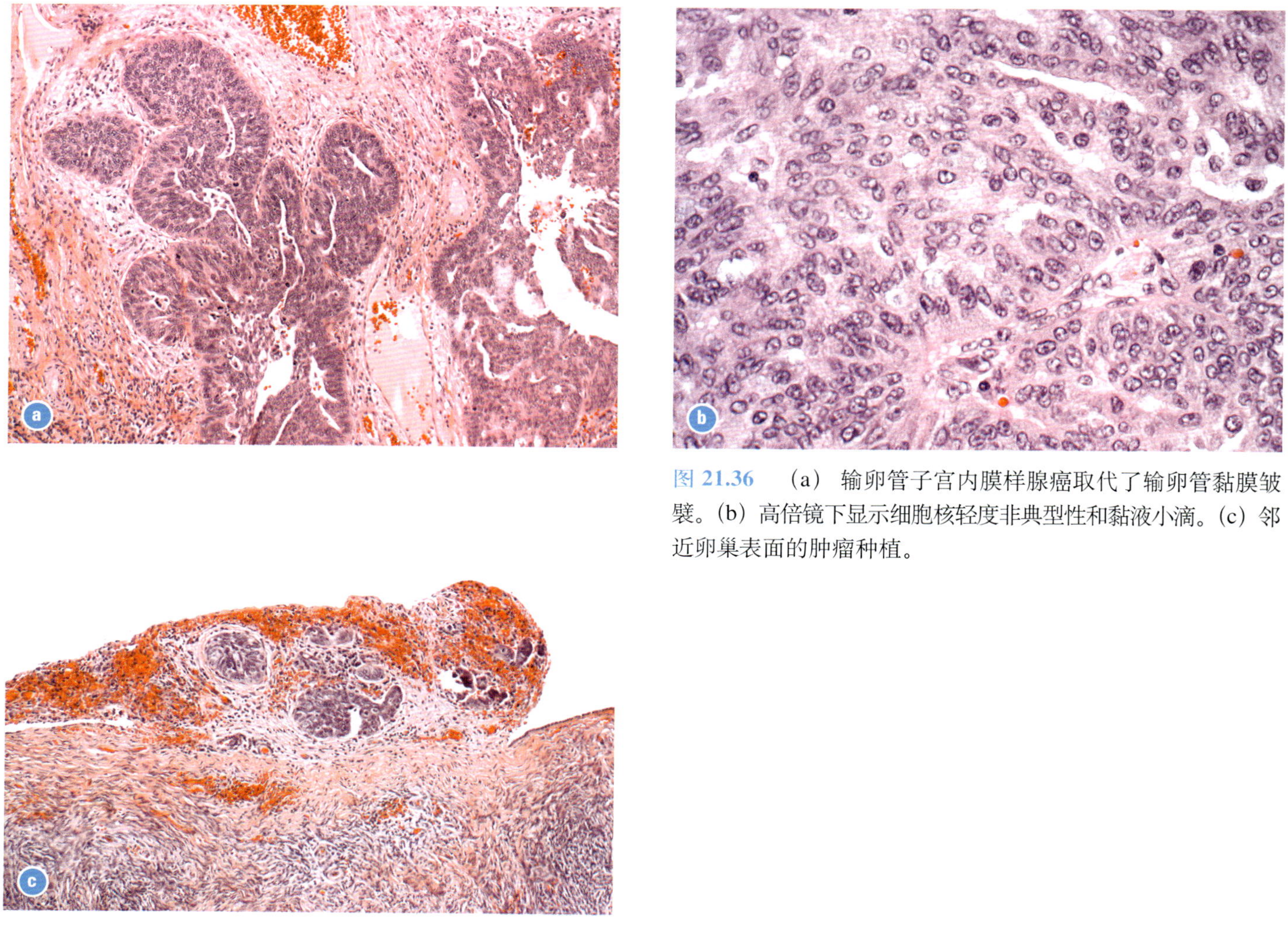

图 21.36 （a） 输卵管子宫内膜样腺癌取代了输卵管黏膜皱襞。(b) 高倍镜下显示细胞核轻度非典型性和黏液小滴。(c) 邻近卵巢表面的肿瘤种植。

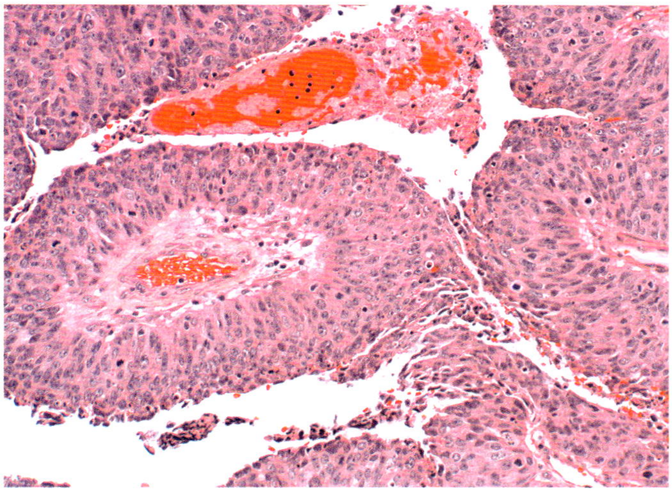

图 21.37 输卵管移形细胞癌，肿瘤性乳头被覆复层肿瘤上皮。这种肿瘤表现为Müller（CK7^{+}）而不是移行细胞的免疫表型，不能认为是真正的移形细胞癌。

致，当肿瘤累及输卵管外器官时，其存活率急剧下降。相对于Ⅰ期（5年存活率73%，平均存活11年）肿瘤而言，Ⅱ期存活率减半，Ⅲ/Ⅳ期再次减半。所有输卵管肿瘤和伴有子宫内膜样或其他组织学类型的肿瘤结局相似[104, 106, 107]。一项研究显示，有无毛细血管－淋巴管浸润和组织学类型都不是主要的预后参数[107]。肿瘤分级充其量也不过只能提供交界性肿瘤的预后信息[94, 107]。

早期肿瘤输卵管伞端闭锁，可以防止通过直接种植而引起的早期播散，具有较好的结局[107, 108]。浸润深度和手术时肿瘤破裂是预后不良的标志[109]。老年患者死亡率增加，但并不能确定是一个独立的预后因素[94, 107, 110]。输卵管癌的治疗与卵巢癌相似，需要经腹全子宫切除、双

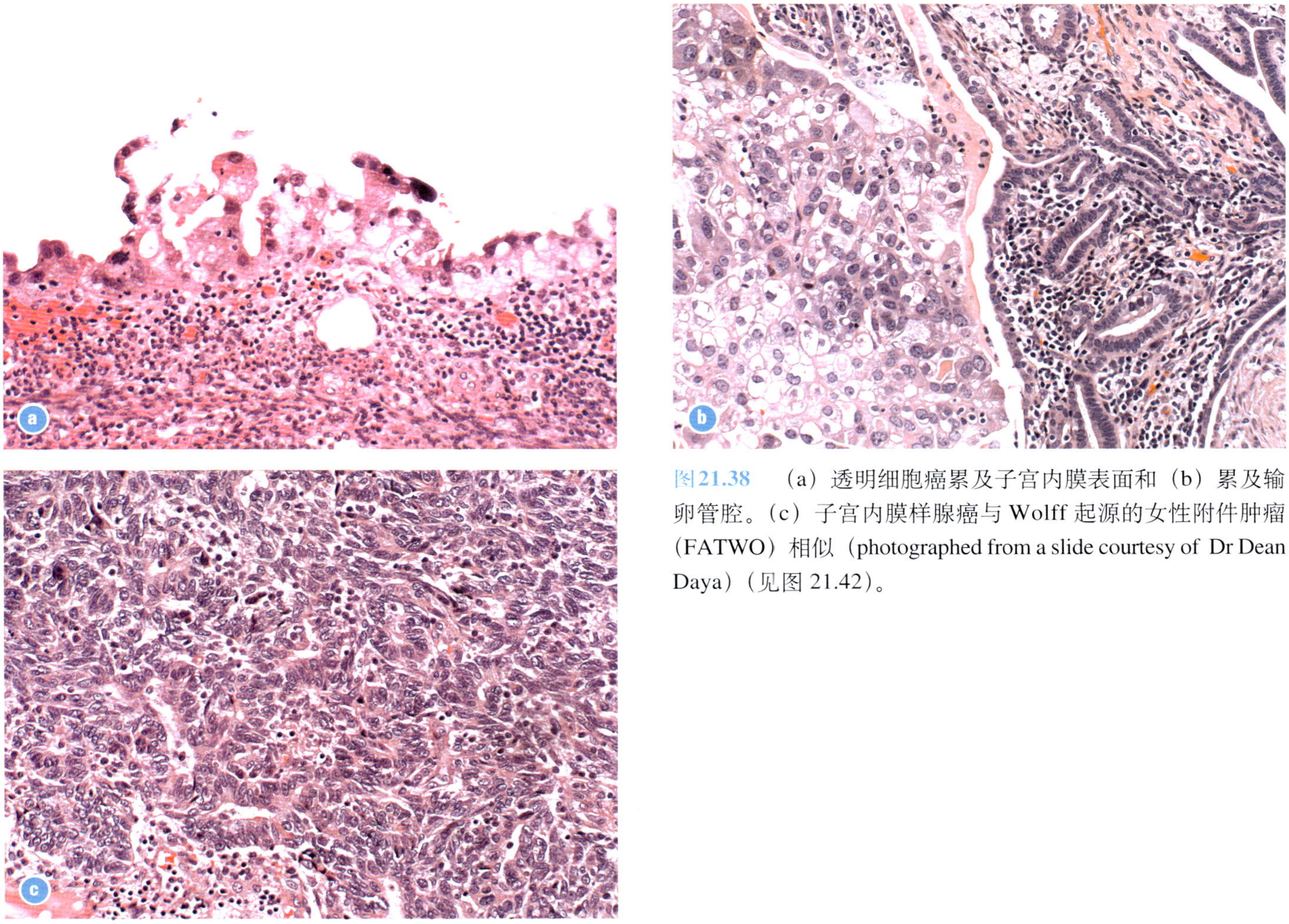

图21.38 （a）透明细胞癌累及子宫内膜表面和（b）累及输卵管腔。（c）子宫内膜样腺癌与 Wolff 起源的女性附件肿瘤（FATWO）相似（photographed from a slide courtesy of Dr Dean Daya）（见图 21.42）。

表 21.3 输卵管癌分期（FIGO 1994）[105]

I 期	癌局限于输卵管
IA 期	肿瘤局限于一侧输卵管，未侵及浆膜面，无腹水
IB 期	肿瘤局限于两侧输卵管，未侵及浆膜面，无腹水
IC 期	I A期或 I B期伴有浆膜受累或有腹水，或腹腔冲洗液阳性
II 期	肿瘤已侵犯盆腔器官
IIA 期	累及子宫和（或）卵巢
IIB 期	累及其他盆腔器官
IIC 期	腹水和（或）阳性腹腔冲洗液共存
III 期	癌延伸到盆腔以外，但仍在腹腔内
IIIA 期	组织学证实仅仅腹部受累
IIIB 期	肿瘤 ≤ 2 cm
IIIC 期	肿瘤 ＞ 2 cm
IV 期	癌转移到腹腔以外，包括胸水细胞学阳性；肝实质转移

表 21.4 输卵管癌分期与存活率[1, 104]

分期	病例数	5 年生存率（%）
0	8	87.5
1	41	73
2	33	37
3	52	29
4	17	12

侧输卵管－卵巢切除、淋巴结取样以及残留肿瘤的大块切除，然后进行以顺铂为基础的联合化疗。具有高危险性疾病的 I 期患者（低分化肿瘤、毛细血管－淋巴管浸润、浸润肌层或浆膜下层）或不能分期的患者可以进行单一药物的化疗。较高分期的患者需要紫杉醇加上以卡铂为基础的化疗[111]。接受化疗的患者比没有化疗的患者存活率高（P=0.0006），应用含有顺铂化疗的患者比不含顺铂化疗的预后要好[111]。

平均随诊 70.3 月的输卵管癌患者，总的存活平均为 68.1 月。I 期手术（P=0.02）和手术后无肿瘤残存（P=0.03）是与改善存活率相关的最好因素。36 例患者中大约 20 例（55%）处于 I 期，5 年存活率是 62.7%。手术后有肿瘤残存的患者没有存活。大多数输卵管癌患者在诊断时处于 I 期，但是她们存活的可能性比患有其他早期阶段妇科恶性肿瘤的患者均低。如果最初手术大块切除不能达到肉眼上清除肿瘤的目的，存活的机会极低[95]。诊断时肿瘤局限于输卵管的患者（I期）5年存活率为60%～73%，晚期患者只有 10% 可以治愈[1, 104, 105]。

发生于子宫内膜异位症的癌 CARCINOMA OCCURRING WITHIN ENDOMETRIOSIS

与盆腔其他部位相似，癌也可以来自输卵管子宫内膜异位症（见第23章和第27章）。子宫内膜腺癌是来源于子宫内膜异位症的最常见的恶性肿瘤，但是癌肉瘤、子宫内膜间质肉瘤、性索肿瘤及其他类型肿瘤也有报告（图21.41a–c）[112-115]。来源于子宫内膜异位症的良性和交界性肿瘤也有报道。

转移性肿瘤形成 METASTATIC NEOPLASIA

输卵管转移癌可以分为以下两个范畴：

Müller 部位 Müllerian sites

由于分类方法对于第二个原发性肿瘤加以限制，以及输卵管癌、卵巢癌和腹膜癌的形态学相似性，输卵管

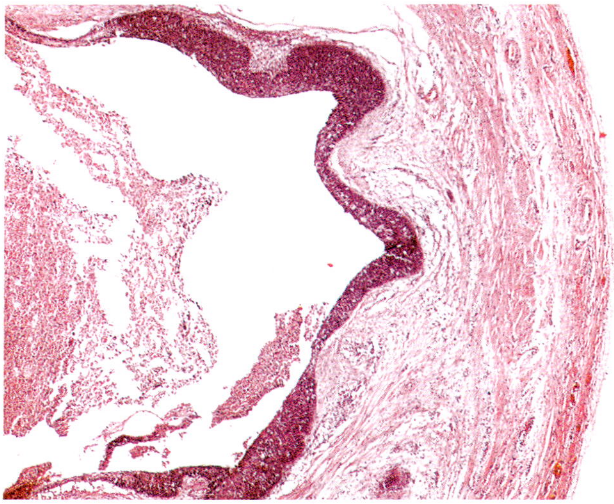

图 21.39 宫颈上皮内肿瘤通过生殖道扩散，并取代输卵管腔[120]。

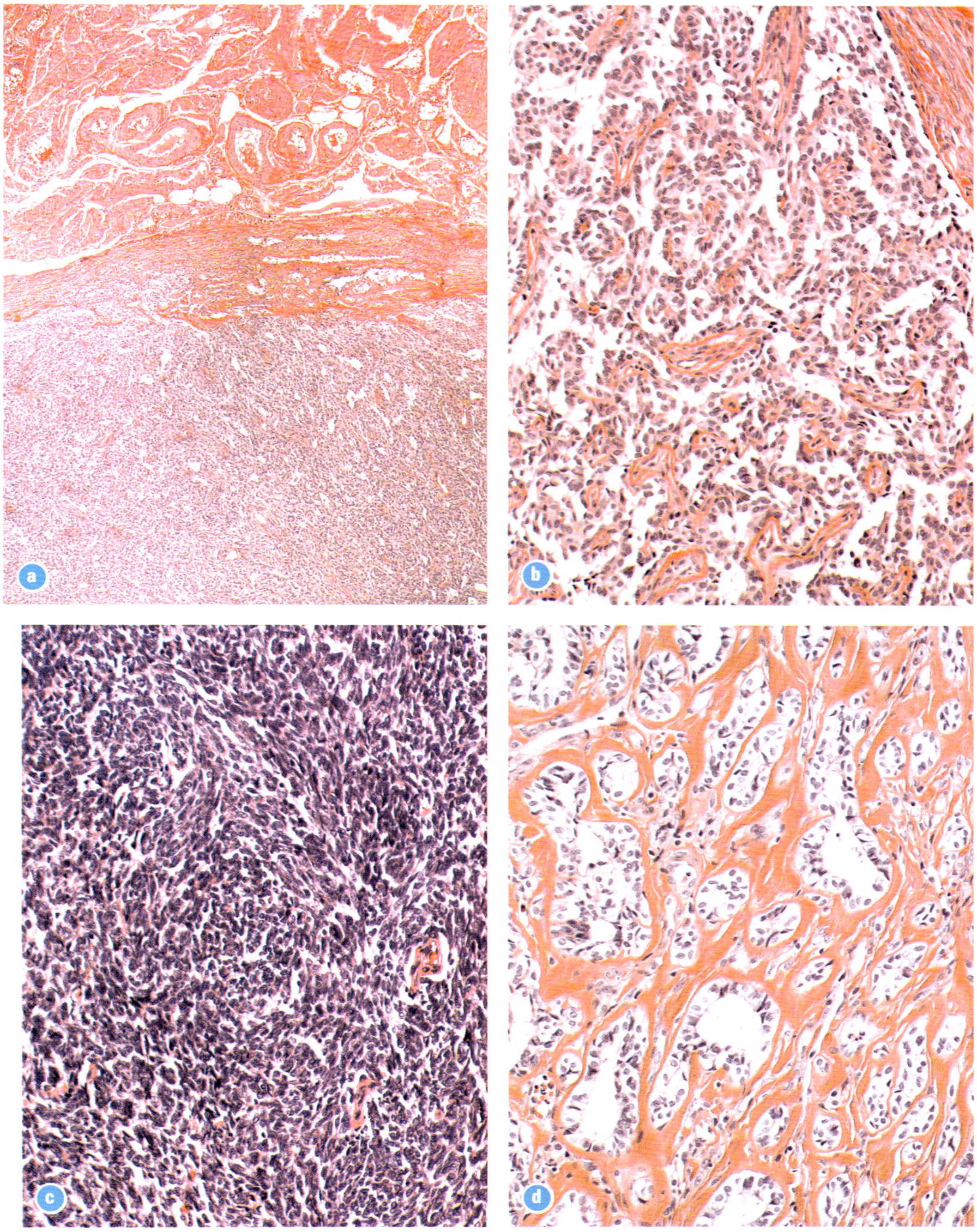

图 21.40 Wolff管来源性女性附件肿瘤（female adnexal tumor of Wolffian origin, FATWO）。(a) 肿瘤与附件软组织具有均匀一致的交界面。(b) 不规则的裂隙样间隙。(c) 具有间叶性形态学表现（梭形细胞）的实性生长方式。(d) 小管状结构与生殖道其他中肾肿瘤所见相似。

癌被单独作为原发性肿瘤分类的百分比很低[116, 117]。不认为输卵管冲洗液具有预后价值[118]。累及输卵管的Ⅲ期子宫内膜癌，其生存率大于80%[119]。偶尔，宫颈癌可以扩散到输卵管（图 21.39）[120]。

非 Müller 部位 Non- Müllerian sites

实际上，任何肿瘤都可以转移到输卵管，包括胃肠道肿瘤和乳腺癌，极少数情况下，造血系统肿瘤和肉瘤也可转移到输卵管（图 21.42）[11, 121]。

Wolff 管来源的肿瘤 TUMORS OF WOLFFIAN ORIGIN（FATWO）

这些肿瘤罕见，推测是来源于圆韧带的中肾残余。其特征为单侧性，大小不等，表现为膨胀性均匀一致的生长，悬挂在阔韧带内。切面淡黄色，实性，触之有弹性，但是可以含有小囊。显微镜下，FATWO 表现出的分化类似于宫颈中肾肿瘤，其形态可以从伴有梭形细胞的实性结构到不同程度的小管形成（图21.40a-c）。钙网膜蛋白、细胞角蛋白和波形蛋白染色阳性，EMA和CEA染色阴性[11]。谷胱甘肽S-转移酶mu（GSTmu）可以将其与Müller上皮区分开来[122-124]。与其他中肾肿瘤一样，应该认为FATWO是低级别的恶性肿瘤，切除之后需要密切随访[125]。

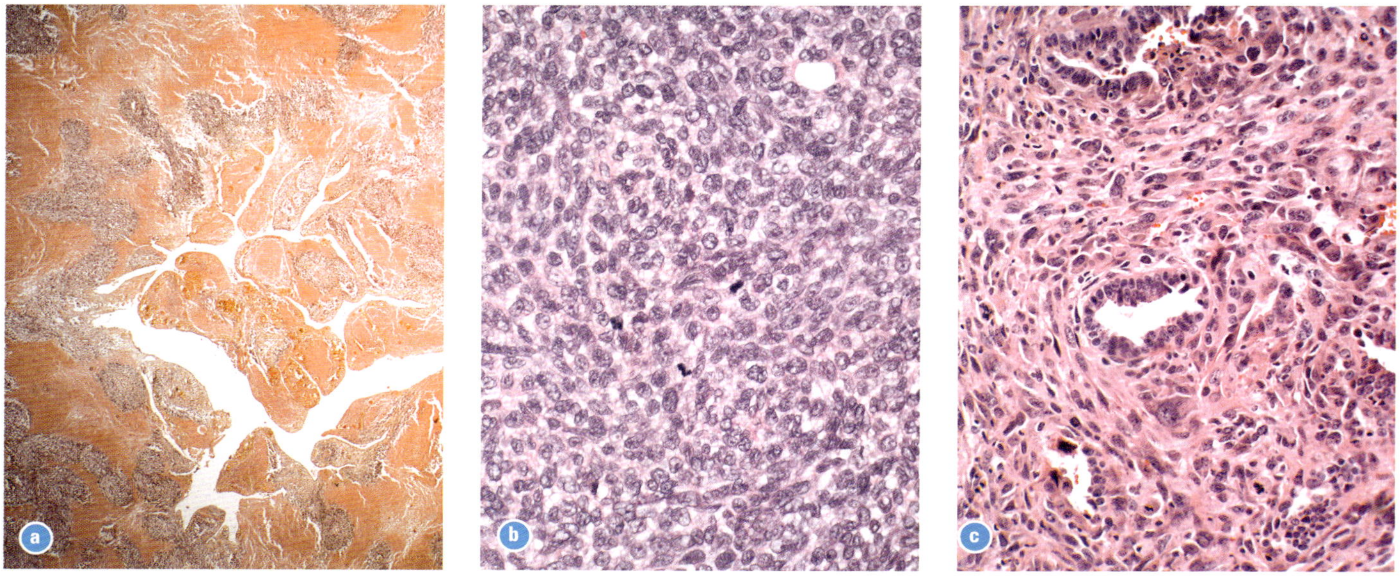

图 21.41 （a）发生于输卵管的肉瘤。输卵管腔结构的轮廓被部分保留。（b）高倍镜观。（c）输卵管癌肉瘤。

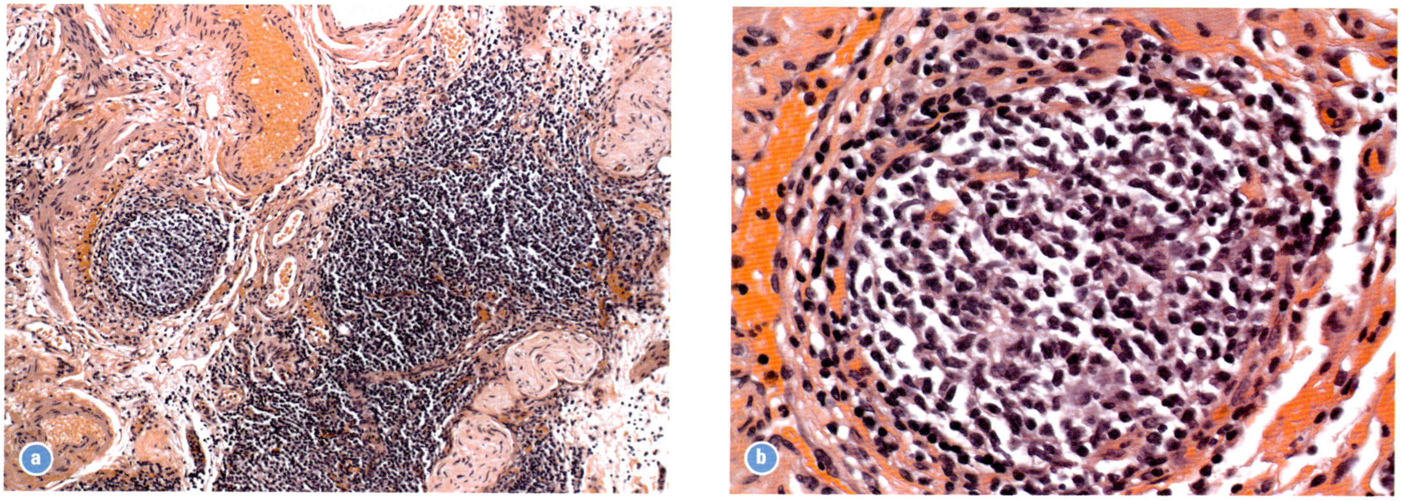

图 21.42 （a）淋巴瘤累及输卵管。（b）高倍镜下，缺乏生发中心。

参考文献 References

1 Wheeler JE. Diseases of the fallopian tube. In: Kurman R, ed. Blaustein's pathology of the female genital tract. New York Springer; 2001.

2 Carcangiu ML, Radice P, Manoukian S, et al. Atypical epithelial proliferation in fallopian tubes in prophylactic salpingo-oophorectomy specimens from BRCA1 and BRCA2 germline mutation carriers. Int J Gynecol Pathol 2004; 23(1):35–40.

3 Piek JM, van Diest PJ, Zweemer RP, et al. Dysplastic changes in prophylactically removed fallopian tubes of women predisposed to developing ovarian cancer. J Pathol 2001; 195(4):451–456.

4 Yanai-Inbar I, Siriaunkgul S, Silverberg SG. Mucosal epithelial proliferation of the fallopian tube: a particular association with ovarian serous tumor of low malignant potential? Int J Gynecol Pathol 1995; 14(2):107–113.

5 Burkman RT. Contraceptive sterilization: trends, options, and surprising new data. Dialogues Contracept 1997; 5(2):5–7.

6 Newton J, McCormack J. Female sterilization: a review of methods, morbidity, failure rates and medicolegal aspects. Contemp Rev Obstet Gynaecol 1990; 2(3):176–182.

7 Mills SE, Fechner RE. Stromal and epithelial changes in the fallopian tube following hormonal therapy. Hum Pathol 1980; 11(5 Suppl):583–585.

8 Cornog JL, Currie JL, Rubin A. Heat artifact simulating adenocarcinoma of fallopian tube. JAMA 1970; 214(6): 1118–1119.

9 Kim SH, Shin CJ, Kim JG, et al. Microsurgical reversal of tubal sterilization: a report on 1,118 cases. Fertil Steril 1997; 68 (5):865–870.

10 Samaha M, Woodruff JD. Paratubal cysts: frequency, histogenesis, and associated clinical features. Obstet Gynecol 1985; 65(5):691–694.

11 Scully RE, Young RH, Clement PB. Atlas of tumor pathology, 3rd series, Fascicle 23: tumors of the ovary, maldeveloped gonads, fallopian tube and broad ligament. American Registry of Pathology, Washington DC: AFIP; 1996:169–238.

12 Smith S, Pfeifer SM, Collins JA. Diagnosis and management of female infertility. JAMA 2003; 290(13): 1767–1770.

13 Adamson GD, Baker VL Subfertility: causes, treatment and outcome. Best Pract Res Clin Obstet Gynaecol 2003; 17(2):169–185.

14 Hickman TN. Impact of endometriosis on implantation. Data from the Wilford Hall Medical Center IVF-ET Program. J Reprod Med 2002; 47(10):801–808.

15 Lyons RA, Djahanbakhch O, Saridogan E, et al. Peritoneal fluid, endometriosis, and ciliary beat frequency in the human fallopian tube. Lancet 2002; 360(9341):1221–1222.

16 Fujishita A, Khan KN, Masuzaki H, Ishimaru T. Influence of pelvic endometriosis and ovarian endometrioma on fertility. Gynecol Obstet Invest 2002; 53 (Suppl 1):40–45.

17 Corson SL, Cheng A, Gutmann JN. Laparoscopy in the 'normal' infertile patient: a question revisited. J Am Assoc Gynecol Laparosc 2000; 7(3):317–324.

18 Furuya M, Murakami T, Sato O, et al. Pseudoxanthomatous and xanthogranulomatous salpingitis of the fallopian tube: a report of four cases and a literature review Int J Gynecol Pathol 2002; 21(1):56–59.

19 Gray Y, Libbey NP. Xanthogranulomatous salpingitis and oophoritis: a case report and review of the literature. Arch Pathol Lab Med 2001; 125:260–263.

20 Elliott GB, Brody H, Elliott KA. Implications of 'lipoid salpingitis'. Fertil Steril 1965; 16(4):541–548.

21 Bersi S. Granulomatous salpingitis following hysterosalpingography with 'Lipiodol'. Pathologica 1977; 69(991–992):307–313.

22 Wrork OH Broders AC. Adenomyosis of the fallopian tubes. Am J Obstet Gynecol 1942; 44:412–432.

23 Jenkins CS, Williams SR, Schmidt GE. Salpingitis isthmica nodosa: a review of the literature, discussion of clinical significance, and consideration of patient management. Fertil Steril 1993; 60(4):599–607.

24 Benjamin CL, Beaver DC. Pathogenesis of salpingitis isthmical nodosa. Am J Clin Pathol 1951; 21:212–222.

25 Kutluay L, Vicdan K, Turan C, et al. Tubal histopathology in ectopic pregnancies. Eur J Obstet Gynecol Reprod Biol 1994; 57(2):91–94.

26 Saracoglu FO, Mungan T, Tanzer F. Salpingitis isthmica nodosa in infertility and ectopic pregnancy. Gynecol Obstet Invest 1992; 34(4):202–205.

27 Green LK, Kott ML. Histopathologic findings in ectopic tubal pregnancy. Int J Gynecol Pathol 1989; 8(3):255–262.

28 Punnonen R, Soderstrom KO. Inflammatory etiology of salpingitis isthmica nodosa: a clinical, histological and ultrastructural study. Acta Eur Fertil 1986; 17(3):199–203.

29 Gomel V, Yarali H. Infertility surgery: microsurgery. Curr Opin Obstet Gynecol 1992; 4(3):390–399.

30 Moore SW, Enterline HT. Significance of proliferative epithelial lesions of the uterine tube. Obstet Gynecol 1975; 45:385–390.

31 Saffos RO, Rhatigan RM, Scully RE. Metaplastic papillary tumor of the fallopian tube – a distinctive lesion of pregnancy. Am J Clin Pathol 1980; 74:232–236.

32 Seidman JD. Mucinous lesions of the fallopian tube. A report of seven cases. Am J Surg Pathol 1994; 18:1205–1212.

33 Cheung AN, Young RH, Scully RE. Pseudocarcinomatous hyperplasia of the fallopian tube associated with salpingitis. A report of 14 cases. Am J Surg Pathol 1994; 18(11): 1125–1130.

34 Seidman JD, Sherman ME, Bell KA, et al. Salpingitis, salpingoliths, and serous tumors of the ovaries: is there a connection? Int J Gynecol Pathol 2002; 21:101–107.

35 Sulak PJ. Sexually transmitted diseases. Semin Reprod Med 2003; 21(4):399–413.

36 Westrom L. Incidence, prevalence, and trends of acute pelvic inflammatory disease and its consequences in industrialized countries. Am J Obstet Gynecol 1980; 138:880–892.

37 Quan M. Pelvic inflammatory disease: diagnosis and management. J Am Board Fam Pract 1994; 7(2):110–123.
38 Curran JW. Economic consequences of pelvic inflammatory disease in the United States. Am J Obstet Gynecol 1980; 138 (7 Pt 2):848–851.
39 Shafer MA, Irwin CE, Sweet RL. Acute salpingitis in the adolescent female. J Pediatr 1982; 100:339–350.
40 Chacko MR, Wiemann CM, Smith PB. Chlamydia and gonorrhea screening in asymptomatic young women. J Pediatr Adolesc Gynecol 2004; 17(3):169–178.
41 Eschenbach DA. Acute pelvic inflammatory disease. Urol Clin North Am 1984; 11:65–81.
42 Mishell Dr Jr, Sulak PJ. The IUD: dispelling the myths and assessing the potential. Dialogues Contracept 1997; 5:1–4.
43 Steen R, Shapiro K. Intrauterine contraceptive devices and risk of pelvic inflammatory disease: standard of care in high STI prevalence settings. Reprod Health Matters 2004; 12(23):136–143.
44 Cates W Jr. Contraceptive choice, sexually transmitted diseases, HIV infection, and future fecundity. J Br Fer Soc 1996; 1:18–22.
45 Lee NC. What we've learned about IUDs from the Women's Health Study. Am J Gynecol Health 1989; 3:27–32.
46 Grimes DA. IUDs and pelvic infection. Am J Gynecol Health 1989; 3(3-S):23–26.
47 Rosenberg MJ. Fallout from the STD epidemic: salpingitis, ectopic pregnancy, and infertility. Am J Gynecol Health 1989; 3(3-S):19–22.
48 Henry-Suchet J, Sluzhinska A, Serfaty D. Chlamydia trachomatis screening in family planning centers: a review of cost/benefit evaluations in different countries. Eur J Contracept Reprod Health Care 1996; 1:301–309.
49 Mardh PA. Tubal factor infertility, with special regard to chlamydial salpingitis. Curr Opin Infect Dis 2004; 17:49–52.
50 Zdrodowska-Stefanow B, Ostaszewska-Puchalska I, Pucilo K. The immunology of Chlamydia trachomatis. Arch Immunol Ther Exp (Warsz) 2003; 51(5):289–294.
51 Debattista J, Timms P, Allan J, Allan J. Immunopathogenesis of Chlamydia trachomatis infections in women. Fertil Steril 2003; 79:1273–1287.
52 Taylor-Robinson D. Mycoplasma genitalium – an up-date. Int J STD AIDS 2002; 13:145–151.
53 Sam JW, Jacobs JE, Birnbaum BA. Spectrum of CT findings in acute pyogenic pelvic inflammatory disease. Radiographics 2002; 22:1327–1334.
54 Soper DE. Diagnosis and laparoscopic grading of acute salpingitis. Am J Obstet Gynecol 1991; 164:1370–1376.
55 Guaschino S, De Seta F. Update on Chlamydia trachomatis. Ann N Y Acad Sci 2000; 900:293–300.
56 Westrom LV. Sexually transmitted diseases and infertility. Sex Transm Dis 1994; 21:S32–S37.
57 Peterson HB, Galaid EI, Cates W Jr. Pelvic inflammatory disease. Med Clin North Am 1990; 74:1603–1615.
58 Wiskind AK, Dudley AG, Majmudar B, Masterson KC. Primary fallopian tube carcinoma with coexistent tuberculous salpingitis: a case report. J Med Assoc Ga 1992; 81(2):77–81.
59 Abraham JL, Spore WW, Benirschke K. Cysticercosis of the fallopian tube: histology and microanalysis. Hum Pathol 1982; 13(7):665–670.
60 Brooks JJ, Wheeler JE. Granulomatous salpingitis secondary to Crohn's disease. Obstet Gynecol 1977; 49(1 Suppl):31–33.
61 Wlodarski FM, Trainer TD. Granulomatous oophoritis and salpingitis associated with Crohn's disease of the appendix. Am J Obstet Gynecol 1975; 122:527–528.
62 Antoniou N, Varras M, Akrivis C, et al. Isolated torsion of the fallopian tube: a case report and review of the literature. Clin Exp Obstet Gynecol 2004; 31(3):235–238.
63 Krissi H, Shalev J, Bar-Hava I, et al. Fallopian tube torsion: laparoscopic evaluation and treatment of a rare gynecological entity. J Am Board Fam Pract 2001; 14(4):274–277.
64 Azodi M, Langer A, Jenison EL. Primary fallopian tube carcinoma with isolated torsion of involved tube. Eur J Gynaecol Oncol 2000; 21(4):364–367.
65 Houry D, Abbott JT. Ovarian torsion: a fifteen-year review. Ann Emerg Med 2001; 38(2):156–159.
66 Ganesan R, Ferryman SR, Meier L, Rollason TP. Vasculitis of the female genital tract with clinicopathologic correlation: a study of 46 cases with follow-up. Int J Gynecol Pathol 2000; 19(3):258–265.
67 Pilch H, Schaffer U, Gunzel S, et al. (A)symptomatic necrotizing arteritis of the female genital tract. Eur J Obstet Gynecol Reprod Biol 2000; 91(2):191–196.
68 Meyers KE, Pfieffer S, Lu T, Kaplan BS. Genitourinary complications of systemic lupus erythematosus. Pediatr Nephrol 2000; 14(5):416–421.
69 Azzena A, Altavilla G, Salmaso R, et al. Giant cell arteritis of fallopian tube. Clin Exp Obstet Gynecol 1994; 21(3):184–187.
70 Wilansky R, MacLean JN, Miro R, et al. Necrotizing vasculitis in gynecological surgery. Eur J Obstet Gynecol Reprod Biol 1980; 10(6):401–406.
71 Copeland W Jr, Hawley PC, Teteris NJ. Gynecologic amyloidosis. Am J Obstet Gynecol 1985; 153(5):555–556.
72 Stephenson TJ, Mills PM. Adenomatoid tumours: an immunohistochemical and ultrastructural appraisal of their histogenesis. J Pathol 1986; 148:327–335.
73 Skinnider BF, Young RH. Infarcted adenomatoid tumor: a report of five cases of a facet of a benign neoplasm that may cause diagnostic difficulty. Am J Surg Pathol 2004; 28:77–83.
74 Srigley JR, Colgan TJ. Multifocal and diffuse adenomatoid tumor involving uterus and fallopian tube. Ultrastruct Pathol 1988; 12(3):351–355.
75 Honore LH, Korn GW. Coexistence of tubal ectopic pregnancy and adenomatoid tumor. J Reprod Med 1976; 17(6): 342–344.
76 Kayaalp E, Heller DS, Majmudar B. Serous tumor of low malignant potential of the fallopian tube. Int J Gynecol Pathol 2000; 19(4):398–400.
77 Alvarado-Cabrero I, Navani SS, Young RH, Scully RE. Tu-

mors of the fimbriated end of the fallopian tube: a clinicopathologic analysis of 20 cases, including nine carcinomas. Int J Gynecol Pathol 1997; 16:189–196.
78 Sills ES, Kaplan CR, Perloe M, Tucker MJ. Laparoscopic approach to an uncommon adnexal neoplasm associated with infertility: serous cystadenofibroma of the fallopian tube. Am Assoc Gynecol Laparosc 2003; 10:545–547.
79 de la Fuente AA. Benign mixed Mullerian tumour – adenofibroma of the fallopian tube. Histopathology 1982; 6(5):661–666.
80 Quade BJ, McLachlin CM, Soto-Wright V, et al. Disseminated peritoneal leiomyomatosis. Clonality analysis by X chromosome inactivation and cytogenetics of a clinically benign smooth muscle proliferation. Am J Pathol 1997; 150(6):2153–2166.
81 Carinelli I, Senzani F, Bruni M, Cefis F. Lipomatous tumours of uterus fallopian tube and ovary. Clin Exp Obstet Gynecol 1980; 7(4):215–218.
82 Moore JH Jr, Crum CP, Chandler JG, Feldman PS. Benign cystic mesothelioma. Cancer 1980; 45(9):2395–2399.
83 Ross MJ, Welch WR, Scully RE. Multilocular peritoneal inclusion cysts (so-called cystic mesotheliomas). Cancer 1989; 64 (6):1336–1346.
84 Piek JM, Kenemans P, Verheijen RH. Intraperitoneal serous adenocarcinoma: a critical appraisal of three hypotheses on its cause. Am J Obstet Gynecol 2004; 191:718–732.
85 Colgan TJ, Murphy J, Cole DE, Narod S, Rosen B. Occult carcinoma in prophylactic oophorectomy specimens: prevalence and association with BRCA germline mutation status. Am J Surg Pathol 2001; 25:1283–1289.
86 Schlosshauer PW, Cohen CJ, Penault-Llorca F, et al. Prophylactic oophorectomy: a morphologic and immunohistochemical study. Cancer 2003; 98(12):2599–2606.
87 Scheuer L, Kauff N, Robson M, et al. Outcome of preventive surgery and screening for breast and ovarian cancer in BRCA mutation carriers. J Clin Oncol 2002; 20:126.
88 Leeper K, Garcia R, Swisher E, et al. Pathologic findings in prophylactic oophorectomy specimens in high-risk women. Gynecol Oncol 2002; 87:52–56.
89 Colgan TJ. Challenges in the early diagnosis and staging of Fallopian-tube carcinomas associated with BRCA mutations. Int J Gynecol Pathol 2003; 22:109–120.
90 Zweemer RP, van Diest PJ, Verheijen RH, et al. Molecular evidence linking primary cancer of the fallopian tube to BRCA1 germline mutations. Gynecol Oncol 2000; 76(1):45–50.
91 Powell CB, Kenley E, Chen LM, et al. Risk-reducing salpingo-oophorectomy in BRCA mutation carriers: role of serial sectioning in the detection of occult malignancy. J Clin Oncol 2005; 23:127–132.
92 Levine DA, Argenta PA, Yee CJ, et al. Fallopian tube and primary peritoneal carcinomas associated with BRCA mutations. J Clin Oncol 2003; 21:4222–4227.
93 Nordin AJ. Primary carcinoma of the fallopian tube: a 20-year literature review. Obstet Gynecol Surv 1994; 49:349–361.
94 Hellstrom AC, Silfverswärd C, Nilsson B, Pettersson F. Carcinoma of the fallopian tube. A clinical and histopathologic review. The Radiumhemmet series. Int J Gynecol Cancer 1994; 4:395–400.
95 Obermair A, Taylor KH, Janda M, et al. Primary fallopian tube carcinoma: the Queensland experience. Int J Gynecol Cancer 2001; 11:69–72.
96 Takashina T, Ito E, Kudo R. Cytologic diagnosis of primary tubal cancer. Acta Cytol 1985; 29:367–372.
97 Sedlis A. Carcinoma of the fallopian tube. Surg Clin North Am 1978; 58(1):121–129.
98 Chin H, Matsui H, Mitsuhashi A, Nagao K, Sekiya S. Primary transitional cell carcinoma of the fallopian tube: a case report and review of the literature. Gynecol Oncol 1998; 71:469–475.
99 Rabczynski J, Ziolkowski P. Primary endometrioid carcinoma of fallopian tube. Clinicomorphologic study. Pathol Oncol Res 1999; 5:61–66.
100 Herbold DR, Axelrod JH, Bobowski SJ, Freel JH. Glassy cell carcinoma of the fallopian tube. A case report. Int J Gynecol Pathol 1988; 7(4):384–390.
101 Daya D, Young RH, Scully RE. Endometrioid carcinoma of the fallopian tube resembling an adnexal tumor of probable Wolffian origin: a report of six cases. Int J Gynecol Pathol 1992; 11(2):122–130.
102 Moore DH, Woosley JT, Reddick RL, Walton LA, Siegal GP. Adenosquamous carcinoma of the fallopian tube. A clinicopathologic case report with verification of the diagnosis by immunohistochemical and ultrastructural studies. Am J Obstet Gynecol 1987; 157(4 Pt 1):903–905.
103 Imm FC. Primary adenosquamous carcinoma of the fallopian tube. South Med J 1980; 73(5):678–680.
104 Baekelandt M, Kockx M, Wesling F, Gerris J. Primary adenocarcinoma of the fallopian tube. Review of the literature. Int J Gynecol Cancer 1993; 3:65–71.
105 Ng P, Lawton F. Fallopian tube carcinoma – a review. Ann Acad Med Singapore 1998; 27:693–697.
106 Rabczynski J, Ziolkowski P. Primary endometrioid carcinoma of fallopian tube. Clinicomorphologic study. Pathol Oncol Res 1999; 5(1):61–66.
107 Alvarado-Cabrero I, Young RH, Vamvakas EC, Scully RE. Carcinoma of the fallopian tube: a clinicopathological study of 105 cases with observations on staging and prognostic factors. Gynecol Oncol 1999; 72(3):367–379.
108 Green TH, Scully RE. Tumors of the fallopian tube. Clin Obstet Gynecol 1962; 5:886–906.
109 Baekelandt M, Jorunn Nesbakken A, et al. Carcinoma of the fallopian tube. Cancer 2000; 89:2076–2084.
110 Cormio G, Maneo A, Gabriele A, et al. Primary carcinoma of the fallopian tube. A retrospective analysis of 47 patients. Ann Oncol 1996; 7(3):271–275.
111 Gadducci A. Current management of fallopian tube carcinoma. Curr Opin Obstet Gynecol 2002; 14:27–32.
112 Bouraoui S, Goucha A, El Ouertani L, et al. Endometrioid carcinoma of the Fallopian tube arising in tubo-ovarian endometriosis. A case report. Gynecol Obstet Fertil 2003; 31(1):43–45.

113 Lim S, Kim JY, Park K, Kim BR, Ahn G. Mullerianosis of the mesosalpinx: a case report. Int J Gynecol Pathol 2003; 22 (2):209–212.
114 Griffith LM, Carcangiu ML. Sex cord tumor with annular tubules associated with endometriosis of the fallopian tube. Am J Clin Pathol 1991; 96(2):259–262.
115 Gaffney EF, Cornog J. Endometrioid carcinoma of the fallopian tube. Obstet Gynecol 1978; 52(1 Suppl): 34S–36S.
116 Hovadhanakul P, Nuerenberger SP, Ritter PJ, Taylor HB, Cavanagh D. Primary transitional cell carcinoma of the fallopian tube associated with primary carcinomas of the ovary and endometrium. Gynecol Oncol 1976; 4:138–143.
117 Jordan LB, Abdul-Kader M, Al-Nafussi A. Uterine serous papillary carcinoma: histopathologic changes within the female genital tract. Int J Gynecol Cancer 2001; 11(4):283–289.
118 Mulvany NJ, Arnstein MB, Ryan VA. Prognostic significance of fallopian tube cytology: a study of 99 endometrial malignancies. Pathology 2000; 32:5–9.
119 Mackillop WJ, Pringle JF. Stage III endometrial carcinoma. A review of 90 cases. Cancer 1985; 56:2519–2523.
120 Pins MR, Young RH, Crum CP, Leach IH, Scully RE. Cervical squamous cell carcinoma in situ with intraepithelial extension to the upper genital tract and invasion of tubes and ovaries: report of a case with human papilloma virus analysis. Int J Gynecol Pathol 1997; 16(3):272–278.
121 Mazur MT, Hsueh S, Gersell DJ. Metastases to the female genital tract. Analysis of 325 cases. Cancer 1984; 53(9): 1978–1984.
122 Tiltman AJ, Allard U. Female adnexal tumours of probable Wolffian origin: an immunohistochemical study comparing tumours, mesonephric remnants and paramesonephric derivatives. Histopathology 2001; 38:237–242.
123 Ramirez PT, Wolf JK, Malpica A, et al. Wolffian duct tumors: case reports and review of the literature. Gynecol Oncol 2002; 86(2):225–230.
124 Sheyn I, Mira JL, Bejarano PA, Husseinzadeh N. Metastatic female adnexal tumor of probable Wolffian origin: a case report and review of the literature. Arch Pathol Lab Med 2000; 124:431–434.
125 Atallah D, Rouzier R, Voutsadakis I, et al. Malignant female adnexal tumor of probable wolffian origin relapsing after pregnancy. Gynecol Oncol 2004; 95:402–404.

22 卵巢良性疾病

Benign conditions of the ovary

Alessandra F. Nascimento, Mark D. Hornstein 和 Christopher P. Crum 著

梅放译 郑杰校

引言 Introduction

对于妇产科医生来说，卵巢检查是妇科检查的一项基本项目。基于患者的年龄以及其他危险因素，需对卵巢的增大进行一系列的检查。外科病理医师检查卵巢标本出于多种原因，包括当临床印象为卵巢异常时给予肯定或排除性的病理诊断或因其他疾病切除子宫及附件时对卵巢的完整性进行检查。另一种可能是检查因有卵巢癌家族史或确证有癌症相关（BRCA）基因突变而预防性切除的卵巢（参见第27章）。为了进行这些检查，病理医师必须了解正常卵巢的解剖以及不同年龄组卵巢的变化。

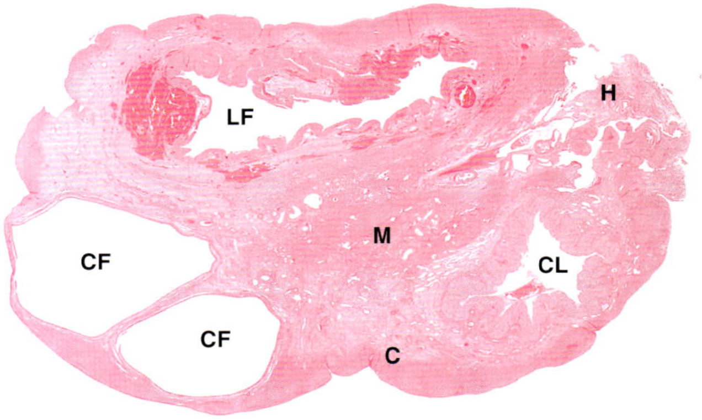

图22.2　卵巢皮质（C）、髓质（M）及卵巢门（H）的低倍镜图像。CL，黄体；CF，囊性滤泡；LF，黄素化滤泡。

卵巢的解剖 Anatomy of the ovary

表面、皮质和髓质 SURFACE，CORTEX AND MEDULLA

成人的卵巢由三部分组成：皮质、皮质下的髓质和卵巢门。卵巢皮质可分为表面上皮及其下的间质（图22.1，22.2）。卵巢表面上皮（ovarian surface epithelium, OSE）

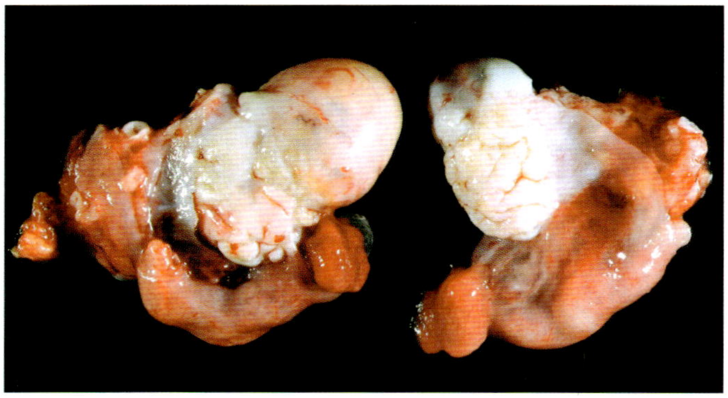

图22.1　育龄期妇女的卵巢，表面有轻微的皱褶。左侧卵巢皮质可见一小的纤维瘤。

由单层的变异间皮细胞组成，呈立方至柱状，核/浆比低，核仁不明显，有中等量浅染的胞浆（图22.3）。虽然腹膜间皮细胞是扁平的，而卵巢表面细胞呈立方状，但卵巢表面的细胞在超微结构上与腹膜的间皮细胞相似，包括有微绒毛[1]。卵巢表面细胞的形态学和细胞增殖时的免疫表型与其他部位的细胞相同（参见第24章）。简而言之，免疫组织化学研究已经证实这些上皮细胞对CK、Ber-EP4和激素受体（雌激素和孕激素）呈阳性反应[2-5]。OSE之下有一层基底膜，正常情况下不清晰甚或缺如，特别是固定前被触摸过的卵巢。在应激情况下，如腹膜感染或炎症时，OSE可以变得显著且出现反应性的异型性，核体积增大，深染，核仁显著。卵巢表面上皮的重要性在于其与卵巢癌发生有关，它通过化生转型为上皮表型。这将在第24章作详细讨论。此外，它还与粘连及包涵囊肿的形成有关。

表面上皮下的间质分为皮质和髓质。皮质由梭形细胞组成，常呈平行或交错斜行排列成束状，构成席纹状结构，细胞核呈梭形，相互重叠，核仁不明显，胞浆少，间质胶原数量不等。毫不奇怪，这些细胞对中间丝标志，如波形蛋白（vimentin）和α-平滑肌肌动蛋白阳性[6]。卵巢皮质间质的独特作用是对垂体或妊娠激素起反应，这将在下文讨论。卵母细胞、Graafian 卵泡、囊状卵泡、闭锁卵泡、黄体及白体在不同年龄段均非常常见，并在育龄期卵巢皮质中反复演进发生。

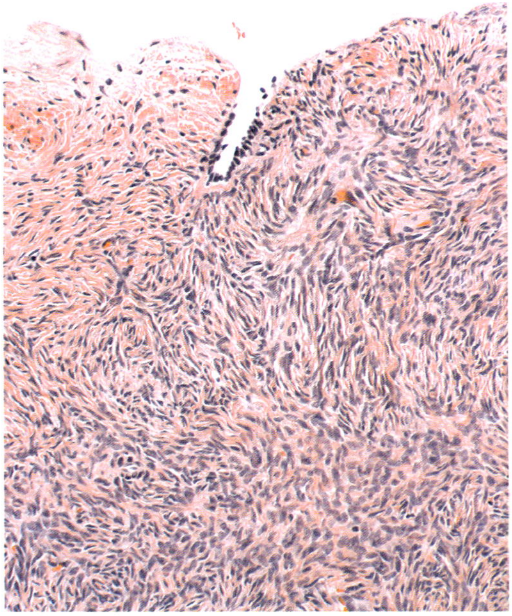

图 22.3 带有卵巢表面上皮（中央）的卵巢皮质。

髓质主要由较大的血管组成，并与卵巢门移行。在育龄期的卵巢中，因为有大量的皮质间质，所以皮质和髓质的区别不明显。黄体的终末阶段（白体）常位于皮质和髓质的交界处。绝经后，由于皮质收缩以及白体尚未被再吸收，髓质变得十分明显。

卵巢门 HILUS

卵巢门是指血管（卵巢动静脉）进出卵巢以及与子宫阔韧带相连的解剖位置。卵巢门包埋于纤维结缔组织组成的实质内，可见两种基本结构：门细胞和卵巢网。后者是中肾管残迹，将于下文描述。

子宫切除术后常见的伴随表现 Common incidental findings seen at hysterectomy

卵巢表面 SURFACE

粘连 Adhesions

卵巢与其他器官或腹膜之间的纤维结缔组织粘连引起了卵巢周围的粘连（图22.4）。这些纤维束是对盆腔内损伤的一种反应，如子宫内膜异位处的出血、感染以及腹腔或盆腔手术。粘连形成后的主要后果是引发慢性盆腔疼痛，但对二者间的关系仍有争议。虽然有研究表明不同形式的粘连与不同水平的疼痛相关，但更近期的研究显示疼痛与粘连并无关联[7]。粘连时的组织学特征为细胞稀疏的纤维组织束伴有多少不等的胶原沉积于卵巢皮质表面。

粘连的鉴别诊断主要包括囊性间皮瘤，后者与囊性粘连类似。囊性间皮瘤是一种反复发作的良性病变，肉

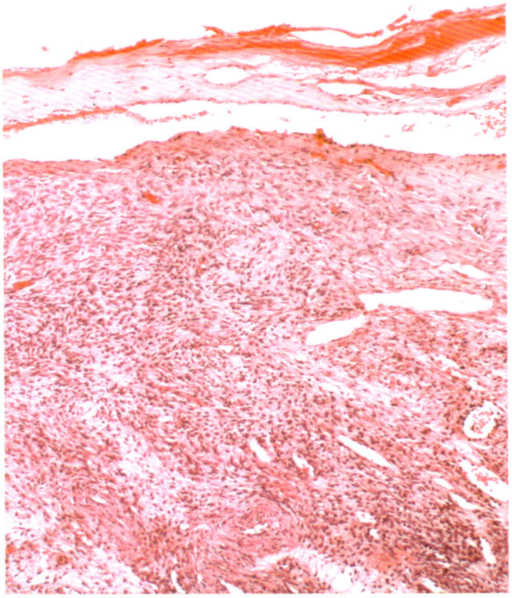

图 22.4 卵巢皮质表面的细小纤维血管粘连。

眼呈多囊状，囊壁通常衬覆明显的间皮细胞，囊与囊之间为厚的纤维间隔[8]。囊性粘连与之相反，小而局限，由纤细的纤维束组成。囊性间皮瘤将于第 23 章详细介绍。

间皮增生 Mesothelial proliferation

卵巢表面的间皮增生包括与其他间皮被覆表面（如腹膜、胸膜和心包）相同的改变，常为对盆腔炎症、局部创伤（包括扭转或梗死）、子宫内膜异位症以及肿瘤的反应性改变[9-12]。反应性的间皮改变包括间皮增生、间皮包涵囊肿以及数量不等的巨噬细胞，后者在子宫内膜异位症中最为显著（图22.4）。其他可能的常见反应性改变是微乳头状瘤病。微乳头状瘤病为偶发、自限性疾病，包括表面被覆的卵巢表面上皮和中央纤维核构成的细小指状突起。除了乳头状结构外，微乳头状瘤病很容易与卵巢表面的浆液性上皮源性肿瘤相鉴别，后者由伴有上皮分化的不规则乳头构成，而与微乳头状瘤病被覆间皮不同（图 22.5）。

更为少见的病变是良性乳头状间皮瘤和恶性间皮瘤[9]。这些将于第 23 章讨论。

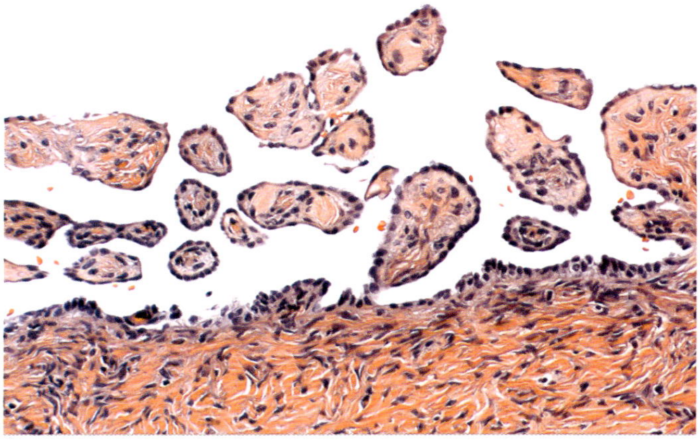

图 22.5　卵巢微乳头状瘤病，由被覆间皮的纤维乳头构成。

输卵管内膜异位症 Endosalpingiosis

卵巢的输卵管内膜异位症定义为由纤毛上皮构成的上皮囊肿或腺样结构。此处的输卵管内膜异位症最大限度地保留了输卵管的上皮结构，不仅具有纤毛，而且还具有与输卵管黏膜极为类似的假复层上皮结构，伴有或不伴有在输卵管皱襞中所见到的特有的支持性间质（图 22.6）。然而，如果输卵管间质不存在，则将其命名为 Müller（皮质）包涵囊肿更为恰当，因其被认为是来源于子宫内膜或 Müller 化生的间皮[11-13]。

卵巢皮质 OVARIAN CORTEX

皮质包涵囊肿 Cortical inclusion cysts

皮质包涵囊肿（cortical inclusion cysts, CIC）来源

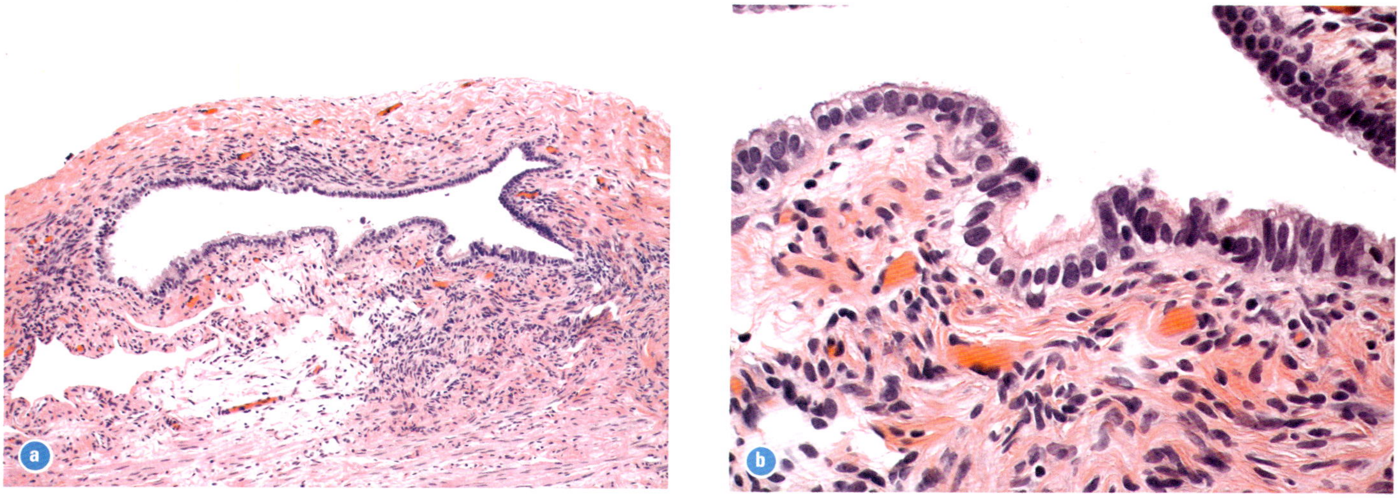

图 22.6　输卵管内膜异位症。(a) 低倍镜下的印象为粘附于卵巢表面的输卵管上皮结构。(b) 高倍镜下可见明显的纤毛结构。

于卵巢皮质中上皮的内陷。这些上皮可以源于卵巢表面上皮的Müller化生或是转运到卵巢表面的子宫内膜上皮或输卵管上皮。CIC囊腔被覆的上皮为扁平至立方的非纤毛上皮，可见于卵巢表面上皮或像输卵管内膜异位症中的纤毛上皮（图 22.7）[14]。在卵巢皮质中形成 CIC 的机制包括卵巢表面粘连处的内陷、折叠伴卵巢皮质融合以及排卵部位的修复伴有卵巢表面上皮长入闭锁卵泡中（参见第 24 章）。

皮质包涵囊肿被认为是一种可见于多数绝经后妇女卵巢的良性病变。该病变之所以引起重视是缘于其在卵巢腺癌发病机制中可能起到的作用。由此衍生出的由输卵管（第21章）、子宫内膜（第19章）和腹膜（第23章）的间接转变以及间皮的直接转变成上皮的观点仍有待论证[14]。卵巢旁、输卵管旁以及卵巢门部的CIC和相关的

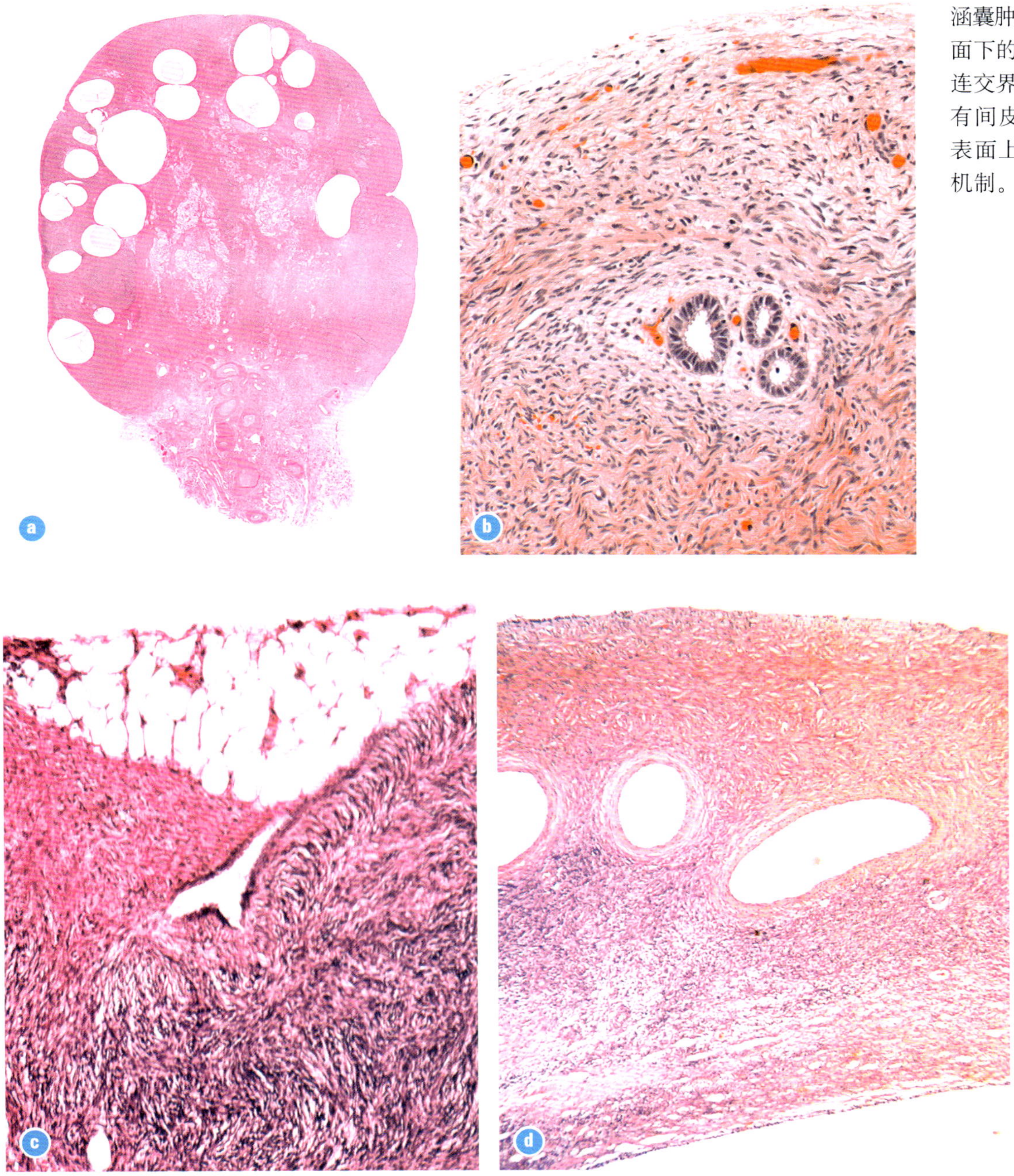

图22.7 （a）广泛分布的皮质包涵囊肿（CIC）。（b）高倍镜下表面下的CIC。（c）在卵巢周围粘连交界处形成的CIC。（d）衬覆有间皮的闭锁卵泡是造成卵巢表面上皮混入卵巢皮质的另一机制。

Müller源性囊肿表现为各种形式的上皮化生，包括黏液型、子宫内膜样以及移行上皮样（Walthard 细胞残件）化生，分别与相应的恶性上皮性肿瘤相对应。在第24章中将深入探讨 CIC 在卵巢癌中所起的作用。

Müller源性囊肿和单纯囊肿 Müllerian and simple cysts

卵巢表面、皮质内、甚或卵巢门可以形成直径达 1 厘米到几厘米的较大囊肿。卵巢旁、皮质内或卵巢门内的囊肿的来源被认为与CIC相似。这些囊肿的衬覆上皮从扁平到立方，甚至假复层柱状。那些衬覆扁平或立方上皮的囊肿称为单纯性或间皮囊肿（图22.8）。那些具有独特衬覆上皮的囊肿被称为Müller源性囊肿，若伴有致密的纤维性囊壁则称为单房性浆液性囊腺瘤。

单纯囊肿的鉴别诊断包括闭锁卵泡（衬覆有残余的卵泡膜细胞）、陈旧性子宫内膜异位［含铁血黄素和（或）少量浆细胞］、囊腺瘤［致密的纤维囊壁和假复层纤毛（浆液性）上皮］、粘连输卵管积水（平滑肌壁）和输卵管旁囊肿（与附件相连续）。

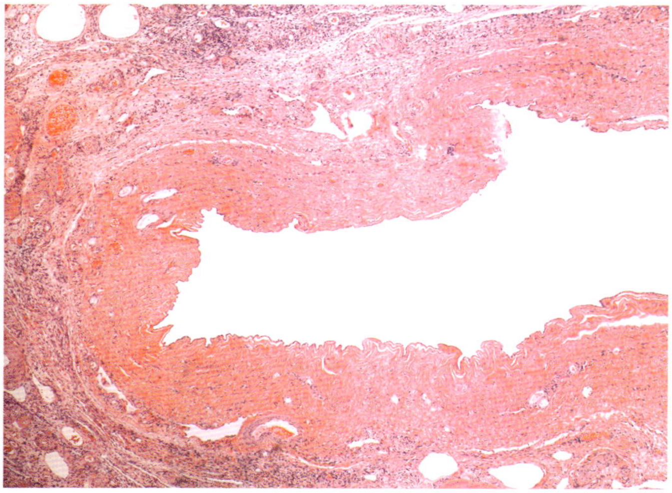

图 22.8　卵巢单纯（间皮）囊肿。

卵泡及黄体 Follicles and corpora lutea

卵泡的发育是一个动态而连续的过程，它不仅发生于育龄期妇女，而且发生于月经初潮前的女孩。然而，卵泡的发育、补充、选择以及最终的排卵需要一个较长的过程，绝不是一个排卵周期所能完成的。相应的，未被选择的卵泡在闭锁之前也会持续存在一段时间。正因如此，病理医师才可以在因其他生殖道异常而被同时切除的正常卵巢中看到卵泡一系列的发育过程。

卵巢生殖细胞及其胚胎的发生已在第1章进行了讨论。在成人卵巢中，卵泡嵌于卵巢皮质间质中。根据它们发育阶段的不同，可做如下分类（图 22.9）：

原始卵泡 Primordial follicles

原始卵泡出生时即存在，它由初级卵母细胞以及围绕其周一层扁平的颗粒细胞组成（图 22.9a）。

初级卵泡 Primary follicles

随着卵母细胞的逐渐成熟，颗粒细胞的体积增大，核分裂活跃，形成了初级卵泡（图 22.9a）。

次级卵泡 Secondary follicles

随着颗粒细胞变为复层，次级卵泡（窦前卵泡）形成（图 22.9b）。

Graaf 卵泡 Graafian follicles

组成次级卵泡的颗粒细胞产生大量的间质液体，液体聚集形成了一个大腔隙，日趋增大成熟的卵母细胞居于其中（Graaf 卵泡）（图 22.9c）[15]。

颗粒细胞层外的间质细胞分化成内外两层卵泡膜细胞层。整个过程受卵泡刺激素和黄体生成素（FSH 和 LH）的调控。排卵后，窦腔内充满了纤维蛋白和碎屑，开始收缩并形成黄体。当一个 Graaf 卵泡形成黄体时，其他许多处于不同发育状态的卵泡可同时存在，因此病理医师可以同时见到处于不同发育阶段的卵泡以及闭锁卵泡。有些可能与排卵前卵泡极为相似，颗粒细胞层及卵泡膜细胞层增厚；另一些则已丢失了大部分颗粒细胞，处于退化期（图22.9d）。若未发生排卵，卵泡的持

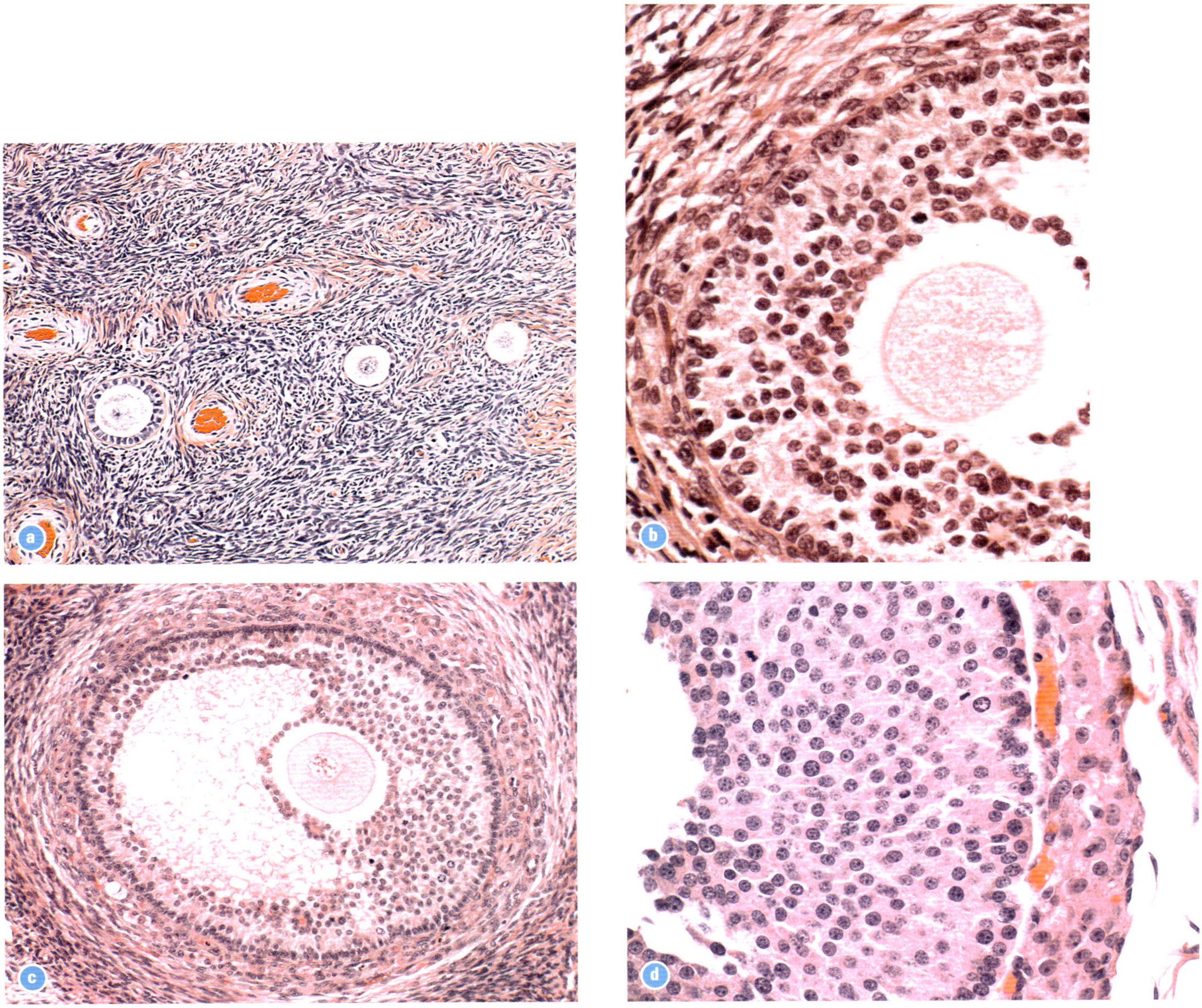

图22.9　卵泡的发育。(a) 原始卵泡和初级卵泡，后者具有单层颗粒细胞（图左侧卵泡）。(b) 次级卵泡因液体在卵母细胞周围聚集而开始形成一层透明带（右侧）。(c) 早期窦卵泡（Graaf 卵泡）有明显的液体储积带以及偏心位置的卵母细胞。(d) 黄素化卵泡衬覆细胞。

续发育将导致高水平的雌激素效应。

囊状卵泡 Cystic follicles

囊状卵泡在育龄期妇女中非常常见，它们来自未破裂的 Graaf 卵泡，并且最终将被重吸收。囊状卵泡常为无症状性或仅引起轻微的盆腔隐痛。囊状卵泡可以单发，也可多发（图 22.10）。大体表现为卵巢表面或皮质内的单房囊性结构，囊内壁光滑，内容物为水性，直径常小于 10mm。

由于所处的时期不同，囊状卵泡的形态多样。一些由部分黄素化的厚层颗粒细胞和卵泡膜细胞组成，易与黄体相混淆（图 22.9d）。绝大多数由不同程度黄素化的

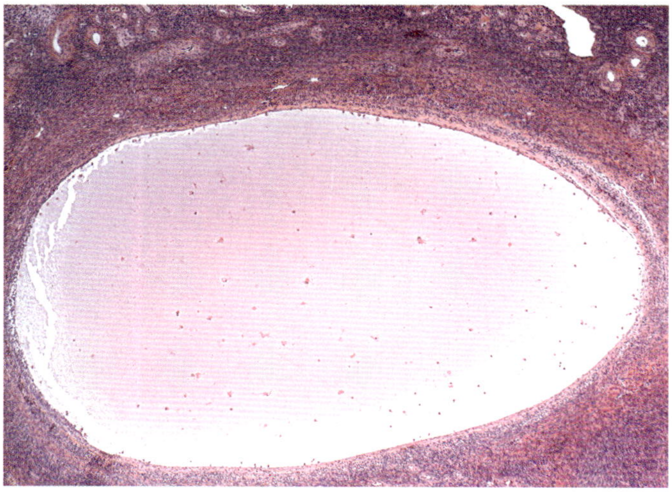

图 22.10 囊状卵泡。育龄期妇女常见。

卵泡膜细胞和数目锐减的颗粒细胞组成。另外一些囊状卵泡由可能来源于卵泡膜细胞的单层黄素化细胞组成。当卵泡直径增至3cm以上时，称为滤泡囊肿（见下文）[15]。

闭锁卵泡 Atretic follicles

闭锁卵泡在卵巢非常常见，它是卵泡复旧、囊状卵泡或其他改变的终末阶段。早期的闭锁卵泡出现了一个纤维化的边缘，分布于其下的卵泡膜细胞轻度松散排列（图22.11）。随着闭锁过程的延续，卵泡中央的腔隙逐渐消失，最终形成一个不太明显的卵圆至椭圆形的致密间质区，中央有一皱褶或裂缝样的腔隙残迹。闭锁卵泡在多囊性卵巢疾病中尤为多见，它是卵泡募集加剧的一个表现（见下文）。

卵泡改变的鉴别诊断（图 22.12）
Differential diagnosis of follicular changes

病理医师常规检查卵巢时一般不会将卵泡和肿瘤相混淆。但有两种情况例外，一种较为常见，而另一种少见。(1) 卵泡膜细胞外层被切线水平切开时，特别是由于细胞较肥胖且核分裂活跃时，容易被诊断为间质肿瘤。但病理医师熟悉了这一形态，并且结合卵巢皮质内没有明确的皮质肿物这一表现，就不易误诊了（图22.12a,b）[16]。(2) 衬覆细胞丰富的囊状卵泡容易与囊性颗粒细胞瘤相混淆。后者常为多囊性，被覆着排列不规则的肿瘤性颗粒细胞（图 22.12c）。

新鲜及变性的黄体
Recent and degenerating corpora lutea

大体表现 Gross appearance

黄体是正常周期中卵泡破裂后产生的正常结构。大体上呈金黄色团块（新鲜黄体）或白色团块（即陈旧的

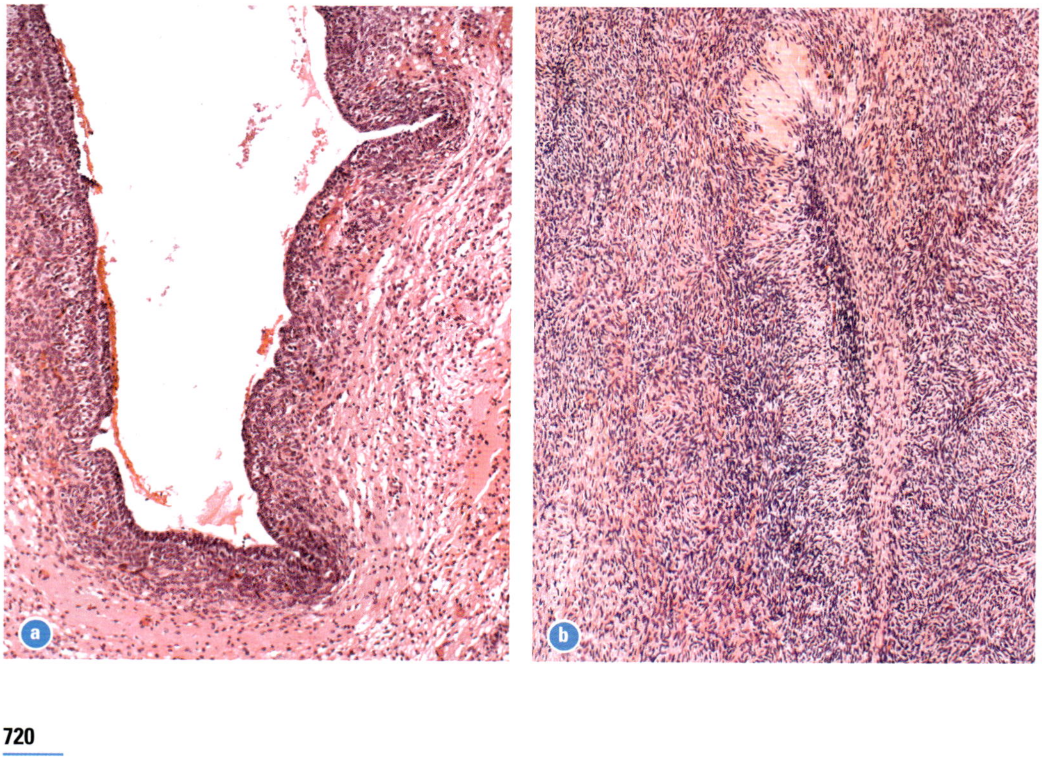

图22.11 闭锁卵泡。(a) 囊性闭锁卵泡可见早期的囊壁硬化以及散在的卵泡膜细胞。(b) 卵泡闭锁的末期，卵泡腔塌陷。

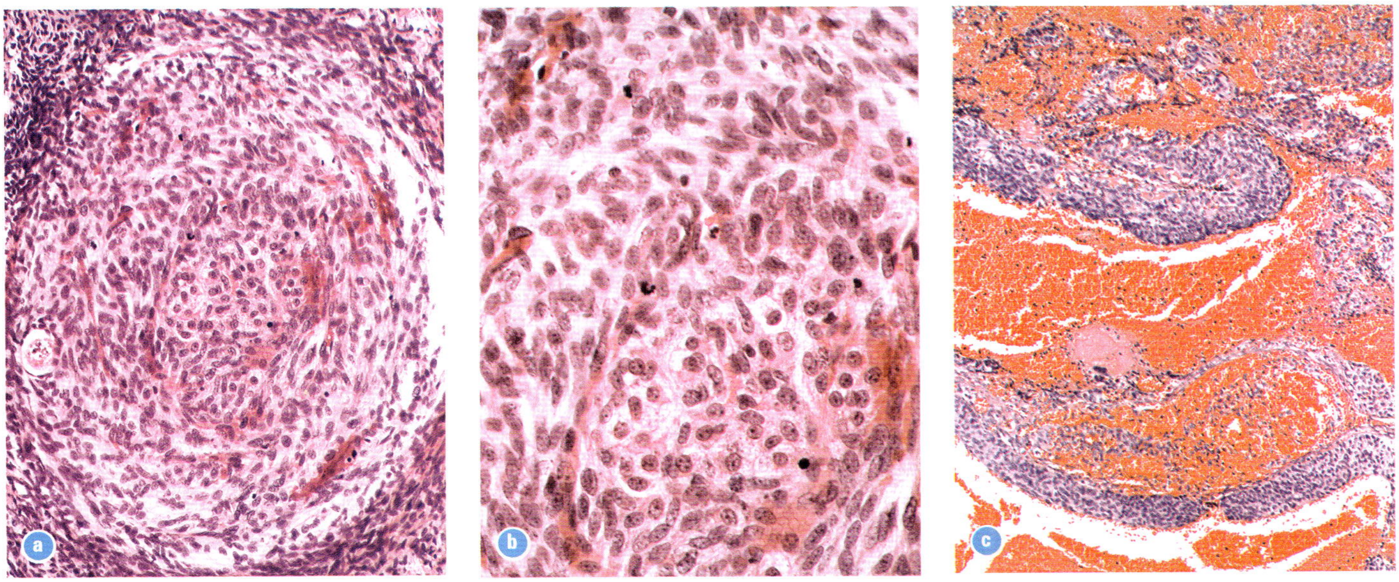

图22.12 与卵泡解读相关的诊断问题。(a) 于切线水平切开的卵泡膜细胞类似肿瘤。(b) 高倍镜下核分裂活跃。(c) 囊性颗粒细胞瘤可与卵泡类似。

黄体），有一小的囊性中心（图22.13）。囊性和（或）出血性外观很常见，因而称为囊性黄体或出血性黄体。这两种表现在大多数黄体中很突出，但并非其必备的特点，只要弄清是新鲜黄体或变性黄体就足以。

镜下表现 Microscopic

新鲜黄体的典型组织学表现为明显黄素化的颗粒细胞层，因此又可称为“颗粒细胞-黄素囊肿”。肥胖的颗粒细胞构成脑回状向内折叠的结构，皱褶间隙穿插着体积较小、数量较少的黄素化的卵泡膜细胞（图22.14）。颗粒细胞和卵泡膜细胞在整个周期中分别产生孕激素和雌激素。随着月经的发生，颗粒细胞和卵泡膜细胞开始凋亡，随之孕激素和雌激素水平骤然下降；到新周期的第5天（月经晚期），黄体的特有结构消失，细胞体积缩小，单核细胞浸润其中。在2个周期之内，退化黄体的体积大大缩小，黄体细胞缩减成胞浆稀少、胞核小而圆的细胞，只能依靠与原有黄体类似的结构来辨别（图22.15）[17]。

鉴别诊断 Differential diagnosis

与黄体相关的误诊有如下几种情况：(1) 临床考虑为附件肿物；(2) 宫外孕剖腹探查时偶尔会将黄体误认为是卵巢妊娠；(3) 与子宫内膜异位症混淆，特别是后者有假黄瘤性假囊肿时。诊断的混淆源于将衬覆于假囊肿内的泡沫样巨噬细胞当作颗粒黄素细胞。但由于具有典型的泡沫样组织细胞的形态特征以及缺乏卵泡膜细胞层，故还应诊断为黄瘤性假囊肿（见下文）（图22.16）。

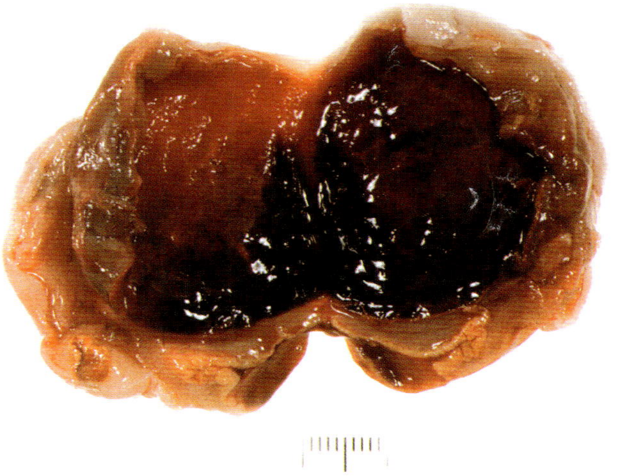

图22.13 新鲜囊性黄体的大体观。内壁光滑，出血性，外缘黄色。

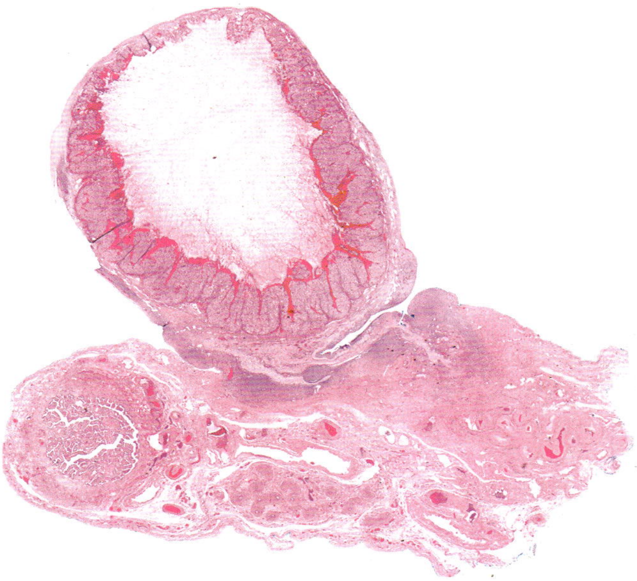

图 22.14　低倍镜下的新鲜黄体，呈显著的皱褶样外观。

临床并发症 Clinical complications

黄体最常见的并发症是大出血，抗凝治疗或其他原因的凝血障碍是最大的危险因素。有些出血可以通过迅速停止抗凝治疗而得到有效控制，但出血严重时，有必要进行剖腹手术、凝血治疗或缝合止血。极少数情况下，甚至需行卵巢切除术。一项研究表明，当恢复抗凝治疗后，约有 1/3 的患者会出现复发性出血[18]。

卵巢门 HILUS

Wolff 管残余 Wolffian remnants

Wolff 管残余是胚胎学上的中肾管残迹，常发生在圆韧带和阴道壁，但女性生殖道的任何部位均可发生，包括卵巢（参见第 1 章）。它们常在显微镜下被偶然发现，由单层立方上皮组成，细胞核圆，核仁不明显，胞浆稀少，排列成单个或多个腺管样结构，腺管相互斜行成角排列，腔内包含强嗜酸性分泌物（图 22.17）。

识别 Wolff 管残余非常重要，因为在某些情况下，它们可能被误认为肿瘤。但其细胞核形态大体一致，且与腺管基底成垂直排列（参见第 30 章）。最主要应与转移癌相鉴别，无细胞核异型性和核分裂像有助于诊断。

门细胞 Hilus cells

卵巢的门细胞与睾丸的Leydig细胞相对应（参见第1章）。它们在卵巢门血管间的结缔组织内以不同的密度单个或成巢分布。大多数情况下，细胞呈小簇状分布，需要仔细寻找。但一旦找到，细胞特点较为显著，细胞呈多角形，具有中等量的嗜酸性胞浆，细胞核圆而居中，核仁细小。同Leydig细胞一样，门细胞胞浆内常含有圆形或椭圆形的小微滴。仔细观察偶尔可以发现 Reinke 晶体（图 22.18）。

门细胞对激素有反应，在妊娠期和绝经期这两个促性腺激素分泌增加的时期，门细胞也开始增多（见下文）。其重要性在于少数产生类固醇激素的肿瘤来源于门细胞。此外，因其与乳腺小叶癌极为相似偶尔会被误诊。

妊娠期卵巢 The ovary in pregnancy

卵巢皮质及卵巢门细胞均对循环中的促性腺激素及类固醇激素发生独特的反应，除了黄体之外，这些激素也影响着间皮下的间叶细胞（蜕膜变）、间质、卵泡及门细胞。这一过程表现为卵泡的不断发育与退化，以及伴发的这些促性腺激素敏感细胞的显著的黄素化反应。最终，颗粒细胞广泛退化，而内层卵泡膜细胞、滤泡间间质细胞增生黄素化，伴门细胞的增生。卵巢与妊娠相关的一系列变化偶尔会导致诊断困难（表 22.1）。由于变化范围大，从而产生下述的一系列病变。

妊娠黄体
CORPUS LUTEUM OF PREGNANCY

妊娠黄体（corpus luteum, CL）是黄体在受孕后的延续，在妊娠早期最为显著，在前 8 周对妊娠的维持起

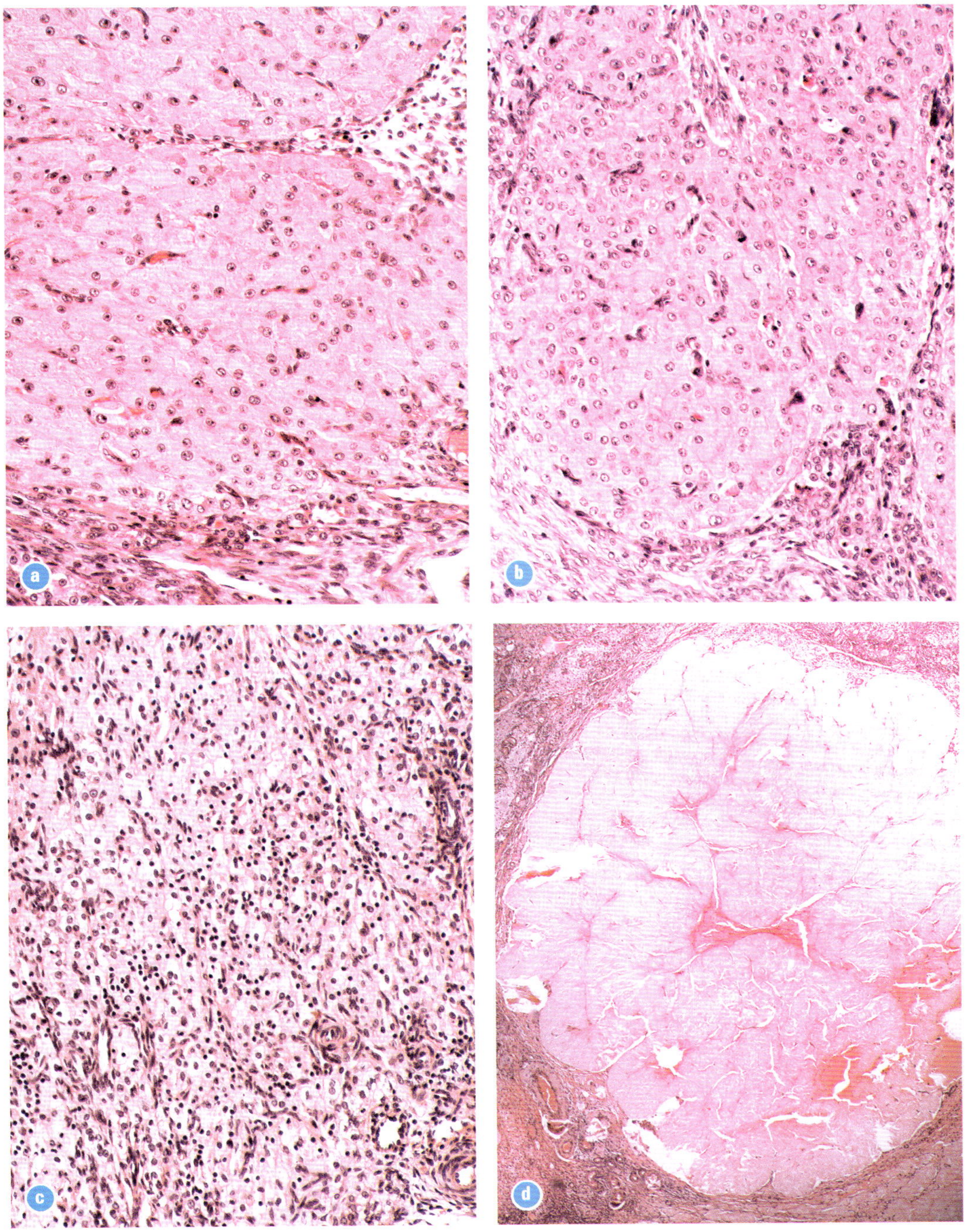

图 22.15　不同阶段的黄体。(a) 第 24 天处于分泌期的黄体。(b) 月经第 1 天的黄体。(c) 月经晚期黄体。(d) 白体。

着至关重要的作用，此时其孕激素分泌达高峰。随着妊娠的进行，在妊娠中晚期，黄体逐渐退化，所起的作用也越发微弱。妊娠早期的 CL 有两个组织学特点，即颗粒黄素细胞体积增大以及妊娠期持续存在的胞浆内大小不一的空泡和小滴（图 22.19）[19]。

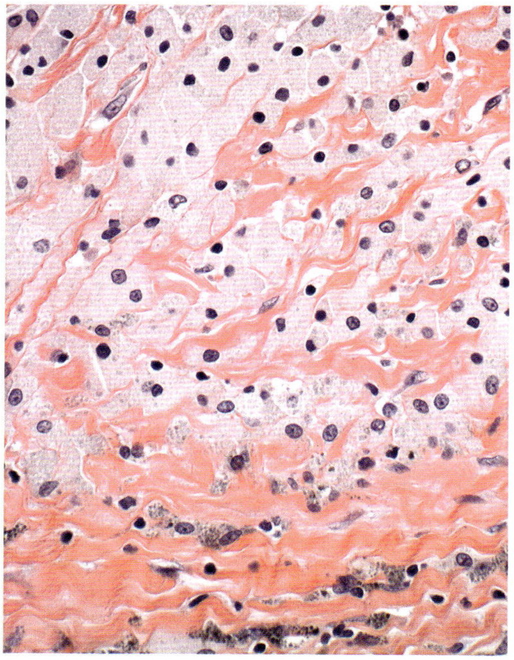

图 22.16 子宫内膜异位假囊肿内衬覆的黄瘤细胞容易与黄素化的颗粒细胞相混淆。

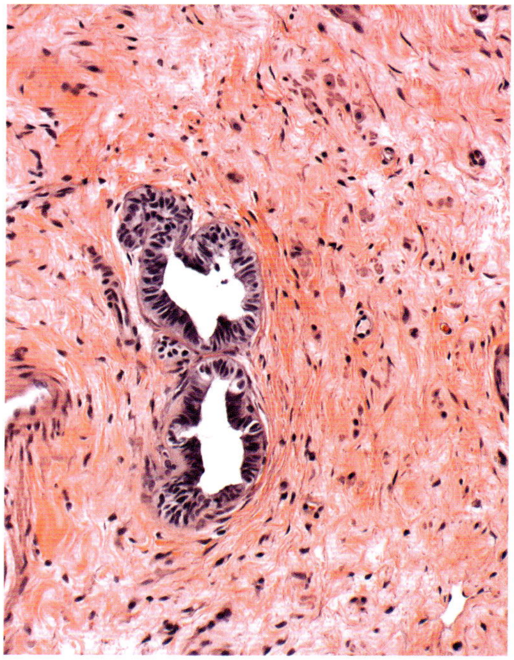

图 22.17 卵巢门的Wolff管残余。

妊娠-卵泡膜黄素增生(包括所谓的妊娠黄体瘤)THECA-LUTEIN HYPERPLASIA OF PREGNANCY (INCLUDING SO-CALLED PREGNANCY LUTEOMA)

分娩时不小心切下的卵巢会有如下一种或几种表现，被共同称为“妊娠卵泡膜黄素增生”(theca-lutein hyperplasia of pregnancy, TLHP)。它包括数量不等的颗粒细胞层减少、黄素化卵泡膜黄素细胞增生的卵泡（图22.20）。这种卵泡膜的扩张往往是不对称的，导致卵泡膜细胞呈椭圆形聚集，并与卵巢间质移行。后者常为散在的黄素化的间质细胞，单个或成簇，呈条索状或松散排列的团状。同时，也可见门细胞增生。尽管发病机制与绒毛膜促性腺激素的产生及其对卵巢的作用有关，但

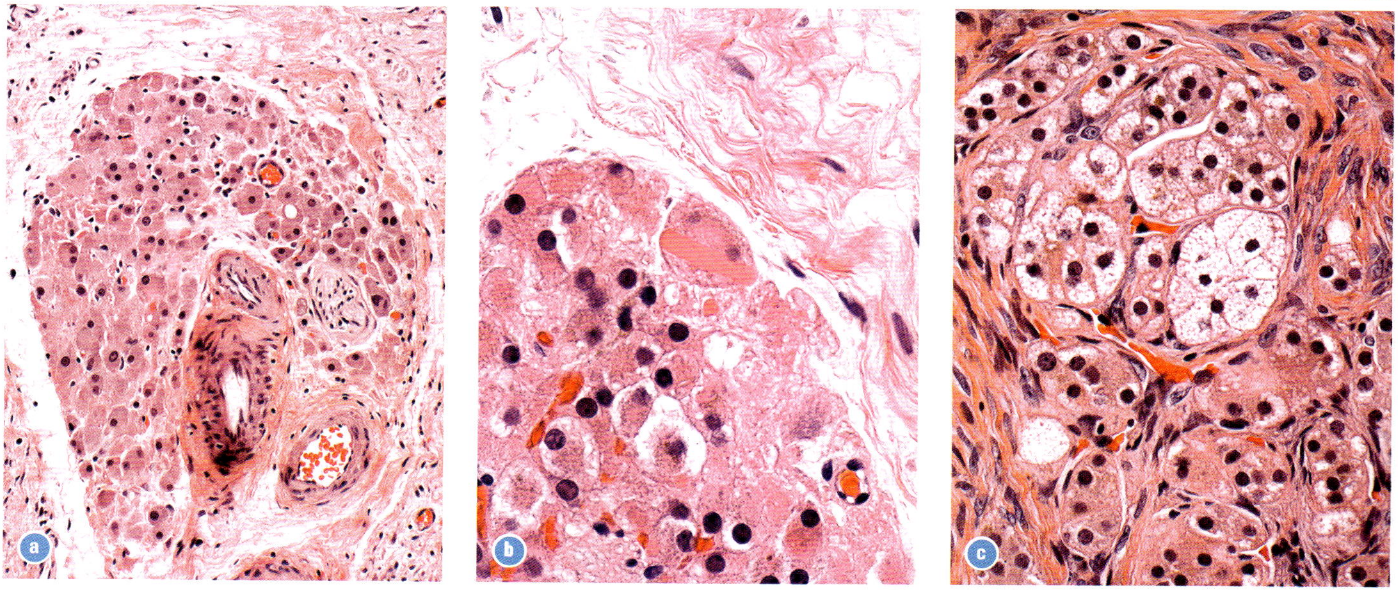

图 22.18 (a) 门细胞。(b) 门细胞中的 Reinke 晶体（中央偏上）。(c) 脂质储积的门细胞容易与肾上腺残迹混淆。

表 22.1　对妊娠期卵巢的错误诊断

实际表现	误诊为
黄体瘤	转移癌
过度黄素化	囊腺瘤
蜕膜病	间质肿瘤
孤立性囊肿	透明细胞癌
蜕膜样变的子宫内膜瘤	黄体
	恶性肿瘤（超声）
	恶性肿瘤（冰冻切片）

总体上这种黄素化细胞增生的生长方式与卵泡膜增生症中的表现并无不同（见下文）[20-22]。

另一种更为突出的卵泡膜黄素增生类型是结节性妊娠卵泡膜黄素增生（nodular theca-lutein hyperplasia of pregnancy, NTLHP）（图 22.21）[20-22]。NTLHP 以显著扩张的滤泡结构为特征，滤泡相互融合成结节。这些结节由内层卵泡膜黄素细胞组成，滤泡中心被增生的衬覆细胞所填充。这些卵泡膜细胞紧密相连，但在结节周边与黄素化细胞相移行，并呈溪流状深入间质。目前还难以确定这些黄素化细胞是源于卵泡膜细胞还是源于间质细胞，但从其松散的结构和随机的排列方式来看更像是间质来源。

这些病变中的颗粒细胞的结局是不同的。在绝大多数逐渐被取代的滤泡中，颗粒细胞并不显眼。在其他一些病例中，卵泡膜细胞和颗粒细胞难以进行精确区分。病理医师最初认为他们所见到的是颗粒细胞的增生，当发现黄素化细胞是仅存的细胞层时，合乎逻辑的结论应是：颗粒细胞已经退化。在另外一些病例中，偶尔可见增大且部分黄素化的颗粒细胞增生（图22.22）[23]。更典型的病例是颗粒细胞数量减少且不明显；在有些区域它们与腔内的纤维素混在一起。在后一种情况中，增生的黄素化的卵泡膜黄素细胞再次移居于滤泡表面，残存的颗粒细胞呈细线状排列或水平排列的管状结构。

NTLHP 的极端表现是妊娠期黄体瘤。严格意义上讲，妊娠期黄体瘤是取代卵巢实质的孤立扩张的棕黄色肿瘤（图 22.23）。与NTLHP不同，其黄素化细胞的增生程度更强，且有肥胖的嗜酸性胞浆，常见空泡细胞，类

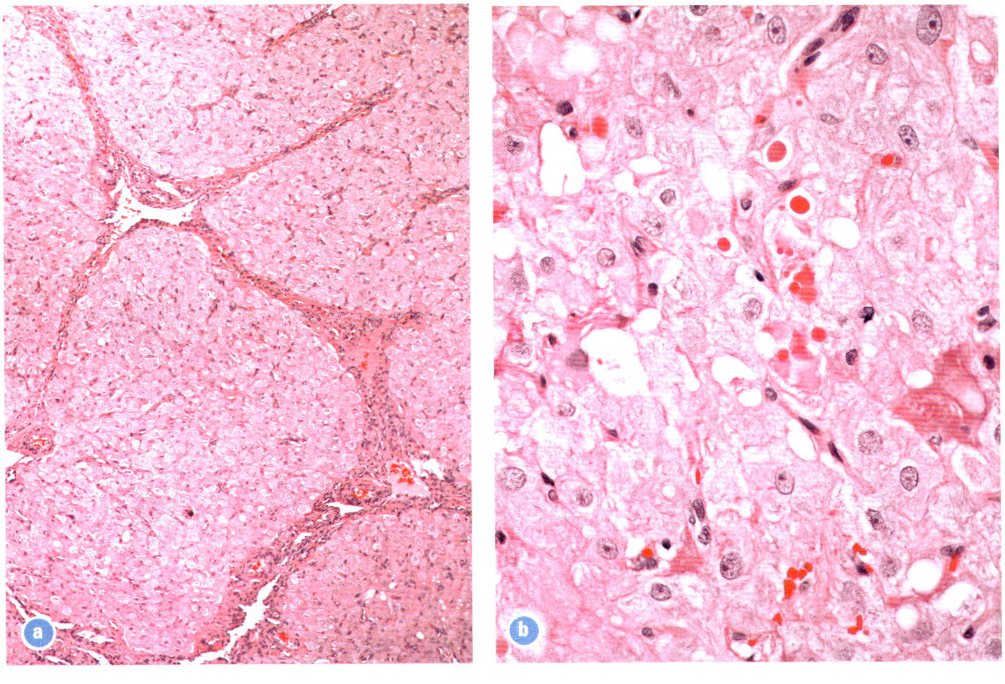

图22.19　妊娠黄体。(a) 低倍镜下轮廓呈脑回样。(b) 高倍镜下可见特征性空泡和透明样变的微滴。

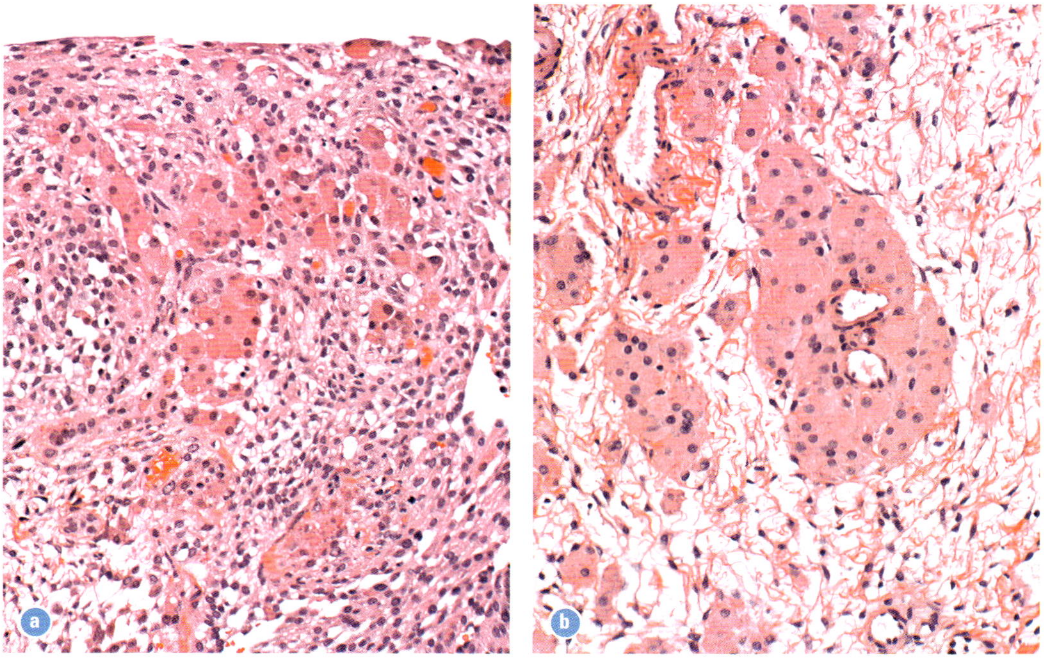

图 22.20 妊娠卵泡膜黄素增生。(a) 黄素化的卵泡膜黄素细胞和黄素化的间质细胞明显融合。(b) 肥胖的黄素化间质细胞。

似间质黄体瘤或未分类类固醇细胞肿瘤（图 22.24）。专家们传统上认为，黄体瘤是 NTLHP 的一种极端变异类型，而非真性肿瘤，主要因为这些肿瘤在妊娠后趋于自行退化。从前瞻性治疗的角度，强烈鼓励这一论点，因为对于这种肿瘤应避免做卵巢切除术，除非病变在产后仍持续存在。然而，由于这些肿瘤样病变产生的激素环境与其他产生类固醇激素肿瘤引起的绝经相似，因此认为罕见的孤立性妊娠黄体瘤源于妊娠激素环境中具有生长优势的克隆性增殖更为合理[21]。

大多数妊娠黄体瘤患者有多胎妊娠史，且有高达 80% 的病例发生于黑人妇女[21, 22]。绝大多数病例无症状，在产前B超检查或剖宫产中偶然发现，但个别病例

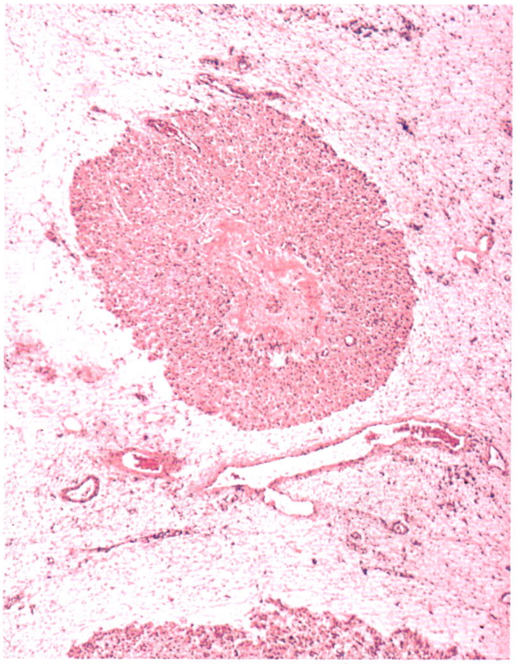

图 22.21 结节性妊娠卵泡膜黄素增生。镜下以结节状聚集的增生卵泡膜细胞为特征。

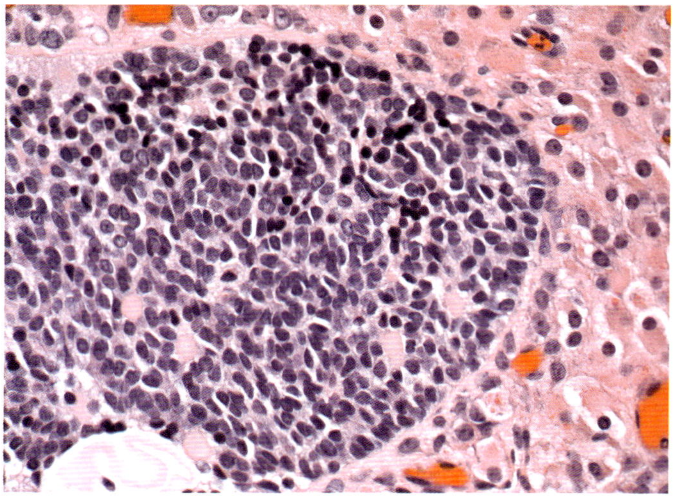

图 22.22 妊娠期卵巢颗粒细胞增生。

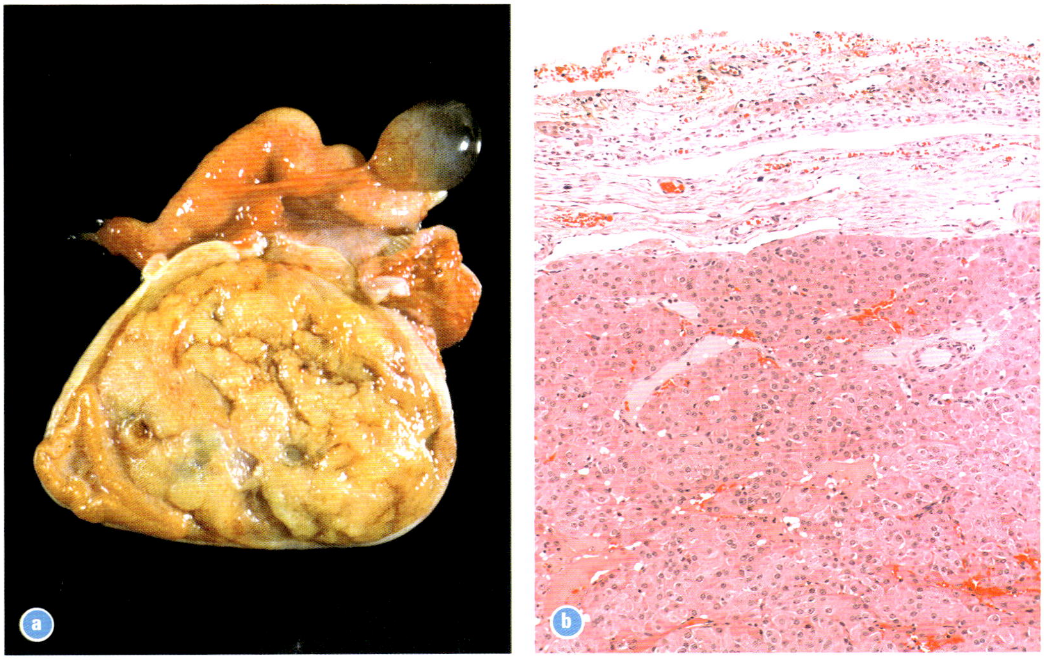

图 22.23 (a) 妊娠黄体瘤，表现为占据妊娠患者卵巢大部的肿物。(b) 低倍镜显示妊娠黄体瘤和卵巢实质（上方）的交接处。

可以出现体积巨大的肿物和（或）激素活性导致孕妇出现男性化。罕见情况下，升高的睾丸酮可以同时影响到女性胎儿，使她们在出生时出现男性化特征[24-29]。妊娠黄体瘤患者的激素异常包括睾丸酮水平的升高，不管临床症状如何，多数患者可有睾丸酮水平升高。

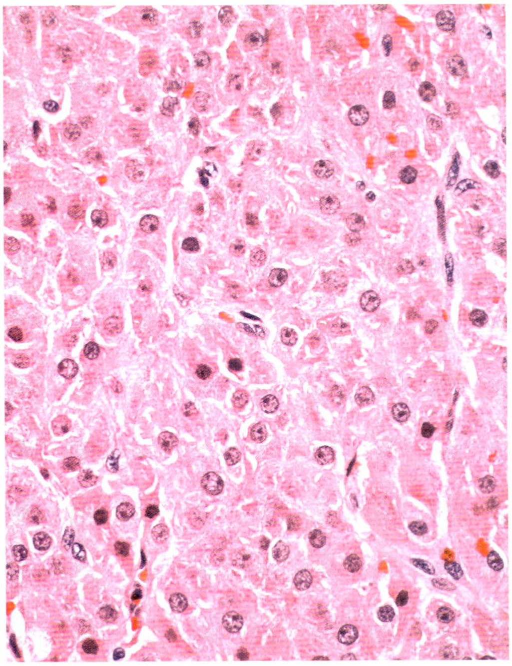

图 22.24 妊娠黄体瘤的镜下表现。病变与其他产生类固醇激素的肿瘤（参见第30章）难以区别。

NTLHP和妊娠黄体瘤的鉴别诊断包括转移癌、转移性黑色素瘤以及卵巢原发肿瘤（如黄素化的卵泡膜细胞瘤），特别是在肉眼标本上容易混淆。免疫过氧化物酶检测并结合怀孕的病史是进行鉴别诊断的最有效工具。癌在镜下易于鉴别。此外，癌表现为CK阳性，并且根据CK7和CK20染色特点的不同，结合其他一些标志物（即TTF-1或CDX-2）将有助于原发肿瘤的定位。无黑色素的恶性黑色素瘤形态上与妊娠黄体瘤非常相似。前者S-100蛋白以及其他黑色素细胞相关标志物（如HMB-45和Melan-A）均为阳性。妊娠黄体瘤可以表现为Melan-A和抑制素阳性，但其他上皮及黑色素细胞标志物均呈阴性[30]。如前所述，妊娠黄体瘤结局很好，产后肿瘤将自行消退[31]。

过度黄素化 HYPERREACTIO LUTEINALIS

过度黄素化（hyperreactio luteinalis, HRL）是另一种妊娠相关性卵巢疾病，它以大量的滤泡囊肿为主要表现，而不像NTLHP表现为大量增大的黄素化卵泡膜及间质细胞（图 22.25）。HRL 与生理及病理状态下卵巢

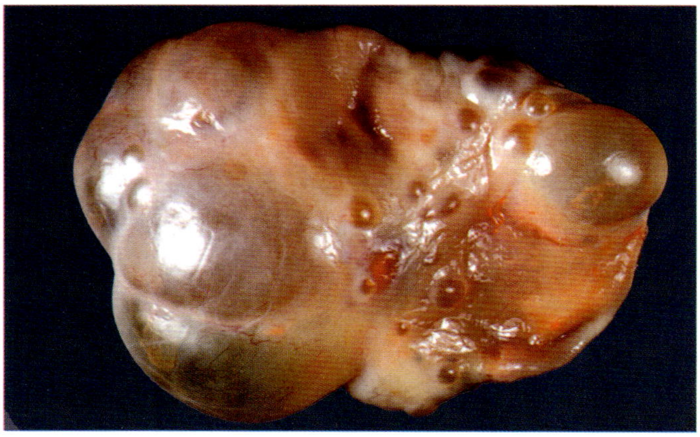

图22.25　过度黄素化。特征性表现为双侧卵巢增大且呈多囊状。

过度刺激有关，如妊娠（特别是多胎妊娠）、妊娠性滋养层疾病和排卵诱导治疗[32, 33]。所有这些情况下，卵巢均处于内源性或外源性人绒毛膜促性腺激素（hCG）的作用下，而hCG被认为是引起HRL发病的决定性因素。

同其他形式的TLHP一样，HRL可有明显的临床表现，可形成可触及的肿块，可见于剖宫产术中或于B超检查时发现[32, 34]。可以发生盆腔痛、囊肿扭转或破裂引起盆腔出血，但很少见[32]。少数患者可出现男性化表现[35]。

大体上，HRL表现为双侧卵巢的囊性扩张，囊呈多房性，小而壁薄（图22.25）。囊壁由一层颗粒细胞及一层黄素化卵泡膜细胞组成（图22.26）。卵巢水肿可以非常明显。主要应除外的诊断是卵巢的囊性肿瘤。二者镜下可很容易区别。

该病变可于产后自然消退，但该过程可能需要6个月的时间[36]。但如果出现了扭转或出血，则须行手术切除。产科医生应认识到这一良性病变，特别是出现水泡状胎块和双胎妊娠时，并且应训练判断力，尤其是双侧囊性卵巢时。

孤立性黄素化滤泡囊肿
SOLITARY LUTEINIZED FOLLICLE CYST

孤立性黄素化滤泡囊肿是一种良性病变，妊娠期以及产后妇女均可出现。该囊肿多于剖宫产时或体检、B超检查时偶然发现；但囊肿体积巨大时可致腹围增加[37]。在最大规模的系列研究中，无患者出现激素水

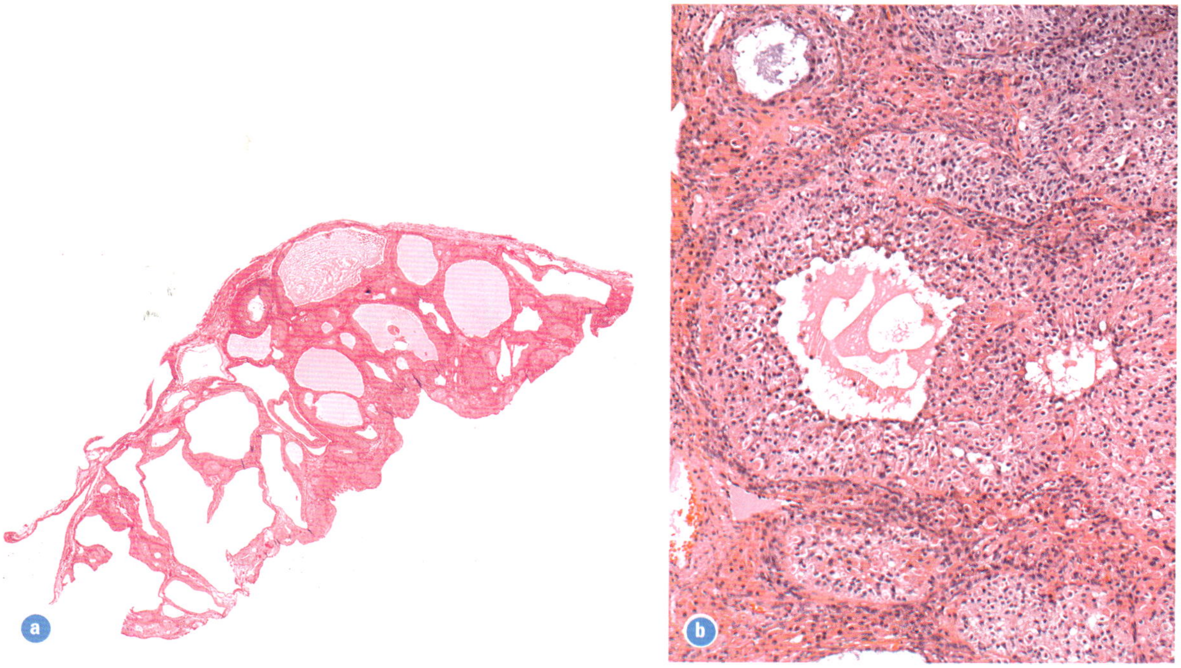

图22.26　过度黄素化。(a) 低倍镜下呈多囊状滤泡结构。(b) 滤泡衬覆有黄素化的细胞。

平的异常[37]。

孤立性黄素化滤泡囊肿是单侧、单房性的囊性肿物，内含稀薄的水样液体。一组研究显示其中位直径为25cm[37]。镜下囊肿衬覆黄素化颗粒细胞及卵泡膜细胞，细胞具有丰富的嗜酸性胞浆，有时呈空泡状，细胞核大而深染，局部细胞核可有多形性（图22.27）。缺乏核分裂像。

当出现一定数量的核非典型性时，孤立性黄素化滤泡囊肿与囊性卵巢肿瘤也许难以鉴别，但低核/浆比、散在的非典型性以及缺乏核分裂像将提示为孤立性黄素化滤泡囊肿，误诊的可能性将减小。

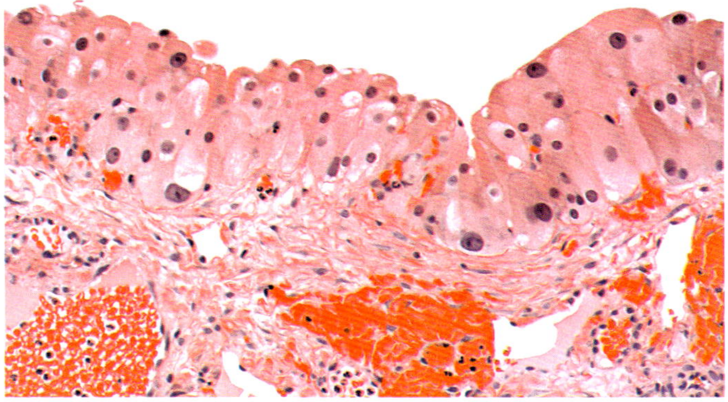

图22.27 妊娠时的孤立性黄素化滤泡囊肿。黄素化的衬覆细胞表现为局灶的非典型性。相似的黄素化囊肿可见于非妊娠期的妇女。

蜕膜变（异位蜕膜）
DECIDUOSIS （ECTOPIC DECIDUA）

异位蜕膜是妊娠期卵巢的常见改变，常发生于卵巢表面和皮质内。它是体腔间叶细胞对妊娠期孕激素水平升高或外源性给予孕激素的生理反应。大多数卵巢异位蜕膜是偶然发现的。

异位蜕膜的大体表现为卵巢表面的棕褐色或红色斑点。镜下的异位蜕膜细胞与蜕膜化的子宫内膜相似，成片分布的大多角形细胞边界清楚，核圆而居中，泡状染色质，核仁小，胞浆丰富，弱嗜酸性。有时细胞间水肿十分显著。卵巢周围及腹膜表面粘连亦很常见（图22.28 a,b）。

在卵巢以外的部位，蜕膜变可与肿瘤（包括间皮瘤）混淆（参见第23章）。这种误诊在卵巢不大可能发生，但黄素化的子宫内膜囊肿在超声检查中偶然会误诊

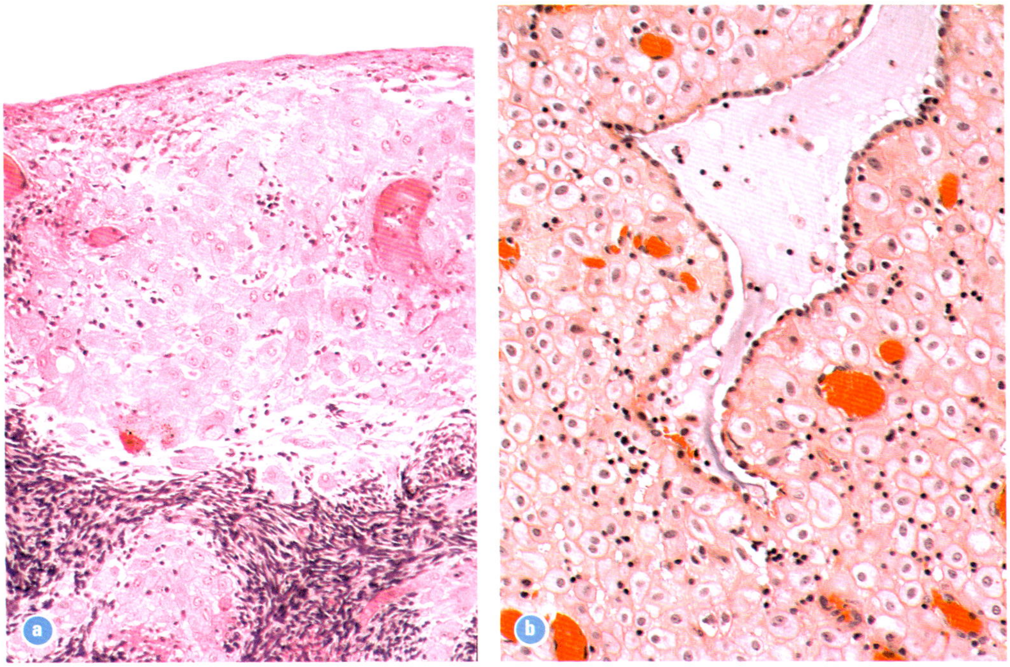

图22.28 （a）发生于卵巢表面的蜕膜变。（b）蜕膜变伴发的粘连。

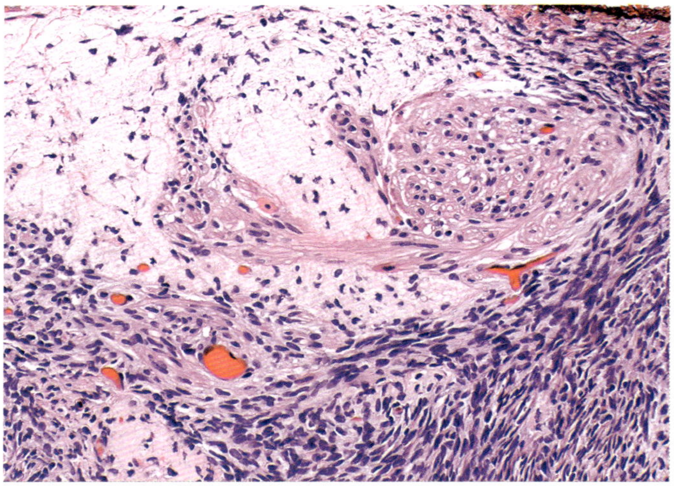

图 22.29 卵巢皮质的平滑肌化生可类似于蜕膜变。

为肿瘤。在卵巢中主要须与平滑肌化生相鉴别（图22.29）。

与临床不孕症相关的病变 Conditions associated with clinical infertility

引言 INTRODUCTION

大约 12% ~ 14% 的夫妇在不避孕的情况下 1 年以上仍不能受孕。其中男方有问题的占30%，女方有问题的占 35%，双方都有问题的占 20%，剩余的 15% 不明原因[38]。女性最常见的不孕原因（按降序排列）为排卵机能紊乱（40%）、输卵管和盆腔的病变（包括子宫内膜异位症）（参见第 21 章及第 23 章）以及一些难以解释（10%）或少见的原因（10%）（表22.2）。这里将讨论卵巢本身的异常。病理医师在不孕症研究中不可能收到很多卵巢标本，主要因为该类疾病的治疗不太依赖于卵巢形态学诊断。虽然最初 Stein-Leventhal 综合征（多囊卵巢综合征）的诊断有赖于卵巢的楔形活检，但目前无创诊疗手段是首选。为了评估一些不孕症病例卵母细胞的储备情况，才建议进行卵巢活检，但此法是否优于生物化学方法仍有争议[39, 40]。

表 22.2 不孕症的原因[38]

原因	(%)	活产率(%)
排卵异常	17.6	41.5
输卵管疾病	23.1	21.8
子宫内膜异位症	6.6	6.6
男方原因	16.8	29.8
不明原因	25.6	32.2
LPD[a]，子宫，宫颈原因	3.2	41.4

[a]LPD，黄体期缺陷。

卵巢早衰（POF） PREMATURE OVARIAN FAILURE（POF）

由于卵母细胞发育以及排卵过程改变而导致不孕的两个主要原因是卵巢早衰（POF）以及多囊卵巢综合征（Polycystic ovarian syndrome, PCOS；见下文）。西方社会，妇女的绝经期平均在 51 岁，95% 以上的人发生在 40 ~ 54 岁之间。5% 的人绝经期发生在 40 ~ 45 岁之间，称为“过早绝经”，而“卵巢早衰”是指不到 40 岁就提前进入绝经期的 1% 的女性（表 22.3）[41]。POF 不等同于永久性不孕症，因为有报道称少数患者仍可以怀孕[42]。诊断为 POF 的年轻女性中约有 5% ~ 10% 最终可以自然怀孕[43]。

表 22.3 卵巢早衰[41]

- 基因遗传
  - 家族性卵巢衰竭
  - X 染色体结构异常或缺失
  - 多余的 X 染色体
  - 萎缩性肌强直
- 酶学缺陷
  - 17α-羟化酶缺乏
  - 半乳糖血症
- 理化因素
  - 电离辐射
  - 化学治疗（烷化剂）
  - 病毒（腮腺炎）
  - 吸烟
- 免疫紊乱
  - 与其他自身免疫性疾病相关
  - 免疫隔绝
  - 先天性胸腺不发育
- 促性腺激素结构和功能缺陷
  - 促性腺激素分子构型异常
  - 促性腺激素受体或受体后缺陷
  - 循环中卵泡刺激素结合性抑制因子
- 特发性因素

POF的发生有多种原因，包括遗传因素、自身免疫因素以及放化疗和一些未知因素。过早绝经在一些家族呈聚集现象，说明其具有一定的基因基础。两个具有活性的X染色体是保持生育能力所必需的。基因异常导致的卵巢早衰最鲜活的实例即Turner综合征，表现为月经初潮前卵巢功能已经丧失。X染色体部分缺失和脆性X染色体综合征所导致的缺陷较小。近期研究表明，叉状转录因子FOXO3A功能的缺失可以造成小鼠的卵巢早衰，其机制可能是过早激活和迅速造成卵泡储备的枯竭[44]。另一个转录因子FOXL2与眼裂狭小-睑下垂-倒转型内眦赘皮综合征有关，而后者与卵巢早衰相关。然而，没有任何基因可以单独导致卵巢早衰[45]。另外一些研究显示，过早停经的妇女更可能具有雌激素受体α的PVUII基因多态性。敲除了FSH受体基因（包括杂合性的FSH受体和follistatin基因的敲除）的转基因鼠迅速出现了卵巢衰竭[46]。

上述所有研究虽然揭示了一些排卵相关的重要机制，但导致大部分妇女过早绝经的发病机制仍不清楚。不过一些研究者认为，导致家族性过早绝经（40 ~ 45岁）的基因与散发性卵巢早衰病例的基因相关。如果这是事实，家系研究可能有用，可以确定共同的关联、多态性或提供候选基因的共同基因模板[47]。

自身免疫性疾病和自身免疫性卵巢炎 AUTOIMMUNE DISORDERS AND AUTOIMMUNE OOPHORITIS

危险人群和发病机制 The patient at risk and pathogenesis

约有10%的POF与免疫机制有关，可同时表现为临床及病理水平的异常。卵巢衰竭与自身免疫性内分泌疾病高度相关[48-50]。一系列自身免疫性疾病，包括肾上腺功能减退、ITP、甲状腺功能减退、胶原血管病、多发性内分泌疾病等，均与POF相关。某些自身免疫性疾病如Addison病和POF在某些患者身上可同时存在，说明二者有一定的因果关联，包括存在抗类固醇激素生成细胞的自身抗体、肾上腺和卵巢的类固醇激素生成细胞具有共同抗原、淋巴浆细胞在卵巢滤泡和黄体周围浸润以及动物模型支持这一综合征（图22.30）。对于无这些自身免疫性疾病的不孕症患者的自身免疫机制的研究建议基于细胞免疫，但组织学上往往无明显证据；后者只有不到3%的患者有自身免疫性卵巢疾病的形态学相关改变，即淋巴浆细胞在滤泡周围浸润，但免疫机制可引起滤泡减少而不引起明显的炎症[49]。

自身免疫性POF的一个可能性机制是存在自身抗体，可以同时作用于肾上腺和性腺的类固醇激素生成细胞（StCA）。这一推断已在多腺综合征中得以证实，对其抗原已经确认，由此可使临床医生预测促性腺激素分泌不足所致性腺机能减退患者的发展状况[50, 51]。StCA中的主要抗原是P450scc和P450c17。P450c17同时存在于肾上腺和性腺中[49]。出生后切除胸腺的小鼠模型出现了器官特异性的自身免疫，特征性表现为自然杀伤细胞活力降低和持续性的Th2反应，类似于人类的I型多腺体衰竭[52]。此外，研究显示MHC基因与自身免疫性卵巢炎不相关[53]。

临床表现 Clinical presentation

自身免疫性卵巢炎常表现为高促性腺激素卵巢衰竭，如过早停经、闭经和不孕症[54]。患有自身免疫性POF的妇女既往可以有成功生育史，常表现为继发不孕或闭经。另外一些伴有多腺综合征的患者，特别是月经初潮前的女孩，在首个月经周期前卵巢功能已经停止，由此导致这些患者发生原发性闭经。然而，少数病例是因其他子宫和（或）卵巢病变切除卵巢时意外发现的[55]。实验室检验可以明确抗卵巢自身性抗体的存在。如前所述，有时可以同时伴发其他自身免疫性疾病，如Addison病或桥本甲状腺炎。

病理学 Pathology

大体上受累卵巢的体积可以正常或因囊性滤泡而扩大[53]。镜下可见卵巢有明显的淋巴浆细胞浸润，特别是初级和次级卵泡以及黄体周围（图22.30）。在其他一些病例中，嗜酸性粒细胞可以比较显著；极少数病例可形成肉芽肿样浸润。特征性表现为稀少的原始卵泡以及炎症细胞在成熟卵泡及部分黄体中的聚集[53]。这些浸润的淋巴细胞的免疫组织化学表型为混合性B细胞和T细胞（包括$CD4^+$和$CD8^+$细胞）。亦可见血管周围和神经周围的慢性炎症细胞浸润[53]。

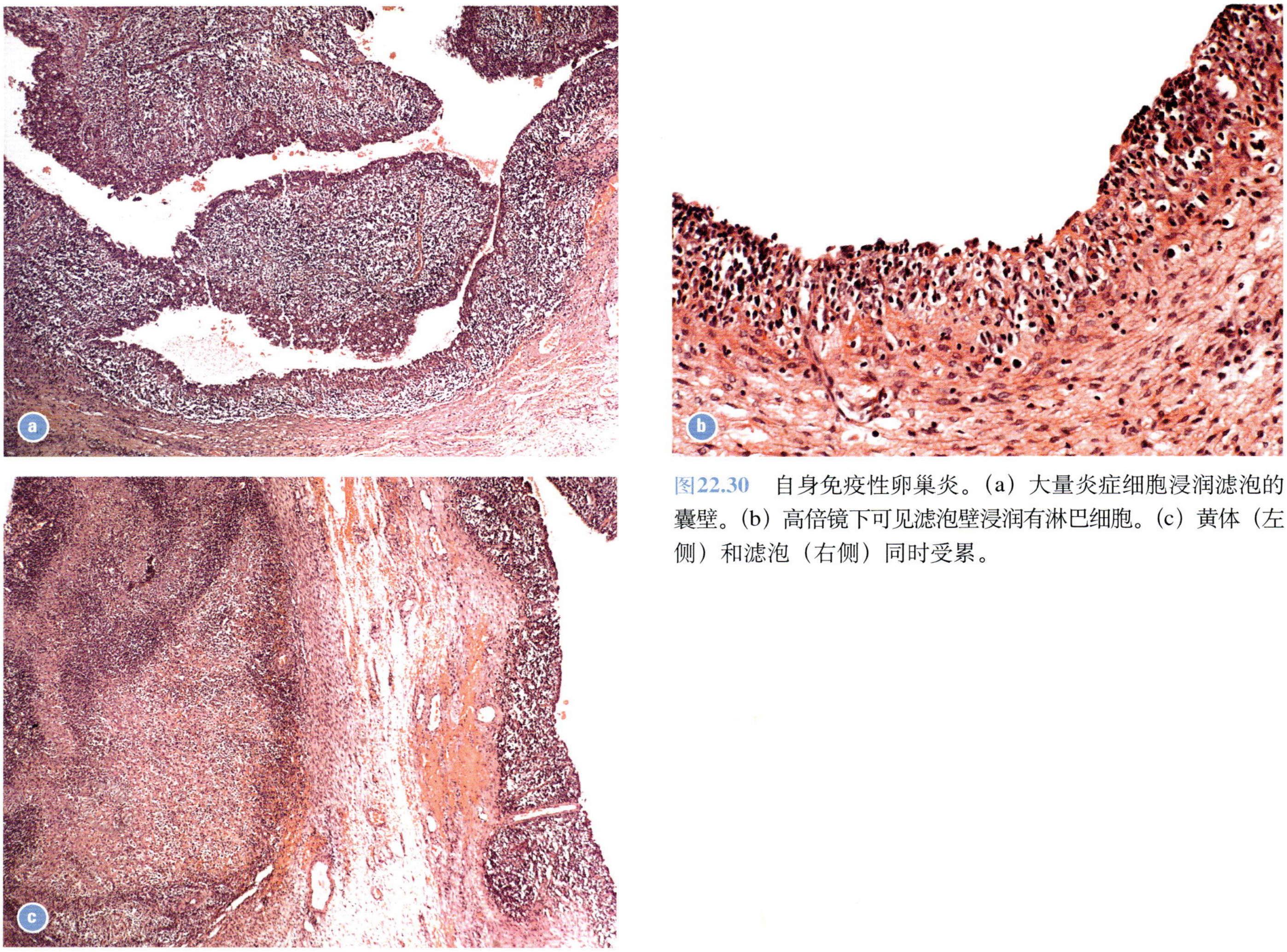

图22.30 自身免疫性卵巢炎。(a) 大量炎症细胞浸润滤泡的囊壁。(b) 高倍镜下可见滤泡壁浸润有淋巴细胞。(c) 黄体(左侧)和滤泡(右侧)同时受累。

鉴别诊断 Differential diagnosis

其他炎症如急性或慢性输卵管卵巢炎也可有炎症浸润，但炎症呈滤泡周围分布是自身免疫性疾病的特点。同样，卵巢的淋巴瘤表现为更为弥漫性的浸润。

治疗 Management

迄今，对自身免疫性卵巢炎尚无特异性治疗。已采用类固醇激素进行免疫抑制治疗，但没有肯定疗效，而且不能避免副作用[56, 57]。由于病例少见，预后还难以评估，但有些患者经过治疗后重新获得了正常的月经周期[56, 57]。然而，有些病例可以自行恢复正常月经，因此因果关系难以证实。

多囊卵巢综合征(PCOS) POLYCYSTIC OVARIAN SYNDROME (PCOS)

定义和危险人群 Definition and patient at risk

多囊卵巢综合征（又称Stein-Leventhal 综合征）是育龄期妇女最常见的内分泌失调性疾病，也是导致不孕症最常见的原因之一。PCOS 在育龄期妇女的发病率在3% ~ 10% 之间，由于人群以及定义的差异，发病率可能更高[58, 59]。临床上符合以下三条中的两条即可确诊为PCOS（表 22.4）：少排卵或无排卵；临床和（或）生化指标显示为高雄激素水平；多囊性卵巢，并除外了其他诊断[60]。另外两个常见但非诊断所必需的临床表现是肥胖和胰岛素抵抗，伴或不伴糖尿病[59]。

表 22.4　修改后的 PCOS 诊断标准[59]

标准（1 和 2 同时具备）	
1	长期无排卵
2	临床和（或）生化指标显示为高雄激素水平，且排除其他病因
2003 年修订后的诊断标准（2 和 3 为独立标准）	
1	少排卵和（或）无排卵
2	临床和（或）生化指标显示为高雄激素水平
3	多囊性卵巢，并除外其他原因（先天性肾上腺增生症、雄激素分泌性肿瘤、Cushing 综合征）

因为多数具有上述表现的患者有多囊性卵巢，因此 PCOS 的新诊断标准规定，在多囊性卵巢的前提下，具有高雄激素水平或少排卵中的任意一条即可诊断。这是分类标准中最近被认可的改变，因为具有多囊卵巢的女性远多于有综合征者，因此可以认为许多其他方面正常个体会表现出类似于PCOS的代谢性改变（虽然不很明显），这一点应引起注意。PCOS被定义为综合征而非单一疾病，以此将其与一些轻症病人相区分。

发病机制 Pathogenesis

PCOS 的发病机制不明，寻找其单个启动因素如同寻找妊娠毒血症的始因。例如，PCOS 的关键部分——高雄激素水平、LH 水平的维持和高胰岛素血症——是相互关联的，但并非一成不变，亦非共存关系。例如，体外培养的PCOS患者卵巢的卵泡膜细胞产生20倍于正常水平的雄烯二酮（图 22.31）[61]。这一异常作为 PCOS 的始因尚未定论，也未被认为与引发PCOS其他变化的特殊基因改变相关。然而，一些人提出该综合征可能与编码p450（CYP11e）的基因有关[62]。LH峰在排卵后仍维持说明 LH 反馈机制异常。有些人认为高胰岛素血症是一个始因。另外一些人认为，胰岛素抵抗是与机体脂肪分布相关的继发现象，而后者缘于激素环境异常。对这些因子的基因多态性分析揭示出一些潜在的研究目标，但仍无明晰的致病途径。Abbott 等人最近提出假设，认为出生前暴露于高雄激素环境（通过高雄激素的胚胎卵巢和肾上腺）使下丘脑－垂体对 LH 的控制重新编程，并持久改变卵巢－垂体轴，由此解释了 PCOS 可以在幼年发病。另一些研究认为，过期妊娠或宫内发育迟缓与生后的 PCOS 有关[63, 64]。

另一种综合征强调了胰岛素抵抗、PCOS 和卵泡膜细胞增生症之间的复杂性，称为高雄激素耐胰岛素黑棘皮（hyperandrogenic-insulin- resistant-acanthosis-nigricans, HAIR-AN）综合征。在 HAIR-AN 综合征中，严重的胰岛素抵抗伴随着黑棘皮病，高胰岛素血症刺激卵巢雄激

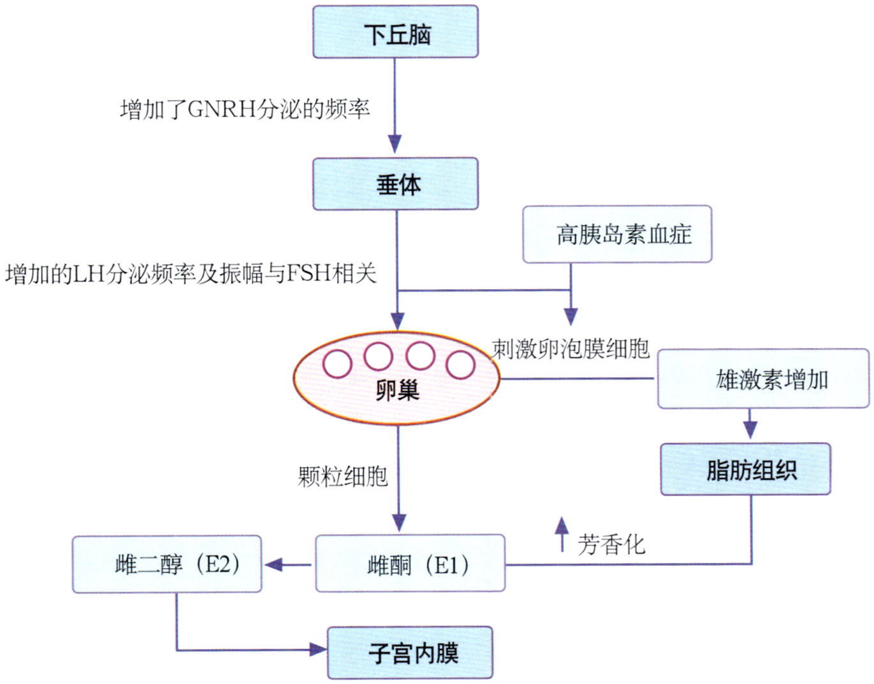

图 22.31　多囊卵巢综合征的发生途径。

素的合成。有趣的是，HAIR-AN综合征可分为胰岛素抵抗和非胰岛素抵抗两大类：前者伴有PCOS和LH水平的升高，后者伴有间质卵泡膜细胞增生症和接近正常的LH水平[65]。

已发现的PCOS家族聚集现象强烈说明该病具有遗传学基础；然而对此病的特异性遗传学模式尚未明确[66，67]。尚无哪个特异性基因异常可以单独导致PCOS的发生，该病似是不同基因中的各种分子改变的结果[68-70]。除了可以导致不孕外，PCOS的激素分泌异常还可以导致心血管疾病的高发以及血脂的异常[66-68]。也有报道有些病例与其他疾病伴随，包括癫痫[71-74]。

临床表现和诊断 Clinical presentation and diagnosis

PCOS的主要表现是雄激素的过量分泌（高雄激素血症），常伴有高胰岛素血症[75]。好发年龄为21～40岁，病人表现为无排卵月经及继发性闭经。80%的患者表现为高雄激素血症（女性多毛症），50%还伴有肥胖[76]。

物理检查和月经史将充分说明问题，但生化检查可以进一步确诊，包括血清总睾丸酮、硫酸脱氢表雄酮(DHEA-S)水平的升高，以及在一些种族中17-羟基孕酮的水平也有升高。此外，空腹血糖、胰岛素以及血脂的检测也是有意义的[77]。同时，建议做卵巢超声检查，但不是必需的，因为其他疾病也可引起卵巢的多囊性变，如饮食异常、肾上腺雄激素分泌增多以及高泌乳素血症[78]。超声显示卵巢周围排列有≥10个直径不超过10mm的囊泡，且在中央区间质增多（图22.32a）[79]。最终的诊断需要排除其他几种临床症状相似的疾病，包括卵泡膜细胞增生症（皮质内间质增生）、先天性肾上腺增生症、21-羟化酶缺乏症、Cushing综合征以及生成雄激素的肿瘤(Sertoli-Leydig细胞瘤、卵巢的类固醇激素生成肿瘤；参见第30章)[77]。

PCOS与代谢综合征有一定的重叠，后者也表现为肥胖、胰岛素抵抗和血脂异常，因此提升了对这些患者患心血管疾病风险增高的关注（表22.5）[80, 81]。

治疗 Treatment

PCOS可以通过多种抗高雄激素水平、抗高胰岛素血症以及治疗不孕症的方法加以控制。首选治疗手段是降低体重和口服避孕药。高胰岛素血症的治疗是通过药物（如二甲双胍）促进胰岛素的代谢。对于不孕症患者，起始常用克罗米芬诱导排卵[82]。有效降低体重可以使90%的人恢复月经，使30%的人怀孕[83]。克罗米芬可以使高达80%的人成功排卵，并使高达50%的人怀孕。对于有克罗米芬抵抗的患者，加用二甲双胍可以使其中约25%的人怀孕。对于药物抵抗的患者，另一个选择是卵巢手术，此法源于对Stein-Leventhal综合征楔形切除的早期研究[84]。随着腹腔镜的发展，更为保守的方法，包括卵巢穿刺（钻孔）术，目前得以运用，电凝效果略优于激光[84]。56%～94%的对克罗米芬枸橼酸盐耐药的患者经卵巢钻孔后出现了排卵，其中至少有一半的人成功怀孕，特别是那些年轻且体重指数低的患者[85]。

病理学 Pathology

病理医师经常遇到常规子宫切除时附带的多囊卵巢标本或偶尔为了控制高雄激素血症而切除的卵巢。大体

表22.5 PCOS女性代谢综合征的诊断标准[59]

	危险因素	界定点
1	腹型肥胖（腰围）	＞88cm(＞35英寸)
2	甘油三酯	150mg/dl
3	HDL-C	＜50mg/dl
4	血压	130/85mmHg
5	OGTT空腹及餐后2小时血糖	110～126mg/dl 和（或）2小时血糖 140～199mg/dl

5项中有3项即可诊断该综合征。
HDL-C，高密度脂蛋白-胆固醇；OGTT，口服糖耐量试验。

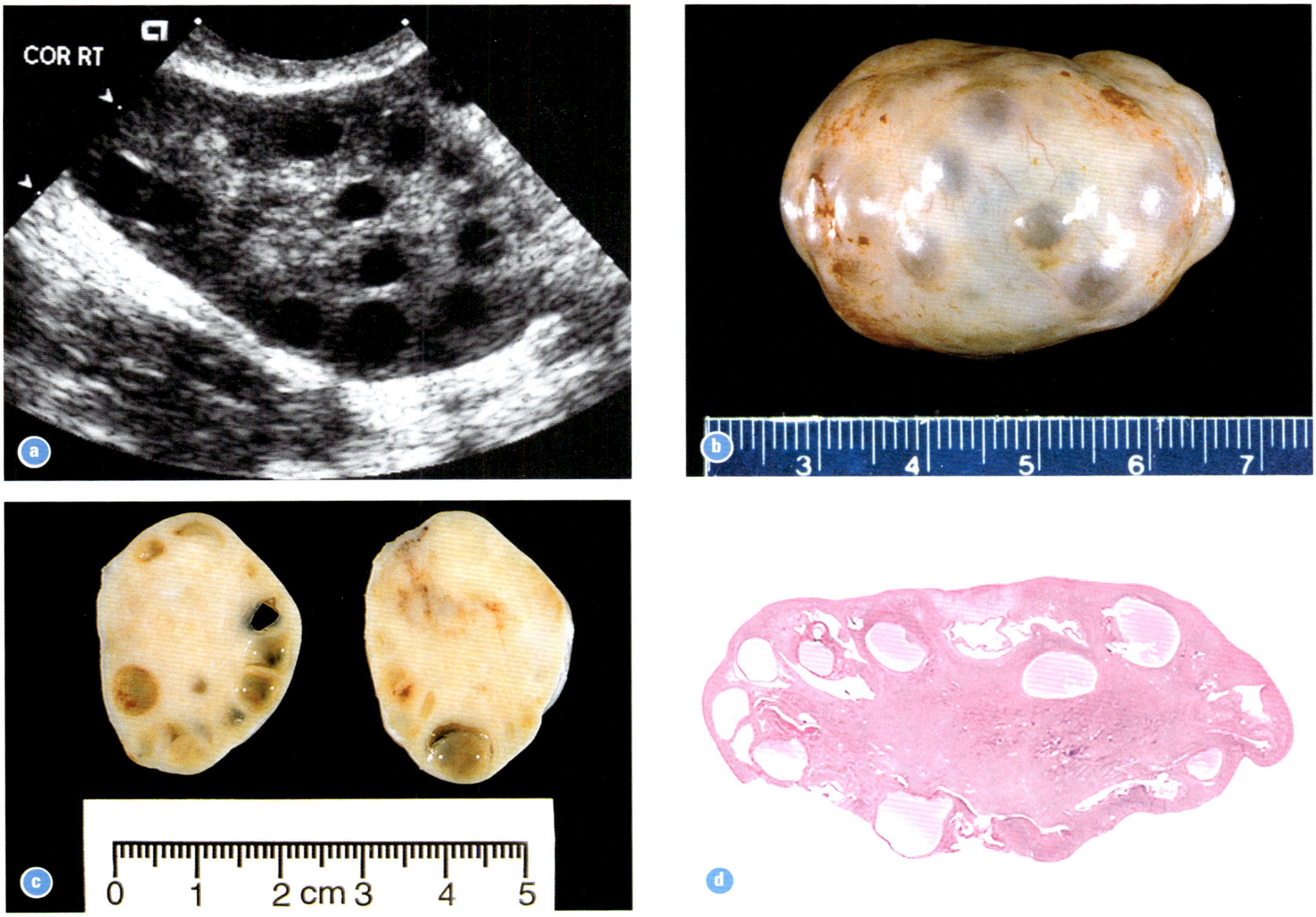

图22.32 (a) 超声显示卵巢呈多囊状。(b) 多囊卵巢的大体表现 (Courtesy of Carol Benson, MD, Brigham and Women's Hospital), 被膜下蕴含大量滤泡。(c) b 图中皮质下滤泡的横切面。(d) 低倍镜显示囊状滤泡和纤维化的卵巢皮质。

上，这些患者的卵巢增大且光滑，被膜下可见半透明的微蓝色的囊状小滤泡（图22.32b）。切面上，滤泡沿皮质呈放射状排列，之间穿插有1～2mm致密的纤维化间质（图 22.32c,d）。经典的组织学表现如下：(1) 卵巢体积增大（两倍），包括皮质及皮质下间质的增厚；(2) 增厚的胶原化被膜（图 22.33a）；(3) 数量正常的原始卵泡；(4) 两倍于预期数量的成熟卵泡和闭锁卵泡；(5) 多个囊状卵泡（1～2mm）伴有黄素化的卵泡膜细胞（卵泡膜-黄素细胞增生）（图 22.33b）。生化的异常导致卵泡数量增加，募集到了大量小卵泡，而缺乏优势卵泡，并加速了卵泡的闭锁（图 22.33c）。

其他表现还包括发生排卵的少量证据，表现为存在新鲜或退化中的黄体，此外还可有门细胞的增多。但是，由于PCOS的严重程度不同，这些表现也相应不同，存在排卵的证据并不能除外 PCOS 的诊断[86]。

在PCOS的一种亚型中，也会出现卵巢间质增生伴有黄素化的间质细胞（卵泡膜细胞增生症），并同时出现黄素化的门细胞。滤泡和间质的改变同时出现证实了混合型卵泡膜细胞增生症的诊断。

生殖道的其他病理学改变
Other genital tract pathology

PCOS 除了对患者内分泌和心血管系统有影响外，还使这些患者患子宫内膜肿瘤的危险性增加了4倍（参见第 17 和 19 章），其发病率占 PCOS 病例的 5%～10%。

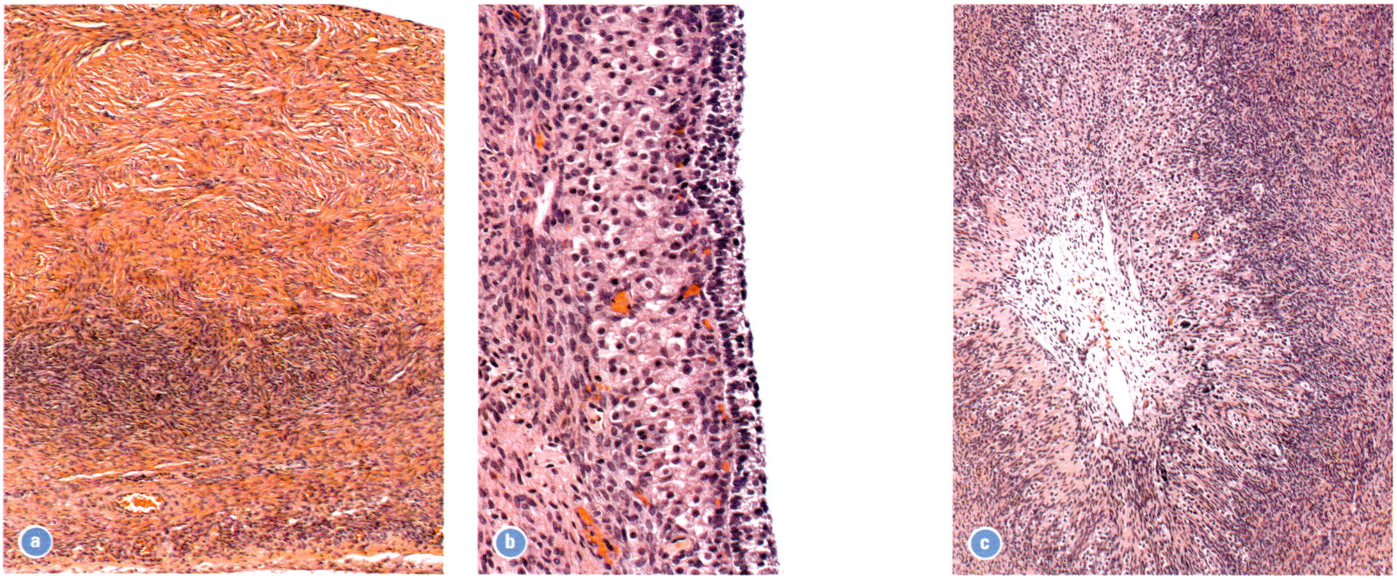

图22.33 多囊卵巢的镜下特点。(a) 胶原化的被膜。(b) 囊状滤泡的卵泡膜黄素细胞增生。(c) 伴有残余卵泡膜黄素细胞增生的闭锁卵泡。

可以预知的是，这些子宫内膜病变以I型（子宫内膜样）较常见，包括子宫内膜上皮内瘤变和子宫内膜样腺癌（图 22.34a, b）。该组子宫内膜癌的死亡率低。

子宫内膜异位症 ENDOMETRIOSIS

危险因素和发病机制 Risk factors and pathogenesis

子宫内膜异位症在卵巢相对比较常见，如同输卵管、后腹膜和陷凹处的子宫内膜异位症一样，可以无症状。一组研究显示，在曾经结扎过输卵管的无症状的女性中，子宫内膜异位的发生率为3.7%[87]。能增加子宫内膜异位症发生率的因素包括高龄、亚洲人种、月经周期长、单产、IUCD 的使用、无间断的月经周期，而使用OCP具有保护性[87]。各种因素与子宫内膜异位症的关系表现为部位和深度的差异。一组研究将卵巢、后腹膜以及直肠阴道部的子宫内膜样病变进行了形态学、形态测量学以及组织化学的比较[88]。他们发现，正常位置的子

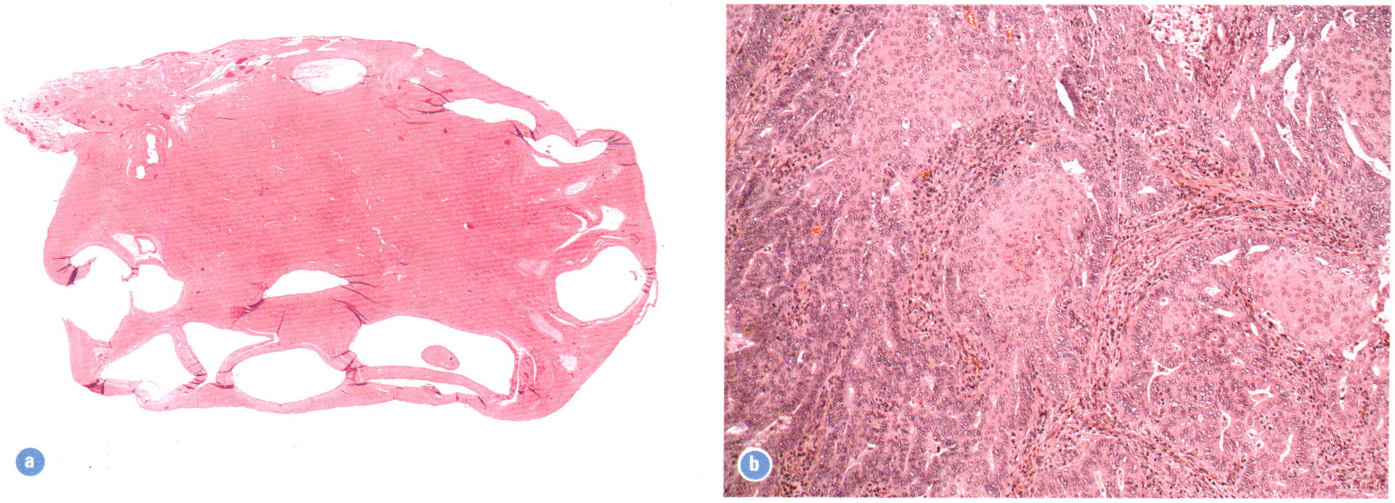

图 22.34 (a) 低倍镜下多囊卵巢的显微镜下图像。(b) 并存的高分化子宫内膜样腺癌。

宫内膜与红色的腹膜病变相似，提示后者属于子宫内膜腺体和间质种植的早期阶段。相反，直肠阴道部的子宫内膜样结节归于腺肌瘤，由平滑肌、活动性腺上皮和少量子宫内膜间质组成[88]。卵巢子宫内膜异位症的发病机制仍有争议，对于病变来自子宫内膜组织还是来自化生的卵巢表面上皮一直备受争论[89]。

根据以下两个特点可以区分子宫内膜异位症和正常子宫内膜：（1）子宫内膜异位症被认为是克隆性事件；（2）它通过芳香化酶的活性而自身产生雌激素[90, 91]。芳香化酶在组织中调节雌激素生成，在正常子宫内膜中检测不到。然而，在子宫内膜异位症中芳香化酶表达异常，并受PGE_2刺激上调。而且，子宫内膜样间质不仅是产生自主性激素的源泉，而且还缺乏2型17β-羟基类固醇脱氢酶(17β-HSD)的表达，后者对雌二醇的失活起作用。这就解释了子宫内膜异位症的自主性分泌行为以及其对芳香化酶抑制剂的反应。

与不孕症的关系 Relationship to infertility

子宫内膜异位症与不孕症的关系在严重病例中已十分清楚，粘连和子宫内膜异位导致解剖结构扭曲引发不孕症。在表现较轻的病例中，二者的关系不很明朗。大约 1/4 的妇女在 31 ~ 50 岁之间患有子宫内膜异位症，其中一半可引起不孕[92]。经过控制，甚至在FSH和hCG刺激后，受孕率约减少 1/4。着床率的轻度下降也已证实。这与循环中雌二醇浓度和 LH 峰的异常下降有关，很可能与卵泡功能的改变有关[93]。

病理学 Pathology

子宫内膜异位症表现为3种经常共存的形态。最显著的是子宫内膜异位囊肿，将于卵巢良性肿物一节中进行讨论。第二种是表面的子宫内膜异位症，子宫内膜间质和（或）腺体混合伴粘连，吞噬有含铁血黄素的巨噬细胞和反应性增生的间皮细胞位于卵巢表面。因病程的不同，间质数量各异。早期病变含有易见的间质和腺体；陈旧性病例含有少量间质或数量有限的立方至柱状上皮细胞，其周围为吞有含铁血黄素的巨噬细胞。与其他部位（参见第 21 和 23 章）一样，子宫内膜异位症的诊断需包含下列组合之一：子宫内膜间质或Müller上皮和陈旧性出血（含铁血黄素）同时存在。病理医师常在卵巢表面发现粘连中有吞有含铁血黄素的巨噬细胞。单纯这一发现不能作为子宫内膜异位症的诊断依据，但应在诊断报道中提及。

卵巢子宫内膜异位症的第三种表现形式是皮质子宫内膜异位症，也是最有争议的一种形式。皮质子宫内膜异位症的经典表现为具有散在簇状小腺体和多少不等的间质和（或）含铁血黄素（图 22.35, 22.36）。然而，在一些病例中，病理医师不能确定腺体是子宫内膜异位的腺体还是由普通Müller上皮形成的皮质包涵囊肿。这种分歧也部分归咎于对子宫内膜间质的免疫染色(CD10)，常发现这些腺体周围常有阳性间质细胞的窄环。目前还不清楚这种 CD10 阳性的间质细胞预示着从卵巢皮质分化而来，还是跟随子宫内膜腺体迁移而来的子宫内膜间质。这充分说明，在诸如皮质内包涵囊肿、输卵管内膜异位症和子宫内膜异位症在内的一系列卵巢上皮病变中，包含不能归于其中任何一种的亚类（图 22.37）。

围绝经期及绝经后卵巢
The perimenopausal and postmenopausal ovary

生理性绝经期定义为女性月经自然永久性终止的一段时期，此期卵巢功能丧失，因此也标志着女性生殖期

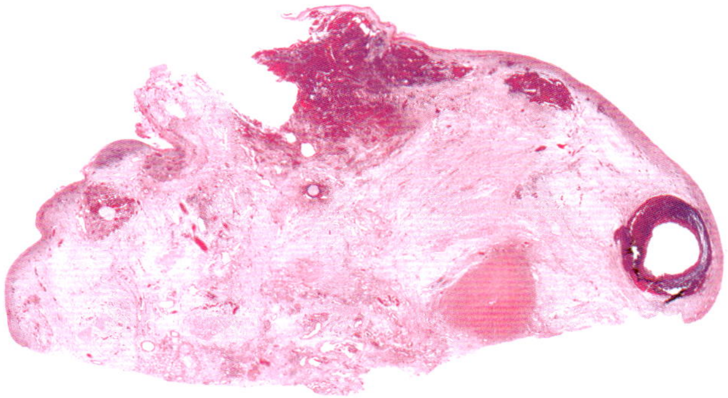

图22.35 低倍镜下卵巢表面（中央）以及实质内（左）的子宫内膜异位症。

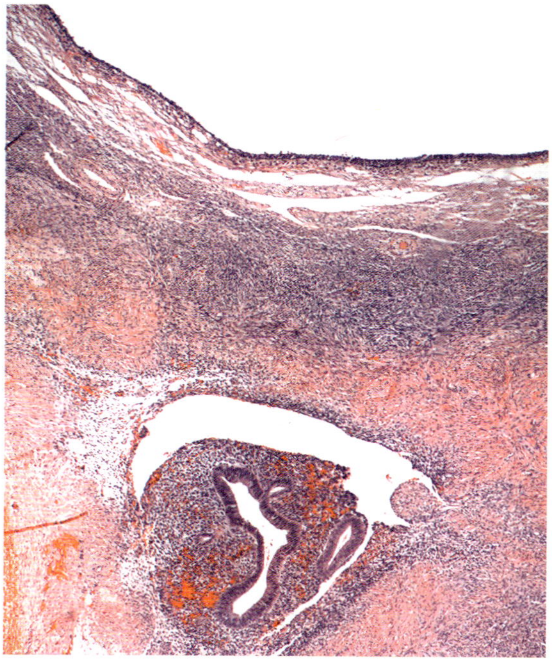

图 22.36 实质内的子宫内膜异位病灶，邻近为一囊状滤泡。

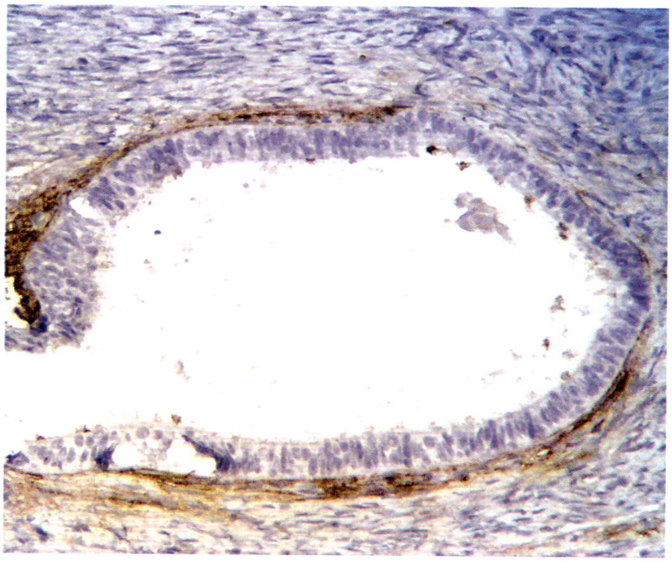

图 22.37 CD10 显著阳性的皮质包涵囊肿。虽然对子宫内膜异位症并不特异，CD10染色阳性说明皮质包涵囊肿和子宫内膜异位腺体具有共同的形态学特征。

的结束。绝经前的一段时间（绝经前期）以不规则的月经周期和更年期综合征为特征，即潮热、外阴干燥和头痛。绝经也可因人工的或医源性的原因产生，如卵巢切除、放射治疗、卵巢炎等。继发性闭经也可出现更年期综合征，因为这是卵巢激素水平降低的结果。美国生理性绝经的平均年龄为51岁；然而，个体差异很大。除了绝经期的良性和恶性肿瘤外，卵巢最常见的表现如下。

萎缩 ATROPHY

卵巢的萎缩以卵巢皮质的收缩为特征，皮质表面逐渐皱缩，皮质中的间质进行性减少。这一过程在停止排卵前即开始出现，在40多岁患者被切除的卵巢中即可见到。由于皮质收缩，髓质和卵巢门的血管变得明显。在生殖期常不明显的白体此时占据了卵巢体积的大半，排列于皮质下。随着时间的延长，这一结构也愈渐模糊，60～70岁卵巢的体积降至绝经前卵巢的1/3以下，由纤维化的皮质和数量不等的可辨识的间质组成，包裹着血管和硬化的髓质（图22.38）。

因为皮质的致密和皱缩，皮质和髓质的相对量在切面上一目了然，如同面包片一样。如果在长轴上对折卵巢，皮质会在切面上重合，丰富的间质会被误认为是皮质间质增生。

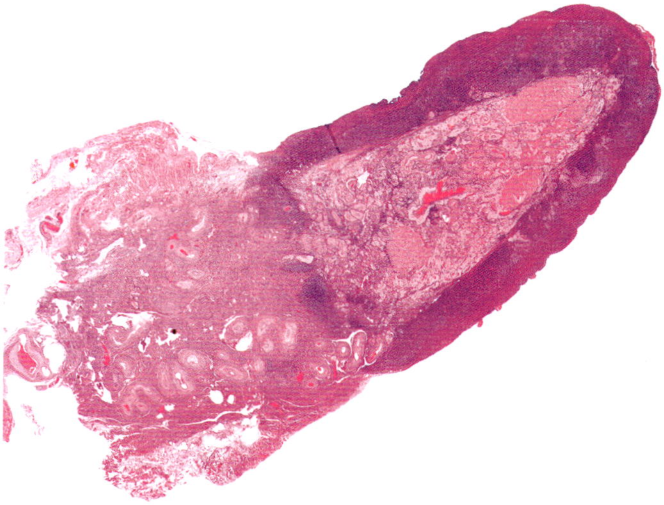

图22.38 萎缩的卵巢。以明显皱缩的卵巢皮质为特征，皮质和髓质间的对比更为明显。

间质增生 STROMAL HYPERPLASIA

定义和危险人群 Definition and patient at risk

间质增生（stromal hyperplasia，SH）被定义为因间质细胞数量增加而导致的皮质和髓质的增大。间质卵泡膜细胞增生症以黄素化卵泡膜细胞为特征，常存在不同程度的间质增生。虽然间质增生和间质卵泡膜细胞增生症的区别在于后者出现黄素化间质细胞，但仔细检查间质增生卵巢的皮质也常可见到黄素化的细胞。因此，二者可能在形态上具有一定的相似性。

多数有间质增生的患者处于围绝经期。其他一些具有显著卵泡膜细胞增生的病例与PCOS的表现相似，被认为是PCOS的组成之一。可以认为，卵巢间质受持续高水平的促性腺激素刺激，而后者是绝经期的特征。此类疾病包括间质增生和门细胞增生。逻辑上推断，还应包括纤维母细胞增生，在这些卵巢和纤维瘤中也经常能见到。

临床特征 Clinical features

大多数有皮质间质增生的患者没有症状。但是有两种亚型的患者值得一提。第一种是少数具有过量雄激素分泌和男性化的患者。另一种是更为常见的以高雌激素水平为特征的患者，特点为异常出血、子宫内膜上皮内瘤变和子宫内膜样腺癌。可以预测，其中有些患者会出现肥胖和成人型糖尿病的表现[94]。

病理学 Pathology

间质增生的标志性改变是双侧卵巢的均匀性增大。因卵巢萎缩所致的皮质皱缩不十分明显，皮质表面更加均质光滑，卵巢体积不一，介于正常生殖期卵巢大小至正常两倍大小之间。受过训练的人立刻会将大多数间质增生与萎缩病例辨别出来。切面上的表现多种多样，卵巢表面皮质成分可以轻度增加，呈小结节状，也可呈显著均匀的棕褐色至棕色，质地软硬不等（图 22.39 a）。

低倍镜下看不到萎缩时常见的那种致密间质，髓质和门细胞不显著（图 22.39 b）。取而代之的是模糊结节状排列的数量不等的间质细胞，占据了卵巢的大部分。在极端病例中，整个卵巢因皮质增生而增大。染色不一，当细胞核密度高和胶原不明显时呈嗜碱性，也可呈浅染或嗜酸性。在高倍镜下，结节由增生的梭形间质细胞组成，细胞相互重叠，核拉长，核仁不明显，胞浆少，与组成卵巢皮质的细胞一样。可见微量间质胶原混杂其中（图 22.39c）。核分裂像少见。

治疗 Treatment

多数病例是在因其他原因施行卵巢切除术时偶然发现而诊断的。有内分泌表现的病例需要进行药物治疗甚至手术干预；然而，由于此类病例数量太少，对于治疗策略的选择，相关数据也很少。

间质卵泡膜细胞增生 STROMAL HYPERTHECOSIS

流行病学 Epidemiology

与皮质间质增生相反，间质卵泡膜细胞增生症中间质的增生伴有黄素化细胞的增生。多数被诊断的患者处于绝经前期。随着绝经年数的增加，卵泡膜细胞增生症和间质增生均不常见[95, 96]。

临床特征 Clinical features

间质卵泡膜细胞增生症是引起男性化的最常见的良性病因。此外，它常与肥胖、高血压、黑棘皮病和糖耐量降低相关[97, 98]。其他表现，如腹水和胸水（Meigs 综合征），与间质卵泡膜细胞增生症并存的现象鲜有报道[95]。主要的实验室表现为血浆中睾丸酮水平升高[99, 100]。

病理学 Pathology

常见表现为双侧卵巢受累而增大。卵巢切面为棕褐色或黄色的致密间质（图 22.40 a）。显微镜下，可见受累卵巢间质增生，混有黄素化细胞，增生的间质与皮质间质增生中所见的间质一样。黄素化细胞常单个或呈小团或巢状排列，细胞体积大，空泡状或透明的丰富胞浆，细胞核小而居中，核仁明显（图 22.40 b, c）。偶尔可见残余的卵泡。同妊娠相似，这些卵泡可产生黄体瘤，但间质增生可将两者区分开[101]。小于10%的病例与高分化的子宫内膜样腺癌共存（图 22.40 d）。

治疗 Treatment

对卵泡膜细胞增生症患者的治疗主要集中于对抗雄激素效应所引起的紊乱，包括应用雄激素抑制剂、脱敏

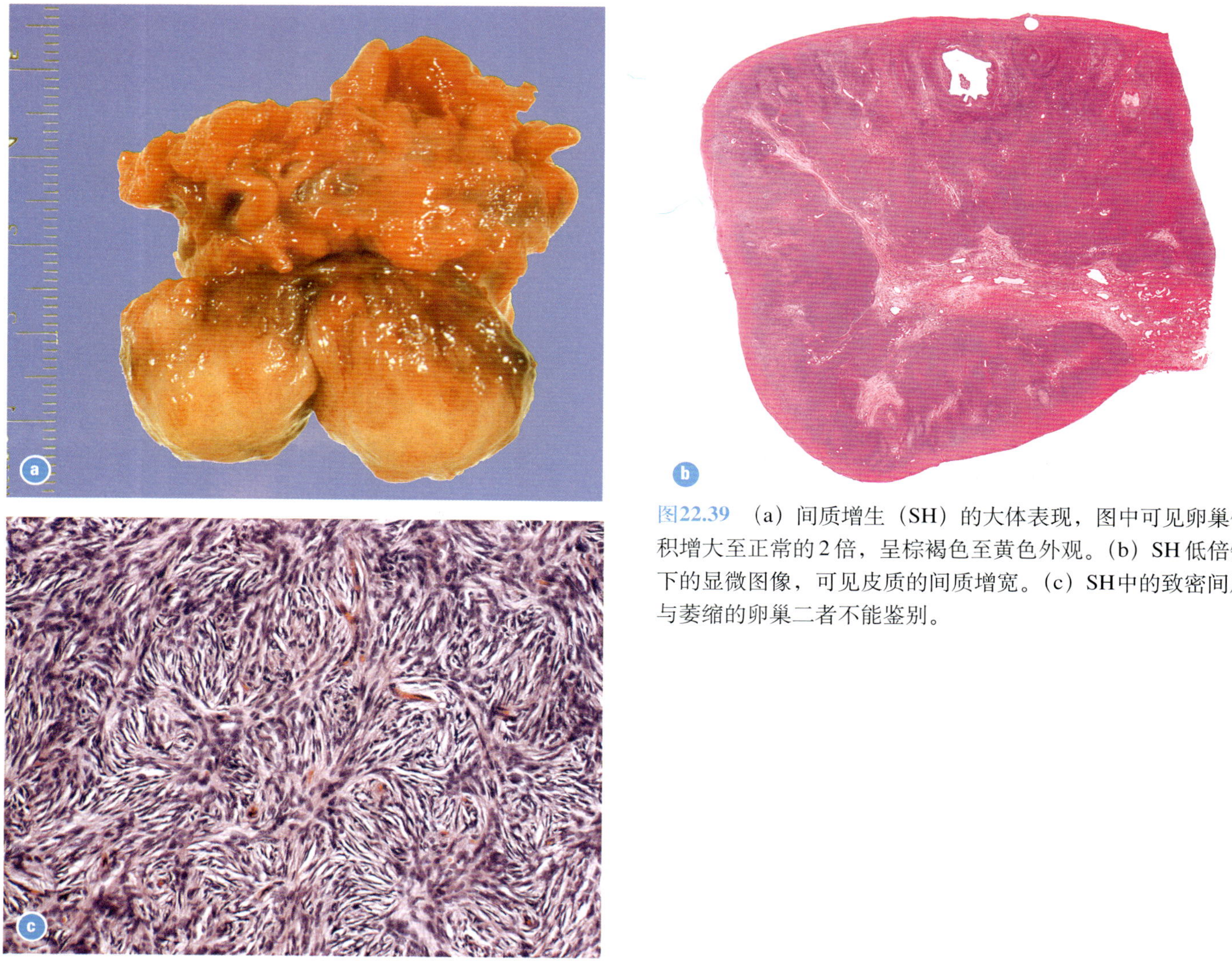

图22.39 (a)间质增生(SH)的大体表现，图中可见卵巢体积增大至正常的2倍，呈棕褐色至黄色外观。(b) SH低倍镜下的显微图像，可见皮质的间质增宽。(c) SH中的致密间质与萎缩的卵巢二者不能鉴别。

剂、DHT抑制剂、促性腺激素释放激素(GnRH)抑制剂和口服避孕药。

门细胞增生 HILUS CELL HYPERPLASIA

门细胞增生常见于绝经期和妊娠期，以门细胞数量增多为特征。可以推断，这一改变可能是垂体-卵巢激素轴改变引起的广泛的间质反应；常伴有皮质间质增生、卵泡膜细胞增生症和皮质纤维瘤(图22.41)。门细胞增生的鉴别诊断包括门细胞肿瘤，后者可根据肿块形成以鉴别。当门细胞内含有明显的空泡时可能会被误认为是异位的肾上腺；但在卵巢门处从未报道过异位肾上腺(参见第21章)。转移性乳腺小叶癌在形态上与门细胞增生相似，不留意临床病史可能发生混淆。

皮质纤维瘤病 CORTICAL FIBROMATOSIS

一定程度的皮质间质增生可伴有多囊卵巢、间质卵泡膜细胞增生症、间质增生和皮质纤维瘤。卵巢皮质因显著纤维化而偶有增大(但结构不改变)，紧密排列的间质细胞被纤维细胞样增生所取代，伴有丰富的胶原。纯粹的纤维瘤病十分罕见(相对于其他病种中的纤维化改变)，可见于绝经后的卵巢。

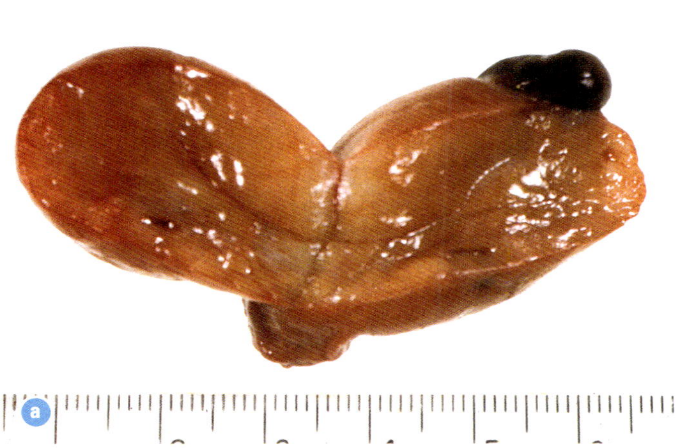

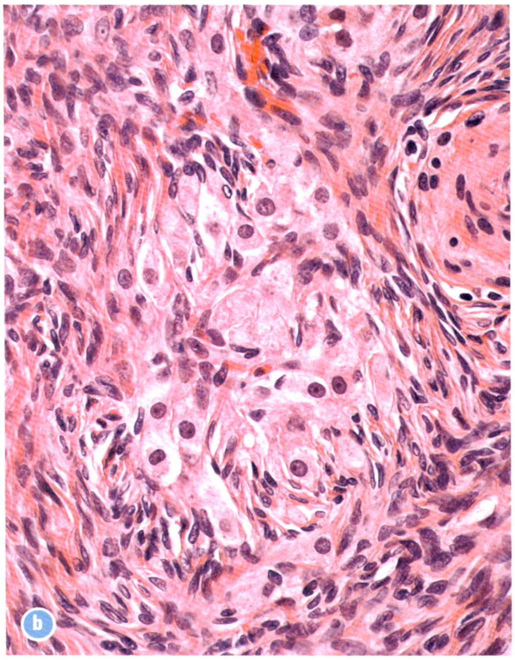

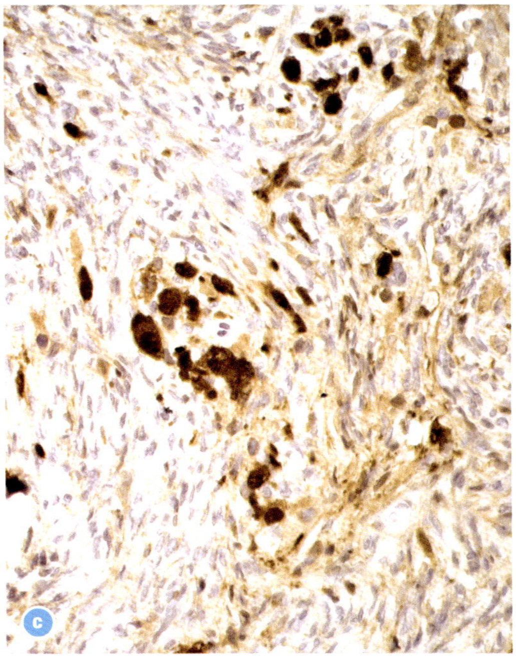

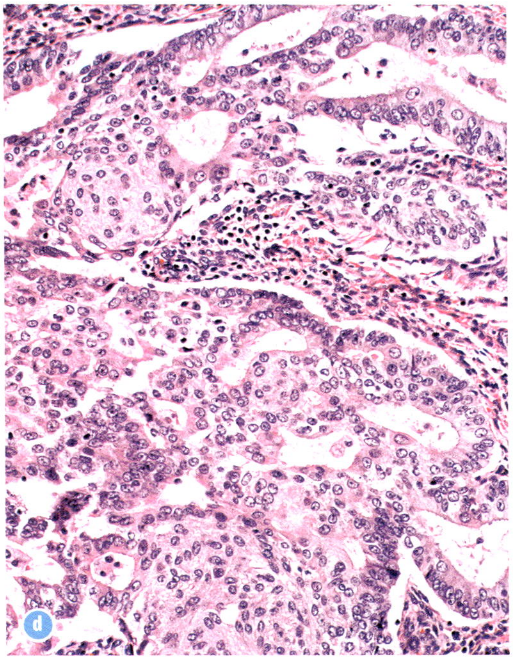

图 22.40 （a）皮质间质增生伴有黄素化间质细胞（卵泡膜细胞增生症）的大体表现。卵巢呈均匀一致的棕褐色外观。（b）高倍镜下明显黄素化的间质细胞。（c）黄素化间质细胞被钙视网膜蛋白染色加强。（d）某一间质卵泡细胞增生症患者同时伴有子宫内膜样腺癌。

卵巢感染 Infections of the ovary

感染性输卵管 - 卵巢炎 INFECTIOUS SALPINGO-OOPHORITIS

急性和（或）慢性卵巢炎常见于两种情况。一种是感染性输卵管炎的常见表现（参见第21章），可以表现为化脓性炎症伴脓肿形成，最终导致广泛的输卵管卵巢粘连（图 22.42）。另一种情况源于远处感染灶，如憩室炎、阑尾炎、Crohn 病或其他腹腔内感染。

结核 TUBERCULOSIS

流行病学 Epidemiology

结核累及生殖器官者很少见，约占所有结核病例的1% ~ 2%[102]。一项系列研究显示，有高达60%的肺结核患者继发生殖器官感染[103]。绝大多数诊断为生殖系统结核的为年轻患者（平均年龄为30.4岁）[102]。在最大的一项生殖系统结核的系列研究中，卵巢结核病例占全部病例的13%，位于子宫内膜结核（72%）和输卵管结核（34%）之后[103]。宫颈结核的病例占2.4%[102]。

临床特征 Clinical features

大多数患者（75%）是因不孕症做妇科检查时被发现的。偶尔，有些患者因腹腔或盆腔痛进行医学处理时被发现[102]。

病理学 Pathology

大体上，卵巢和输卵管伞的正常解剖关系常消失。组织学上的改变与其他部位的结核相似。看到干酪样肉芽肿的形成和围绕其周栅栏样排列的组织细胞应自动做抗酸染色找抗酸杆菌和银染寻找真菌（图22.43）。对于获得性免疫缺陷综合征（AIDS）患者，肉芽肿结构可能不太典型。这种小的微生物可能难以发现，因此需要多张组织切片染色。此外，挑选典型的新鲜组织块做微生物培养和（或）聚合酶链反应（PCR）检测可能有助于诊断以及进一步对病原体亚型的判断。

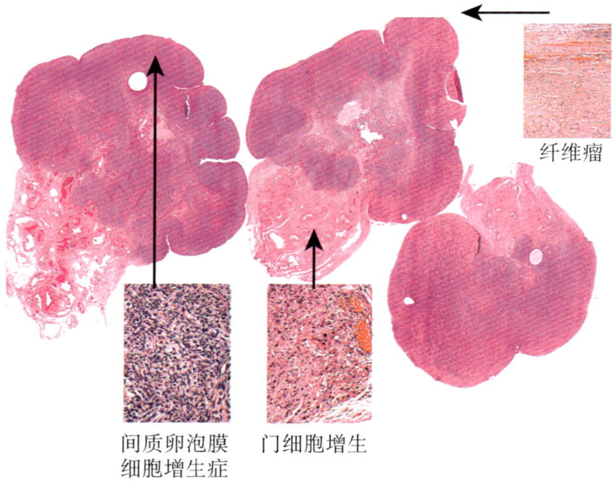

图22.41 绝经期的卵巢常伴有类固醇激素生成细胞的增生，常包括（a）显微镜下的皮质纤维瘤或局限性的纤维瘤病，（b）黄素化的间质细胞和（c）门细胞增生。

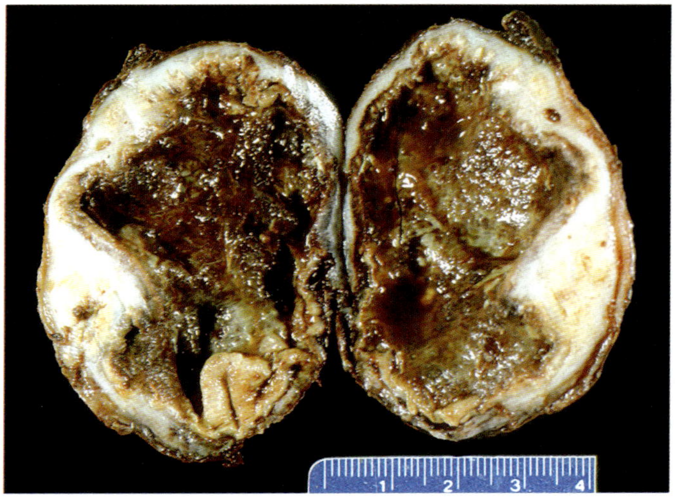

图22.42 卵巢脓肿，以不规则纤维壁和中央性出血坏死为特征。

治疗 Treatment

对生殖系统结核的治疗应遵循世界卫生组织（WHO）的指南。但几乎没有关于生殖系统结核患者预后及其后妊娠的报道。

导致卵巢增大的良性疾病 Benign conditions producing ovarian enlargement

多种良性改变可以导致卵巢体积增大，偶尔会与肿瘤相混淆。这些疾病详见表22.6，并在下文进行讨论。

滤泡囊肿 FOLLICLE CYST

滤泡囊肿是指直径超过2cm的功能性囊肿。最常于生殖期妇女的临床体检中发现，除非持续存在，一般情况下不予切除。它们可以反复发生或因促性腺激素治疗所致和于妊娠过程中产生。因为这些囊肿在超声检查中呈良性表现（图22.44a, b），因此对它们的处理应注意

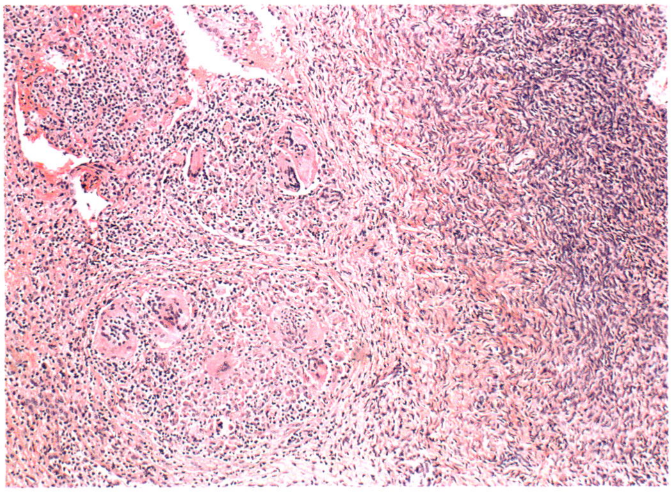

图 22.43　卵巢结核。左侧为含有巨细胞的肉芽肿。

保留卵巢。最常见的处理是针吸细胞学[104]。Mulvany认为针吸细胞学对诊断高度特异，但敏感性仅有83%（图22.44c）[105]。他通过细胞学和组织学研究了151例针吸的囊肿，认为其中1/3为滤泡囊肿，90%伴有E2浓度高于20nmol/L。约99%的非滤泡性囊肿E2水平低于20nmol/L。两组间孕酮的水平无差异[106]。

滤泡囊肿的组织学特征为直径超过2cm的囊肿，衬覆薄层颗粒细胞以及黄素化程度不同的卵泡膜细胞层（图22.44d）。

表22.6　引起非妊娠期患者卵巢增大的非肿瘤性因素

功能性	
	黄体出血
	滤泡囊肿
	皮质间质增生（卵泡膜细胞增生症）
	多囊卵巢综合征
间皮 /Müller 源性	
	子宫内膜异位囊肿
	黄色瘤性假瘤
	囊性粘连 / 囊性间皮瘤
	单纯囊肿
血管性	
	卵巢扭转 / 梗死
	重度卵巢水肿

子宫内膜异位囊肿 ENDOMETRIOTIC CYST

定义及临床意义 Definition and clinical significance

子宫内膜异位囊肿（又称巧克力囊肿）是子宫内膜异位症的极端形态，常为单个或多个囊肿形成，导致卵巢增大。子宫内膜异位囊肿是31～50岁妇女卵巢增大的常见原因之一[107, 108]。除了与子宫内膜异位症及不孕症相关外，子宫内膜异位囊肿的临床重要性还表现在如下几个方面（由高到低排列）：

1. 与慢性出血、粘连、输卵管－卵巢粘连以及炎症、盆腔痛有关。这些改变可导致卵巢复杂肿物形成，常需要手术以除外真性肿瘤（图22.45，22.46）。
2. 在超声检查中有与恶性肿瘤相混淆的可能。如果衬覆的子宫内膜上皮发生了广泛的蜕膜样变，导致在超声图像上囊肿的表现复杂化时，这一情况偶有发生（图22.47）。
3. 与恶性肿瘤的关系。子宫内膜异位囊肿伴发恶性肿瘤的危险性随年龄的增长而增加，是术中诊断方面的挑战（参见下文及第26、27章）。

术中评估 Intraoperative evaluation

对子宫内膜异位囊肿的大体检查在手术中即可开始，如当手术按卵巢肿物施行时。这些肿瘤可以表现为各种外观。子宫内膜异位囊肿直径从几毫米至15cm以上不等。典型的子宫内膜异位囊肿表现为厚薄不均的囊以及陈旧性出血。囊壁可以光滑闪亮或粗糙增厚，有斑状变色区。内容物可为棕褐色黏稠（巧克力囊肿）或颜色稍浅的水样。在个别病例中，如果蜕膜化很严重，内壁可为质软的鹅卵石样外观（图22.46-22.48）。

以上表现多见于肉眼上易于鉴别的子宫内膜异位囊肿。另一种同样常见的表现为复杂囊性肿物，有广泛粘连和新鲜或陈旧性出血的迹象。这一表现更有挑战性，需要慎重取材以证实诊断或除外真性肿瘤。后者可包括腺纤维瘤、Müller源性的囊腺瘤以及更少见的癌。

镜下评估 Microscopic evaluation

除了大多数薄壁囊肿外，手术医师和病理医师应进行术中冰冻检查以除外肿瘤。对子宫内膜异位囊肿，应多取材以保证取到最典型的病变。子宫内膜异位囊肿的经典表现包括子宫内膜腺体、间质以及在间质巨噬细胞

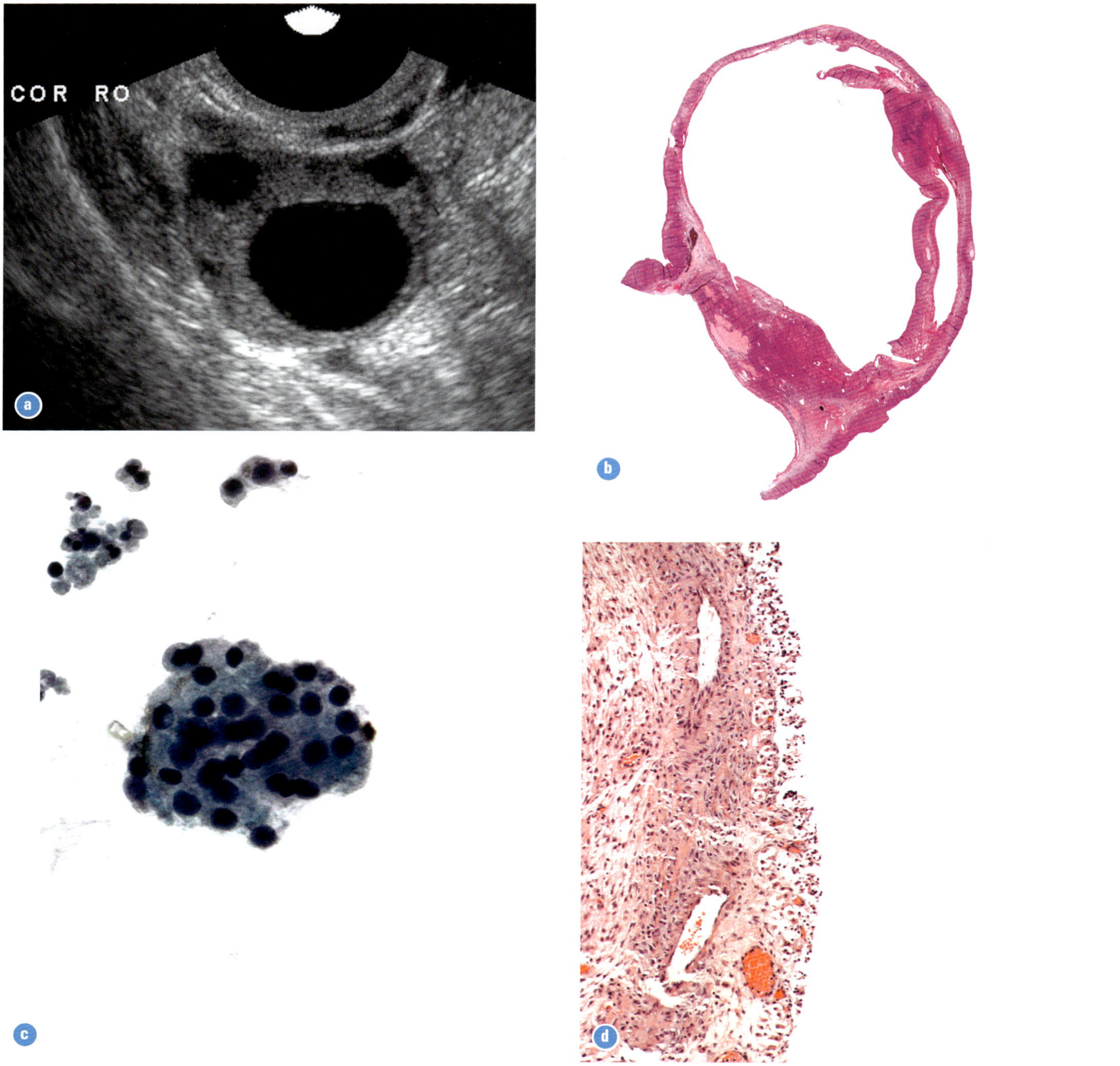

图22.44 （a）超声下的滤泡囊肿。（Courtesy of Carol Benson, MD, Brigham and Women's Hospital.）（b）低倍镜下的卵巢滤泡囊肿。（c）从囊肿针吸出的颗粒细胞。（d）滤泡囊肿的组织学表现，可见散在的颗粒细胞和部分黄素化的卵泡膜细胞。

中出现的既往出血的证据（含铁血黄素）（图 22.48）。实际上，教科书上的经典描述很少能见到，而且病理医师遇到的纤维性囊肿壁厚薄不均，衬覆上皮边界不清，很难确切诊断。如下的几种类型是比较常见的：

1. 无特征上皮的囊壁含有含铁血黄素、巨噬细胞和偶见的Müller衬覆上皮。要证实其为子宫内膜起源常需要仔细寻找Müller上皮与含铁血黄素的并存或与间质的并存。如果仍无法确定上皮和间质，报告“来源不明的出血性囊肿”是允许的。
2. 见到明显的黄瘤细胞则提示为黄色瘤性假瘤。这一

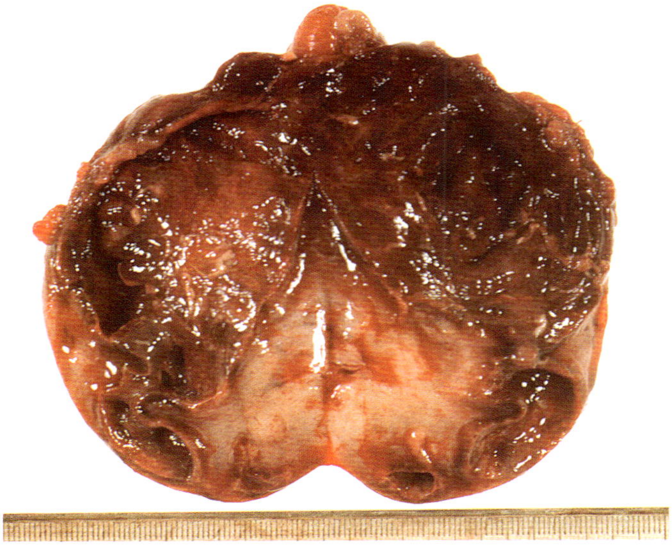

图22.45　子宫内膜异位囊肿显示为不规则的囊性肿物伴有深色的血性物质。

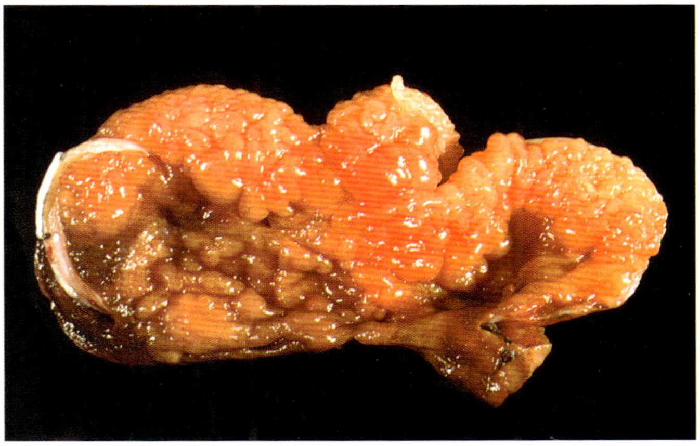

图22.47　蜕膜化的子宫内膜异位囊肿，在超声及肉眼检查上可与肿瘤相混淆。

过程被认为是出现在卵巢内膜异位症的晚期，此时腺体和间质已难以辨认，被泡沫样巨噬细胞所取代（图 22.49 a）。

3. 蜕膜样变。这可能与黄瘤样改变或黄体相混淆（图 22.49 b, c）。
4. 上皮细胞非典型性，表现为散在的增大的细胞核和深染的染色质，但核 / 浆比仍很低。这种显著的上皮的反应性改变已于文献中反复讨论过了，它与继发性肿瘤危险无关。相似的变化可见于妊娠时的A-S反应型，细胞核增大，染色质增粗（图 22.50）[109, 110]。但病理医师若确认了非典型性，应额外再取材。
5. 上皮化生性改变，最常见的是黏液和（或）纤毛上皮化生。这些上皮改变常与经典的子宫内膜样上皮融合，被认为是Müller源性囊腺瘤化生转变的早期表现（参见第 27 章）（图 22.51）[111]。
6. 良性及恶性肿瘤，包括腺纤维瘤及恶性肿瘤（图 22.52）[112]（将在第 27 章做深入讨论）。

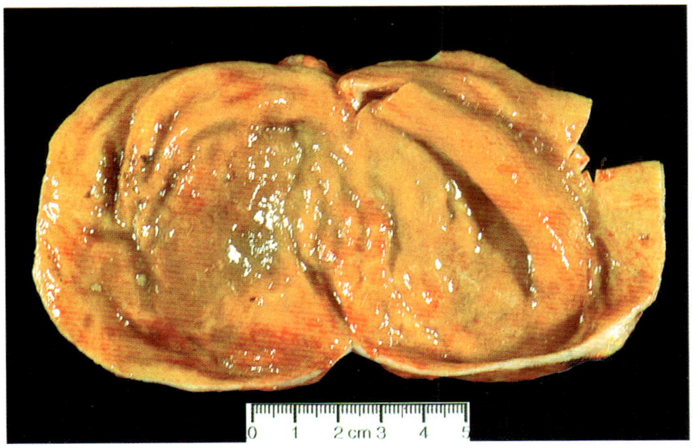

图22.46　黄色瘤性假囊肿，与陈旧性巧克力囊肿一致。内壁为黄色，由丰富的黄瘤细胞组成。

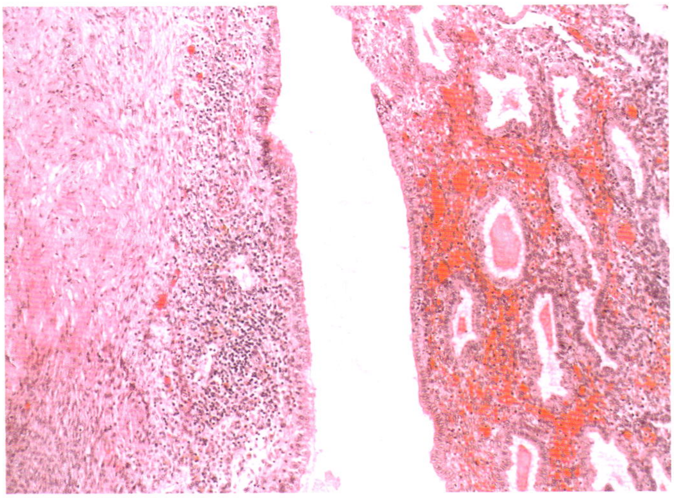

图22.48　典型的子宫内膜异位囊肿衬覆子宫内膜样腺体（右侧）或薄层上皮及稀少的间质（左侧）。

子宫内膜异位症和子宫内膜异位囊肿的治疗 Management of endometriosis and endometriotic cyst

子宫内膜异位症常由药物控制以对抗雌激素环境。尽管口服避孕药曾是一种传统的干预方式，但多种靶向性很强的药物正开始应用于临床，包括孕激素受体调节剂、GnRH拮抗剂、芳香化酶抑制剂及其他药物。手术适用于严重病例，包括卵巢肿物（子宫内膜异位囊肿）和直肠阴道部的腺肌瘤样结节[113-116]。

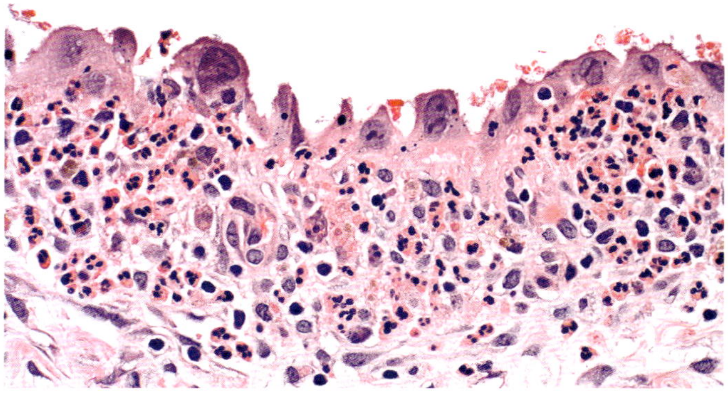

图 22.50　子宫内膜异位囊肿反应性的非典型性。

重度卵巢水肿 MASSIVE OVARIAN EDEMA

流行病学 Epidemiology

重度卵巢水肿是一种非肿瘤性病变，累及年轻患者，中位发病年龄为20岁[117-119]。患者就医的主要原因是腹腔痛和（或）盆腔痛及随后发生的月经异常。偶尔会发生卵巢扭转及相应症状[117]。

最常见的表现是单侧卵巢增大[117]。大体上，受累卵巢质软，切面呈胶样或水样（图 22.53）。

镜下可见卵巢间质重度水肿，浅染的间质围绕在卵巢原有结构周围。可以出现成簇的黄素化细胞。偶尔会出现卵巢纤维瘤病样灶状改变。重度卵巢水肿的发病机制不明，但有假说认为静脉及淋巴回流阻塞可以引发重度卵巢水肿[116]。

为了除外肿瘤，常需手术切除。此外，急性缺血性改变（扭转）时也需要手术。

卵巢扭转 OVARIAN TORSION

流行病学 Epidemiology

卵巢扭转定义为附件沿纤维血管蒂旋转，危及器官

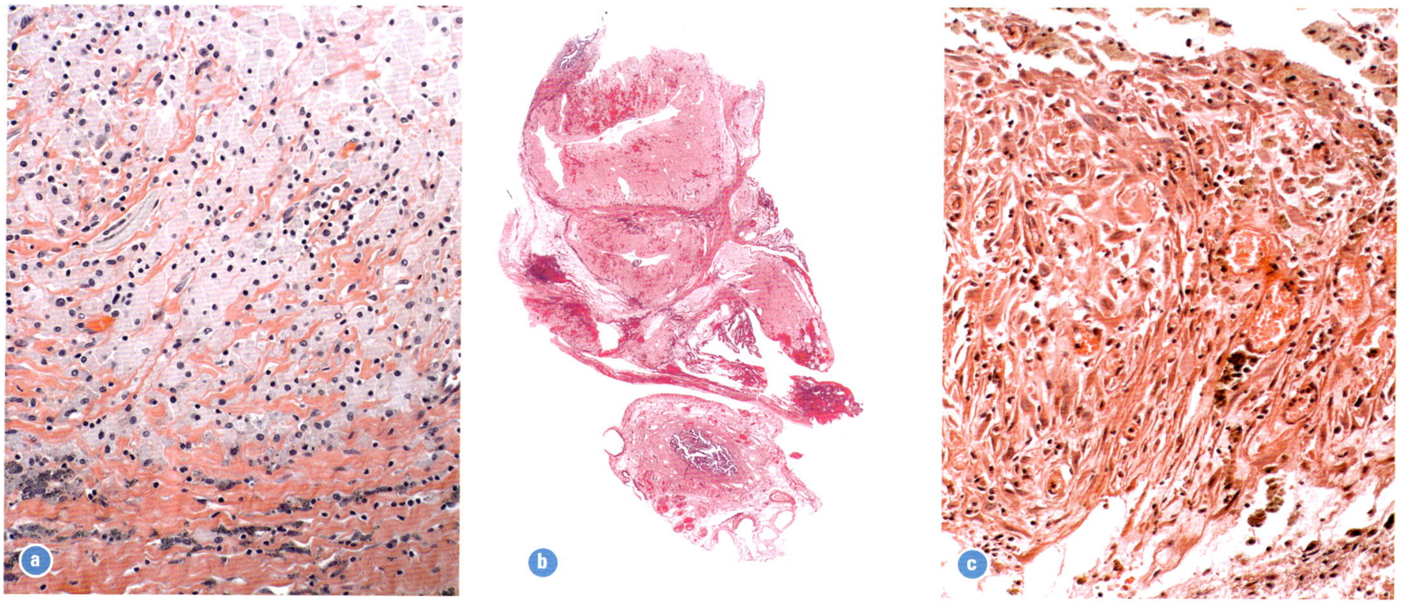

图 22.49　(a) 黄色瘤性假囊肿。(b, c) 低倍镜及高倍镜下的蜕膜化的巧克力囊肿。

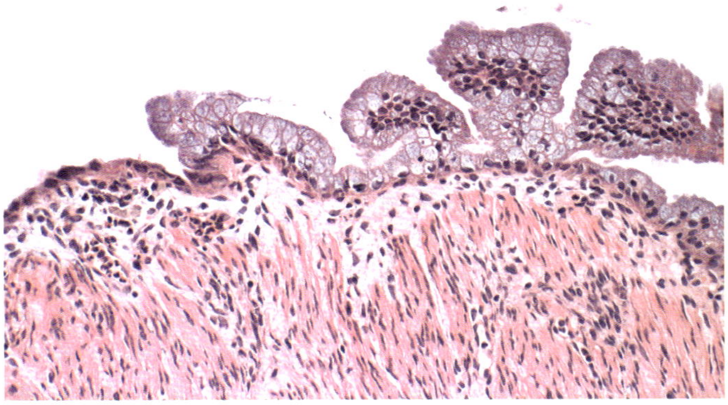

图22.51　子宫内膜异位囊肿中的黏液上皮化生。这些化生性改变可能代表了 Müller 源性黏液性囊腺瘤发生之前的最早期肿瘤性转变。

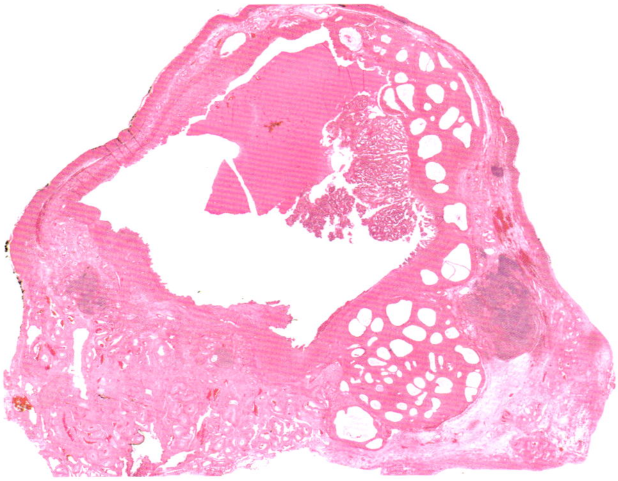

图22.52　子宫内膜异位囊肿中包含良性子宫内膜样上皮（左下）、子宫内膜样囊腺纤维瘤（右）以及高分化的子宫内膜样腺癌（上部中央）。

的血流供应，在一些病例中导致附件梗死。卵巢扭转发生于两种不同的情况。一种发生在成人，因卵巢的囊肿或肿瘤（良性或恶性）而发生扭转[120-122]。在婴幼儿，发生扭转的卵巢经常是正常的[123]。前一种情况在临床更常见。此外，卵巢扭转还与卵巢受激素过度刺激（包括过度黄素化）有关。

临床特征 Clinical features

多数患者表现为急性腹痛，类似于急性阑尾炎，伴

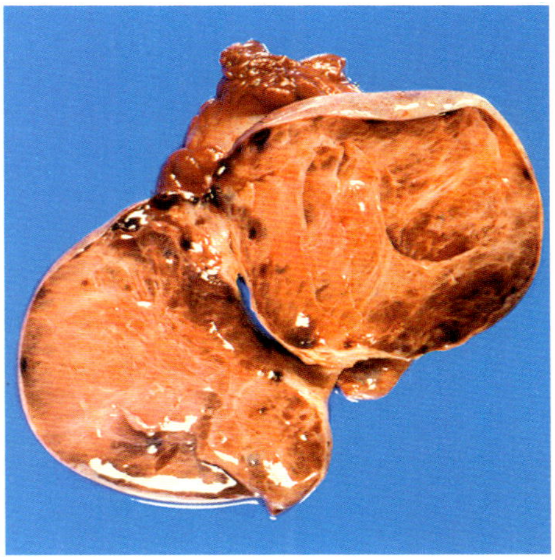

图 22.53　重度卵巢水肿，可见卵巢均匀一致地肿大，切面呈水肿样外观。一个重要的鉴别诊断是转移性黏液癌（Krukenberg 瘤），该肿瘤与卵巢水肿具有相似的外观。

有恶心、呕吐[124]。因卵巢肿物而发生扭转时，可触及肿物。慢性扭转时可出现间歇性疼痛。影像学技术（如超声、核磁共振）对这些病人的术前诊断有帮助。

病理学 Pathology

大体上，卵巢的体积常增大，表面暗红。切面水肿，有血液和液体聚集（图 22.54a, b）。需要仔细进行全面检查以除外因附件肿大而被掩饰的肿瘤。梗死的病例可见坏死。

非肿瘤性扭转的卵巢其间质有大量血液和水肿液聚集（图 22.54c）。可以出现梗死区域。在这些病例中找到肿瘤是十分有意义的，需要仔细检查标本。此时，常见囊肿或良性肿瘤，如皮样囊肿[124]，但有时也可见恶性肿瘤。因附件在出血及梗死后结构模糊，病理医师在对潜在病理改变进行诊断时会遇到困难。上述肿瘤的病理学特征将于本书其他章节进行讨论。

治疗 Treatment

卵巢扭转的治疗主要取决于病人的年龄、附件的损伤程度以及潜在的病理原因。对于儿童和青春期前的女孩，常尝试腹腔镜下手法复位，以保存未来的生育能力。因为对侧卵巢有继发扭转的可能，因此保持卵巢功能尤为重要[124]。对于成年女性，为排除潜在的肿瘤常需要手术切除卵巢。

卵巢残体综合征
Ovarian remnant syndrome

卵巢残体综合征是残余卵巢组织引起的症状，常发生于子宫及双附件全切术后[125]。典型的临床症状是盆腔痛和可触及的肿物，常发生于多次盆腔手术之后。实际的发生率不明，但有一项研究表明，子宫全切术后持续盆腔痛的患者在腹腔镜手术中有超过20%的人被发现有肿物，其中含有残留的卵巢组织[126]。残余的卵巢组织可以经腹腔镜或开腹手术取出。极少数情况下，卵巢残余组织中有恶性成分的报道[127]。

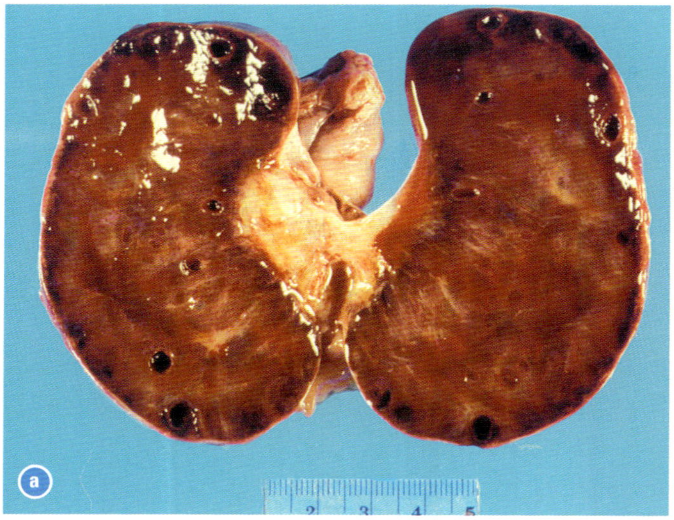

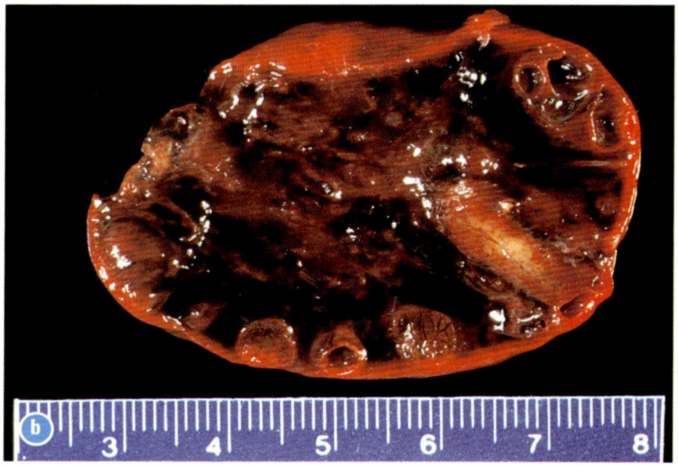

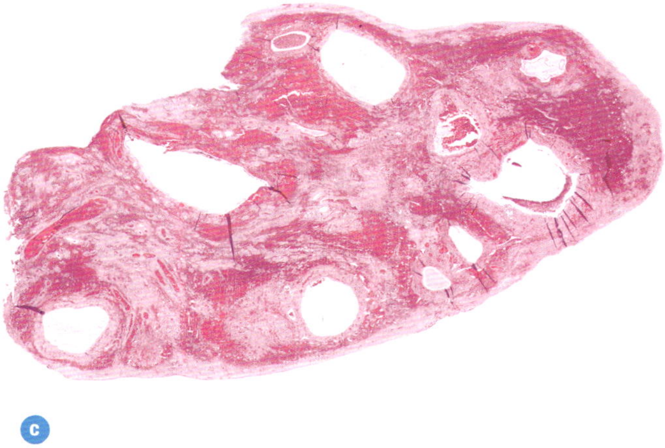

图 22.54 卵巢扭转。(a) 大体上卵巢体积增大并广泛出血，可见残余的正常组织。(b) 卵巢扭转伴妊娠卵泡膜黄体增生，可见广泛的间质出血。(c) 为 (b) 图的低倍镜图像，显示间质淤血和出血。

参考文献 References

1 Blaustein A. Peritoneal mesothelium and ovarian surface cells – shared characteristics. Int J Gynecol Pathol 1984; 3(4):361–375.

2 Benjamin E, Law S, Bobrow LG. Intermediate filaments cytokeratin and vimentin in ovarian sex cord-stromal tumours with correlative studies in adult and fetal ovaries. J Pathol 1987; 152(4):253–263.

3 Isola J, Kallioniemi OP, Korte JM, et al. Steroid receptors and Ki-67 reactivity in ovarian cancer and in normal ovary: correlation with DNA flow cytometry, biochemical receptor assay, and patient survival. J Pathol 1990; 162(4):295–301.

4 Latza U, Niedobitek G, Schwarting R, Nekarda H, Stein H. Ber-EP4: new monoclonal antibody which distinguishes epithelia from mesothelial. J Clin Pathol 1990; 43(3): 213–219.

5 Rodriguez GC, Berchuck A, Whitaker RS, et al. Epidermal growth factor receptor expression in normal ovarian epithelium and ovarian cancer. II. Relationship between receptor expression and response to epidermal growth factor. Am J Obstet Gynecol 1991; 164(3):745–750.

6 Miettinen M, Lehto VP, Virtanen I. Expression of intermediate filaments in normal ovaries and ovarian epithelial, sex cord-stromal, and germinal tumors. Int J Gynecol Pathol 1983; 2 (1):64–71.

7 Swank DJ, Swank-Bordewijk SC, Hop WC, et al. Laparoscopic adhesiolysis in patients with chronic abdominal pain: a blinded randomised controlled multi-centre trial. Lancet 2003; 361: 1247–1251. Erratum in: Lancet 2003; 361:2250.

8 Moore JH Jr, Crum CP, Chandler JG, Feldman PS. Benign cystic mesothelioma. Cancer 1980; 45(9):2395–2399.

9 Clement PB, Young RH, Scully RE. Malignant mesotheliomas presenting as ovarian masses. A report of nine cases, including two primary ovarian mesotheliomas. Am J Surg Pathol 1996; 20(9):1067–1080.

10 Clement PB, Young RH. Florid mesothelial hyperplasia associated with ovarian tumors: a potential source of error in tumor diagnosis and staging. Int J Gynecol Pathol 1993; 12(1):51–58.

11 Biscotti CV, Hart WR. Peritoneal serous micropapillomatosis of low malignant potential (serous borderline tumors of the peritoneum). A clinicopathologic study of 17 cases. Am J Surg Pathol 1992; 16(5):467–475.

12 Okamura H, Katabuchi H. Detailed morphology of human ovarian surface epithelium focusing on its metaplastic and neoplastic capability. Ital J Anat Embryol 2001; 106(2 Suppl 2):263–276.

13 McCaughey WT, Kirk ME, Lester W, Dardick I. Peritoneal epithelial lesions associated with proliferative serous tumours of ovary. Histopathology 1984; 8(2):195–208.

14 Dubeau L. The cell of origin of ovarian epithelial tumors and the ovarian surface epithelium dogma: does the emperor have no clothes? Gynecol Oncol 1999; 72(3):437–442.

15 Fortune JE. The early stages of follicular development: activation of primordial follicles and growth of preantral follicles. Anim Reprod Sci 2003; 78(3–4):135–163.

16 Scully RE, Young RH, Clement PB. Atlas of tumor pathology. Tumors of the ovary, maldeveloped gonads, fallopian tube and broad ligament. American Registry of Pathology; 1998:409–442.

17 Clement PB. Nonneoplastic lesions of the ovary. In: Kurman RJ, ed. Blaustein's pathology of the female genital tract, 5th edn. New York: Springer; 2002:675–728.

18 Peters WA 3rd, Thiagarajah S, Thornton WN Jr. Ovarian hemorrhage in patients receiving anticoagulant therapy. J Reprod Med 1979; 22:82–86.

19 Nelson WW, Green RR. Some observations on the histology of the human ovary during pregnancy. Am J Obstet Gynecol 1958; 76:66–89.

20 Cronje HS. Luteoma of pregnancy. S Afr Med J 1984; 66:59–60.

21 Norris HJ, Taylor HB. Nodular theca-lutein hyperplasia of pregnancy (so-called 'pregnancy luteoma'). A clinical and pathologic study of 15 cases. Am J Clin Pathol 1967; 47:57–66.

22 Garcia-Bunuel R, Berek JS, Woodruff JD. Luteomas of pregnancy. Obstet Gynecol 1975; 45:407–414.

23 Clement PB, Young RH, Scully RE. Ovarian granulosa cell proliferations of pregnancy: a report of nine cases. Hum Pathol 1988; 19:657–662.

24 Patterson, R., Hirsutism in pregnancy. Obstet Gynecol 1985; 66:738–740.

25 Wolff E, Glasser M, Gordon GG, Olivo J, Southren AL. Virilizing luteoma of pregnancy. Report of a case with measurements of testosterone and testosterone binding in plasma. Am J Med 1973; 54:229–233.

26 Zander J, Mickan H, Holzmann K, Lohe KJ. Androluteoma syndrome of pregnancy. Am J Obstet Gynecol 1978; 130:170–177.

27 Verkauf BS, Reiter EO, Hernandez L, Burns SA. Virilization of mother and fetus associated with luteoma of pregnancy: a case report with endocrinologic studies. Am J Obstet Gynecol 1977; 129:274–280.

28 Cohen DA, Daughaday WH, Weldon VV. Fetal and maternal virilization associated with pregnancy. A case report and review of the literature. Am J Dis Child 1982; 136:353–356.

29 Hensleigh PA, Woodruff JD. Differential maternal-fetal response to androgenizing luteoma or hyperreactio luteinalis. Obstet Gynecol Surv 1978; 33: 262–271.

30 Yao DX, Soslow RA, Hedvat CV, Leitao M, Baergen RN. Melan-A (A103) and inhibin expression in ovarian neoplasms. Appl Immunohistochem Mol Morphol 2003; 11:244–249.

31 Hatjis CG. Nonimmunologic fetal hydrops associated with hyperreactio luteinalis. Obstet Gynecol 1985; 65(3 Suppl): 11S–13S.

32 Wajda KJ, Lucas JG, Marsh WL Jr. Hyperreactio luteinalis. Benign disorder masquerading as an ovarian neoplasm. Arch Pathol Lab Med 1989; 113:921–925.

33 Curry SL, Hammond CB, Tyrey L, Creasman WT, Parker RT. Hydatidiform mole: diagnosis, management, and long-term follow-up of 347 patients. Obstet Gynecol 1975; 45:1–8.

34 Quereda F, Acien P, Hernandez A. Hyperreactio luteinalis: intraoperative finding during a cesarean section in a twin pregnancy. Eur J Obstet Gynecol Reprod Biol 1996; 66(1): 71–73.

35 Berger NG, Repke JT, Woodruff JD. Markedly elevated serum testosterone in pregnancy without fetal virilization. Obstet Gynecol 1984; 63:260–262.

36 Barclay DL, Leverich EB, Kemmerly JR. Hyperreactio luteinalis: postpartum persistence. Am J Obstet Gynecol 1969; 105:642–644.

37 Clement PB, Scully RE. Large solitary luteinized follicle cyst of pregnancy and puerperium: a clinicopathological analysis of eight cases. Am J Surg Pathol 1980; 4(5):431–438.

38 Collins JA, Burrows EA, Wilan AR. The prognosis for live birth among untreated infertile couples. Fertil Steril 1995; 64:22–

28.
39 Sharara FI, Scott RT. Assessment of ovarian reserve. Is there still a role for ovarian biopsy? First do no harm! Hum Reprod 2004; 19:470–471.
40 Lass A. Assessment of ovarian reserve: is there still a role for ovarian biopsy in the light of new data? Hum Reprod 2004; 19:467–469.
41 Santoro N. Mechanisms of premature ovarian failure. Ann Endocrinol (Paris) 2003; 64(2):87–92.
42 Rebar RW. Hypergonadotropic amenorrhea and premature ovarian failure: a review. J Reprod Med 1982; 27:179–186.
43 Kalantaridou SN, Davis SR, Nelson LM. Premature ovarian failure. Endocrinol Metab Clin North Am 1998; 27(4): 989–1006.
44 Castrillon DH, Miao L, Kollipara R, Horner JW, DePinho RA. Suppression of ovarian follicle activation in mice by the transcription factor Foxo3a. Science 2003; 301:215–218.
45 Bodega B, Porta C, Crosignani PG, Ginelli E, Marozzi A. Mutations in the coding region of the FOXL2 gene are not a major cause of idiopathic premature ovarian failure. Mol Hum Reprod 2004; 10:555–557.
46 Jorgez CJ, Klysik M, Jamin SP, Behringer RR, Matzuk MM. Granulosa cell-specific inactivation of follistatin causes female fertility defects. Mol Endocrinol 2004; 18(4):953–967.
47 Vegetti W, Marozzi A, Manfredini E, et al. Premature ovarian failure. Mol Cell Endocrinol 2000; 161(1–2):53–57.
48 Forges T, Monnier-Barbarino P, Faure GC, Bene MC. Autoimmunity and antigenic targets in ovarian pathology. Hum Reprod Update 2004; 10:163–175.
49 Kauffman RP, Castracane VD. Premature ovarian failure associated with autoimmune polyglandular syndrome: pathophysiological mechanisms and future fertility. J Womens Health (Larchmt) 2003; 12(5):513–520.
50 Maclaren N, Chen QY, Kukreja A, et al. Autoimmune hypogonadism as part of an autoimmune polyglandular syndrome. J Soc Gynecol Investig 2001; 8(1 Suppl Proc):S52–S54.
51 Riley WJ. Autoimmune polyglandular syndromes. Horm Res 1992; 38(Suppl 2):9–15.
52 Nelson LM. Autoimmune ovarian failure: comparing the mouse model and the human disease. J Soc Gynecol Investig 2001; 8 (1 Suppl Proc):S55–S57.
53 Nair S, Caspi RR, Nelson LM. Susceptibility to murine experimental autoimmune oophoritis is associated with genes outside the major histocompatibility complex (MHC). Am J Reprod Immunol 1996; 36(2):107–110.
54 Sedmak DD, Hart WR, Tubbs RR. Autoimmune oophoritis: a histopathologic study of involved ovaries with immunologic characterization of the mononuclear cell infiltrate. Int J Gynecol Pathol 1987; 6(1):73–81.
55 Biscotti CV, Hart WR, Lucas JG. Cystic ovarian enlargement resulting from autoimmune oophoritis. Obstet Gynecol 1989; 74(3 Pt 2):492–495.
56 Rabinowe SL, Berger MJ, Welch WR, Dluhy RG. Lymphocyte dysfunction in autoimmune oophoritis. Resumption of menses with corticosteroids. Am J Med 1986; 81:347–350.
57 Kalantaridou SN, Braddock DT, Patronas NJ, Nelson LM. Treatment of autoimmune premature ovarian failure. Hum Reprod 1999; 14(7):1777–1782.
58 Hull MG. Epidemiology of infertility and polycystic ovarian disease: endocrinological and demographic studies. Gynecol Endocrinol 1987; 1(3):235–245.
59 The Rotterdam ESHRE/ASRM-Sponsored PCOS Consensus workshop group. Revised 2003 consensus on diagnostic criteria and long term health risks related to polycystic ovary syndrome. Fertil Steril 2004; 81:19–25.
60 Polson DW, Adams J, Wadsworth J, Franks S. Polycystic ovaries – a common finding in normal women. Lancet 1988; 1(8590):870–872.
61 Solomon CG. The epidemiology of polycystic ovary syndrome. Prevalence and associated disease risks. Endocrinol Metab Clin North Am 1999; 28(2):247–263.
62 Wilson EA, Erickson GF, Zarutski P, et al. Endocrine studies of normal and polycystic ovarian tissues in vitro. Am J Obstet Gynecol 1979; 134:56–63.
63 Abbott DH, Dumesic DA, Franks S. Developmental origin of polycystic ovary syndrome – a hypothesis. J Endocrinol 2002; 174:1–5.
64 Ibanez L, Valls C, Potau N, Marcos MV, de Zegher F. Polycystic ovary syndrome after precocious pubarche: ontogeny of the low-birthweight effect. Clin Endocrinol (Oxf) 2001; 55: 667–672.
65 Barbieri RL, Hornstein MD. Hyperinsulinemia and ovarian hyperandrogenism. Cause and effect. Endocrinol Metab Clin North Am 1988; 17(4):685–703.
66 Lunde O, Magnus P, Sandvik L, Hoglo S. Familial clustering in the polycystic ovarian syndrome. Gynecol Obstet Invest 1989; 28(1):23–30.
67 Jahanfar S, Eden JA, Nguyen T, Wang XL, Wilcken DE. A twin study of polycystic ovary syndrome. Fertil Steril 1995; 63 (3):478–486.
68 Legro RS, Strauss JF. Molecular progress in infertility: polycystic ovary syndrome. Fertil Steril 2002; 78(3):569–576.
69 Roldan B, San Millan JL, Escobar-Morreale HF. Genetic basis of metabolic abnormalities in polycystic ovary syndrome: implications for therapy. Am J Pharmacogenomics 2004; 4 (2):93–107.
70 Escobar-Morreale HF, Luque-Ramirez M, San Millan JL. The molecular-genetic basis of functional hyperandrogenism and the polycystic ovary syndrome. Endocr Rev 2005; 26(2):251–282.
71 Duncan S. Polycystic ovarian syndrome in women with epilepsy: a review. Epilepsia 2001; 42(Suppl 3):60–65.
72 Meo R, Bilo L. Polycystic ovary syndrome and epilepsy: a review of the evidence. Drugs 2003; 63:1185–1227.
73 Rasgon N. The relationship between polycystic ovary syndrome and antiepileptic drugs: a review of the evidence. J Clin Psychopharmacol 2004; 24:322–334.
74 Morrell MJ, Montouris GD. Reproductive disturbances in patients with epilepsy. Cleve Clin J Med 2004; 71(Suppl 2): S19–S24.

75 van der Spuy ZM, Dyer SJ. The pathogenesis of infertility and early pregnancy loss in polycystic ovary syndrome. Best Pract Res Clin Obstet Gynaecol 2004; 18:755–771.
76 Lord J, Wilkin T. Metformin in polycystic ovary syndrome. Curr Opin Obstet Gynecol 2004; 16:481–486.
77 Chang RJ. A practical approach to the diagnosis of polycystic ovary syndrome. Am J Obstet Gynecol 2004; 191:713–717.
78 Buccola JM, Reynolds EE. Polycystic ovary syndrome: a review for primary providers. Prim Care 2003; 30:697–710.
79 Fraser IS, Kovacs G. Current recommendations for the diagnostic evaluation and follow-up of patients presenting with symptomatic polycystic ovary syndrome. Best Pract Res Clin Obstet Gynaecol 2004; 18:813–823.
80 Balen AH, Laven JS, Tan SL, Dewailly D. Ultrasound assessment of the polycystic ovary: international consensus definitions. Hum Reprod Update 2003; 9:505–514.
81 Balen AH, Conway GS, Kaltsas G, et al. Polycystic ovary syndrome: the spectrum of the disorder in 1741 patients. Hum Reprod 1995; 10:2107–2111.
82 Practice Committee of the American Society for Reproductive Medicine. Use of insulin sensitizing agents in the treatment of polycystic ovary syndrome. Fertil Steril 2004; 82(Suppl 1): S181–S183.
83 Saleh AM, Khalil HS. Review of nonsurgical and surgical treatment and the role of insulin-sensitizing agents in the management of infertile women with polycystic ovary syndrome. Acta Obstet Gynecol Scand 2004; 83(7): 614–621.
84 Farquhar CM. The role of ovarian surgery in polycystic ovary syndrome. Best Pract Res Clin Obstet Gynaecol 2004; 18(5): 789–802.
85 Gomel V, Yarali H. Surgical treatment of polycystic ovary syndrome associated with infertility. Reprod Biomed Online 2004; 9(1):35–42.
86 Hughesdon PE. Morphology and morphogenesis of the Stein–Leventhal ovary and of so-called 'hyperthecosis'. Obstet Gynecol Surv 1982; 37(2):59–77.
87 Sangi-Haghpeykar H, Poindexter AN 3rd. Epidemiology of endometriosis among parous women. Obstet Gynecol 1995; 85(6):983–992.
88 Nisolle M, Donnez J. Peritoneal endometriosis, ovarian endometriosis, and adenomyotic nodules of the rectovaginal septum are three different entities. Fertil Steril 1997; 68:585–596.
89 Zheng W, Li N, Wang J, et al. Initial endometriosis showing direct morphologic evidence of metaplasia in the pathogenesis of ovarian endometriosis. Int J Gynecol Pathol 2005; 24:164–172.
90 Thomas EJ, Campbell IG. Molecular genetic defects in endometriosis. Gynecol Obstet Invest 2000; 50(Suppl 1): 44–50.
91 Bulun SE, Gurates B, Fang Z, et al. Mechanisms of excessive estrogen formation in endometriosis. J Reprod Immunol 2002; 55(1–2):21–33.
92 Gianetto-Berrutti A, Feyles V. Endometriosis related to infertility. Minerva Gynecol 2003; 55(5):407–416.
93 Cahill DJ, Hull MG. Pituitary-ovarian dysfunction and endometriosis. Hum Reprod Update 2000; 6(1):56–66.
94 Boss JH, Scully RE, Wegner KH, Cohen RB. Structural variations in the adult ovary. Clinical significance. Obstet Gynecol 1965; 25:747–764.
95 Honore LH, Chari R, Mueller HD, Cumming DC, Scott JZ. Postmenopausal hyperandrogenism of ovarian origin. A clinicopathologic study of four cases. Gynecol Obstet Invest 1992; 34(1):52–56.
96 Krug E, Berga SL. Postmenopausal hyperthecosis: functional dysregulation of androgenesis in climacteric ovary. Obstet Gynecol 2002; 99(5 Pt 2):893–897.
97 Dunaif A, Hoffman AR, Scully RE, et al. Clinical, biochemical, and ovarian morphologic features in women with acanthosis nigricans and masculinization. Obstet Gynecol 1985; 66(4): 545–552.
98 Karam K, Hajj S. Hyperthecosis syndrome. Clinical, endocrinologic and histologic findings. Acta Obstet Gynecol Scand 1979; 58(1):73–79.
99 Ramondetta LM, Carlson JA. Jr, Schwarting R. Atypical Meigs' syndrome and bilateral ovarian stromal hyperplasia. A case report. J Reprod Med 1997; 42(9):603–605.
100 Nagamani M, Lingold JC, Gomez LG, Garza JR. Clinical and hormonal studies in hyperthecosis of the ovaries. Fertil Steril 1981; 36(3):326–332.
101 Hayes MC, Scully RE. Stromal luteoma of the ovary: a clinicopathological analysis of 25 cases. Int J Gynecol Pathol 1987; 6(4):313–321.
102 Namavar Jahromi B, Parsanezhad ME, Ghane-Shirazi R. Female genital tuberculosis and infertility. Int J Gynaecol Obstet 2001; 75(3):269–272.
103 Tripathy SN. Laparoscopic observations of pelvic organs in pulmonary tuberculosis. Int J Gynaecol Obstet 1990; 32(2): 129–131.
104 Dejmek A. Fine needle aspiration cytology of an ovarian luteinized follicular cyst mimicking a granulosa cell tumor. A case report. Acta Cytol 2003; 47(6):1059–1062.
105 Mulvany NJ. Aspiration cytology of ovarian cysts and cystic neoplasms. A study of 235 aspirates. Acta Cytol 1996; 40 (5):911–920.
106 Mulvany N, Ostor A, Teng G. Evaluation of estradiol in aspirated ovarian cystic lesions. Acta Cytol 1995; 39(4):663–668.
107 Egger H, Weigmann P. Clinical and surgical aspects of ovarian endometriotic cysts. Arch Gynecol 1982; 233(1):37–45.
108 Tsukahara Y, Satoh M, Kato J, et al. Clinicopathologic investigation of ovarian endometriosis: a comparative study of cystic and non-cystic types. Nippon Sanka Fujinka Gakkai Zasshi 1985; 37(5):751–757.
109 Moller NE. The Arias-Stella phenomenon in endometriosis. Acta Obstet Gynecol Scand 1959; 38:271–274.
110 Sakaki M, Hirokawa M, Sano T, et al. Ovarian endometriosis showing decidual change and Arias-Stella reaction with biotin-containing intranuclear inclusions. Acta Cytol 2003; 47(2):321–324.

111 Stern RC, Dash R, Bentley RC, et al. Malignancy in endometriosis: frequency and comparison of ovarian and extraovarian types. Int J Gynecol Pathol 2001; 20(2):133–139.
112 Leiserowitz GS, Gumbs JL, Oi R, et al. Endometriosis-related malignancies. Int J Gynecol Cancer 2003; 13(4): 466–471.
113 Olive DL, Pritts EA. The treatment of endometriosis: a review of the evidence. Ann N Y Acad Sci 2002; 955:360–372; discussion 389–393, 396–406.
114 Martin DC, O'Conner DT. Surgical management of endometriosis-associated pain. Obstet Gynecol Clin North Am 2003; 30(1):151–162.
115 Olive DL, Lindheim SR, Pritts EA. New medical treatments for endometriosis. Best Pract Res Clin Obstet Gynaecol 2004; 18(2):319–328.
116 Fedele L, Bianchi S, Zanconato G, Bettoni G, Gotsch F. Long-term follow-up after conservative surgery for rectovaginal endometriosis. Am J Obstet Gynecol 2004; 190(4):1020–1024.
117 Young RH, Scully RE. Fibromatosis and massive edema of the ovary, possibly related entities: a report of 14 cases of fibromatosis and 11 cases of massive edema. Int J Gynecol Pathol 1984; 3(2):153–178.
118 Roth LM, Deaton RL, Sternberg WH. Massive ovarian edema. A clinicopathologic study of five cases including ultrastructural observations and review of the literature. Am J Surg Pathol 1979; 3(1):11–21.
119 Kanbour AI, Salazar H, Tobon H. Massive ovarian edema: a nonneoplastic pelvic mass of young women. Arch Pathol Lab Med 1979; 103(1):42–45.
120 Lee CH, Raman S, Sivanesaratnam V. Torsion of ovarian tumors: a clinicopathological study. Int J Gynaecol Obstet 1989; 28(1):21–25.
121 Houry D, Abbott JT. Ovarian torsion: a fifteen-year review. Ann Emerg Med 2001; 38(2):156–159.
122 Varras M, Tsikini A, Polyzos D, et al. Uterine adnexal torsion: pathologic and gray-scale ultrasonographic findings. Clin Exp Obstet Gynecol 2004; 31(1):34–38.
123 Mordehai J, Mares AJ, Barki Y, Finaly R, Meizner I. Torsion of uterine adnexa in neonates and children: a report of 20 cases. J Pediatr Surg 1991; 26(10):1195–1199.
124 Beaunoyer M, Chapdelaine J, Bouchard S, Ouimet A. Asynchronous bilateral ovarian torsion. J Pediatr Surg 2004; 39 (5):746–749.
125 Webb MJ. Ovarian remnant syndrome. Aust N Z J Obstet Gynaecol 1989; 29(4):433–435.
126 Abu-Rafeh B, Vilos GA, Misra M. Frequency and laparoscopic management of ovarian remnant syndrome. J Am Assoc Gynecol Laparosc 2003; 10:33–37.
127 Dereska NH, Cornella J, Hibner M, Magrina JF. Mucinous adenocarcinoma in an ovarian remnant. Int J Gynecol Cancer 2004; 14:683–686.

23 腹膜疾病

Disorders of the peritoneum

Alessandra F. Nascimento 和
Marisa R. Nucci 著
李连宏译

前言 Introduction

妇科病理学的实践常常需要评估腹膜腔的异常并且确定它们与生殖道的关系。这就要求病理医师区别腹膜疾病是Müller衍化而来还是来源于其他器官。累及腹膜腔和腹腔内器官的疾病包括来源于腹膜腔原有成分的疾病（第二Müller系统、间叶组织和间皮增生）以及转移性质的肿瘤性和非肿瘤性疾病或有争议 / 不能确定来源的疾病。这些疾病大多发生于男性和女性；而出于本书的目的，重点主要放于女性发生的疾病。

Müller 衍生的腹膜病变 Müllerian-derived lesions of the peritoneum

异位蜕膜（蜕膜病） ECTOPIC DECIDUAS（DECIDUOSIS）

背景 Background

腹腔出现异位蜕膜是妊娠妇女一种相对常见的所见，见于多达97%的妊娠妇女。在一项系列研究中局灶性累及网膜[1]。妊娠期间体腔下间充质细胞对于血循环中孕激素水平升高具有一种生理性化生反应，本病似乎与此有关。另一种可能的解释是，全身性激素反应影响原先存在的子宫内膜异位病灶，异位子宫内膜组织显示出一种与子宫内膜类似的反应。异位蜕膜通常在产后4 ~ 6 周内消退[1]。

在没有妊娠的妇女，异位蜕膜罕见，诊断应是积极寻找激素产物的来源，例如给予外源性孕激素或产生激素的肿瘤。在这种情况下，最好将这种良性反应看成是“假蜕膜”组织。

临床特征 Clinical features

异位蜕膜组织一般发生于盆腔器官表面，例如卵巢或输卵管的浆膜面[2]。然而，腹膜[3]、胃肠道浆膜[4, 5]、网膜[6]及肠系膜[1]也可能受累。在大多数病例是一种偶然发现，通常见于剖宫产术或其他腹内手术期间。然而，异位蜕膜病偶尔可能类似急腹症，例如急性阑尾炎[7, 8]，或可能引起腹腔内出血[5, 9-11]。

病理学 Pathology

虽然通常是显微镜下所见，但是如果大体表现明显，异位蜕膜一般表现为位于腹腔脏器浆膜面和腹膜的白色或红色小结节。显微镜下检查，蜕膜的特征类似于蜕膜化的子宫内膜间质，由境界清楚的良性表现的大多角形细胞积聚而成，细胞界限清楚，核圆，位于中心，核仁小，胞质丰富，嗜酸性（图 23.1a）。

主要的鉴别诊断是具有蜕膜样特征的恶性间皮瘤(图23.1b)。尽管后者系恶性，但它可能显示良性的细胞学特征，与异位蜕膜组织非常类似。肿瘤出现核多形性和核分裂活跃区域有助于与异位蜕膜的鉴别。蜕膜样间皮瘤发生的临床情况存在争议；尽管最初的描述认为这种恶性肿瘤是没有石棉接触史的年轻妇女的疾病[12]，但另外一些作者则认为这种肿瘤在流行病学上遵循一般上皮性间皮瘤的流行规律，即它是一种老年男性的疾病[13]。免疫过氧化物酶研究显示间皮瘤的肿瘤细胞角蛋白、钙视网膜蛋白（calretinin）和WT-1阳性（图23.1c）。间皮增生的比较详细的免疫染色概况将在下面讨论。蜕膜的免疫过氧化物酶谱尚不清楚，但据推测其角蛋白不呈阳性。

治疗和预后 Treatment and prognosis

无出血并发症的异位蜕膜预后极佳。手术切除术可满足治疗需要。本病复发的可能性尚不清楚，但推测在随后的妊娠期间可能复发。

输卵管内膜异位症 ENDOSALPINGIOSIS

背景 Background

输卵管内膜异位症的定义为类似于输卵管内衬上皮的病灶出现于输卵管以外的解剖部位，这种病变发生于大约 7% 的育龄妇女[14]。

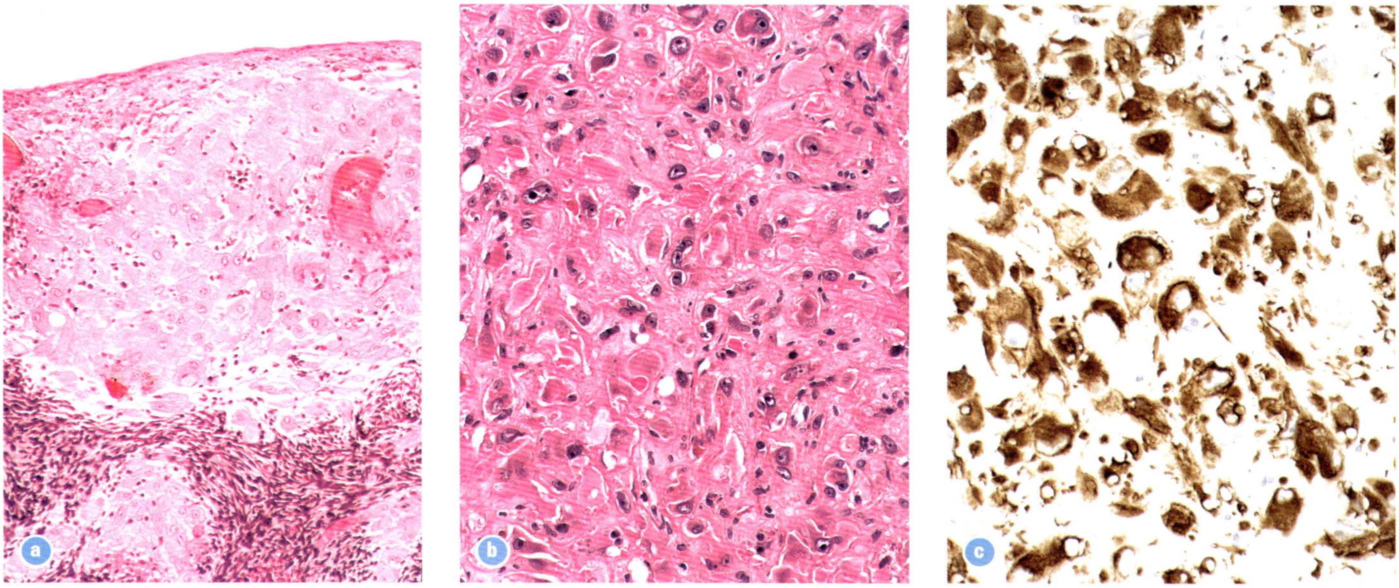

图23.1 （a）累及腹膜表面的异位蜕膜（蜕膜病）。（b）具有蜕膜样特征的恶性间皮瘤。（c）细胞角蛋白染色可将恶性间皮瘤与蜕膜区别开来。

临床特征 Clinical features

尽管有些作者认为输卵管内膜异位症可能是腹痛的原因，但更为常见的是腹部手术时偶然发现，而且经常伴有其他盆腔病理学发现，例如子宫内膜异位症、平滑肌瘤、输卵管积水和卵巢肿瘤[14, 15]。

病理学 Pathology

大体观，输卵管内膜异位症很少累及腹膜、网膜、腹膜后和腹腔淋巴结、腹腔脏器壁以及盆腔脏器表面。最常见的输卵管内膜异位症是一种显微镜下所见，由内衬矮立方纤毛上皮的腺体和管状结构构成（图23.2）。这些病灶没有子宫内膜间质细胞、含铁血黄素沉积或纤维组织增生性反应。尽管这些发现可能引起对转移的关注，特别是当出现于淋巴结内时，但其形态十分良性，无核分裂像或坏死。极少数情况下，这种异位组织形成显著的具有大囊腔的结构，可能类似转移癌[16]。

治疗和预后 Treatment and prognosis

由于其良性的本质，手术活检足以证实诊断。预后极佳。

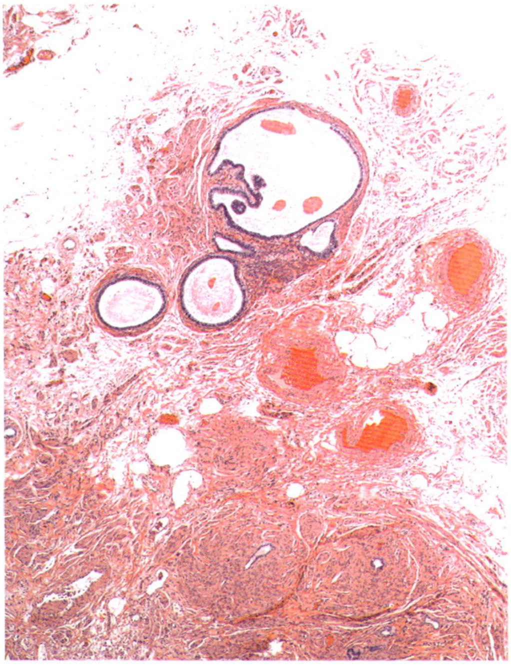

图 23.2 累及输卵管系膜的输卵管内膜异位症。

宫颈内膜异位症 ENDOCERVICOSIS

背景 Background

宫颈内膜异位症的定义是异位宫颈内膜样腺体的出现，也就是内衬具有黏液胞质的柱状细胞的腺体，类似宫颈内膜。这种情况见于生育年龄的妇女。

临床特征 Clinical features

已有绝大部分宫颈内膜异位症累及膀胱壁的描述[17-23]。大多数患者出现泌尿系统症状，如尿痛、排尿困难、尿频和血尿，临床表现类似膀胱肿瘤或感染[17]。据报道，极少数宫颈内膜异位症病例可以累及子宫颈的外壁[24]。

病理学 Pathology

宫颈内膜异位症可以形成大肿块，最大可达5cm，因此可能类似于肿瘤。瘤样隆起通常位于膀胱后壁或顶部，可凸入膀胱腔。

显微镜下其特征为腺体内衬宫颈内膜样细胞，部分呈囊状扩张。细胞呈柱状，并产生黏液。可见轻度非典型性和纤毛。多数病例可见腺体破裂，伴有黏液外渗到周围间质，引起间质反应。然而，核分裂像罕见。

主要的鉴别诊断是转移性高分化腺癌。肿瘤一般呈现较明显的核的非典型性、间质纤维组织增生以及核分裂像，易于确认。对其临床相关性，应予以认真考虑。

治疗和预后 Treatment and prognosis

预后极佳，手术切除能够治愈[17]。

子宫内膜异位症（普通型）ENDOMETRIOSIS（CONVENTIONAL TYPE）

背景 Background

子宫内膜异位症是最常见的妇科疾病之一。其定义是子宫腔外出现子宫内膜样上皮和间质。本病见于生育年龄的妇女。有多达20%的无症状妇女患有子宫内膜异位症[25, 26]。在接受治疗的不育症患者中，子宫内膜异位症更为常见，可以见于高达60%的病例[25]。发生子宫内膜异位症的危险因素似乎是未经产和月经周期不规律[27]。

临床特征 Clinical features

大多数子宫内膜异位症累及盆腔器官，并且伴有慢性盆腔疼痛（与月经周期无关）、性交困难、痛经和不育症（即卵巢子宫内膜异位症）。当被覆腹膜的器官受累时，子宫内膜异位症妇女可能无症状或出现慢性隐约的腹痛。诊断依靠腹腔镜检查或剖腹术，并经活检证实有子宫内膜异位病变。

病理学 Pathology

大体观，子宫内膜异位症可能表现为腹膜和盆腔器官表面暗红色、黑色或蓝色小囊肿或结节（图23.3a）；偶尔，子宫内膜异位症的病灶可呈白色并伴有粘连。在广泛累及卵巢的病例，出血可能导致囊性肿块形成或子宫内膜瘤（endometrioma）。

组织学上，子宫内膜异位症的特征为：（1）出现异位子宫内膜样腺体（即假复层柱状腺体上皮），当与子宫腔局部腺体比较时，可能显示类似改变；（2）梭形子宫内膜间质；（3）巨噬细胞内或间质内有含铁血黄素沉积（图23.3b–d）。在许多情况下，由这些成分构成的典型诊断三联征并未出现或由于出血、泡沫细胞和充满含铁血黄素的巨噬细胞使得子宫内膜腺体和间质变得含糊不清，以致仅可以做出提示性诊断，但组织学确诊是不可能的。如果子宫内膜异位病灶距离腹膜表面不到5mm，可认为是表浅性子宫内膜异位症。然而，如果病灶深度超过5mm，则为深部浸润性子宫内膜异位症。了解这种区别很重要，因为深部浸润性子宫内膜异位病灶可能类似肿瘤，在手术探查过程中可能被遗漏或由于切除不完全而可能引起复发。

有报道，非典型性、化生、增生及肿瘤形成可以发生于子宫内膜异位症基础之上[28, 29]。子宫内膜异位病灶

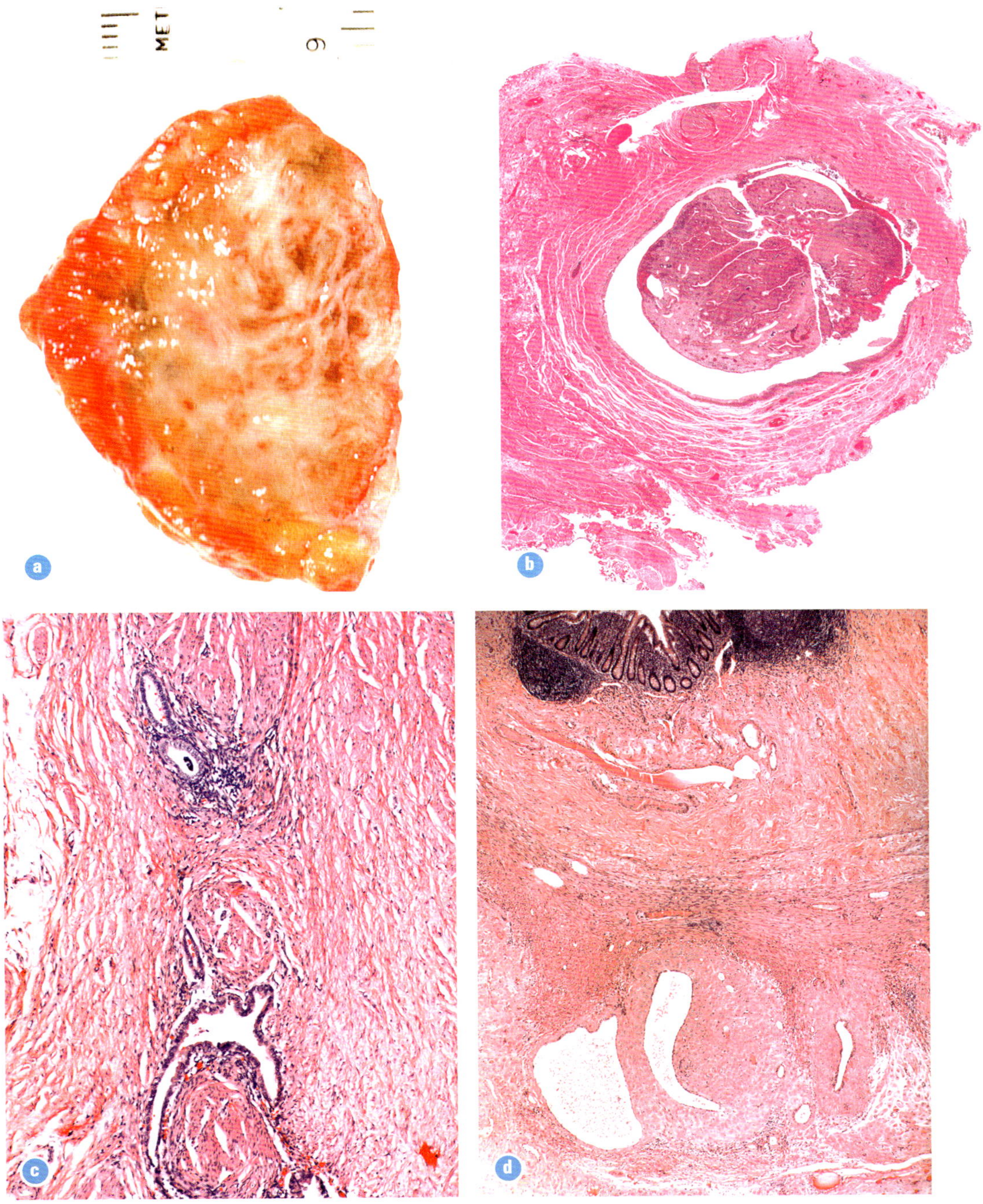

图 23.3 (a) 累及腹壁的子宫内膜异位症的大体表现。(b) 输尿管子宫内膜异位症的低倍图像。(c) 肠系膜子宫内膜异位症，伴有反应性纤维化。(d) 累及阑尾的蜕膜化子宫内膜异位症（下）。

出现非典型性与非整倍体 DNA 成分有关，而且由于已经观察到它与发生于子宫内膜异位症的恶性肿瘤有关，所以许多作者认为核非典型性可能是癌前病变[30, 31]。实际上，在缺乏结构复杂性（筛状、乳头状结构）的情况下出现核非典型性，其本质可能为反应性 / 变性性；这些病例的非典型性细胞核增大，染色质模糊，胞质丰富，呈空泡状到嗜酸性。鞋钉样细胞核大，核仁明显，应提示恶性（透明细胞 / 乳头状浆液性分化）的可能；在这些情况下，出现弥漫性 p53 核反应支持肿瘤性病变。起源于卵巢子宫内膜异位症的腺癌见于绝经前的妇女，与激素替代疗法（hormone replacement therapy，HRT）无关，而起源与子宫内膜异位症有关的卵巢外腺癌则趋向发生于绝经后的妇女，并与HRT具有更高的相关性[32]。这些患者的腺癌最常见的组织学亚型是子宫内膜样癌和透明细胞癌，占癌症病例的90%（图23.4a, b）[30, 32]。据报道，来源于子宫内膜异位病灶的子宫外内膜间质肉瘤显示与发生于子宫内的肿瘤同样的典型穿透性生长方式和细胞形态学特征[33]。

子宫内膜异位症的发病机制尚不清楚，并且存在许多争议。广为接受的理论是月经期间有活力的子宫内膜细胞通过输卵管逆流而到达腹膜，并且借助粘附分子而附着于盆腔和腹腔器官的腹膜表面[34, 35]。其他理论包括子宫内膜异位症可能来源于腹膜和卵巢表面上皮细胞的化生性改变[36]。此外，一些作者提出组成浅表性和深部浸润性子宫内膜异位症的细胞并不相同，取决于营养的不同来源。认为浅表性子宫内膜异位症是由腹腔液建造的微环境调控和支持的，而深部浸润性子宫内膜异位症则更多地依赖受累器官的血流[37]。

治疗和预后 Treatment and prognosis

子宫内膜异位症的治疗主要取决于症状的出现，包括内科和（或）外科治疗，主要用于有症状和有广泛疾病的患者。外科选择包括激光凝固和切除术。内科治疗包括应用具有雌激素拮抗剂作用的药物，例如口服避孕药、孕激素、达那唑和促性腺激素释放激素（gonadotropin-releasing hormone，GnRH）显效剂[38]。其他较新的方法都处于研究之中，例如孕激素受体调节剂、GnRH拮抗剂、芳香酶抑制剂、肿瘤坏死因子-α抑制剂、血管生成抑制剂、基质金属蛋白酶抑制剂和雌激素受体-β显效剂[39]。

预后不一，与子宫内膜异位症所累及的卵巢和腹腔的范围以及浸润深度有关。可见复发，特别是那些最初伴有广泛腹膜或卵巢受累的病例或深部浸润性疾病。体外受精可能是治疗广泛子宫内膜异位症相关不育症的必要途径[40]。

息肉样子宫内膜异位症 POLYPOID ENDOMETRIOSIS

背景 Background

息肉样子宫内膜异位症是子宫内膜异位症的一种变型，临床上外科和病理学检查所见往往类似于肿瘤。病变生长如同息肉样肿块，因此命名为息肉样子宫内膜异

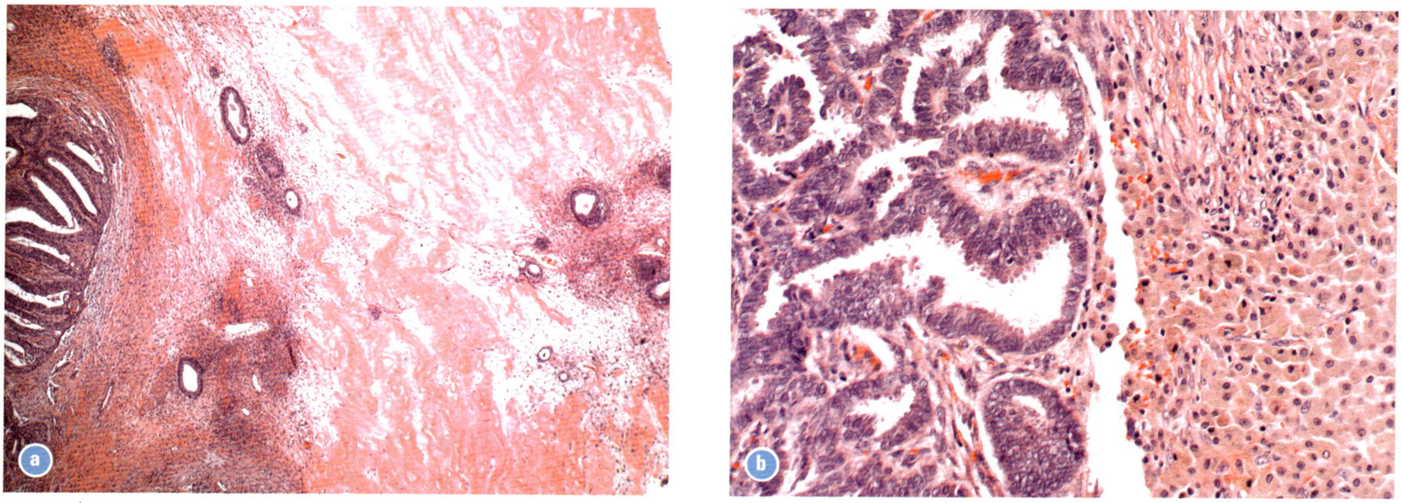

图23.4 (a) 子宫内膜异位症（右）伴有子宫内膜样腺癌（左）。(b) 邻近陈旧性出血区（右）的子宫直肠陷窝的早期腺癌病灶（左）。

位症，只有少数病例呈现息肉的组织学特征（显著的厚壁血管、纤维性间质、不规则的腔隙和囊性腺体）（图23.5a）。从历史的角度看，“息肉样子宫内膜异位症”这一术语最初由Mostoufizadeh和Scully应用，他们描述了一种具有子宫内膜息肉组织学特征的子宫内膜异位症的变型[41]。自从最初描述以来，只有少数病例报道。有关本病最大的系列病例最近由 Parker 等报道[42-51]。

临床特征 Clinical features

在一组 24 名妇女的系列研究中，患者年龄范围从23 ~ 78 岁（平均 55 岁）不等，其中有 60% 的患者超过50岁。有略少于半数的患者正在服用外源性激素，可能是导致老年（围绝经期和绝经后）妇女发生子宫内膜异位症的一个因素。患者最常见的症状或与盆腔肿物、阴道肿物（伴有出血）有关，或与大肠梗阻有关。实际上，腹腔任何部位都可累及，按照发生频率的降序排列，受累部位依次为结肠、盆腔器官、阴道黏膜、网膜和后腹膜。

病理学 Pathology

大体检查发现病变大小可能不一，最大直径介于0.4 ~ 14 cm。它们往往表现为褐色 / 棕色、白色 / 灰色或粉色 / 红色的息肉状肿块，累及黏膜或浆膜表面，或位于子宫内膜异位囊肿内。

组织学检查，病变由子宫内膜异位腺体和间质混合组成，其中腺体可能显示出不同程度的增生性和化生性改变（图23.5b），包括输卵管、黏液性、鳞状和乳头状合胞体性化生。间质一般类似于增生期子宫内膜间质，间质细胞无非典型性。在大多数病例中，可见间质纤维化和大量厚壁血管，与子宫内膜息肉所见相似。在一些病例中，可见散在的子宫内膜息肉（图 23.5c）。

治疗和预后 Treatment and prognosis

息肉样子宫内膜异位症为良性。在Parker等报道的系列中，24 例患者中有 17 例进行了随访，其中 15 例无病存活（随访年限为 1 ~ 20 年，平均 5.9 年），1 例伴有子宫内膜异位症，在18个月时尚存活，1例死于与本病无关的疾病。与典型的子宫内膜异位症相似，恶性转化可能潜在发生，伴有本病变之外的上皮性、间叶性和混合性上皮-间叶性肿瘤[42]。

主要的鉴别诊断是区分息肉样子宫内膜异位症与Müller腺肉瘤，特别是因为后者可能来源于腹膜子宫内膜异位症[52]。Müller腺肉瘤与息肉样子宫内膜异位症的区别是：（1）出现间质乳头和分叶状增生，突入腺腔或囊性间隙；（2）间质（至少）轻度非典型性；（3）间质细胞围绕腺体呈袖套状分布。鉴别诊断还包括具有腺样分化的子宫内膜间质肉瘤[53]，它与息肉样子宫内膜异位症的区别是：（1）其具有特征性的指样浸润性生长方式；（2）往往浸润淋巴管 / 血管；（3）通常只是局灶性出现子宫内膜异位型腺体。

Müller 肿瘤 MüLLERIAN NEOPLASMS

背景 Background

腹膜原发性Müller肿瘤包括乳头状浆液性肿瘤、子宫内膜间质肉瘤、Müller腺肉瘤和恶性混合性Müller肿瘤（malignant mixed Müllerian tumor，MMMT）。子宫外子宫内膜间质肉瘤在本章其他部分讨论。

原发性腹膜乳头状浆液性肿瘤是最常见的腹膜Müller肿瘤，包括交界性或具有低度恶性潜能的浆液性肿瘤和乳头状浆液性腺癌。其发病年龄范围很广；然而，患有交界性乳头状肿瘤的妇女通常比较年轻，诊断时的平均年龄为30岁，而诊断为乳头状浆液性腺癌的大多数患者是围绝经期或绝经后妇女[54-58]。这些疾病在第27 章详细讨论。

子宫外Müller腺肉瘤罕见。患病妇女年龄在41 ~ 80岁年龄段，肿瘤起源于网膜、卵巢和盆腔[59, 60]。也有发生于 20 岁患者的 Müller 腺肉瘤的报道[61]。同样，发生于子宫外的 MMMT 也有描述。在一组病例中，子宫外MMMT 患者年龄从 33 ~ 67 岁不等[62]。

临床特征 Clinical features

所有原发性腹膜 Müller 肿瘤的临床表现均十分相似，其特征通常为出现腹部或盆腔大肿块（常为囊性）

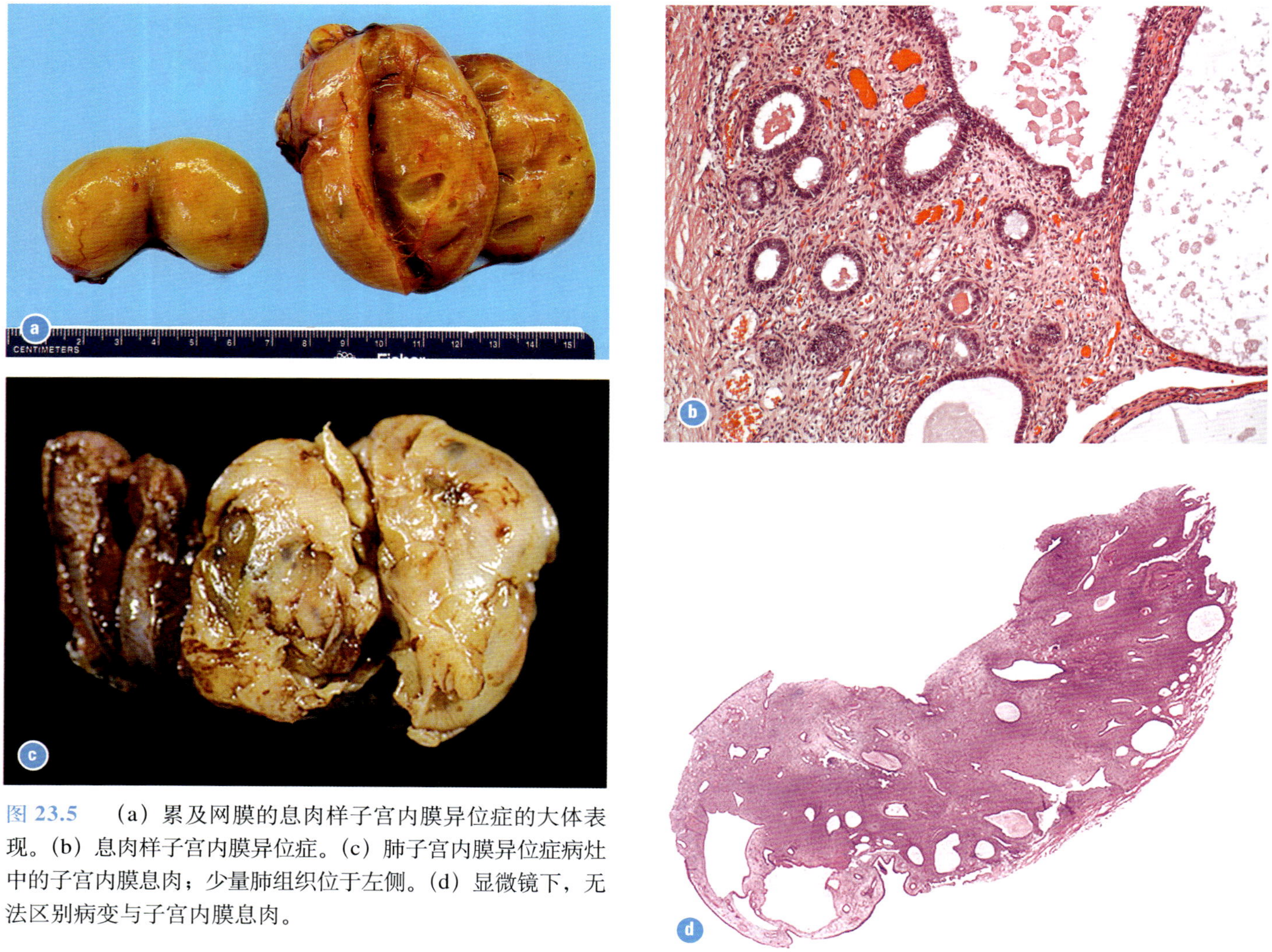

图 23.5 （a）累及网膜的息肉样子宫内膜异位症的大体表现。（b）息肉样子宫内膜异位症。（c）肺子宫内膜异位症病灶中的子宫内膜息肉；少量肺组织位于左侧。（d）显微镜下，无法区别病变与子宫内膜息肉。

相关症状，在诊断时可能呈现多个器官受累。出现巨大肿瘤时，可能发生疼痛、腹胀和肠梗阻。可能出现恶性腹膜渗出液。

病理学 Pathology

腹膜原发性乳头状浆液性肿瘤类似于卵巢发生的同类肿瘤。这些肿瘤常形成多房性囊性大肿块，囊腔壁上具有实性灶和（或）乳头状赘生物，囊腔内充满水样液体。手术时可见腹膜内衬和网膜的种植和广泛受累。

显微镜下，乳头状浆液性腺癌常为高级别肿瘤，其特征是具有复杂而又相互连接的乳头状结构，被覆立方细胞，呈现中度或显著的细胞学非典型性，核浆比高，细胞复层化，核分裂活性增强，包括非典型性核分裂像，可见坏死及其下间质的浸润（图23.6c）。沙粒体经常出现，沙粒体显著的肿瘤可能被分类为沙粒体癌（psammocarcinoma）（图 23.6d）。沙粒体癌是乳头状浆液性腺癌中一种极其少见的变型，其特征为核级别低度到中度、局部浸润和有些较为惰性的行为[63]。

列为交界性或具有低度恶性潜能范畴的肿瘤不同于在具有较良性组织学特征和缺乏浸润性生长基础上诊断的癌（图23.6c）。原发性腹膜乳头状肿瘤的诊断需要仔细检查卵巢，以排除同时存在的卵巢原发性肿瘤。累及

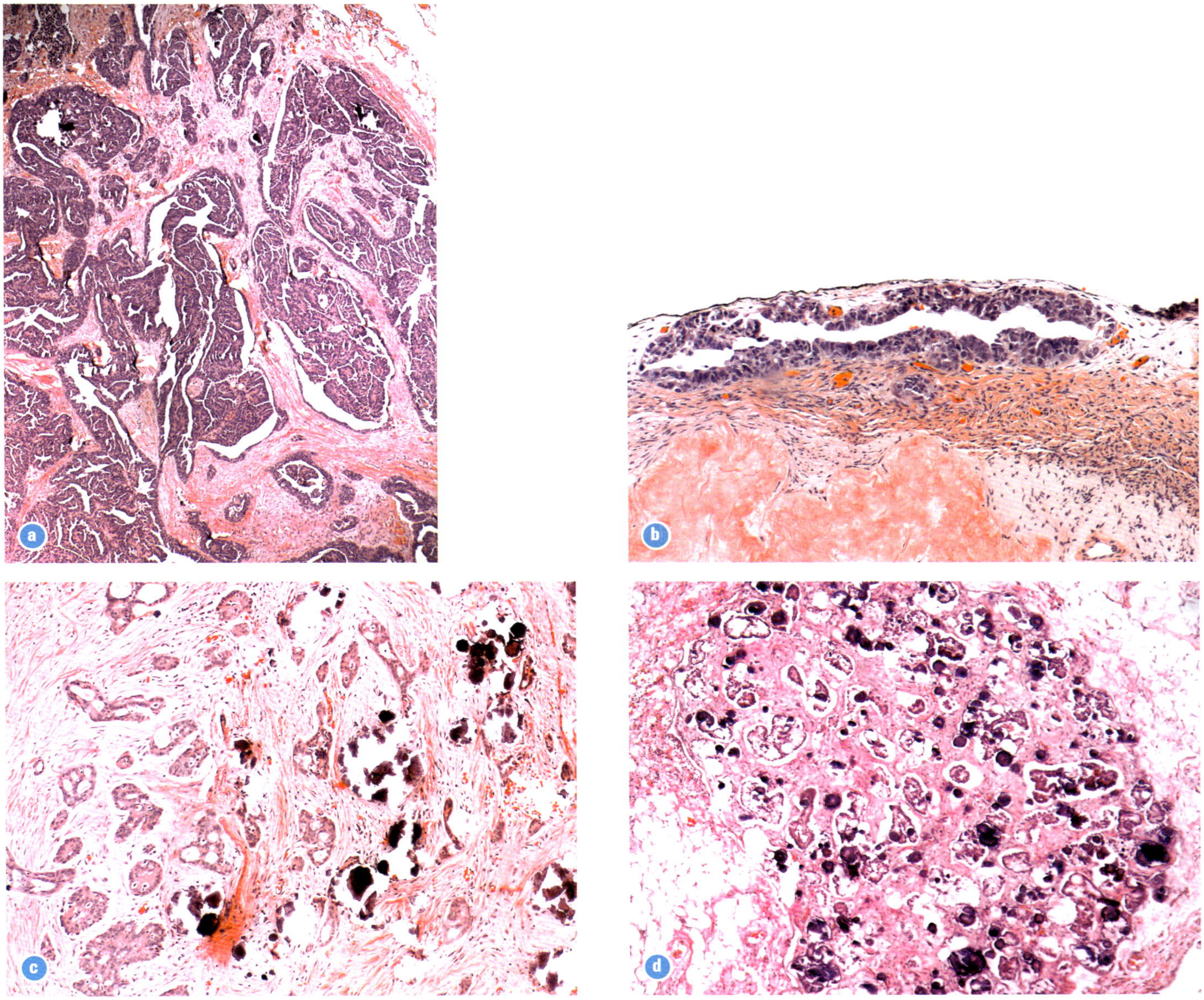

图 23.6　(a) 原发性腹膜浆液性癌。(b) 来自 (a) 的肿瘤累及卵巢局部表面。(c) 腹膜起源的交界性肿瘤。(d) 沙粒体癌。

腹膜表面的卵巢原发性肿瘤被认为是 FIGO Ⅲ 期肿瘤。

腹膜腔Müller腺肉瘤亦与子宫Müller腺肉瘤形态相似。形态学上，这些肿瘤由腺体和间叶成分构成，但只有间叶组织在形态学上是恶性的。这种肿瘤由良性表现的肿瘤性腺体及其周围增生的低级别肉瘤性间质构成，后者通常与子宫内膜间质肉瘤类似。

MMMT 的特征是肿瘤性上皮和间叶成分增生，两者均呈明确恶性表现。肉瘤成分通常不显示任何特殊的分化谱系，表现为一种不能分类的梭形细胞肉瘤；然而，可以出现像横纹肌肉瘤、软骨肉瘤、脂肪肉瘤或骨肉瘤分化的异质性分化灶。关于癌的成分，最常见的为腺体分化（腺癌），例如子宫内膜样和乳头状浆液性亚型，但也可见鳞状分化或未分化癌。在以肉瘤成分为主的病例，诊断本病需要仔细寻找腺体成分；否则，肿瘤最好分类为高级别未分化肉瘤。核分裂像常见，并且常常出现坏死。

免疫过氧化物酶染色对于鉴别卵巢和原发性腹膜乳头状浆液性腺癌没有帮助。在这两种情况下，肿瘤细胞细胞角蛋白、上皮膜抗原（epithelial membrane antigen，EMA）、B72.3、癌胚抗原（carcinoembryonic antigen，CEA）、WT-1 和 Leu-M1 染色均呈阳性反应[64]。然而，免疫染色在与恶性间皮瘤的鉴别诊断中可能非常有用。尽管两种肿瘤对 WT-1（单克隆抗体）和细胞角蛋白均为阳性，但只有恶性间皮瘤表达钙视网膜蛋白（calretinin），而Ber-EP4对于癌具有95%的敏感性和91%的特异性[65]。另一方面，免疫过氧化物酶染色对于诊断腺肉瘤和MMMT几乎没有帮助。腺体成分表达角蛋白；然而，这些病变的肉瘤成分也可以呈阳性反应。诸如α-平滑肌肌动蛋白（smooth muscle actin，SMA）和波形蛋白（vimentin）等标志物则呈局灶阳性，或当出现异质性成分时则表达比较特异的标志物（例如横纹肌肉瘤成分结蛋白和 Myf-4 阳性）。

对来源于腹膜表面的乳头状浆液性癌的分子分析发现，其与 BRCA1 基因的种系突变有关，发生率与卵巢同类肿瘤所见相似[66]。因此，对于已知具有 BRCA1 基因突变的妇女应该密切随访，不仅针对乳腺和卵巢癌，而且还应包括原发性腹膜乳头状浆液性癌。分子研究还证明，某些原发性腹膜乳头状浆液性癌病例系多病灶起源，其证据是多个等位位点杂合性丢失（loss of heterozygosity，LOH），例如雄激素受体（androgen receptor，AR）位点、WT-1 基因和 6q 位点[67-69]。AR 基因 LOH 较常见于BRCA-1基因种系突变的患者[67]。类似于起源于卵巢的乳头状浆液性癌，75%～100%的腹膜表面浆液性癌病例也表现为位于17号染色体上的p53位点杂合性丢失[70]。

MMMT 与 BRCA-1 基因突变无关[62]。关于 Müller 腺肉瘤的细胞遗传学或分子异常的资料尚不清楚。

治疗和预后 Treatment and prognosis

交界性或具有低度恶性潜能的原发性乳头状浆液性肿瘤预后良好，可以采取保守治疗。Biscotti 和 Hart 发现，经过包括手术和辅助化疗治疗的 14 例患者中，只有1例患者死于治疗相关并发症[56]。尚无死于本病的病例[56]。

原发性腹膜乳头状浆液性癌在临床上与晚期卵巢乳头状浆液性癌可比。治疗选择包括以顺铂为基础的化疗和外科治疗。手术方法包括细胞减灭术以及侵袭性较小的缩减肿块体积的手术。在一组病例研究中，经过细胞减灭手术治疗的患者显示总生存期较长，提示残余肿瘤的量是一个预后因素[71]。在另外一组病例研究中，联合应用化疗和细胞减灭手术，患者的5年生存率为27%[58]。最近报道一组晚期和复发性卵巢以及腹膜表面乳头状浆液性癌患者，先前的手术情况、细胞减灭手术的完全性以及手术前对于化疗的反应是具有统计学意义的预后因素[72]。

子宫外 Müller 腺肉瘤预后差，在一组病例中，5 例患者中有3例发生复发和转移[59]。MMMT是一种极具侵袭性的肿瘤，预后同样很差。迄今为止，还没有大系列的长期随访研究能够确定这两种疾病的治疗方针；治疗选择当然包括化疗、放疗和外科治疗。

腹膜间叶组织病变
Mesenchymal lesions of the peritoneum

平滑肌肿瘤
SMOOTH MUSCLE NEOPLASMS

背景 Background

腹膜腔的平滑肌肿瘤包括两个主要类型：平滑肌瘤和平滑肌肉瘤。包括在平滑肌肿瘤项下的另外一种病变是腹膜播散性平滑肌瘤病（leiomyomatosis peritonealis disseminata，LPD）；这种疾病在第 20 章中讨论。在考虑原发性腹膜肿瘤时，必须充分检查子宫以便除外“转移性”疾病。起源于腹膜后和腹部的平滑肌瘤罕见，但的确存在，而且较常见于女性。最常见的情况是作为来源于胃肠道壁（主要是结肠和直肠）的肿瘤包块而被偶然发现。后一组患者年龄通常介于 41 ~ 60 岁之间，男性比女性更易罹患。腹腔的平滑肌肉瘤较常见于腹膜后，主要累及 51 ~ 70 岁的患者[73-75]。

临床特征 Clinical features

腹腔和腹膜后平滑肌肿瘤可无症状或表现为可能侵犯腹腔器官的肿块，引起梗阻。此外，当这些肿瘤来源于胃肠道时，可以突向肠腔，引起胃肠道梗阻，类似于癌，引起黏膜溃疡伴胃肠道出血。平滑肌瘤通常小于平滑肌肉瘤，后者体积可以很大。

病理学 Pathology

大体检查，良性平滑肌肿瘤（平滑肌瘤）通常轮廓清楚，切面质硬，漩涡状，呈棕褐色至白色。可有出血灶以及局部囊性变。在平滑肌肉瘤的病例，诸如坏死和浸润周围器官等恶性特征经常可见。偶尔可见平滑肌瘤和平滑肌肉瘤与血管结构密切相关，例如下腔静脉，而且其形态学特征符合血管壁起源[76-78]。当考虑将腹膜后或腹部肿块诊断为平滑肌肉瘤时，应该除外子宫原发性肿瘤起源。

显微镜下，这些良性和恶性肿瘤通常具有与平滑肌肿瘤相关的典型特征，由增生的梭形细胞排列成长束状结构，细胞核长，雪茄形，染色质空泡状，具有不同程度的明显的核仁以及中等量淡嗜酸性胞质（图 23.7a, b）。少数情况下，肿瘤细胞具有上皮样形态学特征，个别肿瘤可能以这种形态为主，酷似上皮性肿瘤，而且常常造成组织学诊断困难。平滑肌瘤可以发生几种变性现象，包括梗死、囊性变、水样或水肿变性以及间质玻璃样变。

对于发生于妇女腹腔或腹膜后的平滑肌肿瘤，目前采纳的恶性标准是每50个高倍视野超过10个核分裂像[79]。虽然细胞增多不是恶性指征，但却是一个令人担忧的特征。出现非典型性深染的细胞核时，也应广泛寻找诊断恶性的特征（坏死、核分裂活性）。

虽然根据平滑肌肿瘤的形态学特征可以做出一个准确的诊断，但免疫过氧化物酶研究对于不太典型的病例或小的芯针活检组织却有助于确定诊断。表23.1列出了

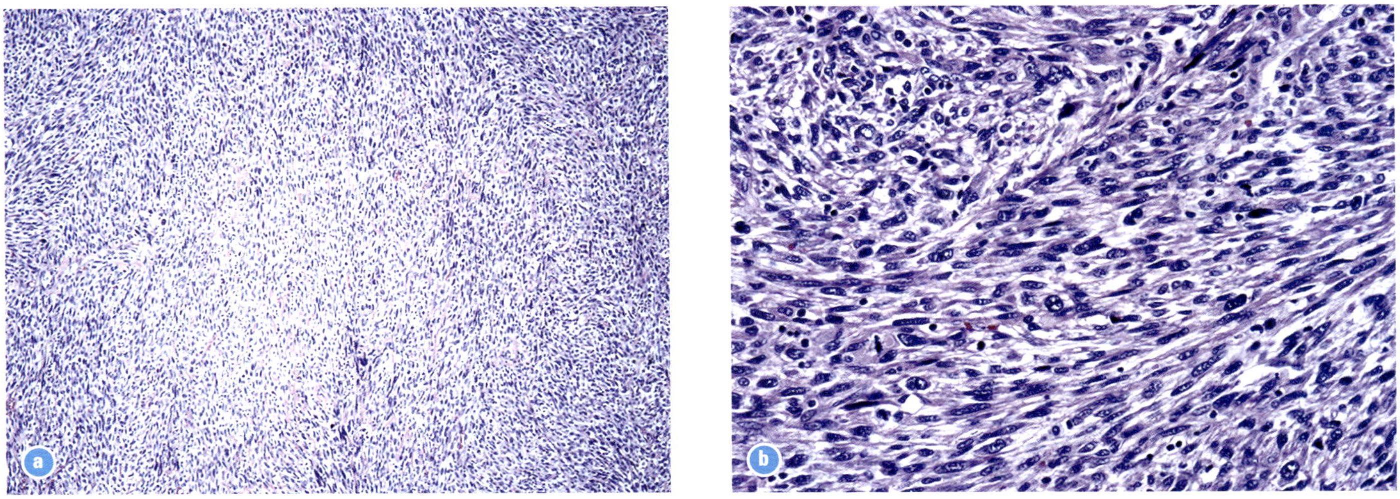

图 23.7　(a) 腹膜后平滑肌肉瘤表现为梭形细胞肿瘤。(b) 具有雪茄形细胞核和嗜酸性胞质。

显示腹膜间叶性肿瘤的免疫表型特征。平滑肌肿瘤SMA、结蛋白和h-钙调结合蛋白（h-caldesmon）一般呈阳性反应。肿瘤细胞这些标志物表达的程度不同，从弥散性到局灶性不等。这种表达的差异可能影响芯针活检的解释，这就不足为奇。应该记住的是，形态学如果具有特征性，就应该能够做出诊断，例如这些标志物在恶性肿瘤的表达可能减少甚至丧失。平滑肌肿瘤能够表达的其他标志物包括细胞角蛋白和上皮膜抗原，可见于多达40%的平滑肌肿瘤病例。发生于生育年龄妇女的平滑肌肿瘤其雌激素和孕激素受体经常阳性；然而，平滑肌肉瘤雌激素和孕激素受体表达似乎明显减少[80]。S-100蛋白、胶质原纤维酸性蛋白和c-kit为阴性。

平滑肌肿瘤的鉴别诊断包括常发生于腹部的其他间叶性肿瘤，例如胃肠道间质瘤（gastrointestinal stromal tumor，GIST）、韧带样纤维瘤病和神经鞘肿瘤，即神经鞘瘤和恶性外周神经鞘肿瘤（malignant peripheral nerve sheath tumor，MPNST）。胃肠道间质瘤的肿瘤细胞均匀一致，胞质淡嗜酸性，伴有合胞体表现。胃肠道间质瘤的免疫过氧化物酶研究与平滑肌肿瘤有些重叠；然而，结蛋白阳性表达罕见于胃肠道间质肿瘤（不到病例的5%），而大多数GIST的特征是c-kit阳性，而在平滑肌肿瘤则为阴性（表23.1）。韧带样纤维瘤病由细胞稀疏的长纤维束组成，其细胞两端逐渐变细。偶尔，这些肿瘤可能显示SMA和结蛋白呈非常局灶的阳性反应，与它们的肌纤维母细胞起源相一致；h-钙调结合蛋白为阴性。神经鞘来源的肿瘤（神经鞘瘤和恶性外周神经鞘肿瘤）通常是由核尖细的细长细胞束组成，S-100蛋白和胶质原纤维酸性蛋白（glial fibrillary acidic protein，GFAP）呈不同程度阳性。SMA和结蛋白阴性。

治疗和预后 Treatment and prognosis

平滑肌瘤的治疗为单纯切除。复发的危险性很小。

平滑肌肉瘤预后差，复发和转移的发生率较高。转移的好发部位包括肺和肝。治疗应该包括手术辅以化疗与放疗。5年生存率大约为30%[81]。

子宫内膜间质肉瘤 ENDOMETRIAL STROMAL SARCOMA

流行病学和临床特征 Epidemiology and clinical features

位于腹腔的子宫内膜间质肉瘤（endometrial stromal sarcoma，ESS）可为原位发生或伴有子宫原发性子宫内膜间质肉瘤。前者被认为是来自子宫内膜异位灶[33, 82-85]，而后者是由于转移或通过子宫壁直接扩散而来。不论其起源如何，原发性腹膜子宫内膜间质肉瘤都是一个罕见的现象。子宫外子宫内膜间质肉瘤的流行病学与原发性子宫肿瘤相似，发生于31～50岁的妇女。这些肿瘤可能表现为可触及的肿块或引起其他腹腔内器官的梗阻症状。

表 23.1　腹膜腔间叶性肿瘤的免疫组织化学概况

	SMA[a]	结蛋白	h-钙调结合蛋白	CD10	c-kit	角蛋白	WT-1[b]
平滑肌肿瘤	+	+	+	±	−	±	
子宫内膜间质肉瘤	+	±	−	+	−	−	
胃肠道间质瘤	±	±	±		+	−	
外周神经鞘肿瘤	−	−	−		−	−	
纤维组织增生性圆细胞肿瘤	−	+			−	+	+

[a]α-平滑肌肌动蛋白；[b]多克隆抗体。

病理学 Pathology

子宫外子宫内膜间质肉瘤的显微镜下表现与原发性子宫内膜间质肉瘤相似。低倍镜下就能见到这些肿瘤特征性的浸润性生长方式，即呈“指样”突起侵犯邻近组织。

细胞学上，它们由均一增生的梭形细胞组成。细胞边界不清，核短，呈卵圆形，核仁不明显，胞质少而淡染，重现子宫非肿瘤性子宫内膜间质形态。肿瘤内可能混有泡沫状组织细胞。在背景中，经常可以看到小管径动脉，类似于子宫内膜的螺旋小动脉。核分裂像罕见，每10个高倍视野通常不到5个。坏死和多形性不是这些肿瘤的特征，而显示这些特征的肿瘤最好视为高级别肉瘤，而非子宫内膜间质肉瘤。偶尔可见腺体[53, 83, 86]和间叶性成分的异质性分化，包括性索间质成分[87-90]、平滑肌[91, 92]、骨和骨骼肌[93-96]。

与子宫肿瘤相似，子宫外子宫内膜间质肉瘤的形态可与平滑肌肿瘤相似，主要是高度富于细胞的平滑肌瘤和平滑肌肉瘤。子宫内膜间质肉瘤主要呈 SMA、结蛋白、CD10和孕激素受体阳性反应[97, 98]。相反，平滑肌肿瘤则呈结蛋白、SMA 和 h- 钙调结合蛋白阳性[98]。

细胞遗传学上，大多数子宫内膜间质肉瘤（包括转移性和原发性子宫外肿瘤）以反复性t(7;17) 染色体易位为特征[99]。这种易位将染色体 7p15 上 *JAZF1* 基因的 5' 末端和染色体 17q21 上 *JJAZ1* 基因的 3' 末端融合[100]。

治疗和预后 Treatment and prognosis

子宫内膜间质肉瘤患者最常应用的治疗方式是以顺铂为基础的化疗，辅以或不辅以放疗。发生于子宫的子宫内膜间质肉瘤为低级别肿瘤，可能在最初诊断之后的许多年内发生转移。好发的转移部位是盆腔、腹腔内器官和肺。因此，子宫外出现子宫内膜间质肉瘤肿块应该积极寻找同时发生或早期发生的子宫原发性病灶。子宫内子宫内膜间质肉瘤的5年生存率差异很大，但可达接近80%。原发性子宫外子宫内膜间质肉瘤同样也是低级别肿瘤，但有关治疗反应和预后因子的资料很少。一项研究表明，子宫外子宫内膜间质肉瘤的行为介于子宫的子宫内膜间质肉瘤和高级别的子宫肉瘤之间，20例患者中有 8 例肿瘤复发；5 例死于本病[101]。

孤立性纤维性肿瘤（SFT）
SOLITARY FIBROUS TUMOR（SFT）

流行病学 Epidemiology

孤立性纤维性肿瘤（SFT；同义词：血管外皮细胞瘤、纤维性间皮瘤）发病年龄广泛，但主要见于成年人。男性和女性罹患相等。最初认为孤立性纤维性肿瘤是一种胸膜发生的疾病；然而，迄今为止发现，孤立性纤维性肿瘤还可以累及胸膜以外的几个解剖部位，包括腹内脏器和腹膜[102-105]。

临床特征 Clinical features

孤立性纤维性肿瘤常常是偶然发现的。当出现症状时，患者主诉为可触摸的肿块，肿块通常缓慢生长和（或）肿块的症状和体征影响邻近结构。极少数情况下，患者因出现与低血糖（Doege-Potter 综合征）有关的症状而就诊，这是由于肿瘤细胞产生的胰岛素样生长因子 II 水平升高所致[106]。也可见诸如发热和不适等其他全身性症状。

病理学 Pathology

大体检查，孤立性纤维性肿瘤境界清楚，切面质硬，棕褐色至白色，可达相当大的体积。组织学上，孤立性纤维性肿瘤的特征是梭形细胞增生，无特殊排列方式（例如束状、席纹状），细胞稀少的黏液样基质带与富于细胞的纤维性间质区域交替出现（图23.8）。肿瘤细胞小，卵圆形到梭形，胞质量少淡染。常常出现粗大的胶原纤维和鹿角形或“血管外皮细胞瘤”样薄壁分支血管，伴有玻璃样变性。大多数肿瘤与周围组织界限清楚，具有一个薄的纤维性包膜。肿瘤内可见局灶性脂肪细胞分化（形成脂肪的孤立性纤维性肿瘤，fat-forming SFT）[107]。

恶性孤立性纤维性肿瘤约占孤立性纤维性肿瘤病例的 10%[108]。其特征为细胞丰富（或为弥散性或为局部性）。可见坏死和多形性，但广泛接受的单一恶性标准是每10个高倍视野超过4个核分裂像。常常出现孤立性纤维性肿瘤的“良性”表现区域；然而，当未见传统的孤

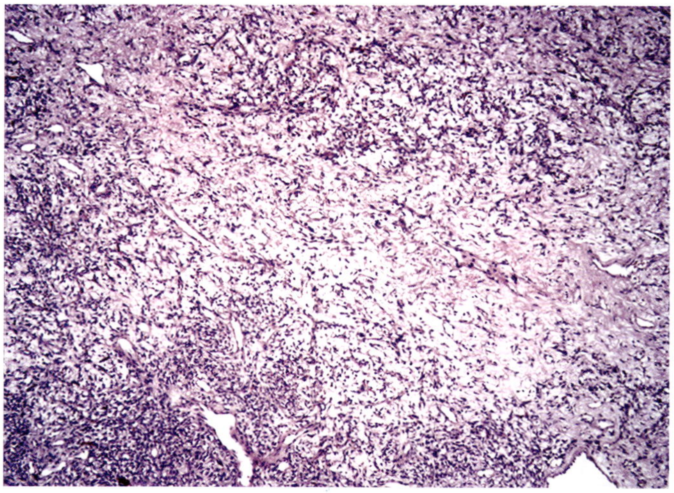

图 23.8　孤立性纤维性肿瘤，具有“无结构”的生长方式以及细胞稀少与细胞增多的复合区。

立性纤维性肿瘤区域，而主要是恶性表现的、不能分类的高级别肉瘤区域时，可以排除孤立性纤维性肿瘤的诊断。

孤立性纤维性肿瘤免疫反应的特征是CD34阳性以及bcl-2和胞质O13（CD99）呈不同程度表达。恶性孤立性纤维性肿瘤CD34反应可以部分或全部丧失。值得注意的是，因为上述免疫过氧化物酶染色对于这种肿瘤均不特异，所以诊断主要依靠正确的形态学辨认，辅以免疫过氧化物酶染色。

主要的鉴别诊断是预后较差的滑膜肉瘤。滑膜肉瘤的形态与孤立性纤维性肿瘤不同，它是一种成束排列的细胞丰富的梭形细胞肿瘤，对角蛋白和EMA呈局灶性免疫反应。偶尔，滑膜肉瘤可见O13和S-100蛋白反应。孤立性纤维性肿瘤还应当与纤维性间皮瘤相鉴别。表23.2列出了恶性间皮瘤与其他疾病鉴别诊断的免疫组织化学概况。恶性间皮瘤的特征是钙视网膜蛋白（calretinin）、WT-1和角蛋白阳性。恶性间皮瘤CD34阴性[109]。

治疗和预后 Treatment and prognosis

良性孤立性纤维性肿瘤可通过局部手术切除予以治愈。偶尔，肿瘤可能复发。恶性孤立性纤维性肿瘤预后较差，周围边缘切除应当充分，可以考虑辅以化疗与放疗。

钙化性纤维性肿瘤（CFT）
CALCIFYING FIBROUS TUMOR（CFT）

流行病学 Epidemiology

钙化性纤维性肿瘤（CFT，同义词：钙化性纤维性假瘤）是一种罕见的肿瘤，最初由Rosenthal和Abdulkarim于1988年在儿科患者中描述[110]。1993年，Fetech等报道了第一组肿瘤，并命名为钙化性纤维性假瘤（calcifying fibrous pseudotumor）[111]。他们观察到该肿瘤发生于儿童和年轻成人；然而，自从最初报道以来，也有累及老年成人病例的描述。钙化性纤维性肿瘤最大系列报道中的患者，年龄分布从1～65岁不等[112]。

临床特征 Clinical features

似乎没有性别差异，男女比例为1∶1[112]。肿瘤可表现为皮下肿块或位于深部。这种肿瘤解剖分布范围广泛，包括头颈部、胸膜、纵隔、腹股沟区、腋窝、四肢和腹腔内，包括肠系膜、网膜、腹膜和器官壁。虽然大多数肿瘤体积小，但最大可达25cm。多数患者的主诉为肿块和局部疼痛。

病理学 Pathology

大体检查，这些肿瘤境界清楚，可有一薄层纤维性包膜。显微镜下，肿瘤细胞十分稀少，由不明显的小梭

表 23.2　恶性间皮瘤与包括在鉴别诊断中的疾病的免疫染色

	AE1/AE3	WT-1	钙视网膜蛋白	TTF-1	CD34
恶性间皮瘤	+	+	+	−	−
孤立性纤维性肿瘤	−		−	−	+
乳头状浆液性癌	+	+	−	−	−

形细胞组成，包埋于显著玻璃样变的间质中（图23.9）。一个特征性的发现是出现结节性淋巴浆细胞浸润，有时形成生发中心。存在间质钙化，形状可能不规则或可能为沙粒体性，从局灶性到广泛性不等。不管大体表现如何，有些肿瘤在显微镜下可能显示周边有小血管成分和小外周神经陷入。偶尔可见类似于炎症性肌纤维母细胞瘤（inflammatory myofibroblastic tumor，IMT）的局灶性改变，表现为细胞增多伴有明显的淋巴浆细胞炎症性浸润[113, 114]。

免疫过氧化物酶研究对于钙化性纤维性肿瘤的诊断几乎没有帮助。小梭形细胞CD34通常阳性，可呈现SMA和结蛋白的局灶表达，证实其为肌纤维母细胞来源[112]。

由于钙化性纤维性肿瘤和炎症性肌纤维母细胞瘤在临床上以及有时在形态学上有所重叠，因此某些作者提出钙化性纤维性肿瘤处于炎症性肌纤维母细胞瘤谱系之中，是炎症性肌纤维母细胞瘤的“烧尽”或硬化阶段[112, 113, 115, 116]。比较性免疫过氧化物酶研究显示，绝大部分钙化性纤维性肿瘤不表达间变性淋巴瘤激酶-1（ALK-1），而炎症性肌纤维母细胞瘤则经常有ALK-1表达（见下），提示钙化性纤维性肿瘤可能是一个独特的肿瘤[112, 115, 116]。尚无探讨钙化性纤维性肿瘤细胞遗传学异常的研究。

治疗和预后 Treatment and prognosis

某些钙化性纤维性肿瘤病例为多中心性[112, 114, 117]。

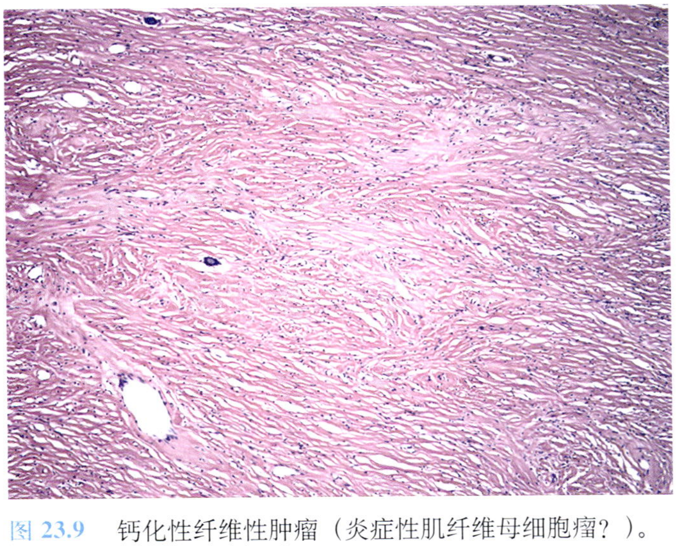

图 23.9 钙化性纤维性肿瘤（炎症性肌纤维母细胞瘤？）。

此外，据报道极少数病例一再复发[111, 112]。尚无转移的病例。治疗这种肿瘤最好的方法应当是局部切除，包括切除未受累及的适度的边缘。预后极佳。

炎症性肌纤维母细胞瘤（IMT）INFLAMMATORY MYOFIBROBLASTIC TUMOR（IMT）

流行病学 Epidemiology

炎症性肌纤维母细胞瘤是一种纤维母细胞性/肌纤维母细胞性肿瘤，Su等于1998年首次确定其为克隆性，有3例肿瘤显示具有克隆性细胞遗传学异常[118]。此前，对于炎症性肌纤维母细胞瘤的发病机制存在争议，某些作者认为它是一种假瘤，而非真正的肿瘤，因其伴有丰富的炎症成分。

炎症性肌纤维母细胞瘤患者的年龄分布很广，但主要累及儿童和年轻成人。已发表的最大一组病例显示平均年龄为9岁[119]。女性患者稍多（女:男=1.3:1），最常见于腹部和腹膜后，但诸如肺、头颈部、躯干及四肢等其他部位也可受累。

临床特征 Clinical features

炎症性肌纤维母细胞瘤常表现为腹内肿块，可存在于腹膜后、肠系膜、网膜或肠部。全身症状（例如发热、体重减轻和疼痛）以及实验检查异常（贫血、血小板增多、多克隆性高球蛋白血症以及红细胞沉降率加快）并不少见[119]。

病理学 Pathology

大体检查，由于广泛的炎症浸润，炎症性肌纤维母细胞瘤呈棕褐色，鱼肉状，类似于淋巴瘤性病变的大体表现。肿瘤大小变化很大；但当发生于腹内时，炎症性肌纤维母细胞瘤往往为巨大肿块。此外，这种肿瘤可能表现为多发性肿块。

炎症性肌纤维母细胞瘤的特征是梭形细胞的束状增生，细胞界限不清，核长，染色质空泡状，核仁小，胞质量少、淡染。典型病例伴有慢性炎症成分，主要由淋巴细胞和浆细胞组成。炎性成分常常致密，致使肿瘤性梭形细胞模糊，给人以假瘤的印象。此外，显著的炎症细胞浸润也可能是淋巴瘤性病变累及所致。可见钙化和坏死区。极少数情况下，炎症性肌纤维母细胞瘤可以表现为显著的玻璃样变性，伴有少量炎性成分。

免疫过氧化物酶研究证实梭形细胞的肌纤维母细胞分化，α-SMA和结蛋白呈局灶性、非特异性阳性染色。偶尔，肿瘤细胞角蛋白可能阳性。然而，与其他肌纤维母细胞增生不同，40%～60%的炎症性肌纤维母细胞瘤间变性淋巴瘤激酶-1（ALK-1）蛋白染色阳性，这种情况多见于儿科病例[120-122]。免疫过氧化物酶研究还证实其为混合性T、B淋巴细胞群以及浆细胞的多克隆性本质（免疫球蛋白κ和λ轻链免疫染色）。

ALK-1的表达是由于ALK基因所在的染色体2q23细胞遗传学可测性异常[123]。染色体2和不同配偶体之间可见易位。所报道的这种易位的配偶体包括原肌球蛋白（tropomyosin）3和4（TPM3和TMP4）、网格蛋白（clathrin）重链、半胱氨酰基-tRNA合成酶（CARS）和Ran-结合蛋白2（RANBP2）基因，以上配偶体在炎症性肌纤维母细胞瘤中与染色体2交换成分均有报道[124]。常规核型检查可以提示易位的存在，通过应用针对染色体2的“裂片-分离”（split-apart）探针进行荧光原位杂交（FISH）可以得到证实。

炎症性肌纤维母细胞瘤的鉴别诊断包括结节性筋膜炎（特别是伴有明显的炎性浸润时）、韧带样纤维瘤病和钙化性纤维肿瘤。结节性筋膜炎为一种良性自限性的皮下梭形细胞增生，若不治疗，也会自行消退。其特征是良性的梭形细胞增生伴有不同程度的炎症及红细胞外渗。ALK-1蛋白阴性。韧带样纤维瘤病应当与细胞稀少的玻璃样变性的炎症性肌纤维母细胞瘤相鉴别。组成韧带样肿瘤的细胞通常更长。染色缺失对鉴别诊断没有帮助；然而，ALK-1蛋白阳性可以除外韧带样肿瘤。钙化性纤维性肿瘤也要与细胞稀少的炎症性肌纤维母细胞瘤相鉴别。钙化性纤维性肿瘤比炎症性肌纤维母细胞瘤细胞成分更少，而玻璃样变性更为明显。钙化性纤维性肿瘤ALK-1蛋白免疫染色也呈阴性反应。

治疗和预后 Treatment and prognosis

总体预后良好。少部分患者（多达20%的病例）有局部复发，具有潜在的局部侵袭行为[125]。然而，这些肿瘤极少发生转移。形态学检查不可能预测肿瘤是否具有侵袭性的临床过程。

外科手术仍是炎症性肌纤维母细胞瘤的主要治疗方法[125]。化疗可以用于治疗具有侵袭性和复发的病例，能够减少肿瘤体积，而且有利于切除。放疗似乎无效。

胃肠道间质瘤（GIST）GASTROINTESTINAL STROMAL TUMOR（GIST）

流行病学 Epidemiology

胃肠道间质瘤（GIST）是一种少见的肿瘤，仅占所有胃肠道肿瘤的3%；然而，这些肿瘤是胃肠道最常见的间叶性肿瘤。GIST被认为是来源于Cajal间质细胞，后者是负责管状胃肠道蠕动的起搏细胞（pacemaker cells）[126]。直到最近，随着c-kit免疫染色的广泛应用，才发现过去被认为是平滑肌肿瘤（即平滑肌肉瘤和平滑肌瘤）和胃肠道自主神经肿瘤（GANT）的胃肠道间叶肿瘤，实际上是胃肠道间质瘤。

胃肠道间质瘤主要累及成人，无性别差异；偶尔儿童也可受累[127, 128]。胃肠道间质瘤可能是Carney三联征的组成之一，另外两个组成为（肾上腺外）副神经节瘤和肺软骨瘤[129-131]。Carney三联征患者的年龄似乎比普通散发性胃肠道间质瘤患者年轻[131]。

临床特征 Clinical features

胃肠道间质瘤最常见于胃（50%的病例），其次为小肠，少见于结肠和食管[132]。当出现于胃肠管道以外的部位时，例如肝、腹膜后和腹膜或肠系膜表面，这些肿瘤被认为是转移性疾病。然而，其原发部位往往不能确定，从而提出胃肠道外起源的可能性。

病理学 Pathology

这些肿瘤通常很大，境界清楚。切面通常呈分叶状，均匀一致，周围绕以薄层透明的纤维性包膜。巨块状肿物可在胃肠管道内形成溃疡，表现为胃肠道出血。肿瘤可能显示出血、坏死或囊性变，特别是在应用

Gleevec® 治疗之后（见下）。

显微镜下，大多数胃肠道间质瘤病例表现为排列成短束状的梭形细胞单形性增生（图23.10a）；然而，少数病例可出现部分性或完全性上皮样形态（图 23.10b, c）。常可见梭形细胞和上皮样细胞两种类型的细胞，或二者混合存在，或存在于肿瘤不同的区域。绝大部分胃肠道间质瘤细胞形态良性，核呈卵圆形或梭形，核仁小至不明显，胞质中等量，淡嗜酸性。细胞界限不清，相邻细胞的胞质合并在一起形成合胞体外观。偶尔，核周可见显著的胞质透亮空泡，是胃肠道间质瘤的特征。还可能出现丝球状纤维（skenoid fiber），为细胞外无定形、嗜酸性的异常胶原沉积。不到 5% 的胃肠道间质瘤病例有核的多形性[132]。

绝大多数胃肠道间质瘤 c-kit 阳性，c-kit 可能为胞质和（或）细胞核附近点状阳性（图23.10d）[132]。另外，这种阳性反应可以不同，表现为从弱到强以及从局灶性到弥散性。c-kit 这一标志物的表达反映了 kit 酪氨酸激酶突变的不同类型[132]。值得注意的是，极少一部分胃肠道间质瘤 c-kit 免疫染色阴性[133]。这些肿瘤常呈上皮样结构，其诊断依赖于除外其他肿瘤[133]。对于胃肠道间质瘤来说，其他标志物较少为可靠阳性，包括 CD34（60% ~ 70% 的病例）、α- 平滑肌肌动蛋白和 h- 钙调结合蛋白。这些标志物无一对胃肠道间质瘤具有特异性。在不到 5% 病例的肿瘤可能表达结蛋白。

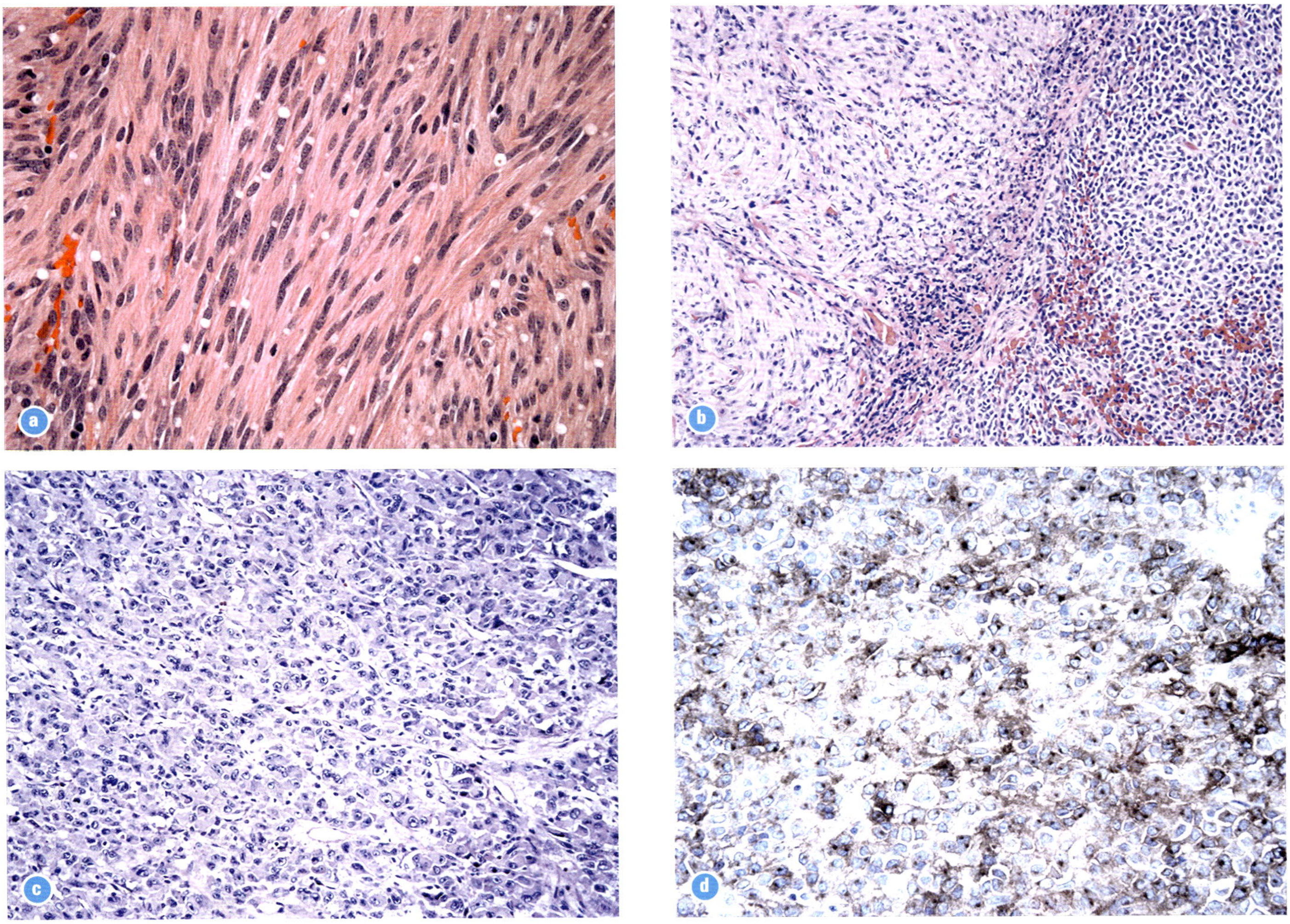

图 23.10　胃肠道间质瘤（GIST）的形态学变型：(a) 梭形细胞胃肠道间质瘤；(b) 混合的普通型（左）和上皮样（右）胃肠道间质瘤；(c) 上皮样胃肠道间质瘤；(d) c-kit 免疫组织化学染色显示点状阳性。

多数胃肠道间质瘤基本的发病机制是 c-kit 酪氨酸激酶的结构性活化，这种活化不依赖于与干细胞因子（SCF）结合，其在肿瘤细胞内活化细胞周期通路，促进增生和抑制凋亡。这种现象在多数病例（约70%）是由于 c-kit 基因（4 号染色体）11 号外显子的读框突变，这个部位编码c-kit酪氨酸激酶的近膜域[134]。其他可能的突变包括 13 号和 17 号外显子的点突变以及 9 号外显子的读框复制[134]。少数病例不能测出 kit 基因突变，而可见另外一个酪氨酸激酶——血小板衍化生长因子受体 α（PDGF-α）的异常[135]。

胃肠道间质瘤的主要鉴别诊断包括韧带样纤维瘤病、神经鞘瘤和平滑肌肉瘤。尽管形态学上的差别可以区分这些类型的肿瘤，但应用免疫过氧化物酶染色可能易于确诊（见表23.2）。形成韧带样肿瘤的梭形细胞束比胃肠道间质瘤要长，而且细胞较扁，而组成神经鞘瘤的细胞表现为末端更尖细的细胞学形态，通常排列成 Antoni A 和 Antoni B 区域，并且伴有厚壁的玻璃样变性的血管。与胃肠道间质瘤不同，平滑肌肉瘤由长束状梭形细胞组成，细胞肥胖，通常具有较为显著的细胞学多形性。过去曾认为 CD34 对于胃肠道间质瘤具有特异性，但其实它可表达于各种肿瘤。平滑肌肿瘤结蛋白阳性，并可能局灶性表达于肌纤维母细胞瘤，例如韧带样纤维瘤病。但是这些肿瘤均不表达 c-kit[136]。

治疗和预后 Treatment and prognosis

目前公认的一致观点是，胃肠道间质瘤的预后取决于两个病理学参数：肿块大小和核分裂数目（表 23.3）[132]。依据这些参数，患者可能出现的临床结果可以分为 4 种：极低度危险性、低度危险性、中度危险性和高度危险性[132]。设定这个系统是因为过去根据大体检查（即肿瘤小）和细胞形态学表现分类的“良性”肿瘤仍可引起转移，而且最终导致患者死亡。

本病治疗上的突破是其对小分子 STI-571（商品名为Gleevec®）的反应。这种药物的作用是结合酪氨酸激酶受体的 ATP 结合位点，并使 c-kit 失活。此外，某些有PDGFRa突变的胃肠道间质瘤患者似对Gleevec®治疗也有反应[137]。Gleevec®治疗常导致具有玻璃样变和坏死的肿瘤显著皱缩。但已对Gleevec®出现了耐药现象，针对替代性药物的临床实验正在进行中。

表 23.3 胃肠道间质瘤临床行为的危险性评估[a]

	肿瘤大小（cm）	核分裂计数（每 50 个高倍视野）
极低度危险性	< 2	< 5
低度危险性	2 ~ 5	< 5
中度危险性	< 5	6 ~ 10
	5 ~ 10	< 5
高度危险性	> 5	> 5
	> 10	任何核分裂率
	任何大小	> 10

[a]Reproduced from Fletcher et al.[132]。

外周神经鞘肿瘤 PERIPHERAL NERVE SHEATH TUMORS

流行病学 Epidemiology

涵括于外周神经鞘肿瘤组中的肿瘤相当多。但为了讨论累及腹膜腔的肿瘤，我们聚焦常发生于该解剖部位的两种独特类型的肿瘤：神经鞘瘤和恶性外周神经鞘肿瘤。

神经鞘瘤和恶性外周神经鞘肿瘤（malignant peripheral nerve sheath tumor，MPNST）是发生于成年人的疾病，无性别差异。神经鞘瘤可以伴有 2 型神经纤维瘤病（NF2）；但在这种情况下，它们通常累及双侧第8对颅神经。MPNST的发生有两种独特的情况：散发性或与 1型神经纤维瘤病（NF1）相关。在后一种情况下，患者年龄通常较轻，并且具有明显的男性倾向[138]。在极少数情况下，MPNST 可以发生于因其他良性或恶性疾病而行放疗的患者[139, 140]；发生于这种情况下的肿瘤可有长达 20 年的潜伏期。

临床特征 Clinical features

神经鞘瘤为发生于胃肠器官管壁的良性肿瘤，特别是胃[141]。它们也可以发生于腹膜后，与脊柱旁神经有关。这些肿瘤通常是偶然发现的。

MPNST 经常表现为累及四肢的肿块，但也可表现为腹内肿瘤。十分常见的是，这些肿瘤与神经有关，并使神经变形。

神经鞘瘤 Schwannoma

发生于胃肠道管壁外的神经鞘瘤的特征是具有厚的纤维性包膜的境界清楚的肿块。在胃肠道内，这些病变具有光滑的轮廓，界境清楚，但不出现明确的纤维性包膜。切面质地坚实，棕褐色到白色，呈漩涡状，可出现局灶性水肿或水肿性改变、囊性变性、出血和梗死。

组织学上，神经鞘瘤的典型表现是由交叉短束组成的梭形细胞肿瘤，细胞增多区域（称为Antoni A区）和细胞稀少区域（称为Antoni B区）交替出现。细胞细长，而核的两端尖细，核仁不明显，细胞界限不清，胞质淡染，含有原纤维。肿瘤细胞经常围绕含有原纤维性合体胞质的核心呈栅栏状排列（Verocay小体）。整个肿瘤经常有管壁玻璃样变性增厚的血管。在肿瘤包膜和肿瘤内通常可见由浆细胞和小淋巴细胞组成的慢性炎症性病灶。

偶尔，神经鞘瘤可以完全由Antoni A区组成，也就是肿瘤完全由富于细胞的梭形细胞束组成，无交错的细胞稀少区，而且也无 Verocay 小体。这些肿瘤被命名为富于细胞性神经鞘瘤（cellular schwannoma）。这种亚型特别常见于腹膜后[142]。神经鞘瘤另外一种不常见的亚型是黑色素性神经鞘瘤（melanotic schwannoma），肿瘤细胞有黑色素沉积，电子显微镜检查证明有不同分化阶段的黑素小体存在[143]。局灶性或弥散性细胞非典型性并不少见，表现为细胞核大而奇异，染色质呈斑点状。这种非典型性的特征是细胞核模糊，这是由于肿瘤细胞变性的结果，是陈旧性神经鞘瘤（ancient schwannoma）的特征，不应当解释为恶性变。神经鞘瘤恶性变极其罕见，通常表现为上皮样 MPNST 或血管肉瘤型[144]。

恶性外周神经鞘肿瘤 MPNST

大体检查，恶性外周神经鞘瘤形成巨大肿块，侵犯周围组织或器官，切面棕褐色，质硬，经常有出血和肿瘤坏死的证据。大体检查常容易确定肿瘤为大的外周神经起源。在NF1患者，大体检查可见整个外周神经增大和异常，并且伴有较为典型的神经纤维瘤组织。

低倍镜下检查发现，这些肿瘤的特征是细胞丰富的梭形细胞长束与低细胞密度的区域交替出现。血管周围肿瘤细胞密度增加是这些肿瘤的特征（图23.11a, c）。常出现广泛的出血和坏死区域。高倍镜下，肿瘤细胞末端尖细，核呈空泡状，胞质量少而淡染（图23.11b）。核分裂像可以很多。细胞数量增多、核的非典型性以及坏死是将这些肿瘤分为低级别、中间型和高级别肿瘤的分级标准。

偶尔可见局灶性异源性分化（骨肉瘤、软骨肉瘤、血管肉瘤和横纹肌肉瘤及其他），这种改变较常见于源于 NF-1 的肿瘤[145]。其中，横纹肌肉瘤分化似乎与预后差相关。这些肿瘤被称为“恶性蝾螈瘤”（malignant Triton tumor）。MPNST也可出现不同的形态，例如上皮样和腺样分化。但这些亚型十分罕见。

免疫过氧化物酶染色对于诊断神经鞘瘤可能具有重要意义，特别是富于细胞的亚型和显示退变性非典型性的肿瘤。这些肿瘤 S-100 蛋白和胶质原纤维酸性蛋白（GFAP）染色弥漫强阳性[141]。神经原纤维（neurofilament）免疫染色阴性，与这些肿瘤内缺乏轴突相一致。此外，上皮膜抗原染色能够突出肿瘤包膜。诸如α-平滑肌肌动蛋白和结蛋白以及 c-kit 的肌肉标志物为阴性。

然而，MPNST的免疫染色也不一定可靠。这种肿瘤约有30%的病例S-100蛋白和胶质原纤维酸性蛋白阳性（图23.11d）。但这些标志物的表达通常为局灶性甚或缺失[146]。在后一种情况下，诊断依靠形态学特征并需除外其他类型肿瘤，例如平滑肌肿瘤。从逻辑上讲，即使没

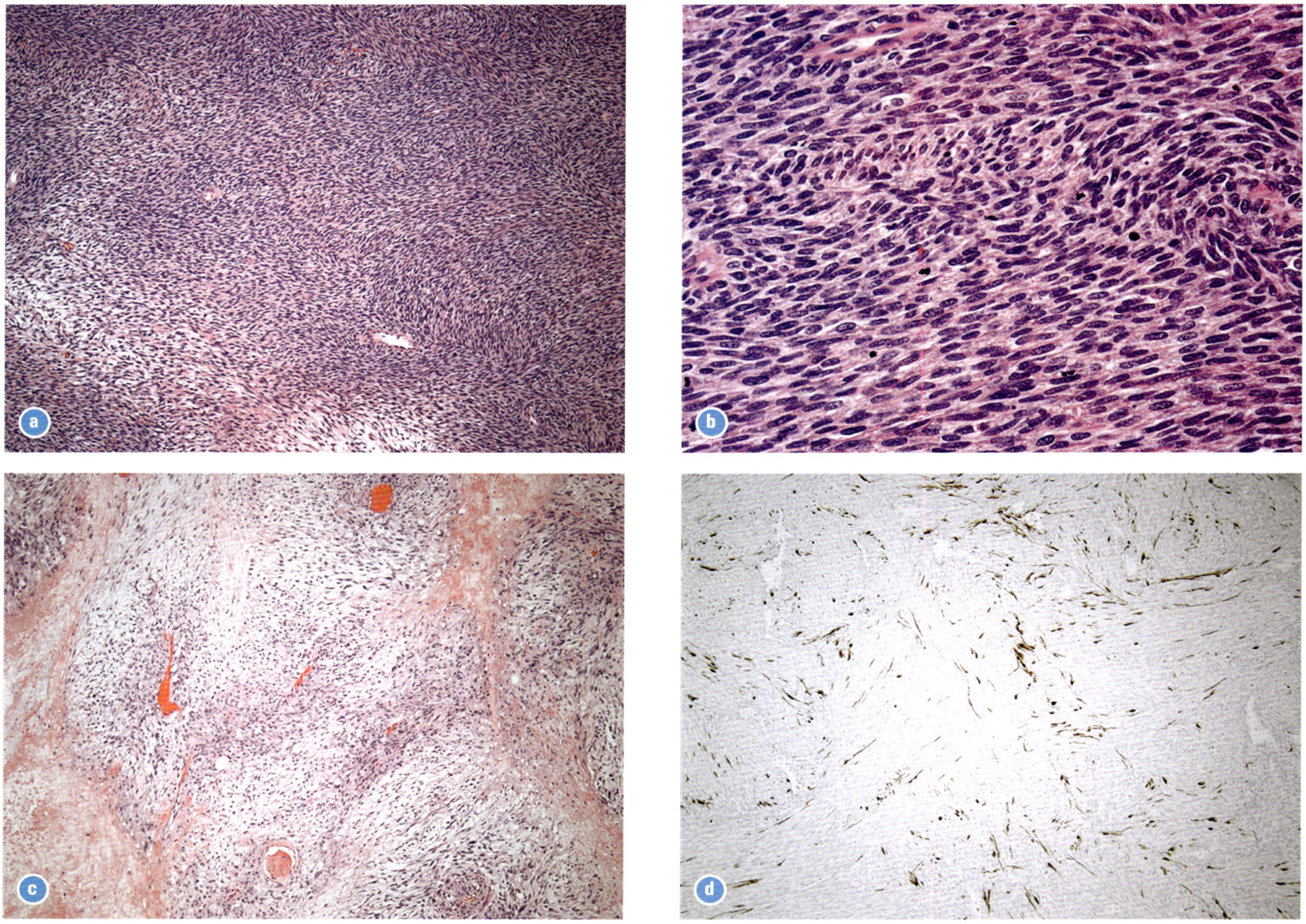

图 23.11 (a) 低倍镜下显示恶性外周神经鞘肿瘤是一种富于细胞的梭形细胞肿瘤，间杂有细胞数目减少的区域；(b) 高倍视下梭形细胞核末端尖细，核分裂像丰富；(c) 在某些区域，MPNST可能表现为血管周围细胞数目增多；(d) 某些肿瘤细胞S-100蛋白染色可能阳性。

有免疫标志物，发生于NF1的肿瘤也很可能是MPNST。

神经鞘瘤和 MPNST 的鉴别诊断包括平滑肌肿瘤和胃肠道间质瘤。这些肿瘤的免疫组织化学概况将于本章其他部分进行讨论。MPNST 与滑膜肉瘤的鉴别也非常重要。滑膜肉瘤角蛋白和ENA阳性。少数病例 S-100蛋白阳性，但 GFAP 阴性。

神经鞘瘤的特征是少数几个单纯的染色体异常，包括22号染色体长臂物质缺失、性染色体的缺失以及7号染色体三体[147]。大多数 MPNST 显示克隆复合体核型[147]。

治疗和预后 Treatment and prognosis

神经鞘瘤预后极佳，简单的手术切除即可治愈。它们从不复发或转移。

MPNST预后很差，这与肿瘤分级不一定相关。5年总体生存率约为50%[148]。手术切除，最好包括宽广的边缘，辅以化疗和放疗仍然是主要的治疗选择。呈横纹肌肉瘤分化的肿瘤以及发生于NF1患者的肿瘤临床结局更差，5年存活率只有20%[148]。MPNST复发率高而且常转移，特别是肺转移。

韧带样纤维瘤病 DESMOID FIBROMATOSIS

流行病学 Epidemiology

韧带样纤维瘤病是一种表现温和的局部侵袭性梭形细胞增生，常见于腹壁和腹腔内部位。常常累及成人，具有轻微的女性倾向。肿瘤常起源于从前腹部手术的瘢痕部位，例如剖宫产术。也常遇到累及头颈部和四肢的腹外肿瘤。

临床特征 Clinical features

典型的临床表现为浸润性无痛性肿块。发生于腹腔内的肿瘤能造成中空器官梗阻。韧带样肿瘤可长到相当大，特别是当发生于腹内时。韧带样纤维瘤病可以散发，在家族性背景中，作为家族性腺瘤性息肉病（FAP）的结肠外表现。在后者，肿瘤经常位于腹腔内[149, 150]。

病理学 Pathology

大体检查，韧带样肿瘤是棕褐色和白色的质硬肿块，尽管可能存在薄的纤维性假被膜，但可能浸润肿瘤周围正常组织和结构。切面质硬，呈漩涡状外观，可有小灶状的囊性或黏液变。

显微镜下，这些肿瘤的特征为细胞数量相对较少的良性表现的梭形细胞束状增生。背景中可见数量不一的胶原纤维，可见瘢痕样玻璃样变（图23.12）。肿瘤细胞显示出不同的细胞学特征，细胞核长而末端尖细或呈圆形，核仁小，胞质量中等，淡嗜酸性。细胞界限不清。核分裂像可见，但通常很少。坏死不是韧带样肿瘤的特征。偶尔，肿瘤（特别是那些来源于腹部的肿瘤）可能类似于结节性筋膜炎，具有交织排列的较短的细胞束，伴有红细胞外渗。

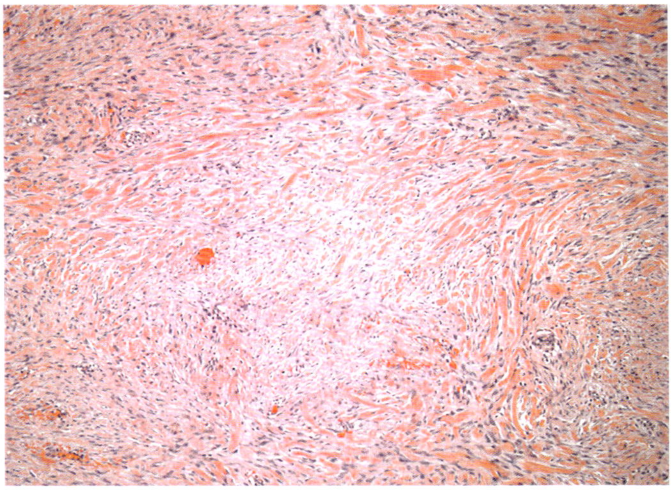

图23.12 韧带样纤维瘤病，由长束状的梭形细胞组成。腹腔内病例经常表现为瘢痕疙瘩样玻璃样变。

免疫过氧化物酶研究对于诊断韧带样纤维瘤病帮助很小。这些肿瘤α-平滑肌肌动蛋白和结蛋白染色可能呈灶状阳性，支持其肌纤维母细胞来源。β-连环蛋白（β-catenin）染色也可阳性（核染色）[151-154]。少数病例S-100蛋白可能局灶阳性。上皮标志物，例如角蛋白和上皮膜抗原为阴性。

韧带样肿瘤是克隆性肿瘤，报道有8号和20号染色体三体以及5q物质缺失[155-157]。发生于家族性背景和伴有家族性腺瘤性息肉病（FAP）患者的韧带样肿瘤显示为结肠腺瘤性息肉病（APC）基因（5q15-q22）的突变[158-160]。

鉴别诊断包括瘢痕组织、平滑肌肿瘤、结节性筋膜炎和纤维肉瘤。肥大的瘢痕组织可能酷似一个肿瘤性包块；但该区域通常有明确的手术史或创伤史。尽管瘢痕不是包裹性或境界清楚的肿块，但它们不像韧带样肿瘤那样呈浸润性生长，几乎不侵犯邻近结构和组织。

平滑肌瘤和平滑肌肉瘤的特征是细胞核长，呈卵圆形和雪茄形，胞质淡嗜酸性。此外，诸如SMA、结蛋白和h-钙调结合蛋白等免疫过氧化物酶染色可以帮助鉴别韧带样纤维瘤病和平滑肌肿瘤。结节性筋膜炎是一种自限性肌纤维母细胞病变，发生于皮下组织，其特征为“组织培养样”梭形细胞增生，呈交叉束状排列，其中散布红细胞。瘢痕疙瘩样玻璃样变也是筋膜炎的一个特征。核分裂像常见。常有创伤史，肿块通常在数周内快速生长。

治疗和预后 Treatment and prognosis

韧带样纤维瘤病呈局部侵袭性生长，具有局部复发的倾向，但不转移。治疗基础是手术切除，包括切除未受累的宽的边缘组织。由于肿瘤具有局部浸润性质，可能有些难于达到手术要求，因此，可能需要多次进行手术切除。

腹内肿瘤具有治疗上的挑战。为了降低局部复发的可能性，对于有限的手术区域可能必须进行局部放疗，而化疗对于控制难于切除的局部病变可能也是必要的。

脂肪肉瘤 LIPOSARCOMA

流行病学 Epidemiology

脂肪肉瘤（LPS）是成人最常见的肉瘤，无性别差异。有3个主要亚群：高分化、黏液性和多形性脂肪肉瘤。黏液性和多形性脂肪肉瘤通常累及四肢，而高分化脂肪肉瘤占腹内脂肪肉瘤的大多数病例。根据本章的目的，在此只讨论高分化脂肪肉瘤。

命名取决于肿瘤的部位。位于能够完全手术切除部位的肿瘤（例如下肢）命名为非典型性脂肪瘤性肿瘤（ALT），而位于手术操作比较困难部位的肿瘤（例如腹膜和腹膜后）则称为脂肪肉瘤。

临床特征 Clinical features

脂肪肉瘤通常表现为无痛性肿块。可能在与本病无关原因的腹部扫描时偶然发现或可能引起相邻器官的压迫症状。肿瘤可能很大，以致占据整个腹腔。患者常觉察其腹部增大和（或）体重增加。

放射学上，脂肪肉瘤最常见的信号强度与脂肪组织相同。当发生去分化时（见下），在脂肪细胞肿瘤内可见高强信号的肿块。

病理学 Pathology

大体检查，高分化脂肪肉瘤通常为由黄色脂肪组织组成的一个或多个肿瘤包块，具有一层薄的透明纤维性包膜，当与非肿瘤性脂肪组织比较时，质地稍硬。肿瘤通常出现横贯组织的厚纤维带，也可出现黏液样变性区域。偶尔可见去分化区域，系脂肪细胞肿瘤内棕褐色/灰色质硬区域，与脂肪细胞成分分界清楚。

显微镜下，脂肪细胞性或脂肪瘤样高分化脂肪肉瘤非常类似于正常脂肪组织。因此，辨认脂肪细胞大小和形状的差异对于诊断十分关键（图 23.13 a, b）。此外，应该出现奇异而深染的间质细胞。这些非典型性细胞经常见于厚纤维带中，这些纤维带特征性地存在于肿瘤和血管壁中。虽然脂肪母细胞曾经是诊断脂肪肉瘤的前提，但可以存在或不存在，而且不再是诊断这种肿瘤的必要条件。偶尔可见硬化区域和梭形细胞形态。前者的特征是细胞数量稀少的纤维组织，偶尔混有大的奇异细胞。在缺乏脂肪瘤样脂肪肉瘤时，这种亚型可能很难辨认。在炎症性亚型的高分化脂肪肉瘤，肿瘤的脂肪细胞本质因致密的慢性炎性成分而变得模糊，诊断将依赖于辨认散在的异常间质肿瘤细胞和偶见的脂肪母细胞[161]。肿瘤内可以出现黏液样改变和异源性成分，例如软骨或骨。

脂肪肉瘤的去分化是一种相对少见的现象，可能重新发生或见于复发性肿瘤[162]。去分化区域的特征是脂肪细胞肿瘤突然转化为非脂肪生成性梭形细胞增生，通常表现为“恶性纤维组织细胞瘤”样形态，最常见的是类似不能分类的肉瘤。去分化脂肪肉瘤无特异性的形态学特征，常类似于其他低级别和高级别肉瘤。然而，辨认

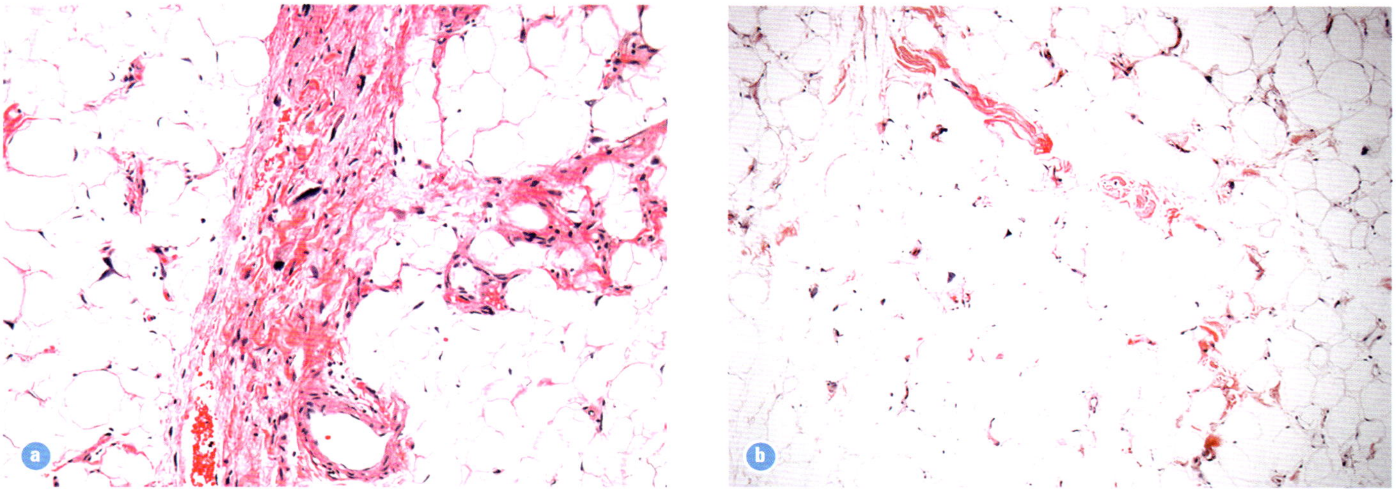

图 23.13 （a）高分化脂肪肉瘤，显示伴有显著非典型性的厚的纤维性间隔。（b）脂肪细胞大小和形状不一，具有特征性。

某些形态，例如特殊的结节性漩涡状结构，类似于神经束膜瘤（perineurioma）形态，可能有助于去分化脂肪肉瘤的诊断[163]。在伴有去分化复发性脂肪肉瘤的病例，高分化和去分化成分之间明确的界面可能丧失，通常可见两种成分相互混杂。免疫过氧化物酶染色对于诊断去分化的脂肪肉瘤没有帮助。因其不具有特殊的形态学表现，去分化脂肪肉瘤的诊断需要广泛取材并辨认高分化成分。

细胞遗传学上，这些肿瘤的特征是出现超数的环状染色体或由12q13-15物质衍化而来的巨型核糖核酸标志物，包括高分化脂肪肉瘤及其亚型和去分化脂肪肉瘤[164, 165]。

治疗和预后 Treatment and prognosis

治疗主要是外科手术。高分化脂肪肉瘤虽无转移潜能，但却有相当高的局部复发率，患者常常死于无法控制的局部复发[166]。

当确诊为去分化脂肪肉瘤时，转移危险增至20%[167]。最容易发生转移的部位是肺。转移性肿瘤可由去分化脂肪肉瘤组成或与高分化成分相同。外科手术辅以放疗和化疗是主要的治疗方式。

纤维组织增生性小圆细胞肿瘤（DSRCT） DESMOPLASTIC SMALL ROUND CELL TUMOR（DSRCT）

流行病学 Epidemiology

纤维组织增生性小圆细胞肿瘤（DSRCT）是一种来源不明的高度侵袭性的小圆蓝细胞肿瘤，其特征为显著好发于青春期及年轻成人。男性远远多于女性。

临床特征 Clinical features

大多数肿瘤发生于腹腔，极少数病例累及腹腔外部位。疼痛、体重减轻及主诉包块是最常见的症状[168]。

病理学 Pathology

大体检查，这种肿瘤的特征是切面质硬，呈分叶状。肿瘤大小不一，但可到 20cm 大小。

显微镜下，肿瘤由增生的小而均一的卵圆形细胞构成，这些细胞界限不清，排列成片状、巢状和条索状，核深染，核仁小，胞质稀少（图23.14）。这种肿瘤呈现明显的特征性的纤维组织增生性间质反应，可据此予以鉴别。但也可见几乎无纤维组织增生的富于细胞的病例，在这些病例，诊断依赖于典型的细胞形态学并结合

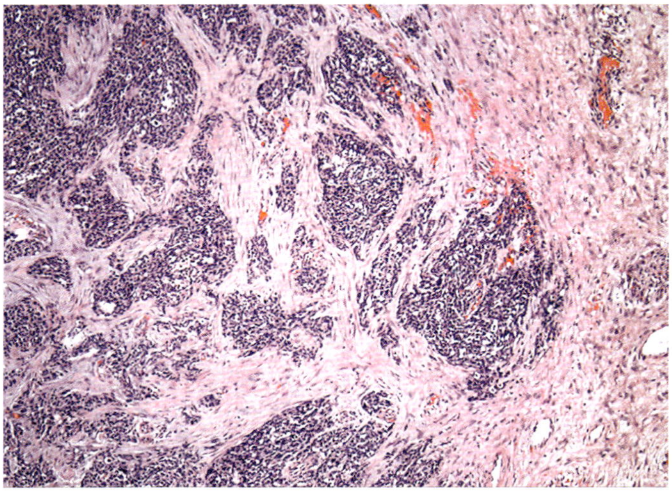

图 23.14　纤维组织增生性小圆细胞肿瘤的特征是，在致密的纤维组织增生性间质中聚集成巢的小圆蓝细胞。

免疫过氧化物酶及细胞遗传学所见（见下）。核分裂像可以很多，常出现坏死。极少数情况下，可见腺样和玫瑰花结样结构。

纤维组织增生性小圆细胞肿瘤的特征性免疫过氧化物酶表型为细胞角蛋白、结蛋白（为特征性的核周点状结构）和 WT-1（多克隆抗体）的免疫反应阳性。其他标志物，例如O13（也就是所知的CD99和mic-2）和神经元特异性烯醇化酶（NSE）通常阳性，但在缺少前述标志物反应的情况下，O13 和NSE染色既不敏感，也不特异。

这些肿瘤细胞遗传学方面的特征是，绝大多数出现并列于 22 号染色体上的 EWS 基因和 11 号染色体上的 WT-1 基因的 t（11; 22）（p13; q12）相互易位[169]。嵌合的 EWS-WT-1 蛋白作为转录因子而发挥作用。

纤维组织增生性小圆细胞瘤的鉴别诊断包括多种以小圆蓝细胞肿瘤性增生为特征的肿瘤，例如小细胞癌、Ewing 肉瘤 /PNET、淋巴瘤、神经母细胞瘤和横纹肌肉瘤。准确诊断十分重要，因为这些疾病大多需要特异性的化疗方案进行治疗。表23.4列出了包括鉴别诊断在内的主要疾病的免疫标志物。免疫过氧化物酶和细胞遗传学研究有助于鉴别诊断。

小细胞癌可有纤维组织增生，常见核分裂像和广泛坏死。但小细胞癌结蛋白和 WT-1 染色阴性。Ewing 肉瘤/PNET是一种年轻人易患的疾病，细胞呈圆形，细胞界限清楚。最具有特征性的发现是O13呈现强烈的膜着色。细胞遗传学上，其特征为 11 和 22 号染色体间的平衡易位。然而，累及11号染色体上的基因为FLI-1基因，而不是 WT-1 基因。神经母细胞瘤主要是一种婴儿疾病，诸如NSE、神经微丝及蛋白基因产物9.5（PGP 9.5）等其他神经标志物阳性，而角蛋白和结蛋白为阴性。横纹肌肉瘤，包括胚胎性、腺泡性和多形性亚型，通常混有大量横纹肌母细胞，这种细胞具有大量鲜明嗜酸染的胞质，而且结蛋白和其他骨骼肌标志物如肌细胞生成素（myogenin，Myf-4）也呈阳性反应。

治疗和预后 Treatment and prognosis

纤维组织增生性小圆细胞肿瘤的特征为高度侵袭性的临床经过。某些患者最初对于大剂量化疗有反应，但其5年生存率并不乐观。一项研究显示，在平均20个月的期间内，有70%的患者死于无法控制的疾病或广泛转移[170]。

表 23.4　小圆蓝细胞肿瘤的免疫组织化学染色

	WT-1[a]	O13（CD99）	LCA[b]	结蛋白	myf-4	NSE[C]
DSRCT[d]	+	+	−	+	−	+
小细胞癌	−	±	−	−	−	+
Ewing/PNET[e]	−	+（膜）	−	−	−	+
淋巴瘤	−	−	+	−	−	−
神经母细胞瘤	−		−	−	−	+
横纹肌肉瘤	−		−	+	+	−

[a] WT-1，多克隆抗体；[b] LCA，白细胞共同抗原；[c] NSE，神经元特异性烯醇化酶；[d] DSRCT，纤维组织增生性小圆细胞肿瘤；[e] 周围神经外胚层肿瘤。

腹膜间皮病变
Mesothelial lesions of the peritoneum

间皮增生 MESOTHELIAL HYPERPLASIA

流行病学 Epidemiology

间皮增生是一种不伴有肿瘤性潜能的良性反应性病变，与各种慢性和急性表面间皮损伤有关。刺激性损伤可以是炎症、感染或肿瘤，直接或间接影响表浅间皮细胞。间皮增生的例子经常可见，包括输卵管-卵巢脓肿并发的炎症性盆腔疾病、卵巢肿瘤（恶性或良性）和由心、肾和肝功能不全引起的腹膜渗出。

临床特征 Clinical features

间皮增生通常在检查腹腔冲洗液或腹水时，或在剖腹探查或腹腔镜检查时的腹膜活检标本中偶然发现。

病理学 Pathology

若大体改变明显，腹膜增生以腹膜表面出现白色小结节或扁平斑块为特征。显微镜下检查，可见各种形态表现，包括实性、乳头状和管状-乳头状结构。间皮增生的细胞学特征类似于正常间皮，细胞多边形，核圆，染色质空泡状，1～3个小核仁，大量嗜酸性胞质。细胞界限通常清楚，细胞之间具有间隙或“窗户”，这是由于超微结构检查细胞表面存在微绒毛所决定的。在细胞学涂片中比较容易观察到这种特征。可以见到的突出的反应性特征包括细胞核增大、核浆比例增大以及核仁显著。核分裂像常见。不见坏死。

良性间皮细胞的免疫过氧化物酶染色与恶性间皮瘤所见相同（见下）。

主要的鉴别诊断是恶性间皮瘤。间皮增生显著的病例鉴别诊断可能困难；然而，下方脂肪组织的浸润经常见于恶性病变，而不见于间皮增生。在细胞学涂片中，恶性间皮瘤通常以形成大的三维细胞团为特征，而良性间皮细胞通常排列成扁平片块状。如果间皮瘤分化较差，则核的特征有助于诊断；但在分化良好的病例，恶性间皮瘤可能显示与良性和反应性间皮细胞同样的特征。沙粒性钙化可见于上述所有病变。有关上皮膜抗原（EMA）在此重要鉴别诊断中的应用尚存在争议。尽管一些作者认为EMA是一种有用的诊断工具，恶性病例EMA为阳性，但根据我们的经验，这一标志物在良性和恶性增生中均表现为不同形式的阳性染色，无助于鉴别诊断[171, 172]。鉴别间皮增生和恶性间皮瘤最可靠的工具是通过普通细胞遗传学、FISH研究或其他分子诊断研究发现核型异常。这些研究可以采用新鲜标本（包括腹水）或福尔马林固定石蜡包埋的组织切片。由于间皮增生是一种反应性病变，所以它不应该出现细胞遗传学异常，而在恶性间皮瘤则可见许多异常改变。

治疗和预后 Treatment and prognosis

间皮增生是一种良性反应性病变。它无需临床和（或）手术处置，治疗和预后与其基础病变直接相关。

囊性间皮瘤 CYSTIC MESOTHELIOMA

流行病学 Epidemiology

囊性间皮瘤是一种累及女性，主要是生育年龄妇女腹腔的一种罕见疾病[173-177]。儿童、男性和绝经后的妇女很少受累。从前有腹腔外科手术史的患者非常常见，这就提示可能是反应性病变，而非真正肿瘤[177, 178]。

临床特征 Clinical features

大多数患者出现的包括腹痛在内的症状与临床和放射学证实的腹部肿块有关。

病理学 Pathology

外科手术时可见大小不一的囊性肿块，通常附着于腹膜和腹部及盆腔器官的表面。这些肿块体积可以达到相当大小，由薄壁的多房性囊肿构成，充满透明水样液体。必须仔细进行大体检查，以寻找是否存在实性区域。

显微镜下，囊肿由纤维性囊壁构成，内衬扁平或立方间皮细胞（图23.15a-c）。内衬上皮可见鞋钉样表现。核非典型性并不少见。极少数情况下，可见核分裂活性。可有局部鳞状化生。

免疫组织化学检查可以用于证明囊肿内衬细胞的间皮本质。这些细胞与见于其他良恶性病变的间皮细胞具有同样的免疫组织化学所见。同样，电子显微镜检查可以显示微绒毛的存在，证实这些细胞为间皮来源。

鉴别诊断包括伴有囊性变的恶性间皮瘤和腹腔的良性浆液性囊肿。尽管囊性间皮瘤和恶性间皮瘤的细胞学特征可能不好区别，但后者除了囊性成分外，通常可见实性成分，并伴有间质浸润。良性浆液性囊肿在形态学上与内衬间皮的囊肿相同。囊肿内衬细胞表面见到纤毛支持浆液性囊肿的诊断。此外，尽管浆液性囊肿细胞角蛋白和 WT-1 染色阳性，但钙视网膜蛋白（calretinin）为阴性。

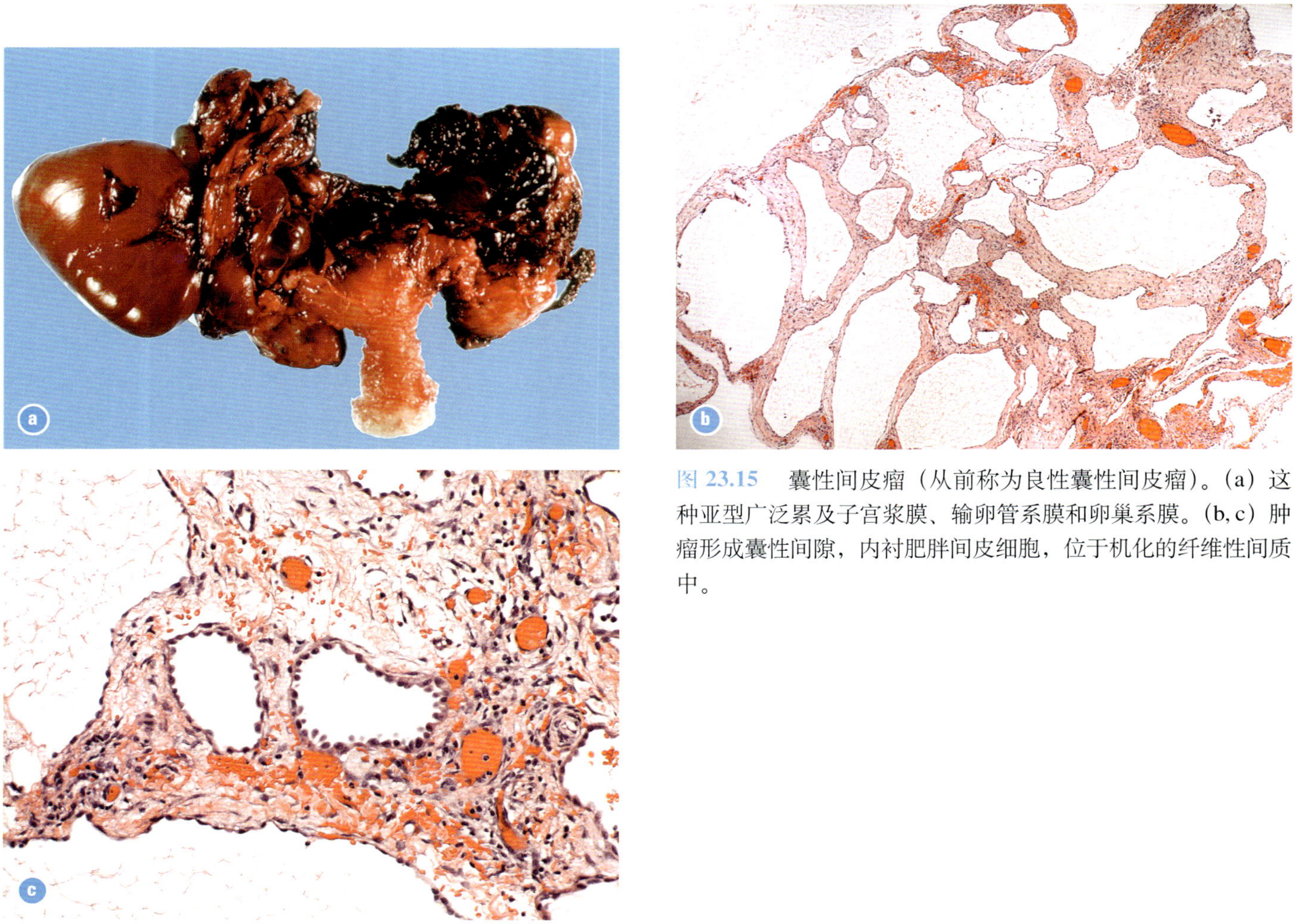

图 23.15　囊性间皮瘤（从前称为良性囊性间皮瘤）。(a) 这种亚型广泛累及子宫浆膜、输卵管系膜和卵巢系膜。(b, c) 肿瘤形成囊性间隙，内衬肥胖间皮细胞，位于机化的纤维性间质中。

治疗和预后 Treatment and prognosis

囊样间皮瘤是一种有复发倾向的良性疾病，特别是当刺激因素未去除或中止时。在文献描述的病例中，患者在长时期内病变多次复发；但是患者不会死于本病[176, 178]。考虑到这个事实，有人提出应该采取比较积极的治疗，切除可见的腹膜病变并辅以化疗[176]。

高分化乳头状间皮瘤 WELL-DIFFERENTIATED PAPILLARY MESOTHELIOMA

流行病学 Epidemiology

这是一种可能累及腹膜或胸膜以及男性鞘膜的少见疾病[179]。在已经发表的最大一组累及腹膜的乳头状间皮瘤中，约有82%的病例发生于妇女[180]。腹膜高分化乳头状间皮瘤与职业性接触石棉的关系还不清楚。然而，新近Galateau-Salle等报道的一大组胸膜乳头状间皮瘤中有半数有石棉纤维接触史[181]。

临床特征 Clinical features

高分化乳头状间皮瘤通常是外科手术时偶然发现的，患者可能偶尔出现腹痛、腹水和腹部肿块等症状；在这种情况下，多数病理医师不得不将其诊断为恶性间皮瘤。患者可有累及腹膜和网膜表面的多灶性结节。

病理学 Pathology

大体检查，本病的特征是多发性白色质硬的结节，通常小于2cm。显微镜下，乳头状结构由疏松纤维组织和被覆的间皮细胞构成，间皮细胞单层，呈良性表现，类似于间皮增生（图23.16a, b）。核的非典型性和核分裂像不是高分化乳头状间皮瘤的特征。可见沙粒体。此外，没有间皮下方组织的浸润。免疫组织化学研究结果与其他良恶性间皮病变相同。

高分化乳头状间皮瘤不向恶性间皮瘤演进。因为治疗和预后很不相同，所以从形态学上区别这两种疾病十分重要。两种疾病都由间皮细胞衍化而来，故不存在鉴别诊断的确定性辅助手段。恶性间皮瘤已有充分记述的细胞遗传学异常，但文献中没有关于高分化乳头状间皮瘤克隆性或细胞遗传学改变的资料。

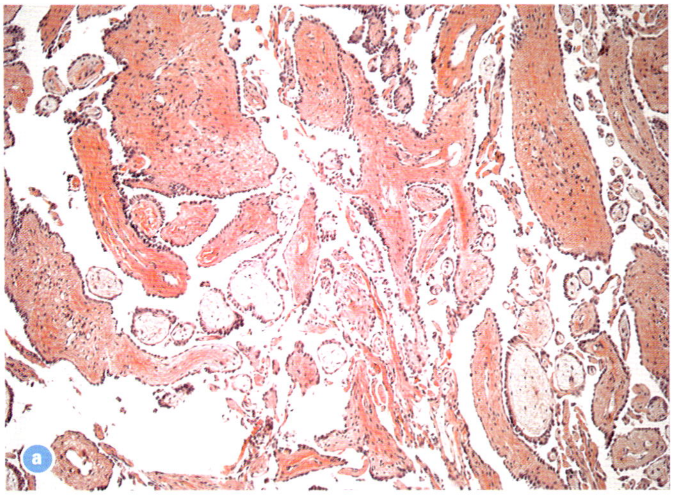

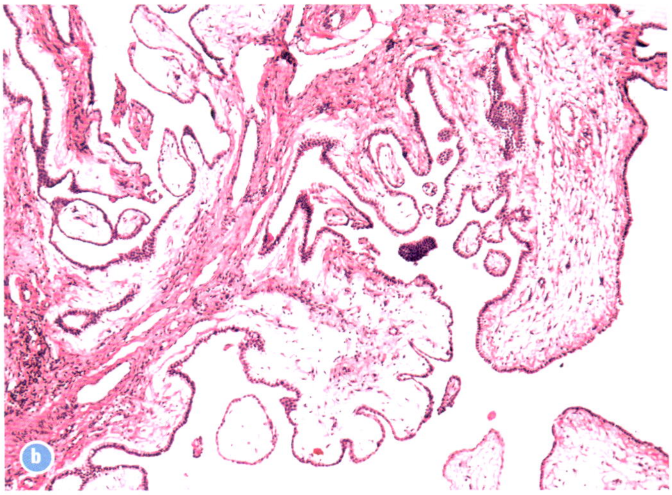

图 23.16 (a, b) 高分化乳头状间皮瘤；间皮细胞叶状乳头，其下间质没有浸润。

治疗和预后 Treatment and prognosis

因为乳头状间皮瘤似乎具有良性的临床经过，生存期比恶性间皮瘤长，而且只有很少数病例显示侵袭性行为，所以治疗应该包括手术切除肿块，密切随访，对于具有侵袭性的病例可能需要辅以化疗[179]。

腺瘤样瘤 ADENOMATOID TUMOR

流行病学 Epidemiology

腺瘤样瘤是主要见于子宫壁的微小病变，但也可见于腹膜、网膜、肠系膜、腹部器官壁和男性生殖道（附睾）。可以累及任何年龄的男性和女性。

临床特征 Clinical features

绝大多数病例无症状，常因为其他病变做手术时偶然发现结节。然而，文献中曾有大的腺瘤样瘤的报道[182]。

病理学 Pathology

大体检查，病灶小，可达 2.0cm，质硬，白色。组织学检查，腺瘤样瘤边界不清，由小的囊性间腔构成，内衬立方或扁平间皮细胞。细胞核圆形，轮廓规则，染色质细，核仁小或不明显，伴有少量淡染的胞质。囊性间隙之间的间质从少量黏液样组织到纤维性和平滑肌组织，成分不一。间质中平滑肌的增生可能超过囊性间隙中。

免疫组织化学检查，这些病变表达 WT-1（单克隆抗体）、钙视网膜蛋白和HBME-1[182]。不过，EMA通常阴性[182]。

鉴别诊断主要是转移性腺癌，因为囊性间隙可能类似于腺腔。应用免疫染色通常可以解决这个诊断难题，癌钙视网膜蛋白染色一般阴性，而其他标志物，例如 Leu-M1（或CD15）以及癌胚抗原（CEA），则为阳性。

治疗和预后 Treatment and prognosis

这些病变预后极佳，切除可以治愈。

恶性间皮瘤 MALIGNANT MESOTHELIOMA

流行病学 Epidemiology

恶性间皮瘤是一种少见疾病，最常累及胸腔，但也可发生于腹腔。男性受累似乎多见，女性约占 8% 的病例[183, 184]。恶性间皮瘤主要发生于 51 ~ 90 岁年龄段的年长成人，尽管在世界文献中描述过非常罕见的儿童恶性间皮瘤病例[185]。发生恶性间皮瘤的最重要危险因素似乎是接触石棉，尽管接触这种致癌物的临床病史并非总是已知或明显。在一组1517例恶性间皮瘤的分析中，Suzuki 观察到累及腹腔的肿瘤患者与石棉接触的关系比胸腔疾病患者显著[183]。在大多数病例，接触石棉与发生恶性间皮瘤的时间间隔长于 20 年[183]。其他肿瘤如癌，有时也可以累及这些患者[183]。

临床特征 Clinical features

大多数腹腔间皮瘤患者表现为积液（腹水）和腹部肿块。可出现与肿块累及其他腹内器官有关的症状。

病理学 Pathology

恶性间皮瘤表现为斑块、结节和（或）肿块，同一患者经常可见多种病变。肿瘤大小不一，从显微镜下所见到肿瘤结节融合形成的大肿块。出血和坏死常见。偶尔，大体可见器官浸润。

结构上，恶性间皮瘤可有许多生长方式：实性、乳头状、腺管状和腺管-乳头状（图23.17a–d）。恶性间皮瘤的细胞涂片可能显示大的三维乳头状结构或大片非典型性间皮细胞。肿瘤可以从高分化肿瘤到低分化间皮瘤，表现不一。绝大多数恶性间皮瘤病例显示一种上皮性细胞学特征，核通常为圆形到卵圆形，染色质粗块状，单个明显的核仁，淡嗜酸性胞质中等量到少量。核浆比增大，但细胞界限清楚，具有微绒毛的证据（“窗户”）。核分裂像，包括非典型性核分裂像，可以很多。可有坏死。可见到沙粒体，包括在细胞学标本中。这些肿瘤最重要的特征之一是出现间皮下组织浸润。双相性肿瘤，即肿瘤显示上皮和梭样细胞（或肉瘤样）间皮瘤的特征，为第二种最常见的肿瘤形式[183]。

肿瘤细胞常见含有透明质酸的空泡，在HE染色时呈浅蓝色，与黏液极为类似。阿辛蓝组织化学染色显示其为多肽。此外，当用透明质酸酶预处理时，透明质酸缺乏PAS反应，而黏液为PAS阳性。然而，必须知道极少数间皮瘤可以产生黏液[186]。

恶性间皮瘤存在几种罕见的亚型，诊断依赖于对这些亚型的认识和支持性免疫过氧化物酶染色。纯粹肉瘤样或梭形细胞性恶性间皮瘤（sarcomatoid or spindle cell malignant mesothelioma）由非典型性梭形细胞组成，非常类似于梭形细胞肉瘤。淋巴组织细胞性恶性间皮瘤（lymphohistiocytic malignant mesothelioma）需要在致密的混合性炎症浸润中辨认恶性细胞，炎细胞包括小淋巴细胞、浆细胞和上皮样组织细胞，给人以“假瘤”的印象。这种亚型的鉴别诊断包括其他伴有明显炎性成分的肿瘤，例如炎症性肌纤维母细胞瘤和非肿瘤性炎性和感染性病变。蜕膜样间皮瘤（deciduoid mesothelioma）是

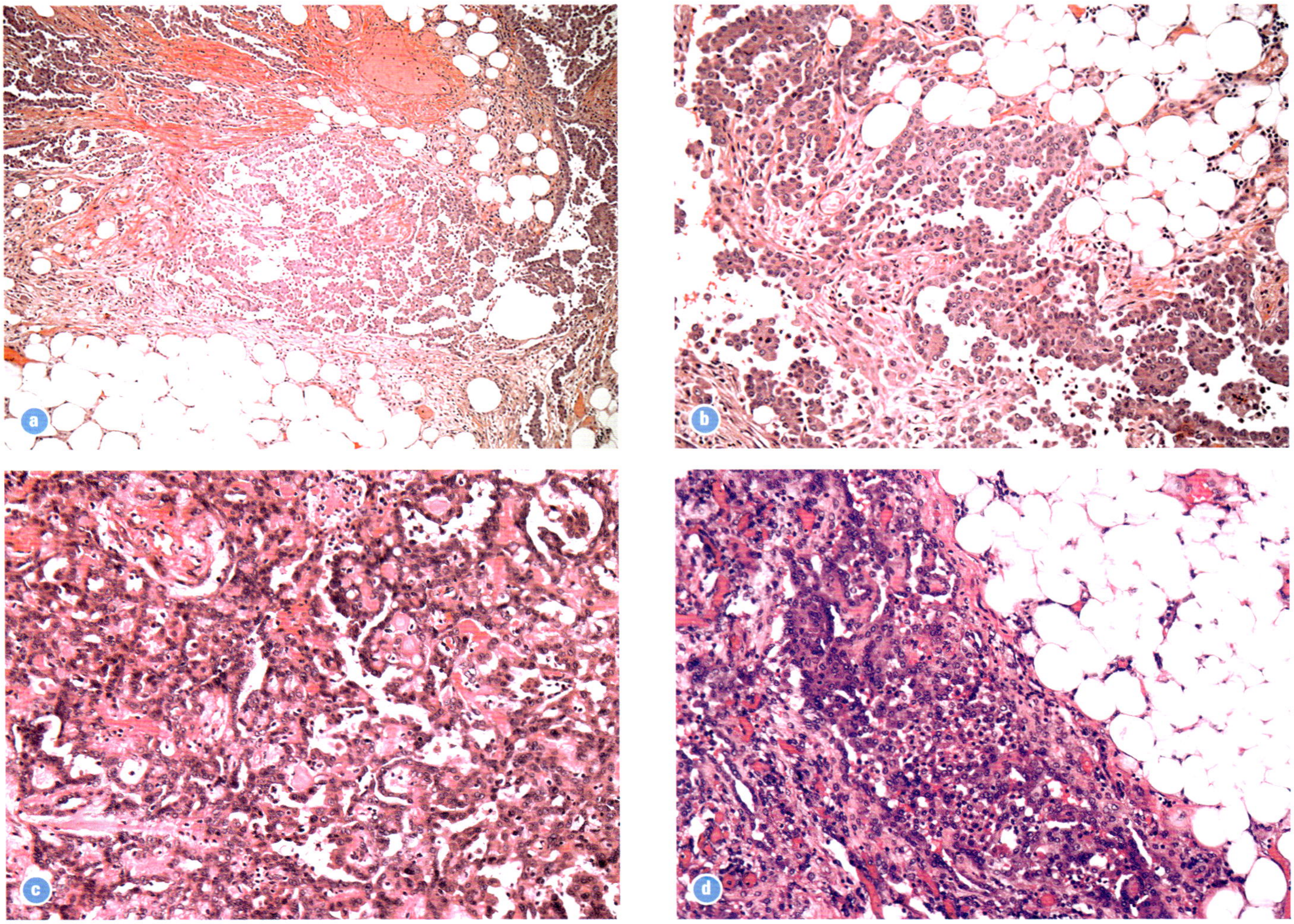

图 23.17 （a-d）恶性间皮瘤显示被覆上皮细胞的乳头状结构，核的非典型性不明显，浸润其下脂肪组织。

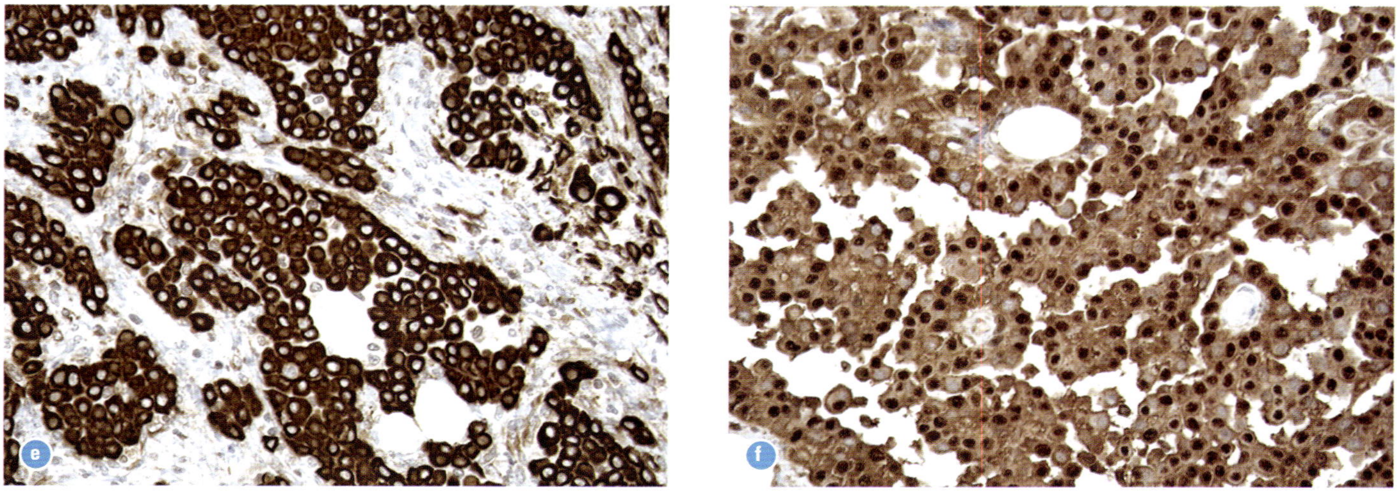

图 23.17 （续）(e) AE1/AE3 免疫过氧化物酶染色显示强烈的胞质反应，以核周最为明显。(f) 恶性间皮瘤钙视网膜蛋白免疫过氧化物酶染色阳性，有助于与腺癌相鉴别。

一种罕见的恶性间皮瘤亚型，肿瘤细胞多角形，具有大量的嗜酸性胞质，类似于异位蜕膜。最初报道这种亚型累及年轻女性[12]；但年长患者和男性也可发生[187]。

恶性细胞的免疫染色表达与非肿瘤性间皮细胞和良性间皮病变中所见一致。特征性的染色标志物包括细胞角蛋白（图 23.17e）、钙视网膜蛋白（图 23.17f）、WT-1（单克隆抗体）和不同程度的 HBME-1 表达。细胞角蛋白阳性一般为核周增强的胞质染色。钙视网膜蛋白染色显示胞质和核着色，必须大多数肿瘤细胞均出现阳性，才考虑符合间皮瘤的诊断。WT-1 为核染色，与其他标志物联合应用才有助于恶性间皮瘤的诊断，因为它在其他非间皮来源肿瘤中也可呈阳性。同样，HBME-1在其他肿瘤中也为阳性，该标志物的表达只在其他染色阳性时才有意义。

恶性间皮瘤诊断的最新进展是通过常规细胞遗传学检测和（或）FISH研究发现核型异常。尽管恶性间皮瘤没有恒定的特异性核型异常，但经常可见许多变化，包括 4 号和 22 号染色体丢失，5 号、7 号和 20 号染色体的多体性，以及 1p，3p，6q，9p，13q，14q 和 15q 染色体物质的缺失[188]。

治疗和预后 Treatment and prognosis

恶性间皮瘤预后不良。最重要的预后因素为患者的年龄、疾病范围、组织学所见和手术是否完全[189]。显示肉瘤样、淋巴组织细胞性或蜕膜样特征的间皮瘤行为不良。治疗这种高度侵袭性疾病的最常用的治疗手段是手术缩减肿瘤体积辅以术中和术后腹腔内化疗[189]。一家医院应用这种疗法后的平均生存时间为 67 个月[189, 190]。

腹膜其他病变 Miscellaneous lesions of the peritoneum

黏液样错构瘤 MYXOID HAMARTOMA

黏液样错构瘤是婴儿的一种良性病变，1983 年由 Gonzalez-Crussi等首先描述[190]。临床上，其表现为起源于网膜和肠系膜的多发性腹膜结节。这种肿瘤由血管形成背景中出现血管瘤性增生的梭形细胞组成，可能为纤维母细胞来源。少数病例电子显微镜检查显示具有神经样结构的证据，S-100蛋白免疫染色阳性[191]。英文文献报道的所有病例均有良好结局[190-192]。

梗死的肠脂垂 INFARCTED APPENDIX EPIPLOICA

虽然肠脂垂梗死不是肿瘤性病变，但当形成脓肿[193]或出现钙化[194]时却可能类似于一个肿瘤性包块。由于血管供应机械性障碍而引起肠脂垂扭转继而发生梗死本身可能表现为外科急症，常常类似于急性阑尾炎[195-198]。组织学上，这些良性病变的特征为伴有脂肪坏死和营养不良性钙化的纤维脂肪组织。手术切除加上脓肿引流和适当的抗菌治疗可以治愈。

硬化性肠系膜炎 SCLEROSING MESENTERITIS

流行病学 Epidemiology

硬化性肠系膜炎是一种定义模糊、原因不明的良性疾病，多年来文献中采纳了几种不同的命名，包括肠系膜脂膜炎（mesenteric panniculitis）、肠系膜脂肪营养不良（mesenteric lipodystrophy）、挛缩性肠系膜炎（retractile mesenteritis）、黄色肉芽肿性肠系膜炎（xanthogranulomatous mesenteritis）、炎性假瘤（inflammatory pseudotumor）和肠系膜脂肪肉芽肿（mesenteric lipogranuloma）等。正如命名所表示的一样，其本质为反应性的。

诊断为硬化性肠系膜炎的大多数患者年龄为61 ~ 70岁，似乎没有性别差异[199]。多数患者没有既往腹部创伤史。

临床特征 Clinical features

临床上，硬化性肠系肠炎可能酷似一种恶性病变。本病可以表现为单个大肿块、多发性肿块或肠系膜弥散性增厚。一项大的系列研究显示，最常见的症状为腹部疼痛，腹痛与肿块和（或）肠梗阻有关[199]。患者也可出现不明确的全身性症状，例如体重减轻、厌食和疲劳。

病理学 Pathology

大体所见不一。然而，大多数患者表现为腹部肿块，最常累及小肠系膜和结肠系膜。

同样，显微镜下表现各种各样，可能反映了疾病的不同时期。形态改变包括分布不均匀的纤维和脂肪组织，伴有脂肪坏死以及轻微到显著的慢性炎症浸润，主要由小淋巴细胞、浆细胞和泡沫样组织细胞构成。可出现钙化。免疫染色无助于诊断。

硬化性肠系膜炎是一种除外性诊断。鉴别诊断应该包括几种疾病：韧带样纤维瘤病、炎症性肌纤维母细胞瘤、淋巴瘤、肠穿孔反应（由于良性或恶性原因）和转移癌。免疫过氧化物酶研究有助于鉴别诊断。纤维瘤病不伴有显著的炎症成分。反之，炎症性肌纤维母细胞瘤的特征为显著的淋巴浆细胞浸润；但仔细检查可以发现在背景中有肿瘤性梭形细胞群。此外，炎症性肌纤维母细胞瘤不应混有伴有脂肪坏死的脂肪组织，部分病例可见ALK-1免疫染色阳性。淋巴瘤可以根据出现由T、B淋巴细胞构成的混合性淋巴细胞群以及硬化性肠系膜炎的多克隆性浆细胞而排除。转移癌的诊断依赖于证实有角蛋白阳性的恶性细胞。应该仔细地检查以寻找胃肠道穿孔的证据。最初，对于穿孔的炎症反应局限于撕裂部位，以控制肠内容物渗漏到腹腔。

治疗和预后 Treatment and prognosis

硬化性肠系膜炎的治疗为切除“肿瘤肿块”。一项研究显示，对于有症状的患者，沙利度胺（thalidomide）治疗有效[200]。预后良好。

腹膜种植 Implants of the peritoneum

腹膜假黏液瘤 PSEUDOMYXOMA PERITONEI

流行病学 Epidemiology

文献中有关腹膜假黏液瘤的临床定义并不一致。某些作者将腹膜假黏液瘤定义为腹腔内存在大量黏液，伴有或不伴有相关肿瘤的证据[201]；另外一些作者则认为腹膜假黏液瘤这一术语应用于描述黏液腺癌出现腹腔游离黏液的病变，该病变一般来源于阑尾[202, 203]。此外，对于女性腹膜假黏液瘤病例，必须检查卵巢，看有无肿瘤存在（交界性黏液性肿瘤或黏液腺癌）[204]。不管怎样，腹膜假黏液瘤是一个临床术语，不应用于病理报告中。

临床特征 Clinical features

腹膜假黏液瘤患者由于腹腔积蓄了大量黏液而通常表现为腹部体积增大。然而，产生黏液的相关性肿瘤并非立即可以查到。事实上，这种肿瘤可能非常小，为了诊断，必须对于可能发生的部位（阑尾、肠）进行广泛的组织学采样。

病理学 Pathology

胃肠道（阑尾、大肠、胰）和卵巢是出现与腹膜假黏液瘤有关的肿瘤性肿块的最常见部位。阑尾通常增大并充满黏液，但并不总是如此（图23.18a），而黏液性肿瘤可能累及单侧或双侧卵巢，通常为囊性（单房性或多房性）肿瘤，充满黏液，囊壁可有实性突起（图23.18b）。

显微镜下，腹膜假黏液瘤的特征性表现是肿瘤性上皮细胞单个或呈小簇状，游离漂浮于黏液中（图 23.18c）。阑尾和结肠腺癌的特征是由核分裂像常见的深染复层柱状上皮构成的腺体，但偶尔可以出现印戒细胞表型。

免疫组织化学谱可能有助于区别肿瘤起源的可能部位。细胞角蛋白（CK）7和20最有帮助。结肠和阑尾腺癌通常CD20 阳性，CD7 阴性。而卵巢黏液性腺癌则表现为相反的表型（CK20阴性和CK7阳性）。此外，一种新的标志物 CDX-2 在胃肠道肿瘤中为阳性。

治疗和预后 Treatment and prognosis

腹膜假黏液瘤患者的治疗基础是手术切除肿瘤，引流黏液性腹水并辅以腹腔内化疗[205]。除了 I 期肿瘤之

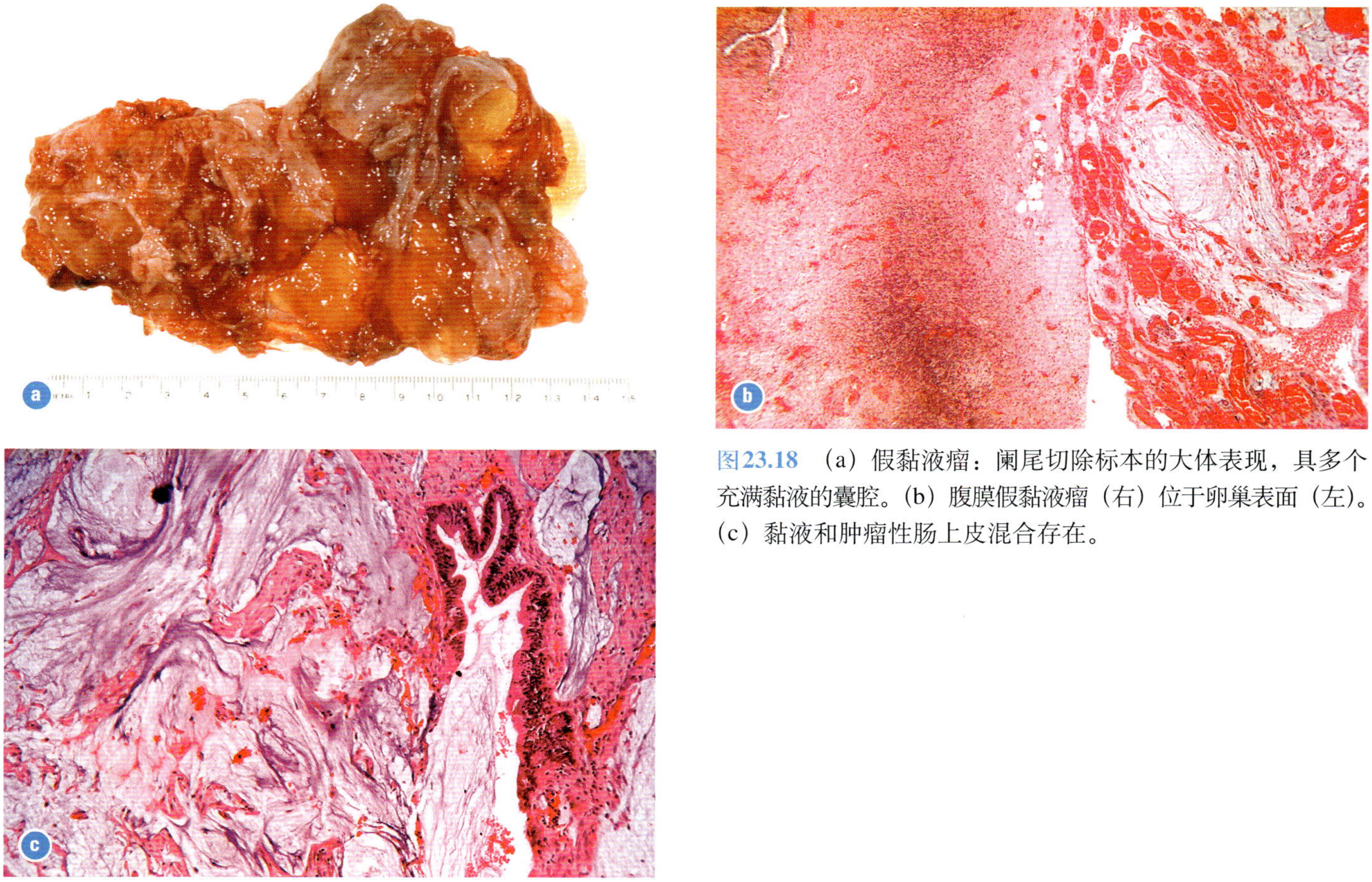

图23.18 （a）假黏液瘤：阑尾切除标本的大体表现，具多个充满黏液的囊腔。(b) 腹膜假黏液瘤（右）位于卵巢表面（左)。(c) 黏液和肿瘤性肠上皮混合存在。

外，妇女卵巢癌伴有腹膜假黏液瘤的特征是容易复发，并常继之以致死性进程[206]。

甲状腺肿病 STRUMOSIS

甲状腺肿病是一种与卵巢甲状腺肿有关的难以定义的病变，是完全由甲状腺组织构成的卵巢畸胎瘤，表现为甲状腺组织种植于腹膜和网膜（图23.19）。关于其发病机制存在争议。虽然多数人认为其与卵巢畸胎瘤破裂有关，但其他人报道甲状腺肿病是一种发生于畸胎瘤的甲状腺高分化滤泡癌的转移性疾病[207, 208]。

腹膜神经胶质瘤病 PERITONEAL GLIOMATOSIS

这是一种与卵巢成熟性畸胎瘤密切相关的罕见的良性病变。其表现为腹膜或网膜表面小的结节状病变，数目从少数几个至大量不等。多数作者认为异位胶质组织来源于畸胎瘤，而另一些人推测有来源于体腔下间充质细胞化生的可能性[209]。形态学上，由成熟胶质组织组成(图23.20)。尽管无恶性证据，但应进行活检以确诊，并除外具有不良预后的畸胎瘤恶性成分的种植。

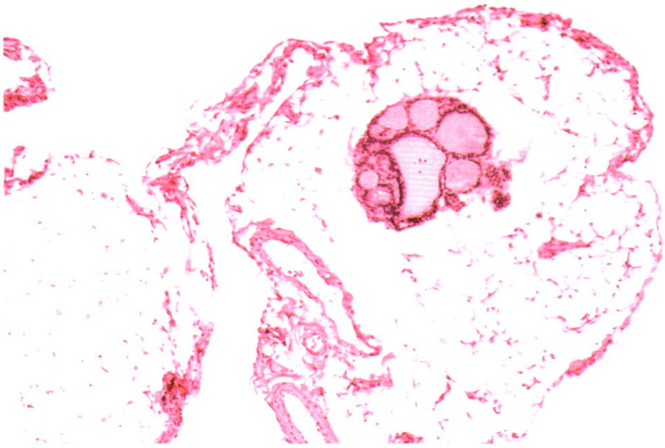

图23.19 腹膜甲状腺肿病，由小簇甲状腺滤泡组成。本例持续数年，无临床后果。

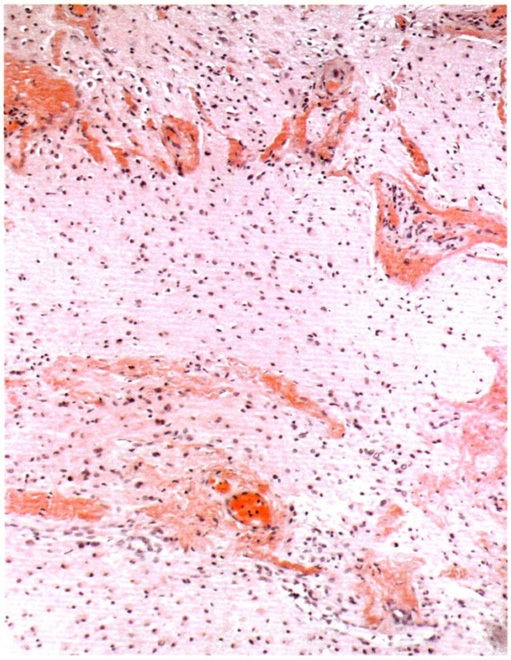

图 23.20 腹膜神经胶质瘤病，由位于腹膜表面的呈良性表现的胶质组织构成。

参考文献 References

1 Buttner A, Bassler R, Theele C. Pregnancy-associated ectopic decidua (deciduosis) of the greater omentum. An analysis of 60 biopsies with cases of fibrosing deciduosis and leiomyomatosis peritonealis disseminata. Pathol Res Pract 1993; 189(3):352–359.

2 Clement PB. Tumor-like lesions of the ovary associated with pregnancy. Int J Gynecol Pathol 1993; 12(2): 108–115.

3 Piccinni DJ, Spitale LS, Cabalier LR, Dionisio de Cabalier ME. Decidua in the peritoneal surface mimicking metastatic nodules. Findings during cesarean section. Rev Fac Cien Med Univ Nac Cordoba 2002; 59(1):113–116.

4 Suster S, Moran CA. Deciduosis of the appendix. Am J Gastroenterol 1990; 85(7):841–845.

5 Bashir RM, Montgomery EA, Gupta PK, et al. Massive gastrointestinal hemorrhage during pregnancy caused by ectopic decidua of the terminal ileum and colon. Am J Gastroenterol 1995; 90(8):1325–1327.

6 Zaytsev P, Taxy JB. Pregnancy-associated ectopic decidua. Am J Surg Pathol 1987; 11(7):526–530.

7 Hauptmann J, Mechtersheimer G, Blaker H, Schaupp W, Otto HF. Deciduosis of the appendix. Differential diagnosis of acute

appendicitis. Chirurg 2000; 71(1):89–92.

8 Packeisen J, Knieriem H. Acute appendicitis caused by pregnancy-associated ectopic decidua. Case report and discussion of pathogenesis. Pathologie 1999; 20(6):355–358.

9 Garcia H, Fodor M, Giovannoni A, Gidekel L. Deciduosis of the appendix as cause of acute abdomen in pregnancy. Medicina (B Aires) 2001; 61(2):185–186.

10 Richter MA, Choudhry A, Barton JJ, Merrick RE. Bleeding ectopic decidua as a cause of intraabdominal hemorrhage. A case report. J Reprod Med 1983; 28(6):430–432.

11 Sabatelle R, Winger E. Postpartum intraabdominal hemorrhage caused by ectopic deciduosis. Obstet Gynecol 1973; 41(6): 873–875.

12 Nascimento AG, Keeney GL, Fletcher CD. Deciduoid peritoneal mesothelioma. An unusual phenotype affecting young females. Am J Surg Pathol 1994; 18(5):439–445.

13 Ordonez NG. Epithelial mesothelioma with deciduoid features: report of four cases. Am J Surg Pathol 2000; 24(6):816–823.

14 Hesseling MH, Wilde RL De. Endosalpingiosis in laparoscopy. J Am Assoc Gynecol Laparosc 2000; 7(2):215–219.

15 Heinig J, Gottschalk I, Cirkel U, Diallo R. Endosalpingiosis – an underestimated cause of chronic pelvic pain or an accidental finding? A retrospective study of 16 cases. Eur J Obstet Gynecol Reprod Biol 2002; 103(1):75–78.

16 Clement PB, Young RH. Florid cystic endosalpingiosis with tumor-like manifestations: a report of four cases including the first reported cases of transmural endosalpingiosis of the uterus. Am J Surg Pathol 1999; 23(2):166–175.

17 Clement PB, Young RH. Endocervicosis of the urinary bladder. A report of six cases of a benign mullerian lesion that may mimic adenocarcinoma. Am J Surg Pathol 1992; 16(6):533–542.

18 Seman EI, Stewart CJ. Endocervicosis of the urinary bladder. Aust N Z J Obstet Gynaecol 1994; 34(4):496–497.

19 Parivar F, Bolton DM, Stoller ML. Endocervicosis of the bladder. J Urol 1995; 153(4):1218–1219.

20 Young RH, Clement PB. Mullerianosis of the urinary bladder. Mod Pathol 1996; 9(7):731–737.

21 Rodriguez R, Alfert H. Endocervicosis of the bladder: a rare mucinous analogue of endometriosis. J Urol 1997; 157(4): 1355.

22 Nada W, Parker J, Wong F, Cooper M, Reid G. Laparoscopic excision of endocervicosis of the urinary bladder. J Am Assoc Gynecol Laparosc 2000; 7(1):135–137.

23 Kim HJ, Lee TJ, Kim MK, et al. Mullerianosis of the urinary bladder, endocervicosis type: a case report. J Korean Med Sci 2001; 16(1):123–126.

24 Young RH, Clement PB. Endocervicosis involving the uterine cervix: a report of four cases of a benign process that may be confused with deeply invasive endocervical adenocarcinoma. Int J Gynecol Pathol 2000; 19(4):322–328.

25 Strathy JH, Molgaard CA, Coulam CB, Melton LJ 3rd. Endometriosis and infertility: a laparoscopic study of endometriosis among fertile and infertile women. Fertil Steril 1982; 38(6):667–672.

26 Noller KL, Melton LJ 3rd, Selwyn BJ, Hardy RJ. Incidence of pelvic endometriosis in Rochester, Minnesota, 1970–1979. Am J Epidemiol 1987; 125(6):959–969.

27 Candiani GB, Danesino V, Gastaldi A, Parazzini F, Ferraroni M. Reproductive and menstrual factors and risk of peritoneal and ovarian endometriosis. Fertil Steril 1991; 56(2):230–234.

28 Czernobilsky B, Morris WJ. A histologic study of ovarian endometriosis with emphasis on hyperplastic and atypical changes. Obstet Gynecol 1979; 53(3):318–323.

29 Fukunaga M, Ushigome S. Epithelial metaplastic changes in ovarian endometriosis. Mod Pathol 1998; 11(8):784–788.

30 Fukunaga M, Nomura K, Ishikawa E, Ushigome S. Ovarian atypical endometriosis: its close association with malignant epithelial tumours. Histopathology 1997; 30(3):249–255.

31 Ballouk F, Ross JS, Wolf BC. Ovarian endometriotic cysts. An analysis of cytologic atypia and DNA ploidy patterns. Am J Clin Pathol 1994; 102(4):415–419.

32 Modesitt SC, Tortolero-Luna G, Robinson JB, Gershenson DM, Wolf JK. Ovarian and extraovarian endometriosis-associated cancer. Obstet Gynecol 2002; 100(4):788–795.

33 Kondi-Paphitis A, Smyrniotis B, Liapis A, Kontoyanni A, Deligeorgi H. Stromal sarcoma arising on endometriosis. A clinicopathological and immunohistochemical study of 4 cases. Eur J Gynaecol Oncol 1998; 19(6):588–590.

34 Linden PJ van der. Theories on the pathogenesis of endometriosis. Hum Reprod 1996; 11(Suppl 3):53–65.

35 Witz CA, Allsup KT, Montoya-Rodriguez IA, et al. Pathogenesis of endometriosis – current research. Hum Fertil (Camb) 2003; 6(1):34–40.

36 Matsuura K, Ohtake H, Katabuchi H, Okamura H. Coelomic metaplasia theory of endometriosis: evidence from in vivo studies and an in vitro experimental model. Gynecol Obstet Invest 1999; 47(Suppl 1):18–22.

37 Koninckx PR, Kennedy SH, Barlow DH. Pathogenesis of endometriosis: the role of peritoneal fluid. Gynecol Obstet Invest 1999; 47(Suppl 1):23–33.

38 Olive DL. Medical therapy of endometriosis. Semin Reprod Med 2003; 21(2):209–222.

39 Olive DL, Lindheim SR, Pritts EA. New medical treatments for endometriosis. Best Pract Res Clin Obstet Gynaecol 2004; 18(2):319–328.

40 Olive DL, Lindheim SR, Pritts EA. Endometriosis and infertility: what do we do for each stage? Curr Womens Health Rep 2003; 3(5):389–394.

41 Mostoufizadeh M, Scully RE. Malignant tumors arising in endometriosis. Clin Obstet Gynecol 1980; 23:951–963.

42 Parker RL, Dadmanesh F, Young RH, Clement PB. Polypoid endometriosis: a clinicopathologic analysis of 24 cases and a review of the literature. Am J Surg Pathol 2004; 28(3):285–297.

43 Benz EJ, Dockerty MB, Dixon CF. Polypoid endometrioma of the colon: report of case in which unusual pathologic features were present. Mayo Clin Proc 1952; 27:201–208.

44 Chang A, Natarajan S. Polypoid endometriosis. Arch Pathol Lab Med 2001; 125:1257.

45 Crum CP, Wible J, Frick HC, et al. A case of extensive pelvic endometriosis terminating in endometrial sarcoma. Am J Obstet Gynecol 1981; 140(6):718–719.
46 Ferraro LR, Hetz H, Carter H. Malignant endometriosis; pelvic endometriosis complicated by polypoid endometrioma of the colon and endometriotic sarcoma; report of a case and review of the literature. Obstet Gynecol 1956; 7:32–39.
47 Grouls V, Berndt R. Endometrioid adenoma (polypoid endometriosis) of the omentum maius. Pathol Res Pract 1995; 191:1049–1052.
48 Jimenez RE, Tiguert R, Hurley P, et al. Unilateral hydronephrosis resulting from intraluminal obstruction of the ureter by adenosquamous endometrioid carcinoma arising from disseminated endometriosis. Urology 2000; 56:331.
49 Kano H, Kanda H. Cervical endometriosis presented as a polypoid mass of portio cervix uteri. J Obstet Gynaecol 2003; 23: 84.
50 Othman NH, Othman MS, Ismail AN, Mohammad NZ, Ismail Z. Multiple polypoid endometriosis – a rare complication following withdrawal of gonadotrophin releasing hormone (GnRH) agonist for severe endometriosis: a case report. Aust N Z J Obstet Gynaecol 1996; 36(2):216–218.
51 Schlesinger C, Silverberg SG. Tamoxifen-associated polyps (basalomas) arising in multiple endometriotic foci: a case report and review of the literature. Gynecol Oncol 1999; 73(2): 305–311.
52 Yantiss RK, Clement PB, Young RH. Neoplastic and pre-neoplastic changes in gastrointestinal endometriosis: a study of 17 cases. Am J Surg Pathol 2000; 24:513–524.
53 Clement PB, Scully RE. Endometrial stromal sarcomas of the uterus with extensive endometrioid glandular differentiation: a report of three cases that caused problems in differential diagnosis. Int J Gynecol Pathol 1992; 11(3):163–173.
54 Raju U, Fine G, Greenawald KA, Ohorodnik JM. Primary papillary serous neoplasia of the peritoneum: a clinicopathologic and ultrastructural study of eight cases. Hum Pathol 1989; 20(5):426–436.
55 Fromm GL, Gershenson DM, Silva EG. Papillary serous carcinoma of the peritoneum. Obstet Gynecol 1990; 75(1):89–95.
56 Biscotti CV, Hart WR. Peritoneal serous micropapillomatosis of low malignant potential (serous borderline tumors of the peritoneum). A clinicopathologic study of 17 cases. Am J Surg Pathol 1992; 16(5):467–475.
57 Rothacker D, Mobius G. Varieties of serous surface papillary carcinoma of the peritoneum in northern Germany: a thirty-year autopsy study. Int J Gynecol Pathol 1995; 14(4):310–318.
58 Zhou J, Ywasa Y, Konishi I, et al. Papillary serous carcinoma of the peritoneum in women. A clinicopathologic and immunohistochemical study. Cancer 1995; 76(3):429–436.
59 Clement PB, Scully RE. Extrauterine mesodermal (mullerian) adenosarcoma: a clinicopathologic analysis of five cases. Am J Clin Pathol 1978; 69(3):276–283.
60 Visvalingam S, Jaworshi R, Blumenthal N, Chan F. Primary peritoneal mesodermal adenosarcoma: report of a case and review of the literature. Gynecol Oncol 2001; 81(3):500–505.
61 Kato N, Zhe J, Endoh Y, Motoyama T. Extrauterine Mullerian adenosarcoma of the peritoneum with an extensive rhabdomyosarcomatous element and a marked myxoid change. Pathol Int 2000; 50(4):347–351.
62 Shen DH, Khoo US, Xue WC, et al. Primary peritoneal malignant mixed Mullerian tumors. A clinicopathologic, immunohistochemical, and genetic study. Cancer 2001; 91 (5):1052–1060.
63 Gilks CB, Bell DA, Scully RE. Serous psammocarcinoma of the ovary and peritoneum. Int J Gynecol Pathol 1990; 9(2): 110–121.
64 Wick MR, Mills SE, Dehner LP, Bollinger DJ, Fechner RE. Serous papillary carcinomas arising from the peritoneum and ovaries. A clinicopathologic and immunohistochemical comparison. Int J Gynecol Pathol 1989; 8(3):179–188.
65 Attanoos RL, Webb R, Dojcinov SD, Gibbs AR. Value of mesothelial and epithelial antibodies in distinguishing diffuse peritoneal mesothelioma in females from serous papillary carcinoma of the ovary and peritoneum. Histopathology 2002; 40(3):237–244.
66 Bandera CA, Muto MG, Schorge JO, et al. BRCA1 gene mutations in women with papillary serous carcinoma of the peritoneum. Obstet Gynecol 1998; 92(4 Pt 1):596–600.
67 Schorge JO, Miller YB, Qi LJ, et al. Molecular evidence for multifocal papillary serous carcinoma of the peritoneum in patients with germline BRCA1 mutations. J Natl Cancer Inst 1998; 90(11):841–845.
68 Huang LW, Garrett AP, Muto MG, et al. Identification of a novel 9 cM deletion unit on chromosome 6q23-6q24 in papillary serous carcinoma of the peritoneum. Hum Pathol 2000; 31 (3):367–373.
69 Schorge JO, Miller YB, Qi LJ, et al. Genetic alterations of the WT1 gene in papillary serous carcinoma of the peritoneum. Gynecol Oncol 2000; 76(3):369–372.
70 Bandera CA, Muto MG, Welch WR, Berkowitz RS, Mok SC. Genetic imbalance on chromosome 17 in papillary serous carcinoma of the peritoneum. Oncogene 1998; 16(26):3455–3459.
71 Taus P, Petru E, Gucer F, Pickel H, Lahousen M. Primary serous papillary carcinoma of the peritoneum: a report of 18 patients. Eur J Gynaecol Oncol 1997; 18(3):171–172.
72 Look M, Chang D, Sugarbaker PH. Long-term results of cytoreductive surgery for advanced and recurrent epithelial ovarian cancers and papillary serous carcinoma of the peritoneum. Int J Gynecol Cancer 2004; 14(1):35–41.
73 Wile AG, Evans HL, Romsdahl MM. Leiomyosarcoma of soft tissue: a clinicopathologic study. Cancer 1981; 48(4): 1022–1032.
74 Hashimoto H, Tsuneyoshi M, Enjoji M. Malignant smooth muscle tumors of the retroperitoneum and mesentery: a clinicopathologic analysis of 44 cases. J Surg Oncol 1985; 28(3): 177–186.
75 Shmookler BM, Lauer DH. Retroperitoneal leiomyosarcoma.

A clinicopathologic analysis of 36 cases. Am J Surg Pathol 1983; 7(3):269–280.
76 Brewster DC, Athanasoulis CA, Darling RC. Leiomyosarcoma of the inferior vena cava. Diagnosis and surgical management. Arch Surg 1976; 111(10):1081–1085.
77 Hines OJ, J, Nelson S, Quinones-Baldrich WJ, Eilber FR. Leiomyosarcoma of the inferior vena cava: prognosis and comparison with leiomyosarcoma of other anatomic sites. Cancer 1999; 85(5):1077–1083.
78 Norris HJ, Parmley T. Mesenchymal tumors of the uterus. V. Intravenous leiomyomatosis. A clinical and pathologic study of 14 cases. Cancer 1975; 36(6):2164–2178.
79 Hornick JL, Fletcher CD. Criteria for malignancy in nonvisceral smooth muscle tumors. Ann Diagn Pathol 2003; 7(1):60–66.
80 Leitao MM, Soslow RA, Nonaka D, et al. Tissue microarray immunohistochemical expression of estrogen, progesterone, and androgen receptors in uterine leiomyomata and leiomyosarcoma. Cancer 2004; 101(6):1455–1462.
81 Massi D, Beltrami G, Mela MM, et al. Prognostic factors in soft tissue leiomyosarcoma of the extremities: a retrospective analysis of 42 cases. Eur J Surg Oncol 2004; 30(5):565–572.
82 Mourra N, Tiret T, Parc Y, et al. Endometrial stromal sarcoma of the rectosigmoid colon arising in extragonadal endometriosis and revealed by portal vein thrombosis. Arch Pathol Lab Med 2001; 125(8):1088–1090.
83 Levine PH, Abou-Nassar S, Mittal K. Extrauterine low-grade endometrial stromal sarcoma with florid endometrioid glandular differentiation. Int J Gynecol Pathol 2001; 20(4):395–398.
84 Bosincu L, Massarelli G, Cossu Rocca P, Issac MA, Nogales FF. Rectal endometrial stromal sarcoma arising in endometriosis: report of a case. Dis Colon Rectum 2001; 44 (6):890–892.
85 Fukunaga M, Ishihara A, Ushigome S. Extrauterine low-grade endometrial stromal sarcoma: report of three cases. Pathol Int 1998; 48(4):297–302.
86 Ohta Y, Suzuki T, Kojima M, Shiokawa A, Mitsuya T. Low-grade endometrial stromal sarcoma with an extensive epithelial-like element. Pathol Int 2003; 53(4):246–251.
87 McCluggage WG, Date A, Bharucha H, Toner PG. Endometrial stromal sarcoma with sex cord-like areas and focal rhabdoid differentiation. Histopathology 1996; 29(4):369–374.
88 Fukunaga M, Miyazawa Y, Ushigome S. Endometrial low-grade stromal sarcoma with ovarian sex cord-like differentiation: report of two cases with an immunohistochemical and flow cytometric study. Pathol Int 1997; 47(6):412–415.
89 Pang LC. Endometrial stromal sarcoma with sex cord-like differentiation associated with tamoxifen therapy. South Med J 1998; 91(6):592–594.
90 Vaideeswar P, Madhiwale CV, Sharma JH, Desai AP, Kane S. Endometrial stromal sarcoma with sex-cord like features. Indian J Pathol Microbiol 2001; 44(1):55–56.
91 Khalifa MA, Montgomery EA, Azumi N, et al. Endometrial stromal sarcoma with focal smooth muscle differentiation: recurrence after 17 years: a follow-up report with discussion of the nomenclature. Int J Gynecol Pathol 1996; 15(2):171–176.
92 McCluggage WG, Cromie AJ, Bryson C, Traub AI. Uterine endometrial stromal sarcoma with smooth muscle and glandular differentiation. J Clin Pathol 2001; 54(6):481–483.
93 Fitko R, Brainer J, Schink JC, August CZ. Endometrial stromal sarcoma with rhabdoid differentiation. Int J Gynecol Pathol 1990; 9(4):379–382.
94 Lloreta J, Prat J. Endometrial stromal nodule with smooth and skeletal muscle components simulating stromal sarcoma. Int J Gynecol Pathol 1992; 11(4):293–298.
95 Kim YH, Cho H, Kyeom-Kim H, Kim I. Uterine endometrial stromal sarcoma with rhabdoid and smooth muscle differentiation. J Korean Med Sci 1996; 11(1):88–93.
96 Tanimoto A, Sasaguri T, Arima N, et al. Endometrial stromal sarcoma of the uterus with rhabdoid features. Pathol Int 1996; 46(3):231–237.
97 Zhu XQ, Shi YF, Cheng XD, Zhao CL, Wu YZ. Immunohistochemical markers in differential diagnosis of endometrial stromal sarcoma and cellular leiomyoma. Gynecol Oncol 2004; 92(1):71–79.
98 Oliva E, Young RH, Amin MB, Clement PB. An immunohistochemical analysis of endometrial stromal and smooth muscle tumors of the uterus: a study of 54 cases emphasizing the importance of using a panel because of overlap in immunoreactivity for individual antibodies. Am J Surg Pathol 2002; 26 (4):403–412.
99 Dal Cin P, Aly MS, De Wever I, Moerman P, Van Den Berghe H. Endometrial stromal sarcoma t(7;17)(p15-p21;q12-q21) is a nonrandom chromosome change. Cancer Genet Cytogenet 1992; 63(1):43–46.
100 Koontz JI, Soreng AL, Nucci M, et al. Frequent fusion of the JAZF1 and JJAZ1 genes in endometrial stromal tumors. Proc Natl Acad Sci USA 2001; 98(11):6348–6353.
101 Chang KL, Crabtree GS, Lim-Tan SK, Kempson RL, Hendrickson MR. Primary extrauterine endometrial stromal neoplasms: a clinicopathologic study of 20 cases and a review of the literature. Int J Gynecol Pathol 1993; 12(4):282–296.
102 Young RH, Clement PB, McCaughey WT. Solitary fibrous tumors (‘fibrous mesotheliomas’) of the peritoneum. A report of three cases and a review of the literature. Arch Pathol Lab Med 1990; 114(5):493–495.
103 Hardisson D, Limeres MA, Jimenez-Heffernan JA, De La Rosa P, Burgos E. Solitary fibrous tumor of the mesentery. Am J Gastroenterol 1996; 91(4):810–811.
104 Adachi T, Sugiyama Y, Saji S. Solitary fibrous benign mesothelioma of the peritoneum: report of a case. Surg Today 1999; 29(9):915–918.
105 Kubota Y, Kawai N, Tozawa K, et al. Solitary fibrous tumor of the peritoneum found in the prevesical space. Urol Int 2000; 65(1):53–56.
106 Lloyd RV, Erickson LA, Nascimento AG, Kloppel G. Neoplasms causing nonhyperinsulinemic hypoglycemia. Endocr Pathol 1999; 10(4):291–297.
107 Folpe AL, Devaney K, Weiss SW. Lipomatous hemangiopericytoma: a rare variant of hemangiopericytoma

that may be confused with liposarcoma. Am J Surg Pathol 1999; 23(10):1201–1207.
108 Vallat-Decouvelaere AV, Dry SM, Fletcher CD. Atypical and malignant solitary fibrous tumors in extrathoracic locations: evidence of their comparability to intra-thoracic tumors. Am J Surg Pathol 1998; 22(12):1501–1511.
109 Flint A, Weiss SW. CD-34 and keratin expression distinguishes solitary fibrous tumor (fibrous mesothelioma) of pleura from desmoplastic mesothelioma. Hum Pathol 1995; 26(4):428–431.
110 Rosenthal NS, Abdul-Karim FW. Childhood fibrous tumor with psammoma bodies. Clinicopathologic features in two cases. Arch Pathol Lab Med 1988; 112(8):798–800.
111 Fetsch JF, Montgomery EA, Meis JM. Calcifying fibrous pseudotumor. Am J Surg Pathol 1993; 17(5):502–508.
112 Nascimento AF, Ruiz R, Hornick JL, Fletcher CD. Calcifying fibrous 'pseudotumor': clinicopathologic study of 15 cases and analysis of its relationship to inflammatory myofibroblastic tumor. Int J Surg Pathol 2002; 10(3):189–196.
113 Dorpe J Van, Ectors N, Geboes K, D'Hoore A, Sciot R. Is calcifying fibrous pseudotumor a late sclerosing stage of inflammatory myofibroblastic tumor? Am J Surg Pathol 1999; 23(3):329–335.
114 Chen KT. Familial peritoneal multifocal calcifying fibrous tumor. Am J Clin Pathol 2003; 119(6):811–815.
115 Hill KA, Gonzalez-Crussi F, Chou PM. Calcifying fibrous pseudotumor versus inflammatory myofibroblastic tumor: a histological and immunohistochemical comparison. Mod Pathol 2001; 14(8):784–790.
116 Sigel JE, Smith TA, Reith JB, Goldblum JR. Immunohistochemical analysis of anaplastic lymphoma kinase expression in deep soft tissue calcifying fibrous pseudotumor: evidence of a late sclerosing stage of inflammatory myofibroblastic tumor? Ann Diagn Pathol 2001; 5(1):10–14.
117 Hainaut P, Lesage V, Weynand B, Coche E, Noirhomme P. Calcifying fibrous pseudotumor (CFPT): a patient presenting with multiple pleural lesions. Acta Clin Belg 1999; 54 (3): 162–164.
118 Su LD, Atayde-Perez A, Sheldon S, Fletcher JA, Weiss SW. Inflammatory myofibroblastic tumor: cytogenetic evidence supporting clonal origin. Mod Pathol 1998; 11(4):364–368.
119 Coffin CM, Watterson J, Priest JR, Dehner LP. Extrapulmonary inflammatory myofibroblastic tumor (inflammatory pseudotumor). A clinicopathologic and immunohistochemical study of 84 cases. Am J Surg Pathol 1995; 19(8):859–872.
120 Coffin CM, Patel A, Perkins S, et al. ALK1 and p80 expression and chromosomal rearrangements involving 2p23 in inflammatory myofibroblastic tumor. Mod Pathol 2001; 14 (6):569–576.
121 Cook JR, Dehner LP, Collins MH, et al. Anaplastic lymphoma kinase (ALK) expression in the inflammatory myofibroblastic tumor: a comparative immunohistochemical study. Am J Surg Pathol 2001; 25(11):1364–1371.
122 Cessna MH, Zhou H, Sanger WG, et al. Expression of ALK1 and p80 in inflammatory myofibroblastic tumor and its mesenchymal mimics: a study of 135 cases. Mod Pathol 2002; 15(9):931–938.
123 Griffin CA, Hawkins AL, Dvorak C, et al. Recurrent involvement of 2p23 in inflammatory myofibroblastic tumors. Cancer Res 1999; 59(12):2776–2780.
124 Ma Z, Hill DA, Collins MH, et al. Fusion of ALK to the Ran-binding protein 2 (RANBP2) gene in inflammatory myofibroblastic tumor. Genes Chromosomes Cancer 2003; 37(1):98–105.
125 Karnak I, Senocak ME, Ciftci AO, et al. Inflammatory myofibroblastic tumor in children: diagnosis and treatment. J Pediatr Surg 2001; 36(6):908–912.
126 Sircar K, Hewlett BR, Huizinga JD, et al. Interstitial cells of Cajal as precursors of gastrointestinal stromal tumors. Am J Surg Pathol 1999; 23(4):377–389.
127 Cypriano MS, Jenkins JJ, Pappo AS, Rao BN, Daw NC. Pediatric gastrointestinal stromal tumors and leiomyosarcoma. Cancer 2004; 101(1):39–50.
128 Haider N, Kader M, McDermott M, et al. Gastric stromal tumors in children. Pediatr Blood Cancer 2004; 42(2):186–189.
129 Carney JA, Stratakis CA. The triad of gastric leiomyosarcoma, functioning extra-adrenal paraganglioma and pulmonary chondroma. N Engl J Med 1977; 296(26):1517–1518.
130 Carney JA. The triad of gastric epithelioid leiomyosarcoma, functioning extra-adrenal paraganglioma, and pulmonary chondroma. Cancer 1979; 43(1):374–382.
131 Carney JA. The triad of gastric epithelioid leiomyosarcoma, pulmonary chondroma, and functioning extra-adrenal paraganglioma: a five-year review. Medicine (Baltimore) 1983; 62(3):159–169.
132 Fletcher CD, Berman JJ, Corless C, et al. Diagnosis of gastrointestinal stromal tumors: a consensus approach. Int J Surg Pathol 2002; 10(2):81–89.
133 Medeiros F, Corless CL, Duensing A, et al. KIT-negative gastrointestinal stromal tumors: proof of concept and therapeutic Implications. Am J Surg Pathol 2004; 28(7):889–894.
134 Rubin BP, Singer S, Tsao C, et al. KIT activation is a ubiquitous feature of gastrointestinal stromal tumors. Cancer Res 2001; 61(22):8118–8121.
135 Heinrich MC, Corless CL, Duensing A, et al. PDGFRA activating mutations in gastrointestinal stromal tumors. Science 2003; 299(5607):708–710.
136 Hornick JL, Fletcher CD. Validating immunohistochemical staining for KIT (CD117). Am J Clin Pathol 2003; 119(3): 325–327.
137 Heinrich MC, Corless CL, Demetri GD, et al. Kinase mutations and imatinib response in patients with metastatic gastrointestinal stromal tumor. J Clin Oncol 2003; 21(23):4342–4349.
138 Chang SM, Ho WL. Malignant peripheral nerve sheath tumor: a study of 21 cases. Zhonghua Yi Xue Zhi (Taipei) 1994; 54 (2):122–130.
139 Newbould MJ, Wilkinson N, Mene A. Post-radiation malig-

nant peripheral nerve sheath tumour: a report of two cases. Histopathology 1990; 17(3):263–265.
140 Foley KM, Woodruff JM, Ellis FT, Posner JB. Radiation-induced malignant and atypical peripheral nerve sheath tumors. Ann Neurol 1980; 7(4):311–318.
141 Daimaru Y, Hashimoto H, Enjoji M. Benign schwannoma of the gastrointestinal tract: a clinicopathologic and immunohistochemical study. Hum Pathol 1988; 19(3):257–264.
142 Lodding P, Kindblom LG, Angervall L, Stenman G. Cellular schwannoma. A clinicopathologic study of 29 cases. Virchows Arch A Pathol Anat Histopathol 1990; 416(3):237–248.
143 Mennemeyer RP, Hallman KO, Hammar SP, et al. Melanotic schwannoma. Clinical and ultrastructural studies of three cases with evidence of intracellular melanin synthesis. Am J Surg Pathol 1979; 3(1):3–10.
144 McMenamin ME, Fletcher CD. Expanding the spectrum of malignant change in schwannomas: epithelioid malignant change, epithelioid malignant peripheral nerve sheath tumor, and epithelioid angiosarcoma: a study of 17 cases. Am J Surg Pathol 2001; 25(1):13–25.
145 Ducatman BS, Scheithauer BW. Malignant peripheral nerve sheath tumors with divergent differentiation. Cancer 1984; 54(6):1049–1057.
146 Wick MR, Swanson PE, Scheithauer BW, Manivel JC. Malignant peripheral nerve sheath tumor. An immunohistochemical study of 62 cases. Am J Clin Pathol 1987; 87(4):425–433.
147 Mertens F, Dal Cin P, De Wever I, et al. Cytogenetic characterization of peripheral nerve sheath tumours: a report of the CHAMP study group. J Pathol 2000; 190(1):31–38.
148 Fletcher CD. Peripheral neuroectodermal tumors. In: Fletcher CD, ed. Diagnostic histopathology of tumors. Hong Kong: Churchill Livingstone; 2002:1695–1698.
149 Jones IT, Jagelman DG, Fazio VW, et al. Desmoid tumors in familial polyposis coli. Ann Surg 1986; 204(1):94–97.
150 Clark SK, Neale KF, Landgrebe JC, Phillips RK. Desmoid tumours complicating familial adenomatous polyposis. Br J Surg 1999; 86(9):1185–1189.
151 Li C, Bapat B, Alman BA. Adenomatous polyposis coli gene mutation alters proliferation through its beta-catenin-regulatory function in aggressive fibromatosis (desmoid tumor). Am J Pathol 1998; 153(3):709–714.
152 Tejpar S, Nollet F, Li C, et al. Predominance of beta-catenin mutations and beta-catenin dysregulation in sporadic aggressive fibromatosis (desmoid tumor). Oncogene 1999; 18(47): 6615–6620.
153 Saito T, Oda Y, Tanaka K, et al. beta-Catenin nuclear expression correlates with cyclin D1 overexpression in sporadic desmoid tumours. J Pathol 2001; 195(2):222–228.
154 Montgomery E, Tobenson MS, Kaushal M, Fisher C, Abraham SC. Beta-catenin immunohistochemistry separates mesenteric fibromatosis from gastrointestinal stromal tumor and sclerosing mesenteritis. Am J Surg Pathol 2002; 26(10): 1296–1301.
155 De Wever I, Dal Cin P, Fletcher CD, et al. Cytogenetic, clinical, and morphologic correlations in 78 cases of fibromatosis: a report from the CHAMP Study Group. CHromosomes And Morphology. Mod Pathol 2000; 13(10): 1080–1085.
156 Qi H, Dal Cin P, Hernandez JM, et al. Trisomies 8 and 20 in desmoid tumors. Cancer Genet Cytogenet 1996; 92(2): 147–149.
157 Fletcher JA, Naeem R, Xiao S, Corson JM. Chromosome aberrations in desmoid tumors. Trisomy 8 may be a predictor of recurrence. Cancer Genet Cytogenet 1995; 79(2):139–143.
158 Miyaki M, Konishi M, Kikuchi-Yanoshita R, et al. Coexistence of somatic and germ-line mutations of APC gene in desmoid tumors from patients with familial adenomatous polyposis. Cancer Res 1993; 53(21): 5079–5082.
159 Nugent KP, Phillips RK, Hodgson SV, et al. Phenotypic expression in familial adenomatous polyposis: partial prediction by mutation analysis. Gut 1994; 35(11): 1622–1623.
160 Eccles DM, van der Luijt R, Breukel C, et al. Hereditary desmoid disease due to a frameshift mutation at codon 1924 of the APC gene. Am J Hum Genet 1996; 59(6):1193–1201.
161 Kraus MD, Guillou L, Fletcher CD. Well-differentiated inflammatory liposarcoma: an uncommon and easily overlooked variant of a common sarcoma. Am J Surg Pathol 1997; 21(5):518–527.
162 McCormick D, Mentzel T, Beham A, Fletcher CD. Dedifferentiated liposarcoma. Clinicopathologic analysis of 32 cases suggesting a better prognostic subgroup among pleomorphic sarcomas. Am J Surg Pathol 1994; 18(12): 1213–1223.
163 Nascimento AG, Kurtin PJ, Guillou L, Fletcher CD. Dedifferentiated liposarcoma: a report of nine cases with a peculiar neurallike whorling pattern associated with metaplastic bone formation. Am J Surg Pathol 1998; 22(8):945–955.
164 Rosai J, Akerman M, Dal Cin P, et al. Combined morphologic and karyotypic study of 59 atypical lipomatous tumors. Evaluation of their relationship and differential diagnosis with other adipose tissue tumors (a report of the CHAMP Study Group). Am J Surg Pathol 1996; 20(10): 1182–1189.
165 Dei Tos AP, Doglioni C, Piccinin S, et al. Coordinated expression and amplification of the MDM2, CDK4, and HMGI-C genes in atypical lipomatous tumours. J Pathol 2000; 190(5):531–536.
166 Lucas DR, Nascimento AG, Sanjay BK, Rock MG. Well-differentiated liposarcoma. The Mayo Clinic experience with 58 cases. Am J Clin Pathol 1994; 102(5):677–683.
167 Henricks WH, Chu YC, Goldblum JR, Weiss SW. Dedifferentiated liposarcoma: a clinicopathological analysis of 155 cases with a proposal for an expanded definition of dedifferentiation. Am J Surg Pathol 1997; 21(3):271–281.
168 Lae ME, Roche PC, Jin L, Lloyd RV, Nascimento AG. Desmoplastic small round cell tumor: a clinicopathologic, immunohistochemical, and molecular study of 32 tumors. Am J Surg Pathol 2002; 26(7):823–835.
169 Sawyer JR, Tryka AF, Lewis JM. A novel reciprocal chromosome translocation t(11;22)(p13;q12) in an intraabdominal

desmoplastic small round-cell tumor. Am J Surg Pathol 1992; 16(4):411–416.
170 Quaglia MP, Brennan MF. The clinical approach to desmoplastic small round cell tumor. Surg Oncol 2000; 9(2):77–81.
171 Attanoos RL, Griffin A, Gibbs AR. The use of immunohistochemistry in distinguishing reactive from neoplastic mesothelium. A novel use for desmin and comparative evaluation with epithelial membrane antigen, p53, platelet-derived growth factor-receptor, P-glycoprotein and Bcl-2. Histopathology 2003; 43(3):231–238.
172 Cury PM, Butcher DN, Corrin B, Nicholson AG. The use of histological and immunohistochemical markers to distinguish pleural malignant mesothelioma and in situ mesothelioma from reactive mesothelial hyperplasia and reactive pleural fibrosis. J Pathol 1999; 189(2):251–257.
173 Schneider V, Partridge JR, Gutierrez F, et al. Benign cystic mesothelioma involving the female genital tract: report of four cases. Am J Obstet Gynecol 1983; 145(3):355–359.
174 Villaschi S, Autelitano F, Santeusanio G, Balistreri P. Cystic mesothelioma of the peritoneum. A report of three cases. Am J Clin Pathol 1990; 94(6):758–761.
175 Sawh RN, Malpica A, Deavers MT, Liu J, Silva EG. Benign cystic mesothelioma of the peritoneum: a clinicopathologic study of 17 cases and immunohistochemical analysis of estrogen and progesterone receptor status. Hum Pathol 2003; 34(4):369–374.
176 Sethna K, Mohamed F, Marchettini P, Elias D, Sugarbaker PH. Peritoneal cystic mesothelioma: a case series. Tumori 2003; 89(1):31–35.
177 McFadden DE, Clement PB. Peritoneal inclusion cysts with mural mesothelial proliferation. A clinicopathological analysis of six cases. Am J Surg Pathol 1986; 10(12): 844–854.
178 Ross MJ, Welch WR, Scully RE. Multilocular peritoneal inclusion cysts (so-called cystic mesotheliomas). Cancer 1989; 64(6):1336–1346.
179 Butnor KJ, Sporn TA, Hammar SP, Roggli VL. Well-differentiated papillary mesothelioma. Am J Surg Pathol 2001; 25 (10):1304–1309.
180 Daya D, McCaughey WT. Well-differentiated papillary mesothelioma of the peritoneum. A clinicopathologic study of 22 cases. Cancer 1990; 65(2):292–296.
181 Galateau-Salle F, Vignaud JM, Burke L, et al. Well-differentiated papillary mesothelioma of the pleura: a series of 24 cases. Am J Surg Pathol 2004; 28(4):534–540.
182 Nogales FF, Isaac MA, Hardisson D, et al. Adenomatoid tumors of the uterus: an analysis of 60 cases. Int J Gynecol Pathol 2002; 21(1):34–40.
183 Suzuki Y. Pathology of human malignant mesothelioma – preliminary analysis of 1,517 mesothelioma cases. Ind Health 2001; 39(2):183–185.
184 Roggli VL, Oury TD, Moffatt EJ. Malignant mesothelioma in women. Anat Pathol 1997; 2:147–163.
185 Brenner J, Sordillo PP, Magill GB. Malignant mesothelioma in children: report of seven cases and review of the literature. Med Pediatr Oncol 1981; 9(4):367–373.
186 Cook DS, Attanoos RL, Jalloh SS, Gibbs AR. 'Mucin-positive' epithelial mesothelioma of the peritoneum: an unusual diagnostic pitfall. Histopathology 2000; 37(1):33–36.
187 Shanks JH, Harris M, Banerjee SS, et al. Mesotheliomas with deciduoid morphology: a morphologic spectrum and a variant not confined to young females. Am J Surg Pathol 2000; 24(2):285–294.
188 Sandberg AA, Bridge JA. Updates on the cytogenetics and molecular genetics of bone and soft tissue tumors. Mesothelioma Cancer Genet Cytogenet 2001; 127:93–110.
189 Sugarbaker PH, Welch LS, Mohamed F, Glehen O. A review of peritoneal mesothelioma at the Washington Cancer Institute. Surg Oncol Clin N Am 2003; 12(3):605–621.
190 Gonzalez-Crussi F, deMello DE, Sotelo-Avila C. Omental-mesenteric myxoid hamartomas. Infantile lesions simulating malignant tumors. Am J Surg Pathol 1983; 7(6):567–578.
191 Henriquez A, Latorre JJ, Gonzalez S. Mesocolic myxoid hamartoma showing neural differentiation: an ultrastructural and immunohistochemical study. Pediatr Pathol 1989; 9(5): 559–566.
192 Vyas MC, Mathur DR, Ramdeo IN, Rohitasvadana. Omento-mesentral myxoid hamartoma – a case report. Indian J Cancer 1994; 31(3):212–214.
193 Romaniuk CS, Simpkins KC. Case report: pericolic abscess secondary to torsion of an appendix epiploica. Clin Radiol 1993; 47(3):216–217.
194 Borg SA, Whitehouse GH, Griffiths GJ. A mobile calcified amputated appendix epiploica. AJR Am J Roentgenol 1976; 127(2):349–350.
195 Craig RD. Torsion of an appendix epiploica simulating appendicitis. Br J Clin Pract 1962; 16:123–124.
196 Legome EL, Belton AL, Murray RE, Rao PM, Novelline RA. Epiploic appendagitis: the emergency department presentation. J Emerg Med 2002; 22(1):9–13.
197 Manheimer LH. Massive intraperitoneal hemorrhage from appendix epiploica; report of a case. N Engl J Med 1956; 255(12):570–571.
198 Pavone E, Mehta SN, Trudel J, et al. Torsion of an appendix epiploica: a nonsurgical cause of acute abdomen. Dig Dis Sci 1997; 42(4):851–852.
199 Emory TS, Monihan JM, Carr NJ, Sobin LH. Sclerosing mesenteritis, mesenteric panniculitis and mesenteric lipodystrophy: a single entity? Am J Surg Pathol 1997; 21 (4):392–398.
200 Ginsburg PM, Ehrenpreis ED. A pilot study of thalidomide for patients with symptomatic mesenteric panniculitis. Aliment Pharm Ther 2002; 16(12):2115–2122.
201 Ronnett BM, Shmookler BM, Sugarbaker PH, Kurman RJ. Pseudomyxoma peritonei: new concepts in diagnosis, origin, nomenclature, and relationship to mucinous borderline (low malignant potential) tumors of the ovary. Anat Pathol 1997; 2:197–226.
202 Sugarbaker PH. Pseudomyxoma peritonei. Cancer Treat Res 1996; 81:105–119.

203 Moran BJ, Cecil TD. The etiology, clinical presentation, and management of pseudomyxoma peritonei. Surg Oncol Clin N Am 2003; 12(3):585–603.

204 Ronnett BM, Kurman RJ, Zahn CM, et al. Pseudomyxoma peritonei in women: a clinicopathologic analysis of 30 cases with emphasis on site of origin, prognosis, and relationship to ovarian mucinous tumors of low malignant potential. Hum Pathol 1995; 26(5):509–524.

205 Glehen O, Mithieux F, Osinsky D, et al. Surgery combined with peritonectomy procedures and intraperitoneal chemohyperthermia in abdominal cancers with peritoneal carcinomatosis: a phase Ⅱ study. J Clin Oncol 2003; 21(5): 799–806.

206 Lee KR, Scully RE. Mucinous tumors of the ovary: a clinicopathologic study of 196 borderline tumors (of intestinal type) and carcinomas, including an evaluation of 11 cases with 'pseudomyxoma peritonei'. Am J Surg Pathol 2000; 24(11): 1447–1464.

207 Balasch J, Pahisa J, Marquez M, et al. Metastatic ovarian strumosis in an in-vitro fertilization patient. Hum Reprod 1993; 8(12):2075–2077.

208 Karseladze AI, Kulinitch SI. Peritoneal strumosis. Pathol Res Pract 1994; 190(11):1082–1085.

209 Ferguson AW, Katabuchi H, Ronnett BM, Cho KR. Glial implants in gliomatosis peritonei arise from normal tissue, not from the associated teratoma. Am J Pathol 2001; 159 (1):51–55.

24

卵巢癌的发病机制

Pathogenesis of ovarian cancer

Ronny L. Drapkin 和
Jonathan L. Hecht 著
邵汇琳译 沈丹华校

引言 Introduction

本章旨在描述卵巢上皮性癌的可能的发生机制。我们将讨论卵巢正常细胞转化为癌前病变并进展为癌的相关形态学和分子改变。我们将论述与卵巢癌的危险因素和预防相关的实验和动物癌症模型。

人们认为上皮性恶性肿瘤是源于遗传学和组织学改变的明确过程，它导致正常组织到异型增生或原位前期病变，再到浸润性和转移性癌的发生。该模型基于胃肠癌的研究，在胃肠癌的组织水平和分子水平都观察到这一发展过程（图 24.1a）[1, 2]。该模型并不太适合卵巢癌，因为典型的卵巢癌发现时都为临床晚期，并无一致的明确前体病变。此外，卵巢癌的组织学表现各不相同，包括浆液性、子宫内膜样、黏液性和透明细胞等形态，而且在成人卵巢中并无类似于这些组织学表现的“正常”黏膜。

因此，应用于卵巢癌发生的Vogelstein型模型必须：

1. 定义一个肿瘤形成事件发生于其上的“转化带”。
2. 为在这个转化带上发生的前期病变提供一个机制和定义。
3. 将卵巢癌已知的遗传学改变与其组织学、临床表现和流行病学相关联。
4. 要认识到该模型可能无法满意解释日常临床实践中见到的许多混合性癌、不同分化的癌或低分化癌。

该模型不可避免的失败反映了卵巢肿瘤生物学的复杂性，而这在结肠癌中并不易显现。首先，临床医师倾向于将各种组织结构（浆液性、透明细胞、子宫内膜样）归纳为一组，根据分级和分期治疗患者，而这些肿瘤却各有不同的分子缺陷。其次，有一系列中间形态先于每种组织结构出现并与之共存（表24.1）。例如浆液性癌可以从卵巢表面、皮质包涵囊肿（cortical inclusion cyst，CIC）内的纤毛上皮、输卵管上皮的种植、微乳头浆液性交界性肿瘤甚或在浆液性囊腺瘤内发生；子宫内膜异位症可导致或伴有透明细胞癌和子宫内膜样癌或交界性黏液性肿瘤（宫颈内膜型）。最后，在鉴定性检查中，经常被用于鉴别浆液性癌和子宫内膜样腺癌的标准常常并不能将两者区分开。组织学结构和前期病变的重叠程度反映了起源细胞的限定范围，就像各种子宫内膜癌有着相同的起源一样。

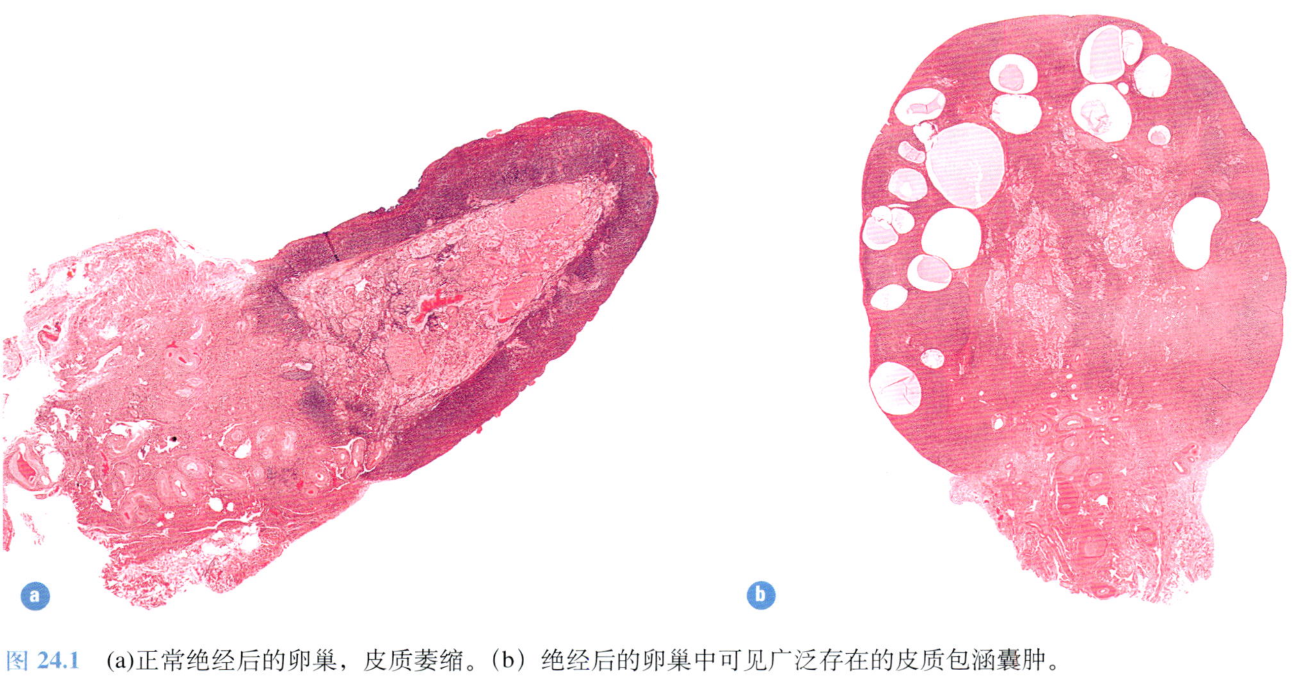

图 24.1 (a)正常绝经后的卵巢，皮质萎缩。(b) 绝经后的卵巢中可见广泛存在的皮质包涵囊肿。

表 24.1　卵巢癌发生的通路

分化	可能的起源 （按发生率降序排列）	前期病变	分子学改变	转变
浆液性（分化差）	OSE CIC 输卵管内膜异位症 子宫内膜异位症	CIC 伴非典型性 囊腺纤维瘤	p53	快
浆液性（分化好）	OSE CIC 输卵管内膜异位症 子宫内膜异位症	交界性浆液性囊腺瘤 囊腺纤维瘤	K-ras，BRAF	不定
子宫内膜样	子宫内膜异位症 CIC OSE	子宫内膜异位症伴非典型性 子宫内膜样腺纤维瘤 子宫内膜样息肉	PTEN 微卫星不稳定性（MSH2） β-连环蛋白	慢
透明细胞	子宫内膜异位症 CIC	未证实	PTEN	未知
癌肉瘤	子宫内膜异位症 CIC	未证实		
黏液性	CIC	交界性黏液性（肠型） 黏液性囊腺瘤	K-ras	慢
移行细胞	OSE Walthard 残余 子宫内膜异位症	良性 Brenner 瘤 交界性 Brenner 瘤 畸胎瘤 黏液性囊腺瘤		未知
混合性上皮性	CIC 子宫内膜异位症	未证实		

OSE，卵巢表面上皮；CIC，皮质包涵囊肿。

卵巢表面上皮的发生和从间皮到上皮的表型“转化”

Emergence of ovarian surface epithelium and “transformation” from the mesothelial to epithelial phenotype

Müller上皮为女性所特有。Müller管由体腔上皮内陷而成，它最终形成输卵管、子宫和宫颈内膜。这个系统的发育需要“间皮”转化为生殖系统所必需的输卵管（浆液性）、子宫内膜（子宫内膜样）和宫颈（黏液性）上皮。在成年女性，大部分卵巢表面和皮质表层包涵体仍然被覆“间皮”，但据推测，肿瘤可能起源于具有类似Müller表型的区域；这一过程在皮质囊肿中表现得最为明显（图 24.1-24.3）。

卵巢Müller上皮有两个来源。子宫内膜或输卵管上皮既可以通过脱落、直接接触或粘附重新分布于卵巢表面（“迁移模型”），也可以通过化生将表面细胞转化为Müller 上皮（“化生模型”）（图 24.2）[3-6]。

化生模型在胚胎发生和分子研究中都有强有力的证据支持。卵巢表面上皮（ovarian surface epithelium, OSE）虽然与腹膜腔被覆的间皮相连续，但却与Müller管来源的组织的上皮有着共同的胚胎起源[7, 8]。它们都发生于生殖嵴的体腔上皮。这一共同起源在成人非肿瘤性卵巢中得到证实，组织学上常可见OSE转化为柱状和纤毛型细胞（图 24.3），这一过程被称为 Müller 化生。成人卵巢表面细胞具有可塑性表型，这一点可通过它既与上皮（CK、层粘连蛋白和Ⅳ型胶原）抗原也与间皮（波

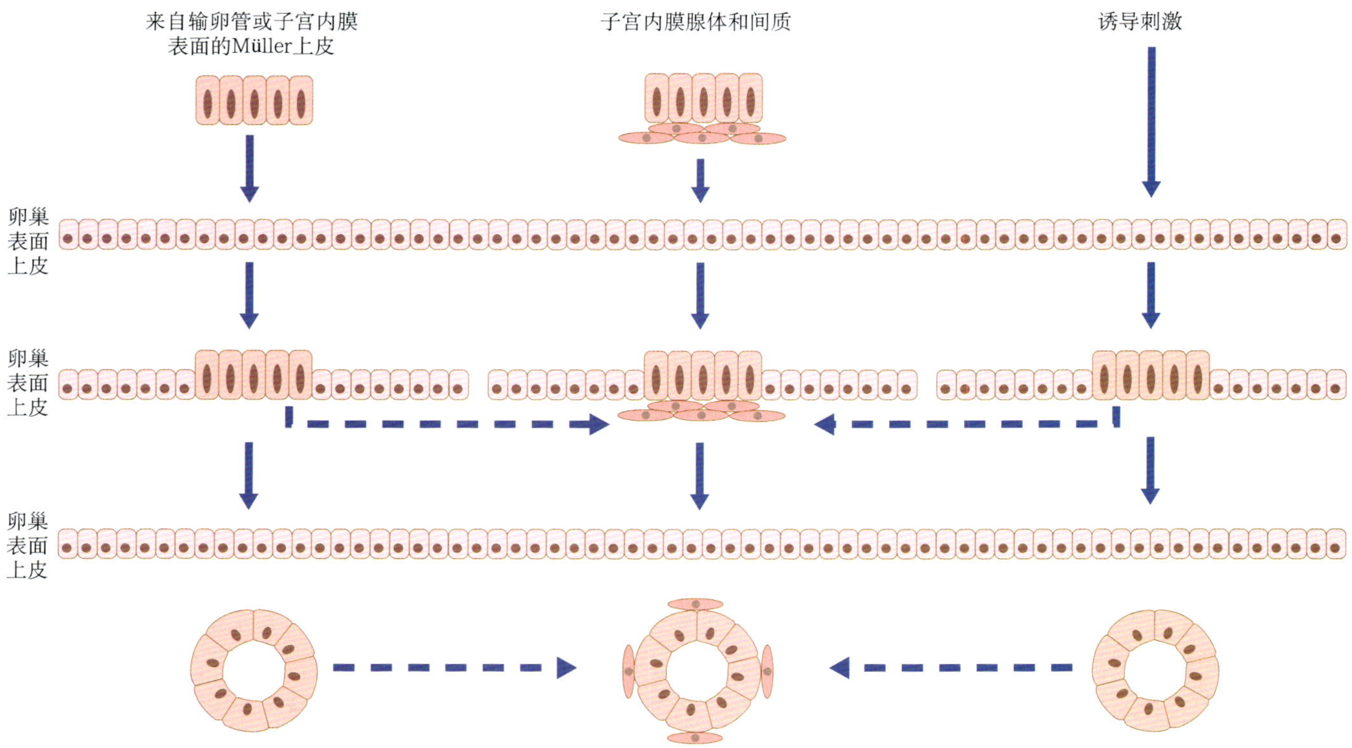

图24.2　卵巢表面Müller上皮和包涵体可能起源的示意图。它们包括输卵管或子宫内膜的被覆上皮种植到卵巢表面上皮（OSE），继而形成皮质包涵囊肿（CIC，左）；子宫内膜腺体和间质都种植形成子宫内膜异位囊肿（中）；OSE转化形成Müller上皮。在第一和第三个设想中，下面或邻近的皮质间质（虚线）诱导可导致子宫内膜间质的产生。

形蛋白、I 型和Ⅲ型胶原）抗原的抗体发生反应（免疫染色）而得到证实。在体外（细胞培养）可诱导OSE细胞在上皮和间叶细胞之间进行形态转换[9, 10]。最终，表面上皮表达雌激素、孕激素和雄激素受体[11]。据推测，癌可能来自于化生的上皮，并经由另外的可能为激素驱动的过程（图 24.3）[12-14]。输卵管或子宫内膜化生或转化可解释卵巢癌具有与其他妇科癌（包括基底细胞癌和子宫内膜癌）类似表现的原因。

卵巢癌的动物模型关注卵巢表面上皮，把它作为卵巢癌起源的细胞。卵巢癌的鼠模型[15-17]依赖于成年鼠的异种移植［将遗传改变的鼠卵巢上皮细胞重新种植到卵巢囊（卵巢所在部位）内］[17]。这些模型能解释卵巢局部环境的作用，因为卵巢上皮细胞是在卵巢囊内生长的。所有这些模型均能用病毒癌蛋白[15]导致上皮肿瘤的产生，也能通过人癌基因和来自于种植OSE中的肿瘤抑制基因的突变和（或）清除来产生上皮性肿瘤[16, 17]。

在人类，引起化生和肿瘤形成的因素尚不清楚，但CIC 通常有化生改变，这可能提供了了解机制的机会。CIC形成模型包括排卵部位的修复、纤维形成或输卵管粘连或伴随衰老出现的 OSE 内陷到皮质（图 24.4）。在排卵时，覆于成熟卵泡上的OSE受凋亡信号的控制，凋亡信号最终帮助卵子从卵巢表面破出。在由此而造成的OSE 缺口的修复中，一些细胞陷入皮质中，产生 CIC。粘连对于易感的OSE或输卵管上皮的合并都是一个显而易见的机制。衰老很可能是CIC产生的第三个机制。随着卵巢的衰老，卵巢出现萎缩，表面变成脑回形。这一过程导致OSE内陷到卵巢皮质，形成CIC。CIC形成中的常见成分是在富于间质环境中的OSE的滞留，间质可能是启动化生的来源。

CIC可能随着排卵周期而增加或改变。流行病学研究表明，抑制排卵的因素可降低上皮性卵巢癌发生的风险，这些因素包括妊娠、哺乳和口服避孕药[18, 19]。进一

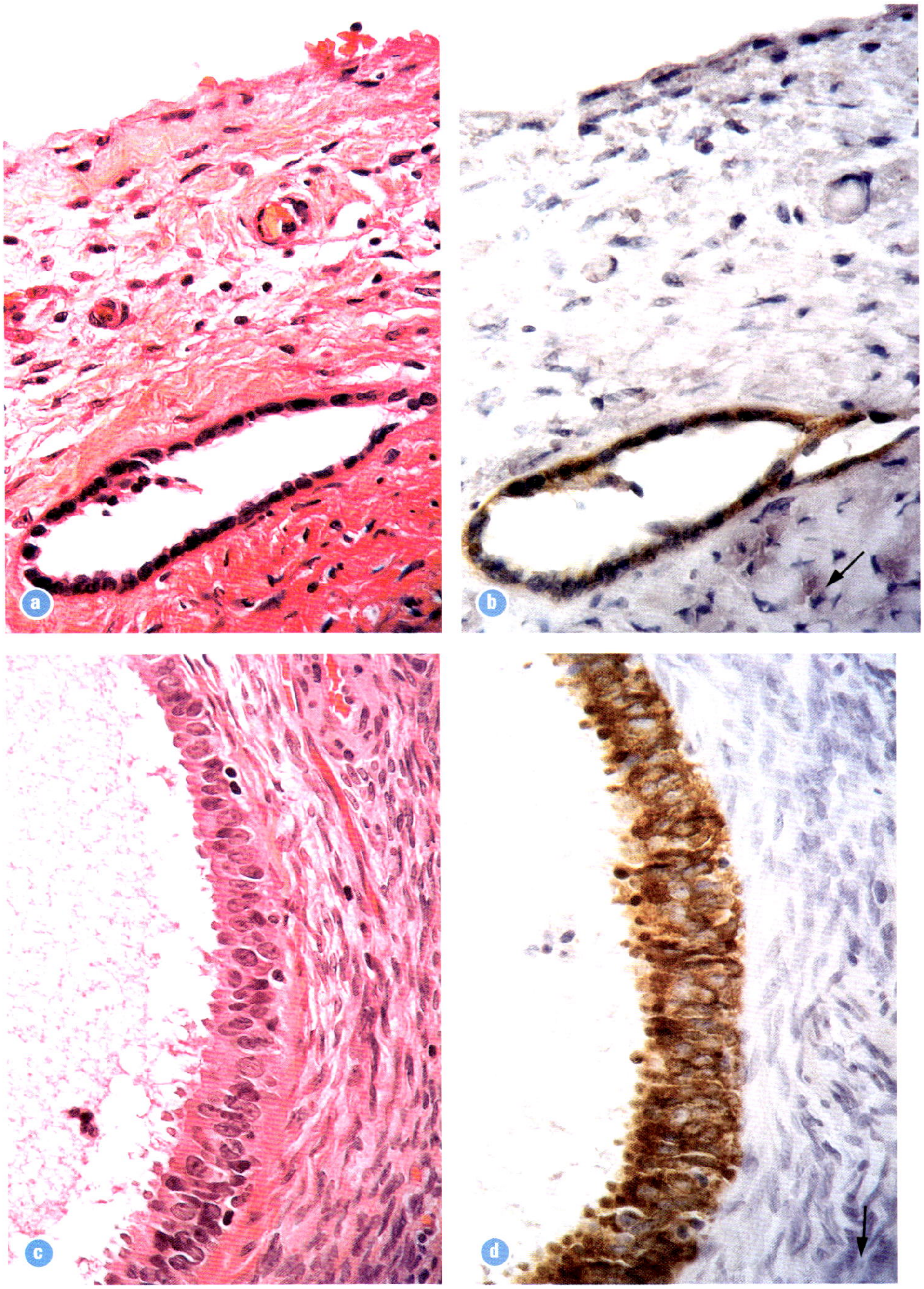

图24.3 不同的卵巢细胞表型，包括表达钙视网膜蛋白（箭头）(b) 的间皮 (a) 和表达上皮膜抗原（EMA）（箭头）(d) 的有纤毛的包涵体 (c)。推测后者是导致肿瘤形成的分子事件的靶点。

步支持排卵在癌中起成因性作用的是，人们观察到OSCE癌很少见于不常排卵的动物，但却常见于像人类一样经常排卵的母鸡[20, 21]。

排卵不可能是全部的解释，包涵囊肿虽然是基因突变本身的有吸引力的靶点，但却可能并非一个必需的前体。一些浆液性癌可直接从卵巢表面发生。而且，实质内肿瘤也可以来源于子宫内膜异位囊肿，而非CIC。此外，一些浆液性和黏液性肿瘤起源于与排卵无关的生长缓慢的表面肿瘤（腺纤维瘤或囊性交界性肿瘤）。

迁移模型在肿瘤形态学方面令人注目。卵巢肿瘤在组织学上与发生于输卵管和子宫内膜的肿瘤类似。像卵巢癌一样，大多数具有输卵管纤毛上皮性质的癌，包括

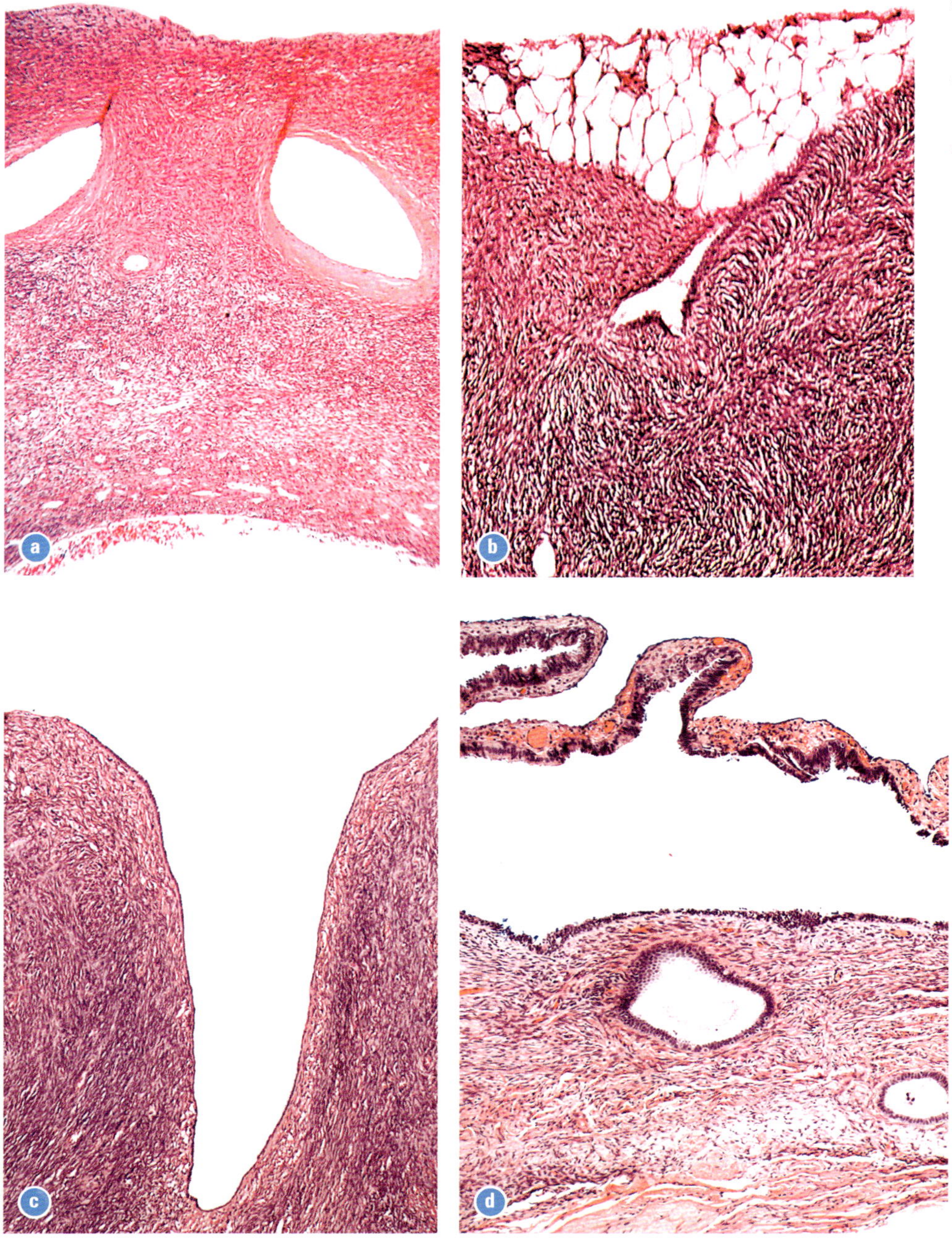

图 24.4　CIC 产生的机制，包括（a）排卵部位修复或滞留于闭锁卵泡内、（b）表面与陷入的间皮粘连、（c）绝经后萎缩卵巢内陷导致 OSE 被包绕和（d）与陷入的输卵管上皮（输卵管内膜异位症）粘连。

与 BRCA1 突变相关的癌，均为低分化癌。卵巢癌，像子宫内膜癌一样，由两个主要的生物学亚群组成，即子宫内膜样型和乳头状浆液型。前者可能与预先存在的雌激素反应性增生相关，后者似乎来自表面子宫内膜被覆上皮，常与子宫内膜息肉有关，而与雌激素无关。可以想像，这些多种来源的上皮均可被转运到卵巢表面，带有各自的肿瘤表型。有实验证据支持子宫内膜可经输卵管迁移，并且常有卵巢和子宫内膜同时发生原发性肿瘤的报道[21]。

从正常到异型增生到癌的通路
The normal to dysplasia to carcinoma pathway

形态学证据 MORPHOLOGIC EVIDENCE

在外科切除标本中观察到几个形成卵巢癌的通路。

OSE 或 CIC 上皮直接转化为高级别癌（图 24.5）
Direct transformation of OSE or CIC epithelium to high-grade carcinomas

这是致死性最高的肿瘤——乳头状浆液性癌的形成通路。虽然偶尔在同一组织学视野内可有正常上皮和异常上皮并存，但在此通路中并不易观察到中间性病变。据推测，一系列分子事件介导了良性上皮向恶性肿瘤形态学的迅速演化。

化生性 / 纤毛 OSE 或 CIC 与浆液性癌之间的关系在很大程度上是不确定的，并且是相互矛盾的。包涵囊肿与癌之间的关系是基于对卵巢癌患者对侧卵巢的评价[12]。已有研究报道，包涵囊肿、输卵管化生和输卵管中的类似改变增加。一些学者争辩，部分浆液性癌来源于隐匿的输卵管前体（见第 21 章）[3, 66]。Westhoff 等比较了 37 名卵巢癌患者与 148 名非卵巢癌患者对侧的正常卵巢。他们报道，每个卵巢所具有的包涵囊肿频率相似(2.7和3.6)，并推断包涵囊肿形成增加并不是卵巢癌的危险因素[22]。然而，Werness 等的报道比较了因有明显卵巢癌家族史而行预防性卵巢切除术的 64 名连续患者与30名无卵巢癌家族史的妇女，发现预防性切除的卵巢比对照组有更多的皮质包涵囊肿。有趣的是，虽然在光学显微镜水平未见明显不同，但在这些病例，囊肿中所包含的细胞核染色质异质性更高[23]。Deligdisch 还依据图像分析检测到皮质上皮染色质结构改变，从而提出卵巢异型增生[24, 25]。Bell 和 Scully 检查了 14 例早期上皮性卵巢癌；发现只有 3 例在邻近表面上皮有异型增生性改变，大部分肿瘤与卵巢表面相关，而与深部皮质无关[26]。

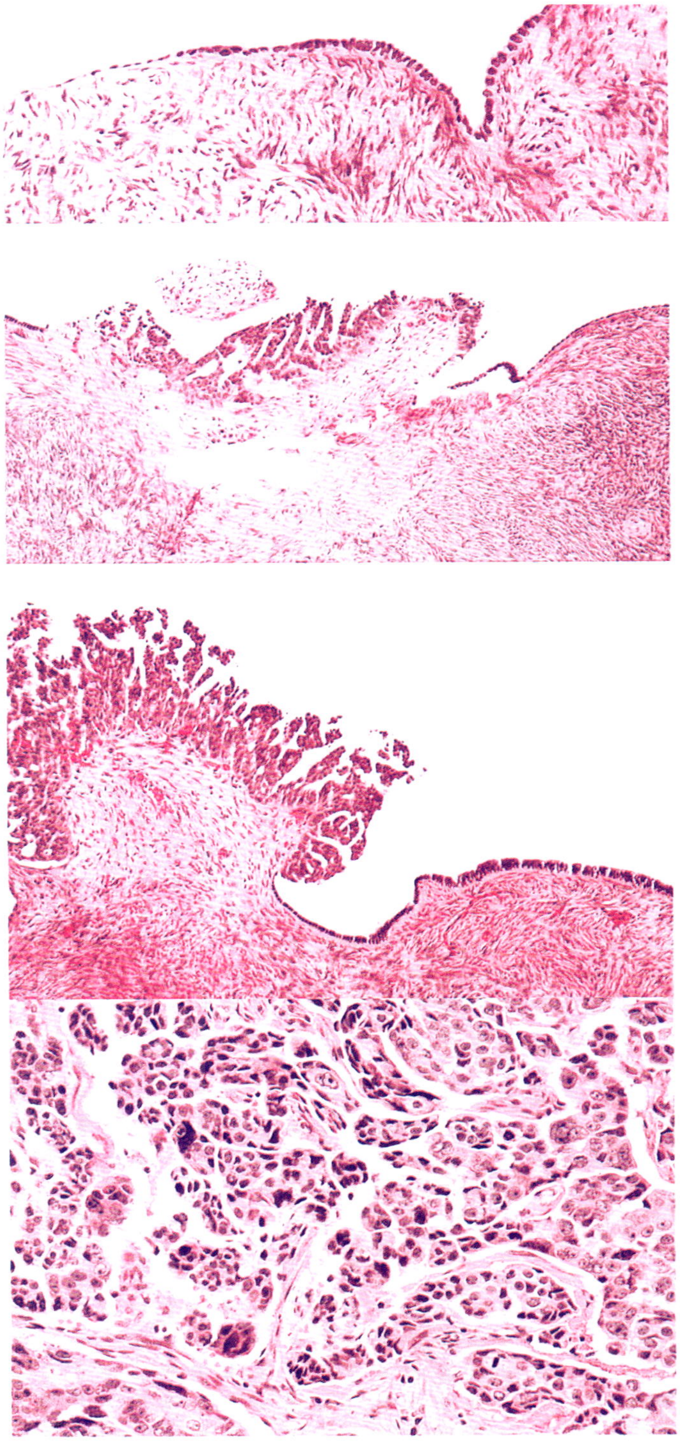

图 24.5　对大多数浆液性癌发生的普遍解释是由 OSE 或 CIC 上皮直接转化而来，按图中从上到下的顺序发展。在该模式中，中间性病变（如囊腺瘤、腺纤维瘤或交界性肿瘤）少见。

与先前存在的腺纤维瘤有关的癌的演变
Evolution of cancers in association with pre-existing adenofibroma

虽然人们假定大多数卵巢癌并不起源于良性囊腺瘤，但有一小部分卵巢浆液性、黏液性和子宫内膜样肿瘤与以上皮间质增生改变为特征的腺纤维瘤共存（Crum C，个人交流）（图24.6）。这些病变通常与癌截然不同，它们无细胞学非典型性，但可提示间质上皮间的相互作用始于癌发生之前的间期。类似情况还发生于子宫内膜息肉形成中的子宫内膜。息肉本身不被认为是癌前病变，但息肉常常是子宫乳头状浆液性癌的起源部位。提示间质-上皮增生增加了上皮突变事件的风险。从逻辑上讲，这些事件并不是腺纤维瘤或息肉的特征，但当这些过程叠加时，就为肿瘤生长提供了不同的发展路径。

作为癌前病变的交界性囊腺瘤 Borderline cystadenomas as precursors

卵巢肿瘤在形态学上分为良性、交界性或恶性。交界性恶性肿瘤是指缺乏间质的“明显浸润”，并以预后优于浸润性癌为特征[27]。在流行病学上，交界性和浸润性浆液性肿瘤似乎具有相关性，因为它们的发病高峰之间相差 10 ~ 15 年时间；良性、交界性和浸润性病变的流行病学危险因素相似，而且在有卵巢癌家族/遗传危险的妇女，良性和交界性肿瘤的发病率增加[28]。然而，只有少数癌症患者先前有交界性病变[29]，单在一个肿瘤中发现交界性到浸润性癌的组织学过渡是极为罕见的（图24.7）[30, 31]。

实际上，浆液型交界性病变与高级别浆液性浸润癌在遗传学上是不同的。例如，典型的浆液性“交界性”肿瘤含有不同于癌的遗传学改变。浆液性交界性肿瘤不出现 p53 突变，失活的 X 染色体长臂发生杂合性丢失（loss of heterozygosity，LOH）和微卫星不稳定性。相反，浸润性癌常见p53突变，有多个体细胞染色体上发生杂合性丢失（1p，3p，5q，6q，7p，8p，9q，11p，13q，14q，17q，18q，21q，22q），缺乏微卫星不稳定性[32-37]。

与高级别浆液性肿瘤形成不同，卵巢良性或交界性黏液性肿瘤与卵巢黏液性癌之间的联系要密切得多（图24.8，见下）。

低级别癌（图 24.9） Low-grade carcinomas

浆液性癌主要是高级别肿瘤，但极少数可能为低级别肿瘤。低级别浆液性癌（和浆液性交界性肿瘤）常有BRAF和K-ras突变，而这在高级别癌中极为罕见[38-40]。它们还缺乏 p53 突变，而 p53 突变在高级别浆液性癌中非常常见[41]。

与高级别浆液性癌相比，低级别浆液性癌很少出现细胞遗传学[42]及单核苷酸多态性分析上的分子异常[43]。基因表达图谱也可区分低级别浆液性癌和浆液性交界性肿瘤[43-46]。根据 Singer 等人的工作，就其遗传谱来说，只有具有 I 级核的非典型性、低级别结构（典型的微乳头状）和低度核分裂活性的肿瘤归入低级别组[47]。

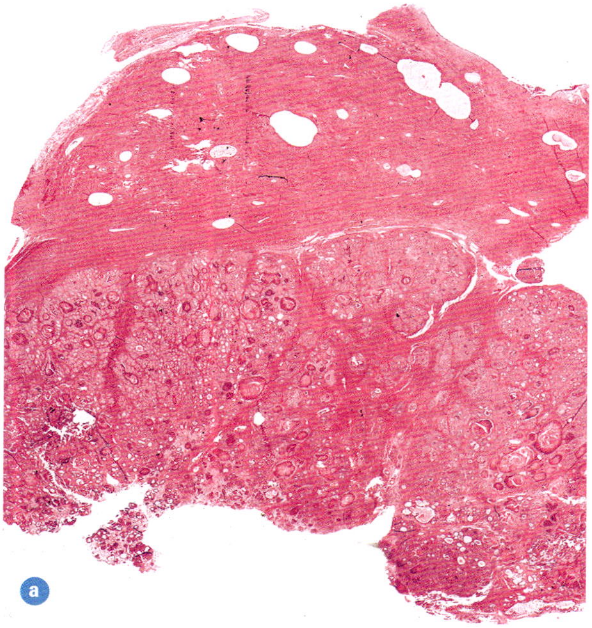

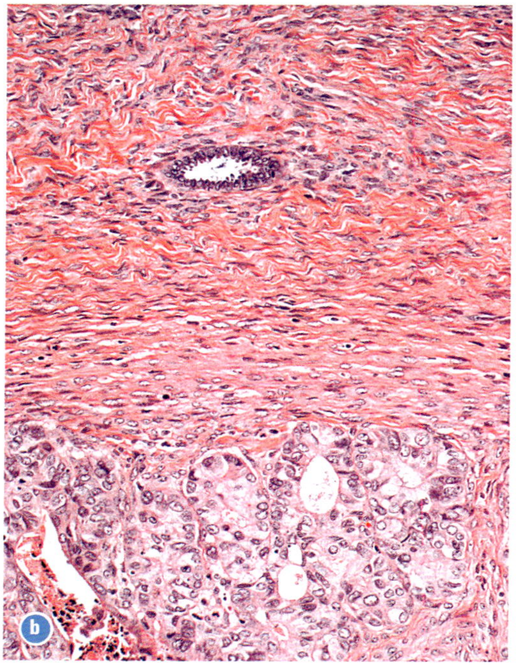

图 24.6 （a）子宫内膜样腺纤维瘤（上）紧邻子宫内膜样腺癌（下）。（b）腺纤维瘤中的良性上皮（上）和癌（下）并列存在。

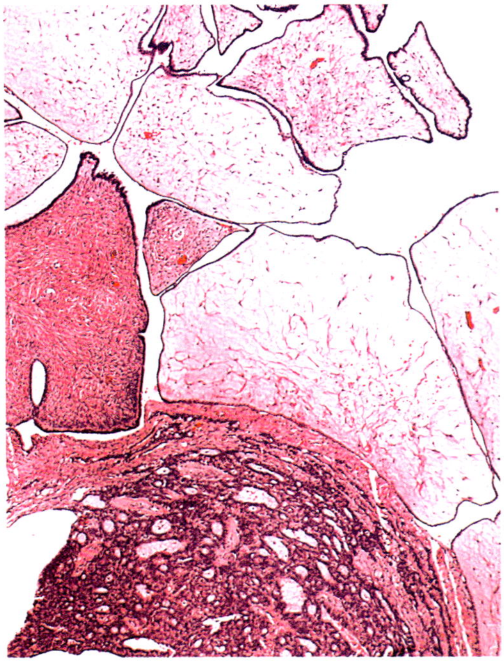

图 24.7 罕见的情况下，高分化浆液性癌（下）发生于交界性肿瘤（上）内。

遗传学途径 GENETIC PATHWAYS

如同其他实体瘤一样，卵巢癌被认为是由肿瘤抑制基因和癌基因的一系列遗传改变积累而产生的，因为在成熟癌中出现一致的异常。例如，在浆液性癌中常常检测到 p53 和 c-Myc 突变[48, 49]。然而，与表面或 CIC 中的 OSE肿瘤转化相关的特别早期分子和遗传事件大部分仍不清楚。由于缺乏明显的形态学前期病变，使对早期改变的研究变得很困难。

通过使用基因表达图谱技术［差异化显示、基因表达序列分析（SAGE）、差异 cDNA 阵列、cDNA 阵列比较杂交、细胞蛋白双向凝胶电泳］[44, 50-70]以及最近的蛋白质组血清模式[51, 53, 57, 58]研究卵巢癌细胞系和原发肿瘤，使我们更接近于解决肿瘤发生问题。正如所料，每项研究都确定从良性OSE到癌的转化中有一组独特的基因表达发生了改变。有趣的是，像结肠癌一样，所确定的大部分上调基因既可以是表面抗原也可以是分泌蛋白[59]。这类应用癌组织和相关细胞系的研究并未确定这些基因牵涉到肿瘤发生的哪一时期。

Barkat等[60]分析了高危妇女组（BRCA1杂合子）以检验这样一种假设，即这组妇女的卵巢表面上皮可能富于癌前的组织学或遗传学改变。他们检测了一系列上皮的改变，包括表面上皮假复层化、包涵囊肿、表面上皮内陷到深部皮质、间质细胞活性增加和表面乳头状瘤病。此外，他们还应用针对 BRCA1、p53 和 ERBB-2 的抗体对这些改变进行了免疫分型，采用Mib-1染色（针对 Ki-67）对增殖活性进行定量并确定了凋亡指数。与其他研究者一样，他们注意到包涵囊肿中的一些形态学差异；然而，在这两组之间并无分子的不同，提示如果发生了从包涵囊肿到癌的转化，这也是一个隐秘事件[23-25]。

最近，我们在正常人卵巢组织中采用免疫过氧化物酶技术研究了最常报道的在卵巢肿瘤中过表达的蛋白[HE4、EpCAM、EMA/MUC1、间皮素（mesothelin）和CD9]的表达情况。在非肿瘤性卵巢中，卵巢表面细胞（OSE）和皮质包涵囊肿（CIC）的组织学表现均可从扁平到立方到复层和有纤毛的细胞间变化。OSE与网膜腹膜有相似的染色模式，表达钙视网膜蛋白和CD9。而CIC与之不同，它与输卵管的表达模式相似，常表达 HE4、EMA 和间皮素，但不表达 CD9。HE4、EMA 和间皮素在复层和有纤毛的上皮中表达最强。在化生的卵巢表面细胞和囊肿中，肿瘤相关蛋白的表达提示这些基因参与了肿瘤早期形成过程，或者更可能的是，大部分在癌中一贯过表达的基因仅仅反映了在卵巢表面前体细胞中从间皮到上皮表型的一种转换[6]。

确定 BRCA1、BRCA2 携带者的前期病变 DEFINING PRECURSORS IN BRCA1, BRCA2 CARRIERS

已经应用一种确定早期肿瘤形成的“实验性”方法研究了易患癌妇女的卵巢。伴有肿瘤抑制基因、BRCA1 和BRCA2突变的患者易患乳腺和卵巢癌。根据形态学、基因表达谱和 p53 突变分析不能将具有种系 BRCA1 或 BRCA2 突变的卵巢癌与散发的高级别晚期卵巢癌区别开[61-66]，但在高危妇女的预防性卵巢切除标本中发现，8% ~ 12% 有隐伏的早期癌[67, 68]。如上所述，在这些患者中，组织学上的癌前病变是有争论的，例如上皮复层化或成簇存在[25, 60, 69-70]。然而，研究显示，包括BRCA1 的杂合性丢失和p53基因突变在内的分子学异常可发生于能检测到癌之前（图 24.6，24.10）。

BRCA1突变与散发癌的相关性已受到质疑，因为在普通人群中 BRCA1 的基因频率估计为 0.15%，而 40 岁以下妇女卵巢癌的发病率为 5.7%，50 ~ 70 岁妇女则为

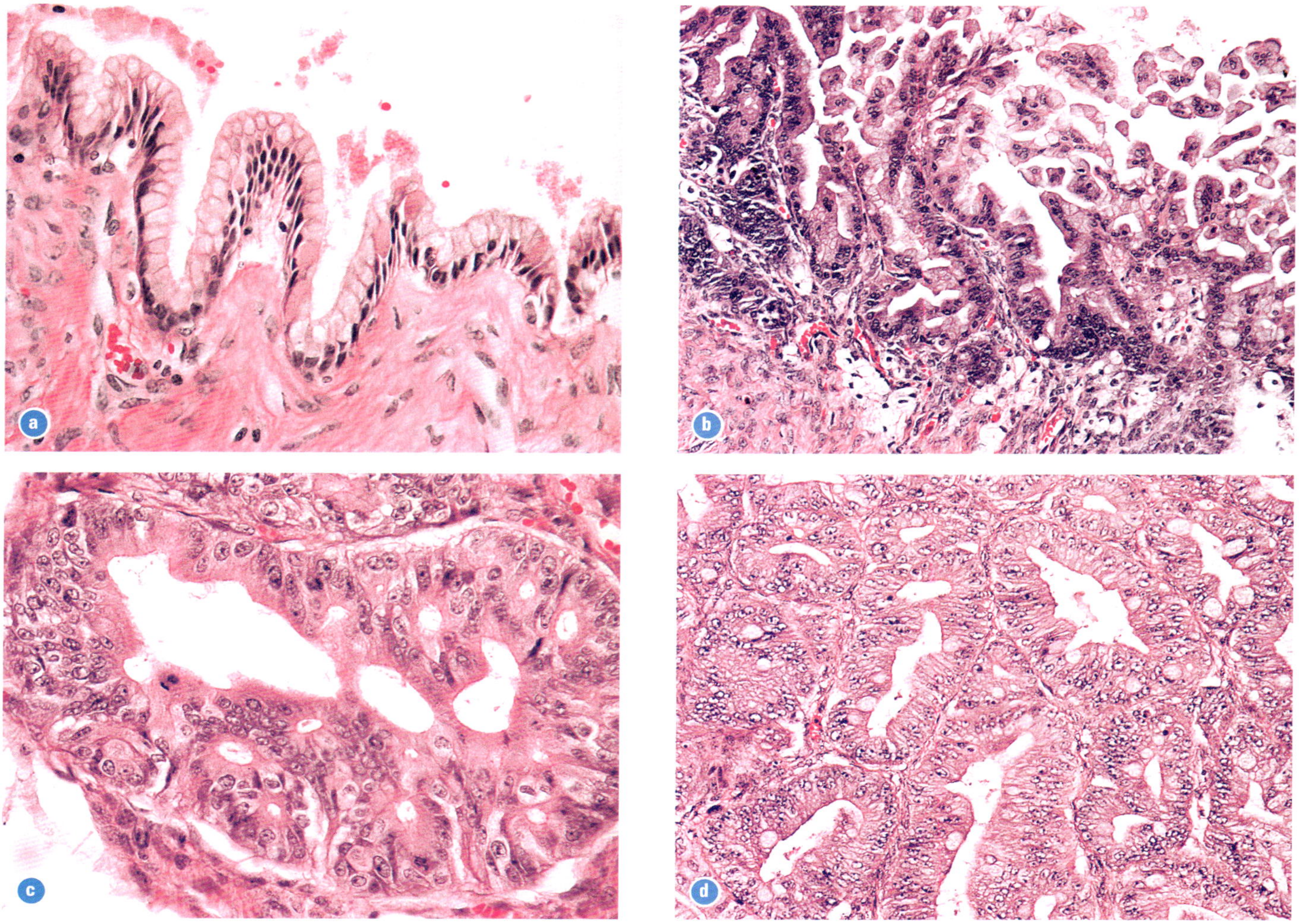

图 24.8　黏液性肿瘤与其良性和交界性病变密切相关。这些图来自于 1 例诊断为肠型交界恶性黏液性肿瘤的病例。肿瘤大部（a）有良性表现，为立方上皮；但有几个区域（b）含有复杂结构，并伴有核的复层化。其他区域（c）的非典型性足以诊断为腺癌，邻近的浸润灶（d）可支持此诊断。

2.1%[71]。然而，在大多数散发癌中，可以显示由遗传学和表观遗传学（启动子超甲基化）机制所导致的BRCA1和（或）BRCA2失活[72, 73]。此外，最近的研究表明，在17%的高级别卵巢癌中有基因EMSY的扩增，这种基因可编码一种与 BRCA2 结合并使之失活的蛋白质。这就确定了一种相对常见的可导致 BRCA2 功能丧失的遗传学机制，这种机制与 BRCA2 位点无关[74-76]。在 1 级癌、交界性肿瘤或黏液性癌中未见 EMSY 扩增。BRCA1/BRCA2功能丧失导致不能修复双链DNA断裂，这也许可以解释高级别卵巢癌中的复杂的染色体组型[42]。

分化特异性通路及其前期病变
Differentiation-specific pathway and their precursors

表面上皮性癌一般根据组织学结构和级别分为浆液性、子宫内膜样、黏液性、透明细胞、移行性和未分化癌[5]。每一种形态都具有特异性的临床表现和遗传学。

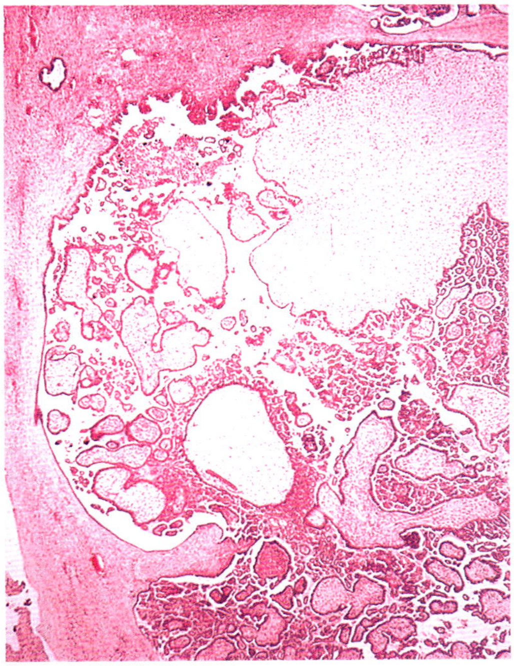

图24.9　所谓的低级别微乳头状浆液性癌是低级别浆液性癌的另外一种形式，它与交界性病变谱有关。

浆液性癌 SEROUS CARCINOMAS

迄今为止，浆液性癌是最常见的组织学亚型[77]。普遍认为这些肿瘤来源于OSE。对BRCA1突变患者的研究也支持浆液性癌起源于输卵管上皮继而蔓延到表面卵巢[3, 66]。然而，没有理由排除在某些情况下肿瘤也可能会起源于CIC或子宫内膜异位灶。某些浆液性癌局限于卵巢实质内支持这一可能性。

如前所述，大部分高级别浆液性癌并不伴有前期存在的良性或交界性病变。事实是大部分癌表现为高分期，而此时肿瘤生长可能已超过了其前期病变，但这种前期病变仅在尚无癌的情况下才可偶尔见到，故而有时对其缺乏明确的前期病变不予考虑。筛查和预防卵巢和子宫浆液性癌相对于其他肿瘤来说是一种截然不同的挑战，比如结肠癌中腺瘤性息肉是一种可检测到的危险因素，它可指导选择后续的治疗[78]。然而，由于其表面受累，早期发现表面浆液性癌对其自然病史的影响可能很小。

低级别浆液性癌（所谓的微乳头状癌）的发生可能与交界性肿瘤有关。然而，这些肿瘤在遗传学上的表现不同于更高级别的浆液性肿瘤。

黏液性癌 MUCINOUS CARCINOMAS

在已确定的良性、交界性和浸润性癌之间的关系中，黏液性囊腺癌与浆液性肿瘤明显不同。黏液性肿瘤占卵巢肿瘤的15%以下，大约75%为良性，而其余的大多数为交界性。原发性浸润性黏液性癌极为罕见，而且绝大部分是I期肿瘤。这种癌更为常见的是来自阑尾和胃肠道的转移癌[79, 80]或为对交界性肿瘤的过度诊断。在交界性黏液性肿瘤中，上皮从非典型性到腺瘤性不等。这种病变被称为“上皮内癌”。具有广泛间质浸润的真正的黏液性癌也常伴有含有上皮内癌区域的低级别成分[81]。分子研究证实良性、交界性和浸润性黏液性肿瘤之间有遗传学联系（图24.8）[82]。

肠型黏液性交界性肿瘤和黏液性癌都显示K-ras突变频率的增加[83]，而且与浆液性肿瘤情况不同的是，在一个黏液性肿瘤中常常兼有良性、交界性和明显的恶性区域，表现出肿瘤内的异质性[84-87]。

子宫内膜样癌 ENDOMETRIOID CARCINOMAS

在很多情况下，子宫内膜样癌来源于子宫外的子宫内膜组织（图24.11）。分别有28%的卵巢子宫内膜样癌和49%的卵巢透明细胞癌伴有子宫内膜异位症[88, 89]。子宫内膜异位症与癌具有相似的危险因素（月经初潮早、间隔规律、月经周期短和产次少）。此外，某些研究显示，输卵管结扎对子宫内膜样癌和透明细胞癌具有预防作用，但对浆液性癌则无此种作用[90]。然而，这一发现是有争议的，没有证据表明输卵管结扎能降低发生子宫内膜异位症的危险（Mitrovitch 和 Crum，个人交流）。

伴有子宫内膜异位症的腺癌的发生可能与腺纤维瘤、增生性腺纤维瘤以及在许多病例中与子宫内膜内衬上皮的重新恶性转化有关。像子宫的同种类型的肿瘤一样[91]，这些肿瘤及其前期病变带有相同的基因改变，包括PTEN/MMAC基因[92, 93]。在无癌病例中，伴有细胞学非典型性的子宫内膜异位症已显示为单克隆性，并具有染色体9p、11q和22q杂合性丢失[92]。

卵巢低级别子宫内膜样癌以β-连环蛋白基因突变为特征，这种异常在高级别卵巢癌中并不常见[94-96]。β-连环蛋白表达的改变以及微卫星不稳定性一般也不会同时在子宫内膜癌中见到，提示几个通路产生相似的形态学

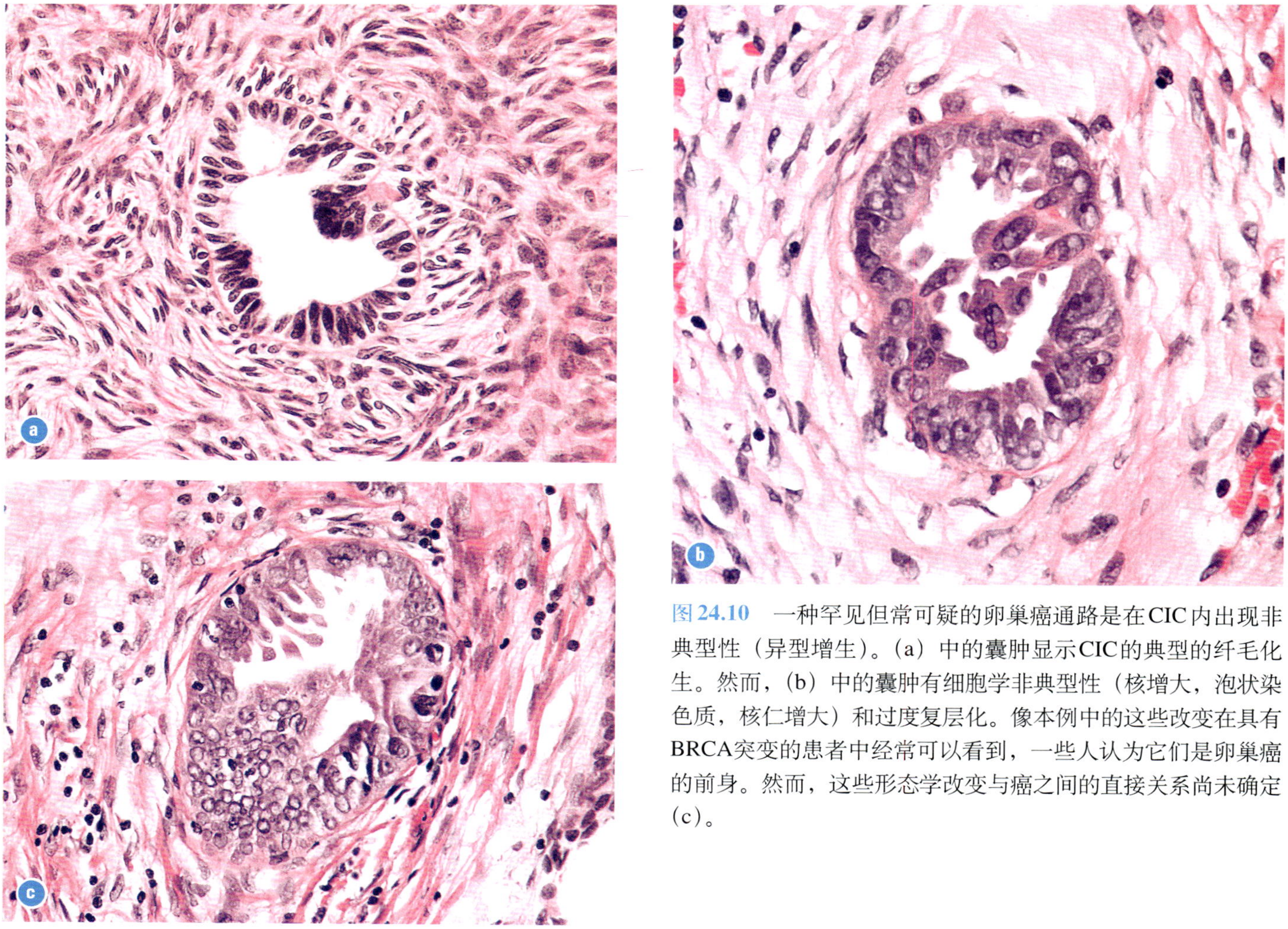

图 24.10 一种罕见但常可疑的卵巢癌通路是在CIC内出现非典型性（异型增生）。(a) 中的囊肿显示CIC的典型的纤毛化生。然而，(b) 中的囊肿有细胞学非典型性（核增大，泡状染色质，核仁增大）和过度复层化。像本例中的这些改变在具有BRCA突变的患者中经常可以看到，一些人认为它们是卵巢癌的前身。然而，这些形态学改变与癌之间的直接关系尚未确定(c)。

表现[94]。这些低级别子宫内膜样肿瘤一般表现为早期病变，而且预后良好。高级别子宫内膜样癌的诊断具有一定的不可重复性，因为它们与高级别浆液性癌在形态学上有相当大程度的交叉。这可能就是卵巢高级别子宫内膜样癌不能根据对基因事件或基因表达图谱的研究[97]和在子宫内膜样肿瘤中的PTEN突变来与高级别浆液性癌区分开的原因[98]。

透明细胞癌 CLEAR CELL CARCINOMAS

透明细胞癌不常见，它的发生常与子宫内膜异位有关，而且常常发生于子宫内膜异位囊肿中。虽然它包含在一些通用的分级方案中，但即使是“交界性”肿瘤也表现出高级别的细胞学特征。与其他高级别卵巢癌相比，这些肿瘤具有相对低的核分裂率，故分级是否与其预后相关值得怀疑。透明细胞癌的基因表达谱不同于其他类型的卵巢癌[99]。

卵巢癌的综合性模式（表 24.1）Integrative models for ovarian cancer

卵巢癌的不同通路 OVARIAN CANCER DIVERGENT PATHWAYS

如前所述，要为所有上皮性肿瘤确定精确的分化通路是不可能的。在分子范围内，要努力解决的形态学谱系已经集中于卵巢上皮性肿瘤形成的二元模式和综合性模式上。二元模式将卵巢上皮性肿瘤形成谱系分为两大类，称为Ⅰ型和Ⅱ型肿瘤[100]。这种方法与子宫的分类相对应。Ⅰ型肿瘤倾于为低级别肿瘤，以逐步发展的方式

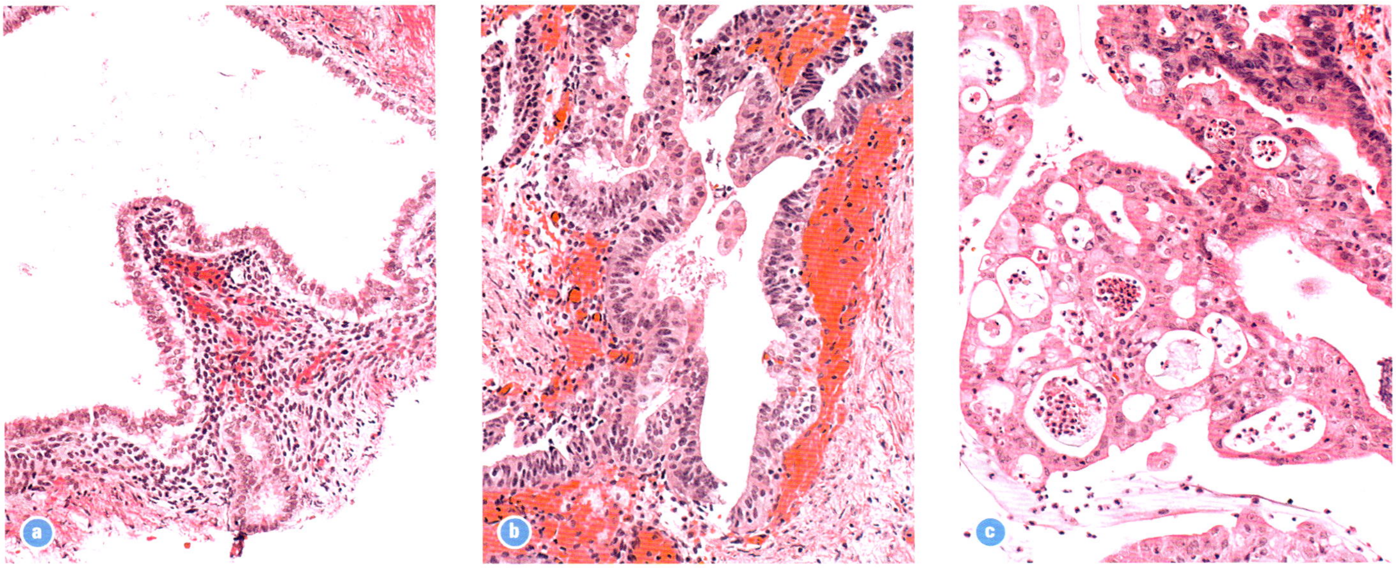

图 24.11　从子宫内膜异位症（a）发生子宫内膜癌（b, c）。肿瘤形成的通路可能遵从直接转化模型，类似于浆液性肿瘤形成中的 OSE。

从良性或交界性肿瘤发展而来。它们包括交界性肿瘤、子宫内膜样癌、透明细胞癌、黏液性癌以及与交界性肿瘤有关的低级别浆液性癌。Ⅰ型肿瘤伴有独特的分子改变，这些改变很少见于Ⅱ型肿瘤，例如浆液性肿瘤的BRAF 和 K-ras 突变、黏液性肿瘤的 K-ras 突变以及子宫内膜样肿瘤的β- 连环蛋白和PTEN 突变和微卫星不稳定性。

相反，Ⅱ型肿瘤是高级别肿瘤，尚未确定形态学上可识别的前体病变，是所谓的重新发生（de-novo development）。Ⅱ型肿瘤包括高级别浆液性癌、恶性混合性中胚叶肿瘤（癌肉瘤）和未分化癌。除了高级别浆液性癌和恶性混合性Müller肿瘤（癌肉瘤）中常见的p53突变以外，与Ⅱ型肿瘤相关的分子改变的资料非常有限。这种癌的发生模式试图使交界性肿瘤与浸润性癌的关系一致，并且为阐明卵巢癌发病机制的研究提供一个形态学和分子学的框架。

卵巢癌综合性通路的多样性
OVARIAN CANCER AS A MULTIPLICITY OF INTEGRATED PATHWAYS

综合性模式与二元模式并不矛盾，但更加复杂，即在相邻分化通路的动态范围内审视卵巢癌。该模式持有的观点是，肿瘤的形成包含的两个参数——受累上皮的类型和起作用的遗传事件——并不总是相互匹配。一个恒定的事例是肠型黏液性肿瘤，其遗传改变与上皮向黏液表型的分化密不可分。交界性和恶性上皮性肿瘤可能都起源于一些先前存在的一系列上皮表型，由经典的浆液性和子宫内膜样癌占据谱系的两极，就像在子宫中见到的一样。未分化癌、“移行细胞”癌和癌肉瘤位于这两极之间，其发生既可与浆液性肿瘤有关，也可与子宫内膜样肿瘤有关。

小结 Summary

每位病理医师在实际工作中经常要为上皮性卵巢癌的分类而费心。发病机制关系到为了预后目的而对这些肿瘤进行再分类以及对我们理解差距的认识。尽管发病机制对于我们治疗卵巢癌的能力没有多少影响，但对了解筛查的局限性和优势并建立一种合理的方法预防卵巢癌是至关重要的。假如能设计一种治疗方法，成功阻止伴随肿瘤形成和进展的分子障碍，那么分子细分与卵巢癌治疗之间的关系将会日益密切。

参考文献 References

1 Biankin AV, Kench JG, Dijkman FP, et al. Molecular pathogenesis of precursor lesions of pancreatic ductal adenocarcinoma. Pathology 2003; 35(1):14–24.

2 Vogelstein B, Kinzler KW. The multistep nature of cancer. Trends Genet 1993; 9(4):138–141.

3 Dubeau L. The cell of origin of ovarian epithelial tumors and the ovarian surface epithelium dogma: Does the emperor have no clothes? Gynecol Oncol 1999; 72(3):437–442.

4 Vanderhyden BC, Shaw TJ, Ethier JF. Animal models of ovarian cancer. Reprod Biol Endocrinol 2003; 1(1):67.

5 Drapkin R, Hecht J. The origins of ovarian cancer: hurdles and progress. Women's Oncol Rev 2002; 2:261–268.

6 Drapkin R, Crum C, Hecht J. Expression of candidate tumor markers in ovarian carcinoma and benign ovary: evidence for a link between epithelial phenotype and neoplasia. Hum Pathol 2004; 35(8):1014–1021.

7 Auersperg N, Edelson MI, Mok SC, et al. The biology of ovarian cancer. Semin Oncol 1998; 25(3):281–304.

8 Auersperg N, Wong AS, Choi KC, et al. Ovarian surface epithelium: biology, endocrinology and pathology. Endocr Rev 2001; 22(2):255–288.

9 Papadaki L, Beilby JO. The fine structure of the surface epithelium of the human ovary. J Cell Sci 1971; 8(2):445–465.

10 Blaustein A, Lee H. Surface cells of the ovary and pelvic peritoneum: a histochemical and ultrastructure comparison. Gynecol Oncol 1979; 8(1):34–43.

11 Lau KM, Mok SC, Ho SM. Expression of human estrogen receptor-alpha and -beta, progesterone receptor and androgen receptor MRNA in normal and malignant ovarian epithelial cells. Proc Natl Acad Sci USA 1999; 96(10):5722–5727.

12 Mittal KR, Zeleniuch-Jacquotte A, Cooper JL, Demopoulos RI. Contralateral ovary in unilateral ovarian carcinoma: a search for preneoplastic lesions. Int J Gynecol Pathol 1993; 12(1):59–63.

13 Mittal K. Tumor markers in ovaries at risk of developing carcinoma. Int J Gynecol Pathol 2000; 19(2):191–192.

14 Karlan BY, Jones J, Greenwald M, Lagasse LD. Steroid hormone effects on the proliferation of human ovarian surface epithelium in vitro. Am J Obstet Gynecol 1995; 173(1):97–104.

15 Connolly DC, Bao R, Nikitin AY, et al. Female mice chimeric for expression of the Simian virus 40 tag under control of the MISIIR promoter develop epithelial ovarian cancer. Cancer Res 2003; 63(6):1389–1397.

16 Flesken-Nikitin A, Choi KC, Eng JP, et al. Induction of carcinogenesis by concurrent inactivation of p53 and rb1 in the mouse ovarian surface epithelium. Cancer Res 2003; 63(13):3459–3463.

17 Orsulic S, Soslow R, Vitale-Cross L, et al. Induction of ovarian cancer by defined multiple genetic changes in a mouse model system. Cancer Cell 2002; 1:53–62.

18 Whittemore AS, Harris R, Itnyre J. Characteristics relating to ovarian cancer risk: collaborative analysis of 12 US case-control studies. II. Invasive epithelial ovarian cancers in white women. Collaborative Ovarian Cancer Group. Am J Epidemiol 1992; 136(10):1184–1203.

19 Nieto JJ, Crow J, Sundaresan M, et al. Ovarian epithelial dysplasia in relation to ovulation induction and nulliparity. Gynecol Oncol 2001; 82(2):344–349.

20 Fredrickson TN. Ovarian tumors of the hen. Environ Health Perspect 1987; 73:35–51.

21 Fujii H, Matsumoto T, Yoshida M, et al. Genetics of synchronous uterine and ovarian endometrioid carcinoma: combined analyses of loss of heterozygosity, PTEN mutation, and microsatellite instability. Hum Pathol 2002; 33(4):383–385.

22 Westhoff C, Murphy P, Heller D, Halim A. Is ovarian cancer associated with an increased frequency of germinal inclusion cysts? Am J Epidemiol 1993; 138(2):90–93.

23 Werness BA, Afify AM, Bielat KL, et al. Altered surface and cyst epithelium of ovaries removed prophylactically from women with a family history of ovarian cancer. Hum Pathol 1999; 30(2):151–157.

24 Deligdisch L, Einstein AJ, Guera D, Gil J. Ovarian dysplasia in epithelial inclusion cysts. A morphometric approach using neural networks. Cancer 1995; 76(6):1027–1034.

25 Deligdisch L, Gil J, Kerner H, et al. Ovarian dysplasia in prophylactic oophorectomy specimens: cytogenetic and morphometric correlations. Cancer 1999; 86(8):1544–1550.

26 Bell DA, Scully RE. Early de novo ovarian carcinoma. A study of fourteen cases. Cancer 1994; 73(7):1859–1864.

27 Silva EG, Kurman RJ, Russell P, Scully RE. Symposium: ovarian tumors of borderline malignancy. Int J Gynecol Pathol 1996; 15(4):281–302.

28 Bourne TH, Whitehead MI, Campbell S, et al. Ultrasound screening for familial ovarian cancer. Gynecol Oncol 1991; 43(2):92–97.

29 Kennedy AW, Hart WR. Ovarian papillary serous tumors of low malignant potential (serous borderline tumors). A long-term follow-up study, including patients with microinvasion, lymph node metastasis and transformation to invasive serous carcinoma. Cancer 1996; 78(2):278–286.

30 Lee KR, Castrillon DH, Nucci MR. Pathologic findings in eight cases of ovarian serous borderline tumors, three with foci of serous carcinoma, that preceded death or morbidity from invasive carcinoma. Int J Gynecol Pathol 2001; 20(4):329–334.

31 Silva EG, Tornos CS, Malpica A, Gershenson DM. Ovarian serous neoplasms of low malignant potential associated with focal areas of serous carcinoma. Mod Pathol 1997; 10(7):663–667.

32 Ortiz BH, Ailawadi M, Colitti C, et al. Second primary or recurrence? Comparative patterns of p53 and K-ras mutations suggest that serous borderline ovarian tumors and subsequent serous carcinomas are unrelated tumors. Cancer Res 2001; 61(19):7264–7267.

33 Kupryjanczyk J, Bell DA, Dimeo D, et al. P53 gene analysis of

ovarian borderline tumors and stage I carcinomas. Hum Pathol 1995; 26(4):387–392.

34 Cheng PC, Gosewehr JA, Kim TM, et al. Potential role of the inactivated X chromosome in ovarian epithelial tumor development. J Natl Cancer Inst 1996; 88(8):510–518.

35 Tangir J, Loughridge NS, Berkowitz RS, et al. Frequent microsatellite instability in epithelial borderline ovarian tumors. Cancer Res 1996; 56(11):2501–2505.

36 Halperin R, Zehavi S, Dar P, et al. Clinical and molecular comparison between borderline serous ovarian tumors and advanced serous papillary ovarian carcinomas. Eur J Gynaecol Oncol 2001; 22(4):292–296.

37 Wang VW, Bell DA, Berkowitz RS, Mok SC. Whole genome amplification and high-throughput allelotyping identified five distinct deletion regions on chromosomes 5 and 6 in microdissected early-stage ovarian tumors. Cancer Res 2001; 61(10):4169–4174.

38 Singer G, Oldt R 3rd, Cohen, Y, et al. Mutations in BRAF and KRAS characterize the development of low-grade ovarian serous carcinoma. J Natl Cancer Inst 2003; 95(6):484–486.

39 Singer G, Kurman RJ, Chang HW, et al. Diverse tumorigenic pathways in ovarian serous carcinoma. Am J Pathol 2002; 160 (4):1223–1228.

40 Singer G, Shih IeM, Truskinovsky A, et al. Mutational analysis of K-ras segregates ovarian serous carcinomas into two types: invasive MPSC (low-grade tumor) and conventional serous carcinoma (high-grade tumor). Int J Gynecol Pathol 2003; 22 (1):37–41.

41 Katabuchi H, Tashiro H, Cho KR, et al. Micropapillary serous carcinoma of the ovary: an immunohistochemical and mutational analysis of p53. Int J Gynecol Pathol 1998; 17(1):54–60.

42 Pejovic T. Genetic changes in ovarian cancer. Ann Med 1995; 27(1):73–78.

43 Jazaeri AA, Lu K, Schmandt R, et al. Molecular determinants of tumor differentiation in papillary serous ovarian carcinoma. Mol Carcinog 2003; 36(2):53–59.

44 Ono K, Tanaka T, Tsunoda T, et al. Identification by cDNA microarray of genes involved in ovarian carcinogenesis. Cancer Res 2000; 60(18):5007–5011.

45 Schwartz DR, Kardia SL, Shedden KA, et al. Gene expression in ovarian cancer reflects both morphology and biological behavior, distinguishing clear cell from other poor-prognosis ovarian carcinomas. Cancer Res 2002; 62(16):4722–4729.

46 Alaiya AA, Franzen B, Hagman A, et al. Molecular classification of borderline ovarian tumors using hierarchical cluster analysis of protein expression profiles. Int J Cancer 2002; 98(6):895–899.

47 Singer G, Shih IeM, Truskinovsky A, et al. Mutational analysis of K-ras segregates ovarian serous carcinomas into two types: invasive MPSC (low-grade tumor) and conventional serous carcinoma (high-grade tumor). Int J Gynecol Pathol 2003; 22 (1):37–41.

48 Berchuck A, Kohler MF, Marks JR, et al. The p53 tumor suppressor gene frequently is altered in gynecologic cancers. Am J Obstet Gynecol 1994; 170(1):246–252.

49 Tashiro H, Miyazaki K, Okamura H, et al. C-Myc overexpression in human primary ovarian tumours: its relevance to tumour progression. Int J Cancer 1992; 50(5):828–833.

50 Wang K, Gan L, Jeffery E, et al. Monitoring gene expression profile changes ovarian carcinomas using cDNA microarray. Gene 1999; 229(1/2):101–108.

51 Schummer M, Ng WV, Bumgarner RE, et al. Comparative hybridization of an array of 21,500 ovarian cDNAs for the discovery of genes overexpressed in ovarian carcinomas. Gene 1999; 238(2):375–385.

52 Hough CD, Cho KR, Zonderman AB, et al. Coordinately up-regulated genes in ovarian cancer. Cancer Res 2001; 61 (10):3869–3876.

53 Hough CD, Sherman-Baust CA, Pizer ES, et al. Large-scale serial analysis of gene expression reveals genes differentially expressed in ovarian cancer. Cancer Res 2000; 60(22):6281–6287.

54 Welsh JB, Sapinoso LM, Su AI, et al. Analysis of gene expression identifies candidate markers and pharmacological targets in prostate cancer. Cancer Res 2001; 61(16):5974–5978.

55 Wong KK, Cheng RS, Mok SC. Identification of differentially expressed genes from ovarian cancer cells by micromax cDNA microarray system. Biotechniques 2001; 30(3):670–675.

56 Shridhar V, Lee J, Pandita A, et al. Genetic analysis of early- versus late-stage ovarian tumors. Cancer Res 2001; 61(15): 5895–5904.

57 Petricoin EF, Ardekani AM, Hitt BA, et al. Use of proteomic patterns in serum to identify ovarian cancer. Lancet 2002; 359 (9306):572–577.

58 Jones MB, Krutzsch H, Shu H 3rd, et al. Proteomic analysis and identification of new biomarkers and therapeutic targets for invasive ovarian cancer. Proteomics 2002; 2(1):76–84.

59 Buckhaults P, Rago C, St Croix B, et al. Secreted and cell surface genes expressed in benign and malignant colorectal tumors. Cancer Res 2001; 61(19):6996–7001.

60 Barakat RR, Federici MG, Saigo PE, et al. Absence of premalignant histologic, molecular, or cell biologic alterations in prophylactic oophorectomy specimens from brca1 heterozygotes. Cancer 2000; 89(2):383–390.

61 Zweemer RP, Shaw PA, Verheijen RM, et al. Accumulation of p53 protein is frequent in ovarian cancers associated with brca1 and brca2 germline mutations. J Clin Pathol 1999; 52(5):372–375.

62 Narod SA, Boyd J. Current understanding of the epidemio logy and clinical implications of brca1 and brca2 mutations for ovarian cancer. Curr Opin Obstet Gynecol 2002; 14(1):19–26.

63 Boyd J, Sonoda Y, Federici MG, et al. Clinicopathologic features of BRCA-linked and sporadic ovarian cancer. JAMA 2000; 283(17):2260–2265.

64 Shaw PA, McLaughlin JR, Zweemer RP, et al. Histopathologic features of genetically determined ovarian cancer. Int J

Gynecol Pathol 2002; 21(4):407–411.
65 Werness BA, Ramus SJ, DiCioccio RA, et al. Histopathology, FIGO stage and BRCA mutation status of ovarian cancers from the Gilda Radner Familial Ovarian Cancer Registry. Int J Gynecol Pathol 2004; 23(1):29–34.
66 Jazaeri AA, Yee CJ, Sotiriou C, et al. Gene expression profiles of BRCA1-linked, BRCA2-linked and sporadic ovarian cancers. J Natl Cancer Inst 2002; 94(13):990–1000.
67 Colgan TJ, Murphy J, Cole DE, et al. Occult carcinoma in prophylactic oophorectomy specimens: prevalence and association with BRCA germline mutation status. Am J Surg Pathol 2001; 25(10):1283–1289.
68 Lu KH, Garber JE, Cramer DW, et al. Occult ovarian tumors in women with brca1 or brca2 mutations undergoing prophylactic oophorectomy. J Clin Oncol 2000; 18(14):2728–2732.
69 Casey MJ, Bewtra C, Hoehne LL, et al. Histology of prophylactically removed ovaries from brca1 and brca2 mutation carriers compared with noncarriers in hereditary breast ovarian cancer syndrome kindreds. Gynecol Oncol 2000; 78(3):278–287.
70 Stratton JF, Buckley CH, Lowe D, Ponder BA. Comparison of prophylactic oophorectomy specimens from carriers and noncarriers of a BRCA1 or BRCA2 gene mutation. United Kingdom Coordinating Committee on Cancer Research (UKCCCR) Familial Ovarian Cancer Study Group. J Natl Cancer Inst 1999; 91(7):626–628.
71 Ford D, Easton DF, Peto J. Estimates of the gene frequency of brca1 and its contribution to breast and ovarian cancer incidence. Am J Hum Genet 1995; 57(6):1457–1462.
72 Hilton JL, Geisler JP, Rathe JA, et al. Inactivation of BRCA1 and BRCA2 in ovarian cancer. J Natl Cancer Inst 2002; 94 (18):1396–1406.
73 Geisler JP, Hatterman-Zogg MA, Rathe JA, Buller RE. Frequency of brca1 dysfunction in ovarian cancer. J Natl Cancer Inst 2002; 94(1):61–67.
74 Haber DA. The BRCA2-EMSY connection: implications for breast and ovarian tumorigenesis. Cell 2003; 115(5):507–508.
75 Hughes-Davies L, Huntsman D, Ruas M, et al. EMSY links the BRCA2 pathway to sporadic breast and ovarian cancer. Cell 2003; 115(5):523–535.
76 Livingston DM. EMSY, a Brca-2 partner in crime. Nat Med 2004; 10(2):127–128.
77 Mink PJ, Sherman ME, Devesa SS. Incidence patterns of invasive and borderline ovarian tumors among white women and black women in the United States. Results from the SEER Program, 1978–1998. Cancer 2002; 95(11):2380–2389.
78 Lieberman DA, Weiss DG, Bond JH, et al. Use of colonoscopy to screen asymptomatic adults for colorectal cancer. Veterans Affairs Cooperative Study Group 380. N Engl J Med 2000; 343(3):162–168.
79 Lee KR, Scully RE. Mucinous tumors of the ovary: a clinicopathologic study of 196 borderline tumors (of intestinal type) and carcinomas, including an evaluation of 11 cases with 'pseudomyxoma peritonei'. Am J Surg Pathol 2000; 24(11): 1447–1464.
80 Seidman JD, Horkayne-Szakaly I, Haiba M, et al. The histologic type and stage distribution of ovarian carcinomas of surface epithelial origin. Int J Gynecol Pathol 2004; 23(1):41–44.
81 Hoerl HD, Hart WR. Primary ovarian mucinous cystadenocarcinomas: a clinicopathologic study of 49 cases with long-term follow-up. Am J Surg Pathol 1998; 22(12):1449–1462.
82 Garrett AP, Lee KR, Colitti CR, et al. K-ras mutation may be an early event in mucinous ovarian tumorigenesis. Int J Gynecol Pathol 2001; 20(3):244–251.
83 Enomoto T, Weghorst CM, Inoue M, Tanizawa O, Rice JM. K-ras activation occurs frequently in mucinous adenocarcinomas and rarely in other common epithelial tumors of the human ovary. Am J Pathol 1991; 139(4):777–785.
84 Cuatrecasas M, Villanueva A, Matias-Guiu X, Prat J. K-ras mutations in mucinous ovarian tumors: a clinicopathologic and molecular study of 95 cases. Cancer 1997; 79(8):1581–1586.
85 Mok SC, Bell DA, Knapp RC, et al. Mutation of K-ras protooncogene in human ovarian epithelial tumors of borderline malignancy. Cancer Res 1993; 53(7):1489–1492.
86 Mandai M, Konishi I, Kuroda H, et al. Heterogeneous distribution of K-ras-mutated epithelia in mucinous ovarian tumors with special reference to histopathology. Hum Pathol 1998; 29(1):34–40.
87 Garrett AP, Lee KR, Colitti CR, et al. K-ras mutation may be an early event in mucinous ovarian tumorigenesis. Int J Gynecol Pathol 2001; 20(3):244–251.
88 McMeekin DS, Burger RA, Manetta A, et al. Endometrioid adenocarcinoma of the ovary and its relationship to endometriosis. Gynecol Oncol 1995; 59(1):81–86.
89 Sainz Cuesta R de la, Eichhorn JH, Rice LW, et al. Histologic transformation of benign endometriosis to early epithelial ovarian cancer. Gynecol Oncol 1996; 60(2):238–244.
90 Rosenblatt KA, Thomas DB. Reduced risk of ovarian cancer in women with a tubal ligation or hysterectomy. The World Health Organization Collaborative Study of Neoplasia and Steroid Contraceptives. Cancer Epidemiol Biomarkers Prev 1996; 5(11):933–935.
91 Prefumo F, Todeschini F, Fulcheri E, Venturini PL. Epithelial abnormalities in cystic ovarian endometriosis. Gynecol Oncol 2002; 84(2):280–284.
92 Thomas EJ, Campbell IG. Molecular genetic defects in endometriosis. Gynecol Obstet Invest 2000; 50(Suppl)(1):44–50.
93 Obata K, Hoshiai H. Common genetic changes between endometriosis and ovarian cancer. Gynecol Obstet Invest 2000; 50(Suppl)(1):39–43.
94 Gamallo C, Palacios J, Moreno G, et al. Beta-catenin expression pattern in stage I and II ovarian carcinomas: relationship with beta-catenin gene mutations, clinicopathological features and clinical outcome. Am J Pathol 1999; 155(2):527–536.
95 Palacios J, Gamallo C. Mutations in the beta-catenin gene (ctnnb1) in endometrioid ovarian carcinomas. Cancer Res 1998; 58(7):1344–1347.

96 Wu R, Zhai Y, Fearon ER, Cho KR. Diverse mechanisms of beta-catenin deregulation in ovarian endometrioid adenocarcinomas. Cancer Res 2001; 61(22):8247–8255.
97 Schwartz DR, Wu R, Kardia SL, et al. Novel candidate targets of beta-catenin/T-cell factor signaling identified by gene expression profiling of ovarian endometrioid adenocarcinomas. Cancer Res 2003; 63(11):2913–2922.
98 Obata K, Morland SJ, Watson RH, et al. Frequent PTEN/MMAC mutations in endometrioid but not serous or mucinous epithelial ovarian tumors. Cancer Res 1998; 58(10):2095–2097.
99 Schaner ME, Ross DT, Ciaravino G, et al. Gene expression patterns in ovarian carcinomas. Mol Biol Cell 2003; 14(11):4376–4386.
100 Schwartz DR, Kardia SL, Shedden KA, et al. Gene expression in ovarian cancer reflects both morphology and biological behaviour, distinguishing clear cell from other poor-prognosis ovarian carcinomas. Cancer Res 2002; 62(16):47722–47–29.
101 Shimizu M, Nikaido T, Toki T, et al. Clear cell carcinoma has an expression pattern of cell cycle regulatory molecules that is unique among ovarian adenocarcinomas. Cancer 1999; 85(3):669–677.
102 Shih IeM, Kurman RJ. Ovarian tumorigenesis: a proposed model based on morphological and molecular genetic analysis. Am J Pathol 2004; 164(5):1511–1518.

25

处于卵巢癌危险状态的患者

The patient at risk of ovarian cancer

Michael G. Muto 著

邵汇琳译　沈丹华校

引言 Introduction

卵巢癌是导致妇女癌症死亡的第四大主要原因。约有 70% 的病例为高分期（Ⅲ或Ⅳ期）。每年，有接近 25 000 名妇女发生卵巢癌，14 000 多人死于该病。有70% 的病例对手术和化疗反应良好；但复发率很高，常在相对短暂的一个间歇后复发。在过去30年中，总体长期生存率没有什么改善。癌症和癌症相关死亡在过去的 10 年当中分别增加了 30% 和 18%[1, 2]。

Ⅰ期和Ⅳ期肿瘤的5年生存率分别为 88% 和 18%，提示早期发现可能会改善生存情况[1]。对于那些一开始即为Ⅰ期的肿瘤（例如发生在卵巢实质的子宫内膜样肿瘤、黏液性或浆液性肿瘤）可能确实如此。早期发现对于发生于卵巢表面或输卵管的肿瘤的影响还不能确定。因此，预防由卵巢癌导致的死亡有三个步骤，包括：（1）确定那些尚未发生癌症的危险患者并降低其危险性；（2）早期发现低危患者和处于更易治愈阶段的患者；（3）更有效的治疗方案。本章重点阐述前两个步骤并对现有的有关卵巢癌预防和早期发现的知识进行总结。

易感的危险因素 Predisposing risk factors

遗传性卵巢癌综合征 GENETIC OVARIAN CANCER SYNDROMES

已得到充分认识的遗传综合征有三种，见于绝大部分家族性卵巢癌，在整个卵巢癌中约占 10%。这些综合征包括乳腺卵巢癌综合征（breast ovarian cancer syndrome，BOCS）、部位特异性卵巢癌综合征（site specific ovarian cancer syndrome，SSOCS）和遗传性非息肉病性结直肠癌综合征（HNPCC）（Lynch Ⅱ综合征）[3]。BOCS 和 SSOCS 均由 BRCA1 和 BRCA2 基因的遗传性突变所致。虽然这两个综合征常被描述为不同的实体，但事实上它们很可能是相同基因突变的不同表型。BRCA1 和 BRCA2作为经典的肿瘤抑制基因而发挥作用，它们以常染色体显性方式遗传。HNPCC由负责修复DNA复制错误的一系列基因的突变所致。这些所谓错配修复基因的失活导致了右侧结肠癌、子宫内膜癌和卵巢癌的高发病率[4]。

美国妇女一生中发生卵巢癌的危险性约为 1.8%。在具有BRCA1或BRCA2突变的妇女中，其危险性估计在 20% ~ 60%[5]。这些基因提示妇女终生具有显著的罹患乳腺癌的危险，并且在具有 BRCA2 的男性乳腺癌病例也是如此。普通人群携带 BRCA1 或 BRCA2 突变者不足 0.15%；然而，携带率取决于种族背景[6]。

在冰岛、荷兰、瑞典的多个无亲属关系的家庭中和具有中欧或东欧血统的犹太人（德系犹太人）中确定了始祖突变（founder mutation）。描述最多的始祖突变是 BRCA1 的 185delAG 和 5382insC 突变以及 BRCA2 的 6174delT 突变，它在德系犹太人中携带率为 2%[7]。虽然携带者并不比非携带者更可能患卵巢癌，但是如果一名德系犹太妇女发生了卵巢癌，则其更有可能是遗传性的，而非散发性的。因此，如果一位有德系犹太血统的妇女发生卵巢癌，则其有 40% 的几率携带这两个基因中的一个突变基因[8]。这就意味着她的一级亲属（母亲、姐妹、女儿）有 20% 的危险为基因携带者（特定的常染色体显性遗传）。因此，犹太妇女只要有一个一级亲属罹患卵巢癌即应考虑做进一步的遗传咨询[9]。

HNPCC根据3-2-1法则定义，即所谓的阿姆斯特丹修订标准：3 名患结直肠癌或卵巢癌的受累个体在连续两代中至少有一个个体会在 50 岁以下发生癌。被证实患有 HNPCC 的妇女一生中发生子宫内膜癌的危险性为 70%，而罹患卵巢癌的终生危险性至少为 11%。可以对外周白细胞错配修复基因的突变进行检测。也可评估受累个体原发性肿瘤是否存在由缺陷性错配修复所致的微卫星不稳定性[10]。

从实践的角度，要发现处于卵巢癌危险的妇女应关注 4 个家族危险因素，包括发病年龄、受累家族成员数、种族关系（德系犹太人血统）和男性乳腺癌（表 25.1）[11, 12]。亦可利用其他网络资源[12-15]。

表 25.1 确定卵巢癌危险性增加的参数[11]

1. 有在50岁以前发生乳腺癌或在任何年龄发生卵巢癌的个人史或家族史
2. (家族中) 有 2 人或更多人最初诊断为乳腺癌和 (或) 卵巢癌
3. 德系犹太人血统且有 50 岁以前发生乳腺癌或在任何年龄发生卵巢癌的个人史或家族史
4. 有男性乳腺癌家族史

卵巢癌的其他危险因素 OTHER RISK FACTORS FOR OVARIAN CANCER

饮食因素 Dietary factors

最近报道，肥胖与卵巢癌死亡危险增加有关。在高饱和脂肪及低植物纤维饮食的妇女中，卵巢癌的危险性也可能增加。1989 年，人们观察到瑞典人同时具有卵巢癌高危险性以及世界上最高的人均奶制品消费量，这使一些研究者推测，乳糖消耗量与卵巢癌危险之间具有相关性。尤其是卵巢癌病例与对照组相比更可能含有高水平的半乳糖，它是双糖乳糖的一种成分糖，也是一种已知的卵母细胞毒素[16]。但是，这种观察并不一致。因此，还不能推荐可降低卵巢癌危险的特殊饮食方案。

接触滑石粉 Talc exposure

会阴的滑石粉可能进入阴道并上行到上生殖道。滑石粉的结构类似于石棉，从理论上讲，滑石粉可能具有增加卵巢癌的潜在危险。此外，经历过输卵管绝育手术或子宫切除术的妇女发生卵巢癌的危险性较低，这支持上行致癌物假说。多个病例-对照研究已经显示，滑石粉具有较小但持续增加的致癌危险（OR = 1.3，95% CI 1.1 ~ 1.6）[17]。这种危险性具有时间和剂量依赖性，长期在会阴频繁施用滑石粉会增加其危险性。由于以玉米淀粉为基础的粉剂更易获得且质量更好，故不主张在会阴部应用真正的滑石粉。

不育症药物 Infertility drugs

不育症药物与卵巢癌危险的关系是最为困难的研究课题之一。例如，众所周知，无法解释的不育症是卵巢癌发生的独立危险因素。一项回顾性研究认为，长期使用克罗米酚与卵巢癌危险增加有关。然而，这项研究并不只局限在浸润性上皮性卵巢癌，而且还包括了颗粒细胞瘤[18]。这些间质来源的分泌雌激素的肿瘤可能通过扰乱正常卵泡的成熟和月经周期而直接造成不育症。

然而，有许多研究，一项包括 12 个病例-对照研究的大的协作性分析报道，生育药物与浸润性上皮性卵巢癌相关[19]。另外，许多上皮性卵巢癌发病机制的理论模型提示，频繁排卵和高促性腺激素水平是卵巢上皮恶性转化的重要步骤。服用具有减少排卵作用的口服避孕药和减低促性腺激素水平具有持续而明显的保护作用。因此，在缺乏令人信服的数据的情况下，看来只应在绝对需要时慎用生育药物，并在不影响成功受孕治疗的情况下，尽可能使用最低有效剂量并持续使用最短的时间。目前不应将先前接触过这些药物认为是加强监测或进行预防性手术的指征。

激素替代疗法 Hormone replacement therapy

在行雌激素替代治疗（estrogen replacement therapy，ERT）的妇女中，卵巢癌危险性似乎有所增加。与不使用者相比，ERT 使用者患卵巢癌的相对危险性为 2.2（95%CI 1.53 ~ 3.17）[20]。这种危险性随着使用时间的延长而增加。长期使用者，是指使用ERT至少20年者，其相对危险性为 3.2（95% CI 1.7 ~ 5.7）[21]。虽然一些研究提出，包括雌激素和孕激素的联合替代疗法具有保护作用，但该观测结果并未得到证实。基于这些观测结果，在是否开始或继续 ERT 时，对于 ERT 长期使用者应该考虑到这是增加卵巢癌发生危险性的一个因素。

降低危险的因素（表 25.2）[22, 23] Factors reducing risk

口服避孕药 ORAL CONTRACEPTIVES

口服避孕丸（oral contraceptive，OCP）可显著降低发生卵巢癌的危险。许多研究已经证明，使用OCP长达 5 ~ 7年可使危险性每年降低 10%[24]。在停用OCP之后，这种效应似可持续至少 10 年。在已知的 BRCA1 和 BRCA2基因携带者中也观察到这种保护作用，并且据此向希望保留生育能力的已知携带者推荐采用OCP 作为化学预防性药物[25]。最近，关于 OCP 在 BRCA 患者

表 25.2　预防卵巢癌的策略[22, 23]

预防方法	比数比
口服避孕药	0.11 ~ 0.80
输卵管结扎	0.33 ~ 0.72
预防性卵巢切除术[a]	0.15[b]

[a] 用于高危妇女；[b] 用风险比表示。

中的保护作用尚有一些争论。以色列的一项OCP和卵巢癌的基于人群的研究证实，具有保护作用的是妊娠而非OCP。至于为什么以色列的资料与先前发表的报道不一致尚不清楚[26]。

输卵管结扎 TUBAL LIGATION

输卵管结扎可使卵巢癌危险性降低一半以上，并且可能对具有BRCA突变和卵巢癌家族史的妇女有效[27, 28]。输卵管结扎降低危险性的机制尚不清楚，但普遍接受的理论是输卵管结扎阻断了生长因子或致癌剂的转运。

预防性手术 PROPHYLACTIC SURGERY

预防性手术可能降低高危个体卵巢癌的危险性，但并不能完全消除这种危险。在 BRCA 携带者中实行双侧输卵管 - 卵巢切除术 (bilateral salpingo-oophorectomy, BSO) 可减少卵巢癌危险性 90% 以上，减少乳腺癌危险性 50% 以上[22, 29]。手术应该用于已知有 BRCA1 或 BRCA2 突变或肯定有卵巢癌相关遗传综合征之一家族史的妇女，并且应有遗传学顾问的评估[23]。附带子宫切除术看来并不能提高预防性手术的功效，只有在合并有妇科适应证或患有 HNPCC 时才应施行子宫切除。应该告知患者，预防性手术并不能保护她们免于发生腹膜的乳头状浆液性癌。还应该警告患者，约有 7% 的预防性手术能发现隐匿性卵巢癌或输卵管癌，而且这些病变并不能被马上察觉，而是在最终的病理报告才被检测到[30]。应让病理医师将全部标本进行切片检查，以便减少在显微镜下遗漏隐匿性恶性病变的危险。最后，患者应对手术性绝经的后果有所准备。

卵巢癌筛查 Screening for ovarian cancer

筛查卵巢癌有 2 个显而易见的原因。首先，起源于卵巢的肿瘤开始时是真正的 I 期（A 或 B）肿瘤，早期发现将先于去分化或卵巢外播散。其次，对于发生在输卵管黏膜内或卵巢表面上皮的小肿瘤，当在其体积较小时发现，则更易于治疗（至少在理论上如此）。IA 期卵巢癌的 5 年生存率接近 90%[1]。有限的资料提示，一些在预防性输卵管-卵巢切除术中发现的隐匿性肿瘤是可治愈的。支持这一所见的数据来自多项预防性输卵管-卵巢切除术研究；在这些研究中，一些患者在切除镜下可见的肿瘤后可有长期的无病生存期。在一项研究中，BRCA-1 和 BRCA-2 突变携带者而行预防性卵巢切除的患者的 5 年无癌率为 96%，相比实行密切监测的患者，其5 年无癌生存率则为 69%。在前组病例中，手术时诊断了3 个 I 期肿瘤[31]。Colgan 提示，预防可能从输卵管发生的癌可以得到类似益处[32]。在一项小规模研究中，良好的短期结局提高了对于切除早期病变将提高生存率的预期[33]。然而，其中某些患者腹水细胞学阳性，提示可能来自于隐匿性输卵管或卵巢原发性肿瘤恶性细胞的早期播散[34, 35]。

盆腔检查 PELVIC EXAMINATION

盆腔检查可对整个生殖道的潜在异常予以评价，是妇科关注的核心组成部分。然而，盆腔检查对 6 cm × 4 cm 肿瘤的敏感性估计只有 67%。一项仅依靠盆腔检查的为期 15 年的研究在 1319 名妇女进行的 18 000 多次检查中，只查出 1 例卵巢癌[1, 36]。

生物标志物（表 25.3）[1, 36-40] BIOMARKERS

CA125是一个高分子量糖蛋白，在所有上皮癌中有85%可以升至 35 IU/ml以上，但在 I 期疾病的妇女中仅有 50% 有 CA125 的升高[1]。此外，CA125 升高也见于一系列其他腹腔内疾病。由于敏感性和特异性相对较低，CA125 本身并不是人群筛查的一种可靠标志物。

Zhang 等评价了包括CA125 Ⅱ、CA72-4、CA15-3和脂质相关涎酸在内的4个标志物的组合并使用人工神经网络（artificial neural network，ANN）对数据进行了分析。他们首先用一个已确立的良性和恶性肿瘤的数据组对分类器进行标准化，然后再分析第二个数据组。与单独使用CA125相比，这种方法区分卵巢癌与其他疾病的特异性为87.5%（vs 68.4%），敏感性为79.0%（vs 82.4%）。作者随后前瞻性地筛查了健康妇女，其特异性为100%，而单独使用CA125 Ⅱ的特异性为94.8%[41]。在最近一项评价prostasin和CA125的研究中，Mok等证明两者联合性筛查的敏感性和特异性分别为92%和94%[37]。其他标志物，诸如骨桥蛋白（osteopontin），目前正在评估当中[42]。

尽管一些正在被评估的标志物有相对较高的敏感性和特异性，但一种试验即使有99%的特异性，也仍需进行多达25次的剖腹探查术才能查出1例癌，强调此点很重要[1]。

在卵巢癌标志物的检测中出现了多种新技术，包括蛋白质组学（proteomic）分析、蛋白质微阵列和以独特光谱信号为靶目标的分析（SELDI-TOF）。这些技术正处于发展中，很有前景。然而，它们必须采用与上述标志物相同的标准，以达到筛查的期望。另一种益处是可以确定肿瘤抗原或产物，将其作为治疗的靶点[43, 44]。

超声和其他成像技术（表25.4）[45-47] ULTRASOUND AND OTHER IMAGING TECHNIQUES

越来越多的证据表明，经阴道超声检查（transvaginal sonography, TVS）将提高卵巢癌的早期发现并且可能影响死亡率。Van Nagell等对卵巢进行评分，如果绝经后和绝经前妇女的卵巢分别超过10 cm^{3}和20 cm^3，则记为异常。在一项研究中，8500名妇女做了TVS，发现121人有异常并做了手术。共计浆液性囊腺瘤57例，卵巢癌8例，其中6例为IA期。各只有1例经触诊有卵巢增大或CA125升高[47]。从这类研究中得到的提示是，TVS将会使一定比例的肿瘤分期下降并可改善生存[39]。尽管有上述的结果，该小组发现TVS的敏感性为98.7%，但阳性预测值（positive predictive value, PPV）只有6.8%。Partridge和Barnes最近总结了包括11 283名妇女的5项研究，发现卵巢癌的PPV只有3.1%[1]。

在一项包括113个筛查年在内的TVS研究中[42]，van Nagell等定义卵巢体积在绝经后妇女超过10 cm^{3}或在绝经前妇女超过20 cm^{3}或有乳头状或复杂结构者为异常。180名TVS持续异常的患者经历了探查性腹腔镜检查或剖腹手术，大约17人有癌，其中11人是Ⅰ期。11人中有8人无可触及的肿块。在这种情况下，TVS筛查的阳性预测值（PPV）为9.4%，而阴性预测值为99.97%。排除非上皮性肿瘤后，在每年筛查的人群中卵巢癌患者的生存率在2年时为92.9%，5年时为83.6%。作者提醒，虽然筛查提高了发现卵巢癌的机会并降低了死亡率，但这种益处并不适用于那些卵巢大小正常的卵巢癌妇女[47]。

表 25.3　卵巢癌筛查方法的敏感性和特异性

方法	敏感性	特异性	PPV	参考文献
理论目标	–	99.0%	4.0%	(1)
盆腔检查	67%	–	–	(36)
CA125	68.4%	82.4%	–	(37)
4种标志物	79.5%	87.5%	–	(37)
TVS[a]	81.0	98.5	9.4%	(38)
TVS	98.7	–	6.8	(39)
超声[b]	–	95.8%	3.1	(40)

[a] 持续异常的TVS；[b] 5项研究的汇总。

表25.4　应用CA125和超声筛查卵巢癌的对照实验[45]

组别	对照组	筛查组
人数	10 958	10 977
筛查		TVS + CA125
参考指标		CA125 > 30U/ml
		卵巢体积 > 8.8ml
CA125升高（人数）		458
体积 > 8.8ml		29
剖腹手术阴性		23
卵巢癌		6
阳性预测值		20.7
癌总数（7年）	20	17
中位生存时间（月）	41.8	72.9（$P < 0.01$）
死亡	18	9（RR = 2.0）

超声和生物标志物
ULTRASOUND AND BIOMARKERS

Einhorn 等报道了一项有关联合应用 CA125 和超声筛查卵巢癌妇女的长期随访研究。根据癌症登记处的数据，在筛查研究后诊断了 20 名卵巢癌患者，并将其与未经筛查人群中出现的卵巢癌患者做了比较。20 人中有 12 人死于疾病，6 人无病生存。筛查个体和未筛查个体的中位生存时间分别为 100 个月和 20 个月，具有统计学意义（$P=0.059$）。然而，两组间在总体生存率上无显著差异。作者推论，为了确定筛查对于卵巢癌死亡率的影响需要规模更大、更为长期的研究[38]。Jacobs 等评价了 20 000 多例病例和对照组，联合超声（体积超过 8.8 ml）和 CA125水平升高来指导治疗。这种方法使恶性肿瘤的阳性预测值（PPV）超过了 20%，提高了中位生存时间并且适度降低了死亡的危险[45]。然而，这种方法对于因卵巢癌引起的总体死亡率的大范围影响还不能确定。

出现的体征和症状
Presenting signs and symptoms

交界性肿瘤、早期癌和晚期癌的临床表现各异。Webb 等检查了不同组中的患者，发现交界性肿瘤、早期和晚期卵巢癌患者分别有16%、7%及4%的病例没有症状。44% 有腹痛，39% 有腹胀，这是最常见的症状，不太常见的症状是腹部包块和妇科症状（各占12%）。胃肠道问题和身体不适在晚期癌中比较常见[48]。

超声评价和危险性（恶性）评估
Ultrasound evaluation and risk (malignancy) assessment

在具有可疑盆腔包块的患者中，伴有或不伴有 CA125评估的经阴道超声检查（TVS）在筛查低危和高危患者方面具有相当大的价值，并可用于指导治疗（图 25.1，25.2）[1, 49]。出现伴有明显钙化的肿块支持畸胎瘤的诊断。相反，任何实体肿瘤均值得关注。许多研究者提出了评分方法，并根据肿瘤的特征来预测危险性。可以确定某些肿瘤具有显著的低危险性。Bailey等指出，没有一个直径小于 10 cm 的单房性囊肿被证实是恶性的[50]。其中有一半会自然消退；其余多数病例为囊腺瘤。与之相反，尽管复杂囊肿的消退率类似，但114例中有7例被证明为恶性[50]。总的来说，卵巢体积应随年龄而减小[51]。在一项超过 3200 个单房性囊肿的研究中，差不多 有70% 自然消退。其余的单房性囊肿有 16.5%（占总数）出现分隔，5.8% 出现实性区，6.8% 持续表现为单房性病变。

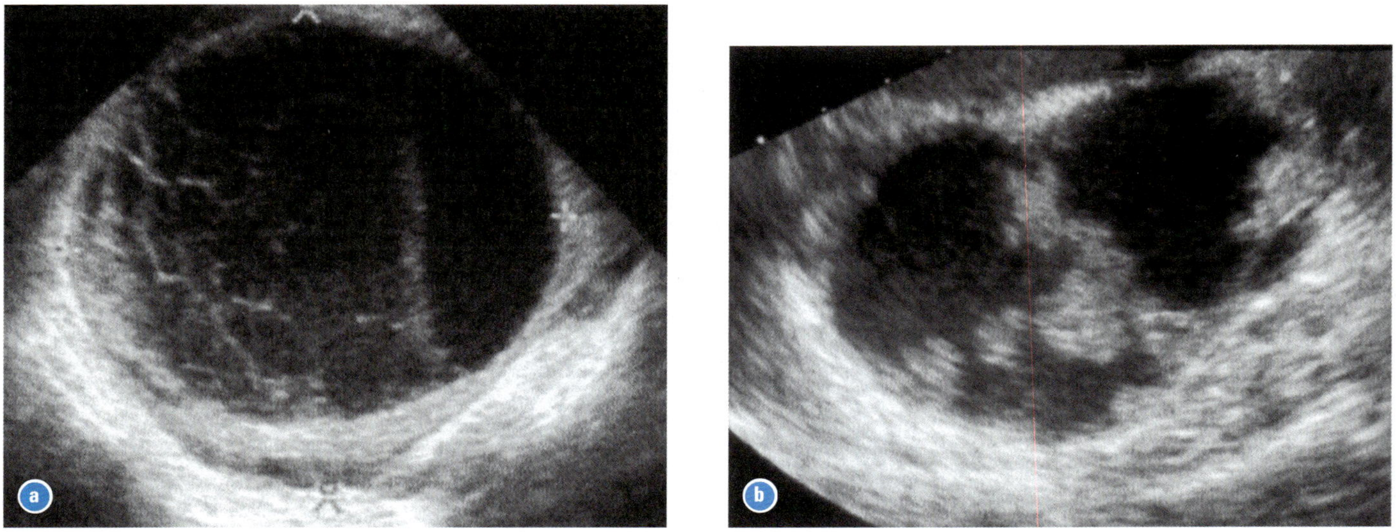

图25.1 良性和恶性卵巢囊肿的超声评估。（a）囊壁光滑的出血性囊肿。（b）具有不规则囊壁增厚、内衬及分隔的卵巢癌。(Courtesy of Beryl Bennaceraf, Boston, Massachusetts.)

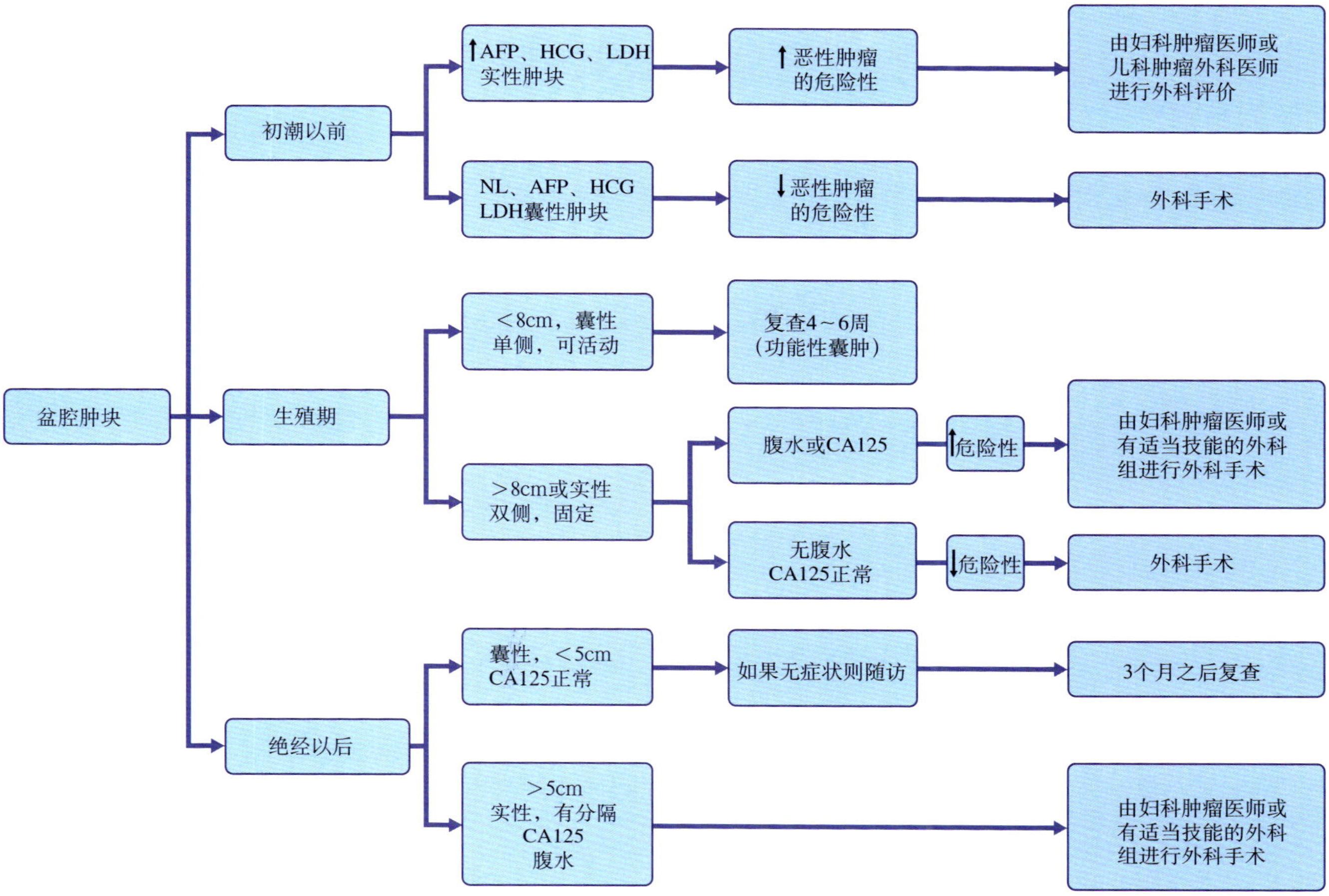

图25.2 对具有可疑卵巢肿块的患者进行评价的步骤。(From Partridge and Barnes, copyright 1999 Lippincott, Williams and Wilkins, with permission.)[1]

在持续性病变组中出现了27例癌，10例为单房性病变，强调对于所有持续性卵巢病变患者均需进行随访[52]。

参考文献 References

1 Partridge EE, Barnes MN. Epithelial ovarian cancer: prevention, diagnosis, and treatment. CA Cancer J Clin 1999; 49(5):297–320.

2 American Cancer Society. Cancer facts and figures 2003. Atlanta, GA: American Cancer Society; 2003.

3 Trimble EL, Karlan BY, Lagasse LD, et al. Diagnosing the correct ovarian cancer syndrome. Obstet Gynecol 1991; 78 (6):1023–1026.

4 Vasen HFA, Watson P, Mecklin J-P. Lynch HT, and the ICG-HNPCC. New clinical criteria for hereditary nonpolyposis colon cancer (HNPCC, Lynch Syndrome): proposed by the International Collaborative Group on HNPCC. Gastroenterology 1999; 116:1453–1456.

5 Easton DF, Ford D, Bishop DT. Breast and ovarian cancer incidence in BRCA1-mutation carriers. Breast Cancer Linkage Consortium. Am J Hum Genet 1995; 56(1):265–271.

6 Antoniou A, Pharoah PD, Narod S, et al. Average risks of breast and ovarian cancer associated with BRCA1 or BRCA2 mutations detected in case series unselected for family history: a combined analysis of 22 studies. Am J Hum Genet 2003; 72 (5):1117–1130.

7 Struewing JP, Hartge P, Wacholder S, et al. The risk of cancer associated with specific mutations of BRCA1 and BRCA2 among Ashkenazi Jews. N Engl J Med 1997; 336(20):1401–1408.

8 Lu K, Muto MG, Cramer DW, et al. Prevalence of BRCA mutations among women of Ashkenazi Jewish descent with epithelial ovarian cancer. Obstet Gynecol 1999; 93(1):34–37.

9 Parent ME, Ghadirian P, Lacroix A, et al. The reliability of recollections of family history: implications for the medical provider. J Cancer Educ 1997; 12(2):114–120.

10 American Society of Clinical Oncology Policy Statement

Update. Genetic testing for cancer susceptibility. J Clin Oncol 2003; 21(12):1–10.
11 Frank TS, Deffenbaugh AM, Reid JE, et al. Clinical characteristics of individuals with germline mutations in BRCA1 and BRCA2: analysis of 10,000 individuals. J Clin Oncol 2002; 20 (6):1480–1490.
12 Frank TS. Clinical characteristics of individuals with germline mutations in BRCA1 and BRCA2: analysis of 10,000 individuals. Clin Oncol 2002; 20:1480–1490.
13 Ovarian Cancer (PDQ). Prevention of Ovarian Cancer. http://www.cancer.gov/cancerinfo/pdq/prevention/ovarian/healthprofessional
14 Myriad Genetics. BRCA1/2 mutation prevalence tables. http://www.myriadtests.com/provider/mutprevo.htm
15 National Society of Genetic Counselors. Locate a genetic counselor specializing in cancer risk assessment. http://www.nsgc.org/resourcelink.asp
16 Cramer DW, Harlow BL, Willett WC, et al. Galactose consumption and metabolism in relation to the risk of ovarian cancer. Lancet 1989; 2(8654):66–71.
17 Gertig DM, Hunter DJ, Cramer DW, et al. Prospective study of talc use and ovarian cancer. J Natl Cancer Inst 2000; 92(3): 249–252.
18 Rossing MA, Daling JR, Weiss NS, et al. Ovarian tumors in a cohort of infertile women. N Engl J Med 1994; 331(12):771–776.
19 Whittemore AS, Harris R, Itnyre J. Characteristics relating to ovarian cancer risk: collaborative analysis of 12 US case studies II. Invasive epithelial cancers in white women. Collaborative Ovarian Cancer Group. Am J Epidemiol 1992; 136(10):1184–1203.
20 Rodriguez C, Patel AV, Calle EE, et al. Estrogen replacement therapy and ovarian cancer mortality in a large prospective study of US women. JAMA 2001; 285(11): 1460–1465.
21 Lacey JV Jr, Mink PJ, Jubin JH, et al. Menopausal hormone replacement therapy and risk of ovarian cancer. JAMA 2002; 288(3):334–341.
22 Kauff ND, Satagopan JM, Robson ME, et al. Risk-reducing salpingo-oophorectomy in women with a BRCA1 or BRCA2 mutation. N Engl J Med 2002; 346(1609):1609–1615.
23 Barnes MN, Grizzle WE, Grubbs CJ, Partridge EE. Paradigms for primary prevention of ovarian carcinoma. CA Cancer J Clin 2002;. 52(4):216–225.
24 The Cancer and Steroid Hormone Study of the Centers for Disease Control and the National Institute of Child Health and Human Development. The reduction in risk of ovarian cancer associated with oral contraceptive use.N Engl J Med 1987; 316(11):650–655.
25 Narod SA, Risch H, Moslehi R, et al. Oral contraceptives and the risk of hereditary ovarian cancer. Hered Ovarian Cancer Study Group. N Engl J Med 1998; 339(7):424–428.
26 Modan B, Hartge P, Hirsh-Yechezkel G, et al. Parity, oral contraceptives and the risk of ovarian cancer among carriers and non-carriers of a BRCA1 or BRCA2 mutation. N Engl J Med 2001; 345(4):235–240.
27 Hankinson SE, Hunter DJ, Colditz GA, et al. Tubal ligation, hysterectomy, and risk of ovarian cancer. A prospective study. JAMA 1993; 270(23):2813–2818.
28 Narod SA, Sun P, Ghadirian P, et al. Tubal ligation and risk of ovarian cancer in carriers of BRCA1 or BRCA2 mutations: a case-control study. Lancet 2001; 357(9267):1467–1470.
29 Rebbeck TR, Lynch HT, Neuhausen SL, et al. Prophylactic oophorectomy in carriers of BRCA1 or BRCA2 mutations. N Engl J Med 2002; 346:1616–1622.
30 Lu KH, Garber JE, Cramer DW, et al. Occult ovarian tumors in women with BRCA1 or BRCA2 mutations undergoing prophylactic oophorectomy. J Clin Oncol 2000; 18:2728.
31 Olopade OI, Artioli G. Efficacy of risk-reducing salpingo-oophorectomy in women with BRCA-1 and BRCA-2 mutations. Breast J. 2004; 10(Suppl)(1):S5–S9.
32 Colgan TJ. Challenges in the early diagnosis and staging of Fallopian-tube carcinomas associated with BRCA mutations. Int J Gynecol Pathol 2003; 22(2):109–120.
33 Colgan TJ, Murphy J, Cole DE, Narod S, Rosen B. Occult carcinoma in prophylactic oophorectomy specimens: prevalence and association with BRCA germline mutation status. Am J Surg Pathol 2001; 25(10):1283–1289.
34 Colgan TJ, Boerner SL, Murphy J, et al. Peritoneal lavage cytology: an assessment of its value during prophylactic oophorectomy. Gynecol Oncol 2002; 85(3):397–403.
35 Agoff SN, Mendelin JE, Grieco VS, Garcia RL. Unexpected gynecologic neoplasms in patients with proven or suspected BRCA-1 or -2 mutations: implications for gross examination, cytology, and clinical follow-up. Am J Surg Pathol 2002; 26 (2):171–178.
36 McFarlane, D, Sturgis MD, Fetterman FC. Results of an experience in the control of cancer of the female pelvic organs. A report of a 15 year research. Am J Obstet Gynecol 1956; 69: 294–301.
37 Mok SC, Chao J, Skates S, et al. Prostasin, a potential serum marker for ovarian cancer: identification through microarray technology. J Natl Cancer Inst 2001; 93(19):1458–1464.
38 Einhorn N, Bast R, Knapp R, et al. Long-term follow-up of the Stockholm screening study on ovarian cancer. Gynecol Oncol 2000; 79(3):466–470.
39 van Nagell JR Jr, Gallion HH, Pavlik EJ, DePriest PD. Ovarian cancer screening. Cancer 1995; 76(10):2086–2091.
40 Grover S, Quinn MA, Weideman P, et al. Screening for ovarian cancer using serum CA125 and vaginal examination: report on 2550 females. Int J Gynecol Cancer 1995; 5(4):291–295.
41 Zhang Z, Barnhill SD, Zhang H, et al. Combination of multiple serum markers using an artificial neural network to improve specificity in discriminating malignant from benign pelvic masses. Gynecol Oncol 1999; 73(1):56–61.
42 Kim JH, Skates SJ, Uede T, et al. Osteopontin as a potential diagnostic biomarker for ovarian cancer. JAMA 2002; 287(13): 1671–1679.
43 Alexe G, Alexe S, Liotta LA, et al. Ovarian cancer detection by logical analysis of proteomic data. Proteomics 2004; 4(3):766–783.

44 Wulfkuhle JD, Aquino JA, Calvert VS, et al. Signal pathway profiling of ovarian cancer from human tissue specimens using reverse-phase protein microarrays. Proteomics 2003; 3(11): 2085–2090.
45 Jacobs IJ, Skates SJ, MacDonald N, et al. Screening for ovarian cancer: a pilot randomised controlled trial. Lancet 1999; 353(9160):1207–1210.
46 Karlan BY, Platt LD. Ovarian cancer screening. The role of ultrasound in early detection. Cancer 1995; 76(10):2011–2015.
47 Nagell JR Jr, DePriest PD, Reedy MB, et al. The efficacy of transvaginal sonographic screening in asymptomatic women at risk for ovarian cancer. Gynecol Oncol 2000; 77(3):350–356.
48 Webb PM, Purdie DM, Grover S, et al. Symptoms and diagnosis of borderline, early and advanced epithelial ovarian cancer. Gynecol Oncol 2004; 92(1):232–239.
49 Benjapibal M, Sunsaneevitayakul P, Phatihattakorn C, et al. Sonographic morphological pattern in the pre-operative prediction of ovarian masses. J Med Assoc Thai 2003; 86(4):332–337.
50 Bailey CL, Ueland FR, Land GL, et al. The malignant potential of small cystic ovarian tumors in women over 50 years of age. Gynecol Oncol 1998; 69(1):3–7.
51 Pavlik EJ, DePriest PD, Gallion HH, et al. Ovarian volume related to age. Gynecol Oncol 2000; 77(3):410–412.
52 Modesitt SC, Pavlik EJ, Ueland FR, et al. Risk of malignancy in unilocular ovarian cystic tumors less than 10 centimeters in diameter. Obstet Gynecol 2003; 102(3):594–599.

26 卵巢肿瘤的术中评价

Intraoperative evaluation of ovarian tumors

Christopher P. Crum,
Marisa R. Nucci 和
Kenneth R. lee 著
邵汇琳译 沈丹华校

引言 Introduction

一旦确定了一个卵巢肿块且其具有非侵袭性的影像特征，下一步处理通常为手术。手术与最终诊断之间的关键是术中病理会诊，它关系着对卵巢肿物的正确临床处理。这一过程可分为4个部分，包括（1）了解卵巢肿瘤的一般发生率；(2）相关临床病史；(3）大体检查和（4）组织学评价。我们要预先提醒读者，肿瘤的大体评估只是取材的向导，其本身并不具有诊断作用。本章的结论部分将总结我们在卵巢术中大体检查和镜下检查中可能发生的错误以及经验教训。

我们强调，下面讨论的数字和百分比适用于术中评价。对于卵巢病变相对发生率的估计在很大程度上取决于材料是来源于超声、术中还是尸检[1]。以下内容是针对卵巢肿瘤的术中评价过程而编写，特别强调术中评价可能遇到的陷阱。这些图像多数选自后面的章节。

卵巢肿瘤的一般发生率 General frequencies of ovarian tumors

良性和恶性卵巢肿瘤的发生率列于表26.1和26.2[2]。总的来说，90%的良性肿瘤是良性囊性畸胎瘤或浆液性和黏液性囊腺瘤（表26.1）[2, 3]。有将近85%的恶性肿瘤是上皮性的（表26.2）[4]。

表26.1 良性和交界性卵巢肿瘤的发生率(共681例)[2]

肿瘤	(%)
良性囊性畸胎瘤	55.4
浆液性囊腺瘤	24.0
黏液性囊腺瘤	11.0
纤维卵泡膜细胞瘤	3.7
交界性浆液性肿瘤	2.8
交界性黏液性肿瘤	1.6
Brenner 瘤	1.0
甲状腺肿	0.4
交界性子宫内膜样肿瘤	0.1

临床病史 Clinical history

在检查卵巢之前必须知道三个重要事实：患者年龄、单侧或双侧分布以及是否存在其他部位的疾病。

患者年龄 THE AGE OF THE PATIENT

除了子宫内膜异位囊肿和其他非肿瘤性囊肿，恶性卵巢肿瘤的发生比例具有高度的年龄依赖性，介于21～30年龄段的2.1%到61～70岁年龄段的接近50%之间（表26.3）[2]。

30岁以下妇女的肿瘤 Tumors in women under age 30

下列卵巢原发性肿瘤和瘤样肿块可发生于30岁以下的妇女（表26.4，26.5）：

表 26.2 恶性卵巢肿瘤的发生率（共180例）[2]

肿瘤	(%)
浆液性或混合性上皮癌	47.2
未分化癌	13.8
子宫内膜样癌	11.0
黏液性癌	9.4
性索/间质肿瘤	7.2
透明细胞癌	3.8
生殖细胞肿瘤	6.6

表26.3 年龄与卵巢恶性肿瘤的发生比例（不包括子宫内膜异位囊肿和良性囊肿）[2]

年龄段	恶性 (%)
<20	8.1
20～29	2.1
30～39	14.0
40～49	35.1
50～59	46.2
60～69	49.4
70岁以上	29.2

表 26.4　卵巢肿瘤的年龄分布[2]

肿瘤	每个年龄组肿瘤类别的百分比						
	<20	20 ~ 29	30 ~ 39	40 ~ 49	50 ~ 59	60 ~ 69	70 岁以上
良性							
浆液性	20	15	17	43	46	59	53
黏液性	11	11	12	8	14	11	24
囊性畸胎瘤	70	72	67	43	21	16	0
纤维 - 卵泡膜细胞瘤	0	1	4	3	17	11	12
交界性							
浆液性	–	86	67	38	50	67	
黏液性	–	14	33	50	50	33	
子宫内膜样	–	0	0	13	0	0	
恶性							
浆液 / 混合性 / 未分化	0	17	58	66	69	64	61
黏液性	0	8	4	9	6	21	9
子宫内膜样 / 透明细胞	0	8	8	18	19	16	15
性索 / 间质	20	33	21	4	2	0	7
生殖细胞	80	33	8	2	2	0	7

表 26.5　卵巢癌各年龄段的组织学类型（1988 年和 1993 年）[4]

组织学类型	诊断时的年龄（岁）		
	30 岁以下	30 ~ 64 岁	65 岁以上
交界性上皮性	28.3	12.3	4.4
恶性上皮性	33.4	83.7	92.2
性索 / 间质	2.3	1.4	0.8
生殖细胞	33.6	1.6	0.3
其他软组织	0.9	0.3	0.3
淋巴瘤	1.1	0.1	0.2
未分类	0.4	0.6	1.8

1. 较常见：

- **成熟性囊性畸胎瘤**（Mature cystic teratoma）　这是最常见的卵巢肿瘤，占该年龄组良性肿瘤的 70%[2]。
- **功能性囊肿**（Functional cysts）　功能性（滤泡）囊肿最常见，一般不需施行剖腹手术，不大可能作冰冻切片评价[5]。
- **良性或交界性上皮性肿瘤**（Benign or borderline epithelial tumors）　这些肿瘤构成年轻妇女良性肿瘤的其余 30%[2]。

2. 不常见：

- **恶性生殖细胞肿瘤**　这些肿瘤占20岁以下年龄组恶性肿瘤的 80%，占 20 ~ 29 岁年龄组恶性肿瘤的 1/3。
- **幼年型颗粒细胞瘤和Sertoli-Leydig细胞肿瘤**　该组肿瘤分别占上述年龄组恶性肿瘤的 20% 和 33%。
- **恶性上皮细胞肿瘤**构成该年龄组恶性肿瘤的其余 1/3[2]。
- **高钙血症型小细胞癌**是一种罕见的肿瘤，但主要发生于 30 岁以下的妇女[6]。

应该强调的是，虽然上皮性肿瘤、性索间质肿瘤和生殖细胞肿瘤并不常见，但其中每一种肿瘤都在30岁以下妇女恶性肿瘤中占有重要的一小部分。一般来说，年轻妇女的卵巢肿瘤是单侧的和良性的。Nowak等回顾了 326 名患者，“生育年龄组”定义为 18 ~ 39 岁之间。总计有93%为良性上皮性肿瘤；88%为单侧良性囊肿，只有 4.6% 是恶性的[7]。

30 岁以上妇女的不常见肿瘤
Uncommon tumors in women over age 30

下列原发性肿瘤在 30 岁以上妇女中不常见：

1. 恶性生殖细胞肿瘤包括不成熟畸胎瘤、无性细胞瘤、卵黄囊癌和胚胎癌。恶性生殖细胞肿瘤仅占 30 ~ 39 岁年龄组恶性肿瘤的 8%，占 40 岁以上妇女恶性肿瘤的 2% 或更少[2]。

表 26.6　1019 例良性卵巢病变的年龄范围和平均年龄[9]

肿瘤类型	平均年龄	年龄范围
单纯性囊肿（囊瘤）	38	16 ~ 66
浆液性囊腺瘤	40	15 ~ 82
良性囊性畸胎瘤	43	13 ~ 90
纤维瘤	45	23 ~ 69
囊腺纤维瘤 / 腺纤维瘤	42 ~ 45	22 ~ 75
Brenner 瘤	45	29 ~ 61
子宫内膜异位囊肿[a]	42	18 ~ 75

[a]有关子宫内膜异位囊肿的数据来自于Brigham and Woman's Hospital 登记的 73 个连续病例（Crum CP，unpublished，2004）。

30 岁以下妇女的良性肿瘤
Benign tumors in women under age 30

下列良性肿瘤和瘤样病变在30岁以下妇女中不常见：

1. Brenner 瘤
2. 纤维瘤
3. 子宫内膜异位囊肿

不到 10% 的 Brenner 瘤、纤维瘤和子宫内膜异位囊肿发生于 30 岁以前（表 26.6）[2, 8-11]。

除了在年轻妇女中发现的肿瘤以外，下列肿瘤 / 病变见于妊娠[12-14]：

1. 妊娠卵泡膜-黄体增生
2. 妊娠巨大滤泡囊肿（类似的囊肿可见于非妊娠妇女）
3. 妊娠黄体瘤

应该强调的是，妊娠期间的卵巢恶性肿瘤最常见的是上皮性肿瘤[15]。然而，它们很罕见。一项研究显示，在剖宫产中发现的卵巢肿瘤性病变不足 19/1000，并且只有 5/100 000 是恶性的[16]。

表 26.7　双侧卵巢肿瘤的发生率[17]

肿瘤	双侧发生率(%)
混合性上皮性恶性肿瘤	41.7
浆液性癌	38.5
浆液性交界性	33.3
子宫内膜样	21.4
浆液性囊瘤	20.5
黏液性癌	16.7
纤维瘤	12.8
卵泡膜细胞瘤	9.1
BCT	8.7
黏液性囊瘤	4.1
Brenner（良性）	0
透明细胞瘤	0
黏液性交界性	0

单侧对双侧（表 26.7）[17]
UNILATERAL VERSUS BILATERAL

如果肿瘤是双侧的，则其不大可能是：

1. 性索间质肿瘤，除了纤维瘤。约有13%的纤维瘤是双侧的。颗粒细胞瘤和 Sertoli 细胞瘤罕有双侧。
2. 原发黏液性肿瘤，除了宫颈内膜样（Müller）肿瘤，它们常常伴有子宫腺肌瘤（endometriomas）。不到 5% 的肠型黏液性肿瘤是双侧的。早期研究记载的双侧原发性肠型黏液性肿瘤可能需要复审以排除转移性疾病。
3. Brenner 肿瘤罕见双侧（<1%）。
4. 恶性生殖细胞肿瘤几乎总是单侧的，无性细胞瘤除外（15% 为双侧）。
5. 原发性（畸胎瘤相关）类癌罕见双侧发生，但对侧卵巢可能有良性囊性畸胎瘤[17]。

常为双侧性的原发性肿瘤包括：
Primary tumors that are frequently bilateral include：

1. 大多数上皮性肿瘤，包括良性和交界性浆液性和子宫内膜样病变；20% ~ 42%的浆液性和子宫内膜样癌病例为双侧性。
2. 宫颈内膜样（Müller 源性 – 黏液性或浆液黏液性）黏液性肿瘤（30% ~ 40%）。
3. 良性囊性畸胎瘤（15%）。

转移性肿瘤常为双侧性，包括：
Metastatic tumors are frequently bilateral, include：

1. 胃
2. 胰腺-胆道
3. 结肠
4. 小肠（类癌）
5. 阑尾

66% 以上的转移性肿瘤是双侧性的[18, 19]。

其他部位有病变吗？
IS THERE DISEASE ELSEWHERE?

如果在其他部位同时发生或曾经发生过肿瘤，则必须考虑下列情况：

1. 子宫癌（Uterine carcinoma） 对于同时发生子宫癌的卵巢肿瘤最常见的解释是子宫和卵巢均为原发性肿瘤。然而，这高度依赖于组织学检查和其他因素[20]。
2. 网膜广泛受累（Extensive omental involvement） 这几乎总是原发性恶性卵巢肿瘤的征象，但在罕见的情况下可能是来自结肠、阑尾或乳腺的转移。
3. 结肠黏膜受累（Colonic mucosal involvement） 这通常提示为原发性结肠肿瘤。然而，我们曾遇到几例浆液性、黏液性和子宫内膜样肿瘤，不仅有结肠外转移，而且还扩展到结肠黏膜。
4. 乳腺癌病史（History of breast carcinoma） 大部分乳腺癌是卵巢来源的，尤其是体积大的肿瘤[21]。
5. 黑色素瘤、肺癌病史（History of melanoma, lung carcinoma） 两者均可转移到女性生殖道[22, 23]。

大体检查 Gross examination

肿瘤送达冰冻切片检查室后，应立即测量、称重，仔细检查外面。如果时间允许的话，还应拍照，沿着所有切缘涂墨（涂上墨汁后在甲醇中迅速固定）并切开肿瘤。切开时应小心操作。如果肿瘤内含有液体，应该做描述并收集、测量。一旦肿瘤被切开，可能会遇到以下各种情况。

卵巢肿瘤的重量 OVARIAN TUMOR WEIGHT

就危险性和样本取材而言，卵巢肿瘤的重量将会影响诊断结果。Puls 等回顾了 294 名患者，将肿瘤再分为 450g 以下、450 ~ 1360g 和 1360g 以上 3 组。肿瘤大小增加使敏感性和特异性分别从 96% 和 75% 降至 92% 和 67%。可以预测，一般来说从冰冻切片到永久性石蜡切片的诊断上，交界性上皮性肿瘤和黏液性肿瘤最易出现不一致的情况，有50%的大的黏液性肿瘤最初认为是良性病变，但随着更广泛取材之后级别升高[24]。后面会详细讨论这个问题。

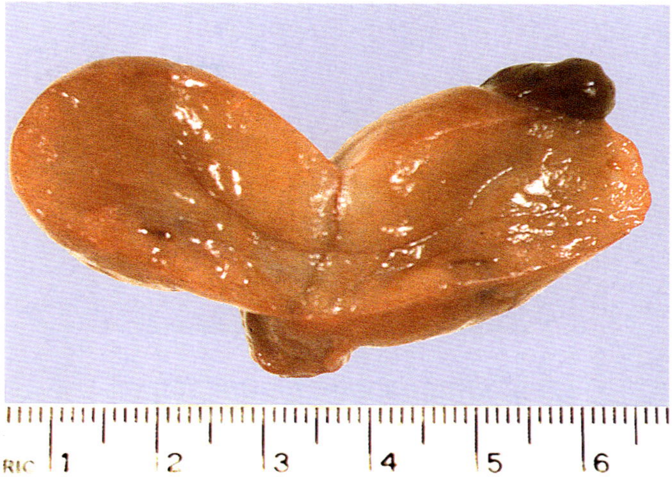

图 26.1 卵巢皮质间质增生的切面显示卵巢均匀增大。

卵巢增大而卵巢结构保存
OVARIAN ENLARGEMENT WITH PRESERVATION OF OVARIAN ARCHITECTURE

如果卵巢增大但维持正常外形，而且没有分散的肿块取代实质，则有以下可能性：

1. 间质增生（Stromal hyperplasia） 这种情况可导致卵巢髓质和（或）皮质的一致性膨胀，从坚硬有弹性到棕色和柔软不等（图 26.1）。
2. 多囊性卵巢疾病（Polycystic ovarian disease） 这些2 ~ 4mm的囊肿均匀分布在皮质中，与皮质包涵囊肿、单纯性囊肿或囊腺瘤不同，这些病变囊肿大小不等，分布不均（图 26.2 a）。
3. 妊娠的卵泡膜-黄体增生（Theca-lutein hyperplasia）（或是它的极端亚型，超反应性黄素化，hyperreactio luteinalis） 根据囊性变的大小，卵巢结构可以保存明显，也可能不明显（图 26.2 b,c）。
4. 卵巢水肿（Ovarian edema） 卵巢可能均匀膨胀和水肿（图 26.3）[25]。
5. 卵巢梗死或扭转（Ovarian infarction or torsion）（见下） 扭转可能导致卵巢和输卵管明显膨胀。剖检医师可能检查到皮质结构的存在，也可能检查不到，取决于实质保存的程度[26]。如果其结构得以保存，卵巢会含有均匀分布的滤泡和其他功能成分。
6. 某些浸润性转移性肿瘤（Some infiltrating metastatic

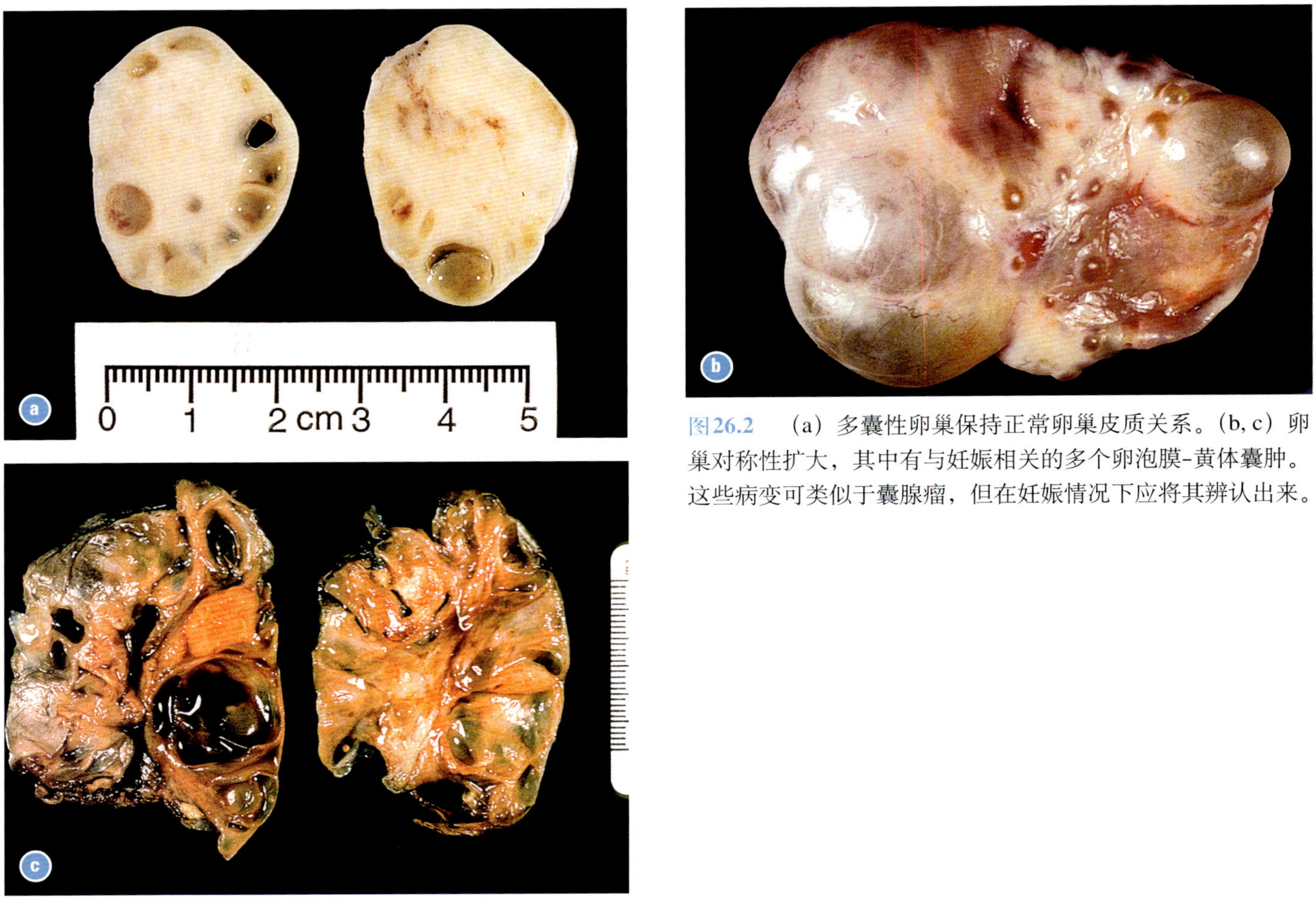

图26.2 (a) 多囊性卵巢保持正常卵巢皮质关系。(b, c) 卵巢对称性扩大，其中有与妊娠相关的多个卵泡膜-黄体囊肿。这些病变可类似于囊腺瘤，但在妊娠情况下应将其辨认出来。

tumors） 诸如乳腺小叶癌和印戒细胞癌，可能均匀扩展到卵巢中。大体上与皮质间质增生鉴别可能很困难（图 26.4 a, b）。

7. 原发性表面癌伴有小团块（Primary surface carcinomas with minimal mass） 早期浆液性表面癌或卵巢皮质的转移性肿瘤可能不会破坏卵巢结构，并且可能与粘连或其他良性病变相混淆（图26.4c）（见第 27 章）[27]。

卵巢囊性肿块 CYSTIC OVARIAN MASSES

除了多囊性卵巢疾病以外，这类病变由于有1个或多个囊性病变，因此都有明显的卵巢增大。通过对囊性卵巢肿物评价所产生的怀疑指数与通过超声检查所产生的怀疑指数类似，即从孤立的单纯性囊肿到多囊性肿瘤，到出现乳头状结构到实性成分的进展中，指数增高。在一项研究中，完全囊性的肿瘤中有96%以上的病例为良性；相反，囊实性肿瘤有69%为恶性[28]。结构复杂性的增加与疾病进展危险性密切相关，因而有责任区分单纯性Müller囊肿或囊腺瘤、交界性肿瘤和恶性肿瘤。

1. 单个囊壁光滑的典型半透明囊肿为：

- 浆液性囊肿（或单房浆液性囊腺瘤）（图 26.5）
- 卵巢旁囊肿或输卵管旁囊肿（图 26.6 a,b）
- 输卵管积水（图 26.6 c）
- 其他情况，包括滤泡囊肿（超过 3 cm）

这些在剖腹手术和冰冻切片会诊中不常遇到。

2. 囊壁光滑的出血性囊肿包括：

- 子宫内膜异位囊肿（图 26.7 a）
- 退化变性的黄体（图 26.7 b）
- 宫颈内膜样（浆液性）黏液性交界性肿瘤（图26.8）

一般来说，对于任何年龄妇女的薄壁、单房、囊壁光滑的囊肿，我们均不做冰冻切片。发现反映出血的巧克力样物质应该考虑子宫内膜腺肌瘤（endometrioma）

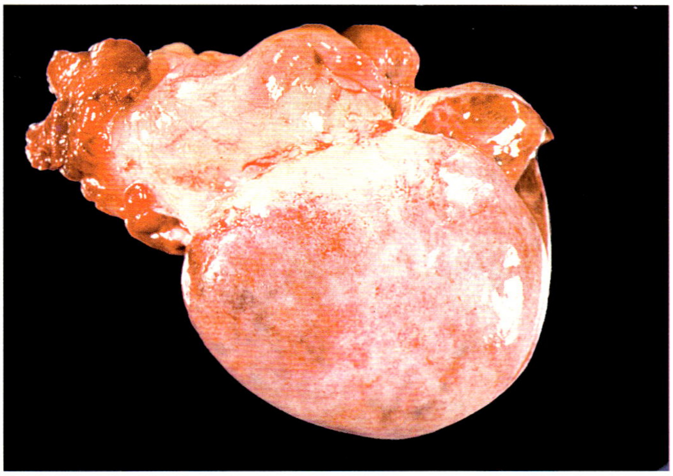

图 26.3 卵巢水肿，卵巢均匀性扩大。

的可能性。任何不规则或增厚的囊壁均应做冰冻切片。

3. 如果肿瘤由单房囊肿组成并伴有不规则或增厚的内衬，则有以下可能性：

- 子宫内膜异位囊肿伴有黄瘤细胞和出血机化(图26.9)
- 蜕膜化的子宫内膜异位囊肿（图 26.10）
- 源于子宫内膜异位症的Müller浆液黏液性肿瘤(图26.8)
- 少数情况下为低分化癌

4. 如果囊肿的内衬有突起或乳头状赘生物，考虑：

- 浆液性或黏液性交界性肿瘤（图 26.11）
- 增生性 Brenner 瘤（罕见，见第 27 章）
- 囊性卵巢甲状腺肿（罕见，见第 28 章）

5. 如果单个或多个和（或）复合囊肿有浓稠黏液或油性内容物，考虑：

- 黏液性囊腺瘤或交界性肿瘤（通常为单侧）(图26.12a)
- 宫颈内膜样黏液性囊腺瘤（可能为双侧）
- 转移性黏液性癌（常为双侧）

6. 如果是巨大和单侧的囊性肿块，最有可能是黏液性肿瘤（图 26.12b）[29, 30]。

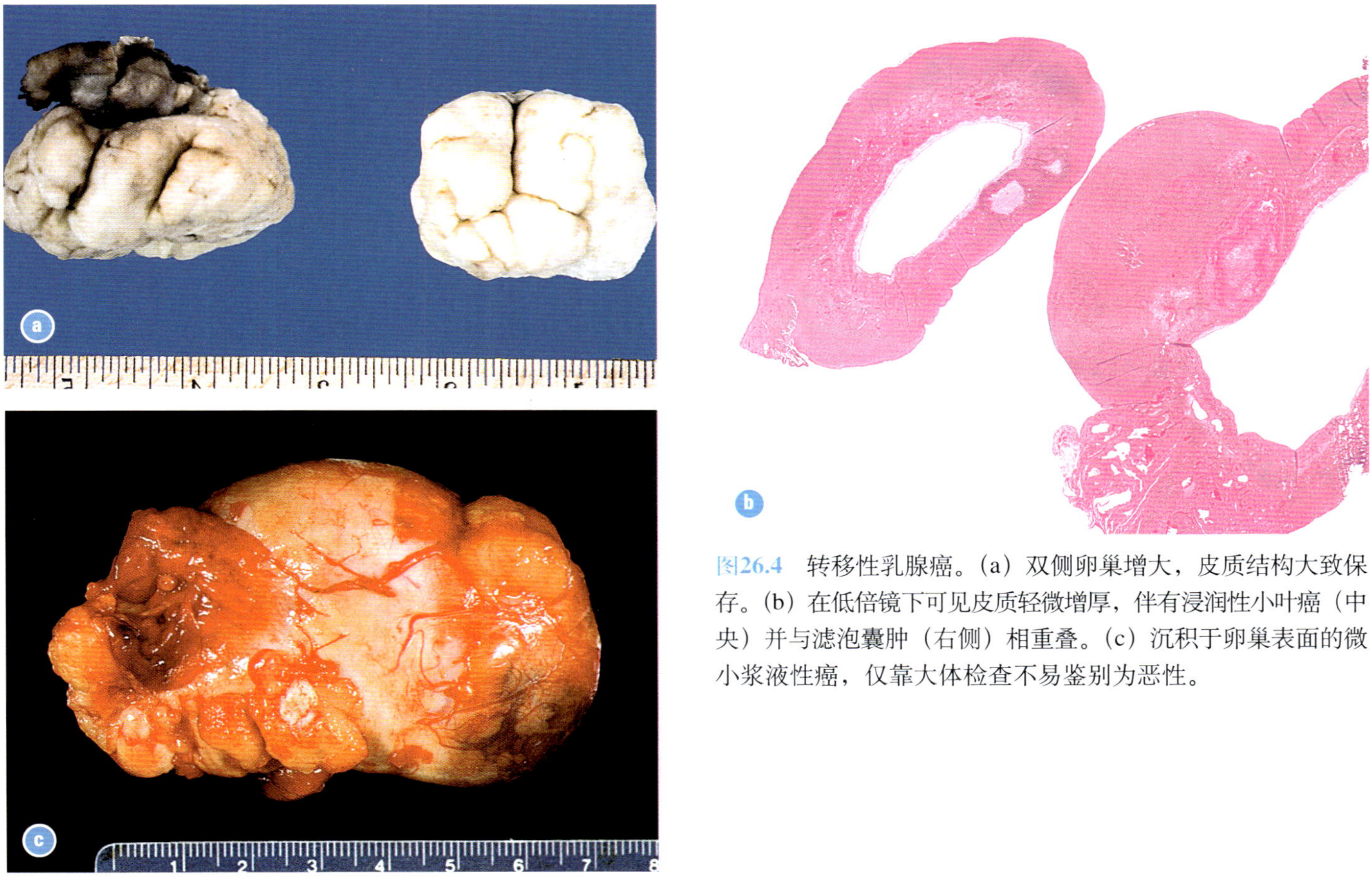

图26.4 转移性乳腺癌。(a) 双侧卵巢增大，皮质结构大致保存。(b) 在低倍镜下可见皮质轻微增厚，伴有浸润性小叶癌（中央）并与滤泡囊肿（右侧）相重叠。(c) 沉积于卵巢表面的微小浆液性癌，仅靠大体检查不易鉴别为恶性。

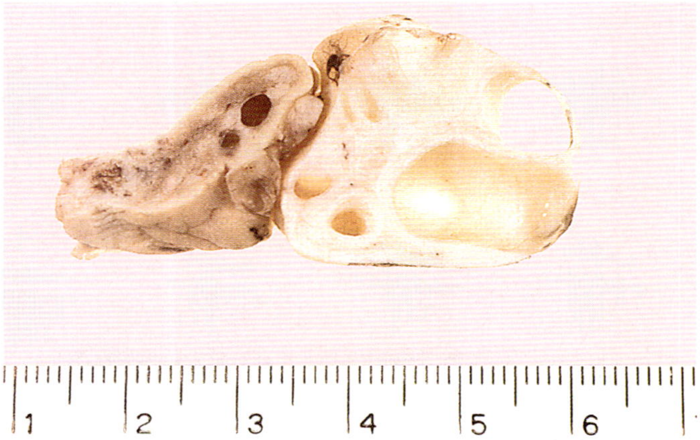

图 26.5　分房状浆液性小囊腺瘤。

伴有明显实性成分的肿瘤 TUMORS WITH DOMINANT SOLID COMPONENT

质脆易碎和坏死性肿瘤 Friable and necrotic tumors

兼有囊性结构与实性、质脆易碎和坏死区域的肿瘤通常是恶性上皮性肿瘤（图 26.13）。较少见的情况下，恶性生殖细胞肿瘤、颗粒细胞瘤和Sertoli-Leydig细胞瘤可有这种外观。上皮性恶性肿瘤相互之间不容易区分，除非它们与良性（例如黏液性或浆液性交界性）成分共存（图 26.14, 26.15）。伴有这种表现的转移性肿瘤常来自结肠，特别在其表现为广泛性囊性坏死时（图 26.16）[20]。

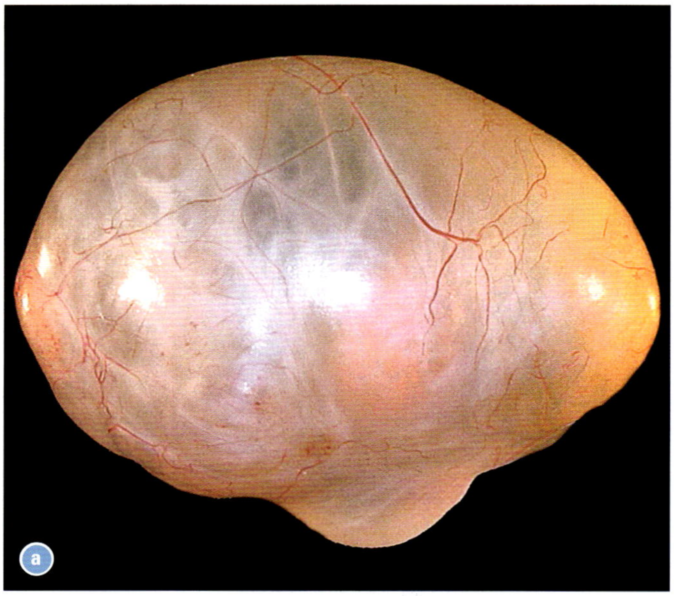

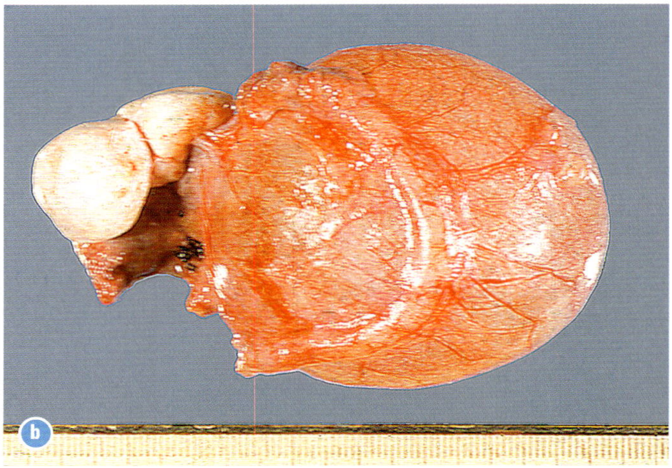

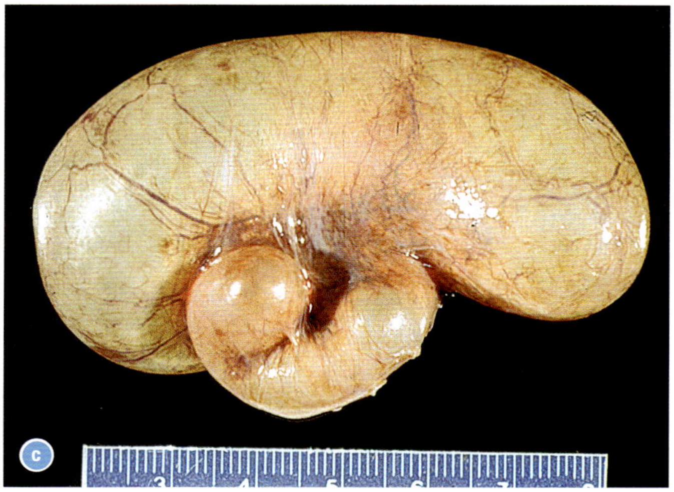

图 26.6　(a) 单房性卵巢旁囊肿。(b) 输卵管旁囊肿（囊状附件），表现为半透明薄壁囊肿，使受压的输卵管变细。(c) 输卵管积水，伴有输卵管均匀扩大。

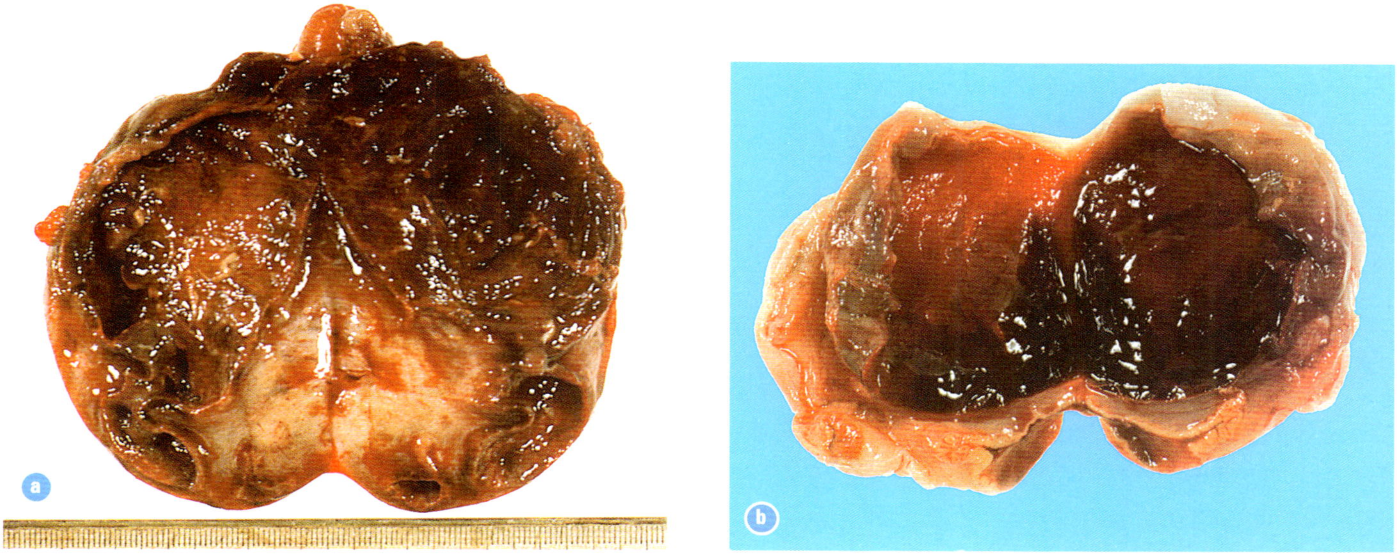

图26.7 (a) 子宫内膜异位囊肿的典型表现为出血性囊肿。(b) 囊性黄体伴有出血。注意反光的内面和薄的橙色边缘，与残存的黄素化细胞相对应。

实性、质硬、白色至棕褐色的肿瘤
Solid, firm, white to tan tumors

1. 纤维瘤（图 26.17）
2. Brenner 瘤（图 26.18）
3. 平滑肌瘤（图 26.19）
4. 播散性腹膜平滑肌瘤病（DPL，罕见）(见第20章）
5. 转移性胃肠道间质瘤（GIST，罕见）

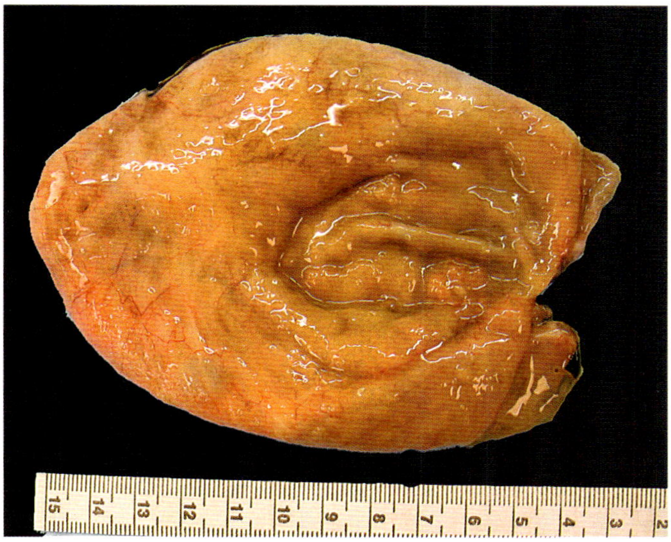

图 26.8 Müller 黏液性囊腺瘤。当缺乏上皮生长和结构复杂时，这些肿瘤与子宫内膜异位囊肿难以分辨。有少量黏液出现。

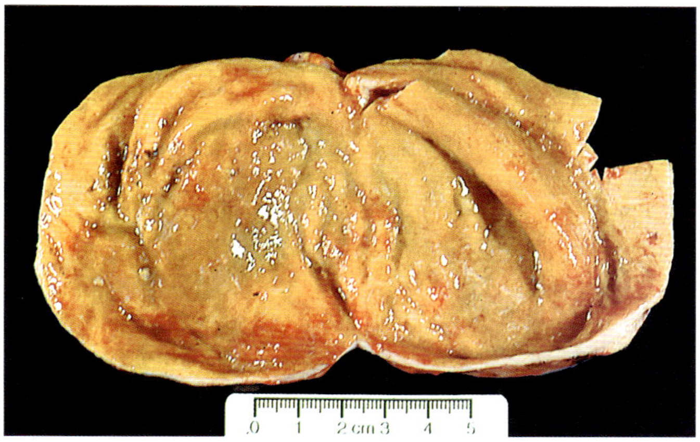

图26.9 黄色肉芽肿性假囊肿，与子宫内膜异位症伴随发生。

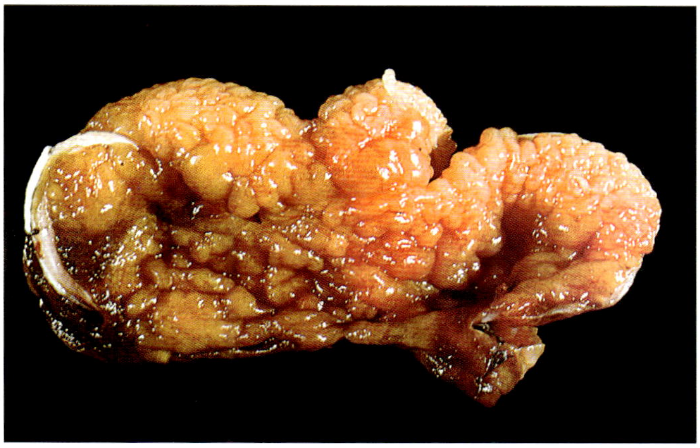

图26.10 来自一位妊娠妇女的蜕膜化子宫内膜异位囊肿，形成大量鹅卵石样囊性内衬。

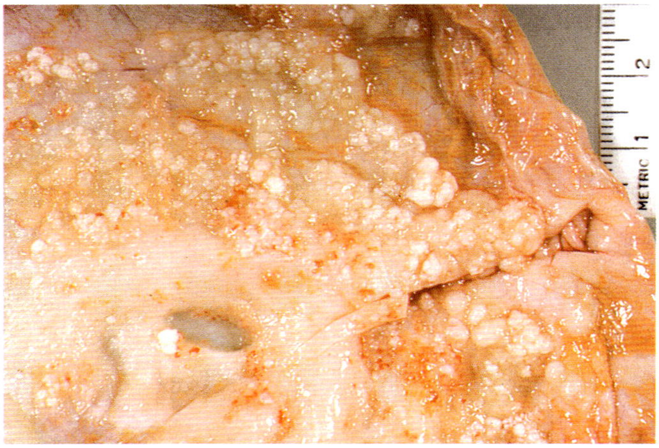

图26.11　分房性囊肿伴有乳头状赘生物是交界性浆液性肿瘤的特征。

实性、柔软至坏死性、出血性肿瘤
Solid, soft to necrotic, hemorrhagic tumors

1. 颗粒细胞瘤或分化差的 Sertoli-Leydig 细胞瘤（图 26.23）
2. 小细胞癌（图 26.24）
3. 实性癌，如透明细胞癌和子宫内膜样癌（图 26.25）
4. 癌肉瘤
5. 淋巴瘤（图 26.26）
6. 无性细胞瘤（图 26.27）

深棕色、多囊性、囊性或肉质肿瘤
Dark brown multicystic, cystic or fleshy tumors

1. 卵巢甲状腺肿（图 26.28）

实性、质软或肉质、棕褐色、灰白或黄色肿瘤
Solid, soft or fleshy, tan, gray or yellow tumors

1. 原发性或转移性平滑肌肉瘤（罕见）
2. 子宫内膜间质肿瘤
3. 纤维肉瘤（罕见）（图 26.20）
4. 颗粒细胞瘤（罕见）（图 26.21）
5. 分化好的 Sertoli 细胞瘤
6. 小细胞癌（高钙血症型）
7. 某些转移性癌伴有少量支持间质（图 26.22）
8. 转移性类癌（通常为双侧）

黄色肿瘤 YELLOW TUMORS

亮黄色至橙色的外观可能是由类固醇生成性肿瘤或毗邻肿瘤的类固醇生成性间质细胞所引起。类似的外观也可能见于皮质间质增生（间质卵泡膜细胞增生症），但后者一般为棕褐色[20]。

1. 黄素化卵泡膜细胞瘤（图 26.29）
2. Sertoli 细胞瘤（图 26.30）
3. Brenner 瘤（图 26.31）
4. 颗粒细胞-卵泡膜细胞瘤（图 26.22）
5. 类固醇细胞肿瘤（图 26.32）
6. 转移癌（图 26.33）

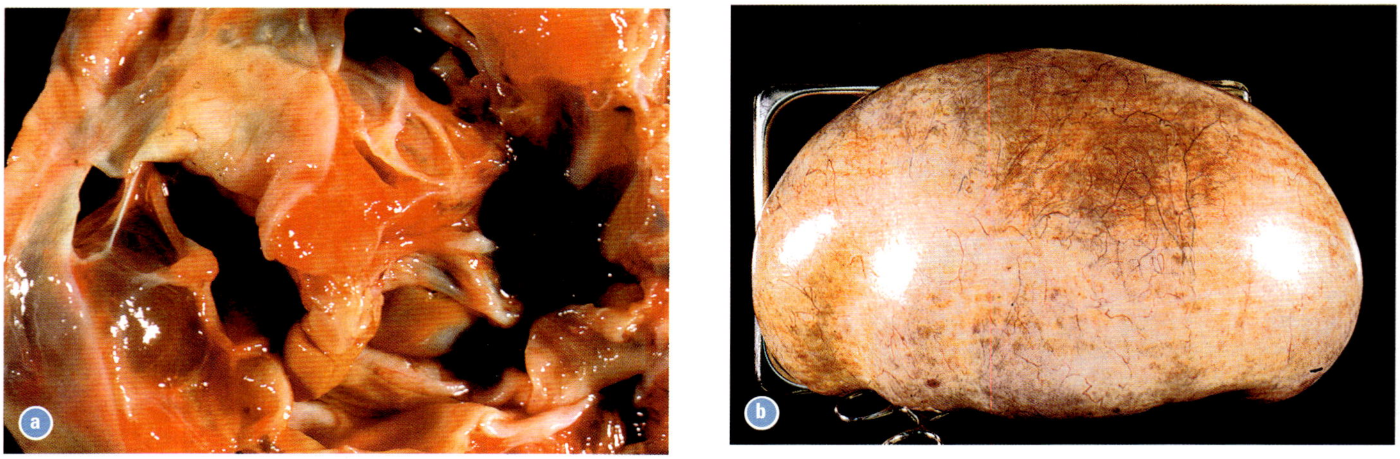

图 26.12　（a）黏液性囊腺瘤有黏稠的黏液性囊肿内容物。未见实性肿瘤生长。（b）囊性大肿块被证明是交界性黏液性囊腺瘤。

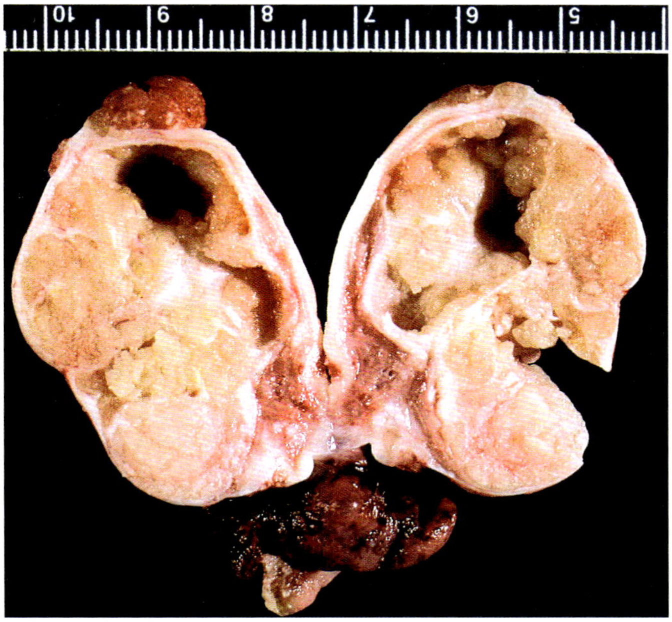

图26.13 质脆易碎的实性卵巢肿块是上皮性卵巢恶性肿瘤的典型特征。此为一个浆液性肿瘤。

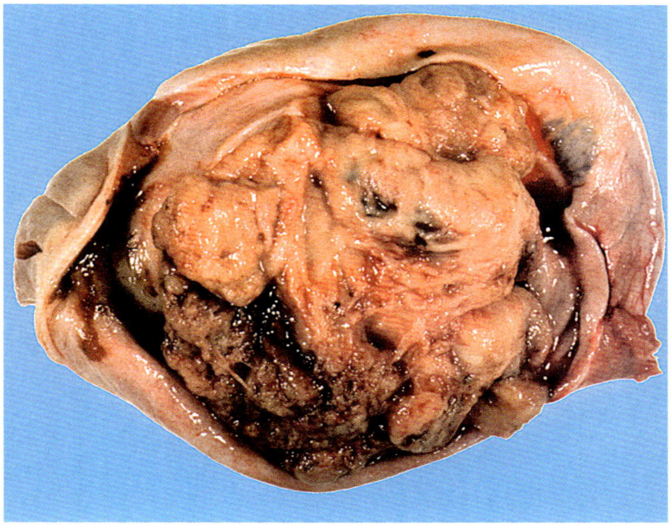

图 26.15 发生于单房囊肿中的黏液性囊腺癌。

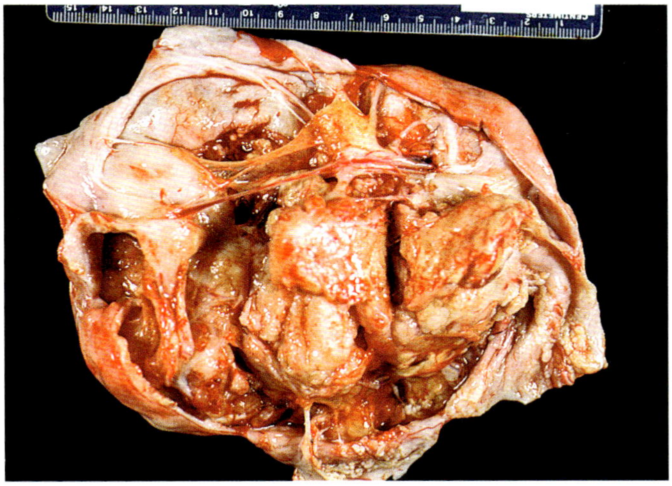

图 26.14 子宫内膜样腺癌表现为多囊性和实性肿瘤团块。

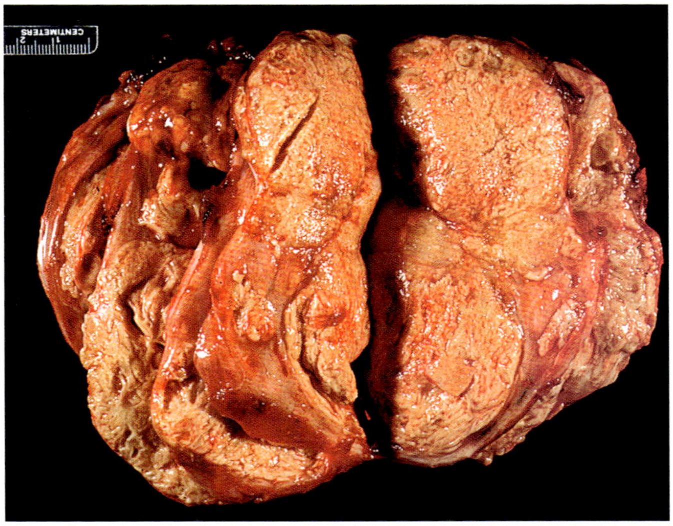

图 26.16 转移性结肠癌；这个切开的标本中有广泛性坏死，质脆易碎表现明显并为黄色。

伴有躯体成分（毛发等）的肿瘤
TUMORS WITH SOMATIC (HAIR, ETC.)

绝大多数伴有躯体成分的肿瘤为良性囊性畸胎瘤，其可包含多种成分。这些将在第29章详细讨论。大多数由一个有分隔的囊肿构成，其中有毛发和（或）黄色至棕色坏死性液体，呈油状或蜡样质地（图26.34 a,b）。病理医师必须寻找较为复杂的结构，它们可能是存在不成熟成分或恶性成分的征象（图26.35）。后者要求更为详细的分期过程。

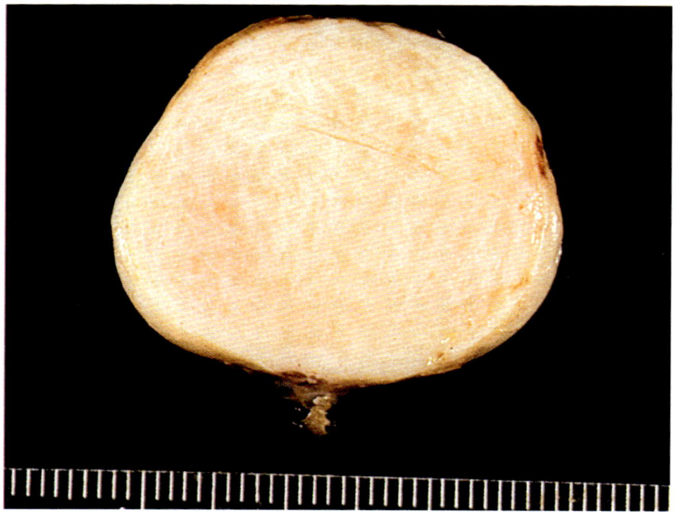

图 26.17　卵巢纤维瘤。白色的外观和坚实的质地是有突出纤维成分肿瘤的特征。

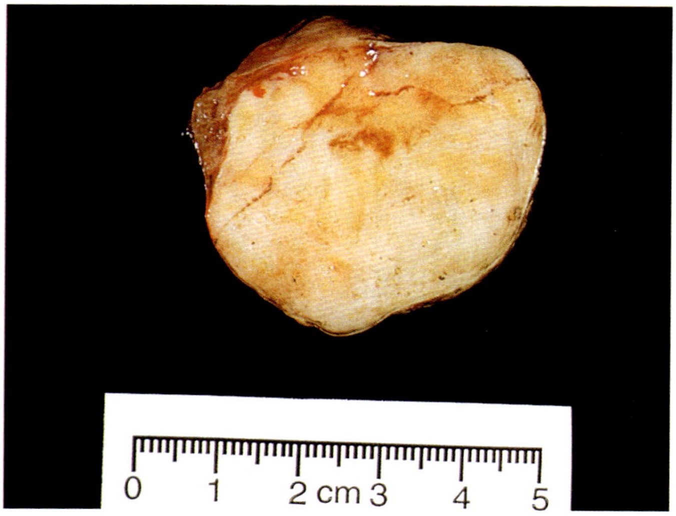

图 26.18　Brenner 瘤。这些肿瘤的表现从质韧、白色到黄色不等（见图 26.31）。

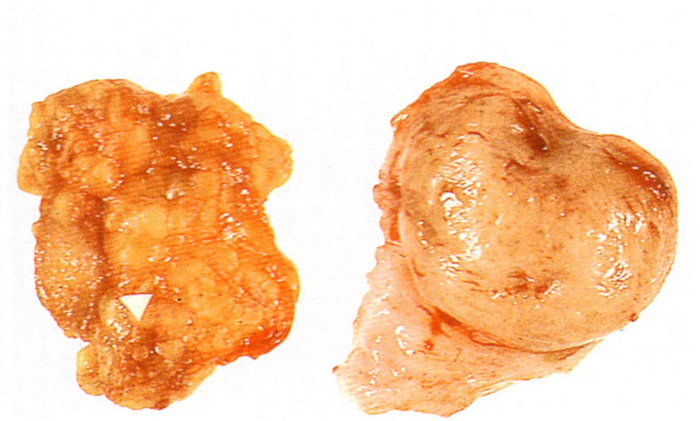

图 26.19　卵巢平滑肌瘤。这种肿瘤一般为棕褐色，其质地依据细胞含量的多少而不同。

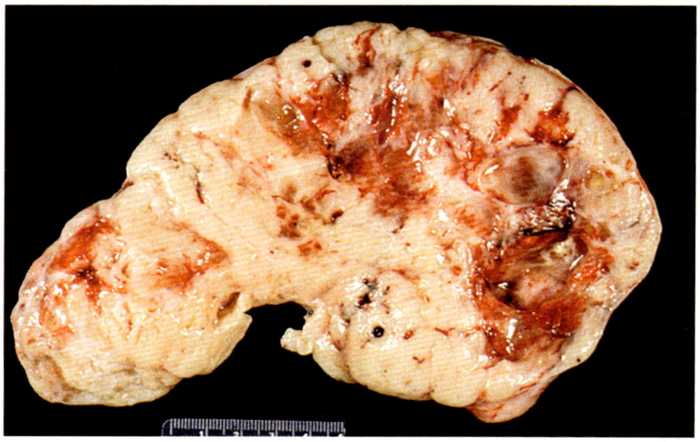

图 26.20　卵巢纤维肉瘤。肿瘤缺乏纤维瘤的均匀质地（图 26.16）。肿瘤质软，淡黄色，并有局灶性出血。

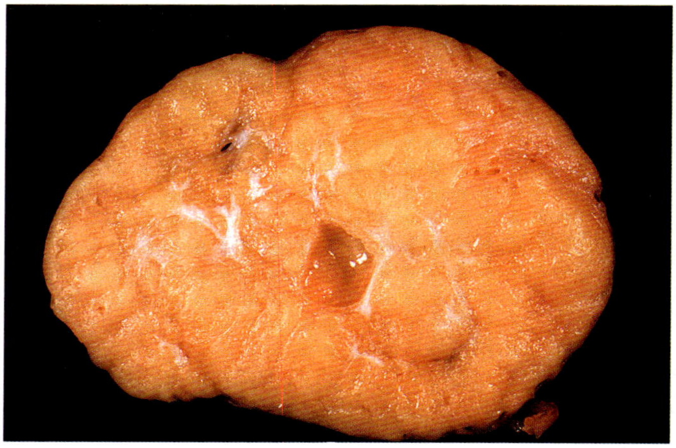

图26.21　颗粒细胞瘤。这种肿瘤的外观均一。表现为广泛的混合性黄色小叶。

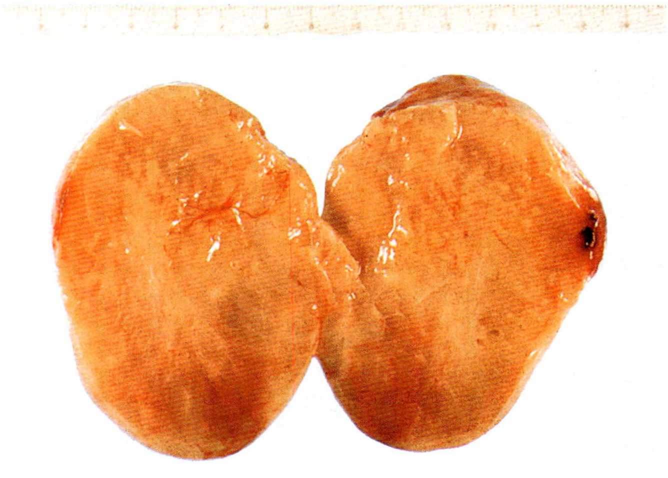

图26.22　转移性胃癌。肿瘤均匀，闪光（由于黏液成分），质软。

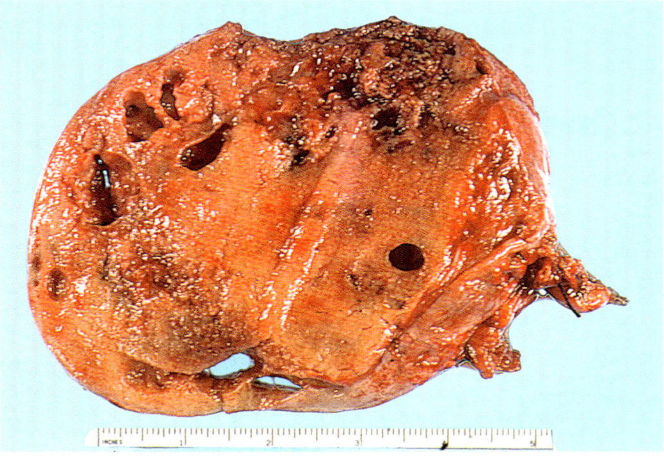

图26.23 颗粒细胞瘤。这些肿瘤常呈金黄褐色外观，伴有出血和囊肿。

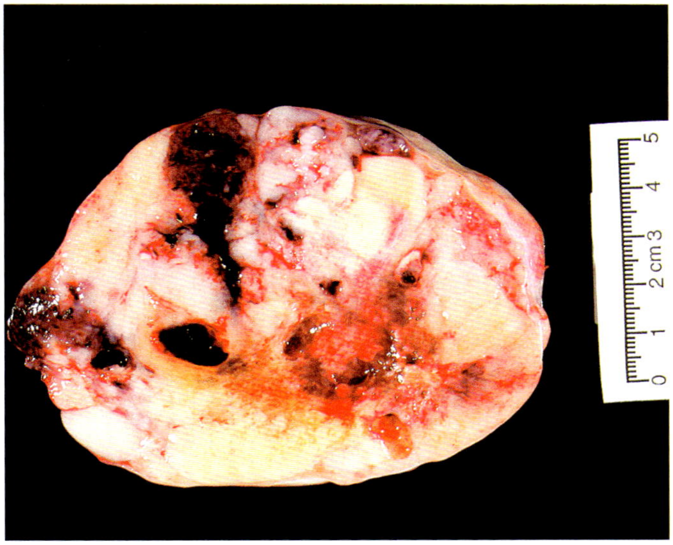

图26.24 高钙血症型小细胞癌，质软，黄色至白色外观，伴有灶性出血。

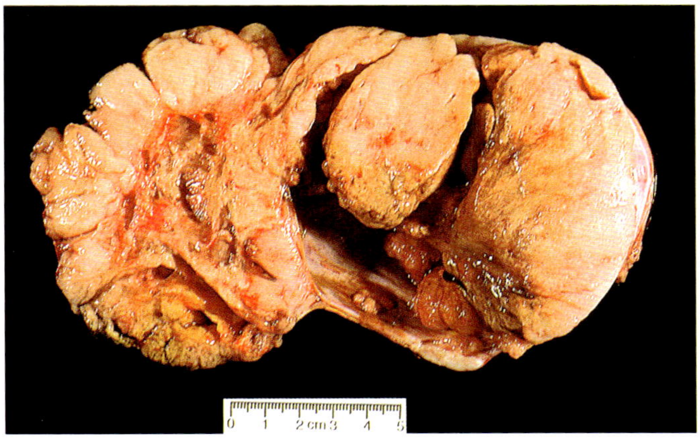

图 26.25 透明细胞癌。这些肿瘤的实性成分常为灰色至白色，伴有肉样质地。

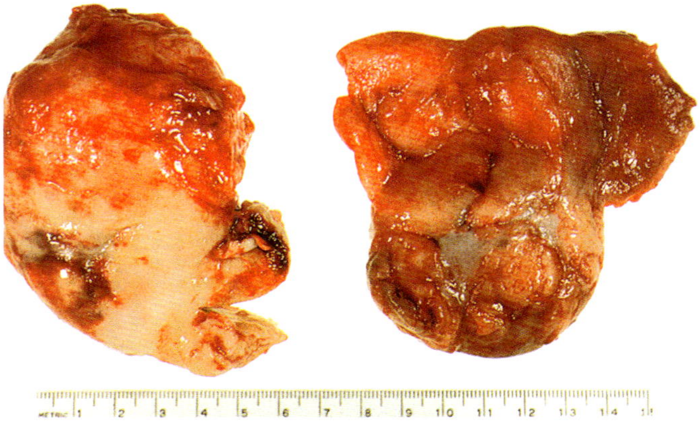

图26.26 双侧卵巢淋巴瘤。这些肿瘤与其他实性卵巢肿瘤间无法鉴别（见图 26.20，26.24，26.25，26.27）。

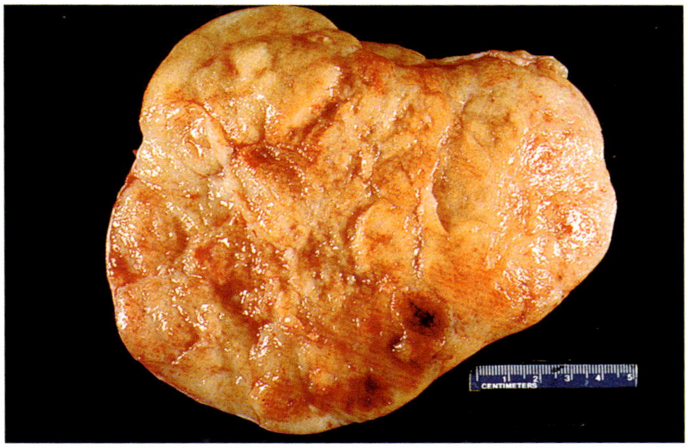

图26.27 卵巢无性细胞瘤。这些肿瘤一般均匀，质软，可与淋巴瘤相混淆。

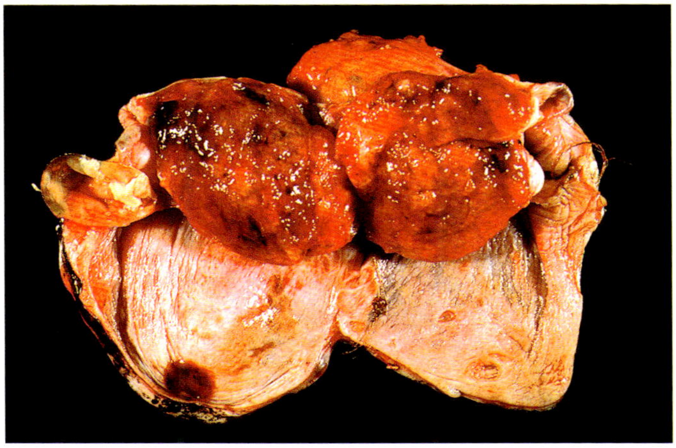

图 26.28 卵巢甲状腺肿表现为囊性畸胎瘤中的独特的“cordovan 皮革棕色”团块。

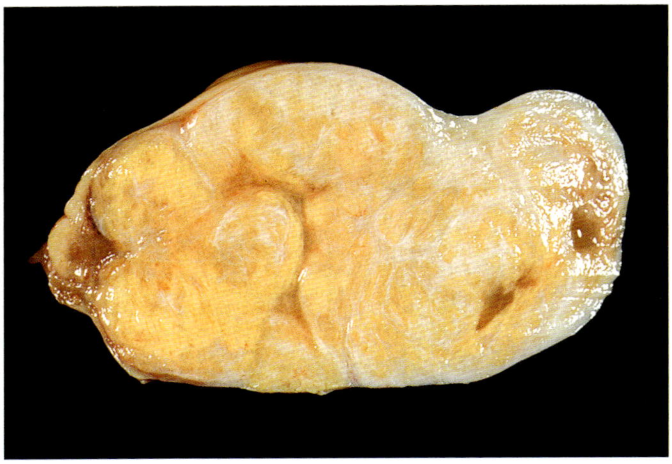

图26.29　纤维-卵泡膜细胞瘤伴有局部黄素化，呈黄色外观。

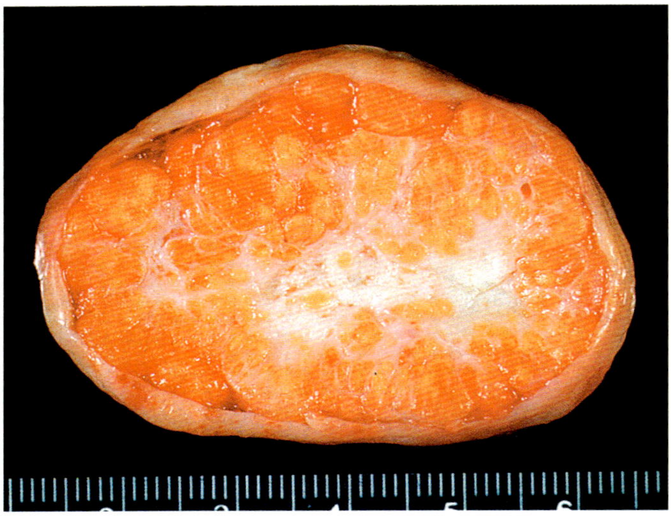

图 26.30　Sertoli-Leydig 细胞瘤，一般为金黄褐色。

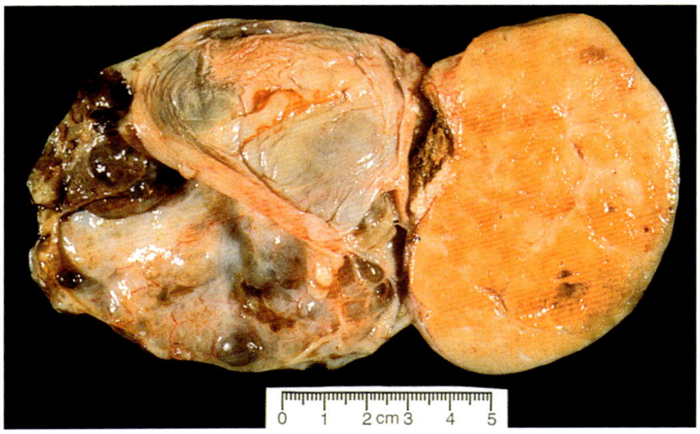

图26.31　Brenner瘤（右）合并黏液性囊腺瘤（左），此Brenner瘤呈现明显的黄色至金黄褐色。

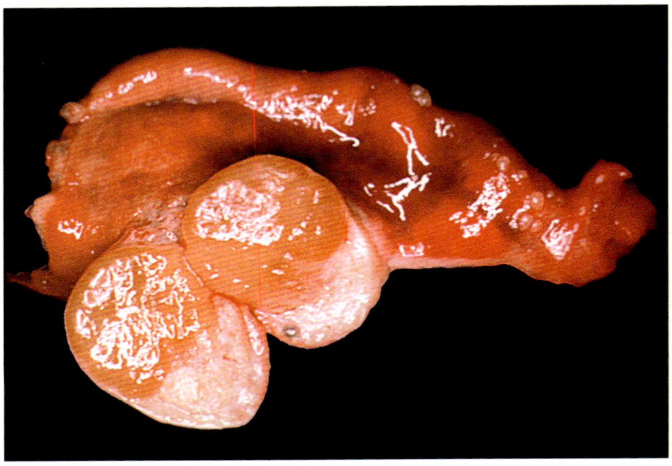

图 26.32　类固醇细胞瘤一般为散在的棕色或黄色肿块。

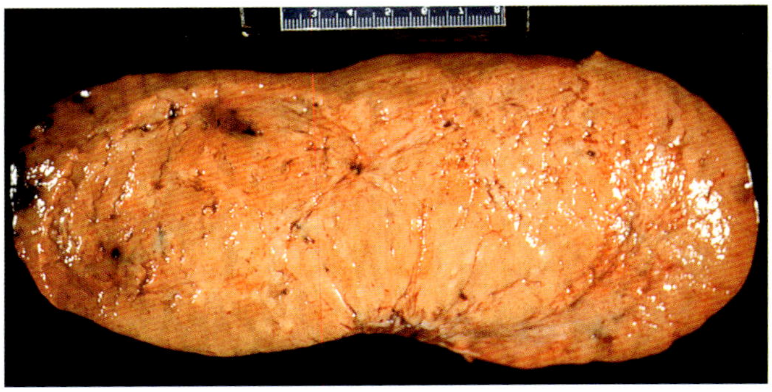

图26.33　转移性胃癌，外观为金黄棕色。这可能由黄素化间质反应引起。

术中冰冻切片的评价
Intraoperative frozen section evaluation

根据大部分报道，术中冰冻切片评价的准确性很高，在大部分研究中高达 90% 以上；结果总结于表 26.8 中[30-39]。除了交界性肿瘤以外，恶性和良性诊断的阳性预测值（PPV）接近100%，其中包括明显良性或交界性黏液性的大囊腺瘤在内。交界性肿瘤的诊断不可能会降级，但少数病例会在永久性石蜡切片中升级[30-38]。

冰冻切片诊断错误一般由取材造成。一项研究表明，13 个错误中有 8 个由取材造成[36]。

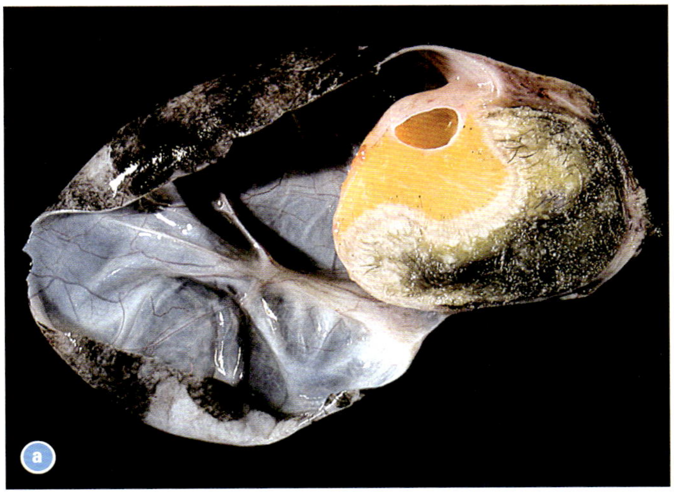

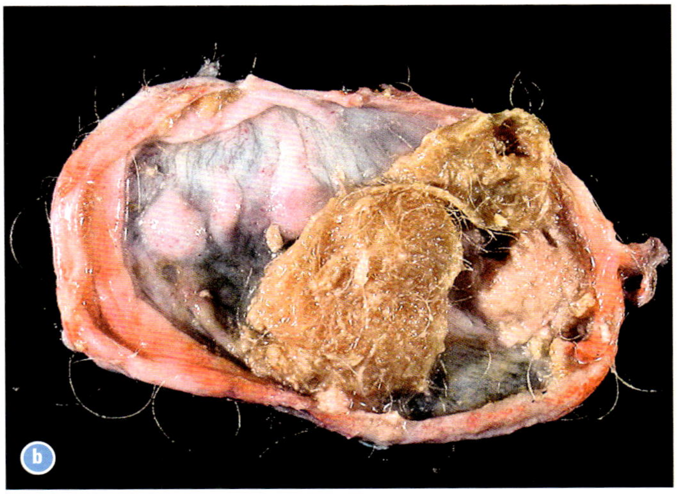

图 26.34 (a) 良性囊性畸胎瘤，含有丰富的毛发。(b) 良性囊性畸胎瘤，含有蓬乱的毛发和棕色的碎屑。

术中大体检查和镜下检查的陷阱
Intraoperative gross and microscopic pitfalls

基于易于混淆的大体表现的错误分类
MISCLASSIFICATION BASED ON CONFUSING GROSS APPEARANCE

1. 乳头状腺纤维瘤的表面结构复杂，可能与盆腔脏器粘连，并且质地硬韧，有沙粒感，切片时也是如此，提示为恶性肿瘤（图 26.36 a,b）。
2. 将脓肿、局灶性梗死或缺血性（扭转）卵巢误认为肿瘤（图 26.37）。
3. 将蜕膜化的子宫内膜异位囊肿误认为肿瘤。
4. 将妊娠相关卵巢改变错误归类为囊性肿瘤。
5. 由于囊性结构不明显而将交界性透明细胞腺纤维瘤归类为纤维瘤。
6. 将外观为黄色的子宫内膜样腺癌（组织学上有性索样分化）误认为是性索-间质肿瘤。
7. 在大体检查时将腹膜原发性浆液性癌错误归类为慢性输卵管炎或输卵管卵巢粘连。

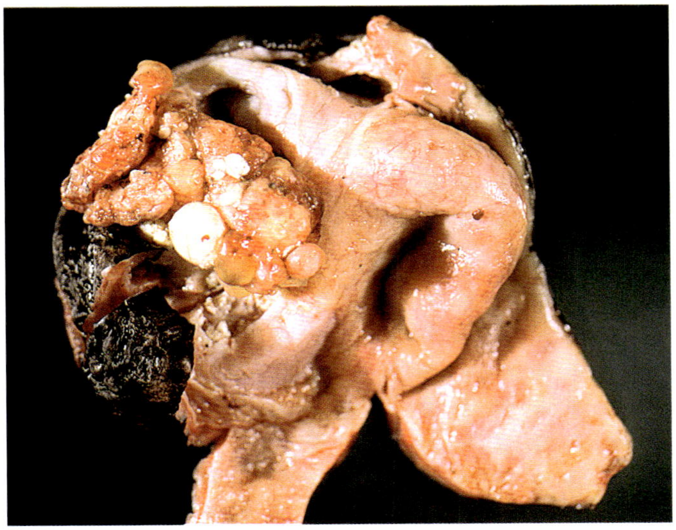

图23.35 Ⅰ级不成熟性畸胎瘤。除了毛发和一颗牙齿外，囊壁上含有特征不明显的实性生长区。

由于细胞外观或结构相似而导致的错误分类
MISCLASSIFICATION DUE TO SIMILARITIES IN CELL APPEARANCE OR STRUCTURE

1. 黏液性肿瘤　黏液性肿瘤（原发性或转移性）的错误分类是不可避免的隐患，但是如果牢记以下内容就能使隐患最小化：大的单侧黏液性肿瘤而无表面

表26.8　冰冻切片诊断相对于最后诊断的准确性(%)[30-38]

	良性	交界性	恶性
敏感性	93 ~ 98	61 ~ 84	84 ~ 98
PPV[a]	92	62 ~ 65	98 ~ 100

[a] positive predictive value, 阳性预测值。

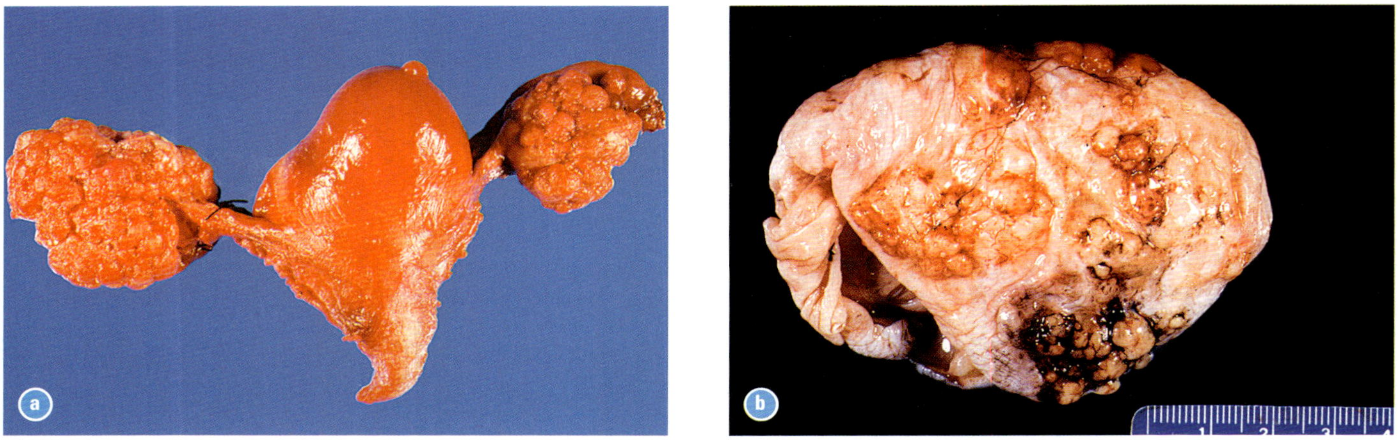

图 26.36 （a）双侧卵巢腺纤维瘤。（b）腺纤维瘤具有质地硬韧的结节状表面，可能类似于表面浆液性癌。

受累者几乎总是原发性卵巢肿瘤[29, 39]。宫颈内膜样（Müller 黏液性）肿瘤可为双侧性而被误认为是转移[20]。相反，黏液性肿瘤可能转移到胃肠道，组织学上类似于原发性结肠癌。一般而言，卵巢表面受累是卵巢外原发性黏液性肿瘤转移到卵巢的征兆，最常见的是来自阑尾。

2. 误将转移性类癌认为是 Brenner 瘤（转移性类癌通常是双侧）。
3. 间皮瘤归类为浆液性癌。
4. 误将分化差的间质（或小细胞）肿瘤分类为淋巴瘤。
5. 误将子宫内膜样癌分类为性索-间质肿瘤[40]，在罕见的情况下，将先前有结肠肿瘤的患者误认为是转移性结肠癌。

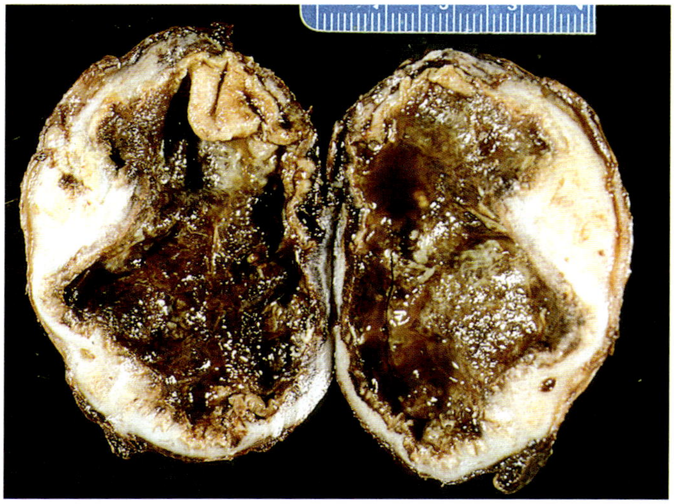

图 26.37 卵巢出血性梗死伴有假性囊肿。

6. 误将滤泡性输卵管炎分类为输卵管或子宫内膜样腺癌。
7. 误将胃肠道间质瘤（GIST）分类为平滑肌瘤。
8. 纤维组织增生性非浸润性交界性种植错误分类为恶性。
9. 转移性胃癌类似于重度卵巢水肿[41]。

由于对术中大体评价和（或）取材的局限性了解不足而遇到的陷阱

PITFALLS ENCOUNTERED DUE TO ANUNDER-APPRECIATION OF THE LIMITATIONS OF INTRAOPERATIVE GROSS EVALUATION AND/OR LIMITATIONS IN SAMPLING

1. 将复杂的肠型（或Müller）黏液性癌划分为交界性肿瘤。浸润性癌可能是局灶性的，难以辨认，除非进行更广泛的取材[39, 42]。
2. 将复杂性囊性和实性畸胎瘤划分为成熟性畸胎瘤。不成熟的成分，尤其是那些非神经上皮性成分，可能很细小，需要广泛取材和仔细评估[43]。
3. 将有表面受累的浆液性肿瘤划分为良性囊腺瘤。伴有表面受累的肿瘤一般为交界性（偶尔，冰冻切片上的 I 期囊腺瘤在最终报告上可能变成Ⅲ期交界性肿瘤）[34, 35]。
4. 对于子宫内膜异位囊肿中的小的子宫内膜样癌或交界性肿瘤取材不充分[44]。

小结 Summary

本章内容旨在为卵巢肿瘤的术中评价提供一个样板。然而，读者可能意识到运用起来有多么复杂，如何成功地操作在很大程度上取决于经验。负起该责任的最佳方法是：（1）根据病史、分布和大体检查，即可知道最有可能存在何种肿瘤或疾病；（2）在组织病理学检查时，必须避免由大体检查所造成的过度偏差；（3）对于例外情况总要有所准备。

参考文献 References

1 Valentin L, Skoog L, Epstein E. Frequency and type of adnexal lesions in autopsy material from postmenopausal women: ultrasound study with histological correlation. Ultrasound Obstet Gynecol 2003; 22:284–289.
2 Koonings PP, Campbell K, Mishell DR Jr, Grimes DA. Relative frequency of primary ovarian neoplasms: a 10-year review. Obstet Gynecol 1989; 74:921–926.
3 Tuncer ZS, Gunalp S, Aksu T, Ayhan A. Benign epithelial ovarian tumors. Eur J Gynaecol Oncol 1998; 19:391–393.
4 Partridge EE, Phillips JL, Menck HR. The National Cancer Database Report on ovarian cancer treatment in United States hospitals. Cancer 1996; 78:2236–2246.
5 Wilde R De, Bordt J, Hesseling M, Vancaillie T. Ovarian cystostomy. Acta Obstet Gynecol Scand 1989; 68:363–364.
6 Young RH, Oliva E, Scully RE. Small cell carcinoma of the hypercalcemic type in the ovary. Gynecol Oncol 1995; 57:7–8.
7 Nowak M, Szpakowski M, Malinowski A, et al. Ovarian tumors in the reproductive age group. Ginekol Pol 2002; 73:354–358.
8 Westhuizen NG van der, Tiltman AJ. Brenner tumours – a clinicopathological study. S Afr Med J 1988; 73:98–101.
9 Beck RP, Latour JP. Review of 1019 benign ovarian neoplasms. Obstet Gynecol 1960; 16:479–482.
10 Sangi-Haghpeykar H, Poindexter AN 3rd. Epidemiology of endometriosis among parous women. Obstet Gynecol 1995; 85:983–992.
11 Roth MS, Goodner DM. Large endometrioma occurring in an adolescent. Obstet Gynecol 1977; 49:364–366.
12 Joshi R, Dunaif A. Ovarian disorders of pregnancy. Endocrinol Metab Clin North Am 1995; 24:153–169.
13 Clement PB. Tumor-like lesions of the ovary associated with pregnancy. Int J Gynecol Pathol 1993; 12:108–115.
14 Wajda KJ, Lucas JG, Marsh WL Jr. *Hyperreactio luteinalis*. Benign disorder masquerading as an ovarian neoplasm. Arch Pathol Lab Med 1989; 113:921–925.
15 Sayedur Rahman M, Al-Sibai MH, Rahman J, et al. Ovarian carcinoma associated with pregnancy. A review of 9 cases. Acta Obstet Gynecol Scand 2002; 81:260–264.
16 Szpakowski M, Wilczynski JR, Wieczorek A, et al. The number and histopathologic type of ovarian tumors operated during cesarean section at the Polish Mother's Health Institute between 1990-2000. Ginekol Pol 2002; 73:379–385.
17 Katsube Y, Berg JW, Silverberg SG. Epidemiologic pathology of ovarian tumors: a histopathologic review of primary ovarian neoplasms diagnosed in the Denver Standard Metropolitan Statistical Area, 1 July–31 December 1969 and 1 July–31 December 1979. Int J Gynecol Pathol 1982; 1:3–16.
18 Moore RG, Chung M, Granai CO, et al. Incidence of metastasis to the ovaries from nongenital tract primary tumors Gynecol Oncol 2004; 93:87–91.
19 Robboy SJ, Scully RE, Norris HJ. Carcinoid metastatic to the ovary. A clinicopathologic analysis of 35 cases. Cancer 1974; 33:798–811.
20 Scully RE, Young RH, Clement PB. Tumors of the ovary, maldeveloped gonads, fallopian tube and broad ligament. Atlas of tumor pathology. Washington DC: American Registry of Pathology; 1998.
21 Ulbright TM, Roth LM. Stehman FB. Secondary ovarian neoplasia. A clinicopathologic study of 35 cases. Cancer 1984; 53:1164–1174.
22 Remadi S, McGee W, Egger JF, Ismail A. Ovarian metastatic melanoma. A diagnostic pitfall in histopathologic examination. Arch Anat Cytol Pathol 1997; 45:43–46.
23 Householder J, Han A, Edelson MI, et al. Immunohistochemical confirmation of pulmonary papillary adenocarcinoma metastatic to ovaries. Arch Pathol Lab Med 2002; 126:1101–1103.
24 Puls L, Heidtman E, Hunter JE, et al. The accuracy of frozen section by tumor weight for ovarian epithelial neoplasms. Gynecol Oncol 1997; 67:16–19.
25 Friedrich M, Ertan AK, Axt-Fliedner R, et al. Unilateral massive ovarian edema (MOE): a case report. Clin Exp Obstet Gynecol 2002; 29(1):65–66.
26 Varras M, Tsikini A, Polyzos D, et al. Uterine adnexal torsion: pathologic and gray-scale ultrasonographic findings. Clin Exp Obstet Gynecol 2004; 31:34–38.
27 Bell DA, Scully RE. Early de novo ovarian carcinoma. A study of fourteen cases. Cancer 1994; 73:1859–1864.
28 Lim FK, Yeoh CL, Chong SM, Arulkumaran S. Pre and intraoperative diagnosis of ovarian tumours: how accurate are we? Aust N Z J Obstet Gynaecol 1997; 37:223–227.
29 Lee KR, Scully RE. Mucinous tumors of the ovary: a clinicopathologic study of 196 borderline tumors (of intestinal type) and carcinomas, including an evaluation of 11 cases with 'pseudomyxoma peritonei'. Am J Surg Pathol 2000; 24:1447–1464.
30 Gol M, Baloglu A, Yigit S, et al. Accuracy of frozen section diagnosis in ovarian tumors: Is there a change in the course of time? Int J Gynecol Cancer 2003; 13:593–597.
31 Pinto PB, Andrade LA, Derchain SF. Accuracy of intraoperative frozen section diagnosis of ovarian tumors. Gynecol Oncol 2001; 81:230–232.
32 Acs G. Intraoperative consultation in gynecologic pathology.

Semin Diagn Pathol 2002; 19:237–254.
33 Robinson WR, Curtin JP, Morrow CP. Operative staging and conservative surgery in the management of low malignant potential ovarian tumors. Int J Gynecol Cancer 1992; 2:113–118.
34 Menzin AW, Rubin SC, Noumoff JS, LiVolsi VA. The accuracy of a frozen section diagnosis of borderline ovarian malignancy. Gynecol Oncol 1995; 59:183–185.
35 Rose PG, Rubin RB, Nelson BE, et al. Accuracy of frozen-section (intraoperative consultation) diagnosis of ovarian tumors. Am J Obstet Gynecol 1994; 171:823–826.
36 Spann CO, Kennedy JE, Musoke E. Intraoperative consultation of ovarian neoplasms. J Natl Med Assoc 1994; 86:141–144.
37 Twaalfhoven FC, Peters AA, Trimbos JB, et al. The accuracy of frozen section diagnosis of ovarian tumors. Gynecol Oncol 1991; 41:189–192.
38 Gramlich T, Austin RM, Lutz M. Histologic sampling requirements in ovarian carcinoma: a review of 51 tumors. Gynecol Oncol 1990; 38:249–256.
39 Seidman JD, Kurman RJ, Ronnett BM. Primary and metastatic mucinous adenocarcinomas in the ovaries: incidence in routine practice with a new approach to improve intraoperative diagnosis. Am J Surg Pathol 2003; 27:985–993.
40 Young RH, Prat J, Scully RE. Ovarian endometrioid carcinomas resembling sex cord-stromal tumors. A clinicopathological analysis of 13 cases. Am J Surg Pathol 1982; 6:513–522.
41 Bazot M, Detchev R, Cortez A, et al. Massive ovarian edema revealing gastric carcinoma: a case report. Gynecol Oncol 2003; 91:648–650.
42 Rodriguez IM, Prat J. Mucinous tumors of the ovary: a clinicopathologic analysis of 75 borderline tumors (of intestinal type) and carcinomas. Am J Surg Pathol 2002; 26:139–152.
43 Steeper TA, Mukai K. Solid ovarian teratomas: an immunocytochemical study of thirteen cases with clinicopathologic correlation. Pathol Annu 1984; 19:81–92.
44 McCluggage WG, Bryson C, Lamki H, Boyle DD. Benign, borderline and malignant endometrioid neoplasia arising in endometriosis in association with tamoxifen therapy. Int J Gynecol Pathol 2000; 19:276–279.

27 卵巢表面上皮-间质性肿瘤病理学

The pathology of surface epithelial-stromal tumors of the ovary

Kenneth R. Lee 著

陈定宝译　钱利华校

上皮-间质性肿瘤 Epithelial-stromal tumors

命名及分类 TERMINOLOGY AND CLASSIFICATION

表面上皮-间质性肿瘤约占所有卵巢肿瘤的50%，在美国，占卵巢癌的91%[1]。采用“表面上皮性”一词源于如下理论，即这种肿瘤来源于被覆卵巢表面的特化腹膜细胞或其衍生物以及上皮（皮质）包涵囊肿[2]。附加“间质”一词反映出许多这种肿瘤具有源于卵巢特化间质的明显间质性成分，这种特异性间质与大多数其他上皮性肿瘤内的非特异性间质不同，它能合成激素，有时可导致副肿瘤综合征（paraneoplastic syndrome），通常与雌激素过多有关[3,4]。

上皮-间质性肿瘤分为浆液性、黏液性、子宫内膜样、透明细胞、移行细胞、鳞状细胞、混合性上皮性和未分化肿瘤几种类型。除了鳞状细胞肿瘤和未分化肿瘤以外，所有这些分类中还可细分为良性、交界性和恶性。在人类肿瘤的疾病分类学中，“交界性”一词是独一无二的。对于这种术语的应用尚存争议，有必要在引言中进行评述。

卵巢交界性肿瘤的概念 THE CONCEPT OF OVARIAN BORDERLINE TUMORS

“交界性”的概念来自1929年Taylor基于纽约医院卵巢肿瘤临床经验所做的观察性报道[5]，他注意到某些肿瘤，主要是浆液性肿瘤，即使已播散至卵巢以外，但其临床行为仍呈良性。这与大多数其他腹膜播散后迅速致死的浆液性癌的行为明显不同。Taylor还注意到，行为良性的肿瘤其组织学较少出现非典型性，并将其命名为“一半恶性”。后来，其他人证实了Taylor的观察，并注意到其他上皮性肿瘤的亚型也存在中间型组织学所见的肿瘤。“交界性”、“低度恶性潜能”和“增生性”等术语被不同作者所采用。世界卫生组织（WHO）在1973年采用了“交界恶性肿瘤”这一名称，并应用于所有上皮类型的肿瘤，将交界性肿瘤定义为上皮具有非典型性但无明显间质浸润的肿瘤[6]。

然而，虽然在临床随访研究中，常把交界性肿瘤看作是单一种病变，但不同上皮类型的交界性肿瘤并不相同。在最常见的浆液性交界性肿瘤中，其中间型的镜下表现与其在某种程度上也介于良恶性之间的临床行为相关。可有腹膜种植，但多数情况下对患者无害或很长一段时间后才对患者产生伤害。而在第二位常见的黏液性肿瘤，现在多数病理学家则认为，以前认为已播散至腹膜的大多数病例（通常以腹腔假黏液瘤的形式）其实是由胃肠（通常为阑尾）原发而转移至卵巢和腹膜的，并非是卵巢肿瘤。认为其余与胃肠道肿瘤无关而出现卵巢外种植的具有交界性表现的黏液性肿瘤实际上是真正的癌，只是其浸润部分未取到。一般情况下，这种肿瘤的死亡率一般较高，类似于已有明确转移的黏液性癌。因此，形态学表现和临床行为均为交界性改变的卵巢原发性黏液性肿瘤尚未确定。最后，较少见的子宫内膜样、透明细胞和移行细胞交界性肿瘤罕有转移的报道，即使有转移，其临床行为也为良性。

基于这些观察以及对于绝大多数病例中行为表现良性的肿瘤其临床却具有较强侵袭性这种状况的失望，一些权威人士建议废弃交界性肿瘤的分类[7,8]。他们提出另一名称——“非典型增生性肿瘤”（同时还建议将浆液性肿瘤的一个小亚型，即“微乳头/筛状”型，升级为癌）。大多数妇科病理学教科书已采用“非典型增生”一词，不再使用“交界性”[9,10]。

其他专家争辩说更名会引起不必要的混乱[8,11,12]。由于交界性分类已存在如此长的时间，他们相信临床医师能理解其含义，并不会使患者遭受不必要的治疗。他们还提出交界性肿瘤确实具有很小的复发甚至死亡的危险性，需要对患者密切进行临床观察。更进一步说，即使属于独特类型的不引起危害的交界性肿瘤，其中许多也是癌前病变，需要进一步研究以明确其本质和导致结局差的危险因素。如果病例被诊断为“非典型增生性”，那么临床医师和肿瘤登记则会由此确认其基本上为良性，他们认为这两种观点都不可行。

最近（2003年）WHO分类将这类肿瘤简称为“交界性肿瘤”，而不称为“交界恶性”[13]。由此，他们保留了简单而熟悉的术语，但确认这种肿瘤为一种特殊亚型。对我们来说，这似乎是合理的解决方法，我们赞成WHO命名法。

在临床实践中，无论使用什么术语，病理医师熟悉交界性肿瘤的大体和组织学形态极为重要，由此可以避免在术中冰冻切片时误诊为癌。对于希望保留生育能力的年轻患者，许多交界性肿瘤采用单侧卵巢切除术或囊肿切除术治疗即可[14-16]。对于术中报告为交界性的肿瘤，应进行全面的手术分期并将肿瘤组织广泛取材制成永久性切片。

上皮-间质性癌的组织学分级
HISTOLOGIC GRADING OF EPITHELIAL-STROMAL CARCINOMAS

虽然依据卵巢癌分级可大致预测其行为，但标准分级方式尚未被普遍采月。因此，在个别患者中，肿瘤分级对结局的作用不甚准确。国际上现有两种已经公认的分级系统：国际妇产科联合会（Federation of Gynecology and Obstetrics，FIGO）分类法和WHO分类法[13]。在FIGO分类法中，肿瘤结构是决定分级的惟一因素（实性生长＜5%为1级，实性生长＞50%为3级）。WHO分类法依据结构和细胞学特征来分级，但未进行详细说明，在3级系统中，根据病理医师的印象来决定分级。在美国，妇产科肿瘤组应用改良的FIGO系统，其中分级依据上皮亚型的不同而采用不同的标准[18]。Silverberg和Shimizu提出一种适用于所有细胞类型的分级系统，模仿Nottingham乳腺癌分级系统，应用结构特征（腺体、乳头、实性）、核级和核分裂计数，每项1～3分，然后由总分决定分级[19]。该分级系统具有预测价值，至少有一项研究证实其优于FIGO系统[20]。最近，Malpica等[21]应用简化的二级系统（高度和低度恶性）研究浆液性癌，发现分级在多变量分析中是独立预后指标。在该项研究中，Silverberg和Shimizu系统与其二级系统密切相关（Silverberg 2级肿瘤极少见）。然而，FIGO系统相关性则较差。

不断进展的卵巢癌分子和遗传学分析为区分各种上皮亚型的形态学系统提供了支持。在多数情况下，这些分析彼此间在很大程度上存在差异。有基于此，一种分级系统似乎应考虑个别亚型的独特的组织学特征，而非考虑应用于所有亚型。但对任何分级系统，应用的一个问题是，癌各亚型之间形态学差异在低度恶性肿瘤中最为明显；在浆液性、子宫内膜样、移行细胞和未分化癌的高度恶性肿瘤中，形态学差异不甚显著，分类可重复性较差。因此，可能二级系统重复性较好，例如Malpica及其同事提出的有关浆液性肿瘤的分级，临床应用于所有上皮性亚型，优于现行的各种三级系统。

然而，在标准化二级系统合法化且被普遍接受之前，我们支持WHO推荐的三级系统。我们所考虑的肿瘤亚型如下：（1）我们对浆液性癌进行的分级几乎完全根据其核的特征。因此，多数肿瘤是3级，其余的几乎都是1级；后者经常伴有交界性肿瘤[21]。（2）我们对子宫内膜样癌的分级与子宫相同，采用FIGO结构分级系统[17]，并根据胞核高级别将FIGO 1级和2级肿瘤升高一级[18]。（3）我们确定黏液性癌是否有浸润或膨胀性侵犯。如果是后者，则根据细胞学分级；如果有浸润性侵犯，即使是局灶性的，也根据浸润性成分，采用与子宫内膜样癌相同的系统进行分级。（4）透明细胞癌理论上都是高度恶性，我们很少将其分类为1级；我们一般将无任何实性区域的肿瘤分为2级，除非细胞核具有明显的非典型性。（5）我们根据细胞核的特征对移行细胞癌进行分级。

浆液性肿瘤 Serous tumors

一般特征和临床特征 GENERAL FEATURES AND CLINICAL ASPACTS

浆液性肿瘤由类似于输卵管的细胞及其生长结构组成，为最常见的上皮-间质性肿瘤亚型。在西方国家，这种肿瘤约占所有卵巢肿瘤的30%[22-24]，但在亚洲国家则相对少见[11]。大约60%的肿瘤为良性，10%为交界性，30%为恶性。良性浆液性肿瘤可发生于各个年龄段，但以31～60岁最常见。交界性肿瘤患者的平均年龄约为45岁，但这种肿瘤也可发生于十几岁和二十岁左右的女性。浆液性癌患者的平均年龄为55～60岁[1, 23, 25]；十几岁的青少年极少见，30岁以下的患者不多。

大约70%的浆液性交界性肿瘤患者在最初分期时没有卵巢以外播散的证据；这些患者的无病存活率为98.2%[26]。其余30%的患者在最初分期时伴有盆腔和（或）腹膜种植。这种情况在重症或死亡病例中占绝大多数。但与浆液性癌明显不同，这种较高分期的肿瘤仅有15%～30%出现复发，其中许多肿瘤即使复发仍不会对患者产生危害。因此，在过去的30年中，浆液性交界性肿瘤的主要研究热点在于发现较高分期病例预后不良的预测指标。已有研究探讨了以下因素对预后的意义：原发肿瘤的组织病理学特征[27, 28]、种植的形态学[29-31]、淋巴结转移[32-35]、卵巢肿瘤的微小浸润灶[36-39]、流式细胞术[40, 41]和p53在肿瘤细胞中的表达[42]。

到20世纪90年代之前，人们普遍认为，对于较高分期的浆液性交界性肿瘤，可以判断预后的惟一表现为卵巢外腹膜种植的类型是“浸润性”，还是“非浸润性”。非浸润性种植患者的7年无病存活率为95.3%；浸润性种植者为66%[26]。

然而，在各种评估其预测价值的研究中，区分这两种种植类型的标准不尽相同。有基于此，而且由于多数病理医师区分这种病变的经验有限，在临床病例中尚难以实行这些标准。另外，自从20世纪90年代中期，其他特征，尤其是原发性肿瘤的形态学，已被再次提及并引发另外的争议和麻烦，因此有关浆液性交界性肿瘤的评估变得更为复杂，目前正处于一种变动状态中。各种说法和当前的建议在下面交界性肿瘤的组织学描述中予以说明。

浆液性癌占所有上皮-间质性癌的39%～62%[22-25, 43]。大约15%为Ⅰ期，6%为Ⅱ期，49%为Ⅲ期，30%为Ⅳ期[44]。Ⅰ期和Ⅱ期的5年无病存活率之和为80%左右，而Ⅲ期和Ⅳ期的总体存活率约为20%[45]。这些统计主要适用于占病例绝大多数的高度恶性浆液性癌。仅在近期才确认，低度恶性浆液性癌在其发病机制和自然病史方面可能完全不同。这方面内容将在以下浆液性癌的组织学描述和病因学部分中予以说明。

大体检查 GROSS EXAMINATION

双侧良性浆液性肿瘤（benign serous tumors）的病例约占10%～20%。多数为部分性或完全性囊性。囊腺瘤直径如果大于1cm，应根据个人判断与皮质包涵性囊肿相鉴别[11]。完全呈囊性的肿瘤可为单房或多房。其中多数为3～10cm，卵圆形，表面光滑，有光泽。腔内通常充满水性或淡黄色液体，但有时较黏稠，呈黏液样。囊肿内壁光滑。腺纤维瘤含有实性区域，囊肿内衬从表面光滑的多发性乳头状隆起到融合性、质地较硬的白色至灰黄色区域，可含有小囊肿（图27.1），以致肿瘤完全为实性。

双侧浆液性交界性肿瘤（serous borderline tumors）的病例约占25%。肿瘤通常部分为囊性，伴有水性或黏液性囊液，囊内和（或）表面含有质软的白色至褐色菜花样乳头状突起（图27.2）。与良性肿瘤中质硬而光滑并呈圆凸状的乳头相比，其乳头通常更为广泛。但应该注意的是，根据任何一种突起类型的大体表现和冰冻切片检查来预测其组织学所见并不可靠。有时交界性肿瘤仅限于卵巢表面赘生物，而卵巢其他方面的表现正常。

双侧浆液性癌（serous carcinomas）的病例约占70%。大小从几厘米到大约20cm。大体上与良性或交界肿瘤更为不同。多数呈囊实性，以不同程度的囊性或实性为主。表面可光滑或含有乳头状突起。囊内或表面可有乳头状区域，类似于交界性肿瘤，常常更为丰富而广泛。实性区质软且呈褐色，可含有出血及坏死区（图27.3）。少数癌可几乎完全局限于表面，有时呈软片或硬斑状表现（图27.4）[11]。

高危患者预防性卵巢切除标本的检查 EXAMINATION OF PROPHYLACTIC OOPHORECTOMY SPECIMENS FROM HIGH-RISK PATIENTS

卵巢癌高危女性大体正常的卵巢或输卵管中可出现很小的浆液性癌。在60例高危女性大体正常的双附件标本中，发现5例隐匿性癌（卵巢3例，输卵管2例）（图27.5）。所有5例患者均伴有BRCA1突变[46]。在另一项报道中，7例隐匿性癌发生于可疑或已证实有BRCA1或BRCA2突变的女性，其中5例发生于输卵管。这些病例中有2例最初仅发现腹腔冲洗液呈阳性，所以另外将输卵管组织送检，最终发现了癌[47]。这些报道强调了获取细胞学冲洗液并将所有预防性卵巢切除术标本的整个卵巢和输卵管进行切片的重要性。我们以1～2mm为间隔切片，像把标本切成面包片样，并将远端输卵管沿矢状面切片。

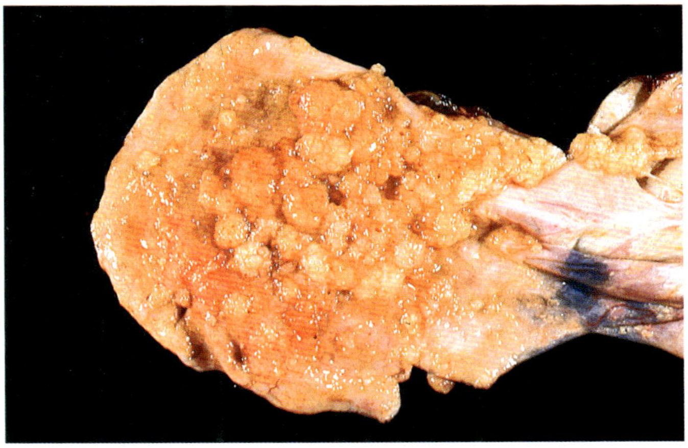

图 27.2　浆液性交界性肿瘤。打开的囊内含有大量小乳头。

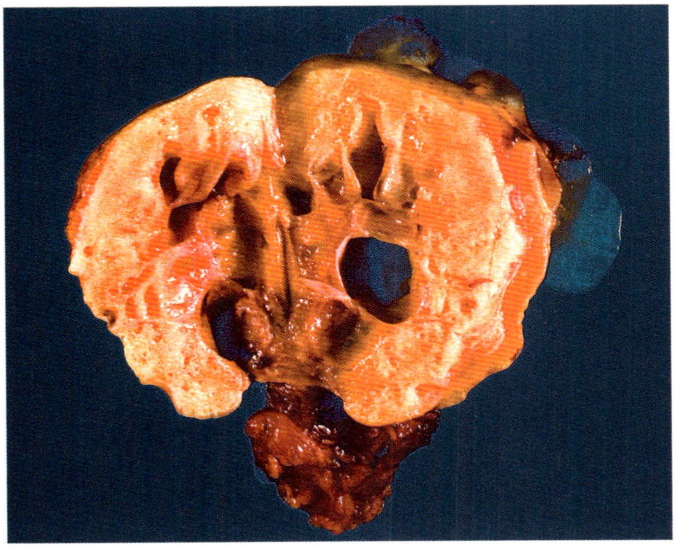

图27.1　浆液性囊腺纤维瘤。肿瘤呈卵圆形。在一分为二的横切面中，肿物呈纤维化性表现，内部及表面可见小囊腔。

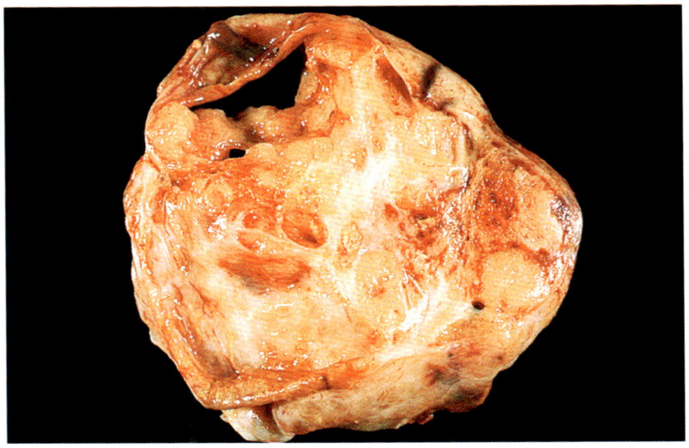

图 27.3　浆液性癌。切面多为实性，质软，呈褐色。

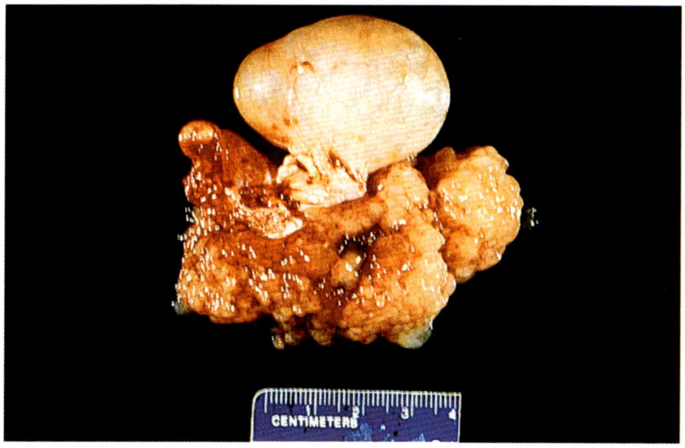

图27.4 表面浆液性癌。肿瘤仅粘附于卵巢（上方）的一极。

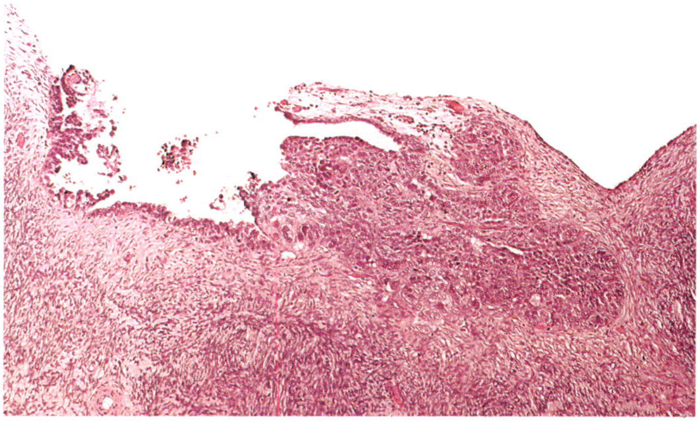

图 27.5 预防性卵巢切除标本中高度恶性的隐匿性癌。肿瘤位于皮质浅层，沿临近表面扩散。在该视野中可见整个肿瘤。

显微镜下所见 MICROSCOPIC FINDINGS

良性浆液性肿瘤——囊腺瘤、囊腺纤维瘤、腺纤维瘤、乳头状腺纤维瘤、表面乳头状腺纤维瘤 Benign serous tumors-cystadenomas、cystadenofibromas、adenofibromas、papillary adenofibromas、surface papillary adenofibromas

各种良性浆液性肿瘤中每一种肿瘤的确切命名取决于肿瘤中囊性成分和实性成分的相对比例以及肿瘤是否主要局限于卵巢的表面。如果大体见到囊肿，一般采用“囊性”前缀。用来鉴别囊腺瘤和囊腺纤维瘤所需的纤维性间质的数量较为主观，因为即使在大体检查为单纯囊性的肿瘤中，囊肿内衬周围也有少量间质围绕。当有多个具有纤维轴心的宽大乳头时，采用“纤维瘤”后缀（图27.6）。表面乳头状腺纤维瘤是指融合性息肉状生长的病变覆盖于卵巢外表面。表面小息肉状不规则结构常见于卵巢，并不是表面乳头状腺纤维瘤。

良性浆液性肿瘤的腺体、囊肿和宽基底的乳头衬覆层次有限的灶状纤毛柱状上皮。上皮细胞胞浆稀少，嗜酸或淡染，胞核呈卵圆形至长形，有些可见小核仁，核分裂像少见或没有核分裂像（图27.7）。间质呈纤维性表现，细胞多少不等，可见灶状钙化。某些腺纤维瘤中，上皮细胞为立方形且无纤毛，类似于卵巢表面上皮。这种病例常见于浆液性肿瘤。

有些病例的上皮细胞轻度复层，需要鉴别其为良性还是交界性肿瘤。虽然没有严格的区分标准，但必须有1个以上小灶状的多级分支乳头、上皮细胞明显复层和

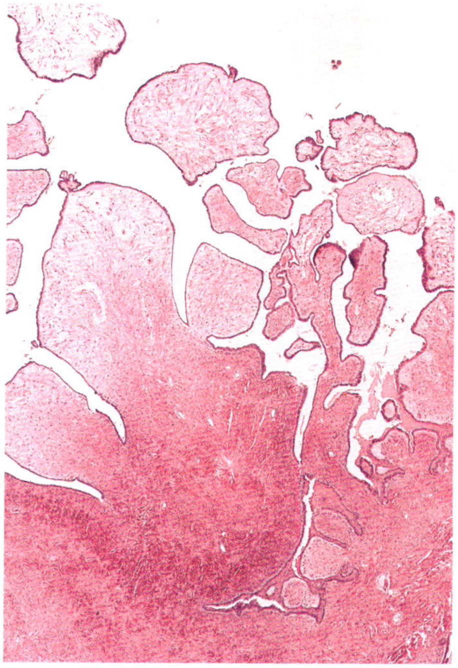

图 27.6 浆液性乳头状腺纤维瘤。宽大的纤维性乳头突入囊腔内。

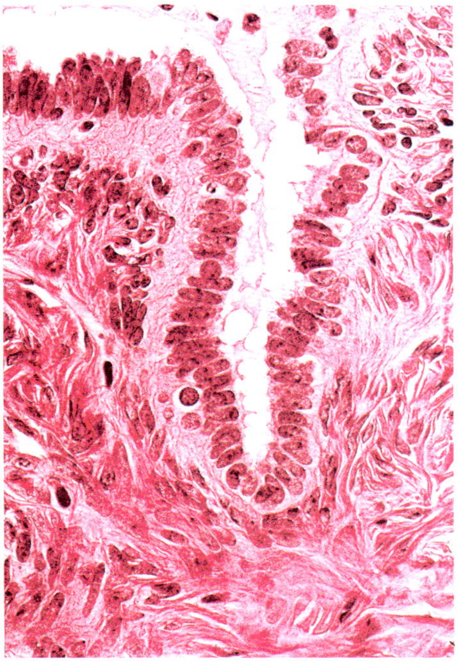

图 27.7 浆液性乳头状腺纤维瘤。上皮细胞为柱状、单层，呈良性表现。

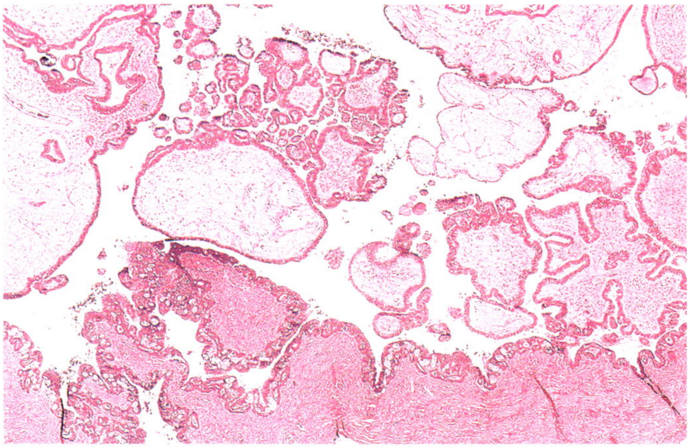

图 27.8 浆液性交界性肿瘤。宽大的水肿性乳头，伴有多数小乳头分支突入囊腔。

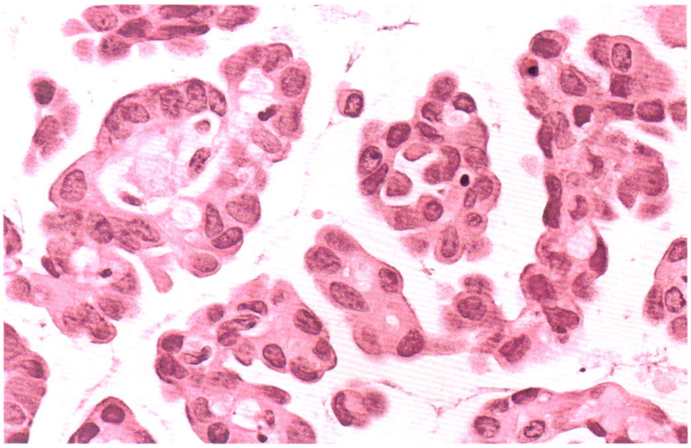

图 27.9 浆液性交界性肿瘤。良性上皮细胞围绕小乳头分布，看似游离漂浮于细胞外腔隙中。

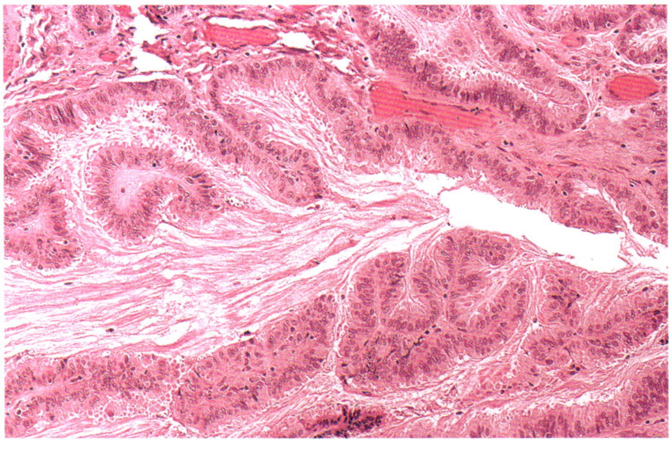

图27.10 浆液性交界性肿瘤。丝状黏液样物质充满乳头周围的细胞外腔隙。

细胞出芽至乳头外的腔隙内，才能考虑交界性肿瘤。我们将出现几个轻度复层和出芽病灶的肿瘤称为伴有灶状非典型性的囊腺瘤。

浆液性交界性肿瘤 Serous borderline tumors

诊断 Diagnosis

浆液性交界性肿瘤的特点是乳头宽大，分支状，局灶被覆高度复层的上皮细胞，有些上皮细胞看似游离漂浮于细胞外腔隙中（图27.8，27.9）。这种腔隙通常呈透明状，但可含有黏液（图27.10）。上皮细胞呈多角形或柱状，胞浆嗜酸性，有时可见纤毛或表面空泡（图27.9，27.11）。有些病例中细胞胞浆丰富，尤其是发生于孕妇的肿瘤（图27.12，27.13）[48]。不同病例之间或同一病例

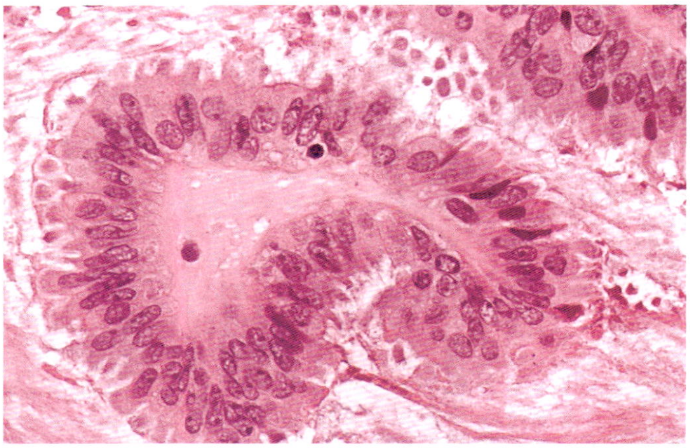

图 27.11　浆液性交界性肿瘤。良性表现的柱状细胞围绕乳头，表面呈泡状。

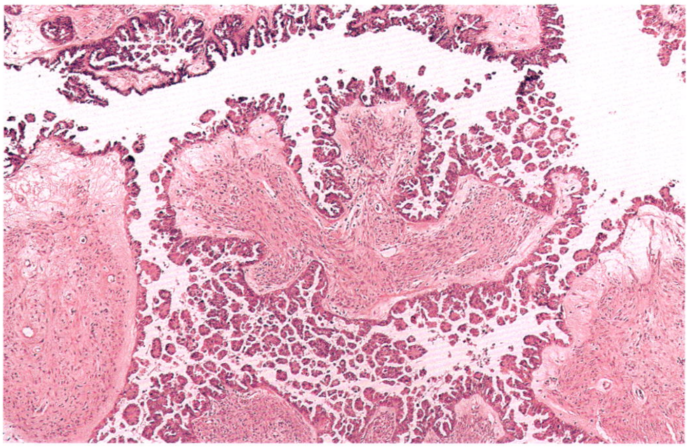

图27.12　发生于孕妇的浆液性交界性肿瘤。乳头周围上皮细胞高度增生。

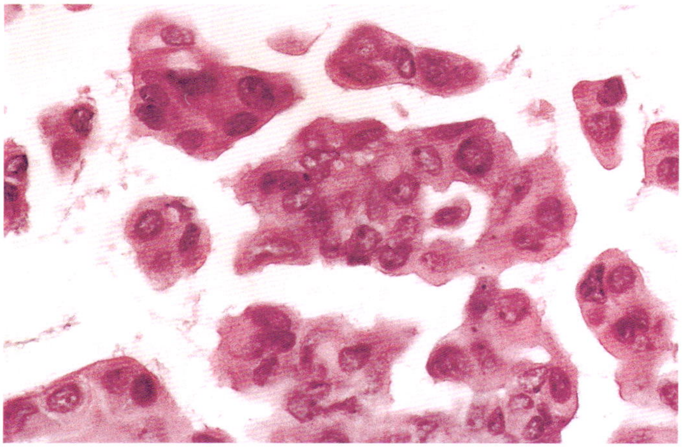

图 27.13　发生于孕妇的浆液性交界性肿瘤。上皮细胞较大，可见丰富的嗜酸性胞浆。

中，胞核的非典型性可为轻度到中度不等，但一般比低度恶性浆液性癌轻（图27.9，27.11，27.13）。核分裂像少见。间质纤维化，细胞丰富程度不等；间质可呈水肿性，尤其是乳头的轴心。沙粒体可多可少。囊腺瘤或囊腺纤维瘤中良性区域均常见，可占大部分肿瘤成分。

交界性肿瘤与低度恶性癌不同，无间质浸润。如果复杂乳头被斜切，则有些区域的间质内可包含上皮细胞。这种表现不应误认为是浸润，由于交界性肿瘤无间质反应，所以容易将所包含的区域认为是由平面切片所致。必须承认，除了下述的具有微乳头/筛状结构的肿瘤以外，缺乏明显间质浸润的低度恶性浆液性肿瘤偶尔可出现高度上皮增生表现[11]。有经验的病理医师可以区分是交界性肿瘤还是低度恶性浆液性癌。

病理医师诊断浆液性交界性肿瘤时应考虑到其他5种可能的表现：（1）表面累及、（2）间质微小浸润、（3）微乳头/筛状生长结构、（4）淋巴结转移以及（5）浸润或非浸润性腹膜种植。其中最后一项最重要，因为这在很大程度上可以决定预后，并且是决定进一步治疗的关键性因素。

表面受累伴发腹膜种植的几率较高[49]。排除腹膜种植要依据细致的大体检查，玻片上表面部分通常有用来定位的墨水标记。最终报告中应包括有无表面受累。

间质浸润的评估 Assessing stromal invasion

多数浆液性交界性肿瘤呈均一性表现。然而，需要广泛而审慎地取材以除外局灶性浸润。在多数病例中，需沿肿瘤直径每厘米至少取一张切片。小范围浸润可以包括乳头轴心内松散附着的嗜酸性细胞（图27.14）或呈筛状或微囊结构的小团细胞，通常可见呈反应性表现的间质成分（图27.15）。浸润性病灶大小不足10mm^{2}以及最大直径小于3mm者占高达10%的病例[36, 37]。应将这种病例报告为局灶微小浸润。并不影响整体交界性肿瘤的命名，因为微小浸润亦不会影响肿瘤的行为。少数伴有微小浸润的病例也可出现血管腔侵犯，但对预后不会产生不良影响。

有时肿瘤表面或囊肿内衬可出现反应性纤维间质斑块，含有沙粒体和呈单层或小团状排列的上皮细胞。这些斑块呈“黏着”表现，与卵巢外非浸润性促纤维增生性种植相同（见下文）。这种“自身种植（auto implants）”伴发高分期肿瘤的几率增加，但不会改变I期的预后，目前尚不认为是浸润。

出现超过微小浸润病灶的交界性肿瘤应报告为低度

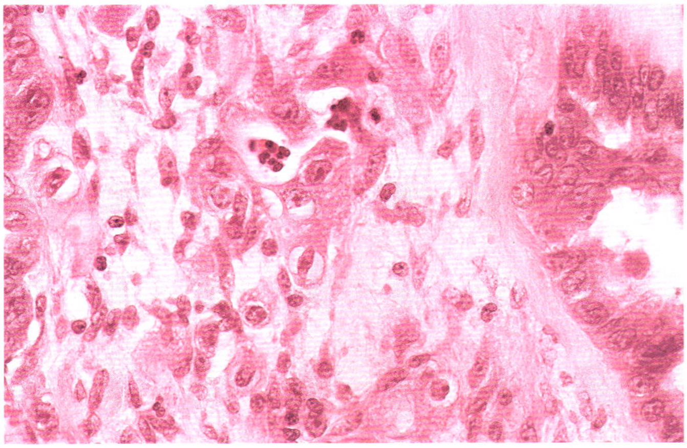

图27.14　浆液性交界性肿瘤的微小浸润。几个圆形细胞，有些可见外周间隙，渗入乳头间质。如此例所见，这种细胞常常不明显，易于被忽视。角蛋白染色可使其更为明显。

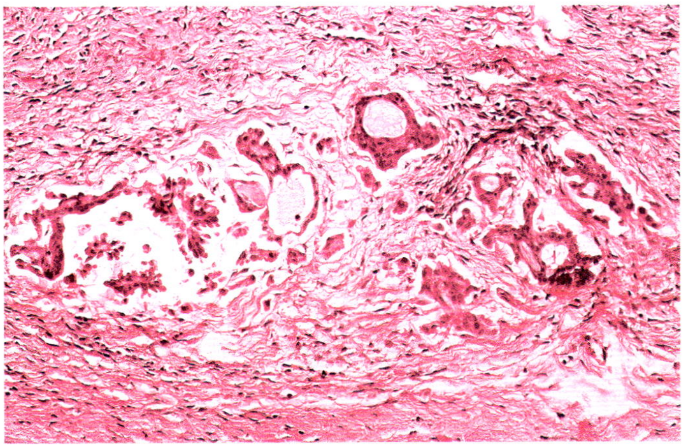

图27.15　浆液性交界性肿瘤的微小浸润。反应性间质中的不规则上皮岛。

恶性浆液性癌伴有浆液性交界性肿瘤。这种肿瘤患者常常出现浸润性卵巢外种植，死亡率高，但仅偶尔在多年以后发生[21, 50-52]。

微乳头/筛状结构 Micropapillary/cribriform architecture

患有浆液性交界性肿瘤的女性出现广泛微乳头和（或）筛状上皮过度生长区域，则发生双侧肿瘤和浸润性腹膜种植的几率增加，后者随后有复发和死亡的危险（见下文）。在微乳头结构中，上皮细胞围绕突出而无分支的纤维干，呈放射状突起，表现为细长的微小乳头，没有间质轴心，因此低倍镜下表现类似于海蜇头（medusa head）（图27.16）。当微乳头融合时，呈分支样筛状表现（图27.17）。上皮细胞形态单一，呈“克隆性表现”，胞浆少。多数上皮细胞呈立方形，但也可出现鞋

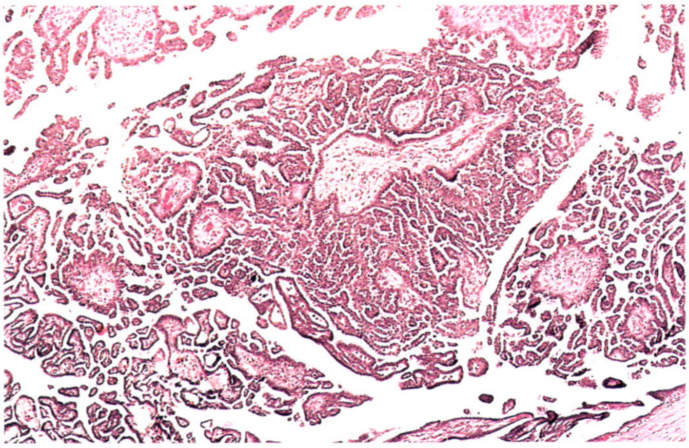

图27.16　浆液性交界性肿瘤的微乳头生长方式。长而纤细的乳头围绕较大的中央轴心呈放射状分布。

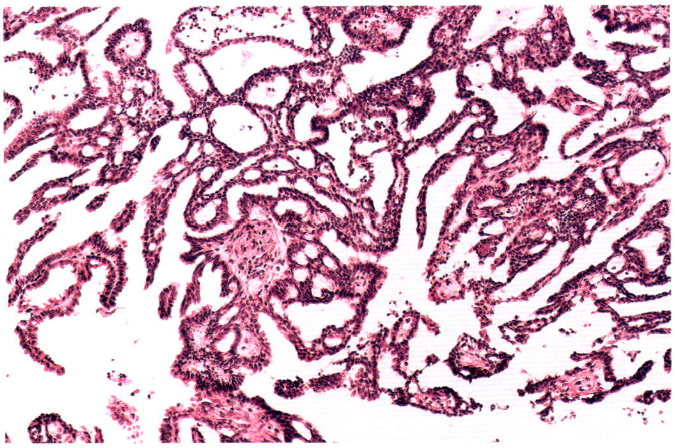

图27.17　浆液性交界性肿瘤的筛状生长方式。可见复杂分支状轴心和纤细乳头。

钉样、柱状或扁平样表现。细胞核呈圆形，比普通型交界性肿瘤染色稍深（图 27.18）[53]。

在一项检查了400例交界性肿瘤和高分化癌的研究中，17例交界性肿瘤出现范围至少为5mm的微乳头/筛状灶。本组中13例患者有随访资料，其中3例没有种植和复发；3例出现非浸润性种植，1例复发；6例出现浸润性种植（种植本身包含微乳头时确定为浸润性种植），4 例患者复发，2 例死于肿瘤[53]。

在一项 65 例晚期交界性肿瘤的合作研究中，11 例卵巢肿瘤出现微乳头/筛状区域，其中10例有浸润性种植。10 例患者中有 7 例复发，4 例死于肿瘤[54]。本组中浸润性种植和复发的发生率比其余病例高得多。由于上述发现和随后相关性分子研究[55, 56]，这些作者作出总结，浆液性交界性肿瘤出现微乳头 / 筛状区域属于一种独立的类别，将其命名为“微乳头浆液性癌”。

对 59 例有微乳头 / 筛状区域的肿瘤已进行了 4 项后续研究[39, 57-59]，28例为非浸润性种植，其中有3例复发；5例有浸润性种植，全部复发。没有种植的26例则未复发。另一项对 99 例晚期浆液性交界性肿瘤进行的研究中，有 18 例肿瘤伴有微乳头 / 筛状区域。这 18 例患者中仅有3例有浸润性种植，但其中14例出现病变进展或复发，5 例死亡。这与 81 例无微乳头 / 筛状区域的卵巢肿瘤患者中有 25 例复发和 12 例死亡形成对比[60]。

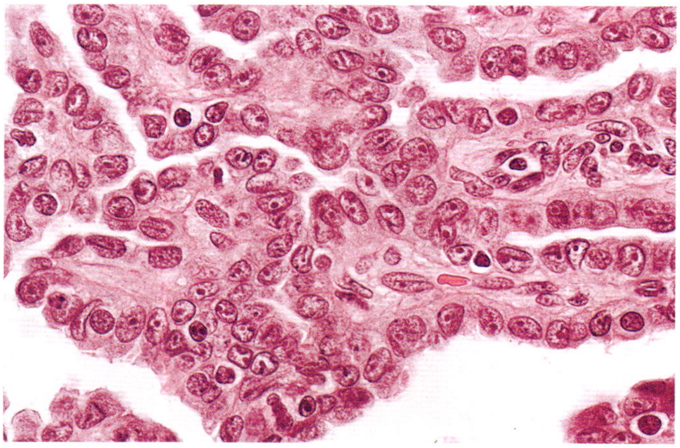

图27.18　浆液性交界性肿瘤的微乳头生长方式。细胞核形态单一。本例中胞核呈空泡状，核仁较小。

总之，上述研究提示，出现微乳头 / 筛状灶的浆液性交界性肿瘤患者与普通型浆液性交界性肿瘤的患者相比，发生浸润和非浸润性种植以及以后复发的危险性均较高。但伴有微乳头/筛状灶的I期交界性肿瘤患者与普通型交界性肿瘤患者一样，危险性均较低。因此，在收集到更多资料之前，我们赞同 WHO 分类将这种病例归入交界性肿瘤而非称其为微乳头浆液性癌。然而，对于伴有微乳头 / 筛状区域的卵巢肿瘤，我们会充分切片以除外浸润，也将对腹膜广泛取材。而且，我们在诊断报告中附加说明来提示可见微乳头 / 筛状灶。

淋巴结转移 Lymph node metastases

在进行淋巴结检查的病例中，有高达20%出现盆腔和主动脉旁淋巴结转移[32-35]。这些转移灶见于窦间隙，而非淋巴结实质，与Müller残留（输卵管内膜异位）表现不同。出现淋巴结转移并不影响浆液性交界性肿瘤的预后[35]。但是，由于许多病例并未检查淋巴结，因此有关浆液性交界性肿瘤淋巴结转移的真正意义尚不明确。

腹膜种植的评估 Assessment peritoneal implants

引言 Introduction　大约 30% 的卵巢交界性浆液性肿瘤病例出现腹膜沉着[26]。有表面受累的肿瘤与无表面受累者相比，出现腹膜沉着灶的发生率要高许多[49]，提示卵巢外沉着源于卵巢肿瘤。因此，习惯上将其称为“种植”。但后来的研究显示，其中至少有些病变为腹膜独立的原发性病变：(1) 交界性肿瘤可发生于腹膜，而无任何一侧卵巢受累[61]。(2) 在X染色体失活研究中已经证明，与卵巢肿瘤的种植相比，两者之间存在克隆性差异[62, 63]。(3) 少数情况下，在病变初期出现局限于卵巢的交界性浆液性肿瘤之后，腹膜可发生低度恶性浆液性癌，这常于多年之后发生[64]。(4) 卵巢交界性肿瘤和随后的腹膜浆液性癌中 p53 和 K-ras 突变常常有所不同，提示癌和交界性肿瘤为独立发生[65]。在此意义上可以认为，浆液性交界性肿瘤是患者发生腹膜癌危险性增加的标志，而非其发生的原因，至少在有些病例中如此。

不论来源如何，浆液性交界性肿瘤出现腹膜种植，不论是否为浸润性，都是最为重要的预后指标。

种植与貌似良性 implants vs benign mimics 种植必须与活跃的间皮增生反应相鉴别[66]，后者可形成腺样结构，含有沙粒体且伴有纤维组织反应，类似于真性种植。间皮细胞核比上皮细胞核染色淡，表面被覆的增生性间皮细胞常呈鞋钉样排列，相互之间有间隙（图27.19）。虽然一般情况下并非必要，但钙视网膜蛋白染色阳性可以证实其为间皮性质。

对于女性，不论其是否患有交界性肿瘤，其腹膜表面、淋巴结[67]和大网膜[68]（图27.20）出现腺样、囊性或小乳头状包涵体都并不少见，有时伴有沙粒体。虽然有人对这种淋巴结内病灶的良性本质提出疑问，但它的出现并未影响浆液性交界性肿瘤的预后，故不应诊断为种植或转移[70]。真性种植与输卵管子宫内膜异位症相比，上皮细胞增生更为活跃和复杂。

浸润性与非浸润性种植 Invasive vs noninvasive implants 种植可以累及或不累及盆腔或腹部结构。根据这种特点，种植分为浸润性和非浸润性。这两种类型可以共存。区分种植类型的标准列于下文，总结于表27.1。

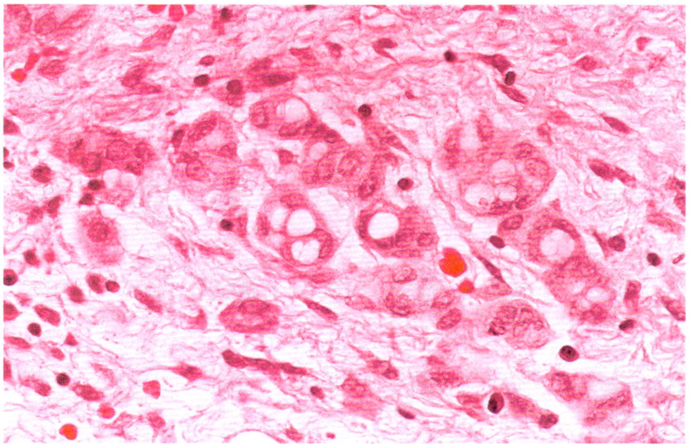

图27.19 腹膜的反应性间皮细胞。小腺腔样结构和胞浆空泡的形成令人迷惑，但细胞核呈良性表现。

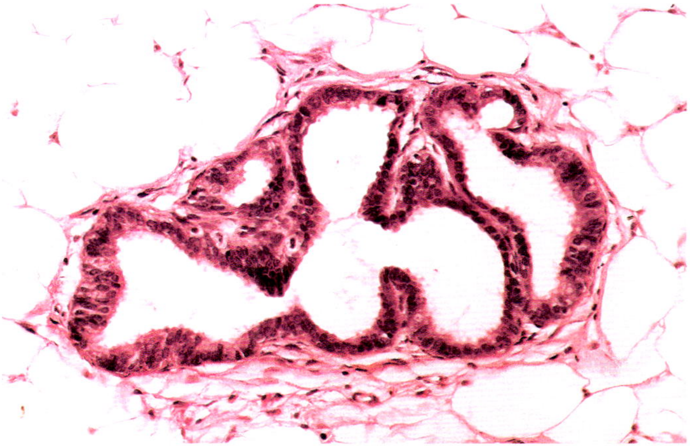

图 27.20 网膜伴有输卵管内膜异位症。网膜脂肪中有良性Müller 源性包涵体，无乳头状结构或细胞核非典型性。

表 27.1 浆液性交界性肿瘤的浸润性和非浸润性种植

非浸润性[a]		浸润性	
上皮性	纤维组织增生性	已认可的标准[13]	提出的其他限定标准[31]
乳头状上皮类似于间皮下内陷的或介于脂肪组织小叶之间的普通型交界性肿瘤的上皮成分	炎性及反应性纤维组织中的乳头、腺体、细胞团或单个细胞，表现为“粘贴”到浆膜表面或位于脂肪组织的纤维间隔中	增生性上皮类似于低度恶性浆液性癌侵犯腹部/盆腔器官或网膜脂肪，通常伴有纤维组织增生性反应和浸润性边缘	微乳头结构是否有明显浸润或者纤维性间质是否出现周围有裂隙的实性上皮巢

[a] 如果活检中见不到下面的组织，则认为种植是非浸润性的。

非浸润性种植包括两种亚型，即上皮型和纤维组织增生型。上皮型种植由类似于交界性肿瘤的乳头组成，见于有间皮内衬的表面腹膜内陷或脂肪小叶之间（图 27.21）。纤维组织增生性非浸润性种植由单个细胞、小上皮细胞岛、乳头或筛状腺体组成，周围围以间质成分，通常伴有炎症细胞和沙粒体。整个种植性病变界限清楚，呈“粘附”而非浸润性表现（图27.22）。在纤维组织增生性非浸润性种植的进展早期，可出现坏死和炎症[11]。

浸润性种植由类似于高分化浆液性癌的细胞及结构组成。几乎都伴有间质纤维组织增生，另外还可见不规则浸润性边缘。表现为侵犯其下结构或替代脂肪组织，而非惰性地分布于腹膜表面或脂肪小叶之间（图27.23）。

如果活检中缺乏下面的组织，则将病变默认归类为非浸润性[11]。但这是一种常见的方案，有关种植的形态学报告应附加以下所见：仅有微乳头结构或者纤维间质内实性上皮细胞巢，周围有透亮腔隙（图27.24），这样

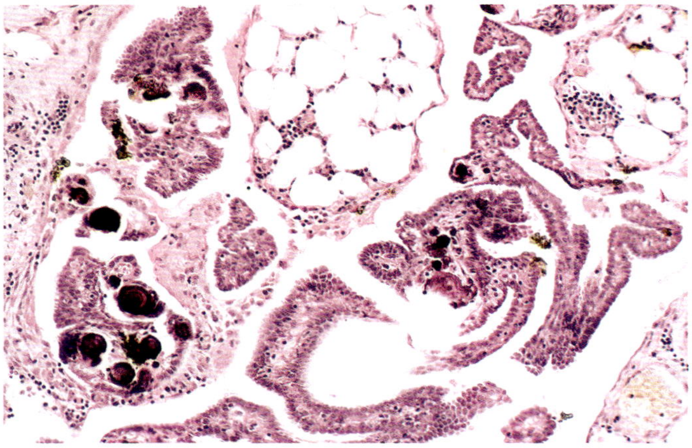

图27.21　浆液性交界性肿瘤的上皮型非浸润性种植。乳头伴有沙粒体，类似于卵巢交界性肿瘤，表现为游离漂浮于网膜脂肪的间隙中。无间质反应。

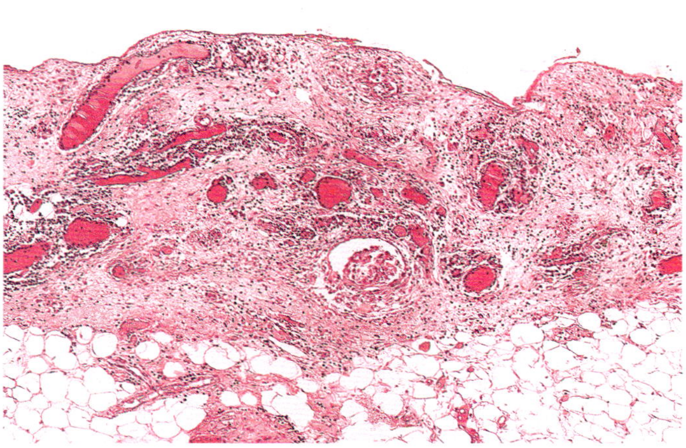

图27.22　浆液性交界性肿瘤的纤维组织增生性非浸润性种植。纤维血管间质中出现2个上皮细胞小岛，表现为“粘附”于网膜表面。

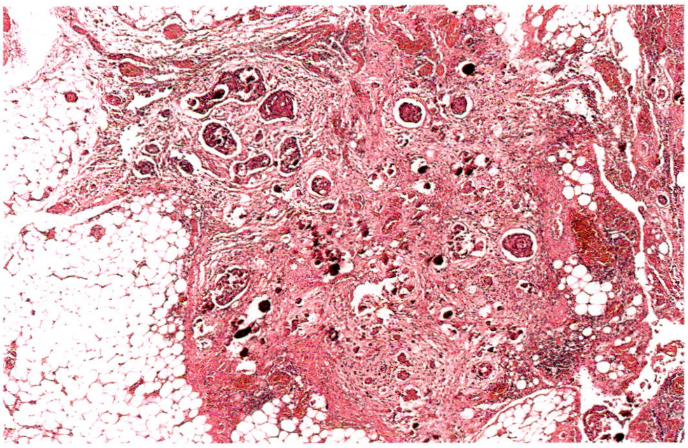

图27.23　浆液性交界性肿瘤的浸润性种植。多数上皮细胞岛见于纤维及水肿性间质中。病变表现为向网膜脂肪内扩散并取而代之。

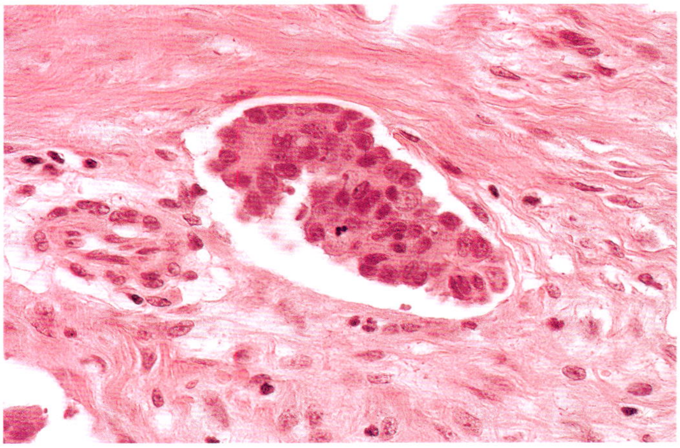

图27.24　浆液性交界性肿瘤的腹膜种植，伴有人工假象。有些作者认为这种表现为浸润证据。

在缺乏明显浸润性表现时足以考虑为浸润性种植[31]。这些作者应用此扩展的标准发现，在60例伴有种植的患者中，有31例为浸润性。这31例患者中有19例为进展性病变，其中6例死亡。其余29例患者中，3例为进展性病变，2例死亡。需要警惕的是，60例患者中有27例（45%）在原发性肿瘤中可见微乳头状/筛状区域。其发生率高于其他两项有关高分期交界性肿瘤（146例卵巢肿瘤中仅有21%出现微乳头状/筛状病灶）的研究[60, 71]，提示病例选择可使种植出现微乳头灶的相关数据发生偏倚。但这些结果表明，如果能在其他研究中得以证实，则浸润性种植的扩展性定义就是合理的。

浆液性癌 Serous carcinomas

几乎所有浆液性癌都可根据其细胞核的特点分为低度恶性和高度恶性两种类型（1级或3级），后者占了病例的绝大部分。

低度恶性浆液性癌常常伴有浆液性交界性肿瘤（图27.25）；形成广泛的乳头状结构，并且常含有沙粒体。乳头可突入囊腔（图27.26）或埋入纤维性间质中，间质内也可含有腺体、囊肿、不规则肿瘤细胞岛或筛状腺体（图27.27）。浸润性乳头周围常常围以透明腔隙，可能因肿瘤细胞分泌液体所致（图27.24）。细胞核形态一致，圆形或卵圆形，染色质均一分布，伴或不伴有明显核仁

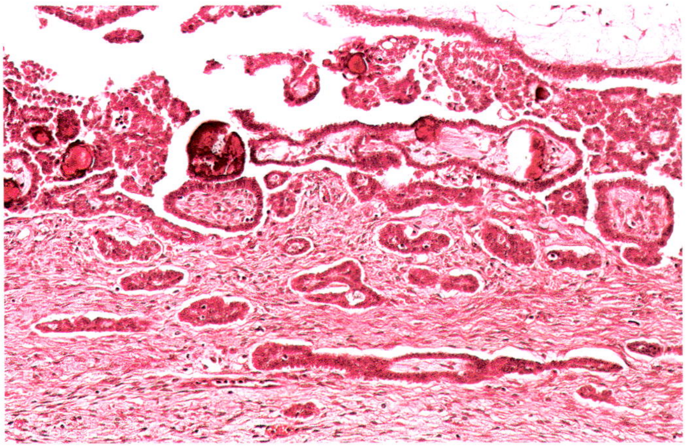

图27.25　浆液性交界性肿瘤发生的低度恶性浆液性癌。浸润灶位于交界性肿瘤下方。

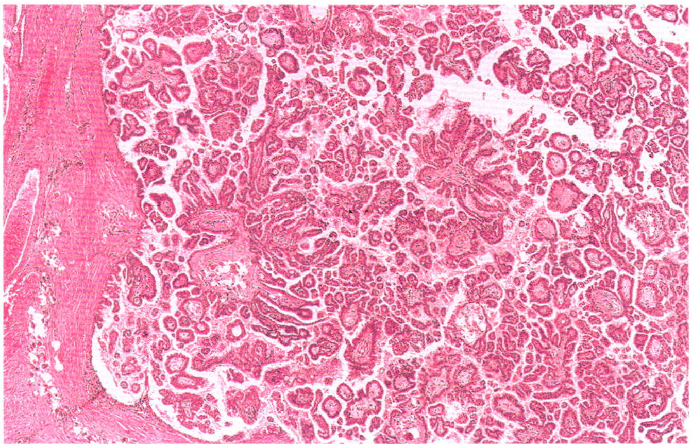

图27.26　低度恶性乳头状浆液性癌。广泛增生的上皮细胞和小乳头，不同于交界性肿瘤。

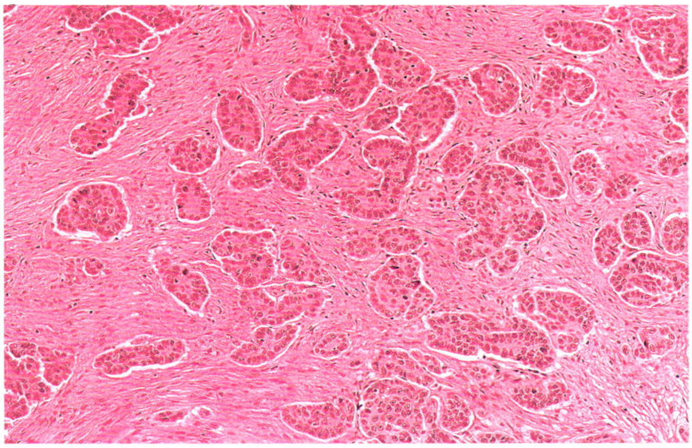

图27.27　低度恶性浆液性癌。此例肿瘤为实性，乳头埋入增生的纤维性间质中。

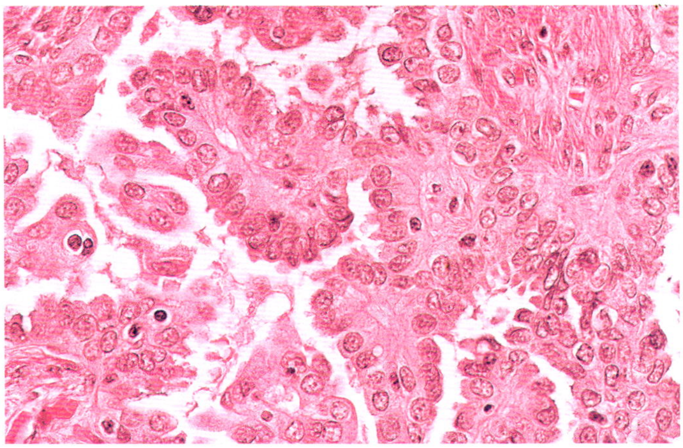

图27.28　低度恶性乳头状浆液性癌。乳头被覆细胞的细胞核仅有轻度非典型性。这一区域缺乏核分裂像。

（图 27.28）。核分裂指数通常＜ 10 个 /10HPF。“沙粒体癌”是一种低度恶性癌，含有沙粒体显著增多的区域，以致忽略了上皮细胞成分[72]。沙粒体癌的腹膜转移可类似于交界性肿瘤的粘附或非浸润性种植，除非见到浸润下方的组织。

我们很少见到2级浆液型癌，它可伴或不伴有交界性成分。细胞核介于 1 级和 3 级之间（图 27.29）。高度恶性浆液性癌含有较大的多形性细胞核，通常核仁明显，核分裂像较多。有时可见奇异的多形性细胞和异常核分裂像（图 27.30-27.32）。乳头可多可少，较小或较大（图27.33）。常见呈裂隙样的不完整乳头状病灶（图 27.34）。间质呈纤维化、纤维组织增生性、水肿或黏液样表现。沙粒体可多、可少或无。可出现大片坏死。变异性改变包括鳞状分化灶[73]、骨化生[74]、胞浆内腔面黏液性包涵体[75]、微囊性表现（图27.35）[76]、细胞内或细胞外玻璃样小体[77]，有时类似于合体滋养细胞的多核细胞（β-hCG 常阳性）[11]、腺样囊性结构[78]、卵黄囊瘤样网状结构[11]以及肉瘤或间变性癌性附壁结节[79, 80]。

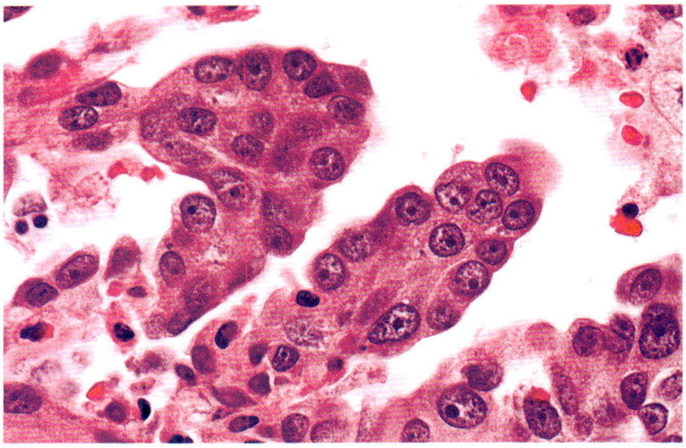

图27.30　高度恶性浆液性癌。胞核较大，核仁明显。图27.30-27.32 显示高度恶性浆液性肿瘤的多形性系列。

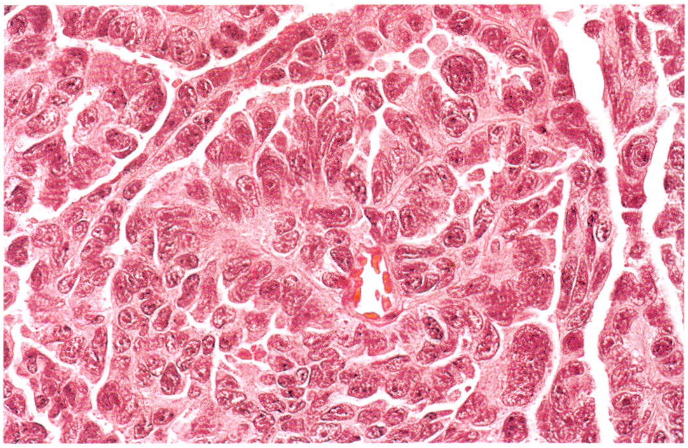

图 27.31　高度恶性浆液性癌。这张图显示中度多形性。

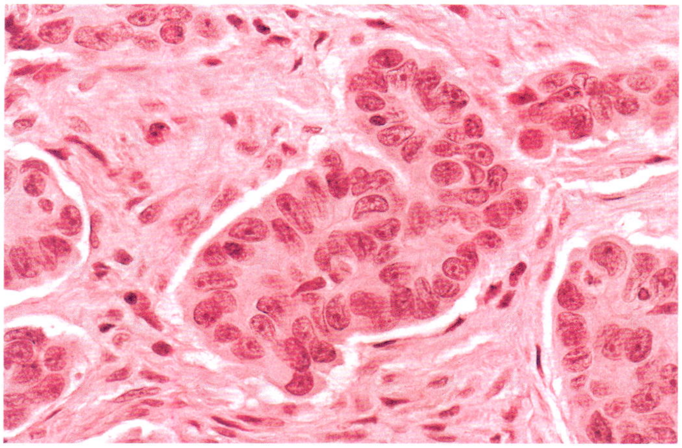

图 27.29　中分化（2 级）浆液性癌。细胞核介于图 27.28 和 27.30 表现之间。

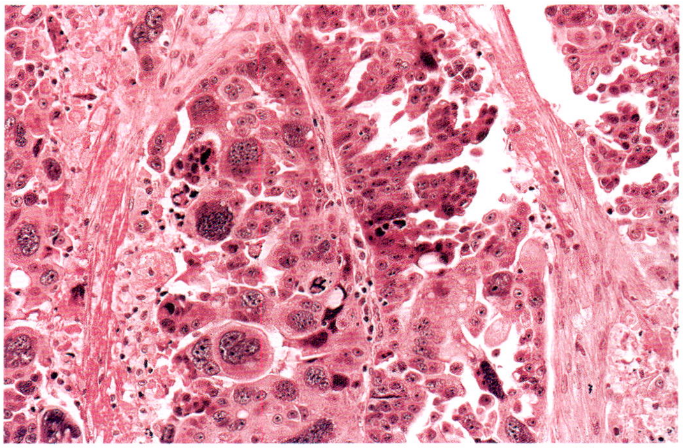

图 27.32　高度恶性浆液性癌。该病例的多形性极为明显，细胞核形状怪异，呈脑回状。

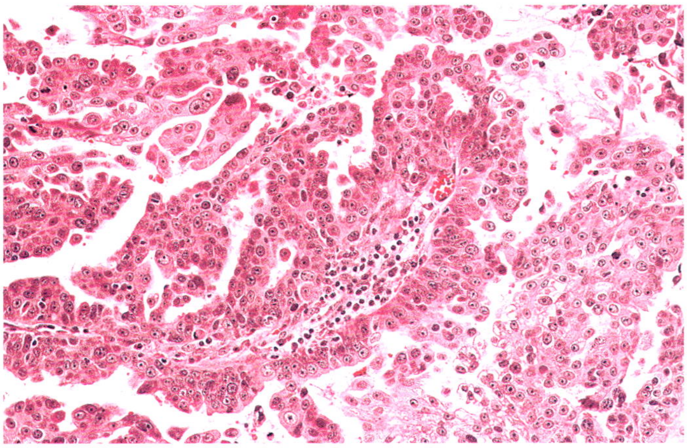

图 27.33　乳头状浆液性癌。乳头状结构和高级别细胞核明显。

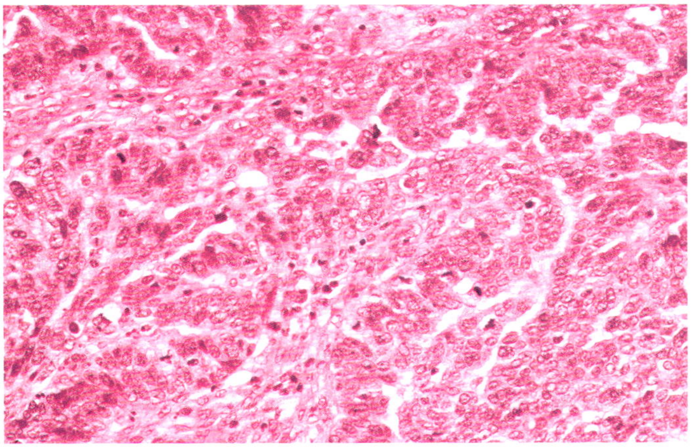

图27.34　乳头状浆液性癌。乳头不甚明显，呈实性生长，夹杂有裂隙样腔隙。

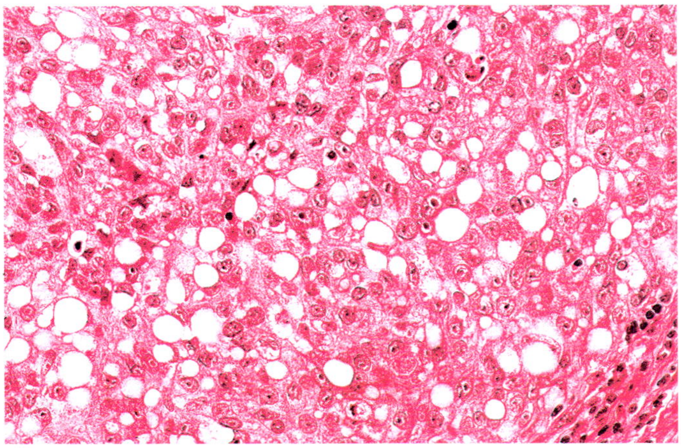

图 27.35　浆液性癌。可见多数微囊。

在有些肿瘤中，浆液性病变混有子宫内膜样或移行细胞结构成分[81]。我们并不将这种病变确定为“混合上皮性”，除非这些病灶独立于浆液性成分之外，并且至少占据10%的肿瘤区域。同样，我们将仅含有少量浆液性成分的实性肿瘤归入浆液性肿瘤而非“未分化”肿瘤。

表面浆液性癌通常呈乳头状，但可以实性为主。常常出现卵巢实质浅表性浸润。多数病例也有腹膜种植[82]。因此，鉴别原发性腹膜浆液性癌伴卵巢种植与表面浆液性癌可能很难。从主观上判断，如果任一侧卵巢内的瘤体大于卵巢外的瘤体而且至少存在一些卵巢间质浸润，则认为是卵巢源性的癌。

鉴别诊断 DIFFERENTIAL DIAGNOSIS

良性浆液性肿瘤 Benign serous tumors

表面浆液性乳头状腺纤维瘤的最大范围至少达到1cm时才考虑为肿瘤性[11]。卵巢表面结节状纤维性小突起常见。临床有时怀疑为种植或小癌而送检进行冰冻切片。

少见的卵巢网囊腺瘤（rete cystadenoma）类似于浆液性囊腺瘤。但它位于卵巢门，被覆没有纤毛的立方、柱状或扁平上皮细胞，常呈波纹或裂隙样表现。壁内一般可见平滑肌和门细胞[11]。

子宫内膜样腺纤维瘤（endometrioid adenofibroma）的被覆上皮可类似于浆液性上皮细胞，但缺乏纤毛。在有些病例只能进行主观区分。

浆液性交界性肿瘤 Serous borderline tumors

子宫颈内膜样（Müller源性）黏液和混合上皮性交界性肿瘤[endocervical-like（Müllerian）mucinous and mixed epithelial borderline tumors]具有乳头状结构，低倍镜下类似于浆液性交界性肿瘤。但其上皮细胞可出现黏液性、鳞状、子宫内膜样分化和未分化几种。与浆液性肿瘤不同，它常伴有子宫内膜异位症[84, 85]。

网状型Sertoli-Leydig细胞瘤（retiform variant of Sertoli-Leydig cell tumor）呈乳头状，可类似于浆液性交界性肿瘤或低度恶性浆液性癌。但其含有Sertoli-Leydig细胞瘤的其他特征，通常见于青少年和年轻女性，可伴有男性化[86]。

浆液性癌 Serous carcinoma

由于表现特征有重叠，浆液性癌常与其他上皮-间质性肿瘤相混淆，包括子宫内膜样、透明细胞或移行细胞肿瘤[87]。少数情况下，其他乳头状肿瘤可类似于卵巢浆液性癌，如网状型 Sertoli-Leydig 细胞瘤（见上文）、间皮细胞瘤[88]、女性生殖道其他部位的转移性浆液性癌或转移到乳腺等远处部位的转移性乳头状瘤[11]。

与浆液性癌不同，低度恶性子宫内膜样癌可出现鳞状细胞灶或没有明显角化的低度恶性梭形细胞团，混有腺样腔隙。子宫内膜样癌中沙粒体少见，子宫内膜样乳头状区域通常为绒毛状，而不像浆液性癌中那样广基和复杂。子宫内膜异位症可伴有子宫内膜样肿瘤，但在浆液性癌少见。在高度恶性肿瘤中进行鉴别可能更为困难。Wilms瘤基因（WT1）免疫组织化学染色可能有所帮助。多数浆液性癌的细胞核 WT1 染色呈强阳性[89-93]，而子宫内膜样癌则仅为弱阳性或完全不着色[89, 91, 93]。对于疑难病例，我们将其归入浆液性。

乳头状透明细胞癌可类似于浆液性癌。但多数上皮细胞的胞浆呈透明或嗜酸性，典型的细胞核外周呈多角形且核仁明显。透明细胞癌中乳头的轴心常常呈玻璃样变性，且几乎都含有其他特征性结构。如同子宫内膜样癌一样，可见残留的子宫内膜异位症。

移行细胞癌的乳头宽大，被覆高度复层的恶性细胞，而非浆液性癌的分支和出芽状乳头。如果浆液性癌中出现很小的移行细胞样灶，我们一般将整个肿瘤认为是浆液性，因为两者关系密切（见移行细胞癌的讨论）。

恶性间皮瘤有时可大部分或全部局限于卵巢[88]。常常呈乳头状或实性，可类似于浆液性交界性肿瘤或癌。间皮瘤的乳头具有玻璃样变的轴心，不如浆液性肿瘤的乳头复杂。虽然有例外情况，但间皮瘤的细胞在层次和多形性上均低于浆液性癌。细胞核呈圆形至卵圆形，染色质细腻，核仁较小，胞浆稠密，嗜酸性。间皮瘤标记钙视网膜蛋白（calretinin）、凝血调节蛋白（thrombomodulin）和CK5/6阳性，而上皮性标志物B72.3、Ber-EP4、CA19-9、Leu-M1 和 MOC-31 则阴性，与 Müller 源性肿瘤不同[94]。

子宫内膜的浆液性癌可转移至卵巢，当双侧卵巢受累时，会引发起源问题。最好对子宫内肿瘤的大小、浸润深度和血管侵犯进行评判，并与卵巢内肿瘤的部位和范围进行对比。WT1 免疫染色有助于诊断。一般情况下，卵巢原发性浆液性癌染色呈弥漫强阳性，子宫浆液性癌则呈阴性或仅为局灶阳性[90-92]。

病因学、遗传学和生物标志物 ETIOLOGY，GENETICS AND BIOMARKERS

浆液性癌的细胞起源和发生途径仍未可知。卵巢表面上皮细胞或其衍化的皮质包涵囊肿可能为其前体细胞[2, 11]。但是，关于浆液性癌的发生是通过良性或交界性肿瘤转化而来还是源于原发性高度恶性癌尚有争议。支持前者可能性的依据来自于诸如Puls等人所做的形态学研究[95]。这些研究者发现，32例高度恶性浆液性癌中有15例残留有良性表现的区域，并且观察到15例中有7例从这些病灶直接转化为癌。其他人推测良性表现区域是恶性细胞的成熟分化，而非真正良性[11]。而且，虽然卵巢原位癌难以证实[96, 97]，但大体表现正常的卵巢发生很小的高度恶性浆液性癌的报道支持原发形成的假说[47, 98, 99]。

两种假说可能都是正确的。越来越多的证据支持低度和高度恶性浆液性癌为不同的病变，而非相同病变的不同类型。例如：(1) 低度恶性癌常常含有交界性成分，后者常常伴有微乳头结构[21, 51, 52]。但是，除了上面提及的研究[95]，高度恶性癌通常没有明确的非浸润性前期病变或低度恶性成分[98]。(2) 低度恶性癌患者的临床病程一般比高度恶性癌者长[21, 50-52]。(3) 导致每一种病变的遗传学途径可能不同：低度恶性浆液性癌发生 K-ras 突变的几率较高且缺乏p53突变[100]，而高度恶性浆液性癌常常出现野生型 K-ras 且常出现 p53 突变[101, 102]。而且，浆液性交界性肿瘤可能为低度恶性癌的前期病变，其遗传学上也不同于高度恶性浆液性癌，多数病例缺乏 p53 突变，还出现 Xq 杂合性缺失（LOH）以及微卫星不稳定性。另一方面，高度恶性癌出现p53突变和多发性染色体杂合性缺失，但无 Xq 的杂合性缺失，且不出现微卫星不稳定性[2]。

多数浆液性癌呈多种上皮性标志物阳性，包括上皮细胞膜抗原（EMA）、CAM5.2、AE1/AE3、CK7、B72.3、LeuM1、CA125[13]和 Wilms 瘤抗原 WT1（核染色）[89-93]。CK20、钙视网膜蛋白及其他间皮标志物呈阴性[13]。

黏液性肿瘤 Mucinous tumors

一般特征和临床表现 GENERAL FEATURES AND CLINICAL ASPECTS

黏液性肿瘤的上皮细胞多数或全部含有黏液。在高分化肿瘤中，细胞可类似于子宫颈内膜、胃幽门或肠上皮的细胞。继浆液性肿瘤之后，黏液性肿瘤是第二位常见的上皮－间质性肿瘤。在西方国家，占所有卵巢肿瘤的 12% ~ 15%[22, 23, 25]。肿瘤中约有 80% 为良性，10% 为交界性，10%为恶性[23, 103, 104]。据报道，黏液性癌占上皮-间质性癌的9% ~ 13%[22-25]。但交界性和恶性黏液性肿瘤的相对发生率和绝对发生率均不确定，因为用于区分两者的标准有差异，并且在没有更好的用于区分卵巢转移性黏液性癌与原发性肿瘤的标准之前，许多转移到卵巢的黏液性癌被认为是原发性肿瘤[105]。例如，在最近的一项报道中，作者对新近理念予以了深入考虑，华盛顿特区的124例卵巢表面上皮性癌中，黏液性癌仅占2.4%[106]。

癌和交界性肿瘤患者的平均年龄为50岁早中期。良性黏液性肿瘤患者略年轻。虽然仍然少见，但在青少年和年轻人中，黏液性肿瘤的所有亚型均比其他上皮－间质性肿瘤更为常见[103]。

一般情况下，黏液性肿瘤所引起的症状和体征通常与卵巢肿瘤类似。但是，黏液性肿瘤是最常伴有激素表现的非神经内分泌细胞卵巢肿瘤，多数为雌激素性或雄激素性。可能是由肿瘤间质细胞活化产生类固醇所引起[103]。少数情况下，囊肿内衬的肿瘤性神经内分泌细胞可分泌胃泌素或5-羟色胺，引起Zollinger-Ellison综合征[9, 107]或类癌综合征[103]。

大约 5% 的黏液性肿瘤出现独立的皮样囊肿成分[24, 104, 108]，少数情况下，可伴有 Brenner 瘤[104]。良性黏液性肿瘤包括囊腺瘤（最常见）、腺纤维瘤和囊腺纤维瘤。交界性肿瘤有两种类型：肠型（约占总数的 85%）和宫颈内膜样（Müller）型[103]。肠型交界性肿瘤可进一步分为仅有轻度细胞非典型性和伴有上皮内癌成分两种情况。

在I期病例中，交界性肿瘤（仅伴有非典型性）几乎均为良性，文献报道的复发率不足 1%[109]。几乎所有高于 I 期的病例在最初分期时都出现腹膜假黏液瘤的临床表现。但在这些病例中，大多数卵巢肿瘤可能转移自阑尾或少数转移自其他胃肠道部位（见下文腹膜假黏液瘤的进一步讨论）。

在伴有上皮内癌的 I 期交界性肿瘤病例中，复发率为6.5%[109]。复发或高于I期的病例中，转移方式为浸润性腹部种植（而非腹膜假黏液瘤），且预后差，类似于高分期浸润性黏液性癌[109, 110]。在这种病例中，原发性肿瘤的浸润区域有可能未被取材[109, 111]。

据报道，10.8% 的 I 期黏液性癌病例出现复发，而92%的较高分期的病例病变持续存在或复发，且常有致死性结局[109]。

血清 CA125 水平在黏液性癌不如其他上皮性恶性肿瘤敏感；在一项研究中，17例晚期和局限性黏液性癌患者中仅有 6 例 CA125 水平升高[112]。反之，对于黏液性癌，血清癌胚抗原（CEA）、CA19-9 和 CA72.4 比其他类型肿瘤更为敏感[112, 113]。

大体检查 GROSS EXAMINATION

黏液性肿瘤是所有卵巢肿瘤中最大的肿瘤。曾报道一例肿瘤重达 300 多磅[114]。仅有大约 5% 的囊腺瘤和肠型交界性肿瘤为双侧性[115]，而I期黏液性癌几乎均为单侧性[105, 109, 110, 116-122]。然而，子宫颈内膜样交界性肿瘤有 30% ~ 40% 为双侧，瘤体比其他黏液性肿瘤小，可毗邻或位于子宫内膜异位囊肿内[84]。

大多数黏液性肿瘤为表面光滑的多囊性肿物，伴有不同程度的实性区域（图27.36，27.37）。也可呈单房性囊肿，有时囊壁上可见实性结节（图27.38）。囊肿充满半透明黏液。由于黏液性肿瘤组织学上常常差异较大，有时恶性灶仅为一小部分，因此重要的是选择最可能是恶性的区域，尤其是做冰冻切片时。必须打开每一个囊肿，仔细进行检查。恶性灶通常呈实性或乳头状。交界性病灶可为囊壁上的细乳头及丝绒状赘生物（图 27.39）。整个为恶性的肿瘤可以实性为主，仅伴有小囊肿（图27.40）。

如果肿瘤大体呈良性表现且1张或2张冰冻切片中仅见良性病灶，我们报告为“黏液性囊腺瘤”。但是，如果冰冻切片中含有交界性区域，则应该知道石蜡切片中可能会发现癌灶，术中应全面检查盆腔和腹部有无潜在转移灶。根据临床情况决定是否切除子宫和对侧卵巢。对于黏液性肿瘤，建议沿肿瘤最大直径每厘米至少做2张石蜡切片以保证取材充分[110]。但是，如果肿瘤全部呈囊性，整个囊壁光滑，那么这样取材可能有些多余。

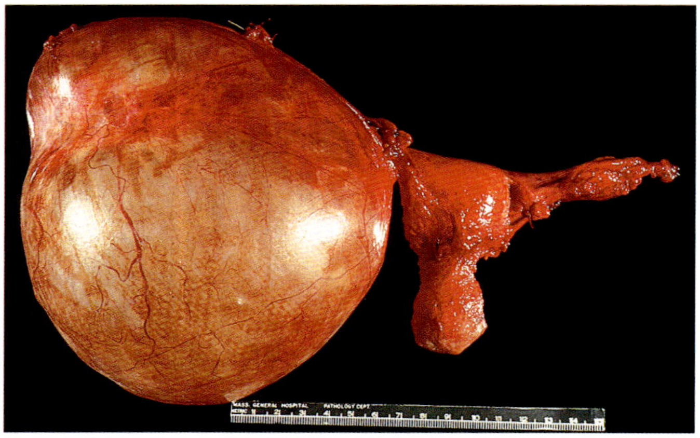

图27.36 黏液性囊腺瘤。表面光滑的单侧巨大囊性肿瘤已取代卵巢。(Courtesy of Dr Robert H. Young, Massachusetts General Hospital.)

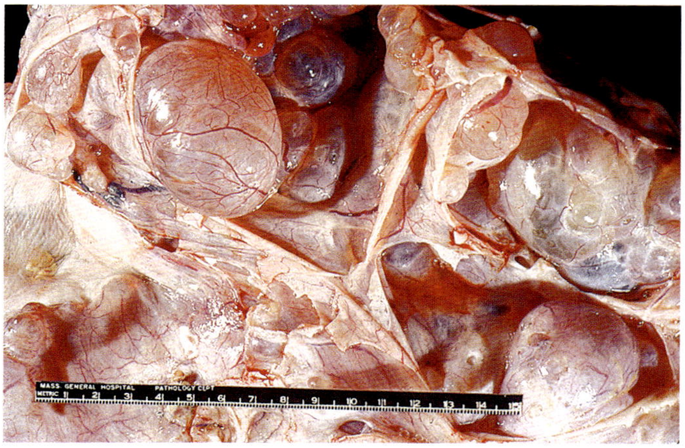

图 27.37 黏液性囊腺瘤。内部含有大量大小不一的光滑囊肿。(Courtesy of Dr Robert H. Young, Massachusetts General Hospital.)

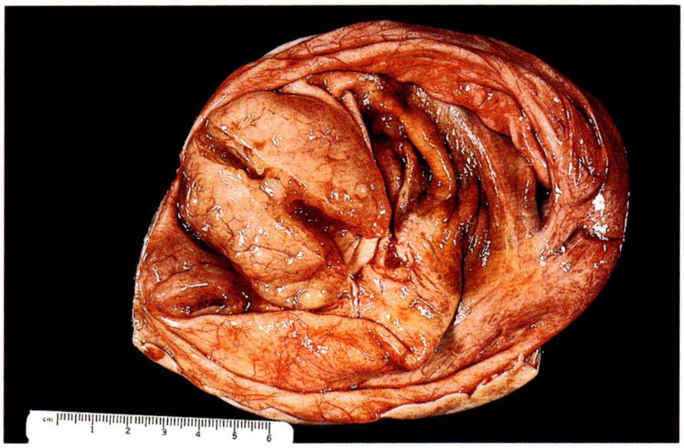

图27.38 黏液性囊性肿瘤的囊壁可见实性结节。此病例的实性区域为交界性肿瘤。(Courtesy of Dr Robert H. Young, Massachusetts General Hospital.)

卵巢囊性黏液性肿瘤有时是腹膜假黏液瘤临床综合征的一种成分。在此情况下，多为双侧性；大体上可类似于一般黏液性肿瘤，但有时呈胶状、薄壁和多囊性肿物，不同于上述肿瘤（图27.41）。不论哪种情况，卵巢肿瘤几乎均为转移性，原发部位最常位于阑尾，对于所

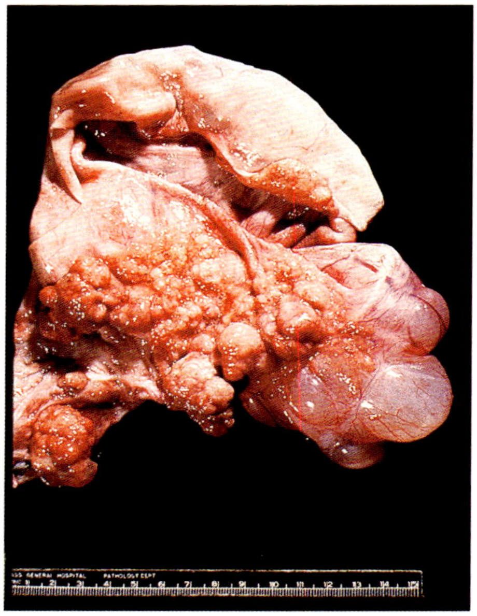

图 27.39 黏液性交界性肿瘤，肠型。囊肿内壁呈粗糙颗粒状。(Courtesy of Dr Robert H. Young, Massachusetts General Hospital; with permission from AFIP 3rd series, fascicle No. 23.)

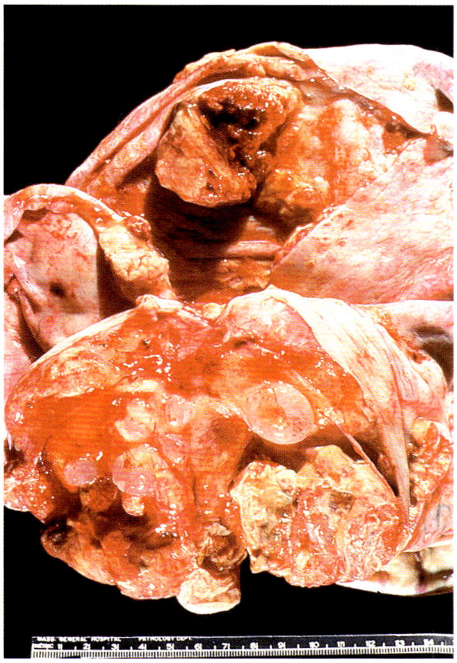

图 27.40 黏液性癌。肿瘤大部分为实性，伴有灶状出血和坏死。(Courtesy of Dr Robert H. Young, Massachusetts General Hospital.)

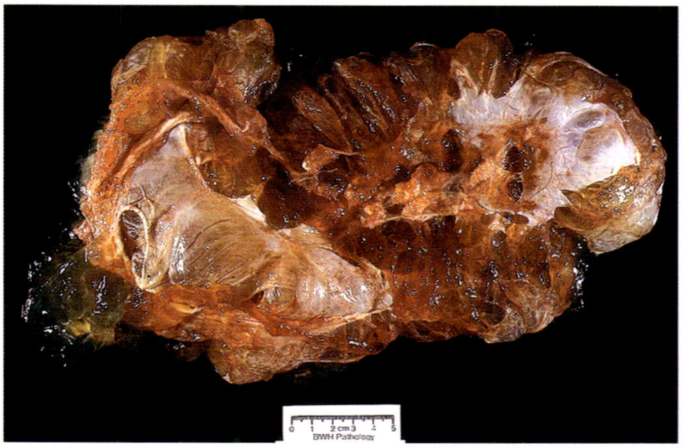

图27.41 腹膜假黏液瘤的囊性黏液性肿瘤。肿瘤呈胶状，表面可见粘着成团的黏液。

有腹膜假黏液瘤病例，都应切除阑尾并在显微镜下进行全面检查（见下文进一步讨论）。

显微镜检查 MICROSCOPIC EXAMINATION

良性黏液性肿瘤——囊腺瘤、囊腺纤维瘤和腺纤维瘤

Benign mucinous tumors-cystadenomas, cystadenofibromas and adenofibromas

这三种肿瘤构成含有不同比例的内衬上皮囊肿、腺体和间质成分的一个肿瘤谱系。囊腺瘤最为常见，由内衬单层黏液性柱状细胞的薄壁囊肿组成，呈良性表现，胞核位于基底（图27.42）。可见核分裂像。偶尔也可含有杯状细胞和神经内分泌细胞，后者需要特殊染色来显示。有时可见伴有纤维性轴心的小乳头突入囊内。间质可呈纤维性或类似于卵巢间质。可含有平滑肌、黄素化细胞（图27.43）及钙化。由于囊肿破裂及黏液外渗，可出现大片坏死并伴有组织细胞和炎细胞。腺纤维瘤[123]和囊腺纤维瘤含有大体可见的实性间质成分。显微镜下可

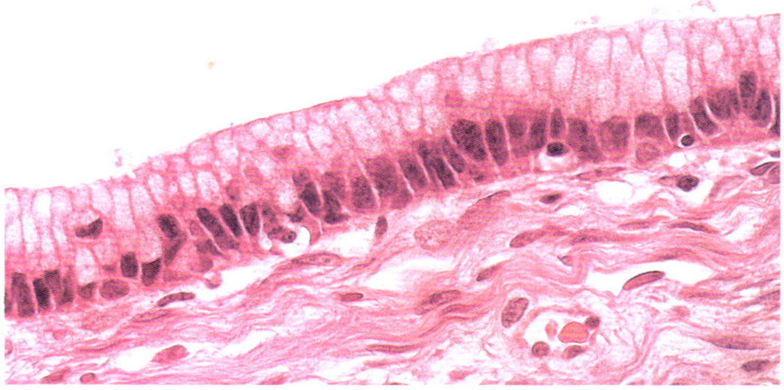

图 27.42 黏液性囊腺瘤。囊肿内衬细胞呈柱状，胞浆淡染，胞核位于基底。

见黏液性腺体和小囊肿，均匀分布于纤维性间质中（图27.44）。

交界性黏液性肿瘤——肠型和子宫颈内膜样型

Borderline mucinous tumors-intestinal and endocervical-like type

大约 85% 的黏液性交界性肿瘤为肠型[103]。包括两种亚型：（1）仅伴有非典型性，指单纯“交界性”和（2）伴有上皮内癌。

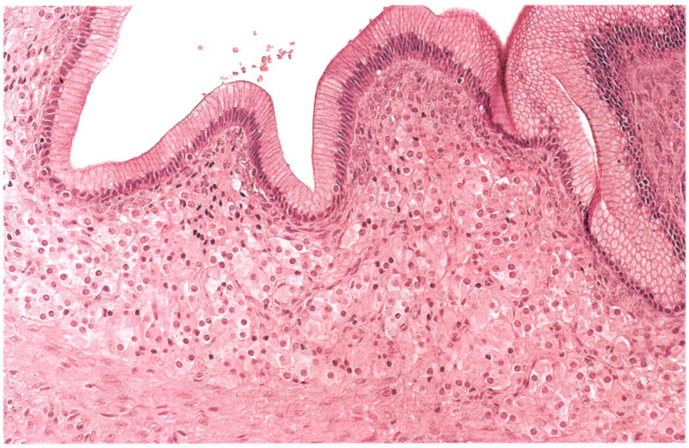

图27.43 黏液性囊腺瘤，伴有间质黄素化。淡染的黄素化间质细胞附着于被覆上皮细胞的外周。这些细胞有时可能是黏液性肿瘤中激素生成的来源。

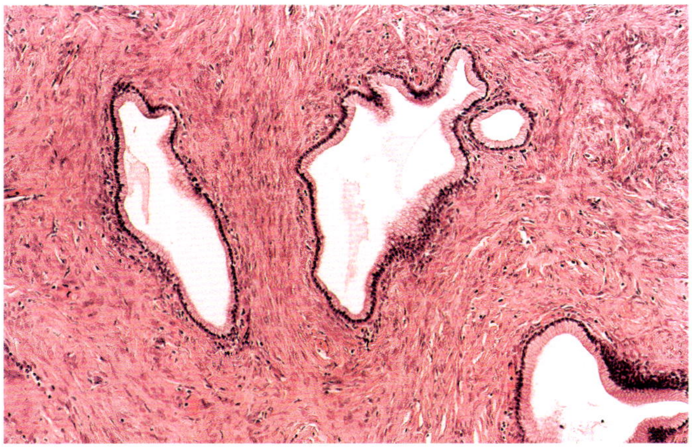

图27.44 黏液性囊腺瘤。纤维性间质中可见呈良性表现的腺体。

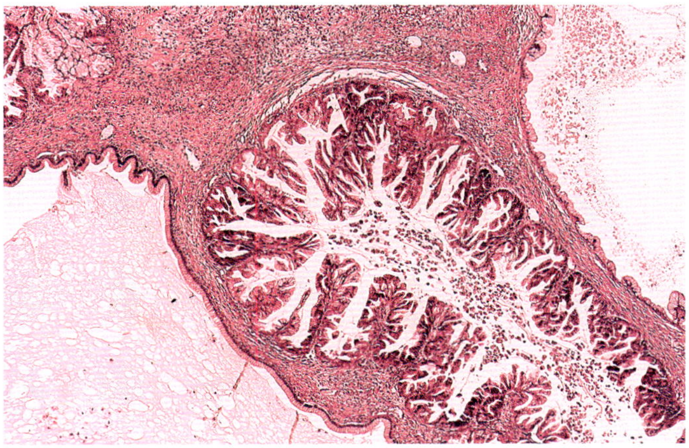

图 27.45 黏液性交界性肿瘤，肠型。2 个良性囊肿的侧面为内衬增生性上皮的囊肿。

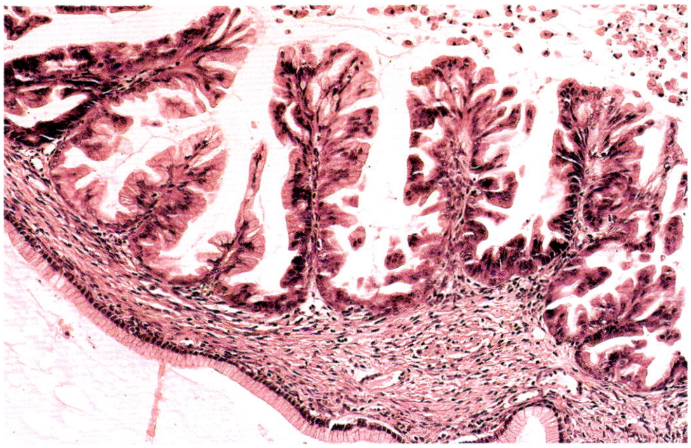

图 27.46 黏液性交界性肿瘤，肠型。乳头被覆增生性细胞，纤维性轴心较细。

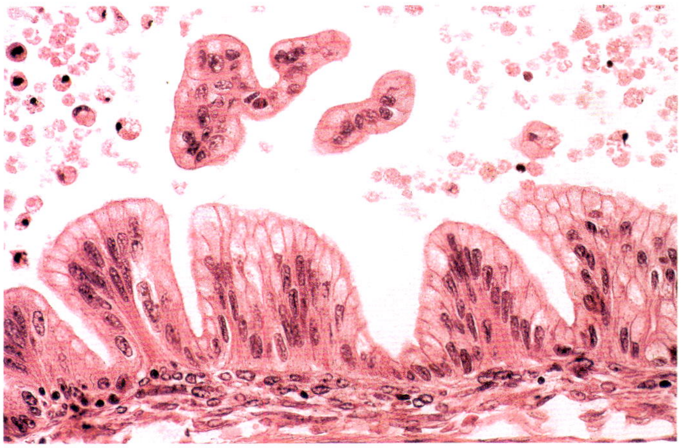

图27.47 黏液性交界性肿瘤，肠型。低度恶性的黏液性上皮细胞由于乳头切面原因而呈复层结构。

肠型交界性黏液性肿瘤（仅伴有非典型性）

Intestinal-type mucinous borderline tumors（with atypia only）

交界性肿瘤不同于良性肿瘤之处在于，除了良性区域以外，上皮细胞呈灶状堆积、复层，形成乳头，纤维性轴心较细（图27.45，27.46）。这种病灶中，细胞核轻度增大且深染，核分裂活性增加，多数见于乳头的基底部（图27.47）。上皮细胞呈肠上皮样，可见杯状细胞（图27.48），有时伴有潘氏细胞（Paneth cell）[111, 124, 125]。也可出现神经内分泌细胞，但需要特殊染色才能显示。腺

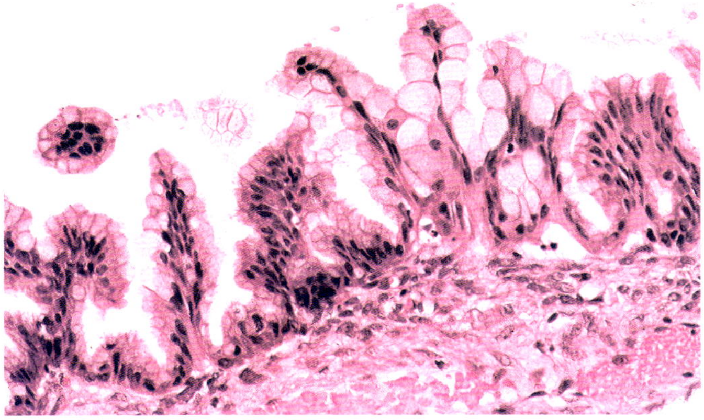

图 27.48 黏液性交界性肿瘤，肠型。可见柱状和杯状细胞。

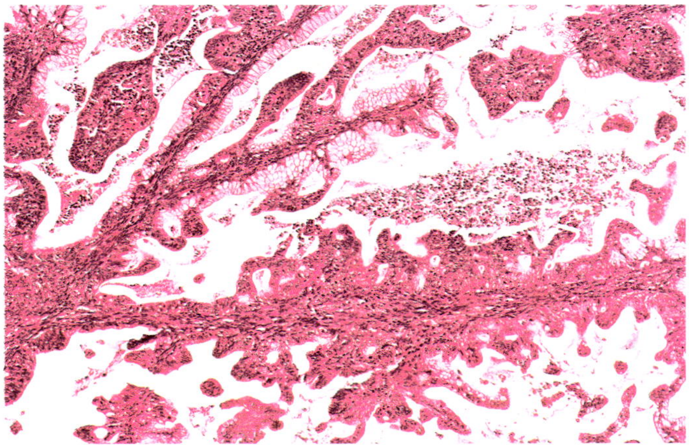

图27.50 黏液性交界性肿瘤伴有上皮内癌。低倍镜下囊肿被覆黏液细胞和没有黏液的复层上皮细胞。

体和囊腔内含有黏液，有时混有组织细胞和炎症细胞。可见继发于黏液外渗的区域性坏死。

肠型黏液性交界性肿瘤伴有上皮内癌

Intestinal-type mucinous borderline tumors with intraepithelial carcinoma

如果上皮细胞的胞核呈细胞学恶性（明显增大，深染且通常伴有明显的核仁）（图27.49）且无明显间质浸润，则应在黏液性交界性肿瘤后附加“伴有上皮内癌”[103]。多数病例中，呈恶性表现的细胞复层明显[111]。可见无间质的乳头或筛状生长结构（图 27.50-27.52）。

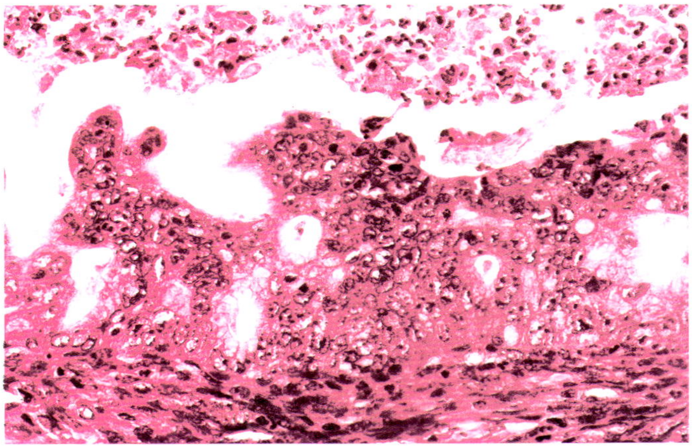

图27.51 黏液性交界性肿瘤伴有上皮内癌。可见成堆的恶性细胞，复层明显。

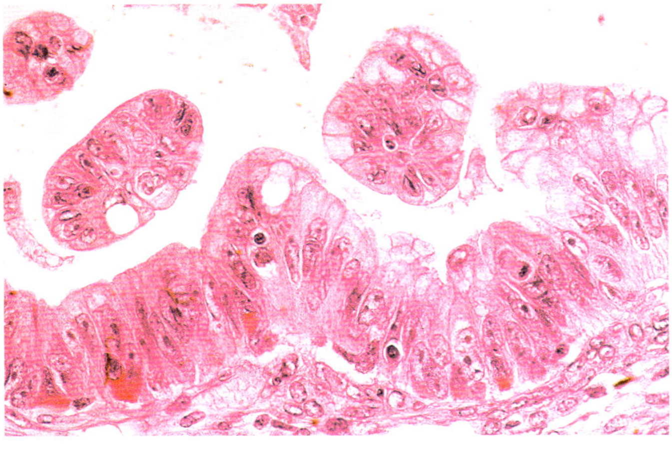

图27.49 黏液性交界性肿瘤伴有上皮内癌。呈恶性表现的上皮细胞仅有轻度复层。

肠型黏液性交界性肿瘤伴有微小浸润

Intestinal-type mucinous borderline tumors with microinvasion

交界性肿瘤可出现1个或几个小的间质浸润灶，常常引起组织增生反应（图27.53）。如果浸润区域均小于10mm^{2}且任何直径均不足3mm，则应诊断为“交界性伴有灶状微小浸润”，并详细说明浸润灶的数目。黏液外渗并伴有纤维和组织细胞反应的区域中含有内陷的良性上皮细胞时可误认为是浸润（图27.54）。一般情况下，真性浸润的纤维组织增生较明显，组织细胞较少，呈浸润性分布的恶性上皮细胞更为显著。已报道的所有伴有微小浸润的 I 期病例，其临床行为均为良性[38, 109, 120, 126]。

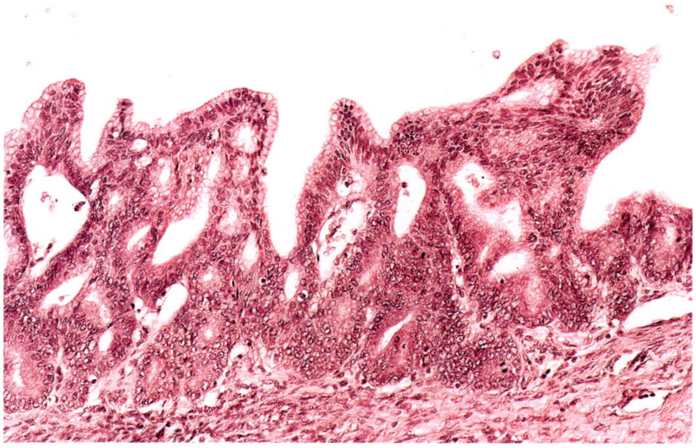

图27.52 黏液性交界性肿瘤伴有上皮内癌。囊内可见筛状生长方式。

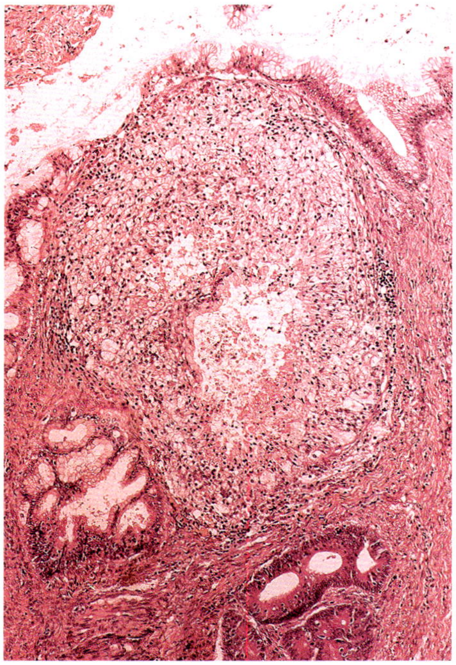

图 27.54 黏液性交界性肿瘤伴有假性浸润。条状分布的良性黏液细胞出现在因囊肿破裂和黏液外渗而继发的大片组织细胞中。

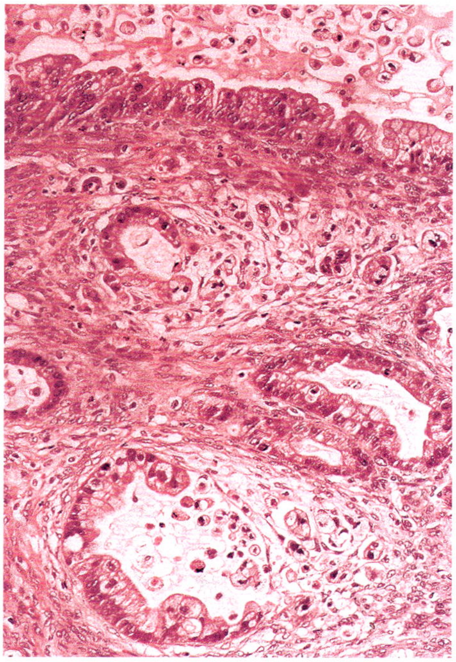

图 27.53 黏液性交界性肿瘤伴有微小浸润。单个细胞从邻近腺体分离出来进入间质。

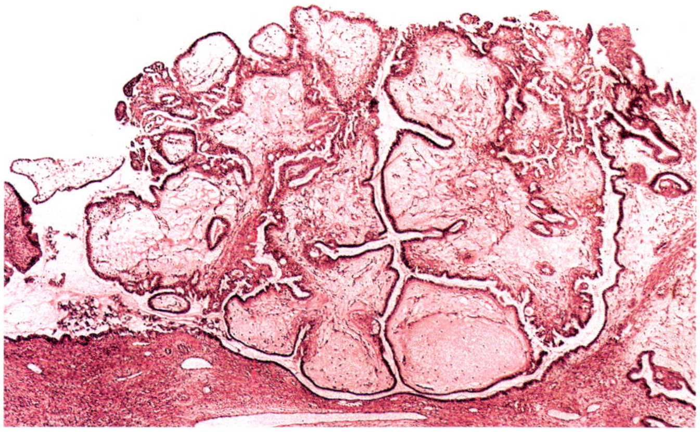

图27.55 子宫颈内膜样黏液性交界性肿瘤。低倍镜下表现类似于伴有球状乳头的浆液性交界性肿瘤。

子宫颈内膜样交界性肿瘤

Endocervical-like borderline tumors

低倍镜下可见宽大的球状乳头和复层细胞结构，类似于浆液性而非肠型黏液性交界性肿瘤（图27.55）。然而，乳头被覆类似于子宫颈内膜的黏液性柱状细胞和复层多角形嗜酸性细胞（图27.56，27.57）。特征为上皮细胞乳头内和细胞外黏液中可见多数急性炎症细胞（图27.57）。病变附近可见子宫内膜异位症，有时肿瘤似乎发生于子宫内膜异位囊肿[84]。细胞核通常仅有轻度非典型性，但有报道，少数病例可伴有上皮内癌或微小浸润；这些肿瘤的生物学行为属良性[127]。即使缺乏明确的间质浸润，仍约有6%的子宫颈内膜样交界性肿瘤出现非浸润性或浸润性腹部或腹膜种植（图27.58，27.59），极少有淋巴结转移。然而，这种改变并不引起复发[84, 128]。

对不同类型黏液性交界性肿瘤的特征的比较列于表27.2。

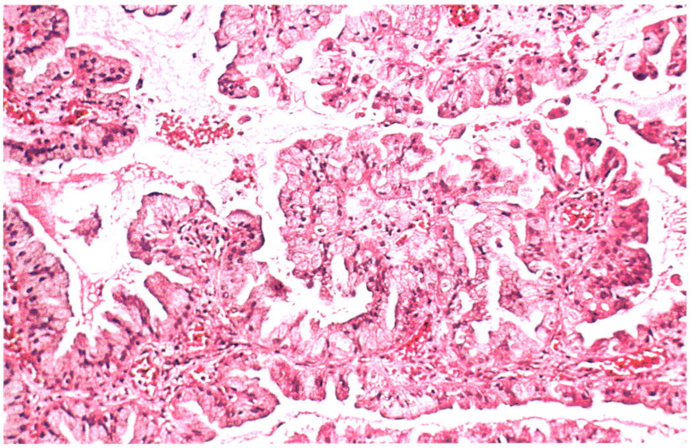

图27.56 子宫颈内膜样黏液性交界性肿瘤。乳头被覆良性黏液细胞，类似于子宫颈内膜。

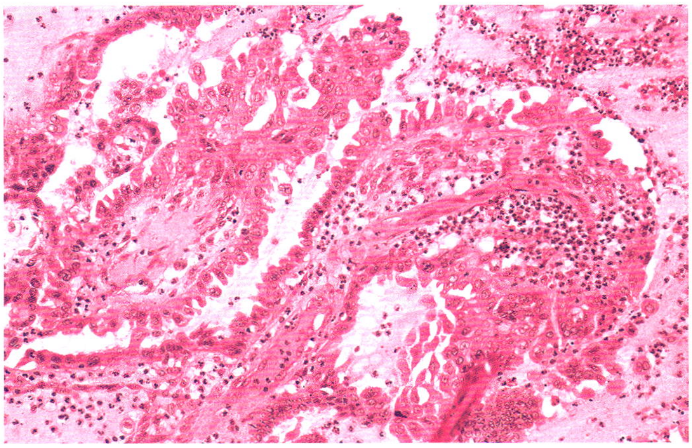

图27.57 子宫颈内膜样黏液性交界性肿瘤。在此视野中，乳头被覆高度复层的嗜酸性细胞。乳头内和黏液中可见大量中性白细胞。

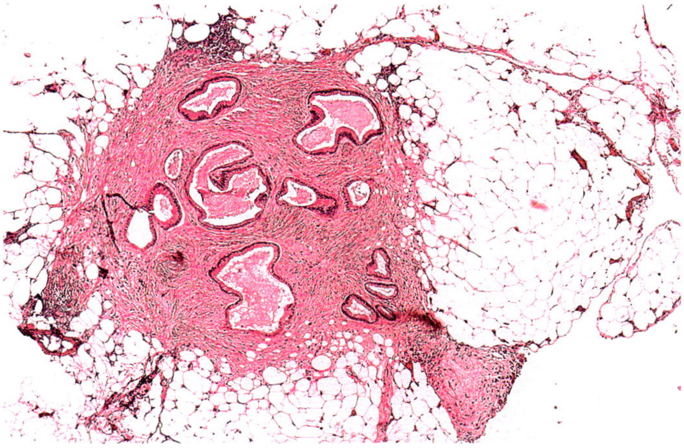

图 27.58 来自子宫颈内膜样黏液性交界性肿瘤的大网膜种植。囊肿和腺体位于纤维组织增生性间质中。整体表现为浸润性种植。

黏液性癌 Mucinous carcinoma

仅有 5% ~ 10% 的黏液性癌为完全恶性；其余含有良性和交界性成分。在此情况下，有两种浸润类型：膨胀型和浸润型，以前者更为多见[109]。

在膨胀型（融合性）浸润中，腺体和囊肿被覆恶性细胞，其间少有或无间质，因此肿瘤前方以宽大而界限清楚的方式扩散至间质并取而代之。浸润性区域可包含背靠背的腺体、被覆上皮细胞的分支状腺管或内衬复杂乳头且含有嗜酸性物质和核碎片的囊腔（图27.60，27.61）。上皮细胞呈柱状或多角形，伴有嗜酸性或黏液性胞浆，有

表 27.2 卵巢黏液性交界性肿瘤特征的比较

	肠型（仅伴有非典型性）	肠型伴有上皮内癌	子宫颈内膜样
大体	较大，表面光滑，多房性囊肿，囊肿内面光滑至粗糙，5% 为双侧	相同	较小，囊肿数量较少，可能伴有子宫内膜异位症，40% 为双侧
显微镜下	囊肿或腺体被覆轻度复层的黏液细胞和杯状细胞，乳头纤细伴有间质轴心，细胞核轻度非典型性	相同，局灶细胞核呈恶性表现，常为高度复层，乳头状或筛状	囊肿伴有宽大乳头，被覆子宫颈内膜样黏液细胞和复层嗜酸细胞，中性白细胞量多
卵巢以外病变表现	腹膜假黏液瘤（PP）[a]	浸润性腹膜种植不伴有 PP[b]	非浸润或浸润性腹膜种植，无 PP
伴有卵巢外病变病例的常见行为	多样，常持续存在或多年后复发，40% ~ 50% 最终为致死性	类似于癌，多数几年或更短时间内致死	良性[c]

[a] 多数伴有 PP 的病例事实上转移至卵巢。见“腹膜假黏液瘤”的讨论。
[b] 卵巢肿瘤中伴有种植的病例其浸润性区域可能未被取材。
[c] 仅报道了几例伴有种植的病例。

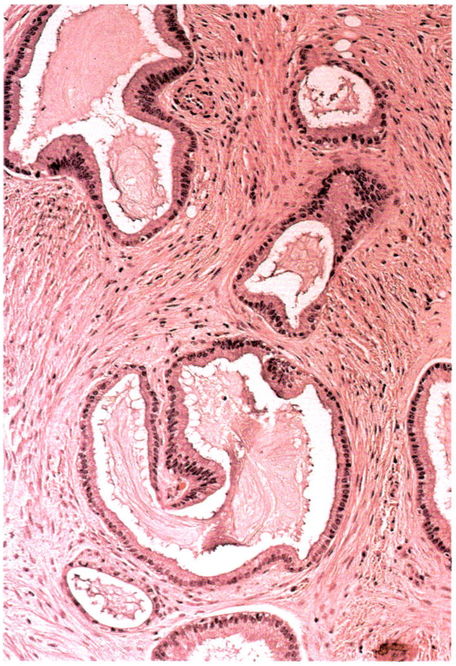

图 27.59　源自子宫颈内膜样黏液性交界性肿瘤的大网膜种植。高倍镜下，上皮细胞呈良性表现。

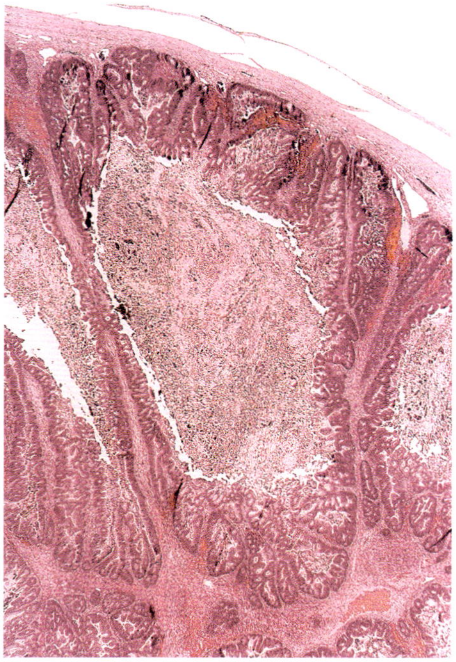

图 27.60　黏液性癌伴有膨胀型浸润。可见多数内衬乳头状上皮的囊腔。囊肿界限清楚且不向上方卵巢表面扩散。

时含有杯状细胞（图27.62，27.63）。有些病例中，细胞核高度复层，使之类似于子宫内膜样癌，但在这些病例中，上皮细胞特点为细长，且胞浆内残留少量黏液（图27.64）。由于小的融合性区域难以证实为浸润，因此除非这种区域超过10mm^{2}且两个长径中每个至少为3mm，否

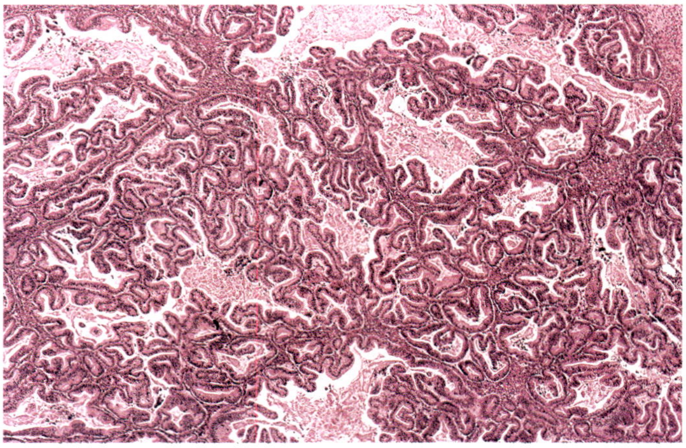

图 27.61　黏液性癌伴有膨胀型浸润。复杂腔隙占据整个视野，其间极少有间质。

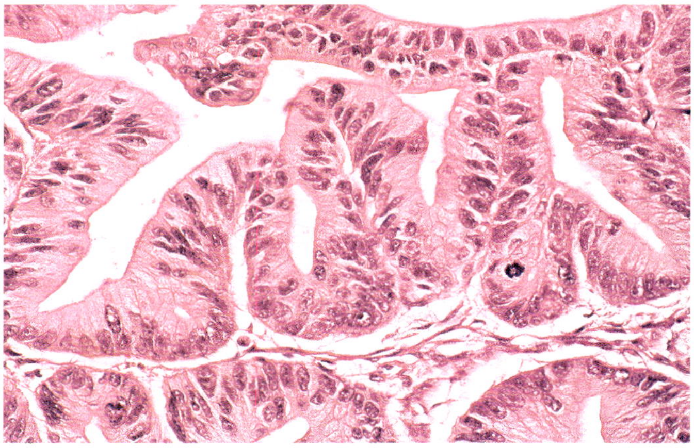

图27.62　黏液性癌伴有膨胀型浸润。被覆囊腔的上皮细胞呈黏液性表现。

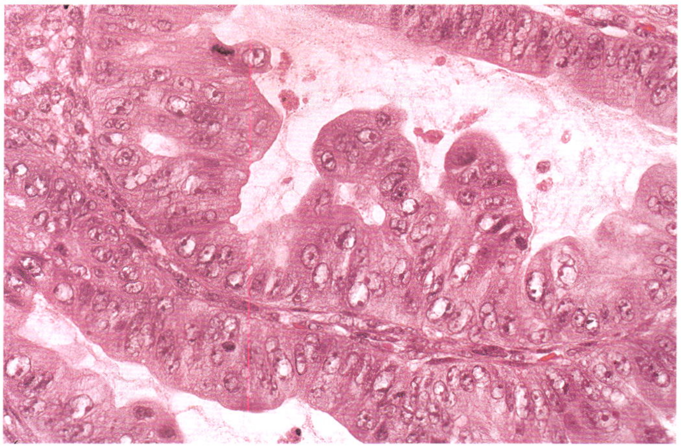

图27.63　黏液性癌伴有膨胀型浸润。本例中上皮细胞含有嗜酸性胞浆。

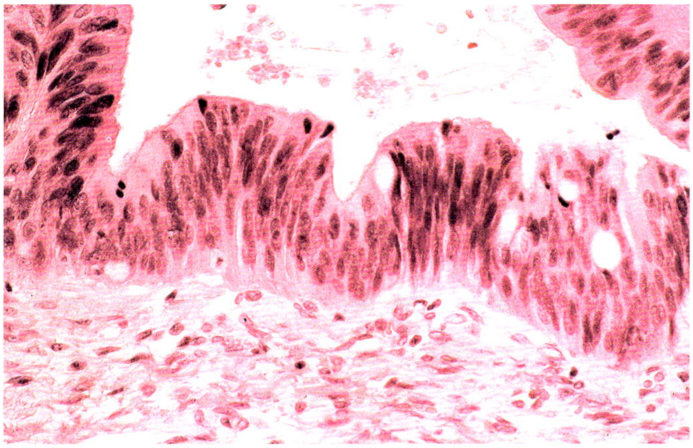

图27.64 黏液性癌伴有膨胀型浸润。上皮细胞表现类似于子宫内膜样。纤细的胞核和表面胞浆内黏液与黏液性肿瘤一致。

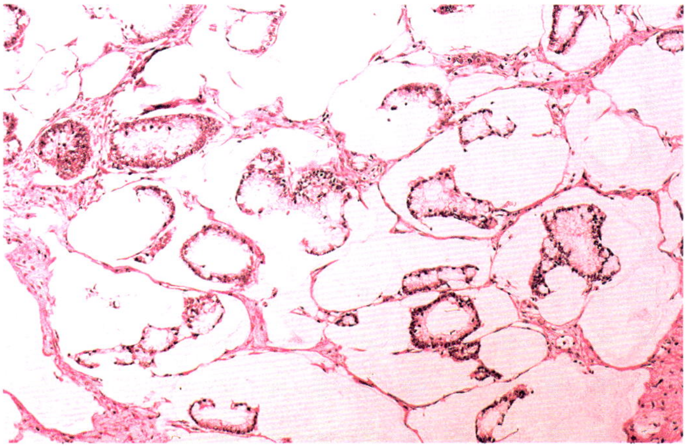

图 27.66 黏液性癌伴有浸润型侵犯。多量细胞外黏液使之呈胶样癌样表现。

则不应考虑膨胀型浸润。

在浸润型侵犯中，成片腺体或单个上皮细胞杂乱浸润间质（图27.65）。浸润细胞可呈子宫颈内膜样或肠型，但常含有嗜酸性胞浆。偶尔黏液性癌可含有胶样癌样灶(图27.66)。可见印戒细胞，但出现大量印戒细胞时应怀疑有转移[105, 106]。间质可为纤维组织增生性伴有或不伴有炎症细胞[103]，或者富于细胞并呈纤维瘤样。在后一种情况下，浸润性癌可被误认为交界性肿瘤，尤其是当浸润性腺体较大且均匀分布时（图27.67）。但癌性腺体完全

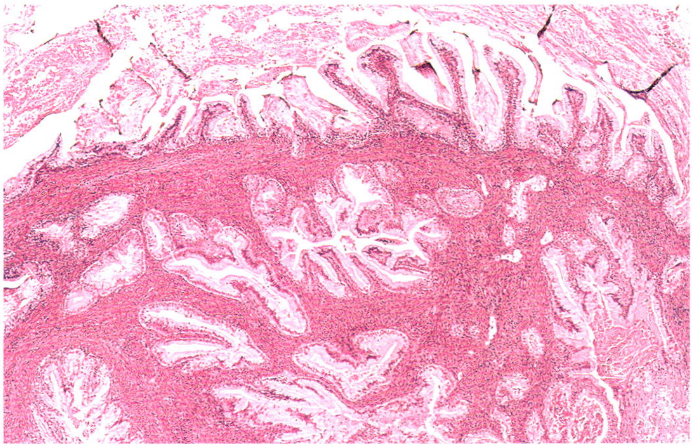

图27.67 黏液性癌伴有浸润型侵犯。腺腔较宽，间质富于细胞，呈纤维瘤性，可与伴有上皮内癌的交界性肿瘤混淆。

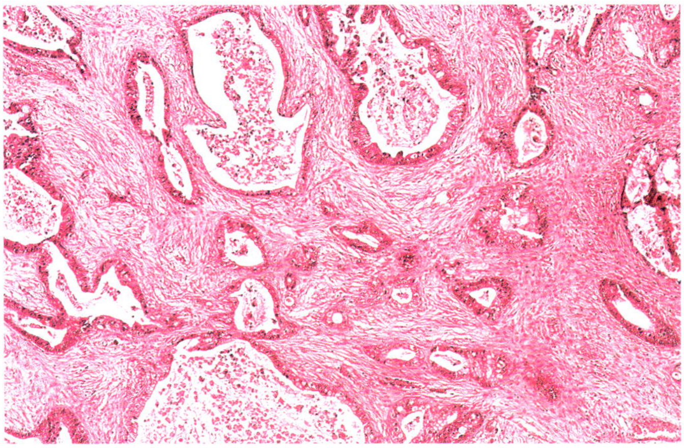

图27.65 黏液性癌伴有浸润型侵犯。增生性纤维组织间质中可见形状不规则的腺体和囊腔。

被覆恶性细胞，而不同于交界性肿瘤中的良性、非典型性和恶性混合出现（图27.68)。伴有浸润性侵犯的肿瘤在生物学上比单纯膨胀性浸润者更具侵袭性，且更容易播散至卵巢以外[109, 117, 119, 121]。

子宫颈内膜样（Müller源性）型是最近描述的黏液性癌的一种少见亚型[129]，呈乳头状、囊状及腺样生长结构，细胞外间隙富于黏液（图27.69)。多数上皮细胞为高分化柱状细胞，类似于子宫颈内膜上皮（图 27.70)。可有少量子宫内膜样（图 27.71)、浆液性或鳞状细胞成分。当肿瘤以浆液性成分为主时，称为“浆液黏液性”

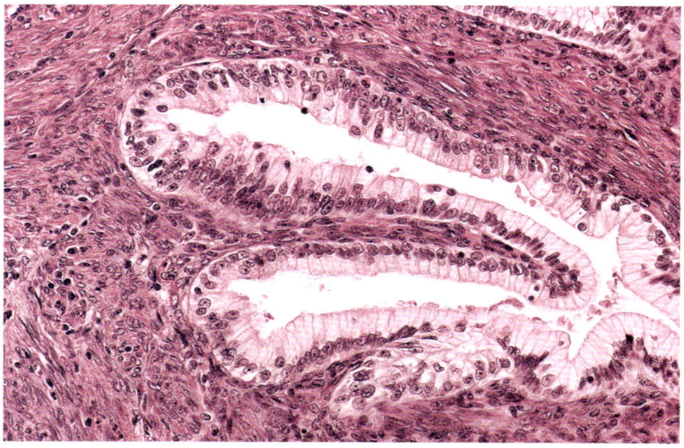

图 27.68 黏液性癌伴有浸润型侵犯。为图 27.67 肿瘤的高倍镜表现。这一高分化癌伴有纤维瘤样间质，可与伴有上皮内癌的交界性肿瘤混淆。

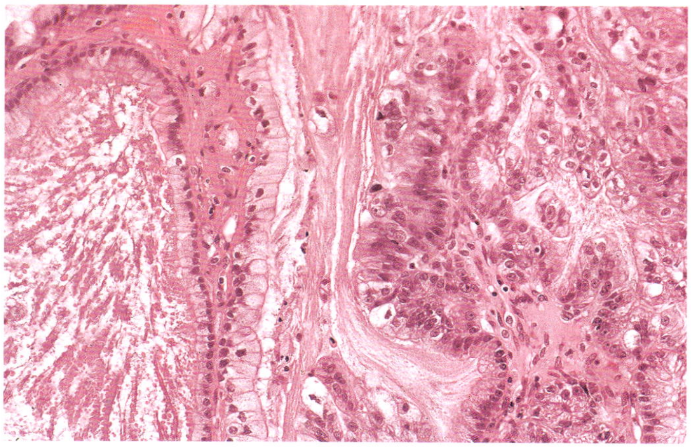

图27.69 子宫颈内膜样型黏液性癌（浆液黏液性癌）。低倍镜下，腺腔充满淡染的黏液物质。腺体和乳头被覆良性且仅有轻度非典型性的黏液性上皮细胞。

癌[127]。子宫颈内膜样黏液性癌可为双侧并伴有子宫内膜异位症。这些肿瘤和浆液黏液性癌可能是子宫颈内膜样和混合上皮性交界性肿瘤所对应的恶性肿瘤，但这一说法尚未得以证实。

黏液性肿瘤伴有附壁结节
Mucinous tumors with mural nodules

普通型黏液性肿瘤的囊壁内可出现一个或多个实性区域。但“附壁结节”一词是指非常少见的结节，显微镜下与肿瘤其他病变极为不同，可以是交界性肿瘤或癌。大体上，附壁结节可呈一致或多样性表现，黄色、粉红或红色；有时可见出血和坏死；可为单发或多发，大小从不足 1cm 到 30cm[79, 103, 130-135]。附壁结节可为良性或者恶性；后者可以是间变性癌、肉瘤或癌肉瘤[79, 131-133]。

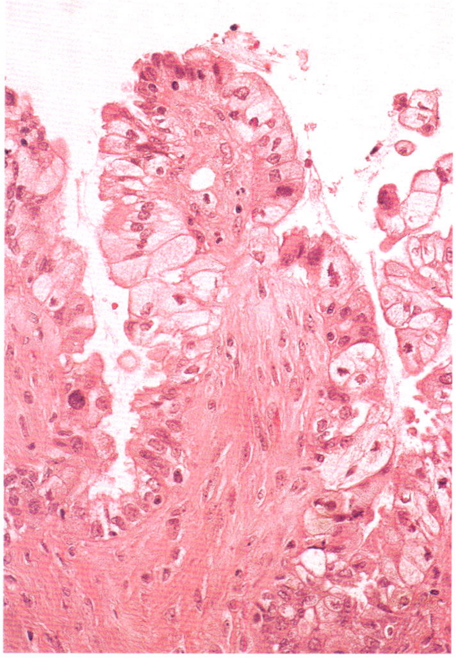

图 27.70 子宫颈内膜样型黏液性癌（浆液黏液性癌）。被覆上皮细胞呈高分化，类似于子宫颈内膜上皮。

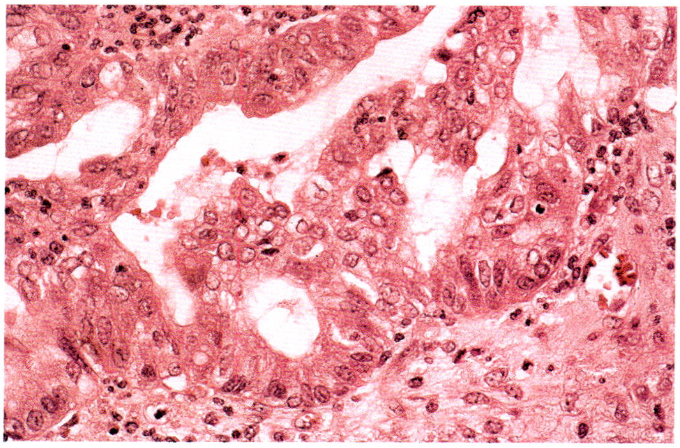

图27.71 子宫颈内膜样型黏液癌（浆液黏液性癌）。此处肿瘤细胞的胞浆较少，复层，更像子宫内膜样细胞。

已有3种类型的良性附壁结节得以描述[134, 135]。在多形性和牙龈瘤样类型中，多形性梭形细胞之间可见破骨细胞样多核巨细胞和红细胞外渗，类似于动脉瘤样骨囊肿或骨巨细胞性修复性肉芽肿（图27.72）。第二种类型含有单纯梭形细胞成分，没有或仅有少数巨细胞。第三种类型几乎完全由大的多核细胞巢构成，伴有多量毛玻璃样胞浆，被细纤维带分隔。有些良性附壁结节被称为“肉瘤样”，因为细胞可极具多形性，可见大量核分裂像，包括非典型性分裂像。但良性结节不同于肉瘤样或癌性结节，大体观和显微镜下其界限均清楚，缺乏血管浸润。此外，良性结节还一般比恶性结节小（1～6cm），且发生于年轻女性。有随访资料的26例中无1例复发[79, 134]。

伴有间变性癌的附壁结节含有多形性大细胞，胞核明显增大，核仁清楚，胞浆丰富，嗜酸性，后者有时类似横纹肌样表现（图27.73，27.74）。可有梭形细胞背景或以梭形细胞为主[79, 132, 133]。上皮样和梭形恶性细胞细胞角蛋白染色呈强阳性，有助于证实镜下所见。但梭形细胞角蛋白染色出现灶状阳性或弱阳性则属非特异性，要小心不要将灶状角蛋白阳性的假肉瘤性结节认为是伴有梭形细胞成分的间变性癌。据报道，附壁结节为间变性癌的患者发生转移癌的危险性较高，预后不良[79, 132, 133]。但在最近一项 34 例附壁结节患者的研究中，平均随访5年之后，所有9例伴有间变性癌的IA期患者仍临床无病存活[133]。

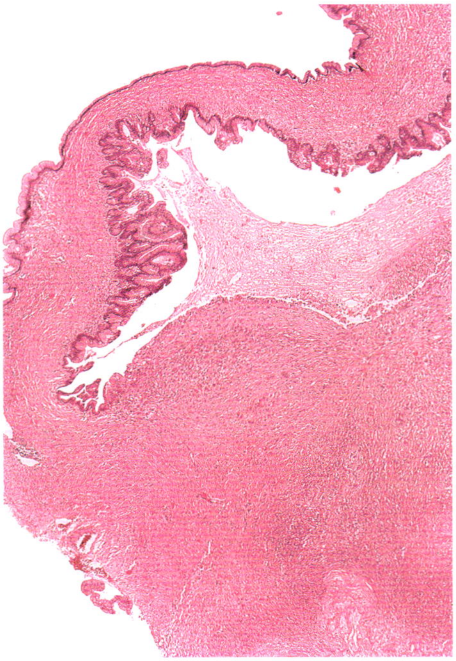

图 27.73　黏液性肿瘤中伴有间变性癌的附壁结节。囊壁被实性细胞增生所替代。

肉瘤样和癌肉瘤样附壁结节极少见。纤维肉瘤、横纹肌肉瘤和多形性未分化肉瘤已有报告。预后差，9 例患者中有 6 例死于转移[79, 131]。

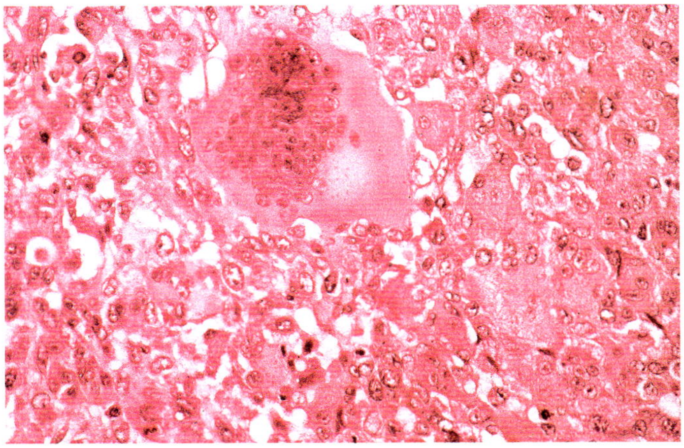

图27.72　黏液性肿瘤的假肉瘤样附壁结节。大的多核细胞为这种良性附壁结节的一个特征。

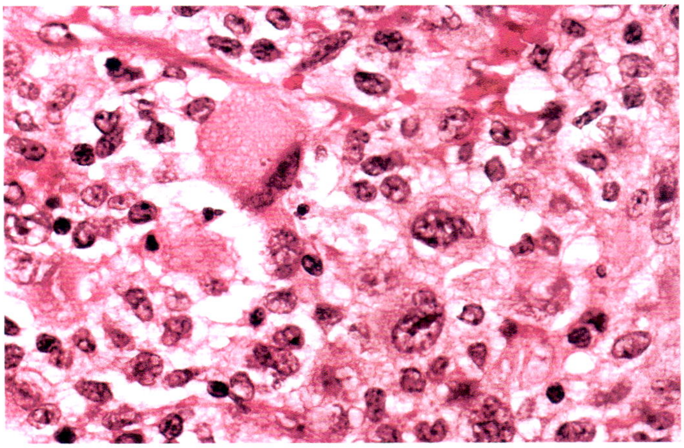

图 27.74　黏液性肿瘤中伴有间变性癌的附壁结节。高倍镜下，结节由间变性细胞组成，有些细胞呈横纹肌样表现。

黏液性肿瘤和腹膜假黏液瘤 MUCINOUS TUMORS AND PSEUDO MYXO MA PERITONEI

腹膜假黏液瘤一词是指盆腔或盆腔及腹腔出现大量黏液性物质。黏液性物质可相对稀薄（亦称黏液性腹水）或胶样。后者可形成瘤样肿物，粘附于内脏器官或腹壁。腹膜假黏液瘤最常见的原因是由于产黏液的阑尾肿瘤播散所致，少数情况下可来自胃肠道其他部位的肿瘤。然而，当假黏液瘤与卵巢囊性黏液性肿瘤伴发出现时，病理医师面对的困境是要鉴别究竟是原发性卵巢肿瘤伴有腹膜播散还是阑尾或其他部位的隐匿性肿瘤同时转移播散至卵巢及腹膜。

在已经报道的所有最初分期时已有腹膜播散的卵巢肠型交界性肿瘤（不伴有上皮内癌）病例其卵巢外病灶均为腹膜假黏液瘤[109]。但近期研究提出明确证据，认为绝大多数伴发腹膜假黏液瘤的卵巢黏液性囊性肿瘤事实上其本身为转移性，一般源自组织学相似的阑尾肿瘤[136-138]。支持这种观点的依据是，如果将阑尾切除并全部进行显微镜检查，几乎所有病例均可发现阑尾肿瘤（常极小且可无明显浸润）。而且，这种病例中卵巢肿瘤的形态学和免疫组织化学不同于不伴有假黏液瘤的卵巢交界性肿瘤，因其出现少见的高柱状细胞、表面种植、广泛黏液外渗而进入卵巢间质（卵巢假黏液瘤），且多数情况下 CK7 阴性[139, 140]。最后，在所检查的所有 6 例病例中，阑尾和卵巢肿瘤都有明确的 c-Ki-ras 突变[141]。

除了上述观点，有些病例中，阑尾和卵巢可能同时发生肿瘤[142]。有些病例中阑尾和卵巢肿瘤出现不同的杂合性缺失支持这种假说[143]。现已明确，至少有些伴有腹膜假黏液瘤的卵巢肿瘤的确起源于卵巢，包括那些伴有同侧皮样囊肿的病例[109, 144]，并且可能其中有些病例阑尾似无黏液性肿瘤（约占所报道病例的1/3）。需要注意的是，有些病例仅对阑尾进行了大体检查或仅有一部分进行显微镜下检查，有可能会忽略小的黏液性肿瘤。

基于上述不确定性状况，对于所有合并腹膜假黏液瘤的卵巢囊性黏液性肿瘤患者均应进行阑尾切除并进行全面显微镜下检查。虽然仍有争议[103]，但如果阑尾含有黏液性肿瘤，我们认为应该考虑其为原发性且卵巢肿瘤为转移性（即使阑尾壁无明显浸润）[109]。腹膜黏液性物质一般也应取材。对于这种物质，病理诊断不应仅限于“腹膜假黏液瘤”一词，还应说明黏液内是否含有上皮细胞，是否为良性、交界性或恶性，如有可能，注明黏液是否脱离而进入组织并伴有纤维组织反应，或者仅粘附于表面并伴有纤维母细胞及内皮细胞成分。

在男性和女性腹膜假黏液瘤病例中，如果黏液内的上皮细胞呈良性或交界性，建议诊断为“播散性腹膜腺性黏蛋白沉积病（disseminated peritoneal adeno-mucinosis）”[145]。这种病例随访 5 年和 10 年的存活率分别为75%和68%；而上皮细胞呈恶性的患者则称为“腹膜黏液性癌病（peritoneal mucinous carcinomatosis）”，通常具有肠道黏液癌且出现迅速致死的临床病程[145]。

最后，如果阑尾低级别黏液性肿瘤的组织学特征类似于卵巢黏液性肿瘤（最可能的情况），则病理诊断比较棘手。目前阑尾肿瘤的命名不包括交界性类型，而且诊断腺瘤或癌严格依据阑尾壁是否受侵犯[146]。虽然播散至卵巢和腹膜明显不是良性行为，但从一般转移性胃肠道黏液性癌预后不良这种意义上讲，两者都并非完全恶性。因此，在这种情况下，腺瘤和癌的名称是混淆的。我们同意其他作者[147]，对于这种病例，最好将阑尾肿瘤称为“低级别黏液性肿瘤”，将卵巢肿瘤称为“转移性低级别黏液性肿瘤”更为恰当。

鉴别诊断 DIFFERENTIAL DIAGNOSIS

黏液性癌需要与其他含有黏液的卵巢原发性上皮癌相鉴别。这些肿瘤包括子宫内膜样癌、Sertoli–Leydig细胞肿瘤和黏液性（杯状细胞）类癌。然而最常见、也是最困难的鉴别诊断是黏液性癌转移至卵巢。

转移性黏液癌 Metastatic mucinous carcinoma

来自宫颈、胰腺、胆囊、阑尾、结肠或胃的转移性黏液癌可形成卵巢囊性或部分囊性肿物，临床和病理都可能将其误诊为原发性黏液性肿瘤[105, 148-155]。表 27.3 总结了鉴别这些肿瘤最有用的表现。原发性黏液癌几乎都比较大，且为单侧，外表面光滑。在几项报道中，卵巢黏液癌平均最大长径明显相似（约20cm），而多数转移性黏液癌大小不足 10cm[105, 106]。34% 的结肠癌和 75% 来自其他各种器官的癌为双侧性[105, 149, 150]。因此，在冰冻切片室，如果收到双侧黏液癌、黏液癌小于 10cm 或伴有明显表面受累的病例时，应询问患者其他部位目前或以往是否患有癌。

支持转移癌的显微镜下线索除了先前提到的表面种

植以外，还包括结节性生长方式、其间残留有正常卵巢组织、不同区域之间生长方式不一和伴有血管浸润[105]（表27.3）。重要的是，转移性黏液癌可含有极具欺骗性的良性上皮细胞，类似于原发癌中常见的良性和交界性区域。

免疫组织化学方面，主要应用细胞角蛋白（CK）7和20，有助于与转移性结肠癌鉴别。多数结肠癌CK7阴性，而CK20阳性，卵巢原发性黏液性肿瘤主要为CK7阳性，CK20呈不同程度表达[129, 156-159]。但个别卵巢原发性黏液性癌CK7呈阴性，CK20阳性[156, 157]，必须要注意这一点。不同细胞角蛋白在鉴别非结肠源性黏液癌方面没有帮助[159, 160]。

Cdx-2是一种同源异形盒基因转录因子，几乎所有结直肠癌都有表达，而在普通型卵巢癌中则不表达。然而，在两项报道中，所有25例卵巢黏液性肿瘤Cdx-2均为阳性[161, 162]，因此当卵巢肿瘤为黏液性时，Cdx-2无鉴别价值。

Dpc4 是一种肿瘤抑制基因，在约 55% 的胰腺导管腺癌中呈失活状态，而在几乎所有卵巢黏液性癌中均有表达。因此，对于卵巢黏液性肿瘤，该标志物染色阴性提示为胰腺源性[163]。

表 27.3　卵巢原发与转移性黏液性癌

支持原发的表现	支持转移的表现	没有帮助
• 单侧	• 双侧	• 良性或交界性表现的区域[a]
• 体积大，表面光滑	• 已知的非卵巢原发性黏液癌	• 分级
• 膨胀性（融合性）生长方式	• 大体上质脆及坏死	
• 复杂乳头状结构	• 表面受累	
• 腺腔内坏死的碎屑[b]	• 多样或结节性生长方式	
	• 血管侵犯	
	• CK7 阴性	

[a] 虽然这种特征大多见于原发性肿瘤。

[b] 虽然更多见于原发性（与转移性相比）黏液癌，但这种特征（与上皮细胞坏死一起）也常见于转移性结直肠癌。但后者更多类似于卵巢子宫内膜样癌，而非黏液癌。

子宫内膜样癌伴有黏液性分化
Endometrioid carcinomas with mucinous differentiation

与子宫内膜原发性子宫内膜样癌一样，卵巢子宫内膜样癌可有不同程度的黏液性分化。通常卵巢癌为高分化且黏液上皮呈宫颈内膜样表现。当黏膜性上皮为少数成分时，应将其归类为“子宫内膜样癌伴有灶状黏液性分化”，而非混合性上皮性癌。

极少数卵巢子宫内膜样癌由于脂质聚集而使得胞浆呈透明状，可与黏液相混淆[103]。对于胞浆无脂质区域，胞浆呈微囊或泡状改变是提示子宫内膜样癌的一个线索。

Sertoli-Leydig 细胞肿瘤伴有异源性胃肠道上皮
Sertoli-Leydig cell tumors with heterologous gastrointestinal epithelium

Sertoli-Leydig细胞肿瘤可含有异源性成分，例如软骨、骨骼肌和胃肠道上皮[164]。如果胃肠道上皮为Sertoli-Leydig 肿瘤的主要成分，则可类似于黏液性上皮性肿瘤。被覆Sertoli-Leydig肿瘤腺体和囊肿的黏液性上皮细胞常呈良性或交界性表现；可夹杂有类似黏液性肿瘤的杯状细胞和神经内分泌细胞。其特征是，胞浆和腺腔内的黏液显著嗜酸，不同于黏液性上皮性肿瘤的淡染或嗜碱性黏液。其他有帮助的表现包括：（1）大体检查，囊性黏液性病变之间和以外部分出现实性黄色区域。（2）另外可见较为常见的 Sertoli-Leydig 细胞成分。（3）男性化的临床表现（尽管由于黄素化间质细胞的激素活性，这种表现继发于黏液性上皮性肿瘤罕见）。

黏液性（杯状细胞）类癌
Mucinous（goblet cell）carcinoid tumor

原发性卵巢黏液性类癌极少见；在卵巢，更多是转移自阑尾。不熟悉其典型特征的医师可将黏液性类癌误诊为黏液性表面上皮性肿瘤。可为单纯性或伴有皮样囊肿[165]。大体上为实性，质软且呈褐色。显微镜下，小腺体或上皮细胞巢浸润纤维性间质。有时，细胞巢漂浮于黏液湖中。多数上皮细胞含有胞浆黏液空泡或颗粒状、嗜酸性胞浆，后者神经内分泌标志物呈阳性。胞核较小，呈轻度非典型性。卵巢黏液性类癌具有潜在恶性；在15例有随访资料的患者中，有2例死于转移性扩散[165]。

病因学、遗传学和生物标志物
ETIOLOGY, GENETICS AND BIOMARKERS

虽然黏液性肿瘤归类于上皮-间质性肿瘤，但有证据表明其可能为生殖细胞源性。黏液性上皮细胞常出现胃、胰腺胆管或肠道表型，而非 Müller 表型[166, 167]，有3%～5%的病例伴有皮样囊肿——一种生殖细胞源性肿瘤。而且，卵巢皮质包涵囊肿出现黏液性上皮被覆（推测可能为上皮源性黏液性肿瘤的前体）极为少见。不支持生殖细胞起源的依据在于绝大多数黏液性肿瘤不伴有皮样囊肿成分（虽然不能除外单胚层畸胎瘤类病变）。理论上，黏液性肿瘤也可发生于皮质包涵囊肿的非黏液性前体细胞，后者在发生肿瘤性转化过程中出现胃肠上皮化生[103]。

黏液性癌在遗传学上不同于较常见的浆液性癌。与后者不同，许多黏液性癌似乎起源于前期良性或交界性病变。K-ras 突变常见于黏液性癌而非浆液性癌。这种突变可出现于良性和交界性病灶，提示其为黏液性肿瘤发生过程中的早期事件[168-171]。浆液和黏液性肿瘤之间多种染色体区段的杂合性缺失也有不同，对比交界性和恶性黏液性肿瘤，所见类似[171-173]。另一方面，p53突变在黏液性癌中极少见，但常见于浆液性肿瘤[169]。

发生黏液癌的危险因素不同于浆液性癌。研究表明，产次增加或应用口服避孕药并不能降低发生黏液癌的危险性，此点与浆液性癌不同[174]，并且有卵巢癌家族史的女性所发生的癌为浆液性癌，而非黏液癌[99]。

子宫颈内膜样黏液性交界性肿瘤和癌可能来源于子宫内膜异位症[84, 129]，而较常见的肠型黏液性交界性肿瘤或普通型黏液癌中并没有子宫内膜异位症。

大约90%的黏液性癌CK7呈阳性，而50%～60%呈CK20阳性[129, 158-160]。子宫颈内膜样黏液性癌常CK20阴性，并表达波纹蛋白、雌激素和孕激素受体，可与普通型黏液性癌鉴别[129]。癌胚抗原（CEA）阳性是肠型交界性肿瘤的一个特征，但不是子宫颈内膜样交界性肿瘤的特征[103, 175]。

子宫内膜样肿瘤 Endometrioid tumors

一般特征和临床表现
GENERAL FEATURES AND CLINICAL ASPECTS

子宫内膜样上皮-间质性肿瘤为上皮细胞及其生长结构与子宫内膜普通性和肿瘤性增生相类似的肿瘤。伴有肉瘤样成分的肿瘤以及卵巢单纯子宫内膜样间质肉瘤也包括其中。

卵巢子宫内膜样癌是第二种常见的恶性肿瘤，位居浆液性癌之后。不同研究中，卵巢子宫内膜样癌占上皮-间质性肿瘤的8%～21%[22, 23, 25, 43, 176-180]。相比之下，良性子宫内膜样肿瘤少见，占所有良性卵巢肿瘤不足1%[22, 23, 181]，子宫内膜样交界性肿瘤仅报道了7组，共136例[181-187]。所有3种类型的子宫内膜样肿瘤患者中，多数为绝经后或生育后期，平均为50岁早中期。

少数例外情况是，良性或交界性子宫内膜样肿瘤手术切除后无复发报告。阴道单个子宫内膜样囊腺纤维瘤复发已有报道，可能是由于最初手术时种植所致[188]。未切除的阴道肿物在随访6.4年之后仍未有变化。已报道有2例交界性子宫内膜样肿瘤在诊断时伴有腹膜“种植”[181, 185]。作者不能排除这些病例中原部位伴有非典型性子宫内膜异位症病灶而非种植的可能。在个别随访病例的资料中，并未产生不良影响[185]。

与浆液性癌相比，子宫内膜样癌常常发现较早，36%～67%的病例为I期或II期[176-178, 189]。因此，其总体预后较好。但按照年龄、分期、分级和手术减少细胞的程度进行对比，子宫内膜样癌和浆液性癌患者的临床结局类似[190]。在相对近期的2组子宫内膜样癌分期研究中，5年存活率如下：I期为87%和89%；II期为48%

和65%；III期为41%和27%；IV期为20%和7%[176, 178]。在I期患者中，I级肿瘤患者的预后极好。在31例至少随访5年的这类患者中，存活率为97%[186]。

与浆液性或黏液性肿瘤相比，子宫内膜样肿瘤伴有子宫内膜异位症更多见。良性和交界性子宫内膜样肿瘤伴发的子宫内膜异位症可在同侧或对侧卵巢，分别约占25%和36%[181-188]。同侧卵巢残留子宫内膜异位症约占子宫内膜样癌的13%[176-178, 189, 191]。

大体检查 GROSS EXAMINATION

良性及交界性子宫内膜样肿瘤的大体表现相似。偶尔可为双侧，最大径由几厘米到25cm不等。外表面光滑，切面质硬、实性或呈多样化改变，伴有坏死。可出现散在囊肿，大小可达7cm。囊液透明、黏液样或血性（图27.75）。

早期子宫内膜样癌有17%的病例为双侧[115]。囊性和实性成分不一，除了常常出现残留的子宫内膜异位症病灶外，大体上不易与其他癌区分（图27.76）。少数情况下，癌表现为子宫腺肌瘤内的实性肿物（图27.77）。

显微镜检查 MICROSCOPIC EXAMINATION

良性子宫内膜样肿瘤——腺纤维瘤、囊腺纤维瘤 Benign endometrioid tumors-adenofibroma, cystadenofibroma

子宫内膜样（囊性）腺纤维瘤含有形态不一的腺体和囊肿，主要被覆复层柱状或立方上皮细胞，类似于子宫内膜细胞。少数细胞可出现纤毛或黏液性胞浆。可见鳞状桑葚小体。腺体和囊肿内可含有黏液，均匀分布于纤维性或富于细胞的间质内，可见灶状钙化或含有沙粒体[188]。细胞核无非典型性，偶见核分裂像（图27.78，27.79）。

“增生性”、交界性和微小浸润性子宫内膜样肿瘤 ‘Proliferative’,borderline and microinvasive endometrioid tumors

发生于卵巢子宫内膜异位症内的上皮性增生不同于本章所讨论的肿瘤，其内可见残留的子宫内膜间质。不形成肿物，常为镜下偶然发现。采用与非浸润性子宫内膜增生相同的诊断术语进行讨论[182]。

除了这些非肿瘤性增生，非浸润性子宫内膜样肿瘤与良性子宫内膜样肿瘤不同，它存在一系列结构和细胞学异常。作者对于该谱系的良性病变曾采用了不同术

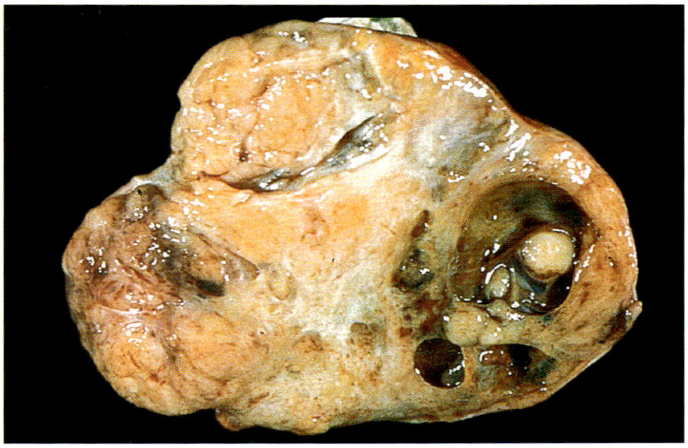

图27.75 子宫内膜样交界性腺纤维瘤。肿瘤呈囊实性伴有灶状出血。

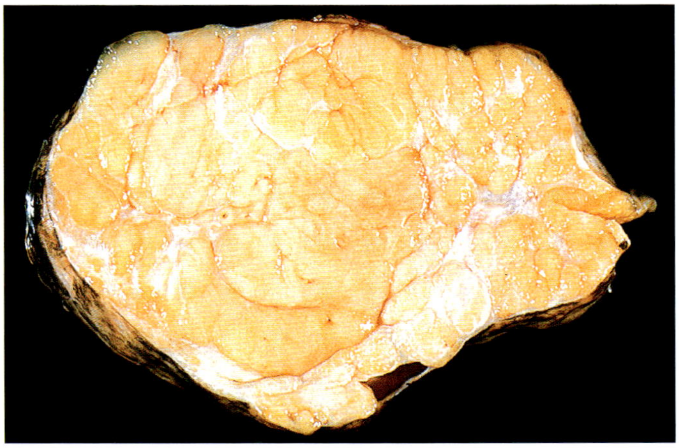

图27.76 子宫内膜样癌。肿瘤呈分叶状、实性、棕褐色，类似于性索-间质性肿瘤的表现。

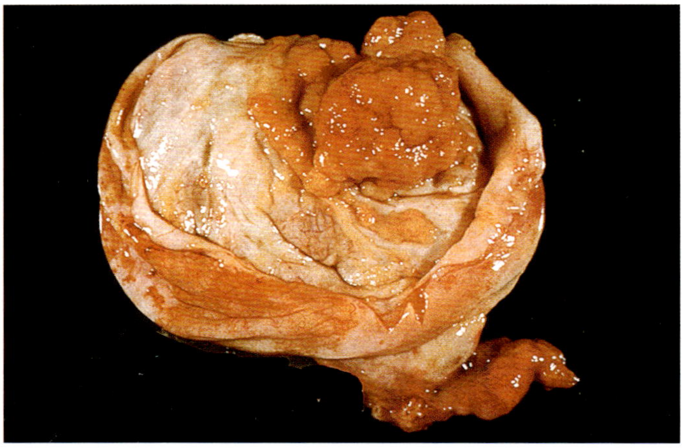

图 27.77　子宫内膜样癌。肿瘤于囊壁内形成球形肿物。

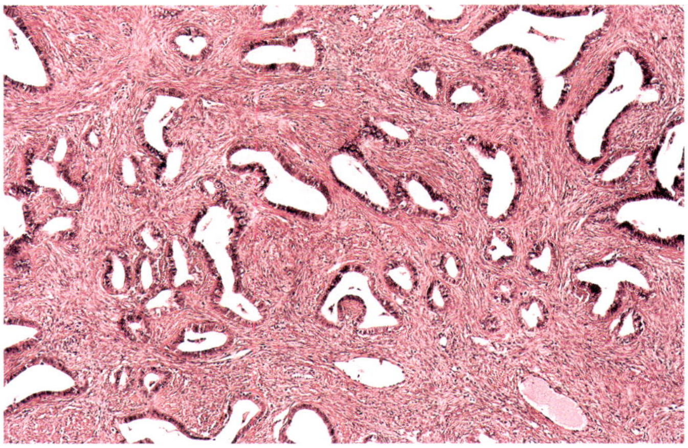

图27.78　子宫内膜样腺纤维瘤。不规则腔隙均匀分布于纤维性间质中。

语，在界定交界性病变的标准以及对于是否应当采用这种术语完全不一致[181-187]。我们将仅伴有轻度胞核非典型性的增生性肿瘤诊断为“伴有非典型性的增生性子宫内膜样腺纤维瘤（proliferative endometrioid adenofibromas with atypia）”。伴有胞核非典型性的增生性肿瘤与子宫内膜非典型增生所见相当，考虑为“交界性”。伴有重度胞核非典型性的肿瘤称为“交界性伴有上皮内癌（borderline with intraepithelial carcinoma）”。

生长方式可呈腺样（常伴有鳞状分化）（图 27.80，27.81）、乳头状（图27.82）或二者混合。腺样区域可呈腺纤维瘤样或由密集排列成筛状的腺体组成。乳头状突起突入腔内，多数呈绒毛状，无广泛分支。细胞复层，胞核呈轻度到重度非典型性。

从定义上，交界性肿瘤缺乏伴有间质反应的浸润性侵犯。然而，对于增生性上皮细胞占据病变大部分区域而无间质夹杂的病例，很难除外浸润。有人将含有1个或多个大小为1～5mm融合性生长病灶的病例考虑为微小浸润。采用该定义，7 例伴有微小浸润的病例无 1 例复发[186, 187]。其他人将微小浸润限定于伴有小灶状（未进一步特指）不规则腺体引发间质纤维组织增生反应的病例[184, 185]。自身融合性生长（甚至超过 5mm）本身并非浸润的证据[185]。在融合性生长或微小浸润性病例中，采用这种定义也没有复发。

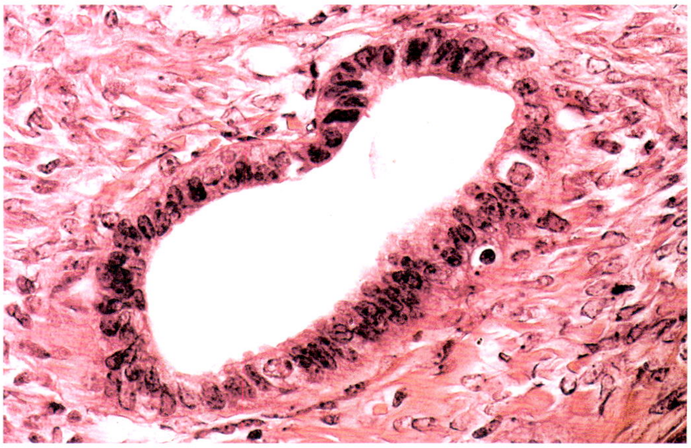

图27.79　子宫内膜样腺纤维瘤。腺腔内衬良性表现、排列紧密的柱状细胞。

基于这些结果，在更多的病例被研究之前，如果出

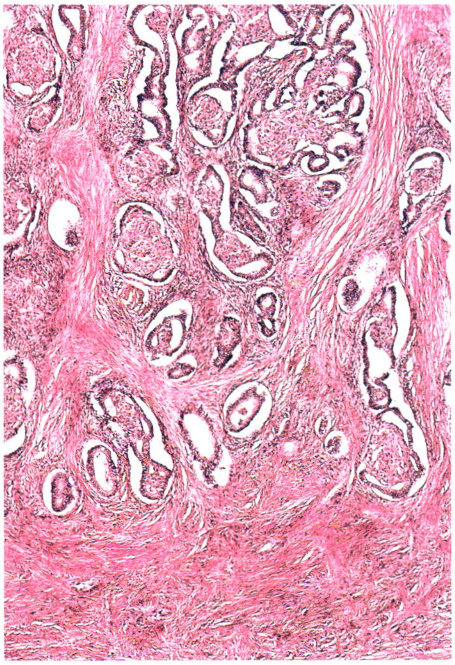

图 27.80　子宫内膜样交界性肿瘤。可见分叶状结构的腺体和鳞状细胞，周围界限清楚。

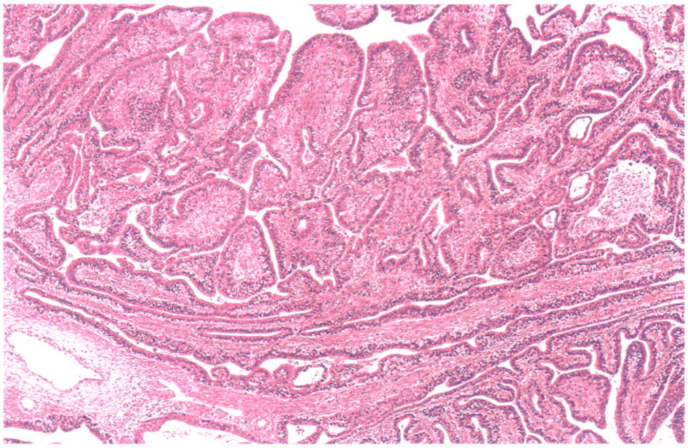

图27.82　子宫内膜样交界性肿瘤。可见复杂乳头状结构。无间质浸润表现。

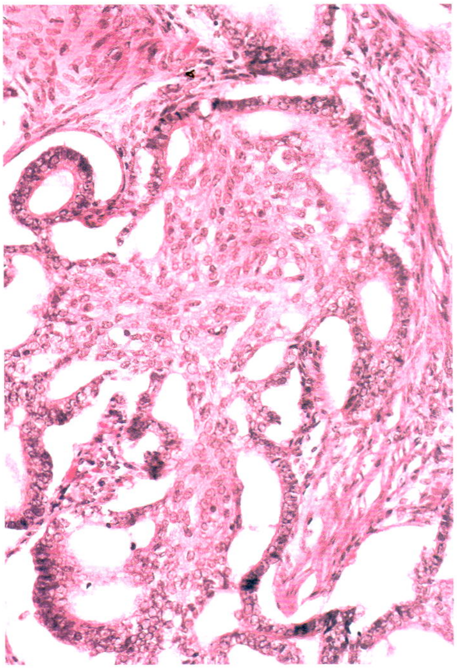

图 27.81　子宫内膜样交界性肿瘤。中心为良性鳞状细胞，周围环绕低级别子宫内膜样腺体。

现病理医师可能判断为浸润的明显浸润性表现或者融合性生长时，我们诊断为浸润。对于伴有1个或多个大小不足10mm^{2}的浸润性病灶的病例，则报告为“交界性伴有微小浸润（borderline with microinvasion）”。

子宫内膜样癌 Endometrioid carcinoma

高分化子宫内膜样癌表现为纤维性间质中出现背靠背腺体或者大小不等的腺腔。腺体被覆复层上皮细胞，伴有少量嗜酸性胞浆，类似于高分化子宫内膜癌。鳞状分化常常表现为桑葚状或大片状，有时伴有中心坏死。局灶胞浆可呈黏液样，腺腔内可见黏液或嗜酸性胶样物质。可见绒毛状乳头结构。分化较差的肿瘤中，腺体融合形成实性生长结构；细胞核通常较大，显著多形性，核仁明显。中心可见坏死，含有核固缩碎片（图27.83-27.89）。有些病例中，实性结构内含有小花环样腺体开口，提示颗粒细胞瘤的Call-Exner小体（图27.90，27.91）。间质可呈富于细胞的致密纤维或纤维组织增生性表现（图27.92）。早期子宫内膜样癌可位于子宫内膜异位症区域内或其附近。

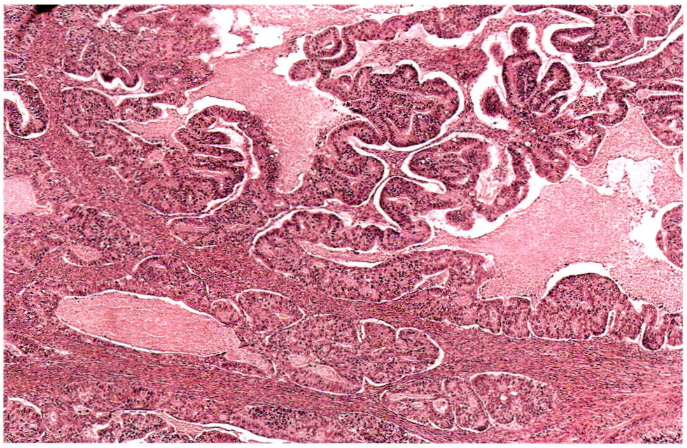

图 27.83　子宫内膜样癌。可见被覆筛状腺体的囊腔。

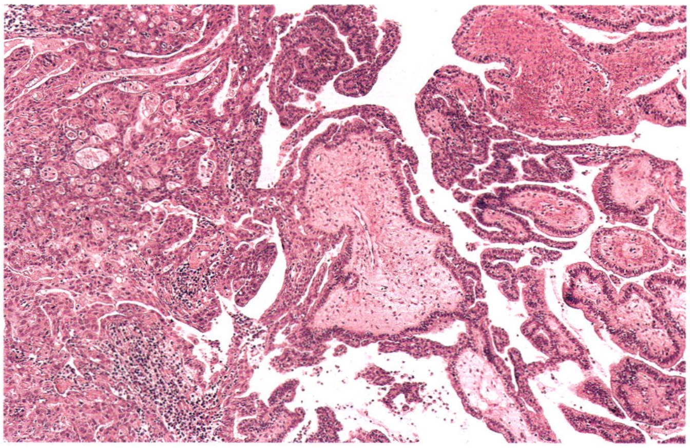

图 27.84　子宫内膜样癌。左侧部分腺体背靠背，混以乳头状结构（右侧部分）。

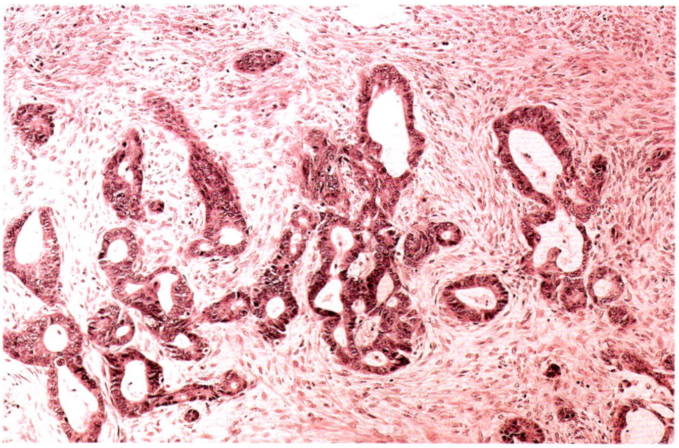

图27.85　子宫内膜样癌。增生性纤维组织间质内可见不规则腺腔浸润。

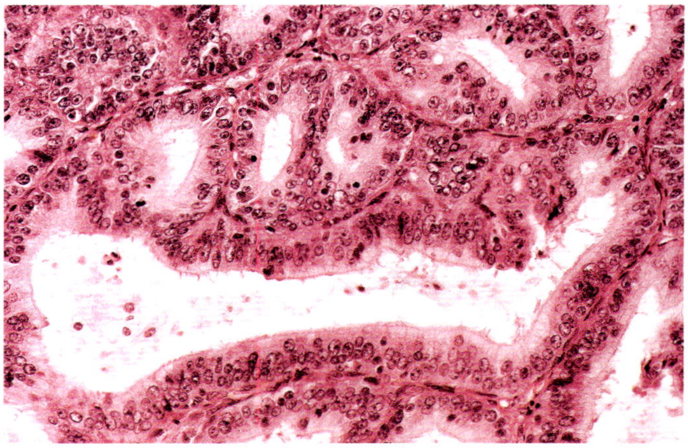

图 27.86　子宫内膜样癌。1 级癌中腺体形成完整。

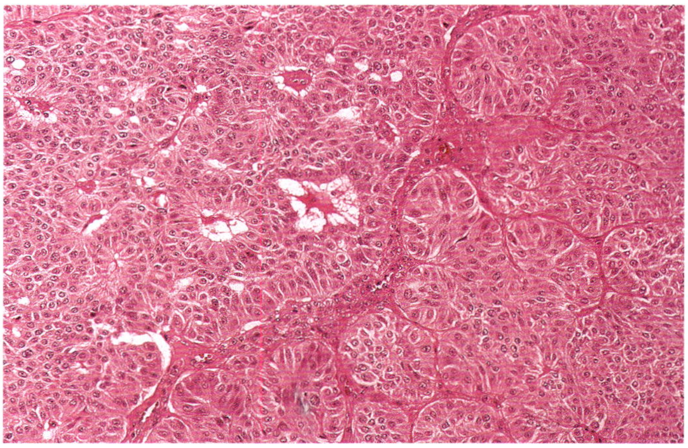

图27.87　子宫内膜样癌。2级癌中腺体融合且部分腺腔消失。

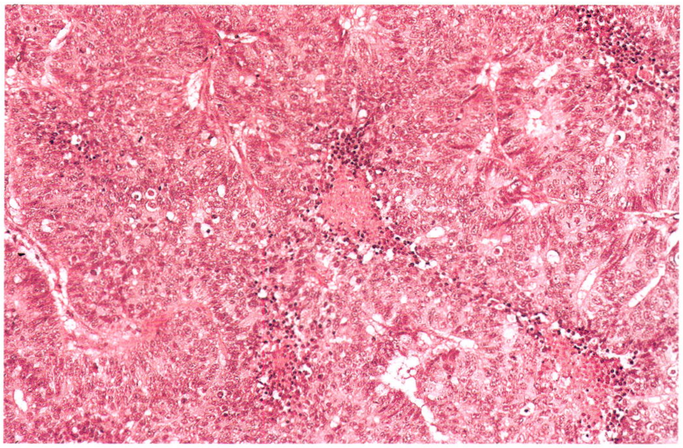

图 27.88　子宫内膜样癌。3 级癌中仅见少数残留的腺体，并有广泛坏死。

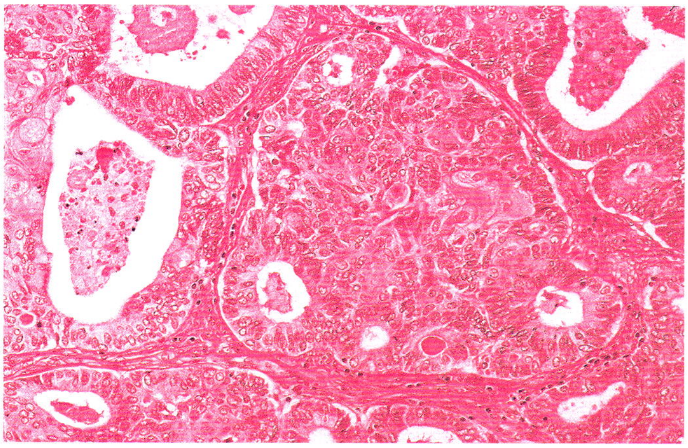

图27.89 子宫内膜样癌。可见鳞状分化。在混合性肿瘤分级中，后者不考虑为实性成分。

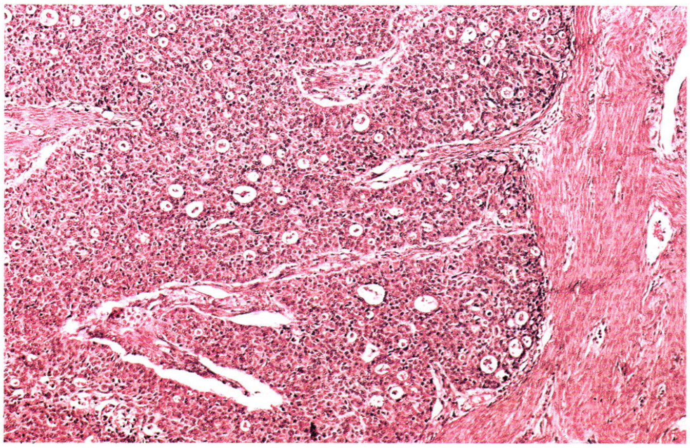

图27.90 子宫内膜样癌。实性结构伴有多数小腔隙。该结构提示伴有 Call-Exner 小体的颗粒细胞肿瘤。

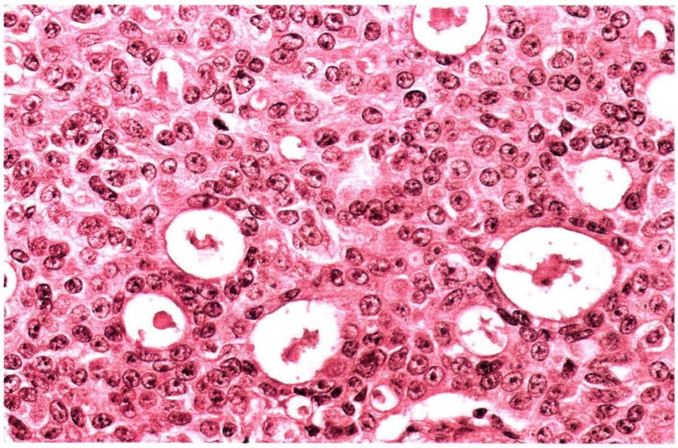

图 27.91 子宫内膜样癌。图 27.90 肿瘤的高倍镜表现。胞核呈圆形，非典型性比一般颗粒细胞瘤略高。腔内含有稠密的嗜酸性物质。

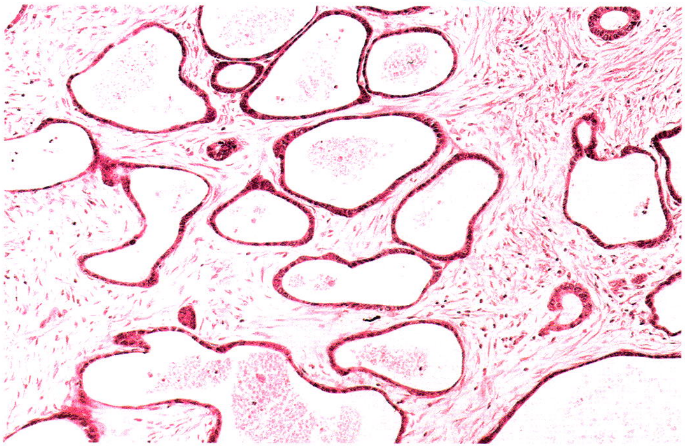

图27.92 子宫内膜样癌。本例腺体扩张，上皮细胞变薄。这种肿瘤除了其间质表现为增生性纤维组织以外，可被误诊为腺纤维瘤。

我们按照原发性子宫内膜癌来对子宫内膜样癌进行分级：除鳞状分化区域以外，1级肿瘤的实性结构<5%，2 级为 5%~50%，3 级>50%。胞核级别较高时将 1 级或 2 级肿瘤提高 1 级。

细胞学特征亚型为：类似于早期分泌性子宫内膜腺体的分泌性[193]、嗜酸性[194]、纤毛状[195]、气球样[193]和梭形细胞（图 27.93）[196]。这些变异型可类似于多种非子

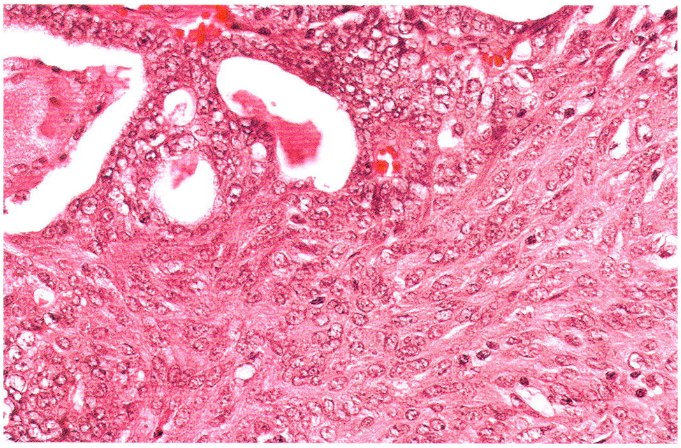

图27.93 子宫内膜样癌。可见梭形细胞成分。梭形细胞淡染，在肿瘤分级中，不要将这种表现认为是实性病灶。

宫内膜样肿瘤，例如透明细胞癌、性索肿瘤、癌肉瘤或可能为Wolff源性的肿瘤（见下文的鉴别诊断）。所有这些肿瘤中，出现典型子宫内膜样癌病灶有助于正确诊断。

有一种子宫内膜样癌类型尤其引人注意，类似于Sertoli 细胞和 Sertoli-Leydig 细胞肿瘤[197, 198]。这种肿瘤的上皮细胞在纤维瘤样背景中形成小腺体、小管或拉长的实性管状结构，后者有时含有黄素化细胞（图27.94-27.96）。小腺体的上皮细胞呈立方状至矮柱状，伴有嗜酸性胞浆，胞核呈圆形或卵圆形，通常伴有明显的单个核仁[197]。实性管状上皮细胞的胞核有时呈极性分布，位于基底部，围绕周边排列。有些病例的细胞呈嗜酸性[194]。所有病例中，性索样区域与腺体混合，此为高分化子宫内膜样癌的典型特征。而且，免疫组织化学染色上皮呈细胞角蛋白阳性，包括CK7和上皮膜抗原，α-抑制素呈阴性，不同于真性性索肿瘤[199-201]。

伴有卵黄囊瘤成分的子宫内膜样癌罕有报告[202]。这种肿瘤混合有典型子宫内膜样癌和卵黄囊瘤微囊及腺样结构；后者甲胎蛋白呈阳性。在所报道的 6 例病例中，患者平均年龄为 53 岁。6 例患者中有 5 例死亡，1 例仅有短期随访。

在评估腹膜卵巢外播散的子宫内膜样癌时，应该注意腹膜肉芽肿表现，其可见于卵巢子宫内膜样癌或原发性子宫内膜癌伴有鳞状分化的病例[203]。这种肉芽肿缺乏明显的上皮细胞，但含有鳞状细胞影或角化碎片，周围是组织细胞和多核细胞。见到这种表现应促使我们寻找存活的肿瘤细胞种植，但其本身并不影响分期或预后。

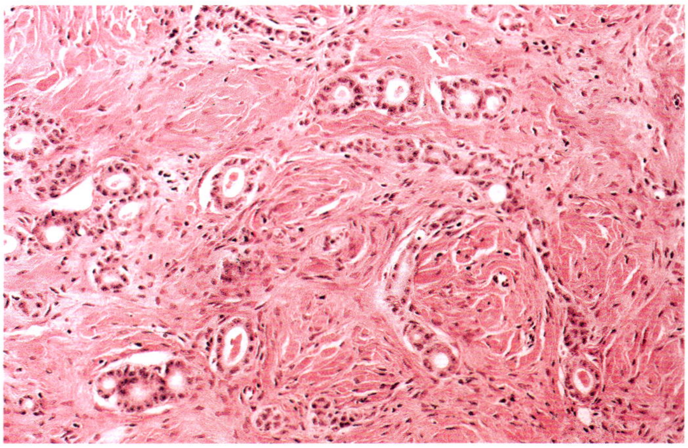

图 27.94　类似Sertoli细胞瘤的子宫内膜样癌。可见高分化的小腺体，间隔较宽。

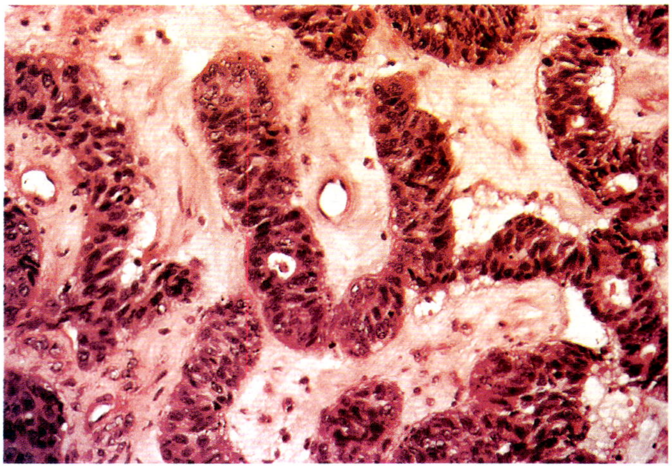

图27.95　类似Sertoli细胞瘤的子宫内膜样癌。可见有小开口的实性小管。

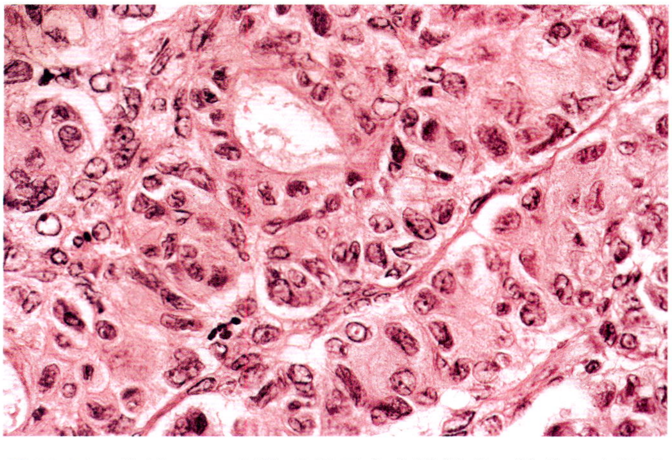

图27.96　类似Sertoli细胞瘤的子宫内膜样癌。腺体和小管成分，后者大多伴有偏心分布的胞核。

鉴别诊断 DIFFERENTIAL DIAGNOSIS

转移性子宫内膜癌 Metastatic endometrial carcinoma

累及卵巢的所有转移性癌中，有15%～23%发生于子宫内膜[204, 205]。而且，临床卵巢子宫内膜样癌患者中，约有12%也发现有原发性子宫内膜癌[176-178, 189, 191]。因此，就病理医师而言，经常面临子宫内膜癌和卵巢子宫内膜样癌同时出现与子宫内膜癌转移至卵巢的鉴别问题。

当两处癌均为子宫内膜样类型且局限于子宫和一侧或双侧卵巢时，其临床结局相同，似乎子宫内膜癌和卵巢癌各自均为I期[206-208]。这种病例中，多数子宫内膜癌并不出现子宫深肌层侵犯。卵巢癌常常伴有同侧卵巢子宫内膜异位症，双侧卵巢癌与不伴有子宫内膜癌的卵巢子宫内膜样癌两者比例相当（约17%）。因此，多数病例中，双侧卵巢和子宫内膜可能同时发生癌。多数病例中，卵巢和子宫内膜肿瘤间分子及免疫组织化学方面的差异进一步支持这种结论[209-215]。因此，在这种情况下，我们按照卵巢和子宫原发性癌的命名作为肿瘤的诊断术语。我们常附加解释说明并引用有关参考文献。

当子宫内膜癌累及子宫深肌层或见于子宫内膜血管内，或者淋巴结、盆腔或腹部出现转移时，将卵巢肿瘤假设为并存的原发性癌则令人不易理解。支持卵巢转移的表现为：（1）两个部位的肿瘤均呈高级别组织学特征，（2）双侧卵巢肿瘤，（3）卵巢表面、血管或卵巢门均受累，（4）卵巢肿瘤呈多结节生长方式以及（5）缺乏卵巢子宫内膜异位症。虽然判断和常识很重要，但多数卵巢肿瘤的起源可能仍不清楚。如果可能，对两种肿瘤细胞进行遗传学或分子学的对比性分析可能更为明确[210-215]。然而，相同的遗传学表现可见于独立起源的肿瘤，反之，由于肿瘤的异质性或进展，起源相同的肿瘤其表现也可以不同。因此，如果不仅仅依靠单一结果而是根据伴发的临床表现和病理表现来进行解释，那么克隆性分析最有帮助。

转移性结直肠癌 Metastatic colorectal carcinoma

据估计，临床上所有最初考虑为原发性肿瘤的卵巢肿物中，有高达7%者事实上为转移性，多数来自胃肠道[216]。而且，所有患结肠癌的女性中，有大约3%以卵巢肿物为最初体征[217]。即使经过显微镜下检查后，转移性结肠癌也常常误诊为原发性卵巢癌，通常为子宫内膜样型[149-151]。

转移性大肠癌通常较大，外表面光滑，内部囊实性，质软，伴有灶状出血和坏死。大约1/3的病例为双侧。显微镜下，常可见腺体围绕大片“污秽坏死”（含有多量核碎片的颗粒状无定形物质）呈“环状”分布。腺体部分坏死、上皮大片融合性坏死以及呈筛状背靠背的腺体常见。与原发性子宫内膜样癌相比，胞核通常较大、粗糙并更具多形性，缺少鳞状分化，后者常见于原发性肿瘤[150, 151]。但有些子宫内膜样卵巢癌也呈筛状结构生长并含有污秽坏死区[218]。反之，大肠转移癌偶尔并不出现围绕污秽坏死区的典型环状结构[151]。

免疫组织化学极为有用。约有80%～90%的转移性结肠和直肠癌CK7阴性，大约90%CK20阳性，而卵巢子宫内膜样癌95%呈CK7阳性，80%～90%呈CK20阴性[157-159, 219]。在一项报道中，所有15例转移性结肠癌Cdx2染色均为阳性，而15例原发性子宫内膜样癌无1例阳性[163]。因此，鉴别诊断中应用一组3种抗体并结合临床和形态学表现，几乎100%可明确诊断。

黏液性卵巢癌 Mucinous ovarian carcinoma

许多子宫内膜样肿瘤的腺腔和（或）胞浆顶部可见黏液。并且，卵巢子宫内膜样癌与原发性子宫内膜样癌一样，可出现含有黏液性胞浆的细胞，类似于子宫颈内膜细胞。这种病变通常呈小灶状，对于这种病例，我们在诊断中附加“伴有黏液样分化”来说明。如果黏液性病灶较明显且占肿瘤的10%以上，则称为“混合性子宫内膜样癌和黏液癌”，并且注明每种成分的相对比例。

颗粒细胞、Sertoli 细胞和Sertoli-Leydig细胞肿瘤 Granuloma cell, Sertoli cell and Sertoli-Leydig cell tumor

子宫内膜样癌有时呈黄色，伴有出血性囊性区，大体上类似于颗粒细胞瘤。显微镜下也可类似于颗粒细胞瘤，形成小梁状或实性片状结构，其中可见特征性的小圆孔，类似颗粒细胞瘤的Call-Exner小体。虽然子宫内膜样癌的细胞可出现核沟，但细胞核通常比颗粒细胞瘤更圆且深染。Call-Exner样区域可含有黏液，并非颗粒细胞瘤的特征。子宫内膜样癌抑制素和钙视网膜蛋白呈阴性，上皮膜抗原呈阳性，与颗粒细胞瘤不同。

卵巢透明细胞癌、转移性肠透明细胞癌 Ovarian clear cell carcinoma, metastatic intestinal clear cell carcinoma

卵巢混合性上皮性癌常出现子宫内膜样癌和透明细胞癌联合出现，因此见到二者混合不足为奇。分泌型子宫内膜样癌的上皮细胞胞浆含有空泡，类似真正的透明细胞癌。但细胞核的非典型性比透明细胞癌轻，缺少透明细胞癌的特征性乳头状和囊管状生长结构。

子宫内膜样癌中鳞状分化区域也可出现透明细胞，但总体结构为子宫内膜样癌，而非透明细胞癌。

嗜酸细胞型子宫内膜样癌可被误诊为卵巢嗜酸性透明细胞癌[220]。诊断透明细胞癌需要找到其他具有透明细胞癌特征的病灶。

少见的透明细胞型大肠和小肠癌转移至卵巢可类似于卵巢分泌型子宫内膜样癌或透明细胞癌[221]。在有些病例中，转移性肿瘤的核下与核上空泡可极其类似于分泌性子宫内膜腺体。在这种病例中见到污秽性坏死是重要的诊断线索，这在原发性分泌性卵巢癌少见。免疫组织化学染色结果可证实正确诊断：转移性肿瘤CK7和CA125阴性，CK20和癌胚抗原阳性[221]。

少见的卵巢原发性肿瘤：可能为Wolff源性肿瘤、卵黄囊瘤、室管膜瘤
Rare primary ovarian tumors: tumor of probable Wolffian origin, yolk sac tumor, ependymoma

Wolff源性肿瘤多见于阔韧带，但也可发生于卵巢[222]。结构多样，包括囊性、筛状、管状及弥漫性表现。尤其是，管状结构可呈子宫内膜样。但出现其他结构成分、缺少腔内黏液、上皮细胞胞核仅有轻度非典型性等表现使得这些Wolff源性肿瘤不同于子宫内膜样癌。虽然Wolff源性肿瘤并非为性索-间质源性，但有70%～90%的病例α-抑制素呈阳性，90%的病例钙视网膜蛋白呈阳性，也不同于子宫内膜样癌[223, 224]。

卵巢卵黄囊瘤的一种亚型被称为“子宫内膜样”，因为其含有类似于分泌型子宫内膜样癌的区域[225]。这些病例中，伴有胞浆空泡的腺样生长源于内胚层分化。患者一般较年轻，常常（但不总是）出现其他更为特征性的卵黄囊瘤结构。这种肿瘤甲胎蛋白染色呈阳性，血清甲胎蛋白水平也有升高。如前面所提及的，子宫内膜样癌罕有出现真性卵黄囊分化，常伴有微囊及腺样结构[202]。

卵巢的神经外胚层肿瘤表现多样，可类似于多种其他肿瘤[226]。伴有室管膜分化或单纯室管膜性[227]肿瘤与子宫内膜样癌极为相似。室管膜瘤细胞含有特殊长锥形的纤维性突起以及血管周假菊形团，癌则无这种表现。肿瘤细胞胶质纤维酸性蛋白呈阳性。这种患者比子宫内膜样癌患者年轻。

病因学、遗传学和生物标志物
ETIOLOGY，GENETICS AND BIOMARKERS

发生于子宫内膜异位症的卵巢子宫内膜样癌的百分率尚不明。其表现包括如下几个方面：（1）患有子宫内膜异位症的女性发生卵巢癌的危险性高于平均值，几乎所有病例均为子宫内膜样或透明细胞型[228-232]。（2）虽然所有子宫内膜样癌中仅有大约13%有附近残留明确的子宫内膜异位症[176-178, 18, 189, 191]，但在I期子宫内膜样癌中，有39%的病例伴有子宫内膜异位症，显著高于在I期浆液或黏液型肿瘤中的发生率[230]。（3）卵巢子宫内膜异位症可出现一系列结构和细胞学改变，其中有些与子宫内膜非典型增生类似[192, 233]；与不伴有癌的卵巢子宫内膜异位症相比，这些改变更常见于与癌相关的卵巢子宫内膜异位症[231]，并且在有些病例中，子宫内膜异位症紧邻癌分布，提示直接转化[230]。（4）在一项研究中，子宫内膜异位囊肿的重度非典型细胞为非整倍体，而正常或仅有轻度非典型的细胞则为二倍体[234]。（5）在11例病例中，有9例其卵巢子宫内膜异位症与同侧伴发的子宫内膜样癌都出现12号染色体的杂合性缺失、X染色体失活以及p53突变[235]。

上述所有表现强烈提示，有些卵巢子宫内膜样癌的发生确与子宫内膜异位症有关。但患有子宫内膜异位症相关性子宫内膜样癌的女性较年轻，并且其肿瘤分期低于未发现子宫内膜异位症的女性[191, 232]。后者中有些子宫内膜异位症可能已经存在，但呈现生长过度，而子宫内膜样癌的亚型有可能并不起源于子宫内膜异位症，也许起源于Müller包涵体或卵巢表面上皮细胞，类似于浆液性癌的假定起源[193]。

子宫内膜样癌的分子学分析已经发现PTEN肿瘤抑制基因的突变[236]见于大约20%的病例，β-连环蛋白基因突变[215, 237]见于40%～50%的病例。这两种突变均较常见于早期肿瘤，提示其为肿瘤发生的早期事件。常见于子宫内膜癌的微卫星不稳定性导致hMLH-1和其他不匹配修复基因启动子甲基化以及编码单核苷酸链突变积聚。虽然在有些卵巢子宫内膜样癌的发病机制中也起一定作用，但仅见于12%～20%的病例[213, 238, 239]。

子宫内膜样癌的免疫表型与原发性子宫内膜癌相同，即多数病例中广谱CK、CK7、上皮膜抗原（EMA）、波形蛋白及雌孕激素受体呈阳性。CK20[157-159, 219]、WT1[89]和抑制素[199-201]常呈阴性。

伴有肉瘤成分的肿瘤和子宫内膜样间质肉瘤 TUMORS WITH A SARCOMATOUS COMPONENT AND ENDOMETRIOID STROMAL SARCOMA

定义、临床表现 Definition，clinical aspects

WHO肿瘤分类中，子宫内膜样间质-上皮性肿瘤包括卵巢恶性 Müller 源性混合瘤（癌肉瘤）、腺肉瘤和子宫内膜样间质肉瘤[13]。其中第一种肿瘤不常见，其他肿瘤罕见。显微镜下类似于较常见的子宫内相应肿瘤，这方面内容在子宫肉瘤和癌肉瘤章节有更详尽的描述。

恶性Müller源性混合瘤 Malignant Müllerian mixed tumor

这种肿瘤呈双相分化，其中上皮和间质成分组织学上均为恶性。几乎所有患者都在 50 岁以上，症状与其他卵巢癌相似[240-247]。在所有分期中，肿瘤为双侧的约占 1/3。最初分级时，大约 80% 为 III 期或 IV 期，重要的是患有这种高分期肿瘤的所有患者均死于癌症。少数 I 期患者存活超过5年。间质细胞类型和存活之间弱相关：通过单变量分析，伴有均一肉瘤成分的肿瘤（纤维肉瘤、子宫内膜间质肉瘤、黏液肉瘤）其预后优于伴有异源性间质成分的肿瘤[242]。肿瘤转移时，存活率与上皮或间质细胞的类型无相关性[242, 243]。

腺肉瘤（Müller 源性腺肉瘤、中胚层腺肉瘤） Adenosarcoma（Müllerian adenosarcoma，mesodermal adenosarcoma）

这种肿瘤呈双相分化，其上皮成分呈良性表现。大多数病例其间质成分的恶性程度低于恶性Müller源性混合瘤。最大一组研究描述了 40 例病例[248]。作者指出，以前仅有其他 20 例病例报道，先前最大一组报道有 10 例[249]。最大一组研究中，患者的年龄范围为30 ~ 84岁。所有肿瘤中只有 1 例不是单侧；65% 为 I 期，28% 为 II 期，7% 为 III 期。26 例随访至少 5 年的女性中仅有 6 例没有复发，5 年、10年和15 年存活率分别为64%、46% 和30%。其生物学行为不如较常见的原发性子宫腺肉瘤好。这种病例预后不良与肿瘤级别高、高级别肉瘤样生长、肿瘤破裂以及患者年龄小于 53 岁有关。

子宫内膜样间质肉瘤 Endometrioid stromal sarcoma

这种肿瘤主要由类似于增生期子宫内膜间质细胞的细胞组成。可能由于其来源于子宫内膜异位症，子宫内膜样间质肉瘤也可发生于子宫和卵巢以外的部位，一般为腹膜或腹腔[250]。其中可能起源于一侧或双侧卵巢者，最大一组病例研究了 23 例[251]。患者年龄范围为 20 ~ 76 岁；48% 为双侧；17% 为 I 期，39% 为 II 期，35% 为 III 期，2 例由于肺转移而为 IV 期。应注意的是，40% 的病例先前或同时伴有子宫的子宫内膜间质肉瘤，提示有些卵巢病例可能为转移性。23 例患者中有 5 例死于肉瘤，但有些存活者的随访间期较短。存活与肿瘤级别低度相关，低级别根据显微镜下每 10 个高倍视野不足 10 个核分裂像来分级。

大体检查 Gross examination

恶性Müller源性混合瘤较大，呈囊实性肿物，肿瘤内通常较软，伴有坏死及出血区。极少数病例发生于子宫内膜异位囊肿内[228]。

腺肉瘤大小介于 5 ~ 50cm。有些肿瘤以囊性为主。然而多数病例以实性为主，质硬至软，伴有小囊。可含有出血或坏死区。

子宫内膜样间质肉瘤大小为 4 ~ 23cm。以实性为主，褐色或黄白色。有些可见大小不等的囊肿，有些以囊性为主。

显微镜检查 Microscopic examination

恶性 Müller 源性混合瘤的上皮成分通常为浆液性、子宫内膜样或未分化癌；有时出现鳞状细胞或透明细胞及少数黏液性或神经外胚层（胶质或神经元）分化[252]。恶性上皮成分与间质成分一般界限清楚。后者可呈纤维肉瘤性、黏液样、子宫内膜间质样、软骨或肌样表现（图 27.97）。50% 的病例可见 PAS 阳性、抗淀粉酶胞浆内玻璃样小体[245]。

Müller源性腺肉瘤表现类似于子宫的同种病变，包括有些病例中见到的性索样以及肉瘤样过度生长区（图 27.98，27.99）。

卵巢子宫内膜样间质肉瘤也类似于子宫内的病变，但不同的是常混合有类似卵巢纤维瘤的区域[250]。

鉴别诊断 Differential diagnosis

恶性混合性Müller源性肿瘤可被误诊为不成熟性畸胎瘤、分化差的Sertoli-Leydig肿瘤、伴有性索样成分的子宫内膜样间质肉瘤、伴有富于细胞反应性间质的癌或梭形细胞（肉瘤样）癌[193]。

不成熟性畸胎瘤（immature teratomas）见于儿童和年轻女性，包含所有3个胚层成分，神经外胚层成分较为明显。出现不成熟胎儿或胚胎性表现，而非恶性Müller源性混合瘤高度恶性的上皮及间质成分。

Sertoli–Leydig 肿瘤（Sertoli–Leydig tumor）也可发生于年轻女性且常伴有男性化。几乎所有病例均可见典型Sertoli–Leydig区，其上皮成分通常没有恶性Müller源性混合瘤中上皮细胞的高度非典型性。Sertoli–Leydig肿瘤呈抑制素阳性，EMA 阴性，而恶性 Müller 源性混合瘤则相反。

在伴有性索样区域的子宫内膜样间质肉瘤（endometrioid stromal sarcomas with sex cord–like areas）中，间质细胞和性索样成分均为低度恶性，不同于恶性 Müller 源性混合瘤的高度恶性表现。

有些单纯性癌（pure carcinoma）出现梭形细胞间质，难以与肉瘤样成分区分。在有些交界性病例中，鉴别可能很困难，甚至只能依据个人主观判断[193]。

肉瘤样癌（sarcomatoid carcinoma）的癌和肉瘤之间缺乏明显的界限，至少局灶出现于混合性肿瘤中。

腺肉瘤（adenosarcoma）可误诊为腺纤维瘤和息肉样子宫内膜异位症。

有些腺纤维瘤（adenofibroma）具有富于细胞的间质，但都缺乏明显的腺体周袖套样结构、间质核分裂活性和间质细胞非典型性。

息肉样子宫内膜异位症（polypoid endometriosis）是子宫内膜组织过度生长而形成息肉样肿物[253]。无腺肉瘤的特征性的突向腺腔或肿瘤表面的宽大分叶状结构。另外，息肉样子宫内膜异位症缺乏胞核非典型性和腺体周围袖套样结构。但是，由于经验有限，对于一些交界性病变，这种鉴别必然会武断。美军病理学研究院（AFIP）分卷[193]的作者认为，“如果间质不同寻常地富于细胞、如果间质细胞胞核的非典型性超过轻度或者如果每 10 个高倍视野中核分裂计数为2个或2个以上”，则诊断为卵巢腺肉瘤。

子宫内膜样间质肉瘤（endometrioid stromal sarcoma）可误诊为弥漫型颗粒细胞瘤、纤维卵泡膜细胞瘤、卵巢间质增生或子宫转移性子宫内膜样间质肉瘤[193]。

颗粒细胞瘤和纤维卵泡膜细胞瘤（granulosa cell tumors and fibrothecoma）缺乏子宫内膜样间质肉瘤中特征性的多量螺旋小动脉和舌状浸润性结构。颗粒细胞瘤的胞核呈肾形或有核沟，不同于间质肉瘤的卵圆形或梭形细胞核。颗粒细胞瘤和卵泡膜细胞瘤常常出现雌性征表现，抑制素染色呈阳性，而间质肉瘤则不具有这两种特征。

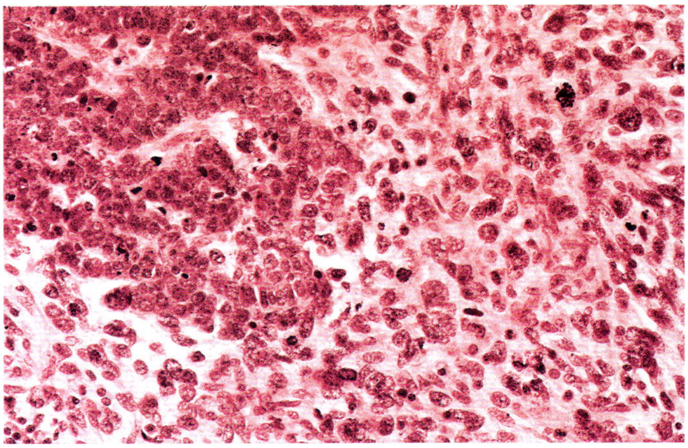

图 27.97 混合性 Müller 源性肿瘤（癌肉瘤）。上皮和间质成分界限清楚且均为恶性。

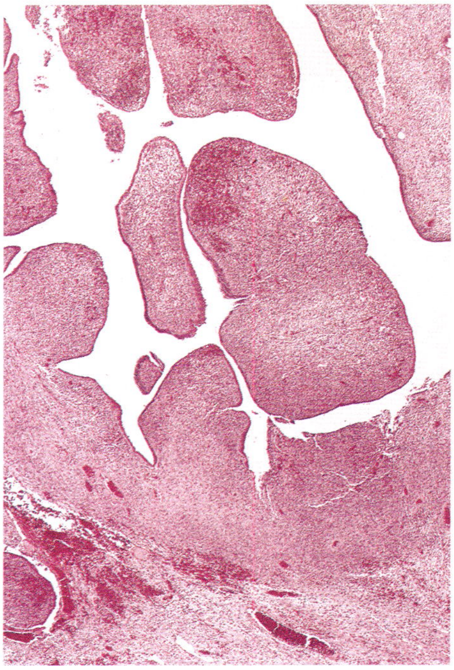

图 27.98 Müller 源性腺肉瘤。可见宽大、息肉样、叶状结构。

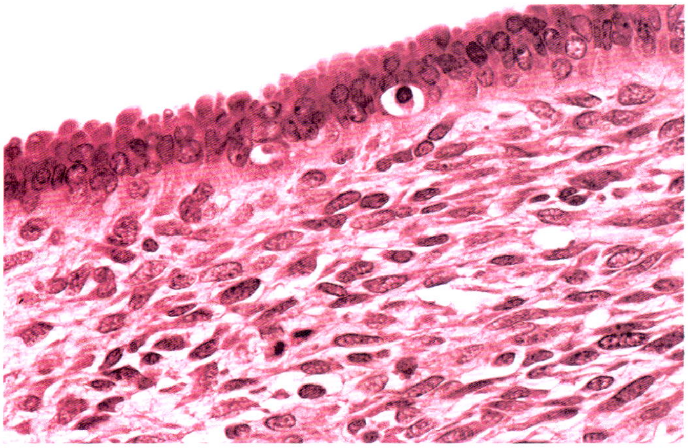

图 27.99 Müller 源性腺肉瘤。高倍镜下上皮细胞呈良性表现，而间质富于细胞，伴有核分裂活性，符合低度恶性肉瘤。

卵巢间质增生（ovarian stromal hyperplasia）不会引起卵巢显著增大并且缺乏子宫内膜样间质肉瘤的血管结构。

患有卵巢子宫内膜样间质肉瘤的女性可能有子宫内膜样间质肉瘤（uterine stromal sarcoma）的病史[251, 254]。在这些病例中，卵巢病变可能是转移性的，除非残留有与卵巢肿瘤相延续的子宫内膜异位症。即使没有这种病史，如果先前有子宫切除，则建议在考虑卵巢原发性子宫内膜间质肉瘤之前复习这些资料。子宫发生的子宫内膜间质肉瘤在切除多年之后可发生卵巢转移，且最初有可能误诊。

透明细胞肿瘤 Clear cell tumors

一般特征和临床表现 GENERAL FEATURES AND CLINICAL ASPECTS

透明细胞癌为多数或所有上皮细胞含有透明胞浆的腺癌。胞浆透明是由于含有糖原，虽然有些细胞也可含有黏液[255]。有些肿瘤中，胞浆可呈局灶嗜酸，有一种少见亚型，其胞浆完全呈嗜酸性。

良性和交界性透明细胞肿瘤少见。患者平均年龄为61 ~ 70 岁[256, 257]。在 14 例交界性透明细胞肿瘤中，1 例伴有微小浸润，出现盆腔复发，患者死于肿瘤[257]。另一例没有浸润的病例出现未经证实的肺转移[257]。其他所有病例均未复发。

透明细胞癌占上皮-间质性癌的 5% ~ 12%[22-25, 106]。患者平均年龄为 51 ~ 60 岁。98% 的 I 期肿瘤为单侧[115]。透明细胞癌的临床表现以及播散形式与其他常见的上皮性肿瘤类似。然而，透明细胞癌与子宫内膜样癌类似而不同于浆液性或黏液性癌之处是常常伴有子宫内膜异位症[255, 258, 259]。少数情况下，可引起肿瘤伴发性高钙血症[260]。

大约 40% 的透明细胞癌在最初分期时局限于卵巢，发生率高于常见的浆液性癌[258, 259, 261-264]。有人报道，I期透明细胞癌比其他上皮性肿瘤的预后差，5 年存活率仅为50% ~ 60%[258, 259, 261]。而其他人发现，I 期透明细胞癌的结局与其他上皮性肿瘤类似[263-265]。有些报道中，高分期肿瘤对以铂为主的化疗效果低于其他常见的上皮 - 间质性肿瘤[262, 264]。而其他人报道，较高分期病例的5年存活率与其他上皮性肿瘤者相同（约 20%）[263]。

大体检查 GROSS EXAMINATION

良性和交界性肿瘤均为实性，伴有大小不等的囊肿。实性成分质硬；囊肿含有透明液体。90%以上的病例中两者均为单侧，大小从几厘米至20cm。有些交界性肿瘤整体呈独特的海绵样表现，伴有无数薄壁小囊肿（图 27.100）。

癌可以实性为主，但通常部分呈囊性。囊液可呈浆液性或黏液性。实性成分质软，褐色、黄色或棕色，常有出血或坏死。可表现为息肉样肿物突入囊腔。早期肿瘤的相邻部位常可见子宫内膜异位症。

显微镜检查 MICROSCOPIC EXAMINATION

良性和交界性透明细胞腺纤维瘤和囊腺纤维瘤 Benign and borderline clear cell adenofibromas and cystadenofibromas

间质呈纤维瘤样，且含有被覆单层立方细胞并伴有透明胞浆的腺体和囊肿。如果至少有些上皮细胞的胞核呈恶性表现时，则认为肿瘤为交界性。透明细胞肿瘤中恶性和仅有“非典型性”细胞核之间的区分有一定主观性；然而，胞核增大、深染和核仁明显是恶性透明细胞的特征（图 27.101，27.102）。

对于良性和交界性表现的透明细胞肿瘤，广泛取材很重要，以便除外有浸润区域，如果检查足够仔细，常常可以发现（图27.103）。由于较为少见，有关伴有小灶浸润的交界性透明细胞肿瘤发生转移危险性方面，尚无大宗研究。与常见的交界性肿瘤一样，我们将“交界伴有微小浸润”的诊断限定于任何单一浸润灶不足$10mm^2$的肿瘤。

透明细胞癌 Clear cell carcinoma

多数透明细胞癌由于其典型的结构形态，在低倍镜下易于识别。多数表现为乳头状结构伴有特征性的玻璃样间质。乳头被覆单层或仅有轻度复层的上皮细胞，不同于明显复层的浆液性乳头状肿瘤的上皮细胞。其他结构包括囊性、腺样或实性。这些结构常混合及伴有纤维性、水肿性或黏液样间质，有时可见沙粒体。乳头周围腔隙和囊腔内充满嗜酸性或淡蓝色黏液。可有坏死和出

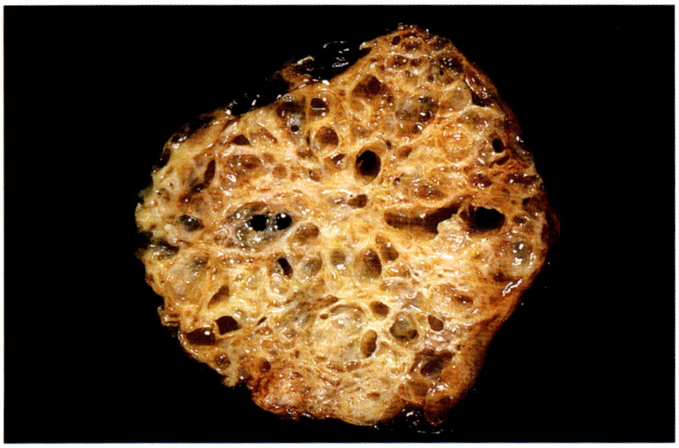

图 27.100　交界性透明细胞肿瘤。切面具有特征性的海绵样表现。

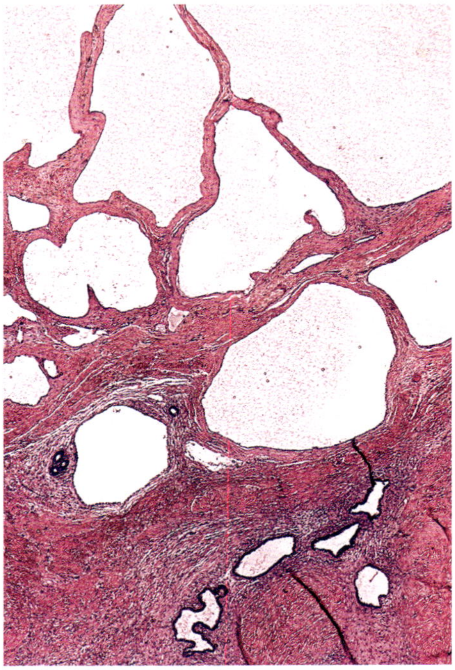

图 27.101　交界性透明细胞肿瘤。交界性肿瘤的囊肿下方可见小灶子宫内膜异位症。

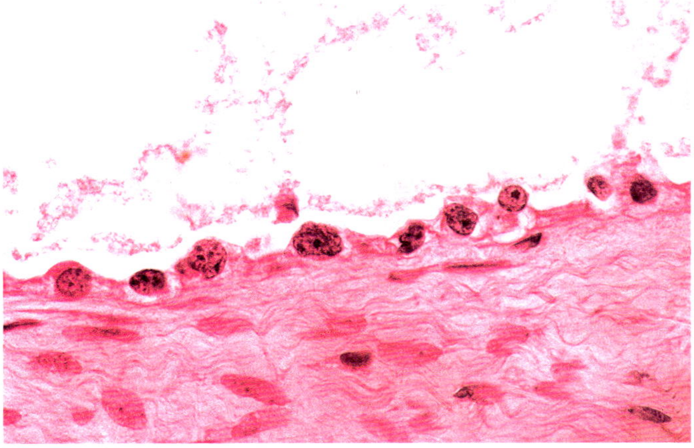

图 27.102　交界性透明细胞肿瘤。囊肿内衬细胞仅有轻度增大。细胞核形状不一，伴有小核仁。

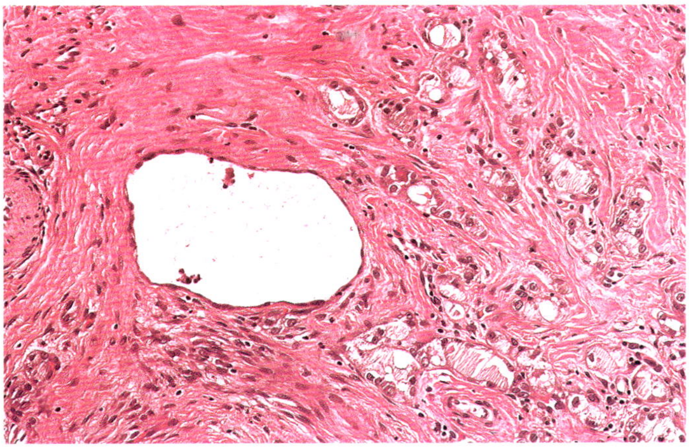

图27.103　交界性透明细胞肿瘤伴有早期浸润。交界性肿瘤残留的囊肿附近可见浸润性透明细胞癌小管。

血。上皮细胞胞浆丰富，透明或空泡状，细胞核增大、卵圆形或不规则形，核仁较小至明显。被覆乳头或囊肿的细胞一般胞浆稀少，胞核深染并突入腔内，使彼此之间更显而易见（鞋钉样细胞）。其他细胞可呈扁平状，其良性表现具有欺骗性。可见子宫内膜异位症病灶，在小肿瘤中，癌可发生于子宫内膜异位囊肿内（图27.104-27.109）。

变型的细胞伴有嗜酸性而非透明胞浆，既可为少量，亦可为主要成分（嗜酸性亚型）[266]。可出现灶状含有黏液的印戒细胞，少数病例中可以其为主[255]。已有报道，伴有网状结构的肿瘤可类似于卵黄囊瘤[255]，肿瘤间质内可出现明显淋巴细胞和浆细胞成分[255]或者混有横纹肌肉瘤成分[267]。

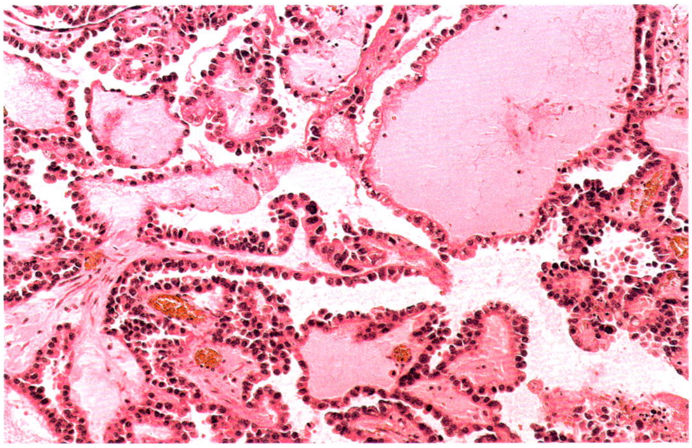

图 27.104　透明细胞癌。可见乳头状结构伴有玻璃样乳头状轴心。乳头被覆单层细胞。鞋钉样表现即使在低倍镜下也可识别。

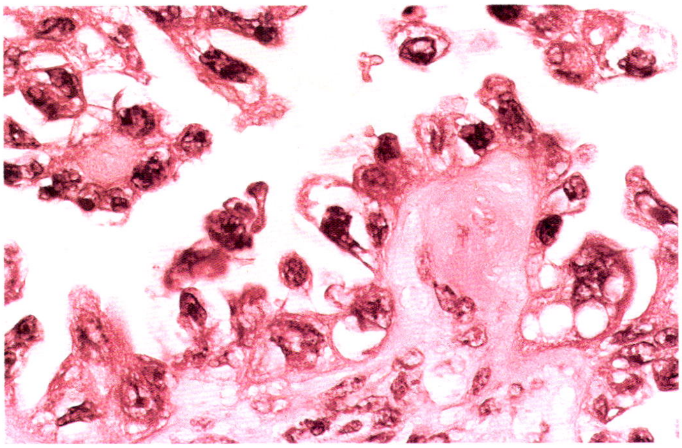

图 27.105　透明细胞癌。被覆乳头的细胞胞浆透明或空泡状，伴有玻璃样轴心。

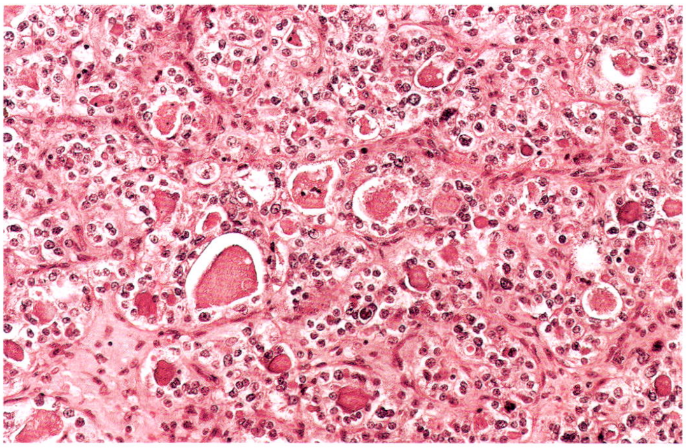

图 27.106 透明细胞癌。可见腺管样表现。

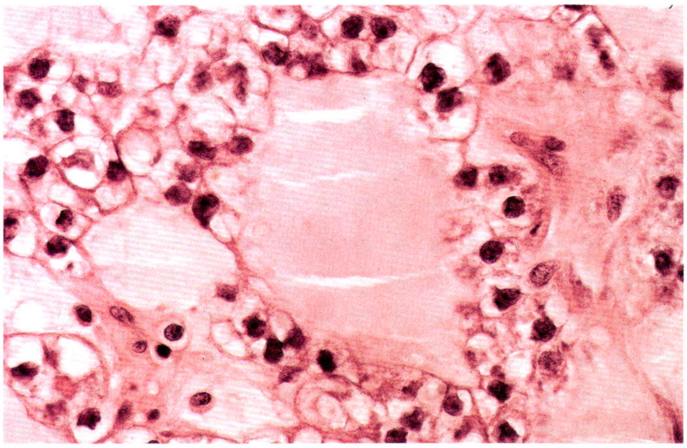

图27.109 透明细胞癌。腔内含有水样、粉染的液体。胞浆透明；胞核仅有轻度非典型性。

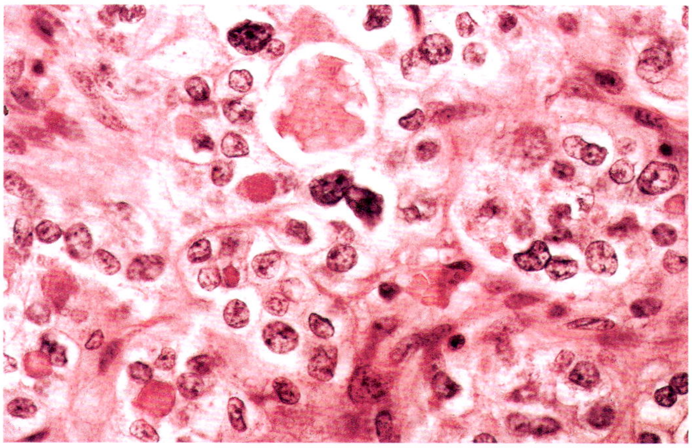

图27.107 透明细胞癌。腺体内充以嗜酸性物质。细胞胞浆透明，胞核呈中度多形性。

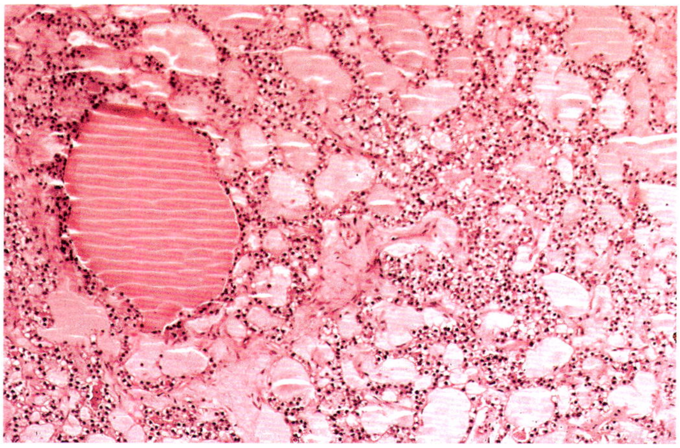

图27.108 透明细胞癌。可见囊性和腺样结构，类似于甲状腺滤泡。

鉴别诊断 DIFFERENTIAL DIAGNOSIS

由于透明细胞癌可出现多种结构，因此可被误诊为浆液性或子宫内膜样癌、无性细胞瘤、卵黄囊瘤、卵巢甲状腺肿、幼年型颗粒细胞瘤或者转移性透明细胞癌或印戒细胞癌，如肾癌和 Krukenberg 瘤[255]。

少见的嗜酸性透明细胞癌亚型可类似于性索-间质性肿瘤、肝样癌[268, 269]或子宫内膜样癌。由于这些其他类病变常与子宫内膜样癌相混淆，故在子宫内膜样肿瘤章节进行讨论。

浆液性癌 Serous carcinoma

乳头状透明细胞癌可出现伴有嗜酸性而非透明性胞浆的细胞，类似于浆液性肿瘤。但乳头的轴心通常呈玻璃样，而非浆液性癌的纤维性或水肿性轴心。与透明细胞癌相比，乳头状浆液性癌的细胞复层以及胞核的非典型性更为明显。附近出现子宫内膜异位症支持为透明细胞癌。

子宫内膜样癌 Endometrioid carcinoma

子宫内膜样癌中鳞状或分泌性区域可出现透明细胞，可能类似于透明细胞癌。合成糖原的鳞状细胞通常混有更具特征的鳞状细胞，表现为致密嗜酸性胞浆。分泌性子宫内膜样细胞的胞浆内空泡位于核下和核上，不同于透明细胞癌均一透明的胞浆。以上两种结构为子宫内膜样癌的形态，而非透明细胞癌。应该了解，透明细胞癌和子宫内膜样癌有时可以共存，是最常见的混合性上皮性癌。

无性细胞瘤 Dysgerminoma

无性细胞瘤细胞的胞浆透明，但胞核一般位于中心且外形光滑，不同于透明细胞癌的偏心和不规则性。无性细胞瘤的细胞核染色质呈特征性的粗糙颗粒状，有1个或多个明显的核仁。无性细胞瘤的透明细胞常呈巢状分布，周围围以纤维性间质，其中含有多量淋巴细胞。还可见到多核组织细胞、合体滋养细胞和小颗粒细胞瘤。与透明细胞癌不同，无性细胞瘤EMA阴性[255]，多数角蛋白也呈阴性。无性细胞瘤PLAP通常呈阳性，而透明细胞癌仅有极少数PLAP阳性[270]。最后，无性细胞瘤几乎都发生于青春期或30岁以下的女性，比几乎所有透明细胞癌患者都年轻。

卵黄囊瘤 Yolk sac tumor

卵黄囊瘤几乎都发生于儿童和青少年。然而，卵黄囊瘤可出现透明胞浆，如果以网状和（或）实性结构为主或将伴有中心血管（Schiller-Duval小体）的乳头误认为透明细胞癌的乳头时，提示透明细胞癌。这两种肿瘤都可出现细胞内和细胞外玻璃样小体，但在卵黄囊瘤中更为明显。甲胎蛋白在卵黄囊瘤呈阳性，但多数透明细胞癌呈阴性。反之，多数透明细胞癌Leu-M1染色呈阳性，而卵黄囊瘤则为阴性[271]。

卵巢甲状腺肿 Struma ovarii

卵巢甲状腺肿的细胞可具有透明或嗜酸性胞浆，嗜酸性胶质类似于囊管型透明细胞癌腺腔内的嗜酸性物质。了解这种陷阱的存在，就应当寻找其他皮样囊肿成分或者进行甲状腺球蛋白染色来证实为甲状腺肿。

幼年型颗粒细胞瘤 Juvenile granulosa cell tumor

幼年型颗粒细胞瘤的滤泡样腔隙可被覆鞋钉样细胞或出现透明胞浆，提示透明细胞癌。但背景间质细胞肥胖，有时有黄素化且成为肿瘤整体的一部分，不同于透明细胞癌的纤维性、水肿性或玻璃样间质，与上皮细胞分割开来。常常出现高雌激素血症表现，这是诊断幼年型颗粒细胞瘤的一条线索[272]。

转移性肾细胞癌 Metastatic renal cell carcinoma

肾细胞癌很少转移到卵巢。然而对于一个有肾癌病史并且出现卵巢透明细胞癌的患者，与原发性透明细胞癌的鉴别可能极为困难。提示为转移的表现包括肿瘤内明显的窦状小管、缺少原发性透明细胞癌常见的鞋钉样细胞、透明基底膜样物质或囊管及腺样结构[273]。特殊染色极为有用。卵巢透明细胞癌CK7阳性，CD10和肾细胞癌标志物阴性[274]，而肾细胞癌则相反。34βE12和CA125在多数卵巢透明细胞癌中也呈阳性，而肾细胞癌呈阴性[275]。

Krukenberg肿瘤 Krukenberg tumor

透明细胞癌可出现局灶伴有胞浆内黏液的印戒细胞。如果以印戒细胞为主，则提示为Krukenberg肿瘤[255]。Krukenberg肿瘤通常为双侧，而透明细胞癌几乎均为单侧。而且，Krukenberg肿瘤具有特征性的富于细胞的间质，印戒细胞均匀分布于其中。

病因学、遗传学和生物标志物 ETIOLOGY, GENETICS AND BIOMARKERS

大多数透明细胞癌可能来源于子宫内膜异位症。正如子宫内膜样癌章节中所讨论的，长期患有卵巢子宫内膜异位症的女性发生子宫内膜样癌和透明细胞癌的危险性均增加[276]。肿瘤附近残余的卵巢间质中常可见子宫内膜异位症[2, 277]，有人认为此类病例中高达1/3的子宫内膜异位症可直接转化为恶性[232, 233]。最后，非典型透明细胞有时可见于没有癌的子宫腺肌瘤的被覆上皮中。

与浆液性癌不同，透明细胞癌的免疫组织化学染色常不表达p53[278, 279]。而p21和cyclin E的表达强于其他上皮性肿瘤，提示其遗传学进展不同[278, 280]。支持这种观点的是，与其他细胞类型相比，透明细胞癌检测出了不同的染色体（1p，19p，11q）杂合性缺失[279]。另外，与浆液性、黏液性和子宫内膜样癌不同，透明细胞癌不表达雌激素受体α，这种表现可能和与其相对应的化学耐受力有关[281]。

透明细胞癌表达普通上皮性标志物，如角蛋白AE1/AE3、CAM5.2和CK7、34βE12、EMA、Leu M1和

B72.3[13, 174, 282]。多数病例还表达CA125[275, 282]。CK20和CD10呈阴性，雌激素和孕激素受体多数呈阴性[282]。

移行细胞肿瘤 Transitional cell tumors

一般特征和临床表现 GENERAL FEATURES AND CLINICAL ASPECTS

此类肿瘤出现类似于泌尿道移行细胞肿瘤的上皮细胞成分，包括 Brenner 肿瘤（良性、交界性或恶性）和移行细胞癌。

Brenner 肿瘤最初由 Fritz Brenner 于 1907 年描述[283]，大约占卵巢良性上皮性肿瘤的5%[22, 23]。常常较小，只因其他原因行卵巢切除时偶然发现，但也可大至20cm。患者年龄为 30 ~ 70 岁[284-287]。Brenner 肿瘤可为单纯性或是混合性上皮肿瘤的一种成分。其他成分可以是良性或交界性黏液性肿瘤、皮样囊肿或浆液性囊腺瘤。

交界性Brenner瘤极少见。报道的5组研究中无1例出现复发或转移[288-292]。恶性Brenner瘤也极为少见[288, 290-294]。在两项报告中，25 例肿瘤中有 21 例在最初分期时局限于卵巢，具有随访资料的 20 例患者中有 16 例没有出现复发[293, 294]。

移行细胞癌占上皮-间质癌的不足1%[22, 23, 25, 180, 181]。移行细胞作为混合性上皮性癌的一种成分更为常见，混合性上皮性癌可以为浆液性、子宫内膜样或未分化成分[295]。事实上，有两项高级别、晚期卵巢癌的回顾性研究报道，卵巢肿瘤中有34%和26%的病例以移行细胞成分为主[296, 297]。单纯移行细胞癌的患者通常大于 50 岁[294, 295]。60% ~ 70%的病例在最初分期时肿瘤已经播散至卵巢以外。来自1个中心的报道指出，对于普通型以及以移行细胞成分为主且转移部分为移行细胞癌而非浆液性或未分化癌的III期或IV期肿瘤，对多种化疗方案[296]以及顺铂方案[298]反应较敏感。然而在另外两项研究中，晚期移行细胞癌（或以移行细胞成分为主或伴有灶状移行细胞成分的混合性癌）患者顺铂化疗[297]或其他多种方案[81]治疗效果较差，类似于高分期的浆液性癌。

大体检查 GROSS EXAMINATION

Brenner肿瘤中，92%为单侧。通常与残留的卵巢组织分界清楚，可完全呈实性或者为实性并伴有大小不一的囊肿，囊内含有浆液或黏液性液体。实性区域质硬，呈白色或褐色，由于钙化原因，常常有沙粒感（图27.110）。大约 1/3 的病例可见与之相毗邻的肿瘤，可以是囊性黏液性肿瘤、浆液性肿瘤或者皮样囊肿（图 27.111）。

交界性 Brenner 瘤几乎均为单侧，大体上与一般Brenner瘤类似，但常出现囊性成分，囊壁可见乳头状或息肉样成分（图 27.112）。

恶性Brenner瘤中88%为单侧，呈囊实性。实性部分可与良性或交界性 Brenner 瘤有些类似，可有沙粒感及钙化灶[294]；其他实性部分质软，肉质样或乳头状。

移行细胞癌15% ~ 20%为双侧。类似于其他高级别上皮-间质癌，呈囊实性，质软，肉质样或出现乳头状区域，常伴有出血和坏死。

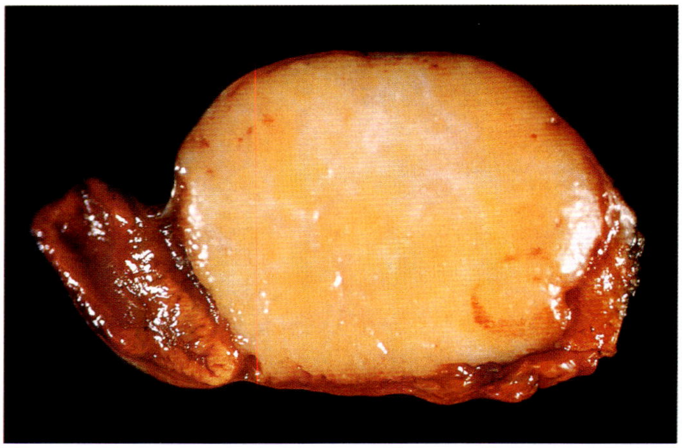

图 27.110　Brenner瘤。肿物占据卵巢的大部分。左下方可见一黄体。

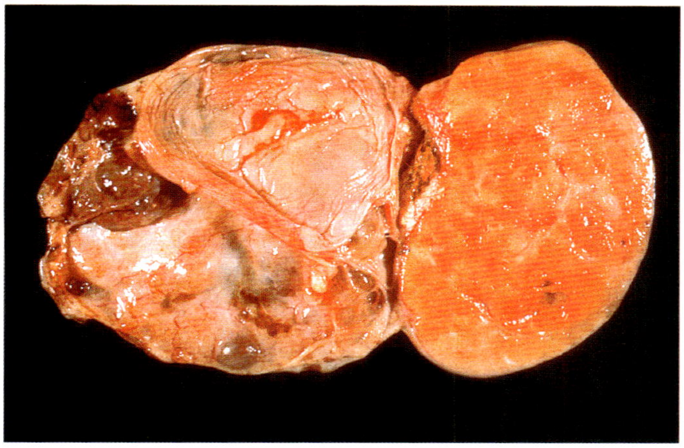

图 27.111　混合性 Brenner 瘤和黏液性囊腺瘤。Brenner 瘤位于右侧。两种成分明显分开。

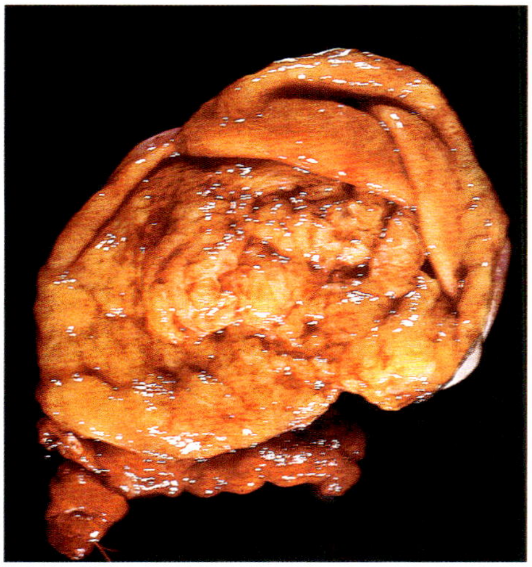

图 27.112　交界性 Brenner 瘤。肿瘤为囊性，囊壁局灶增厚，呈鹅卵石样表现。

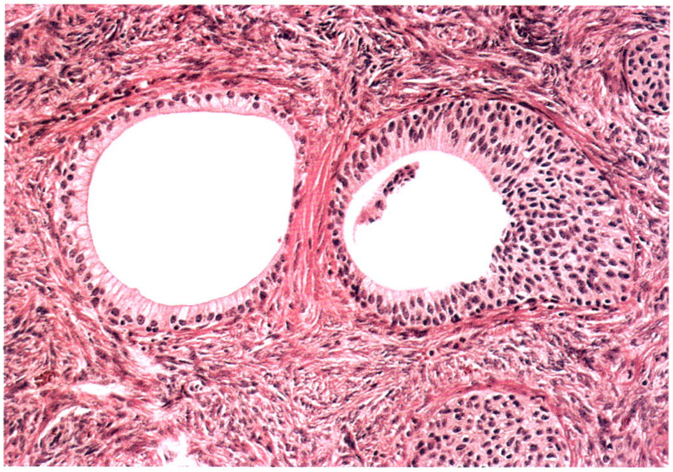

图 27.113　Brenner 瘤。单一黏液性腺体位于左侧，与混有移行上皮及黏液性上皮的小岛相邻。

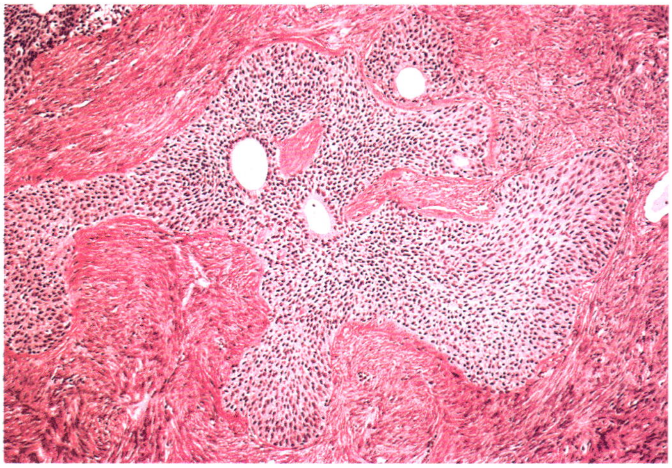

图 27.114　Brenner 瘤。有小开口的小梁状移行细胞分布于纤维性间质中。

显微镜检查
MICROSCOPIC EXAMINATION

Brenner 瘤 Brenner tumor

多数 Brenner 瘤具有纤维瘤样间质中均匀分布的上皮细胞小岛，常常含有针状钙质沉积（图27.113）。有时上皮细胞排列成小梁状结构（图27.114）或者间质内出现肥胖的富于脂质或黄素化的细胞[299]。上皮细胞出现特征性淡染的卵圆形或肾形细胞核，常伴有沿长轴的核沟（咖啡豆样核）。胞浆淡染或嗜酸性（图27.115）。核分裂像少见或无。有些上皮细胞巢可出现中心或偏心性囊腔，被覆黏液性、纤毛或一般腺细胞（图27.116）。有些囊腔可呈单一腺样，少数情况下可出现混有黏液和移行上皮细胞的大囊肿（化生性Brenner瘤）（图27.117）[289]。移行上皮内可见微小腔隙。已有报道，Brenner瘤可伴有广泛的微囊结构，几乎掩盖了肿瘤的移行细胞本质[300]。

如果毗邻有黏液及浆液性肿瘤或者皮样囊肿，则一般仅与 Brenner 瘤相邻，两者之间无正常卵巢间质。由

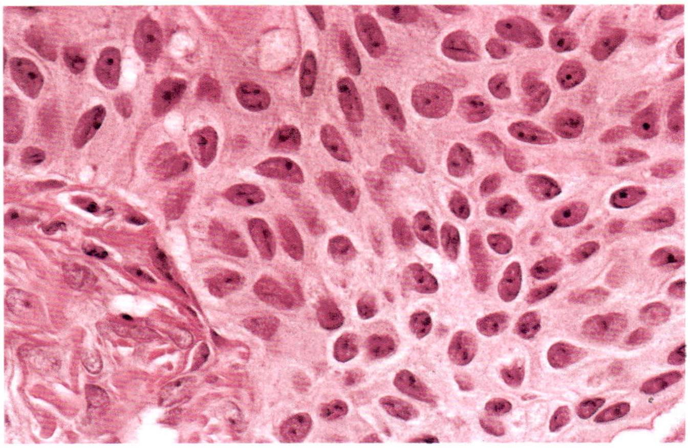

图 27.115 Brenner 瘤。胞核淡染，呈卵圆形，有时可见沿长轴的核沟（咖啡豆样核）。

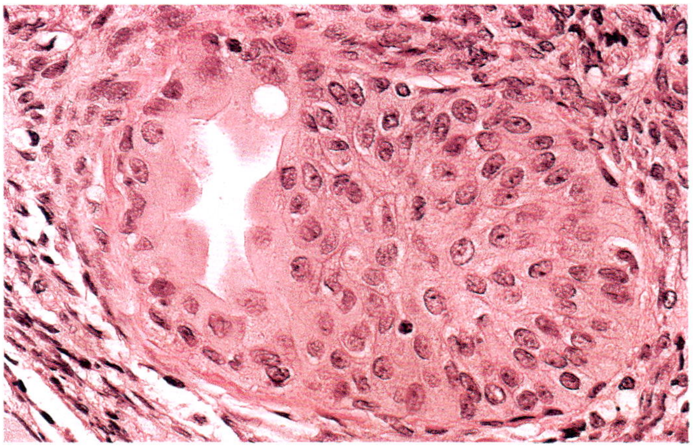

图 27.116 Brenner 瘤。高倍镜下的混合性上皮岛。

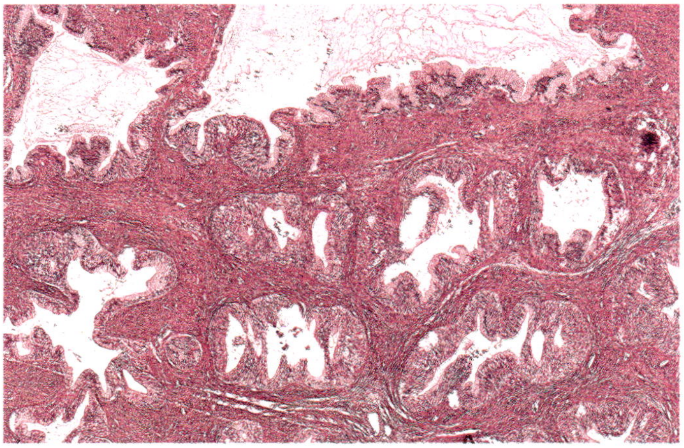

图 27.117 Brenner瘤。该肿瘤呈囊性，囊肿内衬混合性黏液和移行细胞（“化生性”Brenner 肿瘤）。

于 Brenner 瘤常含有黏液性腺体，因此若要诊断“混合性 Brenner 及黏液性肿瘤”，Brenner 和黏液性成分应当是大体可见和分离的（图 27.111）[299]。

交界性 Brenner 瘤 Borderline Brenner tumor

如果 Brenner 瘤出现乳头状排列的非典型性复层移行细胞突入囊腔内（图 27.118）或普通型 Brenner 瘤出现上皮非典型性，则考虑为交界性。对于后一种情况，上皮岛常比良性肿瘤的上皮岛大且不规则。两种结构中均无明显的间质浸润，通常残留有普通型 Brenner 瘤。细胞核非典型性由轻度至较明显（图27.119）。有些作者将这些伴有1级或2级非典型细胞核者称为“增生性”Brenner 瘤，将交界性名称用于伴有3级细胞核的肿瘤[289, 293]。其他人将伴有1级非典型性者称为“交界性”，将伴有2级或 3 级者称为“交界性伴有上皮内癌”[299]。我们认为后一种命名更好。

恶性 Brenner 瘤 Malignant Brenner tumor

肿瘤定义为残留有良性或交界性 Brenner 瘤的浸润性癌[293, 294]。浸润性部分可为低级别或高级别移行细胞癌、鳞状细胞癌、未分化癌或三者混合[293, 294, 299]；浸润性

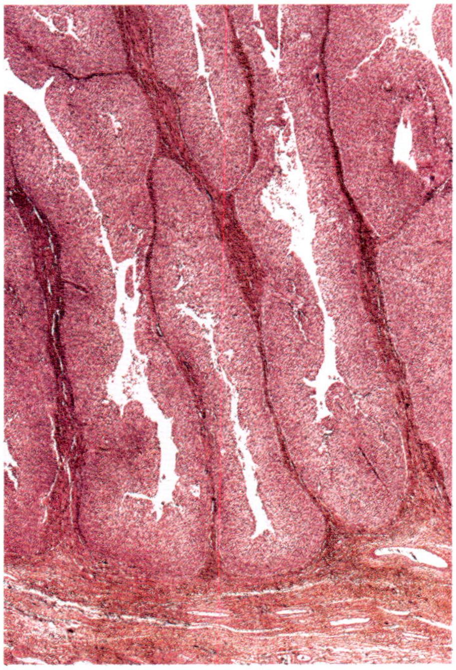

图 27.118 交界性Brenner瘤。细长乳头被覆低级别移行细胞。基底部境界清晰，无浸润证据。

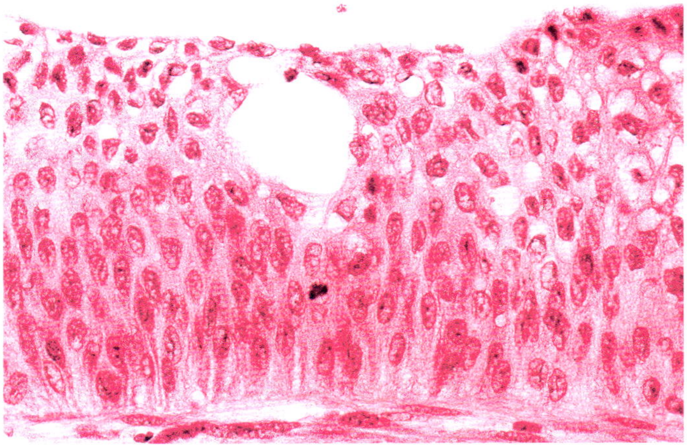

图 27.119　交界性Brenner瘤。本例中被覆上皮类似于膀胱低级别乳头状移行细胞癌的上皮。

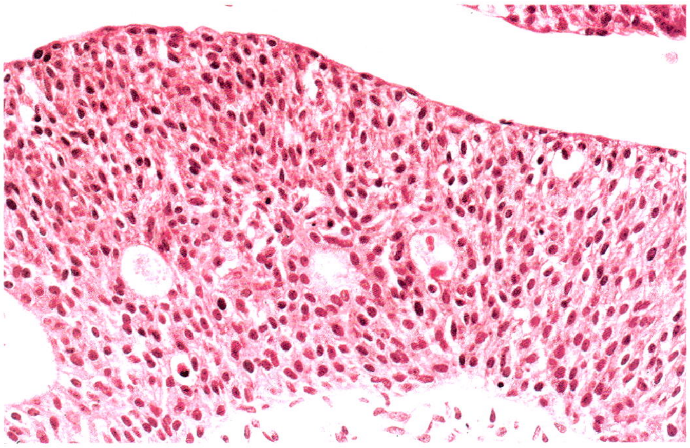

图 27.121　移行细胞癌。低级别肿瘤。注意微囊腔，这是移行细胞癌的特征性表现。

区域常出现局灶腺样分化及残留的钙化灶[294]。

移行细胞癌 Transitional cell carcinoma

定义上，移行细胞癌不含有任何良性或交界性Brenner瘤成分。低倍镜下表现类似于膀胱移行细胞癌，可见宽大的波浪状乳头，含有高度复层的上皮细胞（图27.120）。乳头通常较粗钝，但有时纤细[81, 294, 295-299, 301]。被覆上皮细胞排列密集，高度复层，细胞从多角形至稍呈梭形，伴有少量嗜酸性或透明胞浆；细胞核从轻度到重度非典型性（图27.121，27.122）。乳头状结构与浸润性恶性移行细胞、未分化细胞或鳞状细胞岛混合出现于纤维性间质中。很多病例中出现多量“微小腔隙”，有时含有黏液，均匀地散在分布于整个上皮内（图27.123）。偶尔腔内衬以腺上皮或呈窄条状，类似于浆液性癌中出现的裂隙样通路。沙粒体少见。坏死常见[299, 301]。

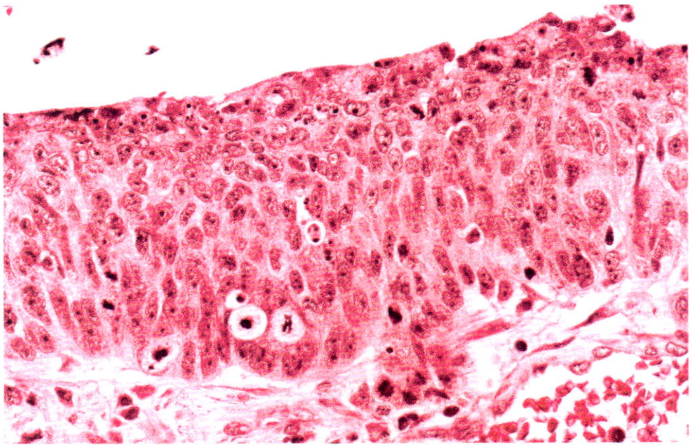

图 27.122　移行细胞癌。高级别肿瘤。

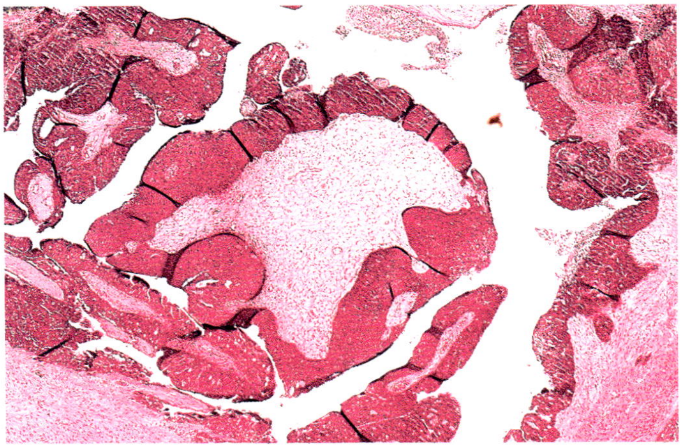

图 27.120　移行细胞癌。宽大乳头被覆一致增厚的复层上皮细胞。

鉴别诊断 DIFFERENTIAL DIAGNOSIS

Brenner 瘤 Brenner tumor

颗粒细胞瘤或类癌呈巢状结构时可与Brenner瘤混淆[299]。颗粒细胞瘤常出现其他特征性表现，抑制素呈阳

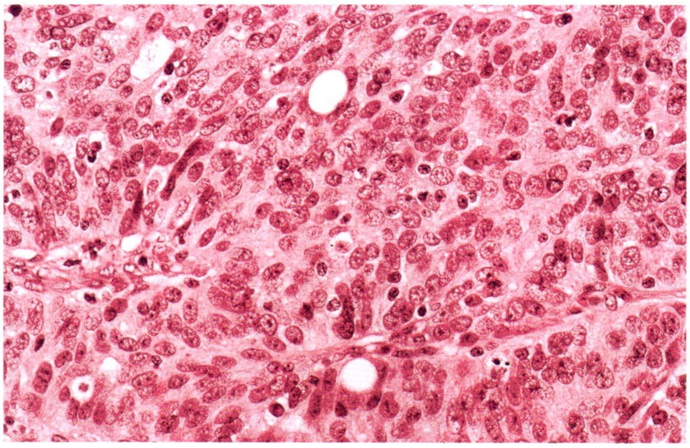

图 27.123　移行细胞癌。浸润性实性区域可见高级别细胞核。注意微小腔隙。

性，许多病例临床出现雌激素性表现。类癌的细胞核较圆，呈“椒盐”样，神经内分泌标志物染色呈阳性。

Brenner 瘤出现广泛黏液性腺体可误诊为黏液性腺纤维瘤甚或黏液性腺癌。了解这种可能性的存在，促使我们寻找移行细胞癌的特征性表现。出现间质钙化应考虑 Brenner 瘤的可能。

以鳞状上皮为主的混合性上皮交界性肿瘤可与交界性 Brenner 瘤混淆。前者与子宫内膜异位囊肿有关，混有其他类型的 Müller 上皮成分[302]。

移行细胞癌、恶性 Brenner 瘤
Transitional cell carcinoma，Malignant Brenner tumor

移行细胞癌可误诊为子宫内膜样癌或浆液性癌[301]。微小腔隙常见于移行细胞癌，呈子宫内膜样表现。然而，宽大波浪状乳头并非子宫内膜样癌的特征，而与移行细胞癌相比，鳞状分化和伴发子宫内膜异位症在子宫内膜样癌更为多见。裂隙样通路可见于移行细胞癌，与浆液性癌常见表现类似。而后者常常出现较为复杂的乳头结构，缺乏移行细胞样的细胞，常含有沙粒体。

泌尿道移行细胞癌很少转移至卵巢，一旦出现卵巢转移，可与交界性和恶性 Brenner 瘤以及卵巢移行细胞癌极其相似[303]。交界性和恶性Brenner瘤通常残留有良性Brenner瘤灶，这并非转移癌的特征。如果卵巢肿瘤为单一移行细胞癌成分，则免疫组织化学染色会很有帮助。多数卵巢移行细胞癌 Wilm 瘤抗原（WT1）阳性，所有肿瘤CK20阴性，而泌尿道移行细胞癌则与之相反[304-306]。

病因学、遗传学和生物标志物
ETIOLOGY，GENETICS AND BIOMARKERS

由于胚胎生殖嵴靠近中肾管，其中部分最终形成膀胱，并且两者均被覆延续性的间皮，那么性腺上皮存在移行上皮化生潜能也就不足为奇了。基于此原因以及光镜及电镜特征，Brenner瘤可能来源于出现移行细胞化生的体腔卵巢表面上皮或皮质包涵体，进而进行性长入卵巢实质[307]。

然而，Ordonez 和 Mackay 发现，正常尿道上皮与 Brenner 瘤上皮之间仅存在有限的超微结构的相似[308]。Soslow 等[305]注意到，Brenner 上皮和 Walthard 巢（也可能是尿路上皮源性）CK20 都呈阴性，而正常膀胱上皮均一致阳性。这些发现对Brenner瘤的来源提出了质疑。然而，3 个独立研究小组报道，新的尿路标志物凝血调节蛋白（thrombomodulin）和（或）尿血小板溶素（uroplakin）[309]在 Brenner 瘤中阳性率较高[304, 310, 311]，这些作者认为这提示了真性尿路上皮分化。

尽管大多数证据提示 Brenner 瘤（包括交界性和恶性Brenner瘤）在组织发生上与尿路上皮肿瘤极为类似，而卵巢移行细胞癌可能并非如此，也可能其并非来源于良性或交界性 Brenner 瘤前体。有关这方面的证据为多数恶性 Brenner 瘤发现时较早，预后良好，即使是在恶性成分级别较高的情况下。而多数卵巢中的移行细胞癌发现较晚，预后差。而且，移行细胞成分通常只是混合性上皮癌的一种成分，其他成分为Müller源性。移行细胞癌（与 Brenner 瘤和膀胱癌不同）免疫组织化学仅有少数表达尿路上皮特异性标志物，如尿血小板溶素和凝血调节蛋白[304]，且 CK20 为阴性[304-306]。而且，17 例移行细胞癌中 82% 表达 WT1，卵巢浆液性癌也常有抗原表达，而 15 例浸润性膀胱癌中无 1 例阳性[304]。

鳞状细胞肿瘤 Squamous cell tumors

一般特征和临床表现 GENERAL FEATURES AND CLINICAL ASPECTS

卵巢鳞状细胞肿瘤少见。在上皮-间质性肿瘤中，卵巢鳞状细胞肿瘤包括表皮样囊肿和单一性鳞状细胞癌。表皮样囊肿患者年龄为 25 ~ 57 岁[312-314]。表皮样囊肿可偶然发现或形成卵巢肿物。其行为是良性的。

鳞状细胞癌作为卵巢癌惟一恶性成分可有如下几种情况：可为恶性 Brenner 瘤或皮样囊肿的浸润性成分；可伴有卵巢子宫内膜异位症或宫颈原位鳞状细胞癌；或发生于无任何前期病变的情况下。发生于皮样囊肿的鳞状细胞癌不包括在上皮 - 间质类肿瘤中，列入卵巢生殖细胞肿瘤部分。

卵巢鳞状细胞癌患者年龄在 29 ~ 86 岁（Pins 等的综述）[315]。不伴有皮样囊肿的最大一组 18 例研究中，病变初期仅有 2 例局限于卵巢；无 1 例死于肿瘤，仅 1 例在切除后有复发。而有随访资料的15例高度恶性病例中，有 11 例患者死于癌[215]。

大体检查 GROSS EXAMINATION

表皮样囊肿 Epidermoid cyst

表皮样囊肿为单侧，大小为 0.2 ~ 15cm。大多位于皮质，有些在髓质，有1例在卵巢门[314]。囊肿充满灰白色奶油样物。囊壁薄且光滑。

鳞状细胞癌 Squamous carcinoma

大体表现依据肿瘤是否发生于皮样囊肿而有所不同。如果发生于皮样囊肿，常表现为囊壁增厚或为大囊腔内息肉样肿物。不伴有皮样囊肿的病例中，可呈囊实性，伴有坏死区。18 例中有 3 例为双侧 [315]。

显微镜检查 MICROSCOPIC EXAMINATION

表皮样囊肿 Epidermoid cyst

囊肿内衬成熟鳞状上皮细胞，外周围以纤维性囊壁；有时有明显的颗粒层或基底层；后者可有黑色素沉着。内部含有角化碎片。依据定义，其周围没有皮肤附属器结构；但有些病例可见小灶移行细胞巢[313]。

鳞状细胞癌 Squamous carcinoma

可出现多种结构表现，常可同时存在：囊性，可见中心坏死、疣状（图 27.124，27.125）、乳头状、岛状、弥漫浸润或肉瘤样表现[315]。细胞学特征为高分化至分化差的角化或非角化性鳞状细胞癌或梭形细胞癌。附近可出现子宫内膜异位症，有时可出现子宫内膜异位症到癌的过渡表现。已有卵巢囊肿内衬原位鳞状细胞癌的报道（见下文的病因学讨论）[316-319]。

鉴别诊断 DIFFERENTIAL DIAGNOSIS

子宫内膜样癌、移行细胞癌或恶性 Brenner 瘤中可出现鳞状细胞癌成分。卵巢单一鳞状细胞癌极少见，考

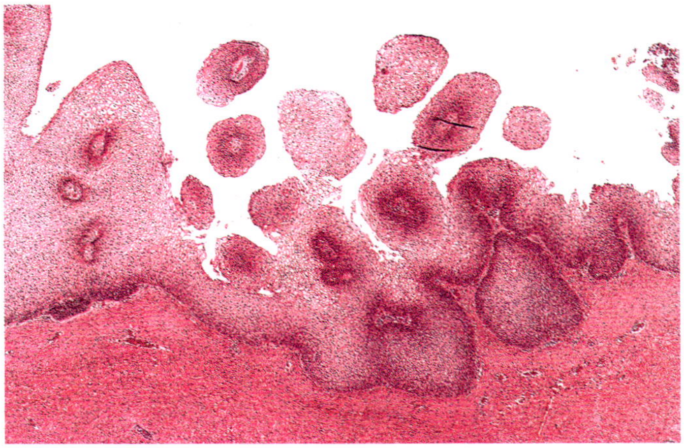

图 27.124　鳞状细胞癌。囊内可见湿疣状生长结构。

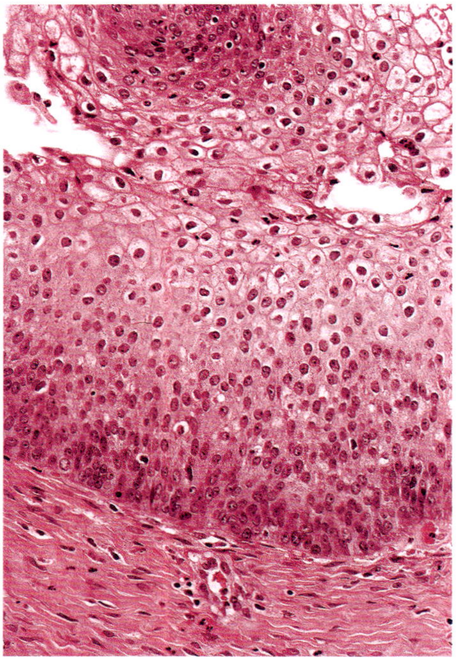

图 27.125　鳞状细胞癌。此病例为高分化肿瘤。

虑此诊断时，应除外混合性上皮性癌。

根据临床表现，通常可除外转移性鳞状细胞癌。残留有子宫内膜异位症、Brenner瘤或皮样囊肿明确提示为卵巢原发性。

病因学 ETIOLOGY

表皮样囊肿 Epidermoid cyst

关于来源有两种理论。Young等指出，在他们报道的所有3例肿瘤中，肿瘤附近均可见移行细胞巢，认为提示卵巢上皮源性[313]。但Fan等发现，报道的11例病例中无1例出现移行上皮，支持生殖细胞源性[314]。

鳞状细胞癌 Squamous carcinoma

鳞状细胞癌中约有1/3伴有子宫内膜异位症[315]。考虑到鳞状细胞癌可能为子宫内膜样癌的一种成分，而后者常常来源于子宫内膜异位症，因而可能有些单一性的鳞状细胞癌也来源于子宫内膜异位症。

对于不伴有子宫内膜异位症的病例，由卵巢表面上皮或皮质包涵囊肿上皮或表皮样囊肿转化而来都是可能的病因。然而，24例不伴有子宫内膜异位症的卵巢鳞状细胞癌中，有10例同时伴有宫颈原位鳞状细胞癌或早期浸润性鳞状细胞癌，此表现令人疑惑[315]。其中有些病例，卵巢病变也被认为是原位的，因其局限于囊壁内。虽然已有1例宫颈原位鳞状细胞癌经由子宫内膜和输卵管表面延续性播散至卵巢的报道[320]，但对大多数病例，都不可能是卵巢受累的机制。卵巢肿瘤由宫颈转移而来的可能性极小，因为宫颈鳞状细胞癌转移到卵巢的总体发生率较低，并且这些病例中宫颈本身为非浸润性或仅有微小浸润。因此，这种与宫颈原位癌的相关性引出如下可能：人类乳头状瘤病毒（HPV）直接于卵巢内诱发卵巢肿瘤。支持上述可能性的是，1例双侧卵巢鳞状细胞癌的40岁女性患者同时伴有外阴和宫颈上皮内瘤变，其宫颈、外阴和一侧卵巢肿瘤原位杂交呈HPV 16/18阳性[321]。该报道的作者指出，与不伴有宫颈病变者相比，伴有宫颈病变的卵巢鳞状细胞癌女性较年轻，在他们的病例中，卵巢内可见原位癌成分，提示HPV的确是卵巢肿瘤的病因学因素，可能经由上行性感染所致。卵巢内最初受感染的细胞仍未可知。

混合性上皮性肿瘤和未分化癌
Mixed-epithelial tumors and undifferentiated carcinoma

一般特征和临床表现
GENERAL FEATURES AND CLINICAL ASPECTS

混合性上皮性肿瘤 Mixed-epithelial tumors

混合性上皮性肿瘤可以是良性、交界性或恶性。良性混合性上皮肿瘤不常见。最常见的组合是混合性Brenner瘤和黏液性囊腺瘤，在移行细胞肿瘤部分讨论。

出现混合性上皮特征的交界性肿瘤在几例交界性肿瘤的报道中已经提到，但仅有一项36例的病例研究进行了独立性分析[85]。患者平均年龄为35岁。所有肿瘤均为I期；22%为双侧，53%伴有子宫内膜异位症。3例患者随后出现盆腔复发，1例对侧卵巢发生肿瘤。但所有患者均治疗成功，无1例死亡。

另一项研究总结了34例患者，同一组中包括有宫颈型黏液性交界性肿瘤（见黏液性肿瘤部分）和混合性上皮性交界性肿瘤，所有病例均称为“非典型增生性浆液黏液性肿瘤”[127]。患者平均年龄为38岁：90%的肿瘤为I期，3%为II期，6%为III期；26%为双侧，41%伴有子宫内膜异位症。在有随访资料的21例I期和II期患者中，1例在囊肿切除术后出现卵巢复发。2例III期患者出现非浸润性腹膜种植；2例都存活，在短期随访之后没有复发的证据。

该报道额外增加了5例伴有上皮内癌的混合性上皮性交界性肿瘤和8例伴有微小浸润的病例。两组中经过随访的所有8例患者均未复发，但有些随访期限不到1年。

上皮-间质性肿瘤中混合性上皮性癌表现为浆液性、移行细胞性、子宫内膜样、透明细胞、鳞状细胞或未分化成分的多种组合，所占比例高达5%[23, 25, 179]。但依据我们的经验，与所见不多的宫颈样黏液型不同，黏液癌不常与其他细胞类型混合，可能反映了黏液癌在发病机制上与其他常见的上皮-间质性癌有所不同（见黏液性肿瘤的讨论）。

要确诊混合性上皮癌，第2种或者第2和第3种成分至少须占据10%的肿瘤范围[13]。对行为上的潜在差异（与同种细胞类型的单一性癌相对比）尚未进行广泛研究。对混合性上皮癌进行了下列观察：

1. 已有7例混合性宫颈型黏液性和浆液性癌（作者称为浆液黏液性癌）的描述[127]。患者的年龄范围为21～75岁；57%的病例肿瘤为双侧；7例患者中有4例在最初分期时已有腹膜转移，其中2例死于癌。
2. 在另一项研究中，4例类似的病例也可见到子宫内膜样和鳞状分化区域[129]。患者的年龄为34～50岁。这4例病例中有3例伴有子宫内膜异位症；2例病例的肿瘤为双侧；2例出现浸润性腹膜转移。所有患者均存活，但随访时间较短。
3. 在一项有关肿瘤为单一子宫内膜样、单一透明细胞或二者混合方面的研究中，其行为或存活率无差异[322]。
4. 根据一项报道[323]，高分期的子宫内膜样癌即使混有少量的浆液性或未分化成分，其预后明显比单一性子宫内膜样癌的预后差。作者建议对子宫内膜样癌进行广泛切片，以除外此类区域。
5. Silva等发现，未分化癌成分占50%以上的肿瘤患者其5年生存率比单一性浆液性癌或移行细胞癌差[324]。
6. 有关移行细胞成分可能会使高分期混合性上皮癌的预后变好的说法尚有争议，如同移行细胞肿瘤部分中所讨论的。

未分化癌 Undifferentiated carcinomas

未分化癌没有或仅有少数有分化特征的区域[13, 325]。不同观察者可能对“未分化”的理解有所不同，据报道，未分化癌占上皮-间质癌的0.5%～16%[23, 25, 180, 181, 325]。在35例未分化成分累及肿瘤50%以上的病例中，2例为I期，1例为II期，26例为III期，6例为IV期。35例患者中有34例在8～108个月内死于癌（平均27个月）[324]。

大体检查 GROSS EXAMINATION

混合性上皮性交界性肿瘤 Mixed-epithelial borderline tumors

这些肿瘤中约有25%为双侧。大小为2～25cm（平均8cm）。以多囊性结构为主，偶尔伴有实性区域。囊肿含有水样或黏液性黄色、绿色或棕色液体。几乎所有病例囊肿的表面或内部均可见乳头状赘生物。

混合性上皮性癌和未分化癌 Mixed-epithelial and undifferentiated carcinoma

混合性上皮性癌和未分化癌的大体特征与其他高级别卵巢癌无差异。

显微镜检查 MICROSCOPIC EXAMINATION

混合性上皮性交界性肿瘤 Mixed-epithelial borderline tumors

低倍镜下表现类似于子宫颈内膜样和浆液性交界性肿瘤，囊内伴有明显的乳头状生长结构（图27.55）。乳头宽大，伴有水肿或纤维性轴心。纤维性间质中可见腺体和囊肿。乳头、腺体和囊肿被覆类似子宫颈内膜的黏液性柱状细胞（图27.56）、纤毛细胞、未进一步分化的嗜酸性复层多角细胞（图27.57）、比例不一的鳞状细胞和子宫内膜样细胞。急性炎症细胞常见于上皮细胞或细胞外黏液中。附近区域可出现子宫内膜异位症，有时伴有非典型性上皮细胞。有时肿瘤似乎源自子宫内膜异位症。细胞核一般仅有轻度非典型性，但少数病例可出现与上皮内癌表现一致的区域或者出现微小浸润灶。

即使无间质浸润，少数病例在最初分期时已有卵巢外播散或者出现复发，通常表现为腹部及腹膜非浸润性种植。

混合性上皮性癌 Mixed-epithelial carcinoma

最常见的组合是混合性子宫内膜样和透明细胞癌、混合性移行细胞癌和浆液性癌或子宫内膜样癌以及混合性子宫内膜样和浆液性癌或未分化癌。

伴有子宫颈内膜样黏液性上皮的混合性上皮癌（也称为浆液黏液性癌）多数为高分化。其混合有乳头状、腺样和囊性区域，大多被覆柱状黏液细胞（图 27.69-27.71）。可见不同程度的纤毛细胞、子宫内膜样和鳞状细胞灶。细胞外可见大量淡粉色黏液性物质。

未分化癌 Undifferentiated carcinoma

未分化癌为中等到较大的细胞呈实性片状生长，胞核呈高级别，胞浆少。核分裂比例较高，常见有坏死（图27.126）。偶尔可有梭形细胞成分。出现小灶腺体形成、含有黏液的细胞或者沙粒体不具有特异性，不影响诊断[325]。免疫组织化学，未分化癌呈 CK 和 EMA 阳性，Vimentin阴性[326]。伴有绒癌成分的未分化癌产生绒毛膜促性腺激素已有报道[327]。

鉴别诊断 DIFFERENTIAL DIAGNOSIS

混合性上皮性肿瘤 Mixed-epithelial tumors

混合性上皮性交界性肿瘤与交界性子宫颈样肿瘤极其类似，可能与其密切相关。混合性上皮性肿瘤中浆液性、子宫内膜样和鳞状成分的比例差异很大。

混合性上皮癌中的少数成分不应作为诊断依据。例如，浆液性癌、移行细胞癌或未分化癌的实性区域中出现小腺样开口并不代表子宫内膜样分化。同样，出现少数胞浆内含有黏液的细胞并不提示黏液性成分。

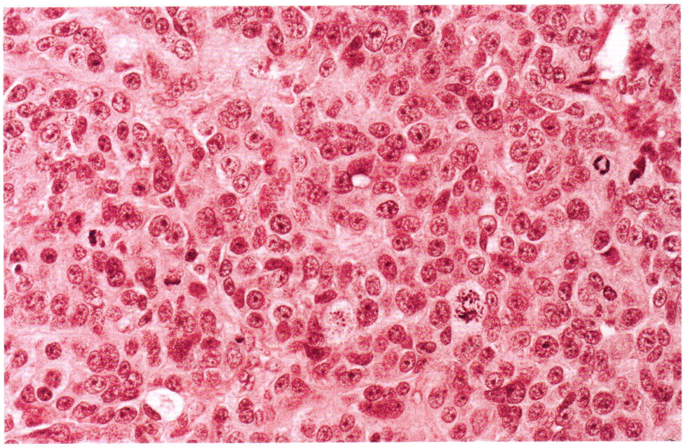

图27.126　未分化癌。无分化特征表现。细胞较大，可见几个核分裂像，包括异常型。

鳞状分化可以是子宫内膜样癌、移行细胞癌或恶性Brenner瘤的一种成分。不应称为混合性上皮癌，而应称为灶状鳞状分化。

未分化癌 Undifferentiated carcinoma

弥漫型颗粒细胞瘤可类似于未分化癌。多数颗粒细胞瘤的细胞核染色质细腻，出现特征性的核内折及核沟。但少数颗粒细胞瘤出现局灶奇异性细胞核，使其与未分化癌极为类似[328]。抑制素阳性和EMA阴性有助于证实为颗粒细胞瘤。

未分化肿瘤由小细胞或大细胞、小细胞混合组成，使其类似于卵巢小细胞癌，可呈高血钙型或肺型[260, 329]。在高血钙型中，患者常为青少年和年轻人，此年龄组出现未分化表现的癌时，必须考虑这一诊断。在肺的未分化癌中，显微镜下表现类似于肺小细胞癌，有时出现少数腺样或鳞状分化的区域。

非小细胞型卵巢神经内分泌癌具有较大的恶性细胞，呈片状、岛状、条索状或小梁状分布，可考虑为未分化癌。细胞核可呈粗颗粒状或泡状，伴有明显的核仁。胞浆可多可少，神经内分泌标志物染色呈阳性。通常可见其他表面上皮癌成分，可为子宫内膜样癌或者黏液性癌[330]。

伴有明显梭形细胞成分的未分化癌可被误诊为混合性 Müller 源性肿瘤。后者上皮和间质表型通常有差异，且分界清楚，而未分化癌中的上皮和间质成分相互混合。

参考文献 References

1 Goodman MT, Howe HL. Descriptive epidemiology of ovarian cancer in the United States, 1992–1997. Cancer 2003; 97 (Suppl):2615–2630.

2 Feeley KM, Wells M. Precursor lesions of ovarian epithelial malignancy. Histopathology 2001; 38:87–95.

3 Wren BG, Frampton J. Oestrogenic activity associated with nonfeminizing ovarian tumors after the menopause. Br Med J 1963; 2:842–844.

4 Rome RM, Fortune DW, Quinn MA, Brown JB. Functioning ovarian tumors in postmenopausal women. Obstet Gynecol 1981; 57:705–710.

5 Taylor HC Jr. Malignant and semimalignant tumors of the ovary. Surg Gynecol Obstet 1929; 48:204–230.

6 Serov SF, Scully RE, Sobin LH. International histology of tumors (no. 9). Histological typing of ovarian tumours. Geneva, Switzerland: World Health Organization; 1973:9.

7 Seidman JD, Ronnett BM, Kurman RJ. Why abandoning the borderline category of ovarian tumors is beneficial. Contemp Ob/Gyn 1997; 66–81.

8 Silva EG, Kurman RJ, Russell P. Scully RE. Symposium: ovarian tumors of borderline malignancy. Int J Gynecol Pathol 1996; 15:281–302.

9 Seidman JD, Russell P, Kurman R. Surface epithelial tumors of the ovary. In: Kurman RJ, ed. Blaustein's pathology of the female genital tract, 5th edn. New York: Springer-Verlag; 2001: 791–904.

10 Russell P, Robboy SJ, Anderson MC, eds. Epithelial/stromal ovarian tumors. Serous tumors. In: Pathology of the female reproductive tract. London: Churchill Livingstone; 2002:539–605.

11 Scully RE, Young RH, Clement PB, eds. Surface epithelial-stromal tumors. Serous tumors. Tumors of the ovary, maldeveloped gonads, fallopian tube and broad ligament. In: Atlas of tumor pathology, 3rd series, fascicle 23. Washington, DC: Armed Forces Institute of Pathology; 1998:51–79.

12 Kempson RL, Hendrickson MR. Ovarian serous borderline tumors: the Citadel defended. Hum Pathol 2000; 5(31):525–526.

13 Lee KR, Tavassoli FA, Prat J, et al. Surface epithelial-stromal tumors. In: Tavassoli FA, Devilee P, eds. World Health Organization classification of pathology and genetics of tumours of the breast and female genital Organs. Lyon: IARC Press; 2003: 117–145.

14 Lim-Tan SK, Cajigas HE, Scully RE. Ovarian cystectomy for serous borderline tumors: a follow-up study of 35 cases. Obstet Gynecol 1988; 72:775–781.

15 Tazelaar HD, Bostwick DG, Ballon SC, et al. Conservative treatment of borderline ovarian tumors. Obstet Gynecol 1985; 66:417–422.

16 Morris RT, Gershenson DM, Silva EG, et al. Outcome and reproductive function after conservative surgery for borderline ovarian tumors. Obstet Gynecol 2000; 95:541–547.

17 International Federation of Gynecology and Obstetrics. Classification and staging of malignant tumours in the female pelvis. Acta Obstet Gynecol Scand 1971; 50:1–7.

18 Benda JA, Zaino R. GOG pathology manual. Buffalo, NY: Gynecologic Oncology Group; 1994.

19 Silverberg SG. Histopathologic grading of ovarian carcinoma: a review and proposal. Int J Gynecol Pathol 2000; 19:7–15.

20 Shimizu Y, Kamoi S, Amada S, et al. Toward the development of a universal grading system for ovarian epithelial carcinoma: testing of a proposed system in a series of 461 patients with uniform treatment and follow-up. Cancer 1998; 82:893–901.

21 Malpica A, Deavers MT, Lu K. Grading ovarian serous carcinoma using a two-tier system. Am J Surg Pathol 2004; 28: 496–504.

22 Katsube Y, Berg JW, Silverberg SG. Epidemiologic pathology of ovarian tumors: a histopathologic review of primary ovarian neoplasms diagnosed in the Denver Standard Metropolitan Statistical Area, 1 July–31 December 1969 and 1 July–31 December 1979. Int J Gynecol Pathol 1982;1(1):3–16.

23 Koonings PP, Campbell K, Mishell DR, et al. Relative frequency of primary ovarian neoplasms: a 10-year review. Obstet Gynecol 1989; 74:921–926.

24 Russell P. The pathological assessment of ovarian neoplasms: I: introduction to the common epithelial tumours and analysis of benign epithelial tumours. Pathology 1979; 11:5–26.

25 Pecorelli S, Odicino F, Maisonneuve P, et al. Carcinoma of the ovary. J Epidem Biostat 1998; 3:75–102.

26 Seidman JD, Kurman RJ. Ovarian serous borderline tumors: a critical review of the literature with emphasis on prognostic indicators. Hum Pathol 2000; 31(5):539–557.

27 Katzenstein AL, Mazur MT, Morgan TE, Kao MS. Proliferative serous tumors of the ovary. Histologic features and prognosis. Am J Surg Pathol 1978; 2:339–355.

28 Bostwick DG, Tazelaar HD, Ballon SC, et al. Ovarian epithelial tumors of borderline malignancy. A clinical and pathologic study of 109 cases. Cancer 1986; 58:2052–2056.

29 Bell DA, Weinstock MA, Scully RE. Peritoneal implants of ovarian serous borderline tumors: histologic features and prognosis. Cancer 1998; 62:2212–2222.

30 Gershenson DM, Silva EG. Serous ovarian tumors of low malignant potential with peritoneal implants. Cancer 1990; 65: 578–585.

31 Bell KA, Smith Sehdev AE, Kurman RJ. Refined diagnostic criteria for implants associated with ovarian atypical proliferative serous tumors (borderline) and micropapillary serous carcinomas. Am J Surg Pathol 2001; 25(4):419–432.

32 Tan LK, Flynn SD, Carcangiu ML. Ovarian serous borderline tumors with lymph node involvement. Am J Surg Pathol 1994; 18:904–912.

33 Kadar N, Krumerman M. Possible metaplastic origin of lymph node 'metastases' in serous ovarian tumor of low malignant potential (borderline serous tumor). Gynecol Oncol 1995; 59 (3):394–397.

34 Prade M, Spatz A, Bentley R, et al. Borderline and malignant

serous tumor arising in pelvic lymph nodes: evidence of origin in benign glandular inclusions. Int J Gynecol Pathol 1995; 14: 87–91.
35 Camatte S, Morice P, Atallah D, et al. Lymph node disorders and prognostic value of nodal involvement in patients treated for a borderline ovarian tumor: an analysis of a series of 42 lymphadenectomies. J Am Coll Surg 2002; 198(3):332–338.
36 Tavassoli FA. Serous tumors of low malignant potential with early stromal invasion. Mod Pathol 1998; 1:407–414.
37 Bell DA, Scully RE. Ovarian serous borderline tumors with stromal microinvasion: a report of 21 cases. Hum Pathol 1990; 21:397–403.
38 Nayar R, Siriaunkgul S, Robbins KM, et al. Microinvasion in low malignant potential tumors of the ovary. Hum Pathol 1996; 27(6):521–527.
39 Prat J, Nictolis M de. Serous borderline tumors of the ovary. A long-term follow-up study of 137 cases, including 18 with a micropapillary pattern and 20 with microinvasion. Am J Surg Pathol 2002; 26:1111–1128.
40 DeNictolis M, Montironi R, Tommasoni S, et al. Serous borderline tumors of the ovary: a clinicopathologic, immunohistochemical and quantitative study of 44 cases. Cancer 1992; 70:152–160.
41 Seidman JD, Norris HJ, Griffin J, Hitchcock CL. DNA flow cytometric analysis of serous ovarian tumors of low malignant potential. Cancer 1993; 71:3947–3951.
42 Gershenson DM, Deavers M, Diaz S, et al. Prognostic significance of P53 expression in advanced-stage ovarian serous borderline tumors. Clin Cancer Res 1999; 5:4053–4058.
43 Seidman JD, Horkayne-Szakaly I, Haiba M, et al. The histologic type and stage distribution of ovarian carcinomas of surface epithelial origin. Int J Gynecol Pathol 2003; 23:41–44.
44 Partridge EE, Phillips JL, Menck HR. The National Cancer Database Report on ovarian cancer treatment in United States hospitals. Cancer 1996; 78:2236–2246.
45 Cannistra SA. Cancer of the ovary. N Engl J Med 1993; 329: 1539–1550.
46 Colgan TJ, Murphy J, Cole DEC, et al. Occult carcinoma in prophylactic oophorectomy specimens: prevalence and association with BRCA germline mutation status. Am J Surg Pathol 2001; 25(10):1283–1289.
47 Agoff SN, Menedelin JE, Grieco VS, et al. Unexpected gynecologic neoplasms in patients with proven or suspected BRCA-1 or -2 mutations: implications for gross examination, cytology and clinical follow-up. Am J Surg Pathol 2002; 26(2): 171–178.
48 Mooney J, Silva E, Tornos C, et al. Unusual features of serous neoplasms of low malignant potential during pregnancy. Gynecol Oncol 1997; 65:30–35.
49 Segal GH, Hart GH. Ovarian serous tumors of low malignant potential (serous borderline tumors); the relationship of exophytic surface tumor to peritoneal implants. Am J Surg Pathol 1992; 16(8):577–583.
50 Lee KR, Castrillon DH, Nucci MR. Pathologic findings in eight cases of ovarian serous borderline tumors, three with foci of serous carcinoma, that preceded death or morbidity from invasive carcinoma. Int J Gynecol Pathol 2001; 20:329–334.
51 Smith Sehdev AE, Sehdev PS, Kurman RJ. Noninvasive and invasive micropapillary (low-grade) serous carcinoma of the ovary: a clinicopathologic analysis of 135 cases. Am J Surg Pathol 2003; 27(6):725–736.
52 Silva EG, Tornos CS, Malpica A, et al. Ovarian serous neoplasms of low malignant potential associated with focal areas of serous carcinoma. Mod Pathol 1997; 10(7):663–667.
53 Burks RT, Sherman ME, Kurman RJ. Micropapillary serous carcinoma of the ovary: a distinctive low-grade carcinoma related to serous borderline tumors. Am J Surg Pathol 1996; 20(11):1331–1345.
54 Seidman JD, Kurman RJ. Subclassification of serous borderline tumors of the ovary into benign and malignant types: a clinicopathologic study of 65 advanced stage cases. Am J Surg Pathol 1996; 20(11):1331–1345.
55 Katabuchi H, Tashiro H, Cho KR, et al. Micropapillary serous carcinoma of the ovary: an immunohistochemical and mutational analysis of p53. Int J Gynecol Pathol 1998; 17:54–60.
56 Staebler A, Heselmeyer-Haddad K, Bell K, et al. Micropapillary serous carcinoma of the ovary has distinct patterns of chromosomal imbalances by comparative genomic hybridization compared with atypical proliferative serous tumors and serous carcinomas. Hum Pathol 2002; 33(1):47–59.
57 Eichorn JH, Bell DA, Young RH, et al. Ovarian serous borderline tumors with micropapillary and cribriform patterns. Am J Surg Pathol 1999; 23(4):397–409.
58 Goldstein NS, Ceniza N. Ovarian micropapillary serous borderline tumors. Am J Clin Pathol 2000; 114:380–386.
59 Slomovitz BM, Caputo TA, Gretz HF, et al. A comparative analysis of 57 serous borderline tumors with and without noninvasive micropapillary component. Am J Surg Pathol 2002; 26(5):592–600.
60 Deavers MT, Gershenson DM, Tortelero-Luna G, et al. Micropapillary and cribriform patterns in ovarian serous tumors of low malignant potential. A study of 99 advanced stage cases. Am J Surg Pathol 2002; 26:1129–1141.
61 Bell DA, Scully RE. Serous borderline tumors of the peritoneum. Am J Surg Pathol 1996; 14(3):230–239.
62 Lu KH, Bell DA, Welch WR, et al. Evidence for the multifocal origin of bilateral and advanced human serous borderline ovarian tumors. Cancer Res 1998; 58:2328–2330.
63 Gu J, Roth LM, Younger C, et al. Molecular evidence for the independent origin of extra-ovarian papillary serous tumors of low malignant potential. J Natl Cancer Inst 2001; 93(15): 1147–1152.
64 Silva E, Tornos C, Zhuang Z, et al. Tumor recurrence in stage I ovarian serous neoplasms of low malignant potential. Int J Gynecol Pathol 1998; 17:1–6.
65 Ortiz BH, Ailawadi M, Colitti C, et al. Secondary primary or recurrence? Comparative patterns of p53 and K-ras mutations suggest that serous borderline ovarian tumors and subsequent serous carcinomas are unrelated tumors. Cancer Res 2001; 61:

7264.
66 Clement PB, Young RH. Florid mesothelial hyperplasia associated with ovarian tumors: a potential source of error in tumor diagnosis and staging. Int J Gynecol Pathol 1993; 12: 51–58.
67 Kheir SM, Mann WJ, Wilkerson JA. Glandular inclusions in lymph nodes. The problem of extensive involvement and relationship to salpingitis. Am J Surg Pathol 1981; 5:353–359.
68 Zinsser KR, Wheeler JE. Endosalpingiosis in the omentum. A study of autopsy and surgical material. Am J Surg Pathol 1982; 6:109–117.
69 Moore WF, Bentley RC, Berchuck A, et al. Some mullerian inclusion cysts in lymph nodes may sometimes be metastases from serous borderline tumors of the ovary. Am J Surg Pathol 2000; 24:710–718.
70 Copeland LJ, Silva EG, Gershenson DM, et al. The significance of mullerian inclusions found at second-look laparotomy in patients with epithelial ovarian neoplasm. Obstet Gynecol 1988; 71:763–770.
71 Gilks CB, Abdulmohsen A, Yue JW. Advanced-stage serous borderline tumors of the ovary: a clinicopathological study of 49 cases. Int J Gynecol Pathol 2002; 22:29–36.
72 Gilks CB, Bell DA, Scully RE. Serous psammocarcinoma of the ovary and peritoneum. Int J Gynecol Pathol 1990; 9:110–121.
73 Ulbright TM, Roth LM, Sutton GP. Papillary serous carcinoma of the ovary with squamous differentiation. Int J Gynecol Pathol 1990; 9:86–94.
74 Bosscher J, Barnhill D, O'Connor D. Osseous metaplasia in ovarian papillary serous cystadenocarcinoma. Gynecol Oncol 1990; 39:228–231.
75 O'Donnell M, Al-Nafussi AI. Intracytoplasmic lumina and mucinous inclusions in ovarian carcinomas. Histopathology 1995; 26:181–184.
76 Che M, Tornos C, Deavers MT, et al. Ovarian mixed-epithelial carcinomas with a microcystic pattern and signet-ring cells. Int J Gynecol Pathol 2001; 20:232–328.
77 Al-Nafussi AI, Hughes DE, Williams ARW. Hyaline globules in ovarian tumours. Histopathology 1993; 23:563–566.
78 Eichorn JH, Scully RE. 'Adenoid cystic' and basaloid carcinomas of the ovary: evidence for a surface epithelial lineage; a report of 12 cases. Mod Pathol 1995; 8(7):731–740.
79 Baergen RN, Rutgers JL. Mural nodules in common epithelial tumors of the ovary. Int J Gynecol Pathol 1994; 13:62–72.
80 Rosa G De, Donofrio V, Rosa N De, et al. Ovarian serous tumor with mural nodules of carcinomatous derivation (sarcomatoid carcinoma): report of a case. Int J Gynecol Pathol 1991; 10:311–318.
81 Costa MJ, Hansen C, Dickerman A, et al. Clinicopathologic significance of transitional cell carcinoma pattern in nonlocalized ovarian epithelial tumors (stages 2–4). Am J Clin Pathol 1998; 109:173–180.
82 Gooneratne S, Sassone M, Blaustein A, et al. Serous surface papillary carcinoma of the ovary: a clinicopathologic study of 16 cases. Int J Gynecol Pathol 1982; 1:258–269.
83 Bloss JD, Liao S, Buller RE, et al. Extraovarian peritoneal papillary serous carcinoma: a case-control retrospective comparison to papillary adenocarcinoma of the ovary. Gynecol Oncol 1993; 50:347–351.
84 Rutgers JL, Scully RE. Ovarian mullerian mucinous papillary cystadenomas of borderline malignancy: a clinicopathologic analysis. Cancer 1988; 61:340–348.
85 Rutgers JL, Scully RE. Ovarian mixed-epithelial papillary cystadenomas of borderline malignancy of the mullerian type: a clinico-pathologic analysis. Cancer 1998; 61:546–554.
86 Young RH, Scully RE. Ovarian Sertoli-Leydig cell tumors with a retiform pattern: a problem in histopathologic diagnosis. A report of 25 cases. Am J Surg Pathol 1983; 7:755–771.
87 Cramer SF, Roth LM, Ulbright TM, et al. Evaluation of reproducibility of the World Health Organization classification of common ovarian cancers; with emphasis on methodology. Arch Pathol Lab Med 1987; 111:819–829.
88 Clement PB, Young RH, Scully RE. Malignant mesotheliomas presenting as ovarian masses; a report of nine cases, including two primary ovarian mesotheliomas. Am J Surg Pathol 1996; 20(9):1067–1080.
89 Shimizu M, Toki T, Takagi Y, et al. Immunohistochemical detection of Wilms' tumor gene (WT1) in epithelial ovarian tumors. Int J Gynecol Pathol 2000; 19:158–163.
90 Goldstein NS, Uziebo A. WT-1 immunoreactivity in uterine papillary serous carcinomas is different from ovarian serous carcinomas. Am J Clin Pathol 2002; 117:541–545.
91 Al-Hussaini M, Stockman A, Foster H, et al. WT-1 assists in distinguishing ovarian from uterine serous carcinomas and in distinguishing between ovarian and endometrioid ovarian carcinoma. Histopathology 2004; 44:109–115.
92 Hashi A, Yuminamochi T, Murata S-I, et al. Wilms tumor gene immunoreactivity in primary serous carcinomas of the fallopian tube, ovary, endometrium and peritoneum. Int J Gynecol Pathol 2003; 22:374–377.
93 Acs G, Pasha T, Zhang PJ. WT1 is differentially expressed in serous, endometrioid, clear cell and mucinous carcinomas of the peritoneum, fallopian tube, ovary and endometrium. Int J Gynecol Pathol 2004; 23:110–118.
94 Ordonez NG. Role of immunohistochemistry in distinguishing epithelial peritoneal mesotheliomas from peritoneal and ovarian serous carcinomas. Am J Surg Pathol 1998; 22(10): 1203–1214.
95 Puls LE, Powell DE, DePreist PD, et al. Transition from benign to malignant epithelium in mucinous and serous ovarian cystadenocarcinoma. Gynecol Oncol 1992; 47:53–57.
96 Deligdisch L. Ovarian dysplasia: a review. Int J Gynecol Cancer 1997; 7:89–94.
97 Brewer MA, Johnson K, Follen M, et al. Prevention of ovarian cancer: intraepithelial neoplasia. Clin Cancer Res 2003; 9:20–30.
98 Bell DA, Scully RE. Early de novo ovarian carcinoma: a study of fourteen cases. Cancer 1994; 73:1859–1864.
99 Shaw PA, McLaughlin JR, Zweener RP, et al. Histopathologic features of genetically determined ovarian cancer. Int J

Gynecol Pathol 2002; 21(4):407–411.
100 Singer G, Shih I, Truskinovsky A, et al. Mutational analysis of K-ras segregates ovarian serous carcinomas into two types: invasive MPSC (low-grade tumor) and conventional serous carcinoma (high-grade tumor). Int J Gynecol Pathol 2002; 22:37–41.
101 Berchuck A, Kohler MF, Marks JR, et al. The p53 tumor suppressor gene frequently is altered in gynecologic cancers. Am J Obstet Gynecol 1994; 170:246–252.
102 Wen WH, Reles A, Runnebaum IB, et al. p53 mutation and expression in ovarian cancers: correlation with overall survival. Int J Gynecol Pathol 1999; 18:29–41.
103 Scully RE, Young RH, Clement PB, eds. Mucinous tumors and pseudomyxoma peritonei: tumors of the ovary, maldeveloped gonads, fallopian tube and broad ligament. In: Atlas of tumor pathology, 3rd series, fascicle 23. Washington, DC: Armed Forces Institute of Pathology; 1998:81–105.
104 Cariker M, Dockerty M. Mucinous cystadenomas and mucinous cystadenocarcinomas of the ovary: a clinical and pathological study of 355 cases. Cancer 1954; 7:302–310.
105 Lee KR, Young RH. The distinction between primary and metastatic mucinous carcinomas of the ovary: gross and histologic findings in 50 cases. Am J Surg Pathol 2003; 27: 281–292.
106 Seidman JD, Kurman RJ, Ronnett BM. Primary and metastatic mucinous adenocarcinomas in the ovaries. Incidence in routine practice with a new approach to improve intraoperative diagnosis. Am J Surg Pathol 2003; 27:985–993.
107 Hirasawa K, Yamada M, Kitagawa M, et al. Ovarian mucinous cystadenocarcinoma as a cause of Zollinger-Ellison syndrome: report of a case and review of the literature. Am J Gastroenterol 2000; 95:1348–1351.
108 Beck RP, Latour JP. A review of 1019 benign ovarian neoplasms. Obstet Gynecol 1960; 16:479–482.
109 Lee KR, Scully RE. Mucinous tumors of the ovary: a clinicopathologic study of 196 borderline tumors (of intestinal type) and carcinomas, including an evaluation of 11 cases with 'pseudomyxoma peritonei'. Am J Surg Pathol 2000; 24:1147–1464.
110 Guerrieri C, Högberg T, Wingren S, et al. Mucinous borderline and malignant tumors of the ovary. A clinicopathologic and DNA ploidy study of 92 cases. Cancer 1994; 74: 2329–1040.
111 Hart WR, Norris HJ. Borderline and malignant mucinous tumors of the ovary: histologic criteria and clinical behavior. Cancer 1973; 31:1031–1045.
112 Tholander B, Taube A, Lindgren A, et al. Pretreatment serum levels of CA-125, carcinoembryonic antigen, tissue polypeptide antigen and placental alkaline phosphatase, in patients with ovarian carcinoma, borderline tumors, or benign adnexal masses: relevance for differential diagnosis. Gynecol Oncol 1990; 39:16–25.
113 Gadducci A, Ferdeghini M, Prontera C, et al. The concomitant determination of different tumor markers in patients with epithelial ovarian cancer and benign ovarian masses: relevance for differential diagnosis. Gynecol Oncol 1992; 44:147–154.
114 O'Hanalan KA. Resection of a 303.2 pound ovarian tumor. Gynecol Oncol 1994; 54:365–371.
115 Pettersson F. Annual report of the results of treatment in gynecological cancer. Stockholm: International Federation of Gynecology and Obstetrics; 1991.
116 Chaitin BA, Gershenson DM, Evans HL. Mucinous tumors of the ovary: a clinicopathologic study of 70 cases. Cancer 1985; 55:1958–1962.
117 Hoerl HD, Hart WR. Primary ovarian mucinous cystadenocarcinomas. A clinicopathologic study of 49 cases with long-term follow-up. Am J Surg Pathol 1998; 22:1449–1462.
118 Kikkawa F, Kawai M, Tamakoshi K, et al. Mucinous carcinoma of the ovary. Clin Anal Oncol 1996; 53:303–307.
119 Nomura K, Aizawa S. Noninvasive, microinvasive and invasive mucinous carcinomas of the ovary: a clinicopathologic analysis of 40 cases. Cancer 2000; 89:1541–1546.
120 Riopel MA, Ronnett BM, Kurman RJ. Evaluation of diagnostic criteria and behavior of ovarian intestinal-type mucinous tumors. Atypical proliferative (borderline) tumors and intraepithelial, microinvasive, invasive and metastatic carcinomas. Am J Surg Pathol 1999; 23:617–635.
121 Watkin W, Silva EG, Gershenson DM. Mucinous carcinoma of the ovary: pathologic prognostic factors. Cancer 1992; 69:208–212.
122 Rodriguez IM, Prat J. Mucinous tumors of the ovary: a clinicopathologic analysis of 75 borderline tumors (of intestinal type) and carcinomas. Am J Surg Pathol 2002; 26:139–152.
123 Bell DA. Mucinous adenofibromas of the ovary: a report of 10 cases. Am J Surg Pathol 1991; 15:227–232.
124 Hart WR. Ovarian epithelial tumors of borderline malignancy (carcinomas of low malignant potential). Hum Pathol 1977; 8:541–549.
125 Russell P, Merkur H. Proliferative ovarian 'epithelial' tumors: a clinicopathological analysis of 144 cases. Aust NZ J Obstet Gynec 1979; 19:45–51.
126 Khunamornpong S, Russell P. Dalrymple JC. Proliferating (LMP) mucinous tumors of the ovaries with microinvasion: morphologic assessment of 13 cases. Int J Gynecol Pathol 1999; 18:238–246.
127 Shappell HW, Riopel MA, Sehdev AES, et al. Diagnostic criteria and behavior of ovarian seromucinous (endocervical-type mucinous and mixed cell-type) tumors: atypical proliferative (borderline) tumors, intraepithelial, microinvasive and invasive carcinomas. Am J Surg Pathol 2002; 26:1529–1541.
128 Siriaunkgul S, Robbins KM, McGowan L, et al. Ovarian mucinous tumors of low malignant potential: a clinicopathologic study of 54 tumors of intestinal and mullerian type. Int J Gynecol Pathol 1995; 14:198–208.
129 Lee KR, Nucci MR. Ovarian mucinous and mixed epithelial carcinomas of the mullerian (endocervical-like) type: a clinicopathologic analysis of four cases of an uncommon variant associated with endometriosis. Int J Gynecol Pathol 2002; 22:42–51.

130 Nichols GE, Mills SE, Ulbright TM, et al. Spindle cell mural nodules in cystic ovarian mucinous tumors: a clinicopathologic and immunohistochemical study of five cases. Am J Surg Pathol 1991; 15:1055–1062.

131 Prat J, Scully RE. Sarcomas in ovarian mucinous tumors: a report of two cases. Cancer 1979; 44:1327–31.

132 Prat J, Young RH, Scully RE. Ovarian mucinous tumors with foci of anaplastic carcinoma. Cancer 1982; 50:300–304.

133 Provenza C, Prat J, Young RH. Foci/nodules of anaplastic carcinoma in mucinous cystic ovarian tumors: a clinicopathologic study of 34 cases. Mod Pathol 2004; 17:211A.

134 Bague S, Rodriguez IM, Prat J. Sarcoma-like mural nodules in mucinous cystic tumors of the ovary revisited: a clinicopathologic analysis of 10 additional cases. Am J Surg Pathol 2002; 26:1467–1476.

135 Prat J, Scully RE. Ovarian mucinous tumors with sarcomalike mural nodules: a report of seven cases. Cancer 1979; 44:1332–1344.

136 Prayson RA, Hart WR, Petras RE. Pseudomyxoma peritonei: a clinicopathologic study of 19 cases with emphasis on site of origin and nature of associated ovarian tumors. Am J Surg Pathol 1994; 18:591–603.

137 Young RH, Gilks CB, Scully RE. Mucinous tumors of the appendix associated with mucinous tumors of the ovary and pseudomyxoma peritonei: a clinicopathological analysis of 22 cases supporting an origin in the appendix. Am J Surg Pathol 1991; 15:415–429.

138 Ronnett BM, Kurman RJ, Zahn CM, et al. Pseudomyxoma peritonei in women: a clinicopathologic analysis of 30 cases with emphasis on site of origin, prognosis and relationship to ovarian mucinous tumors of low malignant potential. Hum Pathol 1995; 26:509–524.

139 Guerrieri C, Frånlund B, Boeryd B. Methods in pathology: expression of cytokeratin 7 in simultaneous mucinous tumors of the ovary and appendix. Mod Pathol 1995; 8:573–576.

140 Ronnett BM, Shmookler BM, Diener-West M, et al. Immunohistochemical evidence supporting the appendiceal origin of pseudomyxoma peritonei in women. Int J Gynecol Pathol 1997; 16:1–9.

141 Cuatrecasas M, Matias-Guiu X, Prat J. Synchronous mucinous tumors of the appendix and the ovary associated with pseudomyxoma peritonei. A clinicopathologic study of six cases with comparative analysis of c-Ki-ras mutations. Am J Surg Pathol 1996; 20:739–746.

142 Seidman JD, Elsayed AM, Sobin LH, et al. Association of mucinous tumors of the ovary and appendix: a clinicopathologic study of 25 cases. Am J Surg Pathol 1993; 17:22–34.

143 Chuaqui RF, Zhuang Z, Emmert-Buck MR, et al. Genetic analysis of synchronous mucinous tumors of the ovary and appendix. Hum Pathol 1996; 27:165–171.

144 Ronnett BM, Seidman JD. Mucinous tumors arising in mature cystic teratomas. Relationship to the clinical syndrome of pseudomyxoma peritonei. Am J Surg Pathol 2003; 27:650–657.

145 Ronnett BM, Zahn CM, Kurman RJ, et al. Disseminated peritoneal adenomucinosis and peritoneal mucinous carcinomatosis: a clinicopathologic analysis of 109 cases with emphasis on distinguishing pathologic features, site of origin, prognosis and relationship to pseudomyxoma peritonei. Am J Surg Pathol 1995; 19:1390–1408.

146 Hamilton SR, Aaltonen LA. Pathology and genetics of tumors of the digestive system. World Health Organization classification of tumors. Lyon: IARC Press; 2002.

147 Misraji J, Yantiss RK, Graeme-Cook FM, et al. Appendiceal mucinous neoplasms: a clinicopathologic analysis of 107 cases. Am J Surg Pathol 2003; 27:1089–1103.

148 Young RH, Scully RE. Differential diagnosis of ovarian tumors based primarily on their patterns and cell types. Semin Diagn Pathol 2001; 18:161–235.

149 Lash RH, Hart WR. Intestinal adenocarcinomas metastatic to the ovaries; a clinicopathologic evaluation of 22 cases. Am J Surg Pathol 1987; 11(2):114–121.

150 Daya D, Nazerali L, Frank GL. Metastatic ovarian carcinoma of large intestinal origin simulating primary ovarian carcinoma: a clinicopathologic study of 25 cases. Am J Clin Pathol 1992; 97:751–758.

151 Dionigi A, Facco C, Tibiletti MG, et al. Ovarian metastases from colorectal carcinoma. Clinicopathologic profile, immunophenotype and karyotype analysis. Am J Clin Pathol 2000; 114:111–122.

152 Young RH, Hart WR. Metastases from carcinomas of the pancreas simulating primary mucinous tumors of the ovary: a report of seven cases. Am J Surg Pathol 1989; 13(9):748–756.

153 Young RH, Scully RE. Ovarian metastases from carcinoma of the gallbladder and extrahepatic bile ducts simulating primary tumors of the ovary: a report of six cases. Int J Gynecol Pathol 1990; 9:60–72.

154 Ronnett BM, Kurman RJ, Shmookler BM, et al. The morphologic spectrum of ovarian metastases of appendiceal adenocarcinomas: a clinicopathologic and immunohistochemical analysis of tumors often misinterpreted as primary ovarian tumors or metastatic tumors from other gastrointestinal sites. Am J Surg Pathol 1997; 21:1144–1155.

155 Young RH, Scully RE. Mucinous ovarian tumors associated with mucinous adenocarcinomas of the cervix: a clinicopathological analysis of 16 cases. Int J Gynecol Pathol 1988; 7:99–111.

156 Wauters CCAP, Smedts F, Gerrits LGM, et al. Keratins 7 and 20 as diagnostic markers of carcinomas metastatic to the ovary. Hum Pathol 1995; 26:852–855.

157 Loy TS, Calaluce RD, Keeney GL. Cytokeratin immunostaining in differentiating primary ovarian carcinoma from metastatic colonic adenocarcinoma. Mod Pathol 1996; 9(11):1040–1044.

158 Lagendijk JH, Mullink H, Diest PJ Van, et al. Tracing the origin of adenocarcinomas with unknown primary using immunohistochemistry: differential diagnosis between colonic and ovarian carcinomas as primary sites. Hum Pathol 1998; 29:491–497.

159 Cathro HP, Stoler MH. Expression of cytokeratins 7 and 20 in ovarian neoplasia. Am J Clin Pathol 2002; 117:944–951.
160 Chu P, Wu E, Weiss LM. Cytokeratin 7 and cytokeratin 20 expression in epithelial neoplasms: a survey of 435 cases. Mod Pathol 2000; 13:962–972.
161 Barbareschi M, Murer B, Colby TV, et al. CDX-2 homeobox gene expression is a reliable marker of colorectal adenocarcinoma metastases to the lungs. Am J Surg Pathol 2003; 27: 141–149.
162 Groisman GM, Meir A, Sabo E. The value of Cdx2 immunostaining in differentiating primary ovarian carcinomas from colonic carcinomas metastatic to the ovaries. Int J Gynecol Pathol 2003; 23:52–57.
163 Ji H, Isacson C, Seidman JD, et al. Cytokeratins 7 and 20, Dpc4 and MUC5AC in the distinction of metastatic mucinous carcinomas in the ovary from primary ovarian mucinous tumors: Dpc4 assists in identifying metastatic pancreatic carcinomas. Int J Gynecol Pathol 2002; 21:391–400.
164 Young RH, Prat J, Scully RE. Ovarian Sertoli-Leydig cell tumors with heterologous elements. 1. Gastrointestinal epithelium and carcinoid: a clinicopathologic analysis of thirty-six cases. Cancer 1982; 50:2448–2456.
165 Baker PM, Oliva E, Young RH, et al. Ovarian mucinous carcinoids including some with a carcinomatous component. Am J Surg Pathol 2001; 25:557–568.
166 Tenti P, Aguzzi A, Riva C, et al. Ovarian mucinous tumors frequently express markers of gastric, intestinal and pancreaticobiliary epithelial cells. Cancer 1992; 69:2131–2142.
167 Shiohara S, Shiozawa Y, Shimizu M, et al. Histochemical analysis of estrogen and progesterone receptors and gastric-type mucin in mucinous ovarian tumors with reference to their pathogenesis. Cancer 1997; 80:908–916.
168 Mandai M, Konishi I, Kuroda H, et al. Heterogenous distribution K-ras-mutated epithelia in mucinous ovarian tumors with special reference to histopathology. Hum Pathol 1998; 28:34–40.
169 Caduff RF, Svoboda-Newman SM, Ferguson AW, et al. Comparison of mutations of Ki-ras and p53 immunoreactivity in borderline and malignant epithelial ovarian tumors. Am J Surg Pathol 1999; 23:323–328.
170 Garrett AP, Lee KR, Colitti CR, et al. K-ras mutation may be an early event in mucinous ovarian tumorigenesis. Int J Gynecol Pathol 2001; 20:244–251.
171 Pieretti M, Hopenhayn-Rich C, Khattar NH, et al. Heterogeneity of ovarian cancer: relationships among histologic groups, stage of disease, tumor markers, patient characteristics and survival. Cancer Invest 2002; 20:11–23.
172 Lassus H, Laitinen MPE, Anttonen M, et al. Comparison of serous and mucinous ovarian carcinomas: distinct pattern of allelic loss at distal 8p and expression of transcription factor GATA-4. Lab Invest 2001; 81:517–526.
173 Pieretti M, Powell DE, Gallion HH, et al. Genetic alterations on chromosome 17 distinguish different types of epithelial ovarian tumors. Hum Pathol 1995; 26:393–397.
174 Purdie DM, Webb PM, Siskind V, et al. The different etiologies of mucinous and nonmucinous epithelial cancers. Gynecol Oncol 2003; 88:S145–S148.
175 Rutgers JL, Bell DA. Immunohistochemical characterization of ovarian borderline tumors of intestinal and mullerian types. Mod Pathol 1992; 5:367–371.
176 Grosso G, Raspagliesi F, Balocchi G, et al. Endometrioid carcinoma of the ovary: a retrospective analysis of 106 cases. Tumori 1998; 84:552–557.
177 Czernobilsky B, Silverman BB, Mikuta JJ. Endometrioid carcinoma of the ovary: a clinicopathologic study of 75 cases. Cancer 1970; 26:1141–1152.
178 Kline RC, Wharton JT, Atkinson EN, et al. Endometrioid carcinoma of the ovary: retrospective review of 145 cases. Gynecol Oncol 1990; 39(3):337–346.
179 Russell P. The pathological assessment of ovarian neoplasms III: The malignant 'epithelial' tumors. Pathology 1979; 11: 493–532.
180 Yoshikawa H, Jimbo H, Okada S, et al. Prevalence of endometriosis in ovarian cancer. Gynecol Obstet Invest 2000; 50(Suppl 1):11–17.
181 Russell P. The pathological assessment of ovarian neoplasms. II: The proliferating 'epithelial tumors'. Pathology 1979; 11: 251–282.
182 Kao GF, Norris HJ. Cystadenofibromas of the ovary with epithelial atypia. Am J Surg Pathol 1978; 2(4):357–363.
183 Roth LM, Czernobilsky B, Langley FA. Ovarian endometrioid adenofibromatous and cystadenofibromatous tumors: benign, proliferating and malignant. Cancer 1981; 48:1838–1845.
184 Bell DA, Scully RE. Atypical and borderline endometrioid adenofibromas of the ovary: a report of 27 cases. Am J Surg Pathol 1985; 9(3):205–214.
185 Snyder RR, Norris HJ, Tavassoli F. Endometrioid proliferative and low malignant potential tumors of the ovary: a clinicopathologic study of 46 cases. Am J Surg Pathol 1998; 12 (9):661–671.
186 Bell KA, Kurman RJ. A clinicopathologic analysis of atypical proliferative (borderline) tumors and well-differentiated endometrioid adenocarcinomas of the ovary. Am J Surg Pathol 2000; 24(11):1465–1479.
187 Roth LM, Emerson RE, Ulbright TM. Ovarian endometrioid tumors of low malignant potential: a clinicopathologic study of 30 cases with comparison to well-differentiated endometrioid adenocarcinoma. Am J Surg Pathol 2003; 27: 1253–1259.
188 Kao GF, Norris HJ. Unusual cystadenofibromas: endometrioid, mucinous and clear cell types. Obstet Gyn 1979; 54(6):729–736.
189 DePriest PD, Banks ER, Powell DE, et al. Endometrioid carcinoma of the ovary and endometriosis: the association in postmenopausal women. Gynecol Oncol 1992; 47:71–75.
190 Zwart J, Geisler ZJ, Geisler HE. Five-year survival in patients with endometrioid carcinoma of the ovary versus those with serous carcinoma. Eur J Gynecol Oncol 1988; 19(3):225–228.

191 McMeekin DS, Burger RA, Manetta A, et al. Endometrioid adenocarcinoma of the ovary and its relationship to endometriosis. Gynecol Oncol 1995; 59:81–86.
192 Seidman JD. Prognostic importance of hyperplasia and atypia in endometriosis. Int J Gynecol Pathol 1996; 15:1–9.
193 Scully RE, Young RH, Clement PB, eds. Endometrioid tumors: tumors of the ovary, maldeveloped gonads, fallopian tube and broad ligament. In: Atlas of tumor pathology, 3rd series, fascicle 23. Washington, DC: Armed Forces Institute of Pathology; 1998:107–140.
194 Pitman MB, Young RH, Clement PB, et al. Endometrioid carcinoma of the ovary and endometrium, oxyphilic cell type: a report of nine cases. Int J Gynecol Pathol 1994; 13:290–301.
195 Eichhorn JH, Scully RE. Endometrioid ciliated-cell tumors of the ovary: a report of five cases. Int J Gynecol Pathol 1996; 15:248–256.
196 Tornos C, Silva EG, Ordonez NG, et al. Endometrioid carcinoma of the ovary with a prominent spindle-cell component, a source of diagnostic confusion: a report of 14 cases. Am J Surg Pathol 1995; 18(12):1343–1353.
197 Young RH, Prat J, Scully RE. Ovarian endometrioid carcinomas resembling sex cord-stromal tumors: a clinicopathological analysis of 13 cases. Am J Surg Pathol 1982; 6:513–522.
198 Roth LM, Liban E, Czernobilsky B. Ovarian endometrioid tumors mimicking Sertoli and Sertoli-Leydig cell tumors: sertoliform variant of endometrioid carcinoma Cancer 1982; 50:1322–1331.
199 Matias-Guiu X, Pons C, Prat J. Mullerian inhibiting substance, alpha-inhibin and CD99 expression in sex cord-stromal tumors and endometrioid ovarian carcinomas resembling sex cord-stromal tumors. Hum Pathol 1998; 29(8):840–845.
200 Guerriere C, Frånlund B, Malmstrom H, et al. Ovarian endometrioid carcinomas simulating sex cord-stromal tumors: a study using inhibin and cytokeratin 7. Int J Gynecol Pathol 1998; 17:266–271.
201 Ordi J, Schammel DP, Rasekh L, et al. Sertoliform endometrioid carcinomas of the ovary: a clinicopathologic and immunohistochemical study of 13 cases. Mod Pathol 1999; 12(10):933–940.
202 Nogales F, Bergeron C, Carvia RE, Alvaro T, Fulwood HR. Ovarian endometrioid tumors with yolk sac tumor component, an unusual form of ovarian neoplasm. Analysis of six cases. Am J Surg Pathol 1996; 20(9):1056–1066.
203 Kim KR, Scully RE. Peritoneal keratin granulomas with carcinomas of endometrium and ovary and atypical polypoid adenomyoma of endometrium: a clinicopathological analysis of 22 cases. Am J Surg Pathol 1990; 14:925–932.
204 Demopoulos RI, Touger L, Dubin N. Secondary ovarian carcinoma: a clinical and pathological evaluation. Int J Gynecol Pathol 1987; 6:166–175.
205 Yada-Hashimoto N, Yamamoto T, Kamiura S, et al. Metastatic ovarian tumors: a review of 64 cases. Gynecol Oncol 2003; 89:314–317.
206 Eifel P, Hendrickson M, Ross J, et al. Simultaneous presentation of carcinoma involving the ovary and the uterine corpus. Cancer 1982; 50:163–170.
207 Montaya F, Martin M, Schneider J, et al. Simultaneous appearance of ovarian and endometrial carcinoma: a therapeutic challenge. Eur J Gynaecol Oncol 1989; 10(2):135–139.
208 Zaino R, Whitney C, Brady MF, et al. Simultaneously detected endometrial and ovarian carcinomas – a prospective clinicopathologic study of 74 cases: a gynecologic oncology group study. Gynecol Oncol 2001; 83:355–362.
209 Prat J, Matias-Guiu X, Baretto J. Simultaneous carcinoma involving the endometrium and the ovary: a clinicopathologic, immunohistochemical and DNA flow cytometric study of 18 cases. Cancer 1991; 68:2455–2459.
210 Fujita M, Enomoto T, Wada H, et al. Application of clonal analysis. Differential diagnosis for synchronous primary ovarian and endometrial cancers and metastatic cancer. Am J Clin Pathol 1996; 105:350–359.
211 Emmert-Buck MR, Chuaqui R, Zhuang Z, et al. Molecular analysis of synchronous uterine and ovarian endometrioid tumors. Int J Gynecol Pathol 1997; 16:143–148.
212 Caduff RF, Svoboda-Newman SM, Bartos RE, et al. Comparative analysis of histologic homologues of endometrial and ovarian carcinoma. Am J Surg Pathol 1998; 22(3):319–326.
213 Shenson DL, Gallion HH, Powell DE, et al. Loss of heterozygosity and genomic instability in synchronous endometrioid tumors of the ovary and endometrium. Cancer 1995; 76:650–657.
214 Matias-Guiu X, Lagarda H, Catasus L, et al. Clonality analysis in synchronous or metachronous tumors of the female genital tract. Int J Gynecol Pathol 2002; 21(3):205–211.
215 Moreno-Bueno G, Gamallo C, Perez-Gallego L, et al. Beta-catenin expression pattern, beta-catenin gene mutations and microsatellite instability in endometrioid ovarian carcinomas and synchronous endometrial carcinomas. Diagn Mol Pathol 2001; 10(2):116–122.
216 Ulbright TM, Roth LM, Stehman FB. Secondary ovarian neoplasia: a clinicopathologic study of 35 cases. Cancer 1984; 53:1164–1174.
217 Harcourt KF, Dennis DL. Laparotomy for 'ovarian tumors' in unsuspected carcinoma of the colon. Cancer 1968; 21: 1244–1246.
218 DeCostanzo DC, Elias JM, Chumas JC. Necrosis in 84 ovarian carcinomas: a morphologic study of primary versus metastatic colonic carcinoma with a selective immunohistochemical analysis of cytokeratin subtypes and carcinoembryonic antigen. Int J Gynecol Pathol 1997; 16:245–249.
219 Berezowski K, Stastny JF, Kornstein MJ. Cytokeratins 7 and 20 and carcinoembryonic antigen in ovarian and colonic carcinoma. Mod Pathol 1996; 9(4):426–429.
220 Young RH, Scully RE. Oxyphilic clear cell carcinoma of the ovary. Am J Surg Pathol 1987; 11(9):661–667.
221 Young RH, Hart WR. Metastatic intestinal carcinomas simulating primary ovarian clear cell carcinoma and secretory endometrioid carcinoma: a clinicopathologic and immuno-

histochemical study of five cases. Am J Surg Pathol 1998; 22(7):805–815.
222 Young RH, Scully RE. Ovarian tumors of probable wolffian origin: a report of 11 cases. Am J Surg Pathol 1983; 7:125–135.
223 Kommoss F, Olivia E, Bhan AK, et al. Inhibin expression in ovarian tumors and tumor-like lesions: an immunohistochemical study. Mod Pathol 1998; 11(7):656–664.
224 Devouassoux-Shisheboran M, Silver SA, Tavassoli FA. Wolffian adnexal tumor, so-called female adnexal tumor of probable wolffian origin (FATWO): immunohistochemical evidence in support of a wolffian origin. Hum Pathol 1999; 30(7):856–863.
225 Clement PB, Young RH, Scully RE. Endometrioid-like variant of ovarian yolk sac tumor: a clinicopathological analysis of eight cases. Am J Surg Pathol 1987; 11(10):767–778.
226 Kleinman GM, Young RH, Scully RE. Primary neuroectodermal tumors of the ovary: a report of 25 cases. Am J Surg Pathol 1993; 17(8):764–768.
227 Kleinman GM, Young RH, Scully RE. Ependymoma of the ovary: report of three cases. Hum Pathol 1984; 15:632–638.
228 Mostoufizadeh M, Scully RE. Malignant tumors arising in endometriosis. Clin Obstet Gynecol 1980; 23:951–963.
229 Stern RC, Dash R, Bentley RC, et al. Malignancy in endometriosis: frequency and comparison of ovarian and extraovarian types. Int J Gynecol Pathol 2001; 20:133–139.
230 Cuesta RS De La, Eichorn JH, Rice LW, et al. Histologic transformation of benign endometriosis to early epithelial ovarian cancer. Gynecol Oncol 1996; 60:238–244.
231 Fukunaga M, Nomura K, Ishikawa E, et al. Ovarian atypical endometriosis: its close association with malignant epithelial tumours. Histopathology 1997; 30(3):249–255.
232 Modesitt SC, Tortolero-Luna G, Robinson JB, et al. Ovarian and extraovarian endometriosis-related cancer. Obstet Gynecol 2002; 100(4):788–795.
233 Czernobilsky B, Morris WJ. A histologic study of ovarian endometriosis with emphasis on hyperplastic and atypical changes. Obstet Gynecol 1979; 53:318–323.
234 Ballouk F, Ross JS, Wolf BC. Ovarian endometriotic cysts: an analysis of cytologic atypia and DNA ploidy patterns. Am J Clin Pathol 1994; 102:415–419.
235 Jiang X, Morland SJ, Hitchcock A, et al. Allelotyping of endometriosis with adjacent ovarian carcinoma reveals evidence of a common lineage. Cancer Res 1995; 58(8):1707–1712.
236 Obata K, Morland SJ, Watson RH, et al. Frequent PTEN/MMAC mutations in endometrioid but not serous or mucinous epithelial ovarian tumors. Cancer Res 1998; 58(10):2095–2097.
237 Placios J, Gamallo C. Mutations in the beta-catenin gene (CTNNB1) in endometrioid ovarian carcinomas. Cancer Res 1998; 58(7):1344–1347.
238 Gras E, Catasus L, Arguelles R, et al. Microsatellite instability, MLH-1 promoter hypermethylation and frameshift mutations at coding mononucleotide repeat microsatellites in ovarian tumors. Cancer 2001; 92(11):2829–2836.
239 Liu J, Albarracin CT, Chang KH, et al. Microsatellite instability and expression of hMLH1 and hMSH2 proteins in ovarian endometrioid cancer. Mod Pathol 2004; 17:75–80.
240 Shakfeh SM, Woodruff JD. Primary ovarian sarcomas: report of 46 cases and review of the literature. Obstet Gynecol Surv 1987; 42:331–349.
241 Deligdisch L, Plaxe S, Cohen CJ. Extrauterine pelvic malignant mixed mesodermal tumors: a study of 10 cases with immunohistochemistry. Int J Gynecol Pathol 1998; 7:361–372.
242 Barakat RR, Rubin SC, Wong G, et al. Mixed mesodermal tumor of the ovary: analysis of prognostic factors in 31 cases. Obstet Gynecol 1992; 80:660–664.
243 Sood AK, Sorosky JI, Gelder MS, et al. Primary ovarian sarcoma: analysis of prognostic variables and the role of surgical cytoreduction. Cancer 1998; 82(9):1731–1737.
244 Dellers EA, Valente PT, Edmonds PR, et al. Extrauterine mixed mesodermal tumors: an immunohistochemical study. Arch Pathol Lab Med 1991; 115:918–920.
245 Dictor M. Ovarian malignant mixed mesodermal tumor: the occurrence of hyaline droplets containing α-1-antitrypsin. Hum Pathol 1982; 13:930–933.
246 Dinh TV, Slavin RE, Bhagavan BS, et al. Mixed mesodermal tumors of the ovary: a clinicopathologic study of 14 cases. Obstet Gynecol 1988; 72:409–412.
247 Terada KY, Johnson TL, Hopkins M, et al. Clinicopathologic features of ovarian mixed mesodermal tumors and carcinosarcomas. Gynecol Oncol 1989; 32:228–232.
248 Eichorn JH, Young RH, Clement PB, et al. Mesodermal (Müllerian) adenosarcoma of the ovary: a clinicopathological analysis of 40 cases and a review of the literature. Am J Surg Pathol 2002; 26(10):1243–1258.
249 Kao GF, Norris HJ. Benign and low-grade variants of mixed mesodermal tumor (adenosarcoma) of the ovary and the adnexal area. Cancer 1978; 42(3):1314–1324.
250 Chang KL, Crabtree GS, Lim-Tan SK, et al. Primary extrauterine endometrial stromal neoplasms; a clinicopathologic study of 20 cases and a review of the literature. Int J Gynecol Pathol 1993; 12:282–296.
251 Young RH, Prat J, Scully RE. Endometrioid stromal sarcomas of the ovary: a clinicopathologic analysis of 23 cases. Cancer 1984; 53:1143–1155.
252 Ehrmann RL, Weidner N, Welch WR, et al. Malignant mixed mullerian tumor of the ovary with prominent neuroectodermal differentiation (teratoid carcinosarcoma). Int J Gynecol Pathol 1990; 9:272–282.
253 Parker RL, Dadmanesh F, Young RH, Clement PB. Polypoid endometriosis: a clinicopathologic analysis of 24 cases and a review of the literature. Am J Surg Pathol 2004; 28:285–297.
254 Young RH, Scully RE. Sarcomas metastatic to the ovary: a report of 21 cases. Int J Gynecol Pathol 1990; 9:231–252.
255 Scully RE, Young RH, Clement PB, eds. Clear cell tumors: tumors of the ovary, maldeveloped gonads, fallopian tube

and broad ligament. In: Atlas of tumor pathology, 3rd series, fascicle 23. Washington, DC: Armed Forces Institute of Pathology; 1998:141–151.

256 Roth LM, Langley FA, Fox H, et al. Ovarian clear cell adenofibromatous tumors: benign, of low malignant potential and associated with invasive clear cell carcinoma. Cancer 1984; 53:1156–1163.

257 Bell DA, Scully RE. Benign and borderline clear cell adenofibromas of the ovary. Cancer 1985; 56:2922–2931.

258 Montag AG, Jenison EL, Griffiths CT, et al. Ovarian clear cell carcinoma. A clinicopathologic analysis of 44 cases. Int J Gynecol Pathol 1989; 8:85–96.

259 Crozier MA, Copeland LJ, Silve EG, et al. Clear cell carcinoma of the ovary: a study of 59 cases. Gynecol Oncol 1989; 35:199–203.

260 Young RH, Oliva E, Scully RE. Small cell carcinoma of the ovary, hypercalcemic type: a clinicopathological analysis of 150 cases. Am J Surg Pathol 1994; 18:1102–1116.

261 O'Brien MER, Schofiels JB, Tan S, et al. Clear cell epithelial cancer (mesonephroid): bad prognosis only in early stages. Gynecol Oncol 1993; 49:250–254.

262 Goff BA. Sainz de la Cuesta, Muntz HG, et al. Clear cell carcinoma of the ovary: a distinct histologic type with poor prognosis and resistance to platinum-based chemotherapy in stage III disease. Gynecol Oncol 1996; 60:412–417.

263 Kennedy AW, Markman M, Biscotti CV, et al. Survival probability in ovarian clear cell adenocarcinoma. Gynecol Oncol 1999; 74:108–114.

264 Sugiyama T, Kamura T, Kigawa J, et al. Clinical characteristics of clear cell carcinoma of the ovary. Cancer 2000; 88: 2584–2589.

265 Leitao MM, Boyd J, Hummer A, et al. Clinicopathologic analysis of early-stage sporadic ovarian carcinoma. Am J Surg Pathol 2004; 28:147–159.

266 Young RH, Scully RE. Oxyphilic clear cell carcinoma of the ovary. A report of nine cases. Am J Surg Pathol 1987; 11(9): 661–667.

267 Sant'Ambrogio S, Malpica A, Schroeder B, et al. Primary ovarian rhabdomyosarcoma associates with clear cell carcinoma of the ovary: a case report and review of the literature. Int J Gynecol Pathol 2000; 19:169–173.

268 Ishikura H, Scully RE. Hepatoid carcinoma of the ovary.A newly described tumor. Cancer 1987; 60:2775–2784.

269 Tochigi N, Kishimoto T, Supriatna, et al. Hepatoid carcinoma of the ovary: a report of three cases admixed with a common surface epithelial carcinoma. Int J Gynecol Pathol 2003; 22:266–271.

270 Wick MR, Swanson PE, Manivel JC. Placental-like alkaline phosphatase reactivity in human tumors: an immunohistochemical study of 520 cases. Hum Pathol 1987; 18:946–954.

271 Zirker TA, Silva EG, Morris M, et al. Immunohistochemical differentiation of clear cell carcinoma of the female genital tract and endodermal sinus tumor with the use of alpha-fetoprotein and Leu-M1. Am J Clin Pathol 1989; 91:511–514.

272 Young RH, Dickerson GR, Scully RE. Juvenile granulosa cell tumor of the ovary: a clinicopathological analysis of 125 cases. Am J Surg Pathol 1984; 8:575–596.

273 Young RH, Hart WR. Renal cell carcinoma metastatic to the ovary: a report of three cases emphasizing possible confusion with ovarian clear cell adenocarcinoma. Int J Gynecol Pathol 1992; 11:96–104.

274 Cameron RI, Ashe P, O'Rouke DM, et al. A panel of immunohistochemical stains assists in the distinction between ovarian and renal clear cell carcinoma. Int J Gynecol Pathol 2003; 22:272–276.

275 Nolan LP, Heatley MK. The value of immunohistochemistry in distinguishing between clear cell carcinoma of the kidney and ovary. Int J Gynecol Pathol 2001; 20:155–159.

276 Brinton LA, Gridley G, Persson I, et al. Cancer risk after a hospital discharge diagnosis of endometriosis. Am J Obstet Gynecol 1997; 176:572–579.

277 Vercellini P, Parazzini F, Bolis G, et al. Endometriosis and ovarian cancer. Am J Obstet Gynecol 1993; 169:181–182.

278 Shimizu M, Nikaido T, Toki T, et al. Clear cell carcinoma has an expression pattern of cell cycle regulatory molecules that is unique among ovarian adenocarcinomas. Cancer 1999; 85(3):669–677.

279 Okada S, Tsuda H, Takarabe T, et al. Allelotype analysis of common epithelial ovarian cancers with special reference to comparison between clear cell adenocarcinoma with other histological types. Jpn J Cancer Res 2002; 93:798–806.

280 Werness BA, Jobe JS, DiCioccio RA, et al. Expression of p53 induced tumor suppressor p21waf1/cip1 in ovarian carcinomas: correlation with p53 and Ki-67 immunohistochemistry. Int J Gynecol Pathol 1997; 16:149–155.

281 Fujimura M, Hidaka T, Kataoka K, et al. Absence of estrogen receptor-a expression on human ovarian clear cell adenocarcinoma compared with ovarian serous, endometrioid and mucinous adenocarcinoma. Am J Surg Pathol 2001; 25 (5):667–672.

282 Vang R, Whitaker BP, Farhood AI, et al. Immunohistochemical analysis of clear cell carcinoma of the gynecologic tract. Int J Gynecol Pathol 2001; 20:252–259.

283 Brenner F. Das oophoroma folliculare. Frankfurt Z Pathol 1907; 1:150–171.

284 Fox H, Agrawal K, Langley FA. The Brenner tumour of the ovary. A clinicopathological study of 54 cases. J Obstet Gynaecol Br Commonw 1972; 79:661–665.

285 Ehrlich CE, Roth LM. The Brenner tumor: a clinicopathologic study of 57 cases. Cancer 1971; 27:332–342.

286 Silverberg SG. Brenner tumor of the ovary: a clinicopathologic study of 60 tumors in 54 women. Cancer 1971; 28: 588–596.

287 Waxman M. Pure and mixed Brenner tumors of the ovary: clinicopathologic and histogenetic observations. Cancer 1979; 43:1830–1839.

288 Hallgrimsson J, Scully RE. Borderline and malignant Brenner tumours of the ovary: a report of 15 cases. Acta Path Microbiol

Scand [A] 1972; 80(233):56–66.
289 Roth LM, Dallenbach-Hellweg G, Czernobilsky B. Ovarian Brenner tumors. I. Metaplastic, proliferating and of low malignant potential. Cancer 1985; 56:582–591.
290 Miles PA, Norris HJ. Proliferative and malignant Brenner tumors of the ovary. Cancer 1972; 30:174–186.
291 Woodruff JD, Dietrich D, Genadry R, et al. Proliferative and malignant Brenner tumors: review of 47 cases. Am J Obstet Gynecol 1981; 141:118–125.
292 Trebeck CE, Friedlander ML, Russell P, et al. Brenner tumors of the ovary: a study of histology, immunochemistry and cellular DNA content in benign, borderline and malignant ovarian tumors. Pathology 1987; 19:241–246.
293 Roth LM, Czernobilsky B. Ovarian Brenner tumors: II. Malignant. Cancer 1985; 56:592–601.
294 Austin RM, Norris HJ. Malignant Brenner tumor and transitional cell carcinoma of the ovary: a comparison. Int J Gynecol Pathol 1987; 6:29–39.
295 Silva EG, Robey-Cafferty SS, Smoth TL, et al. Ovarian carcinomas with transitional cell carcinoma pattern. Am J Clin Pathol 1990; 93(4):458–465.
296 Robey SS, Silva EG, Gershenson DM, et al. Transitional cell carcinoma in high-grade high-stage ovarian carcinoma: an indicator of favorable response to chemotherapy. Cancer 1989; 63:839–847.
297 Hollingsworth HC, Steinberg SM, Silverberg SG, et al. Advanced stage transitional cell carcinoma of the ovary. Hum Pathol 1996; 27(12):1267–1272.
298 Gershenson DM, Silva EG, Mitchell MF, et al. Transitional cell carcinoma of the ovary: a matched control study of advanced-stage patients treated with cisplatin-based chemotherapy. Am J Obstet Gynecol 1993; 168:1178–1187.
299 Scully RE, Young RH, Clement PB, eds. Transitional and squamous cell tumors: tumors of the ovary, maldeveloped gonads, fallopian tube and broad ligament. In: Atlas of tumor Pathology, 3rd series, fascicle 23. Washington, DC: Armed Forces Institute of Pathology; 1998:153–164.
300 Baker PM, Young RH. Brenner tumor of the ovary with striking microcystic change. Int J Gynecol Pathol 2003; 22:185–188.
301 Eichhorn J, Young RH. Transitional cell carcinoma of the ovary. A morphologic study of 100 cases with emphasis on differential diagnosis. Am J Surg Pathol 2004; 28:453–463.
302 Nagai Y, Kishimoto T, Nikaido T, et al. Squamous predominance in mixed-epithelial papillary cystadenomas of borderline malignancy of mullerian type arising in endometriotic cysts: a study of four cases. Am J Surg Pathol 2003; 27(2): 242–247.
303 Young RH, Scully RE. Urothelial and ovarian carcinomas of identical cell types: problems in interpretation. Int J Gynecol Pathol 1988; 7:197–211.
304 Logani S, Olivia E, Amin MB, et al. Immunoprofile of ovarian tumors with putative transitional cell (urothelial) differentiation using novel urothelial markers: histogenetic and diagnostic implications. Am J Surg Pathol 2003; 27(11): 1434–1441.
305 Soslow RA, Rouse RV, Hendrickson MR, et al. Transitional cell neoplasms of the ovary and bladder: a comparative immunohistochemical analysis. Int J Gynecol Pathol 1996; 15:257–265.
306 Ordonez NG. Transitional cell carcinomas of the ovary and bladder are immunophenotypically different. Histopathology 2000; 36:433–438.
307 Shevchuk MM, Fenoglio CM, Richart RM. Histogenesis of Brenner tumors, I: histology and ultrastructure. Cancer 1980; 46:2607–2616.
308 Ordonez NG, Mackay B. Brenner tumor of the ovary: a comparative immunohistochemical and ultrastructural study with transitional cell carcinoma of the bladder. Ultrastruct Pathol 2000; 24:157–167.
309 Kaufmann O, Volmerig J, Dietel M. Uroplakin III is a highly specific and moderately sensitive immunohistochemical marker for primary and metastatic urothelial carcinomas. Am J Clin Pathol 2000; 113:683–687.
310 Ogawa K, Johansson SL, Cohen SM. Immunohistochemical analysis of uroplakins, urothelial specific proteins in ovarian Brenner tumors, normal tissues and benign and neoplastic lesions of the female genital tract. Am J Pathol 1999; 155: 1047–1050.
311 Riedel I, Czernobilsky B, Lifschitz-Mercer B, et al. Brenner tumors but not transitional cell carcinomas of the ovary show urothelial differentiation: immunohistochemical staining of the urothelial markers, including cytokeratins and uroplakins. Virchows Arch 2001; 438:181–191.
312 Nogales FF, Silverberg SG. Epidermoid cysts of the ovary: a report of five cases with histogenetic considerations and ultrastructural findings. Am J Obstet Gynecol 1976; 124:523–528.
313 Young RH, Prat J, Scully RE. Epidermoid cyst of the ovary: a report of three cases with comments on histogenesis. Am J Clin Pathol 1980; 73:272–276.
314 Fan LD, Zang HY, Zhang XS. Ovarian epidermoid cyst: report of eight cases. Int J Gynecol Pathol 1996; 15:69–71.
315 Pins MR, Young RH, Daly WJ, et al. Primary squamous cell carcinoma of the ovary: a report of 37 cases. Am J Surg Pathol 1996; 20(7):823–833.
316 Black WC, Benitez RE. Non-teratomatous squamous cell carcinoma in situ of the ovary. Obstet Gynecol 1974; 120:526–556.
317 Genadry R, Parmley T, Woodruff JD. Simultaneous malignant squamous metaplasia of the cervix and ovary. Gynecol Oncol 1979; 8:87–91.
318 McGrady BJ, Sloan JM, Lamki H, et al. Bilateral ovarian cysts with squamous intraepithelial neoplasia. Int J Gynecol Pathol 1993; 12:350–354.
319 Sworn MJ, Jones H, Letchworth AT, et al. Squamous intraepithelial neoplasia in an ovarian cyst, cervical intraepithelial neoplasia and human papillomavirus. Hum Pathol 1995; 26:344–347.
320 Young RH, Gersell DJ, Roth LM, et al. Ovarian metastases

from cervical carcinomas other than pure adenocarcinomas: a report of 12 cases. Cancer 1993; 71:407–418.

321 Mia KT, Yazdi HM, Bertrand MA, et al. Bilateral primary ovarian squamous cell carcinoma associated with human papilloma virus infection and vulvar and cervical intraepithelial neoplasia: a case report with review of the literature. Am J Surg Pathol 1996; 20(6):767–772.

322 Brescia RJ, Dubin N, Demopoulos RI. Endometrioid and clear cell carcinoma of the ovary. Int J Gynecol Pathol 1989; 8:132–138.

323 Tornos C, Silva EG, Khorana SM, Burke TW. High-stage endometrioid carcinoma of the ovary. Prognostic significance of pure versus mixed histologic types. Am J Surg Pathol 1994; 18:687–693.

324 Silva EG, Tornos C, Bailey MA, et al. Undifferentiated carcinoma of the ovary. Arch Pathol Lab Med 1991; 115:377–381.

325 Scully RE, Young RH, Clement PB, eds. Mixed epithelial tumors and undifferentiated carcinomas: tumors of the ovary, maldeveloped gonads, fallopian tube and broad ligament. In: Atlas of tumor pathology, 3rd series, fascicle 23. Washington, DC: Armed Forces Institute of Pathology; 1998:165–168.

326 Kuwashima Y, Uehara T, Kishi K, et al. Immunohistochemical characterization of undifferentiated carcinomas of the ovary. J Cancer Res Clin Oncol 1994; 120:672–677.

327 Oliva E, Andrada E, Pezzica E, et al. Ovarian carcinomas with choriocarcinomatous differentiation. Cancer 1993; 72: 2442–2446.

328 Young RH, Scully RE. Ovarian sex cord-stromal tumors with bizarre nuclei: a clinicopathologic study of 34 cases. Int J Gynecol Pathol 1983; 1:325–330.

329 Eichhorn JH, Young RH, Scully RE. Primary ovarian small cell carcinoma of pulmonary type: a clinicopathologic, immunohistologic and flow cytometric analysis of 11 cases. Am J Surg Pathol 1992; 16:926–938.

330 Eichhorn JH, Lawrence WD, Young RH, et al. Ovarian neuroendocrine carcinomas of non-small cell carcinoma cell type associated with surface epithelial adenocarcinomas: a study of five cases and review of the literature. Int J Gynecol Pathol 1996; 15:303–314.

28

根据病理学改变治疗卵巢上皮性肿瘤及其预后

Pathology-based management and outcome of epithelial tumors of the ovary

Michael G. Muto 著

孙昆昆译 回允中校

引言 Introduction

卵巢上皮性肿瘤的分类随其起源、细胞类型、恶性潜能分级、发生卵巢外疾病倾向（同时发生或转移）的细微差别以及腹膜播散类型的不同而异，使得本病成为最为复杂的一种女性生殖道疾病。因此，肩负恰当治疗患者重任的临床医师和病理医师其主要职责就是准确地记录影响预后和治疗之所见。尽管病理医师应该知道病理学变量对于治疗每一种肿瘤均至关重要，但卵巢肿瘤分类和治疗的变化趋势仍特别值得注意，已安排在本章讲述。本章将详细讨论重要的病理学参数及其对治疗的影响。

卵巢上皮性肿瘤的分期 Staging of ovarian epithelial neoplasia

分期程序 THE STAGING PROCEDURE

对于假定卵巢癌的治疗，第一步通常是手术探查。最初手术的目的是明确诊断，确立分期，将肿瘤体积减至（减容）最小（理想的是最大肿瘤结节小于1cm）。根据诊断、患者年龄以及对于保留生育力的选择，可能保留或不保留子宫和对侧卵巢[1]。

对于中度危险和低度危险盆腔肿物的最初治疗现在常选用腹腔镜输卵管-卵巢切除术，如果冰冻切片阳性则进行开放外科分期[2, 3]。该方法建议用于5cm或5cm以下的肿物。对于高度危险或较大的卵巢肿物，需施行剖腹手术。高度危险肿物包括那些含有实性成分、双侧性、有游离液、肿瘤标记物升高、高多普勒血流或有高危病史的患者。治疗步骤包括（1）垂直剖腹手术；（2）盆腔-腹腔冲洗液和横膈印片；（3）探查；（4）切除盆腔肿物进行冰冻切片检查；（5）切除网膜和淋巴结用于外科分期；（6）根据将来的生育力、组织学及分期决定经腹全子宫切除术和双侧输卵管-卵巢切除术。

FIGO 分期分类 FIGO STAGING CLASSIFICATION

表28.1 ～ 28.4概括了国际妇产科联合会（International Federation of Gynecology and Obstetrics, FIGO）关于卵巢癌的分期分类以及形态学特异性结局[4-7]。每个分

表 28.1 原发性卵巢癌的 FIGO 分期[4]（1985）

分期	描述	5年生存率（%）
Ⅰ	肿瘤局限于卵巢	78
ⅠA	肿瘤局限于一侧卵巢；无腹水。外表面无肿瘤；被膜完整	84
ⅠB	肿瘤局限于双侧卵巢；无腹水。外表面无肿瘤，被膜完整	79
ⅠC	ⅠA或ⅠB期肿瘤，但一侧或双侧卵巢表面有肿瘤或被膜破裂；或出现含恶性细胞的腹水或腹腔冲洗液阳性	73
Ⅱ	肿瘤累及一侧或双侧卵巢，伴有盆腔播散	59
ⅡA	播散和（或）转移至子宫和（或）输卵管	65
ⅡB	播散至其他盆腔组织	54
ⅡC	ⅡA或ⅡB期肿瘤，但一侧或双侧卵巢表面有肿瘤或被膜破裂；或出现有恶性细胞的腹水或腹腔冲洗液阳性	61
Ⅲ	肿瘤累及一侧或双侧卵巢，伴有盆腔外腹膜种植和（或）腹膜后或腹股沟淋巴结转移。肝表面转移相当于Ⅲ期。肿瘤局限于真骨盆，但组织学证实有小肠或网膜的恶性播散	22
ⅢA	肿瘤大体局限于真骨盆且淋巴结阴性，但组织学证实有显微镜下腹部腹膜表面种植	52
ⅢB	一侧或双侧卵巢肿瘤，伴有组织学证实的腹部腹膜表面种植，直径≤2cm。淋巴结阴性	29
ⅢC	腹部种植直径＞2cm和（或）腹膜后或腹股沟淋巴结阳性	18
Ⅳ	肿瘤累及一侧或双侧卵巢，伴有远处转移。如果出现胸腔积液，细胞学必须阳性。肝实质转移相当于Ⅳ期	14

表 28.2　卵巢癌分期的分布[6]

肿瘤类型	例数	分期(%)			
		Ⅰ	Ⅱ	Ⅲ	Ⅳ
黏液性	123	19.1	23.0	43.1	14.8
子宫内膜样	205	50.8	28.7	13.9	6.5
透明细胞	63	47.6	24.5	21.2	6.7
浆液性	283	35.2	25.5	27.6	11.7
未分化	155	57.1	25.4	7.9	9.5

期的预后高度依赖于肿瘤类型和分级。高分化的Ⅰ期和Ⅱ期肿瘤5年存活率为91%～98%，包括那些接受保守治疗的肿瘤。子宫内膜样或黏液性分化的肿瘤一般局限于卵巢，不累及卵巢表面。较高级别的浆液性肿瘤以及卵巢表面受累和（或）冲洗液阳性的肿瘤具有较高的卵巢外复发的危险性。Ⅲ期和Ⅳ期肿瘤的5年存活率降至20%，短期至中期预后受肿瘤体积可被手术缩小的程度以及对化疗反应的影响。如果不能进行理想的缩小肿瘤体积的手术，长期生存率则降至10%以下[1, 8]。

以下主要讨论特殊病理学类型的处理，尤其是交界性癌和低级别癌。该组肿瘤的处理争议最大，主要取决于病理学解释的细微差别。

浆液性肿瘤 Serous neoplasia

对于病理医师而言，诊断交界性浆液性囊腺瘤并不困难。但存在某些危险，不常见的变型（例如含有微乳头状结构或微小浸润的病变）可能被遗漏或高分化的浆液性癌被错误分类。然而，这些患者的治疗几乎完全取决于是否有卵巢外播散，如果有卵巢外播散的话，则取决于种植的性质[9-13]。以下是一些治疗方案及其原理。

交界性浆液性肿瘤 BORDERLINE SEROUS NEOPLASIA

Ⅰ期交界性浆液性肿瘤 Stage Ⅰ borderline serous neoplasia

Ⅰ期交界性浆液性肿瘤的治疗是仅切除附件结构。不需要化疗，如需保留生育能力，可以原位保留对侧卵巢。如果只有一个卵巢，在多数病例仅切除囊肿就足以，分娩之后也不必进一步强行手术切除残留的有生育力的卵巢[9, 11, 12, 18]。

以上处理是基于这样一个原理，即交界性浆液性肿瘤生物学行为“稳定”，不会随时间的延长而发生去分化。Ⅰ期交界性浆液性肿瘤癌变结局的发生率不到1%[14, 16, 18, 27]。上述原则是正确的，但需注意几个问题。首先，对侧卵巢存在发生新的原发性浆液性肿瘤或自发病侧播散的危险[14, 16, 18, 27]。此外，如果单纯切除囊肿，有高达1/3的病例可能在治疗侧卵巢再次发生肿瘤[2, 12]。但对侧卵巢发生恶性肿瘤的危险性很小。其次，极少部分交界性肿瘤随后将会在卵巢外盆腔部位发生真性癌[16]。这种情况可以是卵巢外浸润性种植或是与卵巢交界性肿瘤诊断同时或随后发生的真性癌（并不常见）。但尚无证据表明，通过切除所有生殖器官可以防止后一种情况的发生[9, 18]。

Ⅱ期交界性浆液性肿瘤 Stage Ⅱ borderline serous neoplasia

Ⅱ期交界性肿瘤的治疗是尽可能保留卵巢，与累及单侧卵巢的小肿瘤相比，其保留卵巢的可行性较差。尽管可以选择双侧囊肿切除，但必须告诉患者复发率较高。在一项应用保守外科手术的研究中，44例患者中有14例成功妊娠[12]。

Ⅲ期交界性浆液性肿瘤 Stage Ⅲ borderline serous neoplasia

Ⅲ期的定义是不仅累及卵巢而且累及腹膜、陷凹或网膜表面。该组交界性肿瘤处于疾病持续进展的高度危险中，在某些情况下甚至引起死亡。与Ⅰ期交界性肿瘤5年生存率超过99%不同，Ⅱ～Ⅳ期肿瘤的复发率为20%～30%，Ⅲ期或Ⅲ期以上肿瘤的死亡率为15%～20%（表28.4）[17, 26, 27]。总之，Ⅰ期、Ⅱ期和Ⅲ期肿瘤的无病生存率分别为99.6%、95.8%和89%（表28.3）。

有几个变量影响交界性浆液性肿瘤复发和死亡的危险性。如第27章所述，病理医师必须鉴别传统的非浸润性种植、结缔组织增生性非浸润性种植和浸润性种植。如果病变仅累及一侧卵巢而未发现浸润性种植，就可以保留未受累的附件和子宫以保留生育能力。然而，目前的处理方针要求切除所有可见的病变。对于辅助性化疗的价值尚存争议。

表 28.3　不同病理学类型交界性肿瘤的预后

诊断	分期	例数	死亡	参考文献
SBT	Ⅰ/Ⅱ期或非特异性	330	0	13 ~ 15, 18
SBT	Ⅰ/Ⅱ期微浸润	39	1	19, 20
SBT	Ⅰ期微乳头状/筛状	56	0	21 ~ 24
SBT	Ⅱ/Ⅲ期非浸润性种植	203	11	26 ~ 28
SBT	Ⅱ/Ⅲ期浸润性种植	79	28	26 ~ 31
MBT	Ⅰ期	134	2	32, 33
MIEC	Ⅰ期	86	3	32, 33

SBT，浆液性交界性肿瘤；MBT，黏液性交界性肿瘤；MIEC，黏液性上皮内癌。

伴有浸润性种植的Ⅲ期交界性浆液性肿瘤 Stage Ⅲ borderline serous tumors with invasive implants

伴有浸润性种植的Ⅲ期交界性肿瘤的治疗基于这一事实，即多数研究显示与非浸润性种植相比其预后较差。与非浸润性种植在 5 年时 80% 以上无病存活、2% 有疾病进展危险不同，浸润性种植结局更差，30%以上的疾病进展[17, 26-28]。因为伴有浸润性种植的高分期肿瘤死亡率约为20% ~ 50%，所以肿瘤医师应该考虑给予辅助性化疗。但化疗对结局的影响程度还不清楚。在这种情况下，重要的是需要考虑是否能够完全切除所有可见病变。

肿瘤医师可做如下处理：(1) 对所有患者，不管其情况如何，均予以治疗；(2) 如果不能完全切除种植，则考虑化疗，而如无残留病变存在，则观察患者；(3) 对所有患者进行观察。任何一种选择在肿瘤医师中均会引起争议，而且治疗必须个体化，认识到这一点也就足够了。不过，除非有广泛的浸润性种植，一般认为手术完整切除就是恰当的治疗。

表 28.4　取决于病理学和分期的卵巢癌的预后(5年生存率)[4, 7]

类型	分期			
	Ⅰ	Ⅱ	Ⅲ	Ⅳ
黏液性	83	55	21	9
子宫内膜样	78	63	24	6
透明细胞	69	55	14	4
浆液性	76	56	25	9
所有	78	59	22	14

伴有复杂（微小乳头状）结构和（或）微小浸润的浆液性肿瘤 SEROUS TUMORS WITH COMPLEX (MICROPAPILLARY) ARCHITECTURE AND/OR MICROINVASION

伴有微小乳头结构（也叫微小乳头状交界性肿瘤或高分化微小乳头状癌）或伴有卵巢间质微小浸润的交界性浆液性肿瘤的治疗几乎完全取决于肿瘤分期以及是否出现腹膜浸润性种植或更糟的情况。微小浸润相关死亡危险最小[19, 20]。同样，与微小乳头状或复杂结构相关的死亡率也取决于分期。这些特征更可能与较高分期（Ⅱ期或Ⅱ期以上）的交界性肿瘤相关，但在Ⅰ期交界性浆液性肿瘤中则不具有显著的死亡危险（表28.3）。相反，伴有间质浸润和浸润性种植的微小乳头状浆液性肿瘤（癌）患者约有50%在5年之内死亡[23]。在这种情况下，尽管疗效存在争议，出现浸润性种植时临床医师仍常考虑化疗。

浆液性癌 SEROUS CARCINOMA

Ⅰ期 Stage Ⅰ

Ⅰ期乳头状浆液性癌的治疗取决于分级及其亚期。Ⅰ期 1 级肿瘤可以通过单侧输卵管-卵巢切除术保守治疗，不进行化疗以保持生育能力[12]。但对于较高级别（2 级或3级）的肿瘤，外科医师更趋于切除生殖器官。IC 期疾病的治疗尚不明确。如果细胞学阳性仅是由术中破裂所致，可认为其处于低危状态。然而，如果破裂是由被膜浸润而非手术所致，则须考虑化疗。

Ⅱ期 Stage Ⅱ

一般认为Ⅱ期浆液性癌很少见，因为浆液性癌常有卵巢外播散和复发。这是交界性和恶性浆液性肿瘤的特点。浆液性癌的标准治疗包括辅助性化疗。

Ⅲ期 Stage Ⅲ

治疗与本章开始所列相同，包括分期、切除可见的肿物以及辅助性化疗[1]。

子宫内膜样肿瘤 Endometrioid neoplasia

卵巢子宫内膜样腺癌可以起源于其他 Müller 管部位，包括宫腔和腹膜子宫内膜异位灶，这种状况影响其治疗。因此，保守治疗必须考虑这些额外的危险，尤其是在保留了对侧卵巢或子宫的情况下。

交界性子宫内膜样肿瘤和透明细胞肿瘤 BORDERLINE ENDOMETRIOID AND CLEAR CELL TUMORS

Ⅰ期或Ⅱ期增生性子宫内膜样囊腺瘤和囊腺纤维瘤以及交界性透明细胞腺纤维瘤，在绝经后患者采用经腹子宫全切术（total abdominal hysterectomy，TAH）、双侧输卵管－卵巢切除术（bilateral salpingo-oophorectomy，BSO）治疗，而在想保留生育能力的绝经前患者则采取单侧输卵管－卵巢切除术治疗。卵巢外播散的危险性很低[34]。

起源于子宫内膜异位囊肿的早期癌 EARLY CARCINOMAS ARISING IN ENDOMETRIOTIC CYSTS

子宫内膜异位症是卵巢及卵巢外子宫内膜癌的常见部位[35-37]。虽然起源于卵巢皮质包涵囊肿的早期浆液性癌极其罕见，但这种转变却常见于子宫内膜异位症[38]。起源于子宫内膜异位囊肿的非浸润性早期肿瘤没有明显的卵巢外转移的危险，可以切除和进行观察[39]。

当考虑保守性治疗卵巢子宫内膜样肿瘤时，最令人关注的问题是发生多灶性病变的危险性，包括子宫内膜、对侧卵巢及腹膜表面[36, 40]。

IA 期、1～2 级子宫内膜样腺癌 Stage IA, grade 1-2 endometrioid adenocarcinomas

绝经后患者通常行子宫全切和双侧输卵管－卵巢切除术治疗。生育年龄妇女可以行单侧卵巢切除术治疗并行腹膜取样；但关键是要特别注意宫腔及盆腔其他任何子宫内膜异位种植。IA期3级的癌需要化疗。关于处于中间级别病变的治疗尚未达成一致意见。分级越高，对侧卵巢采取保守治疗的可能性越小。

IA 期透明细胞肿瘤或 3 期子宫内膜样肿瘤 Stage IA clear cell or grade 3 endometrioid tumors

这些肿瘤都作为高级别卵巢癌处理。可以考虑保留对侧卵巢，但任何情况下均推荐应用化疗，因为肿瘤具有很高的复发危险。

Ⅱ期或Ⅱ期以上 Stage Ⅱ or greater tumors

一般来说，Ⅱ期子宫内膜样癌，无论分级如何，均应手术切除，一些特殊病例还需化疗。另外，由于先前存在的良性子宫内膜异位种植可以同时或随后发生肿瘤，所以可能促使临床医师术后避免应用激素替代疗法，或确定替代疗法包括孕激素在内。

IA期子宫内膜样腺癌同时伴发子宫内膜癌时，由于文献报道子宫内膜癌预后极佳，所以治疗可以不必考虑子宫内膜癌。因此，多数病例可以避免化疗。可以想像，不管是否伴有共存的子宫内膜肿瘤，假若有充分的证据表明它们是两个分离的原发性肿瘤，Ⅱ期1级卵巢子宫内膜样癌可免予化疗。在这种情况下，卵巢肿瘤的大小和范围将影响治疗方案[40]。

黏液性肿瘤 Mucinous neoplasia

交界性肿瘤 BORDERLINE TUMORS

最常见的交界性黏液性肿瘤是肠型肿瘤，其中90%以上为单侧性。诊断双侧肠型黏液性肿瘤必须慎重，要注意排除转移性病变。大约40%的Müller黏液性肿瘤是双侧性的（由于它们常常起源于子宫内膜异位症）。对这些肿瘤，可施行经腹全子宫切除术和双侧输卵管-卵巢切除术，或在年轻女性行单侧输卵管-卵巢切除术，对侧卵巢的复发率从10%~20%不等[41]。

黏液性癌 MUCINOUS CARCINOMAS

Ⅰ期1级非浸润性癌（上皮内癌）Stage Ⅰ grade 1 non-invasive carcinomas (intraepithelial carcinomas)

这些肿瘤常规通过经腹全子宫切除和双侧输卵管-卵巢切除进行治疗或只切除一侧卵巢。复发率不到5%[32,33]。

Ⅰ期1级浸润性肿瘤 Stage Ⅰ grade 1 invasive tumors

治疗类似于子宫内膜样腺癌。但与子宫内膜样腺癌不同的是，只有不到5%的肠型黏液性癌双侧发生。当外科医师遇到一个黏液性癌考虑保守治疗时，应该特别注意其分级。

Ⅰ期2级浸润性肿瘤 Stage Ⅰ grade 2 invasive tumors

与类似级别的子宫内膜样腺癌一样，这些肿瘤的治疗尚有争议，取决于患者的年龄以及对于保留生育能力的愿望。

Ⅰ期3级和Ⅱ期肿瘤 Stage Ⅰ grade 3 and Stage Ⅱ tumors

Ⅰ期3级和Ⅱ期肿瘤的治疗方式同其他上皮性肿瘤。

原发性腹膜癌 Primary peritoneal carcinomas

原发性腹膜癌的治疗与晚期卵巢癌一样，应用手术探查、细胞减灭术及细胞毒性化疗。从治疗前景来看，我们尚不知道有什么独特的特征能将这些肿瘤与晚期浆液性肿瘤区别开来。

卵巢外子宫内膜样癌 Extraovarian endometrioid carcinoma

来源于子宫内膜异位症的卵巢外子宫内膜样癌的治疗与任何晚期卵巢癌一样，采取药物和手术治疗。特别关注其他种植灶的切除和术后避免应用雌激素是有道理的，但相关资料很少。在一项研究中，中位存活期为35个月，这取决于分期和妊娠[36]。

术后治疗 Postsurgical management

术后需用顺铂和紫杉烷联合治疗6个疗程，之后每3个月进行一次肿瘤标志物检查、体检和放射学检查，随访5年。对于手术危险较大的患者，术前可行3个疗程的化疗。

除非患者入选临床研究，否则在最初治疗结束时进行二期手术并非标准的治疗方案。进行或不进行二期手术的妇女其总生存率无差别[42]。

复发性卵巢癌的二线治疗取决于无病间期（disease-free interval，DFI）。如果复发距最初治疗不足1年，则再次应用顺铂治疗常常无效。无病间期短时，手术治疗也非最佳选择。二线治疗应与盐酸多柔比星脂质体（Doxil）和吉西他滨（健择，Gemzar）等一起应用或应用试验性方案。如果无病间期长于1年，再次给予顺铂为基础的化疗则可再次得到短期缓解，但不能治愈。二次细胞减灭手术最好用于选择性病例：无病间期长或可以手术切除的孤立性复发性病变。对总生存率的影响不大，但对无病间期有些影响。建议应用调查研究性治疗方案。

尚存的争论 Lingering controversies

如上所述，最常见的两难困境是，是否为了生育目的而保留子宫和对侧卵巢以及是否应用辅助性化疗。其他争论包括如下几个方面：

1. 对于 CA 125 升高的无症状患者，肿瘤医师何时开始进行二线治疗？许多肿瘤医师在 CA 125 升高时开始治疗；而其他肿瘤医师则直到患者出现症状时才开始治疗。
2. 谁应该接受肿瘤辅助性化疗。我们应该采用何种标准去选择细胞减灭术前应予以化疗的患者？
3. 为了最大限度减少患者残留的肿瘤，应该积极采取何种手术？切除肠、输尿管、脾和横膈是否有用？

上述问题与卵巢癌治疗的基本议题相关，即化疗对结局的影响。生存率主要取决于分期、分级以及肿瘤可能被减灭的程度。后一种特性可能是肿瘤侵袭性、进展程度或两者共同的指标。对一位目前诊断为低分化ⅢC期的卵巢癌女性，中位生存期为30个月，5年生存率约为20%。在少数肿瘤残留＜1cm的女性，这些指标有所改善，但透明细胞癌患者这些指标均较低。在含有顺铂的治疗方案中加入紫杉醇可以显著增加无病间期，并可能改善总生存率，但却是以细胞毒性的增加特别是神经毒性的增加为代价的。Ⅱ期癌的预后有明显改善，5年生存率约为 60%～74%。Ⅳ期癌的生存率仅约 10%。Ⅰ期患者，根据其组织学和分级的不同，可有75%～90%的5 年生存率。重要的是必须注意，长期应用低剂量化疗可以提高5年生存率，因为在治疗的情况下，患者得以带病生存。传统上认为，如果患者存活5年，则多半是无病生存。目前，随着把癌症作为一种慢性病进行规范治疗，许多生存5年的患者虽未被治愈，但依然可以带病存活。

参考文献 References

1 Cannistra SA. Cancer of the ovary. N Engl J Med 1993; 329: 1550–1559.
2 Camatte S, Morice P, Atallah D, et al. Clinical outcome after laparoscopic pure management of borderline ovarian tumors: results of a series of 34 patients. Ann Oncol 2004; 15:605–609.
3 Maneo A, Vignali M, Chiari S, et al. Are borderline tumors of the ovary safely treated by laparoscopy? Gynecol Oncol 2004; 94:387–392.
4 Pettersson F (ed.) Annual report on the results of treatment in gynecologic cancer, Vol. 22. Stockholm: International Federation of Gynecology and Obstetrics; 1991.
5 Seidman JD, Russell P, Kurman RJ. Surface epithelial tumors of the ovary. In: Kurman RJ, ed. Blaustein's pathology of the female genital tract. New York: Springer; 2001:810–863.
6 Aure JC, Hoeg K, Kolstad P. Clinical and histologic studies of ovarian carcinoma. Long-term follow-up of 990 cases. Obstet Gynecol 1971; 37:1–9.
7 Scully RE, Young RH, Clement PB. Atlas of tumor pathology, 3rd series: Tumors of the ovary, maldeveloped gonads, fallopian tube and broad ligament. Washington, DC: AFIP; 1998.
8 Griffiths CT, Parker LM, Lee S, Finkler NJ. The effect of residual mass size on response to chemotherapy after surgical cytoreduction for advanced ovarian cancer: long-term results. Int J Gynecol Cancer 2002; 12:323–331.
9 Gershenson DM. Clinical management potential tumors of low malignancy. Best Pract Res Clin Obstet Gynecol 2002; 16: 513–527.
10 Sutton GP, Bundy BN, Omura GA, et al. Stage III ovarian tumors of low malignant potential treated with cisplatin combination therapy: a Gynecologic Oncology Group study. Gynecol Oncol 1991; 41:230–233.
11 Lackman F, Carey MS, Kirk ME, McLachlin CM, Elit L. Surgery as sole treatment for serous borderline tumours of the ovary with noninvasive implants. Gynecol Oncol 2003; 90: 407–412.
12 Morice P, Cammatte S, Wicart-Poque F, et al. Results of conservative management of epithelial malignant and borderline ovarian tumours. Hum Reprod Update 2003; 9:185–192.
13 Creasman WT, Park R, Norris H, et al. Stage I borderline ovarian tumors. Obstet Gynecol 1982; 59:93–96.
14 Barnhill DR, Kurman RJ, Brady MF et al. Preliminary analysis of the behavior of stage I ovarian serous tumors of low malignant potential: a Gynecologic Oncology Group study. J Clin Oncol 1995; 13:2752–2756.
15 Young RC, Walton LA, Ellenberg SS, et al. Adjuvant therapy in stage I and stage II epithelial ovarian cancer: results of two prospective randomized trials. N Engl J Med 1990; 322:1021–1027.
16 Zanetta G, Rota S, Chiari S, et al. Behavior of borderline tumors with particular interest to persistence, recurrence, and progression to invasive carcinoma: a prospective study. J Clin Oncol 2001; 19:2658–2664.
17 Gilks CB, Alkushi A, Yue JJ, et al. Advanced-stage serous borderline tumors of the ovary: a clinicopathological study of 49 cases. Int J Gynecol Pathol 2003; 22:29–36.
18 Trope C, Kaern J, Vergote IB, Kristensen G, Abeler V. Are borderline tumors of the ovary over-treated both surgically and systemically? A review of four prospective randomized trials including 253 patients with borderline tumors. Gynecol Oncol 1993; 51:236–243.
19 Tavassoli FA. Serous tumors of low malignant potential with early stromal invasion (serous LMP with microinvasion). Mod

Pathol 1988; 1:407–414.
20 Bell DA, Scully RE. Ovarian serous tumors with stromal microinvasion: a report of 21 cases. Hum Pathol 1990; 21: 397–403.
21 Eichorn JH, Bell DA, Young RH, et al. Ovarian serous borderline tumors with micropapillary and cribriform patterns: a study of 40 cases and comparison with 44 cases without these patterns. Am J Surg Pathol 1999; 23:397–409.
22 Prat J, De Nictolis M. Serous borderline tumors of the ovary: a long-term follow-up study of 137 cases, including 18 with a micropapillary pattern and 20 with microinvasion. Am J Surg Pathol 2002; 26:1111–1128.
23 Smith Sehdev AE, Sehdev PS, Kurman RJ. Noninvasive and invasive micropapillary (low grade) serous carcinomas of the ovary: a clinicopathologic analysis of 135 cases. Am J Surg Pathol 2003; 27:725–736.
24 Slomovitz BM, Caputo TA, Gretz HF 3rd, et al. A comparative analysis of 57 serous borderline tumors with and without a noninvasive micropapillary component. Am J Surg Pathol 2002; 26:592–600.
25 Deavers MT, Gershenson DM, Tortolero-Luna G, et al. Micropapillary and cribriform patterns in ovarian serous tumors of low malignant potential: a study of 99 advanced stage cases. Am J Surg Pathol 2002; 26:1129–1141.
26 Bell DA, Weinstock MA, Scully RE. Peritoneal implants of ovarian serous borderline tumors: histologic features and prognosis. Cancer 1988; 62; 2212–2222.
27 Seidman JD, Kurman RJ. Ovarian serous borderline tumors: a critical review of the literature and emphasis on prognostic indicators. Hum Pathol 2000; 31:539–557.
28 Gershenson DM, Silva EG, Levy L, et al. Serous borderline tumors with invasive implants. Cancer 1988; 82:1096–1103.
29 De Nictolis M, Montironi R, Tommasoni S, et al. Serous borderline tumors of the ovary: a clinicopathologic, immunohistochemical and quantitative study of 44 cases. Cancer 1994; 70:152–160.
30 McCaughey WTE, Kirk ME, Lester W, et al. Peritoneal epithelial lesions associated with proliferative serous tumors of the ovary. Histopathology 1984; 8:195–208.
31 Russell P, Merkur H. Proliferating ovarian 'epithelial' tumors: a clinico-pathologic analysis of 144 cases. Aust N Z J Obstet Gynecol 1979; 19:45–51.
32 Hart WR, Norris HJ. Borderline and malignant mucinous tumors of the ovary: histologic criteria and clinical behavior. Cancer 1973; 31:1031–1045.
33 Lee KR, Scully RE. Mucinous tumors of the ovary: a clinicopathologic study of 196 borderline tumors (of intestinal type) and carcinomas, including an evaluation of 11 cases of 'pseudomyxoma peritonei'. Am J Surg Pathol 2000; 24:1447–1464.
34 Bell KA, Kurman RJ. A clinicopathologic analysis of atypical proliferative (borderline) tumors and well-differentiated endometrioid adenocarcinomas of the ovary. Am J Surg Pathol 2000; 24:1465–1479.
35 Sainz de la Cuesta R, Eichhorn JH, Rice LW, et al. Histologic transformation of benign endometriosis to early epithelial ovarian cancer. Gynecol Oncol 1996; 60:238–244.
36 Modesitt SC, Tortolero-Luna G, Robinson JB, Gershenson DM, Wolf JK. Ovarian and extraovarian endometriosis-associated cancer. Obstet Gynecol 2002; 100:788–795.
37 Steed H, Chapman W, Laframboise S. Endometriosis-associated ovarian cancer: a clinicopathologic review. J Obstet Gynaecol Can 2004; 26:709–715.
38 Bell DA, Scully RE. Early de novo ovarian carcinoma. A study of fourteen cases. Cancer 1994; 73:1859–1864.
39 Guthrie D, Davy ML, Philips PR. A study of 656 patients with 'early' ovarian cancer. Gynecol Oncol 1984; 17:363–369.
40 Soliman PT, Slomovitz BM, Broaddus RR, et al. Synchronous primary cancers of the endometrium and ovary: a single institution review of 84 cases. Gynecol Oncol 2004; 94:456–462.
41 Rutgers JL, Scully RE. Ovarian Müllerian mucinous papillary cystadenomas of borderline malignancy. A clinicopathologic analysis. Cancer 1988; 61(2):340–348.
42 Friedman JB, Weiss NS. Second thoughts about second-look laparotomy in advanced ovarian cancer. N Engl J Med 1990; 322(15):1079–1082.

29

卵巢生殖细胞肿瘤

Germ cell tumors of the ovary

Fabiola Medeiros，
Marisa R. Nucci 和
Christopher P. Crum 著
郑杰译

引言和发病机制
Introduction and pathogenesis

据推测，卵巢生殖细胞肿瘤源于卵巢生殖细胞的致病性转化。源于此种生殖细胞转化的人体肿瘤最独特之处是不言而喻的，即再现（却又不完全地）人体发育的方方面面。生殖细胞肿瘤可再分为三大类。第一类是未成熟性生殖细胞肿瘤，模仿一系列分化，包括未成熟生殖细胞（无性细胞瘤）、早期胚胎发育（胚胎性癌、多胚瘤）、胚外分化（绒毛膜癌、卵黄囊瘤）和未成熟性体细胞组织（未成熟性畸胎瘤）；第二类最常见，为成熟性生殖细胞肿瘤，典型的是由各种体细胞组织构成的良性囊性畸胎瘤，从单纯皮样囊肿到人体型肿瘤（小人，homunculus）；第三类为在良性囊性畸胎瘤基础上出现的恶性变，例如鳞状细胞癌、类癌、恶性卵巢甲状腺肿（甲状腺癌）及其他少见肿瘤。第一类肿瘤主要发生于20岁以下的青年女性；第二类是育龄妇女最常见的卵巢肿瘤；而第三类在绝经后妇女最常见。

第一类（未成熟性生殖细胞肿瘤）极其少见；第三类（源于良性囊性畸胎瘤的恶性肿瘤）也不常见，约占该类肿瘤的 1%。

在常规实践中，病理医师首先确定良性畸胎瘤并取材，以供组织学检查；然后，鉴定所出现的各种组织。受人类组织分化所限，在某一具体肿瘤中能见到的各种分化组织是有限的；但实际上胚胎或成人的各种分化组织均可能见到。在鉴定这些纷杂的组织分化时病理医师肩负三项任务：首先，要熟悉这些分化类型；其次，要识别不成熟（胚胎）分化组织；第三，鉴定源于成熟组织的恶变。下面将重点讨论在诊断生殖细胞肿瘤时如何完成这三项任务。

实践中常见的生殖细胞肿瘤
Common germ cell tumors encountered in practice

表皮样囊肿 EPIDERMOID CYST

卵巢表皮样囊肿纯粹由鳞状上皮构成，常常含有大量角质碎片和不同程度的巨细胞反应。与良性囊性畸胎瘤不同，表皮样囊肿不含头节（Rokitansky tubercle）和皮肤附属器（图 29.1）。发生原理包括间皮或 Müller 管囊肿的鳞状上皮化生和单胚叶畸胎瘤。类似病变在睾丸

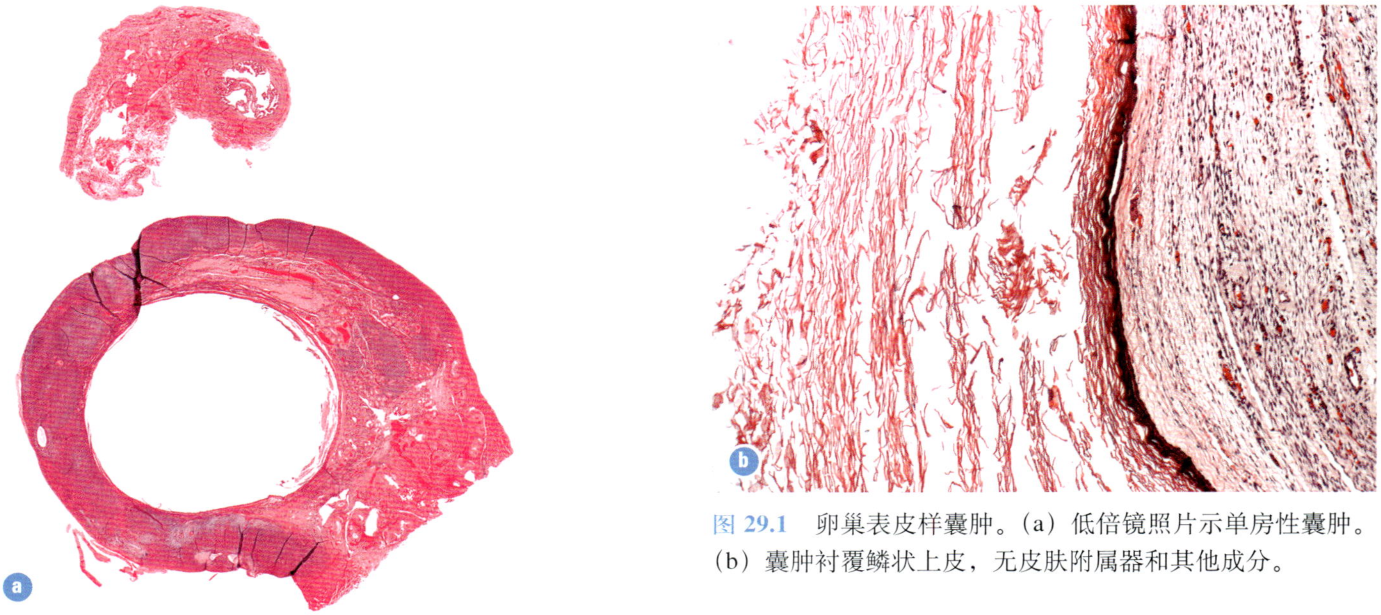

图 29.1　卵巢表皮样囊肿。(a) 低倍镜照片示单房性囊肿。(b) 囊肿衬覆鳞状上皮，无皮肤附属器和其他成分。

也有报道，据称是畸胎瘤性起源[1-3]。我们曾遇到一例表皮样囊肿，其对侧卵巢有囊性畸胎瘤，支持其畸胎瘤性起源。但Müller管或间皮组织具有鳞状上皮分化能力是众所周知的事实，可能是表皮样囊肿的另一起源。

良性（成熟性）囊性畸胎瘤 BENIGN (MATURE) CYSTIC TERATOMA

危险人群 The patient at risk

良性囊性畸胎瘤是育龄和妊娠期妇女最常见的卵巢肿瘤[4]。尽管恶性生殖细胞肿瘤常见于 20 岁以下患者，但良性囊性畸胎瘤在该年龄组较恶性生殖细胞肿瘤更为常见。De Silva 等发现儿童卵巢肿块中良性囊性畸胎瘤的诊断可能比恶性生殖细胞肿瘤多 5 倍[5]。

症状和体征 Presenting signs and symptoms

良性囊性畸胎瘤主要发生于育龄期妇女，多数出现于 40 岁以下，平均年龄 35 岁。大约 2/3 的患者在发现时无症状，一项研究发现有 13% 的患者呈现急腹症[6]。出现症状的确切比例难以确定，因为许多患者在剖宫产术中发现肿瘤。近 2/3 的肿瘤 X 线检查示含有钙盐[7]。

术中检查和大体病理学 Intraoperative evaluation and gross pathology

大约15%的良性囊性畸胎瘤为双侧性。此外，在其他生殖细胞肿瘤的对侧卵巢也有15%的几率含有良性囊性畸胎瘤。肉眼表现可以很典型或者变异极大。囊性畸胎瘤最常见的典型表现是平滑囊内含有毛发和油性的棕褐色皮脂液（图29.2）。高起突入囊内的头节含有脂肪组织，上覆皮肤（图29.3）。但囊内容可为出血性的，类似于子宫内膜异位囊肿；肿瘤亦可呈多囊性。通常病变越复杂，含有其他成分的可能性越大。例如甲状腺组织呈现特征性的实性和褐色（图29.4）。少数病例出现牙齿，非常显眼（图29.5）。世界上文献报道了不足200例罕见的畸胎瘤亚型，肉眼检查呈人体样表现，有头的遗迹、皮肤和附属器（图29.6）。这些肿瘤起先可能被误认为是卵巢妊娠，但由于无脐带和肢体才认识到是肿瘤。另一个可能与胚胎型畸胎瘤混淆的极为罕见的病变是胎中胎，该患者盆腔内隐藏着一个遗留的双胞胎已达数年之久[8]。由于该病变典型情况下不会位于卵巢，故易于鉴别，特别是出现正常人体时。

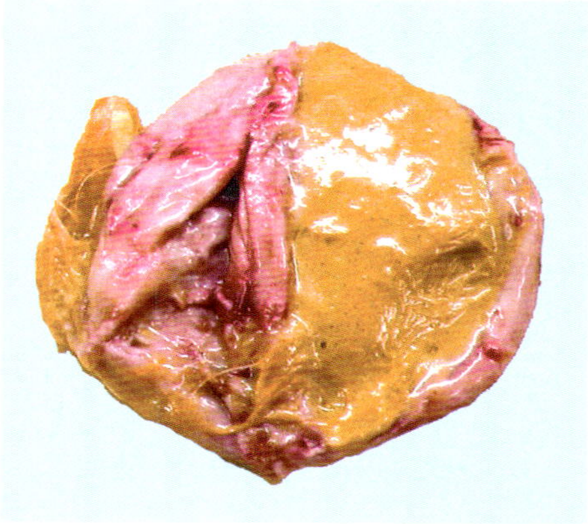

图 29.2 良性囊性畸胎瘤，含有少量毛发和黏稠的油脂性物质。

病理医师在冰冻切片和肉眼检查时肩负着如下主要任务：

1. 除外未成熟性畸胎瘤 如果患者超过30岁，则出现未成熟性畸胎瘤的危险很低，不足10%。支持未成熟性畸胎瘤的表现是多数肿瘤为实性，特别在皮肤、甲状腺或其他成熟组织不易辨别时。病理医师

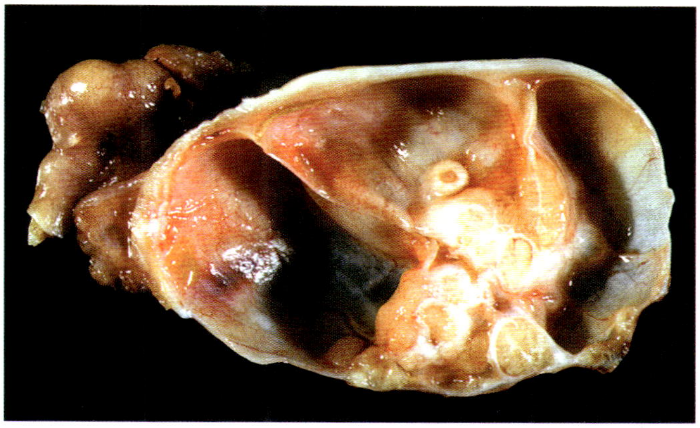

图29.3 良性囊性畸胎瘤，囊内含有实性肿块（头节），从头节处长出皮肤和附属器。

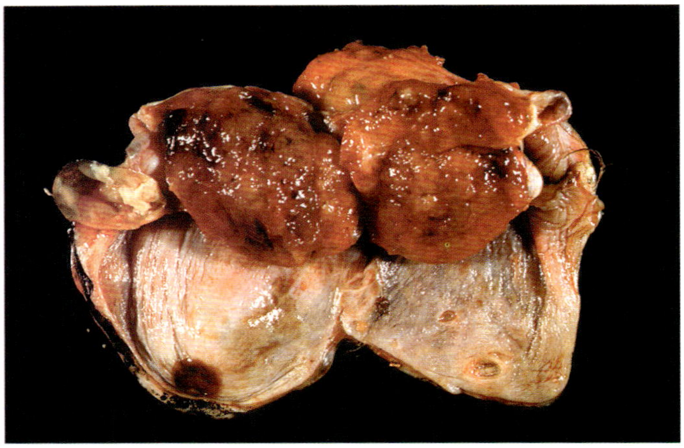

图 29.4　含有甲状腺组织的良性囊性畸胎瘤，显示为红褐色胶样肿块。

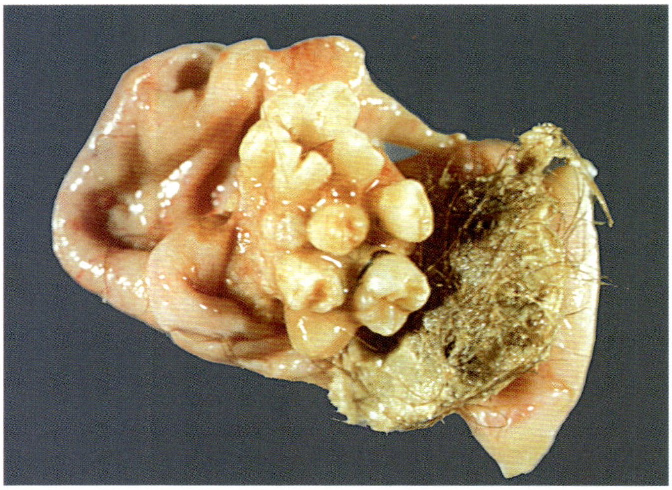

图 29.5　良性囊性畸胎瘤中的牙齿和部分颌骨。

应注意训练解读冰冻切片中不成熟成分的本领。如果怀疑为未成熟性生殖细胞肿瘤，应建议手术医师对肿瘤进行细致分期。对侧卵巢受累的风险极微，但有高达 15% 的病例对侧卵巢可出现良性畸胎瘤。

2. 除外成熟性囊性畸胎瘤癌变　在绝经期后妇女，畸胎瘤同时出现上皮性恶性肿瘤是较为常见的。囊性畸胎瘤最常发生的癌有鳞状细胞癌、类癌和甲状腺

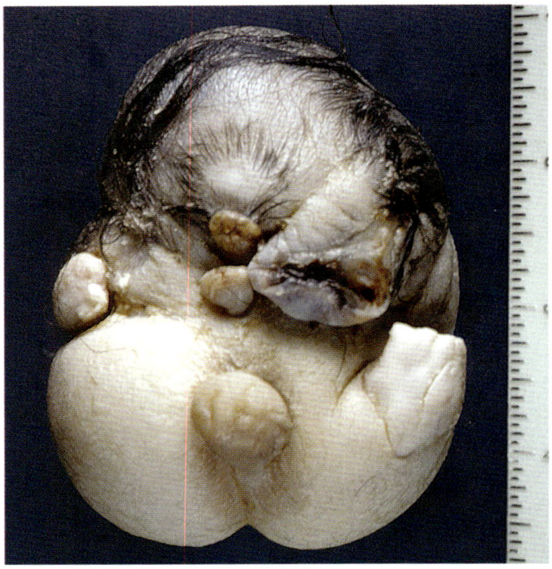

图 29.6　胚胎型畸胎瘤（小人，homunculus），注意其尾部肿瘤分化更好。

癌。这些肿瘤常表现为囊性肿瘤内有一个蕈样肿块或实性结节。虽然伴有头节并充满毛发的囊壁结构无须做冰冻切片检查，但对可疑肿块或病变应做冰冻切片检查进行评估，以证明是否需要进一步的临床分期。

组织病理学 Histopathology

与肉眼可见的各种各样的组织相一致，囊性畸胎瘤的组织学检查中各类分化组织更为多样。图29.7和图29.8展示了这些组织成分，最常见的包括皮肤、皮肤附属器、脂肪组织、呼吸上皮、大脑皮质（包括脑室和脉络丛）、小脑、周围神经、骨和软骨。病理医师的主要责任在于区分组织分化类型、学会认识不同类型的组织和排除恶性和不成熟成分（两者均可造成患者肿瘤复发危险）。

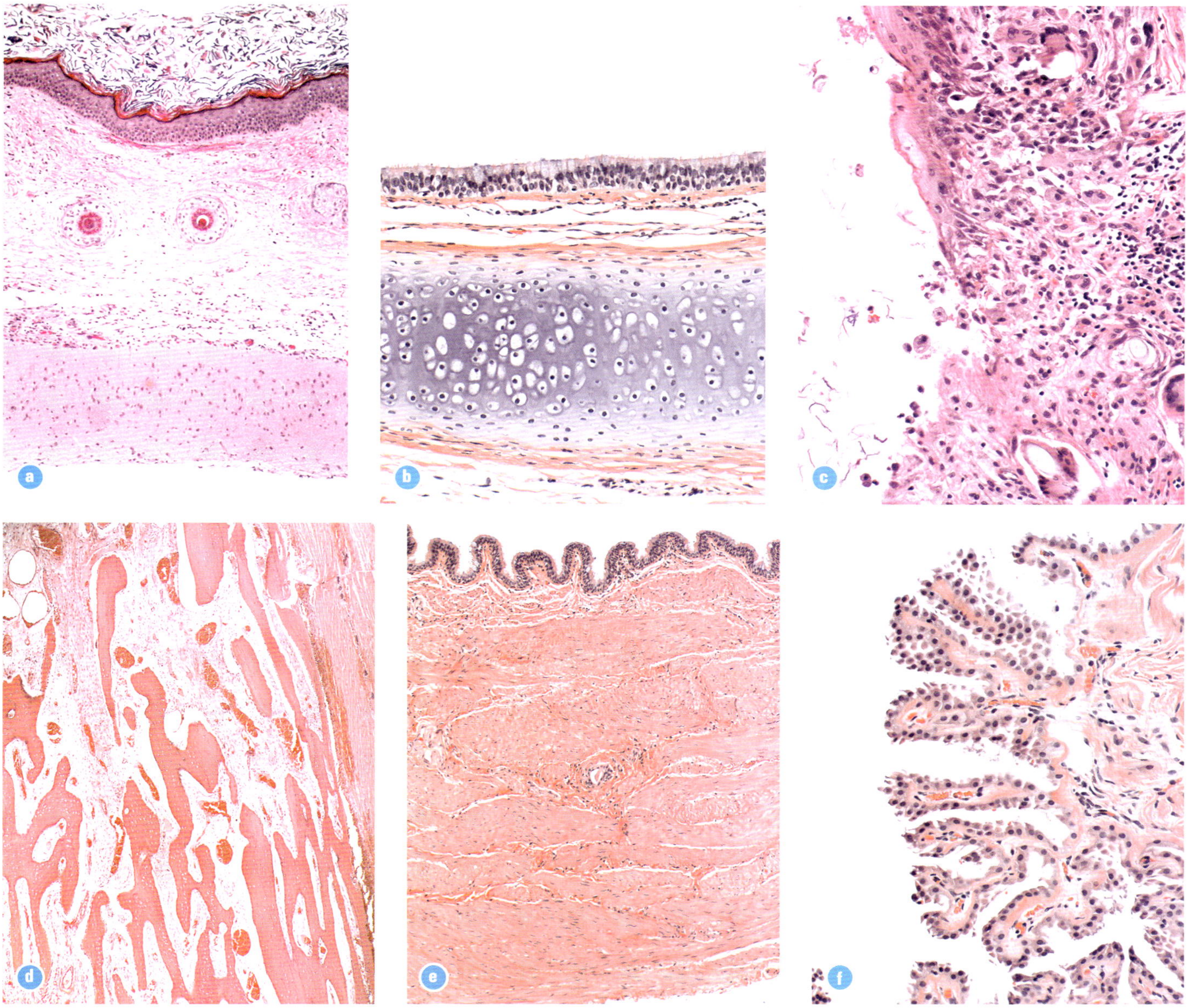

图 29.7 良性囊性畸胎瘤的组织成分。(a) 上部为皮肤，下部为大脑皮质。(b) 呼吸上皮及其下的软骨。(c) 对角蛋白的巨细胞反应。(d) 骨。(e) 内脏平滑肌表面的柱状上皮。(f) 脉络丛。

治疗和结局 Management and outcome

良性囊性畸胎瘤的治疗受恶性变危险度（患者年龄因素）和减少手术创伤意愿的影响。经典方式是切除囊肿以便保留卵巢功能；然而，必须随访以除外复发。由于肿瘤复发常无症状，故推荐定期进行超声检查。若遵从严格的规范，对于任何有卵巢肿块的患者，均可进行腹腔镜检查。对于年轻患者，应进行术前血清学检查以除外恶性生殖细胞肿瘤，所有患者都必须意识到，即使小的恶性变风险，也可能需要施行二次手术[7]。

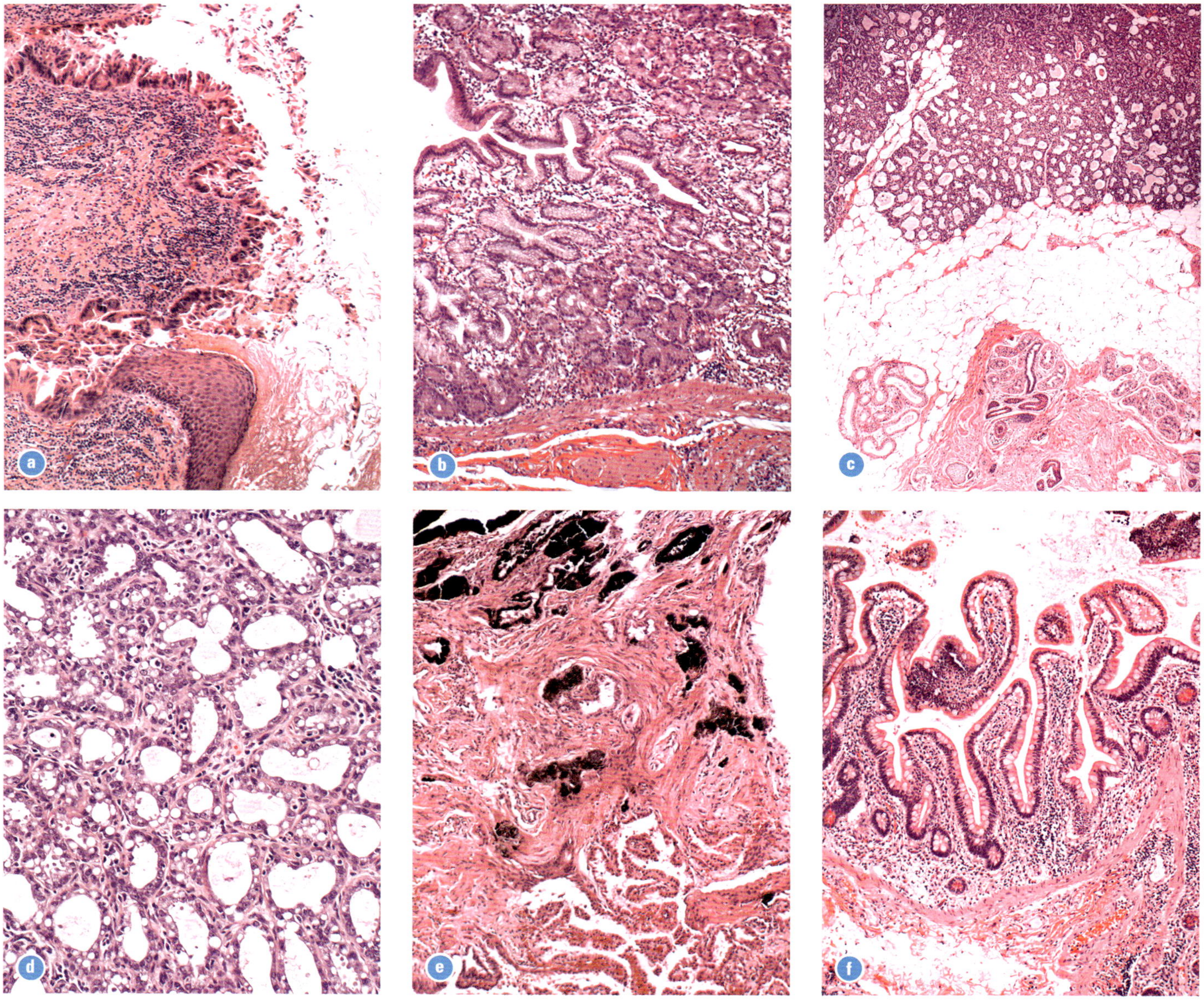

图 29.8　良性囊性畸胎瘤的组织成分。(a) 胃食管连接处（Barrett 食管样）。(b) 胃黏膜。(c) 唾液腺。(d) c 的高倍图像。(e) 下部为脉络丛，上部为色素性脉络膜组织。(f) 小肠。

（成熟性）囊性畸胎瘤中的单胚叶和恶性亚型 Monodermal and malignant variants of (mature) cystic teratoma

危险人群 THE PATIENT AT RISK

恶性囊性畸胎瘤罕见，约占 1%。90% 以上为上皮性，其中 80% ~ 90% 是鳞状细胞癌[9]。

亚型 VARIANTS

鳞状细胞癌 Squamous carcinoma

鳞状细胞癌是囊性畸胎瘤恶性变中最常见的类型，约占上皮性恶性肿瘤的80%（图29.9）。鳞状细胞癌可发生于任何年龄，但平均年龄较良性囊性畸胎瘤约长 20 岁，多发于 51 ~ 60 岁年龄段[10-13]。

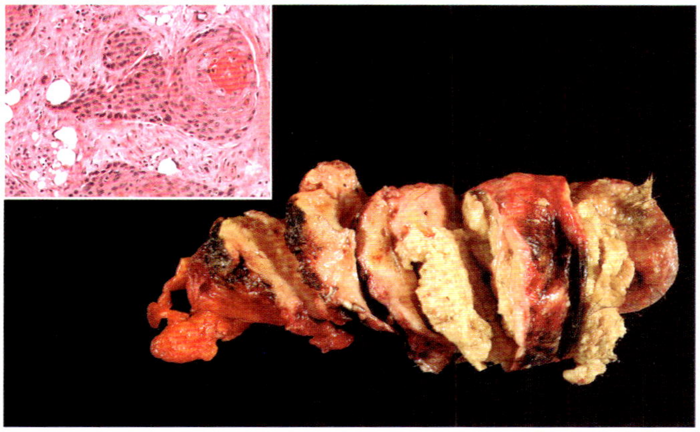

图29.9　畸胎瘤中的鳞状细胞癌。左边有毛发，肿瘤其余部分由角质碎片和纤维组织构成，伴有灶状鳞状细胞癌（插图）。

含有甲状腺组织的肿瘤 TUMORS CONTAINING THYROID TISSUE

除了那些含有灶状甲状腺组织分化的肿瘤外，含有甲状腺组织的卵巢肿瘤可分为三类。

卵巢甲状腺肿 struma ovarii

卵巢甲状腺肿是主要由甲状腺组织构成的单胚叶卵巢畸胎瘤，最常发生于 41 ~ 50 岁年龄段。约有 1/5 的囊性畸胎瘤显微镜下含有甲状腺组织，约有 5% 主要或完全由甲状腺构成。与所有特殊分化的肿瘤一样，卵巢甲状腺肿也是单侧发生的，但与所有畸胎瘤相同，对侧发生囊性畸胎瘤的几率约为 10% ~ 15%。

与典型囊性畸胎瘤不同，术前可能不能诊断卵巢甲状腺肿，因为超声波表现为异质性的实性肿块，是非特异性的[14]。如果怀疑一个肿瘤为畸胎瘤却又有复杂的超声影像，临床医师应想到这可能是由良性甲状腺肿引起的[15]。少于 5% 的病例临床可出现甲状腺功能亢进[16]，极少数患者有假 Meigs 综合征[17]和妊娠剧吐[18]。

肉眼检查甲状腺成分具有正常甲状腺组织的特征性表现，为带绿的褐色、质实到略带胶样的组织，或为实性，或混有囊性和纤维化区。如为灶性可不显眼，如构成肿瘤的主体则很典型。组织学表现不一，从含有丰富胶质的典型排列的大滤泡和小滤泡，到伴有不显眼小管状结构的纤维性囊肿（图29.10，29.11）。亦可见伴有嗜酸细胞和透明细胞的缺乏胶质的实性结构[19]。实性结构包括小梁状排列，可与类癌相混淆或与类癌移行（见后）。甲状腺肿也能与良性和恶性肿瘤并存，包括Brenner瘤和黏液性囊腺瘤[20-21]。

卵巢甲状腺肿的鉴别诊断包括性索间质肿瘤、类癌和上皮性肿瘤，特别在滤泡不显眼和上皮排列成管状或条索状时。诊断的关键是要有警惕性，特别是存在其他畸胎瘤成分时。甲状腺球蛋白免疫染色具有诊断价值[22]。

手术切除肿瘤，可以治愈，除了个别病例，小灶状甲状腺肿继续存在于腹膜表面，即为甲状腺肿病。发生甲状腺肿病的原因推测是由于肿瘤破裂进入腹膜表面所致（图29.12）。疾病过程可持续数年，但属于自限性良性疾病[23]。

甲状腺肿类癌 Strumal carcinoid

甲状腺肿类癌简单地定义为甲状腺肿和类癌合并存在。类癌总是小梁状类癌，60%的病例同时存在良性囊性畸胎瘤，并且与其他畸胎瘤一样，大约10%的患者其对侧卵巢存在囊性畸胎瘤。甲状腺激素生成增多的患者不足 10%；在一项研究中，未见类癌综合征[24]。

肉眼检查甲状腺肿类癌常伴有成熟性畸胎瘤，类癌区表现为实性，白色至黄色，甲状腺肿区为棕色。组织学上，类癌的小梁结构与甲状腺滤泡截然分界，但在许多病例，用 HE 染色不易区分这两种成分。较轻微地移行，即在小梁结构内出现产生类胶质的腔，也很常见（图29.13，29.14）。超微结构检查和甲状腺转录因子-1(TTF-1)免疫染色已可明确区分甲状腺和类癌成分[25, 26]。其他研究已经发现具有甲状腺和神经内分泌两种特点的细胞，认为这些细胞具有双向分化能力[27, 28]。免疫组织化学染色即使不在同一细胞，也会在同一病灶内证实甲状腺球蛋白和嗜铬粒蛋白的存在。小梁结构甲状腺球蛋白和嗜铬粒蛋白均呈阴性，便应该怀疑是否存在甲状腺和神经内分泌双向分化。

除个别病例外，甲状腺肿类癌一般为良性，少数病例甲状腺素增高[28, 29]。

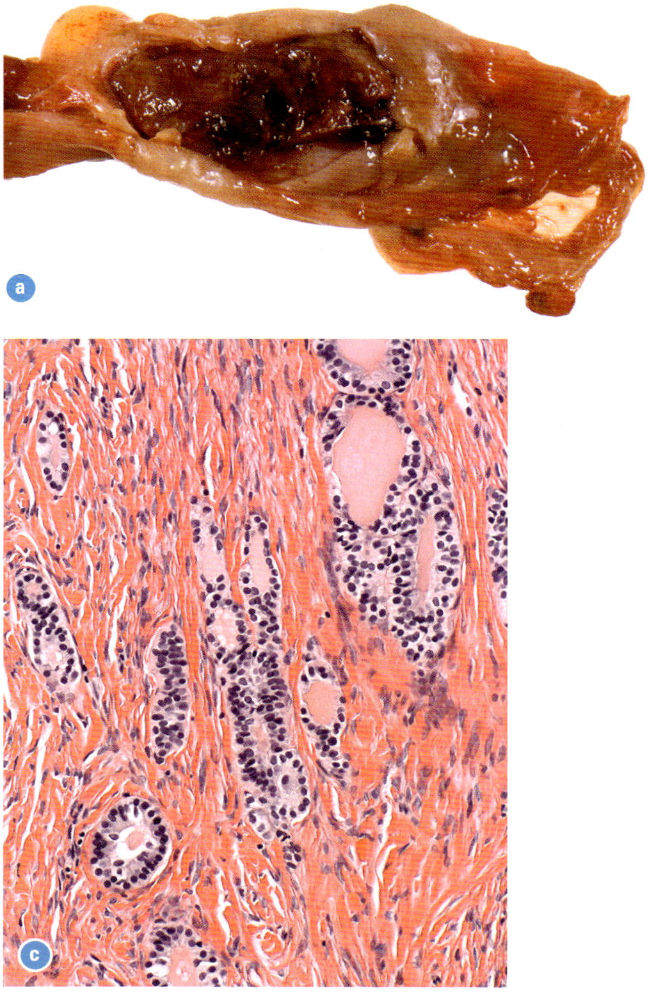

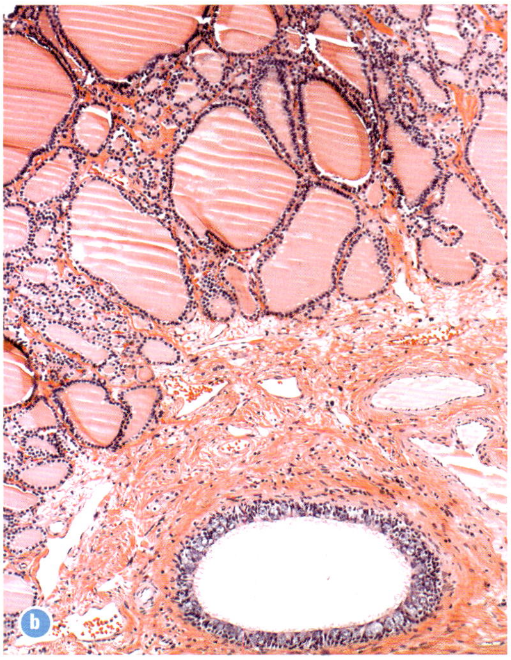

图29.10 卵巢甲状腺肿。(a) 在一个囊内有典型的甲状腺组织。(b, c) 甲状腺肿由大小不等的滤泡和条索构成。

恶性甲状腺肿（甲状腺癌）
Malignant struma (thyroid carcinoma)

卵巢恶性甲状腺肿（甲状腺癌）罕见，可出现于卵巢甲状腺肿或甲状腺肿类癌瘤，这些肿瘤内常出现甲状腺组织。在甲状腺肿类癌瘤中甲状腺组织与类癌密切混合，也可出现其他畸胎瘤成分。

已有不到10%的甲状腺肿被认为是恶性的，但也有少数该类肿瘤扩散到卵巢以外。多数卵巢恶性甲状腺肿组织病理学为乳头状甲状腺癌（papillary thyroid carcinoma, PTC）。卵巢恶性甲状腺肿的惟一诊断指标为PTC的细胞核特征：核密集、核空泡“孤儿安妮眼（orphan Annie eye）”、核沟、核膜不规则和核内假包涵体。所见的甲状腺癌亚型通常为具有明显乳头的典型PTC和滤泡型PTC。在卵巢甲状腺肿中，滤泡癌的诊断标准尚未确立，因为卵巢甲状腺肿一般没有包膜，且无其他标准以鉴定恶性。一些复发性肿瘤可以是低分化甲状腺癌，必须借助免疫染色确诊（图 29.15-29.17）。

在欠分化的肿瘤出现甲状腺球蛋白和TTF-1可确诊

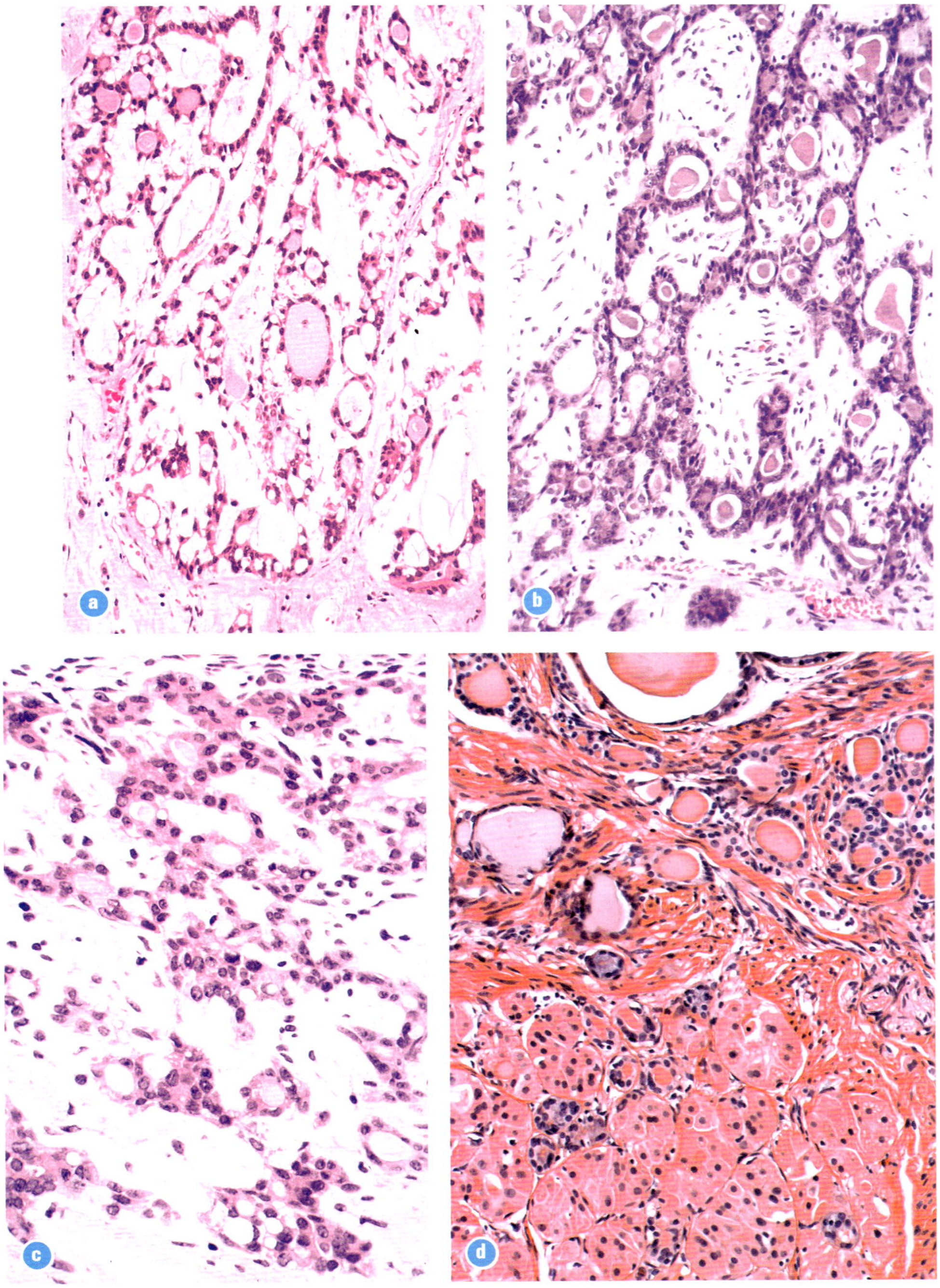

图 29.11 甲状腺肿的亚型。(a- c) 不同程度的腺腔形成，包括相互联络的上皮条索。(d) 甲状腺肿中的 Hürthle 细胞。

为甲状腺滤泡细胞起源。HBME-1 和半乳凝集素(Galectin-3) 免疫染色有助于鉴别甲状腺肿或甲状腺肿类癌中的良性甲状腺增生与乳头状甲状腺癌。甲状腺肿中的乳头状甲状腺癌可伴有 RET、RAS 和 BRAF 的突变，类似于乳头状甲状腺癌之所见。RET/RAS/BRAF通路突变不见于良性卵巢甲状腺肿[30-35]。

类癌瘤 CARCINOID TUMORS

类癌瘤是发生于少数囊性畸胎瘤的神经内分泌肿瘤。约有80%的病例同时存在畸胎瘤。此种肿瘤可分为5类：4类为原发性，1类为转移性。本章简要讨论转移性类癌瘤，将于第31章重点论述。4类原发性类癌瘤包

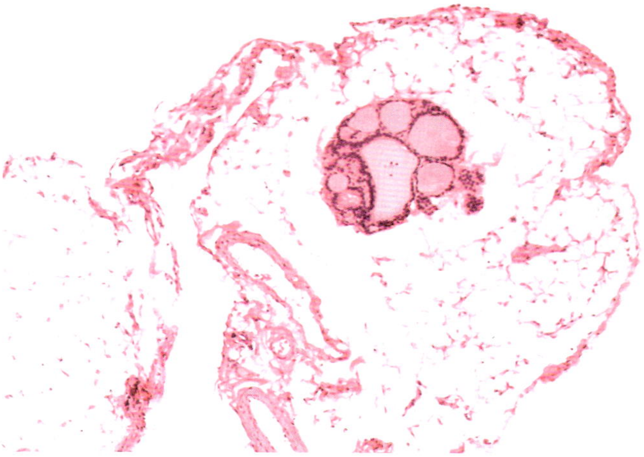

图 29.12 切除卵巢甲状腺肿数年后产生的腹膜甲状腺肿病。

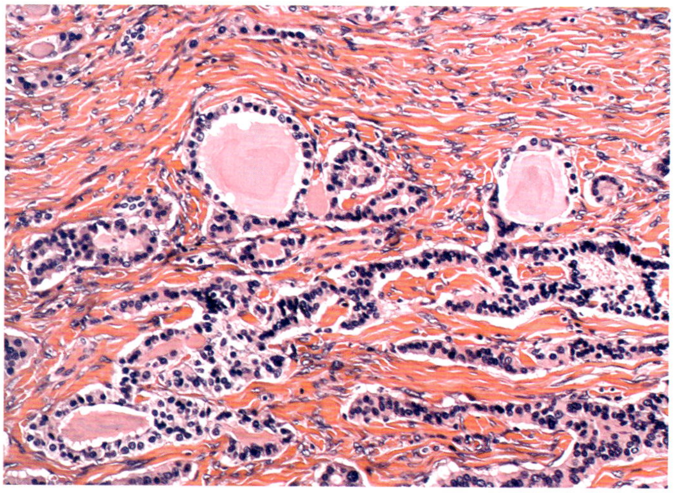

图29.13 甲状腺肿类癌。此处可见充满胶质的腺腔和细胞索相混合。

括小岛状、小梁状、甲状腺肿类癌（见前）和杯状细胞型。

在日本一项 329 例的大样本研究中，有 57.4% 伴有囊性畸胎瘤。不伴有畸胎瘤者肿瘤体积是伴有囊性畸胎瘤者的 2 倍（9.0 cm），且更可能有转移（22.1% vs 5.8%）、肝受累（15.0% vs 2.1%），类癌综合征发生率也更高（22.9% vs 13.8%）。不伴有畸胎瘤和伴有囊性畸胎瘤者的 5 年存活率分别为 93.7% 和 84.0%。小岛状和小梁状类癌分别占所报道肿瘤的22%和26%，其类癌综合征发生率分别为 39% 和 8%[36]。并非所有的研究都明确指出肿瘤是否为原发性。肿瘤局限于卵巢者存活率接近100%。双侧卵巢受累可能为转移性，有研究报道晚期病例（大于 I 期）结局差[37, 38]。

小岛状类癌 Insular carcinoids

小岛状类癌是最常见的类型[39, 40]。在一项48例肿瘤的研究中，有1/3伴类癌综合征，与肿瘤体积有关。1/3伴对侧卵巢囊性畸胎瘤或黏液性卵巢肿瘤。体积大于7cm 的肿瘤有 2/3 伴类癌综合征[39]。

小岛状类癌组织学上有两个突出特征。第一个特征是单纯小管状腺体在纤维性间质中排列成花环样或小巢状，伴有界限清楚地中心管腔，常有人工收缩间隙。第二个特征是均一的圆形细胞核，含有点彩样细腻染色质（胡椒盐样染色质）（图 29.18）。

小岛状类癌的鉴别诊断包括子宫内膜样腺癌（第27章）、转移性胃肠癌（第31章）和性索间质性肿瘤，后者为支持细胞瘤或颗粒细胞瘤（第30章）。由于存在固定人工假象，病理医师并不一定能看到小岛状类癌的点彩样细胞核（图29.19）。然而，上述肿瘤可通过合适的鉴定类癌（嗜铬粒蛋白）或性索间质性肿瘤（抑制素）的免疫组织化学染色加以排除。如肿瘤为双侧性并伴有类癌综合征或不伴有囊性畸胎瘤，必须考虑到转移性中肠类癌。

小梁状类癌 Trabecular carcinoids

小梁状类癌结构类似于前肠和后肠类癌，呈分散的线状条索和小梁状（图29.20）。某些报道认为其与附近畸胎瘤的支气管组织相关。无1例伴类癌综合征，仅有1 例死于本病[41-44]。

小梁状类癌的鉴别诊断包括甲状腺肿类癌（见前）、卵巢甲状腺肿、支持细胞瘤（第30章）、伴有明显性索分化的上皮性或间质性肿瘤（第19和27章）。联合应用嗜铬粒蛋白和甲状腺染色可以鉴别这些疾病。小梁状类癌结局良好，在较大样本的报道中无死亡病例。

杯状细胞类癌 Goblet cell carcinoids

杯状细胞类癌少见，最大样本的一项研究仅有 17 例[45]。该肿瘤与畸胎瘤并存的病例不足 1/3，显示一系

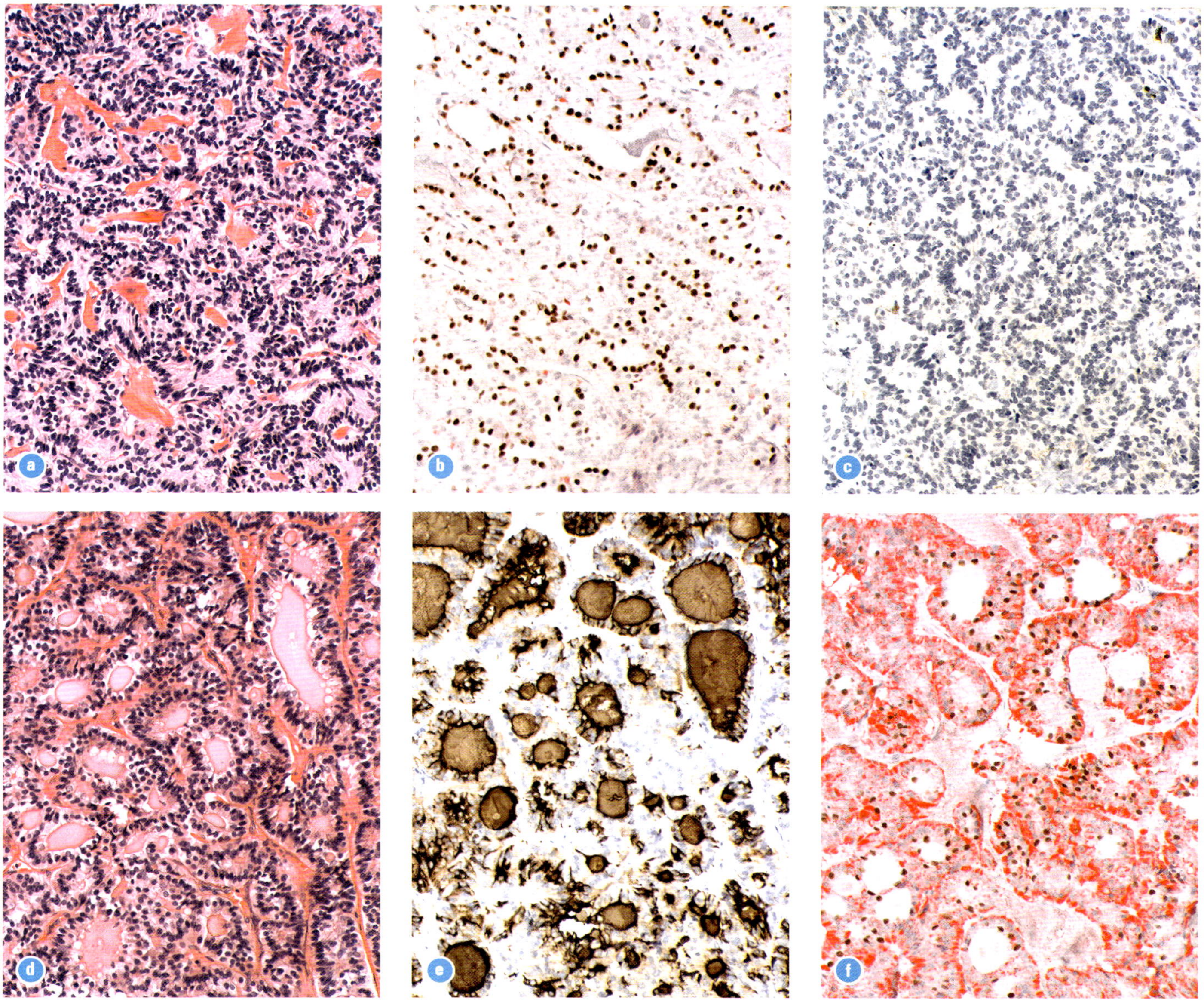

图 29.14 甲状腺肿类癌。(a) 甲状腺分化，(b) TTF-1 和 (c) 嗜铬粒蛋白免疫染色。(d) 混合分化，甲状腺球蛋白染色 (e)、TTF-1（核）和嗜铬粒蛋白（胞浆）双重染色 (f)。此处显示了该肿瘤免疫表型的重叠现象。

列分化，包括在黏液性背景下由杯状细胞或柱状细胞衬覆的小腺体组成的相对高分化肿瘤、由成群或融合的腺体组成的非典型性肿瘤（包括筛状型和微囊型）和伴有类癌的真性癌。共同出现神经内分泌分化和黏液分化是诊断的基础。在这项最大样本的研究中，有85%的病例属于临床 I 期，均为单侧性，有 80% 的患者平均 4.7 年后无瘤存活。出现真性癌预示结局不良。支持肿瘤为卵巢原发的表现有：合并存在畸胎瘤、无毛细血管－淋巴管浸润和肿瘤局限于一侧卵巢。同样的表现有助于黏液性类癌与 Krukenberg 瘤的鉴别。

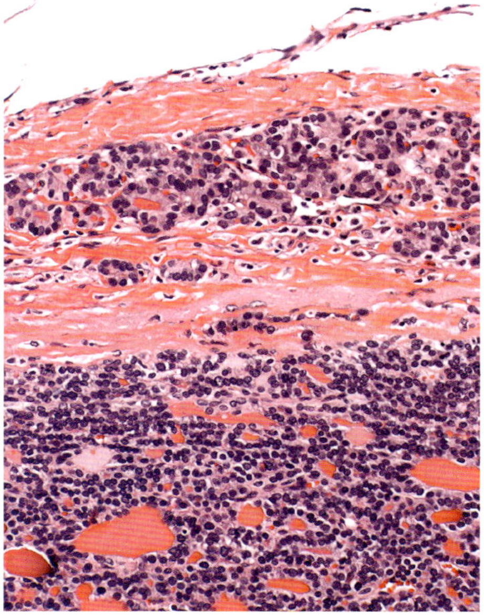

图 29.15 恶性甲状腺肿低倍观，可见滤泡型乳头状癌。

转移性类癌 Metastatic carcinoids

转移性类癌为典型小岛状，与原发性类癌的鉴别点如下：(a) 双侧卵巢受累、(b) 体积大、(c) 不合并畸胎瘤和 (d) 类癌综合征[46]。转移性类癌的典型结构同小岛状类癌（图29.21）。预后不良，原发瘤最可能位于中肠。有明显印戒细胞成分的肿瘤预示为源自阑尾的转移性黏液性类癌[47, 48]。

与黏液性肿瘤伴发的类癌

Carcinoids arising in association with mucinous neoplasms

少数卵巢的类癌与其他肿瘤伴发，特别是黏液性肿瘤[49, 50]。

发生于畸胎瘤的其他恶性肿瘤
OTHER MALIGNANCIES ARISING IN TERATOMAS

发生于畸胎瘤的许多其他肿瘤已有报道，包括皮脂腺癌、呼吸上皮腺癌、小细胞癌、原始神经外胚叶瘤、其他神经肿瘤（包括成胶质细胞瘤）、副神经节瘤、黑素瘤，甚至骨肉瘤[51-59]。在遇到育龄或绝经后妇女的任何不寻常卵巢肿瘤时，病理医师应保持其可能为畸胎瘤源性的警惕。

伴有胚胎、胚外和胎儿分化的少见的生殖细胞肿瘤
Rare germ cell tumors with embryonal, extra-embryonic and fetal differentiation

发病机制、分类和危险人群
PATHOGENESIS, CLASSIFICATION AND THE PATIENT AT RISK

再现早期胚胎发育各个阶段的未成熟性生殖细胞肿瘤极为少见，少数例外情况是由生殖细胞发生肿瘤性转化而来。一种理论认为，良性囊性畸胎瘤通过单性生殖起源于良性生殖细胞，而未成熟性生殖细胞肿瘤起源于恶性生殖细胞，随后出现一系列分化（图29.22）。分化路径和分化程度决定最终表型[60]。

未成熟性生殖细胞肿瘤主要发生于年轻人，80%发生于30岁以前。所有这些肿瘤的平均患病年龄介于15 ~ 20岁。尽管肿瘤发病年龄早并起源于生殖细胞，但家族性综合征并不常见[61]。

如图 29.22 所示，生殖细胞再现分化。最原始的成分是无性细胞瘤，具有生殖细胞的表现和免疫表型。绒癌和卵黄囊癌代表着胚外分化，而胚胎性分化通过胚胎性癌演进到未成熟畸胎瘤。所有这些肿瘤类似于早期人体发育的分化表现都很常见。

肿瘤类型 TUMOR TYPES

不同生殖细胞肿瘤的临床表现有所不同。下面总结了各自肿瘤的特点。

无性细胞瘤 Dysgerminoma

危险人群 The patient at risk

无性细胞瘤为卵巢恶性生殖细胞肿瘤，类似于睾丸生殖细胞癌，据认为是起源于原始生殖细胞。无性细胞瘤不常见，占所有卵巢生殖细胞肿瘤的1%。在单一成分的卵巢恶性生殖细胞肿瘤中，无性细胞瘤最常见[62]。多数病例发生于 11 ~ 30 岁，肿瘤可发生于青春期前，但绝经后发生极为罕见。无性细胞瘤是妊娠期最常见的肿瘤之一[63]。

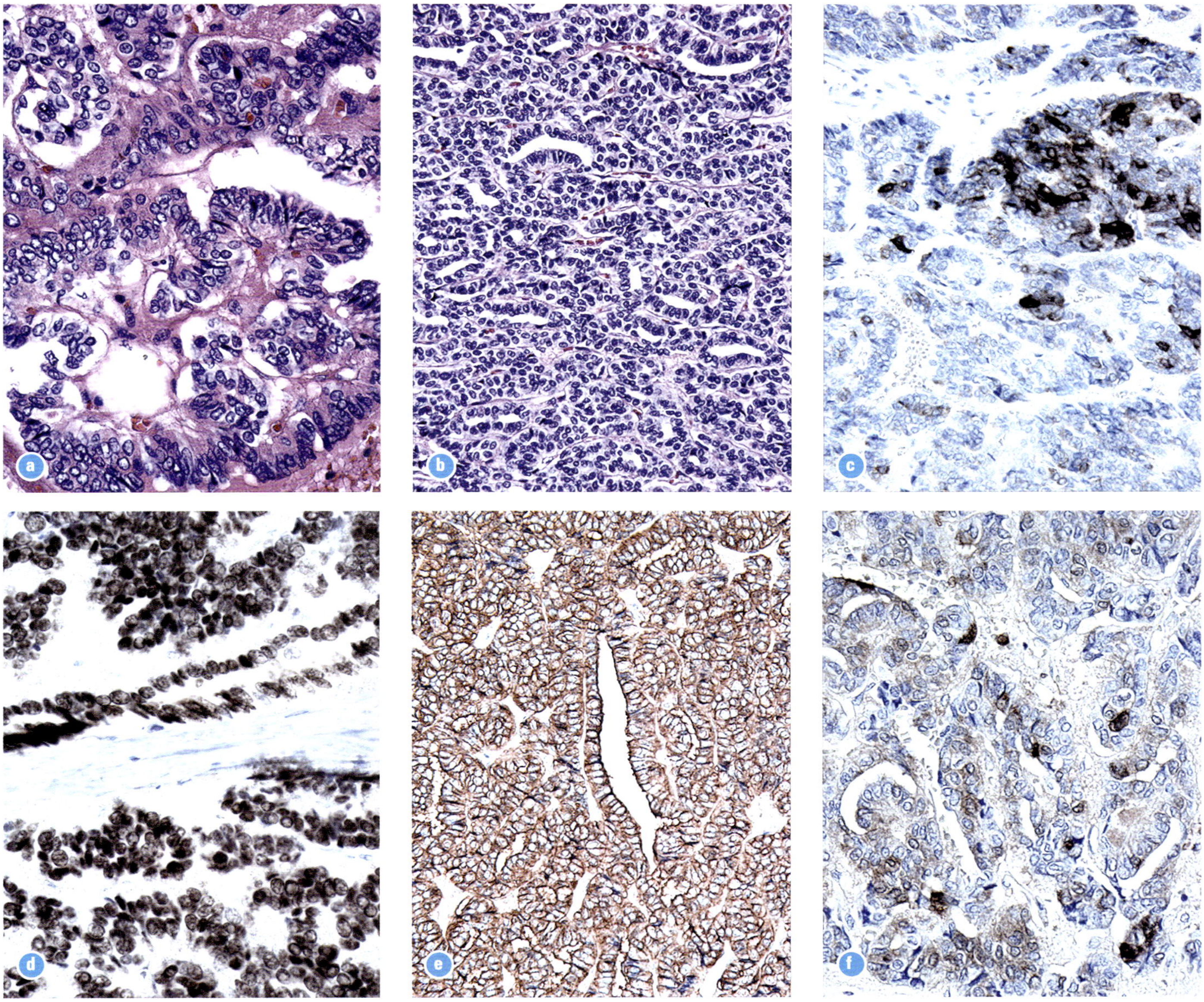

图29.16 复发性/转移性恶性卵巢甲状腺肿。(a) 典型表现：乳头状突起、核拥挤明显、核沟及空泡状核。(b) 低分化性甲状腺癌区，滤泡发育不良、核沟明显及核拥挤。(c) 低分化性甲状腺癌区，灶状甲状腺球蛋白免疫染色阳性。(d) 在低分化区TTF-1核弥漫阳性，提示甲状腺来源。(e) 在低分化区HBME-1膜弥漫阳性。(f) 在甲状腺乳头状癌的低分化区半乳凝集素-3免疫染色阳性。(Courtesy of Dr Vânia Nosé, Brigham and Women's Hospital.)

体征和症状 Presenting signs and symptoms

无性细胞瘤为快速生长的肿瘤，15% 的病例为双侧。单侧性肿瘤右侧稍多见[64]。少数情况下，偶在性腺发育不良的患者发现小的无性细胞瘤，肿瘤几乎总是起源于性腺母细胞瘤。然而，无性细胞瘤更常见于正常妇女，症状由逐渐增大的肿块引起，不甚明显。大多数无性细胞瘤病例无内分泌异常表现。有高达95%的无性细胞瘤出现血清乳酸脱氢酶水平升高。某些患者血清碱性磷酸酶、神经特异性烯醇化酶（NSE）和CA-125水平均升高[65]。

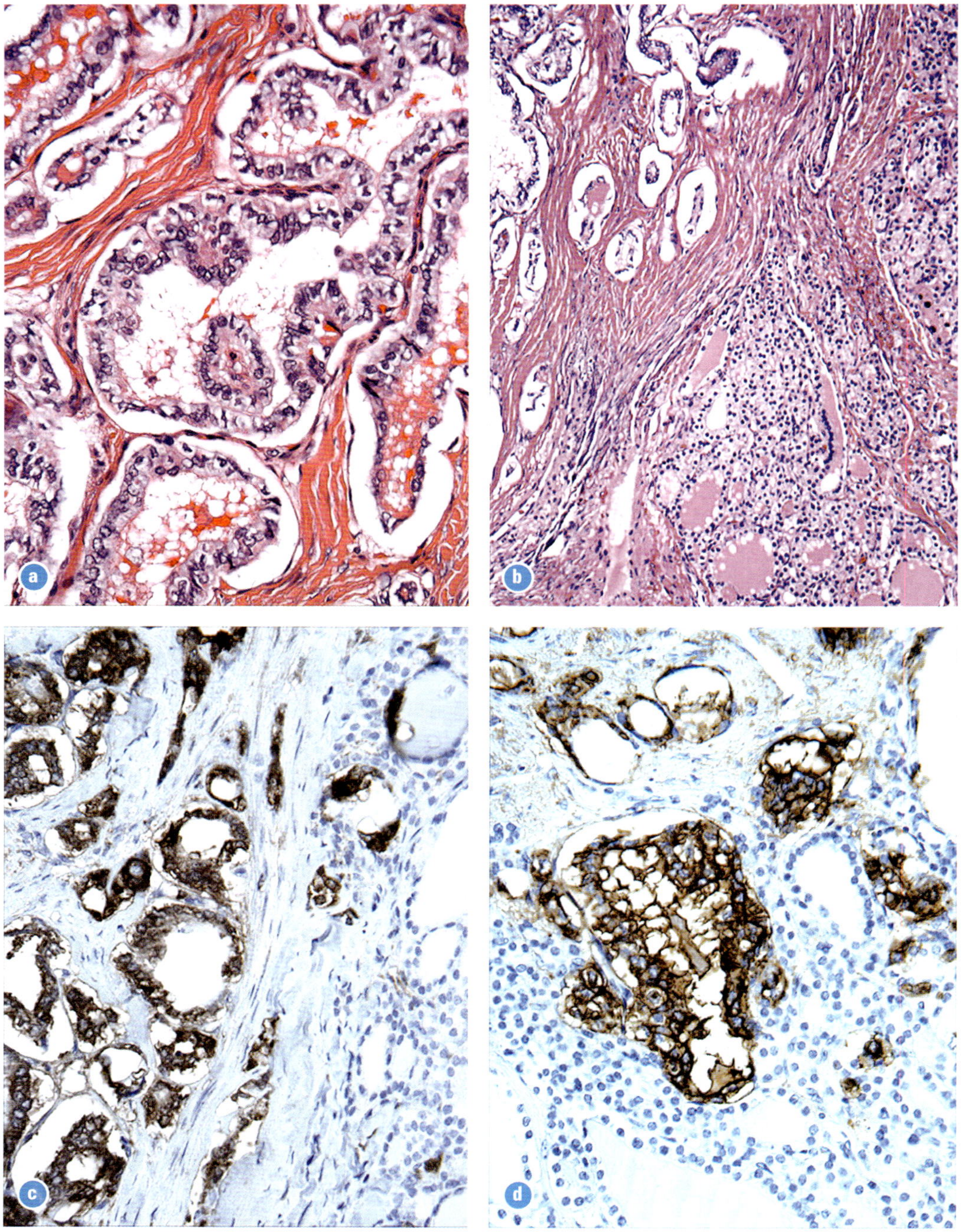

图 29.17 卵巢甲状腺肿内的乳头状甲状腺癌。(a) 滤泡型乳头状癌，伴纤维化、明显空泡状核及核沟。(b) 甲状腺乳头状癌（左）和附近的甲状腺组织（右上)。(c) 甲状腺乳头状癌区（上部）半乳凝集素-3（Galectin -3）免疫染色阳性，正常甲状腺组织阴性（下部)。(d) 在甲状腺乳头状癌区HBME-1免疫反应阳性，正常甲状腺组织阴性。(Courtesy of Dr Vânia Nosé, Brigham and Women's Hospital.)

大体病理学 Gross pathology

无性细胞瘤常为实性，质硬，切面均匀，浅棕到灰粉色（图29.23，29.24)。体积差异明显，平均直径15cm。可见出血、坏死和囊性变区。然而，肿瘤内有明显的囊性结构提醒人们寻找畸胎瘤的其他肿瘤成分。发生于性腺母细胞瘤的无性细胞瘤可见大面积钙化。

组织病理学 Histopathology

肿瘤由均一的大多角形细胞构成，排列成巢索状，被含有淋巴细胞的纤维组织间隔分开（图29.25)。少数肿瘤的肿瘤细胞衬覆不规则或圆形腔隙或形成实性管状结构（图 29.26)。肿瘤细胞胞质丰富，浅染或嗜酸性。核大，空泡状、圆形到卵圆形，位于细胞中央，染色质

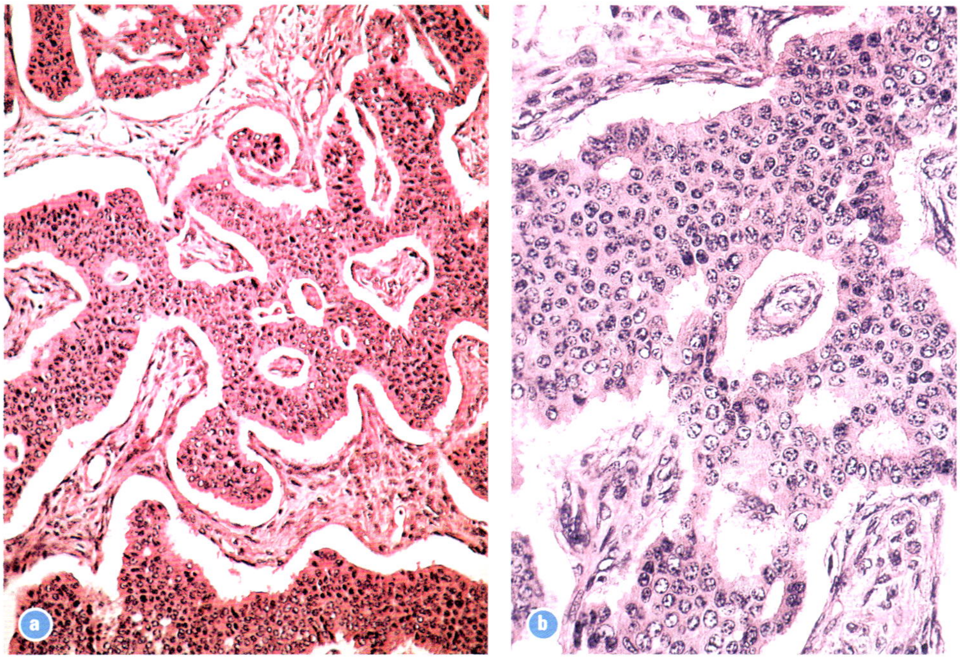

图29.18 小岛状类癌。(a) 低倍镜下肿瘤细胞形成相互吻合的宽片状。(b) 高倍镜下肿瘤细胞显示特征性颗粒状（胡椒盐）染色质。

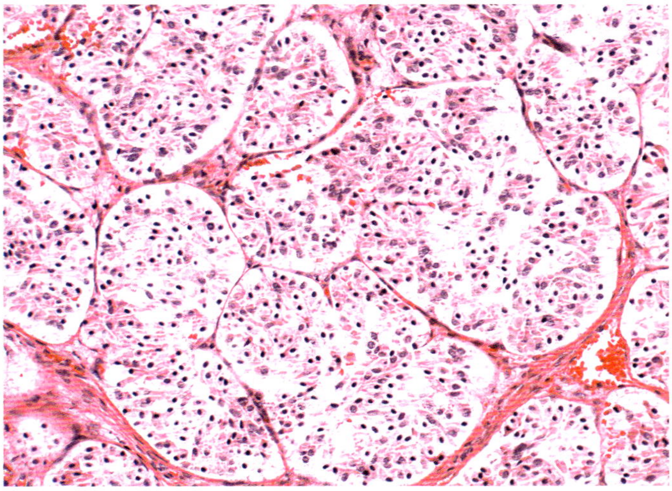

图29.19 转移性小岛状类癌伴人工固定假象，细胞核小而致密。

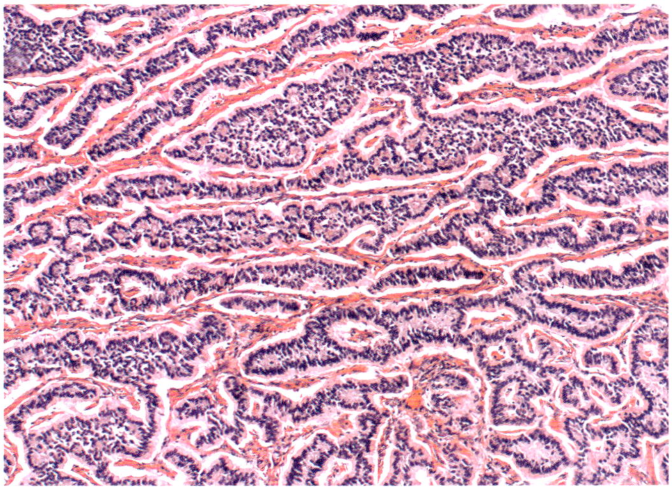

图 29.20 小梁状类癌。

细颗粒状，核膜清晰（图29.27）。典型肿瘤细胞核仁明显、嗜酸性（图29.28）。细胞核常大小不等，可见单个核肿瘤巨细胞，类似典型无性细胞瘤。有丝分裂活性不等，即使在同一肿瘤的不同区域也是如此。在某些病例可见组织细胞性或合体滋养细胞性巨细胞，后者可成团或散在，约见于3%的病例。如果不见细胞滋养层细胞，不应作为并发绒毛膜癌的证据[64]。合体滋养细胞可产生促性腺激素，因此这些患者可有人绒毛膜促性腺激素（hCG）水平升高[66]。对于产生hCG的肿瘤，应广泛取材，以除外绒毛膜癌和胚胎性癌，这一点非常重要。

间质支架常纤细疏松，但也可致密和玻璃样变，甚至成为某些肿瘤的主要成分。可出现黏液样和黄素化间

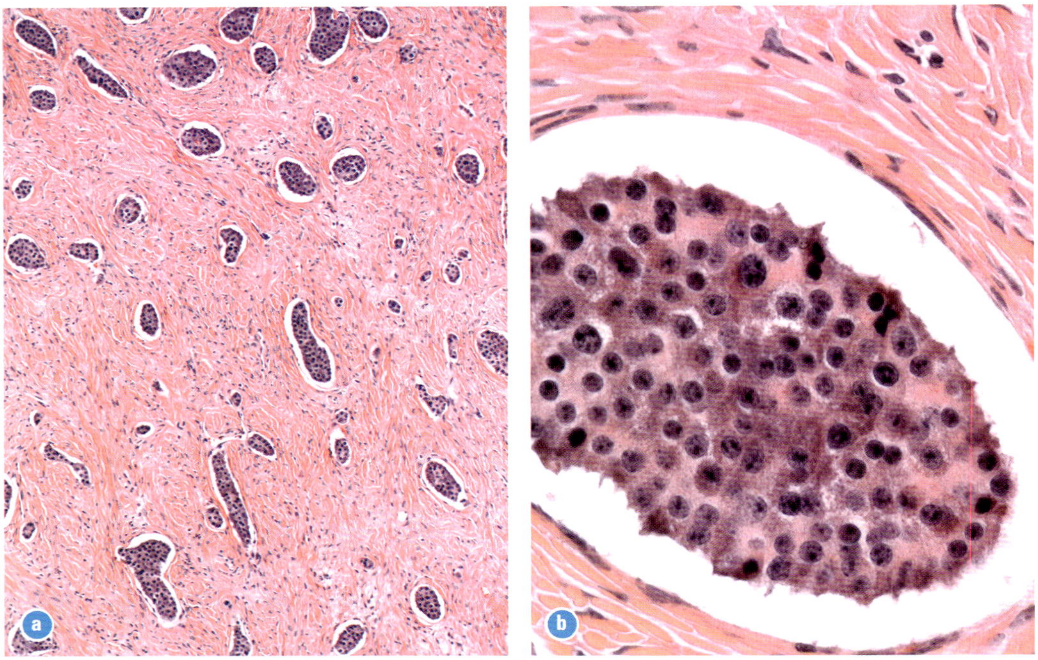

图 29.21 (a) 浸润纤维性间质的转移性类癌。(b) 高倍镜观。

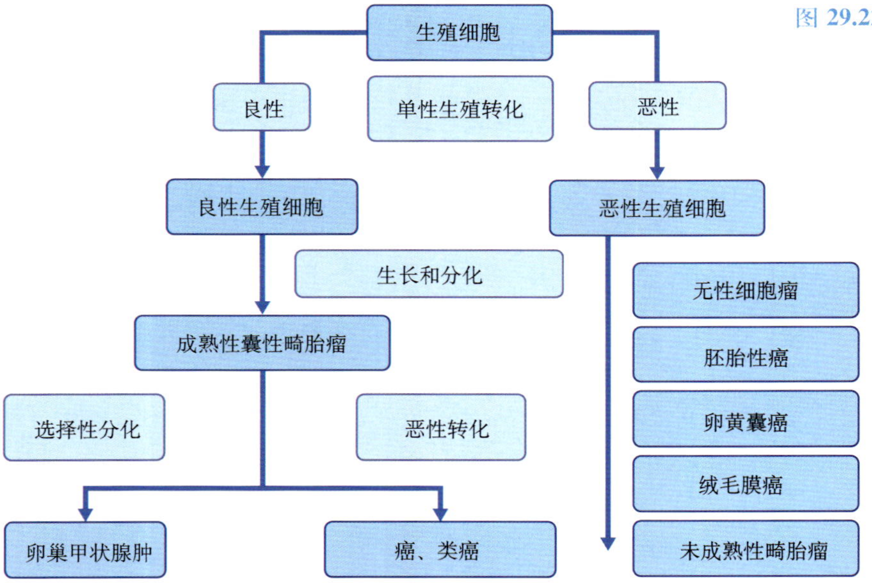

图 29.22 良性和恶性生殖细胞肿瘤分化示意图。

质，偶见Leydig样细胞。浸润的淋巴细胞主要为T细胞系（图29.29）。淋巴细胞数量不一，可出现伴有生发中心的淋巴滤泡。组织细胞、嗜酸性粒细胞和浆细胞不常见。大肿瘤可有明显出血坏死。在没有性腺母细胞瘤前驱病变的肿瘤中，显微镜下可见钙化灶，常为营养不良性钙化并与肿瘤变性区相伴随，与性腺母细胞瘤中更圆和明显的钙化灶不同。在核型正常妇女的无性细胞瘤周边可见畸形卵泡，不应误认为是性腺母细胞瘤巢团。

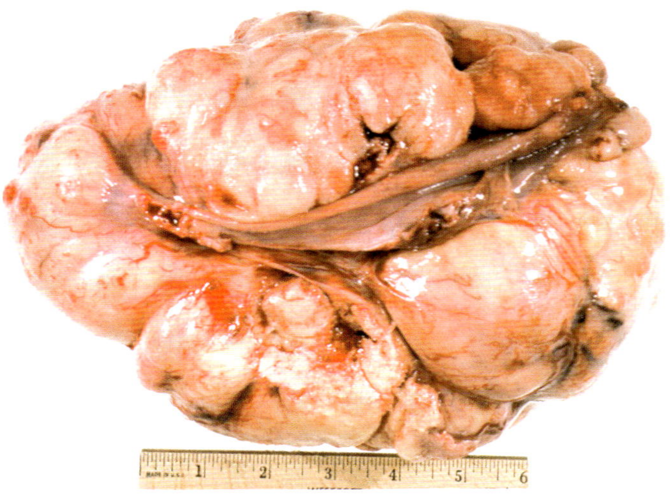

图29.23　无性细胞瘤。肿瘤呈脑回样结构，输卵管附于其表面。

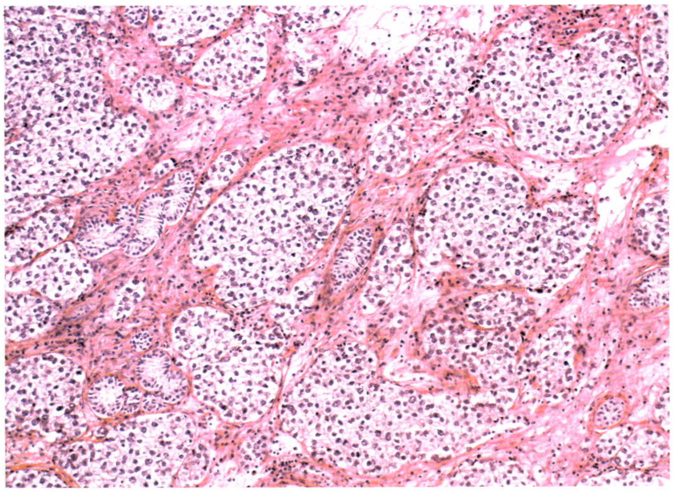

图29.25　无性细胞瘤。低倍镜下均一的肿瘤细胞呈小叶状结构，被纤细的间质分割。

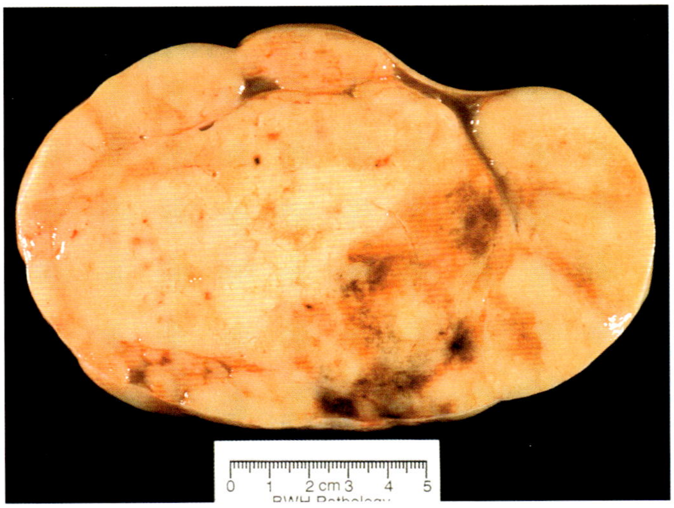

图 29.24　无性细胞瘤。切面棕黄色，伴灶状出血。

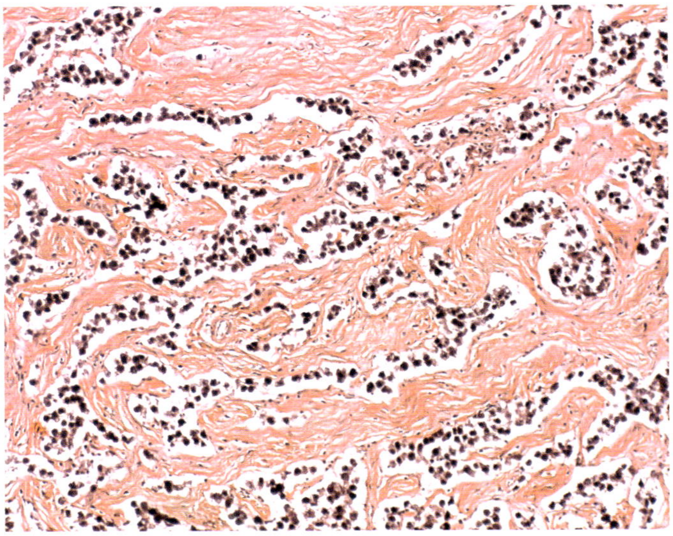

图 29.26　无性细胞瘤。肿瘤细胞在纤维间质中呈线状排列。

典型无性细胞瘤呈胎盘碱性磷酸酶（PLAP）和波形蛋白免疫染色阳性。其他常为阳性的标志物有乳酸脱氢酶、NSE、Leu-7、细胞角蛋白、结蛋白和 GFAP[67-69]。据报道，肿瘤细胞EMA和CEA阴性。合体滋养细胞hCG和角蛋白阳性，但在少数分泌hCG的无性细胞瘤病例看不到合体滋养细胞，而无性细胞瘤细胞的胞质hCG却呈阳性[66]。

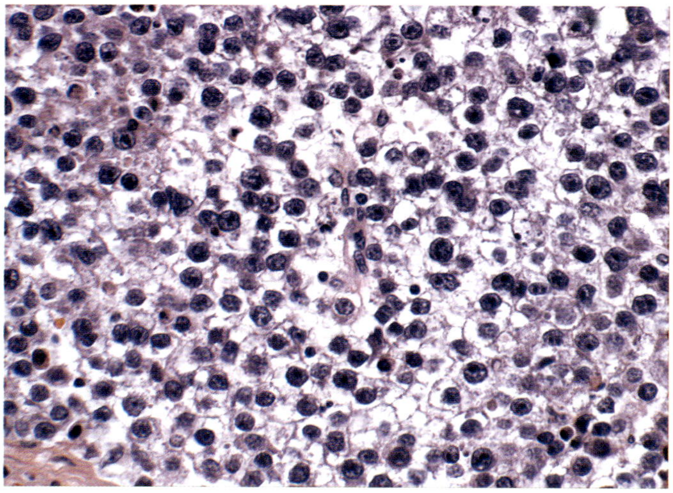

图29.27　无性细胞瘤。高倍镜下肿瘤细胞核位于中央、细胞膜纤细。

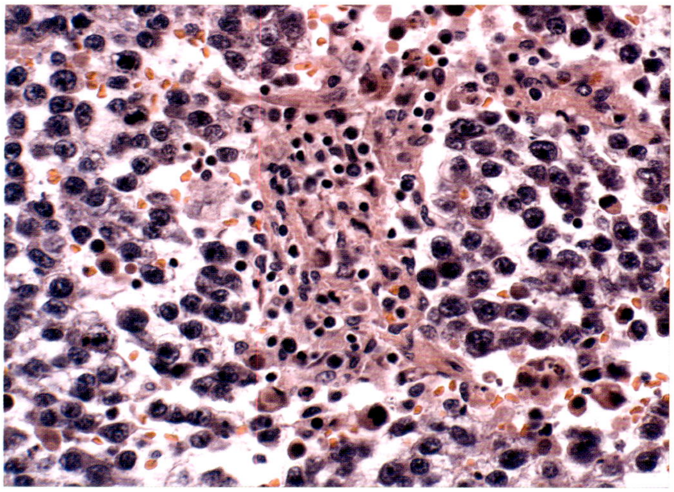

图 29.29　无性细胞瘤伴有炎症（单核）细胞。

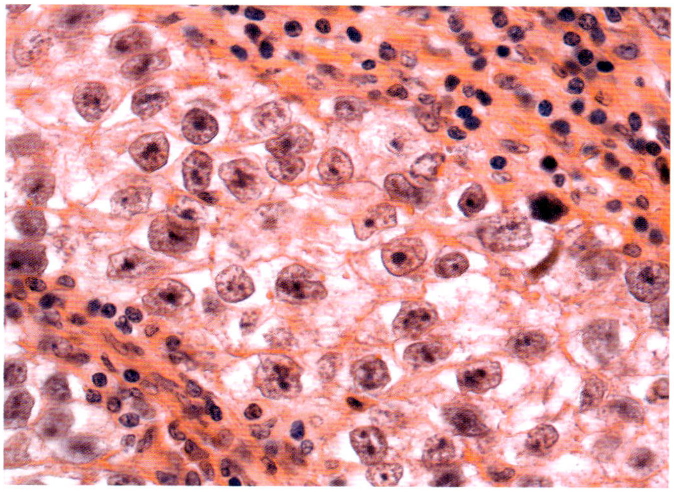

图 29.28　无性细胞瘤。高倍镜下显示明显的紫罗兰色核仁。

鉴别诊断 Differential diagnosis

一般在对生殖细胞肿瘤进行分类时，特别是无性细胞瘤，诊断的主要挑战是确证肿瘤仅出现单一成分。无性细胞瘤可与畸胎瘤、卵黄囊瘤、胚胎性癌和绒毛膜癌合并存在。卵黄囊瘤细胞核大小明显不一致，几乎没有或缺乏淋巴细胞、出现玻璃样小体和 AFP 免疫染色阳性，可以鉴别。胚胎性癌核大、深染。多数无性细胞瘤不呈细胞角蛋白阳性，是有助于鉴别无性细胞瘤与胚胎性癌和卵黄囊瘤的一个特征[68]。

肿瘤细胞的胞质含有糖原，可被淀粉酶消化，PAS 染色强弱不等。PLAP 免疫组织化学染色常显示膜着色[67, 69]。可能对该肿瘤与透明细胞癌、淋巴瘤和颗粒细胞瘤的鉴别有帮助。然而，由于 PLAP 也着染其他生殖细胞肿瘤，因此 PLAP 不能用于鉴别无性细胞瘤与其他生殖细胞肿瘤。无性细胞瘤 c-KIT 阳性，但该染色无助于诊断，因为许多肿瘤都呈 c-KIT 阳性。

治疗和结局 Management and outcome

无性细胞瘤为恶性肿瘤，能转移和局部扩散。但较其他恶性生殖细胞肿瘤恶性度低，诊断时约有 2/3 的肿瘤局限于卵巢。淋巴路扩散首先累及髂总淋巴结，然后累及纵隔和锁骨上淋巴结。远处转移发生较晚，累及肝、肺、骨和肾。转移到对侧卵巢的典型镜下转移表现为小条索或单个肿瘤细胞浸润卵巢间质，对计划施行保守手术的患者强调进行双侧卵巢活检非常重要。

有人提出，间质和淋巴细胞稀少、核多形性明显、核分裂像多的细胞丰富的肿瘤行为更具侵袭性[62, 63]。血管浸润和被膜受累也与预后呈负相关。然而，已经证实，这些因素均非独立于肿瘤分期的预后指标。出现其他生殖细胞肿瘤成分提示预后不良。

近来主张对肿瘤局限于卵巢者采用保守治疗方式，包括行单侧卵巢切除。肿瘤对放疗高度敏感，对联合化疗反应也良好[70]。放疗和联合化疗通常用于较晚期患者。性腺发育不良的患者有发生双侧肿瘤的高度危险性，应行子宫及双侧附件切除。因此，建议对无性细胞瘤患者进行核型分析。单纯无性细胞瘤预后良好，5 年生存率为 75% ~ 90%。多数复发病例发生于诊断后 2 年内。

卵黄囊瘤 Yolk sac tumor

危险人群 The patient at risk

卵黄囊瘤又称内胚窦瘤，据认为是原始生殖细胞沿卵黄囊或卵黄方向分化的结果。仅次于无性细胞瘤，是卵巢第二种最常见的恶性生殖细胞肿瘤。卵黄囊瘤最常见于 11 ~ 30 岁，其次为 1 ~ 10 岁和 31 ~ 40 岁年龄段[71, 72]。

体征和症状 Presenting signs and symptoms

多数患者有腹部胀大和腹疼，并出现腹部肿块。甲胎蛋白（α-AFP）为正常胎儿的一种血清蛋白，由卵黄囊、肝和上胃肠道产生。有血清AFP升高的生殖细胞肿瘤常含有卵黄囊瘤成分。卵黄囊瘤常不伴有内分泌相关症状。

大体病理学 Gross pathology

卵黄囊瘤几乎总是单侧性的，双侧卵巢受累是转移性疾病的典型表现。肿瘤通常体积大，多数超过 10 cm（图 29.30）[73]。肿瘤常为卵圆形，有包膜，质硬和灰黄色，常为实性囊，伴有出血坏死。

组织病理学 Histopathology

卵黄囊瘤显示多种不同的组织学结构：

1. 微囊性：由疏松网状小囊腔构成，呈蜂窝状。微囊衬以扁平细胞，核呈多形性而深染（图 29.31）。
2. 大囊性：肿瘤显示有较大的囊（图 29.32）。
3. 黏液瘤样：在丰富的黏液瘤样组织中可见小团上皮样细胞形成的条索状或腺样结构（图 29.33）。
4. 实性：小的上皮样多角形细胞构成团巢，胞质透明、核大泡状或固缩，常偶见微囊。

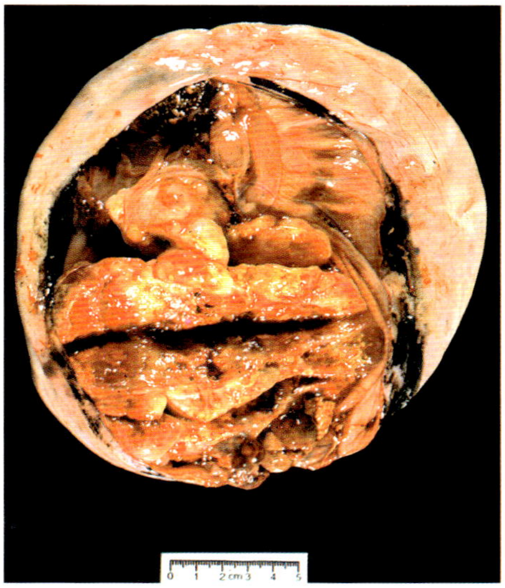

图 29.30　卵黄囊瘤肉眼观。

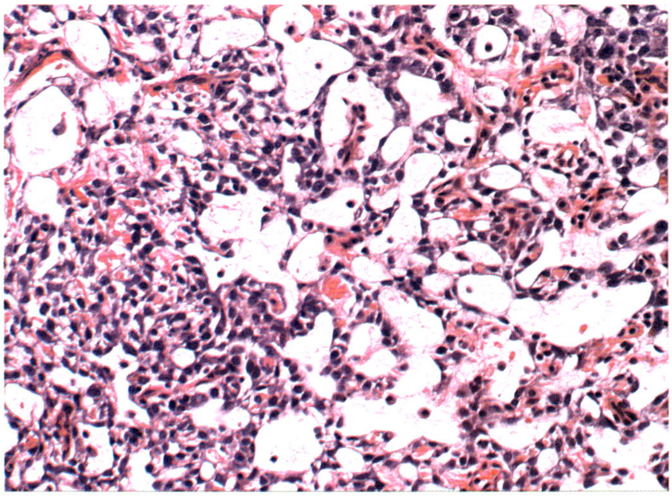

图 29.31　卵黄囊瘤，微囊性结构。

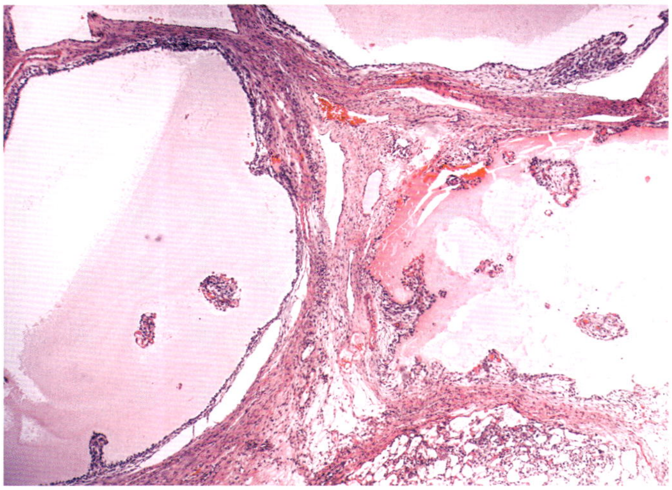

图 29.32　卵黄囊瘤，大囊性结构。

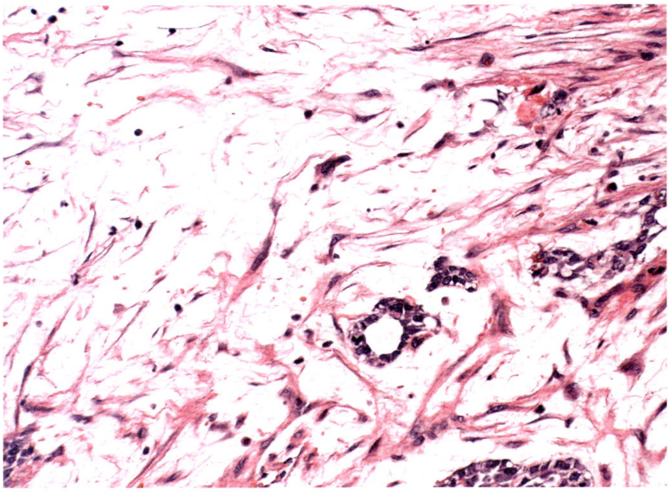

图 29.33　卵黄囊瘤，在黏液样背景下有少量肿瘤细胞。

5. 内胚窦：由血管周围结构组成，中央为有毛细血管的窄带状结缔组织，外附以立方或矮柱状上皮样细胞（图 29.34）。细胞核大，呈空泡状，核仁明显。这种结构称为Duval窦或 Schiller-Duval小体。出现该结构被认为对卵黄囊瘤有诊断价值，但无此种结构也不能排除诊断。
6. 腺泡-腺管样：由一层或多层扁平、立方或柱状细胞衬覆的腺泡、腺管样结构组成，细胞核大，周围为黏液瘤样间质或细胞团。
7. 多囊泡性：多数囊腔或囊泡被致密结缔组织间质围绕。囊泡部分衬覆柱状细胞，部分衬覆扁平细胞，偶有明显的收缩转形，再现胚胎由初级卵黄囊向次级卵黄囊的过渡（图 29.35）。
8. 乳头状：乳头状结构由结缔组织中轴和外覆的多形性明显的上皮样细胞构成。
9. 肝样：多角形细胞有嗜酸性颗粒状胞质，细胞边界清楚，类似于肝细胞，排列成实性巢索。1/3 ~ 1/2 的卵黄囊瘤有灶状肝细胞样分化区，但以肝细胞分化为主的肿瘤少见[74]。
10. 腺样或原始内胚层（肠型）：肿瘤由原始内胚层细胞巢索构成，形成腺样或实性细胞团，外围以结缔组织。腺体在肿瘤中常散在分布，仅有极少数构成主要成分（图29.36）。分化程度不一，可从原始腺管到高分化（有胞质空泡）[75]，可类似成熟肠上皮。

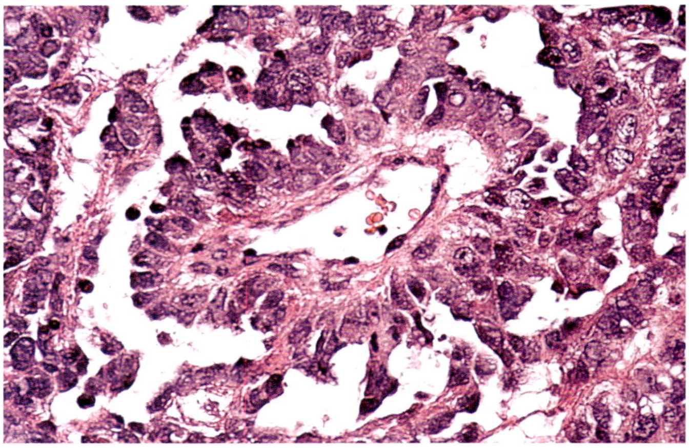

图29.34　卵黄囊瘤，Schiller-Duval小体由界限不清次级腔隙内的中央血管和周围原始细胞构成。

当与分泌期子宫内膜类似时，曾被称为子宫内膜样亚型[76]。

在肿瘤细胞内外可见PAS阳性和抗淀粉酶的嗜酸性玻璃样小滴。这些小滴可见于所有组织学类型的卵黄囊瘤，其出现对卵黄囊瘤的诊断有一定帮助，但对卵黄囊瘤不具有诊断意义，因为已可见于其他恶性肿瘤。某些

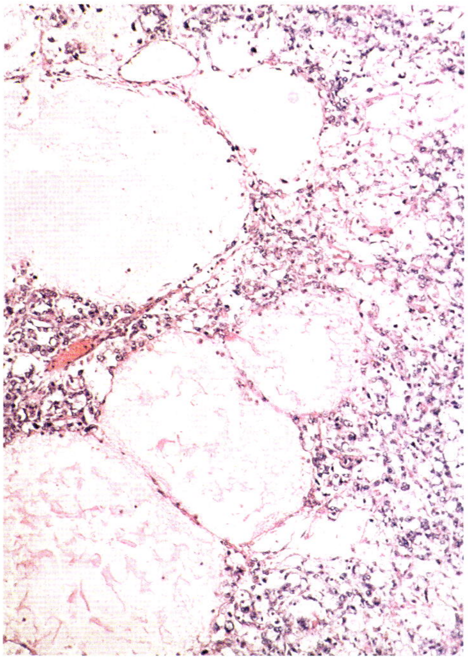

图 29.35 卵黄囊瘤，小囊腔呈现多囊性卵黄结构特点。

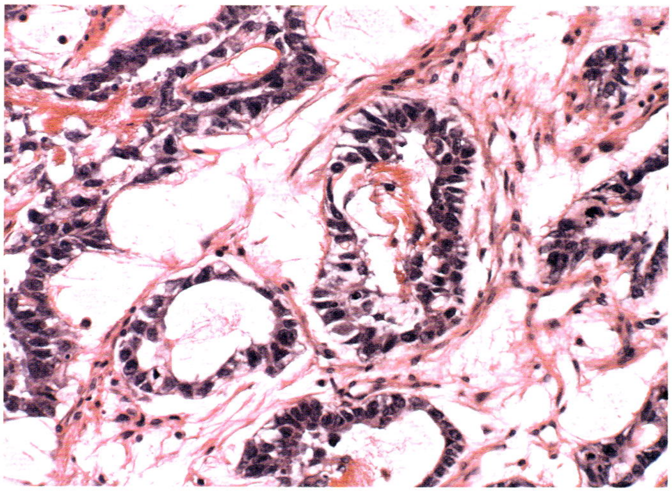

图 29.36 卵黄囊瘤，腺样分化。

卵黄囊瘤有基底膜物质沉积，表现为细胞外强嗜酸性线状结构，被认为是腔壁分化[74]。

卵黄囊瘤 AFP、角蛋白和 α-AT 常为阳性[77]。肿瘤 EMA 阴性（图 29.37），CEA 在肠上皮分化区常阳性。

鉴别诊断 Differential diagnosis

鉴别诊断包括透明细胞癌、胚胎性癌和无性细胞瘤。

透明细胞癌发生于老年患者（第27章）。可见较规则的管状结构，缺乏卵黄囊瘤的蜂窝状网架结构。管状腔隙常衬以鞋钉状细胞。而且，多数透明细胞癌会有由大细胞构成的实性区，这些细胞的胞质透明，细胞核小而深染。

胚胎性癌缺乏卵黄囊瘤的特征性结构。肿瘤细胞较大，具有较多的颗粒性胞浆，细胞核多形性明显，核仁突出。与无性细胞瘤不同，卵黄囊瘤 AFP 和角蛋白阳性[68]。

卵黄囊瘤还可与血管性肿瘤相混淆，但仔细观察显示的是囊状腔隙，而非血管。血管标志物例如 CD31 和 CD34 免疫染色可用于鉴别。

在鉴别诊断中还应包括网状型Sertoli-Leydig细胞瘤和幼年型颗粒细胞瘤。各种卵黄囊瘤的结构均缺乏、出

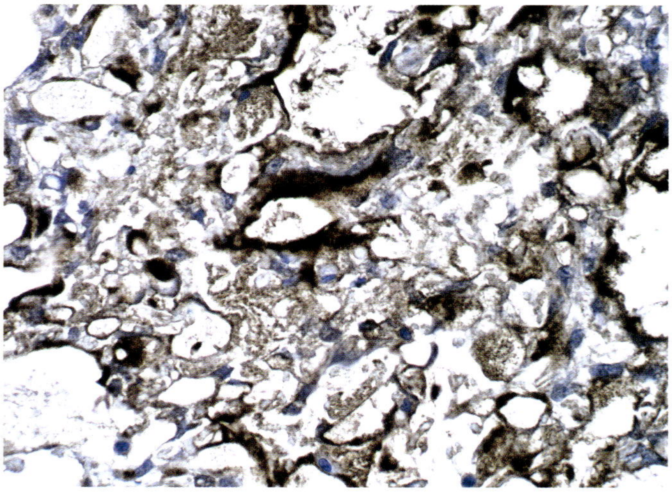

图 29.37 卵黄囊瘤，AFP 免疫染色阳性。

现抑制素、缺乏 AFP 免疫染色和血清 AFP 水平不升高有助于进行鉴别诊断。

肝样卵黄囊瘤必须与具有嗜酸性胞浆的大细胞的原发性和转移性肿瘤相鉴别，包括类固醇细胞瘤、透明细

胞癌、黑色素瘤和肝细胞癌。

治疗和结局 Management and outcome

卵黄囊瘤是高度恶性的肿瘤，常早期转移和浸润周围组织。淋巴路转移首先累及主动脉旁淋巴结和髂总淋巴结。常见盆腔复发和累及腹腔脏器。血行转移常发生于肺和肝。

近年来采用单侧输卵管卵巢切除和联合化疗（包括顺铂、依托泊苷和博来霉素），结局有明显改善。目前，各期患者80%以上可能完全治愈[70]。据称，单纯肝样和腺样卵黄囊瘤对化疗较不敏感，结局较差。

连续血清AFP测定可用于监测治疗和早期发现转移与复发。

胚胎性癌 Embryonal carcinoma

危险人群 The patient at risk

胚胎性癌为少见的卵巢肿瘤，好发于30岁以前，患者诊断时的平均年龄为 12 岁[78]。

体征和症状 Presenting signs and symptoms

患者常出现盆腔包块。约半数患者有内分泌症状，包括同性假性性早熟和不规则出血。血清hCG和AFP常升高[79]。

大体病理学 Gross pathology

肿瘤大，呈单侧性。色斑驳，灰色、棕色和黄色相间，有含黏液的囊腔。常见出血坏死。

组织病理学 Histopathology

胚胎性癌由成片的大而原始细胞构成，这些细胞的胞浆呈嗜双色性到透明，胞界清楚。细胞核圆形、染色质粗、核仁明显（图29.38）。肿瘤常由乳头状区域和局灶性裂隙混合构成。分裂像多，坏死明显。可出现卵黄囊瘤中见到的嗜酸性小滴。典型病例有多数合体滋养叶巨细胞，并呈 hCG 阳性（图 29.39）。

胚胎性癌呈角蛋白、PLAP和NSE阳性。EMA总是阴性，1/3 肿瘤呈 AFP 阳性[69]。

鉴别诊断 Differential diagnosis

如上所述，鉴别诊断包括无性细胞瘤和卵黄囊瘤。少数情况下可与卵巢腺癌相混淆。但这些肿瘤发生于老年人，无滋养层巨细胞或 AFP 表达，并且 EMA 常为阳性。

治疗和结局 Management and outcome

患者行单侧输卵管卵巢切除术、清除卵巢外肿瘤和联合化疗。几乎半数患者在诊断时有卵巢外疾病。血清 AFP 和 hCG 水平可用于判定治疗反应。

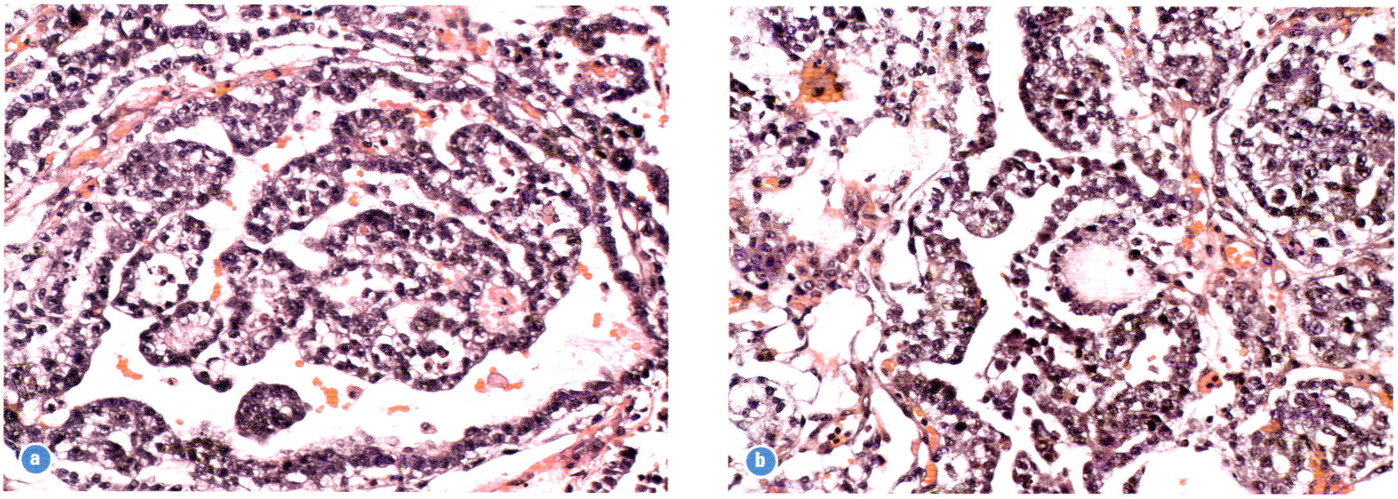

图 29.38　胚胎性癌。(a,b）原始生殖细胞形成上皮内衬的结构。

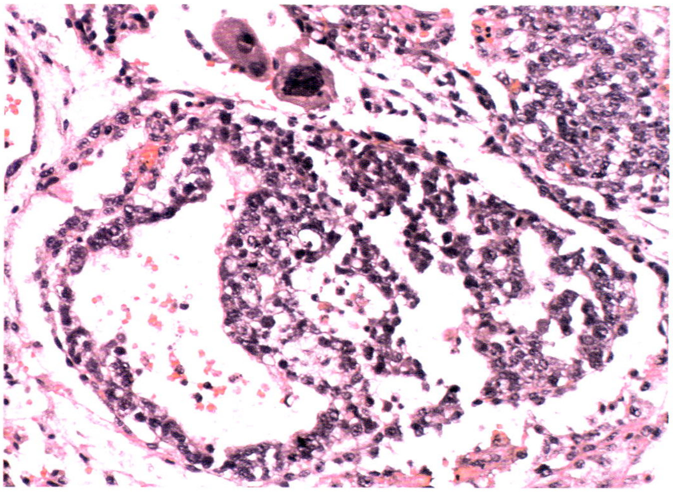

图 29.39　胚胎性癌中的合体细胞（上部）。

多胚瘤 Polyembryoma

危险人群 The patient at risk

多胚瘤为非常少见的卵巢生殖细胞肿瘤，特点是出现类似不同发育阶段早期胚胎的胚胎样小体。文献中报道了不足20例，多数为混合性恶性生殖细胞肿瘤（例如未成熟性畸胎瘤和胚胎性癌）的主要成分[80, 81]。

体征和症状 Presenting signs and symptoms

典型患者为儿童或年轻人，出现盆腔肿块相关症状。

大体病理学 Gross pathology

多胚瘤形成单侧实性大肿瘤。切面通常较为柔软，红色到棕色，常有微囊和出血区。

组织病理学 Histopathology

肿瘤由类似 15 ~ 18 日龄正常或异常早期胚胎的无数微小结构组成。胚胎小体包括一个胚盘、羊膜囊、卵黄囊以及周围滋养叶成分和胚外间质[82]。胚胎小体嵌入纤维性或水肿性间质中。常出现成熟性和未成熟性畸胎瘤成分。胚胎小体的卵黄囊成分和畸胎性肝组织AFP阳性，合体滋养细胞成分 hCG 阳性[83]。

治疗和结局 Management and outcome

多胚瘤行为倾向于侵袭性，多数患者在诊断时肿瘤已侵及周围脏器，产生腹腔内转移。主要治疗措施为外科切除肿瘤。多数伴有肿瘤播散的患者对化疗有反应[84]。

绒癌 Choriocarcinoma

危险人群 The patient at risk

绒癌由合体滋养细胞和细胞滋养细胞混合构成。纯粹原发性绒癌占卵巢恶性生殖细胞肿瘤不到1%[85, 86]。但绒癌成分出现于高达20%的混合性生殖细胞肿瘤。妊娠性卵巢绒癌几乎总是由子宫转移而来。

体征和症状 Presenting signs and symptoms

肿瘤累及儿童和年轻人，表现为盆腔肿块。hCG升高可引起各种表现，例如同性假性性早熟和月经异常[87-89]。

大体病理学 Gross pathology

肿瘤常常较大、实性和单侧。切面脆而出血。

组织病理学 Histopathology

出现合体滋养细胞和细胞滋养细胞是诊断绒癌所必需的，但在同一肿瘤内两种成分的比例可不同。细胞滋养细胞为单个核，胞浆呈多角形、嗜双色性。合体滋养细胞为多核，胞浆内常有空泡，可出现多个扩张的窦样，血管浸润明显[90]。

细胞滋养细胞角蛋白阳性，合体滋养细胞hCG、角蛋白和 hPL 阳性。

鉴别诊断 Differential diagnosis

合体滋养叶巨细胞可见于多种生殖细胞肿瘤，例如无性细胞瘤、胚胎性癌和卵黄囊瘤，也见于老年妇女的未分化癌。诊断绒癌或伴有绒癌成分的混合性生殖细胞肿瘤，必须见到合体滋养细胞和细胞滋养细胞的有机混合[91]。

治疗和结局 Management and outcome

绒癌常侵及周围脏器，早期即发生淋巴转移或血行转移。近来绒癌的治疗包括细胞减灭手术和联合化疗[70]。据认为非妊娠性绒癌对化疗的反应比妊娠性绒癌差[89, 92]。

未成熟性畸胎瘤 Immature teratoma

引言和危险人群 Introduction and the patient at risk

未成熟性畸胎瘤定义为再现胚胎和胎儿组织分化特点的恶性生殖细胞肿瘤。未成熟性畸胎瘤与无性细胞瘤、卵黄囊癌和混合性生殖细胞肿瘤一起占所有恶性生殖细胞肿瘤的80%以上。不同研究中各种肿瘤所占比例不同，但未成熟性畸胎瘤均位于前三位，占20% ~ 50%。未成熟性畸胎瘤一般在全部畸胎瘤中不足 3%，占所有卵巢恶性肿瘤不足1%。与其他生殖细胞肿瘤一样，大约10% 的患者对侧卵巢同时或先前有囊性畸胎瘤。

与其他恶性生殖细胞肿瘤相同，未成熟性畸胎瘤好发于 11 ~ 30 岁年龄段，30 岁以上者不足 10%。平均年龄约为 19 岁，与其他恶性生殖细胞肿瘤相同。

体征和症状 Presenting signs and symptoms

未成熟性畸胎瘤典型症状为盆腔肿块、腹围增加和阴道出血。同性假性性早熟不常见，但多数患者血清标志物，特别是 AFP 和 hCG 升高。超声波检查常可将该肿瘤与良性囊性畸胎瘤相鉴别，但某些实性结构（如甲状腺肿）可引起混淆[14]。

大体病理学 Gross pathology

未成熟性畸胎瘤依据组织分化程度不同，其肉眼表现各异。肿瘤常主要为实性，但在肉眼检查时可见其含有类似于正常组织的区域，包括神经和间叶（骨、软骨）成分（图29.40）。其他肿瘤保留明显的成熟成分，在组织学检查中仅见局灶性未成熟成分（图29.41）。后者应仔细取材，特别是对于年轻肿瘤患者。

组织病理学 Histopathology

未成熟性畸胎瘤的病理学和临床处理包括以下几点：

1. 除外良性实性畸胎瘤和仅含有灶状未成熟成分的肿瘤。这可依靠鉴定是否有未成熟组织出现（图29.42）。
2. 确定肿瘤分级。过去所使用的肿瘤分级标准已被修改，以评估未成熟组织的量。判定分级是基于未成熟神经上皮的总量。回顾当初选择神经上皮作为恶性的标志是由于在各种分级系统中该组织最易识别和有较好的重复性。该分级标准如下：1 级肿瘤，偶见不成熟神经上皮灶，在任一张切片中不超过一个低倍视野（× 40）；2 级肿瘤，不成熟神经上皮

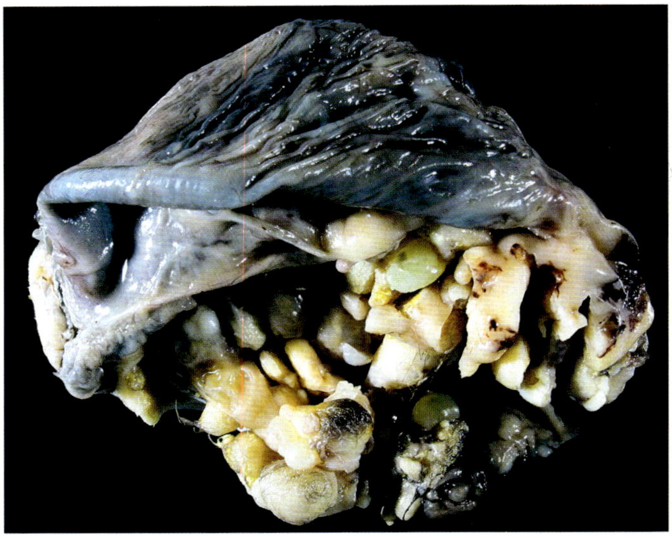

图29.40 未成熟性畸胎瘤。肿瘤为有包膜的大肿块，含不同硬度的组织，其中某些类似软骨，可见少量毛发（底部中央）。

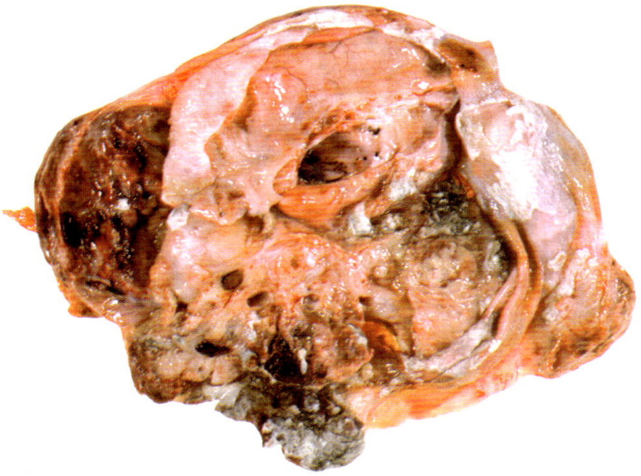

图29.41　未成熟性畸胎瘤切面显示各种实性及囊性成分。该肿瘤组织学检查显示多数成分为成熟成分。

灶在每张切片中占 1 ~ 4 个低倍视野；3 级肿瘤，超过该限度[92]。O'Connor 和 Norris 在一项随访报道中提出2级分级系统，将任何一张切片中不成熟超过一个低倍视野者定为高级别肿瘤，而不再分2级和3级[93]。该分级从两方面得到支持：侵袭生物学行为的分界点为 2 级；I 期未成熟性畸胎瘤的传统治疗指南（建议 2 级和 3 级进行化疗）[94-96]。因此，关键是确定有疑问肿瘤的未成熟性畸胎瘤成分的含量（图 29.43a-c）。

鉴别诊断 Differential diagnosis

诊断未成熟畸胎瘤必须除外如下情况：(1) 伴有极轻度不成熟性的成熟性实性畸胎瘤，这种肿瘤不归类于未成熟性畸胎瘤[97]。(2) Thurlbeck和Scully证明，不成熟的软骨和发育过程中的脑皮质不足以诊断未成熟畸胎瘤，因为这些成分见于胎儿期之后[98]。(3) 癌肉瘤含有许多原始表现的组织，但他们并未有机地构成可辨认的胚胎或胎儿结构的组织单位。(4) 在混合性生殖细胞肿瘤，除外其他成分非常重要，因为这些成分可引起复发，尤其在儿科患者。Heifetz等通过中心病理科复习儿童未成熟性畸胎瘤发现在卵黄囊瘤有少量组织（如肝和肺或肠样腺分化）。除外混合性生殖细胞肿瘤中的这些少量成分对预后具有重要意义[99, 100]。

肿瘤扩散、腹膜种植和腹膜胶质瘤病

Tumor spread, peritoneal implants and gliomatosis peritoneii

大约 1/3 的未成熟性畸胎瘤在诊断时已扩散到卵巢以外[9]。总体来讲，临床分期高与预后不良相关，应注意下列事项：

1. 未成熟性畸胎瘤扩散到卵巢外，包括淋巴结转移和腹膜种植，生存率较差。
2. 腹膜种植可由未成熟组织转变为成熟组织。许多报道证明，化疗后发现成熟胶质成分种植于腹膜。对于该现象的发生机制仍有争议。传统理论认为该现象是由于肿瘤化疗的作用，支持保留下来的成熟成分。事实上，未成熟“转变为”成熟种植在一项CT扫描研究中已经证实。研究中，Moskovic 等注意到化疗后肿块体积缩小，仅在组织学检查时见到成熟成分[101]。然而，这些成分对预后无不良影响。

尽管有如上观察，分子生物学研究显示，腹膜胶质瘤病是独立于所伴随的未成熟性畸胎瘤的现象，一般认为彼此是无关的。Ferguson等最先报道，后来其他人也证实腹膜胶质瘤病的发生似乎是代表着腹膜表面胶质瘤性分化的出现[102-104]。其确切发生机制仍不明，但可能与畸胎瘤释放的生长因子有关。

治疗和结局 Management and outcome

I 期 1 级肿瘤行单侧卵巢切除。对于 1 级以上的 I 期肿瘤建议化疗，包括博来霉素、依托泊苷和顺铂。I期患者的治愈率接近95%，I期以上患者的治愈率可达75%[96]。尚无证据说明对侧卵巢切除、子宫切除和放疗可提高存活率[105, 106]。

除了发现腹膜胶质瘤病外，另一个已报道的治疗后并发症为“生长性畸胎瘤综合征”，其特点是尽管进行了化疗，成熟性畸胎瘤组织继续持续生长[107]。

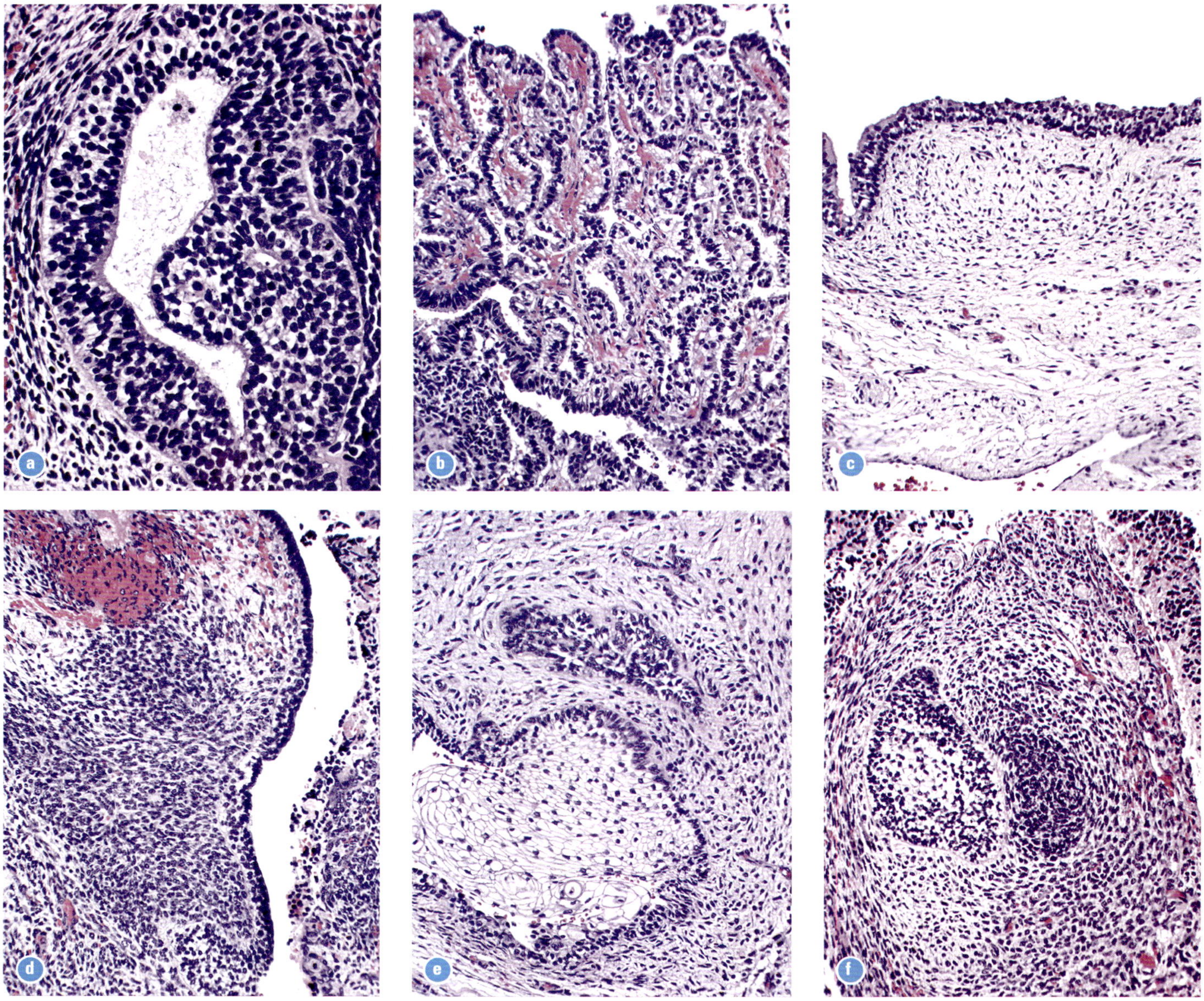

图29.42 未成熟性畸胎瘤。(a) 原始上皮。(b) 未成熟脉络丛。(c) 未成熟表面上皮和间质。(d) 未成熟间叶组织。(e) 未成熟鳞状上皮。(f) 未成熟软骨。

混合性生殖细胞肿瘤 Mixed germ cell tumors

混合性生殖细胞肿瘤占卵巢未成熟生殖细胞肿瘤的10%～20%，是无性细胞瘤、卵黄囊瘤和未成熟性畸胎瘤后第四个最常见的肿瘤。据估计，该肿瘤的发生率取决于取材的广泛程度和鉴定少量非畸胎瘤成分（例如肝样卵黄囊瘤及其他成分）的技艺。由于这些成分具有较高的侵袭性，所以先前在评估混合性生殖细胞肿瘤的预后时较为谨慎。目前，基于联合化疗的成功，这些肿瘤的结局极佳，特别是临床分期较低的肿瘤[108-113]。

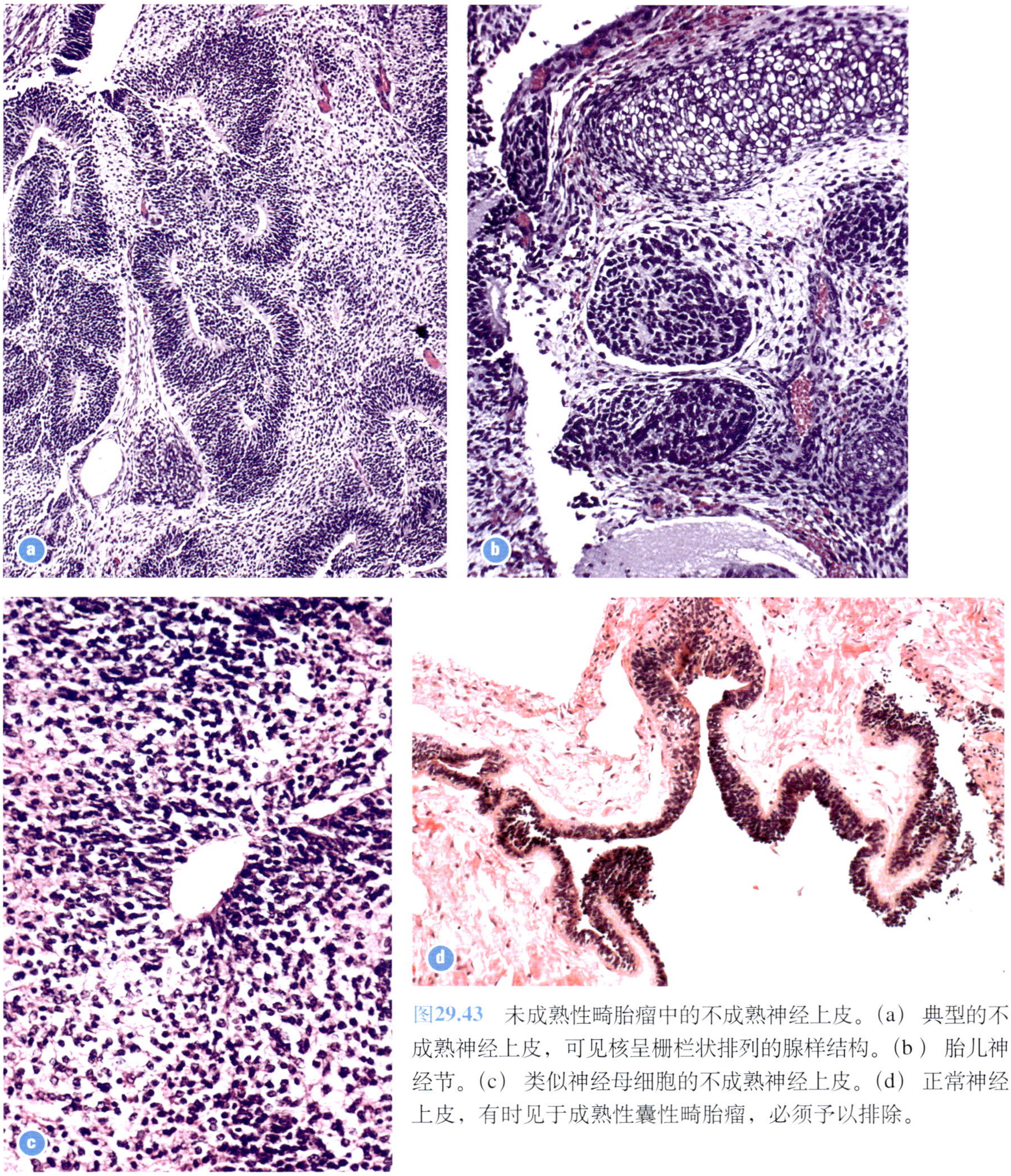

图29.43 未成熟性畸胎瘤中的不成熟神经上皮。(a) 典型的不成熟神经上皮，可见核呈栅栏状排列的腺样结构。(b) 胎儿神经节。(c) 类似神经母细胞的不成熟神经上皮。(d) 正常神经上皮，有时见于成熟性囊性畸胎瘤，必须予以排除。

参考文献 References

1 Shah KH, Maxted WC, Chun B. Epidermoid cysts of the testis: a report of three cases and an analysis of 141 cases from the world literature. Cancer 1981; 47(3):577–582.

2 Young RH, Prat J, Scully RE. Epidermoid cyst of the ovary. A report of three cases with comments on histogenesis. Am J Clin Pathol 1980; 73(2):272–276.

3 Nogales FF Jr, Silverberg SG. Epidermoid cysts of the ovary: a report of five cases with histogenetic considerations and ultrastructural findings. Am J Obstet Gynecol 1976; 124(5):523–528.

4 Khong KG. Peripartum ovarian masses. J Obstet Gynaecol 1997; 17(6):531–534.

5 de Silva KS, Kanumakala S, Grover SR, Chow CW, Warne GL. Ovarian lesions in children and adolescents – an 11-year review. J Pediatr Endocrinol Metab 2004; 17(7):951–957.

6 Bloomfield TH. Benign cystic teratomas of the ovary: a review of seventy-two cases. Eur J Obstet Gynecol Reprod Biol 1987; 25(3):231–237.

7 Templeman CL, Fallat ME, Lam AM, et al. Managing mature cystic teratomas of the ovary. Obstet Gynecol Surv 2000; 55: 738–745.

8 Kuno N, Kadomatsu K, Nakamura M, et al. Mature ovarian cystic teratoma with a highly differentiated homunculus: a case report. Birth Defects Res A Clin Mol Teratol 2004; 70(1):40–46.

9 Scully RE, Clement P, Young R. Atlas of tumor pathology. tumors of the ovary. Washington DC: AFIP; 1993.

10 As K, Webb JB, Wijesinghe D. Advanced squamous cell carcinoma developing in a mature cystic teratoma (dermoid) of the ovary in a young woman: a diagnostic and therapeutic challenge. J Obstet Gynaecol 1997; 17(6):598–599.

11 Bontis J, Vakiani M, Vavilis D, Agorastos T, Dragoumis K. Squamous cell carcinoma arising from mature cystic teratoma: a report of three cases. Eur J Gynaecol Oncol 1996; 17(1): 49–52.

12 Krumerman MS, Chung A. Squamous carcinoma arising in benign cystic teratoma of the ovary: a report of four cases and review of the literature. Cancer 1977; 39(3):1237–1242.

13 Ulbright TM. Germ cell tumors of the gonads: a selective review emphasizing problems in differential diagnosis, newly appreciated, and controversial issues. Mod Pathol 2005; 18 (Suppl 2):S61–S79.

14 Outwater EK, Siegelman ES, Hunt JL. Ovarian teratomas: tumor types and imaging characteristics. Radiographics 2001; 21:475–490.

15 Van de Moortele K, Vanbeckevoort D, Hendrickx S. Struma ovarii: US and CT findings. JBR-BTR 2003; 86:209–210.

16 Ciccarelli A, Valdes-Socin H, Parma J, et al. Thyrotoxic adenoma followed by atypical hyperthyroidism due to struma ovarii: clinical and genetic studies. Eur J Endocrinol 2004; 150 (4):431–437.

17 Zannoni GF, Gallotta V, Legge F, et al. Pseudo-Meigs' syndrome associated with malignant struma ovarii: a case report. Gynecol Oncol 2004; 94(1):226–228.

18 Haddad LC. Struma ovarii presenting as hyperemesis gravidarum in pregnancy. J Obstet Gynaecol 2000; 20(3):310.

19 Loughrey MB, McCusker G, Heasley RN, Alkalbani M, McCluggage WG. Clear cell struma ovarii. Histopathology 2003; 43(5):495–497.

20 Burg J, Kommoss F, Bittinger F, Moll R, Kirkpatrick CJ. Mature cystic teratoma of the ovary with struma and benign Brenner tumor: a case report with immunohistochemical characterization. Int J Gynecol Pathol 2002; 21(1):74–77.

21 Utsunomiya D, Shiraishi S, Kawanaka K, et al. Struma ovarii coexisting with mucinous cystadenoma detected by radioactive iodine. Clin Nucl Med 2003; 28(9):725–727.

22 Young RH. New and unusual aspects of ovarian germ cell tumors. Am J Surg Pathol 1993; 17(12):1210–1224.

23 Balasch J, Pahisa J, Marquez M, et al. Metastatic ovarian strumosis in an in-vitro fertilization patient. Hum Reprod 1993; 8(12): 2075–2077.

24 Robboy SJ, Scully RE. Strumal carcinoid of the ovary: an analysis of 50 cases of a distinctive tumor composed of thyroid tissue and carcinoid. Cancer 1980; 46(9): 2019–2034.

25 Hamazaki S, Okino T, Tsukayama C, Okada S. Expression of thyroid transcription factor-1 in strumal carcinoid and struma ovarii: an immunohistochemical study. Pathol Int 2002; 52 (7):458–462.

26 Tsubura A, Sasaki M. Strumal carcinoid of the ovary. Ultrastructural and immunohistochemical study. Acta Pathol Jpn 1986; 36(9):1383–1390.

27 Kimura N, Sasano N, Namiki T. Evidence of hybrid cell of thyroid follicular cell and carcinoid cell in strumal carcinoid. Int J Gynecol Pathol 1986; 5(3):269–277.

28 Braunschweig R, Hurlimann J, Gloor E, et al. Ovarian carcinoid tumors: immunohistochemical and ultrastructural study of 8 cases Ann Pathol 1994; 14:155–162.

29 Armes JE, Ostor AG. A case of malignant strumal carcinoid. Gynecol Oncol 1993; 51(3):419–423.

30 Young RH. New and unusual aspects of ovarian germ cell tumors. Am J Surg Pathol 1993; 17(12):1210–1224.

31 Makani S, Kim W, Gaba AR. Struma ovarii with a focus of papillary thyroid cancer: a case report and review of the literature. Gynecol Oncol 2004; 94(3):835–839.

32 Sussman SK, Kho SA, Cersosimo E, Heimann A. Coexistence of malignant struma ovarii and Graves' disease. Endocr Pract 2002; 8(5):378–380.

33 DeSimone CP, Lele SM, Modesitt SC. Malignant struma ovarii: a case report and analysis of cases reported in the literature with focus on survival and I131 therapy. Gynecol Oncol 2003; 89(3):543–548.

34 Oestreicher-Kedem Y, Halpern M, Roizman P, et al. Diagnostic value of galectin-3 as a marker for malignancy in follicular patterned thyroid lesions. Head Neck 2004; 26(11):960–966.

35 Kimura ET, Nikiforova MN, Zhu Z, Knauf JA, et al. High prevalence of BRAF mutations in thyroid cancer: genetic evidence for constitutive activation of the RET/PTC-RAS-BRAF signaling pathway in papillary thyroid carcinoma. Cancer Res 2003; 63(7):1454–1457.

36 Soga J, Osaka M, Yakuwa Y. Carcinoids of the ovary: an analysis of 329 reported cases. J Exp Clin Cancer Res 2000; 19(3): 271–280.

37 Davis KP, Hartmann LK, Keeney GL, Shapiro H. Primary ovarian carcinoid tumors. Gynecol Oncol 1996; 61(2):259–265.

38 Robboy SJ, Scully RE, Norris HJ. Carcinoid metastatic to the ovary. A clinicopathologic analysis of 35 cases. Cancer 1974; 33(3):798–811.

39 Robboy SJ, Norris HJ, Scully RE. Insular carcinoid primary in the ovary. A clinicopathologic analysis of 48 cases. Cancer 1975; 36(2):404–418.

40 Talerman A. Carcinoid tumors of the ovary. J Cancer Res Clin Oncol 1984; 107(2):125–135.

41 Robboy SJ, Scully RE, Norris HJ. Primary trabecular carcinoid of the ovary. Obstet Gynecol 1977; 49(2):202–207.
42 Ren JH, Chang DY, Huang SC. Primary trabecular carcinoid tumor of the ovary. Int J Gynaecol Obstet 1996; 52(2):195–196.
43 Tsubura A, Sasaki M. Strumal carcinoid of the ovary. Ultrastructural and immunohistochemical study. Acta Pathol Jpn 1986; 36(9):1383–1390.
44 Talerman A, Evans MI. Primary trabecular carcinoid tumor of the ovary. Cancer 1982; 50(7):1403–1407.
45 Baker PM, Oliva E, Young RH, Talerman A, Scully RE. Ovarian mucinous carcinoids including some with a carcinomatous component: a report of 17 cases. Am J Surg Pathol 2001; 25(5):557–568.
46 Robboy SJ, Scully RE, Norris HJ. Carcinoid metastatic to the ovary. A clinicopathologic analysis of 35 cases. Cancer 1974; 33(3):798–811.
47 Ikeda E, Tsutsumi Y, Yoshida H, Yanagi K. Goblet cell carcinoid of the vermiform appendix with ovarian metastasis mimicking mucinous cystadenocarcinoma. Acta Pathol Jpn 1991; 41(6):455–460.
48 Mandai M, Konishi I, Tsuruta Y, et al. Krukenberg tumor from an occult appendiceal adenocarcinoid: a case report and review of the literature. Eur J Obstet Gynecol Reprod Biol 2001; 97(1):90–95.
49 Kim SM, Choi HS, Byun JS, et al. Mucinous adenocarcinoma and strumal carcinoid tumor arising in one mature cystic teratoma of the ovary with synchronous cervical cancer. J Obstet Gynaecol Res 2003; 29(1):28–32.
50 Robboy SJ. Insular carcinoid of ovary associated with malignant mucinous tumors. Cancer 1984; 54(10): 2273–2276.
51 Ribeiro-Silva A, Chang D, Bisson FW, Re LO. Clinicopathological and immunohistochemical features of a sebaceous carcinoma arising within a benign dermoid cyst of the ovary. Virchows Arch 2003; 443(4):574–578.
52 Sumi T, Ishiko O, Maeda K, et al. Adenocarcinoma arising from respiratory ciliated epithelium in mature ovarian cystic teratoma. Arch Gynecol Obstet 2002; 267(2):107–109.
53 Lim SC, Choi SJ, Suh CH. A case of small cell carcinoma arising in a mature cystic teratoma of the ovary. Pathol Int 1998; 48(10):834–839.
54 Ueda G, Fujita M, Ogawa H, et al. Adenocarcinoma in a benign cystic teratoma of the ovary: report of a case with a long survival period. Gynecol Oncol 1993; 48(2):259–263.
55 Olah KS, Needham PG, Jones B. Multiple neuroectodermal tumors arising in a mature cystic teratoma of the ovary. Gynecol Oncol 1989; 34(2):222–225.
56 Bjersing L, Cajander S, Rogo K, Ottosson UB, Stendahl U. Glioblastoma multiform in a dermoid cyst of the ovary. Eur J Gynaecol Oncol 1989; 10(6):389–392.
57 Mahdavi A, Silberberg B, Malviya VK, Braunstein AH, Shapiro J. Gangliocytic paraganglioma arising from mature cystic teratoma of the ovary. Gynecol Oncol 2003; 90(2):482–485.
58 Vimla N, Kumar L, Thulkar S, Bal S, Dawar R. Primary malignant melanoma in ovarian cystic teratoma. Gynecol Oncol 2001; 82(2):380–383.
59 Aygun B, Kimpo M, Lee T, et al. An adolescent with ovarian osteosarcoma arising in a cystic teratoma. J Pediatr Hematol Oncol 2003; 25(5):410–413.
60 Ulbright TM. Gonadal teratomas: a review and speculation. Adv Anat Pathol 2004; 11(1):10–23.
61 Stettner AR, Hartenbach EM, Schink JC, et al. Familial ovarian germ cell cancer: report and review. Am J Med Genet 1999; 84(1):43–46.
62 Bjorkholm E, Lundell M, Gyftodimos A, Silfversward C. Dysgerminoma. The Radiumhemmet series 1927–1984. Cancer 1990; 65:38–44.
63 De Palo G, Lattuada A, Kenda R, et al. Germ cell tumors of the ovary: the experience of the National Cancer Institute of Milan. I. Dysgerminoma. Int J Radiat Oncol Biol Phys 1987; 13:853–860.
64 Gordon A, Lipton D, Woodruff JD. Dysgerminoma: a review of 158 cases from the Emil Novak Ovarian Tumor Registry. Obstet Gynecol 1981; 58:497–504.
65 Kawai M, Kano T, Kikkawa F, et al. Seven tumor markers in benign and malignant germ cell tumors of the ovary. Gynecol Oncol 1992; 45:248–253.
66 Mullin TJ, Lankerani MR. Ovarian dysgerminoma: immunocytochemical localization of human chorionic gonadotropin in the germinoma cell cytoplasm. Obstet Gynecol 1986; 68: 80S–83S.
67 Lifschitz-Mercer B, Walt H, Kushnir I, et al. Differentiation potential of ovarian dysgerminoma: an immunohistochemical study of 15 cases. Hum Pathol 1995; 26:62–66.
68 Eglen DE, Ulbright TM. The differential diagnosis of yolk sac tumor and seminoma. Usefulness of cytokeratin, alpha-fetoprotein, and alpha-1-antitrypsin immunoperoxidase reactions. Am J Clin Pathol 1987; 88:328–332.
69 Niehans GA, Manivel JC, Copland GT, Scheithauer BW, Wick MR. Immunohistochemistry of germ cell and trophoblastic neoplasms. Cancer 1988; 62:1113–1123.
70 Segelov E, Campbell J, Ng M, et al. Cisplatin-based chemotherapy for ovarian germ cell malignancies: the Australian experience. J Clin Oncol 1994; 12:378–384.
71 Fujita M, Inoue M, Tanizawa O, et al. Retrospective review of 41 patients with endodermal sinus tumor of the ovary. Int J Gynecol Cancer 1993; 3:329–335.
72 Gershenson DM, Del Junco G, Herson J, Rutledge FN. Endodermal sinus tumor of the ovary: the M. D. Anderson experience. Obstet Gynecol 1983; 61:194–202.
73 Kurman RJ, Norris HJ. Endodermal sinus tumor of the ovary: a clinical and pathologic analysis of 71 cases. Cancer 1976; 38: 2404–2419.
74 Ulbright TM, Roth LM, Brodhecker CA. Yolk sac differentiation in germ cell tumors. A morphologic study of 50 cases with emphasis on hepatic, enteric, and parietal yolk sac features. Am J Surg Pathol 1986; 10:151–164.
75 Cohen MB, Friend DS, Molnar JJ, Talerman A. Gonadal

endodermal sinus (yolk sac) tumor with pure intestinal differentiation: a new histologic type. Pathol Res Pract 1987; 182:609–616.
76 Clement PB, Young RH, Scully RE. Endometrioid-like variant of ovarian yolk sac tumor. A clinicopathological analysis of eight cases. Am J Surg Pathol 1987; 11:767–778.
77 Kawai M, Furuhashi Y, Kano T, et al. Alpha-fetoprotein in malignant germ cell tumors of the ovary. Gynecol Oncol 1990; 39:160–166.
78 Kurman RJ, Norris HJ. Embryonal carcinoma of the ovary: a clinicopathologic entity distinct from endodermal sinus tumor resembling embryonal carcinoma of the adult testis. Cancer 1976; 38:2420–2433.
79 Morris HH, La Vecchia C, Draper GJ. Endodermal sinus tumor and embryonal carcinoma of the ovary in children. Gynecol Oncol 1985; 21:7–17.
80 King ME, Hubbell MJ, Talerman A. Mixed germ cell tumor of the ovary with a prominent polyembryoma component. Int J Gynecol Pathol 1991; 10:88–95.
81 Tsukahara Y, Fukuta T, Yamada T, Nakai I. Retroperitoneal giant tumor formed by migrating polyembryoma with numerous embryoid bodies from an ovarian mixed germ cell tumor. Gynecol Obstet Invest 1991; 31:58–60.
82 Nakashima N, Murakami S, Fukatsu T, et al. Characteristics of 'embryoid body' in human gonadal germ cell tumors. Hum Pathol 1988; 19:1144–1154.
83 Takeda A, Ishizuka T, Goto T, et al. Polyembryoma of ovary producing alpha-fetoprotein and HCG: immunoperoxidase and electron microscopic study. Cancer 1982; 49:1878–1889.
84 Chapman DC, Grover R, Schwartz PE. Conservative management of an ovarian polyembryoma. Obstet Gynecol 1994; 83: 879–882.
85 Axe SR, Klein VR, Woodruff JD. Choriocarcinoma of the ovary. Obstet Gynecol 1985; 66:111–114.
86 Gerbie MV, Brewer JI, Tamimi H. Primary choriocarcinoma of the ovary. Obstet Gynecol 1975; 46:720–723.
87 Jacobs AJ, Newland JR, Green RK. Pure choriocarcinoma of the ovary. Obstet Gynecol Surv 1982; 37:603–609.
88 Vance RP, Geisinger KR. Pure nongestational choriocarcinoma of the ovary. Report of a case. Cancer 1985; 56:2321–2325.
89 Vogler C, Schmidt WA, Edwards CL. Primary ovarian nongestational choriocarcinoma. Report of a case in a young woman of childbearing age. Diagn Gynecol Obstet 1981; 3: 331–336.
90 Wheeler CA, Davis S, Degefu S, Thorneycroft IH, O'Quinn AG. Ovarian choriocarcinoma: a difficult diagnosis of an unusual tumor and a review of the hook effect. Obstet Gynecol 1990; 75:547–549.
91 Axe SR, Klein VR, Woodruff JD. Choriocarcinoma of the ovary. Obstet Gynecol 1985; 66:111–114.
92 Norris HJ, Zirkin HJ, Benson WL. Immature (malignant) teratoma of the ovary: a clinical and pathologic study of 58 cases. Cancer 1976; 37(5):2359–2372.
93 O'Connor DM, Norris HJ. The influence of grade on the outcome of stage I ovarian immature (malignant) teratomas and the reproducibility of grading. Int J Gynecol Pathol 1994; 13(4):283–289.
94 Gershenson DM. Management of early ovarian cancer: germ cell and sex cord-stromal tumors. Gynecol Oncol 1994; 55(3 Pt 2):S62–S72.
95 Aziz MF. Current management of malignant germ cell tumor of the ovary. Gan To Kagaku Ryoho 1995; 22(Suppl 3):262–276.
96 Carinelli SG, Senzani F, Luzzani S, Carinelli I, Cefis F. Immature teratoma of the ovary stage IA(i) treated with conservative surgery alone. Tumori 1981; 67:575–580.
97 Yanai-Inbar I, Scully RE. Relation of ovarian dermoid cysts and immature teratomas: an analysis of 350 cases of immature teratoma and 10 cases of dermoid cyst with microscopic foci of immature tissue. Int J Gynecol Pathol 1987; 6:203–212.
98 Thurlbeck WM, Scully RE. Solid teratoma of the ovary. A clinicopathological analysis of 9 cases. Cancer 1960; 13:804–811.
99 Heifetz SA, Cushing B, Giller R, et al. Immature teratomas in children: pathologic considerations: a report from the combined Pediatric Oncology Group/Children's Cancer Group. Am J Surg Pathol 1998; 22:1115–1124.
100 Cushing B, Giller R, Ablin A, et al. Surgical resection alone is effective treatment for ovarian immature teratoma in children and adolescents: a report of the pediatric oncology group and the children's cancer group. Am J Obstet Gynecol 1999; 181:353–358.
101 Moskovic E, Jobling T, Fisher C, Wiltshaw E, Parsons C. Retroconversion of immature teratoma of the ovary: CT appearances. Clin Radiol 1991; 43:402–408.
102 Ferguson AW, Katabuchi H, Ronnett BM, Cho KR. Glial implants in gliomatosis peritonei arise from normal tissue, not from the associated teratoma. Am J Pathol 2001; 159 (1):51–55.
103 Best DH, Butz GM, Moller K, Coleman WB, Thomas DB. Molecular analysis of an immature ovarian teratoma with gliomatosis peritonei and recurrence suggests genetic independence of multiple tumors. Int J Oncol 2004; 25(1):17–25.
104 Kwan MY, Kalle W, Lau GT, Chan JK. Is gliomatosis peritonei derived from the associated ovarian teratoma? Hum Pathol 2004; 35(6):685–688.
105 Gallion H, van Nagell JR Jr, Donaldson ES, Hanson MB, Powell DF. Immature teratoma of the ovary. Am J Obstet Gynecol 1983; 146(4):361–365.
106 Koulos JP, Hoffman JS, Steinhoff MM. Immature teratoma of the ovary. Gynecol Oncol 1989; 34(1):46-49.
107 Itani Y, Kawa M, Toyoda S, Yamagami K, Hiraoka K. Growing teratoma syndrome after chemotherapy for a mixed germ cell tumor of the ovary. J Obstet Gynaecol Res 2002; 28(3): 166–171.
108 Skof E, Grasic Kuhar C, Cerar O, Zakotnik B. Survival and fertility of patients with malignant ovarian germ cell tumours. Eur J Gynaecol Oncol 2004; 25(6):702–706.

109 Schultz KA, Sencer SF, Messinger Y, Neglia JP, Steiner ME. Pediatric ovarian tumors: a review of 67 cases. Pediatr Blood Cancer 2005; 44(2):167–173.
110 Zuntova A, Sumerauer D, Teslik L, Kabickova E, Koutecky J. Mixed germ cell tumours of the ovary in childhood and adolescence. Cesk Patol 2004; 40(3):92–101.
111 Curtin JP, Morrow CP, D'Ablaing G, Schlaerth JB. Malignant germ cell tumors of the ovary: 20-year report of LAC-USC Women's Hospital. Int J Gynecol Cancer 1994; 4(1): 29–35.
112 Low JJ, Perrin LC, Crandon AJ, Hacker NF. Conservative surgery to preserve ovarian function in patients with malignant ovarian germ cell tumors. A review of 74 cases. Cancer 2000; 89(2):391–398.
113 Tewari K, Cappuccini F, Disaia PJ, et al. Malignant germ cell tumors of the ovary. Obstet Gynecol 2000; 95(1):128–133.

30

卵巢性索-间质性肿瘤和其他肿瘤

Sex cord-stromal and miscellaneous tumors of the ovary

Christopher P. Crum 和
Kenneth R. Lee 著
常青译 郑杰校

引言 Introduction

组织发生 HISTOGENESIS

卵巢的性索-间质性肿瘤由起源于卵巢皮质和门细胞的不同种类的肿瘤组成（图 30.1）。在胚胎发生过程中，这些中胚叶细胞在胚腔下聚集而形成“性索”，并最终分化为成人卵巢皮质的支持性间质和发育中滤泡的卵泡膜-颗粒细胞。相同的祖细胞在睾丸分化为支持细胞和间质细胞，一部分酷似间质细胞的细胞亚群分化为卵巢的门细胞。在这些卵巢间质及支持细胞中所见的从幼稚到成熟的分化，解释了这一部位肿瘤表型的复杂性（图 30.2）[1, 2]。

发生率与临床意义 FREQUENCY AND CLINICAL SIGNIFICANCE

性索-间质性肿瘤作为一个群体，除组织发生未定的卵巢小细胞癌为高度恶性肿瘤以外，临床表现为良性（纤维瘤、卵泡膜细胞瘤）或低度恶性肿瘤（颗粒细胞瘤、支持细胞-间质细胞瘤、类固醇细胞瘤）。性索-间质性肿瘤在诊断方面的主要问题缘于该肿瘤极为罕见。性索-间质性肿瘤占全部卵巢肿瘤的不足10%[2]。并且，其中近 90% 为常见的纤维瘤（或卵泡膜纤维瘤），极易辨认。这样只剩下占全部卵巢肿瘤不到 1% 却有着多种多样形态学表现的一小部分肿瘤。它们当中一半以上是颗粒细胞瘤。因此，大部分因性索-间质性肿瘤死亡的患者可能死于颗粒细胞瘤。

本章的目的是将这些肿瘤分组，以便病理医师容易辨认，并提供诊断选择，尽量减少错误分类的机会。

危险人群 THE PATIENT AT RISK

表 30.1 概括了较常见卵巢性索-间质性肿瘤的临床特征[3]。包括以下几个方面：

发生率 Frequency

纤维瘤、卵泡膜细胞瘤和卵泡膜-纤维细胞瘤约占所有性索-间质性肿瘤的 87%。这些肿瘤与成人颗粒细胞瘤、支持细胞-间质细胞瘤和硬化性间质瘤一起，约占性索-间质性肿瘤的 99%。其余的类型极其罕见，除了那些作者依据大量文献为基础的描述外，都只是个案和小样本报道[2]。

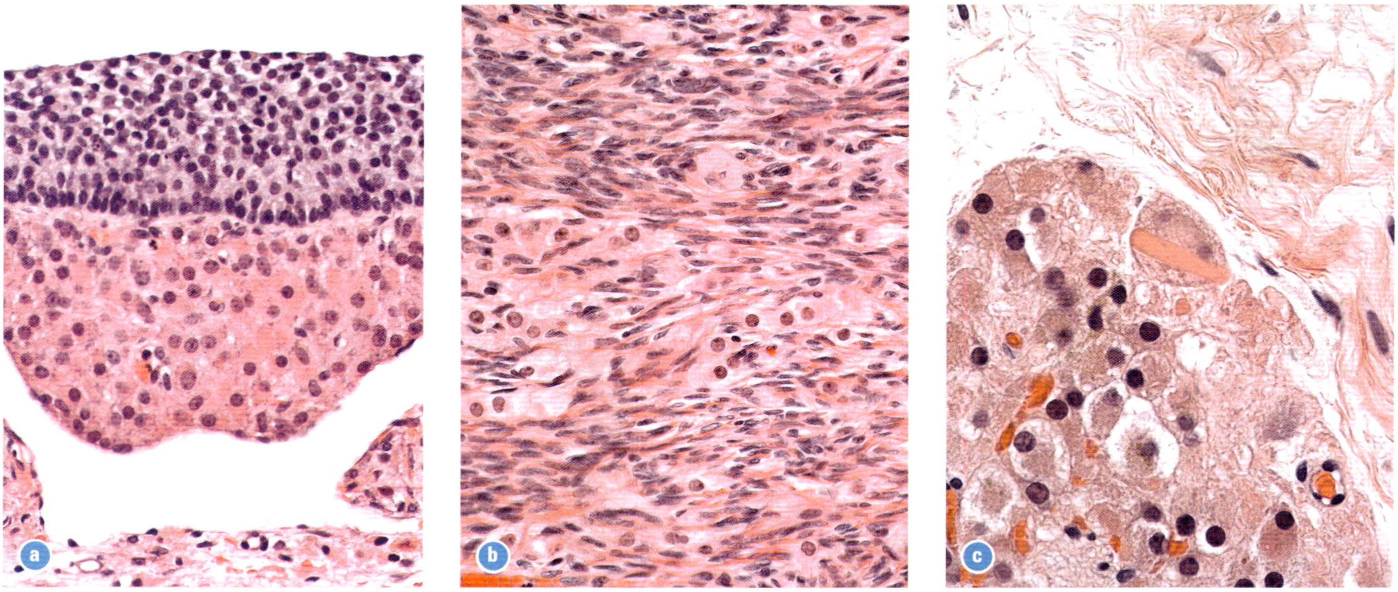

图 30.1 与性索-间质性肿瘤对应的正常卵巢成分。(a) 正常卵泡的颗粒细胞（上部）和卵泡膜细胞（下部）。(b) 含有黄素化间质细胞的卵巢间质。(c) 门细胞，可见 Reinke 结晶（中央）。

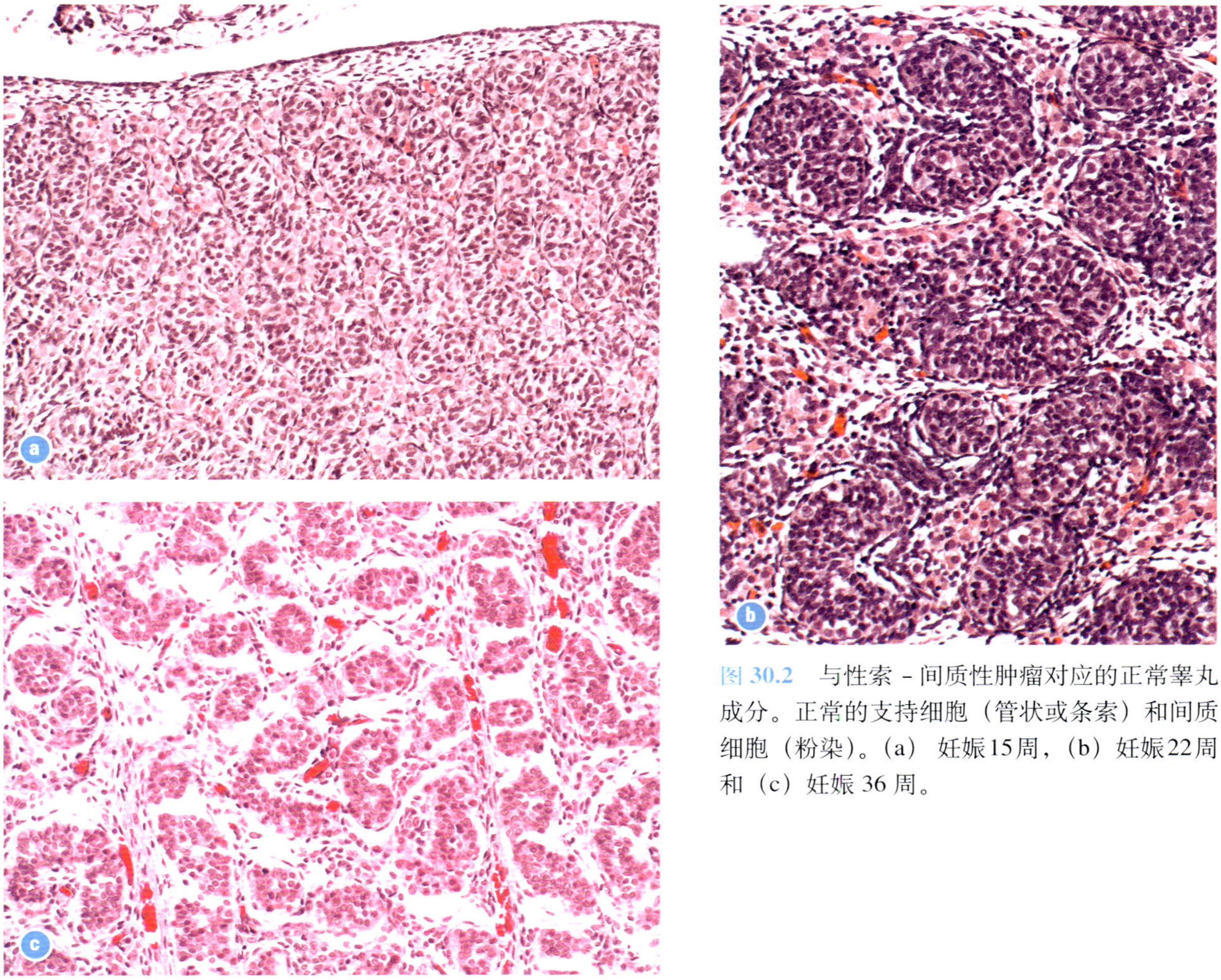

图 30.2　与性索 – 间质性肿瘤对应的正常睾丸成分。正常的支持细胞（管状或条索）和间质细胞（粉染）。(a) 妊娠15周，(b) 妊娠22周和（c）妊娠 36 周。

年龄 Age

性索 – 间质性肿瘤的不同亚型主要分布于4个年龄段的妇女。这些年龄段包括行经前、25岁以下、25 ~ 50岁和停经后。发生在行经前女孩中的大多数是幼年型颗粒细胞肿瘤（juvenile granulose cell tumor， JGCT）。在月经初潮到25岁之间，JGCT与支持细胞 – 间质细胞瘤多见。25 ~ 50 岁年龄组中，可见纤维瘤 – 卵泡膜细胞瘤和颗粒细胞瘤。绝经后的人群中，除纤维瘤和类固醇细胞瘤以外，还出现了诸如纤维肉瘤这样的罕见恶性肿瘤。当病理医师面对间质肿瘤的冰冻切片时，肿瘤的好发年龄对诊断有很好的提示作用。但是，所有这些肿瘤在广泛的年龄段都可见到[2]。

体征与症状 Presenting signs and symptoms

最常见的肿瘤（纤维瘤）仅表现为肿块。另外，卵泡膜 – 颗粒细胞瘤与支持细胞 – 间质细胞瘤可能还分别表现为雌激素增多症和雄激素增多症（男性化）或两者之一（类固醇细胞瘤）。一些肿瘤伴特异性综合征或与其他肿瘤关系密切，如Meigs综合征或Gorlin综合征（纤维瘤）、Ollier病或Maffucci综合征（卵泡膜 – 颗粒细胞瘤）以及宫颈的Peutz-Jeghers综合征或微小偏离性癌（minimal deviation carcinoma）（伴环状小管的性索间质瘤）[2]。

结局 Outcome

表30.2总结了有关性索 – 间质性肿瘤的结局。此类肿瘤通常为良性或恶性度较低的肿瘤，相对于上皮性肿瘤有较长的自然病程。低度恶性的肿瘤包括卵泡膜 – 颗

表 30.1 性索-间质肿瘤的发病率与临床表现[3]

类型	发病率[a]	平均年龄（范围）	临床症状	双侧（%）	其他
纤维瘤	70	48（17～79）	肿物	8	Meigs综合征、Gorlin综合征
卵泡膜瘤-纤维卵泡膜细胞瘤	17	59（19～80）	绝经后出血，肿物	3	内膜增生 内膜癌（20%）
GTCT（A）	7	57（40～83）	绝经后出血，肿物	9	内膜增生 内膜癌（7%）
GTCT（J）	<1	12（0～67）	同性性早熟 异常出血	1～2	Ollier 病 Maffucci 综合征
支持细胞-间质细胞瘤	3	25（2～75）	男性化（38%） 停经，异常出血	1～2	
未分类的性索肿瘤	<1	49（12～83）	肿物，绝经后出血	1～2	
硬化性间质瘤	2	27（14～51）	肿物，阴道出血	0	
间质黄体瘤	<1	47（3～80）	男性化，雌激素过多	0	
门细胞、间质细胞瘤	<1	58（32～82）	男性化	罕见	
类固醇细胞瘤（NOS）	<1	43（3～80）	男性化 雌激素过多 Cushing 综合征	6	
SCTAT（+）PJS	<1	27（4～57）	无症状的	50	恶性腺瘤
SCTAT（-）PJS	<1	34（6～76）	肿物，异常出血	0	

[a]在性索-间质性肿瘤中的百分比。GTCT，卵泡膜-颗粒细胞瘤；A，成人型；J，幼年型；NOS，非特异性的；SCTAT，伴环状小管的性索间质瘤；PJS，Peutz-Jeghers综合征。

表 30.2 性索-间质性肿瘤的初始分期及转归

类型	分期Ⅰ（%）	复发（%）	备注	参考文献
纤维瘤	100	<1	罕见复发的富于细胞性纤维瘤	4，6
卵泡膜-纤维瘤	100	<1	罕有转移性卵泡膜细胞瘤的报道	8
纤维肉瘤	100	100	有少数病例报道	6
GTCT（A）	93	20～30	晚期转移	20，21，23
GTCT（J）	96	7		15，16
SLCT（高分化）	100	0		25，26
SLCT（中分化）	91	10		24，25
SLCT（低分化）	93	50		24，25
SLCT（网状型）	100	22		33，34
SLCT（伴异源性成分）	85	21		35，36
SCT NOS	100	11		40
硬化性间质肿瘤	100	0	有少数病例报道	53
间质黄体瘤	100	0		44
间质细胞瘤	100	0		45
类固醇细胞瘤 NOS	82	36		44
SCTAT PJ（+）	100	0		37
SCTAT PJ（-）	85	15		37

GTCT，卵泡膜-颗粒细胞瘤，（A）成人型，（J）幼年型；SLCT，支持细胞-间质细胞瘤；NOS，非特异性的；SCTAT，伴环状小管的性索间质瘤；PJ，Peutz-Jeghers 综合征。

粒细胞瘤、分化更差的支持细胞－间质细胞瘤、未分类的性索-间质肿瘤、类固醇细胞瘤和不伴有Peutz-Jeghers综合征的伴环状小管的性索肿瘤（表 30.2）。

性索-间质性肿瘤的组织病理学原则 A histopathologic algorithm of sex cord-stromal tumors

性索－间质性肿瘤的分类虽然包括一系列确定的肿瘤类型，但它们通常可被囊括在几个较大的形态学范畴内，从而可以运用合理的方法作出诊断：

1. 肿瘤分为四大类型：分化好的上皮样或间质的病变、中等分化的上皮样－间质的混合病变、以间叶病变为主的肿瘤和以间质细胞、黄体细胞或类固醇细胞为主的肿瘤。
2. 许多组织学来源明确的肿瘤（如颗粒细胞瘤）可能会被归入一种以上的类型。因此，要认识一种肿瘤，不但要识别其细胞类型，而且还要将其与具有相同细胞学特征的其他肿瘤进行鉴别（如黄素化的卵泡膜纤维瘤和黄素化的颗粒细胞瘤）。
3. 许多上皮或间叶来源的卵巢原发肿瘤和转移性恶性肿瘤可能易与性索－间质肿瘤相混淆。这一点相当重要，因为这些肿瘤的自然病程和治疗方法都与性索肿瘤不同。

图30.3-30.6概述了诊断这些肿瘤时的选择范围，并作为参考要点，以便对特定的形态学类型进行鉴别诊断。

性索-间质性肿瘤的分类 Classification of sex cord-stromal tumors

纤维瘤 FIBROMA

定义 Definition

纤维瘤是由伴有不等量胶原沉积的纤维细胞构成的肿瘤，并有少量卵泡膜细胞样分化或黄素化。纤维瘤与具有部分卵泡膜分化的纤维卵泡膜细胞瘤（fibrothecoma）一起占性索-间质性肿瘤的绝大部分（约为80%）。

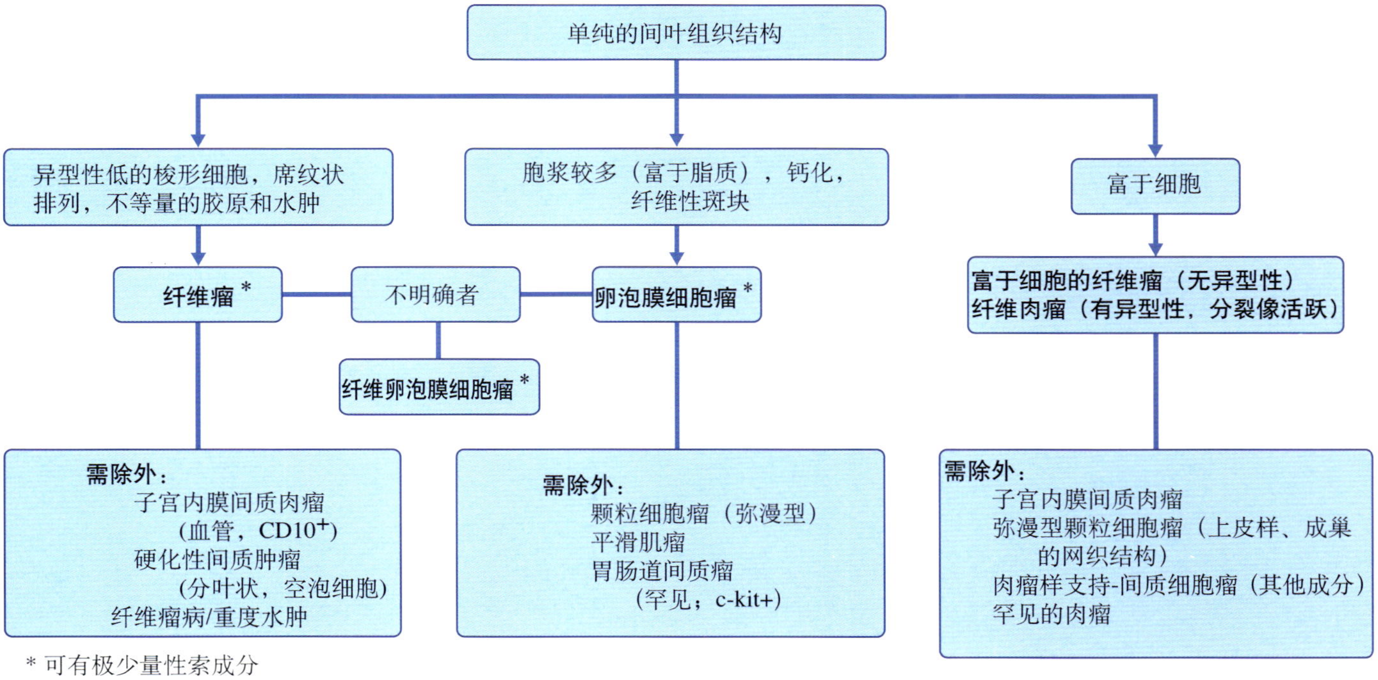

* 可有极少量性索成分

图 30.3 单纯间叶样性索-间质性肿瘤的鉴别诊断。

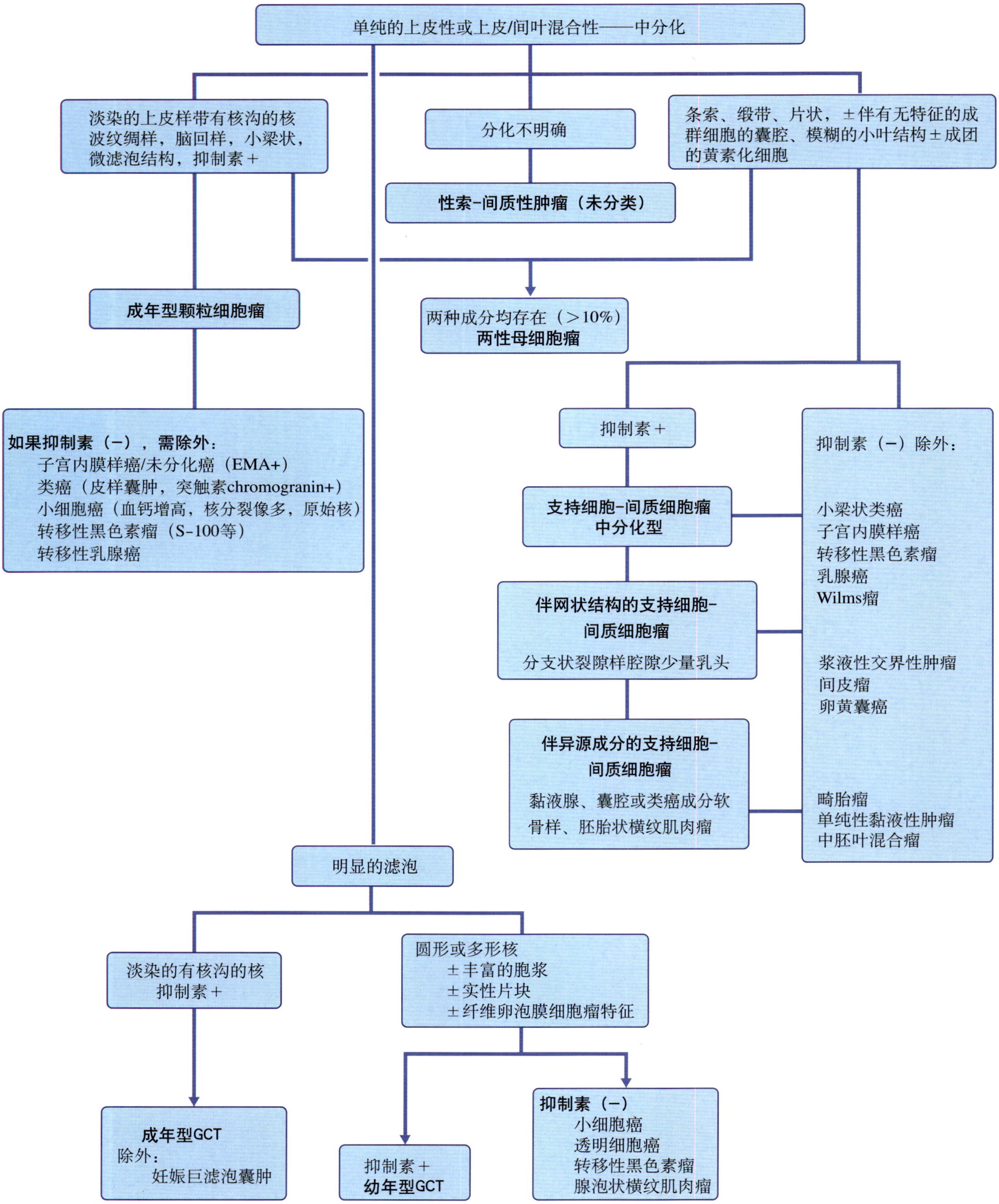

图 30.4　中分化型性索－间质性肿瘤的鉴别诊断。

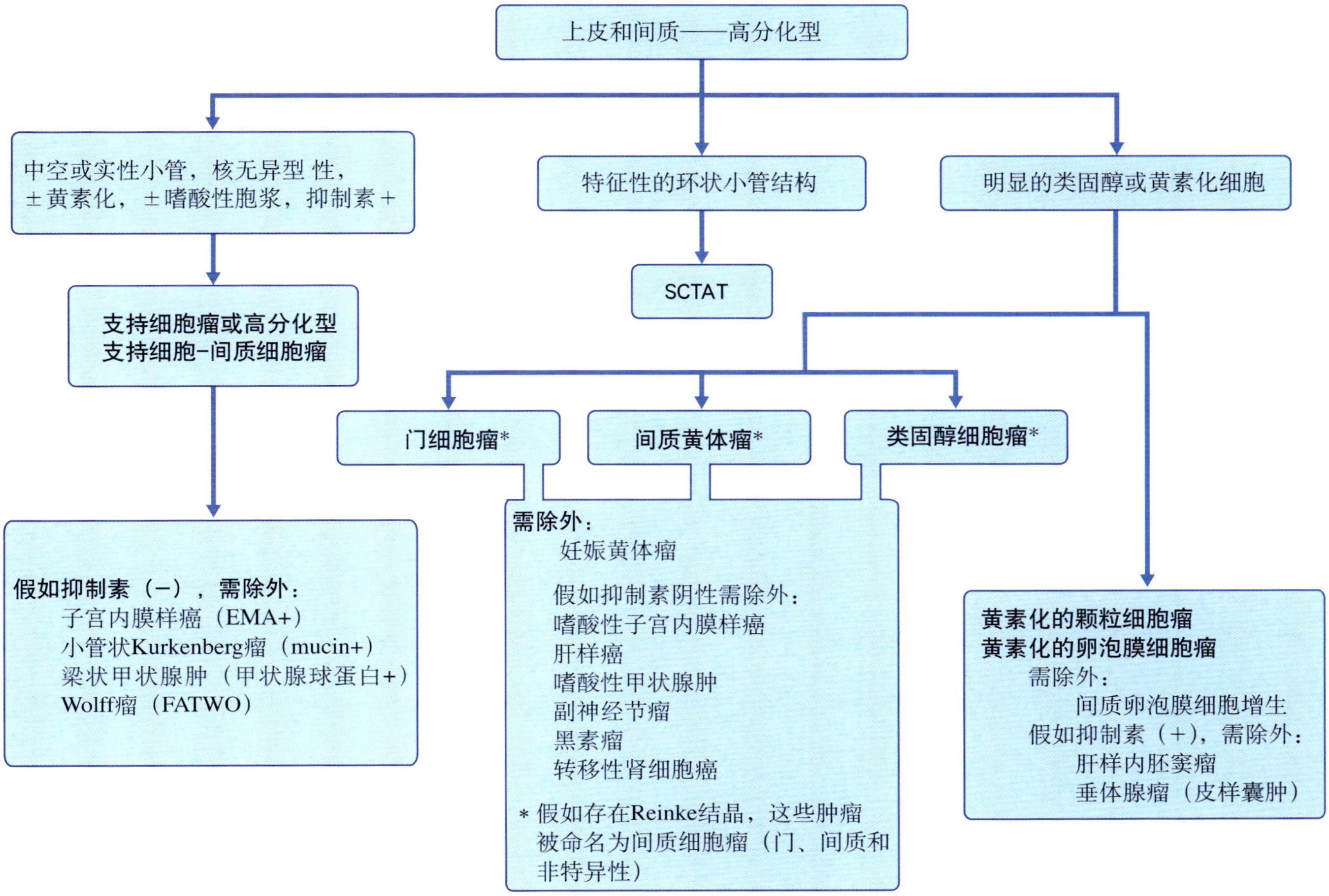

图 30.5　高分化型性索-间质性肿瘤的鉴别诊断。

危险人群 The patient at risk

纤维瘤在30岁以下的妇女中并不常见，主要发病年龄在41～50岁，平均年龄为48岁。纤维瘤可能与Meigs综合征（腹水及胸腔积液）和痣样基底细胞综合征有关，但与激素活性增高无关。

大体特征 Gross features

纤维瘤是最常见的累及双侧卵巢的性索－间质性肿瘤（8%）。肿瘤通常表面光滑，实性，质硬到韧，白色到棕色，有时伴水肿。可见梗死和出血，但通常散在分布（图 30.7）。

组织病理学 Histopathology

部分纤维瘤由均一分布的中等量的梭形细胞组成；另外一些肿瘤被细胞稀少的胶原带分隔[2]。细胞常呈漩涡状（席纹状）排列。核小而细长，核仁不明显。大多数病例中核分裂像不多见（图 30.8）。

在非常罕见的情况下，纤维瘤－卵泡膜细胞瘤中可见少量性索成分，表现为在梭形间质细胞中突然出现的散在的小管或上皮样条索结构（图30.9a, b）。虽然这些形态特征可能造成误诊，但它们本身不会改变这类良性肿瘤的转归[4]。

鉴别诊断 Differential diagnosis

典型的纤维瘤易于诊断，但体积小的纤维瘤易与细胞丰富的卵巢皮质（纤维瘤病）相混淆，后者见于多囊卵巢病或间质卵泡膜细胞增生。有些情况下，很难将这些病变与早期显微镜下的纤维瘤进行鉴别（图 30.10），但后者保留了卵巢结构和间质中的闭锁滤泡，可据此将

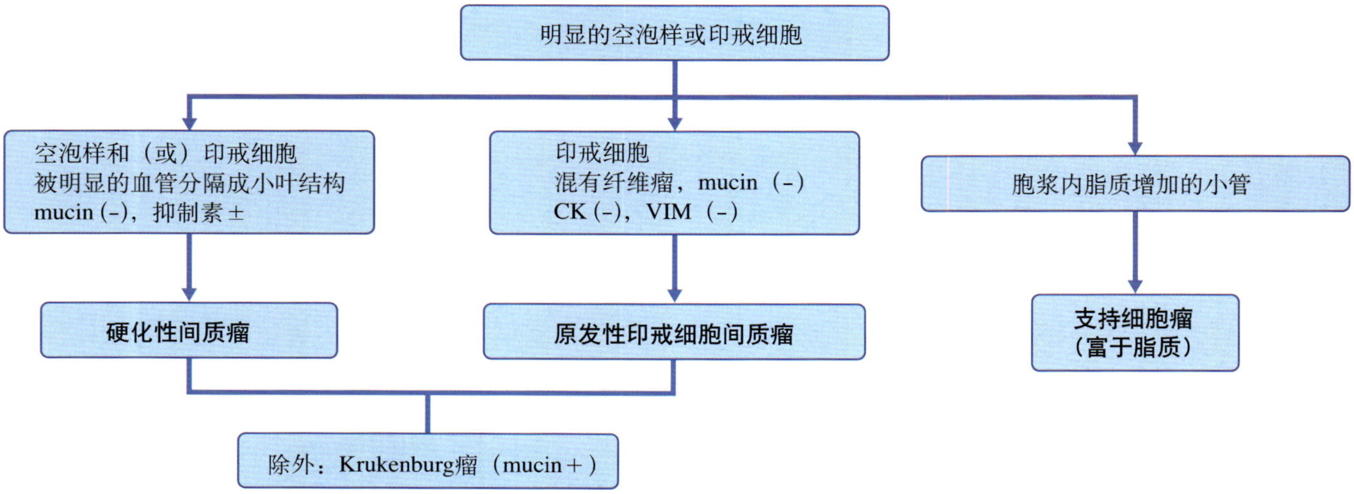

图 30.6 伴富于脂质的细胞或印戒细胞的性索-间质性肿瘤。

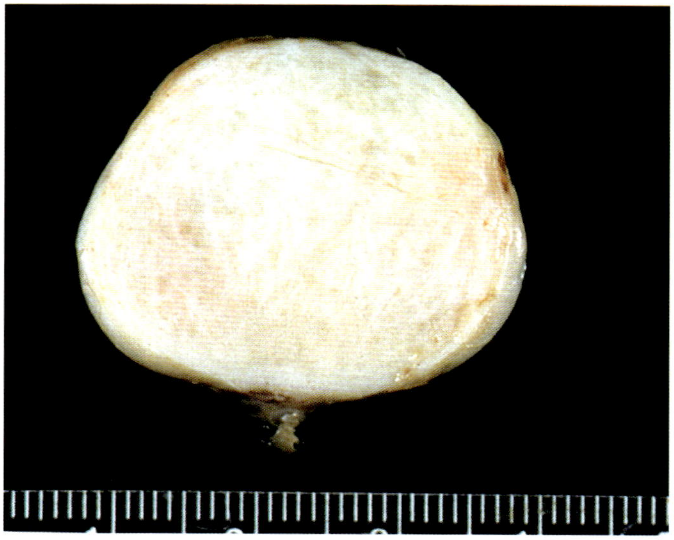

图 30.7 卵巢纤维瘤大体观通常为表面光滑、边界清楚的包块，切面均一致密，呈白色到灰色。

二者进行区分。然而，当病变散在时，病理医师偶尔可用“镜下皮质纤维瘤”这一诊断。

治疗及结局 Management and outcome

纤维瘤通常不复发，单纯切除即可治愈。

富于细胞的纤维瘤和纤维肉瘤 CELLULAR FIBROMA AND FIBROSARCOMA

定义和背景 Definition and background

富于细胞的纤维瘤和纤维肉瘤将在一起进行讨论，因为无论何时遇到伴有细胞丰富与核分裂像活跃的“纤维瘤”，病理医师都必须对这两类肿瘤进行鉴别。像纤维瘤一样，富于细胞的纤维瘤和纤维肉瘤好发于 41 ~ 50 岁，其中纤维肉瘤趋向好发于年龄更大的妇女；而文献报道的 1 例发生在儿童的纤维肉瘤则与基底细胞痣综合

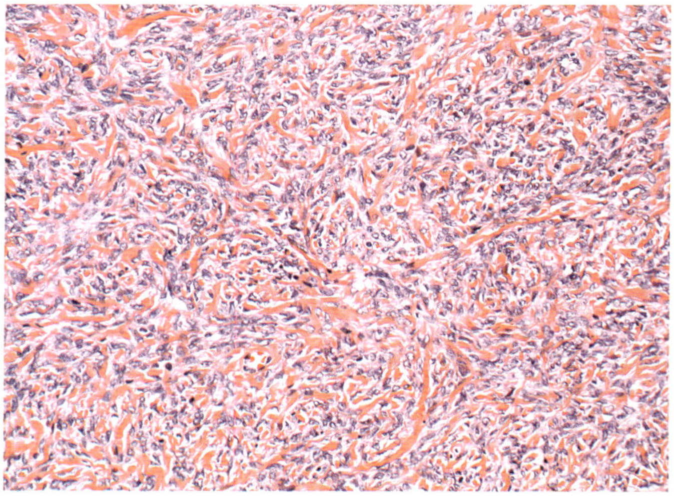

图30.8 以梭形间质细胞、纤维母细胞和大量胶原基质为特征的纤维瘤。

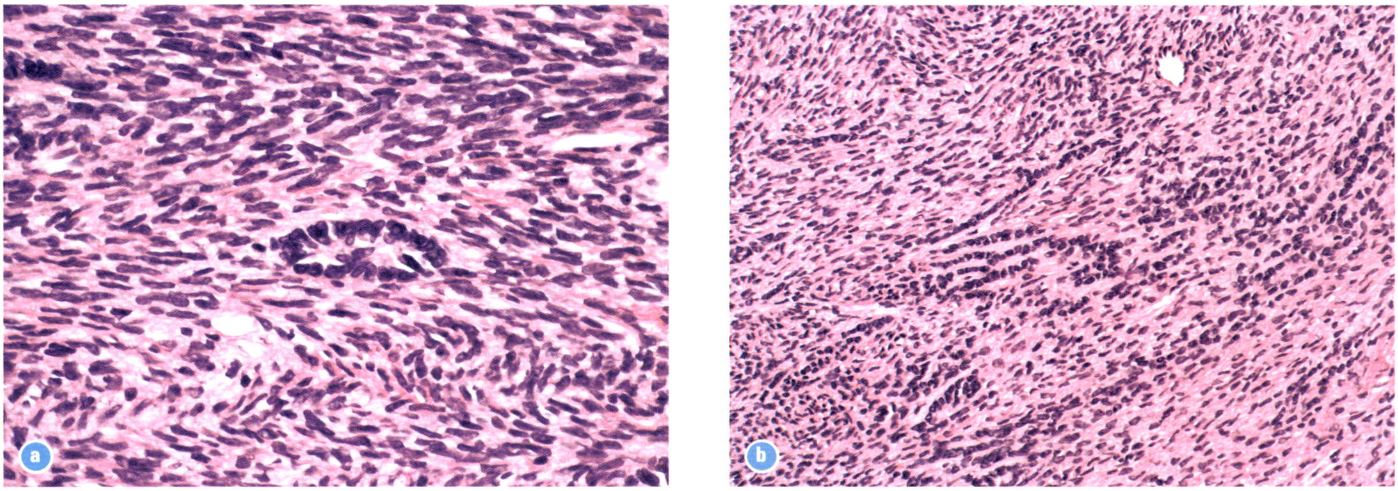

图30.9 纤维瘤伴少量性索成分。后者表现为（a）散在的小管或（b）条索，分布在纤维瘤性间质中间。

征相关[5]。两类肿瘤通常均为单侧发生，虽然富于细胞的纤维瘤比普通纤维瘤略大些（一组报告肿瘤平均直径12cm，另一组报告8cm），纤维肉瘤甚至更大（平均直径17cm），但二者在肉眼上不易鉴别[6]。肿瘤可以是实性或部分呈囊性，质软或韧，可伴有出血或坏死（图30.11）。

组织学 Histology

富含细胞的纤维瘤和纤维肉瘤由排列成束的梭形细胞组成，细胞经常呈鲱鱼骨样或席纹状排列（图30.12a，b）。对二者的组织学诊断需要注意以下方面：

富于细胞的纤维瘤与纤维肉瘤的鉴别
Distinguishing between cellular fibroma and fibrosarcoma

与富于细胞的纤维瘤相比，纤维肉瘤非常少见。在Prat和Scully最初的研究中，可在核分裂像的基础上（那些大于3/10HPF者被认为是纤维肉瘤）将它与富于细胞的纤维瘤相区别。纤维肉瘤患者的结局非常黯淡，全部6位患者均死于该病。然而，这组病例中所有伴复发和

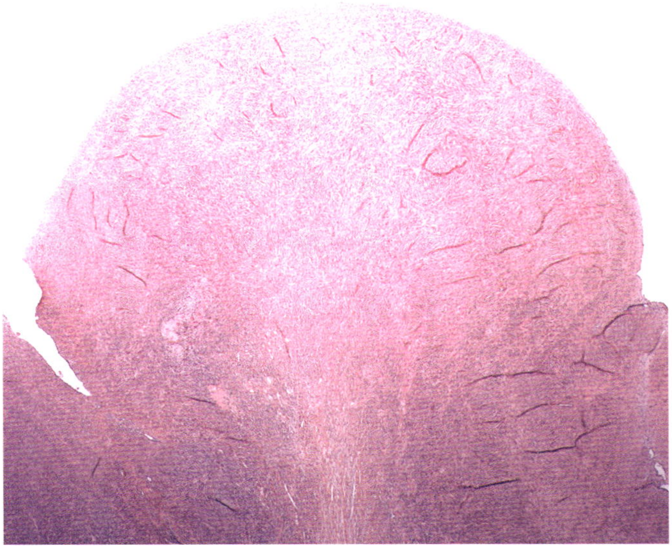

图30.10 纤维瘤的鉴别诊断包括伴卵巢高度黄素化的纤维性皮质间质致密。实际上，这种病变可能为早期的纤维瘤。

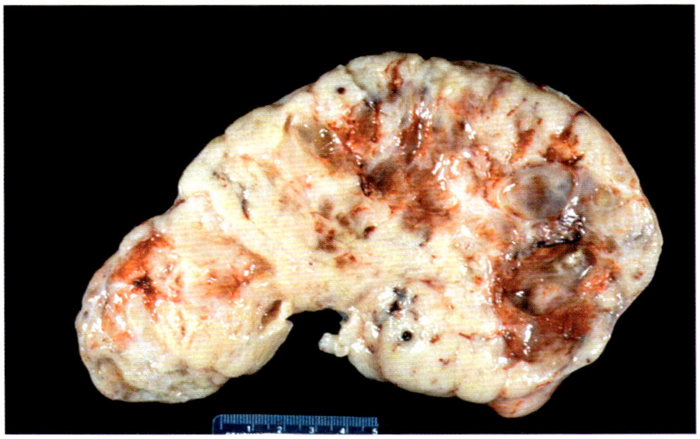

图30.11 纤维肉瘤大体观。通常质地较纤维瘤软，常伴有局灶出血或坏死。

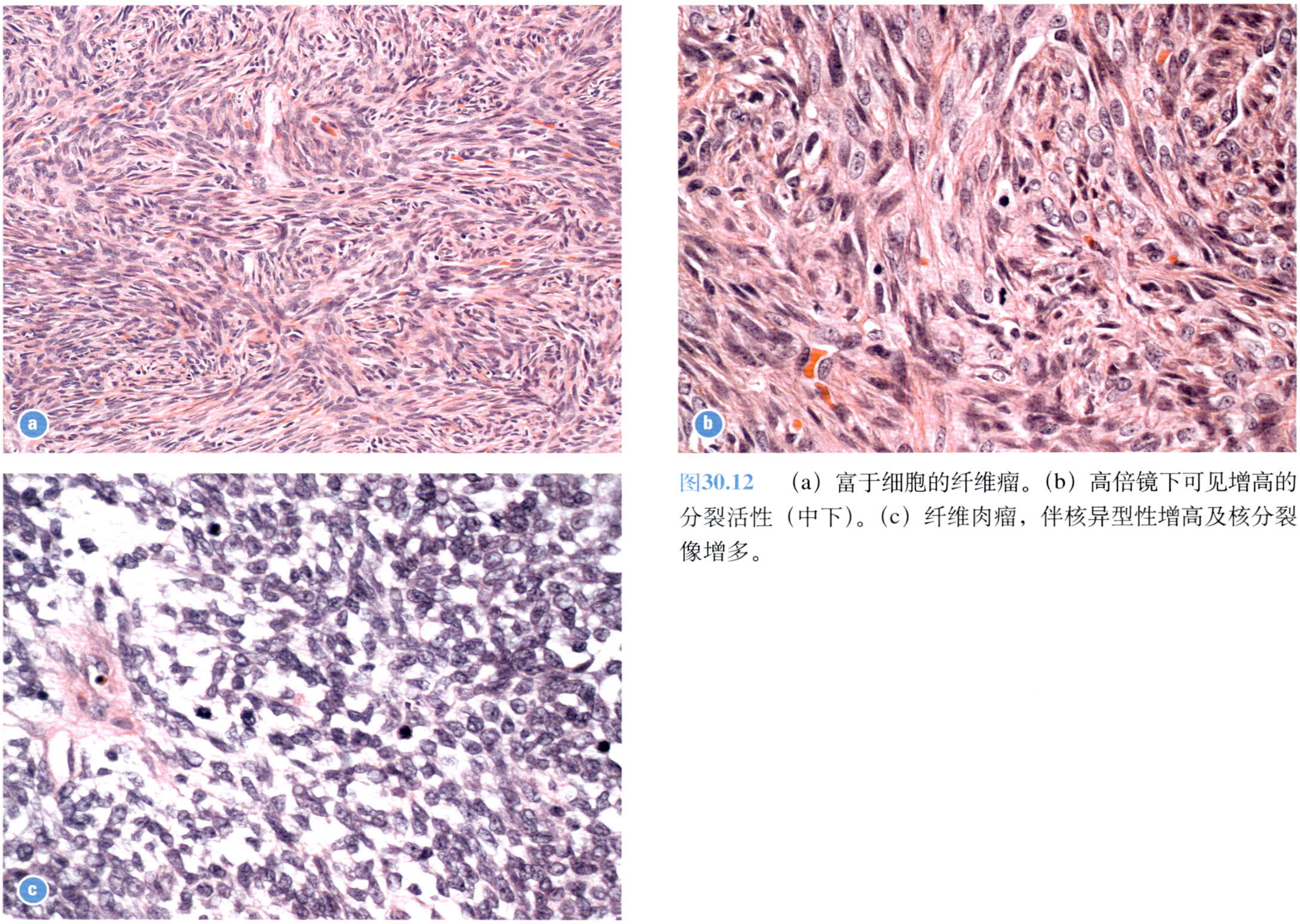

图30.12 （a）富于细胞的纤维瘤。（b）高倍镜下可见增高的分裂活性（中下）。（c）纤维肉瘤，伴核异型性增高及核分裂像增多。

转移的肿瘤（包括分类为富于细胞的纤维瘤）都有中度或重度的细胞异型性（图 30.12c）[6]。最近一项对 62 例不伴有核异型性的富于细胞的纤维瘤的研究发现，核分裂像>3/10HPF（某些核分裂像>10/10HPF）的所有16例患者预后均较好[7]。由此可见，不伴有核异型性而核分裂像比较活跃的富于细胞的纤维瘤基本上属于良性，但下结论之前仍需对更多病例进行长期随访。

除外其他类似病变 Exclusion of other mimics

类似病变包括颗粒细胞瘤、肉瘤样（低分化）支持细胞 - 间质细胞瘤、子宫内膜间质肉瘤、平滑肌肉瘤（图 30.13a, b）和转移性胃肠间质瘤（图 30.13c, d）。

结局 Outcome

如上所述，基于有限的报道，纤维肉瘤被定义为伴中度或重度核异型性且核分裂像>3/10HPF的富于细胞的肿瘤，预后较差。Prat 和 Scully 研究的全部 6 例患者或死亡或复发伴远隔转移[6]。然而，11例富于细胞的纤维瘤患者中也有 2 例伴中度异型性且核分裂像少于 4 个 / 10HPF的患者死亡。但这些病例也因较高的临床分期和局限性（卵巢切除术）或不完全切除等外科治疗而使预后难测[6]。基于这一经验，当遇到任何表现激进而分裂指数并不高的纤维性肿瘤时，病理医师和临床医师应当仔细复查组织学诊断和临床处理方案。

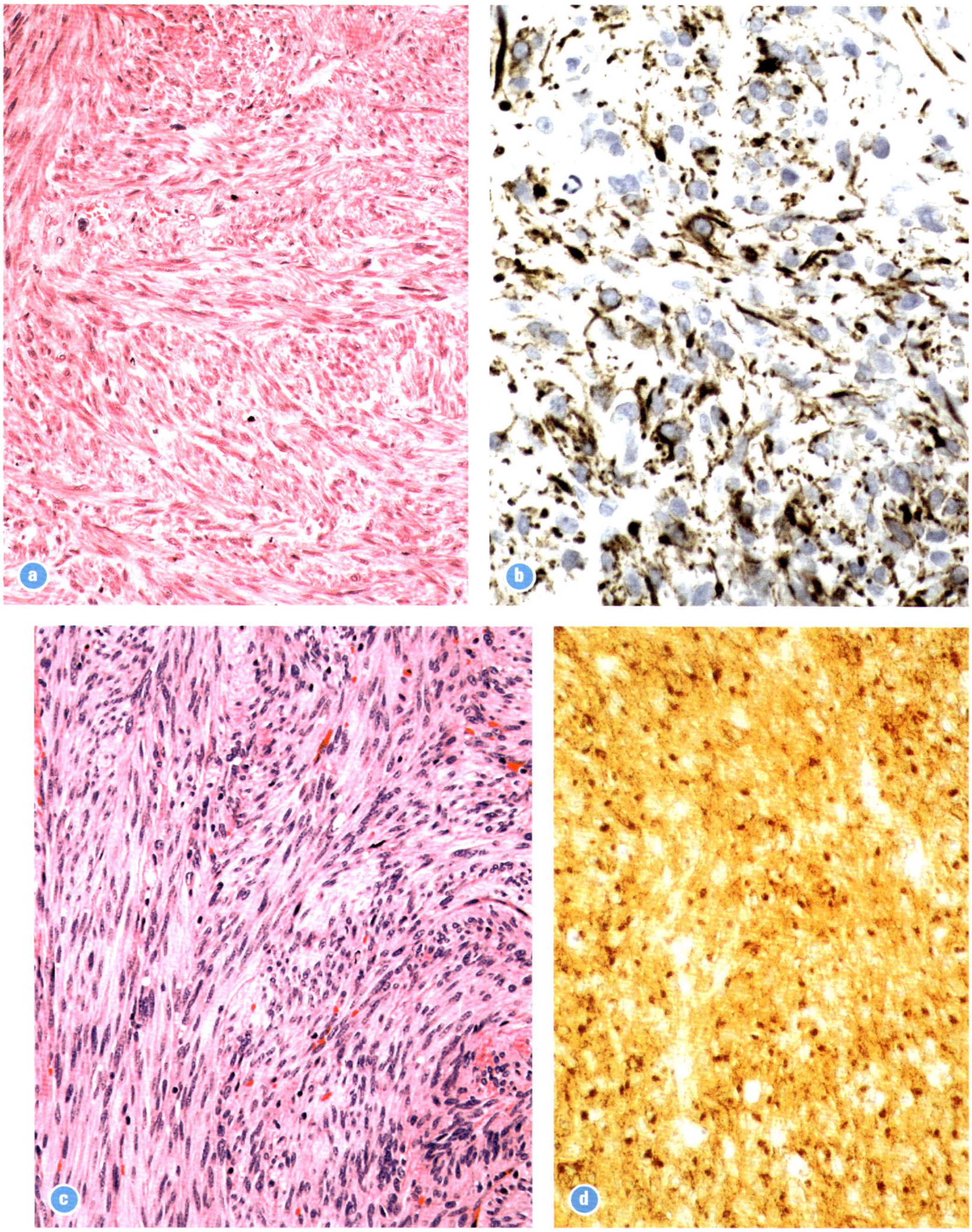

图 30.13　与富于细胞的纤维瘤 / 纤维肉瘤相似的病变包括：(a) 平滑肌肉瘤；(b) desmin染色结果；(c) 胃肠间质瘤；(d) c-kit 染色结果。

卵泡膜细胞瘤　THECOMAS

定义 Definition

卵泡膜细胞瘤是源自卵泡的卵泡膜细胞的肿瘤，少量细胞（少于10%）伴颗粒细胞分化。单纯的卵泡膜细胞瘤非常罕见，它们既缺少明显的纤维性成分，也无颗粒细胞成分（分别归为纤维卵泡膜细胞瘤或卵泡膜－颗粒细胞瘤）。卵泡膜细胞瘤发病率通常只有颗粒细胞瘤的1/3，在全部卵巢肿瘤中不足1%。比较多见的是由两种肿瘤形态混合而成的所谓的纤维卵泡膜细胞瘤。

危险人群 The patient at risk

典型的卵泡膜细胞瘤患者约比纤维瘤患者大10岁，平均年龄为59岁。至少有1/2的病例伴有高雌激素血症，通常表现为异常子宫出血；1/5的病例伴有子宫内膜腺癌[8]。

大体特征 Gross features

卵泡膜细胞瘤同所有性索-间质肿瘤一样（除纤维瘤以外），很少双侧发生（少于5%）[8]。肿瘤质硬，表面光滑，呈均一的棕黄色（图30.14）。

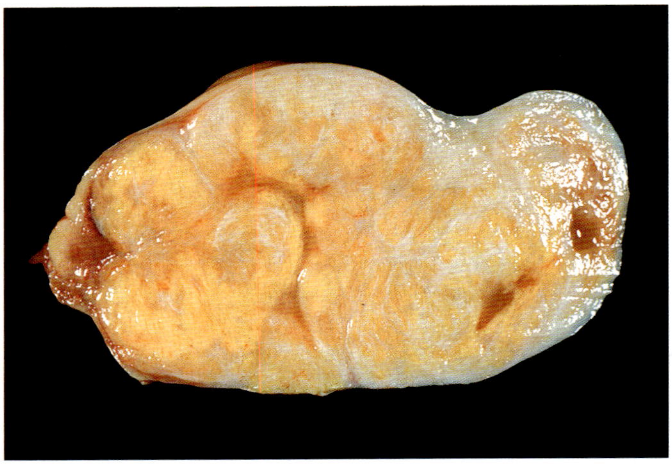

图30.14 纤维卵泡膜细胞瘤。肿瘤通常质硬，呈棕黄色。

组织病理学 Histopathology

卵泡膜细胞瘤在形态学上介于纤维瘤与弥漫性颗粒细胞瘤之间。肿瘤细胞呈梭形，在致密胶原中平行排列，常伴有钙化，会使人联想到纤维瘤。但却有更为明显的胞浆分化以及核膜清晰的泡状核等类似于颗粒细胞瘤的特点（图30.15）。

一部分卵泡膜细胞瘤有黄素化。这一亚型有数量不等的细胞呈现较低的核/浆比例（图30.16）。这类肿瘤中有50%的病例伴有高雌激素血症（hyperestrinism），另有一小部分病例伴有高雄激素血症（hyperandrogenism）[9, 10]。极罕见的情况下，硬化性腹膜炎（sclerosing peritonitis）可与黄素化的卵泡膜细胞瘤并存[11]。这种情况常发生于普通卵泡膜细胞瘤的年轻人群（小于30岁）；伴有腹水和肠道症状。腹膜表面呈纤维化并伴有混合性炎细胞浸润（图30.17）。

鉴别诊断 Differential diagnosis

卵泡膜细胞瘤的鉴别诊断包括以下几类肿瘤（总结于图30.3）：（1）弥漫性生长的颗粒细胞瘤。虽然有些相似，但网织染色可以勾勒出卵泡膜细胞瘤中的单个细

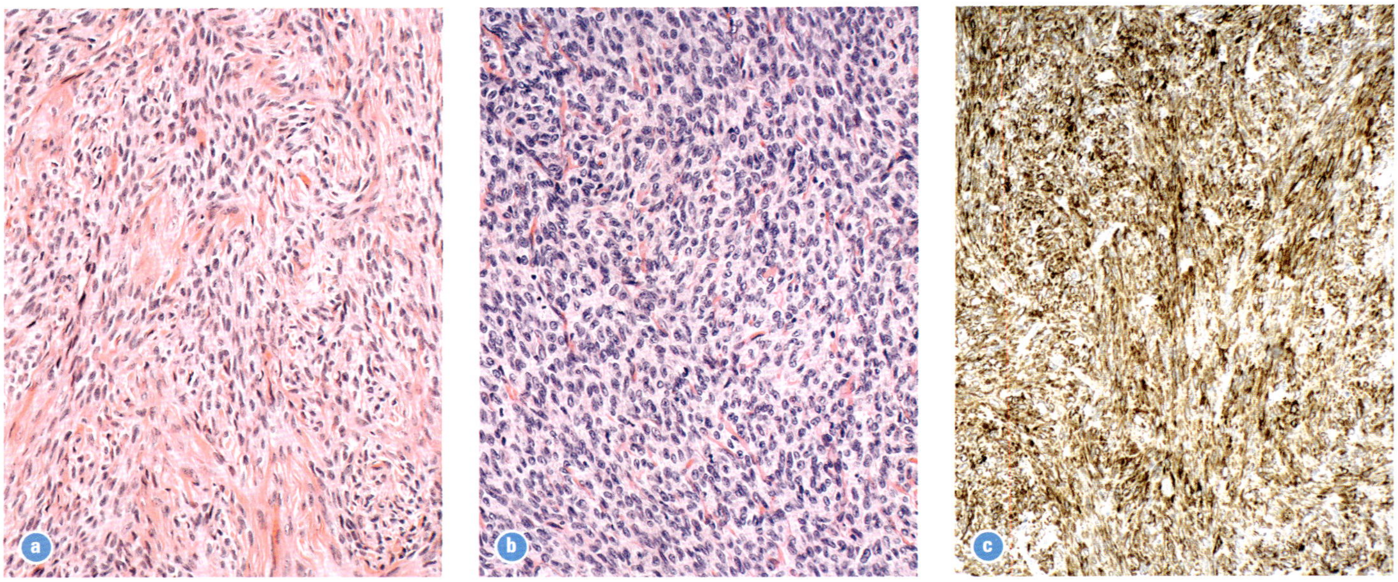

图30.15 卵泡膜细胞瘤的镜下表现。（a）肥胖的梭形细胞与纤维母细胞交错而紧密的排列，是纤维卵泡膜细胞瘤的特征性结构。（b）卵泡膜细胞瘤中单一的卵泡膜细胞。（c）细胞呈抑制素强阳性。

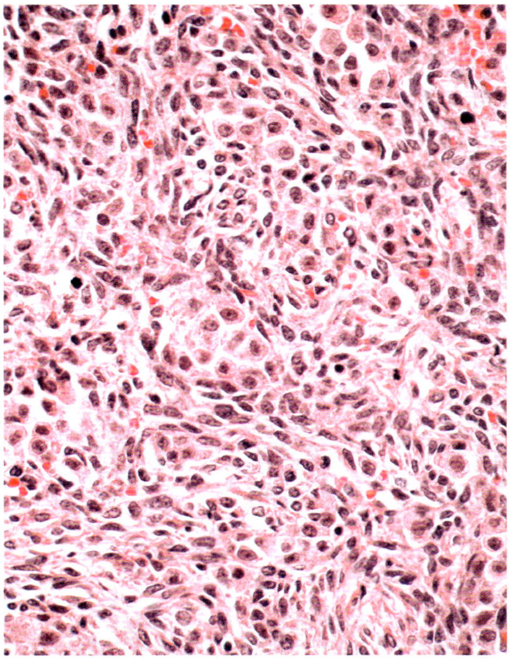

图 30.16 黄素化的卵泡膜细胞瘤。肿瘤含有梭形卵泡膜细胞和明显成巢分布的黄素化细胞，后者呈卵圆形，胞浆较前者更为丰富。

胞，而在颗粒细胞瘤中，勾勒出的则是细胞团。然而，缺少颗粒细胞瘤特征性结构的黄素化颗粒细胞瘤，只凭借组织学极难与卵泡膜细胞瘤相鉴别。(2) 平滑肌肿瘤。卵泡膜细胞瘤和平滑肌的区别在于平滑肌瘤具有经典的束状结构[12]。

结局 Outcome

卵泡膜细胞瘤是良性肿瘤[13]。也有很少的恶性卵泡膜细胞瘤的报道，但这些可能实际上是纤维肉瘤或颗粒细胞瘤的变异型[14]。后者可能发生于原发肿瘤具有异源性成分并且颗粒细胞不明显的情况下。我们曾经遇到过1例根据组织学检查和网织染色最初诊断为卵泡膜细胞瘤的病例，几年后在肺部复发，表现为典型的颗粒细胞瘤。

颗粒细胞瘤与卵泡膜－颗粒细胞瘤 GRANULOSA AND GRANULOSA-THECACELL TUMORS

定义 Definition

颗粒细胞瘤（granulosa cell tumor，GCT）是指至少有10%的细胞在形态学上与发育中的卵泡颗粒细胞非常相似的肿瘤。这些肿瘤不太常见，占全部卵巢肿瘤的1%～2%；然而，它们却是除纤维瘤和卵泡膜纤维瘤以外的最常见的性索－间质性肿瘤。在Brigham and Women医院的妇产科，几乎每遇到50例上皮性肿瘤就会有1例颗粒细胞瘤；其中绝大部分为会诊病例。

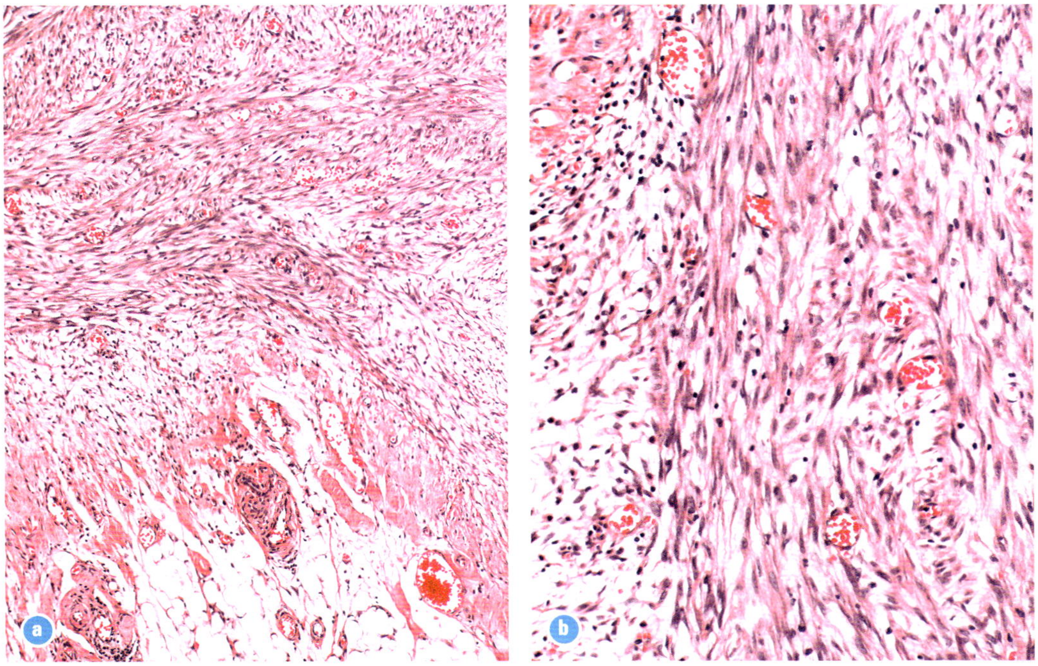

图 30.17 伴黄素化卵泡膜细胞瘤的硬化性腹膜炎。(a) 腹膜的脂肪组织（下部）被致密纤维化取代。(b) 不成熟的纤维母细胞与单个核细胞混合在一起。

临床特征 Clinical features

颗粒细胞瘤被分为成年型和幼年型[15-23]。成年型主要发生于更年期或绝经期妇女，平均年龄55岁左右。由于这类细胞产生类固醇，故可引起包括子宫出血等雌激素或雄激素作用。虽然有不典型增生或癌的报道，但子宫内膜病变的典型形态学描述是不排卵（囊性增生）型子宫内膜。颗粒细胞瘤中约 5% 伴有子宫内膜癌[2]。

大体所见 Gross findings

颗粒细胞瘤通常发生于单侧卵巢；约 9% 发生于双侧。近 93% 的肿瘤为临床 I 期。大体表现千差万别，常取决于卵泡膜细胞或黄素化细胞所占的百分比以及有无坏死。肿瘤通常为实性，偶呈囊性合并出血（图30.18-30.20）。富含卵泡膜细胞或黄素化细胞的肿瘤通常呈黄色且质硬。约有10% ~ 15%的颗粒细胞瘤在手术时发现其已经破裂。

组织学 Histology

颗粒细胞瘤的组织病理学表现从显著的上皮样或器官样结构到实性及间叶性改变，呈现多样性。上皮样结构包括小梁样（图30.21a）、岛状（图30.21b）、腺样（图30.21c）、微滤泡型（图30.22a）、巨滤泡型、离散型（图30.22b）和“波纹绸样”结构（图30.22c）。有些肿瘤的细胞弥漫分布，使对这些肿瘤的诊断以及与其他肿瘤的鉴别较困难。不足 5% 的肿瘤有黄素化，与黄素化的卵泡膜细胞瘤相似。

颗粒细胞瘤的核非常一致，具有极少的染色质复杂性，且核膜薄。核沟或核皱褶虽然多少不等（图30.23a），且不具有特异性，但确是颗粒细胞瘤的一个重要特征。弥漫性颗粒细胞瘤的细胞呈巢状分布，网织染色可以清

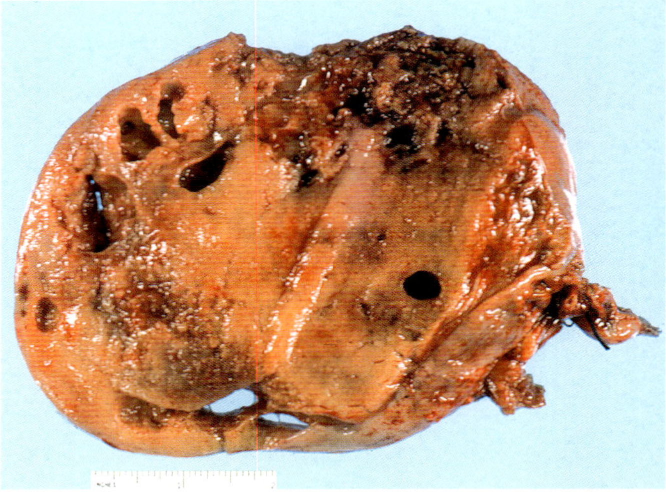

图30.19　颗粒细胞瘤。此肿瘤为实性黄褐色包块，伴小囊和局灶坏死。

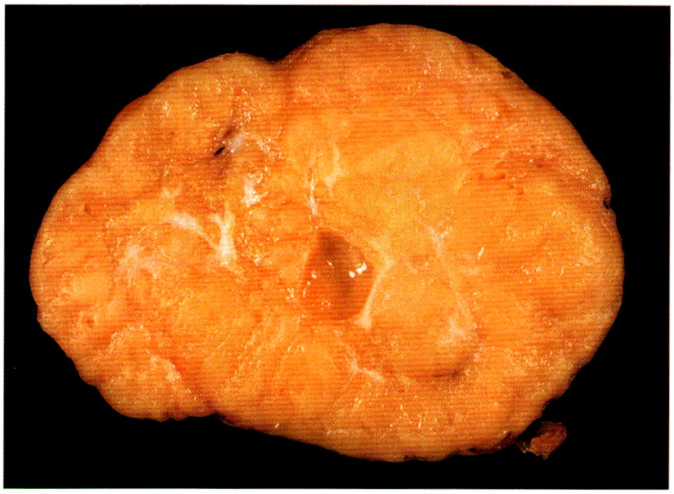

图 30.18　颗粒细胞瘤。肿瘤呈均一黄色，边界清楚。

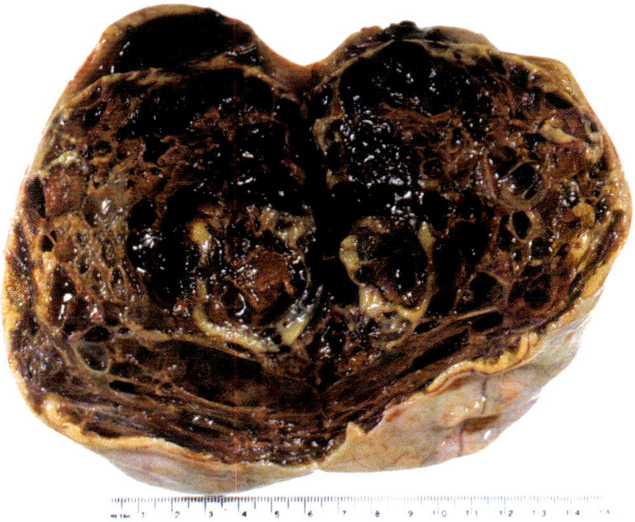

图30.20　颗粒细胞瘤。此肿瘤表现两个常见特征，囊性坏死和出血。

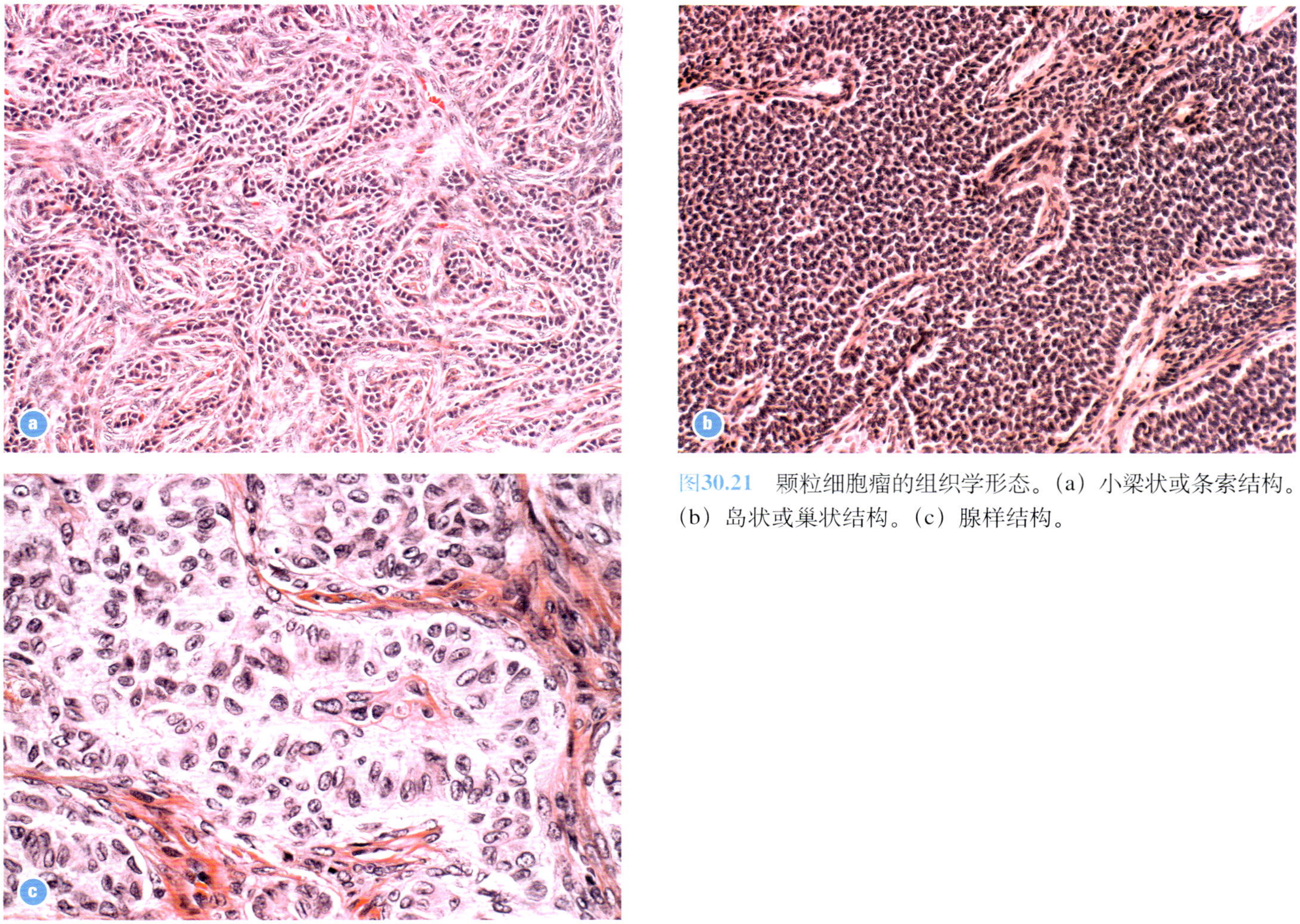

图30.21 颗粒细胞瘤的组织学形态。(a) 小梁状或条索结构。(b) 岛状或巢状结构。(c) 腺样结构。

晰地勾勒出细胞巢的轮廓，而在卵泡膜细胞瘤中，网织染色勾勒出的是单个细胞。颗粒细胞和卵泡膜细胞成分可以在同一肿瘤中共存；如果两者中任何一种成分占10%以上，则被称为卵泡膜－颗粒细胞瘤。有些肿瘤存在局灶性的显著不典型增生（图30.23b, c），但这种改变在幼年型颗粒细胞瘤中更常见（见下）；另外一些肿瘤部分或几乎全部黄素化，表现为核浆比减低，胞浆淡染（图 30.23d）[22]。

幼年型颗粒细胞瘤（juvenile granulosa cell tumor）是一种主要发生于较年轻人群的少见亚型（占全部颗粒细胞瘤的 5% 以下）；97% 的患者小于 30 岁（图 30.24）[15, 16]。组织学上与成年型颗粒细胞瘤有以下不同：(1) 核较大，染色质稍丰富，常无明显核沟，胞浆更加嗜酸性或有时呈空泡状；(2) 细胞呈结节样，肿瘤细胞胞质含量不一，实性成片，其内有大小不等的滤泡，滤泡内含有蛋白质样物质（图 30.25a）；(3) 细胞的异型性可以很明显，具有奇异的细胞核（图30.25b）。

鉴别诊断 Differential diagnosis

颗粒细胞瘤的鉴别诊断包括以下病变：

1. 腺癌（adenocarcinoma）：具有器官样结构的肿瘤可能易与卵巢的低分化子宫内膜样癌相混淆。然而，后者细胞的核异型性更高，且上皮膜抗原（epithelial membrane antigen）阳性。乳腺癌，尤其是小叶癌，

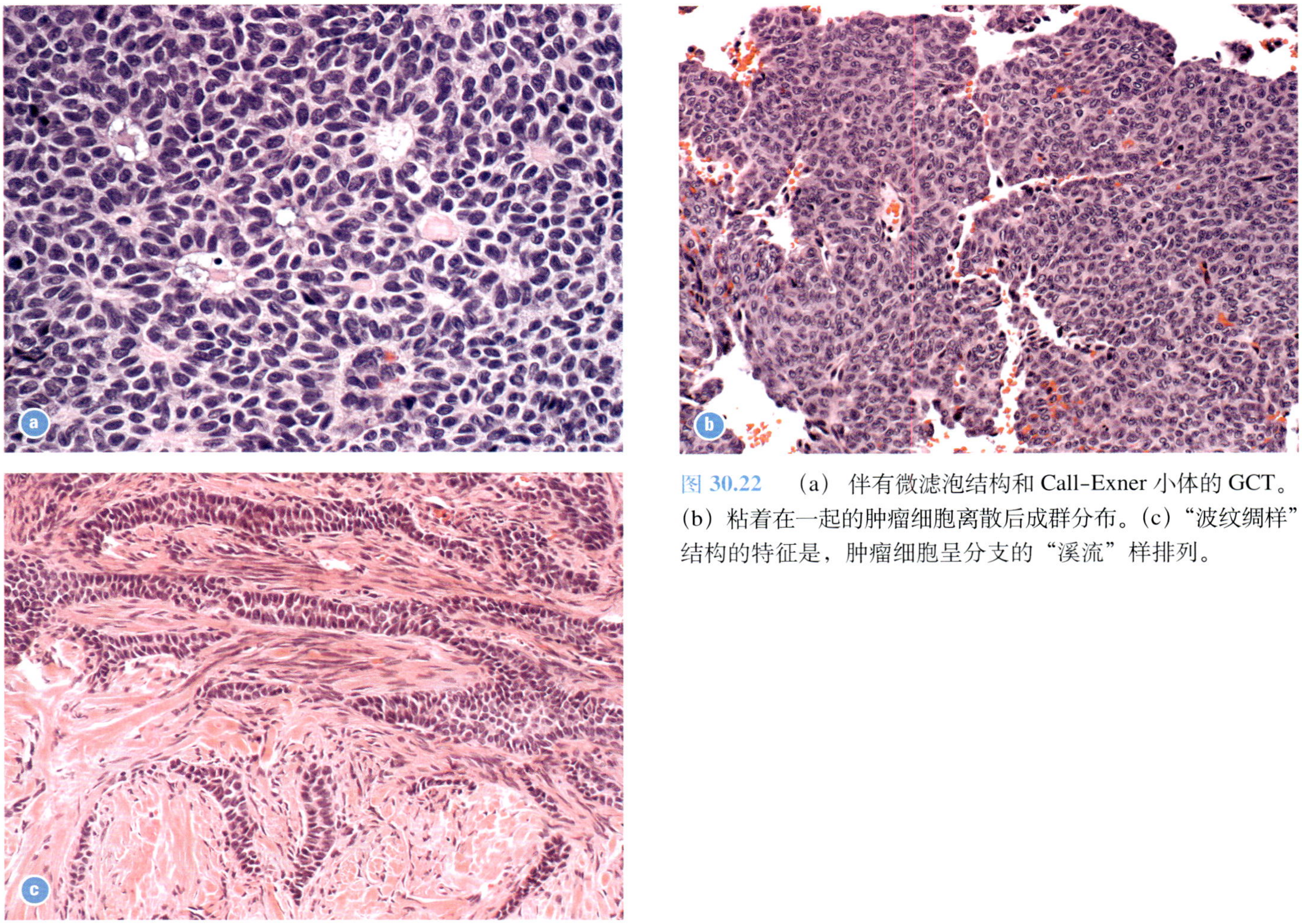

图 30.22 (a) 伴有微滤泡结构和 Call-Exner 小体的 GCT。(b) 粘着在一起的肿瘤细胞离散后成群分布。(c)“波纹绸样”结构的特征是，肿瘤细胞呈分支的“溪流”样排列。

也会在卵巢产生与GCT极为相似的条索样结构。但它们通常发生于双侧卵巢，且抑制素（inhibin）阴性。

2. 类癌瘤（carcinoid tumor）：一个小岛型类癌常发生于单侧卵巢，且在低倍镜下的表现可能与GCT极为相似。但其经常与畸胎瘤伴发，且核染色质呈典型的颗粒状。抑制素（inhibin）与嗜铬素（chromogranin）染色可以排除或确诊类癌瘤。
3. 小细胞癌（small cell carcinoma）：更易出现诊断困难，因为它们通常单侧发生，且由均一性的具有高核 / 浆比例的上皮样细胞组成。但这类肿瘤细胞通常较原始，不具有GCT所特有的浅染的核。可以进一步通过抑制素染色阴性将它们与 GCT 进行鉴别，并且，约有一半的患者伴有高血钙（见下）。
4. 黄素化的颗粒细胞瘤（luteinized granulosa cell tumor）应与黄素化的卵泡膜细胞瘤（luteinized thecoma）（网织染色）、罕见的肝样卵黄囊癌（hepatoid yolk-sac carcinoma）（患者较年轻，甲胎蛋白阳性）以及少见的发生于畸胎瘤的垂体肿瘤相鉴别。

幼年型颗粒细胞瘤引发了另一组不同的鉴别诊断；除了小细胞癌，还包括透明细胞癌、无性细胞瘤和转移性肿瘤，如黑色素瘤。对于30岁以下的女性，考虑诊断上述任何一种肿瘤时，幼年型颗粒细胞瘤的可能性都必须予以排除，因为患者的预后截然不同（见图 30.2）。

治疗和结局 Management and outcome

90% 以上的颗粒细胞瘤诊断时属于临床 I 期，10 年生存率为 85% ~ 90%[17-21]。而在复发肿瘤中，发生的间

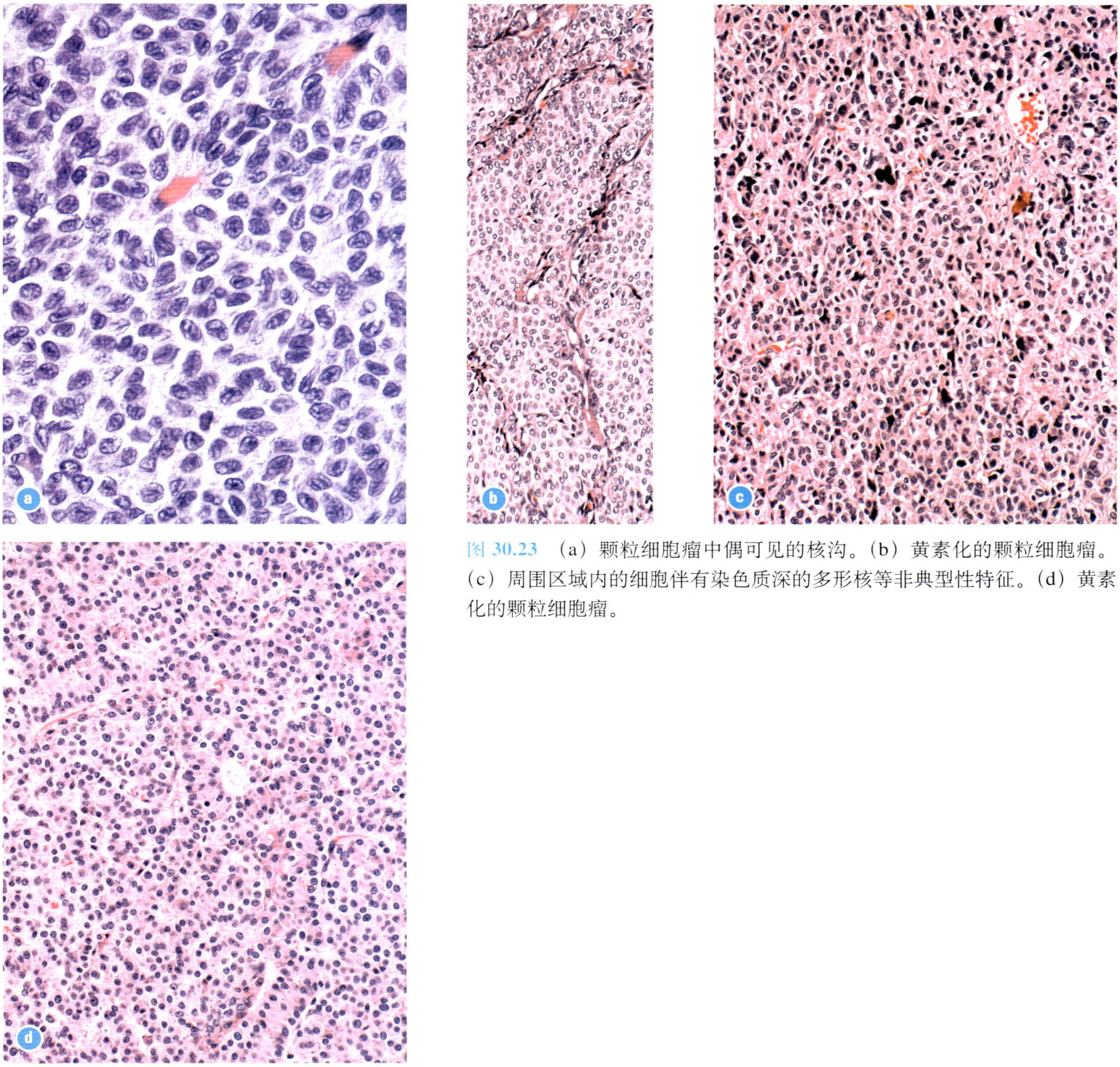

图 30.23 （a）颗粒细胞瘤中偶可见的核沟。（b）黄素化的颗粒细胞瘤。（c）周围区域内的细胞伴有染色质深的多形核等非典型性特征。（d）黄素化的颗粒细胞瘤。

隔期在5年以上者非常常见。影响预后的潜在因素按由强到弱的顺序为：（1）临床分期：II期或II期以上的患者5年生存率小于50%。（2）肿瘤大小：5cm以下的I期肿瘤的5年生存率为73%～100%。（3）核异型性：有报道认为异型性可降低生存率；但要提醒读者注意，具有重度异型性的肿瘤可能是也可能并不是颗粒细胞瘤。而且，具有奇异形核的成年型颗粒细胞瘤结局并不差。最后，常具有核异型性的幼年型颗粒细胞瘤的死亡率小于3%[15, 16]。（4）核分裂像活跃和某些细胞形态（如肉瘤样）有较高的死亡率，但并非一贯如此；当这些肿瘤经特殊染色后，人们可能会发现它们被误诊为了颗粒细胞瘤。

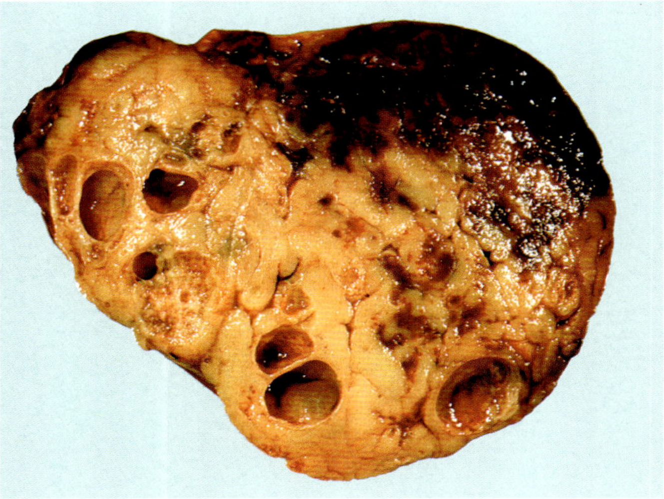

图 30.24 伴囊性变和出血的幼年型颗粒细胞瘤的大体观。

在对1例被怀疑为颗粒细胞瘤的肿瘤的预后进行估计时，需要考虑的一个重要因素是排除其他肿瘤。Norris和Taylor强调，当这一标准没有被严格采纳时，这类肿瘤的预后往往较差。他们建议采用严格的诊断标准以避免将其他肿瘤误诊为颗粒细胞瘤，如将间质肉瘤、纤维肉瘤和低分化癌误诊为颗粒细胞瘤[23]。

支持细胞瘤和支持细胞–间质细胞瘤 SERTOLI AND SERTOLI-LEYDIG CELL TUMORS

引言 Introduction

与卵泡膜 - 颗粒细胞瘤不同，支持细胞-间质细胞瘤（SLCT）表现为向睾丸上皮和间质细胞的分化。这类肿瘤极其罕见，占卵巢肿瘤的 0.1% ~ 0.2%。根据组织学类型将它们分为高分化型、中间型和低分化型肿瘤。

临床特征 Clinical features

支持细胞-间质细胞瘤在以下几个方面与卵泡膜-颗粒细胞瘤有所区别：(1) 它们大多发生于 20 ~ 30 岁人群。(2) 大约50%的患者伴有雄激素过多的症状，其中最常见的症状包括男性化、闭经、声音低沉以及阴蒂肥大；少数患者伴有异常子宫出血；近半数有男性性征表现的患者都归因于卵巢肿物。(3) 当肿瘤为恶性时，进展迅速[24, 25]。

大体特征 Gross features

支持细胞 - 间质细胞瘤的典型外观呈囊实性肿物，可以以其中一种形态为主。实性肿瘤的切面呈分叶状，黄褐色（图30.26a, b），常伴有出血和坏死。实际上，它

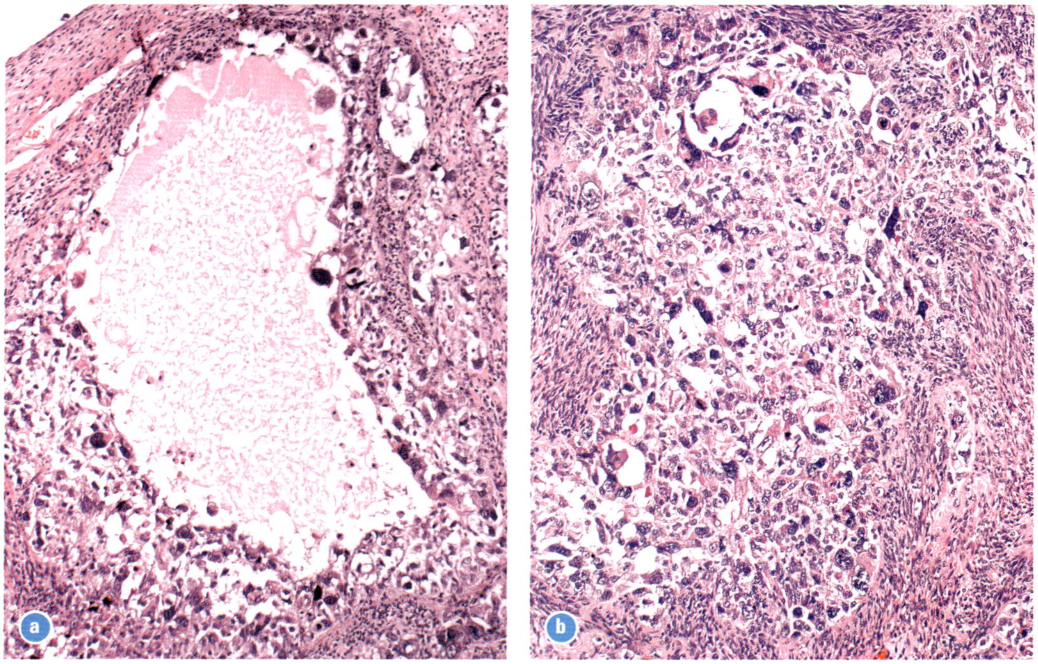

图30.25 (a) 幼年型颗粒细胞瘤（JGCT）中滤泡的排列。(b) JGCT 有显著异型性。

需要与任何一个恶性肿瘤进行鉴别；当年轻女性有男性性征的表现时，应怀疑是否有支持细胞-间质细胞瘤。绝大部分肿瘤属于临床IA期。双侧卵巢很少同时受累，如果双侧卵巢均受累，那么支持细胞-间质细胞瘤的诊断便值得怀疑[24, 25]。

组织病理学 Histopathology

SLCT 的组织病理学可分为五个类型。需要提醒读者的是 SLCT 的两个特征，它们既易引起混淆，又有助于对肿瘤的识别。首先，各类型之间的分界不是很明显，各个分化程度之间的界线比较模糊或一个肿瘤中可能出现一种以上的组织学类型。简而言之，支持细胞和间质细胞两种成分反映了肿瘤的分化程度。其次，经常出现的上皮样结构，包括微滤泡、条索样和网状结构，都是非上皮性肿瘤的特征（即使不是惟一的），并且支持 SLCT 的诊断。各类型 SLCT 及其鉴别诊断如下：

高分化型 SLCT Well-differentiated SLCT

在这类肿瘤中，支持细胞呈小管样排列（图30.27a)。显微镜下的诊断依据：(a) 小管分化的程度（相对于间质细胞）；(b) 小管的结构；(c) 小管内上皮样细胞的排列及胞浆分化的细微差别。小管样结构包括以下类型：由散在的圆形到部分融合的小管紧密排列组成的小叶结构；在成束的胶原之间分布的具有较高侵袭性的小管结构；扩张的中空小管以及被胶原性间质分隔的散在分布的小管。小管管腔可呈开放性或中空到不明显；较实性的小管与小梁样甲状腺肿或甲状腺肿类癌中的小梁相似。高分化型肿瘤中的间质细胞在小管之间呈单个或成团分布，并与周围玻璃样变的间质混合在一起[26]。

衬覆小管的细胞形态各异，有可能是SLCT诊断混乱的部分原因。最易于识别的小管衬覆的是成行排列的单层细胞核，核呈卵圆形或被拉长，垂直于管腔。其他较多见的细胞形态是立方形。如果核的染色质深，肿瘤可能与透明细胞癌相似。这一类型的细胞胞浆围绕胞核均匀分布；而其他类型的细胞类似于宫颈内膜细胞，胞核位于基底，胞浆位于顶端。还有些细胞胞浆富于脂质或嗜酸性（图 30.27b)[27]。

高分化型 SLCT 的鉴别诊断包括：(a) 子宫内膜样癌或透明细胞癌：这两类肿瘤通常发生于老年女性，且有较明显的子宫内膜样或透明细胞的分化（图 30.28)。

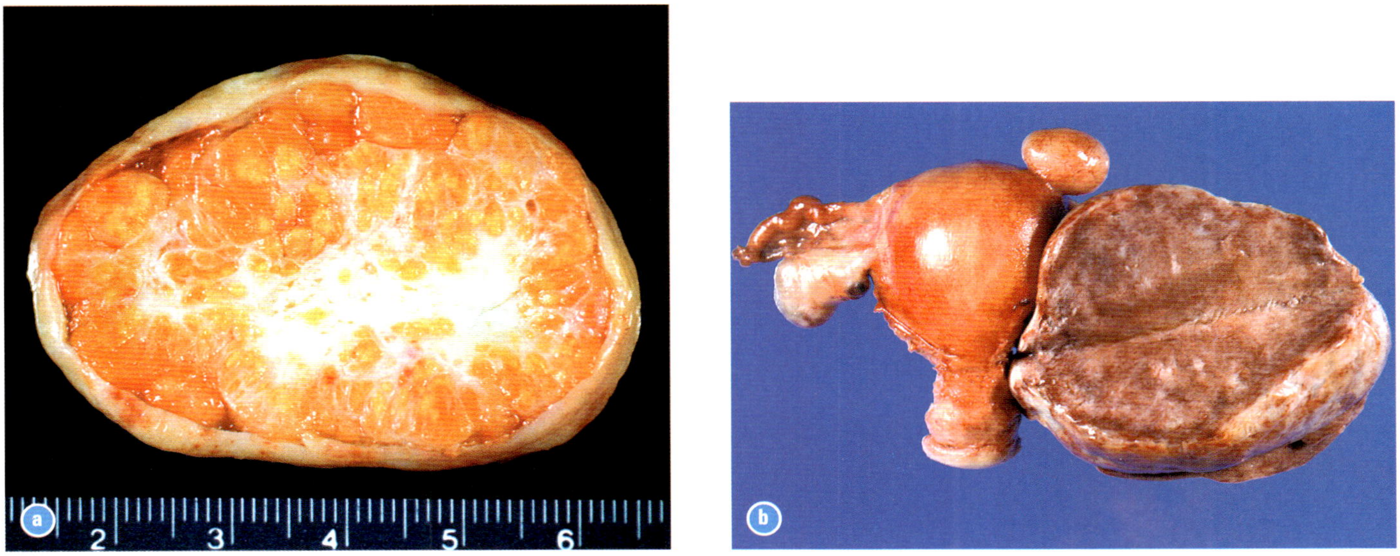

图 30.26 (a) 分化好的支持细胞－间质细胞瘤的大体表现，肿瘤通常边界清楚，呈黄色。(b) 支持细胞－间质细胞瘤呈均匀一致的红褐色。

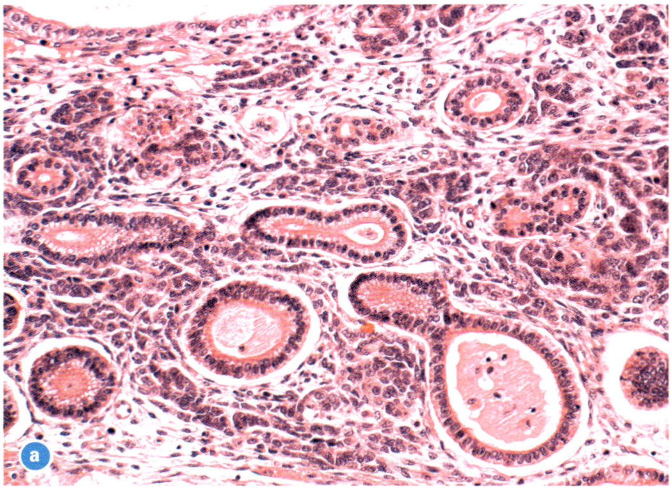

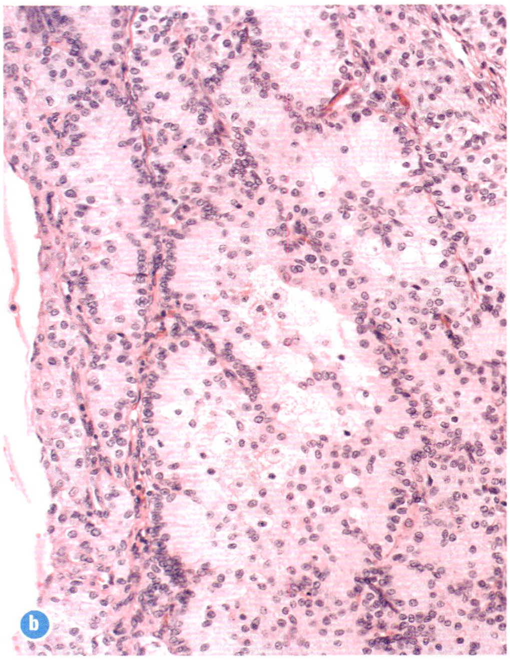

图30.27　高分化型支持细胞-间质细胞瘤（SLCT）。(a) 支持细胞成分由边界清楚的小管组成，之间穿插小片状Leydig细胞。(b) 富于脂质的支持细胞瘤。

如果有必要，EMA阴性、抑制素阳性的染色结果可以排除这两个诊断。(b) 小管状 Krukenberg 瘤通常双侧发生，胞浆内富含黏液，并可通过黏液卡红染色进行鉴别（见第 31 章）[28]。(c) 呈小梁状排列的卵巢甲状腺肿或甲状腺肿类癌通常因具有较明显的甲状腺组织或与畸胎瘤共存而被识别（图 30.29）。但像 SLCT 一样，这些肿瘤通常单侧发生，并可见于年轻女性。它们的抑制素染色呈阴性，TTF或甲状腺球蛋白染色常为阳性。(d) 中肾管肿瘤，尤其是可能来源于 Wolff 管的女性附件肿瘤（FATWO）。这些肿瘤也为单侧发生，呈乳头状、梭形和小管样等结构分化。与高分化型SLCT不同，FATWO通

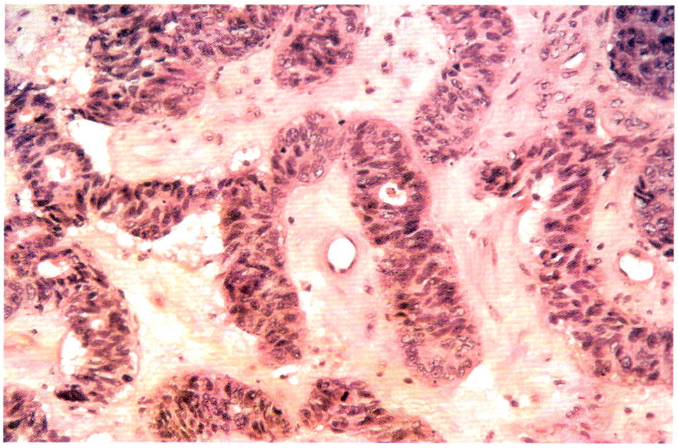

图30.28　伴有小管结构的子宫内膜样腺癌，与支持细胞-间质细胞瘤相似。这类肿瘤通常发生于老年女性，在肿瘤的其他部位可见更为典型的子宫内膜样分化。

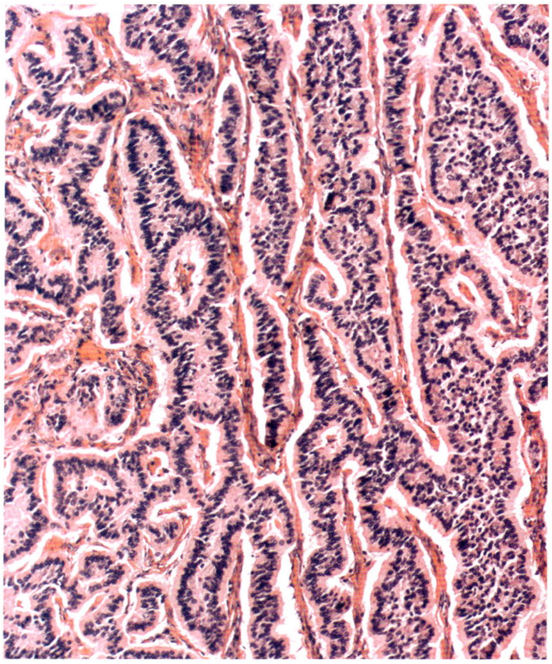

图 30.29　小梁状类癌，与支持细胞-间质细胞瘤相似。

常发生于卵巢门或阔韧带等部位。

低分化型 SLCT Poorly-differentiated SLCT

由于这类肿瘤主要由梭形细胞构成，所以过去被称作肉瘤样SLCT。与其他SLCT比较，此肿瘤发生于年龄稍轻的人群，且无小管结构、核异型程度高；形态极似原始性腺间质（图 30.30）[24, 25, 29]。当年轻女性单侧卵巢发生梭形细胞肿瘤时，病理医师应当考虑其为低分化型 SLCT 的可能性。

正如在纤维瘤和纤维肉瘤中所讨论的那样，低分化型 SLCT 需要与任何一个具有间叶组织结构的肿瘤进行鉴别。异源性成分（见下）的存在更支持SLCT，而癌肉瘤的诊断可因患者的年龄轻和抑制素染色阳性而被排除（图 30.5）。

中间型 SLCT Intermediately-differentiated SLCT

中分化型 SLCT 至少在三个方面与低分化型肿瘤有区别。(1) 支持细胞保留一定的组织结构，这种结构是多样性的：有些肿瘤中，细胞排列成条索；另一些，呈类似甲状腺的滤泡结构；另一些肿瘤中细胞呈网状排列，与生殖细胞肿瘤相似；有的肿瘤还可由实性细胞巢构成（图30.31）。(2) 核异型程度较轻。(3) 间质细胞通常仍较明显，且经常因与呈条索状或片状分布的支持细胞移行而支持 SLCT 的诊断。间质细胞可以呈嗜酸性或富含脂质（空泡样）[24, 25, 29]。

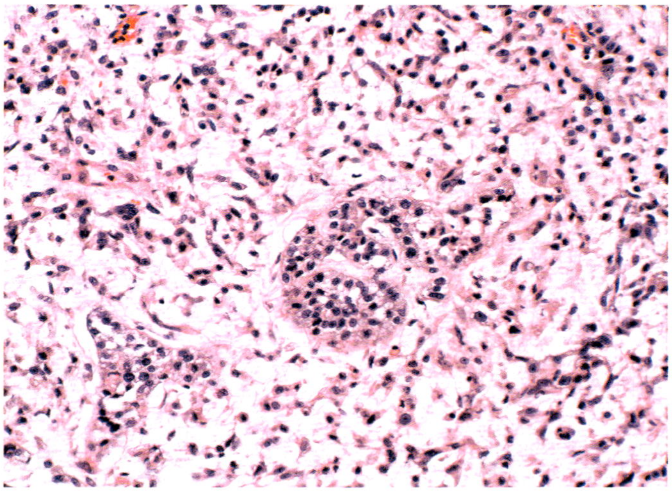

图 30.31 中间型 SLCT，呈管状或条索样排列的支持细胞之间可见间质细胞。

中间型 SLCT 的鉴别诊断与高分化型 SLCT 相同。如果间质细胞不明显，可以通过抑制素染色阴性，将小梁状类癌、子宫内膜样癌、Wilms瘤、转移性黑色素瘤和其他转移性癌与中间型 SLCT 相鉴别（图 30.5）。

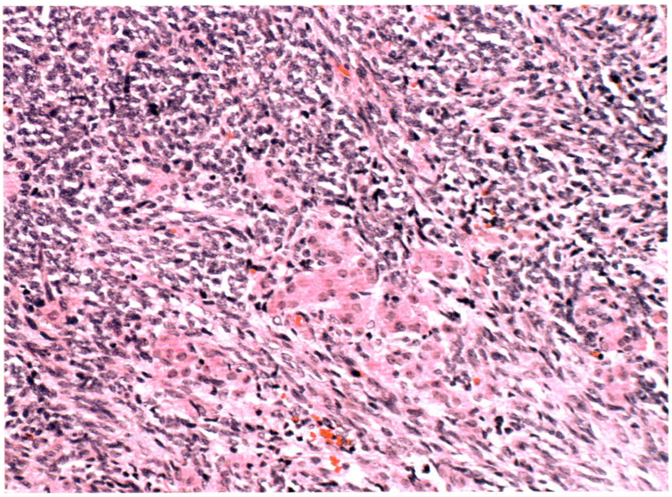

图 30.30 低分化型 SLCT，分化极差的支持细胞之间混有少量成簇的可识别的间质细胞。

网状型 SLCT Retiform SLCT

对具有网状结构的支持细胞－间质细胞瘤应当给予特别关注，因为它们较易与更常见的浆液性上皮性肿瘤相混淆。已有报道的此类肿瘤患者年龄由几个月到25岁左右[30-34]。此型肿瘤主要通过上皮性（支持细胞）结构进行识别，包括：(a) 在细胞疏密不等的间质中存在的结构不良的小管和腺样裂隙状结构（图30.32）；(b) 扩张的腔隙；(c) 同时具有向腺腔内生长的微乳头和向腺腔外生长的绒毛状和分支状腺样结构（图30.33）。还可见到类似囊性腺纤维瘤的较大乳头。

网状型 SLCT 的鉴别诊断包括浆液性肿瘤、乳头状间皮瘤和卵黄囊癌（yolk sac carcinoma，YSC）。病理医师排除上皮性肿瘤的诊断是通过对其特征的把握和对与

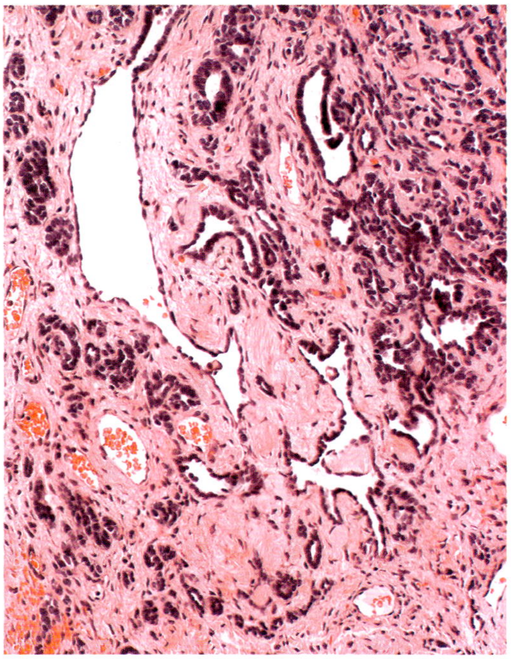

图 30.32 伴有裂隙状腔隙的网状型 SLCT。

上皮性肿瘤不相符的较原始的上皮样成分（条索样和裂隙状）的识别来实现的。间皮瘤和YSC也会有这些较原始的成分（见第29和第31章）。除此之外，它们还表现为间叶和上皮样结构混合存在，使诊断解释起来更为复杂。抑制素染色阳性且AFP染色阴性可以排除二者的可能性（图 30.5）。

像中分化型和低分化型SLCT一样，网状型肿瘤也可以复发和转移。在对9例和21例此型患者进行随访的两项研究中发现，肿瘤发生转移（至淋巴结、腹腔或肺）

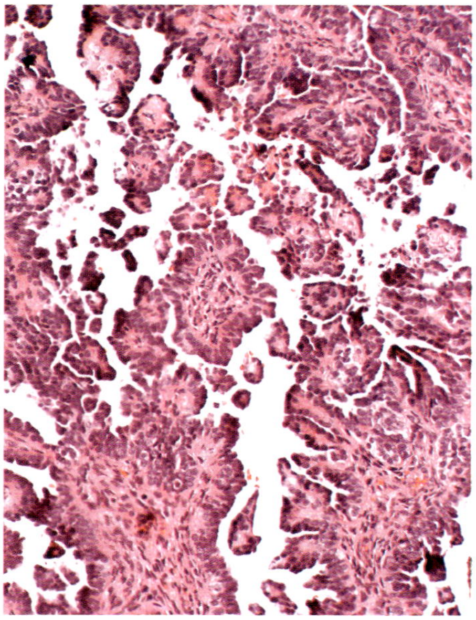

图 30.33 伴有乳头状结构的网状型SLCT，与上皮性肿瘤类似。(Photograph taken from a slide，courtesy of Dr Robert Young of Massachusetts General Hospital.)

或肿瘤导致死亡的人数分别为 3 例和 5 例[32, 33]。

具有异源性成分的 SLCT
SLCT with heterologous elements

一部分 SLCT 伴有其他分化类型[35, 36]。患者的平均年龄为 21 ~ 30 岁（23 ~ 24 岁），且一般表现为男性性征。这类肿瘤通常为中到低分化；根据预后不同可分为两组：

1. 伴有内胚层（胃肠上皮和类癌）成分的 SLCT：此类肿瘤具有包括杯状细胞的黏液性上皮和（或）类癌成分。据报道，这一型肿瘤结局较好[35]。
2. 伴有软骨和骨骼肌的 SLCT：这型肿瘤中，分化差的支持细胞成分与具有横纹肌母细胞样分化或软骨样分化的区域相混合。与伴有内胚层成分的 SLCT 相比，此肿瘤的结局较差。一项研究显示，10名患者中有 8 名死于肿瘤转移[36]。

两性母细胞瘤 GYNANDROBLASTOMA

两性母细胞瘤是具有支持细胞和颗粒细胞两种成分的罕见的性索-间质性肿瘤。由于支持细胞瘤个别区域可含有颗粒细胞成分；而颗粒细胞瘤也可含有灶状支持细胞成分，因此，两性母细胞瘤的诊断要求每种成分（支持细胞和颗粒细胞）都至少占肿瘤细胞的 10% 以上。肿瘤患者年龄的分布与 SLCT 相同，也可出现雌激素或雄激素分泌过多的症状。虽然此肿瘤是由两种有恶性潜能的细胞杂合而成，但其生物学行为却是良性的[2]。

伴有环状小管的性索瘤（SCTAT）SEX CORD TUMOR WITH ANNULAR TUBULES（SCTAT）

定义和背景 Definition and background

SCTAT是一种特殊类型的性索-间质性肿瘤，组织学上表现为支持细胞和颗粒细胞的分化，可通过以下方面进行鉴别：(a) 年龄介于SLCT和GCT之间，高发年龄在 21 ~ 40 岁之间；(b) 包括两种不同的亚型，其中一种亚型伴有Peutz-Jeghers综合征（PJS）(36%) 和宫颈恶性腺瘤（14%）；另一种亚型则既不伴有PJS，也无

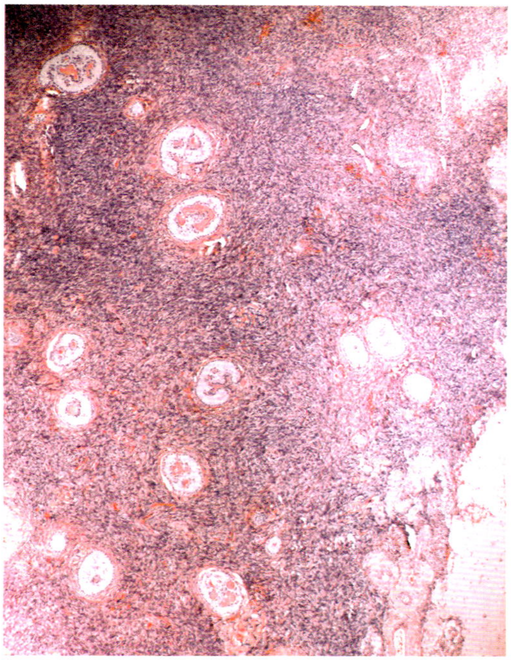

图 30.34
伴有环状小管的性索瘤。卵巢间质中散在分布的同心（环状）小管。

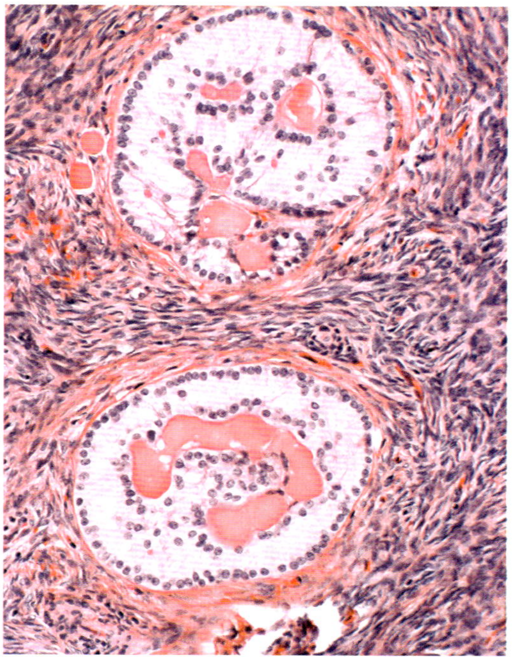

图 30.35
伴有环状小管的性索瘤。高倍镜下，融合在一起的环状小管围绕着中央的玻璃样物质。

恶性腺瘤。两种亚型的临床表现、病变大小和结局都截然不同[37, 38]。

伴或不伴有 PJS 的两组 SCTAT 患者的平均年龄相仿（分别为27岁和34岁）。两组患者中，近一半有高雌激素血症引起的不规则出血或性早熟[37, 38]。

病理学和鉴别诊断 Pathology and differential diagnosis

伴有 PJS 的 SCTAT 中，2/3 以上发生于双侧卵巢。它们通常体积较小（由仅镜下可见至几厘米），约1/4的病例用肉眼可观察到肿瘤，一半以上的病例伴有钙化。而不伴有PJS病史的肿瘤为单侧，体积较大，3/4的病例肉眼可见肿瘤，无双侧发生，不到5%的病例为多灶性，少于10%的病例伴有钙化。肿瘤通常呈实性，伴有大小不等的囊腔。两类肿瘤的组织学特征相似。最重要的组织学特征是在疏密不等和成分不均的间质中具有边界清晰的衬覆高分化型支持细胞的环状小管，管腔内可见浓稠的玻璃样物质（图30.34）。间质的成分可以是伴或不伴黄素化的卵巢间质，也可向颗粒细胞和卵泡膜细胞分化。

支持细胞形成的小管由周围一个较大的小管围绕中央较小的圆形腺泡组成，因而被定义为“环状”（图30.35）。上皮也可衬覆没有内环细胞核的小管。肿瘤可伴高度钙化，特别是伴有 PJS 的病例，而不伴有 PJS 的肿瘤常伴有玻璃样物质[37, 38]。局部常可见微滤泡型颗粒细胞瘤或伴有被拉长的实性小管的支持细胞瘤[2]。

这种环状小管非常独特，不易与其他类型的肿瘤混淆。病变较小时，可能会考虑为早期颗粒细胞瘤或与窦状卵泡和妊娠时小的良性颗粒细胞增生相似（见第 22 章）。

结局 Outcome

在 Young 等人的研究中，虽然有 2 名患者死于恶性腺瘤，但没有 1 例 SCTAT 发生转移，而且在伴有 PJS 的肿瘤患者中，无1例死于卵巢肿瘤。相反，47名不伴PJS 的患者中有 7 名死于肿瘤转移[37]。

未分类的性索－间质性肿瘤 SEX CORD-STROMAL TUMOR UNCLASSIFIED

少数性索-间质性肿瘤（10%～20%）被归为未分类的性索-间质性肿瘤。可以预见，这一百分比将会取决于观察者和他们在进行肿瘤分类时的自信程度。支持未分类的性索-间质性肿瘤诊断的细节如下：

妊娠 Pregnancy

Young 及其同事们识别出了 3 个妊娠期间的形态学改变，后者造成对性索-间质性肿瘤难以确定分类，这 3 个形态学特征是：（1）细胞内显著水肿；（2）颗粒细胞瘤的黄素化水平增高；（3）SLCT 中的间质细胞明显成熟[39]。

合并了卵泡膜纤维瘤、颗粒细胞瘤和支持细胞-间质细胞瘤中所见的形态学特征 Combinations of characteristics seen in fibrothecomas, granulosa cell tumors and Sertoli-Leydig cell tumors

有些人将这类肿瘤命名为未分类的肿瘤，而另一些人将其命名为伴少量性索成分的纤维卵泡膜细胞瘤或局灶伴支持细胞分化的颗粒细胞瘤。

Seidman回顾了32例肿瘤，并发现大部分未分类肿瘤为介于支持细胞-间质细胞瘤和卵泡膜颗粒细胞瘤之间的类型。处于临床I期的12位肿瘤患者其5年和10年生存率分别为92%和74%，类似于颗粒细胞瘤或支持细胞-间质细胞瘤[40]。

类固醇细胞瘤 STEROID CELL TUMORS

引言 Introduction

卵巢类固醇细胞瘤是一类少见的肿瘤，占全部性索-间质性肿瘤的不到 1.0%[2]。过去，根据肿瘤大小、部位和临床表现被命名为多个名称，包括门细胞瘤、间质黄体瘤、间质细胞瘤、妊娠黄体瘤和脂质细胞瘤。脂质细胞瘤通常用于描述所有这些肿瘤，而并不代表一种类型。原因是这一命名既不特异，也不完全精确，因为一部分产生类固醇的肿瘤并不含有脂质[2, 41, 42]。妊娠黄体瘤的命名亦被排除在外，因为除了极个别的情况外，这一病变并未产生肿瘤，而是妊娠期间卵泡膜-黄体过度增生的表现（见第 22 章）[43]。

世界卫生组织（WHO）最近将产生类固醇的肿瘤归为3类：（1）间质黄体瘤——罕见的由间质细胞发生的类固醇细胞瘤；（2）间质细胞瘤（门细胞或间质细胞）；（3）非特异性（NOS）的类固醇细胞瘤。估计大部分间质黄体瘤起源于门（间质细胞）细胞或皮质间质（黄素化间质）细胞（见图 30.1）。

类固醇细胞瘤（包括间质黄体瘤和间质细胞瘤）有一些共同特征：（1）好发人群是51～70岁的女性；（2）通常伴有与激素分泌相关的症状；（3）肿瘤通常单侧发生，体积小（2～3cm），实性，呈黄褐、灰白或黑色（图 30.36）；（4）除个别情况，大部分肿瘤表现为良性（见下）[44-47]。

间质黄体瘤 Stromal luteoma

这类肿瘤患者以阴道出血等雌激素分泌过多的症状为主，少数有雄激素过多的表现[44]。组织学特征是位于中心的肿瘤被周围残存的卵巢皮质包围。肿瘤由大小一致的细胞组成，核膜薄，核中央可见明显的核仁，粉红细颗粒状或空泡状淡染的胞浆周围可见细胞轮廓（图 30.37）。间质黄体瘤周围未受累的卵巢间质通常存在间质卵泡膜细胞增生，表现为单个或成簇的空泡状间质细胞。这一联系支持间质黄体瘤是由卵巢中的同一种细胞发生的。另外，间质黄体瘤和黄素化的间质细胞都是由间质受到过度刺激引起的，这种刺激缘于垂体激素分泌紊乱或间质细胞对这些激素的敏感性增高[44]。

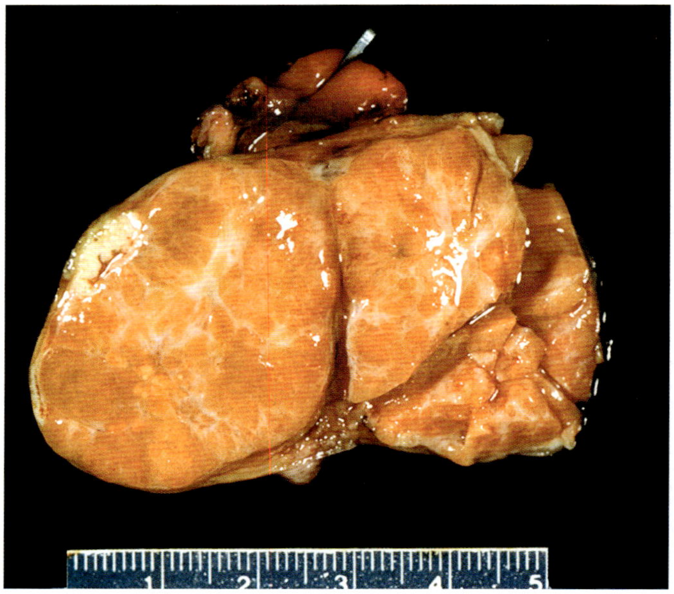

图 30.36　卵巢间质细胞瘤，所见为一黄褐色、边界清晰的肿瘤。

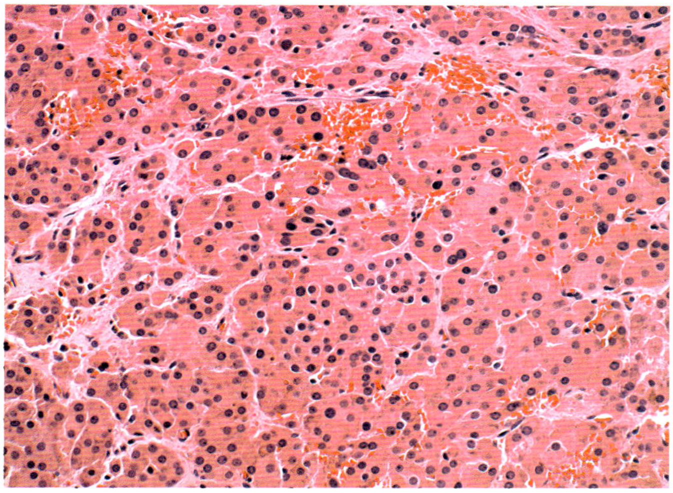

图 30.37 黄体瘤，由大小一致的细胞组成，胞浆边界清晰，核大小一致，位于中央。

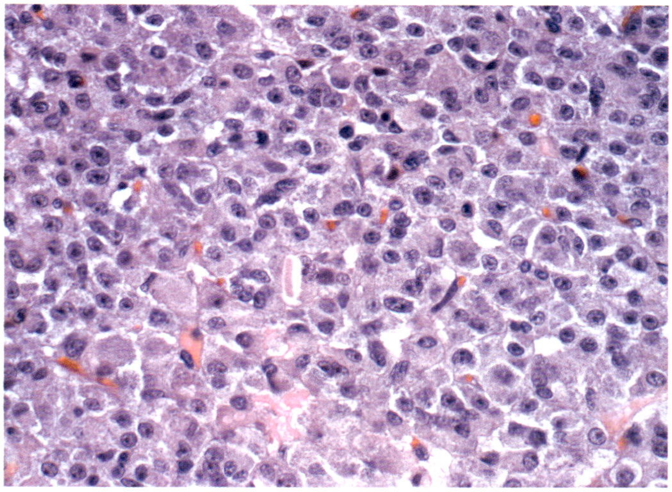

图 30.38 间质细胞瘤，中央为 Reinke 结晶。

间质黄体瘤的鉴别诊断包括黄素化的卵泡膜－颗粒细胞瘤和黄素化的卵泡膜细胞瘤，两者都因有非黄素化的成分而与间质黄体瘤有所区别。间质细胞瘤非常罕见，只有通过胞浆内的 Reinke 结晶才能鉴别（见下）。门细胞瘤，顾名思义，分布在卵巢门。异位肾上腺可以与间质黄体瘤或门细胞瘤非常相似，但不会发生在卵巢实质或门的部位（图 30.6）[2]。

间质细胞瘤 Leydig cell tumor

间质细胞瘤可发生于卵巢门，偶尔发生于卵巢间质。它们因存在Reinke结晶而得名。但这些结构不一定在所有病例中都存在，正如睾丸的类似肿瘤中只有一小部分有结晶一样。Reinke结晶是呈棒状或球形的嗜酸性小体，形状取决于切面的方向，通常出现在胞浆，很少在核内出现[2, 46, 47]。大部分病例都有多毛症或男性化等男性性征的表现，是由分泌的睾丸酮引起的[46, 47]。

组织学上，间质细胞瘤像间质黄体瘤一样，通常由嗜酸性肿瘤细胞聚集成小叶的结构，核位于中央，胞浆丰富，分布在多少不等的纤维性间质中间（图 30.38）。与所有产生类固醇的肿瘤一样，细胞可为嗜酸性，也可呈空泡状。除Reinke结晶以外，细胞之间出现无核的嗜酸性物质是考虑此诊断的另一个特征[2]。间质细胞瘤的另一个特征是核的异型性，通常伴有巨大、奇异形核。但这一特征并不意味它有恶性潜能。

非特异性的类固醇细胞瘤 Steroid cell tumors not otherwise specified

约有60%的类固醇细胞瘤不能归为间质黄体瘤或间质细胞瘤[48]。这些肿瘤可发生于任何年龄，平均年龄为43岁，伴有雌、雄性激素分泌过多表现的分别占到患者的10%和50%。它们还可能伴有其他激素导致的一系列症状，包括Cushing综合征[49, 50]。它们通常为单侧发生，大小不一，平均直径大于8cm。外观像其他产生类固醇的肿瘤一样，呈黄色或深褐色（图 30.39）[48]。

组织学上，典型的未分类的类固醇细胞瘤细胞呈弥漫性增生或表现为被细纤维间隔分隔成线状或环形排列的大细胞团，无小管结构。核位于中央，有明显的核仁，异型性轻微，甚至观察不到。胞浆呈多样性，但通常呈空泡样，富含脂质（图 30.40）。

与间质细胞瘤和间质黄体瘤的良性行为相反，对非特异性的类固醇细胞瘤的预后需要引起警惕[48]。虽然它们是单侧发生，而且当病变明显局限在卵巢时，可行单侧卵巢切除术，但有高达 20% 的病例在诊断时已扩散到卵巢以外。在一项研究中，34%的病例临床表现为恶性[48]。也有将近 20 年后肿瘤复发的报道。与结局差相关的因素包括体积大（超过 7cm）、高核分裂像（大于 2/10HPF）、坏死和中重度核异型性[48]。但是，正如所有类固醇肿瘤一样，如无这些指标很难准确预测一个肿瘤的结局。

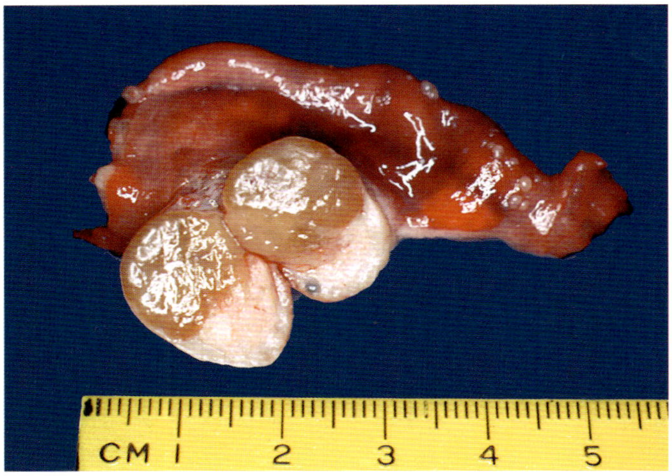

图 30.39 非特异性的类固醇细胞瘤。

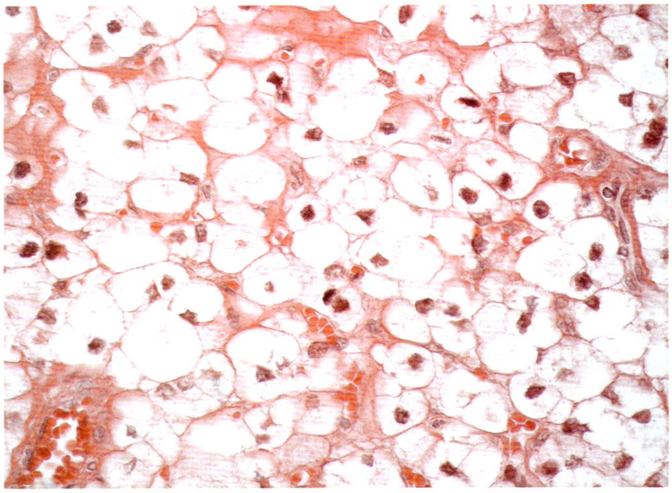

图30.40 非特异性的类固醇细胞瘤，胞浆富含脂质（“脂质细胞瘤”）。

其他间质性肿瘤 OTHER STROMAL TUMORS

印戒细胞间质瘤 Signet ring stromal tumor

这是一类极其罕见的发生在 31 ~ 40 岁年龄段的良性间质瘤。印戒细胞间质瘤内含有大量印戒细胞，细胞内弥漫分布着不含黏液的空泡，与多少不等的梭形间质细胞混合在一起[51]。像消化道起源的转移性印戒细胞瘤（Krukenberg瘤）一样，这些肿瘤外观呈胶冻样。与大多数 Krukenberg 瘤不同的是，它们为单侧发生。除了Krukenberg瘤，鉴别诊断还包括腺瘤样瘤，可通过免疫组化钙视网膜蛋白阳性而鉴别。

硬化性间质瘤（SST） Sclerosing stromal tumor（SST）

硬化性间质瘤（SST）是一种特殊类型的不常见的肿瘤，约占性索-间质瘤的2%。它们发生的人群较广，但大部分为 11 ~ 30 岁的患者[52, 53]。最常见的表现为异常子宫出血和腹部包块。肿瘤体积较大（大于 10cm），单侧发生，囊实性，灰白色（图 30.41a）。

SST 的组织学诊断基于以下三点：(1) 低密度和高密度细胞区交错分布形成特征性假小叶结构（图30.41b）；(2) 显著的“血管周细胞瘤”样的血管结构；(3) 细胞具有多样性，有空泡样或黄素化的细胞，也有与胶原化或硬化区交错的梭形纤维母细胞样细胞（图30.41c）[52, 53]。

SST与其他间叶结构为主的间质性肿瘤的区别在于患者年龄较轻，血管丰富，具有空泡样细胞，还有低倍镜下所观察到的呈假小叶样的多样性结构。免疫染色抑制素总是阳性（图30.41d）。有限的随访数据显示肿瘤为良性。

其他卵巢肿瘤 Other ovarian tumors

卵巢低分化（小圆细胞）肿瘤 POORLY-DIFFERENTIATED （SMALL ROUND CELL） TUMORS OF THE OVARY

大部分诊断困难的原发卵巢肿瘤都属于以上已描述的类型。还有一类极罕见的以高核/浆比的小圆细胞为特征的肿瘤，与所谓的成年小卵巢相似，包括以下类型：

高钙血症型小细胞癌 Small cell carcinoma of hypercalcemic type

此肿瘤在儿童期和绝经期之间都可发生，主要发生于 18 ~ 25 岁之间。肿瘤很少为家族性，并具有以下特征：(1) 单侧卵巢受累；(2) 血钙水平升高（62%）；(3) 半数病例累及卵巢以外的器官[54]。

典型的大体特征是实性、分叶状、乳白色伴坏死和

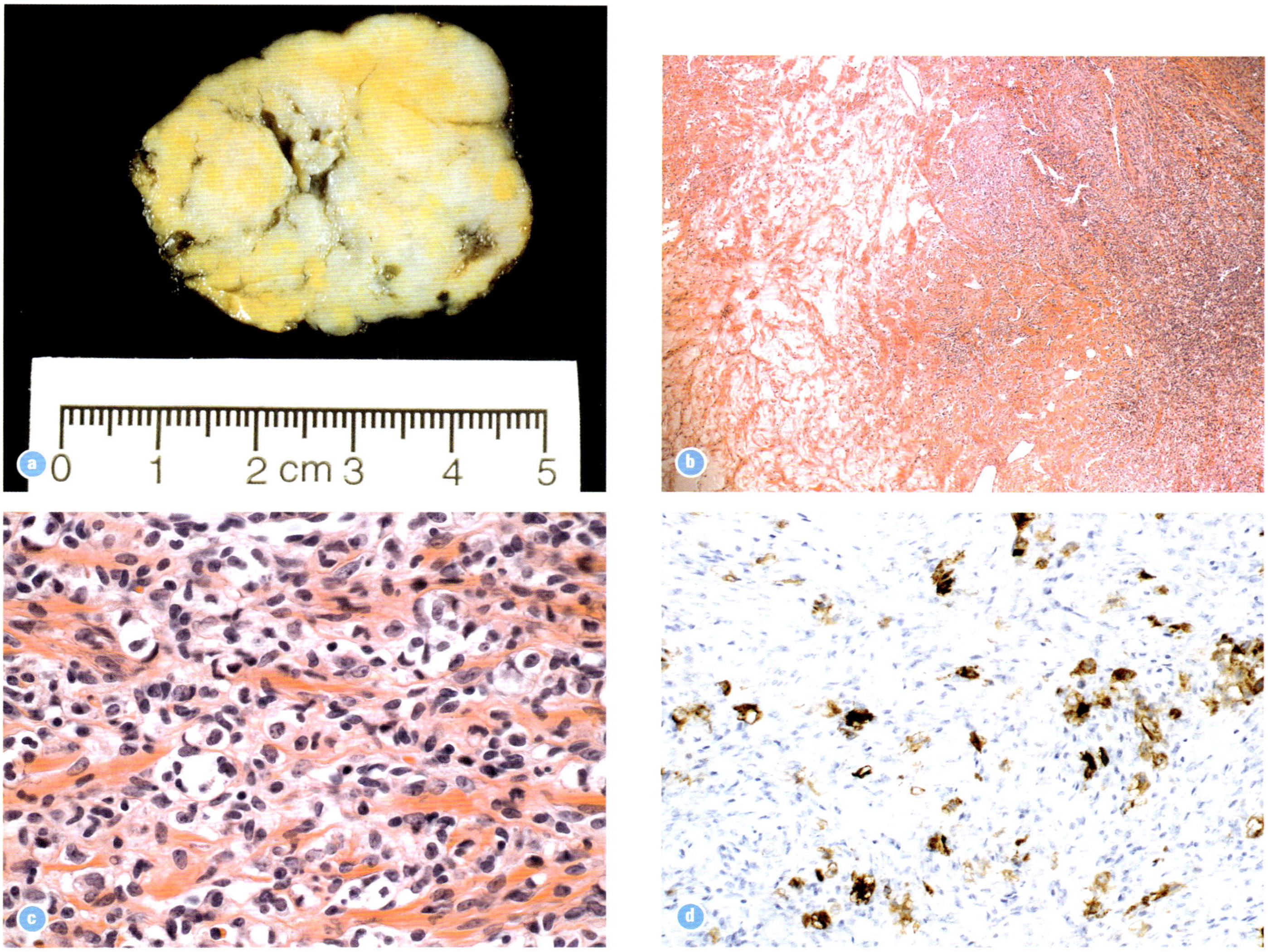

图 30.41 （a）硬化性间质细胞瘤（SSCT）的大体表现。（b）SSCT 的组织学，在胶原化背景下，伴间质细胞分化的细胞呈边界不清的结节样排列。（c）高倍视野下黄素化的间质细胞。（d）抑制素的免疫组织化学染色。

出血（图30.42a）。组织学上，肿瘤由弥漫分布、紧密排列的圆细胞构成，细胞的核/浆比高，且核分裂像多见。弥漫分布的细胞之间可有滤泡样结构、细胞岛、条索或小梁（图30.42b, c）。胞浆分化不一，包括显著的嗜酸性胞浆。曾有1例大细胞亚型的报道[55]。也可见其他成分，包括黏液腺和黏蛋白沉积。鉴别诊断包括淋巴瘤（不会表现上皮样特征，见下）、卵巢的转移性小细胞癌（见第 31 章）和下面将讨论的类型[56]。

高血钙型小细胞肿瘤死亡率较高，绝大部分患者会因此病死亡。但在联合放疗和化疗的情况下，每组病例中都有个别患者生存期延长。

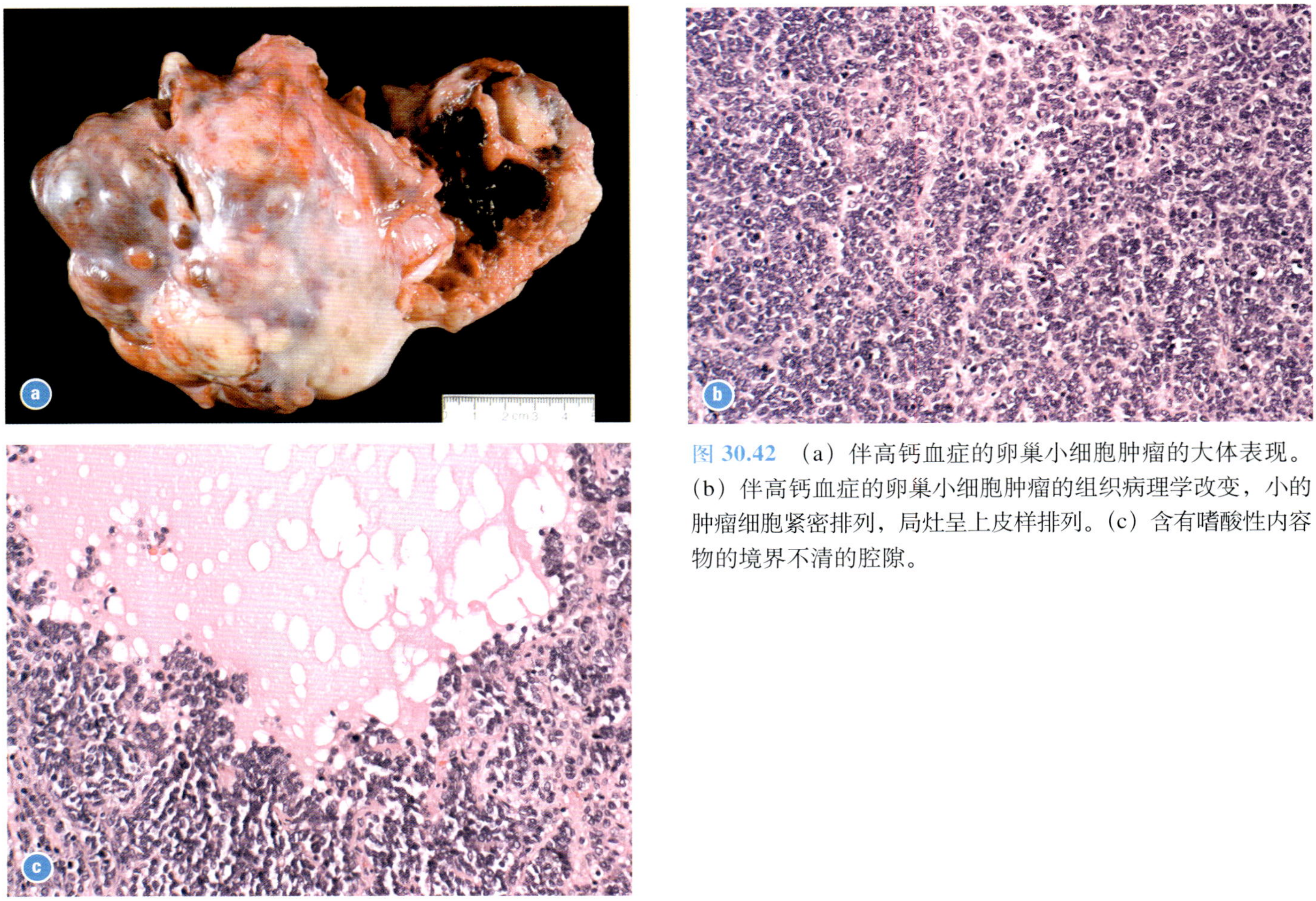

图 30.42 （a）伴高钙血症的卵巢小细胞肿瘤的大体表现。（b）伴高钙血症的卵巢小细胞肿瘤的组织病理学改变，小的肿瘤细胞紧密排列，局灶呈上皮样排列。（c）含有嗜酸性内容物的境界不清的腔隙。

肺（神经内分泌）型小细胞癌

Small cell carcinoma of pulmonary (neuroendocrine) type

这类肿瘤的报道很少，与高血钙型小细胞癌的区别在于：（1）平均发病年龄为59岁；（2）近一半的病例累及双侧卵巢。镜下表现与肺的小细胞癌相似，也包括一个大细胞亚型（图30.43）。像高血钙型肿瘤一样，肺型肿瘤也伴有其他成分。在Eichhorn等人的研究中，这些成分包括子宫内膜样癌、鳞状上皮和黏液的分化以及Brenner瘤。这些成分提示了这个伴神经内分泌分化并过度生长的较常见肿瘤具有的单一起源[57, 58]。

与高血钙型一样，神经内分泌型肿瘤的预后也很差，死亡率较高。有人因此推荐用针对肺癌的化疗方案进行治疗[59]。

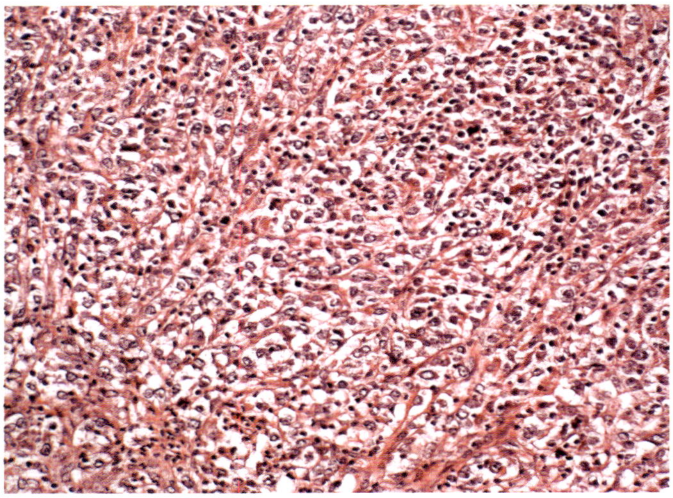

图 30.43 高钙血症型小细胞癌的大细胞亚型。

腹腔内结缔组织增生性小圆细胞肿瘤
Intra-abdominal desmoplastic small round cell tumor

对这一肿瘤的讨论参见第23和第31章。肿瘤可能起源于腹膜，继发累及卵巢[59, 60]。肿瘤组织学上为结缔组织增生的间质中可见实性巢状肿瘤细胞。鉴别诊断参见表30.3。

原始神经外胚叶肿瘤（PNET）
Primitive neuroectodermal tumor（PNET）

PNET在第9、第15和第31章讨论。它们是低分化型神经外胚叶肿瘤，既可发生于良性囊性畸胎瘤，也可转移至此肿瘤（见第29章）[61-63]。组织学上，单一形态的肿瘤细胞呈巢片状分布，伴有多少不等的菊形结构。这些肿瘤中存在PNET/Ewing肉瘤家族特异性的t（111:22）(q24:q12) 染色体易位。它们最终可以通过EWS-FLI-I嵌合体mRNA（通过RT-PCR） 或LFI-1蛋白的表达而进行鉴定[64]。

表30.3　临床上需要与性索-间质性肿瘤鉴别的疾病

肿瘤	鉴别诊断
卵泡膜颗粒细胞瘤（梭形细胞型）	良性卵泡膜细胞瘤
卵泡膜颗粒细胞瘤（其他）	子宫内膜样癌、类癌、小细胞癌
卵泡膜颗粒细胞瘤（幼年型）	生殖细胞瘤，上皮性恶性肿瘤，小细胞癌
网状型支持-间质细胞瘤	浆液性癌
嗜酸性支持-间质细胞瘤	透明细胞癌
高分化型支持-间质细胞瘤	子宫内膜样癌
支持-间质细胞瘤（具有异源性成分）	癌肉瘤或未成熟性畸胎瘤
类固醇细胞瘤	转移性肾细胞癌
支持-间质细胞瘤（中分化型）	转移癌、黑色素瘤
硬化性间质细胞瘤，印戒细胞间质瘤	转移性胃肠道肿瘤（Krukenberg）、腺瘤样瘤
富于细胞的纤维瘤	纤维肉瘤，其他肉瘤

卵巢PNET的预后暂时尚无定论，因为报道例数太少。但是已有化疗后患者长期生存的报道。对发生在儿童或成人其他部位相同类型的肿瘤研究结果显示，在无转移的肿瘤和有转移的肿瘤中，患者5年生存率分别约为60%和33%。外科手术、放疗和化疗的相对效果尚无定论[65]。

子宫内膜间质细胞肉瘤（ESS）
Endometrial stromal cell sarcoma（ESS）

这类肿瘤在第20章和23章也有讨论。卵巢ESS的鉴别特点是由均一的有梭形细胞核的细胞组成，伴有明显的细动脉网结构。可能由子宫内膜异位产生，如果这一病变明显，将有助于诊断。CD10染色阳性非常有助于ESS与其他小圆细胞肿瘤的鉴别[59, 66]。

淋巴瘤和白血病 Lymphoma and leukemia

原发于卵巢的淋巴瘤十分罕见，包含多种形态，包括Burkitt淋巴瘤、T和B细胞淋巴瘤。肿瘤发病年龄范围很广，通常单侧发生，表现为腹部包块或被偶然发现。大体上，较小的肿瘤表现为卵巢呈均匀增大（图30.44）。组织学像上弥漫的淋巴细胞浸润卵巢实质，而卵巢的结构仍然保留（图30.45a, b）。原发肿瘤的结局较好[67]。

发生在卵巢的粒细胞肉瘤通常是髓细胞性白血病复发的表现。这些肿瘤弥漫分布于卵巢实质，可通过

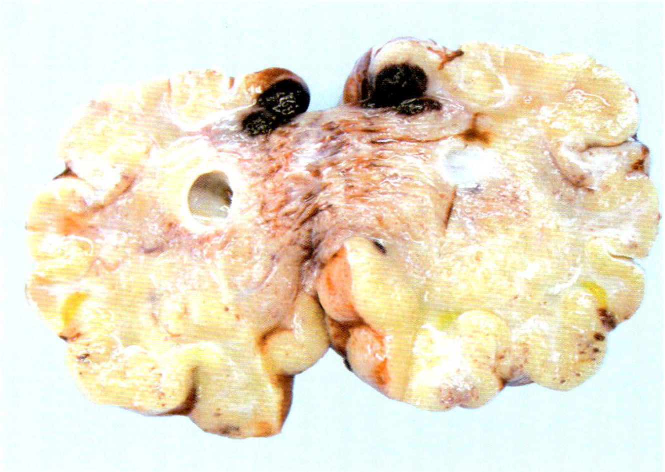

图30.44　卵巢淋巴瘤的大体表现。

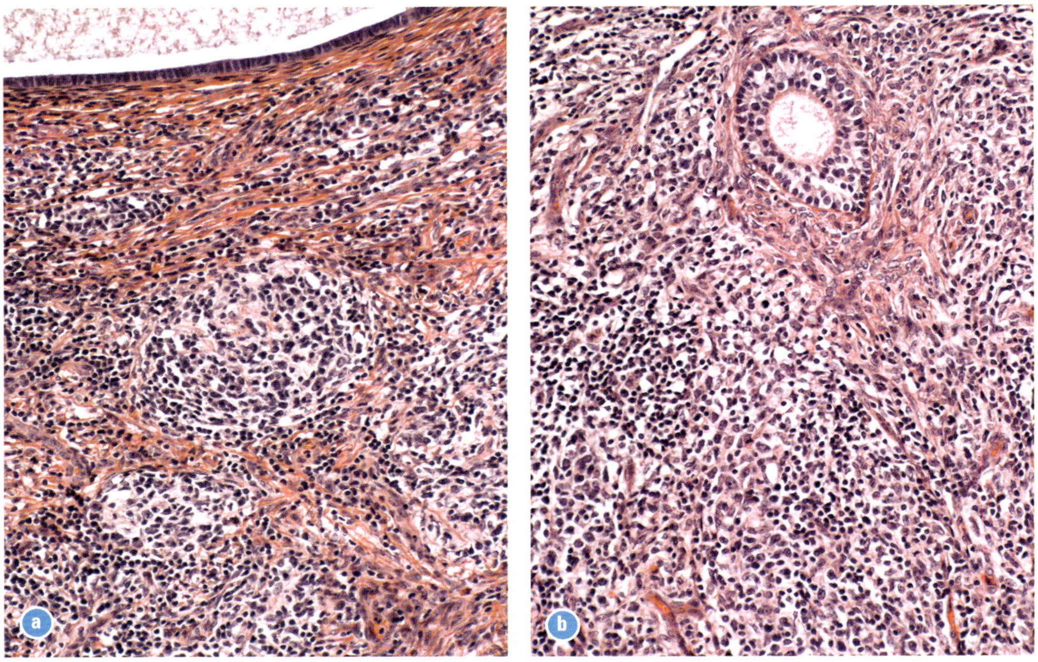

图30.45　卵巢淋巴瘤。肿瘤性淋巴细胞呈（a）弥漫和（b）结节状分布于卵巢间质。注意，卵巢的结构仍然保留。

CD68、CD44和髓过氧化酶（myeloperoxidase）等免疫组织化学染色进行鉴别。这些标记对排除颗粒细胞瘤和其他相似的卵巢低分化肿瘤有帮助。总之，肿瘤的预后差，但目前已经能够使临床缓解期延长[68]。

其他罕见的分类不确定的卵巢肿瘤 OTHER RARE OVARIAN NEOPLASMS OF UNCERTAIN CLASSIFICATION

另外一些肿瘤在其他著作中有较详尽的记录，包括肝样癌、伴有腺样囊性特征的基底细胞样癌[69]、腺瘤样瘤（见第21章）、可能为Wolff来源的肿瘤（第21章）、嗜酸细胞瘤[70]、副神经节瘤[71]和Wilms瘤（第19章）。

参考文献 References

1 Langman J. Medical embryology. Philadelphia, PA: Lippincott, Williams and Wilkins; 1970.
2 Scully RE, Young RH, Clement PB. Atlas of tumor pathology, 3rd series, Fascicle 23: Tumors of the ovary, maldeveloped gonads, fallopian tube and broad ligament. American Registry of Pathology, Washington DC: AFIP; 1996:169–238.
3 Bennington JL, Ferguson BR, Haber SL. Incidence and relative frequency of benign and malignant ovarian neoplasms. Obstet Gynecol 1968; 32:627–632.
4 Young RH, Scully RE. Ovarian stromal tumors with minor sex cord elements: a report of seven cases. Int J Gynecol Pathol 1983; 2(3):227–234.
5 Kraemer BB, Silva EG, Sneige N. Fibrosarcoma of ovary. A new component in the nevoid basal-cell carcinoma syndrome. Am J Surg Pathol 1984; 8(3):231–236.
6 Prat J, Scully RE. Cellular fibromas and fibrosarcomas of the ovary: a comparative clinicopathologic analysis of seventeen cases. Cancer 1981; 47(11):2663–2670.
7 Alkushi A, Young RH, Clement PB. Cellular fibromas of the ovary: a study of 62 cases including 24 with ⩾ 4 MFs/10 HFPFs. Mod Pathol 2004; 17:189A.
8 Bjorkholm E, Silfversward C. Theca-cell tumors. Clinical features and prognosis. Acta Radiol Oncol 1980; 19(4): 241–244.
9 Roth LM, Sternberg WH. Partly luteinized theca cell tumor of the ovary. Cancer 1983; 51(9): 1697–1704.
10 Zhang J, Young RH, Arseneau J, Scully RE. Ovarian stromal tumors containing lutein or Leydig cells (luteinized thecomas and stromal Leydig cell tumors) – a clinicopathological analysis of fifty cases. Int J Gynecol Pathol 1982; 1(3):270–285.
11 Clement PB, Young RH, Hanna W, Scully RE. Sclerosing peritonitis associated with luteinized thecomas of the ovary. A clinicopathological analysis of six cases. Am J Surg Pathol 1994; 18(1):1–13.
12 Lerwill MF, Sung R, Oliva E, Prat J, Young RH. Smooth muscle tumors of the ovary: a clinicopathologic study of 54 cases emphasizing prognostic criteria, histologic variants, and

differential diagnosis. Am J Surg Pathol 2004; 28(11):1436–1451.

13 Bjorkholm E, Pettersson F. Granulosa-cell and theca-cell tumors. The clinical picture and long-term outcome for the Radiumhemmet series. Acta Obstet Gynecol Scand 1980; 59 (4):361–365.

14 McCluggage WG, Sloan JM, Boyle DD, Toner PG. Malignant fibrothecomatous tumour of the ovary: diagnostic value of anti-inhibin immunostaining. J Clin Pathol 1998; 51(11): 868–871.

15 Zaloudek C, Norris HJ. Granulosa tumors of the ovary in children: a clinical and pathologic study of 32 cases. Am J Surg Pathol 1982; 6(6):503–512.

16 Young RH, Dickersin GR, Scully RE. Juvenile granulosa cell tumor of the ovary. A clinicopathological analysis of 125 cases. Am J Surg Pathol 1984; 8(8):575–596.

17 Schumer ST, Cannistra SA. Granulosa cell tumor of the ovary. J Clin Oncol 2003; 21(6):1180–1189.

18 Chua IS, Tan KT, Lim-Tan SK, Ho TH. A clinical review of granulosa cell tumours of the ovary cases in KKH. Singapore Med J 2001; 42(5):203–207.

19 Cronje HS, Niemand I, Bam RH, Woodruff JD. Review of the granulosa-theca cell tumors from the emil Novak ovarian tumor registry. Am J Obstet Gynecol 1999; 180(2 Pt 1):323–327.

20 Fontanelli R, Stefanon B, Raspagliesi F, et al. Adult granulosa cell tumor of the ovary: a clinico pathologic study of 35 cases. Tumori 1998; 84(1):60–64.

21 Pankratz E, Boyes DA, White GW, et al. Granulosa cell tumors. A clinical review of 61 cases. Obstet Gynecol 1978; 52(6): 718–723.

22 Young RH, Oliva E, Scully RE. Luteinized adult granulosa cell tumors of the ovary: a report of four cases. Int J Gynecol Pathol 1994; 13(4):302–310.

23 Norris HJ, Taylor HB. Prognosis of granulosa-theca tumors of the ovary. Cancer 1968; 21(2):255–263.

24 Zaloudek C, Norris HJ. Sertoli–Leydig tumors of the ovary. A clinicopathologic study of 64 intermediate and poorly differentiated neoplasms. Am J Surg Pathol 1984; 8(6):405–418.

25 Young RH, Scully RE. Ovarian Sertoli–Leydig cell tumors. A clinicopathological analysis of 207 cases. Am J Surg Pathol 1985; 9(8):543–569.

26 Young RH, Scully RE. Well-differentiated ovarian Sertoli–Leydig cell tumors: a clinicopathological analysis of 23 cases. Int J Gynecol Pathol 1984; 3(3):277–290.

27 Ferry JA, Young RH, Engel G, Scully RE. Oxyphilic Sertoli cell tumor of the ovary: a report of three cases, two in patients with the Peutz–Jeghers syndrome. Int J Gynecol Pathol 1994; 13(3):259–266.

28 Bullon A Jr, Arseneau J, Prat J, Young RH, Scully RE. Tubular Krukenberg tumor. A problem in histopathologic diagnosis. Am J Surg Pathol 1981; 5(3):225–232.

29 Roth LM, Anderson MC, Govan AD, et al. Sertoli–Leydig cell tumors: a clinicopathologic study of 34 cases. Cancer 1981; 48(1):187–197.

30 Mooney EE, Nogales FF, Bergeron C, Tavassoli FA. Retiform Sertoli–Leydig cell tumours: clinical, morphological and immunohistochemical findings. Histopathology 2002; 41(2): 110–117.

31 Moyles K, Chan YF, Hamill J, Massey R. Ovarian Sertoli–Leydig cell tumor with retiform pattern. Pathology 1995; 27 (4):371–373.

32 Talerman A. Ovarian Sertoli–Leydig cell tumor (androblastoma) with retiform pattern. A clinicopathologic study. Cancer 1987; 60(12):3056–3064.

33 Young RH, Scully RE. Ovarian Sertoli–Leydig cell tumors with a retiform pattern: a problem in histopathologic diagnosis. A report of 25 cases. Am J Surg Pathol 1983; 7(8):755–771.

34 Roth LM, Slayton RE, Brady LW, Blessing JA, Johnson G. Retiform differentiation in ovarian Sertoli–Leydig cell tumors. A clinicopathologic study of six cases from a Gynecologic Oncology Group study. Cancer 1985; 55(5):1093–1098.

35 Young RH, Prat J, Scully RE. Ovarian Sertoli–Leydig cell tumors with heterologous elements. I. Gastrointestinal epithelium and carcinoid: a clinicopathologic analysis of thirty-six cases. Cancer 1982; 50(11):2448–2456.

36 Prat J, Young RH, Scully RE. Ovarian Sertoli–Leydig cell tumors with heterologous elements. II. Cartilage and skeletal muscle: a clinicopathologic analysis of twelve cases. Cancer 1982; 50 (11):2465–2475.

37 Young RH, Welch WR, Dickersin GR, Scully RE. Ovarian sex cord tumor with annular tubules: review of 74 cases including 27 with Peutz–Jeghers syndrome and four with adenoma malignum of the cervix. Cancer 1982; 50(7): 1384–1402.

38 Young RH, Dickersin GR, Scully RE. A distinctive ovarian sex cord-stromal tumor causing sexual precocity in the Peutz–Jeghers syndrome. Am J Surg Pathol 1983; 7(3):233–243.

39 Young RH, Dudley AG, Scully RE. Granulosa cell, Sertoli–Leydig cell, and unclassified sex cord-stromal tumors associated with pregnancy: a clinicopathological analysis of thirty-six cases. Gynecol Oncol 1984; 18(2):181–205.

40 Seidman JD. Unclassified ovarian gonadal stromal tumors. A clinicopathologic study of 32 cases. Am J Surg Pathol 1996; 20(6):699–706.

41 Seidman JD, Abbondanzo SL, Bratthauer GL. Lipid cell (steroid cell) tumor of the ovary: immunophenotype with analysis of potential pitfall due to endogenous biotin-like activity. Int J Gynecol Pathol 1995; 14(4):331–338.

42 Taylor HB, Norris HJ. Lipid cell tumors of the ovary. Cancer 1967; 20(11):1953–1962.

43 Norris HJ, Taylor HB. Nodular theca-lutein hyperplasia of pregnancy (so-called 'pregnancy luteoma'). A clinical and pathologic study of 15 cases. Am J Clin Pathol 1967; 47(5): 557–566.

44 Hayes MC, Scully RE. Stromal luteoma of the ovary: a clinicopathological analysis of 25 cases. Int J Gynecol Pathol 1987; 6(4):313–321.

45 Zhang J, Young RH, Arseneau J, Scully RE. Ovarian stromal tumors containing lutein or Leydig cells (luteinized thecomas and stromal Leydig cell tumors) – a clinicopathological analy-

sis of fifty cases. Int J Gynecol Pathol 1982; 1(3):270–285.
46 Roth LM, Sternberg WH. Ovarian stromal tumors containing Leydig cells. II. Pure Leydig cell tumor, non-hilar type. Cancer 1973; 32(4):952–960.
47 Sternberg WH, Roth LM. Ovarian stromal tumors containing Leydig cells. I. Stromal–Leydig cell tumor and non-neoplastic transformation of ovarian stroma to Leydig cells. Cancer 1973; 32(4):940–951.
48 Hayes MC, Scully RE. Ovarian steroid cell tumors (not otherwise specified). A clinicopathological analysis of 63 cases. Am J Surg Pathol 1987; 11(11):835–845.
49 Chetkowski RJ, Judd HL, Jagger PI, Nieberg RK, Chang RJ. Autonomous cortisol secretion by a lipoid cell tumor of the ovary. JAMA 1985; 254(18):2628–2631.
50 Young RH, Scully RE. Ovarian steroid cell tumors associated with Cushing's syndrome: a report of three cases. Int J Gynecol Pathol 1987; 6(1):40–48.
51 Vang R, Bague S, Tavassoli FA, Prat J. Signet-ring stromal tumor of the ovary: clinicopathologic analysis and comparison with Krukenberg tumor. Int J Gynecol Pathol 2004; 23(1): 45–51.
52 Kawauchi S, Tsuji T, Kaku T, et al. Sclerosing stromal tumor of the ovary: a clinicopathologic, immunohistochemical, ultrastructural, and cytogenetic analysis with special reference to its vasculature. Am J Surg Pathol 1998; 22(1):83–92.
53 Chalvardjian A, Scully RE. Sclerosing stromal tumors of the ovary. Cancer 1973; 31(3):664–670.
54 Young RH, Oliva E, Scully RE. Small cell carcinoma of the ovary, hypercalcemic type. A clinicopathological analysis of 150 cases. Am J Surg Pathol 1994; 18(11):1102–1116.
55 Di Vagno G, Melilli GA, Cormio G, et al. Large-cell variant of small cell carcinoma of the ovary with hypercalcaemia. Arch Gynecol Obstet 2000; 264(3):157–158.
56 Eichhorn JH, Young RH, Scully RE. Nonpulmonary small cell carcinomas of extragenital origin metastatic to the ovary. Cancer 1993; 71(1):177–186.
57 Eichhorn JH, Lawrence WD, Young RH, Scully RE. Ovarian neuroendocrine carcinomas of non-small-cell type associated with surface epithelial adenocarcinomas. A study of five cases and review of the literature. Int J Gynecol Pathol 1996; 15(4): 303–314.
58 Eichhorn JH, Young RH, Scully RE. Primary ovarian small cell carcinoma of pulmonary type. A clinicopathologic, immunohistologic, and flow cytometric analysis of 11 cases. Am J Surg Pathol 1992; 16(10):926–938.
59 McCluggage WG. Ovarian neoplasms composed of small round cells: a review. Adv Anat Pathol 2004; 11(6):288–296.
60 Parker LP, Duong JL, Wharton JT et al. Desmoplastic small round cell tumor: report of a case presenting as a primary ovarian neoplasm. Eur J Gynaecol Oncol 2002; 23(3):199–202.
61 Young RH, Kozakewich HP, Scully RE. Metastatic ovarian tumors in children: a report of 14 cases and review of the literature. Int J Gynecol Pathol 1993; 12(1):8–19.
62 Block M, Gilbert E, Davis C. Metastatic neuroblastoma arising in an ovarian teratoma with long-term survival. Case report and review of the literature. Cancer 1984; 54(3):590–595.
63 Reid HA, van der Walt JD, Fox H. Neuroblastoma arising in a mature cystic teratoma of the ovary. J Clin Pathol 1983; 36 (1):68–73.
64 Martin RC 2nd, Brennan MF. Adult soft tissue Ewing sarcoma or primitive neuroectodermal tumors: predictors of survival? Arch Surg 2003; 138(3):281–285.
65 Shamberger RC, LaQuaglia MP, Gebhardt MC, et al. Ewing sarcoma/primitive neuroectodermal tumor of the chest wall: impact of initial versus delayed resection on tumor margins, survival, and use of radiation therapy. Ann Surg 2003; 238(4): 563–567; discussion 567–568.
66 Young RH, Prat J, Scully RE. Endometrioid stromal sarcomas of the ovary. A clinicopathologic analysis of 23 cases. Cancer 1984; 53(5):1143–1155.
67 Vang R, Medeiros LJ, Warnke RA, Higgins JP, Deavers MT. Ovarian non-Hodgkin's lymphoma: a clinicopathologic study of eight primary cases. Mod Pathol 2001; 14(11):1093–1099.
68 Oliva E, Ferry JA, Young RH, et al. Granulocytic sarcoma of the female genital tract: a clinicopathologic study of 11 cases. Am J Surg Pathol 1997; 21(10):1156–1165.
69 Eichhorn JH, Scully RE. "Adenoid cystic" and basaloid carcinomas of the ovary: evidence for a surface epithelial lineage. A report of 12 cases. Mod Pathol 1995; 8(7): 731–740.
70 Yoshida Y, Tenzaki T, Ishiguro T, Kawanami D, Ohshima M. Oncocytoma of the ovary: light and electron microscopic study. Gynecol Oncol 1984; 18(1):109–114.
71 Fawcett FJ, Kimbell NK. Phaeochromocytoma of the ovary. J Obstet Gynaecol Br Commonw 1971; 78(5):458–459.

31 卵巢转移性肿瘤

Metastatic tumors to the ovary

Michelle S. Hirsch 和
Kenneth R. Lee 著
孙昆昆译　回允中校

引言 Introduction

在妇科病理学领域中，鉴别卵巢原发性和继发性肿瘤是比较困难的问题之一，因为许多病例的临床和形态学特征均具有相似之处。所报道的卵巢转移性肿瘤的发生率随研究设计（例如是尸检还是外科手术材料）和来源国家（表 31.1）的不同而异；不过，占所有累及卵巢的恶性肿瘤的 15% ~ 25% 不等[1-3]。在那些临床和病理类似于卵巢原发性肿瘤的病例中，多数来源于子宫内膜、结肠、阑尾、上消化道、胰腺和乳腺[4]。卵巢转移意味着预后不良，5 年总生存率约为 20%[1, 3]。

卵巢肿物的大体评估 Gross evaluation of ovarian masses

大体所见常有助于鉴别原发性和转移性肿瘤。这已于第 23 章进行了详细讨论。简而言之：

1. 卵巢原发性黏液性肿瘤常大于（20 ~ 30 cm）转移性黏液性肿瘤，后者的最大径通常小于或等于 10 cm[5,6]。

表31.1　日本和美国卵巢转移性肿瘤原发部位的发生率

	来自 Yada-Hashimoto 等[1]	来自 Demopoulos 等[3]
病例总数	64	76
Müller 管来源	26（41%）	16（21%）
子宫内膜	15	14
子宫肌层		
输卵管	2	
宫颈	9	2
非 Müller 管来源	38（59%）	60（79%）
胃	14	6
乳腺	9	32
结肠	7	12
回肠	2	
阑尾	1	
胆道	1	
肺	1	
输尿管	2	
淋巴瘤	1	
未确定	1	8

2. 转移性肿瘤常累及双侧卵巢。多数卵巢原发性肿瘤是单侧性的，但浆液性癌是个例外，它通常双侧发生，不大可能与转移性肿瘤相混淆。
3. 多结节的外观和卵巢表面种植是诊断转移性肿瘤的线索[4, 5]。
4. 卵巢实质均匀增大，且无囊肿形成常见于转移性乳腺癌、印戒细胞肿瘤和淋巴瘤，而在原发性上皮性卵巢癌中却不常见。
5. 肿瘤大且伴有明显的坏死和出血常见于转移性结肠癌（单侧发生并不罕见）。

来自女性生殖道的转移性肿瘤 Metastatic tumors from the gynecologic tract

转移性子宫内膜癌 METASTATIC ENDOMETRIAL CARCINOMA

子宫内膜腺癌占所有卵巢转移癌的 15% ~ 20%[1, 3]。通常很难区分是子宫内膜转移而来还是卵巢原发性子宫内膜样肿瘤，因为子宫内膜样卵巢腺癌患者中有高达 12% 同时还有子宫内膜癌[7-11]。该题目已于第 27 章“卵巢子宫内膜样癌的鉴别诊断”一节中进行了详细论述。简而言之，如果子宫内膜肿瘤浸润子宫肌层深部或浸润肌层血管，就应该怀疑为卵巢转移性肿瘤。同样，如果卵巢肿瘤累及卵巢表面或具有多结节性生长方式，又无卵巢子宫内膜异位症的证据，就可能是转移性肿瘤。

转移性子宫肉瘤 METASTATIC UTERINE SARCOMAS

子宫平滑肌肉瘤转移到卵巢的发生率仅为 3.9%[12]。此外，在一项 10 例转移性子宫内膜间质肉瘤的系列研究中，仅有 1 例累及卵巢（图 31.1）[13]。然而，如果卵巢发生平滑肌肉瘤或子宫内膜间质肉瘤，就应排除是由子宫转移而来的（肿瘤可能已经切除或尚未发现）[14, 15]。

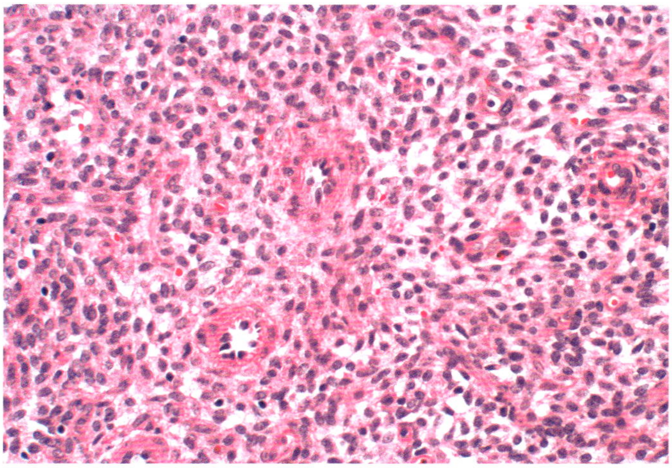

图31.1 转移性低级别子宫内膜间质肉瘤伴有良性表现的细胞核及明显的螺旋小动脉。

转移性输卵管癌 METASTATIC FALLOPIAN TUBE CARCINOMAS

鉴别原发性输卵管癌和输卵管转移性肿瘤这一难题在第 21 章讨论。根据目前的分类方法，如果卵巢和输卵管均被累及，只有当输卵管肿瘤为明显肿块时，卵巢才能被归入转移性肿瘤。这种分类是否反映了真实情况尚不清楚。

转移性宫颈癌 METASTATIC CERVICAL CARCINOMAS

宫颈癌转移到卵巢占所有病例的不足 5%，其中主要为腺癌。不过，任何发生于宫颈腺癌诊断之后的卵巢腺癌均应认真考虑有无宫颈转移的可能性[16]，因为转移性宫颈腺癌常常类似于卵巢子宫内膜样腺癌。提示宫颈原发的特征包括核分级高、腔面胞浆呈嗜酸性、伴有位于顶端的核分裂像及细胞分层少（图31.2 a）。也可见到类似于黏液性癌和肠癌的结构（图31.2 b, c）。对于困难病例，分析卵巢肿瘤的HPV具有辅助价值，因为转移性宫颈腺癌高危险性 HPV 阳性，而卵巢原发性癌则为阴性。已报道的来自宫颈的其他转移性肿瘤包括乳头状移行细胞癌和未分化癌。

来自胃肠道和胰胆管的转移性肿瘤 Metastatic tumors from the gastrointestinal and pancreaticobiliary tracts

胃肠癌和类癌常常转移至卵巢，从组织学和免疫组化检查上可能很难与原发性肿瘤进行鉴别。

胃癌 GASTRIC CARCINOMAS

最常见的转移性胃癌是印戒细胞癌（Krukenberg 瘤）。Krukenberg 瘤亦可来源于肠（包括阑尾）、乳腺、胰腺或胆道[17, 18]。绝大多数病例表现出盆腔肿块相关症状，因为原发性病变可能是隐匿性的。肿瘤通常为双侧性实性肿物，大体检查切面可能表现为黏液样，有光泽（图31.3）。印戒细胞胞浆内充满黏液（图31.4 a），可以表现为散在的印戒细胞或呈管状或腺样结构（管状 Krukenberg 瘤）（图 31.4 b）[19]。梭形细胞间质可以明显或不明显。卵巢内印戒细胞癌的鉴别诊断包括原发性卵巢黏液性癌，后者可能具有局灶性 Krukenberg 样区域，但通常具有其他更具特征性的结构；在伴有明显间质的病例，还需与原发性间质肿瘤例如黄素化卵泡膜细胞瘤或硬化性间质瘤相鉴别。在困难病例，黏蛋白染色有助于突出显示恶性细胞。

结直肠癌 COLORECTAL CARCINOMAS

结直肠癌是卵巢转移癌最常见的胃肠道起源部位。其特征类似于原发性子宫内膜样癌，意识到可能存在未诊断出的结肠肿瘤有助于避免严重的诊断错误。该题目已在第 27 章有关子宫内膜样和黏液性卵巢癌的鉴别诊断一节中进行了详细讨论。简而言之，转移性结肠肿瘤体积通常较大，且伴有坏死（图31.5）；约有 50% 的病例为双侧性。特征性的组织学所见为假复层上皮细胞呈花环状和筛状排列，核分级较高，囊腔内有伴有核碎片的节段性上皮坏死（“污秽性坏死”）（图 31.6 a）[20]。与卵巢原发性子宫内膜样癌不同，多数结直肠癌的特征为 CK7 阴性，而 CK20 阳性以及 cdx2 阳性（见第 27 章）。β-连环蛋白（β-catenin）核染色是最近提出的另外一种用于结直肠腺癌的标志物（图 31.6 b）。

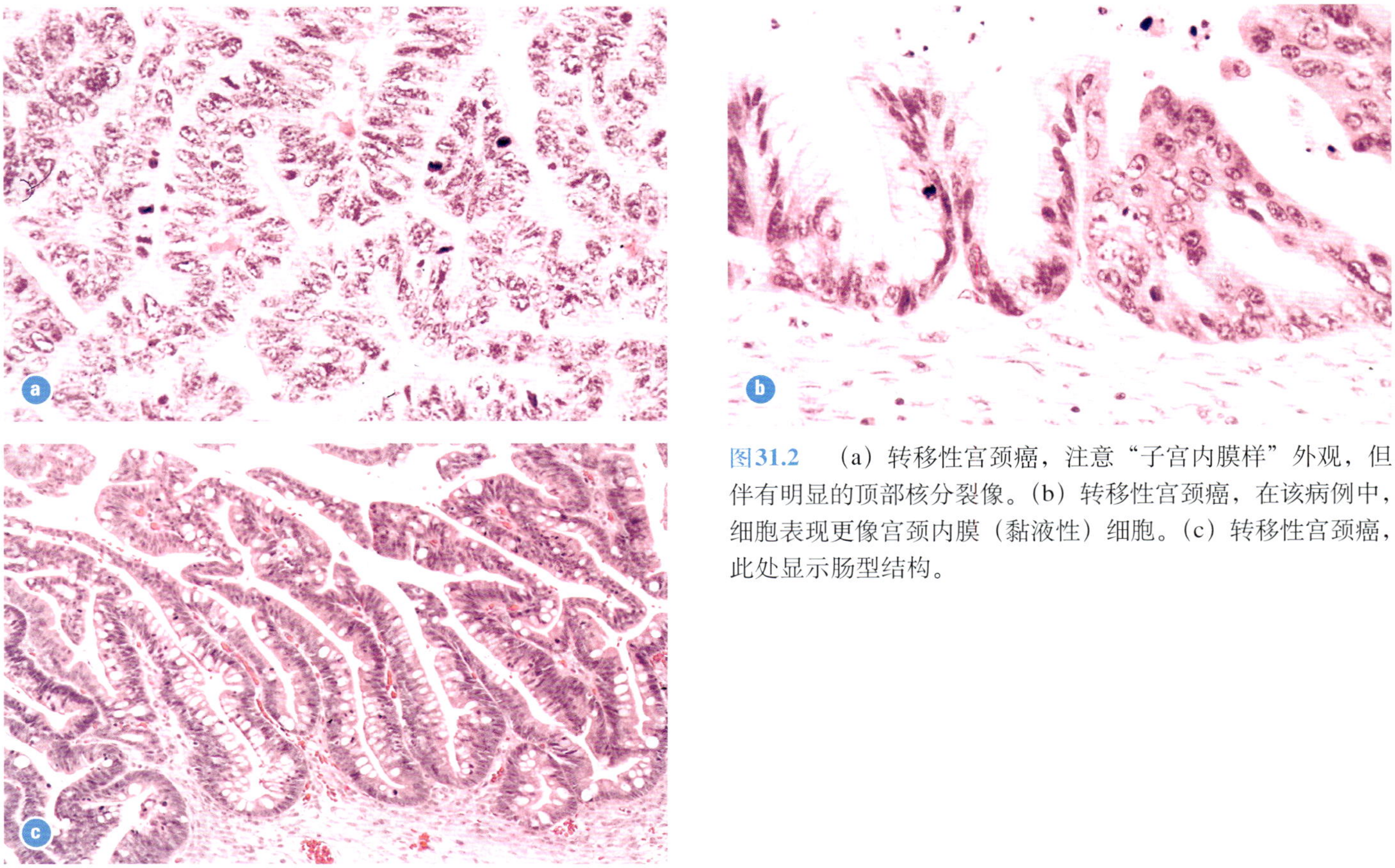

图31.2 (a) 转移性宫颈癌，注意“子宫内膜样”外观，但伴有明显的顶部核分裂像。(b) 转移性宫颈癌，在该病例中，细胞表现更像宫颈内膜（黏液性）细胞。(c) 转移性宫颈癌，此处显示肠型结构。

小肠肿瘤 TUMORS OF THE SMALL BOWEL

来自小肠的转移性肿瘤最常见的为类癌。在一项最大的系列病例研究中[21]，40% 的患者有类癌综合征，而且多数还有卵巢外的转移。肿瘤常为双侧发生的实性肿物，表面光滑，切面呈白色或黄色结节状。转移性类癌镜下一般呈岛状结构（图31.7），但也可呈其他结构。在岛状结构周围往往形成腺泡样间隙，在某些病例中，可见伴随类癌细胞出现的由许多杯状细胞构成的圆形细胞巢（杯状细胞类癌）[22]。常出现明显的纤维瘤性间质。鉴别诊断包括原发性类癌、Sertoli 细胞肿瘤、颗粒细胞瘤以及良性或恶性原发性卵巢腺纤维瘤。神经内分泌标志物的特殊染色可以证实类癌的诊断。缺乏其他生殖细胞肿瘤成分和肿瘤双侧发生强烈提示为转移性病变。

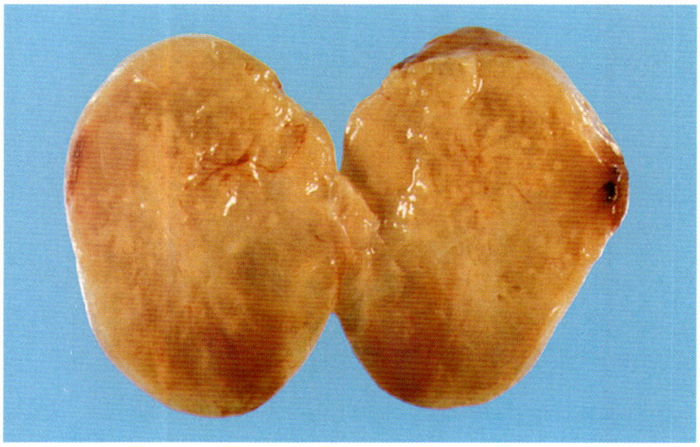

图 31.3 转移性胃癌（Krukenberg 瘤）的大体照片。

伴有明显透明细胞成分的转移性小肠肿瘤是一种罕见的易与卵巢原发性透明细胞癌或分泌性子宫内膜样癌混淆的病变（图 31.8）[23]。

阑尾癌 APPENDICEAL CARCINOMAS

在腹膜假黏液瘤的背景下转移到卵巢的低级别阑尾黏液性肿瘤在第 27 章卵巢黏液性肿瘤一节中详细论

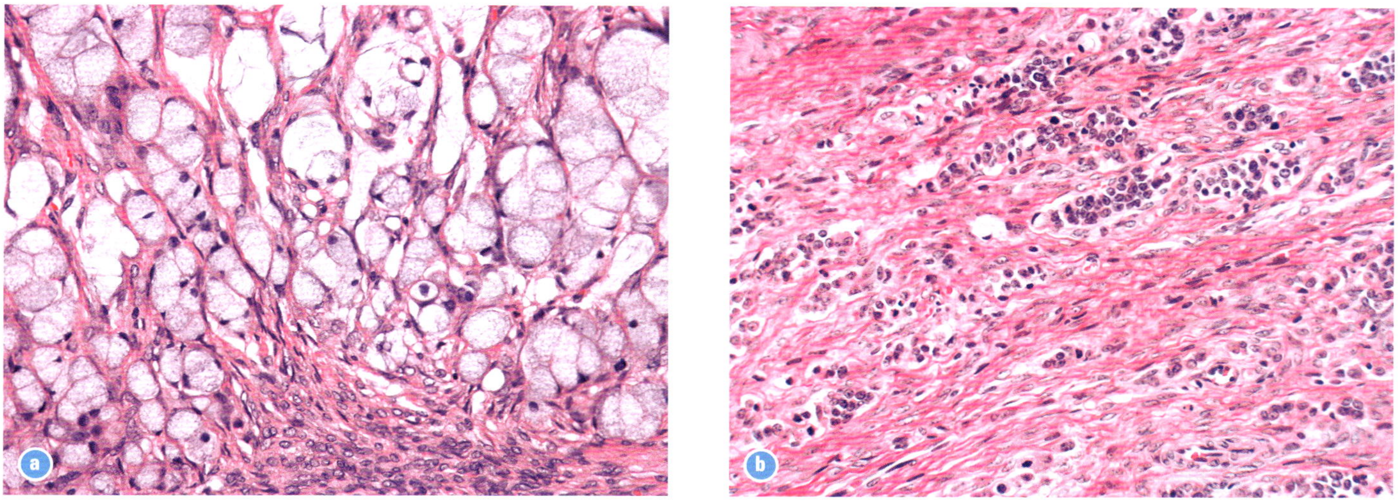

图31.4 （a）转移性胃癌（Krukenberg瘤），伴有大量印戒细胞。（b）转移性胃癌（Krukenberg瘤），印戒细胞排列呈索状和小梁状。

述。在缺乏腹膜假黏液瘤的情况下，播散至卵巢的阑尾肿瘤从杯状细胞类癌[22]到肠型、胶样或印戒细胞类型，结构各异（图31.9 a-c）。这种不同结构的组合常导致与原发性卵巢黏液癌或从其他部位转移而来的黏液癌相混淆。阑尾病变的确可以很小且隐匿，即使当出现很大的卵巢肿物时亦如此[24, 25]。免疫组化染色有助于鉴别继发性阑尾癌和原发性卵巢癌，因为多数卵巢黏液癌CK7阳性，CK20阴性，而多数阑尾癌CK20阳性，而CK7呈不同程度的染色（通常为局灶阳性或阴性）。此外，MUC2和cdx2在阑尾黏液癌中呈阳性，而在卵巢黏液癌中为阴性或仅仅局灶阳性（Hirsch和Hornick，未发表的资料）（图31.10 a, b）。

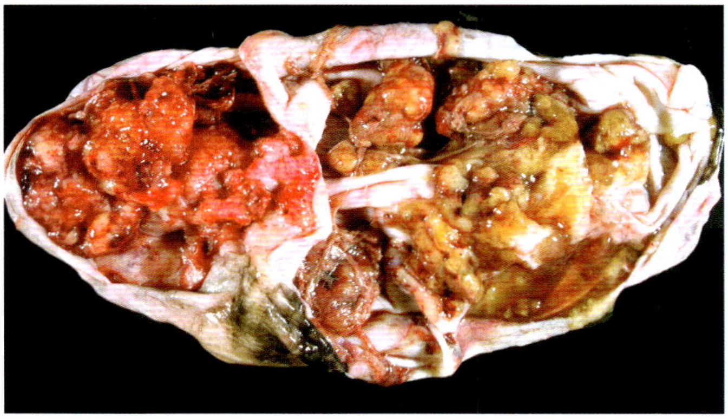

图31.5 转移性结肠癌的大体照片。注意出血和局灶坏死性囊性和实性肿物。

胰腺和胆管癌
PANCREATIC AND BILIARY TRACT CARCINOMAS

转移到卵巢的胰腺癌约占临床出现卵巢肿物的转移性肿瘤的10%。该题目在第27章原发性卵巢黏液性肿瘤的鉴别诊断中详述。简而言之，它们通常为双侧性囊性大肿物，大体和镜下检查可能极类似于原发性卵巢黏液癌甚或黏液性交界性肿瘤[26]，因为其上皮细胞通常为低级别，甚至局部区域呈良性表现（图31.11a）。双侧卵巢肿瘤以及变化不定的各种组织学类型和表面种植是正确诊断的线索。大约50%的胰腺癌dpc4（smad4）染色阴性，而在卵巢黏液癌中则呈阳性反应。因此，dpc4染色阴性有助于证实转移性肿瘤（图 31.11b）。

转移性胆囊癌或胆管癌罕见。它们常表现为实性肿物，含有浸润性小腺体（图31.12）或有时伴有较大的腺体或囊肿，类似于卵巢子宫内膜样或黏液性癌[27]。

卵巢的其他继发性肿瘤
Other secondary tumors of the ovary

转移性乳腺癌
METASTATIC BREAST CARCINOMA

组织学上，乳腺癌是卵巢转移性肿瘤最常见的原发部位之一。据估计，卵巢转移性肿瘤在经过尸检证实的

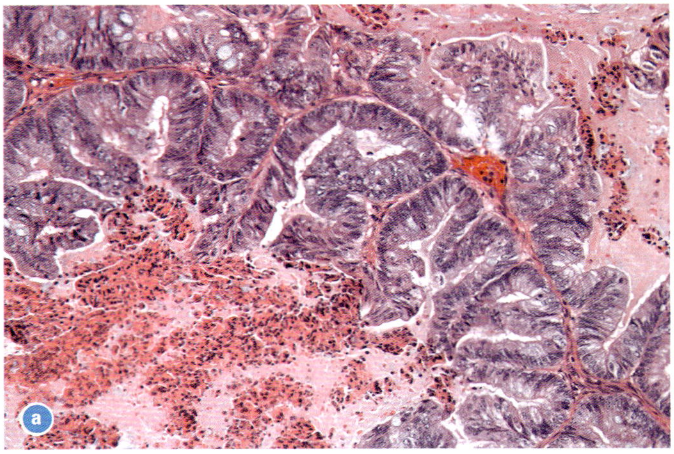

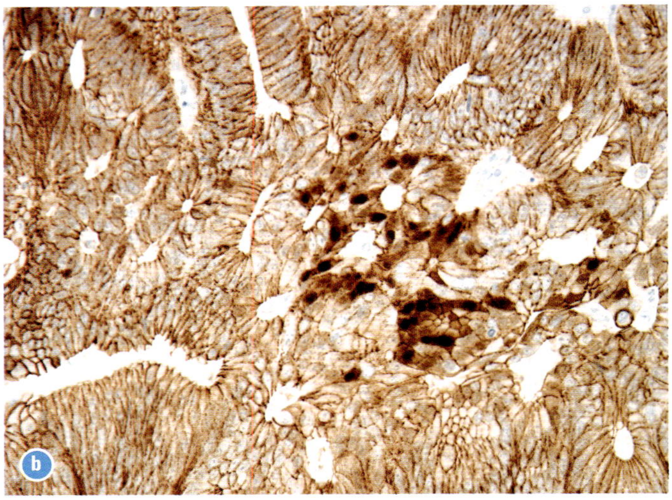

图31.6 (a) 转移性结肠癌，伴有“污秽性坏死”。(b) 转移性结肠癌β-连环蛋白染色显示局灶性核阳性（原发性卵巢癌仅有细胞膜染色）。

乳腺癌患者中多达1/3[28]。然而，来自原发性乳腺癌的有症状的卵巢转移性肿瘤或形成明显卵巢肿物的病变却不常见，尤其由于目前乳腺癌的发现和治疗早于上述资料的收集[29, 30]。转移性乳腺癌常表现为双侧性实性肿物，隐匿于卵巢实质中（图31.13）。对于有乳腺癌病史和卵巢肿物的患者的诊断选择包括以下几个方面：

转移性小叶癌 Metastatic lobular carcinoma

如果能了解病史，就容易诊断。双侧卵巢（和其他附件结构）常常受累，肿瘤大小不一，从镜下可见到大体明显的肿物均可见。偶尔，卵巢受累伴有大网膜肿物。然而，非小叶性表现的卵巢癌伴有大网膜广泛受累常是卵巢来源的原发性肿瘤。

转移性导管癌 Metastatic ductal carcinoma

这些肿瘤很少伴有大网膜受累。然而，肿瘤可以类似于子宫内膜样癌、类癌或卵巢颗粒细胞瘤（图31.14a, b)[31]。GCDFP免疫染色可能有助于诊断，不过应谨记，虽然该

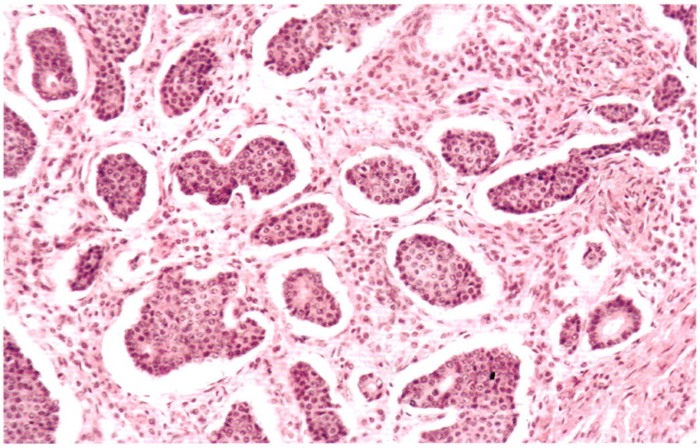

图 31.7 来自小肠的转移性岛状类癌。

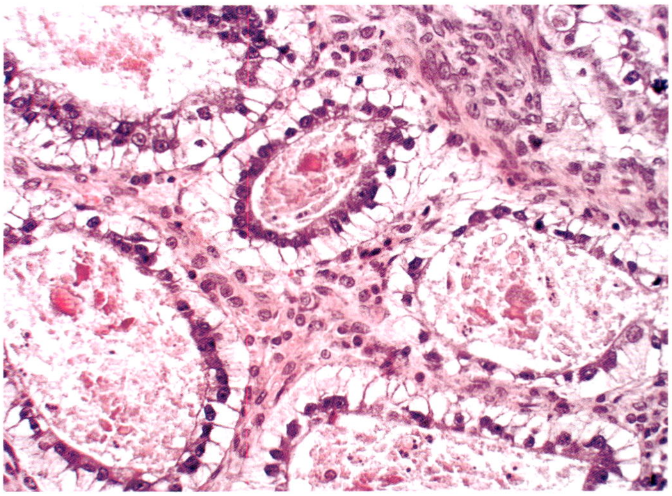

图31.8 来自小肠的转移性透明细胞癌，形态类似于分泌早期的子宫内膜。

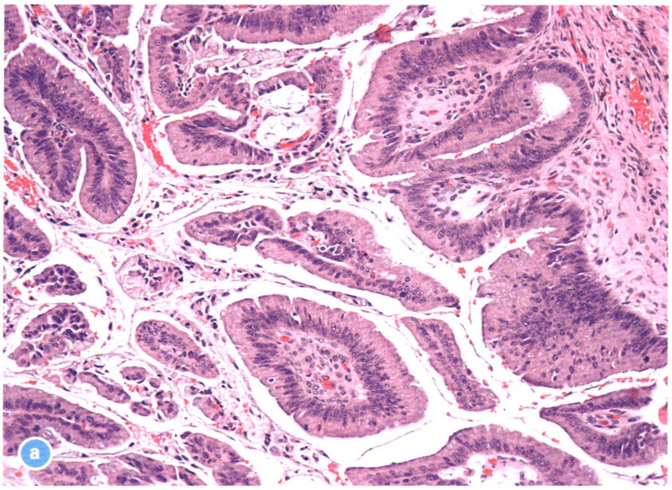

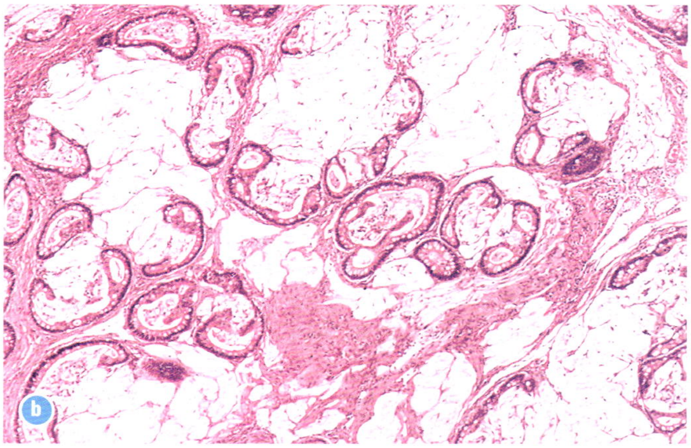

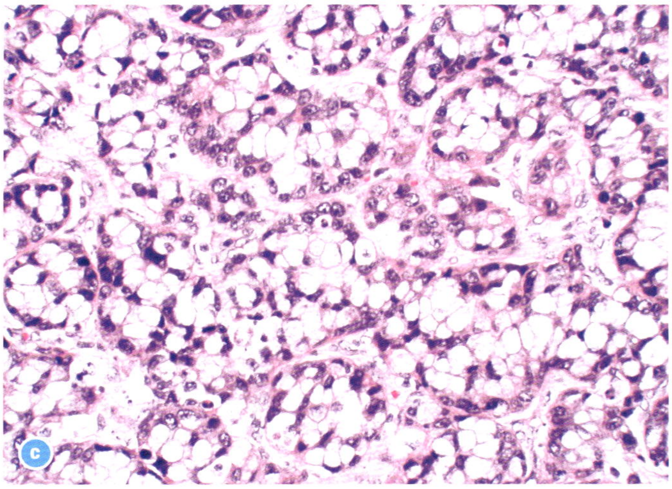

图31.9　(a) 转移性阑尾癌伴有绒毛乳头状结构。(b) 转移性阑尾黏液性（胶样）癌。(c) 转移性阑尾癌伴有大量印戒细胞。

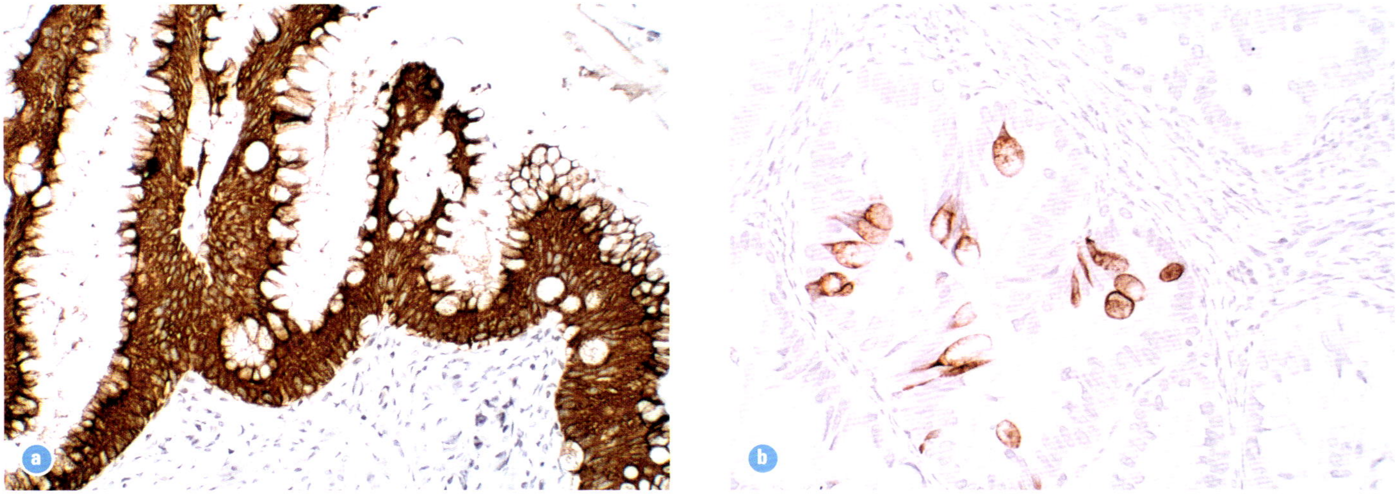

图 31.10　(a) 转移性阑尾黏液癌，MUC2 弥漫阳性。(b) 卵巢原发性黏液癌 MUC2 染色，仅显示局灶阳性。

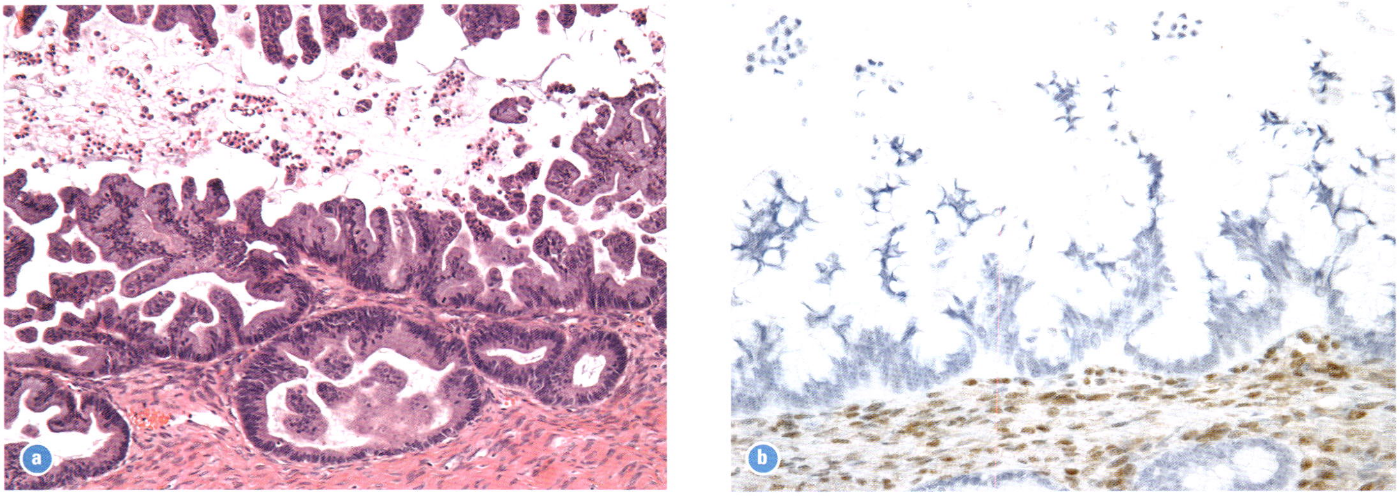

图 31.11 （a）类似于原发性黏液性交界性肿瘤的转移性胰腺癌。（b）本例转移性胰腺癌 dpc4（smad4）阴性。注意：间质细胞核阳性，原发性卵巢肿瘤核也呈阳性。

标志物对乳腺癌特异，但并不太敏感[32]。

原发性卵巢癌 Primary ovarian carcinoma

女性可以发生独立的乳腺癌和卵巢癌。一项研究表明，伴有卵巢肿物及乳腺癌病史的女性，出现卵巢原发性肿瘤的可能是转移性肿瘤的 3 倍[33]。

转移性肺癌 METASTATIC LUNG CARCINOMA

尸检时，约有 5% 的女性肺癌患者有卵巢转移。临床上，肺癌很少类似于原发性卵巢肿瘤。不过，也有病例记录，最初表现为盆腔肿物，但在随后的随访中才发现为肺癌[34, 35]。在一名有肺癌病史、双侧卵巢肿瘤、结节状生长方式（图31.15）和淋巴管血管浸润的患者，强烈提示为转移癌。常使用一组免疫组化标志物，包括 CK7、CK20和TTF-1；TTF-1对于肺的腺癌和小细胞癌敏感而又特异（图 31.16 a,b）[36-38]。但应该知道，TTF-1 在良性和恶性卵巢甲状腺肿、转移性甲状腺癌和非肺源性神经内分泌肿瘤中也呈阳性。

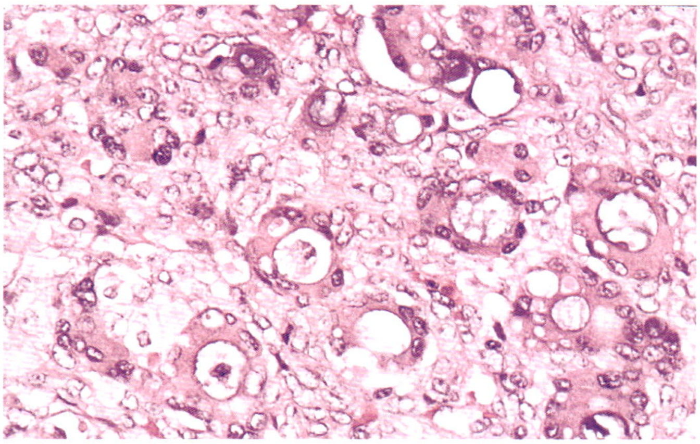

图 31.12 来自胆囊的转移性管状腺癌。

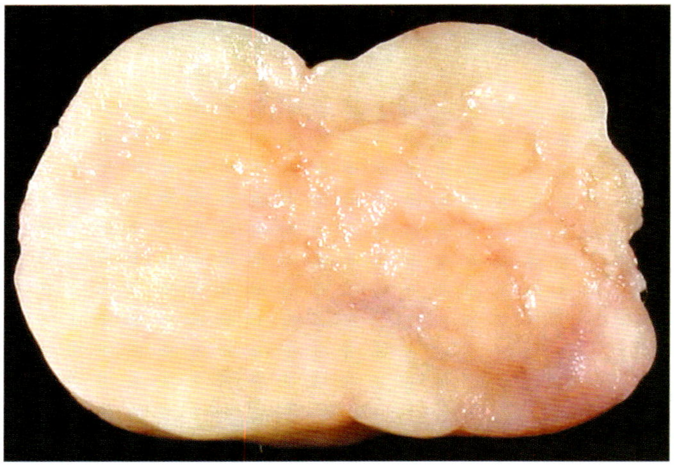

图 31.13 转移性乳腺癌的大体照片。

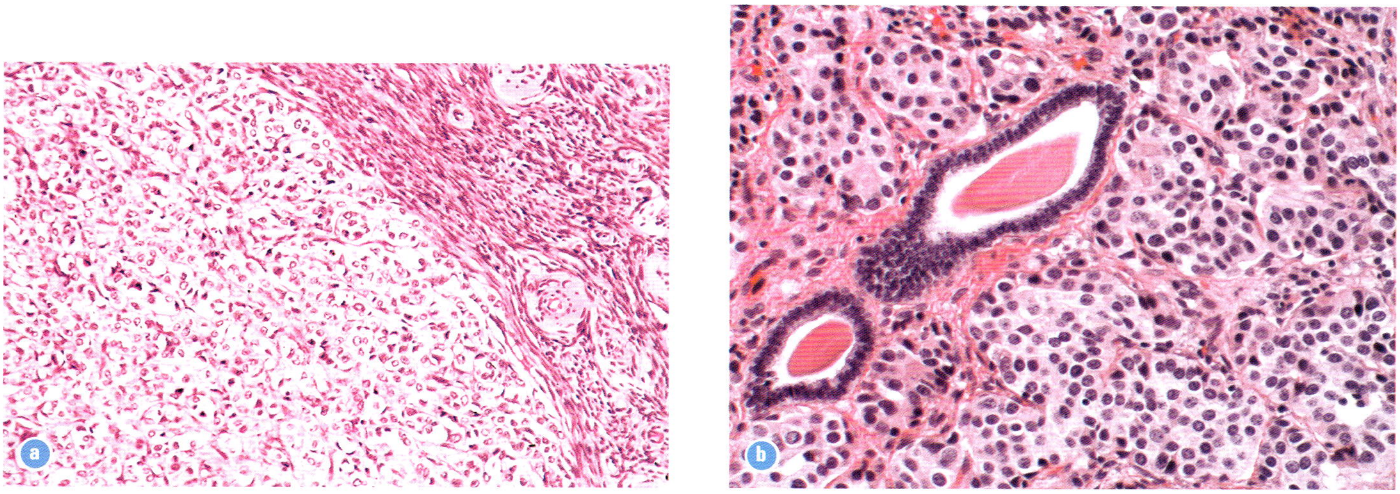

图 31.14 (a)转移性乳腺癌表现为实性结构。(b)转移性乳腺癌累及卵巢子宫内膜样腺纤维瘤。注意卵巢肿瘤上皮未被累及。

转移性肾细胞癌
METASTATIC RENAL CELL CARCINOMA

肾细胞癌可以转移至全身一些不寻常的部位，但卵巢转移的病例报道还不足15例[39-41]。原发性透明细胞癌和转移性透明细胞肾癌的形态学特征具有某些重叠，包括胞浆透明、细胞境界清楚、管囊状、乳头状及实性结构。原发性卵巢透明细胞癌可见鞋钉样细胞、PAS阳性的腔内黏蛋白和玻璃样变的基底膜样物质，而透明细胞肾细胞癌却不具有这些特点。卵巢透明细胞癌还常伴有子宫内膜异位症或子宫腺肌瘤。而且，多数透明细胞肾细胞癌均具有低级别的核（图 31.17 a)。卵巢透明细胞癌几乎总是显示具有明显的细胞非典型性（图31.17 b)。一组免疫组化标志物可能有用：CK7，尽管不是完全特异，但对卵巢透明细胞癌却高度敏感，而 CD10 可标记大多数透明细胞肾细胞癌[42-44]。此外，单克隆抗体“肾细胞癌标志物”对于肾细胞癌特异而又敏感；然而，在转移性病变中该标志物的敏感性可能降低[45]。

转移性尿路上皮癌
METASTATIC UROTHELIAL CARCINOMA

仅根据组织学表现鉴别卵巢原发性移行细胞癌和转移性尿路上皮癌可能非常困难[46]。伴有复层上皮的宽大的波浪形乳头状结构和不同程度的细胞非典型性不仅出现于转移性膀胱上皮癌，还出现于原发性卵巢移行细胞癌和恶性Brenner瘤。出现良性或交界性Brenner瘤表明为卵巢原发性肿瘤，而双侧卵巢受累和浸润性尿路上皮癌的病史则支持为转移性肿瘤。

正如第27章所述，卵巢原发性移行细胞癌与其他卵巢上皮性恶性肿瘤具有相似的免疫表型，而与尿路上皮癌的免疫表达不同。原发性卵巢移行细胞癌CK7和WT-1 通常为阳性，而 CK20 和凝血调节蛋白（thrombomodulin）则为阴性。相反，转移性尿路上皮癌CK20和血栓调节蛋白常常阳性，而 WT-1 阴性。但是，少数尿路上皮癌 CK7 可能阳性[47-50]。

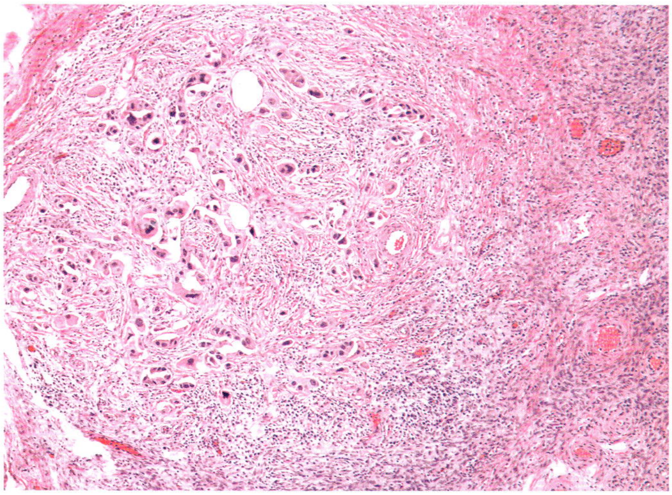

图31.15 转移性肺癌表现为卵巢间质内境界清楚的结节。肿瘤细胞 TTF-1 阳性。

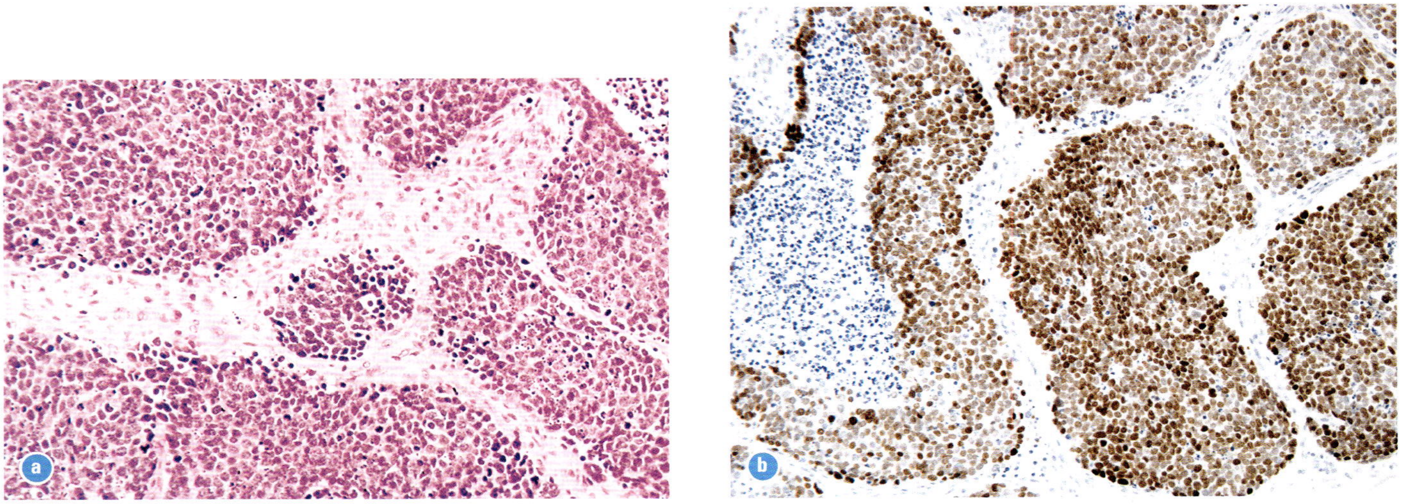

图31.16 （a）来源于肺的转移性小细胞癌。（b）TTF-1阳性的来源于肺的转移性小细胞癌。卵巢原发性小细胞癌，不管是肺型还是高钙血症型，TTF-1 均呈阴性反应。

恶性黑色素瘤 MALIGNANT MELANOMA

卵巢转移性恶性黑色素瘤罕见，具有很高的死亡率。虽然卵巢受累通常伴有广泛的转移性病变，但转移性恶性黑色素瘤有时可能类似于卵巢原发性肿瘤。常缺乏相关病史，因为在黑色素瘤诊断多年之后，可能也无黑色素瘤转移的临床证据。在一项23例的系列研究中，发现卵巢转移性肿瘤的平均滞后时间为77个月（从15～228个月不等）[51]。而且，大多数转移性黑色素瘤病例仅累及单侧卵巢[51-53]，大体所见可能包括囊性或实性肿块，可无色素沉着（图31.18）[52, 53]。组织学上，转移性黑色素瘤同原发性黑色素瘤相似，包括其明显的异质性。转移性黑色素瘤细胞成片或成巢生长，还可能出现含有嗜酸性物质的滤泡样间隙[51-53]。多数病例由上皮样细胞组成，伴有中等至大量的嗜酸性胞浆，细胞核具有明显的核仁（图 31.19 a）。但偶尔细胞较小，核圆形至卵圆形或呈突出的梭形细胞表现。可以出现多核细胞、大量核分裂像和坏死。还可出现核内假包涵体，核沟少见。尽管黑色素的出现十分重要，但不要将其他类型的色素（例如含铁血黄素）误认为是黑色素。

因为具有诸多假象，卵巢转移性黑色素瘤的鉴别诊断很多，包括原发性或转移性癌、肉瘤、淋巴瘤、性索-

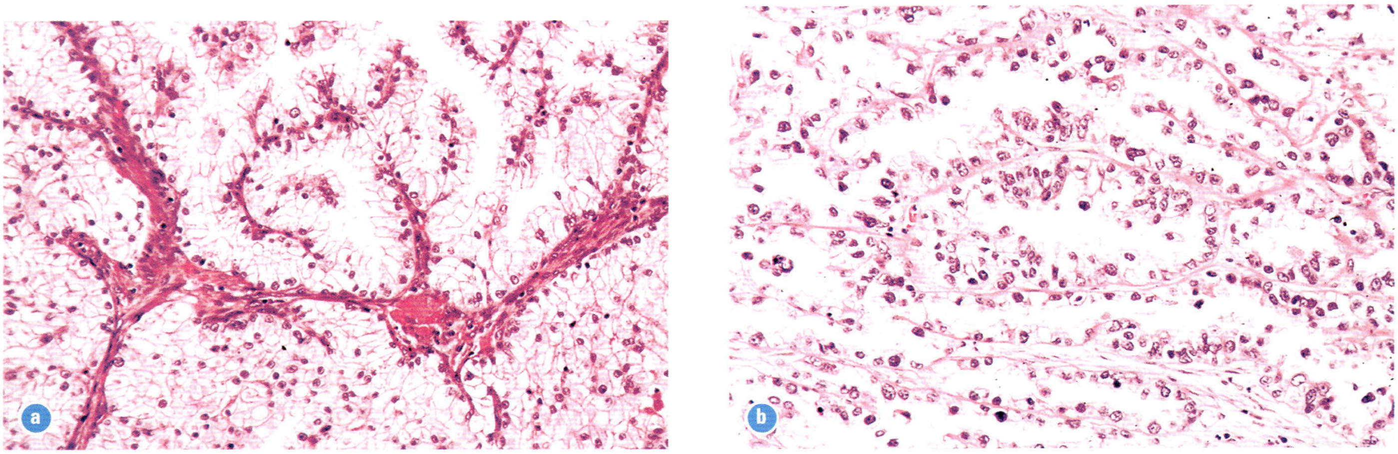

图31.17 （a）伴有乳头状特征的肾透明细胞癌。与（b）比较，注意良性表现的细胞核，不伴有鞋钉样突起。（b）伴有乳头状结构的卵巢透明细胞癌。注意核的非典型性和鞋钉样细胞。

间质肿瘤、类固醇细胞瘤（可出现色素沉着）、妊娠黄体瘤、生殖细胞肿瘤（尤其是卵黄囊瘤）以及起源于畸胎瘤的原发性黑色素瘤。可疑转移性黑色素瘤并应用免疫组化染色是证实诊断的关键。S-100、HMB-45 和（或）MART-1免疫反应阳性对诊断转移性黑色素瘤具有高度敏感性和特异性（图31.19b）[51,53,54]。少数转移性黑色素瘤抑制素（inhibin）和钙网膜蛋白染色呈局灶阳性[51]，可导致与性索-间质肿瘤的混淆；然而，后者具有特征性的 HMB-45 和 MART-1 阴性（但 S-100 可能阳性）。角蛋白、白细胞共同抗原、胎盘碱性磷酸酶和甲胎蛋白阴性可以除外癌、淋巴瘤和生殖细胞瘤。在无其他畸胎瘤成分的情况下，诊断卵巢原发性黑色素瘤必须十分慎重，只有排除了来自新近、从前或退化的原发性黑色素瘤转移之后才能确诊[55]。

转移性肉瘤 METASTATIC SARCOMA

肉瘤转移到卵巢极其罕见。在最大一组继发性卵巢肉瘤的报道中，有3例卵巢症状出现于原发性肿瘤被证实之前，11例同时发现卵巢转移与原发病灶，7例在原发性肿瘤诊断之后7个月至9年出现卵巢转移[56]。在这21例中，10例为生殖道外来源，其中4例最初诊断为转移性胃肠道平滑肌肉瘤[56]，但可能是转移性胃肠道间质肉瘤（GIST）（图 31.20 a, b）[57-60]。其余 11 例为来自子宫的转移，包括3例平滑肌肉瘤和8例子宫内膜间质肉瘤[56]。其他转移至卵巢的肉瘤病例包括骨肉瘤、软骨肉瘤和血管肉瘤[61-64]。

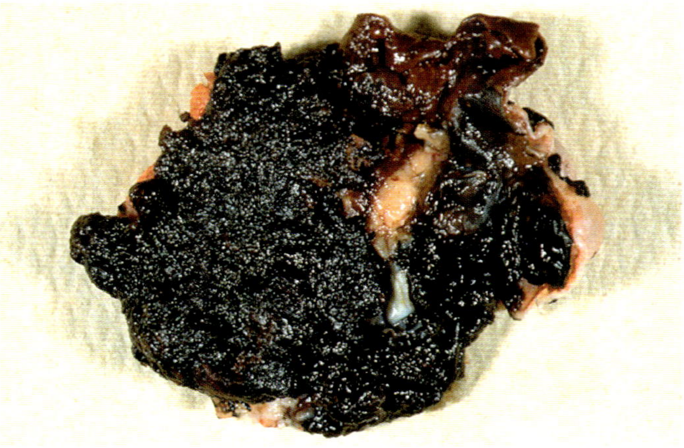

图 31.18　转移性黑色素瘤的大体照片。

除了临床表现和形态学所见之外，常需进行免疫组化和细胞遗传学检查，以便准确进行分类，并将其与癌、黑色素瘤和淋巴瘤等其他恶性肿瘤鉴别开来[54, 65-68]。当伴有畸胎瘤时，任何肉瘤都可能是卵巢原发性恶性肿瘤。

转移性小圆蓝细胞肿瘤 METASTATIC SMALL ROUND BLUE CELL TUMORS

儿童和年轻女性的转移性小圆蓝细胞肿瘤已成为诸多病例报道和小规模研究的主题[56, 64, 69, 70]。鉴别诊断包括横纹肌肉瘤、腹腔内结缔组织增生性小圆细胞肿瘤、Ewing 肉瘤 / 原始神经外胚层肿瘤（primitive neuroectodermal tumor, PNET）以及神经母细胞瘤。胚胎性横纹

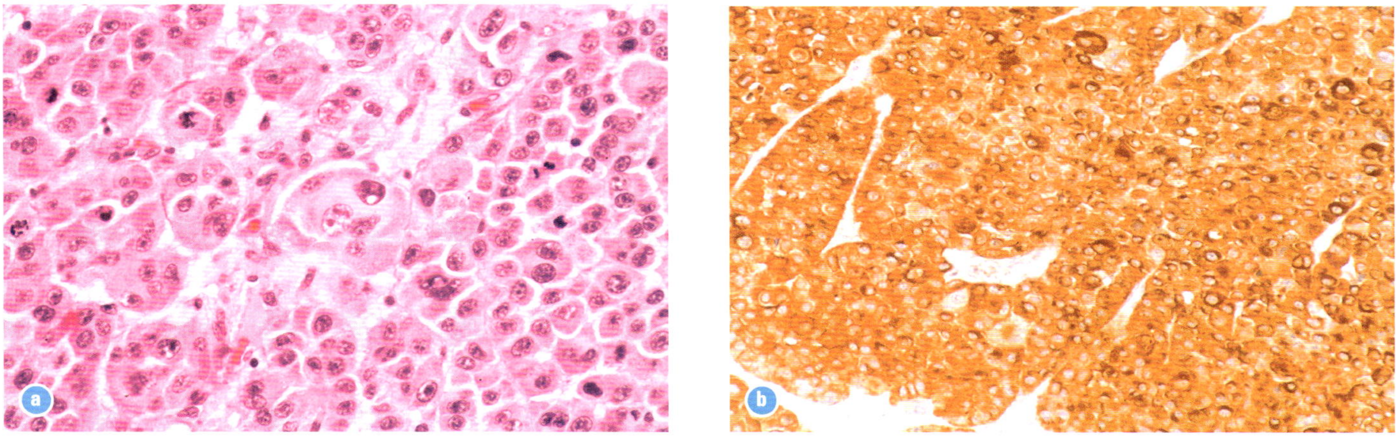

图 31.19　(a) 具有上皮样细胞的转移性黑色素瘤；某些细胞为多核细胞。(b) 转移性黑色素瘤，HMB-45 阳性。

肌肉瘤是儿童卵巢原发性横纹肌肉瘤两种亚型中较为常见的一种[71]。与之相反，在11例横纹肌肉瘤卵巢转移中，半数以上是腺泡状横纹肌肉瘤[64, 71]。胚胎性横纹肌肉瘤由小圆形至梭形细胞组成，在黏液样基质中可见横纹肌母细胞。腺泡状横纹肌肉瘤由伴有较大细胞核的未分化细胞、横纹肌母细胞和花环样多核巨细胞组成，伴有纤维性间隔。两种亚型的横纹肌肉瘤对结蛋白（desmin）和特异性骨骼肌标志物肌细胞生成素（myogenin）（myf4）和MyoD1均呈阳性免疫反应[72, 73]。此外，还发现多数腺泡状横纹肌肉瘤有2号（或1号，少见）和13号染色体易位，而胚胎性横纹肌肉瘤比较特征性的改变则是11号染色体缺失[68, 74]。

文献报道的转移性卵巢结缔组织增生性小圆细胞肿瘤和Ewing肉瘤/PNET已分别有4例和3例[69, 75]。这两种肿瘤卵巢转移的表现类似于原发性肿瘤。结缔组织增生性小圆细胞肿瘤的特征为小细胞成巢分布，胞浆稀少，细胞核深染，有明显的结缔组织增生性间质分隔。核分裂像和坏死常见。免疫表型包括结蛋白（常为点状染色）、角蛋白、EMA和WT-1阳性；特异性骨骼肌标志物阴性[54, 69]。出现t（11; 22）（p13; q12）染色体易位（在EWS和WT1基因之间）即可诊断腹腔内结缔组织增生性小圆细胞肿瘤[76]。

Ewing肉瘤/PNET也由小圆细胞组成，细胞核深染，圆形至卵圆形。菊形团样结构、核分裂像和坏死均同样常见。Ewing肉瘤/PNET独特的染色体易位t(11; 12)（q24; q12）具有诊断价值。尽管免疫组化染色可以排除其他恶性肿瘤，但对于证实Ewing肉瘤/PNET并不太有用。不过，如果CD99（MIC2）在膜中呈弥漫性阳性（即所有肿瘤细胞阳性）可能有所帮助。

尸检时，有多达25%的肾上腺神经母细胞瘤患者有卵巢受累[77]。在极少数情况下，卵巢转移与原发性肿瘤一起发现[64, 78, 79]。神经母细胞瘤由核深染的小圆细胞组成，排列成边界不清的小叶状或巢状结构，含有薄的纤维血管间隔，肿瘤细胞之间含有数量不等的淡染的原纤维基质。有时出现菊形团，中心带有原纤维基质。这些所见以及免疫组化染色（即NSE阳性、结蛋白阴性）有助于区别神经母细胞瘤和其他转移性小圆蓝细胞肿瘤。

转移性恶性间皮瘤
METASTATIC MALIGNANT MESOTHELIOMA

腹膜恶性间皮瘤是一种罕见的疾病，男性比女性常见。鉴别卵巢原发性间皮瘤和伴有卵巢受累的继发性间皮瘤可能十分困难；但后者常为大块腹膜病变的一部分，而且常常累及双侧卵巢[80, 81]。形态学和免疫表型上，转移性恶性间皮瘤类似于原发性病变，包括乳头状、管囊状以及弥漫性结构，伴有类似于间皮细胞的淡染的上皮样细胞。偶尔，恶性间皮瘤由梭形细胞组成（“肉瘤样”变型）或上皮样细胞和梭形细胞混合存在（双相性“混合性上皮样和梭形细胞”变型）。核分裂像常不明显。

卵巢转移性间皮瘤最主要的鉴别诊断是更常见得多的乳头状浆液性癌。但与恶性间皮瘤相比，乳头状浆液

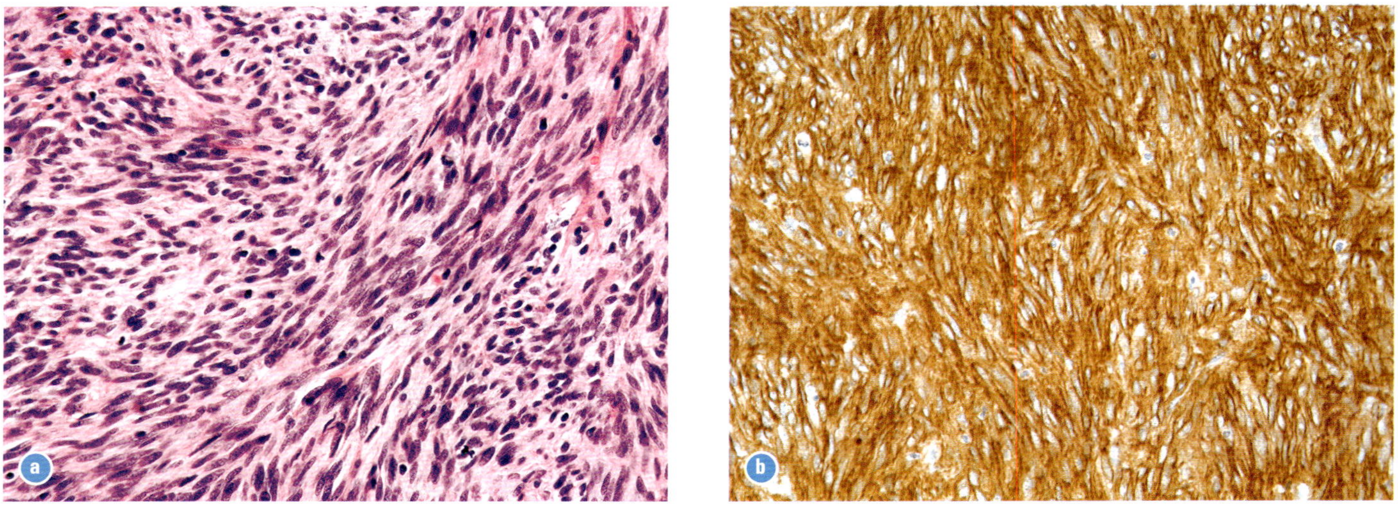

图 31.20　(a) 转移性胃肠道间质肉瘤（GIST），呈束状排列，类似平滑肌肿瘤。(b) GIST对c-kit阳性。

性癌细胞学非典型性明显，坏死常见，核分裂像数目增加。透明细胞癌有时可呈乳头状，也应考虑予以鉴别诊断。某些病例细胞学非典型性程度较明显、透明细胞数目增加，并且出现子宫内膜异位症，这是诊断的关键。

如第27章所述（浆液性癌的鉴别诊断），免疫组化对于鉴别转移性恶性间皮瘤和原发性卵巢癌不是非常有用。典型的间皮瘤对钙网膜蛋白、AE1/AE3（核周表达）、EMA（膜表达）以及WT-1（核表达）免疫反应阳性；然而，这些标志物中的每一种在原发性卵巢浆液性癌和透明细胞癌中均可为阳性。CEA和Leu-M1阳性可能有助于卵巢原发性肿瘤和间皮瘤的鉴别诊断，因为CEA可以出现于部分卵巢子宫内膜样癌，CEA和（或）Leu-M1可以出现于部分浆液性癌，而在恶性间皮瘤两者均呈阴性反应。如果怀疑是肉瘤样间支瘤，应用肉瘤的免疫标志物（如结蛋白和c-kit），以排除转移性肉瘤。

累及卵巢的淋巴瘤和白血病
LYMPHOMA AND LEUKEMIA INVOLVING THE OVARIES

恶性淋巴瘤 Malignant lymphomas

尸检时发现，有多达25%的播散性恶性淋巴瘤累及一侧或两侧卵巢[82]。但是，由于卵巢增大而引起症状的病例罕见。患者年龄分布广泛，从儿童到70多岁的成人不等，多数在21～50岁之间。在Burkitt淋巴瘤为地方病的国家，卵巢常常受累，患者主要为儿童[83]。在西方国家，多数患有Burkitt淋巴瘤或未分化淋巴瘤的患者为儿童或30岁以下的成人[84-87]。

症状为非特异性，通常与肿瘤的肿块有关，但有时为急性腹部疼痛或腹水[86]。仅有少数病例在开腹探查之前已经诊断为外周淋巴结淋巴瘤，但其他多数病例伴有腹部、盆腔和固有淋巴结受累，以致于不可能确定其原发部位[84-87]。在总共133例的4个系列研究中，有25例（19%）被证实仅有单侧卵巢受累，无卵巢外播散，因此可以认为起源于卵巢[84-87]。其中某些病例是在因其他妇科疾病而行手术探查时偶尔发现的无症状的小肿瘤，而其他病例肿块较大。

淋巴瘤的大小不同，从仅累及部分卵巢的小结节到完全破坏卵巢实质的25cm大小的肿块不等[84, 85]；大约60%为双侧性[84, 85, 87]。受累卵巢的表面通常光滑或有圆凸。切面白色、褐色或杂色，有时伴有囊性变性、出血或坏死，但较大的肿瘤倾向于实性。

在一项80例患者的系列研究中，应用当前的术语40%为未分化型淋巴瘤（为Burkitt淋巴瘤或非Burkitt淋巴瘤），31%为弥漫性大细胞性淋巴瘤，15%为淋巴母细胞性淋巴瘤，11%为滤泡性淋巴瘤（图31.21），3%为其他罕见类型[84, 85, 88]。33例中有30例为B细胞表型，其余3例为T细胞表型[85]。Hodgkin病在卵巢极其罕见，在上面总结的133例中仅报道了1例[86]。已有报道的卵巢浆细胞瘤同样罕见[89]。

细胞学上，卵巢淋巴瘤与淋巴结淋巴瘤一样（图31.21），包括出现Burkitt淋巴瘤和未分化性非Burkitt淋巴瘤中的“星空”现象。然而，常常可以出现“成一路纵队”（indian file）或小梁状结构以及明显的硬化，尤其是弥漫性大细胞性淋巴瘤，细胞分隔为岛状或呈疏松的腺泡状排列[85]。淋巴瘤也可呈弥漫性浸润，而不侵犯残留的卵泡。血管间隙受累常常伴有血管壁浸润。

虽然卵巢淋巴瘤细胞学上类似于淋巴结淋巴瘤，但上述卵巢受累的结构特征可致其出现较为明显的上皮样结构。因其罕见，故可能导致误诊。鉴别诊断包括颗粒细胞瘤、无性细胞瘤、高钙血症性小细胞癌、粒细胞肉瘤、未分化癌和转移性肿瘤，包括乳腺癌、黑色素瘤或Krukenberg瘤。如果考虑恶性淋巴瘤的诊断，应用免疫组化染色容易排除所有这些病变。

因为多数卵巢淋巴瘤是播散性恶性淋巴瘤的一部分，所以预后各不相同，与细胞类型以及个体对于放疗和不同化疗药物的反应有关。总体来说，预后较差，但长期生存而无复发证据是有可能的[84-87]。然而，局限于

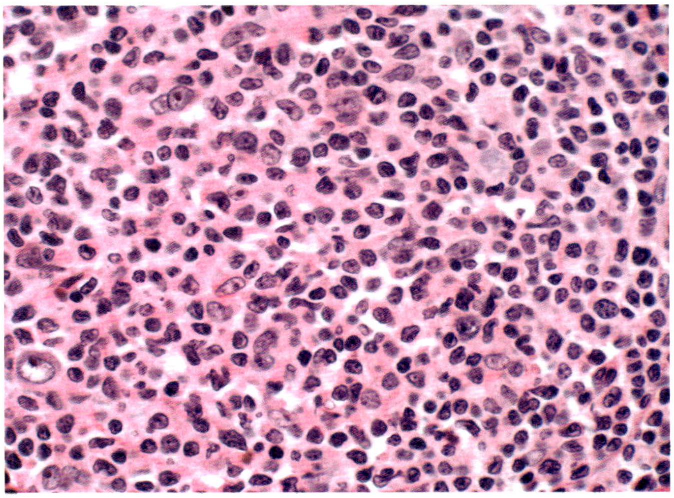

图31.21　累及卵巢的B细胞淋巴瘤，该病例不常见。肿瘤呈结节状生长，伴有小核裂细胞和大细胞。

单侧卵巢的病例（Ann Arbor 分期 IE）预后很好。在一项包括 10 例这种病例的研究中，所有患者在接受了不同类型的化疗和（或）放疗之后，均健康存活了1.3 ~ 10年[88]。

白血病 Leukemia

在包括白血病和淋巴瘤的研究中，在总共61例中仅有 3 例白血病（5%）[84, 86]。然而，在 1206 例患有急性和慢性白血病的儿童和成人尸检中，白血病细胞累及卵巢见于 11% 的急性髓细胞性白血病，9% 的慢性髓细胞性白血病，21%的急性淋巴细胞性白血病，22%的慢性淋巴细胞性白血病[90]。在截止到1982年的一段时间的研究中，所有这些分类中卵巢受累的百分比均有下降，提示治疗效果得到提高。

值得注意的是，几乎在所有尸检病例中，卵巢并不增大或不引起临床症状。然而在个别情况下，急性髓细胞性白血病病例可出现卵巢肿块（即粒细胞肉瘤，见下）。在一项包含 7 例这种病例的报道中，患者年龄从 13 ~ 43 岁不等，两例为双侧性；肿瘤大小介于 5 ~ 14 cm[91]。7 例中有 6 例有骨髓受累和其他白血病的证据。不过，有 1 例患者骨髓和外周血计数正常；应用化疗并行卵巢切除术，随访 18 个月无病生存。

粒细胞肉瘤的大体及镜下特征类似于卵巢淋巴瘤。事实上，淋巴瘤可能是最初的诊断考虑。然而，与多数淋巴瘤相比，粒细胞肉瘤的细胞淡染，颗粒状核细腻，胞浆不明显或呈嗜酸性。嗜酸性髓细胞是诊断的重要线索。一旦怀疑为白血病，氯醋酸酯酶、髓过氧化物酶或溶菌酶染色均阳性可以确定诊断。细胞CD43和CD68免疫反应也可能阳性。

其他类型的白血病尚未报道是症状性卵巢增大的病因。不过，有几例急性淋巴母细胞性白血病虽然所有其他部位病变均已消退，但卵巢病变仍持续存在。

参考文献 References

1 Yada-Hashimoto N, Yamamoto T, Kamiura S, et al. Metastatic ovarian tumors: a review of 64 cases. Gynecol Oncol 2003; 89:314–317.

2 Fujiwara K, Ohishi Y, Koike H, et al. Clinical implications of metastases to the ovary. Gynecol Oncol 1995; 59: 124–128.

3 Demopoulos RI, Touger L, Dubin N. Secondary ovarian carcinoma: a clinical and pathological evaluation. Int J Gynecol Pathol 1987; 6:166–175.

4 Ulbright TM, Roth LM, Stehman FB. Secondary ovarian neoplasia. A clinicopathologic study of 35 cases. Cancer 1984; 53:1164–1174.

5 Lee KR, Young RH. The distinction between primary and metastatic mucinous carcinomas of the ovary: gross and histologic findings in 50 cases. Am J Surg Pathol 2003; 27:281–292.

6 Riolpel MA, Ronnett BM, Kurman RJ. Evaluation of diagnostic criteria and behavior of ovarian intestinal-type mucinous tumors: atypical proliferative (borderline) tumors and intraepithelial, microinvasive, invasive, and metastatic carcinomas. Am J Surg Pathol 1999; 23:617–635.

7 McMeekin DS, Burger RA, Manetta A, et al. Endometrioid adenocarcinoma of the ovary and its relationship to endometriosis. Gynecol Oncol 1995; 59:81–86.

8 Grosso G, Raspagliesi F, Baiocchi G, et al. Endometrioid carcinoma of the ovary: a retrospective analysis of 106 cases. Tumori 1998; 84:552–557.

9 Czernobilsky B, Silverman BB, Mikuta JJ. Endometrioid carcinoma of the ovary. A clinicopathologic study of 75 cases. Cancer 1970; 26:1141–1152.

10 Kline RC, Wharton JT, Atkinson EN, et al. Endometrioid carcinoma of the ovary: retrospective review of 145 cases. Gynecol Oncol 1990; 39:337–346.

11 DePriest PD, Banks ER, Powell DE, et al. Endometrioid carcinoma of the ovary and endometriosis: the association in postmenopausal women. Gynecol Oncol 1992; 47:71–75.

12 Leitao MM, Sonoda Y, Brennan MF, et al. Incidence of lymph node and ovarian metastases in leiomyosarcoma of the uterus. Gynecol Oncol 2003; 91:209–212.

13 Yilmaz A, Rush DS, Soslow RA. Endometrial stromal sarcomas with unusual histologic features: a report of 24 primary and metastatic tumors emphasizing fibroblastic and smooth muscle differentiation. Am J Surg Pathol 2002; 26:1142–1150.

14 Lerwill MF, Sung R, Oliva E, et al. Smooth muscle tumors of the ovary: a clinicopathologic study of 54 cases emphasizing prognostic criteria, histologic variants, and differential diagnosis. Am J Surg Pathol 2004; 28: 1436–1451.

15 Young RH, Prat J, Scully RE. Endometrioid stromal sarcomas of the ovary. A clinicopathologic analysis of 23 cases. Cancer 1984; 53:1143–1155.

16 Young RH, Scully RE. Mucinous tumors of the ovary associated with mucinous adenocarcinomas of the cervix. A clinicopathologic analysis of 16 cases. Int J Gynecol Pathol 1988; 7:99–111.

17 Holtz F, Hart WR. Krukenberg tumors of the ovary. A clinicopathologic analysis of 27 cases. Cancer 1982; 50:2438–2447.

18 Yakushiji M, Tazaki T, Nishimura H, Kato T. Krukenberg tumors of the ovary: a clinicopathologic analysis of 112 cases. Acta Obstet Gynaecol Jpn 1987; 39:479–485.

19 Bullon A, Arseneau J, Prat J, Young RH, Scully RE. Tubular Krukenberg tumor. A problem in histopathologic diagnosis. Am J Surg Pathol 1981; 5:225–232.

20 Lash RH, Hart WR. Intestinal adenocarcinomas metastatic to the ovaries. A clinicopathological evaluation of 22 cases. Am J

Surg Pathol 1987; 11:114–121.
21 Robboy SJ, Scully RE, Noroos HJ. Carcinoid metastatic to the ovary. A clinicopathologic analysis of 35 cases. Cancer 1974; 33:798–811.
22 Ikeda E, Tsutsumi Y, Yoshida H, Yanagi K. Goblet cell carcinoid of the vermiform appendix with ovarian metastasis mimicking mucinous cystadenocarcinoma. Acta Pathol Jpn 1991; 41:445–460.
23 Young RH, Hart WR. Metastatic intestinal carcinomas simulating primary ovarian clear cell carcinoma and secretory endometrioid carcinoma. A clinicopathologic and immunohistochemical study of five cases. Am J Surg Pathol 1998; 22: 805–815.
24 Merino MJ, Edmonds P, LiVolsi V. Appendiceal carcinoma metastatic to the ovaries and mimicking primary ovarian tumors. Int J Gynecol Pathol 1985; 4:110–120.
25 Ronnett BM, Kurman RJ, Shmookler BM, et al. The morphologic spectrum of ovarian metastases of appendiceal adenocarcinomas: a clinicopathologic and immunohistochemical analysis of tumors often misinterpreted as primary ovarian tumors or metastatic tumors from other gastrointestinal sites. Am J Surg Pathol 1997; 21:1144–1155.
26 Young RH, Hart WR. Metastases from carcinomas of the pancreas simulating primary mucinous tumors of the ovary. A report of seven cases. Am J Surg Pathol 1989; 13:748–756.
27 Young RH, Scully RE. Ovarian metastases from carcinoma of the gallbladder and extrahepatic bile ducts simulating primary tumors of the ovary: a report of six cases. Int J Gynecol Pathol 1990; 9:60–72.
28 Viadana E, Bross ID, Pickren JW. An autopsy study of some routes of dissemination of cancer of the breast. Br J Cancer 1973; 27:336–340.
29 Lumb G, Mackenzie DH. The incidence of metastases in adrenal gland and ovaries removed for carcinoma of the breast. Cancer 1971; 27:1374–1378.
30 Gagnon Y, Tetu B. Ovarian metastases of breast carcinoma. A clinicopathologic study of 59 cases. Cancer 1984; 50:23–30.
31 Young RH, Carey RW, Robboy SJ. Breast carcinoma masquerading as a primary ovarian neoplasm. Cancer 1981; 48:210–212.
32 Monteagudo C, Merino J, Laporte N, Neumann RD. Value of gross cystic disease protein-15 in distinguishing metastatic breast carcinomas among poorly differentiated neoplasms involving the ovary. Hum Pathol 1991; 22:368–372.
33 Curtin JP, Barakat RR, Hoskins WJ. Ovarian disease in women with breast cancer. Obstet Gynecol 1994; 84:449–452.
34 Yeh KY, Chang JW, Hsueh S, et al. Ovarian metastasis originating from bronchioloalveolar carcinoma: a rare presentation of lung cancer. Jpn J Clin Oncol 2003; 33:404–407.
35 Young RH, Scully RE. Ovarian metastases from cancer of the lung: problems in interpretation – a report of seven cases. Gynecol Oncol 1985; 21:337–350.
36 Reis-Filho JS, Carrilho C, Valenti C, et al. Is TTF1 a good immunohistochemical marker to distinguish primary from metastatic lung adenocarcinomas? Pathol Res Pract 2000; 196: 835–840.
37 Chang YL, Lee YC, Liao WY, et al. The utility and limitation of thyroid transcription factor-1 protein in primary and metastatic pulmonary neoplasms. Lung Cancer 2004; 44:149–157.
38 Ordonez NG. Value of thyroid transcription factor-1 immunostaining in distinguishing small cell lung carcinomas from other small cell carcinomas. Am J Surg Pathol 2000; 24: 1217–1223.
39 Valappil SV, Toon PG, Anandaram PS. Ovarian metastasis from primary renal cell carcinoma: report of a case and review of literature. Gynecol Oncol 2004; 94:846–849.
40 Young RH, Hart WR. Renal cell carcinoma metastatic to the ovary: a report of three cases emphasizing possible confusion with ovarian clear cell adenocarcinoma. Int J Gynecol Pathol 1992; 11:96–104.
41 Insabato L, De Rosa G, Franco R, et al. Ovarian metastasis from renal cell carcinoma: a report of three cases. Int J Surg Pathol 2003; 11:309–312.
42 Cameron RI, Ashe P, O'Rourke DM, et al. A panel of immunohistochemical stains assists in the distinction between ovarian and renal clear cell carcinoma. Int J Gynecol Pathol 2003; 22:272–276.
43 Vang R, Whitaker BP, Farhood AI, et al. Immunohistochemical analysis of clear cell carcinoma of the gynecologic tract. Int J Gynecol Pathol 2001; 20:252–259.
44 Chu P, Arber DA. Paraffin-section detection of CD10 in 505 nonhematopoietic neoplasms. Frequent expression in renal cell carcinoma and endometrial stromal sarcoma. Am J Clin Pathol 2000; 113:374–382.
45 McGregor DK, Khurana KK, Cao C, et al. Diagnosing primary and metastatic renal cell carcinoma: the use of the monoclonal antibody 'Renal Cell Carcinoma Marker'. Am J Surg Pathol 2001; 25:1485–1492.
46 Young RH, Scully RE. Urothelial and ovarian carcinomas of identical cell types: problems in interpretation. A report of three cases and review of the literature. Int J Gynecol Pathol 1988; 7:197–211.
47 Soslow RA, Rouse RV, Hendrickson MR, et al. Transitional cell neoplasms of the ovary and urinary bladder: a comparative immunohistochemical analysis. Int J Gynecol Pathol 1996; 15: 257–265.
48 Ordonez NG. Transitional cell carcinomas of the ovary and bladder are immunophenotypically different. Histopathology 2000; 36:433–438.
49 Logani S, Oliva E, Amin MB, et al. Immunoprofile of ovarian tumors with putative transitional cell (urothelial) differentiation using novel urothelial markers: histogenetic and diagnostic implications. Am J Surg Pathol 2003; 27:1434–1441.
50 Riedel I, Czernobilsky B, Lifschitz-Mercer B, et al. Brenner tumors but not transitional cell carcinomas of the ovary show urothelial differentiation: immunohistochemical staining of urothelial markers, including cytokeratins and uroplakins. Virchows Arch 2001; 438:181–191.
51 Gupta D, Deavers MT, Silva EG, et al. Malignant melanoma involving the ovary: a clinicopathologic and immunohis-

tochemical study of 23 cases. Am J Surg Pathol 2004; 28:771–780.

52 Fitzgibbons PL, Martin SE, Simmons TJ. Malignant melanoma metastatic to the ovary. Am J Surg Pathol 1987; 11:959–964.

53 Young RH, Scully RE. Malignant melanoma metastatic to the ovary. A clinicopathologic analysis of 20 cases. Am J Surg Pathol 1991; 15:849–860.

54 McCluggage WG. Ovarian neoplasms composed of small round cells: a review. Adv Anat Pathol 2004; 11:288–296.

55 Vimla N, Kumar L, Thulkar S, et al. Primary malignant melanoma in ovarian cystic teratoma. Gynecol Oncol 2001; 82: 380–383.

56 Young RH, Scully RE. Sarcomas metastatic to the ovary: a report of 21 cases. Int J Gynecol Pathol 1990; 9:231–252.

57 Miettinen M, Sarlomo-Rikala M, Lasota J. Gastrointestinal stromal tumours. Ann Chir Gynaecol 1998; 87:278–281.

58 Miettinen M, Sobin LH, Sarlomo-Rikala M. Immunohistochemical spectrum of GISTs at different sites and their differential diagnosis with a reference to CD117 (KIT). Mod Pathol 2000; 13:1134–1142.

59 Miettinen M, Sarlomo-Rikala M, Lasota J. Gastrointestinal stromal tumors: recent advances in understanding of their biology. Hum Pathol 1999; 30:1213–1220.

60 Miettinen M, Monihan JM, Sarlomo-Rikala M, et al. Gastrointestinal stromal tumors/smooth muscle tumors (GISTs) primary in the omentum and mesentery: clinicopathologic and immunohistochemical study of 26 cases. Am J Surg Pathol 1999; 23:1109–1118.

61 Swift R, Jalleh R, Patel A, et al. Chondrosarcoma from a rib metastasizing to the ovary. Acta Orthop Scand 1991; 62:76.

62 Sedgely MG, Ostor AG, Fortune DW. Angiosarcoma of breast metastatic to the ovary and placenta. Aust N Z J Obstet Gynaecol 1985; 25:299–302.

63 Eltabbakh GH, Belinson JL, Biscotti CV. Osteosarcoma metastatic to the ovary: a case report and review of the literature. Int J Gynecol Pathol 1997; 16:76–78.

64 Young RH, Kozakewich HP, Scully RE. Metastatic ovarian tumors in children: a report of 14 cases and review of the literature. Int J Gynecol Pathol 1993; 12:8–19.

65 Coindre JM. Immunohistochemistry in the diagnosis of soft tissue tumours. Histopathology 2003; 43:1–16.

66 Fletcher CD. Soft tissue tumours: the impact of cytogenetics and molecular genetics. Verh Dtsch Ges Pathol 1997; 81:318–326.

67 Sandberg AA. Cytogenetics and molecular genetics of bone and soft-tissue tumors. Am J Med Genet 2002; 115:189–193.

68 Fletcher JA. Cytogenetics of soft tissue tumors. Cancer Treat Res 1997; 91:9–29.

69 Young RH, Eichhorn JH, Dickersin GR, et al. Ovarian involvement by the intra-abdominal desmoplastic small round cell tumor with divergent differentiation: a report of three cases. Hum Pathol 1992; 23:454–464.

70 McCarville MB, Hill DA, Miller BE, et al. Secondary ovarian neoplasms in children: imaging features with histopathologic correlation. Pediatr Radiol 2001; 31:358–364.

71 Young RH, Scully RE. Alveolar rhabdomyosarcoma metastatic to the ovary. A report of two cases and a discussion of the differential diagnosis of small cell malignant tumors of the ovary. Cancer 1989; 64:899–904.

72 Cessna MH, Zhou H, Perkins SL, et al. Are myogenin and myoD1 expression specific for rhabdomyosarcoma? A study of 150 cases, with emphasis on spindle cell mimics. Am J Surg Pathol 2001; 25:1150–1157.

73 Wang NP, Marx J, McNutt MA, et al. Expression of myogenic regulatory proteins (myogenin and MyoD1) in small blue round cell tumors of childhood. Am J Pathol 1995; 147:1799–1810.

74 Kushner BH, LaQuaglia MP, Cheung NK, et al. Clinically critical impact of molecular genetic studies in pediatric solid tumors. Med Pediatr Oncol 1999; 33:530–535.

75 Parker LP, Duong JL, Wharton JT, et al. Desmoplastic small round cell tumor: report of a case presenting as a primary ovarian neoplasm. Eur J Gynaecol Oncol 2002; 23:199–202.

76 Gerald WL, Rosai J, Ladanyi M. Characterization of the genomic breakpoint and chimeric transcripts in the EWS-WT1 gene fusion of desmoplastic small round cell tumor. Proc Natl Acad Sci USA 1995; 92:1028–1032.

77 Himelstein-Braw R, Peters H, Faber M. Influence of irradiation and chemotherapy on the ovaries of children with abdominal tumours. Br J Cancer 1977; 36:269–275.

78 Somjee S, Kurkure PA, Chinoy RF, et al. Metastatic ovarian neuroblastoma: a case report. Pediatr Hematol Oncol 1999; 16:459–462.

79 Meyer WH, Yu GW, Milvenan ES, et al. Ovarian involvement in neuroblastoma. Med Pediatr Oncol 1979; 7:49–54.

80 Goldblum J, Hart WR. Localized and diffuse mesotheliomas of the genital tract and peritoneum in women. A clinicopathologic study of nineteen true mesothelial neoplasms, other than adenomatoid tumors, multicystic mesotheliomas, and localized fibrous tumors. Am J Surg Pathol 1995; 19:1124–1137.

81 Clement PB, Young RH, Scully RE. Malignant mesotheliomas presenting as ovarian masses. A report of nine cases, including two primary ovarian mesotheliomas. Am J Surg Pathol 1996; 20:1067–1080.

82 Freeman C, Berg JW, Cutler SJ. Occurrence and prognosis of extranodal lymphomas. Cancer 1972; 29:252–260.

83 Halpin TF. Gynecologic implications of Burkitt's tumor. Obstet Gynecol Surv 1975; 30:351–358.

84 Osborne BM, Robboy SJ. Lymphomas or leukemia presenting as ovarian tumors. An analysis of 42 cases. Cancer 1983; 52: 1933–1943.

85 Monterroso V, Jaffe ES, Merino MJ, et al. Malignant lymphomas involving the ovary. A clinicopathologic analysis of 39 cases. Am J Surg Pathol 1993; 17:154–170.

86 Chorlton I, Norris HJ, King FM. Malignant reticuloendothelial disease involving the ovary as a primary manifestation: a series of 19 lymphomas and 1 granulocytic sarcoma. Cancer 1974; 34:397–407.

87 Fox H, Langley FA, Govan AD, et al. Malignant lymphoma presenting as an ovarian tumour: a clinicopathological analysis

of 34 cases. Br J Obstet Gynaecol 1988; 95:386–390.
88 Vang R, Medeiros LJ, Warnke RA, et al. Ovarian non-Hodgkin's lymphoma: a clinicopathologic study of eight primary cases. Mod Pathol 2001; 14:1093–1099.
89 Cook HT, Boylston AW. Plasmacytoma of the ovary. Gynecol Oncol 1988; 29:378–381.
90 Barcos M, Lane W, Gomez GA, et al. An autopsy study of 1206 acute and chronic leukemias (1958 to 1982). Cancer 1987; 60:827–837.
91 Oliva E, Ferry JA, Young RH, et al. Granulocytic sarcoma of the female genital tract: a clinicopathologic study of 11 cases. Am J Surg Pathol 1997; 21:1156–1165.

32

早期妊娠并发症，包括滋养细胞肿瘤形成

Complications of early pregnancy, including trophoblastic neoplasia

Julia A. Elvin, Christopher P. Crum 和 David R. Genest 著
杨邵敏译　刘从容　郑杰校

引言 Introduction

临床和病理特征
CLINICAL AND PATHOLOGIC SCENARIOS

临床医师和外科病理医师经常合作处理早期妊娠期疾病。主要有如下几类：

1. 第一类是自发性流产或习惯性流产。大多数情况下，临床医师非常希望找出流产原因，因为这些原因有可能影响以后妊娠。病理学检查可能有所帮助，但通常情况下病理医师只能确认是否为宫内妊娠，并获取细胞遗传学资料。少数情况下，病理检查可能对流产的原因提供一些线索。
2. 第二类是疑诊异位妊娠。在实际工作中，对每一例疑为妊娠产物的组织进行病理检查时，都应除外异位妊娠。如果怀疑异位妊娠，临床医师和病理医师应密切配合，立即作出准确评价，并进行适当临床处理。
3. 第三类是除外水泡状胎块或其他滋养细胞肿瘤。如同异位妊娠，每一例妊娠头3个月的流产病例都需除外水泡状胎块及其他滋养细胞肿瘤。病理医师对标本进行检查，除外水泡状胎块，并证实或除外本次妊娠（而非既往妊娠）为宫内孕。
4. 第四类是根据家属的意愿对组织进行适当处置。许多国家都要求必须征得家属同意才能进行标本检查，并需保留组织用于土葬或火葬。这是一个复杂的问题，因为有些人希望得到即使含有很少量或不含胎儿成分的组织。此外，有时（如急诊）会在尚未清楚家属意愿的情况下对不全流产进行吸宫术。病理医师应注意此类情况，有些时候家属要求得到已包埋的早孕期流产物以便土葬。丢弃组织时必须小心，应尊重国家规定及家属的意愿和要求。

胎盘发育早期的形态学表现
THE MORPHOLOGY OF EARLY PLACENTAL DEVELOPMENT

发育早期 Early development

在月经周期大约第15天，卵子在输卵管近伞端部位受精。受精后1周内，受精卵沿输卵管运动并不断分裂，先后形成16个细胞的草莓样桑葚胚和32个细胞的中空性囊胚。月经周期的23～26天，囊胚到达子宫，随后种植在子宫内膜表浅层。囊胚的内细胞团发育成胚胎、卵黄囊、羊膜和脐带，而外层的滋养细胞层形成胎盘和绒毛膜。囊胚的滋养细胞壳由两层细胞构成，外层是分裂不活跃的合体滋养层，内层是分裂活跃的细胞滋养层，细胞滋养细胞是原始的滋养细胞。外层合体滋养层有多个胞浆内腔隙，并不断扩大融合最终形成母体绒毛间血管腔隙（由子宫蜕膜螺旋小动脉灌注）。靠近细胞滋养层的部位出现原始的结缔组织——绒毛间质。随着绒毛间质的增厚增多，形成外周指样绒毛突起。最初，妊娠囊表面绒毛分布均匀。随着绒毛球的逐渐增大，距离蜕膜螺旋动脉远的绒毛因营养缺乏逐渐萎缩，成为绒毛相对缺乏的绒毛膜（“平滑绒毛膜”）。此种膜性绒毛萎缩现象出现于7～15周。同时，距离蜕膜螺旋动脉近的绒毛因灌注充分而持续增殖，最终形成胎盘实质（“丛密绒毛膜”图32.1）[1]。

种植部位 Implantation site

在绒毛球临近细胞滋养层和合体滋养层处有一层致密的嗜酸性蛋白性物质（“纤维素样”、“Nitabuch 纤维素”）将妊娠囊和蜕膜分隔开（图32.2）。单个的中间型滋养细胞穿过纤维素层，并渗透到邻近蜕膜组织和螺旋小动脉。被中间型滋养细胞侵袭的蜕膜螺旋小动脉从正常有抗性的肌性动脉转变为扩张的嗜酸性纤维素性血管，越来越多的母体心输出量（妊娠末期达到25%）被转移至绒毛间血管腔隙[1]。

在球形妊娠囊的中心，其内不断发育的细胞团首先形成双层的胚盘，尔后形成三层的胚盘
In the center of the chorionic sphere, the developing inner cell mass forms first a bilayered and then a trilayered embryonic disc

胚盘的两侧与两个囊性结构相邻，背侧为羊膜囊，腹侧为卵黄囊。于卵黄囊壁开始造血。最终，部分卵黄囊被整合到胚体（形成肠），而其余部分位于胚体外侧构成体蒂（后来的脐带）及次级卵黄囊（胎盘绒毛表面一个退化塌陷的囊）的一部分。随着羊膜囊不断扩大，羊膜上皮包被在体蒂（脐带）和绒毛球的内表面（图32.3）[1]。

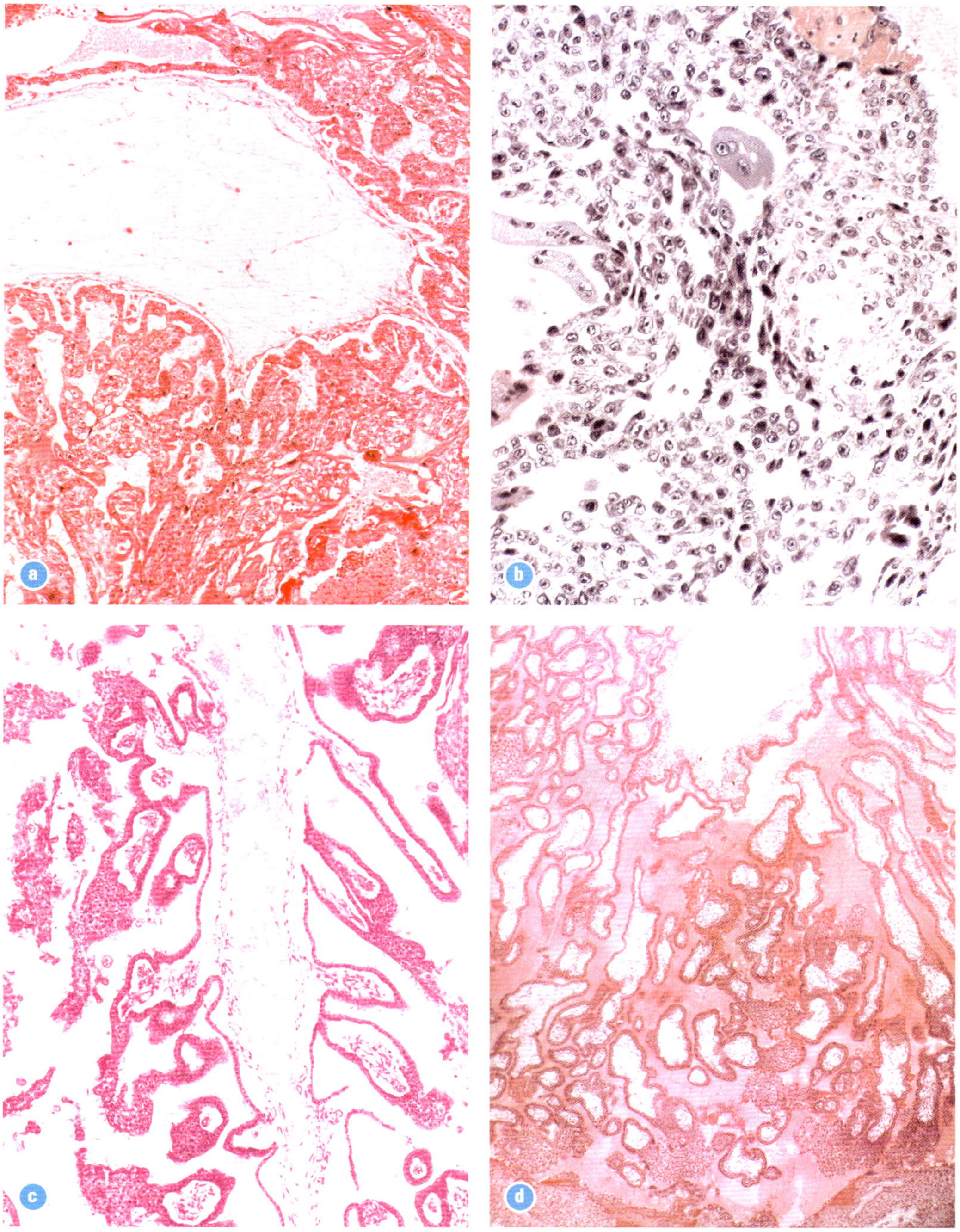

图32.1 胎盘发育早期。早期没有绒毛的绒毛膜囊（球形妊娠囊）周围由前绒毛滋养细胞围绕（a）及其高倍镜表现(b)。绒毛间质从胚盘长出，周围绕以滋养细胞(c)。随后，妊娠囊（上方）形成良好的绒毛(d)。

Arias-Stella 反应 Arias-Stella Reaction

Arias-Stella 反应指分泌期子宫内膜腺体细胞核增大、深染，可能因激素作用及多倍体所致。此种现象提示妊娠（或高水平孕激素的影响），但不能确定妊娠部位(图 32.4)[1]。

早期妊娠的超声学表现 SONOGRAPHIC CORRELATES OF EARLY GESTATION

对妊娠进行超声检查有确认妊娠和判断妊娠结局的双重作用。目前，经阴道超声检查可探及2～3mm的妊娠囊，相当于妊娠 4.5 周。之后，正常妊娠囊直径以大

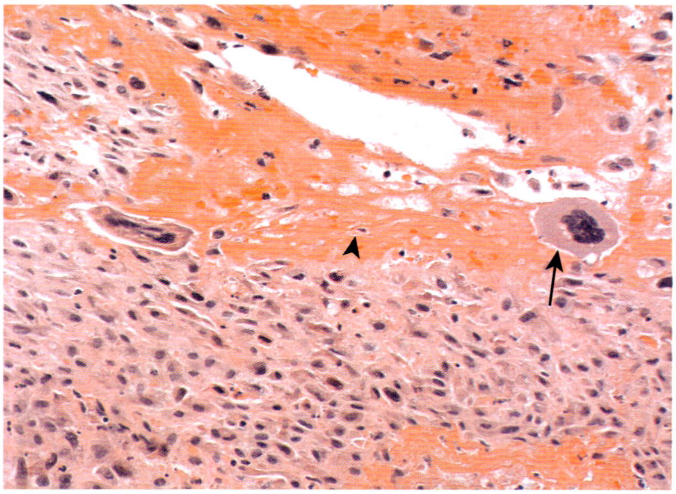

图 32.2　种植部位和 Nitabuch 纤维素，注意单个核的中间型滋养细胞（短箭头）、多核的合体滋养细胞（长箭头）。

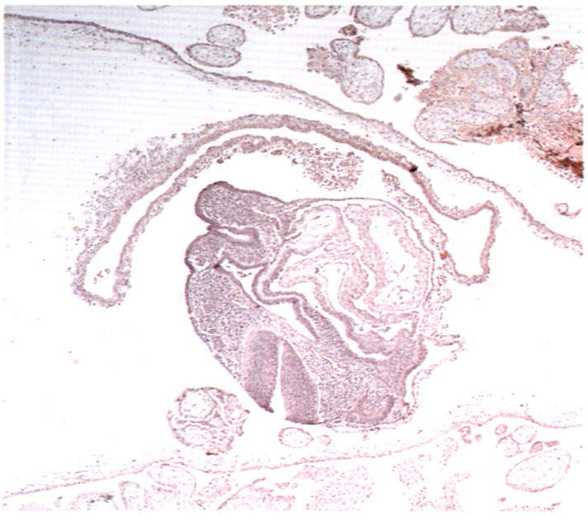

图 32.3　绒毛（妊娠）囊内的早期胚胎（中央）和次级卵黄囊（类似图 32.5 中超声所见）。

约每天1mm的速度增长。6周时可见卵黄囊，此后应可见心脏活动。有心脏活动才能认为胎儿存活，32天以后不见卵黄囊或卵黄囊异常（增大）提示结局不良。同样，6 ~ 8 周时心率低于 85bpm 通常提示结局不良。超声检查提示结局不良的其他异常有：16 ~ 18mm（胚胎大小）的胚胎没有胚胎极、妊娠头三个月和中三个月羊水过少、绒毛下方出血（图 32.5）[2]。

早期妊娠的大体检查
GROSS EXAMINATION OF THE EARLY GESTATION

识别胎盘组织 Identification of placental tissue

大多数早期流产物由蜕膜和胎盘组织混合构成。少数（~25%）流产物同时可见胚胎和胎儿组织。下面讨论早期胎盘的检查，而后讨论胚胎的检查。

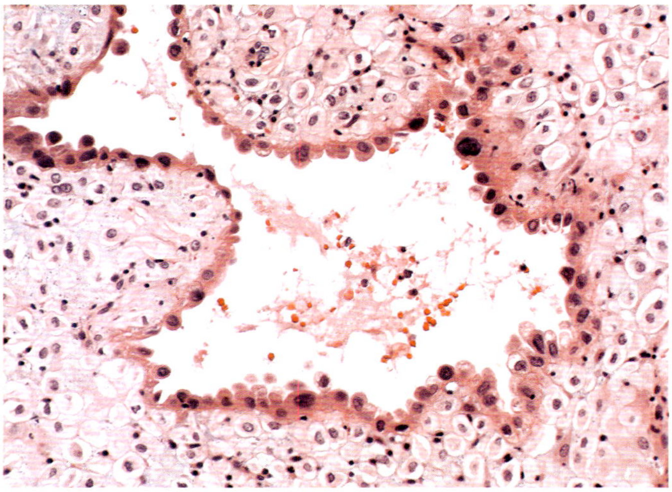

图 32.4　妊娠期子宫内膜腺体的 Arias-Stella 反应，以深染的多倍体核为特征。

大体检查，流产物中的胎盘组织为淡粉色至灰白色，细腻，质地海绵样，部分呈天鹅绒状。肉眼或解剖镜下绒毛内均看不到血管。根据这些特点区分绒毛与线状蜕膜或子宫内膜。蜕膜组织质地较一致。通常，种植部位的胎盘组织和蜕膜组织无法区分，但前者因含大量 Nitabuch纤维素，质地可能更韧。将排出或刮出的组织置于含无菌生理盐水的平皿中，绒毛组织会膨胀、漂浮，而蜕膜组织更致密，沉于下方，有助于鉴别。有时可见一塌陷的、囊状完整的绒毛囊，外表呈粗糙天鹅绒状，内面光滑并有光泽。自行排出的组织比刮宫组织更容易见到完整的妊娠囊（图 32.6）。

早期流产物的绒毛（和蜕膜）组织至少应有 1 ~ 2 个组织块进行组织学检查。许多情况下肉眼检查无妊娠产物，尤其早期自发性流产时，取材时应考虑到这一点。如果肉眼检查只有少量流产物，未见明确绒毛和胚胎组织，或临床医师怀疑异位妊娠时，应将全部送检组织进行组织学检查。在解剖镜下对送检组织进行检查可能有助于找出最可疑的绒毛，但需仔细操作（图32.7）。送检物较多时，尤其在临床未怀疑异位妊娠时，最初可取几个组织块，需要时再取材。

许多需要确认宫内妊娠的送检标本主要由凝血块构成，肉眼检查可能不明确。但凝血块中心常可见少量妊娠组织。病理医师应仔细切开凝血块，将中心为囊性或透明的部位取材，镜下检查可能在这些部位发现绒毛（图 32.8）。

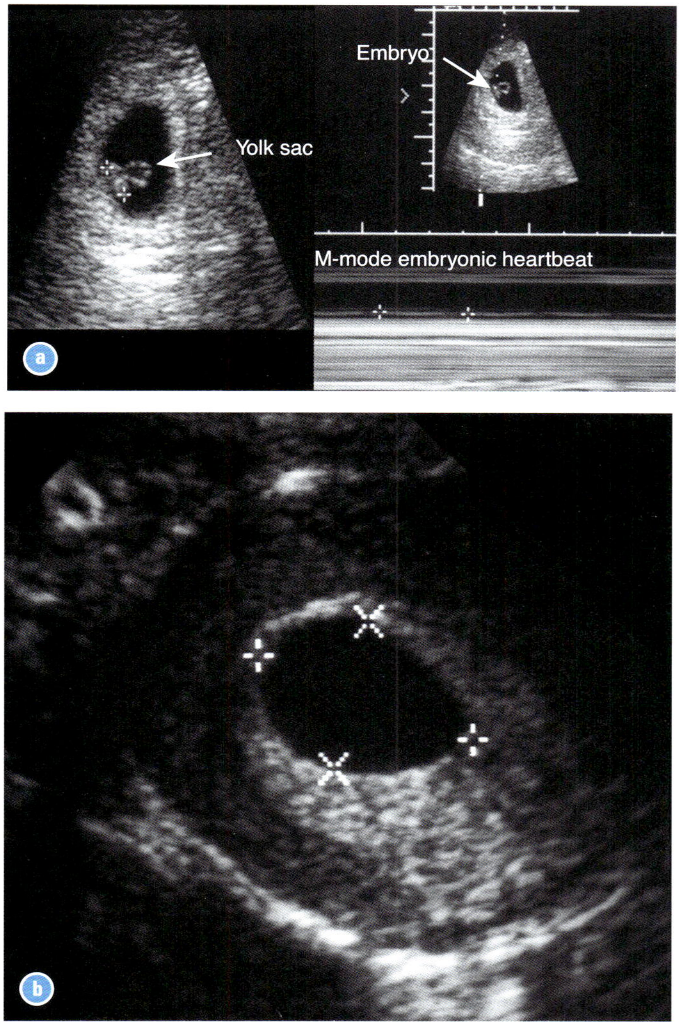

图32.5 早期妊娠的超声所见。(a) 6～7周的成活宫内妊娠：左图卡尺指示胚胎，右图箭头指示胚胎。左图胚胎旁可见正常卵黄囊（箭头）。右图下方M型超声显示胚胎心脏活动。(b) 空孕囊：妊娠约8周时的宫内妊娠失败图像，显示子宫内有一个大孕囊（卡尺），但无胚胎。

绒毛水肿 Villous hydrops

肉眼检查，绒毛水肿表现为细小的胎盘内囊性结构，类似木薯里的透明小球，如果发现绒毛水肿则应进一步检查以除外水泡状胎块（见下）。肉眼检查发现绒毛水肿以及临床检查或超声检查怀疑水泡状胎块时，若条件具备，应对绒毛组织进行流式细胞术或细胞遗传学分析。并且，必须进行更全面的组织学检查，将绒毛和蜕膜组织取材 5 ~ 10 个组织块，以确保有足够的绒毛组织，以区别水肿性流产、部分性水泡状胎块和完全性水泡状胎块。

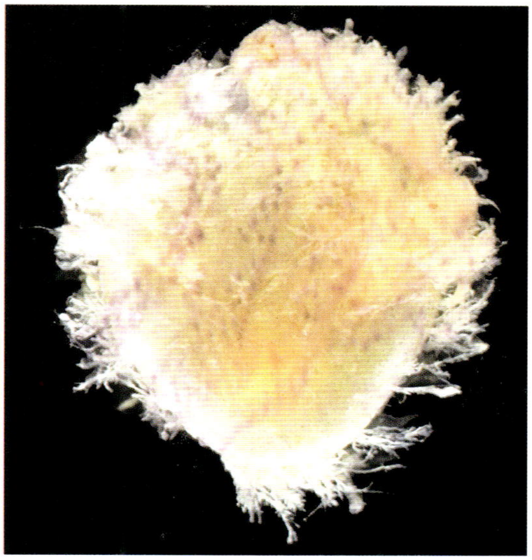

图32.6 解剖镜下观察早期孕囊。绒毛表现为丝状突起，组织学表现见图 32.1（c）和（d）。

核型分析 Karyotypic analysis

复发性自发流产应考虑进行核型分析（见下）。需要做核型分析时，将未经固定的送检物无菌操作进行肉眼检查，找到绒毛组织。可用一次性拆线包。随后，将组织置于 Hank 平衡盐溶液中冷藏，即使保存长达 72 小时仍可保持细胞活力，以用于细胞培养和染色体制备，但不能冷冻。细胞遗传学实验室将送检样本分离细胞，培养数天，直至处于分裂期的细胞达到足够数量。然后，在培养液中加入秋水仙碱抑制有丝分裂纺锤体的形成，将有丝分裂阻滞在中期。分散中期染色体、染色、计数，根据特征性显带结构进行分析。进行核型分析的关键是病理医师选取适当的组织才能确保结果反映妊娠产物的核型而非母体（即选取组织为子宫内膜或蜕膜组织）的染色体构成。如果肉眼检查绒毛组织不明显，可在解剖镜下识别胚胎组织碎片或胎盘绒毛（图32.7）。最好把来源不确定的组织分别进行组织学检查以确认其来源[3]。

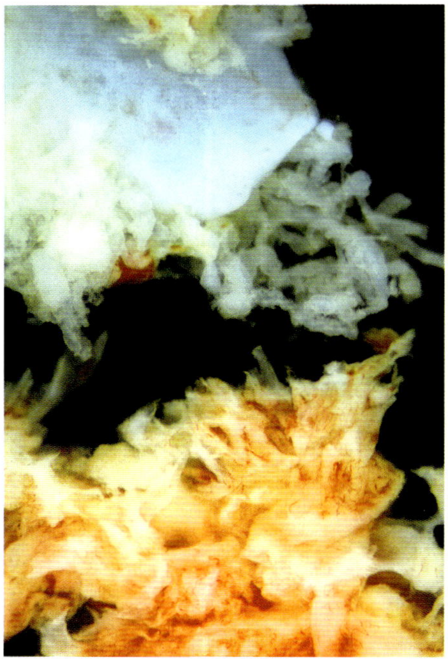

图 32.7 解剖镜下观察的早期绒毛（上方）。注意与子宫内膜（下方）相比，绒毛中不含血管。

自发性流产 Spontaneous abortion

危险人群 THE PATIENT AT RISK

早期自发性流产在临床上分为散发性流产（97%）和复发性 / 习惯性流产（3%）。因为早孕期流产相对较多，且下次妊娠常为正常妊娠，故对有 1 次或 2 次散发性流产的患者大多不进行更深入的检查。但是，据估计发生第 3 次自发性流产的几率为 0.3%[4]。对于临床诊断为复发性流产的 3% 的患者，一般要对患者及其病理标本进行细胞遗传学、解剖学、激素水平和（或）免疫学异常检查，可对下次妊娠提供治疗方案。

早期（散发性）自发性流产 EARLY (SPORADIC) SPONTANEOUS ABORTION

临床表现

按照惯例，早期自发性流产发生在妊娠 13 周以内。早期自发性流产很常见，占所有妊娠的 12% ~ 14%[5-7]。一个研究组利用高敏感血清β-hCG（β-人绒毛膜促性腺激素）对极早期妊娠进行了检测，发现全部可以检测到的早期妊娠中大约有2/3自行终止[6]。由于早孕期流产的发生率高，许多病理医师经常能遇到早期流产标本。核型异常是引起早孕期流产的一个主要的已知因素，约占 50% ~ 60%。在已知的核型异常中，最常见的是各种类型三体（约占早孕期流产的30%）、X单体（占10%）和三倍体（占2%）（表32.1）[8-10]。有些学者推测，其他散发性自发流产病例中有很多也是因染色体异常所致，如普通核型分析无法识别的小片段丢失或重排。除 1 号染色体外，所有常染色体三体都有文献报道。最常见的是 16 三体（占所有三体的 30% ~ 50%），此种异常妊娠几乎全部流产。2、7、13、14、15、21 和 22 三体大约各占5 %~ 10%。尽管染色体异常是许多（如果不是最多）

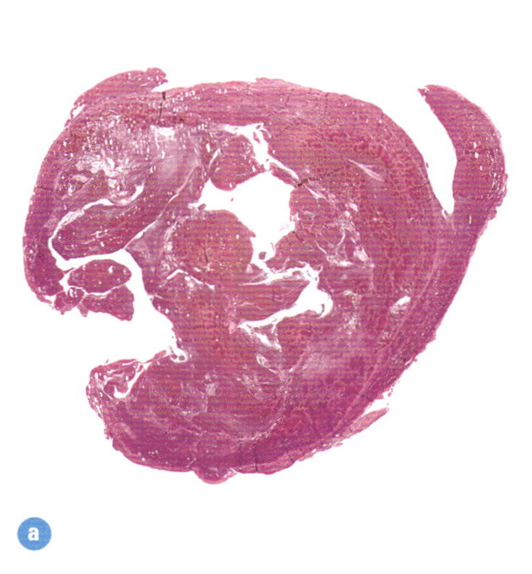

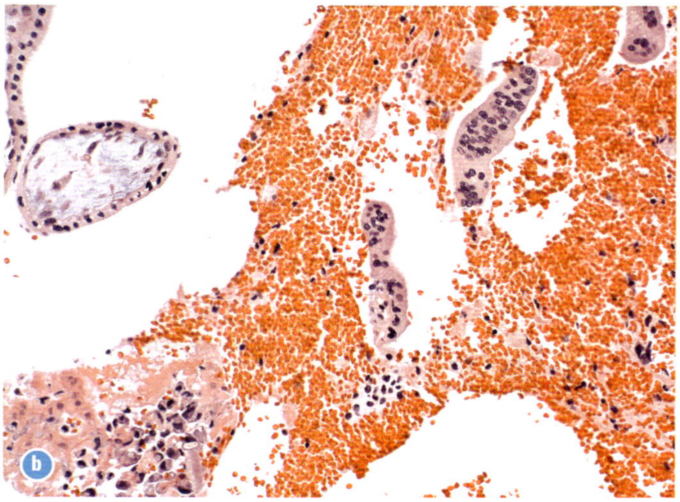

图 32.8 凝血块中的早期妊娠产物（a）。注意检查凝血块中心，经常可见少数绒毛和滋养细胞（b）。

早期流产的可能原因，但首次流产标本在进行常规检查时大多未进行细胞遗传学分析（见下）[8-10]。事实上，只有4%～6%的核型异常来自双亲胚系异常（如平衡互换易位或Robertsonian易位）。因此，即使流产物有核型异常，也极有可能是散发事件使妊娠无法继续，并没有很高的复发风险和（或）对以后妊娠造成影响。

病理学 Pathology

检查刮宫组织时，病理医师应了解自发性流产的下述特点：

与胚胎死亡有关的改变
Changes associated with embryonic death

自发性流产一般发生于胚胎死亡后。最早期变化是胎儿血管内的细胞碎片，出现于胎儿死亡后数小时[11]。胎儿死亡后数天的绒毛表现不同，可以为：含有核红细胞的正常绒毛（图32.9a)、有水肿和黏液样变性的水肿绒毛（图32.9b)，嗜酸性胶原化无血管（称为绒毛纤维化）绒毛、绒毛硬化及无血管绒毛（图32.9c)。胎儿死亡后数天至数周的标本常有这两种改变并存。这些组织学发现与胚胎发育停止后胎盘残留有关，不能说明自发性流产的原因。

看似异常但在早期妊娠常见的组织学特征
Changes that appear abnormal but typify early gestation

分散的簇状不成熟绒毛，伴有绒毛变性和明显的绒毛周围纤维素沉积是早期妊娠期的一种常见表现，提示绒毛梗死。病理医师可能认为这是造成早期流产的原因，但此种改变同样见于治疗性流产，可能不会导致早孕期流产（图 32.10)。

绒毛水肿 Villous edema

另一种早期自发性流产的常见表现是绒毛明显水肿（水肿性流产），必须与水泡状胎块进行鉴别。后者于下文详述。水肿性流产的特征包括绒毛大小相对一致，主要呈圆形或椭圆形，绒毛直径逐渐变化，无滋养细胞增生或水池形成（图 32.11)。

表 32.1　散发性流产的染色体异常

异常	(%)
无	56.1
45,X	9.8
常染色体三体	30.9
16	8.6
22	4.3
21	4.9
其他	13.4
双重 / 三重三体	2.0
三倍体	6.5
四倍体	1.8
结构重排	2.5
嵌合性、XXY，单体	＜ 0.2

提示流产或胎儿死亡有特异原因的组织学表现
Histopathologic findings indicative of a specific mechanism of abortion or fetal death

此种表现在早期流产中非常少见。惟一相对常见、了解得比较清楚、并且可靠的流产原因是部分性或完全性水泡状胎块（见后述）。病理医师偶尔可以见到慢性绒毛炎或提示病毒感染的形态表现（如巨细胞病毒或细小病毒）。

三体妊娠可有绒毛轻度异常伴滋养细胞增生，但没有细胞遗传学分析则无法诊断[12]。另一种与基因异常有关的组织病理学表现是绒毛内包涵体形成[13]。结构异常的绒毛和包涵体常见于部分性水泡状胎块，但也可见于其他类型无法成活的妊娠。因此，虽然这些特点可以见于基因有异常的妊娠，但并不能提示何种遗传学变化（图 32.12)[14]。

种植部位 The implantation site

大多数流产标本中都含有胎盘着床部位的组织（新近的子宫内膜种植部位，见上述)。某些流产标本中可见超常种植部位反应，这代表旺盛增生的滋养细胞浸润蜕膜和子宫肌层，是一种非肿瘤性的生理性过程。组织学表现为中间型滋养细胞中等程度增生，可有异型性（图

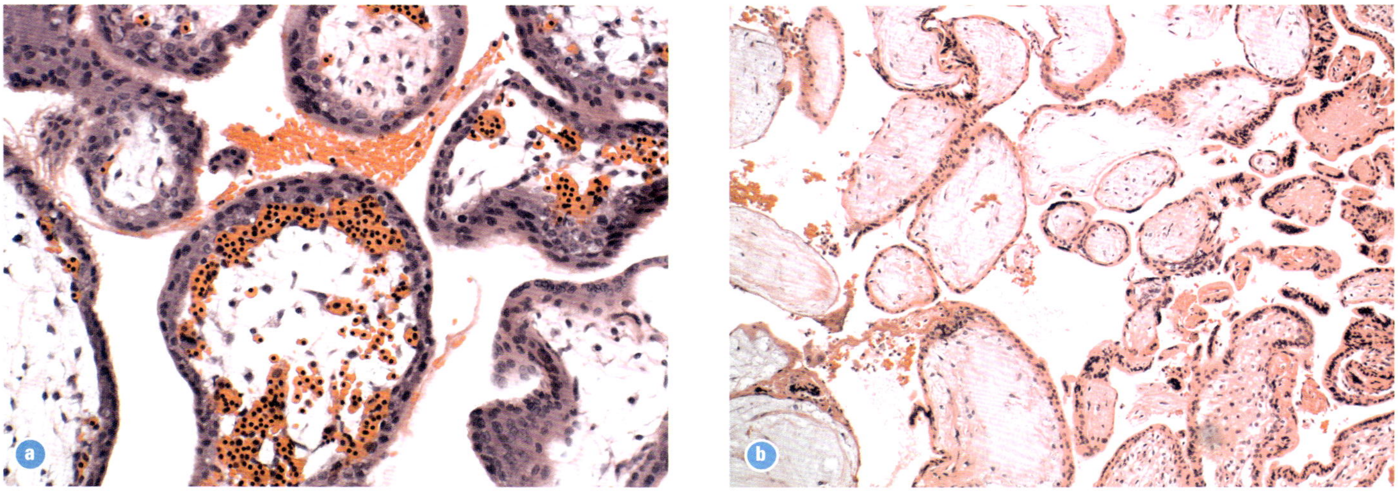
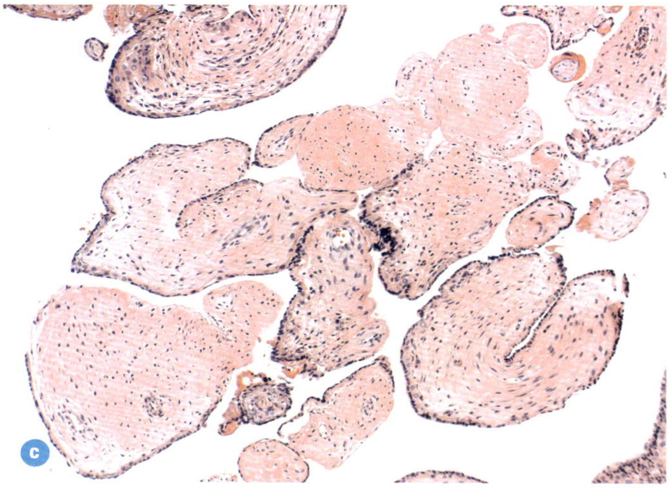

图 32.9　(a) 大约 8 周时的正常不成熟绒毛，可见有核红细胞。(b, c) 与胚胎死亡有关的早期自发性流产的绒毛改变，包括绒毛水肿 (b) 和绒毛硬化 (c)。

32.13)。大多数超常种植部位反应发生于妊娠早期（标本中一般有不成熟绒毛）或水泡状胎块（标本中一般含有诊断意义的绒毛）。

母体组织 Maternal tissues

母体组织对早期自发性流产的诊断一般无重要意义。子宫内膜炎症和坏死是常见的继发性改变，一般不是流产的原因，也不提示妊娠感染。偶尔，“感染性流产”、流产后综合征（感染性稽留流产）或原发性感染性流产（如B组链球菌或李斯特菌感染）可有蜕膜重度急性炎症和急性绒毛炎。

虽然母体组织可能与流产的病因无关，但病理医师应仔细检查刮出标本，也许会有对临床有意义的发现。妊娠标本中偶尔可以见到的病变和肿瘤包括 (a) 宫颈或

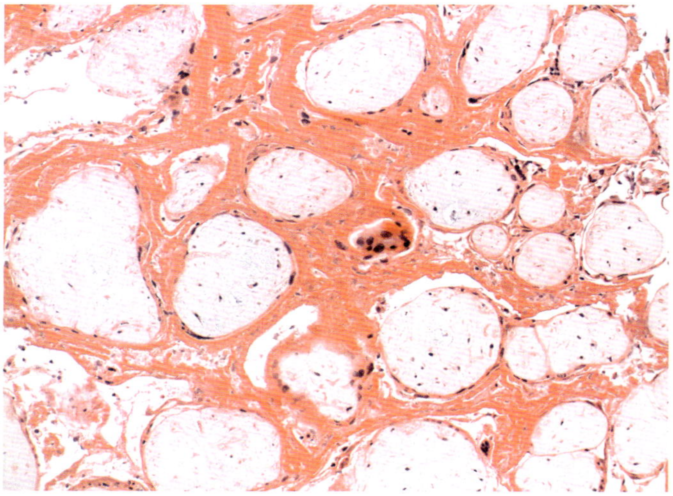

图32.10　绒毛变性和绒毛周围纤维素沉积。这是妊娠早期的一种常见表现。

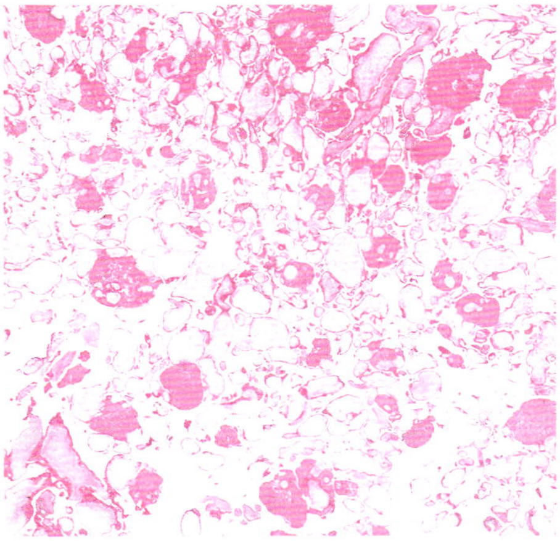

图 32.11 水肿性流产之弥漫性绒毛水肿。

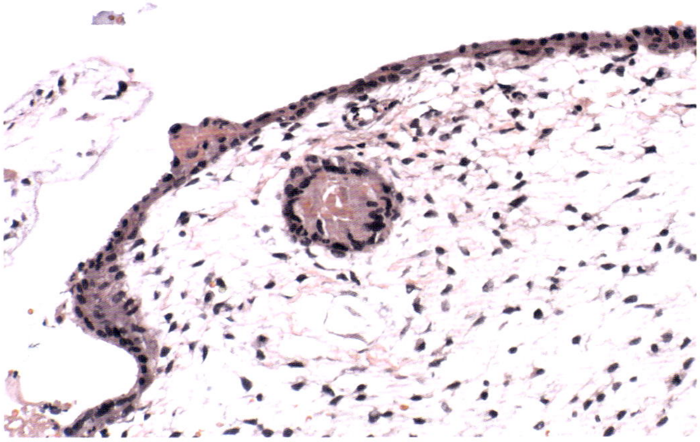

图32.12 滋养细胞包涵体。常见于部分性水泡状胎块，也可见于其他类型的妊娠。

子宫内膜息肉；(b) 黏膜下平滑肌瘤；(c) 子宫内膜增生性病变，包括局灶增生［与妊娠有关的局灶性子宫内膜增生（localized endometrial proliferation associated with pregnancy，LEPP)］(图 32.14）和子宫内膜腺癌；(d) 宫颈肿瘤（一般为鳞状上皮内病变）。LEPP可能与子宫内膜上皮内肿瘤或癌相混淆。作者一般建议随访子宫内膜病变 6 个月，但随访结果一般为良性[15]。

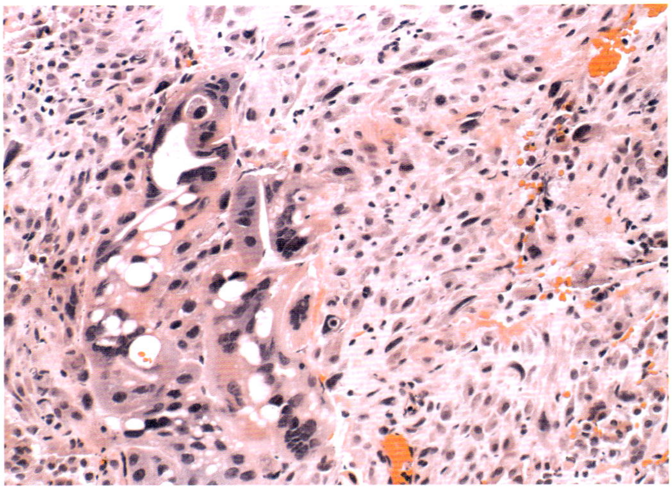

图32.13 超常种植部位的中间型滋养细胞中度增生并伴有异型性，也是早期妊娠的一种常见正常反应。

复发性（习惯性）流产 RECURRENT (HABITUAL) ABORTION

危险人群 The patient at risk

复发性流产指有 3 次自发流产史。病因总结于表 32.2，包括黄体期/排卵缺陷（20%～40%）；子宫异常，如分隔子宫、平滑肌瘤和息肉（10%～18%）；宫颈内口松弛（2%）；母体血栓性或免疫性因素（4%～20%）；因双亲之一染色体平衡易位造成的胎儿染色体失平衡易位（5%）[16-18]。

核型分析 Karyotypic analysis

对于习惯性流产，常需进行胎盘或胎儿核型检查，以确认有无因双亲之一胚系突变所致的异常（重复易位、Robertsonian 易位）。应在解剖镜下无菌操作，将未经固定的绒毛或胎儿组织碎片与母体蜕膜组织分开，用于细胞遗传学分析，保持样本存活和无菌状态是成功进行核型分析的关键（见前述）。分辨不清时，应进行组织学鉴定，并结合细胞遗传学结果（即核型正常的组织来自二倍体胎儿还是母体组织）进行综合分析[3]。

组织学表现 Histologic findings

流产后下次妊娠之前，临床上和病理学上通常检查有无子宫和宫颈解剖异常、子宫内膜黄体期反应不良和免疫性/血栓性因素。对流产物进行组织学检查很少能够找到复发性流产的病因，但对胎盘或胎儿组织进行组织学检查有时能够发现原因。

慢性绒毛膜炎 Chronic intervillositis

此种胎盘病变少见，最近认为与孕早期和中期的复发性流产有关[19-21]。晚期妊娠时的慢性绒毛膜炎与胎儿生长不良（宫内生长阻滞、IUGR）和死产有关。大多数慢性绒毛膜炎可能与免疫学因素（母体对胎盘组织的排斥反应）有关。少数为感染性，如疟疾和复发性败血症。组织学上，绒毛间有大量母体单个核细胞（主要是组织细胞和散在的淋巴细胞）浸润和纤维素沉积（见第33章图 33.67 和第 34 章图 34.12）。

胚胎和胎儿组织 Embryonic and fetal tissues

对于非常早期的自发性流产，病理医师应当仔细寻找胚胎和胎儿组织。大多数病例肉眼检查无胚胎和胎儿组织，原因可能是样本破碎使胎儿成分无法识别或者存在遗传学异常不能形成胚胎（“空孕囊”、“受精卵枯萎”）（图 32.5b，32.15a, b）[9]。有完整孕囊时，大约 25% 的样本中可见变形的小胚胎（或称为“结节状”、“无定形”、

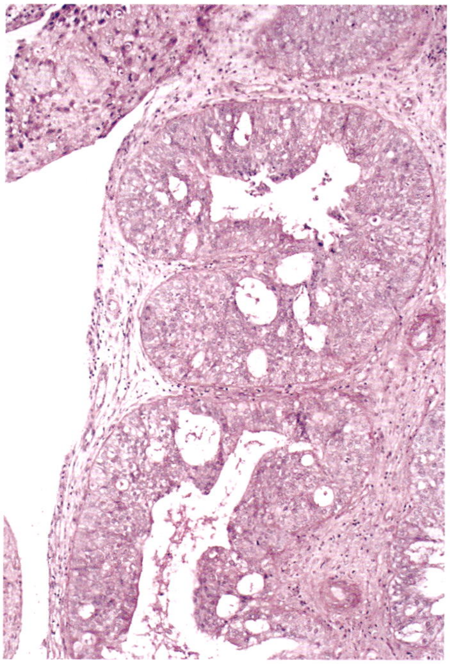

图 32.14 妊娠期子宫内膜局灶增生（LEPP），腺体结构复杂，细胞呈多层，有筛状结构。产后刮宫显示子宫内膜正常是其特征。

表 32.2 与复发性（习惯性）流产有关的因素

遗传因素	染色体结构异常（来源于双亲或配子形成过程新出现的异常）
	平衡易位
	Robertson 易位
	倒置
	单基因突变（孟德尔疾病）
	多重基因疾病
内分泌因素	黄体期缺陷
	血糖或高血红蛋白 A1C 水平未加以控制的糖尿病
	高泌乳素血症
	多囊卵巢综合征
解剖因素	分隔子宫
	双角子宫
	双子宫
	单角子宫
	平滑肌瘤
	宫颈内口松弛
	获得性/医源性疾病（Asherman 综合征）
免疫因素	抗磷脂抗体阳性的系统性红斑狼疮（抗凝狼疮）
	抗磷脂综合征
	自身抗体：甲状腺、抗 SSA、抗核抗体
环境因素	吸烟
	饮酒
	化学因素（砷、苯、苯胺、环氧乙烷、甲醛、铅）
与复发性流产无关的因素（与散发性流产有关）	
感染	严重母体感染（如肺炎）
	弓形虫病
	风疹病毒
	单纯疱疹病毒
	巨细胞病毒
	麻疹病毒
	柯萨奇病毒
	李斯特单核细胞增多症
	苍白密螺旋体
	ureaplasma urealyticum

Adapted from Roberts and Murphy[16]。上表所列因素中有许多引起复发性流产的原因尚不确定。

“圆柱形”或“生长不良的”胚胎），25%可见形成良好的胚胎或胎儿（图 32.15 c, d）。对于较为正常的胚胎和胎儿，病理医师应当判断孕周，观察是否出现正常生长发育的特点（表 32.3, 32.4）[22, 23]。孕 10 周是胚胎器官形成期和胎儿生长发育期的界限。顶臀长＜ 3cm 为胚胎，顶臀长＞3cm 为胎儿。若组织破碎，则测量足的长度用于判断孕周。足长＜ 5mm 为胚胎，＞ 5mm 为胎儿（足的测量见表32.4）。仔细检查结合解剖镜下低倍镜观察，早期流产标本中大约10%可见先天性畸形。最常见的畸形为神经管缺陷、独眼畸形、面裂和多指。因某些畸形容易反复发生，故发现畸形时应进行遗传学检查。

异位妊娠 Ectopic pregnancy

危险人群 THE PATIENT AT RISK

异位妊娠指妊娠产物种植于子宫外或子宫内的异常部位，其发病率已明显增加。20 年以前发病率为 1/250 次妊娠，目前发病率升高 6 倍，在美国约占所记录妊娠的 2%[24, 25]。

流行病学研究表明，异位妊娠更常见于城市黑人高龄女性、经济社会地位低及多产者。尤其需要说明的是，异位妊娠是早孕期孕妇死亡的首要原因，约占妊娠相关死亡的 9% ~ 13%[24, 26]。近年死亡率已降低，在美国估计约为 30 ~ 40 人（MMWR)。

对 126 例连续异位妊娠进行的 1 项研究发现，35% 有不育史、38% 有输卵管手术史、17% 有盆腔炎症史、16%有异位妊娠史、13%既往有盆腔手术史。重要的是，有47%的病例无危险因素[27]。表32.5列出一组大型研究的相对危险因素。异位妊娠的最常见部位是输卵管，约占所有异位妊娠的 97%。

与异位妊娠有关的输卵管因素包括先天性异常（憩室、发育不良、副孔等）、出生前宫内接触DES（引起结构异常）、结节性峡部输卵管炎及输卵管肿瘤（非常罕见）。非肉芽肿性（尤其沙眼衣原体和人支原体）和肉芽肿性（尤其结核分枝杆菌治疗后）输卵管炎患者异位妊娠发生率高的原因可能是炎症后瘢痕形成和上皮细胞纤毛功能异常。而使用避孕套时，输卵管妊娠的发生率较低。已行输卵管绝育术的妇女异位妊娠的总体发生率低于一般人群。但结扎后发生的妊娠很可能是异位妊娠（10% ~ 15%）。同样，输卵管结扎后重塑术的患者，有 5% ~ 10% 妊娠产物种植在输卵管[27]。

已报道的增加异位妊娠的输卵管外因素包括吸烟和激素水平异常，如排卵功能失调和仅口服低剂量孕酮类避孕药，可能使上皮细胞纤毛功能发生改变[28]。大约 2% ~ 10%通过辅助生育技术（assisted reproductive technology, ART）实现的妊娠种植在输卵管，尚不清楚是由外源性促性腺激素导致的激素水平继发性改变还是因不育症的基础病变所致[29-31]。使用IUD的患者异位妊娠总的发生率并不高。但使用IUD者若发生妊娠，4% ~ 8% 为异位妊娠，其中10%种植在卵巢，可能IUD有阻止宫内妊娠的作用[32, 33]。

从上述因素来看，欧洲和北美异位妊娠发生率增加的原因可能是输卵管炎症能够得以早期治疗（输卵管瘢痕形成但未完全阻塞，保留了生育能力）、ART 应用增加、敏感影像学技术和实验室技术的广泛使用使过去可能无法诊断的早期异位妊娠得以诊断。

临床表现 CLINICAL PRESENTATION

异位妊娠患者的最初病史和体征可能导致临床误诊[24]。并不是所有病例都有盆腔或腹部疼痛及阴道出血这些典型症状，尤其没有破裂的异位妊娠。有前述异位妊娠危险因素的患者不足 50%，使临床表现更加不典型。此外，盆腔检查常不可靠。而且，无法根据阴道曾排出过组织来鉴别过期宫内流产和异位妊娠时脱落的蜕膜组织。血清β-hCG低水平地或缓慢地升高不能用以区分异常宫内妊娠与宫外妊娠。最后，虽然经阴道超声检查对诊断很有帮助，但结果常不肯定（图 32.16）。

临床诊断原则和治疗 CLINICAL DIAGNOSTIC ALGORITHM AND MANAGEMENT

高度可疑异位妊娠且血清β-hCG阳性时，需进行经阴道超声检查（图32.16），若宫内未见妊娠囊，则取子

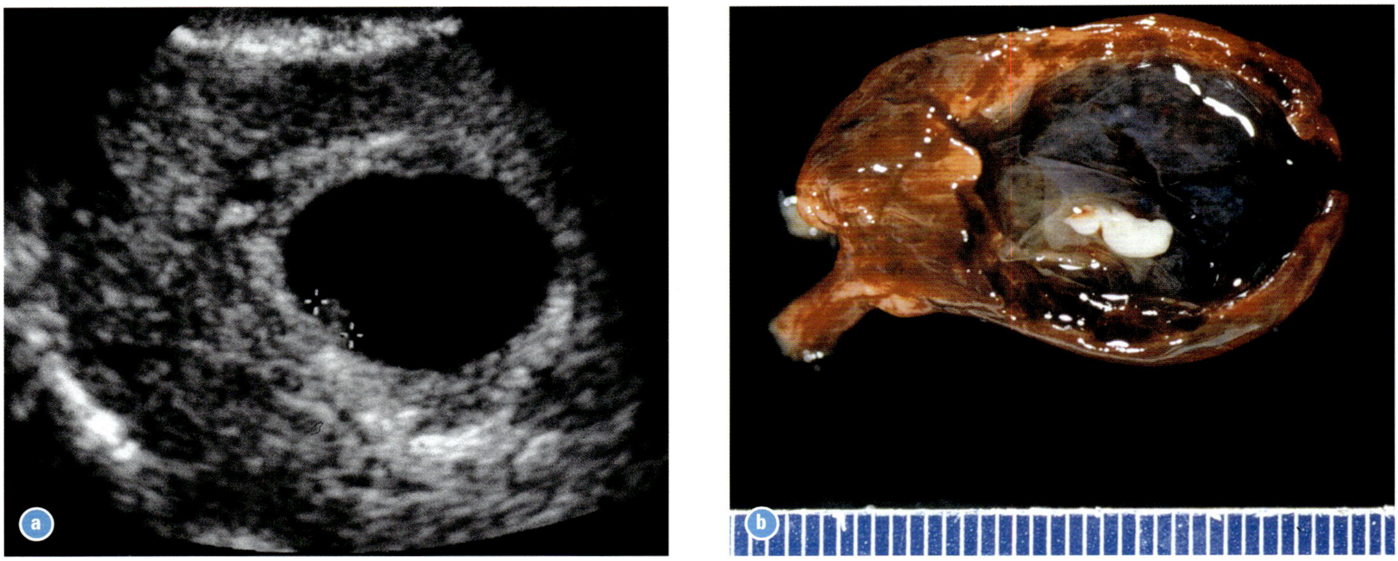

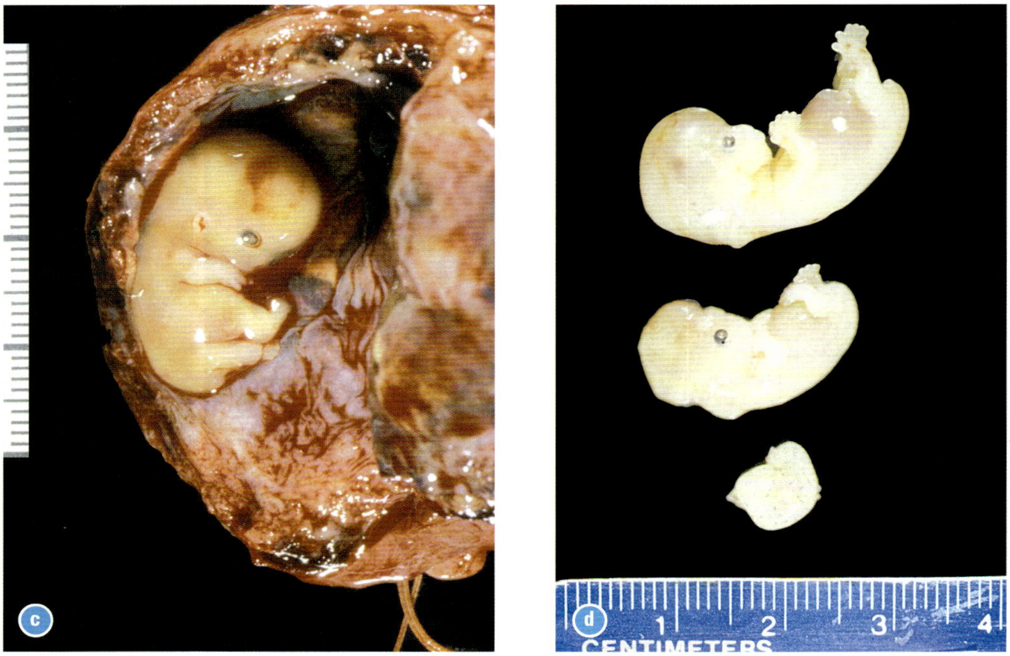

图32.15　(a) 异常宫内妊娠的超声所见，胚胎很小（卡尺），无心跳，说明妊娠失败。(b) 妊娠8周时枯萎的受精卵。(c) 妊娠大约10周的正常胎儿。(d) 妊娠大约5周、7周和8周的胚胎（从下到上）。

宫内膜样本。除个别例外情况，如异位妊娠和宫内孕并存（发生率约为1/4000次妊娠）外，宫腔内有妊娠产物存在并确定为宫内妊娠流产，能除外异位妊娠。当异位妊娠诊断明确（临床上或组织病理学上）或无法确诊为宫内妊娠时，可采取随诊观察，若患者情况不稳定时可给予甲氨蝶呤和（或）手术治疗。

刮宫标本的检查
EXAMINATION OF THE CURETTINGS

概述

病理医师收到刮宫标本时，首先应明确临床是否怀疑异位妊娠。若临床不太考虑异位妊娠、患者情况稳定且不准备进行手术治疗，则应对刮宫标本仔细进行肉眼

表 32.3　人类胚胎发育阶段的推算标准

发育时间（天）[a]	妊娠时间（周）	体节数量	最大长度（mm）	主要特征
胚胎发育阶段				
20 ~ 21	5	1 ~ 3	1.5 ~ 3.0	出现较深神经沟和第一体节。头褶明显。
22 ~ 23		4 ~ 12	2.0 ~ 3.5	胚胎呈直线或略弯曲，形成神经管或背侧体节，但牙侧和尾侧开放。可见第一和第二对腮弓。
24 ~ 25		13 ~ 20	2.5 ~ 4.5	因头褶和尾褶出现，胚胎弯曲。口侧神经孔闭合。可见耳基。视泡形成。
26 ~ 27		21 ~ 29	3.0 ~ 5.0	出现上肢芽。尾侧神经孔闭合。可见三对腮弓。心脏清晰。有耳坑。
28 ~ 30	6	30 ~ 35	4.0 ~ 6.0	胚胎弯曲呈 C 形。上肢芽呈鳍状。可见四对腮弓。出现下肢芽。有耳泡。视基清楚。有短尾。
31 ~ 32		33 ~ 36	5.0 ~ 7.0	上肢呈桨状。可见视坑和鼻坑。有耳杯。
33 ~ 36	7		7.0 ~ 9.0	手板形成。有视泡。鼻坑明显。下肢呈桨状。可见颈窦。
37 ~ 40			8.0 ~ 11.0	足板形成。视网膜可见色素。耳丘发育。
41 ~ 43	8		11.0 ~ 14.0	出现指或趾。耳丘形成外耳耳廓轮廓。躯干开始变直。脑泡明显。
44 ~ 46			13.0 ~ 17.0	趾或指线清楚。可见肘部。眼睑形成。手指线间分开。可见乳头。
47 ~ 48	9		16.0 ~ 18.0	肢体向腹侧延伸。躯干变长变直。中肠疝明显。
49 ~ 51			18.0 ~ 22.0	上肢变长，并在肘部弯曲。指清楚，但有蹼。足趾线间分开。出现头皮血管丛。
52 ~ 53			22.0 ~ 24.0	手和足彼此靠近。手指分离、变长。足趾清楚，但有蹼。有短尾。
54 ~ 55			23.0 ~ 28.0	足趾分离、变长。眼睑和外耳廓进一步发育。
胎儿期开始				
56	10		27.0 ~ 31.0	头更圆，显示人形。外生殖器可尚无性别差异。因有小肠疝入，脐带仍然隆起。尾消失。

From 表 5.1，Moore[22]。

[a] 孕龄从受精开始计算（孕龄：2 周）。

检查，将可疑组织单独置于包埋盒中，将所有送检标本制片后检查。但是，如果临床高度怀疑异位妊娠，患者临床情况不稳定，若采取常规处理难以在18小时之内得出结论时，则应对送检标本进行冰冻切片全面检查。

组织检查 Examination of the tissues

如前所述，应仔细进行组织学检查，观察有无不成熟绒毛、胚胎组织或新鲜的种植部位。首先进行肉眼检查，最好将组织漂浮于盛有生理盐水的平皿中，不成熟绒毛呈细微海绵状结构。在解剖镜下进行检查能找到尽可能多的绒毛，但应注意解剖镜下有可能将蜕膜中的血管及腺体结构与绒毛混淆，尤其是没有经验的病理医师。因此，未经组织学检查证实而宣布找到绒毛组织应十分谨慎。刮宫标本的组织学检查必须有如下一项或几

表 32.4　不同妊娠时期足长度（FL）的测量

妊娠时间（周）	平均（mm）	最小FL（mm）	最大FL（mm）
胚胎发育阶段			
8.5	4.2	3.8	4.6
9	4.6	4.2	5.0
胎儿发育阶段[a]			
10	5.5	5.0	6.0
11	6.9	6.0	7.8
12	9.1	7.5	10.8
13	11.4	9.8	13.0
14	14.0	12.5	15.5
15	16.8	15.2	18.5
16	19.9	18.2	21.6
17	23.0	21.0	25.0
18	26.8	24.8	28.8
19	30.7	28.5	33.0
20	33.3	31.0	35.7
21	35.2	32.5	38.0
22	39.5	36.0	43.0
23	42.2	39.0	45.5
24	45.2	42.0	48.5

[a] 为便于实用，足长度≥5mm 为胎儿（孕周≥10 周），＜5mm 为胚胎（孕周＜10 周）。From Streeter[23]。

表 32.5　异位妊娠的危险因素[26]

危险因素	条件	相对危险度
输卵管手术史	有	4.0
抽烟	＞20 支 / 天	3.9
性传播疾病史	伴有盆腔炎症性疾病	3.4
自发流产史	＞3 次	3.0
年龄	＞40 岁	2.9
治疗性流产史	药物或手术	2.8
不育史	＞2 年	2.7
阑尾切除术	有或破裂	1.4
曾用宫内避孕器	有	1.3

项特点才能确认为宫内妊娠：胎儿成分、绒毛结构或种植部位。应该强调的是，异位妊娠时的子宫内膜有从正常月经周期至妊娠期的多种组织学表现，这取决于异位妊娠的时间。实际上，＞60%病例的子宫内膜对异位妊娠产生的激素有反应，腺体呈分泌亢进、蜕膜样变和（或）局灶 Arias-Stella 反应[34]。因此，刮宫标本中只有 Arias-Stella 反应和（或）蜕膜样变不足以诊断宫内妊娠。另外，如上所述，缺乏任何妊娠表现时也不能除外异位妊娠。

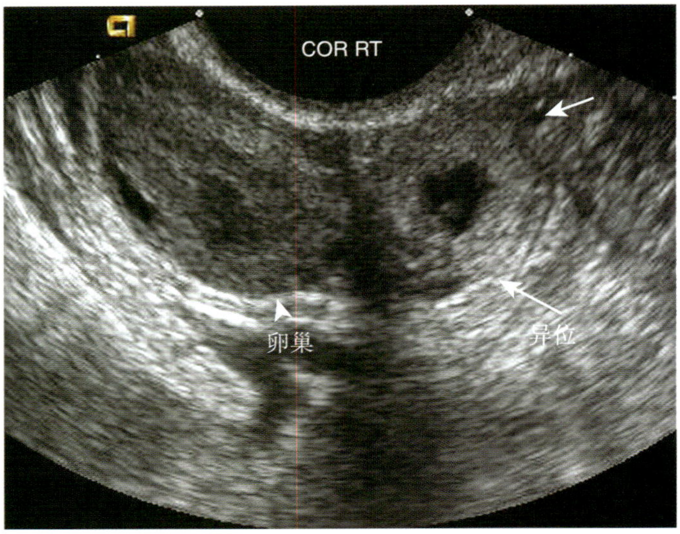

图32.16　输卵管异位妊娠。右侧附件冠状面超声显示卵巢（箭头）附近界限清楚的肿块（箭），但与卵巢分离。肿块内胚胎可见心跳，确认为异位妊娠。

刮宫标本组织学检查中的陷阱（表 32.6 及图 32.17, 32.18）
PITFALLS IN HISTOLOGIC EXAMINATION OF ENDOMETRIAL CURETTINGS

不能用于诊断当前妊娠为宫内的污染组织或滋养叶细胞
Contaminating tissues or trophoblast that are not diagnostic of current intrauterine pregnancy

成熟绒毛 Mature villi

在显微镜下只见少许绒毛组织时，必须确认绒毛为妊娠头3个月的不成熟绒毛，而非污染的成熟绒毛（来自同一操作台上取材的其他患者的足月胎盘）。妊娠后3个月的胎盘绒毛散在、较小，有合体细胞结节，无胎儿有核红细胞（图32.17a）。未见不成熟绒毛时，如果存在新鲜的种植部位组织，仍可证实当前或近期妊娠为宫内孕。

脱落的不成熟绒毛 Shed immature villi

应时刻牢记的是，刮宫标本中可能含有少数来自输卵管妊娠变性脱落的不成熟绒毛。因此，病理医师和临床医师应把病理学表现和临床资料结合起来，指导患者治疗。只有新鲜的种植部位才能够绝对确认为宫内妊娠（并基本除外异位妊娠，除非是非常罕见的异位双胎妊娠）。

种植部位 Implantation site

笔者曾见到1例异位妊娠的刮宫标本污染了种植部位组织。此例样本周围见一块种植部位碎片。看到孤立的绒毛或种植部位碎片时应高度怀疑为污染。

来自往次妊娠的种植部位结节（图 32.17b）
Implantation site nodule from prior pregnancy

胎盘种植部位结节（implantation site nodule, ISN）或斑块为宫腔内界限清楚的小的玻璃样嗜酸性结节，含散在变性的中间型滋养细胞，无细胞异型性或分裂像。与新鲜的种植部位不同，纤维素不分布于蜕膜表面。胎盘部位结节发生于往次妊娠后数月至数年。子宫内膜刮出标本及宫颈管刮出标本中都可能见到此类病变。

胎盘部位滋养细胞肿瘤（PSTT）
Placental site trophoblastic tumors（PSTT）

此类肿瘤非常罕见，为中间型滋养细胞单相性增生（见下），在为除外异位妊娠而进行的刮宫标本中难以诊断此种病变。但是，笔者曾遇到1例，数月前足月分娩，β-hCG 水平低水平持续升高。为除外异位妊娠行刮宫，结果为PSTT。与早期种植部位不同，PSTT无近期妊娠的组织学表现，如胎盘种植部位表面的纤维素或绒毛。

表 32.6 异位妊娠疑似病例实验室检查时的陷阱

- 漂浮物或污染物
  - 成熟绒毛
  - 种植部位
  - 脱落至宫腔的异位妊娠变性绒毛
- 分类错误
  - 把种植部位结节当作当前宫内妊娠的证据
  - 把炎症或变性的蜕膜细胞当作中间型滋养细胞
  - 把 Arias-Stella 反应的切面当作种植部位
- 尚待充分认识的妊娠滋养细胞疾病
  - 非常早期的完全性水泡状胎块
  - 胎盘部位滋养细胞肿瘤
- 少见情况
  - 输卵管妊娠和宫内妊娠并存
- 警惕 / 忠告
  - 不推荐仅根据肉眼检查除外或证实异位妊娠
    - 未进行冰冻切片检查
    - 将蜕膜血管误认为绒毛
  - 推荐策略：
  - 如患者病情稳定，临床医师能够耐心等待——“快速”进行常规石蜡切片，18 ~ 24 小时内阅片
  - 如需立即诊断——对刮宫标本进行肉眼检查，可疑绒毛结构进行冰冻切片检查。注意：因绒毛结构细小，血性、变性标本不易冰冻，判断尤为困难。

PSTT 小团状或单个肿瘤性滋养细胞浸润至子宫肌层，细胞有异型性，分裂活跃。

水泡状胎块妊娠 Molar pregnancy

每一个病例都应该除外水泡状胎块。尤其是少量水泡状胎块滋养叶细胞能够产生类似异位妊娠的 hCG 水平，但超声检查宫腔内尚未见到水泡状胎块。即使只有少量绒毛组织，病理医师也应仔细进行检查，以免漏诊早期完全性水泡状胎块。

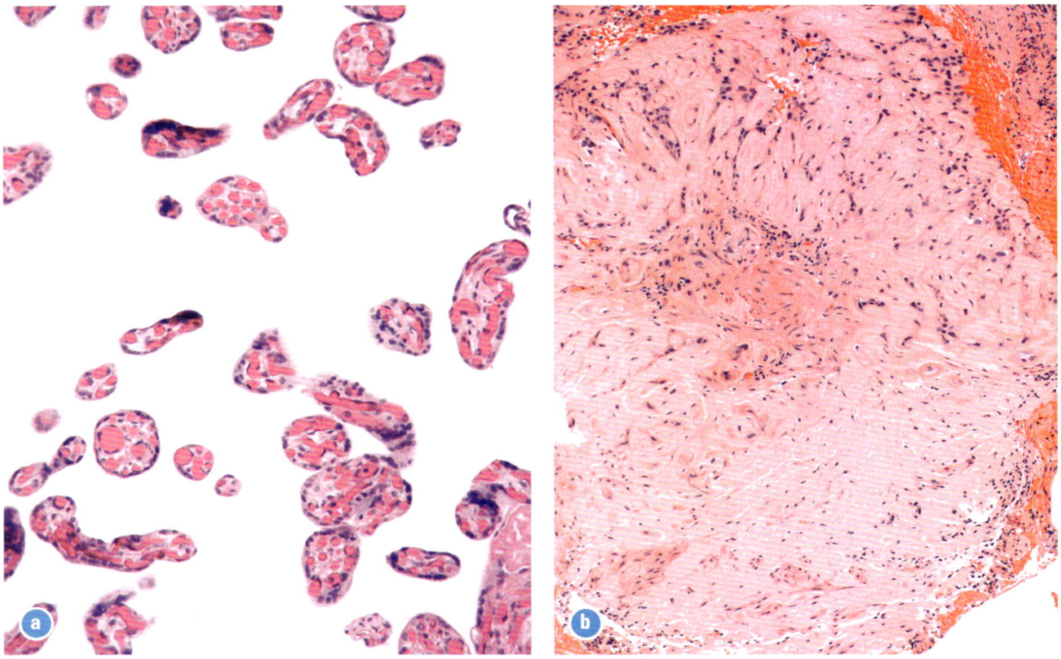

图 32.17 除外异位妊娠时的陷阱。(a) 样本可能被来自足月妊娠的成熟绒毛污染，必须与早期妊娠的胎盘绒毛鉴别；(b) 前次宫内妊娠的种植部位结节偶尔可能存在于当前因异位妊娠而行的刮宫标本中。

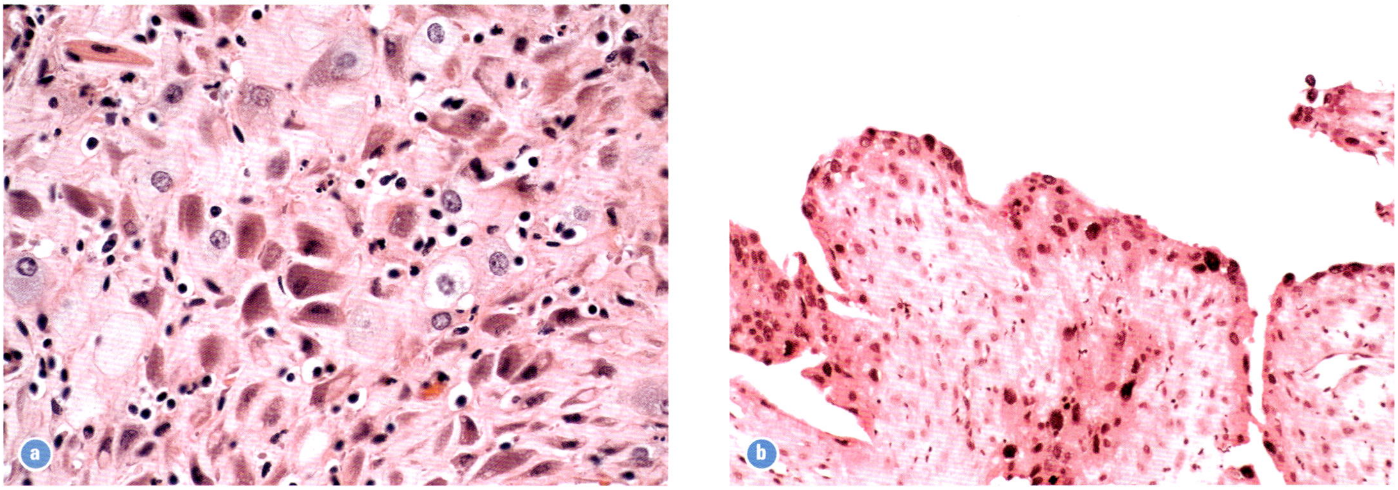

图32.18 易被误认为种植部位的组织学表现有：(a) 伴有炎症或变性的蜕膜组织，有核固缩。(b) 子宫内膜表面的Arias-Stella反应，可能类似中间型滋养细胞，与种植部位混淆。

易被误认为种植部位的组织学表现
Mimics of implantation site

此类病变包括：(a) 蜕膜的反应性或炎症性改变(图32.18 a)。蜕膜组织炎症或变性可造成细胞核形态的轻度改变，包括核深染，但细胞核轮廓规则。(b) Arias-Stella反应，此种改变常见于分泌期腺体，有增大、深染的多倍体细胞核。少数情况下，表面上皮发生Arias-Stella反应或者腺体被斜切，可类似种植部位（图32.18b）。病理医师应注意此类情况，避免误诊为宫内妊娠。

宫内合并异位的双胎妊娠
Combined intrauterine and ectopic pregnancies

据报道，输卵管和卵巢妊娠共存的发生率约为1/4000次妊娠[35]。随着ART的应用，因其能造成多个排卵或同时移植多个胚胎，发现此种情况的风险估计会增加。但在过去 14 年中，Brigham and Women 医院只诊断过1例，提示其发生率相当低（Brigham and Women 医院的分娩率约为 10 000/ 年）。

临床医师和病理医师应注意避免的陷阱
Pitfalls to be avoided by both clinician and pathologist

1. 仅基于肉眼及解剖镜下检查推测为异位妊娠：应予以避免。如果手术医师等待检查结果进行腹腔镜手术，则必须进行冰冻切片。
2. 肉眼或解剖镜下检查推测妊娠非异位性：如上所述，如果立即需要病理结果指导治疗方案，则必须进行冰冻切片。
3. 根据少量绒毛或位于标本边缘的种植部位碎片确诊宫内妊娠。应进一步送组织检查。理想情况下，种植部位和绒毛同时存在。
4. 根据胎盘部位结节（ISN）诊断宫内妊娠。ISN是前次妊娠（非本次妊娠）的表现。笔者曾遇到本次妊娠为异位妊娠，而刮宫标本为 ISN 的病例。
5. 仅根据刮宫标本中无绒毛诊断异位妊娠。而绒毛不存在的原因可能是取材不充分或宫内妊娠产物已被排出。此时可描述性诊断为：根据送检组织不除外异位妊娠。

输卵管检查
EXAMINATION OF THE FALLOPIAN TUBE

异位妊娠的确诊 Confirmation of ectopic pregnancy

对于输卵管切除术标本，应全面检查输卵管，注意是否完整，有无破裂（图32.19）。常有输卵管局部或弥漫性扩张和浆膜充血，可能伴有输卵管伞端被血凝块封闭。大约 60% 的输卵管妊娠在术前破裂。若输卵管已破，凝血块和胎盘组织会从破裂处膨出。有此种血凝块存在时，应切成薄片仔细检查，注意有无囊样结构或胎儿组织存在。受精卵可以种植在输卵管全长的任何部位，发生率由高至低依次为：壶腹部、峡部、伞端（常和卵巢种植难以鉴别）。重要的是谨记：破裂部位并不一定是种植部位[34]。

如果输卵管管腔空间允许，则受精卵的种植类似正常妊娠，可见锚着绒毛和细胞滋养叶细胞柱（图32.20）。滋养叶细胞在输卵管壁的平滑肌束间浸润，达浆膜下，可以浸润并取代输卵管血管，血管壁常有纤维素样变性（与子宫内膜螺旋动脉类似）。大约 1/3 输卵管妊娠的绒毛为正常形态，尤其在胚胎尚存活被早期发现并取出时。其他病例的绒毛出现与胚胎死亡有关的改变（间质纤维化、绒毛血管硬化、水肿）。

病因诊断 Establishing possible causes

应注意有无输卵管结构异常、急性或慢性输卵管炎、结节性峡部输卵管炎、子宫内膜异位症、输卵管水肿、肿瘤及其他输卵管异常（图32.20，见第21章）。在评价有无急性或慢性输卵管炎时，重要的是谨记：输卵管壁常有与正常妊娠的蜕膜组织类似的混合性炎症细胞浸润，这不能作为曾有输卵管感染的证据。

鉴别诊断 Differential diagnosis

上次未察觉及未诊断的异位妊娠残留的滋养细胞可形成结节状肿块，由中间型滋养细胞、玻璃样变绒毛和其他玻璃样物质构成，也可形成胎盘部位结节，可持续存在较长时间。其他能够引起输卵管扩张和（或）临床表现类似异位妊娠的病变包括输卵管积血、子宫积血、急性和慢性输卵管炎、输卵管积水、异位水泡状胎块妊娠（图 32.21, 32.22）、输卵管扭转及良恶性肿瘤（见第 21 章）。

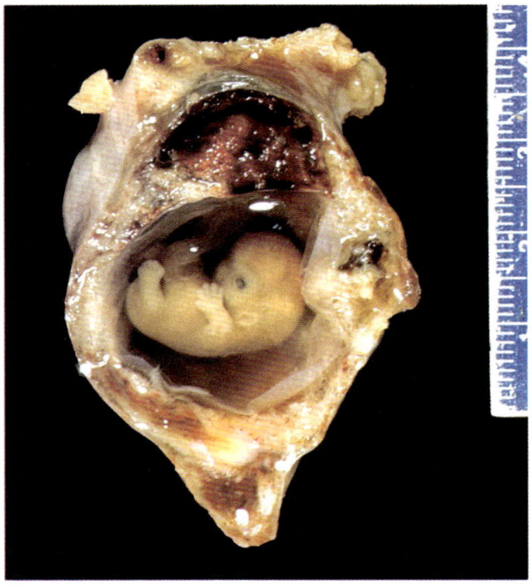

图 32.19 输卵管异位妊娠引起输卵管扩张的大体标本。腔内有完整的胚胎、孕囊和胎盘组织。

其他部位的异位妊娠 OTHER SITES OF ECTOPIC GESTATION

大约97%的异位妊娠发生于输卵管。其他部位包括卵巢、宫颈、腹腔，非常少见的还有阴道、肝和脾。发生于这些部位的异位妊娠对妊娠产物大小的敏感程度不如输卵管妊娠明显，妊娠时间依赖于种植部位的血供情况。

卵巢 Ovary

无IUD患者出现的异位妊娠中大约1%发生于卵巢（图32.23）。使用IUD的患者10%～30%的异位妊娠发生于卵巢[36]。原因可能是卵子在卵泡内受精、妊娠产物直接种植或输卵管妊娠破裂后继发种植于卵巢表面。诊断原发性卵巢异位妊娠时，同侧输卵管必须正常并与卵巢分离，孕囊占据卵巢的正常位置并通过卵巢韧带与子宫连接，孕囊壁上必须有卵巢组织。

宫颈 Cervix

宫颈妊娠约占所有异位妊娠的1%，常发生于Asherman综合征患者[37]。宫颈种植的机制推测为妊娠产物移动加快、成熟推迟、宫腔状况差、IVF放置胚胎位置低。宫颈增大，但子宫大小正常，临床表现大多为自发流产。

腹腔 Abdomen

腹腔妊娠的发病率估计为1/10 000，可为原发性或继发于输卵管妊娠破裂或输卵管切除术[38]。

子宫切除术后妊娠 Post-hysterectomy pregnancy

非常少见，文献报道不超过50例。大多为子宫切除术前刚发生的妊娠，受精卵被困于输卵管内[35, 38]。子宫切除术后较长时间发生的异位妊娠可能是精子通过阴道－腹腔瘘引起。

流产后并发症 Post-abortal complications

危险人群 THE PATIENT AT RISK

流产相关死亡在美国少见，但在世界范围内约占母亲死亡率的50%[39]。流产后并发症可发生于自发性流产或人工流产之后，包括妊娠产物残留、感染、败血症、出血、子宫穿孔、腹腔内损伤及宫颈或小肠损伤。在美国，随着抗生素的应用、治疗性流产合法化以及避孕措施的有效应用，流产后并发症导致的死亡率快速下降。1987年，130万合法流产后共发生6例死亡，而在20世纪40年代，由此导致的死亡超过1000例（推测源于少数违法终止妊娠）[40]。但是，在医疗水平较低的国家，每年发生在违法流产后的死亡达250 000例[41]。在罗马尼亚，流产被确定为非法后，流产后死亡率增加10倍，流产合法化的时候死亡率较低[42]。可能导致流产后并发症的危险因素包括流产技术不卫生、流产和流产后治疗的时间间隔长、流产技术差、对子宫内容物的检查不够充分、流产前有淋病或其他盆腔感染（表32.7）。

临床表现 CLINICAL PRESENTATION

妊娠产物残留最重要的就诊症状是炎症或持续性阴道出血、下腹部疼痛或盆腔检查子宫增大并有触痛。此时可继发感染（“感染性流产”），尤其是利用器械的人工流产，提示有感染的表现包括发热、寒战、阴道排液污

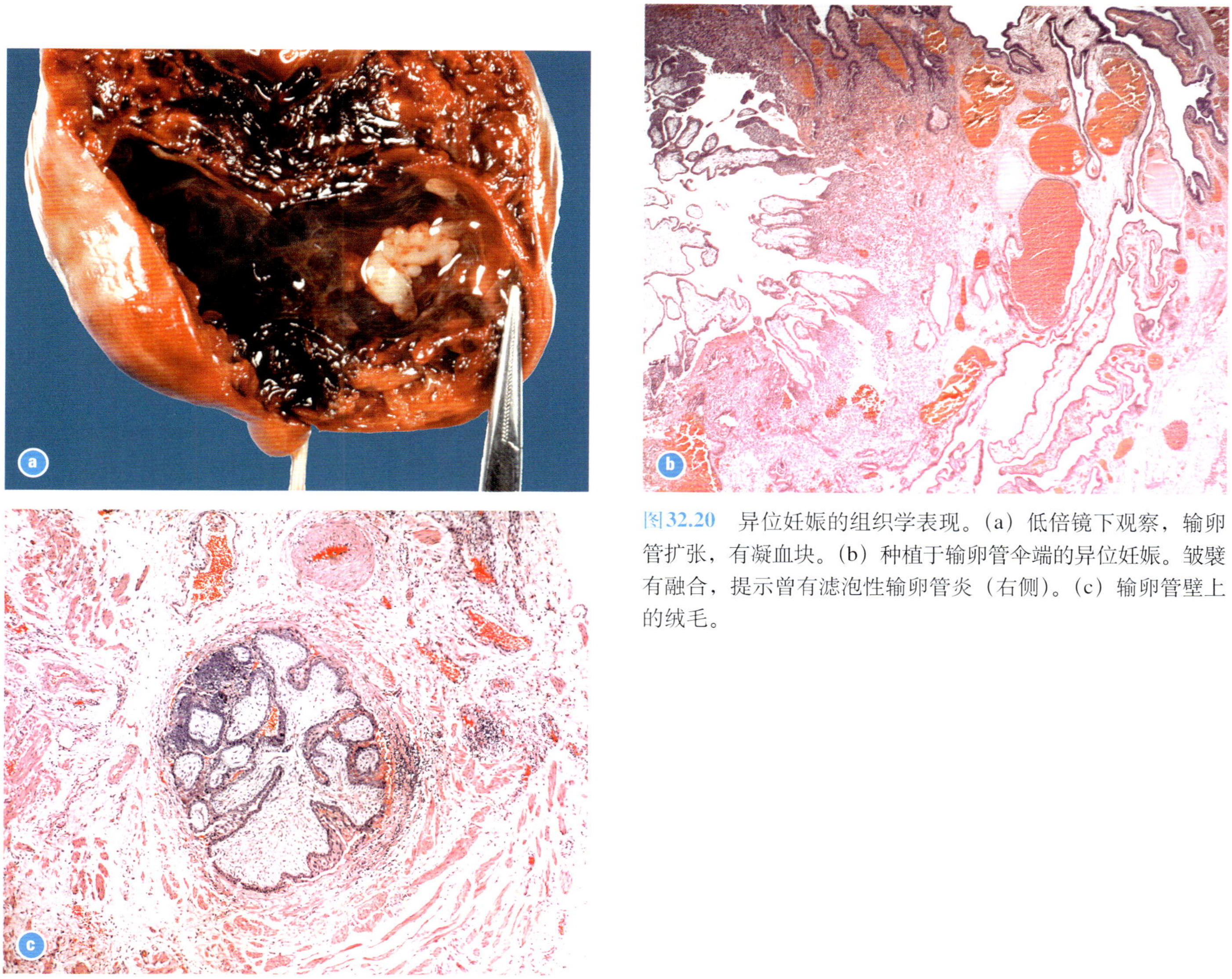

图32.20 异位妊娠的组织学表现。(a) 低倍镜下观察，输卵管扩张，有凝血块。(b) 种植于输卵管伞端的异位妊娠。皱襞有融合，提示曾有滤泡性输卵管炎（右侧）。(c) 输卵管壁上的绒毛。

秽、子宫和（或）附件疼痛。培养结果一般为多种病原微生物感染，可能有革兰阳性菌（包括B组链球菌、肠球菌和表皮葡萄球菌）和革兰阴性菌（尤其是Gardnerella vaginalis 和大肠埃希菌）、支原体（尤其是 Ureaplasma urealyticum）、厌氧菌、淋球菌和衣原体[43]。因此，子宫内容物培养一般对后续治疗无意义。

各病例的症状、病变的严重程度、播散以及临床反应各不相同。最终的结局可能是早期应用抗生素及吸宫后症状消失、疾病进展无法控制时切除子宫和因治疗延误导致不可逆转的感染性休克而致死。重要的是需要认识到，许多感染性流产的症状与异位妊娠表现相同，因此临床及病理诊断中应注意鉴别。

病理表现 PATHOLOGICAL FINDINGS

感染性流产的病理检查结果相对不太重要，因为治疗基本上是根据临床表现来进行。切除的子宫可能相对

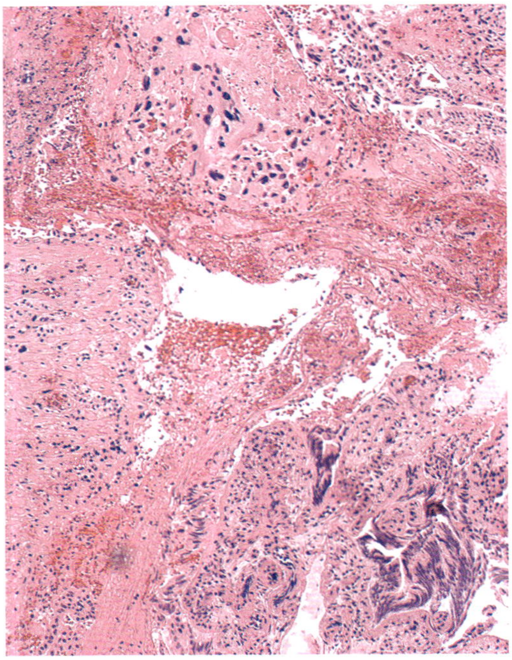

图 32.21
异位水泡状胎块妊娠，正常输卵管黏膜（下方）和水泡状胎块种植部位（上方）。

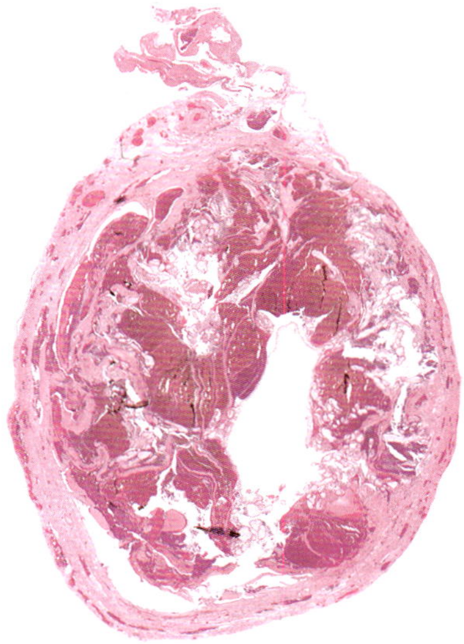

图 32.23
异位卵巢妊娠。注意囊壁有卵巢间质。

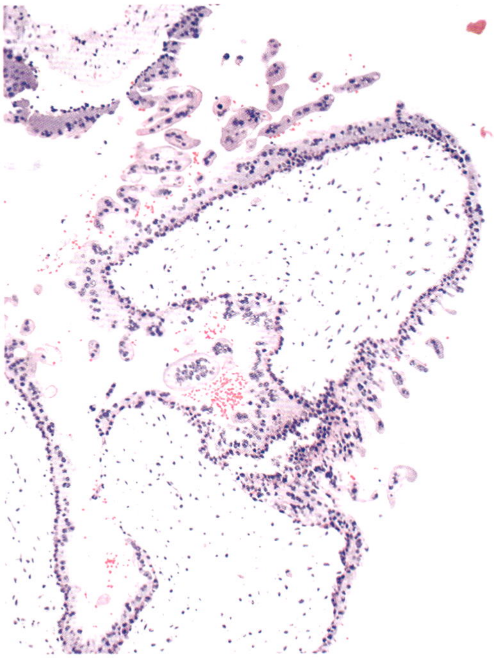

图 32.22
此例异位水泡状胎块妊娠的绒毛有早期完全性水泡状胎块的特点：绒毛中度增大，间质富于细胞，滋养细胞环周性增生。

表 32.7　流产后并发症

危险因素	
	流产条件不卫生
	流产和流产后治疗的时间间隔长
	流产技术差
	流出组织的检查不充分
	患淋病或盆腔感染
合并症	
	妊娠产物残留
	感染 / 败血症
	阴道出血 / 出血 / 贫血
	宫颈创伤 / 撕裂
	子宫穿孔
	腹腔内损伤 / 小肠穿孔
关键的早期症状	
	严重的或持续性阴道出血
	下腹部疼痛伴有盆腔检查子宫增大 / 触痛
	阴道排液污秽
	发热 / 寒战

正常，感染严重的病例可有颜色改变。宫腔残留的妊娠产物常有大量细菌生长。对使用器械流产的子宫切除标本，应注意有无操作造成的子宫和宫颈损伤。有子宫穿孔时提示可能有其他致命的腹腔内损伤，如肠穿孔。

治疗和结局 MANAGEMENT AND OUTCOME

治疗感染性流产的关键是预防、对患者进行宣教、流产后护理、积极治疗怀疑宫腔内妊娠产物残留或有宫腔内感染的产后或流产后患者。

滋养细胞肿瘤 Trophoblastic neoplasm

概述 GENERAL

妊娠滋养细胞疾病（gestational trophoblastic disease, GTD）是与妊娠有关的来自绒毛或绒毛外滋养细胞的异常妊娠或肿瘤。如下所述，GTD有几种类型，各种病变的死亡率及对化疗的敏感性不同。因该类疾病是妊娠性的，故在妊娠评价章节中进行讨论，原因如下：(a) 大多数病例与妊娠直接有关，(b) 每一次妊娠都需要除外滋养细胞肿瘤，(c) 妊娠头3个月内发现水泡状胎块的比例较高。妊娠头3个月发现的滋养细胞病变中，最常见的包括（以发生率高低为序）：部分性水泡状胎块、完全性水泡状胎块、胎盘部位滋养细胞肿瘤和绒癌[44-47]。研究最多的是完全性水泡状胎块，它有遗传学异常，发展为绒癌等妊娠滋养细胞肿瘤的几率高。如果病理诊断为水泡状胎块，临床医师应定期监测患者血清β-hCG水平是否下降。此类肿瘤的临床特点、病理组织学表现和处理详见表32.8-32.10。

危险人群 THE PATIENT AT RISK

发生妊娠滋养细胞疾病的危险因素包括多种流行病学和遗传学因素（表32.11）[48]，尤其与发生持续性GTD或恶变风险高的GTD类型有关。主要危险因素包括高龄孕妇、亚裔、社会经济条件差（某些人群）、以前曾发生过1次或多次水泡状胎块。已经发现的水泡状胎块有两种：完全性水泡状胎块（complete hydatidiform mole, CHM）和部分性水泡状胎块（partial hydatidiform mole, PHM），其在世界各地的发生率有明显差异，CHM的发生率约为1/1000次妊娠，PHM的发生率约为1/100次妊娠。

年龄 Age

水泡状胎块可发生于任何生育年龄，40岁以上者发病率高（每次妊娠），相对危险度>5。20岁以下发病率略高（相对危险度为1.5）。

种族 Ethnicity

亚裔妇女水泡状胎块发生率高。在印度尼西亚，水泡状胎块妊娠和非水泡状胎块妊娠的比例为1∶100。某些研究发现社会经济状况是一重要发病因素。同样是亚洲人群，贫困者发生GTD的风险比富裕者高10倍。

未曾生产和曾有自发性流产 Nulliparity and prior spontaneous abortion

未曾生产过的妇女发生GTD的风险约增加2倍。一项研究发现，2次或2次以上自发性流产者发生GTD的风险增加32倍。

曾患水泡状胎块 Prior hydatidiform mole

发生1次水泡状胎块后，再发性水泡状胎块妊娠的发生率约为1%。如果患者曾患2次水泡状胎块，则再次发生水泡状胎块的比例增至16%～28%[48]。

发病的分子机制 MOLECULAR PATHOGENESIS

完全性和部分性水泡状胎块有不同的遗传学、临床和病理特征（图32.24）。完全性水泡状胎块来自1个空卵（即无雌原核）与1个或2个精子受精，两套单倍体基因组全部来自父方（双父性）。90%的完全性水泡状胎块由一个23, X精子与空卵受精，染色体随后复制，形成核型为46, XX的完全性水泡状胎块。其余10%的完全性水泡状胎块由2个精子与1个空卵受精，形成46, XX或46, XY核型。部分性水泡状胎块的发生可能有两种情况。大约3/4的部分性水泡状胎块是由1个正常卵子与2个精子受精，形成双父单母的三倍体（70%，69, XXY；27%，69, XXX；3%，69, XYY）[49]。第二种情况是：

表 32.8　滋养细胞肿瘤的临床－影像学和大体病理表现

疾病	临床－影像学特征	β－hCG	刮宫／子宫切除（大体）	鉴别诊断
部分性水泡状胎块（PHM）	• 妊娠 11 ~ 25 周 • ± 胎儿心跳 • 阴道出血 • 稽留 / 不完全流产	不确定	• 中等量组织 • 水肿及正常绒毛 • 囊 / 膜 • ± 胎儿成分（尤其并指 / 趾）	• SAB • CHM
完全性水泡状胎块（CHM）	• 雪暴状 U/S • 阴道出血 • 毒血症 • 剧烈呕吐 • 甲状腺功能亢进[a]	高(＞ 100K mIU/ml)	• 大量葡萄样透明水泡 • 解剖镜下轻度弥漫性水肿（早期 CHM）	• SAB • 异位妊娠 • PHM
持续性 GTD/侵袭性水泡状胎块	• 阴道出血 • 既往 CHM 和 PHM 病史	持续状态（14 天内数值下降＜ 10%）或升高（连续 3 周升高＞ 10%）	• 很少量残留绒毛组织 • 子宫肌层小结节，有时伴出血	• 绒癌 • 未察知的宫内妊娠变性（IUP）
绒癌	• 不规则 / 严重出血 • 近期有 CHM 或正常妊娠 • 肺、神经或胃肠道症状	• 分娩 2 周后升高 • 水泡状胎块之后：持续状态（14 天内数值下降＜ 10%）或升高（连续 3 周升高＞ 10%）	浅肌层出血性肿瘤结节	• 持续性水泡状胎块 • PSTT • 未察知的变性 IUP
PSTT	• 不规则阴道出血 • 数月或数年前曾妊娠	持续状态，水平低，＜ 50	浅肌层界限清楚的息肉样或内生性褐色肉样肿块	• 胎盘部位结节 • 异位妊娠 • 未察知的 IUP
自发性流产	阴道出血，妊娠早中期	下降	轻微绒毛水肿（一般肉眼检查不明显，解剖镜下或组织学检查发现）	• CHM • PHM • 异位妊娠

[a] 妊娠头 3 个月进行超声检查和定量 β-hCG 测定，完全性水泡状胎块大多可在临床表现尚不明显时得以诊断。

PHM，部分性水泡状胎块；CHM，完全性水泡状胎块；GTD，妊娠滋养细胞疾病；PSTT，胎盘部位滋养细胞肿瘤；U/S，超声；SAB，自发性流产；β-hCG，人绒毛膜促性腺激素。

精子形成过程中，第一次有丝分裂或第二次有丝分裂染色体不分离，导致精子含一套多余的父源性染色体（双父），随后与单倍体卵子（单母）受精。但有一点很重要，不是所有三倍体妊娠都是部分性水泡状胎块，含有两套单倍体母亲染色体（卵子形成过程中第一次有丝分裂或第二次有丝分裂染色体不分离）和一套单倍体父亲染色体（单父双母）的妊娠虽然也是异常妊娠，但不是水泡状胎块（约占所有三倍体妊娠的 10%）（见下）。

过去25年中，由于对妊娠滋养细胞疾病遗传学表现更加了解以及诊断过程中新标志物的应用，对此类病变的诊断、分类和鉴别诊断发生了很大改变，详见下述及表 32.12。

表 32.9　滋养细胞肿瘤的组织学分类、诊断和鉴别诊断

疾病	绒毛	滋养细胞	鉴别诊断	辅助检查
部分性水泡状胎块（PHM）	• 大绒毛及正常绒毛均有 • 扇贝形轮廓 • 水池形成（不同程度） • 有核红细胞	• 局灶轻度合体滋养细胞增生 • 合体滋养细胞包涵体形成	• 水肿性流产 • Beckwith-Wiedemann 综合征 • 绒毛稍不规则的三体妊娠	• 流式：三倍体 • 核型：70% 69 XXY；27% 69 XXX；3% 69 XYY • 免疫染色：$p57^{KIP2}$ 阳性
完全性水泡状胎块（CHM）	• 弥漫性不同程度增大 • 局灶有明显水池形成	• 3 种滋养细胞弥漫性增生，并有异型性 • 种植部位异常	• 水肿性流产 • 绒癌 • 塌陷的妊娠囊	• 流式：二倍体 • 免疫染色：$p57^{KIP2}$ 阴性
早期 CHM	• 少数散在略增大的绒毛 • 小囊形成 • 蓝染黏液样基质，间质细胞丰富 • 间质核破裂	• 局灶性或弥漫性滋养细胞增生，并有异型性 • 种植部位异常	• 水肿性流产 • PHM	• 流式：二倍体 • 免疫染色：$p57^{KIP2}$ 阴性
绒癌	无	• 双相性滋养细胞，有异型 • 出血和坏死	• 持续性 CHM • PSTT • 绒毛外滋养细胞	• 免疫染色：β-hCG 强阳性
PSTT	无	• 成片异型性单核中间型滋养细胞 • 在肌纤维间穿插 • 有分裂像	• 绒毛外滋养细胞 • 超常种植部位 • 绒癌 • 持续性 CHM	• 免疫染色：hPL+；β-hCG:+/- •角蛋白+；MIB-1标记率≥15% • Tap63+（上皮样 PSTT）
水肿性流产	水肿绒毛的大小逐渐变化	• 只有轻度滋养细胞增生，并有极向 • 滋养细胞无异型性	• 早期 CHM • PHM • 双胎（CHM 和正常妊娠）	• 流式：二倍体 • 免疫染色：$p57^{KIP2}$ 阳性

PHM，部分性水泡状胎块；CHM，完全性水泡状胎块；hPL，人胎盘催乳素；β-hCG，人绒毛膜促性腺激素；PSTT，胎盘部位滋养细胞肿瘤。

组织起源 TARGET TISSUES

人类胎盘的滋养细胞有3种不同的类型。细胞滋养细胞和合体滋养细胞与绒毛有关，中间型滋养细胞见于子宫内膜种植部位和胎膜（图 32.25）。

细胞滋养细胞 Cytotrophoblast

细胞滋养细胞是中间型滋养细胞和合体滋养细胞的前体，呈小多角形，胞浆透明，细胞界限清楚，单个空泡状核位于细胞中央，偶见分裂像。细胞滋养细胞位于绒毛周围，在合体滋养细胞下方，同时形成连于绒毛的偏位滋养“细胞柱”，后者在早期妊娠期尤其明显。因为这种偏位的滋养细胞增生一般出现于绒毛的一极，故把此种结构称为滋养细胞“极性”增生。细胞滋养细胞CK免疫反应强阳性，而人绒毛膜促性腺激素（hCG）和人胎盘催乳素（hPL）基本阴性。

表 32.10　滋养细胞肿瘤的治疗和结局

疾病	治疗	进展危险性	评价 / 问题
部分性水泡状胎块（PHM）	1. 吸宫术 2. 随访：每周检测 β-hCG 水平，直至连续 3 周＜ 5mIU/ml；之后，每月检测一次，连续 6 个月；每年检测一次，1 ~ 3 年 3. 避孕 1 年	持续性 GTD：4% ~ 15% 绒癌：几乎为 0%	与由完全性水泡状胎块和正常妊娠构成的双胎妊娠（罕见）混淆
完全性水泡状胎块（CHM）	低危型：与 PHM 处理方式相同 高危型：化疗预防（表 32.13 和表 32.14）	持续性 GTD：10% ~ 30%； 侵袭性水泡状胎块：15% 绒癌：2% ~ 3%	如果 β-hCG 持续升高：75% 为持续性 GTD；25% 可能是绒癌
持续性侵袭性水泡状胎块	1. 检查有无转移性病灶 2. 单药物化疗直至 β-hCG ＜ 5mIU/ml 3. 避孕 1 年 4. 子宫切除以便局部控制（选择性）或用于出血并发症		“持续性 GTD”是一种临床诊断，指水泡状胎块后血清 β-hCG 水平持续升高，常根据经验进行治疗，进行病理检查以区别持续性 / 侵袭性水泡状胎块和绒癌
绒癌	1. 检查有无转移灶 2. 低危型进行单药物化疗 3. 高危型进行多药物联合化疗 4. 子宫切除以便局部控制（选择性）（表 32.13 和表 32.14）	根据 FIGO 分期和 WHO 评分 消退： 无转移：80% 转移：67% 总体无病存活期用单药化疗为 87%	
PSTT	1. 子宫切除（选择性） 2. 检查有无转移灶 3. 多药物化疗	无转移性病变：手术治愈 诊断时有转移：＞ 30% 复发：30% 死亡率：21% ~ 36%	预后差的因素： 分裂像＞ 5/10HPF（复发）、肺转移、上次妊娠发生于 4 年之前

GTD，妊娠滋养细胞疾病；β-hCG，人绒毛膜促性腺激素；PSTT，胎盘部位滋养细胞肿瘤；FIGO，国际妇产科学联盟；WHO，世界卫生组织。

表 32.11　滋养细胞肿瘤的危险因素

因素	情况	相对危险因子
母亲年龄	＜ 20 岁	1.5
	＞ 40 岁	5.2
自发性流产史	1.9 ~ 3.3	
产次	＞ 1	0.4
维生素 A	摄入量＞平均水平	0.6
		发生率
种族	印度尼西亚	1∶85
	日本	1∶522
	瑞典	1∶5560
	美国	1∶1724
社会经济状况	菲律宾（富人）	1∶2000
	菲律宾（穷人）	1∶100
曾患水泡状胎块	1	1∶100
	＞ 1	1∶6 ~ 1∶4
		趋势
吸烟	＞ 15 支 / 天	增加
不孕		增加
卵泡膜-黄体囊肿	超声检查＞ 6cm	增加（以后发生GTD者高达 50%）

细胞滋养细胞对于完全性水泡状胎块和绒癌有重要作用，细胞滋养细胞增生并有异型性对两者的诊断有提示作用，而部分性水泡状胎块和胎盘部位滋养细胞肿瘤则相反。

合体滋养细胞 Syncytiotrophoblast

合体滋养细胞是一种终末分化的、分裂不活跃的功能细胞，胞浆嗜双染到嗜酸性，有多个小而深染的核。胞浆细致或粗糙空泡状。胞浆含多个大空泡（“腔隙”），呈不规则带状。合体滋养细胞被覆在所有绒毛结构（即绒毛板和绒毛）表面细胞滋养层的外围。与母体血液接触，衬覆整个母体绒毛间（血管）腔隙，非常类似血管内皮细胞层。妊娠头3个月，合体滋养细胞hCG强阳性，hPL弱阳性。妊娠晚期的染色方式相反（hCG减弱，hPL增强）。合体滋养细胞 CK 染色亦呈强阳性。

合体滋养细胞不仅与完全性水泡状胎块有关，也

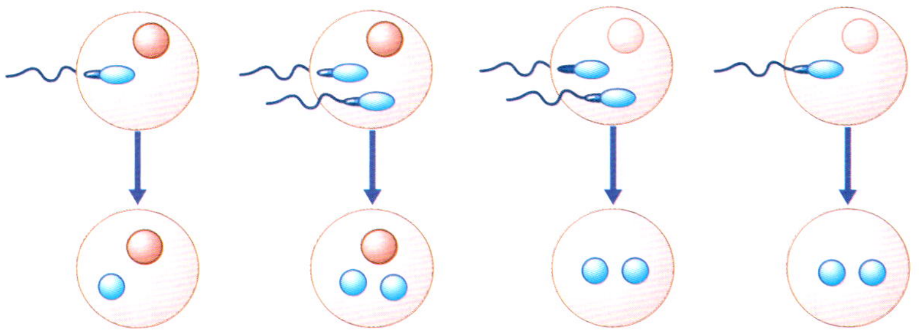

	正常	部分性水泡状胎块	完全性水泡状胎块	
倍体	2n	3n	2n	1n>2n（复制）
父母源性	双亲	双亲	父性	父性
绒癌危险性	低	低	上升	上升

图32.24 滋养细胞肿瘤的发病过程，包括完全性水泡状胎块和部分性水泡状胎块。

表 32.12 滋养细胞肿瘤分类的演变简表，包括标志物的应用

年代	水泡状胎块类型	分类根据	鉴别诊断
1970s	水泡状胎块 1 ~ 6 级	形态学	水肿性流产
1980s	部分性和完全性水泡状胎块	遗传学	水肿性流产
1990s	部分性和完全性水泡状胎块	遗传学 形态学	水肿性流产水 18 三体 Beckwith-Wiedemann 综合征 血管瘤性畸形 早期完全性水泡状胎块 双父性部分性水泡状胎块 双母性三倍体 水泡状胎块 - 正常双胎妊娠
2000s	完全性和部分性水泡状胎块	p57 表达 遗传学	完全性水泡状胎块与其他情况鉴别

与部分性水泡状胎块有关。完全性水泡状胎块的合体滋养细胞有以下特点：环状增生的不成熟滋养细胞形成纤细的花团状结构，似从绒毛表面流出。而部分性水泡状胎块滋养细胞的增生程度较轻，成小灶聚集，但在某些绒毛表面仍呈环状排列。

中间型（绒毛外）滋养细胞 Intermediate（extra-villous） trophoblast

中间型滋养细胞呈多角形至梭形，比细胞滋养细胞大，胞浆嗜酸性。大多数中间型滋养细胞有一个大的中位核，也可有明显的双核和多核细胞（“种植部位巨细胞”），偶尔可见分裂像。与合体滋养细胞相比，中间型滋养细胞的核更大，更具反应性表现（reactive-appearing），核仁和染色质清楚。常有染色质结构不清及尖角形细胞核。核内胞浆性“包涵体”也是中间型滋养细胞的特征。中间型滋养细胞的最大特征是细胞的位置：此种细胞一般位于纤维素内或子宫内膜中，尤其是螺旋小动脉壁和血管腔内。中间型滋养细胞CK和hPL免疫反应强阳性，hCG 弱阳性[50]。

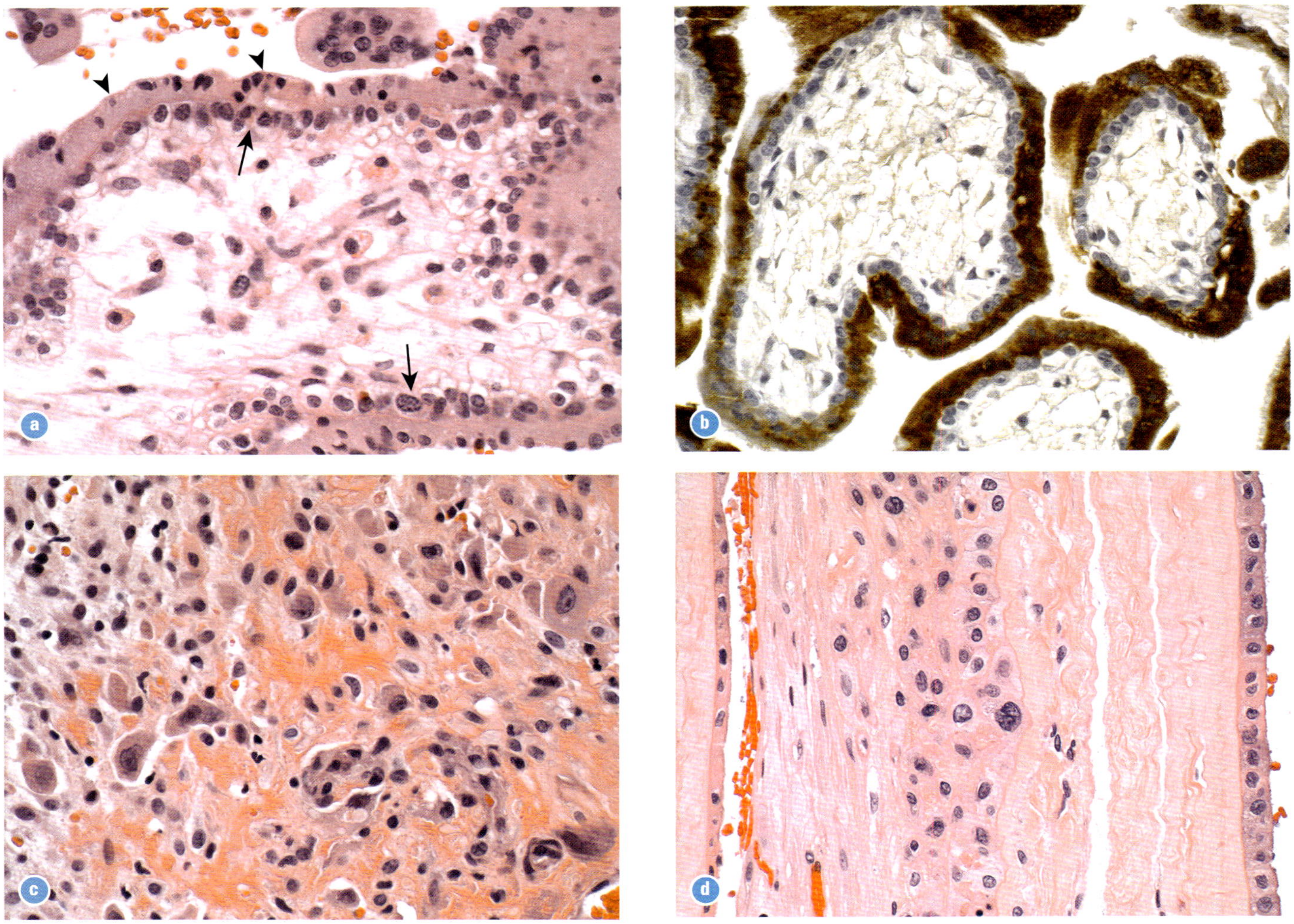

图32.25　滋养细胞肿瘤可能来源于（a）细胞滋养细胞（箭）和合体滋养细胞（上层，箭头）。（b）合体滋养细胞呈人绒毛膜促性腺激素免疫反应阳性。（c）胎盘部位滋养细胞肿瘤来自种植部位的滋养细胞。（d）绒毛膜的上皮样滋养细胞可能是上皮样滋养细胞肿瘤的来源。

中间型滋养细胞可分为绒毛中间型、种植部位和绒毛膜型。在完全性水泡状胎块和来源于胎盘床的肿瘤（胎盘部位滋养细胞肿瘤，PSTT）中，种植部位滋养细胞有明显异型性。完全性水泡状胎块的中间型滋养细胞明显增大并有异型性。PSTT 就是由中间型滋养细胞构成的肿瘤。成熟胎盘中常见绒毛中间型滋养细胞（见第33章和34章），与肿瘤无关。绒毛（膜）滋养细胞与所谓的上皮样滋养细胞肿瘤有关（见下）。

近期研究提示，3 种类型滋养细胞可以根据其特定蛋白表达情况进行一定程度的区分，p63 是其中之一。p63 与 p53 和 p73 有关，编码 2 种不同的异构体，全长型异构体与p53相似（TAp63），截短型异构体（ΔNp63）常表达于鳞状上皮[51]。早期胎盘绒毛附近的滋养细胞柱及绒毛的细胞滋养细胞 p63 强阳性。细胞滋养细胞与成熟的绒毛间滋养细胞之间的过渡细胞表达 p63，胎盘母体面附近的类似过渡细胞也表达 p63，但阳性程度较弱。合体滋养细胞、较成熟的绒毛间滋养细胞及种植部位滋养细胞 p63 阴性。有趣的是，绒毛膜滋养细胞也表达 p63[50]。此种蛋白表达方式提示，滋养细胞与其他上皮一样，滋养层的表达与细胞的成熟程度及滋养细胞与间叶支持组织（绒毛和绒毛膜）的接近程度有关（Lee and Crum，未发表的资料）。最近，一项研究表明，2种异构体表达的差异可以将细胞滋养细胞（ΔNp63）和绒毛膜滋养细胞加以区分（TAp63）[50]。另外，利用 TAp63 特异性抗体进行的其他研究表明，绒毛膜滋养细胞表达的 p63 蛋白很可能以ΔNp63 为主（Lee, McKeon and Crum，未发表的资料）。

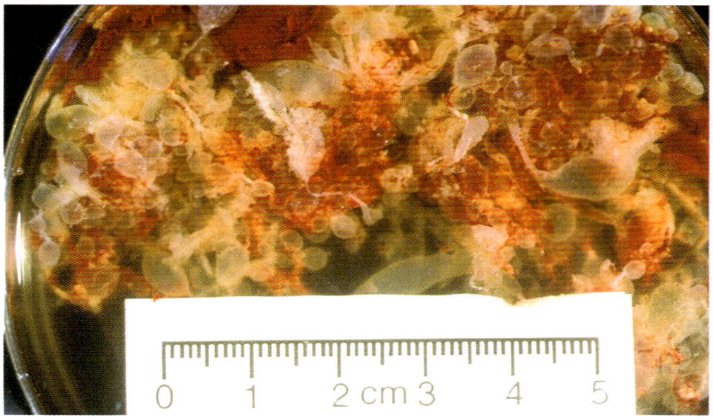

图32.27　解剖镜下观察完全性水泡状胎块。显示弥漫性水泡状胎块样绒毛水肿。

完全性水泡状胎块
COMPLETE HYDATIDIFORM MOLE

典型（晚期）完全性水泡状胎块
Classic (late) complete mole

过去，完全性水泡状胎块大多发现于孕中期3个月内，出现明显阴道出血、贫血、子宫显著增大、β-hCG 水平显著升高，超声检查有特殊表现：肿胀的绒毛呈瑞士干酪样（图32.26）。此种“晚期”完全性水泡状胎块的吸宫时间平均为孕14周。由于超声检查的广泛使用，大多数异常妊娠得以早期发现并吸宫，因此，目前大多数完全性水泡状胎块的吸宫时间是孕8～12周（“早期”完全性水泡状胎块）。但一般此时出血量、子宫增大程度及β-hCG水平升高均不明显，超声改变轻微，临床可能不考虑病变为早期完全性水泡状胎块，所以经常是病理医师最先怀疑病变为早期完全性水泡状胎块[52, 53]。

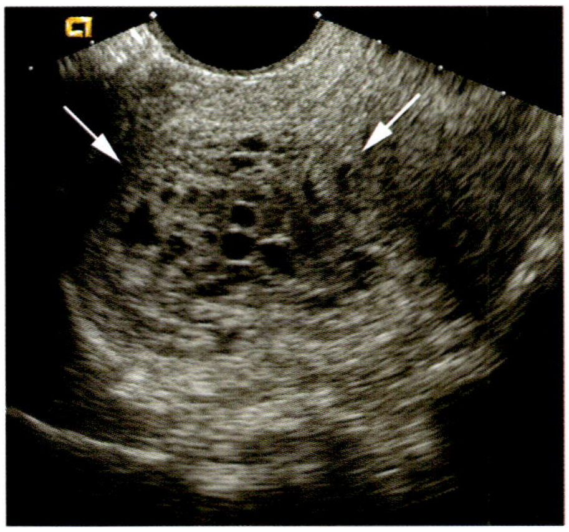

图 32.26　完全性水泡状胎块的超声表现。子宫截面图显示宫腔内充满肿物（箭头）。肿物由实性区和小囊性区域构成，是完全性水泡状胎块的特征。

大体检查，完全性水泡状胎块的绒毛因充满液体并且血管结构完全缺如而呈弥漫性肿胀。液体使绒毛膨胀，形成葡萄状外观（因此称为水泡状胎块）。透明肿胀的绒毛（水泡）最大直径可达2cm，并且样本中所有绒毛基本一致，此点有别于部分性水泡状胎块（图32.27）。如下所述，绒毛大小以及病理医师识别完全性水泡状胎块的难易程度取决于孕周，孕周长的水泡状胎块病变明显。

充分发展的完全性水泡状胎块可以根据组织学表现迅速诊断。低倍镜下，绒毛增大、水肿，并常有囊腔形成。绒毛内的明显囊腔是因坏死所致的腔隙或水池。另一显著特点是片状滋养细胞增生，包围绒毛，并桥接一个或多个绒毛结构。增生的滋养细胞既有细胞滋养细胞，又有合体滋养细胞，在某些绒毛周围呈环状分布是其显著特征。合体滋养细胞常有不成熟表现，从绒毛表面发出，形成水母样花结。细胞滋养细胞和合体滋养细胞的异型性大于非水泡状胎块妊娠，但经常并不明显（图 32.28 a-c）。除绒毛之外，一般不含其他妊娠产物或有不同程度缺失，如绒毛膜、羊膜、卵黄囊及胎儿有核红细胞。所有完全性水泡状胎块（早期和晚期）蜕膜种植部位的中间型滋养细胞都有显著异型性（图 32.28 d）[54]。这一特征对组织学诊断有帮助，尤其在样本量少或需要与部分性水泡状胎块和水肿性流产相鉴别时。

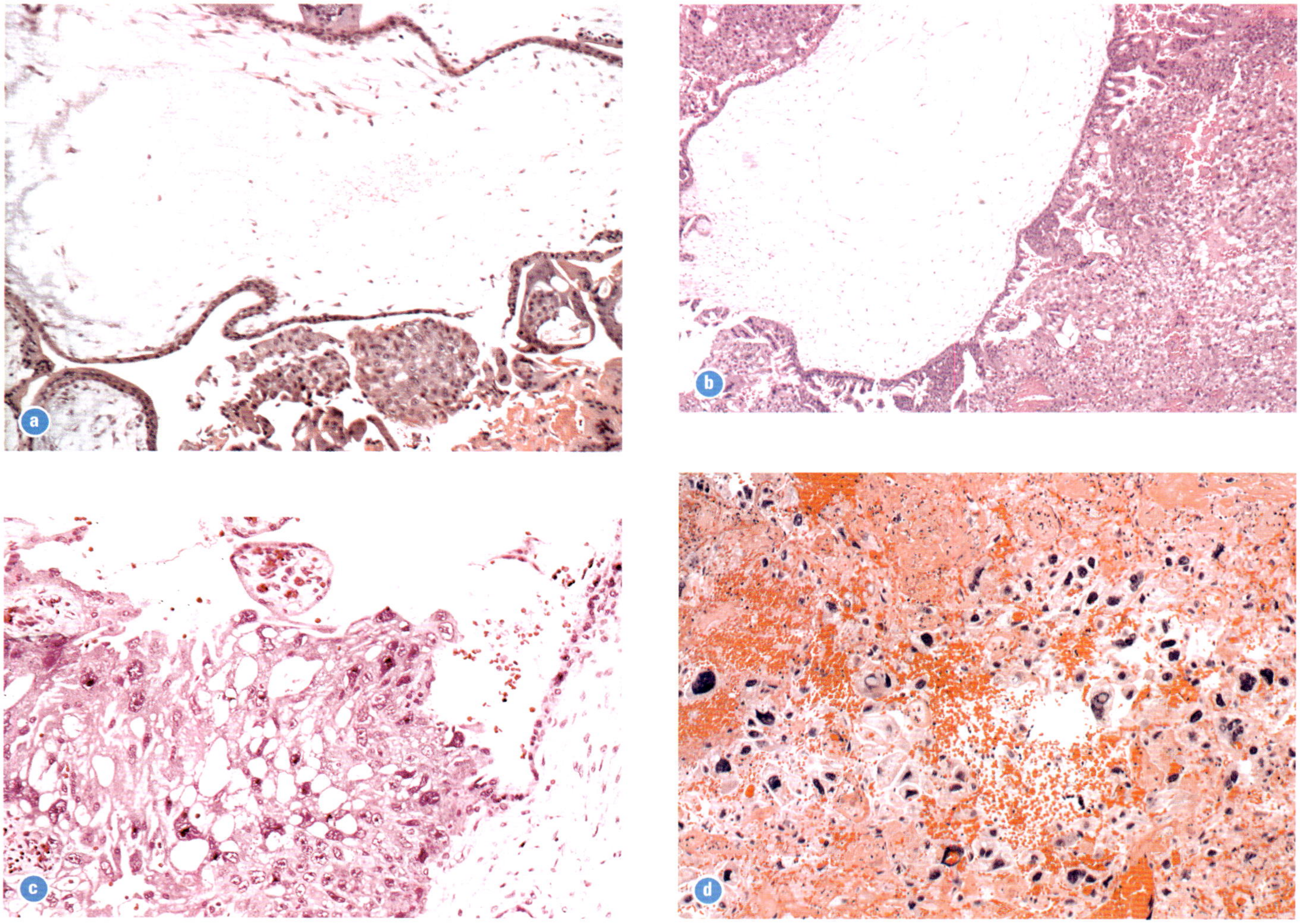

图 32.28　完全性水泡状胎块的组织学表现：(a) 大的肿胀绒毛因间质坏死形成中心囊腔（水池）。(b, c) 细胞滋养细胞和合体滋养细胞明显增生呈环状。(d) 非典型性种植部位。

早期完全性水泡状胎块 Early complete mole

早孕期的高水平监测使临床医师和病理医师能够在较早期识别出完全性水泡状胎块。通过超声检查，对胎盘绒毛进行仔细的肉眼检查，并注意虽然轻微但明确提示水泡状胎块的组织学特征可以发现此种异常妊娠。大多数早期完全性水泡状胎块标本的大体表现类似自发性流产。肉眼检查，绒毛水肿一般比较轻微，但有经验的医师能够发现水肿，尤其在解剖镜下观察时。但在进行组织学检查之前，许多医师并未对妊娠产物进行详尽检查，大多数早期完全性水泡状胎块在仔细观察下述特点时才能得以发现：(1) 组织学上，样本中一般有散在的有腔形成的绒毛（伴有轻微增大），并且滋养细胞有局灶性或弥漫性增生和异型性。(2) 绒毛间质非常有特点，在黏液样间质中有大量小的星形间质细胞（类似纤维腺瘤）。(3) 绒毛间质细胞有明显核碎现象。(4) 绒毛的典型特征包括许多“菜花状”绒毛、有脚趾状或指节样圆钝突起或间隔呈线形裂隙状（图 32.29 a-c）。(5) 胎盘种植部位滋养细胞有明显异型性是确认水泡状胎块的一个重要特征（图 32.29 d）。因为早期完全性水泡状胎块的病理特征可能不明显，病理诊断有时具有挑战性，尤其当样本量较少时。临床怀疑水泡状胎块或组织学初诊可疑水泡状胎块时，应充分取材（至少 4 ~ 5 个蜡块）[52, 53]。

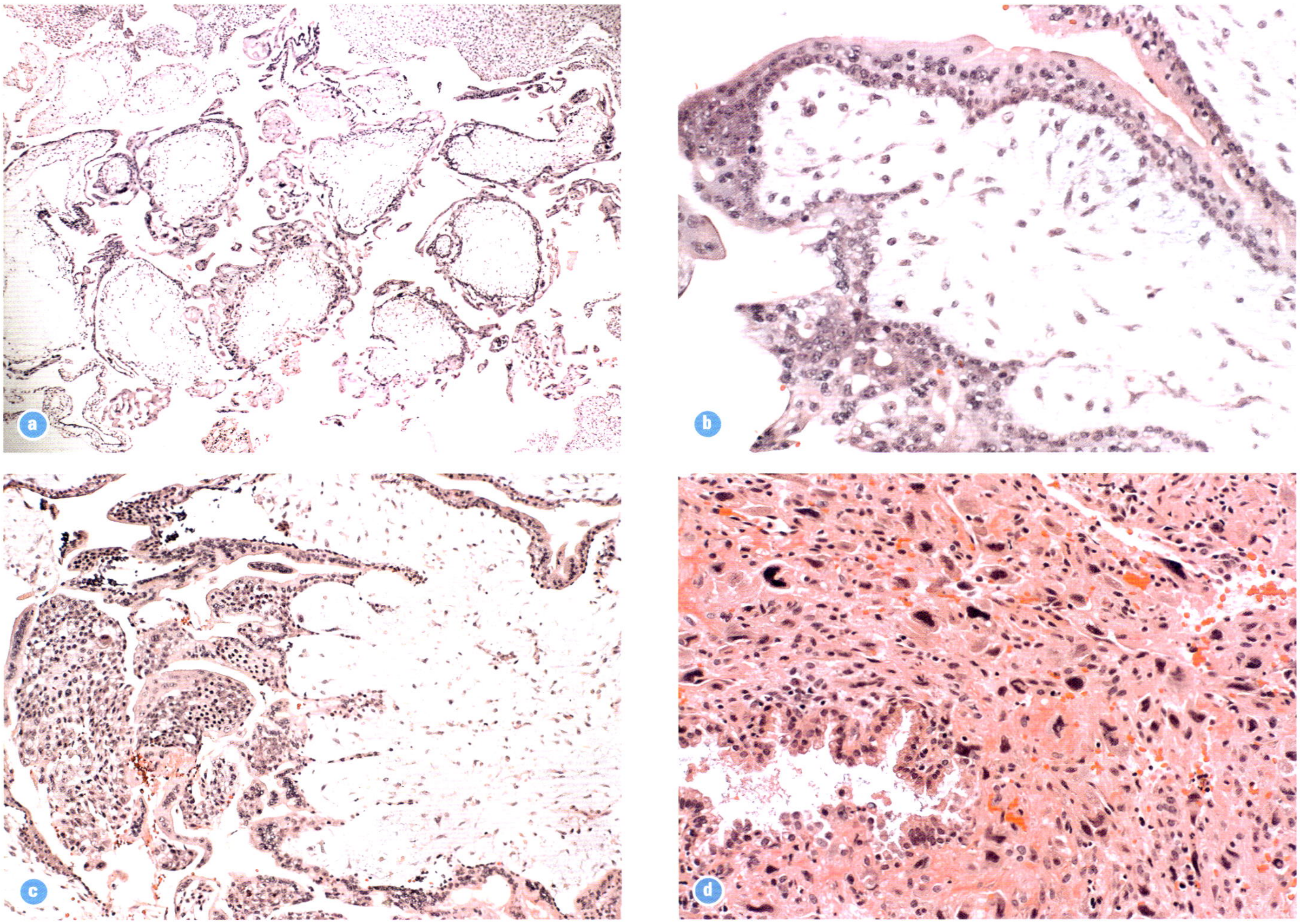

图32.29 早期完全性水泡状胎块的特征：(a) 绒毛中度增大，水池不明显，但有明显的环状分布的滋养细胞。(b) 富于细胞的“纤维腺瘤样”绒毛间质，因含有不成熟的纤维母细胞而蓝染。伴有中等程度常为环周形的滋养细胞增生。(c) 特征性轮廓不规则的绒毛类似指节或足趾。(d) 早期完全性水泡状胎块的细胞异型性常以种植部位滋养细胞最明显。

鉴别诊断及生物标志物的应用
Differential diagnosis and the use of biomarkers

与部分性水泡状胎块类似（见下），完全性水泡状胎块需与下述病变相鉴别：水肿性流产、部分性水泡状胎块、Beckwith-Wiedemann综合征的绒毛改变，类似一个有囊腔形成的绒毛的完整孕囊及其他。其中大多可以通过仔细的组织学检查而排除，尤其在有绒毛弥漫增大和3 种滋养细胞都有异型性时。最近出现了与印迹基因有关的标志物，用于区别完全性水泡状胎块和其他病变。因完全性水泡状胎块为双父性（空卵的父系受精，缺乏母亲染色体），故无父系印迹基因产物（正常情况下只有母系来源染色体上的基因有蛋白表达）。最近研究表明，$p57^{KIP2}$ 或 IPL/PHLDA2（父系印迹，母系基因表达产物）免疫组化能用于确认完全性水泡状胎块（早期和晚期）[55, 56]。所有类型妊娠的蜕膜（母亲组织）和绒毛外滋养细胞细胞核$p57^{KIP2}$染色阳性，作为样本免疫反应的内对照（图32.30a）。几乎所有完全性水泡状胎块绒毛间质和细胞滋养细胞的细胞核$p57^{KIP2}$均为阴性（或接近阴性），而其他各种类型妊娠（包括部分性水泡状胎块）的绒毛间质细胞和细胞滋养细胞的细胞核有25%以上为阳性（图 32.30 b-d）[56]。非常罕见的例外情况是母亲来源的11号染色体被保留的完全性水泡状胎块，此时$p57^{KIP2}$阳性[57]。

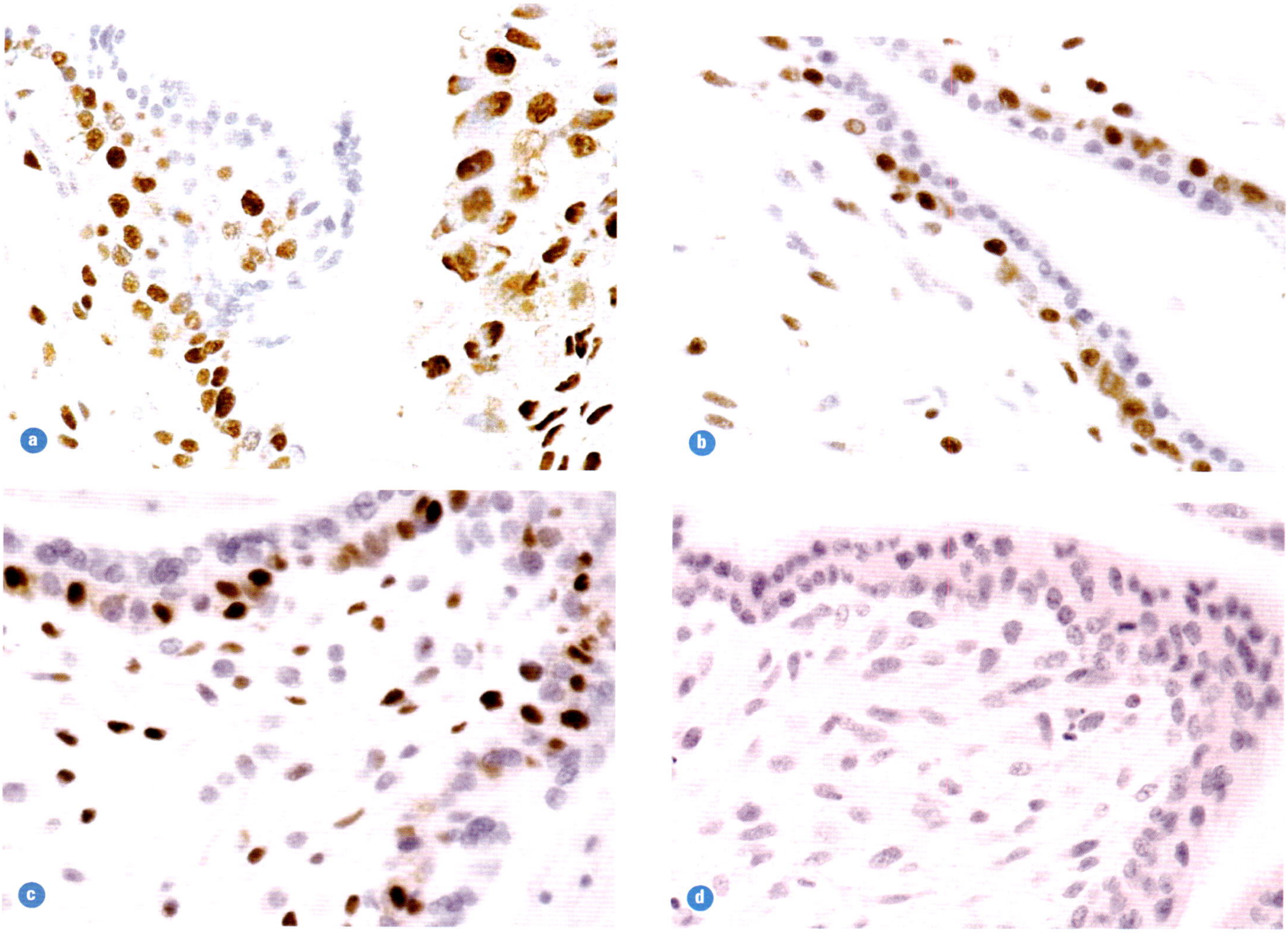

图32.30 （a）正常绒毛（左侧）和绒毛外（右侧）滋养细胞p57^{KIP2}阳性，正常妊娠和异常妊娠的绒毛外滋养细胞均为阳性，可以作为阳性对照。（b, c）水肿性流产和部分性水泡状胎块的绒毛间质和细胞滋养细胞阳性。（d）完全性水泡状胎块为阴性。

侵袭性水泡状胎块 Invasive mole

在子宫肌层或血管腔内出现水泡状胎块（完全性或部分性）绒毛称为侵袭性水泡状胎块（图32.31, 32.32）。一旦发生血管浸润，绒毛即可能栓塞至远处部位，如阴道、肺和大脑（“转移性”侵袭性水泡状胎块）。历史上，侵袭性水泡状胎块又称为“破坏性绒毛膜腺瘤”[58]。临床发现持续性滋养细胞疾病和宫腔内含少量组织（刮宫或超声检查）时，则怀疑有侵袭性水泡状胎块的可能。但刮宫标本即使有大量子宫肌层，通常也难以做出侵袭性水泡状胎块的病理诊断。一般来说，病理诊断为侵袭性水泡状胎块（或转移性侵袭性水泡状胎块）时，必须是手术切除（子宫切除或肺活检）标本。因为目前治疗妊娠滋养细胞肿瘤常不采用手术方式，因此侵袭性/转移性水泡状胎块的病理诊断也不常见。

侵袭性/转移性水泡状胎块的大体表现是出血性结节，常不容易发现绒毛。组织学上，子宫肌层、血管或其他部位有水肿的绒毛和异型性增生变性的滋养细胞。在增生的滋养细胞较为旺盛而绒毛相对较少时，侵袭

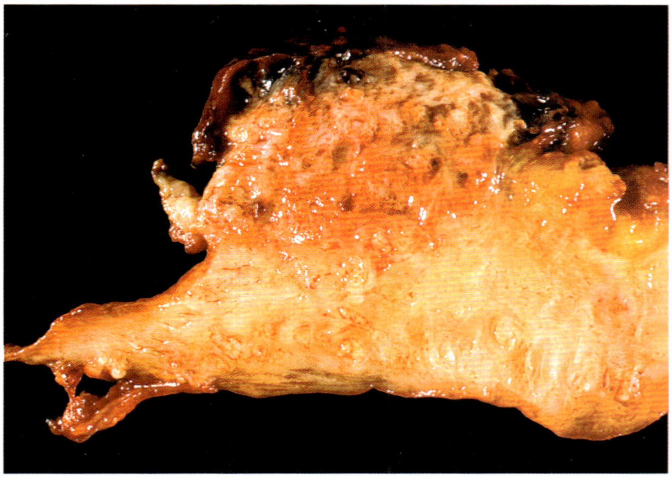

图32.31　侵袭性完全性水泡状胎块的大体表现，浸润至子宫浅肌层。

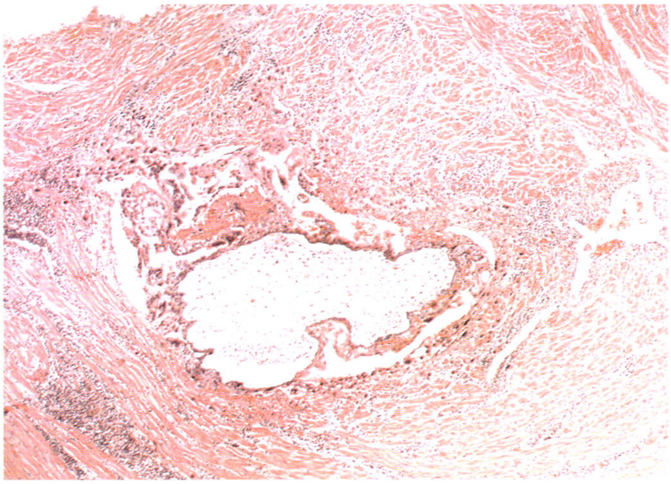

图32.32　组织学检查，子宫肌层内可见水泡状胎块组织，与上图为同一水泡状胎块病例。

性 / 转移性水泡状胎块可能会被误诊为绒癌。虽然侵袭性 / 转移性水泡状胎块一般对化疗敏感，但仍然可以致死或引起并发症，一般与局部出血有关（穿过子宫肌层的侵袭性水泡状胎块引起腹腔内出血；肺出血）。这些并发症更常见于不发达国家，目前在美国非常少见[59]。

治疗和结局 Management and outcome

完全性水泡状胎块的预后仅根据组织学表现无法预测[60]。有趣的是，由于影像学和激素水平监测的发展，完全性水泡状胎块一般可以得到较早期诊断，但继发性肿瘤的发生率似乎并未降低[47]。治疗和结局分为两种危险评估系统。第1个危险评估系统是根据已知的危险因素将1期GTD（临床上肿瘤局限于子宫）分层，存在任一因素都使复发风险明显升高（表32.13，32.14）。最重要的变量包括末次妊娠与水泡状胎块诊断之间的时间间隔、子宫大小和β-hCG水平。根据上述情况决定是采取随访患者 β-hCG 水平，还是立即进行化疗（预防性化疗）。β-hCG 水平持续升高和（或）临床、影像学或病

表 32.13　妊娠滋养细胞疾病的分期

1 期	β-hCG 水平持续升高，肿瘤局限于子宫
2 期	病变超出子宫，但局限于阴道或盆腔
3 期	临床检查有肺转移
4 期	有脑、肝、肾、脾或胃肠道受累

表 32.14　妊娠滋养细胞疾病（GTD）预后不良的危险因素[45]

1 期[a]	
危险因素	**参数**
末次妊娠与吸宫之间的时间间隔	⩾ 4 个月
卵泡膜 - 黄体囊肿	⩾ 6cm
子宫大小	明显增大
血清 β-hCG 水平	> 100K mIU/ml
母亲年龄	> 40
既往 GTD 病史	有
2 ~ 4 期	
预后好	**预后差**
时间 < 4 个月	时间 > 4 个月
血清 hCG < 40k	血清 hCG > 40k
未进行过化疗	上次化疗失败
无脑 / 肝受累	脑 / 肝受累
上次妊娠为自发流产	上次妊娠为足月妊娠

[a] 存在 0 个危险因素时，复发率为 6% ~ 9%；1 个危险因素时，复发率为 31%；> 1 个危险因素时复发率为 45%。

理表现表明有持续性或播散性病变时，恶变为绒癌的危险显著增加（表 32.10）[45-47]。

对于不存在高危因素的早期完全性水泡状胎块，可采取与部分性水泡状胎块相似的治疗方式，每周随访 β-hCG水平，直至连续3周恢复正常。对于危险性较高的病变则进行单药物化疗，不敏感时则联合化疗和（或）子宫切除。总而言之，约有 92% 的 1 期完全性水泡状胎块化疗后病变消退，其余大部分病例辅以化疗效果好[45-47, 59]。

第二种分类方式将转移性 GTD（2 ~ 4 期）分为预后好与预后差两类（表32.13，32.14）。预后差与病程长（＞4个月）、治疗前β-hCG水平高、足月妊娠、有脑或肝转移、化疗失败有关。总之，80%以上的病例采用多药物化疗能够控制 GTD 复发[45-47, 59]。

部分性水泡状胎块 PARTIAL HYDATIDIFORM MOLE

临床和组织学特征 Clinical and histologic features

大多数部分性水泡状胎块的临床表现是稽留流产，妊娠头3个月末期出血，子宫小于正常月份。部分性水泡状胎块送检样本的大体表现类似自发流产。但仔细检查可见胎盘绒毛组织中有散在的小囊肿（直径 1 ~ 3mm，木薯样球形，将新鲜标本漂浮于水中更好观察），即为超声检查所见的小囊肿（图32.33 a-c）。组织学上，部分性水泡状胎块由2种绒毛混合构成：（1）较小的看似正常的纤维化绒毛；（2）较大的不规则形水肿绒毛，伴有合体滋养细胞轻度增生。某些增大的绒毛有中心水池形成（直径一般 2 ~ 3mm），而其他增大的绒毛结构不良，轮廓不规则，扇贝形，有滋养细胞植入和包涵体形成。绒毛和绒毛板合体滋养细胞常有轻度增生，胞浆内有明显囊腔，使胞浆膨胀。合体滋养细胞、细胞滋养细胞和胎盘种植部位中间型滋养细胞的异型性一般不明显（图32.34 a-c）。绒毛血管内常含有核红细胞。常有胎儿发育的其他证据，如胚胎 / 胎儿组织、绒毛膜、羊膜和脐带。如果有胎儿，常有多发性畸形，尤其是第三指和第四指的并指畸形（图 32.34 d）。其他胎儿表现包括生长明显迟缓、前额明显、小颌、小眼、眼距过宽、性腺发育不良、性别不清和足并趾。但无胎儿组织并不除外部分性水泡状胎块，绒毛血管塌陷和胎儿红细胞变性伴部分性水泡状胎块并不少见[61]。

分子学研究 Molecular studies

多项研究表明，除组织学表现之外，倍体分析（用流式细胞术和影像分析）对水泡状胎块的分类有补充作用（图 32.35）。绝大多数部分性水泡状胎块（90% ~ 100%）的DNA 含量为三倍体或近三倍体，而大多数完全性水泡状胎块（95%）为二倍体或四倍体核型。当组织学表现提示部分性水泡状胎块而又不肯定时，倍体分析最有应用价值。此时，三倍体强烈提示部分性水泡状胎块[62]。

Redline 等最近发表的一篇文章解决了 20 年以来的一个问题，为什么只有部分三倍体妊娠表现为水泡状胎块表型[63]。他们发现当2/3染色体来自母亲时（双母性），组织学上从不表现为部分性水泡状胎块。而 2/3 染色体来自父亲（双父性）的三倍体妊娠大多表现为部分性水泡状胎块（图 32.36）[63]。

鉴别诊断 Differential diagnosis

水肿性流产和完全性水泡状胎块 Hydropic abortus and complete mole

考虑为部分性水泡状胎块时，主要应与水肿性流产及完全性水泡状胎块相鉴别。水肿性流产在组织学上表现为绒毛变性水肿，呈气球样，轮廓圆整，滋养细胞层变薄（图32.11）。完全性水泡状胎块一般滋养细胞显著增生并有异型性（细胞滋养细胞、合体滋养细胞和中间型滋养细胞都有异型性），有特征性形态表现（晚期完全性水泡状胎块弥漫性水肿，早期完全性水泡状胎块有原始的绒毛间质）。根据病理表现难以分类时，应充分取材（至少 5 个组织块）、进行倍体分析和（或）p57 免疫组化（如上述），则大部分病例能够正确诊断[56]。

Beckwith-Wiedemann 综合征（BWS） Beckwith-Wiedemann syndrome（BWS）

Beckwith-Wiedemann 综合征（BWS）是一种少见的先天性过度生长综合征，因染色体 11p15.5 区突变所致，其胎盘病变类似部分性水泡状胎块（图32.37 a, b）。病变胎儿有如下特点：脐疝、身体巨大、头大、内脏巨大、肾髓质结构不良、肾上腺细胞增大。BWS患者肾上

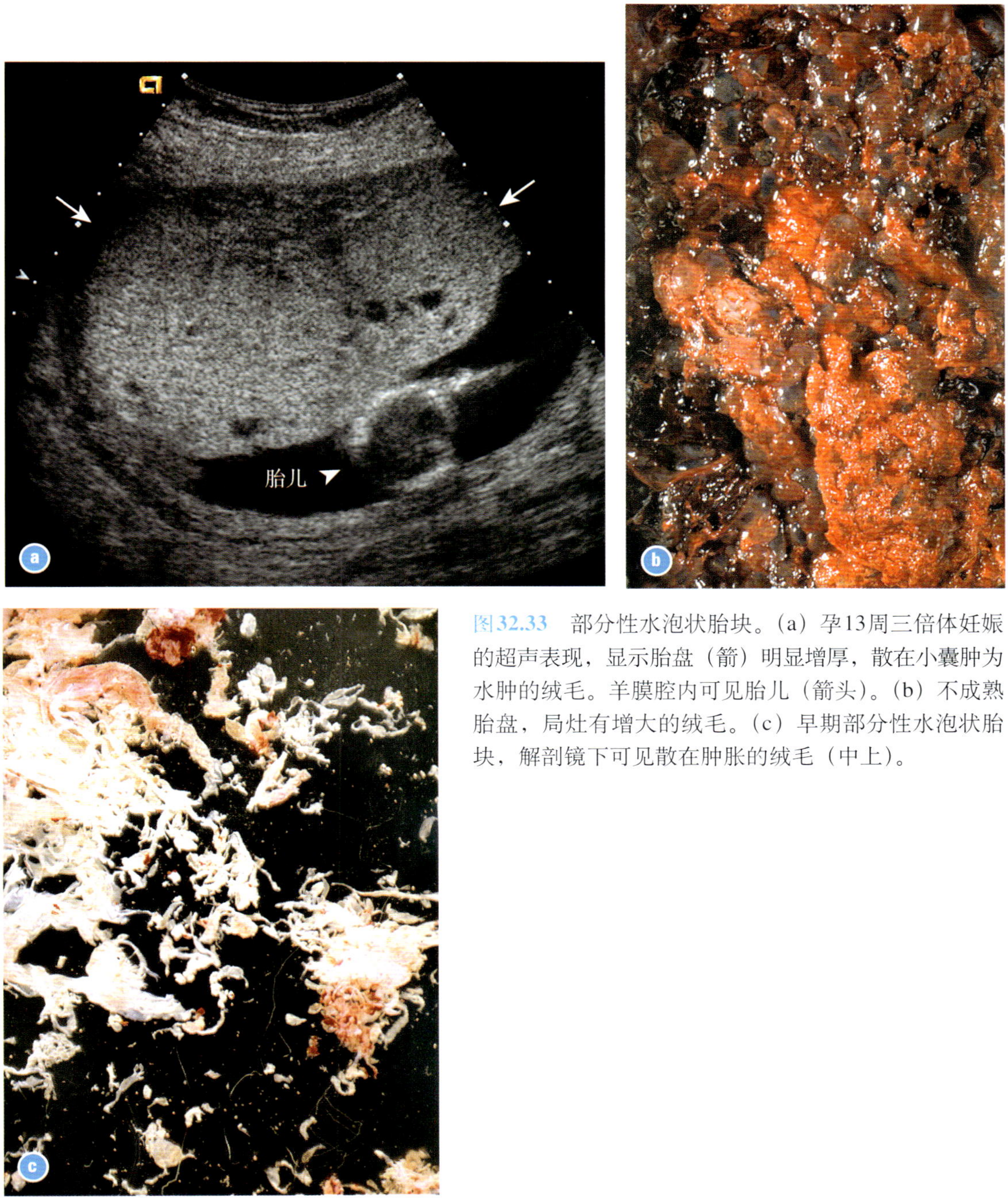

图32.33　部分性水泡状胎块。(a) 孕13周三倍体妊娠的超声表现，显示胎盘（箭）明显增厚，散在小囊肿为水肿的绒毛。羊膜腔内可见胎儿（箭头）。(b) 不成熟胎盘，局灶有增大的绒毛。(c) 早期部分性水泡状胎块，解剖镜下可见散在肿胀的绒毛（中上）。

腺癌、肾母细胞瘤、肝母细胞瘤和横纹肌肉瘤的发生率升高。其胎盘表现为：脐带明显水肿，增大的囊性绒毛干散在分布。组织学上，增大的绒毛干中心有囊腔形成，并有明显肌性血管，绒毛轮廓光滑，无滋养细胞增生[44]。与部分性水泡状胎块不同，BWS综合征无并指和三倍体。

由完全性水泡状胎块和正常妊娠构成的双胎妊娠

Twin pregnancy with complete mole and normal gestation

在罕见情况下，完全性水泡状胎块和正常妊娠并存(图32.37c)，需要与部分性水泡状胎块及水肿性流产相鉴别。滋养细胞有增生以及绒毛一致性增大可除外部分性水泡状胎块，后者只有局灶囊腔形成。同样，在水

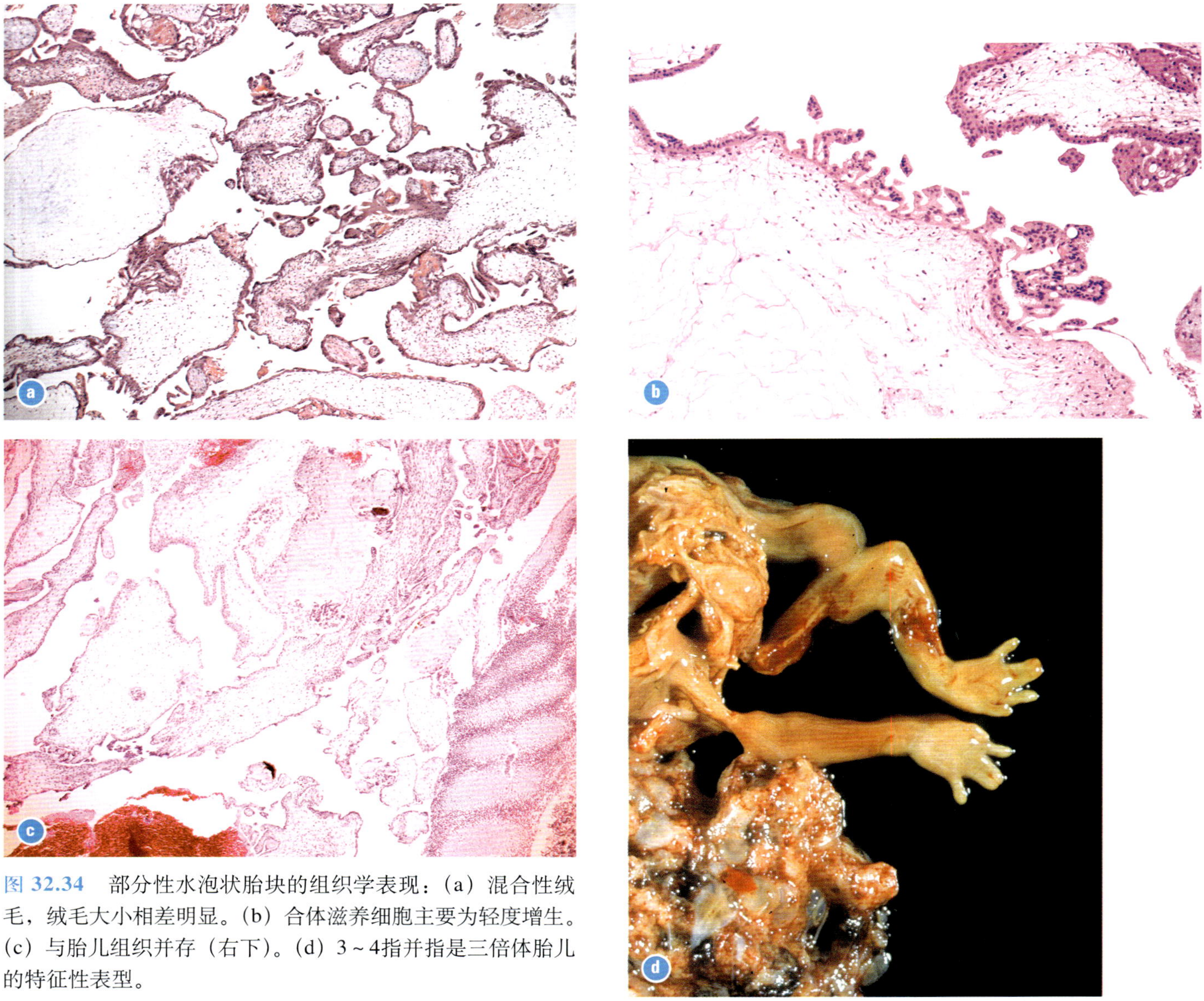

图 32.34　部分性水泡状胎块的组织学表现：(a) 混合性绒毛，绒毛大小相差明显。(b) 合体滋养细胞主要为轻度增生。(c) 与胎儿组织并存（右下）。(d) 3～4指并指是三倍体胎儿的特征性表型。

肿性流产，一般不能明确区分出散在分布的两种类型的绒毛[64]。p57免疫染色能帮助识别双胎妊娠的两种绒毛。

类似水肿绒毛的孕囊
Gestational sac masquerading as a cavitated villous

只有一个大的绒毛样结构时应与孕囊相鉴别（图32.37 d）。

治疗 Management

部分性水泡状胎块应按低危型病变处理（表32.10），进行随访以除外持续性水泡状胎块。有少数进展为绒癌的病例报道，但仍有争议。

绒癌 CHORIOCARCINOMA

临床特征 Clinical features

妊娠性绒癌可继发于水泡状胎块妊娠（50%）、流产（25%）、异位妊娠（2.5%）或正常妊娠（22.5%）[45-47, 65]。妊娠的同时也可发生绒癌，但很罕见[66, 67]。绒癌转移至

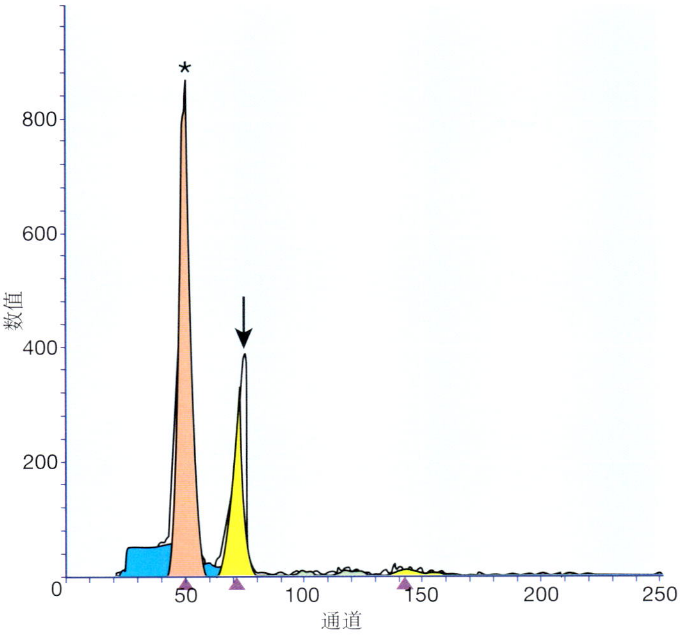

图 32.35 流式细胞分析谱，部分性水泡状胎块在 1.5N 位置（箭）有一明显峰，背景峰为二倍体母体细胞（星号）。

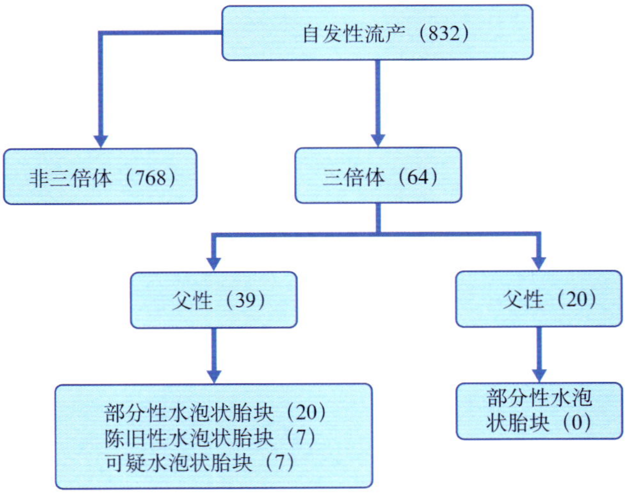

图 32.36 832 例自发性流产的结局。注意与双父性三倍体不同，双母性三倍体妊娠不发生部分性水泡状胎块。

胎儿的病例也偶见报道[68, 69]。继发于已知妊娠（水泡状胎块或其他妊娠）的绒癌经常发生于妊娠数月后，但也可与妊娠间隔很长时间（长达 14 年）[70]。

绒癌常浸润子宫肌层，表现为异常子宫出血。绒癌表现出的症状能反应转移情况，如肺转移引起咯血，脑转移引起的出血可有神经系统异常。在有转移的患者中，90%肺转移，20%～60%脑和肝转移。有脑和（或）肝转移但无肺转移的病例非常少见[71]。通常，继发于水泡状胎块妊娠的绒癌比继发于非水泡状胎块妊娠的绒癌诊断时间早，原因可能是水泡状胎块患者随访（促性腺激素测定）较为密切。继发于水泡状胎块的绒癌预后好于继发于非水泡状胎块的绒癌，原因可能也在于此[72]。

大体和组织学特征 Gross and histologic features

绒癌无论发生在何处（子宫内膜、子宫肌层、肺），其大体表现相似：一个或多个界限清楚的出血性结节（图32.38）。因为广泛出血，需广泛取材才能发现绒癌的特征性双相组织学特征。通常，仅在出血性结节的周边部位（肿瘤－机体交界处）有数量不等的肿瘤组织，而结节中心完全由血凝块构成。组织学上，绒癌由合体滋养细胞与细胞滋养细胞或中间型滋养细胞混合构成，或者三种类型细胞都存在。可有明显出血坏死或血管浸润（图32.39 a, b）。根据定义，绒癌内不应含有绒毛。但少数发现于终末期正常妊娠的“早期”绒癌病例可含绒毛（见下）。绒癌中的滋养细胞有明显异型性（合体滋养细胞的异型性不如其他滋养细胞明显）。细胞滋养细胞和中间型滋养细胞常有核分裂，而合体滋养细胞则无核分裂。虽然合体滋养细胞可能只呈局灶分布，但诊断绒癌时必须见到合体滋养细胞。合体滋养细胞hCG免疫反应强阳性，hPL弱阳性。中间型滋养细胞hCG和hPL染色均较弱。所有类型滋养细胞角蛋白染色均强阳性。绒癌一般不进行组织学分级。但有些研究提示，有大量合体滋养细胞分化的病例可能预后较好[73]。少数绒癌病例（包括有些死亡患者）有流式细胞分析结果，所有病例均为二倍体[74]。

鉴别诊断 Differential diagnosis

绒癌主要应与以下病变鉴别：（1）早期妊娠阶段的绒毛前滋养细胞；（2）继发于水泡状胎块的持续性水泡状胎块；（3）胎盘部位滋养细胞肿瘤；（4）未分化癌。

绒毛前滋养细胞 Previllous trophoblast

极早期妊娠绒毛形成之前，滋养层组织含量相对较少，细胞可有明显异型性（图 32.40 a）。与绒癌不同，

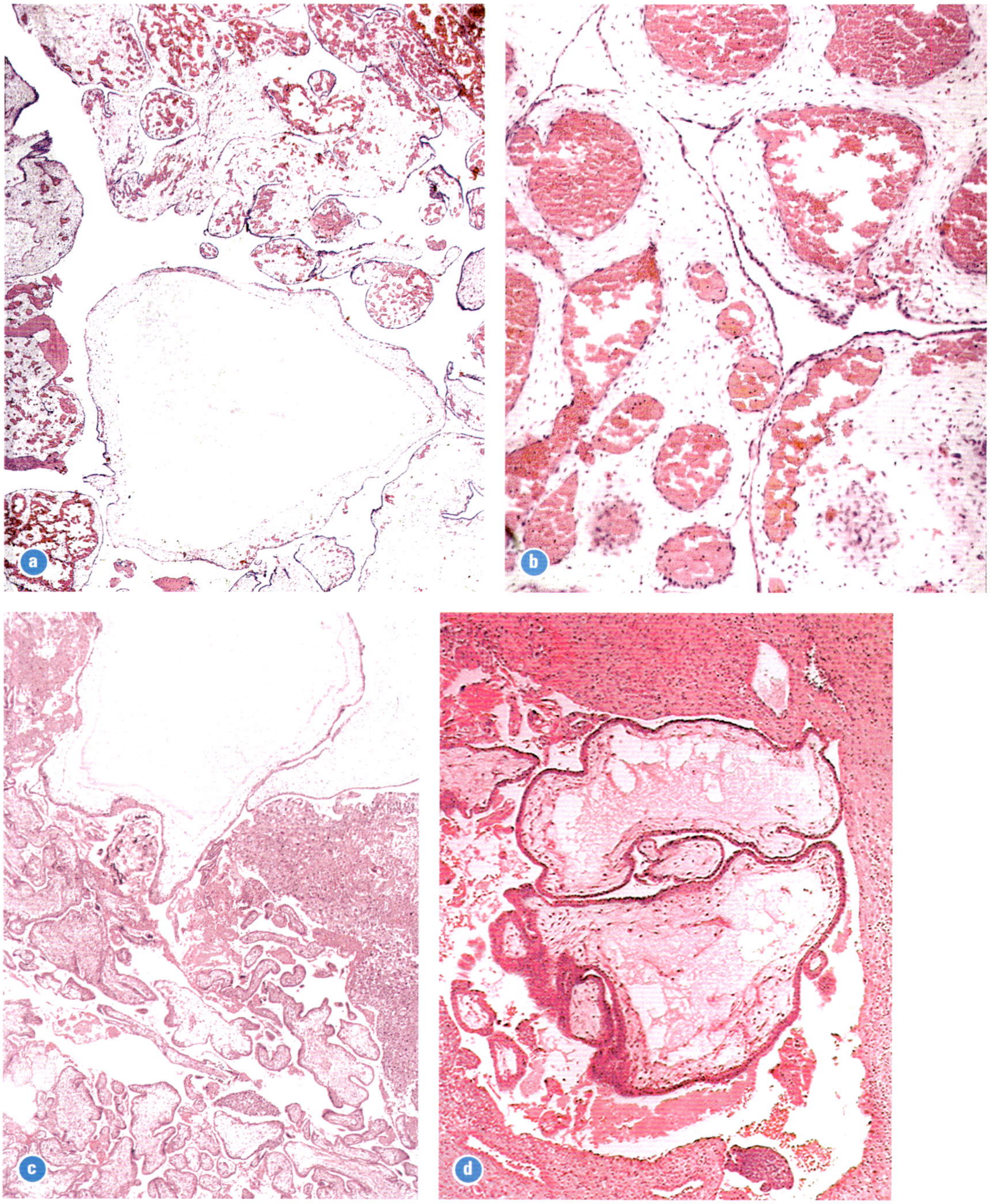

图 32.37 部分性水泡状胎块要与有（a）绒毛增大、（b）明显血管网结构（绒毛血管瘤样改变）的Beckwith-Wiedemann综合征、（c）水泡状胎块（上）和正常妊娠（下）的双胎妊娠、（d）与水肿绒毛相似的孕囊相鉴别。

早期妊娠的β-hCG水平低。有绒毛存在时证实为早期妊娠，可除外绒癌。

水泡状胎块后刮宫标本 Post-molar curettings

水泡状胎块后发现持续性滋养细胞疾病需进行刮宫，标本中一般无绒毛结构，但组织学检查可能有散在的异型性非常明显的滋养细胞，不形成绒毛。在非水泡状胎块妊娠后出现此种现象强烈提示绒癌，而出现于水泡状胎块之后则可能是种植部位残留或侵袭性水泡状胎块（图32.40 b, c）。只要存在绒毛即可除外绒癌（图32.40d）。无绒毛结构时，散在的小灶状非典型滋养细胞可进行如下描述：“异型性滋养细胞，散在灶状分布；无

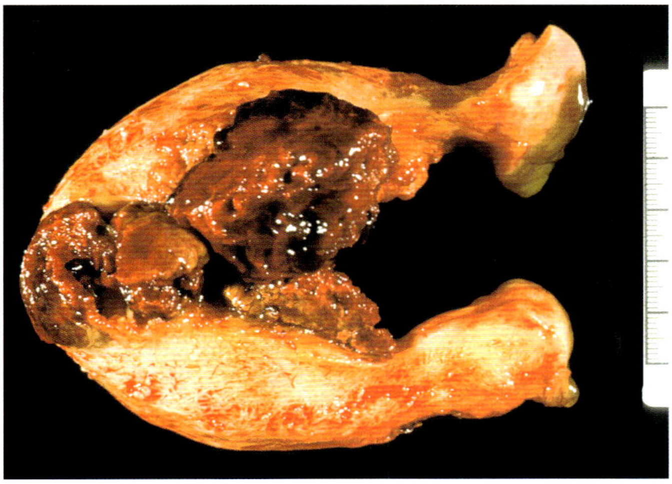

图 32.38　绒癌的大体表现，出血性肿物侵及子宫肌层。

绒毛结构，不能除外绒癌”。而大片、双相性、异型性明显的、分裂活跃的滋养细胞应诊断为绒癌，尤其在有子宫肌层浸润时[75]。

胎盘部位滋养细胞肿瘤（PSTT）Placental site trophoblast tumor（PSTT）

因为 PSTT 是单相性肿瘤（即不含合体滋养细胞），故仔细检查和广泛取材能够鉴别。少量刮宫标本一般鉴别困难，此时免疫组织化学染色可能有一定帮助。hLAG 阳性可证实为中间型滋养细胞，能够与绒癌的细胞滋养细胞和合体滋养细胞相鉴别，但不能与绒癌的中间型滋养细胞鉴别（见下）[76]。PSTT的中间型滋养细胞一般胎盘泌乳素（hPL）阳性，而绒毛膜促性腺激素（hCG）仅局灶阳性。

未分化癌 Undifferentiated carcinoma

免疫组织化学染色、广泛取材和临床情况是除外此类肿瘤的最好办法。

胎盘内绒癌 Intraplacental choriocarcinoma

临床和组织学特征 Clinical and histologic features

非继发于水泡状胎块的绒癌一般发生于产后数周至数月，少数数年。偶尔，绒癌与正常妊娠共存，大多为散发病例报道[77-79]。胎盘内绒癌可能在产前（有转移的症状）或产时得以诊断（胎盘检查时的“意外”所见）。末期妊娠胎盘“意外性”绒癌的大体检查一般被描述为孤立性“梗死灶”（< 1cm 至数厘米），少数为多发性、播散性、白色小结节（直径达 5mm）（见第 33 章和 34 章）。组织学上，（母体）绒毛间有高度异型性、双相性、实性滋养细胞增生，增生细胞似乎来自绒毛干。成片深染、分裂活跃的原始细胞滋养细胞与合体滋养细胞混合性增生，合体滋养细胞有大量胞浆陷腔（图32.41）。终末妊娠的胎盘上发生绒癌时，应检测母亲和婴儿的 β-hCG

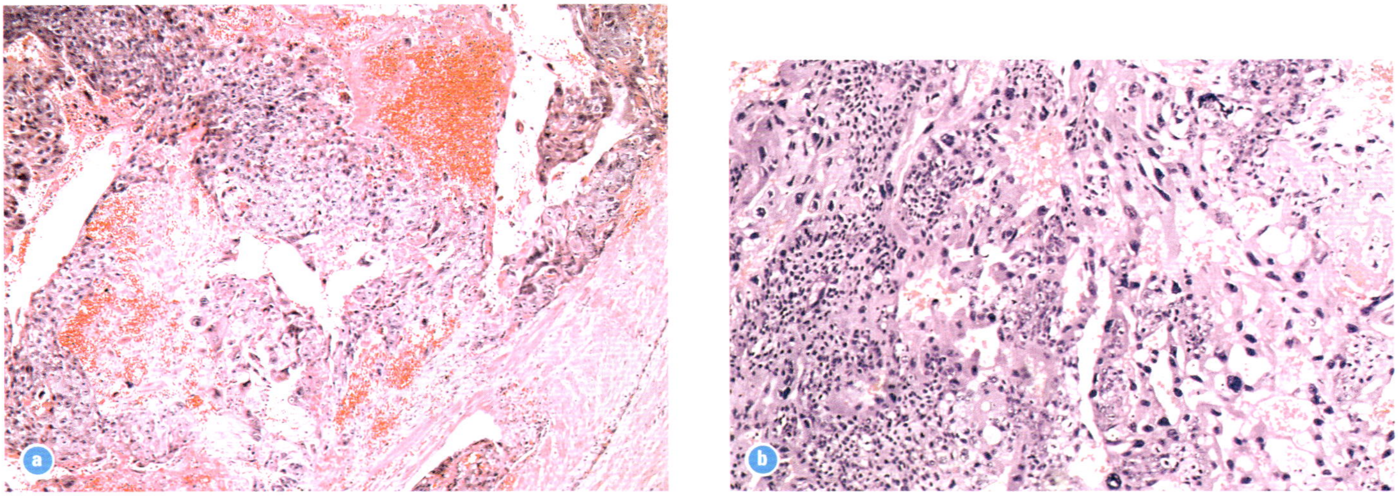

图 32.39　绒癌的组织学表现，（a）双相性滋养细胞增生，有异型性、出血和坏死。（b）高倍镜观察，滋养细胞异型性明显。

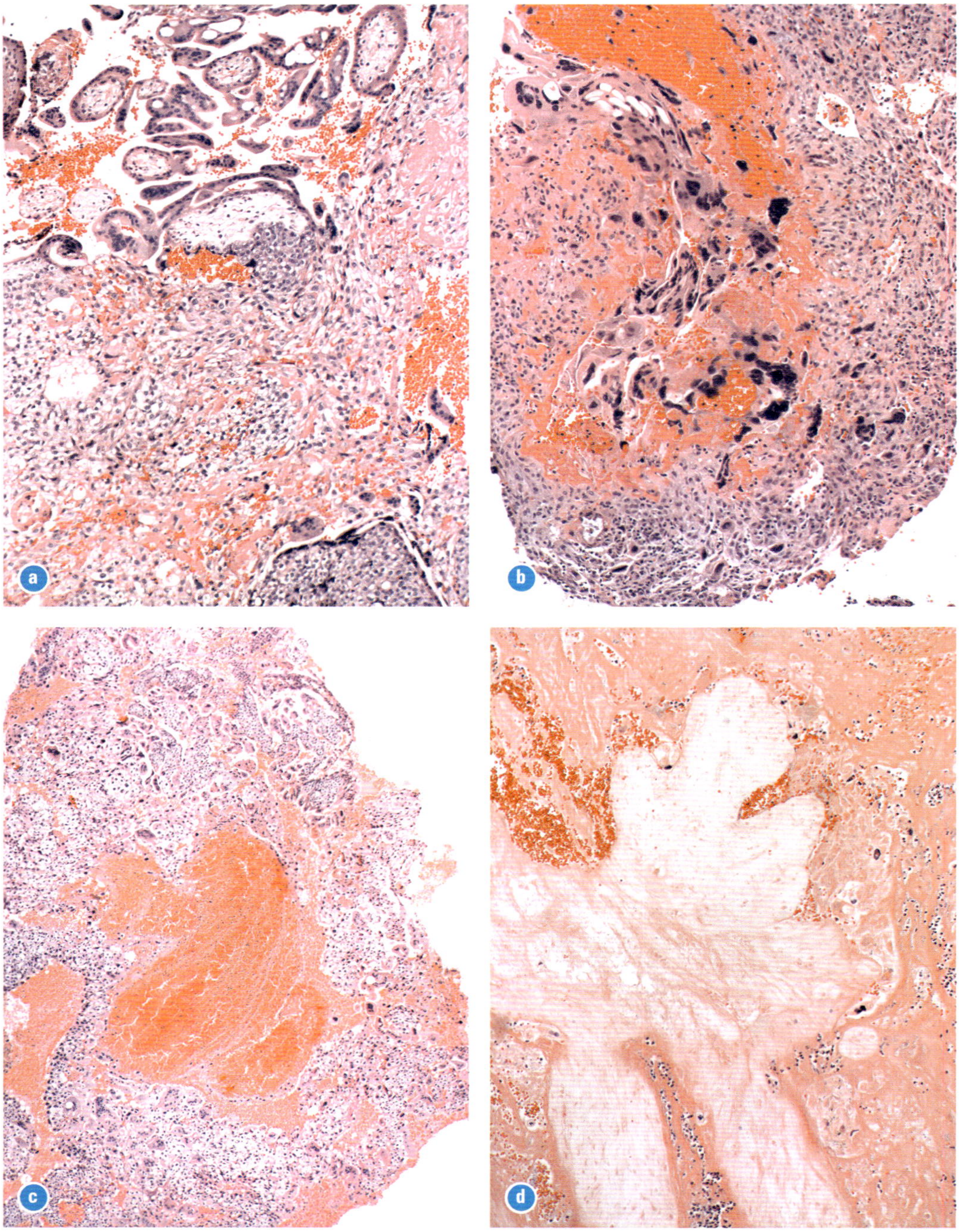

图 32.40　绒癌的鉴别诊断包括（a）不成熟绒毛外滋养细胞；（b）水泡状胎块种植部位和残留的完全性水泡状胎块组织（c 和 d）。出现残留的水泡状胎块绒毛（d）可除外绒癌。

水平，评价有无转移灶。母体转移常见，有时可见婴儿转移（有时致死）。

鉴别诊断 Differential diagnosis

胎盘内绒癌应与以下病变鉴别：

1. 水泡状胎块。当有弥漫性绒毛水肿和囊腔形成时，双相性滋养细胞增生提示为水泡状胎块。
2. 胎盘纤维素中的滋养细胞增生。妊娠末期胎盘绒毛周围弥漫性纤维素沉积常伴单个核中间型滋养细胞增生，嗜酸性胞浆、核深染不规则，常有核内胞浆“包涵体”。有时可见明显变性所致的异型性，尽管异型性明显，但此种表现似为变性性而非肿瘤性。

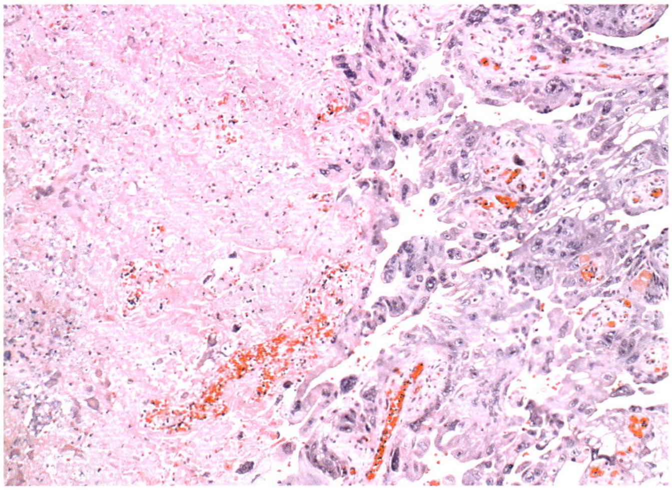

图 32.41　终末妊娠胎盘内绒癌（右侧）伴梗死（左侧）。

3. 其他病变伴发的滋养细胞增生，如绒毛膜血管瘤（见第 33 章）。

治疗和随访 Treatment and follow-up

经化疗，绒癌总体无病存活率达 90%（表 32.10）。

胎盘部位滋养细胞肿瘤（PSTT）PLACENTAL SITE TROPHOBLASTIC TUMOR

对胎盘部位滋养细胞肿瘤的认识不断发展，最初称为“滋养细胞假瘤”。1981 年，首次报道恶性病变，并将肿瘤重新命名为胎盘部位滋养细胞肿瘤（PSTT）[80]。

危险因素和临床特征 Risk factors and clinical features

PSTT 的流行病学和危险因素不甚清楚。最常见于生育年龄妇女，绝经后病例也有报道。大部分病例前次妊娠为足月妊娠。但PSTT也可继发于SAB、TAB或水泡状胎块妊娠。症状大多为上次妊娠后不规则出血数月至数年。有时，PSTT患者出现肾病综合征；已有肾小球损害的描述，可能继发于肿瘤刺激导致的免疫复合物沉积（PSTT 肾病综合征）[81]。HCG 水平一般略升高，不能反应肿瘤负荷。子宫增大最初提示妊娠，但子宫增大与妊娠月份不符，最后因稽留流产使 PSTT 得以诊断。超声检查可见宫腔内肿物。

最初认为，就诊时有 10% ~ 15% 的患者已发生转移，10%的患者复发[80]。但最近文献认为，就诊时转移率为30% ~ 53%，甚至更高[80, 82, 83]，复发率超过30%（表 32.8）。常见的转移部位是肺、盆腔和淋巴结。少数转移至中枢神经系统、肾和肝。

大体和组织学特征 Gross and histologic features

表现为子宫内清楚的肿物，超声检查发现复合性肿物（图32.42a）。原发肿瘤一般局限于子宫，表现为宫腔内息肉样肿物或浸润子宫肌层的内生性病变。常有坏死，但出血现象明显不如绒癌多见（图 32.42b）。

组织学上，PSTT主要由中间型滋养细胞构成，类似胎盘种植部位中间型滋养细胞。浸润方式类似正常妊娠的生理性浸润。肿瘤细胞为多角形、圆形，偶尔为梭形，在单个及束状平滑肌纤维间浸润生长。大部分细胞为单核，偶尔有多核巨细胞。细胞核大小和形状差异大，核仁明显（图 32.43a, b）。分裂像从 1 ~ 2/10HPF，有时多达50/10HPF，大部分肿瘤分裂像＜5/10HPF。MIB-1指数＜10%能够鉴别良性上皮样胎盘部位结节与ETT（图 32.44）[51]。晚期病例虽然血管壁轮廓仍保留，但可有血管壁弥漫浸润。合体滋养细胞的比例低，因此β-hCG产生少，不能提示肿瘤细胞负荷。

上皮样滋养细胞肿瘤（epithelioid trophoblastic tumor, ETT）是 PSTT 的一个亚型。肿瘤似乎来源于绒毛膜中间型滋养细胞。p63 表达情况不同于种植部位中间型滋养细胞，并且不表达 hPL（图 32.43c）。MIB-1 指数＜10%能够区别良性上皮样胎盘部位结节与ETT（图 32.43c）[51]。p63表达通过区别滋养细胞亚类有助于鉴别 ETT 和 PSTT（图 32.45a-c）[51]。

诊断的生物标志物 Biomarkers for diagnosis

免疫组织化学染色有助于鉴别 PSTT 与胎盘部位超常反应和胎盘部位结节等良性病变、绒癌和最近描述的 ETT 等恶性病变以及平滑肌肉瘤等非滋养细胞肿瘤[84]。PSTT 的 CK 和 hPL 弥漫阳性，而 hCG 仅局灶阳性。最近，Shil 等利用 hPL、Mel-CAM、癌胚纤维连接蛋白

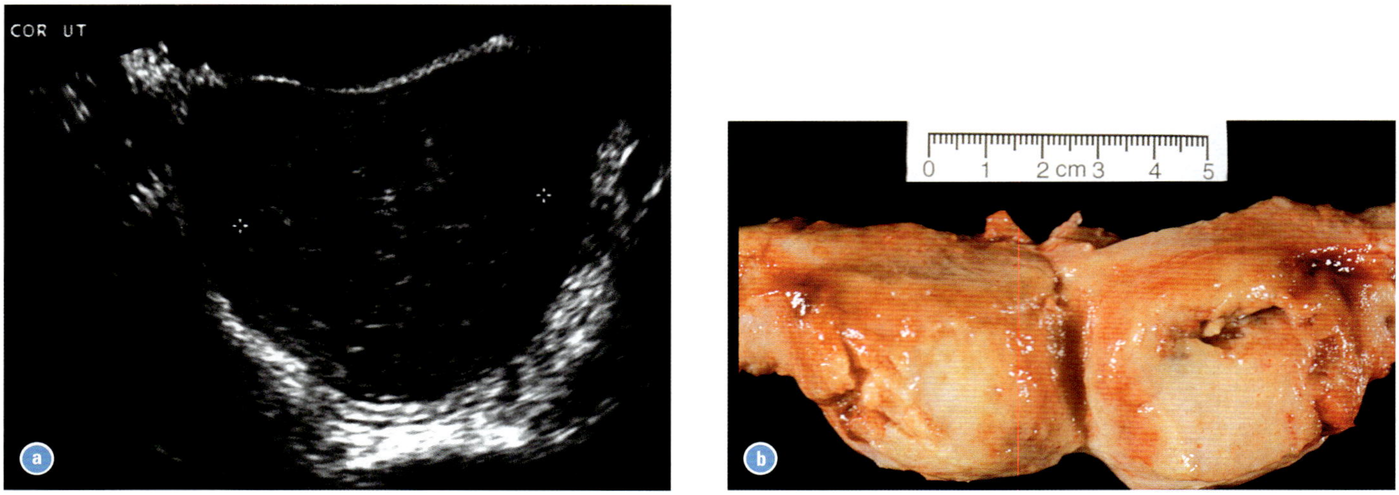

图32.42　胎盘部位滋养细胞肿瘤。(a) PSTT的超声所见。患者数月前流产，子宫冠状面显示宫腔内复合性囊实性肿物（标尺）。(b) 肿瘤的大体表现，子宫肌层清楚的非出血性肿物，与 a 图为同一病例。

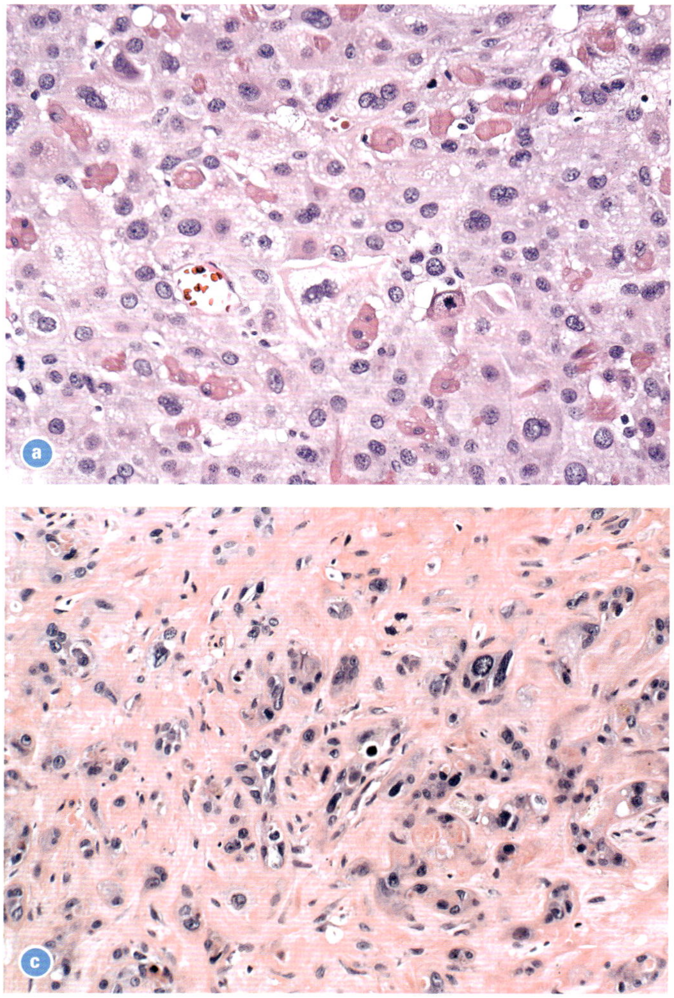

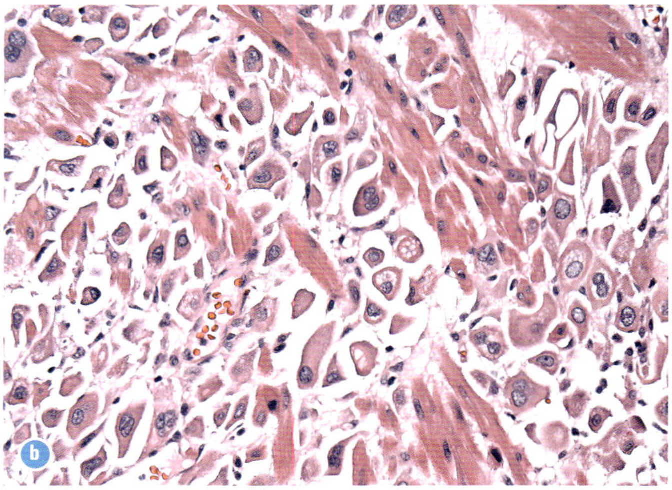

图32.43　胎盘部位滋养细胞肿瘤的组织学特征。(a) 成片异型性的中间型滋养细胞，细胞间间质少。(b) 多形性中间型滋养细胞分割肌纤维。(c) 上皮样滋养细胞肿瘤是PSTT的一个亚型，来源于绒毛膜中间型滋养细胞。

(oncofetal fibronectin)、胎盘碱性磷酸酶、抑制素 -α、Ki-67 免疫过氧化物酶染色能够较好分辨中间型滋养细胞的类型（图 32.44 a, b）[50]。

据报道，ΔNp63 抗体（识别 p63 的所有蛋白产物）能区别上皮样滋养细胞肿瘤与绒癌或普通的PSTT（图 32.45a-c）。但是，无法与鳞状细胞癌相鉴别，可用 hLA-G 加以鉴别[50, 76]。

分子学研究 Molecular studies

PSTT 的细胞遗传学研究资料很少。大多为二倍体[85]。4个病例的比较基因组杂交谱显示2例未见异常，2例在染色体19、21和22上有染色体增加[86]。Newlands 等利用等位基因 PCR 方法进行分析，结果表明 7 例 PSTT 中有 4 例为双亲妊娠，3 例为单精子父源性水泡状胎块[87]。这些研究均未表明细胞遗传学起源对临床病程或结局有任何预后提示作用。

治疗和随访 Treatment and follow-up

在诊断时对肿瘤的侵袭行为进行预测仍存在一定问题，但很重要。有些学者认为分裂像计数有预后提示作用。最近，Feltmate 等的研究表明，分裂像＞ 5/10HPF 者复发率明显增加[88]。与前次妊娠的时间间隔超过 2 ~ 4 年亦报道预后不良。据报道，12 例发生于上次妊娠 2 年之内的 PSTT 全部存活[89, 90]。而 5 例间隔超过 5 年的病例中有 4 例死于本病。虽然有 1 例保留子宫的手术报道，但主要的手术方式仍为子宫切除[90]。Charing Cross 医院的最新资料提示，辅助化疗方案首选EMA-EP（依托泊苷、甲氨蝶呤和放线菌素D或依托泊苷和顺铂）[91]。3例发生于上次妊娠后2年之内的转移性PSTT，经EMA-EP 治疗后均获得完全缓解。

总之，PSTT是一种少见的妊娠滋养细胞肿瘤，非转移性病例的治疗方式仍为子宫切除。提示预后可能差的病例，如分裂像＞ 5/10HPF、与上次妊娠间隔超过 2 年及有转移，应考虑辅助性化疗。此时，建议采用EMA-EP 辅助化疗方案。检测血清 β-hCG 水平，对治疗反应进行随访，磁共振（MRI）有助于监控病变情况。虽然放射治疗曾成功用于控制局部复发，但放疗的作用还不甚清楚。

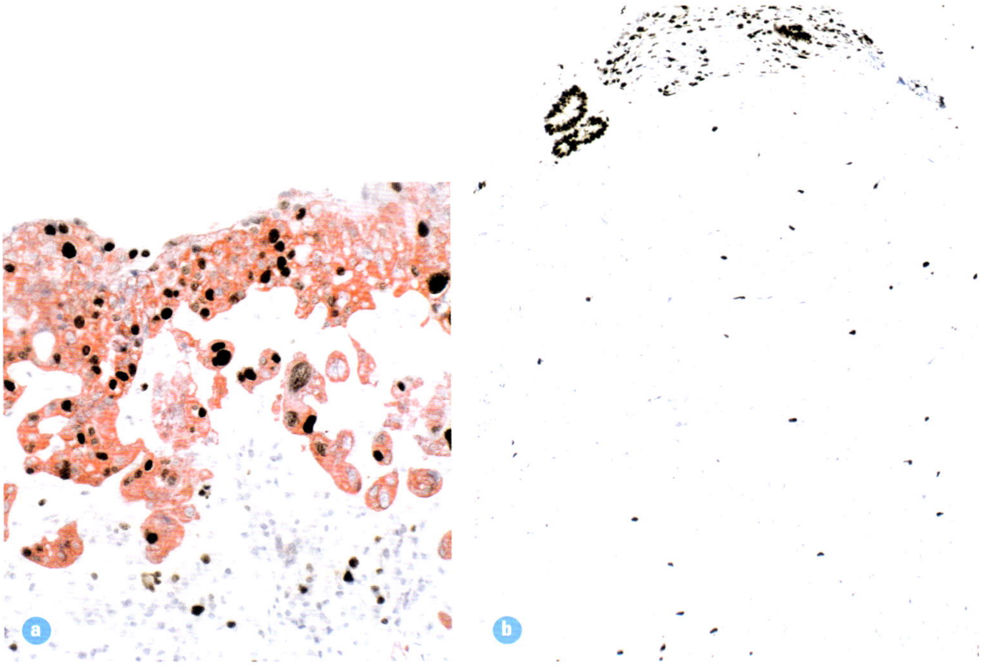

图 32.44 PSTT的Ki-67（细胞核，棕色）和Mel-CAM（胞浆，红色）双染。(a) 显示大量增生的上皮细胞（滋养细胞）。(b) 种植部位结节（下）Ki-67 染色显示增殖活性低（上方为增殖期子宫内膜）。

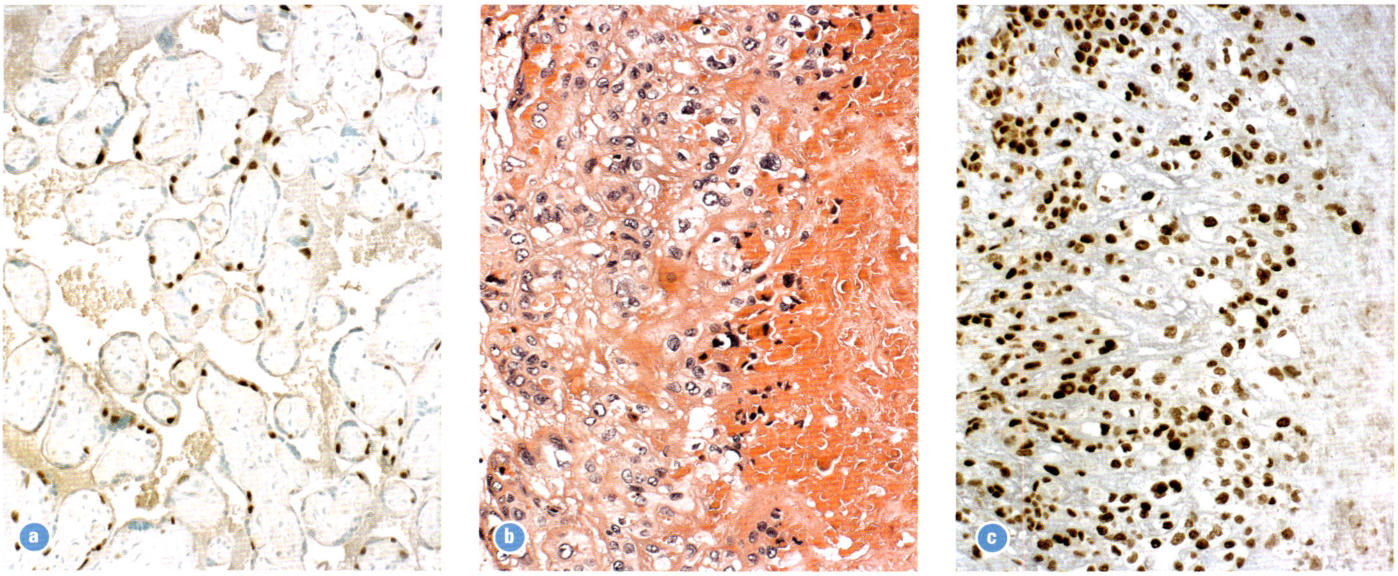

图 32.45 滋养细胞肿瘤 p63 的表达情况。(a) 广谱 p63 抗体（能够识别 TAp63 和 ΔNp63）免疫染色显示绒毛细胞滋养细胞。(b) 上皮样滋养细胞肿瘤（ETT）及其（c）p63 染色结果（Lee and Crum，未发表资料）。(病例由 Yonghee Lee 医生提供。)

参考文献 References

1 Benirschke K, Kaufmann P. Pathology of the human placenta, 4th edn. New York: Springer-Verlag; 2000.
2 Moor KL, Persaud TVN. The developing human: clinically oriented embryology, 5th edn. Philadelphia: WB Saunders; 2004.
3 Winter RM, Knowles SAS, Bieber FR, Baraitser M. The malformed fetus and stillbirth – a diagnostic approach, 1st edn. New York: John Wiley & Sons; 1988.
4 Hatasaka HH. Recurrent miscarriage: epidemiologic factors, definitions, and incidence. Clin Obstet Gynecol 1994; 37(3): 625–634.
5 Miller JF, Williamson E, Glue J, et al. Fetal loss after implantation. A prospective study. Lancet 1980; 2(8194):554–556.
6 Edmonds DK, Lindsay KS, Miller JF, Williamson E, Wood PJ. Early embryonic mortality in women. Fertil Steril 1982; 38 (4):447–453.
7 Wilcox AJ, Weinberg CR, Baird DD. Risk factors for early pregnancy loss. Epidemiology 1990; 1(5):382–385.
8 Hassold T, Chen N, Funkhouser J, et al. A cytogenetic study of 1000 spontaneous abortions. Ann Hum Genet 1980; 44 (Pt 2):151–178.
9 Kalousek DK. Anatomic and chromosome anomalies in specimens of early spontaneous abortion: seven-year experience. Birth Defects Orig Artic Ser 1987; 23(1):153–168.
10 Kajii T, Ferrier A, Niikawa N, et al. Anatomic and chromosomal anomalies in 639 spontaneous abortuses. Hum Genet 1980; 55(1):87–98.
11 Genest DR. Estimating the time of death in stillborn fetuses: II. Histologic evaluation of the placenta; a study of 71 stillborns. Obstet Gynecol 1992; 80(4):585–592.
12 Redline RW, Hassold T, Zaragoza M. Determinants of villous trophoblastic hyperplasia in spontaneous abortions. Mod Pathol 1998; 11(8):762–768.
13 Kliman HJ, Segel L. The placenta may predict the baby. J Theor Biol 2003; 225(1):143–145.
14 Genest DR, Roberts D, Boyd T, Bieber FR. Fetoplacental histology as a predictor of karyotype: a controlled study of spontaneous first trimester abortions. Hum Pathol 1995; 26 (2):201–209.
15 Genest DR, Brodsky G, Lage JA. Localized endometrial proliferations associated with pregnancy: clinical and histopathologic features of 11 cases. Hum Pathol 1995; 26(11):1233–1240.
16 Roberts CP, Murphy AA. Endocrinopathies associated with recurrent pregnancy loss. Semin Reprod Med 2000; 18(4): 357–362.
17 Hill JA. Immunological contributions to recurrent pregnancy loss. Baillières Clin Obstet Gynaecol 1992; 6(3):489–505.
18 Plouffe L Jr, White EW, Tho SP, et al. Etiologic factors of recurrent abortion and subsequent reproductive performance of couples: have we made any progress in the past 10 years? Am J Obstet Gynecol 1992; 167(2):313–320; discussion 320-321.

19 Doss BJ, Greene MF, Hill J, et al. Massive chronic intervillositis associated with recurrent abortions. Hum Pathol 1995; 26(11): 1245–1251.

20 Jacques SM, Qureshi F. Chronic intervillositis of the placenta. Arch Pathol Lab Med 1993; 117(10):1032–1035.

21 Boyd TK, Redline RW. Chronic histiocytic intervillositis: a placental lesion associated with recurrent reproductive loss. Hum Pathol 2000; 31(11):1389–1396.

22 Moore KL. The developing human. Philadelphia: WB Saunders; 1982.

23 Streeter GL. Weight, sitting height, head size, foot length and menstrual age of the human embryo. Contributions to Embryology. Carnegie Institute of Washington; 1920: XI: Contribution 55.

24 Fylstra DL. Tubal pregnancy: a review of current diagnosis and treatment. Obstet Gynecol Surv 1998; 53(5):320–328.

25 Rajkhowa M, Glass MR, Rutherford AJ, et al. Trends in the incidence of ectopic pregnancy in England and Wales from 1966 to 1996. Br J Obstet Gynaecol 2000; 107(3):369–374.

26 Bouyer J, Coste J, Shojaei T, et al. Risk factors for ectopic pregnancy: a comprehensive analysis based on a large case-control, population-based study in France. Am J Epidemiol 2003; 157(3):185–194.

27 Garrett AM, Vukov LF. Risk factors for ectopic pregnancy in a rural population. Fam Med 1996; 28(2):111–113.

28 Castles A, Adams EK, Melvin CL, Kelsch C, Boulton ML. Effects of smoking during pregnancy. Five meta-analyses. Am J Prev Med 1999; 16(3):208–215.

29 Yang MH, Ng SC, Ratnam SS, et al. Outcome of 143 pregnancies conceived by assisted reproductive techniques. Asia Oceania J Obstet Gynaecol 1992; 18(4):299–307.

30 Lesny P, Killick SR, Robinson J, Maguiness SD. Transcervical embryo transfer as a risk factor for ectopic pregnancy. Fertil Steril 1999; 72(2):305–309.

31 Fernandez H, Gervaise A. Ectopic pregnancies after infertility treatment: modern diagnosis and therapeutic strategy. Hum Reprod Update 2004; 10(6):503–513.

32 Xiong X, Buekens P, Wollast E. IUD use and the risk of ectopic pregnancy: a meta-analysis of case-control studies. Contraception 1995; 52(1):23–34.

33 Ganacharya S, Bhattoa HP, Batar I. Ectopic pregnancy among non-medicated and copper-containing intrauterine device users: a 10-year follow-up. Eur J Obstet Gynecol Reprod Biol 2003; 111(1):78–82.

34 Randall S, Buckley CH, Fox H. Placentation in the fallopian tube. Int J Gynecol Pathol 1987; 6(2):132–139.

35 Bouyer J, Coste J, Fernandez H, Pouly JL, Job-Spira N. Sites of ectopic pregnancy: a 10 year population-based study of 1800 cases. Hum Reprod 2002; 17(12):3224–3230.

36 World Health Organization. WHO Task Force on Intrauterine Devices for Fertility Regulation: a multinational case control study of ectopic pregnancy. Clin Reprod Fertil 1985; 3: 131–143.

37 Gun M, Mavrogiorgis M. Cervical ectopic pregnancy: a case report and literature review. Ultrasound Obstet Gynecol 2002; 19(3):297–301.

38 Atrash HK, Friede A, Hogue CJ. Abdominal pregnancy in the United States: frequency and maternal mortality. Obstet Gynecol 1987; 69(3 Pt 1):333–337.

39 Stubblefield PG, Grimes DA. Septic abortion. N Engl J Med 1994; 331(5):310–314.

40 Cates W Jr, Grimes DA, Ory HW, Tyler CW Jr. Publicity and the public health: the elimination of IUD-related abortion deaths. Fam Plann Perspect 1977; 9(3):138–140.

41 Mahler H. On safe motherhood. Nurs J India 1988; 79(5): 119–120, 128.

42 Stephenson P, Wagner M, Badea M, Serbanescu F. Commentary: the public health consequences of restricted induced abortion – lessons from Romania. Am J Public Health 1992; 82(10):1328–1331.

43 Gall SA. Infections in the female genital tract. Compr Ther 1983; 9(8):34–47.

44 Genest DR, Berkowitz RS, Fisher RA, Newlands ES, Fehr M. Gestational trophoblastic disease. In: Tavassoli F, Devilee P, eds. Pathology and genetics of tumours of the breast and female genital organs. World Health Organization Classification of Tumours Series. Cambridge, UK: International Agency for Research on Cancer (IARC); 2003:250–254.

45 Goldstein DP, Berkowitz RS. Gestational trophoblastic disease. In: Abeloff MD et al., eds. Clinical oncology. London: Elsevier; 2004.

46 Wang J, Berek JS. Epidemiology and pathology of gestational trophoblastic disease. 2005. Available from Up To Date http://www.utdol.com/application/topic.asp?file=gyne_onc/7618&type=A&selectedTitle=1~15 (Accessed 29 March 2005).

47 Berkowitz RS, Goldstein DP. Gestational trophoblastic disease. In: Hoskins WJ et al., eds. Principles and practice of gynecologic oncology, 4th edn. Philadelphia: Lippincott, Williams & Wilkins; 2005:1055–1076.

48 Buckley JD. The epidemiology of molar pregnancy and choriocarcinoma. Clin Obstet Gynecol 1984; 27(1):153–159.

49 Hemming JD, Quirke P, Womack C, et al. Diagnosis of molar pregnancy and persistent trophoblastic disease by flow cytometry. J Clin Pathol 1987; 40(6):615–620.

50 Shih I-M, Kurman RJ. P63 is useful in the distinction of epithelioid trophoblastic and placental site trophoblastic tumors by profiling trophoblastic subpopulations. Am J Surg Pathol 2004; 28:1177–1183.

51 Yang A, Schweitzer R, Sun D, et al. p63 is essential for regenerative proliferation in limb, craniofacial and epithelial development. Nature 1999; 398:714–718.

52 Mosher R, Goldstein DP, Berkowitz R, Bernstein M, Genest DR. Complete hydatidiform mole. Comparison of clinicopathologic features, current and past. J Reprod Med 1998; 43(1):21–27.

53 Keep D, Zaragoza MV, Hassold T, Redline RW. Very early complete hydatidiform mole. Hum Pathol 1996; 27(7):708–

713.
54 Montes M, Roberts D, Berkowitz RS, Genest DR. Prevalence and significance of implantation site trophoblastic atypia in hydatidiform moles and spontaneous abortions. Am J Clin Pathol 1996; 105(4):411–416.
55 Thaker HM, Berlin A, Tycko B, et al. Immunohistochemistry for the imprinted gene product IPL/PHLDA2 for facilitating the differential diagnosis of complete hydatidiform mole. J Reprod Med 2004; 49(8):630–636.
56 Castrillon DH, Sun D, Weremowicz S, et al. Discrimination of complete hydatidiform mole from its mimics by immunohistochemistry of the paternally imprinted gene product $p57^{KIP2}$. Am J Surg Pathol 2001; 25(10):1225–1230.
57 Fisher RA, Nucci MR, Thaker HM, et al. Complete hydatidiform mole retaining a chromosome 11 of maternal origin: molecular genetic analysis of a case. Mod Pathol 2004; 17(9): 1155–1160.
58 Hertig AT, Mansell H. Tumors of the female sex organs part 1: hydatidiform mole and choriocarcinoma. Washington, DC: Armed Forces Institute of Pathology; 1956:13, 18.
59 Schorge JO, Goldstein DP, Bernstein MR, Berkowitz RS. Gestational trophoblastic disease. Curr Treat Options Oncol 2000; 1(2):169–175.
60 Genest DR, Laborde O, Berkowitz RS, et al. A clinicopathologic study of 153 cases of complete hydatidiform mole (1980–1990): histologic grade lacks prognostic significance. Obstet Gynecol 1991; 78(3 Pt 1):402–409.
61 Sebire NJ, Makrydimas G, Agnantis NJ, et al. Updated diagnostic criteria for partial and complete hydatidiform moles in early pregnancy. Anticancer Res 2003; 23:1723–1728.
62 Lage JM, Sheikh SS. Genetic aspects of gestational trophoblastic diseases: a general overview with emphasis on new approaches in determining genetic composition. Gen Diagn Pathol 1997; 143:109–115.
63 Redline RW, Hassold T, Zaragoza MV. Prevalence of the partial molar phenotype in triploidy of maternal and paternal origin. Hum Pathol 1998; 29:505–511.
64 Choi-Hong SR, Genest DR, Crum CP, et al. Twin pregnancies with complete hydatidiform mole and coexisting fetus: use of fluorescent in situ hybridization to evaluate placental X- and Y-chromosomal content. Hum Pathol 1995; 26(11):1175–1180.
65 Berkowitz RS, Goldstein DP. Pathogenesis of gestational trophoblastic neoplasms. Pathobiol Annu 1981; 11:391–411.
66 Brewer JI, Mazur MT. Gestational choriocarcinoma. Its origin in the placenta during seemingly normal pregnancy. Am J Surg Pathol 1981; 5(3):267–277.
67 Driscoll SG. Gestational trophoblastic neoplasms: morphologic considerations. Hum Pathol 1977; 8(5):529–539.
68 Aozasa K, Ito H, Kohro T, et al. Choriocarcinoma in infant and mother. Acta Pathol Jpn 1981; 31(2):317–322.
69 Daamen CB, Bloem GW, Westerbeek AJ. Chorionepithelioma in mother and child. J Obstet Gynaecol Br Emp 1961; 68: 144–149.
70 Lathrop JC, Wachtel TJ, Meissner GF. Uterine choriocarcinoma fourteen years following bilateral tubal ligation. Obstet Gynecol 1978; 51(4):477–488.
71 Goldstein DP. Gestational trophoblastic neoplasia in the 1990s. Yale J Biol Med 1991; 64(6):639–651.
72 Soper JT. Gestational trophoblastic neoplasia. Curr Opin Obstet Gynecol 1990; 2(1):92–97.
73 Deligdisch L, Driscoll SG, Goldstein DP. Gestational trophoblastic neoplasms: morphologic correlates of therapeutic response. Am J Obstet Gynecol 1978; 130(7):801–806.
74 Fukunaga M, Ushigome S. Malignant trophoblastic tumors: immunohistochemical and flow cytometric comparison of choriocarcinoma and placental site trophoblastic tumors. Hum Pathol 1993; 24(10):1098–1106.
75 Elston CW, Bagshawe KD. The diagnosis of trophoblastic tumours from uterine curettings. J Clin Pathol 1972; 25(2): 111–118.
76 Singer G, Kurman RJ, McMaster MT, Shih IeM. HLA-G immunoreactivity is specific for intermediate trophoblast in gestational trophoblastic disease and can serve as a useful marker in differential diagnosis. Am J Surg Pathol 2002; 26:914–920.
77 Lage JM, Roberts DJ. Choriocarcinoma in a term placenta: pathologic diagnosis of tumor in an asymptomatic patient with metastatic disease. Int J Gynecol Pathol 1993; 12:80–85.
78 Fox H, Laurini RN. Intraplacental choriocarcinoma: a report of two cases. J Clin Pathol 1988; 41:1085–1088.
79 Hustin J, Jauniaux E. Markedly elevated maternal serum alpha-fetoprotein associated with a normal fetus and choriocarcinoma of the placenta. Obstet Gynecol 1991; 77:329–330.
80 Young RH, Scully RE. Placental-site trophoblastic tumor: current status. Clin Obstet Gynecol 1984; 27:248–258.
81 Young RH, Scully RE, McCluskey RT. A distinctive glomerular lesion complicating placental site trophoblastic tumor: report of two cases. Hum Pathol 1985; 16:35–42.
82 Feltmate CM, Genest DR, Wise L, et al. Placental site trophoblastic tumor: a 17-year experience at the New England Trophoblastic Disease Center. Gynecol Oncol 2001; 82(3):415–419.
83 Newlands ES, Bower M, Fisher RA, Paradinas FJ. Management of placental site trophoblastic tumors. J Reprod Med 1998; 43:53–59.
84 Chang YL, Chang TC, Hsueh S, et al. Prognostic factors and treatment for placental site trophoblastic tumor – report of 3 cases and analysis of 88 cases. Gynecol Oncol 1999; 73(2): 216–222.
85 Fukunaga M, Ushigome S. Malignant trophoblastic tumors: immunohistochemical and flow cytometric comparison of choriocarcinoma and placental site trophoblastic tumors. Hum Patho 1993; 24:1098–1106.
86 Hui P, Riba A, Pejovic T, et al. Comparative genomic hybridization study of placental site trophoblastic tumour: a report of four cases. Mod Pathol 2004; 17(2):248–251.
87 Newlands ES, Bower M, Fisher RA, Paradinas FJ. Management of placental site trophoblastic tumors. J Reprod Med

1998; 43(1):53–59.
88 Feltmate CM, Genest DR, Goldstein DP, Berkowitz RS. Advances in the understanding of placental site trophoblastic tumor. J Reprod Med 2002; 47:337–341.
89 Bower M, Paradinas FJ, Fisher RA, et al. Placental site trophoblastic tumor: molecular analysis and clinical experience. Clin Cancer Res 1996; 2(5):897–902.
90 Papadopoulos AJ, Foskett M, Seckl MJ, et al. Twenty-five years' clinical experience with placental site trophoblastic tumors. J Reprod Med 2002; 47(6):460–464.
91 Khoo SK. Clinical aspects of gestational trophoblastic disease: a review based partly on 25-year experience of a statewide registry. Aust N Z J Obstet Gynaecol 2003; 43:280–289.

33 胎盘的评估

Evaluation of the placenta

David W.Kindelberger，KathleenF. Sirois 和 David R. Genest 著

陈定宝译　薛卫成校

一般原则 General principles

胎盘检查的基本原理
RATIONALE FOR PLACENTAL EXAMINATION

胎盘大体检查作为（a）记录胎盘结构异常的一种方法以及（b）选择组织进行组织学检查的指导很重要。关于前者，许多结构异常被1959～1966年的围生期合作研究归类为明显的胎盘病变，该研究为一项大型前瞻性研究，旨在评估胎盘病理与儿童智力、神经或心理障碍之间的关系（表33.1）[1]。

鉴于这些发现，对于某些胎盘结构的异常及其相关结局，可提出似乎合理的发病机制。例如，胎儿静止时间延长（预示随后的神经疾病或智力发育迟缓）可能与脐带短和绒毛膜下纤维素缺乏有关[2, 3]，反之，胎儿活动过多（预示随后的儿童期活动亢进）可能与脐带太长和绒毛膜下纤维素增多有关。然而，对于表33.1中列出的许多大体胎盘病变来说，胎盘结构异常与结局不良的关系尚不清楚；例如为什么双叶胎盘（bipartite placenta）与随后心理障碍有关（特别是"恐惧"、"忧虑"、"固执"或"敌对"行为）[1]。

从实践观点来看，胎盘大体检查之所以重要有两个原因：（1）胎盘大体异常可以提供临床病理与产科事件之间的相关性（例如胎盘太小和梗死强烈提示慢性胎盘缺血，而胎膜血管破裂可以解释胎儿死亡或新生儿贫血）；（2）胎盘大体异常的部位（例如梗死、凹陷）代表需要进一步进行组织学检查的部位。

表33.1　与儿童智力、神经或心理结局有关的胎盘大体异常

胎盘异常	异常结局
脐带过短	MR，神经疾病，CP
单脐动脉	MR，神经疾病
帆状脐带附着	心理疾病
绿色脐带（提示胎粪）	心理疾病
脐带过长	心理疾病
胎儿面不透明（提示绒毛膜羊膜炎）	MR，神经疾病，Sz
轮廓状胎膜附着	神经疾病
胎粪污染羊水	CP，MR，Sz
绒毛膜下纤维素缺乏	MR，神经疾病，CP
副叶（succenturiate lobe）	MR，Sz
母体板梗死	MR，神经疾病
双叶／三叶形状	MR，神经疾病，心理疾病
弥漫性绒毛膜纤维素	心理疾病，神经疾病

MR，智力迟缓；神经疾病，各种神经性疾病——语言异常、动作协调性差；CP，四肢瘫痪、偏瘫或截瘫性大脑麻痹；Sz，癫痫发作；心理疾病指行为障碍、注意力缺乏性疾病。Adapted from Naeye[1]。

进行组织学检查的胎盘选择
SELECTION OF PLACENTAS FOR TISSUE EXAMINATION

有些作者提出每个胎盘都应该进行病理学检查，至少进行大体检查[4, 5]；而另一些人则认为至少应对10%～15%的胎盘予以检查[6]。当前，在Brigham and Women医院，约有20%的胎盘被产科医师选择进行病理学检查。在Brigham and Women医院，进行胎盘检查最常见的适证包括（1）早产、（2）多胎妊娠、（3）胎儿死亡、（4）母体病变（如先兆子痫和糖尿病）、（5）胎儿异常（包括畸形、生长迟缓和胎儿窘迫）、（6）妊娠终末期出血和（7）胎盘大体异常，包括单脐动脉、异常脐带附着、脐带打结和胎盘肿块（placental mass）。

在过去10～15年间，胎盘病理检查的法医学意义已得以强调[7-11]。在产科医疗差错诉讼中，包括围生期死亡、神经性损伤或智力损害，如果发现慢性胎盘异常（如梗死、胎盘过小、膜状脐带附着、母体蜕膜血管病、绒毛膜血管病、胎儿有核红细胞等）可能提示胎儿损伤发生于出生前而非围生期[12]。新近一项针对产科医疗差错的分析指出，"如果在索赔时能够对胎盘标本进行评估，则许多神经损伤性婴儿的索赔能够得到成功辩护"[13]。

美国病理医师学会近期有关胎盘选择的全面指导总结于表33.2[4, 14]。指导包括与母体或胎儿病理诉讼有关的情形、可见的胎盘异常或其他需要进行胎盘检查的病史事件（表33.1）。

固定和取材 FIXATION AND SAMPLING

最好是在新鲜状态下检查胎盘（及时冷藏，可保藏长达 1 周或更久）；但有些机构在病理学检查之前应用福尔马林固定。图 33.1 总结了单个胎盘的常规检查步骤。大体检查之后，将一小段脐带（包括任何异常部位）和“薄卷饼状”的胎膜（缠绕在一部分边缘胎盘上）固定于 10% 福尔马林中；对怀疑母体血管病变（即高血压、糖尿病、系统性狼疮、胎儿生长迟缓等）的病例，应制备两个胎膜卷。然后从胎盘上剪下其余的胎膜和脐带，并对胎盘称重。接着，将胎盘母体面朝上，将实质切成间隔1cm的“面包块”；在组织处理和HE染色前，将 2 个完整厚度的正常胎盘实质块（2 ~ 3 cm^2）和有代表性的病变块（梗死、绒毛间血栓、绒毛膜血管瘤等）于福尔马林中固定过夜。对 1 ~ 2 张正常实质切片以及附件（2 张脐带切片和 1 ~ 2 张胎膜卷切片）和大体异常区域切片进行组织学评估（图33.2）。分离的孪生胎盘其处理方式与单胎胎盘一样。关于融合孪生胎盘的其他细节在下文讨论。

特殊处理（培养、核型、摄影）SPECIAL PROCEDURES（CULTURES，KARYOTYPE，PHOTOGRAPHY）

不需常规进行细菌培养，即使在怀疑绒毛膜羊膜炎时。然而，如果是临床感兴趣的特殊病原体（如B组链球菌或李斯特杆菌），则应在仔细剥除（污染的）羊膜后，从（无污染）绒毛膜表面取材培养。当病史或新生儿检查强烈怀疑胎儿病毒感染时，无污染绒毛组织的病毒培养偶尔可得出重要信息。但是，如果选择不慎，则病毒培养通常不可信。而且，免疫组织化学和分子鉴定已足以在固定组织中检测这些病原体，包括无法解释的胎儿死亡[15]。

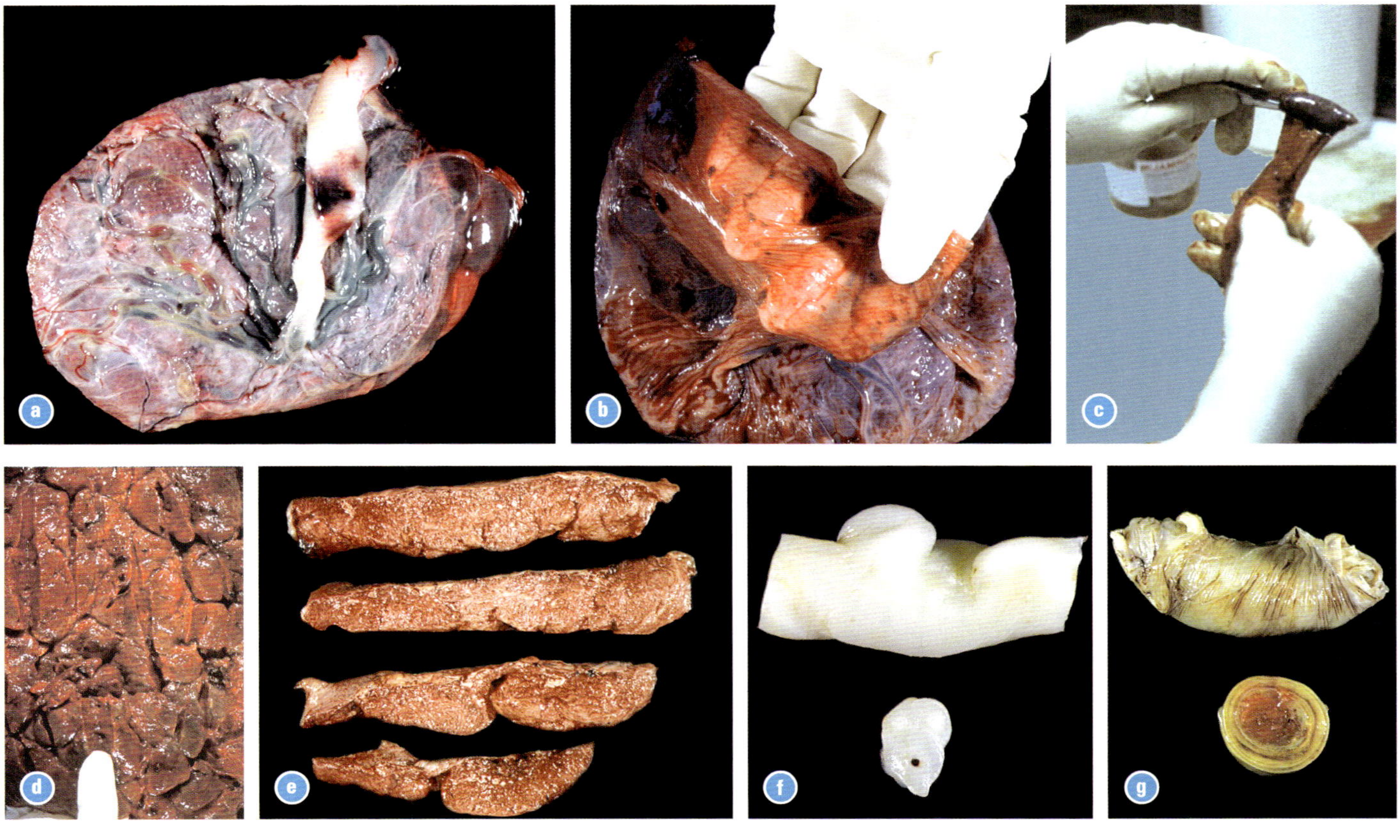

图33.1 胎盘大体检查要点图示（组图），包括检查（a）表面、（b）胎膜、（c）胎膜卷、（d）腹面、（e）横切面、（f）脐带和（g）胎膜卷。

表 33.2　需要检查胎盘的病变

母体病变
糖尿病
高血压
先前妊娠失败（1次或多次自发性流产、死产、新生儿死亡、早产）
母体滥用药物
早熟或过度成熟
围生期病变
发热
可疑或被证实的感染
出血
可疑胎盘剥离
胎儿 / 新生儿病变
死产或围生期死亡
多胎
先天性畸形
胎儿生长迟缓
水肿
胎粪
新生儿被收入 ICU
5 分钟 Apgar 评分 < 3
神经问题，包括癫痫发作
可疑感染
羊水过少
胎盘大体异常
其他（异常分娩、婴儿异常、医疗纠纷）

在习惯性自发流产病例，需要标明胎盘核型。当怀疑浸软的死产胎儿染色体异常时，胎盘核型也是有用的，在这种情况下，虽然自溶的胎儿组织在组织培养中不会生长，但绒毛组织通常容易培养和进行核型分析，因为胎盘绒毛在胎儿死亡之后仍被母体血液滋养。核型分析在无菌分离的绒毛组织中进行（一次性缝线清除装置比较便利），放入Hanks平衡盐溶液中（可冷藏保存，但绝不可冷冻）。有关胎盘核型应该警惕两点：（1）核型为46,XX基因型者，可能是被母体组织所污染；（2）少数情况下，胎盘核型可能不同于胎儿核型（局限性胎盘镶嵌型）。

对任何大体胎盘异常，均建议照相以便存档并与组织病理学对照。

胎盘的大体检查
Gross examination of the placenta

一般表现 GENERAL APPEARANCE

形状 Shape

胎盘形状可以不同，可能与子宫形状特殊或胎膜绒毛不完全退化有关。这些形状变化包括二叶形（2 个大致相等的胎盘块；图33.3，边缘融合或完全分离，但由胎膜的胎儿血管连接）、三叶形、附属叶或副叶（较小的胎盘组织“岛”，由胎膜血管连接；图33.4）以及非常少见的膜性胎盘（placenta membranacea）（一种球状胎盘，是由于几乎全部胎膜绒毛持续存在所致）。虽然围生期合作研究提示某些胎盘形状异常可能与结局不良有关（表33.1），但相关文献很少，大多数常见胎盘的文章已将这种形状异常胎盘的意义最小化[1]。值得注意的是，奇异形胎盘常与未受保护的胎膜胎儿血管有关，应该仔细检

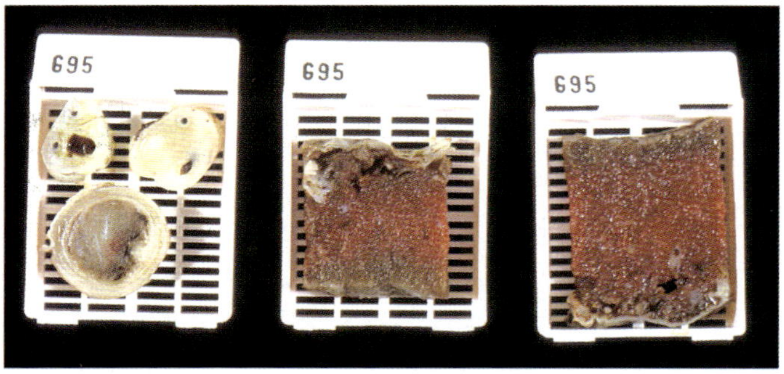

图 33.2　胎膜卷、脐带和 2 个完整厚度的胎盘切片送检处理。

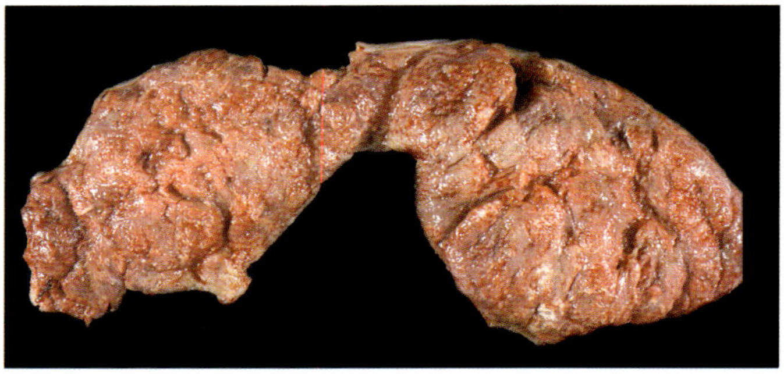

图 33.3　二叶形胎盘的横切面。

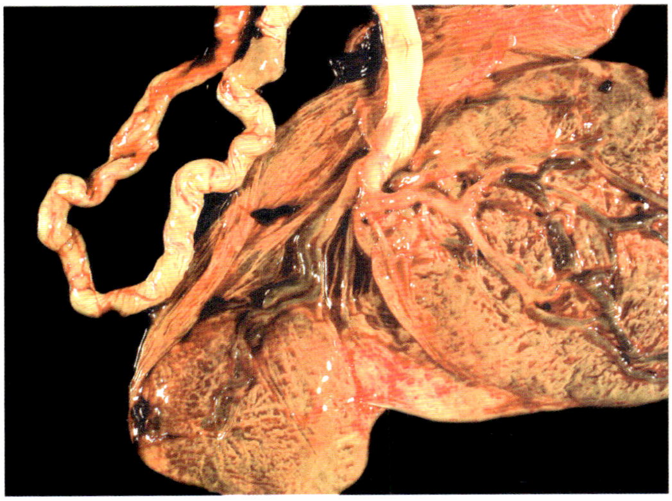

图 33.4 副叶（左下方）。

查这些血管有无血栓或破裂证据。在胎盘标本中，当见到胎膜血管临近胎膜破裂部位时，提示前置血管（vasa praevia）（定义为胎膜胎儿血管横穿宫颈内口）。

重量 Weight

胎盘应该在去除脐带、胎膜及任何黏附的母体血凝块后再称重。异常小胎盘最常伴发慢性子宫胎盘血流灌注过少（先兆子痫等）和胎儿生长迟缓。可能与孕龄胎盘偏小有关的其他疾病见表33.3[16]。胎盘过重可能提示母体糖尿病、严重绒毛水肿、胎儿水肿或先天性梅毒和其他疾病。胎盘重量在孕龄 90 个百分点之上或 10 个百分点以下均应在病理报告中注明[17, 18]。

表 33.3 胎盘重量的意义

与小胎盘有关的疾病（< 10 个百分位）	与大胎盘有关的疾病（> 90 个百分位）
慢性胎盘血流灌注过少（先兆子痫等）	母体糖尿病
胎儿生长迟缓	胎儿水肿
染色体异常（尤其是 18 三体）	先天梅毒
先天畸形	绒毛水肿
可能的异常神经性结局如大脑性麻痹[56]	绒毛膜血管病
	Beckwith-Wiedemann 综合征

颜色 Color

胎盘的胎膜和胎儿面在正常情况下是干净、有光泽、透明的；在正常胎盘，透过这些透明的表面组织，很容易看到细的分支状绒毛膜板血管（图33.5）。阴暗、白色、不透明形态常伴发急性绒毛膜羊膜炎，这是由组织急性炎症细胞浸润所致；下面的绒毛膜血管系统因不透明而模糊（图33.6）。这种表现最常见于未成熟胎盘，尤其是胎膜破裂延长时。除了阴暗 / 不透明表现外，绒毛膜羊膜炎胎盘常常有臭味。Benirschke和Kaufmann描述了大肠杆菌感染的特征性“恶臭”味以及李斯特菌感染的“芳香”味[18]。褐色胎膜和绒毛膜板提示含铁血黄素沉着，可能继发于慢性胎盘剥脱。这种褐色变的发生是因为胎盘后或胎膜后渗血渗过胎膜，使羊水变色（“葡萄酒色羊水”）并被绒毛膜巨噬细胞吞噬（见下文）。黏稠、绿色外观提示胎粪污染，最常见于足月或足月后的胎盘；大体胎粪着色开始于接触胎粪后第 1 ~ 2 小时，3 ~ 6 小时后胎粪着色最重（图 33.7）[19]。接触胎粪长达数小时可以引起组织坏死，伴有脐带线性裂缝和溃疡以及显微镜下脐带和绒毛膜板胎儿大血管的肌性坏死；据估计，发生这种坏死至少需要16小时[20]。当怀疑接触胎粪时间过长或很严重时，建议对脐带和绒毛膜板额外取材，以寻找这种胎粪引起的胎儿血管坏死（见下文）。

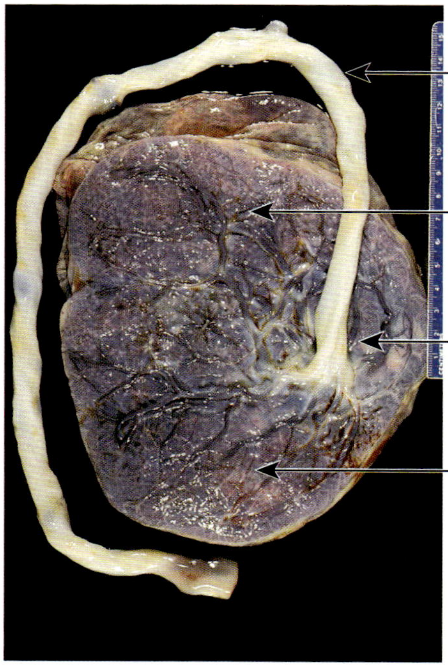

图 33.5　胎盘表面检查概览。

脐带和胎膜（图 33.5）UMBILICAL CORD AND MEMBRANES

脐带 Umbilical cord

脐带 Cord

脐带应从胎盘附着处开始检查，并记录如下：

1. 附着：边缘附着（图33.8a）是指脐带附着于胎盘的边缘，与中央附着相比，约占 5%。
2. 血管分布：膜状（或帆状）（图 33.8b），见于 1%的胎盘。少数情况下，这些血管破裂引起胎儿失血，特别是位于产道附近胎膜内时[“前置血管（vasa praevia）”]。所有胎膜血管均应描述“完整”或“破裂”。
3. 扭曲（图 33.9）：无卷曲的脐带（无扭转的血管）应与正常卷曲的脐带（向右或向左卷曲的脐带）相比较；无卷曲提示胎儿不活动时间过长（肌肉异常、胎儿受压等）。
4. 长度：重在谨记，病理医师也需测量附着于胎儿的

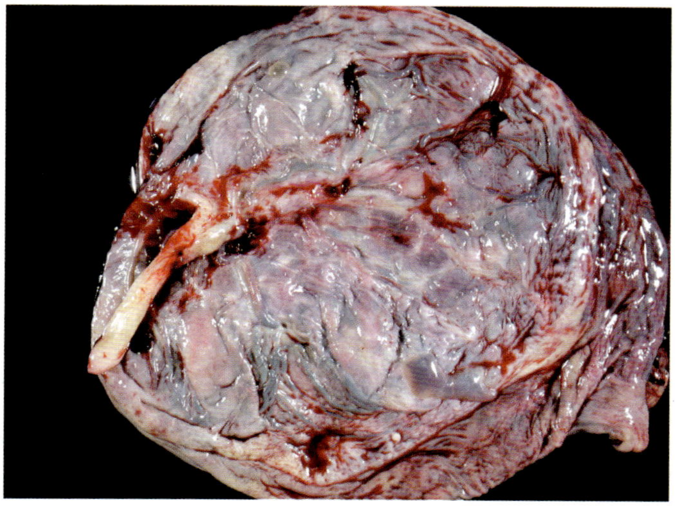

图 33.6　急性绒毛膜羊膜炎中白色、半透明的胎膜。

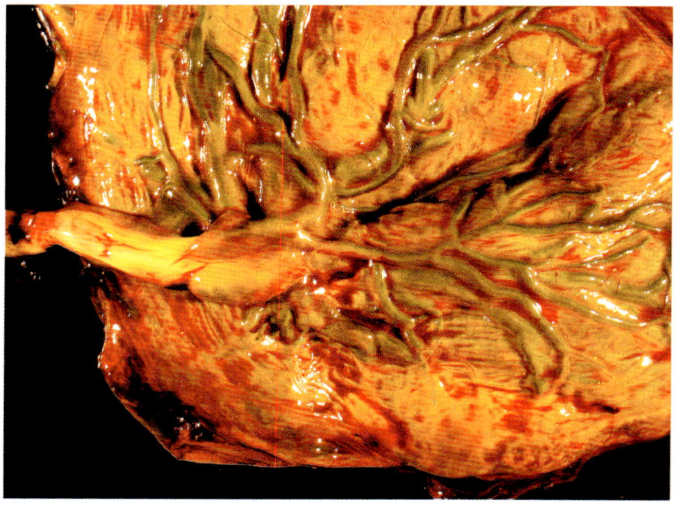

图 33.7　胎粪污染的胎膜。

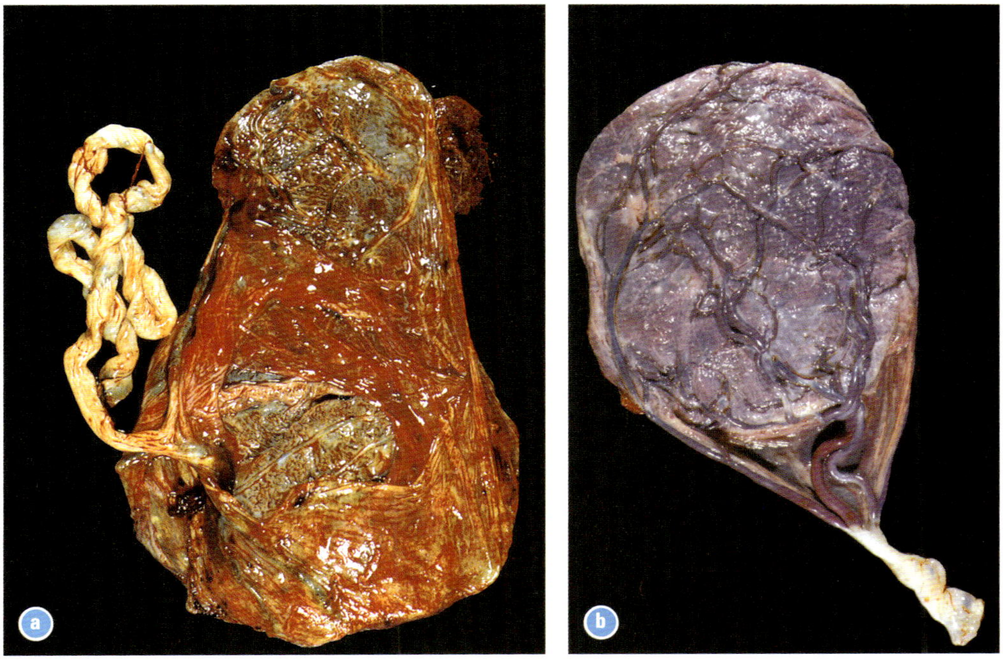

图 33.8 （a）边缘性脐带附着。（b）膜状脐带附着。

脐带部分，这才是全面的测量（如同尸检一样）。如果评估了整个长度并与孕龄对照，那么脐带过短（足月时＜40cm）与胎儿不活动时间过长有关，脐带过长（足月时＞90cm）可以是胎儿死亡的一种危险因素。

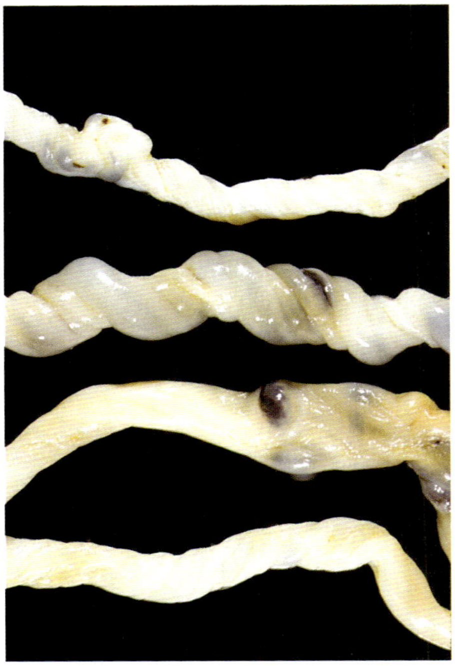

图 33.9 脐带扭曲示例。

5. 颜色：有光泽的白色或灰白色是正常的；细小的白点（直径小于1mm）提示羊水真菌（念珠菌属）感染；黄绿色提示接触胎粪（出生前几小时或更长时间）；弥漫的红褐色（图 33.10a）提示胎儿死后滞留（溶血），至少已死亡几小时（产科医师可能将死胎的这种红褐色误称作“血栓形成”；但其实这种所见可能是胎儿死亡的继发表现，而非死因）。
6. 打结：所谓的“假结（false knot）”（图33.10a）很常见，反映了脐带内血管扩张，可能没有临床意义。真结（图33.10b）较少见，可以是没有意义的偶然发现（“疏松结”），或者当束紧且狭窄时，可成为胎儿的死亡原因。即使是结紧且致命时，通常也没有明确的组织学改变（即通常不显示血栓形成、间质出血和炎症）。
7. 血管数目（图 33.10c）：单脐动脉可见于 1% 的胎盘，与多种不良后果的危险性略微增加相关，包括胎儿畸形、胎儿非整倍体、胎儿或新生儿死亡；但健康的结局也很常见。

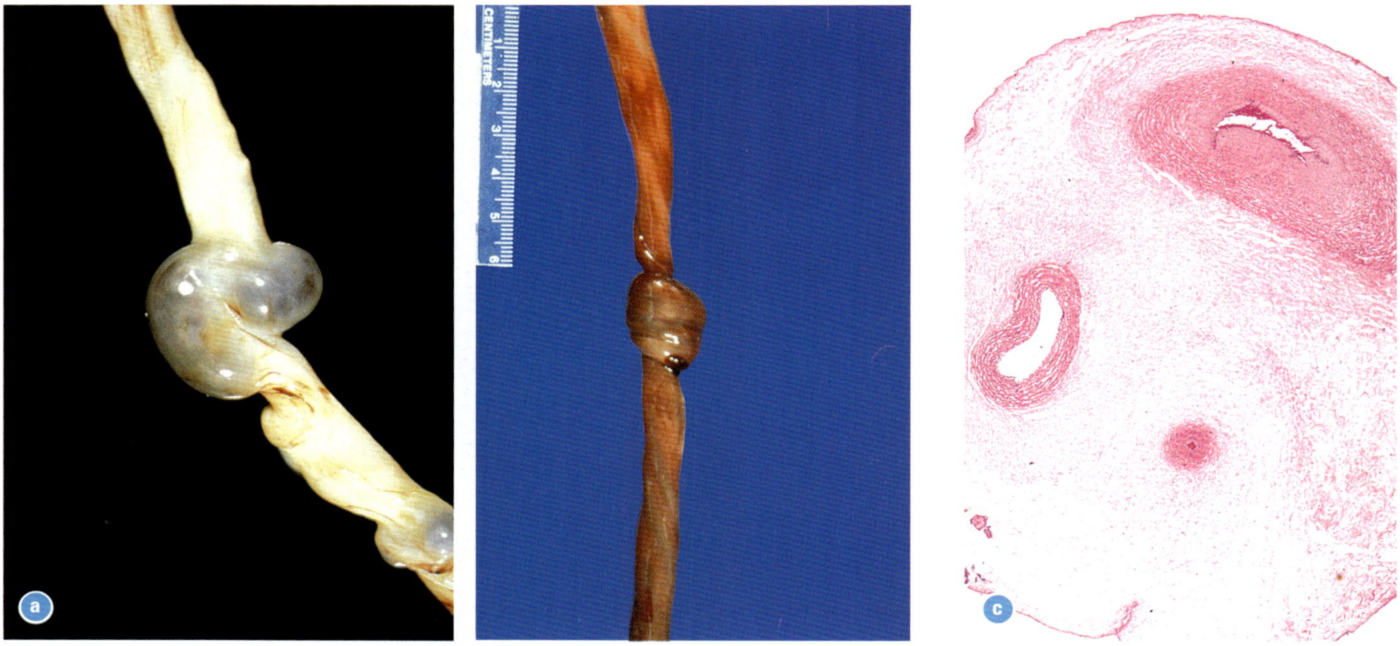

图 33.10 (a) 假结、(b) 真结和 (c) 单脐动脉。

8. 血管通畅性：包括排除血栓（图 33.11a）[18]。
9. 血管损伤伴血管破裂：脐带损伤在分娩和胎盘剥离过程中常见，血液常常围绕脐带血管分布于血管周围间隙内。在活产婴儿中，除非在处理之前有明确的脐带病史，否则应将这种改变看作是偶然发现。在死产或考虑宫内脐带受压或创伤情况下，支持先前血管破裂诊断的证据是夹层出血（dissecting hemorrhage）伴静脉塌陷和静脉壁裂伤（图33.11b-d）。这可以是死亡原因，也可以不是，但能提示宫内脐带受压。

胎膜 Placental membranes

记住，胎膜应按如下方法检查：

1. 分布：包括有缘（circummarginate）胎盘（图33.12a）和轮廓（circumvallate）胎盘。
2. 完整性：如果羊膜缺失、束缚脐带或呈明显网状（图 33.12b），可提示早期羊膜破裂（羊膜索综合征）（amniotic band syndrome），常常伴有破坏性、不对称胎儿畸形（肢体或其他畸形，图 33.12c）；应该取绒毛膜表面寻找羊膜缺失、胎脂肉芽肿和反应性绒毛膜表面。应该排除羊膜网的出现。
3. 透明度和颜色：通常与胎盘表面所见一致。不能区分胎儿血管分支提示不透明，表明存在急性绒毛膜羊膜炎。绿色提示胎粪污染，红褐色提示存在含铁血黄素，但也可见于某些急性绒毛膜羊膜炎病例。
4. 气味：腐臭味提示可能有感染[18]。

胎儿面 FETAL SURFACE

一般情况 General

正常情况下，光泽而透明的羊膜松散地附着于胎盘绒毛膜。胎儿面绒毛膜血管从脐带附着处发出分支，以使动脉成为最为表层血管的方式排列（即动脉横跨静脉）。绒毛膜板下面可见纤维素斑片，表现为灰白色区域（图 33.5）。

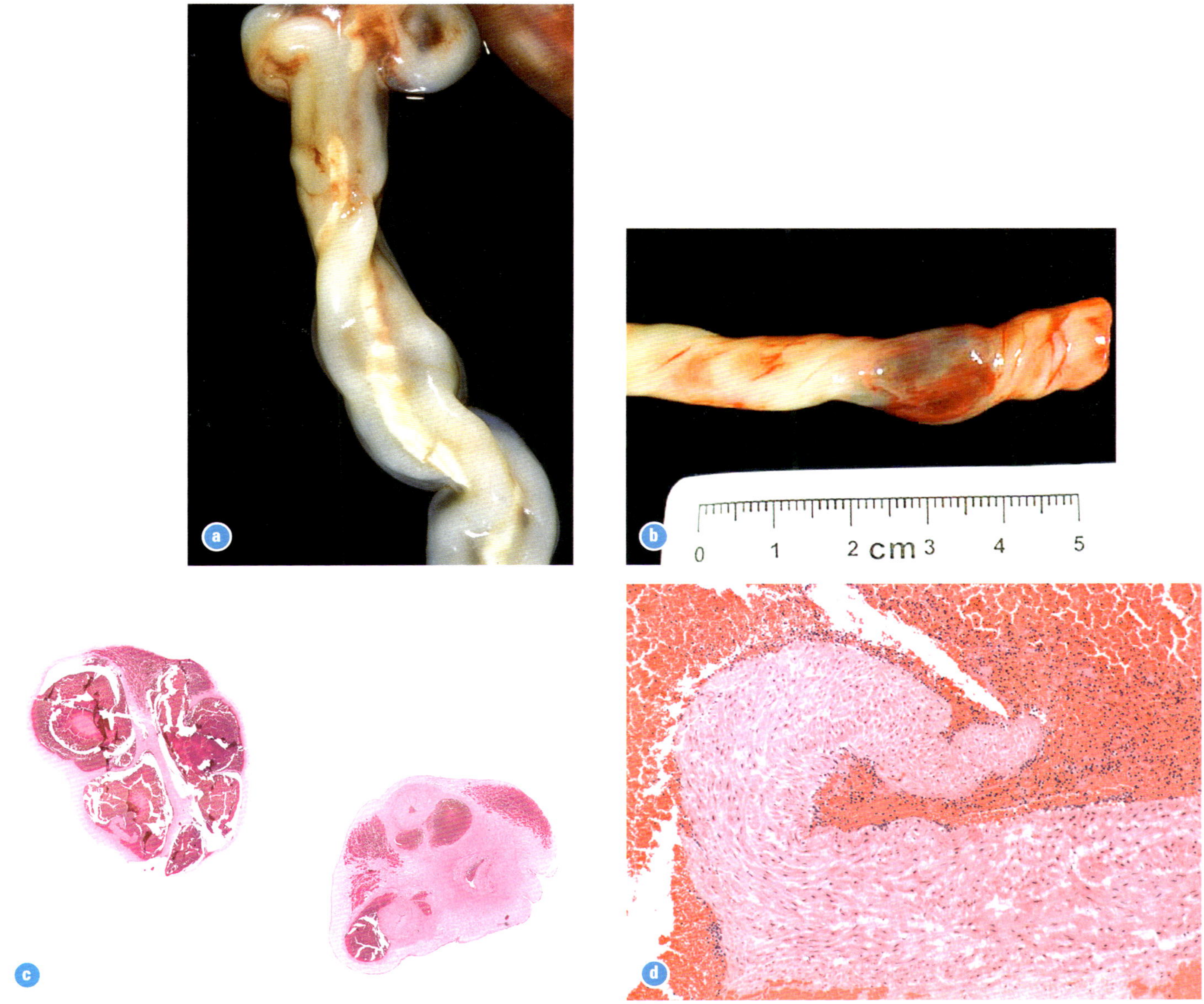

图33.11　(a) 脐带血管血栓形成，呈线性白色条纹。(b) 局部结节性肿胀，提示近期脐静脉破裂，发生在死前数分钟。(c) 为 (b) 的横切面，显示围绕血管的广泛夹层出血（左上），并进入 Wharton 胶（右下）。(d) 高倍镜下，脐静脉破裂后塌陷。

血栓 Thrombi

绒毛膜血管血栓形成可累及动脉或静脉；扩张、变色的血管提示新鲜血栓形成；皱缩、灰白或黄色纤维性血管提示陈旧性血栓。胎儿血栓形成与胎儿生长迟缓高度相关，偶尔见于母体糖尿病或其他疾病，包括胎儿染色体病、胎儿死亡、脐带附着异常、病毒感染、绒毛膜血管瘤以及胎儿高凝状态，即 S 蛋白或 C 蛋白缺乏。

囊肿 Cysts

胎盘表面囊肿包括薄壁羊膜囊肿和厚壁绒毛膜囊肿，两者均为偶然发现（图33.13）；但出现大量绒毛膜囊肿则可能与母体板梗死有关。

小结节 Small nodules

绒毛膜表面微小结节性病变可能代表：(a) 羊膜结

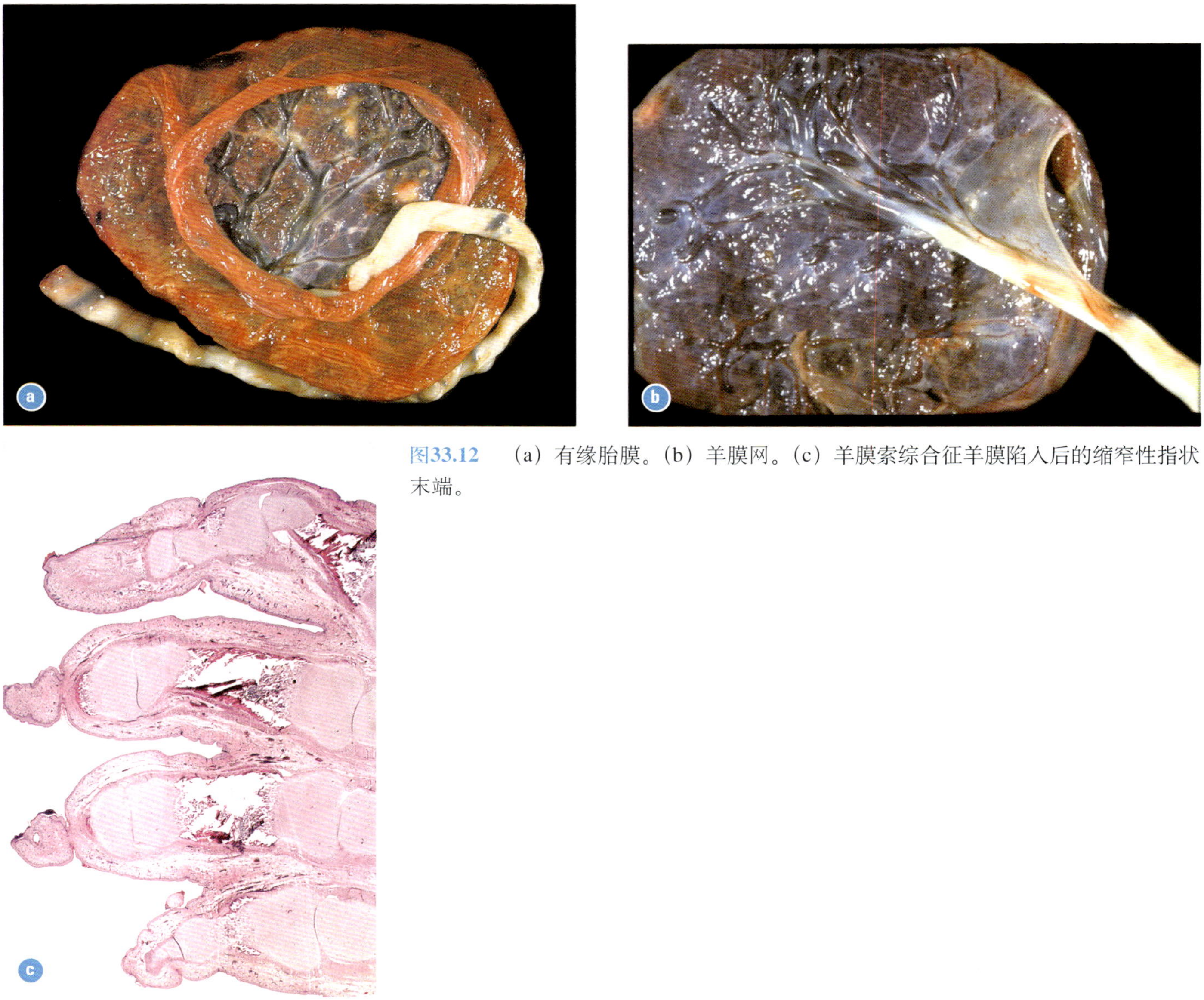

图33.12　（a）有缘胎膜。（b）羊膜网。（c）羊膜索综合征羊膜陷入后的缩窄性指状末端。

节（粘附于羊膜表面的胎脂结节，由羊水严重减少所致，通常由胎儿肾发育不全或肾发育不良引起）（图33.14）；或（b）偶然的鳞状化生（小斑块，通常局限于脐带附着部位）。羊膜结节在大体检查上可与鳞状化生鉴别，因为羊膜结节可从胎盘表面剥离下来，而鳞状化生则不能。

大结节 Large nodules

大结节包括：(a）绒毛膜血管瘤或胎盘毛细血管瘤（图33.15a)。横切面上，绒毛膜血管瘤具有光滑、有光泽、棕褐色/红色、黏液样质地（图33.15b)；然而，有时可以呈一致性暗红色外观，大体上类似于陈旧性血块。由于绒毛膜血管瘤来源于绒毛膜板或干绒毛，所以位置常常邻近绒毛膜表面；相反，梗死则通常位于基底。(b）薄纸样胎（fetus papyraceous）（图33.15c)。当出现薄纸样胎时，通常有一个或多个大结节位于胎膜内，紧临胎盘边缘，是扁平浅染的无定形椭圆形结构，伴有可识别的点状视网膜色素。(c）绒毛膜下血肿。绒毛膜下纤维素的结节性肿块，横切面常常为层状外观；绒毛膜下大血肿（所谓的“Breus 胎块”）（图 33.15 d)

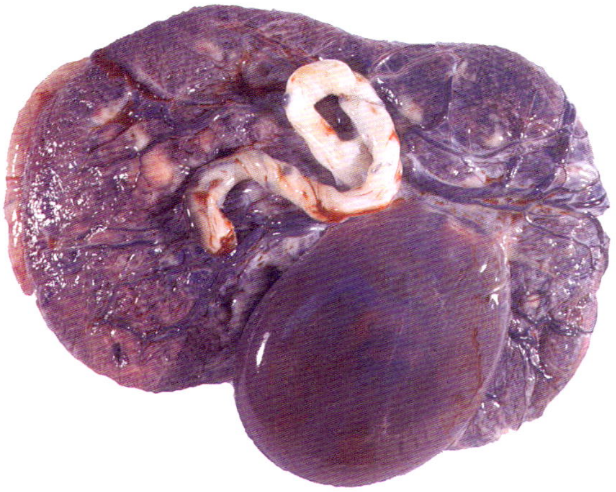

图 33.13　绒毛膜下囊肿。

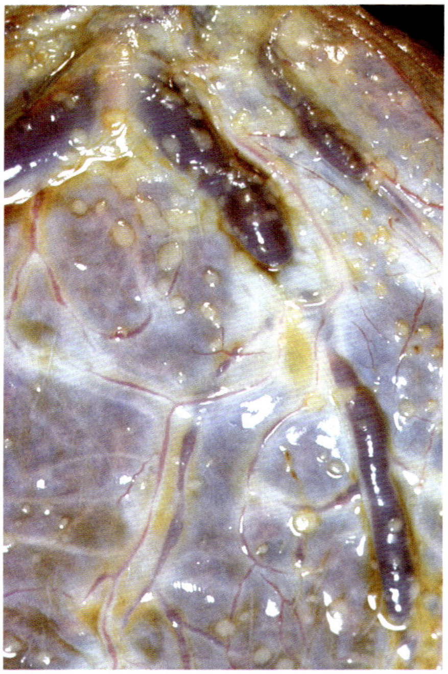

图 33.14　羊膜结节。

可能缘于胎儿干绒毛血管破裂，可导致死产[21]。

羊膜缺失 Amniotic absence

在羊膜囊早破之后，羊膜可以从胎盘表面完全缺失（所谓“羊膜索综合征”）。大体检查显示袖套状组织包绕脐带近端（由塌陷的羊膜囊组成，见第34章）或表现为断裂的羊膜束或羊膜网缠绕脐带基底（图 33.12 b）。当出现破坏性胎儿畸形（断肢、收缩环）时，临床上考虑羊膜索综合征（图33.12 c）。常常看不到大体胎盘异常；在这种情况下，检查胎盘的病理医师其最重要的任务是将绒毛膜表面充分取材，以便组织学检查发现由于长时间暴露于羊水而产生的绒毛膜表面改变[18]。

绒毛膜下纤维素缺乏 Absent subchorionic fibrin

尽管早熟胎盘几乎没有绒毛膜下纤维素，但它随孕龄增加而累积。Naeye 推测绒毛膜下纤维素累积是缘于正常胎儿运动引起的胎盘损伤，并进一步提示足月时绒毛膜下纤维素缺乏可能代表胎儿运动长时间过少，反映了长时间胎儿神经损害[3]。

母体面 MATERNAL SURFACE

一般情况 General

胎盘母体面呈马赛克（镶嵌式）结构，由 10 ~ 40 个“绒毛叶”组成；每个绒毛叶都有略微外凸的表面，由一个或多个胎儿干绒毛支撑（图33.16）。当母体板出现梗死时，这种马赛克结构局部或弥漫性消失，使绒毛叶之间的分隔消失，这是由于蜕膜增厚伴有蜕膜和胎盘基底内广泛纤维素沉积所致。

破损 Fragmentation

当出生后胎盘与蜕膜分离时，可以形成母体面“裂口”，通常位于绒毛叶之间（图33.17）。这种局部断裂提示胎盘可能不完整（即有残留）。这个问题通常可以通过轻柔地将胎盘复原来解决；如果胎盘组织真有缺失，则母体面会出现明显的间隙。

真正的胎盘破损常发生于人工剥离胎盘之后。因为胎盘剥离不完整或胎盘植入，使得胎盘组织残留的可能性增加。病理医师一般不能通过单独评估胎盘来证实胎盘植入，除非基底部胎盘绒毛组织学评估显示基底绒毛黏附于子宫肌层（中间缺少蜕膜层，见第 34 章）。

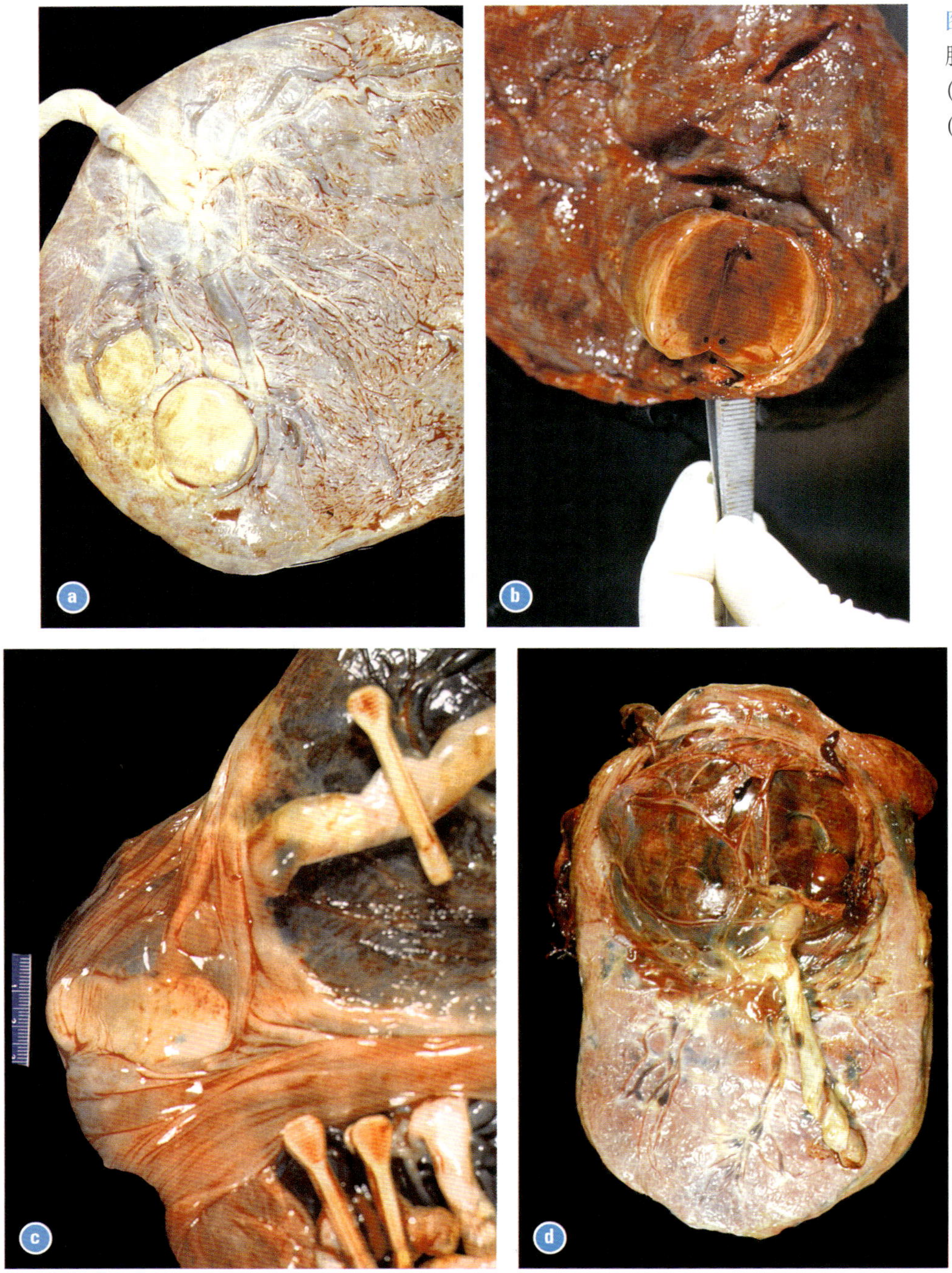

图 33.15 较大结节，包括（a）绒毛膜血管瘤、（b）绒毛膜血管瘤切面、（c）薄纸样胎以及（d）绒毛膜下血肿（Breus 胎块）。

胎盘后血凝块 Retroplacental blood clot

在许多胎盘，粘附性新鲜血凝块附着于母体面；当这种新鲜血块被清除时（容易做到），附近的母体面无特殊（图33.18）。出现胎盘早剥时，有时大体可见层状粘附性血凝块（图 33.19 a）。有时血块破坏性地进入附近胎盘实质（图 33.19b）。陈旧胎盘剥离的血凝块变得坚硬、干燥、纤维性，最终呈褐色。粘附性血凝块附近的胎盘可以是：(a) 暗红色（由于绒毛出血，一种早期的出血性梗死）；(b) 变薄［以“茶碟样（saucer-like）”凹陷为特征］；(c) 坚硬而灰白（提示梗死已有几天时间）（图33.20）。虽然在许多情况下，胎盘早剥在临床上没有症状，但病史可能有所帮助［即妊娠中晚期出血；早产；

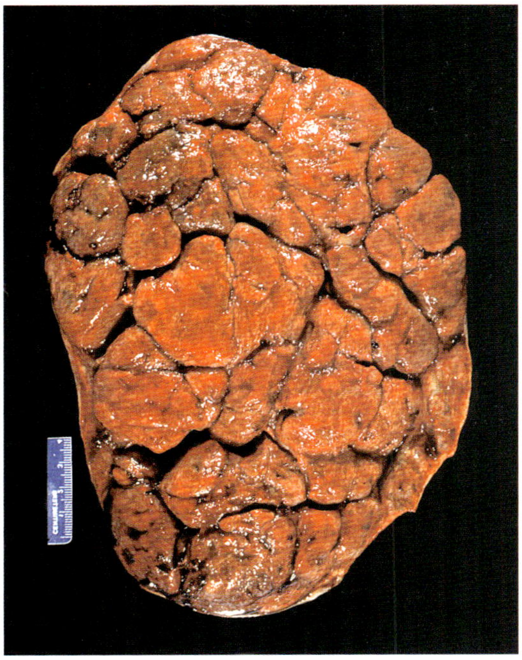

图 33.16 正常母体面。

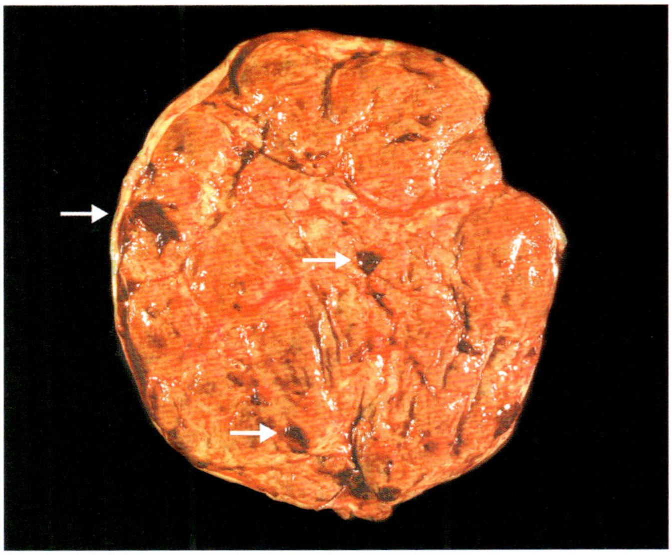

图33.18 偶发的胎盘后出血，表现为母体面的小血凝块（箭头）。

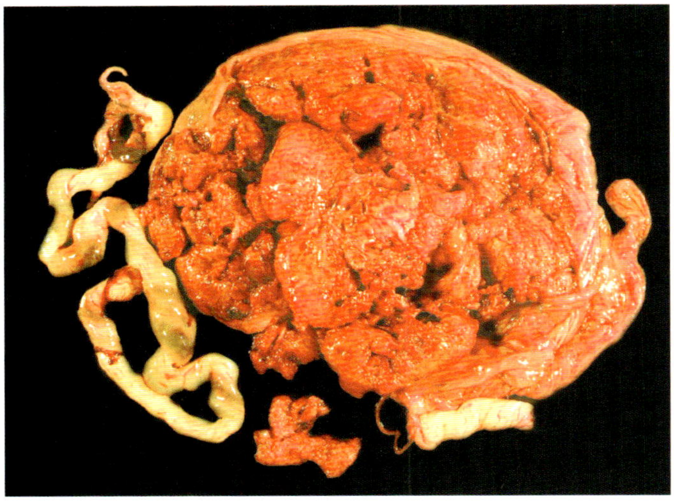

图 33.17 破损的母体面。

"葡萄酒"色羊水；随胎盘娩出大血块；高张性收缩(hypertonic contraction)；母体高血压；胎儿死亡或窘迫；或少数情况下的母体损伤，如跌倒或车祸]。

胎盘切面 SECTIONED SURFACES OF THE PLACENTA

一般情况 General

足月胎盘典型切面呈红色，质地同海绵，厚 1.5 ~ 3cm。横切面大体明显所见如下：干绒毛；小面积的褐色或有光泽的纤维素（绒毛周围纤维素或间隔）和层状绒毛膜下纤维素（很少见于早产胎盘，常见于足月胎盘）(图 33.21)。

厚度 Thickness

胎盘弥漫性过薄提示明显早熟或胎盘缺血引起生长差（例如胎儿生长迟缓）。局部胎盘变薄可能缘于陈旧性梗死、胎盘后平滑肌瘤、胎盘后血肿（伴有黏附性血块）或胎盘剥离不全（可能由于胎盘植入）。过度增厚与巨大胎盘有关，后者缘于胎儿水肿（最常见）或母体糖尿病或先天性梅毒，伴有其他病变。

颜色 Color

弥漫性暗红色常提示胎儿毛细血管充血，是非特异性表现。少数情况下，可能提示胎儿毛细血管弥漫增生（绒毛膜血管瘤），是一种与母体糖尿病有关的异常。局

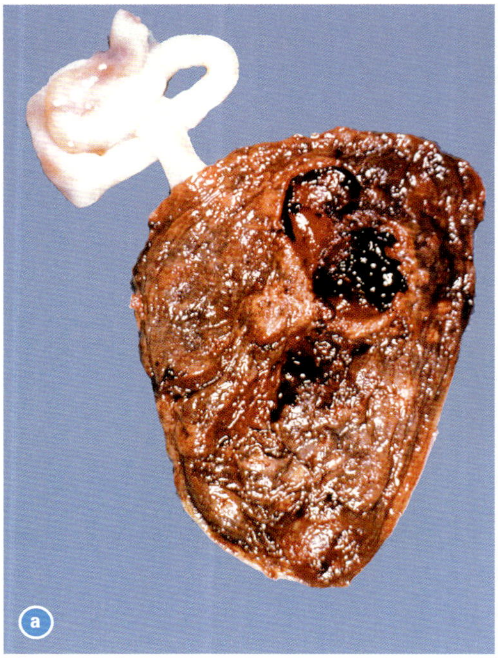

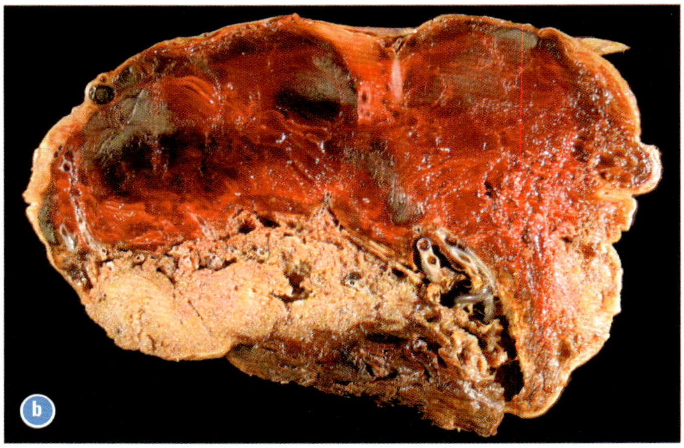

图33.19 （a）胎盘早剥，有胎盘后血栓并伴有凹陷（右上）。（b）胎盘后出血渗入实质。

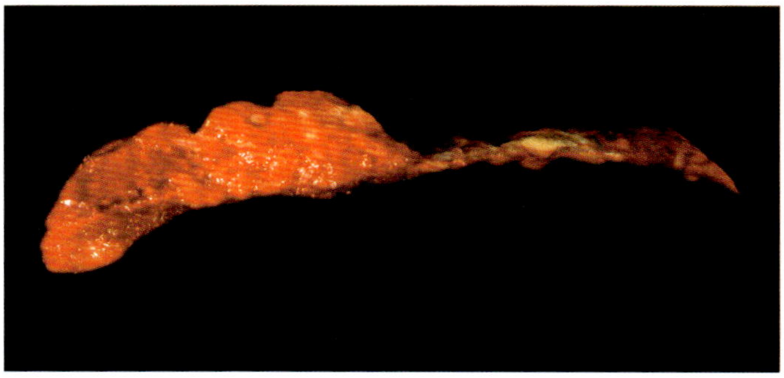

图 33.20 陈旧胎盘剥离造成明显变薄的胎盘（右侧）。

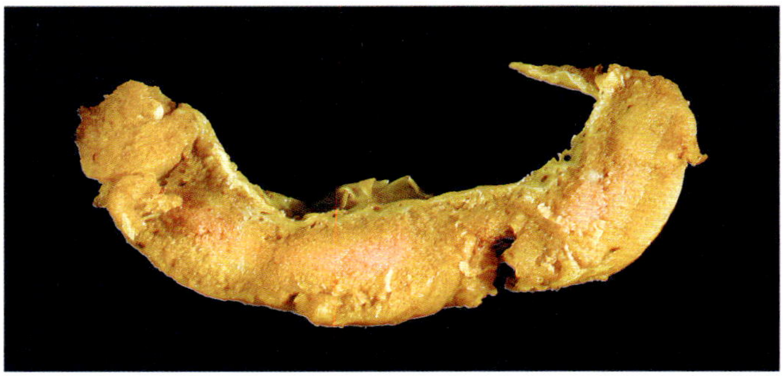

图 33.22 与死胎相伴的苍白表面，缺少灌注。

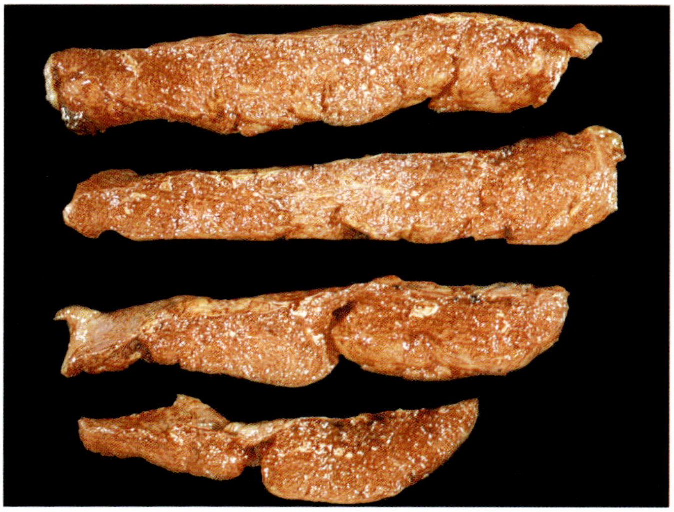

图 33.21 足月胎盘切面显示均一质地。

部区域暗红色通常提示早期梗死或区域性绒毛出血（后者常由胎盘早剥或人工剥离损伤胎盘所致）。弥漫性苍白可能提示：（1）久远的胎儿死亡（>出生前1～2周），伴有绒毛弥漫性纤维化（图33.22）；（2）胎儿水肿；（3）任何原因引起的胎儿明显贫血。重要的是，与胎儿-母体大量出血有关的胎儿失血性死产可由胎盘和胎儿苍白而提示，可经母体Kleihauer-Betke试验记录和量化。局部苍白通常提示绒毛内纤维素、梗死或缘于胎儿血栓形成（“白色梗死”）的区域性绒毛纤维化。

肿块 Masses

梗死（infarct）因有沙粒感和颗粒状质地而易于识别，与其绒毛成分有关。梗死一般位于胎盘母体面，反映其发病机制与病变的母体螺旋动脉有关。近期的梗死为暗红色；较陈旧的梗死逐渐由红褐色变成褐色，最终成为黄白色。整个过程需要几天或几周时间（图33.23）。重要的是记录梗死的大小以及梗死累及胎盘实质的大约总体百分比。典型梗死应做组织学检查，以记录并证实大体所见（即原发性胎盘绒毛膜癌的大体描述常与胎盘梗死相似）。

绒毛间血栓（intervillous thrombi，IVT）为暗红色包块，有时伴有白色分层，具有光滑、玻璃样质地。由血凝块组成，替代了绒毛周围（图33.24）。绒毛间血栓通常直径最少为 1cm。

绒毛膜血管瘤（chorangioma）（胎盘血管瘤），如上所述，常位于胎盘胎儿面附近，通常与绒毛膜板或大的干绒毛相邻（图33.15a, b）。巨大的绒毛膜血管瘤（>5cm）可导致胎儿水肿、充血性心衰和血小板减少。

间隔囊肿（septal cyst）是内壁光滑的小囊肿，通常直径小于1cm，其内充满清亮黏液。这种结构的形成是由于纤维性胎盘间隔的囊性变。孤立的小间隔囊肿通常没有意义；多发性大间隔囊肿可能与母体板梗死或绒毛周纤维素广泛沉积有关。

局灶性纤维素沉积 Localized fibrin deposition

白色、光滑的纤维素小结节（大小为 1 ~ 2cm）相对常见于几个区域：绒毛膜板下（除了早熟胎盘）（图33.25）、胎盘边缘和散在分布于整个胎盘实质。虽然多数是无意义的偶然发现，但有些可能是久远的绒毛间血栓或区域性胎盘后血肿。

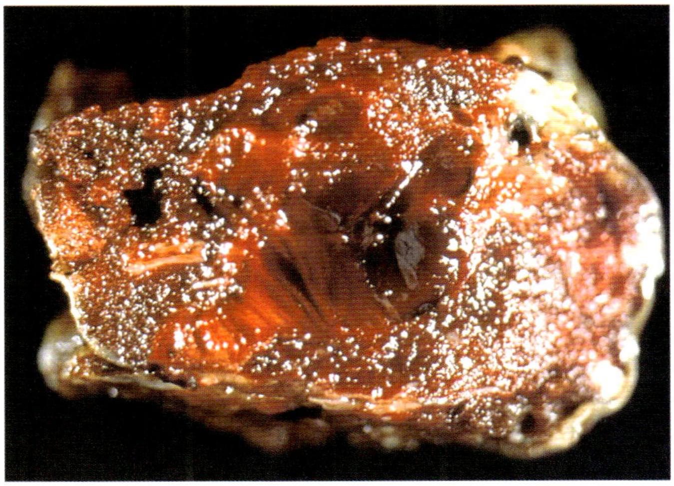

图 33.24　胎盘横切面，伴有新鲜绒毛间血栓（中央）。

广泛的纤维素沉积 Extensive fibrin deposition

虽然纤维素过度沉积可能是真正的病理性变化（与胎儿生长迟缓、死产和复发性产科不良结局有关），但将胎盘纤维素分为过度的（excessive）、广泛的（extensive）或病理性（pathologic）纤维素沉积具有主观性。曾描述

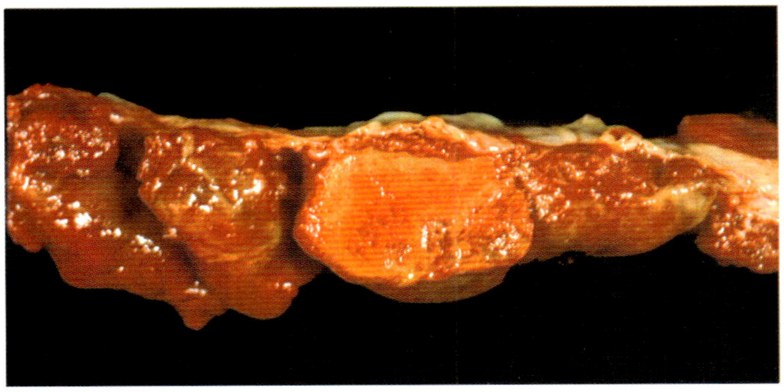

图 33.23　近期胎盘梗死（中央）。

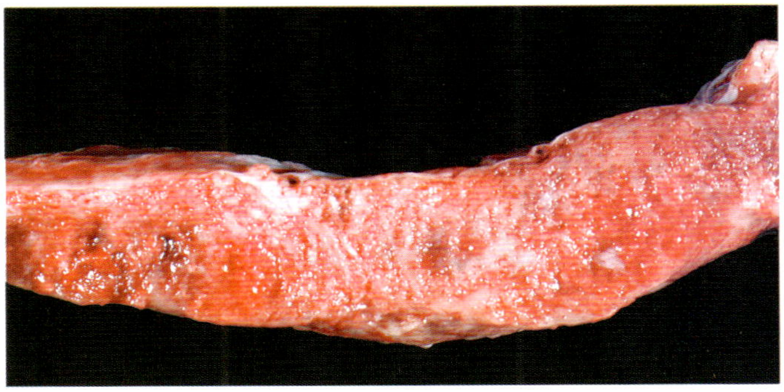

图 33.25　局灶性纤维素。

过2种广泛的纤维素沉积：(1）母体板梗死通常定义为大体可见的占据大部分母体板的纤维素性斑块，呈皮革状，基底部增厚；组织学上，由蜕膜和附近基底部绒毛间隙内广泛的纤维素沉着组成（图33.26）[22]。(2）格子梗死（gitterinfarct）(“纤维素网”）由胎盘实质内纤维素弥漫性浸润组成，形成绒毛间／绒毛周间隙密集的网状拼接，占据了相当一部分绒毛间隙。一般认为这两种病变与绒毛缺血性坏死无关。

以我们的经验，这两种诊断是非常主观的，它们常有交叉。此外，与发表的报道相反，我们已发现这些病变在组织学上常由混合性结构组成，包括绒毛周纤维素沉着、缺血性梗死、慢性绒毛炎、绒毛纤维化、出血性血管内膜炎和胎儿血管血栓形成。虽然胎盘病理常存在明显的严重病变，但通常没有一个令人满意的诊断名称适于这种图像，而且通常并非由单一致病因素（缺血、免疫、血栓）引起。

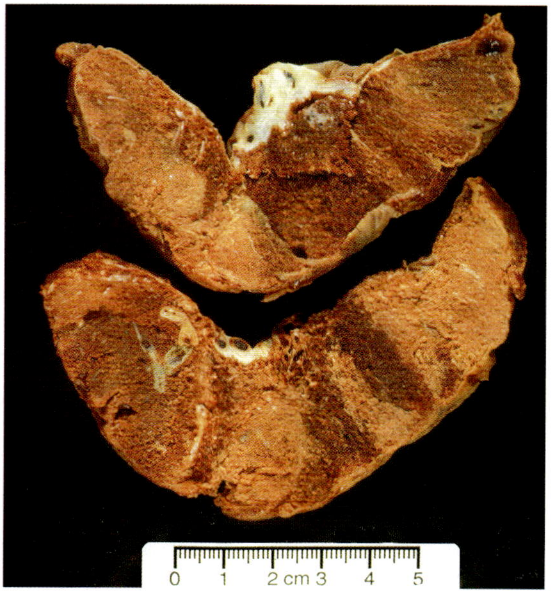

图 33.26　母体板梗死，表现为母体面和实质中广泛的纤维素。

多胎妊娠的胎盘 THE PLACENTA FROM MULTIPLE GESTATIONS

一般情况 General

检查双胎胎盘的目的之一是确定合子性（zygosity）。大约 40% 的双胎是单合子（同卵双生），60% 是双合子（异卵双生）。单绒毛膜胎盘诊断为单合子；大约30%的双胎胎盘是单绒毛膜胎盘（2% 的单羊膜-单绒毛膜和 28% 的双羊膜-单绒毛膜）[23]。双绒毛膜双胎胎盘（70% 的双胎）可能来源于单合子或双合子妊娠，即合子性不能由胎盘检查来确定。双绒毛膜妊娠的其他遗传学研究提示大约85%为双合子，15%为单合子。其他问题包括排除双胎输血综合征和双胎妊娠的其他并发症（见第34章）。

对于病理医师来说，对双胎胎盘仔细进行大体检查是最重要的任务。这种检查的一般要求如下：

脐带的检查 Inspect the cords

1. 最好是产科医师已经按照双胎的出生次序明确标记了脐带。需要说明的是，当发现绒毛膜羊膜炎时，通常仅影响 1 号胎盘或更为严重；这反映如下事实：绒毛膜羊膜炎由细菌上行感染引起，先到达先露胎囊，之后才是未露胎囊。
2. 脐带异常在双胎很常见，远比单胎时多见（见下文）。其大概的发病率见表 33.4。

胎盘是分离的还是融合的？ Are the discs separate or fused?

1. 分离的胎盘提示双绒毛膜胎盘；对这种胎盘，可以像对两个单胎胎盘那样进行病理学评估（即无须担心双胎输血综合征或双胎间吻合等）。
2. 融合的胎盘可以是单绒毛膜，也可以是双绒毛膜（图 33.27）该问题可通过仔细检查隔离膜而解决，在单绒毛膜胎盘，隔离膜为透明的玻璃纸样（图33.27），而在双绒毛膜胎盘，隔离膜则为较厚的半透明状（图33.28）。关于隔离膜透明度有几点注意事项：（1）在非常早熟的胎盘，双绒毛膜隔离膜

表 33.4　单胎和双胎胎盘脐带异常的大致发病率

	边缘附着	膜性附着	单脐动脉
双胎胎盘	10% ~ 20%	5% ~ 10%	2% ~ 3%
单胎胎盘	5%	1%	1%

几乎透明，类似于单绒毛膜隔离膜；（2）伴有胎粪污染或急性绒毛膜羊膜炎时，单绒毛膜隔离膜可能不透明。因此，总应进行隔离膜“薄卷饼”的组织学评估，以证实关于隔离膜的大体印象。

如果是双绒毛膜双胎胎盘……

If it is a dichorionic twin placenta ……

1. 从实践的角度，完全不必担心吻合（仅有极少数关于双绒毛膜胎盘之间吻合的报道）。
2. 为了方便起见，一旦隔离膜做成“薄卷饼”，可将胎盘分开，单独进行处理，如同单胎胎盘一样。应在见到两个脐带的分支结构之后再进行分离切开；这样可以根据各自的脐带供应情况将胎盘实质进行分界。

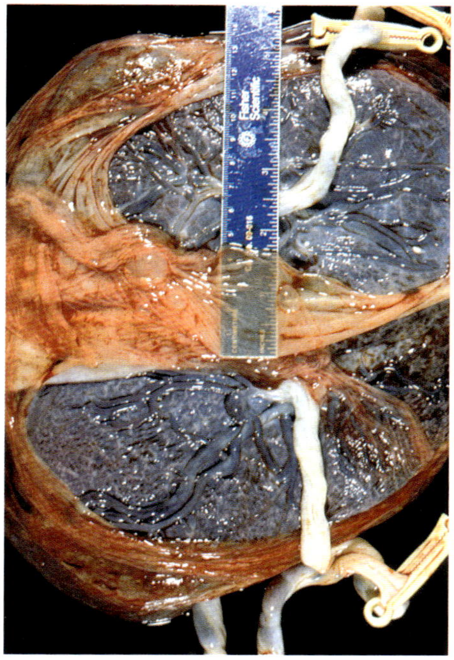

图 33.28　由羊膜和绒毛膜（双绒毛膜双羊膜）组成的隔离膜较厚且呈半透明。

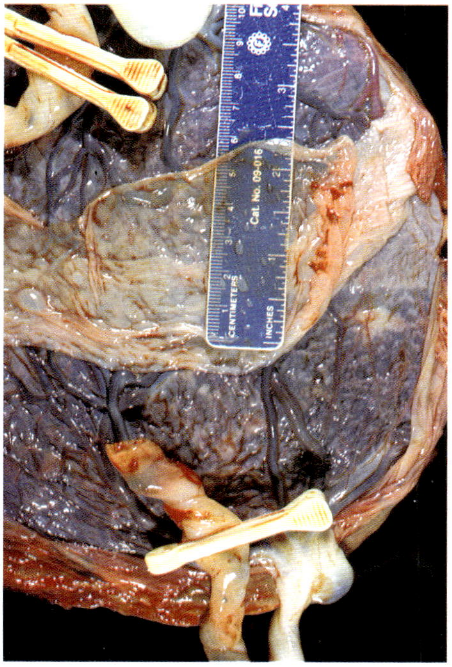

图33.27　(a) 由羊膜（单绒毛膜双羊膜胎盘）组成的隔离膜是透明的。

3. 寻找一个或多个薄纸样胎（图33.15c）。薄纸样胎常见于由不孕症治疗引起的多绒毛膜妊娠（即促性腺激素或体外受精，IVF）。这种多绒毛膜妊娠可于孕龄大约 9 ~ 11 周时施行“选择性减灭”，因此造成“医源性”薄纸样胎，胎盘小而扁平，大约3cm × 1cm大小（在妊娠第 10 周冠臀长度为 3cm）。

少数情况下，较大的“医源性”薄纸样胎见于对双胎之一进行晚期选择性减灭后（通常因为染色体或结构异常）。由于在妊娠中3个月之前不能做出胎儿异常的诊断，故而薄纸样胎较大，长约 8 ~ 12cm（在第 17 周冠臀长度为10cm）。尽管大的薄纸样胎因长时间残留而明显变扁且变形，但偶尔也可以识别胎儿异常。

如果是单绒毛膜双胎胎盘……

If it is a monochorionic twin placenta ……

在隔离膜“薄卷饼”做完之后，将两个羊膜从胎盘仔细地去除，以利于很好地观察绒毛膜血管系统并检查吻合状况。然后，应仔细检查两个胎儿循环之间的“血管中线”，步骤如下：

- 表面血管吻合。这是动脉与动脉（AA）或静脉与静脉（VV）的吻合。吻合的类型可以识别，使人联想到绒毛膜动脉横跨静脉（图 33.29）[24, 25]。
- 深部血管吻合。这是流经毛细血管床的动脉与静脉（AV）间的吻合。当来自双胎之一的孤立动脉远端与另一胎儿的孤立静脉远端相邻时，可以推断深部血管吻合（正常情况下，在胎盘的胎儿面，每条表浅的终动脉与一条终静脉配对）。

  双胎吻合的意义是什么？表浅吻合通常连接压力类似的血管（A-A或V-V）；压力相同可以将分流减至最小。相反，“深部”吻合连接血压不等的血管（A-V），容许发生分流。如果存在多个双向深部分流（A-V 和 V-A），则分流趋于平衡，血容量交换可能最小。但当深部分流不平衡时（尤其是当仅出现一个深部分流时），则血量将逐渐从一个胎儿流向另一个胎儿：慢性双胎输血综合征（twin-to-twin transfusion syndrome, TTTS）（见第34章）。这种改变导致“供血”胎儿苍白、生长迟缓（伴血容量减少和少尿引起的羊水过少），而“受血”胎儿则较大、多血、水肿（伴多尿引起的羊水过多）。这种后果将在第 34 章讨论[26-28]。
- 灌注研究：Benirschke和Kaufmann写道“如果有经验，很少需要灌注研究。但对于初学者，灌注研究有助于描绘吻合方式，应该常规进行”[18]。（虽然这种建议在某种程度上令人困惑，但 Benirschke 和 Kaufmann的意思似乎是：如果将羊膜从胎儿面剥除并仔细检查双胎之间的血管中线，则大多数双胎血管吻合是显而易见的。）我们同意这种观点，在 Brigham and Women 医院，我们对单绒毛膜双胎胎盘不实施常规灌注；而是遵循上述操作（去除两个羊膜，然后仔细检查胎盘的血管中线）。但是，如果想做灌注，而且下面的胎盘实质和血管系统是完整的，则常可通过灌注（空气、水、染料、牛奶）来显示血管吻合。第一步与上述相似（剥离羊膜并检查最可能发生吻合的部位）。在灌注之前，两个脐带均应在胎盘附着处截断（以减少灌注的血管阻力）。然后，将导管轻柔地插入可疑血管（非常接近可疑的吻合部位），将空气或液体轻柔地缓慢注入。用手指、器械或系带压迫近侧血管以阻止逆流。对于这种灌注研究，Benirschke 和 Kaufmann 建议使用带有小注射器（20ml）的粗钝针（规格为 15 号）。Baldwin 喜欢用较小的针（规格为 21～25 号）和较大的注射器（50ml）。这种灌注方法常常可以证实大体印象[23]。

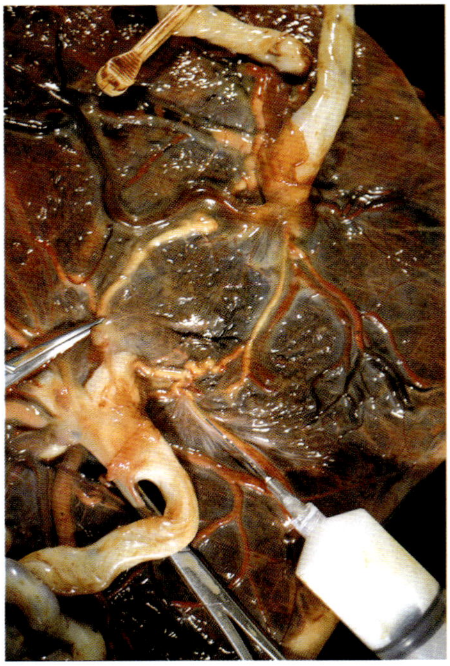

图 33.29 灌注法显示双胎胎盘的血管吻合。

有些研究者甚至使用更为复杂的灌注方法来更全面地研究单绒毛膜双胎胎盘的整个血管树：（1）所研究的胎盘是娩出后几分钟内的新鲜胎盘；（2）将导管插入脐带血管并使用加热的肝素化盐溶液，在生理压力下冲洗；（3）然后向整个血管树注入不同颜色的染料（一个研究小组使用了4种颜色）；（4）在某些病例，检查切开的实质在可能的A-V吻合区域可以见到预期的染料颜色混合。进行这种精细的操作需要不断地练习、耐心和技巧，要付出大量时间和艰苦的努力。

无论使用哪种特殊方法，均应详细记录所见。例如，“双胎间可见4处胎盘血管吻合，包括1处表浅A-A吻合，2处表浅V-V吻合和1处深部A-V吻合（从胎儿2到胎儿1）”。

胎盘的显微镜下检查 Microscopic examination of the placenta

本部分将集中讨论胎盘的主要组织学特征，从胎儿面开始到母体面。对每层都先进行简要组织学描述，并对每层不同成分的主要病理所见进行简要总结。对胎盘的检查及潜在异常综合总结于图33.30和图33.38，以作为便捷的参考。

脐带和胎膜（图 33.30） UMBILICAL CORD AND MEMBRANES

脐带 Cord

应检查脐带以证实或排除：(1) 单脐动脉、(2) 脐带血管炎及其类似病变（图33.31a-c）、(3) 实质炎症（脐带炎）（图33.32a）、(4) 表面的炎性渗出，可能是念珠菌感染（图33.32b）以及少见的 (5) 血管血栓形成或畸形。(6) Wharton 胶可能含有其他微生物，包括弓形虫（图 33.33）。

胎膜卷 Membrane roll

胎膜卷应检查3种病理改变。(1) 感染，形式可以

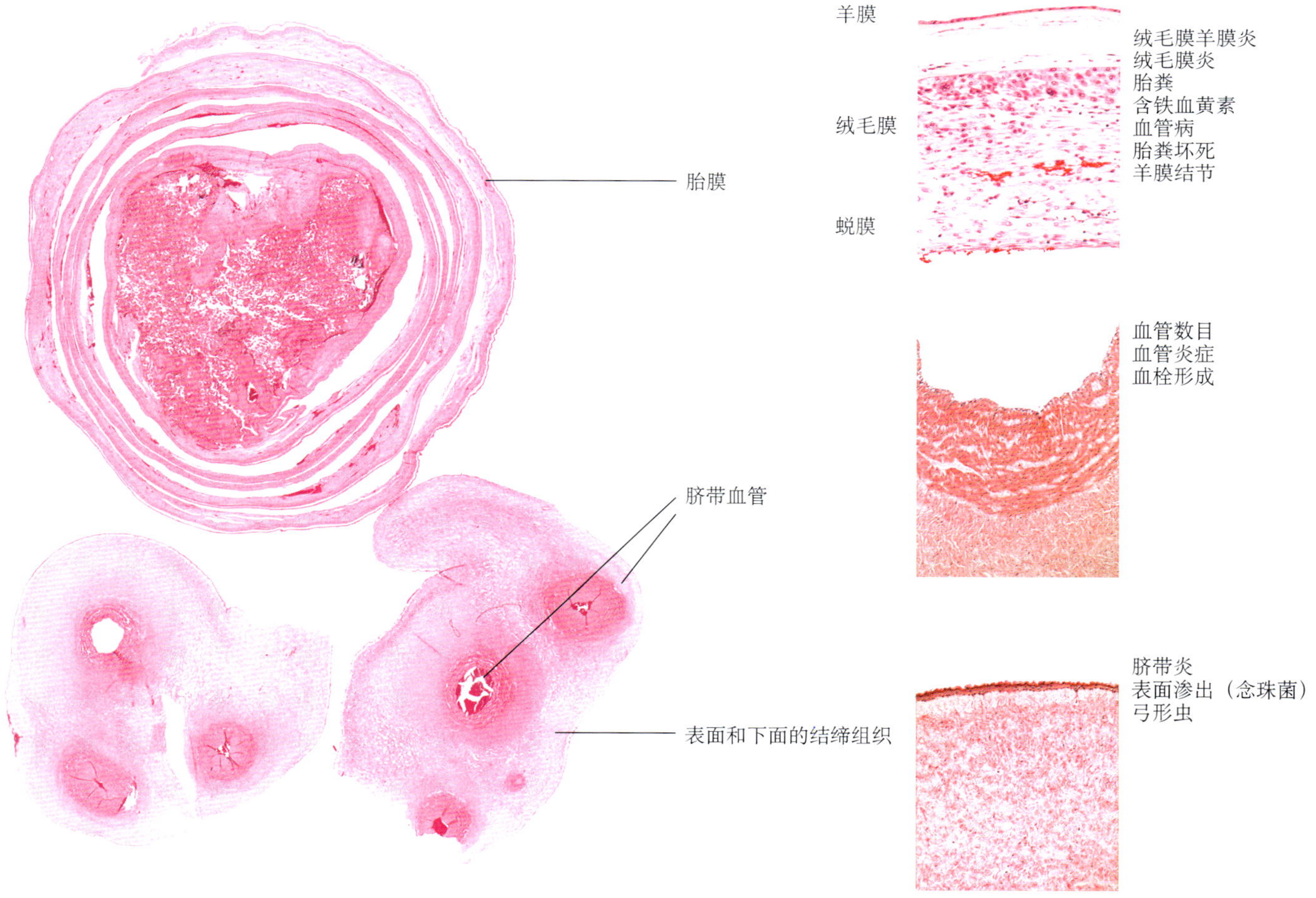

图 33.30 脐带和胎膜组成概要及相关异常。

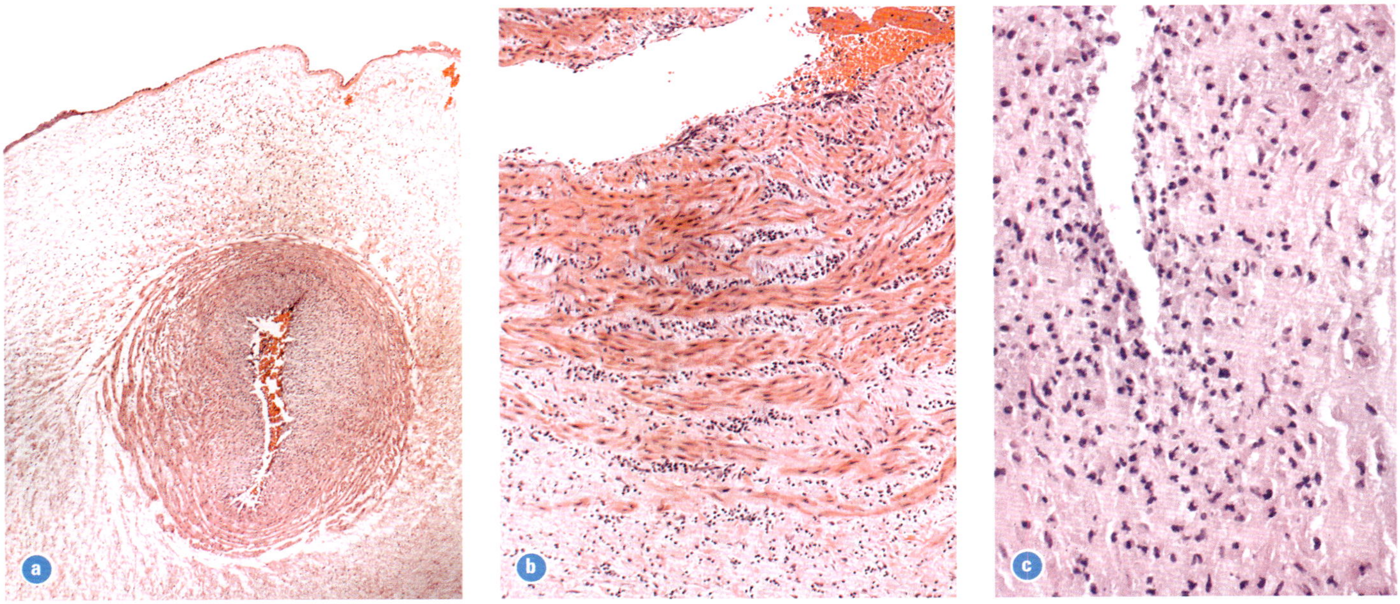

图33.31 (a) 脐带血管炎伴有脐带炎。(b) 高倍镜下，在血管壁肌纤维间可见中性粒细胞。(c) 胎儿死亡后的“假性血管炎”(由血管壁的自溶和核固缩引起) 可类似于感染。

是急性绒毛膜炎或绒毛膜羊膜炎，特征是在绒毛膜或羊膜内可见中性粒细胞（图33.34a–d)。蜕膜中的中性粒细胞不具特异性，在无炎症时也可出现。(2) 血管改变，特别是细微动脉的纤维蛋白样改变，可提示妊娠毒血症或宫内生长受限。其典型特征最低限度是细动脉增厚伴有中层均匀嗜酸变，在严重病例，除这些特征外还伴有血管扩张、血管壁内泡沫巨噬细胞和周围淋巴细胞浸润（图33.35a–d)。(3) 近期或久远的剥离可以通过胎膜后出血（近期）或任何羊膜层内充满含铁血黄素的巨噬细胞（几小时至几天）来发现（图33.36 a)。(4) 更常见的是，胎膜内的色素与胎粪有关。与含铁血黄素不同，胎粪具有较纤细的质地，从几乎不易察觉的略带褐色的巨

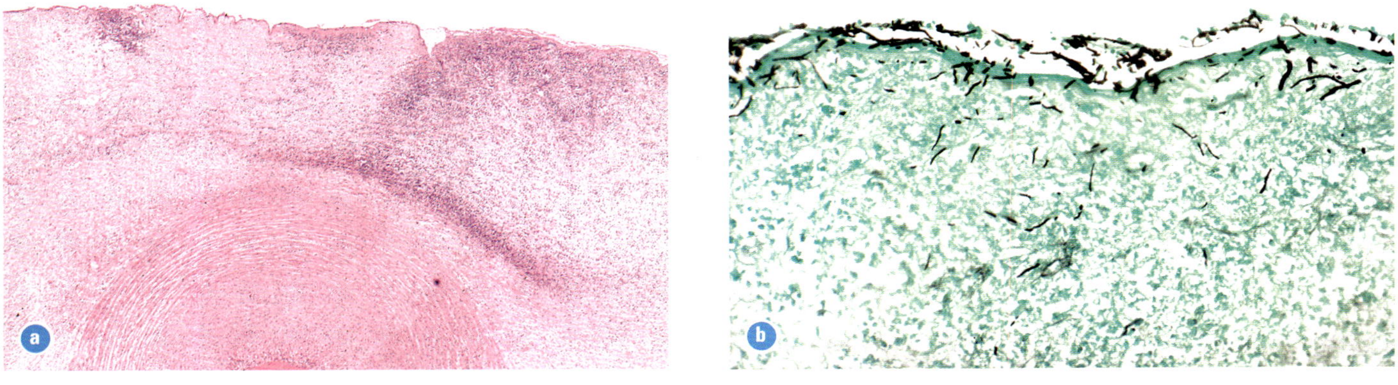

图 33.32 (a) 脐带炎伴有表面渗出，覆盖于脐带表面。(b) 酵母菌的存在与表面渗出相关。

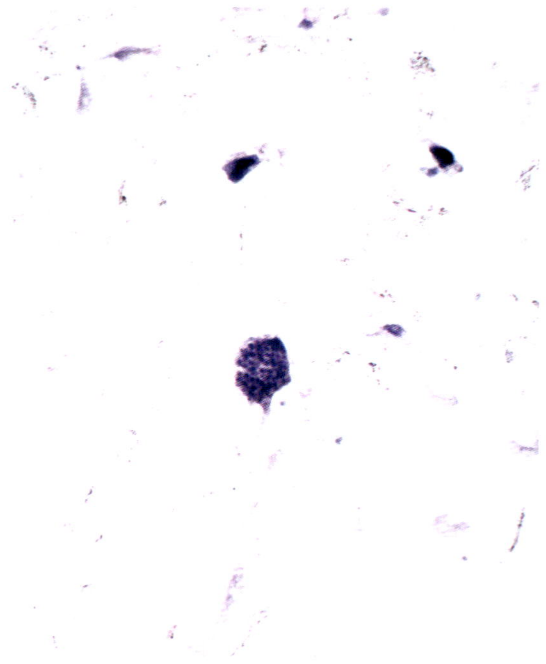

图 33.33 弓形虫，表现为Wharton胶内单个病原体（中央）。

噬细胞到较明显的细碎分布的褐色色素（图33.36b）。可伴有表面羊膜特征性的复层化改变（异常增生的羊膜；图 33.37）。

绒毛膜板（图 33.38）CHORIONIC PLATE

在胎盘上，绒毛膜板有 4 层：

羊膜 Amnion

定义 Definition

羊膜由立方至柱状上皮细胞、基底膜和一薄层的胶原结缔组织支持层组成（图 33.38）。

病变 Conditions

1. 羊膜的上皮结构破坏（异型增生、假复层）。通常由接触胎粪所致。羊膜结构破坏始于接触胎粪1小时内[29]。奇异的羊膜上皮异型增生表现与胎儿腹裂相关（图 33.37）[30]。
2. 羊膜上皮糜烂：
   - 急性糜烂伴随严重的急性绒毛膜羊膜炎而发生（“重症坏死性绒毛膜羊膜炎”）（图 33.40a,b）。
   - 慢性多灶性糜烂是在长时间羊水严重过少情况下胎儿移动引起的羊膜上皮细胞创伤。羊膜溃疡被覆斑块状胎脂（蛋白性嗜酸性结节伴有埋入的鳞状细胞和毛发）（图 33.39）。
3. 羊膜间质色素沉着（在羊膜巨噬细胞内）：
   - 淡黄色胎粪染色最常见；大约发生于接触胎粪1小时后（图 33.36b）[29]。
   - 折光性、深色、铁染色阳性的含铁血黄素较少见；这提示羊膜内出血，通常是由先前的胎盘早剥引起（“慢性胎盘早剥”）（图 33.36a）。
4. 微生物。偶尔在 HE 染色的羊膜上皮表面或羊膜间质中可见球菌或杆菌。当出现表面“微脓肿”时，应在间质内寻找念珠菌菌丝（特殊染色有帮助）（图 33.32b）。羊膜是寻找弓形虫包囊的理想部位（在羊膜上皮细胞或间质内）（图 33.33）。
5. 急性炎症细胞。中性粒细胞可来源于母体（3 期绒毛膜羊膜炎）或胎儿（绒毛膜血管炎）。有趣的是，胎儿炎症反应常常含有大量嗜酸性粒细胞。

羊膜-绒毛膜裂（羊膜和绒毛膜之间潜在的空隙）Amniotic-chorionic cleft（potential space between amnion and chorion）

定义 Definition

羊膜-绒毛膜裂在组织学上通常较明显，常为充满羊水的小袋，可能含有：

1. 胎儿角化物和毛发。无临床意义（正常羊水成分）。
2. 中性粒细胞。可以是母体来源，也可以是胎儿来源，提示羊水内存在细菌（即急性绒毛膜羊膜炎）。
3. 胎粪。含有胎粪的色素性巨噬细胞提示胎儿排出过胎粪。如果胎粪排出发生于分娩前多个小时，则羊膜-绒毛膜裂常呈特征性的淡蓝色的黏液样外观；这是在低倍镜下发现组织中含胎粪的巨噬细胞和胎粪诱导的血管坏死的绝佳“线索”。

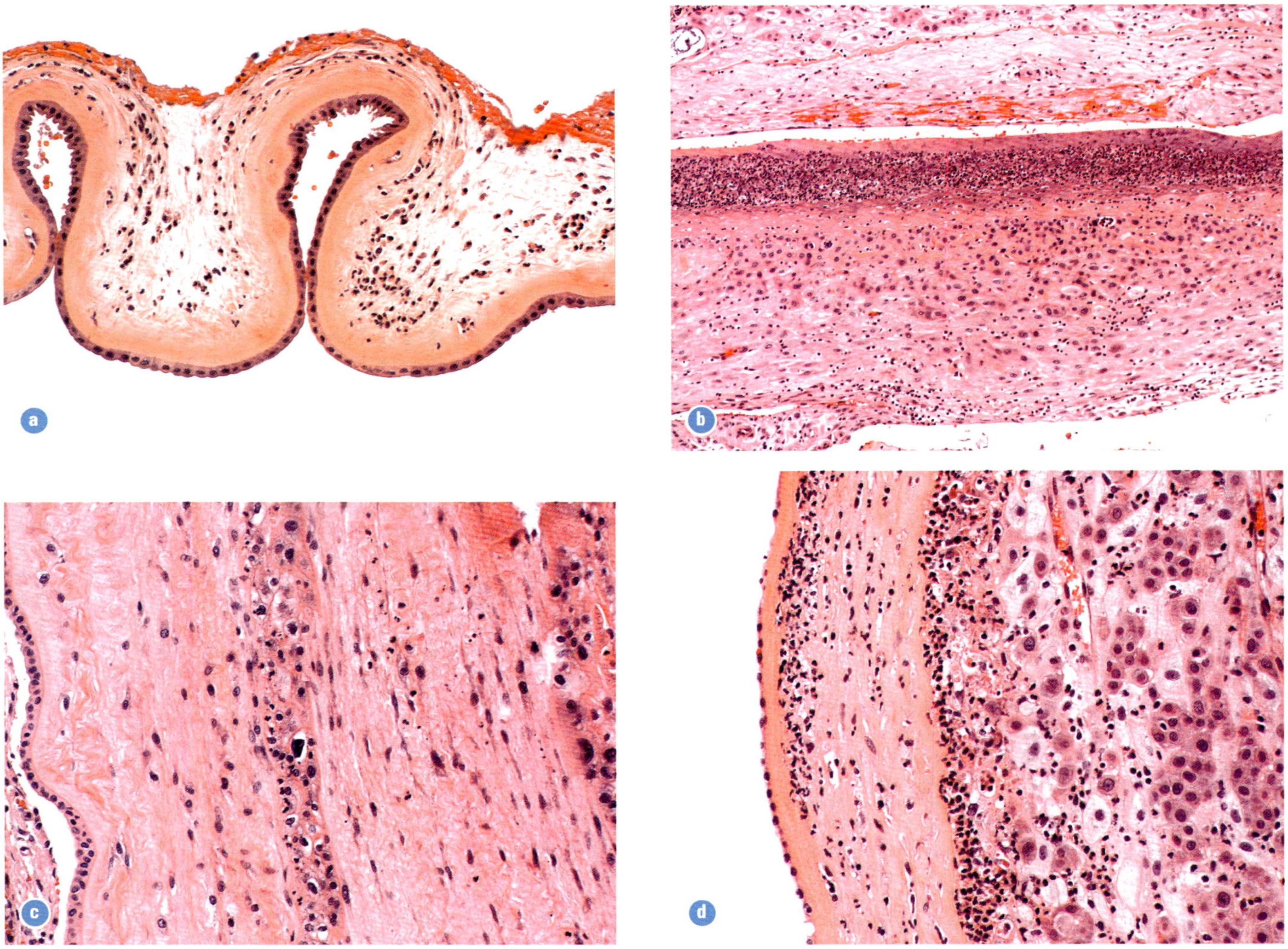

图 33.34 绒毛膜羊膜炎的特征和分期，包括（a）羊膜分离伴有中性粒细胞、（b）羊膜坏死伴有急性绒毛膜羊膜炎（3 期）、（c）早期急性绒毛膜炎（1 期）和（d）羊膜和绒毛膜中度感染（2 期）。

绒毛膜 Chorion

定义 Definition

绒毛膜由轻度富于细胞的胶原间质组成，含有许多大的肌性胎儿血管。

病变 Conditions

1. 胎儿血管。虽然组织学上可区分脐带内动脉和静脉，但在绒毛膜板和干绒毛则不可能。因此，在组织切片上通常不能确定胎儿血栓是发生在动脉还是静脉。绒毛膜血管常常扩张；表浅的血管壁常呈偏心性，明显变薄。
2. 色素性巨噬细胞。巨噬细胞可含有胎粪（在接触 3 小时后）或含铁血黄素（在暴露多个小时后，提示慢性胎盘早剥）（图 33.36a, b）[29]。
3. 中性粒细胞。急性炎症细胞可来源于母体（即 2 ~ 3期绒毛膜羊膜炎）或胎儿（即绒毛膜血管炎）。绒毛膜血管炎在缺乏绒毛膜羊膜炎时通常见不到；孤立的绒毛膜血管炎提示羊水中除了细菌以外，还可

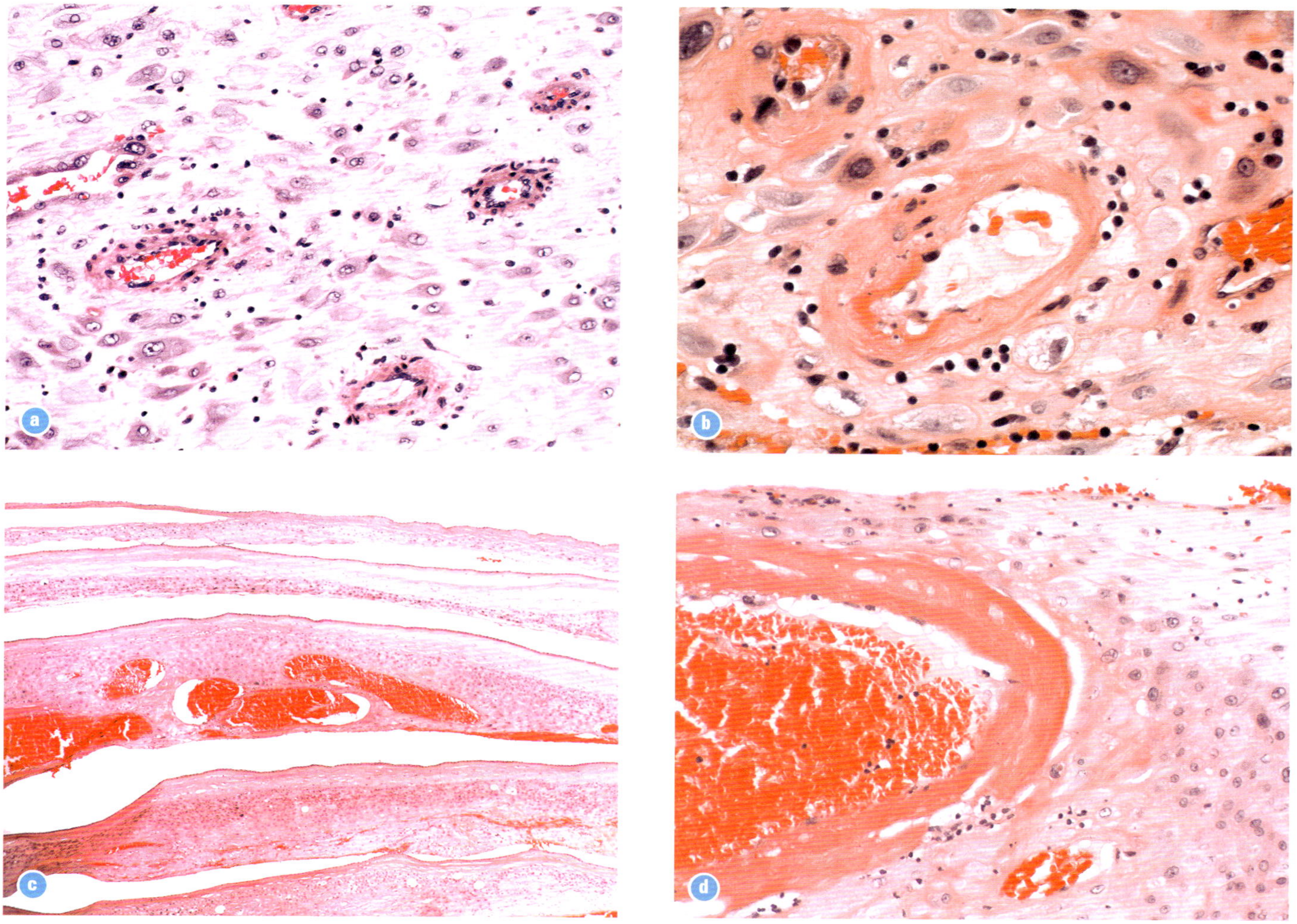

图33.35 （a）正常的细动脉常见于壁蜕膜。(b）轻度的蜕膜血管病显示动脉壁纤维素样改变。(c）严重的血管病常在低倍放大时显示明显的血管扩张。(d）急性动脉粥样化显示明显的纤维素样改变和血管壁内巨噬细胞（也见于图 33.68a)。

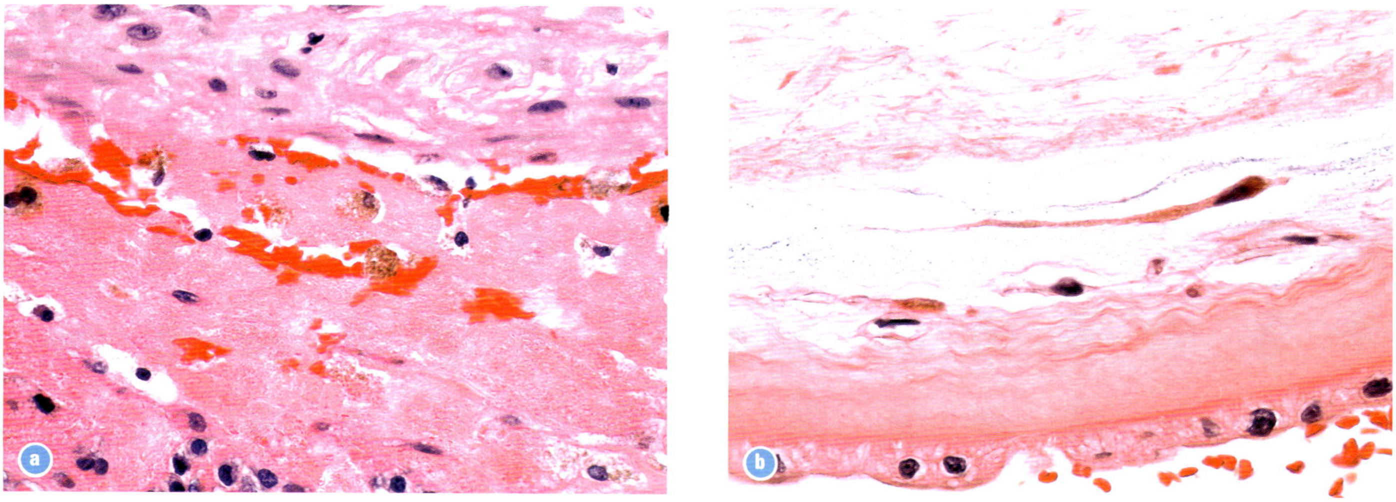

图33.36 胎膜中的色素包括（a）含铁血黄素，表现为巨噬细胞内粗大的颗粒状、绿褐色沉积物，和（b）胎粪，表现为巨噬细胞内分布均匀的褐色色素。

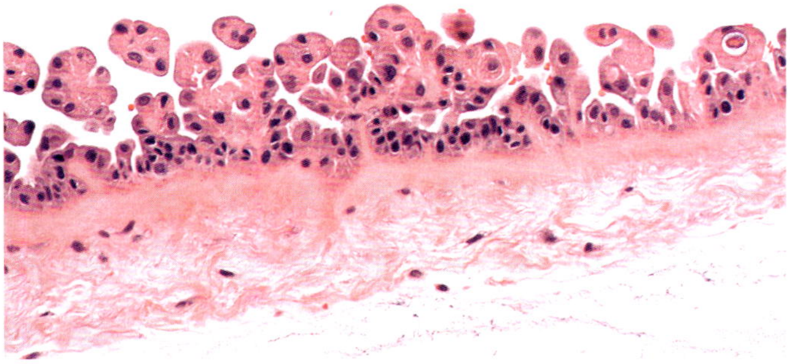

图 33.37　接触胎粪后发生的复层化的“异型增生”羊膜。

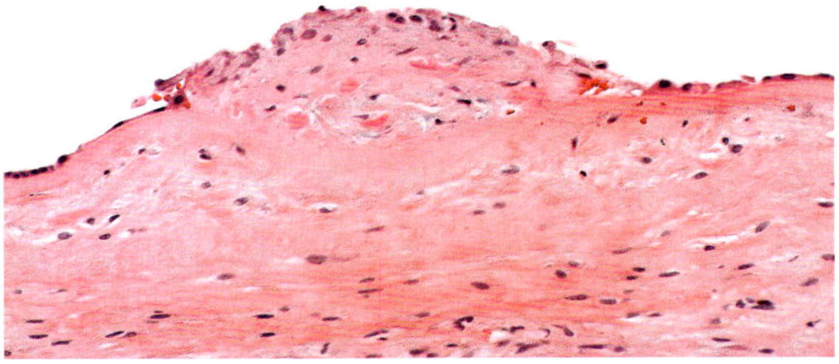

图33.39　被包埋的角化物（羊膜结节），与Potter综合征有关。

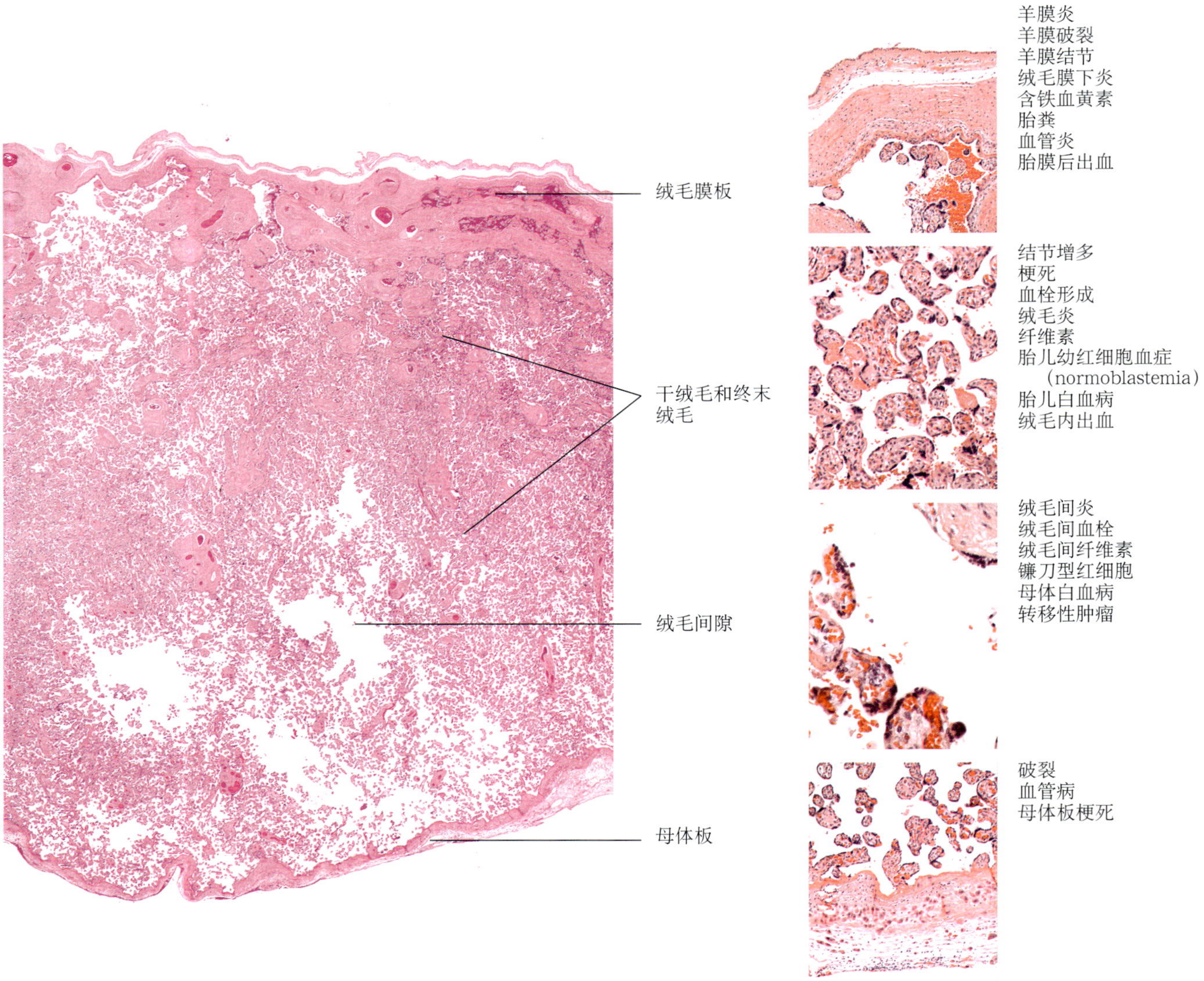

图 33.38　胎盘的组成，其成分及相关病变。

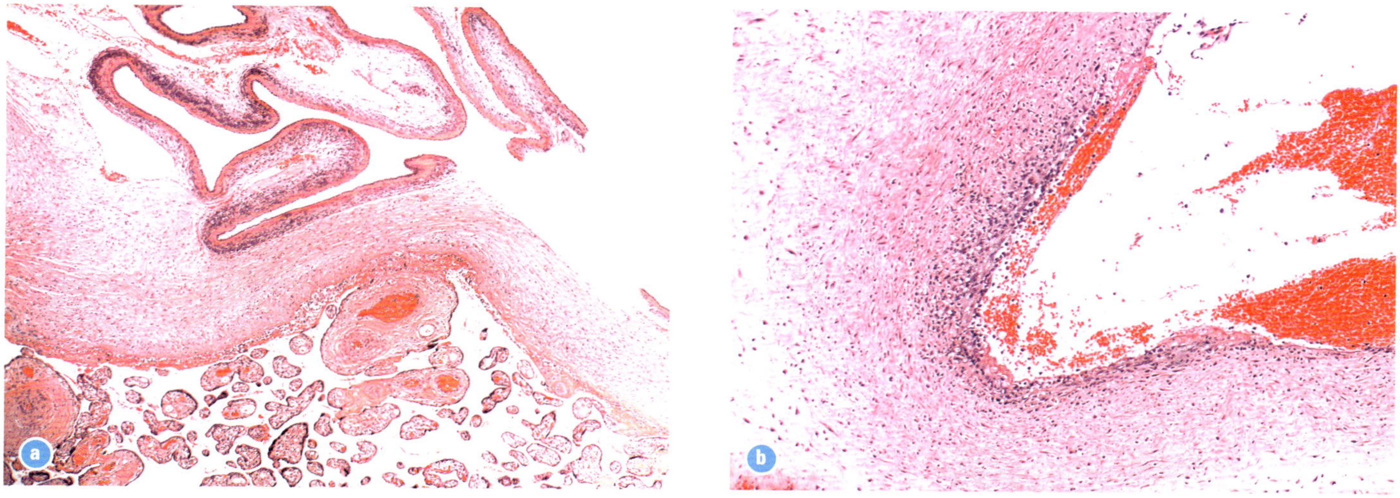

图 33.40 （a）低倍镜下绒毛膜板显示急性绒毛膜下炎和羊膜坏死。（b）高倍放大可见绒毛膜板炎症和血管炎（中央）。

能见到某些物质（仔细寻找胎儿血栓形成或胎粪诱导的血管坏死）（图 33.40b）。

4. 绒毛膜血栓形成。大多数胎儿的绒毛膜血栓是非闭塞性的（图33.41a）。非闭塞性胎儿血栓的特征是明显的嗜酸性血管内膜斑块；还常见轻度急性炎症、核碎裂、营养不良性钙化和纤维母细胞增生。陈旧性血栓可能具有广泛的营养不良性钙化。闭塞性胎儿血栓以完全阻塞管腔或广泛性管腔分隔（即纤维母细胞桥、多发性小血湖、含铁血黄素沉着和间质出血伴有红细胞胞浆碎片）为特征。后者的图像与Sander描述的“出血性血管内膜炎”（图33.41b）完全相同[31, 32]。当胎儿出现血栓形成时，应该检查胎盘其他区域有无区域性绒毛纤维化［嗜酸性、纤维性、无血管干绒毛和终末绒毛（见下文)］。
5. 绒毛膜胎粪诱导性血管坏死。绒毛膜血管壁紧邻羊膜表面的部分可显示明显的单细胞性肌细胞坏死

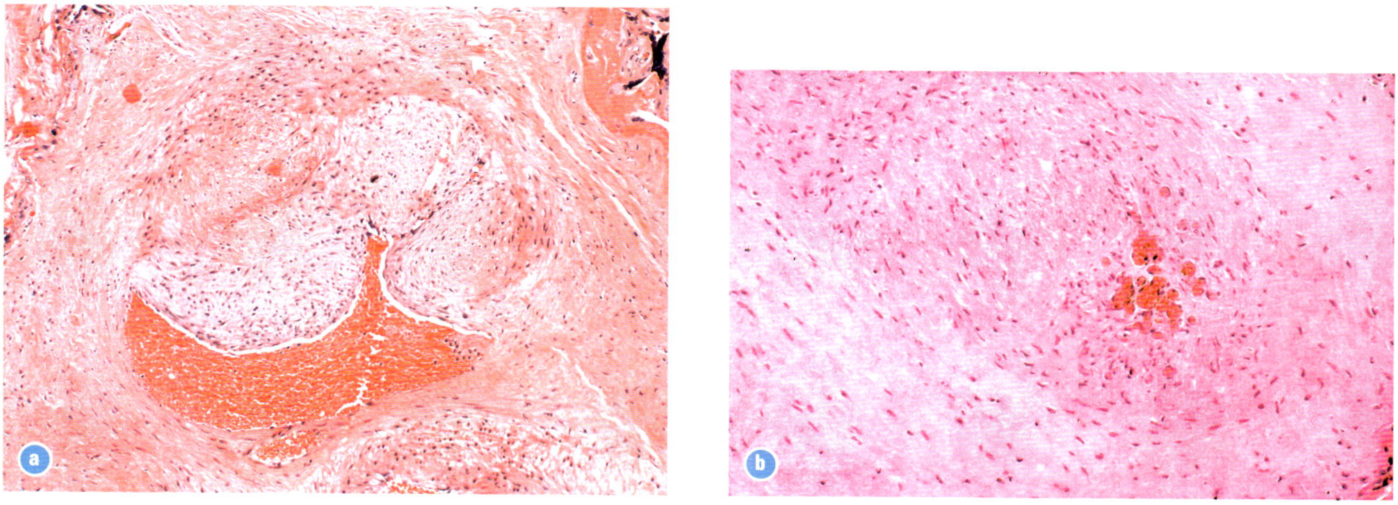

图 33.41 （a）血栓形成累及绒毛膜板血管，伴有部分闭塞。（b）出血性血管内膜炎的特征是管腔内纤细的网状纤维素网。这种改变并不特异，但可继发于胎儿死亡或胎儿血栓形成。

（平滑肌细胞萎缩伴有特征性胞浆变圆，胞浆嗜酸性增强，核固缩）[20]。局部区域胎粪-色素性巨噬细胞明显，有时位于坏死性血管壁深部。发生坏死的血管常明显扩张（“低倍镜下”一条很好的组织学线索）；另外，血管的急性炎症可以很明显。同样的图像可见于脐带血管（图 33.42）。

6. 胎儿血管内中性粒细胞增加。胎儿血管内较多的中性粒细胞和条带形成并不少见，因为通常存在急性绒毛膜羊膜炎，这种所见可能反映胎儿中性粒细胞左移（由于羊水细菌感染）。
7. 微生物。弓形虫包囊可见于绒毛膜间质（也可见于 Wharton 胶）。

绒毛膜下滋养层细胞 / 纤维素层
Subchorionic trophoblastic/fibrinous layer

定义 Definition

最初可见完整的滋养层细胞被覆（细胞滋养层细胞和合体滋养层细胞），逐渐被绒毛膜下纤维素所侵蚀并代替。在24周之前，绒毛膜板完全由滋养层细胞被覆。在35周以后，大多数被覆的滋养层细胞已被绒毛膜下纤维素所替代（厚达数毫米）（图 33.43）。

病变 Conditions

1. 大块状绒毛膜下血肿。定义为绒毛膜下纤维素大斑块（厚度＞1cm）[33]；这可能是由绒毛膜板或干绒毛血管破裂引起，随后伴有失血性胎儿死亡（Breus胎块）（图 33.15d）。
2. 其他绒毛膜下纤维素包块。这种包块的鉴别诊断包括（1）绒毛间血栓、（2）进展性梗死和（3）绒毛间纤维素。梗死因较常见于基底部而被除外。血栓通常比较离散，由层状纤维素组成，常伴有梗死或缺血性（朦胧或模糊的）合体滋养层细胞。相反，纤维素保护（包围着）绒毛结构（合体滋养层细胞常常不明显或缺乏）且含有中间滋养层细胞片块或结节（图 33.44）。

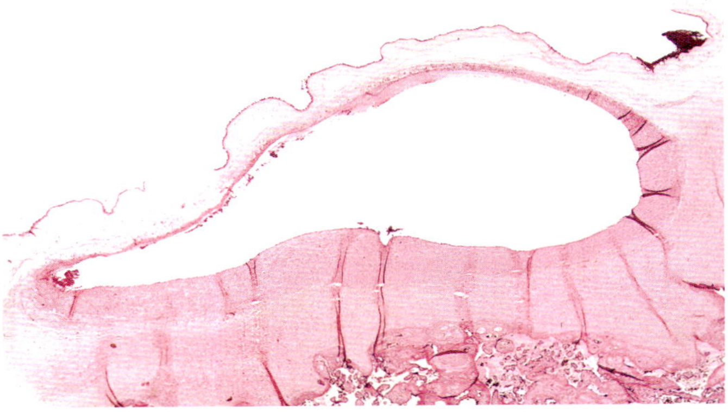

图 33.42 胎粪性血管坏死累及绒毛膜板血管。

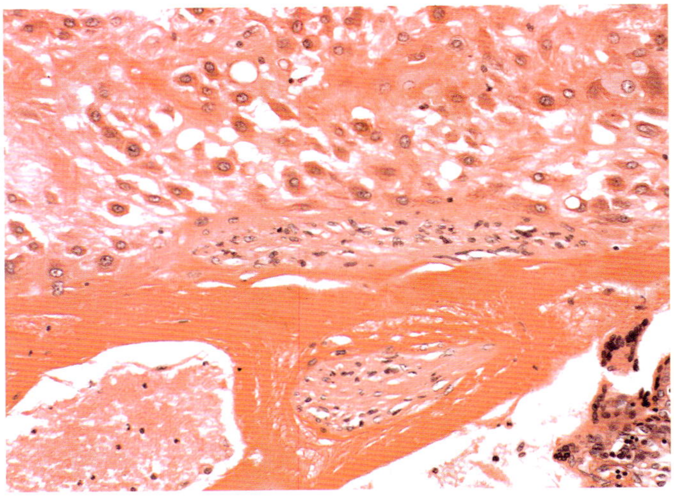

图 33.43 绒毛膜下纤维素常代替绒毛膜下滋养层细胞。

绒毛膜下母体血液（位于绒毛间隙内）
Subchorionic maternal blood （in the intervillous space）

大多数中性粒细胞来源于急性绒毛膜羊膜炎（图 33.40b）。母体血液的其他病理学所见在“绒毛间隙”部分讨论。

干绒毛 STEM VILLI

定义 Definition

所有干绒毛均具有类似的基本解剖学结构：（1）被覆滋养层细胞；（2）由纤维母细胞、间质细胞和巨噬细胞组成的富于细胞的间质；（3）肌性胎儿血管（图33.45）。根据其大小和部位，将干绒毛分为3组：初级干绒毛是

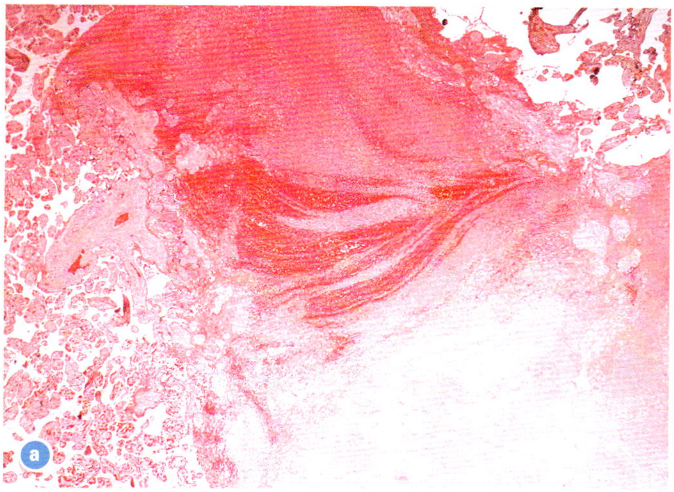

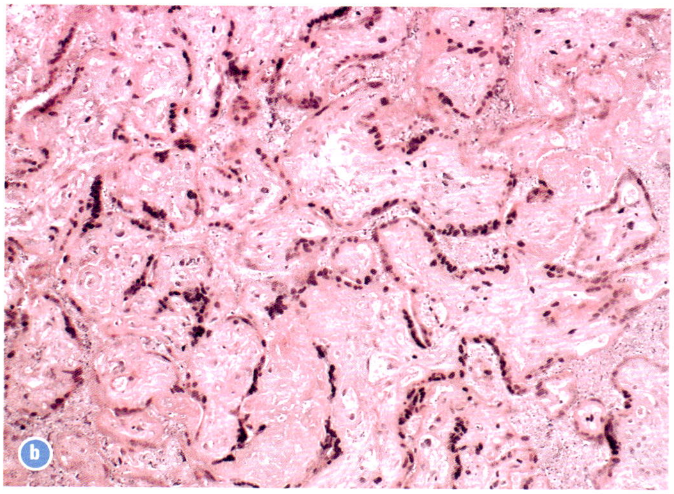

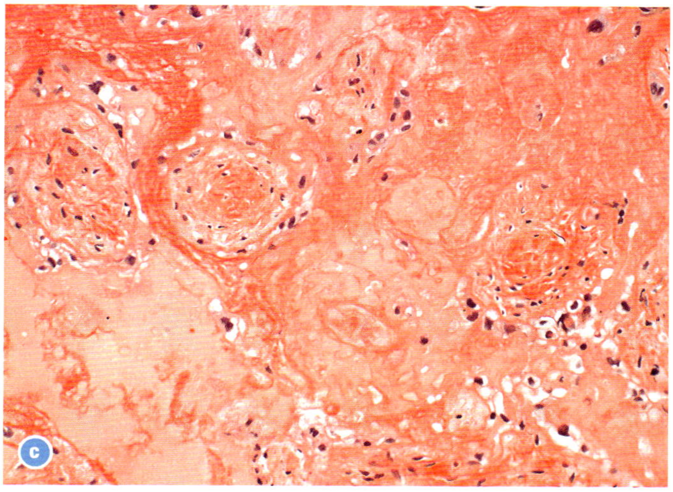

图33.44 实质内致密物质的组织学对应关系包括（a）绒毛内血栓伴有层状纤维素、（b）近期梗死伴有早期绒毛坏死和绒毛融合和（c）绒毛间纤维素包裹绒毛。

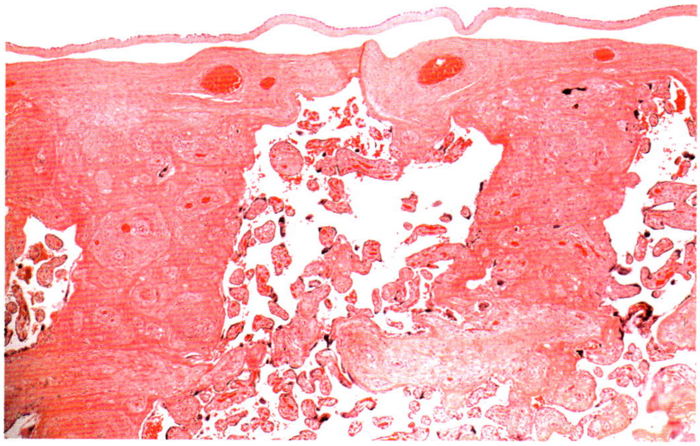

图 33.45 绒毛树出现于绒毛膜板（上方），起始于干绒毛。

最大的干绒毛，垂直于绒毛膜板分支；次级干绒毛是中间代干绒毛。三级干绒毛是最小的干绒毛，在远处与终末绒毛相连；并且三级干绒毛是最小的绒毛结构，具有纤维性间质及肌性胎儿血管；相反，终末绒毛具有较疏松的间质且仅含有毛细血管。

病变 Conditions

1. 胎儿血管血栓形成。如上所述，血栓可为非闭塞性或闭塞性；闭塞性血栓和“出血性血管内膜炎”是密切相关的病变（即便不是相同的病变）（图33.41a, b）。胎儿血栓形成通常是局限性病变（局灶性或多灶性）。当见到弥漫性血栓时，则提示胎儿死亡在前（在胎儿心搏停止后，胎盘缺乏灌注导致弥漫性胎盘“血栓形成”)。在这些情况下，病变更适合诊断为“血管改变符合（近期或远期）胎儿死亡”或“纤维肌性硬化，符合（近期或远期）胎儿死亡”，而非“弥漫性血栓形成”(这会错误提示病变在胎儿死亡之前)。

2. 微生物。间质细胞可含有巨细胞病毒（CMV）包涵体（见下文)。少数情况下，可见间质弓形虫包囊。在胎儿细菌性脓血症病例，偶尔可见大量的血管内细菌；B 组链球菌是引起这种改变最常见的微生物。

胎儿血液 Fetal blood

有核红细胞增多（> 5 个有核红细胞 /100 个白细胞）提示亚急性/慢性胎儿贫血或亚急性/慢性胎儿组织缺氧。这种表现可见于伴有 Rh 有核红细胞增多病的胎儿、广泛胎儿 - 母体出血、胎儿地中海贫血、慢性胎儿组织缺氧、母体糖尿病或胎儿细小病毒感染（图 33.46 a)。有核红细胞的紫色、玻璃样核内包涵体是细小病毒感染的特征。胎儿有核红细胞与白细胞的比例最好通过检查大血管（脐带和绒毛膜板）内的胎儿血液进行评估，选择血液稀薄且无血凝块的区域，以便清楚地观察单个细胞核（图 33.46 a)。

胎儿转移性肿瘤和胎儿白血病 Metastatic fetal tumor and fetal leukemia

少数胎儿播散性神经母细胞瘤已有报道；神经母细胞（单个细胞或菊形团）可见于血管内或绒毛间质内。这一部位胎儿白血病的诊断依据较大血管内见到母细胞或不成熟细胞（图 33.46b)。

毛细血管增生 Capillary proliferation

绒毛膜血管瘤是绒毛膜间质的良性血管肿瘤；多数绒毛膜血管瘤来源于大的干绒毛或绒毛膜板。绒毛膜血管瘤可以是：(1) 局限和孤立的，(2) 局灶膨胀的，累及邻近的干绒毛，或 (3) 多灶性（极少见)。绒毛膜血管瘤与胎儿血管瘤和双胎妊娠有关（图 33.47)。

贮积性病变 Storage disorders

干绒毛和终末绒毛的滋养层细胞和间质细胞可见明显的胞浆水肿和细小的空泡化，这缘于贮积性疾病代谢物的沉积（图 33.48)[34]。

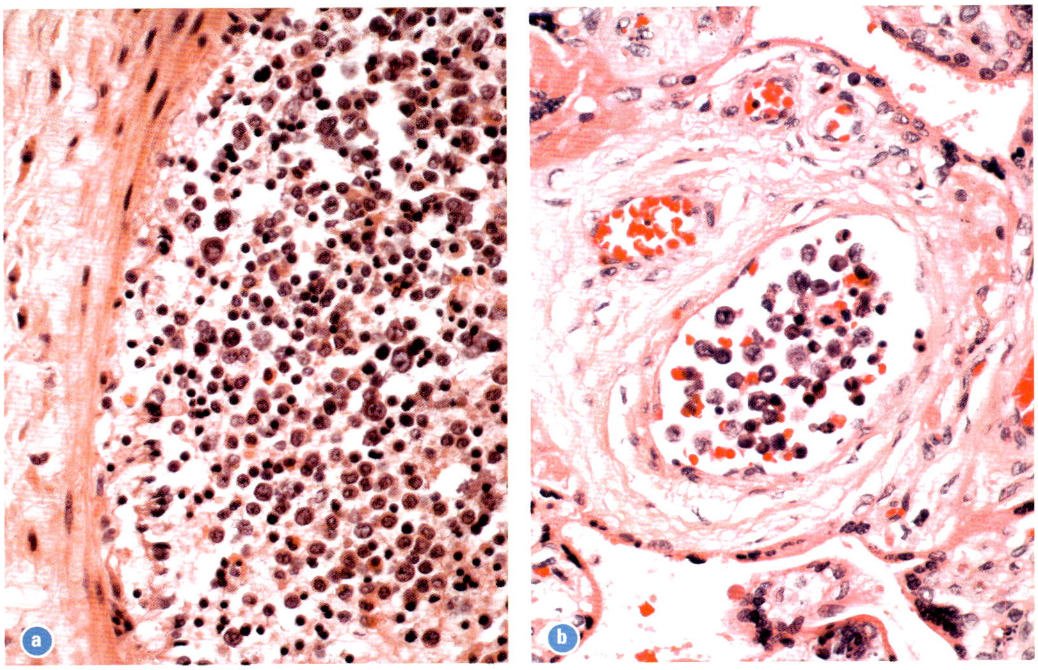

图 33.46 主干血管内含有 (a) 明显的幼红细胞血症伴有胎儿水肿，(b) 白血病胎儿主干血管内母细胞形成。

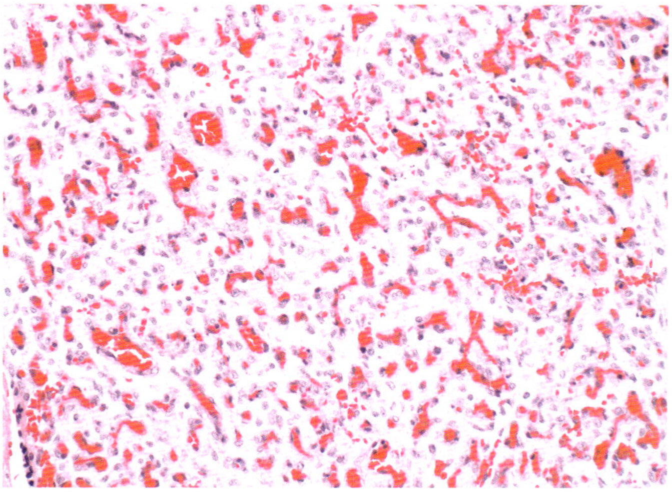

图33.47 显微镜下，绒毛膜血管瘤显示血管瘤性增生，类似于血管瘤。

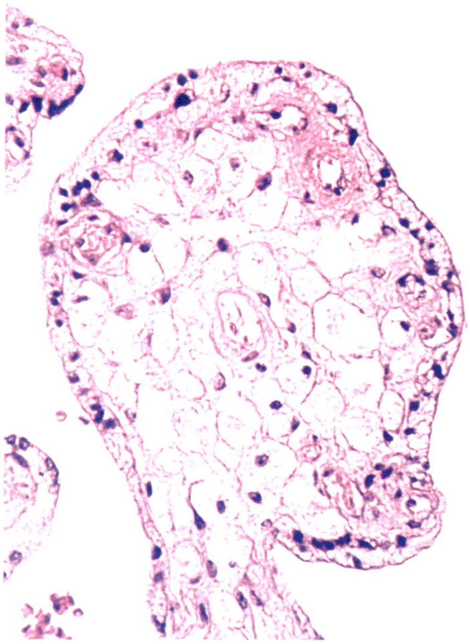

图 33.48 贮积性病变的典型特征是可见泡沫样绒毛间质细胞和细胞滋养层细胞。

终末绒毛 TERMINAL VILLI

定义 Definition

与成熟终末绒毛相比，不成熟终末绒毛较大，细胞较丰富且水肿较重（图 33.49 a）。胎儿毛细血管位于中央，伴有较少的“血管合胞体膜（vasculosyncytial membrane）”。被覆的滋养层细胞分布相对均匀，具有一层连续的合体滋养层细胞核和多量细胞滋养层细胞。不成熟终末绒毛常见于早熟胎盘（在 20 ~ 25 周约占绒毛的 25%；在 26 ~ 32 周约占绒毛的 10%；在 33 ~ 36 周约占绒毛的 5%；此后约占绒毛的 1% ~ 2%）。不成熟终末绒毛在水肿性胎儿、母体糖尿病、先天性梅毒以及其他病变中增加。

成熟的终末绒毛较小，细胞较少；胎儿毛细血管位

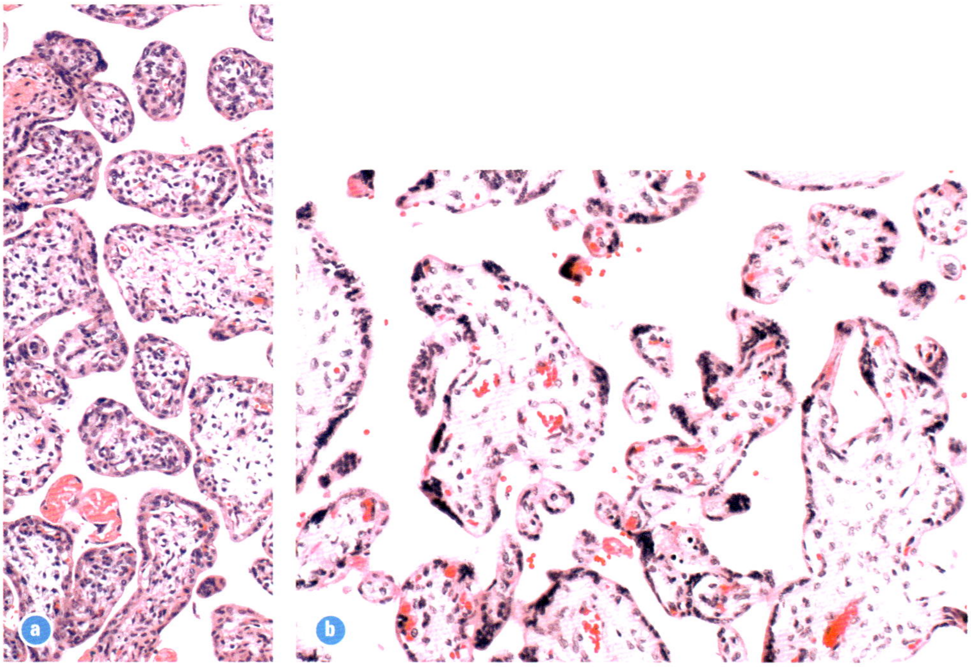

图33.49 （a）妊娠头3个月的终末绒毛略大于晚期妊娠绒毛，显示较少的合体细胞结节。（b）妊娠后3个月的胎盘绒毛较小，结节明显。

于周边，附近的滋养层细胞胞浆明显稀薄（“血管合胞体膜”）（图33.49b）。细胞滋养层细胞极不明显；合体滋养层细胞胞核大量集结，形成“合体细胞结节”。37 周以后以成熟终末绒毛为主，占所有终末绒毛的 98% ~ 99%。成熟终末绒毛比例的增加还见于孕龄较小而伴有慢性胎盘缺血者（例如先兆子痫、高血压、狼疮性抗凝血、胎儿生长迟缓、胶原血管病等）。

病变 Conditions

1. 急性绒毛炎以绒毛内和绒毛周围的中性粒细胞为特征。这种表现强烈提示母体或胎儿菌血症。引起急性绒毛炎的常见病原体包括单核细胞增多性李斯特菌、B组链球菌、各种肠道致病菌和梅毒螺旋体[35-37]。李斯特菌是小的革兰阳性杆菌，引起特征性的多发性绒毛微脓肿和重症急性绒毛膜羊膜炎（图33.50）；细菌在微脓肿和绒毛膜羊膜内可被识别。建议对所有急性绒毛炎病例进行革兰染色；如果母亲是VDRL阳性或者怀疑有先天性梅毒时，还建议进行银染色（Steiner、Dieterle）。
2. 慢性绒毛炎显示绒毛周围或绒毛内慢性炎症（图33.51a）。最常见的是以单核组织细胞为主，散在淋巴细胞和少数浆细胞；如果组织细胞性多核巨细胞明显，则将病变命名为“肉芽肿性绒毛炎”（在下文讨论）。与急性绒毛炎不同（提示胎儿和/或母体菌血症），慢性绒毛炎提示以下二者之一：（1）病毒感染，如在TORCH组中所见（弓形虫病、风疹、巨细胞病毒和疱疹），也称为“特异性”绒毛炎；（2）可能的免疫性异常（也称“非特异性”慢性绒毛炎）或“病因不明的绒毛炎（villitis of unknown etiology, VUE）”。许多感染性慢性绒毛炎病例由巨细胞病毒引起。巨细胞病毒性绒毛炎的组织学表现多样，从轻微的绒毛炎到重度组织细胞淋巴浆细胞破坏性绒毛炎，伴有绒毛间质坏死、纤维化、钙化和含铁血黄素沉着。特征性的巨细胞病毒核和胞浆包涵体可以广泛或局灶分布；在有些病例，仅在检查了多块胎盘实质后才可见到包涵体。其他病毒引起的慢性绒毛炎常无特异特征；然而，单纯疱疹病毒（HSV）引起的绒毛炎可见毛玻璃样核内包涵体，水痘引起的绒毛炎可见组织细胞性巨细胞（图33.51b，也见于第 34 章）[38]。非感染性绒毛炎可具有免疫性病因，母体-胎盘移植排斥[39, 40]。近期，Redline 和 Patterson利用原位杂交显示病因不明的绒毛炎，提示，绒毛慢性炎症细胞是母体组织细胞和T淋巴细胞[41]。
3. 肉芽肿性绒毛炎的定义是伴有多量多核组织细胞性巨细胞的重度慢性绒毛炎；通常见不到成形的肉芽肿。肉芽肿性绒毛炎是非特异性的，但有报道说可伴有单纯疱疹病毒、水痘、弓形虫病、结核、麻风，Chagas 病和芽生菌病（图 33.51c）[42]。我们的经验是，临床和病理常常见不到特异的感染性微生物，提示肉芽肿性绒毛炎可能常是重症病因不明性绒毛炎。
4. 含数十个细胞核的合体细胞结节增多可见于胎盘梗死附近或不均匀分布于整个胎盘实质；任何一种形态均强烈提示慢性胎盘缺血，尤其是见于早熟性胎盘时。“合体细胞结节增多”（亦称“不均匀成熟加速”或“胎盘过度成熟”）常伴有胎盘重量减轻、蜕膜血管病、胎盘梗死和母体先兆子痫（图 33.52）[5]。有些作者观察到细胞滋养层细胞增多见于伴有慢性胎盘缺血的终末绒毛。

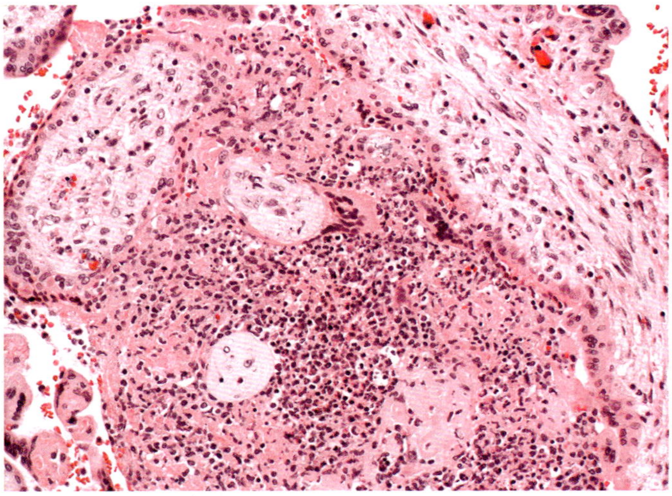

图33.50 急性绒毛炎和绒毛间炎伴有李斯特菌。注意绒毛之间的渗出物。

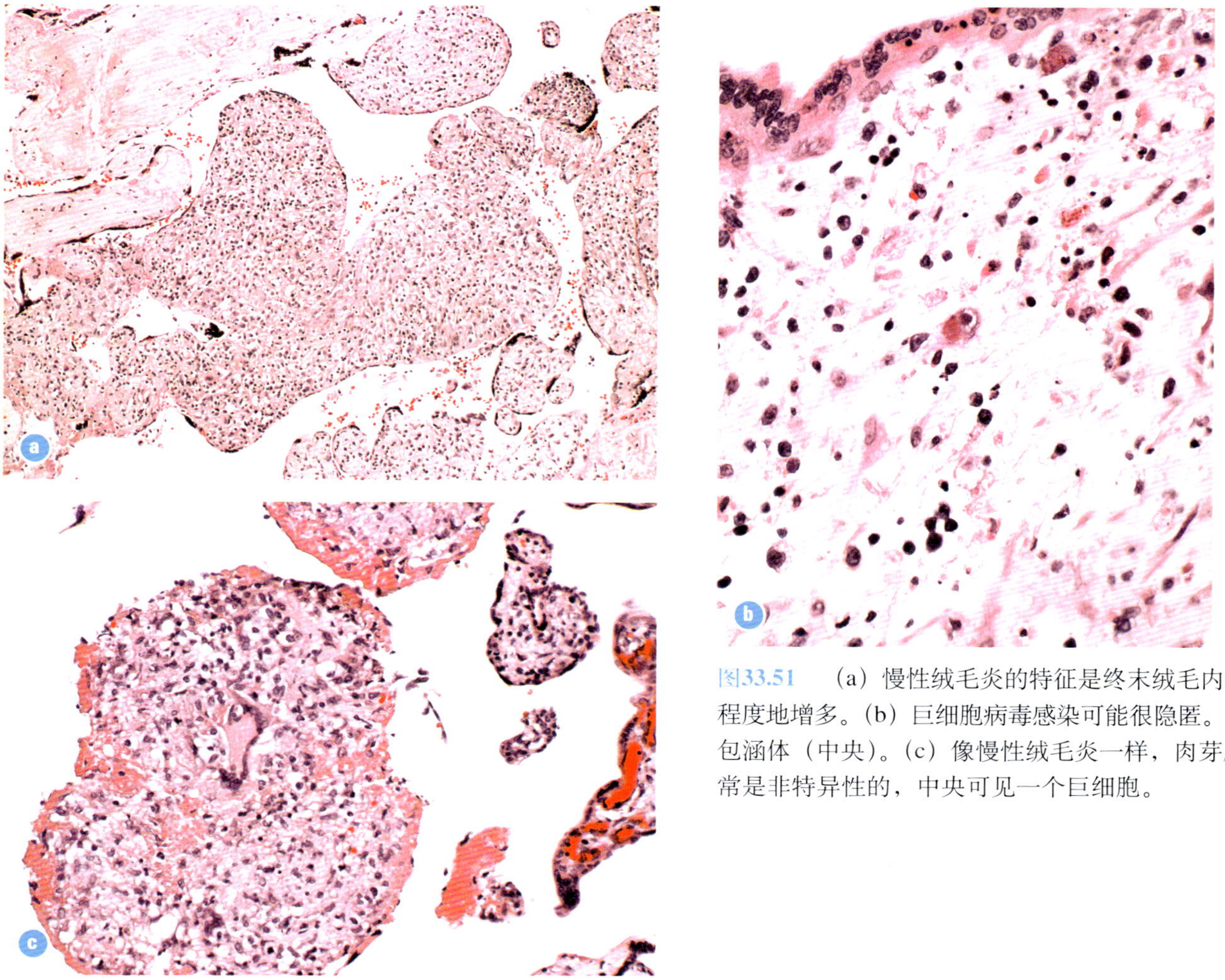

图33.51 （a）慢性绒毛炎的特征是终末绒毛内单核细胞不同程度地增多。（b）巨细胞病毒感染可能很隐匿。本例中有单个包涵体（中央）。（c）像慢性绒毛炎一样，肉芽肿性绒毛炎常常是非特异性的，中央可见一个巨细胞。

滋养层细胞坏死可见于胎盘梗死区域。最早期表现是合体滋养层细胞胞浆嗜酸变；晚期，细胞核嗜碱性消失，形成粉红色“鬼影”细胞核。当绒毛间隙局灶塌陷时，滋养层细胞坏死的出现证实为早期梗死，而非人工假象（图 33.53）。

5. 绒毛间质水肿可见两种表现：（1）弥漫性绒毛水肿（绒毛增大、水肿，间质透明、水样、细胞成分较少）；（2）多灶性“瑞士干酪”绒毛水肿（散在绒毛具有多个小圆腔水肿液，每个小腔常含有中心性Hofbauer细胞）（图33.54 a, b）。弥漫性绒毛水肿与胎儿水肿有关。虽然免疫性胎儿水肿（胎儿幼红细胞增多症）的发生率近期明显下降，但偶尔可见免疫性幼红细胞增多症的病例（Rh、Kell、Duffy等）。目前，大多数弥漫性绒毛水肿和胎儿水肿病例属于“非免疫性”类型。许多这种病例可归类为以下“前5位”病因之一：（1）胎儿心血管疾病（包括心律失常）；（2）胎儿染色体异常（最常见的是21三体或45, X）；（3）胎儿胸廓畸形（包括膈疝和先天性囊性腺瘤样异常）；（4）双胎并发症；（5）胎儿重度贫血（尤其是地中海贫血）[43]。对多灶性“瑞士干酪”绒毛水肿所知甚少；Naeye 等认为，这种水肿积聚迅速，干扰胎儿氧合作用，可能是亚急性或慢

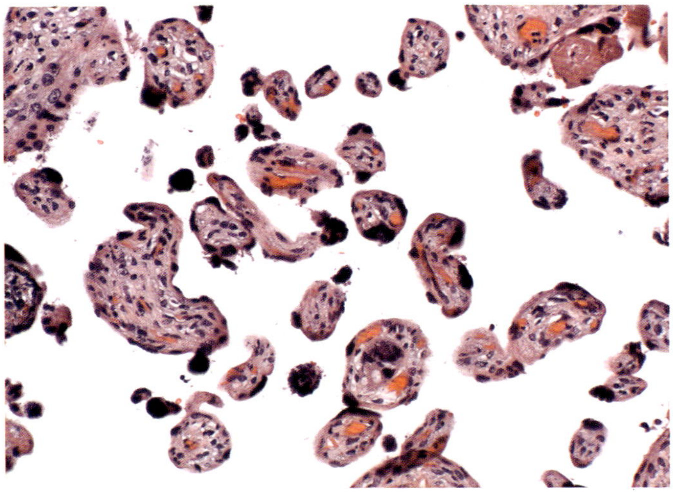

图33.52 合体细胞结节增多，与绒毛缺血有关，包括宫内生长受限和毒血症。

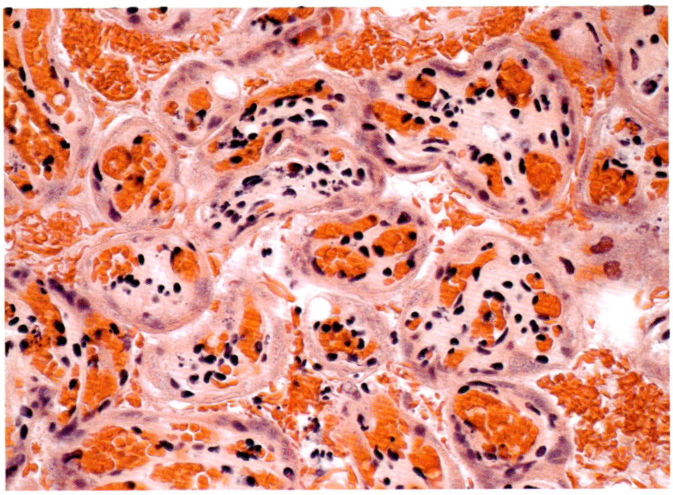

图 33.53 合体滋养层细胞坏死与近期梗死有关。

性胎儿缺氧的胎盘病因（图 33.54b）[44]。

6. 间质纤维化，表现为间质胶原化增加及纤维母细胞增生，与胎儿循环中断有关；纤维化绒毛的胎儿毛细血管常常萎陷或完全缺乏。随着血管损伤（血栓形成），几天后绒毛纤维化开始形成，几周后变得明显（图33.55）。区域性绒毛纤维化提示上游胎儿血栓，可能伴有严重的胎儿疾病，包括神经损伤[45]。弥漫性绒毛纤维化，累及整个胎盘，常伴有久远的胎儿死亡[46]。绒毛纤维化常伴有纤细的“粉尘状”间质钙化；虽然这种钙化碎片可能极其类似细菌表现，但中性粒细胞的缺乏提示这是个假象。
7. 间质钙化可粗糙或纤细。粗糙钙化可见于绒毛内或绒毛附近；无临床意义。如前所述，纤细的钙化常常与绒毛纤维化、胎儿血栓形成或胎儿死亡有关。纤细钙化的特征是呈线状分布（沿着滋养层细胞基底膜）或散在分布于整个绒毛间质内；其小而规则

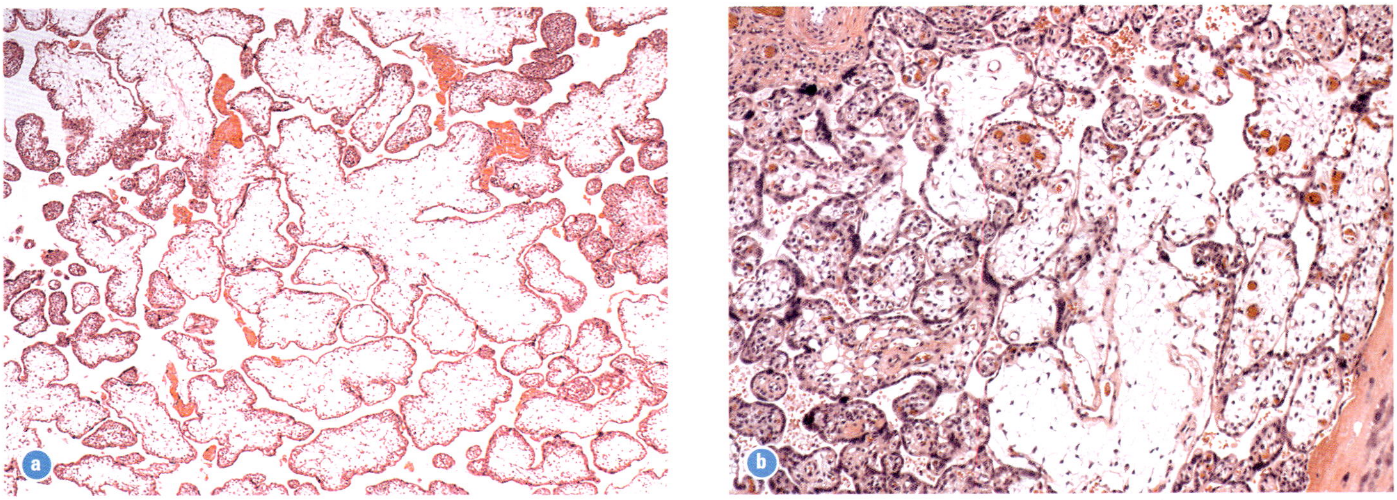

图33.54 绒毛水肿。(a) 弥漫水肿，与免疫性水肿有关。(b) 灶状水肿与胎儿组织缺氧有关。

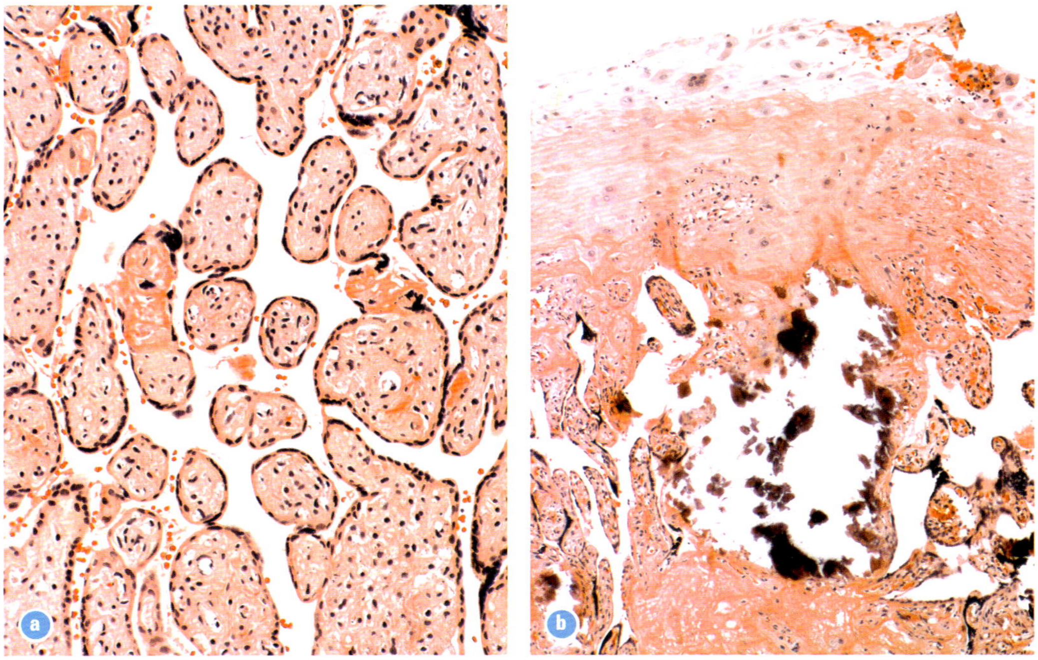

图 33.55 绒毛间质纤维化，与胎儿死亡或血栓形成有关（a）。钙化常见于妊娠晚期（b）。

的形状非常类似于细菌。

8. 总应该检查胎儿毛细血管的内容物。如上所述，胎儿血可能含有增多的有核红细胞、幼红细胞、转移性神经母细胞、胎儿白血病细胞、细小病毒感染性幼红细胞或细菌（图 33.56）。
9. 胎儿毛细血管增生（绒毛血管病）。Altshuler和Hyde将绒毛血管病定义为在 10 × 放大视野至少有 10 个绒毛，每个绒毛的毛细血管横切面均在10个以上，至少具备4个这样的胎盘区域。绒毛血管病与母体糖尿病、毒血症、新生儿死亡、慢性缺氧症、先天性畸形以及其他病变有关（图 33.57）[47]。
10. 胎儿毛细血管破裂（绒毛内出血）。伴随绒毛间隙出血，终末绒毛类似于扩张的“血袋”。胎盘创伤之后发生绒毛出血（即人工剥取胎盘）。绒毛出血与急性胎盘早剥高度相关（图 33.58）[48]。
11. 伴有梅毒时，可见选择性胎儿毛细血管管腔闭塞，具有向心性纤维化或葱皮样改变（图33.59）。也可

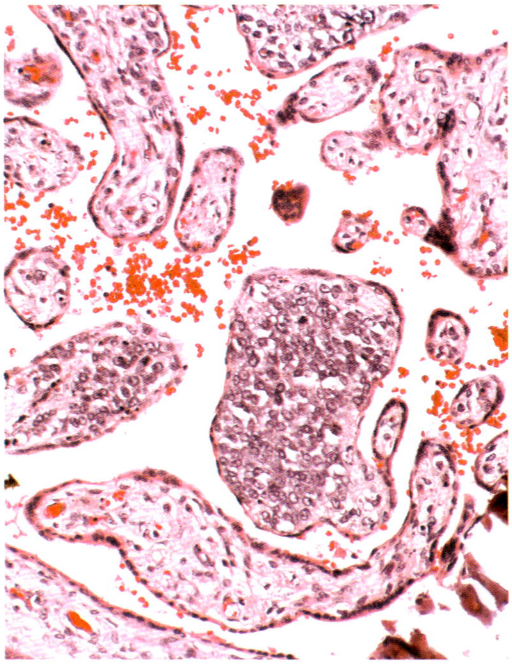

图 33.56 胎儿白血病表现为成簇的母细胞浸润绒毛实质。

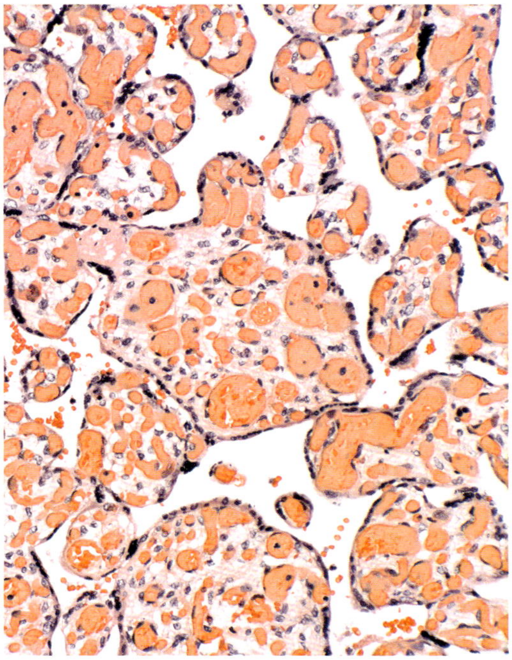

图 33.57　绒毛血管病，可见非常密集的绒毛血管。

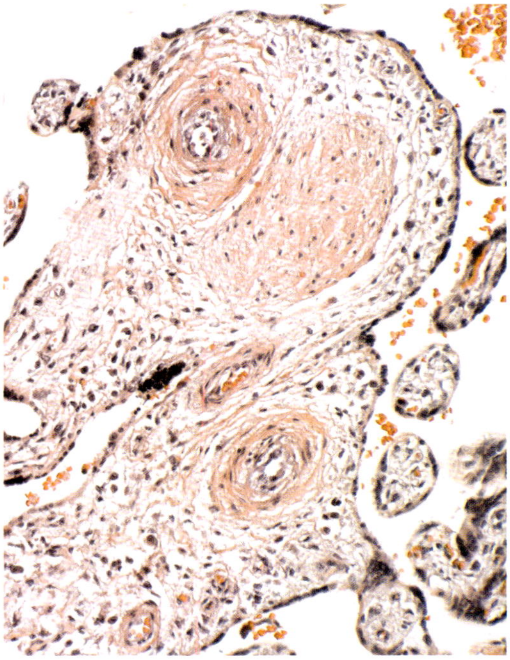

图 33.59　绒毛血管向心性纤维化，与梅毒有关。

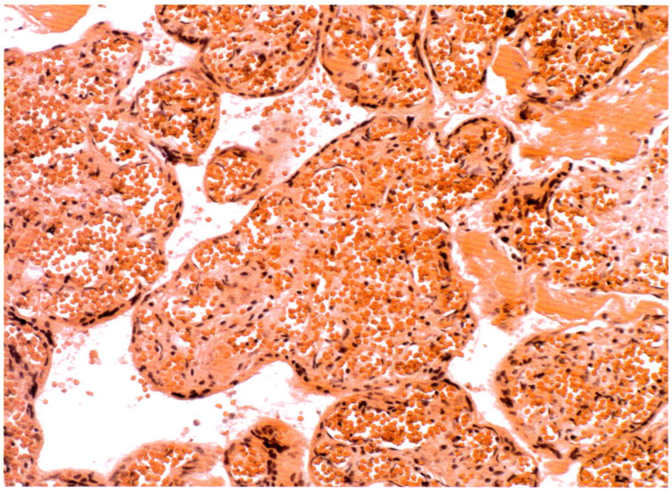

图 33.58　与近期剥离有关的绒毛内出血。

能出现其他特征，如绒毛增大伴慢性炎症。

12. 恶性肿瘤（包括胎盘内绒毛膜癌）可以取代绒毛或见于绒毛内腔隙（见下文和第 32、34 章）（图 33.60）。

绒毛间隙 INTERVILLOUS SPACE

定义 Definition

绒毛间隙在正常情况下充满母体血液和纤维素，随绒毛均匀分布（即相邻的绒毛通常互不接触）。当纤维素完全包裹绒毛时，绒毛合体滋养细胞层逐渐退化；然

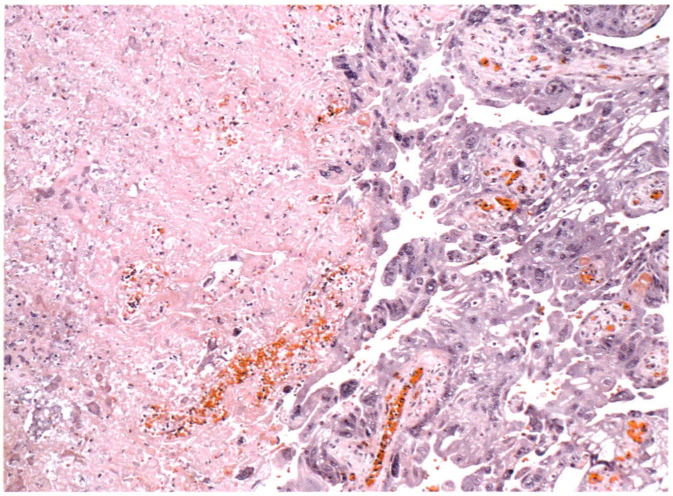

图 33.60　胎盘内绒毛膜癌（右）与梗死相邻（左）。

后，细胞滋养层细胞分化成中间滋养层细胞，伸入纤维素层（像种植部位中间滋养层细胞穿过 Nitabuch 纤维素）（见下文和图33.43）。这是正常的（生理性）反应。

病变 Conditions

1. 绒毛间隙萎陷在梗死背景下发生，其相邻绒毛密集或彼此连接，最终形成梗死区域。胎盘梗死缘于局部母体血供中断引起的局部绒毛间隙萎陷（图33.61a-c）。潜在原因可能是母体血管病（其下蜕膜血管血栓；血管病）或胎盘早剥。后者可形成特征性的“球在洞内样”梗死（“ball in socket” infarct），由受害胎盘呈同心圆样包裹纤维物质组成（图33.62）。虽然足月胎盘常见小的梗死且可能是“正常的”，但早熟胎盘内的任何梗死均明显异常。足月时大的梗死（直径＞3cm）也可明确是异常的，与围生期严重的病死率和病残率相关。广泛的胎盘梗死（10%～50% 的实质梗死）可能是胎儿死亡的原因。
2. 绒毛间纤维素可表现为4种形式，包括绒毛间的新鲜血栓（层状血块将绒毛推向周边）、结节性绒毛周纤维素沉积、“广泛的”绒毛周纤维素沉积（约占绒毛间隙的25%～50%）和胎盘纤维性分隔（与基底纤维层相邻）（图 33-63 a,b）。

- 绒毛间血栓（intervillous thrombi, IVT）见于大约1/3无并发症的妊娠（图 33.44a）[49]。绒毛间血栓明显

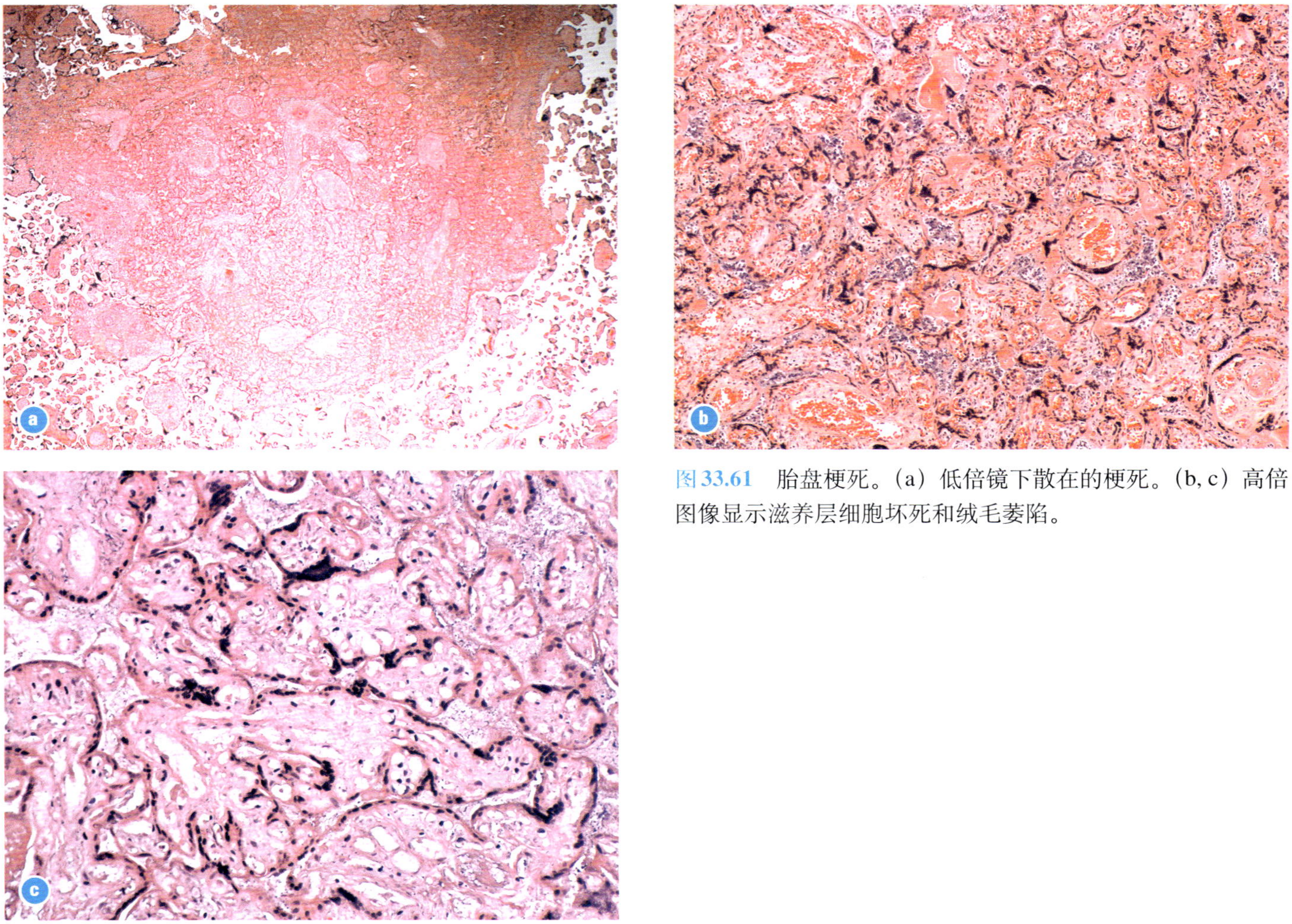

图 33.61　胎盘梗死。(a) 低倍镜下散在的梗死。(b, c) 高倍图像显示滋养层细胞坏死和绒毛萎陷。

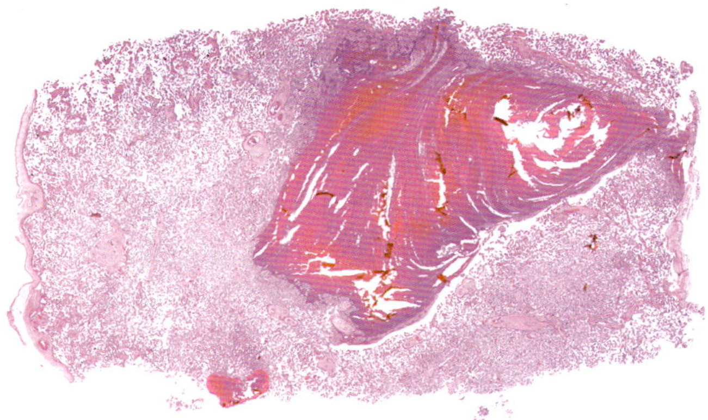

图33.62 “球在洞内样”梗死，与胎盘剥离和下方的绒毛间血栓有关。

是由小的局灶性胎儿-母体出血引起；免疫组织化学证实 IVT 中胎儿和母体血细胞混合[50]。

- 结节性绒毛周纤维素开始于绒毛内、滋养层细胞下纤维带，逐渐向绒毛间隙蔓延。相邻绒毛的合体滋养细胞层变性。绒毛周纤维素最终被中间滋养层细胞侵犯（图 33.63 a, b）。少量的这种结节性纤维区可见于多数正常胎盘。这些区域的功能意义（如果有）尚未可知。偶尔，极具奇异形变性的非典型性可见于中间滋养层细胞核；这种醒目的局部所见与不良预后无关。
- 广泛性绒毛周纤维素的定义是相当一部分（>25%~50%）绒毛间隙被密集沉积的绒毛周纤维素累及；母体胎盘氧合作用可能受损（图 33.64 a, b）。这种广泛的绒毛周纤维素沉积似乎与胎儿生长迟缓、胎儿死亡有关，并且再次妊娠的结局可能很差。这种病变的确切定义并不明确，其发病机制也不明。Benirschke 和 Kaufmann 将其称为“格子梗死”，他们认为这种病变（即便不等同于）也与母体板梗死密切相关（图 33.64 c）。
- 胎盘纤维性间隔。带状嗜酸性纤维素与Nitabuch纤维素相邻。胎盘间隔中有大量中间滋养层细胞弥漫浸润，胞浆透明至嗜酸性（图33.65）。胎盘间隔常见灶状中心囊性变。胎盘间隔是正常的胎盘结构，无病理学意义；然而，大量的间隔囊肿常并存母体板梗死。

3. 母体血偶尔可得出具体的病理诊断。

- 具有镰状细胞特性/疾病时，镰状母体红细胞容易识别；疟原虫在传统 HE 染色中容易识别（图 33.66）。
- 少数转移性肿瘤可见于母体绒毛间隙内（转移性乳腺癌最常见）。
- 慢性绒毛间炎症，亦称“广泛的慢性绒毛间炎症”

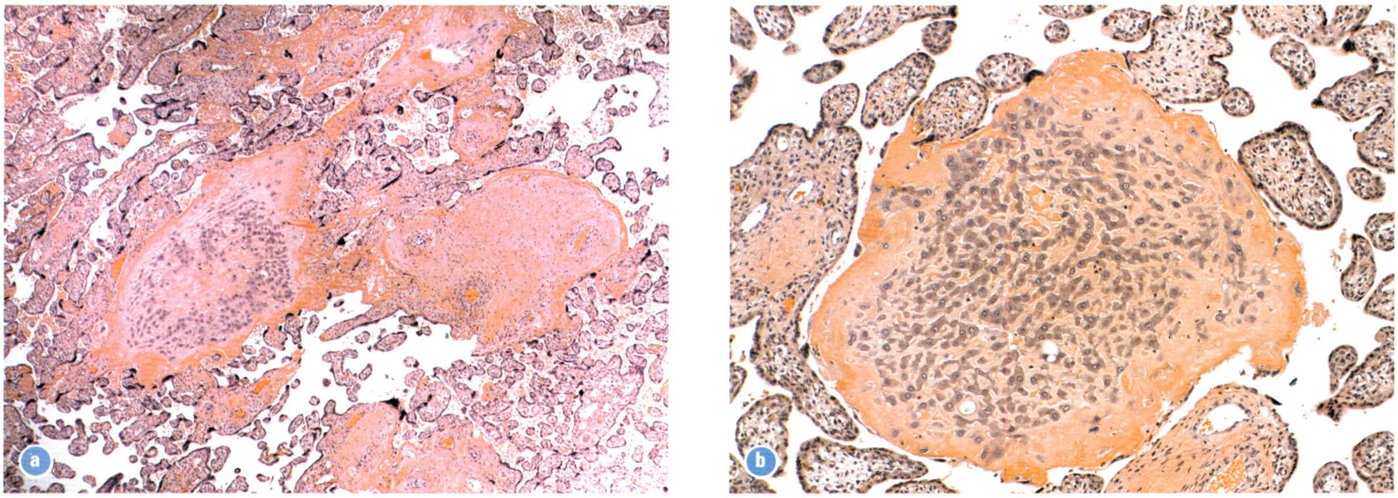

图 33.63 (a) 低倍镜和 (b) 高倍镜下绒毛间纤维素伴有中间滋养层细胞，常见于正常胎盘圆盘中。

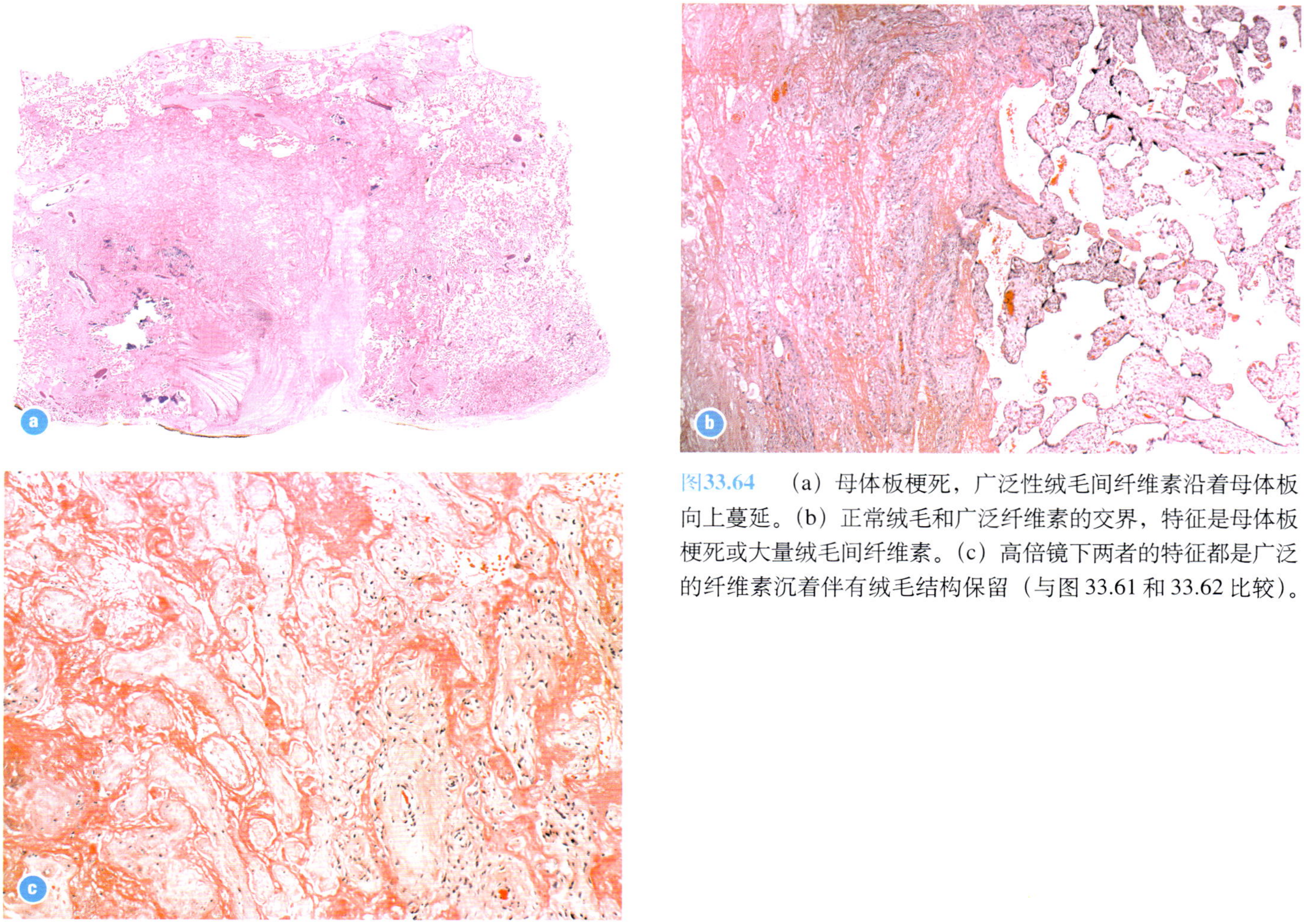

图33.64 （a）母体板梗死，广泛性绒毛间纤维素沿着母体板向上蔓延。（b）正常绒毛和广泛纤维素的交界，特征是母体板梗死或大量绒毛间纤维素。（c）高倍镜下两者的特征都是广泛的纤维素沉着伴有绒毛结构保留（与图33.61和33.62比较）。

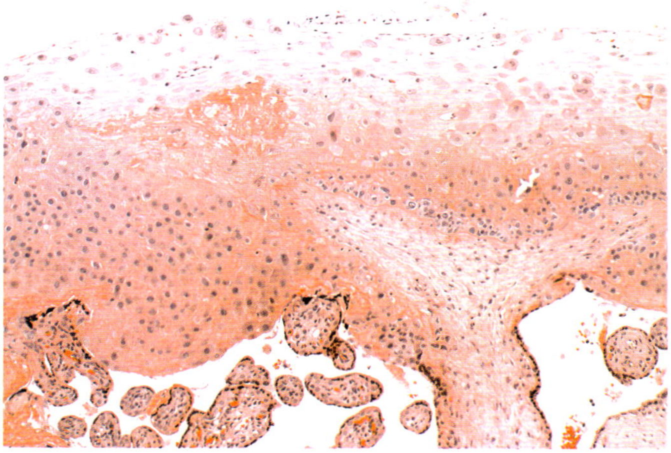

图 33.65 基底板（上面）和胎盘间隔。

（massive chronic intervillositis, MCI），是一种少见的异常，特征是母体绒毛间隙内可见大量单核细胞，常伴有丰富的纤维素（图33.67a, b）[51]。单核（mononuclear）细胞主要是单核细胞（monocyte）/巨噬细胞，伴有散在的淋巴细胞（主要是T细胞）。MCI与胎儿生长迟缓与胎儿死亡高度相关；可能也是再发性流产的原因[52]。

基底板（母体面）
BASAL PLATE（MATERNAL SURFACE）

定义 Definition

基底板的层次包括：（1）基底“锚定（anchoring）”绒毛，（2）Nitabuch纤维素（胎盘和蜕膜之间的嗜酸层）

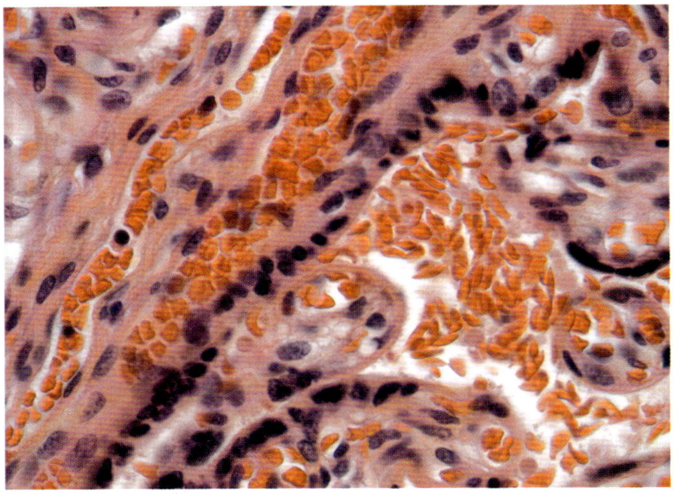

图33.66　母体间隙内的镰刀状红细胞（中央），与胎儿循环中的红细胞不同（左）。

以及（3）蜕膜，从少量至完全厚度（伴有丰富的母体血管、蜕膜间质、子宫内膜腺体和浅肌层）。Nitabuch纤维素和蜕膜均由中间滋养层细胞弥漫浸润，可游动，呈梭形，以单核细胞为主，伴有透明至嗜酸性胞浆（类似于蜕膜间质细胞）；核呈多样性，从卵圆形空泡状至有角而深染。有些滋养层细胞可见多个核（种植部位巨细胞）。

病变 Conditions

1. 母体板梗死（maternal floor infarct, MFI）。定义为大体可见的皮革状斑块，占据母体板的大部分；组织学上，MFI 由蜕膜内和附近绒毛间隙中广泛的纤维素沉积组成（图33.26，33.64 c）。MFI是特发性的，但与死产、胎儿生长迟缓及可能的复发强相关[22]。
2. 母体血管病。基底蜕膜螺旋动脉异常与先兆子痫、糖尿病、胶原血管病、狼疮性抗凝血和“特发性”胎儿生长迟缓有关。仅有基底板中严重病变才容易识别（急性动脉粥样化），特征是明显的血管扩张、内膜和中膜纤维素样坏死、血管壁中大量含脂质巨噬细胞和血管周慢性炎症（图 33.68 a）。
3. 蜕膜炎症常见，多样化且通常为非特异性。然而，严重的浆细胞性蜕膜炎可能与先天性梅毒有关（图 33.68 b）。
4. 蜕膜出血。新鲜的胎盘后血凝块常见；易于分离，与附近胎盘受压、绒毛出血或梗死无关。大而硬的黏附性血凝块提示胎盘早剥；常有局灶胎盘凹陷和缺血的组织学证据（急性绒毛间隙出血或胎盘梗死）。对于非常紧急的胎盘早剥，附近胎盘可能没有表现（约 25% ~ 50% 的病例）。时间较久的胎盘早剥，血液进入羊水（“葡萄酒”色羊水）；最终，吞噬含铁血黄素的巨噬细胞可见于羊膜和绒毛膜内。

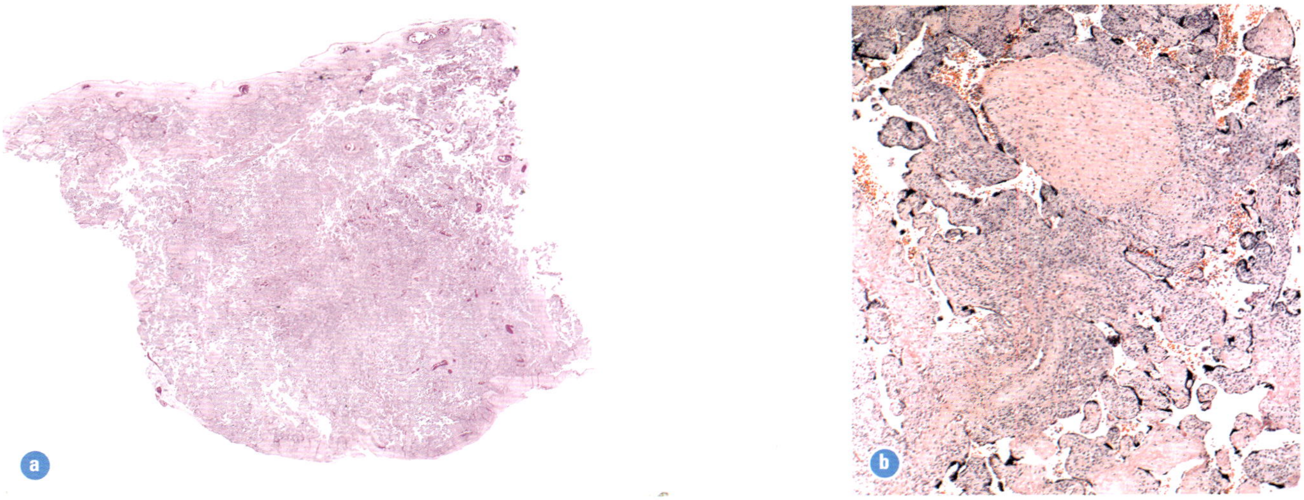

图 33.67　（a）广泛的慢性绒毛间炎症。（b）高倍显示母体间隙内广泛浸润的单核细胞，与绒毛接合。

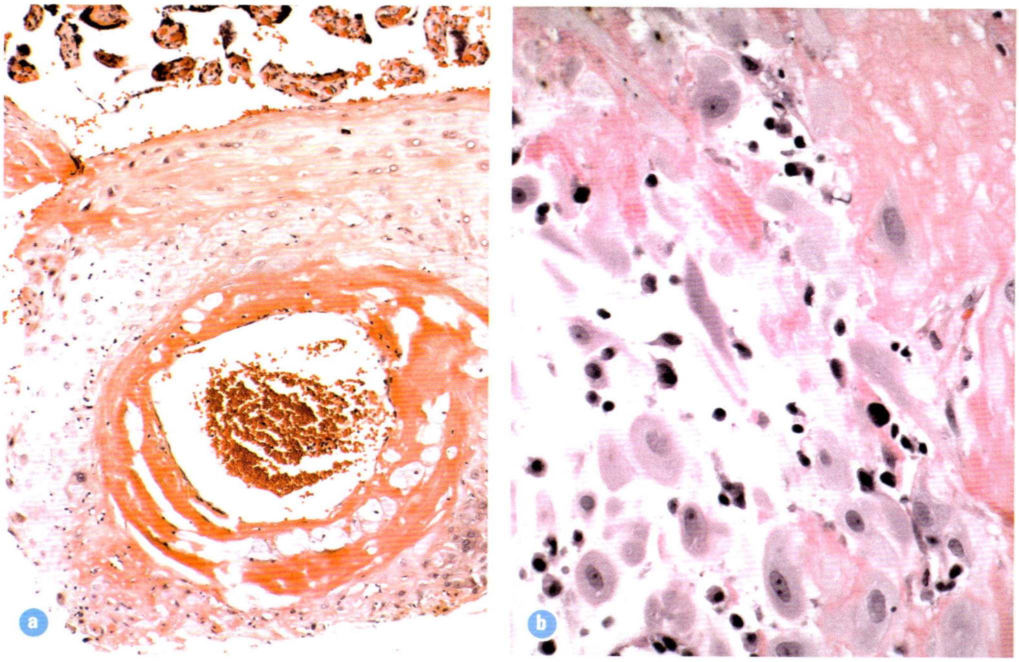

图33.68 (a) 胎盘母体面蜕膜中的蜕膜血管病。(b) 像慢性绒毛炎一样，慢性炎症伴有浆细胞（慢性蜕膜炎）可能与感染有关，但认为不具有特异性。

胎盘早剥与蜕膜血管破裂引起的母体高血压有关；少数情况下，胎盘早剥可发生于母体创伤后（尤其是车祸）（图 33.69 a–c）。

5. 蜕膜缺乏（胎盘植入）。患有胎盘植入者缺少蜕膜（至少是局部）；组织学上，Nitabuch纤维素和基底绒毛与下面的肌层直接相连（图33.70）。由于中间滋养层细胞非常类似蜕膜化间质细胞，所以难以诊断；角蛋白免疫过氧化物酶染色可能有所帮助（所有滋养层细胞呈角蛋白强阳性，但蜕膜间质细胞显示角蛋白阴性）。

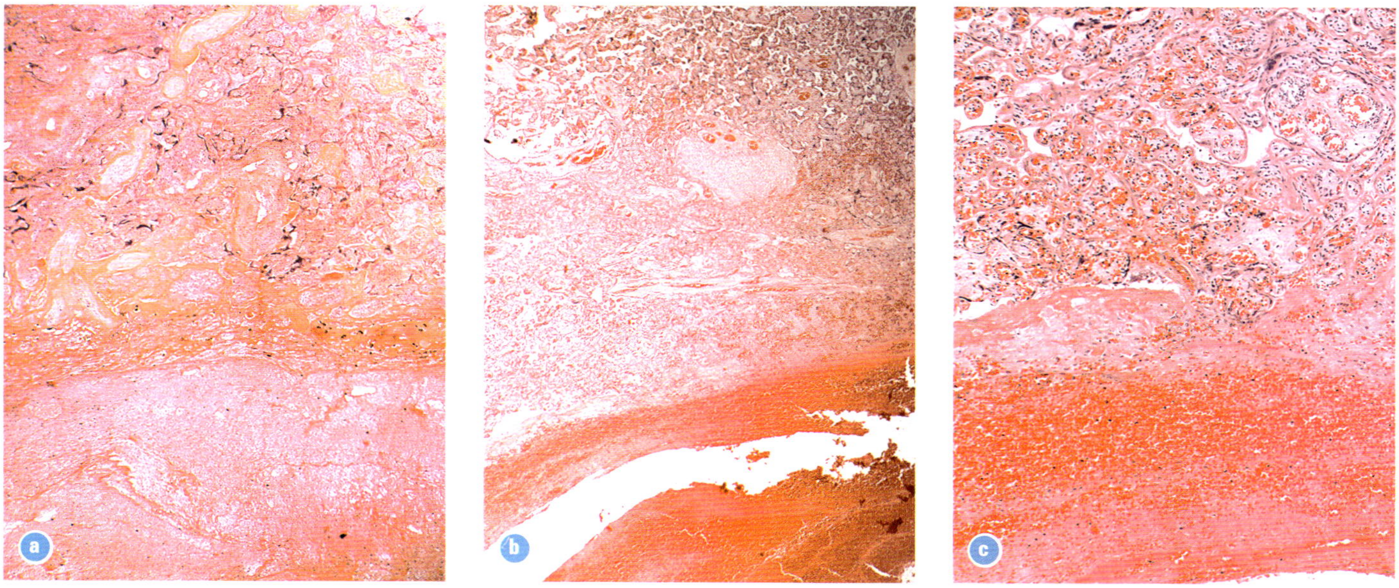

图33.69 胎盘后出血。(a) 近期的剥离伴有出血（下方）和附近胎盘实质缺血（上方）。(b) 剥离（下方）伴有附近梗死（中央）和完好的胎盘实质（上方）。(c) 高倍镜下胎盘后血栓（下方）和近期梗死性胎盘组织（上方）之间的移行。

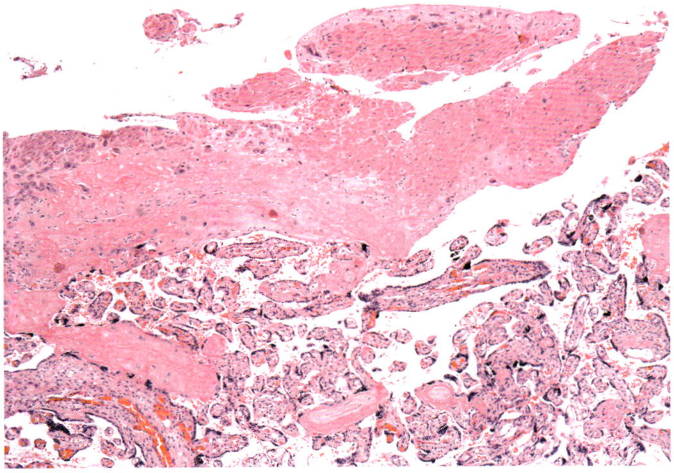

图 33.70 母体面之上基底板中的肌纤维提示植入。

参考文献 References

1 Naeye RL. Disorders of the placenta, fetus and neonate: Diagnosis and clinical significance. St Louis: Mosby; 1992.
2 Naeye RL. Umbilical cord length: clinical significance. J Pediatr 1985; 107(2):278–281.
3 Naeye RL. The clinical significance of absent subchorionic fibrin in the placenta. Am J Clin Pathol 1990; 94:196–198.
4 Altshuler G, Deppisch LM. College of American Pathologists Conference XIX on the Examination of the Placenta: Report of the Working Group on Indications for Placental Examination. Arch Pathol Lab Med 1991; 115:701–703.
5 Naeye RL. Functionally important disorders of the placenta, umbilical cord and fetal membranes. Hum Pathol 1987; 18: 680–691.
6 Driscoll SG. Placental examination in a clinical setting. Arch Pathol Lab Med 1991; 115:668–671.
7 Cordry RD. Placental evidence in malpractice litigation Plaintiff's case. Arch Pathol Lab Med 1991; 115:682–684.
8 Altshuler G. Placenta within the medicolegal imperative. Arch Pathol Lab Med 1991; 115:688–695.
9 Bejar R, Wozniak P, Allard M, et al. Antenatal origin of neurologic damage in newborn infants. I. Preterm infants. Am J Obstet Gynecol 1988; 159:357–363.
10 Benirschke K. Intrauterine death of a twin: mechanisms, implications for surviving twin and placental pathology. Sem Diagn Pathol 1993; 10:222–231.
11 Grafe MR. Antenatal cerebral necrosis in monochorionic twins. Pediatr Pathol 1993; 13:15–19.
12 Grafe MR. The correlation of prenatal brain damage with placental pathology. J Neuropathol Exp Neurol 1994; 53:407–415.
13 Schindler NR. Importance of the placenta and cord in the defense of neurologically impaired infant claims. Arch Pathol Lab Med 1991; 115(7):685–687.
14 Naeye R, Travers H. College of American Pathologists Conference XIX on the Examination of the Placenta: Report of the Working Group on the Role of the Pathologist in Malpractice Litigation Involving the Placenta. Arch Pathol Lab Med 1991; 115(7):717–719.
15 Genest DR, Granter S, Pinkus GS. Umbilical cord 'pseudovasculitis' following second trimester fetal death: a clinicopathological and immunohistochemical study of 13 cases. Histopathology 1997; 30(6):563–569.
16 Torfs CP, van den Berg B, Oechsli FW, Cummins S. Prenatal and perinatal factors in the etiology of cerebral palsy. J Pediatr 1990; 116(4):615–619.
17 Naeye RL. Do placental weights have clinical significance? Hum Pathol 1987; 18:387–391.
18 Benirschke K, Kaufmann P. Pathology of the human placenta, 4th edn. New York: Springer-Verlag; 2000.
19 Miller PW, Coen RW, Benirschke K. Dating the time interval from meconium passage to birth. Obstet Gynecol 1985; 66: 459–62.
20 Altshuler G, Arizawa M, Molnar-Nadasdy G. Meconium-induced umbilical cord vascular necrosis and ulceration: a potential link between the placenta and poor pregnancy outcome. Obstet Gynecol 1992; 79:760–766.
21 Shanklin DR, Scott JS. Massive subchorial thrombohaematoma (Breus' mole). Br J Obstet Gynaecol 1975; 82:476–487.
22 Naeye RL. Maternal floor infarction. Hum Pathol 1985; 16: 823–828.
23 Baldwin VJ. Pathology of multiple pregnancy. New York: Springer-Verlag; 1993.
24 Bajoria R, Wigglesworth J, Fisk NM. Angioarchitecture of monochorionic placentas in relation to the twin-twin transfusion syndrome. Am J Obstet Gynecol 1995; 172:856–863.
25 Bendon RW. Twin transfusion: pathological studies of the monochorionic placenta in liveborn twins and of the perinatal autopsy in monochorionic twin pairs. Pediatr Pathol Lab Med 1995; 15:363–376.
26 Benson CB, Bieber FR, Genest DR, Doubilet PM. Doppler demonstration of reversed umbilical blood flow in an acardiac twin. J Clin Ultrasound 1989; 1989; 17:291–295.
27 Boyd T, Blatman R, Greene M, Genest DR. Twin-twin transfusion is related to velamentous umbilical cord insertion in monochorionic twins. Mod Pathol 1994; 7:270.
28 Fries MH, Goldstein RB, Kilpatrick SJ, et al. The role of velamentous cord insertion in the etiology of twin-twin transfusion syndrome. Obstet Gynecol 1993; 81:569–574.
29 Miller PW, Coen RW, Benirschke K. Dating the time interval from meconium passage to birth. Obstet Gynecol 1985; 66: 459–462.
30 Ariel IB, Landing BH. A possibly distinctive vacuolar change of the amniotic epithelium associated with gastroschisis. Pediatr Pathol 1985; 3(2–4):283–289.
31 Sander CH. Hemorrhagic endovasculitis and hemorrhagic villitis of the placenta. Arch Pathol Lab Med 1980; 104(7):

371–373.
32 Novak PM, Sander CM, Yang SS, von Oeyen PT. Report of fourteen cases of nonimmune hydrops fetalis in association with hemorrhagic endovasculitis of the placenta. Am J Obstet Gynecol 1991; 165:945–950.
33 Shanklin DR, Scott JS. Massive subchorial thrombohaematoma (Breus' mole). Br J Obstet Gynaecol 1975; 82:476–487.
34 Roberts DJ, Ampola MG, Lage JM. Diagnosis of unsuspected fetal metabolic storage disease by routine placental examination. Pediatr Pathol 1991; 11(4):647–656.
35 Singer DB, Campognone P. Perinatal group B streptococcal infection in midgestation. Pediatr Pathol 1986; 5:271–276.
36 Genest DR, Choi-Hong SR, Tate JE, et al. Diagnosis of congenital syphilis from placental examination: comparison of histopathology, Steiner stain, and polymerase chain reaction for *Treponema pallidum* DNA. Hum Pathol 1996; 27(4):366–372.
37 Qureshi F, Jacques SM, Reyes MP. Placental histopathology in syphilis. Hum Pathol 1993; 24:779–784.
38 Kaplan C, Lowell DM, Salafia C. College of American Pathologists Conference XIX on the Examination of the Placenta: Report of the Working Group on the Definition of Structural Changes Associated with Abnormal Function in the Maternal/Fetal/Placental Unit in the Second and Third Trimesters. Arch Pathol Lab Med 1991; 115:709–715.
39 Redline RW, Abramowsky CR. Clinical and pathologic aspects of recurrent placental villitis. Hum Pathol 1985; 16(7):727–731.
40 Labarre C, Sebastiani M, Siminovich M, et al. Absence of Wharton's jelly around the umbilical cord; an unusual cause of perinatal mortality. Placenta 1985; 6:555–559.
41 Redline RW, Patterson P. Villitis of unknown etiology is associated with major infiltration of fetal tissue by maternal inflammatory cells. Am J Pathol 1993; 143:473–479.
42 Popek EJ. Granulomatous villitis due to *Toxoplasma gondii*. Pediatr Pathol 1992; 12:281–288.
43 Machin GA. Hydrops revisited: literature review of 1,414 cases published in the 1980s. Am J Med Genet 1989; 34:366–390.
44 Naeye RL, Maisels J, Lorenz RP, Botti JJ. The clinical significance of placental villous edema. Pediatrics 1983; 71:588–594.
45 Redline RW, Pappin A. Fetal thrombotic vasculopathy: the clinical significance of extensive avascular villi. Hum Pathol 1995; 26:80–85.
46 Genest DR. Estimating the time of death in stillborn fetuses: II. Histologic evaluation of the placenta; a study of 71 newborns. Obstet Gynecol 1992; 80(4):585–592.
47 Altshuler G, Hyde SR. Clinicopathologic implications of placental pathology. Clin Obstet Gynecol 1996; 39(3):549–570.
48 Mooney EE, al Shunnar A, O'Regan M, Gillan JE. Chorionic villous haemorrhage is associated with retroplacental haemorrhage. Br J Obstet Gynaecol 1994; 101(11):965–969.
49 Fox H, Elston CW. Pathology of the placenta. Major Probl Pathol 1978; 7:1–491.
50 Kaplan C, Blanc WA, Elias J. Identification of erythrocytes in intervillous thrombi: a study using immunoperoxidase identification of hemoglobins. Hum Pathol 1982; 13:554–557.
51 Jacques SM, Qureshi F. Chronic intervillositis of the placenta. Arch Pathol Lab Med 1993; 117(10):1032–1035.
52 Genest DR. Massive chronic intervillositis associated with recurrent abortions. Hum Pathol 1995; 26(11):1245–1251.

34 妊娠疾病和胎盘

Gestational diseases and the placenta

Mana M. Parast 和
David R. Genest 著
刘翠苓译　郑杰校

引言 Introduction

本章的目的在于将产科临床上最常见的问题与胎盘的病理检查紧密结合在一起。因为许多内容已经在第33章阐述过，本章将在一定程度上描述另外一些疾病的病理学表现，并将它们按其各自的异常进行分组。此外，本章将概述每种疾病的可能表现或与临床表现的相互影响因素。

晚期流产（13～19周妊娠）Late abortion (13～19 weeks gestation)

顾名思义，晚期流产发生于中间三个月的前半部分，似乎与早期流产或头三个月的流产密切相关。然而，从病因和临床病理的角度来看，晚期流产与头三个月的流产相差甚远，而更像早产。

首先大部分（50%～60%）早期流产是由染色体异常引起的，而染色体异常在晚期流产的发病中并不常见，研究发现仅发生于不到5%的病例。其次头三个月流产的标本很少有与流产相关的病因学上的组织病理表现，并且可供检查的胎儿罕见。相反，晚期流产标本通常有胎儿的残余，并且常可见与妊娠中止相关的胎盘或胎儿的异常。晚期流产的胎盘和早产的胎盘在临床病理上的相似之处包括：高发急性绒毛膜羊膜炎和胎盘早剥。

晚期流产标本依据临床表现可分为三大组(表34.1)：

1. 晚期自然流产（难免流产）：发生于未到期的分娩，常常包含有正常发育的、保存良好的（可能是碎片状的）胎儿组织。
2. 宫内胎儿死亡（IUFD）：通常发生在引产或器械分娩之后，典型者含有浸软的或自溶的胎儿残余。
3. 因胎儿结构或染色体异常导致的选择性流产：通常发生在引产或器械分娩之后，特征性地含有保存良好的（可能是碎片状的）胎儿组织，可见先天性的胎儿异常。

晚期自然流产 LATE SPONTANEOUS ABORTION

临床上，晚期自然流产与早产相似，因为患者都经常出现绒毛膜羊膜炎或胎盘早剥的相关症状，包括阴道出血、胎膜早破、子宫颈机能不全和母体的败血症。

肉眼上，胎盘碎裂是晚期流产的特异性改变，因为非常不成熟的胎盘具有明显的脆性。除了碎裂之外，对胎盘绒毛板、脐带、正常胎盘间质和任何有出血或其他肉眼病变的部位进行肉眼鉴定和组织学取样都非常重要。晚期自然流产病例中最常遇到的胎盘病理异常包括：急性绒毛膜羊膜炎和急性胎盘早剥。前者可能与第三种异常——宫颈机能不全有关。除了一些小的但却非常重要的不同点之外，这些胎盘异常的病理特点与那些在下一部分（“早产”）将要描述的基本相同。

中间三个月流产 Second trimester abruption

对于临床上怀疑胎盘早剥的病例（因为有阴道出血，或超声检查胎盘后表现异常或绒毛膜下血肿形成），胎盘碎裂可能会妨碍肉眼诊断。非常早期的妊娠急性胎盘早剥的特征包括：（a）切开绒毛间血肿可令胎盘的绒毛结构扭曲，因为血肿可延伸到胎盘实质，有时可达到

表34.1　中间三个月的流产

临床表现	疾病
难免流产	急性绒毛膜羊膜炎
	胎盘早剥
IUFD	陈旧性胎盘早剥
	病毒感染（TORCH，细小病毒）
胎儿异常	畸形
	变形（羊膜破裂）

IUFD：宫内胎儿死亡；TORCH（*toxoplasmosis, other, rubella, cytomegalovirus* and herpes simples：弓形体病、其他、风疹、巨细胞病毒和单纯疱疹病毒）代表一系列的细菌、病毒和寄生虫等病原体，可引起先天性感染或围生期的获得性感染。

绒毛膜板并抬起绒毛膜板（大片绒毛膜下血肿，“Breus”胎块）（图 34.1 a）。这与晚期胎盘剥离引起的特征性下凹不同，主要是由成熟的胎盘缺乏完好的绒毛支撑网络以对抗上面的切割而造成的。(b）绒毛内出血是急性胎盘剥离的另一特征，据此有助于与偶然的出血相鉴别（图 34.1 b）。应提醒读者的是，如果标本破碎或血凝块未同标本一起提供的话，绒毛内出血有可能是惟一的发现。胎盘剥离的其他组织学特征有可能也存在，包括胎膜内出现含铁血黄素和早期梗死。然而，这些通常与亚急性或陈旧性膜后出血有关[1]。

一个典型的最后病理诊断可能描述如下：“发育良好的、保存完好的女性胎儿（重 130 g，坐高 14 cm，足长1.8 cm），与18周妊娠龄相符；未发现有先天性畸形；胎盘破碎断裂、不成熟，伴有胎盘内血肿形成及相邻绒毛梗死，符合急性胎盘早剥。”

急性绒毛膜羊膜炎 Acute chorioamnionitis

中间三个月的急性绒毛膜羊膜炎与晚期妊娠所见类似，所不同的是，胎盘可能是破碎的且难以检查。如果无胎膜和脐带，可检查绒毛膜板是否存在绒毛膜下炎，以证实羊水感染。然而，一个保存完好的死胎符合胎儿宫内死亡，可为发病机制提供重要线索。病理学家应在大体上检查胎儿的性别，评价其发育程度，并寻找有无畸形。先天性异常、广泛的尸体浸软和存在生长阻滞的证据在晚期自然流产的标本中并不常见。各种胎儿标本均应进行常规组织学检查，包括肺、胃肠道、生殖腺、肝和肾。当发现胎盘有急性绒毛膜羊膜炎时，组织学检查胎儿的肠道和肺常常会发现肠腔内、肺泡内有中性粒细胞，有时甚至可见到细菌。少数情况下可发现有胎儿败血症表现，包括血管内细菌、胎儿肺炎，以及皮肤及实质组织内微小脓肿形成，此时应查找伴同急性绒毛炎而发生的感染，包括李斯特菌（listeria）、β-链球菌和其他病菌的感染（图 34.2）。一个晚期自然流产标本的外科病理报告应包含有胎儿（包括性别、预期妊娠龄和畸形）和胎盘改变的信息。

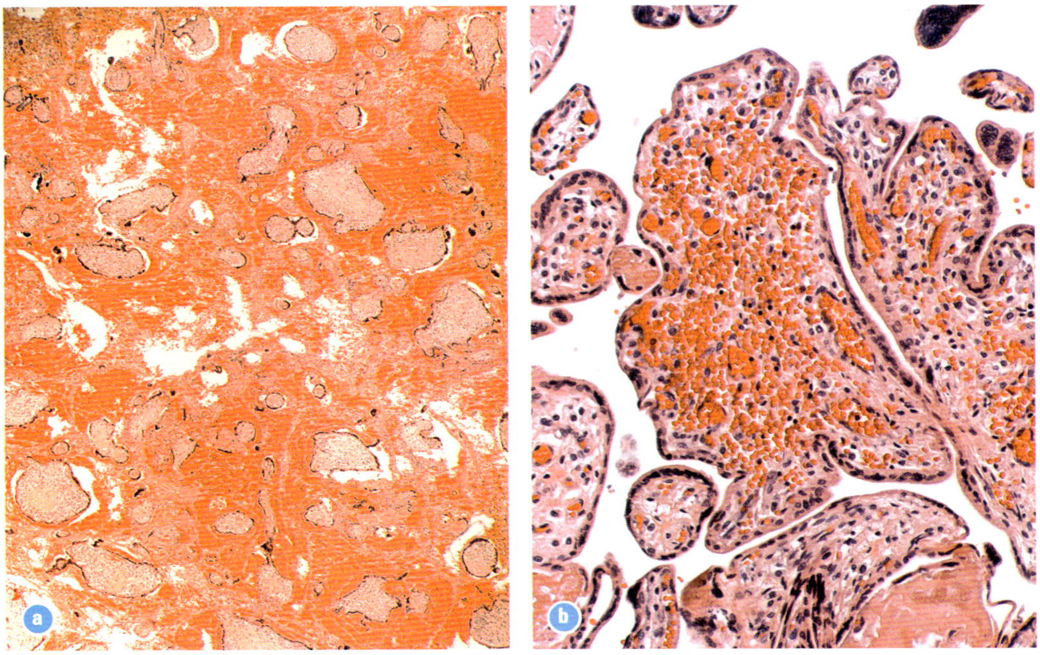

图 34.1 (a) 中间三个月的胎盘早剥标本，显示绒毛间血肿。(b) 与 (a) 伴随的灶状绒毛内出血。

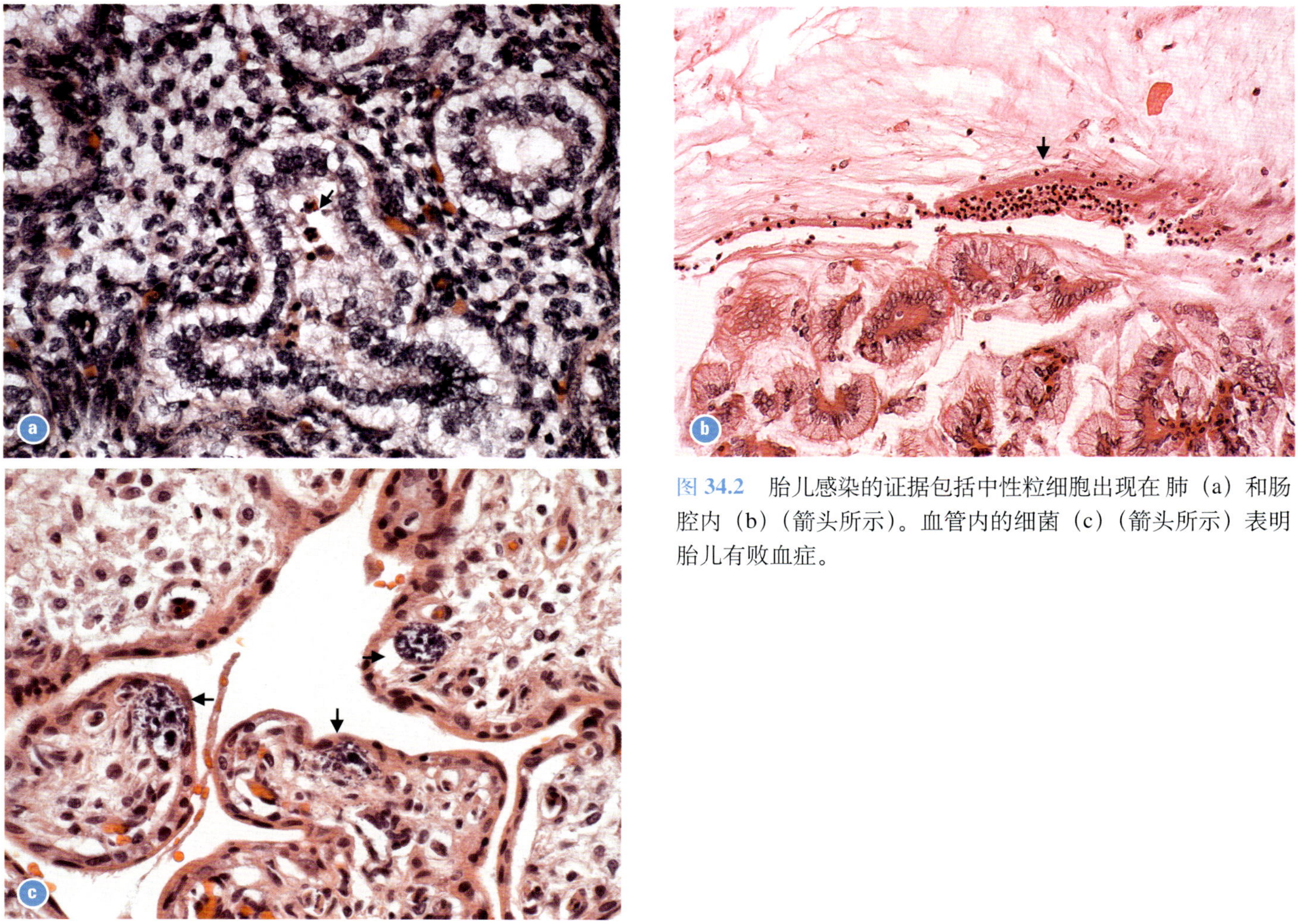

图 34.2 胎儿感染的证据包括中性粒细胞出现在肺（a）和肠腔内（b）（箭头所示）。血管内的细菌（c）（箭头所示）表明胎儿有败血症。

中间三个月的胎儿死亡
SECOND TRIMESTER FETALDEATH

临床上，大多数宫内胎儿死亡（IUFD）的病例发生在妊娠 14 ~ 19 周，是在进行每个月的常规产前检查时意外发现的。尽管引起胎儿死亡的原因通常临床上想不到，但在某些病例中，超声影像学检查有可能提示某种可能的死因，如胎儿水肿、畸形或病毒感染。有一些少见的病例有腹部创伤史（摔倒或机动车事故），或之前有羊膜穿刺术史，可能提示着胎儿的死亡源于直接的胎盘或胎儿损伤。

病理标本通常包含不整齐的胎盘组织，并混有浸软的胎儿组织碎片。尽管有自溶，病理学家应注意以下方面：（a）大体异常时，需排除染色体异常。当怀疑有染色体异常时，或需要进行核型分析时，胎盘和胎儿组织均应取样进行细胞遗传学检查；胎盘标本通常用于核型分析（因为胎儿死后绒毛膜的绒毛仍继续接受母体的血液供养），而自溶的胎儿组织常常在组织培养时不能生长。（b）组织病理学评估会是一个挑战。胎盘病变包括绒毛的硬化和绒毛干血管的出血性血管内膜炎，而这些均没有任何诊断意义。胎儿组织评估通常仅能揭示之前的自溶，与胎儿的长时间死亡相一致。非常罕见的情况下，可发现与胎儿死亡相关的特异性组织学改变，如（1）肝内细小病毒包涵体（图 34.3）；或（2）肺和肾内 CMV 包涵体。虽然仅见于少数病例，但是可发现重要的胎盘组织病理表现，包括：（3）陈旧性胎盘剥离的证据；（4）梗死；（5）慢性绒毛炎；或（6）羊膜破裂。急性绒毛膜羊膜炎的证据通常不存在。但是，自溶经常会

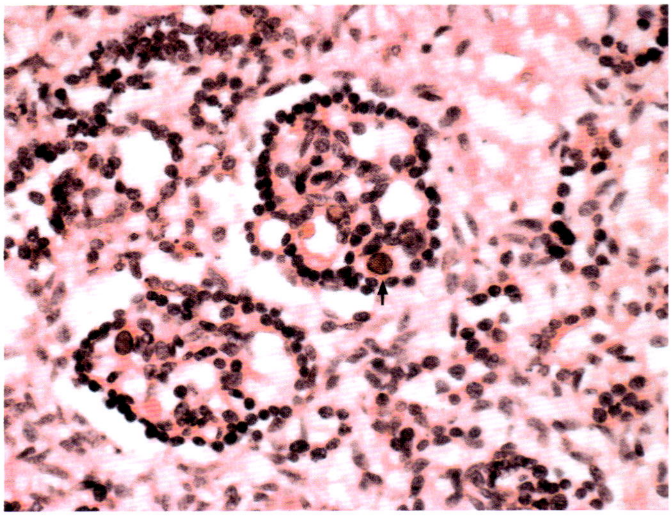

图 34.3　细小病毒感染，胎儿肾小球的幼红细胞内可见特征性的包涵体（箭头所示）。

导致（7）"脐带假血管炎"，此时变性的脐带血管平滑肌细胞的形态类似于中性粒细胞（参见第 32 章）[1, 2]。

因胎儿异常所致的晚期选择性流产
LATE ELECTIVE ABORTION FOR FETALANOMA-LIES

晚期选择性流产常常是因先前进行的绒毛膜绒毛取样或羊膜穿刺术行遗传学检查发现胎儿的核型异常，或因超声影像检查怀疑有胎儿异常才实施的。少数情况是因为可能接触了致畸物质，或有可疑的临床或超声影像检查发现，如胎儿生长阻滞、羊水过少或母体血清甲胎蛋白（AFP）异常等而终止晚期妊娠。

本章对胎儿染色体异常和先天异常的病理学改变并不进行详细的讨论。而对这类晚期选择性流产标本的总的处理方法进行简要的概述。完整胎儿的病理学检查与活体组织检查非常类似，包括仔细检查胎儿的外表和内部，常规测量和称重，畸形的详细描述（或记录缺失），多器官组织取样，脐带血管数量评估，以及胎盘肉眼和显微镜下检查。其他可能的检查包括：肉眼病变的拍片，怀疑有骨缺损或侏儒症时，全身骨骼的正侧位 X 线拍片。对于破碎的胎儿，上述这些检查应尽可能地进行；对每一个胎儿断片均应仔细检查，以判定其解剖来源并鉴定是畸形还是正常发育；当可以进行 X 线检查时，在 X 线片上，所有含有骨的胎儿部分，均应进行解剖学评估，分别按矢状位和冠状位排列。

许多胎盘异常与胎儿畸形或染色体异常有关。这些异常包括部分葡萄胎（参见第 32 章）、单脐动脉和其他一些胎盘异常（见下文）。在胎儿异常所致的晚期流产标本中，最常见的胎盘异常是羊膜带综合征（amniotic band syndrome），也称作"早期羊膜破裂的后果（early amniotic rupture sequence）"和"羊膜外妊娠（extra-amniotic pregnancy）"。当肉眼发现有不对称性胎儿畸形时，应怀疑羊膜带综合征，如手指和脚趾截断、缩窄环、手指和脚趾的束缚、颅骨的不规则缺损、罕见的面裂和大的体壁缺损。在一些病例，薄的组织条索（所谓的羊膜带）可能附着在截断或断裂的胎儿结构上（图 34.4 a）。尽管薄的纤维带可能代表羊膜间质，但未见残存的羊膜上皮。所以，上述表现常常提示是羊膜破裂造成的，但不能诊断为羊膜破裂[1, 3, 4]。

羊膜带综合征的诊断大多是依据胎盘的病理学检查结果[4]。胎盘的典型肉眼特征包括：羊膜完全缺失、萎缩的羊膜带包绕着近端脐带（图 34.4 b）以及破裂的羊膜环围绕着脐带基底部。组织学上，检查绒毛膜表面以及寻找绒毛膜长期接触羊水的提示性病变很重要。绒毛膜的典型组织学改变包括：羊膜消失并伴有表面绒毛膜间质的反应性改变（图 34.4 c），以及"涂漆肉芽肿（vernix granulomas）"（嗜酸性蛋白碎片和胎儿的鳞屑附着在表面绒毛膜上或被其所包绕）（图 34.4 d）。尽管这些胎盘的组织病理学改变轻微且容易被忽视，但它们有助于羊膜带综合征的诊断。

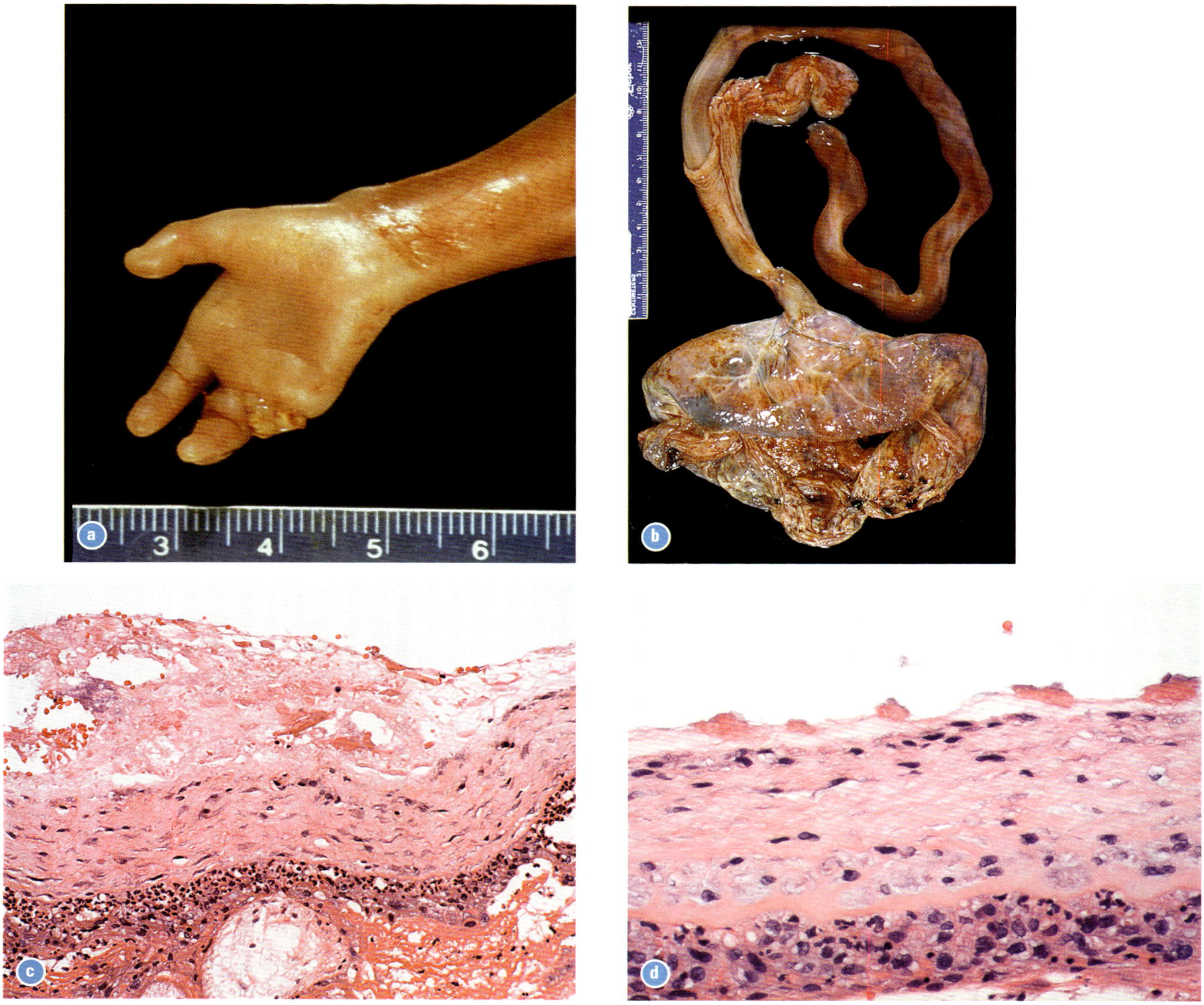

图 34.4 羊膜带综合征包括：(a) 胎儿手部畸形；(b) 破裂的羊膜围绕脐带基底部；(c) 羊膜消失伴有绒毛膜的反应性改变；(d) 1 例较轻微的病例显示绒毛膜顶端有单个的鳞片状脱落，伴有间质的反应性改变。

早产或加速分娩 Premature birth or accelerated delivery

早产（这里指发生在后三个月的分娩）在妊娠中的发生率为 10%，但占所有围生期发病率和死亡率的 80% ~ 90%。早产可分为引导性早产（因明显的胎儿或母体异常而由产科医师实施的）和自然早产（因早期分娩）。病理学家应检查所有的早产胎盘，因为其通常有揭示临床过程的有诊断意义的表现。

早产可分为几种类型，各种类型的判定对胎儿的预后具有重要意义。对于这类引导性早产的病例，病理学家的主要目的是记录胎盘的异常表现，这些表现是引起临床异常的原因或是由临床异常所致（见下文）。

在所有易感因素中，最常见的是母体高血压，如先兆子痫或 HELLP 综合征（高血压、肝酶升高、血小板数目低），胎儿宫内生长阻滞（IUGR），以及可疑的胎儿检测结果（Benirschke 和 Kaufman 检测）。这些异常的存在可能意味着必须终止妊娠。胎盘早剥是另一常见因素，约占早产病例的10%。这两种情况均因子宫-胎盘缺血而使胎儿受到严重威胁。相反，50%的早产病例可见到早产或早期分娩所致的急性细菌性绒毛膜羊膜炎（有时与胎膜的早破有关）。绒毛膜羊膜炎的发生还可能受临床状况的影响；继发于特发性早产的风险约为 25%，继发于胎膜早破的风险约为 60%，而约 80% 与子宫颈机能不全引起的早产有关[5]。

急性绒毛膜羊膜炎 ACUTE CHORIOAMNIO NITIS

病因和临床表现 Cause and clinical presentation

急性绒毛膜羊膜炎是一种常见的胎盘异常，见于高达 5% 的足月胎盘和 25% ~ 50% 的早产胎盘。许多研究结果提示，急性绒毛膜羊膜炎与羊水感染密切相关，典型者是通过上行性感染途径经宫颈而感染的（“羊水感染综合征”）[6]。尽管羊水感染可能带来几种临床后果，包括母体或胎儿败血症和胎儿器官如肺和脑的损伤，但从流行病学角度来看，早产是迄今为止最严重的异常。绒毛膜羊膜炎时，中性粒细胞释放的前列腺素引起子宫收缩和细菌胶原酶所致的宫颈扩张与早产有关[7,8]。近来对大量急性绒毛膜羊膜炎病例应用羊膜下胎盘进行的细菌学研究和羊水培养已经分离到一种或多种感染病原体[9-11]。在多种已分离的细菌中，最常见的包括解脲支原体（11% ~ 39%），诸如胨链球菌的厌氧球菌（16% ~ 60%）、皮肤葡萄球菌（18% ~ 24%）、梭状芽孢杆菌（20%）和乙型链球菌（8% ~ 25%）。在早产婴儿，因败血症所致的新生儿死亡病例中，最常见的致病菌是乙型链球菌和大肠杆菌。白色念珠菌和其他真菌也有可能引起急性绒毛膜羊膜炎。

病理学 Pathology

大体上，最早期的绒毛膜羊膜炎病变并不明显。然而，肉眼检查如果发现胎膜和胎盘的胎儿面混浊、不透明并伴有胎盘表面的胎儿血管模糊，常常可提示有急性绒毛膜羊膜炎的存在（图 34.5 a）。另外，可出现难闻的气味：有报道，典型的大肠杆菌具有“恶臭”味，而李斯特菌具有“香甜”味[1]。镜下，各种组织中均可见母体或胎儿的中性粒细胞，这是羊水感染的特征性改变。母体的急性炎症见于绒毛膜羊膜或胎盘的表层绒毛膜羊膜组织。胎儿的急性炎症见于脐带和绒毛膜血管的管壁或血管的邻近组织（图 34.5 b）。母体的急性炎症可被细分为三期，可能与感染的时间及病原体的致病力有关（表 34.2，34.3）：第一期，急性绒毛膜下炎（绒毛膜板下的纤维蛋白内可见中性粒细胞）；第二期，急性绒毛膜炎（胎盘表面或胎膜的绒毛膜间质内可见中性粒细胞）；第三期，急性绒毛膜羊膜炎（绒毛膜板或胎膜的绒毛膜和羊膜内可见中性粒细胞）（图 34.5 c–e）。胎儿的炎症可有几种表现形式，包括脐带的“血管炎”（脐带动脉或静脉壁上可见中性粒细胞），脐带血管周围炎，蔓延进入 Wharon 胶冻（脐带炎），以及绒毛膜板“血管炎”（胎儿绒毛膜血管壁可见中性粒细胞）。

上述炎症类型的各种组合均可为羊水内存在细菌或念珠菌提供有力的推断证据。其他提示有念珠菌的特征性变化包括：脐带表面出现急性渗出物，通常需要进行 PAS 染色（图 34.5 f）。因为母体的急性炎症可以不伴有胎儿的炎症（但反之通常不成立），所以认为仅有母体的炎症反应意味着早期感染。相反，母体和胎儿的复合急性炎症则提示一个较长期的感染过程。另外，在死产病例，存在胎儿急性炎症提示胎儿死亡之前存在羊膜内感染；尸体解剖时发现胎儿呼吸道或胃肠道腔内有吸入或吞入的羊膜中性粒细胞时，同样可得出类似结论（表 34.2，34.3）。

表 34.2 羊水细菌感染的组织病理学

早期	轻度急性绒毛膜下炎（累及绒毛膜板纤维蛋白）
中期	急性绒毛膜羊膜炎 片状或轻到中度的胎儿血管炎症（脐带、绒毛膜） 脐静脉炎症先于动脉炎
晚期	重度坏死性急性绒毛膜羊膜炎伴有重度胎儿血管炎 坏死性脐带炎（同心性血管周围坏死和炎症）

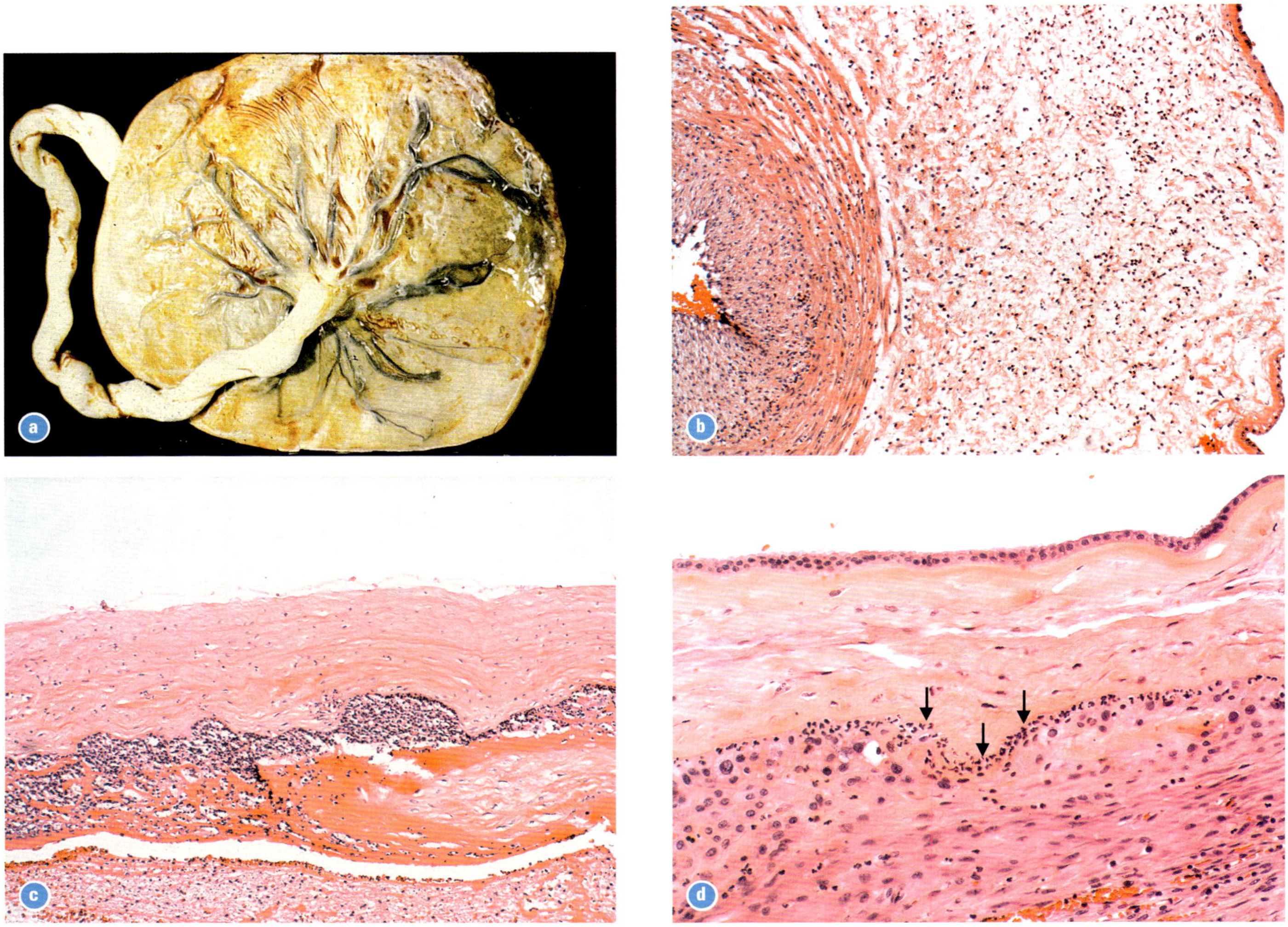

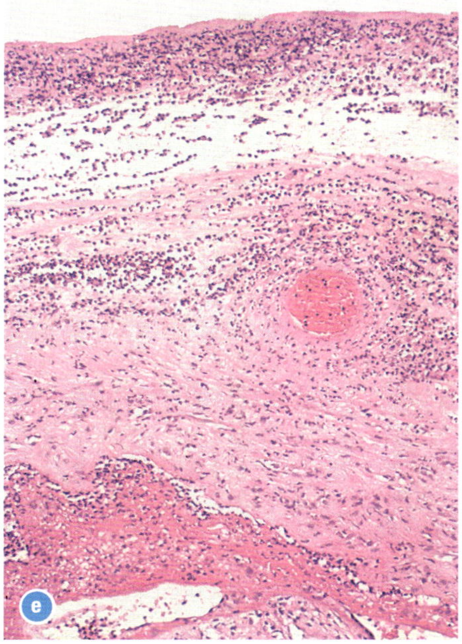

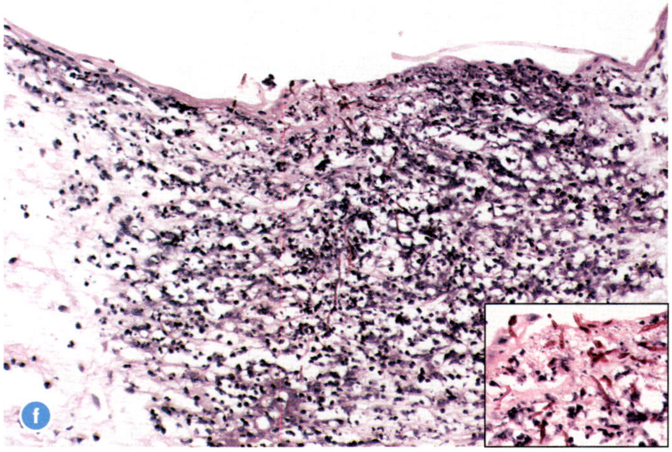

图 34.5 （a）急性绒毛膜羊膜炎时胎膜不透明。（b）脐带血管炎症蔓延进入 Wharton 胶冻（脐带炎）。（c）急性绒毛膜下炎。（d）早期急性绒毛膜炎（箭头所示）。（e）晚期坏死性绒毛膜羊膜炎伴有胎儿的绒毛膜血管炎。（f）与念珠菌相关的脐带表面脓肿形成（见插图）。

表 34.3　胎儿细菌感染的临床和病理学特征

主要机制
- 母体菌血症播散到胎盘绒毛间隙；细菌侵入绒毛组织和胎儿血循环，引起胎儿败血症
- 羊膜内细菌侵入胎儿组织（特别是肺和肠），引起局灶性感染及可能的败血症

胎盘病变与胎儿败血症密切相关：
- 急性绒毛炎（微小脓肿累及绒毛膜绒毛）
- 胎儿血管内细菌的"过度生长"（在胎盘或尸体解剖的标本内）

不管什么时候，一旦病理学上诊断为急性绒毛膜羊膜炎，就应该仔细检查胎盘绒毛实质，以寻找急性炎症和细菌这两大对胎儿败血症具有强有力提示作用的组织学改变（表 34.2）。急性绒毛炎的特征是绒毛间和绒毛内有急性炎症。典型病变可见多发性绒毛微小脓肿形成，脓肿由纤维蛋白和中性粒细胞围绕的末端绒毛聚集形成，伴有绒毛内急性炎症；有时，可见大片病变类似于"败血性"梗死并伴有明显的急性炎症。急性绒毛炎通常意味着胎儿或母体菌血症；母体血培养常常证实为阳性，这一结果甚至在胎盘病理检查完成之前即可得到。与急性绒毛炎关系最密切的细菌包括：单核细胞增多性李斯特菌、乙型链球菌、大肠杆菌和苍白密螺旋体（*Treponema pallidum*）。在与李斯特菌相关的急性绒毛炎病例镜下检查，绒毛微脓肿内和羊膜表面可见小的革兰阳性细菌聚集成小簇，类似于"中国文字"（图 34.6）。当怀疑有先天性梅毒时，除了革兰染色外，还需要进行螺旋体染色。

在少数病例，重度弥漫性绒毛炎可伴有胎盘胎儿血管内多数菌团出现；尽管这一变化可能与胎儿死后的胎盘退化和细菌过度生长有关，但是，血管内细菌出现提示产前胎儿菌血症。尸体解剖组织中胎儿血管内也可见到血管内细菌"过度生长"。在胎盘和胎儿血管中，乙型链球菌是最常检测到的病原体。

胎盘早剥 ABRUPTIO PLACENTAE

病因和临床表现 Cause and clinical presentation

当然，加速分娩的原因与产前出血的原因之间有交叉。产前出血的鉴别诊断包括：（1）胎盘早剥；（2）胎盘粘连；（3）前置胎盘。后两种疾病在本章稍后部分进行讨论。胎盘早剥，或成熟前胎盘分离，以中间三个月的晚期到后三个月期间阴道明显出血为特征（表 34.4）。但是，临床上胎盘早剥也可以没有任何症状，高达 20% 的病例并无阴道出血表现；因而被称为"隐匿性剥离"。胎盘早剥引起的出血通常不会危及母体生命，但可能会危及胎儿，导致 35% 的这类病例的胎儿死亡。胎儿死亡主要是由于母体出血后导致的缺氧，并且更常发生于临床上隐匿的胎盘早剥病例。胎盘早剥的其他临床表现包括早产、分娩伴有高张力性子宫收缩、剖宫产中见到的"波尔图葡萄酒（port wine）"样羊水、胎儿死亡或胎儿窘迫以及阴道分娩时随胎盘娩出的大血凝块。虽然始动性病因不清，但胎盘早剥存在多种易感因素，包括母体高血压、先兆子痫、子宫过度扩张（多胎妊娠或羊水过多）、可卡因滥用和母体创伤（如跌倒或机动车意外）。

病理学 Pathology

表 34.4 总结了胎盘早剥的肉眼和显微镜下特征。即使临床表现上明显提示为早剥，也可能缺乏典型的病理学改变；这表明胎盘早剥发生在分娩前非常短的时间内，因而无明显的病理学特征。胎盘早剥的典型病理学改变包括：与胎盘一起娩出一个分离的血凝块（如果在剖宫产时见到，是胎盘早剥的可靠证据），胎盘后血肿，梗死或胎盘后血凝块相邻的胎盘实质"碟形"凹陷（图

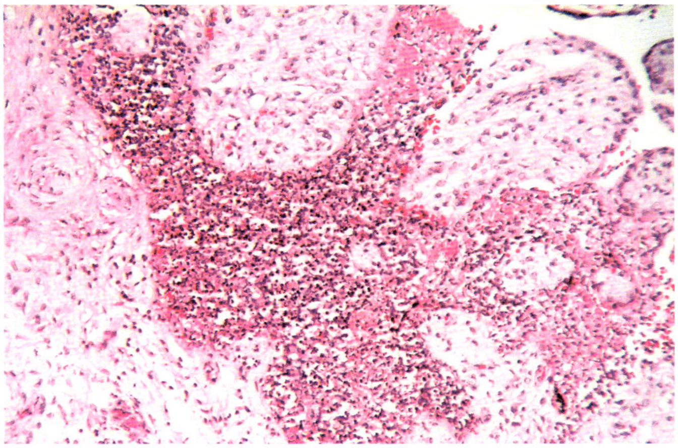

图 34.6　李斯特菌性急性坏死性绒毛间质炎。

34.7 a)，广泛的膜后出血（图 34.7 b），在胎膜、基底血栓和实质内出血性梗死处明显（图 34.7 c），以及在某些病例，胎盘后血肿导致胎盘内分离（槽状梗死球），有时出血可蔓延至绒毛表面（参见第 33 章）。胎盘后血肿相邻的绒毛实质可呈暗红色（因绒毛内出血和淤血所致）或实性、灰白色且质硬（提示为梗死）。组织学上，绒毛内出血（早期改变，可在数分钟内形成）或绒毛梗死（晚期改变，通常需数小时或数天才能形成）可见于膜后出血灶附近（表 34.1 a, b）。当出现血染的（“波尔图葡萄酒”）羊水时，在表层的羊膜和绒毛膜可见到吞噬有含铁血黄素的巨噬细胞；这提示胎盘出血发生于出生前几天，或者在一些病例发生于出生前几周内（图 34.7 d）。

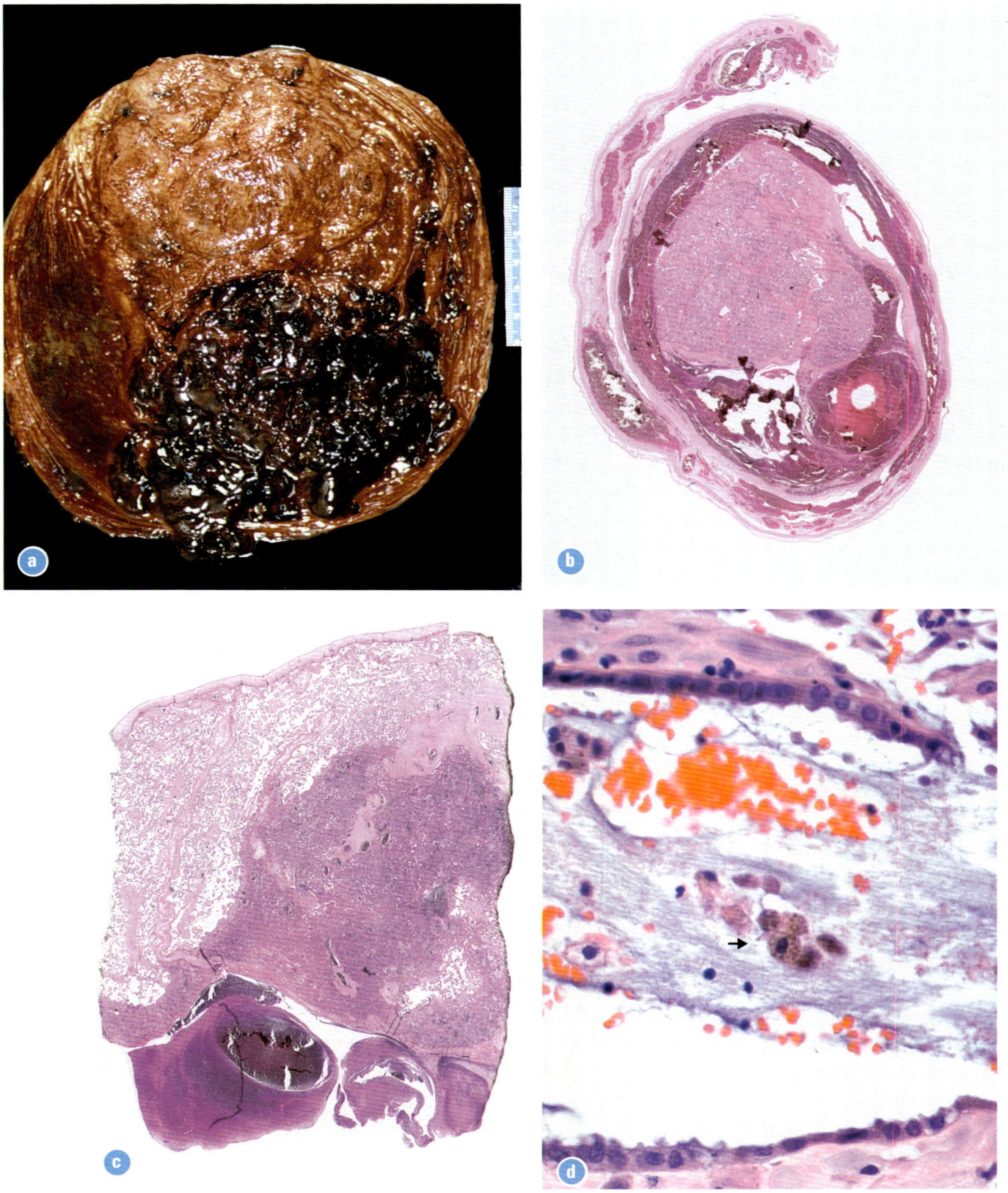

图 34.7　除胎盘早剥外需注意：(a) 肉眼血凝块附着以及出现压迫凹陷；(b) 这个胎膜出现广泛的膜后出血；(c) 与出血性梗死有关的胎盘后血栓（下部）；(d) 胎膜内可见含铁血黄素（箭头所示），提示陈旧性早剥。后者可能发生于几周或几个月前，由于被吸收，肉眼上不明显（参见图 34.1 和第 33 章）。

表 34.4　胎盘早剥的胎盘病理学

非常短时间的新鲜的胎盘早剥（数分钟）	
	可能无病理学改变
	绒毛内出血
	血凝块附着，可与相邻胎盘分离；没有压迫凹陷
中期的胎盘早剥（数小时）	
	血凝块附着伴有胎盘压迫凹陷
	相邻母体面胎盘挤压（“碟形压迫凹陷”）
慢性 / 陈旧性胎盘早剥（数小时甚至数周）	
	血凝块溶解，胎盘压迫凹陷，以及胎盘梗死
	含铁血黄素沉积（绒毛膜板深层）

除上述表现提示有胎盘早剥外，经常可见到由母体高血压和先兆子痫所致的异常改变（见下面“妊娠毒血症”一节）。

宫颈机能不全 CERVICAL INCOMPETENCE

宫颈机能不全是指中间三个月经常出现的由于宫颈的机能障碍引起的妊娠失败[12]。它与先前的分娩或锥形活检所致的外伤性宫颈损伤以及先天性异常如服用己烯雌酚有关。一般而言，宫颈机能不全被视为一种连续性变化，宫颈长度的变化可影响宫颈机能不全发生的危险性，而在某一特定的妊娠中，此危险性又可以不同。超声研究显示，宫颈长度在3.0 ~ 3.5 cm以内，宫颈越短，发生宫颈机能不全的危险性越高[13]。典型的宫颈机能不全所致早产通常表现为无痛性宫颈扩张，伴有胎膜突出以及活胎早产。预防措施主要是 McDonald 环扎法，这一方法在 20 世纪 50 年代引进初期即被普遍采用。然而，不论是否采取措施，仅少部分有早期流产病史的妇女会再次发生流产，因而对环扎法的作用仍存在争议[14-16]。目前，如果妊娠 27 周前患者宫颈的长度小于 25 mm，建议其进行经阴道环扎术和卧床休息。

因母体或胎儿疾病进行的手术流产或引产 Operative or induced delivery for maternal or fetal disorders

妊娠毒血症 TOXEMIA OF PREGNANCY

生理学和临床表现 Physiology and clinical presentation

妊娠毒血症是指以高血压、蛋白尿和水肿（先兆子痫）为特征的综合征，又称为先兆子痫毒血症（PET）。妊娠毒血症见于大约 6% 的妊娠妇女，通常发生在妊娠最后三个月，初产妇较经产妇常见。有些患者病情较严重，可出现惊厥；这一比较严重的类型被称为子痫。尽管子痫的严重程度和解剖学改变之间并没有绝对的联系，子痫患者可以发生弥漫性血管内凝血（DIC），并可出现肝、肾、心、胎盘和有时脑的病变[17]。

引发毒血症的原因不清，但证据显示其与胎盘形成异常导致的胎盘缺血有关（表 34.5）。这种异常可能导致滋养细胞的浸润异常和胎盘血管生理发育异常，以致不能保证胎盘血管床所需的充分灌注。推测这种异常可能由免疫性、遗传性和其他因素引起。一个特征性改变是血管内膜的浸润，这一过程涉及细胞滋养层细胞的浸润和子宫螺旋细动脉的重构[18, 19]。这一异常的特征是浸润的细胞滋养层细胞使血管内皮细胞表型异常，如血管内皮细胞不表达表面粘附因子受体[19, 20]。这些细胞滋养层

表 34.5　妊娠毒血症的可能原因 / 机制

异常植入，伴有：	
	细胞滋养层细胞分化异常
	血管内膜的浸润异常
	螺旋细动脉的重构异常
胎盘血流减少 / 胎盘缺血	
母体血管阻力增加（高血压）	
	循环中血管收缩物质增加
	肾素-血管紧张素机制改变
	内皮细胞功能改变
凝血 / 血小板功能改变（血栓形成增加 /DIC）	
血管生成分子失衡（sVEGFR-1 增加以及 PlGF 和 VEGF 减少）	

DIC：弥漫性血管内凝血；PlGF：胎盘生长因子；sVEGFR-1：可溶性血管内皮生长因子受体-1；VEGF：血管内皮生长因子。

细胞分化异常可导致胎盘植入表浅，伴有妊娠所需的子宫低容性高阻力血管向妊娠期高容性低阻力血管转化的不完全[21, 22]。净效果是导致胎盘血流减少和胎盘缺血，这是毒血症性胎盘的病变基础[23, 24]。有人进一步认为，这种子宫 - 胎盘灌注减少导致缺血胎盘刺激血管收缩物质（血栓素、血管紧张素、内皮素）及抑制血管扩张物质（前列腺素 I2、前列腺素 E2、氧化亚氮）分泌。最终结果是 DIC、高血压和器官损伤。

至于毒血症中 DIC 的发病机制，内皮细胞的破坏、凝血因子水平和活性异常以及原发性血小板改变可能起一定作用[25]。比如，毒血症时，胎盘缺血引起促进血栓形成的物质生成增多和抗凝血酶Ⅲ水平降低。子痫的特征性改变大部分是由于全身小动脉和毛细血管血栓形成造成的，尤其是肝、肾、脑、垂体和胎盘内的血栓形成造成的。

肾素 - 血管紧张素机制和前列腺素可能参与了毒血症性高血压的形成[25]。正常妊娠妇女可产生对血管紧张素的收缩血管和升高血压作用的抵抗，但有毒血症的妇女丧失了这种抵抗，从而易发生高血压。有人认为，妊娠过程中，子宫胎盘血管床产生的前列腺素 E 维持着妊娠妇女对血管紧张素的正常抵抗性，而有毒血症的妇女其胎盘前列腺素水平确实降低了。因此对血管紧张素的高敏感性是毒血症的特征性改变，可能是由于毒血症胎盘的前列腺素合成减少造成的。肾素是另一种血管收缩物质，也有证据证实，毒血症胎盘的肾素产生是增加的。

近来有人提出了另一种有关循环性可溶性血管内皮生长因子受体-1（sVEGFR-1）的发病机制，sVEGFR-1 既可与胎盘生长因子（P1GF）结合，又可与血管内皮生长因子（VEGF）结合[26]。通常临近妊娠期满时，血清 sVEGFR-1 水平升高，而 P1GF 和 VEGF 水平降低，反映了血管生成活性减低。与正常相比，先兆子痫时这一过程启动的早得多[26, 27]。研究表明，先兆子痫的胎盘可产生过多的 sVEGFR-1，当将相同剂量的 sVEGFR-1 注入妊娠大鼠时，会出现同人类相似的特征性全身和肾异常[26]。虽然在先兆子痫的发展中引起这些病变的原因还不清楚，但是很显然在胎盘成熟前应用拮抗血管生成的“制动器”，如 sVEGFR-1，对先兆子痫这一妊娠相关性疾病将起到重要作用[28]。

与先兆子痫具有相同临床和病理特征的其他病变包括：红斑狼疮，狼疮 - 抗凝血疾病 / 抗磷脂综合征，溶血、肝酶升高和低血小板（HELLP）综合征以及一些“特发性”胎儿生长阻滞病例。

合并先兆子痫的大部分妊娠胎盘显示有慢性胎盘缺血或胎盘早剥的典型改变。表 34.4（早剥）和表 34.5（先兆子痫）总结了这些肉眼和组织学主要表现。由于有几种病变在每一标本中常常都能见到，病理学上将其概述为“此标本中确认的多种异常符合母体先兆子痫”可能有用。

病理学 Pathology

母体病理学 Maternal pathology

母体病理学与引起并累及肝、肾和脑的血管损伤有关。当肝病变出现时，表现为不规则的、局灶性的、被膜下和实质内的出血（图 34.8 a）。组织学检查，肝门部毛细血管内可见多数纤维素性血栓，伴有周围出血性坏死灶形成（图 34.8 b）。肾病变多样，至少在电子显微镜下可见弥漫性肾小球病变。病变包括内皮细胞明显水肿，基底膜内皮细胞侧纤维蛋白原性的无定形致密物沉积，以及系膜细胞增生。免疫荧光研究证实，肾小球内具有丰富的纤维蛋白。在较典型的病例，纤维素性血栓可见于肾小球和肾皮质的毛细血管内。病变继续发展可导致肾皮质的完全性破坏，引起双侧肾皮质坏死。脑内可出现肉眼或镜下出血灶，伴有小血管血栓形成。类似的病变经常可见于心脏和垂体前叶。

胎盘病理学 Placental pathology

胎盘病变多样，多数反映了缺血和血管损伤（表34.6）。很多病变已经描述过了。这些病变包括：（1）子宫血管壁的一个特征性改变是明显的纤维素样坏死和血管壁内脂质沉积（蜕膜血管病和急性动脉硬化）（图 34.8 c, d）；（2）胎盘梗死，可发生于正常足月胎盘，但此时梗死灶更大、更为明显（图 34.8 e）；（3）绒毛缺血性病变，包

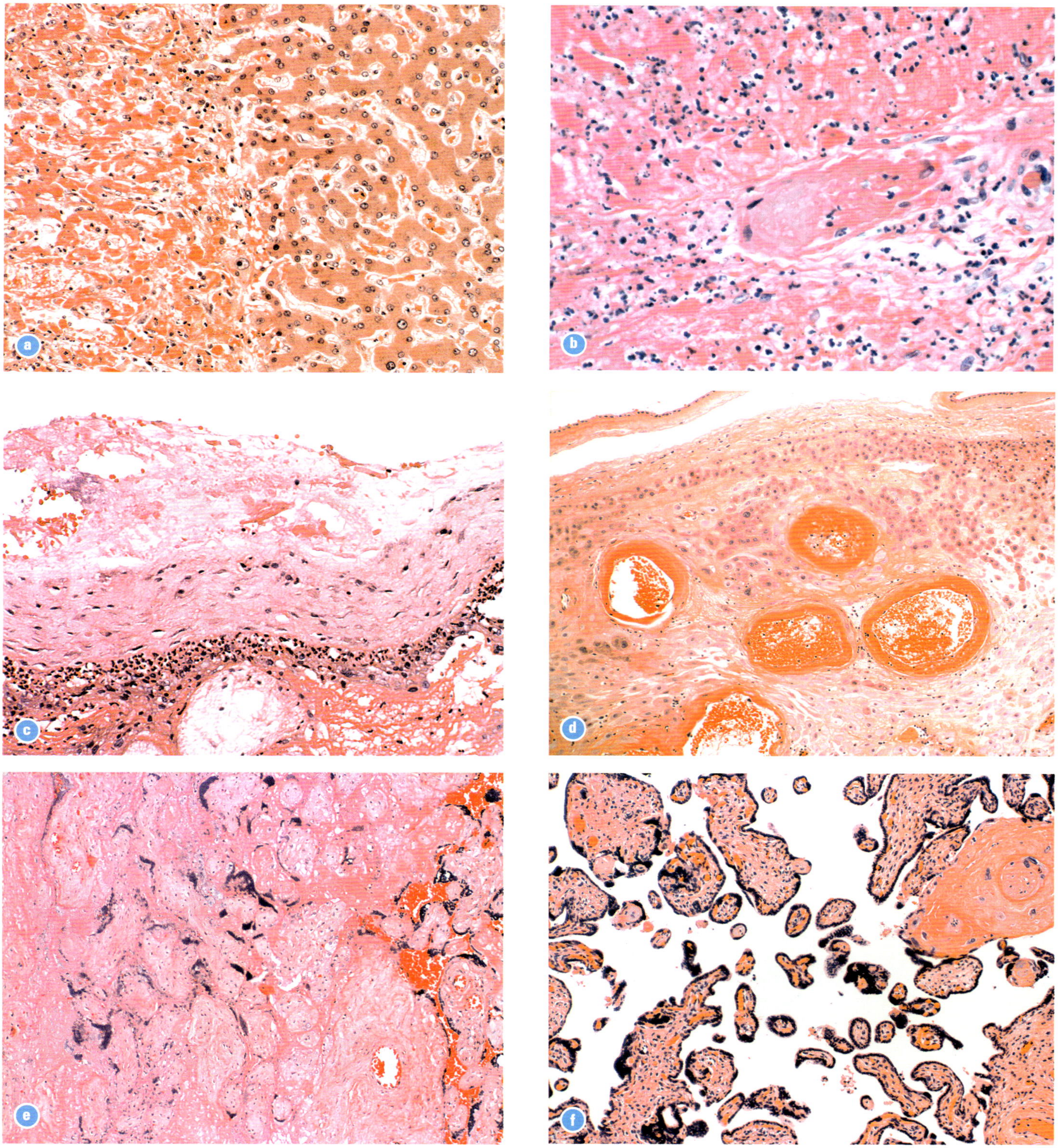

图 34.8　毒血症时胎盘的缺血性病变。(a) 肝坏死（左侧）和 (b) 肝静脉内血栓，(c) 轻度蜕膜血管病伴细动脉壁增厚，(d) 急性动脉硬化伴血管扩张和明显的纤维素样坏死，(e) 多发性梗死和 (f) 绒毛老化改变。这些改变并非仅仅局限于毒血症，也可能与宫内生长阻滞有关。

表 34.6　先兆子痫时的胎盘病理学

小胎盘（重量小 10 个百分点）
合胞体小结增加（不均匀的加速成熟）
梗死
胎盘早剥
母体蜕膜血管病
轻度：血管增厚（无血管扩张）
重度：急性动脉硬化（纤维素样坏死伴有明显的扩张）

括明显的合胞体小结形成、滋养细胞基底膜增厚和绒毛血管减少（图 34.8 f）；（4）胎盘后血肿形成的几率增加。前三种病变在此处将做较详细的讨论。

蜕膜血管病　先兆子痫时，在母体蜕膜的螺旋动脉可看到典型的病理学改变。因为附着于胎膜的蜕膜是观察这种改变的理想位置，所以组织学上观察从两个膜卷上取材的组织将有助于诊断。血管病可呈斑片状分布，且母体蜕膜的血管在胎膜上的分布是不均匀的。轻度的血管病以轻度小动脉壁增厚或玻璃样变性为特征（图 34.8 c）。重度血管病，被称为急性动脉硬化，表现为小动脉扩张、强嗜酸性纤维素样坏死、泡沫细胞和血管周围慢性炎症（图 34.8 d）；也可见血栓形成。除了先兆子痫外，蜕膜的血管病也可见于其他相关性疾病，包括红斑狼疮、HELLP 综合征、特发性胎儿生长阻滞和母体糖尿病[29]。

胎盘梗死　像母体蜕膜血管病一样，胎盘梗死作为慢性胎盘灌注不足的一个指征是非常重要的。胎盘梗死是由于母体血管性疾病导致的母体血液流向绒毛间隙局部受阻造成的（参见第 33 章）。梗死通常由蜕膜螺旋动脉血栓引起；其次由螺旋小动脉破裂和胎盘早剥引起。在未成熟胎盘，任何大小的梗死都是异常的。在足月胎盘中，小的梗死灶相对而言是正常的，尤其是在胎盘边缘。更靠近中心的梗死可能提示母体血管性疾病；然而，有人认为足月胎盘中只有大的梗死灶（直径大于 3 cm）才可能与严重病变和死亡有关。在任何妊娠月龄，广泛的胎盘梗死（累及实质的25%～50%）均有意义并有可能导致胎儿死亡。

大体上，胎盘梗死表现为分散的实性团块，呈坚硬、颗粒状（与绒毛成分有关）（参见第 33 章）。梗死经常位于胎盘的近母体面，反映了母体螺旋小动脉在发病机制中的作用。新鲜的梗死呈暗红色，而较陈旧的梗死往往演变为棕红色、褐色，最终变为黄白色，这一变化可能要经历几天到几周的时间。梗死的大小和数目以及受累实质的大约百分比应该记录下来。

所有的胎盘梗死均应进行组织学检查。组织学上能辨认的最早的梗死以绒毛间隙萎陷为特征，伴有绒毛淤血、滋养细胞核的嗜酸性增强和绒毛内碎片以及散在的中性粒细胞浸润（图 34.8 c）。较陈旧的梗死表现为渐进性坏死，最终结果为完全嗜酸性（参见第 33 章）。

绒毛缺血　发现胎盘内多数合体滋养层细胞结节形成（“增加的合胞体结”；“加速成熟”）同胎盘梗死和蜕膜血管病一样重要，也反映了母体的慢性胎盘灌注不足[30]。典型的组织学改变包括细小的终期绒毛，伴有绒毛周围合体细胞小结的数目增多和体积增加（表 34.8 d）。

临床过程 Clinical course

先兆子痫通常在妊娠 32 周以后发生，但在水泡状胎块或已有肾疾病或高血压患者，可以发生得早一些。它常常隐匿起病，以高血压和水肿为特征，几天之内出现蛋白尿。常见头痛和视觉障碍。中枢神经系统受累包括惊厥和最终发生的昏迷。轻度和中度的毒血症可以经卧床休息、均衡饮食和服用抗高血压制剂得以控制，但是对于已确诊的先兆子痫和子痫，引产是惟一的确定的处理方法。除了那些在妊娠前即出现这些改变的患者，蛋白尿和高血压通常在产后 1～2 周内消失。

宫内生长阻滞 INTRAUTERINE GROWTH RESTRICTION

宫内生长阻滞（IUGR）是胎儿死亡和发病的一个重要原因。主要病因包括明显的胎儿异常，如染色体异常和畸形（20%），以及母体血管性疾病，包括毒血症（30%）、慢性高血压和糖尿病性血管病。其他原因包括母体和胎儿的感染、慢性绒毛炎、胎儿血栓形成、慢性胎盘早剥和代谢性疾病（表 34.7）[31-34]。在 1/3 以上的

IUGR 病例，胎盘比正常月份的胎盘小，提示胎盘灌注不良；然而，IUGR 也可见于临床上不显著的妊娠和胎盘情况下。这些异常的处理，尤其是当胎儿仍然正常时，需要严密监测胎儿和胎盘的发育，一旦胎盘显示血流减少时，应采取快速分娩。

当超声检测估计胎儿重量低于正常 10 个百分点时，应怀疑胎儿期的胎儿 IUGR。因为 IUGR 与死产有关，所以当超声检测证实诊断之后，照例要加强妊娠监护。伴有进行性 IUGR 的胎儿，或胎儿检测令人不放心的病例，经常需要提前分娩（常采取剖宫产）。

对于 IUGR 病例，病理学家的主要目标是确定可能导致胎儿生长不良的胎盘病变（表 34.8）。在约 50% 的病例，病理学检查提示胎盘存在着异常，提示胎盘在 IUGR 的发病中起着重要作用。最常见的 IUGR 相关性胎盘异常包括：胎儿血管血栓形成（约 40%）、慢性缺血性病变（约 30%）和非感染性慢性绒毛炎（约 10%）；较少见的异常包括：母体板的梗死、慢性绒毛间质炎和感染性慢性绒毛炎（TORCH）（表 34.8）[33, 34]。

胎儿血栓形成 Fetal thrombosis

在IUGR胎儿的胎盘，约40%的病例可见胎儿血栓形成，而比较起来，在“常规”胎盘检查中仅为5%。除了与IUGR明显相关外，胎儿血栓形成常见于母体糖尿病，其次见于胎儿染色体异常、胎儿死亡、脐带附着异常、病毒性感染或绒毛膜血管瘤。胎儿血栓形成偶尔也可由胎儿的血液凝固性增高造成（如继发于蛋白 S 或蛋白 C 缺乏）。有几种特征性的胎盘病变对胎儿血栓形成具有提示意义，包括：（1）大的胎儿血管的血栓；（2）无血管的末梢绒毛的聚集成簇；（3）出血性血管内膜炎（图 34.9 a–c）。在同一胎盘，常常可见到上述几种病变同时存在。

脐带或绒毛膜面的血管血栓偶尔在大体检查时可以见到，因为血管扩张呈暗红色（新近的血栓形成所致），或呈皱缩、白褐色，有时血管钙化（由陈旧性血栓形成）。组织学上，在脐带血管、绒毛膜面血管或肌性绒毛干血管可见非堵塞性或完全堵塞管腔的血栓形成。脐带血管的血栓可见于受累的动脉或静脉中；然而，在较远端的胎儿血管，组织学上通常难以确定。最早期的病变表现为嗜酸性纤维蛋白垫附着于或包埋于表浅的血管内膜内。陈旧性病变表现为机化血栓伴营养不良性钙化。

表 34.7　宫内生长阻滞的病因

- 母体
  - 母体血管性疾病
    - 毒血症（先兆子痫）
    - 慢性高血压
    - 胶原血管病
  - 凝血病
  - 感染——病毒（TORCH）
  - 严重的肺部疾病 / 缺氧
  - 镰状细胞病
  - 肾移植
  - 营养
  - 吸烟（轻微影响，对妊娠月龄有小的影响）
- 胎儿
  - 先天畸形 / 染色体异常
  - 胎儿血栓形成
  - 多胎
- 胎盘
  - 慢性绒毛炎（多为特发性）
  - 胎盘梗死
  - 母体板梗死
  - 胎儿胎盘血栓形成

TORCH（toxoplasmosis, other, rubella, cytomegalovirus and herpes simples）：弓形体病、其他、风疹、巨细胞病毒和单纯疱疹病毒。
Adapted from Salafia et al.,[31] Redline and Peppin[32] and Lin.[33]

表 34.8　胎儿生长阻滞的胎盘病理学

- 慢性胎盘缺血
- 慢性绒毛炎
  - 感染性绒毛炎（TORCH）
    - 弓形体病
    - 风疹
    - 巨细胞病毒
    - 单纯疱疹病毒
    - 带状疱疹病毒
    - 肠道病毒
  - 非特异性绒毛炎（可复发）
  - 大块的慢性绒毛间炎
- 胎儿血管病（包括胎儿血栓形成、出血性血管内膜炎和弥漫性绒毛纤维化）
- 绒毛周围纤维蛋白增加 / 母体板梗死
- 血管畸形（“间质发育不良”，又称“假部分水泡状胎块”）

Adapted from Salafia et al.[31] and Redline and Peppin.[32]

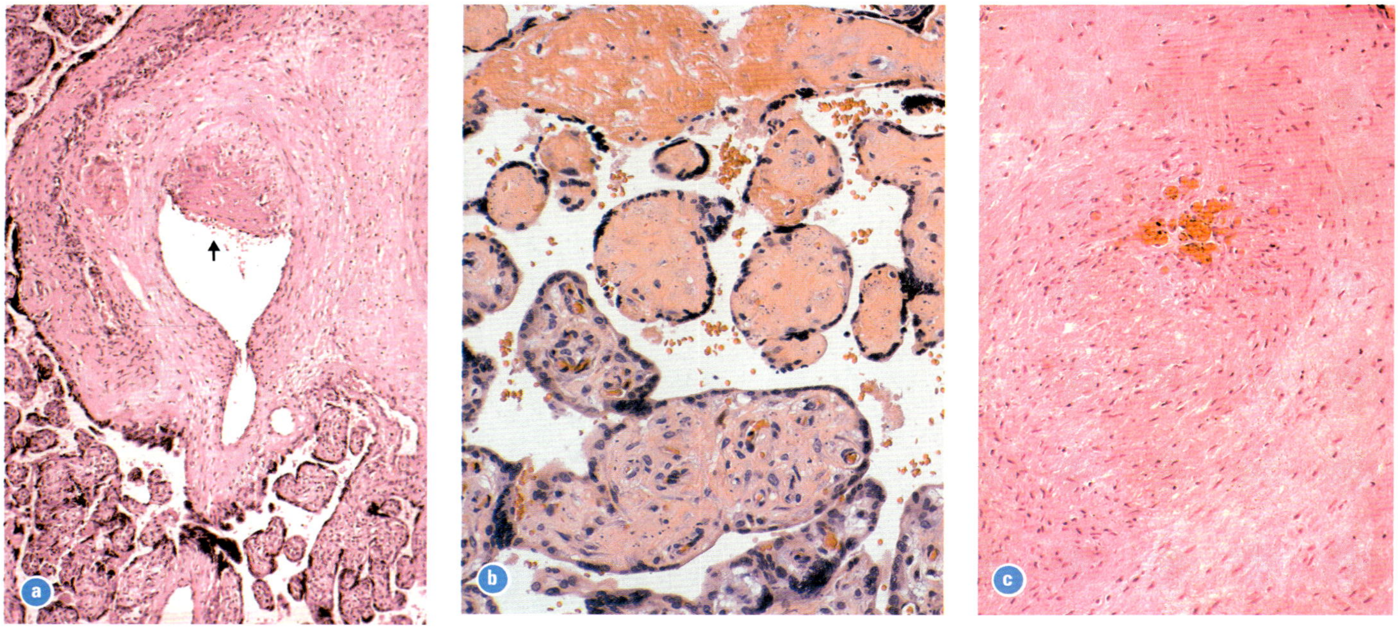

图 34.9　胎儿血栓形成，常常与胎儿宫内生长阻滞有关（参见图 34.8 和 34.10）。(a) 大血管血栓（箭头所示）。(b) 无血管的绒毛，反映了循环的丧失。(c) 出血性血管内膜炎（中心）。

出血性血管内膜炎（HEV）以血栓形成伴内皮细胞变性为特征。这一病变常与血管壁自溶造成的死后胎儿血管闭塞混淆。尽管存在争议，但 HEV 并不代表一个特异性疾病；在一定程度上，HEV 与先兆子痫、过期妊娠、胎粪着染以及 IUGR 有关[1]。

闭塞性血栓常见于无血管末梢绒毛簇的上游血管（“胎儿血栓性血管病”）。当存在较大区域的无血管绒毛时，大体上胎盘切面可呈灰白色（所谓的“白色梗死”）；这一病变在未固定的标本很难辨认，但在醛溶液林固定的标本中较明显。值得注意的是，这种无血管的、纤维性绒毛代表萎缩而不是真正的梗死，因为它仅发生于母体血液供应中断的情况下[1]。当胎儿血栓性血管病广泛时，可能已对胎儿产生了有害影响，包括胎儿期的神经性损伤[32, 35]。

广泛的纤维蛋白沉积 / 母体板梗死
Extensive fibrin deposition/maternal floor infarction

广泛的绒毛周围纤维蛋白沉积（PVF）和母体板梗死（MFI）是一种少见的与胎儿生长阻滞及其他严重不利后果包括死胎等相关的特发性病理过程（图 34.10 a, b）。这些胎盘异常可以在随后的妊娠中再次发生[36, 37]。

大体上，MFI 以纤维蛋白片块部分或完全覆盖胎盘的母体面为特征，类似粗而硬的“橘子皮”。切面上，褐色的纤维性物质出现于母体面附近。在广泛性纤维蛋白沉积的病例，胎盘切面呈“大理石花纹图案”，胎盘实质为呈白褐色的纤维蛋白样物，呈结节状或弥漫分布。组织学上，MFI 显示母体板附近的绒毛间隙与 Nitabuch 纤维蛋白附近被条索状嗜酸性纤维蛋白样物占据（类似于基底纤维蛋白延伸进入基底绒毛间隙）（图 34.10 a）。基底绒毛在纤维蛋白样物内均匀分布，虽然绒毛周围滋养细胞消失，但绒毛间质细胞仍存活。无缺血性梗死的特征性表现（如绒毛间隙萎陷、末梢绒毛排列紧密，伴有缺血性坏死）。在广泛性绒毛周围纤维蛋白沉积［又称为网状梗死，Gitter infarct（“纤维蛋白网”）］的病例，致密的纤维蛋白网弥漫浸润于胎盘绒毛间隙，占据了相当一部分的绒毛间隙（图 34.10 b）。

因为有些病例的胎盘各部均可见纤维蛋白存在，这些病例被归类为过多的、广泛的或病理性纤维蛋白沉积，这种分类受主观因素影响较强，并且结果重复性差[38]。最近有人提出一个 MFI 和 PVF 的半定量组织学概念，认为 MFI 在组织学切片上是基底绒毛间的纤维蛋白厚度超过 3 mm，而 PVF 在组织学切片上是绒毛间隙被纤维蛋白占据超过 50%[38]。值得注意的是，这两种病变组织学上常常混合存在，或与其他病变类型共存，包括缺血性梗死、慢性绒毛炎、绒毛纤维化、出血性血管内膜炎和胎儿血管血栓形成。当有共存病变时，尽管有意义的胎盘病理改变明显存在，但常常没有一个满意的诊断术语适合这种病理组织像，而且常常不能确切地指出其属于哪种致病过程（缺血性、免疫性、血栓性）。

慢性绒毛炎 Chronic villitis

慢性绒毛炎是指末梢绒毛内慢性炎症细胞（通常为巨噬细胞和淋巴细胞）浸润；最常见的是绒毛间质异常纤维化且可能完全无血管。受累的绒毛常常成簇地聚集在一起，伴有周围母体血管间隙内单核细胞增多。与急性绒毛炎［前面已描述过，意味着胎儿和（或）母体菌血症］相比，慢性绒毛炎表示或为病毒感染（“特异性”或感染性慢性绒毛炎），或为一种特发性、非感染过程，即为“非特异性”慢性绒毛炎，或“原因不明的绒毛炎”（villitis of unknown etiology，VUE）。

感染性慢性绒毛炎（TORCH）
Infectious chronic villitis (TORCH)

首字母缩略词“TORCH”（toxoplasmosis, other, rubella, cytomegalovirus and herpes simples：弓形体病、其他、风疹、巨细胞病毒和单纯疱疹病毒）代表一系列细菌、病毒和寄生虫等病原体，可引起先天性感染或围生期的获得性感染。“其他”类包括不断增多的多种胎儿病原体，如HIV、结核杆菌、B和C型肝炎、水痘、带状疱疹、梅毒、细小病毒和肠道病毒感染[1]。正如我们将在下面讨论的那样，需要强调的是，这些病原体感染胎盘可能会出现不同的形态学改变和细胞反应，因而有可能无法诊断，而且并不一定总有明显的绒毛炎。因此，需要进行辅助的特殊染色以确定诊断。此外，胎盘感染不仅能引起宫内生长阻滞，而且可导致宫内胎儿死亡（IUFD）、自然流产和新生儿发病，在鉴别诊断时应该考虑这些疾病[1]。

弓形体病（toxoplasmosis）　大多数先天性弓形体感染病例发生在妊娠过程中有原发性感染的妇女。随着每个三月期的进展，感染率增高，但当感染发生在头三个月期间时，胎儿的发病率最高[39]。胎儿感染后可能引起脉络膜视网膜炎、脑水肿、中枢神经系统钙化和水肿。胎盘的病原体可能很难辨认，因为有时胎盘内没有相关的炎症性病变；然而可见慢性绒毛炎，有时可呈肉芽肿性炎[40]。脐带Wharton胶是寻找直径为200 μm的弓形体包囊的好地方；囊内含有多数直径为4 μm的PAS阳性的病原体（图34.11 a）。特征性的包囊也可见于胎膜，但很少见于绒毛内。尽管聚合酶链反应（PCR）检测可提供较为特异的结果，但荧光抗体试验也可用于检测可疑病例[41, 42]。

梅毒（syphilis）　在发达国家，先天性梅毒并不多见，但在20世纪80年代中期的非洲撒哈拉以南地区，其发病率高达10%，到90年代，其发病率有所降低[43, 44]。

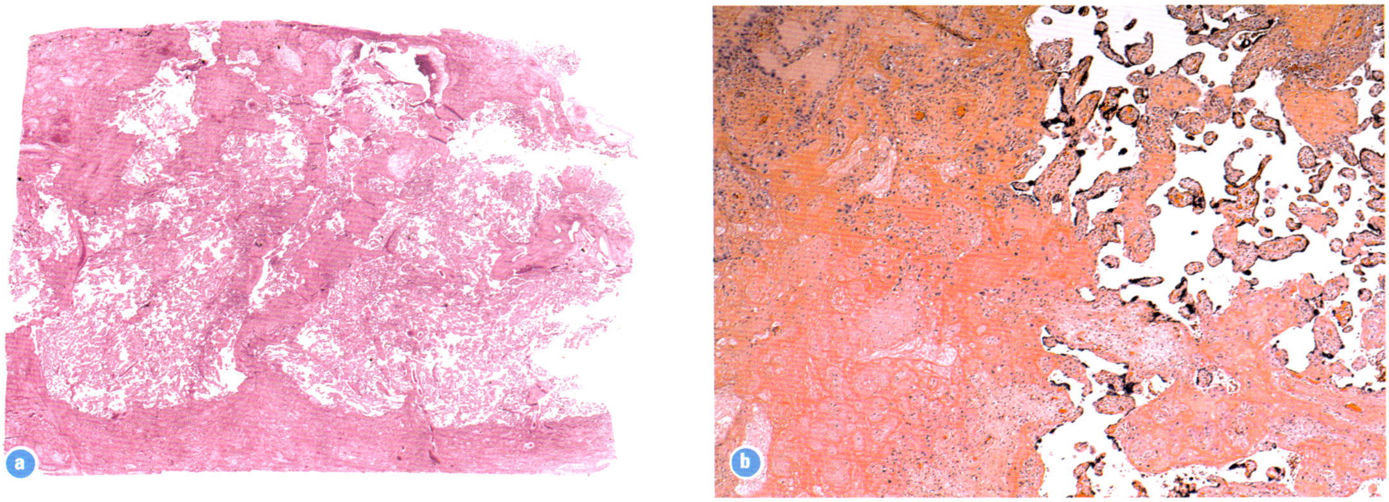

图 34.10　宫内生长阻滞的广泛纤维蛋白沉积。(a) 典型的母体板梗死呈线状基底分布。(b) 局灶大量绒毛周围纤维蛋白沉积。这两种病变主要根据纤维蛋白沉积的范围和部位（或分布）来区分。

随着吸毒和性药物贸易增加，梅毒的发病率也在增加[45]。据估计，约 50% 的感染母亲所生的婴儿是早产儿、死产或在围生期内死亡。此外，近期的报道显示其对抗生素的抗药性增加[46]。

梅毒常见的组织学特征包括：增大的、细胞丰富的绒毛，增生性的胎儿血管病变伴血管闭塞和洋葱皮样改变，以及急性或慢性绒毛炎三联征（图 34.11 b, c）[47]。Sheffield 等人指出，特异性坏死性脐带炎是一种常见病变，并且指出，死产病例经常出现**正成红细胞血症**(normoblastemia)。他们还指出，由于注意到上述的胎盘病变，检测梅毒的敏感性增加了（活产婴儿检测率为 67% ~ 89%）[48]。Genest 等人指出，在通过 PCR 方法检测密螺旋体 DNA 与上述三联征之间有强相关性，并且在几个病例中，在缺乏典型的三联征情况下检测到密螺旋体 DNA[47]。应当强调，增大的绒毛和轻度的慢性绒毛炎并不是梅毒的特异性病变，在缺乏支持胎儿或母亲梅毒的临床表现情况下，对于怀疑这一诊断的病例，血管病变是必需的。

先天性梅毒的处理，原则上预防是关键，在头三个月期进行筛查，对于高危个体，再次进行检测及治疗。虽然进行过治疗，但多达14%的婴儿仍有可能出生时已被感染[45]。

人免疫缺陷病毒（human immunodeficiency virus, HIV） HIV 所致的获得性免疫缺陷综合征（acquired immunodeficiency syndrome, AIDS）毋庸置疑是我们这个时代最令人恐惧的健康危机之一。据估计，全世界范围内携带HIV/AIDS者超过3600万，其中1600万为生育期妇女，且其中 70% 生活在撒哈拉以南的非洲地区[49]。通常认为母婴传播发生在子宫内和分娩过程中，或产后由母乳喂养造成[50]。传播率据认为至少部分取决于母体的病毒血症，自从有了抗逆转病毒疗法，病毒的传播已大大降低[50]。尽管对感染的具体机制，尤其是不同细胞表面受体的作用仍有争议，但已证实在胎盘的合体滋养层细胞以及Hofbauer细胞中有HIV病毒存在[1]。除了CD4受体，在胎盘中已鉴定出参与 HIV 感染的其他细胞表面分子。这些分子包括化学因子受体 CCR5、β_2整合素和 HIV 结合的植物血凝素 DC-SIGN 和 DC-SIGNR[51-53]。后者在胎盘的树突状细胞和毛细血管内皮细胞表达，被认为可增加病毒的附着效率，从而呈递并传播给受体阳性的细胞[54]。

形态学上，HIV 感染并不引起胎盘的任何特异性组织病理学异常；然而，母体 HIV 感染与子宫内膜炎和胎儿早熟有关[1]。此外，HIV 感染的胎儿有更大的几率合并感染先天性巨细胞病毒（CMV）[55]。胎盘疟疾与 IUGR 和早熟有关，HIV 感染的孕妇对胎盘疟疾的易感性也增加[56]。

巨细胞病毒（cytomegalovirus, CMV） CMV 感染是慢性绒毛炎的一个主要原因。围生期感染的影响是毁灭性的，可引起从水肿、浸渍的死胎及后期起病的听力丧失、视觉丧失以及脑瘫[1]。CMV 性绒毛炎病变多样，从轻微的炎症到淋巴浆细胞密集浸润的破坏性过程不等，伴有绒毛间质的坏死、纤维化、钙化和含铁血黄素沉积。除了慢性绒毛炎之外，最有可能见到的是 CMV 包涵体，另外也可出现下述几种特征（图 34.11 d）：胎儿有核的红细胞、绒毛坏死和急性炎症、浆细胞（绒毛或蜕膜内）浸润、胎儿死亡、IUGR、瘀斑或肝脾肿大。特征性的“鹰眼”样核内和胞浆内包涵体可以广泛存在，也可呈灶性分布；在有些病例，只有检查完数个胎盘实质组织块后才能发现包涵体。应用免疫荧光或 PCR 方法也可检测到病毒[57, 58]。

单纯疱疹（herpes simplex，HSV） 胎儿感染 HSV 的主要途径是通过有活动性生殖器疱疹病变的妇女分娩传播的，虽然经胎盘和上行性感染也可发生[1, 59]。围生期获得性 HSV 可引起坏死性蜕膜炎、羊膜炎、绒毛膜血管炎和脐带炎，以及严重的慢性绒毛炎。这些病变中没有任何一种是特征性的，很少见的情况下可见到特征性的“毛玻璃”样核内包涵体。此外，发现与绒毛炎相伴的多核巨细胞也不是特异的；巨细胞可见于 HSV、水痘或弓形体病引起的慢性绒毛炎，但实际上最常见于重症非感染性绒毛炎（见下文）[60]。近来的报道强调这样一个事实，即在没有形态学异常的情况下可检测到 HSV，包括在预后很差的病例[61-63]。

其他病毒感染 在死胎和胎儿不良预后的致病机制方面，胎盘的其他病毒感染包括肠道病毒、柯萨奇病毒、腺病毒和埃可病毒的感染，已得到越来越多的关注。这些病毒的作用的重要性尚不清楚，因为这些病毒是通过分子手段检测到的，并且它们并不都能与原来的疾病联系起来。然而，这些病毒常常与自然流产和胎儿的不良预后相关[64-67]。Genen 等人检测了 33 例证实有系统性疾病的婴儿，原位杂交方法检测结果显示，46% 的病例存在柯萨奇病毒感染[66]。与此类似，Basso等人从自然流产的病例中分离到肠道病毒；与对照相比，这两个研究都将这些病毒感染与这些疾病联系起来[64-66]。合体滋养层细胞被认为是病毒入侵的门户，而且病毒蛋白染色显示，滋养细胞和 Hofauer 细胞常常为阳性（图34.11 e, f）[68]。其他感染包括水痘-带状疱疹病毒感染和细小病毒感染[69-71]。

很明显，胎盘检查有助于识别常见的细菌感染，包括未诊断的急性绒毛膜羊膜炎[72]。应用病毒检测究竟能够提高多少 IUGR 或死产病例诊断率还不清楚[73]。部分原因是由于如下的事实：形态学异常可能并不存在，并且应用敏感方法检测的病原体与后果间之的关系可能并不肯定[65]。虽然如此，这些病原体的检测与这些后果之间的明显相关性仍然为病原体检测的应用提供了保证，尤其是当临床上怀疑有病毒感染而组织学上无明显证据时。这些研究的作者建议，对于死产或出生时有神经异常的婴儿的胎盘，不仅要用革兰染色，而且要用免疫组化方法检测肠道病毒、细小病毒和巨细胞病毒[65]。

非感染性慢性绒毛炎（不明原因的绒毛炎）

Non-infectious chronic villitis (villitis of unknown etiology, VUE)

对于绝大多数慢性绒毛炎而言，感染因子均检测不到，甚至于有严重临床异常的病例或胎儿死亡的病例也是如此。这类病例被归类为不明原因的绒毛炎或 VUE。VUE 见于 5% ~ 10% 的被检查胎盘，且其复发率约为 20%[74]。在生长阻滞的新生儿和反复流产或胎儿死亡的病例，应怀疑 VUE。也有这种可能性，即有些或所有 VUE 病例是由一种至今仍未确认的感染因子（如 RNA 病毒或其他此类病毒，常规组织学或电子显微镜方法难以鉴别）引起的；然而，近来的资料又提出了一个替代学说（见下文）。

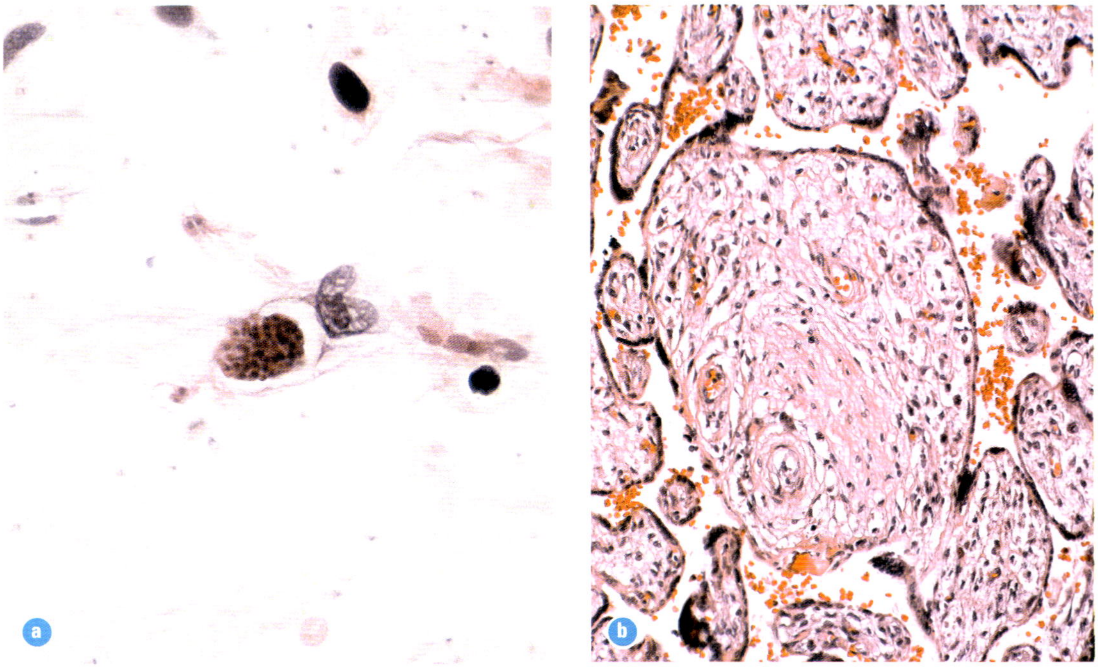

图 34.11 与 IUGR 或胎儿/新生儿死亡相关的感染。(a) 出现于 Wharton 胶的弓形体病。(b) 梅毒表现为富于细胞的绒毛，伴有少量单个核细胞浸润及绒毛血管周围洋葱皮样改变。

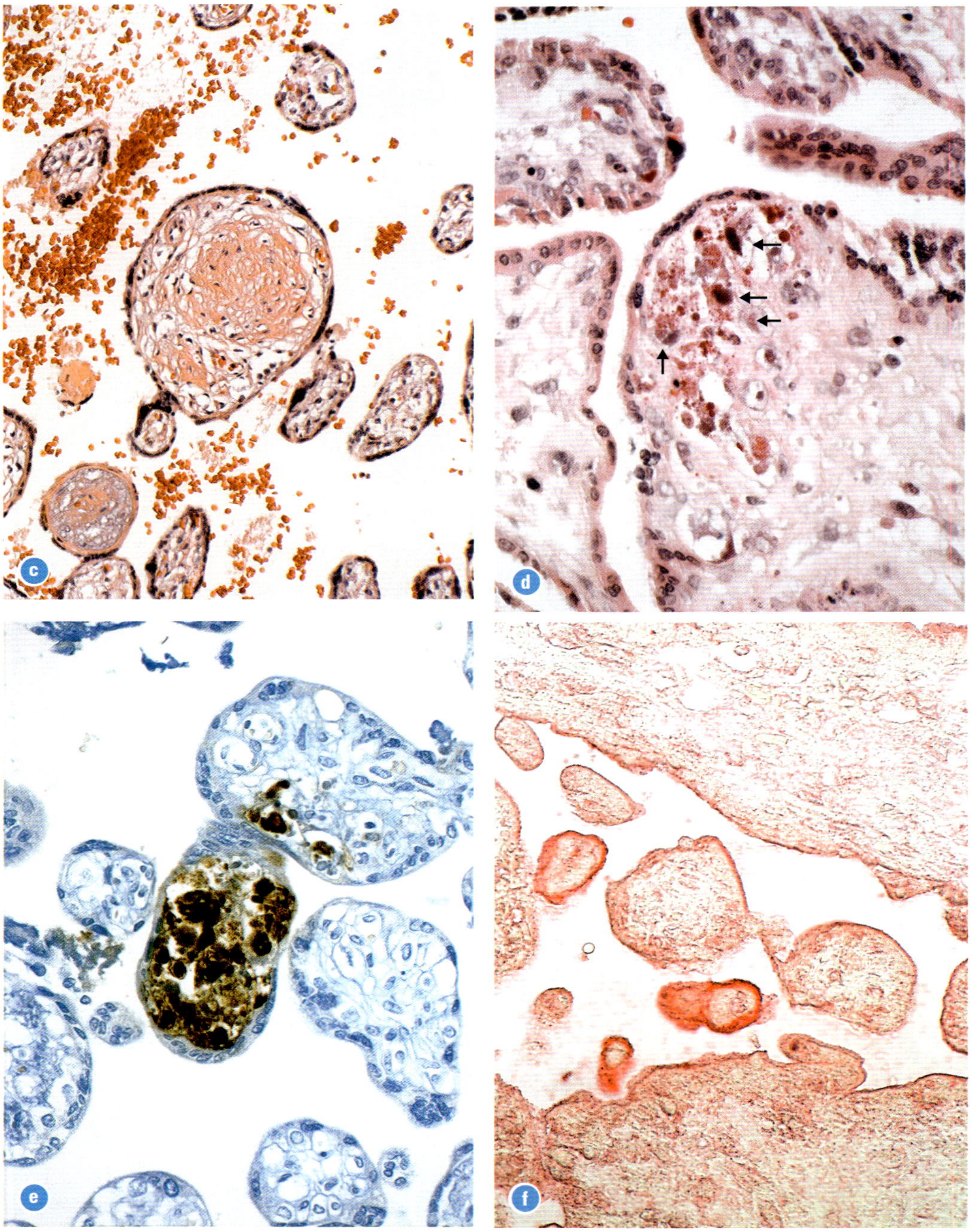

图 34.11 （续）(c) 1 例梅毒病例，末端绒毛中见血管闭塞。(d) 慢性巨细胞病毒性绒毛炎，伴有嗜酸性碎片和不明显的包涵体（箭头所示）。(e) 免疫组化染色，病毒明显显示出来。(f) 1 例胎儿死亡的胎盘中，免疫组化着染的肠道病毒。(Courtesy of Dr Gerard Nuovo, Ohio State University Medical Center.)

虽然大体上多数 VUE 的胎盘无明显改变，但部分病例显示胎盘体积小，且由于纤维蛋白成分增多，导致胎盘质地较硬[1]。镜下，VUE 病变多样，包括绒毛间明显的组织细胞和淋巴细胞聚集（“绒毛间炎”）、无血管绒毛、坏死性绒毛炎和蜕膜炎、胎儿血管血栓形成和胎盘梗死（图 34.12 a, b）[1]。应用荧光原位杂交（FISH）已证实，VUE 绒毛内和绒毛周围的慢性炎症细胞绝大多数来源于母体[75]。这一发现与炎症细胞以辅助T细胞/组织细胞为主以及复发率较高联系在一起，促使人们提出这样的假说，即 VUE 的发生近似于胎盘的“排斥”，可能与免疫因素有关[76]。事实上，VUE 常见于患有自身免疫性疾病如系统性红斑狼疮的女性的胎盘[77]。相关的血栓形成被认为是继发于母体炎症细胞释放的细胞因子，继而内皮组织因子增加，导致外源性凝血通路激活[76, 78]。

慢性蜕膜炎 Chronic deciduitis

蜕膜的慢性炎症改变（蜕膜炎）与一系列导致胎儿不良预后的疾病有关，包括梅毒、VUE、感染性传染性单核细胞增多症和其他（图 34.12 c）[79-81]。慢性淋巴浆细胞性蜕膜炎本身的重要性尚不清楚，正常妊娠时，蜕膜或输卵管内有时有浆细胞并不少见。然而，在 IUGR 情况下它们出现值得指出。

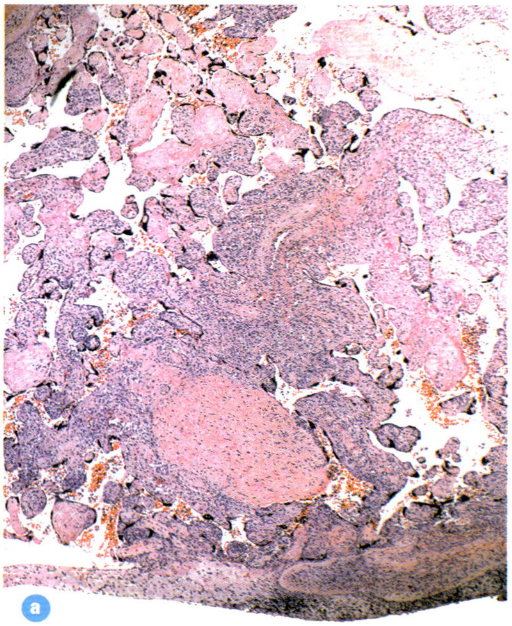

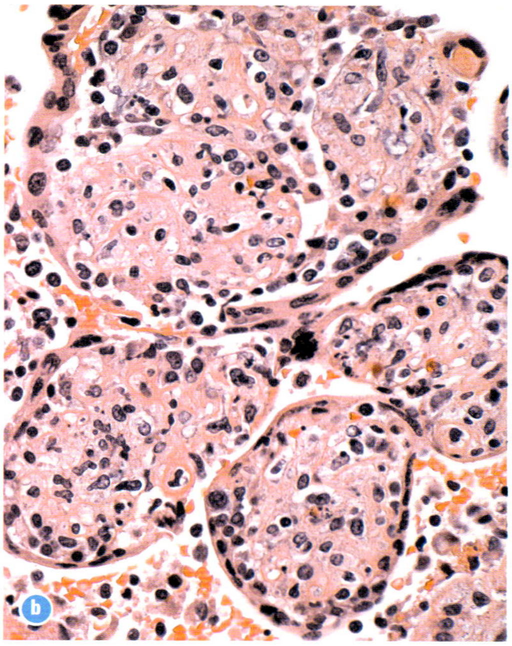

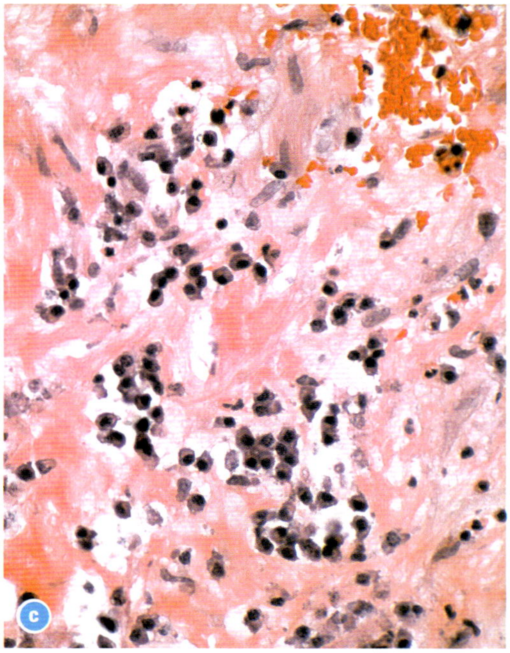

图 34.12 与 IUGR 相关的非感染性绒毛炎（原因不明）。(a) 低倍镜显示深染区含有多量单个核细胞浸润。(b) 高倍镜下显示绒毛实质内单个核细胞数目增多。(c) 慢性蜕膜炎，常与 IUGR 和一些感染如梅毒等相关，但并不是特异性的。

母体糖尿病 MATERNAL DIABETES

背景 Background

妊娠糖尿病是指妊娠期间开始并被确认的碳水化合物不耐受[82]。其主要并发症包括巨大儿、产伤、新生儿低血糖、低血钙、高胆红素血症和红细胞增多症[83]。但是，这些并发症的严重程度并不比正常人群明显。约80% 的巨大儿见于非糖尿病母亲[84]。

胎盘表现 Placental findings

在母体糖尿病病例，有几种典型的胎盘病变已被描述过（表 34.9）[85, 86]。其他与糖尿病相关的发现还包括：纤维蛋白样类纤维蛋白物质优先沉积于上皮细胞（滋养层细胞）缺失和破坏的部位，提示为凝血障碍[87]。另一项研究指出，糖尿病的胎盘绒毛毛细血管床内具有更为复杂的毛细血管分支[88]。血液葡萄糖水平控制不良与胎盘内纤维素性血栓、绒毛水肿和基底膜增厚相关[89, 90]。

尽管如此，根据我们的经验，在母体糖尿病的胎盘许多胎盘特征性病变常常见不到。这可能与“严密的糖尿病”控制和早产有关，这两种情况可减少特征性胎盘病变的发展[91]。如今，糖尿病胎盘最常见的组织学异常是轻度蜕膜血管病变，包括血管壁增厚和玻璃样变性、有核的胎儿红细胞轻度增多，以及偶尔发生的胎儿血管血栓形成。

表 34.9　母体糖尿病中“典型的”胎盘病理学

胎盘大而重（大于 90 个百分点）
成熟障碍（成熟和不成熟绒毛混合）
胎儿血管血栓形成
轻度的母体蜕膜血管病（增厚 / 玻璃样变性——不扩张）
绒毛膜血管增多[86]
单脐动脉
有核的胎儿红细胞

免疫性和非免疫性水肿 IMMUNE AND NON-IMMUNE HYDROPS

近来伴有免疫性水肿的新生儿溶血性疾病（胎儿成红细胞增多病）的发病率已下降至 1 ~ 6 例 /1000 个活产婴儿[92]。这主要是由于采取了 RhoGAM（Rho (D) 免疫球蛋白）治疗。在少数情况下，成红细胞增多病（Rh、Kell、Duffy 等）确实可发生，子宫内给药治疗对 90% 的病例有效。如今，大多数胎盘和胎儿水肿病例都是“非免疫性”水肿（表 34.10）。组织学特征包括绒毛增大（图 34.13）。作为一组病变，这些疾病预示着预后不良，并且大多数可归结于下述五种病因之一[93]：（1）据报道，26% 的胎儿水肿病例伴有胎儿心血管疾病，且主要包括心脏异常，可导致右心房压力增高或容量过多[94]。其他原因包括心律失常、心力衰竭、心脏肿瘤和动脉钙化[94]。另一项研究结果显示，晚期妊娠伴有心动过速的病例中，40%的胎儿有水肿，且 2/3 的病例应用药物可以控制[95]。相比而言，胎儿心动过缓的预后更差[95]。（2）胎儿染色

表 34.10　胎儿水肿的原因

免疫性水肿（胎儿成红细胞增多病）
非免疫性水肿
胎儿心血管疾病
动脉导管、卵圆孔或静脉导管早闭
高搏出性心力衰竭
心律失常
心肌炎
心肌病
染色体 / 遗传性疾病
Down 综合征
Turner 综合征
胎儿胸廓畸形
横膈疝
先天性囊性腺瘤样畸形（CCAM）
肺隔离症
双胎
双胎-双胎输血综合征
无心双胎
胎儿心脏、肺、腹腔或盆腔肿瘤
胎儿贫血
α-地中海贫血
B19 细小病毒
葡萄糖-6-磷酸脱氢酶缺乏
胎儿-母体出血
动-静脉瘘
胎盘异常
脐带病变，血管异常
其他
肾病综合征，肝坏死

Adapted from Sosa.[93]

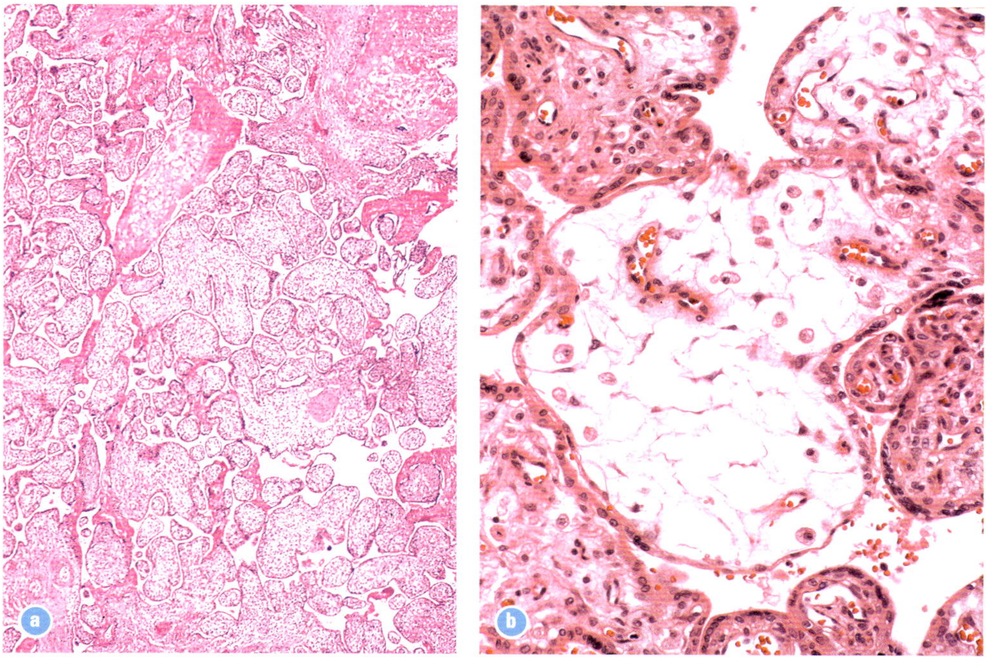

图 34.13 (a)广泛的绒毛水肿伴成红细胞增多病。(b)局灶性非免疫性绒毛水肿。

体异常，最常见的是Down综合征（21三体）或Turner综合征。(3)胎儿胸廓畸形，已报道的包括横膈疝、先天性囊性腺瘤样畸形等。(4)双胎，尤其是双胎-双胎输血综合征，可促使水肿发生（见下文）。(5)由B19细小病毒感染、地中海贫血和其他异常引起的胎儿贫血，也是水肿发生的一个原因[96]。当出现胎盘水肿时，有核红细胞是胎儿贫血的证据。妊娠20周以后，尽管偶尔可见到有核红细胞，多数的正常胎盘见不到有核的胎儿红细胞（nRBC）。评价胎儿血中nRBC数量的一个绝好地方是脐带/绒毛板的大的血管腔。20周后非水肿胎盘中，nRBC量多提示存在亚急性到慢性的胎儿缺氧[97]。

引起胎儿贫血的一个特异性原因是B19细小病毒感染，这一围生期病原体并不引起绒毛炎。细小病毒可感染胎儿的成红细胞，导致溶血、重度贫血、胎儿水肿以及可能的死产。胎盘可能重且水肿，伴有绒毛干和末端绒毛水肿。胎儿血管内可见大量nRBC和成红细胞，相似于Rh成红细胞增多病的图像。胎儿（尸体解剖）组织的nRBC前体细胞中可见到核内包涵体：细胞核增大，核中心有一玻璃样粉红-紫色均质的包涵体，周围包绕一层薄的染色质。这种包涵体在胎儿组织中，尤其是在肝和骨髓，非常明显，但在胎盘绒毛，即使在有大量有核红细胞存在时，也很难观察到。

有时非免疫性水肿的胎儿可有腹水，且可与上述任何一种异常相伴随，包括胃肠道和生殖泌尿器异常[98]。

中、后三个月期妊娠的无水肿胎儿可能会见到相当轻度的绒毛肿胀，常常不会引起任何后果。然而，明显的绒毛水肿与胎儿的不良预后有关，并且与胎儿酸中毒相关[30]。

胎儿窘迫 FETAL DISTRESS

在胎儿窘迫的病例，如窒息或新生儿Apgar评分低的病例，胎盘通常要被送去检查，以确定是否存在可以解释临床所见的病理学改变。一些胎盘异常，如胎盘早剥、脐带脱垂和前置胎盘血管破裂，与胎儿窒息高度相关（表34.11）。然而，在某些情况下，这些疾病的病理改变可能很小或缺如（如脐带脱垂或非常急性的胎盘早剥）。与产前窒息（以及胎儿贫血）相关的一个胎盘病理特征是胎儿有核红细胞数量增多（参见第33章）。更为常见的是，在临床胎儿窘迫的病例，有胎粪排泄。但是，有些死胎并没有胎粪排泄，而且胎粪排泄有时可能是一个生理过程，并不是胎儿遭受损害的一个必需指征。尽管如此，胎粪排泄与窒息之间可能存在某种联系。胎粪浸染的范围和部位可能反映了排泄时间（表34.12）。

大体上，胎盘呈泥浆样绿色外观意味着胎粪浸染，这一现象最常见于足月妊娠和过期妊娠的胎盘；暴露于胎粪后1～2个小时可出现肉眼能够可见的胎粪浸染，但暴露3～6个小时浸染最明显（表34.12）（图34.14 a）[99]。组织学上，在绒毛膜羊膜组织内，胎粪表现为间质细胞和巨噬细胞胞浆内可见淡的金黄色、对铁反应阴性的色素（图34.14 b）。由于暴露于胎粪，羊膜上皮细胞呈现出被损害的表现，出现结构紊乱、假复层和坏死（图34.14 c）。间质常常由于黏液样变性而表现为蓝色外观。体外研究证实，暴露于胎粪1个小时内，羊膜巨噬细胞内出现胎粪色素，暴露3个小时后，绒毛膜巨噬细胞内出现胎粪色素；通常在暴露后1个小时内，羊膜上皮可出现变性改变[99]。最近有报道，胎粪可引起血管坏死，后者与长期而严重的胎粪暴露和产期的不良预后相关[100]。组织学上，胎粪引起的血管坏死表现为在脐带和绒毛膜板的胎儿动脉和静脉外侧肌层出现单个平滑肌细胞坏死，胞浆呈强嗜酸性且核固缩。通常有较广泛的胎粪色素沉着，且有时伴有少量的急性炎症。持续16个小时以上的长时间胎粪暴露不仅可引起组织坏死，还可引起脐带的线状裂隙和溃疡形成。当怀疑有这种长时间而严重的胎粪暴露时，需要另外在脐带和绒毛膜板取材，寻找这些胎粪引起的改变。

表 34.11　与胎儿窘迫 / 窒息相关的胎盘表现

胎膜胎粪浸染
胎盘早剥
脐带脱垂
慢性胎盘损害（体积小、梗死、绒毛炎、纤维化、广泛的纤维蛋白沉积）
胎儿正成红细胞血症
胎儿血管血栓形成

表 34.12　胎粪暴露持续时间[98, 100]

几分钟：	
	羊膜上皮改变
	结构紊乱的、反应性的、坏死性羊膜
	羊膜内出现胎粪巨噬细胞
	胎盘和脐带轻度浸染
几小时：	
	胎盘和脐带的肉眼可见的严重浸染
	绒毛膜内出现胎粪巨噬细胞
几天：	
	脐溃疡 / 脐裂隙
	胎粪引起的血管坏死（脐带和绒毛膜板血管）
	坏死的血管壁伴有急性炎症

畸形胎儿的胎盘 The placenta in the setting of the malformed fetus

背景 BACKGROUND

约3%的活产婴儿有先天畸形；在死产和流产胎儿，先天畸形的发生率会更高。对大多数先天畸形而言，胎盘并没有特异性异常。但是，有些异常伴有特异的胎盘异常（参见表34.13）[101]。在这些相关性病变中，几种少见的胎盘异常（如羊膜结节和羊膜带）与一些特殊畸形密切相关；相反，其他较常见的胎盘异常（胎儿血栓形成、单脐动脉）并非常常与特异的胎儿畸形相关。胎儿血栓形成和羊膜带综合征的病理学在本章其他地方讨论。

表 34.13　与特殊先天畸形相关的胎盘异常

胎盘异常	胎儿畸形
单脐动脉	肾异常；并腿畸形[101]
短脐带	腹裂
羊膜结节	致死性肾异常
	肾发育不良
	肾发育异常
	膀胱出口阻塞
早期羊膜破裂：	羊膜带综合征：
脐带狭窄	截肢
脐带“鞘”	圈合
绒毛膜上无羊膜	缩窄环
反应性绒毛膜基质	奇异的身体外部缺陷
“清漆肉芽肿”	奇异的头颅畸形
单绒毛膜双胎，吻合	TTTS
	水肿性无脑
部分水泡状胎块	并指（趾）等
明显的水肿（空腔形成）	Beckwith-Wiedemann 综合征

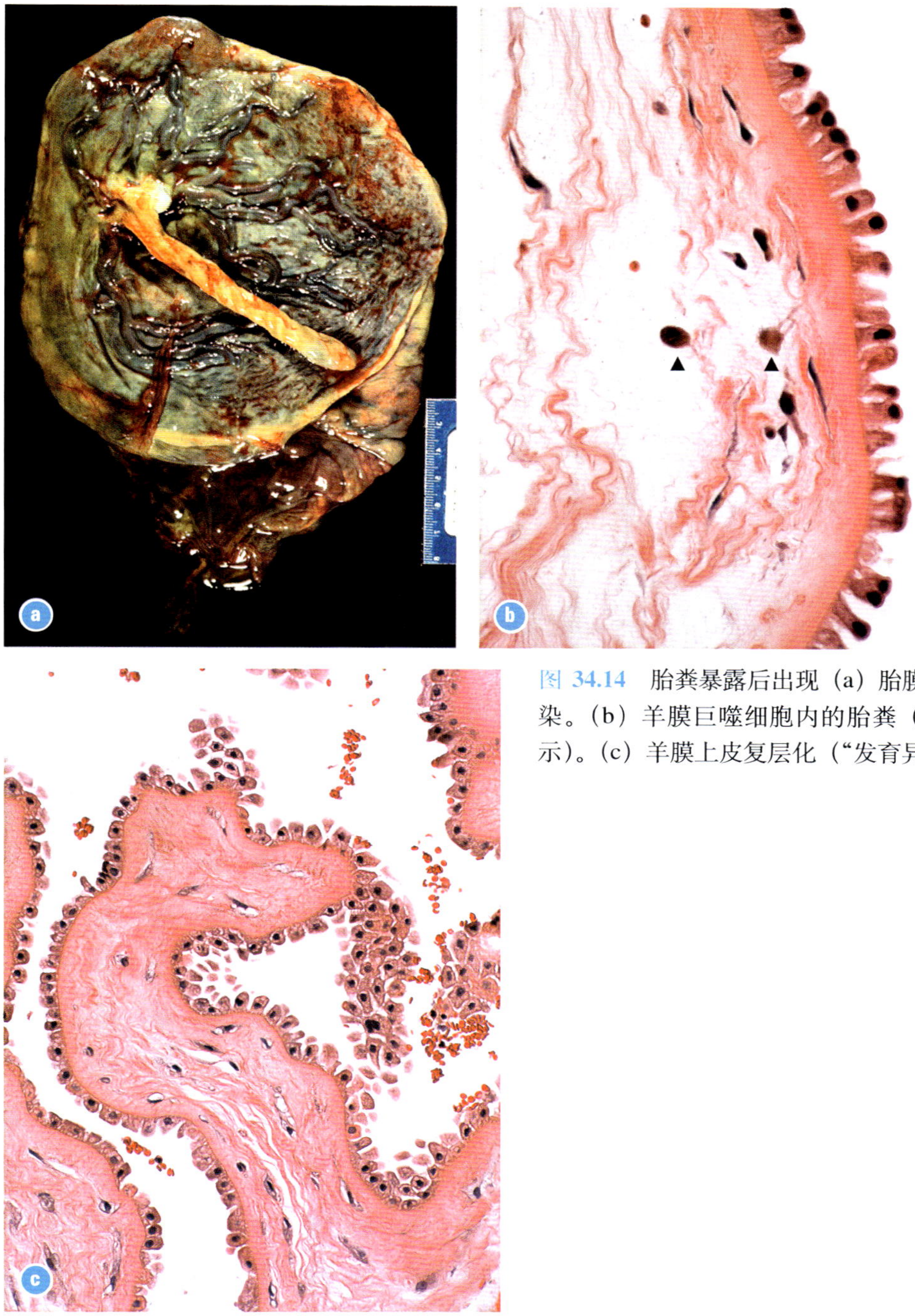

图 34.14　胎粪暴露后出现（a）胎膜胎粪浸染。（b）羊膜巨噬细胞内的胎粪（箭头所示）。（c）羊膜上皮复层化（“发育异常”）。

单脐动脉　SINGLE UMBILICAL ARTERY

脐带的**单脐动脉**平均发生于约1%的足月产婴儿（0.3%～1.5%）[101, 102]。这一病变与死产、新生儿死亡、先天异常和染色体异常的发病率增高有关。这是一个重要的病理学诊断，因为它提醒儿科医师检查新生儿，寻找可能相关的先天异常（图34.15 a）。应用超声检查，Leung 和 Robson 在 19% 的单脐动脉病例中检测到“隐匿的”肾异常；他们建议，所有单脐动脉的活产儿均应进行肾超声筛查[101, 102]。其他与畸形相关的脐带异常包括短脐带（腹裂），脐带鞘（羊膜）相关的羊膜带综合征，以及少见的与先天性髋关节脱位相关的帆状胎盘（表 34.13）。

羊膜结节 AMNION NODOSUM

羊膜结节是由严重的羊水过少（羊水量减少）引起，并常常由胎儿的肾发育不良或肾发育异常所致。由于羊水过少，胎儿与羊膜上皮接触增加，导致羊膜上皮小的溃疡形成，后者表面覆盖着来自胎脂的嗜酸性碎屑；通常碎屑内可见胎儿的鳞状细胞。大体上，羊膜结节可与鳞状上皮化生区别开来，因为羊膜结节可以从胎盘表面剥掉，而鳞状上皮化生斑与胎盘粘连（图 34.15 b）。

死胎的胎盘 The placenta in fetal death

与胎儿死亡相关的胎盘病理学改变分为引起胎儿死亡的原发性胎盘异常和继发于胎儿死亡的胎盘病理学。

原发性胎盘异常 PRIMARY PLACENTAL DISORDERS

胎儿尸体解剖时见到的特异性胎盘病理学表现或者可以提供胎儿的死因，或者可以为胎儿的死亡过程提供重要的线索（表 34.14）。前者包括胎盘早剥，由脐带血管破裂或固结（tight knots）导致的脐带梗阻（参见图 33.11），多发性胎盘梗死，以及致死性胎盘前置的血管破裂。后一类包括诸如慢性绒毛炎的表现，慢性绒毛炎影响胎儿的氧合作用和营养交换，可提示可能是一个感染过程。同样，绒毛膜羊膜炎可提示有胎儿败血症的可能，绒毛间血栓预示着可能有经胎盘的出血，严重的绒毛水肿提示有胎儿水肿。表 34.14 列出了最为常见的此类胎盘表现，可以解释胎儿死亡或为胎儿死亡提供线索。

继发于胎儿死亡的胎盘病理学 PLACENTAL PATHOLOGY SECONDARY TO FETAL DEATH

与胎儿死亡相伴随的非特异性胎盘改变不仅对判定胎儿死亡的大概时间（如死亡-分娩间期）非常重要，对判定是胎儿死后的假象而不是可能引起胎儿死亡的原因也非常重要。列于表 34.15 的几种病变可用于大致判定死亡——分娩的时间间隔[103]。大多数用于“计算”胎儿死亡时间的病变均涉及胎儿胎盘的血管改变，在胎儿死后这些血管可发生逐渐的、进行性改变。胎儿的血管在非胎盘区域（如全身和脐带血管）不会发生这些进行性改变；这提示胎儿死后胎盘血管的改变需要胎盘母体的氧合作用。

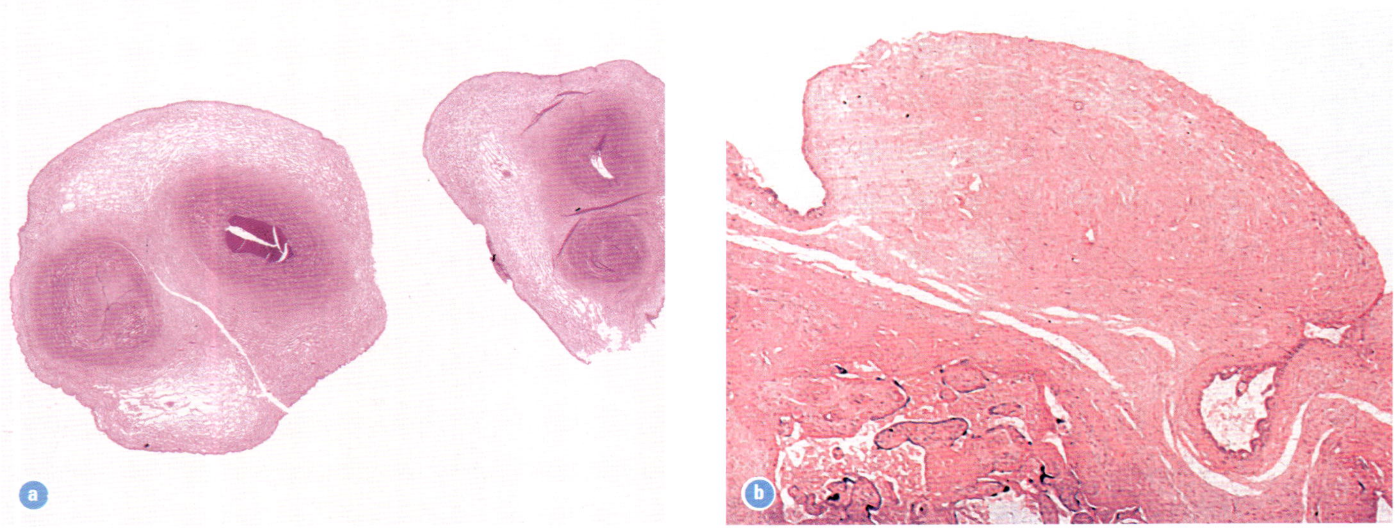

图 34.15 与胎儿异常相关的胎盘表现（参见第 33 章）。(a) 单脐动脉（常与心血管或肾异常有关）。(b) 羊膜结节（羊水过少，肾异常）。

表 34.14　引起胎儿死亡的原发性胎盘异常

绒毛膜绒毛
- 急性绒毛炎
- 慢性绒毛炎（感染性的，VUE）
- 绒毛水肿（胎儿水肿）
- 绒毛间血栓 / 血肿（经胎盘出血）
- 大的 / 多发性的胎盘梗死
- 胎盘早剥

脐带
- 打结
- 脐带血管（静脉）血栓形成或破裂
- 帆状（膜状）附着
  - 膜状血管破裂
  - 致死性血管破裂（分娩过程中与胎儿放血（exsanguinetion）相关的破裂）

胎膜
- 绒毛膜羊膜炎（可能伴有胎儿败血症）

VUE：原因不明的绒毛炎。

表 34.15　继发于胎儿死亡的胎盘病变

大于 6 小时	大体上脐带棕色 / 红色变 胎儿绒毛膜绒毛血管内的核溶
大于 2 天	绒毛干血管腔内可见多发性动静脉桥
大于 2 周	绒毛干血管腔内可见广泛的动静脉桥或管腔阻塞 末端绒毛毛细血管腔减少 > 25%

非特异性改变，反映了从死亡到分娩的延续时间，并非引起胎儿死亡的原因。

多胎妊娠的胎盘
The placenta in multiple gestations

绒毛膜的建立
ESTABLISHING CHORIONICITY

绝大多数的双胎胎盘被认为涉及绒毛膜的建立。双胎的胎盘形成有两种类型，分别被称为单绒毛膜和双绒毛膜。双绒毛膜胎盘通常为双羊膜的（DiDi），而单绒毛膜胎盘可以是双羊膜的（DiMo），也可以是单羊膜的（MoMo）。表 34.16 总结了单合子（monozygotic, MZ 或完全相同的）和双合子（dizygotic，DZ 或兄弟般的）双胎时见到的这些胎盘类型的比例[104]。一般说来，所有的单绒毛膜胎盘来自 MZ 双胎，但并非所有的 MZ 双胎为单绒毛膜胎盘[1]。

大体检查上，有时可根据 DiDi 胎盘的分隔膜不透光与 DiMo 胎盘相鉴别；然而，通常建议进行镜下检查以确诊。最好从胎盘附着部位进行“T 形切面”检查（参见第 33 章）（图 34.16 a, b）。

总的来说，双胎妊娠的发病率增高，24 周时胎儿的死亡率超过 10%，且围生期 / 婴儿的死亡率分别为 41/1000 活产儿和 33/1000 活产儿[105]。相对于双绒毛膜双胎妊娠，单绒毛膜双胎妊娠的发病率更高。一项研究表明，单绒毛膜妊娠时，神经系统疾病（脑瘫或发育受损）的发病率高出 7 倍[106]。在单羊膜妊娠，这种危险性甚至更高。Sau 等人在一组有 7 对单羊膜双胎病例的前瞻性研究中，发现 20 周前有 2 对双胎（4 个）妊娠失败。其余 10 个中，9 个为活产，7 个存活[107]。表 34.17 总结了单绒毛膜双胎的并发症。

表 34.16　绒毛膜形成和合子型

	发生率	DZ/MZ (%)
DiDi	80%	90% DZ（兄弟般的） 10% MZ（完全相同的，不发生 TTT）
DiMo	19%	100% MZ（吻合支常见，可发生 TTT）
MoMo	< 1%	100% MZ（脐带缠绕，可发生 IUFD）

DiDi：双羊膜双绒毛膜；DiMo：双羊膜单绒毛膜；MoMo：单绒毛膜单羊膜；DZ：双合子；MZ：单合子；TTT：双胎 - 双胎输血综合征；IUFD：宫内胎儿死亡。Based on Cameron.[104]

表 34.17　单绒毛膜妊娠的并发症

- 脐带缠绕或脐带压迫 / 脐带破裂（意外）（MoMo）
- 先天异常
- 双胎-双胎输血综合征（MoDi）
- 宫内生长阻滞
- 早产
- 宫内胎儿死亡

MoMo：单绒毛膜单羊膜；MoDi：单绒毛膜双羊膜。

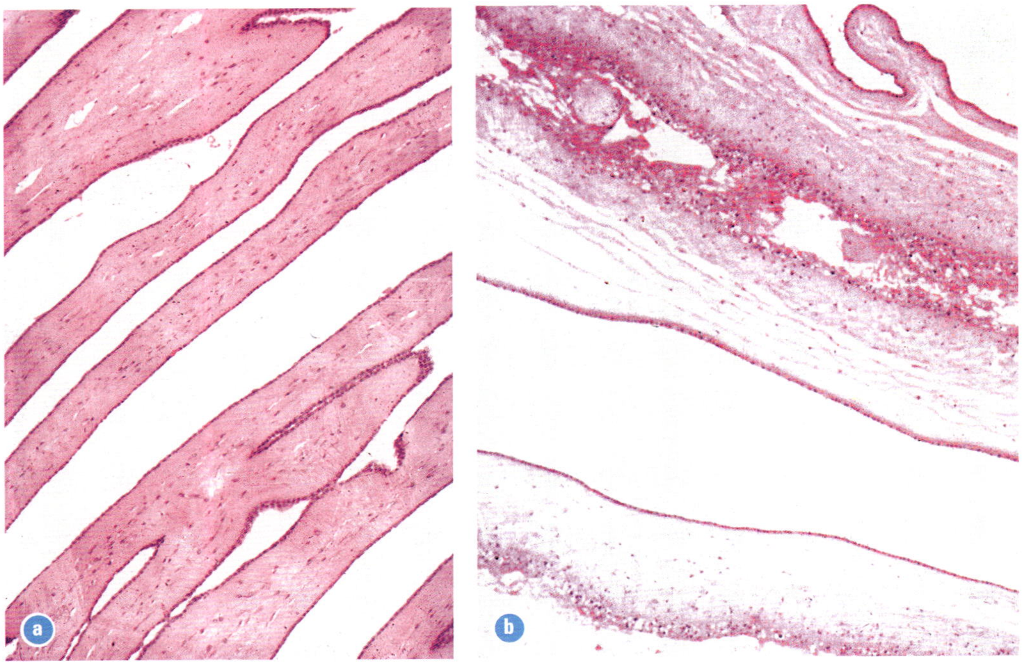

图 34.16　通过检查分离膜检测绒毛膜的建立。(a) 双羊膜单绒毛膜妊娠。(b) 双羊膜双绒毛膜妊娠。分离膜中显示插入的绒毛。

双胎-双胎输血综合征 TWIN-TWIN TRANSFUSION SYNDROME

4%～35%的单合子双胎妊娠并发双胎-双胎输血综合征，并且预后较差[108]。后者可细分为两种。最少见且最严重的是无心双胎。较为常见的是由于不同程度的双胎-双胎输血而引起的胎儿大小不等。

无心双胎 Acardiac twin

无心双胎是由反向的动脉灌注造成的，其明显的吻合支导致双胎中的一个血循环在发育早期占主导地位。最终这会导致受血者的心脏缺如或严重的发育阻滞，结果明显的躯体和神经发育缺陷（图 34.17）。这也被称作 TRAP（双胎反向动脉灌注）后果[108]。与具有正常心脏的双胎相比，死亡率不同。一项研究显示，34 周分娩的 10 例胎儿中，9 例存活[109]。其他报道有较高的死亡率[108]。

双胎-双胎输血综合征 Twin-twin transfusion syndrome

在单绒毛膜胎盘中，表浅的吻合支连接着相似压力的血管（动脉到动脉或静脉到静脉），由于压力相等，分流降到最低。相反，“深的”吻合支连接着压力不同的血管（动脉和静脉），允许通过交叉的毛细血管床发生分流。如果两个方向（A 到 V 和 V 到 A）都存在多发的深的分流，双胎间的交换可能平衡且血量转移可能较少。然而当这种深的分流不平衡时或为单向时，尤其是仅存在一条深的分流时，血量将逐渐从双胎中的一个转移到另一个。这种血量的逐渐转移可引起慢性双胎 - 双胎输

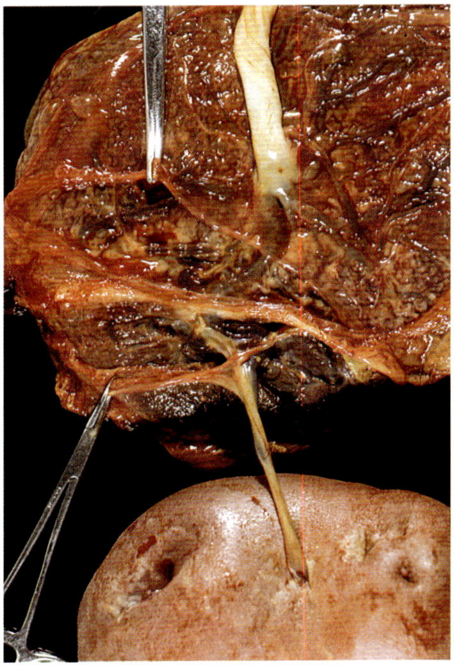

图 34.17　无心双胎，可见一个无定形的团块通过变细的脐带系在胎盘上。上方可见正常双胎的脐带。

血综合征（慢性 TTTS）。在慢性 TTTS，双胎中的一个或两个可能死于严重的贫血或多血。双胎-双胎输血是引起双胎中的一个宫内死亡的主要原因。在一项有 972 例双胎分娩的研究中，Aslan 等人报告，32 例（3.3%）双胎中的一个宫内死亡，其中 1/4 死于双胎-双胎输血综合征[110]。而且，双胎中另一个发生新生儿死亡一半是在 TTTS 背景上的。中期妊娠前后出现羊水过多时，首先应怀疑 TTTS。现在，多普勒超声检查可于产前对这一综合征进行非常准确的诊断；然而，产后检查，通过向胎盘血管内注射不同染料，也可以证实诊断，或者确定吻合支的范围。

最常出现的情况是，慢性 TTTS 造成一个小的、苍白的、生长阻滞的“供血”双胎胎儿，伴有血量减少所致的羊水过少和少尿，以及一个较大的、多血的、水肿的“受血”双胎胎儿，伴有尿液增多引起的羊水过多（图 34.18）。几乎所有病例均为单绒毛膜胎盘。通常供血者的胎盘苍白（由于血容量低）并有水肿（由于胎儿 CHF 和贫血）（图 34.19）。供血的胎儿通常器官较小，包括脑重量降低，这部分归咎于脑室周围的脑软化以及贫血和低血糖。供血胎儿帆状脐带插入的发生率也增加[111, 112]。另一方面，受血的胎儿通常表现为胎盘淤血、器官较大，包括心脏肥大、肾小球增生和肾小管扩张，同时伴有高胆红素血症和红细胞增多症。事实上，由于高胆红素血症和红细胞增多症，受血双胎胎儿血栓形成的危险性增加，后者可导致四肢坏疽和颅内出血。在双胎胎儿中的两个血循环中均可见到数量增多的有核红细胞。

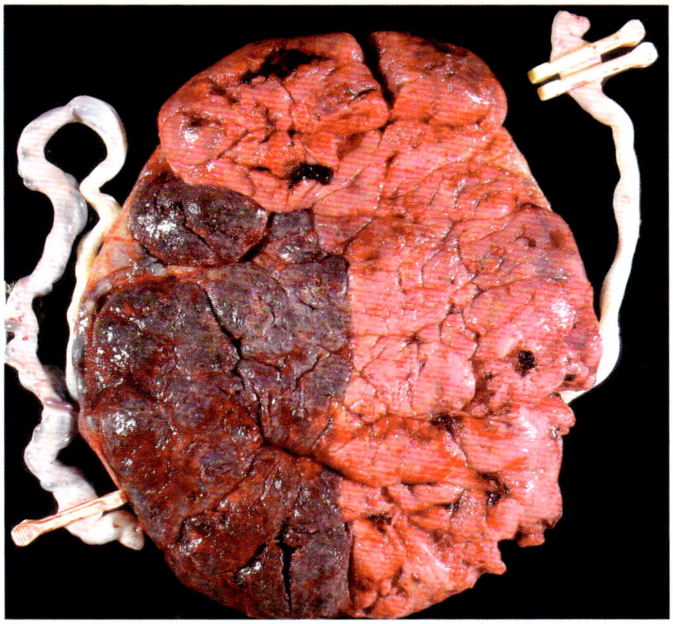

图 34.19　双胎 - 双胎输血综合征的融合胎盘不一致（右侧为供血者，左侧为受血者）。(Courtesy of Dr Julie Reimann, Brigham and Women's Hospital.)

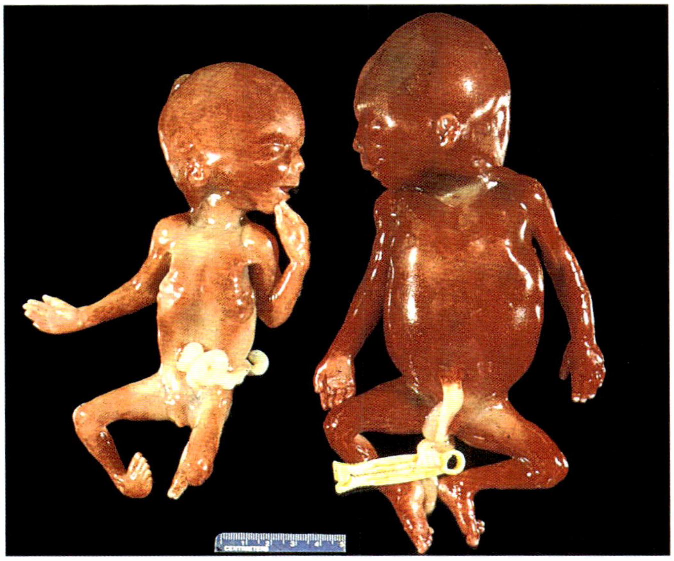

图 34.18　双胎 - 双胎输血综合征双胎胎儿的生长不一致（左侧为供血者，右侧为受血者）。

就在双胎胎儿中的一个死亡前一刻，其临终前的血压下降可能允许另一个双胎胎儿通过大的表面 AA 或 VV 吻合进行快速分流；这种从生存的到死亡的双胎间的快速分流被称为急性 TTTS。急性 TTTS 为解释双胎中的一个胎儿死后、另一个生存胎儿出现脑梗死和其他异常提供了一个可能的机制，包括脑瘫。

TTTS 预后差，尤其是妊娠 28 周前被诊断者。假如双胎中的一个胎儿发生自然死亡（并发展为纸样胎，见下文），羊水过多可能停止，并且另一个胎儿有可能达到足月。基于这些情况，在重症 TTTS 病例，对双胎中的一个胎儿，绝大多数情况下是对供血者，实施引产，留下的胎儿会有好的结果[113]。已有通过羊水减少术治疗 TTTS 的尝试，但结果不一，其是否能提高总的生存率仍值得怀疑。最近，应用胎儿镜激光治疗各种血管吻合支的方式已得到了公认。通过全面综述临床研究和治疗结果，van Gemert 等人提出，激光治疗可明显提高妊娠 26 周前诊断的重症 TTTS 的生存率，而羊水减少术或引产术可能仅仅对妊娠 26 周后诊断的轻度 TTTS 有效[114]。

双胎形成的其他合并症 OTHER COMPLICATIONS OF TWINNING

与单胎妊娠相比，除了 TTTS 之外，双胎妊娠还显示产期发病率和死亡率明显增高（Sherer 综述，见表 34.18）[115]。死产率在双胎妊娠明显增高[116, 117]。事实上，单个胎儿产前死亡率占所有双胎妊娠的 2% ~ 5%，并可能伴有纸样胎（图 34.20）。这种情况下，双胎中幸存胎儿的发病率和死亡率增高，包括 CNS、肝、脾和肾缺陷以及耳缺如或肺动脉狭窄[1]。通常双胎中第二个娩出的胎儿围生期死亡率增高，尽管这可能是一种假象，因为事实上双胎中的死胎通常第二个娩出[118]。

双胎妊娠时双胎生长不一致的风险也增加，双胎中的一个生长低于 10 个百分点，其本身可能与结局不良有关[119]。早熟、小于妊娠龄胎儿和胎儿生长阻滞的危险性也增加，后者见于高达 47% 的多胎妊娠[120]。绒毛膜的形成对围生期发病率和死亡率也有影响，单绒毛膜单羊膜双胎的危险性最高。除了 TTTS 和无心双胎的危险性增高之外，单绒毛膜妊娠时异常脐带插入的发生率也增高。双绒毛膜妊娠中边缘插入和帆状插入的发病率分别为 21% 和 16%，而在单绒毛膜妊娠其发病率为 33%[121]。

有趣的是，在双胎后的妊娠中发生先兆子痫的危险性可能较低。一项研究显示，与单胎妊娠相比，如果先前的妊娠为双胎，第二次妊娠时先兆子痫的复发率约为一半（7.3% 对 14.1%）[122]。

表 34.18　胎盘病理学和多胎妊娠

与单胎相比，双胎常见的胎盘病变
边缘脐带插入
帆状（膜状）脐带插入
单脐动脉
绒毛膜血管瘤
多胎妊娠的特异性胎盘表现
纸样胎
无心双胎
血管吻合（限于单绒毛膜胎盘）

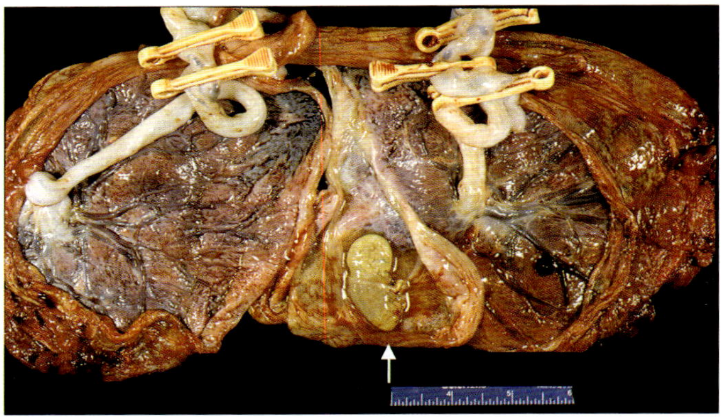

图 34.20　纸样胎，见于两个正常的双胎妊娠的胎盘间（箭头所示）。

足月胎盘肿瘤 Tumors in the placenta seen at term

下面讨论的所有疾病的详细论述请参见第 33 章胎盘的检查。这些疾病没有相关的特异性临床表现，在此重述以更加全面。

绒毛膜血管瘤 CHORANGIOMA

绒毛膜血管瘤是绒毛膜间质的血管瘤，见于约 1% 的胎盘。通常表现为孤立的、与胎儿绒毛膜板相邻的肿块，通常与绒毛膜板或大的干绒毛相邻。这有别于梗死，梗死通常发生在胎盘的基底部。大体切面上，绒毛膜血管瘤质硬、胶冻样、黏液样，呈黄褐色、暗红色，或多种颜色，常常伴有坏死或钙化（图 34.21 a）。但有时肿瘤外观上呈现一致的暗红色，肉眼上类似于陈旧的血凝块。绒毛膜血管瘤大小不一，小者要在显微镜下才能发现，大者可超过 20cm。非常小的这类良性肿瘤常常无明显症状。相反，大的绒毛膜血管瘤（>5cm）可引起胎儿充血性心力衰竭、水肿、消耗性凝血病甚至死亡。绒毛膜血管瘤可与皮肤或内脏的血管瘤有关[123]。它们也与多胎妊娠的胎盘高度相关，原因不明。

绒毛膜癌 CHORIOCARCINOMA

来自足月胎盘的绒毛膜癌很少见，文献中仅有几例报道（参见第33章的讨论）。这些肿瘤在临床上被怀疑的可能性小，但当大体上和组织学上检查发现梗死时，应注意排除（图 34.21 b）。胎盘内的绒毛膜癌有全身性播散的危险，且罕见情况下可转移到胎儿；因此绒毛膜癌的识别具有重要的临床意义[124]。

胎盘部位滋养细胞肿瘤（PSTT）PLACENTAL SITE TROPHOBLASTIC TUMOR

这一肿瘤已在第 33 章中详细讨论过。少数 PSTT 见于足月妊娠，且可在分娩后几个月和几年被发现。预后与分娩到发现肿瘤的间隔时间密切相关[125]。

转移性癌 METASTATIC CARCINOMA

母体或胎儿来源的胎盘内的转移性恶性肿瘤少见[126]。黑色素瘤是胎盘内最常见的母体转移性肿瘤，而

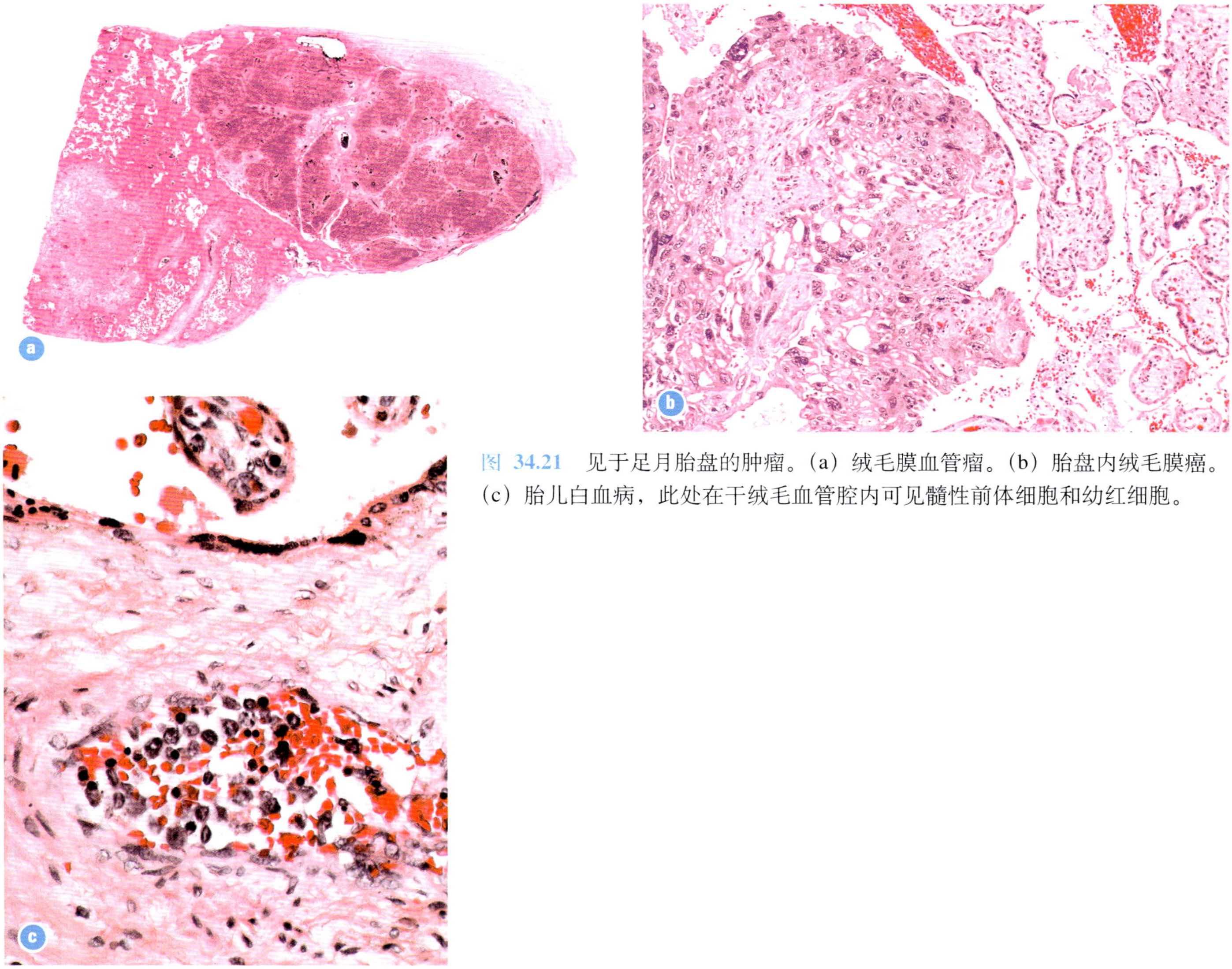

图 34.21 见于足月胎盘的肿瘤。(a) 绒毛膜血管瘤。(b) 胎盘内绒毛膜癌。(c) 胎儿白血病，此处在干绒毛血管腔内可见髓性前体细胞和幼红细胞。

且是惟一的以横穿胎盘并转移至胎儿为特点的母体转移性肿瘤[126]。胎盘内第二常见的母体转移性肿瘤是乳腺癌。胎儿的神经母细胞瘤也可转移到胎盘。

先天性白血病 CONGENITAL LEUKEMIA

先天性白血病少见，而且其预后比儿童期发生的相应类型的白血病更为凶险[127]。有报道其与 Down 综合征有关，且可呈急性或一过性，尽管一过性的病例最终存在复发危险性[128]。死产的情况下应排除这一诊断的可能，尤其是与 Down 综合征相伴随者（图 34.21 c）。

围生期或产后出血（包括妊娠子宫切除） Peri- or post-partum hemorrhage (including gravid hysterectomy)

背景和临床表现 BACKGROUND AND CLINICAL PRESENTATION

产程内和产后每大量出血是引起母体发病一个主要原因，并且每 1000 个病例中有 2 ~ 5 例由此被迫进行子宫切除。最常见的原因是前置胎盘、子宫收缩不良和（或）子宫破裂和胎盘粘连。在急诊的情况下进行子宫切除时，母体的发病率较高，不仅由于大量失血，还由于发生其他并发症，包括弥漫性血管内凝血、伤口感染和输尿管损伤。尽管存在这些并发症，大多数研究报告不引起或很少引起母体死亡（0 ~ 5%），这与其基础病变的严重程度相关[129-133]。

前置胎盘 PLACENTA PREVIA

前置胎盘是指胎盘植入到低位的子宫段或宫颈，且可能与胎盘粘连有关（见下文）（图 34.22）。处理包括不能进行阴道指检和分娩延期，同时监测直到胎儿达到肺部成熟或 36 周妊娠[133]。因为出血与子宫收缩有关，所以常常应用宫缩抑制剂进行治疗。母体的发病并不常见，但是胎儿的发病率约为 4% ~ 8%[133]。

在阴道分娩的胎盘中，当胎膜破裂的“最近点”到达胎盘边缘时，应怀疑边缘前置胎盘。然而，完全性前置胎盘需要行剖宫产（cesarean delivery）；因此不管胎盘的位置如何，膜破裂的“最近点”的分析与分娩不相干。令人惊奇的是，前置胎盘没有特异性的胎盘病理学异常，它们在大体检查中和显微镜下检查中都相当“正常”。部分病例有时出现胎盘后的血凝块和母体面破裂。其他前置胎盘病例中常见的非特异性表现包括胎盘区域性变薄或梗死以及母体面破碎。当一个先前有过剖宫产术史的患者被诊断为前置胎盘时，其发生胎盘粘连的危险性较高；有时要进行剖宫产加子宫切除术。即使外科手术已将胎盘切除，当组织学上显示胎盘植入的部位包绕着子宫内口时（即包含较低的子宫段的前壁和后壁），在子宫切除的标本中前置胎盘的诊断仍然可以确定。

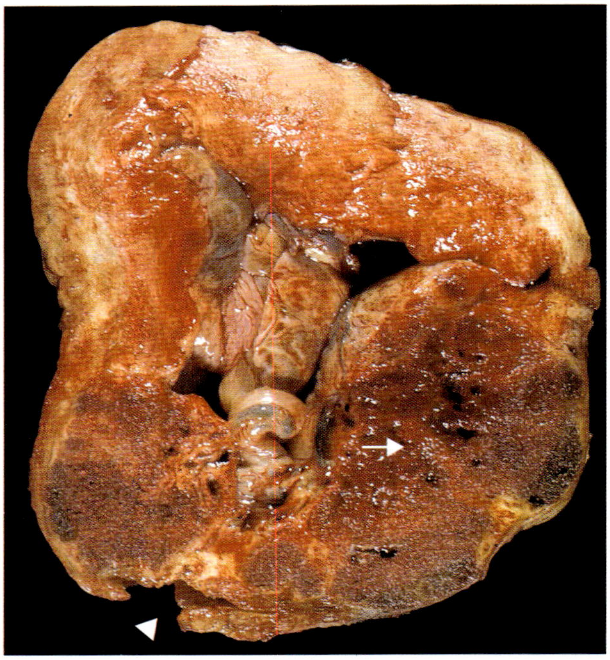

图 34.22 部分切除的子宫附有胎盘延伸到宫颈（前置胎盘；三角箭头所示）。胎盘仍然在子宫内且延伸到整个低位子宫段的子宫壁以及子宫肌层（胎盘植入；箭头所示）。

胎盘种植异常 CRETA

胎盘种植异常是指在没有蜕膜作为中介物的情况下发生的胎盘种植。根据异常的范围，其可被称为胎盘粘连（当胎盘组织粘附于表层子宫肌壁时）、胎盘植入（当绒毛侵入子宫肌壁深层）和穿透性胎盘（当绒毛为透壁性的）（图 34.23 a–c）。胎盘粘连的最大危险因素是先前的刮宫术、内膜下平滑肌瘤、子宫外科手术和先前的妊娠或剖宫产术，这些与 80% 的病例相关[130, 134]。

大体上，胎盘粘连表现不一。如果胎盘局灶性破碎，或在胎盘母体面发现有子宫肌层时，可怀疑胎盘粘连（图 34.23 a）。在子宫切除的病例，病理学家应仔细检查子宫内膜面是否有残留的胎盘，并且对怀疑胎盘植入区域的子宫内肌层应尽可能多地取材。如果发现绒毛与子宫肌层直接接触，胎盘粘连的诊断就可以成立。如果发现植入床的纤维蛋白与子宫肌壁直接延续，但缺乏蜕膜，表明胎盘粘连的诊断是正确的（图 34.23 b）。证实胎盘粘连的存在对于确定出血原因很重要。

胎盘粘连的处理包括人工移出胎盘，缝合子宫内膜以局部止血，动脉结扎，一些研究中应用甲氨蝶呤，以及最终实施子宫切除。Ota 等人报道，30% 的病例进行子宫切除，20%的病例采取子宫内膜缝合，而50%的病例需人工移出胎盘[134]。

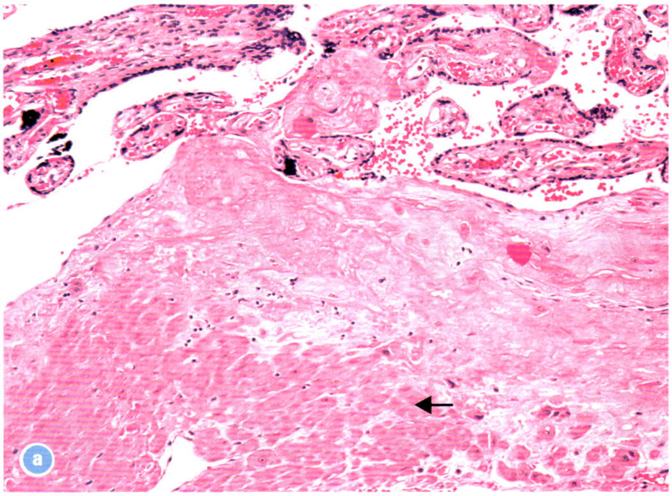

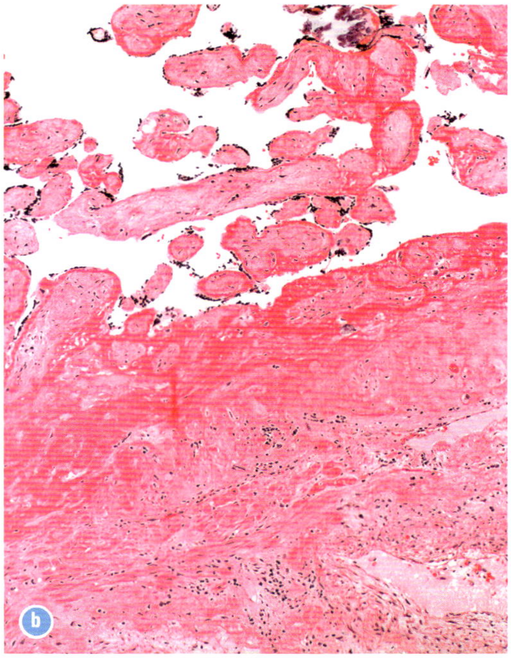

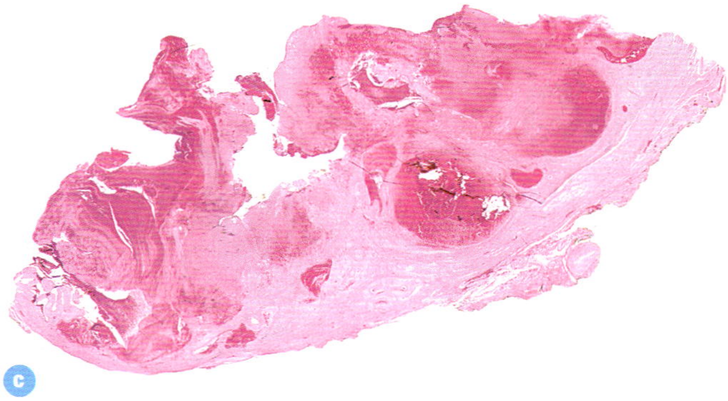

图 34.23　(a) 由于胎盘母体面存在肌纤维（箭头所示），诊断为胎盘粘连。(b) 在子宫刮除术去除的残留妊娠物中，可见子宫肌层和胎盘紧贴。(c) 胎盘植入，肌层切面可见绒毛和血凝块伸入子宫壁。

参考文献 References

1 Benirschke K, Kaufmann P. Pathology of the human placenta, 4th edn. New York: Springer-Verlag; 2000.
2 Genest DR, Granter S, Pinkus GS. Umbilical cord 'pseudo-vasculitis' following second trimester fetal death: a clinicopathological and immunohistochemical study of 13 cases. Histopathology 1997; 30(6):563–569.
3 Muraskas JK, McDonnell JF, Chudik RJ, et al. Amniotic band syndrome with significant orofacial clefts and disruptions and distortions of craniofacial structures. J Pediatr Surg 2003; 38: 635–638.
4 Craven C, Ward K. Placental causes of fetal malformation. Clin Obstet Gynecol 1996; 39:588–606.
5 Hameed C, Tejani N, Verma UL, Archbald F. Silent chorioamnionitis as a cause of preterm labor refractory to tocolytic therapy. Am J Obstet Gynecol 1984; 149:726–730.
6 Naeye RL, Ross SM. Amniotic fluid infection syndrome. Clin Obstet Gynaecol 1982; 9:593–607.
7 Miller RB, Camp SD Van, Barnum DA. The effects of intra-amniotic inoculation of Hemophilus somnus on the bovine fetus and dam. Vet Pathol 1983; 20:574–583.
8 Elst CW van der, Lopez Bernal A, Sinclair-Smith CC. The role of chorioamnionitis and prostaglandins in preterm labor. Obstet Gynecol 1991; 77:672–676.
9 Madan E, Meyer MP, Amortegui A. Chorioamnionitis: a study of organisms isolated in perinatal autopsies. Ann Clin Lab Sci 1988; 18:39–45.
10 Pankuch GA, Appelbaum PC, Lorenz RP, et al. Placental microbiology and histology and the pathogenesis of chorioamnionitis. Obstet Gynecol 1984; 64:802–806.
11 Zhang JM, Kraus FT, Aquino TI. Chorioamnionitis: a comparative histologic, bacteriologic and clinical study. Int J Gynecol Pathol 1985; 4:1–10.
12 American College of Obstetricians and Gynecologists. ACOG Practice Bulletin. Cervical insufficiency. Obstet Gynecol 2003; 102(5):1091–1099.
13 Andersen HF, Nugent CE, Wanty SD, Hayashi RH. Prediction of risk for preterm delivery by ultrasonographic measurement of cervical length. Am J Obstet Gynecol 1990; 163(3):859–867.
14 Rust OA, Atlas RO, Meyn J, et al. Does cerclage location influence perinatal outcome? Am J Obstet Gynecol 2003; 189: 1688–1691.
15 Rush RW, Isaacs S, McPherson K, et al. A randomized controlled trial of cervical cerclage in women at high risk of spontaneous preterm delivery. Br J Obstet Gynaecol 1984; 91:724–730.
16 Medical Research Council/Royal College of Obstetricians and Gynaecologists multicentre randomised trial of cervical cerclage. Final report of the MRC/RCOG Working Party on Cervical Cerclage. Br J Obstet Gynaecol 1993; 100(6):516–523.
17 Duley L. Pre-eclampsia and the hypertensive disorders of pregnancy. Br Med Bull 2003; 67:161–176.
18 Genbacev O, Krtolica A, Kaelin W, Fisher SJ. Human cytotrophoblast expression of the von Hippel-Lindau protein is downregulated during uterine invasion in situ and upregulated by hypoxia in vitro. Dev Biol 2001; 233:526–536.
19 Zhou Y, Fisher SJ, Janatpour M, et al. Human cytotrophoblasts adopt a vascular phenotype as they differentiate: a strategy for successful endovascular invasion? J Clin Invest 1997; 99:2139–2151.
20 Zhou Y, Damsky CH, Fisher SJ. Preeclampsia is associated with failure of human cytotrophoblasts to mimic a vascular adhesion phenotype. One cause of defective endovascular invasion in this syndrome? J Clin Invest 1997; 99:2152–2164.
21 Khong TY, Wolf F De, Robertson WB, Brosens I. Inadequate maternal vascular response to placentation in pregnancies complicated by pre-eclampsia and by small-for-gestational age infants. Br J Obstet Gynaecol 1986; 93(10):1049–1059.
22 Waite LL, Atwood AK, Taylor RN. Preeclampsia, an implantation disorder. Rev Endocr Metab Disord 2002; 3(2):151–158.
23 Zhou Y, McMaster M, Woo K, et al. Vascular endothelial growth factor ligands and receptors that regulate human cytotrophoblast survival are dysregulated in severe preeclampsia and hemolysis, elevated liver enzymes and low platelets syndrome. Am J Pathol 2002; 160(4):1405–1423.
24 Ferris TF. Pregnancy, preeclampsia and the endothelial cell. N Engl J Med 1991; 325(20):1439–1440.
25 Chavarria ME, Lara-Gonzalez L, Gonzalez-Gleason A, et al. Prostacyclin/thromboxane early changes in pregnancies that are complicated by preeclampsia. Am J Obstet Gynecol 2003; 188(4):986–992.
26 Maynard SE, Min JY, Merchan J, et al. Excess placental soluble fms-like tyrosine kinase 1 (sFlt1) may contribute to endothelial dysfunction, hypertension and proteinuria in preeclampsia. J Clin Invest 2003; 111:649–658.
27 Thadhani R, Mutter WP, Wolf M, et al. First trimester placental growth factor and soluble fms-like tyrosine kinase 1 and risk for preeclampsia. J Clin Endocrin Metab 2004; 89: 770–775.
28 Levine RJ, Maynard SE, Qian C, et al. Circulating angiogenic factors and the risk of preeclampsia. N Engl J Med 2004; 350: 672–683.
29 Labarrere CA. Acute atherosis. A histopathological hallmark of immune aggression? Placenta 1988; 9:95–108.
30 Naeye RL. Functionally important disorders of the placenta, umbilical cord and fetal membranes. Hum Pathol 1987; 18: 680–691.
31 Salafia CM, Vintzileos AM, Silberman L, et al. Placental pathology of idiopathic intrauterine growth retardation at term. Am J Perinatol 1992; 9:179–184.
32 Redline RW, Pappin A. Fetal thrombotic vasculopathy: the clinical significance of extensive avascular villi. Hum Pathol 1995; 26(1):80–85.
33 Lin CC. Intrauterine growth retardation. Obstet Gynecol Annu

1985; 14:127–221.
34 Bernstein IM, Horbar JD, Badger GJ, et al. Morbidity and mortality among very-low-birth-weight neonates with intrauterine growth restriction. The Vermont Oxford Network. Am J Obstet Gynecol 2000; 182:198–206.
35 Kraus FT. Cerebral palsy and thrombi in placental vessels of the fetus: insights from litigation. Hum Pathol 1997; 28:246–248.
36 Naeye RL. Maternal floor infarction. Hum Pathol 1985; 16 (8):823–828.
37 Andres RL, Kuyper W, Resnik R, et al. The association of maternal floor infarction of the placenta with adverse perinatal outcome. Am J Obstet Gynecol 1990; 163:935–938.
38 Katzman PJ, Genest DR. Maternal floor infarction and massive perivillous fibrin deposition: histological definitions, association with intrauterine fetal growth restriction and risk of recurrence. Pediatr Dev Pathol 2002; 5:159–164.
39 Desmonts G, Couvreur J. Congenital toxoplasmosis. A prospective study of 378 pregnancies. N Engl J Med 1974; 290: 1110–1116.
40 Popek EJ. Granulomatous villitis due to *Toxoplasma gondii*. Pediatr Pathol 1992; 12:281.
41 Foulon W, Naessens A, Catte L de, Amy J-J. Detection of congenital toxoplasmosis by chorionic villus sampling and early amniocentesis. Am J Obstet Gynecol 1990; 163:1511–1513.
42 Fricker-Hidalgo H, Pelloux H, Racinet C, et al. Detection of *Toxoplasma gondii* in 94 placentae from infected women by polymerase chain reaction, *in vivo* and *in vitro* cultures. Placenta 1998; 19:545–549.
43 Schulz KF, Cates W Jr, O'Mara PR. A synopsis of the problems in Africa in syphilis and gonorrhoeae during pregnancy. Afr J Sex Transmi Dis 1986; 2(2):56–57.
44 Nagot N, Meda N, Ouangre A, et al. Review of STI and HIV epidemiological data from 1990 to 2001 in urban Burkina Faso: implications for STI and HIV control. Sex Transm Infect 2004; 80(2):124–129.
45 Larkin JA, Lit L, Toney J, Haley JA. Recognizing and treating syphilis in pregnancy. Medscape Women's Health 1998; 3:5.
46 Lukehart SA, Godornes C, Molini BJ, et al. Macrolide resistance in *Treponema pallidum* in the United States and Ireland. N Engl J Med 2004; 351:154–158.
47 Genest DR, Choi-Hong SR, Tate JE, et al. Diagnosis of congenital syphilis from placental examination: comparison of histopathology, Steiner stain and polymerase chain reaction for *Treponema pallidum* DNA. Hum Pathol 1996; 27(4):366–372.
48 Sheffield JS, Sanchez PJ, Wendel GD Jr, et al. Placental histopathology of congenital syphilis. Obstet Gynecol 2002; 100: 126–133.
49 Casper C, Fenyo EM. Mother-to-child transmission of HIV-1: the role of HIV-1 variability and the placental barrier. Acta Microbiol Immunol Hung 2001; 48:545–573.
50 Toth FD, Bacsi A, Beck Z, Szabo J. Vertical transmission of human immunodeficiency virus. Acta Microbiol Immunol Hung 2001; 48:413–427.
51 Behbahani H, Popek E, Garcia P, et al. Upregulation of CCR5 expression in the placenta is associated with human immunodeficiency virus-1 vertical transmission. Am J Pathol 2000; 157:1811–1818.
52 Arias RA, Munoz LD, Munoz-Fernandez MA. Transmission of HIV-1 infection between trophoblast placental cells and T-cells take place via an LFA-1 mediated cell-to-cell contact. Virology 2003; 307:266–277.
53 Soilleux EJ, Coleman N. Transplacental transmission of HIV: a potential role for HIV binding lectins. Int J Biochem Cell Biol 2003; 35:283–287.
54 Pohlmann S, Soilleux EJ, Baribaud F, et al. DC-SIGNR, a DC-SIGN homologue expressed in endothelial cells, binds to human and simian immunodeficiency viruses and activates infection in trans. Proc Natl Acad Sci 2001; 98:2670–2675.
55 Doyle M, Atkins JT, Rivera-Matos IR. Congenital cytomegalovirus infection in infants infected with human immunodeficiency virus type 1. Pediatr Infect Dis J 1996; 15: 1102–1106.
56 Moore JM, Ayisi J, Nahlen BL, et al. Immunity to placental malaria, II: placental antigen-specific cytokine responses are impaired in human immunodeficiency virus-infected women. J Infect Dis 2000; 182:960–964.
57 Muhlemann K, Miller RK, Metlay L, Menegus MA. Cytomegalovirus infection of the human placenta: an immunocytochemical study. Hum Pathol 1992; 23:1234–1237.
58 Ozono K, Mushiake S, Takeshima T, Nakayama M. Diagnosis of congenital cytomegalovirus infection by examination of the placenta: application of polymerase chain reaction and in situ hybridization. Pediatr Pathol Lab Med 1997; 17:249–258.
59 Overall JC Jr. Herpes simplex virus infection of the fetus and newborn. Pediatr Ann 1994; 23(3):131–136.
60 Hyde SR, Giacoia GP. Congenital herpes infection: placental and umbilical cord findings. Obstet Gynecol 1993; 81(5):852–855.
61 Schwartz DA, Caldwell E. Herpes simplex virus infection of the placenta. The role of molecular pathology in the diagnosis of viral infection of placental-associated tissues. Arch Pathol Lab Med 1991; 115(11):1141–1144.
62 Benirschke K, Robb JA. Infectious causes of fetal death. Clin Obstet Gynecol 1987; 30(2):284–294.
63 Bendon RW, Perez F, Ray MB. Herpes simplex virus: fetal and decidual infection. Pediatr Pathol 1987; 7(1):63–70.
64 Basso NG, Fonseca ME, Garcia AG, et al. Enterovirus isolation from foetal and placental tissues. Acta Virol 1990; 34 (1):49–57.
65 Satosar A, Ramirez NC, Bartholomew D, et al. Histologic correlates of viral and bacterial infection of the placenta associated with severe morbidity and mortality in the newborn. Hum Pathol 2004; 35(5):536–545.
66 Genen L, Nuovo GJ, Krilov L, Davis JM. Correlation of *in situ* detection of infectious agents in the placenta with neonatal outcome. J Pediatr 2004; 144(3):316–320.
67 Euscher E, Davis J, Holzman I, Nuovo GJ. Coxsackie virus infection of the placenta associated with neurodevelopmental

delays in the newborn. Obstet Gynecol 2001; 98(6):1019–1026.

68 Parry S, Holder J, Strauss JF 3rd. Mechanisms of trophoblast-virus interaction. J Reprod Immunol 1997; 37(1):25–34.

69 Petignat P, Vial Y, Laurini R, Hohlfeld P. Fetal varicella herpes zoster syndrome in early pregnancy: ultrasonographic and morphological correlation. Prenat Diagn 2001; 21(2):121–124.

70 Matovina M, Husnjak K, Milutin N, et al. Possible role of bacterial and viral infections in miscarriages. Fertil Steril 2004; 8:662–669.

71 Chow KC, Lee CC, Lin TY, et al. Congenital enterovirus 71 infection: a case study with virology and immunohistochemistry. Clin Infect Dis 2000; 31:509–512.

72 Rhone SA, Magee F, Remple V, Money D. The association of placental abnormalities with maternal and neonatal clinical findings: a retrospective cohort study. J Obstet Gynaecol Can 2003; 25(2):123–128.

73 Incerpi MH, Miller DA, Samadi R, et al. Stillbirth evaluation: what tests are needed? Am J Obstet Gynecol 1998; 178(6): 1121–1125.

74 Redline RW, Abramowsky CR. Clinical and pathological aspects of recurrent villitis. Hum Pathol 1985; 16:727–731.

75 Redline RW, Patterson P. Villitis of unknown etiology is associated with major infiltration of fetal tissue by maternal inflammatory cells. Am J Pathol 1993; 143:473–479.

76 Labarrere CA, McIntyre JA, Faulk WP. Immunohistologic evidence that villitis in human normal term placentas is an immunologic lesion. Am J Obstet Gyn 1990; 162:515–522.

77 Labarrere CA, Catoggio LJ, Mullen EG, Althabe OH. Placental lesions in maternal autoimmune diseases. Am J Reprod Immunol 1986; 12:78–86.

78 Labarrere CA, Carson SD, Faulk WP. Tissue factor in chronic villitis of unestablished etiology. J Reprod Immunol 1991; 19 (3):225.

79 Russell P, Atkinson K, Krishnan L. Recurrent reproductive failure due to severe placental villitis of unknown etiology. J Reprod Med 1980; 24(2):93–98.

80 Ornoy A, Crone K, Altshuler G. Pathological features of the placenta in fetal death. Arch Pathol Lab Med 1976; 100(7): 367–371.

81 Lee WK, Schwartz DA, Rice RJ, Larsen SA. Syphilitic endometritis causing first trimester abortion: a potential infectious cause of fetal morbidity in early gestation. South Med J 1994; 87(12):1259–1261.

82 Oats JJ. Fourth International Workshop-Conference on Gestational Diabetes Mellitus. Overview and commentary on first session. Diabetes Care 1998; 21(Suppl 2):B58–B59.

83 Cousins L. Pregnancy complications among diabetic women: review 1965–1985. Obstet Gynecol Surv 1987; 42(3):140–149.

84 Vidaeff AC, Yeomans ER, Ramin SM. Gestational diabetes: a field of controversy. Obstet Gynecol Surv 2003; 58(11):759–769.

85 Driscoll JJ, Gillespie L. Obstetrical considerations in diabetes in pregnancy. Med Clin North Am 1965; 49:1025–1034.

86 Chorangiosis AG. An important placental sign of neonatal morbidity and mortality. Arch Pathol Lab Med 1984; 108(1): 71–74.

87 Mayhew TM, Sampson C. Maternal diabetes mellitus is associated with altered deposition of fibrin-type fibrinoid at the villous surface in term placentae. Placenta 2003; 24(5):524–531.

88 Jirkovska M, Kubinova L, Janacek J, et al. Topological properties and spatial organization of villous capillaries in normal and diabetic placentas. J Vasc Res 2002; 39:268–278.

89 Younes B. Baez-Giangreco A, al-Nuaim L, et al. Basement membrane thickening in the placentae from diabetic women. Pathol Int 1996; 46:100–104.

90 al-Okail MS, al-Attas OS. Histological changes in placental syncytiotrophoblasts of poorly controlled gestational diabetic patients. Endocr J 1994; 41(4):355–360.

91 Clarson C, Tevaarwerk GJ, Harding PG, et al. Placental weight in diabetic pregnancies. Placenta 1989; 10:275–281.

92 Moise KJ Jr. Management of rhesus alloimmunization in pregnancy. O2Am J Med Genet 1989; 34:366–390.

97 Fox H. Abnormalities of the foetal stem arteries in the human placenta. J Obstet Gynaecol Br Commonw 1967; 74:734–738.

98 Zelop C, Benacerraf BR. The causes and natural history of fetal ascites. Prenat Diagn 1994; 14:941–946.

99 Miller PW, Coen RW, Benirschke K. Dating the time interval from meconium passage to birth. Obstet Gynecol 1985; 66: 459–462.

100 Altshuler G, Arizawa M, Molnar-Nadasdy G. Meconium-induced umbilical cord vascular necrosis and ulceration: a potential link between the placenta and poor pregnancy outcome. Obstet Gynecol 1992; 79:760–766.

101 Byrne J, Blanc WA. Malformations and chromosome anomalies in spontaneously aborted fetuses with single umbilical artery. Am J Obstet Gynecol 1985; 151:340–342.

102 Leung AK, Robson WL. Incidence and associations of single umbilical artery. Am J Med Genet 1993; 46(2):248–249.

103 Genest DR. Estimating the time of death in stillborn fetuses: II. Histologic evaluation of the placenta; a study of 71 stillborns. Obstet Gynecol 1992; 80(4):585–592.

104 Cameron AH. The Birmingham twin survey. Proc R Soc Med 1968; 61:229–234.

105 Glinianaia SV, Rankin J, Wright C, et al. Northern Region Perinatal Mortality Survey Steering Group. A multiple pregnancy register in the north of England. Twin Res 2002; 5(5):436–439.

106 Adegbite AL, Castille S, Ward S, Bajoria R. Neuromorbidity in preterm twins in relation to chorionicity and discordant birth weight. Am J Obstet Gynecol 2004; 190:156–163.

107 Sau AK, Langford K, Elliott C, et al. Monoamniotic twins: what should be the optimal antenatal management? Twin Res 2003; 6(4):270–274.

108 Sohi I, Chacko B, Masih K, Choudhary S. A case of TRAP sequence: acardiac twin. Indian J Pathol Microbiol 2003; 46: 664–665.

109 Sullivan AE, Varner MW, Ball RH, et al. The management of acardiac twins: a conservative approach. Am J Obstet Gynecol 2003; 189:1310–1313.
110 Aslan H, Gul A, Cebeci A, et al. The outcome of twin pregnancies complicated by single fetal death after 20 weeks of gestation. Twin Res 2004; 7:1–4.
111 Boyd JF. Disseminated fibrin thrombo-embolism in stillbirths: a histological picture similar to one form of maternal hypofibrinogenaemia. J Obstet Gynaecol Br Commonw 1966; 73:629–639.
112 Fries MH, Goldstein RB, Kilpatrick SJ, et al. The role of velamentous cord insertion in the etiology of twin-twin transfusion syndrome. Obstet Gynecol 1993; 81:569–574.
113 Baldwin VJ, Wittmann BK. Pathology of intragestational intervention in twin-to-twin transfusion syndrome. Pediatr Pathol 1990; 10:79–93.
114 Gemert MJC van, Umur A, Tijssen JGP, Ross MG. Twin-twin transfusion syndrome: etiology, severity and rational management. Curr Opin Obstet Gyn 2001; 13:193–206.
115 Sherer DM. Adverse perinatal outcome of twin pregnancies according to chorionicity. Am J Perinatol 2001; 18:23–37.
116 Dodd JM, Robinson JS, Crowther CA, Chan A. Stillbirth and neonatal outcomes in South Australia, 1991–2000. Am J Obstet Gynecol 2003; 189:1731–1736.
117 Skeie A, Froen JF, Vege A, Stray-Pedersen B. Cause and risk of stillbirth in twin pregnancies: a retrospective audit. Acta Obstet Gynecol Scand 2003; 82:1010–1016.
118 Fakeye O. Perinatal factors in twin mortality in Nigeria. Int J Gynaecol Obstet 1986; 24(4):309–314.
119 Amaru RC, Bush MC, Berkowitz RL, et al. Is discordant growth in twins an independent risk factor for adverse neonatal outcome? Obstet Gynecol 2004; 103:71–76.
120 Sherer DM, Divon MY. Fetal growth in multifetal gestation. Clin Obstet Gynecol 1997; 40:764–770.
121 Malinowski W. Umbilical cord complications in twin pregnancies. Ginekol Pol 2003; 74:1208–1212.
122 Trogstad L, Skrondal A, Stoltenberg C, et al. Recurrence risk of preeclampsia in twin and singleton pregnancies. Am J Med Genet 2004; 126a:41–45.
123 Sepulveda W, Alcalde JL, Schnapp C, Bravo M. Perinatal outcome after prenatal diagnosis of placental chorioangioma. Obstet Gynecol 2003; 102:1028–1033.
124 Jacques SM, Qureshi F, Doss BJ, Munkarah A. Intraplacental choriocarcinoma associated with viable pregnancy: pathologic features and implications for the mother and infant. Pediatr Dev Pathol 1998; 1(5):380–387.
125 Kim SJ. Placental site trophoblastic tumour. Best Pract Res Clin Obstet Gynaecol 2003; 17(6):969–984.
126 Potter JF, Schoeneman M. Metastasis of maternal cancer to the placenta and fetus. Cancer 1970; 25:380–388.
127 Isaacs H Jr. Fetal and neonatal leukemia. J Pediatr Hematol Oncol 2003; 25(5):348–361.
128 Robertson M, Jong G De, Mansvelt E. Prenatal diagnosis of congenital leukemia in a fetus at 25 weeks' gestation with Down syndrome: case report and review of the literature. Ultrasound Obstet Gynecol 2003; 21(5):486–489.
129 Engelsen IB, Albrechtsen S, Iversen OE. Peripartum hysterectomy–incidence and maternal morbidity. Acta Obstet Gynecol Scand 2001; 80:409–412.
130 Castaneda S, Karrison T, Cibils LA. Peripartum hysterectomy. J Perinat Med 2000; 28:472–481.
131 Zaideh SM, Abu-Heija AT, El-Jallad MF. Placenta praevia and accreta: analysis of a two-year experience. Gynecol Obstet Invest 1998; 46:96–98.
132 Hamsho MA, Alsakka M. Emergency obstetric hysterectomy in Qatar – a 20-year review. Int J Fertil Women's Med 1999; 44:209–211.
133 Mabie WC. Placenta previa. Clin Perinatol 1992; 19:425–435.
134 Ota Y, Watanabe H, Fukasawa I, et al. Placenta accreta/increta. Review of 10 cases and a case report. Arch Gynecol Obstet 1999; 263:69–72.

附录 I 生殖道肿瘤的TNM*FIGO**分期***

*T*umor, *N*odes, *M*etastases (TNM)* and FIGO** staging of reproductive tract tumors***

注意：分期分类的应用在不同的医疗机构可能有所不同。每一个病理医师都应该确保他们应用的分类的准确性，并且符合当地的医疗标准。

* 美国癌症联合委员会（AJCC）/ 国际抗癌联盟（UICC）

** 国际妇产科学联盟（FIGO）

*** 见 AJCC Cancer Staging Manual, 6th edition, Springer Verlag, New York 2002

宫颈癌 Carcinoma of the cervix

分类	FIGO 分期	原发性肿瘤（T）
TX		原发性肿瘤不能被评估
T0		没有原发性肿瘤的证据
Tis		原位癌
T1	Ⅰ	宫颈癌局限于子宫
T1A	ⅠA	通过显微镜下诊断的临床前浸润癌
T1a1	ⅠA1	显微镜下间质微小浸润
T1a2	ⅠA2	肿瘤浸润深度≤ 5 mm，长度≤ 7 mm
T1B	ⅠB	肿瘤＞ T1a2
T2	Ⅱ	宫颈癌浸润超出子宫，但是没有累及盆腔或阴道下 1/3
T2a	ⅡA	肿瘤没有累及宫旁组织
T2b	ⅡB	肿瘤浸润宫旁组织
T3	Ⅲ	肿瘤延伸到盆壁和（或）累及阴道和（或）引起肾盂积水或无功能肾
T3a	ⅢA	肿瘤累及阴道下 1/3，没有延伸到盆腔
T3b	ⅢB	肿瘤延伸到盆壁和（或）引起肾盂积水或无功能肾
T4	ⅣA	肿瘤浸润膀胱或直肠黏膜和（或）延伸到真骨盆外

分类	淋巴结（N）
NX	局部淋巴结不能被评估
N0	没有局部淋巴结转移
N1	局部淋巴结转移

分类	远处转移（M）
MX	远处转移不能被评估
M0	没有远处转移
M1	远处转移

FIGO 分期	分型	（AJCC /	UICC）
0	Tis	N0	M0
ⅠA	T1a	N0	M0
ⅠB	T1b	N0	M0
ⅡA	T2a	N0	M0
ⅡB	T2b	N0	M0
ⅢA	T3a	N0	M0
ⅢB	T1	N1	M0
	T2	N1	M0
	T3b	任何 N	M0
ⅣA	T4	任何 N	M0
ⅣB			

子宫体癌 Carcinoma of the *Corpus Uteri*

分类	FIGO 分期	原发性肿瘤（T）
TX		原发性肿瘤不能被评估
T0		没有原发性肿瘤的证据
Tis		原位癌
T1	Ⅰ	肿瘤局限于子宫体
T1a	ⅠA	肿瘤局限于子宫内膜
T1b	ⅠB	肿瘤浸润子宫肌层达到其厚度的一半
T1c	ⅠC	肿瘤浸润子宫肌层超过其厚度的一半
T2	Ⅱ	肿瘤浸润宫颈，但是并未延伸到子宫外
T2a	ⅡA	仅有宫颈内膜黏膜受累
T2b	ⅡB	浸润宫颈间质
T3	Ⅲ	局部蔓延如下所述
T3a	ⅢA	肿瘤浸润浆膜和（或）附件（直接蔓延或转移）以及（或）腹水或腹腔冲洗液中有癌细胞
T3b	ⅢB	阴道受累（直接蔓延或转移）
N1	ⅢC	转移到盆腔或主动脉旁淋巴结
T4	ⅣA	肿瘤浸润膀胱或肠黏膜
M1	ⅣB	远处转移（不包括阴道、子宫旁组织或附件；除了主动脉旁或腹股沟淋巴结外，还包括腹腔内淋巴结转移）

分类	淋巴结（N）
NX	局部淋巴结不能被评估
N0	没有局部淋巴结转移
N1	局部淋巴结转移

分类	远处转移（M）
MX	远处转移不能被评估
M0	没有远处转移
M1	远处转移

FIGO 分期	分型	（AJCC /	UICC）
0	Tis	N0	M0
ⅠA	T1a	N0	M0
ⅠB	T1b	N0	M0
ⅠC	T1c	N0	M0
ⅡA	T2a	N0	M0
ⅡB	T2b	N0	M0
ⅢA	T3a	N0	M0
ⅢB	T3b	N0	M0
ⅢC	T1	N1	M0
	T2	N1	M0
	T3a	N1	M0
	T3b	N1	M0
ⅣA	T4	任何 N	M0
ⅣB	任何 T	任何 N	M1

卵巢癌 Carcinoma of the ovary

分类	FIGO 分期	原发性肿瘤（T）
TX		原发性肿瘤不能被评估
T0		没有原发性肿瘤的证据
T1	Ⅰ	肿瘤局限于卵巢
T1a	ⅠA	肿瘤局限于一侧卵巢；包膜完整，没有表面受累；腹腔冲洗液或腹水中没有恶性细胞
T1b	ⅠB	肿瘤局限于两侧卵巢；包膜完整，没有表面受累；腹腔冲洗液或腹水中没有恶性细胞
T1c	ⅠC	肿瘤局限于一侧或两侧卵巢，并且具有下面一个条件：包膜破裂，表面受累，腹水或冲洗液中有恶性细胞
T2	Ⅱ	肿瘤累及一侧或两侧卵巢并且蔓延至盆腔
T2a	ⅡA	蔓延和（或）种植于子宫和（或）输卵管。腹水或腹腔冲洗液中没有恶性细胞
T2b	ⅡB	蔓延至其他盆腔组织。腹水或腹腔冲洗液中没有恶性细胞
T2c	ⅡC	盆腔蔓延（2a 或 2b）伴有腹水或腹腔冲洗液中出现恶性细胞
T3	Ⅲ	肿瘤累及一侧或两侧卵巢伴有盆腔外显微镜下腹膜转移，和（或）N1，和（或）淋巴结转移

分类	FIGO 分期	原发性肿瘤（T）
T3a	ⅢA	显微镜下盆腔外腹膜转移
T3b	ⅢB	肉眼可见盆腔外腹膜转移（< 2 cm）
T3c	ⅢC	盆腔外腹膜转移最大径超过 2 cm 和（或）局部淋巴结和（或）N1 转移
M1	Ⅳ	远处转移（不包括腹膜转移）

分类	淋巴结（N）
NX	局部淋巴结不能被评估
N0	没有局部淋巴结转移
N1	局部淋巴结转移

分类	远处转移（M）
MX	远处转移不能被评估
M0	没有远处转移
M1	远处转移（不包括腹膜转移）

FIGO 分期	分型	（AJCC /	UICC）
ⅠA	T1a	N0	M0
ⅠB	T1b	N0	M0
ⅠC	T1c	N0	M0
ⅡA	T2a	N0	M0
ⅡB	T2b	N0	M0
ⅡC	T2c	N0	M0
ⅢA	T3a	N0	M0
ⅢB	T3b	N0	M0
ⅢC	T3c	N0	M0
	任何 T	N1	M0
Ⅳ	任何 T	任何 N	M1

阴道癌 Carcinoma of the vagina

分类	FIGO 分期	原发性肿瘤（T）
TX		原发性肿瘤不能被评估
T0		没有原发性肿瘤的证据
Tis	0	原位癌
T1	Ⅰ	肿瘤局限于阴道
T2	Ⅱ	肿瘤浸润阴道旁组织，但未浸润盆壁
T3	Ⅲ	肿瘤蔓延至盆壁
T4	Ⅳa	肿瘤浸润膀胱或直肠黏膜和（或）蔓延至真骨盆外

分类	淋巴结（N）
NX	局部淋巴结不能被评估
N0	没有局部淋巴结转移

分类	阴道上 2/3
N1	盆腔淋巴结转移

分类	阴道下 1/3
N1	单侧腹股沟淋巴结转移
N2	两侧腹股沟淋巴结转移

分类	分期	远处转移（M）
MX		远处转移不能被评估
M0		没有远处转移
M1	Ⅳb	远处转移

FIGO 分期	分型	（AJCC /	UICC）
0	Tis	N0	M0
Ⅰ	T1	N0	M0
Ⅱ	T2	N0	M0
Ⅲ	T1	N1	M0
	T2	N1	M0
	T3	N0	M0
	T3	N1	M0
ⅣA	T1	N2	M0
	T2	N2	M0
	T3	N2	M0
	T4	任何 N	M0
ⅣB	任何 T	任何 N	M1

外阴癌 Carcinoma of the vulva

分类	FIGO 分期	原发性肿瘤（T）
TX		原发性肿瘤不能被评估
T0		没有原发性肿瘤的证据
Tis	0	浸润前癌（原位癌）
T1	I	肿瘤局限于外阴或外阴和会阴，≤ 2 cm
T2	Ⅱ	肿瘤局限于外阴或外阴和会阴，＞ 2 cm
T3	Ⅲ	肿瘤累及下列任何结构：尿道下部，阴道，肛门
T4	Ⅳ	肿瘤浸润下列任何结构：膀胱黏膜，上部阴道黏膜，直肠黏膜，或转移到骨骼

分类	淋巴结(N)
NX	局部淋巴结不能被评估
N0	没有局部淋巴结转移
N1	单侧局部淋巴结转移
N2	两侧局部淋巴结转移

分类	远处转移（M）
MX	远处转移不能被评估
M0	没有远处转移
M1	远处转移（盆腔淋巴结转移是 M1）

FIGO 分期	分型	（AJCC /	UICC）
0	Tis	N0	M0
I	T1	N0	M0
Ⅱ	T2	N0	M0
Ⅲ	T1	N1	M0
	T2	N1	M0
	T3	N0	M0
	T3	N1	M0
ⅣA	T1	N2	M0
	T2	N2	M0
	T3	N2	M0
	T4	任何 N	M0
ⅣB	任何 T	任何 N	M1

肛管癌 Carcinoma of the anal canal

分类	FIGO 分期	原发性肿瘤（T）
TX		原发性肿瘤不能被评估
T0		没有原发性肿瘤的证据

分类	FIGO 分期	原发性肿瘤（T）
Tis	0	原位癌
T1	Ⅰ	肿瘤大小≤ 2 cm
T2	Ⅱ	肿瘤＞ 2 cm 但是＜ 5 cm
T3	Ⅲ	肿瘤＞ 5 cm
T4	Ⅳ	任何大小的肿瘤累及邻近器官，包括阴道、尿道、膀胱（不包括括约肌单独受累）

分类	淋巴结(N)
NX	局部淋巴结不能被评估
N0	没有局部淋巴结转移
N1	直肠周围淋巴结转移
N2	单侧髂和（或）腹股沟淋巴结转移
N3	直肠周围和腹股沟淋巴结和（或）两侧髂和（或）腹股沟淋巴结转移

分类	远处转移(M)
MX	远处转移不能被评估
M0	没有远处转移
M1	远处转移

FIGO 分期	分型	（AJCC	/	UICC）
0	Tis	N0		M0
Ⅰ	T1	N0		M0
Ⅱ	T2	N0		M0
	T3	N0		M0
ⅢA	T1	N1		M0
	T2	N1		M0
	T3	N1		M0
	T4	N0		M0
	T4	N1		M0
	任何 T	N2		M0
	任何 T	N3		M0
Ⅳ	任何 T	任何 N		M1

输卵管癌 Carcinoma of the fallopian tube

分类	FIGO 分期	原发性肿瘤（T）
TX		原发性肿瘤不能被评估
T0		没有原发性肿瘤的证据
Tis	0	原位癌
T1	Ⅰ	肿瘤局限于输卵管
T1a	ⅠA	肿瘤局限于单侧输卵管，没有穿透浆膜，没有腹水

分类	FIGO 分期	原发性肿瘤（T）
T1b	ⅠB	肿瘤局限于两侧输卵管，没有穿透浆膜，没有腹水
T1c	ⅠC	肿瘤蔓延至或穿过浆膜，或冲洗液中有恶性细胞
T2	Ⅱ	肿瘤蔓延至盆腔
T2a	ⅡA	子宫和（或）卵巢
T2b	ⅡB	其他盆腔结构
T2c	ⅡC	同上，冲洗液中有恶性细胞
T3/N1	Ⅲ	盆腔外种植和（或）淋巴结转移
T3a	ⅢA	显微镜下盆腔外转移
T3b	ⅢB	肉眼检查＜ 2 cm
T3c	ⅢC	肉眼检查＞ 2 cm 和（或）淋巴结转移
N1		
M1	Ⅳ	远处转移

分类	淋巴结（N）
NX	局部淋巴结不能被评估
N0	阴性
N1	阳性

分类	远处转移（M）
MX	远处转移不能被评估
M0	没有远处转移
M1	远处转移

FIGO 分期	分型	（AJCC	/ UICC）
0	Tis	N0	M0
ⅠA	T1a	N0	M0
ⅠB	T1b	N0	M0
ⅠC	T1c	N0	M0
ⅡA	T2a	N0	M0
ⅡB	T2b	N0	M0
ⅡC	T2c	N0	M0
ⅢA	T3a	N0	M0
ⅢB	T3b	N0	M0
ⅢC	T3c	N0	M0
	任何 T	N1	M0
Ⅳ	任何 T	任何 N	M1

（回允中　丁效蕙译）

附录Ⅱ Brigham and Women医院女性和围生期病理分部常用的诊断术语

Common diagnostic terms in use in the Division of Women's and Perinatal Pathology, Brigham and Women's Hospital

注意：这些诊断术语在 Brigham and Women 医院常规应用，并且准备以图解的方式应用于实践。其他医院可以应用也可以不用这些术语。任何诊断术语的应用都应该清楚了解它在特定医院的临床影响力。

外阴 Vulva

编码	诊断
LSA	硬化性苔癣
LSC	慢性单纯性苔癣
FIBPOL	纤维上皮性间质息肉
CONDY	尖锐湿疣（condyloma acuminatum）
CONDYS	尖锐湿疣（多发性，condylomata acuminata）
CONDYSK	湿疣伴有脂溢性角化病特征
LOVIL	低级别鳞状上皮内病变（湿疣 /VIN1）
HIVIL2	高级别鳞状上皮内病变（VIN2）
HIVIL3	高级别鳞状上皮内病变（VIN3）
DVIN	外阴上皮内肿瘤形成，分化型
DVIN NOTE	发生在炎性外阴疾病（LSA或LSC）基础上的分化性VIN，发生外阴鳞状细胞癌的危险性增加。建议保守性切除并随访

阴道 Vagina

编码	诊断
BSM	良性鳞状黏膜
CONDY	尖锐湿疣
LOVAIL	低级别鳞状上皮内病变（湿疣 /VAIN1）
HIVAIL2	高级别鳞状上皮内病变（阴道上皮内肿瘤形成 2）
HIVAIL3	高级别鳞状上皮内病变（阴道上皮内肿瘤形成 3）

宫颈 Cervix

编码	诊断
MSE	成熟鳞状上皮
MSM	成熟鳞状化生
SM	鳞状化生
WSM	伴有鳞状化生
CI	慢性炎症
ACI	急性和慢性炎症
SCI	重度慢性炎症
FOC	滤泡性宫颈炎
FC NOTE	滤泡性宫颈炎，虽然为非特异性，可能伴有衣原体感染（建议结合临床）
PK	角化不全
ULCER	溃疡形成
GT	肉芽组织
ACAN	棘层增厚
HK	角化过度
NSPC	没有明显的病理学改变
MC	黏液性（Naboth 腺）囊肿
ECP	宫颈内膜息肉
ECPS	宫颈内膜息肉（多发性）
REP	修复性上皮改变
REACT	反应性上皮改变
MGH	微小腺体改变
EC	宫颈内膜
PORTIO	仅有宫颈部分（外宫颈）
FOBE	良性宫颈内膜碎片
LSILCONDY	鳞状上皮内病变，低级别（外生性湿疣）
LSILI	鳞状上皮内病变，低级别（不成熟性湿疣）
LSIL	鳞状上皮内病变，低级别（湿疣 /CIN 1）
HSIL	鳞状上皮内病变，高级别（CIN 2/CIN 3）
GLINV	伴有腺体受累
SONE	肿瘤性鳞状上皮碎片
SONE1	一个肿瘤性鳞状上皮碎片
CONH	符合高级别鳞状上皮内病变
CONL	符合低级别鳞状上皮内病变
QSIL	鳞状上皮内病变，不能精确分级（CIN 1/CIN 2）
ACIS	原位腺癌
SMILE	产生黏液的复层上皮内病变
SMILE NOTE	注释：这种病变表现为 HSIL 和 ACIS 两种特征。建议锥形活检（在适当部位）
NOSIL	没有鳞状上皮内病变证据

编码	诊断
ECZ	血液、黏液和少量宫颈内膜上皮
TIFD	没有见到组织
SCANT	标本不足
BC	血凝块
NTZ	没有见到移行带
LE	检查的水平面
CAUT	标本扭曲和烧灼假象妨碍边缘的评估
FREE	病变没有累及边缘

子宫内膜 Endometrium

编码	诊断
良性周期性	
PE	增生期子宫内膜
16d	第 16 天子宫内膜
16note	注释：虽然这种形态可能反映新近排卵，但是不具有特异性，而且可能不是单独由雌激素引起的
SE	分泌期子宫内膜
SED	分泌期子宫内膜，______ 天
OME	月经期子宫内膜（排卵的）
BEF	良性子宫内膜碎片
WSB	伴有间质崩解
EARLY	早期增生期子宫内膜伴有残留的崩解间质（晚期月经期子宫内膜）
CANT	注释：在子宫内膜脱落的晚期不能证实排卵
LUS	子宫下段
EM	子宫内膜
良性非周期性	
CE	慢性子宫内膜炎
ACE	急性和慢性子宫内膜炎
PILL	子宫内膜腺体和间质改变符合口服避孕药的效应
DRUG	子宫内膜腺体和间质改变符合黄体酮治疗
ANOV	这种形态符合无排卵周期
SBUN	注释：在这个标本中不能从形态学上区分排卵、无排卵以及间质崩解的其他原因
PFOC	增生期子宫内膜伴有腺体结构改变，符合无排卵
MIX	子宫内膜改变伴有混合性增生期和分泌期形态
MIXCOM	注释：这种形态符合无排卵周期加上排卵或黄体酮治疗
AGLAND	无腺体功能层碎片提示其下为黏膜下平滑肌瘤
HRT	良性子宫内膜伴有腺体和间质的改变，符合激素替代治疗

编码	诊断
EMP	子宫内膜息肉
EMPS	子宫内膜息肉（多发性）
ESTRO	注释：这种形态符合非对抗性或低对抗性的雌激素效应（建议结合临床）
子宫内膜上皮内肿瘤形成	
EIN	子宫内膜上皮内肿瘤形成（非典型性复合性增生）
	充足
EMZ	少量表面子宫内膜和腺体碎片
NODATE	分泌期子宫内膜，不足以精确按日诊断
NOFUN	没有足够的组织以精确按日诊断

子宫肌层 Myometrium

编码	诊断
LEIO	平滑肌瘤（Leiomyoma）
LEIOS	平滑肌瘤（多发性，Leiomyomata）
AMYOS	腺肌病
IM	壁内
SS	浆膜下
SUM	黏膜下

输卵管 Fallopian tube

编码	诊断
NPO	输卵管未见异常
CCS	完全横切
TUBES	标本标明“部分右输卵管”：输卵管未见异常（完全横切）
	标本标明“部分左输卵管”：输卵管未见异常（完全横切）
CS	慢性输卵管炎
SIN	结节性输卵管峡炎
TA	输卵管周围粘连
POA	卵巢周围粘连
TOAD	输卵管 - 卵巢粘连
FOS	滤泡性输卵管炎
HS	输卵管积水
PYO	输卵管积脓
EMOS	子宫内膜异位症
PTC	输卵管旁囊肿

卵巢 Ovaries

编码	诊断
POA	卵巢周围粘连
CF	囊性滤泡
CICS	皮质（间皮）包涵囊肿
EMOMA	子宫内膜瘤
UNDET	不能确定来源的出血性囊肿
CL	黄体

早期妊娠 Early gestation

编码	诊断
鉴别（早期自发性 / 治疗性流产胎）	
EMBRYO	完整的胚胎（标明冠 - 臀长度）
FREM	胚胎组织碎片（即小于 10 周和 3 cm）
FRFT	胎儿组织碎片（即大于 10 周和 3 cm）
FRIP	不成熟胎盘碎片
WVS	伴有绒毛硬化
WVE	伴有绒毛水肿
IS	胎盘种植部位
DE	子宫内膜蜕膜变
滋养细胞肿瘤形成	
PM	部分性水泡状胎块
CM	完全性水泡状胎块
MIS	胎块种植部位
异位（排除 / 证实）	
NOVIL	没有绒毛或滋养细胞存在
ROECT	根据检查不能排除异位妊娠
TECTOP	异位输卵管妊娠

胎盘 Placenta

编码	诊断
脐带	
SUA	单脐动脉
MARGUC	脐带边缘性植入
MEMUC	脐带膜性植入
UCV	脐带血管炎症
胎膜	
MOMO	单绒毛膜，单羊膜双胎胎盘
MODI	单绒毛膜，双羊膜双胎胎盘
DIDI	双羊膜，双绒毛膜双胎胎盘
ACA	急性绒毛膜羊膜炎
SUBC	绒毛膜下炎
DV	蜕膜血管病变
PLMMEC	胎膜中充满色素的巨噬细胞
PLMHEM	胎膜中充满含铁血黄素的巨噬细胞
VASC	蜕膜血管病变可能伴有诸如先兆子痫、高血压、糖尿病和胶原性血管疾病等母体疾病
绒毛膜板和绒毛	
MP	成熟胎盘
IP	不成熟胎盘
SIP	轻微不成熟胎盘（标明大 / 小和大于 / 小于——相对于周数的百分数）
RETRO	胎盘后血肿（标明新鲜或陈旧）
IVT	绒毛间血栓（标明大小）
PLIN	胎盘梗死（标明新鲜、陈旧、单发、多发、大小）
DEADV	绒毛血管变化符合胎儿死亡
CV	慢性绒毛炎
VNOTE1	虽然慢性绒毛炎有时伴有胎儿“TORCH”感染，但是在组织学切片中没有发现病毒包涵体
一般陈述，推荐和充分	
CLINCO	建议结合临床
FRAG	标本破碎妨碍满意评估
ZYGO	通过检查双绒毛膜胎盘不能确定配型（zygosity）
MONO	单绒毛膜胎盘相当于单配型
THEFOL	可辨认出相关器官而且与孕龄相当：（标明）

（回允中　丁效蕙译）

附录Ⅲ 切除的生殖道肿瘤常用报告的诊断变数

Diagnostic variables commonly reported in resected genital tract neoplasms

1. **外阴鳞状细胞癌**

以两维尺寸表示大小（如果大体可见）
长度（即使为镜下）
分级（可以选择）
浸润深度或厚度
肿瘤-间质交界（钝性或浸润性）
有无血管-淋巴管浸润
有无伴随的 VIN
边缘（深部边缘和径向边缘）

2. **外阴黑色素瘤**

以两维尺寸表示大小（如果大体可见）
Breslow 厚度（如果是黏膜，从颗粒细胞层或表面）
Clark 解剖学水平（用于肿瘤累及皮肤）
边缘（深部边缘和径向边缘）
溃疡形成（测量）
消退
每平方米核分裂像
肿瘤有无活跃的淋巴细胞浸润
血管- 淋巴管浸润
镜下卫星病灶
细胞类型（上皮样、梭形等）
共存的痣或前体病变
有无垂直生长相（真皮内细胞巢大小超过表皮内细胞巢，或核分裂活跃）

3. **宫颈鳞状细胞癌**

以两维尺寸表示大小（如果大体可见）
长度（即使为镜下）
分级（可以选择）
从最高上皮-间质交界面的浸润深度，如果肿瘤附近见不到正常上皮时则测量厚度

肿瘤-间质交界面（钝性或浸润性）
有无血管-淋巴管浸润
有无伴随的 SIL
边缘

4. **子宫内膜癌**
以两维尺寸表示大小（如果大体可见）
长度（即使为镜下）
肿瘤类型（子宫内膜样、浆液性等）
分级（子宫内膜样）
浸润深度，测量并计算占子宫肌层厚度的百分比
浸润形态（钝性或浸润性）
有无血管-淋巴管浸润
有无伴随的 EIN
有无宫颈受累
宫颈受累深度，如果存在的话

5. **平滑肌肉瘤**
大小
分级
每 10 HPF 的核分裂像（计数 50 HPF）
肿瘤坏死
肿瘤占据肌层厚度的百分数
有无血管-淋巴管浸润
浆膜受累

6. **输卵管癌**
大小
位置
范围（黏膜、肌层、浆膜）
有无共存的上皮内癌
有无血管-淋巴管浸润

7. **卵巢交界性上皮性肿瘤**
以三维尺寸表示肿瘤大小
检查的切片数目（最好每 1cm 肿瘤最大宽度检查 1 张切片）
有无表面受累
有无种植
种植类型（上皮性非浸润性、纤维组织增生性非浸润性，或浸润性）

8. **卵巢腺癌**
以三维尺寸表示肿瘤大小

肿瘤类型
肿瘤分级
有无共存的良性或交界性囊腺（纤维）瘤
有无表面受累
有无血管-淋巴管浸润

附录IV 来自 Brigham and Women 医院的标本报告

Sample reports from Brigham and Women's Hospital

注意：这些诊断术语在 Brigham and Women 医院常规应用，意在图解临床实践中应用的技术。其他医院可能采用也可能未采用这些术语。任何诊断术语的应用都应该清楚了解它在特定医院的临床影响力。

标本标记（或指明）为“外阴活检”：
高级别鳞状上皮内病变（VIN2/3）
边缘没有病变

标本标记为“外阴活检”：
外阴上皮内肿瘤形成，分化型，见注释
边缘没有病变
注释：分化型VIN发生在炎症性外阴疾病（硬化性苔藓或慢性单纯性苔藓）的情况下，而且发生外阴鳞状细胞癌的危险性增加。建议保守切除并随访。

标本标记（或指明）为“外阴肿块”：
平滑肌肉瘤（8 cm）
存在坏死
核分裂数多达 15 个 /10 HPF
肿瘤被零碎切除

标本标记为“宫颈 12^0 活检”：
高级别鳞状上皮内病变（CIN2）

标本标记（或标定）为“宫颈内膜刮出物”：
肿瘤性上皮片块，符合高级别鳞状上皮内病变（CIN2/3）

标本标记为“LEEP（锥形）活检”：
鳞状上皮内病变，高级别（CIN2/3）伴有腺体受累，见注释
注释：上皮-间质交界面轻度不规则，但不符合浸润的标准。建议随访。

标本标记为“LEEP（锥形）活检”：
浅表浸润性鳞状细胞癌，见注释
鳞状上皮内病变，高级别，见注释
注释：浸润癌测量长度 6.0mm，最大深度（或厚度）2.5mm
　　　无血管淋巴管浸润
　　　边缘没有上皮内和浸润性肿瘤形成（如果边缘小于 1.0mm，需要指出）

标本标记为“子宫内膜刮出物”：
早期增生期子宫内膜，伴有残留的崩溃间质
注释：在子宫内膜脱落的晚期不能证实排卵。

标本标记为“子宫内膜刮出物”：
增生期子宫内膜
无腺体功能层的片块提示黏膜下平滑肌瘤

标本标记为“子宫内膜刮出物”：
子宫内膜上皮内肿瘤形成（非典型性复合性增生），见注释。
注释：病变由累及子宫内膜息肉的单个病灶组成。建议随访取样以除外残留的病变。

标本标记为“子宫、输卵管和卵巢”：

子宫（250 克）	
宫颈	鳞状化生
子宫内膜肌层	子宫内膜腺癌，子宫内膜样型，1 级（3 级分法中的），伴有鳞状（桑椹样）分化
	肿瘤浸润深度 5mm，大约穿越子宫肌层厚度的 35%
	肿瘤浸润方式为钝性
	未见血管淋巴管浸润
浆膜	粘连
右输卵管	无明显病理学改变
左输卵管	输卵管旁囊肿
	浆膜角质性肉芽肿，未见肿瘤
	输卵管周围粘连
右卵巢	皮质间质增生
左卵巢	皮质间质增生
	皮质包涵囊肿

标本标记为“子宫、输卵管和卵巢”：

子宫（200 克）

宫颈	鳞状化生
子宫内膜肌层	子宫乳头状浆液性癌
	肿瘤浸润深度 2mm，大约穿越子宫肌层厚度的 15%
	肿瘤浸润方式为浸润性
	可见血管淋巴管浸润
	肿瘤 p53 免疫染色为弥漫性阳性（＞ 70%），符合上述诊断
浆膜	粘连
右输卵管	无明显病理学改变
	整个标本送检
左输卵管	乳头状浆液性癌，局限于黏膜，见注释
	整个标本送检
右卵巢	萎缩
	整个标本送检
左卵巢	萎缩
	皮质包涵囊肿
	整个标本送检

注释：输卵管黏膜的肿瘤解释为子宫内膜癌的转移。

标本标记为“右输卵管和网膜活检”：

卵巢	浆液性交界性肿瘤伴有复杂（微乳头状）结构（12 cm），见注释
	肿瘤出现在一个囊肿内
	未见间质浸润
	未见表面种植
输卵管	浆液性肿瘤的显微镜下非浸润性浆膜种植，见注释
网膜活检	显微镜下，浆液性肿瘤非浸润性种植，见注释

注释：卵巢肿瘤有局灶结构复杂性，但不伴有间质浸润或足够的细胞非典型性去考虑浆液性癌的诊断。卵巢浆液性交界性肿瘤内出现复杂（微乳头 / 筛状）结构比普通的交界性浆液性肿瘤结局不良的总体危险性高。然而，根据现有文献，在缺乏浸润性腹膜种植的情况下其危险性并不增加。

标本标记为“平滑肌瘤切除术（300 克）”：

子宫平滑肌肉瘤，10cm

核分裂数多达 12 个 /10 HPF

存在坏死

标本标记为“胎盘”：
成熟过度的小胎盘（240 克）；对于 36 周妊娠小于 10 个百分点
合体滋养细胞小结局灶性增加
蜕膜血管病变
胎盘梗死（1.0cm 和 0.5cm），多发性，新鲜和陈旧
注释：上述所见符合子宫胎盘功能不全。
临床表现为先兆子痫毒血症

标本标记为“胎盘”：
轻微不成熟胎盘（360 克）
胎膜后血肿，陈旧性，绒毛膜内有充满含铁血黄素的巨噬细胞，符合胎盘早期剥离（建议结合临床）
临床表现为分娩前阴道出血，排除胎盘剥离

（回允中　丁效蕙译）

索　引

Index

Page references to significant material in figure legends and tables have only been given in the absence of its concomitant mention in the text referring to that illustration. 'vs' indicates the differentiation of two or more conditions.